# DICCIONARIO
# DE MEDICINA
# OCEANO
# MOSBY

**OCEANO**

Es una obra de

# OCEANO
## GRUPO EDITORIAL

Versión en español traducida y adaptada de la 4ª edición de la obra
original en inglés Mosby's Medical, Nursing and Allied Health Dictionary.

© MCMXCIV by Mosby-Year Book, Inc.
St. Louis, Missouri (USA)

Edición en español:
© MCMXCVI OCEANO GRUPO EDITORIAL, S.A.
Milanesat, 21-23
EDIFICIO OCEANO
08017 Barcelona (España)
Teléfono: (93) 280 20 20*
Fax: (93) 204 10 73
http://www.oceano.com
e-mail: info@oceano.com

Impreso en España - Printed in Spain

ISBN 84-494-0368-5

Depósito legal: B-11251-98
Imprime: BARNA OFFSET, S.L.
189803

# Edición en lengua española

## EQUIPO EDITORIAL

**Dirección**  Carlos Gispert
**Subdirección y Dirección de Producción**  José Gay
**Dirección de Edición**  José A. Vidal

\*\*\*

**Edición**  Graciela d'Angelo, Mercedes Clarós
**Maqueta**  Esther Amigó, Marta Masdeu, Jordi Monte
**Edición Gráfica**  Victoria Grasa
**Dibujos**  Andreu Gustá
**Epígrafes**  Óscar Pírez, Julia Millán
**Preimpresión y Producción**  Antonio Corpas, Antonio Surís, Alex Llimona, Antonio Aguirre

## EQUIPO DE TRADUCCIÓN

### Dirección Técnica

Lena Ferrús Estopá
*Directora de Enfermería del Hospital de la Cruz Roja*

Dr. Jorge Curell Guerra
*Médico especialista en Medicina Interna*

### Asesoría

Carmen Freixas Pastallé
*Directora de Enfermería del Hospital de Nª Sra. del Mar*

Asunción Boada Durán
*Supervisora del Hospital de Nª Sra. del Mar*

Dolores Graugé Pons
*Supervisora del Hospital de Nª Sra. del Mar*

Gisela Honrado Martínez
*Enfermera del Hospital de la Cruz Roja*

Dra. Araceli López Pérez
*Médico Adjunto del Hospital de la Cruz Roja*

Dr. Jorge Sagarra
*Médico especialista en Medicina Interna*

**EDICIÓN ORIGINAL: MOSBY'S MEDICAL, NURSING AND ALLIED HEALTH DICTIONARY**

**Coordinación general:** Kenneth N. Anderson

**Editor:** Lois E. Anderson

## ASESORÍA

*E. Charles Healey*, Profesor Asociado de Patologías del Habla y del Lenguaje, Universidad de Nebraska-Lincoln, Lincoln, Nebraska.

*Susan R. Herman*, Profesora Asociada de Enfermería, Escuela Universitaria Chaffey, California.

*Marcia J. Hill*, Directora de Terapia Dermatológica, Hospital Metodista, Houston, Texas.

*Shirley P. Hoeman*, Asesoría de Sistemas Sanitarios, Long Valley, Nueva Jersey.

*Michael S. Hudecki*, Profesor Asociado en Investigación, Universidad del Estado de Nueva York, Buffalo, Nueva York.

*Terry Karapas*, Especialista en Enfermería Clínica Neurocientífica, Hospitales de la Universidad de Chicago, Illinois.

*Larita Norris Kaspar*, Profesora Ayudante, Escuela Universitaria Comunitaria del Condado de Lorain, Elyria, Ohio.

*Jerry H. Kennedy*, Profesor Auxiliar, Licenciatura Asociada de Enfermería, Escuela Técnica Midlands, Columbia, Carolina del Sur.

*Patricia T. Ketchman*, Profesora Asociada, Escuela de Enfermería de la Universidad de Oakland, Rochester, Michigan.

*Marjorie Knox*, Profesora de Enfermería, Escuela Universitaria Comunitaria de Rohde Island, Warwick, Rhode Island.

*Kathy Kozak*, Profesora Auxiliar de Enfermería , Programa de Enfermería del Diploma Kelsey, Instituto de Ciencia Aplicada y Tecnología de Saskatchewan, Saskatoon, Saskatchewan.

*Thomas Kraker*, Profesor Asociado/Jefe de Departamento, Universidad Estatal de Boise, Boise, Idaho.

*Joan M. Kulpa*, Profesora Asociada, Departamento de Enfermería, Universidad Bradley, Peoria, Illinois.

*Mavis Kyle*, Escuela Universitaria de Enfermería, Universidad de Saskatchewan, Saskatoon, Saskatchewan.

*Gail B. Ladwig*, Profesora de Enfermería, Escuela Universitaria Comunitaria de Jackson, Jackson, Michigan.

*Diane Langevin*, Directora del Departamento de Tecnologías Dentales, Escuela Técnica York, Rock Hill, Carolina del Sur.

*Linda Armstrong Lazure*, Escuela de Enfermería, Universidad Creighton , Omaha, Nebraska.

*Elaine Lee*, Departamento de Enfermería, Universidad Católica Australiana del Norte de Sydney, Nueva Gales del Sur.

*Donna M. Lewis-Stevens*, Escuela de Medicina de la Universidad Washington, Departamento de Reumatología , St. Louis, Missouri.

*Maxine E. Luomis*, Escuela Universitaria de Enfermería, Universidad de Carolina del Sur, Columbia, Carolina del Sur.

*Carolyn Loop*, Coordinadora de la Escuela de Radiología, Escuela de Ciencias Radiológicas, Centro Médico Regional St. Francis, Wichita, Kansas.

*Brad Lopez*, Profesor Auxiliar en Ciencias de la Salud, Escuela Universitaria de Fresno, California.

*Ruth Ludwick*, Profesora Ayudante, Universidad Estatal de Kent, Ohio.

*Lois Irby Mack*, Profesora Ayudante, Escuela Universitaria Comunitaria Cuyaboga, Cleveland, Ohio.

*Jannettta MacPhail*, Profesora Emérita y Decana Jubilada, Facultad de Enfermería, Universidad de Alberta, Edmonton, Alberta.

*Ann Marriner Tomey*, Decana y Profesora, Escuela de Enfermería, Universidad del Estado de Indiana, Terre Hante, Indiana.

*Lori Martell*, Sección de Neurocirugía, Centro Médico de la Universidad de Michigan, Ann Arbor, Michigan.

*Sheryl A. Martz*, Profesora Asociada, Colegio Comunitario Brookdale, Lincroft, Nueva Jersey.

*Edwina A. McConnell*, Asesora de Enfermería Independiente, Madison, Wisconsin.

*Linda McLeod*, Profesora Auxiliar de Enfermería, Instituto de Ciencia Aplicada y Tecnología de Saskatchewan, Saskatoon, Saskatchewan.

*Bozena B. Michmiak*, Escuela Universitaria de Farmacia, Universidad de Carolina del Sur, Columbia, Carolina del Sur.

*Christina M. Mumma*, Universidad de Alaska, Escuela de Enfermería y de Ciencias de la Salud de Anchorage, Anchorage, Alaska.

*Helen K. Musallem*, Asesora Especial de Organizaciones de la Salud Nacionales e Internacionales, Ottawa, Ontario.

*Dennis R. Myers*, Director Académico, Centro Médico Regional St. Francis, Escuela de Ciencias Radiológicas, Wichita, Kansas.

*Kim A. Nendorf*, Profesora Auxiliar, Programa de Enfermería del Diploma Kelsey, Instituto de Ciencia Aplicada y Tecnología de Saskatchewan, Saskatoon, Saskatchewan.

*Susan Jenkinson Neuman*, Asesora de Prácticas de Enfermería, Escuela Universitaria de Enfermería de Ontario, Toronto, Ontario.

*Donna Ortega*, Escuela de Enfermería, Escuela Universitaria Comunitaria de Denver, Denver, Colorado.

*Martin Owen*, Facultad de Enfermería, Universidad Deakin, Geelong, Victoria.

*Kathleen Deska Pagana*, Profesora Asociada de Enfermería, Escuela Universitaria Lycoming, Williamsport, Pensilvania.

*Michael A. Pagliarelo*, Programa de Fisioterapia, Escuela Universitaria de Ithaca, Ithaca, Nueva York.

*Glenda Paisley*, Escuela de Enfermería, Hospital Royal Alexandra, Edmonton, Alberta.

*Emma Ree Pelham*, Coordinadora, Escuela Universitaria de Fresno, California.

*Cindy A. Peternelj-Taylor*, Profesora Ayudante , Escuela Universitaria de Enfermería, Universidad de Saskatchewan, Saskatoon, Saskatchewan.

*Olga Carol Petrozella*, Profesora Asociada, Senior, Escuela Universitaria Comunitaria Miami Dade, Miami, Florida.

*Timothy Philipp*, Enfermero Licenciado, Chicago, Illinois.

*Victoria Poole*, Profesora Ayudante, Escuela de Enfermería de la Universidad de Alabama, Birmingham, Alabama.

*Joyce Powers*, Centro Médico de la Administración para Veteranos , Albuquerque, Nuevo México.

*Joanne Profetto-McGrath*, Asesora de Currículo, Hospital Royal Alexandra, Escuela de Enfermería, Edmonton, Alberta.

*Dale Rajacich*, Profesora Ayudante, Universidad de Windsor, Windsor, Ontario.

*William G. Rector*, Profesor Clínico Asociado de Medicina, Escuela de Medicina de la Universidad de Colorado, Denver, Colorado.

*Diana Reding*, Escuela Universitaria Comunitaria del Condado de Dallas, Dallas, Texas.

*Kathlyn L. Reed*, Servicios de Información, Academia de las Ciencias de Houston, Texas.

*Malvin E. Ring*, Profesor Clínico Asociado, Escuela de Medicina Dental, Universidad del Estado de Nueva York, Buffalo, Nueva York.

*Janet T. Robuck*, Profesora Asociada de Nutrición, Escuela de Enfermería de la Universidad de Alabama, Universidad de Alabama en Birmingham, Alabama.

*Elisabeth A. Schenk*, Vicepresidenta de Enfermería, Heather Hill, Inc., Chardon, Ohio.

*Sor Mary Arthur Schramm*, Directora/Profesora, Escuela Universitaria Mount Mary, Programa de Licenciatura de Anestesiología en Enfermería, Yankton, Dakota del Sur.

*Charlotte Searte*, Profesora Extraordinaria, Universidad de Namibia, Windhoek, República de Namibia.

*Kay See-Lasley*, Redactora-Editora Médica, Editorial Even Better, Tulsa, Oklahoma.

*Brenda K. Shelton*, Centro Oncológico John Hopkins, Baltimore, Maryland.

*Kim Sherer*, Departamento de Enfermería, Escuela Universitaria del Norte de Oklahoma, Tonkawa, Oklahoma.

*Dan Shock*, Hospitales Universitarios de Virginia Occidental, Morgantown, Virginia Occidental.

*Sandra L. Siehi*, Hospital Barnes, St. Louis, Missouri.

*Nacy Simmons*, Escuela de Enfermería, Escuela Universitaria St. Xavier, Chicago, Illinois.

*Kathleen Simpson*, Especialista en Enfermería Clínica Prenatal, Profesora, Escuela de Enfermería de la Universidad de Missouri-St. Louis.

*Candace Skrapek*, Programa de Enfermería del Diploma Kelsey, Instituto de Ciencia Aplicada y Tecnología de Saskatchewan, Saskatoon, Saskatchewan.

*Ida L. Slusher*, Profesora Ayudante, Departamento de Enfermería, Universidad del Este de Kentucky, Richmond, Kentucky.

*Donna Philips Smith*, Consejera Genética, Instituto Chapman de Genética Médica, Centro Médico Infantil, Tulsa, Oklahoma.

*Robert R. Smith*, Profesor, Departamento de Ciencias, Escuela Universitaria Comunitaria Forest Park, St. Louis, Missouri.

*Joanne Spaide*, Universidad del Norte de Iowa, Profesor Asociado y Director del Programa sobre Dietética, Cedar Falls, Iowa.

*Sandra Mason Spengler*, Escuela Universitaria Comunitaria George C. Wallace, Dothan, Alabama.

*Annette Smith Stacy*, Profesora Ayudante de Enfermería, Escuela Universitaria de Enfermería y de Profesiones Sanitarias, Universidad del Estado de Arkansas, Jonesboro, Arkansas.

*Kaye L. Stanek*, Universidad de Nebraska, Departamento de Ciencia Nutricional y Dietética, Lincoln, Nebraska.

*Ruth Anderson Stephens*, Profesora de Enfermería, Escuela Universitaria Comunitaria de Florida en Jacksonville, Jacksonville, Florida.

*Bernice D. Stiansen*, Profesora Auxiliar, Escuela Universitaria Comunitaria·Grant MacEwan, Edmonton, Alberta.

*Stephen P. Storfer*, Jefe, Enfermedades Infecciosas, Hospital Incarnate Word, St. Louis, Missouri.

*Michael Strysick*, Asesor e Investigador, Sheboygan, Wisconsin.

*Patricia Greb Sullivan*, Profesora Auxiliar, Licenciatura Asociada en Enfermería, Midland, Texas.

*Dorothy Thomas*, Profesora Asociada de Enfermería, Escuela Universitaria Comunitaria de St. Louis en Florissant Valley, St. Louis, Missouri.

*June D. Thompson*, Asociada de la Universidad Prairie View, Texas.

*Catherine A. Trombly*, Profesora, Departamento de Terapia Ocupacional, Universidad de Boston, Massachusetts.

*Mary L. Turgeon*, Directora Asociada de Educación Sanitaria, Sistema de Asistencia Sanitaria Guthrie, Sayre, Pensilvania.

*Jean Urick*, Universidad del Sudeste de Luisiana, Escuela de Enfermería, Hammond, Luisiana.

*Margaret Uyeda*, Departamento de Enfermería, Universidad Charles Stuart, North Wagga Wagga, Nueva Gales del Sur.

*Louis Verardo*, Director Asociado del Programa Residencial de Medicina Familiar, Director CME, Hospital Universitario North Shore en Glen Cove, Glen Cove, Nueva York.

*Carole J. Petrosky Vozel*, Escuela Universitaria del Hospital del Oeste de Pensilvania, Pittsburgh, Pensilvania.

*Pamela Becker Weilitz*, Hospital Barnes del Centro Médico de la Universidad Washington, St. Louis, Missouri.

*Patricia Wells*, Directora de Programa , Escuela de Tecnología de Medicina Nuclear, Hospital Overlook, Summit, Nueva Jersey.

*O.T. Wendel*, Decano Auxiliar de Educación para la Salud, Escuela Universitaria de Medicina Osteopática en el Pacífico, Pomona, California.

*John R. White*, Profesor Ayudante , Universidad del Estado de Washington, Washington.

*Jo Wiggens*, Enfermera Clínica del Hospital de la Universidad de Kentucky III, Departamento de Urgencias, Lexington, Kentucky.

*P. Sharon Wilson*, Profesora, Escuela de Enfermería, Instituto Politécnico Ryerson, Toronto, Ontario.

*William Wojciechowski*, Jefe de Departamento/Profesor Asociado, Universidad de Alabama del Sur, Mobile, Alabama.

*Gale Woolley*, Profesora, Escuela Universitaria Comunitaria Miami Dade, Miami, Florida.

*Caroline M. Wright*, Catedrática, Facultad de Enfermería, Universidad del Oeste de Sydney.

*Bonnie Young*, Sistema de Salud de la Región de Sharon, Escuela de Enfermería, Sharon, Pensilvania.

*Katherine E. Yutzy*, Profesora Asociada, Departamento de Enfermería, Escuela Universitaria de Goshen, Goshen, Indiana.

*Hana Zemplenyi*, Escuela de Enfermería del Condado de Los Angeles, Los Angeles, California.

# Presentación

«Añadir salud a la vida». Esta recomendación de la Organización Mundial de la Salud sintetiza gran parte de las preocupaciones de los hombres y mujeres del mundo actual, cada día más interesados por la medicina y el cuidado de la salud. Por ello, es una necesidad de primer orden contar con una información adecuada acerca de los diversos trastornos o enfermedades y de la acción terapéutica que requieren. Éste es un tema de capital importancia que, sin duda, contribuirá a incrementar la expectativa de vida sana.

El DICCIONARIO DE MEDICINA OCEANO MOSBY proporciona una amplia información y lo hace en un lenguaje claro y comprensible para el gran público. Pero claridad y comprensión no están reñidas con el rigor y la puesta al día de los conocimientos: esta edición, profundamente actualizada, incluye cerca de mil voces nuevas y numerosos cambios, realizados por un equipo multidisciplinario de especialistas en las diversas ramas de la ciencia médica.

Para facilitar el acceso a este terreno tan vasto y vital, el DICCIONARIO DE MEDICINA OCEANO MOSBY incluye al principio del texto un Atlas de Anatomía Humana en color, que ofrece una visión global y a la vez detallada de las estructuras y órganos de los distintos sistemas.

Por otro lado, y dada la gran utilización de la lengua inglesa en medicina, cada una de las entradas en español aparece acompañada por la voz correspondiente en inglés. Además, la obra proporciona un vocabulario inglés-español que la hace sumamente práctica.

Completa el DICCIONARIO DE MEDICINA OCEANO MOSBY un apéndice con los Diagnósticos de Enfermería aprobados por la NANDA (North American Nursing Diagnosis Association), que aumentan su interés y alcance.

Concebida como una herramienta fundamental para promover la salud y prevenir la enfermedad, la presente obra es indispensable para todas las personas preocupadas por la salud y por alcanzar una calidad de vida que les permita disfrutar de las distintas etapas del ciclo vital.

LOS EDITORES

# Atlas de Anatomía Humana

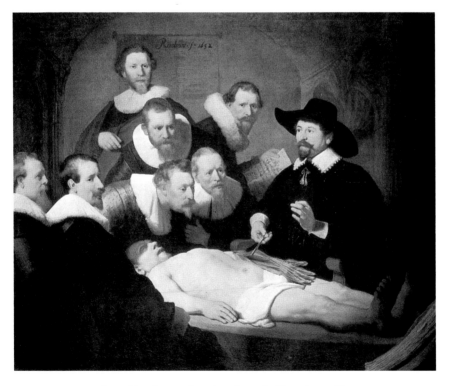

*Lección de anatomía*, obra de Rembrandt.

# EL ESQUELETO

## VISTA ANTERIOR DEL ESQUELETO

El esqueleto axial se muestra en azul, y el sistema apendicular en color hueso.

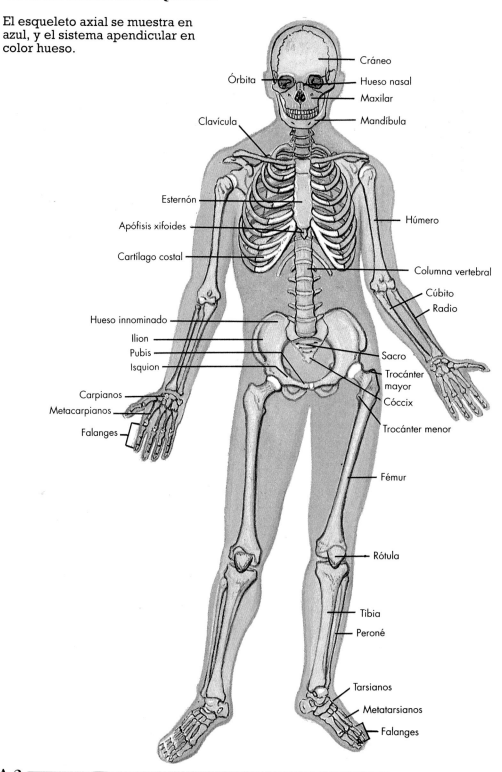

Cráneo
Órbita
Hueso nasal
Maxilar
Mandíbula
Clavícula
Esternón
Húmero
Apófisis xifoides
Cartílago costal
Columna vertebral
Cúbito
Radio
Hueso innominado
Ilion
Pubis
Isquion
Sacro
Trocánter mayor
Cóccix
Carpianos
Metacarpianos
Trocánter menor
Falanges
Fémur
Rótula
Tibia
Peroné
Tarsianos
Metatarsianos
Falanges

## Vista Posterior del Esqueleto

El esqueleto axial se muestra en azul, y el sistema apendicular en color hueso.

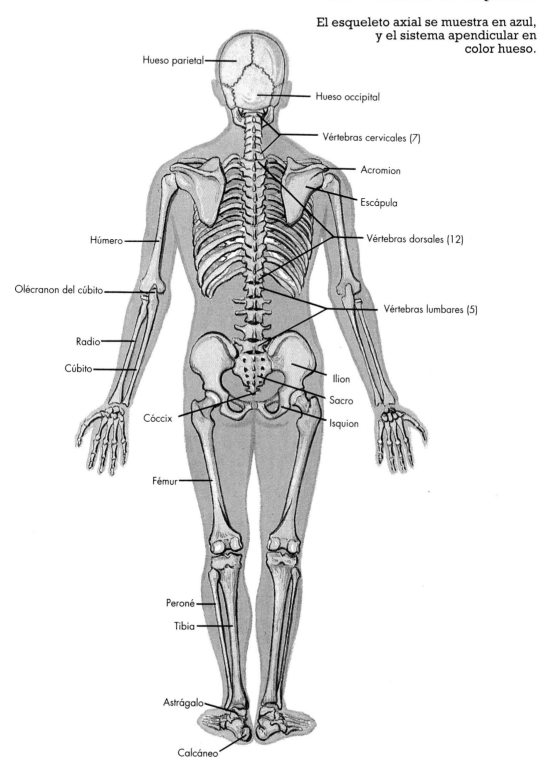

Hueso parietal

Hueso occipital

Vértebras cervicales (7)

Acromion

Escápula

Húmero

Vértebras dorsales (12)

Olécranon del cúbito

Vértebras lumbares (5)

Radio

Cúbito

Ilion

Sacro

Cóccix

Isquion

Fémur

Peroné

Tibia

Astrágalo

Calcáneo

# EL ESQUELETO

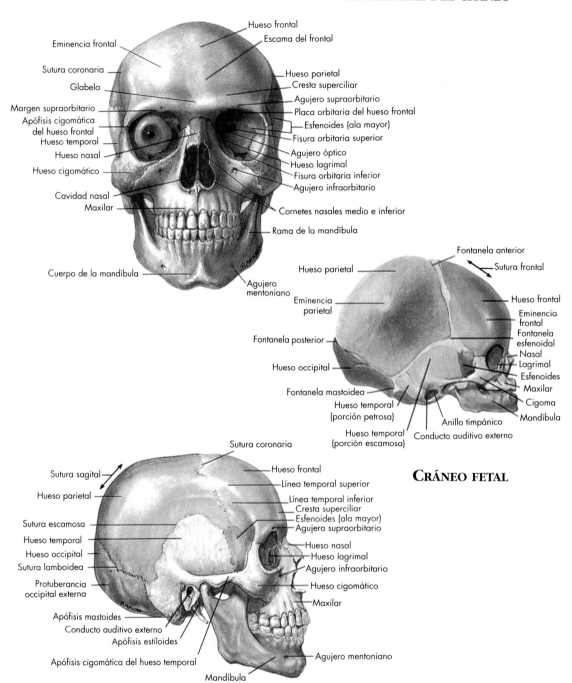

Hueso frontal
Escama del frontal
Eminencia frontal
Sutura coronaria
Glabela
Hueso parietal
Cresta superciliar
Agujero supraorbitario
Margen supraorbitario
Placa orbitaria del hueso frontal
Apófisis cigomática del hueso frontal
Esfenoides (ala mayor)
Hueso temporal
Fisura orbitaria superior
Hueso nasal
Agujero óptico
Hueso cigomático
Hueso lagrimal
Fisura orbitaria inferior
Agujero infraorbitario
Cavidad nasal
Maxilar
Cornetes nasales medio e inferior
Rama de la mandíbula
Cuerpo de la mandíbula
Agujero mentoniano

Fontanela anterior
Sutura frontal
Hueso parietal
Eminencia parietal
Hueso frontal
Eminencia frontal
Fontanela esfenoidal
Fontanela posterior
Nasal
Lagrimal
Esfenoides
Hueso occipital
Maxilar
Cigoma
Fontanela mastoidea
Mandíbula
Hueso temporal (porción petrosa)
Anillo timpánico
Hueso temporal (porción escamosa)
Conducto auditivo externo

**CRÁNEO FETAL**

Sutura coronaria
Hueso frontal
Sutura sagital
Línea temporal superior
Hueso parietal
Línea temporal inferior
Cresta superciliar
Esfenoides (ala mayor)
Agujero supraorbitario
Sutura escamosa
Hueso nasal
Hueso temporal
Hueso lagrimal
Hueso occipital
Agujero infraorbitario
Sutura lamboidea
Hueso cigomático
Protuberancia occipital externa
Maxilar
Apófisis mastoides
Conducto auditivo externo
Apófisis estiloides
Apófisis cigomática del hueso temporal
Agujero mentoniano
Mandíbula

**VISTA LATERAL DEL CRÁNEO**

## TÓRAX Y COSTILLAS

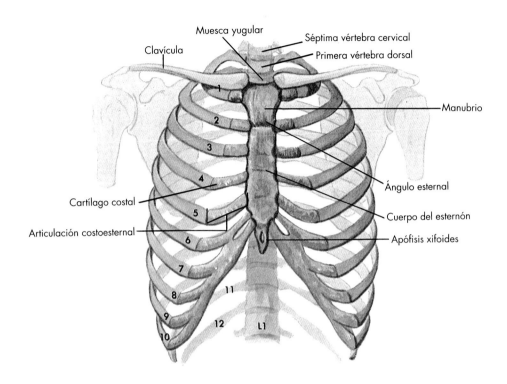

Muesca yugular

Clavícula

Séptima vértebra cervical

Primera vértebra dorsal

Manubrio

Ángulo esternal

Cartílago costal

Cuerpo del esternón

Articulación costoesternal

Apófisis xifoides

## PELVIS MASCULINA

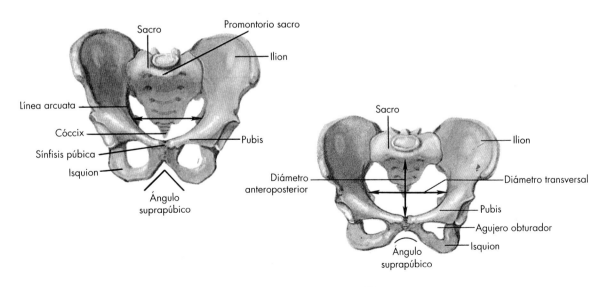

Sacro

Promontorio sacro

Ilion

Línea arcuata

Cóccix

Síntisis púbica

Isquion

Pubis

Ángulo
suprapúbico

Sacro

Ilion

Diámetro
anteroposterior

Diámetro transversal

Pubis

Agujero obturador

Isquion

Ángulo
suprapúbico

## PELVIS FEMENINA

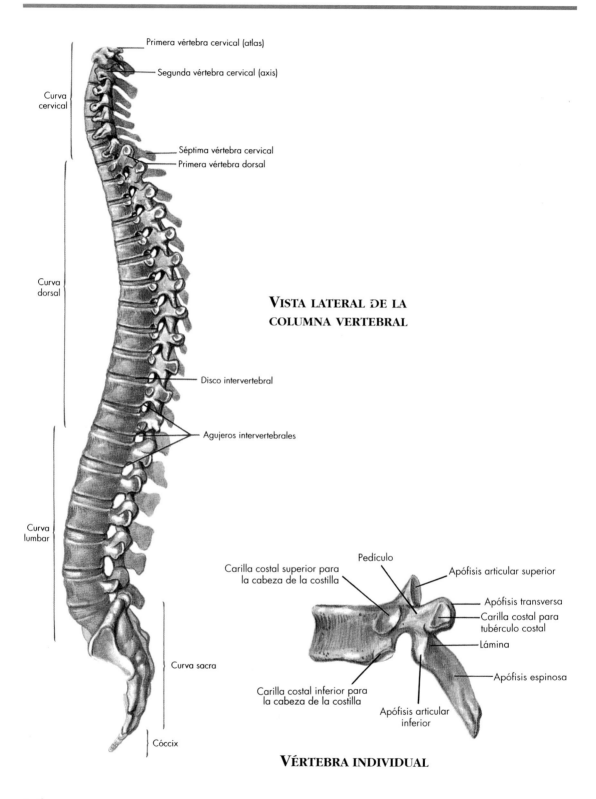

Primera vértebra cervical (atlas)

Segunda vértebra cervical (axis)

Curva cervical

Séptima vértebra cervical
Primera vértebra dorsal

Curva dorsal

**VISTA LATERAL DE LA COLUMNA VERTEBRAL**

Disco intervertebral

Agujeros intervertebrales

Curva lumbar

Pedículo

Carilla costal superior para la cabeza de la costilla

Apófisis articular superior

Apófisis transversa
Carilla costal para tubérculo costal
Lámina

Apófisis espinosa

Curva sacra

Carilla costal inferior para la cabeza de la costilla

Apófisis articular inferior

Cóccix

**VÉRTEBRA INDIVIDUAL**

## ESTRUCTURA MICROSCÓPICA DEL HUESO

La figura muestra varios de los sistemas haversianos que componen el hueso compacto. Se observan las láminas concéntricas, lagunas, canalículos y un canal de Havers. A la izquierda, el hueso compacto está bordeado por hueso esponjoso, que recibe ese nombre por los muchos espacios abiertos que lo caracterizan.

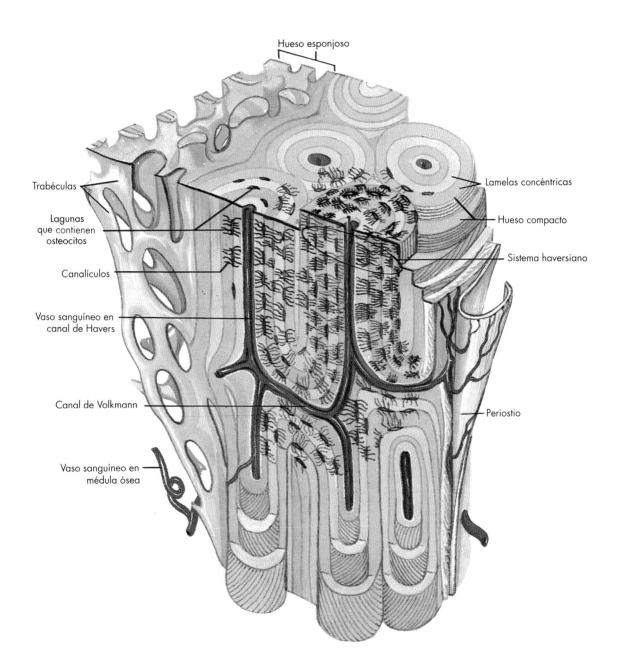

Hueso esponjoso

Trabéculas

Lagunas que contienen osteocitos

Canalículos

Vaso sanguíneo en canal de Havers

Canal de Volkmann

Vaso sanguíneo en médula ósea

Lamelas concéntricas

Hueso compacto

Sistema haversiano

Periostio

# SISTEMA MUSCULAR

## VISTA ANTERIOR

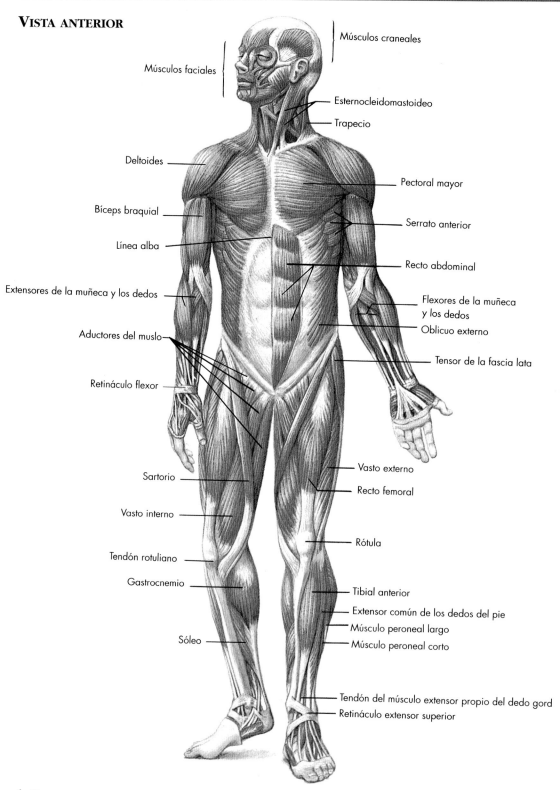

Músculos craneales

Músculos faciales

Esternocleidomastoideo

Trapecio

Deltoides

Pectoral mayor

Bíceps braquial

Serrato anterior

Línea alba

Recto abdominal

Extensores de la muñeca y los dedos

Flexores de la muñeca y los dedos

Aductores del muslo

Oblicuo externo

Retináculo flexor

Tensor de la fascia lata

Sartorio

Vasto externo

Recto femoral

Vasto interno

Rótula

Tendón rotuliano

Gastrocnemio

Tibial anterior

Extensor común de los dedos del pie

Músculo peroneal largo

Músculo peroneal corto

Sóleo

Tendón del músculo extensor propio del dedo gord

Retináculo extensor superior

**VISTA POSTERIOR**

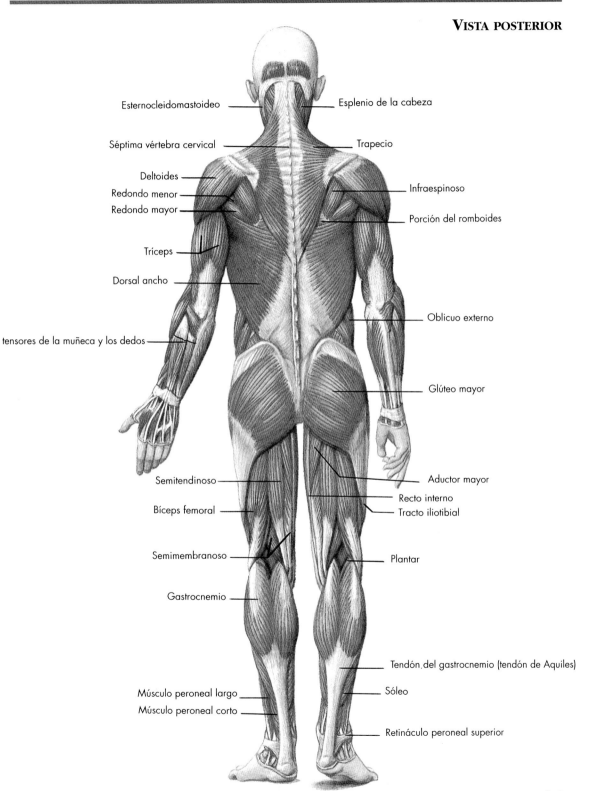

Esternocleidomastoideo

Esplenio de la cabeza

Séptima vértebra cervical

Trapecio

Deltoides

Redondo menor

Redondo mayor

Infraespinoso

Porción del romboides

Tríceps

Dorsal ancho

Oblicuo externo

tensores de la muñeca y los dedos

Glúteo mayor

Aductor mayor

Semitendinoso

Bíceps femoral

Recto interno

Tracto iliotibial

Semimembranoso

Plantar

Gastrocnemio

Tendón del gastrocnemio (tendón de Aquiles)

Músculo peroneal largo

Sóleo

Músculo peroneal corto

Retináculo peroneal superior

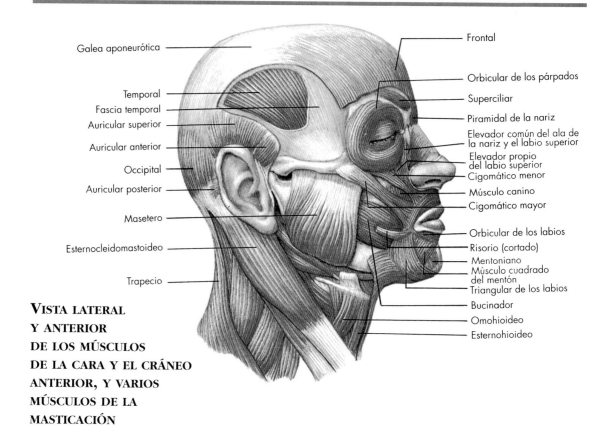

Galea aponeurótica

Temporal
Fascia temporal
Auricular superior

Auricular anterior

Occipital

Auricular posterior

Masetero

Esternocleidomastoideo

Trapecio

Frontal

Orbicular de los párpados

Superciliar

Piramidal de la nariz

Elevador común del ala de la nariz y el labio superior

Elevador propio del labio superior

Cigomático menor

Músculo canino

Cigomático mayor

Orbicular de los labios

Risorio (cortado)

Mentoniano
Músculo cuadrado del mentón

Triangular de los labios

Bucinador

Omohioideo

Esternohioideo

**VISTA LATERAL Y ANTERIOR DE LOS MÚSCULOS DE LA CARA Y EL CRÁNEO ANTERIOR, Y VARIOS MÚSCULOS DE LA MASTICACIÓN**

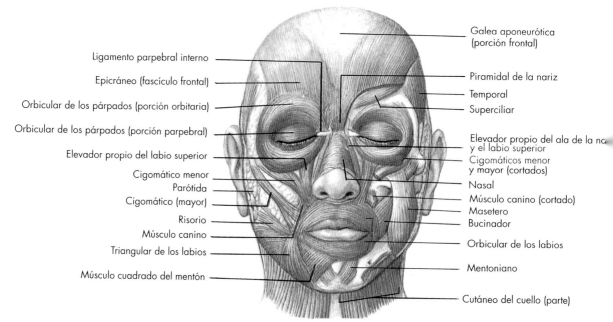

Ligamento parpebral interno

Epicráneo (fascículo frontal)

Orbicular de los párpados (porción orbitaria)

Orbicular de los párpados (porción parpebral)

Elevador propio del labio superior

Cigomático menor
Parótida
Cigomático (mayor)

Risorio

Músculo canino

Triangular de los labios

Músculo cuadrado del mentón

Galea aponeurótica (porción frontal)

Piramidal de la nariz

Temporal
Superciliar

Elevador propio del ala de la nariz y el labio superior

Cigomáticos menor y mayor (cortados)

Nasal

Músculo canino (cortado)

Masetero

Bucinador

Orbicular de los labios

Mentoniano

Cutáneo del cuello (parte)

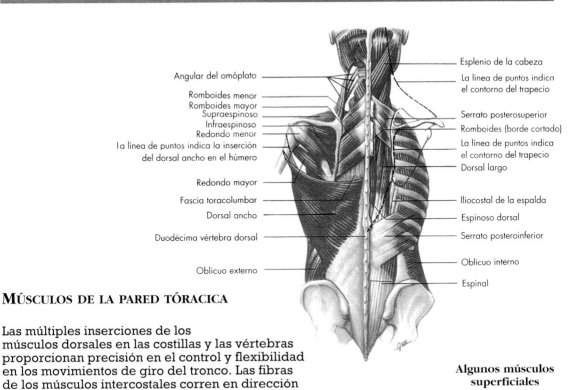

Angular del omóplato

Romboides menor
Romboides mayor
Supraespinoso
Infraespinoso
Redondo menor
la línea de puntos indica la inserción
del dorsal ancho en el húmero

Redondo mayor

Fascia toracolumbar

Dorsal ancho

Duodécima vértebra dorsal

Oblicuo externo

Esplenio de la cabeza
La línea de puntos indica
el contorno del trapecio

Serrato posterosuperior
Romboides (borde cortado)
La línea de puntos indica
el contorno del trapecio
Dorsal largo

Iliocostal de la espalda
Espinoso dorsal
Serrato posteroinferior

Oblicuo interno

Espinal

**Algunos músculos
superficiales
de la espalda**

## MÚSCULOS DE LA PARED TÓRACICA

Las múltiples inserciones de los
músculos dorsales en las costillas y las vértebras
proporcionan precisión en el control y flexibilidad
en los movimientos de giro del tronco. Las fibras
de los músculos intercostales corren en dirección
oblicua, pero algunas forman ángulo recto con
otras; desempeñan un papel importante para
aumentar el volumen torácico durante la
respiración.

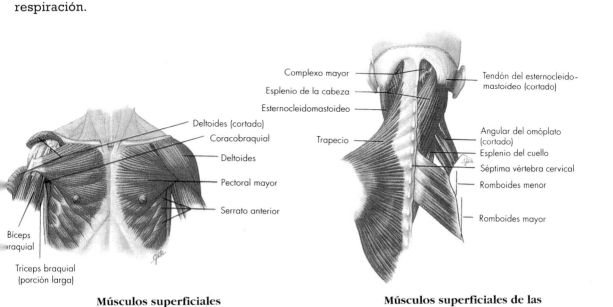

Complexo mayor
Esplenio de la cabeza
Esternocleidomastoideo

Deltoides (cortado)
Coracobraquial

Deltoides

Pectoral mayor

Serrato anterior

Bíceps
braquial

Tríceps braquial
(porción larga)

Trapecio

Tendón del esternocleido-
mastoideo (cortado)

Angular del omóplato
(cortado)
Esplenio del cuello
Séptima vértebra cervical
Romboides menor

Romboides mayor

**Músculos superficiales
de la parte superior del tórax
y los hombros**

**Músculos superficiales de las
regiones posterior del cuello
y de la espalda**

# APARATO CIRCULATORIO

## PRINCIPALES VENAS Y ARTERIAS

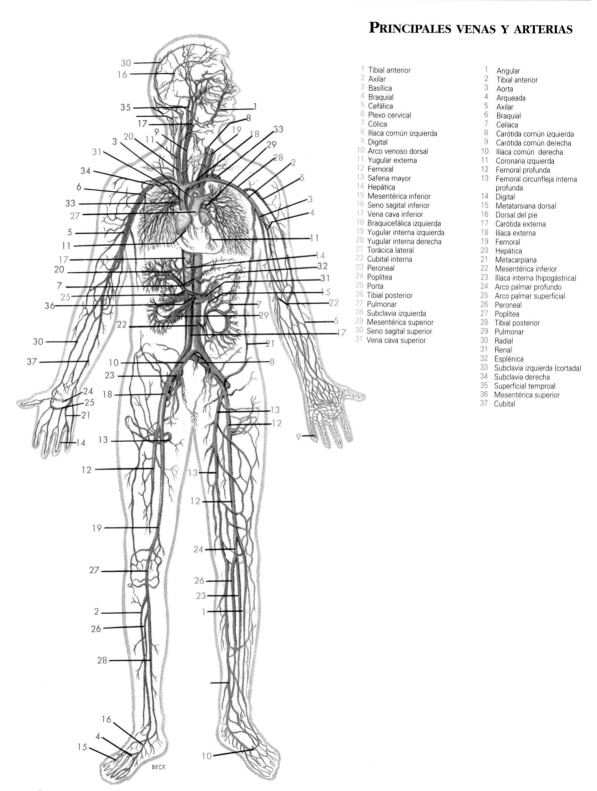

1 Tibial anterior
2 Axilar
3 Basílica
4 Braquial
5 Cefálica
6 Plexo cervical
7 Cólica
8 Ilíaca común izquierda
9 Digital
10 Arco venoso dorsal
11 Yugular externa
12 Femoral
13 Safena mayor
14 Hepática
15 Mesentérica inferior
16 Seno sagital inferior
17 Vena cava inferior
18 Braquicefálica izquierda
19 Yugular interna izquierda
20 Yugular interna derecha
21 Torácica lateral
22 Cubital interna
23 Peroneal
24 Poplítea
25 Porta
26 Tibial posterior
27 Pulmonar
28 Subclavia izquierda
29 Mesentérica superior
30 Seno sagital superior
31 Vena cava superior

1 Angular
2 Tibial anterior
3 Aorta
4 Arqueada
5 Axilar
6 Braquial
7 Celíaca
8 Carótida común izquierda
9 Carótida común derecha
10 Ilíaca común derecha
11 Coronaria izquierda
12 Femoral profunda
13 Femoral circunfleja interna profunda
14 Digital
15 Metatarsiana dorsal
16 Dorsal del pie
17 Carótida externa
18 Ilíaca externa
19 Femoral
20 Hepática
21 Metacarpiana
22 Mesentérica inferior
23 Ilíaca interna (hipogástrica)
24 Arco palmar profundo
25 Arco palmar superficial
26 Peroneal
27 Poplítea
28 Tibial posterior
29 Pulmonar
30 Radial
31 Renal
32 Esplénica
33 Subclavia izquierda (cortada)
34 Subclavia derecha
35 Superficial temproal
36 Mesentérica superior
37 Cubital

BECK

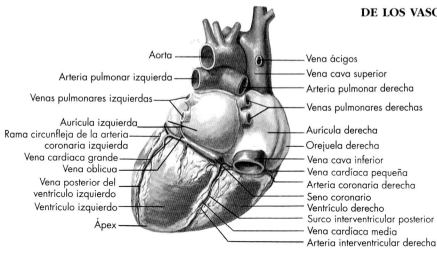

**VISTA POSTERIOR DE LOS VASOS CORONARIOS**

Aorta
Arteria pulmonar izquierda
Venas pulmonares izquierdas
Aurícula izquierda
Rama circunfleja de la arteria coronaria izquierda
Vena cardíaca grande
Vena oblicua
Vena posterior del ventrículo izquierdo
Ventrículo izquierdo
Ápex

Vena ácigos
Vena cava superior
Arteria pulmonar derecha
Venas pulmonares derechas
Aurícula derecha
Orejuela derecha
Vena cava inferior
Vena cardíaca pequeña
Arteria coronaria derecha
Seno coronario
Ventrículo derecho
Surco interventricular posterior
Vena cardíaca media
Arteria interventricular derecha

**SECCIÓN FRONTAL DEL CORAZÓN HUMANO**

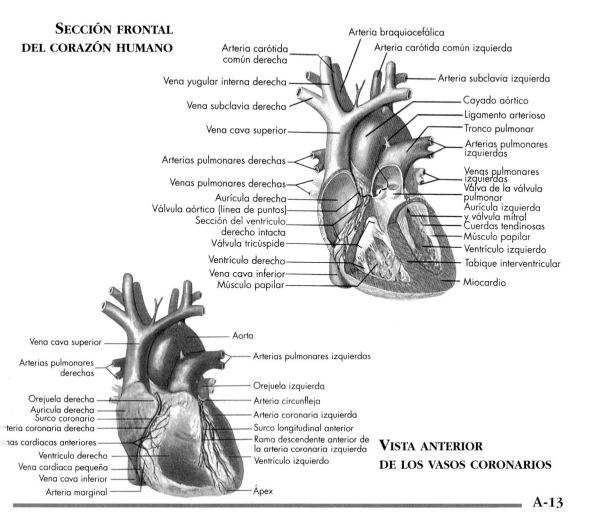

Arteria carótida común derecha
Vena yugular interna derecha
Vena subclavia derecha
Vena cava superior
Arterias pulmonares derechas
Venas pulmonares derechas
Aurícula derecha
Válvula aórtica (línea de puntos)
Sección del ventrículo derecho intacta
Válvula tricúspide
Ventrículo derecho
Vena cava inferior
Músculo papilar

Arteria braquiocefálica
Arteria carótida común izquierda
Arteria subclavia izquierda
Cayado aórtico
Ligamento arterioso
Tronco pulmonar
Arterias pulmonares izquierdas
Venas pulmonares izquierdas
Válva de la válvula pulmonar
Aurícula izquierda y válvula mitral
Cuerdas tendinosas
Músculo papilar
Ventrículo izquierdo
Tabique interventricular
Miocardio

Vena cava superior
Arterias pulmonares derechas
Orejuela derecha
Aurícula derecha
Surco coronario
Arteria coronaria derecha
Venas cardíacas anteriores
Ventrículo derecho
Vena cardíaca pequeña
Vena cava inferior
Arteria marginal

Aorta
Arterias pulmonares izquierdas
Orejuela izquierda
Arteria circunfleja
Arteria coronaria izquierda
Surco longitudinal anterior
Rama descendente anterior de la arteria coronaria izquierda
Ventrículo izquierdo
Ápex

**VISTA ANTERIOR DE LOS VASOS CORONARIOS**

## ARTERIAS AXILARES

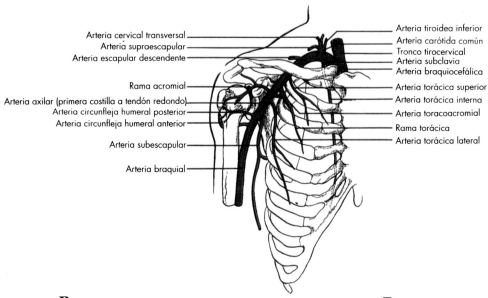

Arteria cervical transversal
Arteria supraescapular
Arteria escapular descendente

Rama acromial
Arteria axilar (primera costilla a tendón redondo)
Arteria circunfleja humeral posterior
Arteria circunfleja humeral anterior

Arteria subescapular

Arteria braquial

Arteria tiroidea inferior
Arteria carótida común
Tronco tirocervical
Arteria subclavia
Arteria braquiocefálica

Arteria torácica superior
Arteria torácica interna
Arteria toracoacromial
Rama torácica
Arteria torácica lateral

## PRINCIPALES VENAS DE LOS MIEMBROS SUPERIORES

## PRINCIPALES ARTERIAS DE LOS MIEMBROS SUPERIORES

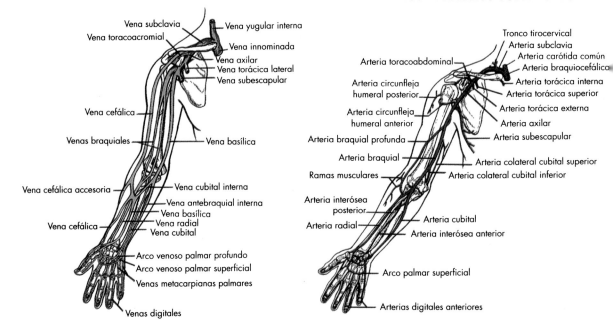

Vena subclavia
Vena toracoacromial

Vena yugular interna

Vena innominada
Vena axilar
Vena torácica lateral
Vena subescapular

Vena cefálica

Venas braquiales

Vena basílica

Vena cefálica accesoria

Vena cubital interna
Vena antebraquial interna
Vena basílica
Vena radial
Vena cubital

Vena cefálica

Arco venoso palmar profundo
Arco venoso palmar superficial
Venas metacarpianas palmares

Venas digitales

Tronco tirocervical
Arteria subclavia
Arteria carótida común
Arteria braquiocefálica
Arteria toracoabdominal
Arteria torácica interna
Arteria torácica superior
Arteria circunfleja humeral posterior
Arteria torácica externa
Arteria axilar
Arteria circunfleja humeral anterior
Arteria subescapular
Arteria braquial profunda
Arteria braquial
Arteria colateral cubital superior
Ramas musculares
Arteria colateral cubital inferior
Arteria interósea posterior
Arteria radial
Arteria cubital
Arteria interósea anterior

Arco palmar superficial

Arterias digitales anteriores

## Venas que forman la cava superior

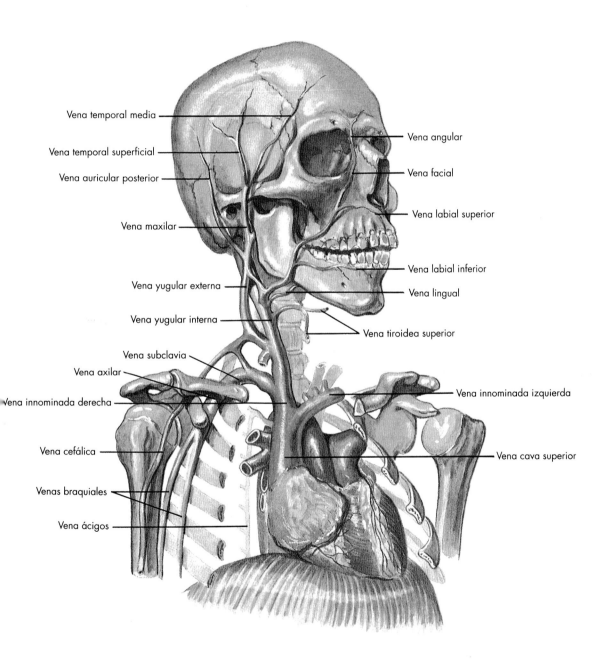

Vena temporal media

Vena temporal superficial

Vena auricular posterior

Vena maxilar

Vena yugular externa

Vena yugular interna

Vena subclavia

Vena axilar

Vena innominada derecha

Vena cefálica

Venas braquiales

Vena ácigos

Vena angular

Vena facial

Vena labial superior

Vena labial inferior

Vena lingual

Vena tiroidea superior

Vena innominada izquierda

Vena cava superior

## Sistema endocrino

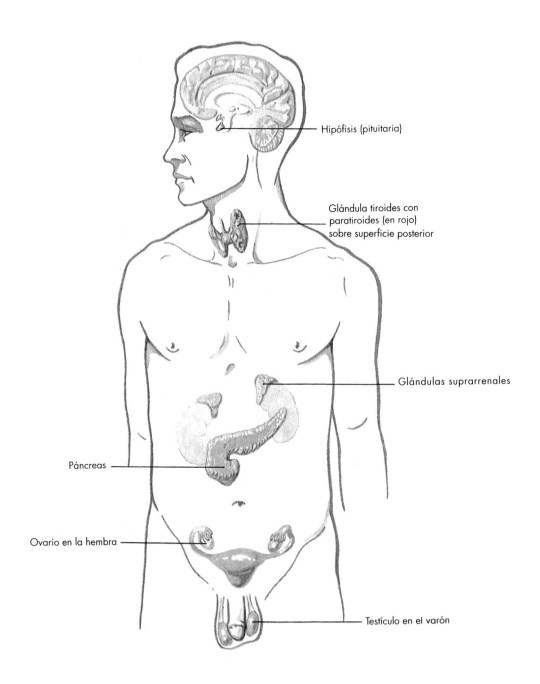

Hipófisis (pituitaria)

Glándula tiroides con
paratiroides (en rojo)
sobre superficie posterior

Glándulas suprarrenales

Páncreas

Ovario en la hembra

Testículo en el varón

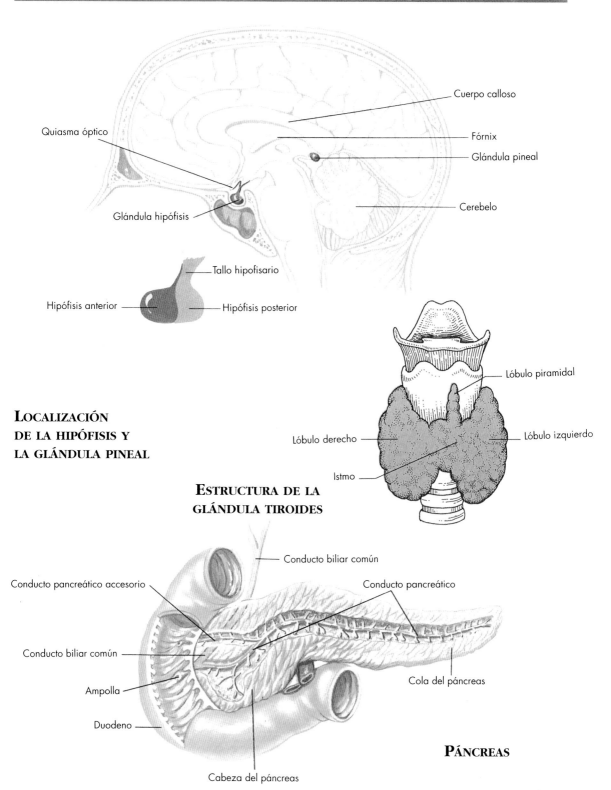

Cuerpo calloso

Fórnix

Glándula pineal

Cerebelo

Quiasma óptico

Glándula hipófisis

Tallo hipofisario

Hipófisis anterior

Hipófisis posterior

**LOCALIZACIÓN DE LA HIPÓFISIS Y LA GLÁNDULA PINEAL**

Lóbulo piramidal

Lóbulo derecho

Lóbulo izquierdo

Istmo

**ESTRUCTURA DE LA GLÁNDULA TIROIDES**

Conducto biliar común

Conducto pancreático accesorio

Conducto pancreático

Conducto biliar común

Cola del páncreas

Ampolla

Duodeno

Cabeza del páncreas

**PÁNCREAS**

## SISTEMA LINFÁTICO

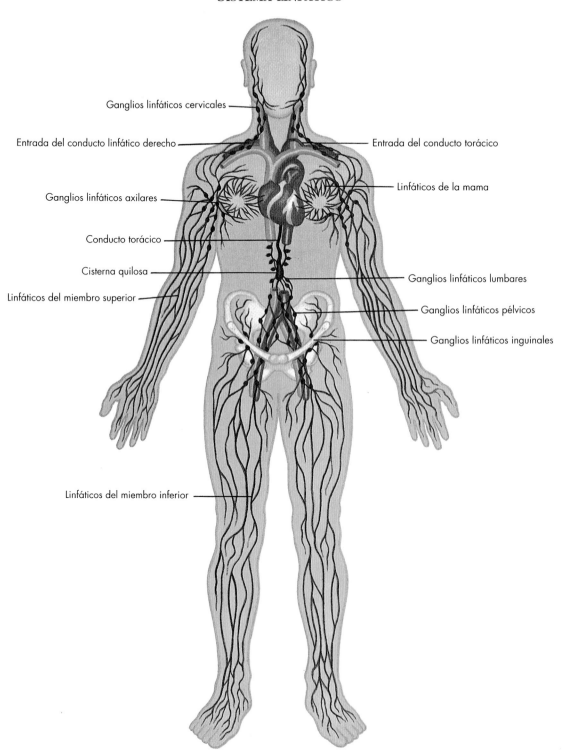

Ganglios linfáticos cervicales

Entrada del conducto linfático derecho

Entrada del conducto torácico

Linfáticos de la mama

Ganglios linfáticos axilares

Conducto torácico

Cisterna quilosa

Ganglios linfáticos lumbares

Linfáticos del miembro superior

Ganglios linfáticos pélvicos

Ganglios linfáticos inguinales

Linfáticos del miembro inferior

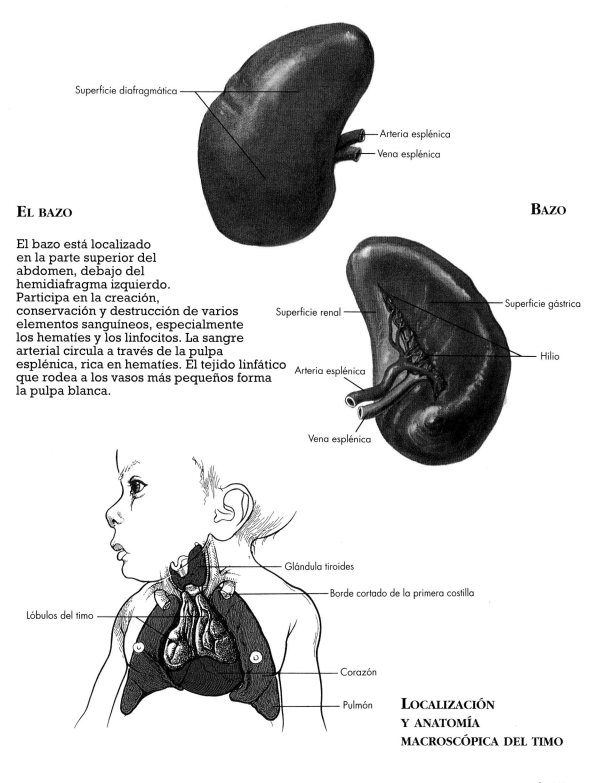

Superficie diafragmática

Arteria esplénica

Vena esplénica

## EL BAZO

**BAZO**

El bazo está localizado en la parte superior del abdomen, debajo del hemidiafragma izquierdo. Participa en la creación, conservación y destrucción de varios elementos sanguíneos, especialmente los hematíes y los linfocitos. La sangre arterial circula a través de la pulpa esplénica, rica en hematíes. El tejido linfático que rodea a los vasos más pequeños forma la pulpa blanca.

Superficie renal

Superficie gástrica

Hilio

Arteria esplénica

Vena esplénica

Glándula tiroides

Borde cortado de la primera costilla

Lóbulos del timo

Corazón

Pulmón

## LOCALIZACIÓN Y ANATOMÍA MACROSCÓPICA DEL TIMO

# SISTEMA LINFÁTICO

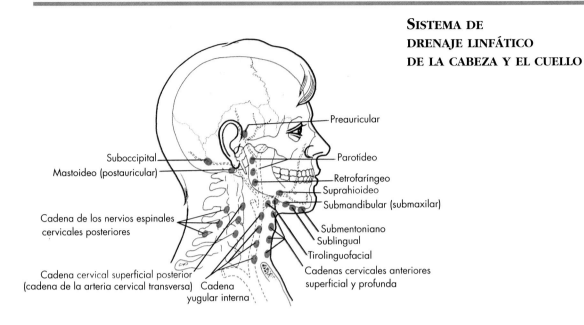

**SISTEMA DE
DRENAJE LINFÁTICO
DE LA CABEZA Y EL CUELLO**

Preauricular

Suboccipital

Mastoideo (postauricular)

Parotídeo

Retrofaríngeo

Suprahioideo

Submandibular (submaxilar)

Cadena de los nervios espinales
cervicales posteriores

Submentoniano

Sublingual

Tirolinguofacial

Cadena cervical superficial posterior
(cadena de la arteria cervical transversa)

Cadenas cervicales anteriores
superficial y profunda

Cadena
yugular interna

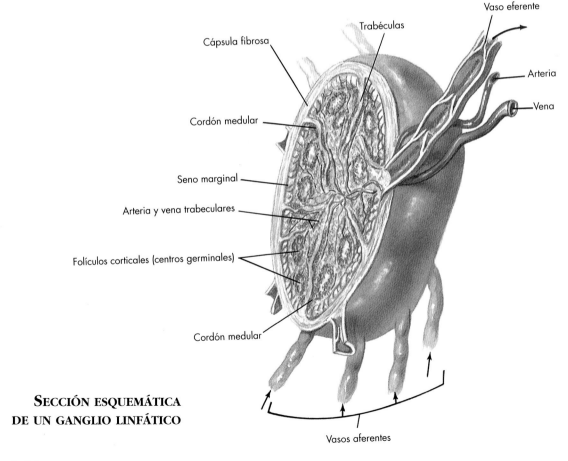

Trabéculas

Vaso eferente

Cápsula fibrosa

Arteria

Vena

Cordón medular

Seno marginal

Arteria y vena trabeculares

Folículos corticales (centros germinales)

Cordón medular

**SECCIÓN ESQUEMÁTICA
DE UN GANGLIO LINFÁTICO**

Vasos aferentes

## VISTA SIMPLIFICADA DEL SISTEMA NERVIOSO

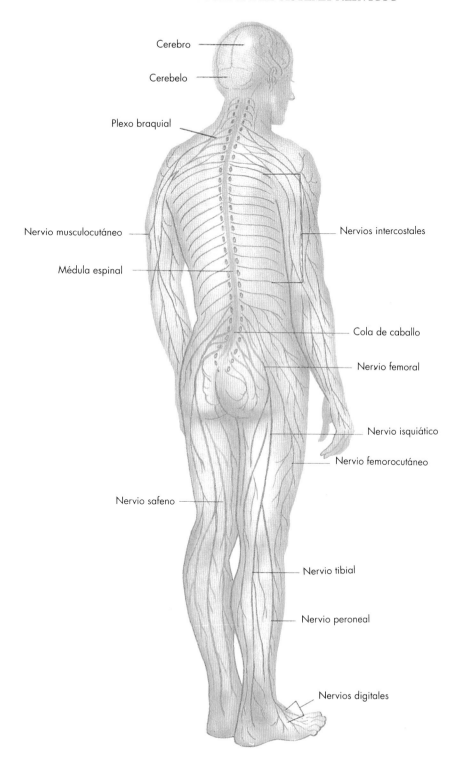

Cerebro

Cerebelo

Plexo braquial

Nervio musculocutáneo

Médula espinal

Nervios intercostales

Cola de caballo

Nervio femoral

Nervio isquiático

Nervio femorocutáneo

Nervio safeno

Nervio tibial

Nervio peroneal

Nervios digitales

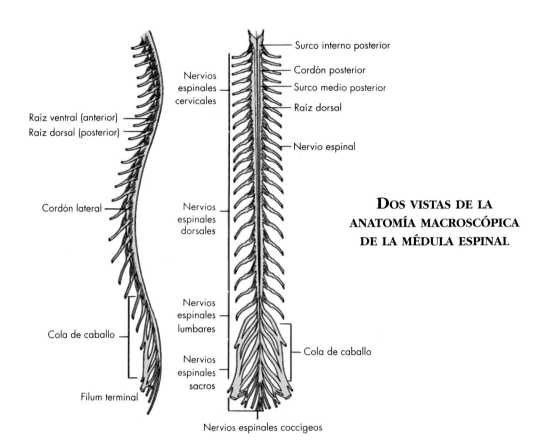

Surco interno posterior

Cordón posterior

Surco medio posterior

Raíz dorsal

Nervios espinales cervicales

Raíz ventral (anterior)
Raíz dorsal (posterior)

Nervio espinal

Cordón lateral

Nervios espinales dorsales

## DOS VISTAS DE LA ANATOMÍA MACROSCÓPICA DE LA MÉDULA ESPINAL

Nervios espinales lumbares

Cola de caballo

Cola de caballo

Nervios espinales sacros

Filum terminal

Nervios espinales coccígeos

## ANATOMÍA SUPERFICIAL DE LA CORTEZA CEREBRAL

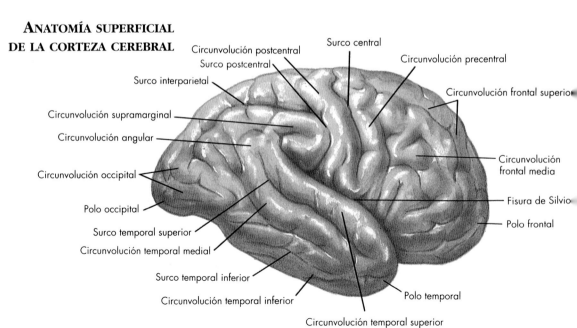

Circunvolución postcentral

Surco postcentral

Surco central

Circunvolución precentral

Surco interparietal

Circunvolución frontal superior

Circunvolución supramarginal

Circunvolución angular

Circunvolución frontal media

Circunvolución occipital

Polo occipital

Fisura de Silvio

Polo frontal

Surco temporal superior

Circunvolución temporal medial

Surco temporal inferior

Circunvolución temporal inferior

Polo temporal

Circunvolución temporal superior

ARTERIAS
(polígono de Willis)

PARES CRANEALES

Arteria cerebral anterior

Nervio olfatorio (I)

Arteria cerebral media

Nervio óptico (II)

Arteria carótida interna

HIPÓFISIS

Arteria comunicante posterior

Nervio oculomotor (III)

Arteria cerebral posterior

Nervio troclear (IV)

Arteria cerebelosa superior

LÓBULO TEMPORAL

Nervio trigémino (V)

Arteria basilar

Nervio motor ocular externo (VI)

Arteria auditiva interna

Nervio facial (VII)

Arteria cerebelosa anteroinferior

Nervio acústico (VIII)

Arteria vertebral

Nervio glosofaríngeo (IX)

Arteria cerebelosa posteroinferior

Nervio vago (X)

Arteria espinal anterior

Nervio hipogloso (XI)

Arteria cerebral posterior

Nervio accesorio (XII)

Lóbulo derecho del cerebelo eliminado

CEREBELO

BULBO RAQUÍDEO

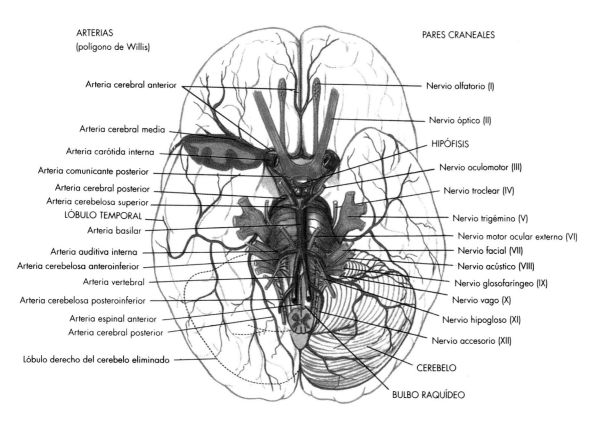

**BASE DEL CEREBRO**

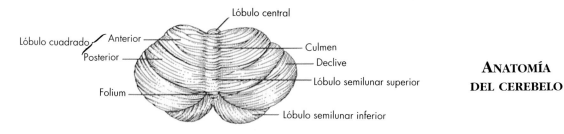

Lóbulo central
Lóbulo cuadrado — Anterior
Posterior
Folium
Culmen
Declive
Lóbulo semilunar superior
Lóbulo semilunar inferior

**Vista dorsal**

**ANATOMÍA
DEL CEREBELO**

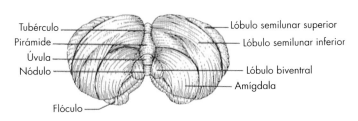

Tubérculo
Pirámide
Úvula
Nódulo
Flóculo
Lóbulo semilunar superior
Lóbulo semilunar inferior
Lóbulo biventral
Amígdala

**Vista ventral**

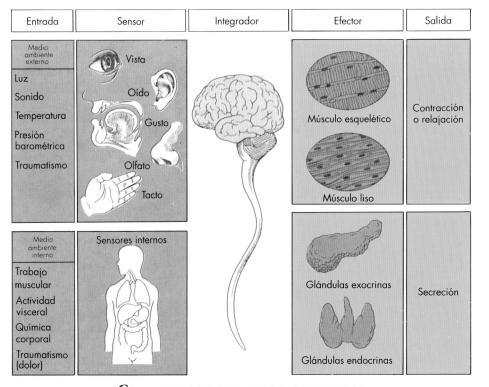

| Entrada | Sensor | Integrador | Efector | Salida |
|---|---|---|---|---|
| Medio ambiente externo | Vista | | Músculo esquelético | Contracción o relajación |
| Luz | Oído | | | |
| Sonido | Gusto | | Músculo liso | |
| Temperatura | | | | |
| Presión barométrica | Olfato | | | |
| Traumatismo | Tacto | | | |
| Medio ambiente interno | Sensores internos | | Glándulas exocrinas | Secreción |
| Trabajo muscular | | | | |
| Actividad visceral | | | Glándulas endocrinas | |
| Química corporal | | | | |
| Traumatismo (dolor) | | | | |

**COMPONENTES DEL SISTEMA NERVIOSO**

## LA NEURONA

La neurona es la unidad celular excitable básica del sistema nervioso. Las neuronas tienen diversas formas y tamaños. En general poseen un gran número de prolongaciones dendríticas y una sola extensión axonal. Los axones presentan un aspecto alargado; los haces de axones, llamados tractos, constituyen la materia blanca que rodea la materia gris de células nerviosas espinales.

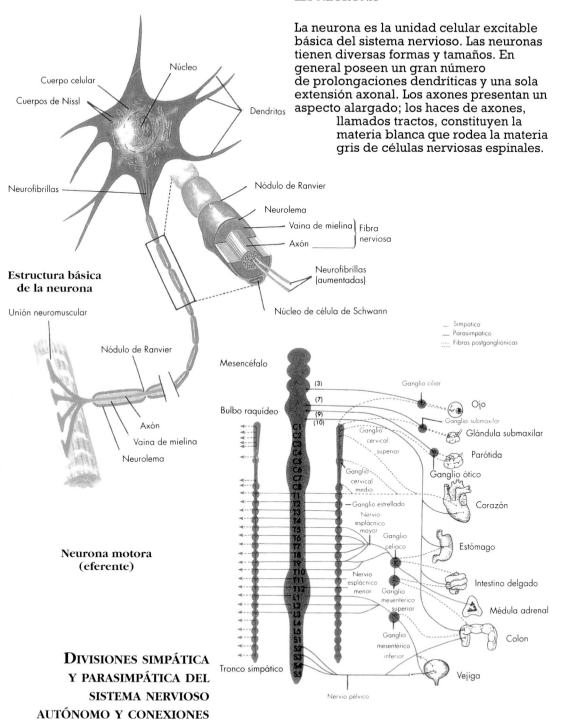

Cuerpo celular

Cuerpos de Nissl

Núcleo

Dendritas

Neurofibrillas

Nódulo de Ranvier

Neurolema

Vaina de mielina | Fibra

Axón | nerviosa

Neurofibrillas (aumentadas)

Núcleo de célula de Schwann

**Estructura básica de la neurona**

Unión neuromuscular

Nódulo de Ranvier

Axón

Vaina de mielina

Neurolema

**Neurona motora (eferente)**

Mesencéfalo

Bulbo raquídeo

Simpático
Parasimpático
Fibras postganglionicas

(3)

(7)

(9)
(10)

Ganglio ciliar

Ojo

Ganglio submaxilar

Glándula submaxilar

Parótida

Ganglio cervical superior

Ganglio cervical medio

Ganglio ótico

Corazón

Ganglio estrellado

Nervio esplácnico mayor

Ganglio celiaco

Estómago

Nervio esplácnico menor

Ganglio mesentérico superior

Intestino delgado

Médula adrenal

Ganglio mesentérico inferior

Colon

Tronco simpático

Vejiga

Nervio pélvico

**DIVISIONES SIMPÁTICA Y PARASIMPÁTICA DEL SISTEMA NERVIOSO AUTÓNOMO Y CONEXIONES DE CADA UNA DE ELLAS**

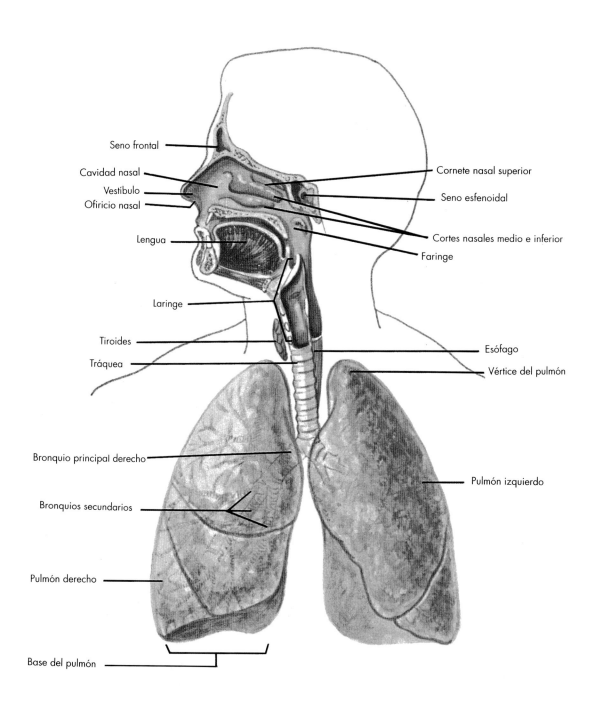

Seno frontal

Cavidad nasal

Vestíbulo

Ofiricio nasal

Lengua

Laringe

Tiroides

Tráquea

Cornete nasal superior

Seno esfenoidal

Cortes nasales medio e inferior

Faringe

Esófago

Vértice del pulmón

Bronquio principal derecho

Bronquios secundarios

Pulmón derecho

Base del pulmón

Pulmón izquierdo

**ÓRGANOS DEL APARATO RESPIRATORIO
Y ESTRUCTURAS ASOCIADAS**

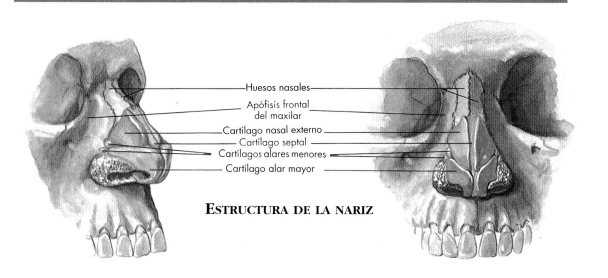

Huesos nasales
Apófisis frontal del maxilar
Cartílago nasal externo
Cartílago septal
Cartílagos alares menores
Cartílago alar mayor

**ESTRUCTURA DE LA NARIZ**

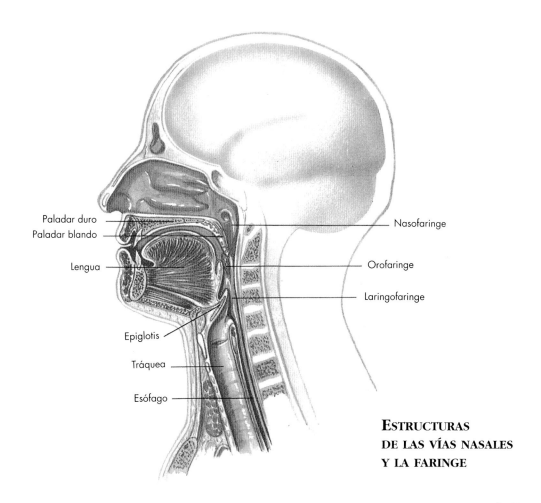

Paladar duro
Paladar blando
Lengua
Epiglotis
Tráquea
Esófago

Nasofaringe
Orofaringe
Laringofaringe

**ESTRUCTURAS
DE LAS VÍAS NASALES
Y LA FARINGE**

# APARATO RESPIRATORIO

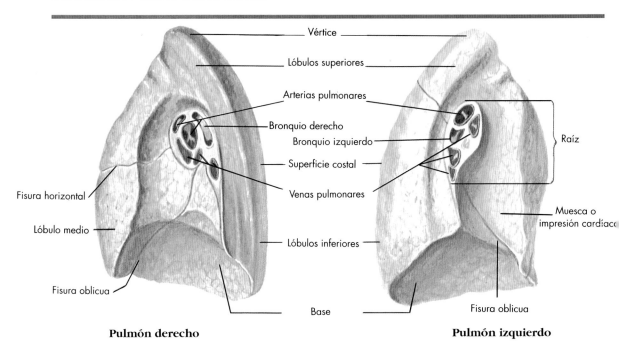

Vértice

Lóbulos superiores

Arterias pulmonares

Bronquio derecho

Bronquio izquierdo

Superficie costal

Venas pulmonares

Raíz

Fisura horizontal

Lóbulo medio

Muesca o impresión cardíaca

Lóbulos inferiores

Fisura oblicua

Fisura oblicua

Base

**Pulmón derecho**

**Pulmón izquierdo**

**CARA INTERNA DE LOS PULMONES**

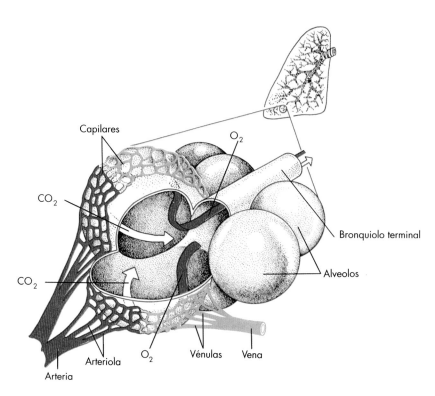

Capilares

$O_2$

$CO_2$

Bronquiolo terminal

$CO_2$

Alveolos

$O_2$

Vénulas

Vena

Arteriola

Arteria

**ANATOMÍA DE LA SUPERFICIE DE INTERCAMBIO GASEOSO PULMONAR**

## MÚSCULOS RESPIRATORIOS

A diferencia del músculo cardíaco, los músculos respiratorios son esqueléticos y estriados, y no poseen ritmo intrínseco. La naturaleza periódica de los movimientos respiratorios procede de la actividad de ciertas células pontinas y bulbares pertenecientes a la formación reticular. Algunas estimulan los movimientos inspiratorios y otras los espiratorios (centros inspiratorio y espiratorio).

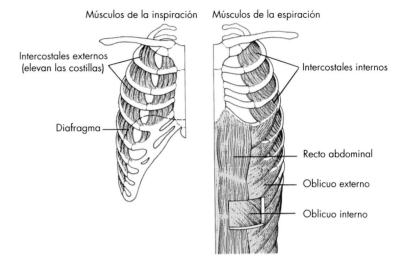

Músculos de la inspiración    Músculos de la espiración

Intercostales externos (elevan las costillas)

Diafragma

Intercostales internos

Recto abdominal

Oblicuo externo

Oblicuo interno

**MECÁNICA DE LA RESPIRACIÓN:**
**Músculos necesarios para la inspiración y la espiración**

Flexibilidad de la tráquea

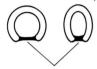

## FLEXIBILIDAD DE LA TRÁQUEA

Membrana

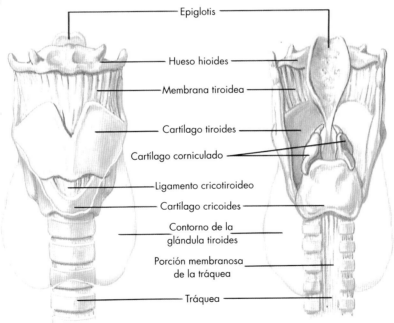

Epiglotis

Hueso hioides

Membrana tiroidea

Cartílago tiroides

Cartílago corniculado

Ligamento cricotiroideo

Cartílago cricoides

Contorno de la glándula tiroides

Porción membranosa de la tráquea

Tráquea

**Vista anterior**                    **Vista posterior**

**ESTRUCTURAS CARTILAGINOSAS DE LA LARINGE Y LA TRÁQUEA SUPERIOR**

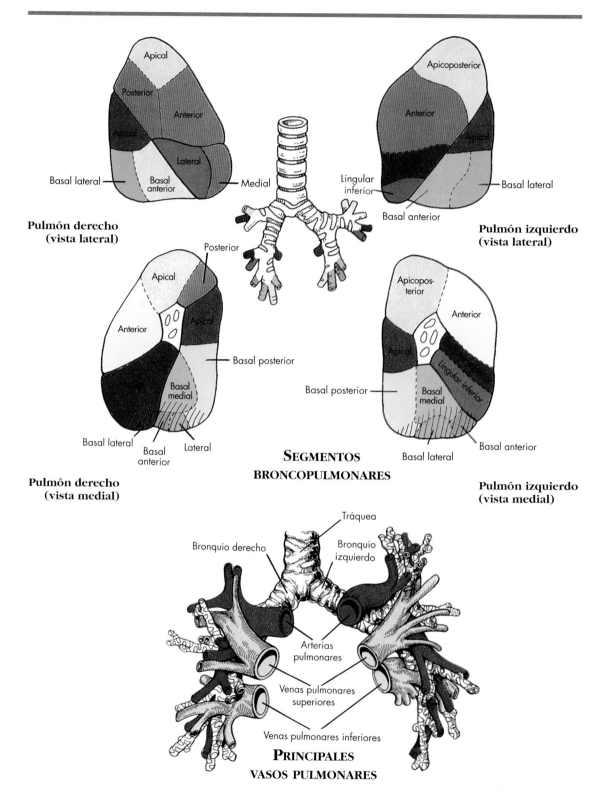

Apical

Apicoposterior

Posterior

Anterior

Anterior

Apical

Apical

Lateral

Basal lateral — Basal anterior — Medial

Lingular inferior

Basal lateral

Basal anterior

**Pulmón derecho**
**(vista lateral)**

**Pulmón izquierdo**
**(vista lateral)**

Posterior

Apical

Apicoposterior

Apical

Anterior

Anterior

Apical

Basal posterior

Apical

Lingular inferior

Basal medial

Basal posterior

Basal medial

Basal lateral

Basal anterior

Lateral

Basal anterior

Basal lateral

**SEGMENTOS**
**BRONCOPULMONARES**

**Pulmón derecho**
**(vista medial)**

**Pulmón izquierdo**
**(vista medial)**

Tráquea

Bronquio derecho

Bronquio izquierdo

Arterias pulmonares

Venas pulmonares superiores

Venas pulmonares inferiores

**PRINCIPALES**
**VASOS PULMONARES**

## Órganos del aparato digestivo y algunas estructuras asociadas

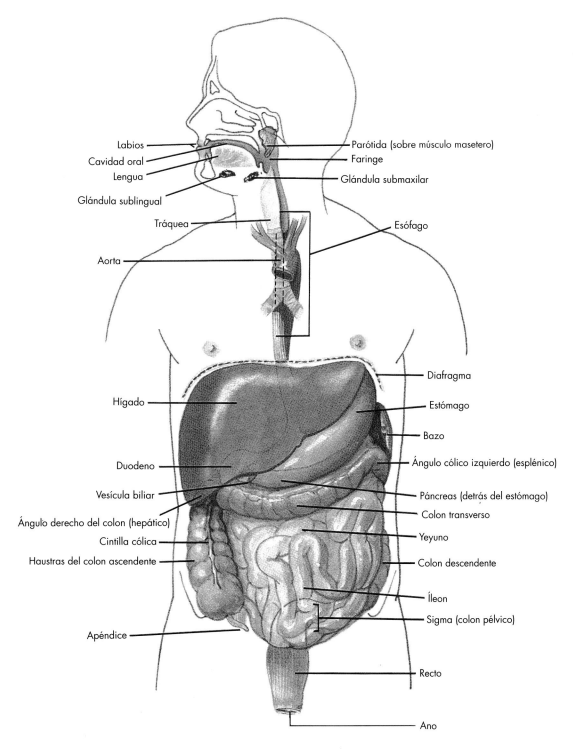

Labios

Cavidad oral

Lengua

Glándula sublingual

Tráquea

Aorta

Parótida (sobre músculo masetero)

Faringe

Glándula submaxilar

Esófago

Diafragma

Hígado

Estómago

Bazo

Ángulo cólico izquierdo (esplénico)

Duodeno

Vesícula biliar

Ángulo derecho del colon (hepático)

Cintilla cólica

Haustras del colon ascendente

Apéndice

Páncreas (detrás del estómago)

Colon transverso

Yeyuno

Colon descendente

Íleon

Sigma (colon pélvico)

Recto

Ano

**LOCALIZACIÓN DE LAS GLÁNDULAS SALIVARES**

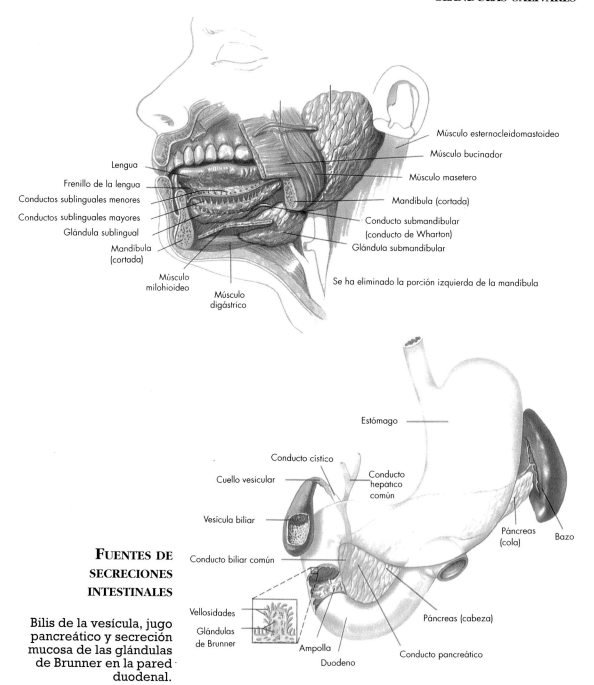

Músculo esternocleidomastoideo

Músculo bucinador

Músculo masetero

Mandíbula (cortada)

Conducto submandibular (conducto de Wharton)

Glándula submandibular

Se ha eliminado la porción izquierda de la mandíbula

Lengua

Frenillo de la lengua

Conductos sublinguales menores

Conductos sublinguales mayores

Glándula sublingual

Mandíbula (cortada)

Músculo milohioideo

Músculo digástrico

Estómago

Conducto cístico

Cuello vesicular

Conducto hepático común

Vesícula biliar

Páncreas (cola)

Bazo

**FUENTES DE SECRECIONES INTESTINALES**

Bilis de la vesícula, jugo pancreático y secreción mucosa de las glándulas de Brunner en la pared duodenal.

Conducto biliar común

Vellosidades

Glándulas de Brunner

Ampolla

Duodeno

Páncreas (cabeza)

Conducto pancreático

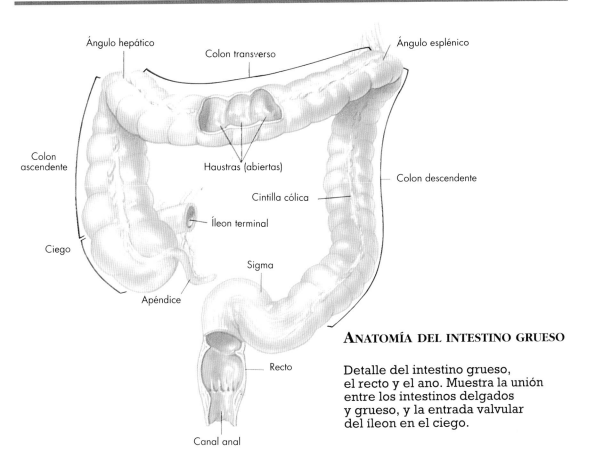

Ángulo hepático

Colon transverso

Ángulo esplénico

Colon ascendente

Haustras (abiertas)

Colon descendente

Cintilla cólica

Íleon terminal

Ciego

Sigma

Apéndice

Recto

Canal anal

## ANATOMÍA DEL INTESTINO GRUESO

Detalle del intestino grueso,
el recto y el ano. Muestra la unión
entre los intestinos delgados
y grueso, y la entrada valvular
del íleon en el ciego.

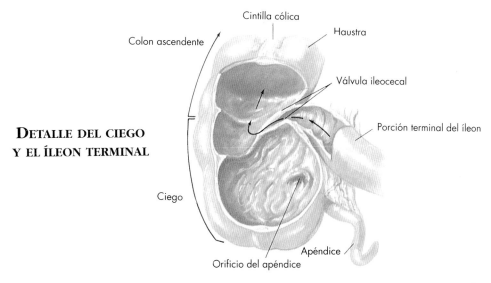

Cintilla cólica

Haustra

Colon ascendente

Válvula ileocecal

Porción terminal del íleon

## DETALLE DEL CIEGO
## Y EL ÍLEON TERMINAL

Ciego

Apéndice

Orificio del apéndice

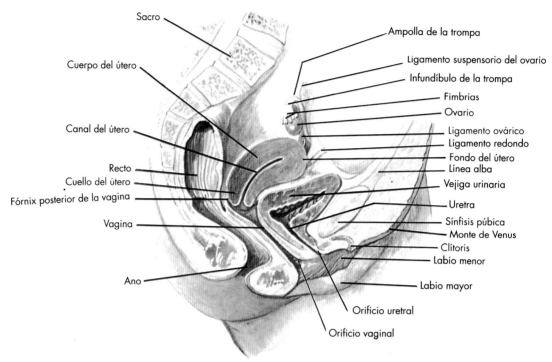

Sacro
Cuerpo del útero
Canal del útero
Recto
Cuello del útero
Fórnix posterior de la vagina
Vagina
Ano

Ampolla de la trompa
Ligamento suspensorio del ovario
Infundíbulo de la trompa
Fimbrias
Ovario
Ligamento ovárico
Ligamento redondo
Fondo del útero
Línea alba
Vejiga urinaria
Uretra
Sínfisis púbica
Monte de Venus
Clítoris
Labio menor
Labio mayor
Orificio uretral
Orificio vaginal

**ÓRGANOS REPRODUCTORES FEMENINOS
Y ESTRUCTURAS ASOCIADAS**

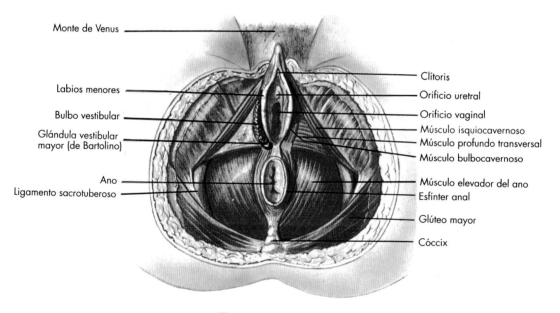

Monte de Venus
Labios menores
Bulbo vestibular
Glándula vestibular
mayor (de Bartolino)
Ano
Ligamento sacrotuberoso

Clítoris
Orificio uretral
Orificio vaginal
Músculo isquiocavernoso
Músculo profundo transversal
Músculo bulbocavernoso
Músculo elevador del ano
Esfínter anal
Glúteo mayor
Cóccix

**PERINEO FEMENINO**

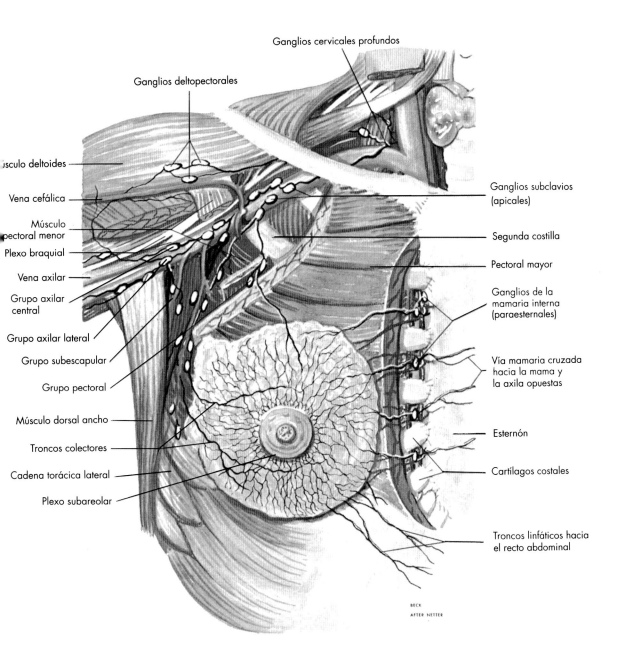

Ganglios cervicales profundos

Ganglios deltopectorales

Músculo deltoides

Vena cefálica

Músculo pectoral menor

Plexo braquial

Vena axilar

Grupo axilar central

Grupo axilar lateral

Grupo subescapular

Grupo pectoral

Músculo dorsal ancho

Troncos colectores

Cadena torácica lateral

Plexo subareolar

Ganglios subclavios (apicales)

Segunda costilla

Pectoral mayor

Ganglios de la mamaria interna (paraesternales)

Vía mamaria cruzada hacia la mama y la axila opuestas

Esternón

Cartílagos costales

Troncos linfáticos hacia el recto abdominal

BECK
AFTER NETTER

# APARATO REPRODUCTOR

## APARATO REPRODUCTOR FEMENINO

Durante el embarazo se producen enormes
cambios dentro del útero. Sin embargo, si no tiene lugar la
fertilización, el tapizado endometrial
se desprende cíclicamente bajo el control hormonal, durante la
menstruación.

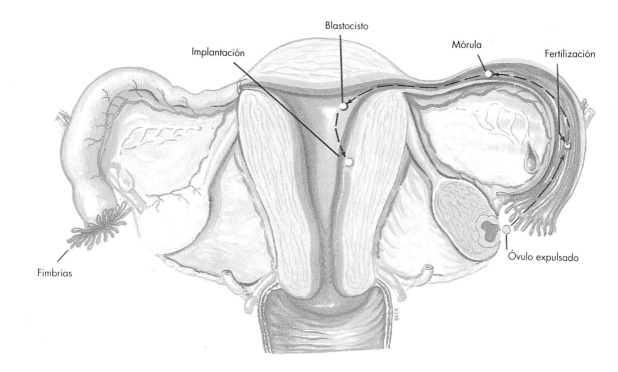

**ASPECTO DEL ÚTERO Y LAS TROMPAS DESDE LA
FERTILIZACIÓN HASTA LA IMPLANTACIÓN**

La fertilización ocurre en el tercio externo de la trompa. El
desarrollo llega a la fase de blástula después de que el
embrión entra en el útero.

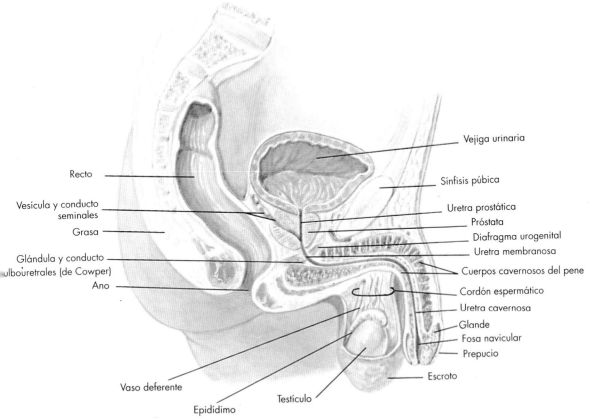

Vejiga urinaria

Recto

Sí13nfisis púbica

Vesícula y conducto seminales

Uretra prostática

Grasa

Próstata

Diafragma urogenital

Glándula y conducto ulbouretrales (de Cowper)

Uretra membranosa

Ano

Cuerpos cavernosos del pene

Cordón espermático

Uretra cavernosa

Glande

Fosa navicular

Prepucio

Escroto

Vaso deferente

Testículo

Epidídimo

**ÓRGANOS REPRODUCTORES MASCULINOS Y ESTRUCTURAS ASOCIADAS**

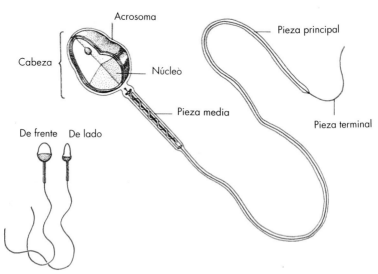

Acrosoma

Pieza principal

Cabeza

Núcleo

Pieza media

De frente    De lado

Pieza terminal

**ANATOMÍA DEL ESPERMATOZOIDE**

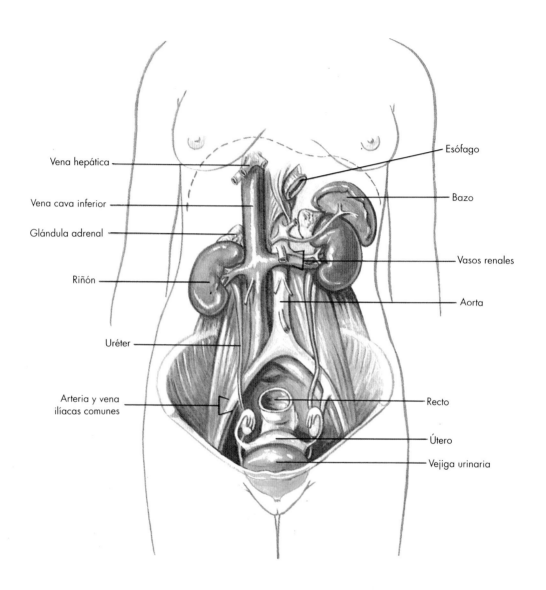

Vena hepática

Vena cava inferior

Glándula adrenal

Riñón

Uréter

Arteria y vena
ilíacas comunes

Esófago

Bazo

Vasos renales

Aorta

Recto

Útero

Vejiga urinaria

**APARATO URINARIO Y ALGUNAS ESTRUCTURAS ASOCIADAS**

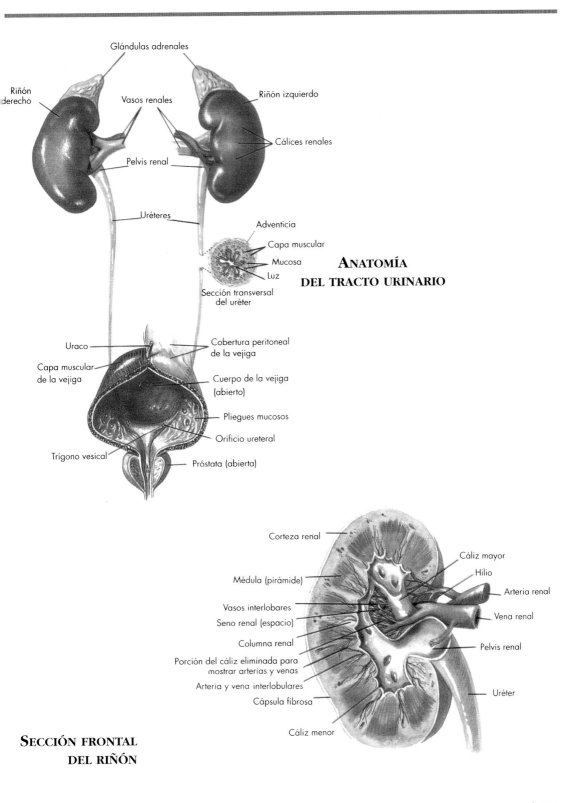

Glándulas adrenales

Riñón derecho

Riñón izquierdo

Vasos renales

Cálices renales

Pelvis renal

Uréteres

Adventicia

Capa muscular

Mucosa

Luz

**ANATOMÍA DEL TRACTO URINARIO**

Sección transversal del uréter

Uraco

Cobertura peritoneal de la vejiga

Capa muscular de la vejiga

Cuerpo de la vejiga (abierto)

Pliegues mucosos

Orificio ureteral

Trígono vesical

Próstata (abierta)

Corteza renal

Cáliz mayor

Hilio

Médula (pirámide)

Arteria renal

Vasos interlobares

Vena renal

Seno renal (espacio)

Columna renal

Pelvis renal

Porción del cáliz eliminada para mostrar arterias y venas

Arteria y vena interlobulares

Cápsula fibrosa

Uréter

Cáliz menor

**SECCIÓN FRONTAL DEL RIÑÓN**

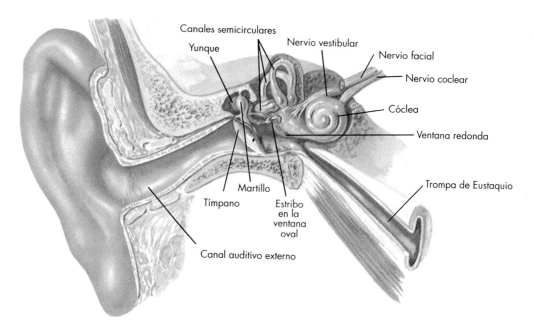

**ANATOMÍA MACROSCÓPICA DEL OÍDO EN SECCIÓN FRONTAL**

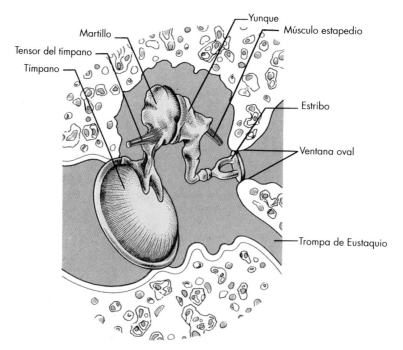

**COMPONENTES DE IMPEDANCIA EQUILIBRADA EN EL OÍDO MEDIO**

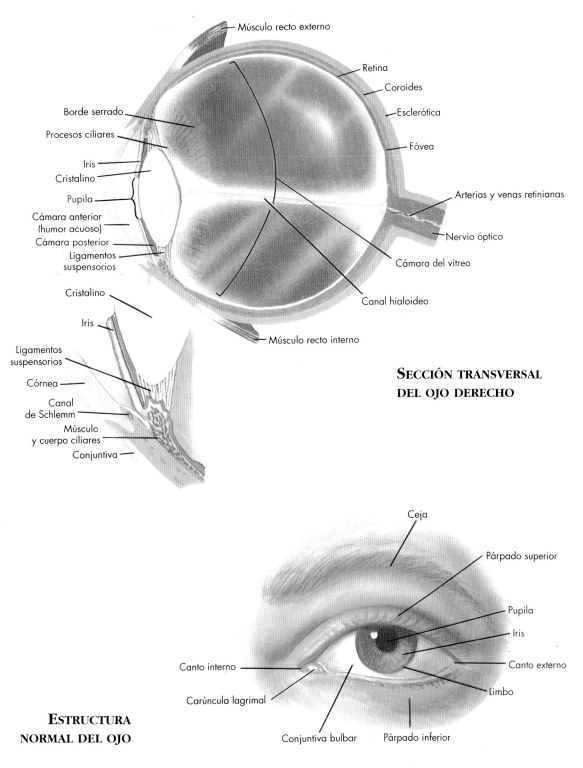

Músculo recto externo

Retina

Coroides

Esclerótica

Fóvea

Borde serrado

Procesos ciliares

Iris

Cristalino

Pupila

Cámara anterior (humor acuoso)

Cámara posterior

Ligamentos suspensorios

Arterias y venas retinianas

Nervio óptico

Cámara del vítreo

Canal hialoideo

Músculo recto interno

Cristalino

Iris

Ligamentos suspensorios

Córnea

Canal de Schlemm

Músculo y cuerpo ciliares

Conjuntiva

**SECCIÓN TRANSVERSAL DEL OJO DERECHO**

Ceja

Párpado superior

Pupila

Iris

Canto externo

Limbo

Canto interno

Carúncula lagrimal

**ESTRUCTURA NORMAL DEL OJO**

Conjuntiva bulbar

Párpado inferior

# LOS SENTIDOS

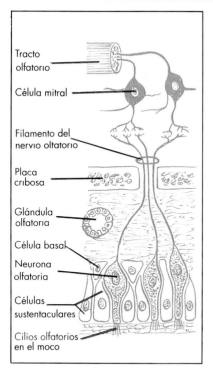

Tracto olfatorio

Célula mitral

Filamento del nervio olfatorio

Placa cribosa

Glándula olfatoria

Célula basal

Neurona olfatoria

Células sustentaculares

Cilios olfatorios en el moco

**ESQUEMA DE LA DISPOSICIÓN DE CÉLULAS Y FIBRAS EN EL EPITELIO OLFATORIO**

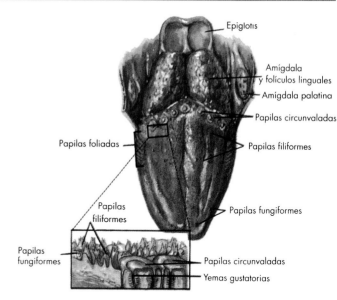

Epiglotis

Amígdala y folículos linguales

Amígdala palatina

Papilas circunvaladas

Papilas filiformes

Papilas foliadas

Papilas filiformes

Papilas fungiformes

Papilas fungiformes

Papilas circunvaladas

Yemas gustatorias

**PAPILAS DE LA LENGUA Y LOCALIZACIÓN DE LAS YEMAS GUSTATORIAS**

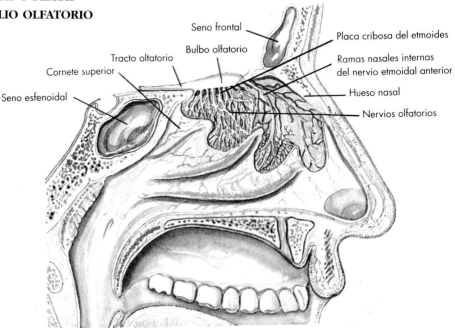

Seno frontal

Bulbo olfatorio

Placa cribosa del etmoides

Ramas nasales internas del nervio etmoidal anterior

Tracto olfatorio

Cornete superior

Hueso nasal

Seno esfenoidal

Nervios olfatorios

**DISTRIBUCIÓN DE LOS NERVIOS OLFATORIOS EN LA MUCOSA DE LA CAVIDAD NASAL**

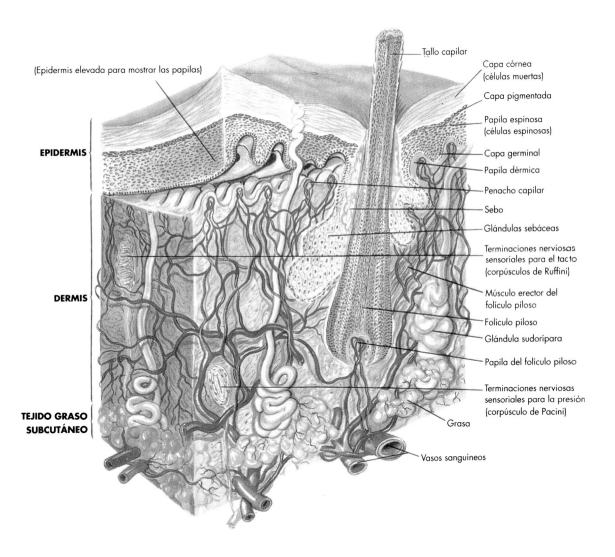

(Epidermis elevada para mostrar las papilas)

**EPIDERMIS**

**DERMIS**

**TEJIDO GRASO SUBCUTÁNEO**

Tallo capilar

Capa córnea (células muertas)

Capa pigmentada

Papila espinosa (células espinosas)

Capa germinal

Papila dérmica

Penacho capilar

Sebo

Glándulas sebáceas

Terminaciones nerviosas sensoriales para el tacto (corpúsculos de Ruffini)

Músculo erector del folículo piloso

Folículo piloso

Glándula sudorípara

Papila del folículo piloso

Terminaciones nerviosas sensoriales para la presión (corpúsculo de Pacini)

Grasa

Vasos sanguíneos

ESTRUCTURA DE LA PIEL

# ÍNDICE ALFABÉTICO

# ÍNDICE ALFABÉTICO

# ÍNDICE ALFABÉTICO

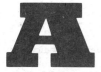

**A—** Prefijo que significa «sin, no»: *abacteriana, abasia, abraquia.*

**AB—** Prefijo que significa «alejado de, fuera de»: *abartrosis, abarticulación, abaxial..*

**ABALIENACIÓN** *(abalienation)* **1.** Estado de quebranto físico o trastorno mental. **2.** Demencia.

**ABARTICULAR** *(abarticular)* **1.** Dícese del proceso o situación clínica que no afecta a una articulación. **2.** Perteneciente o relativo a una localización o estructura alejada de una articulación.

**ABARTROSIS** *(abarthrosis)* V. **diartrosis**.

**ABASIA** *(abasia)* Incapacidad para caminar, como sucede en la abasia paralítica en la que se paralizan los músculos de las piernas.

**ABAXIAL** *(abaxial)* **1.** Perteneciente o relativo a una posición que se encuentra fuera del eje de un organismo o estructura. **2.** Dícese de la posición que se halla en el extremo opuesto de una estructura dada.

**ABBOT, BOMBA DE** *(Abbot pump)* Pequeña bomba portátil que puede ajustarse y calibrarse con gran precisión para administrar cantidades exactas de soluciones medicamentosas a través de un sistema de infusión intravenoso. Es parecida a la bomba de Harvard pero la tasa de flujo puede aumentarse o disminuirse con incrementos menores.

**ABDOMEN** *(abdomen)* Región del cuerpo situada entre el tórax y la pelvis. La cavidad abdominal contiene la porción inferior del esófago, el estómago, los intestinos, el hígado, el bazo y el páncreas. Las paredes de la cavidad abdominal están tapizadas internamente por la hoja parietal del peritoneo, una membrana serosa. A su vez la hoja visceral del peritoneo recubre la cara externa de cada uno de los órganos abdominales. La existencia de una pequeña cantidad de líquido seroso en el espacio situado entre las dos capas membranosas permite el libre deslizamiento de los órganos en los procesos normales de la digestión, la evacuación y la respiración, entre otros. Denominado vulgarmente **vientre**.

**ABDOMEN AGUDO** *(acute abdomen)* Trastorno caracterizado por la aparición brusca de dolor intenso localizado en la cavidad abdominal. El abdomen agudo exige un diagnóstico y valoración inmediatos del caso, ya que puede ser expresión de un cuadro que exija una intervención quirúrgica de urgencia. Para poder llegar a un diagnóstico preciso es fundamental obtener información sobre el comienzo, duración, carácter, localización y síntomas asociados con el dolor. Al paciente se le pregunta qué factores disminuyen o aumentan el dolor; el dolor constante y progresivo es típico de la apendicitis y la diverticulitis mientras que el dolor intermitente se da más bien en la obstrucción intestinal, los cálculos ureterales o la litiasis biliar. La apendicitis puede diferenciarse con frecuencia de una úlcera perforada por el desarrollo más lento del dolor. Aunque a veces puede dar lugar a confusiones como consecuen-

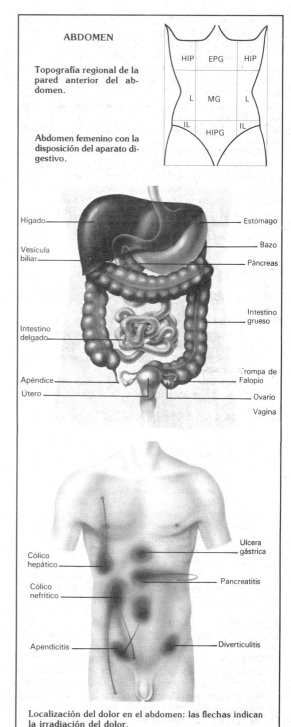

**ABDOMEN**

Topografía regional de la pared anterior del abdomen.

Abdomen femenino con la disposición del aparato digestivo.

| HIP | EPG | HIP |
| L | MG | L |
| IL | HIPG | IL |

Hígado — Estómago
Bazo
Vesícula biliar — Páncreas
Intestino grueso
Intestino delgado
Trompa de Falopio
Apéndice — Ovario
Útero — Vagina

Úlcera gástrica
Cólico hepático
Pancreatitis
Cólico nefrítico
Apendicitis — Diverticulitis

Localización del dolor en el abdomen: las flechas indican la irradiación del dolor.

cia de la irradiación o reflejo del dolor, la localización del mismo por parte del paciente puede servir para identificar el órgano o sistema específico causal del cuadro. Entre los factores del estado del paciente que resultan útiles para el diagnóstico y tratamiento de un abdomen agudo destacan los hábitos intestinales, la pérdida de peso, la presencia de sangre en heces, la diarrea y las heces de color arcilla. Denominado también **abdomen quirúrgico**. V. **dolor abdominal**.

**ABDOMEN QUIRÚRGICO** (*surgical abdomen*) V. **abdomen agudo**.

**ABDOMINAL, REFLEJO** (*abdominal reflex*) Reflejo neurológico superficial que se provoca frotando firmemente la piel del abdomen, con lo que normalmente se consigue una brusca contracción de la musculatura abdominal con desplazamiento del ombligo hacia el punto del estímulo. Este reflejo desaparece en las enfermedades que lesionan la vía piramidal.

**ABDOMINO-** (*abdomino-*) Prefijo que significa «relativo al abdomen»: *abdominocentesis, abdominoscopia, abdominotorácico*.

**ABDOMINOCENTESIS** (*abdominocentesis*) V. **paracentesis**.

**ABDOMINOCIESIS** (*abdominocyesis*) Embarazo abdominal.

**ABDOMINOSCOPIA** (*abdominoscopy*) Intervención cuyo objetivo es examinar el contenido del peritoneo para lo cual se introduce en la cavidad abdominal, a través de un trocar, un dispositivo tubular iluminado eléctricamente. V. también **laparoscopia**.

**ABDUCCIÓN** (*abduction*) Movimiento de una extremidad que se separa de la línea media del cuerpo. Consultar la voz **aducción**.

**ABDUCTOR** (*abductor*) Estructura que separa otra de la línea media del cuerpo, como, por ejemplo, un músculo cuya función es abducir. Consultar la voz **aductor**.

**ABEJA, PICADURA DE** (*bee sting*) Lesión provocada por el veneno de la abeja. Habitualmente acompañada de dolor e inflamación. El aguijón habitualmente se queda implantado y es necesario extraerlo. El dolor se puede aliviar con la aplicación de bolsas de hielo o una pasta de bicarbonato sódico y agua. Varias picaduras pueden producir reacciones graves, así como las que asientan en áreas de la cabeza o la inyección directa del veneno en el sistema circulatorio. En una persona hipersensible una sola picadura puede provocar la muerte por shock anafiláctico y broncoespasmo, por lo que se debe aconsejar a estas personas que lleven siempre consigo material de tratamiento de urgencia cuando exista el peligro de una picadura de abeja.

**ABERNETHY, SARCOMA DE** (*Abernethy's sarcoma*) Neoplasia maligna de células adiposas que asienta por lo general en el tronco.

**ABERRANTE** (*aberrant*) **1.** Relativo a la desviación del curso habitual o esperado de una estructura, como sucede con diversos conductos, nervios y vasos del organismo. **2.** (Botánica y zoología). Se aplica a un individuo anormal, como por ejemplo ciertos individuos atípicos de una especie.

**ABERRANTE, CONDUCTILLO** (*aberrant ductule*) Estructura rudimentaria del aparato genital masculino situada cerca del epidídimo y que está constituida por vestigios de la porción caudal de los tubos mesonéfricos embrionarios. En la mujer se observa un vestigio estructural similar denominado paroóforon. V. también **hidátide pediculada; paradídimo**.

**ABERTURA** (*aperture*) Orificio presente en una estructura anatómica. V. **aberturas específicas**.

**ABERTURA SUPERIOR DE LA PELVIS MENOR** (*superior aperture of minor pelvis*) Abertura limitada por la cresta y el borde superior de los huesos púbicos, las líneas arqueadas de los huesos ilíacos y el reborde anterior de la base del sacro.

**ABERTURA SUPERIOR DEL TÓRAX** (*superior aperture of thorax*) Abertura elíptica situada en la parte superior del tórax limitada por la primera vértebra torácica, las primeras costillas y el reborde superior del esternón.

**ABERTURA VERTEBRAL** (*spinal aperture*) Gran abertura formada por el cuerpo de una vértebra y su arco.

**ABETALIPOPROTEINEMIA** (*abetalipoproteinemia*) Rara enfermedad hereditaria del metabolismo de las grasas caracterizada por acantocitosis, disminución o ausencia de las betalipoproteínas séricas e hipocolesterolemia. En los casos graves se observa esteatorrea, ataxia, nistagmo, incoordinación motora y retinitis pigmentosa.

**ABIOGÉNESIS** (*abiogenesis*) Generación espontánea; teoría que sostiene que es posible el origen de la vida orgánica a partir de la materia inerte. Consultar la voz **biogénesis**.

**ABIOSIS** (*abiosis*) Afección inviable o situación incompatible con la vida.

**ABIOTROFIA** (*abiotrophy*) Depleción prematura de la vitalidad o deterioro de ciertas células o tejidos, especialmente aquellos afectados por enfermedades genéticas degenerativas.

**ABLACIÓN** (*ablation*) Amputación, extirpación de cualquier parte del cuerpo o eliminación de un tejido en crecimiento o una sustancia nociva.

**ABLATIO PLACENTAE** (*ablatio placentae*) V. **abruptio placentae**.

**ABLEPSIA** (*ablepsia*) Ceguera.

**ABNEURAL CORRIENTE** (*abnerval current*) Corriente eléctrica que se dirige desde un nervio hacia un músculo.

**AB0, GRUPOS SANGUÍNEOS** (*AB0 blood groups*) Uno de los sistemas existentes, el más importante, de clasificación de la sangre humana según los componentes antigénicos de los hematíes. El grupo sanguíneo AB0 se identifica por la presencia o ausencia de dos antígenos diferentes, A o B, sobre la superficie del hematíe. De esta forma se obtienen los cuatro tipos básicos de sangre: A, B, AB y 0 («cero»). El tipo AB indica la presencia de los dos antígenos y el tipo 0 se caracteriza por la ausencia de ambos. En el plasma de la sangre de tipo 0 pueden encontrarse los anticuerpos correspondientes o aglutininas anti-A y anti-B. Los componentes plasmáticos de la sangre de tipo A y de tipo B carecen respectivamente de las aglutininas anti-A y anti-B, y en el plasma de la sangre de tipo AB faltan las dos aglutininas. Además de su importante función en las técnicas de banco de sangre y en el tratamiento transfusional, la determinación de los grupos sanguíneos AB0 es fundamental en medicina forense, en genética y, junto con la determinación de otros grupos sanguíneos menos importantes, en antropología y medicina legal. V. también **Rh, factor**; **transfusión**.

**ABORTIVA, FIEBRE** *(abortus fever)* Forma de brucelosis, la única endémica en Norteamérica. Está producida por *Brucella abortus*, microorganismo cuya acción provoca abortos en el ganado vacuno. La infección en el hombre se produce como consecuencia de la ingestión de leche contaminada procedente de vacas infectadas por *B. abortus*, el manejo de carne contaminada o el contacto de la piel con las excretas de animales vivos infectados. El tratamiento electivo suele ser la combinación de estreptomicina y tetraciclina. Denominada también **Río Grande, fiebre de**. V. **brucelosis**.

**ABORTIVO** *(abortifacient)* **1.** Dícese de aquello que produce el aborto. **2.** Agente capaz de provocar el aborto.

**ABORTO** *(abortion)* Interrupción espontánea o inducida del embarazo antes de que el feto haya alcanzado un grado suficiente de desarrollo como para poder sobrevivir fuera del útero. V. también **aborto espontáneo; aborto incompleto; aborto inducido; aborto terapéutico**.

**ABORTO, AMENAZA DE** *(threatened abortion)* Situación propia del embarazo de menos de 27 semanas en que se produce hemorragia y contracciones uterinas que sugieren un posible aborto. El tratamiento es conservador, con reposo y observación. Consultar las voces **aborto incompleto; aborto inevitable; aborto inminente**.

**ABORTO CERVICAL** *(cervical abortion)* Expulsión espontánea de un embarazo cervical.

**ABORTO CONSUMADO** *complete abortion)* Interrupción del embarazo con expulsión o extracción total del feto, no siendo necesaria la evacuación quirúrgica. Consultar la voz **aborto incompleto**.

**ABORTO CRIMINAL** *(criminal abortion)* Interrupción provocada del embarazo en cualquier circunstancia prohibida por la ley. V. también **aborto inducido**.

**ABORTO ELECTIVO** *(elective abortion)* Interrupción inducida de un embarazo, antes de que el feto se haya desarrollado lo suficiente para vivir fuera de la madre, considerada necesaria por la embarazada y realizada a petición suya. Se denomina muchas veces (aunque de forma incorrecta) **aborto terapéutico**. V. también **aborto inducido; aborto terapéutico**.

**ABORTO EMBRIONARIO** *(embryonic abortion)* **1.** Interrupción del embarazo antes de las veinte semanas de gestación. **2.** Productos de la concepción expulsados antes de las veinte semanas. Consultar la voz **aborto fetal**.

**ABORTO ESPONTÁNEO** *(spontaneous abortion)* Interrupción del embarazo antes de la veinte semana de gestación por una anomalía del producto de la concepción o del ambiente materno. Más del 10 % de los embarazos acaban en un aborto espontáneo, casi todos ellos por existencia de defectos congénitos en el embrión incompatibles con la vida. Consultar también la voz **aborto inducido**.

**ABORTO FALLIDO** *(missed abortion)* Muerte de un embrión o feto que permanece en el útero durante 2 o más meses. El útero disminuye de tamaño y ceden los síntomas de embarazo; puede producirse infección y trastornos en la coagulación de la sangre de la madre. En algunas ocasiones el feto y la placenta experimentan necrosis y, con menor frecuencia, el feto se calcifica y el resto de los productos de la concepción son reabsorbidos.

**ABORTO FETAL** *(fetal abortion)*. Interrupción del embarazo después de las veinte semanas de gestación, pero antes de que el feto se haya desarrollado lo suficiente para vivir fuera del útero. Consultar la voz **aborto embrionario**.

**ABORTO HABITUAL** *(habitual abortion)* Interrupción espontánea de tres embarazos sucesivos antes de la 20ª semana de gestación. Puede deberse a una infección crónica, anomalías del producto de la concepción, trastornos hormonales maternos o alteraciones uterinas tales como la incompetencia cervical. V. también **cerclaje; cérvix incompetente**.

**ABORTO INCOMPLETO** *(incomplete abortion)* Interrupción del embarazo en la que los productos de la concepción no se expulsan completamente. Con frecuencia provocan hemorragia y el tratamiento consiste en la evacuación por legrado, la administración de oxitócicos y la reposición de sangre según sea necesario. La infección es una complicación frecuente. Consultar la voz **aborto consumado**.

**ABORTO INDUCIDO** *(induced abortion)* Interrupción intencional del embarazo antes de que el feto se haya desarrollado lo suficiente como para vivir fuera del claustro materno. Entre el 20 y el 50 % de las gestaciones se interrumpen deliberadamente, tanto por petición de la madre como por indicaciones legales (por legrado durante el primer trimestre y por inducción del parto o histerotomía durante el segundo). La interrupción del embarazo por parte de personal cualificado y en condiciones adecuadas es una técnica segura. Los abortos provocados por personal no capacitado pueden ser extremadamente peligrosos, a causa de la facilidad con que se puede infectar y perforar el útero. Las principales causas de muerte materna por aborto criminal son la sepsis puerperal y la hemorragia.

**ABORTO INEVITABLE** *(inevitable abortion)* Complicación de la gestación en la que la terminación del embarazo es inminente y no puede evitarse. Se caracteriza por hemorragia, contracción uterina, dilatación del cuello y presentación del producto de la concepción en el orificio cervical. Si aparece una hemorragia intensa es necesario evacuar inmediatamente el útero. El punto en el que el aborto inevitable se hace incompleto tiene gran interés medicolegal, porque permite valorar la diferencia entre el aborto espontáneo y el inducido. En la práctica clínica rara vez es posible realizar esta diferenciación. Consultar las voces **aborto, amenaza de; aborto incompleto; aborto inminente**.

**ABORTO INFECTADO** *(infected abortion)* Interrupción espontánea o inducida de un embarazo en que el producto de la concepción ha sufrido una infección que da lugar a fiebre y requiere antibioterapia y evacuación del útero. Consultar la voz **aborto séptico**.

**ABORTO INMINENTE** *(imminent abortion)* V. **aborto inevitable**.

**ABORTO SÉPTICO** *(septic abortion)* Interrupción espontánea o inducida del embarazo en la cual la vida de la madre puede correr peligro por invasión del endometrio, el miometrio, etc, por microorganismos. En estos casos es necesaria la asistencia intensiva inmediata con tratamiento antibiótico masivo, evacuación del útero y muchas veces

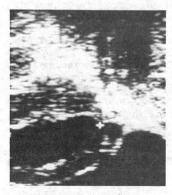

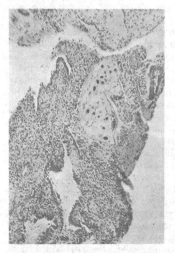

ABORTO. Arriba, ecografía de un aborto diferido (aquel que entre la muerte del embrión y la expulsión existe un lapso de tiempo). Abajo, microfotografía de un aborto espontáneo. A la derecha, embrión en su tercera semana de vida rodeado de vellosidades (futura placenta).

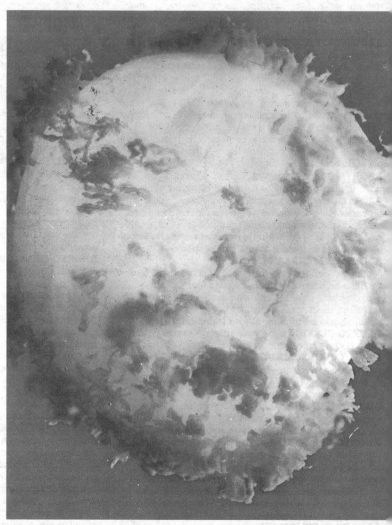

histerectomía de urgencia para evitar la muerte por shock séptico. Consultar también la voz **aborto infectado**. V. también **aborto criminal; aborto inducido**.

**ABORTO TERAPÉUTICO** (therapeutic abortion) **1.** Interrupción del embarazo por prescripción facultativa. **2.** Cualquier aborto legal provocado. Consultar la voz **aborto voluntario**. V. también **aborto inducido**.

**ABORTO TUBÁRICO** (tubal abortion) Embarazo en el que el embrión, implantado ectópicamente, sale del útero a la cavidad peritoneal. A menudo se acompaña de hemorragia interna y dolor abdominal agudo y pélvico, pero puede ser asintomático y producirse la reabsorción del producto de la concepción sin manifestaciones clínicas. A veces puede haber una reimplantación en el peritoneo y desarrollarse un embarazo abdominal.

**ABORTO VOLUNTARIO** (abortion-on-demand) Tesis defendida por algunos sectores sociales que consideran que la embarazada tiene derecho a abortar a petición propia. Este derecho puede estar limitado por el tiempo de gestación o extenderse a toda ella.

**ABRAQUIA** (abrachia) Ausencia de brazos.

**ABRASIÓN** (abrasion) Erosión o desprendimiento de una superficie por fricción. La abrasión puede ser consecuencia de un traumatismo, como en las heridas de las rodillas, de tratamientos, como la dermabrasión que se observa al eliminar un tejido cicatrizal, o ser un fenómeno fisiológico como el desgaste de los dientes por la masticación. Consultar la voz **laceración**. V. también **quemadura por fricción**.

**ABREACCIÓN** (abreaction) Liberación emocional condicionada por la revitalización mental, o el paso a un nivel consciente mediante un proceso de catarsis, de una experiencia dolorosa reprimida V. también **catarsis**.

**ABROSIA** *(abrosia)* Acto de ayunar o abstenerse de ingerir alimentos.

**ABRUPTIO PLACENTAE** *(abruptio placentae)* Separación de la placenta implantada en posición normal en un embarazo de 20 semanas o más, o durante el parto, antes de la expulsión del feto. Se produce aproximadamente en una de cada 100 embarazadas y constituye una causa importante de mortalidad materna y fetal, ya que con frecuencia produce hemorragias graves. La hipertensión y la preeclampsia se asocian con una mayor incidencia de abruptio placentae, pero en muchos casos ésta no responde a ninguna causa conocida. La separación completa de la placenta provoca la muerte inmediata del feto. La hemorragia en el punto de la separación produce dolor abdominal, hipersensibilidad uterina y contracción tetánica del útero. La hemorragia puede quedar oculta en el útero o exteriorizarse a veces de forma súbita e intensa. La embarazada puede sufrir shock y morir en escasos minutos, por lo que está indicada la realización de una cesárea inmediatamente. La extravasación de una gran cantidad de sangre en el seno de la pared uterina puede producir la depleción del fibrinógeno plasmático, prolongando el tiempo de coagulación, lo que da lugar a una hemorragia intratable y, al lesionar la musculatura del útero, impide su contracción adecuada tras el período expulsivo. Para evitar el desangramiento de la paciente es necesario, a veces, practicar una histerectomía. La separación parcial, en ocasiones, no produce más que una pequeña hemorragia que no interfiere la oxigenación fetal. Si el embarazo está casi a término, puede permitirse el parto o inducirse por medio de una amniotomía. Si el embarazo es aún prematuro, debe mantenerse, pero se someterá a la madre a una estrecha observación y se le prescribirá reposo absoluto en cama. Hay que ser consciente de la posible existencia de una hemorragia oculta, sin olvidar que si toda la sangre se exterioriza la paciente puede acusar dolor ligero. Denominada también **ablatio placentae**. Consultar la voz **placenta previa**. V. también **Couvelaire, útero de**.

**ABSCESO** *(abscess)* Cavidad que contiene pus y está rodeada de tejido inflamado formado como consecuencia de la supuración en una infección localizada (característicamente, una infección estafilocócica); la curación del absceso se produce cuando éste drena o es abierto quirúrgicamente. Si un absceso se localiza en profundidad, el drenaje tiene lugar por medio de un trayecto fistuloso que lo comunica con la superficie.

**ABSOLUTO, ALCOHOL** *(absolute alcohol)* V. **deshidratado, alcohol**.

**ABSORCIÓN** *(absorption)* **l.** Incorporación de una materia por otra mediante una acción química, molecular o física como la disolución de un gas en un líquido o la captación de un líquido por un sólido poroso. **2.** (Fisiología). Paso de sustancias a través de los tejidos y en dirección a los mismos como ocurre con las partículas alimentarias digeridas que van hacia las células intestinales o el paso de líquidos hacia los túbulos renales. Algunos tipos de absorción en fisiología son la **absorción externa**, la **absorción intestinal**, la **absorción parenteral** y la **absorción patológica**. **3.** (Radiología). Incorporación de energía radiante por parte

de la materia viva o inerte con la que reacciona la radiación.

**ABSORCIÓN CUTÁNEA** *(cutaneous absorption)* Captación de una sustancia a través de la piel.

**ABSORCIÓN DE AGLUTININA** *(agglutinin absorption)* Separación del anticuerpo del suero inmune mediante tratamiento con antígeno homólogo, seguido por centrifugación y separación del complejo antígeno-anticuerpo.

**ABSORCIÓN EXTERNA** *(external absorption)* Captación de sustancias a través de las mucosas o de la piel. piel.

**ABSORCIÓN INTESTINAL** *(intestinal absorption)* Paso de los productos de la digestión desde la luz del intestino delgado a la sangre y vasos linfáticos de las paredes intestinales. La superficie de absorción intestinal se ve considerablemente aumentada gracias a la existencia de las vellosidades intestinales, prolongaciones mucosas en forma de dedo, que poseen capilares y vasos linfáticos. La mayoría de los nutrientes pasan rápidamente al lecho capilar para ser llevados al hígado a través de la vena porta. Los lípidos son captados por la circulación linfática, para volver eventualmente a la circulación venosa a nivel del conducto torácico a la altura del cuello.

**ABSORCIÓN PARENTERAL** *(parenteral absorption)* Absorción de sustancias en el organismo por estructuras distintas a las del sistema digestivo.

**ABSORCIÓN PATOLÓGICA** *(pathologic absorption)* Captación por la sangre de una sustancia de excreción o mórbida.

**ABSTINENCIA** *(abstinence)* Rechazo voluntario de la ingestión de cualquier sustancia o de la realización de cualquier acto por el que la persona muestre apetencia.

**ABSTINENCIA, SÍNDROME DE** *(withdrawal symptoms)* Alteraciones fisiológicas desagradables que a veces ponen en peligro la vida y que se producen cuando se suspende la administración de una droga que se ha consumido de forma prolongada y con regularidad. Pueden aparecer tras el consumo de narcóticos, tranquilizantes, estimulantes, barbitúricos, alcohol u otras sustancias que produzcan adicción física o psicológica.

**ABULIA** *(abulia, aboulia)* Pérdida de capacidad o reducción de ésta para actuar voluntariamente o tomar decisiones.

**ABUSO DE FÁRMACOS** *(drug abuse)* Empleo de un fármaco con un objetivo no terapéutico sin prescripción facultativa. Los más utilizados en este sentido son el alcohol, las anfetaminas, los barbitúricos y la metacualona. Este hábito puede producir lesiones orgánicas, adicción y trastornos de conducta. V. también **drogadicción**.

**Ac** *(Ac)* Símbolo químico del actinio.

**A. C.** *(a. c.)* (Prescripciones). Siglas correspondientes a la locución latina *ante cibum*, que significa «antes de las comidas».

**ACALASIA** *(achalasia)* Trastorno caracterizado por la incapacidad de relajación de un músculo, particularmente un esfínter cardiaco del estómago (cardias).

**ACAMPSIA** *(acampsia)* Trastorno en que se produce rigidez de una articulación. V. también **anquilosis**.

**ACANTO** *(acantha)* Espina o proyección espinosa.

**ACANTO-** *(acantho-)* Prefijo que significa «erizado o espinoso»: *acantestesia, acantoide, acantolisis.*

**ACANTOCITO** *(acanthocyte)* Hematíe anormal con proyecciones digitiformes que le dan un aspecto espinoso. En la abetalipoproteinemia se observa este tipo de hematíes en gran número y aparecen también, aunque en menor cantidad, en la cirrosis y en ciertos síndromes de malabsorción. V. también **abetalipoproteinemia; acantocitosis**.

**ACANTOCITOSIS** *(acanthocytosis)* Presencia de acantocitos en la sangre circulante que se asocia sobre todo con la abetalipoproteinemia, en la cual hasta un 80 % de los hematíes son acantocitos. Denominada también **Bassen-Kornzweig, síndrome de.** V. **abetalipoproteinemia**.

**ACANTOMA** *(acanthoma)* Cualquier tumor benigno o maligno originado en la capa de células espinosas de la epidermis.

**ACANTOMA ADENOIDE CÍSTICO** *(acanthoma adenoides cysticum)* V. **tricoepitelioma**.

**ACANTOMA DE CÉLULAS BASALES** *(basal cell acanthoma)* V. **papiloma de células basales**.

**ACANTOMA VERRUGOSO SEBORREICO** *(acanthoma verrucosa seborrheica)* V. **queratosis seborreica**.

**ACANTOSIS** *(acanthosis)* Engrosamiento patológico de la capa de células espinosas de la piel, como puede observarse en el eccema y la psoriasis. V. también **acantosis nigricans; epidermis**.

**ACANTOSIS NIGRICANS** *(acanthosis nigricans)* Enfermedad cutánea caracterizada por la aparición de lesiones verrugosas hiperpigmentadas en las axilas y otros pliegues de la piel. Existen formas benignas y malignas, estas últimas asociadas con cáncer del conducto gastrointestinal. V. también **acantosis**.

**ACARDIA** *(acardia)* Anomalía congénita rara que se caracteriza por la ausencia del corazón. Se observa a veces en uno de los gemelos siameses cuya supervivencia hasta el momento del nacimiento depende del sistema circulatorio del otro gemelo.

**ACARDIACO ACEFÁLICO** *(acardius acephalus)* Feto acardiaco que carece de la cabeza y de la mayor parte de la porción superior del cuerpo. Denominado también acardiacus acephalus.

**ACARDIACO AMORFO** *(acardius amorphus)* Feto acardiaco con un cuerpo rudimentario que difiere de la forma normal. Denominado también acardiacus amorphus.

**ACARDIO, ACARDIACO** *(acardius)* Monstruo fetal que carece de corazón. Entre los monstruos acardiacos se incluyen el **acardiaco acefálico** y el **acardiaco amorfo**. Denominado también **feto acardio.**

**ACARIASIS** *(acariasis)* Cualquier enfermedad generada por un ácaro, como por ejemplo, el tifus skrub o tsutsugamushi causado por *Rickettsia orientalis* que transmiten las larvas de los ácaros del género *Trombicula*.

**ACÁRIDO, ÁCARO** *(acarid)* Arácnido perteneciente al orden Acarinos, que incluye un gran número de organismos parasitarios de vida libre. La mayoría de ellos aún no se han descrito, pero algunas especies son de interés médico, ya que infectan e infestan al hombre. Los ácaros asociados con enfermedades son aquellos que actúan como huéspedes intermediarios de agentes patógenos, los que provocan directamente lesiones cutáneas o tisulares y los

que dan lugar a pérdida de sangre o líquidos hístiços. Las larvas de seis patas de los ácaros trombicúlides, que son parásitos humanos, así como de otros muchos mamíferos y también de aves, actúan como vectores del tifus skrub o tsutsugamushi y de otras enfermedades producidas por rickettsias.

**ACARO-** *(acaro-)* Prefijo que significa «relativo a los ácaros»: *acarodermatitis, acaroide, acarofobia.*

**ÁCARO** *(mite)* Arácnido de pequeño tamaño, de cuerpo aplanado y casi transparente y cuatro pares de patas. Numerosas especies son parásitas, entre ellas el *Sarcoptes scabei*, que causa inflamación y prurito localizados. Las hembras de algunas especies penetran en la piel y depositan allí sus huevos, de los que nacen las correspondientes larvas; los movimientos de las larvas causan prurito intenso. V. también **sarna**.

**ACARODERMATITIS** *(acarodermatitis)* Erupción cutánea producida por un ácaro parasitario.

**ACATISIA** *(akathisia)* Trastorno neurótico que se caracteriza por impaciencia, agitación e imposibilidad de permanecer sentado durante algún tiempo.

**ACCESORIO** *(accessory)* **1.** Suplemento empleado principalmente por conveniencia o seguridad, como los mecanismos elevadores eléctricos que se utilizan en las camas hospitalarias. **2.** (Anatomía). Estructura que colabora con uno de los sistemas anatómicos principales, como los órganos sexuales accesorios en el hombre y la mujer o los órganos accesorios de la piel entre los que se incluyen el pelo, las uñas y las glándulas cutáneas.

**ACCESORIO, MÚSCULO** *(accesory muscle)* Duplicación anatómica, relativamente rara, de un músculo que puede aparecer en cualquier localización del sistema muscular. El signo más frecuente que se asocia con un músculo accesorio es la aparición de una masa de tejidos blandos. El diagnóstico diferencial sin intervención quirúrgica exploratoria resulta difícil ya que ciertos tumores o masas de las partes blandas tienen un aspecto similar, como es el caso de los ganglios. La aparición de una masa de partes blandas asociada con un músculo accesorio puede ser transitoria o constante, dependiendo de la localización de dicho músculo con relación al movimiento. En muchos sujetos con músculos accesorios no está indicado realizar ningún tratamiento específico a menos que se observen interferencias con la función normal.

**ACCIÓN, DE CORTA** *(short-acting)* **1.** Perteneciente o relativo a un agente terapéutico, por lo general un fármaco, cuyo efecto es de corta duración y suele comenzar poco después de su administración. **2.** Relativo a la insulina que comienza a actuar al cabo de una hora de haberse administrado y cuyo efecto permanece de 4 a 6 horas en el caso de la insulina regular o de 5 a 8 en el caso de la insulina-cinc cristalina.

**ACCIÓN REFLEJA** *(reflex action)* Función o movimiento involuntario de un órgano o de una parte del cuerpo en respuesta a un estímulo concreto. La función o acción se produce inmediatamente, sin que medien la voluntad o la consciencia.

**ACCIÓN VALVULAR DE PELOTEO** *(ball-valve action)* Apertura y cierre intermitente de un orificio mediante una esfera flotante que actúa como válvula. Este mecanismo valvular puede encontrarse en los cálculos renales, los biliares y los coágulos sanguíneos.

**ACECARBROMAL** *(acecarbromal)* Sedante hipnótico.
INDICACIONES: Se prescribe en el tratamiento de la ansiedad.
CONTRAINDICACIONES: Hipersensibilidad conocida a este fármaco u otros bromuros.
EFECTOS SECUNDARIOS: Entre las reacciones adversas más graves se encuentran el bromismo, el vértigo, la erupción cutánea y los trastornos gastrointestinales.

**ACEDIA** *(acedia)* Estado de apatía acompañado de melancolía, con predominio de la indiferencia y la lentitud de los procesos mentales.

**ACEFALIA** *(acephaly, acephalia, acephalism)* Defecto congénito caracterizado por la ausencia o desarrollo inadecuado de la cabeza.

**ACÉFALO** *(acephalus)* Feto que carece de cabeza o está mal desarrollada.

**ACEFALO-** *(acephalo-)* Prefijo que significa «carente de cabeza»: *acefalobraquia, acéfalo, acefalia.*

**ACÉFALO HOLOACARDIO** *(holoacardius acephalus)* Gemelo malformado al que le faltan el corazón, la cabeza y casi toda la porción superior del cuerpo.

**ACEFALOBRAQUIA** *(acephalobrachia)* Anomalía congénita en la cual un feto carece de brazos y de cabeza.

**ACEITE** *(oil)* Sustancia grasa en forma líquida no miscible en agua. Puede ser estable o volátil y tener origen animal, vegetal o mineral.

**ACEITE DE HÍGADO DE BACALAO** *(cod-liver oil)* Aceite extraído del hígado de bacalao, rico en vitaminas A y D y utilizado en el tratamiento de diferentes deficiencias nutricionales. Debe guardarse en un lugar fresco y oscuro, pues de lo contrario se enrancia. V. también **osteomalacia; raquitismo; tetania**.

**ACEITE DE RICINO** *(castor oil)* Aceite derivado del *Ricinus communis* que se utiliza como catártico estimulante.
INDICACIONES: Tratamiento del estreñimiento. También

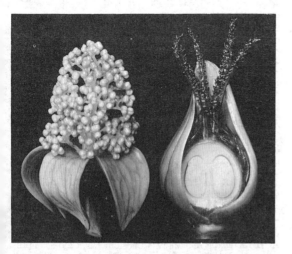

**ACEITE DE RICINO** *(Ricinus communis)* A la izquierda, flor masculina. A la derecha, corte longitudinal de la flor femenina.

se utiliza en la limpieza del colon como preparación para su exploración.
CONTRAINDICACIONES: Síntomas de apendicitis, obstrucción o perforación intestinal e impactación fecal. Durante la menstruación y el embarazo.
EFECTOS SECUNDARIOS: Entre los más graves figuran hemorragia rectal y dependencia de los laxantes. También pueden aparecer náuseas, espasmos abdominales y vértigo.

**ACEITE DE VITRIOLO** *(vitriol oil of)* V. **sulfúrico, ácido.**

**ACEITE MINERAL** *(mineral oil)* Laxante reblandecedor de las heces, emoliente y usado también como solvente.
INDICACIONES: Se prescribe para evitar o tratar el estreñimiento, en la preparación intestinal para exploraciones o para intervenciones quirúrgicas y como solvente en diversos preparados farmacéuticos.
CONTRAINDICACIONES: Síntomas de apendicitis, impactación fecal, obstrucción o perforación del tracto intestinal, embarazo e hipersensibilidad conocida.
EFECTOS SECUNDARIOS: Entre los más importantes figuran la dependencia del efecto laxante, neumonitis lipoidea, deficiencia de vitaminas liposolubles y retortijones abdominales.

**ACELERACIÓN, FASE DE** *(acceleration phase)* (Obstetricia). Primer período de trabajo activo del parto caracterizado por un aumento progresivo de la velocidad de dilatación del orificio cervical que se representa en la curva de Friedman.

**ACELERADOR LINEAL DE PARTÍCULAS** *(linear accelerator)* Aparato que acelera partículas subatómicas cargadas y que se utiliza en radioterapia, investigaciones físicas y en la producción de radionucleótidos. Un haz intermitente de electrones generado por una fuente emisora de partículas pasa a través de un largo tubo recto de vacío y con electrodos alternantes. Los electrodos se disponen de manera que se puedan variar los potenciales de alta frecuencia para que las partículas que pasan reciban aumentos sucesivos de energía. El haz de electrones es interceptado por una placa de metal pesado situada al final del tubo y se dirige mediante un colimador para proyectar rayos X de alto voltaje sobre el paciente.

**ACÉNTRICO** *(acentric)* **1.** Que no tiene centro. **2.** (Genética). Fragmento de cromosoma que no tiene centrómero.

**-ÁCEO** *(-aceous)* Sufijo que significa «relativo o perteneciente a la naturaleza» de algo que se especifica: *coriáceo, foliáceo, testáceo.*

**ACEPTOR** *(acceptor)* **1.** Sujeto que recibe de otra persona u organismo un tejido vivo, sangre trasfundido o un órgano trasplantado. **2.** Sustancia o compuesto que se combina con una parte de otra sustancia o compuesto. Consultar la voz **donante.**

**ACET-** *(acet-)* Prefijo que significa «vinagre»: *acético, acetilo.*

**ACETÁBULO** *(acetabulum)* Cavidad articular grande, en forma de copa, situada en la unión del ilion, isquion y pubis que se articula con la cabeza esférica del fémur. Denominado también **cavidad cotiloidea.**

**ACETAMINOFENO** *(acetaminophen)* Analgésico y antipirético perteneciente al grupo de los derivados del paraaminofenol; es el n-acetil-p-aminofenol. Sustituto ideal del ácido acetil salicílico con fines analgésicos y antipiréticos cuando éste no puede darse.

INDICACIONES: Suele prescribirse para combatir el dolor y la fiebre leves o moderados.

CONTRAINDICACIONES: Hipersensibilidad conocida al acetaminofeno.

EFECTOS SECUNDARIOS: Entre las reacciones adversas más graves se encuentran la anafilaxis y la anemia hemolítica. La sobredosificación puede provocar una necrosis hepática fatal.

Denominado también **paracetamol**.

**ACETATO DE ALUMINIO, SOLUCIÓN DE** (*aluminum acetate solution*) V. **Burow, solución de**.

**ACETATOQUINASA** (*acetate kinasa*) Enzima que cataliza la transferencia de un grupo fosfato del trifosfato de adenosina al acetato. Denominada también **acetolquinasa**.

**ACETAZOLAMIDA** (*acetazolamide*) Inhibidor de la anhidrasa carbónica.

INDICACIONES: Se prescribe para combatir el edema, el glaucoma y la epilepsia (sobre todo el pequeño mal).

CONTRAINDICACIONES: Hiponatremia, hipocalcemia y enfermedades o disfunciones graves del hígado o el riñón. También está proscrito su empleo en la enfermedad de Addison o por hipersensibilidad conocida al fármaco.

EFECTOS SECUNDARIOS: Entre los efectos secundarios más graves destacan la anorexia, la acidosis, la hiperuricemia y la cristaluria. Son frecuentes los trastornos gastrointestinales y la letargia.

**ACÉTICO, ÁCIDO** (*acetic acid*) Líquido claro, incoloro, de olor acre que es miscible con el agua, el alcohol, la glicerina y el éter y que constituye el 3-5 % del vinagre. El ácido acético se produce comercialmente mediante la destilación seca de la madera o a partir del alcohol metílico. También puede obtenerse del alcohol etílico aprovechando la acción de ciertas bacterias aerobias. El ácido acético se utiliza a distintas concentraciones en la fabricación de plásticos, colorantes, insecticidas, acetato de celulosa, agentes químicos fotográficos y preparaciones farmacéuticas entre las que se incluyen gelatinas vaginales y soluciones antimicrobianas para el tratamiento de infecciones superficiales del conducto auditivo externo. Denominado también **etanoico, ácido**.

**ACETILACÉTICO, ÁCIDO** (*acetylacetic acid*) V. **acetoacético, ácido**.

**ACETILCOENZIMA A** (*acetylcoenzyme A, acetyl-CoA*) Molécula que se forma en el curso de varios procesos metabólicos importantes. La síntesis de acetilcoenzima A es el paso intermedio crítico entre la glucólisis anaerobia y el ciclo de Krebs.

**ACETILCOLINA, CLORURO DE** (*acetylcholine chloride*) Agente miótico.

INDICACIONES: Se prescribe para producir una miosis rápida durante la cirugía ocular y para contrarrestar los efectos de los medicamentos ciclopéjicos y midriáticos.

CONTRAINDICACIONES: No existen contraindicaciones conocidas.

EFECTOS SECUNDARIOS: Pueden aparecer efectos sistémicos acetilcolínicos y si el medicamento se administra en solución hipertónica pueden observarse opacificaciones del cristalino.

**ACETILSALICÍLICO, ÁCIDO** (*acetylsalicylic acid*) V. **Aspirina**.

**ACETOACÉTICO, ÁCIDO** (*acetoacetic acid*) Compuesto incoloro y aceitoso producido en el organismo por el metabolismo de los lípidos y los piruvatos. Se excreta en cantidades ínfimas (indicios) en la orina normal, pero alcanza niveles elevados en la diabetes mellitus, especialmente en situaciones de cetoacidosis. El ácido acetoacético, un cuerpo cetónico, aumenta también durante períodos prolongados de ayuno como consecuencia de la oxidación incompleta de los ácidos grasos. Es soluble en agua, alcohol y éter y se descompone a temperaturas inferiores a los 100 °C en acetona y dióxido de carbono. Denominado también **acetilacético, ácido; diacético, ácido**.

**ACETOFENACINA, MALEATO DE** (*acetophenazine maleate*) Tranquilizante fenotiacínico.

INDICACIONES: Se prescribe en el tratamiento de los trastornos psicóticos.

CONTRAINDICACIONES: Enfermedad de Parkinson, administración simultánea de depresores del sistema nervioso central, disfunción hepática o renal, hipotensión grave o hipersensibilidad conocida a cualquier derivado fenotiacínico.

EFECTOS SECUNDARIOS: Entre los efectos secundarios más graves se encuentran la hipotensión, la toxicidad hepática y diversas reacciones extrapiramidales, discrasias sanguíneas y reacciones de hipersensibilidad.

**ACETOFENECIDINA** (*acetophenetidin*) V. **fenacetina**.

**ACETOHEXAMIDA** (*acetohexamide*) Antidiabético oral del grupo de las sulfonilureas.

INDICACIONES: Se prescribe en el tratamiento de la diabetes mellitus iniciada en la edad adulta.

CONTRAINDICACIONES: Diabetes inestable, disfunción hepática o renal grave o hipersensibilidad conocida a este fármaco u otras sulfonilureas.

EFECTOS SECUNDARIOS: Entre las reacciones adversas más graves se encuentran las discrasias sanguíneas, la hipoglucemia y las reacciones alérgicas. Son frecuentes los trastornos gastrointestinales.

**ACETONA** (*acetone*) Líquido incoloro, aromático y volátil que se encuentra en pequeñas cantidades en la orina normal y en cantidades superiores en la orina de los enfermos diabéticos.

**ACICLOVIR** (*acyclovir*) Agente antivírico.

INDICACIONES: Administrado por vía tópica para el tratamiento del herpes simple y de forma sistémica para otros tipos de infecciones, incluido el herpes genital. Actúa inhibiendo las funciones de las moléculas de ADN del virus del herpes.

EFECTOS SECUNDARIOS: Prurito después del uso tópico. En el uso sistémico pueden aparecer diarreas, diaforesis o cefalea.

**ACICULAR** (*acicular*) En forma de aguja, como ciertas hojas y cristales.

**-ACIDEMIA** (*-acidemia*) Sufijo que significa «aumento de la concentración de iones hidrógeno en sangre»: *lactacidemia, lipacidemia, oxibutiracidemia*.

**ACIDEZ** (*acidity*) Condición del estómago debida a la presencia de ClH. Cuando este ácido experimenta alguna alteración en su cantidad o cuando pasa al esófago, produce una sensación de ardor en la parte alta del abdomen. Esto es frecuente en los últimos meses del embarazo.

**ACIDIFICAR** *(acidify)* Hacer ácida una sustancia, por ejemplo añadiendo un ácido. Consultar la voz **alcalinizar**.

**-ACIDO** *(-acid)* **1.** Sufijo que significa «compuesto ácido»: *diácido, monoácido, sulfácido.* **2.** Sufijo que significa «relativo a un ácido»: *subácido, semiácido, superácido.*

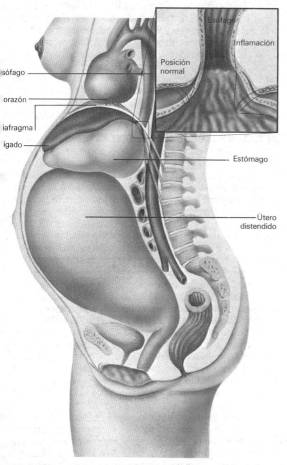

Posición normal

Esófago

Inflamación

sófago

orazón

iafragma

ígado

Estómago

Útero distendido

**ACIDEZ. La gran distensión del útero es responsable de la acidez en la embarazada.**

**ÁCIDO** *(acid)* **1.** Compuesto que origina iones hidrógeno cuando se disocia en solución. Los ácidos vuelven azul el rojo tornasol, tienen un sabor agrio y reaccionan con las bases formando sales. Tienen propiedades químicas esencialmente opuestas a las de las bases. V. **álcali**. **2.** Coloquialmente, en argot: dietilamida del ácido lisérgico o LSD. V. **lisergida**.

**ÁCIDOS, INTOXICACIÓN POR** *(acid poisoning)* Estado patológico producido por la ingestión de un agente ácido tóxico, como el ácido clorhídrico, el nítrico o el sulfúrico,

algunos de los cuales entran en la composición de los productos de limpieza. El tratamiento de urgencia incluye la administración de cantidades copiosas de agua o leche para diluir el ácido. No debe inducirse el vómito ni tampoco es aconsejable administrar soluciones alcalinas suaves. El paciente debe ser transportado inmediatamente al hospital para observar si aparece alguna lesión corrosiva en el esófago o alguna alteración metabólica y para eliminar mecánicamente el ácido mediante intubación y lavado gástrico. Consultar la voz **alcohólica, intoxicación**.

**ÁCIDO-ALCOHOL RESISTENTE, TINCIÓN** *(acid-fast stain)* Método de tinción utilizado en bacteriología que consiste en sumergir una extensión en un recipiente con carbolfucsina, decolorarla posteriormente con alcohol ácido y contrateñirla con azul de metileno. Los microorganismos ácido-alcohol resistentes soportan la decoloración y presentan un color rojo sobre un fondo azul cuando se observan al microscopio. La tinción puede practicarse en cualquier muestra clínica, pero por lo general se utiliza para examinar el esputo en busca de *Mycobacterium tuberculosis*, un bacilo ácido-alcohol resistente. Un tipo de tinción ácido-alcohol resistente es la tinción de Ziehl-Neelsen.

**ACIDÓFILO** *(acidophil)* **1.** Dícese de la célula o constituyente celular con afinidad por los colorantes *ácidos*. **2.** Relativo al organismo que vive en un medio ácido.

**ACIDOSIS** *(acidosis)* Aumento anormal de la concentración de iones hidrógeno en el organismo —y por ende en la sangre— debido a una acumulación de ácidos o pérdida de bases. Las diversas formas de acidosis se denominan según su causa: así, la acidosis respiratoria se debe a la retención respiratoria de $CO_2$, y la acidosis diabética, a la acumulación de cetonas que se produce en la diabetes mellitus mal controlada. El tratamiento depende del diagnóstico de la patología subyacente y de la corrección simultánea del equilibrio ácido-base. Consultar la voz **alcalosis**.

**ACIDOSIS METABÓLICA** *(metabolic acidosis)* Estado de acidosis en el que aumentan los ácidos de los fluidos corporales o se pierde bicarbonato. En el ayuno y en la diabetes mellitus no controlada, no existe glucosa o no se encuentra disponible para la oxidación y la nutrición celular. El bicarbonato plasmático es utilizado para neutralizar las cetonas procedentes del catabolismo de las grasas, que intenta compensar la falta de glucosa. También se produce acidosis metabólica cuando la oxidación tiene lugar sin oxígeno suficiente, como en la insuficiencia cardiaca o el shock. De modo similar, las diarreas intensas, la insuficiencia renal y la acidosis láctica también pueden provocar acidosis metabólica. El trastorno se acompaña muchas veces de hipercaliemia.

**ACIDOSIS RENAL TUBULAR** *(renal tubular acidosis)* Trastorno que evoluciona con deshidratación persistente, acidosis metabólica, hipocaliemia, hipercloremia y nefrocalcinosis. Está producido por la incapacidad del riñón para conservar el bicarbonato y acidificar adecuadamente la orina. Algunas formas de acidosis tubular renal son más frecuentes en mujeres, niños mayores y adultos jóvenes. La acidosis tubular prolongada puede producir hipercalciuria y cálculos renales. Aunque depende del tratamiento y del alcance de las lesiones renales, el pronóstico suele ser bueno. Consultar las voces **acidosis metabólica; acidosis respiratoria; acidosis tubular renal distal; acidosis tubular renal proximal**.

OBSERVACIONES: Algunos signos y síntomas frecuentes de este trastorno, especialmente en niños, son anorexia, vómitos, estreñimiento, retraso del crecimiento, poliuria, nefrocalcinosis y raquitismo. En la forma infantil y adulta también pueden aparecer infecciones del tracto urinario y pielonefritis. La confirmación diagnóstica de la acidosis tubular renal distal se basa en pruebas de laboratorio, que demuestran una incapacidad para acidificar la orina cuando existe una acidosis metabólica sistémica. El diagnóstico de confirmación de la acidosis tubular renal proximal se basa en una serie de pruebas que demuestran que el gasto de bicarbonato se debe a una alteración de la reabsorción. Otros hallazgos de laboratorio importantes pueden ser el descenso del nivel de bicarbonato sódico, del pH, del potasio y del fósforo; el aumento del nivel de cloruro sérico, de fosfatasa alcalina, de bicarbonato urinario y del potasio, y la baja densidad que presenta la orina.

ACTUACIÓN: El tratamiento está orientado a reponer las sustancias que se pierden en exceso, especialmente el bicarbonato, y consiste en la administración de tabletas de bicarbonato sódico, potasio para contrarrestar los niveles bajos de este ion, vitamina D para prevenir el metabolismo excesivo del calcio y antibióticos para tratar la pielonefritis cuando existe. A veces puede ser necesario recurrir a la intervención quirúrgica para eliminar los cálculos renales.

OBSERVACIONES COMPLEMENTARIAS: Es necesario vigilar cuidadosamente todas las pruebas de laboratorio, especialmente las referidas a los niveles de potasio y al pH urinario. La orina se filtra para detectar la posible presencia de cualquier cálculo, que se recuperará para su análisis; también es necesario vigilar cualquier signo de hematuria. A los enfermos con niveles bajos de potasio se les recomienda que ingieran alimentos ricos en este ion, como los plátanos y las patatas asadas. También es beneficioso para el enfermo y su familia recomendarles realizar un consejo genético y un estudio de otros posibles portadores de esta enfermedad en la familia.

**ACIDOSIS RESPIRATORIA** (*respiratory acidosis*) Trastorno que se caracteriza por un aumento de la $PCO_2$ arterial, un exceso de ácido carbónico y un aumento de la concentración plasmática de hidrogeniones. Está producida por una disminución de la ventilación alveolar, que puede ser secundaria a anomalías diversas, como obstrucción de las vías respiratorias, traumatismos medulares, enfermedades neuromusculares, lesiones torácicas, neumonía, edema pulmonar, enfisema y paro cardiopulmonar. También puede estar producido por la supresión de los reflejos respiratorios con narcóticos, sedantes, hipnóticos o anestésicos. La hipoventilación asociada a este trastorno inhibe la excreción de dióxido de carbono, que se combina con el agua para producir un exceso de ácido carbónico y por tanto una disminución del pH. Consultar la voz **acidosis metabólica**. V. también **alcalosis metabólica; alcalosis respiratoria**.

OBSERVACIONES: Algunos signos y síntomas frecuentes de la acidosis respiratoria son la cefalea, la disnea, el temblor débil, la taquicardia, la hipertensión y la vasodilatación. El diagnóstico se confirma realizando una gasometría arterial, en la que la $PCO_2$ debe ser superior a 45 mm Hg y los valores del pH inferiores a los límites normales de 7,35 a 7,45. El tratamiento ineficaz de la acidosis respiratoria aguda puede provocar coma y muerte.

ACTUACIÓN: El tratamiento busca eliminar o inhibir las causas subyacentes de la hipoventilación asociada. Cualquier obstrucción de las vías respiratorias debe retirarse inmediatamente. El tratamiento puede hacerse con oxigenoterapia y administración IV de broncodilatadores y bicarbonato sódico. El enfermo con acidosis respiratoria debe vigilarse cuidadosamente, estando alerta ante la aparición de cambios en las funciones respiratoria, cardiovascular y del SNC, la gasometría arterial y las concentraciones de electrólitos. En los enfermos que necesitan ventilación mecánica, las vías respiratorias se mantienen limpias y el tubo traqueal se aspira regularmente. También es importante realizar una hidratación adecuada.

**ACIDOSIS TUBULAR RENAL DISTAL** (*distal renal tubular acidosis*) Trastorno caracterizado por la excesiva acumulación de ácidos y excreción de bicarbonato. Se debe a la incapacidad de los túbulos distales renales de secretar iones hidrógeno, con lo que disminuye la excreción de ácidos titulables y amonio y aumenta la pérdida urinaria de potasio y bicarbonato. Puede producir hipercalciuria y condicionar la formación de cálculos renales. El tratamiento es el mismo que para la acidosis tubular renal. La forma primaria afecta sobre todo a mujeres, adolescentes, niños algo mayores y adultos jóvenes y puede ser esporádica o hereditaria. Por su parte la forma secundaria se asocia con numerosos trastornos como la cirrosis hepática, malnutrición, caquexia y diversos problemas genéticos. Consultar la voz **acidosis tubular renal proximal**.

**ACIDOSIS TUBULAR RENAL PROXIMAL (ATR proximal)** (*proximal renal tubular acidosis [proximal RTA]*) Enfermedad que se caracteriza por una acumulación excesiva de ácido y un aumento de la excreción de bicarbonato. Está provocada por un defecto de la reabsorción de bicarbonato en el túbulo proximal del riñón y la consiguiente pérdida excesiva de este elemento por los túbulos distales, que en condiciones normales secretan hidrogeniones. Esta alteración impide la formación de ácido titulable y amoníaco para su excreción, y en última instancia provoca acidosis metabólica. El tratamiento es el mismo que para la acidosis tubular renal. En la ATR proximal primitiva el defecto de la absorción de bicarbonato es el único factor causal, mientras que en la secundaria el defecto de reabsorción tan sólo es uno de los múltiples factores causales de la enfermedad, y puede ser consecuencia de una lesión celular tubular producida por diversos procesos, como el síndrome de Fanconi. Consultar la voz **acidosis tubular renal distal**.

**ACIDOSIS TUBULAR RENAL PROXIMAL PRIMARIA** (*primary proximal renal tubular acidosis*) V. **acidosis tubular renal proximal**.

**ACIDOSIS TUBULAR RENAL PROXIMAL SECUNDARIA** (*secondary proximal renal tubular acidosis*) V. **acidosis tubular renal proximal**.

**ACIDOTERAPIA** (*acid therapy*) Método de eliminación de

verrugas que consiste en la aplicación de pequeños emplastes impregnados con algún producto ácido, como ácido salicílico al 40 %, o mediante goteo con ácido salicílico al 5-16,7 % y ácido láctico en colodión flexible. La aplicación se realiza cada 12-24 horas durante 2-4 semanas. La acidoterapia no suele recomendarse para zonas corporales de perspiración abundante o que pueden humedecerse, ni para aquellas zonas expuestas en que los emplastes podrían afectar el aspecto estético del paciente.

**ACIESIS** (acyesis) **1.** Ausencia de embarazo. **2.** Esterilidad en la mujer.

**ÁCIGOS** (azygous, azygos) Dícese de la entidad o parte única, como sucede en cualquier estructura anatómica impar; no componente de un par.

**ÁCIGOS, VENA** (azygous vein) Una de las siete grandes venas del tórax. Comienza a nivel de la I o II vértebra lumbar, sube a través del hiato aórtico del diafragma y pasa a la derecha de la columna vertebral a nivel de la IV vértebra torácica; después se arquea ventralmente sobre la raíz del pulmón derecho, y termina en la vena cava superior. Recibe numerosas venas, como la hemiácigos, diversas venas esofágicas y la vena bronquial derecha. Consultar las voces **braquiocefálico, tronco venoso; mamaria interna, vena**.

**ACIGOSPERMIA** (azygosperm) V. **acigosporia**.

**ACIGOSPORIA** (azygospore) Espora producida directamente a partir del gameto que no se somete a conjugación, como sucede en ciertas algas y hongos. Denominada, también **acigospermia**.

**ACINESIA** (akinesia) Hipoactividad psíquica y motora o parálisis muscular.

**ACINETOBACTER** (acinetobacter) Género de bacterias aeróbicas no móviles de la familia *Neisseriáceas* que suelen aislarse a menudo en los centros hospitalarios. El género *Acinetobacter* comprende cocos gramnegativos o gramvariables que no producen esporas. Crecen en medios ordinarios sin suero y son oxidasanegativos y catalasapositivos.

**ACINITIS** (acinitis) Inflamación de las porciones ramificadas en forma de racimos diminutos de determinadas glándulas.

**ACINO** (acinus) **1.** Cualquier estructura corporal de forma sacular. También se denomina alveolo. **2.** Subdivisión del pulmón constituida por las estructuras distales a los bronquiolos terminales.

**ACINOTUBULAR COMPUESTA, GLÁNDULA** (compound tubuloalveolar gland) Tipo de glándula con más de un conducto secretor que contiene partes en forma de tubo y en forma de acino, como las glándulas salivares.

**ACLARAMIENTO** (clearance) Extracción de una sustancia de la sangre por parte del riñón. La función renal puede controlarse midiendo la cantidad de una sustancia específica que es excretada en la orina en un período dado de tiempo.

**ACLASIA DIAFISARIA** (diaphyseal aclasis) Anomalía relativamente rara que afecta al sistema esquelético y se caracteriza por la presencia de exóstosis o protrusiones óseas múltiples. Es hereditaria y se transmite como rasgo dominante. Aproximadamente la mitad de los hijos de un sujeto afecto de aclasia diafisaria sufren síntomas similares de

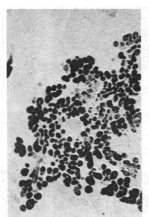
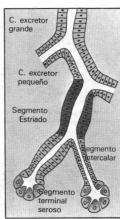

**ACINOTUBULAR.** Izquierda, microfotografía de una glándula salival de paladar. Derecha, esquema del sistema de conductos excretores de una glándula.

grado variable. Las exóstosis típicas son similares radiográfica y microscópicamente a los osteocondromas. La enfermedad es difusa y por lo general se afectan con mayor frecuencia y gravedad los huesos largos que los cortos. Dependiendo de la zona específica afectada pueden aparecer distintas deformidades angulares o rotacionales. La aclasia diafisaria suele ser bilateral y se da más en niños que en niñas. Aunque es hereditaria, sus signos y síntomas no suelen ser evidentes hasta que el paciente tiene dos

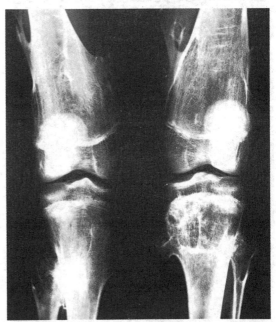

**ACLASIA.** Imagen radiológica de una aclasia diafisaria en las extremidades inferiores.

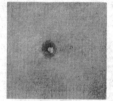

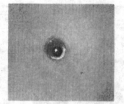

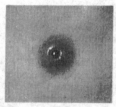

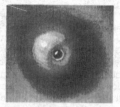

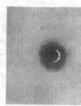

Excreción normal    Excreción obstruida    Infección bacteriana    Formación del pus    Curación

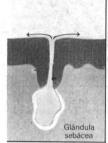

Glándula
sebácea

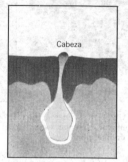

Cabeza

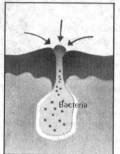

Bacteria

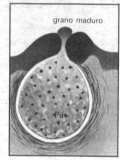

grano maduro

Pus

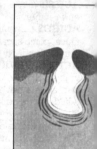

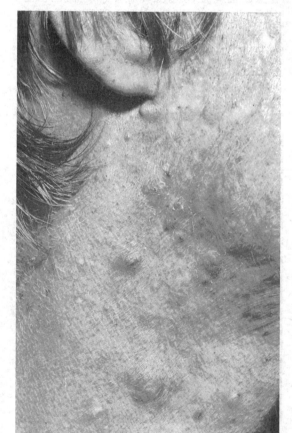

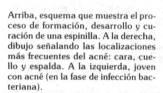

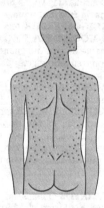

### ACNÉ

**Arriba, esquema que muestra el proceso de formación, desarrollo y curación de una espinilla. A la derecha, dibujo señalando las localizaciones más frecuentes del acné: cara, cuello y espalda. A la izquierda, joven con acné (en la fase de infección bacteriana).**

años de edad o más. Los signos más importantes de esta enfermedad son las protrusiones evidentes en las zonas de las exóstosis, que no suelen ser dolorosas. Las deformidades de las extremidades a veces llegan a ser muy manifiestas dependiendo de la gravedad y localización de las exóstosis. La exploración radiográfica pone de manifiesto una zona metafisaria ensanchada y la lesión específica presenta una continuidad anormal con disminución de su densidad. Las lesiones asintomáticas típicas de la aclasia diafisaria no suelen presentar otro tratamiento que su observación continuada. Las localizadas cerca de las articulaciones que interfieren con el movimiento articular o afectan la función neurovascular pueden extirparse quirúrgicamente. Las deformidades angulares y rotacionales producidas por las lesiones precisan en algunos casos tratamiento quirúrgico para mejorar la función. Mediante epifisiodesis se corrigen las desigualdades en la longitud de las extremidades inferiores cuando existe afectación unilateral. Un número relativamente pequeño de estas lesiones pueden malignizarse. Denominada también

**acondroplasia deformante hereditaria; exóstosis cartilaginosa múltiple.**

**ACLIMATAR** *(acclimate, acclimatize)* Proceso de ajuste fisiológico a distintos climas, especialmente a cambios de altitud y temperatura.

**ACLORHIDRIA** *(achlorhydria)* Trastorno caracterizado por la ausencia de ácido clorhídrico en el jugo gástrico. La capacidad de producción de jugo gástrico con un pH inferior a 6 se prueba estimulando al sujeto con una inyección IM de pentagastrina. La aclorhidria se produce sobre todo en la atrofia de la mucosa gástrica, la anemia perniciosa y el carcinoma gástrico y también se observa en la anemia ferropénica grave. La existencia de aclorhidria en un paciente con síntomas de úlcera gástrica casi siempre indica que la lesión es maligna. En el paciente con aclorhidria se afecta en gran medida la digestión de las proteínas, pero el proceso digestivo global del aparato es relativamente normal, ya que la tripsina y otras enzimas del páncreas y el intestino delgado no se alteran. V. también **anemia perniciosa.**

**ACMESTESIA** *(acmesthesia)* Sensación punzante o de picadura localizada que se estimula al tocar la piel.

**ACNÉ** *(acne)* Erupción cutánea inflamatoria pápulopustulosa que suele asentar en cara, cuello, hombros y parte superior de la espalda. Su causa se desconoce, pero un factor que interviene es la degradación bacteriana del sebo con producción de sustancias grasas que irritan el tejido subcutáneo circundante. El tratamiento incluye la administración antibiótica por vía oral y tópica, derivados de la vitamina A de aplicación local, benzoato de benzilo y dermabrasión. Entre los distintos tipos de acné destacan el **acné conglobata**, el **acné rosáceo**, el **acné vulgar** y el **cloracné.** V. también **comedón.**

**ACNÉ ARTIFICIAL** *(acne artificialis)*. Erupción cutánea producida por un agente irritante externo.

**ACNÉ CAQUÉCTICO** *(acne cachecticorum)* Erupción o irritación de la piel que aparece a veces en pacientes muy debilitados y que se caracteriza por la formación de lesiones blandas, pustulares y ligeramente infiltradas.

**ACNÉ INDURADO** *(acne indurata)* Enfermedad cutánea caracterizada por la aparición de grandes lesiones papulares que suelen dejar cicatrices importantes.

**ACNÉ CONGLOBATA** *(acne conglobata)* Forma grave de acné con formación de abscesos, quistes, cicatrices y queloides. El acné conglobata puede asentar en la parte inferior de espalda, nalgas y muslos, así como en cara y tórax. Denominado también **acné quístico.**

**ACNÉ NECRÓTICA MILIAR** *(acne necrotica miliaris)* Tipo crónico y raro de foliculitis del cuero cabelludo que afecta particularmente a adultos y que se caracteriza sobre todo por la aparición de pústulas diminutas.

**ACNÉ NEONATAL** *(acne neonatorum)* Enfermedad cutánea del recién nacido debida a hiperplasia de las glándulas sebáceas y caracterizada por la formación de comedones, nódulos y quistes sobre la nariz, las mejillas y la frente.

**ACNÉ PAPULOSO** *(acne papulosa)* Enfermedad frecuente caracterizada por la aparición de lesiones papulosas. Se considera una forma papulosa de acné vulgar.

**ACNÉ QUERATOSO** *(acne keratosa)* Enfermedad cutánea caracterizada por la aparición de formaciones cónicas duras que suelen localizarse en los ángulos de la boca y que inflaman el tejido circundante.

**ACNÉ QUÍSTICO** *(cystic acne)* V. **acné conglobata.**

**ACNÉ ROSÁCEA** *(acne rosacea)* V. **rosácea.**

**ACNÉ VULGAR** *(acne vulgaris)* Forma frecuente de acné que se observa sobre todo en adolescentes y adultos jóvenes. El acné vulgar es probablemente un efecto de las hormonas androgénicas (que estimulan la producción de sebo) y de la acción de *Corynebacterium acnes* en el folículo piloso.

**ACNEGÉNICO** *(acnegenic)* Que causa o produce acné.

**ACNEIFORME** *(acneform, acneiform)* Que recuerda al acné.

**ACOMODACIÓN** *(accommodation)* Proceso o esfuerzo continuo de un organismo o un individuo para adaptarse o ajustarse a su entorno a fin de mantener un estado de homeostasis, tanto fisiológica como psicológicamente. Consultar la voz **adaptación.**

**ACOMODACIÓN, AMPLITUD DE** *(amplitude of accommodation)* Diferencia en la fuerza que se precisa para volver los ojos desde el punto más lejano al más cercano de la convergencia.

**ACOMODACIÓN, REFLEJO DE** *(accommodation reflex)* Ajuste de los ojos para la visión cercana que conlleva constricción pupilar (miosis), convergencia ocular y aumento de la convexidad del cristalino. Denominado también **ciliar, reflejo.** V. también **pupilar, reflejo.**

**ACOMODACIÓN NERVIOSA** *(nerve accommodation)* Capacidad del tejido nervioso para adaptarse a una fuente e intensidad de estimulación constantes, de modo que es necesaria una variación en la intensidad o duración del estímulo al objeto de lograr una respuesta más allá de la reacción inicial. Se debe a la reducida permeabilidad al ion sodio, que provoca una elevación del umbral para la intensidad de estímulo y una consiguiente estabilización del potencial de membrana.

**ACOMODACIÓN VISUAL** *(visual accommodation)* Proceso por el cual el ojo se ajusta y es capaz de enfocar, produciendo una imagen nítida a distintas distancias desde el objeto percibido. Mediante la contracción o relajación del músculo ciliar, puede aumentar o disminuir la convexidad de la superficie anterior del cristalino. Con el envejecimiento, el cristalino va haciéndose más duro y menos flexible y con ello va perdiéndose acomodación y capacidad para enfocar los objetos cercanos. Consultar también la voz **presbicia.**

**ACONDROPLASIA** *(achondroplasia)* **1.** Trastorno esquelético caracterizado por la afectación del crecimiento del cartílago casi siempre debido a una deficiencia alimentaria. V. **raquitismo. 2.** Enfermedad familiar con alteración del desarrollo del cartílago epifisario (de crecimiento) de los huesos largos y del cráneo, que da lugar a su osificación prematura con limitación permanente del desarrollo esquelético y enanismo caracterizado por una frente prominente y brazos y piernas gruesos y cortos con un tronco normal. La acondroplasia familiar se hereda como carácter dominante y la posibilidad de que el hijo de un progenitor afectado presente la enfermedad es del 50 %. La mayoría de los sujetos afectados mueren durante la gesta-

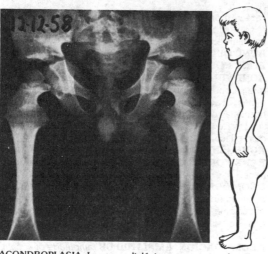

**ACONDROPLASIA.** Imagen radiológica que muestra el acortamiento de los fémures de un lactante.

ción o el primer año de vida, pero alguno sobrevive y tiene una longevidad relativamente normal. Esta enfermedad no tiene tratamiento, pero es posible su diagnóstico antenatal. Denominada también **condrodistrofia**.

**ACOPLAMIENTO FIJO** (fixed coupling) Anomalía del pulso en la que un extrasístole sigue a un latido cardiaco normal, de forma recurrente y regular dentro de su irregularidad.

**ACORIA** (acoria) Trastorno caracterizado por una sensación constante de hambre, incluso cuando el apetito es pequeño.

**ACRECIÓN** (accretion) **1.** Crecimiento o aumento de una determinada sustancia por la adición de otra de la misma naturaleza. **2.** Adherencia o crecimiento en unión de partes que normalmente se encuentran separadas. **3.** Acúmulo de material extraño, especialmente dentro de una cavidad.

**ACRETIO CORDIS** (accretio cordis) Trastorno en el cual el pericardio se adhiere a una estructura situada cerca del corazón.

**ACRIDINA** (acridine) Compuesto de la benzopiridina utilizado en las síntesis de colorantes y fármacos. Entre sus derivados se encuentran los colorantes amarillos fluorescentes y agentes antisépticos como el clorhidrato de acriflavina, la acriflavina base y la proflavina.

**ACRO-** (acro-) Prefijo que significa «relativo a la extremidad, a lo distal, a lo extremo de una parte»: acroagnosia, acroataxia, acrocianosis.

**ACROCEFALIA** (acrocephaly) V. **oxicefalia**.

**ACROCEFALOSINDACTILISMO** (acrocephalosyndactylism) V. **Apert, síndrome de**.

**ACROCÉNTRICO** (acrocentric) Relativo a un cromosoma cuyo centrómero está localizado cerca de uno de sus extremos, de forma que los brazos de las cromátidas son extraordinariamente desiguales. V. **metacéntrico; submetacéntrico; telocéntrico**.

**ACROCIANOSIS** (acrocyanosis) Trastorno caracterizado por la aparición de una coloración cianótica con frialdad y sudoración de las extremidades, sobre todo las manos, debido al espasmo arterial que, por lo general, es producido por el frío o por la tensión emocional. El calentamiento induce vasodilatación y sobre el fondo azulado aparecen pequeñas áreas rojas. Una actividad nerviosa simpática anormal o la reacción excesiva a determinados estímulos puede ser la causa del vasoespasmo que ocurre típicamente en la enfermedad de Raynaud y que se observa también en la artritis reumatoide, la esclerodermia y en los trabajadores que utilizan martillos neumáticos. La acrocianosis puede tratarse con fármacos simpaticolíticos y las crisis pueden prevenirse abandonando el hábito de fumar y evitando la exposición al frío. Un tipo de acrocianosis es la **acrocianosis periférica del recién nacido**. Denominada también **Raynaud, signo de**.

**ACROCIANOSIS PERIFÉRICA DEL RECIÉN NACIDO** (peripheral acrocyanosis of the newborn) Fenómeno transitorio normal en el recién nacido que se caracteriza por una coloración cianótica pálida de manos y pies, especialmente localizada en los dedos. Esta coloración va desapareciendo a medida que el niño comienza a respirar fácilmente, pero reaparece si se enfría.

**ACROCORDÓN** (acrochordon) Lesión cutánea benigna, pedunculada, que suele asentar en párpados, cuello, axilas o ingles.

**ACRODERMATITIS** Dermatitis de las extremidades.

**ACRODERMATITIS ENTEROPÁTICA** (acrodermatitis enteropathica) Enfermedad crónica y rara del recién nacido caracterizada por la aparición de vesículas y bullas en la piel y las membranas mucosas, alopecia, diarrea y disminución del crecimiento y el desarrollo. Si no se trata puede ser letal. Por lo general se combate con diyodohidroxiquina.

**ACROFOBIA** (acrophobia) Temor patológico a los lugares elevados que provoca una extraordinaria ansiedad. Este fenómeno obsesivo se observa sobre todo en personas muy conscientes, tímidas, pedantes, puntillosas o extraordinariamente proclives al orden y la simetría. En muchos casos la causa puede atribuirse a una experiencia reprimida y atemorizante en relación con las alturas, que por lo general ha ocurrido en la infancia. El tratamiento va dirigido a tratar de superar o eliminar la reacción fóbica. V. también **fobia; obsesión**.

**ACROMEGALIA** (acromegaly, acromegalia) Trastorno metabólico crónico caracterizado por crecimiento y elongación gradual y marcada de los huesos de la cara, maxilar inferior y extremidades. La enfermedad, que afecta a personas de mediana edad, se debe a la producción excesiva de hormona del crecimiento y se trata con radioterapia o cirugía que casi siempre comporta la resección parcial de la hipófisis. Consultar la voz **gigantismo**. V. también **adenohipófisis; hormona del crecimiento**.

**ACROMIOCLAVICULAR, ARTICULACIÓN** (acromioclavicular articulation) Articulación deslizante situada entre el extremo acromial de la clavícula y el margen interno del acromion escapular. La articulación tiene seis ligamentos.

**ACROMION** (acromion) Extensión lateral de la espina escapular que forma el punto más elevado del hombro y que se articula con la clavícula por medio de una pequeña superficie oval situada en la mitad interna. Da inserción a los músculos deltoides y trapecio. También se denomina acromial, apófisis.

**ACROMOCITO** *(achromocyte)* Hematíe hipocrómico falciforme que se forma quizá como resultado de una rotura eritrocitaria con pérdida de hemoglobina. Denominado también acromatocito.

**ACROPARESTESIA** *(acroparesthesia)* **1.** Sensibilidad distal de las extremidades del organismo producida por la compresión de los nervios en la zona afecta o por polineuritis. **2.** Enfermedad caracterizada por hormigueo, adormecimiento y rigidez de las extremidades, especialmente de dedos, manos y antebrazos. A veces se acompaña de dolor, palidez cutánea o cianosis leve. La enfermedad tiene una forma simple, que puede producir acrocianosis, y una forma angiospástica que da lugar a gangrena.

**ACROPATÍA TIROIDEA** *(thyroid acropathy)* Hinchazón del tejido subcutáneo de las extremidades y dedos en palillo de tambor que, a veces, aparece en pacientes con enfermedad del tiroides y raramente asociada a mixedema pretibial o exoftalmos.

**ACROSOMA** *(acrosome)* Estructura en forma de casquete que rodea el extremo anterior del núcleo del espermatozoide. Deriva del aparato de Golgi citoplásmico y contiene enzimas que intervienen en la penetración del óvulo durante la fertilización. V. también **acrosómica, reacción**.

**ACROSÓMICA, REACCIÓN** *(acrosomal reaction)* Conjunto de alteraciones químicas que se producen en la parte anterior de la cabeza del espermatozoide en respuesta al contacto con el óvulo y que conducen a la penetración del gameto masculino y la fertilización del huevo.

**ACRÓTICO** *(acrotic)* **1.** Relativo a la superficie o a las glándulas cutáneas. **2.** Se aplica a la ausencia o debilidad del pulso.

**ACT-** *(act-)* Prefijo que significa «hacer, conducir, actuar»: *acción, activar, actor*.

**-ACTH** *(-ACTH)* Abreviatura procedente del inglés **hormona adrenocorticotropa**.

**ACTINA** *(actin)* Proteína que se encuentra en las fibras musculares y actúa junto con la miosina provocando la contracción y relajación muscular. V. también **miosina**.

**ACTINA** *(actinin)* Proteína que forma parte del complejo actomiosina de las fibras musculares. No se conoce la función precisa de la actina pero algunos investigadores consideran que puede colaborar en la regularización de la arquitectura de las miofibrillas.

**ACTING OUT (ACCIÓN IMPULSIVA)** *(acting out)* Expresión de un conflicto o una emoción dolorosa a través de una conducta manifiesta generalmente neurótica, defensiva e inconsciente, que puede resultar destructiva o peligrosa. En situaciones controladas como el psicodrama, la terapia gestáltica o la ludoterapia este tipo de conducta puede ser en sí misma terapéutica y servir para revelar al paciente el conflicto subyacente que gobierna su conducta. V. **transferencia**.

**ACTÍNICO** *(actinic)* Perteneciente o relativo a la radiación, como la luz solar o los rayos X.

**ACTINIO (Ac)** *(actinium)* Elemento metálico radiactivo raro. Su número atómico es 89 y su peso atómico 227. Se encuentra en algunas minas de uranio.

**ACTINO-** *(actino- actin-)* Prefijo que significa «relativo a un rayo o a la radiación»: *actinocardiograma, actinocutitis, actinógeno*.

**ACTINOMICINA D** *(actinomycin)* Antibiótico utilizado como agente antineoplásico.

INDICACIONES: Tratamiento de diversas enfermedades neoplásicas malignas como el tumor de Wilms y el rabdomiosarcoma en los niños.

CONTRAINDICACIONES: Infección por herpes zóster o la hipersensibilidad conocida frente al fármaco.

EFECTOS SECUNDARIOS: Los más importantes son la depresión de la médula ósea, intensos trastornos gastrointestinales, proctitis, alopecia y úlceras bucales.

**ACTINOMICOSIS** *(actinomycosis)* Enfermedad crónica sistémica caracterizada por la formación de abscesos profundos y voluminosos que expulsan un pus granular claro a través de varios orificios. La enfermedad es de distribución mundial pero se observa con mayor frecuencia en personas que habitan en zonas rurales. No se transmite de persona a persona, ni tampoco de los animales al hombre,

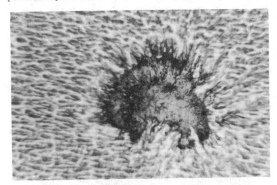
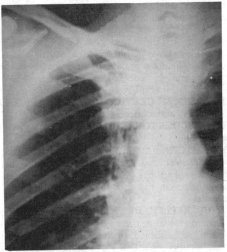

ACTINOMICOSIS. Arriba, gránulo actinomicótico con sus filamentos ramificados *(A. israelii)*. Abajo, radiografía torácica de un paciente que más tarde se le hizo lobectomía derecha superior por sospecha de lesión maligna.

ya que sus especies son específicas. El germen causal de la actinomicosis humana es el *A. israelii*, poblador normal del intestino y la boca. La enfermedad se desarrolla tras la producción de una lesión hística, por lo general en presencia de otro microorganismo infeccioso. Se diagnostica por la identificación microscópica de los denominados «gránulos de azufre», patognomónicos de *Actinomyces* en el pus. Existen tres formas principales de actinomicosis. La primera es la **actinomicosis cervicofacial**, que se produce como consecuencia de la diseminación de la bacteria en los tejidos subcutáneos de la boca, la garganta y el cuello debido a una infección dental o amigdalar. El proceso comienza con la aparición de una zona hinchada y dura sobre el ángulo de la mandíbula y el cuello cuya consistencia va aumentando a la vez que se forman trayectos fistulosos que drenan pus hacia la piel. Curiosamente estos abscesos son muy poco dolorosos a pesar de que asientan profundamente y afectan al hueso mandibular. La **actinomicosis torácica** quizá represente la proliferación del microorganismo procedente de abscesos cervicofaciales y esofágicos aunque también puede deberse a la inhalación bronquial de la bacteria. La infección se disemina a través de los pulmones para alcanzar la pleura o a través del esófago hacia el mediastino, en cuyo caso se afectan las costillas, el corazón y los grandes vasos. Esta forma de enfermedad se caracteriza por fiebre, tos, fístulas que drenan pus, pérdida de peso, sudoración nocturna y en raras ocasiones, derrame pleural. La actinomicosis abdominal puede aparecer tras un proceso inflamatorio agudo del estómago o los intestinos, como por ejemplo una apendicitis, un divertículo del intestino grueso o una perforación gástrica. Se palpa una gran masa y en la ingle u otra zona aparecen fístulas sinuosas que drenan pus procedente de los abscesos situados en la profundidad del abdomen. En raras ocasiones se produce una forma pélvica de actinomicosis abdominal tras la colocación de un dispositivo intrauterino anticonceptivo (DIU). Todas las formas de actinomicosis se tratan con dosis grandes de penicilina inyectada diariamente durante al menos 6 semanas. A veces es necesario extirpar quirúrgicamente o abrir y drenar los abscesos profundos y grandes. La actinomicosis abdominal se cura en el 40 % de los casos, la torácica en el 80 % y la cervicofacial en el 90 %.

**ACTINOMICOSIS CERVICOFACIAL** (*cervicofacial actinomycosis*) V. **actinomicosis**.

**ACTINOMICOSIS TORÁCICA** (*thoracic actinomycosis*) V. **actinomicosis**.

**ACTINOMYCES** (*actinomyces*) Género de bacterias grampositivas anaerobias. La especie que puede producir enfermedad en el hombre, *Actinomyces israelii*, se encuentra presente normalmente en la boca y la garganta. V. **actinomicosis**.

**ACTITUD, REFLEJO DE** (*attitudinal reflex*) Cualquier reflejo iniciado mediante una modificación en la posición de la cabeza o un cambio de posición de la misma con respecto a la del cuerpo. Entre los reflejos de actitud se incluyen el tónico del cuello y el tónico laberíntico.

**ACTIVACIÓN, FACTOR DE** (*activation factor*) V. **factor XII**.

**ACTIVADOR** (*activator*) **1.** Sustancia, fuerza o dispositivo que estimula la actividad de otra sustancia o estructura; especialmente sustancia que activa una enzima. **2.** Sustancia que estimula el desarrollo de una estructura anatómica en el embrión. **3.** Secreción interna del páncreas.

**ACTIVADOR TISULAR** (*tissue activator*) V. **fibrinoquinasa**.

**ACTIVIDAD ELÉCTRICA CEREBRAL, MAPA DE** (*brain electrical activity map*) Mapa topográfico del cerebro creado por computador que es capaz de responder a los potenciales eléctricos evocados en el cerebro por una señal luminosa. Los potenciales registrados a intervalos de 4 ms son convertidos en un mapa cerebral que los representa en positivo o en negativo. Puede verse como las ondas viajan a través del cerebro y si se observa desorden, bloqueo o alteraciones en el tamaño de las ondas cabe pensar en la existencia de un tumor u otro tipo de lesión.

**ACTIVIDAD ESPECÍFICA** (*specific activity*) (Medicina nuclear). **1.** Radiactividad de un radioisótopo por unidad de masa del elemento o compuesto expresada en microcurios por milimol o desintegraciones por seg. y por mg. **2.** Actividad relativa por unidad de masa que se expresa como «cuantos» por min y por mg. La actividad específica del potasio en el cuerpo humano es la misma que la del ambiente o la dieta y como este elemento se encuentra particularmente presente en los tejidos musculares, para distinguir la masa corporal magra de la masa corporal total puede realizarse un recuento corporal completo de $K^{40}$ tras administrar este radioisótopo.

**ACTIVIDADES DE LA VIDA DIARIA** (*activities of daily living*) Actividades que realiza normalmente una persona en su vida cotidiana, como comer, vestirse, lavarse o cepillarse los dientes. La capacidad de realizar las actividades diarias puede verse comprometida por diversas causas entre las que se incluyen las enfermedades crónicas y los accidentes. La limitación impuesta en el desarrollo de dichas enfermedades puede ser temporal o permanente. La rehabilitación facilita el aprendizaje de nuevas formas de realizar una actividad. La enfermera tiene una función fundamental ayudando al paciente a mantener o recuperar su capacidad de realizar las actividades necesarias para desarrollar su vida diaria normal, manteniendo así el mayor grado de independencia posible.

**ACU-** (*acu-*) **1.** Prefijo que forma parte de palabras que en su significado o morfología tienen relación con el término «aguja»: *acupresión, acupuntura*. **2.** Prefijo que significa «perteneciente a la audición»: *acuestesia*.

**ACUEDUCTO CEREBRAL** (*cerebral aqueduct*) Conducto estrecho situado entre el tercero y el cuarto ventrículos por el que discurre el líquido cefalorraquídeo.

**ACUEDUCTO DEL CARACOL, ORIFICIO EXTERNO DEL** (*external aperture of canaliculus of cochlea*) Abertura externa de la cóclea sobre la escotadura yugular del hueso temporal.

**ACUEDUCTO DEL VESTÍBULO, ORIFICIO EXTERNO DEL** (*external aperture of aqueduct of vestibule*) Abertura externa (endocraneal) del pequeño conducto que se extiende desde el vestíbulo del oído interno; localizado en la superficie interna de la porción petrosa del hueso temporal por fuera de la desembocadura del conducto auditivo interno.

**ACUMULATIVA, ACCIÓN** *(cumulative action)*
**1.** Aumento de la eficacia de una medida o un agente terapéuticos cuando se administran de forma repetida, como el efecto acumulativo de un programa constante de ejercicio físico. **2.** Aumento de la actividad de un fármaco cuando se acumulan en el organismo dosis repetidas que ejercen un efecto terapéutico mayor que la dosis inicial.

**ACUOSO** *(aqueous)* **1.** Que contiene mucha agua o tiene su aspecto. **2.** Medicación preparada con agua. V. también **humor acuoso**.

**ACUPRESIÓN** *(acupressure)* **1.** Antiguo método hemostático consistente en comprimir el vaso con una aguja. **2.** Técnica terapéutica consistente en la aplicación de presión digital de una forma determinada sobre puntos específicos del cuerpo para combatir el dolor produciendo anestesia o para regular una función corporal. Denominada también **digitopuntura**.

**ACUPUNTURA** *(acupuncture)* Método de producir analgesia o alterar la función de un sistema corporal mediante la inserción de finas agujas en puntos específicos de la superficie cutánea situados a lo largo de una serie de líneas o canales denominados meridianos. Las agujas utilizadas son previamente torsionadas o energizadas por medios eléctricos o por calor. La acupuntura se originó en el lejano Oriente y ha atraído cada vez más la atención de Occidente desde comienzos de la década de «los años 70». Actualmente, las investigaciones se dirigen a determinar la utilidad de la acupuntura y comprender los mecanismos por los que produce analgesia y altera la función sensorial. Algunos estudios indican que el efecto analgésico de esta técnica es revertido por la naloxona, lo que sugiere la intervención significativa de la liberación de encefalina. V. también **moxibustión**.

**-ACUSIA** *(-acousia, -acusia)* Sufijo que significa «trastorno específico de la audición»: *ambliacusia, bradiacusia, disacusia.*

**ACUSMA** *(acousma)* Impresión alucinatoria de sonidos extraños.

**-ACÚSTICO** *(-acoustic)* **1.** Sufijo que significa «relativo a los órganos de la audición«: *entacústico, otoacústico.* **2.** Sufijo que significa «relativo al sonido» o «relativo a las ondas sonoras amplificadas»: *micracústico, microacústico, estetoacústico.*

**ACÚSTICO, NERVIO** *(acoustic nerve)* Componente del par craneal que es esencial para la audición y el equilibrio, y que comprende dos grupos independientes de fibras agrupadas respectivamente en los nervios coclear y vestibular. Comunican con tres áreas distintas del cerebro. Denominado también **par craneal, octavo (VIII).**

**ACÚSTICO, TRAUMATISMO** *(acoustic trauma)* Pérdida gradual de la audición debida a la exposición a ruidos intensos durante largos períodos de tiempo. También se denomina así la pérdida súbita, parcial o completa, de la audición debida a una explosión, un traumatismo encefálico grave u otro accidente. La sordera puede ser temporal

**ACV** *(CVA)* **1.** Abreviatura de accidente cerebrovascular.

**ACHARD-THIERS, SÍNDROME DE** *(Achard-Thiers syndrome)* Trastorno hormonal que se observa en mujeres posmenopáusicas con diabetes y que se caracteriza por crecimiento del vello corporal que adopta una distribución

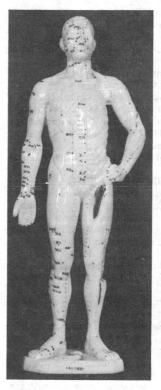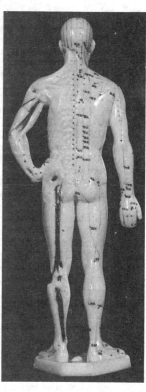

ACUPUNTURA. Arriba, modelo chino con la localización de los puntos para la aplicación de las agujas (visión anterior y posterior). Abajo, cara de una paciente erizada por agujas de acupuntura.

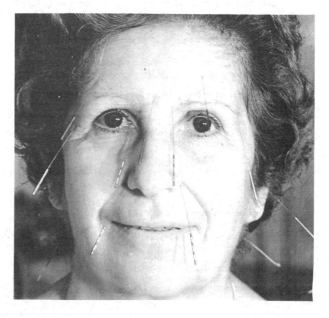

masculina. El tratamiento incluye la depilación mecánica o tinción del exceso del vello y la administración de hormonas para corregir los desequilibrios endocrinos en relación con la enfermedad sistémica. V. también **hipertricosis; hirsutismo**.

**AD-** *(ad-)* Prefijo que significa «a, hacia, adición a o intensificación»: *adneural, adoral, adrenal*.

**ADACTILIA** *(adactyly)* Malformación congénita consistente en la ausencia de uno o más dedos de las manos o los pies.

**ADAMANTINOMA** *(adamantinoma)* V. **ameloblastoma**.

**ADAMANTINOMA HIPOFISARIO** *(pituitary adamantinoma)* V. **craneofaringioma**.

**ADAMANTOBLASTOMA** *(adamantoblastoma)* V. **ameloblastoma**.

**ADAMS-STOKES, SÍNDROME DE (CRISIS DE)** *(Adams-Stokes syndrome)* Trastorno caracterizado por episodios recidivantes y de comienzo brusco de pérdida de conciencia, debido a un bloqueo cardiaco incompleto. Estos episodios pueden acompañarse de convulsiones. También se llama **Stokes-Adams, síndrome de (crisis de).**

**ADÁN, BOCADO DE** *(Adam's apple)* Relieve que, en la parte media anterior del cuello, produce el cartílago tiroides de la laringe. Denominado también **tiroidea, prominencia**.

**ADAPTACIÓN 1.** *(coping)* Proceso gracias al cual el individuo es capaz de soportar situaciones de estrés, resolver problemas y tomar decisiones. Tiene dos componentes, cognitivo y no cognitivo. El componente cognitivo lo constituyen todos aquellos pensamientos y aprendizajes necesarios para identificar la procedencia del estrés que aparecen en forma automática en orden a aliviar el malestar; muchos mecanismos de defensa forman parte de este grupo. Los mecanismos no cognitivos, aunque pueden ser útiles, muchas veces no evitan el estrés bien porque la respuesta no sea apropiada o produzcan un efecto perjudicial, bien porque, al reemplazar a los mecanismos cognitivos, impiden que el individuo conozca la causa del problema y busque una solución adecuada al mismo. **2.** *(adaptation)* Modificación o respuesta a un estímulo o a una noxa de cualquier tipo tal como la inflamación de la mucosa nasal en la rinitis infecciosa o un aumento del llanto en el niño atemorizado. La adaptación puede ser normal, auto-

protectora y un signo de desarrollo, como es el caso del aprendizaje a caminar de un niño; sin embargo también puede tener efectos indeseables, como sucede en la policitemia que se produce de forma natural en las altitudes elevadas y que a la vez que aumenta la capacidad transportadora de oxígeno de los hematíes condiciona también una tendencia mayor a la trombosis, congestión venosa o edema. El grado y naturaleza de la adaptación de un paciente deben ser valorados regularmente por la enfermera, siendo una medida de la eficacia de su asistencia la evolución de la enfermedad y la capacidad del paciente para tolerar el estrés. V. también **estrés**.

**ADAPTACIÓN, CAPACIDAD DE** *(coping ability)* Capacidad de un individuo para adaptarse al estrés, físico o psíquico, de la vida diaria, mediante mecanismos conscientes e inconscientes. Cuando los problemas no son resueltos adecuadamente aparecen trastornos del comportamiento.

**ADAPTACIÓN, REACCIÓN DE** *(adjustment reaction)* Trastorno temporal de gravedad variable que se produce como una forma de reacción aguda para superar el estrés en personas de cualquier edad sin ninguna enfermedad mental previa aparente. Los síntomas de la reacción de adaptación incluyen ansiedad, depresión, melancolía, cambios bruscos de humor, crisis de llanto, deseo de llamar la atención del entorno, enuresis, pérdida de apetito, dolores difusos y espasmos musculares. El síndrome de adaptación también puede deberse a situaciones tales como separación de un niño de su madre, nacimiento de un nuevo hermano, pérdida o cambio de trabajo, muerte de un ser querido o jubilación forzosa. Los síntomas suelen remitir y eventualmente llegan a desaparecer al ir disminuyendo el estrés. V. también **psiconeurótico, trastorno**.

**ADAPTACIÓN, SÍNDROME DE** *(adaptation syndrome)* V. **adaptación general, síndrome de**.

**ADAPTACIÓN GENERAL, SÍNDROME DE** *(general adaptation syndrome)* Respuesta defensiva del cuerpo o de la psique frente a la agresión o el estrés prolongado, descrita por Hans Selye. Consiste en un estadio inicial de shock o reacción de alarma, seguido por una fase de resistencia progresiva o adaptación que utiliza los diversos mecanismos defensivos del cuerpo o de la mente, y culmina en un estado de ajuste y cicatrización o de extenua-

**Los tres estadios del síndrome de adaptación general**

| Alarma | Estadio de resistencia | Estadio de extenuación |
|---|---|---|
| Secreción aumentada de glucocorticoides y alteraciones consiguientes | Se normaliza la secreción de glucocorticoides | Secreción aumentada de glucocorticoides, en ocasiones hasta niveles más altos que durante la reacción de alarma |
| Aumento de actividad del sistema nervioso simpático | Se normaliza la actividad simpática | |
| Secreción aumentada de noradrenalina por la médula adrenal | Se normaliza la secreción de noradrenalina | |
| Síndrome de lucha o de huida Resistencia baja a los estímulos estresantes | Desaparece el síndrome de lucha o huida Alta resistencia al estímulo estresante (adaptación) | Pérdida de resistencia al estímulo estresante; puede conducir a la muerte |
| Tríada del estrés (adrenales hipertróficas, timo y ganglios linfáticos atróficos, úlceras sangrantes en el estómago y el duodeno) | | |

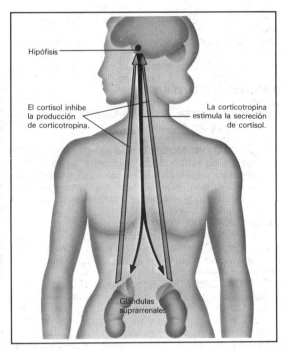

Hipófisis

El cortisol inhibe la producción de corticotropina.

La corticotropina estimula la secreción de cortisol.

Glándulas suprarrenales

**ADDISON.** La alteración de la relación entre la hormona corticotrópica de la hipófisis y el cortisol de las glándulas suprarrenales es la causante de esta enfermedad.

ción y desintegración. Denominado también **adaptación, síndrome de**. V. también **estrés; estrés postraumático**.

**ADAPTACIÓN NEGATIVA** (negative adaptation) V. **habituación**.

**ADDIS, RECUENTO DE** (addis count) Método para realizar recuentos de hematíes, leucocitos, células epiteliales, cilindros y contenido de proteínas en el sedimento de una muestra de orina de 12 horas. Los resultados se expresan como el número de cada elemento forme excretado por 24 horas. Este recuento es útil para diagnosticar y tratar las enfermedades renales ya que lo normal es que no exista ninguno o casi ninguno de esos componentes en la orina.

**ADDISON, ANEMIA DE** (addisonian anemia) V. **anemia perniciosa**.

**ADDISON, ENFERMEDAD DE** (Addison's disease) Enfermedad que pone en peligro la vida del sujeto y que se debe a la insuficiencia parcial o completa de la función adrenocortical, casi siempre como consecuencia de un proceso autoinmune, una infección (especialmente tuberculosa o fúngica), una neoplasia o una hemorragia intraglandular. En esta enfermedad desaparecen las tres funciones generales de la corteza suprarrenal: glucocorticoides, mineralocorticoide y androgénica. También se denomina **Addison, síndrome de; addisonismo**. V. también **hipoadrenalismo; suprarrenal, crisis**.

OBSERVACIONES: La enfermedad se caracteriza por debilidad, disminución de la resistencia, aumento de la pigmentación de la piel y las mucosas, anorexia, dehidratación,

pérdida de peso, trastornos gastrointestinales, ansiedad, depresión y otros trastornos emocionales e intolerancia al frío. El comienzo suele ser gradual unas semanas o meses. En las pruebas analíticas se observan unas concentraciones de sodio y glucosa en sangre anormalmente bajas, con un nivel de potasio en suero superior a lo normal y disminución de la eliminación urinaria de determinados esteroides. El diagnóstico se establece demostrando que la cantidad de cortisona en el plasma y esteroides en la orina no aumenta tras la estimulación con ACTH.

ACTUACIÓN: El tratamiento consiste en el aporte sustitutivo de fármacos glucocorticoides y mineralocorticoides, una ingesta adecuada de líquidos, control de equilibrio del sodio y el potasio y una dieta rica en carbohidratos y proteínas. Los requerimientos de glucocorticoides, mineralocorticoides y sal del paciente aumentan en situaciones de estrés, en las infecciones, en los traumatismos e intervenciones quirúrgicas. En la vigilancia de la evolución de estos pacientes hay que controlar con frecuencia el nivel de glucosa en sangre y orina y la presencia de acetonuria. Como tratamiento de mantenimiento hay que administrar continuamente medicamentos corticoides.

ACTUACIÓN DE LA ENFERMERA: Entre las complicaciones de la enfermedad de Addison se encuentran la fiebre elevada, la conducta psicótica y la crisis suprarrenal (crisis addisoniana). Sin embargo, con un tratamiento cuidadoso pueden mantenerse las resistencias del paciente a la infección, su capacidad para trabajar y su bienestar general. La responsabilidad de la enfermera en estos casos es administrar la medicación esteroidea o de otro tipo, observar si el paciente presenta signos de alteración en sus niveles de sodio y potasio, vigilar su peso corporal, la ingesta y eliminación de líquidos y asegurarle una dieta adecuada. Mientras el paciente se encuentra en el hospital puede ser protegido contra el estrés y ser instruido para evitarlo una vez que se reincorpore a su domicilio. Antes de su alta hay que insistirle en la importancia del sufrimiento emocional, aconsejarle que lleve una pulsera o una placa de alerta médica, explicarle cuáles son los signos indicativos de una crisis inminente, la forma de utilización de un pequeño equipo ad hoc de urgencia y subrayar la importancia de seguir estrictamente las prescripciones de medicación y dieta. Para evitar la irritación gástrica y el desarrollo de úlceras pépticas debe tomarse la cortisona con leche o después de las comidas.

**ADDISON, QUELOIDE DE** (Addison's keloid) Placa de tejido conjuntivo de consistencia firme y de color blanco o rosado que asienta sobre la piel y que a veces está rodeada por una aureola de color púrpura. La lesión puede involucionar dejando una cicatriz. Denominado también **esclerodermia circunscrita; esclerodermia localizada; morfea**.

**ADDISON, SÍNDROME DE** (Addison's syndrome) V. **Addison, enfermedad de**.

**ADDISONIANA, CRISIS** (addisonian crisis) V. **suprarrenal, crisis**.

**ADEN-, ADENO-** (aden-, adeno-) Prefijo que significa «relativo a una glándula»: adenocarcinoma, adenocelulitis, adenofibrosis.

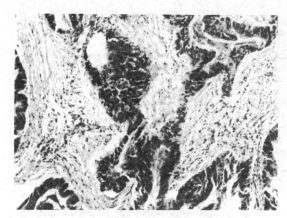

**ADENOCARCINOMA. Visión microscópica, en la mucosa del estómago, de este tipo de neoplasias.**

**ADEN, FIEBRE DE** *(Aden's fever)* V. **dengue**.

**ADENALGIA** *(adenalgia)* Trastorno caracterizado por dolor en cualquier glándula o ganglio linfático. Denominada también **adenodinia**.

**ADENECTOMÍA** *(adenectomy)* Extirpación quirúrgica de un ganglio linfático o de una glándula.

**ADENILAR** *(adenylate)* Transformar una sustancia en ácido adenílico.

**ADENILATOQUINASA** *(adenylate kinase)* Enzima presente en el músculo esquelético, corazón, cerebro e hígado, que activa la hexoquinasa posibilitando la transferencia de fosfato del difosfato de adenosina a la fructosa o la glucosa. Denominada también **mioquinasa**.

**ADENÍLICO, ÁCIDO** *(adenylic acid)* Monofosfato de adenosina.

**ADENINA, ARABINÓSIDO DE** *(adenine arabinoside)* V. **vidarabina**.

**ADENINA-D-RIBOSA** *(adenine-D-ribose)* V. **adenosina**.

**ADENITIS** *(adenitis)* Trastorno inflamatorio de una glándula o un ganglio linfático. La adenitis aguda de los ganglios linfáticos cervicales se manifiesta por dolor de garganta y rigidez del cuello, que en los casos graves plantea problemas de diagnóstico diferencial con la parotiditis. Por lo general, es un signo de infección secundaria con relación a una infección oral, faríngea o de oído. La escarlatina puede producir una adenitis cervical supurativa aguda al igual que la mononucleosis infecciosa. El aumento de tamaño de los ganglios linfáticos en la porción posterior del cuello puede deberse a una infección del cuero cabelludo, la picadura de un insecto o la infestación por piojos. La inflamación de los ganglios linfáticos de la porción mesentérica del peritoneo suele producir dolor y otros síntomas similares a los de la apendicitis. La adenitis mesentérica puede confundirse con una apendicitis pero típicamente va precedida por una infección respiratoria, el dolor es menos localizado y constante y su gravedad no va aumentando progresivamente. La adenitis generalizada es un signo secundario de sífilis. Para tratar una adenitis hay que combatir la infección primaria administrando agentes antimicrobianos junto con la aplicación de compresas calientes y en casos raros incisión y drenaje. Consultar la voz **acinitis**.

**ADENITIS CERVICAL** *(cervical adenitis)* Trastorno caracterizado por la aparición de ganglios linfáticos aumentados de tamaño y dolorosos en el cuello. Suele verse en asociación con infecciones agudas de la garganta.

**ADENITIS MESENTÉRICA** *(mesenteric adenitis)* V. **adenitis**.

**ADENOACANTOMA** *(adenoacanthoma)* Neoplasia maligna derivada del tejido glandular con diferenciación escamosa en algunas de sus células.

**ADENOAMELOBLASTOMA** *(adenoameloblastoma)* Tumor benigno de los maxilares compuesto por conductos recubiertos por células epiteliales columnares o cuboideas. Se desarrolla en aquellos tejidos en que normalmente se forman los dientes y se observa particularmente en personas jóvenes.

**ADENOASOCIADO, VIRUS** *(adenoassociated virus)* Virus defectuoso que sólo puede producirse en presencia de un adenovirus. Hasta el momento no se sabe cuál es el papel de estos microorganismos, si es que tienen alguno, en la producción de enfermedad.

**ADENOCARCINOMA** *(adenocarcinoma)* Neoplasia perteneciente a un gran grupo de tumores epiteliales malignos que tienen su localización en glándulas. Los tumores específicos se diagnostican y denominan mediante la identificación citológica del tejido afectado y así el adenocarcinoma del cuello uterino se caracteriza por la presencia de células tumorales que recuerdan el epitelio glandular del cuello.

**ADENOCARCINOMA ACINAR** *(acinar adenocarcinoma)* V. **adenocarcinoma de células acinares**.

**ADENOCARCINOMA ACINOSO** *(acinous adenocarcinoma)* V. **adenocarcinoma de células acinares**.

**ADENOCARCINOMA ALVEOLAR** *(alveolar adenocarcinoma)* Neoplasia en que las células tumorales forman alveolos.

**ADENOCARCINOMA DE CÉLULAS ACINARES** *(acinic cell adenocarcinoma)* Neoplasia maligna de bajo grado, infrecuente, que se desarrolla en las células secretoras de las glándulas racimosas, especialmente en las salivares. El tumor está constituido por células que poseen un citoplasma claro o ligeramente granular y núcleos oscuros, pequeños y excéntricos. Denominado también **adenocarcinoma acinar** y **adenocarcinoma acinoso**.

**ADENOCARCINOMA FOLICULAR** *(follicular adenocarcinoma)* Neoplasia caracterizada por distribución folicular de las células, que habitualmente deriva de la glándula tiroides. El adenocarcinoma folicular no es especialmente maligno, pero tiene mayor tendencia a producir metástasis a distancia en los pulmones y en los huesos que el adenocarcinoma papilar de tiroides, más frecuente. La cirugía es el tratamiento preferido; si no es posible la escisión completa del tumor primario, está indicada la radioterapia con yodo. V. también **adenocarcinoma papilar; carcinoma medular**.

**ADENOCARCINOMA IN SITU** *(adenocarcinoma in situ)* Crecimiento localizado de tejido epitelial glandular maligno que no rebasa la membrana basal. Es particularmente frecuente en el endometrio y en el intestino grueso.

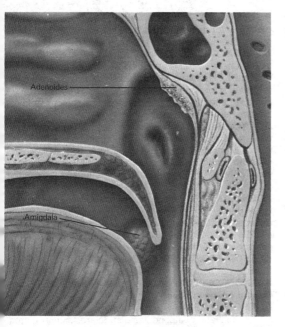

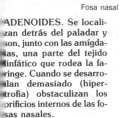

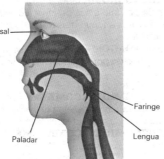

**ADENOIDES. Se locali-
zan detrás del paladar y
son, junto con las amígdalas, una parte del tejido
linfático que rodea la faringe. Cuando se desarro-
llan demasiado (hiper-
trofia) obstaculizan los
orificios internos de las fosas nasales.**

Fosa nasal
Faringe
Lengua
Paladar

**ADENOCARCINOMA MUCINOSO** (mucinous adenocarcinoma) V. **carcinoma mucinoso**.
**ADENOCARCINOMA PAPILAR** (papillary adenocarcinoma) Neoplasia maligna caracterizada por papilas pequeñas de tejido conjuntivo vascular cubierto por epitelio
neoplásico que se proyecta en los folículos, glándulas o
quistes. Es más frecuente en ovarios y glándula tiroides.
Denominado también **adenocarcinoma polipoide**.
**ADENOCARCINOMA POLIPOIDE** (polypoid adenocarcinoma) V. **adenocarcinoma papilar**.
**ADENOCARCINOMA RENAL** (renal adenocarcinoma) V.
**carcinoma renal**.
**ADENOCELE** (adenocele) Tumor glandular quístico.
**ADENOCISTOMA LINFOMATOSO PAPILAR** (papillary
adenocystoma lymphomatosum) Tumor poco frecuente formado por tejido epitelial y linfoide y que se desarrolla en
la zona de las glándulas parótidas y submaxilares. Denominado también **adenolinfoma; Warthin, tumor de**.

**ADENOCONDROMA** (adenochondroma) Neoplasia de células derivadas de tejido epitelial glandular y cartilaginoso, como es el caso de los tumores mixtos de las glándulas
salivares. Denominado también **condroadenoma**.
**ADENODINIA** (adenodynia) V. **adenalgia**.
**ADENOEPITELIOMA** (adenoepithelioma) Neoplasia que
posee componentes glandulares y epiteliales.
**ADENOFIBROMA** (adenofibroma) Tumor del tejido conjuntivo que contiene elementos glandulares. Un tipo de adenofibroma es el **adenofibroma edematoso**.
**ADENOFIBROMA EDEMATOSO** (adenofibroma edematodes) Neoplasia constituida por elementos glandulares y
tejido conjuntivo con un marcado edema, como en el caso
del pólipo nasal.
**ADENOHIPÓFISIS** (adenohypophysis) Lóbulo anterior de
la hipófisis. Segrega un gran número de hormonas: del crecimiento (STH), tirotropina (TSH), adrenocorticotropa
(ACTH), estimulante de la melanina (melanotropa o MSH),
estimulante del folículo (FSH) o estimulante de las células
intersticiales del testículo (ICSH), luteinizante (LH), prolactina, betalipotropina y endorfinas. Las hormonas liberado-
ras del hipotálamo (RH) regulan la secreción de la hipófisis
anterior. Por su parte, las hormonas adenohipofisarias controlan las actividades del tiroides, las gónadas, la corteza
suprarrenal, la mama y otras glándulas endocrinas. V. también **hipófisis anterior**.
**ADENOIDE** Que se parece a una glándula o a un ganglio
linfático.
**ADENOIDECTOMÍA** (adenoidectomy) Extirpación del tejido linfoide de la nasofaringe. La intervención quirúrgica
puede realizarse porque las adenoides estén aumentadas
de tamaño produciendo obstrucción, porque presenten una
infección crónica o como medida profiláctica en el curso
de una amigdalectomía. En el preoperatorio hay que realizar un tiempo parcial de tromboplastina y en los pacientes negros una extensión de sangre para descartar la
presencia de hematíes falciformes. La intervención se realiza bajo anestesia general en niños pero en adultos puede bastar la anestesia local. Tras extirpar las adenoides
la hemorragia se controla mediante presión pero en algunos casos hay que ligar vasos mediante suturas o con electrocoagulación. En el posoperatorio hay que vigilar al
paciente por si presenta signos de hemorragia, comprobando el pulso cada 15 min durante la primera hora y cada 30 durante la siguiente. V. también **amigdalectomía**.
**ADENOIDES** (adenoid) Hiperplasia del tejido linfoide nasofaríngeo. Se denomina también **adenoides, vegetaciones**. V. **adenoide; amígdala faríngea; hiperplasia**.
**ADENOLEIOMIOFIBROMA** (adenoleiomyofibroma) Tumor benigno derivado del músculo liso que incluye tejido
conjuntivo y elementos epiteliales glandulares.
**ADENOLINFOMA** (adenolymphoma) V. **adenocistoma papilar linfomatoso**.
**ADENOLIPOMA** (adenolipoma) Neoplasia benigna constituida por elementos de tejido epitelial glandular y adiposo.
**ADENOLIPOMATOSIS** (adenolipomatosis) Trastorno caracterizado por el crecimiento de numerosos adenolipomas
en ingles, axilas y cuello.
**-ADENOMA** (-adenoma) Sufijo que significa «tumor compuesto de tejido glandular o con una estructura similar a

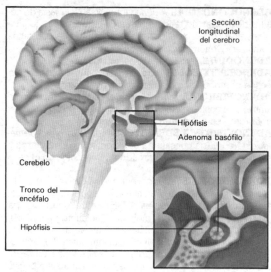

Sección longitudinal del cerebro

Hipófisis
Adenoma basófilo

Cerebelo

Tronco del encéfalo

Hipófisis

**ADENOMA BASÓFILO. Localizado en la hipófisis anterior, se relaciona frecuentemente con el síndrome de Cushing.**

las de las glándulas»: *sarcoadenoma, esplenoadenoma, siringoadenoma*.

**ADENOMA** *(adenoma)* Tumor benigno de epitelio glandular cuyas células se disponen siguiendo una estructura glandular reconocible. Los adenomas pueden producir exceso de secreción en la glándula afectada, como sucede con el adenoma hipofisario acidófilo que produce un exceso de hormona del crecimiento. Ejemplos de adenoma son el **adenoma acidófilo**, el **adenoma basófilo**, el **fibroadenoma** y el **insulinoma**.

**ADENOMA ACIDÓFILO** *(acidophilic adenoma)* Tumor de la hipófisis constituido por células que se tiñen de rojo con los colorantes ácidos. El gigantismo y la acromegalia son enfermedades producidas por el desarrollo de un adenoma acidófilo. Denominado también **adenoma eosinófilo**.

**ADENOMA BASÓFILO** *(basophilic adenoma)* Tumor hipofisario compuesto de células que se tiñen con colorantes básicos. Con frecuencia provocan un síndrome de Cushing. Consultar las voces **adenoma acidófilo**.

**ADENOMA CROMÓFOBO** *(chromophobic adenoma)* Tumor de la glándula pituitaria compuesto de células que no se tiñen con colorantes ácidos o básicos. La deficiencia de una o más hormonas hipofisarias que se asocia a este tumor puede provocar diabetes insípida y otras enfermedades.

**ADENOMA EOSINÓFILO** *(eosinophilic adenoma)* V. **adenoma acidofílico**.

**ADENOMA HEPÁTICO** *(hepatic adenoma)* Tumor hepático de crecimiento rápido que puede alcanzar un gran tamaño y romperse, causando una hemorragia interna letal. Se le denomina informalmente «tumor de la píldora» ya que se asocia con frecuencia con el consumo de anticonceptivos orales.

**ADENOMA INSULAR** *(islet adenoma)* V. **insulinoma**.

**ADENOMA PAPILAR** *(papillary adenoma)* Tumor epitelial benigno en el que la membrana que reviste el tejido glandular forma promontorios papilares que se proyectan en los alveolos o crecen de la superficie de una cavidad.

**ADENOMA SEBÁCEO** *(adenoma sebaceum)* Trastorno cutáneo consistente en la aparición de pápulas pequeñas, céreas, de color amarillo rojizo, que asientan en la cara y están compuestas principalmente de tejido fibrovascular. El adenoma sebáceo forma parte del síndrome denominado esclerosis tuberosa.

**ADENOMA VELLOSO** *(villous adenoma)* Tumoración papilar, potencialmente maligna, de crecimiento lento y consistencia blanda y esponjosa que asienta en la mucosa del intestino grueso.

**ADENOMATOIDE** *(adenomatoid)* Semejante a un tumor glandular.

**ADENOMATOSIS** *(adenomatosis)* Trastorno caracterizado por el desarrollo de hiperplasia o tumor en dos o más glándulas endocrinas, habitualmente el tiroides, las suprarrenales o la hipófisis. Denominado también **adenomatosis endocrina múltiple**.

**ADENOMATOSIS ENDOCRINA MÚLTIPLE** *(multiple endocrine adenomatosis)* V. **adenomatosis**.

**ADENOMIOEPITELIOMA** *(adenomyoepithelioma)* V. **carcinoma adenoquístico**.

**ADENOMIOFIBROMA** *(adenomyofibroma)* Tumor fibroso que contiene componentes glandulares y musculares.

**ADENOMIOMA** *(adenomyoma)* Tumor uterino caracterizado por una masa de músculo liso que contiene tejido y glándulas endometriales. Por lo general produce dismenorrea.

**ADENOMIOMATOSIS** *(adenomyomatosis)* Trastorno caracterizado por la formación de nódulos benignos que recuerdan a adenomiomas y que asientan en el útero o el tejido parauterino.

**ADENOMIOSARCOMA** *(adenomyosarcoma)* Tumor maligno que contiene elementos glandulares y músculo estriado. Un tipo de adenomiosarcoma es el **Wilms, tumor de**.

**ADENOMIOSARCOMA EMBRIONARIO** *(embryonal adenomyosarcoma)* V. **Wilms, tumor de**.

**ADENOMIOSIS** *(adenomyosis)* Presencia de glándulas endometriales formando nidos en el espesor del miometrio de la pared uterina. Se denomina también endometriosis interna por estar limitada al útero, por oposición a la endometriosis externa o endometriosis propiamente dicha, que puede afectar a cualquier otra parte del organismo (ovarios, ligamentos uterinos, peritoneo, vagina, apéndice cecal, etc.). V. **endometriosis**.

**ADENOPATÍA** *(adenopathy)* Aumento de tamaño de un ganglio linfático.

**ADENOQUISTE** *(adenocyst)* Tumor epitelial benigno cuyas células forman estructuras glandulares y quistes. Un tipo de adenoquiste es el **adenocistoma linfomatoso capilar**.

**ADENOSARCOMA** *(adenosarcoma)* Tumor maligno compuesto de elementos epiteliales glandulares y mesenquimatosos.

**ADENOSARCOMA EMBRIONARIO** *(embryonal adenosarcoma)* V. **Wilms, tumor de**. Denominado también **adenomiosarcoma embrionario**.

**ADENOSARCORABDOMIOMA** *(adenosarcorhabdomyo-*

*ma*) Tumor compuesto de elementos glandulares, tejido conjuntivo embrionario y muscular estriado.

**ADENOSINTRIFOSFATASA (ATPasa)** *(adenosine triphosphatase [ATPase])* Enzima que cataliza la hidrólisis del trifosfato de adenosina en difosfato de adenosina y fosfato inorgánico. Entre las diversas enzimas pertenecientes a este grupo y asociadas con las membranas celulares y las estructuras intracelulares, se hallan la ATPasa micocondrial, que interviene en la obtención de energía para el metabolismo celular y la ATPasa de la miosina, que interviene en la contracción muscular.

**ADENOSINA** *(adenosine)* Compuesto derivado del ácido nucleico constituido por adenina y un azúcar, la D-ribosa. La adenosina es el componente molecular fundamental de los nucleótidos monofosfato de adenosina, difosfato de adenosina y trifosfato de adenosina y de los ácidos nucleicos, ácido desoxirribonucleico y ácido ribonucleico. Denominado también **adenina-D-ribosa**. V. también **adenosina, fosfato de**.

**ADENOSINA, DIFOSFATO DE (ADP)** *(adenosine diphosphate)* Producto de la hidrólisis del difosfato de adenosina.

**ADENOSINA, FOSFATO DE** *(adenosine phosphate)* Compuesto constituido por el nucleótido adenosina unido a través de su grupo ribosa a una, dos o tres moléculas de ácido fosfórico. Tipos de fosfato de adenosina, todos ellos interconvertibles, son el monofostato de adenosina, el difosfato de adenosina y el trifosfato de adenosina.

**ADENOSINA, MONOFOSFATO CÍCLICO DE** *(cyclic adenosine monophosphate)* Nucleótido cíclico formado por la acción de la adenilciclasa sobre el trifosfato de adenosina. Este compuesto cíclico se conoce como *segundo mensajero* y participa en la acción de las catecolaminas, la vasopresina, la hormona adrenocorticotropa y muchas otras hormonas. También se denomina adenosina, fosfato cíclico 3':5' de.

**ADENOSINA, MONOFOSFATO D (AMP)** *(adenosine monophosphate [AMP])* Éster compuesto de adenina, D-ribosa y ácido fosfórico que afecta a la liberación de energía en el trabajo muscular.

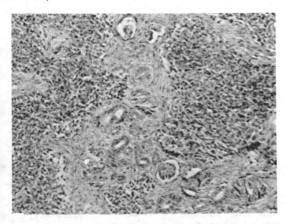

**ADENOSARCOMA.** Aspecto microscópico de este tumor (a 150 aumentos) en el que se observa una gran abundancia de células fusiformes de bordes irregulares.

**ADENOSINA, TRIFOSFATO DE (ATP)** *(adenosine triphosphate [ATP])* Compuesto constituido por el nucleótido adenosina unido a través de su grupo ribosa a tres moléculas de ácido fosfórico. Sirve para almacenar energía.

**ADENOSINADESAMINASA** *(adenosine deaminase)* Enzima que cataliza la conversión de la adenosina en el nucleósido inosina mediante la eliminación de un grupo amino (desaminación). V. también **adenosina**.

**ADENOSINA HIDROLASA** *(adenosine hydrolase)* Enzima que cataliza la conversión (hidrólisis) de adenosina en adenina y una pentosa.

**ADENOSINAQUINASA** *(adenosine kinase)* Enzima hepática y renal que cataliza la transferencia de un grupo fosfato del trifosfato de adenosina para producir fosfato de adenosina.

**ADENOSIS** *(adenosis)* **1.** Enfermedad que afecta a cualquier glándula y particularmente a un ganglio linfático. **2.** Desarrollo anormal o aumento de tamaño del tejido glandular.

**ADENOVIRUS** *(adenovirus)* Cualquiera de los 31 virus de mediano tamaño de la familia *Adenovíridos*, patógenos para el hombre, que producen conjuntivitis, infección de las vías respiratorias superiores o infección gastrointestinal. Después del período agudo y sintomático de la enfermedad, el virus puede persistir en estado latente en las amígdalas, las adenoides y otros tejidos linfoides. .

**ADERMIA** *(adermia)* Defecto cutáneo congénito o adquirido o ausencia de piel.

**ADH** *(ADH)* Abreviatura del inglés correspondiente a la **hormona antidiurética**. Denominada también **vasopresina**.

**ADHERENCIA** *(adhesion)* Banda de tejido cicatrizal que une dos superficies anatómicas que normalmente se encuentran separadas entre sí. Las adherencias se forman sobre todo en el abdomen tras intervenciones quirúrgicas, inflamaciones o lesiones abdominales. Un asa intestinal puede adherirse a zonas no cicatrizadas y condicionar una obstrucción intestinal al desarrollarse tejido cicatrizal y constreñir la luz del intestino bloqueando el tránsito. Este trastorno se caracteriza por dolor abdominal, náuseas y vómitos, distensión y aumento de la frecuencia cardiaca sin elevación de la temperatura. El bloqueo puede tratarse mediante intubación y aspiración nasogástrica. En caso de que con ello no se obtengan resultados positivos es necesario intervenir quirúrgicamente. V. también **adhesiotomía; obstrucción intestinal**.

**ADHESIOTOMÍA** *(adhesiotomy)* Extirpación quirúrgica de adherencias que por lo general se realiza para combatir una obstrucción intestinal. V. también **cirugía abdominal**.

**ADICCIÓN** *(addiction)* Dependencia compulsiva e incontrolable de una sustancia, un hábito o una práctica hasta tal punto que su cesación produce reacciones emocionales, mentales o fisiopatológicas graves. Consultar la voz **habituación**.

**ADICTA, HIJO DE MADRE** *(infant of addicted mother)* Dícese del recién nacido que muestra síntomas de síndrome de abstinencia dentro de las primeras 24 horas siguientes al nacimiento. En la mayor parte de casos se debe a la dependencia materna, antes del parto, de heroína, metadona, diacepam, fenobarbital y alcohol.

OBSERVACIONES: Los síntomas típicos son temblor, irri-

tabilidad, hiperreflexia, tono muscular aumentado, movimientos espasmódicos, aumento de la producción de moco, congestión nasal, sufrimiento respiratorio, sudoración excesiva, temperatura elevada, vómitos, diarrea y deshidratación. El niño llora con estridencia, estornuda a menudo, succiona frenéticamente sus puños, pero apenas acepta el alimento, y, con frecuencia, bosteza pero no logra conciliar el sueño. Generalmente es pálido, presenta abrasiones en nariz, antebrazos y rodillas y predisposición a las convulsiones.
ACTUACIÓN: Debe mantenerse al niño en ambiente cálido, bien envuelto y abrigado en una cuna acolchada, reduciendo al mínimo la exposición a estímulos visuales, auditivos y táctiles. Se le cogerá en brazos sólo cuando sea necesario, sosteniéndole firmemente y bien pegado al cuerpo. Pueden administrársele líquidos y medicamentos, tales como fenobarbital, clorpromacina o diacepam. Deben administrarse pequeñas y frecuentes tomas de alimento, realizando antes de cada administración limpieza de la nasofaringe del niño. Las excoriaciones en las nalgas debidas a la diarrea se tratarán aplicando una mezcla de óxido de cinc y polvo de karaya; en evitación de que los movimientos del niño puedan ocasionar abrasiones cutáneas, las prominencias óseas se cubrirán con un ligero almohadillado y las manos con unas manoplas.
OBSERVACIONES COMPLEMENTARIAS: Estos niños requieren atención especial por ser de alto riesgo. Debe estimularse a la madre para que se responsabilice del cuidado del hijo lo antes posible. La enfermera juega un importante papel en la promoción de la vinculación paternofilial.

**ADIE, PUPILA DE** (Adie's pupil) Denominada también **pupila tónica**. V. **Adie, síndrome de**.

**ADIE, SÍNDROME DE** (Adie's syndrome) Afección de la pupila que se caracteriza por una acomodación pupilar anormal. En la visión cercana, la pupila afectada se contrae y se dilata más lentamente que la normal contralateral y, por lo general, no reacciona tampoco normalmente al estímulo con luz directa e indirecta. El síndrome de Adie se considera un problema muscular pupilar más que un problema motor y no es indicativo de ninguna enfermedad neurológica. Denominado también **Adie, pupila de**.

**ADIFENINA, CLORHIDRATO DE** (adiphenine hydrochloride) Agente anticolinérgico con propiedades relajantes del músculo liso que se ha utilizado para tratar trastornos espásticos de las vías gastrointestinal y genitourinaria.

**ADINAMIA** (adynamia) Falta de energía física y emocional por debilidad psicodinámica. Un tipo de adinamia es la **adinamia episódica hereditaria**. V. también **astenia**.

**ADINAMIA EPISÓDICA HEREDITARIA** (adynamia episodica hereditaria) Trastorno que se observa en la lactancia y se caracteriza por debilidad muscular con episodios de parálisis fláccida. Se hereda como rasgo autosómico dominante. Denominada también **parálisis periódica hipercaliémica**.

**ADINÁMICA, FIEBRE** (adynamic fever) Elevación de la temperatura con pulso débil, depresión nerviosa y piel húmeda y fría. Denominada también **asténica, fiebre**.

**ADIP-, ADIPO-** (adipo-, adip-) Prefijo que significa «relativo a la grasa»: adipocele, adipogénesis, adipocito.

**ADIPECTOMÍA** (adipectomy) V. **lipectomía**.
**ADIPOCELE** (adipocele) Hernia que contiene tejido graso. Denominado también **lipocele**.
**ADIPOFIBROMA** (adipofibroma) Neoplasia fibrosa del tejido conjuntivo que contiene elementos grasos.

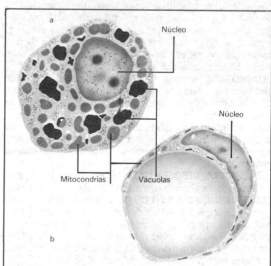

**ADIPOSO**. Las células (adipocitos) de este tejido se caracterizan por tener vacuolas. La célula del tejido pardo tiene varias vacuolas (en animales de hibernación). La célula del tejido adiposo blanco, o clásico, tiene una sola vacuola grande que desplaza al núcleo (en la raza humana).

**ADIPONECROSIS** (adiponecrosis) Necrosis del tejido graso.
**ADIPONECROSIS SUBCUTÁNEA NEONATAL** (adiponecrosis subcutanea neonatorum) Trastorno dermatológico del recién nacido caracterizado por la aparición de zonas aisladas de tejido subcutáneo graso endurecido con coloración azulado-rojiza de la piel subyacente. Las lesiones pueden ser el resultado de la manipulación del recién nacido durante el parto y se resuelven espontáneamente en un período de días o semanas sin dejar cicatrices. Denominado también **seudosclerema**.
**ADIPONECROSIS SUBCUTÁNEA NEONATORUM** (subcutaneous fat necrosis) V. **adiponecrosis subcutánea neonatal**.
**ADIPOSO** (adipose) Graso. El tejido adiposo está compuesto por células grasas (adipocitos) que se disponen formando lóbulos. V. también **grasa; graso, ácido; lipoma**.
**ADIPOSO, TUMOR** (adipose tumor) V. **lipoma**.
**ADIPOSOGENITAL, SÍNDROME** (adiposogenital syndrome) V. **distrofia adiposogenital**.
**ADITUS** (aditus) Locución latina que significa «entrada, acceso».
**ADMINISTRACIÓN OFTÁLMICA DE MEDICACIÓN** (ophthalmic administration of medication) Administración de un medicamento por instilación de una crema o pomada o por goteo de un preparado líquido en el saco conjuntival. Se seleccionan el grado de concentración y la

cantidad del medicamento y se instila en uno o en los dos ojos según lo ordenado. La orden suele especificar O.D. para el ojo derecho. O.I. para el izquierdo y O.O. para los dos. Los preparados oftálmicos se suelen refrigerar para su almacenamiento pero se administran a la temperatura ambiente. La turbidez o sedimentación en un líquido puede ser expresión de deterioro del medicamento. Para la administración, el enfermo se coloca confortablemente tendido de espaldas sobre la cama o mesa de exploración o sentado erguido con el cuello en hiperextensión. El fondo del saco conjuntival se descubre mediante tracción suave del tejido situado justo por debajo del párpado inferior. El medicamento se deposita en el saco conjuntival cuando el enfermo, instruido previamente, mira lejos del punto de instilación. No se debe rozar el ojo ni colocar directamente la medicación sobre la córnea. Se suelta lentamente el párpado y se dice al enfermo que haga girar el ojo algunas veces para extender el medicamento por toda la superficie ocular.

**ADMINISTRACIÓN ORAL DE MEDICACIÓN** (*oral administration of medication*) Administración de un comprimido, cápsula, elixir o solución u otra forma líquida de medicamento por la boca. Se da el agua necesaria para lubricar las formas sólidas o para diluir las líquidas y facilitar la deglución del medicamento. Los medicamentos con sabor desagradable se pueden dar con algo que disimule su mal sabor. Las sustancias que son perjudiciales para la boca se administran a través de una paja. Las personas que tienen dificultad para tragar comprimidos o cápsulas lo pueden facilitar si miran hacia arriba en el momento de deglutir. Tipos de administración oral de medicamentos son la administración bucal de medicación y la administración sublingual de medicación.

**ADN** (*DNA*) Abreviatura de **desoxirribonucleico, ácido**.

**ADNpolimerasa** (*DNA-polymerase*) (Genética molecular). Enzima que cataliza la unión de los trifosfatos de desoxirribonucleósido en la molécula de ADN sirviendo como modelo el ADN de cadena única.

**ADOLESCENCIA** (*adolescence*) **1.** Período del desarrollo entre el comienzo de la pubertad y la edad adulta. Suele empezar entre los 11 y los 13 años de edad, con la aparición de los caracteres sexuales secundarios, y termina a los 18-20 años, con la adquisición de la forma adulta totalmente desarrollada. Durante este período, el sujeto sufre grandes cambios físicos, psicológicos, emocionales y de personalidad. **2.** Estado o cualidad de ser adolescente o joven. V. también **desarrollo psicosexual; desarrollo psicosocial; pospubertad; prepubertad; pubarquia**.

**ADOLESCENTE** (*adolescent*) **1.** Relativo a, o característico de la adolescencia. **2.** Persona que se encuentra en el período de la adolescencia.

**ADP** (*ADP*) Abreviatura de **adenosina, difosfato de**.

**ADQUIRIDO** (*acquired*) (Genética). Se aplica a una característica, condición o enfermedad que se origina tras el nacimiento y no responde a factores hereditarios u ontogénicos, sino a una reacción frente a las influencias ambientales ajenas al organismo. V. **congénito; familiar, hereditario**.

**ADQUIRIDO, REFLEJO** (*acquired reflex*) V. **condicionado, reflejo**.

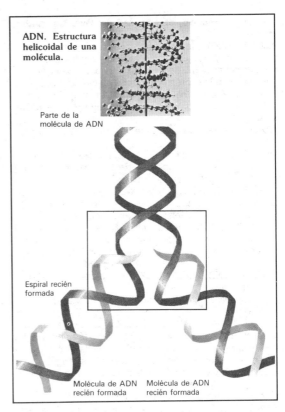

**ADN. Estructura helicoidal de una molécula.**

Parte de la molécula de ADN

Espiral recién formada

Molécula de ADN recién formada

Molécula de ADN recién formada

**ADRENALECTOMÍA** (*adrenalectomy*) Extirpación quirúrgica total o resección parcial de una o las dos glándulas suprarrenales con el fin de reducir la secreción excesiva de hormonas suprarrenales cuando existe un tumor suprarrenal o una neoplasia maligna de mama o próstata. La incisión se practica por debajo de la XII costilla, en la parte posterior del flanco, bajo anestesia general. Entre las pruebas analíticas preoperatorias se encuentra una determinación de electrólitos y de glucemia en ayunas y una prueba de tolerancia a la glucosa. Hay que administrar corticosteroides y controlar con frecuencia la presión arterial. Antes de la intervención se introduce una sonda nasogástrica y se prepara una vía venosa. En el posoperatorio es fundamental el control de los signos vitales y el mantenimiento de la presión arterial con una solución IV que contenga un agente vasopresor y corticosteroides. La disminución brusca de la presión arterial con debilidad progresiva y fiebre son signos de insuficiencia corticosteroide aguda. Hay que controlar con frecuencia los niveles de electrólitos en sangre y registrar cuidadosamente la ingestión de líquidos y la diuresis. Unos cuantos días después de la intervención comienzan a administrarse esteroides por vía oral y, cuando éstos son bien tolerados, va disminuyéndose progresivamente la dosis hasta el nivel de mantenimiento. Si se han eliminado las dos glándulas el tratamiento de mantenimiento debe continuarse durante toda la vida del paciente. Hay que evitar las situaciones de estrés y fatiga.

V. también **Addison, enfermedad de; Cushing, síndrome de**.

**ADRENALINA**[1] Neurotransmisor adrenérgico. Sustancia transmisora liberada fundamentalmente por las terminaciones posganglionares del sistema nervioso vegetativo simpático y médula suprarrenal. Tiene efecto tanto sobre los receptores $\alpha$ como $\beta$-adrenérgicos. Denominada también **epinefrina**. Consultar las voces **adrenérgico; noradrenalina**.

**ADRENALINA**[2] (epinephrine) Agente vasoconstrictor adrenérgico.
INDICACIONES: Anafilaxis; espasmo bronquial agudo; congestión nasal; potenciación de la eficacia de ciertos anestésicos locales; paro cardiaco.
CONTRAINDICACIONES: Entre las más importantes están la hipersensibilidad conocida a este fármaco, diabetes, embarazo, hipertensión, insuficiencia coronaria.
EFECTOS SECUNDARIOS: Entre los más graves destacan las arritmias cardiacas, el aumento de la presión arterial y la congestión de rebote (cuando se utiliza como descongestionante). Denominada también **epinefrina**.

**ADRENALINA, BORATO DE** (epinephryl borate) Agente adrenérgico.
INDICACIONES: Tratamiento del glaucoma primario de ángulo abierto.
CONTRAINDICACIONES: Glaucoma de ángulo cerrado; afaquia; hipersensibilidad conocida a este fármaco. No debe administrarse antes de una iridectomía periférica, ni tampoco en ojos en que puede cerrarse el ángulo.
EFECTOS SECUNDARIOS: Los más graves son taquicardia, hipertensión, cefalea, visión borrosa y reacciones alérgicas. Denominado también borato de epinefrilo.

**ADRENARQUÍA** (adrenarche) Intensificación de la actividad de la corteza suprarrenal que se produce aproximadamente a los 8 años de edad y que se caracteriza por el aumento de la elaboración de varias hormonas, especialmente andrógenos.

**ADRENÉRGICAS, FIBRAS** (adrenergic fibers) Fibras del sistema nervioso autónomo que liberan noradrenalina, una sustancia que actúa como neurotransmisor. La mayoría de las fibras simpáticas posganglionares son de este tipo.

**ADRENÉRGICO** (adrenergic) **1.** Perteneciente o relativo a las fibras nerviosas simpáticas del sistema nervioso autónomo. **2.** Perteneciente o relativo a fármacos u hormonas que reproducen los efectos de la estimulación simpática. **3.** Fármaco adrenérgico.

**ADRENÉRGICO, AGENTE BLOQUEANTE** (adrenergic blocking agent) V. **antiadrenérgico**.

**ADRENÉRGICO, RECEPTOR** (adrenergic receptor) Terminación de una célula efectora simpática que reacciona frente a la estimulación adrenérgica. Se conocen dos tipos de receptores adrenérgicos: los alfaadrenérgicos y los betaadrenérgicos. Por lo general la estimulación de los receptores alfa tiene carácter excitador de la función del órgano o tejido huésped mientras que la estimulación de los receptores beta es inhibidora.

**ADRENOCORTICOTRÓPICO** (adrenocorticotropic) Perteneciente o relativo a la estimulación de la corteza suprarrenal.

**ADRENODOXINA** (adrenodoxin) Proteína producida por las glándulas suprarrenales que participa en la transferencia de electrones en las células animales.

**ADRENOGENITAL, SÍNDROME** (adrenogenital syndrome) Trastorno endocrino debido a una actividad anómala de la corteza suprarrenal, en el que se producen cantidades inferiores a lo normal de cortisol y superiores a lo normal de andrógenos, que condicionan una pubertad precoz en los varones y masculinización de los genitales externos en las niñas (seudohermafroditismo). Esta enfermedad, que suele ser congénita, también puede adquirirse en la vida adulta como resultado de la administración de medicamentos o por la aparición de un tumor que suprima o estimule las glándulas suprarrenales. En las lactantes el síndrome suele ser evidente en el momento del nacimiento y se caracteriza por aumento de tamaño de los labios y el clítoris. En los varones el diagnóstico no suele hacerse hasta los cuatro años de edad o más, cuando se observa un desarrollo precoz del pene con subdesarrollo de los testículos. El restablecimiento del equilibrio hormonal suele conseguirse con la administración de un corticosteroide. Para que los genitales femeninos alcancen un desarrollo normal es necesario a veces practicar precozmente cirugía reconstructiva. Denominado también **hiperplasia suprarrenal congénita**. V. también **seudohermafroditismo; virilismo suprarrenal**.

**ADRENOGENITALISMO** (adrenogenitalism) Trastorno caracterizado por la hipersecreción de andrógenos corticosuprarrenales que provoca masculinización somática. La producción excesiva de la hormona puede deberse a un tumor suprarrenal virilizante, una hiperplasia suprarrenal congénita o una deficiencia congénita de las enzimas necesarias para transformar los esteroides andrógenos endógenos en glucocorticoides. Las niñas que nacen con adrenogenitalismo pueden ser seudohermafroditas con aumento del tamaño del clítoris y fusión labial durante los primeros años y posteriormente hirsutismo, disminución del tono de voz, acné, amenorrea, distribución masculina del pelo y desarrollo muscular. Los niños con adrenogenitalismo congénito presentan desarrollo precoz del pene, próstata y vello púbico y axilar, pero sus testículos continúan siendo de pequeño tamaño e inmaduros debido a la retroalimentación negativa que condiciona el nivel elevado de andrógenos suprarrenales y que impide el aumento puberal normal de los niveles de gonadotropina hipofisarios. Los niños con adrenogenitalismo suelen ser muy altos pero sus epífisis se cierran prematuramente y en la vida adulta son de estatura baja. Los tumores virilizantes son más frecuentes o se diagnostican con mayor frecuencia en la mujer. Por lo general aparecen entre los 30 y 40 años de edad pero pueden surgir después, tras la menopausia. Los signos de este tipo de tumores en la mujer incluyen hirsutismo, amenorrea, piel grasa, alteraciones ováricas, hipertrofia muscular y atrofia del útero y las mamas. El tratamiento consiste en resección del tumor, administración de cortisol e intervenciones de cirugía plástica. Puede estar indicada la depilación eléctrica. V. también **seudohermafroditismo**.

**ADROMIA** (adromia) Incapacidad para conducir estímulos que presenta cualquier nervio responsable de un músculo.

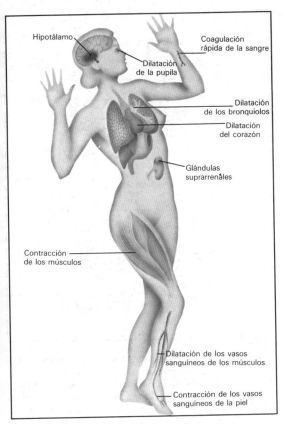

Hipotálamo

Coagulación
rápida de la sangre

Dilatación
de la pupila

Dilatación
de los bronquiolos

Dilatación
del corazón

Glándulas
suprarrenales

Contracción
de los músculos

Dilatación de los vasos
sanguíneos de los músculos

Contracción de los vasos
sanguíneos de la piel

**ADRENALINA. El dibujo señala algunos de sus efectos más importantes en el organismo.**

**ADUCCIÓN** (adduction) Movimiento de una extremidad en dirección al cuerpo. Denominada también adducción. Consultar las voces **abducción**.

**ADUCTOR O ADDUCTOR** (adductor) Músculo que actúa produciendo aducción. Consultar las voces **abductor; tensor**.

**ADUCTOR MAYOR DEL MUSLO, MÚSCULO** (adductor magnus) Músculo largo, de forma triangular, situado en la cara interna del muslo. Se origina en las ramas inferiores de isquion y pubis y en el borde inferior de la tuberosidad isquiática; sus fibras se insertan en la superficie rugosa del trocánter mayor, en la línea áspera a través de una amplia aponeurosis y en el tercio distal del fémur mediante un tendón grueso y redondeado. Está inervado por el nervio obturador que contiene fibras de las raíces lumbares III y IV y por una rama del nervio ciático. Su función es aducir el muslo. Su porción proximal actúa rotando el muslo hacia adentro y flexionándolo sobre la cabeza mientras que su porción distal actúa extendiendo el muslo y rotándolo hacia afuera.

**ADUCTOR MEDIANO, MÚSCULO** (adductor longus) Uno de los cinco músculos femorales internos y el más superficial de los tres abductores del muslo. Se trata de un músculo triangular que se origina en la superficie anterior del pubis, se extiende formando un amplio vientre y se dirige hacia abajo, hacia atrás y lateralmente para insertarse en la línea áspera del fémur entre el músculo vasto interno y el aductor mayor del muslo. Está inervado por una rama del nervio obturador que contiene fibras de la III y IV raíces lumbares. Su función es aducir y flexionar el muslo. Consultar las voces **aductor mayor del muslo, músculo; aductor menor del muslo, músculo; pectíneo, músculo; recto interno del muslo, músculo**.

**ADUCTOR MENOR DEL MUSLO, MÚSCULO** (adductor brevis) Músculo de forma aproximadamente triangular que se encuentra en el muslo y que es uno de los cinco músculos femorales internos. Se origina en la rama inferior del pubis entre el músculo recto interior del muslo y el obturador externo, se dirige hacia abajo, hacia atrás y lateralmente para insertarse en el reborde que va desde el trocánter menor hasta la línea áspera del fémur. Está inervado por una rama del nervio obturador que contiene fibras de las raíces lumbares III y IV y actúa aduciendo y rotando el muslo hacia dentro y flexionando la pierna. V. también **aductor mayor del muslo, músculo; aductor mediano, músculo; pectíneo, músculo; recto interno del muslo, músculo**.

**ADUCTORES, CONDUCTO DE LOS** (adductor canal) Conducto triangular situado por debajo del músculo sartorio, entre el músculo abductor mediano y el vasto interno. Es atravesado por los vasos femorales y el nervio safeno. Denominado también **Hunter, canal de**.

**ADULTERACIÓN** (adulteration) Alteración o dilución de la pureza de una sustancia, proceso o actividad por la adición de un material extraño.

**ADULTO** (adult) **1.** Individuo totalmente maduro y desarrollado, que ha alcanzado la capacidad intelectual y la estabilidad emocional y psíquica características de la madurez. **2.** Persona que ha alcanzado la mayoría de edad.

**ADVENTICIA** (adventitious) Túnica o capa externa de una arteria.

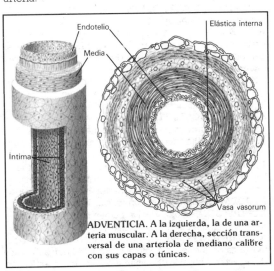

Endotelio

Elástica interna

Media

Íntima

Vasa vasorum

**ADVENTICIA. A la izquierda, la de una arteria muscular. A la derecha, sección transversal de una arteriola de mediano calibre con sus capas o túnicas.**

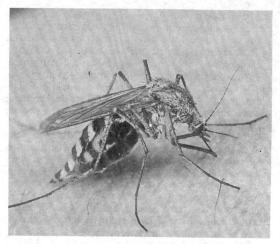

AEDES. Este género de mosquitos transmite algunas de las enfermedades tropicales; el *A. aegyptii* es el transmisor de la fiebre amarilla.

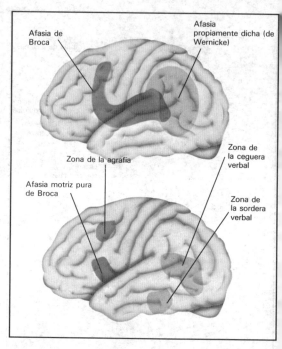

AFASIA. Arriba a la derecha, asiento cortical, en el hemisferio izquierdo, de las lesiones de la afasia (según P. Marie). Abajo a la derecha, asiento cortical en el hemisferio izquierdo, de las lesiones de la afasia (según Rimbaud).

**ADVENTICIO** (adventitious) **1.** Perteneciente o relativo a la condición accidental o a una acción arbitraria. **2.** Relativo a lo que está fuera de su lugar habitual.

**AEDES** (Aedes) Género de mosquito ampliamente extendido en regiones tropicales y subtropicales. Algunas de sus especies pueden transmitir microorganismos patógenos para el hombre, entre los que se incluyen los productores del dengue y la fiebre amarilla.

**AER-, AERO-** (aer-, aero-) Prefijo que significa «relativo al aire o al gas»: aerobio, aerocistografía, aerodontalgia.

**AEROBACTER AEROGENES** (Aerobacter aerogenes) V. **Enterobacter cloacae**.

**AEROBIO** (aerobe) Microorganismo que vive y crece en presencia de oxígeno libre. Los aerobios se dividen en aerobios facultativos y aerobios obligados. Consultar la voz **anaerobio**.

**AEROBIO ESTRICTO** (obligate aerobe) Microorganismo que no puede crecer en ausencia de oxígeno. Consultar la voz **aerobio facultativo**. V. también **aerobio**.

**AEROBIO FACULTATIVO** (facultative aerobe) Microorganismo capaz de crecer en condiciones anaerobias pero que se desarrolla más rápidamente en un ambiente aerobio. V. también **aerobio**.

**AERODONTALGIA** (aerodontalgia) Sensación dolorosa en los dientes como consecuencia de la disminución de la presión atmosférica, como puede suceder a altitudes elevadas.

**AEROEMBOLISMO** (aeroembolism) V. **embolismo**.

**AEROFAGIA** (aerophagy) Deglución de aire que por lo general da lugar a eructos, molestias gástricas y flatulencia.

**AEROSINUSITIS** (aerosinusitis) Inflamación, edema o hemorragia de los senos frontales producida por expansión del aire intrasinusal al disminuir la presión barométrica, co-

mo sucede en un vuelo aéreo a altitudes elevadas. Denominada también **barosinusitis**.

**AEROSOL** (aerosol) **1.** Partículas nebulizadas suspendidas en gas o aire. **2.** Gas presurizado que contiene una medicación finamente nebulizada para tratamientos inhalatorios. **3.** Gas presurizado que contiene un agente químico nebulizado para esterilizar el aire de una habitación.

**AEROTITIS** (aerotitis) Inflamación del oído causada por cambios en la presión atmosférica. Denominada también **barotitis**.

**AEROTITIS MEDIA** (aerotitis media) Inflamación o hemorragia en el oído medio debida a una diferencia entre la presión del aire en el oído medio y la de la atmósfera, tal y como sucede en los cambios bruscos de altitud, en las inmersiones acuáticas o en las cámaras hiperbáricas. Los síntomas son dolor, tinnitus, hipoacusia y vértigo. Denominada también **barotitis media**.

**AFAGIA** (aphagia) Trastorno caracterizado por la incapacidad de deglutir debido a causas orgánicas o psicológicas. Un tipo de afagia es la **afagia algera.** V. también **disfagia**.

**AFAGIA ALGERA** (aphagia algera) Trastorno caracterizado por el rechazo a comer o deglutir como consecuencia del dolor producido, al realizar ambas funciones.

**AFAQUIA** (aphakia) (Oftalmología). Situación derivada de la extirpación quirúrgica de parte o la totalidad del cristalino ocular, casi siempre como tratamiento de una catarata.

**AFASIA** (aphasia) Trastorno neurológico que se caracteriza por defecto o ausencia de la función del lenguaje como consecuencia de una lesión en determinadas áreas de la corteza cerebral. La deficiencia puede ser sensorial o receptiva, en cuyo caso el lenguaje no se comprende, o expresiva o motora en cuyo caso las palabras no pueden formarse o expresarse. La afasia sensorial puede ser completa o parcial, y afectar las funciones específicas del lenguaje como en el caso de la dislexia o alexia. La afasia expresiva puede ser completa, como en la disfasia, en la cual se afecta la dicción, o como en la agrafía en que se afecta la escritura, o puede ser parcial con disminución de cualquiera de esas funciones o de ambas. Casi siempre el trastorno es una mezcla de afasia completa expresiva y receptiva. Puede aparecer tras un traumatismo encefálico grave, un accidente cardiovascular o una hipoxia prolongada. A veces es transitoria, como sucede en los casos de edema cerebral tras un accidente cerebrovascular o un traumatismo encefálico en los que, una vez desaparecidos, se normaliza el lenguaje. Con una logoterapia intensiva y los esfuerzos del paciente y su familia, se ha logrado, en muchos casos, restablecer la función del lenguaje. V. también **Broca, área de**.

**AFASIA ATÁXICA** (*ataxic aphasia*) V. **afasia motora**.

**AFASIA DE CONDUCCIÓN** (*conduction aphasia*) Trastorno disociativo del lenguaje que se caracteriza porque el enfermo tiene dificultad para expresarse, pero no para entender el lenguaje oral o escrito, ni tampoco presenta disartria. El paciente, que es consciente de su trastorno, sustituye las palabras correctas por otras similares en sonido o significado y es incapaz de escribir al dictado, deletrear y leer en voz alta. La causa más frecuente es la embolia en una rama de la arteria cerebral media. La enfermera debe intentar paliar la tensión y la frustración del paciente animándole a relacionarse y buscando la forma de comunicarse con él por medio de un lenguaje sencillo, a base de preguntas directas a las que pueda contestar con facilidad, y ayudar a la familia a entender y afrontar el problema. V. también **afasia**.

**AFASIA EXPRESIVA** (*expressive aphasia*) V. **afasia motora**.

**AFASIA FRONTOCORTICAL** (*frontocortical aphasia*) V. **afasia motora**.

**AFASIA MOTORA** (*motor aphasia*) Incapacidad para pronunciar palabras recordadas, producida por una lesión en la circunvolución frontal inferior (área motora del habla de Broca) del hemisferio cerebral izquierdo en los individuos diestros. La mayoría de las veces es consecuencia de ictus. El paciente sabe lo que quiere decir pero no puede articular las palabras. A veces usa interjecciones, lo que sugiere que las expresiones con carga emocional pudieran estar controladas por el hemisferio derecho. Denominada también **afasia expresiva; afasia frontocortical; afasia verbal**.

**AFASIA VERBAL** (*verbal aphasia*) V. **afasia motora**.

**AFEBRIL** (*afebrile*) Que no tiene fiebre.

**AFECTIVO MAYOR, TRASTORNO** (*major affective disorder*) Trastorno perteneciente a un grupo de psicosis caracterizadas por respuestas emocionales inadecuadas, alteraciones prolongadas y persistentes del humor, distorsiones del pensamiento y otros síntomas asociados con estados de depresión o manía, tal como sucede en la enfermedad bipolar, la depresión y la melancolía involutiva. El trastorno suele ser episódico pero a veces tiene carácter crónico o cíclico como en el caso de la enfermedad

bipolar; no se debe a ninguna disfunción orgánica del cerebro.

**AFECTO** (*affect*) Manifestación externa de los sentimientos o emociones de la persona.

**AFERENTE** (*afferent*) Dirigido hacia un centro, tal como se aplica a las arterias, venas, vasos linfáticos y nervios. Consultar la voz **eferente**.

**AFERENTE PRIMARIA, FIBRA** (*primary afferent fiber*) Fibra nerviosa, procedente del huso muscular, que transmite al sistema nervioso central los impulsos generados en las fibras intrafusales durante la contracción muscular.

**AFERENTES VISCERALES, FIBRAS** (*visceral afferent fibers*) Fibras nerviosas del sistema nervioso visceral que reciben estímulos y transportan impulsos hacia el sistema nervioso central y comparten los ganglios sensoriales de los nervios cerebroespinales con las fibras sensoriales somáticas. La distribución periférica de las fibras aferentes viscerales constituye la principal diferencia entre ellas y las aferentes somáticas. Las aferentes sensoriales producen sensaciones distintas de las somáticas. Por su parte las viscerales eferentes conectan con las aferentes tanto somáticas como viscerales; aún no se conoce con certeza el número y extensión de las aferentes viscerales. Sus prolongaciones periféricas llegan a los ganglios por distintas vías. La mayoría de las aferentes viscerales acompañan a los vasos sanguíneos durante una parte de su trayecto y diversas fibras aferentes discurren junto con los nervios

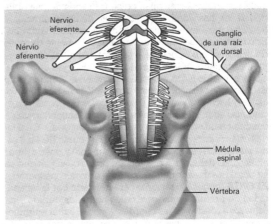

AFERENTE. Nervio que llega a las raíces de las astas (sustancia gris) de la médula espinal.

cerebroespinales. Algunas de las partes del organismo que poseen aferentes viscerales son la cara, el cuero cabelludo, la nariz, la boca, el colon descendente, los pulmones, el abdomen y el recto. V. también **autónomo, sistema nervioso**.

**-AFIA** (*-aphia*) Sufijo que significa «relacionado con el sentido del tacto»: *arafia, hiperafia, parafia*.

**AFIBRINOGENEMIA** (*afibrinogenemia*) Trastorno hemático caracterizado por una ausencia relativa o absoluta de fibrinógeno en la sangre. Puede ser el resultado de una discrasia sanguínea congénita primaria o corresponder a un trastorno adquirido como el que se da en la coagulación intravascular diseminada.

**AFINIDAD GENÉTICA** *(genetic affinity)* Relación por descendencia directa.

**AFLICCIÓN** *(grief)* Patrón prácticamente universal de respuestas físicas y emocionales frente a una contrariedad, una separación o una pérdida determinadas. Sus componentes físicos son similares a los de temor, rabia y dolor. La estimulación de la porción simpática del sistema nervioso autónomo produce un aumento de las frecuencias cardiaca y respiratoria, con dilatación pupilar, sudoración, piloerección, incremento del flujo sanguíneo a los músculos y aumento también de las reservas de energía. La digestión se hace más lenta. Los componentes emocionales atraviesan una serie de estadios que van desde la alarma hasta la incredulidad y negación, la angustia y la culpabilidad para evolucionar hacia la adaptación a la pérdida. La forma de reacción de una persona frente a la aflicción depende en gran medida del medio cultural en que se desenvuelve.

**AFLICCIÓN, REACCIÓN DE** *(grief reaction)* Conjunto de síntomas somáticos y psicológicos asociados con una pérdida o tristeza intensa, específicamente la muerte de un ser querido. Los síntomas somáticos son sensación de tirantez en la garganta y tórax, disnea, molestias abdominales, falta de fuerza muscular y cansancio y letargia extremos. Las reacciones psicológicas comprenden una gran angustia y malestar que se acompañan de sensaciones de culpabilidad, dolor, hostilidad, inquietud, falta de concentración y dificultad para iniciar y mantener actividades organizadas. Estos síntomas pueden aparecer inmediatamente después de una crisis o posponerse, exagerarse o faltar aparentemente, dependiendo del grado de implicación en la relación y el estado físico y mental del paciente. Aunque tanto las reacciones somáticas como las psicológicas pueden evolucionar hacia una situación patológica, las respuestas y mecanismos adaptativos normales del comportamiento suelen conducir a una adecuada resolución de la crisis. Casi todas estas reacciones desaparecen en el curso de 4 a 6 semanas aunque este período es muy variable y puede durar mucho más tiempo, especialmente en los casos en que se ha perdido a un ser querido de forma brusca e inesperada.

**AFONÍA** *(aphonia)* Trastorno caracterizado por la incapacidad de producir sonidos vocales normales debido a un esfuerzo excesivo de las cuerdas vocales, a una enfermedad orgánica o a causas psíquicas como la histeria. Son tipos de afonía la **afonía de los clérigos,** la **afonía espástica,** la **afonía paralítica** y la **afonía paranoica** V. también **lenguaje, disfunción del.**

**AFONÍA DE LOS CLÉRIGOS** *(aphonia clericorum)* Trastorno caracterizado por pérdida de la voz como consecuencia de un esfuerzo excesivo de las cuerdas vocales.

**AFONÍA ESPÁSTICA** *(spastic aphonia)* Trastorno en el cual la persona es incapaz de hablar por presentar una contracción espasmódica de los músculos abductores de la faringe.

**AFONÍA PARALÍTICA** *(aphonia paralytica)* Trastorno caracterizado por pérdida de la voz por parálisis o afección de los nervios laríngeos.

**AFONÍA PARANOICA** *(aphonia paranoica)* Incapacidad de hablar sin causa orgánica que la determine, típica de algunas formas de enfermedad mental.

**-AFRODISIA** *(-aphrodisia)* Sufijo que significa «relativo al impulso sexual»: anafrodisia, hipoafrodisia.

**AFRONIA** *(aphronia)* (Psiquiatría). Disminución de la capacidad de tomar decisiones con sentido común.

**AFRONTAMIENTO** *(coping)* Proceso por el cual el individuo es capaz de tomar decisiones, hacer frente a los problemas e intentar solucionarlos. V. también **adaptación.**

**AFTOSA, FIEBRE** *(aphthous fever)* Infección aguda, extraordinariamente contagiosa, de ciertos herbívoros producida por un rinovirus. Se caracteriza por la aparición de úlceras en la piel que rodea la boca, las membranas mucosas orales y las ubres. Los caballos son inmunes a ella. En raras circunstancias se transmite al hombre mediante contacto directo con animales infectados o sus secreciones o a través de la leche contaminada. Denominada también **glosopeda.**

**Ag** *(Ag)* Símbolo químico de la **plata.**

**AGAMÉTICO** *(agametic)* Que es asexual; sin órganos sexuales ni gametos reconocibles.

**AGAMETO** *(agamete)* **1.** Organismo unicelular que se reproduce asexualmente por fisión múltiple, como por ejemplo las bacterias y gran número de protozoos. **2.** Cualquier célula reproductora asexual, como una espora o un merozoito, que forma un nuevo organismo sin fundirse con otra célula.

**AGÁMICO** *(agamic)* Que se reproduce asexualmente sin la unión de gametos; asexual.

**AGAMMAGLOBULINEMIA** *(agammaglobulinemia)* Enfermedad rara caracterizada por la ausencia de inmunoglobulinas gamma, que se acompaña de una mayor susceptibilidad a las infecciones. Puede ser transitoria, congénita o adquirida. La forma transitoria es frecuente en el recién nacido antes de las seis semanas de edad, período durante el cual su sistema inmunitario es incapaz de sintetizar inmunoglobulinas. La forma congénita es rara, va ligada al sexo y da lugar a una menor producción de anticuerpos. La forma adquirida suele producirse en asociación con enfermedades malignas como la leucemia, el mieloma o el linfoma. V. también **Bruton, agammaglobulinemia de; gammaglobulina; inmunoglobulina.**

**AGAMOCITOGENIA** *(agamocytogeny)* V. **agamogénesis.**

**AGAMOGÉNESIS** *(agamogenesis)* Reproducción asexual que tiene lugar por gemación o simple fisión celular. Partenogénesis. Denominada también **agamocitogenia; agamogonia.**

**AGAMOGONIA** *(agamogony)* V. **agamogénesis.**

**AGAR-AGAR** *(agar-agar)* Producto coloidal hidrófilo desecado que se obtiene de ciertas especies de algas rojas. Como no se afecta por las enzimas bacterianas se utiliza mucho como ingrediente básico en la fabricación de medios sólidos de cultivo para bacteriología.

**AGAR SANGRE** *(blood agar)* Medio de cultivo constituido por sangre y agar nutritivo que se utiliza en bacteriología para cultivar determinados microorganismos como *Staphylococcus epidermidis, Diplococcus pneumoniae* y *Clostridium perfringens.*

**AGENESIA** *(agenesis, agenesia)* **1.** Ausencia congénita de un órgano o una parte de éste producida habitualmente por la falta de tejido primordial y de desarrollo en el embrión. **2.** Impotencia o esterilidad. Consultar la voz **disgenesia**.

**AGENESIA ANAL** *(anal agenesis)* V. **ano imperforado.**

**AGENESIA CORTICAL** *(agenesia corticalis)* Falta de desarrollo en la vía embrionaria de las células corticales del cerebro, especialmente las piramidales, lo que da lugar a parálisis cerebral infantil y retraso mental grave.

**AGENIOCEFALIA** *(ageniocephaly, ageniocephalia)* Forma de otocefalia en la cual el cerebro, la bóveda craneal y los órganos de los sentidos se encuentran intactos pero el maxilar inferior está malformado.

**AGENITALISMO** *(agenitalism)* Síndrome debido a la falta de secreción de hormonas sexuales producido por la ausencia o mal funcionamiento de los ovarios o los testículos.

**AGENOSOMIA** *(agenosomia)* Malformación congénita caracterizada por la ausencia o formación defectuosa de los genitales y protrusión de los intestinos a través de la pared abdominal incompletamente desarrollada.

**AGITACIÓN** *(agitated)* Estado de excitación psicomotora caracterizado por una actividad incansable y gratuita. Suelen presentarse manifestaciones en forma de llanto, risa o deambulación que sirven para liberar la tensión nerviosa producida por la ansiedad, el miedo u otras tensiones mentales.

**AGITOFASIA** *(agitophasia)* Excesiva rapidez del lenguaje, con omisión o distorsión involuntaria de palabras, sonidos o sílabas. Suele asociarse a la agitografía. Denominada también **agitolalia**.

**AGITOGRAFÍA** *(agitographia)* Escritura muy rápida, con omisión inconsciente de palabras o letras. Suele asociarse a agitofasia.

**AGITOLALIA** *(agitolalia)* V. **agitofasia**.

**AGLUTINACIÓN** *(agglutination)* Agregación o unión de partículas insolubles como resultado de su interacción con anticuerpos específicos denominados aglutininas. Las técnicas de aglutinación se utilizan habitualmente en la determinación de los tipos sanguíneos y en la identificación o estimación de la fuerza de las inmunoglobulinas o de los sueros inmunes. V. también **aglutinina; grupo sanguíneo, determinación del; precipitina**.

**AGLUTINACIÓN, PRUEBA DE LA INHIBICIÓN DE LA** *(agglutination inhibition test)* Técnica serológica de laboratorio que se utiliza para comprobar la identidad de algunos antígenos solubles desconocidos. El antígeno desconocido se mezcla con una aglutinina conocida; si existe reacción, la aglutinina no podrá aglutinar posteriormente las células o partículas que lleven los antígenos correspondientes a ella; con esta reacción se identifica el antígeno desconocido. Un tipo de prueba de investigación del embarazo se basa en la inhibición de la aglutinación.

**AGLUTININA** *(agglutinin)* Tipo específico de anticuerpo que manifiesta su interacción con el antígeno mediante la aglutinación. Suelen ser polivalentes y reaccionan con antígenos insolubles en suspensiones estables formando compuestos de enlace cruzado que pueden precipitar o agregarse. Consultar la voz **precipitina**. V. también **aglutinación; grupo sanguíneo, determinación del; hemaglutinación**.

**AGLUTININAS FRÍAS** *(cold agglutinin)* Tipo de anticuerpos inespecíficos capaces de aglutinar a temperaturas inferiores a los 4 °C, produciendo hemólisis. Se hallan en la superficie de los hematíes, en la neumonía por micoplasma, mononucleosis infecciosa y enfermedades linfoproliferativas.

**AGLUTINÓGENO** *(agglutinogen)* Cualquier sustancia antigénica que produzca aglutinación mediante la producción de aglutinina.

**AGNATIA O AGNACIA** *(agnathia, agnathy)* Ausencia total o parcial de la mandíbula. Suele acompañarse de unión o aproximación de las orejas. Consultar la voz **sinotia**. V. también **otocefalia**.

**AGNATO** *(agnathus)* Feto que presenta agnatia.

**AGNATOCEFALIA** *(agnathocephaly, agnathocephalia)* Malformación congénita caracterizada por la ausencia de mandíbula, formación defectuosa de la boca y disposición baja de los ojos en la cara con unión o aproximación de los pómulos y las orejas. V. también **otocefalia**.

**AGNATOCÉFALO** *(agnathocephalus)* Feto que presenta agnatocefalia.

**AGNOSIA** *(agnosia)* Pérdida parcial o total de la facultad de reconocer objetos o personas familiares mediante estímulos sensoriales, producida por lesión cerebral orgánica. Puede afectar a cualquiera de los sentidos y se clasifica como agnosia auditiva, visual, olfativa, gustativa o táctil. V. también **autotopagnosia**.

**-AGNOSIA** *(-agnosia)* Sufijo que indica pérdida de la facultad de percibir y reconocer: *autotopagnosia, astereognosia*.

**AGNOSIA DE LA IMAGEN CORPORAL** *(body-image agnosia)* V. **autotopagnosia**.

**-AGOGO** *(-agogue)* Sufijo que significa «agente que facilita la expulsión de una sustancia específica»: *colagogo, linfagogo*.

**AGONISTA** *(agonist)* **1.** Músculo cuya contracción se opone a la de otro músculo (antagonista). **2.** Sustancia que tiene una afinidad celular específica y produce una respuesta predecible.

**AGORAFOBIA** *(agoraphobia)* Modalidad de ansiedad que se caracteriza por miedo a los lugares públicos, concurridos o abiertos, como son los campos, túneles, puentes, calles congestionadas o almacenes concurridos, en los que es difícil escapar o no se contaría con ayuda en caso de incapacidad súbita. La obsesión se observa con mayor frecuencia en la mujer que en el hombre y suele deberse a una pérdida o separación repentina durante la infancia. El tratamiento consiste en la psicoterapia para descubrir la causa de la reacción fóbica, seguida de terapia de conducta, en especial desensibilización sistemática y técnicas de sobreestimulación que reducen la ansiedad y alteran las respuestas de comportamiento. Si no se trata, el miedo y la conducta de evitación dominan la vida del enfermo, que llega a no salir de casa. V. también **fobia**.

**AGOTAMIENTO POR CALOR** *(heat exhaustion)* Trastorno caracterizado por debilidad, vértigo, náuseas, calambres musculares y pérdida de conciencia producido por la depleción de líquidos y electrólitos en situaciones de exposición a altas temperaturas o en sujetos que no logran aclimatarse al calor. La temperatura corporal es casi nor-

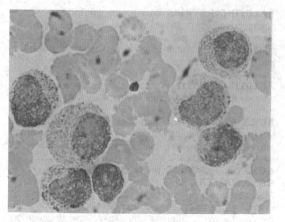

**AGRANULOCITOSIS. En la fase inicial de un cuadro agudo, hay abundantes células plasmáticas.**

mal; la presión arterial puede caer pero por lo general se normaliza cuando el sujeto adopta la posición de decúbito; la piel aparece fría, húmeda y pálida. El sujeto suele recuperarse con reposo y aporte de agua y electrólitos. Consultar la voz **hiperpirexia por calor.** V. también **calambre por calor**.

**-AGRA** (-agra) Sufijo que indica «dolor o ataque doloroso»: podagra.

**AGRAFÍA** (agraphia) Alteración neurológica por lesión del centro del lenguaje de la corteza cerebral que se caracteriza por la pérdida de la capacidad de escribir.

**AGRAFÍA DEL DESARROLLO** (developmental agraphia) Deficiencia en la capacidad de un niño para aprender a formar letras y escribir. Otras formas de aprendizaje son normales y el niño no suele presentar problemas musculoesqueléticos ni neurológicos.

**AGRANULOCITO** (agranulocyte) Leucocito que no contiene gránulos endoplásmicos, como el monocito o el linfocito. Consultar la voz **granulocito**. V. también **leucocito**.

**AGRANULOCITOSIS** (agranulocytosis) Alteración sanguí-

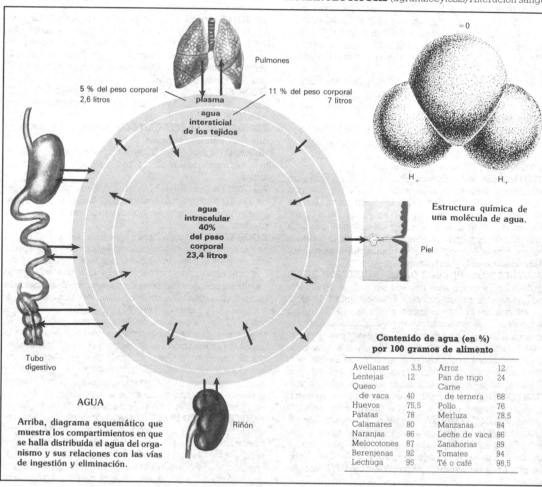

Pulmones

5 % del peso corporal
2,6 litros

plasma
agua
intersticial
de los tejidos

11 % del peso corporal
7 litros

agua
intracelular
40%
del peso
corporal
23,4 litros

= 0

H₊          H₊

Estructura química de
una molécula de agua.

Piel

Tubo
digestivo

Riñón

**AGUA**

Arriba, diagrama esquemático que muestra los compartimientos en que se halla distribuida el agua del organismo y sus relaciones con las vías de ingestión y eliminación.

**Contenido de agua (en %)
por 100 gramos de alimento**

| | | | |
|---|---|---|---|
| Avellanas | 3,5 | Arroz | 12 |
| Lentejas | 12 | Pan de trigo | 24 |
| Queso | | Carne | |
| de vaca | 40 | de ternera | 68 |
| Huevos | 75,5 | Pollo | 76 |
| Patatas | 78 | Merluza | 78,5 |
| Calamares | 80 | Manzanas | 84 |
| Naranjas | 86 | Leche de vaca | 86 |
| Melocotones | 87 | Zanahorias | 89 |
| Berenjenas | 92 | Tomates | 94 |
| Lechuga | 95 | Té o café | 98,5 |

nea caracterizada por una gran disminución del número de granulocitos (basófilos, eosinófilos y neutrófilos) que produce fiebre, malestar general, irritación faríngea y úlceras sangrantes en recto, boca y vagina. Es una enfermedad aguda y puede deberse a una reacción medicamentosa o a radioterapia.

**AGRESIÓN** *(aggression)* Acción o actitud potente y autoafirmativa que se expresa de forma física, verbal o simbólica. Puede tener su origen en los impulsos innatos o aparecer como mecanismo de defensa, y se manifiesta por actos constructivos o destructivos contra uno mismo o contra los demás. Tipos de agresión son la **agresión constructiva** y la **agresión destructiva**.

**AGRESIÓN CONSTRUCTIVA** *(constructive aggression)* Acto o declaración en respuesta a una amenaza para protegerse de la misma. V. también **agresión**.

**AGRESIÓN DESTRUCTIVA** *(destructive aggression)* Acto de hostilidad innecesario para la autoprotección o autoconservación que se dirige hacia un objeto u otra persona. V. también **agresión**.

cial para la vida y constituye más de un 70 % de la materia viva (en el cuerpo humano representa un 65 % del peso total del cuerpo). El agua pura se congela a 0 °C y hierve a 100 °C a nivel del mar.

**AGUA, TRANSMITIDO POR EL** *(waterborne)* Que es vehiculado por el agua, como ciertas epidemias de fiebre tifoidea.

**AGUAS** *(waters)* Término informal. V. **amniótico, líquido**.

**AGUDA, ENFERMEDAD** *(acute disease)* Enfermedad caracterizada por una duración relativamente breve de los síntomas que por lo general son graves. Las enfermedades agudas evolucionan hasta la recuperación del paciente a un estado de salud y actividad comparable al que presentaba antes de la enfermedad o entran en una fase crónica o conducen a muerte del paciente. V. también **crónico**.

**AGUDO** *(acute)* **1.** (Referente a una enfermedad o a un síntoma). Dícese de lo que comienza bruscamente con una intensidad marcada para desaparecer después en un período relativamente corto de tiempo. **2.** Brusco o grave. V. **crónico**.

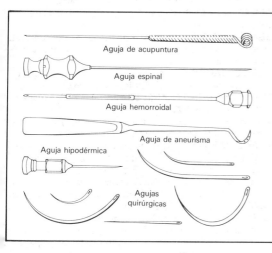

Aguja de acupuntura
Aguja espinal
Aguja hemorroidal
Aguja de aneurisma
Aguja hipodérmica
Agujas quirúrgicas

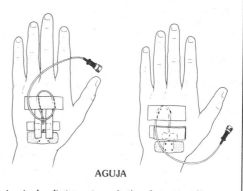

AGUJA

A la izquierda, distintos tipos. Arriba, dispositivo de seguridad en una aguja intravenosa.

**AGRESIVA ANTISOCIAL, REACCIÓN** *(unsocialized aggressive reaction)* Trastorno de la conducta caracterizado por hostilidad, agresión física y verbal, actitud vengativa y destructiva, manifiesta en actos como mentir, insultar, acciones de vandalismo y violencia física dirigida hacia los demás. Es más frecuente en muchachos que en chicas, y suele ser el resultado típico de un ambiente familiar inestable, caracterizado por arbitrariedad, frustración, rechazo, problemas conyugales, separación y divorcio. El castigo como tratamiento es ineficaz. Se aconseja la utilización de técnicas de modificación de conducta consistentes en refuerzo positivo de la conducta sociable adaptada.

**AGRIPNIA** *(agrypnia)* V. **insomnio**.

**AGRIPNÓTICO** *(agrypnotic)* **1.** Insomne. **2.** Fármaco u otra sustancia que impide el sueño.

**AGUA (H₂O)** *(wather [H2O])* Compuesto químico cuya molécula está constituida por un átomo de oxígeno y dos de hidrógeno. Casi las tres cuartas partes de la superficie terrestre están cubiertas de agua, la cual es además esen-

**AGUJA DE ANEURISMAS** *(aneurysm needle)* Aguja provista de un mango, utilizada para ligar aneurismas.

**AGUJA DE ASPIRACIÓN** *(aspiration needle)* Aguja larga y hueca que se utiliza para extraer líquido de una cavidad, un vaso o una estructura cualquiera del cuerpo.

**AGUJA DE SUTURA** *(ligature needle)* Aguja larga, delgada y curva que se utiliza para ligar un vaso.

**AGUJA HIPODÉRMICA** *(hypodermic needle)* Aguja corta, fina y hueca que se conecta a una jeringa para inyectar un medicamento bajo la piel o en los vasos y para extraer una muestra de líquido, como sangre, para su examen.

**AGUJA I.V. PARA CUERO CABELLUDO** *(scalp-vein needle)* Aguja muy fina diseñada especialmente para ser utilizada en las venas del cuero cabelludo.

**AGUJERO OBTURADOR** *(obturator foramen)* Gran abertura situada a cada lado de la porción inferior del hueso innominado. Formado en su parte posterior por el isquion, en la superior por el ilion y anteriormente por el pubis.

**AGUJERO, RASGADO POSTERIOR** *(jugular foramen)* Una

de las dos aberturas entre la parte lateral del hueso occipital y los peñascos temporales. Da paso al seno petroso inferior, seno transverso, algunas ramas meníngeas de las arterias occipital y faríngea ascendente y los nervios glosofaríngeo, vago y espinal.

**AGUJERO SACRO** *(sacral foramen)* Cada una de las varias aberturas que quedan entre las vertebras sacras fusionadas, a través de las que pasan los nervios sacros.

**AHOGAMIENTO** *(drowning)* Asfixia por inmersión en un líquido.

**AHOGO** *(chokes)* Cuadro respiratorio típico de la enfermedad por descompresión, en el que se produce tos y dolor subesternal, causado por las burbujas de gas que se hallan en los vasos sanguíneos de los pulmones.

**AIRE** *(air)* Mezcla incolora e inodora de gases que constituye la atmósfera terrestre. Está formada por nitrógeno en un 78 %, oxígeno en un 21 %, argón en casi un 1 % y dióxido de carbono, hidrógeno y ozono en pequeñas cantidades. Hay igualmente cantidades traza de helio, criptón, neón y xenón y proporciones variables de vapor de agua.

**AIRE AMBIENTAL, PATRÓN DEL** *(ambient air standard)* Concentración máxima tolerable de cualquiera de los contaminantes atmosféricos, como son el plomo, el dióxido de nitrógeno, el hidróxido sódico o el anhídrido sulfuroso. La investigación y la experiencia clínica demuestran la estrecha correlación existente entre numerosas enfermedades y compuestos químicos tóxicos.

**AIREAR** *(aerate)* Acto de cargar una sustancia o una estructura con aire, dióxido de carbono u oxígeno.

**AISLAMIENTO GENÉTICO** *(genetic isolate)* Proceso por el cual un grupo de plantas, animales o individuos son separados genéticamente por barreras geográficas, raciales, sociales, culturales o de otro tipo, lo que les impide mezclarse con otros individuos no pertenecientes al grupo. Dependiendo del tamaño de la agrupación y de la cuantía de procreación interna, los organismos aislados genéticamente muestran por lo general una mayor incidencia de defectos hereditarios, raros en otras circunstancias.

**AISLAMIENTO INVERTIDO** *(reverse isolation)* Procedimiento de aislamiento diseñado para proteger al paciente de los gérmenes que puedan llegarle procedentes del personal del hospital, de otros pacientes, de las visitas o a través del material y equipo sanitarios. Raramente es necesario aplicarlo de modo estricto y requiere la utilización de un equipo especial. La forma modificada es menos restrictiva, pero tampoco debe prolongarse innecesariamente porque provoca en el paciente sentimientos de soledad y de privación sensorial. El lavado de manos, el traje estéril, el uso de guantes y la esterilización o desinfección de materiales e instrumentos en una zona determinada varía en rigidez según la necesidad de aislamiento y las costumbres del hospital en cuestión.

**AISLAMIENTO PREVENTIVO** *(barrier nursing)* Aislamiento de un enfermo para evitar la extensión de una infección mediante la creación de una barrera aséptica a su alrededor. Los visitantes o el personal que le atiende deben llevar bata, mascarilla y guantes cada vez que entren en la habitación; el número de personal sanitario que penetre en la habitación se restringe al mínimo, así como las visitas. Las sustancias contaminadas se manipulan en función de protocolos estrictos, y atendiendo a las técnicas de aislamiento, existen diferentes modelos. El enfermo con un proceso infeccioso debe aislarse para evitar que otros pacientes contraigan la infección; los enfermos con gran susceptibilidad para las infecciones deben aislarse para protegerlos contra su posible contaminación por otros pacientes.

**«AJÁ», REACCIÓN DE** *(«aha» reaction)* (Psicología). Inspiración o advertencia repentina que se experimenta durante el pensamiento creativo. Algunos psicólogos asocian los grandes descubrimientos científicos e inspiraciones artísticas a esta reacción, que no está relacionada necesariamente con la inteligencia. El término ha reemplazado a experiencia de ajá, utilizado anteriormente por los psicólogos, en especial los de la escuela de la Gestalt, para denominar aquellas experiencias durante las cuales el individuo exclama «¡ajá!» en un momento de revelación.

**Al** *(Al)* Símbolo químico del **aluminio**.

**AL-** *(all-)* V. **alo-**.

**-AL** *(-al)* Sufijo que designa un compuesto químico que contiene un grupo aldehído: *benzal, cloral, etanal*.

**ALA CEREBELAR** *(ala cerebelli)* Ala del lobulillo central del cerebelo.

**ALA CINÉREA** *(ala cinerea)* Zona triangular del suelo del IV ventrículo del cerebro, de la cual parten las fibras autónomas del nervio vago.

**ALA DEL SACRO** *(ala of the sacrum)* Formación plana que constituye las porciones laterales del sacro.

**ALANINA-AMINOTRANSFERASA** *(alanine- aminotransferasa [ALT]* V. **GPT**.

**ALANTO-** *(allanto-)* Prefijo que significa «perteneciente al alantoides»: *alantocorion, alantotóxico*.

**ALANTOIDES** *(allantois)* Extensión tubular del endodermo del saco vitelino, que se extiende con los vasos alantoideos por el tallo del cuerpo del embrión. En los embriones humanos, los vasos alantoideos se convierten en vasos umbilicales y vellosidades coriónicas. V. también **cordón umbilical; pedículo embrionario**.

**ALANTOIDOANGIOPAGOS** *(allantoidoangiopagus)* Fetos gemelos de tamaño desigual unidos por los vasos del cordón umbilical. Denominados también **onfaloangiopagos**. V. también **onfalosito**.

**ALAR, LIGAMENTO** *(alar ligament)* Uno de los dos ligamentos que unen el axis con el hueso occipital y limitan la rotación del cráneo. Denominado también ligamento de refuerzo y ligamento odontoideo.

**ALARMA, REACCIÓN DE** *(alarm reaction)* Primera fase del síndrome general de adaptación en la que se ponen en marcha diversos mecanismos orgánicos y psíquicos destinados a contrarrestar una situación de estrés físico o emocional. V. también **estrés**.

**ALASTRIM** *(alastrim)* Forma leve de viruela causada por una cepa poco virulenta de *Poxvirus variolae* que, a diferencia de la viruela mayor, no suele ser mortal. Denominada también **sarna cubana; viruela menor**. V. también **viruela**.

**ALB-** *(alb-)* Prefijo que significa «blanco»: *albedo, albugo, albúmina*.

**ALBA, LÍNEA** *(linea alba)* Porción de la aponeurosis abdominal anterior situada en la línea media del abdomen,

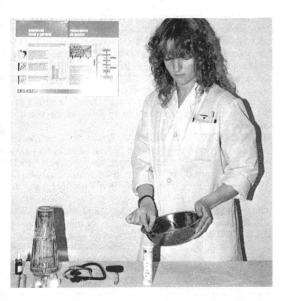
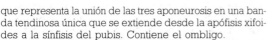
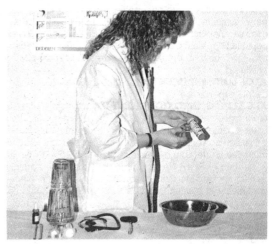

ALBÚMINA. A la izquierda, enfermera sumergiendo en la orina una tira de papel colorimétrico. A la derecha, comparándola con la tonalidad de la escala tipo.

que representa la unión de las tres aponeurosis en una banda tendinosa única que se extiende desde la apófisis xifoides a la sínfisis del pubis. Contiene el ombligo.

**ALBERS-SCHÖNBERG, ENFERMEDAD DE** (*Albers-Schönberg disease*) V. **osteopetrosis**.

**ALBINISMO** (*albinism*) Trastorno congénito caracterizado por una deficiencia total o parcial de pigmento melánico. Los individuos con déficit total presentan una piel blanca que no se broncea, tienen asimismo el pelo blanco y los ojos de color rosa y en ellos se observa nistagmo, astigmatismo y fotofobia. Los albinos son más propensos a las quemaduras solares, la dermatitis actínica y el cáncer de piel que los sujetos normales.

**ALBRIGHT, SÍNDROME DE** (*Albright's syndrome*) Trastorno caracterizado por displasia fibrosa del hueso, manchas cutáneas de color marrón y disfunción endocrina. Provoca pubertad precoz en las niñas, no así en los niños. Las lesiones óseas son fibromas arenosos de color gris rojizo con áreas de fibras gruesas, que pueden aparecer en uno o varios huesos y suelen provocar deformidades. En algunos casos hay hipertiroidismo. El tratamiento comprende osteotomía, curetaje e injerto.

**ALBÚMINA** (*albumin*) Proteína hidrosoluble compuesta por carbono, hidrógeno, oxígeno, nitrógeno y azufre, capaz de coagular por la acción del calor. Casi todos los tejidos animales y algunos vegetales presentan varios tipos de albúmina. La determinación de los niveles y tipos de albúmina en orina, sangre y otros tejidos orgánicos es la base de un gran número de pruebas de laboratorio.

**ALBÚMINA A** (*albumin A*) Constituyente del suero sanguíneo que se acumula en las células neoplásicas y es deficitario en la sangre de los enfermos cancerosos.

**ALBÚMINA DE ÓRGANO** (*organ albumin*) Albúmina característica de un órgano particular.

**ALBÚMINA HUMANA** (*albumin human*) Expansor del plasma.

INDICACIONES: Se utiliza en el tratamiento de la hipoproteinemia, hiperbilirrubinemia y shock hipovolémico.

CONTRAINDICACIONES: Anemia e insuficiencia cardiaca graves.

EFECTOS SECUNDARIOS: Los más graves son escalofríos, hipotensión, fiebre y urticaria.

**ALBÚMINA MUSCULAR** (*muscle albumin*) Albúmina presente en el músculo.

**ALBÚMINA SÉRICA** (*serum albumin*) Proteína plasmática muy importante para el mantenimiento de la presión oncótica de la sangre.

**ALBÚMINA VEGETAL** (*vegetable albumin*) Albúmina producida en las plantas.

**ALBUMINURIA** (*albuminuria*) V. **proteinuria**.

**-ALBUMINURIA** (*-albuminuria*) Cuando forma un término compuesto con otra palabra indica alteración caracterizada por exceso de proteínas séricas en orina: *noctalbuminuria, nictalbuminuria, pseudoalbuminuria*.

**ALBUMINURIA ORTOSTÁTICA** (*orthostatic albuminuria*) V. **proteinuria ortostática**.

**ALBUMINURIA POSTURAL** (*postural albuminuria*) V. **proteinuria ortostática**.

**ÁLCALI** (*alkali*) Compuesto con características químicas de base. Los álcalis se combinan con ácidos grasos para formar jabones, vuelven azul el papel tornasol y reaccionan dando lugar a carbonatos hidrosolubles. V. también **ácido; base**.

**ALCALINIDAD** (*alkalinity*) Basicidad.

**ALCALINIZAR** (*alkalinize, alkalize*) Transformar una sustancia en alcalina, por ejemplo mediante adición de una base. Consultar la voz **acidificar**.

**-ALCALINO** (*-alkaline*) Sufijo que significa «relativo al álcali»: *silicoalcalino, subalcalino, vegetoalcalino*.

**ALCALINO, ALIMENTOS PRODUCTORES DE SEDIMENTO** (*alkaline-ash producing foods*) Alimentos que alcalinizan la orina, reduciendo así la incidencia de cálculos urinarios ácidos y que pueden ser suprimidos de la dieta para disminuir la incidencia de cálculos alcalinos. Entre ellos se encuentran: los productos lácteos, las frutas (excepto las ciruelas, fresas, pasas y arándanos), los vegetales (salvo maíz y lentejas), almendras, castañas, coco y aceitunas.

**ALCALINO, SEDIMENTO** *(alkaline-ash)* Residuo urinario de pH superior a 7.

**ALCALINOS, INTOXICACIÓN POR** *(alkali pisoning)* Estado tóxico causado por ingestión de un agente alcalino, como el amoníaco líquido, la lejía y determinados detergentes en polvo. El tratamiento de urgencia incluye la administración de abundantes cantidades de agua o leche para diluir el álcali. No se induce el vómito ni se administran ácidos débiles. Deberá trasladarse a la víctima inmediatamente al hospital, para la observación de cualquier lesión corrosiva esofágica, o de cualquier anomalía metabólica, y para la eliminación mecánica del álcali mediante intubación y lavado gástrico. Consultar la voz **ácidos, intoxicación por**.

**ALCALOIDE DEL OPIO** *(opium alkaloid)* Cualquiera de los diferentes alcaloides aislados del exudado lechoso de las cortezas de las cápsulas verdes de *Papaver somniferum*, especie de adormidera natural del Oriente Próximo. Tres de los alcaloides, codeína, papaverina y morfina, se utilizan en clínica para el alivio del dolor, pero su uso entraña el riesgo de dependencia física o psíquica. La morfina es el estándar frente al cual se miden los efectos analgésicos de los nuevos medicamentos. Los alcaloides del opio y sus derivados semisintéticos, como la heroína, actúan sobre el sistema nervioso central produciendo analgesia, cambio en el estado de ánimo, somnolencia y torpor mental. Los efectos en una persona que sufre dolor suelen ser placenteros, la euforia y el sueño libre de dolor no son infrecuentes, pero, en ocasiones, se producen náuseas y vómitos. A dosis normales, los efectos analgésicos se consiguen sin pérdida de conciencia. La morfina y sus sustitutivos parecen aliviar el malestar de la sensación original y la reacción de la persona a la sensación; así, el dolor real disminuye y lo que permanece de él es más soportable para el enfermo. Los alcaloides del opio tienen otros diversos efectos sobre diferentes sistemas del organismo: suprimen la tos; el modelo de actividad eléctrica cerebral se asemeja al del sueño; contraen las pupilas; deprimen la respiración en frecuencia, volumen/minuto y volumen corriente; disminuyen la actividad secretora y motilidad del tracto gastrointestinal; y reducen las secreciones biliares y pancreáticas. El uso de la morfina como antidiarreico precedió a su utilización como analgésico en cientos de años. Preparado en forma de tintura, sigue siendo el agente astringente más eficaz disponible.

**ALCALOSIS** *(alkalosis)* Estado anormal de los líquidos corporales, caracterizado por una tendencia al aumento del pH, debido, por ejemplo, a un exceso de bicarbonato alcalino o a deficiencia de ácidos. La alcalosis respiratoria puede estar causada por hiperventilación, con pérdida excesiva de dióxido de carbono y déficit de ácido carbónico. La acidosis metabólica puede deberse a ingesta excesiva o retención de bicarbonato, pérdida de ácido gástrico por vómitos, depleción de potasio o cualquier estímulo

que aumente el intercambio de hidrógeno por sodio. Se dice que la alcalosis está compensada si algún mecanismo adaptativo, por ejemplo un sistema tampón, la retención de dióxido de carbono o la excreción de bicarbonato, impide la variación del pH. El tratamiento de la alcalosis descompensada requiere corrección de la deshidratación y de los diversos déficits iónicos para restaurar el equilibrio acido-base normal, en el cual la relación entre el ácido carbónico y el bicarbonato es de 20 a 1. Comparar con **acidosis**.

**ALCALOSIS HIPOCALIÉMICA** *(hypokalemic alkalosis)* Estado patológico resultante de la acumulación de bases o de la pérdida de ácido del organismo, y que se asocia con niveles bajos de potasio sérico. La retención de un álcali o la pérdida de un ácido se produce principalmente en el líquido extracelular, aunque el pH del líquido extracelular puede ser también más alto de lo normal. V. también **hipocaliemia**.

**ALCALOSIS METABÓLICA** *(metabolic alkalosis)* Trastorno caracterizado por pérdida significativa de ácidos o por aumento del nivel de bicarbonato. La disminución de ácidos puede deberse a vómitos, sustitución insuficiente de electrólitos, hiperadrenocorticalismo y enfermedad de Cushing. El aumento de bicarbonato puede tener su origen en diversas anomalías, como la ingestión de bicarbonato de sodio y otros antiácidos durante el tratamiento de la úlcera péptica y la administración de fluidos intravenosos con alta concentración de bicarbonato. En ausencia de tratamiento, la alcalosis metabólica importante puede conducir al coma y a la muerte. Consultar la voz **alcalosis respiratoria**. V. también **acidosis metabólica; acidosis respiratoria**.

OBSERVACIONES: Los signos y síntomas de alcalosis metabólica pueden incluir apnea, cefaleas, letargia, irritabilidad, náuseas, vómitos y taquicardia auricular. La confirmación del diagnóstico suele basarse en los datos de laboratorio, que muestran un pH sanguíneo superior a 7,45, una concentración de ácido carbónico por encima de 29 mEq/l y orina alcalina. El electrocardiograma puede revelar taquicardia auricular, con ondas T bajas que se unen con las P.

ACTUACIÓN: El tratamiento pretende eliminar la causa subyacente de la alcalosis y puede incluir administración IV de cloruro amónico para liberar cloruro de hidrógeno y restaurar los niveles de cloro. El cloruro potásico y la solución salina fisiológica suelen sustituir las pérdidas de líquidos por drenaje gástrico, pero están contraindicados en los pacientes con insuficiencia cardiaca congestiva.

ACTUACIÓN DE LA ENFERMERA: Las enfermeras deben vigilar de cerca el estado del paciente y administrar con precaución cualquier solución IV prescrita. La administración IV de cloruro amónico suele estar contraindicada en los pacientes con enfermedad hepática o renal. La infusión demasiado rápida de esa sustancia puede hemolizar los hematíes y las dosis excesivas quizá lleguen a producir acidosis. Se anotan cuidadosamente la ingesta y la eliminación de líquidos y se vigila con regularidad la frecuencia respiratoria. La disminución del número de respiraciones por minuto indica un esfuerzo para compensar la alcalosis.

**ALCALOSIS RESPIRATORIA** *(respiratory alkalosis)* Trastorno que se caracteriza por una disminución de la $PCO_2$, disminución de la concentración de hidrogeniones y aumento del pH sanguíneo. Está producido por enfermedades pulmonares y no pulmonares. Entre las primeras se encuentran el asma aguda, la enfermedad vascular pulmonar y la neumonía. Algunas causas no pulmonares son la intoxicación con aspirina, la ansiedad, la fiebre, la acidosis metabólica, la inflamación del sistema nervioso central, la septicemia por gramnegativos y la insuficiencia hepática. La hiperventilación asociada a alcalosis respiratoria proviene de la ansiedad extrema. Consultar la voz **alcalosis metabólica.** V. también **acidosis metabólica; acidosis respiratoria**.

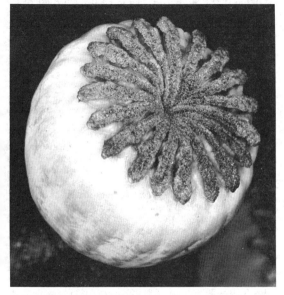

**ALCALOIDE DE OPIO.** La adormidera *(papaver somniferum)* es la planta de la que se extrae el opio.

OBSERVACIONES: Uno de los principales signos de la alcalosis respiratoria son las respiraciones rápidas y profundas, con una frecuencia de hasta 40 respiraciones por minuto. Otros síntomas son la sensación de flotar, los mareos, las parestesias periféricas, el espasmo de manos y pies, la debilidad muscular, la tetania y las arritmias cardiacas. El diagnóstico se confirma por la aparición de niveles de $PCO_2$ en sangre inferiores a 35 mmHg, aunque la determinación del pH sanguíneo es esencial para diferenciar entre una acidosis metabólica y una alcalosis respiratoria. En la fase aguda, el pH sanguíneo aumenta en proporción con la caída de la $PCO_2$, aunque en la fase crónica se mantiene dentro de los límites normales de 7,35 a 7,45. La concentración de ácido carbónico es normal en la etapa aguda de este trastorno, aunque es inferior a la normalidad en la fase crónica.
ACTUACIÓN: El tratamiento de la alcalosis respiratoria se centra en eliminar la causa subyacente. En los casos graves, especialmente en los provocados por una ansiedad, extrema, los enfermos pueden tratarse haciéndoles respirar en una bolsa de papel, con lo que inhalan un aire rico en ácido carbónico que compensa el déficit creado por la hiperventilación. También son útiles los sedantes para disminuir la frecuencia respiratoria. Es necesario vigilar las funciones neurológica, neuromuscular y cardiovascular, la gasometría arterial y los electrólitos séricos.

**ALCANFOR** *(camphor)* Sustancia cristalina incolora o blanca de olor penetrante y de sabor acre que se encuentra de forma natural en ciertas plantas, especialmente *Cinnamomum camphora.* Denominado también alcanfor de goma; alcanfora.

**ALCANFOR DE FENOL** *(phenol camphor)* Mezcla oleaginosa de alcanfor y fenol que se utiliza como antiséptico y analgésico dental.

**ALCANFOR FENICADO** *(cabolated camphor)* Mezcla de 1,5 partes de alcanfor con una parte de alcohol y otra de fenol que se utiliza como antiséptico en la preparación de apósitos para heridas.

**ALCANFOR MENTOLADO** *(mentholated camphor)* Mezcla a partes iguales de alcanfor y mentol utilizada para combatir la irritación local. Denominado también **mentol**.

**ALCANFOR RESORCINADO** *(resorcinated camphor)* Mezcla de alcanfor y resorcinol que se utiliza para el tratamiento de la pediculosis y la sarna.

**ALCANFORADO, ALCOHOL** *(rubbing alcohol)* Desinfectante de la piel y del instrumental médico. Contiene 70 % de alcohol etílico, el resto es agua y desnaturalizantes, con o sin color y perfume. Puede producir sequedad de la piel. Es inflamable y sólo útil para uso externo.

**ALCAPTONURIA** *(alkaptonuria)* Enfermedad hereditaria rara, debida al metabolismo incompleto del aminoácido tirosina, en la cual se excretan cantidades anormales de ácido homogentísico, que proporciona un color oscuro a la orina. En este trastorno, transmitido por un gen autosómico recesivo, falta una enzima metabólica clave del organismo. Por lo general no causa síntomas hasta la época media de la vida, en la que puede aparecer ocronosis, un tipo de artritis.

**ALCOCK, CONDUCTO DE** *(Alcock's canal)* Conducto formado por el músculo obturador interno y la fascia del obturador que es atravesado por el nervio y los vasos pudendos. Denominado también **pudendo, conducto**.

**ALCOHOL** *(alcohol)* **1.** (U.S.P.) Preparación que contiene entre un 92,3 y un 93,8 % en peso de alcohol etílico y que se usa como antiséptico y disolvente. **2.** Líquido incoloro y volátil miscible en agua, cloroformo y éter, obtenido a partir de la fermentación de carbohidratos en presencia de levadura. **3.** Compuesto derivado de un hidrocarburo, en el que se han sustituido uno o más átomos de hidrógeno por un número equivalente de grupos hidroxilo (OH). Los alcoholes se clasifican en monoalcoholes, dialcoholes, trialcoholes, etc., según el número de radicales hidroxilo que contengan.

**ALCOHOL ALCANFORADO** *(rubbing alcohol)* Desinfectante de la piel y del instrumental médico. Contiene 70 % de alcohol etílico, el resto es agua y desnaturalizantes, con o sin color y perfume. Puede producir sequedad de la piel. Es inflamable y sólo útil para uso externo.

**ALCOHOL DE AZÚCAR** *(sugar alcohol)* Alcohol producido por la reducción de un aldehído o cetona de un azúcar.

**ALCOHOL DE MADERA** *(wood alcohol)* V. **metanol**.

**ALCOHOL DESHIDRATADO** *(dehytrated alcohol)* Líquido claro, incoloro, muy higroscópico y de un sabor quemante, que contiene al menos un 99,5 % de alcohol etílico por volumen. Denominado también **alcohol absoluto**.

**ALCOHOL DESNATURALIZADO** *(denatured alcohol)* Alcohol etílico que se hace no apto para su ingestión mediante la adición de acetona o metanol y que se utiliza como disolvente en ciertos procesos químicos.

**ALCOHOL DESODORIZADO** *(deodorized alcohol)* Líquido libre de impurezas orgánicas que contiene un 92,5 % de alcohol absoluto.

**ALCOHOL ESTEARÍLICO** *(stearyl alcohol)* Sustancia sólida que se obtiene por hidrogenación catalítica del ácido esteárico y que se utiliza en la preparación de diversos ungüentos.

**ALCOHOL FENILETÍLICO** *(phenylethyl alcohol)* Líquido incoloro, aromático y de sabor acre que se utiliza como agente bacteriostático y como conservador en las soluciones medicinales. Denominado también **bencil-carbonol**.

**ALCOHOL FENÍLICO** *(phenilic alcohol)* V. **carbólico, ácido**.

**ALCOHOL INSATURADO** *(unsaturated alcohol)* Alcohol derivado de un hidrocarburo no saturado, como alqueno u olefina.

**ALCOHOL N-PROPÍLICO** *(N-propyl alcohol)* Líquido incoloro utilizado como disolvente de resinas.

**ALCOHOL TRIHÍDRICO** *(trihydric alcohol)* Alcohol que contiene tres grupos hidróxilo.

**ALCOHÓLICA, INTOXICACIÓN** *(alcohol poisoning)* Intoxicación debida a la ingestión de cualquier tipo de alcohol; entre estos, los que con más frecuencia causan intoxicación son el etílico, el isopropílico y el metílico. El alcohol etílico forma parte del whisky, brandy, ginebra y otras muchas bebidas; en general es mortal sólo si se ingieren grandes cantidades en un corto espacio de tiempo. El alcohol isopropílico es más tóxico; la ingestión de 226,80 g puede provocar insuficiencia cardiaca o respiratoria. El alcohol metílico (alcohol de madera) es extremadamente venenoso: con 28-60 g se producen náuseas, vómitos, dolores abdominales e incluso ceguera y muerte. El tratamiento de la intoxicación alcohólica consiste en el lavado gástrico, la administración de bicarbonato sódico y dextrosa IV, reposo en cama, administración oral o IV de etanol y hemodiálisis si es necesario.

**ALCOHÓLICO, TRANCE** *(alcoholic trance)* Estado de automatismo que aparece a consecuencia de una intoxicación alcohólica.

**ALCOHOLISMO** *(alcoholism)* Dependencia extrema del alcohol asociada con la aparición progresiva de trastornos en el comportamiento. Es una enfermedad crónica de comienzo lento e insidioso que puede aparecer a cualquier edad. La causa es desconocida pero tienen especial incidencia en ella factores de tipo cultural y psicosocial, como demuestra la elevada proporción de familiares de alcohólicos que padecen dicha enfermedad, mayor que la que presenta el resto de la población. La embriaguez habitual destruye paulatinamente la vida social, familiar y laboral del enfermo, así como su propia salud. Las consecuencias médicas más frecuentes son la depresión del sistema nervioso central y la cirrosis hepática. La gravedad de las mismas aumenta si al alcoholismo se asocia la malnutrición. Los alcohólicos padecen también gastritis alcohólica, neuropatía periférica, alucinaciones auditivas y problemas cardiacos. La supresión brusca del alcohol en un adicto provoca debilidad, sudoración e hiperreflexia. La forma más grave de síndrome de abstinencia alcohólica se llama «delirium tremens». La prescripción de medicamentos a estos enfermos debe hacerse teniendo en cuenta que algunos potencian la acción depresora que ejerce el alcohol sobre el sistema nervioso central. El tratamiento consiste en psicoterapia (en especial, terapia de grupo, como la que pone en práctica la asociación Alcohólicos Anónimos), electroshock y medicamentos que producen aversión por el alcohol. V. también **delirium tremens**.

**ALCOHOLISMO AGUDO** *(acute alcoholism)* Estado de intoxicación resultante del consumo excesivo de bebidas alcohólicas. El síndrome es temporal y se caracteriza por depresión de los centros nerviosos superiores con disminución del control motor, estupor, pérdida de la coordinación y con frecuencia náuseas, deshidratación, cefalea y otros síntomas psíquicos. Consultar la voz **alcoholismo crónico**.

**ALCOHOLISMO CRÓNICO** *(chronic alcoholism)* Estado patológico consecutivo a la ingestión habitual de alcohol en cantidades excesivas. El síndrome implica complejos factores culturales, psicológicos, sociales y fisiológicos, y habitualmente degrada el estado físico del enfermo y su capacidad para desenvolverse con normalidad en sociedad. Los síntomas de la enfermedad son anorexia, diarrea, pérdida de peso, alteraciones neurológicas y psiquiátricas (sobre todo la depresión) y degeneración grasa del hígado, que puede terminar en cirrosis. El tratamiento depende de la gravedad de la enfermedad y de sus complicaciones; a veces incluso es necesario hospitalizar al paciente. Se debe llevar a cabo terapia de nutrición, empleo de tranquilizantes en el proceso de destoxicación, disulfiram como coadyuvante para la abstinencia y psicoterapia. El alcoholismo con frecuencia para inadvertido en enfermos hospitalizados a causa de accidentes o por esofagitis, gastritis, neuropatías periféricas, anemia o depresión, todos los cuales son efectos secundarios del abuso del alcohol. Si no se diagnostica y trata la enfermedad, el enfermo no se recuperará. En este sentido, las enfermeras generalmente dedican más tiempo a estos enfermos que los médicos, y están en una posición ideal para descubrir la enfermedad y observar los signos de abstinencia; en tal caso, la enfermera debe informar al médico para que se comience la desintoxicación, la medicación sedante y otras medidas terapéuticas adyuvantes. Si el enfermo necesita ser sometido a alguna intervención quirúrgica es imperativo que el anestesista conozca su condición de alcohólico. El alcoholismo es una enfermedad familiar, por lo que a veces es necesario tratar a toda la familia para que el alcohólico se recupere. Existen organizaciones, como la de Alcohólicos Anónimos, que proporcionan apoyo moral a estas familias y al enfermo alcohólico para facilitar su rehabilitación.

**ALCOHÓLICOS ANÓNIMOS (AA)** *(alcoholics anonymous [AA])* Organización internacional fundada en 1935 y formada por antiguos alcohólicos con la finalidad de ayudar a otros alcohólicos a abandonar el consumo del alcohol. Para ello se cuenta con el apoyo de un grupo de personas que comparten sus experiencias y la fe común en un poder superior. El programa de AA, que utiliza recursos médicos y religiosos en la lucha contra el alcoholismo, se basa en la asistencia regular a reuniones y el propósito de abandonar definitivamente el alcohol a partir de un momento determinado. Las reuniones tienen lugar en fábricas, escuelas, iglesias, hospitales y muchas otras instituciones.

**ALDOLASA** *(aldolase)* Enzima muscular que interviene en la glucólisis anaerobia, catalizando la transformación de fructosa 1,6-difosfato en gliceraldehído 3-fosfato. Puede catalizar también la reacción inversa. V. también **glucólisis**.

**ALDOSTERONA** *(aldosterone)* Hormona esteroidea producida por la corteza adrenal que interviene en la regulación de los niveles sanguíneos de sodio y potasio.

**ALDOSTERONISMO** *(aldosteronism)* Trastorno caracterizado por hipersecreción de aldosterona, que puede ser debida a alteración primaria de la corteza adrenal o a su respuesta a un proceso patológico exterior a ella. El aldosteronismo primario puede deberse a hiperplasia adrenal o a un tumor de la glándula secretora de aldosterona, como ocurre en el síndrome de Conn. El aldosteronismo secundario conlleva un aumento de la actividad de renina plasmática y puede ser consecuencia de síndrome nefrótico, cirrosis hepática, edema idiopático, insuficiencia cardiaca congestiva, traumatismos, quemaduras y estrés de cualquier etiología. La hipersecreción de aldosterona estimula la retención de sodio y la excreción de potasio y produce aumento de la volemia y de la tensión arterial, alcalosis, debilidad muscular, tetania, parestesias, nefropatía, arritmias ventriculares y otros trastornos cardiacos. El desequilibrio electrolítico del aldosteronismo causa polidipsia y poliuria. El tratamiento del aldosteronismo primario por tumor adrenal consiste en resección quirúrgica y quimioterapia citotóxica específica con mitotano. La espironolactona se usa en el tratamiento sintomático del aldosteronismo por su antagonismo con la aldosterona. Denominado también **hiperaldosteronismo**.

**ALDOSTERONOMA** *(aldosteronoma)* Adenoma de la corteza adrenal, generalmente de pequeño tamaño, que aparece con más frecuencia en la glándula izquierda que en la derecha. Es un tumor productor de aldosterona que produce hiperaldosteronismo con retención de sal, expansión de volumen del líquido extracelular y aumento de la tensión arterial.

**ALEACIÓN** *(alloy)* Mezcla de dos o más metales o sustancias con propiedades metálicas. La mayoría se obtienen mezclando metales fundidos de forma que se disuelven entre ellos. En medicina encuentran aplicación algunas aleaciones, como las utilizadas para fabricar prótesis y amalgamas dentales. V. también **amalgama**.

**ALEATORIA, DISTRIBUCIÓN** *(randomization)* Proceso de asignación de sujetos u objetos a grupos experimentales o de control sobre una base aleatoria.

**ALELO** *(allele)* **1.** Una de las dos o más formas alternativas de un gen, que ocupan «loci» (lugares) correspondientes en cromosomas homólogos. **2.** Una de las dos o más características contrapuestas transmitidas por genes alternativos. Denominado también **alelomorfo**.

**ALELO-** *(allelo-)* Prefijo que significa «perteneciente a otro»: *alelocatálisis, alelomorfo, alelotaxis.*

**ALELOMORFO** *(allelomorph)* V. **alelo**.

**ALEPO, BOTÓN DE** *(Aleppo boil)* V. **botón de oriente**.

**ALERGÉNICO** *(allergenic)* Sustancia que tiende a causar reacciones de hipersensibilidad en ciertos individuos

**ALERGENO** *(allergen)* Sustancia capaz de producir una reacción de hipersensibilidad en el organismo, pero no necesariamente perjudicial por sí misma. Entre los más comunes se incluyen el polen, la caspa animal, el polvo doméstico, las plumas y diversos alimentos. Según ciertos estudios, una de cada seis personas es hipersensible a uno o más alergenos. El organismo del individuo normal desarrolla inmunidad natural o adquirida frente a los alergenos, pero en las personas menos afortunadas el sistema inmunitario puede ser excesivamente sensible a las sustancias extrañas y a ciertos productos naturales del cuerpo. El organismo normal se protege a sí mismo contra los alergenos o los antígenos mediante complejas reacciones químicas de los sistemas inmunitarios celular y humoral. En la actualidad, continúan mejorándose los métodos encaminados a identificar los alergenos específicos que afectan a un determinado individuo. La técnica más común se basa en una prueba cutánea, que permite examinar varios alergenos simultáneamente.

**ALERGIA** *(allergy)* Reacción de hipersensibilidad frente a ciertos antígenos inocuos en sí mismos, la mayoría de ellos de origen ambiental. Se ha comprobado que uno de cada seis norteamericanos padece alguna alergia grave, y que en Estados Unidos existen más de 20 millones de personas con reacciones alérgicas por alergenos inhalados o transportados por el aire, como el humo de tabaco, el polvo doméstico y los pólenes. La rinitis alérgica causada por alergenos de transmisión aérea, afecta sobre todo a niños y adolescentes, aunque existe en todos los grupos de edad. Las alergias se clasifican de acuerdo con los tipos I, II, III y IV de hipersensibilidad. En los tipos I, II y III intervienen distintos anticuerpos inmunoglobulínicos y sus interacciones con antígenos diferentes. La alergia tipo IV se asocia con dermatitis por contacto y está causada por los linfocitos T, que reaccionan directamente con el antígeno y provocan inflamación local. Las alergias se dividen según que produzcan reacciones inmediatas por anticuerpos, o tardías por células. En las reacciones alérgicas inmediatas intervien en los tipos I, II y III de hipersensibilidad, y la reacción antígeno-anticuerpo, que activa ciertas enzimas, creando un desequilibrio entre ellas y sus inhibidores. Las reacciones alérgicas inmediatas liberan también ciertas sustancias hacia la circulación, como la histamina, la bradicinina, la acetilcolina, la gammaglobulina G y la leucotaxina. Las reacciones alérgicas tardías están causadas por antígenos, pero no parecen depender de anticuerpos. Según el tipo de hipersensibilidad involucrado, los síntomas alérgicos comunes pueden consistir en congestión bronquial, conjuntivitis, edema, fiebre, urticaria y vómi. Las reacciones alérgicas graves, como la anafilaxis, pueden causar shock y muerte. Los síntomas de duración li-

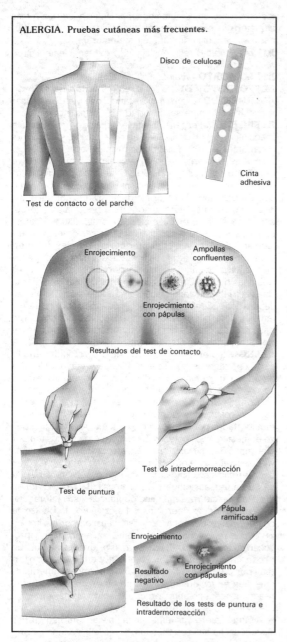

**ALERGIA. Pruebas cutáneas más frecuentes.**

Disco de celulosa

Cinta adhesiva

Test de contacto o del parche

Enrojecimiento

Ampollas confluentes

Enrojecimiento con pápulas

Resultados del test de contacto

Test de intradermorreacción

Test de puntura

Pápula ramificada

Enrojecimiento

Resultado negativo

Enrojecimiento con pápulas

Resultado de los tests de puntura e intradermorreacción

Cuando las reacciones alérgicas ponen en peligro la vida del paciente, puede administrarse fosfato sódico de dexametasona IV. Para los cuadros más leves, como la enfermedad del suero y la fiebre del heno, se emplean de modo habitual los antihistamínicos. V. también **alérgicas, pruebas.**

**ALERGIA ALIMENTARIA** *(food allergy)* Estado de hipersensibilidad debido a la ingestión de un antígeno alimentario específico. Entre los síntomas posibles figuran rinitis alérgica, asma bronquial, urticaria, edema angioneurótico, dermatitis, prurito, cefalea, laberintitis y conjuntivitis, náuseas, vómitos, diarrea, espasmo pilórico, cólico, estreñimiento espástico, colitis mucosa y eccema perianal. Los alergenos alimentarios son de naturaleza predominantemente proteínica. Entre los alimentos que causan con más frecuencia reacciones alérgicas se incluyen: trigo, leche, huevos, pescados, chocolate, maíz, frutos secos, fresas, pollo, cerdo, legumbres, tomates, pepinos, ajo y cítricos. Rara vez se comportan como alergenos el arroz, la carne de cordero, la gelatina, el melocotón, la pera, la zanahoria, la lechuga, la alcachofa, el aceite de sésamo y la manzana. El diagnóstico de una alergia alimentaria específica se obtiene mediante historia detallada, diario alimentario, dieta de eliminación o pruebas cutáneas.

**ALERGIA FÍSICA** *(physical allergy)* Respuesta alérgica frente a factores físicos como el frío, el calor o un traumatismo. Por lo general en las personas que padecen alergias físicas se encuentran anticuerpos específicos. Las características más frecuentes de esta forma de alergia son el prurito, la urticaria y el angioedema. Puede haber fotosensibilidad condicionada por el empleo de determinados cosméticos o fármacos. La mejor medida profiláctica es la eliminación del estímulo y como tratamiento se prescriben antihistamínicos o esteroides. Consultar también la voz **dermatitis de contacto.** V. también **atópico.**

**ALERGIA GASTROINTESTINAL** *(gastrointestinal allergy)* Reacción de hipersensibilidad inmediata que sigue a la ingestión de ciertos alimentos o fármacos. Se diferencia de la alergia alimentaria en que puede afectar a órganos distintos del sistema digestivo. Los síntomas característicos incluyen prurito y tumefacción de la boca, náuseas, vómitos, diarreas (a veces con sangre), dolor abdominal intenso y en los casos graves shock anafiláctico. Para el tratamiento es necesario identificar y eliminar el alergeno. Durante el episodio agudo puede administrarse adrenalina como estimulante y relajantes musculares para disminuir el espasmo intestinal causante del dolor. En la niñez, la alergia gastrointestinal suele deberse a hipersensibilidad frente a la leche de vaca y se caracteriza por diarrea y dolor cólico, a veces con vómitos, eccema, dificultad respiratoria y trombocitopenia. V. también **lactosa, intolerancia a la.**

**ALERGIA MEDICAMENTOSA** *(drug allergy)* Hipersensibilidad a un agente farmacológico que se manifiesta por reacciones que varían desde una erupción cutánea leve hasta un shock anafiláctico, dependiendo del individuo, el alergeno y la dosis. Las sustancias que con mayor frecuencia producen alergia son los medios de contraste que contienen yodo, la aspirina, la fenilbutazona, la novobiacina, la penicilina y otros antibióticos.

**ALÉRGICA, REACCIÓN** *(allergic reaction)* Respuesta de

mitada, como los asociados con la fiebre del heno, la enfermedad del suero, la picadura de abeja y la urticaria pueden suprimirse mediante glucocorticoides, administrados complementariamente al tratamiento principal. Estos esteroides pueden tardar bastante tiempo en hacer efecto. Las reacciones alérgicas graves, como la anafilaxis y el edema angioneurótico de la glotis, requieren en general tratamiento inmediato con adrenalina subcutánea.

hipersensibilidad frente a un alergeno con el que el organismo ha tenido contacto previamente, y frente al que ha desarrollado anticuerpos. La exposición posterior provoca liberación de histamina y diversos síntomas, que incluyen urticaria, eccema, disnea, broncospasmo, diarrea, rinitis, sinusitis, laringospasmo y anafilaxis. Suele existir eosinofilia demostrable en la fórmula leucocitaria.

**ALÉRGICAS, PRUEBAS** (allergy testing) Cualquiera de los distintos procedimientos usados para identificar los alergenos específicos, a los que son hipersensibles los pacientes. Son muy útiles para prescribir el tratamiento destinado a prevenir las reacciones alérgicas o a reducir su intensidad. Las pruebas cutáneas constituyen la técnica más frecuente para evaluar las alergias, y de modo habitual exponen al paciente a pequeñas cantidades de alergenos sospechosos. En general, las reacciones positivas aparecen antes de 20 minutos, y suelen manifestarse por grados variables de eritema. Entre los factores que deben tenerse en cuenta al realizar pruebas alérgicas, se incluyen la historia médica del paciente, los antecedentes alérgicos, el medio ambiente y la dieta. Suele indicarse a los pacientes que van a someterse a este tipo de pruebas, que interrumpan el uso de cualquier antihistamínico, por lo menos desde 24 horas antes, ya que estos fármacos pueden interferir con los resultados. Los tipos más frecuentes de pruebas alérgicas son las intradérmicas, las de escarificación, las de parches, las conjuntivales y las de provocación.

**ALÉRGICO** (allergic) **1.** Relacionado con la alergia. **2.** Que padece alguna forma de alergia.

**ALETEO AURICULAR** (atrial fluter) Contracciones rápidas y regulares de la aurícula entre 230/380 por minuto. Los ventrículos no son capaces de responder a los estímulos y se contraen a un ritmo inferior a la frecuencia de la respuesta auricular. Denominado también fluter auricular.

**ALETEO HEPÁTICO** (asterixis) Temblor aleteante de las manos que suele acompañar a ciertos trastornos metabólicos. Este temblor suele inducirse extendiendo el brazo y dorsiflexionando la muñeca. Es frecuente en el coma hepático.

**ALEUCIA O ALEUCEMIA** (aleukia) Disminución acusada o ausencia total de leucocitos o plaquetas. Consultar la voz **leucopenia; trombocitopenia.** V. también **anemia aplásica.**

**ALEXIA** (alexia) Trastorno neurológico que consiste en la incapacidad de comprender el lenguaje escrito. Consultar la voz **dislexia.**

**ALFA** (alpha) Primera letra del alfabeto griego, utilizada a menudo en la nomenclatura química para distinguir de las demás una modificación determinada en un compuesto químico.

**ALFA, ESTADO** (alpha state) Estado de alerta relajado y tranquilo, desprovisto de concentración y de estimulación sensorial, que se caracteriza por un ritmo alfa en la actividad eléctrica cerebral registrado por un electroencefalógrafo y se asocia a una sensación de tranquilidad y a la ausencia de tensión y ansiedad.

**ALFA, ONDA** (alpha wave) Uno de los cuatro tipos de ondas cerebrales que se caracteriza por presentar un voltaje o amplitud relativamente grandes y una frecuencia de 8 a 13 Hz. Las ondas alfa son las ondas de relajación del cerebro y constituyen la mayor parte de las imágenes observadas en los electroencefalogramas que registran la actividad de los lóbulos parietales y occipitales y la zona posterior de los lóbulos temporales cuando el individuo se encuentra despierto pero sin prestar atención a nada concreto, relajado y con los ojos cerrados. La apertura y el cierre de los ojos modifica el patrón de las ondas alfa y beta. Se denomina también **alfa, ritmo.** Consultar las voces **beta, onda; delta, onda; theta, onda.**

**ALFA ADRENÉRGICO, AGENTE BLOQUEANTE** (alpha-adrenergic blocking agent) V. **antiadrenérgico.**

**ALFA RECEPTOR** (alpha receptor) Cualquiera de los componentes adrenérgicos postulados para los tejidos receptores que responden a la norepinefrina y a los diversos agentes bloqueantes. Su activación produce como respuestas fisiológicas el aumento de la resistencia vascular periférica, la dilatación de las pupilas y la contracción de los músculos piloerectores. Denominado también **receptor alfaadrenérgico.** Consultar la voz **beta receptor.**

**ALFAAMINOISOVALÉRICO, ÁCIDO** (alpha-aminoiso-valerianic acid) V. **valina.**

**ALFAFETOPROTEÍNA (AFP)** (alpha fetoprotein [AFP]) Proteína sintetizada normalmente por el hígado, el saco vitelino y el tubo digestivo del feto humano, pero que puede alcanzar una concentración elevada en el suero de adultos que padezcan determinadas enfermedades. Para el diagnóstico precoz de malformaciones fetales del tubo neural, como la espina bífida y la anencefalia se realizan determinaciones de AFP en el líquido amniótico. Es posible hallar niveles séricos elevados en la ataxia-telangiectasia y la tirosinemia hereditaria, así como en la cirrosis, hepatitis alcohólica y hepatitis vírica. Aunque la AFP no es un marcador tumoral específico, puede utilizarse para monitorizar la eficacia del tratamiento quirúrgico y quimioterápico de los hepatomas y de los tumores de células germinales.

**ALFAGALACTOSIDASA** (alpha-galactosidasa) Forma de la enzima galactosidasa que cataliza la conversión de alfa-D-galactósido a D-galactosa.

**ALFAHIDROXIPROPIÓNICO, ÁCIDO** (alpha-hydrosy-propionic acid) V. **láctico, ácido.**

**ALFAMETILDOPA** (alpha-methyldopa) V. **metildopa.**

**ALFATOCOFEROL** (alpha-tocopherol) V. **vitamina E.**

**ALGA** (alga) Planta talófita acuática, móvil o inmóvil, que contiene diversas clases de clorofila.

**ALGESI-, ALG-, ALGE-, ALGO-** (algesi-, alg-, alge-, algo-) Prefijos que significan «relativo al dolor»: algesia, algesiógeno, algestenia.

**-ALGESIA** (-algesia) Sufijo que significa «sensibilidad al dolor»: asfalgesia, hafalgesia, hipertermalgesia.

**-ALGÉSICO** (-algesic) Sufijo que significa «relacionado con la sensibilidad al dolor»: analgésico, hipoalgésico, paralgésico.

**-ALGIA** (-algia) Sufijo que significa «dolor y estado doloroso»: epigastralgia, sacralgia, uteralgia.

**ALGIA** (ache) Dolor persistente, sordo y por lo general de intensidad moderada que puede ser localizado, asentado por ejemplo en el estómago, la cabeza o algún hueso, o generalizado como las mialgias que acompañan a las infecciones víricas o la fiebre persistente.

**-ÁLGICO** *(-algic)* Sufijo que significa «relativo al dolor»: *cardiálgico, oftalmálgico, tibiálgico.*

**ALGODÓN, FIEBRE DEL TRABAJADOR DEL** *(cotton mill fever)* V. **bisinosis**.

**ALGOFOBIA** *(algophobia)* Trastorno caracterizado por un miedo anormalmente intenso a sufrir dolor o a presenciar el dolor de otros. V. también **fobia**.

**ALGOLAGNIA** *(algolagnia)* Perversión sexual que incluye sadismo y masoquismo.

**ALGOLAGNIA PASIVA** *(passive algolagnia)* V. **masoquismo**.

**ALIFÁTICO, ÁCIDO** *(aliphatic acid)* Ácido de cadena hidrocarbonada no aromática o abierta.

**ALIGERAMIENTO** *(lightening)* Sensación subjetiva que tienen algunas mujeres embarazadas al final del embarazo al descender el feto en la pelvis, dejando más espacio en el abdomen superior. El diafragma no está comprimido por el útero y se puede mover más fácilmente durante la respiración. El estómago se encuentra también menos oprimido por lo que la mujer puede ingerir una mayor cantidad de comida a la vez. El perfil del abdomen cambia, pues el útero grávido se halla en una posición más inferior (se dice que el niño ha «descendido»).

**ALIMENTACIÓN** *(feeding)* Acto de tomar o proporcionar alimentos; nutrición. Entre los tipos de alimentación figuran la **alimentación al pecho** y la **alimentación forzada**. V. también **nutrición parenteral**.

**ALIMENTACIÓN A PECHO** *(breast feeding)* Nutrición del niño con leche materna. V. **lactancia; leche materna**.

**ALIMENTACIÓN CON BIBERÓN** *(bottle feeding)* Alimentación de un recién nacido o de un niño pequeño con la ayuda de una botella a la que se ha adaptado una tetina de goma; también se denomina alimentación artificial ya que se practica como sustituto o suplemento de la alimentación materna (lactancia o alimentación a pecho).
MÉTODO: La madre o la enfermera sostienen al niño con un brazo cerca del cuerpo y con el otro toma el biberón formando un ángulo para asegurar que la tetina se encuentra siempre llena de líquido, de forma que el lactante no ingiera aire al succionar. Al recién nacido hay que permitirle períodos de descanso cada pocos minutos. Una o dos veces en el curso de la toma y al final de la misma hay que favorecer el eructo del niño sujetándole en posición erecta sobre el hombro de la madre o la enfermera o tumbado boca abajo sobre su regazo. Casi siempre puede inducirse el eructo frotando o golpeando suavemente la espalda del niño y presionando sobre su estómago.
CRITERIOS IMPORTANTES: La alimentación con biberón se utiliza como sustituto de la lactancia materna cuando la madre no puede o no quiere alimentar el niño a pecho. También puede sustituir a la lactancia natural ya establecida. La alimentación con biberón se recomienda cuando la madre tiene tuberculosis u otra enfermedad contagiosa en actividad o padece algún trastorno grave como cáncer, cardiopatía o ha sufrido recientemente una intervención quirúrgica. Por lo general, también hay que recurrir a la alimentación con biberón cuando la madre padece una mastitis grave, adicción a narcóticos o está recibiendo algún tipo de medicación que se secrete por la leche.

ACTUACIÓN DE LA ENFERMERA: La leche preparada contiene proteínas, grasas, carbohidratos, vitaminas y minerales en cantidades similares a las de la leche materna. Esta leche puede calentarse al baño María antes de su administración, durante varios minutos (aunque no es imprescindible); el tamaño del orificio de la tetina se ajusta a las necesidades del niño. Los recién nacidos más pequeños necesitan orificios mayores porque su fuerza de succión es menor. Los lactantes prematuros o debilitados han de alimentarse con ayuda de una tetina especial, larga y blanda, que facilita en gran medida la succión.

**ALIMENTACIÓN CON EMBUDO** *(funnel feeding)* Técnica para administrar líquidos orales a un paciente incapaz de mover los labios o de masticar, por ejemplo tras intervenciones quirúrgicas de la boca o de los labios. Se conecta un tubo de goma a un embudo, el tubo se introduce en la boca (generalmente por una comisura) y el líquido se vierte lentamente, a través del embudo y del tubo, en la boca, cerca de la parte posterior de la lengua. El paciente tarda poco en aprender a controlar el flujo succionando y variando la posición de la lengua. Si el método se usa para un lactante pequeño o debilitado, puede utilizarse una pera de goma o una jeringa grande en lugar del embudo. La pera o la jeringa se comprimen de forma suave, lenta y continua para controlar el flujo y evitar el atragantamiento.

**ALIMENTACIÓN EXTRABUCAL** *(extrabuccal feeding)* Administración de nutrientes por medios distintos de la ingestión por vía oral. Denominada también **alimentación extraoral**.

**ALIMENTACIÓN EXTRAORAL** *(extraoral feeding)* V. **alimentación extrabucal**.

**ALIMENTACIÓN FORZADA** *(forced feeding)* Administración de alimentos que se realiza por ejemplo mediante una sonda nasal a una persona que no puede o no quiere comer.

**ALIMENTACIÓN NASOGÁSTRICA** *(nasogastric feeding)* Introducción de nutrientes en forma líquida en el estómago mediante un tubo nasogástrico.

**ALIMENTACIÓN PARENTERAL O IV** *(intravenous feeding)* Administración de nutrientes a través de una o varias venas.

**ALIMENTACIÓN POR GASTROSTOMÍA** *(gastronomy feeding)* Introducción de una solución de nutrientes mediante una sonda que se ha insertado quirúrgicamente en el estómago a través de la pared abdominal.

**ALIMENTACIÓN POR SONDA** *(tube feeding)* Administración de elementos nutritivos en forma líquida mediante un tubo o sonda insertado en estómago o duodeno. Se utiliza después de la cirugía gástrica o de la boca, en quemaduras de consideración, parálisis u obstrucción esofágica, casos graves de anorexia nerviosa y en pacientes inconscientes o incapaces de masticar o insalivar. V. también **nutrición parenteral**.

**ALIMENTACIÓN POR SONDA DEL RECIÉN NACIDO** *(gavage feeding of the newborn)* Alimentación mediante una sonda introducida en el estómago a través de la nariz o la boca, que se usa en los recién nacidos con poca capacidad de succión y deglución, dificultades respiratorias, taquipnea o crisis apneicas repetidas.

## Composición de algunos alimentos y su contenido en calorías

| Alimentos | Proteínas (%) | Grasas (%) | Azúcares (%) | Kilocalorías (cada 100 g) |
|---|---|---|---|---|
| Aceite de cocina | — | 100 | — | 884 |
| Albaricoques (frescos) | 0,9 | 0,2 | 12,9 | 51 |
| Alcachofas | 3 | 0,2 | 11,8 | 51 |
| Almendras | 18,6 | 54,1 | 16,2 | 547 |
| Apio | 1,1 | 0,2 | 4,3 | 20 |
| Arenque (fresco) | 19 | 6,7 | — | 136 |
| Arroz | 7 | 0,7 | 78,3 | 358 |
| Atún (en aceite) | 23,8 | 20,1 | 0,3 | 284 |
| Avellanas | 12,7 | 60,9 | 18 | 671 |
| Azúcar blanco | — | — | 100 | 387 |
| Bacalao | 81,8 | 2,8 | — | 375 |
| Cacao (en polvo) | 9 | 18,8 | 31 | 329 |
| Cacahuetes (tostados) | 30,6 | 41,6 | 18,2 | 641 |
| Carne de cerdo | 16 | 28,5 | — | 325 |
| Carne de conejo | 20,8 | 10,2 | — | 175 |
| Carne de cordero | 20,3 | 5 | — | 132 |
| Carne de gallina | 21,6 | 2,7 | — | 111 |
| Carne de pollo | 20,2 | 11,4 | — | 189 |
| Carne de ternera | 19,3 | 5 | — | 128 |
| Castañas (pilongas) | 6,7 | 4,1 | 79 | 380 |
| Cebolla (fresca) | 1,4 | 0,2 | 9 | 40 |
| Cerezas (frescas) | 1,1 | 0,4 | 14,6 | 60 |
| Cerveza | 0,6 | 4,4 | 4 | 50 |
| Ciruelas (frescas) | 0,7 | 0,2 | 12,9 | 56 |
| Ciruelas (secas) | 2,3 | 0,6 | 71 | 299 |
| Refrescos de cola | — | — | 11,3 | 45 |
| Col (fresca) | 1,6 | 0,1 | 5,7 | 25 |
| Col de Bruselas | 4,7 | 0,5 | 8,7 | 47 |
| Coliflor | 2,5 | 0,2 | 4,9 | 25 |
| Confituras | 0,5 | 9,3 | 70,8 | 288 |
| Chocolate | 1 | 24 | 64 | 228 |
| Espárragos (frescos) | 2,1 | 0,2 | 4,1 | 21 |
| Espárragos (en lata) | 1,6 | 0,3 | 3 | 21 |
| Espinacas (frescas) | 2,2 | 0,3 | 3,9 | 22 |
| Fresas (frescas) | 0,8 | 0,6 | 8,1 | 41 |
| Garbanzos | 20 | 4,6 | 56,6 | 330 |
| Guisantes (frescos) | 6,7 | 0,4 | 17 | 80 |
| Harina de trigo | 12,8 | 0,3 | 73,9 | 357 |
| Higos (frescos) | 1,2 | 0,4 | 16,1 | 65 |
| Higos (secos) | 3,1 | 0,2 | 73 | 280 |
| Huevos | 12,8 | 11,5 | 0,7 | 158 |
| Jamón | 3,9 | 85 | — | 781 |
| Judías verdes | 2,5 | 0,5 | 6,2 | 39 |
| Judías secas | 7,6 | 0,8 | 56 | 316 |
| Langosta (fresca) | 16,2 | 1,9 | 1 | 86 |
| Leche de vaca | 3,5 | 3,9 | 5 | 69 |
| Lechuga | 1 | 0,2 | 3,2 | 16 |
| Lenguado | 14,9 | 0,5 | 0,6 | 72 |
| Lentejas secas | 23,9 | 0,9 | 56,6 | 320 |
| Limón (zumo fresco) | 0,9 | 0,6 | 8,7 | 45 |
| Mahonesa | 1,5 | 78 | 3 | 720 |
| Manteca de cerdo | — | 100 | — | 884 |
| Mantequilla | 0,7 | 81,4 | — | 715 |
| Manzanas (frescas) | 0,3 | 0,4 | 15 | 58 |
| Melocotones (frescos) | 0,8 | 0,2 | 11,8 | 47 |
| Melocotones (en almíbar) | 0,4 | 0,1 | 18,2 | 75 |
| Melón | 0,8 | 0,1 | 3,5 | 15 |
| Mermelada | 0,3 | 0,2 | 73 | 286 |
| Miel de abejas | 0,3 | — | 75 | 277 |
| Morcilla | 14,8 | 34,6 | — | 371 |
| Naranjas (frescas) | 0,9 | 0,2 | 11 | 45 |
| Naranjas (zumo fresco) | 0,6 | 0,1 | 12,9 | 49 |
| Nueces | 15 | 64,4 | 15,6 | 702 |
| Pan de trigo blanco | 9,2 | 3 | 53,6 | 283 |
| Pasta de sopa | 12 | 1 | 74,4 | 363 |
| Patatas | 1,5 | 0,4 | 27,1 | 117 |
| Pepino | 0,8 | 0,1 | 3 | 13 |
| Peras (frescas) | 0,5 | 0,3 | 15,5 | 61 |
| Pescado blanco (fresco) | 16 | 7 | — | 131 |
| Pimientos verdes | 1,2 | 0,2 | 5,3 | 24 |

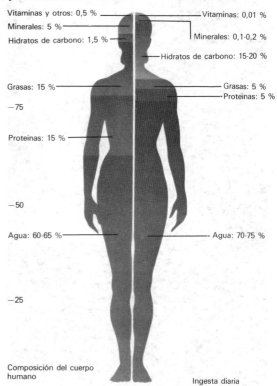

Vitaminas y otros: 0,5 %
Minerales: 5 %
Hidratos de carbono: 1,5 %
Grasas: 15 %
—75
Proteínas: 15 %
—50
Agua: 60-65 %
—25

Vitaminas: 0,01 %
Minerales: 0,1-0,2 %
Hidratos de carbono: 15-20 %
Grasas: 5 %
Proteínas: 5 %
Agua: 70-75 %

Composición del cuerpo humano

Ingesta diaria

**ALIMENTOS.** Dibujo esquemático que muestra la relación que existe entre la composición del cuerpo humano y la ingesta diaria de nutrientes.

| Alimentos | Proteínas (%) | Grasas (%) | Azúcares (%) | Kilocalorías (cada 100 g) |
|---|---|---|---|---|
| Piña (fresca) | 0,4 | 0,2 | 12,2 | 47 |
| Piña (en almíbar) | 0,4 | 0,1 | 21,2 | 87 |
| Plátanos (frescos) | 1,1 | 0,5 | 32,7 | 125 |
| Queso blanco | 22 | 34 | — | 393 |
| Rábanos | 1,1 | 0,1 | 4,2 | 20 |
| Remolacha | 1,6 | 0,1 | 9,6 | 33 |
| Ron | — | 43,9 | — | 312 |
| Salchichas de cerdo | 10,8 | 44,8 | — | 446 |
| Salchichas de Francfort | 15,2 | 14,1 | — | 201 |
| Sandía | 0,5 | 0,2 | 6,9 | 31 |
| Sardina (en aceite) | 21,1 | 27 | 1 | 331 |
| Sesos | 10,4 | 9 | 0,8 | 129 |
| Setas | 3,5 | 0,4 | 6 | 42 |
| Sidra | — | 5,2 | 1 | 41 |
| Tomates (frescos) | 1 | 0,4 | 4,4 | 22 |
| Trucha | 19,2 | 2,1 | — | 96 |
| Uvas (frescas) | 0,6 | 0,3 | 16,3 | 62 |
| Uvas (secas) | 2,3 | 0,5 | 71,2 | 298 |
| Vino corriente | — | 7,5 | 0,1 | 53 |
| Whisky | — | 42,2 | — | 301 |
| Zanahorias | 1 | 0,2 | 7,9 | 34 |

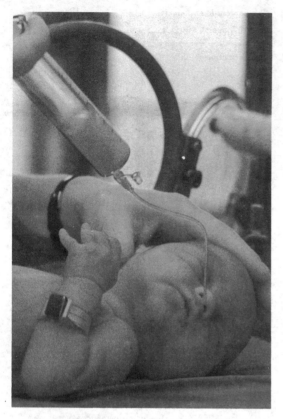

**ALIMENTACIÓN POR SONDA DEL RECIÉN NACIDO. Es necesaria cuando el pequeño tiene problemas de deglución, succión o respiración.**

MÉTODO: Después de introducir la sonda gástrica se comprueba de colocación insuflando aire y auscultando el estómago para detectar sonidos aéreos, o sumergiendo el extremo proximal del tubo en agua. (Se produce burbujeo si el extremo distal se encuentra en el conducto respiratorio del lactante.) Durante la alimentación, el lactante es mantenido en posición de Fowler baja, preferiblemente por la madre, y sólo se le sujeta en la medida en que sea necesario. La jeringa con el alimento se mantiene 15-20 cm por encima de la cabeza del niño y el flujo se inicia apretando el émbolo. Al mismo tiempo que se instila lentamente la fórmula, se acaricia al lactante y se le ofrece el chupete para favorecer el flujo por gravedad, obtener un efecto sedante y reforzar la relación entre succión y alimentación. Si el niño experimenta náuseas, escupe, se atraganta, regurgita, vomita o desarrolla cianosis, se disminuye el flujo de la fórmula y puede interrumpirse la alimentación. Para evitar que entre aire en el estómago una vez terminado el alimento, se pinza la sonda antes de extraerla. Se facilita el eructo con golpecitos en la espalda y después se coloca al niño en la cuna sobre el lado derecho; el drenaje postural y la percusión se evitarán durante una hora por lo

menos después de la alimentación. Se anotan la hora, la cantidad y la clase de alimento y el tamaño de la sonda utilizada; si la cantidad residual de alimento que queda en el estómago del lactante al llegar la hora de la siguiente comida supera a la especificada, puede retrasarse u omitirse la toma siguiente. La enfermera administra la alimentación intermitente con sonda, explica a los padres la necesidad del procedimiento y les indica que la alimentación normal podrá instituirse cuando el niño succione la sonda o el chupete, la busque de forma activa, muestre buena coordinación de la succión y la deglución, aumente de peso y tenga una frecuencia respiratoria inferior a 60/min. CRITERIOS IMPORTANTES: La alimentación por sonda intermitente puede permitir la supervivencia del lactante de alto riesgo.

**ALIMENTACIÓN POR SONDA, CUIDADOS DE LA** (*tube feeding care*) Es el conjunto de atenciones que deben proporcionarse al paciente alimentado mediante sonda. MÉTODO: La punta de la sonda nasogástrica se lubrica con un lubricante hidrosoluble, se introduce por una fosa nasal y se lleva hasta el estómago gracias a los movimientos de deglución del paciente, si éste está consciente. Para confirmar que la sonda está bien colocada se aspira contenido gástrico, que se devuelve al estómago para no producir desequilibrio hidroelectrolítico. También se puede comprobar inyectando 5 ml de aire y auscultando el murmullo producido en el abdomen. Si al introducir el extremo proximal de la sonda en agua se forman burbujas es que la sonda está en el árbol respiratorio y no en el estómago. La sonda se sujeta a la nariz o al labio superior y se deja fija en los adultos, aunque en los niños puede ser mejor reinsertar una nueva cada vez que se vaya a administrar el alimento. Cada vez que se va a alimentar al paciente se le coloca en posición Fowler o, si está inconsciente se le coloca sobre el lado derecho. Si a la vez se ha colocado un tubo de traqueostomía se infla el manguito. Los alimentos sólidos deben disolverse en agua. La dieta líquida normal contiene una mezcla de leche, huevos, azúcar e hidrolizado de proteínas. Una fórmula baja en residuos es la consistente en aminoácidos, azúcares, vitaminas y minerales. Dependiendo de las preferencias del paciente se le dará el alimento a la temperatura ambiente o más fría y a una velocidad no superior a 300 ml/hora. Durante la administración hay que vigilar la aparición de distrés respiratorio, náuseas, vómitos, espasmos abdominales y fatiga. Luego debe lavarse la sonda con agua y pinzarla. Después de cada ingesta el paciente debe permanecer 30 minutos en la misma posición; se realizará limpieza de la boca, nariz y se desinflará el manguito de traqueostomía. ACTUACIÓN DE LA ENFERMERA: Las funciones de la enfermera son colocar al paciente en la posición adecuada, tomar nota de la cantidad de alimento ingerido y del volumen residual que exceda a 100 ml. Asimismo administra la comida, informa al paciente y su familia del objetivo del método y recomienda al paciente que avise de la aparición de cualquier síntoma como náuseas, espasmos intestinales, diarrea o estreñimiento. CRITERIOS IMPORTANTES: Una fórmula debidamente equilibrada en su contenido de proteínas, carbohidratos y grasas proporciona la nutrición adecuada a medio plazo. Un exceso de azúcar puede producir diarrea. Las preparaciones con poca agua, demasiado concentradas o las cantidades administradas demasiado deprisa pueden producir deshidratación.

**ALIMENTADOR INFANTIL** *(infant feeder)* Dispositivo para la alimentación de niños pequeños o débiles que no pueden succionar lo suficiente para alimentarse a pecho o con lactancia artificial. El alimentador se parece a una jeringa de bulbo con un pezón largo y suave en la punta. Para alimentar al niño la pera se exprime con suavidad, lo que permite que el niño succione y trague sin demasiado esfuerzo, y evita el paso de alimentos a la tráquea, lo que podría provocar un cuadro asfíctico o una neumonía por aspiración.

**ALIMENTAR** *(nourish)* Proveer o aportar los alimentos o nutrientes esenciales para el mantenimiento de la vida.

**ALIMENTO** *(food)* **1.** Sustancia, habitualmente de origen vegetal o animal, compuesta de carbohidratos, proteínas, grasas y otros elementos como minerales y vitaminas, que se ingiere y es asimilada para proporcionar energía y favorecer el crecimiento, la reparación y el mantenimiento de las estructuras corporales. **2.** Sustancia con propiedades alimenticias, especialmente las de consistencia sólida, en contraste con las líquidas.

**ALIMENTO DIETÉTICO** *(dietetic food)* **1.** Alimento bajo en calorías preparado especialmente que suele contener edulcorantes artificiales. **2.** Alimento preparado para cubrir alguna necesidad o restricción dietética específica como los alimentos vegetarianos o sin sal. V. también **dietética.**

**ALIMENTOS, INTOXICACION POR** *(food poisoning)* Cualquiera de los múltiples procesos tóxicos debidos a la ingestión de alimentos con sustancias tóxicas o con bacterias que contienen toxinas.

**ALIMENTOS, LISTA DE EQUIVALENCIA DE** *(food exchange list)* Lista de grupos de alimentos que contienen cantidades equivalentes de carbohidratos, grasas y proteínas. Se usa para programar la dieta en diversas enfermedades y estados de deficiencia, y fue confeccionada por un comité conjunto de la *American Dietetic Association,* la *American Diabetes Association* y los *National Institutes of Health.* Los seis grupos de alimentos incluidos en la lista están constituidos por leche, vegetales, frutas, pan, carne y grasas. Los vegetales ricos en almidón pueden intercambiarse con el pan; el pescado y el queso se intercambian con las carnes.

**ALIMENTOS, PORCIÓN NO DIGERIBLE DE LOS** *(roughage)* V. **fibra de la dieta.** .

**ALINFOCITOSIS** *(alymphocytosis)* Disminución anormal de la cifra total de linfocitos en la sangre periférica. Es similar al término linfopenia, aunque suele utilizarse para indicar una disminución mayor. Consultar las voces **anemia aplásica; linfopenia.** V. también **leucocito; linfocito.**

**ALMIDÓN** *(starch)* La principal molécula de almacenamiento en los vegetales. Es un polisacárido compuesto de largas cadenas de subunidades de glucosa. En los animales el exceso de glucosa se almacena también como glucógeno. La estructura molecular de éste es muy similar a la del almidón. V. también **carbohidrato; glucosa; glucógeno.**

**ALMIDÓN ANIMAL** *(animal starch)* V. **glucógeno.**

**ALMOHADILLA** *(pad)* **1.** Masa de material blando utilizado para amortiguar golpes, proteger la ropa o absorber humedad, como las almohadillas utilizadas para absorber los exudados de heridas abdominales o para separar vísceras y mejorar la accesibilidad durante cirugía abdominal. **2.** (Anatomía). Masa de grasa que protege diferentes estructuras orgánicas, como el almohadillado infrapatelar situado por debajo de la rótula, entre el ligamento patelar, la cabeza de la tibia y los cóndilos femorales.

**ALMOHADILLA PARA OJOS DE GALLO** *(corn pad)* Objeto que alivia el dolor de los ojos de gallo, transmitiendo la presión a áreas vecinas sanas. Se hacen de material flexible, con formas diversas según el lugar donde se vayan a aplicar. Algunos de los tipos más usados son el capuchón y el manguito, anillos de espuma para los dedos de los pies, y protectores duros y blandos.

**ALO-, AL-** *(allo-, all-)* Prefijo que significa «diferente de lo normal, invertido o referido a otro»: *alobiosis, aloquecia, alopatía.*

**ALODIPLOIDE, ALODIPLOICO** *(allodiploid, allodiploidic)* **1.** Relativo a un individuo, organismo, cepa o célula que tiene dos conjuntos de cromosomas genéticamente distintos, procedentes de especies ancestrales diferentes, como ocurre en la hibridación. **2.** Individuo, organismo, cepa o célula con esa característica.

**ALODIPLOIDÍA** *(allodiploidy)* Estado o condición caracterizado por la posesión de dos conjuntos de cromosomas genéticamente distintos, procedentes de especies ancestrales diferentes.

**ÁLOE** *(aloe)* Jugo extraído de diversas especies de plantas del género *Aloe,* utilizado en otro tiempo como catártico, si bien su uso se abandonó posteriormente porque producía con frecuencia intensos retortijones intestinales.

**ALOEROTISMO** *(alloeroticism, alloerotism)* V. **heteroerotismo.**

**ALOGAMIA** *(allogamy)* V. **fertilización cruzada.**

**ALOHEXAPLOIDE** *(allohexaploid, allohexaploidic)* V. **alopoliploide.**

**ALOMETRÍA** *(allometry)* Medición y estudio de los cambios en las proporciones de las diversas partes de un organismo, en relación con el crecimiento del conjunto, o dentro de una serie de organismos relacionados.

**ALOMÉTRICO, CRECIMIENTO** *(allometric growth)* Aumento cuantitativamente diferente del tamaño de diferentes órganos o partes del individuo. Denominado también **heterauxesis.** Consultar la voz **isométrico, crecimiento.** V. también **alometría.**

**ALOPATÍA** *(allopathy)* Sistema de terapia médica en el que una enfermedad o un estado anormal se trata creando un medio ambiente antagónico a esa enfermedad o anomalía. Por ejemplo, en caso de infección se administra un antibiótico tóxico para el germen patógeno, y con el fin de aumentar la síntesis de hemoglobina en la anemia ferropénica se utilizan suplementos de hierro. Consultar las voces **homeópata; quiropráctico.**

**ALOPECIA** *(alopecia)* Ausencia parcial o completa de pelo debida al envejecimiento normal, a un trastorno endocrino, a una reacción por fármacos, a la medicación anticancerosa o a una enfermedad dermatológica. Denominada también **calvicie.** Entre los diferentes tipos de alopecia se

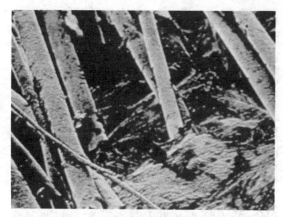

**ALOPECIA.** Microfotografía del pelo ( × 300) en el cuero cabelludo. Se observan zonas «claras» desprovistas de cabello.

distinguen la **alopecia areata**, la **alopecia total** y la **alopecia universal**.

**ALOPECIA AREATA** *(alopecia areata)* Enfermedad de causa desconocida en la que se observan placas de calvicie bien delimitadas en el cuero cabelludo o en otras zonas del cuerpo provistas de pelo. El proceso suele ser autolimitado y se resuelve sin tratamiento en 6 meses o un año; sin embargo, son frecuentes las recidivas.

**ALOPECIA TOTAL** *(alopecia totalis)* Trastorno poco frecuente que se caracteriza por la pérdida de la totalidad del pelo del cuero cabelludo. Su causa es desconocida. Consultar **alopecia areata** y **alopecia universal**.

**ALOPECIA UNIVERSAL** *(alopecia universalis)* Ausencia de pelo en toda la superficie del cuerpo que en ocasiones corresponde a la extensión de una alopecia areata. Consultar la voz **alopecia total**.

**ALOPENTAPLOIDE** *(allopentaploid)* V. **alopoliploide**.

**ALOPLÁSTICA, MANIOBRA** *(alloplastic maneuver)*(Psicología). Proceso que forma parte de la adaptación, y comprende un ajuste o cambio del medio ambiente externo. Consultar la voz **autoplásica, maniobra**.

**ALOPLOIDÍA** *(alloploidy)* V. **alodiploidía; alopoliploidía**.

**ALOPOLIPLOIDE** *(allopolyploid, allopolyploidic)* **1.** Relativo a un individuo, organismo, cepa o célula que posee más de dos conjuntos de cromosomas genéticamente distintos, procedentes de dos o más especies ancestrales diferentes, como ocurre en la hibridación. Ese individuo, organismo, cepa o célula se conoce como alotriploide, alotetraploide, alopentaploide, alohexaploide, etc., dependiendo del número de múltiplos de conjuntos haploides de cromosomas que contenga. **2.** Individuo, organismo, cepa o célula que posee tales características. Consultar la voz **autopoliploide**.

**ALOPOLIPLOIDÍA** *(allopolyploidy)* Estado o condición caracterizado por poseer más de dos conjuntos de cromosomas genéticamente distintos, procedentes de dos o más especies ancestrales. Consultar la voz **autopoliploidía**.

**ALOPURINOL** *(allopurinol)* Inhibidor de la xantinoxidasa. INDICACIONES: Se prescribe para el tratamiento de la gota y de otros estados hiperuricémicos.

CONTRAINDICACIONES: No se prescribe a los niños (excepto aquellos que padecen hiperuricemia secundaria a enfermedad maligna), las madres lactantes ni las personas que sufren un ataque agudo de gota. La hipersensibilidad conocida al fármaco contraindica su uso.
EFECTOS SECUNDARIOS: Entre las reacciones secundarias más serias a este fármaco se incluyen discrasias hematológicas, exantemas graves y otros fenómenos alérgicos. Pueden aparecer también trastornos gastrointestinales.

**ALOTETRAPLOIDE** *(allotetraploide, allotetraploidic)* V. **alopoliploide**.

**ALOTRIPLOIDE** *(allotriploid)* V. **alopoliploide**.

**ALQUILANTE** *(alkylating agent)* Sustancia que favorece la alquilación.

**ALT** *(ALT)* Abreviatura de alanina aminotransferasa. V. **GPT**.

**ALTA** *(discharge)* Declarar que la persona que ha estado enferma puede reanudar la vida normal.

**ALTA HOSPITALARIA** *(hospitalary discharge)* Conclusión de la estancia de un paciente en el hospital al finalizar su tratamiento por decisión médica.

**ALTA HOSPITALARIA, PLANIFICACIÓN** *(discharge planning)* Actuaciones previstas por parte de un equipo multidisciplinar, con la finalidad de que un paciente hospitalizado abandone el hospital para reanudar la vida normal o trasladarse a otro centro.

**ALTA VOLUNTARIA** *(discharge voluntary)* Decisión propia de un paciente de abandonar el hospital y cualquier tratamiento que se le estaba efectuando.

**ALTERNANCIA DE GENERACIONES** *(alternate generation, alternation of generations)* Tipo de reproducción en el cual una generación sexuada se alterna con una o más generaciones asexuadas, como ocurre en gran número de vegetales y de animales inferiores.

**ALTURA** *(height)* Medida vertical de una estructura, órgano u otro objeto desde su porción inferior hasta su vértice cuando se coloca o se proyecta en posición erecta.

**ALTURAS, ENFERMEDAD DE LAS** *(altitude sickness)*Síndrome asociado a las concentraciones relativamente bajas de oxígeno existentes en las alturas que se alcanzan en la escalada de montañas y viajes en avión sin adaptación de presión. Los síntomas de aparición aguda son vértigo, cefalea, irritabilidad, dificultad respiratoria y euforia. Los ancianos y los individuos afectados por enfermedades pulmonares y cardiacas pueden presentar edema agudo de pulmón, insuficiencia cardiaca o postración y precisan un tratamiento urgente así como su transporte inmediato a menores alturas. La forma crónica de esta enfermedad se caracteriza por un aumento de la producción de hematíes que se traduce en una mayor viscosidad de la sangre, cuya circulación por el organismo resulta dificultada. V. también **policitemia**.

**ALUCINACIÓN** *(hallucination)* Percepción sensorial que no se debe a un estímulo externo. Puede producirse en cualquiera de los sentidos y tener el carácter auditivo, gustatorio, olfatorio, táctil o visual.

**ALUCINACIÓN DE AMPUTACIÓN** *(stump hallucination)* Sensación de la presencia de una extremidad amputada. V. **alucinación; miembro fantasma, síndrome del**.

**ALUCINACIÓN HIPNAGÓGICA** *(hypnagogic hallucination)* Alucinación producida en el período que transcurre entre la fase de vigilia y la de sueño. V. también **alucinación.**

**ALUCINÓGENO** *(hallucinogen)* Sustancia que produce excitación del sistema nervioso central caracterizada por alucinaciones, alteraciones del humor, ansiedad, distorsión sensorial, delirio, descorporalización, y aumento del pulso, temperatura, presión arterial y dilatación pupilar. Algunos provocan dependencia física y a veces estados psicóticos depresivos o suicidas. Destacan la lisergina, la mescalina, el peyote, la fenciclidina y la psilocibina.

**ALUCINOSIS** *(hallucinosis)* Estado mental patológico en el cual la percepción es fundamental o exclusivamente de naturaleza alucinatoria. Un tipo de alucinosis es la **alucinosis alcohólica.**

**ALUCINOSIS AGUDA** *(acute hallucinosis)* V. **alucinosis alcohólica.**

**ALUCINOSIS ALCOHÓLICA** *(alcoholic hallucinosis)* Una de las formas de psicosis alcohólica, caracterizada principalmente por las alucinaciones auditivas, el miedo y el delirio de persecución. Aparece en el alcoholismo agudo al poco tiempo de interrumpir o reducir la ingesta de alcohol. Denominada también **alucinosis aguda.** V. también **alucinación; psicosis alcohólica.**

**ALUMBRAMIENTO** *(afterbirth)* Ultimo período del parto que consiste en la expulsión del útero, después de la salida del feto, de diversos elementos entre los que se incluyen la placenta (el amnios y el corion), algo de líquido amniótico, sangre y coágulos sanguíneos.

**ALUMBRE** *(alum)* Astringente tópico que se utiliza fundamentalmente como loción o aerosol en forma de solución preparada al 0,5-5 %. No debe confundirse con los lápices cáusticos de nitrato de plata.

**ALUMINIO (Al)** *(aluminum [Al])* Elemento metálico de numerosas aplicaciones. Es el tercer elemento por orden de abundancia, su número atómico es 13 y su peso atómico 26,97. Se encuentra en las minas de feldespato, mica y caolín, pero es más abundante en la bauxita. Suele obtenerse purificando la bauxita hasta conseguir alúmina, que es reducida a aluminio. Es ligero y resistente y se utiliza ampliamente en la fabricación de componentes de aviación, dispositivos protésicos y aparatos dentales. Es también uno de los componentes de numerosos antiácidos, antisépticos, astringentes y estípticos. Alguna de sus sales, como el cloruro básico de aluminio, es uno de los componentes habituales de los antiperspirantes y también eficaz como desodorante, puede producir reacciones alérgicas en individuos susceptibles.

**ALVE-** *(alve-)* Prefijo que significa «a través, canal, cavidad»: *alveolado, alveolo.*

**ALVEOLAR, CONDUCTO** *(alveolar duct)* Segmento terminal de un bronquiolo respiratorio en el pulmón.

**ALVEOLITIS** *(alveolitis)* Reacción alérgica pulmonar producida por la inhalación de sustancias antigénicas que se caracteriza por episodios agudos de disnea, tos, sudoración, fiebre, debilidad y dolor en articulaciones y músculos que duran entre 12 y 18 horas. La recurrencia de estos episodios puede dar lugar a una enfermedad pulmonar obstructiva crónica con pérdida de peso, disnea de esfuer-

zo progresiva y fibrosis intersticial. En la radiología torácica puede observarse un engrosamiento de los septos alveolares e infiltrados diseminados mal definidos. Entre las alveolitis se encuentran la bagazosis, el pulmón de granjero y la enfermedad del criador de palomas.

**ALVEOLITIS ALÉRGICA** *(allergic alveolitis)* V. **neumonía difusa por hipersensibilidad.**

**ALVEOLITIS ALÉRGICA EXTRÍNSECA** *(extrinsic allergic alveolitis)* Forma inflamatoria de neumonía intersticial debida a una reacción inmunológica en una persona hipersensible. Esta reacción puede ser provocada por diversos polvos orgánicos inhalados que con frecuencia contienen esporas de hongos. Puede evitarse eludiendo el contacto con los agentes causales. Se clasifica únicamente por el carácter de la respuesta inmune más que por sus manifestaciones clínicas, las cuales son muy diversas e incluyen asma, fiebre, escalofríos, malestar general y dolores musculares que suelen desarrollarse de 4 a 6 horas después de la exposición. En los estudios analíticos es frecuente encontrar leucocitosis. El enfermo suele recuperarse espontáneamente. En la crisis aguda pueden administrarse corticosteroides para disminuir la respuesta inflamatoria. Entre los distintos tipos de alveolitis alérgica extrínseca se encuentran la bagazosis, el pulmón de granjero, el pulmón de los acondicionadores de aire, el pulmón de los cultivadores de hongos y la suberosis. Denominada también **neumonitis por hipersensibilidad**. V. también **Arthus, reacción de.**

**ALVEOLITIS FIBROSANTE** *(fibrosing alveolitis)* Forma grave de alveolitis caracterizada por disnea e hipoxia que aparece en la artritis reumatoide avanzada y en otras enfermedades autoinmunes. Las radiografías muestran engrosamiento de los septos alveolares e infiltrados pulmonares difusos. V. también **alveolitis.**

**ALVEOLITIS FIBROSANTE DIFUSA** *(diffuse fibrosing alveolitis)* V. **neumonía intersticial.**

**ALVEOLO** *(alveolus)* Pequeña estructura sacular. V. también **alveolo dentario; alveolo pulmonar.**

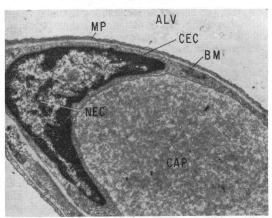

ALVEOLO
**Micrografía electrónica.** *MP*: neumocito membranoso; *ALV*: alveolo; *CEC*: citoplasma célula endotelial; *BM*: membrana basal; *NEC*: núcleo célula endotelial; *CAP*: capilar.

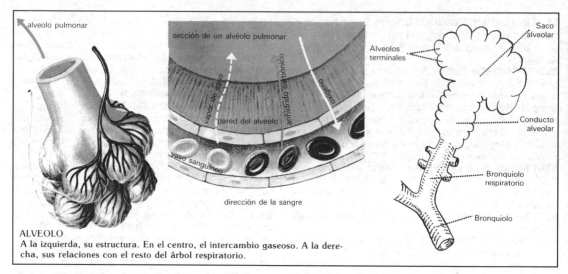

ALVEOLO
A la izquierda, su estructura. En el centro, el intercambio gaseoso. A la derecha, sus relaciones con el resto del árbol respiratorio.

**ALVEOLO DENTAL** *(dental alveolus)* Saco dentario en la mandíbula o el maxilar superior.

**ALVEOLO DENTARIO SECO** *(dry tooth socket)* Trastorno inflamatorio de un alveolo que se produce tras la extracción de un diente. Normalmente después de una extracción se forma un coágulo de sangre sobre el hueso alveolar en la base del alveolo. Si por el contrario no se forma coágulo o éste se cae, el tejido óseo queda expuesto al medio ambiente y se infecta.

**ALVEOLO PULMONAR** *(pulmonary alveolus)* Cada uno de los numerosos sacos terminales de la vía aérea del pulmón en los que se produce el intercambio de oxígeno y dioxido de carbono.

**ALZHEIMER, ENFERMEDAD DE** *(Alzheimer's disease)* Demencia presenil caracterizada por confusión, inquietud, agnosia, alteraciones del lenguaje, incapacidad para realizar movimientos intencionados y alucinaciones. El paciente puede caer en hipomanía, rechazar los alimentos y perder el control de la función esfinteriana sin que existan alteraciones locales. La enfermedad suele empezar al declinar la edad media de la vida con afectación discreta de la memoria y de la conducta y aparece con igual frecuencia en hombres que en mujeres. Los hallazgos patológicos típicos son las placas miliares en la corteza y la degeneración fibrilar en las células piramidales ganglionares. El tratamiento es tan solo paliativo, pero el mantenimiento de una nutrición adecuada puede retrasar la progresión de la enfermedad.
ACTUACIÓN DE LA ENFERMERA: Prevenir daños físicos, organizar actividades lúdicas y los períodos de sueño.

**Am** *(Am)* Símbolo químico del **americio**.

**AMALGAMA** *(amalgam)* **1.** Mezcla o combinación. **2.** Aleación de mercurio con uno o varios metales.

**AMALGAMA DENTAL** *(dental amalgam)* Aleación de plata y mercurio con pequeñas cantidades de cobre o cinc que se utiliza para rellenar cavidades de caries dental.

**AMALGAMA EMOCIONAL** *(emotional amalgam)* Esfuerzo inconsciente para negar o contrarrestar la ansiedad.

**AMANITA** *(Amanita)* Género de setas. Algunas especies, como *Amanita phalloides*, son venenosas y producen alucinaciones, alteraciones gastrointestinales y dolor, a lo que pueden añadirse lesiones hepáticas, renales y del sistema nervioso central.

**AMANTADINA, CLORURO DE** *(amantadine hydrochloride)* Fármaco antivírico y antiparkinsoniano.
INDICACIONES: Se prescribe en la profilaxis y el tratamiento precoz del virus de la gripe $A_2$ y en el tratamiento sintomático del síndrome parkinsoniano.
CONTRAINDICACIONES: Debe utilizarse con precaución en los pacientes con insuficiencia cardiaca congestiva y durante el embarazo y la lactancia. La hipersensibilidad conocida frente a este fármaco imposibilita su utilización.
EFECTOS SECUNDARIOS: Entre los efectos indeseables más importantes se encuentran las alteraciones del sistema nervioso central y la livedo reticularis. También pueden aparecer intranquilidad, visión borrosa y disartria.

**AMARILLA, FIEBRE** *(yellow fever)* Infección aguda por arbovirus, transmitida por mosquitos y caracterizada por cefalea, fiebre, ictericia, vómitos y hemorragias. No tiene tratamiento específico y su mortalidad es de aproximadamente el 5 %. Cuando el paciente se recupera, queda con

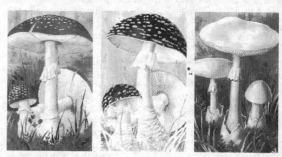

AMANITA. a. *A. verna* (mortal). b. *A. Muscaria* (venenosa). c. *A. pantherina* (muy venenosa).

inmunidad de por vida. Se recomienda la vacunación para todas las personas que viajen a regiones endémicas. Los primates no humanos constituyen un reservorio para la infección.

**AMARILLO, LIGAMENTO** *(ligamenta flava)* Bandas de tejido elástico amarillo que unen los arcos vertebrales desde el axis al primer segmento del sacro. Son delgadas, anchas y largas en la región cervical y de grosor creciente desde la región torácica a la lumbar. Ayudan a mantener el cuerpo erecto.

**AMASAMIENTO** *(kneading)* Movimiento de pellizcamiento, enrollamiento y presión que se utiliza en el masaje muscular. V. también **masaje**.

**AMASESIS** *(amasesis)* Incapacidad para masticar los alimentos debida a parálisis de los músculos de la masticación, alteraciones en los dientes, desajuste de la dentadura o problemas psiquiátricos.

**AMASTIA** *(amastia)* Ausencia de las mamas en una mujer debida a un defecto congénito, un trastorno endocrino que condiciona un desarrollo insuficiente, a la falta de desarrollo de las características sexuales secundarias o a una mastectomía bilateral.

**AMAUROSIS** *(amaurosis)* Ceguera; más específicamente, pérdida de visión debida a una causa extraocular, como es la afectación del nervio óptico o del cerebro, la diabetes, la enfermedad renal o el envenenamiento sistémico producido por el abuso de alcohol y de tabaco. Tras un estado de tensión emocional puede aparecer una amaurosis unilateral o, con menor frecuencia, bilateral, que puede persistir días y meses. Asimismo, un ataque de gastritis aguda puede acompañarse de amaurosis. Existe un tipo de amaurosis congénita que se transmite como rasgo autosómico recesivo.

**AMAUROSIS CENTRAL** *(central amaurosis)* Ceguera producida por una enfermedad del sistema nervioso central.

**AMAUROSIS CON OJOS DE GATO** *(cat's eye amaurosis)* Ceguera monocular con un reflejo pupilar brillante producido por la presencia de una masa blanquecina en el humor vítreo debido a un proceso inflamatorio o una lesión maligna.

**AMAUROSIS DIABÉTICA** *(diabetic amaurosis)* Ceguera asociada con la diabetes debida a una forma de retinopatía hemorrágica proliferativa caracterizada por la formación de microaneurismas capilares y exudados duros o céreos. Los pacientes con diabetes de comienzo en la vida adulta también suelen sufrir cataratas y los efectos de diabetes juvenil, una forma peculiar de las mismas que pueden progresar hasta opacificar totalmente el cristalino con una floçulación blanco lechosa.

**AMAUROSIS FUGAZ** *(amaurosis fugax)* Episodio de amaurosis transitoria. Consultar la voz **amaurosis**.

**AMAUROSIS HISTÉRICA** *(hysteric amaurosis)* Ceguera generalmente monocular, o más raramente binocular, que se produce después de un choque emocional y que puede persistir durante horas, días o meses.

**AMAUROSIS PARCIAL FUGAZ** *(amaurosis partialis fugax)* Ceguera parcial transitoria provocada comúnmente por una insuficiencia vascular de la retina o del nervio óptico originada por alteraciones en la arteria carótida.

**AMAUROSIS POR INTOXICACIÓN** *(intoxication amau-*

*rosis)* Pérdida de visión que tiene lugar sin lesión aparente del ojo, causada por un veneno de acción sistémica, como alcohol o tabaco.

**AMBENONIO, CLORURO DE** *(ambenonium chloride)* Fármaco colinérgico.
INDICACIONES: Se prescribe en el tratamiento de la miastenia grave.
CONTRAINDICACIONES: No debe utilizarse en las obstrucciones intestinales y urinarias o en los casos de hipersensibilidad conocida a este fármaco.
EFECTOS SECUNDARIOS: Entre los más importantes se encuentran: aumento de las secreciones bronquiales, calambres musculares y náuseas.

**AMBI-** *(ambi-)* Prefijo que significa «a uno y otro lado»: *ambidestreza, ambilateral, ambiversión*.

**AMBIENTE** *(environment)* Conjunto de factores físicos y psicológicos, sociales, etc., que influyen o afectan la vida y supervivencia de una persona. V. también **bioma; clima.**

**AMBIENTE TÉRMICO NEUTRO** *(neutral thermal environment)* Ambiente creado artificialmente para mantener la temperatura corporal normal al objeto de reducir al mínimo el consumo de oxígeno y el gasto calórico, como es el caso de las incubadoras utilizadas para prematuros o niños recién nacidos de peso muy inferior al normal, o enfermos. V. también **incubadora.**

**AMBILAR** *(ambilhar)* V. **niridazol.**

**AMBIVALENCIA** *(ambivalence)* **1.** Estado en el que una persona experimenta sentimientos, actitudes, emociones, impulsos o deseos contradictorios como amor y odio, ternura y crueldad, placer y dolor. Cierto grado de ambivalencia es normal. El tratamiento de los casos graves incapacitantes consiste en un psicoterapia adecuada a la causa subyacente. **2.** Incertidumbre y fluctuación debidas a la incapacidad de realizar una elección entre opciones diferentes.

**AMBIVERTIDO** *(ambivert)* Persona que posee alguna de las características tanto de la extroversión como de la introversión.

**AMBLIOPÍA** *(amblyopia)* Reducción de la visión en un ojo que aparece estructuralmente normal al ser examinado con un oftalmoscopio. Entre los tipos de ambliopía se encuentran la **ambliopía de supresión** y la **ambliopía tóxica.**

**AMBLIOPÍA DE SUPRESIÓN** *(suppresion amblyopia)* Pérdida parcial de la visión, por lo general de un ojo, debido a la supresión cortical de la visión central a fin de evitar la diplopía. Se produce por lo general en personas está-

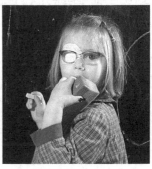

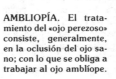
AMBLIOPÍA. El tratamiento del «ojo perezoso» consiste, generalmente, en la oclusión del ojo sano; con lo que se obliga a trabajar al ojo amblíope.

bicas, en el ojo que se desvía y no fija. El diagnóstico precoz del estrabismo y la miopía resulta esencial ya que el tratamiento oclusivo que fuerza el empleo del ojo enfermo puede mejorar espectacularmente la visión del niño si se instaura a tiempo. Esta técnica resulta ineficaz después de los 6 años de edad pudiendo quedar incluso ciego el ojo afectado.

**AMBLIOPÍA TÓXICA** *(toxic ambliopia)* Pérdida parcial de visión debida a neuritis bulbar retroóptica producida por envenenamiento con quinina, plomo, alcohol de madera, arsénico y otros tóxicos.

**AMBULANCIA** *(ambulance)* Vehículo de urgencia que se emplea para el transporte de los pacientes a un centro médico en casos de accidente, traumatismo o enfermedad súbita y grave.

**AMBULATORIO** *(ambulatory)* Capaz de andar, deambular. Describe a todo paciente que no se encuentra confinado en la cama o a cualquier servicio de salud para personas no hospitalizadas.

**AMBULATORIO, ENFERMO DE** *(outpatient)* Enfermo no hospitalizado que sigue un tratamiento o está sometido a estudio diagnóstico de su enfermedad.

**AMBULATORIOS, CUIDADOS** *(ambulatory care)* Servicios de salud diseñados para el paciente ambulatorio, que se realizan en los enfermos externos que acuden al hospital o a otro centro de salud y lo abandonan el mismo día del tratamiento.

**AMCINÓNIDO** *(amcinonide)* Corticosteroide tópico. INDICACIONES: Se emplea como agente antiinflamatorio. CONTRAINDICACIONES: Enfermedades virales y fúngicas de la piel, alteraciones circulatorias o hipersensibilidad a los esteroides. EFECTOS SECUNDARIOS: Entre los más graves se encuentran diferentes reacciones dérmicas. Pueden aparecer efectos sistémicos por la aplicación excesiva o prolongada del preparado.

**AMEBA** *(ameba, amoeba)* Parásito microscópico unicelular perteneciente al fillum Protozoos. Varias especies pueden infectar al hombre, entre ellas *Entamoeba histolytica*. V. también **amebiasis.**

**AMEBIANO, ABSCESO** *(amebic abscess)* Acumulación purulenta formada por tejido desintegrado que ocupa una cavidad y que se localiza generalmente en el hígado, originada por el parásito protozoario *Entamoeba histolytica*. Los quistes del microorganismo, ingeridos por los alimentos o el agua contaminados por las heces, pasan a través del conducto digestivo hacia el intestino donde se liberan los trofozoitos activos del parásito. Estos penetran en la mucosa intestinal dando lugar a ulceraciones, náuseas, vómitos, dolor abdominal y diarrea grave, y pueden invadir el hígado y originar un absceso. Se emplean en el tratamiento de los abscesos hepáticos amebianos el metronidazol oral y el clorhidrato de cloroquina oral o IM.

**AMEBIASIS** *(amebiasis)* Infección del intestino o del hígado producida por especies patógenas de amebas, en particular *Entamoeba histolytica*, adquirida por la ingestión de alimentos o de agua contaminados con heces infectantes. La amebiasis leve puede ser asintomática; la infección grave suele originar diarrea profusa, dolor abdominal agudo, ictericia, anorexia y pérdida de peso. La enfermedad es

más peligrosa en niños, ancianos y personas debilitadas. El metronidazol suele ser eficaz en el tratamiento de la infección. V. también **ameba; amebiasis hepática; disentería amebiana**.

**AMEBIASIS HEPÁTICA** *(hepatic amebiasis)* Afectación del hígado que se caracteriza por dolor y aumento de tamaño del órgano que suele producirse en el curso de la disentería amebiana debido a la infección por *Entamoeba histolytica*. V. también **amebiasis; *Entamoeba histolytica*.**

**AMEBIASIS INTESTINAL** *(intestinal amebiasis)* V. **disentería amebiana.**

**AMELÁNICO** *(amelanotic)* Relativo a todo tejido despigmentado por ausencia de melanina.

**AMELIA** *(amelia)* **1.** Defecto congénito que consiste en la ausencia de uno o más miembros. Así, *tetramelia* designa la ausencia de las cuatro extremidades. **2.** Rasgo psicológico de apatía o indiferencia asociadas a ciertas formas de psicosis.

**AMELIFICACIÓN** *(amelification)* Diferenciación de los ameloblastos o células del esmalte en la formación del mismo.

**AMELOBLASTO** *(ameloblast)* Célula epitelial a partir de la cual se forma el esmalte.

**AMELOBLASTOMA** *(ameloblastoma)* Tumor maligno de crecimiento rápido e intensamente destructivo, originado en la mandíbula.

**AMELODENTINARIO** *(dentinoenamel; amelo-dentinal)* Relativo a la dentina y el esmalte del diente.

**AMELOGÉNESIS** *(amelogenesis)* Formación del esmalte del diente.

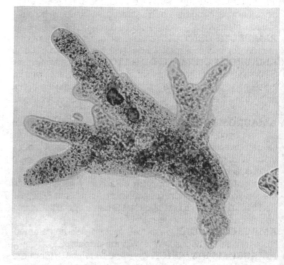

AMEBA. Vista microscópica de este protozoo en la que se ven claramente los pseudópodos (falsos pies).

**AMELOGÉNESIS IMPERFECTA** *(amelogenesis imperfecta)* Defecto dental hereditario caracterizado por la presencia de una coloración parduzca del diente, resultado tanto de una grave hipocalcificación como de una hipoplasia del esmalte. El trastorno, heredado como carácter autosómico dominante, se clasifica de acuerdo con su gravedad en: agenesia, en la que existe una total ausencia de esmalte; hipoplasia del esmalte, en la que un defecto en la formación de la matriz da lugar a un esmalte normal en cuanto a su dureza, pero deficiente en relación a su cantidad; o hipocalcificación del esmalte, en la que una defectuosa maduración de los ameloblastos origina un esmalte cuantitativamente normal pero blando y descalcificado.

**AMENCIA** *(amentia)* **1.** V. **retraso mental. 2.** Estado de la mente caracterizado por apatía y desorientación, cercanas al estupor, como acontece en !a amencia alcohólica de Stearn. Denominada también **locura confusional.**

**AMENORREA** *(amenorrhea)* Ausencia de menstruación. Constituye un hecho fisiológico antes de la maduración sexual, durante el embarazo, tras la menopausia y durante la fase intermenstrual del ciclo hormonal mensual; pero exceptuando todas estas etapas, su origen hay que buscarlo en la disfunción del hipotálamo, hipófisis, ovario o útero, en la ausencia congénita o extirpación quirúrgica de ambos ovarios o del útero o en el hecho de que la mujer reciba cierto tipo de medicamentos. La **amenorrea primaria** alude a la ausencia de aparición del primer ciclo menstrual. La **amenorrea secundaria** consiste en la desaparición de los ciclos menstruales ya establecidos. V. también **amenorrea hipotalámica; amenorrea posanticonceptivos.**

**AMENORREA HIPOTALÁMICA** *(hypothalamic amenorrhea)* Desaparición de la menstruación provocada por alteraciones que impiden que el hipotálamo comience el ciclo de interacciones neurohormonales entre el cerebro, la hipófisis y el ovario, necesarias para la ovulación y la posterior menstruación. Algunas causas que la provocan son el estrés, la ansiedad y la pérdida brusca de peso. V. **amenorrea.**

**AMENORREA POSANTICONCEPTIVOS** *(post-pill amenorrhea)* Falta de restablecimiento de los ciclos menstruales normales al cabo de 3 meses tras suspender la anticoncepción oral. No se conoce bien la fisiopatología de este trastorno, por otra parte poco frecuente. La amenorrea posanticonceptivos no suele ser permanente. V. también **amenorrea.**

**AMENORREA PRIMARIA** *(primary amenorrhea)* V. **amenorrea.**

**AMENORREA SECUNDARIA** *(secondary amenorrhea)* V. **amenorrea.**

**AMERICIO (Am)** *(Americium [Am])* Elemento radiactivo del grupo actínico obtenido experimentalmente, cuyo número atómico es 95 y su peso atómico, 243.

**AMETOPTERINA** *(amethopterin)* V. **methotrexato.**

**AMETROPÍA** *(ametropia)* Estado caracterizado por un defecto óptico debido a un error de refracción, como el astigmatismo, la hipermetropía o la miopía.

**AMIANTO** *(amianthus)* Mineral cuya composición química es silicato de calcio y magnesio que tiene las propiedades de ser fibroso e incombustible, por lo que se emplea en la industria, construcción y para confeccionar trajes incombustibles. V. **asbesto.**

**AMIDO-** *(amido-)* Prefijo que indica la presencia de un radical $NH_2$ asociado a un radical CO· *amidoacetal, amidobenceno, amidopirina.*

**AMIDOBENCENO** *(amidobenzene)* V. **anilina.**

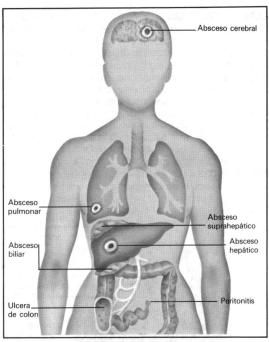

**AMEBIASIS. Complicaciones más frecuentes en el organismo humano.**

**AMÍGDALA** *(tonsil)* Masa de tejido linfoide pequeña y redonda. Cabe citar las amígdalas palatinas y las orofaríngeas. Consultar las voces **amígdala faríngea; amígdala intestinal; amígdala lingual; amígdala palatina.**

**AMÍGDALA FARÍNGEA** *(pharyngeal tonsil)* Cualquiera de las dos masas de tejido linfático situadas en la pared posterior de la nasofaringe por detrás de las coanas. Durante la infancia, esas masas suelen aumentar de tamaño y bloquean el paso del aire de la cavidad nasal a la faríngea, impidiendo la respiración nasal.

**AMÍGDALA INTESTINAL** *(intestinal tonsil)* Cada uno de los nódulos linfáticos del lecho que cubre a la mucosa del íleon en la parte opuesta a la inserción del mesenterio. Tienen aproximadamente 1 cm de extensión y ocupan unos 4 cm a lo largo del intestino. En la mayoría de los individuos se localizan en el íleon distal, aunque también pueden aparecer en el yeyuno. Denominadas también **Peyer, placas de.** Consultar las voces **amígdala faríngea; amígdala lingual; amígdala palatina.**

**AMÍGDALA LINGUAL** *(lingual tonsil)* Masa de folículos linfoides situados cerca de la raíz de la lengua. Cada folículo forma una protuberancia redondeada que contiene un pequeño orificio que conduce a una cavidad en forma de túnel y está rodeada de tejido linfoide.

**AMÍGDALA PALATINA** *(palatine tonsil)* Una de las dos masas con forma de almendra de tejido linfático entre los arcos palatogloso y palatofaríngeo, a cada lado de las fauces. Están recubiertas con membrana mucosa y contienen numerosos folículos linfoides y varias criptas.

**AMIGDALECTOMÍA** *(tonsilectomy)* Extirpación quirúrgica de las amígdalas palatinas, al objeto de evitar las amigdalitis estreptocócicas recidivantes. Antes de la intervención deben realizarse diversas pruebas de laboratorio, incluyendo tiempo de hemorragia y coagulación, sangre completa y análisis de orina. La operación suele hacerse con anestesia general; se extirpa el tejido amigdalino y las zonas sangrantes se suturan o cauterizan. Se deja colocada una vía aérea hasta que se recupera la deglución. Son signos de posible hemorragia el aumento del pulso, la caída de la presión sanguínea o la deglución frecuente. Durante la convalecencia se tomarán líquidos fríos. A menudo se combina con adenoidectomía.

**AMIGDALITIS** *(tonsillitis)* Infección o inflamación de una amígdala. La aguda suele deberse a infección por estreptococos; se caracteriza por intenso dolor de garganta, fiebre, cefalea, malestar general, dificultad para deglutir,

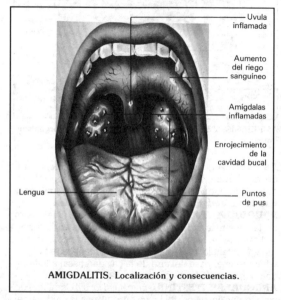

Uvula inflamada

Aumento del riego sanguíneo

Amígdalas inflamadas

Enrojecimiento de la cavidad bucal

Lengua

Puntos de pus

**AMIGDALITIS. Localización y consecuencias.**

dolor de oídos y ganglios linfáticos cervicales aumentados de tamaño. Puede acompañar a la escarlatina. El tratamiento consiste en antibióticos por vía sistémica, analgésicos y gargarismos calientes. Se administrarán comidas suaves y líquidos abundantes. A menudo hay que realizar tonsilectomía en el caso de tonsilitis recurrente o abscesos amigdalinos.

**AMIKACINA, SULFATO DE** *(amikacin sulfate)* Antibiótico aminoglucósido.
INDICACIONES: Tratamiento de infecciones graves resistentes a otros antibióticos.
CONTRAINDICACIONES: Uso simultáneo de ciertos diuréticos o hipersensibilidad conocida a este u otros aminoglucósidos. Debe utilizarse con cautela en enfermos con trastornos de la función renal o miastenia grave.
EFECTOS SECUNDARIOS: Entre los más graves se encuentran nefrotoxicidad, ototoxicidad auditiva y vestibular y bloqueo neuromuscular. También pueden observarse

trastornos gastrointestinales, dolor en el lugar de inyección y reacciones de hipersensibilidad.

**AMILASA** *(amylase)* Enzima que cataliza la hidrólisis del almidón en moléculas de carbohidratos más pequeñas. La amilasa a, que se encuentra en la saliva, jugo pancreático, malta y algunas bacterias y hongos cataliza la hidrólisis de los almidones a dextrinas, maltosa y maltotriosa. La amilasa b de los cereales, vegetales y malta hidroliza el almidón a maltosa. V. también **enzima**.

**AMILENO, HIDRATO DE** *(amylene hydrate)* Líquido transparente e incoloro, de olor semejante al del alcanfor, miscible con alcohol, cloroformo, éter y glicerina y usado como solvente e hipnótico.

**AMÍLICO, ALCOHOL** *(amyl alcohol)* Líquido oleoso incoloro poco soluble en agua, pero perfectamente miscible con alcohol etílico, cloroformo y éter.

**AMÍLICO TERCIARIO, ALCOHOL** *(amyl alcohol tertiary)* V. **amileno, hidrato de.**

**AMILO-, AMIL-** *(amylo-, amyl-)* Prefijo que significa «relativo al almidón»: *amiloclástico, amilodextrina, amiloide.*

**AMILO, NITRITO DE** *(amyl nitrite)* Vasodilatador.
INDICACIONES: Se usa para aliviar el vasoespasmo de la angina de pecho.
CONTRAINDICACIONES: Hipersensibilidad conocida a éste fármaco o a otros nitritos.
EFECTOS SECUNDARIOS: Entre los más graves se encuentran hipotensión, reacciones alérgicas, náuseas, cefaleas y desvanecimiento.

**AMILOIDOSIS** *(amyloidosis)* Enfermedad en la que se acumula en los tejidos, perturbando su función, una glucoproteína cérea parecida al almidón. Hay dos formas principales: amiloidosis primaria, que se presenta generalmente en el mieloma múltiple; y amiloidosis secundaria, en la cual las personas afectadas padecen por lo general otra enfermedad infecciosa o inflamatoria crónica, como tuberculosis, osteomielitis, artritis reumatoide o enfermedad de Crohn. Se desconoce la etiología de ambas. Resultan afectados casi todos los órganos, especialmente el corazón, pulmón, lengua e intestino en la amiloidosis primaria y el riñón, hígado y bazo en la secundaria. No se conoce tratamiento curativo y la terapéutica en el tipo secundario se dirige a aliviar la enfermedad crónica primaria.

**AMILOPECTINOSIS** *(amylopectinosis)* V. **Andersen, enfermedad de.**

**AMINA** *(amine)* (Química). Compuesto orgánico derivado del amoníaco por sustitución de uno de sus hidrógenos por radicales orgánicos.

**AMINA BIÓGENA** *(biogenic amine)* Sustancia perteneciente a un grupo numeroso de compuestos biológicamente activos que se encuentran en la naturaleza y que actúan en su mayor parte como neurotransmisores. El más importante, la noradrenalina, interviene en funciones fisiológicas tales como emociones, memoria, sueño y vigilia después de un período de sueño. Otros compuestos pertenecientes a este grupo son histamina, serotonina y dopamina, todas ellas catecolaminas. Estas sustancias son activas en la regulación de la presión arterial, eliminación de residuos, mantenimiento de la temperatura corporal y muchas otras funciones del organismo regidas a nivel central.

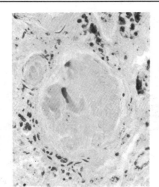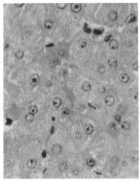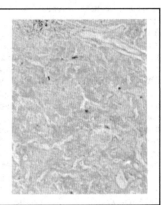

AMILOIDOSIS. A la izquierda, Amiloidosis del glomérulo renal; al centro, del hígado. A la derecha, del bazo.

**AMINOACÉTICO, ÁCIDO** (aminoacetic acid) Aminoácido no esencial que forma parte de gran número de proteínas naturales; se utiliza en forma sintética como suplemento dietético y antiácido gástrico. Denominado también **glicina; glicocola.**

**AMINOÁCIDO** (amino acid) Compuesto químico orgánico formado por uno o más grupos amino básicos y uno o más grupos carboxilo ácidos. Sólo 20 de los más de 100 aminoácidos existentes en la naturaleza son los integrantes de los péptidos, polipéptidos y proteínas. V. también **aminoácidos esenciales.**

**AMINOÁCIDO BÁSICO** (basic amino acid) Aminoácido que tiene carga eléctrica neta positiva en solución. Los aminoácidos básicos son la arginina, la histidina y la lisina.

**AMINOÁCIDOS ESENCIALES** (essential amino acid) Aminoácidos no sintetizados en el organismo, esenciales para el equilibrio de nitrógeno del adulto y el crecimiento óptimo del lactante y el niño. El adulto precisa isoleucina, leucina, lisina, metionina, fenilalanina, treonina, triptófano y valina y el lactante, además de esos ocho aminoácidos, requieren también arginina e histidina. La cistina y la tirosina, sustitutos limitados de la metionina y la fenilalanina respectivamente, se consideran aminoácidos casi esenciales. V. también **aminoácido.**

**AMINOACIDURIA** (aminoaciduria) Presencia anormal de aminoácidos en la orina que indica generalmente un defecto metabólico congénito, como la cistinuria.

**AMINOBENCENO** (aminobenzene) V. **anilina.**

**AMINOBENZOATO DE ETILO** (ethyl aminobenzoate) V. **benzocaína.**

**AMINOBENZOICO, ÁCIDO** (aminobenzoic acid) Producto metabólico del catabolismo del aminoácido triptófano. Denominado también **antralínico, ácido.**

**AMINOCAPROICO, ÁCIDO** (aminocaproic acid) Agente hemostático.
INDICACIONES: Detención de la hemorragia excesiva debida a hiperfibrinólisis.
CONTRAINDICACIONES: Coagulación intravascular diseminada.
EFECTOS SECUNDARIOS: La trombosis y la hipotensión son los más graves. También puede ocurrir inhibición de la eyaculación, congestión nasal, diarrea y distintas reacciones alérgicas.

**AMINOFILINA** (aminophylline) Broncodilatador.
INDICACIONES: Tratamiento del asma bronquial, enfisema y bronquitis.
CONTRAINDICACIONES: Hipersensibilidad conocida al fármaco u otros preparados xantínicos. Debe utilizarse con cautela en la úlcera péptica y situaciones donde la estimulación cardiaca puede resultar nociva.
EFECTOS SECUNDARIOS: Trastornos gastrointestinales, estimulación del sistema nervioso central, palpitaciones, taquicardia y nerviosismo son los más importantes.

**AMINOGLUCÓSIDO, ANTIBIÓTICO** (aminoglycoside, antibiotic) V. **antibiótico.**

**AMINOSALICÍLICO, ÁCIDO** (aminosalicylic acid) Antibacteriano tuberculostático.
INDICACIONES: Tratamiento de la tuberculosis pulmonar y extrapulmonar.
CONTRAINDICACIONES: Hipersensibilidad al medicamento.
EFECTOS SECUNDARIOS: Los más graves son las reacciones de hipersensibilidad, entre ellas la fiebre medicamentosa. Son frecuentes los trastornos gastrointestinales.

**AMINOSUCCÍNICO, ÁCIDO** (aminosuccinic acid) V. **aspártico, ácido.**

**AMINOXIDASA** (amino oxidase) V. **monoaminoxidasa.**

**AMIOTONÍA** (amyotonia) Estado anormal de la musculatura esquelética, caracterizado por pérdida de tono, debilidad y atrofia, resultado generalmente de enfermedad de la neurona motora.

**AMIOTONÍA CONGÉNITA** (amyotonia congenita) V. **Oppenheim, enfermedad de.**

**AMITOSIS** (amitosis) División celular directa con simple fisión del núcleo y del citoplasma. No comprende las etapas complejas de separación de la cromatina del cromosoma que ocurren en la mitosis.

**AMITRIPTILINA** (amitriptyline) Antidepresivo tricíclico.
INDICACIONES: Tratamiento de la depresión.
CONTRAINDICACIONES: Administración simultánea de inhibidores de la monoaminoxidasa, infarto de miocardio reciente, hipersensibilidad al medicamento o a otros preparados tricíclicos. Utilizar con cautela en trastornos convulsivos y enfermedades cardiovasculares.
EFECTOS SECUNDARIOS: La sedación y una serie de reacciones gastrointestinales, cardiovasculares y neuroló-

gicas son los más graves. Este fármaco interacciona con otros muchos.

**AMNESIA** *(amnesia)* Pérdida de la memoria por lesión cerebral o traumatismo emocional intenso. Algunas clases de amnesia son la **amnesia anterógrada,** la amnesia histérica, la amnesia postraumática y la **amnesia retrógrada.**

**AMNESIA ANTERÓGRADA** *(antrograde amnesia)* Incapacidad para recordar hechos antiguos conservando la capacidad de recordar hechos recientes. Consultar la voz **memoria anterógrada.**

**AMNESIA RETRÓGRADA** *(retrograde amnesia)* Pérdida de memoria en relación con los acontecimientos ocurridos antes de un momento determinado en la vida de una persona. Puede deberse a enfermedad, lesión cerebral o trauma emocional. Consultar la voz **amnesia anterógrada.** V. también **amnesia.**

**AMNIO-** *(amnio-)* Prefijo que significa «relativo al amnios»: *amniogénesis, amnioma, amniorrexis.*

**AMNIOCENTESIS** *(amniocentesis)* Intervención obstétrica en la que se extrae una pequeña cantidad de líquido amniótico para su análisis en el laboratorio. Se suele realizar entre la 16ª y 20ª semana de embarazo como medida diagnóstica complementaria de anomalías fetales.
MÉTODO: Se determina la posición del feto y de la placenta por ultrasonido. Se prepara de modo aséptico la piel de la zona abdominal materna y se inyecta habitualmente un anestésico local. Se introduce una aguja unida a una jeringa en una zona del útero donde las posibilidades de perforar la placenta o lacerar al feto sean mínimas. Se aspiran de 20 a 25 ml de líquido amniótico. La amniocentesis se realiza en el diagnóstico de diferentes defectos genéticos, como anomalías cromosómicas, defectos del tubo neural y enfermedad de Tay-Sachs. También se practica para saber el sexo del feto si se sospechan ciertos defectos genéticos ligados al sexo. En una fase más tardía del embarazo, se efectúa para analizar la madurez fetal examinando el cociente lecitina/esfingomielina (L/E) en el laboratorio antes de terminar el embarazo de modo terapéutico. Se puede analizar también la concentración de creatinina en el líquido, otro indicador de la madurez fetal. Si se sospecha posmadurez, la amniocentesis sirve para analizar la presencia de meconio en el líquido amniótico.
ACTUACIÓN DE LA ENFERMERA: Antes de la intervención se requiere el consentimiento por escrito de la mujer. Deben especificarse en la hoja de consentimiento el motivo de la intervención y los detalles de la misma, como son la extracción del líquido después de la punción con aguja del útero, el empleo auxiliar de la ecografía, así como la posibilidad de que no se obtenga el resultado apetecido e incluso aparezca un aborto espontáneo, náuseas, dolor abdominal o lesiones fetales después de la intervención. Se debe explicar a la mujer que las complicaciones y fracasos son raros; igualmente se le aporta un apoyo emocional antes, durante y después de la intervención. Cuando se examinan anomalías genéticas, han de transcurrir habitualmente tres o cuatro semanas antes de que pueda llegarse al diagnóstico. Se advertirá a la madre que indique cualquier signo de infección o de inicio de parto. A menudo se administra inmunoglobulina Rh a la madre embarazada Rh negativa.

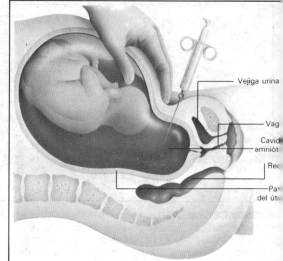

**AMNIOCENTESIS. Para la práctica de esta técnica, se desplaza el feto con una ligera presión de la mano sobre el vientre de la embarazada y se punciona éste mediante una aguja que penetra hasta la cavidad amniótica, aspirando una muestra del líquido que contiene (arriba).**

CRITERIOS IMPORTANTES: El aborto espontáneo ocurre en un 1 % aproximadamente de las mujeres sometidas a amniocentesis. La perforación de la placenta o de un vaso sanguíneo del cordón umbilical o de la placenta puede producir hemorragia o isoinmunización y enfermedad hemolítica del feto, ocasionando posiblemente la muerte fetal. La infección materna y fetal puede ocurrir y asociarse a la correspondiente morbilidad y mortalidad, pero es rara. También puede acontecer una rotura prematura de las membranas, un parto prematuro o un traumatismo del feto o cordón umbilical. Esta intervención no se suele realizar en el diagnóstico genético, a menos que la madre esté dispuesta a terminar el embarazo si en el examen se aprecia una enfermedad o anomalía genética.

**AMNIOS** *(amnion)* Membrana que cubre la cara fetal de la placenta formando la superficie externa del cordón umbilical y constituyendo la capa más externa de la piel del feto en desarrollo. Consultar la voz **corion.**

**AMNIÓTICO, LÍQUIDO** *(amniotic fluid)* Líquido producido por las membranas fetales y el feto. Rodea al feto durante el embarazo y su volumen a término es de aproximadamente 1.000 ml. Además de proteger físicamente al feto, constituye un medio donde se produce un intercambio activo de sustancias químicas. Es secretado y absorbido por las células que recubren el saco amniótico a una velocidad de 500 ml/h a término y es deglutido, metabolizado y eliminado como orina fetal a una velocidad de 50 ml/h. Sus componentes químicos son aquellos del plasma materno y fetal en distinta proporción. El pH es próximo al neutro. Es de color claro, aunque por las células fetales descamadas y los lípidos que se hallan presentes en él puede aparecer turbio.

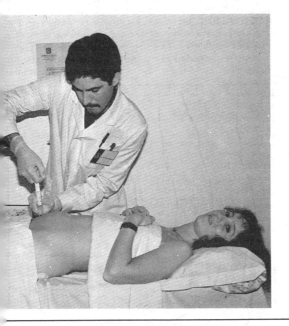

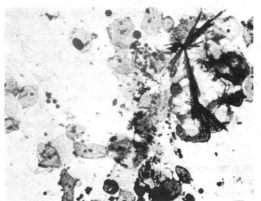

**AMNIOCENTESIS. Arriba.** Microfotografía de líquido amniótico que indica que el feto está ya maduro.

**AMNIOCENTESIS. A la izquierda.** En los casos que por avanzada edad de la madre, por sus antecedentes médicos y familiares o por alguna anomalía en el curso del embarazo, surgen
dudas sobre la posible subnormalidad del feto, es necesaria
o se hace recomendable la práctica de una amniocentesis.

**AMNIÓTICO, SACO** *(amniotic sac)* Bolsa de paredes finas que envuelve al feto y al líquido amniótico durante el
embarazo; su capacidad a término es de 4 a 5 l. Su pared
se extiende desde los márgenes de la placenta. Tanto el
amnios como el corion y la decidua que constituyen la pared poseen varias capas celulares. Se encuentran adheridos íntimamente, pero no unidos entre sí y a la pared del
útero. El saco intacto y el líquido amniótico proporcionan
el equilibrio de presión hidrostática dentro del útero y ejercen un efecto uniforme de transmisión de las contracciones uterinas hasta el cérvix para la fase de dilatación del
parto. V. también **amnios; corion; decidua.**
**AMOBARBITAL** *(amobarbital)* Barbitúrico de efecto sedante e hipnótico.
INDICACIONES: Alivio de la ansiedad e insomnio; también
como anticonvulsivo.
CONTRAINDICACIONES: Porfiria o hipersensibilidad a los
barbitúricos.
EFECTOS SECUNDARIOS: La depresión respiratoria y circulatoria, la dependencia medicamentosa y las reacciones
alérgicas son los más graves. Posee interacción con numerosos fármacos.
**AMONI-** *(ammoni-)* Prefijo que significa «relativo al amonio»: *amoniemia, amonirrea, amoniuria.*
**AMONÍACO** *(ammonia)* Gas aromático incoloro compuesto
por nitrógeno e hidrógeno, producido por la descomposición de la materia orgánica nitrogenada. Tiene numerosas
aplicaciones, entre las cuales destacan las de estimulante
aromático, detergente y sustancia emulsionante.
**AMORFO** *(amorph)* Gen inactivo; alelo mutante sin efecto
o efecto mínimo sobre la expresión de un determinado rasgo. Consultar las voces **antimorfo; hipermorfo; hipomorfo.**

**AMÓRFICO** *(amorphic)* (Genética). Se aplica al gen inactivo o casi inactivo, sin efecto valorable.
**AMOXAPINA** *(amoxapine)* Antidepresivo similar a los tricíclicos.
INDICACIONES: Tratamiento de la depresión nerviosa.
CONTRAINDICACIONES: Debe utilizarse con cautela en
las situaciones donde los anticolinérgicos se hallan contraindicados, en los trastornos convulsivos y en los pacientes
con enfermedades cardiovasculares. La administración simultánea de inhibidores de la monoaminoxidasa, el infarto de miocardio reciente o la hipersensibilidad al preparado contraindican su uso.
EFECTOS SECUNDARIOS: La sedación y los efectos secundarios anticolinérgicos son los más importantes. También pueden aparecer una serie de reacciones
gastrointestinales, cardiovasculares y neurológicas. Puede interaccionar con otros muchos medicamentos.
**AMOXICILINA** *(amoxicillin)* Penicilina oral semisintética
similar a la ampicilina.
INDICACIONES: Tratamiento de distintas infecciones causadas por gérmenes grampositivos o negativos susceptibles.
CONTRAINDICACIONES: Hipersensibilidad a los preparados de penicilina.
EFECTOS SECUNDARIOS: La anafilaxia, las náuseas y la
diarrea son los más graves. Son frecuentes las reacciones
alérgicas y las erupciones.
**AMP** *(AMP)* Abreviatura de adenosinmonofosfato.
**AMPERIO** *(ampere)* Unidad de medida de la cantidad de
corriente eléctrica. Un amperio, según el sistema MKS
(metro-kilogramo-segundo) es la cantidad de corriente que
pasa a través de una resistencia de un ohmio con un po-

tencial eléctrico de un voltio. El amperio en unidades internacionales SI es la cantidad de corriente que deposita 0,001118 g de plata por segundo cuando pasa, en unas determinadas condiciones, por una solución de nitrato de plata. V. también **ohmio; voltio.**

**AMPICILINA** (ampicillin) Penicilina semisintética.
INDICACIONES: Tratamiento de infecciones provocadas por un amplio espectro de gérmenes grampositivos y gramnegativos susceptibles.
CONTRAINDICACIONES: Hipersensibilidad a los preparados de penicilina.
EFECTOS SECUNDARIOS: La anafilaxia, las náuseas y la diarrea son los más importantes. Puede ocurrir también fiebre, erupción, otras reacciones alérgicas y sobreinfecciones.

**AMPLIFICACIÓN** (amplification) **1.** (Genética molecular). Proceso donde aumenta la cantidad de plásmido ADN en proporción a la cantidad de ADN bacteriano por tratamiento con determinadas sustancias como el cloramfenicol. **2.** (Genética). Replicación en masa de todo un código genético.

**AMPLIFICACIÓN RADIOGRÁFICA** (radiographic magnification) Visualización de pequeñas áreas mediante la amplificación lograda con un tubo de rayos X pequeño que tiene un punto focal pequeño; es una técnica diagnóstica de uso habitual en ortopedia.

**AMPOLLA** (ampule, ampoule) Pequeño recipiente estéril de vidrio o plástico que habitualmente contiene una dosis de la solución a administrar por vía parenteral.

**AMPOLLA** (blister) Vesícula, flictena, vejiga.

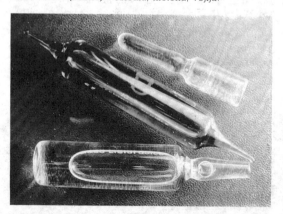

AMPOLLA. Medicamentos inyectables y bebibles.

**AMPOLLA FEBRIL** (fever blister) Lesión vesiculosa causada por los herpesvirus I o II. Denominada también **herpes simple**.

**AMPOLLAS DE SUCCIÓN** (sucking blisters) Lesiones blandas de color pálido que aparecen en los labios de algunos lactantes y que parecen ampollas aunque no lo son en realidad. Se forman en cuanto el niño aprende a succionar bien, ya sea del pecho materno o de un biberón, y parece que aumentan el sellado de los labios en torno al pezón o la tetina. Algunos recién nacidos las presentan ya en el momento del parto, porque se han succionado el dedo, un brazo o una mano antes del nacimiento.

**AMPUTACIÓN** (amputation) Extirpación quirúrgica de una parte del cuerpo o de un miembro o parte de él ya sea para tratar infecciones recurrentes o gangrena secundaria a una enfermedad vascular periférica, para extraer tumores malignos o tratar traumatismos graves. La zona a

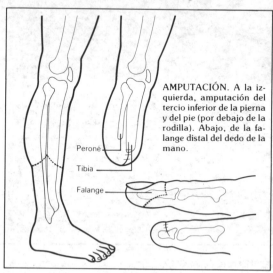

AMPUTACIÓN. A la izquierda, amputación del tercio inferior de la pierna y del pie (por debajo de la rodilla). Abajo, de la falange distal del dedo de la mano.

Peroné
Tibia
Falange

extirpar se extrae aplicando anestesia general y luego el extremo del hueso se cubre con un colgajo de tejido muscular y cutáneo modelado al efecto, dejando una zona abierta para drenaje por si aparece una infección. Los cuidados preoperatorios comprenden la valoración de la circulación del miembro afecto y el afeitado y limpieza de la zona. En el posoperatorio el muñón se eleva sobre una almohada, y si es necesario se protege con un plástico de la posible contaminación urinaria o fecal. Los signos vitales se deben controlar cuidadosamente. Si se emplea un vendaje suave, hay que vigilar una hemorragia excesiva y si es rígido (molde) se debe dejar colocado durante 8 a 14 días. Si el vendaje se mueve inadvertidamente, se debe tapar rápidamente el muñón con un vendaje compresivo elástico, preparándose para sustituir el molde. Con el molde colocado, el paciente puede ponerse de pie brevemente a las 24 horas y llevar cierto peso con una prótesis. El muñón se debe mover a menudo para evitar complicaciones circulatorias y la necrosis hística. La medicación puede aliviar el dolor de la incisión y del miembro fantasma. Hay distintas formas de amputación: **amputación a doble colgajo, amputación abierta, amputación primaria y amputación secundaria.**

**AMPUTACIÓN ABIERTA** (open amputation) Tipo de amputación en la que no se dejan colgajos cutáneos. Se realiza cuando existe infección, o ésta es probable o ha recidivado. La sección del corte se deja abierta para permitir el drenaje y se aplica tracción cutánea para prevenir la retracción. Se inicia tratamiento antibiótico y se completa el cierre quirúrgico cuando cede la infección.

Consultar la voz **amputación a doble colgajo**. V. también **amputación; gangrena.**

**AMPUTACIÓN A DOBLE COLGAJO** (closed amputation) Tipo de amputación donde se dejan dos colgajos de tejido muscular y cutáneo para formar una cubierta del extremo óseo. Sólo se practica cuando no existe infección. Se aplica un vendaje rígido y el paciente está listo para la colocación de una prótesis inmediatamente después de la operación. V. también **amputación.**

**AMPUTACIÓN CONGÉNITA** (congenital amputation) Ausencia de un miembro o parte corporal en el momento del nacimiento que antes se atribuía a amputación por bridas uterinas y que hoy se considera como un trastorno del desarrollo.

**AMPUTACIÓN PRIMARIA** (primary amputation) Amputación realizada a causa de un traumatismo grave una vez que el paciente se ha recuperado del shock y antes de que se inicie la infección. Consultar la voz **amputación secundaria**. V. también **amputación.**

**AMPUTACIÓN SECUNDARIA** (secondary amputation) Amputación que se realiza cuando después de un traumatismo grave se produce un fenómeno de supuración. Hay que dejar una zona abierta para asegurar el drenaje y se administran antibióticos. Consultar la voz **amputación primaria**. V. también **amputación.**

**AMSLER, REJILLA DE** (Amsler grid) Tablero a modo de rejilla con líneas oscuras horizontales y verticales que se cruzan, con una mancha oscura en el medio. Para detectar un defecto en el campo visual, el sujeto se debe cubrir o cerrar un ojo y mirar la mancha del otro. El defecto de campo visual se percibe como una distorsión, blanco u otra anomalía en la rejilla. Se puede registrar directamente en un papel de copia de la rejilla y conservar como archivo de modo permanente.

**AN-, ANA-** (an-) **1.** Prefijo que significa «hacia arriba o hacia atrás, exceso o de nuevo»: anelectrotónico, anión, ánodo. **2.** Prefijo que significa «no»: anaerógeno, analgesia, anafia.

**ANABOLISMO** (anabolism) Metabolismo constructivo caracterizado por la conversión de sustancias simples en biomoléculas más complejas. Consultar la voz **catabolismo.**

**ANACATADÍDIMO** (anakatadidymus) Monstruo formado por dos gemelos unidos por la cintura pero separados por la parte superior e inferior del cuerpo.

**ANACLISIS** (anaclisis) **1.** Estado normal en la infancia, pero patológico en la edad adulta, en el que una persona depende emocionalmente de otra. **2.** Estado en que una persona elige consciente o inconscientemente el objeto de su amor por el parecido con la madre, el padre u otra persona que fue una fuente importante de cobijo y protección en su infancia.

**ANADÍDIMO** (anadidymus) Monstruo doble formado por dos gemelos siameses unidos en la mitad superior del cuerpo y separados en el inferior.

**ANADIPSIA** (anadipsia) Sed intensa. Suele presentarse en la fase maníaca de la psicosis maniacodepresiva y es resultado de la deshidratación producida por la sudoración excesiva, las continuas micciones y la incesante actividad física producida por la intensa excitación característica de la fase maníaca.

**ANAERÓBICO** (anaerobic) **1.** Realativo a la ausencia de aire u oxígeno. **2.** Capaz de crecer y vivir sin aire u oxígeno.

**ANAEROBIO** (anaerobe) Microorganismo que crece y vive en ausencia completa o casi completa de oxígeno. Se hallan ampliamente difundidos en la naturaleza y en el cuerpo humano. Pueden ser anaerobios facultativos y anaerobios obligados. Consultar la voz **aerobio**. V. también **anaerobios, infección por.**

**ANAEROBIO ESTRICTO** (obligate anaerobe) Microorganismo que no puede crecer en presencia de oxígeno, como Clostridium tetani, C. botulinum y C. perfringens. Consultar la voz **anaerobio facultativo**. V. también **anaerobio; anaerobios, infección por.**

**ANAEROBIO FACULTATIVO** (facultative anaerobe) Microorganismo capaz de crecer en condiciones aerobias pero que se desarrolla más rápidamente en ambiente anaerobio. V. también **anaerobio; anaerobios, infección por.**

**ANAEROBIOS, INFECCIÓN POR** (anaerobic infection) Infección producida por un germen anaerobio, que se presenta generalmente en caso de heridas punzantes profundas donde no penetra el aire o en tejidos que tienen reducido su potencial oxigenorreductor a consecuencia de traumatismo, necrosis o gran invasión de bacterias. Son infecciones de esta clase la **gangrena** y el **tétanos**. V. también **Clostridium.**

**ANAFASE** (anaphase) Tercera de las cuatro fases de división nuclear en la mitosis y en cada una de las etapas de la meiosis. En la mitosis y en la segunda división meió-

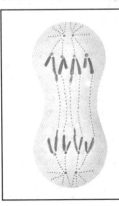

ANAFASE. Proceso de la mitosis en el que las cromátidas del cromosoma se dirigen hacia los polos (una a cada polo). Así, cada cromosoma se escindirá en dos cromosomas hijos, ya separados. Por tanto, en cada polo existirá una estrella hija con el mismo número de cromosomas que tenía la estrella madre.

tica se dividen los centrómeros y se separan las dos cromátides, dispuestas a lo largo del plano ecuatorial del huso, moviéndose hacia los polos opuestos de la célula y formando cromosomas hijos. En la primera división meiótica los pares de cromosomas homólogos se separan unos de otros y se mueven intactos hacia los polos opuestos del huso. V. también **interfase; meiosis; metafase; mitosis; profase; telofase.**

**ANAFILAXIS** (anaphylaxis) Reacción de hipersensibilidad exagerada frente a un antígeno con el que previamente se ha entrado en contacto. La respuesta, que está mediada por anticuerpos de la clase de la inmunoglobulina IgE, provoca la liberación de histamina, cininas y sustancias que actúan sobre el músculo liso. La reacción puede consistir

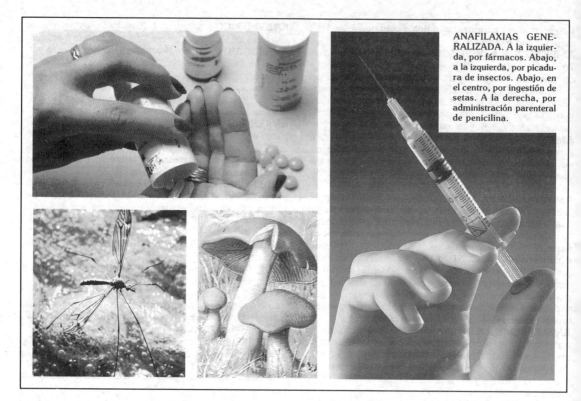

ANAFILAXIAS GENE-RALIZADA. A la izquierda, por fármacos. Abajo, a la izquierda, por picadura de insectos. Abajo, en el centro, por ingestión de setas. A la derecha, por administración parenteral de penicilina.

en una pápula localizada y un brote de prurito generalizado, hiperemia, angioedema y, en los casos graves, colapso vascular, espasmo bronquial y shock. La gravedad de los síntomas depende de la dosis sensibilizante original de antígeno, de la cantidad y distribución de anticuerpos y de la vía de entrada e importancia de la dosis de antígeno productor de anafilaxis. Las picaduras de insectos, los medios de contraste yodados, la aspirina, las antitoxinas preparadas con sueros animales y los alergenos utilizados para el estudio y desensibilización de enfermos hipersensibles producen anafilaxis en algunos sujetos. La inyección de penicilina es la causa más frecuente de shock anafiláctico. Algunas clases de anafilaxis son: la **anafilaxis citotóxica,** la **anafilaxis indirecta,** la **anafilaxis inversa,** la **anafilaxis por agregados,** la **anafilaxis por antisuero.**

**ANAFILAXIS CITOTÓXICA** (cytotoxic anaphilaxis) Reacción de hipersensibilidad exagerada provocada por la inyección de anticuerpos específicos frente a antígenos normales de la superficie de las células corporales.

**ANAFILAXIS CUTÁNEA** (cutaneous anaphylaxis) Reacción de hipersensibilidad localizada en forma de habón y enrojecimiento producida por la inyección de un antígeno en la piel de un individuo sensibilizado; se utiliza como prueba de sensibilidad frente a diversos alergenos. La anafilaxis cutánea pasiva, o la respuesta frente a un anticuerpo inyectado por vía intradérmica, se emplea en el estudio de anticuerpos que inducen reacciones de hipersensibilidad inmediata.

**ANAFILAXIS GENERALIZADA** (generalized anaphylaxis) Reacción grave mediada por reaginas frente a un alergeno, que se caracteriza por prurito, edema, sibilancias, temor, cianosis, disnea, dilatación pupilar, taquicardia con pulso débil y caída de la presión arterial. Puede conducir con rapidez al shock y la muerte. La anafilaxis sistémica constituye la forma más extrema de hipersensibilidad y puede deberse a picaduras de insectos, proteínas de sueros animales, alimentos o ciertos fármacos; la administración parenteral de penicilina y de contrastes con yodo son causas frecuentes de shock anafiláctico, sobre todo en los individuos con antecedentes alérgicos. La reacción anafiláctica está mediada por anticuerpos reagínicos (IgE), que se forman en respuesta a una dosis sensibilizante inicial del alergeno, y convierten al individuo en hipersensible a ese alergeno por unión a los mastocitos y los basófilos. El contacto posterior con el mismo alergeno causa degranulación celular con liberación de histamina, bradicinina y otras aminas vasoactivas; la gravedad de la reacción depende de varios factores, incluyendo la cuantía y la vía de entrada de la dosis sensibilizante y provocadora del alergeno. El tratamiento de la anafilaxis generalizada consiste en inyección subcutánea o IM inmediata de clorhidrato de adrenalina al 1:1000, administración de un antihistamínico, como la tripelenamina o la difenhidramina, y de isoproterenol o aminofilina para aliviar el espasmo bronquial. Pueden administrarse un vasopresor y un corticosteroide para controlar la presión arterial y la respuesta inmunitaria.

Las piernas del paciente se elevan para contrarrestar el shock; puede administrarse oxígeno mediante una mascarilla de presión positiva y, en caso de edema traqueal, se inserta una sonda endotraqueal o se realiza una traqueostomía. V. también **reaginas, trastorno mediado por.**

**ANAFILAXIS INDIRECTA** *(indirect anaphylaxis)* Reacción exagerada de hipersensibilidad hacia un antígeno del propio individuo que se produce por la alteración de este antígeno.

**ANAFILAXIS INVERSA** *(inverse anaphylaxis)* Reacción de hipersensibilidad inducida por un anticuerpo en vez de por un antígeno.

**ANAFILAXIS PASIVA** *(passive anaphylaxis)* V. **anafilaxis por antisuero.**

**ANAFILAXIS POR AGREGADOS** *(aggregate anaphylaxis)* Reacción de hipersensibilidad exagerada inducida de forma rápida por la inyección de un antígeno que forma un complejo antígeno-anticuerpo soluble.

**ANAFILAXIS POR ANTISUERO** *(antiserum anaphylaxis)* Reacción exagerada de hipersensibilidad en una persona normal, producida por la inyección de un suero procedente de un individuo sensibilizado. Denominado también **anafilaxis pasiva.**

**ANAL, CARÁCTER** *(anal character)* (Psicoanálisis). Tipo de personalidad que presenta patrones de comportamiento originados en la fase anal de la infancia, caracterizados por conducta extremadamente buena, obstinación, perfeccionismo, limpieza, puntualidad y avaricia o sus opuestos.

**ANAL, CONDUCTO** *(anal canal)* Porción final del tubo digestivo, de unos 4 cm de longitud, situada entre la ampolla rectal y el ano.

**ANAL, ETAPA** *(anal stage)* (Psicoanálisis). Período pregenital del desarrollo psicosexual comprendido entre las edades de uno y tres años, cuando la fuente principal de estimulación agradable es la preocupación por la función del intestino y las sensaciones asociadas al ano. Los patrones de comportamiento adulto asociados a la fijación en esta etapa comprenden extremada pulcritud, disciplina, limpieza, perfeccionismo y puntualidad o sus opuestos. V. **carácter anal; desarrollo psicosexual.**

**ANAL, PRURITO** *(pruritus ani)* Estado crónico de comezón de la piel que rodea el ano. Puede estar producido por infección, candidiásica, dermatitis de contacto, hemorroides externas, oxiuros, psoriasis y enfermedades psicógenas. El tratamiento debe dirigirse a la causa específica, aunque puede obtenerse alivio sintomático con la limpieza escrupulosa, cremas o lociones calmantes, corticosteroides tópicos, antihistamínicos y tranquilizantes.

**ANAL, REFLEJO** *(anal reflex)* Reflejo neurológico superficial obtenido estimulando la piel o mucosa de la región que rodea al ano, lo que se traduce normalmente en la contracción del esfínter externo del ano. Está abolido en enfermedades de la vía piramidal por encima del nivel superior de la columna lumbar. V. también **superficial, reflejo.**

**ANALÉPTICO** *(analeptic)* V. **nervioso central, estimulante del sistema.**

**ANALGESIA** *(analgesia)* Carencia de dolor sin pérdida de conciencia.

**ANALGESIA ALGERA** *(analgesia algera)* V. **anestesia dolorosa.**

**ANALGESIA POR INHALACIÓN** *(inhalation analgesia)* Administración ocasional de anestesia en forma de gas durante el segundo período del parto para reducir el dolor.

**ANALGÉSICO** *(analgesic)* Medicamento que mitiga el dolor.

**ANÁLISIS** *(analysis)* (Química). Separación de sustancias en sus partes componentes y determinación de la naturaleza, propiedades y composición de los cuerpos. El análisis cualitativo determina los elementos presentes en una sustancia, mientras que el análisis cuantitativo determina la cantidad de cada elemento presente en una sustancia.

**ANÁLISIS DE INMUNOABSORCIÓN LIGADO A ENZIMAS (ELISA)** *(enzyme-linked immunosorbent assay)* Técnica de laboratorio que detecta antígenos o anticuerpos específicos utilizando inmunorreactivos marcados con enzimas y un soporte de fijación de fase sólida, como un tubo de ensayo. Se emplea en el diagnóstico de la infección por VIH.

**ANÁLOGO** *(analog, analogue)* Sustancia, tejido u órgano de apariencia o función similares a las de otros, pero de diferente origen o desarrollo, como el ojo de la mosca y el del hombre. Consultar la voz **homólogo.**

**ANAMNESIS** *(anamnesis)* Reunión de datos relativos a un paciente médico o psiquiátrico, que comprenden antecedentes familiares y personales, experiencias y, en particular, recuerdos, que se usan para analizar su situación. Consultar la voz **catamnesis.**

**ANAPLASIA** *(anaplasia)* Cambio en la estructura celular y en su orientación recíproca, caracterizado por la pérdida de diferenciación y la vuelta a una forma más primitiva. La anaplasia es característica de la malignidad. Consultar la voz **metástasis.**

**ANASARCA** *(anasarca)* Edema intenso, generalizado. A menudo la anasarca se presenta en el edema de las enfermedades renales cuando la retención de líquidos continúa durante un período prolongado. V. **edema.**

**ANASTOMOSIS** *(anastomosis)* Unión quirúrgica de dos conductos o vasos para permitir el paso del flujo de uno a otro. Puede hacerse para sortear un aneurisma o una oclusión vascular. Bajo anestesia general, se injerta en los vasos, ya preparados, una porción de la vena safena del enfermo o una prótesis sintética de dacrón, teflón u orlón. Entre los cuidados posoperatorios está el evitar la lesión de los tejidos y la infección de la herida, utilizando un arco de cama sobre la incisión y partes laterales de la cama almohadilladas. Se mantiene abierta una vía aérea suficiente, se administra oxígeno si es necesario y se controlan de cerca los signos vitales. La presión arterial sistólica debe estar unos 20 mmHg por encima de la cifra normal para mantener la circulación a través del injerto. La falta de circulación puede dar lugar a que éste se cierre, complicación importante que obliga a una intervención exploradora y, a veces, a una amputación. Se valoran los pulsos distales en ambas piernas, marcando su situación. Se controla el tiempo de llenado capilar y el color y temperatura de la piel. Puede iniciarse una antibioterapia profiláctica. Hay que controlar la diuresis para tener la seguridad de que es superior a los 30 ml durante dos horas consecutivas. Se obligará al enfermo a moverse y se le estimulará a que to-

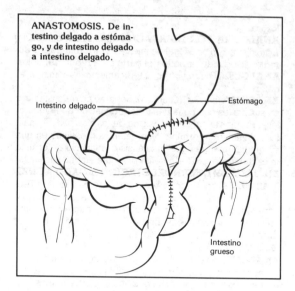

ANASTOMOSIS. De intestino delgado a estómago, y de intestino delgado a intestino delgado.

Intestino delgado — Estómago

Intestino grueso

sa y respire profundamente con frecuencia. V. también **aneurisma; cortocircuito**.

**ANASTOMOSIS EN LA ARTICULACIÓN DEL CODO** (*anastomosis at elbow joint*) Confluencia de vasos en la articulación del codo, constituida por varias venas y parte de las arterias humeral y humeral profunda y de sus ramas.

**ANATOMÍA** (*anatomy*) **1.** Estudio, clasificación y descripción de las estructuras y órganos del cuerpo. Hay varias clases: **anatomía aplicada, anatomía comparada, anatomía descriptiva, anatomía microscópica, anatomía patológica, anatomía quirúrgica. 2.** Estructura de un organismo. **3.** Texto de anatomía. **4.** *Arcaica*. Disección de un cuerpo.

**ANATOMÍA APLICADA** (*applied anatomy*) Estudio de la estructura y morfología de los órganos del cuerpo en relación al diagnóstico y tratamiento de las enfermedades. Denominada también **anatomía práctica**. Entre los tipos de anatomía aplicada se encuentran la **anatomía patológica** y la **anatomía quirúrgica**.

**ANATOMÍA COMPARADA** (*comparative anatomy*) Estudio comparado de la morfología y función de todos los seres vivos. Esta comparación revela una progresión desde el animal más simple al más especializado. El estadio adulto de algunos animales inferiores se semeja a los estadios inmaduros de numerosos animales superiores. V. también **anatomía aplicada; filogenia; ontogenia**.

**ANATOMÍA DESCRIPTIVA** (*descriptive anatomy*) Estudio de la morfología y estructura del cuerpo dividido en sistemas como el sistema vascular y el sistema nervioso. Cada sistema está compuesto de tejidos similares que resultan esenciales para una función en particular.

**ANATOMÍA DE SUPERFICIE** (*surface anatomy*) Estudio de las relaciones estructurales de los caracteres externos del organismo con los órganos y partes internas.

**ANATOMÍA ESTRUCTURAL** (*cross-sectional anatomy*) Estudio de la relación existente entre las diferentes estructuras del organismo mediante la observación de secciones

de tejido o de órgano. Consultar la voz **anatomía de superficie**.

**ANATOMÍA MICROSCÓPICA** (*microscopic anatomy*) Estudio de las estructuras microscópicas de tejidos y células. La citología y la histología son tipos de anatomía microscópica.

**ANATOMÍA PATOLÓGICA** (*pathological anatomy*) (Anatomía aplicada). Estudio de la estructura y morfología de los tejidos y células del organismo en relación con las enfermedades.

**ANATOMÍA PRÁCTICA** (*practical anatomy*) V. **anatomía aplicada**.

**ANATOMÍA QUIRÚRGICA** (*surgical anatomy*) (Anatomía aplicada). Estudio de la estructura y morfología de los tejidos y órganos del cuerpo en relación con la cirugía.

**ANATOMÍA REGIONAL** (*regional anatomy*) Estudio de las relaciones estructurales entre los órganos y áreas del organismo.

**ANATÓMICA, POSICIÓN** (*anatomical position*) Posición del cuerpo en la que la persona está erecta, mirando directamente al frente, con los pies ligeramente separados y hacia delante, los brazos colgando a los lados del cuerpo con las palmas hacia adelante. Es la posición neutra estándar de referencia que se utiliza para describir puntos o movimientos de diversas partes del cuerpo.

**ANCIANO, VALORACIÓN DEL PACIENTE** (*assessment of the aging patient*) Valoración de las modificaciones características del paso de los años en una persona anciana. MÉTODO: Se mide, pesa, examina y observa al paciente y se le interroga sobre las alteraciones físicas, funcionales y de conducta que haya podido experimentar. La altura normalmente disminuye 1,25 cm con el envejecimiento y el peso, después de los 65 años de edad, va disminuyendo progresivamente en el hombre y aumentando en la mujer. Hay que examinar la piel para observar si presenta sequedad, grietas, flaccidez, adelgazamiento en el dorso de las manos, zonas de vitiligo, queratosis, verrugas, cuernos cutáneos o telangiectasias seniles y observar al pelo para comprobar si presenta encanecimiento, disminución del lustre y adelgazamiento o pérdida en el cuero cabelludo y en las zonas axilar y púbica. También hay que comprobar si existe crecimiento de la nariz y las orejas con respecto al tamaño facial, sequedad ocular, decoloración de la esclerótica y el iris, formación de un anillo opaco en la proximidad del borde corneal (arco senil) y disminución del tamaño pupilar y de la visión periférica. Se realizan pruebas para determinar si existe o no pérdida auditiva, disminución del volumen ventilatorio corriente o de vaivén y de la percusión periférica o desviación de la tráquea, particularmente si se observa escoliosis. En la exploración puede observarse retracción gingival, pérdida de dientes y de la percepción del gusto, disminución de la salivación, de la frecuencia cardiaca en reposo y del gasto cardiaco y pulso arterial fácilmente palpable. En el paciente anciano es frecuente detectar disminución de la masa muscular, artrosis con presencia de nódulos de Heberden o Bouchard en las articulaciones de los dedos, contracturas digitales, osteoporosis, ampliación de la base de sustentación y lentitud de los movimientos voluntarios. El sentido de la posición, del olfato, del tacto y de la sensibilidad al calor y al frío pueden estar disminuidos y los reflejos tendinosos profundos aumentados. Los signos de envejecimiento propios de la mujer son flaccidez y caída de mamas, estrechamiento y acortamiento vaginal con disminución de la lubricación y coito doloroso y efectos de eventuales tratamientos estrogénicos a largo plazo como hemorragia uterina, mastalgia, aumento de peso, retención de líquidos e hipertensión. Los signos de envejecimiento del hombre incluyen disminución del tamaño y firmeza de los testículos y de la cantidad y viscosidad de líquido seminal, aumento del diámetro del pene e hipertrofia prostática. La libido y el sentido de satisfacción sexual no suelen disminuir. CRITERIOS IMPORTANTES: El envejecimiento no progresa de manera uniforme y sus efectos pueden variar ampliamente de un sujeto a otro, si bien en muchos casos las modificaciones que se consideran normales en pacientes ancianos son auténticos procesos patológicos que pueden ser tratados favorablemente. Con una cuidadosa valoración pueden diferenciarse los efectos normales del envejecimiento de las manifestaciones patológicas y determinar la necesidad de asistencia por parte del paciente.

**ANCÓNEO, MÚSCULO** *(anconeus)* Uno de los siete músculos superficiales de la parte posterior del antebrazo. Se trata de un músculo triangular pequeño que se origina en la superficie dorsal del epicóndilo humeral y se inserta en el olécranon cubital. Está inervado por una rama del nervio radial que contiene fibras procedentes del VII y VIII nervios cervicales. Su función es la extensión del antebrazo.

**ANCROD** *(ancrod)* Veneno de la víbora malaya de los pozos, utilizado para eliminar el fibrinógeno de la circulación, e impedir así la coagulación de la sangre.

**ANCHO, LIGAMENTO** *(broad ligament)* Capa plegada de peritoneo que recubre las trompas uterinas, útero y ovarios. Se extiende desde las caras externas del útero hacia las paredes laterales de la pelvis, dividiendo ésta de lado a lado y creando la fosa y el fondo de sacos vesicouterinos por delante del útero y la fosa y el fondo de saco rectouterinos por detrás.

**ANDADOR** *(walker)* Aparato móvil muy ligero, de tubo metálico, que llega aproximadamente hasta la cintura del paciente y sirve para ayudarle a caminar. Tiene cuatro patas separadas por una amplia base de sustentación. El paciente se sujeta en el aparato, da un paso, lo desplaza hacia delante y da otro paso.

**ANDERSEN, ENFERMEDAD DE** *(Andersen's disease)* Rara afección por almacenamiento de glucógeno, que se caracteriza por un defecto genético de la enzima ramificante (amilo -1:4, 1:6 transglucosidasa) que provoca el depósito en los tejidos de glucógeno anormal con cadenas largas, internas y externas. Los niños que padecen la enfermedad son normales en el momento de nacer pero no se desarrollan y pronto presentan hepatomegalia, esplenomegalia e hipotonía muscular, junto con el desarrollo progresivo de cirrosis hepática o insuficiencia cardiaca por mecanismos desconocidos. El diagnóstico se realiza estudiando la enzima de los leucocitos y fibroblastos. No existe un tratamiento concreto para la enfermedad, que suele ser fatal durante los primeros años de vida. Denominada también **amilopectinosis, glucógeno, enfermedad por almacenamiento de, tipo IV**.

**ANDR-** *(andr-)* V. **andro-**.

**ANDREIOMA** *(andreioma)* V. **arrenoblastoma**.

**ANDREOBLASTOMA** *(andreoblastoma)* V. **arrenoblastoma**.

**ANDRO-, ANDR-** *(andro-, andr-)* Prefijo que significa «relativo al hombre o al varón»: *andrógeno*.

**ANDRÓGENO** *(androgen)* Fármaco que estimula las características masculinas. Las hormonas naturales, como la testosterona y sus ésteres y análogos, se utilizan principalmente como tratamiento de sustitución durante el climaterio masculino. Los andrógenos pueden administrarse por vía oral o parenteral. V. también **anabolismo**.

**ANDRÓGINO** *(androgynous)* **1.** Dícese de la persona que tiene algunas características de ambos sexos. El papel social, la conducta, la personalidad y el aspecto son un reflejo de la individualidad y no están determinados por el sexo. **2.** Hermafrodítico. Consultar la voz **ginandro**.

**ANDROMA** *(androma)* V. **arrenoblastoma**.

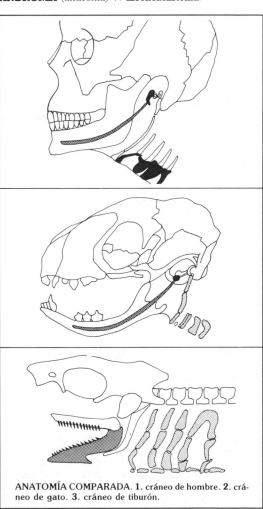

ANATOMÍA COMPARADA. **1.** cráneo de hombre. **2.** cráneo de gato. **3.** cráneo de tiburón.

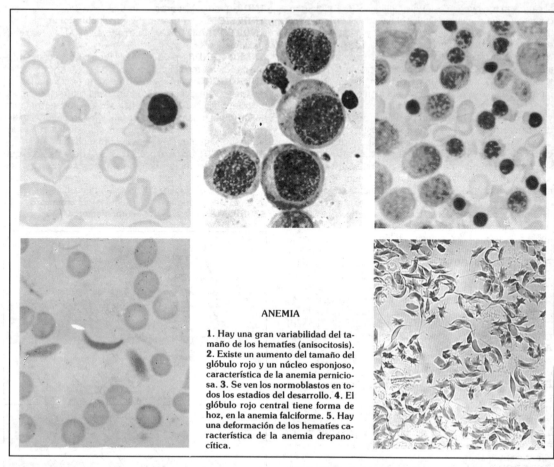

ANEMIA

**1.** Hay una gran variabilidad del tamaño de los hematíes (anisocitosis). **2.** Existe un aumento del tamaño del glóbulo rojo y un núcleo esponjoso, característica de la anemia perniciosa. **3.** Se ven los normoblastos en todos los estadios del desarrollo. **4.** El glóbulo rojo central tiene forma de hoz, en la anemia falciforme. **5.** Hay una deformación de los hematíes característica de la anemia drepanocítica.

**ANDROSTERONA** *(androsterone)* Considerada inicialmente la principal hormona sexual masculina, se utiliza con menos frecuencia desde el descubrimiento de la testosterona. La mayor potencia de otras hormonas sexuales masculinas ha limitado el interés de la androsterona en gran parte a su aspecto bioquímico histórico. V. también **testosterona**.

**ANEJOS, ANEXOS** *(adnexa)* Tejidos o estructuras del organismo que se encuentran en la proximidad de otro relacionado con ellos. Así, los ovarios y las trompas uterinas son anejos del útero.

**ANEMIA** *(anemia)* Trastorno que se caracteriza por la disminución de la hemoglobina sanguínea hasta concentraciones inferiores a los límites normales. Según la clasificación fisiopatológica, la anemia es la consecuencia de tres procesos fundamentales: disminución de la producción de hemoglobina o de hematíes, aumento de la destrucción de hematíes o pérdida de sangre. En otros sistemas de clasificación morfológica diferentes, se describe la anemia de acuerdo con el contenido de hemoglobina de los hematíes (normocrómica o hipocrómica) y por las diferencias de tamaño de éstos (macrocítica, normocítica o microcítica). OBSERVACIONES: Según su gravedad, la anemia puede

ir acompañada por algunos o todos los hallazgos clínicos de una serie que se derivan directamente de la disminución de la capacidad de la sangre para transportar oxígeno. Entre ellos figuran la fagita, disnea de esfuerzo, vértigos, cefaleas, insomnio y palidez, especialmente de las mucosas. También pueden presentarse anorexia y dispepsia, palpitaciones, taquicardia, dilatación cardiaca y soplos sistólicos. Para realizar un tratamiento racional de la anemia es requisito indispensable conocer su fisiopatología, incluyendo el hecho de que la deficiencia de hierro es, con mucho, el factor causal más frecuente. Los análisis concretos se orientan, en primer lugar, hacia este tipo de anemia. Pueden ser necesarios otros estudios de laboratorio para determinar la presencia de formas menos corrientes.

ACTUACIÓN: La respuesta terapéutica a la anemia es muy variable y depende de los factores causales concretos implicados. Una anemia de moderada a grave, con cifras de hemoglobina inferiores a 7-8 g/100 ml, puede necesitar una transfusión de una o más unidades de sangre, sobre todo si la situación es aguda y se acompaña de signos clínicos concretos. Según el tipo de anemia, el tratamiento tiende a proporcionar suplementos del componente que falta, eliminando la causa de la pérdida sanguínea o reduciendo el elemento hemolítico. Esto último puede implicar la administración de corticosteroides suprarrenales o, posiblemente, obligar a una esplenectomía. Por lo general, se repiten a intervalos los análisis de laboratorio y otras exploraciones adecuadas para controlar la respuesta, ver la necesidad de continuar el tratamiento y observar el grado de recuperación de las cifras normales.

**ANEMIA APLÁSICA** (aplastic anemia) Deficiencia de todos los elementos formes de la sangre debido a un fracaso de la capacidad regeneradora de la médula ósea. Puede responder a una enfermedad neoplásica de la médula o, con mayor frecuencia, a su destrucción por exposición a agentes químicos tóxicos, radiaciones ionizantes o algunos fármacos, antibióticos y otros. Existe también una forma idiopática rara de la enfermedad.

**ANEMIA DEL EMBARAZO** (anemia of pregnancy) Situación del embarazo caracterizada por una disminución de la concentración de hemoglobina en la sangre. Puede ser fisiológica o patológica. En la fisiológica, la disminución de la concentración es consecuencia de la dilución debida al incremento del volumen plasmático en relación con el volumen celular. Por este motivo, durante el embarazo, el valor del hemotocrito suele estar varias unidades por debajo de su nivel normal. En la patológica, la capacidad de transporte de oxígeno de la sangre desciende debido a la alteración de la producción de eritrocitos o a la pérdida excesiva de éstos por destrucción o hemorragia. La anemia patológica es una complicación frecuente del embarazo y se presenta aproximadamente en la mitad de las gestaciones. La alteración en la producción de eritrocitos puede ser consecuencia de una deficiencia alimentaria de hierro, ácido fólico o vitamina $B_{12}$, o deberse a una enfermedad crónica o maligna, a malnutrición crónica o a una exposición tóxica. Una inflamación, infección crónica, sepsis, trastornos autoinmunes, microangiopatía o una enfermedad hemática con alteración de los eritrocitos pueden provocar la destrucción de éstos. A consecuencia de un aborto, hemorroides sangrantes, parásitos intestinales como las uncinarias, alteraciones placentarias como la placenta previa y el desprendimiento prematuro de la misma, o la atonía uterina posparto puede producirse una pérdida excesiva de eritrocitos por hemorragia.

**ANEMIA DREPANOCÍTICA** (drepanocytic anemia) Anemia falciforme.

**ANEMIA ESFEROCÍTICA** (spherocytic anemia) Trastorno hematológico caracterizado por anemia hemolítica debida a la presencia de hematíes de forma esférica y no redonda y bicóncava como los normales. Estos hematíes son frágiles y tienden a hemolizarse en el sistema circulatorio periférico pobre en oxígeno produciendo crisis episódicas de dolor abdominal, fiebre, ictericia y esplenomegalia. Como para tratar esta anemia casi siempre hay que administrar transfusiones repetidas, el paciente puede desarrollar un cuadro de siderosis. Esta enfermedad se hereda como rasgo autosómico dominante.

**ANEMIA FALCIFORME** (sickle cell anemia) Anemia grave, crónica e incurable que se produce en las personas homocigotas para la hemoglobina S. (Hb S). Esta hemoglobina anormal produce distorsión y fragilidad de los eritrocitos. La anemia falciforme se caracteriza por crisis de dolor articular, trombosis, fiebre y anemia crónica con esplenomegalia, letargia y debilidad.

**ANEMIA FERROPÉNICA** (iron-deficiency anemia) Anemia microcítica e hipocrómica originada por aporte inadecuado del hierro necesario para la síntesis de hemoglobina. Se caracteriza por palidez, fatiga y debilidad. El diagnóstico de laboratorio comprende la determinación de hemoglobina, hematocrito, transferrina y hierro del suero. La deficiencia de hierro puede ser resultado de un aporte inadecuado de hierro en la dieta, de una insuficiente absorción en el aparato digestivo, o de hemorragia crónica. Consultar las voces **anemia hemolítica; anemia hipoplástica; eritrocitarios, índices**.

**ANEMIA HEMOLÍTICA** (hemolytic anemia) Trastorno caracterizado por la destrucción prematura de los hematíes. La anemia puede ser mínima o incluso no producirse, lo que refleja la capacidad de la médula ósea de aumentar su producción de hematíes como mecanismo de compensación. Este trastorno puede asociarse con ciertas enfermedades infecciosas, trastornos hereditarios de los hematíes o como respuesta a la acción de diversos fármacos o agentes tóxicos. Consultar las voces **anemia aplásica; anemia hemolítica no esferocítica congénita; anemia mieloptísica**. V. también **anemia; esferocitosis; hemólisis**.

**ANEMIA HEMOLÍTICA NO ESFEROCÍTICA CONGÉNITA** (congenital nonspherocitic hemolitic anemia) Amplio grupo de trastornos hemáticos compuesto por varias enfermedades hereditarias, muy similares entre sí, que se caracterizan por la deficiencia de una de las enzimas que intervienen en la glucólisis. La mayoría se acompañan de hemólisis de intensidad variable, aunque siempre menos grave que la de la esferocitosis, trastorno más serio del cual deben ser diferenciadas. Consultar la voz **anemia esferocítica**. V. también **anemia falciforme**.

**ANEMIA HIPOCRÓMICA** (hypochromic anemia) Anemia caracterizada por un descenso de la concentración eritrocitaria de hemoglobina. V. también **anemia; eritrocitarios, índices**.

**ANEMIA HIPOPLÁSICA** (hypoplastic anemia) Amplio grupo de anemias que se caracteriza por un descenso de la producción de eritrocitos. Consultar la voz **anemia aplásica; policitemia**. V. también **anemia**.

**ANEMIA HIPOPLÁSICA CONGÉNITA** (congenital hypoplastic anemia) V. **Diamond-Blackfan, síndrome de**.

**ANEMIA LEUCOERITROBLÁSTICA** (leukoerythroblastic anemia) Presencia de gran número de hematíes y leucocitos inmaduros en la sangre. Es característica de algunos tumores malignos como resultado de la sustitución de la médula ósea normal. V. también **anemia mieloptísica; metaplasia mieloide**.

**ANEMIA MACROCÍTICA** (macrocytic anemia) Trastorno de la sangre caracterizado por una alteración de la eritropoyesis con presencia en la circulación de hematíes frágiles y de gran tamaño. La anemia macrocítica se debe casi siempre a una deficiencia de ácido fólico o vitamina $B_{12}$.

**ANEMIA MEDITERRÁNEA** (Mediterranean anemia) V. **talasemia**.

**ANEMIA MEGALOBLÁSTICA** *(megaloblastic anemia)* Trastorno hematológico caracterizado por la producción y proliferación periférica de eritrocitos inmaduros, disfuncionales y de gran tamaño. La formación de megaloblastos suele asociarse con la anemia perniciosa grave o la anemia por deficiencia de ácido fólico.

**ANEMIA MICROCÍTICA** *(microcytic anemia)* Trastorno hematológico caracterizado por hematíes anormalmente pequeños, que se debe en general a pérdida sanguínea crónica o a una anemia de origen nutricional, como la ferropénica. Consultar la voz **anemia macrocítica**.

**ANEMIA MIELOPÁTICA** *(myelophatic anemia)* V. **anemia mieloptísica**.

**ANEMIA MIELOPTÍSICA** *(myelophthisic anemia)* Trastorno atribuido a varios procesos patológicos que desplazan los tejidos hemopoyéticos de la médula ósea. Se caracteriza por anemia y aparición de granulocitos inmaduros y elementos eritroides nucleados en sangre periférica. Denominada también **anemia mielopática**. Consultar la voz **anemia leucoeritroblástica**.

**ANEMIA NUTRICIONAL** *(nutritional anemia)* Trastorno caracterizado por la producción inadecuada de hemoglobina o eritrocitos debido a deficiencia nutricional de hierro, ácido fólico o vitamina $B_{12}$ o a otros trastornos nutricionales. V. también **anemia ferropénica; anemia megaloblástica; anemia perniciosa**.

**ANEMIA PERNICIOSA** *(pernicious anemia)* Anemia macrocítica megaloblástica progresiva que afecta principalmente a personas de edad y se debe a la falta del factor intrínseco, una sustancia esencial para la absorción de la vitamina $B_{12}$. La maduración de los hematíes en la médula ósea se altera, las columnas posteriores y laterales de la médula espinal se deterioran, el recuento leucocitario se reduce y los leucocitos polimorfonucleares adquieren un aspecto multilobular. El paciente presenta una gran debilidad, con adormecimiento y hormigueo en las extremidades, fiebre, palidez, anorexia y pérdida de peso. Este trastorno suele tratarse mediante inyecciones de vitamina $B_{12}$, ácido fólico y hierro.

**ANEMIA SIDEROBLÁSTICA** *(sideroblastic anemia)* Anemia perteneciente a un grupo heterogéneo de trastornos hematológicos crónicos caracterizados por la presencia de hematíes normocíticos o ligeramente macrocíticos, hipocromos y normocromos con disminución de la eritropoyesis y la síntesis de hemoglobina. Los hematíes contienen un anillo perinuclear de gránulos teñidos de hierro. Puede ser adquirido o hereditario y primario o secundario a otra enfermedad o situación. No se conoce bien su etiología. El tratamiento consiste en la administración de extractos hepáticos, piridoxina, ácido fólico y transfusiones de sangre. Consultar también las voces **anemia ferropénica; siderosis**.

**ANEMO-** *(anemo-)* Prefijo que significa «perteneciente o relativo al viento»: *anemopatía, anemofobia, anemotropismo*.

**ANENCEFALIA** *(anencephaly)* Ausencia congénita de cerebro y médula. El cráneo aparece sin cerrar, e igualmente el conducto vertebral subsiste como un canal. Trasmitida genéticamente, la anencefalia no es compatible con la vida. Puede descubrirse al principio de la gestación por análisis del líquido amniótico obtenido por punción o por ultrasonografía. V. también **tubo neural, defectos del**.

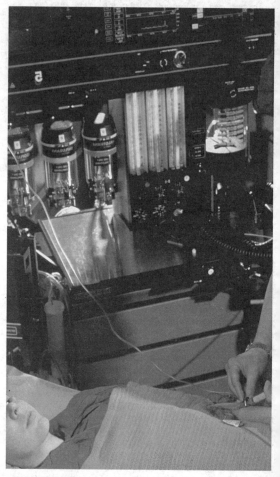

ANESTESIA. Normalmente, la anestesia general se emplea en operaciones de larga duración.

**ANERGIA** *(anergy)* **1.** Falta de actividad. **2.** Estado de inmunodeficiencia que se caracteriza por la falta o disminución de la reacción a un antígeno o grupo de antígenos. Este estado puede observarse en la tuberculosis avanzada y en otras infecciones graves, así como en algunos tumores malignos.

**ANEROIDE** *(aneroid)* Que no contiene líquido. Se utiliza especialmente para describir un aparato comparado con otro que realiza una función similar y sí contiene líquido. Así, por ejemplo, el esfigmomanómetro aneroide, que no tiene columna de mercurio.

**ANESTESIA** *(anesthesia)* Ausencia de sensaciones normales, especialmente de sensibilidad al dolor, como la producida por una sustancia anestésica, por hipnosis, o la que tiene lugar por lesiones traumáticas o fisiopatológicas del tejido nervioso. La anestesia producida con fines médicos o quirúrgicos puede ser tópica, local, regional o general y se denomina de acuerdo con la sustancia anestésica utilizada, el método o procedimiento seguido, la zona u órgano anesteiado o la edad o tipo del enfermo.

**ANESTESIA, APARATO DE** *(anesthesia machine)* Aparato para la administración de sustancias analgésicas por inhalación. Aunque hay muchos modelos, todos ellos tienen las siguientes características: una instalación para la fuente de gas; un medidor del flujo de gas; recipientes para volatilizar y mezclar las sustancias anestésicas con los gases de transporte y un sistema para administrar el gas al enfermo.

**ANESTESIA, FÁRMACO ASOCIADO A LA** *(adjunct to anesthesia)* Cualquiera de los diversos fármacos pertenecientes a cinco clases distintas que tienen una aplicación en los procedimientos anestésicos así como una indicación terapéutica en otros aspectos de la asistencia sanitaria. Los fármacos adjuntos a la anestesia se utilizan como premedicación, como suplemento intravenoso a medicaciones hipnóticas y analgésicas y como agentes bloqueantes neuromusculares, analépticos y gases terapéuticos. La premedicación tiene por objeto reducir la ansiedad, sedar al paciente, disminuir la salivación y las secreciones de las vías respiratorias y evitar la bradicardia. A veces también se prescriben como premedicación analgésicos potentes, sedantes hipnóticos, fenotiacinas, anticolinérgicos y agentes antiansiedad. Entre los suplementos hipnóticos y analgésicos intravenosos que se administran para aumentar los efectos del óxido nitroso se encuentran la morfina, el demerol, el diacepam, el fentonil y el droperidol. Los agentes bloqueantes neuromusculares se administran para producir y mantener la relajación de los músculos esqueléticos durante la intervención quirúrgica. Estos agentes son de dos tipos: despolarizantes y no despolarizantes. Los agentes despolarizantes (como la succinilcolina) actúan despolarizando las membranas postsinápticas, haciéndolas refractarias a la estimulación y produciendo parálisis muscular. Los agentes no despolarizantes como la tubocurarina, la metocurina, la galamina y el pancuronio actúan compitiendo con la acetilcolina en receptores a nivel posfuncional, produciendo parálisis de los músculos. Cuando se utilizan estos agentes, por lo general es necesario que un anestesista controle la respiración del paciente y evalúe cuidadosamente la recuperación de la transmisión neuromuscular en el período posoperatorio. Los analépticos pueden administrarse para estimular la función del sistema nervioso central en la insuficiencia ventilatoria por sobredosificación medicamentosa, ahogamiento, electrocución, intoxicación por monóxido de carbono o cualquier otra situación que provoque hipoxemia. Los efectos de estos agentes son transitorios y paradójicamente pueden producir una mayor depresión, por lo que habitualmente no se recomienda su empleo. Entre los gases terapéuticos se encuentran el dióxido de carbono, el oxígeno y varios anestésicos generales. El dióxido de carbono y el oxígeno se administran para mantener la función y metabolismo respiratorio normales y como vehículo de gases anestésicos.

**ANESTESIA, FASES DE LA** *(stages of anesthesia)* V. **Guedel, signos de**.

**ANESTESIA, INDUCCIÓN DE LA** *(induction of anesthesia)* Etapas del proceso de anestesia que se producen antes de lograr el nivel de profundidad deseado, como la premedicación con sedantes, hipnóticos, tranquilizantes o fármacos del tipo del curare, la intubación, la administración de oxígeno y la administración del anestésico.

**ANESTESIA, PANTALLA DE** *(anesthesia screen)* Marco de metal en forma de U invertida que se fija a ambos lados de la mesa operatoria, de 30 a 45 cm por encima de la pared anterior del tórax del enfermo. Se cubre con una sábana para evitar la contaminación del campo quirúrgico torácico o abdominal por agentes infecciosos del enfermo o del anestesista, transmitidos por el aire y para ofrecer un campo estéril amplio al cirujano.

**ANESTESIA, SALIDA DE LA** *(emergence)* Estadio de recuperación después de la anestesia general que incluye respiración espontánea, deglución voluntaria y vuelta al estado consciente.

**ANESTESIA AXILAR** *(axilary anesthesia)* V. **anestesia del plexo braquial**.

**ANESTESIA BASAL** *(basal anesthesia)* **1.** Estado de inconsciencia breve que forma parte de la anestesia quirúrgica general, en el que el enfermo no responde a las palabras pero todavía reacciona a la punción con un alfiler u otros estímulos dolorosos. **2.** Narcosis producida por la inyección o infusión de potentes sedantes, sin la adición de narcóticos o anestésicos. **3.** Cualquier forma de anestesia en la que el enfermo está completamente inconsciente, en contraste con la anestesia vigil. Denominada también **narcoanestesia**.

**ANESTESIA CAUDAL** *(caudal anesthesia)* Inyección de un anestésico local en la porción caudal del canal espinal a través del sacro. Se realiza en el parto y en ciertas intervenciones como la culdoscopia y la cirugía anorrectal y genitourinaria. La anestesia caudal se ha visto desplazada por la anestesia epidural por su dificultad de controlar el nivel de anestesia, la necesidad de administrar grandes volúmenes de solución anestésica (10-15 ml), su gran índice de fracasos (del 5 al 10 %) y sus frecuentes complicaciones que son particularmente neurológicas y de hipotensión arterial y, en obstetricia, disminución del progreso del parto. Entre otras complicaciones de la anestesia caudal destacan la infección materna y la inyección inadvertida al feto. V. también **anestesia regional**.

**ANESTESIA COMBINADA** *(combined anesthesia)* V. **anestesia equilibrada**.

**ANESTESIA CONTINUA** *(continuous anesthesia)* Método de anestesia por bloqueo nervioso que se usa en cirugía y obstetricia. Consiste en perfundir, gota a gota o a intervalos, una solución anestésica; se usan barbitúricos u otros depresores del sistema nervioso central. El nombre del procedimiento depende del lugar donde se haga la infiltración; por ejemplo anestesia espinal continua, caudal, epidural, peridural o lumbar. Denominada también **anestesia fraccional**.

**ANESTESIA DE BLOQUEO** *(block anesthesia)* V. **anestesia de conducción**.

**ANESTESIA DE BLOQUEO EN SILLA DE MONTAR** *(saddle block anesthesia)* Tipo de bloqueo nervioso regional en el que la porción corporal anesteiada se corresponde con la que el paciente apoyaría al sentarse en una silla de cabalgar. Se realiza inyectando un anestésico local en la cavidad espinal con el paciente sentado con la cabeza contra el pecho, la espalda curvada y las piernas colgando. Nada más inyectar el anestésico se tumba al paciente y se miden sus constantes vitales. En algunos hospitales es de uso común durante el parto. V. también **anestesia obstétrica**.

**ANESTESIA DE BLOQUEO SUBARACNOIDEO** (*subarachnoid block anesthesia*) Forma de anestesia espinal que consiste en la inyección del agente anestésico en el espacio situado entre la aracnoides y la piamadre. Este procedimiento constituye una forma particularmente eficaz de anestesia espinal rápida, pero exige una gran habilidad para evitar la contaminación o el trauma neurológico. V. también **anestesia obstétrica**.

**ANESTESIA DE CONDUCCIÓN** (*conduction anesthesia*) Pérdida de sensibilidad, especialmente la dolorosa, en una región corporal que se produce cuando se inyecta un anestésico local en el trayecto de uno o varios nervios para impedir así la transmisión de impulsos desde o hacia el área por ellos inervada. Denominada también **anestesia local**.

**ANESTESIA DEL PLEXO BRAQUIAL** (*brachial plexus anesthesia*) Bloqueo anestésico de la región inervada por las divisiones anteriores de los cuatro últimos nervios cervicales y el primero torácico. El plexo se extiende desde la apófisis transversa hasta el vértice de la axila donde se forman los nervios terminales. Debido a la anatomía de la zona puede hacerse el abordaje por varias vías entre las cuales la más común es la axilar pero también se emplean la supraclavicular y la interescalénica. El bloqueo axilar perivascular es el que menos complicaciones tiene, limitándose éstas prácticamente a una mínima extravasación de sangre. El empleo de otras vías puede producir síndrome de Horner, parálisis del nervio frénico, neumotórax, parálisis del recurrente laríngeo, déficits sensoriales, parestesias o hematomas. V. también **anestesia regional**.

**ANESTESIA DEL PLEXO CERVICAL** (*cervical plexus anesthesia*) Bloqueo nervioso que se realiza en cualquier punto por debajo de la apófisis mastoidea desde C$_2$ hasta la segunda apófisis transversa de la sexta vértebra cervical. Este método de anestesia se utiliza en intervenciones realizadas en la región situada entre la mandíbula y la clavícula. Puede dar lugar a ciertas complicaciones como síndrome de Horner, bloqueo inadvertido del ganglio estrellado o el plexo braquial, hemorragia de la arteria vertebral, penetración subaracnoidea o peridural, bloqueo o parálisis del nervio frénico y bloqueo del nervio laríngeo que se manifiesta por ronquera de aparición brusca.

**ANESTESIA DENTAL** (*dental anesthesia*) Cualquier procedimiento anestésico utilizado en cirugía dental. La proliferación de anestésicos locales inyectables ha sustituido en gran medida el empleo de anestésicos generales por inhalación, especialmente el óxido nitroso.

**ANESTESIA DIAGNÓSTICA** (*diagnostic anesthesia*) Anestesia de la profundidad suficiente para permitir la realización de procedimientos diagnósticos moderadamente dolorosos de corta duración, reduciendo al máximo las molestias del paciente.

**ANESTESIA DISOCIATIVA** (*dissociative anesthesia*) Procedimiento anestésico que se caracteriza por analgesia y amnesia sin pérdida de la función respiratoria ni los reflejos faríngeos y laríngeos. Puede utilizarse para provocar analgesia en intervenciones quirúrgicas breves y superficiales o procesos diagnósticos poco traumáticos. Resulta particularmente útil para personas sensibles a los anestésicos generales o locales o que por otras razones no pueden ser anestesiados sin riesgos con agentes inhalatorios. Como el fármaco más utilizado es un agente alucinógeno, el clorhidrato de ketamina, algunos pacientes pueden presentar delirio, excitación y confusión.

**ANESTESIA DOLOROSA** (*anesthesia dolorosa*) Grave dolor paradójico espontáneo en una zona anestesiada. Denominada **analgesia algera**.

**ANESTESIA ENDOBRONQUIAL** (*endobronchial anesthesia*) Procedimiento poco utilizado que consiste en la administración de un gas anestésico directamente en los bronquios.

**ANESTESIA ENDOTRAQUEAL** (*endotracheal anesthesia*) Anestesia por inhalación que se consigue mediante el paso de un gas anestésico o una mezcla de gases a través de un tubo endotraqueal introducido en las vías respiratorias. La anestesia general suele practicarse por vía endotraqueal.

**ANESTESIA EPIDURAL** (*epidural anesthesia*) Anestesia de las regiones pélvicas, abdominal, genital u otras mediante la inyección de un anestésico local en el espacio epidural de la columna vertebral.

**ANESTESIA EQUILIBRADA** (*balanced anesthesia*) Una de las diversas técnicas de anestesia general en la que no se utiliza ningún fármaco anestésico aislado o ninguna proporción preestablecida de fármacos anestésicos, sino que se realiza una mezcla individualizada de acuerdo con las necesidades de cada enfermo y para cada intervención concreta. En la anestesia equilibrada se pueden combinar la anestesia regional o local con la administración de fármacos anestésicos generales, o bien se puede hacer combinando un relajante muscular, un analgésico, oxígeno, gas anestésico y un sedante.

**ANESTESIA EXTRADURAL** (*extradural anesthesia*) Bloqueo anestésico nervioso que se consigue mediante la inyección de una solución anestésica local en el espacio situado en el canal espinal por fuera de la duramadre de la médula como se hace en la anestesia epidural, la caudal o la paravertebral.

**ANESTESIA FRACCIONAL** (*fractional anesthesia*) V. **anestesia continua**.

**ANESTESIA GENERAL** (*general anesthesia*) Ausencia de sensibilidad y conciencia inducida por diversos agentes anestésicos que se administran sobre todo por inhalación o por inyección IV. Los cuatro tipos de bloqueo nervioso obtenidos por la anestesia general son el sensorial, el motor voluntario, el motor reflejo y el mental. Existen varios niveles de bloqueo mental: tranquilidad, sedación, hipnosis, narcosis y depresión completa, potencialmente letal, de todas las funciones reguladoras vitales de la médula y el cerebro. El tipo de anestesia seleccionada, así como la dosis y la vía de administración, dependen de los objetivos buscados. La profundidad de la anestesia se planea para permitir la realización de la intervención quirúrgica sin que el paciente experimente dolor ni recuerde el hecho. Con frecuencia son necesarios el soporte respiratorio y la intubación endotraqueal.

**ANESTESIA HIPOTENSORA** (*hypotensive anesthesia*) V. **hipotensión deliberada**.

**ANESTESIA LOCAL** (*local anesthesia*) Administración directa de un anestésico local sobre un tejido para provocar la ausencia de sensaciones en una pequeña región del organismo. Las intervenciones dentales o quirúrgicas graves constituyen las indicaciones más frecuentes de la anestesia local. El anestésico puede aplicarse tópicamente sobre la superficie de la piel o una mucosa o inyectarse subcutáneamente a través de un habón intradérmico. Las principales limitaciones de la anestesia local son la incidencia de reacciones alérgicas frente a determinados agentes y la ocasional resistencia que muestran algunos pacientes frente al efecto anestésico. Sus ventajas son su bajo costo, la facilidad de su administración, su baja toxicidad y la falta de riesgos que comporta, ya que el paciente puede cooperar y no precisa asistencia respiratoria ni intubación. Para evitar la anestesia general algunas intervenciones quirúrgicas importantes se realizan ocasionalmente bajo anestesia local. En estos casos los tejidos se anestesian capa por capa a medida que el cirujano va llegando a las estructuras más profundas del organismo; sin embargo la anestesia general ha sustituido en gran medida a este procedimiento. En todos los casos la dosis recomendada de cualquier agente es la mínima posible para conseguir el efecto deseado ya que la toxicidad guarda una relación directa con la cantidad total de fármaco administrado más que con la cantidad inicial o la concentración del agente. Cada anestésico tiene además una dosis máxima permisible recomendada que no puede excederse sin riesgos. Consultar las voces **anestesia general; anestesia regional; anestesia tópica**.

**ANESTESIA MIXTA** (*mixed anesthesia*) V. **anestesia equilibrada**.

**ANESTESIA OBSTÉTRICA** (*obstetric anesthesia*) Cualquiera de los diferentes procedimientos utilizados para proporcionar anestesia durante el parto. Comprende la anestesia local para episiotomía, anestesia regional para los dolores del parto o de la expulsión, como el bloqueo paracervical o el pudendal, o, para un bloqueo más amplio, el epidural, el caudal o el en silla de montar. La anestesia para practicar una cesárea se puede conseguir con bloqueo epidural o mediante anestesia general. La anestesia por inhalación de una mezcla de óxido nitroso y oxígeno se suele utilizar cuando se precisan fórceps o cuando se espera dificultad en la expulsión vaginal.

**ANESTESIA OLFATORIA** (*olfactory anesthesia*) V. **anosmia**.

**ANESTESIA PEDIÁTRICA** (*pediatric anesthesia*) Subespecialidad de la anestesiología que trata de la administración de la anestesia a recién nacidos, lactantes y niños hasta los 12 años de edad.

**ANESTESIA PERIDURAL** (*peridural anesthesia*) V. **anestesia epidural**.

**ANESTESIA POR BLOQUEO NERVIOSO** (*nerve block anesthesia*) V. **anestesia de conducción**.

**ANESTESIA POR GOTEO ABIERTO** (*open-drop anesthesia*) Es la técnica anestésica más antigua y sencilla. Se hace gotear un anestésico líquido y volátil, a un ritmo determinado, en una tela porosa o mascarilla colocada sobre la cara del enfermo. Clorotormo y éter son los principales anestésicos generales que se adaptan a la administración por goteo abierto. Algunos psicólogos creen que puede ser una experiencia traumática para un niño y, por ello, consideran que esta forma de anestesia debe ser advertida en el uso pediátrico. En la actualidad no se utiliza en países desarrollados.

**ANESTESIA POR INHALACIÓN** (*inhalation anesthesia*) Narcosis utilizada en cirugía obtenida mediante la administración de un gas anestésico o un líquido anestésico volátil. Si bien durante un siglo se ha venido utilizando la anestesia general por inhalación de gas, el mecanismo por el que se consigue el efecto de supresión del dolor no es todavía muy claro. La administración de un anestésico por inhalación suele precederse de la administración IV o IM de un sedante de acción corta o un hipnótico, con frecuencia barbitúrico. En la mayoría de los casos, el procedimiento requiere la intubación endotraqueal. Entre los principales anestésicos inhalables se cuentan el óxido nitroso, el ciclopropano, etileno, halotano, enflurano, fluroxeno, metoxiflurano, tricloroetileno e isoflurano. Algunos otros anestésicos son menos utilizados, debido a sus efectos secundarios, toxicidad potencial y posibilidad de explosión; entre ellos figuran el cloroformo, el éter y el cloruro de etilo.

**ANESTESIA QUIRÚRGICA** (*surgical anesthesia*) Tercer estadio de la anestesia general. V. también **anestesia general; Guedel, signos de**.

**ANESTESIA RECTAL** (*rectal anesthesia*) Anestesia general realizada mediante la inserción, inyección o infusión de un agente anestésico en el recto; esta técnica se realiza muy raras veces, por la irregularidad de la absorción del fármaco en la sangre.

**ANESTESIA REGIONAL** (*regional anesthesia*) Anestesia de un área del cuerpo que se obtiene inyectando un anestésico local para bloquear un grupo de fibras nerviosas sensitivas. Los tipos de anestesia regional son la anestesia del plexo braquial, la anestesia epidural, la anestesia intercostal, la anestesia paracervical, la anestesia pudenda y la anestesia espinal.

**ANESTESIA SUPERFICIAL** (*surface anesthesia*) V. **anestesia tópica**.

**ANESTESIA TÁCTIL** (*tactile anesthesia*) Falta de la sensación del tacto en los dedos como consecuencia posiblemente de una lesión o enfermedad. Este trastorno puede ser congénito o psicosomático y a veces el paciente sufre quemaduras graves, contusiones, heridas o abrasiones. Ver también **anestesia traumática**.

**ANESTESIA TÓPICA** (*topical anesthesia*) Anestesia superficial producida por aplicación de un anestésico tópico en forma de solución, gel o ungüento en la piel, las mucosas o la córnea. Los ingredientes más comunes son benzocaína, butamben, ciclometicaína, dibucaína, dimetisoquina, diperodón, diclonina, lidocaína, piperocaína, pramoxina, hexilcaína y tetracaína. La cocaína puede aplicarse en solución en las mucosas de los conductos nasales para algunas técnicas otolaríngeas o maxilofaciales. Denominada también **anestesia superficial**. Consultar la voz **anestesia local**.

**ANESTESIA TRAUMÁTICA** (*traumatic anesthesia*) Ausencia total de sensibilidad en una parte del cuerpo, como resultado de una lesión, destrucción o interrupción de una vía nerviosa. V. también **anestesia táctil**.

**ANESTESIA VIGIL** *(awake anesthesia)* Técnica anestésica por la que se consiguen la analgesia y la anestesia sin la pérdida de conciencia.

**ANESTESIADOS, CLASIFICACIÓN DE LOS ENFERMOS** *(anesthesia patients, classification of)* Sistema por el cual la *American Society of Anesthesiologists* clasifica los enfermos a anestesiar en cinco categorías de riesgo, según sus parámetros característicos. Los enfermos de la clase I son generalmente individuos sanos, sin graves problemas orgánicos, fisiológicos, bioquímicos o psiquiátricos, y en los que la anestesia es necesaria sólo para el tratamiento de una afección local, como una hernia inguinal o un fibroma uterino. En la clase II se incluye a los enfermos con problemas generales leves o moderados, tanto si afectan a la enfermedad que precisa la anestesia, como si no; entre éstos tenemos la anemia, diabetes leve, hipertensión esencial, obesidad acusada o bronquitis crónica. En la clase III se incluye a los enfermos con alteraciones o enfermedades generales graves, tanto si están relacionadas con la intervención que precisa la anestesia quirúrgica como si no es así. Pertenecen a la clase IV los enfermos que padecen un estado amenazante para la vida, pero no necesariamente terminal, que puede estar relacionado o no con la intervención quirúrgica prevista. La clase V corresponde al enfermo moribundo que tiene escasas probabilidades de supervivencia, como una persona en shock con un aneurisma abdominal roto o una embolia pulmonar masiva. Al número romano se añade la letra E *(Emergency)* para indicar que se trata de una intervención de urgencia, como el caso de un enfermo propuesto para una herniorrafia electiva que se transforma en urgente cuando su hernia sufre una obstrucción.

**ANESTÉSICO LOCAL** *(local anesthesic)* Sustancia utilizada para reducir o eliminar la sensación nerviosa específicamente el dolor, en una zona limitada del organismo. Los anestésicos locales actúan bloqueando la transmisión de los impulsos nerviosos. Existen más de 100 fármacos que se emplean en anestesia local y que se clasifican en dos familias: la de los alcohol-ésteres y la de las aminoamidas. Los diferentes productos comerciales no suelen diferir más que en pequeñas variaciones químicas pero incluso esas variaciones pueden provocar diferencias en cuanto a su acción y sus efectos. Los principales representantes del grupo de los alcohol-ésteres son los fenoles y los alcoholes bencílico, etílico y salicílico; estos fármacos han sido sustituidos por ésteres (cloroprocaína, cocaína, procaína, tetracaína) y amidas (dibucaína, bupivacaína, lidocaína, metibacaína, prilocaína, hepidocaína), todos ellos menos tóxicos. Existen preparados específicos para administrarse tópicamente, en infiltración y en distintos tipos de anestesia regional como bloqueo regional, bloqueo epidural y bloqueo espinal. Cualquier sustancia lo suficientemente potente como para inducir anestesia local puede provocar efectos colaterales indeseables que pueden ir desde una simple dermatitis reversible hasta una crisis anafiláctica letal con una parada cardiorrespiratoria. Entre los factores que influyen en la aparición de reacciones adversas frente a los anestésicos locales destacan la hipersensibilidad

al fármaco, la vascularización en el punto de la inyección, la velocidad de administración del anestésico, su rapidez de acción y la presencia de epinefrina en la solución. Se han producido efectos indeseables graves cuando el operador no ha comprobado la presencia de epinefrina en la solución del anestésico local, ya que ciertas personas pueden tolerar sin problemas el anestésico y sin embargo ser peligrosamente hipersensibles a la epinefrina. Algunos individuos sensibles a los anestésicos locales del grupo de las amidas que se degradan en el hígado pueden tolerar los anestésicos locales del grupo de los ésteres que se catabolizan en el plasma. Hay que tener a mano vasopresores por si se produjera hipotensión u otras formas de depresión respiratoria. A cualquier paciente que haya sufrido una reacción adversa grave frente a un anestésico local en particular hay que recomendarle que evite en el futuro ese tipo de fármaco.

**ANESTÉSICO LOCAL DE TIPO ÉSTER** *(ester-compound local anesthesic)* Cualquiera de los cuatro potentes anestésicos locales que difieren ligeramente en su estructura química con respecto a los del grupo de las amidas. El más utilizado es la tetracaína. Otros anestésicos de este grupo son la cloroprocaína, el clorhidrato de cocaína y el clorhidrato de procaína.

**ANESTÉSICOS LOCALES DE TIPO AMÍDICO** *(amide-compound local anesthetic)* Cualquiera de los anestésicos locales seguros, versátiles y eficaces, de los que existen más de dos docenas. En caso de hipersensibilidad a un fármaco de este grupo puede utilizarse sin efectos secundarios para la analgesia algún anestésico local de tipo estérico. Algunos anestésicos de este tipo son la **bupivacaína**, la **dibucaína**, la **etiodocaína**, la **lidocaína**, la **mepivacaína** y la **prilocaína**.

**ANESTESIOLOGÍA** *(anesthesiology)* Rama de la medicina que se ocupa del alivio del dolor así como de la administración de los medicamentos capaces de conseguir este efecto durante las intervenciones quirúrgicas. Es una especialidad que exige gran preparación en medicina general y amplios conocimientos de las técnicas quirúrgicas, así como una completa formación en farmacología clínica, bioquímica, cardiología y fisiología respiratoria.

**ANESTESIÓLOGO** *(anesthesiologist)* Médico preparado para la administración de anestésicos y para proporcionar asistencia respiratoria y cardiovascular durante la realización de las técnicas anestésicas.

**ANESTESISTA** *(anesthetist)* **1.** Persona que administra la anestesia. **2.** Anestesiólogo.

**ANETODERMIA** *(anetoderma)* Atrofia idiopática en placas y relajación de la piel.

**ANEUPLOIDE, ANEUPLOÍDICO** *(aneuploide, aneuploidic)* **1.** Relativo a un individuo, germen, cepa o célula cuyo número de cromosomas no es múltiplo exacto del número haploide básico, característico de la especie. Las variaciones se producen en los cromosomas individuales más que en una serie completa, de modo que en la célula somática se encuentra un número superior o inferior al número diploide normal. **2.** Nombre con el que se designa al individuo, germen, cepa o célula que posee esta característica. Consultar **euploide**. V. también **monosomía; trisomía**.

**ANEUPLOIDIA** *(aneuploidy)* Cualquier variación del nú-

## ANEURISMA.

Cuando los aneurismas de aorta ascendente afectan los senos aórticos *A*, los orificios coronarios y la válvula aórtica, la técnica que se muestra es segura y eficaz. *B*, se cose una válvula artificial a un injerto entretejido. *C*, se inicia la derivación cardiopulmonar, se abre la aorta ascendente con una incisión longitudinal y se implanta la válvula en el anillo aórtico por medio de suturas interrumpidas. *D*, se hacen aberturas en el injerto, frente a los orificios coronarios. *E*, se hace la anastomosis distal y se cierra el saco aneurismal alrededor del injerto. F, sutura.

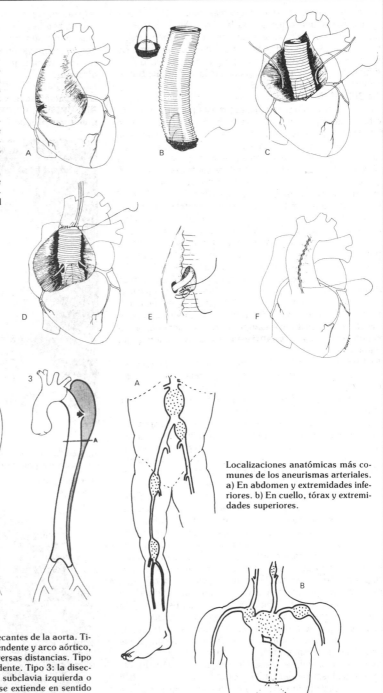

Localizaciones anatómicas más comunes de los aneurismas arteriales. a) En abdomen y extremidades inferiores. b) En cuello, tórax y extremidades superiores.

Clasificación de los aneurismas disecantes de la aorta. Tipo 1: la disección abarca aorta ascendente y arco aórtico, y se extiende en sentido distal a diversas distancias. Tipo 2: disección limitada a aorta ascendente. Tipo 3: la disección se origina a nivel de la arteria subclavia izquierda o en una porción distal a la misma, se extiende en sentido distal a diversas distancias, y no abarca la aorta proximal a la arteria subclavia izquierda.

mero de cromosomas que afecta más bien a los cromosomas aislados, antes que a toda la serie. Puede haber un número inferior de cromosomas, como ocurre en el síndrome de Turner o mayor, como sucede en el síndrome de Down. Estos individuos tienen diversos rasgos fisiológicos y morfológicos anormales. Consultar la voz **euploidia**. V también **monosomía; trisomía**.

**ANEURISMA** (aneurysm) Dilatación localizada de la pared de un vaso, producida generalmente por aterosclerosis e hipertensión o, con menor frecuencia, por traumatismos, infección o debilidad congénita de la pared vascular. Los aneurismas son muy destacados e importantes en la aorta, pero se producen también en los vasos periféricos y son bastante frecuentes en los miembros inferiores de las personas de edad, sobre todo en las arterias poplíteas. Los aneurismas arteriales pueden consistir en una dilatación sacular que afecta sólo a parte de la circunferencia del vaso, una dilatación fusiforme o con forma cilíndrica localizada o en una disección longitudinal de las capas de la pared vascular. Un signo de aneurisma arterial es la dilatación pulsátil que produce un soplo a la auscultación con el fonendoscopio. Los aneurismas pueden romperse, produciendo hemorragias, o bien formar trombos en el saco dilatado y originar émbolos que pueden obstruir vasos más pequeños. Entre las clases de aneurismas se incluyen: **aneurisma aórtico; aneurisma cerebral; aneurisma compuesto; aneurisma disecante; aneurisma micótico; aneurisma racemoso; aneurisma sacular; aneurisma ventricular**.

**ANEURISMA AÓRTICO** (aortic aneurysm) Dilatación localizada de la pared de la aorta producida por aterosclerosis, hipertensión o, menos frecuentemente, por la sífilis. La lesión puede consistir en una distensión sacular, una tumefacción fusiforme o cilíndrica de una porción del vaso o una disección longitudinal entre las capas media y externa de su pared. Los aneurismas sifilíticos casi siempre se localizan en la aorta torácica y por lo general afectan al cayado aórtico, mientras que los aneurismas ateroscleróticos, más frecuentes, suelen presentarse en la porción abdominal de este gran vaso, por debajo de las arterias renales y por encima de la bifurcación de la aorta. Estas lesiones suelen presentar úlceras ateromatosas cubiertas por trombos que pueden liberar émbolos, causantes de la obstrucción de vasos más pequeños. Un aneurisma protuberante de la aorta abdominal puede afectar a un uréter, una vértebra u otra estructura próxima produciendo dolor. En la exploración habitual puede descubrirse una masa pulsátil pero, en muchos casos, el primer signo es una hemorragia amenazante para la vida, a consecuencia de la rotura de la lesión. El diagnóstico de aneurisma no roto puede hacerse mediante el estudio radiológico del abdomen, en el que se observa un anillo calcificado alrededor de la dilatación, o por angiografía. En el tratamiento de los pequeños aneurismas crónicos se utilizan los antihipertensivos para disminuir la presión sobre la zona débil del vaso, los analgésicos para aliviar el dolor y otros fármacos para disminuir la fuerza de la contracción cardiaca. Los aneurismas agudos o grandes se resecan y se sustituye el segmento afecto con prótesis sintéticas. Durante la reparación quirúrgica de un aneurisma de la aorta ascenden-

te, transversa o descendente, es necesario derivar la circulación cardiopulmonar, pero esto no es preciso en el tratamiento quirúrgico de los aneurismas abdominales. Entre las complicaciones posoperatorias más frecuentes figuran la insuficiencia renal y el íleo. V. también **aneurisma disecante**.

**ANEURISMA BACTERIANO** (bacterial aneurysm) V. **aneurisma micótico**.

**ANEURISMA CARDIACO** (cardiac aneurysm) V. **aneurisma ventricular**.

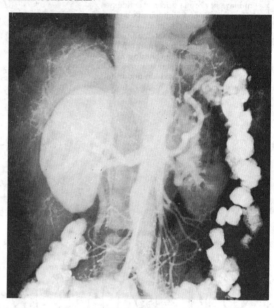

**ANEURISMA**

Aortografía de un aneurisma disecante agudo. Están afectadas las arterias ilíaca primitiva izquierda y venal izquierda.

Microfotografía de una carótida obstruida por un aneurisma disecante (HD).

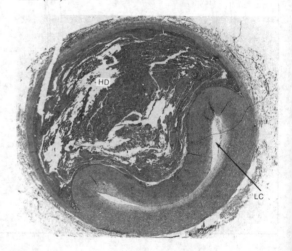

**ANEURISMA CEREBRAL** *(cerebral aneurysm)* Dilatación anómala y localizada de una arteria cerebral casi siempre debida a la debilidad congénita de la capa media muscular de la pared del vaso. Puede deberse también a infecciones, como la endocarditis bacteriana subaguda o la sífilis, neoplasias, arteriosclerosis y traumatismos. Se localizan más frecuentemente en las arterias cerebral media, carótida interna, basilar y cerebral anterior, en especial en las zonas de bifurcación. Pueden hacer su aparición a cualquier edad, desde la lactancia hasta la senectud, y pueden ser dilataciones fusiformes de la totalidad del contorno de una arteria o protrusiones saculares de un lado de la pared. Su tamaño es muy variable y va desde el de una cabeza de alfiler hasta el de una naranja pero por lo general suelen ser del tamaño de un guisante.

OBSERVACIONES: Dependiendo de su tamaño y localización, los aneurismas cerebrales pueden producir cefalea, adormecimiento, confusión, vértigo, debilidad facial, trastornos visuales, rigidez de cuello y monoplejia o hemiplejia. Como aproximadamente la mitad de los casos de aneurismas cerebrales se rompen, hay que controlar estrechamente al paciente para ver si presenta signos de hemorragia subaracnoidea y aumento de la presión intracraneal. Los aneurismas de menos de un cm de diámetro rara vez sufren rotura.

ACTUACIÓN: El paciente debe guardar reposo en cama con la cabecera elevada 45°, en un ambiente tranquilo y oscuro. Pueden administrársele fármacos antifibrinolíticos, analgésicos, anticonvulsivos, antieméticos, antihipertensivos y esteroides junto con líquidos parenterales. Hay que controlar con frecuencia el pulso, la presión arterial, la respiración y el estado neurológico del paciente y comunicar inmediatamente cualquier cambio brusco en la presión arterial o la respuesta pupilar. La cefalea suele mejorar con la aplicación de una bolsa de hielo y en algunos casos está indicada la hipotermia o enfriamiento para reducir el flujo en sangre al cerebro y disminuir así el riesgo de rotura del aneurisma. La enfermera debe cambiar suavemente de posición al paciente cada dos horas y en muchos casos tiene que alimentarlo. Para mantener su función motora debe realizarle ejercicios pasivos en las extremidades. En algunos casos se practica una punción lumbar, que puede poner de manifiesto la rotura del aneurisma si se obtiene sangre en el líquido cefalorraquídeo y una angiografía para descubrir la loalización de la lesión; el medio de contraste de la angiografía puede inyectarse en la arteria carótida pero se suele preferir la arteria femoral ya que existe menos riesgo de desplazar una placa carotídea. La cirugía, cuando está indicada, comprende una craneotomía con la aplicación de una pinza de plata en el cuello del aneurisma o la trombosis del mismo mediante una corriente eléctrica. Si la base del aneurisma es demasiado grande como para poder ser ligada, puede aplicarse sobre la pared debilitada de la arteria un parche de metacrilato de metilo. Cuando está contraindicada la craneotomía el neurocirujano puede optar por aplicar una pinza especial en la arteria carótida primitiva a fin de reducir el flujo sanguíneo en dirección al aneurisma siempre que los vasos colaterales puedan enviar sangre suficiente para mantener las funciones vitales del cerebro.

ACTUACIÓN DE LA ENFERMERA: El paciente con un aneurisma cerebral necesita cuidados intensivos y hay que evitarle en lo posible el estrés. La enfermera debe limitar el número de visitas y su duración, pero implicando a la familia en la asistencia del paciente. Lógicamente este está muy preocupado pensando en la rotura del aneurisma y los consiguientes problemas neurológicos que pueden derivarse de ello y la enfermera debe estar atenta a esta preocupación a fin de ayudarle a expresar sus temores y adaptarse a la situación.

**ANEURISMA COMPUESTO** *(compound aneurysm)* Dilatación arterial local en la que algunas capas están rotas y otras sólo distendidas. Denominado también **aneurisma mixto**.

**ANEURISMA DISECANTE** *(dissecting aneurysm)* Dilatación localizada de una arteria, casi siempre la aorta, que se caracteriza por la formación de una disección longitudinal entre las capas externa y media de la pared vascular. Los aneurismas disecantes de la aorta se producen sobre todo en hombres cuya edad oscila entre los 40 y los 60 años que, en más del 90 % de los casos, tienen antecedentes de hipertensión. La sangre que penetra en el desgarro de la capa íntima del vaso produce separación de los elementos elásticos y fibromusculares debilitados de la capa media, lo que condiciona la formación de espacios quísticos rellenos de sustancia fundamental. Los aneurismas disecantes de la aorta torácica pueden extenderse hasta los vasos del cuello. Su rotura es a menudo fatal en menos de una hora. El tratamiento consiste en la resección del fragmento afectado de la aorta y sustitución del mismo con una prótesis sintética.

**ANEURISMA INTRACRANEAL** *(intracranial aneurysm)* Aneurisma de una arteria cerebral. Su ruptura ocasiona la muerte en el 50 % de casos; con mucha probabilidad de recidivar en caso de supervivencia. Los síntomas son: cefalea repentina intensa, rigidez de cuello, náuseas, vómitos y, en ocasiones, pérdida de conciencia. Algunos requieren tratamiento quirúrgico. Entre los diversos tipos se encuentran el **aneurisma cerebral,** el **aneurisma micótico,** y el **aneurisma sacular.**

**ANEURISMA MICÓTICO** *(mycotic aneurysm)* Dilatación local en la pared de un vaso sanguíneo causada por crecimiento de un hongo y que habitualmente se produce como complicación de la endocarditis bacteriana. Denominado también **aneurisma bacteriano.**

**ANEURISMA MIXTO** *(mixed aneurysm)* V. **aneurisma compuesto.**

**ANEURISMA RACEMOSO** *(racemose aneurysm)* Dilatación pronunciada de vasos sanguíneos tortuosos y elongados, algunos de los cuales pueden estar distendidos hasta 20 veces su tamaño normal.

**ANEURISMA SACULAR** *(berry aneurysm)* Pequeña dilatación saceliforme de la pared de una arteria cerebral que se observa particularmente en las uniones de los vasos en el polígono de Willis. Suele deberse a un defecto congénito del desarrollo y a veces se rompe sin previo aviso, dando lugar a una hemorragia intracraneal.

**ANEURISMA VENTRICULAR** *(ventricular aneurysm)* Dilatación localizada o protrusión sacular en la pared del ventrículo izquierdo que suele producirse después del infarto

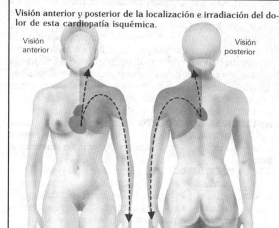

Visión anterior y posterior de la localización e irradiación del dolor de esta cardiopatía isquémica.

Visión anterior

Visión posterior

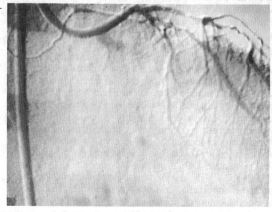

ANGINA DE PECHO

**Arteriografía que permite visualizar un anormal estrechamiento de la arteria coronaria (anoxia del miocardio).**

de miocardio. Como respuesta a las alteraciones inflamatorias del infarto se forma un tejido cicatrizal que debilita el miocardio haciendo que sus paredes protruyan cuando el ventrículo se contrae. Un signo típico de la lesión es la aparición de una arritmia ventricular recurrente que no responde al tratamiento con antiarrítmicos como la procainamida o la quinidina. Las medidas diagnósticas son diversos estudios radiológicos y el cateterismo cardiaco. El tratamiento puede consistir en la administración de propanolol, digoxina o procainamida pero en muchos casos hay que extirpar quirúrgicamente el tejido cicatrizal. V. también **aneurisma cardiaco**.

**ANEXITIS** (adnexitis) Inflamación de los órganos anexos al útero, como son los ovarios o las trompas de Falopio.

**ANEXOS** (adnexa) V. **anejos**.

**ANEXOS DEL FETO** (adnexa fetal) El cordón umbilical, amnios, placenta y decidua.

**ANFETAMINA** (amphetamine) Estimulante del sistema nervioso central utilizado en el tratamiento de la narcolepsia o como parte del programa de control de los niños con trastornos de la atención y de forma complementaria a la dieta para tratar la obesidad exógena. Aumenta las presiones sistólica y diastólica y actúa como broncodilatador débil y estimulante respiratorio. Son muy frecuentes los abusos del preparado con aparición de tolerancia, dependencia psicológica y desajustes sociales graves. Las sobredosis del medicamento producen náuseas, vómitos, diarrea, espasmos abdominales, arritmias cardiacas y agitación.

**ANFI-** (amphi-, amph-) Prefijo que significa «a ambos lados»: anfiartrosis, anfiáster, anfibio.

**ANFIARTROSIS** (amphiarthrosis) V. **articulación cartilaginosa**.

**ANFICARION** (amphikaryon) Núcleo con un número diploide de cromosomas.

**ANFIGÉNESIS** (amphigenesis) V. **anfigonia**.

**ANFIGONADISMO** (amphigonadism) Hermafroditismo verdadero; que presenta tejido testicular y ovárico.

**ANFIGONIA** (amphigony) Reproducción sexual. Denominada también **anfigénesis**.

**ANFIMIXIS** (amphimixis) **1.** Unión de las células germinales en la reproducción de manera que se transmiten las características hereditarias paternas y maternas; cruzamiento. **2.** (Psicoanálisis). Unión e integración de los impulsos orales, anales y genitales de la libido para desarrollar la sexualidad.

**ANFOTERICINA B** (amphotericin B) Medicamento antifúngico.

INDICACIONES: Tratamiento tópico o sistémico de las infecciones micóticas.

CONTRAINDICACIONES: Hipersensibilidad al preparado.

EFECTOS SECUNDARIOS: La tromboflebitis, discrasias sanguíneas, nefrotoxicidad, náuseas y fiebre son los más graves si se administra por vía sistémica. Si se utiliza tópicamente, los más frecuentes son las reacciones de hipersensibilidad local.

**ANGEÍTIS** (angiitis) Afección inflamatoria de un vaso, principalmente de un vaso sanguíneo o linfático. La **angeítis consecutiva** es un tipo de angeítis. V. también **vasculitis**.

**ANGEÍTIS CUTÁNEA ALÉRGICA** (allergic cutaneous angiitis) V. **vasculitis alérgica**.

**ANGEÍTIS CUTÁNEA NODULAR** (nodular cutaneous angiitis) Proceso caracterizado por la inflamación de pequeñas arterias junto con lesiones cutáneas.

**ANGEÍTIS NECROTIZANTE** (necrotizing angiitis) V. **periarteritis nudosa**.

**ANGEÍTIS SECUNDARIA** (consecutive angiitis) Trastorno inflamatorio de los vasos sanguíneos o linfáticos originado por un proceso similar en los tejidos vecinos.

**ANGI-** (angi-) V. **angio-**.

**ANGINA** (angina) **1.** Sensación espasmódica, sofocante, similar a un calambre. **2.** Término utilizado en la actualidad, principalmente, para referirse al dolor tóracico paroxístico y la sensación sofocante causada por la anoxia del miocardio (angina de pecho). **3.** Rasgo descriptivo de varias enfermedades que se caracterizan por una sensación de sofoco, ahogo o presión aplastante y dolor. Diferentes clases de angina son la angina de Ludwig, la angina de Prinzmetal, la angina estreptocócica y la angina intestinal.

**-ANGINA** *(-angina)* Sufijo que significa «ulceración grave, generalmente de la boca o la garganta»: *herpangina, yuxtangina, monocitangina.*

**ANGINA DE DECÚBITO** *(angina decubitus)* Afección caracterizada por ataques periódicos de angina de pecho, que se presentan cuando la persona está acostada.

**ANGINA DE PECHO** *(angina pectoris)* Dolor torácico paroxístico producido casi siempre por una anoxia miocárdica por aterosclerosis de las arterias coronarias. El dolor se irradia hacia la cara interna del brazo izquierdo y frecuentemente se acompaña de sensación de ahogo y muerte inminente. Los ataques de angina de pecho frecuentemente están relacionados con el esfuerzo, el estrés emocional y la exposición al frío intenso. El dolor puede aliviarse por el reposo y la vasodilatación de las arterias coronarias con medicamentos a base de nitroglicerina.

**ANGINA DISPÉPTICA** *(angina dyspeptica)* Afección dolorosa causada por distensión gaseosa del estómago que remeda a la angina de pecho.

**ANGINA EPIGLOTÍDEA** *(angina epiglottidea)* Afección dolorosa causada por inflamación de la epiglotis.

**ANGINA EXUDATIVA** *(exudative angina)* V. **crup laríngeo.**

**ANGINA INESTABLE** *(unstable angina)* Tipo de dolor precordial que puede preceder al infarto agudo de miocardio. Tiene un comienzo brusco que puede empeorar en poco tiempo y repetirse durante varios días o semanas. Tiene un mal pronóstico, ya que aproximadamente un tercio de los pacientes con angina inestable sufren un infarto de miocardio a los tres meses.

**ANGINA INTESTINAL** *(intestinal angina)* Insuficiencia vascular crónica del mesenterio debida a aterosclerosis, que da lugar a isquemia del músculo liso del intestino delgado. Los síntomas característicos son dolor abdominal después de las comidas, estreñimiento, melenas, malabsorción y pérdida de peso. Denominada también **isquemia intestinal crónica.**

**ANGINA SIN DOLOR** *(angina sine dolore)* Episodio indoloro de insuficiencia coronaria.

**ANGINA TRAQUEAL** *(angina trachealis)* V. **crup laríngeo.**

**ANGIOBLASTOMA** *(angioblastoma)* Tumor de los vasos sanguíneos cerebrales. Son clases de angioblastomas el **meningioma angioblástico** y el **angioblastoma cerebeloso.**

**ANGIOBLASTOMA CEREBELOSO** *(cerebellar angioblastoma)* Tumor del cerebelo compuesto por una masa de vasos sanguíneos. Puede ser quístico y con frecuencia se asocia a la enfermedad de von Hippel-Lindau.

**ANGIOCARDIOGRAMA** *(angiocardiogram)* Radiografía del corazón y de sus vasos. Se inyecta a presión una sustancia radiopaca en una vena de la flexura del codo y se hacen radiografías a medida que el medio de contraste radiopaco atraviesa el corazón y sus vasos. Son efectos secundarios frecuentes las náuseas y los vómitos; también puede producirse urticaria, disnea o anafilaxis.

**ANGIOCONDROMA** *(angiochondroma)* Tumor cartilaginoso caracterizado por la formación excesiva de vasos.

**ANGIOEDEMA** *(angioedema)* V. **edema angioneurótico.**

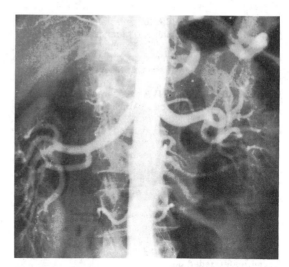

**ANGIOGRAFÍA.** De la aorta abdominal por inyección de medio de contraste en la arteria femoral.

**ANGIOENDOTELIOMA** *(angioendothelioma)* V. **hemangioendotelioma.**

**ANGIOFIBROMA** *(angiofibroma)* Angioma que contiene tejido fibroso. Denominado también **fibroangioma.**

**ANGIOFIBROMA JUVENIL** *(juvenile angiofibroma)* V. **angiofibroma nasofaríngeo.**

**ANGIOFIBROMA NASOFARÍNGEO** *(nasopharyngeal angiofibroma)* Tumor benigno de la nasofaringe, constituido por tejido conjuntivo fibroso con abundancia de espacios vasculares. Suele desarrollarse durante la pubertad y es más frecuente en varones. Los signos típicos son obstrucción nasal y de la trompa de Eustaquio, voz nasal y disfagia. Denominado también **angiofibroma juvenil; fibroangioma nasofaríngeo.**

**ANGIOGLIOMA** *(angioglioma)* Tumor muy vascularizado, constituido por neuroglia.

**ANGIOGRAFÍA** *(angiography)* Visualización radiológica de la anatomía interna del corazón y de los vasos sanguíneos tras la introducción en éstos de un medio de contraste radiopaco. Esta técnica se emplea como medio de diagnóstico en el infarto de miocardio, oclusión vascular, placas ateroscleróticas calcificadas, accidente vascular cerebral, hipertensión portal, neoplasias renales, estenosis de la arteria renal como factor causal de hipertensión, embolias pulmonares y lesiones congénitas y adquiridas de los vasos pulmonares. El medio de contraste puede inyectarse en una arteria o en una vena, o bien introducirse mediante un catéter colocado en una arteria periférica que se dirige a través del vaso, hasta una víscera. Como el yodo del medio de contraste puede producir intensas reacciones alérgicas en algunos enfermos, está indicado hacer una prueba de hipersensibilidad antes de administrar la sustancia radiopaca. Después de realizar la angiografía se debe mantener al enfermo en cama, controlándolo durante algunas horas para observar la aparición de signos de hemorragia.

**ANGIOGRAFÍA CEREBRAL** (*cerebral angiography*) Procedimiento radiológico utilizado para visualizar el sistema vascular del cerebro inyectando un material de contraste radiopaco en una arteria carótida, subclavia, humeral o femoral y tomando después radiografías en serie a intervalos predeterminados.

**ANGIOGRAFÍA SELECTIVA** (*selective angiography*) Procedimiento radiográfico que permite visualizar selectivamente la aorta, el sistema arterial principal o un vaso en particular. Se realiza con la ayuda de un catéter percutáneo a través del cual se inyectan algunos mililitros de una sustancia radiopaca. Cuando ésta es excretada rápidamente por los riñones, se toman imágenes fluoroscópicas con una cámara especial. Hay que observar al paciente por si presentara signos de hipersensibilidad al medio radiopaco como escalofríos, temblor o disnea. Tras el procedimiento se extrae el catéter y se presiona sobre el punto de la punción para evitar que sangre. Durante dos horas hay que controlar la presión arterial cada 15 minutos.

**ANGIOHEMOFILIA** (*angiohemophilia*) V. **Von Willebrand, enfermedad de**.

**ANGIOLIPOMA** (*angiolipoma*) Neoplasia benigna constituida por vasos sanguíneos y otros tejidos. Denominado también **lipoma cavernoso; lipoma telangiectásico**.

**ANGIOMA** (*angioma*) Cualquier tumor benigno constituido principalmente por vasos sanguíneos (hemangioma) o linfáticos (linfangioma). La mayoría son congénitos; algunos, como los hemangiomas cavernosos, desaparecen espontáneamente.

**-ANGIOMA** (*-angioma*) Sufijo que significa «tumor constituido principalmente por vasos sanguíneos y linfáticos»: *fibroangioma, glomangioma, telangioma.*

**ANGIOMA ARTERIAL RACEMOSO** (*angioma arteriale racemosum*) Neoplasia vascular caracterizada inicialmente por el entrelazamiento de múltiples pequeños vasos sanguíneos dilatados, de formación reciente. Más tarde, se afectan los vasos normales.

**ANGIOMA ARTERIOVENOSO CEREBRAL** (*arteriovenous angioma of the brain*) Tumor congénito constituido por un ovillo de arterias y venas enrolladas y habitualmente dilatadas con islotes de tejido nervioso cerebral esclerosado y, en ocasiones, células cartilaginosas. Esta lesión, que puede distinguirse por la auscultación de un soplo intracraneal, generalmente se origina en el sistema vascular de la piamadre y puede crecer proyectándose profundamente en el cerebro y dar lugar a crisis convulsivas y hemiparesia progresiva.

**ANGIOMA CAPILAR** (*capillary angioma*) V. **angioma en guinda**.

**ANGIOMA CAVERNOSO** (*cavernous angioma*) V. **hemangioma cavernoso**.

**ANGIOMA CUTIS** (*angioma cutis*) Nevus constituido por una red de vasos sanguíneos dilatados.

**ANGIOMA EN ARAÑA** (*spider angioma*) Forma de telangiectasia caracterizada por un punto rojo central, elevado, del tamaño de la cabeza de un alfiler a partir del cual se irradian pequeños vasos sanguíneos. Suelen guardar relación con la presencia de niveles elevados de estrógenos por exceso de producción como sucede en el embarazo o por disminución de su detoxificación como se

observa en las hepatopatías. Denominado también **araña vascular**. V. también **telangiectasia**.

**ANGIOMA EN GUINDA** (*cherry angioma*) Tumor vascular cutáneo pequeño, claramente circunscrito, de color rojo brillante. Suele asentar en el tronco pero puede localizarse en cualquier otra parte del cuerpo. Es muy frecuente; de hecho más del 85 % de las personas mayores de 45 años presentan varios angiomas de este tipo. Denominado también **angioma capilar; angioma senil; De Morgan, manchas de; hemangioma capilar**.

**ANGIOMA FISURAL** (*fissural angioma*) Tumor compuesto por un grupo de vasos sanguíneos dilatados, que se localiza en alguna fisura embrionaria, específicamente en el labio, cara o cuello.

**ANGIOMA HIPERTRÓFICO** (*hypertrophic angioma*) V. **hemangioendotelioma**.

**ANGIOMA LINFÁTICO** (*angioma lymphaticum*) V. **linfangioma**.

**ANGIOMA SENIL** (*senile angioma*) V. **angioma en guinda**.

**ANGIOMA SERPIGINOSO** (*angioma serpiginosum*) Enfermedad cutánea caracterizada por anillos formados por pequeños puntos vasculares similares a granos de pimienta. Denominada también **Hutchinson, enfermedad de**.

**ANGIOMA SIMPLE** (*simple angioma*) Tumor constituido por una red de pequeños vasos o capilares distendidos rodeados por tejido conjuntivo.

**ANGIOMATOSIS** (*angiomatosis*) Afección caracterizada por la presencia de numerosos tumores vasculares. La **angiomatosis familiar hemorrágica** es un tipo de angiomatosis.

**ANGIOMATOSIS CEREBRORRETINIANA** (*cerebroretinal angiomatosis*) Enfermedad hereditaria caracterizada por la formación de nódulos vasculares congénitos similares a tumores en la retina y el cerebelo. En algunos casos hay lesiones similares en la médula espinal y quistes en el páncreas, riñones y otras vísceras junto con crisis convulsivas y retraso mental. Denominada también **angiomatosis retinocerebral; Lindau-von Hippel, enfermedad de; von Hippel-Lindau, enfermedad de**.

**ANGIOMATOSIS ENCEFALOTRIGEMINAL** (*encephalotrigeminal angiomatosis*) Trastorno congénito caracterizado por la aparición de una mancha difusa de color rojo vinoso en la cara, nevus flammeus del área trigeminal, que se acompaña de angiomas en las leptomeninges y la coroides, glaucoma tardío y, con frecuencia, depósitos calcificados en el tejido cerebral o meníngeo, retraso mental, epilepsia y hemiplejía contralateral. Denominado también **Dimitri, enfermedad de; Sturge-Weber, síndrome de**.

**ANGIOMATOSIS FAMILIAR HEMORRÁGICA** (*hemorrhagic familiar angiomatosis*) V. **Osler-Weber-Rendu, síndrome de**.

**ANGIOMATOSIS RETINOCEREBRAL** (*retinocerebral angiomatosis*) V. **angiomatosis cerebrorretiniana**.

**ANGIOMIOMA** (*angiomyoma*) Tumor formado por vasos y tejido muscular.

**ANGIOMIONEUROMA** (*angiomyoneuroma*) V. **glomangioma**.

**ANGIOMIOSARCOMA** (*angiomyosarcoma*) Tumor maligno que contiene elementos vasculares y tejidos muscular y conjuntivo.

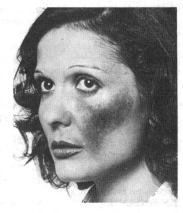

**ANGIOMA. En mancha de «vino tinto».** Es una malformación vascular que suele estar presente al nacer, pero no crece ni involuciona. No responde al tratamiento (radiaciones, abrasión quirúrgica, etc.); aunque muchas personas recurren a las ténicas de maquillaje para disimular esta «deformidad».

**ANGIONEUROMA** *(angioneuroma)* V. **glomangioma**.

**ANGIOPLASTIA CORONARIA TRANSLUMINAL PERCUTÁNEA** *(percutaneous transluminal coronary angioplasty [PTCA])* Técnica que se emplea en el tratamiento de la coronariopatía arterioesclerósica y la angina de pecho y que consiste en aplanar contra las paredes arteriales una o más placas ateroescleróticas con lo que se consigue una mejoría de la circulación. El procedimiento consiste en hacer llegar un catéter a través del vaso hasta la placa ateroesclerótica, inflar y desinflar varias veces un pequeño balón situado en su extremo y por último retirarlo. Todo ello se efectúa bajo control radiográfico o ultrasónico. Cuando se tiene éxito, las placas se mantienen comprimidas y disminuyen los síntomas cardiológicos incluido el dolor angoroide. La alternativa de este tratamiento es la cirugía de cortocircuito coronario que resulta más cara y peligrosa y exige una hospitalización más prolongada.

**ANGIOQUERATOMA** *(angiokeratoma)* Neoplasia vascular, en forma de cuerno, que aparece en la piel. Se caracteriza por presentar grupos de vasos dilatados, racimos de verrugas y engrosamiento de la epidermis, especialmente del escroto y de la cara dorsal de los dedos de manos y pies.

**ANGIOQUERATOMA CIRCUNSCRITO** *(angiokeratoma circumscriptum)* Rara afección cutánea que se caracteriza por pequeñas pápulas y nódulos agrupados en placas, en las piernas y el tronco.

**ANGIOQUERATOMA DIFUSO DEL CUERPO** *(angiokeratoma corporis diffusum)* Enfermedad familiar rara, producida por almacenamiento de fosfolípidos en diversas partes del cuerpo, especialmente en los vasos, con aparición de trastornos vasomotores, urinarios, cutáneos y, en algunos casos, alteraciones musculares. Son signos característicos de la enfermedad: edema, hipertensión y cardiomegalia, especialmente por aumento de tamaño del ventrículo izquierdo; nódulos difusos en la piel; presencia de albúmina, eritrocitos, leucocitos y cilindros en la orina y vacuolas en los haces musculares. Denominada también **Fabry, síndrome de**.

**ANGIOSARCOMA** *(angiosarcoma)* Tumor maligno raro, formado por tejido endotelial y fibroblástico. Denominado también **hemangiosarcoma.** Consultar la voz **angioma**.

**ANGIOTENSINA** *(angiotensin)* Polipéptido de la sangre que produce vasoconstricción, aumento de la presión arterial y liberación de aldosterona por la corteza suprarrenal. La angiotensina se forma por acción de la renina sobre el angiotensinógeno, una globulina alfa-2, producida por el hígado, que circula constantemente en la sangre. La renina, elaborada por las células yuxtaglomerulares del riñón en respuesta a la disminución del volumen circulatorio y del contenido de sodio, actúa como una enzima en la conversión del angiotensinógeno en angiotensina I, que se hidroliza rápidamente para formar el compuesto activo angiotensina II. La acción vasoconstrictora de la angiotensina II disminuye la tasa de filtración glomerular y la acción simultánea de la aldosterona estimula la retención de sodio. La consecuencia es el aumento del volumen circulatorio y de la natremia. La angiotensina plasmática aumenta durante la fase luteínica del ciclo menstrual y probablemente es responsable de las altas concentraciones de aldosterona durante este período. La angiotensina es inactivada en el plasma y en los tejidos por unas peptidasas llamadas angiotensinasas.

**ANGSTROM O UNIDAD ANGSTROM** *(angstrom, angstrom unit)* Unidad de medida de longitud equivalente a 0,1 milimicras (1/10.000.000 m).

**ANGULAR, VENA** *(angular vein)* Cada una de las dos venas de la cara, formada por la unión de las venas frontal y supraorbitaria. Cada vena angular recibe, en la raíz de la nariz, el flujo de sangre venosa procedente de la infraorbitaria, la palpebral superior, la palpebral inferior y la nasal externa, transformándose en la primera parte de una de las dos venas faciales.

**ÁNGULO** *(angle)* **1.** Espacio o figura que se forma en la intersección de dos líneas, planos o bordes. La divergencia de las líneas, planos o bordes puede medirse en grados de circunferencia. **2.** (Anatomía y fisiología). Relaciones geométricas entre las superficies de las estructuras del cuerpo y las posiciones modificadas por el movimiento.

**ANHEDONIA** *(anhedonia)* Incapacidad para experimentar placer o satisfacción por los actos que normalmente son agradables. Consultar la voz **analgesia**.

**ANHIDROSIS** *(anhidrosis)* Estado patológico caracterizado por una transpiración insuficiente.

**ANHIDRÓTICO** *(anhidrotic)* **1.** Relativo a la anhidrosis. **2.** Sustancia que disminuye o suprime la sudoración.

**ANIDACIÓN** *(nidation)* Proceso mediante el cual el embrión se fija al endometrio uterino. V. también **placenta; útero**.

**ANIDEO** *(anideus)* Feto rudimentario y anómalo constituido por una simple masa redondeada con escasos rasgos corporales. Un tipo de anideo es el anideo embrionario. Denominado también feto anideo.

**ANIDEO, ANIDIO** *(anidean, anidian, anidous)* Que no tiene forma; deforme; designa una masa indiferenciada, como un anideo.

**ANILINA** *(aniline)* Líquido tóxico, incoloro y oleoso, de olor fuerte y sabor ardiente, extraído antiguamente del índigo y producido en la actualidad de forma sintética, utilizando nitrobenceno, en la fabricación de colorantes de anilina. Los trabajadores industriales expuestos a la anilina tienen el riesgo de padecer una metahemoglobinemia y depresión de la médula ósea. Denominado también **amino-benceno**.

**ANILINPARASULFÓNICO, ÁCIDO** *(anilinparasulfonic acid)* V. **sulfanílico, ácido**.

**ANILLO CILIAR** *(ciliary ring)* Pequeña banda estriada de tejido de unos 4 mm de ancho que forma la parte posterior del cuerpo ciliar del ojo. Se extiende desde la ora serrata de la retina a los procesos ciliares, y se engrosa en la proximidad de estos, a causa del propio engrosamiento del músculo ciliar.

**ANILLO DE CONSTRICCIÓN** *(constriction ring)* Banda circular del miometrio contraído que aparece durante el parto, habitualmente tras una ruptura prematura de la bolsa de aguas. El anillo comprime al feto y algunas veces impide la expulsión. La pared uterina está engrosada en la zona del anillo y es difícil que se rompa. Consultar la voz **anillo patológico de retracción**.

**ANILLO DE OCLUSIÓN** *(occlusion ring)* Dícese de las superficies oclusivas implantadas sobre bases de dentaduras temporales o permanentes, con objeto de establecer registros de las relaciones maxilomandibulares y de la posición de los dientes. Denominado también bloque de mordedura.

**ANILLO FISIOLÓGICO DE RETRACCIÓN** *(physiologic retraction ring)* Anillo que se forma alrededor del útero durante la segunda fase del trabajo del parto normal a nivel de la unión del segmento uterino inferior adelgazado y el segmento uterino superior engrosado, como resultado de la progresiva elongación de las fibras musculares del primero y el acortamiento simultáneo de las del segundo. Consultar también las voces **anillo de constricción; anillo patológico de retracción**.

**ANILLO PATOLÓGICO DE RETRACCIÓN** *(pathologic retraction ring)* Anillo que puede constituirse en el útero a nivel de la unión de los segmentos uterinos superior e inferior durante el segundo estadio del parto cuando existe obstrucción del mismo. La pared del segmento inferior aparece distendida y fina y la del superior anormalmente gruesa. Este anillo, que puede observarse y palparse a través del abdomen, constituye un signo de aviso de rotura uterina inminente. Denominado también **Bandl, anillo de**. Consultar las voces **anillo fisiológico de retracción; anillo de constricción**.

**ÁNIMA** *(anima)* **1.** Se aplica al alma o a la vida. **2.** Elemento activo de un medicamento. 3. (Psicología de Jung). El ser o personalidad interna, inconsciente, real del individuo a diferencia de la personalidad manifiesta o «persona». 4. (Psicología analítica). El elemento femenino de la personalidad masculina. Consultar la voz **animus**.

**ANIMUS** *(animus)* **1.** El alma activa o racional; el principio de animación de la vida. **2.** El elemento masculino de la personalidad femenina. **3.** (Psiquiatría). Antagonismo profundo que generalmente está controlado pero que puede surgir violentamente ante el estrés. Consultar la voz **ánima**.

**ANIÓN** *(anion)* **1.** Ion cargado negativamente que es atraído por el electrodo positivo (ánodo) en la electrólisis. **2.** Átomo, molécula, o radical cargado negativamente.

**ANÍS** *(anise)* Fruto de la planta *Pimpinella anisum*. El extracto de anís se utiliza en la preparación de carminativos y expectorantes.

**ANISEICONÍA** *(aniseikonia)* Estado oftálmico patológico en el que cada ojo percibe la misma imagen, pero de tamaño diferente.

**ANISO-** *(aniso-)* Prefijo que significa «desigual o distinto»: *anisocromía, anisodonte, anisognato*.

**ANISOCARIOSIS** *(anisokaryosis)* Variación importante del tamaño del núcleo de las células del mismo tipo general.

**ANISOCITOSIS** *(anisocytosis)* Afección de la sangre caracterizada por la presencia de hematíes de tamaños distintos y anormales. Consultar la voz **poiquilocitosis**. V. también **macrocitosis; microcitosis**.

**ANISOGAMETO** *(anisogamete)* Gameto que difiere considerablemente por su tamaño y estructura de aquél con el que se une, como el macrogameto y el microgameto de ciertos protozoos esporozoarios. Consultar las voces **heterogameto; isogameto**.

**ANISOGAMIA** *(anisogamy)* Conjugación sexual de gametos de distinto tamaño y estructura, como ocurre en ciertas talofitas y algunos esporozoarios. Consultar las voces **heterogamia; isogamia**.

**ANISOMETROPÍA** *(anisometropia)* Afección ocular caracterizada por diferencias en la capacidad de refracción de los ojos.

**ANISOPOIQUILOCITOSIS** *(anisopoikilocytosis)* Afección de la sangre caracterizada por la presencia de hematíes de formas distintas y de tamaño variable y anormal. V. también **anisocitosis; eritrocito; morfología; poiquilocitosis**.

**ANLAJE** *(anlage)* (Embriología). Capa indiferenciada de células a partir de la cual se desarrolla un determinado órgano, tejido o estructura; rudimento, primordio. V. también **blastema**.

**ANO** *(anus)* Abertura del extremo distal del conducto anal.

**-ANO** *(-ane)* Sufijo que designa a los hidrocarburos de la serie parafínica: *butano, metano*.

**ANO IMPERFORADO** *(imperforate anus)* Anomalía congénita de la región ano-rectal del tracto gastrointestinal. OBSERVACIONES: La forma más común es la agenesia anal, en la que el cabo rectal termina en forma de saco ciego en la superficie del periné. En el 80 al 90 % de los casos existe una fístula anal. Otras formas son la estenosis anal, en la que la abertura anal es pequeña, y la atresia membranosa anal, en la que una membrana cubre la abertura y crea una obstrucción. INTERVENCIÓN: El defecto suele descubrirse en el nacimiento; la inspección revela la ausencia de ano o la presencia de una fina membrana translúcida que lo cubre. La exploración digital y endoscópica permiten identificar el carácter anatómico de la malformación, y el examen radiológico detecta la presencia del fondo de saco rectal. En el lugar habitual que ocupa el ano se coloca un marcador radiológico y se mantiene al niño en decúbito supino. El movimiento del aire a través del intestino hacia la porción distal de éste o el recto se hace visible en la placa radiográfica. La estenosis anal se trata con dilataciones digitales diarias que se comienzan en el hospital y se continúan en casa por parte de los padres. Cuando existe una membrana anal imperforada debe escindirse y realizar dilataciones digitales diarias mientras dure el proceso de cicatrización. La reconstrucción quirúrgica es necesaria para el tratamiento de la agenesia anal en aquellos niños en los que el fondo de saco rectal se encuentra por debajo de la porción puborrectal del elevador del ano; el ano se crea quirúrgicamente por medio de una anoplastia. La atresia anal en la que el fondo de saco termina por encima del periné puede requerir una colostomía.

ACTUACIÓN DE LA ENFERMERA: Con frecuencia, la identificación de la malformación anal la hace la enfermera, al descubrir que el termómetro no puede colocarse en el ano durante la valoración habitual del estado del recién nacido. En todo recién nacido que no evacúe el meconio en las primeras 24 horas es necesario realizar un estudio más profundo para descartar la existencia de esta malformación. El paso de meconio por vagina o por el meato urinario indica claramente la presencia de una fístula anal, y habitualmente se produce en asociación con un ano imperforado. En el posoperatorio de las intervenciones quirúrgicas de esta malformación congénita es esencial un escrupuloso cuidado de la región perineal.

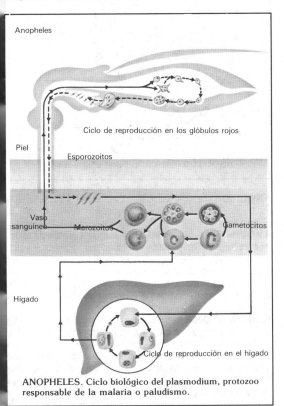

Anopheles

Ciclo de reproducción en los glóbulos rojos

Piel

Esporozoitos

Vaso
sanguíneo — Merozoitos

Gametocitos

Hígado

Ciclo de reproducción en el hígado

**ANOPHELES. Ciclo biológico del plasmodium, protozoo responsable de la malaria o paludismo.**

**ANODINO** *(anodyne)* Dícese del medicamento que alivia o disminuye el dolor. Consultar la voz **analgésico**.

**ANODMIA** *(anodmia)* V. **anosmia**.

**ANODONCIA** *(anodontia)* Defecto congénito por el que faltan algunos o todos los dientes.

**ANOMALÍA** *(anomaly)* **1.** Desviación de lo que se considera normal. **2.** Malformación congénita, como la falta de un miembro o la presencia de un dedo supernumerario.

**ANOMALO-** *(anomalo-)* Prefijo que significa «irregular o extraño»: *anomalopía, anomaloscopio, anomalotrofia.*

**ANOMIA** *(anomia)* Forma de afasia caracterizada por la incapacidad de nombrar objetos, producida por una lesión del lóbulo temporal del cerebro.

**ANOMÍA** *(anomie, anomy)* Estado de apatía, alienación, ansiedad, desorientación personal y tensión a consecuencia de la pérdida de las normas sociales y de los objetivos antes valorados.

**ANOPHELES** *(anopheles)* Género de mosquito, muchas de cuyas especies transmiten al hombre los parásitos causantes de la malaria. V. también **malaria**.

**ANOPÍA** *(anopia)* Ceguera resultante de un defecto o de la falta de uno o ambos ojos.

**-ANOPIA, -ANOPSIA** *(-anopia, -anopsia)* **1.** Sufijo que significa «falta de uso o detención del desarrollo del ojo»: *hemianopía, hesperanopía, cuadrantanopsia.* **2.** Sufijo que significa «visión defectuosa del color»: *cianopía, deuteranopía, tritanopía.* También **anopsia**.

**ANOOPSIA** *(anoopsia)* Estrabismo en el que uno o ambos ojos están desviados hacia arriba.

**ANOREXIA** *(anorexia)* Falta o pérdida del apetito, lo que ocasiona abstinencia de comer. La afección puede ser consecuencia de un alimento mal preparado o de una comida o un ambiente poco atractivos, una compañía desagradable u otras causas psicológicas diversas. Consultar la voz **seudoanorexia**. V. también **anorexia nerviosa**.

**ANOREXIA NERVIOSA** *(anorexia nervosa)* Trastorno psiconeurótico caracterizado por la negativa prolongada a comer, que es causa de emaciación, amenorrea, trastornos emocionales relacionados con la imagen del cuerpo y temor patológico a engordar. Esta afección se observa principalmente en adolescentes, sobre todo en muchachas, y generalmente se acompaña de un estrés o conflicto emocional, como ansiedad, irritación, miedo y temor, que puede conllevar una alteración importante de la vida de la persona. El tratamiento consiste en medidas para mejorar la nutrición, seguidas del tratamiento necesario para superar los conflictos emocionales subyacentes.

**ANORÉXICO, ANORÉCTICO** *(anorectic)* **1.** Relativo a la anorexia a la falta de apetito. **2.** Que produce pérdida del apetito, como un fármaco anorexígeno. **3.** Dícese de la persona que carece de apetito.

**ANORQUIA, ANORQUISMO** *(anorchia, anorchism)* Ausencia congénita de uno o ambos testículos.

**ANORRECTAL** *(anorectal)* Relativo a las porciones anal y rectal del intestino grueso.

**ANOSFRASIA, ANOSFRESIA** *(anosphrasia, anosphresia)* V. **anosmia**.

**ANOSMIA** *(anosmia)* Pérdida o alteración del sentido del olfato, que se presenta frecuentemente como una afección pasajera a consecuencia de un resfriado o de una infección respiratoria o cuando una inflamación intranasal o una obstrucción de otro tipo impide que los olores alcancen la región olfatoria. Se transforma en afección permanente cuando el neuroepitelio olfatorio o cualquier otra parte del nervio olfatorio queda destruido por un traumatismo intracraneal, una neoplasia o una enfermedad como la rinitis atrófica o la rinitis crónica que acompaña a las enfermedades granulomatosas. En ciertos casos, esta afección puede estar producida por factores psíquicos, como una fobia o un temor relacionado con un olor concreto. Son clases de anosmia la **anosmia gustatoria,** y la **anosmia selectiva**. Denominada también **anodmia; anosfrasia**.

**ANOSMIA GUSTATORIA** *(anosmia gustatoria)* Incapacidad para oler los alimentos.

**ANOSMIA SELECTIVA** *(preferential anosmia)* Incapacidad de percibir determinados olores. Suele deberse a factores psíquicos relacionados con un olor o la situación en la que aparece.

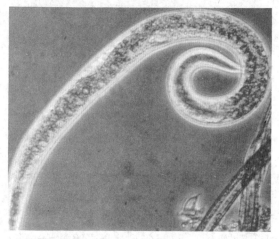

ANQUILOSTOMA. *A. duodenale* o anquilostomiasis de los mineros. Nematodo de 1 ó 2 cm de longitud.

**ANOSOGNOSIA** *(anosognosia)* Afección caracterizada por la incapacidad real o fingida para percibir un defecto, especialmente una parálisis, de un lado del cuerpo, probablemente atribuible a una lesión del lóbulo parietal derecho del cerebro.

**ANOVULACIÓN** *(anovulation)* Incapacidad de los ovarios para producir, madurar o liberar óvulos, por inmadurez o posmadurez ovárica. También se refiere a la alteración de la función ovárica que se produce durante el embarazo y la lactancia; a la alteración ovárica primaria, como sucede en la disgenesia ovárica; interacción alterada entre el hipotálamo, la hipófisis y el ovario por estrés o enfermedad. Los contraceptivos hormonales impiden la concepción al suprimir la ovulación. La anovulación puede ser un efecto secundario indeseable de otros medicamentos prescritos para el tratamiento de determinadas afecciones.

**ANOXIA** *(anoxia)* Estado anormal caracterizado por una falta relativa o total de oxígeno. La anoxia puede ser local o general y puede resultar del aporte insuficiente de oxígeno al aparato respiratorio; de la incapacidad de la sangre para transportar aquél a los tejidos, como en la anoxia anémica; o de éstos para absorber el oxígeno de la circulación, como en la anoxia hística.

**ANOXIA ANÉMICA** *(anemic anoxia)* Estado caracterizado por una falta de oxígeno en los tejidos del organismo y debido a una disminución del número de eritrocitos de la sangre o de la cantidad de hemoglobina de ésta.

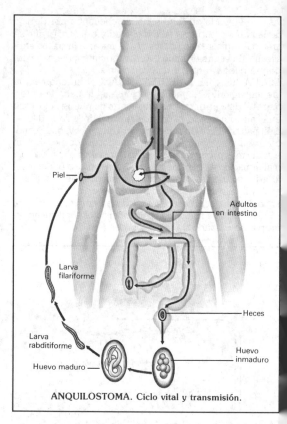

ANQUILOSTOMA. Ciclo vital y transmisión.

**ANQUILO-** *(ancylo-)* Prefijo que significa «doblado o en forma de asa»: *anquilostomásico, anquilostomiasis, anemia por anquilostoma*.

**ANQUILOSIS** *(ankylosis)* **1.** Fijación de una articulación, frecuentemente en posición anormal, por lo general a consecuencia de la destrucción del cartílago articular y del hueso subcondral, como sucede en la artritis reumatoide. **2.** Llamada también **artrodesis**. Fijación de una articulación provocada quirúrgicamente para aliviar el dolor o dotar de apoyo.

**ANQUILOSTOMA** *(Ancylostoma)* Género de nemátodo en el que se incluye la especie *Necator americanus*, la uncinaria norteamericana más frecuente.

**ANQUILOSTOMIASIS** *(ancylostomiasis)* Enfermedad por uncinarias, más concretamente la causada por *Ancylostoma duodenale, A. braziliensis* y *A. canium*. La infección por *A. duodenale* es generalmente más nociva y responde peor al tratamiento que la producida por *Necator americanus*, la uncinaria que se encuentra con más frecuencia en el sur de Estados Unidos. Las manifestaciones clínicas y el tratamiento son similares para todos los tipos de uncinarias. La infección puede evitarse eliminando la polución fecal del suelo y utilizando calzado.

**ANQUILOSTOMIASIS CUTÁNEA** *(ground itch)* Máculas pruriginosas, pápulas y vesículas que aparecen como consecuencia de la penetración en la piel de larvas de anquilostoma, frecuente en regiones tropicales y subtropicales. Puede evitarse con la utilización de calzado y el establecimiento de medidas sanitarias para la eliminación de los residuos fecales. V. también **anquilostoma.**

**ANSIEDAD** *(anxiety)* Estado o sensación de aprensión, desasosiego, agitación, incertidumbre y temor resultante de la previsión de alguna amenaza o peligro, generalmente de origen intrapsíquico más que externo, cuya fuente suele ser desconocida o no puede determinarse. Este estado puede ser consecuencia de una respuesta racional a determinada situación que produce tensión, como pasar un examen o solicitar un empleo, o de una preocupación general sobre las incertidumbres de la vida. Cuando no se basa en la realidad y cuando es tan grave que incapacita para desarrollar las actividades diarias de la vida, constituye un estado patológico. Entre los tipos de ansiedad se incluyen: **ansiedad de separación; ansiedad flotante; ansiedad situacional.**

**ANSIEDAD, CRISIS DE** *(anxiety attack)* Reacción aguda, psicobiológica, que se manifiesta por angustia intensa y pánico. Los síntomas varían según la intensidad del ataque, pero típicamente consisten en palpitaciones, disnea, vértigos, desaliento, sudoración profusa, palidez de la cara y las extremidades, molestias gastrointestinales y una vaga sensación de muerte inminente. Los ataques suelen ocurrir bruscamente, duran desde unos segundos hasta una hora o más. El tratamiento consiste en tranquilizar al enfermo, administrar un sedante si es necesario y la psicoterapia adecuada para descubrir el estrés considerado amenazante.

**ANSIEDAD, REACCIÓN DE** *(anxiety reaction)* V. **neurosis de ansiedad.**

**ANSIEDAD DE SEPARACIÓN** *(separation anxiety)* Temor y aprensión que sufre un sujeto cuando es separado de su entorno familiar y de las personas que le resultan importantes. Este síndrome suele producirse en los lactantes cuando son separados de su madre o la figura materna o cuando se les acerca un extraño. V. también **ansiedad; neurosis de ansiedad.**

**ANSIEDAD FLOTANTE** *(free-floating anxiety)* Miedo generalizado, persistente y penetrante, no atribuible a ningún objeto, fuente ni acontecimiento específico. V. también **ansiedad; neurosis de ansiedad.**

**ANSIEDAD NEGATIVA** *(negative anxiety)* (Psicología). Situación psicológica y emocional en la que la ansiedad dificulta a una persona el uso de sus capacidades para la realización de las actividades diarias e impide su normal desarrollo.

**ANSIEDAD PRESENIL** *(anxietas presenilis)* Estado de suma angustia producido por la proximidad de la senilidad.

**ANSIEDAD SITUACIONAL** *(situational anxiety)* Estado de aprensión, malestar y angustia precipitado por la experiencia de situaciones o fenómenos nuevos o modificados; la ansiedad situacional no es anormal y no precisa tratamiento; suele desaparecer cuando la persona se adapta a las nuevas experiencias. V. también **ansiedad; neurosis de ansiedad.**

**ANSIOLÍTICO** *(anxiolytic)* Sedante o tranquilizante menor empleado para los episodios de ansiedad.

**ANTAGONISTA** *(antagonist)* **1.** (Fisiología). Cualquier sus-

---

### Signos de ansiedad

**Aspecto**
↑ Tensión muscular (rigidez)
Piel blanca, pálida
↑ Transpiración; piel pegajosa
Fatiga
↑ Pequeña actividad motora (ej. inquietud, temblor)

**Conducta**
↓ Atención permanente
↓ Capacidad para seguir instrucciones
↑ Impulsividad
↑ Somatización
↑ Inmovilidad

**Conversación**
↑ Número de preguntas
Búsqueda constante de seguridad
Cambio frecuente de tema de conversación
Describe temores con sensación de desamparo
Evita centrarse en los sentimientos

**Signos fisiológicos mediados por el sistema nervioso central**
↑ Frecuencia cardiaca
↑ Frecuencia o profundidad de los movimientos respiratorios
Cambios rápidos y extremos de temperatura, presión arterial y flujo menstrual.
Diarrea
Urgencia urinaria
Sequedad de boca
↓ Apetito
↑ Transpiración
Dilatación pupilar

Los signos de ansiedad dependen del grado de ésta. La ansiedad leve estimula la utilización de las aptitudes mientras que los estados graves y de pánico paralizan gravemente o agotan dichas aptitudes.

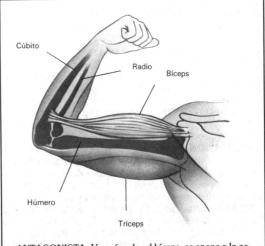

**ANTAGONISTA. Un músculo, el bíceps, se opone a la acción de otro, el tríceps.**

tancia o agente orgánico, como un fármaco o músculo, cuya acción se opone a la de otro. Entre los distintos antagonistas figuran el antagonista asociado, el antagonista competidor y el antagonista directo. Consultar la voz **agonista**. **2.** (Odontología). Diente del maxilar superior que articula durante la masticación o la oclusión con otro del maxilar inferior.

**ANTAGONISTA COMPETITIVO** (competitive antagonist) V. **antimetabolito**.

**ANTE-** (ante-) Prefijo que significa «anterior en el tiempo o en el espacio»: anteflexión, antenatal, anteparto.

**ANTEBRAQUIAL CUTÁNEO INTERNO, NERVIO** (medial antebrachial cutaneous nerve) Nervio del brazo que procede del cordón interno del plexo braquial, por dentro de la arteria axilar. Cerca de la axila emite un filete para inervar la piel sobre el bíceps hasta el codo. Desciende por el borde cubital del antebrazo, por dentro de la arteria braquial, perfora la fascia profunda junto con la vena basílica aproximadamente en la mitad del antebrazo, y se divide en una rama anterior y otra cubital. La anterior es la más larga y continúa por la porción anterior del borde cubital, distribuye filetes para la piel hasta la muñeca y se comunica con la rama palmar cutánea del nervio cubital. La rama cubital, desciende por dentro del nervio basílico hasta la muñeca, inerva la piel y se comunica con ramas del nervio cubital. Consultar la voz **braquial cutáneo interno, nervio**.

**ANTECEDENTES DE SALUD** (past health) (En una historia clínica). Resumen global general del estado de una persona hasta la fecha, incluyendo todos los datos referentes a lesiones, alergias, intervenciones quirúrgicas, inmunizaciones, ingresos hospitalarios e historia obstétrica y psiquiátrica. Estos antecedentes se obtienen en la entrevista inicial con el propio enfermo o con algún familiar y se incluyen en registros permanentes.

**ANTEFLEXIÓN** (anteflexion) Posición anormal de un órgano en la cual éste está fuertemente inclinado hacia delante, doblado sobre sí mismo.

**ANTEHÉLIX, RAÍCES DEL** (crura anthelicis) Crestas del pabellón auricular externo que en número de dos señalan el límite superior del antehélix y rodean la fosa triangular.

**ANTENATAL** (antenatal) V. **prenatal**.

**ANTERIOR** (anterior) **1.** Parte frontal de una estructura. **2.** Relativo a una superficie o parte situada o que mira hacia delante. Denominado también **ventral**. Consultar la voz **posterior**.

**ANTEROPOSTERIOR** (anteroposterior) De la parte anterior a la posterior del cuerpo, frecuentemente relacionado con la dirección del haz de rayos X.

**ANTEVERSIÓN** (anteversion) **1.** Posición anormal de un órgano en la que éste se encuentra doblado hacia delante por su eje, alejándose de la línea media. **2.** (Anatomía). Movimiento por el cual una parte del organismo, brazo y muslo fundamentalmente, se dirige hacia delante.

**ANTIÁCIDO** (antacid) **1.** Contrario a la acidez. **2.** Fármaco o sustancia dietética que neutraliza o absorbe el ácido clorhídrico del estómago. La mayoría de los antiácidos no se absorben por el organismo. Los antiácidos que contienen aluminio y calcio son astringentes, mientras que los que contienen magnesio tienen efecto laxante.

**ANTIÁCIDO GÁSTRICO** (gastric antacid) V. **antiácido**.

**ANTIADRENÉRGICO** (antiadrenergic) **1.** Relativo al bloqueo de los impulsos transmitidos por las fibras adrenérgicas posganglionares del sistema nervioso simpático. **2.** Sustancia antiadrenérgica. Las sustancias que bloquean la respuesta de los receptores alfaadrenérgicos a la noradrenalina reducen el tono de la musculatura lisa de los vasos sanguíneos periféricos, provocando un aumento de su volumen con descenso de la presión arterial. Entre los agentes bloqueantes alfa se incluyen los derivados de la ergotamina, utilizado en el tratamiento de la migraña; la fenoxibenzamina y la fentolamina, administradas en la enfermedad de Raynaud, el feocromocitoma y la gangrena diabética; y el clorhidrato de tolazolina, que se administra a los enfermos con afecciones vasculares espásticas. Las sustancias que bloquean los receptores betaadrenérgicos reducen la frecuencia y fuerza de contracción del corazón, entre otros efectos. El propranolol y sus análogos son betabloqueantes. Denominados también simpaticolíticos. Consultar la voz **adrenérgico**.

**ANTIANEMIA PERNICIOSA, FACTOR** (antipernicious anemia factor) V. **cianocobalamina**.

**ANTIANÉMICO** (antianemic) **1.** Relacionado con una sustancia o procedimiento que contrarresta o impide la carencia de eritrocitos. **2.** Dícese de la sustancia utilizada para tratar o evitar la anemia. En el tratamiento de la anemia debida a la pérdida aguda de sangre se hacen transfusiones de sangre completa. Los concentrados de hematíes suelen administrarse cuando la afección está producida por una hemorragia crónica. En el tratamiento de la anemia aplástica se utiliza la transfusión de elementos de la sangre. La anemia por falta de hierro, que es la forma más frecuente, suele tratarse con preparados orales de sulfato, fumarato o gluconato de hierro, pero en los enfermos que no pueden absorber el hierro por el tubo digestivo o los que presentan náuseas y diarreas cuando lo toman por vía oral, están indicadas las preparaciones parenterales. En el tratamiento de la anemia perniciosa se administra cianocobalamina (vit $B_{12}$) por vía parenteral. El ácido fólico se prescribe para corregir un defecto de esta vitamina en las anemias que acompañan a la malnutrición general o a la cirrosis alcohólica y para tratar la anemia frecuente en los lactantes sometidos a dieta exclusiva de leche. En las personas que padecen una anemia por ingestión insuficiente de ácido fólico y vitamina $B_{12}$, se prescribe una combinación de estos elementos.

**ANTIANGINOSO FÁRMACO** (antianginal drug) Medicación que actúa dilatando las arterias coronarias, para mejorar el flujo sanguíneo que llega al miocardio y prevenir los síntomas de angina de pecho.

**ANTIANTICUERPO** (antiantibody) Inmunoglobulina formada a consecuencia de la administración de un anticuerpo que actúa como inmunógeno. Entonces, el antianticuerpo reacciona con el anticuerpo. V. también **anticuerpo; inmunoglobulina**.

**ANTIARRÍTMICO** (antiarrhythmic) **1.** Relativo a un procedimieto o sustancia que evita, alivia o corrige el ritmo cardiaco anormal. **2.** Dícese de la sustancia utilizada para tratar las arritmias cardiacas. Para transformar las contracciones auriculares o ventriculares rápidas, irregulares, en un ritmo normal, a menudo se utiliza un desfibrilador con el que se administra una descarga eléctrica precordial. En los enfermos con ritmo cardiaco sumamente lento o con otro tipo de arritmias puede implantarse un marcapaso. En casos de parada ventricular o de bloqueo cardiaco completo puede introducirse el catéter-electrodo de un marcapaso externo a través de una vena hasta el corazón. Dos de las principales sustancias antiarrítmicas son la lidocaína, que aumenta el umbral de la estimulación eléctrica de los ventrículos durante la diástole y la combinación de disopiramida, procainamida y quinidina, que disminuye la excitabilidad del miocardio y prolonga el período refractario. El bloqueante betaadrenérgico propranolol puede utilizarse en el tratamiento de las arritmias. El isoproterenol está indicado en el bloqueo cardiaco completo y en las arritmias ventriculares que precisan mayor fuerza de contracción cardiaca para restablecer el ritmo normal. La atropina puede utilizarse en el tratamiento de la bradicardia, los sedantes en el tratamiento de la taquicardia y la digital en el de la fibrilación auricular. V. también **arritmia**.

**ANTIBACTERIANO** (*antibacterial*) **1.** Relativo a una sustancia que destruye las bacterias o inhibe su crecimiento o reproducción. **2.** Dícese de la sustancia antibacteriana. Los antibióticos sintetizados químicamente o derivados de diversos microorganismos ejercen su efecto bactericida o bacteriostático impidiendo la formación de la pared de la célula bacteriana, por alteración de la síntesis proteica, del ácido nucleico o de la integridad de la membrana celular, o por inhibición de las vías biosintéticas fundamentales de la bacteria.

**ANTIBERIBERI, FACTOR** (*antiberiberi factor*) V. **tiamina**.

**ANTIBIÓTICO** (*antibiotic*) **1.** Relacionado con la capacidad de destruir o impedir el desarrollo de un organismo vivo. **2.** Sustancia antimicrobiana obtenida por cultivo de un microorganismo o producida semisintéticamente, que se utiliza en el tratamiento de las infecciones. Las penicilinas, derivadas de especies del hongo *Penicillium* o producidas semisintéticamente, están constituidas por un anillo tiazolidina unido a un anillo betalactámico conectado a cadenas laterales; estas sustancias actúan inhibiendo la síntesis de mucopéptidos de la pared celular bacteriana durante la multiplicación de los gérmenes. La penicilina G y la penicilina V se utilizan mucho para tratar infecciones producidas por cocos grampositivos pero son inactivadas por la enzima penicilinasa producida por ciertas cepas de estafilococos; la cloxacilina, dicloxacilina, meticilina, nafcilina y oxacilina son penicilinas resistentes a la penicilinasa. La ampicilina, carbenicilina y hetacilina son penicilinas de amplio espectro, eficaces frente a los gérmenes gramnegativos. Las reacciones de hipersensibilidad como erupciones, fiebre, broncospasmo, vasculitis y anafilaxis son efectos secundarios relativamente frecuentes de la penicilinoterapia. Los antibióticos aminoglucósidos, constituidos por azúcares amínicos en unión glucosídica, impiden la síntesis de las proteínas bacterianas y se utilizan principalmente en el tratamiento de las infecciones producidas por gérmenes gramnegativos. Entre los aminoglucósidos figuran la gentamicina, procedente de *Micromonospora* y los semisintéticos amikacina, kanamicina, neomicina, estreptomicina y tobramicina. Por lo general, estas sustancias producen reacciones nefrotóxicas y ototóxicas, así como trastornos gastrointestinales. Los antibióticos macrólidos constan de un gran anillo lactónico y un azúcar desoxamínico. Impiden la síntesis de proteínas de las bacterias sensibles durante la multiplicación de éstas, sin alterar la síntesis del ácido nucleico. La oleandomicina, que se añade al pienso para mejorar el crecimiento de aves y cerdos, y la eritromicina, de amplio espectro, utilizada para tratar diversas infecciones grampositivas y gramnegativas, así como la amebiasis intestinal, son macrólidos derivados de ciertas especies de *Streptomyces*. La eritromicina puede provocar reacciones alérgicas leves y molestias gastrointestinales, pero cuando se utiliza la dosis oral habitual, las náuseas, vómitos y diarreas son raros. Los antibióticos polipeptídicos derivados de especies de *Streptomyces* o de ciertos bacilos del suelo, varían en cuanto a sus espectros; la mayoría de estas sustancias son nefro y ototóxicas. La bacitracina y la vancomicina son polipéptidos que se utilizan en el tratamiento de las infecciones estafilocócicas graves; la capreomicina y la vancomicina son sustancias antituberculosas y la gramicidina se añade a las pomadas para el tratamiento de las infecciones tópicas. Entre los antibióticos polipeptídicos eficaces frente a los gérmenes gramnegativos, se utilizan la colistina y la neomicina en el tratamiento de la diarrea producida por el germen enteropatógeno *Escherichia coli*; la polimixina, aunque es neurotóxica, es el fármaco de elección para las infecciones agudas por *Pseudomonas*. Los antifúngicos, entre los que se hallan la anfotericina B y la nistatina, aparentemente se unen a los esteroles de la membrana celular de los hongos y alteran su permeabilidad; la griseofulvina altera groseramente las hifas terminales de los hongos. La anfotericina B es eficaz frente a muchos tipos de hongos; puede producir fiebre, vómitos, diarreas, dolores generalizados, anemia, alteraciones renales y otros efectos adversos cuando se administra por vía IV. La griseofulvina oral se utiliza en el tratamiento de diversas infecciones fúngicas de la piel y de las uñas y puede producir reacciones de hipersensibilidad, alteraciones gastrointestinales, fatiga e insomnio. La nistatina se aplica localmente para el tratamiento de la candidiasis oral y vaginal; en la candidiasis vaginal se emplea también la candicidina. Las tetraciclinas entre las que figura su prototipo, procedente de los *Streptomyces*, la clortetraciclina, demeclociclina, doxiciclina, minociclina y oxitetraciclina, son activas frente a una amplia serie de gérmenes grampositivos y gramnegativos y frente a algunas rickettsias. Los antibióticos de este grupo son fundamentalmente bacteriostáticos y se cree que ejercen su acción por inhibición de la síntesis proteica de los gérmenes. El tratamiento con tetraciclinas puede producir irritación gastrointestinal, fotosensibilidad, toxicidad renal y hepática y la administración de un fármaco de este grupo durante la segunda mitad del embarazo, la lactancia o antes de los ocho años de edad puede producir la descoloración permanente de los dientes. Las cefalosporinas, procedentes del hongo del suelo *Cephalosporium* o producidas semisintéticamente, inhiben la síntesis de la pared celular bacteriana, resisten la acción de la penicilinasa y se utilizan en el tratamiento de las infecciones de los aparatos respiratorio y urinario, oído medio y huesos, así

| Antibiótico | Especie que lo produce | Espectro de acción (*) |
|---|---|---|
| Actidiona | *Streptomyces griseus* *Streptomyces P.D.* | Hongos Gram + + y − − Plasmodios |
| Actinomicina | *Streptomyces griseus,* *S. chrysomallus* | Gram + + |
| Bacitracina | *B. subtilis* | Gram + y − |
| Carbomicina (Mamicina) | *Streptomyces halstedii* | Gram + + y − − |
| Cicloserina (Oxamicina) | *Streptomyces garyphalus* o *Streptomyces orchidaceus* | Micobacterias Gram − |
| Cloramfenicol (Cloromicetina) | *Streptomyces Venezuelae* | Gram + + y − − − Virus, Rickettsias |
| Clortetraciclina (Aureomicina) | *Streptomyces aureofaciens* | Gram + + y − − − Virus, Rickettsias |
| Colimicina | *Aerobacillus colistinus* | Gram − − Hongos |
| Eritromicina | *Streptomyces erythreus* | Gram + + y − (estafilococos resistentes Corinebacterias) |
| Espiramicina | *Streptomyces ambofaciens* | Gram + + Rickettsias, neisserias |
| Estreptomidona | *Streptomyces sp.* | Gram + + y − |
| Estreptomicina | *Streptomyces griseus* | Gram + y − − − Micobacterias |
| Fradicina | *Streptomyces fradiae* | Hongos (incluidos *Candida*) |
| Fungicromina | *Streptomyces cullulosae* | Hongos (sacaromicetos y *Candida*) |
| Kanamicina | *Streptomyces kanamyceticus* | Gram + + + y − Micobacterias |
| Neomicina | *Streptomyces fradiae* | Gram + + y − Micobacterias |
| Novobiocina | *Streptomyces niveus* | Gram + + (sobre todo estafilococos) |
| Oleandomicina | *Streptomyces antibioticus* | Gram + + y − (estafilococos resistentes) |
| Oxitetraciclina (Terramicina) | *Streptomyces rimosus* | Gram + + y − − Rickettsias, virus |
| Penicilina | *Penicillium chrysogenum,* *P. notatum, P. rubrum* | Gram + + + y − |
| Polimixina | *B. Polimixa y B. aerosporus* | Gram + + |
| Prodigiosina | *Serratia marcescens* | Coccidiomicosis |
| Rimocidina | *Streptomyces cellulosae* | Hongos (incluidos *Candida*) |
| Ristocetina | *Nocardia lurida* | Gram + + Micobacterias |
| Subtilina | *B. subtilis* | Gram + + Toxinas bacterianas |
| Tetraciclina | *Streptomyces sp.* | Gram + + y − − Virus, Rickettsias |
| Tirotricina | *B. brevis* | Gram + + y − − |
| Tricomicina | *Streptomyces sp.* | Trichomonas vaginalis |
| Vancomicina | *Streptomyces orientalis* | Gram + + (estafilococos resistentes) |
| Viomicina | *Streptomyces puniceus* | Gram − Micobacterias |
| Viridogriseina | *Streptomyces griseus* | Gram + + Actinomicetos, leptospiras |
| Xantotricina | *Streptomyces albus* | Gram + + y − |

* El número de signos + y − indicados sirve para designar la intensidad de la actividad antibacteriana sobre gérmenes grampositivos y gramnegativos, respectivamente.

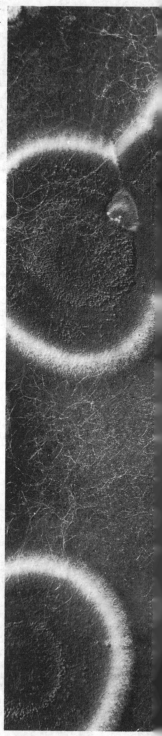

**ANTIBIÓTICO. Cultivo de colonias mixtas de hongos. La penicilina es una sustancia antibacteriana producida por una especie del género del hongo *penicillium*. Esta sensacional observación fue hecha por Fleming en el año 1929.**

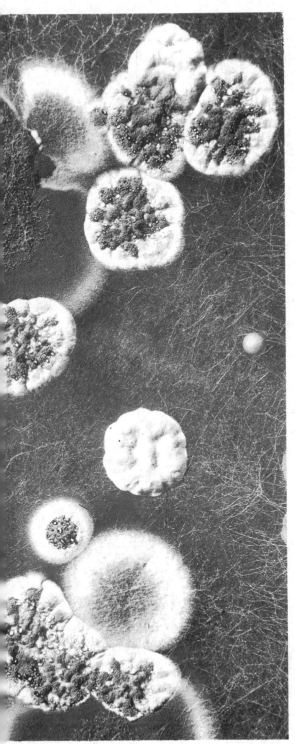

como en las septicemias producidas por una numerosa serie de gérmenes gramnegativos y grampositivos. En este grupo se incluyen el cefadroxil, cefamandol, cefazolina, cefalexina, cefaloglicina, cefaloridina, cefalotina, cefapirina y cefradina. El tratamiento con cefalosporinas puede producir náuseas, vómitos, diarreas, enterocolitis o reacciones alérgicas como erupciones, angioedema, o dermatitis exfoliativa. El uso de antibióticos de este grupo está contraindicado en los enfermos con hipersensibilidad a las penicilinas. El cloramfenicol, un antibiótico de amplio espectro, inicialmente derivado del *Streptomyces venezuelae*, inhibe la síntesis proteica de las bacterias impidiendo el paso de los aminoácidos activados del RNA soluble a los ribosomas. Como el fármaco puede provocar discrasias sanguíneas peligrosas para la vida, su uso se reserva para el tratamiento de la fiebre tifoidea aguda, infecciones gramnegativas graves (entre las que se incluye la meningitis por *Haemophilus influenzae*) y enfermedades por rickettsias.

**ANTIBIÓTICO RESISTENTE A LA PENICILINASA** (*penicillinase-resistant antibiotic*) Agente antimicrobiano que no se inactiva por la penicilinasa, enzima producida por ciertas bacterias, especialmente algunas cepas de estafilococos. Las penicilinas semisintéticas como la cloxacilina sódica, la dicloxacilina sódica, la meticilina sódica, la nafcilina sódica y la oxacilina sódica resisten la acción de la penicilinasa y se utilizan para tratar las infecciones producidas por estafilococos que elaboran dicha enzima.

**ANTIBRÓMICO** (*antibromic*) V. **desodorante**.

**ANTICOAGULANTE** (*anticoagulant*) **1.** Relativo a una sustancia que impide o retrasa la coagulación de la sangre. **2.** Fármaco anticoagulante. La heparina, obtenida del hígado y pulmones de los animales domésticos, es un potente anticoagulante que impide la formación de tromboplastina, la conversión de la protrombina en trombina y la formación de fibrina a partir del fibrinógeno. La cumarina sintética y los derivados de la fenindiona, administrados por vía oral, son antagonistas de la vitamina K e impiden la coagulación por inhibir la formación de determinados factores de ésta.

**ANTICODÓN** (*anticodon*) (Genética). Secuencia de tres nucleótidos en el ARN transferente que se emparejan de forma complementaria con un codón específico del ARN mensajero durante la síntesis proteica para determinar un aminoácido concreto de la cadena polipeptídica. V. también **código genético; traducción; transcripción**.

**ANTICOLINÉRGICO** (*anticholinergic*) **1.** Relacionado con el bloqueo de los receptores acetilcolínicos que resulta de la inhibición de la transmisión de los impulsos nerviosos parasimpáticos. **2.** Dícese de la sustancia anticolinérgica que actúa compitiendo con el neurotransmisor acetilcolina por los puntos receptores de las uniones sinápticas. Los anticolinérgicos disminuyen el espasmo del músculo liso de la vejiga, bronquios e intestino; relajan el esfínter del iris; disminuyen la secreción gástrica, bronquial y salivar; reducen la transpiración y aceleran la conducción de los impulsos en el miocardio por bloqueo de los impulsos vagales. Muchos anticolinérgicos reducen los síntomas parkinsonianos; la atropina en grandes dosis estimula el sistema nervioso central y en pequeñas dosis actúa como

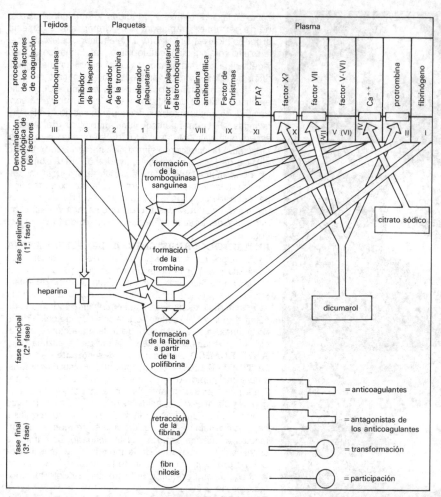

| | | Tejidos | | Plaquetas | | | | Plasma | | | | | | | |
|---|---|---|---|---|---|---|---|---|---|---|---|---|---|---|---|
| procedencia de los factores de coagulación | | tromboquinasa | Inhibidor de la heparina | Acelerador de la trombina | Acelerador plaquetario | Factor plaquetario de latromboquinasa | Globulina anthemofilica | Factor de Christmas | PTA? | factor X? | factor VII | factor V-(VI) | Ca++ | protrombina | fibrinógeno |
| Denominación cronológica de los factores | | III | 3 | 2 | 1 | | VIII | IX | XI | X | VII | V (VI) | IV | II | I |

formación de la tromboquinasa sanguinea

citrato sódico

fase preliminar (1.ª fase)

formación de la trombina

heparina

dicumarol

fase principal (2.ª fase)

formación de la fibrina a partir de la polifibrina

fase final (3.ª fase)

retracción de la fibrina

= anticoagulantes

= antagonistas de los anticoagulantes

= transformación

= participación

fibri nilosis

depresor. Entre los numerosos bloqueantes colinérgicos se encuentra el metilbromuro de anisotropina, la belladona, el glicopirrolato, el sulfato de hiosciamina, el clorhidrato de metixeno y la escopolamina. Varios miembros de este grupo se utilizan para tratar los trastornos espásticos del tubo gastrointestinal, para reducir la secreción salivar y bronquial durante el preoperatorio o para dilatar la pupila. Denominados también **parasimpaticolíticos**. Consultar la voz **colinérgico**.

**ANTICOLINESTERASA** (*anticholinesterase*) Fármaco que inhibe o inactiva la acción de la acetilcolinesterasa. Los fármacos de esta clase hacen que se acumule la acetilcolina en las uniones de varias fibras nerviosas colinérgicas y en los puntos u órganos efectores, permitiendo una estimulación potencialmente continua de las fibras colinérgicas a través de los sistemas nerviosos central y periférico. Entre los fármacos anticolinesterásicos se encuentran la neostigmina, el edrofonio y la piridostigmina. La neostigmina y la piridostigmina se prescriben en el tratamiento de la miastenia grave; el edrofonio para el diagnóstico de la miaste-

nia grave y el tratamiento de la hiperdosificación de los fármacos de tipo curare. A partir de los anticolinesterásicos se producen muchos insecticidas agrícolas; son los compuestos químicos de elevada toxicidad denominados organofosfosforados. Los gases neurotóxicos producidos como posibles armas químicas (mal denominadas gases nerviosos) contienen formas potentes e irreversibles de anticolinesterásicos.

**ANTICONCEPCIÓN** (*contraception*) Proceso o técnica utilizado para evitar el embarazo por métodos farmacológicos, instrumentales o que alteran o bloquean uno o más de los procesos reproductivos, de manera que la unión sexual no tenga como consecuencia la fecundación. Son tipos de anticoncepción los anticonceptivos orales, el capuchón cervical, el condón o preservativo, el diafragma, el dispositivo intrauterino, los espermicidas, la esterilización y los métodos naturales. Denominada también **contracepción; planificación familiar**.

**ANTICONCEPTIVA, EFICACIA** (*contraceptive effectiveness*) Eficacia de un método anticonceptivo. Con fines clí-

nicos se tienen en cuenta la eficacia teórica y la eficacia
de uso. A veces se expresa en forma de porcentaje, pero
es más preciso hacerlo por número de embarazos anua-
es por cada 100 mujeres que usan el método. La tasa media de embarazos para parejas sexualmente activas es de
90 % al año; cualquier método anticonceptivo que reduzca la tasa de embarazo mujer-año al 10 % se considera muy
efectivo.

**ANTICONCEPTIVO, MÉTODO** (contraceptive method)
Cualquier acción, instrumento o medicación dirigido a evitar la concepción o el embarazo viable. V. también **anti-**

y elimina las disritmias originadas en el tálamo, lóbulos frontales y otras zonas del cerebro. Para el tratamiento del gran
mal epiléptico se utilizan también la fenacemida y la pri-
midona y entre los fármacos prescritos para reducir o evitar los ataques de pequeño mal se encuentran los derivados
del ácido succínico, del ácido valproico, la parametadiona y diversos barbitúricos. Muchas de estas sustancias pueden producir malformaciones fetales si se administran a
mujeres gestantes.

**ANTICUERPO** (antibody) Inmunoglobulina esencial en el
sistema inmunitario, producida por el tejido linfoide en res-

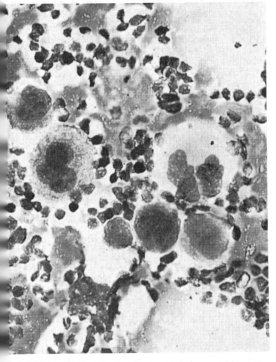

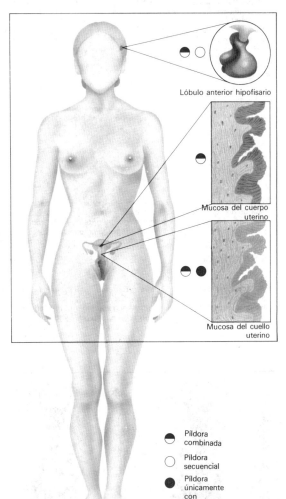

Lóbulo anterior hipofisario

Mucosa del cuerpo
uterino

Mucosa del cuello
uterino

● Píldora
combinada

○ Píldora
secuencial

● Píldora
únicamente
con
progestágenos

**ANTICONCEPTIVO.** Arriba, distintos niveles a los que actúan los diferentes tipos de píldoras. En el lóbulo anterior
hipofisario intervienen la píldora combinada (progestágenos y estrógenos) y la secuencial (estrógenos). En la mucosa del cuerpo del útero sólo actúa la combinada. Y en
la mucosa del cérvix, intervienen la píldora combinada y
la que sólo tiene progestágenos.

onceptivo oral; condón; diafragma; dispositivo
intrauterino (DIU); espermicidas; esterilización; planifi-
ación natural, método natural de.

**ANTICONCEPTIVO INTRAUTERINO, DISPOSITIVO** (intrauterine contraceptive device) V. **dispositivo intrauterino**
(DIU).

**ANTICONCEPTIVO ORAL** (oral contraceptive) V. **contracepción.**

**ANTICONVULSIVANTE** (anticonvulsant) **1.** Relativo a una
sustancia o procedimiento que impide o disminuye la gravedad de los ataques epilépticos o convulsivos de otro tipo. **2.** Fármaco anticonvulsivante. Los derivados de la
hidantoína, especialmente la difenilhidantoína sódica, ejercen su efecto anticonvulsivante al parecer por estabilización de la membrana celular y reducción del sodio
intracelular, lo que hace que disminuya la excitabilidad del
foco epileptógeno. La difenilhidantoína impide la difusión
de descargas excesivas en las zonas motoras cerebrales

## Resumen de métodos anticonceptivos

| Método | Acción | Seguridad-eficacia | Efectos | Contraindicaciones |
|---|---|---|---|---|
| **Anticonceptivos orales («la píldora»)** Píldora combinada: cada píldora contiene gestágenos y estrógenos; posología: una píldora diaria durante 21 días; en los 7 días de descanso puede usarse un placebo; al iniciar el tratamiento, la primera píldora se toma al quinto día de iniciarse la regla. | Inhibe la ovulación por supresión de las gonadotropinas hipofisarias Estimula la producción de moco cervical hostil a los espermatozoides Modifica el transporte tubárico del huevo Altera el endometrio dificultando la implantación | Eficacia del 100 % si se usa correctamente Los fallos se deben a falta de regularidad en la toma Si la paciente olvida tomarla un día puede «compensarlo» tomando dos al día siguiente La probabilidad de embarazo se incrementa aunque sólo se olvide un día Buena aceptación; método fácil de usar | Beneficiosos Alivio de la dismenorrea en un 60-90 % de los casos Alivio de la tensión pre-menstrual Regulación del ciclo menstrual Mejoría del acné en un 80-90 % de los casos Sensación de bienestar Efectos secundarios menores (suelen dis-minuir a partir del tercer ciclo) Aumento de peso Hipersensibilidad mamaria Cefalea Edema corneal Náuseas Metrorragia ocasional Hipertensión Efectos secundarios mayores Trastornos trombo-embólicos Disminución de la secreción láctea en las mujeres lactantes No altera la fertilidad | Hemorragia vaginal no filiada Cáncer pélvico o de mama Enfermedad hepática Enfermedad cardio-vascular Enfermedad renal Enfermedad tiroidea Diabetes Mioma uterino Se debe usar con precaución en mujeres con historia de: Epilepsia Esclerosis múltiple Porfiria Otoesclerosis Asma |
| **Condón (preservativo)** Funda de goma elástica y fina que cubre el pene; se puede comprar sin receta; no requiere supervisión médica | Impide que el esperma entre en la vagina Evita la transmisión de enfermedades venéreas | Es más eficaz si la pareja utiliza un diafragma La eficacia disminuye si el condón se rompe o se desplaza durante el coito Porcentaje de fallos del 10 al 15 % | Ninguno | Ninguna |
| **Anticonceptivos químicos (jaleas, cremas, espumas, supositorios)** Se introducen en la vagina mediante aplicadores o aerosoles | Contiene productos espermicidas Dificulta la entrada de esperma en el cérvix | La eficacia es mayor si se combina con diafragma o condón Se puede comprar sin receta La eficacia depende de la buena distribución de la sustancia por la vagina | Ninguno | Ninguna |

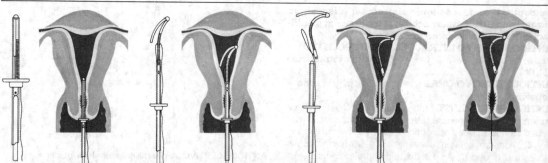

ANTICONCEPTIVOS. De izquierda a derecha, esquema de la correcta colocación de un dispositivo intrauterino (DIU), con el aparato adecuado. Los esquemas de la izquierda muestran la forma que va adquiriendo el DIU en un ensayo de colocación en el vacío, y los de la derecha ya dentro de la cavidad uterina.
En el último dibujo se ve el dispositivo en su lugar, y el hilo que permite comprobar la buena colocación del DIU y su extracción en el momento deseado.

| Método | Acción | Seguridad-eficacia | Efectos | Contraindicaciones |
|---|---|---|---|---|
| **Diafragma (con espermicida en forma de crema, jalea o espuma)** Capuchón de goma con un anillo metálico flexible; se inserta en la vagina cubriendo el cérvix; existen varios tamaños (hay que seleccionarlo cuidadosamente); lo inserta la propia mujer con la superficie interna cubierta de espermicida; insertarlo al menos dos horas antes del coito y retirarlo al menos 6 horas después | Constituye un obstáculo mecánico para el esperma El producto espermicida destruye un gran número de esperma- tozoides | Eficacia del 97 al 98 % si está bien adaptado y se usa correctamente Es necesario que la paciente ensaye repe- tidamente la inserción y la retirada del diafragma Hay que repetir la adaptación después del parto, de un aborto, de cirugía cervical y vaginal, y si la paciente gana o pierde más de 4 kg | Ninguno | Prolapso uterino grave |
| **Métodos naturales (Ogino, térmicos)** Abstinencia del coito durante el período fértil de ciclo menstrual; la ovulación se produce entre los días 12 y 16 a partir de la última regla; como los esperma- tozoides pueden sobrevivir hasta 48 horas se amplía el período fértil a los días 11, 17 y 18, además de los ya citados | Abstinencia sexual durante el período fértil | Seguro Eficacia del 65 al 85 % El período fértil es variable; el momento exacto de la ovulación no se conoce de antemano La eficacia aumenta si se calcula el período fértil y se determina la temperatura corporal basal y si existe una motivación fuerte para evitar el embarazo | Frustración Carencia de relaciones sexuales en el período fértil | Ciclos menstruales irregulares Contraindicación médica de embarazo |
| **Dispositivo intra- uterino (DIU)** Pequeño elemento de plástico, nilón o acero de forma diversa que se introduce en el útero; la mayoría están unidos a un hilo de nilón que queda en la vagina; se inserta con una técnica aséptica; al mes hay que hacer un recono- cimiento y después el seguimiento se individualiza según la mujer EJEMPLOS Asa de Lippes Espiral en «T» de Saf «Ocho» de Birnberg Espiral de Margulies Anillo de Hall-Stone «T» de cobre «Siete» de cobre | Desconocida Probablemente modifica el endometrio o el miometrio evitando la implantación Probablemente acelera la emigración tubárica del huevo | Fácil de poner; muy eficaz: 97-99 % Se puede insertar en cualquier momento del ciclo; la presencia de regla descarta la existencia de embarazo precoz Se puede poner inmedia- tamente después del parto, pero la frecuencia de expulsión es mayor Se puede llevar puesto indefinidamente La eficacia depende de la seguridad de no haberlo expulsado; hay que enseñar a la mujer a comprobar la presencia del hilo después de cada regla La expulsión espontánea suele producirse durante la menstruación (porcentaje de expulsión 10-20 %) Porcentaje de fallos (embarazos) 1,5-3 % en el primer año de uso; después disminuye No altera la fertilidad | Calambres uterinos Aumento del flujo menstrual Menstruación irregular OBSERVACIÓN: Estos efectos suelen desaparecer en 2 ó 3 meses Problemas Infección: suele ser de poca importancia; aparece al poco tiempo de insertarlo Perforación uterina: depende del tipo de DIU; es más frecuente en las 6 primeras semanas después del puerperio; suele aparecer en el momento de la inserción | Infección genital Tumor Mioma uterino Hemorragia vaginal no filiada |

**Anticonvulsivantes utilizados para la profilaxis de los ataques**

| Fármaco | Uso según el tipo de ataque | Efectos secundarios |
|---|---|---|
| Fenitoína sódica | Gran mal, focal, psicomotor | Ataxia, vómitos, nistagmo, exantemas, fiebre, hipertrofia gingival, linfadenopatías |
| Fenobarbital | Gran mal, focal, psicomotor (coadyuvante) | Somnolencia, exantema |
| Primidona | Gran mal, focal, psicomotor | Somnolencia, ataxia |
| Mefentoína | Gran mal, focal, psicomotor | Ataxia, nistagmo, pancitopenia, exantema |
| Etosuximida | Pequeño mal, psicomotor, mioclonias, acinesia | Somnolencia, náuseas, agranulocitosis |
| Trimetadiona | Pequeño mal | Exantema, fotofobia, agranulocitosis, nefrosis |
| Diacepam | Estado epiléptico, varios | Somnolencia, ataxia |
| Carbamacepina | Gran mal, psicomotor | Exantema, somnolencia, ataxia |

puesta a bacterias, virus u otras sustancias antigénicas. Cada anticuerpo es específico para un antígeno. Cada tipo de anticuerpo se denomina según su acción. Entre los numerosos anticuerpos existen las aglutininas, bacteriolisinas, opsoninas, precipitinas. V. también **epítope; linfocito T; proteína plasmática**.

**ANTICUERPO ANTIMITOCONDRIAL** (*antimitochondrial antibody*) Anticuerpo que actúa específicamente contra las mitocondrias. Estos anticuerpos no se encuentran normalmente en la sangre del individuo sano. La demostración de su presencia en el laboratorio es una importante ayuda diagnóstica de las enfermedades hepáticas, ya que la biopsia del hígado puede no proporcionar tejido afectado. En la hepatitis crónica, hepatotoxicidad por fármacos y otras enfermedades diversas puede haber títulos bajos de anticuerpos antimitocondriales. Los títulos altos son patognomónicos de cirrosis biliar primaria.

**ANTICUERPO ANTINUCLEAR** (*antinuclear antibody*) Anticuerpo que actúa sobre elementos de los núcleos celulares, por ejemplo sobre el ADN, presente en enfermos con distintas afecciones, como el lupus eritematoso.

**ANTICUERPO BLOQUEANTE** (*blocking antibody*) Anticuerpo que no entrecruza dos sitios antigénicos iguales que se encuentran separados, ni produce aglutinación, pero que cuando se encuentra en grandes concentraciones suele interferir con la acción de otros anticuerpos ocupando todos los sitios antigénicos. Denominado también anticuerpo incompleto. V. **antígeno-anticuerpo, reacción; hapteno**.

**ANTICUERPO INMUNOGLOBULINA** (*immunoglobulin antibody*) Cada uno de los cinco anticuerpos antigénica y estructuralmente distintos que se encuentran en el suero y las secreciones externas de la economía. En respuesta a los antígenos, las inmunoglobulinas se forman en la médula ósea, bazo y todos los tejidos linfoides, con excepción del timo. Los tipos de inmunoglobulinas son la IgA, la IgD, la IgE, la IgG y la IgM. Denominados también globulinas inmunes séricas. V. también **anticuerpo; antígeno; inmunidad**.

**ANTICUERPOS, TEORÍA INSTRUCTIVA DE LA SÍNTESIS DE** (*antibody instructive theory*) Teoría según la cual cada contacto con un antígeno durante la vida de un sujeto produce un nuevo anticuerpo, como ocurre cuando un linfocito B, recubierto de inmunoglobulina, entra en contacto con un antígeno y produce células plasmáticas y células de memoria. La teoría mantiene que el contacto al azar de linfocitos B con antígenos estimula al sistema reticuloendotelial para que instruya a las células de memoria en la producción de anticuerpos frente a los antígenos en cualquier momento. Consultar la voz **anticuerpos, teoría selectiva de la síntesis de**.

**ANTICUERPOS, TEORÍA SELECTIVA DE LA SÍNTESIS DE** (*antibody specific theory*) Teoría que mantiene que el organismo produce patrones de anticuerpos antes del nacimiento o poco antes de éste y que puede reconocer cualquier antígeno y aumentar la concentración de anticuerpos específicos en cualquier momento. La teoría defiende que el organismo contiene un gran número de diversas clonas de células, programadas genéticamente para sintetizar un anticuerpo distinto. Esta teoría sostiene también que cualquier antígeno que penetra en el organismo selecciona la clona específica programada para sintetizar el anticuerpo correspondiente a este antígeno y estimula a las células de la clona para que proliferen y produzcan más cantidad del mismo antígeno. Consultar la voz **anticuerpos, teoría instructiva de la síntesis de**.

**ANTICUERPOS FLUORESCENTES, PRUEBA DE (TEST AF)** (*fluorescent antibody test [FA test]*) Prueba en la que se utiliza un colorante fluorescente para teñir los anticuerpos con el objeto de identificar determinados especímenes clínicos. El colorante fluorescente se conjuga con las inmunoglobulinas sin alterar la reacción anticuerpo-antígeno, y permite visualizar los organismos teñidos bajo un microscopio de fluorescencia. La técnica de anticuerpos fluorescentes puede usarse para identificar *Mycobacterium tuberculosis* y se emplea en las pruebas serológicas más comunes para el diagnóstico de la sífilis. Entre ellas figura el test FTA-ABS. Denominado también **inmunofluorescencia, prueba de**.

**ANTIDEPRESIVO** (*antidepressant*) **1.** Relativo a una sustancia o una medida que impide o alivia la depresión. **2.** Sustancia antidepresiva. Los antidepresivos tricíclicos como la amitriptilina y el clorhidrato de imipramina, bloquean la recaptación de los neurotransmisores amínicos, pero se ignora el mecanismo exacto de la acción antidepresiva de estos fármacos. Los inhibidores de la monoaminooxidasa (MAO) como la isocarboxacida, el clorhidrato de pargilina, el sulfato de fenelcina y la tranilcipromina, aumentan la concentración de adrenalina, noradrenalina y serotonina en los puntos de almacenamiento del sistema nervioso y se dice teóricamente que este aumento de concentración de monoaminas en el tronco cerebral es responsable del efecto antidepresor de los fármacos. Los inhibidores de la MAO presentan también acción antihipertensiva.

**ANTIDEPRESIVO TRICÍCLICO** (tricyclic antidepressant) V. **antidepresivo**.

**ANTIDIURÉTICO** (antidiuretic) 1. Relacionado con la supresión de la formación de orina. 2. Sustancia antidiurética. La hormona antidiurética (vasopresina), producida en los núcleos hipotalámicos y almacenada en el lóbulo posterior de la hipófisis, impide la formación de orina estimulando la reabsorción del agua en los túbulos distales y colectores del riñón.

**ANTÍDOTO** (antidote) Fármaco u otra sustancia que se opone a la acción de un tóxico. Los antídotos pueden ser mecánicos, que actúan recubriendo el estómago y evitando la absorción, o químicos, que lo hacen neutralizando el tóxico. También los hay fisiológicos, que actúan oponiéndose a la acción tóxica, como cuando se administra un sedante a una persona que ha ingerido gran cantidad de un estimulante.

**ANTÍDOTO QUÍMICO** (chemical antidote) Cualquier sustancia que reaccione químicamente con un veneno para formar un compuesto inocuo. Existen pocos antídotos verdaderos y el tratamiento de los envenenamientos se basa fundamentalmente en la eliminación del agente tóxico antes de que pueda ser absorbido por el organismo.

**ANTÍDOTO UNIVERSAL** (universal antidote) Mezcla de 50 % de carbón activado, 25 % de óxido de magnesio y 25 % de ácido tánico. Se utiliza como antídoto de la mayoría de los ácidos, metales pesados, alcaloides y tóxicos glucósidos. En la actualidad se cree que no resulta más eficaz que la administración de carbón activado disuelto en agua.

**ANTIDRÓMICA, CONDUCCIÓN** (antidromic conduction) Conducción de un impulso nervioso en sentido contrario al del receptor en la porción media del axón. Como las sinapsis sólo permiten la conducción en una dirección, los impulsos en sentido antidrómico no pueden atravesar aquéllas y se agotan en ese punto. Consultar la voz **ortodrómica, conducción**.

**ANTIDRÓMICO** (antidromic) Dícese de lo que se desplaza en sentido opuesto al normal.

**ANTIDRÓMICO, REFLEJO** (antidromic reflex) V. **axónico eritematoso, reflejo**.

**ANTIEMBÓLICAS, MEDIAS** (antiembolism hose) Medias elásticas que se llevan para evitar la formación de émbolos y trombos, especialmente en enfermos que han sido intervenidos quirúrgicamente o los confinados en cama. El flujo de retorno de la circulación venosa se estimula, evitando la estasis y la dilatación de las venas, situaciones que predisponen a los trastornos tromboembólicos.

**ANTIEMÉTICO** (antiemetic) 1. Relacionado con una sustancia o procedimiento que evita o alivia las náuseas y vómitos. 2. Sustancia o fármaco antiemético. Los derivados de la belladona, los bromuros, barbitúricos y otros sedantes y las sustancias que protegen la mucosa gástrica como el agua de cal o los astringentes gástricos suaves, tienen ligeras propiedades antieméticas. La clorpromacina y otras fenotiacinas son los antieméticos más eficaces. La escopolamina y los antihistamínicos proporcionan alivio en la cinetosis. La marihuana puede aliviar las náuseas producidas por ciertos antineoplásicos en los enfermos con cáncer.

**ANTIEPILÉPTICO** (antiepileptic) V. **anticonvulsivantes**.

**ANTIESTREPTOLISINA O (ASLO), PRUEBA DE LA** (antistreptolysin-O test) Prueba de anticuerpos estreptocócicos para descubrir y medir los anticuerpos séricos a la estreptolisina O, una exotoxina producida por la mayoría de los estreptococos del grupo A y algunos de los grupos C y G. La prueba se utiliza a menudo como ayuda diagnóstica de la fiebre reumática. En muchas personas hay un título bajo de anticuerpo antiestreptolisina O, ya que la infección estreptocócica es frecuente. Los títulos elevados o en aumento indican una infección reciente. V. también **Lancefield, clasificación de**.

**ANTIFEBRIL** (antifebrile) V. **antipirético**.

**ANTIFÚNGICO** (antifungal) 1. Relativo a una sustancia que destruye los hongos o inhibe su crecimiento o reproducción. 2. Fármaco antibiótico antifúngico. La anfotericina B, eficaz frente a un amplio espectro de hongos, probablemente actúa uniéndose a los esteroles de la membrana celular fúngica y modificando la permeabilidad de ésta. La griseofulvina, otro antifúngico de amplio espectro, se une a la queratina nueva del huésped y la hace resistente a la progresión de la invasión fúngica. El miconazol inhibe el crecimiento de los dermatofitos corrientes, incluido *Candida albicans* de tipo levadura; la nistatina es eficaz frente a las levaduras y los hongos de tipo levadura.

**ANTIGENICIDAD** (antigenicity) Capacidad de producir anticuerpos. El grado de antigenicidad depende de la clase y cantidad de una sustancia determinada, del estado del huésped y del grado de sensibilidad de éste al antígeno, así como de su capacidad de producir anticuerpos.

**ANTIGÉNICO, DETERMINANTE** (antigen determinant) Pequeña zona de la superficie de la molécula antigénica correspondiente a un punto de combinación de una molécula de anticuerpo por el que éste se fija al antígeno en la formación del complejo antígeno-anticuerpo. Los determinantes antigénicos, por lo general, constan de una serie de aminoácidos que determina la forma de estas zonas reactivas. Denominado también **epítopo**.

**ANTÍGENO** (antigen) Sustancia, generalmente proteica, que da lugar a la formación de un anticuerpo con el que reacciona específicamente.

**ANTÍGENO CARCINOEMBRIONARIO** (carcinoembryonic antigen [CEA]) Antígeno presente en cantidades muy pequeñas en el tejido adulto. Las cifras superiores a lo normal sugieren la posible existencia de cáncer y los análisis encaminados a detectar su presencia resultan útiles en las pruebas de exploración selectiva, en la evaluación de las recidivas o diseminaciones y en la comprobación del éxito en la extirpación quirúrgica de los tumores malignos.

**ANTÍGENO LEUCOCITARIO HUMANO** (human leukocyte antigen [HLA]) Cualquiera de los cuatro marcadores genéticos importantes que se han encontrado en el cromosoma 6. Son el HLA-A, el HLA-B, el HLA-L y el HLA-D. Cada locus tiene varios alelos posibles, alguno de los cuales se asocia con ciertas enfermedades; así los individuos con espondilitis anquilopoyética suelen ser HLA-B27. El sistema HLA se usa en el estudio de la histocompatibilidad; para determinarlo se emplean leucocitos. La histocompatibilidad absoluta sólo se da entre gemelos idénticos.

**ANTÍGENO-ANTICUERPO, REACCIÓN** (antigen-antibody reaction) Proceso del sistema inmunitario en el

**Antídotos más comunes y su utilización.**

| Naturaleza | Mecanismo de acción | Tóxicos principales | Observaciones |
|---|---|---|---|
| **Carbones absorbentes:**<br>1) Carbón activo: 2-4 cucharadas soperas en 1/2 l de agua<br>Pan rallado y carbonizado. | Absorción del tóxico | Casi todos los venenos (hongos venenosos, toxinas, alcaloides, etc.) | |
| **Agua albuminosa:**<br>4 claras de huevo batidas en 1 l de agua | Formación de compuestos insolubles | 1) Sales de metales pesados excepto el talio<br>N.B. Para el mercurio son necesarias ocho claras de huevo<br>2) Eméticos<br>3) Ácidos y álcalis cáusticos | |
| **Antídotos sulfurados:**<br>1) *Antidotum metallorum*<br>2) Antídoto múltiple para administrar en medio vaso (*)<br>3) Miel sulfurada: azufre sublimado y lavado: 20 g; miel blanca: 80 g, *per os*, a cucharadas<br>4) Hiposulfito sódico: *per os* | Formación de sulfuros insolubles | Metales pesados. Mercurio, plomo, talio. Algunos metaloides (arsénico, antimonio); ácido cianhídrico, cianuros | (*) Conservar al abrigo del aire |
| **Leche** | Formación de compuestos de reacción con la albúmina de la propia leche | Como para el agua albuminosa; sustancias corrosivas, yodo, cloro y derivados | *Contraindicaciones:* tóxicos liposolubles, fósforo, cantaridina, DDT, parathion, nitrobenceno, helecho macho |
| **Tanino:**<br>Tanino oficial: 5 g en 1/2 l de agua; en su defecto: tisana de té fuerte N.B. (**); si es posible, administrar simultáneamente bicarbonato sódico o acetato sódico | Precipitación de las sales de los metales pesados y el cinc | Sales de metales pesados, cinc, numerosos alcaloides y glucósidos (heterósidos) | (**) Limpiar el estómago después de cada digestión mediante lavado gástrico o eméticos |
| **Antídoto universal:**<br>Carbón activado: 2 p.; *magnesia usta:* 1 p. (15 g en medio vaso de agua caliente) N.B. (***) | *Ídem* | Sales de metales pesados, alcaloides, glucósidos (heterósidos), ácidos y álcalis, derivados arsenicales | (***) *Ídem* |
| **Solución yodoyodurada:**<br>Yodo: 2 g; yoduro potásico: 5 g; agua destilada: 250 cm³;<br>1 cucharada sopera en un vaso de agua<br>*Per os* o por lavado gástrico.<br>Si es posible, añadir bicarbonato sódico | Precipitación de los alcaloides bajo forma de peryoduros | Alcaloides | |
| **Sacarato de cal:**<br>Sacarosa: 16 g; cal apagada: 5 g; agua destilada: 40 g | Formación de un precipitado | Ácido oxálico, fenol | |
| **Sesquióxido de hierro hidratado:**<br>2-4 cucharadas soperas cada 10 min.<br><br>N.B. Provocar el vómito después de cada ingestión | *Ídem* | Anhídrido arsenioso, arsenito, arseniatos | |
| **Leche de magnesia:**<br>Magnesia: 50 g; agua: 1 l | *Ídem* | *Ídem* | |
| **Limonada sulfúrica** | *Ídem* | Sales de plomo, sales de bario | |
| **Antiácidos:**<br>Leche; leche de magnesia | Formación de sales | Ácidos | |
| **Antialcalinos:**<br>Jugo de limón diluido. Vinagre diluido (10 %); limonada tartárica o limonada sulfúrica | *Ídem* | Álcalis | |

ANTIGENO

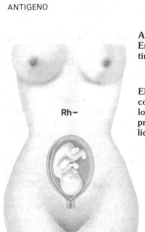

**ANTÍGENO.**
En este ejemplo es el aglutinógeno *Rh*.

El *Rh* del feto es negativo, como el de la madre, por lo que no habrá ningún problema de incompatibilidad sanguínea.

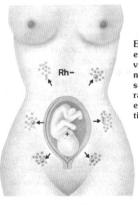

El *Rh* del feto es positivo, el de la madre es negativo, en el parto no habrá ningún problema porque se trata del primer embarazo. Aunque la madre empezará a elaborar anticuerpos anti-*Rh*.

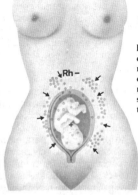

En un segundo embarazo el feto es *Rh* positivo y la madre *Rh* negativo. Pero en este caso habrá problemas de incompatibilidad sanguínea (eritroblastosis fetal).

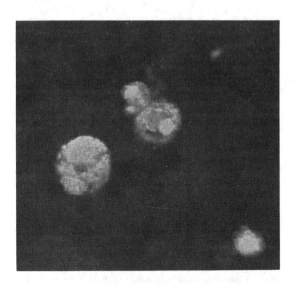

**ANTÍGENO-ANTICUERPO. Microfotografía que muestra una fase de esta reacción vista por fluorescencia.**

que los linfocitos B, recubiertos de inmunoglobulina, reconocen una sustancia extraña o antígeno y estimulan la producción de anticuerpos para proteger al organismo frente a la infección. Los linfocitos T del organismo participan en la reacción antígeno-anticuerpo, pero los del tipo B desempeñan el papel clave. Las reacciones antígeno-anticuerpo ponen en marcha el sistema del complemento, ampliando la respuesta de inmunidad humoral de los linfocitos B y causando la lisis de las células antigénicas. Las reacciones antígeno-anticuerpo implican la unión de los antígenos a los anticuerpos, para formar complejos antígeno-anticuerpo que neutralizan el antígeno tóxico, aglutinan los antígenos sobre la superficie de los gérmenes o ponen en marcha el sistema del complemento al descubrir los puntos de unión de este en la molécula del anticuerpo. La proteína del complemento se une inmediatamente a esos puntos y hace que actúen las otras proteínas de este sistema para producir la lisis de las células antigénicas. La reacción antígeno-anticuerpo puede comenzar inmediatamente después del contacto con el antígeno o retrasarse 48 horas. Las reacciones antígeno-anticuerpo son esenciales para la respuesta inmunitaria del organismo y se precipitan por el contacto de las moléculas proteicas antigénicas con las moléculas proteicas del anticuerpo. Las reacciones antígeno-anticuerpo se producen, y los complejos antígeno-anticuerpo se forman, cuando zonas concretas de las superficies de las moléculas antigénicas encajan exactamente en los puntos complementarios de combinación adecuados de la superficie de las moléculas de anticuerpo. Normalmente existen concentraciones diversas de IgM, IgG, IgA, IgE e IgD durante toda estimulación antigénica. Las reacciones antígeno-anticuerpo producen normalmente inmunidad, pero también pueden producir alergia, autoinmunidad e incompatibilidad hemática fetomaterna. En las reacciones alérgicas inmediatas, los antígenos desencadenan la producción de anticuerpos específicos que pueden circular libremente en el suero o fijarse a células concretas. La reacción antígeno-anticuerpo de la respuesta alérgica inmediata activa ciertas enzimas y produce un desequilibrio entre estas y sus inhibidores. Simultáneamente, se liberan a la circulación ciertas sustancias activas farmacológicamente, como la acetilcolina, bradicinina, histamina, gammaglobulina G y leucotaxina. La autoinmunidad impide que el sistema inmunitario distinga entre las sustancias propias del organismo y las extrañas. Hay varias teorías que tratan de explicar por qué el organismo reacciona en las enfermedades autoinmunes produciendo anticuerpos que atacan no sólo a los gérmenes invasores sino también a las células del propio cuerpo. Existe la teoría de la clona prohibida, la de los antígenos secuestrados y la de la acción de los inmunocomplejos. Las reacciones antígeno-anticuerpo que acompañan a la autoinmunidad no se comprenden bien todavía. En la eritroblastosis fetal, la incompatibilidad entre la sangre fetal y la materna origina una reacción antígeno-anticuerpo que produce un antígeno que actúa contra los hematíes fetales. La incompatibilidad ABO implica una reacción antígeno-anticuerpo entre los anticuerpos maternos y las células hemáticas fetales cuando los grupos sanguíneos de madre e hijo son distintos.

**ANTÍGENOS DE HISTOCOMPATIBILIDAD** (histocompatibility antigens) Grupo de antígenos genéticamente determinados que aparecen en la superficie de muchas células. Son la causa de la mayoría de los rechazos que aparecen en los trasplantes de órganos.

**ANTÍGENOS SECUESTRADOS, TEORÍA DE LOS** (sequestred antigens theory) Teoría de la autoinmunidad que subraya la relación entre la exposición al antígeno, las células inmunógenas y las células corporales manteniendo que la tolerancia inmunológica se basa en un cierto grado de contacto entre las células inmunológicas y las células corporales y una determinada exposición antigénica. Esta teoría defiende que algunos antígenos secuestrados en el cerebro, el cristalino ocular y los espermatozoides se encuentran aislados de la circulación sanguínea linfática y no contactan con el sistema inmunitario. Cuando los tejidos corporales se lesionan, los antígenos secuestrados toman contacto bruscamente con el sistema inmunitario pero no son reconocidos como tales por el organismo, produciéndose la reacción autoinmune. Consultar también la voz **clono prohibido, teoría del**.

**ANTIGLOBULINA** (antiglobulin) Anticuerpo contra la globulina humana, natural o preparado en animales de laboratorio. Las antiglobulinas específicas se utilizan para descubrir anticuerpos específicos, como en la tipificación de la sangre. V. **antiglobulínica, prueba; precipitina**.

**ANTIGLOBULÍNICA, PRUEBA** (antiglobulin test) Prueba para determinar la presencia de anticuerpos que cubren y lesionan los hematíes a consecuencia de diversas enfermedades o afecciones. La prueba puede descubrir anticuerpos Rh en la sangre materna y se utiliza para diagnosticar anticipadamente la enfermedad hemolítica del recién nacido. Se utiliza también para diagnosticar y seleccionar las personas con anemias hemolíticas autoinmunes y para determinar la compatibilidad de los tipos

sanguíneos. Cuando se pone en contacto con el suero de enfermo, el suero antiglobulínico provoca la aglutinación si hay anticuerpo globulínico humano o su complemento Denominada también **Coomb, prueba de**. V **autoinmune enfermedad; eritroblastosis fetal**.

**ANTIHELMÍNTICO** (anthelmintic) **1.** Relativo a una sus tancia que destruye o impide el desarrollo de gusanos parasitarios, como filarias, duelas, uncinarias, oxiuros áscaris, esquistosomas, tenias, triquinas y tricocéfalos **2.** Fármaco antihelmíntico. Los antihelmínticos pueden in terferir el metabolismo de los carbohidratos de los parási tos, inhibir sus enzimas respiratorias, bloquear su función neuromuscular o hacerlos sensibles a la destrucción po. los macrófagos del huésped. Entre la serie de fármacos utilizados para el tratamiento de determinadas infecciones helmínticas se encuentran la piperacina, el pamoato de pirantel, el pamoato de pirvinio, el mebendazol, la niclo samida, el hexilresorcinol, la dietilcarbamacina y el tia bendazol.

**ANTIHEMOFÍLICO, FACTOR** (antihemophilic factor) Fac tor VIII del sistema de coagulación sanguínea.
INDICACIONES: Se prescribe en el tratamiento de la he mofilia A, producida por su ausencia.
CONTRAINDICACIONES: No se conocen.
EFECTOS SECUNDARIOS: La reacción adversa más gra ve es la hepatitis, porque el factor se obtiene de plasma acumulados de distintos orígenes. Pueden producirse tam bién diversas reacciones alérgicas.

**ANTIHEMOFÍLICO A, FACTOR** (antihemophilic A fac tor) V. **factor VIII**.

**ANTIHEMOFÍLICO B, FACTOR** (antihemophilic B facto V. **factor IX**.

**ANTIHIPERTENSIVO** (antihypertensive) **1.** Relativo a un sustancia o procedimiento que disminuye la presión arte rial elevada. **2.** Sustancia antihipertensiva. Diversos fárma cos realizan su efecto antihipertensivo por vaciamiento d los depósitos hísticos de catecolaminas en puntos periféri cos, por estimulación de los receptores presores del sen carotídeo y del corazón, por bloqueo de los impulsos ne viosos autónomos que contraen los vasos, por estimulació central de los inhibidores de los receptores alfa adrenérgicos o por vasodilatación directa. Las tiacidas otros diuréticos disminuyen la presión arterial por reduc ción del volumen circulatorio. Entre los numerosos fárma cos utilizados en el tratamiento de la hipertensión figura los alcaloides de la rauwolfia y del veratrum, el diazóxido la guanetidina, metildopa, clorhidrato de pargilina y can silato de trimetafan.

**ANTIHISTAMÍNICO** (antihistamine) Dícese de toda su. tancia capaz de disminuir los efectos fisiológicos y farma cológicos de la histamina, incluyendo entre ellas una ampli variedad de fármacos que bloquean los receptores hista mínicos. Muchos de estos medicamentos pueden obteners fácilmente, sin necesidad de prescripción, para el trata miento de las alergias. Las intoxicaciones por utilización ex cesiva de antihistamínicos y por su ingestión accidental po los niños son frecuentes y a veces fatales. Estas sustancia no detienen la liberación de histamina y su mecanismo d acción sobre el sistema nervioso central (SNC) no está de todo claro. Los antihistamínicos se dividen en bloqueante

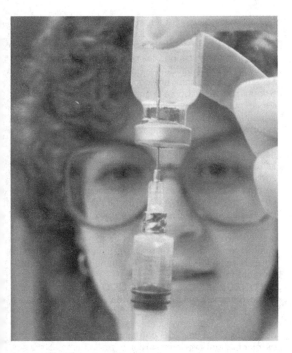

**ANTIHISTAMÍNICO. En algunos casos es necesario inyectar esta sustancia por vía intramuscular.**

$H_1$ y $H_2$, según el tipo de respuesta histamínica que impidan. Los bloqueantes $H_1$, como las alquilaminas, etanolaminas, etilendiaminas y piperacinas, son eficaces para el tratamiento sintomático de las alergias exudativas agudas, como las polinosis y la urticaria. Los bloqueantes $H_2$, como la cimetidina, son eficaces para controlar la secreción gástrica y se utilizan frecuentemente en el tratamiento de la úlcera duodenal. Los antihistamínicos pueden estimular o deprimir el SNC. Entre los efectos secundarios de los bloqueantes $H_1$ pueden contarse la sedación, náuseas, estreñimiento y sequedad de garganta y bronquios. Aproximadamente el 25 % de las personas que usan antihistamínicos sufren alguna reacción molesta.

**ANTIINFLAMATORIO** (anti-inflammatory) **1.** Relacionado con una sustancia o procedimiento que contrarresta o reduce la inflamación. **2.** Sustancia o fármaco antiinflamatorio. La betametasona, prednisolona, prednisona y otros glucocorticoides sintéticos se emplean ampliamente en el tratamiento de la inflamación. La base del efecto antiinflamatorio de los salicilatos y de los antiinflamatorios no esteroideos, como la fenilbutazona o la indometacina, parece residir en la inhibición de la biosíntesis de las prostaglandinas.

**ANTILIPÍDICO** (antilipidemic) **1.** Relacionado con un régimen, dieta o sustancia que disminuye la concentración de lípidos en el suero. **2.** Dícese del fármaco utilizado para disminuir la concentración de lípidos en el suero. Las dietas y fármacos antilipídicos se prescriben para disminuir el riesgo de enfermedad aterosclerótica cardiovascular (EACV) basado en dos factores: las placas ateromatosas contienen colesterol libre y en la población que consume una dieta baja en grasas se encuentran cifras de colesterol inferiores y menos cardiopatías coronarias, que en la que consume una dieta elevada en grasas. Aunque no se ha demostrado que la ingestión de alimento influya sobre la aparición de EACV, muchos cardiólogos consideran que una dieta prudentemente baja en grasas, en la que los ácidos grasos poliinsaturados sustituyan a las grasas saturadas, es una valiosa medida profiláctica. Para disminuir la concentración de lípidos en el suero se utiliza una serie de fármacos, pero no se ha demostrado que la disminución de las cifras de colesterol o triglicéridos del suero producida por medicamentos tenga efectos beneficiosos, carezca de efectos o sea negativa en cuanto a la morbididad o mortalidad por EACV. El clofibrato disminuye las lipoproteínas de muy baja densidad del suero; este fármaco puede reducir el riesgo de un segundo infarto de miocardio no fatal, pero aumenta el de colelitiasis, arritmias cardiacas, claudicación intermitente y tromboembolias. La colestiramina ejerce su acción antilipídica por combinación con los ácidos biliares en el intestino, formando un complejo insoluble que se elimina con las heces; puede reducir notablemente el colesterol del suero, pero impide la absorción de vitaminas liposolubles esenciales y puede acompañarse de varios efectos secundarios graves. El colestipol también se une a los ácidos biliares y los elimina del intestino; el sitosterol puede impedir la absorción intestinal de colesterol, pero su mecanismo exacto de acción, así como el del antilipídico probucol, son desconocidos. La destrotiroxina reduce las concentraciones de lípidos en suero por estímulo del catabolismo hepático y excreción del colesterol y sus metabolitos. V. también **hiperlipidemia**.

**ANTIMALÁRICO** (antimalarial) **1.** Relativo a una sustancia que destruye o impide el desarrollo de los plasmodios maláricos o a todo procedimiento que extermine los mosquitos, vectores de la enfermedad, como el rociado con insecticidas o el drenaje de los pantanos. **2.** Fármaco antimalárico es el que destruye o impide el desarrollo de los plasmodios en el huésped humano. El clorhidrato de cloroquina y el sulfato de hidroxicloroquina son eficaces frente al *Plasmodium vivax*, *P. malariae* y ciertas cepas de *P. falciparum*. La cloroguanida es eficaz frente a las infecciones por *P. falciparum*.

**ANTIMETABOLITO** (antimetabolite) Fármaco u otra sustancia similar a un metabolito humano normal que interfiere la función de éste en el cuerpo, generalmente compitiendo por los receptores o enzimas del metabolito. Entre los antimetabolitos utilizados como antineoplásicos se encuentran el methotrexate, análogo del ácido fólico y los análogos de la pirimidina, fluoracilo y floxuridina. El antineoplásico mercaptopurina, análogo del nucleótido adenina y de la base purínica hipoxantina, es un antagonista metabólico de ambos compuestos. La tioguanina, otro miembro de una larga serie de análogos de la purina, interfiere la síntesis de ácidos nucleicos. La citarabina, utilizada en el tratamiento de la leucemia mielocítica aguda, es un nucleótido sintético que se parece a la citidina y destruye las células que sintetizan activamente el ADN, al parecer por inhibición de la enzima polimerasa del ADN.

**ANTIMICROBIANO** *(antimicrobial)* V. **antibacteriano**.

**ANTIMÓNICO POTÁSICO. TARTRATO** *(antimony potassium tartrate)* Fármaco antiesquistosomiásico.

INDICACIONES: Se prescribe en las infecciones por *Schistosoma japonicum*.

CONTRAINDICACIONES: Anemia, insuficiencia hepática, renal o cardiaca graves o hipersensibilidad conocida a este fármaco.

EFECTOS SECUNDARIOS: Entre las reacciones adversas más graves se cuentan el colapso circulatorio por inyección excesivamente rápida y tos y vómitos durante y después de la inyección. Ocasionalmente se han observado reacciones alérgicas y discrasias sanguíneas potencialmente graves. Denominado también tártaro emético.

**ANTIMONIO** *(antimony)* Elemento metálico cristalino, de color azulado, presente en la naturaleza tanto en forma libre como en forma de sales. En el tratamiento de la filariasis, leishmaniasis, linfogranuloma, esquistosomiasis y tripanosomiasis se utilizan diversos compuestos de antimonio. También se emplea como emético.

**ANTIMONIO, INTOXICACIÓN POR** *(antimony poisoning)* Intoxicación provocada por la ingestión o inhalación de antimonio o sus compuestos, caracterizada por vómitos, sudoración, diarrea y sabor metálico en la boca. El contacto externo puede ocasionar irritación de la piel o de las mucosas. La intoxicación grave es similar a la producida por arsénico. El dimercaptopropanol (British anti-lewisite [BAL]) se utiliza para la quelación. El antimonio y sus compuestos forman parte frecuentemente de muchas sustancias utilizadas en medicina y en la industria.

**ANTIMÓRFICO** *(antimorph)* Gen mutante que inhibe o antagoniza la influencia normal de su alelo en la expresión de un determinado carácter. Consultar las voces **amórfico; hipermórfico; hipomórfico**.

**ANTIMUSCARÍNICO** *(antimuscarinic)* Que inhibe la estimulación del receptor parasimpático posganglionar.

**ANTIMUTÁGENO** *(antimutagen)* **1.** Dícese de cualquier sustancia que disminuye la velocidad de las mutaciones espontáneas o que contrarresta o invierte la acción de un mutágeno. **2.** Relativo a cualquier técnica que protege las células frente a los efectos de las sustancias mutagénicas.

**ANTINEOPLÁSICO** *(antineoplastic)* **1.** Relativo a sustancias, procedimientos o medidas que impiden la proliferación de las células malignas. **2.** Dícese de la sustancia quimioterápica que controla o destruye las células cancerosas. Los fármacos utilizados en el tratamiento del cáncer son citotóxicos pero, por lo general, son más nocivos para las células en división que para las células en reposo. Los antineoplásicos cicloespecíficos son más eficaces en la destrucción de las células en proliferación que en la de las que están en reposo, mientras que las sustancias específicas de fase son más activas durante una determinada fase del ciclo celular. La mayoría de los fármacos anticancerosos impiden la proliferación celular por inhibición de la síntesis de ADN, mediante diversos mecanismos. Los alquilantes, como los derivados de la mostaza nitrogenada, de la etilenimida y los alquilsulfonatos, impiden la reduplicación del ADN provocando uniones cruzadas entre sus cadenas y emparejamiento anormal de los nucleótidos.

Los antimetabolitos ejercen su acción interfiriendo la formación de las sustancias necesarias para la división celular. El análogo del ácido fólico y el 5-fluouracilo, análogo de la pirimidina, inhiben las enzimas necesarias para la formación de la timidina, elemento esencial del ADN. La 6-mercaptopurina, análogo de la hipoxantina y la 6-tioguanina, análogo de la guanina, impiden la biosíntesis de las purinas. La vinblastina y vincristina, alcaloides de la planta pervinca, alteran la división celular impidiendo la formación del huso mitótico. Los antibióticos antineoplásicos, como la adriamicina, la daunomicina y la mitomicina, bloquean o impiden la síntesis del ADN, mientras que la actinomicina D y la mitramicina impiden la síntesis del ARN. Los quimioterápicos citotóxicos pueden administrarse por vía oral, intravenosa o en infusión. Todos ellos tienen efectos secundarios desagradables y molestos y son potencialmente inmunosupresores y peligrosos. Aunque no se consideran como antineoplásicos, los estrógenos y los andrógenos frecuentemente logran la regresión tumoral cuando se administran en dosis altas a enfermos con cánceres hormonodependientes. V. también **alquilante; antimetabolito**.

**ANTINEOPLÁSICO, ANTIBIÓTICO** *(antineoplastic antibiotic)* Sustancia química producida por un microorganismo o análogo sintético, que se utiliza en la quimioterapia del cáncer. La actinomicina D, utilizada en el tratamiento del tumor de Wilms, del carcinoma testicular, del coriocarcinoma, del rabdomiosarcoma y de algunos otros sarcomas, ejerce su acción antineoplásica impidiendo la síntesis del ARN. La mitramicina, que tiene un mecanismo de acción similar, se administra también en el cáncer testicular y en las neoplasias trofoblásticas. La adriamicina, sustancia de amplio espectro especialmente útil en el tratamiento del carcinoma de mama, linfomas, sarcomas y leucemia aguda, y otra sustancia íntimamente relacionada con ésta, la daunomicina, eficaz también en las leucemias agudas, bloquean la biosíntesis del ARN. La mitomicina C, que se prescribe en los carcinomas de estómago, mama, cervical y de cabeza y cuello, establece uniones cruzadas entre las cadenas del ADN. La bleomicina, utilizada en el tratamiento de los carcinomas de células escamosas de la cabeza y cuello, del carcinoma testicular y de los linfomas, altera el ADN e impide su restauración. Los antibióticos antineoplásicos deprimen la médula ósea y producen generalmente náuseas y vómitos; algunos causan alopecia. La adriamicina y la daunomicina pueden ser cardiotóxicas y la mitomicina y la bleomicina pueden provocar alteraciones pulmonares.

**ANTIPARALELO** *(antiparallel)* (Genética molecular). Disposición en la que determinadas moléculas, como las cadenas del ADN, están situadas paralelamente pero se dirigen en direcciones opuestas.

**ANTIPARASITARIO** *(antiparasitic)* **1.** Relativo a una sustancia o procedimiento que destruye los parásitos o impide su crecimiento o reproducción. **2.** Fármaco antiparasitario, entre los que se incluyen los amebicidas, antihelmínticos, antimaláricos, esquistosomicidas, tricomonicidas y tripanosomicidas.

**ANTIPARKINSONIANO** *(antiparkinsonian)* Relacionado con una sustancia o procedimiento utilizado para el trata-

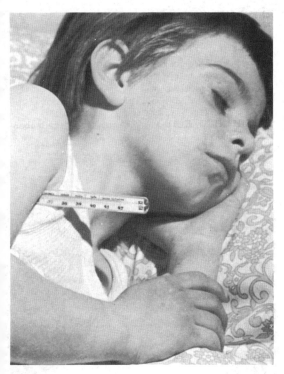

**ANTIPIRÉTICO. Sólo en los casos de temperaturas altas deben usarse los fármacos antipiréticos, y en el caso de los niños han de extremarse las precauciones.**

miento del parkinsonismo. Los fármacos para el tratamiento de esta afección neurológica son de dos clases: los que compensan la falta de dopamina en el cuerpo estriado de los enfermos parkinsonianos y los anticolinérgicos, que contrarrestan la acción de la abundante acetilcolina en el cuerpo estriado. La levodopa sintética, un precursor de la dopamina que atraviesa la barrera hematoencefálica, se administra para disminuir la rigidez, inmovilidad, disfagia, pérdida de saliva e inestabilidad, características de la enfermedad, a pesar de lo cual no se modifica el curso inexorable de la afección. Los bloqueantes colinérgicos de acción central, principalmente la benzotropina, el biperidén, la prociclidina y el triexifenidil pueden aliviar el temblor y la rigidez y mejorar la movilidad. El antivírico amantadina suele ser eficaz en el tratamiento del parkinsonismo; su mecanismo de acción aún no se ha determinado pero, al parecer, produce un aumento de la liberación de dopamina en el cerebro. Entre los planteamientos terapéuticos para aliviar los síntomas del parkinsonismo figuran la inyección de alcohol, la cauterización, la criocirugía y la extirpación quirúrgica para destruir la porción diencefálica medial del núcleo ventricular (se disminuye la rigidez) y porciones del tálamo (se reduce el temblor). Los fármacos antipsicóticos provocan frecuentemente síntomas extrapiramidales similares a los del parkinsonismo idiopático. V. también **disquinesia tardía**.

**ANTIPERISTÁLTICO** *(antiperistaltic)* **1.** Se aplica a una sustancia que inhibe o disminuye la peristalsis. **2.** Sustancia antiperistáltica. Los narcóticos como el elixir paregórico, el difenoxilato y el clorhidrato de loperamida, son antiperistálticos que se utilizan para obtener alivio sintomático en las diarreas. Los anticolinérgicos (parasimpaticolíticos) reducen los espasmos del músculo intestinal liso y se prescriben con frecuencia para disminuir la motilidad gastrointestinal excesiva.

**ANTIPIRÉTICO** *(antipyretic)* **1.** Se aplica a una sustancia o procedimiento que disminuye la fiebre. **2.** Sustancia antipirética. Generalmente, este tipo de fármacos hace descender el umbral de termodetección del centro hipotalámico regulador de la temperatura, con la consiguiente vasodilatación y sudoración. Son fármacos antipiréticos ampliamente usados el paracetamol administrado por vía oral o en supositorios rectales, la aspirina y otros salicilatos. El baño con esponja y alcohol tibio o la sumersión en bañera templada puede disminuir la temperatura elevada y en ocasiones, en los enfermos con fiebre alta y prolongada, se recurre a la hipotermia producida por una sábana fría. Denominado también **antifebril; antitérmico; febrífugo**.

**ANTIPRURIGINOSO** *(antipruritic)* **1.** Relativo a una sustancia o procedimiento tendente a aliviar o evitar el prurito. **2.** Fármaco antipruriginoso. Los anestésicos tópicos, los corticosteroides y los antihistamínicos se utilizan como sustancias antipruriginosas.

**ANTIPSICÓTICO** *(antipsychotic)* **1.** Relativo a una sustancia o procedimiento que contrarresta o disminuye los síntomas de psicosis. **2.** Fármaco antipsicótico. Los derivados de la fenotiacina son los antipsicóticos más frecuentemente prescritos para el tratamiento de la esquizofrenia y otros trastornos afectivos mayores. Al parecer actúan estimulando los mecanismos de filtrado de la formación reticular del tronco cerebral. La sequedad de boca, visión borrosa y reacciones extrapiramidales, que precisan tratamiento con antiparkinsonianos, son efectos secundarios frecuentes de las fenotiacinas. V. también **antidepresivo; neuroléptico; tranquilizante**.

**ANTISEPSIA** *(antisepsis)* Destrucción de gérmenes para evitar la infección.

**ANTISÉPTICO** *(antiseptic)* Agente que tiende a inhibir el crecimiento y la reproducción de los microorganismos.

**ANTISOCIAL, REACCIÓN** *(antisocial reaction)* V. **personalidad antisocial**.

**ANTISUERO** *(antiserum)* Suero animal o humano que contiene anticuerpos frente a una enfermedad concreta, que se utiliza para conferir inmunidad pasiva para esta enfermedad. Los antisueros no provocan la producción de anticuerpos y son de dos tipos. Las antitoxinas son antisueros que neutralizan las toxinas producidas por determinadas bacterias, pero no destruyen estas bacterias. Los sueros antimicrobianos actúan destruyendo las bacterias al hacerlas más sensibles a la acción de los leucocitos. Los antisueros polivalentes actúan sobre más de una cepa bacteriana; los monovalentes lo hacen sobre una sola cepa. Los antibióticos han sustituido en gran proporción a los antisueros antimicrobianos. Siempre hay que tener precaución al administrar cualquier tipo de antisuero, ya que puede producirse hepatitis o reacciones de hipersensibilidad. Denominado también **suero inmune**. Consultar la voz **vacuna**.

**ANTISUERO POLIVALENTE** (*polyvalent antiserum*) V. **antisuero**.

**ANTITÉRMICO** (*antithermic*) V. **antipirético**.

**ANTITETÁNICA, INMUNOGLOBULINA** (*tetanus immune globulin [TIG]*) Solución inyectable preparada a partir de globulinas de una persona inmunizada contra el tétanos. Es más efectiva y segura que la antitoxina tetánica.
INDICACIONES: Inmunización a corto plazo en pacientes expuestos al bacilo.
CONTRAINDICACIONES: Sensibilidad conocida al medicamento.
EFECTOS SECUNDARIOS: El más grave son las reacciones de hipersensibilidad. Puede aparecer inflamación dolorosa en el lugar de la inyección.

**ANTITOXINA** (*antitoxin*) Subgrupo de antisueros que generalmente se preparan a partir de suero de caballos inmunizados frente a un determinado microorganismo productor de toxinas, como la antitoxina del botulismo, la del tétanos, y la antitoxina diftérica, utilizadas profilácticamente para impedir estas afecciones.

**ANTITUSÍGENO** (*antitussive*) **1.** Que actúa contra la tos. **2.** Dícese de cualquiera de los fármacos narcóticos y no narcóticos que actúan sobre el sistema nervioso central y periférico para suprimir el reflejo de la tos. Como el reflejo tusígeno es necesario para eliminar las secreciones que obstruyen las vías respiratorias altas, los antitusígenos no deben utilizarse en la tos productiva. La codeína y la hidrocodeinona son potentes antitusígenos narcóticos. El dextrometorfano es igualmente eficaz y no crea dependencia. Se administran por vía oral, generalmente en forma de jarabe con un mucolítico o un expectorante y alcohol o, a veces, en cápsulas con un antihistamínico y un analgésico suave.

**ANTIVENENO** (*antivenin*) Suspensión de anticuerpos neutralizantes de un veneno, preparada a partir del suero de caballos inmunizados. El antiveneno confiere inmunidad pasiva y se administra como parte del tratamiento urgente de diversas mordeduras de serpientes y de insectos.

**ANTIVÍRICO, ANTIVIRUS** (*antiviral*) Dícese del agente destructor de los virus.

**ANTIVITAMINA** (*antivitamin*) Sustancia que inactiva una vitamina.

**ANTRACO-** (*anthraco-*) Prefijo que significa «relacionado con el carbunco o con el aspecto del carbono (negruzco)»: *antracoide, antracronecrosis, antracosis*.

**ANTRACOSIS** (*anthracosis*) Enfermedad pulmonar crónica que se presenta en los mineros del carbón, caracterizada por la presencia de depósitos de polvo de carbón en los pulmones y la formación de nódulos negros en los bronquiolos, con el consiguiente enfisema focal. Esta enfermedad se agrava por el consumo de cigarrillos. No tiene tratamiento específico; la mayoría de los casos son asintomáticos y la evolución de la enfermedad puede interrumpirse evitando nuevas exposiciones al polvo de carbón. Denominada también pulmón negro; neumoconiosis de los trabajadores del carbón; neumoconiosis de los mineros. V. también **polvo inorgánico**.

**ANTRALINA** (*anthralin*) Antipsoriásico tópico.
INDICACIONES: Se prescribe en el tratamiento del psoriasis y de la dermatitis crónica.
CONTRAINDICACIONES: Las alteraciones de la función renal o la hipersensibilidad conocida al fármaco impiden su uso. No debe utilizarse en las erupciones psoriásicas agudas ni cerca de los ojos.
EFECTOS SECUNDARIOS: El efecto secundario más grave es su nefrotoxicidad por absorción general.

**ANTRALÍNICO, ÁCIDO** (*anthralinic acid*) V. **aminobenzoico, ácido**.

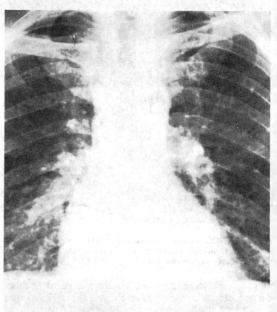

**ANTRACOSIS. Radiografía posteroanterior de un trabajador del carbón. Se observa un patrón reticulonodular en ambos pulmones.**

**ÁNTRAX** (*anthrax*) Enfermedad que afecta principalmente a los animales domésticos (vacas, cabras, cerdos, ovejas y caballos), causada por la bacteria *Bacillus anthracis*. El ántrax de los animales suele ser fatal. El hombre adquiere la enfermedad la mayoría de las veces cuando tiene una solución de continuidad en la piel y entra en contacto con animales infectados o sus pieles, pero también puede contraer una forma pulmonar de ántrax por inhalación de las esporas bacterianas. La forma cutánea comienza por una lesión rojo oscura que se ulcera y forma una escara oscura. Entre los signos y síntomas que se producen figuran las hemorragias internas, dolores musculares, cefaleas, fiebre, náuseas y vómitos. La forma pulmonar, llamada enfermedad de los cardadores de lana, suele ser fatal a menos que se trate precozmente. El tratamiento de ambas formas consiste en la administración de penicilina G o tetraciclina. Existe una vacuna para los veterinarios y otras personas para las que el ántrax puede ser un riesgo laboral. Denominada también **esquiladores, enfermedad de los**.

**ÁNTRAX PULMONAR** *(pulmonary anthrax)* V. **esquiladores, enfermedad de los**.

**ANTRO-, ANTR-** *(antro-, antr-)* Prefijo que significa «relacionado con un antro o seno»: *antrocele, antrodinia, antróforo*.

**ANTRO CARDIAL** *(antrum cardiacum)* Paso estrechado del esófago al estómago, que se encuentra por dentro de la abertura formada por el esfínter del cardias.

**ANTRO TIMPÁNICO** *(tympanic antrum)* Cavidad relativamente grande, irregular, situada en la porción anterior de la apófisis mastoides del hueso temporal; comunica con los senos mastoideos y está tapizado por mucosa del oído medio. Se halla separado de la fosa media de la cavidad craneal por el techo del tímpano. El canal semicircular lateral del oído interno se proyecta en él. V. también **apófisis mastoides**.

**ANTROPO-** *(anthropo-)* Prefijo que significa «relacionado con el hombre»: *antropocéntrico, antropocracia, antropoide*.

**ANTROPOIDE, PELVIS** *(anthropoid pelvis)* Tipo de pelvis en la que el estrecho superior tiene forma ovalada; el diámetro anteroposterior es mucho mayor que el transverso y, debido a la inclinación hacia atrás del sacro, la parte posterior del espacio de la pelvis verdadera es mucho mayor que la parte anterior. Las paredes laterales convergen ligeramente y las espinas ciáticas sobresalen. Si la pelvis es ancha, el parto vaginal no se ve comprometido, pero se favorece la posición occipitoposterior del feto. Este tipo de pelvis se encuentra en el 40 % de las mujeres que no son de raza blanca y en más del 25 % de las mujeres blancas.

**ANULAR** *(annular)* Dícese de la lesión en forma de anillo que rodea a un disco de piel normal, no afectada, sana.

**ANULAR, LIGAMENTO** *(annular ligament)* Ligamento que rodea la cabeza del radio y la mantiene en la escotadura radial del cúbito. El ligamento anular forma un anillo fibroso completo, distalmente a la escotadura.

**ANULAR ANTERIOR DEL CARPO, LIGAMENTO** *(retinaculum flexorum manus)* Banda fibrosa gruesa de la fascia del antebrazo que engloba el canal carpiano que rodea los tendones de los músculos flexores a nivel de las extremidades distales del cúbito y del radio.

**ANULAR POSTERIOR DEL CARPO, LIGAMENTO** *(retinaculum extensorum manus)* Banda gruesa de la fascia del antebrazo que envuelve los tendones de los músculos extensores de la mano a nivel de los extremos distales del radio y cúbito. Denominado también ligamento dorsal del carpo; retináculo extensor de la mano. Consultar la voz **anular anterior del carpo, ligamento**.

**ANURESIS** *(anuresis)* V. **anuria**.

**ANURIA** *(anuria)* Incapacidad para orinar, supresión de la producción de orina o excreción urinaria menor de 100 a 250 ml al día. La anuria puede estar producida por insuficiencia o disfunción renal, por disminución de la presión arterial por debajo de la necesaria para mantener la presión de filtración glomerular renal o por obstrucción de las vías urinarias. En la insuficiencia renal aguda se produce una rápida disminución de la excreción urinaria que lleva finalmente a la anuria y la uremia. Aunque los enfermos pueden vivir hasta dos semanas en anuria, la muerte puede producirse 24 horas después de la pérdida total de la función urinaria. En la anuria se produce uremia a medida que la cantidad de productos de desecho y de potasio de la circulación aumenta como consecuencia de que los riñones no pueden eliminarlos. La incapacidad del riñón para eliminar los iones de hidrógeno produce acidosis, situación en la que las células del organismo tienden a liberar más cantidad de potasio de la habitual. La fiebre, los traumatismos y la infección, a la que es especialmente sensible el enfermo urémico, tienden a provocar un rápido catabolismo de los tejidos orgánicos, que aumenta aun más la concentración sérica de potasio. Entre los signos de hiperpotasemia figuran extrema debilidad muscular, entorpecimiento mental y arritmias cardiacas, todo lo cual puede desembocar bruscamente en una insuficiencia cardiaca. En el tratamiento de la anuria figura la reducción de la ingesta de potasio y proteínas, la administración de medicamentos para aumentar la excreción rectal de potasio, la diálisis, la regulación de la ingesta de líquidos y el control cuidadoso de la química sanguínea y del equilibrio líquido. Es fundamental proteger al enfermo de la infección y de las lesiones. Entre los diversos tipos de anuria figuran la anuria angioneurótica, anuria calculosa, anuria obstructiva, anuria posrenal, anuria prerrenal, anuria renal.

**ANURIA ANGIONEURÓTICA** *(angioneurotic anuria)* Situación patológica caracterizada por la ausencia casi completa de diuresis producida por destrucción hística de la corteza renal. V. también **anuria**.

**ANURIA OBSTRUCTIVA** *(obstructive anuria)* Proceso urológico anormal caracterizado por una ausencia casi completa de diuresis y causado por una obstrucción del tracto urinario. V. también **anuria**.

**AORTA** *(aorta)* Tronco principal de la circulación arterial general, formado por cuatro partes: la aorta ascendente, el cayado de la aorta, la porción torácica de la aorta descendente y la porción abdominal de la aorta descendente. Comienza en el orificio aórtico del ventrículo izquierdo, donde tiene un diámetro de unos 3 cm, asciende un breve espacio hacia el cuello, se curva hacia la izquierda y hacia atrás sobre el hilio pulmonar izquierdo, desciende por dentro del tórax a la izquierda de la columna vertebral y atraviesa el hiato aórtico del diafragma, penetrando en la cavidad abdominal. Frente al borde caudal de la 4ª vértebra lumbar se estrecha hasta un diámetro de 1,75 cm aproximadamente y se divide en las dos arterias ilíacas primitivas.

**AORTA ABDOMINAL** *(abdominal aorta)* Porción de la aorta descendente que penetra por el hiato aórtico del diafragma hacia el abdomen, desciende por delante de la columna vertebral y finaliza a nivel de la cuarta vértebra lumbar, donde se divide en las dos arterias ilíacas primitivas. Irriga diferentes partes del organismo tales como testículos, ovarios, riñones y estómago. Sus ramificaciones constituyen las siguientes arterias: celíaca, mesentérica superior, mesentérica inferior, capsulares medias, renales, testiculares, ováricas, frénicas inferiores, lumbares, sacra media e ilíacas primitivas. V. también **aorta descendente**. Consultar la voz **aorta torácica**.

**AORTA ASCENDENTE** *(ascending aorta)* Una de las cuatro porciones principales de esta arteria, que se origina en la válvula semilunar aórtica del corazón, emite las arterias

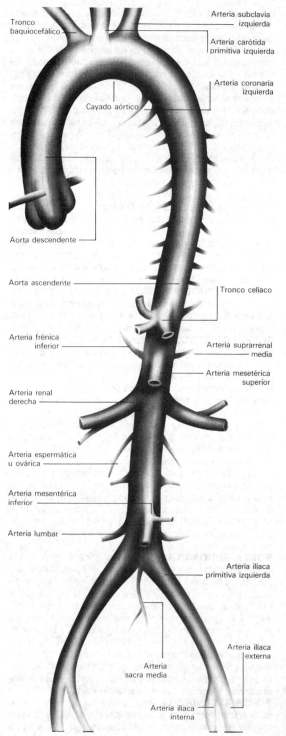

Tronco baquiocefálico

Arteria subclavia izquierda

Arteria carótida primitiva izquierda

Arteria coronaria izquierda

Cayado aórtico

Aorta descendente

Aorta ascendente

Tronco celíaco

Arteria frénica inferior

Arteria suprarrenal media

Arteria mesetérica superior

Arteria renal derecha

Arteria espermática u ovárica

Arteria mesentérica inferior

Arteria lumbar

Arteria ilíaca primitiva izquierda

Arteria ilíaca externa

Arteria sacra media

Arteria ilíaca interna

coronarias derecha e izquierda, se incurva a la derecha, cerca del borde superior del segundo cartílago costal derecho y sigue su trayecto a unos 6 cm de la superficie posterior del esternón. Mide unos 5 cm de longitud y en su origen valvular tiene tres pequeños senos aórticos de Valsalva a cuyo nivel se emiten las arterias coronarias.

**AORTA DESCENDENTE, ARTERIA** *(descending aorta)* Principal porción de la aorta constituida por la aorta torácica y la abdominal que constituye la prolongación del cayado aórtico en el tronco e irriga numerosas regiones del cuerpo como el esófago, los ganglios linfáticos, las costillas y el estómago.

**AORTA TORÁCICA** *(thoracic aorta)* Porción superior de la aorta descendente. Comienza en el borde caudal de D IV, se divide en siete ramas e irriga numerosas partes del cuerpo, incluyendo corazón, costillas, músculos torácicos y estómago. Las ramas citadas son: bronquiales, esofágicas, pericárdicas, mediastínicas anteriores, diafragmáticas posterosuperiores, intercostales posteriores y subcostal. V. también **aorta descendente, arteria**. Consultar la voz **aorta abdominal**.

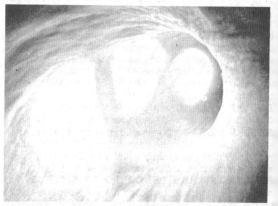

**AORTA**

**Arriba, el cayado aórtico visto desde el interior del corazón.**

**A la derecha, localización y recorrido de esta arteria por el cuerpo.**

**A la izquierda, dibujo que muestra las distintas partes de esta arteria (cayado aórtico, trayecto torácico, porción abdominal...) así como las distintas ramas que parten de ella.**

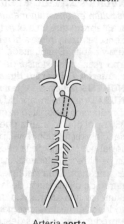

Arteria **aorta**

**AÓRTICA, VÁLVULA** (aortic valve) Válvula tricúspide, situada en el corazón entre el ventrículo izquierdo y la aorta. Está formada por tres valvas semilunares que se cierran durante la diástole para que la sangre no retroceda desde la aorta al ventrículo izquierdo. Las tres valvas están separadas por senos parecidos a pequeñas cubetas o nidos de golondrinas cuando están llenos de sangre. Estas aletas se forman a partir del recubrimiento interno de la aorta y durante la sístole se abren para permitir el paso de la sangre oxigenada desde el ventrículo izquierdo a la aorta y a la circulación periférica. La arteria coronaria derecha nace en el seno que se forma entre la valva posterior derecha de la válvula y la pared aórtica; la arteria coronaria izquierda nace del seno de la valva posterior izquierda. La valva anterior es la tercera aleta de la válvula. Consultar las voces **mitral, válvula; pulmonar, válvula**.

**AÓRTICO, ARCO** (aortic arch) V. **aórtico, cayado**.

**AÓRTICO, CAYADO** (arch of the aorta) Una de las cuatro porciones de la aorta que da lugar a tres ramas arteriales denominadas tronco braquiocefálico, arteria carótida primitiva izquierda y arteria subclavia izquierda. Se origina a nivel del extremo craneal de la II articulación esternocostal del lado derecho y dirigiéndose hacia la izquierda por delante de la tráquea, se incurva hacia atrás para continuarse con la aorta descendente. Denominado también **aórtico, arco; aórtico, cayado**.

**AÓRTICO LATERAL, GANGLIO LINFÁTICO** (lateral aortic node) Ganglio linfático lumbar que recoge la linfa de la pelvis y el abdomen. Los ganglios linfáticos aórticos laterales derechos están situados en parte delante de la vena cava inferior, cerca de la terminación de la vena renal, y en parte detrás de la vena cava inferior a la altura del pilar principal derecho del diafragma. Los ganglios linfáticos laterales izquierdos forman una cadena en el lado izquierdo de la aorta abdominal, en posición ventral al origen del músculo psoas mayor y ventral al pilar principal derecho del diafragma. Todos ellos drenan los testículos u ovarios, los riñones y los músculos abdominales. En la mayoría de los casos convergen para formar los troncos lumbares derecho e izquierdo, que drenan en la cisterna de Pecquet. Consultar las voces **preaórtico, ganglio linfático; retroaórtico, ganglio linfático**.

**AORTITIS** (aortitis) Afección inflamatoria de la aorta que se presenta con gran frecuencia en la sífilis terciaria y, en ocasiones, en la fiebre reumática. Son tipos de aortitis la **aortitis reumática** y la **aortitis sifilítica**.

**AORTITIS LUÉTICA** (luetic aortitis) V. **aortitis sifilítica**.

**AORTITIS REUMÁTICA** (rheumatic aortitis) Inflamación de la aorta. Aparece en la fiebre reumática y se caracteriza por lesiones focales diseminadas que progresivamente dan lugar a placas de fibrosis.

**AORTITIS SIFILÍTICA** (syphilitic aortitis) Trastorno inflamatorio de la aorta que se produce en la sífilis terciaria y se caracteriza por dilatación difusa con aparición de placas elevadas y grisáceas que contienen calcio en la capa interna de la aorta y cicatrices y arrugas en la externa. La capa media de la pared vascular suele aparecer infiltrada por células plasmáticas y contiene fragmentos de tejido elástico lesionado y numerosos vasos sanguíneos neoformados. También pueden lesionarse las válvulas aórticas con estrechamiento del origen de las arterias coronarias y formación de trombos. En ocasiones se producen embolias cerebrales. Los signos de la aortitis sifilítica son dolor subesternal, disnea, pulso saltatorio y elevación de la presión sistólica. La penicilina detiene a veces la evolución de la enfermedad pero no puede hacer desaparecer las lesiones estructurales de los vasos y el corazón. Denominada también **aortitis luética; Döhle-Heller, enfermedad de**.

**AORTOGRAFÍA** (aortography) Técnica radiográfica en la que la aorta y sus ramas se inyectan con cualquiera de los diversos medios de contraste para su visualización.

**AÓSMICO** (aosmic) V. **Anósmico**.

**AP-** (ap-) **1.** Prefijo que significa «separación o derivación de»: apeidosis, apentérico. También **apo-**. **2.** V. **ad-**.

**AP-, APO-** (apo-, ap-) Prefijo que significa «separación o derivación de»: apobiosis, apocarteresis, aponeurosis.

**APARATOS, EXAMEN POR** (review of systems [ROS]) (En la realización de una historia clínica). Sistema de revisión, aparato por aparato, de las funciones del organismo. Se inicia en la primera entrevista con el paciente y se continúa durante el examen físico. Algunos de los sistemas, signos y síntomas que deben reseñarse son los siguientes:
PIEL: Quemazón, decoloración, prurito, cicatrices, lunares, úlceras, alteraciones del cabello o de las uñas.
SISTEMA HEMATOPOYÉTICO: Hemorragias excesivas o espontáneas, fatiga, ganglios linfáticos aumentados de tamaño o blandos, palidez, antecedentes de anemia.
CABEZA Y CARA: Dolor, lesiones traumáticas, ptosis.
OÍDOS: Zumbidos, alteraciones auditivas, supuración, sordera, vértigos.
OJOS: Alteraciones de la visión, dolor, inflamación, infecciones, visión doble, escotomas, visión borrosa, lagrimeo.
BOCA Y GARGANTA: Problemas dentales, ronquera, disfagia, flemones sangrantes, dolor de garganta, úlceras.
NARIZ Y SENOS: Secreción, epistaxis, dolor sinusal, obstrucción.
MAMAS: Dolor, cambio en la coloración de la piel, bultos, secreción por los pezones.
TRACTO RESPIRATORIO: Tos, esputos, cambios en la calidad del esputo, sudoración nocturna, disnea nocturna, sibilancias.
SISTEMA CARDIOVASCULAR: Dolor torácico, disnea, palpitaciones, debilidad, intolerancia al ejercicio, varices, hinchazón de las extremidades, soplos, hipertensión, asistolia.
APARATO GASTROINTESTINAL: Náuseas, vómitos, diarrea, constipación, pérdida del apetito u otras alteraciones del mismo, disfagia, gases, pirosis, melena, alteración de los hábitos intestinales, uso de laxantes u otros medicamentos que alteran la función gastrointestinal.
APARATO URINARIO: Disuria, cambio en la coloración de la orina, cambio en la frecuencia de la micción, dolor con urgencia de micción, incontinencia, edemas, retención urinaria.
APARATO GENITAL (hombre): Secreción peneana, dolor o molestias, prurito, lesiones de la piel, hematuria, antecedentes de enfermedad venérea.
APARATO GENITAL (mujer): Historia menstrual, historia obstétrica, uso de anticonceptivos, secreciones, dolor o molestias, prurito, historia de enfermedad venérea.

APARATO MUSCULOESQUELÉTICO: Calor, rubor, inflamación, limitación del funcionalismo, deformidad, crepitación, dolor articular o de extremidades, cuello o espalda, especialmente con el movimiento.

SISTEMA NERVIOSO: Vértigos, temblores, ataxia, disartria, alteraciones del habla, parestesias, pérdida de sensibilidad, síncopes.

SISTEMA ENDOCRINO: Temblor, palpitaciones, intoleran-

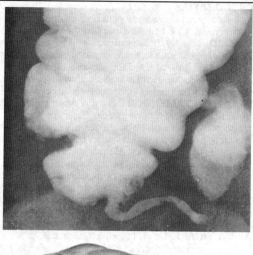

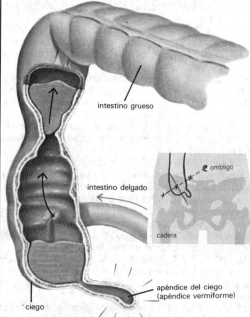

intestino grueso

ombligo

intestino delgado

cadera

apéndice del ciego
(apéndice vermiforme)

ciego

**APÉNDICE VERMIFORME. Arriba, radiografía con contraste que permite ver con claridad dicha prolongación. Abajo, dibujo esquemático que muestra su localización exacta.**

cia al frío o calor, poliuria, polidipsia, polifagia, diaforesis, exoftalmos, bocio.

ESTADO PSÍQUICO: Nerviosismo, inestabilidad, depresión, fobia, trastornos sexuales, conducta criminal, insomnio, terrores nocturnos, manía, pérdida de memoria, desorientación.

**APATÍA** *(apathy)* Ausencia o supresión de emociones, sentimientos, preocupaciones o pasión por algo; indiferencia frente a acontecimientos que por lo general se consideran estimulantes o atractivos. Se observa habitualmente en pacientes con neurosis neurasténica y esquizofrenia.

**APÉNDICE** *(appendage)* Estructura accesoria ligada a otra parte u órgano.

**APÉNDICE AURICULAR** *(atrial appendix)* V. **oreja.**

**APÉNDICE CECAL** *(cecal appendix)* V. **apéndice vermiforme.**

**APÉNDICE EPIPLOICO** *(appendix epiploica)* Cada uno de los cojinetes de grasa de 2 a 10 cm de longitud distribuidos por el peritoneo a lo largo del colon y la porción superior del recto, especialmente en las porciones transversa y sigmoide del colon.

**APÉNDICE VERMIFORME** *(vermiform appendix)* Prolongación roma, en forma de gusano, que se origina en el ciego. Su longitud varía entre 7 y 14 cm y su diámetro es de aproximadamente 0,8 cm. Denominado también apéndice fecal. V. también **apendicitis**.

**APÉNDICE VESICAL** *(vesicular appendix)* Estructura quística del extremo fimbriado de las trompas de Falopio que representa un remanente del conducto mesonéfrico.

**APENDICECTOMÍA** *(appendectomy)* Extirpación quirúrgica del apéndice cecal o vermiforme a través de una incisión practicada en el cuadrante inferior derecho del abdomen (fosa ilíaca derecha). La intervención se realiza en la apendicitis aguda para extirpar el apéndice inflamado antes de que se produzca su ruptura, y de forma profiláctica en el curso de otras intervenciones abdominales. A menos que el apéndice se haya perforado o exista peritonitis confirmada o sospechosa, las medidas de asistencia en el posoperatorio son las mismas que están indicadas en el resto de la cirugía abdominal. Si el apéndice se había perforado se dejará un drenaje en el punto de la incisión, los apósitos se cambiarán con mayor frecuencia y se prescribirán los antibióticos adecuados. Puede haber íleo y el dolor es a veces agudo. Por lo general se administran líquidos IV, electrólitos, sedantes y analgésicos narcóticos. V. también **cirugía abdominal; peritonitis**.

**APENDICITIS** *(appendicitis)* Inflamación del apéndice vermiforme, generalmente aguda, que si no se diagnostica evoluciona rápidamente hacia la perforación y la peritonitis. El síntoma más frecuente es un dolor constante en el cuadrante inferior derecho del abdomen (fosa ilíaca derecha), en torno al punto de McBurney y que comienza de forma intermitente en la región periumbilical. Para disminuir el dolor, el paciente flexiona las rodillas a fin de evitar la tensión de los músculos abdominales. La inflamación se caracteriza por la aparición de vómitos, febrícula, leucocitosis, hipersensibilidad a la retirada brusca de la mano que palpa (rebote), rigidez abdominal y disminución o ausencia de los sonidos intestinales. Es debida a una obstrucción de la luz apendicular por la presencia, por ejemplo, de una ma-

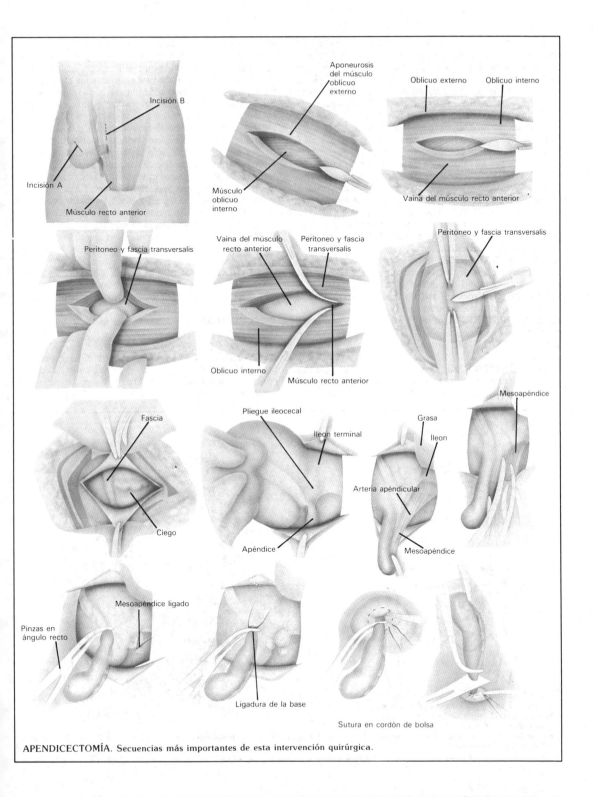

**APENDICECTOMÍA**. Secuencias más importantes de esta intervención quirúrgica.

sa fecal endurecida (coprolito) o un cuerpo extraño, una enfermedad fibrosa de la pared intestinal, una adherencia o una infestación parasitaria. El tratamiento es la apendicectomía en las primeras 24-48 horas después de la aparición de los síntomas ya que cualquier retraso hace que el cuadro evolucione a perforación y peritonitis con liberación de materias fecales en la cavidad peritoneal. Una vez que se produce la peritonitis, la fiebre se eleva bruscamente y el paciente puede presentar una mejoría súbita del dolor seguida por aumento del mismo, esta vez de carácter difuso. La enfermera debe estar alerta para detectar los signos de la peritonitis: distensión abdominal creciente, taquicardia, respiración rápida y superficial e inquietud. Si se sospecha peritonitis hay que administrar tratamiento antibiótico IV, líquidos y electrólitos. La apendicitis afecta preferentemente a adolescentes y a adultos jóvenes y es más frecuente en el varón. V. también **McBurney, punto de; peritonitis**.

**APENDICITIS CRÓNICA** (chronic appendicitis) Apendicitis que se caracteriza por engrosamiento o fibrosis del apéndice vermiforme por inflamación previa.

**APENDICULAR** (appendiceal) Perteneciente o relativo al apéndice cecal o vermiforme.

**APEPSIA HISTÉRICA** (hysteric apepsia) V. **anorexia nerviosa**.

**APEPSIA NERVIOSA** (apepsa nervosa) V. **anorexia nerviosa**.

**APERT, SÍNDROME DE** (Apert's syndrome) Enfermedad rara caracterizada por una morfología craneofacial anómala junto con sindactilia parcial o completa de las manos o los pies. Aunque no se conoce su causa específica, parece ser el resultado de un defecto primario del plasma germinal. El aspecto característico que se presenta es la sinostosis prematura de los huesos craneales con los consiguientes trastornos del crecimiento. Algunos de sus signos son: cabeza cónica y verticalmente elongada (turricefalia), separación y protrusión de los ojos y elevación de la bóveda palatina posterior con defectos óseos del maxilar superior y la mandíbula. El grado de sindactilia varía mucho y puede ser completo con fusión aparente de todos los dedos en sus estructuras externas. El tratamiento suele incluir una osteotomía de los huesos craneales para evitar el aumento de la presión intracraneal. La sindactilia puede corregirse quirúrgicamente con distintos tipos de intervenciones, dependiendo de la gravedad de la deformidad. Denominado también **acrocefalosindactilismo**.

**ÁPEX** (apex) Extremo, terminación o ápice de una estructura, como por ejemplo el ápex del corazón, el ápex pulmonar o los ápices dentarios.

**ÁPEX CARDIACO** (apex cordis) Borde inferior puntiagudo del corazón. Se dirige hacia abajo, adelante y a la izquierda y se localiza, por lo general, a nivel del V espacio intercostal.

**ÁPEX PULMONAR** (apex pulmonis) Borde superior redondeado que se proyecta por encima de la clavícula en la raíz del cuello.

**APEXCARDIOGRAMA** (apexcardiogram) Representación gráfica de las pulsaciones de la pared torácica sobre el corazón ---movimientos precordiales— en la región del ápex, punta o vértice cardiaco.

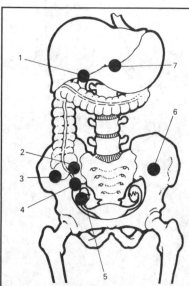

**APENDICITIS. Localización e irradiación del dolor: 1 en vejiga, 2 en el punto de Mac Burney, 3 en el punto de Lanz, 4 en la región abdominal derecha, 5 en anexos uterinos (en la mujer), 6 en la fosa ilíaca izquierda y 7 en la región epigástrica.**

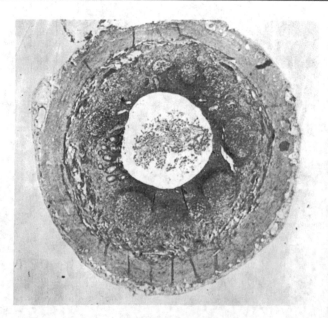

**APENDICITIS. Corte histológico del apéndice vermiforme visto al microscopio.**

**Valoración del recién nacido en el momento del parto - Índice de Apgar**

| | 0 | 1 | 2 |
|---|---|---|---|
| Frecuencia cardiaca | Ausente | Lenta (inferior a 100 latidos/min) | Superior a 100 latidos/min |
| Esfuerzo respiratorio | Ausente | Lento o irregular | Llanto fuerte |
| Tono muscular | Flaccidez | Cierta flexión de las extremidades | Movimientos activos |
| Respuesta a la introducción de un catéter en un orificio nasal (tras haber despejado la orofaringe) | Falta de respuesta | Mueca de protesta | Tos o estornudo |
| Color | Azul o pálido | Cuerpo rosado, extremidades azules | Completamente rosado |

**APGAR, ÍNDICE DE** (Apgar score) Valoración del estado físico del recién nacido que suele realizarse al minuto y a los cinco minutos después del parto y que se basa en la puntuación (de 0 a 2) de cinco factores que reflejan la capacidad del niño para adaptarse a la vida extrauterina. El sistema fue desarrollado por Virginia Apgar, médica pediatra, para identificar rápidamente a los recién nacidos que precisaran una intervención inmediata o la transferencia a una unidad de cuidados intensivos.
MÉTODO: Se valoran la frecuencia cardiaca, el esfuerzo respiratorio, el tono muscular, la irritabilidad refleja y el color del recién nacido, asignándoles una puntuación desde un mínimo de 0 hasta un valor normal de 2. Las cinco puntuaciones se combinan y se anotan los valores totales al minuto y a los cinco minutos; por ejemplo, un índice de Apgar de 9/10 corresponde a una puntuación de 9 al cabo de un minuto y de 10 al cabo de cinco minutos. (V. tabla adjunta.)
CRITERIOS IMPORTANTES: Un índice de 0 a 3 es exponente de sufrimiento grave, de 4 a 7 indica sufrimiento moderado y de 7 a 10 una ausencia de dificultad para adaptarse a la vida extrauterina. El índice a los cinco minutos es normalmente más elevado que el calculado al minuto. Como el recién nacido normal, sano y vigoroso, presenta casi siempre una coloración azulada de manos y pies durante el primer minuto, la puntuación a ese respecto es de 1 y no de 2, pero a los cinco minutos el color se ha normalizado y puede darse la puntuación de 2. Un índice de 0 a 1 a los cinco minutos se corresponde con una tasa de mortalidad neonatal del 50 %; los lactantes que sobreviven presentan un número de anomalías neurológicas tres veces superior al cabo de un año que los niños con un índice de 7 o más a los cinco minutos.
ACTUACIÓN: Cuando el índice al minuto es bajo hay que actuar inmediatamente, administrar oxígeno, despejar la nasofaringe y está indicado, por lo general, trasladar al niño a una unidad de cuidados intensivos. Cuando el índice bajo persiste a los cinco minutos hay que prestar una asistencia especializada que puede incluir ventilación asistida, cateterización umbilical, masaje cardiaco, determinación gasométrica, corrección del desequilibrio ácido-base o administración de fármacos para combatir los efectos de alguna medicación materna.
**APLASIA** (aplasia) **1.** Defecto del desarrollo que da lugar a la ausencia de un órgano o tejido. **2.** (Hematología). Fracaso del proceso normal de generación y desarrollo celular. V. también **anemia aplásica; hiperplasia**.
**APLASIA CUTÁNEA CONGÉNITA** (aplasia cutis congenita) Ausencia congénita de una zona localizada de piel.

El defecto se observa predominantemente en el cuero cabelludo y con menor frecuencia en las extremidades y en el tronco. Por lo general, aparece cubierta por una membrana fina y translúcida o un tejido cicatrizal, aunque también puede estar denudado y ulcerado. Se 'transmite genéticamente pero se desconoce el tipo de herencia.
**APLASIA TÍMICA PARATIROIDEA** (thymic parathyroid aplasia) V. **Di George, síndrome de**.
**APLÁSICO** (aplastic) **1.** Relativo a la ausencia o desarrollo defectuoso de un tejido u órgano. **2.** Incapacidad de un tejido para producir células hijas normales por mitosis. V. también **anemia aplásica**.
**APLASTAMIENTO, SÍNDROME DE** (crush syndrome) **1.** Trastorno grave que pone en peligro la vida, provocado por traumatismo importante con aplastamiento y caracterizado por destrucción de tejido muscular y óseo, hemorragias y pérdida de líquidos que da lugar a choque hipovolémico, hematuria, insuficiencia renal y coma. Es preciso un tratamiento de mantenimiento masivo con aporte de líquidos, electrólitos, antibióticos, analgésicos y oxígeno y vigilancia intensiva con una monitorización de todas las funciones vitales. **2.** Complicación grave del coma inducido por heroína que se caracteriza por edema, oclusión vascular y obstrucción linfática.
**APNEA** (apnea) Ausencia de respiración espontánea. Entre los distintos tipos de apnea se encuentran la **apnea cardiaca**, la **apnea periódica del recién nacido**, la **apnea por deglución**, la **apnea primaria**, la **apnea refleja** y la **apnea secundaria**.
**APNEA CARDIACA** (cardiac apnea) Interrupción temporal de la respiración, como sucede por ejemplo en las crisis de Cheynes-Stokes.
**APNEA PERIÓDICA DEL RECIÉN NACIDO** (periodic apnea of the newborn) Fenómeno normal que se produce en el recién nacido a término y que se caracteriza por un patrón irregular de respiración rápida seguido por un período breve de apnea que suele asociarse con el sueño REM (con movimientos rápidos de los ojos). La apnea en el recién nacido que no se asocia con este tipo de sueño o con un patrón periódico de respiración tiene un mal pronóstico ya que se debe a hemorragia intracraneal, actividad convulsiva, infección, neumonía, hipoglucemia, depresión medicamentosa o diversos trastornos cardiacos. V. también **muerte súbita del recién nacido, síndrome de la**.
**APNEA POR DEGLUCIÓN** (deglutition apnea) Ausencia normal de la respiración durante la deglución.
**APNEA PRIMARIA** (primary apnea) Trastorno autolimitado que consiste en la ausencia de respiración. Puede apa-

recer tras traumatismo cefálico y es habitual en el neonato después del nacimiento, pues la respiración no se inicia hasta que el dióxido de carbono no alcanza una cierta concentración en la sangre. Aunque los reflejos se producen y el corazón late, la piel está pálida o cianótica y el tono muscular disminuido. No es necesario hacer tratamiento, pero sí observar atentamente al niño, mantener la temperatura corporal y hacer aspiración faríngea. Pasados unos segundos el niño empieza a respirar, la piel adquiere un tono rosado y el neonato mueve brazos y pies y llora. Consultar las voces **apnea periódica del recién nacido; apnea secundaria**.

**APNEA REFLEJA** (reflex apnea) Interrupción involuntaria de la respiración por gases o vapores irritantes o venenosos.

**APNEA SECUNDARIA** (secondary apnea) Trastorno que se caracteriza por falta de respiración, la cual no se reinstaura espontáneamente. Hay que comenzar inmediatamente las maniobras de resucitación, con respiración artificial, administración de oxígeno y masaje cardiaco, así como practicar gasometrías y aplicar las medidas terapéuticas específicas para combatir la causa subyacente. Puede deberse a cualquier causa que interfiera gravemente con la absorción de oxígeno en la corriente sanguínea. Consultar también la voz **apnea primaria**.

**APOCRINA, GLÁNDULA** (apocrine gland) Cualquiera de las grandes glándulas exocrinas situadas profundamente en la regiones axilar, anal, genital y mamaria. Las glándulas apocrinas secretan un sudor de olor fuerte característico que tiene, entre otros, una función de atracción sexual. Son glándulas en las cuales el producto secretado contiene porciones de las células secretoras. Consultar la voz **ecrina, glándula**. V. también **exocrina, glándula**.

**APÓFISIS** (process) Expansión de un hueso o de cualquier otra estructura.

**APÓFISIS CORACOIDES** (coracoid process) Expansión plana y curva del borde superior de la escápula en la que se insertan los músculos pectoral menor, porción corta del bíceps y caracoibraquial. Consultar la voz **acromion**.

**APÓFISIS CORONOIDES DE LA MANDÍBULA** (coronoid process of mandible) Prominencia picuda que aparece en la cara anteriosuperior de las ramas verticales de la mandíbula y en la que se inserta el músculo temporal.

**APÓFISIS CORONOIDES DEL CÚBITO** (coronoid process of ulna) Expansión anterior, amplia y sobresaliente del extremo proximal del cúbito. La superficie proximal constituye la parte inferior de la cavidad sigmoidea mayor del cúbito.

**APÓFISIS ENSIFORME** (ensiform process) V. **apófisis xifoides**.

**APÓFISIS MASTOIDES** (mastoid process) Proyección cónica de la porción caudal posterior del hueso temporal que sirve de inserción a diversos músculos como el esternocleidomastoideo, el esplenio de la cabeza y el recto anterior mayor de la cabeza. Se trata de una estructura hueca que contiene celdillas aéreas separadas de un gran antro timpánico irregular situado en la porción anterosuperior de la apófisis. V. también **temporal, hueso**.

**APÓFISIS OLÉCRANON** (olecranon process) V. **olécranon**.

**APÓFISIS XIFOIDES** (xiphoid process) La menor de las tres partes del esternón que se articula caudalmente con el cuerpo del mismo y lateralmente con la séptima costilla. En ella se insertan varios músculos de la pared abdominal como el recto del abdomen y la línea alba. También se llama **apéndice xifoides** y **xifisternón**.

**APOFISITIS** (apophysitis) Trastorno caracterizado por la inflamación de una zona sobresaliente o hinchada, especialmente una excrecencia ósea, que no se encuentra separada del hueso. Se observa sobre todo en el pie, debido a un trastorno de la epífisis del hueso calcáneo situado en la parte posterior del tarso.

**APOMORFINA, CLORHIDRATO DE** (apomorphine hydrochloride) Emético.
INDICACIONES: Se prescribe para inducir el vómito.
CONTRAINDICACIONES: Shock inminente, narcosis, intoxicación por fármacos o alcohol o hipersensibilidad conocida frente a este fármaco u otros derivados de la morfina. Debe utilizarse con precaución en pacientes debilitados o que padezcan descompensación cardiaca.
EFECTOS SECUNDARIOS: Entre las reacciones más graves se encuentra la depresión del sistema nervioso central, la insuficiencia respiratoria y el fracaso circulatorio. Puede haber euforia y temblor.

**APONEUROSIS** (aponeurosis) Fuerte membrana de tejido conjuntivo fibroso que actúa como un tendón fijando los músculos al esqueleto, o como una fascia, uniendo distintos músculos entre sí.

**APONEUROSIS ABDOMINAL** (abdominal aponeurosis) Conjunto de tendones de los músculos oblicuo y trasverso del abdomen.

**APONEUROSIS DEL MÚSCULO OBLICUO MAYOR DEL ABDOMEN** (aponeurosis of the obliquus externus abdominis) Fuerte membrana que recubre toda la superficie abdominal anterior por encima del recto del abdomen. Las fibras procedentes de ambos lados de la aponeurosis se funden en la línea media constituyendo la línea alba. La porción superior de la aponeurosis sirve como origen inferior del pectoral mayor; la porción inferior termina en el ligamento inguinal.

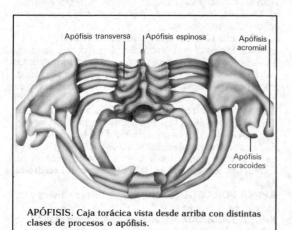

Apófisis transversa   Apófisis espinosa   Apófisis acromial

Apófisis coracoides

APÓFISIS. Caja torácica vista desde arriba con distintas clases de procesos o apófisis.

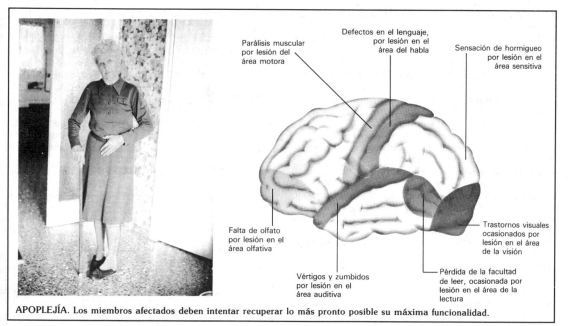

Parálisis muscular por lesión del área motora

Defectos en el lenguaje, por lesión en el área del habla

Sensación de hormigueo por lesión en el área sensitiva

Falta de olfato por lesión en el área olfativa

Trastornos visuales ocasionados por lesión en el área de la visión

Vértigos y zumbidos por lesión en el área auditiva

Pérdida de la facultad de leer, ocasionada por lesión en el área de la lectura

**APOPLEJÍA.** Los miembros afectados deben intentar recuperar lo más pronto posible su máxima funcionalidad.

**APONEUROSIS EPICRANEAL** (epicranial aponeurosis) Membrana fibrosa que recubre el cráneo entre los músculos occipital y frontal, que quedan por detrás y delante, respectivamente. Denominada también **aponeurosis epicraneana** y **galea aponeurótica**.

**APONEUROSIS FARÍNGEA** (pharyngeal aponeurosis) Capa de tejido conjuntivo situada justamente por detrás de la mucosa de la faringe.

**APONEUROSIS PALMAR** (palmar aponeurosis) Fascia que rodea a los músculos de la palma de la mano. Denominada también **fascia palmar**.

**APONEUROSIS PLANTAR** (plantar aponeurosis) Fascia resistente que rodea los músculos de las plantas de los pies. Denominada también **fascia plantar**.

**APOPLEJÍA** (apoplexy) **1.** Término obsoleto. Accidente cerebrovascular que produce parálisis. **2.** Hemorragia dentro de un órgano.

**APOPLEJÍA INTESTINAL** (intestinal apoplexy) Oclusión repentina de una de las tres arterias principales del intestino por embolismo o trombosis, seguida de una rápida necrosis intestinal, que suele ser fatal. El tratamiento es quirúrgico: se elimina la obstrucción y a veces se reseca la zona obstruida.

**APOPLEJÍA UTEROPLACENTARIA** (uteroplacental apoplexy) V. **Couvelaire, útero de.**

**APÓSITO** (dressing) Tejido limpio o estéril que se aplica directamente a una herida o lesión para absorber secreciones, proteger mecánicamente la zona, detener una hemorragia o administrar una medicación. Entre los distintos tipos de apósito destacan **apósito absorbente, apósito antiséptico, apósito de presión, apósito húmedo** y **apósito oclusivo**.

**APÓSITO ABSORBENTE** (absorbent dressing) Apósito de cualquier material que se aplica sobre una herida o una incisión para absorber las secreciones.

**APÓSITO ABSORBENTE ADHESIVO** (adhesive absorbent dressing) Apósito absorbente sobre un soporte adhesivo.

**APÓSITO ANTISÉPTICO** (antiseptic dressing) Apósito tratado con un antiséptico, germicida o bacteriostático, aplicado a una herida o incisión o quemadura para evitar o tratar la infección.

**APÓSITO DE PRESIÓN** (pressure dressing) Apósito firmemente aplicado para comprimir generalmente una herida y detener una hemorragia.

**APÓSITO FIJO** (fixed dressing) Apósito o vendaje fabricado por lo general con un agente endurecedor, como escayola, silicato sódico, almidón o dextrina, que se aplica para soportar o inmovilizar una parte del cuerpo. El apósito se empapa en agua, se aplica a la parte que se desea inmovilizar y se deja endurecer. V. también **escayola**.

**APÓSITO HÚMEDO** (wet dressing) Apósito utilizado para aliviar los síntomas de algunas dermatosis. Mientras el líquido se evapora, la piel se enfría y se seca, se reblandece la sangre seca y el suero y se facilita el drenaje. Se puede acompañar de medicación.

**APÓSITO OCLUSIVO** (occlusive dressing) Apósito que impide el contacto del aire con una herida o lesión, y que retiene la humedad, calor, líquidos orgánicos y medicación. Puede consistir en una delgada lámina de plástico fijada con esparadrapo microporoso. V. también **apósito**.

**APÓSITO SECO** (dry dressing) Apósito sencillo que no contiene medicación y que se aplica directamente sobre una incisión o una herida para evitar su contaminación, o sobre una lesión mecánica, o para absorber secreciones.

**APRACTOGNOSIA** (apractognosia) V. **apraxia construccional**.

**APRAXIA** (apraxia) Disminución de la capacidad de realizar actos con una finalidad dada o de manipular objetos. Este trastorno es principalmente de carácter neurológico, pero adopta varias formas. La **apraxia sensorial** se caracteriza por la pérdida de percepción del uso de un objeto. La **apraxia motora** se caracteriza por la incapacidad de utilizar un objeto o realizar una tarea sin pérdida de la percepción del modo de empleo del objeto y la finalidad de la tarea. La **apraxia amnésica** se caracteriza por la incapacidad de realizar una función por imposibilidad de recordar sus instrucciones o llevarlas a cabo.

**APRAXIA ACINÉTICA** (akinetic apraxia) Imposibilidad de realizar movimientos espontáneos. V. también **apraxia**.

**APRAXIA AMNÉSICA** (amnestic apraxia) Imposibilidad de realizar un movimiento solicitado por el explorador, debido a una falta de memoria y no a la pérdida de la función motora. V. también **apraxia**.

**APRAXIA CLÁSICA** (classic apraxia) V. **apraxia ideomotora**.

**APRAXIA CONSTRUCCIONAL** (constructional apraxia) Forma de apraxia caracterizada por incapacidad de copiar dibujos o construir objetos según un modelo.

**APRAXIA CORTICAL** (cortical apraxia) V. **apraxia motora**.

**APRAXIA DE INERVACIÓN** (innervation apraxia) V. **apraxia motora**.

**APRAXIA IDEACIONAL** (ideational apraxia) Estado en el que se pierde el proceso conceptual, generalmente a causa de una lesión de la circunvolución submarginal del lóbulo parietal. El individuo es incapaz de formular un plan de acción y desconoce el uso adecuado de cualquier objeto, a causa de una falta de percepción de su propósito. No hay pérdida de movimiento, aunque las razones de éste son confusas. Denominada también **apraxia sensorial**. V. también **apraxia**.

**APRAXIA IDEOCINÉTICA** (ideokinetic apraxia) V. **apraxia ideomotora**.

**APRAXIA IDEOMOTORA** (ideomotor apraxia) Incapacidad para poner una idea en práctica, como consecuencia de alguna interferencia en la transmisión de los impulsos apropiados entre el cerebro y los centros motores. No existe pérdida de capacidad para realizar acciones automáticas, como atarse los cordones. El proceso generalmente se debe a enfermedades corticales difusas. Denominada también **apraxia clásica; apraxia ideocinética; apraxia transcortical**. V. también **apraxia**.

**APRAXIA MOTORA** (motor apraxia) Incapacidad para realizar movimientos planeados o para manipular objetos pequeños, aunque se reconoce el uso correcto del objeto. Se debe a una lesión en la corteza frontal premotora del lado opuesto al miembro afecto. Denominada también **apraxia cortical; apraxia de inervación**. V. también **apraxia**.

**APRAXIA SENSORIAL** (sensory apraxia) V. **apraxia ideacional**.

**APRAXIA TRANSCORTICAL** (transcortical apraxia) V. **apraxia ideomotora**.

**APREHENSIÓN, REFLEJO DE** (grasp reflex) Reflejo patológico que se induce golpeando la palma de la mano o la planta del pie y que se caracteriza por la flexión de los dedos en un movimiento de aprehensión. Este reflejo se produce en enfermedades de la corteza premotora. En los recién nacidos el reflejo tónico de aprehensión es normal y, de hecho, cuando el explorador golpea las palmas de las manos del niño con sus dedos éste los coge con tanta fuerza que puede ser levantado en el aire sin soltarse.

**APRENDIZAJE** (learning) **1.** Proceso de adquisición de conocimientos o destrezas por medio del estudio, práctica o experiencia. **2.** Conocimiento, sabiduría o destreza adquiridos mediante estudio sistemático o instrucción. **3.** (Psicología). Modificación de la conducta mediante la práctica, la experiencia o el entrenamiento.

**APRENDIZAJE, INCAPACIDAD DE** (learning disability)

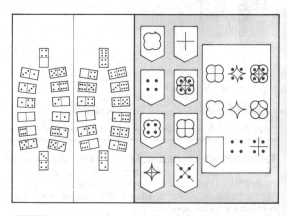

APTITUD. A la izquierda, modelo de test de inteligencia. A la derecha, modelo de un test de Raven.

Alteración que suele afectar a niños de inteligencia normal o superior a la media que se caracteriza por la dificultad en el aprendizaje de procedimientos fundamentales como la lectura, escritura o el cálculo numérico. Las causas son psicológicas u orgánicas y suelen estar relacionadas con un desarrollo motor y perceptual lento. V. **atención, déficit de; disgrafía; dislexia**.

**APRENDIZAJE COGNOSCITIVO** (cognitive learning) Aprendizaje por el que se adquiere la capacidad de resolver problemas y se desarrolla la inteligencia y el pensamiento consciente.

**APROXIMACIÓN PSICOSOMÁTICA** (psychosomatic approach) Estudio interdisciplinar o global de las enfermedades físicas y mentales desde un punto de vista biológico, psicosocial y sociocultural.

**APTITUD** (aptitude) Capacidad, tendencia o talento natural para aprender, comprender o adquirir una habilidad en particular; capacidad mental.

**APTITUD, TEST DE** (aptitude test) Cualquiera de los diferentes tests estandarizados cuyo objetivo es cuantificar la capacidad de un sujeto para aprender ciertas habilidades. Consultar la voz **inteligencia, test de; personalidad, test de; psicológico, test**.

**AQUÍLEO, REFLEJO** (Achilles tendon reflex) Reflejo tendinoso profundo que consiste en la flexión plantar del pie

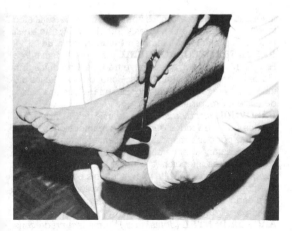

AQUÍLEO. Reflejo tendinoso o profundo en el que es preciso, para su exploración, utilizar un martillo adecuado. Si la anomalía es unilateral su valor semiológico es mayor.

cuando se golpea de forma aguda sobre el tendón de Aquiles, en la parte posterior del tobillo. Este reflejo suele faltar en los pacientes diabéticos y en los afectos de neuropatías periféricas. En el hipotiroidismo existe a veces un retraso en la recuperación de la posición normal del pie flexionado. La hiperactividad del reflejo puede deberse a hipertiroidismo o a una enfermedad de las vías piramidales. V. también **tendinoso profundo, reflejo**.

**AQUILES, BOLSA DE** *(bursa of Achilles)* Bolsa que separa el tendón de Aquiles y el calcáneo.

**AQUILIA** *(achylia)* Ausencia o deficiencia grave de ácido clorhídrico y de pepsinógeno en el estómago. Este trastorno puede afectar también al páncreas, en cuyo caso la porción exocrina de la glándula no produce enzimas digestivas. Denominada también aquilosis. V. también **aclorhidria**.

**AQUÍLICO** *(achylous)* **1.** Se aplica a la carencia de jugos gástricos u otras secreciones digestivas. **2.** Relativo a la falta de quilo.

**Ar** *(Ar)* Símbolo químico del **argón**.

**ARA-A** *(Ara-A)* V. **vidarabina**.

**ARABINOSILCITOSINA** *(arabinosylcitosine)* V. **citarabina**.

**ARACNODACTILIA** *(arachnodactyly)* Trastorno congénito en el cual los dedos de las manos y los pies son largos, finos y recuerdan a las patas de una araña. V. **Marfan, síndrome de**.

**ARACNOIDES** *(arachnoid membrane)* Membrana fina y delicada que envuelve el cerebro y la médula espinal y se interpone entre la piamadre y la duramadre. El espacio subaracnoideo se encuentra entre la aracnoides y la «pia», y el espacio subdural entre aquélla y la «dura».

**ARANCIO, CONDUCTO DE** *(duct of Arantius)* V. **venoso, conducto**.

**ARAN-DUCHENNE, ATROFIA MUSCULAR DE** *(Aran-Duchenne muscular atrophy)* Forma de escleroris lateral amiotrófica que afecta manos, brazos, hombros y piernas al comienzo de su evolución, antes de hacerse más general.

**ARAÑA, PICADURA DE** *(spider bite)* Herida punzante producida por los quelíceros de una araña, artrópodo relacionado con las pulgas y los piojos. De las 30.000 especies de arañas existentes, menos de 100 producen picaduras y sólo algunas son venenosas.

**ARAÑA VASCULAR** *(spider nevus, vascular spider)* V. **angioma en araña**.

**ARAÑA «VIUDA NEGRA»** *(black widow spider)* Arácnido venenoso extendido por diferentes partes del mundo. Su veneno produce perspiración, espasmos abdominales, náuseas, cefalea y vértigo en muy distintos grados de intensidad. Los niños pequeños, ancianos y cardiópatas son los que más se afectan, pudiendo precisar hospitalización además de la administración de un antídoto.

**ARAÑA «VIUDA NEGRA», ANTÍDOTO DEL VENENO DE LA** *(black widow spider antivenin)* Agente para inmunización pasiva.
INDICACIONES: Tratamiento de la picadura de la araña «viuda negra».
CONTRAINDICACIONES: Hipersensibilidad conocida a este producto o al suero de caballo.
EFECTOS SECUNDARIOS: Entre los efectos secundarios más graves se encuentran las reacciones alérgicas.

**ARAÑAZO DE GATO, FIEBRE POR** *(cat-scratch fever)* Enfermedad debida al arañazo o mordedura de un gato sano. Se caracteriza por inflamación y formación de pústulas en la zona de piel lesionada con aumento de tamaño de los ganglios linfáticos del cuello, la cabeza, la ingle o la axila al cabo de dos semanas. Aunque el paciente suele mostrarse asintomático, a veces presenta fiebre y malestar general. No precisa tratamiento. Existe una prueba cutánea específica que resulta útil para el diagnóstico

**ARAQUIDÓNICO, ÁCIDO** *(arachidonic acid)* Ácido graso esencial componente de la lecitina, que constituye el ma-

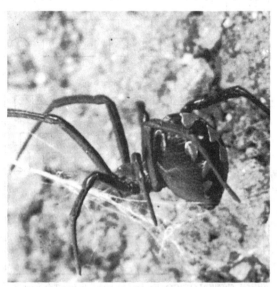

ARAÑA «VIUDA NEGRA». La picadura de este insecto precisa, en la mayoría de las ocasiones, asistencia médica.

terial básico para la biosíntesis de ciertas prostaglandinas.

**ÁRBOL** *(tree)* (Anatomía). Estructura anatómica que presenta ramificaciones como las de un árbol; tal es el caso del **árbol bronquial**.

**ÁRBOL BRONQUIAL** *(bronchial tree)* Sistema anatómico constituido por los bronquios y sus ramificaciones. Los bronquios se ramifican a partir de la tráquea y los bronquiolos, a partir de los bronquios. El bronquio derecho es más ancho y corto que el izquierdo y se origina en la tráquea formando un ángulo menos agudo. El bronquio derecho da lugar a tres ramas cada una de las cuales se dirige a uno de los tres lóbulos que constituyen el pulmón derecho, el bronquio izquierdo tiene un diámetro menor pero es aproximadamente dos veces más largo que el derecho y pasa por debajo de la arteria pulmonar antes de dar lugar a las ramas que se dirigen a los lóbulos inferior y superior del pulmón izquierdo.

**ÁRBOL GENEALÓGICO** *(pedigree)* (Genética). Gráfico que registra la línea genética de los antecesores de un individuo y se utiliza para el análisis mendeliano de una enfermedad o característica hereditaria, en particular de una familia. Se utilizan símbolos específicos, por lo general cuadrados y círculos con distintos grados de sombreado, para designar a los varones y hembras normales, los afectados por la enfermedad o el rasgo y los portadores heterocigotos. Las generaciones se enumeran con números romanos a la izquierda, situando la más reciente en la parte baja del gráfico. Los miembros de cada generación se designan por números arábigos de izquierda a derecha según la edad, situando al más viejo a la izquierda. El

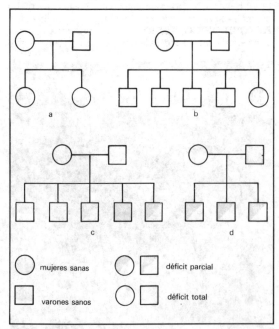

ÁRBOL GENEALÓGICO. En a) y b) árbol de familias portadoras de déficit congénito de factor X. En c) y d) de familias portadoras de déficit congénito de factor VII.

muestreo se empieza con los hermanos de la persona afectada y se continúa con padres y abuelos y el resto de su parientes próximos. V. también **Punnett, tabla de**.

**ÁRBOL TRAQUEOBRONQUIAL** *(tracheobronchial tree)* Estructura anatómica que incluye tráquea, bronquios principales y bronquios secundarios. Conduce el aire a los pulmones y lo saca de los mismos. Es una estructura básica del sistema respiratorio..

**ARBOVIRUS** *(arbovirus)* Grupo de más de 300 virus transmitidos por artrópodos que producen infecciones caracterizadas por dos o más de los siguientes síntomas: fiebre, erupción cutánea, encefalitis y hemorragias viscerales o cutáneas. Tres infecciones comunes que originan son el dengue, la fiebre amarilla y la encefalitis equina. El tratamiento de todas estas infecciones es sintomático. Se han empleado vacunas para evitar las enfermedades producidas por algunos de ellos.

**ARCADA DENTAL** *(dental arch)* Forma incurvada constituida por la disposición de los dientes en una dentadura normal.

**ARCE, ENFERMEDAD CON ORINA EN JARABE DE** *(maple syrup urine disease)* Trastorno metabólico hereditario que se caracteriza por la falta de una enzima necesaria para la degradación de los aminoácidos lisina, leucina e isoleucina. Suele diagnosticarse en la lactancia y se reconoce por el olor típico de la orina a jarabe de arce. El niño presenta también hiperreflexia. El estrés, la fiebre, las infecciones y la ingestión de lisina, leucina o isoleucina agravan la enfermedad. El tratamiento consiste en una dieta con eliminación de dichos aminoácidos y, en casos aislados, diálisis o transfusión.

**ARCO-** *(arch-)* Prefijo que significa «relativo al recto o al ano»: *arcocele, arcoftoma, arcostenosis*.

**ARCO PALMAR PROFUNDO** *(deep palmar arch)* Terminación de la arteria radial donde se une a la rama palmar profunda de la arteria cubital de la palma de la mano.

**ÁREA** *(area)* (Anatomía). Espacio anatómico limitado que contiene una estructura específica del cuerpo o en el que predominan ciertas funciones fisiológicas, como el área aórtica y las áreas de asociación en la corteza cerebral.

**ARENAVIRUS** *(arenavirus)* Grupo de virus que habitualmente se transmiten al hombre por contacto oral o cutáneo con las excretas de roedores salvajes. Algunos tipos específicos de arenavirus se identifican en zonas geográficas concretas, como el agente de la fiebre hemorrágica boliviana que se aísla en un valle de Bolivia, el de la fiebre de Lasa en Nigeria, Liberia y Sierra Leona y el de la fiebre hemorrágica argentina en dos provincias agrícolas de este país. Las infecciones por arenavirus se caracterizan por un curso de comienzo lento con fiebre, dolor muscular, erupción cutánea, petequias, hemorragia, delirio, hipotensión y úlceras en la boca. El tratamiento es de sostén y no existe ningún agente antimicrobiano específico eficaz ni tampoco vacuna. Los objetivos terapéuticos son mantener el equilibrio hidroelectrolítico y asegurar el reposo y la nutrición adecuada del enfermo.

**AREOLA** *(areola)* **1.** Cavidad o espacio pequeño dentro de un tejido. **2.** Área circular de color distinto que rodea una zona central, por ejemplo una pústula o una vesícula. **3.** Parte del iris alrededor de la pupila.

**AREOLA MAMARIA** (areola mammae) Área circular pigmentada que rodea el pezón de la mama. Denominada también areola papilar.

**AREOLA SECUNDARIA** (secondary areola) Segundo anillo que aparece alrededor de la areola mamaria durante el embarazo, más pigmentado que ésta antes de la gestación.

**AREOLAR, GLÁNDULA** (areolar gland) Perteneciente a un grupo de grandes glándulas sebáceas presentes en la areola mamaria de la mujer. Éstas secretan un líquido graso que lubrica y protege el pezón durante la lactancia, y contienen haces de músculo liso que producen su erección cuando son estimuladas.

**AREOLAR, TEJIDO** (areolar tissue) Tipo de tejido conjuntivo de escasa resistencia, constituido por fibras laxas y areolas. Denominado también **fibroareolar, tejido**. Consultar la voz **fibroso, tejido**.

**ARGENTAFÍN, CÉLULA** (argentaffin cell) Célula que contiene gránulos secretores de serotonina que se tiñen fácilmente con técnicas de plata y cromo. Se distribuyen por casi todas las regiones del conducto gastrointestinal y son particularmente importantes en las criptas de Lieberkühn. Denominada también **enterocromafín, célula; Kulchitsky, célula de**. V. también **carcinoide; carcinoide, síndrome**.

**ARGENTAFINOMA** (argentaffinoma) Tumor carcinoide que se origina casi siempre en las células argentafines del epitelio de las criptas de Lieberkühn del conducto gastrointestinal. Esta neoplasia, que aparece casi siempre en personas de mediana edad o ancianas, puede adoptar una morfología nodular o en placa en los estadios iniciales y, al ir evolucionando, rodea la luz intestinal. También pueden desarrollarse en los bronquios tumores muy vascularizados constituidos por células argentafines que se tiñen con técnicas de plata.

**ARGININEMIA** (argininemia) Trastorno autosómico recesivo caracterizado por la presencia de una cantidad creciente de arginina en la sangre como consecuencia de una deficiencia de arginasa. Sin arginasa, el amonio no puede ser metabolizado en urea. La deficiencia parcial puede dar lugar a hiperamoniemia, alcalosis metabólica, convulsiones, hepatomegalia, retraso mental y crecimiento insuficiente; la deficiencia total es fatal.

**ARGÓN (Ar)** (argon [Ar]) Elemento químico gaseoso, incoloro, inodoro y químicamente inactivo que pertenece al grupo de los seis gases nobles raros de la atmósfera. Su número atómico es el 18 y su peso atómico de 39,9.

**ARGYLL ROBERTSON, PUPILA DE** (Argyll Robertson pupil) Pupila que se constriñe con la acomodación pero que no responde a la luz. Se observa particularmente en la neurosífilis avanzada. Consultar la voz **Adie, pupila de**.

**ARIL-, ARILO-** Prefijo que significa «radical orgánico aromático».

**ARILOHIDROCARBURO HIDROXILASA** (aryl hydrocarbon hydroxylase [AHH]) Enzima que convierte los productos químicos carcinógenos presentes en el humo del tabaco y el aire contaminado en carcinógenos activos dentro de los pulmones. Se ha sometido a numerosos estudios para determinar por qué algunos fumadores desarrollan cáncer y otros no. Las pruebas experimentales realizadas en sangre indican que el nivel de esta enzima puede ser un fac-

tor importante en la predisposición hereditaria de un determinado fumador al cáncer. Consultar la voz **aril-, arilo-**.

**ARN MENSAJERO (ARNm)** (messenger RNA [mRNA]) (Genética molecular). Fracción del ARN que transmite la información biológica codificada desde el ADN hasta los ribosomas de las células, donde se sintetizan las proteínas.

**ARNOLD-CHIARI, MALFORMACIÓN DE** (Arnold-Chiari malformation) Hernia congénita del tronco cerebral y la porción inferior del cerebelo (amígdalas cerebelosas) a través del agujero occipital para situarse en el conducto vertebral cervical. Suele asociarse a hidrocefalia, espina bífida, platibasia y otras alteraciones. V. **tubo neural, defecto del**.

**AROMÁTICO, ALCOHOL** (aromatic alcohol) Alcohol graso en el cual el radical hidroxilo se encuentra unido a un hidrocarburo aromático.

**ARQUENTERÓN** (archenteron) Cavidad digestiva primitiva formada por la invaginación de la blástula en el desarrollo embrionario de muchos animales. Corresponde a la cavidad tubular en los vertebrados, que comunica la cavidad amniótica con el saco vitelino. Denominado también **arquigaster; celenterón; gastrocele, intestino primitivo**. V. también **gástrula**.

**ARQUETIPO** (archetype) **1.** Modelo o patrón original a partir del cual se forma o evoluciona una estructura o forma orgánica. **2.** (Psicología analítica). Idea primordial o heredada, o forma de pensamiento derivado de las experiencias de la especie humana, que está presente en el inconsciente colectivo del individuo en forma de impulsos, estados de ánimo y conceptos.

**ARQUIBLASTOMA** (archiblastoma) Tumor compuesto de células derivadas de la capa de tejido que rodea la vesícula germinal.

**ARQUIENTÉRICO, CONDUCTO** (archenteric canal) V. **neuroentérico, conducto**.

**ARQUIGASTER** (archigaster) V. **arquenterón**.

**ARQUINÉFRICO, CONDUCTO** (archinephric duct) V. **pronéfrico, conducto**.

**ARQUINEFRON** (archinephron) V. **pronefros**.

**ARQUISTOMA** (archistome) V. **blastoporo**.

**ARRANCAMIENTO** (stripping) (Término no técnico). Procedimiento quirúrgico para extirpar las venas safenas mayor y menor de la pierna. V. también **varicosas, venas**.

**ARRENO-** (arrheno-) Prefijo que significa «masculino»: arrenoblastoma, arrenogénico, arrenoplasma.

**ARRENOBLASTOMA** (arrhenoblastoma) Neoplasia ovárica cuyas células recuerdan a las de los túbulos seminíferos y secretan hormonas sexuales masculinas produciendo virilización en la mujer. Denominado también **andreioma; andreoblastoma; androma; Sertoli-Leydig, tumor de células de**.

**ARRENOMA** (arrhenoma) V. **arrenoblastoma**.

**ARRIBOFLAVINOSIS** (ariboflavinosis) Trastorno producido por deficiencia de vitamina $B_2$ en la dieta y caracterizada por la aparición de lesiones en los ángulos de la boca, labios y alrededores de nariz y ojos, dermatitis seborreica y diversos trastornos visuales. V. también **riboflaviria**.

**ARRITMIA** (arrhythmia) Cualquier desviación del patrón normal del latido cardiaco. Algunos tipos de arritmia son la fibrilación auricular, el flutter auricular, el bloqueo cardiaco, los extrasístoles, y la arritmia sinusal.

**ARRITMIA CARDIACA** *(cardiac arrhythmia)* Frecuencia o ritmo anormal de las contracciones miocárdicas auriculares o ventriculares. Puede deberse a un defecto en el nodo sinoauricular, que es incapaz de mantener su función de marcapasos, o en el haz de His y las ramas o la red de Purkinje, que no conducen adecuadamente el impulso contráctil. El aumento de las demandas metabólicas que se produce, por ejemplo, con el ejercicio o cuando existe fiebre, o la alteración del metabolismo con acidosis, alcalosis, hipocaliemia, hipocalcemia, etc., producen arritmias si se excede la capacidad de adaptación del corazón. Entre los distintos tipos de arritmias se encuentran la bradicardia, los extrasístoles auriculares y ventriculares, el bloqueo cardiaco y la taquicardia.

**ARROSARIADO** *(beaded)* **1.** Dícese de lo semejante a una ristra de cuentas. **2.** Relativo a colonias bacterianas que se desarrollan a lo largo de la línea de inoculación de diversos cultivos por picadura. **3.** Se aplica a las bacterias teñidas que presentan gránulos en forma de cuentas de rosario con una tinción más intensa.

**ARSÉNICO (As)** *(arsenic [As])* Elemento químico abundante en la corteza terrestre, presente en la misma en forma de arseniuros metálicos, sulfuros arseniosos y óxidos arseniosos. Su número atómico es 33 y su peso atómico 74,91; posee dos estados de oxidación: trivalente y pentavalente. Se ha utilizado durante siglos como agente terapéutico y como veneno, y continúa teniendo un uso limitado en la fabricación de algunos fármacos tripanocidas como el melarsoprol y la triparsamida. La introducción de antitripanosomiásicos no arsenicales con menos efectos colaterales peligrosos ha reducido en gran medida el empleo de estos fármacos. El arsénico no se encuentra generalmente en forma simple, sino que se obtiene a partir de los minerales de cobre, plomo y cinc entre otros. En los procesos de purificación de estos minerales se libera arsénico en el ambiente, al igual que sucede en grandes cantidades a partir del suelo en minas y en plantas de energía geotérmica. Es también un componente del carbón, del cual se libera durante su combustión. La distribución ambiental del arsénico asegura su concentración en la cadena alimentaria. Muchos compuestos que contienen arsénico se utilizan como pesticidas, herbicidas y aditivos alimentarios, y es por este motivo que las frutas, vegetales, pescado y mariscos contienen concentraciones relativamente importantes de arsénico. El consumo diario medio de este elemento por el hombre es de aproximadamente 900 mg, que se ingieren en su mayor parte a través de los alimentos y el agua. La cantidad media en el adulto humano es de aproximadamente 20 mg, que se almacenan principalmente en el hígado, riñón, conducto gastrointestinal y pulmones. En los músculos y el tejido nervioso se encuentran también pequeñas concentraciones. Los arsenicales trivalentes como el arsénico inorgánico inhiben muchas veces las enzimas y se absorben mal a partir del conducto gastrointestinal. Los mecanismos de biotransformación de los arsenicales en el hombre no se conocen bien; la mayoría de ellos son excretados lentamente y ello explica la toxicidad de este elemento. Casi todo el arsénico del organismo es eliminado por la orina y las heces. Las formas pentavalentes de los arsenicales son excretadas rápidamente y producen una toxicidad mucho menor que las trivalentes. La exposición crónica a arsenicales inorgánicos, especialmente los compuestos trivalentes, puede producir lesiones graves en el epitelio gastrointestinal, riñones, sistema nervioso central, médula ósea, hígado y sistema sanguíneo. El arsénico inorgánico produce, en pequeñas dosis, vasodilatación leve y en dosis superiores, dilatación capilar, trastornos cardiacos y disminución de la volemia. Diferentes estudios han demostrado una estrecha relación entre la intensidad y duración de la exposición al arsénico y el cáncer de pulmón en los obreros metalúrgicos. En Estados Unidos, las restricciones gubernamentales sobre los niveles de arsénico en los alimentos y los ambientes laborales han reducido en gran medida la incidencia de la intoxicación aguda y crónica por este elemento.

**ARSÉNICO, INTOXICACIÓN POR** *(arsenic poisoning)* Intoxicación producida por la ingestión o inhalación de arsénico o una sustancia que contenga dicho elemento, como es el caso de ciertos pesticidas, herbicidas, tintes y soluciones medicinales. Cantidades pequeñas absorbidas en un período más o menos prolongado de tiempo pueden provocar intoxicación crónica que se caracteriza por la aparición de náuseas, cefalea, coloración y descamación de la piel, hiperqueratosis, anorexia y formación de líneas blancas en las uñas. La ingestión de grandes cantidades de arsénico produce dolor gastrointestinal grave con diarrea, vómitos e hinchazón de las extremidades. En algunos casos se produce insuficiencia renal y shock que pueden conducir a la muerte del paciente. La determinación de la presencia de arsénico en la orina, el pelo o las uñas tiene carácter diagnóstico. El tratamiento incluye lavado gástrico con agua y administración de dimercaprol (BAL [British anti-lewisite]), fluidoterapia IV y otras medidas de sostén teniendo en cuenta el grado de anemia, insuficiencia renal o shock.

**ARSENITO SÓDICO, INTOXICACIÓN POR** *(sodium arsenite poisoning)* Trastorno tóxico producido por la ingestión de arsenito sódico, un insecticida y plaguicida. Los síntomas característicos son similares a los de la intoxicación por arsénico, al igual que el tratamiento.

**ARTEFACTO** *(artifact)* Cualquier sustancia, estructura o fragmento de información extraño o irrelevante.

**ARTERI-, ARTERIO-** *(arteri-, arterio-)* Prefijo que significa «relativo a una arteria»: *arteriosclerosis, arteriovenoso, arteritis.*

**ARTERIA** *(artery)* Cualquiera de los grandes vasos sanguíneos de la circulación arterial que transporta sangre del corazón a las arteriolas. La pared de una arteria tiene tres cubiertas: la túnica adventicia o cubierta externa, la túnica media o cubierta media y la túnica íntima o cubierta interna. V. también **arteriola**.

**ARTERIAL** *(arterial)* Relativo a las arterias.

**ARTERIOGRAFÍA** *(arteriography)* Método de visualización radiológica de las arterias que se realiza inyectando un medio de contraste radiopaco en la corriente sanguínea o en un determinado vaso a través de un catéter. V. también **angiografía**.

**ARTERIOGRAMA** *(arteriogram)* Radiografía de una arte-

ARTERIAS. Localización y recorrido de las principales arterias del cuerpo humano.

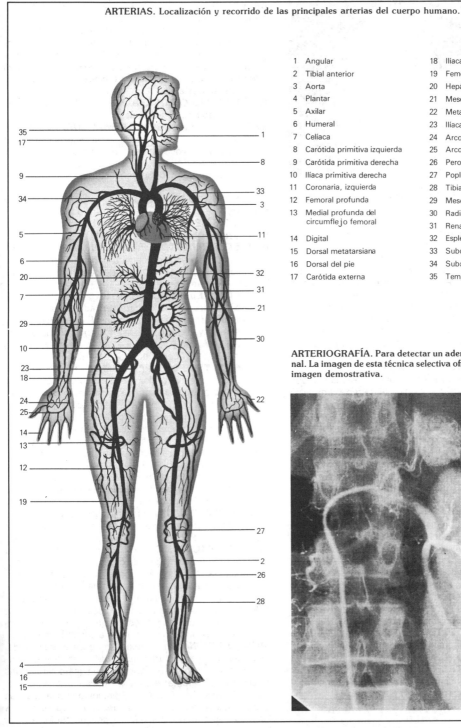

| | | | |
|---|---|---|---|
| 1 | Angular | 18 | Ilíaca externa |
| 2 | Tibial anterior | 19 | Femoral |
| 3 | Aorta | 20 | Hepática |
| 4 | Plantar | 21 | Mesentérica inferior |
| 5 | Axilar | 22 | Metacarpiana |
| 6 | Humeral | 23 | Ilíaca interna (hipogástrica) |
| 7 | Celíaca | 24 | Arco palmar, profundo |
| 8 | Carótida primitiva izquierda | 25 | Arco palmar, superficial |
| 9 | Carótida primitiva derecha | 26 | Peronea |
| 10 | Ilíaca primitiva derecha | 27 | Poplitea |
| 11 | Coronaria, izquierda | 28 | Tibial posterior |
| 12 | Femoral profunda | 29 | Mesentérica superior |
| 13 | Medial profunda del circumflejo femoral | 30 | Radial |
| | | 31 | Renal |
| 14 | Digital | 32 | Esplénica |
| 15 | Dorsal metatarsiana | 33 | Subclavia, izquierda |
| 16 | Dorsal del pie | 34 | Subclavia, derecha |
| 17 | Carótida externa | 35 | Temporal superficial |

**ARTERIOGRAFÍA.** Para detectar un adenoma en la suprarrenal. La imagen de esta técnica selectiva ofrece en este caso una imagen demostrativa.

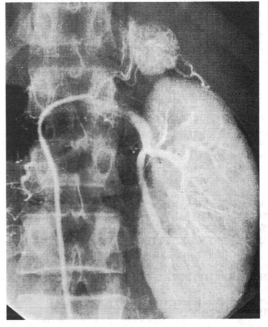

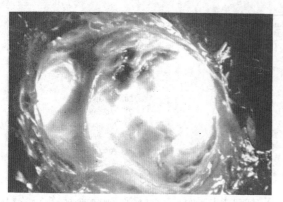

**ARTERIOESCLEROSIS. Vista interior de una arteria con las paredes ásperas y rugosas.**

ria en la que se ha inyectado un medio radiopaco. V. también **arteriografía**.

**ARTERIOLA** (arteriole) Cualquiera de las ramificaciones más pequeñas de la circulación arterial. El corazón bombea el flujo sanguíneo a través de las arterias hacia las arteriolas y los capilares, de donde pasa a las venas y regresa al corazón. La pared muscular de las arteriolas se constriñe y dilata en respuesta a estímulos neuroquímicos y de esa forma las arteriolas desempeñan una función importante en la resistencia vascular periférica y la regulación de la presión arterial.

**ARTERIOSCLEROSIS** (arteriosclerosis) Enfermedad arterial frecuente que se caracteriza por engrosamiento, pérdida de elasticidad y calcificación de las paredes arteriales, que condiciona una disminución del riego sanguíneo, especialmente del cerebro y las extremidades inferiores. Se desarrolla con el envejecimiento y aumenta en pacientes con hipertensión, nefrosclerosis, esclerodermia, diabetes e hiperlipidemia. Los signos típicos son claudicación intermitente, alteraciones de la temperatura y el color de la piel, modificaciones de los pulsos periféricos, auscultación de ruidos (soplos) sobre la arteria afecta, cefalea, vértigo y trastornos de la memoria. La administración de vasodilatadores y el ejercicio para estimular la circulación colateral pueden mejorar los síntomas de la arteriosclerosis, pero esta enfermedad no tiene un tratamiento específico. Las medidas preventivas consisten en el tratamiento de las enfermedades predisponentes, el mantenimiento de la actividad en las etapas más avanzadas de la vida, el reposo y la evitación del estrés. Son tipos de arteriosclerosis la **aterosclerosis** y la **Mönckeberg, arteriosclerosis de**.

**ARTERIOESCLEROSIS DE LA MEDIA** (medial arteriosclerosis) V. **Mönckeberg, arteriosclerosis de**.

**ARTERIOSO, CONDUCTO** (ductus arteriosus) Conducto vascular del feto, que comunica directamente la arteria pulmonar con la aorta descendente.

**ARTERIOSO DE BOTAL, CONDUCTO** (Botal of ductus arteriosus) También denominado **ductus arteriosus**. V. **aorticopulmonar, fenestración**.

**ARTERIOVENOSO** (arteriovenous) Relativo a las arterias y las venas.

**ARTERITIS** (arteritis) Trastorno inflamatorio de las túnicas internas o externas de una o más arterias que se produce como una entidad clínica aislada o acompañando a otras enfermedades como artritis reumatoide, fiebre reumática, polimiositis o lupus eritematoso sistémico. Entre los distintos tipos de arteritis se encuentran la **arteritis infantil**, la **arteritis reumática** y la **arteritis temporal**. V. también **endarteritis; periarteritis**.

**ARTERITIS BRAQUIOCEFÁLICA** (brachiocephalic arteritis) V. **Takayasu, arteritis de**.

**ARTERITIS CORONARIA REUMATOIDE** (rheumatoid coronary arteritis) Engrosamiento de la túnica íntima de las arterias coronarias que produce insuficiencia coronaria. Es una enfermedad del colágeno que afecta al tejido conjuntivo por inflamación y degeneración fibrinoide. Suele tratarse con glucocorticoides.

**ARTERITIS CRANEANA** (cranial arteritis) V. **arteritis temporal**.

**ARTERITIS DE CÉLULAS GIGANTES** (giant cell arteritis) V. **arteritis temporal**.

**ARTERITIS INFANTIL** (infantile arteritis) Alteración propia de niños pequeños y lactantes, caracterizada por la inflamación de varias arterias, siendo de rara presentación las lesiones ateroscleróticas.

**ARTERITIS REUMÁTICA** (rheumatic arteritis) Complicación de la fiebre reumática caracterizada por inflamación generalizada de arterias y arteriolas. Las paredes vasculares se ven invadidas por fibrina y detritus celulares, que las van engrosando y volviendo rígidas. Alrededor de los vasos puede aparecer exudado hemorrágico.

**ARTERITIS TEMPORAL** (temporal arteritis) Proceso inflamatorio progresivo de los vasos sanguíneos craneales, sobre todo la arteria temporal. Especialmente frecuente en mujeres de más de 70 años. Los cambios vasculares típicos consisten en ruptura granulomatosa de la capa elástica y fagocitosis de fragmentos fibrosos por células gigantes en las capas media e íntima. Los síntomas son: cefalea intratable, dificultad para masticar, debilidad general, dolores reumáticos y pérdida de visión en el caso de que se produzca oclusión de la arteria central de la retina. Denominada también **arteritis craneana; arteritis de células gigantes; Horton, arteritis de**.

**ARTERITIS UMBILICAL** (arteritis umbilicalis) Inflamación séptica de la arteria umbilical del recién nacido debida por lo general a bacterias de la especie Clostridium tetani.

**ARTHUS, REACCIÓN DE** (Arthus' reaction) Reacción de hipersensibilidad inmediata de carácter grave y poco frecuente que se produce frente a una sustancia extraña, por lo general no irritante pero que en algunos individuos tiene capacidad antigénica. En el punto de la inyección se produce una reacción inflamatoria local aguda. También puede formarse un absceso estéril que se cura lentamente y a veces se necrosa y se infecta secundariamente.

**ARTICULACIÓN** (joint) Conexión entre los huesos. Se clasifican según su estructura y movilidad, como fibrosa, cartilaginosa o sinovial. Las fibrosas son inamovibles, las cartilaginosas ligeramente movibles y las sinoviales se mueven libremente. Las típicamente inamovibles son aquellas que articulan la mayoría de los huesos del cráneo con un ligamento sutural. Las típicamente poco movibles son las que articulan los huesos del pubis y las vértebras. La mayor parte de las articulaciones del cuerpo son totalmente movibles y permiten el deslizamiento, los movimientos circular y angular y la rotación. V. también **articulación cartilaginosa; articulación fibrosa; articulación sinovial**.

**ARTICULACIÓN CARTILAGINOSA** (*cartilaginous joint*) Articulación ligeramente movible en la cual las superficies óseas están unidas por cartílago. Los dos tipos de articulaciones cartilaginosas son la sincondrosis y la sínfisis. Denominada también **anfiartrosis**. Consultar las voces **articulación fibrosa; articulación sinovial**.

**ARTICULACIÓN FIBROSA** (*fibrous joint*) Articulación cuyos elementos óseos se mantienen en relación articular mediante un tejido conectivo fibroso, como por ejemplo ocurre en las suturas del cráneo. Consultar las voces **articulación cartilaginosa** y **articulación sinovial**.

**ARTICULACIÓN SINOVIAL** (*synovial joint*) Articulación que se mueve libremente y se caracteriza porque las superficies óseas contiguas están cubiertas por cartílago articular y unidas por ligamentos cubiertos a su vez de membrana sinovial. Son tipos de articulación sinovial la **articulación esférica, articulación condiloide, articulación deslizante, articulación en bisagra, articulación en silla de montar** y **articulación uniaxial**. Consultar también las voces **articulación cartilaginosa; articulación fibrosa**.

**ARTIFICIAL, FIEBRE** (*artificial fever*) Elevación de la temperatura corporal producida por medios artificiales, como la inyección de parásitos palúdicos, de una vacuna capaz de producir síntomas febriles, o aplicando calor al organismo. Puede prescribirse una cura de fiebre artificial a un paciente para frenar una enfermedad sensible a las temperaturas corporales elevadas.

**ARTR-, ARTRO-** (*arthr-, arthro-*) Prefijo que significa «relativo a una articulación»: artralgia, artrocentesis.

**ARTRALGIA** (*arthralgia*) Dolor de una articulación.

**-ARTRIA** (*-arthria*) Sufijo que significa «trastorno que afecta la capacidad de articular»: anartria, disartria, parartria.

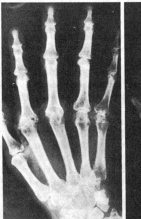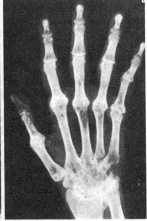

ARTRITIS REUMATOIDE. Radiografías. A la izquierda, afectación moderada de los huesos de los dedos y del carpo. A la derecha, enfermedad en estado más avanzado (hay destrucción y subluxación).

**-ARTRÍTICO** (*-arthritic*) Sufijo que significa «relativo a un trastorno artrítico»: antartrítico, antiartrítico, postartrítico.

**ARTRITIS** (*arthritis*) Cualquier trastorno inflamatorio de las articulaciones caracterizado, principalmente, por dolor e hinchazón. V. también **artritis reumatoide; osteoartritis**.

**ARTRITIS ATRÓFICA** (*atrophic arthritis*) V. **artritis reumatoide**.

**ARTRITIS BACTERIANA AGUDA** (*acute bacterial arthritis*) V. **artritis séptica**.

**ARTRITIS DEFORMANTE** (*arthritis deformans*) V. **artritis reumatoide**.

**ARTRITIS GOTOSA** (*gouty arthritis*) V. **gota**.

**ARTRITIS PIOGÉNICA AGUDA** (*acute pyogenic arthritis*) Infección bacteriana aguda que afecta a una o más articulaciones y que está producida por un traumatismo o una herida penetrante. Afecta sobre todo a niños y sus signos típicos son dolor, enrojecimiento e hinchazón de la articulación enferma con espasmos musculares en la zona, escalofríos, fiebre, sudoración y leucocitosis. El tratamiento consiste en la inmovilización de la articulación y la administración IV de antibióticos junto con analgésicos.

**ARTRITIS POR YERSINIA** (*Yersinia arthritis*) Inflamación poliarticular que se produce después de un período de varios días a un mes, tras el comienzo de una infección por *Yersinia enterocolítica* o *Y. pseudotuberculosis* y que por lo general tarda en resolverse más de 4 semanas. Las articulaciones que más se afectan son las rodillas, los tobillos, los dedos de los pies y de las manos y las muñecas. En los cultivos del líquido sinovial no se aisla ningún agente infeccioso. La presentación clínica de esta enfermedad recuerda a la artritis reumatoide juvenil, la fiebre reumática o el síndrome de Reiter y puede acompañarse de eritema nodoso o eritema multiforme. El tratamiento consiste en la administración de antibióticos.

**ARTRITIS REUMÁTICA AGUDA** (*acute rheumatic arthritis*) Artritis durante la fase aguda de la fiebre reumática.

**ARTRITIS REUMATOIDE** (*rheumatoid arthritis*) Enfermedad del colágeno crónica, destructiva y a veces deformante, con un componente autoinmune en su génesis. Se caracteriza por inflamación simétrica de las cápsulas sinoviales y exudado sinovial aumentado, que conducen a engrosamiento de las cápsulas e hinchazón articular. Suele aparecer entre los 36 y los 50 años de edad, y es más frecuente en mujeres. Su curso resulta variable, con alternancia de remisiones y exacerbaciones. Un tipo propio de la juventud es la **Still, enfermedad de**. Denominada también **artritis atrófica; artritis deformante**.

OBSERVACIONES: Los primeros síntomas pueden ser fatiga, debilidad y pérdida del apetito. También pueden aparecer inicialmente febrícula, anemia y elevación de la tasa de velocidad de sedimentación. Los síntomas señalados por la American Rheumatism Association incluyen rigidez matutina, dolor articular, hinchazón de al menos dos articulaciones, nódulos subcutáneos (denominados nódulos artríticos y generalmente localizados en zonas de presión como los codos), cambios estructurales en las articulaciones observables por radiología, prueba de aglutinación de factor reumatoide positiva, disminución de la mucina precipitada a partir de la cápsula sinovial y cambios histológicos característicos en el examen del líquido sinovial. El factor reumatoide (RF) aparece en el suero y el líquido sinovial de la mayoría de los pacientes; los títulos elevados de RF se correlacionan con las formas más graves de la enfermedad, en especial las que presentan manifestaciones extraarticulares. En ocasiones también se detectan anticuerpos antinucleares y precipitinas reumatoides especiales. Entre las manifestaciones extraarticulares cabe destacar la participación cardiaca, la vasculitis, la enfermedad pulmonar y la proteinuria. También puede haber engrosamiento de la cápsula sinovial, denominado pannus. A largo plazo, en los casos graves, puede aparecer el síndrome de Felty.

ACTUACIÓN: Los principios básicos del tratamiento incluyen reposo adecuado, ejercicio relativo para conservar la función articular, medicación para aliviar el dolor y reducir la inflamación, ortopedia para corrección de las deformidades y nutrición adecuada con pérdida de peso para aliviar la carga articular. Se administran salicilatos de forma regular; si no se logra la mejoría pueden ensayarse otros antiinflamatorios, como indometacina o fenilbutazona, y antipalúdicos, sales de oro o medicamentos antineoplásicos. Los corticoides deben prescribirse con precaución debido a sus efectos secundarios, tales como úlcera gástrica, supresión de la función suprarrenal y osteoporosis. Ocasionalmente se aplican otros tratamientos como diatermia, ultrasonidos, aplicaciones de parafina caliente, ejercicios acuáticos y calor tópico.

ACTUACION DE LA ENFERMERA: Puesto que no siempre es progresiva, deformante o debilitante, el tratamiento precoz de la enfermedad puede proporcionar la recuperación y prevenir la aparición de otros ataques. La mayoría de los pacientes pueden continuar desempeñando sus funciones habituales. Debe hacerse hincapié en la necesidad de dormir lo suficiente y procurar mantener en descanso las articulaciones afectas. La enfermera debe proporcionar información respecto a la adecuada utilización del calor tópico, de los ejercicios musculares y de otros métodos para aliviar el dolor y prevenir deformidades, tales como el uso de almohadillados y férulas. Puesto que el estrés favorece la exacerbación de la enfermedad, debe aconsejarse a la persona que evite situaciones generadoras de ansiedad, preocupación, fatiga e infecciones.

**ARTRITIS REUMATOIDE JUVENIL** (juvenile rheumatoid arthritis) V. **Still, enfermedad de**.

**ARTRITIS SÉPTICA** (septic arthritis) Forma aguda de artritis caracterizada por inflamación bacteriana de una articulación producida por la diseminación de bacterias a través de la corriente sanguínea desde una infección en cualquier punto del organismo o por contaminación de la articulación en el curso de un traumatismo o de una intervención quirúrgica. La articulación presenta rigidez, dolor, hipersensibilidad, calor e hinchazón. El diagnóstico se confirma por identificación bacteriológica de un microorganismo en una muestra de líquido articular aspirado. Hay que administrar antibióticos por vía parenteral para evitar la destrucción de la articulación y el tratamiento se mantiene durante varias semanas una vez se ha resuelto la inflamación. Pueden practicarse aspiraciones repetidas o incisión quirúrgica y drenaje de la articulación para disminuir la presión en su interior. La fisioterapia, una vez curado el cuadro infeccioso, resulta útil para reestablecer la movilidad en toda su amplitud. Denominada también **artritis bacteriana aguda**.

**ARTROCENTESIS** (arthrocentesis) Punción de una articulación con una aguja para extraer líquido. Por lo general se utiliza para extraer muestras de líquido sinovial con fines diagnósticos. Suele hacerse con anestesia local y durante el procedimiento hay que observar una asepsia meticulosa. El líquido sinovial normal es claro, de color pajizo, ligeramente viscoso y forma un coágulo de mucina blanco y poco consistente cuando se mezcla con ácido acético glacial; sin embargo, cuando existe inflamación, como sucede en la artritis reumatoide, adquiere un aspecto turbio y menos viscoso y cuando se mezcla con ácido acético glacial forma un coágulo floculento, que se desmenuza fácilmente. En las enfermedades inflamatorias aumenta en el líquido sinovial el número de leucocitos, especialmente polimorfonucleares, y el contenido de proteínas, y disminuye el nivel de glucosa. Las muestras de líquido sinovial también pueden cultivarse y examinarse al microscopio para diagnosticar procesos sépticos como por ejemplo una artritis bacteriana.

**ARTRODESIS** (arthrodesis) V. **anquilosis**.

**ARTROGRIPOSIS MÚLTIPLE CONGÉNITA** (arthrogryposis multiplex congenita) Rigidez fibrosa de una o más articulaciones que se observa ya en el momento del nacimiento y que suele acompañarse de un desarrollo incompleto de los músculos que mueven las articulaciones afectas junto con alteraciones degenerativas de las motoneuronas que inervan dichos músculos. Se desconoce la causa de esta enfermedad que, por otra, parte es rara. Su único tratamiento es la fisioterapia para relajar las articulaciones.

**ARTROPATÍA** (arthropathy) Cualquier enfermedad o trastorno que afecta a una articulación.

**ARTROPATÍA DEGENERATIVA** (degenerative joint disease) V. **osteoartritis**.

**ARTROPATÍA NEUROGÉNICA** (neurogenic arthropathy) Estado patológico asociado a lesión nerviosa, caracterizado por la degeneración progresiva de una articulación en ausencia de dolor. Se cree que es debido a una lesión previa que pasa inadvertida para el paciente a causa de falta de sensibilidad en el tejido afecto. La falta de reposo y cuidados agravan la lesión inicial y predisponen a la degeneración. V. también **Charcot, articulación de**.

**ARTROPATÍA NEUROPÁTICA** (neuropathic joint disease) Enfermedad articular crónica, progresiva y degenerativa que afecta a una o más articulaciones, caracterizada por hinchazón, inestabilidad articular, hemorragia, calor y cambios atróficos e hipertróficos en el hueso. El dolor suele ser menor de lo que podría esperarse por la observación radiológica de las lesiones. Es producto de un trastorno neurológico subyacente, tal como tabes dorsal de origen sifilítico, neuropatía diabética, lepra, o ausencia o disminución congénitas de sensibilidad al dolor. El reconocimiento de la enfermedad al principio y la profilaxis articular pueden resultar beneficiosas. Generalmente la reconstrucción quirúrgica no resulta efectiva porque el proceso de cicatrización es lento. Puede ser necesaria la amputación. Denominada también **Charcot, articulación de**.

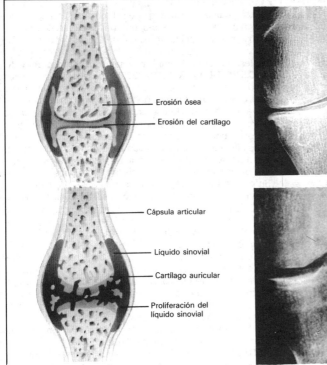

Erosión ósea

Erosión del cartílago

Cápsula articular

Líquido sinovial

Cartílago auricular

Proliferación del
líquido sinovial

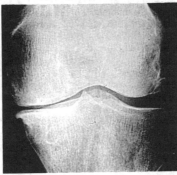

**ARTROPATÍA.** Las imágenes superiores (dibujo y radiografía) muestran una rodilla afectada de *artritis reumatoide* (hay inflamación y proliferación del líquido sinovial).

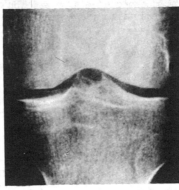

**ARTROPATÍA.** Las imágenes inferiores (dibujo y radiografía) muestran una rodilla afectada de *artrosis* (hay una degeneración progresiva del cartílago articular sin que exista inflamación).

**ARTROPLASTIA** *(arthroplasty)* Reconstrucción quirúrgica o sustitución de una articulación degenerada o dolorosa para restablecer su movilidad en enfermedades tales como la osteoartritis o la artritis reumatoide o para corregir una deformidad congénita. Existen dos tipos de intervenciones, que se realizan ambas bajo anestesia general: o bien los huesos de la articulación se remodelan y se sitúa entre ellos un tejido blando o un disco de metal, o la articulación se sustituye total o parcialmente por una prótesis de metal o de plástico. Antes de la intervención hay que determinar el grupo sanguíneo del enfermo y realizar pruebas cruzadas de sangre. En el postoperatorio se coloca inmediatamente un dispositivo de tracción para inmovilizar la extremidad afecta y, siguiendo un esquema lentamente progresivo, se van practicando ejercicios para aumentar la fuerza muscular y los márgenes de movilidad de la articulación. Si se coloca una férula, hay que comprobar con frecuencia el estado de la circulación distal. La enfermera debe vigilar estrechamente al paciente para ver si presenta signos de shock quirúrgico, tromboflebitis, embolismo pulmonar o embolismo graso. Suelen administrarse antibióticos para evitar la infección, que es la causa más frecuente de fracaso de la cirugía. V. también **osteoartritis**.

**ARTROPLASTIA EN CÚPULA DE LA ARTICULACIÓN DE LA CADERA** *(cup arthroplasty of the hip joint)* Sustitución quirúrgica de la cabeza del fémur por una prótesis de metal o de plástico para aliviar el dolor, aumentar la movilidad o corregir una deformidad. Bajo anestesia general, se extirpa el hueso lesionado o enfermo y se modelan el acetábulo y la cabeza femoral. Se inserta entre ambos una cúpula metálica que se convierte en la superficie articular del fémur. Durante el posoperatorio se somete la pierna del paciente a una tracción que la mantenga en abducción y rotación interna para que el disco no se salga de su localización en el acetábulo; es necesario mantener una abducción continua durante seis semanas. Entre las complicaciones posibles destacan infección, tromboflebitis y embolismo pulmonar y graso. El tratamiento físico es complejo; es necesario utilizar muletas para evitar la carga en la articulación durante al menos seis meses y es preciso seguir un programa de ejercicios durante varios años. V. también **artroplastia; cirugía plástica; osteoartritis; prótesis de la rodilla**.

**ARTRÓPODO** *(arthropod)* Invertebrado perteneciente al fillum Artrópodos, grupo muy numeroso del reino animal en el que están incluidos, entre otros, las pulgas, las garrapatas, los piojos y otros parásitos del hombre. Suelen tener un exosqueleto articulado (caparazón) y varios pares de patas también articuladas; producen mordeduras, picaduras, reacciones alérgicas y son transmisores de virus y otros agentes infecciosos.

**ARTROSCOPIA** *(arthroscopy)* Examen del interior de una articulación que se realiza introduciendo un endoscopio especialmente diseñado a través de una pequeña incisión. El procedimiento, que se emplea, sobre todo en trastornos de la rodilla, permite obtener una biopsia de cartílago o tejido sinovial, así como diagnosticar una torsión meniscal y, en algunos casos, extraer cuerpos libres de la cavidad articular, ratones articulares.

**ARTROSIS** *(arthrosis)* Denominada también artropatía degenerativa; **osteoartritis**.

**As** *(As)* Símbolo químico del arsénico.

**ASA** *(snare)* Dispositivo diseñado para sujetar un asa de alambre y que se emplea para extirpar pequeñas tumoraciones pedunculadas. El cirujano tensa el alambre en torno al pedúnculo y de esta forma lo extirpa.

**-ASA** *(-ase)* Sufijo que se utiliza en la denominación de las enzimas: *lipasa. oxidasa, proteasa*.

**ASA CERVICAL** *(ansa cervicalis)* Uno de los tres lazos nerviosos del plexo cervical cuyas ramas inervan los músculos infrahioideos. Tiene una raíz superior que se anastomosa con el nervio hipogloso y contiene fibras de los nervios cervicales primero y segundo, y una raíz inferior que se anastomosa con el segundo y tercer nervios cervicales. Denominada también **asa del hipogloso**.

**ASA CIEGA** *(blind loop)* Segmento redundante de intestino en el que se produce aumento de flora bacteriana, que puede dar lugar a malabsorción, obstrucción y necrosis. Puede crearse de forma inadvertida en el curso de intervenciones quirúrgicas, como por ejemplo una colostomía ileotransversa laterolateral; su existencia forma parte, no obstante, de algunas técnicas específicas como, por ejemplo, del Billroth II.

**ASA DEL HIPOGLOSO** *(ansa hypoglossi)* V. **asa cervical**.

**ASA EN C** *(C-loop)* Forma que adopta un asa intestinal tras cirugía abdominal.

**ASA EN R** *(R-loop)* (Genética molecular). Formación de un asa observada al microscopio electrónico. Se compone de un filamento helicoidal sencillo de ADN, unido a un filamento híbrido formado por ADN y ARN.

**ASBESTO** *(asbesto)* Mineral parecido al amianto pero de fibras más rígidas que éste. V. **amianto**.

**ASBESTOSIS** *(asbestosis)* Enfermedad pulmonar crónica producida por la inhalación de fibras de asbesto que conduce al desarrollo de fibrosis alveolar, intersticial y pleural. Los mineros y trabajadores del asbesto son quienes se afectan con mayor frecuencia, pero la enfermedad se observa a veces también en otras personas con exposición a materiales de construcción que contienen asbesto. En la radiografía de tórax de estos pacientes se observan pequeñas opacidades lineales características distribuidas por

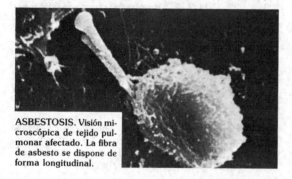

ASBESTOSIS. Visión microscópica de tejido pulmonar afectado. La fibra de asbesto se dispone de forma longitudinal.

todo el campo pulmonar. La enfermedad es progresiva y se acompaña de disnea, que en algunos casos llega a evolucionar a insuficiencia respiratoria. El hábito de fumar y la exposición continuada al asbesto agravan el cuadro. En estos enfermos se producen a veces tumores mesoteliales fatales. No existe tratamiento. V. también **polvo inorgánico**.

**ASCARIDIASIS, ASCARIDIOSIS** *(ascariasis)* Infestación producida por un nemátodo parasitario, *Ascaris lumbricoides*, que emigra a través de los pulmones en su etapa de larva. Los huevos de este gusano son eliminados por las heces humanas, contaminando el suelo y permitiendo su paso a la boca de otro sujeto a través de las manos, el agua o los alimentos. Cuando llegan al intestino grueso, las larvas atraviesan la pared intestinal y son transportadas a través de los vasos linfáticos hacia la sangre y los pulmones. Su paso a través de las vías respiratorias produce síntomas precoces como tos, sibilancias y fiebre. Las larvas deglutidas maduran en el yeyuno, donde liberan sus huevos, y el ciclo se repite. La infestación intestinal puede producir calambres abdominales y obstrucción. En los niños la migración de los gusanos adultos hacia el hígado, vesícula o cavidad peritoneal puede producir la muerte. Los huevos con capacidad infestante son fácilmente identificables en las heces. El citrato de piperacina, el pamoato de pirantello y el mebendazol son agentes farmacológicos terapéuticos eficaces. La enfermedad puede evitarse mediante una educación sanitaria, dirigida especialmente a los niños, que insista en el desarrollo de hábitos higiénicos adecuados con lavado frecuente de las manos.

**ASCARIS** *(Ascaris)* Género de parásitos intestinales pertenecientes al fillum Nemátodos, que comprende a los gusanos cilíndricos entre los que se encuentra la especie *Ascaris lumbricoides*, que produce la ascaridiasis, enfermedad que se encuentra en las regiones templadas y tropicales.

**ASCITIS** *(ascites)* Acumulación intraperitoneal anormal de líquido, con gran contenido de proteínas y electrólitos. Puede detectarse cuando se han acumulado más de 500 ml. Se acompaña de dilatación abdominal general, hemodilución, edema y disminución de la diuresis. Su identificación se hace por auscultación, percusión y palpación. La ascitis es una complicación de la cirrosis, insuficiencia cardiaca congestiva, nefrosis, enfermedades neoplásicas malignas, peritonitis y varias enfermedades fúngicas y parasitarias. Se trata con dieta y diuréticos; puede realizarse una paracentesis para aliviar las molestias y mejorar las funciones respiratoria y visceral al disminuir la presión del líquido acumulado. La paracentesis tiene carácter terapéutico en la ascitis que se acompaña de hemorragia al disminuir la presión en el sistema portal. V. también **paracentesis**.

**ASCITIS GRASA** *(fatty ascites)* V. **ascitis quilosa**.

**ASCITIS HIDRÉMICA** *(hydremic ascites)* Acúmulo de líquido en la cavidad peritoneal acompañado de hemodilución; aparece en la malnutrición proteico-calórica. V. también **ascitis**.

**ASCITIS LECHOSA** *(milky ascites)* V. **ascitis quilosa**.

**ASCITIS NEFROGÉNICA** *(nephrogenic ascites)* Anormal presencia de líquido en la cavidad peritoneal en personas sometidas a hemodiálisis por insuficiencia renal.

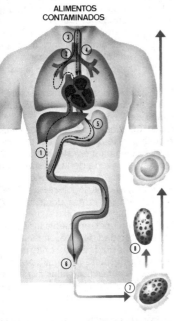

**ALIMENTOS CONTAMINADOS**

**ASCARIS. Ciclo biológico.** El individuo ingiere alimentos contaminados por huevos del parásito, éstos llegan a través del estómago al intestino y de allí salen las larvas que pasan a la circulación general 1; por la arteria pulmonar llegan a los pulmones y penetran en bronquios y alveolos 2; ascienden por la tráquea 3; descienden por la laringe 4 y vuelven al intestino por el estómago 5; en el intestino las larvas se convierten en gusanos adultos y sus huevos son expulsados con las heces 6; parte de los huevos fecundados reemprenden el ciclo 7; y parte de los huevos fecundados se pierden en el suelo 8. El ciclo dura de 60 a 75 días.

**ASCITIS PREAGÓNICA** (preagonal ascites) Acúmulo de líquido en la cavidad peritoneal que se debe a trasudación de suero procedente de los vasos. En algunos casos va seguido inmediatamente de fallecimiento. V. también **ascitis**.

**ASCITIS PRECOZ** (ascites praecòx) Acumulación anómala de líquido en la cavidad peritoneal en el curso de una pericarditis antes de que se produzca edema generalizado. V. también **ascitis**.

**ASCITIS QUILIFORME** (chyliform ascites) V. **ascitis quilosa**.

**ASCITIS QUILOSA** (chylous ascites) Proceso que se caracteriza por la acumulación de quilo en la cavidad peritoneal. Suele ser consecuencia de la obstrucción del conducto torácico causada por un tumor o por una lesión destructiva que rompe los vasos linfáticos. Denominada también **ascitis grasa; ascitis lechosa; ascitis quilosa; ascitis quiliforme**. V. también **ascitis**.

**ASCITIS SEUDOQUILOSA** (pseudochylous ascites) Acumulación anormal en la cavidad peritoneal de un líquido lechoso que recuerda el quilo. La turbidez está provocada por los detritus celulares presentes. Indica la presencia de un tumor abdominal o de una infección. Consultar la voz **ascitis quilosa**. V. también **ascitis**.

**ASCITIS TRASUDATIVA** (transudative ascites) Acumulación anormal de líquido en la cavidad peritoneal con escaso contenido de células y proteínas. El líquido ascítico con contenido proteínico inferior a 2,5 mg/ml se considera trasudado. Es indicativa de cirrosis o insuficiencia cardíaca congestiva más que de infección, inflamación o presencia de un tumor.

**ASCORBEMIA** (ascorbemia) Presencia de ácido ascórbico en la sangre en cantidades superiores a lo normal, lo que por lo general no es más que un reflejo de que la dieta del sujeto tiene un exceso en dicho ácido.

**ASCÓRBICO, ÁCIDO** (ascorbic acid) Vitamina hidrosoluble, cristalina y blanca, presente en los tomates, fresas y frambuesas, patatas y vegetales frescos de hoja verde como brécol, coles de bruselas, escarola, lechuga, repollo, espinacas, etc. Es esencial para la formación de colágeno y tejido fibroso, imprescindible para el desarrollo de la matriz o sustancia intercelular normal de dientes, hueso, cartílago, tejido conjuntivo y piel, y para la integridad estructural de las paredes capilares. También colabora en la lucha contra las infecciones bacterianas e interacciona con otros nutrientes. Entre los signos de deficiencia de ácido ascórbico figuran las hemorragias gingivales, tendencia a la aparición de equímosis y hematomas, hinchazón o dolor articular, epistaxis, anemia, disminución de la resistencia a las infecciones y cicatrización lenta de las heridas y fracturas. La deficiencia grave produce escorbuto. El exceso de ácido ascórbico da lugar a veces a una sensación de quemazón durante la micción y puede producir diarrea, erupciones cutáneas, náuseas y alterar la absorción y metabolismo de la vitamina $B_{12}$. Cuando se administran grandes cantidades de ácido ascórbico las pruebas de glucosuria, ácido úrico y hierro pueden dar resultados erróneos. V. también **ascorbemia; bioflavinoide; escorbuto**.

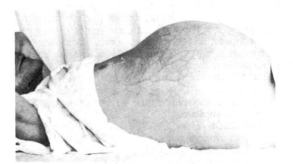

**ASCITIS.** Acumulación peritoneal masiva de líquido y dilatación de las venas abdominales superficiales.

**ASCORBURIA** (ascorburia) Presencia de ácido ascórbico en la orina en cantidades superiores a lo normal, lo que por lo general refleja únicamente un exceso de ácido ascórbico en la dieta.

**ASCHEIM-ZONDEK, PRUEBA DE** (Ascheim-Zondek test) Prueba biológica del embarazo (basada en la secreción placentaria de Gonadotropina coriónica humana [HCG], que ya no se utiliza.

**ASEPSIA** (asepsis) **1.** Ausencia de gérmenes. **2.** Asepsia médica: Eliminación o destrucción de los gérmenes patológicos o los materiales infectados. **3.** Asepsia quirúrgica: Protección contra la infección antes, durante o después de las intervenciones quirúrgicas mediante el empleo de una técnica estéril.

**ASÉPTICA, FIEBRE** (aseptic fever) Fiebre que no se asocia con infección. Ciertos traumatismos mecánicos, como las lesiones por aplastamiento, pueden producir fiebre, incluso sin que concurran microorganismos patógenos. Aunque no se comprende el mecanismo exacto de esta fiebre, se considera debida a la degradación de los leucocitos o a la absorción de sustancias procedentes de las áreas isquémicas.

**ASESINA, CÉLULA** *(killer cell)* V. **nula, célula**.

**ASEXUAL** *(asexual)* **1.** No sexual. **2.** Relativo a un organismo que no posee órganos sexuales. **3.** Se aplica a un proceso que no es sexual.

**ASEXUALIZACIÓN** *(asexualization)* Proceso por el cual se incapacita a un sujeto para la reproducción; esterilización de un individuo o animal por castración, vasectomía, extirpación de los ovarios o por otros medios.

**ASFIXIA** *(asphyxia)* Hipoxia grave que evoluciona hacia hipoxemia, hipercapnia, pérdida de conciencia y si no se corrige produce la muerte del enfermo. Algunas de sus causas más frecuentes son la inmersión, electrocución, aspiración de vómitos, alojamiento de un cuerpo extraño en las vías respiratorias, inhalación de gas o humo tóxico y las intoxicaciones. Para evitar el daño cerebral hay que administrar inmediatamente oxígeno y hacer ventilación artificial. A continuación se trata la causa subyacente. V. **respiración artificial**.

**ASHERMAN, SÍNDROME DE** *(Asherman syndrome)* Amenorrea secundaria en una mujer hormonalmente normal producida por obliteración de la cavidad endometrial por adherencias que se forman como resultado de un legrado o una infección. Se diagnostica por histerografía y puede tratarse mediante legrado secundario (para eliminar las adherencias) seguido por la colocación de un dispositivo en el útero que impida la formación de nuevas adherencias durante la cicatrización.

**ASIMÉTRICO** *(asymmetrical)* (Referido al cuerpo o a las partes del cuerpo). Desigual en forma o tamaño; de colocación o distribución diferentes con respecto a un eje. Consultar la voz **simétrico**.

**ASIMILACIÓN** *(assimilation)* **1.** Proceso de incorporación de material nutritivo en un tejido vivo; estadio terminal del proceso de la nutrición, realizado tras la digestión y absorción o simultáneamente con esta última. **2.** (Psicología). Incorporación de nuevas experiencias en el plano consciente de una persona. Consultar la voz **percepción**.

**ASINCLITISMO** *(asynclitism)* Presentación oblicua de una cara parietal de la cabeza fetal en el estrecho superior de la pelvis materna durante el período de dilatación del parto; la sutura sagital está en una posición paralela al diámetro transversal (encajamiento en transversa) de la pelvis pero por delante o por detrás del mismo. En el parto normal, sin embargo, la cabeza fetal suele encajarse con un cierto grado de asinclitismo (oblicuidad). El asinclitismo anterior, en el cual la sutura sagital está por delante del diámetro transversal, se denomina oblicuidad de Naegele y el asinclitismo posterior, oblicuidad de Litzmann. V. también **encajamiento; parto, mecanismo del trabajo del**.

**ASINCLITISMO POSTERIOR** *(posterior asynclitism)* V. **asinclitismo**.

**ASINERGIA** *(asynergy)* **1.** Trastorno caracterizado por falta de cordinación entre grupos de órganos o músculos que normalmente funcionan de forma armónica. **2.** Estado de antagonismo muscular que se observa en las enfermedades cerebelosas. V. también **ataxia; cerebelo**.

**ASINTAXIA** *(asyntaxia)* Cualquier interferencia con la secuencia ordenada de crecimiento y diferenciación del feto durante su desarrollo embrionario que da lugar a una o más anomalías congénitas. Un tipo de asintaxia es la **asintaxia dorsal**.

**ASINTAXIA DORSAL** *(asyntaxia dorsalis)* Falta de cierre del tubo neural durante el desarrollo embrionario. V. también **tubo neural, defecto del**.

**ASISTENCIA A DOMICILIO** *(home care)* Atención sanitaria proporcionada en el lugar de residencia del paciente cuyos fines son promover, mantener o restaurar la salud o reducir al mínimo las consecuencias de la enfermedad y la incapacidad. Este servicio cuenta con asistencia médica y dental, servicio de enfermeras, logoterapia y fisioterapia, personal de ayuda en las tareas domésticas y facilidades para el transporte. La valoración del grado de asistencia requerida se hace teniendo en cuenta las necesidades del paciente y la capacidad de éste, su familia y sus amigos para atenderlas. Los cuidados de enfermería puede proporcionarlos una enfermera diplomada o una asitenta sanitaria a domicilio. Algunos hospitales disponen de un servicio de asistencia a domicilio que organiza visitas periódicas de un médico y una enfermera a las casas de los pacientes.

**ASISTENCIA AGUDA O INMEDIATA** *(acute care)* Forma de asistencia sanitaria en la que se administra tratamiento al paciente para combatir un episodio de enfermedad aguda, las secuelas de un accidente u otro traumatismo, o durante la recuperación de una intervención quirúrgica. La asistencia aguda suele prestarse en el medio hospitalario y por medio de personal especializado que emplea materiales y equipos técnicos sofisticados entre los que se pueden incluir cuidados intensivos. Esta forma de asistencia por lo general sólo es necesaria durante un corto período de tiempo, a diferencia de la asistencia crónica o mediata.

**ASISTENCIA MÉDICA EPISÓDICA** *(episodic care)* Tipo de asistencia que consiste en atender un problema médico particular de una persona sin que posteriormente se establezca una relación estable entre la misma y los profesionales sanitarios. Se presta este tipo de asistencia episódica, por ejemplo, en los servicios de urgencia.

**ASISTENCIA PROGRESIVA DEL PACIENTE** *(progressive patient care)* Método de asistencia que consiste en agrupar a los pacientes de acuerdo con la atención que requieren por su grado de enfermedad, en lugar de hacerlo por especialidades médicas. Los niveles habituales son cuidados intensivos, intermedios y mínimos.

**ASISTENCIA SANITARIA, NIVELES DE** *(levels of care)* Clasificación de los servicios de salud pública mediante el tipo de asistencia proporcionado, número de personas tratadas y personal que proporciona dicha asistencia. Los niveles son: asistencia sanitaria primaria, secundaria y terciaria.

**ASISTENCIA SANITARIA, SISTEMA DE** *(health care delivery system)* Red completa de organismos, medios y proveedores de asistencia sanitaria en una zona geográfica determinada. Los servicios de enfermería se integran en todos los niveles y formas de asistencia y las enfermeras constituyen el personal más numeroso dentro de cualquier sistema de asistencia sanitaria.

**ASISTENCIA SANITARIA GLOBAL** (holistic health care) Sistema de atención integral que toma en cuenta las necesidades físicas, emocionales, sociales, económicas y espirituales del enfermo, la respuesta a la enfermedad y su repercusión en la capacidad del enfermo de satisfacer sus propias necesidades. La atención global de la enfermera al paciente es el tipo de práctica que deriva de esta filosofía. Denominado también **atención global del paciente**.

**ASISTENCIA SANITARIA PRIMARIA** (primary health care) Nivel básico de asistencia sanitaria dirigido a promocionar la salud, diagnosticar precozmente la enfermedad y la incapacidad y prevenir la enfermedad. Se lleva a cabo en instalaciones ambulatorias; el número de personas atendidas es limitado y generalmente suelen circunscribirse a un área geográfica concreta. Es el primer contacto del paciente con el sistema sanitario. Puede tratarse de una atención continuada, como la que presta la enfermera, o puede centrarse en el punto de entrada en el sistema sanitario, como ocurre en el departamento de urgencias, que presta atención en el momento o envía a los pacientes a otro centro.

**ASISTENCIA SANITARIA SECUNDARIA** (secondary health care) Nivel intermedio de asistencia sanitaria que incluye el diagnóstico y tratamiento en un hospital y cuenta con un equipo y unos medios de exploración complementaria especializados. La asistencia secundaria va dirigida a un mayor grupo de población, procedente de un área geográfica más extensa que la asistencia primaria.

**ASISTENCIA SANITARIA TERCIARIA** (tertiary health care) Nivel de asistencia sanitaria muy especializada técnicamente, que incluye el diagnóstico y tratamiento de la enfermedad mediante medios sofisticados y profundas investigaciones. Son propios de este nivel las unidades de cuidados intensivos especializados, los departamentos de apoyo diagnóstico y el personal altamente cualificado. Se proporciona, centralizada, a una amplia masa de población, en ocasiones a la población mundial.

**ASISTOLIA** (asystole) Ausencia de latido cardiaco que se distingue de la fibrilación porque en ésta la actividad eléctrica persiste aunque la contracción cese. La asistolia cardiotóxica se caracteriza por un breve período de paro cardiaco producido por una aceleración de la frecuencia. En la asistolia hay que practicar inmediatamente reanimación cardiopulmonar con masaje cardiaco y ventilación adecuada. Si con estas medidas no se consigue reiniciar las contracciones, puede administrarse una descarga eléctrica con un desfibrilador y si esto resulta ineficaz, puede inyectarse adrenalina intracardiaca (evitando la inyección directa del miocardio) o 5-10 ml de cloruro cálcico al 1 %, también en la cavidad ventricular. Denominada también **paro cardiaco**.

**ASLO** (ASLT) Abreviatura de **antiestreptolisina O, prueba de la**.

**ASMA** (asthma) Trastorno respiratorio caracterizado por estrechamiento bronquial contráctil (m. liso), inflamatorio y edematoso que origina episodios repetidos de disnea pa-

roxística, sibilancias espiratorias, tos y secreciones bronquiales mucosas viscosas. Los episodios, reversibles, pueden desencadenarse como consecuencia de la inhalación de alergenos o contaminantes, infecciones, ejercicio enérgico o tensión emocional. El tratamiento incluye la eliminación del agente causal, la hiposensibilización y la administración de aerosoles o broncodilatadores orales con corticosteroides a corto plazo. Están contraindicados los antihistamínicos, barbitúricos y narcóticos. Las crisis repetidas suelen evolucionar a enfisema y bronconeumopatía crónica obstructiva. V. también **asma alérgica; asma infantil; asma intrínseca**.

**-ASMA** (-asthma) Sufijo que significa «dificultad respiratoria»: acetonasma, cardiasma, corasma.

**ASMA ALÉRGICA** (allergic asthma) Forma de asma causada por exposición de la mucosa bronquial a un antígeno inhalado (transportado por el aire). Este alergeno induce la producción de anticuerpos, que se unen a los mastocitos del árbol bronquial. Las células mastoides liberan posteriormente histamina, que estimula la contracción de la musculatura lisa bronquial y causa edema de la mucosa. Los factores psicológicos pueden provocar crisis de asma en los bronquios ya sensibilizados por alergenos. Los tratamientos de hiposensibilización son más eficaces para la sensibilidad al polen que para la debida a polvo doméstico, caspa animal, mohos o insectos. Con frecuencia se observa un patrón diurno de liberación histamínica, que causa grados variables de broncospasmo en los diferentes momentos del día. Denominada también **asma extrínseca**. Consultar la voz **asma intrínseca**. V. también **asma; asma infantil**.

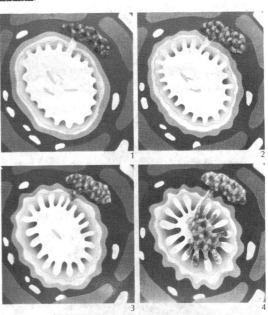

ASMA ALÉRGICA. 1) Sección de un bronquio normal. 2) La alergia provoca una disminución del calibre bronquial. 3) Hay inflamación de la mucosa. 4) el bronquio se llena de mucosidad.

**ASMA ATÓPICA** *(atopic asthma)* V. **asma extrínseca**.

**ASMA BRONQUIAL** *(bronchial asthma)* V. **asma infantil**.

**ASMA CARDIACA** *(cardiac asthma)* Crisis asmática asociada con un trastorno cardiaco, como la insuficiencia ventricular que se caracteriza predominantemente por congestión pulmonar con algo de broncoconstricción.

**ASMA DEL MOLINERO** *(grinder's asthma)* Trastorno caracterizado por síntomas debidos a la inhalación de partículas finas producidas en los procesos industriales de moltura. Denominada también enfermedad del molinero. V. también **neumoconiosis**.

**ASMA EXTRÍNSECA** *(extrinsic asthma)* Forma de asma cuyos ataques se precipitan fundamentalmente por alergenos a los cuales está sensibilizado el paciente. El comienzo suele tener lugar antes de los 30 años de edad. Denominada también **asma alérgica; asma atópica**. V. también **asma infantil**.

**ASMA INFANTIL** *(asthma in children)* Trastorno respiratorio obstructivo caracterizado por la aparición de episodios repetidos de disnea paroxística, sibilancias, espiración prolongada y tos irritativa. Enfermedad crónica frecuente en la infancia cuyo comienzo suele tener lugar entre los 3 y los 8 años de edad. Las crisis asmáticas se producen por constricción de las vías aéreas de grande y pequeño calibre por espasmo del músculo liso bronquial, edema o inflamación de la pared de los bronquios o producción excesiva de moco. Es un trastorno complejo en el cual intervienen factores bioquímicos, inmunológicos, infecciosos, endocrinológicos y psicológicos. El asma infantil suele ser extrínseco, es decir, la mayoría de las crisis se asocian con hipersensibilidad alergénica frente a una sustancia extraña que puede ser polen, hongos, polvo de casa, determinados alimentos, pelos y escamas cutáneas de animales, plumas, insectos, humo y determinados productos químicos o fármacos. En los recién nacidos, especialmente los pertenecientes a familias con historial de reacciones alérgicas, un factor desencadenante frecuente es la alergia alimentaria. En algunos casos los episodios son desencadenados por factores no alergénicos como infecciones o inflamaciones, compresión bronquial por presión externa, obstrucción por un cuerpo extraño, tensión física debida a fatiga o ejercicio, exposición a aire frío o tensión psíquica. En estos casos el asma se denomina no alérgica o intrínseca. Existen ciertas formas raras de asma debidas a un defecto hereditario o adquirido del control adrenérgico y colinérgico del diámetro de las vías aéreas. El asma tiene un claro carácter hereditario y hasta un 75 % de los niños asmáticos presentan una historia familiar positiva junto con otras manifestaciones alérgicas como fiebre del heno, eccema o urticaria. Es dos veces más frecuente en los niños que en las niñas antes de la pubertad pero durante la adolescencia los dos sexos se afectan igualmente. También se llama asma bronquial.

OBSERVACIONES: El trastorno suele confundirse con una infección aguda de las vías respiratorias medias e inferiores, estridor congénito, obstrucción o compresión bronquial o traqueal y mucoviscidosis. El diagnóstico suele venir dado por la observación de la historia clínica que confirma la presencia de reacciones alérgicas y los antecedentes familiares de alergia, y, en menor grado, por las pruebas analíticas y radiológicas que sirven principalmente para eliminar otros diagnósticos posibles. Una característica diagnóstica exclusiva es la presencia en el esputo de un gran número de eosinófilos y fragmentos cristaloides producto de la degeneración de dichas células y denominados cristales de Charcot-Leyden. Las pruebas de función

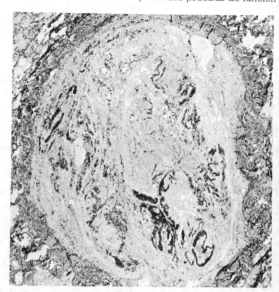

ASMA INFANTIL. A la izquierda RX de un tórax asmático en un niño de 10 años. Arriba, micrografía de un bronquio con moco (espirales de Curschmann).

pulmonar sirven para valorar el grado de obstrucción de las vías aéreas y el volumen del intercambio gaseoso. Los episodios asmáticos varían mucho en cuanto a frecuencia, duración e intensidad y comprenden desde simples episodios ocasionales de sibilancias, tos leve y ligera disnea, hasta crisis graves que pueden producir obstrucción total de las vías aéreas e insuficiencia respiratoria. Las crisis pueden comenzar gradualmente o de forma brusca y por lo general van precedidas de una infección de las vías respiratorias superiores. Normalmente los episodios provocados por infecciones tienen un comienzo gradual y son de larga duración, mientras que los debidos a factores alergénicos son agudos y desaparecen rápidamente una vez se elimina el agente causal. Típicamente la crisis comienza con disnea, sibilancias paroxísticas y tos seca. A medida que se van acumulando las secreciones, la fase espiratoria se prolonga, las tos se hace más profunda y estertórea y se produce una gran cantidad de esputo espeso, pegajoso y mucoso, a la vez que desaparece la crisis. El niño se muestra temeroso, habla entrecortadamente y puede inclinarse hacia delante para facilitar la respiración. La fase de espiración prolongada no es tan aparente en recién nacidos y niños pequeños. En el espasmo o la obstrucción grave las respiraciones se hacen superficiales e irregulares. El aumento súbito de la frecuencia respiratoria con accesos muy repetidos de tos seca son indicativos de falta de movimiento del aire con insuficiencia ventilatoria y asfixia inminente. Los niños con asma crónica desarrollan un tórax en tonel, por hiperinsuflación pulmonar, debido al estado de hiperventilación continua y normalmente mantienen los hombros en posición elevada para aprovechar mejor la acción de los músculos respiratorios accesorios.

ACTUACIÓN: Una crisis asmática aguda es una situación de urgencia médica que requiere un control inmediato de la obstrucción bronquial con fármacos broncodilatadores, reducción del edema de la mucosa y eliminación del exceso de secreciones bronquiales. Los fármacos más importantes que se utilizan para controlar el broncospasmo son los agentes betaadrenérgicos como adrenalina, isoproterenol, efedrina, isoetarina, metaproterenol, terbutalina y salbutamol; las metilantinas como teofilina y aminofilina; los corticosteroides; los agentes expectorantes y sedantes y los antibióticos para aquellos casos en los que el mecanismo desencadenante es una infección. En raras ocasiones, los episodios agudos no responden a esas medidas y se produce un estado asmático en cuyo caso es obligada la hospitalización del paciente. El niño suele encontrarse en un estado de deshidratación y acidosis con hipoxia e hipercapnia y el tratamiento consiste en la administración de líquidos IV, oxígeno humedecido por medio de una tienda, una mascarilla facial o una cánula, bicarbonato sódico o trometamina para mantener el pH en niveles aceptables y broncodilatadores para aliviar el broncospasmo. Los casos de asma leve intermitente se tratan con broncodilatadores en aerosol que aseguran una rápida mejoría y son eficaces para abortar el episodio en su comienzo; en los niños más pequeños se prefiere la administración oral. Los casos de asma crónica persistente se tratan con dosis orales diarias de un broncodilatador, casi siempre teofilina,

y por lo general, en combinación con un expectorante y corticosteroides. El broncospasmo producido por el ejercicio puede tratarse profilácticamente con cromoglicato disódico que inhibe la liberación de histamina en los pulmones. Otras medidas terapéuticas son la fisioterapia y los ejercicios dirigidos a inducir la relajación física y mental, mejorar la postura, reforzar la musculatura respiratoria y desarrollar unos patrones respiratorios más adecuados. Se recomienda la hiposensibilización cuando existe un alergeno conocido que no puede evitarse. El pronóstico de los niños con asma varía considerablemente; en muchos casos los síntomas desaparecen en la pubertad. Dicho pronóstico depende del número y gravedad de los síntomas, de los factores emocionales y de la historia familiar de alergia.

ACTUACIÓN DE LA ENFERMERA: El objetivo primordial del tratamiento del asma agudo es mejorar los síntomas del sufrimiento respiratorio mediante infusiones IV y oxigenoterapia, corrección de la acidosis y administración de broncodilatadores y corticosteroides. La enfermera debe tomar todas las medidas necesarias para asegurar el bienestar físico del paciente, favorecer su reposo y reducir su fatiga y ansiedad. Es de vital importancia tranquilizar al niño y a sus padres con respecto a los procedimientos terapéuticos, el equipo utilizado y el pronóstico. La enfermera también desempeña un papel muy importante en el apoyo a largo plazo de los niños con asma crónico, y sobre todo tiene la responsabilidad de enseñar al niño y a sus padres los aspectos relativos a la enfermedad y la forma de adaptarse a ellos. Una vez se ha determinado el alergeno, hay que modificar el ambiente del lugar para reducir el contacto del niño con los agentes causales. La enfermera debe enseñar al niño y a sus padres la forma de utilización de los medicamentos prescritos, especialmente los nebulizadores y aerosoles, cómo detectar los signos precoces de una crisis para poder controlarla con medicación, cómo determinar los efectos adversos de los medicamentos, especialmente los peligros de la sobredosificación, y la forma de emplear el ejercicio físico y las actividades de juego como medidas terapéuticas, particularmente aquellos que favorecen unas técnicas respiratorias adecuadas. Los niños con problemas emocionales requieren una atención especial; el estrés psíquico suele desencadenar crisis asmáticas y con frecuencia hay que emplear psicoterapia o terapia de conducta.

**ASMA INTRÍNSECA** (intrinsic asthma) Forma de asma no estacional ni alérgica que suele presentarse por primera vez en una etapa de la vida más tardía que el asma alérgica, y que, en vez de manifestarse de forma episódica, tiende a mantenerse crónicamente. Los factores desencadenantes comprenden la inhalación de contaminantes atmósféricos, como partículas de polvo, humo de tabaco, aerosoles, fuertes olores de cocina, vapores de pintura y otras sustancias volátiles. También se puede producir broncospasmo con el tiempo frío y húmedo, después de la inhalación brusca de aire frío y seco, del ejercicio físico o de accesos violentos de tos o de risa. También pueden inducir un ataque las infecciones respiratorias, como el resfriado común, y factores psicológicos, como la ansiedad. Consultar la voz **asma alérgica**. V. también **asma infantil**.

**ASMA OCUPACIONAL** *(occupational asthma)* Proceso patológico del sistema respiratorio a consecuencia de la exposición laboral a alergenos u otras sustancias irritantes. Es más común entre personas que trabajan con detergentes, cedro rojo, algodón, lino, cáñamo, grano, harina y piedra. V. también **asma; bisinosis**.

**-ASMÁTICO** *(-asthmatic)* Sufijo que significa «relativo al asma, sus síntomas o su tratamiento»: *antiasmático, postasmático*.

**ASMÁTICO, ESTADO** *(status asthamatic)* Crisis asmática aguda, grave y prolongada que se caracteriza porque el broncoespasmo no responde a la medicación oral. A veces se acompaña de hipoxia, cianosis y pérdida de la conciencia. El tratamiento consiste en la administración intravenosa de aminofilina, ventilación controlada con presión positiva, sedación profunda, fisioterapia respiratoria frecuente y apoyo emocional. En el ventilador puede incluirse un broncodilatador aerosolizado.

**ASOCIACIÓN** *(association)* (Psicología). Conexión de sensaciones, recuerdos, emociones, sentimientos, pensamientos o percepciones con determinadas personas, objetos o ideas. Entre los distintos tipos de asociación se encuentran la asociación de ideas, la asociación controlada, la asociación de sueños y la asociación libre.

**ASOCIACIÓN DE IDEAS** *(controlled association)* **1.** Conexión mental que se establece entre ideas, sentimientos o percepciones similares que aparecen como respuesta a un estímulo. **2.** Procedimiento psicoanalítico destinado a hacer conscientes pensamientos reprimidos mediante la asociación de ideas provocada por las palabras dichas por el psicoanalista. Denominada también **asociación de palabras**.

**ASOCIACIÓN DE PALABRAS** *(word association)* V. **asociación de ideas**.

**ASOCIACIÓN DE SUEÑOS** *(dream association)* Relación de pensamientos o emociones que se descubren o experimentan al recordar o analizar un sueño.

**ASOCIACIÓN LIBRE** *(free association)* **1.** Asociación espontánea sin restricción consciente de ideas, sentimientos o imágenes mentales. **2.** Verbalización espontánea de pensamientos y emociones que entran en la conciencia durante el psicoanálisis.

**ASOCIACIÓN POR SONIDOS** *(clang association)* Conexión mental entre ideas disociadas que se realizan a causa de la similitud de los sonidos de las palabras utilizadas para describir las ideas. El fenómeno se produce con frecuencia en la fase maníaca de la psicosis bipolar.

**ASOCIATIVA, CORTEZA** *(association area)* Cualquiera de las áreas de la corteza cerebral que intervienen en la integración de la información sensorial.

**ASPARAGINASA** *(asparaginase)* Enzima que cataliza la hidrólisis de la asparagina en ácido asparagínico y amonio. La asparaginasa se utiliza como agente quimioterápico en el tratamiento de la leucemia linfoblástica aguda.

**ASPARTATO-AMINOTRANSFERASA (AST)** V. **GOT**.

**ASPARTATO-QUINASA** *(aspartate kinase)* Enzima que cataliza la transferencia de un grupo fosfato del trifosfato de adenosina (ATP) al aspartato para producir fosfoaspartato.

**ASPARTATO TRANSAMINASA** *(aspartate transaminase)* Enzima que cataliza la degradación del ácido aspártico en

ácido fumárico y amonio transfiriendo un grupo amino del ácido aspártico a otra molécula.

**ASPÁRTICO, ÁCIDO** *(aspartic acid)* Aminoácido no esencial presente en la caña de azúcar, melaza de la remolacha y productos de degradación de un gran número de proteínas. El ácido aspártico puro es una sustancia hidrosoluble, cristalina e incolora. En el ciclo del ácido cítrico de Krebs, el ácido aspártico y el ácido oxalacético son interconvertibles. El ácido aspártico se utiliza en la preparación de medios de cultivo, suplementos dietéticos, detergentes, fungicidas y germicidas. Denominado también **aminosuccínico, ácido**.

**ÁSPERA, LÍNEA** *(linea aspera)* Cresta posterior del fémur en la que se inservan varios músculos como el glúteo mayor, pectíneo o ilíaco.

**ASPERGÍLICO, ÁCIDO** *(aspergillic acid)* Sustancia antibiótica derivada de *Aspergillus flavus*, hongo productor de aflatoxina que se encuentra en el maíz, el trigo y los cacahuetes.

**ASPERGILOSIS** *(aspergillosis)* Infección producida por un hongo del género *Aspergillus* que afecta sobre todo al oído pero que puede producir también lesiones inflamatorias granulomatosas en cualquier otro órgano. Es relativamente rara y se produce típicamente en personas que se encuentran ya debilitadas por algún otro trastorno, por lo que se encuadra entre las infecciones oportunistas. En la piel pueden emplearse fungicidas tópicos mientras que para tratar la aspergilosis sistémica, sobre todo si se ha extendido a los pulmones, el fármaco de elección es la anfotericina B. El pronóstico es malo, como sucede en la mayoría de las infecciones fúngicas sistémicas.

**ASPERGILOSIS BRONCOPULMONAR ALÉRGICA** *(allergic broncopulmonar aspergillosis)* Forma de aspergilosis producida en las personas asmáticas al proliferar el hongo *Aspergillus fumigatus* en la luz bronquial, lo que cau-

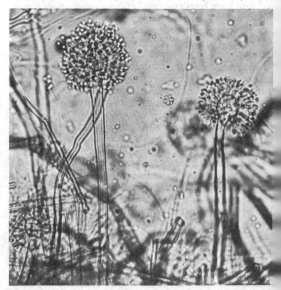

**ASPERGILLUS.** Visión microscópica del hongo.

sa una reacción de hipersensibilidad tipo I o tipo II. Las manifestaciones del trastorno son similares a las del asma, incluyendo disnea y sibilancias. La exploración del tórax y las pruebas de función pulmonar pueden revelar una obstrucción de las vías aéreas. Las pruebas serológicas suelen demostrar la presencia de anticuerpos precipitantes contra *A. fumigatus*. El examen bacteriológico y microscópico del esputo quizás muestre *A. fumigatus*, además de cristales de Charcot-Leyden. También suele existir eosinofilia. Consultar la voz **aspergilosis**.

**ASPERGILLUS** *(aspergillus)* Género de hongo que se encuentra con frecuencia como contaminante en el laboratorio y produce infecciones nosocomiales (hospitalarias, oportunistas). Este hongo posee hifas y esporas, vive en el suelo, es ubicuo y prolifera rápidamente. La inhalación de las esporas de dos especies patógenas, *Aspergillus fumigatus* y *A. flavus*, es bastante frecuente, pero la infección es rara.

**ASPERMIA** *(aspermia)* Falta de formación o eyaculación del semen.

**ASPIRACIÓN** *(aspiration)* **1.** Acto por el cual se toma aire, inhalación. **2.** Extracción de un líquido, como moco o suero, del organismo mediante un dispositivo de succión. V también **neumonía por aspiración**.

**ASPIRACIÓN CERRADA** *(closed wound suction)* Técnica de drenaje de colección líquida como de sangre, pus o suero extravasado en la herida quirúrgica. Estos líquidos interfieren la cicatrización y favorecen la infección, por lo que la aplicación de aspiración evita la acumulación de secreciones en los espacios muertos y promueve la unión de los tejidos. Muchos autores prefieren este tipo de drenaje pues disminuye el riesgo de infección. Se realiza con una variedad de aparatos que ejercen una pequeña presión negativa que produce aspiración de la colección líquida. Los aparatos están compuestos por un recipiente

transparente desechable que recoge el aspirado, varios tubos y una bomba portátil de aspiración. La colocación la realiza el cirujano tras limpiar la herida de coágulos y restos, introduciendo el extremo agujereado del tubo en la herida y sacando éste por un ojal de piel sana a unos 5 cm de la incisión. A continuación se cierra la herida, se aplica una venda suave y se conecta el tubo al aspirador, lo que crea un espacio cerrado ideal para la aspiración. Ésta debe mantenerse hasta que el aspirador no succione ningún resto. Debe vigilarse todo el sistema para evitar obstrucciones. También permite la irrigación de la herida con antibióticos, suero u otras sustancias mediante tubos auxiliares.

**ASPIRACIÓN DE VÓMITO** *(aspiration of vomitus)* Inhalación de contenido gástrico regurgitado en el sistema pulmonar. V. también **aspiración; neumonía por aspiración**.

**ASPIRACIÓN POR VACÍO** *(vacuum aspiration)* Método de aborto que consiste en extraer el feto y la placenta por aspiración para interrumpir un embarazo precoz de hasta 14 semanas. Con la anestesia local o general ligera se dilata el cuello del útero y se vacía por aspiración. En el posoperatorio hay que observar de cerca los signos vitales para comprobar la aparición de síntomas de hemorragia. Denominada también legrado por aspiración. Consultar las voces **curetaje** y **dilatación**. V. también **aborto terapéutico**.

**ASPIRADOR** *(aspirator)* Cualquier instrumento que sirva para eliminar una sustancia de alguna cavidad corporal por aspiración, como una jeringa con bulbo de goma, una bomba de pistón o una jeringa hipodérmica.

**ASPIRINA** *(aspirin)* Nombre comercial del ácido acetilsalicílico que por su amplia difusión ha llegado a identificarse erróneamente con éste. Fármaco analgésico, antipirético y antirreumático.
INDICACIONES: Reducción de la fiebre y mejoría del dolor y la inflamación.

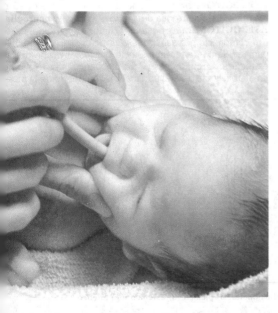

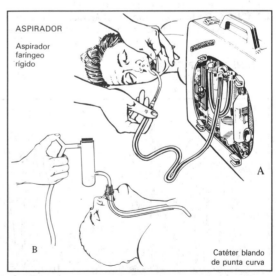

ASPIRADOR

Aspirador faríngeo rígido

A

B

Catéter blando de punta curva

ASPIRADOR. A la izquierda, aspiración de mucosidades. Arriba, aspiración de las vías aéreas con un aparato portátil.

CONTRAINDICACIONES: Trastornos hemorrágicos, úlcera péptica, embarazo, empleo simultáneo de anticoagulantes o hipersensibilidad conocida a los salicilatos.
EFECTOS SECUNDARIOS: Entre los efectos secundarios más graves figuran las complicaciones gastrointestinales (úlceras, hemorragia oculta); el tratamiento continuado con grandes dosis puede producir trastornos de la coagulación y toxicidad hepática y renal. En ocasiones se producen reacciones alérgicas asmatiformes y de otro tipo. El efecto secundario más frecuente es la dispepsia.

**ASPIRINA, INTOXICACIÓN POR** (aspirin poisoning) V. **salicilatos, intoxicación por**.

**ASSAM, FIEBRE DE** (Assam fever) V. **kala-azar**.

**AST** Abreviatura de aspartato-aminotransferasa. V. **GOT**.

**ASTATO (At)** (astatina [At]) Elemento químico radiactivo muy inestable que se encuentra en la naturaleza en cantidades muy pequeñas. Su número atómico es 85 y su peso atómico, 210.

**ASTENIA** (asthenia) **1.** Falta o pérdida de fuerza o energía; debilidad. **2.** (Psiquiatría). Falta de fuerza dinámica en la personalidad. Entre los tipos de astenia se encuentra la astenia grave hipofisógena, la astenia miálgica, la astenia neurocirculatoria y la astenia anhidrótica tropical. V. también **adinamia; asténico, hábito**.

**-ASTENIA** (-asthenia) Sufijo que significa «disminución de la vitalidad»: gangliastenia, neurastenia, flebastenia.

**ASTENIA MIÁLGICA** (myalgic asthenia) Anomalía caracterizada por sensación general de cansancio y dolor muscular, que frecuentemente se debe a estrés psicológico o se asocia con él.

**ASTENIA NEUROCIRCULATORIA** (neurocirculatory asthenia) Trastorno psicosomático caracterizado por irregularidades nerviosas y circulatorias, tales como disnea, palpitaciones, vértigo, temblores, dolor precordial, especial fatigabilidad y mareos. Los síntomas a menudo son el resultado de y se asocian a estrés psicológico.

**ASTÉNICA, FIEBRE** (asthenic fever) Arcaicismo. Aumento anormal de la temperatura corporal asociado con depresión mental y caracterizado por pulso débil y piel fría y húmeda.

**ASTÉNICO, HÁBITO** (asthenic habitus) Biotipo, constitución corporal caracterizada por una construcción esbelta con extremidades largas, perfil angular y músculos o huesos prominentes. V. **astenia**.

**ASTEREOGNOSIA** (astereognosis) Trastorno neurológico caracterizado por la incapacidad de identificar objetos por el tacto. Denominada también astereognosis. V. **estereognosis**.

**ASTEROIDE, CUERPO** (asteroid body) Estructura irregular en forma de estrella que se desarrolla en las células gigantes de determinadas enfermedades como la sarcoidosis, actinomicosis y nocardiosis.

**ASTIGMATISMO** (astigmatism) Trastorno de refracción que se caracteriza porque los rayos luminosos no pueden ser enfocados claramente en un punto de la retina debido a que la curvatura externa de la córnea no es igual en todos los meridianos. La visión es borrosa y el paciente aqueja molestias visuales. La acomodación no corrige el problema y requiere lentes de contacto o gafas para neutralizar el defecto.

**ASTILLA** (chip) Porción relativamente pequeña de hueso o diente.

**ASTRÁGALO** (talus) El segundo hueso mayor de la articulación del tarso. Sirve de apoyo a la tibia, descansa sobre el calcáneo y se articula con los maléolos y los huesos naviculares. Consta de un cuello, un cuerpo y una cabeza.

**ASTRINGENTE** (astringent) **1.** Sustancia que produce contracción y sequedad de los tejidos cuando se aplica localmente. **2.** Que es capaz de producir este efecto (astringencia).

**ASTRO-** (astro-) Prefijo que significa «con forma de estrella»: astroblastoma, astrocitoma, astroforo.

**ASTROBLASTOMA** (astroblastoma) Neoplasia maligna del cerebro y la médula espinal. Las células del astroblastoma se disponen rodeando los vasos sanguíneos o, en algunos casos, en torno a los tabiques de tejido conjuntivo.

**ASTROCITO** (astrocyte) Célula grande estrellada que forma parte de la neuroglia del tejido nervioso. V. **neuroglia**.

**ASTROCITOMA** (astrocytoma) Tumor primario del cerebro compuesto por astrocitos y caracterizado por un crecimiento lento con formación de quistes, invasión de las estructuras circundantes y, con frecuencia, desarrollo de un glioblastoma de elevada malignidad dentro de la masa

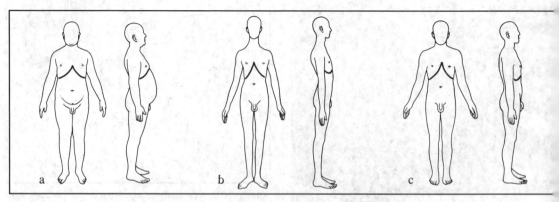

ASTÉNICO. Dibujo esquemático que muestra los tres tipos constitucionales: a) pícnico, b) asténico y c) atlético.

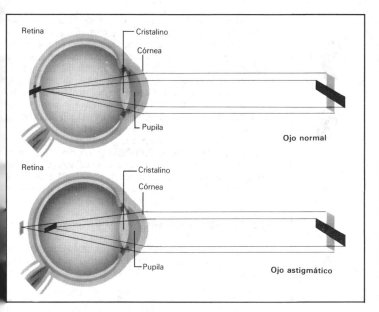

Retina — Cristalino
Córnea
Pupila
Ojo normal

Retina — Cristalino
Córnea
Pupila
Ojo astigmático

**ASTIGMATISMO. A la izquierda, esquema que permite ver la diferencia entre el ojo normal y el astigmático. En éste último la córnea no es rigurosamente esférica y los rayos luminosos no se enfocan en un punto único.**

**ASTROCITOMA. Abajo. Las células tumorales son grandes y están muy apretadas entre sí. Visión microscópica de un trozo de tejido nervioso del cerebro (× 150).**

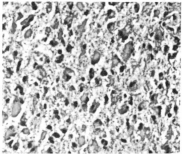

tumoral. Al comienzo de su desarrollo puede efectuarse una resección quirúrgica completa del tumor.

**ASTROCITOMA ANAPLÁSICO** *(anaplastic astrocytoma)* V. **glioblastoma multiforme**.

**ASTROCITOSIS** *(astrocytosis)* Aumento del número de células neurogliales astrocíticas con prolongaciones fibrosas o protoplásmicas que suelen observarse con una distribución irregular junto a lesiones degenerativas como abscesos, neoplasias cerebrales y en la encefalomalacia. Representa un proceso reparativo y en algunos casos puede tener carácter difuso en una región bastante grande.

**At** *(At)* Símbolo químico del astato.

**ATAQUE** *(fit)* **1.** (No técnico). Convulsión o paroxismo. **2.** Comienzo súbito de determinada sintomatología, como un ataque de tos.

**ATAVISMO** *(atavism)* Aparición en un sujeto de rasgos o características propias más bien de un abuelo o un antecesor lejano que de los padres. Los datos atávicos pueden servirle al médico como clave de factores genéticos o familiares importantes para la salud.

**ATAXIA** *(ataxia)* Trastorno caracterizado por la disminución de la capacidad de coordinar movimientos. La marcha tambaleante y el desequilibrio postural se deben a lesiones de la médula espinal o el cerebelo que pueden ser a su vez secuelas de traumatismos del parto, trastornos congénitos, infecciones, trastornos degenerativos, neoplasias, sustancias tóxicas o lesiones cefálicas. V. también **ataxia hereditaria**.

**ATAXIA HEREDITARIA** *(hereditary ataxia)* Trastorno perteneciente a un grupo de enfermedades degenerativas hereditarias de la médula espinal, cerebelo y otras partes del sistema nervioso que se caracterizan por temblor, espasmo y atrofia muscular, alteraciones esqueléticas y trastornos sensoriales que producen una afectación de las actividades motoras. Entre las distintas clases de ataxia he-

reditaria destacan la ataxia telangiectasia; Friedreich, ataxia de.

**ATAXIA LOCOMOTORA** *(locomotor ataxia)* V. **tabes dorsal**.

**ATÁXICA, VOZ** *(ataxic speech)* Dicción anormal caracterizada por formación defectuosa de los sonidos debido a disfunción neuromuscular. V. **disartria; dislalia**.

**ATELECTASIA** *(atelectasis)* Trastorno caracterizado por el colapso pulmonar que dificulta el intercambio respiratorio de dióxido de carbono y oxígeno. Entre sus síntomas destacan la disminución de los sonidos respiratorios, el desplazamiento mediastínico hacia el lado del colapso y la aparición de fiebre y disnea creciente. Puede deberse a la obstrucción de las vías aéreas mayores y los bronquiolos, presión en el pulmón por presencia de líquido o aire en el espacio pleural o compresión de un tumor extrapulmonar. Como las restantes porciones del pulmón se hiperinsuflan, la saturación de oxígeno de la sangre suele ser casi normal. La pérdida de parénquima pulmonar funcional puede producir secundariamente aumento de la frecuencia cardiaca, de la presión arterial y de la frecuencia respiratoria. Las secreciones retenidas son ricas en nutrientes útiles para el crecimiento bacteriano, lo que con frecuencia favorece el desarrollo de una neumonía por estasis en los pacientes críticamente enfermos. V. también **atelectasia postoperatoria; atelectasia primaria**.

**ATELECTASIA CONGESTIVA** *(congestive atelectasis)* Congestión pulmonar grave con lesiones difusas de la membrana alveolocapilar que originan edema hemorrágico, pulmones a tensión, alteraciones de la ventilación e insuficiencia respiratoria. La causa más frecuente es la sepsis fulminante, en especial si están implicados en ella microorganismos gramnegativos, pero puede aparecer a consecuencia de traumatismo, ahogo, aspiración gástrica, inhalación de sustancias corrosivas como cloro,

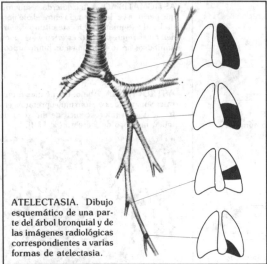

ATELECTASIA. Dibujo esquemático de una parte del árbol bronquial y de las imágenes radiológicas correspondientes a varias formas de atelectasia.

amoniaco o fosgeno, ingestión de herbicida *paraquet* o de ciertos fármacos como barbitúricos, clorodiacepóxido, heroína, metadona, propoxifeno y salicilatos. También puede ser causada por cetoacidosis diabética, micosis, grandes alturas, pancreatitis, tuberculosis y uremia. El tratamiento debe ser el de la enfermedad subyacente, junto con medidas de sostén como son: el cambio postural del paciente con frecuencia para favorecer el drenaje, control de la hidratación, ventilación asistida y utilización de broncodilatadores y esteroides. Denominada también pulmón hemorrágico; pulmón bomba; pulmón rígido; pulmón húmedo.

**ATELECTASIA POSOPERATORIA** (*postoperative atelectasis*) Forma de atelectasia en la cual el colapso pulmonar se debe a los efectos depresores de los anestésicos. Para evitar este trastorno hay que estimular a intervalos frecuentes la respiración profunda y la tos en el período posoperatorio.

**ATELECTASIA PRIMARIA** (*primary atelectasis*) Expansión pulmonar incompleta en el momento del nacimiento. Es más frecuente en prematuros y neonatos narcotizados por la anestesia administrada a la madre. El niño suele ser atendido en la incubadora, donde es posible monitorizar

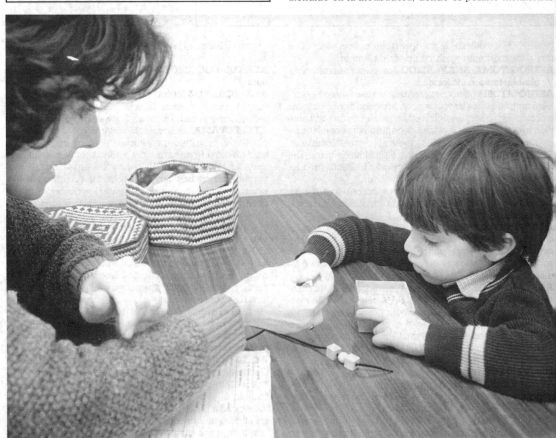

ATENCIÓN. La psicóloga valora el grado de déficit de concentración de un niño hiperactivo.

con precisión la temperatura y la humedad. La enfermera debe cambiar al neonato de posición periódicamente para ayudar a la respiración, practicar succiones de las secreciones bronquiales y alimentar al niño poco a poco para evitar la distensión abdominal.

**ATELO-** *(atelo-)* Prefijo que significa «imperfecto o incompleto»: *atelocardia, ateloglosia, atelopodia.*

**ATENCIÓN, DÉFICIT DE** *(attention deficit disorder)* Síndrome que se observa en niños, adolescentes y rara vez en adultos, caracterizado por trastornos del aprendizaje y la conducta. Los síntomas pueden ser leves o graves y se asocian con desviaciones funcionales del sistema nervioso central sin signos de trastornos neurológicos o psiquiátricos importantes. Las personas afectadas suelen tener una inteligencia normal o superior a lo normal. Las manifestaciones son alteración de la percepción, concentración, lenguaje, memoria, habilidad motora, disminución del grado de atención, aumento de la impulsividad, labilidad emocional y por lo general, aunque no siempre, hiperactividad. Este trastorno es diez veces más frecuente en niños que en niñas y puede deberse a factores genéticos, alteraciones bioquímicas o lesiones o enfermedades perinatales o posnatales. No tiene curación conocida y los síntomas suelen disminuir o desaparecer con el tiempo. En los casos de hiperactividad suele prescribirse medicación con metilfenidato, premolina o dextroanfetaminas junto con algún tipo de psicoterapia. En algunas pautas terapéuticas se recomienda la abstinencia de ciertos alimentos y aditivos alimentarios. Denominada también **hiperactividad; hiperquinesia**

**ATENCIÓN GLOBAL DEL PACIENTE** *(comprehensive care)* V. **asistencia sanitaria global**.

**ATEROMA** *(atheroma)* Masa anormal de grasa o lípidos como la que se observa en los quistes sebáceos o en los depósitos de las paredes arteriales (placas de ateroma).

**ATEROMATOSIS** *(atheromatosis)* Desarollo de ateromas múltiples.

**ATEROSCLEROSIS** *(atherosclerosis)* Trastorno arterial frecuente caracterizado por el depósito de placas amarillentas de colesterol, lípidos y detritus celulares en las capas internas de las paredes de las arterias de grande y mediano calibre. Con la formación de las placas, las paredes de los vasos se engrosan y aparecen fibróticas y calcificadas y sus' luces se estrechan con lo que se reduce la circulación en los órganos y regiones normalmente irrigados por la arteria. Las lesiones ateromatosas constituyen una causa importante de cardiopatía coronaria, angina de pecho, infarto de miocardio y otros trastornos cardiacos. La patogénesis de la aterosclerosis no es clara pero se cree que guarda relación con la lesión del endotelio arterial, la proliferación de músculo liso en las paredes vasculares o la acumulación de lípidos propia de la hiperlipidemia causada por excesos dietéticos, defectos del metabolismo de los carbohidratos o trastornos genéticos como el de la hiperlipidemia tipo II. La aterosclerosis es un trastorno propio del envejecimiento y suele asociarse con obesidad, hipertensión y diabetes. Los segmentos arteriales obstruidos o gravemente afectados por lesiones ateromatosas pueden ser sustituidos por injertos o cortocircuitos como es el caso de la cirugía de cortocircuito coronario; las lesiones

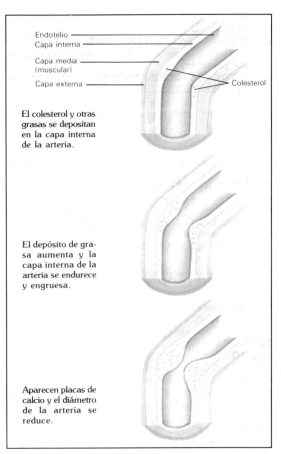

El colesterol y otras grasas se depositan en la capa interna de la arteria.

El depósito de grasa aumenta y la capa interna de la arteria se endurece y engruesa.

Aparecen placas de calcio y el diámetro de la arteria se reduce.

**ATEROESCLEROSIS.** Efectos del colesterol y otras grasas en la pared de una arteria de calibre grande o mediano.

pueden ser también extirpadas del vaso mediante una endarterectomía. Los agentes antilipidémicos no hacen desaparecer la aterosclerosis, pero este trastorno puede evitarse con una dieta baja en colesterol, calorías y grasas saturadas, la práctica de ejercicio y la evitación del hábito de fumar y la tensión emocional.

**ATETOSIS** *(athetosis)* Trastorno neuromuscular caracterizado por la existencia de movimientos lentos, continuos e involuntarios de contorneo que se ven, por ejemplo, en algunas formas de parálisis cerebral y en enfermedades motoras producidas por lesiones de los ganglios basales.

**ATIAMINOSIS** *(athiaminosis)* Trastorno derivado de la falta de tiamina en la dieta. V. también **beriberi; tiamina**.

**ATLANTOAXIAL POSTERIOR, LIGAMENTO** *(posterior atlantoaxial ligament)* Cualquiera de los cinco ligamentos que comunican el atlas con el axis. Es ancho y fino y se encuentra fijo al borde inferior del arco anterior del atlas y a la superficie anterior del cuerpo del axis.

**ATLANTOAXOIDEO POSTERIOR, LIGAMENTO** *(membrana tectoria)* Ligamento ancho y potente que recubre la apófisis odontoides y sirve para conectar el axis con el hueso occipital del cráneo. Denominado también **occipitoaxial, ligamento**.

**ATLANTO-OCCIPITAL POSTERIOR, LIGAMENTO** (*posterior atlanto-occipital ligament*) V. **membrana atlanto-occipital posterior**.

**ATLANTOODONTOIDEA MEDIA, ARTICULACIÓN** (*median atlantoaxial joint*) Uno de los tres puntos de articulación del atlas con el axis. Se trata de una articulación en pivote entre el odontoides y en anillo del atlas y consta de cinco ligamentos. Permite la rotación del axis y el cráneo; la extensión de este movimiento está limitada por los ligamentos alares.

**ATLAS** (*atlas*) Primera vértebra cervical que se articula con el hueso occipital y el axis.

**ATLÉTICO, HÁBITO** (*athletic habitus*) Biotipo, conformación física caracterizada por una masa muscular bien proporcionada con hombros anchos, cuello grueso, tórax y abdomen planos. Consultar la voz **asténico, hábito**. V. también **mesomorfo**.

**ATLOIDOAXOIDEO ANTERIOR, LIGAMENTO** (*anterior atlantoaxial ligament*) Uno de los cinco ligamentos que unen el atlas con el axis. Se inserta en el borde inferior del arco anterior del atlas y en la superficie ventral del cuerpo del axis.

**ATOMATIZADOR** (*atomizer*) Dispositivo para reducir un líquido a pequeñas partículas y expulsarlas en forma de nebulización fina, de aerosol.

**ATOMIZAR** (*atomize*) V. **nebulizar**.

**ÁTOMO** (*atom*) **1.** (Química). La menor división de un elemento que presenta todas las propiedades y características del mismo. Está compuesto de neutrones, electrones y protones. El número de protones en el núcleo de todos los átomos de un elemento es constante y se denomina número atómico.

**ATONÍA** (*atonia*) Falta de tono muscular.

**ATÓNICA, IMPOTENCIA** (*atonic impotence*) V. **impotencia**.

**ATÓNICO** (*atonic*) **1.** Débil. **2.** Que no posee el tono normal, como por ejemplo un músculo fláccido. **3.** Que carece de vigor, como una úlcera atónica que cicatriza lentamente.

**ATÓPICA, REAGINA** (*atopic reagin*) V. **reagina**.

**ATÓPICO** (*atopic*) Relativo a una tendencia hereditaria a sufrir reacciones alérgicas inmediatas como asma, dermatitis atópica o rinitis vasomotora debido a la presencia de un anticuerpo (reagina atópica) en la piel y a veces en la corriente sanguínea.

**ATÓXICO** (*atoxic*) No tóxico.

**ATP** (*ATP*) Abreviatura de **adenosina, trifosfato de**.

**ATPasa** (*ATP-ase*) Abreviatura de adenosintrifosfatasa.

**ATRAPAMIENTO NEURAL** (*nerve entrapment*) Mononeuropatía caracterizada por lesión nerviosa con debilidad o atrofia muscular. Resultan especialmente susceptibles los troncos nerviosos periféricos, cuya compresión repetida puede ocasionar una seria disfunción. Los nervios que pasan por encima de prominencias óseas o por canales de huesos estrechos son muy vulnerables al atrapamiento. Los signos generales de afectación son dolor y debilidad muscular. Se produce sobre todo al afectarse las porciones adyacentes de una articulación por un proceso inflamatorio,

como ocurre en la artritis reumatoide, el embarazo y la acromegalia. Puede deberse también a la irritación mantenida y persistente originada por determinadas actividades cotidianas.

**ATRESIA** (*atresia*) Ausencia de una apertura, conducto o canal normal del organismo como el ano, la vagina o el conducto auditivo externo.

**-ATRESIA** (*-atresia*) Sufijo que significa «estado de oclusión»: *ginatresia, hedratresia, uretratresia*.

**ATRESIA BILIAR** (*biliary atresia*) Ausencia congénita o infradesarrollo de una o más de las estructuras biliares, que produce ictericia o lesión hepática precoz. A medida que la enfermedad empeora, el niño presenta retraso del crecimiento y desarrolla hipertensión portal. Los conductos defectuosos sólo pueden corregirse por medios quirúrgicos en un pequeño porcentaje de casos y la mayoría de los niños mueren en los primeros años por cirrosis biliar. Es esencial que el médico distinga este trastorno de la hepatitis neonatal, que es tratable. V. también **cirrosis biliar**.

**ATRESIA DE LA MEMBRANA ORAL** (*anal membrane atresia*) V. **ano imperforado**.

**ATRESIA TRICUSPÍDEA** (*tricuspid atresia*) Anomalía cardíaca congénita consistente en la ausencia de válvula tricúspide de modo que no existe comunicación entre aurícula derecha e izquierda. Suele asociarse a otras anomalías cardiacas, tales como tabique interauricular o interventricular defectuoso, lo que permite una cierta derivación de sangre a los pulmones. Las manifestaciones clínicas consisten en cianosis intensa, disnea, anoxia y signos de insuficiencia cardiaca derecha. El diagnóstico definitivo debe hacerse mediante cateterismo cardiaco y estudio radiológico, que pone de manifiesto un ventrículo derecho pequeño, escasamente desarrollado y una gran aurícula, lo que da al corazón una forma redondeada; también se aprecia vascularización pulmonar disminuida. El tratamiento paliativo consiste en anastomosis arteriopulmonar al objeto de aumentar el flujo sanguíneo pulmonar y septotomía si la comunicación septal es pequeña. La corrección quirúrgica total tiene éxito en pocos niños.

**ATRETO-** (*atreto-*) Prefijo que significa «cerrado o imperforado»: *atretoblefaria, atretolemia, atretorrinia*.

**ATRICIÓN** (*attrition*) Proceso de desgaste por fricción.

**ATRIO-** (*atrio-*) Prefijo que significa «relativo a la aurícula cardiaca»: *atriocomisuropexia, atrionector, atrioseptopexia*.

**ATRIO PULMONAR** (*pulmonary atrium*) Cualquiera de los distintos espacios situados al final de los ductos alveolares en los que se abren los alvéolos.

**ATRIOSEPTAL, DEFECTO** (*atrioseptal defect*) V. **comunicación interauricular**.

**ATROFIA** (*atrophy*) Desaparición o disminución del tamaño o la actividad fisiológica de una parte del cuerpo como consecuencia de una enfermedad o por otras causas. Un músculo esquelético puede sufrir atrofia por falta de ejercicio físico o como resultado de una enfermedad neurológica o musculosquelética. Las células del cerebro, en particular, y del sistema nervioso central, en general, se atrofian en la vejez por la restricción del flujo sanguíneo que sufren esas áreas.

**-ATROFIA** (*-atrophia*) **1.** Sufijo que significa «estado de malnutrición»: *metatrofia, pantatrofia*. **2.** Sufijo que significa «declinación progresiva de una parte del cuerpo»: *dermatrofia, neuratrofia, esplenatrofia.*

**ATROFIA GÁSTRICA** *(gastric atrophy)* V. **gastritis atrófica.**

**ATROFIA CEREBROCEREBELOSA** *(cerebrocerebellar atrophy)* Deterioro del cerebelo producido por ciertas enfermedades abiotróficas.

**ATROFIA MUSCULAR ESPINAL FAMILIAR** *(familial spinal muscular atrophy)* V. **Werdnig-Hoffmann, enfermedad de.**

**ATROFIA MUSCULAR ESPINAL INFANTIL** *(infantile spinal muscular atrophy)* V. **Werdnig-Hoffmann, enfermedad de.**

**ATROFIA MUSCULAR PERONEAL** *(peroneal muscular atrophy)* Trastorno caracterizado por el debilitamiento o atrofia simétricos de los músculos del pie y el tobillo con dedos en martillo. Se hereda como carácter dominante y tiene una forma de neuropatía hipertrófica y una forma neuronal. En la forma de neuropatía hipertrófica existe desmielinización de las fibras nerviosas y unas formaciones características en hojas de cebolla. Los individuos afectos suelen presentar arcos plantares elevados y marcha dificultosa debido a la debilidad de los músculos del tobillo. La forma neuronal suele comenzar en la segunda década de la vida y se caracteriza por debilidad muscular similar a la propia de la neuropatía hipertrófica. Las dos formas pueden caracterizarse también por una leve pérdida sensorial en las extremidades inferiores. Los pacientes pueden beneficiarse de ciertas medidas quirúrgicas correctoras y la utilización de férulas para estabilizar las articulaciones de los tobillos.

**ATROFIA MÚSCULO-ESPINAL PROGRESIVA INFANTIL** *(progressive spinal muscular atrophy of infants)* V. **Werdnig-Hoffman, enfermedad de.**

**ATROFIA ÓPTICA** *(optic atrophy)* Destrucción de la papila óptica como consecuencia de la degeneración de fibras del nervio óptico y de su tracto. En la atrofia óptica primaria, la papila es blanca, sus márgenes afilados, la depresión central está aumentada de tamaño y el foramen óptico de la esclerótica se aprecia con claridad. En la atrofia secundaria, la papila es gris, sus márgenes borrosos, la depresión está sustituida y el foramen es difícil de detectar. Puede estar ocasionada por un defecto congénito, inflamación, obstrucción de la arteria central de la retina o de la carótida interna, alcohol, arsénico, plomo, tabaco u otras sustancias tóxicas. La degeneración de la papila puede acompañar a arteriosclerosis, diabetes, glaucoma, hidrocefalia, anemia perniciosa y diversos procesos neurológicos.

**ATRÓFICA, FRACTURA** *(atrophic fracture)* Fractura espontánea producida por atrofia, por ejemplo en los huesos de los ancianos.

**ATROPINA, SULFATO DE** *(atropine sulfate)* Antiespasmódico y anticolinérgico.

INDICACIONES: Se prescribe en el tratamiento de la hipermotilidad gastrointestinal, la inflamación del iris o la úvea, las arritmias cardiacas, el parkinsonismo, ciertos tipos de intoxicación y como fármaco asociado a la anestesia.

CONTRAINDICACIONES: Obstrucción gastrointestinal, glaucoma, hepatitis, disfunción hepática o renal, porfiria o hipersensibilidad conocida a este fármaco u otros anticolinérgicos.

EFECTOS SECUNDARIOS: Las reacciones adversas más graves son, entre otras, taquicardia, pérdida del sentido del gusto, náuseas, diarrea, erupción cutánea y dolor ocular.

**Au** *(Au)* Símbolo químico del oro.

**AUDÍFONO** *(hearing aid)* Dispositivo que se utiliza para aumentar la intensidad del sonido percibido por una persona que padezca problemas de audición.

**AUDIOANALGESIA** *(audioanalgesia)* Aplicación de la música para aumentar la relajación y distraer la mente del paciente de la sensación dolorosa, por ejemplo, durante una intervención odontológica. Este procedimiento se ha pro-

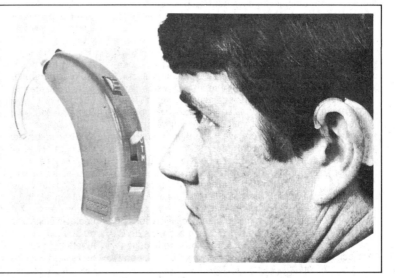

**Tipos de audífonos**

**De bolsillo.** Un hilo conecta los aparatos del estuche (algo más pequeño que un paquete de cigarrillos) con el auricular colocado en el oído.

**Retroauriculares.** Más pequeños que los de bolsillo, se colocan detrás de la oreja.

**Intraauriculares.** Son los de tamaño más pequeño, de modo que caben íntegramente dentro del conducto auditivo externo.

**De gafa.** El audífono, es decir sus componentes, se colocan en el interior de la montura de unas gafas especiales. Este tipo de audífono lo utilizan aquellas personas que, además, tienen problemas de visión.

AUDÍFONO. Visión externa de un audífono retroauricular (a) y su colocación correcta en la oreja (b).

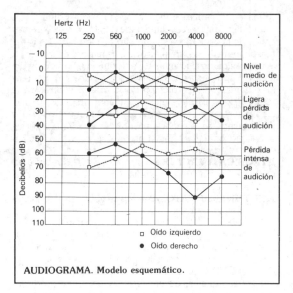

**AUDIOGRAMA. Modelo esquemático.**

En el gráfico:

Hertz (Hz): 125  250  560  1000  2000  4000  8000

Decibelios (dB): −10, 0, 10, 20, 30, 40, 50, 60, 70, 80, 90, 100, 110

Nivel medio de audición
Ligera pérdida de audición
Pérdida intensa de audición

□ Oído izquierdo
● Oído derecho

bado de forma experimental en el período de dilatación del parto.

**AUDIOGRAMA** *(audiogram)* Gráfico que representa la agudeza auditiva de un sujeto valorada por su capacidad de oír sonidos y distinguir voces diferentes. V. también **audiología**.

**AUDIOLOGÍA** *(audiology)* Campo de investigación dedicado al estudio de la audición, especialmente de los trastornos auditivos que no pueden corregirse por medios médicos.

**AUDIOMETRÍA** *(audiometry)* Prueba de la agudeza auditiva. Existen varias pruebas audiométricas que determinan la intensidad mínima de sonido a la que un individuo puede percibir un estímulo auditivo (umbral de audición), las diferentes frecuencias de audición y la distinción entre los diversos sonidos del lenguaje. La audiometría de tono puro valora la capacidad de la persona para escuchar frecuencias que habitualmente oscilan entre 125 y 8.000 Hz, y puede indicar si la pérdida de audición es consecuencia de un problema del oído medio, del oído interno o del nervio auditivo. Para realizar esta prueba, el sujeto se sienta en una cámara de audiometría y hace una señal cada vez que oye un ruido a través de los auriculares. Los sonidos son de una frecuencia dada, que el operador va disminuyendo de forma lenta y progresiva. La audiometría de lenguaje estudia la capacidad para repetir palabras seleccionadas. La audiometría de impedancia es un método objetivo que permite valorar el mecanismo de conducción del oído medio midiendo las respuestas musculares a los sonidos con una sonda insertada en el canal auditivo. La audiometría cortical indica la agudeza auditiva midiendo y promediando los potenciales eléctricos inducidos en la corteza cerebral por tonos puros. La audiometría de localización permite determinar la capacidad del individuo para localizar la fuente de un tono puro recibido bineuralmente en un campo de sonido.

**AUDIOMETRÍA CORTICAL** *(cortical audiometry)* V. **audiometría**.

**AUDIOMETRÍA DE IMPEDANCIA** *(impedance audiometry)* V. **audiometría**.

**AUDIOMETRÍA DE LOCALIZACIÓN** *(localization audiometry)* V. **audiometría**.

**AUDIOMETRÍA DE TONOS PUROS** *(pure tone audiometry)* V. **audiometría**.

**AUDIOMETRÍA ELECTRODÉRMICA** *(electrodermal audiometry)* Método para valorar la audición en el que se utiliza un shock eléctrico inofensivo para condicionar al sujeto frente a un tono puro; más adelante, el tono, junto con la anticipación de la descarga, provoca una breve respuesta electrodérmica, que es registrada; la menor intensidad del sonido que induce la respuesta cutánea se considera como el umbral auditivo del sujeto.

**AUDIÓMETRO** *(audiometer)* Dispositivo eléctrico utilizado para el estudio de la función auditiva y la medición de la conducción ósea y área. Para ello se colocan unos auriculares en los oídos, y en aquel que no se va a estudiar, la máquina produce un ruido de enmascaramiento, mientras que el oído que va a ser objeto de estudio se estimula con una serie de tonos, cuya frecuencia varía desde valores muy bajos a otros muy altos, a varios decibelios de intensidad. El paciente hace una señal cuando oye un tono y los resultados se anotan en el audiograma.

**AUDITIVO, ESTUDIO DEL SISTEMA** *(auditory system assessment)* Estudio del oído y la audición de un enfermo en el que se investigan las enfermedades pasadas y actuales o los procesos que podrían ser responsables de las pérdidas auditivas.

MÉTODO: En entrevista con el enfermo se le hacen una serie de preguntas orales o escritas para determinar si el individuo padece dolor de oído, descenso o ausencia de audición en uno o ambos oídos, vértigos, sensación de plenitud, prurito o pulsaciones arteriales en los oídos. Se pregunta al enfermo si nota zumbidos o gorgoteos cuando abre la boca o traga, si percibe ecos de la voz, si ha notado algún rezumamiento claro, amarillento, rojizo o negro, y si utiliza aceites, torundas de algodón u horquillas para limpiarse los oídos. Asimismo se anotan el aspecto general del enfermo, la tensión arterial, el pulso, la temperatura y las respiraciones, la capacidad de audición o de leer en los labios, o si utiliza audífono. También se comprueban los reflejos de alarma, la tolerancia a ruidos intensos, las alergias, el posible empleo de medicamentos, especialmente de gotas óticas, estreptomicina, salicilatos y quinina, y el color, carácter y cantidad del drenaje ótico, cuando existe. Se debe investigar la presencia de otitis media, otosclerosis, tumores del nervio acústico, laberintitis, enfermedad de Ménière, diabetes mellitus, arteriosclerosis, hipertensión, mastoiditis o la posible existencia de un tumor cerebral, contusiones craneales o fracturas de la calota. También se determina si el enfermo ha sufrido movilizaciones previas del estribo, otitis medias, traumatismos craneales o sífilis, si ha sido expuesto a niveles muy altos de decibelios en el trabajo o si practica aficiones potencialmente peligrosas para el oído, como la natación. Las técnicas de diagnóstico, que vendrán dadas en función de la historia clínica, son el audiograma, las pruebas audiomé tricas, la radiografía de mastoides, el examen otológico, las pruebas de Rinne y Weber y los estudios microbiológicos para determinar la posible existencia de gérmenes patógenos en las extensiones de los drenajes óticos.

CRITERIOS IMPORTANTES: Para establecer el diagnóstico de una alteración auditiva es esencial un estudio cuidadoso del sistema auditivo del enfermo.

**AUDITIVO EXTERNO, CONDUCTO** *(external acoustic meatus)* Conducto en forma de S del oído externo, constituido por hueso y cartílago que se extiende desde la oreja hasta la membrana timpánica.

**AUER, BASTÓN DE** *(Auer rod)* Inclusión anómala, acicular o redondeada, que se tiñe de rosa, del citoplasma de mieloblastos y promielocitos en la leucemia mieloide aguda o mielomonocítica. Estas inclusiones contienen enzimas como fosfatasa ácida, peroxidasa y esterasa, y pueden representar derivados anormales de los gránulos citoplásmicos. El hallazgo de bastones de Auer en extensiones teñidas de sangre periférica puede ayudar al diagnóstico diferencial entre la leucemia mieloide aguda y la leucemia linfoblástica aguda. También denominado **Auer, cuerpo de**.

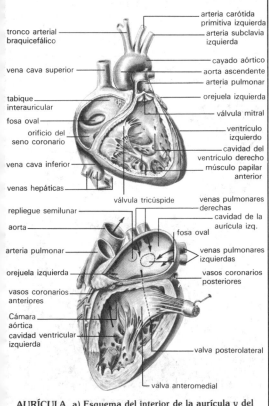

AURÍCULA. a) Esquema del interior de la aurícula y del ventrículo derechos. b) Esquema de la aurícula y ventrículo izquierdos abiertos por su lado externo.

**AUER, CUERPO DE** *(Auer body)* V. **Auer, bastón de**.

**AUR-** *(aur-)* Prefijo que significa «perteneciente al oído»: *auralgia, aurícula, auricular*.

**AURA** *(aura)* **1.** Sensación de luminosidad o calor que puede preceder a una crisis de migraña o a un ataque epiléptico. **2.** Emanación de luz o color que rodea a una persona, como se ve la fotografía Kirlian y se está estudiando actualmente en las técnicas de cicatrización.

**AURAL** *(aural[1])* Relativo al oído o a la audición.

**AURAL** *(aural[2])* Perteneciente al aura.

**AUREOSIS** *(auriosis)* V. **crisiasis**.

**AURÍCULA** *(auricle)* **1.** También denominada **pinna**, oído externo. **2.** Atrio derecho o izquierdo del corazón, denominados así por su forma de oreja.

**AURÍCULA DEL CORAZÓN** *(atrium of the hearth)* Cualquiera de las dos cámaras superiores del corazón. La aurícula derecha recibe sangre desoxigenada de la vena cava superior, la vena cava inferior y el seno coronario, mientras que la aurícula izquierda recibe sangre oxigenada de las venas pulmonares. La sangre de las aurículas se vacía en los ventrículos durante la diástole.

**AURICULAR** *(auricular)* **1.** Perteneciente al pabellón auricular. **2.** Ótico. **3.** Relativo a las aurículas cardiacas.

**AURICULAR ANTERIOR, MÚSCULO** *(auricularis anterior)* Uno de los tres músculos extrínsecos del pabellón auricular. Se origina en la porción anterior de la fascia temporal y se inserta en una eminencia por delante del hélix; está inervado por la rama temporal del nervio facial; sus funciones son el movimiento del pabellón auricular hacia adelante y arriba. Algunas personas pueden contraer voluntariamente el músculo auricular anterior, lo que les permite mover los orejas. Consultar las voces **auricular posterior, músculo; auricular superior, músculo**.

**AURICULAR MAYOR, NERVIO** *(great auricular nerve)* Rama par del plexo cervical que se origina en los nervios raquídeos cervicales II y III. Rodea el borde del esternocleidomastoideo, perfora la fascia profunda y asciende sobre la superficie del músculo antes de dividirse en una rama anterior y otra posterior. La anterior se distribuye por la piel de la cara sobre la glándula parótida y se comunica en su interior con el nervio facial. La posterior inerva la piel que reabre la apófisis mastoides y el dorso de la oreja. También se comunica con el nervio occipital menor, la rama auricular del nervio vago y la rama auricular posterior del facial.

**AURICULAR POSTERIOR, ARTERIA** *(posterior auricular artery)* Pequeña rama de la arteria carótida externa que se divide a su vez en una rama auricular y otra occipital que irrigan parte del oído, del cuero cabelludo y de otras estructuras de la cabeza.

**AURICULAR POSTERIOR, MÚSCULO** *(auricularis posterior)* Uno de los tres músculos extrínsecos de la oreja. Se origina en el área mastoidea del hueso temporal por medio de fibras aponeuróticas cortas, y se inserta en la porción inferior de la superficie craneal de la concha. Está inervado por la rama auricular posterior del nervio craneal, y su función es el movimiento hacia atrás del pabellón auricular. Consultar las voces **auricular anterior, músculo; auricular superior, músculo**.

**AURICULAR SUPERIOR, MÚSCULO** *(auricularis supe-*

Labels in figure:
- arteria carótida primitiva izquierda
- arteria subclavia izquierda
- tronco arterial braquicefálico
- cayado aórtico
- aorta ascendente
- arteria pulmonar
- vena cava superior
- orejuela izquierda
- tabique interauricular
- válvula mitral
- fosa oval
- ventrículo izquierdo
- orificio del seno coronario
- cavidad del ventrículo derecho
- vena cava inferior
- músculo papilar anterior
- venas hepáticas
- válvula tricúspide
- venas pulmonares derechas
- repliegue semilunar
- cavidad de la aurícula izq.
- aorta
- fosa oval
- arteria pulmonar
- venas pulmonares izquierdas
- orejuela izquierda
- vasos coronarios posteriores
- vasos coronarios anteriores
- Cámara aórtica
- cavidad ventricular izquierda
- valva posterolateral
- valva anteromedial

*rior)* Músculo fino en forma de abanico que es uno de los tres músculos extrínsecos de la oreja. Se origina en la fascia del área temporal y converge para insertarse en un tendón fino y plano en la cara craneal del pabellón auricular. Está inervado por una rama temporal del nervio facial y su función es mover la oreja hacia arriba. V. **auricular anterior, músculo; auricular posterior, músculo**.

**AURICULOVENTRICULAR, HAZ** *(atrioventricular bundle)* V. **haz de His.**

**AURICULOVENTRICULAR, TABIQUE** *(atrioventricular septum)* Pequeña porción de tabique membranoso que separa las aurículas de los ventrículos del corazón.

**AURICULOVENTRICULAR, VÁLVULA** *(atrioventricular valve)* Cada una de las dos válvulas cardiacas a través de las cuales fluye sangre desde las aurículas a los ventrículos. La válvula existente entre la aurícula izquierda y el ventrículo izquierdo se denomina válvula mitral, mientras que la derecha se denomina válvula tricúspide.

**AURICULOVENTRICULAR DERECHA, VÁLVULA** *(right atrioventricular valve)* V. **tricúspide, válvula**.

**AURICULOVENTRICULAR IZQUIERDA, VÁLVULA** *(left atrioventricular valve)* V. **mitral, válvula**.

**AURICULOVENTRICULOSTOMÍA** *(auriculoventriculostomy)* Técnica quirúrgica que permite el drenaje del líquido cefalorraquídeo (LCR) a la circulación general para el tratamiento de la hidrocefalia, habitualmente en el recién nacido. En esta técnica se coloca un tubo de polietileno desde uno de los ventrículos laterales del cerebro, a través de un orificio en el hueso parietal y por debajo del cuero cabelludo, hasta la vena yugular, para permitir el drenaje del LCR en la vena cava superior o la aurícula derecha. En la inserción en estas estructuras el tubo presenta válvulas de paso en un solo sentido con el fin de evitar el reflujo de sangre a los ventrículos del neuroeje y mantener el drenaje del exceso de LCR cuando aumenta la presión ventricular. Es el tratamiento de elección de las formas obstructivas y comunicantes de la hidrocefalia.

**AUROTIOGLUCOSA** *(aurothioglucose)* Antiartrítico utilizado en crisoterapia.
INDICACIONES: Se prescribe como tratamiento adyuvante en la artritis reumatoide adulta y juvenil.
CONTRAINDICACIONES: Diabetes grave no controlada, hepatopatías o enfermedades renales, historia de hepatitis infecciosa, hipertensión, insuficiencia cardiaca, lupus eritematoso sistémico, agranulocitosis, diátesis hemorrágicas, gestación o hipersensibilidad conocida al medicamento.
EFECTOS SECUNDARIOS: Entre los efectos secundarios más graves se encuentran la toxicidad renal y diversas reacciones alérgicas. También son frecuentes la dermatitis y las lesiones de las membranas mucosas.

**AUSCULTACIÓN** *(auscultation)* Acción de escuchar los sonidos provenientes del interior del cuerpo para estudiar el estado del corazón, los pulmones, la pleura, el intestino u otros órganos, o para detectar el latido cardiaco fetal. La auscultación puede realizarse directamente, pero la técnica más habitual es con el empleo del estetoscopio (fonendoscopio), para determinar la frecuencia, intensidad, duración y calidad de los sonidos. Durante la auscultación del tórax el paciente suele estar sentado y se le pide que respire profunda y lentamente por la boca. Las superficies

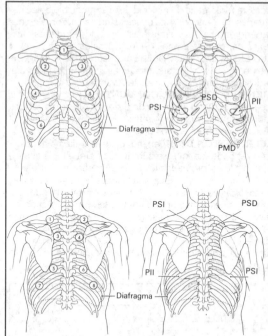

*P:* pulmón; *S:* superior; *M:* medio; *I:* inferior; *D:* derecho e *I:* izquierdo.

**AUSCULTACIÓN. Puntos de aplicación del estetoscopio en el tórax (visión anterior y posterior).**

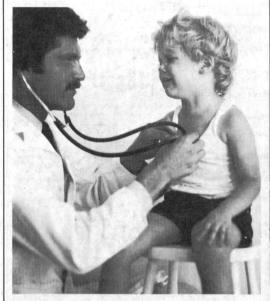

**AUSCULTACIÓN. Es una técnica exploratoria fundamental para el diagnóstico de las enfermedades cardiacas y respiratorias.**

anterior y posterior del tórax se auscultan desde el vértice a la base, comparando entre el lado derecho y el izquierdo; cuando se ausculta la espalda se pide al enfermo que extienda los brazos hacia adelante, para poder explorar la mayor superficie posible del pulmón que, si no, tapería la escápula. El abdomen y el corazón se pueden auscultar con el enfermo en posición decúbito supino o sentado.

**AUSCULTACIÓN INMEDIATA** *(immediate auscultation)* Método de exploración en el que se coloca el oído o el estetoscopio directamente sobre la piel del enfermo.

**AUSTRALIA, ANTÍGENO** *(Australia antigen)* Antígeno de superficie del virus de la hepatitis B (HBsAG), que se encuentra en el suero de los enfermos con hepatitis sérica aguda o crónica y en los portadores del virus. Puede existir enfermedad incluso con concentraciones muy diluidas del antígeno. El personal médico debe tomar precauciones adecuadas para evitar la autoinoculación, especialmente en las unidades de diálisis, bancos de sangre y laboratorios. En los bancos de sangre se realiza la búsqueda del antígeno Australia de forma habitual para evitar la transmisión de hepatitis a receptores de transfusiones. V. también **hepatitis**.

**AUSTRALIANA, FIEBRE** *(Australian Q fever)* Denominada también **Q., fiebre**.

**AUTISMO** *(autism)* Trastorno mental caracterizado por una inhibición extrema y una concentración anormal en la fantasía, acompañada de ilusiones, alucinaciones e incapacidad para comunicarse verbalmente o por cualquier otro medio con el ambiente externo. Los niños esquizofrénicos con frecuencia son autistas. V. también **autismo infantil**.

**AUTISMO INFANTIL** *(infantile autism)* Incapacidad caracterizada por el anormal desarrollo en el niño de las áreas emocional, social y de lenguaje. Puede deberse a una disfunción cerebral de tipo orgánico, en cuyos caso hace su aparición antes de los tres años de edad, o ir asociada a esquizofrenia infantil, en cuyo caso el autismo aparece más tarde, pero siempre antes del comienzo de la adolescencia. El niño autista permanece fijado a uno de los estadios que los niños normales pasan a lo largo de su desarrollo. Si la situación se debe a una enfermedad orgánica del cerebro, el niño resulta incapaz de evolucionar hacia el siguiente estadio del desarrollo, aunque no se da la regresión a estadios más tempranos, salvo si se acompaña de esquizofrenia. El tratamiento se basa en la psicoterapia, a menudo acompañada de ludoterapia.

**AUTOACOIDE** *(autacoid)* Cualquier componente del grupo de sustancias, como las hormonas, producidas en un órgano y transportadas por vía linfática o sanguínea que sirven para controlar los procesos fisiológicos de cualquier otro. Sustancia de secreción interna.

**AUTOAGRESIÓN** *(inward aggression)* Conducta destructiva dirigida contra uno mismo. V. también **masoquismo**.

**AUTOALIENACIÓN** *(self-alienation)* V. **despersonalización**.

**AUTOANESTESIA** *(self-anesthesia)* Forma de administración de la anestesia que consiste en que el propio paciente inhale porciones de gas anestésico mediante un dispositivo manual que él mismo controla. El gas más empleado es el trileno.

**AUTOANTICUERPO** *(autoantibody)* Inmunoglobulina que reacciona frente a un componente normal del organismo, como el material del núcleo celular en el lupus eritematoso sistémico. Existen muchos mecanismos que pueden provocar la producción de autoanticuerpos. Un antígeno formado durante el desarrollo fetal y posteriormente secuestrado puede ser liberado durante la vida extrauterina como consecuencia de una infección o un traumatismo y dar lugar a la síntesis de autoanticuerpos, como sucede en la tiroiditis autoinmune, la uveítis simpática y la azoospermia. Los anticuerpos producidos contra ciertos antígenos estreptocócicos durante una infección pueden tener reacciones cruzadas con los tejidos del corazón, provocando la cardiopatía reumática, o con la membrana basal glomerular, dando lugar a una glomerulonefritis. Las proteínas normales del organismo pueden convertirse en autoantígenos por medio de reacciones químicas, organismos infectantes o tratamientos medicamentosos. Se encuentran autoanticuerpos frente a las células parietales gástricas en la anemia perniciosa, frente a las plaquetas en la trombocitopenia autoinmune y frente a antígenos eritrocitarios de superficie en la anemia hemolítica autoinmune.

**AUTOANTÍGENO** *(autoantigen)* Constituyente endógeno del organismo que estimula la producción de un autoanticuerpo y provoca una reacción autoinmunitaria frente a uno o más tejidos. V. también **autoanticuerpo**.

**AUTOCLAVE** *(autoclave)* Aparato que se utiliza para esterilizar el instrumental quirúrgico u otros objetos, mediante vapor a presión. Consultar también **esterilización por vapor**.

**AUTODIPLOIDE** *(autodiploid)* **1.** Relativo a un individuo, organismo, raza o célula que tiene dos combinaciones cromosómicas genéticamente idénticas o casi idénticas, que derivan de la misma especie ancestral y resultan de la duplicación de la dotación haploide. **2.** Cada uno de estos individuos, organismos, razas o células. Consultar la voz **alodiploide**. V. también **autopoliploide**.

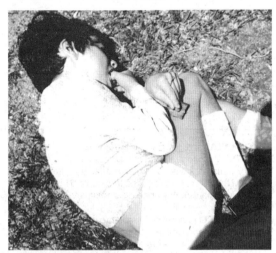

**AUTISMO.** Trastorno mental de origen incierto que requiere un tratamiento (educación) especial.

**AUTODIPLOIDISMO** *(autodiploidy)* Posesión de dos combinaciones cromosómicas genéticamente idénticas o casi idénticas provenientes de la misma especie ancestral. Este estado permite la división celular normal. Consultar la voz **alodiploidismo**.

**AUTOEROTISMO** *(autoeroticism)* **1.** Gratificación sensual, habitualmente sexual, con uno mismo, generalmente obtenida a través del estímulo del propio cuerpo sin la participación de otra persona, y derivada de actos como caricias, masturbación, fantasías y otras fuentes orales, anales o visuales de estimulación. **2.** Sentimiento o deseo sexual que se produce sin ningún estímulo externo. **3.** (Teoría psicoanalítica de Freud). Fase precoz del desarrollo psicosexual, que tiene lugar entre las fases oral y anal. Consultar la voz **heteroerotismo**.

**AUTOGÉNESIS** *(autogenesis)* **1.** Abiogénesis. **2.** Autoproducción; formación en el interior del organismo. Denominado también **autogenia**. Consultar las voces **heterogénesis; homogénesis**.

**AUTOINMUNE, ENFERMEDAD** *(autoimmune disease)* Cualquiera de los componentes de un gran grupo de procesos caracterizados por la degeneración o alteración de las funciones del sistema inmunitario del organismo. Los antígenos presentes en condiciones normales en las células de la economía estimulan el desarrollo de anticuerpos, y éstos, incapaces de distinguir los antígenos de las células propias de los externos, actúan contra las células normales provocando reacciones sistémicas y localizadas. Estas reacciones afectan a los tejidos epiteliales y conjuntivos, causando diversas enfermedades, que pueden dividirse en dos grupos generales: las enfermedades del colágeno o colagenosis (lupus eritematoso sistémico, dermatomiositis, periarteritis nudosa, esclerodermia y artritis reumatoide) y los procesos hemolíticos autoinmunes (púrpura trombocitopénica idiopática, anemia hemolítica adquirida y leucopenia autoinmune). Todavía se desconocen la etiología y la fisiopatología concretas de estas enfermedades.

**Enfermedades autoinmunes**

| Enfermedad | Localización | Síntomas y signos | Tratamiento adecuado |
|---|---|---|---|
| Anemia hemolítica autoinmune | Glóbulos rojos de la sangre. | Palidez e ictericia. | Corticoides y, en algunas ocasiones, extirpación del bazo. |
| Artritis reumatoide | Articulaciones y zonas vecinas. | Inflamación de las articulaciones con afectación del estado general del paciente. | Antiinflamatorios. En casos graves, inmunosupresores y corticoides. |
| Cirrosis biliar primitiva | Hígado. | Ictericia acompañada de prurito, acumulaciones de grasa en la piel e insuficiencia hepática. | Dieta y corticoides. |
| Esclerodermia | Tejido conjuntivo de la piel y de otros órganos. | Engrosamiento de la piel, debilidad, artritis, ahogo, dificultad para la deglución e insuficiencia renal y cardiaca. | Corticoides, masaje y fisioterapia. |
| Lupus eritematoso | Tejido conjuntivo. Afecta a numerosos órganos. | Fiebre, inflamación de las articulaciones y eritema facial en forma de alas de mariposa. | Corticoides y antiinflamatorios. Si no resultan efectivos, inmunosupresores. Evitar la exposición al sol. |
| Miastenia grave | Músculos, especialmente los de la cara, de los ojos y los respiratorios. | Debilidad muscular y propensión a la fatiga. | Reposo y medicamentos que favorecen la transmisión neuromuscular. |
| Pénfigo vulgar | Piel, boca, nariz y vías urinarias. | Ampollas en la piel y las mucosas. Anemia y desnutrición. | Tratamiento local de las lesiones y corticosteroides. |
| Tiroiditis de Hashimoto | Glándula tiroides. | Bocio y, a largo plazo, hipotiroidismo. | Extirpación del tiroides. |

**AUTOGENIA** *(autogeny)* V. **autogénesis**.

**AUTÓGENO** *(autogenus)* **1.** Autogenerante. **2.** Originado en el organismo, como las toxinas o las vacunas.

**AUTOIMAGEN** *(self-image)* Idea, concepto o imagen mental total que una persona tiene de sí misma y de su propio papel en la sociedad.

**AUTOINJERTO** *(autograft)* Trasplante quirúrgico de cualquier tejido de una región a otra del organismo que se hace en el mismo individuo. Los autoinjertos se utilizan habitualmente para la reposición de la piel perdida en las quemaduras extensas.

OBSERVACIONES: Las manifestaciones y la sintomatología clínica dependen de la enfermedad específica de que se trate y del órgano o sistemas afectados. V. las **enfermedades específicas**.

ACTUACIÓN: El tratamiento debe hacerse con corticosteroides, antiinflamatorios y fármacos inmunosupresores. Los síntomas se tratan específicamente, con transfusiones en las hemorragias, analgésicos cuando existe dolor y fisioterapia para evitar las contracturas. La dieta debe regularse en función de las necesidades específicas, y en este sentido puede ser necesario aportar suplementos de hierro para el tratamiento de la anemia en el caso de la púrpura trombocitopénica, o reducir el número de calorías en la dieta para disminuir el peso en los enfermos con artritis reumatoide. El tratamiento quirúrgico puede ser preventivo o corrector, como la reposición de la cabeza del fémur en la artritis reumatoide o la esplenectomía en la púrpura trombocitopénica.

ACTUACIÓN DE LA ENFERMERA: Muchas veces las enfermedades se caracterizan por tener períodos de crisis y etapas intercríticas de remisión. Durante las crisis puede ser necesaria la hospitalización y la atención exhaustiva, tomando las medidas oportunas para aliviar el dolor, aplicación de frío o calor, movimientos isométricos o para prestar la ayuda necesaria en el movimiento y deambulación. La enfermera debe vigilar la presencia de signos de hemorragia, ayudar al enfermo a realizar la fisioterapia, protegerle de la infección y evitarle los escalofríos o el exceso de calor. Dado que estos enfermos tienen una gran necesidad de apoyo moral, la enfermera debe ayudar a los pacientes a expresar y superar los sentimientos de enfado o frustración, reconocer las limitaciones, conservar las fuerzas, plantearse objetivos realistas y entender el proceso de su enfermedad. También es importante informar al enfermo y la familia sobre los posibles efectos secundarios de los medicamentos que se han prescrito y la forma en que se deben administrar.

**AUTOINMUNIDAD** (*autoimmunity*) Proceso anormal en el que el cuerpo reacciona contra sus propios tejidos. Algunos investigadores piensan que la autoinmunidad indica la existencia de una incapacidad del sistema inmunitario del organismo para distinguir entre los autoantígenos y las sustancias extrañas, a causa de la existencia de algún cambio en la función de los componentes celulares del sistema inmunitario. La autoinmunidad puede dar lugar a enfermedades autoinmunes y de hipersensibilidad. El proceso aún no se ha comprendido totalmente, pero existen diversas teorías que intentan explicar su fisiopatología, como la de la clona prohibida, la del secuestro antigénico y la de la actividad del inmunocomplejo.

**AUTOLIMITADO** (*self-limited*) (De una enfermedad o trastorno). Que suele resolverse sin tratamiento.

**AUTOMATISMO** (*automatism*) **1.** (Fisiología). Función involuntaria de un órgano independientemente de los estímulos externos aparentes, como las pulsaciones cardiacas, o dependientes de estímulos externos pero sin control consciente, como la dilatación de la pupila ocular. **2.** Teoría que sostiene que el cuerpo actúa como una máquina, y que la mente, cuyos procesos tan sólo dependen de la actividad cerebral, es un elemento corporal incapaz de controlar el organismo. **3.** (Psicología). Comportamiento mecánico, repetitivo y no dirigido que no está bajo control consciente, como se observa en la epilepsia psicomotora, los estados histéricos y algunos actos como el sonambulismo. Hay diferentes tipos: automatismo deambulante, automatismo de órdenes y automatismo postraumático inmediato. Denominado también comportamiento automático.

**AUTOMATISMO A LAS ÓRDENES** (*command automatism*) Respuesta anormal, sin crítica, a las órdenes. Se ve en la hipnosis y varias enfermedades mentales. V. también **automatismo**.

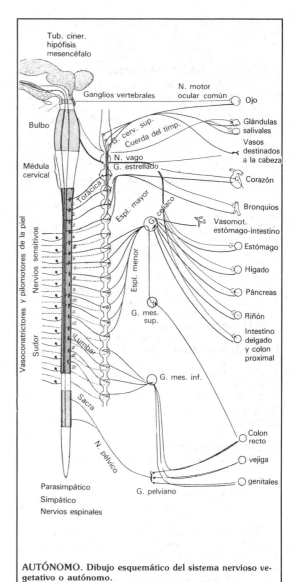

**AUTÓNOMO.** Dibujo esquemático del sistema nervioso vegetativo o autónomo.

**AUTOMATISMO AMBULATORIO** (*ambulatory automatism*) Acto deambulante, sin propósito, movimiento sin objeto o desarrollo de actos mecánicos sin conocimiento consciente de su autor. V. también **fuga; poriomanía**.

**AUTOMATISMO POSTRAUMÁTICO INMEDIATO** (*immediate post-traumatic automatism*) Estado postraumático en el que la persona actúa espontánea y automáticamente sin guardar ningún recuerdo de su conducta.

**AUTÓNOMO** (*autonomic*) Relativo al sistema nervioso autónomo.

**AUTÓNOMO, REFLEJO** (*autonomic reflex*) Cualquiera de

los reflejos normales que regulan y controlan las funciones viscerales. Los reflejos autónomos controlan actividades como la tensión arterial, la frecuencia cardiaca, el peristaltismo, la salivación y la micción.

**AUTÓNOMO, SISTEMA NERVIOSO** (*autonomic nervous system*) Parte del sistema nervioso que regula las funciones vitales involuntarias, incluyendo la actividad del miocardio, musculatura lisa y glándulas. Se puede dividir en: sistema nervioso simpático, que acelera la frecuencia cardiaca, produce vasoconstricción y aumenta la tensión arterial, y sistema nervioso parasimpático, que disminuye la frecuencia cardiaca, aumenta la peristalsis intestinal y la actividad de las glándulas y relaja los esfínteres.

**AUTOPLÁSTICA, MANIOBRA** (*autoplastic maneuver*) (Psicología). Proceso que forma parte de la adaptación y que implica un ajuste con sí mismo. Consultar la voz **aloplástica, maniobra**.

**AUTOPOLIPLOIDE** (*autopolyploid*) **1.** Relativo a un individuo, organismo, raza o célula que tiene más de dos dotaciones cromosómicas genéticamente idénticas o casi idénticas y que derivan de la misma especie ancestral. Resultan de la duplicación de una combinación cromosómica haploide y se denominan autotriploides, autotetraploides, autopentaploides, autohexaploides, etc, dependiendo de los múltiplos de la dotación haploide que contengan. **2.** Cada uno de estos individuos, organismos, razas o células. Consultar la voz **autopolipoide**. V. también **alodiploide**.

**AUTOPOLIPLOIDISMO** (*autopolyploidy*) Condición en la que se presentan más de dos dotaciones idénticas o prácticamente idénticas de cromosomas. Consultar la voz **alopolipoide**.

**AUTOPROTROMBINA I, II, III, C** V. **factores VII, IX** y **X** respectivamente.

**AUTOPSIA** (*autopsy*) Examen *postmortem* realizado para confirmar o determinar la causa de la muerte. Denominado también **necropsia; tanatopsia**.

**AUTORRADIÓLISIS** (*self-radiolysis*) Proceso por el cual un compuesto se ve afectado por los productos de desecho radiactivos originados en un átomo del propio compuesto.

**AUTORREALIZACIÓN** (*self-actualization*) (Psicología humanística). Tendencia fundamental al cumplimiento del propio potencial humano en su grado más alto.

**AUTOSEROLÓGICO, TRATAMIENTO** (*autoserous treatment*) Tratamiento de una enfermedad infecciosa inoculando al enfermo su propio suero.

**AUTÓSITO** (*autosite*) El mayor y mejor formado de los dos monstruos fetales de una pareja de gemelos univitelinos distintos o asimétricos, y del que depende el otro feto, más pequeño, para las diversas funciones fisiológicas y para su crecimiento y nutrición. V. **feto parásito**.

**AUTOSOMA** (*autosome*) Cualquier cromosoma no sexual que aparece como un par homólogo en la célula somática. En el hombre existen 22 pares de autosomas, que condicionan la transmisión de todas las características genéticas con excepción de las ligadas al sexo. Denominado también **eucromosoma**.

**AUTOSÓMICO** (*autosomal*) **1.** Característico de un autosoma. **2.** Referido a cualquier carácter transmitido por un autosoma.

**AUTOSONDAJE** (*self-catheterization*) Procedimiento realizado por un paciente para vaciar la vejiga y evitar su distensión por acúmulo de orina. El paciente que no puede vaciar totalmente su vejiga, pero que es capaz de retener la orina durante un período de 2 a 4 horas puede aprender a autosondarse si así lo desea, si tiene una cierta destreza manual y si es capaz de palparse la vejiga.

MÉTODO: El equipo necesario consta de una cuña, dos sondas del número 14, un lubricante hidrosoluble, jabón, agua y una toalla limpia; las mujeres normalmente necesitan al principio un espejo de aumento para identificar el meato uretral y los hombres prefieren a veces realizar el sondaje sentados en un taburete bajo. A las mujeres se les enseña al principio a realizarse el autosondaje en posición de semi-Fowler con la ayuda de una cuña, pero más tarde casi siempre pueden hacerlo directamente en el inodoro. La paciente debe limpiar con agua y jabón la zona del meato urinario y los labios mayores y menores, o el glande del pene, en el caso del varón; a continuación debe tomar el catéter a 8 ó 10 cm de su punta lubricando ésta antes de introducirla suavemente en el meato; las mujeres se introducen de 3 a 5 cm de la sonda y los hombres 20 cm. Por último se deja que la orina fluya en la cuña o el inodoro hasta que la vejiga se vacíe. Finalmente la sonda se retira, se lava con agua y jabón, se aclara abundantemente, se seca con una toalla limpia y se guarda en una bolsa de plástico o de papel limpio hasta el próximo autosondaje.

CRITERIOS IMPORTANTES: El método de autosondaje facilita el trabajo y la participación del paciente en las actividades normales de la vida diaria e impide el desarrollo de infecciones y otros trastornos renales.

**AUTOSPLENECTOMÍA** (*autosplenectomy*) Atrofia progresiva del bazo que se produce en la anemia de células falciformes o drepanocitosis. El tejido esplénico es reemplazado por formaciones fibrosas que terminan anulando su función.

**AUTOSUGESTIÓN** (*autosuggestion*) Idea, pensamiento, actitud o creencia sugerida por uno mismo, con frecuencia una fórmula dada, como medio para controlar el propio comportamiento. Consultar la voz **sugestión**.

**AUTOTETRAPLOIDE, AUTOTETRAPLOIDEO** (*autotetraploid, autotetraploidic*) V. **autopoliploide**.

**AUTOTOPOAGNOSIA** (*autotopagnosia*) Incapacidad de reconocer o localizar las diversas partes del cuerpo a causa de una lesión orgánica cerebral. Denominada también **agnosia de la imagen corporal**. V. también **propiocepción**.

**AUTOTRIPLOIDE, AUTOTRIPLOIDEO** (*autotriploid, autotriploidic*) V. **autopoliploide**.

**AUXANOLOGÍA** (*auxanology*) Estudio científico del crecimiento y desarrollo.

**AUXESIA** (*auxesis*) Aumento del tamaño o del volumen a causa de una expansión celular y no por un incremento del número de células o elementos tisulares; hipertrofia. Denominado también crecimiento auxésico.

**AUXILIOS, PRIMEROS** (*first aid*) Cuidados inmediatos que se prestan a una persona accidentada o enferma antes de que reciba tratamiento administrado por personal con formación médica. La atención se dirige en primer lugar a los problemas más críticos: obstrucción de la vía aérea, hemorragia y alteraciones de la función cardiaca. El sujeto es mantenido caliente y lo más cómodo posible. Si conserva la conciencia, se le tranquiliza y se le interroga sobre los detalles significativos de su historia médica, como diabetes, cardiopatías o reacciones alérgicas frente a fármacos; si está inconsciente se busca alguna tarjeta, medalla o brazalete de identificación médica. El paciente es movilizado lo menos posible, sobre todo si existe posibilidad de fractura. En caso de vómito se coloca la cabeza en una posición que facilite la salida del material e impida su aspiración.

**AUXO-** *(auxo-)* Prefijo que significa «relativo al crecimiento, aceleración o estimulación»: *auxocromo, auxocito, auxotónico.*

**AV** *(AV)* Abreviatura de arteriovenoso, auriculoventricular.

**AVANTINA** *(avantin)* V. **isopropílico, alcohol**.

**AVASCULAR** *(avascular)* **1.** Falta de aporte sanguíneo suficiente en un área hística. El descenso del flujo sanguíneo puede ser consecuencia del bloqueo del vaso por un coágulo, de la detención intencionada durante una intervención quirúrgica o la instauración de medidas encaminadas al control de una hemorragia. **2.** Se aplica a un tipo de tejido sin vasos sanguíneos.

**AVERSIVO, CONDICIONAMIENTO** *(aversion conditioning)* V. **terapia aversiva**.

**AVERSIVO, ESTÍMULO** *(aversive stimulus)* Estímulo, como el shock eléctrico, que provoca dolor físico o psíquico. V. también **terapia, aversiva**.

**AVITAMINOSIS** *(avitaminosis)* Proceso resultante de la deficiencia dietética o la falta de absorción o utilización de una o más vitaminas. También denominada **hipovitaminosis**. Consultar la voz **hipervitaminosis**. V. también **vitaminas específicas**.

**AVOGADRO, LEY DE** *(Avogadro's law)* Ley física que establece que volúmenes iguales de cualquier gas en las mismas condiciones de temperatura y de presión contienen idéntico número de moléculas.

**AVULSIÓN** *(avulsion)* Separación por desgarro de cualquier porción orgánica del resto del cuerpo, como el desgarro del cordón umbilical y el proceso de alumbramiento de la placenta.

**AVULSIÓN DENTARIA** *(avulsed teeth)* Desplazamiento violento de dientes de su posición normal. En algunos casos se puede proceder a la reimplantación quirúrgica, aunque es una técnica que fracasa con frecuencia. V. también **avulsión**.

**AX-** *(ax-)* Prefijo que significa «relativo a un eje»: *axial, axofugal, axon*. También **axio-, axon-**.

**AXILA** *(axilla)* Espacio piramidal que forma la porción inferior del hombro situada entre la parte superinterna del brazo y la lateral del tórax.

**AXILAR, ARTERIA** *(axillary artery)* Rama de la arteria subclavia que comienza en el borde externo de la primera costilla y termina en el extremo distal del músculo redondo mayor, donde se convierte en la arteria humeral. Tiene tres partes y seis ramas, que irrigan diversos músculos torácicos y braquiales, como el pectoral, el deltoides y subclavio. Las seis ramas son la torácica superior, la acromiotorácica, la torácica inferior, la subescapular, la circunfleja posterior y la circunfleja anterior.

**AXILAR, GANGLIO** *(axillary node)* Cada uno de los ganglios linfáticos de la axila que contribuyen a la lucha contra las infecciones en el tórax, la axila, el cuello y el brazo, y drenan los linfáticos de estas áreas. Los 20 a 30 ganglios axilares existentes están divididos en los grupos lateral, anterior, posterior, central y medial. El grupo lateral está en relación con los vasos linfáticos que drenan todo el brazo; el anterior, con los linfáticos que drenan los músculos torácicos; el posterior, con las vías de drenaje de los músculos dorsales del cuello y los de la pared torácica; el central con los vasos que drenan los ganglios de los tres grupos precedentes, y el grupo medial está en relación con los vasos que drenan la linfa de la región pectoral y los vasos aferentes del tronco linfático subclavio. V. también **linfático, sistema; linfático, ganglio**.

**AXILAR, VENA** *(axillary vein)* Vaso venoso del miembro superior que se origina por la unión de las venas basílica y humeral, cerca del extremo distal del músculo redondo mayor, y que se convierte en la vena subclavia en el extremo distal de la primera costilla. Recibe sangre desoxigenada de las venas tributarias satélites de las ramas de la arteria axilar y, cerca de su final, también recibe sangre de la vena cefálica. Contiene un par de válvulas situadas en el extremo distal del músculo subescapular. Consultar la voz **subclavia, vena**.

**AXIS** *(axis)*. Segunda vértebra cervical. V. **Eje.**

**AXÓN** *(axon)* Extensión cilíndrica de la célula nerviosa que conduce los impulsos a partir del cuerpo celular. Los axones pueden estar o no recubiertos de mielina. Denominado también cilindroeje. Consultar la voz **dendrita**.

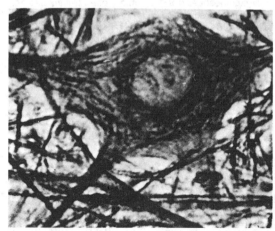

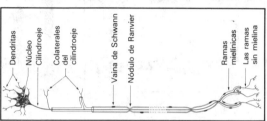

**AXÓN. Arriba, microfotografía de una neurona con su axón. Abajo, esquema de una neurona.**

**AXON-** *(axon-)* V. **ax-**.

**AXÓNICO ERITEMATOSO, REFLEJO** *(axon flare)* Reflejo nervioso por el cual el estímulo, transmitido por fibras axónicas sensitivas procedentes de la superficie cutánea, es desviado parcialmente —a nivel local, por medio de conexiones sin alcanzar los centros nerviosos— y conducido antidromicamente por las fibras axónicas sensitivas de los vasos adyacentes, cuya dilatación produce. La reacción eritematosa, en forma de halo que circunda a la zona estimulada, se considera parte integrante de la respuesta triple de Lewis. Denominado también **antidrómico, reflejo**.

**AXOPLÁSMICO, FLUJO** *(axoplasmic flow)* Movimiento citoplásmico continuo y ondulante entre el cuerpo celular de una neurona, que es donde se produce la síntesis proteica, y la fibra axónica, para aportar a esta las sustancias vitales necesarias para el mantenimiento de su actividad y las funciones reparadoras. La fibra nerviosa es totalmente dependiente del cuerpo celular en cuanto al aporte de metabolitos, y cualquier interrupción del flujo axoplásmico secundaria a enfermedades o traumatismos, da lugar a la degeneración de las áreas separadas del axón.

**AYUNAR** *(fast)* Abstenerse de ingerir la totalidad o parte de los alimentos.

**AYUNO** *(fasting)* Acto de abstenerse de ingerir alimentos durante un período específico de tiempo generalmente por razones terapéuticas o religiosas.

**AZATIOPRINA** *(azathioprine)* Inmunosupresor.
INDICACIONES: Se prescribe para evitar el rechazo de un órgano después del trasplante y en el tratamiento del lupus eritematoso sistémico y de otras enfermedades inflamatorias de repercusión general.
CONTRAINDICACIONES: Hipersensibilidad conocida al medicamento.
EFECTOS SECUNDARIOS: Entre los efectos secundarios más serios se encuentran la depresión de la médula ósea y la hepatotoxicidad. Náuseas y vómitos frecuentes.

**AZO-** *(azo-)* Prefijo que significa «contenido en nitrógeno»: *azoemia, azoimida, azouria*.

**AZOEMIA** *(azotemia)* Retención en la sangre de cantidades excesivas de compuestos nitrogenados. Este estado tóxico está provocado por el fracaso renal que impide la extracción de urea de la sangre. V. también **uremia**.

**AZOOSPERMIA** *(azoospermia)* Falta de espermatozoides en el semen. Puede estar provocada por disfunción testicular o por el bloqueo de los túbulos del epidídimo, y también puede inducirse por vasectomía quirúrgica. La azoospermia se asocia con infertilidad, pero no con impotencia. Consultar la voz **oligospermia**.

**AZÚCAR** *(sugar)* Tipo de carbohidrato hidrosoluble. Las dos categorías principales son los monosacáridos y los disacáridos. Un monosacárido es un azúcar simple como la glucosa, la fructosa o la galactosa, mientras que un disacárido es un azúcar doble, como la sacarosa (azúcar de mesa) o la lactosa. V. también **carbohidrato; fructosa; galactosa; glucosa; sacárido; sacarosa**.

**AZÚCAR, ALCOHOL DE** *(sugar alcohol)* Alcohol producido por la reducción de un aldehído o cetona de un azúcar.

**AZÚCAR DE FRUTA** *(fruit sugar)* V. **fructosa**.

**AZÚCAR DE LA SANGRE** *(blood sugar)* **1.** Cualquiera de una serie de sustancias estrechamente relacionadas, como la glucosa, fructosa y galactosa, que son constituyentes normales de la sangre y esenciales para el metabolismo celular. Denominada también glucosa sanguínea; glucemia. La concentración de glucosa en sangre se mide en miligramos de glucosa por decilitro de sangre. V. también **hiperglucemia; hipoglucemia**.

**AZUFRE** *(sulfur, sulphur)* Elemento químico no metálico, multivalente, insaboro e inodoro que existe en gran abundancia en la naturaleza, en masas o cristales amarillos, especialmente en áreas volcánicas. Su número atómico es 16 y su peso atómico 32.006. Se utiliza para producir ácido sulfúrico y en la industria metalúrgica, la vulcanización del caucho, el refinado del petróleo y numerosos otros procesos industriales. El azufre se ha utilizado en el tratamiento de la gota, el reumatismo y la bronquitis y como laxante suave. Las sulfonamidas se utilizan en el tratamiento de diversas infecciones bacterianas.

**AZUL, FIEBRE** *(blue fever)* Coloquial. Fiebre macular de las Montañas Rocosas que se denomina así por la típica coloración cianótica oscura de la piel que presentan estos enfermos tras la infección inicial por rickettsias. V. también **Montañas Rocosas, fiebre de las; rickettsiosis; tifus**.

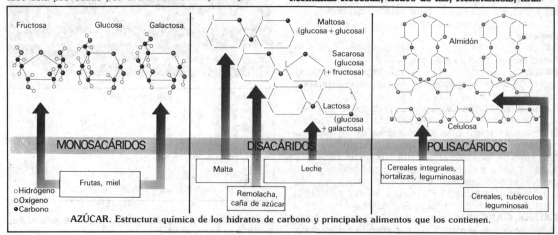

AZÚCAR. Estructura química de los hidratos de carbono y principales alimentos que los contienen.

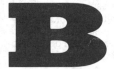

**B** *(B)* Símbolo químico del **boro**.

**B, CÉLULA** *(B cell)* Tipo de linfocito que se origina en la médula ósea. Como precursor de las células plasmáticas ante un estímulo antigénico adecuado, es uno de los dos linfocitos que tiene una importancia capital en la respuesta inmunológica del organismo. Denominada también **linfocito B**. V. **plasmática, célula; T, célula**.

**B, COMPLEJO VITAMÍNICO** *(B complex vitamins)* Extenso grupo de sustancias hidrosolubles formado por vitamina $B_1$ (tiamina), vitamina $B_2$ (riboflavina), vitamina $B_3$ (niacina), vitamina $B_6$ (piridoxina), vitamina $B_{12}$ (cianocobalamina), biotina, colina, carnitina, ácido fólico, inositol y ácido paraaminobenzoico. El complejo vitamínico B es esencial para la conversión de carbohidratos en glucosa con vistas a proporcionar energía, para el metabolismo de las grasas y las proteínas, para la función normal del sistema nervioso central, el mantenimiento del tono muscular gastrointestinal y para el estado normal de la piel, cabello, ojos, boca e hígado. Se encuentran en la levadura de cerveza, hígado, granos de cereales integrales, nueces, huevos, carnes, pescados, vegetales; la producción intrínseca depende de las bacterias de la flora intestinal. Las dietas libres de leche o la ingestión de antibióticos pueden destruir esta flora bacteriana. Los síntomas del déficit de vitamina B son nerviosismo, depresión, insomnio, neuritis, anemia, alopecia, acné u otros trastornos cutáneos e hipercolesterolemia. V. también **vitaminas específicas**.

**Ba** *(Ba)* Símbolo químico del **bario**.

**BABCOCK, OPERACION DE** *(Babcock's operation)* Extirpación de la vena safena varicosa realizada mediante la introducción en la misma de una sonda olivar, a la cual se liga para su posterior extracción.

**BABESIOSIS** *(babesiosis)* Infección provocada por un protozoo del género *Babesia*. El microorganismo infectante se introduce en el huésped a través de la picadura de una garrapata de la especie *Ixodes dammini*. La sintomatología consiste en cefaleas, fiebre, náuseas y vómitos, mialgias y hemólisis. Denominada también babesiasis.

**BABINSKI, REFLEJO DE** *(Babinski's reflex)* Dorsiflexión

**Necesidades diarias del complejo vitamínico B (según la OMS)**

| Edad y sexo | $B_1$ (tiamina) —en mg— | $B_2$ (riboflavina) —en mg— | Niacina (en equivalentes de niacina) | $B_{12}$ (cianocobalamina) —en mg— | Ácido fólico —en mg— |
|---|---|---|---|---|---|
| Bebés (ambos sexos) [6-8 meses] | 0,4 | 0,5 | 5,9 | 0,3 | 60 |
| Bebés (ambos sexos) [9-11 meses] | 0,4 | 0,6 | 6,5 | 0,3 | 60 |
| Niños (ambos sexos) [1-3 años] | 0,5 | 0,8 | 9,0 | 0,9 | 100 |
| Niños (ambos sexos) [4-6 años] | 0,7 | 1,1 | 12,1 | 1,5 | 100 |
| Niños (ambos sexos) [7-9 años] | 0,9 | 1,3 | 14,5 | 1,5 | 100 |
| Adolescente varón [10-12 años] | 1,0 | 1,6 | 17,2 | 2,0 | 100 |
| Adolescente hembra [10-12 años] | 0,9 | 1,4 | 15,5 | 2,0 | 100 |
| Adolescente varón [13-15 años] | 1,2 | 1,7 | 19,1 | 2,0 | 200 |
| Adolescente hembra [13-15 años] | 1,0 | 1,5 | 16,4 | 2,0 | 200 |
| Adolescente varón [16-17 años] | 1,2 | 1,8 | 20,3 | 2,0 | 200 |
| Adolescente hembra [16-17 años] | 0,9 | 1,4 | 15,2 | 2,0 | 200 |
| Hombre adulto de actividad moderada y 65 Kg. | 1,2 | 1,8 | 19,8 | 2,0 | 200 |
| Hembra adulta de actividad moderada y 55 Kg. | 0,9 | 1,3 | 14,5 | 2,0 | 200 |
| Mujer embarazada (en la 2.ª mitad del embarazo) | 1,05 | 1,5 | 16,8 | 3,0 | 400 |
| Mujer lactante (en los 6 primeros meses de la lactancia) | 1,10 | 1,65 | 18,1 | 2,5 | 300 |

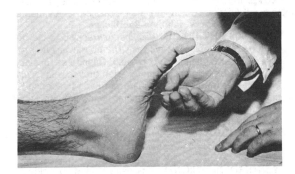

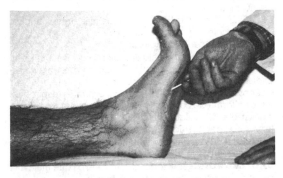

**BABINSKI.** Arriba, reflejo plantar normal (flexión plantar de los dedos). Abajo, reflejo patológico o de *Babinski* (extensión del dedo gordo).

del primer dedo del pie, con extensión y separación en abanico de los demás, provocada por la percusión firme de la parte lateral de la planta del pie. El reflejo es normal en los recién nacidos y anormal en niños y adultos, en los que puede indicar la existencia de una lesión de la vía piramidal.

**BACILÁCEAS** *(Bacillaceae)* Familia de esquizomicetos del orden *Eubacteriales* que incluye células de forma alargada, grampositivas que pueden producir endosporas cilíndricas, elipsoides o esféricas de situación terminal, subterminal o central. Estas células son quimioheterótrofas y la mayoría saprófitas, generalmente localizadas en el suelo. Algunas son parásitos de insectos y animales, y tienen caracteres patógenos. La familia incluye los géneros *Bacillus*, que comprende organismos aerobios, y *Clostridium*, anaerobios.

**BACILIFORME** *(bacilliform)* Que tiene forma alargada, similar a la de un bacilo.

**BACILO** *(bacilli,* sing. *bacilium)* Cualquier bacteria en forma de bastón.

**BACILO GASEOSO** *(gas bacillum)* Cualquier bacilo de diversas especies que producen gas como subproducto de su metabolismo.

**BACILURIA** *(bacilluria)* Presencia de bacilos en la orina.

**BACILLUS** *(bacillus)* Género de bacterias aerobias, grampositivas y productoras de esporas que pertenece a la familia *Bacilaceal*, del orden *Eubacteriales*, e incluye 33 especies, tres de las cuales son patógenas y el resto saprófitas. Muchos microorganismos clasificados antiguamente como *Bacillus* se han vuelto a reclasificar actualmente en otros géneros. V. también **Baciláceas**.

**BACILLUS ANTHRACIS** *(bacillus anthracis)* Especie de bacterias anaerobias facultativas y grampositivas que provocan el ántrax maligno o carbunco. Cuando se inhalan, las esporas de este organismo pueden provocar la forma pulmonar; asimismo, en la forma esporulada pueden vivir muchos años en productos animales, como pieles y lana, y también en el suelo. V. también **ántrax; esquiladores, enfermedad de los**.

**BACITRACINA** *(bacitracin)* Antibacteriano, antibiótico.
INDICACIONES: Infecciones cutáneas sensibles al fármaco.
CONTRAINDICACIONES: Hipersensibilidad conocida al medicamento.
EFECTOS SECUNDARIOS: Entre los más graves figuran la nefrotoxicidad y el eritema cutáneo.

**BACTER-** *(bacter-)* V. **bacterio-**.

**BACTERIA** *(bacteria)* Cualquier microorganismo unicelular de la clase *Esquizomicetos*. El género presenta variedades morfológicas, y sus componentes pueden ser esféricos (cocos), alargados (bacilos), espirales (espiroquetas) o en forma de coma (vibrios). La naturaleza, gravedad y desarrollo de cualquier infección provocada por una bacteria son característicos de cada especie.

**BACTERICIDA** *(bactericidal)* Que destruye o lisa las bacterias. Consultar la voz **bacteriostático**.

**BACTERICIDINA** *(bactericidin)* Anticuerpo que mata a la bacteria en presencia del complemento.

**BACTERIEMIA** *(bacteremia)* Presencia de bacterias en la sangre. Las bacteriemias no demostradas son frecuentes y por lo general desaparecen espontáneamente. El diagnóstico se realiza por hemocultivo; cuando se instaura el tratamiento antibiótico debe ser específico para el organismo detectado y para la localización de la infección de comienzo. Consultar la voz **septicemia**. V. también **shock séptico**.

**BACTERIÓFAGO** *(bacteriophage)* Virus que provoca la lisis de la bacteria huésped, incluidas las «algas» verdeazuladas. Los bacteriófagos se asemejan a otros virus en que ambos están compuestos por ARN o ADN. Su estructura puede variar desde simples cuerpos fibrosos a formas complejas con «colas» contráctiles. Los bacteriófagos asociados a bacterias sin producir su lisis se llaman atenuados y pueden parecerse genéticamente al huésped; se denominan en función de las cepas bacterianas para las que son específicas, como los colífagos y los corinebacteriófagos.

**BACTERIOLISINA** *(bacteriolysin)* Antibiótico que provoca la rotura de un tipo especial de bacterias. Habitualmente también es necesaria la concurrencia del complemento para que se produzca esta reacción. V. también **bacteriólisis**.

**BACTERIÓLISIS** *(bacteriolysis)* Rotura intra o extracelular de bacterias. V. también **bacteriolisina**.

**BACTERIOLOGÍA** *(bacteriology)* Ciencia que estudia las bacterias.

**BACTERIÓLOGO** *(bacteriologist)* Especialista en bacteriología.

**BACTERIOSTÁTICO** *(bacteriostatic)* Que tiende a restringir el desarrollo o reproducción de una bacteria. Consultar la voz **bactericida**.

**BACTERIURIA** *(bacteriuria)* Presencia de bacterias en la orina. La existencia de más de 100.000 colonias/ml de bacterias patógenas en la orina suele considerarse significativa, permite diagnosticar una infección del aparato urinario. V. también **urinaria, infección**.

**BACTEROIDE** *(bacteroid)* Similar a una bacteria.

**BACTEROIDES** *(bacteroides)* Género de bacilos anaerobios obligados que se encuentran en condiciones normales en el colon, boca, aparato genital y árbol respiratorio superior. Pueden provocar infecciones graves cuando invaden la circulación venosa a través de una solución de continuidad de la membrana mucosa, produciendo trombosis y bacteriemia. Son característicos de la infección por estos organismos el aliento fétido, los abscesos, la formación de gas y la putrefacción. De las 30 especies existentes, *Bacteroides fragilis* es la más frecuente y virulenta.

**BAGAZO** *(bagasse)* Flores trituradas o residuo de la caña de azúcar.

**BAGAZOSIS** *(bagassosis)* Enfermedad pulmonar autolimitada provocada por una respuesta alérgica al bagazo o a los restos de polvo contaminados por hongos que quedan después de extraer el jarabe de la caña de azúcar. Se caracteriza por fiebre, disnea y malestar general. El tratamiento se realiza con medicación corticoidea por vía oral. Para evitar la recidiva del proceso es necesario retirar el antígeno. Denominada también **neumonitis intersticial alérgica**. V. también **polvos orgánicos**.

**BAIN, CIRCUITO RESPIRATORIO DE** *(Bain Breathing Circuit)* Sistema anestésico de flujo continuo que no requiere absorbente de cal sódica.

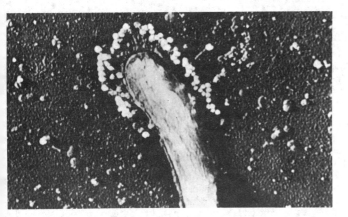

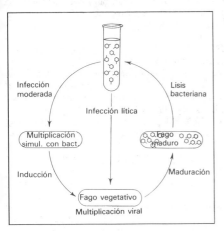

**BACTERIÓFAGO.** Arriba, microfotografía de fagos absorbidos en la porción distal de un *Mycobacterium*. A la izquierda, ciclo vital del bacteriófago.

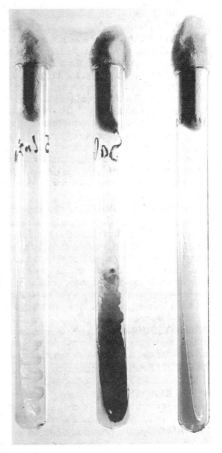

**BACTERIOLOGÍA.** A la derecha, cultivos en agar de bacterias. De izquierda a derecha: pseudomonas, servatias y sarcinas.

**BAINBRIDGE, REFLEJO DE** *(Bainbridge reflex)* Reflejo cardiaco que consiste en un aumento de la frecuencia del pulso secundario a la estimulación de los receptores de presión de la pared auricular izquierda. Puede estar producido por la infusión de líquidos IV.

**BAJO PESO** *(underweight)* Peso inferior al normal en relación con la estatura, estructura corporal y edad.

**BAL** *(BAL)* Abreviatura inglesa de British anti-lewisite. Dimercaptopropanol o dimercaprol, fármaco utilizado en el tratamiento de las intoxicaciones por arsenicales y mercuriales. Fue utilizado para curar las lesiones producidas por un gas vesicante arsenical (lewisite) empleado por los alemanes durante la Primera Guerra Mundial.

**BALANITIS** *(balanitis)* Inflamación del glande.

**BALANITIS XERÓTICA OBLITERANTE** *(balanitis xerotica obliterans)* Enfermedad cutánea crónica del pene, caracterizada por la existencia de una región indurada y blanquecina que rodea al meato. El tratamiento se realiza con antibacterianos y antiinflamatorios locales.

**BALANO** *(balanic)* Relativo al glande del pene o del clítoris.

**BALANOPLASTIA** *(balanoplasty)* Intervención de cirugía plástica sobre el glande.

**BALANOPOSTITIS** *(balanoposthitis)* Inflamación generalizada del glande y del prepucio, que se acompaña de ulceración, irritación y exudación, y que generalmente aparece como complicación de una infección bacteriana o fúngica. La extensión y el cultivo pueden determinar el agente causal, que con frecuencia es de tipo venéreo, en función de lo cual se instituye el tratamiento antibiótico específico. En algunos casos graves puede considerarse la circuncisión, y para aliviar las molestias el área inflamada puede irrigarse con una solución salina templada.

**BALANOPREPUCIAL** *(balanopreputial)* Relativo al glande y al prepucio.

**BALANORREA** *(balanorrhagia)* Balanitis en la que se produce una gran exudación de pus del pene.

**BALANTIDIASIS** *(balantidiasis)* Infección provocada por la infección de quistes del protozoo *Balantidium coli*. En algunos casos el microorganismo es un habitante inocuo del intestino grueso, aunque la infección por *B. coli* habitualmente produce diarrea. Es raro que la infección progrese y que el protozoo invada la pared intestinal, pero cuando lo hace produce úlceras o abcesos, que pueden provocar disentería e incluso la muerte. El diagnóstico se realiza identificando los quistes y los trofozoítos en las heces o el exudado de las úlceras intestinales. El tratamiento de elección es el metronidazol.

**BALANTIDIUM COLI** *(balantidium coli)* La mayor de las especies de protozoos patógenos para el hombre, posee un solo cilio y produce la balantidiasis. El organismo tiene dos etapas vitales: la de trofozoito móvil y la de cercaria enquistada. Es un parásito normal del cerdo doméstico y se transmite al hombre por la ingestión de quistes excretados por este animal.

**BALISMO** *(ballism)* Proceso patológico neuromuscular caracterizado por ondulaciones incoordinadas y movimientos espásticos de los miembros y, ocasionalmente, de la cabeza. El balismo se asocia a procesos extrapiramidales como la corea de Sydenham; se debe a una lesión del núcleo subtalámico. La forma que sólo afecta a un lado del cuerpo se llama hemibalismo.

**BALISTOCARDIOGRAFÍA** *(ballistocardiogram)* Registro del movimiento del cuerpo (hacia la cabeza y hacia los pies) provocado por el impacto del corazón durante la eyección sistólica de la sangre en la aorta y las arterias pulmonares. Se coloca el enfermo en una mesa especial finamente equilibrada, de tal forma que las vibraciones del cuerpo puedan ser recogidas por una máquina conectada a la mesa. El balistocardiograma es una exploración sensible y útil para la determinación del gasto cardiaco y la fuerza de la contracción del corazón.

**BALNEOLOGÍA** *(balneology)* Campo de la medicina que estudia la composición química de las aguas minerales y sus características curativas, especialmente las de los baños.

**BALNEOTERAPIA** *(balneotherapy)* Empleo de baños para el tratamiento de muchas enfermedades.

**BALÓN BEZOAR** *(ballon bezoar)* Balón introducido en el estómago que se infla y crea una sensación de plenitud, se utiliza en el tratamiento de la obesidad.

**BÁLSAMO** *(balm)* **1.** Sustancia cicatrizante o calmante, como es cualquiera de las pomadas medicinales. **2.** Planta aromática del género *Melissa* que alivia el dolor. **3.** Savia resinosa, generalmente proveniente de árboles de hoja perenne que contienen ácido benzoico o cinámico y que se utilizan a veces en forma de supositorios rectales y agentes dermatológicos para tratar la irritación.

**BANCO DE ESPERMA** *(sperm bank)* Centro de almacenaje de semen para su futura utilización en inseminación artificial.

**BANCO DE OJOS** *(eye bank)* Instalación para recogida y almacenaje de córneas de los ojos para trasplantar a los receptores.

**BANCO DE SANGRE** *(blood bank)* Unidad organizada responsable de obtener, procesar y almacenar la sangre que va a utilizarse para transfusión y otros fines. Generalmente, es una subdivisión de un laboratorio hospitalario y suele hacerse responsable de todas las pruebas serológicas. V. también **transfusión**.

**BANCO DE SUERO** *(serum bank)* Centro donde se almacenan muestras de suero sanguíneo. Se utilizan principalmente con fines de investigación.

**BANDA** *(band)* **1.** (Anatomía). Haz de fibras, como las de los músculos estriados, que rodean una estructura o unen una parte del cuerpo a otra. **2.** (Odontología). Banda de metal que rodea un diente y sirve como apoyo para los elementos ortodóncicos. **3.** Granulocito en banda. Forma inmadura de los granulocitos segmentados caracterizada por tener un núcleo alargado en forma de salchicha. Es el único leucocito inmaduro que puede encontrarse en condiciones normales en sangre periférica. Representan del 3 al 5 % del volumen leucocitario total, y un aumento de su proporción relativa indica la presencia de infección bacteriana o de estimulación aguda de la médula ósea. También denominado **cayado**.

**BANDA, CÉLULA EN** *(band cell)* Leucocito granular neutrófilo inmaduro presente en sangre circulante, que se caracteriza por tener un núcleo curvado o indentado. Las células en banda son formas intermedias entre los metamielocitos y los leucocitos polinucleares maduros. Denominado también **cayado**. V. **banda**.

**BANDA MODERADORA** *(moderator band)* Fascículo muscular grueso situado en la parte central del ventrículo derecho del corazón. Falta en algunas personas y su tamaño varía según los individuos; de modo habitual contiene parte del fascículo de conducción auriculoventricular.

**BANDEO** *(banding)* (Genética). Cualquiera de las diversas técnicas de tinción cromosómica con tintes fluorescentes o contrastes químicos que producen diversas áreas laterales claras y oscuras alternantes, con intensidad y posición característica para cada cromosoma. Los patrones de las bandas se identifican de acuerdo con la técnica de tinción utilizada, como las bandas C, G, Q y R. Denominado también **bandeo de cromosomas**.

**BANDL, ANILLO DE** *(Bandl's ring)* V. **anillo patológico de retracción**.

**BANGKOK, FIEBRE HEMORRÁGICA DE** *(Bangkok hemorrhagic fever)* V. **dengue**.

**BANTI, SÍNDROME DE** *(Banti's syndrome)* Enfermedad grave y progresiva que afecta a diversos órganos y se caracteriza por hipertensión portal, esplenomegalia, anemia, leucopenia, hemorragias gastrointestinales y cirrosis hepática. La obstrucción de los vasos situados en el territorio intestinal y hepático provoca congestión venosa, esplenomegalia y destrucción anómala de hematíes y leucocitos. La sintomatología precoz conlleva debilidad, fatiga y anemia. Con respecto al tratamiento, a veces es necesario realizar una resección quirúrgica del bazo y un cortocircuito portocava que mejore la circulación portal. Dado que el síndrome constituye con frecuencia una complicación de la cirrosis hepática alcohólica, el tratamiento médico consiste en una mejora de la nutrición, aporte de vitaminas, reposo en cama y supresión total del alcohol. V. también **cirrosis; cortocircuito portocava; hipertensión portal**.

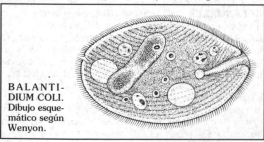

BALANTIDIUM COLI. Dibujo esquemático según Wenyon.

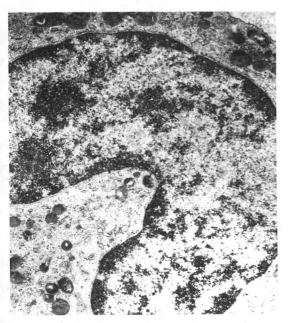

**BANDA, CÉLULA EN.** Neutrófilo en cayado visto al microscopio electrónico.

**BANTING, TRATAMIENTO DE** *(Banting treatment)* Régimen terapéutico para la obesidad que consiste en la institución de una dieta baja en carbohidratos y rica en proteínas. Denominada también dieta de Banting.

**BAÑO** *(bath)* (Hospital. Limpieza diaria efectuada por o a la mayoría de pacientes para evitar infecciones, preservar la continuidad de la piel, estimular la circulación, facilitar la captación de oxígeno, mantener el tono muscular y la movilidad articular y proporcionar bienestar.

MÉTODO: El baño puede hacerse en la bañera, en la ducha o bien ser un baño parcial, dependiendo del estado del enfermo, sus preferencias y la temperatura de la habitación. El período del baño puede utilizarse para enseñar al enfermo algunas normas higiénicas. Se observa el estado general de limpieza y el olor corporal del enfermo, el color, sequedad, turgencia y elasticidad de la piel, así como el estado del cabello, manos, pies y uñas. Se debe comprobar con cuidado la presencia de cualquier decoloración, abrasión, eritema, exudación, irritación perineal o rectal, la presencia de dedos en palillo de tambor, pérdida de pelo o piojos. En el baño se utiliza un jabón suave y agua, y una loción de lanolina para el masaje después del baño. El pelo del enfermo se peina todos los días y se lava con champú según sus deseos. Las uñas de los dedos de las manos y de los pies se limpian y asean según las necesidades. Se debe aplicar vaselina o alguna otra sustancia lubricante, así como una fina capa de almidón de maíz sobre las regiones perianal y perineal siempre que sea necesario. La enfermera debe lavar al enfermo en la cama de tal forma que no lesione su intimidad. El lavado, secado y masaje se hacen con maniobras firmes pero suaves; se debe evitar el frotamiento vigoroso. El baño parcial se realiza con el enfermo sentado en la cama, en el borde de ésta o sobre una silla. Se le debe animar a que colabore; el baño será lo más rápido posible para evitar que se enfríe. Cuando el baño se realiza en la bañera, la enfermera debe prepararlo comprobando que la temperatura del agua es adecuada, y asistir al enfermo durante el mismo. Se aconseja tomar las precauciones adecuadas para evitar escalofríos, y al terminar el baño la enfermera ayudará al enfermo a salir de la bañera. Al preparar la ducha, la enfermera explica la operación de regulación de la temperatura del agua con los grifos, coloca el felpudo de baño y toma las precauciones adecuadas para evitar que el enfermo se enfríe.

CRITERIOS IMPORTANTES: El baño diario ayuda a evitar las lesiones de decúbito, proporciona una oportunidad para estudiar los signos externos de enfermedad y los efectos del tratamiento y mejora el estado del enfermo y su propia estimación.

**BAÑO ÁCIDO** *(acid bath)* Baño que se toma en agua a la que se añade un ácido mineral para reducir la sudoración excesiva.

**BAÑO ALCALINO** *(alkaline bath)* Baño de agua con bicarbonato sódico que se emplea especialmente en enfermos con trastornos cutáneos.

**BAÑO ANTIPIRÉTICO** *(antipyretic bath)* Baño en el que se emplea el agua tibia para reducir la temperatura del cuerpo.

**BAÑO AROMÁTICO** *(aromatic bath)* Baño medicinal en el cual se añaden al agua sustancias aromáticas o aceites esenciales.

**BAÑO ASTRINGENTE** *(astringent bath)* Baño con agua a la que se ha añadido alumbre, ácido tánico u otra sustancia astringente.

**BAÑO CALIENTE** *(hot bath)* Baño en agua cuya temperatura se va elevando lentamente hasta alcanzar aproximadamente los 40 °C.

**BAÑO CERRADO CONTINUO** *(continuous tub bath)* Baño en una disolución de un medicamento en agua tibia que se usa en el tratamiento de algunas alteraciones dermatológicas.

MÉTODO: El paciente es sumergido en agua, con una toalla empapada en solución colocada sobre el torso. Va sujeto por unos correajes que se colocan alrededor del tórax y la cabeza se mantiene fuera del agua mediante una almohada o una toalla plegada que se pone bajo los hombros y la cabeza. Encima de la bañera se coloca una tabla, sobre la que se extiende una sábana que sirve para depositar cualquier objeto que el enfermo pueda necesitar, como una campanilla para llamar o un depósito de agua potable.

OBSERVACIONES COMPLEMENTARIAS: Hay que explicar al paciente el método y objetivo del tratamiento; se debe mantener su intimidad. Una enfermera puede supervisar el tratamiento.

CRITERIOS IMPORTANTES: Hay que observar al paciente para detectar cualquier alteración posible, como una reacción febril, taqui o bradicardia, desvanecimiento o intensificación de los síntomas (picor, quemazón o dolor). La solución se cambia cada cuatro horas, la ropa dos veces al día y los correajes una vez al día.

CONCLUSIÓN: Dado que el procedimiento es una prueba física y psíquica para el paciente hay que intentar atenderle y ayudarle para mejorar su tolerancia al tratamiento.

**BAÑO CINETOTERÁPICO** (*kinetotherapeutic bath*) Baño en el que se realizan ejercicios bajo el agua con el fin de fortalecer los músculos debilitados o los que parcialmente están paralizados.

**BAÑO COLOIDAL** (*colloid bath*) Baño que contiene gelatina, salvado y almidón, y se utiliza para aliviar la irritación e inflamación. V. también **baño emoliente**.

**BAÑO COMPLETO** (*full bath*) Baño en el que el cuerpo del paciente se sumerge en agua hasta el cuello.

**BAÑO CONTINUO** (*continuous bath*) Baño en agua tibia que puede prolongarse desde unas horas hasta varias semanas o meses. Se lleva a cabo en bañeras especiales en las que el agua fluye constantemente y a las que se puede adaptar una hamaca. Para mantener la postura y evitar que la cabeza se sumerja se sujeta al invididuo por el tórax con unos correajes; la cabeza se apoya en una almohada impermeable.

**BAÑO «DE AGUJAS»** (*needle bath*) Ducha que dispersa el agua sobre el cuerpo en finísimos y múltiples chorros.

**BAÑO DE AIRE** (*air bath*) Exposición al aire del cuerpo desnudo con fines terapéuticos.

**BAÑO DE ALCANFOR** (*camphor bath*) Baño de aire al que se añade vapor de alcanfor.

**BAÑO DE ALCOHOL** (*alcohol bath*) Procedimiento empleado para bajar la fiebre. Se utiliza una solución tibia de alcohol en agua de un 25 a un 50 % con la que se mojan ambas piernas y el tronco, primero con el paciente en decúbito supino, después en prono y por último en supino de nuevo. Algunos autores recomiendan colocar una bolsa de agua caliente en los pies y una compresa fría en la cabeza para que, gracias a la vasodilatación, la pérdida de calor sea más rápida; esto reporta además una cierta comodidad al paciente y baja la temperatura de la circulación cerebral. Como el alcohol se evapora rápidamente es poco probable que la cama se moje y no hay que secar al paciente; se consiguen los mismos resultados que con un baño de agua fría.

**BAÑO DE ALUMBRE** (*alum bath*) Baño en agua que contiene alumbre, utilizado principalmente en los trastornos de la piel.

**BAÑO DE ARENA** (*sand bath*) Aplicación de arena caliente, seca o húmeda, al cuerpo.

**BAÑO DE ASIENTO** (*sitz bath*) Baño en el cual sólo se sumergen en el agua o solución salina las caderas y las nalgas. Se recomienda tras la cirugía rectal o perineal.

**BAÑO DE CERA** (*wax bath*) V. **baño de parafina**.

**BAÑO DE CONTRASTE** (*contrast bath*) Introducción de una parte corporal, en general manos o pies, en agua fría y caliente alternativamente. Se emplea para aumentar el flujo sanguíneo en un área determinada.

**BAÑO DE DIÓXIDO DE CARBONO** (*carbon dioxide bath*) Baño de agua saturada con dióxido de carbono. V. también **Nauheim, tratamiento de**.

**BAÑO DE ESPUMA** (*foam bath*) Baño en agua con una sustancia saponificante que cubre la superficie del líquido y a través de la cual se insufla agua u oxígeno para formar espuma.

**BAÑO DE HIERBAS** (*herb bath*) Baño medicinal que se toma en agua a la que se añade un concentrado de hierbas aromáticas.

**BAÑO DE LECHE** (*milk bath*) El baño de leche se ha utilizado a veces con fines cosméticos o emolientes.

**BAÑO DE LODO** (*mud bath*) Aplicación de lodo caliente al cuerpo para fines terapéuticos.

**BAÑO DE MAR** (*seawater bath*) Baño que se toma en agua de mar templada o en solución salina.

**BAÑO DE PARAFINA** (*paraffin bath*) Aplicación de calor a una zona específica del cuerpo por medio del uso de parafina. La parte a tratar se sumerge rápidamente en cera líquida caliente y se retira hasta que la cera solidifica y forma una capa aislante. El procedimiento se repite hasta que la capa alcanza un grosor de 5 a 10 mm, y entonces toda la zona se envuelve en un tejido aislante, como un plástico o toallas de papel. La técnica es efectiva para el calentamiento de áreas traumatizadas o inflamadas, en especial manos, pies y muñecas, y se utiliza fundamentalmente en enfermos de artritis, reumatismo o cualquier proceso articular.

**BAÑO DE SALVADO** (*bran bath*) Baño con agua en la que se ha hervido salvado y que se emplea para tratar algunas irritaciones cutáneas.

**BAÑO DE SOL** (*sun bath*) Exposición del cuerpo desnudo a los rayos solares.

**BAÑO DE TIERRA** (*earth bath*) Forma de terapia basada en cubrir parte del cuerpo con arena o tierra caliente.

**BAÑO DE VAPOR** (*vapor bath*) Exposición del cuerpo a una corriente de vapor.

**BAÑO EMOLIENTE** (*emollient bath*) Baño con agua que contiene algún emoliente, como el salvado, para aliviar la irritación y la inflamación.

**BAÑO ESTIMULANTE** (*stimulating bath*) Baño que se toma en agua con una sustancia aromática, un astringente o un tónico.

**BAÑO FRÍO** (*cold bath*) Baño cuya temperatura oscila entre 10 y 18 °C, utilizado para hacer bajar la temperatura corporal.

**BAÑO GRADUADO** (*graduated bath*) Baño en el cual se va reduciendo gradualmente la temperatura del agua.

**BAÑO MEDICAMENTOSO** (*medicated tub bath*) Baño terapéutico que se realiza añadiendo un fármaco al agua, por lo general utilizado para tratar enfermedades dermatológicas.

MÉTODO: El médico especifica la temperatura del agua y la cantidad de medicación que debe añadirse. Se añade el fármaco al agua y se agita ésta para que la solución sea lo más uniforme posible y el medicamento se disperse, tras lo cual se determina la temperatura de la misma. Esta suele fijarse entre 35,6 y 37,8 °C, pero a veces puede ser de hasta 39,4 °C como sucede en el tratamiento de la psoriasis común. La mayoría de los baños medicamentosos deben durar una media hora. Para aumentar la comodidad del paciente puede colocarse debajo de la cabeza una toalla doblada o una almohadilla inflable. En algunos casos se recomienda que el paciente se cepille las zonas afectas mientras que en otros no se aconseja ningún tipo de manipulación. Después del baño se seca cuidadosamente la piel y se aplica una crema u otro medicamento tópico.

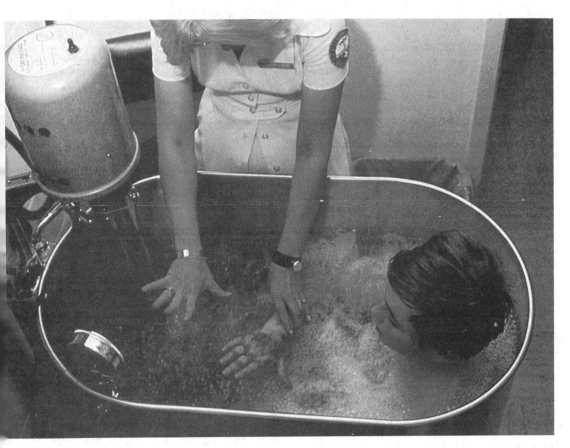

**BAÑO MEDICAMENTOSO. Medida terapéutica que resulta muy útil en determinadas enfermedades de la piel. La temperatura del agua, a la que se añade el medicamento prescrito por el médico, suele estar entre 35 y 38 °C.**

Este tipo de baños son, por lo general, muy agradables y relajantes para el paciente.

**BAÑO NEUMÁTICO** *(balneum pneumaticum)* V. **baño de aire.**

**BAÑO SEDANTE** *(sedative bath)* Inmersión del cuerpo en agua durante un período prolongado de tiempo. Se utiliza como medio de tranquilizar a los pacientes agitados.

**BAR-** *(bar-)* V. **baro-.**

**BARALYME (BL)** *(baralyme [BL])* V. **cal sodada.**

**BÁRÁNY, SÍNDROME DE** *(Bárány's syndrome)* V. **calórica, prueba.**

**BARBERO, PRURITO DEL** *(barber's itch)* V. **sicosis de la barba.**

**BARBITAL SÓDICO** *(sodium barbital)* Sal sódica del ácido 5-5 dietil barbitúrico; es un fármaco hipnótico y sedante.

**BARBITÚRICO** *(barbiturate)* Derivado del ácido barbitúrico que actúa como sedante o hipnótico.

**BARBITÚRICO** *(-barbituric)* Sufijo que significa «ácido utilizado medicinalmente por sus efectos soporíferos»: *dibronobarbitúrico, isobarbitúrico, feniletilbarbitúrico.*

**BARBITURISMO** *(barbiturism)* **1.** Intoxicación o envenenamiento agudo o crónico por cualquiera de los derivados del ácido barbitúrico. La ingestión de cantidades superiores a las terapéuticas de cualquiera de estos preparados puede tener consecuencias fatales o producir alteraciones psicológicas, patológicas y fisiológicas, como depresión respiratoria, cianosis, desorientación y coma. **2.** Adicción a los barbitúricos.

**BARD, SIGNO DE** *(Bard's sign)* Aumento de oscilaciones pupilares en el nistagmo orgánico cuando el enfermo intenta seguir visualmente un objeto que se mueve de lado a lado delante de él. Estas oscilaciones habitualmente cesan durante la misma prueba si el enfermo presenta nistagmo congénito.

**BARD-PIC, SÍNDROME DE** *(Bard-Pic syndrome)* Proceso que se caracteriza por la presencia de ictericia progresiva y caquexia, en relación con el carcinoma avanzado de páncreas.

**BARI-** *(bary-)* Prefijo que significa «pesado o difícil»: *bariecocia, bariencefalia, barifonía.*

**BARIATRÍA** *(bariatrics)* Campo de la medicina que se ocupa del tratamiento y control de la obesidad y enfermedades asociadas.

**BARIO (Ba)** *(barium [Ba])* Elemento químico metálico de color amarillo pálido clasificado entre los alcalinotérreos. Su número atómico es 56; su peso atómico, 137,36. Las sales de bario solubles en ácido son venenosas. El carbonato bárico, antiguamente utilizado en medicina, se usa en la actualidad para preparar el cloruro de bario, un estimulante cardiaco; el sulfato de bario, de consistencia lechosa y fina, se utiliza como medio de contraste en la radiología del aparato digestivo. V. **enema de bario; papilla de bario**.

**BARIO, SULFATO DE** *(barium sulfate)* Medio radioopaco utilizado como ayuda diagnóstica en radiología.
INDICACIONES: Se prescribe para la exploración radiológica del tracto gastrointestinal.
CONTRAINDICACIONES: Hipersensibilidad conocida al compuesto.
EFECTOS SECUNDARIOS: Uno de los más importantes es el estreñimiento grave.

**BARITOSIS** *(baritosis)* Forma benigna de neumoconiosis causada por la acumulación de polvo de bario en los pulmones. Afecta con más frecuencia a las personas expuestas a la baritina, producto del bario utilizado en la fabricación de pinturas.

**BARLOW, ENFERMEDAD DE** *(Barlow's disease)* V. **escorbuto infantil**.

**BARLOW, SÍNDROME DE** *(Barlow's syndrome)* Proceso cardiaco anormal caracterizado por la presencia de un sóplo sistólico apical, chasquido sistólico y electrocardiograma con imágenes de isquemia inferior. Estos signos se asocian a regurgitación mitral provocada por prolapso de la válvula mitral. Denominado también **electrocardiográfico auscultatorio, síndrome**.

**BARO-, BAR-** *(baro-, bar-)* Prefijo que significa «relativo a la presión»: *barestesia, barognosia, baroespirador*.

**BAROGNOSIA** *(barognosis)* Capacidad para estimar el peso.

**BARÓGRAFO** *(barograph)* Instrumento que vigila de forma continua la presión barométrica y proporciona un registro en papel de los cambios de presión.

**BARÓMETRO** *(barometer)* Instrumento de medida de la presión atmosférica que consiste habitualmente en un tubo capilar lleno de mercurio, cerrado por un extremo e invertido en un reservorio de mercurio. A nivel del mar la altura normal de la columna en el tubo es de 760 mm, mientras que a mayor altitud la presión barométrica es menor. Se producen fluctuaciones de la presión barométrica antes de la aparición de cambios importantes del tiempo, lo cual hace que sea un instrumento muy útil para la predicción meteorológica.

**BARORRECEPTOR** *(baroreceptor)* Terminaciones nerviosas sensibles a la presión situada en la pared de la aurícula cardiaca, vena cava, arco aórtico y seno carotídeo. Los barorreceptores estimulan mecanismos reflejos centrales que permiten el ajuste y adaptación fisiológica de los cambios de la tensión arterial por medio de la vasodilatación o la vasoconstricción. Son elementos esenciales de la homeostasis.

**BAROSINUSITIS** *(barosinusitis)* V. **aerosinusitis**.

**BAROTITIS** *(barotitis)* V. **aerotitis**.

**BAROTITIS MEDIA** *(barotitis media)* V. **aerotitis media**.

**BAROTRAUMA OTÍTICO** *(otitic barotrauma)* V. **barotraumatismo**.

**BAROTRAUMATISMO** *(barotrauma)* Lesión física secundaria a la exposición a un aumento de la presión ambiental, como la barotitis media o la rotura del tejido pulmonar o los senos paranasales, que puede afectar a los buceadores de las grandes profundidades o a los obreros que trabajan en cámaras estanques bajo el agua.

**BARR, CUERPO DE** *(Barr body)* V. **cromatina sexual**.

**BARR-EPSTEIN, VIRUS DE** *(Barr-Epstein virus)* V. **Epstein-Barr, virus de**.

**BARRÉ, SIGNO DE** *(Barré's sign)* Incapacidad del hemipléjico para mantener la posición flexionada en el lado de la lesión cuando se le coloca en decúbito prono con los miembros inferiores flexionados sobre las rodillas: la pierna del lado de la lesión se extiende cayendo hacia la cama.

**BARRERA** *(barrier)* Pared o cualquier otro obstáculo que restringe o bloquea el paso de sustancias. Los métodos anticonceptivos de barrera, como el preservativo o el diafragma cervical, evitan el paso de los espermatozoides al útero. Las membranas y paredes celulares de los tejidos del organismo funcionan como barreras selectivas, que permiten el trasiego de agua o de algunas otras moléculas a través suyo, evitando el paso de otras sustancias diferentes. Las barreras del riñón se ajustan automáticamente para

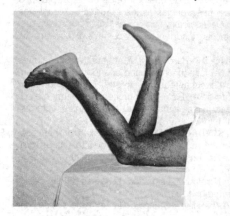
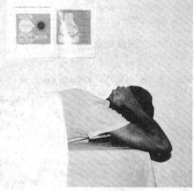

**BARRÉ, signo de.** La caída de la pierna a pesar de los esfuerzos de los músculos flexores, es precisamente lo que tiene mayor valor para el diagnóstico del síndrome piramidal. En la lesión grave piramidal o de la neurona motriz inferior, la pierna cae como un peso muerto.

regular la retención o excreción de agua y otras sustancias en función de las necesidades del organismo. V. también **aislamiento preventivo**.

**BARRERA CUTÁNEA** *(skin barrier)* Capa artificial de piel, hecha habitualmente de plástico, que se aplica antes de colocar el esparadrapo o una bolsa de drenaje para ostomías, para proteger de la irritación.

**BARRERA HEMATOENCEFÁLICA (BHE)** *(blood-brain barrier [BBB])* Entidad anatomofisiológica cerebral que se considera formada por las paredes de los capilares del sistema nervioso central y las membranas gliales circundantes. Separa el parénquima del sistema nervioso central de la sangre y sirve para evitar o neutralizar el paso de distintos compuestos químicos, iones radiactivos y microorganismos productores de enfermedades, por ejemplo virus, de la sangre al sistema nervioso central.

**BARRETT, SÍNDROME DE** *(Barrett's syndrome)* Proceso esofágico inferior caracterizado por una lesión ulcerosa benigna en el epitelio columnar que la mayoría de las veces es secundaria a la irritación crónica de la pared esofágica por el reflujo gástrico de jugo digestivo ácido. Los síntomas más inportantes son la disfagia y la pirosis, que pueden aliviarse con comidas frecuentes y poco copiosas, evitando los alimentos que producen gas, con medicación antiácida y elevando la cabecera de la cama para evitar el reflujo pasivo durante el sueño.

**BARRIDO** *(scanning)* Estudio cuidadoso de un área, órgano o sistema mediante la utilización de una sustancia radiactiva con afinidad especial por ese tejido específico. Se inyecta tal sustancia y se obtienen imágenes de la misma, así como de su concentración, en la zona que se estudia. De este modo se pueden estudiar hígado, cerebro y tiroides, pudiendo detectar tumores y calibrando el funcionalismo orgánico. V. **técnicas específicas de barrido**.

**BARTHEL, ÍNDICE (IB)** *(Barthel Index [IB])* Escala de perfil de incapacidad desarrollada por D. W. Barthel en 1965 con la finalidad de evaluar la capacidad para valerse por sí mismo de un paciente en 10 áreas diferentes. El paciente se clasifica con una puntuación de 0 a 15 puntos según requiera ayuda o no en diversas categorías de cuidados.

**BARTHOLIN, CONDUCTO DE** *(Bartholin's duct)* Conducto principal de la glándula salival sublingual.

**BARTHOLIN, GLÁNDULA DE** *(Bartholin's gland)* Cada una de las dos pequeñas glándulas secretoras de moco localizadas en la cara posterolateral del vestíbulo vaginal. Denominadas también glándulas vestibulares mayores.

**BARTHOLIN, QUISTE DE** *(Bartholin's cyst)* Quiste que se forma a partir de una de las glándulas vestibulares o de sus conductos, y que está lleno de líquido claro en lugar del exudado supurativo característico de la inflamación crónica.

**BARTOLINITIS** *(bartholinitis)* Proceso inflamatorio de una o ambas glándulas vestibulares de Bartholin provocado por agentes bacterianos. Habitualmente se debe al estreptococo o estafilococo, o a una cepa de gonococos. El proceso se caracteriza por la inflamación de una o ambas glándulas, o dolor y formación de un absceso en la región infectada. A veces se desarrolla una fístula desde la glándula a la vagina, el ano o el periné. El tratamiento se reali-

za con aplicación local de calor, frecuentemente mediante la inmersión en agua caliente, antibióticos y, si es necesario, la incisión de la glándula y el drenaje del material purulento, o la extirpación total de la glándula y su conducto.

**BARTON, FRACTURA DE** *(Barton's fracture)* Fractura de la cara articular distal del radio, que se acompaña con frecuencia de la luxación dorsal del carpo sobre el radio.

**BARTONELOSIS** *(bartonellosis)* Infección aguda provocada por *Bartonella bacilliformis*, transmitida por la picadura de una mosca. Se caracteriza por fiebre, anemia grave, y dolor óseo. Varias semanas después del comienzo de los síntomas aparecen lesiones cutáneas nodulares o verrugosas múltiples. La enfermedad es endémica en los valles de los Andes, Perú, Colombia y Ecuador. El tratamiento se realiza con cloramfenicol, penicilina, estreptomicina o tetraciclina. La infección no tratada es con frecuencia fatal. Denominada también **Carrión, enfermedad de; Oroya, fiebre de; verruga peruana**. V. **Bartonella**.

**BARTONELLA** *(Bartonella)* Género de pequeños cocobacilos flagelados, pleomórficos y gramnegativos. Los miembros del género son parásitos intracelulares que infectan los hematíes y las células epiteliales de los ganglios linfáticos, hígado y bazo. Se transmiten durante la noche por la picadura de moscas del género *Phlebotomus*. La única especie conocida de *Bartonella* es *B. bacilliformis*, agente causal de la bartonelosis. En función de su aspecto característico es fácil identificarla en el examen microscópico de una extensión de sangre con tinción de Wright.

**BARTTER, SÍNDROME DE** *(Bartter's syndrome)* Proceso hereditario raro que se caracteriza por la hiperplasia del aparato yuxtaglomerular e hiperaldosteronismo secundario. Los niveles de renina y angiotensina están elevados, pero la tensión arterial suele mantenerse dentro de los límites normales. Los signos precoces en la infancia son falta de crecimiento normal y retraso mental, que con frecuencia se acompañan de hipocaliemia y alcalosis crónica.

**BASAL** *(basal)* Relativo al fundamento o a la base, como la anestesia basal, que produce la primera etapa de incons-

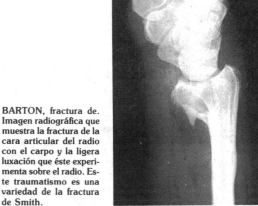

BARTON, fractura de. Imagen radiográfica que muestra la fractura de la cara articular del radio con el carpo y la ligera luxación que éste experimenta sobre el radio. Este traumatismo es una variedad de la fractura de Smith.

**Tasas tipo del metabolismo basal**

| Peso corporal (en kg) | kcal por 24 horas Varones | Hembras | MJ por 24 horas Varones | Hembras |
|---|---|---|---|---|
| 3 | 150 | 136 | 0,6 | 0,6 |
| 4 | 210 | 205 | 0,9 | 0,8 |
| 5 | 270 | 274 | 1,1 | 1,1 |
| 6 | 330 | 336 | 1,4 | 1,4 |
| 7 | 390 | 395 | 1,6 | 1,6 |
| 8 | 445 | 448 | 1,9 | 1,9 |
| 9 | 495 | 496 | 2,1 | 2,1 |
| 10 | 545 | 541 | 2,3 | 2,3 |
| 11 | 590 | 582 | 2,5 | 2,4 |
| 12 | 625 | 620 | 2,5 | 2,6 |
| 13 | 665 | 655 | 2,8 | 2,7 |
| 14 | 700 | 687 | 2,9 | 2,9 |
| 15 | 725 | 718 | 3,0 | 3,0 |
| 16 | 750 | 747 | 3,1 | 3,1 |
| 17 | 780 | 775 | 3,3 | 3,2 |
| 18 | 810 | 802 | 3,4 | 3,3 |
| 19 | 840 | 827 | 3,5 | 3,5 |
| 20 | 870 | 852 | 3,6 | 3,6 |
| 22 | 910 | 898 | 3,8 | 3,8 |
| 24 | 980 | 942 | 4,1 | 3,9 |
| 26 | 1.070 | 894 | 4,5 | 4,1 |
| 28 | 1.100 | 1.025 | 4,6 | 4,3 |
| 30 | 1.140 | 1.063 | 4,8 | 4,4 |
| 32 | 1.190 | 1.101 | 5,0 | 4,6 |
| 34 | 1.230 | 1.137 | 5,1 | 4,8 |
| 36 | 1.270 | 1.173 | 5,3 | 4,9 |
| 38 | 1.305 | 1.207 | 5,5 | 5,0 |
| 40 | 1.340 | 1.241 | 5,6 | 5,2 |
| 42 | 1.370 | 1.274 | 5,7 | 5,3 |
| 44 | 1.400 | 1.306 | 5,9 | 5,5 |
| 46 | 1.430 | 1.338 | 6,0 | 5,6 |
| 48 | 1.460 | 1.369 | 6,1 | 5,7 |
| 50 | 1.485 | 1.399 | 6,2 | 5,8 |
| 52 | 1.505 | 1.429 | 6,3 | 6,0 |
| 54 | 1.555 | 1.458 | 6,5 | 6,1 |
| 56 | 1.580 | 1.487 | 6,6 | 6,2 |
| 58 | 1.600 | 1.516 | 6,7 | 6,3 |
| 60 | 1.630 | 1.544 | 6,8 | 6,5 |
| 62 | 1.660 | 1.572 | 6,9 | 6,6 |
| 64 | 1.690 | 1.599 | 7,1 | 6,7 |
| 66 | 1.725 | 1.626 | 7,2 | 6,8 |
| 68 | 1.765 | 1.653 | 7,4 | 6,9 |
| 70 | 1.785 | 1.679 | 7,5 | 7,0 |
| 72 | 1.815 | 1.705 | 7,6 | 7,1 |
| 74 | 1.845 | 1.731 | 7,7 | 7,2 |
| 76 | 1.870 | 1.756 | 7,8 | 7,3 |
| 78 | 1.900 | 1.781 | 7,9 | 7,4 |
| 80 | — | 1.805 | — | 7,5 |
| 82 | — | 1.830 | — | 7,7 |
| 84 | 2.000 | 1.855 | 8,4 | 7,8 |

ciencia, y el ritmo metabólico basal, que se refiere a un nivel de metabolismo más bajo.

**BASAL, CÉLULA** *(basal cell)* Cualquiera de las células de la capa basal del epitelio estratificado.

**BASAL, HUESO** *(basal bone)* **1.** (Protodoncia). Tejido óseo de los maxilares, con excepción de las ramas y las apófisis, que proporciona apoyo para la dentadura artificial. **2.** (Ortodoncia). La estructura ósea fija que limita el movimiento de los dientes en la creación de la oclusión estable.

**BASAL, LÁMINA** *(basal lamina)* Capa fina acelular de sustancia basal que yace justo debajo de las superficies epiteliales. Constituye el estrato más superficial de la membrana basal y puede examinarse con el microscopio electrónico. V. también **membrana basal**.

**BASALES, GANGLIOS** *(basal ganglia)* Islotes de sustancia gris situados en el espesor de la sustancia blanca cerebral, los más importantes de los cuales son el núcleo caudado, el putamen y el pálido. Los ganglios basales están rodeados por anillos del sistema límbico y yacen entre el tálamo del diencéfalo y la sustancia blanca.

**BASALIOMA** *(basaloma)* V. **carcinoma de células basales**.

**BASALIOMA TEREBRANS** *(basaloma terebrans)* Epitelioma invasivo de células basales. Denominado también ulcus rodens.

**BASE** *(base)* **1.** Compuesto químico que se combina con un ácido para formar una sal. Consultar la voz **álcali**. **2.** Molécula o radical que acepta o toma protones. **3.** Componente principal de los compuestos químicos, especialmente los utilizados como medicamentos. La vaselina se utiliza con frecuencia como base para pomadas.

**BASE ANÁLOGA** *(base analogue)* Análoga de una de las bases de purina o pirimidina que se encuentran en el ácido ribonucleico (ARN) o desoxirribonucleico (ADN).

**BASEDOW, BOCIO DE** *(Basedow's goiter)* Aumento de tamaño del tiroides caracterizado por hipersecreción de

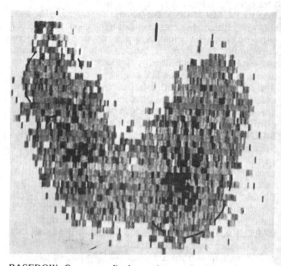

BASEDOW. Gammagrafía de una hipertrofia de tiroides a consecuencia de un aumento en la secreción de la hormona tiroidea.

hormona tiroidea secundaria al tratamiento con yoduro.

**BASES, APAREAMIENTO DE** *(base pairing)* (Genética molecular). Asociación en los ácidos nucleicos de las bases de purina, adenina y guanina, con las pirimidínicas, citosina y timina o uracilo. En el ADN la adenina siempre se une a la timina, y la guanina a la citosina. En el ARN, la adenina se une siempre al uracilo y la guanina a la citosina.

**BASES, ÍNDICE DE** *(base ratio)* Proporción de cantidades molares de las bases en los ácidos ribonucleico y desoxirribonucleico.

**BASES, PAR DE** *(base pair)* Par de nucleótidos (por extensión de que su elemento principal es una base orgánica nitrogenada) de un ácido nucleico que se enfrentan y enlazan. Uno de los componentes debe ser una purina y el otro una pirimidina. Algunos ejemplos son el enlace de la guanina con la citosina y el de la adenina con la timina (en el ADN, pues en el ARN se sustituye por el uracilo).

**BASI-, BASIO-** *(basi-, basio-)* Prefijo que significa «perteneciente al fundamento o la base»: *basicraneal, basilar, basiotribo*.

**BASIA** (*-basia*) Sufijo que significa «relativo a la capacidad para andar»: *abasia, braquibasia, disbasia*.

**BÁSICO** (*-basic*) Sufijo que significa «relativo a, o que contiene compuestos alcalinos»: *ammoniobásico, polibásico*.

**BASILAR** (*basilar*) Relativo a la base o al área basal.

**BASILAR, ARTERIA** (*basilar artery*) Tronco arterial único formado por la unión de las dos arterias vertebrales en la base del cráneo, que se extiende desde el borde inferior al superior de la protuberancia, se divide en las arterias cerebrales posteriores izquierda y derecha e irriga el oído interno y partes del cerebro a través de las cinco ramas de cada una de estas arterias. Las ramas son las penunculares, auditiva interna, cerebelosa inferoanterior, cerebelosa superior y cerebral posterior.

**BASÍLICA, VENA** (*basilic vein*) Una de las cuatro venas superficiales del brazo, que comienza en la porción cubital de la red venosa dorsal de la mano y que corre proximalmente por la cara anterior de la región cubital del antebrazo. A nivel de la flexura del codo recibe a la vena mediana del codo, ascendiendo oblicuamente entre las ramas del bíceps y el pronador cuadrado, donde cruza la arteria humeral. Más tarde transcurre proximalmente a lo largo de la cara medial de las ramas del bíceps, penetra la fascia profunda y asciende para unirse a la vena humeral y formar la vena axilar. Consultar las voces **mediana antebraquial, vena**.

**BASÍLICA INTERNA, VENA** (*median basilic vein*) Una de las venas superficiales de la extremidad superior que suele constituir una de las dos ramas de la vena cubital interna. La vena basílica interna recorre la superficie palmar del antebrazo en la proximidad del codo y se utiliza para practicar venopunciones, flebotomías o administrar infusiones intravenosas. Consultar la voz **basílica, vena**.

**BASIOCCIPITAL** (*basioccipital*) Relativo a la apófisis basilar del hueso occipital.

**BASIÓN** (*basion*) Punto medio del borde anterior del foramen magnum del hueso occipital, opuesto al opistión, situado en el centro del borde posterior.

**BASÓFILO** (*basophil*) Leucocito granulocítico caracterizado por poseer un núcleo segmentado que contiene gránulos que se tiñen de azul cuando se exponen a un tinte básico. Los basófilos representan el 1 % o menos del recuento total de leucocitos, que aumenta en las enfermedades mieloproliferativas y disminuye en las reacciones alérgicas graves. Consultar las voces **eosinófilo; neutrófilo**. V. también **granulocito; leucocitaria, fórmula**.

**BASÓFILO, PUNTEADO** (*basophilic stippling*) Presencia anormal de gránulos basófilos puntiformes en los hematíes observados al microscopio en una extensión de sangre. Es característico de la intoxicación por plomo.

**BASSEN-KORNZWEIG, SÍNDROME DE** (*Bassen-Kornzweig syndrome*) V. **abetalipoproteinemia**.

**BASTIDOR DE TRACCIÓN TIPO GARRA** (*claw-type traction frame*) Aparato ortopédico que consta de diversas piezas de tracción, como poleas, cuerdas y pesos, por medio de las cuales se realiza tracción o se suspende alguna parte del cuerpo. Está formado por dos mástiles metálicos, uno situado en la cabecera de la cama y otro en los pies, que sujetan con abrazaderas una barra metálica encima de la cama.

**BASTO** (*coarse*) (Fisiología). Relativo a varios tipos de movimiento, como el temblor u otros movimientos involuntarios del músculo esquelético.

**BASTONCITOS** (*rod*) Elementos cilíndricos anclados perpendicularmente a la superficie de la retina. Contienen rodopsina, sustancia química de color púrpura que adapta el ojo a la visión con poca luz. Cada uno mide entre 40 y 60 μ de longitud y aproximadamente 2 μ de grosor. Están constituidos por una delgada capa externa reactiva y una porción interna granular. Cuando la luz incide sobre ellos la rodopsina se descompone, volviendo a sintetizarse gradualmente en la oscuridad. Consultar la voz **conos**. V. también **iodopsina; Jacob, membrana de**.

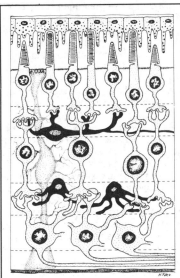
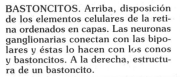
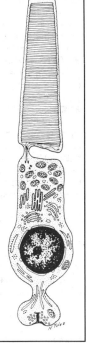

**BASTONCITOS.** Arriba, disposición de los elementos celulares de la retina ordenados en capas. Las neuronas ganglionarias conectan con las bipolares y éstas lo hacen con los conos y bastoncitos. A la derecha, estructura de un bastoncito.

**BATERÍA** (*battery*) **1.** Complejo de dos o más vasijas electrolíticas conectadas entre sí que forman una fuente aislada de corriente directa o voltaje. **2.** Serie o combinación de pruebas que permiten determinar la causa de una enfermedad particular o el grado de competencia en una disciplina o actividad concreta.

**BATICARDIA** (*bathycardia*) Estado anormal pero no patológico caracterizado por una localización excesivamente baja del corazón.

**BATIESTESIA** (*bathesthesia*) Sensibilidad profunda que permite la localización y actitud espacial de órganos y estructuras situadas dentro del organismo, como músculos o articulaciones. Denominado también sentido de las actitudes segmentarias de Besnier.

**BATTEY, BACILO DE** (*Battey bacillus*) Cualquier componente del grupo de micobacterias atípicas entre las que se incluyen *Mycobacteria avium* y *M. intracellulare*, que provocan una enfermedad pulmonar crónica que recuerda la tuberculosis. Estos organismos son resistentes a la mayoría de los antibióticos y bacteriostáticos habituales. A veces es necesario realizar una resección quirúrgica del pulmón afecto, lo cual puede mejorar el pronóstico en los casos graves. Consultar la voz **tuberculosis**.

**BATTLE, SIGNO DE** *(Battle's sign)* Pequeña vesícula hemorrágica situada detrás del pabellón auricular que puede indicar la fractura de un hueso de la base del cráneo.

**BAUDELOCQUE, DIÁMETRO DE** *(Baudelocque's diameter)* V. **conjugado externo**.

**BAUDELOCQUE, MÉTODO DE** *(Baudelocque's method)* (Obstetricia). Maniobra que transforma una presentación de cara en una presentación de vértice. El operador flexiona la cabeza fetal por vía vaginal y aplica una contrapresión sobre la parte posterior de la cabeza por vía abdominal, mientras un ayudante rota el feto en la dirección de la flexión hasta que el vértice se encaja en la pelvis.

**BAYNTON, VENDAJE DE** *(Baynton's bandage)* Esparadrapo espiral adhesivo que se aplica sobre la pierna por encima del vendaje para el tratamiento de las úlceras crurales tórpidas.

**BAZO** *(spleen)* Órgano más o menos ovoideo, de consistencia blanda y muy vascularizado situado entre el estómago y el diafragma en el hipocondrio izquierdo. Se considera parte del sistema linfático ya que contiene nódulos linfáticos. Su color es rojo púrpura oscuro y su forma varía en los distintos individuos y en el mismo sujeto en momentos diferentes. La función exacta del bazo ha sido objeto de controversia entre los fisiólogos durante más de 100 años pero los trabajos de investigación más recientes indican que interviene en distintas funciones como la defensa, la hemopoyesis, el almacenamiento de sangre y la destrucción de hematíes y plaquetas. Los macrófagos que recubren los senos esplénicos destruyen los microorganismos por fagocitosis; además, el bazo produce leucocitos, monocitos, linfocitos y células plasmáticas. Por otra parte fabrica hematíes antes del nacimiento y se cree que sólo puede hacerlo después del mismo en condiciones de anemia hemolítica muy grave. Si el organismo sufre una hemorragia intensa, el bazo puede aumentar el volumen sanguíneo en 350-550 ml en menos de 60 segundos. En el adulto el bazo suele medir unos 12 cm de longitud, 7 cm de anchura y 3 cm de grosor. Su peso aumenta desde 17 g. o menos en el primer año de vida hasta aproximadamente 170 g. a los 20 años para ir disminuyendo después lentamente hasta aproximadamente 122 g. a los 75 u 80 años. La variación en el peso del bazo entre los distintos sujetos adultos es de 100 a 250 g. y en casos extremos de 50 a 400 g. El tamaño del órgano aumenta durante la digestión y después de la misma así como en el curso de algunas enfermedades. En el paludismo puede alcanzar hasta 9 kg de peso. Los nervios esplénicos se originan en el plexo celíaco y la mayoría no están mielinizados, distribuyéndose a los vasos sanguíneos del órgano y al músculo liso de la capsula esplénica y sus trabéculas. Consultar también la voz **timo**.

**BAZUQUEO** *(capotement)* Ruido de chapoteo producido por los movimientos de líquidos en un estómago dilatado.

**BCG, VACUNA** *(BCG vaccine)* Agente de inmunización activa preparado a partir del bacilo de Calmette-Guérin. INDICACIONES: La prescripción más frecuente es la inmunización frente a la tuberculosis. CONTRAINDICACIONES: Hipogammaglobulinemia, inmunosupresión o empleo concomitante de corticosteroides o isoniacida. Tampoco debe administrarse después de la vacuna de la viruela, ni a enfermos con reacción positiva a la tuberculina o quemaduras. EFECTOS SECUNDARIOS: Los más graves son la anafilaxis y la tuberculosis pulmonar diseminada. En el lugar de la inyección puede producirse dolor, inflamación y formación del granuloma.

**Be** *(Be)* Símbolo químico del **berilio**.

**BEBÉ INMADURO** *(inmature baby)* Se aplica al lactante que pesa menos de 1.134 g y está muy poco desarrollado al nacer.

**BEBÉ PROBETA** *(test tube baby)* Popularmente se aplica a los niños nacidos después de una fecundación in vitro utilizando un óvulo de la madre. Tras la fecundación el cigoto se deposita en el útero de la madre para que se desarrolle con normalidad.

**BECK, TRÍADA DE** *(Beck's triad)* Combinación de tres síntomas que caracterizan la compresión cardiaca: elevación de la presión venosa, presión arterial baja y corazón pequeño y poco móvil.

**BECK I, OPERACIÓN DE** *(Beck I operation)* Técnica quirúrgica para realizar una revascularización o circulación colateral en el corazón. Se incide la superficie del epicardio y la hoja parietal del pericardio, aplicándose un irritante como el polvo de asbesto a esta superficie; luego se cierra parcialmente el seno coronario en su entrada en la aurícula derecha. Después se realiza un injerto del pericardio parietal y de grasa mediastínica en el miocardio.

**BECK II, OPERACIÓN DE** *(Beck II operation)* Intervención en dos etapas para proporcionar una revascularización o circulación colateral al corazón. En la primera etapa se coloca un injerto venoso entre la aorta y el seno coronario para realizar un cortocircuito de sangre arterial. En la segunda, que se lleva a cabo de dos a tres semanas después de la primera, se cierra parcialmente el seno coronario para aumentar la presión en su interior y forzar el paso de sangre oxigenada desde la aorta a los vasos coronarios. Consultar la voz **Beck I, operación de**.

**BECKER, DISTROFIA MUSCULAR DE** *(Becker's muscular dystrophy)* Enfermedad degenerativa crónica de los músculos que se caracteriza por debilidad progresiva al aparecer entre los 8 y 20 años de edad. Es menos frecuente, progresa más lentamente y tiene mejor pronóstico que la forma seudohipertrófica, más frecuente, de la distrofia muscular. La fisiopatología de la enfermedad es desconocida, y se transmite genéticamente por un gen autosómico recesivo. Denominada también **distrofia muscular seudohipertrófica benigna**.

**BECKWITH, SÍNDROME DE** *(Beckwith's syndrome)* Enfermedad hereditaria de etiología desconocida que se asocia a hipoglucemia e hiperinsulinismo neonatal. La sintomatología clínica comprende gigantismo, macroglosia, onfalocele o hernia umbilical, visceromegalias, hiperplasias renal y pancreática, gran aumento de las células de

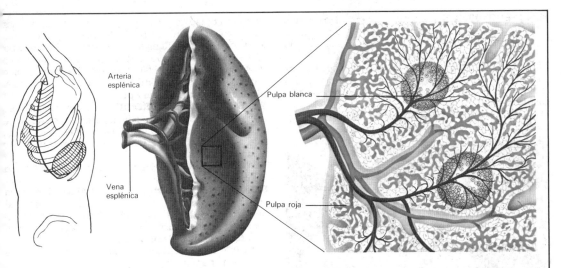

BAZO. A la izquierda, proyección del bazo en la pared torácica lateral. En el centro, estructura externa y vasos sanguíneos que lo irrigan. A la derecha, tejido linfático que lo constituye.

a corteza suprarrenal y otras anomalías frecuentes. El tratamiento se realiza con el aporte adecuado de glucosa, diaóxido y glucocorticoides. Con frecuencia es necesario realizar una pancrectomía subtotal cuando existe hiperplasia de células β, nesidioblastosis o insulinoma (tumor pancreático de células β).

**BECKWITH-WIEDEMANN, SÍNDROME DE** *(Beckwith-Wiedemann syndrome)* V. **EMG, síndrome**.

**BECLOMETASONA, DIPROPIONATO DE** *(beclomethasone dipropionate)* Glucocorticoide.

INDICACIONES: Como inhalante en el tratamiento del asma bronquial.

CONTRAINDICACIONES: Estatus asmático, asma aguda o hipersensibilidad conocida al medicamento.

EFECTOS SECUNDARIOS: Las reacciones más graves a la administración sistémica son los síntomas de insuficiencia suprarrenal. También pueden aparecer ronquera, dolor de garganta e infecciones fúngicas orofaríngeas y aríngeas.

**BEDNAR, AFTAS DE** *(Bednar's aphthae)* Pápulas pequeñas, amarillentas, ulceradas y ligeramente elevadas que aparecen normalmente en la porción posterior del paladar duro en el recién nacido. Consultar las voces **Epstein, perlas de; muguet**.

**BEHÇET, ENFERMEDAD DE** *(Behçet's disease)* Enfermedad rara y grave de etiología desconocida, que afecta con mayor frecuencia a varones jóvenes y se caracteriza por la presencia de uveítis y vasculitis retinianas graves. Otros signos son la atrofia óptica y las lesiones aftosas de la boca y genitales, que indican la presencia de una vasculitis difusa.

**BEHLA, CUERPOS DE** *(Behla's bodies)* V. **Plimmer, cuerpo de**.

**BEI** *(BEI)* Siglas correspondientes al inglés butanol extractable iodine: **yodo extraíble con butanol**.

**BEJEL** *(bejel)* Forma no venérea de sífilis muy extendida entre la población infantil en Oriente Medio y norte de África, provocada por la espiroqueta *Treponema pallidum II*. Se transmite de persona a persona por medio del contacto y a través de utensilios de bebida o comida compartidos. La lesión primaria se localiza habitualmente en la boca o cerca de ella; y tiene el aspecto de una mancha mucosa, que posteriormente evoluciona a la formación de úlceras en forma de granos en el tronco, brazos y piernas. En los estadios avanzados de la infección se produce la ulceración crónica de la nariz y el paladar blando. Rara vez aparecen también cambios destructivos en los tejidos del corazón, sistema nervioso central y boca, y con frecuencia se asocian a la forma venérea de la sífilis. El tratamiento debe hacerse con penicilina por vía IM, aunque cuando se han producido destrucciones extensas de tejido, aparecen cicatrices residuales que pueden provocar desfiguraciones.

**BÉKÉSY, AUDIOMETRÍA DE** *(Békésy audiometry)* Método para determinar la audición por el que el sujeto presiona un botón de señal mientras se escucha un tono puro que va disminuyendo progresivamente de intensidad, y deja de presionar la señal cuando no se oye ningún sonido. Se utilizan tonos continuos e interrumpidos.

**BEL** *(bel)* Unidad utilizada para expresar la intensidad del sonido. Es el logaritmo en base 10 del índice de potencia de cualquier sonido específico con respecto a la intensidad del sonido de referencia. El sonido de referencia más frecuente tiene una potencia de $10^{-16}$ watios/cm$^2$, o una intensidad mínima aproximada de sonido de 1.000 ciclos/segundo, que es perceptible por el oído humano. Un aumento de un bel dobla aproximadamente la intensidad o fuerza de la mayoría de los sonidos.

**BELONEFOBIA** *(belonephobia)* Miedo patológico a objetos puntiagudos, especialmente agujas y alfileres.

**BELL, FENÓMENO DE** *(Bell's phenomenon)* Signo de parálisis facial periférica que se manifiesta por el movimiento circular hacia arriba y afuera del globo ocular cuando el enfermo intenta cerrar el párpado.

**BELL, LEY DE** *(Bell's law)* Axioma que establece que las raíces medulares ventrales de los nervios raquídeos son motoras y las dorsales sensitivas. Denominada también **Magendie, ley de**.

**BELL, NERVIO RESPIRATORIO INTERNO DE** *(internal respiratory nerve of Bell)* V. **frénico, nervio**.

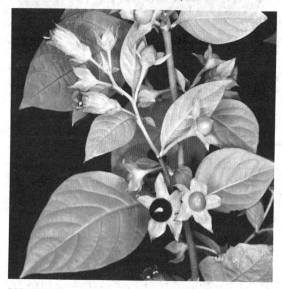

BELLADONA. Hojas y flores de la *Atropa belladonna*.

**BELL, PARÁLISIS DE** *(Bell's palsy)* Parálisis del nervio facial secundaria a un traumatismo, compresión o tumor, o con mayor frecuencia, por causa desconocida. Se puede afectar cualquiera de las ramas del nervio, y el enfermo no puede abrir un ojo o cerrar los labios por un lado. El proceso puede ser uni o bilateral, transitorio o permanente. La cirugía plástica puede atenuar la deformidad.

**BELLADONA** *(belladonna)* Hoja seca y brotes floridos o con fruto de la *Atropa belladonna*, planta perenne común denominada belladona que contiene los alcaloides hioscina o'escopolamina y atropina.

**BENCE-JONES, PROTEÍNA DE** *(Bence Jones protein)* Proteína que se encuentra casi exclusivamente en la orina de enfermos con mieloma múltiple. Está formada por las cadenas ligeras de la globulina del mieloma, coagula a la temperatura de 45 a 55 °C y se redisuelve completa o parcialmente al hervirla. V. también **mieloma múltiple; proteína**.

**BENCENO, ENVENENAMIENTO POR** *(benzene poisoning)* Proceso tóxico provocado por la ingestión de benceno, la inhalación de sus gases o la exposición a productos relacionados con él, como el tolueno o el xileno. Provoca un cuadro caracterizado por náuseas, cefaleas, vértigos e incoordinación; en los casos agudos un fracaso respiratorio o una fibrilación ventricular pueden provocar la muerte; la exposición crónica produce anemia aplásica o una forma de leucemia. El envenenamiento por benceno por inhalación se trata con ventilación asistida y oxígeno; cuando se ha ingerido, el tratamiento debe hacerse con intubación gástrica, extracción del veneno y lavado. V. también **nitrobenceno, intoxicación por**.

**BENCETONIO, CLORURO DE** *(benzethonium chloride)* Antiséptico tópico utilizado para la desinfección de la piel y para el tratamiento de algunas infecciones oculares, nasales y faríngeas. También se utiliza como preservativo en algunas preparaciones farmacéuticas.

**BENCIL CARBONOL** *(benzyl carbonol)* V. **feniletílico, alcohol**.

**BENCÍLICO, ALCOHOL** *(benzyl alcohol)* Líquido claro, incoloro, de consistencia aceitosa, derivado de ciertos bálsamos, que se utiliza como anestésico tópico y agente bacteriostático en soluciones inyectables. Denominado también **fenil carbinol; fenil metanol**.

**BENDROFLUMETIACIDA** *(bendroflumethiazide)* Diurético y antihipertensivo.

INDICACIONES: Se prescribe en el tratamiento del edema y la hipertensión.

CONTRAINDICACIONES: Anuria o hipersensibilidad conocida al fármaco, a otras tiacidas o a derivados de la sulfonamida.

EFECTOS SECUNDARIOS: Entre los más graves se encuentran la hipocaliemia, la hiperglucemia, la hiperuricemia y diversas reacciones de hipersensibilidad.

**BENEDICT, PRUEBA CUALITATIVA DE** *(Benedict's qualitative test)* Prueba para determinar la presencia de azúcar en orina, basada en la reducción por la glucosa de iones cúpricos a óxido cuproso colorado precipitado cuando se coloca en solución alcalina. Se añaden 8 gotas de orina a 5 ml de solución de Benedict; se hierve la mezcla durante 1 a 2 minutos y luego se enfría. La formación de un precipitado naranja o rojo indica la existencia de más del 2 % de azúcar (señalado como 4+), si es amarillo indica la presencia de 1-2 % de azúcar (señalado como 3+), si es verde oliva, del 0,5 al 1 % de azúcar (señalado como 2+), y si es verde, menos de un 0,5 % de azúcar (señalado como 1+).

**BENFETAMINA, CLORHIDRATO DE** *(bemzphetamine hydrochloride)* Agente simpaticomimético utilizado como anorexígeno.

INDICACIONES: Disminución del apetito en el tratamiento de la obesidad.

CONTRAINDICACIONES: Arteriosclerosis, enfermedades cardiovasculares, hipertensión, glaucoma, hipertiroidismo o hipersensibilidad conocida a este fármaco o a otros agentes simpaticomiméticos.

EFECTOS SECUNDARIOS: Entre las reacciones secundarias más graves figuran inquietud, insomnio, taquicardia, aumento de la presión arterial y sequedad de boca.

**BENIGNO** *(benign)* (Relativo a un tumor). No canceroso, y por tanto que no implica una amenaza inmediata, aunque en ocasiones es necesario llevar a cabo el tratamiento por razones estéticas o de salud (por la ocupación de volumen puede dañar las estructuras vecinas). Consultar la voz **maligno**.

**BENNET, CORPÚSCULO DE** (Bennet's corpuscle) V **Drysdale, corpúsculo de**.

**BENNET, FRACTURA DE** (Bennett's fracture) Fractura oblicua que se produce a través de la base del primer metacarpiano y que afecta a la articulación carpometacarpiana, interesando a la mayor parte de la carilla articular. La fractura de Bennett se asocia con subluxación dorsal o luxación del primer metacarpiano.

**BENOXINATO, CLORHIDRATO DE** (benoxinate hydrochloride) Anestésico tópico.

INDICACIONES: Se utiliza para la anestesia oftalmológica en intervenciones quirúrgicas, en la extracción de suturas o cuerpos extraños del ojo y en la tonometría.

CONTRAINDICACIONES: Hipersensibilidad conocida al fármaco.

EFECTOS SECUNDARIOS: Entre los más graves se encuentra un ligero dolor cuando se instila por primera vez, lesiones corneales por uso prolongado o excesivo y reacciones de hipersensibilidad.

**BENTONITA** (bentonite) Silicato de aluminio hidratado coloidal que cuando se añade al agua aumenta en aproximadamente 20 veces su peso seco. Se utiliza como laxante de volumen y como base para preparaciones cutáneas.

**BENZALCONIO, CLORURO DE** (benzalkonium chloride) Desinfectante preparado en una solución acuosa a diferentes concentraciones.

**BENZOATO DE BENCILO** (bencyl benzoato) Líquido claro, oleoso, de agradable olor aromático, utilizado para destruir los piojos y los ácaros de la sarna, como disolvente y como base para preparaciones en los chicles.

**BENZOCAÍNA** (benzocaine) Anestésico local derivado del ácido aminobenzoico que se utiliza en la preparación de numerosos compuestos analgésicos y antipruriginosos. Aunque tiene una baja incidencia de toxicidad, su uso frecuente o prolongado puede producir casos de sensibilización. Los supositorios con benzocaína pueden provocar metahemo-globinemia en los lactantes y niños pequeños. Para que un compuesto sea eficaz debe contener como mínimo el 5 % de benzocaína.

**BENZODIACEPINAS, DERIVADOS DE LAS** (benzodiazepine derivative) Grupo de agentes psicotrópicos, entre los que se incluyen tranquilizantes como el clordiacepóxido, el diacepam, el oxacepam y el cloracepato, que se utilizan para aliviar la ansiedad, e hipnóticos como el fluracepam y nitracepam que se emplean para combatir el insomnio. Algunos de estos fármacos tienen otras aplicaciones químicas y así el diacepam suele prescribirse para tratar los espasmos musculares y aumentar el umbral convulsivo. El consumo prolongado de dosis elevadas produce tolerancia y dependencia física. Con la suspensión brusca del medicamento pueden aparecer síntomas de abstinencia con convulsiones y psicosis aguda. Entre las reacciones adversas a las benzodiacepinas destacan adormecimiento, ataxia y un aumento paradójico de la agresividad y la hostilidad; tales reacciones no se presentan con las dosis prescritas habitualmente.

**BENZOICO, ÁCIDO** (benzoic acid) Agente queratolítico utilizado habitualmente junto con ácido salicílico en forma de ungüento en el tratamiento del pie de atleta y la tiña del cuero cabelludo. Posee escasa acción antifúngica pero aumenta la accesibilidad a las infecciones profundas de otros preparados más potentes. En el punto de aplicación puede aparecer una leve irritación.

**BENZOILO, PERÓXIDO DE** (benzoyl peroxide) Agente antibacteriano, queratolítico y astringente.

INDICACIONES: Tratamiento del acné.

CONTRAINDICACIONES: Sensibilidad conocida a este fármaco; no debe utilizarse en ojos, piel inflamada o membranas mucosas.

EFECTOS SECUNDARIOS: Entre los efectos secundarios más graves figuran la sequedad excesiva y la sensibilidad alérgica de contacto.

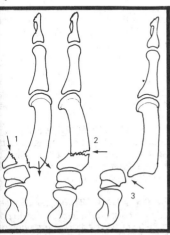 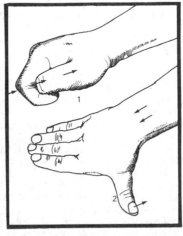 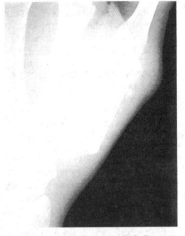

BENNET, fractura de. A la izquierda, lesiones del dedo pulgar. 1) Fractura de la base del 1$^{er}$ metacarpiano con luxación (f. de Bennet), 2) fractura transversal de la base del 1$^{er}$ metacarpiano, y 3) luxación de la articulación metacarpofalángica del pulgar. En el centro, las causas: 1) caída o golpe con el puño cerrado, y 2) una abducción forzada del pulgar. A la derecha, radiografía que muestra los distintos aspectos de una fractura de Bennett: un pequeño fragmento de hueso suelto que mantiene su enlace con el trapecio; la fractura alcanza la unión entre el primer metacarpio y el trapecio; y una subluxación proximal y lateral del primer metacarpiano.

**BENZONATATO** *(benzonatate)* Antitusígeno no opiáceo.
INDICACIONES: Supresión del reflejo de la tos.
CONTRAINDICACIONES: Hipersensibilidad conocida a este fármaco.
EFECTOS SECUNDARIOS: No se conocen reacciones graves aunque a veces pueden aparecer vértigo, cefalea, estreñimiento y reacciones de hipersensibilidad, generalmente leves.

**BENZOQUINAMIDA** *(benzquinamide)* Agente antiemético.
INDICACIONES: Tratamiento de las náuseas y vómitos posoperatorios.
CONTRAINDICACIONES: Hipertensión grave, enfermedad cardiovascular grave o hipersensibilidad conocida a este fármaco. No suele administrarse a niños ni a embarazadas.
EFECTOS SECUNDARIOS: Entre los efectos secundarios más graves destacan el aumento brusco de la presión arterial y las arritmias cardiacas. Con frecuencia se observa adormecimiento, escalofríos y temblor.

**BENZOTIACIDA** *(benzthiazide)* Agente diurético y antihipertensivo.
INDICACIONES: Tratamiento de la hipertensión y el edema.
CONTRAINDICACIONES: Anuria o hipersensibilidad conocida a este fármaco u otros agentes tiacídicos o a los derivados de las sulfonamidas.
EFECTOS SECUNDARIOS: Entre los efectos secundarios más graves figuran hipocaliemia, hiperglucemia, hiperuricemia y reacciones de hipersensibilidad.

**BENZOTROPINA, MESILATO DE** *(benzotropine, mesylate)* Agente anticolinérgico.
INDICACIONES: Tratamiento del Parkinson.
CONTRAINDICACIONES: Glaucoma de ángulo cerrado, asma, obstrucción de las vías genitourinarias o gastrointestinales, colitis ulcerosa o hipersensibilidad al fármaco.
EFECTOS SECUNDARIOS: Destacan visión borrosa, adormecimiento, ciertos efectos sobre el sistema nervioso central, taquicardia, sequedad de boca, disminución de la sudoración y reacciones de hipersensibilidad.

**BERGER, RITMO DE** *(Berger rhythm)* V. **alfa, onda**. Denominado también **Berger, onda de**.

**BERGONIÉ-TRÉBONEAU, LEY DE** *(Bergonié-Tréboneau law)* (Radioterapia). Ley que establece que la radiosensibilidad de un tejido es proporcional al número de células indiferenciadas de éste, a su actividad mitótica y a la duración de la actividad proliferativa.

**BERIBERI** *(beriberi)* Enfermedad de los nervios periféricos producida por una deficiencia de tiamina o por la incapacidad de asimilar esta vitamina. Suele deberse a la ingestión de una dieta basada exclusivamente en arroz blanco refinado y existente de forma endémica en el este y sudeste de Asia. Algunos casos raros diagnosticados en Estados Unidos se asocian con ciertas alteraciones como hipotiroidismo, determinadas infecciones, embarazo, lactancia y alcoholismo crónico. Los síntomas son fatigabilidad, diarrea, pérdida de apetito y peso, trastornos de la función nerviosa con parálisis y atrofia de las extremidades, edema e insuficiencia cardiaca. La administración de tiamina previene y cura la enfermedad. Denominada también **atia-**

**minosis**. V. también **tiamina**.

**BERILIO (Be)** *(beryllium [Be])* Elemento químico metálico de bajo peso y color grisáceo. Su número atómico es 4 su peso atómico, 9,012. Se encuentra de forma natural e. el berilo y se utiliza en la preparación de aleaciones metálicas y polvos fluorescentes. La inhalación de humo o partículas de berilio puede dar lugar a la formación d. granulomas en pulmones, piel y tejido celular subcutáneo

**BERILIOSIS** *(berylliosis)* Intoxicación debida a la inhalación de polvo o vapores que contienen berilio o sus compuestos. Se caracteriza por la aparición de granulomas po. todo el organismo junto con fibrosis pulmonar difusa que da lugar a tos seca, disnea y dolor torácico. Los síntomas a veces, tardan años en desaparecer después de la exposición. V. también **polvo inorgánico**.

**BERKELIO (Bk)** *(berkelium [Bk])* Elemento químico radiactivo transuránico artificial. Su número atómico es 97 y s. peso atómico, 247.

**BERLOCK, DERMATITIS DE** *(Berlock dermatitis)* Enfermedad de la piel caracterizada por hiperpigmentación y lesiones cutáneas debida a una reacción específica frente a agentes fotosensibilizantes del tipo de los psoralenos que se utilizan habitualmente en la fabricación de perfumes, colonias y pomadas como el aceite de bergamota. Afecta sobre todo a mujeres y niños y puede deberse al empleo d. productos que contengan psoralenos y a la exposición a la luz ultravioleta. Aunque sólo, aproximadamente, un 5 % de la radiación solar es ultravioleta y gran parte de ella es absorbida por la capa del ozono atmosférico, el nivel de radiación ultravioleta que llega a la tierra, especialmente en los días soleados, es suficiente como para desencade. nar la aparición de la lesión.
OBSERVACIONES: La dermatitis de Berlock produce normalmente una reacción eritematosa aguda como la que acompaña a las quemaduras solares. La zona afecta se hiperpigmenta y aparece rodeada por una zona de coloración más oscura. En las áreas del cuello donde se aplica. perfume con aceite de bergamota suelen aparecer lesiones en forma de medallón. El diagnóstico se basa en la observación de esos signos y en la historia del paciente en relación a una exposición reciente a agentes del tipo de los psoralenos.
ACTUACIÓN: El tratamiento de la dermatitis de Berlock consiste en identificar y eliminar la causa subyacente. Para mejorar las molestias pueden administrarse esteroide. tópicos.
CONSIDERACIONES COMPLEMENTARIAS: A los pacientes con dermatitis de Berlock hay que explicarles las complicaciones que puede comportar la exposición prolongada a la luz solar y a la luz ultravioleta y tranquilizarles asegurándoles que las lesiones desaparecerán en unos cuantos meses.

**BERNARD-SOULIER, SÍNDROME DE** *(Bernard-Soulier syndrome)* Trastorno de la coagulación caracterizado por ausencia o deficiencia de la capacidad de agregación de las plaquetas, debido a la falta relativa de una glucoproteína esencial de su membrana. En el examen microscópico las plaquetas aparecen grandes y dispersas. El consumo de aspirina puede precipitar la producción de hemorragias en estos pacientes.

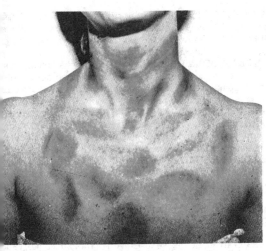

**ERLOCK, dermatitis de.** Reacción eritematosa en el cuello y par- alta del tórax a consecuencia de la aplicación de un perfume.

**ERNOULLI, LEY DE** *(Bernoulli's law)* Ley física que es- blece que la velocidad de un gas o un líquido que fluye través de un tubo es inversamente proporcional a la pre- ón que ejerce contra sus paredes: a mayor velocidad, me- or presión.

**ERNOULLI, PRINCIPIO DE** *(Bernoulli's principle)* (Físi- a). Principio que establece que la suma de la velocidad la energía cinética de un líquido que fluye a través de n tubo es constante. Cuanto mayor es la velocidad, me- or será la presión lateral sobre la pared del tubo. De esa orma, si la luz de una arteria se estrecha por una placa terosclerótica, el flujo de sangre a través de la constric- ón aumenta su velocidad y disminuye la presión lateral.

**ERNSTEIN, PRUEBA DE** *(Benstein test)* V. **perfusión eso- ágica ácida, prueba de la**.

**ESO, ENFERMEDAD DEL** V. **mononucleosis infecciosa**.

**ESTIALISMO** *(bestiality)* **1.** Conducta o comportamiento aracterizado por la existencia de apetitos o instintos ani- ales. **2.** Relaciones sexuales entre un sujeto humano y un nimal. **3.** Sodomía. Denominado también **zooerastia**. V. mbién **zoofilia**.

**ETA** *(β)* *(beta [β])* Segunda letra del alfabeto griego que e emplea de forma combinada con nombres químicos para istinguir uno de dos o más isómeros o para indicar la po- ción de átomos sustituidos en determinados compuestos. onsultar la voz **alfa**.

**ETA** *(β)*, **CÉLULAS** *(beta cells)* **1.** Células productoras de nsulina localizadas en los islotes de Langerhans del pán- reas. Contiene gránulos solubles en alcohol y tienden a oncentrarse en la porción central de cada islote. La fun- ión productora de insulina de las células beta consiste en celerar la circulación de la glucosa, los aminoácidos y los cidos grasos desde la corriente sanguínea hasta el cito- lasma celular, contrarrestando la acción del glucagón pro- ucido por las células alfa, también pancreáticas. **2.** Células asófilas del lóbulo anterior de la hipófisis.

**ETA** *(β)*, **ONDA** *(beta wave)* Uno de los cuatro tipos de ondas cerebrales caracterizado por un voltaje relativamen- te bajo y una frecuencia superior a 13 Hz. Corresponden a las «ondas activas» cerebrales que se registran en el elec- troencefalograma en las zonas frontal y central del cere- bro cuando el paciente se encuentra despierto y alerta con los ojos abiertos. Denominada también **beta, ritmo**. Con- sultar la voz **alfa, onda; delta, onda; theta, onda**.

**BETA** *(β)*, **PARTÍCULA** *(beta particle)* Electrón o positrón emitido por el núcleo de un átomo durante su degradación radiactiva.

**BETA** *(β)*, **RECEPTOR** *(beta receptor)* Cualquiera de los componentes adrenérgicos de los tejidos receptores que responden a la adrenalina y a agentes bloqueantes co- mo el propranolol. La activación de los receptores beta produce reacciones fisiológicas diversas como relajación de los músculos bronquiales y aumento de la frecuencia y fuerza de la contracción cardiaca. Denominado también **betaadrenérgico, receptor**. Consultar la voz **alfa, re- ceptor**.

**BETA** *(β)*, **RITMO** *(beta rhythm)* V. **beta, onda**.

**BETA ANCHA, ENFERMEDAD CON ONDA** *(broad be- ta disease)* Tipo familiar de hiperlipoproteinemia que se caracteriza por la acumulación en la sangre de una lipo- proteína rica en colesterol y triglicéridos. Afecta a varo- nes de 20 a 30 años de edad y mujeres de 30 a 50, se caracteriza por la formación de nódulos amarillentos (xan- tomas) en codos y rodillas, vasculopatía periférica y ele- vación de los niveles de colesterol en el suero. Las personas que la padecen presentan mayor riesgo de su- frir una coronariopatía precoz. El tratamiento consiste en establecer medidas dietéticas a fin de reducir peso y dis- minuir los niveles de lípidos en el suero. V. también **hiper- lipidemia; hiperlipoproteinemia**.

**BETAADRENÉRGICO** *(β-ADRENÉRGICO)*, **AGENTE BLOQUEANTE** *(beta-adrenergic blocking agent)* V. **antia- drenérgico**.

**BETAADRENÉRGICO** *(β-ADRENÉRGICO)*, **AGENTE ESTIMULANTE** *(beta-adrenergic stimulating agent)* V. **adrenérgico**.

**BETAADRENÉRGICO** *(β-ADRENÉRGICO)*, **RECEPTOR** *(beta-adrenergic receptor)* V. **beta** *(β)* **receptor**.

**BETAALANINEMIA** *(beta-alaninemia)* Enfermedad me- tabólica hereditaria caracterizada por la deficiencia de la enzima betaalaninaalfacetoglutarato aminotransfera- sa. Se manifiesta con contracturas y somnolencia. Si no se corrige puede llegar a causar la muerte.

**BETACAROTENO** *(β-CAROTENO)* *(beta-carotene)* Filtro ultravioleta.

INDICACIONES: Se prescribe para mejorar la fotosensi- bilidad aumentada en pacientes con protoporfiria eritropo- yética.

CONTRAINDICACIONES: Debe utilizarse con precaución en pacientes con disminución de la función renal o hepáti- ca. La hipersensibilidad conocida de este fármaco pros- cribe su empleo.

EFECTOS SECUNDARIOS: No se han observado reaccio- nes secundarias graves. Puede producirse diarrea.

**BETACETOBUTÍRICO** *(β-CETOBUTÍRICO)* *(beta- ketobutyric acid)* V. **acetoacético, ácido**.

**BETAFETOPROTEÍNA** *(β-FETOPROTEÍNA)* *(beta feto-*

*protein)* Proteína que se encuentra en el hígado fetal y en algunos adultos con enfermedades hepáticas. Actualmente se sabe que es idéntica a la ferritina hepática normal. V. también **alfafetoproteína; ferritina; fetoproteína**.

**BETAGALACTOSIDASA** *(betagalactosidase)* V. **lactasa**.

**BETALACTAMASA** *(beta-lactamase)* Enzima que cataliza la hidrólisis del anillo betalactámico de algunas penicilinas y cefalosporinas, con producción del ácido penicilínico y pérdida de eficacia del antibiótico.

**BETAMETASONA** *(betamethasone)* Fármaco glucocorticoide.
INDICACIONES: Agente antiinflamatorio tópico.
CONTRAINDICACIONES: Infecciones fúngicas sistémicas, infecciones víricas y fúngicas dermatológicas, alteraciones circulatorias o hipersensibilidad conocida a este fármaco.
EFECTOS SECUNDARIOS: Entre los efectos secundarios más graves que acompañan a su empleo prolongado destacan los trastornos gastrointestinales, endocrinos, neurológicos y electrolíticos.

**BETANECOL, CLORURO DE** *(bethanechol chloride)* Agente colinérgico.
INDICACIONES: Tratamiento de la retención urinaria y de la atonía neurogénica vesical.
CONTRAINDICACIONES: Actividad dudosa de la vejiga, obstrucción de las vías gastroduodenal o urinaria, hipertiroidismo, úlcera péptica, asma bronquial, enfermedades cardiovasculares, epilepsia, enfermedad de Parkinson, hipotensión o hipersensibilidad conocida a este fármaco. Tampoco debe administrarse durante el embarazo.
EFECTOS SECUNDARIOS: Entre las reacciones secundarias más graves figuran enrojecimiento facial súbito, cefalea, trastornos gastrointestinales, diarrea, hipersalivación, sudoración e hipotensión.

**BETATRÓN** *(betatron)* Acelerador cíclico que produce electrones de alta energía por inducción magnética. El campo magnético del betatrón mantiene los electrones en una órbita circular, mientras que un flujo orbital magnético creciente produce un campo eléctrico circunferencial inducido que los acelera.

**BEZO** *(proud flesh)* Cantidad excesiva de tejido de granulación.

**BEZOAR** *(bezoar)* Bola dura de pelo y fibras vegetales que puede desarrollarse en el intestino humano, si bien se encuentra con mayor frecuencia en el estómago de los rumiantes. En algunas sociedades se consideraba una medicina útil que poseía propiedades mágicas, y algunos pueblos, particularmente en el Lejano Oriente, siguen utilizándolo como objeto terapéutico y místico.

β-**GALACTOSIDASA** *(β-galactosidase)* V. **lactasa**.

**BHANG-BANG** *(bhang)* Alucinógeno de la India compuesto por hojas secas y tallos jóvenes de *Cannabis sativa* no cultivada. Por lo general se ingiere como infusión con leche, azúcar o agua y produce euforia. También puede mascarse o fumarse. V. **cannabis**.

**BHE** *(BBB)* Abreviatura de **barrera hematoencefálica**.

**Bi** *(Bi)* Símbolo químico del **bismuto**.

**BICARBONATO SÓDICO** *(sodium bicarbonate)* Agente antiácido, electrolítico y alcalinizante.
INDICACIONES: Tratamiento de la acidosis, la acidez gástrica, la úlcera péptica y la indigestión.

CONTRAINDICACIONES: Obstrucción pilórica, nefropatías, insuficiencia cardiaca congestiva o úlcera sangrante.
EFECTOS SECUNDARIOS: Los más graves son distensión gástrica, pirosis de rebote y alcalosis.

**BICHAT, BOLA DE** *(buccal fat pad)* Almohadilla grasa situada en la mejilla bajo el tejido subcutáneo de la piel y por encima del músculo buccinador. Es particularmente prominente en el lactante.

**BICHAT, HENDIDURA CEREBRAL DE** *(transverse fissure)* Surco que divide la superficie dorsal del diencéfalo y la superficie ventral del hemisferio cerebral. Denominada también **Bichat, fisura de**.

**BÍCEPS BRAQUIAL, MÚSCULO** *(biceps brachii)* Músculo largo y fusiforme del brazo, situado en la cara anterior del húmero, que se origina en la escápula en dos puntos distintos para formar dos vientres. El vientre más corto parte por un tendón plano desde la apófisis coracoides, mientras que el más largo lo hace en la tuberosidad superior de la cavidad glenoidea. Ambas partes convergen en un tendón aplanado que se inserta en el radio. Está inervado por ramas del nervio musculocutáneo que contiene fibras de los nervios cervicales V y VI. Su función es flexionar el brazo y el antebrazo y supinar éste. El vientre largo desplaza el húmero hacia la fosa glenoidea reforzando la articulación del hombro. Consultar la voz **braquial; tríceps braquial**.

**BÍCEPS CRURAL** *(biceps femoris)* Uno de los músculos femorales posteriores. Tiene dos vientres, el más largo originado en la tuberosidad del isquion y en la porción inferior del ligamento sacrociático mayor, mientras que el más corto toma origen en la línea áspera del fémur y tabique intermuscular lateral. Las fibras de ambos se unen en un tendón que se inserta en la cara externa de la epífisis proximal y apófisis estiloides del peroné y mediante unas cuantas fibras, en el cóndilo externo de la tibia. En su inserción forma el tendón isquiosural externo. El vientre largo del músculo es inervado por ramas del nervio ciático que contiene fibras de las tres primeras raíces sacras mientras que el vientre corto lo es por una rama del nervio peroneal que contiene fibras de la quinta raíz lumbar y las dos primeras sacras. El bíceps crural flexiona la pierna y la rota hacia afuera y extiende el muslo insinuando su rotación hacia afuera. Denominado también **isquiosural, músculo**.

**BICIPITAL, REFLEJO** *(biceps reflex)* Contracción de un músculo bíceps (braquial y crural fundamentalmente) que se produce al golpear su tendón con un martillo de reflejos para explorar los reflejos tendinosos profundos.

**BICÓNCAVO** *(biconcave)* Cóncavo por ambos lados; especialmente se aplica a una lente.

**BICONVEXO** *(biconvex)* Convexo por ambos lados; especialmente se aplica a una lente.

**BICÚSPIDE** *(bicuspid)* **1.** Que posee dos cúspides o puntas. **2.** Uno de los dos dientes situados entre los molares y los caninos en ambos maxilares. Denominado también **premolar, diente**.

**BICÚSPIDE, VÁLVULA** *(bicuspid valve)* V. **mitral, válvula**.

**B.I.D.** *(b.i.d.)* (En prescripciones). Abreviatura de la locución latina *bis in die* que significa «dos veces al día».

**BIDACTILIA** *(bidactyly)* Trastorno que consiste en la fal

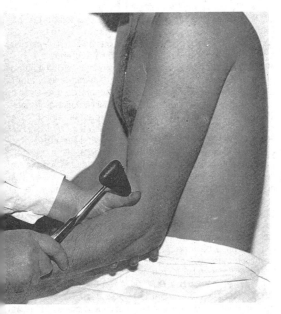

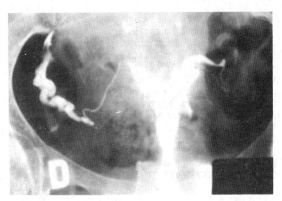

BICORNE. Arriba, imagen radiográfica de una pelvis en la que se observa un útero bicorne.

BICIPITAL, reflejo. A la izquierda, brazo semiflexionado y con la mano en supinación completa; se sujeta el codo del paciente con la mano izquierda, colocando el pulgar sobre el tendón del bíceps. Un golpe sobre él a través del dedo pulgar del explorador provoca la contracción del bíceps y la flexión del antebrazo sobre el brazo.

...a del segundo, tercer y cuarto dedos de una mano, la cual posee exclusivamente el primero y el quinto.

**BIDERMOMA** (bidermoma) Neoplasia teratoide compuesta por células y tejidos originados en dos capas germinales.

**BIDUOTERCIANA, FIEBRE** (biduotertian fever) Forma de paludismo caracterizada por paroxismos superpuestos de escalofríos, fiebre y otros síntomas producidos por infección por dos cepas de Plasmodium cada una de las cuales tiene su propia sintomatología. V. también **paludismo**.

**BIFÁSICO** (biphasic) Que tiene dos fases, partes, aspectos o estadios.

**BÍFIDO** (bifid) Dividido en dos partes.

**BIFOCAL** (bifocal) 1. Que posee dos focos. 2. (De una lente). Que tiene dos zonas de distintas longitudes focales.

**BIFURCACIÓN** (bifurcation) División en dos ramas, como la tráquea, que se ramifica en los dos bronquios principales, aproximadamente a nivel de la vértebra VD.

**BIGELOW, LITOTRITOR** (Bigelow's lithotrite) Litotritor de brazo largo que se introduce a través de la uretra para fragmentar los cálculos situados en la vejiga.

**BIGEMINISMO** (bigeminy) 1. Asociación por parejas. 2. Arritmia cardiaca caracterizada por dos latidos en sucesión rápida seguidos por un intervalo más largo. Esta arritmia suele guardar relación con la extrasistolia.

**BILABIO** (bilabe) Fórceps estrecho que se utiliza para la extracción de cálculos de la vejiga.

**BILAMINAR** (bilaminar) Que posee dos capas, como la lámina basal y la lámina reticular que constituyen la membrana basal del epitelio.

**BILATERAL** (bilateral) 1. Que posee dos lados. 2. Que se produce o aparece en dos lados. Un paciente con sordera bilateral puede padecer una pérdida auditiva parcial o total en los dos oídos. 3. Que tiene dos capas.

**BILHARZIA** (Bilharzia) V. **Schistosoma**.

**BILHARZIASIS** (bilharziasis) V. **esquistosomiasis**.

**BILIAR** (biliary) Relativo a la bilis o a la vesícula biliar y a los conductos por donde circula la bilis. Estos conductos constituyen las vías biliares o sistema biliar. Denominado también bilioso. V. **bilis; cálculo biliar**.

**BILIAR, ÁCIDO** (bile acid) Ácido esteroide de la bilis, producto del metabolismo del colesterol. Cuando el ácido biliar se hidroliza da lugar a glicina y ácido cólico.

**BILIAR COMÚN, CONDUCTO** (common bile duct) Conducto formado por la unión de los conductos colédoco y hepático.

**BILIOSO** (bilious) 1. Relativo a la bilis. 2. Caracterizado por una secreción excesiva de bilis. 3. Caracterizado por un trastorno que afecta a la bilis.

**BILIRRUBINA** (bilirubin) Pigmento de color amarilloanaranjado de la bilis formado principalmente por la degradación de la hemoglobina de los hematíes tras la terminación de su período normal de vida. La bilirrubina no conjugada, insoluble en agua, normalmente se desplaza por la corriente sanguínea hacia el hígado, donde es convertida en una forma conjugada hidrosoluble que se excreta por la bilis. Una persona sana produce diariamente alrededor de 250 mg de bilirrubina, la mayor parte de la cual es excretada del organismo a través de las heces. La palidez amarillenta característica de la ictericia se debe al acúmulo de bilirrubina en sangre y tejidos cutáneos. La determinación de los niveles de bilirrubina en sangre constituye una información muy valiosa en el diagnóstico y valoración de las hepatopatías, obstrucción biliar y anemia hemolítica. V. también **ictericia; Van den Bergh, prueba de**.

**BILIRRUBINEMIA** (bilirubinemia) Presencia de bilirrubina en la sangre.

**BILIRRUBINURIA** (bilirubinuria) Presencia de bilirrubina en la orina.

**BILIS** (bile) Secreción amarga de color amarilloverdoso producida en el hígado. Se almacena en la vesícula biliar y debe su color a la presencia de pigmentos biliares como la bilirrubina. La bilis sale de la vesícula biliar y a través del conducto cístico pasa al duodeno, en respuesta a la presencia de alimentos grasos en éste. Su función es emulsionar las grasas y prepararlas para su posterior digestión y absorción en el intestino delgado. Cualquier interferencia en el flujo de la bilis conduce a la presencia en las heces de grasas no absorbidas, además de ictericia. V. también **ictericia**.

**BILIURIA** *(biliuria)* Presencia de bilis en la orina.

**BILIVERDINA** *(biliverdin)* Pigmento biliar verdoso formado por la degradación de la hemoglobina y convertido en bilirrubina. V. también **bilis; bilirrubina**.

**BILLROTH I, INTERVENCIÓN DE** *(Billroth's operation I)* Extirpación quirúrgica del antro y píloro, en el tratamiento del cáncer gástrico. El extremo proximal del duodeno se anastomosa con el estómago término-terminalmente.

**BILLROTH II, INTERVENCIÓN DE** *(Billroth's operation II)* Extirpación quirúrgica del antro, píloro y duodeno. El extremo seccionado del estómago se anastomosa con el yeyuno a través del mesocolon transverso término-lateralmente.

**BILOCULAR** *(bilocular)* Dividido en dos cavidades.

**BIMANUAL** *(bimanual)* Relativo al funcionamiento de las dos manos.

**BINET, EDAD DE** *(Binet age)* Edad mental de un individuo, especialmente un niño, determinada por los tests de Binet-Simon que se valoran tomando como base la inteligencia probada del individuo normal a una determinada edad. La edad de Binet que corresponde a un «retraso profundo» es de 1 a 2 años; a un «retraso grave» de 3 a 7 años y a un «retraso leve» de 8 a 12 años.

**BINOCULAR** *(binocular)* **1.** Perteneciente a los dos ojos, especialmente con respecto a la visión. **2.** Microscopio, telescopio o gafas que pueden acomodarse con visualización por ambos ojos.

**BINOCULAR, FIJACIÓN** *(binocular fixation)* Proceso de dirigir los dos ojos a la vez hacia el mismo objeto.

**BINOCULAR, PERCEPCIÓN** *(binocular perception)* Capacidad visual de juzgar la profundidad o distancia gracias a la visión combinada de los dos ojos.

**BIO-** *(bio-)* Prefijo que significa «relativo a la vida»: *biología, biogénesis, biólisis.*

**BIOACTIVO** *(bioactive)* Relativo a una sustancia que causa un efecto o una reacción sobre el tejido vivo.

**BIOANÁLISIS** *(bioassay)* Determinación analítica de la concentración de un fármaco u otra sustancia en una muestra, comparando su efecto en un organismo, un animal o un tejido aislado con el obtenido en una preparación estándar. V. también **análisis biológico**.

**BIOCINÉTICA** *(biokinetics)* Rama de la ciencia que trata de los movimientos en el interior de los organismos en desarrollo.

**BIODEGRADABLE** *(biodegradable)* Capacidad natural de una sustancia química para ser degradada a compuestos menos complejos por bacterias u otros microorganismos.

**BIODISPONIBILIDAD** *(bioavailability)* Grado de actividad o cantidad de un fármaco u otra sustancia que alcanza el tejido efectado para ejercer su actividad terapéutica.

**BIOEQUIVALENTE** *(bioequivalent)* (Farmacología). **1.** Relativo a un fármaco que tiene el mismo efecto en el organismo que otro, por lo general, casi idéntico en su formulación química. **2.** Fármaco bioequivalente.

**BIOESTADÍSTICA** *(biostatistics)* Conjunto de datos numéricos ordenados y clasificados sobre nacimientos, muertes, enfermedades, lesiones y otros factores que afectan a la salud y estado general de las poblaciones humanas. Ciencia matemática estadística aplicada a la biología. Denominada también estadística biológica.

**BIOFLAVONOIDE** *(bioflavonoid)* Término genérico que describe a un grupo de flavonas coloreadas que se encuentran en numerosas frutas y que son esenciales para la absorción y el metabolismo del ácido ascórbico. Son necesarias para el mantenimiento del colágeno y de las paredes capilares y pueden tener alguna función en la protección contra las infecciones. Entre los componentes del grupo están citrina, hasperidina, rutina, flavonas y flavonoides que se encuentran en limones, uvas, pomelos, ciruelas negras, albaricoques y otras frutas. Su deficiencia da lugar a una tendencia hemorrágica con formación fácil de hematomas. Los bioflavonoides son atóxicos. Denominado también **vitamina P**. V. también **ascórbico, ácido**.

**BIOFORO** *(biophore)* Unidad hereditaria básica teórica contenida en el protoplasma germinal, a partir de la cual se desarrollan todas las células y se transmiten todas las características heredadas.

**BIOGÉNESIS; BIOGENIA** *(biogenesis)* **1.** Teoría que mantiene que el material vivo puede originarse sólo a partir de vida preexistente y no de materia inerte. **2.** Origen de la vida y los organismos vivos; ontogenia y filogenia.

**BIOGENÉTICA, LEY** *(biogenetic law)* V. **recapitulación, teoría de la**.

**BIÓGENO** *(biogenic)* **1.** Producido por la acción de un organismo vivo, como la fermentación. **2.** Agente esencial para la vida y el mantenimiento de la salud, como son los alimentos, el agua y el reposo adecuados.

**BIOLOGÍA** *(biology)* Ciencia que estudia el funcionamiento y características de los seres vivos. Abarca numerosas ramas, entre ellas la bioquímica, la citología, la microbiología, la zoología, la botánica, la biometría y la ecología.

**BIOLOGÍA CELULAR** *(cell biology)* Ciencia que trata de las estructuras, procesos vitales y funciones de las células, especialmente las humanas.

**BIOMECÁNICA** *(biomechanics)* Estudio de las leyes mecánicas y su aplicación a los organismos vivos, especialmente al cuerpo humano y su sistema locomotor.

**BIOPSIA** *(biopsy)* **1.** Extirpación de un pequeño fragmento de tejido vivo de un órgano u otra parte del cuerpo para su examen microscópico a fin de confirmar o establecer un diagnóstico, estimar un pronóstico o seguir la evolución de una enfermedad. **2.** Tejido extirpado para su examen. Son tipos de biopsia la **biopsia por aspiración**, la **biopsia por punción**, la **biopsia superficial**.

**BIOPSIA CON AGUJA** *(needle biopsy)* Obtención de una muestra de tejido vivo para su examen microscópico mediante la introducción de una aguja a través de la piel o de la superficie de un órgano o tumor; después se hace girar en el interior de la masa celular.

**BIOPSIA HEPÁTICA** *(liver biopsy)* Procedimiento diagnóstico que consiste en introducir una aguja especial en el hígado bajo anestesia local con el fin de obtener una muestra de tejido para su examen anatomopatológico.
MÉTODO: Antes de realizar la biopsia, el médico explica al paciente el procedimiento, registra sus signos vitales y le enseña a mantener la respiración durante la inserción de la aguja. Tras comprobar si el paciente es alérgico a la anestesia local y valorar los resultados de los tiempos de hemorragia, coagulación y protrombina se le administra un analgésico o sedante. Una vez realizada la biopsia, se aplica presión sobre la zona durante 15 minutos; el pa-

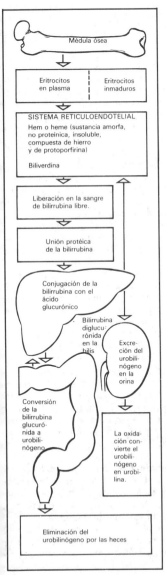

**BILIRRUBINA. A la izquierda, dibujo esquemático que muestra las distintas fases del metabolismo de la bilirrubina.**

**BIOPSIA. Arriba, el dibujo señala los órganos del cuerpo de los que se obtienen muestras por biopsia y el método de extracción específico utilizado en cada órgano.**

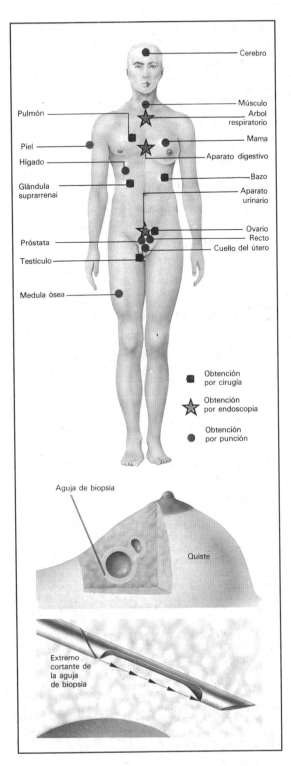

ciente debe tumbarse sobre el lado derecho durante las dos primeras horas y mantenerse en posición supina en la cama durante las siguientes veintidós. Durante los primeros 60 minutos hay que comprobar la presión arterial, la frecuencia respiratoria y el pulso cada 15 minutos, en las siguientes dos horas cada 30 y posteriormente cada 4 horas. Además hay que observar la zona de la punción cada 30 minutos por si presentara hemorragia, hinchazón o dolor. El paciente puede aquejar dolor epigástrico o referido al hombro. En algunos casos se administran analgésicos y vitamina K.

CRITERIOS IMPORTANTES: La biopsia hepática constituye una ayuda muy valiosa para establecer el diagnóstico de las enfermedades hepáticas, incluidas las neoplasias malignas primarias y metastásicas.

**BIOPSIA POR ASPIRACIÓN** (aspiration biopsy) Extracción de tejido o de otros componentes orgánicos del ser vivo, para su examen microscópico y la realización del correspondiente diagnóstico, mediante aspiración a través de una fija aguja conectada a una jeringa. Este procedimiento se utiliza sobre todo para obtener células de una lesión que contiene líquido o cuando se ha formado líquido en una cavidad serosa. V. también **biopsia por punción; citología**.

**BIOPSIA POR CONIZACIÓN** (cone biopsy) Extirpación quirúrgica de un segmento cónico de cérvix que contiene tejido epitelial y endocervical. Se realiza bajo anestesia general. El cono de tejido se corta y examina al microscopio para establecer el diagnóstico preciso o confirmar una prueba de Papanicolau positiva. Se puede producir una hemorragia posoperatoria; si el sangrado aparece 7 a 10 días después es necesario suturar.

**BIOPSIA POR PUNCIÓN** (punch biopsy) Extracción de tejido vivo por medio de una aguja para su examen microscópico; habitualmente se realiza en la médula ósea del esternón.

CRITERIOS IMPORTANTES: La biopsia es el método más exacto de que se dispone en la actualidad para determinar la naturaleza y etapa de las enfermedades renales.

**BIOPSIA RENAL** (renal biopsy) Extracción de tejido renal para su examen microscópico, que permite establecer el diagnóstico de una enfermedad renal y contribuye a determinar la etapa en que se encuentra la enfermedad, el tratamiento adecuado y el pronóstico. La biopsia abierta, que se realiza mediante una incisión, permite visualizar mejor el órgano y conlleva menos riesgo de hemorragia; la biopsia cerrada o percutánea, que se realiza mediante aspiración de la muestra de tejido con una aguja, requiere un tiempo de recuperación más corto y el riesgo de infección es menor.

ACTUACIÓN: Antes de la biopsia es conveniente explicar al enfermo la técnica; previamente se le ha estudiado médicamente y se han realizado las pruebas de coagulación pertinentes. También se determina el grupo sanguíneo y se hacen las pruebas cruzadas, reservando dos unidades de sangre donante para una posible transfusión hasta que no existan riesgos de hemorragia después de la intervención. La biopsia abierta se suele realizar en el quirófano, aunque la percutánea puede llevarse a cabo en el departamento de radiología o en la misma habitación del enfermo. La localización del riñón se determina por radiografía, estudio con contraste o examen radioscópico se marca en la piel del enfermo con tinta para aguja de biopsia. Entonces se coloca al paciente sobre un saco de arena y una almohada blanda, de tal forma que el cuerpo se arquee a nivel del diafragma, los hombros reposen sobre la cama y la columna se encuentre en posición recta. Se inyecta un anestésico local y el médico inserta la aguja de biopsia en el polo inferior del riñón, ya que esta área es la que contiene menor número de vasos renales importantes. Luego se retira la aguja rápidamente, y después de aplicar una presión constante en el lugar de la inyección durante unos 20 minutos, se coloca un vendaje compresivo; se hace girar al enfermo sobre sí mismo y se le mantiene en decúbito supino y sin que se mueva durante las siguientes 4 horas. En las 2 horas siguientes se controlan el vendaje, la tensión arterial y el pulso cada 15 a 60 minutos, y la temperatura cada 4 horas durante un período de 24. El drenaje excesivo, la disminución de la presión arterial, la taquicardia o la elevación de la temperatura deben ser comunicadas al médico. La ingesta de líquidos se fuerza al máximo que permita el estado del enfermo; se vigilan la cantidad y carácter de la diuresis y es necesario informar al médico si aparece hematuria. El enfermo debe guardar cama 24 horas y se le aconseja que no levante peso alguno en los 10 días siguientes.

**BIOPSIA SUPERFICIAL** (surface biopsy) Extirpación de un tejido vivo para su examen microscópico mediante el raspado de la superficie de una lesión. Este procedimiento se utiliza sobre todo para diagnosticar el cáncer de cuello uterino. V. también **citología exfoliativa**.

**BIOPSICOLOGÍA** (biopsychology) V. **psicobiología**.

**BIOPSICOSOCIAL** (biopsychosocial) Perteneciente o relativo al conjunto de aspectos biológicos, psicológicos y sociales de la vida.

**BIOPSÍQUICO** (biopsychic) Relativo a la influencia de los factores psíquicos en los organismos vivos.

**BIOQUÍMICA** (biochemistry) Química de los organismos vivos y los procesos vitales. Denominada también **química biológica; química fisiológica**.

**BIOQUÍMICA, VALORES NORMALES EN** (chemistry normal values) Cantidades de diversas sustancias en el organismo humano normal. Se determinan mediante pruebas realizadas en grandes muestras de población presumiblemente sanas. Las cifras normales se expresan en valores que varían de unos laboratorios a otros. Así, la concentración normal de una sustancia en la sangre puede ser de 5 a 20 mg por 100 ml. Aunque las variaciones con respecto a los niveles normales pueden tener una gran significación en el diagnóstico de ciertas enfermedades, siempre hay que interpretar con prudencia cualquier dato anómalo. V. también las **determinaciones específicas**.

**BIORRETROALIMENTACIÓN** (biofeedback) Proceso que aporta a una persona información visual o auditiva sobre las funciones fisiológicas autónomas de su organismo, tales como presión sanguínea, tensión muscular y actividad de las ondas cerebrales, por lo general mediante el uso de instrumentos. Mediante sistemas de prueba y error la persona aprende a controlar conscientemente los procesos que previamente se consideraban involuntarios. Pue-

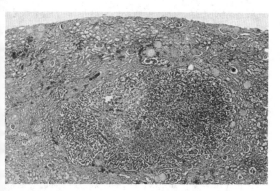

**BIOPSIA RENAL. Muestra microscópica de un adenoma localizado en la corteza renal.**

de utilizarse clínicamente para tratar numerosos trastornos como hipertensión, insomnio y cefalea migrañosa.

**BIORRITMO** *(biorhythm)* Cualquier fenómeno o acontecimiento biológico cíclico, como el ciclo del sueño, el ciclo menstrual o el ciclo respiratorio.

**BIORRITMOS (JET LAG), TRASTORNO POR CAMBIO DE HORARIO DE LOS** *(jet lag)* Estado caracterizado por fatiga, insomnio y retraso de las funciones orgánicas causado por interrupción del ritmo circadiano normal a consecuencia de un viaje aéreo a través de zonas geográficas con distinto horario.

**BIOSÍNTESIS** *(biosynthesis)* Reacción metabólica que tiene por objeto la formación de biomoléculas complejas, especialmente carbohidratos, lípidos, proteínas, nucleótidos y ácidos nucleicos, a partir de moléculas sencillas. Las reacciones biosintéticas son la base del anabolismo.

**-BIOSIS** *(-biosis)* Sufijo que significa «vida»: *macrobiosis, necrobiosis, otobiosis.*

**BIOT, RESPIRACIÓN DE** *(Biot's respiration)* Patrón respiratorio anómalo caracterizado por respiraciones irregulares con períodos de apnea. La respiración puede ser lenta y profunda o rápida y superficial y suele acompañarse de suspiros frecuentes. Es típica de la meningitis o el aumento de la presión intracraneal.

**BIOTAXIA** *(biotaxy)* **1.** Biotaxis. **2.** Clasificación sistemática de los organismos vivos según sus características anatómicas; taxonomía.

**BIOTAXIS** *(biotaxys)* Capacidad que poseen las células vivas de desarrollarse según determinadas formas y disposiciones. V. también **citoclesis.**

**BIOTECNOLOGÍA** *(biotechnology)* Estudio de las relaciones existentes entre el hombre u otros organismos vivos y los procesos tecnológicos, por ejemplo los efectos que sobre la salud de los trabajadores administrativos tienen los equipos procesadores de palabra o la capacidad de los pilotos aéreos de realizar ciertas tareas mientras viajan a velocidades supersónicas.

**-BIÓTICO** *(-biotic)* **1.** Sufijo que significa «perteneciente a la vida»: *anabiótico, catabiótico, microbiótico.* **2.** Sufijo que significa «que posee una forma de vida»: *endobiótico, parabiótico, fotobiótico.*

**BIOTINA** *(biotin)* Vitamina hidrosoluble, cristalina e inco-

lora, perteneciente al complejo B, que actúa como coenzima en la producción de ácidos grasos y en su oxidación con formación de carbohidratos. También interviene en la utilización de proteínas, ácido fólico, ácido pantoténico y vitamina $B_2$. Alimentos ricos en biotina son la clara de huevo, hígado de buey, riñón, arroz no refinado, cacahuetes, coliflor y setas. Como la biotina es sintetizada por las bacterias intestinales, se desconoce la enfermedad por deficiencia de forma natural aunque ésta puede inducirse mediante la inclusión de grandes cantidades de huevos crudos en la dieta. Los síntomas son dermatitis descamativa, palidez grisácea, latitud extrema, anorexia, dolores musculares, insomnio, molestias precordiales y anemia ligera. Denominada también **vitamina H.**

**BIOTINA, SÍNDROME POR DEFICIENCIA DE** *(biotin deficiency syndrome)* Enfermedad producida por deficiencia de esta vitamina caracterizada por dermatitis, hiperestesia, dolor muscular, anorexia y anemia leve junto con alteraciones en la actividad electrocardiográfica del corazón. Los requerimientos diarios medios de biotina para un adulto son de 100 a 200$\mu$g que quedan perfectamente cubiertos con una dieta normal equilibrada. Las autoridades sanitarias han observado deficiencia espontánea de biotina en algunos sujetos alimentados con huevos crudos durante un largo período de tiempo. Algunos autores consideran la dermatitis seborreica del lactante como una forma de deficiencia de biotina. Entre los alimentos ricos en biotina destacan la clara de huevo, el hígado y la levadura.

**BIOTRANSFORMACIÓN** *(biotransformation)* Alteración química que sufre una sustancia en el organismo, como las que tienen lugar por acción de las enzimas. V. también **metabólico.**

**BIOVULAR** *(binovular)* Que se desarrolla a partir de dos huevos distintos, como es el caso de los gemelos dicigóticos. Denominado también **diovular.** Consultar la voz **univitelino.**

**BIPARIETAL** *(biparietal)* Relativo a los dos huesos parietales de la cabeza, como por ejemplo el diámetro biparietal.

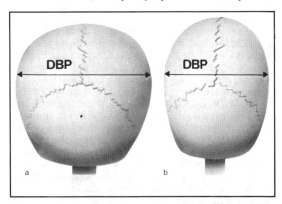

**BIPARIETAL. a) Cráneo de tipo braquicéfalo (redondeado), el diámetro biparietal o transverso máximo es mayor que en b), cráneo dolicocéfalo (alargado). Estos diámetros son importantes para establecer el valor del índice cefálico, que es útil para el estudio de las razas y los individuos.**

**BÍPARO** (*biparous*) Relativo al nacimiento de dos niños en el mismo parto.

**BIPERIDENO, CLORHIDRATO DE** (*biperiden hydrochloride*) Agente anticolinérgico.

INDICACIONES: Tratamiento del parkinsonismo y de los trastornos extrapiramidales inducidos por fármacos.

CONTRAINDICACIONES: Glaucoma de ángulo cerrado, asma, obstrucción de las vías gastrointestinales o genitourinarias, así como hipersensibilidad conocida al fármaco.

EFECTOS SECUNDARIOS: Entre las reacciones secundarias más graves figuran la visión borrosa, ciertos efectos a nivel del sistema nervioso central, taquicardia, sequedad de boca, disminución de la sudoración y reacciones de hipersensibilidad.

**BIPERIDENO, LACTATO DE** (*biperiden lactate*) Agente anticolinérgico.

INDICACIONES: Tratamiento de la enfermedad de Parkinson y de los trastornos extrapiramidales inducidos por fármacos.

CONTRAINDICACIONES: Glaucoma de ángulo cerrado, asma, obstrucción de las vías gastrointestinal o genitourinaria e hipersensibilidad conocida a este fármaco.

EFECTOS SECUNDARIOS: Entre los efectos secundarios más graves destacan la visión borrosa, ciertos efectos a nivel del sistema nervioso central, taquicardia, sequedad de boca, disminución de la sudoración y reacciones de hipersensibilidad.

**BIPOLAR** (*bipolar*) **1.** Que tiene dos polos; por ejemplo en algunas técnicas electroterápicas se utilizan dos polos y con ciertas tinciones bacterianas se tiñen sólo los dos polos del microorganismo que se está estudiando. **2.** (Relativo a una célula nerviosa). Que posee una prolongación aferente y otra eferente.

**BIPOLAR, ENFERMEDAD** (*bipolar disorder*) Trastorno afectivo principal caracterizado por episodios de manía y depresión. En un momento dado puede predominar una u otra fase, éstas pueden alternar o aparecer de forma simultánea elementos de las dos. Las características de la fase maníaca son expresividad emocional excesiva, excitación, euforia, hiperactividad acompañada por manifestaciones de júbilo, comportamiento alborotado, dificultad de concentración, insomnio y, aparentemente, energía desatada, todo lo cual suele acompañarse de delirios de grandeza. En la fase depresiva existe una marcada apatía e hipoactividad junto con sentimientos de profunda tristeza, soledad, culpabilidad y disminución de la autoestima. Sus causas son variadas y complejas y en ella intervienen casi siempre factores biológicos, psicológicos, interpersonales, sociales y culturales. El tratamiento incluye antidepresivos, tranquilizantes y ansiolíticos; en las personas que presentan un riesgo inmediato y grave de suicidio está indicada la terapia electroconvulsiva, seguida por psicoterapia. Durante las fases de depresión es necesario observar al paciente, particularmente cuando empieza a recuperarse, ya que aumenta el riesgo de suicidio.

**BISACODIL** (*bisacodyl*) Agente catártico.

INDICACIONES: Tratamiento del estreñimiento agudo o crónico; vaciamiento del intestino en el preoperatorio, posoperatorio, y antes de procedimientos diagnósticos radiográficos.

CONTRAINDICACIONES: Dolor abdominal, náuseas, vómitos, fisuras rectales, hemorroides ulceradas o hipersensibilidad conocida a este fármaco.

EFECTOS SECUNDARIOS: Entre los efectos secundarios más destacables están el cólico intestinal, el dolor abdominal y la diarrea.

**BISEXUAL** (*bisexual*) **1.** Hermafrodita, que posee gónadas de los dos sexos. **2.** Que tiene características físicas o psicológicas de ambos sexos. **3.** Que mantiene actividad heterosexual y homosexual simultáneamente.

**BISHIDROXICUMARINA** (*bishydroxycoumarin*) V. **dicumarol**.

**BISINOSIS** (*byssinosis*) Enfermedad respiratoria profesional que se caracteriza por disnea, tos y sibilancias. Se trata de una reacción alérgica al polvo o los hongos que se encuentran en las fibras del algodón, el lino y el cáñamo. Los síntomas son típicamente más intensos los lunes, cuando los obreros vuelven al trabajo después del fin de semana y en las primeras fases de la enfermedad son reversibles. La exposición prolongada durante muchos años produce obstrucción crónica de las vías aéreas, bronquitis y enfisema con fibrosis que evoluciona a insuficiencia respiratoria, hipertensión pulmonar y cor pulmonale. El tratamiento es sintomático ya que las alteraciones del enfisema y la bronquitis crónica son irreversibles. Consultar la voz **pulmón negro**.

**BISMUTO (Bi)** (*bismuth [Bi]*) Elemento químico metálico trivalente, cristalino y de color rojizo. Su número atómico es 83 y su peso atómico, 209. Se combina con diversos elementos, entre ellos el oxígeno, dando lugar a numerosas sales que se emplean en la fabricación de gran número de sustancias farmacéuticas.

**BISTURÍ DE AGUJA** (*knife needle*) Bisturí delgado con punta de aguja, empleado en la cirugía de la catarata y en otros procedimientos oftalmológicos, como la goniotomía y la goniopunción.

**BISTURÍ ELÉCTRICO** (*cautery knife*) Bisturí quirúrgico que a la vez que corta el tejido lo cauteriza para evitar la hemorragia. Está conectado a una fuente eléctrica que genera el calor necesario para la cauterización.

**BITEMPORAL** (*bitemporal*) Relativo a los dos huesos temporales.

**BITIONOL (TBP)** (*bithionol [TBP]*) Polvo gris claro, soluble en acetona, alcohol o éter, que se utiliza como antiséptico local y se administra por vía oral en el tratamiento de infestaciones por fasciola hepática gigante (*Fasciola gigantica hepatica*) y fasciola pulmonar (*Paragonimus westermani*). Produce hemoptisis parasitaria en los países asiáticos.

**BITOT, MANCHAS DE** (*Bitot's spots*) Depósitos triangulares blanquecinos o grisáceos que aparecen sobre la conjuntiva bulbar junto al margen lateral de la córnea y que son un signo clínico de deficiencia de vitamina A.

**BIURET, REACCIÓN DEL** (*biuret test*) Método para detectar urea y otras proteínas solubles del suero. En una solución alcalina, los iones de sulfato de cobre reaccionan con los enlaces peptídicos de las proteínas produciendo un color púrpura. La cantidad de proteína sérica de la solución estudiada se valora por comparación de su color con los de una escala estandarizada, de concentraciones conocidas.

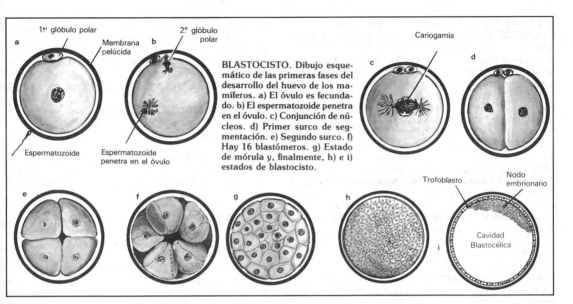

**BLASTOCISTO.** Dibujo esquemático de las primeras fases del desarrollo del huevo de los mamíferos. a) El óvulo es fecundado. b) El espermatozoide penetra en el óvulo. c) Conjunción de núcleos. d) Primer surco de segmentación. e) Segundo surco. f) Hay 16 blastómeros. g) Estado de mórula y, finalmente, h) e i) estados de blastocisto.

Labels in figure: 1er glóbulo polar; Membrana pelúcida; 2º glóbulo polar; Espermatozoide; Espermatozoide penetra en el óvulo; Cariogamia; Trofoblasto; Nodo embrionario; Cavidad Blastocélica; a, b, c, d, e, f, g, h, i

**BIVALENTE** *(bivalent)* **1.** (Genética). Pareja de cromosomas homólogos unidos entre sí por quiasmas durante el comienzo de la primera profase meiótica de la gametogénesis. Esta estructura sirve como base para la formación de tétradas a partir de las cuales se originan los gametos durante las dos divisiones meióticas. Denominado también **divalente. 2.** (Química). V. **valencia**.

**BIZCA, MIRADA** *(cross-eye)* V. **esotropía**.

**Bk** *(Bk)* Símbolo químico del **berkelio**.

**BLALOCK-TAUSSIG, INTERVENCIÓN DE** *(Blalock-Taussig procedure)* Construcción quirúrgica de una derivación como medida terapéutica temporal de la estenosis pulmonar congénita con comunicación interauricular, como sucede en los recién nacidos afectos de tetralogía de Fallot. En el preoperatorio se realiza un cateterismo cardiaco para identificar el defecto o defectos y se analizan los niveles de gases en sangre arterial. En la intervención se utiliza anestesia con hipotermia y circulación extracorpórea. El objetivo es anastomosar la arteria subclavia con la pulmonar para desviar sangre desde la circulación sistémica a los pulmones. La complicación posoperatoria más importante es la trombosis de la derivación. En la asistencia de estos enfermos es fundamental administrar oxígeno humectado mediante una sonda nasotraqueal, controlar los niveles de líquidos y electrólitos, mantener la vía IV y administrar alimentación nasogástrica. La inquietud puede ser un signo de falta de oxígeno o disminución del gasto cardiaco. La corrección quirúrgica permanente se realiza en la primera infancia. V. también **cirugía cardiaca**.

**BLANQUEAR** *(blanch)* **1.** Producir palidez; un angioma aracniforme, por ejemplo, puede blanquearse mediante presión digital. **2.** Hacer desaparecer una superficie o una sustancia.

**BLASTEMA** *(blastema)* **1.** Cualquier masa de protoplasma vivo capaz de crecer y diferenciarse; se refiere específicamente al material celular primordial no diferenciado a partir del cual se desarrolla un órgano o tejido en particular. **2.** En ciertos animales, grupo de células capaces de regenerar una porción perdida o lesionada o de dar lugar a un organismo completo mediante reproducción asexual.

**-BLASTEMA** *(-blastema)* Sufijo que significa «masa de sustancia viva»: *epiblastema, escleroblastema, escitoblastema*.

**BLÁSTICA, CÉLULA** *(blast cell)* Cualquier célula inmadura, como los eritroblastos, linfoblastos o neuroblastos.

**BLÁSTIDA** *(blastid)* Zona del huevo fertilizado en que se funden los pronúcleos y se forma el núcleo.

**BLASTINA** *(blastin)* Cualquier sustancia que nutre o estimula el crecimiento o la proliferación de las células, como la alantoína.

**BLASTO-** *(blasto-)* Prefijo que significa «relativo a un estadio de desarrollo embrionario o precoz»: *blastocele, blastocitoma, blastomatosis*.

**-BLASTO** *(-blast)* Sufijo que significa «estado embrionario del desarrollo»: *leucoblasto, megaloblasto, osteoblasto*.

**BLASTOCELE** *(blastocoele, blastocoel, blastocele)* Cavidad llena de líquido del blastocisto de los mamíferos o de la blástula o discoblástula de los animales inferiores. Esta cavidad aumenta el área o superficie del embrión en desarrollo para que absorba mejor las sustancias nutritivas y el oxígeno. Denominada también **cavidad de segmentación; cavidad subgerminal**.

**BLASTOCISTO** *(blastocyst)* Forma embrionaria que evoluciona a partir de la mórula en el desarrollo humano. Se trata de una masa esférica de células que presenta una cavidad central llena de líquido (blastocele) y está rodeada por dos capas celulares. La externa (trofoblasto) dará lugar posteriormente a la placenta y la interna (embrioblasto) al embrión. La implantación en la pared uterina suele presentarse en esta etapa, aproximadamente al octavo día después de la fertilización.

**BLASTOCITO** *(blastocyte)* Célula embrionaria indiferenciada antes de la formación de las capas germinales.

**BLASTOCITOMA** *(blastocytoma)* V. **blastoma**.

**BLASTODERMO** *(blastoderm)* Capa de células que forman la pared del blastocisto en los mamíferos y de la blástula en los animales inferiores durante las primeras etapas del desarrollo embrionario. Se produce como consecuencia de la segmentación del huevo fertilizado y da lugar a las capas germinales primarias, ectodermo, mesodermo y endodermo, a partir de las cuales se deriva el embrión y todas sus membranas. En los animales cuyo huevo contiene una gran cantidad de vitelo y sufre un fraccionamiento parcial, las células constituyen una pequeña estructura en forma de casquete o disco celular por encima de la masa vitelina. Entre los tipos de blastodermo se encuentran el **blastodermo bilaminar**, el **blastodermo embrionario**, el **blastodermo extraembrionario** y el **blastodermo trilaminar**. Denominado también **membrana germinal**.

**BLASTODERMO BILAMINAR** *(bilaminar blastoderm)* Fase del desarrollo embrionario anterior a la formación del mesodermo en la cual sólo se han formado las capas germinales primarias ectodermo y endodermo. Consultar la voz **blastodermo trilaminar**.

**BLASTODERMO EMBRIONARIO** *(embryonic blastoderm)* Zona del blastodermo donde se origina la línea primitiva que forma parte del desarrollo embrionario. Consultar la voz **blastodermo extraembrionario**.

**BLASTODERMO EXTRAEMBRIONARIO** *(extraembryonic blastoderm)* Zona del blastodermo que da lugar a las membranas que rodean el embrión durante la gestación. Consultar la voz **blastodermo embrionario**. V. también **alantoides; amnios; corion**.

**BLASTODERMO TRILAMINAR** *(trilaminar blastoderm)* Estadio del desarrollo embrionario en el que se forman las tres capas germinales primitivas: ectodermo, mesodermo y endodermo. Consultar la voz **blastodermo bilaminar**.

**BLASTODISCO** *(blastodisc, blastodisk)* Área discoide no vitelina del protoplasma que rodea el polo animal cuando se produce la segmentación en un huevo fertilizado que contiene una gran cantidad de vitelo, como sucede en las aves y en los reptiles. A medida que sigue produciéndose la segmentación, los blastómeros constituyen una estructura convexa llamada blástula que a su vez evoluciona dando lugar al embrión.

**BLASTOGÉNESIS** *(blastogenesis)* **1.** Reproducción asexual por gemación. **2.** Teoría que preconiza la transmisión de los caracteres hereditarios por el plasma germinal, en oposición a la teoría de la pangénesis. **3.** Desarrollo precoz del embrión durante la segmentación y formación de las capas germinales. **4.** Proceso de transformación de los linfocitos pequeños en cultivos tisulares; en el curso del mismo se forman grandes células blásticas tras la exposición a la fitohemaglutinina u otras sustancias que suelen utilizarse para inducir la mitosis.

**BLASTOGENIA** *(blastogeny)* Estadios iniciales de la ontogenia.

**BLASTOGÉNICO** *(blastogenic)* **1.** Que se origina en el plasma germinal. **2.** Que inicia la proliferación tisular. **3.** Relativo a la blastogénesis.

**BLASTÓLISIS** *(blastolysis)* Destrucción de una célula germinal o del blastodermo.

**BLASTOMA** *(blastoma)* Neoplasia de tejido embrionario que se desarrolla a partir del blastema de un órgano o tejido. El blastoma que se deriva de varias células dispersas es pluricéntrico y el que se deriva de una sola célula o un grupo de células es unicéntrico. Denominado también **blastocitoma**.

**BLASTOMA PLURICÉNTRICO** *(pluricentric blastoma)* V. **blastoma**.

**BLASTOMA UNICÉNTRICO** *(unicentric blastoma)* V. **blastoma**.

**BLASTOMATOSIS** *(blastomatosis)* Desarrollo de tumores derivados del tejido embrionario.

**BLASTÓMERO** *(blastomere)* Una de las dos células que se desarrollan en la primera división mitótica de la segmentación del núcleo de un huevo fertilizado. Los dos blastómeros se dividen y subdividen para constituir la mórula en los primeros días del embarazo.

**BLASTOMEROTOMÍA** *(blastomerotomy)* Destrucción o separación de los blastómeros por causas naturales o artificiales. Denominada también **blastotomía**.

**BLASTOMICOSIS** *(blastomycosis)* Enfermedad infecciosa producida por un hongo levaduriforme, *Blastomyces dermatitidis*, que normalmente afecta sólo a la piel pero que en ocasiones puede invadir los riñones, pulmones, sistema nervioso central y huesos. Enfermedad frecuente en Estados Unidos, con marcada incidencia entre la población juvenil masculina, en particular de los estados del sudeste; también se han observado brotes en África y Latinoamérica. Las infecciones cutáneas suelen comenzar en forma de pequeñas pápulas que aparecen en manos, cara, cuello y otras zonas expuestas en las que se ha producido un corte, erosión u otra lesión y se extienden gradual e irregularmente hacia las áreas circundantes. Cuando se afectan los pulmones se observan en la radiografía de tórax masas que pueden confundirse con cáncer. El paciente suele presentar tos, disnea, dolor torácico, escalofríos y fiebre con sudoración profusa. El diagnóstico se hace mediante la identificación del microorganismo causal de la enfermedad en un cultivo de muestras obtenidas de las lesiones. Esta enfermedad suele tratarse con un antibiótico fungicida, la anfotericina B, con lo que generalmente se consigue la recuperación del paciente en la primera semana del tratamiento. Denominada también **Gilchrist, enfermedad de**. V. también **hongo; micosis**.

**BLASTOMICOSIS EUROPEA** *(European blastomycosis)* V. **criptococosis**.

**BLASTOMICOSIS NORTEAMERICANA** *(North American blastomycosis)* Infección producida por la inhalación del hongo *Blastomyces dermatitidis*. Se asemeja en ocasiones a una neumonía bacteriana, y las radiografías de tórax pueden presentar cavitación. En las caras y en las manos se producen lesiones cutáneas verrugosas o ulceradas, dolorosas y bien demarcadas. A veces, las lesiones de la mucosa bucal pueden confundirse con carcinoma de células escamosas. Puede progresar y afectar a los huesos y al cerebro y, en los casos fatales, la infección alcanza a numerosas vísceras. El diagnóstico se hace por examen microscópico de las secreciones orgánicas. El tratamiento es la anfotericina B por vía intravenosa o, en los casos graves, una combinación de anfotericina B y sulfonamidas. Consultar la voz **paracoccidioidomicosis**.

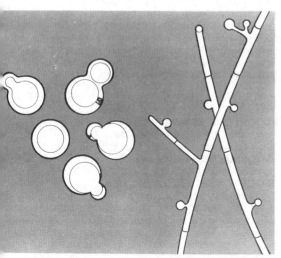

BLASTOMICOSIS. *Blastomyces dermatitidis*: en tejidos, a 37 °C y en cultivos, a 20 °C.

**BLASTOMICOSIS SUDAMERICANA** (*South American blastomycosis*) V. **paracoccidioidomicosis**.

**BLASTOMYCES** (*Blastomyces*) Género de hongo levaduriforme que incluye las especies *Blastomyces dermatitidis*, productora de la blastomicosis norteamericana, y *Paracoccidioides (Blastomyces) brasiliensis*, que ocasiona la blastomicosis sudamericana.

**BLASTOPÓRICO, CONDUCTO** (*blastoporic canal*) V. **neurentérico, canal**.

**BLASTOPORO** (*blastopore*) Invaginación de la blástula que se produce en el proceso de transformación de aquella en gástrula.

**BLASTOQUININA** (*blastokinin*) Globulina secretada por el útero de muchos mamíferos que puede estimular y regular el proceso de implantación del blastocisto en la pared uterina. Denominada también **uteroglobulina**.

**BLASTOSFERA** (*blastosphere*) V. **blástula**.

**BLASTOTOMÍA** (*blastotomy*) V. **blastomerotomía**.

**-BLÁSTULA** (*-blastula*) Sufijo que significa «fase embrionaria precoz en el desarrollo de un huevo fertilizado»: *celoblástula, diblástula, esteroblástula*.

**BLASTULACIÓN** (*blastulation*) Transformación de la mórula en blastocito o blástula por el desarrollo de una cavidad central denominada blastocele.

**BLEFAR-, BLEFARO-** (*blephar-, blepharo-*) Prefijo que significa «relativo a los párpados o las pestañas»: *blefarocalasia, blefaral, blefarelosis*.

**-BLEFARIA** (*-blepharia*) Sufijo que significa «trastorno relativo a los párpados»: *ablefaria, atretoblefaria, macroblefaria*.

**BLEFARITIS** (*blepharitis*) Enfermedad inflamatoria de los folículos de las pestañas y las glándulas de Meibomio de los párpados que se caracteriza por hinchazón, enrojecimiento y formación de costras de moco desecado. La **blefaritis ulcerosa** se debe a una infección bacteriana. La **blefaritis no ulcerosa** puede deberse a psoriasis, seborrea

o una respuesta alérgica.

**BLEFARITIS NO ULCEROSA** (*nonulcerative blepharitis*) Forma de blefaritis caracterizada por depósitos grasos en los bordes de los párpados, rodeando las pestañas, e hiperemia y engrosamiento de la piel. Se suele asociar con seborrea del cuero cabelludo, cejas y piel retroauricular.

**BLEFARITIS SEBORREICA** (*seborrheic blepharitis*) Forma de dermatitis seborreica que se caracteriza porque los párpados aparecen eritematosos y sus márgenes se hallan cubiertos por una costra granular.

**BLEFARITIS ULCEROSA** (*ulcerative blepharitis*) Forma de blefaritis consistente en la formación de gruesas costras en los bordes de los párpados debido a infección folicular de las pestañas y glándulas palpebrales por estafilococos. Si se arrancan las costras la piel sangra. En los folículos de las pestañas se forman pústulas delgadas que se van cayendo dejando úlceras. Otros síntomas son: quemazón, sensación de pinchazos, inflamación y ojos rojos; caída de las pestañas, irritación conjuntival con lagrimeo; fotofobia y adherencia parpebrales durante el sueño debido a las secreciones secas. Consultar la voz **blefaritis no ulcerosa**.

**BLEFAROADENOMA** (*blepharoadenoma*) Tumor benigno de las glándulas epiteliales del párpado.

**BLEFAROPLEJIA** (*blepharoplegia*) Parálisis palpebral.

**BLEN-, BLENO-** (*blenn-, blenno-*) Prefijo que significa «relacionado con el moco»: *blenemesis, blenostasis, blenotórax*.

**BLENORRAGIA** (*blennorrhagia*) También denominada **gonococia**. V. **gonorrea**.

**BLENORREA** (*blennorrhea*) **1**. Secreción excesiva de moco. **2**. Denominación obsoleta de **gonorrea**. V. este término. Denominada también **blenorragia**.

**BLEOMICINA, SULFATO DE** (*bleomycin sulfate*) Antibiótico antineoplásico.

INDICACIONES: Tratamiento de diversas neoplasias.

CONTRAINDICACIONES: Hipersensibilidad a este fármaco.

EFECTOS SECUNDARIOS: Entre los efectos secundarios más graves destacan la neumonitis, la fibrosis pulmonar y un síndrome de hiperpirexia con colapso circulatorio. Con frecuencia se observan erupciones y reacciones cutáneas.

**BLOQUEADOR DE MORDIDA** (*bite block*) V. **anillo de oclusión**.

**BLOQUEANTE NEUROMUSCULAR, AGENTE** (*neuromuscular blocking agent*) Sustancia química que interfiere localmente la transmisión o recepción de impulsos nerviosos desde los nervios motores a los músculos esqueléticos. Actúan compitiendo con los transmisores colinérgicos de la membrana postsináptica. Se cuenta entre ellos la metocurina, el pancuronio y la tubocurarina; todos ellos agentes no despolarizantes. Otros, como el cloruro de succinilcolina, son despolarizantes y compiten con la acetilcolina por los receptores colinérgicos de la placa motora. Se utilizan en anestesia para inducir la relajación muscular, practicar intubación endotraqueal y aplicar terapia con electroshock. Como decontracturantes se usan en el tratamiento del tétanos, encefalitis y poliomielitis. Pueden provocar broncoespasmo, hipertermia, hipotensión o parálisis respiratoria, debiendo ser utilizados con prudencia, especialmente en pacientes con miastenia gravis o lesión renal, hepática o pulmonar, así como en individuos debilitados y en ancianos. V. también **musculares, relajantes**.

**BLOQUEO** *(blocking)* **1.** Acto de impedir la transmisión de un impulso mediante la inyección de un anestésico. **2.** Interrupción de un proceso biosintético intracelular, como sucede por ejemplo con la inyección de actinomicina D. **3.** Incapacidad de recordar o interrupción involuntaria del pensamiento o la palabra, por lo general debido a un conflicto emocional o mental. **4.** Represión de una idea o emoción para mantenerla fuera del nivel de conciencia.

**BLOQUEO AURICULOVENTRICULAR** *(atrioventricular [AV] block)* Retraso en la conducción o detención del impulso excitatorio cardiaco que se produce en el nodo auriculoventricular, el haz de His o sus ramas. Entre las distintas clases de bloqueo AV se encuentran el bloqueo de primer grado con conducción AV prolongada, el bloqueo de segundo grado, que corresponde a un bloqueo AV parcial y el bloqueo de tercer grado o bloqueo auriculoventricular completo. Este trastorno puede verse precipitado por una sobredosificación de digital, una enfermedad cardiaca de carácter degenerativo o inflamatorio o un infarto agudo de miocardio. El bloqueo AV es una indicación frecuente para la colocación de un marcapaso cardiaco.

**BLOQUEO CARDIACO INTRAVENTRICULAR** *(intraventricular heart block)* Interrupción del estímulo cardiaco a su paso por los ventrículos. En el electrocardiograma se manifiesta por la prolongación del complejo QRS. Suele estar ocasionado por disminución de la conducción en las ramas del haz de His.

**BLOQUEO DE ENTRADA** *(entrance block)* (Cardiología) Zona teórica que rodea al foco marcapaso fisiológico del corazón y le protege de las descargas de impulsos externos, que podrían desencadenar contracciones ventriculares ectópicas.

**BLOQUEO DE RAMA** *(bundle branch block)* Anomalía en la conducción del impulso cardiaco a través de las fibras del haz de His. Si se afectan muchas fibras la frecuencia cardiaca se reduce y la función del marcapaso queda relegada a los ventrículos con lo que se afecta la perfusión periférica. Este trastorno puede verse después de un infarto de miocardio, en la cardiopatía isquémica o en ciertas enfermedades neurológicas degenerativas. Puede utilizarse un marcapaso artificial para mantener una función cardiaca adecuada.

**BLOQUEO DE RAMA DERECHA** *(right bundle branch block)* Cardiopatía consistente en la alteración de la conducción eléctrica a través de las fibras que llevan los impulsos desde el haz auriculoventricular al ventrículo derecho. Puede haber un bloqueo completo o incompleto de la transmisión de los impulsos que inducen la contracción ventricular. A veces se debe a una pequeña lesión focal en la rama AV. Suele asociarse a hipertrofia ventricular derecha, en especial en sujetos menores de 40 años. En individuos de mayor edad se debe por lo general a arteriopatía coronaria. Puede aparecer a consecuencia del cierre quirúrgico de un defecto ventricular.

**BLOQUEO DE SALIDA** *(exit block)* (Cardiología) Fallo en la salida del impulso esperado desde el foco de origen y en la provocación de la contracción.

**BLOQUEO ESPINAL** *(spinal block)* Obstrucción de la circulación del líquido cefalorraquídeo.

**BLOQUEO FENÓLICO** *(phenol block)* Inyección de hidroxibenceno (fenol) en nervios aislados para realizar un bloqueo selectivo de éstos. Esta técnica se utiliza ocasionalmente para controlar la espasticidad de grupos específicos de músculos o para bloquear la transmisión de impulsos nerviosos en algunas enfermedades.

**BLOQUEO GANGLIONAR** *(ganglionic block)* Se administran agentes bloqueantes ganglionares con la finalidad de bloquear el impulso nervioso en las sinapsis de los ganglios autónomos.

**BLOQUEO INFRANODAL** *(infranodal block)* Tipo de bloqueo auriculoventricular (AV) en que un defecto del mecanismo estimulatorio del corazón causa bloqueo del impulso en el haz o fascículo de His o en sus dos ramas. Con frecuencia es resultado de arteriosclerosis, enfermedades degenerativas, un defecto del sistema de conducción o un tumor. Se da con mayor frecuencia en pacientes ancianos. Los síntomas incluyen episodios frecuentes de desmayo y pulso con frecuencia de entre 20 y 50 latidos por minuto (crisis de Stokes-Adams). El diagnóstico se hace mediante electrocardiograma, donde se aprecian las alteraciones de la conducción intraventricular en relación con el ritmo sinusal lo que permite distinguir el bloqueo nodal del infranodal. El tratamiento suele consistir en la implantación de un marcapaso: V. también **Adams-Stokes, crisis de; bloqueo auriculoventricular; conducción cardiaca, defecto de la**.

**BLOQUEO INTRAAURICULAR** *(intra-atrial block)* Conducción anormal o retrasada en el interior de una aurícula. En el ECG se identifica como una onda P alargada y con muescas.

**BLOQUEO INTRAVENTRICULAR** *(intraventricular block)* Conducción lenta o detención del impulso de excitación cardiaca de origen ventricular. El bloqueo puede pro-

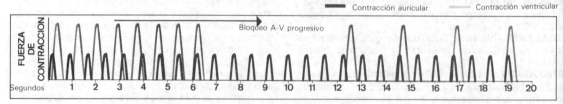

**BLOQUEO auriculoventricular.** Contracción de las aurículas y los ventrículos del corazón, mostrando el efecto de un bloqueo AV. Hay un aumento creciente del intervalo entre el comienzo de una contracción auricular y el comienzo de una contracción ventricular... Igualmente, hay un asincronismo completo final entre contracción auricular y contracción ventricular.

ducirse en la rama derecha o izquierda y en los fascículos izquierdos, anterior o posterior. Puede identificarse en el electrocardiograma. Son bloqueos intraventriculares el bloqueo de rama y el bloqueo infranodal.

**BLOQUEO NEUROMUSCULAR** *(neuromuscular blockade)* Inhibición de la contracción muscular activada por el sistema nervioso. Puede causar debilidad muscular o parálisis.

**BLOQUEO PARACERVICAL** *(paracervical block)* Forma de anestesia regional en la que se inyecta un anestésico local en la zona situada a cada lado del cérvix uterino, que contiene el plexo nervioso que inerva el cérvix. Se suele conseguir una anestesia efectiva para las contracciones activas del parto. La duración de la anestesia depende del anestésico utilizado. En ocasiones, se produce una hipotensión transitoria en la madre que, siguiendo al bloqueo paracervical, suele deberse a la inyección intravascular inadvertida del anestésico.

**BLOQUEO PARAVERTEBRAL** *(paravertevral block)* **1.** Bloqueo de la transmisión de impulsos somáticos a través de los nervios raquídeos mediante inyección de una solución analgésica local junto al punto por donde salen. **2.** Bloqueo de la cadena de los nervios simpáticos paravertebrales situados en la región anteroexterna de los cuerpos vertebrales.

**BLOQUEO PUDENDO** *(pudendal block)* Forma de anestesia regional administrada para aliviar las molestias que aparecen en la segunda etapa del parto (período expulsivo). Los nervios pudendos se anestesian con una inyección de anestésico local en el tronco de cada nervio a su paso por el ligamento sacroespinoso, justo por debajo de la espina isquiática. La inyección se realiza con una jeringa de 10 ml, una aguja larga y una guía. La vía de abordaje más fácil es la transvaginal, ya que la transperitoneal es técnicamente más difícil y más molesta para la mujer. El bloqueo pudendo anestesia el periné, la vulva, el clítoris, los labios mayores y el área perirrectal, sin afectar las contracciones musculares del útero. Cuando el bloqueo se realiza de forma adecuada los riesgos que conlleva son mínimos.

**BLOQUEO SINOAURICULAR** *(sinoatrial [SA] block)* Trastorno de la conducción cardiaca caracterizado por el bloqueo de un impulso formado en el nodo sinoauricular por despolarización del miocardio auricular. Este trastorno se pone de manifiesto en el electrocardiograma por la ausencia de algunas ondas P. Puede deberse a una estimulación vagal excesiva, infecciones agudas o arteriosclerosis y también puede estar condicionado por una reacción adversa a la quinidina o la digital. El tratamiento del bloqueo sinoauricular sintomático comprende la administración de atropina, isoproterenol así como, si con ello no se obtiene respuesta, estimulación y regulación del ritmo cardiaco mediante un marcapaso.

**BLOQUEO UNIDIRECCIONAL** *(unidirectional block)* Fallo patológico de la conducción del impulso cardiaco en una dirección, siendo posible la conducción en otra dirección.

**BOAS, PRUEBA DE** *(Boas' test)* **1.** Prueba utilizada para determinar el contenido de ácido clorhídrico en el estómago; se realiza con un bastoncillo de vidrio impregnado con un reactivo preparado especialmente que se pone en contacto con una gota de líquido gástrico filtrado. Cuando existe ácido clorhídrico se forma una línea de color escarlata a lo largo del bastoncillo. El reactivo, que se calienta antes de impregnar el bastoncillo, contiene 5 g de resorcinol y 5 g de azúcar disueltos en 100 ml de alcohol diluido. Denominada también prueba del resorcinol. **2.** Prueba para evaluar el ácido clorhídrico libre en el contenido del estómago; se realiza hirviendo el jugo gástrico filtrado en un reactivo especial que contiene cinco partes de resorcinol, tres de azúcar de caña y 92 de alcohol de 94°. El ácido clorhídrico libre produce una irisación rosada transitoria. **3.** Prueba utilizada para evaluar el ácido láctico en una muestra de jugo gástrico; se basa en la oxidación del ácido láctico en aldehído y ácido fórmico por la acción del ácido sulfúrico y el manganeso. Esta prueba detecta el aldehído mediante la adición del reactivo de Nessler o por la formación de yodoformo por la adición de solución de yodo. **4.** Prueba para evaluar la motilidad gástrica que consiste en hacer beber al paciente en ayunas 400 ml de agua previamente teñida de verde por la adición de 20 gotas de solución de clorofila. A los 30 min. se aspira el contenido del estómago y se determina la cantidad de agua teñida que ha salido del mismo. Denominada también **clorofila, prueba de la**.

**BOCA** *(mouth)* Cavidad oral casi oval en el extremo anterior del tubo digestivo, limitada hacia delante por los labios, que contiene la lengua y los dientes. Se compone del vestíbulo y de la cavidad oral propiamente dicha. El vestíbulo, situado delante de los dientes, está limitado hacia fuera por los labios y las mejillas, y hacia adentro por las encías y las piezas dentales. Recibe la secreción de las glándulas salivales parótidas y, cuando los maxilares están cerrados, comunica con la cavidad oral propiamente dicha mediante una abertura situada por detrás de los molares y a través de las estrechas hendiduras existentes entre los dientes opuestos. La cavidad oral está limitada hacia ade-

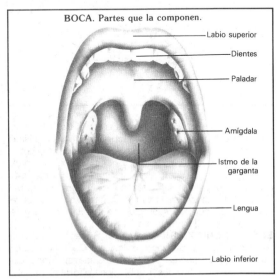

BOCA. Partes que la componen.

Labio superior
Dientes
Paladar
Amígdala
Istmo de la garganta
Lengua
Labio inferior

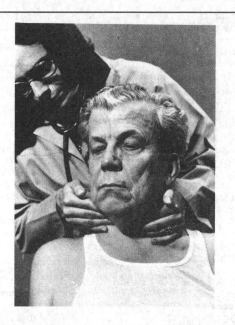

BOCIO. Arriba y abajo, técnica exploratoria de la glándula. En el dibujo se muestra la posición y maniobras correctas de los dedos de las manos del explorador. Si el bocio es de un tamaño considerable, el paciente puede sufrir disfagia y desplazamiento de la tráquea.

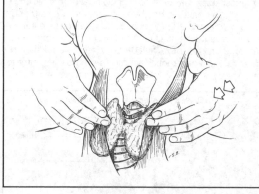

lante y hacia los lados por las arcadas alveolares y los dientes, comunica por detrás con la faringe a través del istmo de las fauces y está cubierta por el paladar duro y por el blando. La lengua forma la mayor parte del suelo de la cavidad. El resto del suelo está constituido por la reflexión de las mucosas laterales y el fondo de la lengua, a nivel del tapizado gingival en la parte interna del maxilar. La cavidad bucal recibe la secreción de las glándulas salivales submandibular y sublingual.

**BOCA DE TRINCHERA** (*trechn mouth*) Infección de la boca y las encías caracterizada por lesiones ulcerativas y destructivas de la mucosa oral. Se presenta en individuos debilitados y malnutridos. Los bacilos fusiformes y las es-piroquetas que aparecen en las úlceras no son su causa sino el producto de una infección secundaria.

**BOCIO** (*goiter*) Glándula tiroides hipertrófica que generalmente se manifiesta como una tumoración pronunciada a nivel del cuello. El crecimiento tiroideo puede asociarse con hipertiroidismo, hipotiroidismo o normofunción tiroidea. Puede ser quístico o fibroso y contener nódulos o un número aumentado de folículos; puede rodear un gran vaso sanguíneo o situarse parcialmente por detrás del esternón o en la cavidad torácica. Su tratamiento consiste en la extirpación quirúrgica subtotal del tiroides o la administración de fármacos antitiroideos o yodo radiactivo para bloquear el mecanismo hipotálamo-hipofisario que libera hormona estimulante del tiroides. Tras la tiroidectomía algunos pacientes necesitan tratamiento de mantenimiento con hormona tiroidea. V. los distintos tipos de **bocio**.

**BOCIO ABERRANTE** (*aberrant goiter*) Aumento de tamaño de una glándula tiroides supernumeraria o ectópica.

**BOCIO ADENOMATOSO** (*adenomatous goiter*) Aumento del tamaño de la glándula tiroides debido a un adenoma o a numerosos nódulos tiroideos.

**BOCIO AGUDO** (*acute goiter*) Aumento brusco del tamaño de la glándula tiroides.

**BOCIO COLOIDEO** (*colloid goiter*) Bocio de gran tamaño que sufre una degeneración coloidea.

**BOCIO CONGÉNITO** (*congenital goiter*) Aumento de tamaño de la glándula tiroides que, o bien está presente en el momento del nacimiento, o bien es causado por deficiencia congénita de las enzimas necesarias para la síntesis de tiroxina.

**BOCIO DIFUSO** (*diffuse goiter*) Aumento de tamaño global de la glándula tiroides.

**BOCIO ENDÉMICO** (*endemic goiter*) Aumento de tamaño de la glándula tiroides producido por la ingestión de cantidades insuficientes de yodo en la dieta. La privación de yodo da lugar a una disminución de la producción y secreción de hormona tiroidea por la glándula. La hipófisis, actuando en un sistema de retroalimentación negativa, capta la deficiencia y segrega cantidades superiores a lo normal de hormona estimulante del tiroides (TSH), con lo que se produce hiperplasia e hipertrofia tiroidea. El bocio puede crecer durante los meses de invierno y disminuir de tamaño durante el verano, cuando se ingieren más vegetales frescos ricos en yodo. Al principio el bocio es difuso pero posteriormente se hace multinodular. Afecta ocasionalmente a adolescentes en la etapa puberal y está muy extendido en grupos de población que habitan en zonas geográficas en las cuales el suelo, el agua y los alimentos contienen cantidades limitadas de yodo. El mejor tratamiento profiláctico es el consumo de sales yodadas. Con una inyección de aceite yodado de semillas de adormidera se consigue una liberación gradual de yodo suficiente para 2 o 4 años. La administración oral de tiroides desecado puede evitar el ulterior crecimiento del bocio adulto y reducir el tamaño del bocio difuso. Los bocios de gran tamaño pueden producir disfagia, disnea, desviación traqueal y problemas estéticos.

**BOCIO EXOFTÁLMICO** (*exophthalmic goiter*) Exoftalmos que se produce en asociación con un bocio como en la enfermedad de Graves.

**BOCIO FIBROSO** *(fibrous goiter)* Agrandamiento de la glándula tiroides caracterizado por hiperplasia de la cápsula y del tejido conjuntivo.

**BOCIO FLOTANTE** *(diving goiter)* Glándula tiroides grande y desplazable localizada una veces por encima del hueco esternal y otras por debajo del mismo.

**BOCIO FOLICULAR** *(follicular goiter)* Hiperdesarrollo de la glándula tiroides caracterizado por proliferación de los folículos y del tejido epitelial.

**BOCIO INTRATORÁCICO** *(intrathoracic goiter)* Aumento de la glándula tiroides, que hace protrusión en la cavidad torácica.

**BOCIO LINGUAL** *(lingual goiter)* Tumor del dorso de la lengua formado por un aumento de tamaño del conducto tirogloso primitivo.

**BOCIO NODULAR** *(nodular goitier)* Engrosamiento de la glándula tiroides con presencia de nódulos.

**BOCIO NODULAR TÓXICO** *(toxic nodular goiter)* Engrosamiento de la glándula tiroides caracterizado por la presencia de numerosos nódulos de tamaño discreto e hipersecreción de hormonas tiroideas. Aparece con mayor frecuencia en individuos de edad avanzada. Los signos típicos de tirotoxicosis son nerviosismo, temblor, debilidad, fatiga, pérdida de peso e irritabilidad; la exoftalmia aparece con menos frecuencia; suele existir anorexia con mayor frecuencia que hiperfagia y la arritmia cardiaca o la insuficiencia cardiaca pueden ser manifestaciones predominantes. Cuando hay hallazgos sugestivos de tirotoxicosis el tratamiento consiste en drogas antitiroideas, como el propiltiouracilo o el metimazol; una vez establecido el diagnóstico el tratamiento de elección es el yodo radiactivo, aplicado en grandes dosis.

**BOCIO PERIVASCULAR** *(perivascular goitier)* Aumento de tamaño de la glándula tiroides en torno a un vaso sanguíneo.

**BOCIO QUÍSTICO** *(cystic goiter)* Aumento del tamaño de la glándula tiroides que contiene quistes formados por degeneración o coloide.

**BOCIO SIMPLE** *(simple goitier)* Bocio que no se acompaña de signos o síntomas de hipertiroidismo.

**BOCIO SOFOCANTE** *(soffocative goiter)* Aumento de tamaño de la glándula tiroides que produce una sensación de sofocación por presión.

**BOCIO SUBESTERNAL** *(substernal goiter)* Aumento de tamaño de la glándula tiroides, parte de la cual se localiza bajo el esternón.

**BOCIO TÓXICO** *(toxic goiter)* Engrosamiento de la glándula tiroides asociado a exoftalmos y enfermedad sistémica. V. también **Graves, enfermedad de**.

**BOECK, SARCOIDE DE** *(Boeck's sarcoid)* V. **sarcoidosis**.

**BOLO** *(bolus)* Masa redondeada compuesta por alimentos masticados preparados para ser deglutidos. Denominada también **bolo alimenticio**.

**BOLSA** *(bursa)* **1.** Saco fibroso situado entre determinados tendones y los huesos subyacentes y que está cubierto con una membrana sinovial que segrega líquido sinovial actuando como un pequeño cojinete que permite que el tendón se mueva sobre el hueso, se contraiga y se relaje. **2.** Saco o cavidad cerrada.

**BOLSA ADVENTICIA** *(adventitious bursa)* Bolsa anormal que se desarrolla como respuesta a la fricción o presión.

**BOLSA DE LAS AGUAS** *(bag of waters)* V. **amnios**.

**BOLSA DE RESPIRACIÓN** *(rebreathing bag)* (Anestesia). Bolsa flexible ajustada a una máscara y cuya función es actuar como reservorio de los gases anestésicos durante la intervención quirúrgica o del oxígeno durante la resucitación. Puede apretarse para bombear aire en los pulmones.

**BOLSA EPIPLOICA** *(omental bursa)* Saco peritoneal situado detrás del estómago, epiplón menor y borde inferior del hígado, y por delante del páncreas y duodeno.

**BOLSA FARÍNGEA** *(pharyngeal bursa)* Saco ciego situado en la base de la amígdala faríngea.

**BOLSA RESERVORIO** *(reservoir bag)* Componente de una máquina de anestesia en la que se acumula el gas, formando una reserva de aporte gaseoso que se puede utilizar cuando el flujo es inadecuado. Este componente también permite el «bombeo manual» o control manual de la ventilación y se utiliza para vigilar visualmente el funcionamiento de la máquina.

**BOLSA ROTULIANA** *(patellar bursa)* Cada una de las bolsas de tejido conectivo llenas de líquido que rodean la rótula. Algunas tipos son: infrarrotuliana, prerrotuliana y suprarrotuliana.

**BOLSA SINOVIAL** *(synovial bursa)* Uno de los numerosos sacos cerrados llenos de líquido sinovial que se encuentran en el tejido conjuntivo entre los músculos, tendones, ligamentos y huesos que forman la articulación. Las bolsas sinoviales facilitan el deslizamiento de los músculos y tendones sobre las prominencias óseas y ligamentosas. Consultar las voces **membrana sinovial; vaina sinovial**.

**BOLSA SUBACROMIAL** *(subacromial bursa)* Bolsa que separa el acromion y el músculo deltoides de la inserción del músculo supraespinoso y del tubérculo mayor del húmero.

**BOLSEO, BOLSEAMIENTO** *(bagging)* Coloquial. Respiración artificial realizada con un ventilador o una bolsa de respiración, como un Ambú o el reanimador de Hope. Se oprime la bolsa —de ahí el término— para hacer entrar el aire en los pulmones del enfermo manteniendo la mascarilla pegada a la boca. Durante la anestesia general el anestesista puede utilizar esta técnica para corregir el patrón respiratorio del enfermo inconsciente.

**BOMBA** *(pump)* **1.** Aparato que se utiliza para mover líquidos o gases mediante succión o presión positiva, como la bomba de infusión o la bomba gástrica. **2.** Mecanismo fisiológico por el que se mueve una sustancia, habitualmente mediante transporte activo a través de la membrana celular, como sucede en la bomba de sodio.

**BOMBA AMÍNICA** *(amine pump)* Nombre informal dado a un sistema de transporte activo de las terminaciones nerviosas presinápticas que captan nuevamente las aminas neurotransmisoras. Algunos fármacos, sobre todo los antidepresivos tricíclicos, bloquean a modo de efecto secundario esta función, dando lugar a una elevada concentración de noradrenalina en el tejido cardiaco y a la taquicardia y arritmia posteriores. V. también **monoaminoxidasa, inhibidor de la**.

**BOMBA-BALÓN INTRAAÓRTICO** *(intraaortic ballloon pump)* Dispositivo de contrapulsación que proporciona una ayuda cardiaca temporal en el tratamiento de la insuficiencia ventricular izquierda refractaria después de un infarto de miocardio o durante una angina preinfarto.

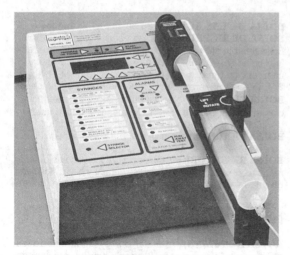

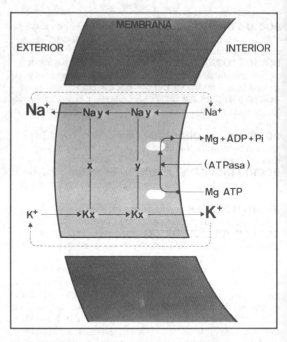

**BOMBA INTRAVENOSA DE JERINGA.** Lleva incorporada una jeringa desechable, con la que se puede administrar sangre, medicamentos o sustancias nutritivas por diversas vías. Este tipo de bombas funcionan con baterías y son portátiles.

**BOMBA DE SODIO.** Esquema del mecanismo de transporte de sodio y potasio a través de la membrana celular. Hay un acoplamiento de los dos mecanismos de transporte y el aporte de energía al sistema, a nivel de la superficie interna de la membrana.

**BOMBA DE AIRE** *(air pump)* Bomba que fuerza la entrada o salida de aire de una cavidad o cámara.

**BOMBA DE INFUSIÓN** *(infusion pump)* Aparato diseñado para liberar una determinada cantidad de medicamento inyectable en un determinado período de tiempo. Algunos tipos de bomba de infusión se implantan mediante cirugía.

**BOMBA DE INSULINA** *(insulin pump)* Instrumento portátil que funciona con pilas y suministra una cantidad determinada de insulina a través de la pared abdominal.

**BOMBA DE PISTÓN IV** *(intravenous piston pump)* Dispositivo, de diversos tipos, utilizado para controlar la adecuada infusión IV de una solución mediante la acción de un pistón. La mayoría funcionan a pilas o enchufadas a la red y requieren un sistema inyector especial. Algunos modelos son portátiles. Suelen estar equipados con indicadores de velocidad y controlador de dosis y volumen de líquido acumulado. Permite conocer la cantidad de líquido administrado IV más que contar las gotas de líquido. Por otro lado su efectividad no varía por el tamaño de las gotas. La temperatura o la viscosidad del líquido automáticamente reduce la velocidad de flujo a una cifra fija si la velocidad elegida o la dosis límite son excesivas. También detiene la infusión si detecta oclusión venosa o infiltración subcutánea. Consultar las voces **bomba intravenosa de jeringa; bomba peristáltica IV; controlador intravenoso**.

**BOMBA DE SANGRE** *(blood pump)* **1.** Bomba para regular el flujo de sangre en un vaso durante una transfusión. **2.** Componente de la máquina corazón-pulmón que bombea sangre a través del dispositivo de oxigenación y la envía después al sistema circulatorio periférico del cuerpo. V. también **oxigenación**.

**BOMBA DE SODIO** *(sodium pump)* Mecanismo teórico que explicaría el transporte de iones de sodio a través de las membranas celulares contra un gradiente de concentración. El sodio normalmente se desplaza desde una zona de baja concentración dentro de la célula hasta otra de mucho mayor concentración en el líquido extracelular. La energía para este sistema de transporte se obtiene por hidrólisis del trifosfato de adenosina mediante enzimas especiales. V. también **equilibrio electrolítico**.

**BOMBA GÁSTRICA** *(stomach pump)* Bomba que se utiliza para extraer el contenido del estómago a través de una sonda que se hace pasar hasta el mismo a través de la boca o la nariz.

**BOMBA INTRAAÓRTICA** *(intra-aortic ballon pump)* Dispositivo de contrapulsación que proporciona asistencia cardiaca temporal para el tratamiento del fallo del ventrículo izquierdo refractario a otro tratamiento, como ocurre en el infarto de miocardio o en la angina preinfarto. El balón de bombeo es anclado a un catéter insertado en la aorta e inflado automáticamente durante la diástole y desinflado durante la sístole.

**BOMBA INTRAVENOSA** *(intravenous pump)* Para regular la tasa de flujo de un líquido administrada por vía IV.

**BOMBA INTRAVENOSA DE JERINGA** *(intravenous syringe pump)* Cualquiera de los diferentes dispositivos que comprimen automáticamente el émbolo de una jeringa a una velocidad regulada. Tales dispositivos se utilizan con jeringas que pueden inyectar sangre, medicamentos o nutrientes por vía IV, arterial o S.C. Pueden perfundir volúmenes pequeños de líquido a velocidades tan lentas como 0,01 ml/hora, y se suelen utilizar en el tratamiento de lactantes. Son idóneas para el mantenimiento de vías arteriales. Suelen funcionar con baterías y ser portátiles. Útiles en el tratamiento de enfermos ambulatorios. Consultar **bomba peristáltica IV; controlador intravenoso**.

**BOMBA PERISTÁLTICA IV** *(intravenous peristaltic pump)* Dispositivo, de diversos tipos, para la administración IV de líquidos mediante aplicación de presión en el tubo inyector. La mayoría son adaptables a los sistemas inyectores corrientes e impulsan la solución a la velocidad de gotas/min que se desee. Normalmente pueden perfundir de 1 a 99 gotas/min. Están equipadas con sensor de goteo, selector de velocidad, piloto indicador de funcionamiento y alarma, además de un indicador de goteo que se enciende cada vez que una gota pasa por el sensor. La alarma pita cuando la inyección no fluye a la velocidad prevista. Consultar las voces **bomba intravenosa de jeringa; controlador intravenoso**.

**BOMBA RÁPIDA DE SANGRE** *(slip-on blood pump)* Dispositivo reticular de plástico con una pera para inflar, un tubo de goma y un calibrador de presión, para ayudar a administrar grandes cantidades de sangre rápidamente. La red de plástico se desliza sobre la bolsa de sangre y ejerce presión al apretar la pera.

**BOMBA SACALECHES** *(breast pump)* Dispositivo para extraer leche directamente de la mama.

**BOMBAY, FENOTIPO** *(Bombay phenotype)* Rasgo genético raro que afecta la expresión fenotípica de los grupos sanguíneos ABO. El gen del antígeno H, que en la forma dominante habitual de HH o Hh condiciona la síntesis del precursor necesario para la producción de los antígenos A y B, es homocigoto recesivo en los sujetos de fenotipo Bombay, de forma que se suprime la expresión de los antígenos A, B y H. Las células de estos sujetos son del grupo 0 fenotípicamente a pesar de tener un genotipo AB y su suero contiene anticuerpos antiA, antiB y antiH. En estos casos, dos progenitores del grupo 0 fenotípicamente pueden tener hijos del grupo AB. Este fenómeno es un ejemplo de la compleja interacción de los genes ligados que permite que un gen de un cromosoma controle la expresión o supresión de otro que no es su alelo. Este rasgo recibe el nombre de la ciudad en que se detectó por primera vez. V. también **ABO, grupos sanguíneos**.

**BOMBEAR** *(pump)* Acción de mover un líquido o gas mediante succión o presión positiva.

**BONNEVIE-ULLRICH, SÍNDROME DE** *(Bonnevie-Ullrich syndrome)* V. **Turner, síndrome de**.

**BOOTHBY-LOVELACE-BULBULIAN, MASCARILLA DE** *(Boothby-Lovelace-Bulbulian mask)* Aparato que sirve para administrar oxígeno y que está constituido por una mascarilla a la que se ha adaptado una válvula de inspiración-espiración y una bolsa de recirculación del aire.

**BORATO** *(borate)* Cualquier sal de ácido bórico. Son muy tóxicas si se absorben a través de heridas cutáneas.

**BORBORIGMO** *(borborygmus)* Sonido abdominal audible producido por un peristaltismo intestinal hiperactivo. A la auscultación los borborigmos se oyen como ruidos sordos y de gorgoteo. Aunque en algunos casos de gastroenteritis y diarrea puede observarse un aumento de la actividad intestinal, los verdaderos borborigmos son más intensos y episódicos. Cuando se ausculten borborigmos acompañados de vómitos, distensión abdominal y dolor intestinal espasmódico hay que pensar en una obstrucción mecánica del intestino delgado.

**BORDETELLA** *(Bordetella)* Género de cocobacilos gram-negativos, algunas de cuyas especies son patógenas de las vías respiratorias humanas como *Bordetella bronchiseptica*, *B. parapertussis* y *B. pertusis*. V. también **parapertussis; tos ferina**.

**BÓRICO, ÁCIDO** *(boric acid)* Sustancia blanca, inodora, cristalina o en polvo que se utiliza como tampón y que antiguamente se empleaba como antiséptico tópico.

**BORNHOLM, ENFERMEDAD DE** *(Bornholm disease)* Enfermedad vírica potencialmente epidémica que se caracteriza por la aparición de un dolor brusco en la región diafragmática acompañado de malestar, náuseas, dolor de cabeza y fiebre intermitente. Denominada también **pleurodinia epidémica**.

**BORO (B)** *(boron [B])* Elemento químico no metálico, similar al aluminio. Su número atómico es 5 y su peso atómico, 10,81. El boro elemental se encuentra en forma de cristales oscuros y en masas amorfas de color amarillo-verdoso. Determinadas concentraciones de este elemento resultan tóxicas para la vida vegetal y animal, pero las plantas necesitan trazas de boro para su crecimiento normal. Es un elemento característico del ácido bórico que se utiliza como conservante y en forma de ungüento para pequeñas alteraciones cutáneas. Antiguamente el ácido bórico en solución se utilizaba mucho como agente antiinfeccioso y para lavados oculares, pero actualmente ha dejado de utilizarse por la gran incidencia de reacciones tóxicas y muertes que se asociaban con este preparado.

**BORRAMIENTO CERVICAL** *(effacement)* Acortamiento de la porción vaginal del cérvix y adelgazamiento de sus paredes, conforme es extendida y dilatada por el feto durante el parto. Cuando el cérvix se encuentra borrado por completo, el cuello del útero desaparece y el cérvix se continúa con el segmento uterino inferior. La cuantía del borramiento, determinada por tacto vaginal, se expresa como porcentaje del borramiento total.

**BORRELIA** *(Borrelia)* Género de espiroquetas helicoidales, enrolladas de forma irregular, algunas de cuyas especies producen una fiebre recurrente transmitida por garrapatas y piojos. En el caso de la garrapata, el germen se transmite a la prole de generación en generación, lo cual no ocurre en el caso del piojo. Muchos animales sirven como reservorios y huéspedes de *Borrelia*. La espiroqueta puede identificarse mediante el examen microscópico de una muestra de sangre teñida con la técnica de Wright; también puede cultivarse fácilmente en medios de laboratorio para su estudio o identificación.

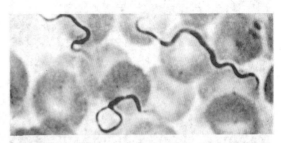

**BORRELIA. En la microfotografía aparecen algunas de estas espiroquetas entre los hematíes.**

**BOSTON, EXANTEMA DE** *(Boston exanthem)* Enfermedad epidémica caracterizada por la aparición de lesiones maculopapulosas diseminadas, de color rojo pálido, en cara, pecho y espalda, que en ocasiones se acompaña de pequeñas ulceraciones en amígdalas y paladar blando. No existe prácticamente adenopatía y la erupción desaparece espontáneamente en dos o tres semanas. Está producida por el echovirus 16 y no precisa tratamiento. Consultar la voz **herpangina**.

**BOTAL, CONDUCTO ARTERIOSO DE** *(ductus arteriosus)* V. **aorticopulmonar, fenestración**.

**BOTAS DE ABDUCCIÓN** *(abduction boots)* Par de férulas ortopédicas para las extremidades inferiores, que pueden ser cortas o largas, con una barra incorporada al nivel del tobillo para asegurar la abducción de la cadera. Las botas de abducción se utilizan en el posoperatorio de algunas intervenciones de cadera para inmovilizar las piernas y favorecer su posición adecuada en el período de cicatrización tras la reparación quirúrgica de diversas estructuras de las extremidades inferiores.

**BOTELLAS DE ESPIRACIÓN** *(blow bottles)* Dispositivo para proporcionar resistencia a la espiración. Las botellas están parcialmente llenas de agua y se pide al paciente que desplace el agua soplando desde una botella a la otra.

**BOTÓN DE ORIENTE** *(oriental sore)* Enfermedad dermatológica causada por el parásito *Leishmania tropica* y transmitida al hombre por el cagachín. Esta forma de leishmaniasis, caracterizada por lesiones ulcerativas, se da fundamentalmente en África, Asia y algunos países mediterráneos. No produce síntomas sistémicos, pero las lesiones son susceptibles de infecciones secundarias. Las posibilidades terapéuticas comprenden los rayos infrarrojos y la inyección de gluconato sódico de antimonio en las úlceras. Denominada también botón de Alepo; botón de Delhi; botón tropical; leishmaniasis cutánea; leishmaniasis del Antiguo Mundo. V. también **leishmaniasis**.

**BOTÓN GUSTATIVO** *(taste bud)* Uno de los múltiples órganos periféricos del gusto distribuidos por la superficie de la lengua y el techo de la boca. Las cuatro sensaciones básicas registradas por la estimulación química de los botones gustativos son dulce, salado, ácido y amargo. Todos los restantes sabores percibidos son combinaciones de esos cuatro elementales. Cada botón reposa en un saco esférico que se introduce en el epitelio y está constituido por células gustativas y células de sostén. Posee una apertura hacia la superficie y otra hacia la membrana basal. Denominado también **órgano del gusto**.

**BOTÓN TERMINAL** *(end bud)* Masa de células indiferenciadas producidas a partir de los restos del nodo primitivo y la línea primitiva en el extremo caudal del embrión una vez se ha completado la formación de los somitas. En los animales inferiores da lugar a la cola o cualquier otro apéndice caudal y parte del tronco; en el hombre constituye la porción caudal del tronco.

**BOTONOSA, FIEBRE** *(boutonneuse fever)* Enfermedad infecciosa producida por *Rickettsia conorii* que se transmite al humano por la picadura de una garrapata. El comienzo de la enfermedad se caracteriza por la aparición de una lesión denominada «clavo negro» o «mancha negra» en el punto de la infección, con fiebre, que dura desde unos cuantos días a dos semanas, y una erupción eritematosa papular que se extiende por todo el cuerpo, incluidas las palmas de las manos y las plantas de los pies. El tratamiento consiste en la administración de antibióticos. No se dispone de ninguna medicación profiláctica y la prevención se basa sobre todo en la lucha contra la garrapata. La enfermedad es similar a la fiebre maculosa de las Montañas Ro-

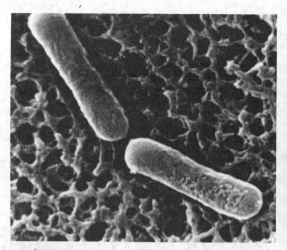

BOTÓN GUSTATIVO. A la izquierda, microfotografía electrónica de las papilas calciformes con sus botones gustativos.

BOTULISMO. Arriba, microfotografía de dos *Clostridium Botulinum*, germen que produce la toxina responsable del botulismo.

cosas y otras infecciones por rickettsias. Se halla muy extendida en algunas regiones de Europa, Asia, África y Oriente Medio. V. también **rickettsiosis; Montañas Rocosas, fiebre de las**.

**BOTULISMO** *(botulism)* Forma de toxiinfección alimentaria, con frecuencia fatal por una exotoxina de *Clostridium botulinum*. Esta toxina es ingerida a través de alimentos contaminados con *C. botulinum*, aunque no es necesario que existan bacilos vivos si ya se ha producido la toxina. En casos raros la toxina puede introducirse en el organismo humano a través de una herida contaminada por el microorganismo. El botulismo difiere de la mayoría de los demás tipos de intoxicación alimentaria porque se desarrolla sin molestias gástricas y porque puede aparecer desde 18 horas hasta una semana después de haberse ingerido el alimento contaminado. El botulismo se caracteriza por un período de lasitud y fatiga seguido de trastornos visuales como diplopia, anomalías de la acomodación visual y pérdida de la reactividad pupilar a la luz. También se produce debilidad muscular y el paciente suele desarrollar disfagia. Sólo hay náuseas y vómitos en menos de la mitad de los casos. Estos enfermos deben ser hospitalizados y recibir tratamiento con antitoxina. Además se les administran sedantes, principalmente para combatir la ansiedad. Aproximadamente dos tercios de los casos de botulismo tienen una evolución fatal casi siempre por complicaciones respiratorias. Los pacientes que sobreviven tienen una recuperación normal. La mayor parte de los casos de botulismo se producen tras la ingestión de alimentos enlatados o cocinados en condiciones inadecuadas. V. también **Clostridium**.

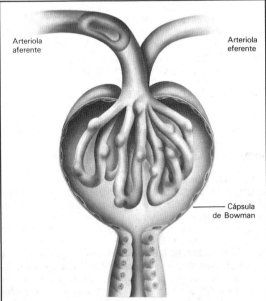

BOWMAN, cápsula de. Dibujo que muestra la estructura del corpúsculo de Malpighi envuelto por la hoja parietal de la cápsula de Bowman.

Labels in image: Arteriola aferente; Arteriola eferente; Cápsula de Bowman

**BOTULISMO INFANTIL** *(infant botulism)* Intoxicación producida por la neurotoxina de *Clostridium botulinum* que se produce en niños menores de 6 meses de edad. El cuadro se caracteriza por hipotonicidad grave de todos los músculos, estreñimiento, letargia y dificultades para alimentarse, y puede provocar una insuficiencia respiratoria. La neurotoxina botulínica habitualmente se encuentra en el tracto gastrointestinal y no en la sangre, lo cual indica que probablemente se produzca en el intestino en lugar de ingerirse, aunque todavía no se entiende bien la epidemiología y fisiopatología de este síndrome. El tratamiento es sintomático e incluye mantener un equilibrio óptimo de líquidos y electrólitos y una nutrición adecuada. A veces es necesario realizar respiración asistida. No existen pruebas que indiquen que el tratamiento con antitoxinas es útil y habitualmente no se recomienda.

**BOUCHARD, NÓDULO DE** *(Bouchard's node)* Crecimiento cartilaginoso u óseo anormal que asienta en una articulación interfalángica proximal de un dedo de la mano y que suele verse en enfermedades degenerativas de las articulaciones. Consultar la voz **Heberden, nódulo de**.

**BOURNEVILLE, ENFERMEDAD DE** *(Bourneville's disease)* V. **esclerosis tuberosa**.

**BOWDITCH, LEY DE** *(Bowditch's law)* V. **todo o nada, ley del**.

**BOWEN, DERMATOSIS PRECANCEROSA DE** *(Bowen's precancerous dermatosis)* V. **carcinoma intraepidérmico**.

**BOWEN, ENFERMEDAD DE** *(Bowen's disease)* V. **carcinoma intraepidérmico**.

**BOWMAN, CÁPSULA DE** *(Bowman's capsule)* Extremo en forma de cúpula del túbulo renal que contiene el glomérulo. Denominada también **glomerular, cápsula**.

**BOYLE, LEY DE** *(Boyle's law)* (Física). Ley que establece que el producto del volumen y la presión de un gas comprimido a una temperatura constante permanece también constante.

**Br** *(Br)* Símbolo químico del **bromo**.

**BRADFORD, ARMAZÓN DE** *(Bradford's frame)* Dispositivo ortopédico rectangular formado por varios tubos a los que se unen fragmentos móviles de lona fuerte que van de lado a lado y sirven para sostener al paciente en posición prona o supina. Las tiras de lana pueden retirarse de forma que el paciente pueda orinar o defecar sin perder su inmovilidad.

**BRADFORD, ARMAZÓN MACIZO DE** *(Bradford solid frame)* Dispositivo ortopédico rectangular de metal cubierto con dos piezas separadas de lona adaptadas a los dos extremos del armazón. Se utiliza sobre todo en pediatría para asegurar la inmovilidad del niño en tracción. Está dividido en su mitad por una gran abertura dispuesta para facilitar las funciones excretoras de los pacientes con incontinencia a los que se ha puesto una férula de espiga de cadera. La división también permite la elevación de las extremidades superiores e inferiores del paciente por separado manteniendo la férula limpia y seca. Cuando el objetivo del armazón es únicamente facilitar la elevación de las extremidades, su extremo anterior se levanta para que las excretas fluyan por acción de la gravedad y de esa forma la férula se mantenga limpia y seca. Este dispositivo ortopédico está equipado con tres correas que impiden el deslizamiento del paciente. Dos se fijan al extremo superior del armazón en torno a la porción metálica, una a cada lado. A continuación se pasan bajo la lona hasta la abertura situada en la mitad del aparato. Si la férula que tiene el paciente es una férula de espiga de cadera, las correas se fijan en torno a la sección del muslo de la férula; por el contrario si ésta se extiende hasta los dedos de los pies o de una o ambas piernas, se envuelven en torno a la porción del armazón en la zona de la abertura y a continuación se fijan alrededor de la sección del muslo. La tercera correa se pasa en torno a la cintura del paciente y el armazón. Cuando el paciente es un niño con incontinencia, por debajo de la abertura del armazón se coloca un canalillo de plástico que va a desembocar a la cuña.

**BRADICARDIA** *(bradycardia)* Trastorno circulatorio que consiste en la contracción regular del miocardio con una frecuencia inferior a 60 latidos por minuto. El corazón normalmente disminuye su frecuencia durante el sueño y en algunas personas con gran entrenamiento físico el pulso puede ser muy lento. La bradicardia patológica es un síntoma de tumores cerebrales, toxicidad por digital o vagotomía. El gasto cardiaco disminuye, por lo que pueden aparecer mareos, vértigo, dolor torácico e incluso síncope con colapso respiratorio. El tratamiento puede consistir en la administración de atropina, implantación de un marcapasos o reducción de la dosis de digital.

**BRADICARDIA FETAL** *(fetal bradycardia)* Frecuencia fetal anormalmente lenta, por debajo de los 100 latidos.

**BRADICINESIA** *(bradykinesia)* Trastorno caracterizado por lentitud de todos los movimientos voluntarios y la palabra, tal como se observa en el parkinsonismo y otros trastornos extrapiramidales y tras la ingestión de determinados tranquilizantes.

**BRADIDIÁSTOLE** *(bradydiastole)* Fase diastólica anormalmente larga. Va asociada a infarto de miocardio.

**BRADIESTESIA** *(bradyesthesia)* Lentitud en la percepción.

**BRADIPNEA** *(bradypnea)* Frecuencia respiratoria anormalmente lenta. Denominada también **oligopnea**. V. **frecuencia respiratoria**.

**BRADITAQUICARDIA** *(bradytachycardia)* Frecuencia cardíaca que alterna entre anormalmente lenta a anormalmente rápida, como sucede en el síndrome de la enfermedad del seno.

**BRADLEY, MÉTODO DE** *(Bradley method)* Método de preparación psicofísica para el parto creado por el doctor Robert Bradley. Comprende un conjunto de instrucciones sobre la fisiología del parto, ejercicio y nutrición durante el embarazo y técnicas de respiración y relajación para controlar los dolores de la dilatación y el parto. El padre interviene activamente en las clases y actúa apoyando a la madre durante el parto. El primer estadio del trabajo del parto se divide en dos partes: durante la fase latente se aconseja a la mujer que mantenga sus actividades normales hasta que sienta la necesidad de concentrarse en las contracciones. Durante la fase activa, el cuello uterino se dilata desde aproximadamente 5 cm hasta 10 cm, las contracciones se producen cada 1,5-3 minutos y duran de 40 a 90 segundos, el intervalo entre las mismas va disminuyendo y la duración e intensidad de las contracciones aumenta progresivamente. El padre ayuda a la madre a relajarse recordándole las pautas de relajación de las distintas partes de su cuerpo, tocándola y aplicándole masajes relajantes tal como ha aprendido en la preparación y colocándole las almohadas en posición semisentada. Durante las contracciones la madre respira profunda y lentamente, inspirando por la nariz y espirando por la boca. Su pared abdominal se eleva con cada inhalación y baja en la exhalación. Puede cerrar los ojos y tratar de visualizar la cabeza del niño presionando contra el cuello del útero y provocando su dilatación. El padre junto con la comadrona o el obstetra y la enfermera le prestan en ese momento un importante apoyo. Durante el segundo estadio del parto, el cuello uterino se encuentra totalmente dilatado, las contracciones son fuertes y expulsivas y se producen cada 1,5-2 minutos con una duración de 60 a 90 segundos. La madre, que siente la necesidad de empujar, separa las rodillas sin que se le fuerce a presionar su abdomen con los muslos como en otros métodos. Respira profundamente una o dos veces mientras espera que la contracción alcance su fuerza máxima y después empuja manteniendo la respiración; el empuje es lo suficientemente intenso como para neutralizar la presión o urgencia de la contracción. Mientras tanto el padre puede cronometrar el tiempo que puede durar el empuje que es de 10 a 15 s según sea necesario. También puede ver si la madre tiene las piernas y las nalgas relajadas y recordarle que relaje también el periné, se concentre y deje que «el niño salga». Cuando el niño ha nacido, estando la madre todavía en posición semisentada, se le coloca sobre el abdomen y se le permite que lo mantenga en su regazo todo el tiempo que lo desee. A continuación, el padre, la madre y el niño regresan juntos a la habitación. Entre las ventajas de este método destacan su simplicidad, la intervención del padre y el enfoque realista de los esfuerzos y molestias del parto.

**BRAGUERO** *(truss)* Aparato para prevenir o contener las hernias intestinales a través de la pared abdominal.

**BRAILLE** *(Braille)* Sistema de impresión para los invidentes a base de puntos o pequeños relieves elevados que pueden leerse utilizando el tacto.

**BRANDT-ANDREWS, MANIOBRA DE** *(Brandt-Andrews maneuver)* (M. L. Brandt, obstetra estadounidense, n. 1894; C. J. Andrews, cirujano estadounidense) Método para la extracción de la placenta del útero en el tercer estadio del parto.

**BRAQUI-** *(brachy-)* Prefijo que significa «corto»: *braquiquelia, braquignatia, braquicefalia*.

**BRAQUIAL** *(brachial)* Relativo al brazo.

**BRAQUIAL, ARTERIA** *(brachial artery)* Arteria principal del brazo que constituye la prolongación de la arteria axilar. Tiene tres ramas y termina en la bifurcación de su tronco principal en las arterias radial y cubital. También denominada a. humeral.

**BRAQUIAL, ESCAYOLA** *(arm cylinder cast)* Dispositivo ortopédico de escayola o fibra de vidrio que se utiliza para inmovilizar la extremidad superior desde la muñeca hasta el brazo. Casi siempre se aplica para facilitar la curación de una luxación de codo, para inmovilizarlo posoperatoriamente o para corregir una deformidad del mismo.

**BRAQUIAL, MÚSCULO** *(brachialis)* Músculo del brazo que cubre la porción anterior de la articulación del codo y la mitad distal del húmero. Se origina en la superficie anterior del húmero y se inserta mediante un tendón grueso en la tuberosidad de la apófisis coronoides del cúbito. Está inervado por una rama del nervio musculocutáneo y contiene fibras de los nervios cervicales quinto y sexto. Su función es la flexión del antebrazo. Consultar la voz **bíceps braquial; tríceps braquial**.

**BRAQUIAL, PLEXO** (brachial plexus) Red de nervios que se localiza en el cuello y se extiende por debajo de la clavícula y la axila; se origina en los nervios espinales cervicales quinto, sexto, séptimo y octavo y en el primero torácico e inerva los músculos y la piel del tórax, hombros y brazos.

**BRAQUIAL, PULSO** (brachial pulse) Pulso de la arteria braquial que se palpa en el espacio antecubital.

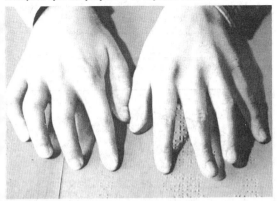

**BRAILLE.** Al pasar las yemas de los dedos sobre la hoja de papel, el invidente va identificando las letras, representadas mediante agrupaciones de puntos impresos en relieve.

**BRAQUIAL CUTÁNEO INTERNO, NERVIO** (medial antebrachial cutaneous nerve) Nervio del brazo que se origina en el cordón medio del plexo braquial, por dentro de la arteria axilar. Cerca de la axila da una derivación para inervar la piel que recubre el bíceps casi hasta el codo. Desciende por el lado cubital del brazo por dentro de la arteria braquial, perfora la fascia profunda junto con la vena basílica aproximadamente en la parte media del brazo y se divide en una rama anterior y otra cubital. La anterior es la mayor de las dos y continúa por la porción anterior del lado cubital del brazo, distribuye filetes por la piel hasta la muñeca y se comunica con la rama cutánea palmar del nervio cubital. Por su parte, la rama cubital desciende por el lado interno del nervio basílico hasta la muñeca, inerva la piel y se comunica con ramas del nervio cubital. Consultar la voz **braquial cutáneo interno, nervio accesorio del**.

**BRAQUIAL CUTÁNEO INTERNO, NERVIO ACCESORIO DEL** (medial brachial cutaneous nerve) Nervio del brazo que se origina en el cordón medio del plexo braquial y se distribuye por la cara interna del brazo. Pasa a través de la axila, perfora la fascia profunda en la parte media del brazo e inerva la piel del mismo hasta el olécranon. Consultar la voz **braquial cutáneo interno, nervio**.

**BRAQUIAL PROFUNDA, ARTERIA** (deep brachial artery) Rama de la arteria braquial que se origina en el borde distal del músculo redondo mayor, discurre profundamente por el brazo entre las cabezas larga y externa del tríceps braquial e irriga el húmero y los músculos del brazo. Da cinco ramas: la ascendente, la radial colateral, la media colateral, la muscular y la nutriente. Denominada también **profunda superior, arteria**.

**BRAQUIAL PROFUNDA, RAMA MUSCULAR DE LA ARTERIA** (muscular branch of the deep brachial artery) Cualquiera de las diferentes ramas de la arteria braquial profunda que irrigan ciertos músculos del brazo, como el coracobraquial, el bíceps braquial y el braquial anterior.

**BRAQUICEFALIA** (brachycephaly) Malformación congénita del cráneo consistente en un cierre prematuro de la sutura coronal que produce un crecimiento lateral excesivo de la cabeza, la cual presenta un aspecto achatado y corto con un índice cefálico entre 81 y 85. V. también **craneoestenosis**.

**BRAQUIOCEFÁLICO, TRONCO** (brachiocephalic artery) Una de las tres arterias que nacen del arco aórtico; recorre aproximadamente 5 cm desde el nivel del extremo craneal del segundo cartílago costal derecho, asciende en dirección craneal y dorsal, se inclina a la derecha y finalmente se divide en las arterias carótida primitiva y subclavia derecha.

**BRAQUIORRADIAL, REFLEJO** (brachioradialis reflex) Reflejo tendinoso profundo que se provoca golpeando la superficie externa del antebrazo proximalmente a la cabeza distal del radio. Se caracteriza por una ligera flexión del codo con supinación del antebrazo. Este reflejo se acentúa en las enfermedades de las vías piramidales por encima del nivel de la quinta vértebra cervical. V. también **tendinoso profundo, reflejo**.

**BRAQUITERAPIA** (brachytherapy) Uso de materiales radioactivos en el tratamiento de las neoplasias malignas mediante la colocación de fuentes radioactivas en contacto con los tejidos que se van a tratar o implantadas en ellos.

**BRAUN, CANAL DE** (Braun's canal) V. **neurentérico, canal**.

**BRAXTON HICKS, CONTRACCIÓN DE** (Braxton Hicks contraction) Endurecimiento irregular del útero grávido que comienza en el primer trimestre y aumenta de frecuencia, duración e intensidad a medida que progresa la gestación. En el embarazo la contractibilidad de la musculatura uterina es mayor y casi a término las contracciones de Braxton Hicks fuertes suelen ser difíciles de distinguir de las propias del verdadero parto. V. también **parto falso**.

**BRAZO** (arm) 1. Porción de la extremidad superior del cuerpo entre el hombro y el codo. El hueso del brazo es el húmero y sus músculos, el coracobraquial, el bíceps braquial, el braquial anterior y el tríceps braquial, todos envueltos por la fascia braquial. El brazo está inervado por distintos nervios como el cubital y el radial e irrigado por diversas arterias, como la humeral y las colaterales radial, media e internas. 2. Coloquial. Brazo y antebrazo.

**BREA DE PINO** (pine tar) Agente antieccematoso tópico y rubefaciente. Muy utilizado en la preparación de cremas, jabones y lociones para el tratamiento de trastornos dérmicos crónicos como el eccema y la psoriasis.

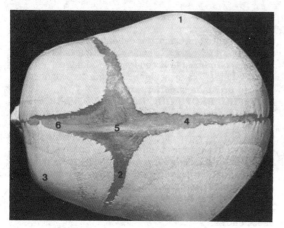

**BREGMA.** Vista superior del cráneo de un feto: **1)** eminencia parietal, **2)** sutura coronal, **3)** eminencia frontal, **4)** sutura sagital, **5)** fontanela anterior y **6)** sutura frontal.

**BREGMA** *(bregma)* Unión de las suturas coronal y sagital en la parte superior del cráneo.

**BRENNER, TUMOR DE** *(Brenner tumor)* Neoplasia ovárica benigna poco frecuente constituida por nudos o cordones de células epiteliales que contienen glucógeno y que se encuentran incluidos en un tejido conjuntivo fibroso. El tumor puede ser sólido o quístico y a veces es difícil de distinguir de ciertas neoplasias de la célula tecagranulosa.

**BRETILIO, TOSILATO DE** *(bretylium tosylate)* Agente antiarrítmico.

INDICACIONES: Tratamiento de las arritmias ventriculares que ponen en peligro la vida del enfermo, cuando otras medidas no han resultado eficaces.

CONTRAINDICACIONES: Hipersensibilidad conocida a este fármaco.

EFECTOS SECUNDARIOS: Entre las reacciones secundarias más graves figuran la hipotensión, las náuseas y vómitos, la diarrea y la obstrucción nasal.

**BREVI-** *(brevi-)* Prefijo que significa «corto»: *brevicollis, breviflexor, brevirradial.*

**BRILL-SYMMERS, ENFERMEDAD DE** *(Brill-Symmers disease)* V. **linfoma folicular gigante**.

**BRILL-ZINSSER, ENFERMEDAD DE** *(Brill-Zinsser disease)* Forma leve de tifus que reaparece en un paciente que se consideraba totalmente recuperado de un episodio grave de la misma enfermedad. Una vez han desaparecido los síntomas, quedan algunas rickettsias que pueden producir una recidiva, sobre todo en personas debilitadas por alguna otra enfermedad de base, estrés o malnutrición. El microorganismo puede erradicarse mediante tratamiento antibiótico. V. también **tifus endémico; tifus epidémico; rickettsiosis; tifus**.

**BRIQUET, SÍNDROME DE** *(Briquet's syndrome)* V. **somatización**.

**BRISSAUD, ENANO DE** *(Brissaud's dwarf)* Paciente afectado de mixedema infantil que presenta estatura corta e hipotiroidismo.

**BROCA, ÁREA DE** *(Broca's area)* Área situada en la circonvolución frontal inferior del cerebro que interviene en la producción de la palabra.

**BRODIE, ABSCESO DE** *(Brodie's abscess)* Forma de osteomielitis que corresponde a una infección ósea estafilocócica de evolución lenta que suele asentar en las metáfisis de los huesos largos y que se caracteriza por la aparición de una cavidad necrótica rodeada de tejido de granulación denso. Es más frecuente en el niño. V. también **osteomielitis**.

**BRODMANN, ÁREAS DE** *(Brodmann's areas)* Cualquiera de las 47 áreas distintas de la corteza cerebral que se asocian con funciones neurológicas específicas y se distinguen por sus diferentes componentes celulares. Consultar la voz **motora, área**. V. también **corteza cerebral**.

**BROM-, BROMO-** *(brom-, bromo-)* Prefijo que significa «olor, hedor»: *bromacetona, bromhidrosis, bromoacetofenol.*

**BROMHIDROSIS** *(bromhidrosis)* Trastorno caracterizado por un olor desagradable del sudor apocrino. Suele deberse a la descomposición bacteriana del sudor en la piel. El tratamiento consiste en baños frecuentes y cambio igualmente frecuente de calcetines y ropa interior junto con el

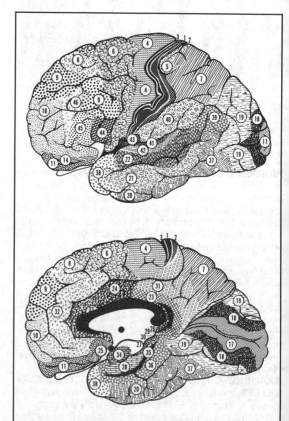

**BRODMANN, áreas de.** Arriba, mapas de los campos arquitectónicos de la cara externa del hemisferio izquierdo del cerebro. Abajo, lo mismo, pero de la cara interna del hemisferio derecho. Según Brodmann.

empleo de desodorantes, jabones antibacterianos y polvos absorbentes. Denominado también **olor corporal**.

**BROMO (Br)** (*bromine [Br]*) Elemento químico líquido, tóxico, de color rojo parduzco, perteneciente al grupo de los halógenos. Su número atómico es 35 y su peso atómico 79,91. Se utiliza en la industria, la fotografía y la fabricación de productos químicos orgánicos, combustibles y medicamentos. El bromo produce un vapor rojo que es extraordinariamente irritante para los ojos y las vías respiratorias. En su forma líquida es irritante para la piel. Los bromatos que se utilizan como sustancias neutralizantes también son tóxicos por vía digestiva. Los bromuros son compuestos binarios del bromo; se utilizan como sedantes, hipnóticos y analgésicos y se siguen empleando en algunas fórmulas magistrales que se expenden en recetas. El empleo prolongado de estos productos puede producir brominismo, cuadro tóxico que se caracteriza por erupciones agneiformes, cefalea, pérdida de la libido, adormecimiento y fatiga. V. también **bromuro**.

**BROMODERMIA** (*bromoderma*) Erupción cutánea acneiforme, bulosa o nodular que se produce como consecuencia de una reacción de hipersensibilidad frente a la ingestión de bromuros.

**BROMPTON, CÓCKTEL DE** (*Brompton's cocktail*) Solución analgésica que contiene alcohol, morfina o heroína, cocaína y, en algunos casos, una fenotiazina. Se administra para controlar el dolor a pacientes en situación terminal. En dosis pequeñas y frecuentes puede mejorar los síntomas dolorosos durante muchos meses. Esta mezcla terapéutica fue creada en el hospital Brompton de Inglaterra.

**BROMURO** (*bromide*) Compuesto cuyo elemento negativo es el bromo, especialmente una sal del ácido hidrobrómico. Los bromuros se utilizaban antiguamente como sedantes pero en la actualidad han dejado de prescribirse ya que pueden producir trastornos mentales graves y otros efectos colaterales indeseables.

**BRONCEADO** (*tanning*) Proceso de pigmentación de la piel que se intensifica como resultado de la exposición a la luz ultravioleta. Las células de la piel que contienen melanina se oscurecen inmediatamente. Al cabo de dos o tres días se forma nueva melanina que se desplaza hacia la superficie permitiendo que continúe el proceso de bronceado.

**BRONCOCONSTRICCIÓN** (*bronchoconstriction*) Contracción de los bronquios que provoca el estrechamiento de la luz de las vías aéreas.

**BRONCODILATACIÓN** (*bronchodilatation*) Aumento de la luz de los bronquios, que permite un mayor flujo de aire hacia los pulmones y a la inversa.

**BRONCODILATADOR** (*bronchodilator*) Sustancia que relaja las contracciones del músculo liso de los bronquiolos favoreciendo la ventilación pulmonar. Los broncodilatadores farmacológicos se utilizan para mejorar la aireación en pacientes con asma, bronquiectasias, bronquitis y enfisema. Los más utilizados son los corticosteroides, efedrina, clorhidrato de isoproterenol, teofilina y diversos derivados y combinaciones de esos fármacos. El dipropionato de beclometasona y la triamcinolona están comercializados en forma de aerosol. Los efectos adversos de los broncodilatadores son variables dependiendo de su estructura química, y por lo general deben administrarse con precau-

ción en personas con alteración de la función cardiaca. Puede aparecer nerviosismo, irritabilidad, gastritis o palpitaciones cardiacas.

**BRONCOFIBROSCOPIA** (*bronchofibroscopy*) V. **broncoscopia fibroscópica**.

**BRONCOFONÍA** (*bronchophony*) Aumento de intensidad y claridad de resonancia vocal que puede deberse a un aumento de la densidad del tejido pulmonar como ocurre en la consolidación neumónica.

**BRONCONEUMONÍA** (*bronchopneumonia*) Inflamación aguda de bronquiolos y pulmones que se caracteriza por escalofríos, fiebre, taquicardia, estertores respiratorios, respiración bronquial, tos con esputo purulento y sanguinolento, dolor torácico intenso y distensión abdominal. Suele deberse a la extensión de una infección bacteriana de las vías respiratorias superiores hacia las inferiores y el agente causal es casi siempre *Mycoplasma pneumoniae*, *Staphylococcus pyogenes* o *Streptococcus pneumoniae*. Algunas infecciones víricas y por rickettsias producen formas atípicas de bronconeumonía. El agente causal más frecuente de esta enfermedad en el lactante es el virus respiratorio sincitial. La bronconeumonía puede dar lugar a derrame pleural, empiema, absceso pulmonar, tromboflebitis periférica, insuficiencia respiratoria, insuficiencia cardiaca congestiva e ictericia. El tratamiento consiste en la administración de un antibiótico, casi siempre ampicilina o penicilina, oxigenoterapia y medidas de sostén para mantener los bronquios limpios de secreciones y combatir el dolor pleural. Consultar las voces **neumonía por aspiración; neumonía eosinofílica; neumonía intersticial**.

**BRONCOPULMONAR** (*bronchopumonary*) Relativo a bronquios y pulmones.

**BRONCOSCOPIA** (*bronchoscopy*) Exploración visual del

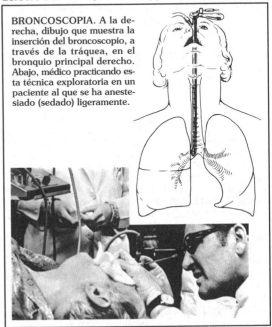

BRONCOSCOPIA. A la derecha, dibujo que muestra la inserción del broncoscopio, a través de la tráquea, en el bronquio principal derecho. Abajo, médico practicando esta técnica exploratoria en un paciente al que se ha anestesiado (sedado) ligeramente.

árbol traqueobronquial mediante el broncoscopio estándar, un tubo de metal rígido, o el broncoscopio fibroóptico flexible, más estrecho, que ha contribuido a aumentar en gran medida las aplicaciones diagnósticas y terapéuticas del procedimiento. La broncoscopia suele realizarse con anestesia tópica estando el paciente previamente sedado y en ayunas. Se utiliza no sólo como técnica de visualización sino también para aspirar secreciones, obtener material para biopsia, extraer cuerpos extraños y diagnosticar algunas enfermedades como atelectasias localizadas, obstrucciones bronquiales, abscesos pulmonares, etc. También se emplea para la extubación traqueal.

**BRONCOSCOPIA FIBROSCÓPICA** *(fiberoptic bronchoscopy)* Examen visual del árbol traqueobronquial a través de un broncoscopio de fibras ópticas. Denominada también **broncofibroscopia**. V. también **broncoscopia; fibroscopio**.

**BRONCOSCOPIO** *(bronchoscope)* Tubo incurvado y flexible que sirve para explorar visualmente los bronquios. Contiene fibras que transmiten la luz por toda su longitud y proyectan una imagen aumentada que puede observar el explorador. Se utiliza para examinar los bronquios, conseguir muestras para biopsia o cultivo o extraer cuerpos extraños de las vías respiratorias. V. también **broncoscopia fibroscópica**.

**BRONCOSPASMO** *(bronchospasm)* Contracción anómala del músculo liso de los bronquios que produce un estrechamiento agudo con obstrucción de las vías respiratorias. Se caracteriza por tos con sibilancias generalizadas y es un síntoma típico del asma y la bronquitis. El tratamiento consiste en la administración de broncodilatadores activos, catecolaminas, corticosteroides o metilxantinas junto con fármacos preventivos como el cromolín sódico. V. también **asma; bronquitis**.

**BRONCOSPIROMETRÍA** *(bronchospirometry)* Técnica para el estudio de la ventilación y el intercambio de gases de cada pulmón por separado mediante la introducción de un catéter en los bronquios principales.

**BROMFENIRAMINA, MALEATO DE** *(brompheniramine maleate)* Antihistamínico.

INDICACIONES: Tratamiento de diversas reacciones de hipersensibilidad como rinitis, ciertas erupciones cutáneas y prurito.

CONTRAINDICACIONES: Asma o hipersensibilidad conocida a este fármaco. No se debe administrar a recién nacidos, madres lactantes ni en situaciones en que estén contraindicados los medicamentos anticolinérgicos.

EFECTOS SECUNDARIOS: Son frecuentes el adormecimiento, las erupciones cutáneas, las reacciones de hipersensibilidad, la sequedad de boca y la taquicardia.

**BRONCO- BRONQUI-** *(bronch-)* Prefijo que significa «relativo a los bronquios»: *bronquiectasias, bronquiotetania, broncodilatación.*

**BRONQUIECTASIA** *(bronchiectasis)* Afectación del árbol bronquial que se caracteriza por la dilatación y destrucción irreversible de las paredes bronquiales. A veces son congénitas pero con más frecuencia se deben a una infección bronquial u obstrucción de carácter tumoral o a la aspiración de un cuerpo extraño. Entre los síntomas de las bronquiectasias destacan tos constante y productiva con abundante expectoración purulenta, hemoptisis, sinusitis

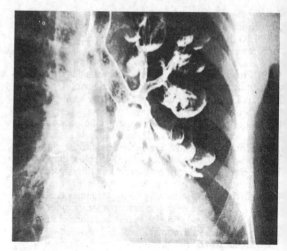

BRONQUIECTASIA. Imagen radiológica de esta afectación bronquial. En este caso, son bronquiectasias quísticas con niveles hidroaéreos.

crónica, dedos en palillo de tambor, y auscultación persistente de estertores húmedos y roncos. Las bronquiectasias pueden dar lugar a complicaciones como neumonía, absceso pulmonar, empiema, absceso cerebral y amiloidosis. Su tratamiento comprende drenaje postural frecuente, antibióticos y, en algunos casos seleccionados, resección quirúrgica de la porción afectada de los pulmones.

**BRONQUIO** *(bronchus)* Uno de los grandes conductos pulmonares a través de los cuales penetra el aire inspirado y se exhalan los gases de desecho. La pared bronquial tiene tres capas. La más externa está constituida por un tejido fibroso denso reforzado con cartílago. La media y la interna corresponden a una membrana mucosa ciliaria. Entre las distinas clases de bronquios se encuentran los bronquios lobulares, los bronquios primarios, los bronquios secundarios y los bronquios segmentarios. V. también **arteriola; bronquiolo**.

**BRONQUIO LOBAR** *(lobar bronchus)* Bronquio que se encuentra entre el bronquio principal y uno segmentario en cada uno de los lóbulos de los pulmones derecho e izquierdo.

**BRONQUIO PRINCIPAL** *(primary bronchus)* Cualquiera de los dos conductos del aparato respiratorio que derivan de la tráquea y transportan aire a los pulmones. El bronquio principal derecho tiene unos 2,5 cm de largo, es más ancho y más corto que el izquierdo, y entra en el pulmón a la altura de la quinta vértebra dorsal. El bronquio principal izquierdo tiene unos 5 cm de largo, pasa debajo del cayado aórtico y discurre por delante del esófago, el conducto torácico y la aorta descendente, dividiéndose después en los bronquios lobar superior e inferior. Al igual que la tráquea, los bronquios se componen de anillos de cartílago hialino, tejido fibroso, mucosa y glándulas. La carina, situada en la parte inferior de la tráquea, separa los dos bronquios principales entre sí; está desplazada hacia la izquierda de la línea media, por lo que el bronquio principal derecho es una extensión más directa de la tráquea que el izquierdo; es por esto por lo que los objetos que penetran en la tráquea suelen caer en el bronquio derecho y no en el izquierdo.

**BRONQUIO SECUNDARIO** (*secondary bronchus*) Bronquio lobar o segmentario. V. también **bronquio; bronquio principal**.

**BRONQUIO SEGMENTARIO** (*segmental bronchus*) Bronquio situado entre uno lobar y un bronquiolo.

**BRONQUIOLITIS** (*bronchiolitis*) Infección vírica aguda de las vías respiratorias inferiores que afecta sobre todo a lactantes de dos a doce meses de edad y que se caracteriza por sibilancias espiratorias, distrés respiratorio y obstrucción bronquiolar. Los agentes causales más frecuentes son el virus respiratorio sincitial y los virus parainfluenza. Otros agentes etiológicos más raros son *Mycoplasma pneumoniae*, los rinovirus, los enterovirus y el virus del sarampión. El contagio que se produce por infección con partículas transmitidas por el aire o por contacto con secreciones infectadas. El diagnóstico se hace al observar la hiperinsuflación de los pulmones por percusión o radiología.
OBSERVACIONES: Esta enfermedad comienza típicamente como una infección de las vías respiratorias superiores con secreción nasal serosa y, casi siempre, algo de fiebre. A continuación va aumentando el distrés respiratorio que se caracteriza por taquipnea, taquicardia, retracciones intercostales y subcostales, tos paroxística, sibilancias respiratorias y con frecuencia, fiebre. El tórax presenta a veces forma de tonel y en las radiografías los pulmones aparecen hiperinsuflados y el diafragma deprimido. La respiración se va haciendo cada vez más superficial, con lo cual aumenta la tensión alveolar de oxígeno y se produce acidosis respiratoria. La obstrucción completa con absorción del aire atrapado puede provocar la formación de atelectasias y la evolución a una situación de insuficiencia respiratoria. Las determinaciones de gases en sangre indican el grado de saturación de oxígeno y retención de dióxido de carbono.
ACTUACIÓN: El tratamiento habitual consiste en administrar oxígeno y humedad mediante una tienda, un sistema vaporizador, etc., asegurar una adecuada ingestión de líquidos, que por lo general se administran por vía intravenosa debido a la taquipnea, debilidad y fatiga del pequeño paciente, aspiración de las vías aéreas para eliminar las secreciones y reposo. Está indicada la intubación endotraqueal cuando se produce retención de dióxido de carbono, cuando las secreciones bronquiales son espesas y no pueden eliminarse o cuando la oxigenoterapia no hace desaparecer la hipoxia. No suelen emplearse sistemáticamente medicamentos tales como antibióticos, broncodilatadores, corticosteroides, antitusígenos y expectorantes. Los sedantes están contraindicados ya que tienen un efecto supresor sobre el sistema respiratorio. La infección normalmente evoluciona en un período de 7 a 10 días y el pronóstico es bueno. Una complicación importante es la infección bacteriana que se produce sobre todo tras la utilización prolongada de una tienda de vapor. Esta enfermedad suele confundirse con el asma, pero una historia familiar de alergia, la presencia de otras manifestaciones alérgicas y la mejoría con la administración de adrenalina suelen apuntar más bien al diagnóstico de as-

ma y no de bronquiolitis. Otras enfermedades que pueden plantear problemas de diagnóstico diferencial con la bronquiolitis son la fibrosis quística, la tos ferina, la bronconeumonía y la obstrucción de la tráquea por cuerpos extraños.
OBSERVACIONES COMPLEMENTARIAS: El objetivo de la asistencia de estos niños es conservar sus energías promoviendo el reposo y reduciendo el temor y la ansiedad; facilitar la respiración con oxígeno y humedad; modificar la posición de forma que el niño se encuentre cómodo, e inducir el drenaje de las secreciones o su aspiración en caso necesario. La fiebre suele controlarse manteniendo fresca la atmósfera de la tienda de humedad y administrando antipiréticos si es preciso. Para evitar el enfriamiento del niño en el ambiente húmedo hay que cambiarle con frecuencia sus ropas y las sábanas. Deben controlarse continuamente los signos vitales y la auscultación pulmonar para detectar cualquier índice precoz de distrés respiratorio. Los niños con infecciones bacterianas deben ser sometidos a aislamiento para evitar la contaminación cruzada.

**BRONQUIOLO** (*bronchiole*) Pequeño conducto aéreo del sistema respiratorio que parte de los bronquios y se dirige a los lóbulos pulmonares. Los bronquiolos dan lugar a dos divisiones: los bronquiolos terminales, que transportan el aire inspirado desde los bronquios a los bronquiolos respiratorios y los gases de desecho espirados de los bronquiolos respiratorios a los bronquios y los bronquiolos respiratorios que tienen una función similar facilitando el intercambio de aire y gases de desecho entre los conductos alveolares y los bronquiolos terminales.

**BRONQUIOLO RESPIRATORIO** (*respiratory bronchiole*) V. **bronquiolo**.

**BRONQUIOLO TERMINAL** (*terminal bronchiole*) V. **bronquiolo**.

**BRONQUITIS** (*bronchitis*) Inflamación aguda o crónica de las membranas mucosas del árbol traqueobronquial. La bronquitis aguda se caracteriza por tos húmeda, fiebre, hipertrofia de las estructuras secretoras de moco y dolor torácico. Se debe a la extensión de una infección vírica de las vías respiratorias superiores a los bronquios y se observa con frecuencia después de infecciones típicamente infantiles como el sarampión, la tosferina, la difteria y la fiebre tifoidea. El tratamiento consiste en reposo en cama y administración de aspirina, expectorantes y los antibióticos adecuados. La **bronquitis crónica** se distingue por el acúmulo de un exceso de secreción de moco en los bronquios con tos húmeda durante un mínimo de tres meses consecutivos en por lo menos dos años sucesivos. Otros síntomas son infecciones torácicas frecuentes, cianosis, hipoxemia, hipercapnia y una marcada tendencia hacia el desarrollo de cor pulmonale e insuficiencia respiratoria. Entre las causas de bronquitis crónica destacan el hábito de fumar, la polución atmosférica, las infecciones crónicas y las malformaciones bronquiales que distorsionan suficientemente las estructuras como para interferir con el drenaje de las secreciones. Se trata de una enfermedad que afecta sobre todo al adulto pero es una complicación frecuente de la fibrosis quística infantil. El tratamiento comprende el abandono del hábito de fumar, la no utilización de irritantes de las vías respiratorias, drenaje postural y administración de expectorantes. Actualmente no se reco-

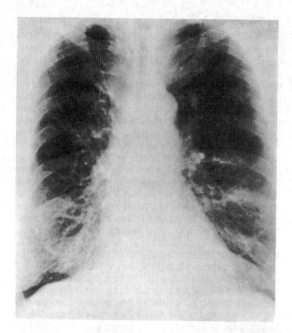

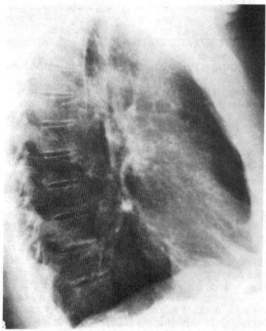

**BRONQUITIS CRONICA. Radiografías posteroanterior (A) y lateral (B).** Se aprecia un esfuerzo generalizado de la trama broncovascular, sin signos de hipertensión pulmonar. El aumento de la transparencia de la mitad superior del pulmón derecho corresponde probablemente a una fase inicial del enfisema. Varón de 55 años, fumador, que presentaba tos crónica productiva, sobre todo por las mañanas y creciente disnea de esfuerzo.

mienda el empleo profiláctico de antibióticos, esteroides ni tratamientos de desensibilización.

**BRONQUITIS CRÓNICA** (*chronic bronchitis*) Proceso respiratorio incapacitante muy frecuente que se caracteriza por un gran aumento de la producción de moco en las glándulas traqueobronquiales y que da lugar a tos con expectoración durante al menos tres meses al año durante más de dos años consecutivos.

OBSERVACIONES: Esta enfermedad está estrechamente relacionada con el consumo de tabaco y los agentes polucionantes ambientales y ocupacionales. Antiguamente se observaba casi exclusivamente en varones, aunque en la actualidad se ha extendido a los dos sexos a causa del aumento en el número de mujeres fumadoras. La característica común de la enfermedad es la tos productiva, que con frecuencia se acompaña de sibilantes y que se continúa con disnea progresiva al ejercicio, infecciones respiratorias purulentas de repetición, estrechamiento y obstrucción de las vías aéreas y, con frecuencia, fracaso respiratorio. La complicación más importante es el cor pulmonale con insuficiencia ventricular derecha. Algunos enfermos pueden desarrollar secundariamente policitemia a causa de la hipoxia crónica. Las crisis agudas de insuficiencia respiratoria, que se caracterizan por respiraciones rápidas y trabajosas, fase espiratoria prolongada, tos prominente y cianosis han hecho que estos enfermos sean denominados «congestionados azules». En los análisis de laboratorio se encuentra un aumento del hematócrito, hipoxemia con o sin acidosis respiratoria, pruebas hepáticas alteradas por la insuficiencia ventricular derecha y la congestión hepática, presencia de bacterias patológicas en el esputo, pruebas anormales de función pulmonar y, con frecuencia, signos radiológicos de engrosamiento bronquial y enfisema.

INTERVENCIÓN: Habitualmente se prescriben antibióticos de amplio espectro, como la ampicilina o la eritromicina, durante la fase aguda de exarcebación sintomática. Para evitar el empeoramiento de la enfermedad se administran broncodilatadores, como la teofilina o el metaproterenol, al igual que fármacos simpaticomiméticos, como la termutalina. La insuficiencia cardiaca se trata con restricción de sodio, diuréticos y, si es necesario, digitálicos.

OBSERVACIONES COMPLEMENTARIAS: Es absolutamente esencial que el enfermo deje de fumar y evite la exposición a inhalantes tóxicos o aerosoles para el cabello, insecticidas en aerosol o irritantes y venenos ocupacionales. Los enfermos con bronquitis crónica deben ser inmunizados frente a la gripe y las infecciones neumocócicas. El empleo de oxígeno a flujo bajo en el domicilio puede hacer necesaria la educación y vigilancia del enfermo a este respecto. Con frecuencia están indicados el ejercicio moderado, especialmente el andar, la fisioterapia torácica y el drenaje postural, por lo que es necesario orientar a las familias de estos enfermos acerca de estas pautas terapéuticas. V. también **pulmonar obstructiva crónica, enfermedad; cor pulmonale; enfisema; insuficiencia respiratoria.**

**BROWM-SÉQUARD, TRATAMIENTO DE** (*Brown-Séquard's tratament*) V. **organoterapia.**

**BROWN-SÉQUARD, SÍNDROME DE** (*Brown-Séquard*

*syndrome)* Trastorno neurológico traumático debido a la compresión de un lado de la médula espinal por encima de la décima vértebra torácica que se caracteriza por parálisis espástica del lado lesionado del cuerpo con pérdida del sentido postural y desaparición de las sensaciones de dolor y calor en el otro lado.

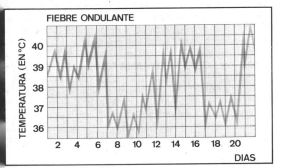

**FIEBRE ONDULANTE**

BRUCELOSIS. **Gráfica de la temperatura. En esta enfermedad infecciosa la fiebre es ondulante (aumenta durante varios días para descender después, repitiéndose varias veces el ciclo).**

**BRUCELOSIS** *(brucellosis)* Enfermedad producida por una de las diversas especies del cocobacilo gramnegativo *Brucella*. Tiene particular incidencia en las zonas rurales entre granjeros, veterinarios, trabajadores de mataderos, carniceros y obreros de fábricas de embutidos. Es en principio una enfermedad de animales que afecta a la vaca, al cerdo y la cabra y el hombre la adquiere ingiriendo leche o productos lácteos contaminados a través de heridas cutáneas. Se caracteriza por fiebre, escalofríos, sudoración, malestar general y debilidad. La fiebre suele ser ondulante, aumentando por la noche y desapareciendo por el día y se produce en intervalos separados por períodos de remisión. Entre otros signos y síntomas destacan la anorexia con pérdida de peso, cefalea, dolores musculares y articulares y aumento de tamaño del bazo. En algunos pacientes la enfermedad sigue un curso agudo pero casi siempre tiene una evolución crónica con recidivas durante meses o años. Aunque la brucelosis rara vez es por sí misma una enfermedad fatal, su tratamiento es importante ya que da lugar a complicaciones graves como neumonía, meningitis y encefalitis. La terapéutica de elección es la tetraciclina con estreptomicina y también es fundamental el reposo en cama. Denominada también **Malta, fiebre de; mediterránea, fiebre; ondulante, fiebre**. V. también **abortiva, fiebre**.

**BRUCELLA ABORTUS** *(Brucella abortus)* V. **abortiva, fiebre**.

**BRUDZINSKI, SIGNO DE** *(Brudzinski's sign)* Flexión involuntaria de la rodilla que se produce cuando se flexiona pasivamente el cuello y que es típica de los pacientes con meningitis.

**BRUSHFIELD, MANCHAS DE** *(Brushfield's spots)* Manchas puntiformes de color blanco o amarillo claro que se observan en el iris de los niños con síndrome de Down. También pueden verse en algunos niños normales pero su ausencia ayuda a descartar el diagnóstico de mongolismo.

**BRUTON, AGAMMAGLOBULINEMIA DE** *(Bruton's agammaglobulinemia)* Trastorno hereditario ligado al sexo que se caracteriza por la ausencia de gammaglobulina en la sangre. Las personas afectadas sufren deficiencia de

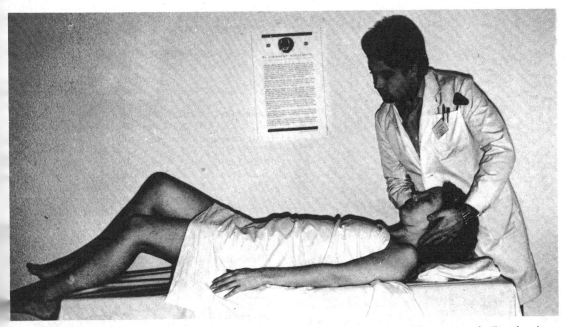

BRUDZINSKI, **signo de. Flexión secundaria de las rodillas al querer flexionar la cabeza del paciente en decúbito dorsal.**

anticuerpos y presentan una gran susceptibilidad a las infecciones de repetición. Consultar la voz **agammaglobulinemia**. V. también **gammaglobulina**.

**BRUXISMO** *(bruxism)* Frotamiento compulsivo e inconsciente de los dientes, especialmente durante el sueño, o como mecanismo de liberación de la tensión durante períodos de gran estrés en las horas de vigilia. Denominado también **bruxomanía**.

**BRUXOMANÍA** *(bruxomania)* V. **bruxismo**.

**BRYANT, TRACCIÓN DE** *(Bryant's traction)* Mecanismo ortopédico que se utiliza únicamente en lactantes para inmovilizarles las dos extremidades inferiores en el tratamiento de la fractura de fémur o en la corrección de luxación congénita de cadera. Está constituido por una férula de tracción conectada a unas pesas con un sistema de poleas unido a unas placas de escayola adaptadas a los pies del niño. El sistema de tracción eleva las extremidades inferiores hasta una posición vertical cuando el paciente está en decúbito supino, de manera que formen con el tronco un ángulo recto. El peso aplicado al mecanismo de tracción suele ser inferior a los 15 kg. Consultar la voz **Buck, tracción de**.

**BUBÓN** *(bubo)* Ganglio linfático inflamado muy aumentado de tamaño que suele localizarse en la axila o la ingle y que se asocia con enfermedades tales como el chancroide, el linfogranuloma venéreo y la peste. El tratamiento consiste en la administración de antibióticos inespecíficos, aplicación de calor húmedo y a veces incisión quirúrgica para su drenaje.

**BUCAL** *(buccal)* Perteneciente o relativo al interior de las mejillas, la superficie de los dientes o la zona de las encías situada junto a las mejillas.

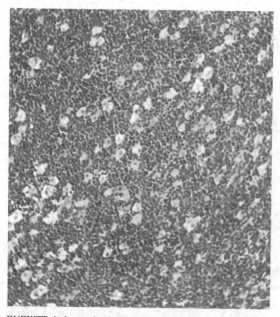

BURKITT, linforma de. A pequeño aumento se observa la imagen en «cielo estrellado» (biopsia de los ganglios).

**BUCCINADOR, MÚSCULO** *(buccinator)* Principal músculo de la mejilla y uno de los 12 de la boca. Se origina por arriba en el maxilar y por debajo en la mandíbula y se inserta en los labios; su superficie externa está cubierta por la aponeurosis bucofaríngea y la bola de Bichat. En su porción más profunda es atravesado por el conducto de la glándula parótida a nivel del segundo molar superior. El músculo buccinador está inervado por las ramas bucales del nervio facial y su función es la compresión de la mejilla actuando como un músculo accesorio importante de la masticación cuya misión es situar los alimentos bajo los dientes.

**BUCK, TRACCIÓN CUTÁNEA DE** *(Buck's skin traction)* Procedimiento ortopédico que aplica tracción a la extremidad inferior con las caderas y rodillas extendidas. Se utiliza en el tratamiento de las contracturas de cadera y rodilla, en el posicionamiento e inmovilización posoperatorios y en ciertos procesos patológicos de cadera y rodilla. Este tipo de tracción puede ser unilateral, extendiéndose a una pierna sólo, o bilateral, incluyendo a las dos.

**BUCK, TRACCIÓN DE** *(Buck's traction)* Uno de los mecanismos ortopédicos más frecuentes que permite ejercer tracción en las extremidades inferiores con un sistema de pesas y poleas. La tracción de Buck, que puede ser unilateral o bilateral, se utiliza para inmovilizar, posicionar y alinear la extremidad inferior en el tratamiento de contracturas y enfermedades de cadera y rodilla. El mecanismo suele estar constituido por una barra de metal que se extiende desde una férula colocada en los pies de la cama del paciente y que sirve para sujetar pesas de tracción fijas por medio de un sistema de poleas a una escayola previamente colocada en la estructura corporal afectada. Consultar la voz **Bryant, tracción de**.

**BUCO-** *(bucco-)* Prefijo que significa «relativo a la boca o a la mejilla»: *bucocervical, bucodistal, bucogingival*.

**BUCOFARÍNGEO** *(buccopharyngeal)* Relativo a la mejilla y la faringe o a la boca y la faringe.

**BUDD-CHIARI, SÍNDROME DE** *(Budd-Chiari syndrome)* Trastorno de la circulación hepática con marcada obstrucción venosa que produce aumento de tamaño del hígado, ascitis, gran formación de vasos colaterales e hipertensión portal grave. Denominado también **Chiari, síndrome de; Rokitansky, enfermedad de**.

**BUERGER, ENFERMEDAD DE** *(Buerger's disease)* V. **tromboangeitis obliterante**.

**BULBO OCULAR** *(bulbus oculi)* V. **ojo**.

**BULBO RAQUÍDEO** *(medulla oblongata)* Porción de la médula que se prolonga desde el foramen magnum hasta la protuberancia anular. Es una de las tres regiones del tronco del encéfalo y está constituido fundamentalmente por sustancia blanca y una pequeña cantidad de sustancia gris. Contiene los centros cardiaco, vasomotor y respiratorio del cerebro y su lesión suele ser fatal. Consultar la voz **mesencéfalo**.

**BULBOURETRAL, GLÁNDULA** *(bulbourethral gland)* Una de las pequeñas glándulas genitourinarias situadas a ambos lados de la glándula prostática y que drenan a la uretra. Segregan uno de los principales componentes del líquido seminal.

**-BULIA** *(-bulia)* Sufijo que significa «relativo a la voluntad»: *abulia, parabulia, hiperbulia*.

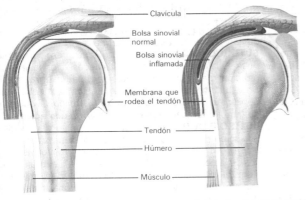

BURSITIS. Diferencia entre una articulación del hombro normal y una articulación afectada de bursitis.

Clavícula

Bolsa sinovial normal

Bolsa sinovial inflamada

Membrana que rodea el tendón

Tendón

Húmero

Músculo

Articulación normal

Articulación afectada de bursitis

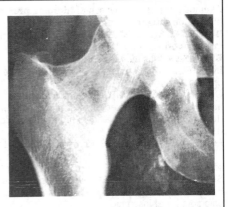

BURSITIS. Imagen radiológica de una calcificación aguda en una bursitis en el hueso isquion. En esta zona es bastante frecuente la inflamación de la bolsa a causa de los traumatismos.

**BULIMIA** (bulimia) Deseo insaciable de comer que suele caracterizarse por episodios de ingestión continuada de alimentos seguidos por otros de depresión nerviosa y autoprivación.

**BULLA** (bulla) Vesícula de pared fina que se forma en la piel o las membranas mucosas, de más de un centímetro de diámetro y con un contenido líquido claro, seroso. Consultar la voz **vesícula**.

**BUNDO** (-bund) Sufijo que significa «con tendencia a» algo que se especifica: furibundo, moribundo.

**BUNYAMWERA, ARBOVIRUS** (Bunyamwera arbovirus) Grupo de virus transmitidos por artrópodos que infectan al hombre y son transportados por mosquitos desde sus huéspedes habituales que son los roedores. Producen una enfermedad leve caracterizada por cefalea, debilidad, febrícula, mialgia y erupción cutánea. La convalecencia es prolongada. Se han observado brotes epidémicos en Norteamérica, Sudamérica, África y Europa.

**BUPIVACAÍNA, CLORHIDRATO DE** (bupivacaine hydrochloride) Anestésico local.

INDICACIONES: Bloqueo anestésico caudal, epidural, periférico o simpático.

CONTRAINDICACIONES: Hipersensibilidad conocida a este fármaco o a cualquier otra anestésica amida.

EFECTOS SECUNDARIOS: Entre las reacciones secundarias más graves se encuentran los trastornos del sistema nervioso central, la depresión cardiovascular y las reacciones de hipersensibilidad. Los efectos adversos varían dependiendo del estado del paciente, la dosificación y la vía de administración.

**BURETA** (buret, burette) Utensilio de laboratorio utilizado para distribuir diversos volúmenes con exactitud.

**BURKITT, LINFOMA DE** (Burkitt's lymphoma) Neoplasia maligna compuesta por células linforreticulares indiferenciadas que forman una gran lesión osteolítica en la mandíbula o, en los niños, una masa abdominal. El tumor, que se observa sobre todo en África central, constituye típica-

mente una masa de color blanco grisáceo, de consistencia blanda que a veces contiene zonas de hemorragia y necrosis. Suele afectar al sistema nervioso central y puede extenderse también a otros órganos. Se piensa que el agente causal de este linfoma puede ser el virus de Epstein-Barr, de la familia de los herpesvirus. Con quimioterapia suele conseguirse una rápida normalización de la lesión osteolítica con curación completa de la enfermedad —recibe este nombre en honor de su descubridor, el Dr. Burkitt. Denominado también **linfoma africano; Burkitt, tumor de**.

**BURKITT, TUMOR DE** (Burkitt's tumor) V. **Burkitt, linfoma de**.

**BUROW, SOLUCIÓN DE** (Burow's solution) Preparado líquido que contiene sulfato de aluminio, ácido acético, carbonato cálcico precipitado y agua, que se utiliza como astringente tópico, antiséptico y antipirético en el tratamiento de diversas enfermedades de la piel. Denominada también **acetato de aluminio, solución de**.

**BURSA OLECRANIANA** (olecranon bursa) Bolsa del codo.

**BURSITIS** (bursitis) Inflamación de la bolsa, una estructura de tejido conjuntivo que rodea a ciertas articulaciones. Debe ser precipitada por una artritis, una infección, una lesión traumática o un esfuerzo o ejercicio físico excesivo. El síntoma principal es un dolor intenso en la articulación afecta, particularmente con el movimiento. Los objetivos del tratamiento de la bursitis son controlar el dolor y mantener la movilidad articular. Una medida que se utiliza con frecuencia para combatir el dolor agudo es la inyección intrabursal de un adrenocorticosteroide, seguido por una infusión de procaína. Otros elementos terapéuticos que se emplean con frecuencia son los analgésicos, los agentes antiinflamatorios, la aplicación de frío y la inmovilización de la articulación inflamada. Una vez ha desaparecido el proceso inflamatorio es conveniente la aplicación de calor local. En los casos crónicos a veces es necesario intervenir quirúrgicamente para eliminar depósitos de sangre.

Algunos tipos de bursitis son el **higroma prerrotuliano** y el **codo de minero**. V. también **reumatismo**.

**BUSCHKE, ENFERMEDAD DE** *(Buschke's disease)* V. **criptococosis**.

**BUSULFÁN** *(busulfan)* Agente alquilante.

INDICACIONES: Tratamiento de la leucemia mieloide crónica.

CONTRAINDICACIONES: Radiación, disminución del número de neutrófilos y plaquetas, administración simultánea de medicación antineoplásica o hipersensibilidad conocida a este fármaco.

EFECTOS SECUNDARIOS: Entre los efectos secundarios más graves destacan la depresión de la médula ósea, náuseas intensas y diarrea. Es frecuente la amenorrea.

**BUTABARBITAL SÓDICO** *(butabarbital sodium)* Sedante.

INDICACIONES: Tratamiento de la ansiedad, la tensión emocional y el insomnio.

CONTRAINDICACIONES: Porfiria, trastornos convulsivos o hipersensibilidad conocida a este fármaco.

EFECTOS SECUNDARIOS: Entre los efectos secundarios más graves destacan la ictericia, las erupciones cutáneas y la excitación paradójica.

**BUTANOICO, ÁCIDO** *(butanoic acid)* V. **butírico, ácido**.

**BUTAPERAZINA, MALEATO DE** *(butaperazine maleate)* Agente antipsicótico.

INDICACIONES: Tratamiento de la esquizofrenia y el síndrome cerebral crónico.

CONTRAINDICACIONES: Depresión de la médula ósea, administración simultánea de un antiadrenérgico o hipersensibilidad conocida a este fármaco u otras fenotiacinas. No debe administrarse a niños menores de 12 años.

EFECTOS SECUNDARIOS: Entre los efectos secundarios más graves destacan las erupciones cutáneas, la leucopenia, la disquinesia tardía y la ictericia.

**BUTÍLICO, ALCOHOL** *(butyl alcohol)* Líquido claro derivado de ciertas melazas.

**BUTILO** *(butyl)* Radical de hidrocarburo cuyos compuestos se obtienen del petróleo. Los compuestos del butilo, algunos de los cuales son tóxicos e irritantes, se utilizan en diversas aplicaciones industriales y médicas, incluida la anestesia.

**BUTIR-** *(butyr-)* Prefijo que significa «relativo a la mantequilla»: *butiráceo, butírico, butirinasa*.

**BUTÍRICO, ÁCIDO** *(butyric acid)* Ácido graso que se produce en la mantequilla rancia, las heces, la orina, la perspiración y, en cantidades traza, en el bazo y la sangre. El ácido butírico se utiliza en la preparación de sustancias saborizantes, aceites emulsionantes y fármacos. Denominado también **butanoico, ácido; propilfórmico ácido**.

**BUTIROFENONA** *(butyrophenone)* Agente perteneciente a un pequeño grupo de tranquilizantes mayores que se utiliza para tratar la psicosis, disminuir los síntomas coreicos de la corea de Huntington y los tics y la coprolalia del síndrome de Gilles de la Tourette. También se emplea en la neuroleptoanestesia. Los dos butirofenonas más importantes son el haloperidol y el droperidol. Los butirofenonas son farmacológica y clínicamente similares a las fenotiacinas.

**BUTORFANOL, TARTRATO DE** *(butorphanol tartrate)* Narcótico parenteral de la familia del fenantreno que se utiliza como premedicación quirúrgica y como componente analgésico de la anestesia equilibrada. Hace desaparecer el dolor de forma casi inmediata cuando se administra por vía intravenosa y tarda en hacer efecto unos 10 minutos cuando se emplea la vía intramuscular (con una actividad máxima a los 30-60 minutos) por lo que se utiliza como analgésico para combatir el dolor moderado o intenso que se asocia con las intervenciones quirúrgicas. No debe administrarse a personas con hipersensibilidad conocida a los fenantrenos con dependencia de narcóticos ya que puede provocar síntomas de abstinencia. La combinación del butorfanol con otros narcóticos puede producir toxicidad.

**C** *(C)* Abreviatura del **carbono**.

**C** Símbolo de vértebra cervical, que se acompaña generalmente del número romano que le corresponde por su situación: *C VI* (sexta vértebra cervical).

**Ca** *(Ca)* Símbolo químico del **calcio**.

**CABELLO** *(capillus)* Cualquier pelo del cuero cabelludo. Conjunto de todos ellos.

**CABESTRILLO** *(sling restraint)* Dispositivo terapéutico, casi siempre de fieltro, que se utiliza para facilitar la inmovili-

zación de pacientes, por lo general ortopédicos, sometidos a tracción. El dispositivo se sitúa sobre la pelvis para reducir su movilidad en las tracciones de las extremidades superiores o sobre la región abdominal como sistema de contratracción cuando se ha colocado una tracción de Dunlop. En las tracciones de las extremidades inferiores se une a los dos lados de la cama y en la tracción de Dunlop al lado opuesto de la misma. Si este último sistema se asocia con una férula de Bradford, el cabestrillo se fija bajo la fé-

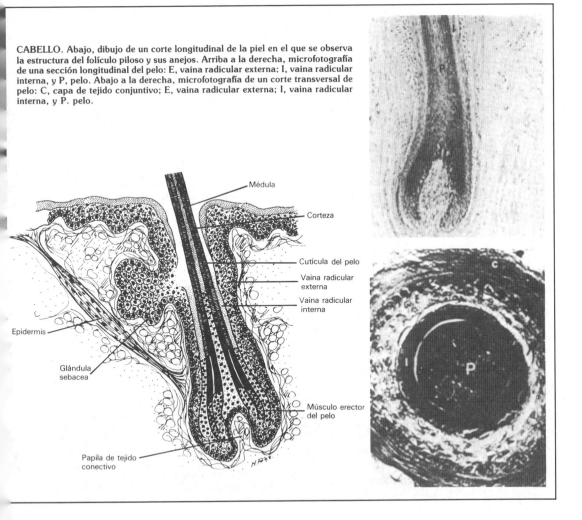

**CABELLO.** Abajo, dibujo de un corte longitudinal de la piel en el que se observa la estructura del folículo piloso y sus anejos. Arriba a la derecha, microfotografía de una sección longitudinal del pelo: E, vaina radicular externa; I, vaina radicular interna, y P, pelo. Abajo a la derecha, microfotografía de un corte transversal de pelo: C, capa de tejido conjuntivo; E, vaina radicular externa; I, vaina radicular interna, y P. pelo.

Médula

Corteza

Cutícula del pelo

Vaina radicular externa

Vaina radicular interna

Epidermis

Glándula sebacea

Músculo erector del pelo

Papila de tejido conectivo

rula. Este sistema no suele utilizarse con la suspensión equilibrada, la tracción de Cotrel, la tracción alofemoral ni la tracción alopélvica.

**CABESTRILLO MANDIBULAR** *(mandibular sling)* Conexión entre los maxilares superior e inferior constituida por los músculos masetero y pterigoideos en el ángulo de la mandíbula. Cuando la boca se abre y se cierra, la mandíbula se desplaza en torno a un centro de rotación constituido por el cabestrillo mandibular y el ligamento esfenomandibular.

**CABEZA FLOTANTE** *(floating head)* Cabeza fetal no encajada.

**CABEZA Y CUELLO, CÁNCER DE** *(head and neck cancer)* Cualquier neoplasia maligna de las vías aerodigestivas superiores, estructuras faciales y cuello que se presenta en forma de masa, ulceración o lesión plana y que por lo general produce síntomas precoces. Las neoplasias de la cavidad oral, labios y lengua comienzan típicamente como una tumoración o una úlcera que no cicatriza y casi siempre corresponden a carcinomas epidermoides que afectan al hombre por encima de los 60 años; los factores predisponentes más importantes son el alcoholismo crónico, el uso excesivo del tabaco, la mala higiene oral, la sífilis y el síndrome de Plummer-Vinson. Las neoplasias malignas de los senos nasales y paranasales, que casi siempre son de tipo epidermoide, producen una secreción sanguinolenta con obstrucción respiratoria y dolor facial y dental. Los tumores nasofaríngeos, predominantemente carcinomas indiferenciados y de células escamosas, afectan sobre todo a sujetos orientales y se asocian con obstrucción nasal, otitis media serosa, sordera, linfadenopatía y afectación de los pares craneales. Las neoplasias orofaríngeas y amigdalares que suelen ser carcinomas de células escamosas y con menor frecuencia linfomas, producen disfagia, dolor, disnea y trismo. La mayoría de los tumores hipofaríngeos y laríngeos son carcinomas que producen ronquera (disfonía), disfagia, disnea, tos y adenopatía cervical. Los carcinomas de las glándulas salivares asientan sobre todo en la glándula parótida y suelen producir parálisis facial. El cáncer mandibular que incluye el osteosarcoma, extraordinariamente doloroso, el tumor de células gigantes que no suele doler, el sarcoma de Ewing y el ameloblastoma, puede erosionar los tejidos gingivales produciendo una úlcera intraoral y a veces fracturas patológicas. Las neoplasias auditivas afectan casi siempre a la oreja, inciden generalmente en personas de más de 50 años y suelen corresponder a carcinomas de células escamosas que producen dolor, sordera y parálisis del nervio facial. Los cánceres de las glándulas lacrimales, los sacos lacrimales y las glándulas paratiroideas son raros, pero los de estas últimas producen con frecuencia hipercalcemia, hipercalciuria, cálculos renales y afectación renal y ósea. Los tumores del ojo, como el melanoma maligno que afecta a personas de más de 50 años y el retinoblastoma que se da en niños, también son raros. Los tumores de cabeza y cuello se diagnostican por la exploración clínica y mediante estudios radiológicos, tomográficos, biopsias, arteriografías, tinción supravital de las lesiones y citología. Las modalidades terapéuticas fundamentales son la cirugía y la radioterapia, pero a veces dan lugar a pro-

**Tumores de cabeza y cuello (epidemiología y factores etiológicos)**

| | |
|---|---|
| Incidencia | Varía del 5 al 50 % de cánceres |
| Edad | 60-70 años |
| Sexo | H/M = 10/1 |
| Etiología | Tabaco en cualquier forma |
| | Frecuente exposición a los rayos solares |
| | Deficiente higiene bucal |
| | Alcohol |
| Estados precancerosos | Fibrosis subepitelial |
| | Glositis luética crónica |
| | Leucoplasia |
| | Liquen plano |
| | Ulceraciones traumáticas |

**Tumores de cabeza y cuello (orden de su frecuencia)**

1. Laringe
2. Lengua
3. Labio
4. Paladar
5. Orofaringe
6. Suelo de la boca
7. Hipofaringe
8. Faringe (no especificada de otra manera)
9. Nasofaringe
10. Glándulas salivales

blemas de la deglución y la dicción; la eficacia de la quimioterapia se ve limitada por el mal estado nutricional de muchos pacientes con lesiones de cabeza y cuello. Con frecuencia para corregir las deformidades y restablecer la función en pacientes sometidos a tratamiento quirúrgico o radioterapia de un tumor de cabeza o cuello es necesaria la cirugía plástica y el empleo de diversas prótesis.

**CABOT, FÉRULA DE** *(Cabot's splint)* Férula metálica que se coloca por detrás de los muslos y las piernas como medio de sostén.

**CAC-, CACO-** *(cac-, caco-)* Prefijo que significa «enfermo, malo»: *cacodoncia, cacogeusia, cacosmia.*

**CACODEMONOMANÍA** *(cacodemonomania)* Trastorno mental que consiste en que el paciente se cree poseído por un espíritu demoníaco.

**CACOFONÍA** *(cacophony)* Sonido desagradable o discordante o una mezcla de distintos sonidos confusos o incoherentes.

**CADÁVER** *(cadaver)* Cuerpo muerto que se utiliza para su disección y estudio.

**CADENA** *(chain)* **1.** Formación de varias unidades conectadas entre sí según un patrón lineal, como por ejemplo una cadena polipeptídica de aminoácidos o una cadena de átomos que constituyen una molécula química. **2.** Grupo de bacterias aisladas unidas entre sí, como los estreptococos constituidos por una cadena de cocos. **3.** Relación seriada de ciertas estructuras esencial para su funcionamiento, como es el caso de la cadena de huesecillos en el oído medio. Cada uno de estos huesecillos se mueve sucesivamente en respuesta a la vibración de la membrana timpánica transmitiendo el estímulo auditivo a la ventana oval. V. también **ligadura en cadena.**

**CADENA, REACCIÓN EN** *(chain reaction)* **1.** (Química) Reacción que conduce a la formación de un compuesto neesario para la continuación de ese mismo proceso, como ucede por ejemplo en las reacciones en cadena de la glucólisis en las cuales cada producto formado es esencial para el mantenimiento de la reacción y el catabolismo normal de la glucosa. **2.** (Física). Reacción que se autoperpetúa mediante la fisión proliferante de los núcleos y la liberación de partículas atómicas que provocan nuevas fusiones nucleares.

**CADENA, REFLEJO EN** (chain reflex) Serie de reflejos cada uno de los cuales es estimulado por el precedente.

**CADENA CERRADA** (closed-chain) (Química orgánica). Dícese del compuesto cuyos átomos de carbono forman un anillo cerrado. Denominada también cíclica o aromática.

**CADERA** (hip) V. **coxa.**

**CADERA, ARTICULACIÓN DE LA** (hip joint) V. **coxofemoral, articulación.**

**CADERA, DISPLASIA CONGÉNITA DE** (congenital dysplasia of the hip) V. **cadera, luxación congénita de.**

**CADERA, LUXACIÓN CONGÉNITA DE** (congenital dislocation of the hip) Defecto ortopédico congénito en el que la cabeza del fémur no está en contacto con el acetábulo debido a que la falta de profundidad de éste favorece la dislocación. El tratamiento consiste en mantener el muslo en abducción constante para que la cabeza del fémur presione sobre el centro de la cavidad hasta hacer que pro-

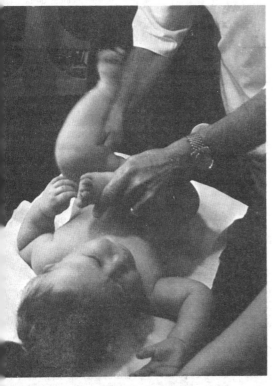

**CADERA, luxación congénita de. Gracias a la minuciosa exploración del recién nacido (la movilidad del miembro inferior está limitada), el médico puede diagnosticar este defecto ortopédico.**

fundice suficientemente. Denominado también **cadera, subluxación congénita de; displasia congénita de cadera.** V. también **Frejka, férula de.**

**CADERA, SUBLUXACIÓN CONGÉNITA DE** (congenital subluxation of the hip) V. **cadera, luxación congénita de.**

**CADERA, SUSTITUCIÓN DE LA** (hip replacement) Sustitución de la articulación de la cadera por una prótesis con objeto de evitar el dolor crónico y la rigidez que acompañan a la osteoartritis avanzada, a la degeneración articular o a la consolidación anormal de una fractura. Antes de la operación se enseña al paciente a andar con muletas y se inicia la administración de antibióticos. Bajo anestesia general se extirpan la cabeza, el cuello y parte de la diáfisis femoral y se borran los bordes del acetábulo; se coloca una prótesis de un material resistente, acero inoxidable o una aleación metálica dura con la forma de la cabeza del fémur, se fija a éste por medio de tornillos o de un cemento acrílico y se implanta un acetábulo metálico o de plástico. En el posoperatorio hay que poner una tracción continua con la pierna afecta en abducción y en línea con el tronco, lo que se consigue por medio de almohadas; hay que evitar la rotación externa de la pierna. La enfermera debe observar el estado de la circulación y de la función nerviosa del miembro operado en los primeros días del posoperatorio. Puede ser aconsejable usar una media elástica y administrar anticoagulantes. Las complicaciones más frecuentes son la infección, que obliga a retirar la prótesis, y la luxación. La marcha debe reanudarse gradualmente con paseos cortos. Se debe evitar la pedestación durante más de una hora; la flexión de 90° puede causar luxación de la prótesis. Después de ser dado de alta el enfermo debe continuar realizando un programa de ejercicios destinados a mantener la movilidad de la cadera y a fortalecer los músculos abductores.

**CADMIO (Cd)** (cadmium [Cd]) Elemento químico metálico de color blanco azulado que recuerda al latón. Su número atómico es 48 y su peso atómico, 112,40. Tiene numerosos usos industriales y antiguamente se utilizaba en la preparación de medicamentos los cuales actualmente han sido sustituidos por otros menos tóxicos. El bromuro de cadmio, que se utiliza en las técnicas de grabado, litografía y fotografía, puede producir importantes síntomas gastrointestinales cuando se deglute. El cadmio puede producir también intoxicación por inhalación de humo en procesos de laminación de metales o por ingestión de alimentos ácidos preparados y almacenados en recipientes recubiertos con cadmio como es el caso de la limonada que se conserva en ciertos tipos de latas metálicas.

**CADMIO, INTOXICACIÓN POR** (cadmium poisoning) Intoxicación derivada de la inhalación de humos de cadmio originados por la soldadura, el fundido u otros procesos industriales similares. Los síntomas son vómitos, disnea, cefalea, postración, edema pulmonar y posiblemente algunos años después cáncer. El tratamiento de la intoxicación aguda consiste en la administración de líquidos intravenosos y oxígeno hiperbárico.

**CAFÉ** (coffee) Semillas secas de los árboles *Coffea arabica, C. liberica* y *C. robusta* originarios según se piensa de África pero existentes en la actualidad en la mayor parte de las zonas tropicales. Contiene el principio activo cafeí-

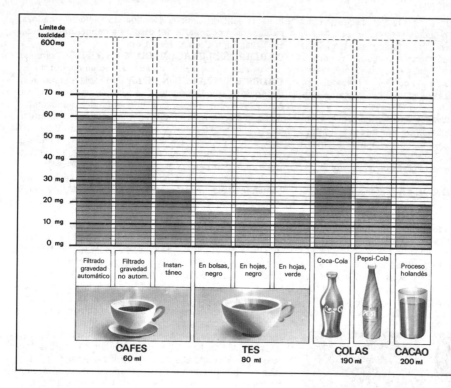

**CAFEÍNA.** Sustancia estimulante que disminuye el tiempo de reacción y aumenta el ritmo cardíaco y la diuresis. La cantidad de cafeína (señalada en los cuadros más oscuros) contenida en diversos productos y bebidas depende del tipo de bebida, de la forma de prepararla y de la cantidad ingerida.

na y la infusión es de utilidad en las cefalalgias, asma crónico y envenenamiento por opio.

**CAFEÍNA** *(caffeine)* Estimulante del sistema nervioso central.
INDICACIONES: Tratamiento de la migraña, el adormecimiento y la fatiga mental.
CONTRAINDICACIONES: Debe utilizarse con precaución en pacientes con cardiopatías y úlcera gástrica. No debe utilizarse si existe hipersensibilidad conocida a este fármaco.
EFECTOS SECUNDARIOS: Entre los más graves figuran la taquicardia y la diuresis. Son frecuentes los trastornos gastrointestinales, inquietud e insomnio.

**-CAÍNA** *(-caine)* Sufijo que sirve para denominar los anestésicos alcaloides sintéticos: *isocaína, meticaína, neurocaína.*

**CAL** *(lime)* Óxido o hidróxido de calcio utilizado en la purificación de aguas, refinamiento del azúcar, alcantarillado y manufacturación de escayolas y fertilizantes.

**CAL SODADA** *(baralyme [BL])* Compuesto químico utilizado para la absorción del dióxido de carbono espirado en el sistema de reciclaje respiratorio en la anestesia por circuito cerrado. Denominada también **baralyme.**

**CALABAR, NÓDULOS DEL** *(calabar swelling)* Trastorno caracterizado por la aparición de nódulos subcutáneos que aparecen y desaparecen y son producidos por una filaria parasitaria endémica de África central y occidental. Estos nódulos migran con el gusano a través del cuerpo a una velocidad de aproximadamente 1 cm por minuto y suelen alcanzar el tamaño de un huevo pequeño. A veces el gusano se desplaza bajo la conjuntiva del ojo y puede vivir en la cámara ocular anterior. El tratamiento consiste en la administración oral de dietil carbamacina que destruye los gusanos adultos y su prole. Pueden administrarse antihistamínicos y otros medicamentos. Una forma del trastorno se conoce como **Loa loa.** V. también **loiasis.**

**CALAMBRE** *(cramp)* **1.** Contracción espasmódica y, casi siempre, dolorosa de uno o más músculos. **2.** Dolor similar al que produce un calambre muscular. Algunos tipos de calambre son el calambre del recolector de caña, el calambre del bombero, el calambre del minero, el calambre del fogonero, el calambre del escritor, la dismenorrea, el calambre por frío, el calambre por inmovilización, el calambre por calor y la tortícolis.

---

**Algunos tipos de calambre y su tratamiento**

**Calambre en la mano**
Estirar los dedos suave pero enérgicamente y, a continuación, aplicar masaje en toda la zona afectada.

**Calambre en el pie**
Tirar suavemente del pie, cogiendo éste por la punta, y ayudar al paciente a apoyar el pie en el suelo con el talón levantado. Luego, aplicar masaje en la zona afectada.

**Calambre en la pantorrilla**
Enderezar la rodilla y tirar con suavidad de la pierna del paciente. Seguidamente, aplicar masaje en la zona afectada.

**Calambre en el muslo**
Enderezar la rodilla y levantar la pierna del paciente poniendo una mano debajo del talón. Con la otra mano, presionar hacia abajo la rodilla. Después, aplicar masaje en la zona afectada.

**CALAMBRE DE LA ESPINILLA** *(shin splints)* Trastorno doloroso de la pierna producido por el estiramiento del músculo flexor largo de los dedos del pie que se produce tras una actividad atlética extenuante; en muchos casos se debe a un entrenamiento inadecuado. El tratamiento suele consistir en reposo y fisioterapia, aunque en algunos casos es necesaria la cirugía.

**CALAMBRE DEL BOMBERO** *(fireman's cramp)* V. **calambre por calor.**

**CALAMBRE DEL MINERO** *(miner's cramp)* V. **calambre por calor.**

**CALAMBRE POR CALOR** *(heat cramp)* Espasmo localizado en los brazos, las piernas o el abdomen producido por la depleción del contenido de agua y sal del organismo por agotamiento. Suele producirse tras un ejercicio físico enérgico en un ambiente muy caliente o en otras condiciones que provocan sudoración profusa y depleción de los líquidos y electrólitos corporales. Denominado también **calambre del bombero, calambre del minero.** V. también **agotamiento por calor.**

**CALAMINA** *(calamine)* Preparado en forma de polvo rosa inodoro que se utiliza como protector o astringente. A veces se usa también en forma de loción. Está compuesto de óxido de cinc con óxido férrico al 0,5 %.

**CALASIA** *(chalasia)* Relajación anómala o incompetencia del esfínter cardiaco del estómago que da lugar a reflujo del contenido gástrico en el esófago con regurgitación. El tratamiento conservador durante la lactancia consiste en administrar varias comidas pequeñas al día para evitar la distensión gástrica y mantener al niño en posición erecta mientras se le alimenta. Los síntomas y tratamiento de esta afección son similares a los de la hernia de hiato.

**CALC-** *(calc-)* **1.** Prefijo que significa «relativo a la cal o la piedra caliza». **2.** Prefijo que significa «relativo al talón»: *calcáneo, calcaneocavo, calcanodina.*

**CALCÁNEA, TUBEROSIDAD** *(calcaneal tuberosity)* Elevación transversal sobre la superficie plantar del calcáneo en la que se insertan el músculo abductor del meñique, el ligamento calcaneocuboideo y otros diversos músculos entre los que se incluyen el músculo abductor del dedo gordo y el flexor corto de los dedos del pie.

**CALCÁNEO** *(calcaneus)* Hueso del talón. El mayor de los huesos del tarso que se articula proximalmente con el astrágalo y distalmente con el cuboides.

**CALCÁNEO, REFLEJO TENDINOSO DEL** *(calcaneal tendon reflex)* V. **aquíleo, reflejo.**

**CALCANEODINIA** *(calcaneodynia)* Dolor del talón.

**CALCÁREO** *(calcareous)* Relativo al calcio o a la cal.

**CALCIFEDIOL** *(calcifediol)* Forma fisiológica de la vitamina D.

INDICACIONES: Tratamiento de la afectación ósea metabólica que acompaña a la insuficiencia renal crónica.

CONTRAINDICACIONES: Hipercalcemia, toxicidad por vitamina D o hipersensibilidad conocida a este fármaco.

EFECTOS SECUNDARIOS: Entre los más frecuentes se encuentran la toxicidad renal y las reacciones que se asocian con la hipercalcemia, como la calcificación de los tejidos blandos y ciertos trastornos del aparato digestivo y el sistema nervioso central.

**CALCIFEROL** *(calciferol)* Alcohol no saturado, cristalino, liposoluble, que se produce mediante la irradiación ultravioleta del ergosterol y se utiliza como suplemento dietético en la profilaxis y el tratamiento del raquitismo, la osteomalacia y otros trastornos hipocalcémicos. Se encuentra de forma natural en la leche y los aceites de hígado de pescado. V. también **raquitismo; viosterol.**

**CALCIFICACIÓN** *(calcification)* Acúmulo de sales de calcio en los tejidos. Normalmente alrededor del 99 % de todo el calcio que penetra en el organismo humano se deposita en los huesos y los dientes y el resto se disuelve en los líquidos corporales, incluida la sangre. Los trastornos que afectan al delicado equilibrio entre el calcio y otros minerales, la hormona paratiroidea y la vitamina D pueden condicionar el depósito de calcio en las arterias, riñones, alvéolos pulmonares y otros tejidos interfiriendo con las funciones habituales de dichos órganos. V. también **calcio; calcitonina; cálculo.**

**CALCIFICACIÓN AÓRTICA** *(calcific aortic disease)* Trastorno que se caracteriza por la formación de pequeños depósitos de calcio en la arteria aorta.

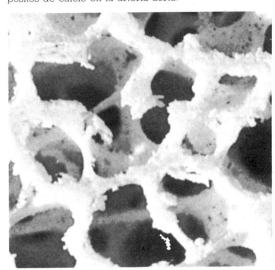

CALCIO. Corte de tejido óseo esponjoso visto con lupa.

**CALCIO (Ca)** *(calcium [Ca])* Elemento químico del grupo de los metales. Su número atómico es 12 y su peso atómico, 40. Su forma metálica es un sólido blanco, inflamable y algo más duro que el plomo. El calcio suele producirse por la electrólisis o la disociación térmica del cloruro cálcico. El carbonato cálcico es el compuesto de calcio más abundante y cuando se trata con ácido clorhídrico forma cloruro cálcico. Este elemento forma parte también de un compuesto natural, el yeso, que al calentarse, da lugar a la escayola de París y de la cianamida cálcica, un agente fertilizante del que se obtienen otros compuestos nitrogenados. El calcio es el quinto elemento por orden de abundancia en el organismo humano y se encuentra sobre todo en el hueso. El cuerpo necesita además iones de calcio para la transmisión de los impulsos nerviosos, la contracción muscular, la coagulación sanguínea, la función cardiaca y otros procesos. Este elemento también forma parte de los líquidos extracelulares y las células de los tejidos blandos. La ingestión diaria media de calcio del sujeto humano varía de 200 a 2.500 mg. Más del 90 % del calcio del organismo se almacena en el esqueleto, donde se intercambia constantemente con el que ya está presente en los líquidos intersticiales. El sistema endocrino controla la concentración de calcio ionizado en el plasma. Sólo una fracción del calcio plasmático se encuentra en forma ionizada y difusible y el resto está unido a las proteínas, especialmente la albúmina; es precisamente la porción ionizada y difusible la responsable de las alteraciones fisiológicas que acompañan a la hipocalcemia. Aproximadamente un tercio del calcio ingerido por el hombre es absorbido principalmente a nivel del intestino delgado. La vitamina D, la calcitonina y la hormona paratiroidea son esenciales en el metabolismo de este elemento y el grado de permeabilidad celular es inversamente proporcional a su concentración iónica. Cuando los niveles de calcio ionizado en el líquido extracelular son anormalmente elevados puede aparecer debilidad muscular, letargia y coma. Con una disminución relativamente pequeña de las cifras normales pueden desencadenarse crisis de tetania.

**CALCIO, BOMBA DE** *(calcium pump)* Mecanismo que requiere energía y que sirve para hacer pasar iones calcio a través una membrana celular desde una región con una baja concentración de dichos iones a otra con una concentración superior. Consultar la voz **bomba de sodio**.

**CALCITONINA** *(calcitonin)* Hormona producida por las células parafoliculares del tiroides que participa en la regulación del nivel de calcio en sangre y estimula la mineralización de los huesos. Un preparado sintético de la hormona se utiliza en el tratamiento de ciertas enfermedades óseas. La calcitonina reduce el nivel de calcio en sangre e inhibe la reabsorción ósea mientras que la hormona paratiroidea aumenta tanto el nivel de calcio en sangre como la reabsorción de hueso. La calcitonina potencia a corto plazo la formación ósea y produce disminuciones transitorias en el volumen y la acidez del jugo gástrico y la cantidad de amilasa y tripsina del jugo pancreático. Favorece también la excreción de fosfatos, sodio y calcio al disminuir su reabsorción en los túbulos renales. La secreción de calcitonina está regulada por la cantidad de calcio en el plasma y mediante una infusión de este elemento puede aumentarse la concentración de hormona circulante hasta dos o tres veces sus cifras basales. El hombre suele tener un nivel de calcitonina en plasma superior al de la mujer.

**CALCITRIOL** *(calcitriol)* Regulador del metabolismo del calcio.
INDICACIONES: Tratamiento de la hipocalcemia que se produce en pacientes sometidos a diálisis renal crónica.
CONTRAINDICACIONES: Hipercalcemia, signos de toxicidad por vitamina D o hipersensibilidad conocida a este fármaco.
EFECTOS SECUNDARIOS: Entre los más graves destacan la toxicidad renal y las reacciones que se asocian con la

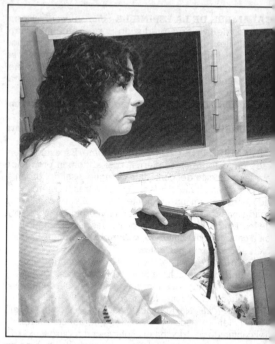

hipercalcemia como la calcificación de los tejidos blandos y determinados trastornos digestivos y del sistema nervioso central.

**CÁLCULO** *(calculus)* Concreción patológica formada por sales minerales. Suelen encontrarse en órganos huecos o conductos y pueden producir obstrucción o inflamación. Entre los diversos tipos se encuentran el **cálculo biliar** y el **cálculo renal**. Denominado también **piedra**.

**CÁLCULO BILIAR** *(biliary calculus)* Piedra formada en las vías biliares, constituida por pigmentos biliares y sales de calcio. Se puede producir ictericia, dolor en hipocondrio derecho y obstrucción e inflamación de la vesícula biliar. Si las piedras no logran pasar espontáneamente al duodeno, puede descubrirse su localización mediante una colangiografía IV y extirparse quirúrgicamente. Denominada también **coledocolitiasis; litiasis biliar**. V. también **colangitis; colecistitis; colelitiasis**.

**CÁLCULO URINARIO** *(urinary calculus)* Cálculo formado en cualquier parte del aparato urogenital. Pueden ser suficientemente grandes para producir obstrucción o lo bastante pequeños para ser eliminados por la orina. V. también **cálculo**.

**CÁLCULOS RENALES** *(renal calculus)* V. **cálculos urinarios**.

**CALDWELL-MOLOY, CLASIFICACIÓN PÉLVICA DE**
*(Caldwell-Moloy pelvic classification)* Sistema para clasificar la estructura de la pelvis ósea de la mujer. Este sistema establece cuatro tipos de pelvis: androide, antropoide, ginecoide y platipeloide. Los puntos anatómicos de referencia que se utilizan para determinar el tipo pélvico son el sacro, las paredes pélvicas, la hendidura sacrociática, las espinas isquiáticas, el arco púbico y las tuberosidades

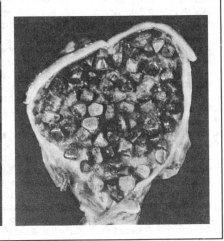

**CÁLCULO BILIAR. A la izquierda, práctica de una ecografía para confirmar el diagnóstico de litiasis biliar. Abajo, vesícula biliar con numerosos cálculos, la pared de la vesícula está inflamada.**

isquiáticas. En este sistema, las pelvis mixtas se denominan por el carácter de su sección posterior con el nombre del tipo caracterizado por la porción anterior seguido de un guión; por ejemplo pelvis ginecoide-androide. V. también **pélvica, clasificación**.

**CALENTADOR ELÉCTRICO DE LA SANGRE** (electric blood warmer) Aparato eléctrico para calentar la sangre antes de transfundirla, especialmente en las transfusiones grandes, cuando la sangre fría podría provocar un estado de shock. El aparato incluye un receptáculo con un calefactor eléctrico y espacio para la introducción de una bolsa desechable para templar la sangre, compuesta por una serie de tubos paralelos de plástico. También está equipado con un dispositivo que indica cuándo llega la bolsa a la temperatura correcta (37,6 °C). Para las transfusiones con empleo del calentador suele utilizarse un sistema IV en Y. El tubo de la bolsa se ceba con solución salina fisiológica. Una derivación de la bolsa se conecta al sistema en Y cebado y la otra al paciente. Una vez cebado el sistema con solución salina fisiológica se pinza la línea que conduce la solución y se permite que la sangre fluya, pasando por la bolsa de calentamiento, hacia la vena del paciente. Durante la transfusión, el calentador eléctrico se cuelga de un pie para sistema IV o se coloca en una mesilla al lado de la cama, a nivel del colchón. Se aconseja desechar la bolsa de calentamiento después de un solo uso.

**CALIBRADOR** (calipers) Instrumento con dos ramas curvas ajustables, en bisagra, que se utiliza para medir el grosor de una parte del cuerpo o un objeto sólido convexo.

**CALIBRADOR DEL PLIEGUE CUTÁNEO** (skinfold calipers) Instrumento que se utiliza para medir el espesor del pliegue cutáneo y que se aplica en la cara posterior del brazo o sobre las últimas costillas.

**CALIBRE** (caliber, calibre) Diámetro de un tubo o canal, por ejemplo de un vaso sanguíneo.

**CALICIFORME, CÉLULA** (globet cell) Célula especializada que segrega moco y constituye las glándulas del epitelio del estómago, intestino y algunas porciones de las vías respiratorias. V. también **glándula**.

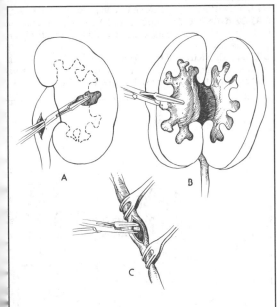

**CÁLCULO URINARIO. Localización y métodos de extracción de los cálculos renales formados en el tracto urinario alto. A). Pelvilitotomía, extracción de la piedra a través de la pelvis renal. B). Nefrolitotomía, extracción del cálculo separando el parénquima renal. C). Ureterolitotomía, extracción a través del uréter.**

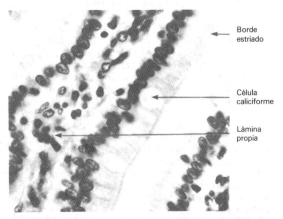

Borde estriado

Célula caliciforme

Lámina propia

**CALICIFORME, célula. Microfotografía de un corte de yeyuno ( × 650) en donde se puede observar la localización de las células caliciformes.**

**CALIENTE, PUNTO** *(hot spot)* (Genética molecular). Región de un gen en la que las mutaciones son especialmente frecuentes.

**CALIFÓRIDOS** *(Calliphoridae)* Familia de moscas grandes o de mediano tamaño pertenecientes al orden *Dípteros* que sirven como vectores patogénicos y pueden producir miasis en el ser humano. Incluye los géneros *Auchmeromyia, Calliphora, Cordylobia, Cochliomya, Chrysomyia, Lucilia, Phaenicia* y *Phormia*.

**CALIFORNIA, ENCEFALITIS DE** *(California encephalitis)* Infección vírica aguda frecuente que afecta al sistema nervioso central. Epidémica sobre todo en algunas regiones de Estados Unidos; el virus fue aislado por vez primera en California. Sigue por lo general dos tipos de cursos clínicos diferentes. La forma leve se caracteriza por cefalea, malestar general, síntomas gastrointestinales y una fiebre que puede alcanzar los 40 °C mientras que la forma más grave se caracteriza por un comienzo brusco con fiebre, vómitos, cefalea, letargia y signos de afectación neurológica como pérdida de reflejos, desorientación, convulsiones, pérdida de conciencia y parálisis fláccida. La fase de recuperación suele producirse en un período de 7 días. La mortalidad es muy baja pero un número importante de pacientes quedan con secuelas neurológicas durante un año o más. El tratamiento suele consistir en la administración de anticonvulsivos y sedantes. V. también **arbovirus; encefalitis**.

**CALIFORNIO (Cf)** *(californium [Cf])* Elemento químico artificial del grupo de los actínidos cuyo número atómico es 98. Los isótopos del californio descubiertos hasta el momento tienen pesos atómicos que varían de 244 a 245.

**CÁLIZ** *(calyx)* **1.** Órgano en forma de copa. **2.** Cáliz renal. **3.** Pared de un folículo ovárico tras la expulsión del óvulo en la ovulación.

**CÁLIZ RENAL** *(renal calix)* Primera unidad del sistema de ductos del riñón que transporta la orina desde la pirámide renal de la corteza a la pelvis del riñón para su excreción a través de los uréteres. Existen dos divisiones: el cáliz menor, y el cáliz mayor. Un grupo de aquéllos drena en cada uno de éstos, que a su vez se unen entre sí para formar la pelvis renal.

**CÁLIZ RENAL MENOR** *(minor renal calyx)* V. **cáliz renal**.

**CALMETTE-GUÉRIN, BACILO DE (BCG)** *(bacile Calmette-Guérin [BCG])* Cepa atenuada del bacilo tuberculoso que se utiliza en muchos países como vacuna frente a la tuberculosis, generalmente mediante administración intradérmica por medio del disco de punción múltiple. Parece evitar las formas más graves de la tuberculosis, y proporciona alguna protección a las personas que viven en áreas donde esta enfermedad se halla muy extendida. La BCG también se administra para estimular la respuesta inmunitaria en enfermos con ciertos tipos de procesos malignos. Induce una reacción positiva a la tuberculina y puede enmascarar la infección activa precoz al anular el signo diagnóstico de la conversión de la prueba dérmica negativa en positiva. V. también **tuberculina, prueba de la; tuberculosis**.

**CALMETTE-GUÉRIN, VACUNA DE BACILOS DE** *(bacillus Calmette-Guérin vaccine)* V. **BCG, vacuna**.

**CALMODULINA** *(calmodulin)* Proteína polipeptídica que interviene en diversos procesos bioquímicos y fisiológicos como la contracción muscular y la liberación de norepinefrina. Dependiendo de su forma y función, puede actuar independientemente, de forma sinérgica o como antagonista de las reacciones en las que interviene el monofosfato cíclico de adenosina (AMP-c).

**CALOMANÍA** *(callomania)* Trastorno psicológico caracterizado por delirios de belleza personal.

**CALOR** *(calor)* Energía que se genera, por ejemplo, en la inflamación de los tejidos y en los procesos metabólicos normales del organismo.

**CALORÍA** *(calorie)* **1.** Cantidad de calor necesario para aumentar un grado Celsius la temperatura de un gramo de agua a presión atmosférica. Denominada también **caloría gramo. 2.** Cantidad de calor igual a 1.000 calorías pequeñas. **3.** Unidad igual a la caloría grande que se utiliza para definir el gasto de calor de un organismo y el valor energético de los alimentos.

**CALORÍA GRAMO** *(gram calorie)* V. **caloría**.

**CALÓRICA, PRUEBA** *(caloric test)* Procedimiento que sirve para determinar si el oído es normal o patológico. Se realiza irrigando alternativamente el oído con agua caliente y fría. Si el oído es normal, la irrigación con agua caliente produce nistagmo rotatorio hacia el lado irrigado, mientras que la irrigación con agua fría produce nistagmo rotatorio hacia el lado contrario. Si existe patología de oído, la irrigación no produce nistagmo. Denominada también **Bárány, síndrome de**.

**CALORÍFICO** *(calorific)* Relativo a la producción de calor.

**CALORIGÉNICO** *(calorigenic)* Relativo a una sustancia o proceso que produce calor o energía o que aumenta el consumo de oxígeno.

**CALORIMETRÍA** *(calorimetry)* Determinación de las cantidades de calor irradiado y absorbido. Consultar las voces **calorimetría directa; calorimetría indirecta**.

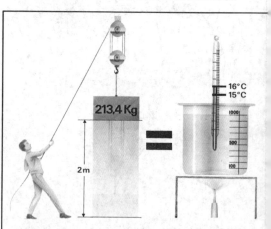

CALORÍA. El dibujo explica la definición clásica de la kilocaloría: 1 kcal es la cantidad de calor necesaria para elevar 1 kg de agua de 15 °C a 16°. Pero como de hecho existen otras formas de energía (como, por ejemplo, la mecánica), también se puede definir como la energía empleada en levantar una masa de 213,4 kg a una altura de 2 metros.

**CALORIMETRÍA DIRECTA** *(direct calorimetry)* Medición del grado de calor generado directamente por una reacción de oxidación, especialmente cuando interviene un organismo vivo. Consultar la voz **calorimetría indirecta**.

**CALORIMETRÍA INDIRECTA** *(indirect calorimetry)* Determinación de la cantidad de calor generada en una reacción de oxidación determinando la captación o consumo de oxígeno, o midiendo la cantidad de dióxido de carbono o de nitrógeno liberado y convirtiendo estas cantidades en su equivalente en calor. Consultar la voz **calorimetría directa**.

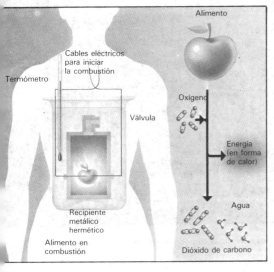

**CALORÍMETRO. Dibujo imaginativo (en el cuerpo humano) que muestra el funcionamiento de este aparato. A la derecha combustión natural del alimento.**

**CALORÍMETRO** *(calorimeter)* Dispositivo utilizado para medir cantidades de calor generadas por fricción, por reacciones químicas o en el metabolismo del cuerpo humano.

**CALOSTRO** *(colostrum)* Líquido segregado por la glándula mamaria durante el embarazo y los primeros días del parto, compuesto por sustancias inmunológicas, leucocitos, agua, proteínas, grasa y carbohidratos en un líquido seroso y amarillo.

**CALUSTERONA** *(calusterone)* Andrógeno antineoplásico. INDICACIONES: Tratamiento del cáncer de mama. CONTRAINDICACIONES: Enfermedades cardiacas y renales, hipercalcemia o hipersensibilidad conocida a este fármaco. No debe administrarse a mujeres embarazadas o lactantes. EFECTOS SECUNDARIOS: Entre las reacciones secundarias más graves figuran la retención de líquido y la hipercalcemia. También puede producirse masculinización con crecimiento del clítoris, hirsutismo, acné, alopecia y eritrocitemia.

**CALVARIA** *(calvaria)* Porción superior del cráneo que varía mucho en forma de unos sujetos a otros. En algunas personas es relativamente oval y en otras más circular. La atraviesan la sutura coronal entre los huesos frontal y parietal, la sutura sagital en la línea media entre los dos huesos parietales y la parte superior de la sutura lambdoidea entre los huesos parietales y el occipital. En su superficie interna presenta indentaciones a las que se adaptan las circunvoluciones del cerebro junto con canalillos para las ramas de los vasos meníngeos. También contiene el seno sagital superior, que presta inserción en sus bordes a la hoz del cerebro y en su porción posterior alberga, en algunos individuos, las aberturas de los orificios parietales. Las fontanelas del cráneo de los recién nacidos se sitúan en la superficie de la calvaria, en la unión de las suturas sagital y coronal y de las suturas sagital y lambdoidea. V. también **bregma**.

**CALVICIE** *(baldness)* Ausencia de cabello, especialmente en el cráneo. V. también **alopecia**.

**CALLO** *(callus)* **1.** Engrosamiento generalmente indoloro y frecuente de la epidermis que se forma en zonas de presión externa o fricción. Denominado también **callosidad**. **2.** Depósito óseo formado entre los extremos fracturados de un hueso y alrededor de los mismos durante la fase de cicatrización.

**CALLOSIDAD** *(callosity)* V. **callo**.

**CAMA PARA HIPEREXTENSIÓN** *(hyperextension bed)* Cama que se usa en ortopedia pediátrica para mantener una corrección practicada por tracción o para conseguir una cierta movilidad de las caderas después de una intervención quirúrgica de liberación de un músculo. Existen en el mercado camas de este tipo, pero también se pueden montar a partir de una cama hospitalaria normal retirando el colchón y poniendo en su lugar las mitades de tres colchones, una encima de otra. Esta cama permite alternar las posiciones de decúbito supino y decúbito prono que se acompañan de extensión y flexión de las caderas respectivamente. Ambas extremidades quedan suspendidas por encima de la parte más baja de la cama por medio de anillas y un aparato de tracción. La posición de las caderas se cambia cada dos horas; se puede variar la separación de ambos miembros cambiando la posición de las poleas. Es necesario usar unas bridas para que los pliegues glúteos horizontales estén siempre a la misma altura que el borde inferior de la pila de colchones. Denominada también **Schwartz, cama de**. Consultar las voces **Foster, cama de; Stryker, cuña de**.

**CAMA POSTOPERATORIA** *(postoperative bed)* Cama que utilizan los pacientes en estado inconsciente o semiinconsciente durante la recuperación de la anestesia. Su superficie es totalmente plana; la sábana de abajo se recubre con una manta de algodón que se remete por debajo del colchón. La sábana de arriba se dobla en abanico a los pies de la cama y no se remete. Esta preparación permite transferir fácilmente al paciente de una camilla a la cama.

**CÁMARA** *(camera)* (Anatomía). Cavidad de un órgano, como por ejemplo el ojo o el corazón.

**CÁMARA** *(chamber)* **1.** Espacio o cavidad hueca, no necesariamente vacía, en un órgano, como por ejemplo las cámaras anterior y posterior del ojo o las cámaras auricular o ventricular del corazón. **2.** Espacio cerrado utilizado

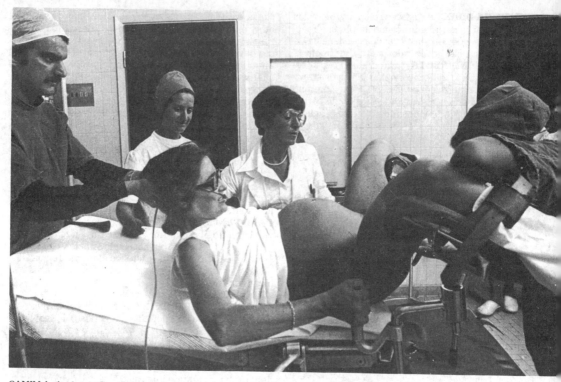

**CAMILLA** obstétrica. Se utiliza para facilitar la labor asistencial y para hacer más cómoda la posición de la madre durante el parto.

con fines terapéuticos o de investigación como la cámara de descompresión o la cámara de oxígeno hiperbárico.

**CÁMARA PARA CONTROLAR EL VOLUMEN DE LÍQUIDOS** *(volume-control fluid chamber)* Cualquiera de los varios tipos de reservorio de plástico transparente, con marcas volumétricas graduadas, que se usan para regular el flujo de las soluciones intravenosas. Forman parte de los sistemas con control de volumen, y aceptan la inyección y la mezcla de medicamentos por medio de portales especiales incorporados. La cámara contiene un filtro que debe cebarse para que funcione.

**CAMILLA OBSTÉTRICA** *(birthing chair)* Camilla utilizada en el parto para aumentar su eficacia y la comodidad de la madre. Pueden tener un diseño especial, con numerosas características técnicas, o consistir simplemente en un banquillo de tres patas con un dorso elevado e inclinado y un asiento circular con un gran orificio central. Las más modernas permiten que la mujer adopte la posición de sentada o tumbada. Tienen una sección inferior que puede retirarse o plegarse y permite la adaptación de luces, espejos y bacinillas. La posición erecta parece acortar la duración de la dilatación y sobre todo el segundo estadio o expulsivo, probablemente debido a la acción de la gravedad y la mayor participación de la madre. No son adecuadas en aquellos casos en que se emplea anestesia.

**CAMISA DE FUERZA** *(strait jacket)* Especie de camisa con mangas muy largas que pueden atarse por detrás de la espalda del paciente para evitar que mueva los brazos. Se utiliza para controlar a pacientes muy agitados, violentos o de carácter psicopático.

**CAMPO OSCURO, ILUMINACIÓN EN** *(darkfield illumination)* V. **microscopio de campo oscuro**.

**CAMPO VISUAL, DEFECTO DEL** *(visual field defect)* Aparición de una o más manchas o defectos en el campo de la visión que se desplazan con el ojo. Suele deberse a una lesión de la retina o las vías visuales por coriorretinitis, traumatismos, degeneración macular, glaucoma u oclusión vascular del ojo o el cerebro. Ante la pérdida súbita de una porción importante del campo visual hay que someter al sujeto a una exploración oftalmológica. Los defectos del campo visual pueden detectarse mediante la rejilla de Amsler.

**CAMPTODACTILIA** *(camptodactyly)* Flexión permanente de uno o más dedos.

**CAMPTOMELIA** *(camptomelia)* Anomalía congénita caracterizada por el doblamiento de una o más extremidades que produce un abombamiento o incurvación permanente de la zona afectada. V. también **camptomélico, síndrome**.

**CANAL** *(channel)* Vía o hendidura que conduce un líquido, como los canales centrales que comunican las arteriolas con las vénulas.

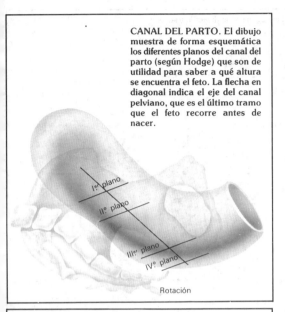

**CANAL DEL PARTO.** El dibujo muestra de forma esquemática los diferentes planos del canal del parto (según Hodge) que son de utilidad para saber a qué altura se encuentra el feto. La flecha en diagonal indica el eje del canal pelviano, que es el último tramo que el feto recorre antes de nacer.

**CANAL** *(canal)* Conducto o tubo estrecho. Entre los distintos tipos de canales se encuentran el **canal adductor,** el **canal alveolar** y el **canal de Alcock**.

**CANAL DEL PARTO** *(birth canal)* Vía que se extiende desde el estrecho superior de la pelvis verdadera hasta el orificio vaginal y que atraviesa el feto en el curso del parto vaginal.

**CANALÍCULO** *(canaliculus)* Conducto o canal muy pequeño, como los diminutos canalículos de Havers que atraviesan el tejido óseo.

**CANALIZACIÓN** *(canalization)* Formación de canales o vías a través del tejido.

**CÁNCER** *(cancer)* **1.** Neoplasia caracterizada por el crecimiento incontrolado de células anaplásicas que tienden a invadir el tejido circundante y metastatizar a puntos distantes del organismo. **2.** Gran grupo de enfermedades neoplásicas que se caracterizan por la presencia de células malignas. Cada tipo de cáncer se distingue por la naturaleza, asiento o evolución clínica de la lesión. No se conoce la etiología básica pero se admiten múltiples causas potenciales. Más del 80 % de los casos de cáncer se atribuyen al hábito de fumar, a la exposición a agentes químicos carcinogénicos, a radiaciones ionizantes y a los rayos ultra-

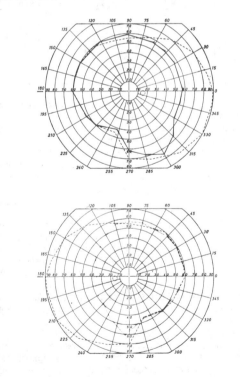

**CAMPO VISUAL, defecto del.** El paciente presentaba un trastorno en la visión (hemianopría bitemporal). La exploración oftalmológica —campimetría— corroboró el diagnóstico de adenoma cismófobo hipofisiario.

**Cáncer según la edad, tipo más frecuente de (excepto los cánceres cutáneos distintos del melanoma)**

| Edad (años) | Localización |
| --- | --- |
| 0 a 10 | Leucemia, cáncer de cerebro y riñón, linfoma, cáncer de ojo y del tejido conjuntivo. |
| 10 a 20 Hombres | Leucemia, enfermedad de Hodgkin, cáncer cerebral, de hueso y testículo. |
| Mujeres | Carcinoma in situ del cuello de útero, leucemia, cáncer de cerebro, enfermedad de Hodgkin, cáncer de la piel. |
| 20 a 30 Hombres | Enfermedad de Hodgkin, cáncer de testículo, leucemia, melanoma de piel, cáncer de cerebro. |
| Mujeres | Cáncer de útero, de tiroides y de mama, enfermedad de Hodgkin, melanoma de piel. |
| 30 a 40 Hombres | Cáncer de pulmón, de testículo, de colon y recto, enfermedad de Hodgkin, melanoma de piel. |
| Mujeres | Cáncer de útero, mama, tiroides, ovario y melanoma de piel. |
| 40 a 50 Hombres | Cáncer de pulmón, colon y recto, vejiga, cerebro y laringe. |
| Mujeres | Cáncer de mama, útero, colon y recto, ovario y pulmones. |
| 50 a 60 Hombres | Cáncer de pulmón, colon y recto, próstata, vejiga y laringe. |
| Mujeres | Cáncer de mama, útero, colon y recto, pulmón y ovario. |
| 60 a 70 Hombres | Cáncer de próstata, pulmón, colon y recto, vejiga y estómago. |
| Mujeres | Cáncer de mama, colon y recto, útero, pulmón y ovario. |
| Más de 70 Hombres | Cáncer de próstata, colon y recto, pulmón, vejiga, estómago. |
| Mujeres | Cáncer de colon y recto, mama, útero, estómago y páncreas. |

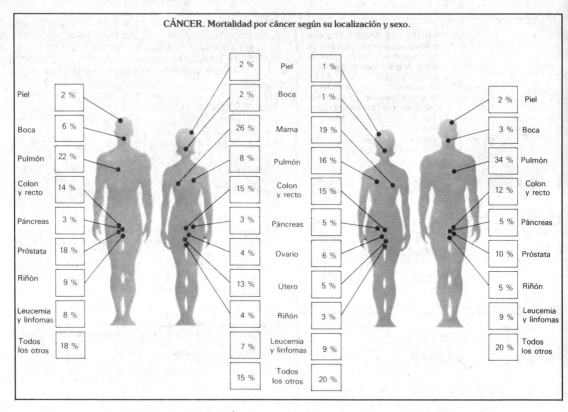

CÁNCER. Mortalidad por cáncer según su localización y sexo.

violeta. La exposición excesiva a la luz solar es la principal causa del cáncer de piel. Muchos virus inducen tumores malignos en animales y en algunos tumores humanos se han detectado también partículas víricas; sin embargo no existen pruebas contundentes que indiquen que ningún microorganismo pueda producir cáncer en el hombre. La gran incidencia de diversos tipos de cáncer en determinadas familias hace pensar en la importancia de la susceptibilidad genética. Los receptores de trasplantes de órganos sometidos a tratamiento inmunosupresor sufren también una gran tasa de tumores malignos y ello indica que el sistema inmunológico desempeña una función importante en el control de la proliferación de las células anaplásicas. El efecto básico puede radicar en una anomalía bioquímica que ponga en marcha el crecimiento de las células anormales y potencie el metabolismo de la glucosa y que comprenda la reducción de ciertas proteínas y enzimas respiratorias vitales. La incidencia de los distintos tipos de cáncer varía en gran medida con el sexo, la edad, el grupo étnico y la localización geográfica. La tasa de muertes ajustada por edades para el cáncer oral es casi 10 veces superior en Hong Kong que en Dinamarca y, en el caso del cáncer de próstata, es más de 10 veces superior en Suecia que en Japón, mientras que la mortalidad por leucemia es similar en todo el mundo. En los Estados Unidos el cáncer es la segunda causa de mortalidad después de las cardiopatías en la población general y la primera en los niños entre los 3 y los 14 años de edad. Las localizaciones más frecuentes de tumores malignos son el pulmón, mama, colon, útero, cavidad oral y médula ósea. La cirugía sigue siendo la principal forma de tratamiento de este tipo de neoplasias pero también se utiliza mucho la radioterapia como tratamiento preoperatorio, posoperatorio o principal, la quimioterapia con agentes antineoplásicos únicos o en combinación suele ser también muy eficaz. Muchas lesiones malignas son curables si se detectan en sus primeras fases. Dependiendo de la localización, la señal de alarma puede ser un cambio en los hábitos intestinales u orinarios la aparición de una úlcera que no cicatriza, una hemorragia o flujo anormal, la formación de un bulto en la mama o en cualquier otro lugar, la presencia de indigestión o disfagia, un cambio evidente en el aspecto de una verruga o lunar o una tos o ronquera persistentes.

**CÁNCER EN ESTADIOS, CLASIFICACIÓN DEL** (cancer staging) Sistema para describir la extensión de un tumor maligno y sus metástasis que se utiliza para planear el tratamiento adecuado y predecir el pronóstico. Este sistema de clasificación se basa en los resultados de un cuidadoso examen físico, diversos procedimientos diagnósticos y en último término la exploración quirúrgica. Fue creado por un comité conjunto norteamericano para el estudio de la clasificación del cáncer y la comunicación de los resultados terapéuticos finales. Se emplea la letra T para describir el tumor, N para la afectación de los ganglios linfáticos regionales, M para las metástasis distantes y una serie de números en cada categoría que indican el grado de diseminación. Según este sistema $T_4N_0M_0$ designa un pequeño tumor localizado; $T_2N_1M_0$ un tumor primario mayor que se ha extendido a los ganglios linfáticos regionales y $T_4N_3M_3$ una lesión muy grande que se extiende a los ganglios regionales y que ha metastatizado. El sistema Ann Ar-

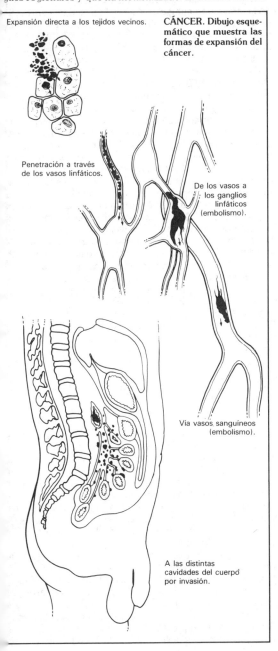

Expansión directa a los tejidos vecinos.

**CÁNCER. Dibujo esquemático que muestra las formas de expansión del cáncer.**

Penetración a través de los vasos linfáticos.

De los vasos a los ganglios linfáticos (embolismo).

Vía vasos sanguíneos (embolismo).

A las distintas cavidades del cuerpo por invasión.

## Cáncer, siete señales de alarma del

| Adultos | Niños |
|---|---|
| Cambios en los hábitos intestinales o urinarios. | Cambios marcados en los hábitos intestinales o urinarios; náuseas y vómitos sin causa aparente. |
| Hemorragia o flujo anormal. | Pérdida de sangre de cualquier tipo: por orina, epistaxis espontánea u otro tipo de hemorragia, dificultad para detener una hemorragia en el tiempo habitual. |
| Aparición de un bulto en la mama o en cualquier otra zona. | Zonas hinchadas, bultos o masas en cualquier localización del cuerpo. |
| Cambios evidentes en el aspecto de una verruga o un lunar. | Cualquier cambio en el tamaño o aspecto de una lesión cutánea como un lunar o una mancha congénita. |
| Tos o ronquera persistentes. | Trastornos inexplicados del equilibrio en un niño. |
| Úlcera que no cicatriza. | Deterioro progresivo del estado general. |
| Indigestión o dificultad para la deglución. | Dolor o llanto persistentes que no responden a ninguna causa aparente. |

bor clasifica la enfermedad de Hodgkin en cuatro estadios, del I al IV, según el número y localización de ganglios linfáticos afectados y su relación con el diafragma, y la afectación de órganos o tejidos extralinfáticos, tomando como base numerosos procedimientos diagnósticos entre los que se incluye una laparotomía exploratoria. Puede emplearse otros sistemas para realizar la clasificación por estadios del carcinoma de mama, el cáncer colorrectal y el melanoma cutáneo.

**CÁNCER IN SITU** *(cancer in situ)* V. **carcinoma in situ**.

**CANCERICIDA** *(cancericidal)* Relativo a una sustancia o procedimiento capaz de destruir las células cancerosas.

**CANDELA** *(candle)* (Óptica). Unidad básica de medición de la intensidad luminosa igual a 1/60 de la intensidad luminosa de un centímetro cuadrado de un cuerpo negro calentado hasta 1773,5 °C, temperatura de solidificación del platino. Se adoptó en 1948 como medida estándar internacional de la intensidad luminosa.

**CANDICIDINA** *(candicidin)* Agente antifúngico.

INDICACIONES: Tratamiento de la vaginitis producida por *Candida albicans* u otras especies de *Candida*.

CONTRAINDICACIONES: Hipersensibilidad conocida a este fármaco.

EFECTOS SECUNDARIOS: Entre los más graves figura la irritación de la zona vulvar y perivulvar. Las reacciones alérgicas son raras.

**CANDIDA** *(Candida)* Género de hongos levaduriformes entre los que se incluye *Candida albicans*, agente patógeno muy frecuente.

**CANDIDA ALBICANS** *(Candida albicans)* Hongo microscópico levaduriforme muy frecuente que se reproduce por gemación y se encuentra normalmente en las membranas mucosas de la boca, conducto intestinal, vagina y piel de personas sanas. En determinadas circunstancias puede producir infecciones superficiales en boca y vagina y con

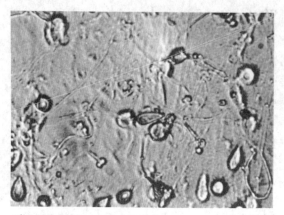

CÁNDIDA ALBICANS. Visión microscópica de este hongo sapró-
fito en el intestino.

menor frecuencia diseminaciones sistémicas invasoras y
reacciones tópicas. V. también **candidiasis**.

**CANDIDIASIS** *(candidiasis)* Infección producida por una
especie de *Candida*, por lo general *Candida albicans*, que
se caracteriza por prurito, un exudado blanco, erosión cutánea y sangrado fácil. La erupción de los pañales, el intértrigo, la vaginitis y el «muguet» son manifestaciones
tópicas frecuentes de la candidiasis. Los pacientes muy debilitados pueden sufrir endocarditis y otros trastornos inflamatorios del corazón y el hígado e infecciones de riñón,
bazo y pulmones. El tratamiento consiste en la administración oral y tópica de fármacos antifúngicos como la nistatina, el clotrimazol y, en algún caso aislado, la anfotericina
B. El violeta de genciana en pincelaciones sobre la mucosa inflamada de la boca o la vagina o directamente sobre
la piel en los casos de intértrigo o erupción de los pañales
produce una coloración desagradable, pero es muy eficaz.

**CANDIDIASIS MUCOCUTÁNEA CRÓNICA** *(chronic mucocutaneous candidiasis)* Forma rara de candidiasis que

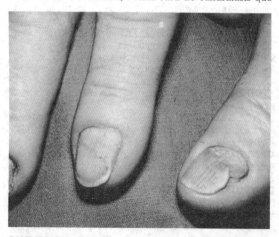

CANDIDIASIS. Dedos de una mano afectada de candidiasis
ungueal.

se caracteriza por lesiones cutáneas, infecciones víricas e
infecciones respiratorias recurrentes. Suele producirse durante el primer año de vida, aunque puede aparecer hasta los 20 años de edad. Afecta igualmente a hombres y
mujeres, y se asocia a defectos heredados del sistema inmunitario celular, aparentemente da lugar a la formación
de autoanticuerpos contra órganos concretos. La función
de la inmunidad humoral es normal en esta enfermedad.
La candidiasis mucocutánea crónica puede afectar a la
piel, membranas mucosas, uñas y vagina, y habitualmente provoca grandes lesiones circulares. El comienzo de
las infecciones asociadas a la enfermedad pueden preceder la aparición de trastornos endocrinos.

OBSERVACIONES: Las infecciones víricas asociadas a esta
enfermedad pueden dar lugar a trastornos endocrinos y
hepatitis. Las infecciones de boca, nariz y paladar provocan problemas con el lenguaje y la comida. Los síntomas
endocrinológicos más frecuentes son tetania e hipocalcemia, aunque también pueden observarse diabetes, enfermedad de Addison, hipotiroidismo y anemia perniciosa.
Algunos enfermos también presentan problemas psiquiátricos a causa de las desfiguraciones que produce la enfermedad y de las extensas alteraciones endocrinas. El
diagnóstico se realiza en el laboratorio y se presenta un
recuento normal de células T y respuestas inmunológicas
normales a otros antígenos distintos de *Candida albicans*.
Asimismo, los métodos de laboratorio pueden proporcionar datos objetivos sobre la presencia de hipocalcemia, alteración de las pruebas hepáticas, hiperglucemia, déficit
de hierro y absorción anormal de la vitamina $B_{12}$. En el
diagnóstico deben excluirse otras inmunodeficiencias asociadas, como el síndrome de DiGeorge, la ataxia telangiectasia y la enfermedad de inmunodeficiencia combinada.
Una vez realizado el diagnóstico debe estudiarse cuidadosamente la función de las glándulas suprarrenales, gonadales, pancreática, paratiroides, hipofisaria y tiroidea.
La candidiasis mucocutánea crónica es una enfermedad
progresiva.

ACTUACIÓN: Esta afección es resistente al tratamiento con
fármacos antifúngicos tópicos, miconazol y nistatina. Las en-
docrinopatías asociadas deben tratarse individualmente
con reposición hormonal, y a este respecto se han descrito algunos éxitos con inyecciones experimentales de timo-
sin y levamisol. La mayoría de los éxitos terapéuticos de
los casos graves se han obtenido con el factor de transferencia a partir de un donante susceptible a *Candida* y con
amfotericina B. También puede ser útil el tratamiento con
este antibiótico en las infecciones sistémicas, aunque tiene el inconveniente de que es muy nefrotóxico. Algunos
enfermos responden bien a los trasplantes de timo fetal.
La cirugía plástica debe formar parte del tratamiento para
paliar las desfiguraciones provocadas por la enfermedad.
Siempre que sea necesario debe reponerse hierro por vía
oral o IM.

OBSERVACIONES COMPLEMENTARIAS: Los enfermos
con candidiasis mucocutánea crónica deben vigilarse estrechamente ante la posible aparición de otras enfermedades asociadas, como la enfermedad de Addison,
diabetes, hepatitis y anemia perniciosa. Los enfermos con
alteraciones psicológicas a causa de las desfiguraciones

con frecuencia responden positivamente a la ayuda moral que puede proporcionarle el personal sanitario. Si se utiliza amfotericina B en el tratamiento es necesario vigilar la función renal, a causa de la nefrotoxicidad del fármaco. Es conveniente informar cuidadosamente al enfermo sobre el carácter progresivo de la enfermedad y sobre la necesidad de realizar análisis de laboratorio periódicos para vigilar la función endocrina.

**CANDIRU, FIEBRE** (candiru fever) Infección por argovirus transmitida al hombre por la picadura de un insecto llamado jinjene y que se caracteriza por fiebre aguda, cefalea y dolores musculares. El enfermo se recupera sin tratamiento en unos cuantos días. Se produce sobre todo en las selvas de Brasil. V. también **arbovirus**.

**CANELA** (cinnamon) Corteza interna aromática de diversas especies de Cinnamomum, árbol nativo de las Indias Orientales y China. La canela de Saigón se utiliza habitualmente como carminativo, aparte de sus usos tradicionales como estimulante aromático o especia.

**CANINO** (canine tooth) Diente situado inmediatamente por fuera del incisivo lateral en cada una de las cuatro arcadas dentarias del hombre. Son más largos y fuertes que los incisivos y se proyectan por fuera del nivel de los demás dientes en las dos arcadas. Sus raíces se introducen profundamente en el hueso y producen unas prominencias muy evidentes sobre la arcada alveolar. Los caninos superiores son más largos y anchos que los inferiores y tienen un reborde basal bien delimitado. Los inferiores están situados más cerca de la línea media que los superiores y sus cúspides se corresponden con los intervalos existentes entre los caninos superiores y los incisivos. La corona de los caninos es muy grande y cónico y acaba en punta roma o cúspide. Los caninos temporales erupcionan aproximadamente entre los 16 y los 20 meses de edad mientras que los permanentes lo hacen entre los 11 y los 12 años.

**CANNABIS** (cannabis) Fármaco psicoactivo derivado de las yemas florecidas del hachich. Actualmente no tiene ninguna aplicación clínica aceptable en los países occidentales pero durante algún tiempo se utilizó con gran eficacia como fármaco antiemético en algunos pacientes cancerosos para combatir las náuseas y vómitos producidos por la quimioterapia. La planta de la que se obtiene el cannabis pertenece a la especie Cannabis sativa cuyas dos únicas subespecies son indica y americana. Todas las partes de la planta contienen sustancias psicoactivas o cannabinoides pero las concentraciones máximas se encuentran en las yemas florecidas. Cannabis sativa crece en muchas partes del mundo y se emplea con distintos fines psicoactivos en las distintas poblaciones. Los cannabinoides sintetizados por la planta madre son el cannabinol, cannabidiol, ácido cannabinólico, cannabigerol, cannabiciclol y varios isómeros del tetrahidrocannabinol (THC). A este último se atribuyen la mayoría de los efectos psicológicos característicos del cannabis, entre los que se hallan alteraciones del humor, de la memoria, de la coordinación motora, de la capacidad cognitiva y de la autopercepción. La mayoría de los consumidores de cannabis fuman cigarrillos de marihuana que contienen hojas desecadas y machacadas de hachich pero otros ingieren la droga. Los efectos varían dependiendo de la dosis, la forma de administración y la experiencia del consumidor. En la marihuana que se obtiene ilícitamente en los Estados Unidos y gran parte de los países occidentales la concentración de THC varía ampliamente desde el 0,5 al 6 % y su absorción en la corriente sanguínea depende de la forma de fumar del consumidor y del grado de destrucción de los cannabinoides por pirólisis. Una dosis oral de 20 mg de THC o un cigarrillo que contenga un 2 % de THC suele producir euforia con cambios de humor y del sentido del tiempo. Las dosis orales de cannabis equivalentes a varios cigarrillos deterioran la memoria a corto plazo y la capacidad de realizar tareas que precisen varios pasos para la consecución de un objetivo específico. Las bajas dosis de cannabis no suelen afectar la capacidad de realizar actividades motoras sencillas pero por lo general sí alteran las acciones más complejas, como la conducción de vehículos, en las que intervienen procesos más complicados de percepción sensorial, concentración e información. El cannabis puede potenciar también los sentidos no dominantes del tacto, el gusto y el olfato. Las dosis elevadas provocan en algunas personas delirio, sensaciones paranoides, ansiedad y pánico. Este fármaco aumenta también la frecuencia cardiaca y la presión arterial sistólica. Los defectos farmacológicos de la marihuana aparecen a los pocos minutos de haberse comenzado a consumir el cigarrillo y las concentraciones plasmáticas máximas de THC se alcanzan a los 10 o 30 minutos. Los efectos de un solo cigarrillo rara vez duran más de dos o tres horas. La marihuana es aproximadamente tres veces más potente cuando se fuma que cuando se ingiere por vía oral. Desde los años sesenta ha aumentado en todo el mundo el hábito de consumir marihuana y en 1977 aproximadamente el 60 % de los adultos jóvenes de los Estados Unidos comunicaron haber tenido algún tipo de experiencia con la droga. La mayoría de los estudios recientes indican que existe un elevado número de consumidores en todos los grupos socioeconómicos y étnicos. Gran parte de las controversias en torno a esta droga se centran en las duras penalizaciones por su tenencia y consumo y existen pruebas cada vez más contundentes que indican que el consumo importante de marihuana, especialmente por adolescentes, afecta negativamente la salud, la adaptación social y la productividad. Las investigaciones indican que algunos cannabinoides pueden ser terapéuticos como agentes anticonvulsivos y en la reducción de la presión intraocular asociada con el glaucoma. Denominada también bang; ganja; hierba; hachich; marihuana.

**CANSILATO DE TRIMETAFÁN** (trimethaphan camsylate) Agente bloqueante ganglionar.
INDICACIONES: Se utiliza para provocar hipotensión controlada durante intervenciones quirúrgicas y en casos de urgencia por hipertensión.
CONTRAINDICACIONES: No debe utilizarse cuando la hipotensión sitúa al paciente en un riesgo innecesario o cuando existe hipersensibilidad conocida al medicamento.
EFECTOS SECUNDARIOS: Hipotensión severa.

**CANTO** (canthus) Ángulo interno y externo de los párpados. El canto interno se abre a un pequeño espacio en el que desemboca el conducto lacrimal. Denominado también **comisura palpebral**.

**CANTO-** *(cantho-)* Prefijo que significa «relativo al canto»: *cantolisis, cantorrafia, cantotomía.*

**CÁNULA** *(cannula)* Tubo flexible que contiene un trocar duro y puntiagudo y que puede introducirse en el organismo guiado por dicho trocar. Cuando éste se retira puede extraerse líquido corporal a través de la cánula.

**CANULACIÓN** *(cannulation)* Introducción de una cánula en un conducto o cavidad corporal como la tráquea, la vejiga o un vaso sanguíneo. V. **intubación.**

**CAOLÍN** *(kaolin)* Astringente utilizado en el tratamiento de la diarrea, a menudo en combinación con pectina. En forma de pomada se emplea por vía tópica como absorbente y emoliente.

**CAP** *(CAP)* (Genética molecular). Abreviatura de las iniciales en inglés de la «proteína activadora catabólica», que participa en la iniciación de la transcripción del ARN en los organismos que no poseen un verdadero núcleo, como las bacterias.

**CAPA BASAL** *(basal layer)* V. **estrato basal**.

**CAPA CÓRNEA** *(horny layer)* V. **estrato córneo**.

**CAPA EMBRIONARIA** *(embryonic layer)* Cualquiera de las tres capas celulares del embrión: endodermo, mesodermo y ectodermo, de cuyas células proceden todas las estructuras y órganos del cuerpo. El endodermo es el que se desarrolla primero, seguido por el ectodermo. Durante la tercera semana de gestación aparece el mesodermo, situado entre el ectodermo y el endodermo. Denominada también hoja blastodérmica; hoja embrionaria.

**CAPA GERMINAL** *(germ layer)* Una de las tres capas celulares primordiales formadas durante la gastrulación, en los estadios precoces del desarrollo embrionario, y de las que proceden todos los tejidos corporales. Cada capa tiene la capacidad de formar diferentes tipos de células, que se diferencian en las diversas estructuras y órganos del cuerpo. V. también **ectodermo; endodermo; mesodermo**.

**CAPACIDAD FUNCIONAL RESIDUAL (CFR)** *(functional residual capacity)* (Anestesiología y neumología). Volumen de gas presente en los pulmones al final de una espiración normal.

**CAPACIDAD INSPIRATORIA** *(inspiratory capacity)* Máximo volumen de gas que puede ser inhalado a partir del nivel de espiración; igual a la suma del volumen corriente más el volumen de reserva inspiratoria. La medición se realiza mediante un espirómetro.

**CAPACIDAD PULMONAR TOTAL (CPT)** *(total lung capacity)* Volumen de aire en los pulmones al final de una inspiración máxima.

**CAPACIDAD VITAL (CV)** *(vital capacity [VC])* Determinación de la cantidad de aire que puede expelerse tras una inspiración máxima y que representa la máxima capacidad respiratoria posible. Los valores normales medios de este parámetro, que son de 4000 a 5000 ml, se ven afectados con la edad, las dimensiones físicas de la caja torácica, el estado general del sujeto, la postura y el sexo. La capacidad vital puede reducirse cuando disminuye el tejido pulmonar funcionante por atelectasia, edema, fibrosis, neumonía, resección pulmonar o tumores; también cuando se limita la expansión del tórax por ascitis, deformidades torácicas, enfermedades neuromusculares, neumotórax, embarazo u obstrucción de las vías aéreas.

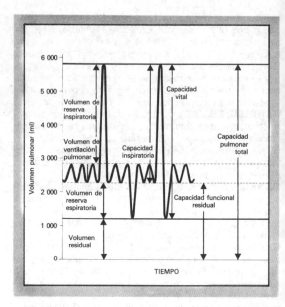

**CAPACIDAD PULMONAR total. La capacidad inspiratoria (CI) equivale al volumen de ventilación pulmonar más el volumen de reserva inspiratoria, lo que significa aproximadamente 3.500 ml. La capacidad funcional residual (CFR) equivale al volumen de reserva espiratoria más el volumen residual, lo que significa aproximadamente 2.300 ml. La capacidad vital (CV) equivale al volumen de reserva inspiratoria más el volumen de ventilación pulmonar, más el volumen de reserva espiratoria, aproximadamente 4.600 ml. La capacidad pulmonar total (CPT) es el volumen máximo que los pulmones pueden alcanzar con el máximo esfuerzo inspiratorio posible, lo que significa unos 5.800 ml.**

**CAPACITACIÓN** *(capacitation)* Proceso mediante el cual el espermatozoide realiza una serie de cambios que le capacitan para fertilizar el óvulo tras alcanzar la ampolla de la trompa de Falopio.

**CAPILAR** *(capillary)* Cualquiera de los diminutos vasos sanguíneos, de unos 0,008 mm de diámetro, que unen las arteriolas y las vénulas. A través de sus paredes, que están constituidas por una capa única de células endoteliales, la sangre y las células hísticas intercambian diversas sustancias.

**CAPILAR, ACCIÓN** *(capillary action)* Acción que implica un mecanismo de adhesión molecular mediante la cual la superficie de un líquido contenido en un tubo sube o baja dependiendo de la cohesión de las moléculas líquidas. Cuanto mayor es ésta más se eleva la superficie del líquido. Las moléculas líquidas menos cohesivas se adhieren a las superficies del tubo en que están contenidas y deprimen la superficie del líquido. Denominada también **capilaridad**.

**CAPILAR, FRACTURA** *(capillary fracture)* Fractura cuya línea es muy delgada, apenas perceptible.

**CAPILARIDAD** *(capilarity)* V. **capilar, acción**.

**CAPILARITIS** *(capillaritis)* Trastorno caracterizado por una pigmentación anormal y progresiva de la piel sin inflamación pero con dilatación capilar.

**CAPILOVENOSO** *(capillovenous)* Relativo a los capilares venosos.

**-CAPNIA** *(-capnia)* Sufijo que significa «contenido de dióxido de carbono en la sangre»: *acapnia, eucapnia, hipocapnia.*

**CAPNÓGRAFO** *(capnograph)* Instrumento utilizado en anestesia, fisiología y fisioterapia respiratoria para producir un trazado o capnograma que representa la proporción de dióxido de carbono en el aire espirado.

**CAPREOMICINA** *(capreomycin)* Antibiótico para el tratamiento de infecciones pulmonares producidas por cepas de Mycobacterium tuberculosis, cuando los agentes de primera elección no son eficaces.

**CÁPRICO, ÁCIDO** *(capric acid)* Sustancia blanca, cristalina y de color rancio que se encuentra en los aceites naturales en forma de glicérido. Denominado también **decanoico, ácido**.

**CAPS-** *(caps-, kaps-)* Prefijo que significa «cápsula o recipiente»: *capsitis, capsulación, capsuloplástico.*

**CÁPSIDE** *(capsid)* Capa de proteína que envuelve al virión. Está compuesta de unidades estructurales llamadas capsómeros y su simetría puede ser cúbica o helicoidal.

**CÁPSULA** *(capsule)* **1.** Pequeño recipiente soluble, generalmente de gelatina, que se utiliza como vehículo de una dosis de medicación oral. **2.** Cubierta membranosa que recubre ciertos microorganismos como el neumococo. **3.** Estructura anatómica bien definida que envuelve un órgano o una parte de un órgano, como la cápsula de la glándula suprarrenal.

**CÁPSULA ARTICULAR** *(articular capsule)* Cubierta de tejido que rodea a una articulación móvil, compuesta por una capa externa de tejido fibroso blanco y una membrana sinovial interna. V. también **cápsula fibrosa**.

**CÁPSULA DEL RIÑÓN** *(capsule of the kidney)* Envoltura grasa del riñón constituida por tejido adiposo que se continúa en el hilio con la grasa del seno renal. Esta envoltura de grasa perirrenal recubre la cápsula fibrosa y sirve para proteger al órgano de lesiones y traumatismos. Consultar la voz **Bowman, cápsula de**.

**CÁPSULA FIBROSA** *(fibrous capsule)* **1.** Capa externa de la cápsula articular que rodea la articulación entre dos huesos adyacentes. **2.** Membrana externa fuerte que rodea ciertos órganos viscerales como el hígado. Consultar la voz **membrana sinovial**.

**CÁPSULA GLOMERULAR** *(glomerular capsule)* V. **Bowman, cápsula de**.

**CAPSULECTOMÍA** *(capsulectomy)* Extirpación quirúrgica de una cápsula, por lo general la cápsula de una articulación o la del cristalino del ojo.

**CAPSULOMA** *(capsuloma)* Neoplasia de la cápsula renal o la zona subcapsular.

**CAPSULOTOMÍA** *(capsulotomy)* Incisión en la cápsula del ojo que se realiza por ejemplo para la extirpación de una catarata.

**CAPUT** *(caput)* **1.** Cabeza. **2.** Extremidad alargada o prominente de un órgano o parte de un órgano. V. **caput succedaneum**.

**CAPUT SUCCEDANEUM** *(caput succedaneum)* Edema depresible y localizado en el cuero cabelludo del recién nacido que puede cubrir las suturas del cráneo. Por lo general se forma durante el trabajo del parto como consecuencia de la presión circular ejercida por el cuello del útero sobre el occipucio fetal. En la exploración vaginal esta zona edematosa puede confundirse con las membranas íntegras. Si el caput aumenta apreciablemente de tamaño durante el trabajo del parto puede dar una impresión errónea de descenso fetal en las sucesivas exploraciones. Tras el

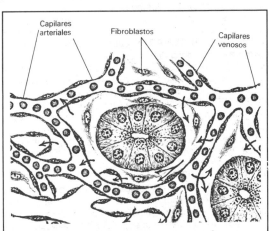

CAPILAR. Dibujo que muestra la relación entre los capilares sanguíneos y linfáticos y los ácinos glandulares.

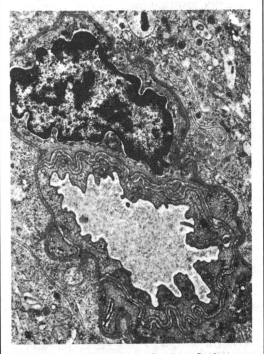

CAPILAR. Imagen al microscopio electrónico. Se observa un pericito incluido en un desdoblamiento de la membrana basal.

nacimiento, la cabeza del niño presenta una deformación evidente pero ésta empieza a disminuir inmediatamente y por lo general ha desaparecido al cabo de unos cuantos días.

**CAQUESTESIA** (*cacesthesia*) Sensación patológica o trastorno de la sensibilidad.

**CAQUEXIA** (*cachexia*) Deterioro general del estado de salud con malnutrición, debilidad y emaciación que por lo general se asocia con enfermedades consuntivas que causan deprivación grave como la tuberculosis o el cáncer.

**CAQUEXIA HIPOFISARIA** (*pituitary cachexia*) V. **panhipopituitarismo pospuberal**.

**CARA** (*face*) Parte anterior de la cabeza, desde la barbilla a las cejas, que incluye la piel, músculos y estructuras de la frente, ojos, nariz, boca, mejillas y mandíbula.

**CARA DE LUNA** (*moon face*) Anomalía que aparece en individuos tratados con grandes dosis de corticosteroides, como los afectados por artritis reumatoide o leucemia infantil aguda, y que se caracteriza porque el paciente presenta una redondez típica de la cara. El trastorno desaparece al suspender la medicación.

**CARACOL** (*snail*) V. **cóclea**.

**CARÁCTER** (*character*) Complejo integrado de rasgos y tendencias del comportamiento que hacen que una persona reaccione de forma relativamente constante frente a las costumbres y hábitos de la sociedad. El concepto de carácter, a diferencia del de personalidad, implica volición y moralidad. V. también **personalidad**.

**CARÁCTER, ANÁLISIS DEL** (*character analysis*) Investigación sistemática de la personalidad de un individuo con especial atención a sus defensas y motivaciones psicológicas que por lo general se realiza para mejorar su conducta.

**CARÁCTER, TRASTORNO DEL** (*character disorder*) Forma de conducta y respuesta emocional con desadaptación habitual y crónica socialmente inaceptable. Suele acompañarse de muy escasa ansiedad. Denominado también **neurosis del carácter**. V. también **personalidad antisocial**.

**CARALLA, POLVO DE** (*karaya powder*) Forma desecada de *Sterculia urens* u otras especies de *Sterculia* utilizada como catártico de volumen. Igual que otros agentes que aumentan el volumen de las heces, reduce la presión intraluminal rectosigmoidal y ayuda a mejorar la sintomatología en los enfermos de colon irritable y de enfermedad diverticular del colon. La mejoría del dolor y de los otros síntomas puede suceder progresivamente en un período de varios meses. Debido a su capacidad para absorber agua y formar una masa intestinal emoliente, también puede ser útil para aliviar los síntomas de la diarrea aguda y para modificar la consistencia de las heces en el enfermo con ileostomía o colostomía. Su utilización también puede aumentar la pérdida de sodio, potasio y agua en estos enfermos. En ocasiones, también puede causar reacciones alérgicas, como urticaria, rinitis, dermatitis y asma. La metilcelulosa le ha reemplazado ampliamente en la práctica actual.

**CARBACOL** (*carbachol*) Agente parasimpaticomimético. INDICACIONES: Tratamiento del glaucoma; también se utiliza en cirugía ocular y para neutralizar la acción de la medicación ciclopéjica y midriática.

CONTRAINDICACIONES: Abrasiones corneales, iritis aguda o hipersensibilidad conocida a este fármaco.

EFECTOS SECUNDARIOS: Entre las reacciones secundarias más graves figuran el espasmo de la acomodación y la hiperemia conjuntival.

**CARBAMATOQUINASA** (*carbamate kinase*) Enzima hepática que cataliza la transferencia de un grupo fosfato del trifosfato de adenosina asociado con el amonio y el dióxido de carbono, para formar difosfato de adenosina y carbamil-fosfato.

**CARBAMIDA, PERÓXIDO DE** (*carbamide poroxide*) Agente cerumenolítico y antiinfeccioso tópico.

INDICACIONES: Tratamiento de las aftas y otros trastornos inflamatorios leves de las encías y la boca. También se emplea para reblandecer los tapones de cerumen impactados.

CONTRAINDICACIONES: Perforación del tímpano.

EFECTOS SECUNDARIOS: La reacción secundaria más grave es la irritación local.

**CARBENICILINA DISÓDICA** (*cabenicillin disodium*) Antibiótico perteneciente al grupo de las penicilinas semisintéticas.

INDICACIONES: Tratamiento de ciertas infecciones.

CONTRAINDICACIONES: Hipersensibilidad conocida a este fármaco o a cualquier otra penicilina.

EFECTOS SECUNDARIOS: Entre los efectos secundarios más graves figuran las reacciones de hipersensibilidad, los trastornos neurológicos y los defectos de la coagulación. El alto contenido de sodio de este fármaco (5,5—6,8 mEg/g) puede agravar el desequilibrio hidroelectrolítico de los pacientes con nefropatías, cardiopatías o enfermedades hepáticas.

**CARBIDOPA** (*carbidopa*) Inhibidor de la DOPA- decarboxilasa.

INDICACIONES: Se utiliza en combinación con la DOPA en el tratamiento de la enfermedad de Parkinson idiopática.

CONTRAINDICACIONES: Glaucoma, hipertensión, administración de un inhibidor de la monoaminooxidasa en los últimos 14 días o hipersensibilidad conocida a este fármaco.

EFECTOS SECUNDARIOS: Los más graves son hemorragia gastrointestinal, arritmias cardiacas, anemia hemolítica, discinesia tardía, depresión mental, visión borrosa y activación de un melanoma maligno.

**CARBINOXAMINA, MALEATO DE** (*carbinoxamine maleate*) Agente antihistamínico.

INDICACIONES: Tratamiento de diversas reacciones de hipersensibilidad como rinitis, reacciones cutáneas y prurito.

CONTRAINDICACIONES: Asma o hipersensibilidad conocida a este fármaco. No debe administrarse a recién nacidos ni a madres lactantes.

EFECTOS SECUNDARIOS: Entre los más graves se encuentran la taquicardia y otros efectos colaterales de las medicaciones anticolinérgicas. Son frecuentes el adormecimiento, las erupciones cutáneas, las reacciones de hipersensibilidad y la sequedad de boca.

**CARBO-, CARBON-** (*carbo-, carbon-*) Prefijo que significa «relativo al carbón»: *carbonado, carboneol, carbonometría*.

**CARBOCÍCLICO** (*carbocyclic*) V. **cadena cerrada**.

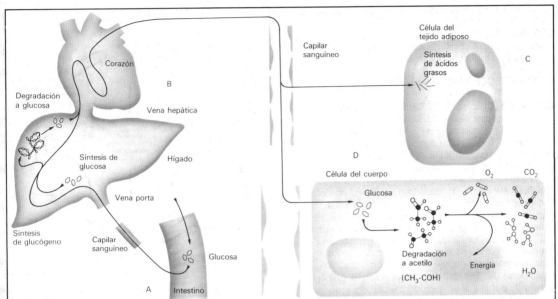

CARBOHIDRATOS, metabolismo de los. A) Los productos de la digestión de los hidratos de carbono (glucosa) son absorbidos por la pared del intestino, pasan a los capilares sanguíneos y llegan al hígado a través de la vena porta. La glucosa puede seguir tres caminos: B) 1 Si el organismo la necesita, la glucosa pasa otra vez al torrente sanguíneo a través de la vena hepática, 2 Si su concentración en sangre es suficiente puede almacenarse en forma de glucógeno y 3 se descompone en pequeñas moléculas que intervienen en la síntesis de ácidos grasos, C) las células adiposas pueden transformar la glucosa en ácidos grasos. D) Las células del cuerpo descomponen la glucosa en dióxido de carbono y agua y liberando energía.

**CARBOHIDRATO** (carbohydrate) Grupo de compuestos orgánicos entre los que se hallan la glucosa, la fructosa, el almidón, la celulosa y la goma. Se clasifican según su estructura molecular en mono-, bi-, tri-, poli- y heterosacáridos. Los carbohidratos son la principal fuente de energía para todas las funciones corporales y resultan imprescindibles para el metabolismo de otros nutrientes. Todas las plantas verdes los sintetizan y en el organismo o bien son absorbidos inmediatamente o se almacenan en forma de glucógeno. La principal fuente de carbohidrato son los cereales, los vegetales, las frutas, el arroz, las patatas, las legumbres y los derivados de la harina. El organismo también puede sintetizar carbohidratos a partir de ciertos aminoácidos y glicerol, un componente de las grasas. Los síntomas de deficiencia de carbohidratos son fatigabilidad, depresión, degradación de las proteínas esenciales del cuerpo y desequilibrio electrolítico. El consumo excesivo de carbohidratos puede provocar caries dental, obesidad, diabetes mellitus, hipertensión, enfermedades cardiovasculares, renales, anemia, y cáncer.
**CARBOHIDRATOS, METABOLISMO DE LOS** (carbohydrate metabolism) Conjunto de procesos anabólicos y catabólicos del organismo que intervienen en la síntesis y degradación de los carbohidratos, sobre todo de la galactosa, fructosa y glucosa. Algunos de estos procesos son la glucogenólisis, la gluconeogénesis y la glucólisis. En numerosas reacciones metabólicas que precisan carbohidratos se producen puentes de fosfato ricos en energía.
**CARBOL-FUCSINA, TINCIÓN DE** (carbol-buchsin stain)

Preparado utilizado en el tratamiento de las infecciones fúngicas superficiales. Contiene ácido bórico, fenol, reorcinol, fucsina, acetona, alcohol y agua.
**CARBÓLICO, ÁCIDO** (carbolic acid) Compuesto venenoso cristalino incoloro o de color rosa pálido que se obtiene de la destilación de la hulla y se convierte en un líquido claro de olor fuerte y sabor quemante con la adición de un 10 % de agua. A bajas concentraciones, el ácido carbólico se utiliza en la preparación de agentes antisépticos. Denominado también **hidroxibenceno; oxibenceno; fénico, ácido; fenol; fenílico, ácido; fenílico, alcohol**.
**CARBÓLICO, INTOXICACIÓN POR ÁCIDO** (carbolic acid poisoning) V. **fenol, intoxicación por**.
**CARBOMAZEPINA** (carbamazepine) Agente analgésico y anticonvulsivo.
INDICACIONES: Tratamiento de la neuralgia del trigémino y ciertos trastornos convulsivos.
CONTRAINDICACIONES: Administración simultánea de inhibidores de la monoaminooxidasa, historia de depresión de la médula ósea o hipersensibilidad conocida a este fármaco o a cualquier antidepresivo tricíclico.
EFECTOS SECUNDARIOS: Entre las reacciones secundarias más graves destacan las discrasias sanguíneas con riesgo vital, el adormecimiento, el vértigo, la ataxia y las náuseas. Pueden producirse reacciones dermatológicas y de hipersensibilidad.
**CARBÓN ACTIVADO** (activated charcoal) Sustancia que se utiliza como antídoto de múltiples aplicaciones y absorbente farmacéutico potente.

# CARBONO

INDICACIONES: Tratamiento de la intoxicación aguda y control de la flatulencia.

CONTRAINDICACIONES: No existen contraindicaciones conocidas, pero el carbón activado resulta ineficaz en la intoxicación producida por ácidos o álcalis fuertes o por cianuro.

EFECTOS SECUNDARIOS: No existen efectos secundarios conocidos.

**CARBONO (C)** *(carbon [C])* Elemento no metálico, fundamentalmente tetravalente. Su número atómico es 6 y su peso atómico, 12,011. Se encuentra en forma pura en el diamante y el grafito y forma parte de todos los tejidos vivos. Gran parte de la química orgánica centra su estudio en el enorme número de compuestos del carbono. Este elemento se encuentra en forma no purificada en el carbón, el coque y el hollín, así como en el dióxido de carbono atmosférico. El carbono es esencial para la química del organismo; participa en gran número de procesos metabólicos y forma parte de los carbohidratos, aminoácidos, triglicéridos, ácidos desoxirribonucleico y ribonucleico y muchos otros compuestos. El dióxido de carbono producido en la glucólisis tiene una gran importancia en el equilibrio ácido-base del organismo y en el control de la respiración. El carbono forma parte también del monóxido de carbono que cuando se inhala puede resultar letal, así como de diferentes hidrocarburos cuyos humos pueden provocar también la muerte por insuficiencia respiratoria. Las exposiciones accidentales breves a concentraciones bajas de vapores solventes que contienen carbono, como la gasolina, los combustibles de mecheros, los aerosoles y los quitamanchas resultan relativamente inocuas pero las concentraciones importantes de vapores de hidrocarburo que pueden alcanzarse en los ambientes industriales y en las propias viviendas pueden ser peligrosas. Muchas enfermedades pulmonares ocupacionales como la neumoconiosis de los mineros del carbón, la enfermedad con pulmón negro, la aluminosis (pulmón de bauxita), la baritosis, la biriliosis y la bisinosis se deben a la inhalación crónica de polvos que contienen compuestos de carbón. V. también **carbono 11; carbono 14**.

**CARBONO 11** *(carbon-11)* Radioisótopo del carbono cuya vida media es de 20 minutos. Se produce en los ciclotrones y emite positrones. Consultar la voz **carbono 14**.

**CARBONO 14** *(carbon-14)* Emisor beta con una vida media de 5.600 años. Existe en la naturaleza, donde se origina a partir de los rayos cósmicos, y se utiliza como marcador en el estudio de los diversos aspectos del metabolismo así como en la determinación de la edad de objetos arqueológicos que contienen materiales carbonáceos naturales. Consultar la voz **carbono 11**.

**CARBONO, CICLO DEL** *(carbon cycle)* Conjunto de etapas por medio de las cuales los organismos vivos extraen y devuelven a la atmósfera el carbono en forma de dióxido de carbono. El proceso comienza con la producción fotosintética de carbohidratos por las plantas, continúa con el consumo de carbohidratos por los animales y el hombre y finaliza con la exhalación del dióxido de carbono por los mismos junto con su liberación en el curso de la descomposición de los animales y vegetales muertos. Entre la ingestión de los carbohidratos y la liberación del dióxi-

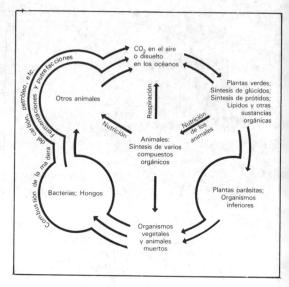

do de carbono intervienen gran número de procesos químicos. El metabolismo de los carbohidratos comienza con el movimiento de la glucosa a través de las membranas celulares y comprende posteriormente la glucólisis, los procesos del ciclo del ácido cítrico, el transporte de electrones y la fosforilación oxidativa. V. también **ciclo del ácido cítrico de Krebs**.

**CARBONO (CO₂), DIÓXIDO DE** *(carbon dioxide [CO₂])* Gas incoloro e inodoro originado por la oxidación total del carbono. Producido en la respiración celular, es transportado por la sangre hasta los pulmones, donde es exhalado. El equilibrio ácido-base de los líquidos y tejidos corporales se ve influido por el nivel de dióxido de carbono y sus compuestos carbonados. El dióxido de carbono sólido (hielo seco) se utiliza en el tratamiento de algunas enfermedades de la piel.

**CARBONO, MONÓXIDO DE** *(carbon monoxide)* Gas venenoso incoloro e inodoro producido por la combustión del carbono y otros combustibles orgánicos cuando el aporte de oxígeno es limitado, como sucede en los cilindros de una máquina de combustión interna. Se combina de forma irreversible con la hemoglobina impidiendo la formación de oxihemoglobina con la consiguiente reducción del aporte de oxígeno a los tejidos. La exposición prolongada a niveles elevados de monóxido de carbono produce asfixia.

**CARBONO, TETRACLORURO DE** *(carbon tetrachloride)* Líquido tóxico, incoloro y volátil que se utiliza como disolvente y en los extintores de incendios. La ingestión del líquido o la inhalación de sus humos suele provocar cefalea, náusea, depresión, dolor abdominal y convulsiones. En la intoxicación por inhalación el paciente puede precisar ventilación asistida y administración de oxígeno mientras que en la intoxicación por ingestión el tratamiento habitual es la eliminación del veneno por lavado gástrico. El tetracloruro de carbono es particularmente tóxico para el riñón y el hígado, pudiendo causar una lesión permanente en esos órganos.

**CARBOPROST, TROMETAMINA DE** *(carboprost, trome-thamine)* Prostaglandina.

INDICACIONES: Inducción del aborto durante el segundo trimestre.

CONTRAINDICACIONES: Enfermedad inflamatoria pélvica aguda e hipersensibilidad conocida a este fármaco. Debe utilizarse con precaución en pacientes con enfermedades cardiacas, pulmonares, hepáticas o renales, asma, icteria, diabetes o epilepsia y en las mujeres que han sufrido intervenciones quirúrgicas uterinas.

EFECTOS SECUNDARIOS: Entre los más importantes se encuentra la fiebre, vómitos y diarrea. Pueden producirse lesiones en el cuello uterino.

**CARBOXIHEMOGLOBINA** *(carboxyhemoglobin)* Compuesto producido por la exposición de la hemoglobina al monóxido de carbono. El monóxido de carbono del ambiente es inhalado, llega a los pulmones, se absorbe a través de los alvéolos y se une a la hemoglobina en la sangre bloqueando los puntos transportadores del oxígeno. Los niveles de oxígeno disminuyen y cuando alcanzan un nivel crítico se produce hipoxia y anoxia. V. también **monóxido de carbono, intoxicación por; oxihemoglobina**.

CARBUNCO. Imagen de una «pústula maligna» en el brazo de un curtidor de pieles.

**CARBOXILO** *(carboxyl)* Radical monovalente -COOH característico de los ácidos orgánicos. El hidrógeno del radical puede ser sustituido por metales para formar sales.

**CARBUNCO** *(carbuncle)* Acúmulo de abscesos estafilocócicos que contienen material purulento en formaciones saculares subcutáneas, profundas e intercomunicadas. Estos abscesos pueden abrirse a la superficie cutánea a través de numerosas bocas. Los sitios en que suelen asentar con mayor frecuencia son el dorso del cuello y las nalgas. Los pacientes con diabetes mellitus e hipogammaglobulinemia tienen una mayor susceptibilidad. El tratamiento comprende antibióticos, aplicación de compresas calientes y drenaje quirúrgico. Denominado también carbúnculo.

**CARBUNCULOSIS** *(carbunculosis)* Trastorno caracterizado por la infección bacteriana del folículo piloso que conduce a la formación de abscesos profundos y dolorosos que drenan a través de múltiples aberturas en la superficie cutánea, casi siempre en torno a los folículos. La carbunculosis es una forma de foliculitis casi siempre debida al microorganismo coagulasa-positivo *Staphylococcus aureus*. Las lesiones pueden acompañarse de fiebre y malestar general.

OBSERVACIONES: La carbunculosis suele aparecer tras una infección persistente por *S. aureus* con forunculosis. El diagnóstico se basa en la observación de las lesiones cutáneas, la historia de forunculosis previa del paciente y el aislamiento del *S. aureus* en el exudado de la lesión.

ACTUACIÓN: El tratamiento de la carbunculosis consiste en la administración de antibióticos por vía sistémica. El pronóstico depende de la gravedad de la infección y del estado físico del paciente.

ACTUACIÓN DE LA ENFERMERA: Las medidas terapéuticas adicionales en este tipo de enfermos son principalmente de sostén e incluyen información sobre la importancia de mantener una meticulosa higiene personal y familiar. La enfermera debe explicarle al paciente la conveniencia de reducir su ingestión de azúcares y grasas e instruirle sobre la posibilidad de autodiseminarse la infección por las zonas circundantes si se manipula la lesión y los riesgos de contagio que comporta el compatir con otros miembros de la familia las toallas y otras ropas. Es importante hervir las toallas antes de volver a usarlas y cambiar diariamente la ropa de cama. El paciente debe también cambiarse con frecuencia de ropa y poner la usada en bolsas de papel. Como la carbunculosis suele ser una forma de evolución de la forunculosis, la cual es particularmente frecuente en los sujetos diabéticos, hay que someter a estos pacientes a una cuidadosa exploración física.

**CARCINECTOMÍA** *(carcinectomy)* Extirpación de cáncer.

**CARCINOFILIA** *(carcinophilia)* Afinidad por el tejido carcinomatoso.

**CARCINOGÉNESIS** *(carcinogenesis)* Proceso de iniciación e inducción de la formación de un cáncer. Consultar las voces **oncogénesis; sarcomagénesis; tumorigénesis**.

**CARCINOGENICIDAD** *(carcinogenicity)* Relativo a la capacidad de inducir el desarrollo de un cáncer.

**CARCINOGÉNICO** *(carcinogenic)* Relativo a la capacidad de inducir el desarrollo de un cáncer. Denominado también cancerígeno; cancerogénico.

**CARCINÓGENO** *(carcinogen)* Sustancia que provoca o induce el desarrollo de cáncer.

**CARCINÓGENO AMBIENTAL** *(environmental carcinogen)* Cualquiera de las numerosas sustancias naturales y sintéticas que pueden producir cáncer. Tales agentes oncógenos pueden ser químicos, físicos, hormonales y víricos, y entre ellos destacan el arsénico, el asbesto, el uranio, el cloruro de vinilo, las radiaciones ionizantes, los rayos ultravioletas, los rayos X y diversos derivados del carbón. Los efectos carcinogénicos de los agentes químicos pueden tardar hasta 30 años en manifestarse; sin embargo, otros producen efectos más inmediatos. Algunos estudios indican que los carcinógenos presentes en el humo de los cigarrillos intervienen en el 80 % de todos los cánceres de pulmón. La mayoría de estos agentes son secundarios o no reactivos, pero se convierten en primarios en el organismo. Los trabajos de investigación indican que la susceptibilidad de los distintos individuos frente a los agentes causantes del cáncer se ve afectada por numerosos factores, como por ejemplo la herencia.

**CARCINOIDE** *(carcinoid)* Tumor pequeño de color amarillo, derivado de las células argentafines de la mucosa gastrointestinal, que secreta serotonina, otras catecolaminas y compuestos similares. Los tumores carcinoides se diseminan lentamente a nivel local pero a la larga metastatizan a distancia. Sus secreciones suelen provocar síntomas sistémicos. Denominado también **argentafinoma; de Kulchistki, carcinoma de células.** V. también **argentafín, célula; carcinoide, síndrome.**

**CARCINOIDE, SÍNDROME** *(carcinoid syndrome)* Conjunto de efectos sistémicos de los tumores carcinoides secretores de serotonina que comprenden enrojecimiento facial súbito, diarrea, dolores abdominales espasmódicos, lesiones cutáneas que recuerdan a la pelagra, disnea, palpitaciones y lesiones valvulares cardiacas, especialmente de la válvula pulmonar. El tratamiento comprende la extirpación quirúrgica del tumor cuando es posible así como la administración de bloqueantes alfaadrenérgicos para producir vasodilatación y otros fármacos para neutralizar el broncospasmo. Denominado también **argentafinoma.** V. también **carcinoide.**

**CARCINÓLISIS** *(carcinolysis)* Destrucción de las células cancerosas como la que se consigue con un fármaco antineoplásico.

**CARCINOMA** *(carcinoma)* Neoplasia epitelial maligna que tiende a invadir los tejidos circundantes y a metastatizar en regiones distantes del organismo. Se desarrolla con más frecuencia en la piel, intestino grueso, pulmones, estómago, próstata, cuello uterino y mama. Típicamente tiene una

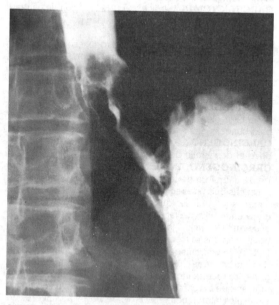

CARCINOMA. Imagen de una adenocarcinoma en el cardias.

consistencia dura de contornos irregulares y nodulares y con un borde bien definido en algunas localizaciones; en consecuencia casi nunca puede disecarse claramente y extirparse sin eliminar a la vez parte del tejido circundante normal. Macroscópicamente tiene una coloración blanquecina con manchas hemorrágicas oscuras y difusas y zonas amarillentas de necrosis en el centro. Microscópicamente las células tumorales se caracterizan por anaplasia, tamaño y forma anormal, núcleos desproporcionadamente grandes y acúmulos de cromatina nuclear.

**-CARCINOMA** *(-carcinoma)* Sufijo que significa «tumor maligno compuesto de células epiteliales con tendencia a la metastatización»: oftalmocarcinoma, osteocarcinoma.

**CARCINOMA ADENOIDE QUÍSTICO** *(adenoid cystic carcinoma)* V. **carcinoma adenoquístico.**

**CARCINOMA ADENOQUÍSTICO** *(adenocystic carcinoma)* Neoplasia maligna compuesta por cordones de pequeñas células epiteliales uniformes que forman manguitos en torno a espacios quísticos los cuales suelen contener moco. El tumor se observa sobre todo en glándulas salivales, mama, glándulas mucosas de las vías respiratorias superiores e inferiores y, ocasionalmente, en las glándulas vestibulares de la vulva. Aunque crece lentamente, es maligno y tiende a diseminarse a lo largo de los nervios produciendo lesión neurológica. El carcinoma adenoquístico de las glándulas salivales produce con frecuencia parálisis facial. Se han comunicado casos de metástasis hematógenas localizadas en huesos e hígado. Denominado también **adenomioepitelioma; carcinoma adenoide quístico; carcinoma cilíndrico; carcinoma cribiforme; cilindroma.**

**CARCINOMA BASALOIDE** *(basaloid carcinoma)* Neoplasia maligna rara del conducto anal que contiene áreas que semejan un carcinoma de células basales cutáneo, aunque el basaloide es mucho más invasivo o maligno que aquél. Puede extenderse a la piel de periné.

**CARCINOMA BASOCELULAR** *(carcinoma basocellulare)* V. **carcinoma de células basales.**

**CARCINOMA BRONCOGÉNICO** *(bronchogenic carcinoma)* Tumor que se origina en los bronquios y que constituye más del 90 % de las neoplasias malignas a ese nivel. Los pacientes con carcinoma broncogénico, que por lo general suelen ser muy fumadores, pueden presentar tos y sibilancias, fatigabilidad, tensión torácica, dolores articulares y, en los últimos estadios, esputos sanguinolentos, dedos en palillo de tambor, pérdida de peso y derrame pleural. El diagnóstico se hace por broncoscopia, citología del esputo, biopsia de los ganglios linfáticos y gammagrafía radioisotópica pero en muchos casos hay que proceder a la cirugía exploratoria. Aproximadamente el 45 % de los carcinomas broncogénicos son epidermoides o de células escamosas, el 33 % son carcinomas de células de avena y del 15 al 20 % adenocarcinomas. El tratamiento más eficaz es la cirugía pero aproximadamente el 50 % de los casos se detectan cuando ya han alcanzado un estadio avanzado e inoperable. El tratamiento paliativo consiste en radioterapia y quimioterapia.

**CARCINOMA BRONQUIOLAR** *(bronchiolar carcinoma)* V. **carcinoma de células alveolares.**

**CARCINOMA CEREBRIFORME** *(cerebriform carcinoma)* V. **carcinoma medular.**

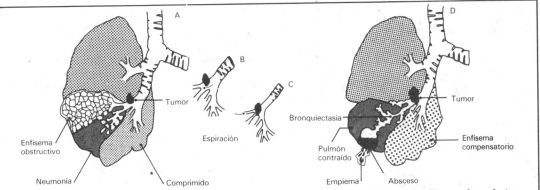

CARCINOMA «broncogénico». A) En este caso el tumor produce una obstrucción parcial del bronquio. Esto puede producir procesos inflamatorios, enfisema o ambas cosas en la porción distal del pulmón. Puede estar comprimido el pulmón normal adyacente, lo que aumenta las anomalías radiográficas. B y C) en la espiración, el diámetro de los bronquios disminuye de modo que es común el mecanismo valvular, independientemente de la forma pediculada o de otro tipo del tumor. Por lo tanto, es común el enfisema obstructivo en todas las formas de obstrucción bronquial. D) obstrucción bronquial total, la absorción de aire da por resultado atelectasia total, que a su vez termina en infección crónica con bronquiectasias, neumonitis o absceso, que se puede romper y producir empiema. Al perderse volumen en la región obstruida, tiende a aparecer enfisema compensatorio en ese pulmón o, rara vez, en el opuesto.

**CARCINOMA CERVICAL** (*cervical carcinoma*) Neoplasia maligna del cuello del útero que constituye una de las formas más frecuentes de cáncer. Suele diagnosticarse por la técnica de Papanicolau o citología de las células epiteliales genitales, el examen directo del cuello por colposcopia o el estudio anatomopatológico de una muestra obtenida por biopsia. Los síntomas iniciales son secreción cervical, hemorragia y en algunos casos dolor. El tumor corresponde a un carcinoma de células escamosas en aproximadamente el 95 % de los casos y a una adenocarcinoma en alrededor del 4 %. Puede ser exocítico, nodular o ulcerado. Estos tumores metastatizan por vía linfática o sanguínea en cualquier órgano pero sobre todo en los pulmones, hígado y huesos. El tratamiento del tumor primario consiste en histerectomía, extirpación de los ganglios linfáticos regionales y, en algunos casos, radioterapia y quimioterapia posoperatorias. La infección por herpes genital y el coito en edades precoces, especialmente con múltiples compañeros, se asocian con una gran incidencia de carcinoma cervical.

**CARCINOMA CILÍNDRICO** (*cynlindromatous carcinoma*) V. **carcinoma adenoquístico**.

**CARCINOMA CONSTRICTIVO** (*carcinoma en cuirasse*) Neoplasia rara, casi siempre un cáncer de mama avanzado, que se caracteriza por fibrosis y rigidez progresiva de la piel del tórax, cuello, dorso y ocasionalmente el abdomen. Otro tipo, que corresponde a la extensión extraperitoneal de un carcinoma gelatinoso del recto, incluye la cavidad abdominal en una cubierta rígida.

**CARCINOMA CORIÓNICO** (*chorionic carcinoma*) V. **coriocarcinoma**.

**CARCINOMA CORTICOSUPRARRENAL** (*adrenal cortical carcinoma*) Neoplasia epitelial maligna de la corteza suprarrenal que puede producir un síndrome adrenogenital o un síndrome de Cushing. Estos tumores son de tamaño variable, aparecen a cualquier edad y son más frecuentes en mujeres que en hombres. Metastatizan con frecuencia a los pulmones, hígado y otros órganos. V. también **adrenogenital, síndrome; Cushing, síndrome de**.

**CARCINOMA CRIBIFORME** (*cribiform carcinoma*) V. **carcinoma adenoquístico**.

**CARCINOMA CUTÁNEO** (*carcinoma cutaneum*) 1. V. **carcinoma de células basales**. 2. V. **carcinoma de células escamosas**.

**CARCINOMA DE CÉLULAS ALVEOLARES** (*alveolar cell carcinoma*) Neoplasia maligna pulmonar que se origina en el bronquiolo y se extiende por las superficies alveolares. El tumor está formado por células epiteliales cuboideas o columnares desprovistas de cilios, con abundante citoplasma eosinófilo que puede contener gotitas de moco. Es menos frecuente que el carcinoma broncogénico de células escamosas o el carcinoma de células en grano de avena y se caracteriza clínicamente por la existencia de tos intensa y esputo abundante.

**CARCINOMA DE CÉLULAS BASALES** (*basal cell carcinoma*) Tumor epitelial maligno que comienza como una pápula que crece periféricamente y en profundidad formando un cráter central que se erosiona, desprende y sangra. Las metástasis son raras pero la invasión local destruye los tejidos subyacentes y cercanos. En el 90 % de los casos la lesión se observa situada entre el límite del pelo y el labio superior. La causa principal del carcinoma es una exposición excesiva al sol o a los rayos X. El tratamiento consiste en la erradicación de la lesión, con frecuencia por medio del bisturí eléctrico o por crioterapia. Denominado también **carcinoma basocelular; carcinoma de la matriz pilosa**. V. también **úlcera rodente**.

**CARCINOMA DE CÉLULAS BASOESCAMOSAS** (*basosquamous cell carcinoma*) Tumor epidérmico maligno compuesto de células basales y escamosas.

**CARCINOMA DE CÉLULAS CLARAS** (*clear cell carcinoma*) 1. Tumor maligno del epitelio tubular del riñón. Ca-

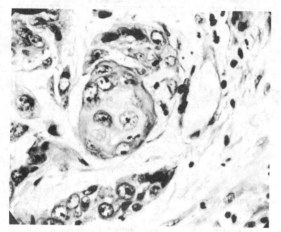

CARCINOMA «de células de avena». Microfotografía en la que se observan las pequeñas células en forma de «granos de avena».

racterísticamente las células malignas contienen un citoplasma claro muy abundante. V. también **carcinoma renal. 2.** Neoplasia ovárica rara que se caracteriza por presentar células con citoplasma claro.

**CARCINOMA DE CÉLULAS CLARAS DEL RIÑÓN** (clear cell carcinoma of the kidney) V. **carcinoma renal.**

**CARCINOMA DE CÉLULAS DE AVENA** (cat cell carcinoma) Neoplasia maligna, habitualmente de origen epitelial bronquial, constituida por pequeñas células epiteliales redondeadas, ovales o fusiformes, apelotonadas, que se tiñen de oscuro y contienen gránulos neurosecretores y citoplasma escaso o ausente. Los tumores producidos por estas células no forman masas voluminosas pero suelen diseminarse a lo largo de los linfáticos submucosos. Aproximadamente 1/3 de los tumores malignos del pulmón son

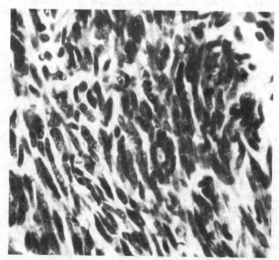

CARCINOMA «de células escamosas». Visión microscópica de estas células en una neoplasia de pulmón.

de este tipo. La resección quirúrgica no suele ser posible y la quimioterapia y la radioterapia no son efectivas, por lo que el pronóstico es malo. Denominado también **carcinoma de células pequeñas.**

**CARCINOMA DE CÉLULAS ESCAMOSAS** (squamous cell carcinoma) Tumor maligno de crecimiento lento del epitelio escamoso que se diagnostica sobre todo en los pulmones y la piel pudiendo asentar también en el ano, cuello del útero, laringe, nariz, vejiga y otras localizaciones. La lesión cutánea típica, un nódulo indoloro de consistencia firme, color rojo, queratinizado y de tamaño variable desde pocos milímetros hasta varios centímetros, suele producirse como consecuencia de una exposición excesiva a los rayos solares. Las células neoplásicas presentan típicamente formaciones espinosas y en la superficie de las lesiones se observan perlas de queratina.

**CARCINOMA DE CÉLULAS FUSIFORMES** (spindle cell carcinoma) Neoplasia de crecimiento rápido constituida por células escamosas en forma de huso. Puede ser difícil de distinguir de un sarcoma.

**CARCINOMA DE CÉLULAS GIGANTES** (giant cell carcinoma) Neoplasia epitelial maligna que se caracteriza por contener numerosas células anaplásicas de gran tamaño. Un pequeño porcentaje de adenocarcinomas pulmonares y algunos tumores hepáticos contienen también tales células. Denominado también **carcinoma gigantocelular.**

**CARCINOMA DE CÉLULAS PEQUEÑAS** (small cell carcinoma) V. **carcinoma de células de avena.**

**CARCINOMA DE CÉLULAS TRANSICIONALES** (transitional cell carcinoma) Tumor maligno, generalmente papilar, derivado del epitelio transicional estratificado. Aparece con especial frecuencia en la vejiga de la orina, uréter, uretra y pelvis renal. La mayoría de los tumores del sistema colector del riñón son de este tipo. Tiene mejor pronóstico que los carcinomas de células escamosas de asiento en los mismos lugares.

**CARCINOMA DE DESHOLLINADOR** (chimney-sweeps' cancer) V. **escroto, cáncer de.**

**CARCINOMA DE LA MATRIZ PILOSA** (hair matrix carcinoma) V. **carcinoma de células basales.**

**CARCINOMA DE OVARIO** (ovarian carcinoma) Neoplasia maligna de los ovarios que rara vez se detecta en fase inicial y suele estar bastante avanzada cuando se diagnostica. Se produce con mayor frecuencia a partir de los 50 años. El cáncer de ovario, tumor ginecológico más frecuente y maligno, parece estar en aumento actualmente. Los factores de riesgo de la enfermedad son: infertilidad, nuliparidad, endometriosis, grupo sanguíneo del grupo A, irradiación previa de órganos pélvicos y exposición a carcinógenos químicos, como asbesto y talco. Después de un comienzo insidioso y de un período asintomático, el tumor se puede hacer evidente como masa palpable abdominal o pélvica acompañada por menstruaciones irregulares o abundantes o hemorragia posmenopaúsica. En los casos avanzados, la enferma puede tener ascitis, edema en piernas y dolor abdominal y en las caras posteriores de las extremidades inferiores. El estudio citológico puede mostrar células malignas si el tumor está avanzado; la exploración con ultrasonidos puede demostrar la existencia de una masa en el ovario, pero no distingue entre una lesión benigna o maligna. La tomografía axial computarizada puede ser útil en la demostración de cáncer de ovario, pero el diagnóstico definitivo requiere exploración quirúrgica. La mayoría de los carcinomas de ovario son de tipo papilar o seroso, seguidos en frecuencia por los cánceres mucinosos, endometrioides e indiferenciados. Aproximadamente la mitad de los tumores diagnosticados son inoperables. El tratamiento de las lesiones resecables consiste en histerectomía abdominal total, extirpación de ambos ovarios con sus trompas y omentectomía, así como biopsias de cualquier zona sospechosa, en especial en el hígado y diafragma. Se recomienda irradiación posoperatoria con supravoltaje de la pelvis y ganglios linfáticos paraaórticos; en algunos casos se utiliza la instilación de radioisótopos. Los agentes quimioterápicos que se pueden administrar posoperatoriamente son el clorambucil, ciclosfosamida, melfalan y tiotepa.

**CARCINOMA DUCTAL** (duct carcinoma) Neoplasia desarrollada en el epitelio de los conductos, especialmente en mama o páncreas.

**CARCINOMA EMBRIONARIO** (embryonal carcinoma) Neoplasia muy maligna derivada de las células germinales, que generalmente se desarrolla en las gónadas, sobre todo en los testículos. Se trata de una masa firme, nodular, con numerosas áreas hemorrágicas, caracterizada desde el punto de vista histológico por grandes células indiferenciadas, con límites mal definidos, citoplasma eosinófilo y nucleolos prominentes en los núcleos pleomorfos. A veces se observan cuerpos que recuerdan a embriones de una o dos semanas. Es relativamente resistente a la radioterapia, y produce metástasis linfáticas precoces. Para el tratamiento suelen emplearse la cirugía y la quimioterapia. V. también **coriocarcinoma**.

**CARCINOMA EN COLLAR** (string carcinoma) Neoplasia maligna del intestino grueso que suele afectar al colon ascendente o transverso y que radiológicamente se carac-

teriza por la presencia de segmentos separados por constricciones que dan una imagen similar a la de un collar de cuentas gruesas.

**CARCINOMA ENCEFALOIDE** (encephaloid carcinoma) V. **carcinoma medular**.

**CARCINOMA EPIDERMOIDE** (epidermoid carcinoma) Neoplasia maligna en la cual las células tumorales experimentan una diferenciación epidérmica formando células córneas denominadas espinosas.

**CARCINOMA ESCIRRO** (scirrhous carcinoma) Tumor duro, fibroso, particularmente invasor, cuyas células se encuentran incluidas, aisladamente o en pequeños racimos, en un tejido conjuntivo denso. Es la forma más frecuente de cáncer de mama. Denominado también **carcinoma fibroso**.

**CARCINOMA ESCROTAL** (carcinoma scroti) Carcinoma de células epiteliales del escroto.

**CARCINOMA ESPONJOSO** (carcinoma spongiosum) Carcinoma de consistencia blanda, con cavidades de distinto tamaño en su interior. V. también **carcinoma medular**.

**CARCINOMA EXOFÍTICO** (exophytic carcinoma) Neoplasia epitelial maligna similar a un papiloma o verruga.

**CARCINOMA FIBROSO** (carcinoma fibrosum) V. **carcinoma escirroso**.

**CARCINOMA GELATINIFORME** (gelatiniform carcinoma) V. **carcinoma mucinoso**.

**CARCINOMA GIGANTOCELULAR** (carcinoma gigantocellulare) V. **carcinoma de células gigantes**.

**CARCINOMA GLANDULAR** (glandular carcinoma) V. **adenocarcinoma**.

**CARCINOMA HEPÁTICO** (liver carcinoma) V. **hepatoma maligno**.

**CARCINOMA HEPATOCELULAR** (hepatocellular carcinoma) V. **hepatoma maligno**.

**CARCINOMA IN SITU** (carcinoma in situ) Neoplasia premaligna que no ha invadido la membrana basal pero que

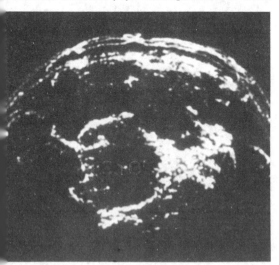

CARCINOMA «de ovario». Imagen ecográfica de este tumor (corte transversal).

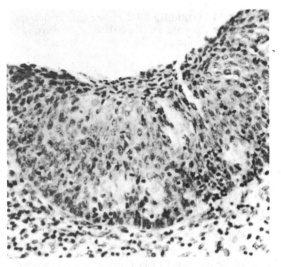

CARCINOMA «in situ». Corte histológico de esta neoplasia en el cuello uterino.

presenta las características histológicas de un cáncer invasivo. Estas alteraciones neoplásicas del epitelio glandular o escamoso estratificado se observan con frecuencia en el cuello del útero, así como en el ano, bronquios, mucosa bucal, esófago, ojo, labio, pene, endometrio uterino, vagina y las lesiones de queratosis senil. El carcinoma cervical in situ se trata con éxito por distintos métodos como criocirugía, electrocauterización e histerectomía simple. Las lesiones de este tipo que aparecen en embarazadas regresan a veces en los meses del puerperio.

**CARCINOMA INTRADUCTAL** (*intraductal carcinoma*) Neoplasia epitelial maligna mamaria, con frecuencia grande. La sección de la masa muestra células tumorales bien diferenciadas en el interior de conductos mamarios dilatados y calcificados.

**CARCINOMA INTRAEPIDÉRMICO** (*intraepidermal carcinoma*) Neoplasia de células escamosas que no prolifera hacia la zona basal. Suele aparecer simultáneamente en muchos sitios. Crece lentamente y es resistente a la quimioterapia y la radioterapia. Denominado también **Bowen, dermatosis precancerosa de; Bowen, enfermedad de; dermatitis precancerosa**. V. **carcinoma in situ**.

**CARCINOMA INTRAEPITELIAL** (*intraepithelial carcinoma*) V. **carcinoma** in situ.

**CARCINOMA INVASIVO** (*invasive carcinoma*) Neoplasia maligna compuesta de células epiteliales que infiltran y destruyen los tejidos que la rodean.

**CARCINOMA LATENTE** (*latent carcinoma*) V. **carcinoma oculto**.

**CARCINOMA LENTICULAR** (*carcinoma lenticulare*) Forma de carcinoma tuberoso o cáncer escirro de la piel caracterizado por el desarrollo de numerosos nódulos pequeños, relativamente planos, que suelen confluir para formar lesiones mayores que recuerdan a las infecciones fúngicas.

**CARCINOMA LINFOEPITELIAL** (*lymphoepithelial carcinoma*) V. **linfoepitelioma**.

**CARCINOMA LOBULILLAR** (*lobular carcinoma*) Neoplasia que suele constituir una masa difusa y corresponde a un pequeño porcentaje de los cánceres de mama.

**CARCINOMA MEDULAR** (*medullary carcinoma*) Neoplasia epitelial maligna de consistencia blanda que contiene muy poco o ningún tejido fibroso. Un pequeño porcentaje de los tumores de mama y tiroides son carcinomas medulares. Denominado también **carcinoma encefaloide**.

**CARCINOMA MICROINVASIVO** (*microinvasive carcinoma*) Neoplasia epitelial escamosa que ha penetrado la membrana basal y que constituye el primer estadio de un cáncer invasivo. Se diagnostica con más frecuencia en el cérvix uterino, aunque es difícil demostrarlo. Algunos oncólogos prefieren denominar la lesión como invasiva o *in situ*. V. también **carcinoma in situ**.

**CARCINOMA MUCINOSO** (*mucinous carcinoma*) Neoplasia epitelial de consistencia gelatinosa, debida a la abundante cantidad de mucina segregada por sus células. Denominado también **carcinoma gelatiniforme**.

**CARCINOMA MUCOCELULAR** (*carcinoma mucocellulare*) V. **Krukenberg, tumor de**.

**CARCINOMA MUCOEPIDERMOIDE** (*mucoepidermoid carcinoma*) Neoplasia maligna de los tejidos glandulares, especialmente los conductos de las glándulas salivales. Contiene células escamosas epidermoides y mucinosas.

**CARCINOMA OCULTO** (*occult carcinoma*) Carcinoma de pequeño tamaño que no produce síntomas manifiestos. Puede permanecer localizado y ser descubierto sólo casual-

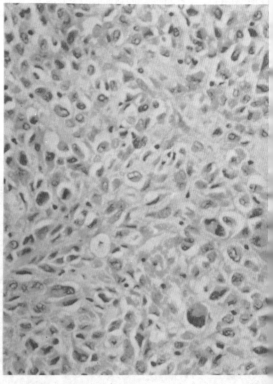

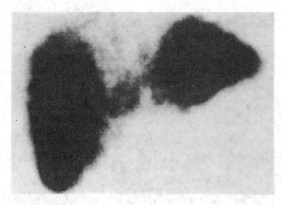

CARCINOMA «invasivo». La imagen obtenida por scanner muestra la neoplasia hepática (área de la derecha) a consecuencia de una metástasis de carcinoma de colon.

CARCINOMA «papilar». Visión microscópica ( × 300) de un carcinoma de la glándula tiroides.

mente en la autopsia que sigue a la muerte debida a otro motivo, o puede metastatizar y ser descubierto en el estudio diagnóstico de la enfermedad mestastásica resultante. Denominado también **carcinoma latente**.

**CARCINOMA PAPILAR** (*papillary carcinoma*) Neoplasia maligna caracterizada por multitud de proyecciones semejantes a dedos. Es el tipo más frecuente de tumor tiroideo.

**CARCINOMA PREINVASIVO** (*preinvasive carcinoma*) V. **carcinoma in situ**.

**CARCINOMA PRIMARIO** (*primary carcinoma*) Neoplasia que asienta en el lugar de donde son propias sus células.

**CARCINOMA QUÍSTICO** (*cystic carcinoma*) Neoplasia maligna que contiene quistes o estructuras similares a quistes. Se producen en la mama y el ovario.

**CARCINOMA RENAL** (*renal carcinoma*) Neoplasia maligna del riñón compuesta predominantemente de células de gran tamaño que presentan un citoplasma claro y que se originan en el epitelio tubular. El tumor puede desarrollarse en cualquier parte del órgano, y crecer hasta convertirse en una masa de gran tamaño que invade los vasos tributarios de la vena renal. Habitualmente existen ematurias y dolor. Las metástasis, especialmente pulmonares y óseas, suelen ser precoces. El tratamiento se realiza con cirugía y radioterapia. Denominado también **carcinoma de células claras del riñón**. V. también **Wilms, tumor de**.

**CARCINOMA SIMPLE** (*carcinoma simplex*) Tumor epitelial no diferenciado en el cual las células epiteliales neoplásicas y las del estroma no tienen un patrón microscópico definido.

**CARCINOMA TELANGIECTÁSICO** (*carcinoma telangiectaticum*) Neoplasia de los capilares cutáneos que produce dilatación de los vasos y manchas rojas en la piel que blanquean cuando se ejerce presión sobre ellas.

**CARCINOMA TUBEROSO** (*tuberous carcinoma*) Carcinoma escirro de la piel, caracterizado por formación de nódulos.

**CARCINOMA VELLOSO** (*villous carcinoma*) Tumor epitelial que presenta múltiples proyecciones papilares largas y aterciopeladas.

**CARCINOMA VERRUGOSO** (*verrucous carcinoma*) Neoplasia de células escamosas bien diferenciadas que se originan en los tejidos blandos de la cavidad oral, la laringe o los genitales. Se trata de un tumor de crecimiento lento que tiende a desplazar más que invadir los tejidos circundantes y que por lo general no metastatizan.

**CARCINOMATOIDE** (*carcinomatoid*) De aspecto similar al de un carcinoma.

**CARCINOMATOSIS** (*carcinomatosis*) Trastorno caracterizado por la diseminación amplia de un carcinoma por todo el organismo.

**CARCINOMECTOMÍA** (*carcinomectomy*) V. **carcinectomía**.

**CARCINOSARCOMA** (*carcinosarcoma*) Neoplasia maligna compuesta de células carcinomatosas y sarcomatosas. Este tipo de tumores pueden asentar en el esófago, glándula tiroides y útero.

**CARCINOSIS** (*carcinosis*) Trastorno caracterizado por el desarrollo de un gran número de carcinomas por todo el organismo. Entre los distintos grupos de carcinosis se en-

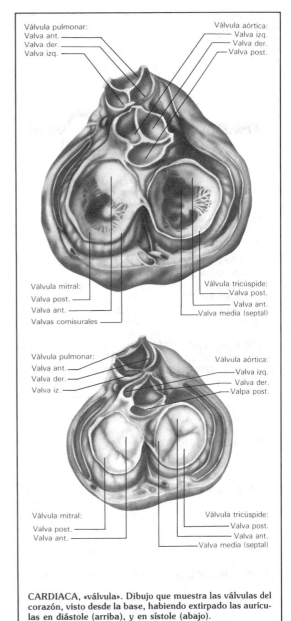

Válvula pulmonar:
Valva der.
Valva izq.

Válvula aórtica:
Valva izq.
Valva der.
Valva post.

Válvula mitral:
Valva post.
Valva ant.
Valvas comisurales

Válvula tricúspide:
Valva post.
Valva ant.
Valva media (septal)

Válvula pulmonar:
Valva ant.
Valva der.
Valva iz.

Válvula aórtica:
Valva izq.
Valva der.
Valpa post.

Válvula mitral:
Valva post.
Valva ant.

Válvula tricúspide:
Valva post.
Valva ant.
Valva media (septal)

**CARDIACA, «válvula».** Dibujo que muestra las válvulas del corazón, visto desde la base, habiendo extirpado las aurículas en diástole (arriba), y en sístole (abajo).

cuentra la **carcinosis miliar**, la **carcinosis pleural** y la **carcinosis pulmonar**. Denominada también **carcinomatosis**.

**CARCINOSIS MILIAR** (*miliary carcinosis*) Trastorno caracterizado por la presencia de numerosos nódulos cancerosos que recuerdan a los tubérculos miliares.

**CARCINOSIS PLEURAL** (*carcinosis pleurae*) Neoplasia secundaria que comprende la formación de múltiples nódulos por la totalidad de las membranas pleurales.

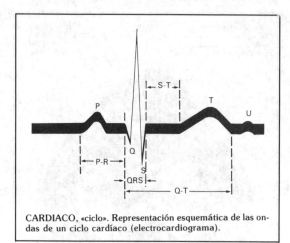

CARDIACO, «ciclo». Representación esquemática de las ondas de un ciclo cardíaco (electrocardiograma).

**CARCINOSIS PULMONAR** (*pulmonary carcinosis*) V. **carcinoma de células alveolares**.

**CARCINOSO** (*carcinous*) Carcinomatoso.

**CARCINOSTÁTICO** (*carcinostatic*) Relativo a la tendencia de retardar o detener el crecimiento de un carcinoma.

**-CARDIA** (*-cardia*) Sufijo que significa «tipo de acción o localización del corazón»: *araiocardia, braquicardia*.

**CARDIACA, COMPRESIÓN** (*cardiac compression*) V. **taponamiento cardiaco**.

**CARDIACA, DESCOMPENSACIÓN** (*cardiac descompensation*) Situación de fallo cardiaco en el que el corazón es incapaz de desarrollar su función normal de proporcionar la perfusión celular adecuada a todas las partes del organismo. Las causas pueden ser infarto de miocardio, procesos infecciosos, toxinas o valvulopatías.

**CARDIACA, RESERVA** (*cardiac reserve*) Capacidad potencial del corazón para funcionar muy por encima de su nivel basal respondiendo a las demandas de diversas alteraciones fisiológicas y psicológicas.

**CARDIACA, VÁLVULA** (*heart valve*) Una de las cuatro estructuras que forman parte del corazón y controlan el flujo sanguíneo abriéndose y cerrándose en cada latido. Las válvulas mitral y tricúspide son semilunares y permiten el flujo de sangre en una sola dirección pero si sufren alteraciones estructurales puede producirse un flujo retrógrado que se acompaña de soplos cardiacos. V. también **corazón**.

**CARDIACA ANTERIOR, VENA** (*anterior cardiac vein*) Cualquiera de los pequeños vasos que llevan sangre no oxigenada desde la parte anterior del miocardio del ventrículo derecho a la aurícula derecha. En algunas personas, la vena marginal derecha se abre en la aurícula derecha y en estos casos se considera como una de las venas cardiacas anteriores. V. también **seno coronario**.

**CARDIACA MEDIA, VENA** (*middle cardiac vein*) Una de las cinco tributarias del seno coronario que recoge la sangre del lecho capilar del miocardio. Comienza en la punta del corazón, sube por el surco interventricular posterior, recibe tributarias de ambos ventrículos y termina en la extremidad derecha del seno coronario.

**CARDIACA MENOR, VENA** (*small cardiac vein*) Una de las cinco tributarias del seno coronario que drenan sangre del miocardio. Discurre a través del suero coronario entre la aurícula y el ventrículo derecho y desemboca en el lado derecho del seno coronario. Conduce sangre procedente de la parte posterior de la aurícula derecha y el ventrículo derecho y en algunos individuos se une con la vena marginal derecha.

**CARDIACO** (*cardiac*) **1.** Relativo al corazón. **2.** Persona que padece una enfermedad cardiaca. **3.** Relativo a la porción proximal del estómago.

**-CARDIACO** (*-cardiac*) **1.** Sufijo que significa «caracterización de los tipos y localizaciones de trastornos cardiacos»: *gravidocardiaco, intracardiaco, precardiaco*. **2.** Sufijo que significa «identificación de los pacientes con trastornos cardiacos»: *diplocardiaco, hemicardiaco, frenopericardiaco*.

**CARDIACO, CICLO** (*cardiac cycle*) Ciclo de fenómenos que tienen lugar cuando un impulso eléctrico es conducido a través de las fibras especializadas incluidas en el músculo del miocardio desde el nodo sinoauricular del nodo auriculoventricular hasta el haz de His y sus ramas y la red de Purkinje que provoca la contracción de las aurículas y a continuación la de los ventrículos. La contracción coincide con la despolarización de las fibras musculares y para que haya recuperación tiene que haber repolarización. La sangre desoxigenada penetra en la aurícula derecha del corazón desde la vena cava superior y es bombeada a través de la válvula tricúspide hacia el ventrículo derecho. Cuando se produce la contracción ventricular la sangre pasa a través de la válvula semilunar hacia la arteria pulmonar y los pulmones para su oxigenación. La sangre rica en oxígeno regresa al corazón a través de las ramas de las venas pulmonares penetrando en la aurícula izquierda, desde donde pasa al ventrículo izquierdo a través de la válvula mitral. Al contraerse el ventrículo, la sangre es bombeada a través de la válvula semilunar aórtica en dirección a la arteria aorta y de ahí a la circulación periférica. Las contracciones de las aurículas izquierda y derecha son casi simultáneas, precediendo a las de los ventrículos que también se producen casi a la vez. Las aurículas comienzan a repolarizarse durante la despolarización ventricular. En el electrocardiograma el ciclo se representa gráficamente como una serie de ondas denominadas P, Q, R, S, y T que constituyen el complejo QRS y dos segmentos, el PR y el ST, que unen las ondas. Ciertas anomalías estructurales, químicas o eléctricas, pueden provocar una gran variedad de alteraciones en la conducción eléctrica, la contracción muscular y el flujo sanguíneo del corazón.

**CARDIACO, ESTIMULANTE** (*cardiac stimulant*) Agente farmacológico que aumenta la acción del corazón. Los glicósidos cardiacos como el digital, digitoxina, digoxina, delanósido, lanatósido, acetildigitoxina y ouabaína aumentan la fuerza de las contracciones miocárdicas y disminuyen la frecuencia cardiaca y la velocidad de conducción, de forma que los ventrículos tienen más tiempo para relajarse y llenarse de sangre. Estos glucósidos están compuestos de un núcleo esteroideo, un anillo de lactona y un azúcar y se utilizan en el tratamiento de la insuficiencia cardiaca congestiva, la fibrilación y el «flutter» atrial, la taquicardia paroxística auricular y el shock cardiogénico. Los signos y síntomas tóxicos por sobredosificación o acumulación de efectos cuando se utilizan preparados digitálicos de eliminación lenta son anorexia, náuseas, vómitos, diarrea, dolor abdominal, cefalea, debilidad muscular, confusión, adormecimiento, irritabilidad, trastornos visuales, bradicardia o taquicardia, extrasístoles, bigeminismo y déficit del pulso. A veces se administra epinefrina, un potente vasopresor con efectos de estimulación cardiaca, para restablecer el ritmo cardiaco en la parada cardiaca, pero este fármaco no está indicado en el tratamiento de la insuficiencia cardiaca ni el shock cardiogénico. El clorhidrato de isoproterrenol, fármaco relacionado con la epinefrina, se emplea en el tratamiento del bloqueo cardiaco mientras que el clorhidrato de dobutamina y la dopamina se utilizan en el tratamiento a corto plazo de la descompensación cardiaca por depresión de la contractilidad.

**CARDIACO, GASTO** *(cardiac output)* Volumen de sangre expedido por los ventrículos del corazón y que es igual a la cantidad de sangre bombeada en cada latido (volumen latido) multiplicado por el número de latidos en el período de tiempo utilizado en la computación. Suele medirse por la técnica de termodilución que consiste en introducir en la arteria pulmonar un catéter de Swan-Ganz con un electrodo en su extremo e inyectar una cierta cantidad de una solución fría en la aurícula derecha a través de la luz del catéter. El electrodo termosensible determina la temperatura de la solución cuando alcanza la arteria pulmonar y el gasto se calcula tomando como base el cambio de temperatura; el calentamiento de la solución es inversamente proporcional al funcionamiento cardiaco. El corazón de un adulto normal en reposo bombea de 2,5 a 3,6 litros de sangre por minuto. La disminución del gasto en reposo es característica de los estadios avanzados de ciertas enfermedades cardiacas siendo un signo más precoz de insuficiencia cardiaca el que no aumente con el ejercicio.

**CARDIACO, IMPULSO** *(cardiac impulse)* Movimiento del tórax producido por el latido del corazón que es fácilmente palpable y registrable.

**CARDIACO, MÚSCULO** *(cardiac muscle)* Músculo estriado especial propio del miocardio que contiene discos oscuros intercalados en las zonas de unión de sus fibras. Constituye una excepción entre los músculos involuntarios que son típicamente lisos. Sus fibrillas contráctiles recuerdan a las del músculo esquelético pero su diámetro es tres veces menor, sus sarcoplasmas más ricos y sus núcleos se encuentran situados centralmente y no en la periferia. Los estudios realizados con microscopía electrónica indican que los discos intercalados del músculo cardiaco representan límites celulares. El tejido conjuntivo del músculo cardiaco es más escaso que el del músculo esquelético.

**CARDIAS** *(cardia)* **1.** Comunicación entre el esófago y la porción superior del estómago. **2.** Porción del estómago que rodea la comunicación esofagogástrica y que se caracteriza por la ausencia de células productoras de ácido.

**CARDINAL, LIGAMENTO** *(cardinal ligament)* Capa de fascia subserosa que se extiende a través del suelo de la pelvis como prolongación del ligamento ancho. Está incluido en el tejido adiposo de las regiones laterales de la vagina y se forma por la confluencia de las fascias vaginal y cervical que convergen en los bordes laterales de dichos órganos. El ligamento se desdobla en una extensión ventral y otra dorsal en la porción lateral del diafragma pélvico. La extensión ventral se une al tejido de sostén de la vejiga y la dorsal se entremezcla con los ligamentos uterosacros. Las arterias vaginales atraviesan la pelvis en estrecha asociación con el ligamento cardinal.

**CARDIO-, CARDIA-** *(cardio-, cardia-)* Prefijo que significa «relativo al corazón»: *cardiocele, cardiocirrosis, cardiodinia.*

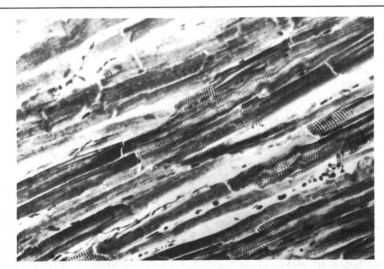
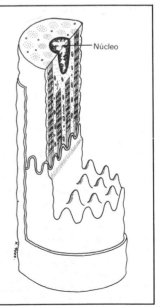

Núcleo

CARDIACO, MÚSCULO. Arriba, visión microscópica en la que se observan los discos intercalares o bandas escaleriformes. A la derecha, esquema representativo de la fibra muscular cardiaca.

**CARDIOCIRCULATORIO** *(cardiocirculatory)* Relativo al corazón y la circulación.

**CARDIOGRAFÍA** *(cardiography)* Técnica de registrar gráficamente los movimientos del corazón por medio de un cardiógrafo.

**CARDIOGRAFÍA ULTRASÓNICA** *(ultrasonic cardiography)* V. **ecocardiografía**.

**CARDIOGRAMA** *(cardiogram)* Registro electrónico que representa la actividad cardiaca.

**CARDIÓLISIS** *(cardiolysis)* Operación en la cual se separa el corazón y el pericardio del periosteo esternal para corregir una mediastinopericarditis adhesiva. En la intervención se resecan las costillas y el esternón por encima del pericardio.

**CARDIOLOGÍA** *(cardiology)* Estudio de la anatomía, funciones normales y enfermedades del corazón.

**CARDIÓLOGO** *(cardiologist)* Médico especializado en el diagnóstico y tratamiento de las enfermedades del corazón.

**CARDIOMEGALIA** *(cardiomegaly)* Hipertrofia del corazón debida a múltiples causas entre las cuales destacan hipertensión, fístulas arteriovenosas, estenosis aórtica congénita, comunicación interventricular, ductus arterioso persistente y enfermedad de Paget. En los atletas se puede encontrar un corazón aumentado de tamaño pero con un correcto funcionamiento.

**CARDIOMIOPATÍA** *(cardiomyopathy)* Conjunto de enfermedades que afectan al miocardio como por ejemplo la cardiomiopatía alcohólica.

**CARDIOPATÍA CONGÉNITA** *(congenital cardiac anomaly)* Anomalía estructural o funcional del corazón o de los grandes vasos presente en el momento del nacimiento. Tales anomalías son la causa principal de sufrimiento del neonato y la más frecuente de muerte en el período neonatal después de los problemas relacionados con la prematuridad. Su incidencia es de 8 a 10 por 1.000 nacidos vivos y la mayor tasa de mortalidad se da en el período neonatal. El 90 % de todas las muertes se producen en el primer año de vida. Pueden ser consecuencia de alteraciones genéticas, principalmente mutación simple de un gen y aberraciones cromosómicas, o de factores ambientales como infección materna o exposición a radiaciones o sustancias nocivas durante el embarazo. Probablemente, la mayoría de las alteraciones se deban a la suma de los efectos de factores genéticos y ambientales que originan detención del desarrollo embrionario. Se clasifican, según la alteración hemodinámica que provocan, en dos grandes grupos: acianóticas, en las que la sangre no oxigenada no llega a la circulación sistémica, y cianóticas, en las que la sangre no oxigenada llega a la circulación sistémica. Los efectos generales sobre la función cardiovascular son: sobrecarga cardiaca, bien durante la sístole, bien durante la diástole; aumento de la resistencia vascular pulmonar; gasto cardiaco sistémico inadecuado y disminución de la saturación de oxígeno, debido al paso de sangre no oxigenada a la circulación sistémica. Los síntomas generales que provocan estas alteraciones hemodinámicas son: retraso del crecimiento, baja tolerancia al esfuerzo, infecciones respiratorias de repetición, disnea, taquipnea, taquicardia, cianosis, hipoxia tisular y soplos; todos ellos son de intensidad variable dependiendo del tipo y grado del defecto.

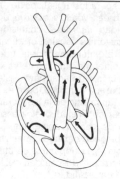

Normal

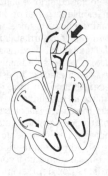

Estenosis de aorta
(la luz aórtica se estrecha)

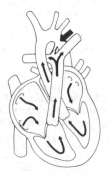

Conducto arterioso permeable
(la sangre tiende hacia el
puente externo de los pulmones)

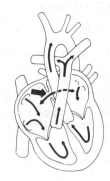

Defecto del atrio septal
(mezcla de sangre oxigenada y
desoxigenada)

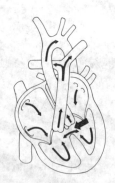

Defecto del ventral septal
(la sangre pasa del ventrículo
izquierdo al derecho)

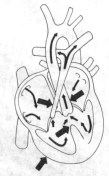

Tetralogía de Fallot
1) Estrechamiento de
   la arteria pulmonar
   o válvula.
2) Defecto ventricular
   septal.
3) Cabalgamiento de la
   aorta.
4) Ventrículo derecho hipertrofiado.

**CARDIOPATÍA CONGÉNITA. El dibujo muestra las alteraciones más frecuentes de este tipo de cardiopatías.**

**CARDIOPATÍA REUMÁTICA** *(rheumatic heart disease)* Lesión del músculo cardiaco y de las válvulas debida a episodios repetidos de fiebre reumática. Cuando una persona susceptible sufre una infección por estreptococos A betahemolíticos se produce una reacción autoinmune en el tejido cardiaco, dando lugar a deformidades permanentes de las válvulas o de las cuerdas tendinosas del corazón. La participación cardiaca en la enfermedad reumática puede descubrirse durante la fase aguda de la misma o algún tiempo después de transcurrido el proceso agudo. V. también **estenosis aórtica; estenosis mitral; reumática, fiebre.**

OBSERVACIONES: Existen soplos debidos a estenosis o insuficiencia valvular y a las alteraciones compensatorias del tamaño de las cámaras cardiacas y del grosor de sus paredes. Son usuales las alteraciones de la frecuencia y ritmo, el bloqueo y la insuficiencia cardiaca. La muerte se produce por insuficiencia cardiaca o endocarditis bacteriana.

ACTUACIÓN: Deben tratarse enérgicamente los episodios agudos de fiebre reumática al objeto de evitar la complicación cardiaca. La cardiopatía reumática crónica puede no requerir tratamiento sino sólo vigilancia y observación permanentes. Si se presentan signos de descompensación habrá que administrar digitálicos, diuréticos y una dieta pobre en sodio. En algunos pacientes puede ser necesaria la cirugía, realizando comisurotomía o sustitución valvular. Los pacientes con historia de fiebre reumática o evidencia de cardiopatía reumática deben recibir periódicamente penicilina al objeto de prevenir las infecciones estreptocócicas; a diario por vía oral o mensualmente por vía intramuscular, durante —al menos— toda la infancia y adolescencia. Los pacientes con alteraciones valvulares deben tomar antibióticos con fines profilácticos antes de someterse a cirugía o intervenciones dentales, en evitación de endocarditis.

OBSERVACIONES COMPLEMENTARIAS: Los pacientes deben ser informados de las características de su enfermedad y sobre cómo detectar los primeros signos de descompensación o complicaciones. Hay que resaltar la necesidad del uso profiláctico de penicilina y de otros antibióticos antes de las intervenciones quirúrgicas o dentales.

**CARDIOPATÍA VALVULAR** *(valvular heart disease)* Trastorno congénito adquirido de una válvula cardiaca que se caracteriza por estenosis con obstrucción del flujo sanguíneo o degeneración valvular con regurgitación de sangre. Las enfermedades de las válvulas aórtica y mitral son las más frecuentes y pueden deberse a defectos congénitos, endocarditis bacteriana, sífilis o, con mayor frecuencia, a fiebre reumática. Los episodios de fiebre reumática suelen afectar las válvulas cardiacas provocando su degeneración, con lo cual o bien permanecen abiertas o bien sus hojuelas se vuelven rígidas, se calcifican y se estenosan. Las disfunciones valvulares producen alteraciones de la presión intracardiaca y en la circulación pulmonar y periférica y pueden condicionar arritmias, insuficiencia cardiaca y shock cardiogénico.

OBSERVACIONES: Las cardiopatías valvulares suelen acompañarse de malestar general, anorexia, fenómenos embólicos, edema pulmonar e insuficiencia ventricular. En

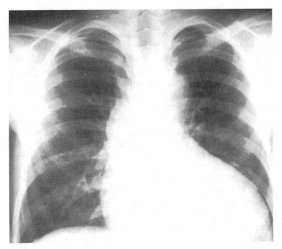

**CARDIOPATÍA VALVULAR. Imagen radiográfica de un enfermo con insuficiencia aórtica, en la que se observa un aumento en el tamaño de la silueta cardíaca.**

la estenosis aórtica, moderada o grave, la presión del pulso disminuye y el pulso carotídeo es pequeño y lento con una ascensión larga mientras que el pulso apical puede ser fuerte y sostenido durante la sístole. Casi siempre se ausculta un soplo sistólico y el segundo tono puede faltar o estar apagado. El paciente puede sufrir crisis de dolor anginoso y síncopes y en el electrocardiograma se detectan signos de hipertrofia del ventrículo izquierdo, defectos de conducción o bloqueo cardiaco completo. Los signos característicos de la insuficiencia aórtica son disnea, sudoración profusa, enrojecimiento facial súbito, pulsaciones saltatorias en las arterias del cuello y un soplo cardiaco sibilante que se auscultan durante la diástole. El electrocardiograma puede ser normal o presentar signos de hipertrofia del ventrículo izquierdo. En la estenosis mitral existe disnea de ejercicio y, en algunos casos, disnea paroxística nocturna, pudiendo aparecer hemoptisis y fenómenos embólicos sistémicos. El primer tono cardiaco suele aumentar y el segundo va seguido por un chasquido de apertura decreciente. Algunos pacientes presentan fibrilación auricular, hipertrofia del ventrículo derecho y aumento de la presión de la aurícula izquierda, la arteria pulmonar y el ventrículo derecho. La insuficiencia mitral se caracteriza por disnea, fatiga, intolerancia al ejercicio, palpitaciones cardiacas y un pulso apical amplio desplazado hacia la izquierda. Por lo general se ausculta un soplo sistólico apical, un primer tono apagado y un tercer tono. Son frecuentes las arritmias auriculares y la elevación de la presión en cuña en la aurícula izquierda, la arteria pulmonar o la vena pulmonar. La estenosis tricuspídea es relativamente rara y suele acompañar a otras lesiones valvulares de carácter reumático. En algunos casos está producida por un tumor carcinoide o un cuadro de fibrosis endomiocárdica. Se caracteriza por un gradiente de presión diastólica entre la aurícula y el ventrículo derecho, distensión de las yugulares, congestión pulmonar y, en los casos graves, congestión hepática con esplenomegalia. En los últimos estadios de la insuficiencia cardiaca de causa reumática o congénita con hipertensión pulmonar grave puede producirse insuficiencia tricuspídea secundaria a la marcada dilatación del ventrículo derecho y su anillo valvular. Los signos típicos en este caso son ingurgitación de las venas del cuello, hepatomegalia, pulsaciones sistólicas del hígado, edema y ascitis. La válvula pulmonar se afecta en la fiebre reumática con mucha menos frecuencia que otras válvulas cardiacas. La estenosis pulmonar puede hacer que el tabique intraventricular protruse hacia el ventrículo derecho y la insuficiencia pulmonar es consecuencia directa de la hipertensión pulmonar grave. Sin embargo la destrucción valvular no provoca insuficiencia cardiaca a menos que la hipertensión pulmonar sea grave.

. ACTUACIÓN: Como medidas conservadoras en las cardiopatías valvulares se administran cardiotónicos, diuréticos, analgésicos y antibióticos si están indicados y restricción total de sodio en la dieta; sin embargo, cuando los síntomas resultan incapacitantes, el tratamiento es quirúrgico. La estenosis aórtica puede repararse mediante la eliminación de los depósitos cálcicos y la apertura de las comisuras fundidas, mediante la extirpación de una hojuela valvular con reconstrucción de la válvula o por sustitución de ésta por una prótesis artificial. Las válvulas mitral y tricúspide defectuosas pueden también sustituirse o repararse quirúrgicamente.

**CARDIOPULMONAR** (*cardiopulmonary*) Perteneciente al corazón o a los pulmones.

**CARDIORRAFIA** (*cardiorrhaphy*) Operación en la cual se sutura el músculo cardiaco.

**CARDIOSPASMO** (*cardiospasm*) Forma de acalasia caracterizada por falta de relajación del cardias en el extremo distal del esófago que produce disfagia y regurgitación y que a veces tiene que tratarse mediante la sección quirúrgica del músculo.

**CARDIOTACÓMETRO** (*cardiotachometer*) Instrumento que monitoriza y registra continuamente el latido cardiaco.

**CARDIOTOMÍA** (*cardiotomy*) **1.** Intervención en la que se practica una incisión en el corazón. **2.** Intervención en la cual se practica una incisión en el extremo cardiaco del estómago o el orificio del cardias.

**CARDIOTÓNICO** (*cardiotonic*) **1.** Relativo a una sustancia que tiende a aumentar la eficacia de las contracciones del músculo cardiaco. **2.** Agente farmacológico que aumenta la fuerza de las contracciones miocárdicas. Los glicósidos cardiacos derivados de ciertos alcaloides ejercen un efecto tónico alterando el transporte de los electrólitos a través de la membrana miocárdica y produciendo un mayor aflujo de sodio y calcio y una mayor salida de potasio. Los glicósidos cardiacos digital, digitoxina y digosina, ampliamente utilizados, que se obtienen de las hojas de una determinada especie de planta, aumentan la fuerza de las contracciones miocárdicas, amplian el período refractario del nodo auriculoventricular y en menor grado afectan al nodo sinoauricular y el sistema de conducción cardiaco. Otros glicósidos cardiacos son la guabaína y la estrofantina, que se obtienen del *Strophanthus*; la escilaridina que se obtiene del calamar y la bufolatina que se obtiene de la piel y la saliva de un sapo europeo.

**CARDIOTÓXICO** (*cardiotoxic*) Que tiene un efecto tóxico o lesivo sobre el corazón.

**CARDIOVASCULAR** (*cardiovascular*) Relativo al corazón y los vasos sanguíneos.

**CARDIOVASCULAR, ENFERMEDAD** (*cardiovascular disease*) Conjunto de enfermedades caracterizadas por disfunción del corazón y los vasos sanguíneos. Algunas de las más frecuentes son la aterosclerosis, cor pulmonale, cardiopatía reumática, cardiopatía sifilítica e hipertensión sistémica. En los Estados Unidos las enfermedades cardiovasculares constituyen la segunda causa de muerte después del cáncer siendo responsables de casi el 50 % de los decesos anuales por enfermedad. En dicho país mueren cada año por esa causa más de un cuarto de millón de personas de menos de 65 años de edad y aproximadamente la mitad de estas muertes se atribuyen a aterosclerosis. Las formas prevalentes de la enfermedad cardiovascular son las variedades reumática, sifilítica y traumática.

**CARDIOVASCULAR, EVALUACIÓN** (*cardiovascular assessment*) Valoración del estado y función del sistema circulatorio y detección de las anomalías del mismo.
MÉTODO: Se solicita al paciente que describa el comienzo, localización, duración y características de cualquier dolor que pudiera presentar y que diga si ha notado debilidad, fatiga, disnea, fiebre, tos, sibilancias o palpitaciones. Hay que interrogar también sobre cualquier episodio de desvanecimiento, indigestión, náuseas, edema de las extremidades, cianosis, alteraciones en la visión y frialdad o adormecimiento de manos y pies. Es importante observar el aspecto general del paciente, la posición que adopta, la frecuencia y ritmo de sus pulsos arteriales, la existencia de pulso paradójico o alternante, y la distensión, pulsación y presión de las venas del cuello. También se comprueba la presión arterial, la temperatura y la frecuencia y carácter de las respiraciones y se examina la región precordial observando el punto de máximo impulso, la simetría, el borde cardiaco, las pulsaciones y la existencia o no de desplazamientos o protrusiones. A continuación se ausculta el tórax para determinar la intensidad, frecuencia, duración, timbre y origen de los tonos y soplos cardiacos y para identificar la localización y carácter de los sonidos respiratorios normales y patológicos como estertores y roces. También se observa el color, la temperatura, la turgencia y sequedad o sudoración de la piel y el aspecto de las extremidades, el tiempo del llenado capilar, las uñas y las posibles lesiones. Se registra el nivel de conciencia del paciente, sus reflejos, sus signos neurológicos y sus respuestas al dolor junto con los datos referentes a cualquier enfermedad que pudiera padecer, particularmente hipertensión, obesidad, diabetes y trastornos pulmonares y renales. Debe obtenerse información sobre cualquier intervención cardiovascular previa y la existencia de antecedentes de fiebre reumática, infarto de miocardio, angor, cardiopatías congénitas y enfermedad vascular oclusiva. En el interrogatorio hay que informarse igualmente sobre la respuesta del paciente al estrés, su vida sexual, sus relaciones, su profesión y ambiente, su patrón de sueño, sus niveles de ejercicios, sus actividades de ocio y el consumo de alcohol y tabaco. Otros factores

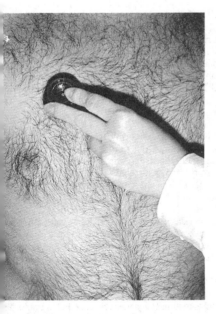 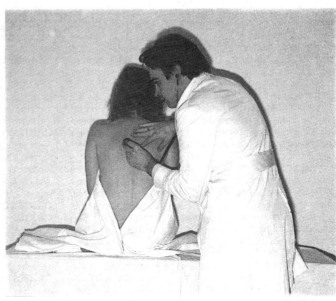

**CARDIOVASCULAR, EVALUACIÓN.** La auscultación anterior y posterior del tórax, constituye una maniobra exploratoria fundamental en la valoración cardiorespiratoria del paciente.

a tener en cuenta en la evaluación cardiovascular son los antecedentes de medicación con preparados digitálicos, antihipertensivos, diuréticos, aspirina, somníferos y fármacos antigripales. No debe olvidarse la historia familiar, insistiendo particularmente en los antecedentes de cardiopatía, hipertensión, diabetes, obesidad, trastornos vasculares, accidentes cerebrovasculares y nefropatías. Medios diagnósticos muy útiles son el electrocardiograma, la radiografía de tórax, el ecocardiograma, la arteriografía coronaria, el cateterismo cardiaco y la determinación de las presiones arterial y pulmonar en cuña. Los estudios analíticos incluyen un recuento sanguíneo completo con determinaciones de hemoglobina y hematócrito, un perfil electrolítico y un estudio de coagulación y cuantificación de los niveles de colesterol, triglicéridos, transaminasa, glutámico-oxalacética, creatin-fosfoquinasa y láctico-deshidrogenasa en suero.

ACTUACIÓN DE LA ENFERMERA: La enfermera suele hacer la historia clínica al paciente, registra las observaciones externas, comprueba la presión arterial, temperatura, respiración y pulso, ausculta el tórax y reúne la información pertinente sobre los antecedentes y los resultados de las pruebas diagnósticas. En la unidad coronaria la enfermera puede tener responsabilidades adicionales tales como la interpretación de los datos del trazado electrocardiográfico y el ajuste de la medicación.

CRITERIOS IMPORTANTES: Una evaluación precisa y completa de la función cardiovascular es una parte fundamental de la exploración física global de un paciente y resulta vital para el diagnóstico y la asistencia continuada de los pacientes con enfermedades cardiovasculares.

**CARDIOVASCULAR, SISTEMA** (cardiovascular system)

Conjunto de estructuras, fundamentalmente el corazón y los vasos sanguíneos, que bombean y conducen la sangre a través del cuerpo. Incluye miles de vasos, capilares y vénulas, es vital para mantener la homeostasis y está sujeto a numerosos mecanismos de control que asegura la llegada de la sangre a la tasa adecuada a las estructuras que más la necesitan. Aporta también nutrientes y otros materiales esenciales a los líquidos que rodean las células y retira los productos de desecho conduciéndolos a los órganos excretores como riñones e intestino. Funciona en estrecha asociación con el aparato respiratorio que transporta el oxígeno inhalado en los pulmones hacia los tejidos y el dióxido de carbono procedente de estos para su expiración en los alvéolos. Los impulsos simpáticos y parasimpáticos de la médula y los barorreceptores cardiacos sensibles a los cambios de presión controlan la función del corazón, el cual bombea la sangre oxigenada hacia las arterias y recibe la sangre desoxigenada de las venas. Las enfermedades cardiovasculares afectan a un gran número de personas en todo el mundo y cada año mueren medio millón de norteamericanos por coronariopatía. El sistema cardiovascular se ve influido por diversos factores como la dieta, el ejercicio y el estrés.

**CARDIOVERSIÓN** (cardioversión) Restablecimiento del ritmo sinusal del corazón mediante la aplicación de un choque eléctrico sincronizado a través de dos palas metálicas situadas sobre el tórax del paciente. Se utiliza en el tratamiento de la fibrilación auricular y en las arritmias auriculares, nodales y ventriculares.

MÉTODO: El voltaje eléctrico sincronizado se aplica colocando una de las palas aisladas que actúan como electrodos, previamente cubierta con una gruesa capa de pasta conductora, bajo el ángulo de la escápula izquierda del paciente; la otra pala se sitúa sobre la región paraesternal derecha a nivel del tercer espacio intercostal. El instrumento está automáticamente preparado para producir una descarga eléctrica durante el intervalo que tarda el impulso cardiaco normal en transmitirse a través del haz de His y sus ramas para iniciar la contracción (complejo QRS). El instrumento se acopla en principio para descargar de 5 a 10 watios/s pero, si con ello no se restablece el ritmo normal, pueden administrarse choques sucesivos de hasta 400 watios/s. Para preparar al paciente, el médico debe explicarle cuidadosamente en qué consiste el procedimiento, solicitar su consentimiento y suspender los medicamentos diuréticos y digitálicos durante 24-72 horas. Es importante comprobar los niveles de potasio sérico para descartar la existencia de hipocaliemia y realizar un electrocardiograma de 12 derivaciones y una tira para valorar el ritmo. Antes de la cardioversión el paciente debe permanecer en ayunas durante 6 u 8 horas. Debe recibir líquidos parenterales y en algunos casos oxígeno por mascarilla o cánula. Aproximadamente una hora antes de la cardioversión el paciente orina y se le administra un sedante. Es importante que se quite cualquier prótesis dental removible. Junto a su cabecera se prepara un carrito de urgencia con los fármacos cardiacos necesarios y el equipo de intubación. Las palas, que hacen las veces de electrodos, se preparan con gel o pasta conductora. Durante la cardioversión y después de la misma hay que observar el nivel de conciencia del paciente, su pulso, respiración y presión arterial; también hay que comprobar las alteraciones electrocardiográficas que pueden obedecer al restablecimiento del ritmo sinusal o a la aparición de fibrilación auricular, extrasístoles ventriculares, taquicardia ventricular o parada cardiaca. También es importante comprobar si aparecen signos de embolia pulmonar. Tras la cardioversión el paciente debe permanecer en reposo en posición supina. Durante la primera hora cada 15 minutos y posteriormente una vez cada 4 horas, se controlan la presión arterial, la respiración y el pulso apical. Junto con ello, se monitoriza la actividad cardiaca y se administra oxígeno en caso necesario. Las zonas de piel donde se han aplicado los electrodos se lavan con agua normal y posteriormente se aplica una loción con base de lanolina.

ACTUACIÓN DE LA ENFERMERA: La enfermera prepara al paciente para la cardioversión, dispone el equipo necesario de emergencia y comprueba los signos vitales durante el procedimiento y después del mismo.

CRITERIOS IMPORTANTES: La cardioversión suele ser un método eficaz para restablecer el ritmo sinusal normal del corazón.

**CARDITIS** (carditis) Trastorno inflamatorio de los músculos del corazón casi siempre como consecuencia de una infección. En la mayoría de los casos se afecta más de una capa de músculos. Puede haber dolor torácico, arritmias cardiacas, insuficiencia circulatoria y lesión de las estructuras cardiacas. Son tipos de carditis la **endocarditis**, la **miocarditis** y la **pericarditis**.

**CARFENACINA, MALEATO DE** (carphenazine maleate) Agente antipsicótico de la familia de las fenotiacinas.

INDICACIONES: Tratamiento de los trastornos psicóticos.

CONTRAINDICACIONES: Enfermedad de Parkinson, administración simultánea de depresores del sistema nervioso central, disfunción hepática o renal, hipotensión grave o hipersensibilidad conocida a este fármaco u otros agentes fenotiacínicos.

EFECTOS SECUNDARIOS: Entre los más graves figuran la hipotensión, toxicidad hepática, diversas reacciones extrapiramidales y discrasias sanguíneas y reacciones de hipersensibilidad.

**CARGA GENÉTICA** (genetic load) Número medio de genes perjudiciales acumulados por los individuos dentro de una población, incluyendo los causados por mutación y selección dentro de una generación reciente, y los heredados de los antecesores. La carga genética se mide por equivalentes letales.

**CARIÉNQUIMA** (karyenchyma) V. **cariolinfa**.

**CARIES** (caries) Enfermedad de los dientes o los huesos caracterizada por desmoronamiento, desintegración y destrucción estructural. Entre los tipos de caries se encuentran la **caries dental**, la **caries por radiación** y la **caries vertebral**.

**CARIES DENTAL** (dental caries) Trastorno destructivo del diente producido por la interacción compleja de los alimentos, especialmente almidones y azúcares, con las bacterias que forman la placa dental. Este material se adhiere a las superficies de los dientes y constituye el medio en el cual crecen las bacterias y producen ácidos orgánicos que destruyen la capa de esmalte de los dientes. Las enzimas producidas por las bacterias, una vez destruido el esmalte, atacan el componente proteico dental. Este proceso, si no se trata, acaba finalmente por conducir a la formación de cavidades profundas con infección bacteriana de la cámara pulpar y los nervios dentales. Puede evitarse reduciendo el contenido de azúcar y carbohidratos en la dieta, con el cepillado y eliminación de partículas alimentarias de las superficies e intersticios de los dientes, la fluorización del agua potable y la aplicación tópica de fluoruros en los dientes. La eliminación de la placa por un higienista dental tiene por objetivo eliminar la causa de la caries y evitar la infección y destrucción de los tejidos periodontales. El tratamiento de la caries dental consiste en eliminar la sustancia cariada y rellenar la cavidad resultante con amalgama de plata u otro material de restauración. Si la lesión ha llegado al nervio del diente hay que eliminar también el tejido nervioso para combatir el dolor, evitar la diseminación de la infección al resto del cuerpo y reestablecer la función del diente natural. En algunos casos hay que optar por la extracción del diente. El desarrollo de caries dental en pacientes debilitados es particularmente peligroso ya que existe peligro de que las infecciones de los dientes o encías se diseminen al resto del organismo. Además la existencia de pérdidas, caries o dolores dentarios inhibe la masticación y provoca alteraciones dietéticas que a su vez pueden producir trastornos nutricionales y digestivos. Entre los distintos tipos de caries dental destacan la caries activa, la caries detenida, la caries primaria y la caries secundaria.

**CARIES DENTAL DETENIDA** (arrested dental caries) Caries dental en la cual la zona cariada ha detenido su pro

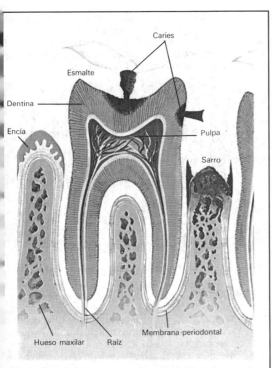

**CARIES DENTAL. Normalmente aparece sobre la superficie de masticación de las coronas y en las partes de los dientes que están en contacto.**

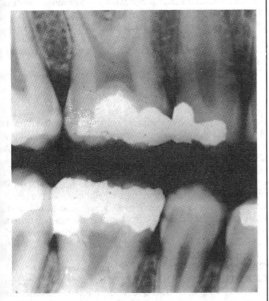

**CARIES DENTAL. Imagen radiográfica de varias piezas superiores e inferiores, empastadas por presentar caries.**

gresión y no existe infección, si bien persiste la zona de desmineralización dental en forma de cavidad.

**CARIES DENTAL PRIMARIA** (*primary dental caries*) Caries dental desarrollada en el esmalte de un diente previamente preservado.

**CARIES DENTAL SECUNDARIA** (*secondary dental caries*) Caries dental que se desarrolla en un diente afectado ya por la misma enfermedad. Suele caracterizarse por la aparición de una nueva cavidad junto a la obturación restauradora de otra antigua o por debajo de la misma.

**CARIES DENTAL SENIL** (*senile dental caries*) Caries dental que se produce a edad avanzada. Suele caracterizarse por formación de cavidades en la capa de cemento del diente o en sus proximidades. V. también **caries dental**.

**CARIES DE RADIACIÓN** (*radiation caries*) Deterioro dental producido por radiaciones ionizantes aplicadas a las estructuras orales y maxilares. Las caries de radiación son un efecto secundario frecuente del tratamiento de los procesos malignos orales. V. también **caries dental**.

**CARIES POR BIBERÓN** (*nursing-bottle caries*) Proceso dental que se produce en niños entre los 18 meses y los 3 años de edad como consecuencia de la administración del biberón antes de acostarlos, lo que produce una exposición prolongada de los dientes a la leche o al zumo. Las caries se forman porque los restos de leche o zumo se descomponen en ácido láctico y otras sustancias que producen caries. Las medidas preventivas comprenden la eliminación del biberón de la noche o la sustitución por agua de la leche o zumo.

**CARIES VERTEBRAL** (*spinal caries*) Cavitación y abscesificación vertebral por tuberculosis. Los síntomas característicos son rigidez del dorso con dolor a la movilización o la presión de la zona afecta y, con menor frecuencia, dolor abdominal, formación local de un absceso o parálisis. Este trastorno afecta más a niños y adultos jóvenes que a personas de edad. El tratamiento consiste en medicación antituberculosa, drenaje del pus para disminuir la presión sobre la médula espinal y extirpación de la porción cariada del hueso. Las vértebras afectadas pueden inmovilizarse quirúrgicamente para evitar la incurvación de la columna y favorecer la curación. Denominada también **Pott, enfermedad de; espondilitis tuberculosa**.

**CARINA** (*carina*) Estructura en forma de reborde o quilla, como la carina de la tráquea, que se proyecta desde el último cartílago traqueal.

**CARIO-** (*karyo-*) Prefijo que significa «perteneciente o relativo al núcleo»: *cariocroma, cariocinesis, cariolinfa.*

**CARIOCINESIS** (*karyokinesis*) División del núcleo con igual reparto del material nuclear durante la mitosis y meiosis. Comprende las cuatro etapas de profase, metafase, anafase y telofase, y precede a la división del citoplasma. Denominada también **cariomitosis**. V. también **citocinesis**.

**CARIOCLASIS** (*karyoklasis*) **1.** Desintegración del núcleo o de la membrana nuclear. **2.** Interrupción de la mitosis.

**CARIÓFAGO** (*karyophage*) Parásito protozoario intracelular que destruye el núcleo de la célula que infecta.

**CARIOGAMIA** (*karyogamy*) Conjugación celular con fusión de los núcleos.

**CARIOGÉNESIS** (*karyogenesis*) Formación y desarrollo del núcleo celular.

**CARIOGÉNICO** *(cariogenic)* Que tiende a producir caries.

**CARIOLINFA** *(karyolymph)* Parte líquida del núcleo. Consta fundamentalmente de un material coloidal proteináceo en el que están dispersos los nucléolos, la cromatina, la linina y las diferentes partículas submicroscópicas. Denominada también **cariénquima; hialoplasma nuclear; nucleoquilema**.

**CARIOLISIS** *(karyolysis)* Disolución del núcleo celular. Se produce normalmente como forma de necrobiosis y durante la generación de nuevas células en la mitosis y meiosis.

**CARIOLÍTICO** *(karyolytic)* **1.** Perteneciente o relativo a la cariolisis. **2.** Dícese de lo que causa la destrucción del núcleo celular.

**CARIOLOGÍA** *(karyology)* Rama de la citología que se encarga del estudio del núcleo celular, en especial de la estructura y función de los cromosomas.

**CARIÓMERA** *(karyomere)* **1.** Vesícula que contiene una porción desigual de material nuclear después de una mitosis atípica. **2.** Un segmento del cromosoma. V. también **cromómera**.

**CARIOMETRÍA** *(karyometry)* Medición del núcleo de una célula.

**CARIOMITA** *(karyomit)* Fibrilla de cromatina de la red situada en el núcleo de una célula.

**CARIOMITOMA** *(karyomitome)* Red de cromatina nuclear. Denominada también **cariorretículo**.

**CARIOMITOSIS** *(karyomitosis)* V. **cariocinesis**.

**CARIOMORFISMO** *(karyomorphism)* Morfología del núcleo celular, en especial el del leucocito.

**CARIOPICNOSIS** *(karyopyknosis)* Estado de una célula en el que el núcleo se ha encogido y la cromatina se ha condensado en masas sólidas, como en las células córneas del epitelio escamoso estratificado.

**CARIOPLASMA** *(karyoplasm)* V. **nucleoplasma**.

**CARIOPLÁSMICO, ÍNDICE** *(karyoplasmic ratio)* V. **nucleocitoplásmico, cociente**.

**CARIORRETÍCULO** *(karyoreticulum)* V. **cariomitoma**.

**CARIORREXIS** *(karyorrhexis)* Fragmentación de la cromatina y su distribución por el citoplasma como resultado de la desintegración nuclear.

**CARIOSOMA** *(karyosome)* Masa densa e irregular de filamentos de cromatina en el núcleo celular. A menudo se observa durante la interfase y puede confundirse con el nucléolo a causa de sus similares propiedades tintoriales.

**CARIOSTASIS** *(karyostasis)* Período de reposo del núcleo entre fases de división celular. V. también **interfase**.

**CARIOTECA** *(karyotheca)* Membrana del núcleo celular; membrana nuclear.

**CARIOTIPO** *(karyotype)* **1.** Imagen cromosómica completa de un individuo o especie descrita en términos de número, forma, tamaño y distribución en el núcleo. Se obtiene por microfotografía de una célula tomada durante la metafase de la mitosis. **2.** Representación diagramática del contenido cromosómico de un individuo o especie distribuyendo los cromosomas en pares de mayor a menor tamaño y según la posición del centrómero. V. también **Denver, clasificación de**.

**CARISOPRODOL** *(carisoprodol)* Relajante del músculo esquelético.
INDICACIONES: Tratamiento del espasmo muscular.

CONTRAINDICACIONES: Porfiria o hipersensibilidad a este fármaco o a otros químicamente similares.
EFECTOS SECUNDARIOS: Entre los más graves destacan la ataxia, adormecimiento, debilidad pronunciada, trastornos visuales, confusión mental y reacciones alérgicas.

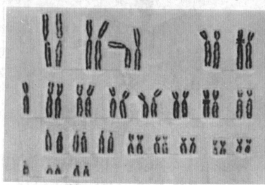

CARIOTIPO. Dotación cromosómica normal masculina.

**CARMINATIVO** *(carminative)* **1.** Relativo a una sustancia que combate la flatulencia y la distensión abdominal. **2.** Agente carminativo: que mejora la distensión gaseosa y los espasmos dolorosos, especialmente tras las comidas. Los aceites volátiles de anís, almendra amarga, alcachofa, hinojo, menta, y gaultería, que tienen un efecto suavizante al pasar por el estómago, se utilizaban antes como carminativos pero en la moderna medicina sólo se emplean como saborizantes.

**CARNE DE GALLINA** *(gooseflesh)* V. **pilomotor, reflejo**.

**CAROTENEMIA** *(carotenemia)* Presencia de caroteno en la sangre que produce una coloración amarillenta anormal en el plasma y la piel pero no en las conjuntivas. Denominada también seudoictericia. Consultar la voz **bilirrubinemia**. V. **ictericia**.

**CAROTENO** *(carotene, carotin, carrotene, carrotine)* Pigmento de color rojo o naranja que se encuentra en las zanahorias, patatas, grasa de la leche, clara de huevo y vegetales de hoja verde como la remolacha, espinacas y brócoli. Es una provitamina que se convierte en vitamina A en el organismo. La incapacidad de utilizar el caroteno produce deficiencia de vitamina A. V. también **vitamina A**.

**CAROTENOIDE** *(carotenoid, carotinoid)* Sustancia perteneciente a un grupo de pigmentos altamente insaturados de color rojo, amarillo o naranja, que se encuentran en algunos tejidos animales y en ciertos alimentos como las zanahorias, batatas y vegetales de hoja verde. Muchas de estas sustancias, como el caroteno, son necesarias para la formación de vitamina A en el cuerpo mientras que otras como el licopeno y la xantofila no muestran actividad de vitamina A.

**CAROTENOSIS** *(carotenosis)* V. **carotenemia**.

**CARÓTIDA EXTERNA, ARTERIA** *(external carotid artery)* Una de dos arterias que se originan en las carótidas primitivas, dan ocho ramas fundamentales temporales y maxilares e irrigan diversas partes y tejidos de la cabeza y el cuello.

**CARÓTIDA INTERNA, ARTERIA** (*internal carotid artery*) Una de las dos arterias que comienzan en la bifurcación de la carótida primitiva, a la altura del borde craneal del cartílago tiroides, a través de la que se lleva la sangre a muchas estructuras de la cabeza. Cada arteria consta de las porciones cervical, petrosa, cavernosa y cerebral, y se divide en 11 ramas. De la porción cervical no parten ramas y entre las más importantes que da intracranealmente destacan las arterias: caroticotimpánicas, oftálmica, cerebral anterior, cerebral media, comunicante posterior

**CARÓTIDA PRIMITIVA DERECHA, ARTERIA** (*right common carotid artery*) La más corta de las dos arterias carótidas. Nace del tronco braquiocefálico, pasa oblicuamente desde el nivel de la articulación esternoclavicular al borde craneal del cartílago tiroides y se divide en las arterias carótidas derechas interna y externa. Consultar la voz **carótida primitiva izquierda, arteria**.

**CARÓTIDA PRIMITIVA IZQUIERDA, ARTERIA** (*left common carotid artery*) Vaso que parte del arco aórtico y posee porciones cervicales y torácicas. La porción cervical discurre oblicuamente desde la articulación esternoclavicular hasta el borde craneal del cartílago tiroides,

dividiéndose en las arterias carótidas externas derecha e izquierda. Consultar la voz **carótida primitiva derecha, arteria**.

**CAROTÍDEO** (*carotid*) Relativo a la arteria carótida. V. también **carotídeo, cuerpo; seno carotídeo**.

**CAROTÍDEO, CUERPO** (*carotid body*) Pequeña estructura que contiene tejido neural y se encuentra situada en la bifurcación de las arterias carótidas. Controla el contenido de oxígeno de la sangre y colabora en la regulación de la respiración. V. **Seno carotídeo**.

**CAROTÍDEO, REFLEJO DEL CUERPO** (*carotid body reflex*) Reflejo químico normal que se inicia para la disminución de la concentración de oxígeno en la sangre y, en menor grado, por el aumento de las concentraciones de dióxido de carbono e iones de hidrógeno que actúan sobre los quimiorreceptores situados en la bifurcación de las arterias carótidas primitivas provocando impulsos nerviosos que aumentan la actividad respiratoria en el centro respiratorio de la médula. V. también **reflejo del cuerpo aórtico**.

**CAROTÍDEO, TUMOR DEL CUERPO** (*carotid body tumor*) Tumoración benigna, redondeada y de consistencia firme que se desarrolla en la bifurcación de la arteria carótida primitiva. No suele producir alteraciones pero a veces da lugar a vértigo, náuseas y vómitos, especialmente si impide el flujo de la sangre al aumentar la presión en el sistema vascular. En algunos casos puede extirparse quirúrgicamente.

**CAROTODINIA** (*carotodynia*) Dolor en el trayecto de la arteria carótida primitiva.

**CARPAL** (*carpal*) Relativo al carpo o a la muñeca.

**-CARPAL** (*-carpal*) Sufijo que significa «relativo a la muñeca»: *extracarpal, radiocarpal, trapeciometacarpal*.

**CARPO** (*carpus*) Parte de la mano constituida por dos filas de cuatro huesos cada una: el escafoides, el semilunar, el piramidal y el pisiforme conforman la fila proximal y el trapecio, el trapezoide, el grande y el ganchoso la fila distal. Denominado también **muñeca**.

**CARPO, SÍNDROME DEL TÚNEL DEL** (*carpal tunnel syndrome*) Trastorno doloroso frecuente de la muñeca y la mano debido a la compresión del nervio mediano entre el ligamento inextensible del carpo y otras estructuras situadas en el interior del túnel del carpo. Afecta con mayor frecuencia a las mujeres, sobre todo embarazadas y menopáusicas. Los síntomas pueden deberse a traumatismos, sinovitis y tumores pero también se desarrollan en asociación con artritis reumatoide, amiloidosis, acromegalia o diabetes. El nervio mediano inerva la palma y el lado radial de la mano y su compresión produce debilidad, dolor con la oposición del pulgar y una sensación de hormigueo, quemazón o hipersensibilidad que a veces se irradia al antebrazo y a la articulación del hombro. La falta de uso puede provocar debilidad y atrofia de los músculos disminuyendo la destreza del pulgar y los demás dedos. El dolor puede ser intermitente o constante y con frecuencia se intensifica por la noche. El tratamiento sintomático suele mejorar los síntomas leves de comienzo reciente, pero si el dolor llega a ser incapacitante en muchos casos se consiguen resultados espectaculares con la inyección de corticosteroides. La sección quirúrgica del ligamento an-

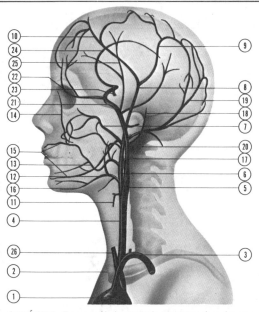

CARÓTIDA. Trayecto de la carótida primitiva derecha con sus ramas. 1. Cayado aórtico. 2. Clavícula. 3. Subclavia. 4. Carótida primitiva derecha. 5. Ganglio carotídeo. 6. Carótida extrema. 7. Maxilar interna. 8. Temporal superficial. 9. Rama temporal de la arteria temporal superficial. 10. Rama frontal de la arteria temporal superficial. 11. Arteria tiroidea superior. 12. Lingual. 13. Maxilar externa. 14. Angular. 15. Labiales superior e inferior. 16. Submentoniana. 17. Faríngea ascendente. 18. Auricular posterior. 19. Occipital. 20. Carótida interna. 21. Cayado carotídeo. 22. Arteria oftálmica. 23. Comunicante posterior. 24. Cerebral anterior. 25. Cerebral media. 26. Carótida primitiva izquierda.

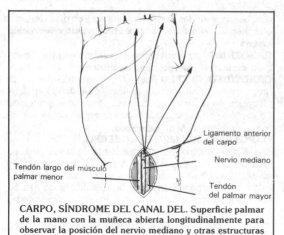

**CARPO, SÍNDROME DEL CANAL DEL. Superficie palmar de la mano con la muñeca abierta longitudinalmente para observar la posición del nervio mediano y otras estructuras que pasan por el túnel.**

*Ligamento anterior del carpo*

*Nervio mediano*

*Tendón largo del músculo palmar menor*

*Tendón del palmar mayor*

terior del carpo para hacer desaparecer la presión sobre el nervio suele ser curativa. El tratamiento de mantenimiento de estos enfermos incluye apoyo emocional, ferulización nocturna de la mano y el antebrazo, elevación del brazo para disminuir el edema de los tejidos blandos y fisioterapia para evitar la atrofia muscular.

**CARPO, TÚNEL DEL** *(carpal tunnel)* Conducto formado por los huesos del carpo y el ligamento anterior del carpo por el que transcurren el nervio mediano y los tendones flexores.

**CARREL-LINDBERGH, BOMBA DE** *(Carrel-Lindbergh pump)* V. **Lindbergh, bomba de**.

**CARRIÓN, ENFERMEDAD DE** *(Carrion's disease)* V. **bartonelosis**.

**CARRO DE EMERGENCIA** *(crash cart)* Carro para transportar equipo de emergencia, como analgésicos, antisépticos, aspiradores, suturas, agujas quirúrgicas, gasas, separadores, hemostáticos, fórceps, un desfibrador y un equipo de intubación traqueal. En las salas de urgencias hospitalarias y en las unidades de cuidados intensivos suele haber varios carros de emergencia equipados de acuerdo a determinadas necesidades. Con frecuencia, la eficacia de la atención de urgencia depende del cuidado con el que se provean los carros de emergencia y del conocimiento preciso de su distribución.

**CARTÍLAGO** *(cartilage)* Tejido conjuntivo de sostén, no vascularizado, constituido por diversas células y fibras, que se localiza sobre todo en articulaciones, tórax y diversos conductos rígidos como laringe, tráquea, nariz y oreja. El cartílago temporal, que forma parte de casi todo el esqueleto fetal en los primeros estadios, es sustituido posteriormente por hueso mientras que el cartílago permanente no llega nunca a osificarse excepto en ciertas enfermedades y a veces en sujetos de edad avanzada. Entre los distintos tipos de cartílago permanente se encuentran el **cartílago hialino, el fibrocartílago blanco**, y el **cartílago amarillo**.

**CARTÍLAGO AMARILLO** *(yellow cartilage)* El más elástico de los tres tipos de cartílago constituido por una matriz fibrosa flexible y fibras elásticas. Es de color amarillo

y se localiza en diversas partes del organismo como el oído externo, la trompa auditiva, la epiglotis y la laringe. Denominado también **cartílago elástico**. Consultar también la voz **cartílago hialino; fibrocartílago blanco**.

**CARTÍLAGO ARTICULAR** *(articular cartilage)* V. **cartílago**.

**CARTÍLAGO ELÁSTICO** *(elastic cartilage)* V. **cartílago amarillo**.

**CARTÍLAGO ESTRATIFORME** *(stratiform cartilage)* V. **fibrocartílago**.

**CARTÍLAGO HIALINO** *(hyaline cartilage)* Tejido conjuntivo cartilaginoso elástico constituido por células especializadas y una matriz translúcida de color azul perlado. Recubre las superficies articulares, une las costillas al esternón y forma el esqueleto de la nariz, tráquea y parte de la laringe. Excepto la parte contigua al hueso, se halla recubierto de una membrana llamada pericondrio. Tiende a calcificarse en los ancianos. Consultar las voces **cartílago amarillo; fibrocartílago blanco**.

**CARTÍLAGO TIROIDES** *(thyroid cartilage)* El cartílago

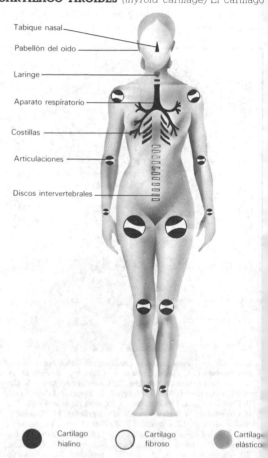

*Tabique nasal*

*Pabellón del oído*

*Laringe*

*Aparato respiratorio*

*Costillas*

*Articulaciones*

*Discos intervertebrales*

○ Cartílago hialino
○ Cartílago fibroso
○ Cartílago elástico

**CARTÍLAGO. Localización, en el cuerpo humano, de los distintos tipos de cartílago.**

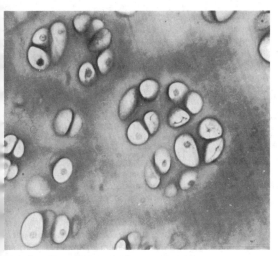

CARTÍLAGO HIALINO. Microfotografía de grupos isogénicos coronarios en el cartílago hialino.

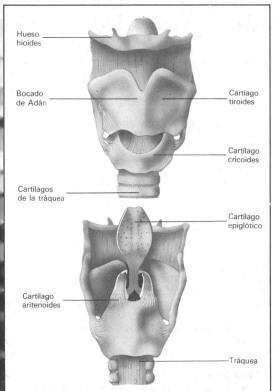

Hueso hioides

Bocado de Adán

Cartílago tiroides

Cartílago cricoides

Cartílagos de la tráquea

Cartílago epiglótico

Cartílago aritenoides

Tráquea

CARTÍLAGO TIROIDES. Vista anterior y posterior de los cartílagos de la laringe y de la parte superior de la tráquea. Destaca el cartílago tiroides que forma delante del cuello la prominencia llamada nuez o «bocado de Adán».

más ancho de la laringe, formado por dos láminas unidas en ángulo agudo. Situado en la línea media del cuello. Constituye la nuez o «bocado de Adán», inmediatamente por encima de la cual se encuentra una muesca que separa las dos láminas. Una línea oblicua corre caudalmente desde la cara externa de cada lámina y sirve para la inserción de los músculos esternotiroideo, tirohioideo y constrictor inferior de la faringe. El borde superior sirve de asiento a la membrana tirohioidea; el borde inferior se une al cartílago cricoides y el borde dorsal recibe las inserciones de los músculos estilofaríngeo y faringopalatino. Consultar la voz **cricoides**.

**CARÚNCULA** *(caruncle)* Pequeña proyección carnosa, como por ejemplo las carúnculas lacrimales situadas en el canto interno del ojo o las carúnculas himeneales que constituyen los restos del himen.

**CARÚNCULA LAGRIMAL** *(lacrimal caruncle)* Protuberancia pequeña, rojiza y carnosa que ocupa el espacio triangular que forman los bordes internos de los párpados superior e inferior. Contiene glándulas sebáceas y sudoríparas que segregan una sustancia blanquecina que se recoge en el borde interno del ojo.

**CARUS, CÍRCULO DE** *(circle of Carus)* V. **Carus, curva de**.

**CARUS, CURVA DE** *(curve of Carus)* Eje normal de la salida de la pelvis. Denominada también **Carus, círculo de**.

**CASCADA** *(cascade)* Cualquier proceso que se desarrolla en fases sucesivas, cada una de ellas dependiente de la anterior y casi siempre con un efecto acumulativo.

**CÁSCARA SAGRADA** *(cascara sagrada)* Catártico estimulante que se prepara a partir de la corteza del árbol *Rhamnus purshiana*.

INDICACIONES: Tratamiento del estreñimiento.

CONTRAINDICACIONES: Síntomas de apendicitis, obstrucción o perforación intestinal, impactación fecal o hipersensibilidad conocida a este fármaco. No debe administrarse a madres lactantes.

EFECTOS SECUNDARIOS: Entre los más graves figuran hemorragia rectal, espasmos musculares, vértigo y dependencia de los laxantes.

**CASEIFICACIÓN** *(caseation)* Forma de necrosis tisular con pérdida de los límites celulares y aspecto de queso desmenuzado. Es típica de la tuberculosis.

**CASEOSO** *(caseous)* Con aspecto de queso; referente a la mezcla de grasas y proteínas que aparece en algunos tejidos corporales que han sufrido necrosis.

**CASO ÍNDICE** *(index case)* **1.** V. **propósitos**. **2.** (Epidemiología). Primer caso de la enfermedad comparado con la aparición de casos posteriores.

**CASPA** *(dander)* Exfoliación seca de la piel o del pelo de los animales o de las plumas de los pájaros. Puede producir alergia en algunos individuos.

**CASTELLANI, TINTURA DE** *(Castellani's paint)* Líquido que se aplica tópicamente a grandes zonas de piel y que actúa como desinfectante en el tratamiento de ciertas infecciones fúngicas. Es una mezcla del fenol, resorcinol, ácido bórico, acetona y fucsina bárica.

**CASTLE, FACTOR INTRÍNSECO DE** V. **intrínseco, factor**.

**CASTRACIÓN** *(castration)* Extirpación quirúrgica de uno

o los dos testículos u ovarios casi siempre con la finalidad de reducir la producción y secreción de ciertas hormonas que pueden estimular la proliferación de células malignas en la mujer con cáncer de mama y en el hombre con cáncer de próstata. El paciente debe ser informado de que la extirpación bilateral de las gónadas produce esterilidad. V. también **ooforectomía; orquiectomía**.

**CASTRACIÓN, ANSIEDAD DE** (*castration anxiety*) **1.** Temor, no sustentado en la realidad, de sufrir lesión o pérdida de los órganos genitales casi siempre como reacción a un sentimiento reprimido de autocastigo por deseos sexuales prohibidos. También puede deberse a alguna circunstancia cotidiana aparentemente amenazadora como una experiencia humillante, la pérdida de un trabajo o la pérdida de autoridad. **2.** Amenaza general a la masculinidad o feminidad de una persona o temor no fundamentado de sufrir lesiones corporales o pérdida de poder. Denominada también **ansiedad, complejo de**. V. también **ansiedad, neurosis de**.

**CASTRACIÓN, COMPLEJO DE** (*castration complex*) V. **castración, ansiedad de**.

**CASUÍSTICA** (*casuistics*) Registro y estudio de los casos de una determinada enfermedad.

**CATA-** (*cata-, cat-*) Prefijo que significa «bajo, por debajo, contra, con»: *catabasia, catabólico, catacausia*.

**CATABASIA** (*catabasis*) Fase de declinación de una enfermedad.

**CATABIOSIS** (*catabiosis*) Envejecimiento normal de las células.

**CATABOLISMO** (*catabolism*) Proceso metabólico complejo en el cual se degradan una serie de biomoléculas y se libera energía para su utilización en el trabajo metabólico, su almacenamiento o la producción de calor por oxidación de los carbohidratos, grasas y proteínas. En el curso del catabolismo se produce dióxido de carbono y agua así como energía. Consultar la voz **anabolismo**.

**CATACROTISMO** (*catacrotism*) Anomalía del pulso que se caracteriza por una pequeña onda adicional que se sobrepone a la rama descendente del trazado del pulso.

**CATADÍDIMO** (*katadidymus*) Monstruo doble soldado por la porción inferior del cuerpo y separado en la superior.

**CATAFILAXIA** (*cataphylaxis*) **1.** Migración de los leucocitos y anticuerpos hacia una zona de infección. **2.** Deterioro del sistema natural de defensas del organismo.

**CATALEPSIA** (*catalepsy*) Estado anormal caracterizado por un bajo nivel de conciencia con rigidez postural. Se produce en la hipnosis y en ciertos trastornos orgánicos y psicológicos como la esquizofrenia, epilepsia e histeria.

**CATÁLISIS** (*catalysis*) Aumento de la velocidad de cualquier reacción química producido por una sustancia química que no forma parte del propio proceso y que no se consume ni se afecta en la reacción. Consultar la voz **catálisis negativa**. V. también **catalizador**.

**CATÁLISIS NEGATIVA** (*negative catalysis*) Disminución de la actividad de una reacción química por la intervención de una sustancia que no participa en aquella. Consultar la voz **catálisis**. V. también **catalizador**.

**-CATALÍTICO** (*-catalytic*) Sufijo que significa «relativo a una reacción química producida por un agente que no se modifica en la reacción»: *alelocatalítico, autocatalítico*.

**CATALIZADOR** (*catalyst*) Sustancia que modifica la velocidad de una reacción química sin ser alterada permanentemente por el proceso. La mayoría de los catalizadores, incluidos los enzimas de los organismos vivos, aceleran las reacciones químicas pero también existen catalizadores negativos que las retrasan. V. también **enzima**.

**CATAMNESIS** (*catamnesis*) Historia clínica de un paciente desde el comienzo de una enfermedad.

**CATAPLEXIA** (*cataplexy*) Trastorno caracterizado por hipotonía y debilidad muscular brusca producida por alguna emoción como angustia, temor o sorpresa, y que con frecuencia se asocia con la narcolepsia.

**CATARATA** (*cataract*) Trastorno progresivo del cristalino del ojo que se caracteriza por pérdida de su transparencia. Dentro del cristalino, por detrás de la pupila, puede verse una opacidad blanco grisácea. En su mayor parte se deben a alteraciones degenerativas y casi siempre se desarrollan después de los 50 años de edad. La tendencia a su formación es hereditaria. Otras causas menos frecuentes son los traumatismos, particularmente las heridas punzantes, y la exposición a ciertos tóxicos como el dinitrofenol o el naftaleno. Las cataratas congénitas suelen ser hereditarias pero también pueden deberse a enfermedades víricas durante el primer trimestre de la gestación. Si no se tratan, el paciente llega a perder la vista. Al comienzo aqueja visión borrosa y posteriormente un deslumbramiento difuso con las luces brillantes, distorsión de las imágenes y visión doble. Las cataratas no complicadas de las personas mayores (cataratas seniles) suelen tratarse mediante extirpación del cristalino y prescripción de gafas o lentes de contacto especiales. Las cataratas blandas de los niños y adultos jóvenes pueden tratarse, bien mediante incisión y drenaje, o por fragmentación con ultrasonido seguida de irrigación y aspiración de los fragmentos a través de una pequeñísima incisión.

**CATARATA SENIL** (*senile cataract*) Tipo de catarata, asociada con el envejecimiento, caracterizada por la formación de una opacidad dura en el núcleo del cristalino.

**CATARRO** (*catarrh*) Inflamación de las membranas mucosas con aumento de la secreción; en especial, inflamación de las vías aéreas de la nariz y tráquea.

**CATARRO ATRÓFICO** (*atrophic catarrh*) Trastorno caracterizado por inflamación y aumento de la secreción de las membranas mucosas de la nariz que se acompaña de pérdida hística mucosa y submucosa. Consultar la voz **catarro hipertrófico**. V. también **catarro**.

**CATARRO HIPERTRÓFICO** (*hypertrophic catarrh*) Trastorno crónico caracterizado por inflamación de una mucosa con secreción de un exudado que se acompaña de engrosamiento de la mucosa y la submucosa. Consultar la voz **catarro atrófico**. V. también **catarro**.

**CATARRO SECO** (*dry catarrh*) Tos seca que no se acompaña prácticamente de expectoración y que se asocia con el asma y el enfisema en personas ancianas.

**CATARSIS** (*catharsis*) **1.** Limpieza o purga. **2.** Liberación terapéutica de sentimientos y emociones reprimidos mediante la discusión abierta de ideas y pensamientos. **3.** (Psicoanálisis). Proceso de liberación hacia el plano de la conciencia de ideas y sentimientos reprimidos mediante la técnica de la asociación libre en conjunción o con hipnosis y administración de fármacos hipnóticos. Denominada también **psicocatarsis**. V. **abreacción**.

**CATÁRTICO** *(cathartic)* **1.** Relativo a una sustancia que produce evacuación intestinal. **2.** Agente catártico: que favorece la evacuación intestinal estimulando el peristaltismo, aumentando la fluidez o el volumen del contenido intestinal, reblandeciendo las heces o lubricando la pared intestinal. El término *catártico* implica la evacuación de heces líquidas a diferencia del término *laxante* que descri-

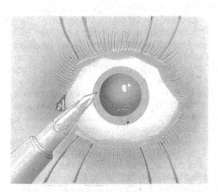

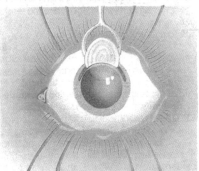

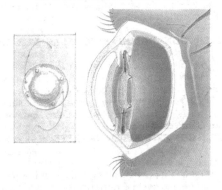

**CATARATA. Operación de cataratas: extirpación del cristalino opaco (arriba) e inserción de un cristalino artificial (abajo).**

be la eliminación de heces formadas, blandas. Entre los catárticos que aumentan el peristaltismo, generalmente por irritación de la mucosa intestinal, se encuentran ciertas sustancias vegetales como el áloe, aceite de crotón, podophillum senna, fenoftaleína, bisacodil y ácido dehidrocólico. Los catárticos salinos como el sulfato sódico, el sulfato magnésico y el hidróxido de magnesio diluyen el contenido intestinal reteniendo agua por acción osmótica. Los supositorios que contienen difosfato sódico, pirofosfato ácido sódico y bicarbonato sódico inducen la defecación al reaccionar estas sales formando dióxido de carbono que provoca expansión gaseosa y estimula el peristaltismo. Denominado también **coprogogo**. V. **laxante**.

**-CATÁRTICO** *(-cathartic)* Sufijo que significa «relativo a la limpieza»: *cefalocatártico, emetocatártico, hematocatártico*.

**CATÁRTICO DE VOLUMEN** *(bulk cathartic)* Catártico que actúa reblandeciendo y aumentando la masa de la materia fecal en el intestino. Contiene un agente hidrófilo como la meticelulosa o la semilla de psilio.

**CATÁRTICO ESTIMULANTE** *(stimulant cathartic)* Catártico que actúa favoreciendo la motilidad intestinal, especialmente el peristaltismo longitudinal del colon.

**CATÁRTICO SALINO** *(saline cathartic)* Tipo de purgante administrado al objeto de conseguir la rápida y completa evacuación del intestino. En tres o cuatro horas se produce una evacuación semilíquida. La indicación más corriente es la preparación para exámenes diagnósticos del intestino. Son varios los preparados de este tipo: sulfato magnésico, fosfato sódico, sulfato sódico y aguas minerales diversas. La tolerancia, coste y efectos secundarios de los catárticos salinos dependen del agente utilizado y de la dosis en que se administre.

**CATASTRÓFICA REACCIÓN** *(catastrophic reaction)* Respuesta incoordinada frente a un shock drástico o una situación amenazante repentina como las que se dan en los grandes accidentes de automóvil y en las catástrofes.

**CATATONÍA** *(catatonia)* Trastorno caracterizado por alteraciones motoras muy llamativas que suelen manifestarse por inmovilidad con rigidez muscular extrema o, más raramente, por una excesiva actividad impulsiva. V. también **esquizofrenia catatónica**.

**CATECOLAMINA** *(catecholamine)* Sustancia perteneciente a un grupo de compuestos simpaticomiméticos que poseen una molécula catecol y la porción alifática de una amina. El organismo produce de forma natural algunas catecolaminas que funcionan como sustancias neurológicas clave. Las catecolaminas también pueden sintetizarse farmacológicamente y se emplean en el tratamiento de diversas afecciones como anafilaxia, asma, insuficiencia cardiaca e hipertensión. Entre las catecolaminas endógenas más importantes destacan la dopamina, epinefrina y norepinefrina. La norepinefrina actúa como mediadora en múltiples respuestas fisiológicas y metabólicas que se producen tras la estimulación de los nervios simpáticos. En respuesta al estrés, la médula suprarrenal se estimula y hace que aumenten las concentraciones de epinefrina y norepinefrina en la circulación. La epinefrina dilata los vasos sanguíneos y los músculos esqueléticos mientras que la norepinefrina contrae ligeramente los vasos. Los dos compuestos estimulan el miocardio. La dopamina se encuen-

**Clasificación de las catecolaminas según su actividad en los receptores adrenérgicos**

| Medicamento | Efecto cardíaco | Efecto periférico |
|---|---|---|
| Isoproterenol | Beta | Beta |
| Adrenalina | Beta | Beta: dosis bajas |
| Dopamina | Beta | Alfa: dosis altas |
| Noradrenalina | Beta | Alfa |
| Metaraminol (Armine) | Beta | Alfa |
| Fenilefrina (Neosinefrina) | Alfa | Alfa |
| Metoxamina (Vaxosyl) | Alfa | Alfa |

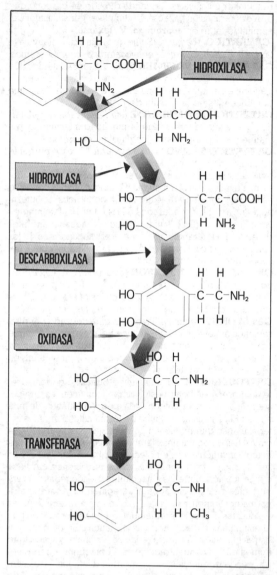

**CATECOLAMINAS.** Esquema que muestra el proceso de biosíntesis de las catecolaminas.

tra sobre todo en los ganglios basales del sistema nervioso central pero se han encontrado terminaciones nerviosas y receptores específicos dopaminérgicos en otras zonas del sistema nervioso. Las principales funciones de las catecolaminas y los fármacos de acción similar son excitación o inhibición periférica de ciertos músculos, excitación cardiaca y acciones metabólicas, endocrinas y nerviosas. Las diferencias en cuanto a la actividad de las distintas catecolaminas dependen de los receptores alfa y beta situados en los terminales nerviosos de todo el organismo. El cerebro contiene sistemas neuronales independientes que utilizan dopamina, epinefrina y norepinefrina. Más de la mitad del contenido de catecolaminas del sistema nervioso central corresponde a la dopamina, concentrada en gran medida en los ganglios basales, el núcleo central de la amígdala, la eminencia media, el tubérculo olfatorio y algunas zonas de la corteza frontal. El hipotálamo y ciertas regiones del sistema límbico contienen cantidades relativamente importantes de norepinefrina que también se encuentra en menores concentraciones en otras zonas del cerebro. Las neuronas del sistema nervioso central que contienen epinefrina se sitúan sobre todo en la formación reticular medular. Las catecolaminas actúan directamente sobre las células efectoras simpáticas, uniéndose a los receptores de las membranas citoplasmáticas. Los fármacos simpaticomiméticos modulan las reacciones bioquímicas y las respuestas funcionales de todos los tejidos en los que actúan.

**CATÉTER** *(catheter)* Tubo flexible hueco que puede introducirse en un vaso o en una cavidad del organismo para extraer o introducir líquidos. La mayoría de los catéteres se fabrican de plástico o goma blanda y pueden tener una finalidad terapéutica o diagnóstica. Entre los distintos tipos de catéter se encuentran el **catéter con punta de bellota**, el **catéter de Foley** y el **catéter intrauterino**.

**CATÉTER CARDIACO** *(cardiac catheter)* Catéter largo y fino diseñado para introducirse en el corazón a través de un vaso sanguíneo. Se utiliza con fines diagnósticos para determinar la presión sanguínea y la tasa de flujo en los vasos y cámaras del corazón, así como en la identificación de anomalías anatómicas. Mediante este tipo de catéter es puede administrarse directamente medicación en un vaso coronario con o sin visualización tomográfica.

**CATÉTER CON BALÓN HINCHABLE TERMINAL** *(balloon-tip catheter)* Catéter provisto de un balón inflable no poroso en su extremidad distal. Una vez insertado, puede llenarse con aire o agua estéril mediante una inyección a través de un orificio especial colocado en el extremo proximal. El balón inflado permite asegurar el catéter en la posición correcta; de este tipo son el **Foley, catéter de** y el **Swan-Ganz, catéter de**.

**CATÉTER CON ESTUCHE EN CARRETE** *(crankase spool catheter)* Catéter elástico especial arrollado en un carrete de plástico que facilita su inserción; se utiliza fundamentalmente para la hiperalimentación. Para su inserción se recomienda el método indirecto de venopunción en una vena periférica que drene en la vena subclavia, en la que se aloja el catéter cuando está totalmente insertado. Es muy flexible y cada revolución del carrete lo introduce unos doce centímetros en la vena. Tras la inserción se practica una

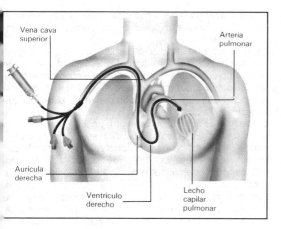

Vena cava
superior

Arteria
pulmonar

Auricula
derecha

Ventriculo
derecho

Lecho
capilar
pulmonar

**CATÉTER FILIFORME** *(filiform catheter)* Catéter con punta muy fina que permite pasar la parte más gruesa del instrumento a través de canales estrechos, irregulares, con obstrucciones o con angulaciones. Puede usarse para superar la obstrucción o para dilatar las estenosis.

**CATÉTER INTRACARDIACO** *(intracardiac catheter)* V. **catéter cardiaco**.

**CATÉTER PERCUTÁNEO, INTRODUCCIÓN DE UN** *(percutaneous catheter placement)* (Arteriografía). Técnica de introducción de un catéter a través de la piel en una arteria y situación del mismo en el lugar o estructura que se desea estudiar. El punto de la punción se infiltra con un anestésico local y se introduce una aguja especial en la arteria haciendo pasar a continuación una larga guía flexible a través de la aguja en un espacio de aproximadamente 15 cm; a continuación se retira la aguja y se hace avanzar el catéter hasta la posición deseada extrayendo también

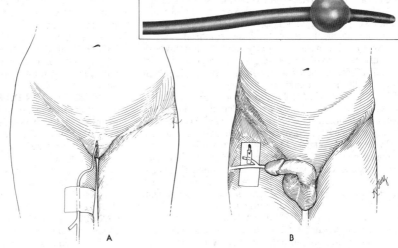

**CATÉTER CON MANGUITO HINCHABLE TERMINAL.** Arriba, dibujo que muestra la posición correcta del catéter de Swan-Ganz. Una vez insertado se hincha el manguito que permite asegurar el catéter en la posición adecuada.

**CATETERISMO.** A la derecha, inserción del catéter de Foley, a través de la uretra, en la vejiga femenina (A) y en la vejiga masculina (B). Arriba del dibujo, esquema que muestra la estructura del catéter de Foley.

A

B

placa radiológica de la zona para confirmar que la localización sea correcta. El lugar de venopunción se prepara y se cubre con la técnica habitual. Es menos irritante que un catéter normal, permite una libertad de movimientos mucho mayor del miembro y minimiza el riesgo de trombosis. Sin embargo, puede causar complicaciones como oclusión, flebitis, infección y sensibilidad frente al catéter. La oclusión de la vena es un problema habitual que suele solucionarse mediante la infusión de estreptoquinasa diluida. Cuando se produce una flebitis, puede conservarse el catéter si se administra un tratamiento adecuado. La infección suele manifestarse por supuración en el lugar de inserción y se acompaña de una elevación del recuento de leucocitos; en estos casos deben administrarse antibióticos y retirarse el catéter. La sensibilidad frente al catéter se acompaña de fiebre y flebitis y suele requerir la retirada del mismo.

**CATÉTER DOBLE** *(twoway catheter)* Catéter con dos luces; un canal sirve para la infusión de medicamentos o líquidos y el otro para tomar muestras o extraer líquido.

la guía. Esta técnica sirve para realizar diversos procedimientos como la angiografía selectiva. Al final del procedimiento se extrae también el catéter.

**CATÉTER PERMANENTE** *(indwelling catheter)* Catéter diseñado para ser mantenido en posición durante un largo período de tiempo. V. también **catéter autorretenido**.

**CATETERISMO** *(catheterization)* Introducción de una sonda en un órgano o cavidad corporal para inyectar o extraer un líquido. El procedimiento más frecuente consiste en la introducción de una sonda en la vejiga a través de la uretra para tratar una retención urinaria o vaciar totalmente el contenido vesical antes de una intervención quirúrgica. El sondaje vesical también se utiliza cuando no se puede extraer de otro modo una muestra de orina no contaminada, como en el caso de una mujer durante la menstruación. Los pacientes con vejiga neurogénica tienden a autosondarse. Las técnicas de sondaje deben realizarse en condiciones de esterilidad y asepsia para evitar la producción de infecciones; también hay que evitar la lesión de los tejidos durante el sondaje sobre todo en el caso de la uretra masculina y cuando el paciente es un niño que está asustado y no puede cooperar. En los catéteres permanentes hay que vigilar particularmente el mantenimiento continuo de su permeabilidad teniendo en cuenta las mayores posibilidades de infección. Lavando con frecuencia la zona que rodea el meato urinario, disminuye el riesgo de infección y se elimina la producción de olores e irritaciones desagradables. Entre los distintos tipos de cateterismo se encuentran el **cateterismo cardiaco**, el **cateterismo de la vena hepática** y el **cateterismo laríngeo**. V. también **Foley, catéter de**.

**CATETERISMO CARDIACO** (cardiac catheterization) Procedimiento diagnóstico que consiste en la introducción de un catéter en una vena de gran calibre, por lo general de un brazo o una pierna, que se hace pasar a través del sistema venoso hasta el corazón.
MÉTODO: Se introduce un catéter radioopaco estéril de 100 a 125 cm de longitud a través de una incisión practicada en una vena y se hace llegar a la vena cava superior y de ahí a la aurícula derecha y las demás estructuras que quieran estudiarse. El curso del catéter se sigue mediante fluoroscopia y se pueden obtener radiografías. Simultáneamente se monitoriza el electrocardiograma en un osciloscopio. Al ir pasando la punta del catéter a través de las cámaras y vasos del corazón, se determina la presión del flujo a esos niveles y se obtienen muestras de sangre para estudiar su contenido de oxígeno.
CRITERIOS IMPORTANTES: En primer lugar se cateteriza el lado derecho del corazón y a continuación puede estudiarse también el izquierdo pero para ello hay que hacer pasar el catéter a través de la circulación arterial hasta el ventrículo izquierdo. Mediante el cateterismo pueden identificarse y valorarse con precisión numerosos trastornos cardiacos, como las cardiopatías congénitas, la estenosis tricuspídea y la insuficiencia valvular. Los riesgos más importantes de este procedimiento son la infección local, las arritmias cardiacas y la tromboflebitis.
ACTUACIÓN DE LA ENFERMERA: El cateterismo cardiaco tiene una duración de 1 a 3 horas y el paciente debe permanecer tumbado durante todo ese tiempo. No se trata de una exploración dolorosa pero provoca una fuerte ansiedad y el paciente necesita información y apoyo emocional. En los niños pequeños el cateterismo casi siempre se hace con anestesia. Con frecuencia se administra un antibiótico el día antes de la intervención; después de la misma hay que controlar el pulso en el lado de la incisión y la presión arterial en el otro cada 15 minutos durante la primera hora y cada media hora en las siguientes. El paciente puede presentar algo de fiebre durante algunas horas y aquejar dolor en el punto de la incisión. La enfermera debe comprobar si aparecen signos de infección, tromboflebitis y arritmia cardiaca. El cateterismo cardiaco lo suele realizar un equipo especial de médicos en un laboratorio específico. Es muy conveniente que antes y después de la intervención un miembro de este equipo informe al paciente y a las enfermeras.

**CATETERISMO UMBILICAL** (umbilical catheterization) Introducción de un catéter a través de una arteria umbilical con el fin de proporcionar al recién nacido alimento parenteral, obtener muestras de sangre o ambos objetivos;

o bien, utilizando la vena umbilical, realizar transfusión de urgencia o administrar medicamentos, líquidos o expansores del plasma.
MÉTODO: Se realiza control radiológico de la adecuada posición del catéter cada hora. Debe mantenerse al niño en un ambiente a temperatura constante mientras se infunden los líquidos parenteralmente. Cada hora se regula la velocidad de paso; no debe dejarse que la botella llegue a vaciarse. También se debe controlar el funcionamiento cardiaco y los movimientos respiratorios cada hora. Cada dos o tres horas se toma la temperatura y los pulsos pedios. Se vigila el catéter y su implantación en el cordón umbilical atentos a la aparición de signos de infección, inflamación o edema. Se debe medir la relación entrada-eliminación de líquidos, vigilando la aparición de anuria, signos de vasoespasmo —tales como palidez, cianosis de miembros o ausencia de pulsos periféricos— y sepsis, hemorragia, tromboembolismo o distensión abdominal y vómitos, que pueden ser signos de enterocolitis necrotizante.
OBSERVACIONES: La enfermera se encargará de la vigilancia de las constantes antes referidas y la aparición de signos de complicación. Debe implicarse a la familia en la atención al niño en la medida de lo posible.
CRITERIOS IMPORTANTES: Si bien es un procedimiento útil para aplicar procedimientos terapéuticos y obtener muestras de sangre debe utilizarse siempre con sumo cuidado.

**CATETERIZACIÓN DE LA VENA HEPÁTICA** (hepatic vein catheterization) Introducción de un catéter largo y fino en una vénula hepática para registrar la presión venosa intrahepática. El catéter se introduce a través de una vena del brazo y se hace pasar hasta la aurícula derecha, la vena cava inferior, la vena hepática y finalmente un pequeño vaso subsidiario.

**CATEXIS** (cathexis) Acto de revestir, consciente o inconscientemente, de importancia y contenido emocional una idea, persona u objeto concretos.

**CATGUT** (catgut) Material de sutura no absorbible que se obtiene del intestino de la oveja y se utiliza para cerrar heridas quirúrgicas. Consultar la voz **crómico**.

**CATIÓN** (cation) Ion cargado positivamente que cuando está en solución es atraído hacia el electrodo negativo.

**CATÓDICOS, RAYOS** (cathode ray) Corriente de electrones emitida por el electrodo negativo de un dispositivo de descarga gaseosa cuando el cátodo se bombardea con iones positivos, como sucede en el tubo de rayos catódicos, el osciloscopio y el tubo de una pantalla de televisión. El propio rayo suele ser enfocado por una serie de electromagnetos que controlan su posición y dirección en una pantalla cubierta con una sustancia fosforada para crear una representación visible.

**CAUD-** (caud-) Prefijo que significa «relativo a la cola»: caudal, caudocefálico.

**CAUDAL** (caudate) Que posee cola.

**CAUDAL** (caudad) Situado en la cola o extremo del cuerpo, lejos de la cabeza. Consultar la voz **cefálico**.

**CAUDAL PLIEGUE** (tail fold) Reborde curvado que se forma en el extremo caudal del embrión en las etapas iniciales de su desarrollo. En los animales inferiores da lugar al apéndice caudal y en el hombre al intestino posterior

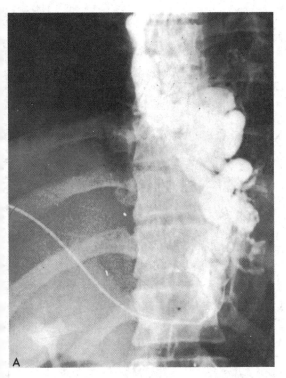

**CATETERIZACIÓN DE LA VENA HEPÁTICA.** Inyección de contraste en la vena coronaria estomáquica tras una cateterización percutánea transhepática de la vena porta. Pueden observarse unas gruesas varices gástricas y esofágicas.

**CAVA, VENA.** A la derecha, dibujo que muestra el recorrido y las ramas de la vena cava superior y la vena cava inferior.

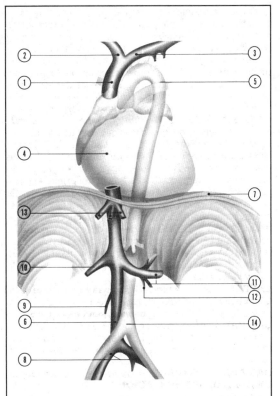

1. Vena cava superior. 2. Vena subclavia derecha. 3. Vena subclavia izquierda. 4. Aurícula derecha. 5. Cayado aórtico. 6. Vena cava inferior. 7. Diafragma. 8. Venas ilíacas primitivas. 9. Vena espermática derecha. 10. Vena renal derecha. 11. Vena renal izquierda. 12. Vena espermática izquierda. 13. Venas suprahepáticas. 14. Aorta abdominal.

**CAUDAL, PROLONGACIÓN** *(caudate process)* Pequeña elevación de tejido que se extiende oblicuamente desde la extremidad inferior del lóbulo caudado del hígado hasta la superficie visceral del lóbulo derecho. Separa la fosa vesicular del comienzo de la fosa de la vena cava inferior.
**CAUMESTESIA** *(caumesthesia)* Trastorno en el que se experimenta una sensación de intenso calor, a pesar de tener una temperatura baja.
**CAUSALGIA** *(causalgia)* Sensación intensa de dolor quemante casi siempre localizado en una extremidad y acompañado a veces de eritema local de la piel. Se debe a la lesión de un nervio sensorial periférico.
**CÁUSTICO** *(caustic)* Cualquier sustancia que destruye el tejido vivo, así como el ácido sulfúrico. Efecto corrosivo o quemante.
**CAUTERIO** *(cautery)* **1.** Dispositivo que produce quemaduras y cicatrización de la piel como sucede en la coagulación tisular por medio del calor o sustancias cáusticas. **2.** Efecto destructivo producido por un agente cauterizante.
**CAUTERIO ELÉCTRICO** *(electric cautery)* V. **electro-**

cauterio.
**CAUTERIO FRÍO** *(cold cautery)* V. **criocauterio**.
**CAUTERIO GALVÁNICO** *(galvanic cautery)* V. **electrocauterio**.
**CAUTERIZACIÓN QUÍMICA** *(chemical cauterization)* Corrosión o quemadura de un tejido vivo por una sustancia química como el hidróxido de potasio. Denominada también **quimiocauterización**.
**CAUTERIZACIÓN REAL** *(actual cautery)* Destrucción de un tejido mediante la aplicación de calor en vez de una sustancia química.
**CAVA, VENA** *(vena cava)* Una de las dos grandes venas que transportan sangre desde la circulación periférica hasta la aurícula derecha del corazón. V. también **cava inferior, vena; cava superior, vena**.
**CAVA INFERIOR, VENA** *(inferior vena cava)* Gran vena que devuelve al corazón la sangre desoxigenada procedente de las regiones del cuerpo inferiores al diafragma. Está constituida por la unión de las dos venas ilíacas primitivas, a la derecha de la LV, desde donde asciende a

lo largo de la columna vertebral, para después de atravesar el diafragma, desembocar en la aurícula derecha. Tras su paso por el diafragma es recubierta por pericardio seroso. La vena cava inferior presenta en su desembocadura auricular una válvula semilunar (válvula de Eustaquio), rudimentaria en el adulto, pero de gran utilidad para el feto por dirigirle la sangre hacia el agujero oval. Recoge la sangre procedente de las dos ilíacas primitivas, lumbares y testiculares. Consultar la voz **cava superior, vena**.

**CAVA SUPERIOR, VENA** *(superior vena cava)* La segunda vena en tamaño del organismo que conduce sangre desoxigenada procedente de la mitad superior del cuerpo hacia la aurícula derecha. Mide aproximadamente 2 cm de diámetro y 7 de longitud y está constituida por la unión de las dos venas braquiocefálicas a nivel del primer espacio intescostal por detrás del esternón en el lado derecho. La sección de la vena cava superior situada más cerca del corazón comprende aproximadamente la mitad de la longitud del vaso y discurre por dentro del saco pericárdico cubierta por el pericardio seroso. No posee válvulas y justamente antes de penetrar en el pericardio recibe la vena ácigos y varias venas pericárdicas pequeñas. Consultar la voz **cava inferior, vena**.

**CAVERNOMA** *(cavernoma)* V. **hemangioma cavernoso**.

**CAVERNOSO** *(cavernous)* Que contiene cavidades o espacios huecos. V. también **hemangioma cavernoso**.

**CAVIDAD** *(cavity)* **1.** Espacio hueco dentro de una estructura mayor, como la cavidad peritoneal o la cavidad oral. **2.** *(No técnico)*. Espacio formado en un diente por acción de la caries.

**CAVIDAD COTILOIDEA** *(cotyloid cavity)* V. **acetábulo**.

**CAVIDAD DE SEGMENTACIÓN** *(segmentation cavity)* V. **blastoceles**.

**CAVIDAD NASAL** *(nasal cavity)* Cualquiera de las dos fosas que comunican los orificios nasales con la faringe y que se van estrechando hacia el final.

**CAVIDAD PERITONEAL** *(peritoneal cavity)* Espacio virtual situado entre las capas parietal y visceral del peritone. Normalmente estas dos capas están en contacto. La cavidad peritoneal está dividida por una estrecha constricción en un saco mayor y otro menor. El mayor corresponde a la verdadera cavidad peritoneal y el menor a la bolsa epiploica. Ésta se halla en relación con la superficie dorsal del estómago y las estructuras circundantes. V. también **orificio epiploico**.

**CAVIDAD PLEURAL** *(pleural, cavity)* Cavidad del tórax que contiene los pulmones. Entre las costillas y los pulmones se encuentran las pleuras visceral y parietal.

**CAVIDAD PLEUROPERITONEAL** *(pleuroperitoneal cavity)* V. **esplacnocele**.

**CAVIDAD SOMÁTICA** *(somatic cavity)* V. **celoma**.

**CAVIDAD SUBGERMINAL** *(subgerminal cavity)* V. **blastocele**.

**CAVIDAD TIMPÁNICA** *(tympanic cavity)* V. **oído medio**.

**CAVIDAD VÍTREA** *(vitreous cavity)* Cavidad posterior del cristalino en la que se encuentran el cuerpo vítreo y la membrana vítrea y que está recorrida por los vestigios del canal hialoideo.

**CAVITACIÓN** *(cavitation)* **1.** Formación de cavidades en el organismo como las que se forman en el pulmón en el

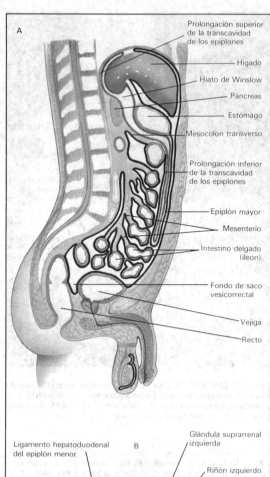

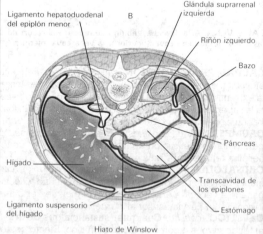

**CAVIDAD PERITONEAL. A)** Sección sagital media de la cavidad peritoneal de un varón adulto. **B)** Sección transversal de la cavidad peritoneal pasando por la región abdominal superior, a nivel del borde superior del hiato de Winslow.

curso de la tuberculosis. **2.** Cualquier cavidad corporal, como las cavidades pleurales.

**CAVITARIO** *(cavitary)* Relativo a la presencia de una o más cavidades.

**CAVOGRAMA** *(cavogram)* Angiografía de la vena cava inferior o superior.

**CAYADO AÓRTICO, SÍNDROME DEL** *(aortic arch syndrome)* Cualquiera de una serie de afecciones oclusivas del cayado aórtico que produce diversos síntomas relacionados con la obstrucción de las grandes ramas arteriales, entre ellas el tronco arterial braquiocefálico, la carótida primitiva izquierda o la arteria subclavia izquierda. Afecciones como la aterosclerosis, la enfermedad de Takayasu y la sífilis son las causas más frecuentes. Entre los síntomas figuran síncope, ceguera temporal, hemiplejia, afasia y amnesia.

**Cd** *(Cd)* Símbolo químico del **cadmio**.

**Ce** *(Ce)* Símbolo químico del **cerio**.

**CEÁSMICO** *(ceasmic)* Que se caracteriza por la existencia de una fisura o hendidura anormal entre dos o más partes.

**CEC-** *(cec-)* Prefijo que significa «relativo al ciego»: *cecitis, cecectomía, cecoplicatura*.

**CECAL** *(cecal)* **1.** Relativo al ciego. **2.** Relativo al disco óptico o a la mancha ciega de la retina.

**CECOCOLOSTOMÍA** *(cecocolostomy)* **1.** Intervención quirúrgica dirigida a crear una anastomosis entre el ciego y el colon. **2.** Anastomosis producida por esta operación.

**CECOFIJACIÓN** *(cecofixation)* V. **cecopexia**.

**CECOILEOSTOMÍA** *(cecoileostomy)* Intervención quirúrgica que comunica el íleon con el ciego. Denominada también **ileocecostomía**.

**CECOPEXIA** *(cecopexy)* Intervención con la que se fija o suspende el ciego para corregir su excesiva movilidad. Denominada también **cecofijación**.

**CECOSTOMÍA** *(cecostomy)* Construcción quirúrgica de una abertura en el ciego que se realiza como medida temporal para tratar una obstrucción intestinal en un paciente que no puede tolerar una intervención quirúrgica mayor. Veinticuatro horas antes de la cirugía, si se dispone de tiempo para ello, se administra al enfermo una dieta baja en residuos, a base únicamente de líquidos claros junto con enemas de limpieza y antibióticos para reducir el número de bacterias intestinales. También se dan líquidos y electrólitos por vía IV y se introduce una sonda nasointestinal. Con anestesia local se inserta en el ciego un tubo para drenar su contenido de heces; este procedimiento permite también descomprimir el intestino grueso y evita su distensión hasta que se restablezca el peristaltismo tras la cirugía intestinal. En el posoperatorio el tubo se conecta con una botella de drenaje. La enfermera irriga el tubo de cecostomía con solución salina en caso necesario, permitiendo que la solución fluya, si es posible en ambos sentidos, por acción de la gravedad. Para mantener la piel limpia y seca es necesario cambiar los apósitos con frecuencia. Puede utilizarse una bolsa de ileostomía. Una vez que el edema y la inflamación han desaparecido, se reseca la obstrucción, que por lo general es un cáncer, y se vuelven a conectar las secciones intestinales sanas cerrándose la cecostomía. V. también **cirugía abdominal; obstrucción intestinal**.

**CEFACLOR** *(cefaclor)* Antibiótico de la familia de las cefalosporinas.
INDICACIONES: Tratamiento de ciertas infecciones.
CONTRAINDICACIONES: Hipersensibilidad conocida a las cefalosporinas. Debe administrarse con precaución a los pacientes con historia de alergia a las penicilinas.
EFECTOS SECUNDARIOS: Algunos de los más graves son reacciones de hipersensibilidad, diarrea intensa, náuseas y vómitos.

**CEFADROXIL, MONOHIDRATO DE** *(cefadroxil monohydrate)* Antibiótico de la familia de las cefalosporinas.
INDICACIONES: Tratamiento de ciertas infecciones.
CONTRAINDICACIONES: Hipersensibilidad conocida a las cefalosporinas. Debe administrarse con precaución a los pacientes con historia de alergia a las penicilinas.
EFECTOS SECUNDARIOS: Algunos de los más graves son reacciones de hipersensibilidad, diarrea intensa, náuseas y vómitos.

**CEFAL-, CEFALO-** *(cephal-, cephalo-)* Prefijo que significa relativo a la cabeza: *cefalocaudal, cefalocentesis, cefalogénesis*.

**CEFALALGIA** *(cephalalgia)* Dolor de cabeza; término que suele combinarse con otra palabra para indicar el tipo específico de cefalalgia como por ejemplo cefalalgia histamínica. V. **cefalea histamínica**.

**CEFALEA** *(headache)* Dolor de cabeza debido a múltiples causas. Denominada también **cefalalgia**. Algunos tipos son la **cefalea funcional**, la **cefalea migrañosa**, la **cefalea orgánica**, la **cefalea sinusal** y la **cefalea de tensión**.

**CEFALEA DE TENSIÓN** *(tension headache)* Dolor occipital resultado de una sobrecarga o tensión emocional que impiden la relajación y el descanso.

**CEFALEA ESPINAL** *(spinal headache)* Cefalea que se produce después de una anestesia espinal o una punción lumbar como consecuencia de la pérdida de líquido cefalorraquídeo del espacio aracnoideo con la consiguiente tracción de las meninges sobre las estructuras intracraneales sensibles a la presión. En los casos más graves el paciente puede acusar también disminución de la agudeza auditiva y visual. El tratamiento consiste en mantener al paciente en decúbito para disminuir la irritación meníngea, aumentar su ingesta de líquidos para aumentar así también el volumen intravascular y, en consecuencia, la producción de líquido cefalorraquídeo y administrar analgésicos para combatir el dolor. Si persiste la cefalea, el anestesista puede practicar un procedimiento de sellado con sangre autóloga que consiste en formar un coágulo de sangre del propio paciente sobre el punto de filtración en la duramadre para evitar que siga perdiéndose líquido cefalorraquídeo. La irritación meníngea y la lumbalgia pueden persistir durante varios días. La incidencia de este trastorno es máxima cuando se utilizan agujas de gran calibre.

**CEFALEA HISTAMÍNICA** *(histamine headache)* Cefalea debida a la liberación de histamina por los tejidos corporales que se acompaña de dilatación de las carótidas, acúmulo de líquido bajo los párpados, lagrimeo y rinorrea. También aparece dolor agudo en el área del facial, desde la sien hasta el cuello, de una lado de la cabeza. El tratamiento consiste en administrar preparados con antihistamínicos y ergotínicos que provocan constricción arte-

## Principales tipos de cefaleas crónicas

| Características | Jaqueca o migraña | Cefalea histamínica o paroxística | Cefalea psicógena o tensional |
|---|---|---|---|
| Frecuencia | El 10 % de las cefaleas. | Rara | El 80 % de las cefaleas. |
| Sexo | Predominio femenino. | Predominio masculino. | Predominio femenino. |
| Edad | De los 14 a los 50 años. | Preferentemente después de los 35 años | |
| | | | Cualquier edad |
| Herencia | Predisposición familiar. | No influye. | No influye. |
| Inicio | Brusco y por la mañana. | Muy brusco y por la noche. | No influye. |
| Ritmo de las crisis | Periódico (estacional, menstrual). Crisis distanciadas. | Crisis agupadas y con largos intervalos de bienestar | En cualquier momento |
| Duración | Más de una hora (entre 6 y 12 como máximo). | Menos de tres horas. | Variable. Puede durar incluso varios días. |
| Localización | Mitad de la cabeza (región frontoparietal). | Cara, en la zona de los ojos. (región frontotemporal). | Nuca y occipucio. |
| Calidad del dolor | Opresivo, pulsátil e intermitente. | Muy intenso e intermitente. | Soportable y continuo. |
| Efectos de la postura | Aumenta estando de pie. | Aumenta al incorporarse. | Generalmente no influye. |
| Signos asociados | Trastornos visuales, naúseas, vómitos, depresiones... | Lagrimeo, secreción nasal, enrojecimiento de los ojos... | Nerviosismo, irritabilidad, estado de alerta. |
| Tratamiento | Reposo en la cama y oscuridad. Y el que el médico prescribe. | Evitar la causa (si es conocida). Ácido acetilsalicílico. Y el que el médico prescribe. | Ácido acetilsalicílico. Sedantes. Psicoterapia. Masaje y relajación. |

rial. Denominada también **Horton, cefalalgia histamínica de**. V. también **cefalalgia**.

**CEFALEXINA** *(cephalexin)* Antibacteriano de la familia de las cefalosporinas.
INDICACIONES: Tratamiento oral de ciertas infecciones.
CONTRAINDICACIONES: Hipersensibilidad conocida a este fármaco o a cualquier otro de la familia de las cefalosporinas. Debe utilizarse con precaución en pacientes alérgicos a la penicilina.
EFECTOS SECUNDARIOS: Náuseas, diarrea y reacciones de hipersensibilidad.
**-CEFALIA** *(-cephaly)* Sufijo que significa «trastorno de la cabeza»: *macrocefalia, platicefalia, trococefalia.*
**CEFÁLICA, PRESENTACIÓN** *(cephalic presentation)* Tipo de presentación del feto en la cual la cabeza fetal se encuentra en el cuello uterino. Suele tipificarse a su vez mediante la indicación de la parte de la cabeza que se presenta: occipucio, bregma o mentón.
**CEFÁLICA, PROLONGACIÓN** *(head process)* Hilera de células que se extienden hacia delante desde el nódulo primitivo en los estadios iniciales del desarrollo embrionario de los vertebrados. Es la estructura precursora de la notocorda y constituye el eje primitivo en torno al cual se desarrolla el embrión. Denominada también **notocordal, placa**.
**CEFÁLICA, VENA** *(cephalic vein)* Una de las cuatro venas superficiales de la extremidad superior. Se origina en la red venosa dorsal de la mano y se dirige hacia arriba para desembocar en la vena axilar justamente por debajo de la clavícula. Recibe sangre desoxigenada de las superficies dorsal y palmar del antebrazo. Justamente por debajo de la fosa antecubital se anastomosa ampliamente con la vena cubital interna. En el tercio proximal del brazo, discurre entre los músculos pectoral mayor y deltoides y va

acompañada de la arteria toracroaconial. Consultar la voz **basílica, vena; dorsal de los dedos, vena; antebraquial mediana, vena**.
**CEFÁLICO** *(cephalad)* Relativo a la cabeza; alejado del extremo o cola. Consultar la voz **caudal**.
**-CEFÁLICO** *(-cephalic)* Sufijo que significa «relativo a la cabeza»: *holocefálico, megalocefálico, poscefálico.*
**CEFÁLICO, TRAUMATISMO** *(head injury)* Cualquier lesión traumática de la cabeza por penetración craneal o por aceleración o deceleración inercial demasiado rápida del cerebro en el interior de la caja craneal. Se afectan los vasos sanguíneos, los nervios y las meninges pudiendo presentarse hemorragia, edema e isquemia. La infección meníngea es una complicación grave y frecuente de las fracturas óseas de los senos paranasales. V. también **contusión**.
**CEFALOGLICINA** *(cephaloglycin)* Antibiótico de la familia de las cefalosporinas.
INDICACIONES: Tratamiento oral de ciertas infecciones. Ha sido superado por otras cefalosporinas.
CONTRAINDICACIONES: Hipersensibilidad conocida a este fármaco o cualquier otro de la familia de las cefalosporinas. Debe utilizarse con precaución en los pacientes alérgicos a la penicilina.
EFECTOS SECUNDARIOS: Pueden aparecer diarrea, trastornos gastrointestinales y reacciones de hipersensibilidad.
**CEFALOHEMATOMA** *(cephalhematoma)* Protrusión del cuero cabelludo por hemorragia subcutánea y acumulación de sangre bajo el mismo. Suele formarse durante el trabajo del parto y aumenta lentamente de tamaño en los primeros días posteriores al nacimiento. Por lo general se debe a un traumatismo, casi siempre por extracción con fórceps. Los cefalohematomas grandes pueden infectarse, en cuyo caso tienen que ser drenados quirúrgicamente y

tardan meses en resolverse. Consultar la voz **caput suc-cedaneum**.

**CEFALÓMELO** *(cephalomelus)* Se aplica a un individuo deforme que presenta una estructura semejante a un brazo o una pierna haciendo protrusión en la cabeza.

**CEFALOMETRÍA** *(cephalometry)* Medición científica de la cabeza, como la que se realiza en estomatología para decidir tratamientos ortodóncicos encaminados a corregir maloclusiones y otros trastornos.

**CEFALÓPAGO** *(cephalopagus)* V. **craneópago**.

**CEFALORIDINA** *(cephaloridine)* Antibiótico de la familia de las cefalosporinas.

INDICACIONES: Tratamiento de diversas infecciones.

CONTRAINDICACIONES: Administración simultánea de medicamentos que producen nefrotoxicidad o hipersensibilidad conocida a este fármaco u otro de la familia de las cefalosporinas. Debe utilizarse con precaución en pacientes alérgicos a la penicilina.

EFECTOS SECUNDARIOS: Entre los más graves figuran la nefrotoxicidad, el dolor en el punto de la inyección y las reacciones de hipersensibilidad.

**CEFALORRAQUÍDEO, LÍQUIDO** *(cerebrospinal fluid)* Líquido que fluye a través de los cuatro ventrículos cerebrales, el espacio subaracnoideo y el canal espinal y que tiene un efecto protector de esas estructuras. Está compuesto fundamentalmente por secreciones de los plexos coroideos de los ventrículos laterales y el tercero y cuarto ventrículos del cerebro. Las aperturas existentes en el tercero y cuarto ventrículos permiten que el líquido fluya hacia los espacios subaracnoideos alrededor del cerebro y la médula espinal. El flujo de líquido se dirige desde la sangre de los plexos coroideos a través de los ventrículos y el canal central hasta los espacios subaracnoideos y de ahí regresa a la sangre. El volumen del líquido cefalorraquídeo en el adulto es de aproximadamente 140 ml incluyendo los 23 ml de los ventrículos y los 117 ml de los espacios subaracnoideos del cerebro y la médula espinal. Las alteraciones en el contenido de dióxido de carbono del líquido cefalorraquídeo afectan al centro respiratorio de la médula que colabora así en el control de la respiración. Ciertos tumores cerebrales pueden presionar contra el acueducto cerebral y desplazar el flujo de líquido desde el tercero al cuarto ventrículo con lo que se produce acumulación del mismo en el tercer ventrículo y los laterales constituyendo la llamada hidrocefalia interna. Otros bloqueos del flujo del líquido cefalorraquídeo como los producidos por ejemplo por coágulos sanguíneos provocan complicaciones muy graves. Para el diagnóstico de algunas enfermedades se necesita examinar al microscopio y analizar químicamente el líquido cefalorraquídeo y para ello se obtienen muestras de líquido mediante una punción lumbar entre la tercera y la cuarta vértebras lumbares.

**CEFALOSPORINA** *(cephalosporin)* Derivado semisintético de un antibiótico obtenido originalmente del microorganismo *Cephalosporium acremonium*. Las cefalosporinas tienen una estructura similar a las penicilinas pero poseen un anillo beta-lactam-dihidrotiacina en vez del anillo beta-lactam-tiazolidina de la penicilina.

**CEFALOTINA SÓDICA** *(cephalothin sodium)* Agente antibacteriano de la familia de las cefalosporinas.

INDICACIONES: Tratamiento de diversas infecciones.

CONTRAINDICACIONES: Hipersensibilidad conocida a este fármaco o a cualquier otro de la familia de las cefalosporinas. Debe utilizarse con precaución en pacientes alérgicos a la penicilina.

EFECTOS SECUNDARIOS: Entre los más graves figuran el dolor en el punto de la inyección y las reacciones de hipersensibilidad.

**CEFALOTORACOILIÓPAGO** *(cephalothoracoiliopagus)* V. **sinadelfo**.

**CEFALOTORACÓPAGO** *(cephalothoracopagus)* Fetos gemelos siameses monstruosos unidos por la cabeza, cuello y tórax.

**CEFAMANDOL, NAFTATO DE** *(cefamandole naftate)* Antibiótico de la familia de las cefalosporinas.

INDICACIONES: Tratamiento de ciertas infecciones bacterianas.

CONTRAINDICACIONES: Hipersensibilidad conocida a las cefalosporinas. Debe administrarse con precaución a los pacientes con historia de alergia a la penicilina.

EFECTOS SECUNDARIOS: Entre los más graves destacan diversas reacciones de hipersensibilidad, flebitis, superinfección y dolor con la inyección intramuscular.

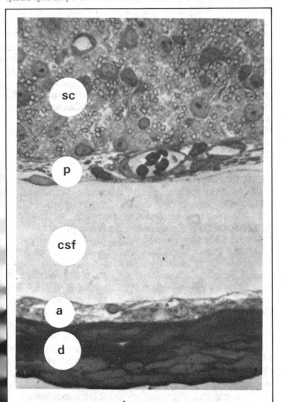

**CEFALORRAQUIDEO, LÍQUIDO. Microfotografía en la que se observa: las membranas meníngeas (*d*, duramadre; *a*, aracnoides; *p*, piamadre), la médula espinal (*sc*) y el líquido cefalorraquídeo (*csf*).**

**CEFAZOLINA SÓDICA** *(cefazolin sodium)* Fármaco antibacteriano de la familia de las cefalosporinas.
INDICACIONES: Tratamiento de diversas infecciones.
CONTRAINDICACIONES: Hipersensibilidad conocida a este fármaco. Debe emplearse con precaución en pacientes alérgicos a la penicilina.
EFECTOS SECUNDARIOS: Dolor en el punto de la inyección y reacciones de hipersensibilidad.

**CEFOXITINA SÓDICA** *(cefoxitin sodium)* Antibiótico de la familia de las cefalosporinas.
INDICACIONES: Tratamiento de infecciones bacterianas.
CONTRAINDICACIONES: Hipersensibilidad conocida a las cefalosporinas. Debe administrarse con precaución a los pacientes con historia de alergia a las cefalosporinas.
EFECTOS SECUNDARIOS: Entre los más graves destacan diversas reacciones de hipersensibilidad, flebitis, superinfección y dolor con la inyección intramuscular.

**CEFRADINA** *(cephradine)* Agente antibacteriano de la familia de las cefalosporinas.
INDICACIONES: Tratamiento de diversas infecciones.
CONTRAINDICACIONES: Hipersensibilidad conocida a este fármaco o a cualquier otro de la familia de las cefalosporinas. Debe utilizarse con precaución en pacientes alérgicos a la penicilina.
EFECTOS SECUNDARIOS: Pueden aparecer náuseas, diarrea y reacciones de hipersensibilidad.

**CEFTAZIDIMA** *(ceftazidime)* Antibiótico parenteral del grupo de las cefalosporinas de tercera generación.
INDICACIONES: Infecciones del tracto respiratorio inferior, cutáneas, abdominales, hemáticas, óseas y articulaciones del sistema nervioso central.
CONTRAINDICACIONES: Hipersensibilidad al fármaco.
EFECTOS SECUNDARIOS: Dolor en el lugar de punción y trastornos gastrointestinales.

**CEFUROXIMA SÓDICA** *(cefuroxime sodium)* Antibiótico del grupo de las cefalosporinas de segunda generación.
INDICACIONES: Infecciones del tracto respiratorio inferior, tracto urinario, infecciones cutáneas, infecciones gonocócicas, meningitis y profilaxis postoperatoria.
CONTRAINDICACIONES: Hipersensibilidad al fármaco.
EFECTOS SECUNDARIOS: Dolor en el lugar de punción.

**CEGUERA** *(blindness)* Incapacidad de ver.

**CEGUERA CORTICAL** *(cortical blindness)* Ceguera originada por una lesión en el centro visual de la corteza cerebral.

**CEGUERA NOCTURNA** *(night blindness)* Disminución anómala de la visión en la oscuridad, debida a una reducción en la síntesis de rodopsina, a una deficiencia de vitamina A, a degeneración retiniana o a un defecto congénito. Denominada también **nictalopía**.

**CEJA** *(eyebrow)* Conjunto de pelos dispuestos en forma de arco que crecen en la piel que recubre el reborde constituido por el arco supraorbitario o superciliar del hueso frontal.

**CELDILLAS ETMOIDALES** *(ethmoidal air cell)* Cualquiera de las numerosas y pequeñas cavidades, de pared fina, que se encuentran en el interior del hueso etmoides del cráneo cuyos límites son los huesos maxilar frontal, lacrimal, esfenoidal y palatino. Están recubiertas de mucosa que se continúa con la de la cavidad nasal y se sitúan entre la porción superior de las fosas nasales y orbitarias. Están divididas bilateralmente en tres grupos: anterior, medio y posterior. El anterior y el medio desembocan en el meato medio de la fosa nasal correspondiente y el posterior en el meato superior. Comienzan a desarrollarse en el nacimiento. Consultar la voz **frontal, seno; maxilar, seno; esfenoidal, seno.**

**CELE-, CELI-, CELIO-** *(coel-)* Prefijo que significa «cavidad, espacio cóncavo, oquedad». Se aplica para referirse a estructuras abdominales: *tronco celíaco, arterias celíacas.*

**CELÍACA, ARTERIA** *(celiac artery)* Rama visceral gruesa de la aorta abdominal que se origina por debajo del diafragma y suele dividirse en las arterias gástrica izquierda, hepática común y esplénica.

**CELÍACA, ENFERMEDAD** *(celiac disease)* Incapacidad crónica de tolerar alimentos que contienen gluten o proteína de trigo. Afecta a adultos y niños pequeños los cuales presentan distensión abdominal, vómitos, diarrea, atrofia muscular y letargia extrema. Un signo característico es la eliminación de heces de color claro y olor fétido que flotan en el agua por su gran contenido graso. Puede ser secundaria a una intolerancia a la lactosa, en cuyo caso es necesario eliminar de la dieta todos los productos lácteos. La mayoría de los pacientes responden bien a la administración de una dieta rica en proteínas y calorías y libre de gluten. El arroz y el maíz son buenos sustitutos del trigo y las deficiencias de vitaminas y minerales que pudieran aparecer se corrigen con preparados orales. El pronóstico respecto a una recuperación completa es excelente. Cuando no se obtiene respuesta, casi siempre hay que pensar en un error diagnóstico. Denominada también **esprue celíaco; esprue no tropical.** Consultar la voz **malabsorción, síndrome de.**

**CELÍACA INFANTIL, ENFERMEDAD** *(infantile celiac disease)* V. **celíaca, enfermedad.**

**CELIO-** *(celio-)* Prefijo que significa «relativo al abdomen»: *celioma, celiopatía, celiorráfico.*

**CELIOCOLPOTOMÍA** *(celiocolpotomy)* Incisión practicada en el abdomen a través de la vagina.

**CELIOMA** *(celioma)* Neoplasia abdominal; se aplica sobre todo a los tumores mesoteliales del peritoneo.

**CELIOSCOPIO** *(celioscope)* V. **laparoscopia.**

**CELIOTELIOMA** *(celiothelioma)* Mesotelioma abdominal.

**CELOMA** *(coelom, coeloma, coelome, celom)* Cavidad del cuerpo del embrión situada entre las dos capas del mesodermo. En los mamíferos da lugar a las cavidades pericárdica, pleural y peritoneal. Otro tipo de celoma es el **celoma extraembrionario.** Denominado también **cavidad somática.**

**CELOMA EXTRAEMBRIONARIO** *(extraembryonic coelom)* Cavidad externa al embrión en desarrollo que se forma entre el mesodermo del corion y la cubierta de la cavidad amniótica y el saco vitelino. Durante las primeras fases del desarrollo prenatal está en contacto directo con el celoma embrionario a nivel del ombligo pero esta unión se oblitera con el crecimiento del amnios y el cierre de la pared corporal. Denominado también **exoceloma.**

**CELOSOMÍA** *(coelosomy)* Malformación congénita que se caracteriza por la protrusión de vísceras abdominales o torácicas.

**CELOSOMÍA** *(celosomia)* Malformación congénita carac-

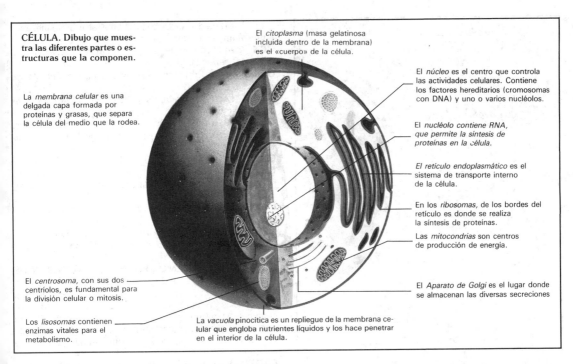

**CÉLULA.** Dibujo que muestra las diferentes partes o estructuras que la componen.

El *citoplasma* (masa gelatinosa incluida dentro de la membrana) es el «cuerpo» de la célula.

El *núcleo* es el centro que controla las actividades celulares. Contiene los factores hereditarios (cromosomas con DNA) y uno o varios nucléolos.

La *membrana celular* es una delgada capa formada por proteínas y grasas, que separa la célula del medio que la rodea.

El *nucléolo contiene RNA, que permite la síntesis de proteínas en la célula.*

El *retículo endoplasmático* es el sistema de transporte interno de la célula.

En los *ribosomas*, de los bordes del retículo es donde se realiza la síntesis de proteínas.

Las *mitocondrias* son centros de producción de energía.

El *centrosoma*, con sus dos centríolos, es fundamental para la división celular o mitosis.

El *Aparato de Golgi* es el lugar donde se almacenan las diversas secreciones

Los *lisosomas* contienen enzimas vitales para el metabolismo.

La *vacuola* pinocítica es un repliegue de la membrana celular que engloba nutrientes líquidos y los hace penetrar en el interior de la célula.

terizada por la existencia de una fisura torácica o ausencia del esternón y las costillas con protrusión visceral.

**CELOSOMO** *(celosomus)* Se aplica al feto con celosomía.

**CELOTELIOMA** *(celothelioma)* V. **mesotelioma**.

**CELSIUS (C)** *(Celsius [C])* Escala de temperatura en la cual 0° corresponde al punto de congelación del agua y 100° a su punto de ebullición a nivel del mar. El grado Celsius se denomina también **centígrado**. Consultar la voz **Fahrenheit**.

**CÉLULA** *(cell)* Unidad fundamental de los tejidos vivos. Excepto la célula bacteriana, todas las demás poseen un núcleo, citoplasma y diversos orgánulos, todo ello rodeado por una membrana citoplasmática. En el interior del núcleo se encuentran los nucleolos (que contienen ARN) y los gránulos de cromatina (que contienen proteínas y ADN) los cuales forman los cromosomas, determinantes de las características hereditarias. Los orgánulos intracitoplasmáticos son el retículo endoplásmico, los ribosomas, el complejo de Golgi, las mitocondrias, los lisosomas y el centrosoma. La naturaleza especializada del tejido corporal refleja la estructura y función también especializadas de sus células constituyentes.

**CELULAR, CUERPO** *(cell body)* Porción de una célula que contiene el núcleo y el citoplasma circundante con exclusión de las prolongaciones, como pueden ser el axón y las dentritas de las neuronas o la cola de los espermatozoides. Esta zona voluminosa de la célula interviene más en el metabolismo celular que en realizar una función específica.

**CELULAR, INFILTRACIÓN** *(cellular infiltration)* Migración y agrupación de células en el interior de los tejidos en cualquier punto del organismo.

**CELULAR, LÍNEA** *(cell line)* Colonia de células animales que se desarrollan como subcultivo de un cultivo primario.

**CELULAR, TEORÍA** *(cell theory)* Teoría, en la actualidad plenamente confirmada, que mantiene que las células son las unidades básicas de toda la materia viva conocida, a excepción de los virus, y que la función celular es el proceso esencial de la vida.

**CELULITIS** *(cellulitis)* Infección de la piel caracterizada casi siempre por calor local, enrojecimiento, dolor e hinchazón y en ocasiones por fiebre, malestar general, escalofríos y cefalea. Si no se administran antibióticos, suele producirse abscesificación y destrucción tisular. Las lesiones cutáneas, los trastornos circulatorios y la diabetes mellitus favorecen el desarrollo de la celulitis. El tratamiento comprende además de la administración de los antibióticos adecuados, la aplicación de compresas calientes y evitar la presión en las zonas afectadas.

**CELULITIS PÉLVICA** *(pelvic cellulitis)* Infección bacteriana del parametrio que se produce después del parto o de un aborto terapéutico o espontáneo. Se trata de una extensión de la infección de una herida primaria en los genitales externos, el periné, la vagina, el cuello o el útero a través de los vasos sanguíneos y los linfáticos; se caracteriza por fiebre, subinvolución uterina, escalofríos, sudoración, dolor abdominal irradiado a los flancos y, si no se trata, da lugar a la formación de un gran absceso con signos de peritonitis. Se observa con más frecuencia entre el tercero y el cuarto día después de un parto o un aborto. El tratamiento consiste en la administración de un antibiótico, líquidos intravenosos, reposo en cama y drenaje de cualquier absceso que pueda formarse.

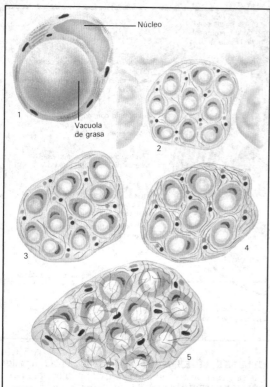

Núcleo

1

Vacuola
de grasa

2

3

4

5

**CELULITIS.** El adipocito (1) se estructura en forma de lóbulos con tejido conjuntivo entre ellos (2). El mecanismo de la celulitis crónica tiene tres etapas: (3) se hinchan los lóbulos (edema), (4) aumenta el número de fibras colágenas y (5) se deforman los lóbulos grasos (esclerosis).

**CELULOSA** *(cellulose)* Carbohidrato sólido incoloro, transparente, insoluble y no digerible que constituye el componente principal de las sustancias esqueléticas de las paredes celulares de las plantas. En la dieta produce el volumen necesario para el adecuado funcionamiento gastrointestinal. Son alimentos ricos en celulosa las frutas, las legumbres, el salvado y los vegetales verdes, especialmente el apio. V. también **fibra de la dieta**.

**CEMENTO** *(cement)* **1.** Sustancia pegajosa o mucilaginosa que hace que las células vecinas de un tejido se adhieran entre sí. **2.** Material dental de diversos tipos que se utiliza para llenar cavidades o fijar puentes u otras prótesis dentales. **3.** Material utilizado en la fijación de una prótesis articular al hueso adyacente; por ejemplo el metacrilato de metilo.

**CEMENTO** *(cementum)* Tejido conjuntivo similar al hueso que recubre las raíces de los dientes y colabora en su fijación.

**CEMENTO-BLASTOMA** *(cementoblastoma)* Tumor fibroso odontogénico constituido por células que se convierten en cementoblastos pero que sólo contienen una pequeña cantidad de tejido calcificado.

**CEMENTOMA** *(cementoma)* Acumulación libre de cemento en el vértice de la raíz de un diente, atribuible más bien a un traumatismo que a un crecimiento neoplásico.

**CEN-** *(cen-)* Prefijo que significa «común»: *cenadelfo, cenestesia, cenestopatía*.

**CENO-** *(keno-)* Prefijo que significa «vacío»: *cenofobia, cenotoxina, cetrón*.

**CENO-** *(ceno-)* Prefijo que significa «nuevo»: *cenogénesis, cenofobia, cenopsíquico*.

**CENOFOBIA** *(kenophobia, cenophobia)* Temor morboso al vacío o a los grandes espacios. Consultar la voz **agorafobia**.

**CENTE-** *(cente-)* Prefijo que significa «punción»: *centesis*.

**CENTESIS** *(centesis)* Perforación o punción, como por ejemplo la paracentesis, la abdominocentesis o la toracocentesis.

**CENTI-** *(centi-)* Prefijo que significa «cien»: *centilitro, centímetro*.

**CENTÍGRADO (C)** *(centigrade [C])* V. **Celsius**.

**CENTÍMETRO (cm)** *(centimeter [cm])* Unidad métrica de medida igual a la centésima parte del metro.

**CENTÍMETRO-GRAMO-SEGUNDO, SISTEMA (CGS)** *(centimeter-gram-second system [CGS, cgs])* Sistema científico internacionalmente aceptado para expresar longitudes, masas y tiempos en las unidades básicas de centímetros, gramos y segundos. Está siendo sustituido gradualmente por el Sistema Internacional de Unidades cuyas unidades básicas son el metro, el kilogramo y el segundo.

**CENTRAL** *(central)* Situado en el centro o relativo a él.

**CENTRÍFUGA** *(centrifuge)* Dispositivo que sirve para separar los componentes de distintas densidades contenidas en un líquido haciendo girar este a grandes velocidades. La fuerza centrífuga hace que los componentes más pesados se depositen en el fondo del recipiente y las sustancias más ligeras, en las zonas más superficiales.

**CENTRÍFUGA** *(centrifugal)* **1.** Fuerza que se dirige hacia fuera, alejándose de un punto central o eje, como por ejemplo la fuerza que mantiene la luna en su órbita en torno a la tierra. **2.** Que se aleja de la cabeza.

**CENTRILOBULAR** *(centrilobular)* Relativo al centro de un lóbulo o situado en el mismo.

**CENTRIOLO** *(centriole)* Orgánulo citoplásmico que suele formar parte del centrosoma. Los centriolos constituyen por lo general parejas, están relacionados con la división celular y únicamente pueden estudiarse en profundidad con la ayuda del microscopio electrónico ya que en microscopía óptica, sólo se observan como puntos diminutos. Se trata de pequeñísimos cilindros que forman entre sí ángulos rectos y cuyas paredes están constituidas por nueve haces, cada uno de ellos formado por tres túbulos muy finos. El centriolo mide aproximadamente de 150 a 500 milimicras. Algunas células muy grandes, como las células gigantes de la médula ósea, poseen numerosos centriolos. Su función exacta sigue siendo desconocida pero se sabe que participan en la formación del huso mitótico.

**CENTRÍPETO** *(centripetal)* **1.** Que sigue una dirección aferente, como los impulsos nerviosos sensoriales que se desplazan a través del cerebro. **2.** Dirección de una fuerza que tira de un objeto hacia el eje de rotación o limita su movimiento a una guía curva específica.

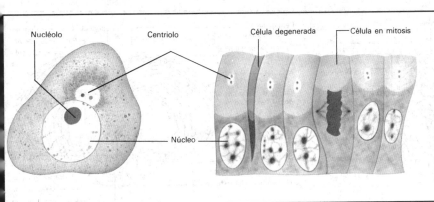

Nucléolo Centriolo Célula degenerada Célula en mitosis

Núcleo

CENTROSOMA. A la izquierda, centriolos (parte fundamental del centrosoma) de una célula intersticial del testículo. A la derecha, centriolos de las células epiteliales columnares del estómago.

**CENTRO** *(center, centre)* **1.** Punto medio del cuerpo o entidad geométrica equidistante de los puntos de la periferia. **2.** Grupo de neuronas con una función común, como el centro acelerador del cerebro que controla el latido cardiaco.

**CENTRO-, CENTRI-** *(centro-, centri-)* Prefijo que significa «centro»: *centrocecal, centrocinesia, centrosclerosis.*

**CENTRO ACTIVO** *(active site)* Regiones de la molécula de una enzima donde se produce la acción catalítica. Denominado también **centro catalítico**.

**CENTRO DE ENFERMOS CRÓNICOS** *(extended care facility)* Institución cuyo objetivo es prestar asistencia médica y diversos cuidados durante un período prolongado de tiempo a pacientes afectos de enfermedades crónicas o durante la fase de rehabilitación de una enfermedad aguda.

**CENTRO DE LA ORGANIZACIÓN** *(organization center)* Punto focal en el embrión en desarrollo desde el cual el organismo crece y se desarrolla. En los vertebrados este punto es el cordomesodermo del labio dorsal del blastóporo.

**CENTRO RESPIRATORIO** *(respiratory center)* Grupo de células nerviosas situadas en la protuberancia y la médula que controlan el ritmo de la respiración en respuesta a cambios de los niveles de oxígeno y ácido carbónico en la sangre y el líquido cefalorraquídeo. Los cambios en la concentración de oxígeno y ácido carbónico o hidrogeniones en la circulación arterial y el líquido cefalorraquídeo activan los quimiorreceptores centrales y periféricos; éstos mandan impulsos al centro respiratorio, tanto de aumento como de descenso de la frecuencia respiratoria; esta respuesta es esencial para la función pulmonar normal. En los enfermos con retención de ácido carbónico, como en la bronquitis crónica o el enfisema, el centro respiratorio se hace insensible al dióxido de carbono, y el principal estímulo para la ventilación pasa a ser la hipoxemia. En estos enfermos la inhalación de gases con contenido muy rico en oxígeno produce una depresión respiratoria, que da lugar a un mayor aumento del ácido carbónico en sangre. El centro respiratorio se inhibe con barbitúricos, anestésicos, tranquilizantes y morfina. V. también **hiperventilación; hipoventilación**.

**CENTROENCEFÁLICO** *(centrencephalic)* Relativo al centro del encéfalo.

**CENTRÓMERO** *(centromere)* Región limitada y especializada del cromosoma que une las dos cromátides entre sí y las fibras del huso durante la mitosis y la meiosis. En el curso de la división celular los centrómeros se dividen longitudinalmente y cada mitad pasa a uno de los nuevos cromosomas hijos. La posición del centrómero es constante en cada cromosoma específico y se identifica como acrocéntrica, metacéntrica, subcéntrica o telocéntrica. Denominado también **constricción primaria**.

**CENTROSFERA** *(centrosphere)* Zona diferenciada y condensada del citoplasma que rodea los centriolos en el centrosoma celular.

**CENTROSOMA** *(centrosome)* Orgánulo citoplásmico autopropagante presente en las células animales y en las de algunas plantas inferiores. Constituido por la centrosfera y los centriolos, se localiza cerca del núcleo y funciona como centro dinámico de la célula, especialmente durante la mitosis. Denominado también **citocentro**.

**CER-** *(cer-)* Prefijo que significa «cera»: *ceráceo, cerado, cerumen.*

**CERA** *(wax)* V. **cerumen**.

**CERA DEL OÍDO** *(earwax)* V. **cerumen**.

**CERATO-** *(cerato-)* Prefijo que significa «relativo a la córnea o al tejido córneo»: *ceratocricoide, ceratofaríngeo.*

**CERAUNO-** *(kerauno-)* Prefijo que significa «perteneciente o relativo al rayo»: *ceraunoneurosis, ceraunofobia.*

**CERCARIA** *(cercaria)* Animal diminuto similar a un gusano, que corresponde a un estadio precoz de desarrollo del

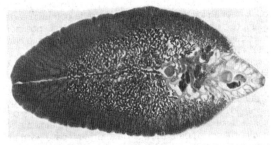

CERCARIA. La *fasciola hepática* o duela del hígado (fotografía) es un trematode endoparásito que ataca preferentemente a los conductos biliares e hígado.

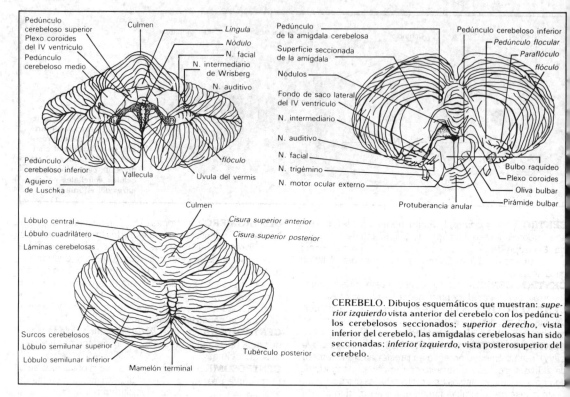

CEREBELO. Dibujos esquemáticos que muestran: *superior izquierdo* vista anterior del cerebelo con los pedúnculos cerebelosos seccionados; *superior derecho*, vista inferior del cerebelo, las amígdalas cerebelosas han sido seccionadas; *inferior izquierdo*, vista posterosuperior del cerebelo.

tremátodo. Se desarrolla en un caracol de agua, del cual se libera posteriormente, nada hacia la luz del sol y alcanza la superficie en las horas más cálidas del día. Las cercarias penetran en el organismo del huésped por ingestión, invasión directa a través de la piel o introduciéndose en una herida o erosión cutánea. Se sabe que algunas cercarias de los géneros *Schistosoma, Chlonorchis, Paragonimus, Fasciolopsis* y *Fasciola* infectan al hombre, enquistándose y completando su desarrollo en diversos órganos. Cada especie tiende a migrar hacia un órgano distinto, como por ejemplo *Fasciola hepatica* que crece y se desarrolla en el hígado. V. también **esquistosomiasis**.

**CERCLAJE** *(cerclage)* **1.** Procedimiento ortopédico que consiste en unir los extremos de una fractura ósea oblicua o los fragmentos de una rótula fracturada con un asa de alambre o una banda metálica para mantener su posición mientras dura la consolidación. **2.** Procedimiento que consiste en aplicar una banda tensa de silicona en torno a la esclerótica para restablecer el contacto entre la retina y la coroides en el tratamiento del desprendimiento de retina. **3.** Procedimiento obstétrico que se realiza con una sutura no absorbible y cuyo objetivo es mantener cerrado el cuello del útero para evitar el aborto espontáneo en casos de insuficiencia cervical. La ligadura normalmente se suelta cuando el embarazo llega a término para permitir el comienzo del parto. V. también **cérvix incompetente**.

**CEREBELO** *(cerebellum)* Porción del cerebro situada en la fosa craneal superior por detrás del tronco del encéfalo. Está constituido por dos hemisferios cerebelosos laterales o lóbulos y una sección media denominada vermis. Posee tres pares de pedúnculos que lo unen con el tronco del encéfalo y sus funciones guardan relación fundamentalmente con la coordinación de la actividad muscular voluntaria.

**CEREBELO, CORTEZA DEL** *(cerebellar cortex)* Sustancia gris superficial del cerebelo que recubre la sustancia blanca de la zona medular central y que está constituida por dos capas: una molecular externa y otra interna de células granulares. Estas capas están separadas por un estrato incompleto de células de Purkinje. Denominada también **cerebelo, sustancia cortical del**.

**CEREBELO, HOZ DEL** *(falx cerebelli)* Pequeña prolongación en forma de hoz de la duramadre que se une por arriba al hueso occipital y se proyecta en la hendidura cerebelosa posterior entre los dos hemisferios del cerebelo. Denominada también **falx cerebelli**.

**CEREBELO, TIENDA DEL** *(tentorium cerebelli)* Lámina extendida sobre la cara superior del cerebelo. Parte de la duramadre y separa el cerebelo del lóbulo occipital de cerebro. Consultar las **voces cerebelo, hoz del; cerebro, hoz del**.

**CEREBELOESPINAL** *(cerebellospinal)* Que va desde el cerebelo hasta la médula espinal.

**CEREBELOPONTINO** *(cerebellopontine)* Que va desde el cerebelo a la protuberancia.

**CEREBELOSO** *(cerebellar)* Relativo al cerebelo.

**CEREBR-** *(cerebr-)* Prefijo que significa «relativo al cerebro»: *cerebralgia, cerebrocardiaco, cerebropatía*.
**CEREBRAL** *(cerebral)* Relativo al cerebro.
**-CEREBRAL** *(-cerebral)* Sufijo que significa «referente al cerebro»: *craneocerebral, mediocerebral, poscerebral, espinocerebral*.
**CEREBRAL, FIEBRE** *(brain fever)* Cualquier inflamación del cerebro o las meninges. V. también **encefalitis**.
**CEREBRAL, LOCALIZACIÓN** *(cerebral localization)* **1.** Determinación de las diversas áreas de la corteza cerebral asociadas con funciones específicas como las 47 áreas de Brodmann. **2.** Diagnóstico de un trastorno cerebral o lesión mediante la determinación del área cerebral afectada, lo que se consigue analizando los signos manifestados por el paciente y los resultados de los estudios electroencefalográficos.
**CEREBRAL, TUMOR** *(brain tumor)* Neoplasia de la porción intracraneal del sistema nervioso central, por lo general invasiva, pero que no sobrepasa el eje cerebroespinal. Los tumores cerebrales, que no son raros, producen una importante morbilidad y mortalidad pero cada vez es mayor el número de éxitos en su terapéutica. Los tumores intracraneales en el niño suelen deberse a un defecto del desarrollo mientras que en el adulto de un 20 a un 40 % son lesiones metastáticas de cánceres de mama, pulmón, conducto gastrointestinal, riñón o bien de un melanoma maligno. Se desconoce la etiología de los tumores cerebrales primarios pero el riesgo aumenta en los sujetos con exposición a cloruro de vinilo, hermanos de pacientes con cáncer y en receptores de trasplantes renales tratados con medicación inmunosupresora. Durante el embarazo puede desarrollarse bruscamente un meningioma o aumentar mucho de tamaño uno previamente existente, lo que hace pensar que este tipo de tumor es estimulado

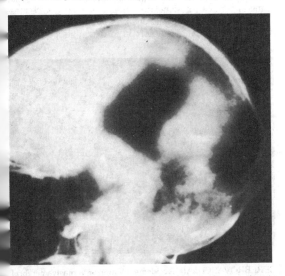

**CEREBRAL, Tumor. Exploración del cerebro mediante radioisótopos. El tumor se aprecia en las dos áreas oscuras (parietal y occipital) de la imagen, donde se ha producido una acumulación anormal de masa intracraneal.**

por factores hormonales. Los síntomas de los tumores cerebrales suelen deberse al aumento de la presión intracraneal que provoca cefalea, náuseas, vómitos, edema de papila, letargia y desorientación. A ello se unen diversos signos de localización como pérdida de visión en el ojo del mismo lado en que asienta una neoplasia occipital. Entre las medidas diagnósticas destacan el examen del fondo de ojo y el campo visual, los estudios radiográficos del cráneo, la electroencefalografía, la angiografía cerebral, la gammagrafía cerebral, la tomografía axial computarizada y los análisis de líquido cefalorraquídeo. Si es evidente el aumento de presión intracraneal no debe practicarse una punción lumbar. En el cerebro pueden encontrarse muchos tipos de tumores pero las neoplasias malignas más frecuentes son los gliomas, y especialmente los astrocitomas. En niños son relativamente frecuentes los meduloblastomas de crecimiento rápido. Los meningiomas benignos son las únicas neoplasias intracraneales más frecuentes en mujeres que en hombres. Los craneofaringiomas, que aparecen por lo general en niños y adultos jóvenes, son benignos pero afectan a estructuras fundamentales y son difíciles de extirpar. Los schwannomas suelen originarse en el octavo par craneal y producen sordera pero por lo general son benignos. La cirugía es el tratamiento inicial de la mayoría de los tumores primarios del cerebro mientras que la radioterapia está indicada en lesiones inoperables, meduloblastomas, tumores con focos múltiples y como tratamiento posoperatorio del tejido tumoral residual. Actualmente se han depositado grandes esperanzas en la eficacia de las corrientes de neutrones y mesones pi de alta energía como tratamiento de las lesiones cerebrales de gran malignidad. La barrera hematoencefálica impide el paso de algunos agentes antineoplásicos pero algunos casos tratados con procarbazina y diversas nitrosureas administradas con o sin vincristina, alquilante y rubidomicina, responden favorablemente. Consultar la voz **médula espinal, tumor de**.
**CEREBRÍFUGO** *(cerebrifugal)*. Que conduce los impulsos desde el cerebro; eferente o centrífugo.
**CEREBRÍPETO** *(cerebripetal)*. Que conduce los impulsos hacia el cerebro; aferente o centrípeto.
**CEREBRO** *(cerebrum)* Sección mayor y más elevada del encéfalo dividida por un surco central en dos hemisferios, izquierdo y derecho. En el fondo de la hendidura, ambos hemisferios están comunicados por el cuerpo calloso. Las estructuras internas de los hemisferios se mezclan con las del diencéfalo y se comunican con el tronco cerebral a través de los pedúnculos cerebrales. Cada uno de los hemisferios posee una gran corteza cerebral externa de sustancia gris que alberga en su interior la sustancia blanca, los ganglios basales y ciertas estructuras localizadas central e internamente que constituyen el rinencéfalo. La superficie del cerebro presenta circunvoluciones y lóbulos, cada uno de los cuales recibe el nombre del hueso del cráneo bajo el que se encuentra. El cerebro realiza funciones sensoriales, motoras y otras menos definidas de integración, asociadas con diversas actividades mentales. Genera diversas ondas eléctricas que pueden registrarse en un electroencefalograma para localizar zonas de disfunción cerebral, identificar alteraciones del estado de conciencia o estable-

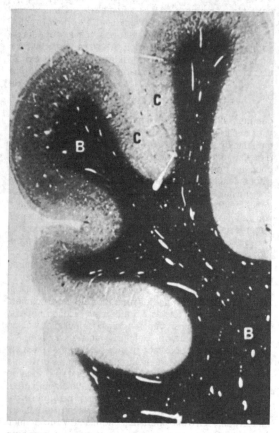

CEREBRO. Corte histológico del cerebro visto a pequeño aumento. B señala la sustancia blanca o mielina que, gracias a la técnica de tinción empleada, aparece de color negro. C indica la corteza cerebral o sustancia gris.

cer el diagnóstico de muerte cerebral. Algunos otros procesos controlados afectados por el cerebro son la memoria, la emisión de la palabra, la escritura y la respuesta emocional. V. también **corteza cerebral**.

**CEREBRO, HOZ DEL** *(falx cerebri)* Membrana gruesa que se extiende en la fisura longitudinal de los dos hemisferios del cerebro siguiendo su trayecto. Denominada también **falx cerebri**.

**CEREBRO, SÍNDROME CRÓNICO DEL** *(chronic brain syndrome)* Estado que se caracteriza por alteración de la función del tejido cerebral, esencialmente en forma de pérdida de memoria y desorientación. Puede aparecer en la demencia paralítica, la arteriosclerosis cerebral, el traumatismo craneoencefálico y el corea de Huntington.

**CEREBRO ANTERIOR** *(forebrain)* V. **prosencéfalo**.

**CEREBRO MEDIO** *(midbrain)* V. **mesencéfalo**.

**CEREBROIDE** *(cerebroid)* De morfología similar a la de la sustancia cerebral.

**CEREBROMA** *(cerebroma)* Masa anormal de tejido cerebral.

**CEREBROMEDULAR, CONDUCTO** *(cerebromedullary tube)* V. **neural, tubo**.

**CEREBRORRAQUÍDEO** *(cerebrospinal)* Relativo al cerebro y la médula espinal.

**CEREBROVASCULAR** *(cerebrovascular)* Relativo al sistema vascular y al aporte de sangre al cerebro.

**CEREBROVASCULAR, ACCIDENTE** *(cerebrovascular accident)* Trastorno de los vasos sanguíneos del cerebro caracterizado por oclusión por un émbolo o una hemorragia cerebrovascular que produce isquemia de los tejidos cerebrales normalmente irrigados por los vasos lesionados. Las secuelas de los accidentes cerebrovasculares dependen de la localización y extensión de la isquemia, pudiendo haber parálisis, debilidad, trastornos de la dicción o afasia. Además, muchos pacientes mueren. Los síntomas pueden remitir tras los primeros días al ir desapareciendo el edema cerebral. Mediante fisioterapia y logoterapia se restablece gran parte de la función perdida.

**CERÍLICO, ALCOHOL** *(ceryl alcohol)* Alcohol graso obtenido del espermaceti y utilizado como agente emulsionante y endurecedor.

**CERIO (Ce)** *(cerium [Ce])* Elemento metálico gris y dúctil perteneciente a las tierras raras. Su número atómico es 58 y su peso atómico, 140,13. Uno de sus compuestos, el oxalato de cerio, se utiliza como sedante, antiemético y antitusígeno.

**CEROIDE** *(ceroid)* Pigmento dorado de consistencia cérea que aparece en algunos hígados cirróticos, sistema nervioso y músculos. Se trata de un pigmento sudanofílico insoluble, acidoalcohol resistente.

**CEROMA** *(ceroma)* Neoplasia que ha sufrido degeneración cérea.

**CERTIFICADO MÉDICO** *(health certificate)* Documento firmado por un profesional de la medicina en el que se atestigua el estado de salud de una persona. Es un documento público en el cual el médico da fe de un hecho del que

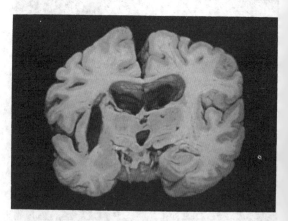

CEREBROVASCULAR, Accidente. Hemorragia masiva cerebral hipertónica típica de la región putamen-claustro, ya en la fase de absorción. La regresión presenta forma de hendidura de la cavidad hemorrágica y se aprecia una hidrocefalia interna con involución senil del cerebro.

tiene conocimiento como consecuencia del ejercicio profesional. Es un caso de aplicación de la denominada fe pública y su valor es más bien administrativo. Por ser un documento público debe acompañarse de la correspondiente póliza. Deben extenderse en los impresos oficiales *ad hoc* del Consejo General de Colegios Médicos. Existen varios tipos de certificados médicos: *ordinarios, de defunción, para enfermos psíquicos, de aptitud para la conducción de vehículos a motor* y algún otro más específico.

**CERULOPLASMINA** *(ceruloplasmin)* Glicoproteína plasmática que transporta el 96 % del cobre del plasma.

**CERUMEN** *(cerumen)* Secreción cérea de color amarillento o parduzco producida por glándulas sudoríparas modificadas presentes en el conducto auditivo externo. La producción excesiva o la impactación del cerumen en el conducto auditvo puede producir molestias, síntomas de sordera e irritación con tendencia al desarrollo de infecciones. La eliminación de su exceso se consigue mediante la aplicación local de reblandecedores seguida de una suave irrigación del conducto con una jeringa. Para extraer acúmulos endurecidos y antiguos de cera puede emplearse una cucharilla de cerumen.

**CERVIC-** *(cervic-)* Prefijo que significa «relativo al cuello»: *cervicectomía, cervicitis, cervicobraquial.*

**CERVICAL** *(cervical)* **1.** Relativo al cuello o la región del cuello. **2.** Relativo a la zona constreñida de una estructura en forma de cuello como el cuello de un diente o el cuello uterino.

**CERVICAL, CANAL** *(cervical canal)* Canal incluido en el cuello uterino que protrusa en la vagina. El extremo uterino del canal está cerrado en el orificio interno del útero y en las nulíparas también lo está el extremo distal a nivel del orificio externo. Este canal es una vía de paso a través del cual se elimina el flujo menstrual y, una vez dilatado totalmente y borrado por acción del trabajo del parto, permite la salida del feto por vía vaginal. Diversos procesos diagnósticos y terapéuticos requieren la dilatación del cuello muscular que rodea el canal, como las biopsias endometriales, el legrado quirúrgico o por aspiración o la implantación de radio. La enfermedad inflamatoria pélvica se debe a la entrada de bacterias patógenas en el útero a través del canal cervical. El esperma debe recorrer todo el canal cervical para llegar al útero y finalmente a las trompas de Falopio. El moco segregado por las glándulas endocervicales cambia de aspecto y consistencia durante el ciclo menstrual. Durante los primeros días que siguen a la menstruación se secreta poca cantidad de moco y a medida que se acerca la ovulación aumenta la producción de una secreción pegajosa, de color blanco turbio o amarillento. En las horas próximas a la ovulación el volumen de moco aumenta aún más y se hace claro, transparente y elástico recordando a la clara de huevo crudo. Finalmente, tras la ovulación, el moco vuelve a hacerse turbio, espeso, pegajoso y cada vez menos abundante hasta que se produce la menstruación, y comienza de nuevo el ciclo.

**CERVICAL, CÁNCER** *(cervical cancer)* Neoplasia del cuello uterino que protrusa en la vagina. El extremo uteri-tadios, todavía curables, mediante la prueba de Papani-

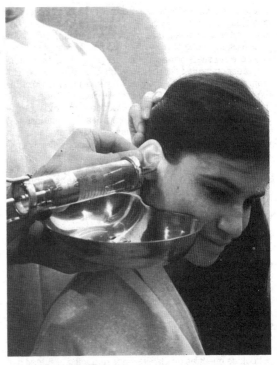

**CERUMEN. Para extraer un tapón de cerumen el médico introduce con la jeringuilla agua tibia en el oído taponado. Con ello se consigue reblandecer el cerumen que cae a la palangana junto con el agua.**

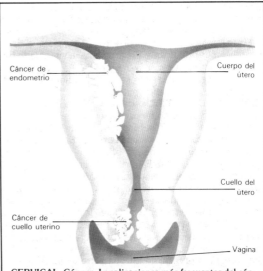

Cáncer de endometrio

Cuerpo del útero

Cuello del útero

Cáncer de cuello uterino

Vagina

**CERVICAL, Cáncer. Localizaciones más frecuentes del cáncer de útero: en el endometrio (tejido que recubre el interior del útero) y en el cuello uterino, cuando se desarrolla en éste se denomina también cáncer cervical.**

colau. Los factores asociados con su desarrollo son los coitos en edades precoces, la excesiva promiscuidad, las infecciones genitales por herpesvirus, la multiparidad y la mala asistencia obstétrica y ginecológica. La neoplasia cervical precoz suele ser asintomática, pero algunas pacientes presentan una secreción vaginal acuosa y ocasionalmente manchada de sangre; en las lesiones avanzadas existen una secreción vaginal oscura, de olor fétido con filtraciones por fístulas vesicales o rectales, anorexia, pérdida de peso y dolor lumbar y de piernas. Las extensiones de Papanicolau para estudiar las células cervicales son muy importantes como técnica de exploración selectiva pero el diagnóstico definitivo se basa en la exploración colposcópica y los estudios citológicos de muestras obtenidas mediante biopsia. Los puntos de los cuales deben obtenerse las biopsias se localizan aplicando ácido acético al 3 % a la superficie del cuello para acentuar las alteraciones características del epitelio neoplásico o mediante la prueba de Schiller. La prueba consiste en teñir con solución de yodo las células cervicales: las normales toman una coloración marrón oscura mientras que las malignas, no productoras de glucógeno, no se tiñen. Las displasias cervicales pueden regresar, persistir o progresar, pero el auténtico carcinoma in situ se considera ya como un precursor del carcinoma invasor. Aproximadamente el 90 % de los tumores cervicales son tumores de células escamosas, menos del 10 % son adenocarcinomas y las demás son mezclas de esos dos tipos o en casos aislados, sarcomas. Los tumores de la superficie del cuello pueden ser grandes masas polipoides mientras que las lesiones endocíticas suelen ser pequeñas y duras; las lesiones ulcerativas pueden producir grandes erosiones. El cáncer cervical invade los tejidos de los órganos adyacentes y puede metastatizar a través de los linfáticos a puntos distantes en los pulmones, hueso, hígado, cerebro y ganglios paraaórticos. El tratamiento debende del tipo y extensión de la neoplasia, la edad de la mujer y su estado general de salud. También hay que tener en cuenta sus deseos con respecto a su futura función reproductora. El carcinoma in situ puede tratarse mediante conización o criocirugía. Por su parte los tumores invasivos pueden tratarse con radioterapia o histerectomía vaginal o abdominal. **CERVICAL, CASQUETE** (cervical cap) Dispositivo anticonceptivo que consiste en un pequeño casquete de caucho que se adapta al cuello uterino para evitar la entrada de los espermatozoides en el canal cervical. En algunos estudios se ha comprobado que su eficacia anticonceptiva es igual o superior a la del diafragma. Además, este dispositivo suele resultar más cómodo que el anterior y puede dejarse colocado sin peligro en el cuello durante días o semanas manteniendo su eficacia. Al principio es necesario que un profesional experto realice la adaptación inicial exacta. La persona que lo utiliza debe adquirir práctica para aprender a manipular el casquete y colocarlo en su posición adecuada. Este dispositivo se ha popularizado en Gran Bretaña y el resto de Europa entre mujeres que necesitan un sistema local no invasivo de anticoncepción. **CERUMINOSA, GLÁNDULA** (ceruminous gland) Cualquiera de las estructuras diminutas situadas en el conducto auditivo externo secretoras de cerumen. Se consideran glándulas sudoríparas modificadas.

**CERUMINOSIS** (ceruminosis) Acumulación excesiva de cerumen en el conducto auditivo externo.

**CERVICAL, MUESTRA DE EXUDADO** (cervical smear) Pequeña cantidad de secreción y células superficiales del cuello del útero que se obtiene con un aplicador estéril, una varilla especial o una espátula de plástico en la zona del orificio externo del cérvix. Para la prueba de Papanicolau la muestra debe tomarse en la unión escamocolumnar del cuello, en el fondo del saco vaginal y en el canal endocervical. Esta muestra se extiende sobre una porta de vidrio especialmente marcado y se envía para su estudio citológico al laboratorio. Para cultivo y estudio de identificación bacteriológica sólo se utiliza el aplicador; la muestra se extiende en una porta de vidrio y se tiñe y se examina al microscopio o bien se siembra en un medio de cultivo y se envía al laboratorio de bacteriología para su estudio e identificación.

**CERVICAL, REFLEJO DE ALINEAMIENTO** (neck-righting reflex) **1.** Respuesta involuntaria que se produce en el recién nacido cuando en posición de decúbito supino se hace rotar la cabeza hacia un lado, con lo que se produce una rotación de los hombros y el tronco en la misma dirección. El reflejo permite al niño pasar de la posición supina a la prona. La ausencia del reflejo o su persistencia después de los 10 meses indican lesión del sistema nervioso central. **2.** Reflejo tónico del cuello que mantiene el cuerpo orientado en relación con la cabeza.

**CERVICAL, SÍNDROME DEL DISCO** (cervical disc syndrome) Trastorno caracterizado por la compresión o irritación de las raíces nerviosas cervicales en los orificios intervertebrales o sus proximidades antes de producirse la división radicular en las ramas anterior y posterior. Puede deberse a la rotura de los discos intervertebrales, a enfermedades degenerativas de los mismos o a lesiones cervicales. Las alteraciones producidas por la rotura de los discos intervertebrales cervicales o las enfermedades degenerativas a ese nivel pueden producir distintos grados de desalineación con compresión de las raíces nerviosas. En la mayoría de los síndromes producidos por traumatismos ha habido hiperextensión del cuello con compresión de las estructuras anatómicas. Las lesiones con flexión de la zona cervical no provocan compresión nerviosa. En todos los casos suele haber edema. El dolor, que es el síntoma más frecuente, suele localizarse en la zona cervical pero a veces se irradia hacia los brazos, incluso a los dedos, y aumenta con el movimiento del cuello. También puede aumentar bruscamente con la tos, el estornudo o cualquier movimiento radical. Otros signos que acompañan al síndrome son parestesias, cefalea, visión borrosa, disminución de la función esquelética y debilitación del cierre de la mano. En el examen físico pueden observarse distintos grados de atrofia muscular, anomalías sensoriales, debilidad muscular y disminución de los reflejos. En la exploración radiográfica puede observarse una rectificación de la lordosis normal de las vértebras cervicales junto con cierta desalineación vertebral. El tratamiento no quirúrgico, que suele ser bastante eficaz, incluye inmovilización de las vértebras cervicales para disminuir la irritación y facilitar el reposo de las zonas traumatizadas. También pueden recomendarse ejercicios especiales, aplicación de calor y tracción intermitente. Los analgésicos suaves suelen controlar bien el dolor asociado con este síndrome, especialmente cuando se acompaña de inmovilización. Sólo se recomienda la cirugía cuando persisten los signos y síntomas a pesar del tratamiento. El pronóstico de esta enfermedad es por lo general bueno pero son frecuentes las recidivas de los síntomas. Denominado también **raíces cervicales, síndrome de las**. V. también **intervertebral, rotura del disco**.

**CERVICAL, TRIÁNGULO** (*cervical triangle*) Una de las dos zonas triangulares que delimita en el cuello el trayecto oblicuo del músculo esternocleidomastoideo. El triángulo anterior está limitado por delante por la línea media, por fuera por el esternocleidomastoideo y por arriba por el cuerpo de la mandíbula mientras que el posterior está limitado por abajo por la clavícula y por arriba por los bordes del esternocleidomastoideo y el trapecio.

**CERVICAL, VÉRTEBRA** (*cervical vertebra*) Cualquiera de los siete primeros segmentos de la columna vertebral. Se diferencian de las torácicas y las lumbares por presentar un orificio en cada apófisis transversa. Las vértebras primera, segunda y séptima tienen algunas características peculiares. Los cuerpos de las otras cuatro son pequeños, ovales y más anchos que los de las otras tres en cuanto a su diámetro transversal y en las apófisis transversas presentan grandes orificios triangulares. Sus apófisis espinosas son cortas y bífidas. La primera no tiene cuerpo, sirve de sujeción a la cabeza y contiene una faceta oval, lisa, mediante la cual se articula con la apófisis odontoides de la segunda vértebra cervical. Esta apófisis se extiende desde la porción craneal del cuerpo de la segunda vértebra, que tiene una apófisis espinosa muy grande y potente con una extremidad bífida. La séptima posee una apófisis espinosa prominente y muy larga que sigue una dirección casi horizontal y suele utilizarse como referencia palpable para localizar las restantes apófisis espinosas cervicales. Consultar las voces **coxígea, vértebra; lumbar, vértebra; sacra, vértebra; torácica, vértebra**. V. también **vértebra**.

**CERVICITIS** (*cervicitis*) Inflamación aguda o crónica del cuello del útero. La **cervicitis aguda** es la infección del cuello caracterizada por enrojecimiento, edema y hemorragia al contacto. No siempre produce síntomas pero cuando éstos existen pueden ser: secreción vaginal abundante de olor fétido, sensación de presión o dolor pélvico, ligera hemorragia con el coito y picor o quemazón en los genitales externos. Los gérmenes causales más importantes son: *Trichomonas vaginalis, Candida albicans* y *Haemophilus vaginalis*. El diagnóstico se hace por examen microscópico y puede confirmarse en algunos casos mediante cultivo y una prueba de Papanicolau. El tratamiento con antimicrobianos específicos suele ser eficaz, sin embargo la cervicitis aguda tiene tendencia a recidivar por reexposición al germen causal, tratamiento insuficiente o concurrencia de factores predisponentes como el mal estado nutricional de la paciente o su contacto sexual con múltiples compañeros. La **cervicitis crónica** es una inflamación persistente del cuello que suele afectar a la mujer en edad reproductora. Se caracteriza por una secreción vaginal espesa, irritante y de olor desagradable que en algunos casos se acompaña de dolor pélvico importante. El cuello

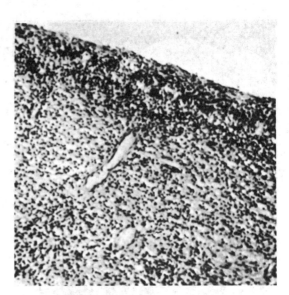

**CERVICITIS.** Infiltración inflamatoria en la estroma y en el epitelio del cuello del útero.

aparece congestionado y aumentado de tamaño y con frecuencia presenta quistes de Naboth con signos de eversión del endocérvix y, a veces, laceraciones residuales de antiguos partos. Antes de realizar ningún tratamiento hay que llevar a cabo una prueba de Papanicolau. El tratamiento antibiótico no suele ser eficaz. Los síntomas de la cervicitis crónica leve pueden desaparecer con el tratamiento tópico pero el trastorno inflamatorio subyacente no se modifica. La terapéutica más eficaz es la cauterización caliente o fría. V. también **Candida albicans; cauterio; cervical, cáncer; pólipo cervical; condiloma acuminado; Naboth, quiste de**.

**CERVICITIS CRÓNICA** (*chronic cervicitis*) V. **cervicitis**.

**CERVICO-** (*cervico-*) Prefijo que significa «relativo al cuello»: *cervicodinia, cervicolabial, cervicotomía*.

**CERVICODINIA** (*cervicodynia*) Dolor en el cuello. Denominado también **traquelodinia**.

**CERVICOLABIAL** (*cervicolabial*) Relativo a la zona del cuello de un incisivo o un canino, o situado en ella.

**CERVICOUTERINO** (*cervicouterine*) Relativo al cuello del útero, o situado en él.

**CERVICOVESICAL** (*cervicovesical*) Relativo al cuello del útero y la vejiga.

**CÉRVIX** (*cervix*) Parte del útero que protrusa en la cavidad vaginal. Se divide en una porción supravaginal y otra vaginal. La porción supravaginal está separada por delante de la vejiga por el parametrio que se inserta en los lados del cérvix y contiene las arterias uterinas. La porción vaginal se proyecta en la cavidad cervical y contiene el canal cervical y sus orificios interno y externo. La membrana mucosa que recubre el endocérvix presenta numerosos repliegues oblicuos, pequeños quistes y papilas.

**CÉRVIX INSUFICIENTE** (*incompetent cervix*) (Obstetricia). Proceso que se caracteriza por la dilatación del ori-

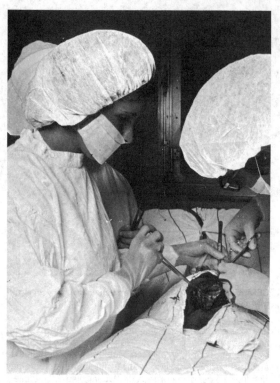

**CESÁREA. Intervención quirúrgica que comprende la incisión de las paredes abdominal y uterina destinada a extraer el feto del útero materno.**

ficio cervical uterino antes de que se llegue al término del embarazo o comiencen las contracciones del parto. Suele terminar en aborto o parto prematuro y el tratamiento profiláctico consiste en la intervención de Shirodkar o en cualquier otra técnica que mantenga cerrado el cuello mediante una sutura quirúrgica.

**CESÁREA** *(Caesarean)* Intervención quirúrgica que consiste en realizar una incisión en el abdomen y el útero y extraer el feto por vía transabdominal. Se realiza cuando concurren circunstancias fetales o maternas anómalas que hacen considerar arriesgado el parto vaginal. La mortalidad materna es del 0,1 a 0,2 %. Las indicaciones maternas para la realización de la cesárea son hemorragia por placenta previa o desprendimiento prematuro de placenta, preeclampsia grave y parto disfuncional. Actualmente la existencia de una cesárea previa no se considera una indicación absoluta de repetición de la intervención en futuros partos. El parto por cesárea es menos traumático para el recién nacido que una extracción difícil con fórceps. Las indicaciones fetales para la realización de la cesárea son sufrimiento fetal, desproporción cefalopélvica y presentaciones anómalas, como por ejemplo posición de nalgas o situación transversa. La incisión en la piel del abdomen puede ser horizontal o vertical independientemente del tipo de incisión interna que se realice en el útero. Como la pa-

ciente debe comenzar la lactancia cuando todavía se encuentra en la fase de recuperación de una intervención importante, hay que prestarle especial atención tanto en lo referente a sus necesidades médicas posoperatorias como en lo que respecta a la nutrición del niño, el cual puede encontrarse también enfermo o recuperándose de un período neonatal problemático. V. también **cesárea cervical baja; cesárea clásica; cesárea extraperitoneal**.

**CESÁREA, HISTERECTOMÍA POR** *(Caesarean hysterectomy)* Intervención quirúrgica que consiste en la extirpación del útero en el curso de una cesárea. Casi siempre se realiza para tratar alguna complicación de la propia cesárea que suele ser una hemorragia intratable. Con menor frecuencia su objetivo es tratar una enfermedad ginecológica previa como por ejemplo una neoplasia cervical intraepitelial. Rara vez se efectúa de forma electiva para esterilizar a la paciente, ya que el riesgo de hemorragia es superior cuando los dos tipos de intervenciones se practican simultáneamente.

**CESÁREA CERVICAL BAJA** *(low cervical Caesarean)* Método de extracción quirúrgica del feto a través de una incisión transversal practicada en la porción supracervical delgada del segmento uterino inferior por detrás de la vesícula y el delantal vesical. Con este tipo de incisión la hemorragia producida en el curso de la intervención es menor y la cicatriz que se forma es más fuerte que la de la cesárea vertical clásica. Consultar la voz **cesárea extraperitoneal**. V. también **cesárea**.

**CESÁREA CLÁSICA** *(classical Caesarean)* Técnica quirúrgica para la extracción del feto a través de una incisión vertical de la línea media en el segmento superior del útero. Muchos cirujanos opinan que es la técnica más rápida de cesárea, aunque produce una cicatriz más débil y, a causa del mayor grosor y vascularización del segmento superior, produce más hemorragia durante la intervención que la cesárea cervical baja. Consultar la voz **cesárea extraperitoneal**. V. también **cesárea**.

**CESÁREA EXTRAPERITONEAL** *(extraperitoneal Caesarean section)* Método de extraer quirúrgicamente el feto mediante una incisión practicada en el segmento uterino inferior sin entrar en la cavidad peritoneal. En esta intervención se llega al útero a través del espacio paravesical. Casi siempre tiene por objetivo evitar la diseminación de una infección uterina a la cavidad peritoneal. Se trata de una intervención algo más larga que la cesárea clásica y la cervical baja. V. también **cesárea.**

**CESIO (Cs)** *(cesium [Cs])* Elemento metálico alcalino de número atómico 55 y peso atómico 132,90. Como otros metales alcalinos, el cesio emite electrones cuando se expone a la luz visible y se utiliza en la fabricación de células fotoeléctricas y cámaras de televisión. El isótopo cesio[137], cuya vida media es de 36 años, se ha utilizado como fuente de rayos gamma en el campo de la radiología médica e industrial.

**CESTODIASIS** *(cestodiasis)* V. **tenia, infección por**.
**CESTODO** *(cestode)* V. **tenia**.
**CESTODO, INFECCIÓN POR** *(cestode infection)* V. **tenia, infección por**.
**CESTOIDE** *(cestoid)* Semejante a una tenia.
**CETÍLICO, ALCOHOL** *(cetyl alcohol)* Alcohol graso de-

ivado del espermaceti que se utiliza como agente emulsicante y endurecedor. Denominado también **palmítico, alcohol.**

**CETILPIRIDINIO, CLORURO DE** (cetylpyridinum chloride) Agente antiinfeccioso que se utiliza como conservador en preparaciones farmacéuticas y como limpiador tópico.
INDICACIONES: Profilaxis de las infecciones de la piel o las membranas mucosas.
CONTRAINDICACIONES: Hipersensibilidad conocida a este fármaco.
NOTA: Se inactiva por el jabón, suero y fluidos tisulares y por tanto antes de su aplicación hay que limpiar y aclarar bien la superficie de la piel.

**CETO-** (keto-) Prefijo que indica «posesión del grupo carbonilo, C:0»: cetoheptosa, cetolisis, cetonuria.

**CETOACIDOSIS** (ketoacidosis) Acidosis que se acompaña de una acumulación de cetonas en el organismo, resultado de un metabolismo defectuoso de los glúcidos o carbohidratos. Sucede fundamentalmente como complicación de la diabetes mellitus y se caracteriza por el olor a frutas de la acetona en el aliento, confusión mental, disnea, náuseas, vómitos, deshidratación, pérdida de peso y, si no se trata, coma. El tratamiento de urgencia comprende la administración de insulina y líquidos IV, así como la valoración y corrección del equilibrio de los electrólitos. Puede ser necesaria la colocación de una sonda nasogástrica y otra vesical si el enfermo está en coma. Antes de dar el alta al enfermo, el médico debe revisar cuidadosamente la dieta, actividad física, controles de los análisis de orina y esquema de insulina prescrito, haciendo comprender al enfermo que la cetoacidosis puede ser un riesgo para su vida, que en gran parte es evitable siguiendo el régimen diabético que se le prescribe. Consultar la voz **shock insulínico.** V. también **cetosis; diabetes mellitus.**

**CETOACIDOSIS ALCOHÓLICA** (alcoholic ketoacidosis) Descenso del Ph sanguíneo que a veces se observa en pacientes alcohólicos y que se asocia a una elevación de los cuerpos cetónicos séricos.

**CETOACIDOSIS DIABÉTICA** (diabetic ketoacidosis) Complicación aguda de la diabetes mellitus incontrolada que pone en peligro la vida del paciente y que se caracteriza por la pérdida urinaria de agua, potasio, amonio y sodio con hipovolemia, desequilibrio electrolítico, elevación importante de los niveles de glucosa en sangre y degradación de los ácidos grasos libres. Todo ello condiciona una situación de acidosis que con frecuencia se acompaña de coma. Consultar la voz **shock insulínico.**
OBSERVACIONES: El paciente presenta una piel caliente y seca, inquietud, agitación, diaforesis y un aliento con un característico olor a frutas. Con frecuencia todo ello se acompaña de náuseas, confusión y coma. Los diabéticos juveniles y los adultos que no poseen insulina endógena son quienes tienen una mayor susceptibilidad a esta complicación que, cuando no se trata, evoluciona sistemáticamente al coma y la muerte.
ACTUACIÓN: Hay que administrar inmediatamente insulina intravenosa y solución salina hipotónica. Por lo general se coloca una sonda nasogástrica y otra vesical y se determinan a intervalos de una hora los niveles de gluco-

sa y cetona en sangre; se controla también con frecuencia el equilibrio hidroelectrolítico y ácido-básico. Dependiendo del grado de acidosis se administran dosis distintas de bicarbonato y potasio. En algunos casos hay que administrar también plasma o un expansor plasmático para evitar o corregir el shock hipovolémico.
CONSIDERACIONES ADICIONALES: Es imprescindible buscar la causa de la cetoacidosis. Los factores precipitantes más frecuentes son las infecciones, trastornos gastrointestinales, consumo de alcohol y abandono de la medicación.

**CETOACIDURIA** (ketoaciduria) Presencia en la orina de cantidades excesivas de cuerpos cetónicos, lo que sucede como resultado de diabetes mellitus no controlada, inanición o cualquier otro proceso metabólico en el que las grasas se catabolizan con rapidez. El diagnóstico se puede hacer con una tira o con una tableta reactivas. Denominada también **cetonuria.** V. también **cetosis.**

**CETOACIDURIA DE CADENAS RAMIFICADAS** (branched chain ketoaciduria) V. **orina de jarabe de arce, enfermedad con.**

**CETOALCOHOL** (ketone alcohol) Alcohol que contiene el grupo cetona.

**CETÓNICOS, CUERPOS** (ketone bodies) Productos metabólicos normales, ácidos hidroxibutírico y aminoacético, de los que se origina espontáneamente la acetona. Los dos ácidos son producto del metabolismo graso de los piruvatos, que tiene lugar en el hígado vía acetil CoA, y son oxidados por los músculos. La excesiva producción da lugar a su eliminación en la orina, como en la diabetes mellitus. Denominados también **acetona, cuerpos de.**

**CETONURIA** (ketonuria) V. **cetoaciduria.**

**CETOSIS** (ketosis) Acúmulo anormal de cetonas en el organismo como resultado de una deficiente o inadecuada utilización de los carbohidratos. En su lugar, se metabolizan los ácidos grasos, y los productos finales, las cetonas, comienzan a acumularse. Este proceso se produce en la inanición, ocasionalmente en el embarazo, si la ingesta de proteínas y glúcidos no es la adecuada, y, con mayor frecuencia, en la diabetes mellitus. Se caracteriza por cetonuria, pérdida de potasio en la orina y el olor a frutas de la acetona en el aliento. Sin tratamiento, puede progresar a cetoacidosis, coma y muerte. V. también **cetoacidosis; diabetes mellitus; inanición.**

**CEVITÁMICO, ÁCIDO** (cevitamic acid) V. **ascórbico, ácido.**

**Cf** (Cf) Símbolo químico del **californio.**

**CGS** (CGS, cgs) Abreviatura del sistema de unidades que tiene como base el **centímetro,** el **gramo** y el **segundo.**

**Ch¹** Símbolo del **cromosoma Christchurch.**

**CHADDOCK, REFLEJO DE** (Chaddock reflex)
**1.** Variación anormal del reflejo de Babinski que se provoca golpeando firmemente la parte lateral del pie justamente por detrás del maleolo externo y se caracteriza por extensión del primer dedo con separación en abanico de los demás. Se observa en las enfermedades de las vías piramidales. **2.** Reflejo anormal que se produce golpeando firmemente la superficie cubital del antebrazo y se caracteriza por flexión de la muñeca con extensión en abanico de los dedos. Se ve en la hemiplejía, en el lado afec-

to. V. también **Gordon, reflejo de; Oppenheim, reflejo de; Babinski, reflejo de.**

**CHADDOCK, SIGNO DE** *(Chaddock sing)* Extensión del primer dedo del pie cuando se irrita la piel que recubre el maleolo, como sucede por ejemplo en algunas enfermedades orgánicas que afectan a las vías reflejas corticoespinales. Denominado también **Chaddock, reflejo de.**

**CHADWICK, SIGNO DE** *(Chadwick's sign)* Coloración azulada de la vulva y la vagina que se desarrolla a partir de la sexta semana de la gestación como resultado normal de la congestión venosa local. Es un signo precoz de embarazo.

**CHAGAS, ENFERMEDAD DE** *(Chagas disease)* Enfermedad parasitaria producida por los protozoos *Trypanosoma cruzi* o *Schizotrypanum cruzi* que se transmite al hombre por la picadura de algunos insectos que se alimentan de sangre. Tiene una forma aguda y otra crónica. La forma aguda, frecuente en el niño y rara en el adulto, se caracteriza por la aparición de una lesión en el punto de la picadura, fiebre, debilidad, aumento de tamaño del bazo y ganglios linfáticos, edema de cara y piernas y taquicardia. Esta modalidad se resuelve al cabo de cuatro meses sin complicaciones, a menos que se produzca una encefalitis. La forma crónica puede manifestarse por cardiomiopatía o dilatación del esófago o el colon. Con frecuencia este tipo de infecciones son asintomáticas. Denominada también **tripanosomiasis americana; tripanosomiasis brasileña; tripanosomiasis sudamericana.** V. también **tripanosomiasis.**

**CHAGAS-CRUZ, ENFERMEDAD DE** *(Chagas-Cruz disease)* V. **Chagas, enfermedad de.**

**CHAGRES, FIEBRE DE** *(Chagres, fever)* Infección por arbovirus que se transmite al hombre por la picadura de una mosca. Esta enfermedad rara vez es fatal y se caracteriza por fiebre, cefalea y dolores musculares localizados en el tórax o el abdomen. También puede haber náuseas y vómitos, vértigo, debilidad, fotofobia y dolor al realizar los movimientos oculares. La infección desaparece al cabo de una semana. El tratamiento de sostén incluye la administración de analgésicos, reposo en cama y mantenimiento de una ingestión adecuada de líquidos. Se da sobre todo en América Central.

**CHALAZIÓN** *(chalazion)* Pequeña tumoración localizada que aparece en el párpado como consecuencia de la obstrucción dce las glándulas de Meibomio con retención de sus secreciones. Se trata de un trastorno benigno que con frecuencia tiene que corregirse por medios quirúrgicos. Consultar la voz **orzuelo.**

**CHALONA** *(chalone)* Cualquiera de los diferentes inhibidores mióticos elaborados por los tejidos que funcionan dentro del propio tejido que lo fabrica, sin afectar a otros.

**CHAMBERLAIN, LÍNEA DE** *(Chamberlain's line)* Línea que se extiende desde la parte posterior del paladar duro hasta el dorso del orificio magno.

**CHAMBERLEN, FÓRCEPS DE** *(Chamberlen forceps)* Uno de los tipos más antiguos de fórceps obstétricos.

**CHANCRO** *(chancre)* **1.** Lesión cutánea de la sífilis primaria que aparece en el punto de infección en forma de pápula y evoluciona hasta constituir una úlcera roja, indolora y no sangrante, de aspecto telescópico. Cura sin tratamiento y no deja cicatriz. Pueden desarrollarse a la vez dos o más chancros, generalmente en la zona genital, pero a veces también en manos, cara u otras superficies corporales. En el chancro existen abundantes espiroquetas de *Treponema pallidum* por lo cual esta lesión es muy contagiosa. **2.** Lesión papular o zona ulcerada de la piel que marca el punto de infección de una enfermedad no sifilítica como la tuberculosis. V. también **chancroide; sífilis.**

**CHANCROIDE** *(chancroid)* Úlcera venérea local muy contagiosa producida por la infección por el bacilo *Haemophilus ducreyi.* Comienza típicamente en forma de pápula y por lo general asienta en la piel de los genitales externos; posteriormente va creciendo, se ulcera, aparecen otras pápulas y si no se tratan el bacilo se disemina produciendo bubones inguinales. Existe una prueba cutánea intradérmica específica más fiable para el diagnóstico que las técnicas de extensión y cultivo bacteriológico. Se trata con sulfamidas. Como la lesión recuerda a la sífilis y el linfogranuloma venéreo, el diagnóstico debe hacerse antes de prescribir ningún tratamiento para evitar pasar por alto infecciones simultáneas. Consultar la voz **chancro.**

**CHARCOT, ARTICULACIÓN DE** *(Charcot's joint)* V. **neuropática de la articulación, enfermedad.**

**CHARCOT, FIEBRE DE** *(Charcot's fever)* Síndrome caracterizado por fiebre recidivante, ictericia y dolor abdominal localizado en el cuadrante superior derecho que se observa en las enfermedades inflamatorias de los conductos biliares. Se debe a la impactación intermitente de un cálculo en dichos conductos.

**CHARCOT-BOUCHARD, ANEURISMA DE** *(Charcot Bouchard aneurysm)* Pequeño aneurisma redondeado de una arteria delgada de la corteza cerebral que según algunos autores puede producir hemorragias cerebrales masivas. Suelen formarse en sujetos con tensión arterial muy elevada.

**CHARCOT-LEYDEN, CRISTAL DE** *(Charcot-Leyden crystal)* Estructura cristalina con forma de doble pirámide estrecha que se observa en el esputo de los pacientes afectos de asma bronquial. Están constituidos por compuestos proteicos y se asocian con fragmentación de los eosinófilos. Denominado también **cristal leucocitario.**

**CHARCOT-MARIE-TOOTH, ATROFIA DE** *(Charcot Marie-Tooth atrophy)* Trastorno hereditario progresivo caracterizado por degeneración de los músculos peroneales que producen pie zambo, pie caído y ataxia.

**CHARLES, LEY DE** *(Charles, law)* V. **Gay-Lussac, ley de.**

**CHAUSSIER, AREOLA DE** *(Chaussier's areola)* Areola de tejido indurado en torno a una pústula maligna.

**CHEDIAK-HIGASHI, SÍNDROME DE** *(Chediak-Higashi syndrome)* Trastorno congénito autosómico caracterizado por albinismo parcial, fotofobia, inclusiones leucocitarias masivas, trastornos psicomotores, infecciones recidivantes y muerte precoz. Puede hacerse el diagnóstico antenatal mediante amniocentesis y cultivo tisular. El tratamiento comprende administración de antibióticos y trasfusiones.

**CHEYNE-STOKES, RESPIRACIÓN DE** *(Cheyne-Stokes respiration)* Tipo de respiración anormal que se caracteriza por períodos alternantes de apnea y respiraciones rápidas y profundas. El ciclo comienza con una serie de respiraciones superficiales y lentas que van aumentando gradualmente en amplitud y rapidez y posteriormente se hacen de nuevo más lentas y superficiales, hasta que el paciente queda sin respiración durante un período de 10 a 20 segundos al cabo de los cuales se repite el ciclo. Cada episodio cíclico puede durar de 45 segundos a tres minutos. La causa inmediata de la respiración de Cheyne-Stokes es una alteración compleja en el funcionamiento del centro respiratorio del cerebro la cual responde a su vez a modificaciones en la concentración de los gases en sangre, especialmente con aumento del contenido de dióxido de carbono. También puede existir una reducción directa de la sensibilidad del centro respiratorio, con concentraciones de gases en sangre normales, tal como se observa en ciertas enfermedades vasculares cerebrales, tumores del tronco del encéfalo y en traumatismos cefálicos importantes. La causa más frecuente de alteraciones en la bioquímica sanguínea capaces de producir respiraciones Cheyne-Stokes es la insuficiencia cardiaca congestiva, sobre todo en pacientes ancianos con enfermedad arterial degenerativa. Este patrón respiratorio también puede deberse a enfermedades respiratorias, sobre todo bronconeumonía en sujetos de edad. Finalmente puede presentarse en sujetos previamente sanos, por hiperventilación, exposición a altitudes elevadas y sobredosificación de narcóticos o hipnóticos. Es más frecuente durante el sueño. Consultar la voz **Biot, respiración de.**

**CHIARI, SÍNDROME DE** *(Chiari's syndrome)* V. **Budd-Chiari, síndrome de.**

**CHIARI-FROMMEL, SÍNDROME DE** *(Chiari-Frommel syndrome)* Trastorno hormonal que se produce tras el embarazo y que consiste en la no interrupción de la lactancia con el destete. Suele deberse a una disminución de las gonadotropinas hipofisarias con aumento de la prolactina. El tratamiento consiste en observación y tratamiento hormonal; debe descartarse la presencia de un tumor hipofisario.

**CHILOMASTIX** *(Chilomastix)* Género de protozoo flagelado que incluye la especie *Chilomastix mesnili*, un parásito intestinal no patógeno del hombre.

**CHINCHE** *(bedbug)* Artrópodo hematófago de las especies *Cimex lectularius* que se alimenta de la sangre del hombre y de otros animales. El chinche puede desprenderse cubriéndolo con vaselina. La picadura, que provoca picor, dolor y enrojecimiento, puede tratarse con una loción o crema que contenga un corticosteroide o algún otro preparado antiinflamatorio o analgésico tópico.

**CHLAMIDIA** *(Chlamydia)* **1.** Microorganismo del género *Chlamydia*. **2.** Género de microorganismos que viven como parásitos intracelulares, presentan una serie de propiedades comunes con las bacterias gramnegativas y se clasifican actualmente como bacterias especializadas. Se reconocen dos especies de *Chlamydia*, ambas patógenas para el hombre. *Chlamydia tracomatis* es un organismo que vive en la conjuntiva del ojo y el epitelio de la uretra y el cérvix y es responsable de la conjuntivitis de inclusión, el linfogranuloma venéreo y el tracoma. *Chlamydia psittaci* causa infecciones en los pájaros y provoca un tipo de neumonía en el hombre. V. también **psitacosis.**

**CHLAMIDIA PSITACI** *(Chlamydia psittaci)* V. **Chlamidia.**

**CHLAMIDIA TRACOMATIS** *(Chlamydia trachomatis)* V. **Chlamidia.**

**CHOQUE POR BOMBARDEO** *(shell shock)* Uno de los diversos trastornos mentales que varía desde un temor intenso hasta la demencia y que se atribuye al ruido y la conmoción derivados de la explosión de granadas o bombas; realmente se debe a una reacción traumática frente al estrés del combate. V. también **fatiga de combate; estrés postraumático.**

**CHRISTCHURCH, CROMOSOMA (Ch¹)** *(Christchurch chromosome [Ch¹])* Cromosoma pequeño acrocéntrico y anormal del grupo G que puede afectar a los pares 21 o 22 y en el que se pierden los brazos cortos o se produce una pérdida parcial de los mismos. La aberración está asociada con la leucemia linfoide crónica, aunque también se ha encontrado en otros pacientes con diversas enfermedades. V. también **Philadelphia, cromosoma.**

**CHRISTMAS, ENFERMEDAD** *(Christmas disease)* V. **hemofilia.**

**CHRISTMAS, FACTOR** *(Christmas factor)* V. **factor IX.**

**CHUPETE** *(pacifier)* Objeto con forma de pezón utilizado por lactantes y niños pequeños para chupar. Pueden ser peligrosos si son demasiado pequeños o están mal construidos, ya que pueden ser aspirados total o parcialmente, alojarse en la faringe o en la tráquea y obstruir el paso del aire. Los más seguros son los construidos en una sola pieza, con el tamaño suficiente para que sólo el pezón entre en la boca y con un asa que se agarra con facilidad.

**CHVOSTEK-WEISS, SIGNO DE** *(Chvostek-Weiss sign)* V. **Chvostek, signo de.**

**CI** *(IQ)* Abreviatura de **cociente de inteligencia.**

**CIA** *(ASD)* Abreviatura de **comunicación interauricular.**

**CIANO-, CIAN-** *(cyano-, cyan-)* Prefijo que significa azul: cianocroia, cianocristalino, cianodermia.

**CIANOCOBALAMINA** *(cyanocobalamin)* Vitamina de color rojo, cristalina e hidrosoluble, esencial para el metabolismo de las proteínas, grasas y carbohidratos, para la formación normal de la sangre y para la función nerviosa. Es la única vitamina que contiene elementos minerales esenciales y la primera sustancia conocida compuesta de cobalto imprescindible para la vida. No puede producirse de forma sintética, pero puede obtenerse a partir de cultivos de *Streptomyces griseus*. Las fuentes dietéticas más importantes son el hígado, riñones, carne, pescado y productos lácteos. El déficit suele deberse a la ausencia de factor intrínseco, que es necesario para la absorción de cianocobalamina por el tubo digestivo; se traduce en anemia perniciosa y lesión nerviosa. Son síntomas de déficit el nerviosismo, neuritis, acorchamiento y hormigueos en las manos y los pies, mala coordinación muscular, mal olor corporal y alteraciones de la menstruación. La cianocobalamina se utiliza en la profilaxis y el tratamiento de la anemia perniciosa, el esprúe tropical y no tropical y otras anemias macrocíticas y megaloblásticas. No es tóxica aunque se administre a dosis mayores que las terapéuticas. Su acción neurotrófica preserva la integridad de la fibra mielínica del sistema nervioso. Denominada también **factor antianemia perniciosa; factor extrínseco; factor LLD, vitamina B$_{12}$**. Consultar las voces **anemia perniciosa; factor intrínseco.**

**CIANOMETAHEMOGLOBINA**  *(cyanomethemoglobin)* Derivado de la hemoglobina que se forma en el tratamiento con nitritos del envenenamiento por cianuro.

**CIANOSIS** *(cyanosis)* Coloración azulada de la piel y las membranas mucosas debida al exceso de hemoglobina no oxigenada en la sangre o a un defecto estructural de la molécula de hemoglobina, como en la metahemoglobinemia.

**CIANOSIS CONGÉNITA** *(congenital cyanosis)* Cianosis que se presenta en el momento del parto debida a una cardiopatía congénita o a atelectiasa pulmonar.

**CIANURO, ENVENENAMIENTO POR** *(cyanide poisoning)* Envenenamiento por la ingestión o la inhalación de cianuro procedente de sustancias como el aceite de almendras amargas, el jarabe de cerezas silvestres, el ácido prúsico, el ácido cianhídrico o el cianuro de potasio o de sodio. Se caracteriza por taquicardia, somnolencia, convulsiones y dolor de cabeza; puede provocar la muerte en unos minutos. El tratamiento consiste en lavado gástrico, inhalación de nitrito de amilo, administración de oxígeno y tiosulfato sódico.

**CIÁTICO** *(sciatic)* Que está cerca del isquion, como el nervio ciático a la vena ciática.

**CIBOFOBIA** *(cibophobia)* Aversión patológica al alimento o la comida.

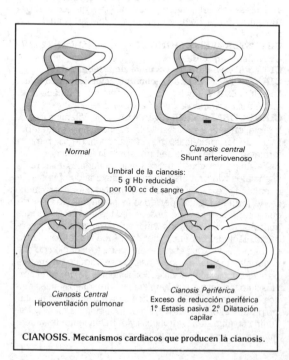

Normal

Cianosis central
Shunt arteriovenoso

Umbral de la cianosis:
5 g Hb reducida
por 100 cc de sangre

Cianosis Central
Hipoventilación pulmonar

Cianosis Periférica
Exceso de reducción periférica
1º Estasis pasiva 2º Dilatación
capilar

**CIANOSIS. Mecanismos cardiacos que producen la cianosis.**

**CICATRIZ** *(cicatrix)* Tejido fibroso avascular, pálido, contraído y duro que se produce después de la fase precoz de reparación cutánea caracterizada por enrojecimiento y reblandecimiento.

TIPOS DE CICATRICES: Hipertrófica (formación excesiva de tejido nuevo en la curación de una herida, semejante a un tumor) y queloide (crecimiento exagerado de tejido en la reparación de una herida debido a la acumulación de colágeno).

**CICL-** *(cycl-)* V. **ciclo-.**

**CICLACILINA** *(cyclacillin)* Antibiótico del grupo de las penicilinas.

INDICACIONES: Se prescribe en el tratamiento de algunas infecciones bacterianas.

CONTRAINDICACIONES: Hipersensibilidad frente a las penicilinas.

EFECTOS SECUNDARIOS: Entre los más importantes figuran las reacciones de hipersensibilidad, diarrea intensa y náuseas; también puede aparecer erupción cutánea.

**CICLAMATO** *(cyclamate)* Edulcorante artificial acalórico que se utilizaba anteriormente en forma de sal cálcica o sódica. Fue retirado del mercado por producir cáncer en los animales de laboratorio.

**CICLANDELATO** *(cyclandelate)* Fármaco vasodilatador.

INDICACIONES: Utilizado en el tratamiento de la obstrucción o el espasmo vasculares periféricos.

CONTRAINDICACIONES: No debe prescribirse en el embarazo ni en los casos de hipersensibilidad frente a este fármaco.

EFECTOS SECUNDARIOS: Pueden producirse taquicardia, alteraciones gastrointestinales y sofocos.

**CICLENCEFALIA** *(cyclencephaly)* Anomalía del desarrollo que se caracteriza por la fusión de ambos hemisferios cerebrales.

**CICLICINA, CLORHIDRATO DE** *(cyclizine hydrochloride)* Fármaco antihistamínico.

INDICACIONES: Se administra para tratar o prevenir la cinetosis.

CONTRAINDICACIONES: No debe utilizarse en enfermos asmáticos o con hipersensibilidad al preparado, en recién nacidos ni en madres lactantes.

EFECTOS SECUNDARIOS: Entre los más graves destacan erupciones cutáneas, reacciones de hipersensibilidad y taquicardia. A menudo producen somnolencia y sequedad de boca.

**CICLITIS** *(cyclitis)* Inflamación del cuerpo ciliar que da lugar a un enrojecimiento de la esclera que circunda la córnea del ojo.

**CICLO-, CICL-** *(cyclo-, cycl-)* Prefijo que significa «circular o recurrente»; a menudo hace referencia al ojo: *ciclodiálisis, cicloide, cíclope.*

**CICLO** *(cycle)* V. **ciclo menstrual**.

**CICLO MENSTRUAL** *(menstrual cycle)* Ciclo periódico de cambios que tiene lugar en el endometrio durante el cual la capa decidua se desprende y después vuelve a crecer, prolifera, se mantiene durante varios días y se desprende de nuevo con la menstruación. La duración media de la menstruación es de cinco días y la del ciclo desde el primer día de la regla hasta el primer día de la regla siguiente. de 28 días. La duración y las características varían

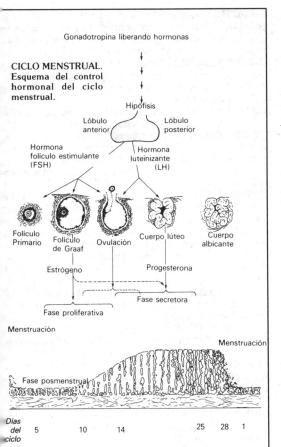

Gonadotropina liberando hormonas

**CICLO MENSTRUAL.**
**Esquema del control**
**hormonal del ciclo**
**menstrual.**

Hipófisis

Lóbulo anterior — Lóbulo posterior

Hormona folículo estimulante (FSH) — Hormona luteinizante (LH)

Folículo Primario — Folículo de Graaf — Ovulación — Cuerpo lúteo — Cuerpo albicante

Estrógeno — Progesterona

Fase secretora

Fase proliferativa

Menstruación

Menstruación

Fase posmenstrual

Días del ciclo   5   10   14   25   28   1

---

...ucho entre las distintas mujeres. Los ciclos menstruales omienzan con la menarquía y terminan con la menopausia.

**CICLOBENZAPRINA, CLORHIDRATO DE** (*cyclobenza-rine hydrochloride*) Fármaco relajante muscular.
INDICACIONES: Se utiliza en el tratamiento del espasmo muscular.
CONTRAINDICACIONES: No debe utilizarse en el hiperroidismo, arritmias cardiacas, insuficiencia cardiaca, asoiado a los inhibidores de la monoaminooxidasa, ni en los asos de hipersensibilidad frente al fármaco. Debe emplearse con precaución en los casos en los que estén conraindicados los anticolinérgicos.
EFECTOS SECUNDARIOS: Los más importantes son las reacciones de hipersensibilidad. Pueden aparecer con frecuencia somnolencia, sequedad de boca y vértigo.

**CICLOCEFALIA** (*cyclocephaly*) V. **ciclopía**.

**CICLOFOSFAMIDA** (*cyclophosphamide*) Agente aluilante.
INDICACIONES: Se administra como tratamiento de diveras neoplasias y como inmunosupresor en los transplantes e órganos.
CONTRAINDICACIONES: Este fármaco es teratógeno en

los animales y no se utiliza durante el embarazo; debe considerarse la utilización de un método anticonceptivo adecuado tanto por los hombres como por las mujeres que tomen este fármaco. Hay que utilizarlo con precaución cuando existen alteraciones de la función renal o hepática o algunos trastornos hematológicos.
EFECTOS SECUNDARIOS: Destacan anorexia, vómitos, alopecia, leucopenia y aparición de una cistitis hemorrágica que puede ser grave.

**CICLOMASTOPATÍA** (*cyclomastopathy*) Afección de la mama caracterizada por el desarrollo excesivo del tejido conjuntivo o por proliferación epitelial que a veces se localiza en forma de tumor.

**CICLOPENTANO, CLORHIDRATO DE** (*cyclopentolate hydrochloride*) Fármaco anticolinérgico oftálmico.
INDICACIONES: Se utiliza para provocar midriasis y ciclopejia en las exploraciones diagnósticas oftalmológicas.
CONTRAINDICACIONES: No debe emplearse en casos de glaucoma de ángulo cerrado o de hipersensibilidad frente al fármaco.
EFECTOS SECUNDARIOS: Los más graves consisten en determinadas alteraciones psiquiátricas y efectos anticolinérgicos sistémicos, en particular en los niños. También pueden darse irritación y quemaduras locales.

**CICLOPÍA** (*cyclopia*) Anomalía del desarrollo que se caracteriza por la fusión de las órbitas, que forman una cavidad única que contiene un solo ojo. Suele asociarse a otros defectos de la cabeza y de la cara de intensidad variable. Denominada también **ciclocefalia; sinoftalmia**.

**CICLOPLEJIA** (*cyclopegia*) Parálisis de los músculos ciliares, como la inducida por algunos fármacos oftálmicos para facilitar la exploración del ojo.

**CICLOPLÉJICO** (*cycloplegic*) **1.** Relativo a un fármaco o un tratamiento que produce la parálisis de los músculos ciliares del ojo. **2.** Cualquiera de los fármacos del grupo de agentes anticolinérgicos empleados para paralizar los músculos ciliares del ojo para realizar una exploración oftalmológica o cirugía. Los ciclopléjicos pueden provocar efectos secundarios en las personas sensibles a los anticolinérgicos.

**CICLOPLÉJICO MIDRIÁTICO, AGENTE** (*mydriatic cycloplegic agent*) Cualquiera de los preparados farmacéuticos oftálmicos que dilatan la pupila y paralizan los músculos oculares de la acomodación. Se usan en la

**Fármacos midriáticos y cicloplejicos**

| Fármaco | Forma y concentración | Duración del efecto |
|---|---|---|
| *Midriáticos:* | | |
| • Fenilefrina | Colirio, 1 %-10 % | 12 horas |
| • Adrenalina | Colirio, 1 %-2 % | 12 horas |
| *Cicloplejicos:* | | |
| • Sulfato de atropina | Colirio, 1 %-3 %<br>Pomada, 1 % | 2 a 4 semanas |
| • Escopolamina | Colirio, 0,25 %-0,5 % | 1-3 semanas |
| • Bromuro de homatropina | Colirio, 0,5 %-3 %<br>Pomada, 1 %-3 % | 1-2 días |
| • Clorhidrato de homatropina | Colirio, 0,5 %-1 % | 4-12 horas |
| • Tropicamida | Colirio, 0,5 %-1 % | 2-8 horas |

oftalmoscopia diagnóstica y para el examen del ojo por refracción, antes y después de diversos procedimientos de cirugía ocular, en algunas pruebas para el glaucoma, en el tratamiento de la uveitis anterior y como terapia para ciertos tipos de glaucoma. Pueden provocar visión borrosa, sed, enrojecimiento, fiebre y exantema.

**CICLOPROPANO** *(cyclopropane)* Gas anestésico potente, muy inflamable y explosivo que proporciona buena analgesia y buena relajación muscular con poca toxicidad y efectos secundarios mínimos así como una rápida inducción. Se ha sustituido por los hidrocarburos halogenados y hoy día sólo se utiliza en los pacientes en quienes están contraindicados los demás agentes anestésicos. Denominado también **trimetileno**.

**CICLOSERINA** *(cycloserine)* Fármaco antibiótico.
INDICACIONES: Tratamiento de la tuberculosis activa pulmonar o extrapulmonar.
CONTRAINDICACIONES: No debe utilizarse en la epilepsia, depresión, ansiedad intensa, psicosis, insuficiencia renal grave o junto con alcohol ni en los casos de hipersensibilidad conocida frente al fármaco.
EFECTOS SECUNDARIOS: Entre los más graves figuran la toxicidad sobre el sistema nervioso central, con temblor, somnolencia, convulsiones y alteraciones psicóticas.

**CICLOSPORINA** *(cyclosporin)* Grupo de metabolitos biológicamente activos de Tolypocladium inflatum Gams. Las formas principales son la ciclosporina A y C, con efectos inmunosupresores, antifúngicos y antipiréticos. Actúan sobre los linfocitos T.

**CICLOTIACIDA** *(cyclothiazide)* Fármaco diurético y antihipertensivo.
INDICACIONES: Tratamiento de la hipertensión y el edema.
CONTRAINDICACIONES: No debe utilizarse si existe anemia o hipersensibilidad frente a este fármaco, a otras tiacidas o a los derivados de las sulfonamidas.
EFECTOS SECUNDARIOS: Los de mayor gravedad son hipocaliemia, hiperglucemia, hiperuricemia y reacciones de hipersensibilidad.

**CICLOTÍMICO, TRASTORNO** *(ciclothymic disorder)* Forma leve de un trastorno bipolar.

**CICRIMINA, CLORHIDRATO DE** *(cycrimine hydrochloride)* Fármaco anticolinérgico.
INDICACIONES: Se administra en el tratamiento de la enfermedad de Parkinson.
CONTRAINDICACIONES: No puede utilizarse en el glaucoma de ángulo cerrado, asma, obstrucción de las vías urinarias, obstrucción intestinal, colitis ulcerosa grave o hipersensibilidad frente al fármaco.
EFECTOS SECUNDARIOS: Entre los más importantes destacan visión borrosa, efectos sobre el sistema nervioso central, taquicardia, sequedad de boca, disminución de la sudoración y reacciones de hipersensibilidad.

**CICUTISMO** *(cicutism)* Envenenamiento producido por agua de cicuta y que provoca cianosis, dilatación pupilar, convulsiones y coma.

**-CIDA** *(-cide)* Sufijo que significa «matar»: *amebicida, herbicida, insecticida.*

**CIEGO** *(cecum)* Fondo de saco que constituye la primera porción del intestino grueso.

**CIEMPIÉS** *(millipede)* Artrópodos pertenecientes al grupo de los miriápodos o quilópodos, que tienen aspecto vermiforme y numerosos pares de patas. Ciertas especies producen fluidos irritantes que pueden causar dermatitis.

**CIERRE VELOFARÍNGEO** *(velopharyngeal closure)* Bloqueo del paso del aire que se consigue mediante la elevación del paladar blando y la contracción de la pared faríngea posterior.

**CIFO-** *(kypho-)* Prefijo que significa «perteneciente o relativo a joroba»: *cifoscoliosis, cifosis, cifotono.*

**CIFOSCOLIOSIS** *(kyphoscoliosis)* Proceso patológico caracterizado por curvatura anteroposterior y lateral de la columna vertebral. Se da en niños y adultos, y suele asociarse con cor pulmonale. Consultar las voces **cifosis; escoliosis**.

**CIFOSIS** *(kyphosis)* Proceso patológico de la columna vertebral caracterizado por aumento de la convexidad (hacia atrás) de la curvatura de la columna torácica. Puede estar causada por raquitismo o tuberculosis vertebral. La del adolescente suele ser autolimitada y a menudo no diagnosticada, pero si progresa puede producirse dolor de espalda moderado. El tratamiento conservador consiste en ejercicios que produzcan la extensión de la columna y en dormir sin almohada y con una tabla bajo el colchón. En las cifosis graves se utilizará un corsé modificado de Wilwaukee y, en raras ocasiones, puede ser necesario practicar una fusión vertebral.

**CIFOSIS JUVENIL** *(juvenile kyphosis)* V. **Scheuermann, enfermedad de**.

**CIG-, CIGO-** *(zyg-, zygo-)* Prefijo que significa «unión o fusión»: *cigomático, cigogénesis, cigoto.*

**CIGOGÉNESIS** *(zygogenesis)* **1.** Formación de un cigoto **2.** Reproducción por la unión de gametos.

**CIGOMA** *(zygoma)* **1.** Apófisis cigomática larga y delgada del hueso temporal que se origina en la porción inferior de la escama del temporal y se dirige hacia delante para unirse con el hueso cigomático formando parte del arco cigomático. **2.** Hueso cigomático que constituye la prominencia del pómulo.

**CIGOMÁTICO, HUESO** *(zygomatic bone)* Hueso par que forma la prominencia del pómulo, la porción inferior de la órbita del ojo y parte de las fosas temporal e infratemporal.

**CIGOMÁTICO MAYOR, MÚSCULO** *(zygomaticus major)* Uno de los doce músculos de la boca. Se origina en el hueso cigomático y se inserta en el ángulo de la boca. Está inervado por ramas bucales del nervio facial y actúa tirando del ángulo de la boca hacia arriba y hacia atrás en la sonrisa o en la risa. Consultar la voz **cigomático menor, músculo**.

**CIGOMÁTICO MENOR, MÚSCULO** *(zygomaticus minor)* Cualquiera de los doce músculos de la boca. Se origina en la superficie malar del hueso cigomático y se inserta en el labio superior. Está inervado por ramas bucales del nervio facial y actúa profundizando el pliegue nasolabial en la expresión facial de tristeza. Denominado también **cuadrado del labio superior, músculo**. Consultar la voz **cigomático mayor, músculo**.

**CIGONEMA** *(zygonema)* Formación cromosómica sináptica que se produce en el estadio del cigoteno en la primera profase meiótica de la gametogénesis.

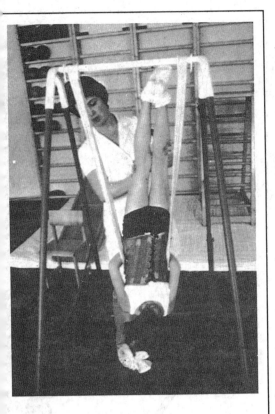

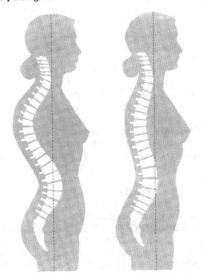

**CIFOSIS.** Arriba, práctica de ejercicios físicos especiales para restituir las vértebras gradualmente a su posición normal. Abajo, a la izquierda, cifosis fisiológica. Abajo, a la derecha, cifosis patológica.

**CIGOSIDAD** *(zygosity)* Características o alteraciones de un cigoto. Este término se utiliza sobre todo como sufijo para denotar la constitución genética haciendo referencia específicamente a si los pares de alelos que determinan un rasgo particular, son idénticos (homocigosidad) o distintos (heterocigosidad) o a la condición de los gemelos que se han desarrollado por la fertilización de un solo óvulo (monocigosidad) o de dos (dicigosidad).

**CIGOSIS** *(zygosis)* Forma de reproducción sexual de los organismos unicelulares que consiste en la unión de dos células con fusión de sus núcleos.

**CIGOSPERMA** *(zygosperm)* V. **cigospora**.

**CIGOSPORA** *(zygospore)* Espora resultante de la conjugación de dos isogametos típica de ciertos hongos y algas.

**CIGOTENO** *(zygotene)* Segundo estadio de la primera profase meiótica de la gametogénesis en la que se produce la sinapsis de los cromosomas homólogos. V. también **cinesis; diplotena; leptotena; paquitena**.

**CIGOTO** *(zygote)* (Embriología). Huevo en desarrollo desde el momento de la fertilización hasta su implantación en el útero en forma de blastocisto.

**CIGUATERA** *(ciguatera poisoning)* Intoxicación alimentaria no bacteriana producida por la ingestión de peces contaminados con la toxina ciguatera. El cuadro puede estar producido por más de 300 variedades de pescado fresco o congelado proviniente del Caribe o del Pacífico Sur, aunque todavía no se ha entendido el por qué de la naturaleza esporádica de los brotes de intoxicación. La ciguatera se caracteriza por vómitos, diarreas, hormigueo o entumecimiento de las extremidades y de la piel alrededor de la boca, prurito, debilidad muscular y dolor. No tiene tratamiento específico.

**CILI-** *(cili-)* **1.** Prefijo que significa «perteneciente al párpado»: *ciliectomía, ciliorretiniano, cilioesclerótico.* **2.** Prefijo que significa «perteneciente a la pestaña»: *ciliar, cilio.* **3.** Prefijo que significa «elemento vibrátil diminuto»: *ciliado, ciliogénesis.*

**CILIADO** *(ciliate)* Que tiene cilios, como ciertas células epiteliales del hombre o los protozoos de la clase Ciliados.

**CILIADOS** *(Ciliata)* Clase de protozoos pertenecientes al subfílum. Cilióforos, que se caracterizan por presentar cilios a lo largo de su ciclo vital. El único ciliado importante para el hombre es el parásito intestinal *Balantidium coli.*

**CILIAR, CANAL** *(ciliary canal)* Espacios del ángulo iridocorneal.

**CILIAR, CUERPO** *(ciliary body)* Parte engrosada de la túnica vascular del ojo que une el iris con la porción anterior de la coroides. Está compuesto por la corona ciliar, los procesos y pliegues ciliares, el orbículo ciliar, el músculo ciliar y una lámina basal.

**CILIAR, GLÁNDULA** *(ciliary gland)* Cada una de las numerosas glándulas sudoríparas modificadas y finas colocadas en diversas filas próximas a los bordes libres de los párpados. Las aberturas de las glándulas se encuentran próximas a las inserciones de las pestañas. La infección bacteriana localizada aguda de una o más de estas glándulas ciliares provoca orzuelos externos. Denominadas también **Zeiss, glándulas de**. Consultar la voz **tarsal, glándula**.

**CILIAR, MARGEN** *(ciliary margin)* Borde periférico del iris contiguo al cuerpo ciliar.

**CILIAR, MOVIMIENTO** *(ciliary movement)* Movimiento ondulante de los cilios de la superficie luminal del epitelio del tracto respiratorio y de ciertos microorganismos.

**CILIAR, MÚSCULO** *(ciliary muscle)* Banda semitransparente de fibras musculares lisas insertada en la coroides del ojo y que es el elemento principal que ajusta la visión a objetos cercanos. Tira centrípetamente del proceso ciliar, relaja el ligamento suspensorio del cristalino y permite que éste se haga convexo. Las fibras circulares más próximas a la circunferencia del iris están bien desarrolladas en los ojos hipermétropes, pero son rudimentarias o están ausentes en los ojos miopes.

**CILIAR, PROCESO** *(ciliary process)* Cada una de las 80 proyecciones finas y carnosas situadas en la cara posterior del iris y que forman un volante alrededor de los bordes del cristalino. Los más largos tienen 2,5 cm de longitud y su disposición es más regular que la de los más pequeños. Comprenden una de las dos zonas del cuerpo ciliar del ojo y están formados por pliegues de las diversas capas de la coroides. V. también **ciliar, cuerpo**.

**CILIAR, REFLEJO** *(ciliary reflex)* V. **acomodación, reflejo de**.

**CILIAR, ZONA** *(ciliary zone)* Área circular externa de la cara anterior del iris separada del área circular interna por la línea angular. Contiene el estroma del iris. Denominada también **ciliar, zónula**.

**CILINDRO** *(cast)* Estructura de diminuta dimensión formada por depósitos minerales u otras sustancias en las paredes de los túbulos renales, bronquiolos u órganos. Los cálculos suelen aparecer en muestras de orina o sanguíneas extraídas para su examen en el laboratorio.

**CILINDROMA** *(cylindroma)* **1.** Tumor caracterizado por la existencia de cilindros de tejido mucoso inmersos en nidos de células epiteliales. Puede aparecer en la mama, glándulas salivales o glándulas mucosas de las vías respiratorias. Denominado también **adenocarcinoma quístico**. **2.** Neoplasia benigna de la piel, generalmente del cuero cabelludo o de la cara que se desarrolla a partir de un folículo piloso o de una glándula sudorípara. Denominado también **espiradenoma cilindromatoso; tricobasalioma hialínico**.

**CILIO** *(cilia)* **1.** Párpados o pestañas. **2.** Pequeños procesos en forma de pelo situados en las superficies externas de algunas células, que ayudan al metabolismo produciendo movimiento, remolinos o corrientes en un líquido.

**CILIOESPINAL, REFLEJO** *(ciliospinal reflex)* Reflejo normal del tronco cerebral que se inicia arañando o pinchando la piel de la nuca y que provoca una dilatación pupilar. Denominado también **pupilocutáneo, reflejo**.

**CIMETIDINA** *(cimetidine)* Antagonista del receptor $H_2$ de la histamina.

INDICACIONES: Inhibición de la producción y secreción de ácido en el estómago para el tratamiento de la úlcera duodenal, pancreatitis y procesos hipersecretores.

CONTRAINDICACIONES: Hipersensibilidad conocida al fármaco.

EFECTOS SECUNDARIOS: Entre las más graves figuran diarrea, vértigos, eritema, confusión (habitualmente enfermos ancianos y a grandes dosis) y ginecomastia.

**CIMEX LECTULARIUS** *(Cimex lectularius)* V. **chinche**.

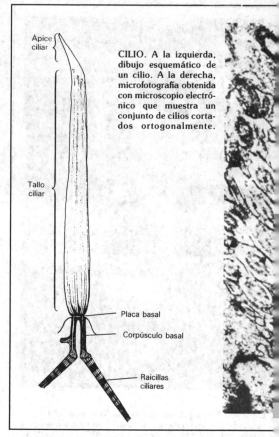

CILIO. A la izquierda, dibujo esquemático de un cilio. A la derecha, microfotografía obtenida con microscopio electrónico que muestra un conjunto de cilios cortados ortogonalmente.

Ápice ciliar

Tallo ciliar

Placa basal

Corpúsculo basal

Raicillas ciliares

**CINASA** *(kinase)* **1.** Enzima que cataliza la transferencia de un grupo fosfato u otro grupo molecular de alta energía a una molécula aceptora. Cada una se denomina por su aceptor, como acetatocinasa, fructocinasa, hexocinasa. **2.** Enzima que activa una preenzima (cimógeno). Cada una se denomina por su origen, como bacteriocinasa, enterocinasa, fibrinocinasa, insulincinasa, estafilocinasa, estreptocinasa, estreptocinasa-estreptodornasa, urocinasa.

**CINCHONA** *(cinchona)* Corteza seca del tronco o la raíz de una especie de *Cinchona* de la que se obtienen los alcaloides quinina y quinidina.

**CINCHONISMO** *(cinchonism)* Proceso resultante de la ingestión excesiva de corteza de cinchona o de sus alcaloides derivados. Cursa con ceguera, cefalea, resonancia en los oídos y signos de congestión cerebral. V. también **quinina**.

**CINE-** *(kine-)* V. **cinesio-**.

**CINE-** *(cine-, kine-)* Prefijo que significa «perteneciente al movimiento»: *cinemia, cinesiterapia*.

**CINEANGIOCARDIOGRAFÍA** *(cineangiocardiography)* Filmación de imágenes fluorescentes del sistema cardiovascular en la que se combinan la fluoroscopia, la radiología y la técnica de imágenes en movimiento. V. también **cinerradiografía**.

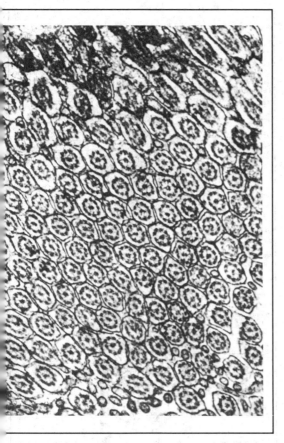

**CINEANGIOCARDIOGRAMA** *(cineangiocardiogram)* Radiografía del sistema cardiovascular obtenida con instrumentos especiales que combinan los rayos X, la fluoroscopia y la técnica de imágenes en movimiento.

**CINEANGIÓGRAFO** *(cineangiograph)* Cámara especial que permite recoger las imágenes fluorescentes en movimiento del sistema cardiovascular.

**CINEANGIOGRAMA** *(cineangiogram)* Película en movimiento de un vaso sanguíneo o de una porción del sistema cardiovascular. Se obtiene inyectando un medio de contraste radioopaco no tóxico y filmando el movimiento de los vasos durante su paso.

**CINEFLUOGRAFÍA** *(cinefluorography)* V. **cinerradiografía**.

**CINEMÁTICA** *(kinematics)* (Fisiología). Geometría del movimiento del cuerpo sin tener en cuenta las fuerzas que actúan para producirlo. Trata la descripción y medida del movimiento corporal y los medios de registrarlo. Los registros de los movimientos corporales se definen en relaciones de un solo plano, aunque los movimientos naturales del cuerpo suelen ocurrir en más de un plano. Considera los movimientos de todas las partes del cuerpo en relación a segmentos de la parte incluida en el movimiento y no necesariamente en relación con la posición anatómica están-

dar, como los movimientos de los dedos que se consideran en relación a la línea media de la mano en vez de a la del cuerpo. Los tipos más comunes de movimientos estudiados son la flexión, extensión, aducción, abducción, rotación interna y externa. Es de especial importancia en medicina ortopédica y rehabilitadora. Consultar la voz **cinética**.

**CINEROENGENOFLUOROGRAFÍA** *(cineroentgenofluorography)* V. **cinerradiografía**.

**CINERRADIOGRAFÍA** *(cineradiography)* Filmación con cámara de las imágenes que aparecen en la pantalla fluorescente, especialmente las de estructuras corporales en las que se ha inyectado un contraste radioopaco no tóxico con objetos diagnósticos. Incorpora las técnicas de cinematografía, fluoroscopia y radiografía y es una técnica diagnóstica importante. Denominada también **cinefluorografía; cineroengenofluorografía**. V. también **cineangiocardiografía**.

**CINESIO-** *(kinesio-)* Prefijo que significa «perteneciente o relativo al movimiento»: *cinesiología, cinesioneurosis, cinesioterapia.* V. también **cine-**.

**CINESIOLOGÍA** *(kinesiology)* Estudio científico de la actividad muscular y de la anatomía, fisiología y mecanismos del movimiento de las diferentes partes del cuerpo.

**-CINESIS** *(-kinesis)* **1.** Sufijo que significa «activación»: *angiocinesis, linfocinesis, trombocinesis.* **2.** Sufijo que significa «división (de células)»: *catacinesis, diacinesis, heterocinesis.* V. también **-cinesia**.

**CINESTESIA** *(kinesthetic memory)* Sensación o sentido por el que se perciben el movimiento, peso, resistencia y posición del cuerpo o de sus partes.

**CINÉTICA** *(kinetics)* (Fisiología). Estudio de las fuerzas que producen, detienen o modifican los movimientos del cuerpo. La primera y la tercera leyes de Newton de la inercia tienen aplicación especialmente en la cinética. La primera de ellas establece que los cuerpos tienden a permanecer en el estado en que se encuentran: reposo o movimiento. La tercera ley expone que la acción y la reacción son iguales pero de signo contrario. Ambas leyes son aplicables a las fuerzas musculares actuantes sobre las articulaciones. Las fuerzas de reacción musculares contribuyen al equilibrio y movimientos corporales. Consultar la voz **cinemática**.

**-CINÉTICO** *(-kinetic)* **1.** Sufijo que significa «perteneciente o relativo al movimiento»: *acinético, paracinético, sincinético.* **2.** Sufijo que significa «perteneciente a un agente especificado que causa movimiento»: *quimiocinético, idiocinético, fotocinético.* **3.** Sufijo que significa «referente a cinesis»: *astrocinético, biocinético, catacinético.* **4.** Sufijo que significa «referente a la activación de una parte del cuerpo por un agente especificado»: *angiocinético, gametocinético, gonadocinético.*

**CINETO-** *(kineto-)* Prefijo que significa «movible»: *cinetocoro, cinetogénico, cinetoplasma.*

**CINETOCORO** *(kinetochore)* V. **centrómero**.

**CINGULADOS** *(cingulate)* **1.** Que presentan una zona o cinturón generalmente con marcas transversas. **2.** Que pertenece al cíngulo.

**CINGULECTOMÍA** *(cingulectomy)* Resección quirúrgica de una porción de circunvolución cingulada del lóbulo frontal del cerebro y del tejido circundante inmediato.

**CINGULOTOMÍA** *(cingulotomy)* Técnica de cirugía cerebral que permite aliviar el dolor intratable produciendo lesiones en el tejido de la circunvolución cingulada del lóbulo frontal. En la intervención se interrumpen las fibras de sustancia blanca de la circunvolución mediante la aplicación estereotáxica de frío o calor.

**CINO-, CIN-** *(cyno-, cyn-)* Prefijo que hace referencia al perro: *cinobex, cinocefálico, cinofobia*.

**CINO-** *(kino-)* Prefijo que significa «perteneciente o relativo al movimiento»: *cinoplasma, cinosfera, cinotoxina*.

**CINO-** *(kyno-)* Prefijo que significa «perteneciente o relativo a perros»: *cinocéfalo, cinofobia*.

**CINTA ADHESIVA** *(adhesive plaster)* Tejido fuerte cubierto por un lado por un adhesivo. Con frecuencia es impermeable y puede utilizarse para sujetar vendajes y apósitos, inmovilizar una parte del cuerpo o ejercer presión. Denominada también **esparadrapo**.

**CIPROHEPTADINA, CLORHIDRATO DE** *(cyproheptadine hydrochloride)* Fármaco antihistamínico.
INDICACIONES: Se utiliza en el tratamiento de diversas reacciones de hipersensibilidad, como rinitis, erupciones cutáneas y prurito.
CONTRAINDICACIONES: Asma o hipersensibilidad frente al fármaco. No debe administrarse a recién nacidos ni a madres lactantes.
EFECTOS SECUNDARIOS: Entre los más graves se encuentran las erupciones cutáneas, reacciones de hipersensibilidad y taquicardia. Produce con frecuencia somnolencia y sequedad de boca.

**CIRCADIANO, RITMO** *(circadian rhythm)* Patrón basado en el ciclo diario de 24 horas y referido específicamente a la repetición de ciertos fenómenos fisiológicos, como el sueño o la comida.

**CIRCINADO** *(circinate)* Que tiene una formación o contornos en forma de anillo; anular.

**CIRCULACIÓN, TIEMPO NORMAL DE** *(circulation time, normal)* Tiempo que requiere el flujo sanguíneo para pasar de una parte del cuerpo a otra. Para controlar el tiempo de una partícula de sangre se inyecta un marcador rastreable o un radioisótopo en una vena y se cuenta el tiempo que tarda en aparecer en la arteria situada en el punto de inyección. Otro método consiste en inyectar una sustancia que tenga sabor, como la sacarina, y contar el tiempo que tarda en notarse en la lengua.

**CIRCULAR, PLIEGUE** *(circular fold)* Cualquiera de las numerosas proyecciones anulares del intestino delgado. Varían en tamaño y frecuencia en el duodeno, yeyuno e íleon, y están formadas por tejidos mucoso y submucoso. La mayoría de los pliegues no completan una vuelta en la circunferencia interna de la luz intestinal, aunque existen otros espirales que completan hasta tres vueltas.

**CIRCULAR MENOR, ARTERIA** *(circulus arteriosus minor)* Pequeña arteria que recorre la circunferencia externa del iris.

**CIRCULATORIO, SISTEMA** *(circulatory system)* Red de canales a través de los cuales fluyen los líquidos nutrientes del organismo, y específicamente, la sangre.

**CÍRCULO** *(circle)* Estructura circular del organismo, como el polígono de Willis, el círculo de Zinn o el anillo de Waldeyer.

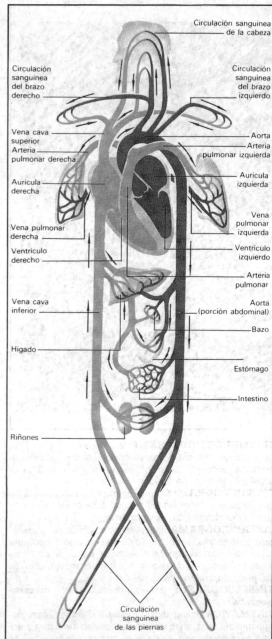

**CIRCULATORIO, Sistema.** Esquema en el que destaca el corazón en su función de motor del sistema circulatorio y en el que se muestra el recorrido que sigue la sangre por el organismo: las dos cámaras derechas del corazón recogen la sangre venosa procedente de los distintos órganos del cuerpo y la envían a los pulmones. De allí retorna como sangre arterial, que las cámaras izquierdas del corazón se encargan de distribuir al resto de órganos.

**CIRCUM-** *(circum-)* Prefijo que significa «alrededor»: *circumanal, circumgeminal, circumvascular.*

**CIRCUMANAL** *(circumanal)* Que pertenece al área que rodea el ano.

**CIRCUMDUCCIÓN** *(circumduction)* **1.** Movimiento circular de un miembro o del ojo. **2.** Movimiento de la cabeza de un hueso en el interior de la cavidad articular, como sucede en la cadera. El hueso está limitado a un espacio cónico, del que el vértice es la cavidad y la base está delimitada por el extremo distal del hueso. Es uno de los cuatro tipos básicos de movimientos que pueden realizar algunas articulaciones del esqueleto y que se combina con la abducción, la aducción, la extensión y la flexión. Consultar las voces **deslizamiento; movimiento angular; rotación**. V. también **articulación**.

**CIRCUNCISIÓN** *(circumcision)* Técnica quirúrgica en la que esciden el prepucio del pene, o más raramente, el del clítoris. Se realiza con gran frecuencia en recién nacidos, a pesar de que no existe ninguna prueba palpable de que la intervención suponga un beneficio médico, y de que exista un riesgo pequeño, pero significativo de complicaciones graves o incluso letales, como hemorragias, lesiones uretrales o infecciones posoperatorias. Estos problemas aparecen con la misma frecuencia que las enfermedades peneanas en varones no circuncidados, que la intervención intenta evitar. La operación se realiza en recién nacidos sin anestesia, utilizando alguna de las diversas pinzas existentes al uso. A veces se realiza en varones adultos para el tratamiento de la fimosis y la balanitis. La circuncisión ritual por motivos religiosos afecta hasta un sexto de la población mundial.

**CIRCUNFLEJO, NERVIO** *(axillary nerve)* Una de las dos últimas ramas del fascículo posterior del plexo braquial antes de que se convierta en el nervio radial. Pasa sobre la inserción del subescapular, cruza el redondo menor y abandona la axila acompañado de la arteria circunfleja posterior. Pasa a través del espacio cuadrilátero entre el cuello del húmero, los dos músculos redondos y la cabeza larga del tríceps, y se divide en una rama posterior y una anterior. La posterior inerva el redondo menor, parte del deltoides y parte de la piel que se encuentra encima de este músculo; la rama anterior contornea el cuello del húmero e inerva el deltoides. Algunas fibras inervan también la cápsula de la articulación escapulohumeral.

**CIRCUNVOLUCIÓN CEREBRAL** *(gyri cerebri)* Cualquiera de las formaciones múltiples que se observan en la superficie externa del hemisferio cerebral separadas entre sí por surcos que aparecen en su mayoría durante el sexto o el séptimo mes de vida fetal.

**CIRROSIS** *(cirrhosis)* Enfermedad degenerativa crónica del hígado en la que los lóbulos se convierten en tejido fibroso, el parénquima degenera y se produce una infiltración grasa. La mayoría de las funciones hepáticas se deterioran entre ellas la gluconeogénesis, la detoxicación de fármacos y alcohol, el metabolismo de la bilirrubina, la absorción de vitaminas, las funciones gastrointestinales y el metabolismo de hormonas. El flujo sanguíneo a través del hígado queda obstruido, provocando una presión retrógrada que da lugar a hipertensión portal y varices esofágicas. Eventualmente, y a menos que se elimine la causa

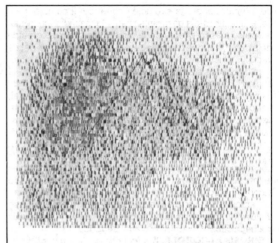

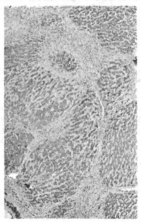

**CIRROSIS.** Arriba, gammagrafía de hígado cirrótico. En el centro, cirrosis hepática granular con transformación progresiva de seudoácinos y despliegue compensador de los hepatocitos conservados. Abajo, gráfica (extraída del anuario estadístico de la OMS de 1983) que muestra la relación existente entre la mortalidad por cirrosis hepática y el consumo de alcohol en varios países europeos en 1980.

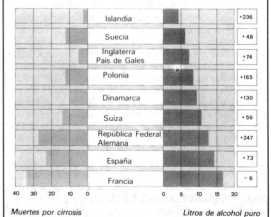

Variación del consumo de alcohol (en %)

| País | | Variación |
|---|---|---|
| Islandia | | +236 |
| Suecia | | +48 |
| Inglaterra País de Gales | | +74 |
| Polonia | | +165 |
| Dinamarca | | +130 |
| Suiza | | +56 |
| República Federal Alemana | | +247 |
| España | | +73 |
| Francia | | -6 |

40  30  20  10  0          0  5  10  15  20

*Muertes por cirrosis (en 100.000 habitantes)*          *Litros de alcohol puro (por persona)*

de la enfermedad, la evolución conduce al coma hepático, a la hemorragia gastrointestinal y la insuficiencia renal. La causa más frecuente de la cirrosis es el abuso crónico de alcohol, aunque también se puede producir por deprivación nutricional, hepatitis y otras infecciones. Los síntomas de cirrosis son constantes, independientemente de la etiología: náuseas, flatulencias, anorexia, pérdida de peso, ascitis, heces de color claro, debilidad, dolor abdominal, varices y angiomas en araña. El diagnóstico definitivo se establece por biopsia ósea, aunque la radiología, la exploración física y otras pruebas sanguíneas de función hepática son útiles para vigilar la evolución de la enfermedad. El tratamiento incluye una dieta equilibrada, con la ingestión de proteínas que pueda tolerar el enfermo, vitaminas (especialmente ácido fólico), reposo y abstinencia total de alcohol. El hígado tiene una importante capacidad de recuperación, aunque muy lenta. En este tipo de afección se incluyen la **cirrosis biliar**, la **cirrosis grasa** y la **cirrosis poshepatítica**. V. también **coma hepático**.

**CIRROSIS ALCOHÓLICA** (alcoholic cirrhosis) V. **cirrosis**.

**CIRROSIS BILIAR** (biliary cirrhosis) Trastorno inflamatorio que produce obstrucción del flujo de bilis a través de los conductillos biliares hepáticos. La cirrosis biliar suele afectar a mujeres de mediana edad y es de causa desconocida. Se caracteriza por dolor abdominal, ictericia, esteatorrea y aumento de tamaño de hígado y bazo. Su evolución es lentamente progresiva y en sus estadios finales se parece mucho a la cirrosis hepática. No tiene tratamiento específico médico ni quirúrgico. Hay que establecer cuidadosamente el diagnóstico diferencial de la cirrosis biliar con la obstrucción de las vías biliares extrahepáticas, ya que esta última puede tratarse con éxito. Consultar la voz **biliar, obstrucción; cálculo biliar**.

**CIRROSIS BILIAR PRIMARIA** (primary biliary cirrhosis) Enfermedad inflamatoria crónica del hígado. Se caracteriza por prurito generalizado, hepatomegalia dura, pérdida de peso y diarrea con heces pálidas y muy voluminosas. También pueden aparecer petequias, epistaxis y hemorragias a consecuencia de hipoprotrombinemia. Pueden producirse fracturas patológicas y colapsos vertebrales debidos a malabsorción de vitamina D y calcio. Si el colesterol sérico supera los 450 mg/100 ml suelen aparecer xantomas. La etiología es desconocida; es más frecuente en mujeres de 40 a 60 años. La confirmación del diagnóstico se realiza mediante biopsia hepática y colangiografía. En estadios avanzados pueden aparecer ictericia, orina oscura, heces claras y xantomatosis cutánea. El tratamiento suele ser la administración de las vitaminas liposolubles A, D, E y K para prevenir y corregir las deficiencias originadas por la malabsorción. Ciertos fármacos, como la metiltestosterona y el noretandroleno, alivian el prurito. Hay estudios que indican que la D-penicilamina da buen resultado a largo plazo. Si el tratamiento se inicia en una fase precoz y asintomática el pronóstico es excelente. La esperanza de vida a partir de la aparición de la ictericia es de unos 5 años. Consultar la voz **cirrosis biliar secundaria**.

**CIRROSIS BILIAR SECUNDARIA** (secondary biliary cirrhosis) Trastorno hepático caracterizado por la obstrucción del conducto biliar con o sin infección. Comporta inflamación periportal, con fibrosis progresiva, destrucción de las células parenquimatosas y degeneración nodular. Consultar la voz **cirrosis biliar primaria**.

**CIRROSIS GRASA** (fatty cirrhosis) V. **cirrosis**.

**CIRROSIS POSHEPÁTICA** (posthepatic cirrhosis) V. **cirrosis**.

**CIRROSIS POSNECRÓTICA** (postnecrotic cirrhosis) Forma nodular de necrosis que puede aparecer tras una hepatitis u otra inflamación del hígado. Denominada también **cirrosis poshepática**. V. también **cirrosis**.

**CIRUGÍA** (surgery) Rama de la medicina que estudia las enfermedades y traumatismos que tienen que tratarse mediante técnicas operatorias.

**CIRUGÍA ABDOMINAL** (abdominal surgery) Intervención en la que se realiza una incisión en el abdomen y que se practica normalmente bajo anestesia general. Antes de la cirugía se hace un análisis de sangre completo, un análisis de orina y una determinación del tipo de sangre del paciente con pruebas cruzadas. Suele administrarse además un enema. La piel se rasura y se limpia desde la línea interareolar hasta el pubis. La noche anterior a la intervención se administra un barbitúrico y se prohibe la ingestión de alimentos y líquidos desde media noche. Poco antes de la operación suele administrarse también un barbitúrico o un tranquilizante junto con un narcótico y un agente anticolinérgico como la atropina. En el posoperatorio, la enfermera se asegurará de que las vías aéreas estén libres, de la permeabilidad de los tubos y catéteres, conectará los tubos de drenaje a los recipientes correspondientes y comprobará los apósitos para detectar cualquier hemorragia o drenaje excesivos. Es esencial la observación estrecha de los signos vitales, y asimismo hay que mantener un cuidadoso registro de la entrada y eliminación de líquidos. Varias veces al día se cambia de posición al paciente y se le ayuda a toser y respirar profundamente. También se administran los medicamentos analgésicos necesarios para combatir el dolor. Algunas intervenciones de cirugía abdominal son: **apendicectomía, colecistectomía, colostomía, gastrectomía** y **laparotomía**. V. también **abdomen agudo**.

**CIRUGÍA CARDIACA** (heart surgery) Cualquier intervención quirúrgica realizada en el corazón para corregir defectos congénitos o adquiridos, sustituir válvulas enfermas o permeabilizar o hacer un cortocircuito en vasos bloqueados, así como injertar una prótesis o un trasplante. La cirugía cardiaca se clasifica en dos tipos principales: cerrada y abierta. La técnica cerrada se realiza a través de una pequeña incisión sin utilizar la máquina corazón-pulmón o extracorpórea. En la técnica abierta, se seccionan las cámaras cardiacas para visualizar totalmente su interior y la sangre se desvía del campo quirúrgico a través de la máquina corazón-pulmón. La asistencia preoperatoria se centra en la corrección de los desequilibrios metabólicos y los trastornos funcionales cardiacos y pulmonares; junto con ello se realizan las distintas pruebas diagnósticas y analíticas necesarias. Estando el paciente bajo anestesia general, se abre la cavidad torácica y se conecta la máquina corazón-pulmón; puede utilizarse hipotermia para reducir la tasa metabólica y las necesidades de oxígeno de los tejidos. A continuación se abre el corazón y se corrige el defecto. En el posoperatorio es necesario observar constantemente al paciente en una unidad de cuidados intensivos por si presentara signos de hemorragia, shock, fibrilación, arritmia, dolor torácico brusco y edema pulmonar. Se monitorizan la presión arterial, los diferentes pulsos, la respiración y la presión venosa y pulmonar. Si la presión sanguínea es lo suficientemente alta como para asegurar la perfusión cerebral puede elevarse la cabecera del paciente hasta una posición de Fowler intermedia para favorecer el drenaje torácico y la expansión pulmonar. Durante las primeras 18-24 horas se administra oxígeno a través del tubo endotraqueal. El tubo de drenaje se limpia una vez cada hora para desalojar los coágulos que hayan podido depositarse en su interior; también se controlan a intervalos de una hora la diuresis y la temperatura. Muchos pacientes precisan inyecciones IV y transfusiones de sangre. Para controlar el dolor y favorecer la tos y la respiración profunda pueden administrarse pequeñas dosis de narcóticos al igual que antibióticos para prevenir las infecciones. La tasa de mortalidad es máxima durante las primeras 48 horas después de la intervención. Entre las intervenciones quirúrgicas destacan el **Blalock-Taussig, operación de**; la **derivación coronaria** y la **endarterectomía**. V. también **arritmia; corazón-pulmón, máquina; edema pulmonar; fibrilación; hipotermia**.

**CIRUGÍA ESTÉTICA** (*cosmetic surgery*) Reconstrucción de la piel o los tejidos subyacentes de cara y cuello para corregir un defecto estructural, eliminar una cicatriz o una marca congénita o suprimir los efectos del envejecimiento. La anestesia local suele bastar. Algunos tipos de cirugía estética son la **rinoplastia** y la **ritidoplastia**. Consultar la voz **cirugía plástica**.

**CIRUGÍA MAYOR** (*major surgery*) Cualquier intervención quirúrgica realizada bajo anestesia general o con asistencia respiratoria. Consultar la voz **cirugía menor**.

**CIRUGÍA MENOR** (*minor surgery*) Cualquier intervención quirúrgica que no requiera anestesia general ni asistencia respiratoria.

**CIRUGÍA PLÁSTICA** (*plastic surgery*) Procedimiento quirúrgico por el que se altera, se sustituye o se restaura una porción visible del organismo con el fin de corregir un de-

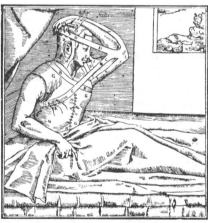

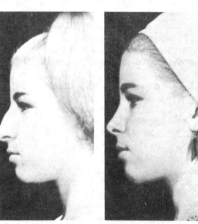

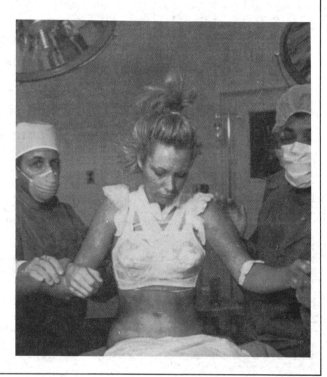

CIRUGÍA PLÁSTICA. A la izquierda, grabado de finales del siglo XVI, que muestra una rinoplasia efectuada mediante un colgajo de brazo. Abajo, a la izquierda, aspecto del perfil de una muchacha de 16 años antes y un año después de practicársele una rinoplasia. Abajo, a la derecha, paciente que ha sido sometida a una operación plástica de los senos, todavía bajo los efectos de la anestesia.

fecto estructural o estético. El cirujano puede utilizar tejidos del propio paciente o de otra persona o materiales inertes no irritantes que posean la consistencia adecuada y sean capaces de mantener su forma indefinidamente. En la mamoplastia, realizada para aumentar el volumen de las mamas, se utilizan con frecuencia implantes. El injerto de piel es el procedimiento más frecuente en cirugía plástica. La plastia en Z y la plastia en Y son técnicas más sencillas que suelen utilizarse como alternativa del injerto en zonas del cuerpo cubiertas por piel laxa y elástica como el cuello, axilas, garganta y cara interna del codo. La dermabrasión se utiliza para eliminar cicatrices de acné o signos de lesiones cutáneas traumáticas. «El peeling» químico es otra técnica utilizada en cirugía plástica correctiva que sirve fundamentalmente para eliminar las arrugas finas de la cara. Cuando después de un injerto se desea que éste reproduzca en lo posible el color de la piel circundante se utilizan técnicas de tatuaje. Las intervenciones de cirugía plástica reconstructora sirven para corregir anomalías congénitas, reparar estructuras destruidas por traumatismos y sustituir tejidos extirpados en otras intervenciones. Entre estos procedimientos reconstructores destacan la reparación del labio leporino y el paladar hendido y otras operaciones maxilofaciales como la rinoplastia, la otoplastia y la ritidoplastia. La asistencia de un paciente que va a someterse a una intervención de cirugía plástica requiere en muchos casos una sensibilidad y tacto considerables. El paciente puede estar muy preocupado por la gravedad subjetiva u objetiva de su defecto y en esa situación lo mejor es que todo el personal médico tenga una actitud de aceptación y falta de crítica frente a su problema. La consecución de un estado nutricional óptimo ayuda a que el injerto «prenda» y cicatrice rápidamente. Cada tipo de intervención exige una determinada forma de asistencia en los períodos preoperatorio y posoperatorio. El éxito de la mayoría de las intervenciones depende en gran medida de la cooperación del paciente y del trabajo, a menudo laborioso, de las enfermeras.

**CIS, CONFIGURACIÓN** (cis configuration, cis arrangement, cis position) **1.** (Genética). Presencia de alelos dominantes de dos o más pares de genes en un cromosoma y de alelos recesivos en el cromosoma homólogo. **2.** (Genética). Presencia de genes mutantes de un par de seudoalelos en el cromosoma y de genes de tipo salvaje en el cromosoma homólogo. Consultar las voces **acoplamiento**, definición 2; **trans, configuración**.

**CISPLATINO** (cisplatin) Antineoplásico.
INDICACIONES: Tratamiento de los tumores testiculares y ováricos metastáticos.
CONTRAINDICACIONES: Alteración renal preexistente, mielosupresión, alteración de la audición o hipersensibilidad conocida al fármaco.
EFECTOS SECUNDARIOS: Entre los más graves figuran la nefrotoxicidad, ototoxicidad, mielosupresión, náuseas graves, anorexia, vómitos y reacciones alérgicas.

**CISTADENOMA** (cystadenoma) **1.** Adenoma asociado a un quiste. **2.** Adenoma que contiene numerosas estructuras quísticas. Los quistes pueden ser serosos, cuando contienen suero, o seudomucosos, cuando contienen un líquido seroso claro o viscoso.

**CISTECTOMÍA** (cystectomy) Técnica quirúrgica en la que se extirpa la totalidad o parte de la vejiga urinaria, como en el tratamiento del cáncer de vejiga.

**CISTEÍNA** (cysteine) Aminoácido que forma una parte importante de gran número de proteínas del organismo, como la queratina. Es un precursor metabólico de la cistina.

**CISTERNA** (cisterna) Cavidad que actúa como reservorio de linfa o de otros líquidos corporales: **cisterna quilosa** y **cisterna subaracnoidea**.

**CISTERNA QUILOSA** (cisterna chyli) Dilatación al comienzo del conducto torácico situada ventralmente con respecto al cuerpo de la segunda vértebra lumbar y a la derecha y dorsalmente con relación a la aorta. Recibe los dos troncos linfáticos lumbares y el tronco linfático intestinal.

**CISTERNA SUBARACNOIDEA** (cisterna subarachnoidea) Cualquiera de los múltiples espacios subaracnoideos que sirven como reservorio de líquido cefalorraquídeo.

**CISTI-** (cyst-) V. **cisto-**.

**CISTICERCOSIS** (cysticercosis) Infección e infestación por la forma larvaria del céstodo porcino Taenia solium. Tras ser ingeridos, los huevos eclosionan en el intestino; las larvas invaden el tejido subcutáneo, cerebro, ojo, músculo, corazón, hígado, pulmones y peritoneo; se fijan mediante dos filas de ganchos, crecen, maduran y se recubren de una cápsula fibrosa densa. La fase invasiva precoz de la infección se caracteriza por fiebre, malestar general, dolores musculares y eosinofilia. Si se afecta el cerebro, pueden aparecer alteraciones de la personalidad y epilepsia después de varios años; también puede observarse calcificación y destrucción local de algunas estructuras en otras zonas infestadas. La profilaxis se basa en evitar el consumo de carne de cerdo poco cocida.

**CÍSTICO, CONDUCTO** (cystic duct) Conducto por el que sale la bilis desde la vesícula biliar y llega al colédoco.

**CISTINA** (cystine) Aminoácido que forma parte de gran número de proteínas del organismo, entre las que se encuentran la queratina y la insulina. Es un producto del metabolismo de la cisteína.

**CISTINA, ENFERMEDAD POR DEPÓSITO DE** (cystine storage disease) V. **cistinosis**.

**CISTINOSIS** (cystinosis) Enfermedad congénita que se caracteriza por glucosuria, proteinuria, depósitos de cistina en el hígado, bazo, médula ósea y córnea, raquitismo, aumento de la cantidad de fosfatos eliminados por la orina y retraso del crecimiento. Denominada también **cistina, enfermedad por depósito de**; **Fanconi, síndrome de**. V. también **cistina**.

**CISTINURIA** (cystinuria) **1.** Presencia anormal en la orina del aminoácido cistina. **2.** Alteración hereditaria de los túbulos renales que se caracteriza por la excreción urinaria de cistina y otros aminoácidos. Se transmite como carácter autosómico recesivo. Los túbulos renales no son capaces de reabsorber la cistina, que se acumula a concentración elevada y tiende a precipitar y formar cálculos renales o vesicales. El tratamiento se basa en impedir la formación de cálculos o disolverlos aumentando el flujo de orina, disminuyendo su pH y facilitando la solubilidad de la cistina. Además de aconsejar una ingesta abundante de líquidos, se administra bicarbonato sódico, acetazolamida y, en los casos refractarios, d-penicilamida.

**-CISTITIS** *(-cystitis)* Sufijo que hace referencia a la inflamación de una vejiga o de un quiste: *epicistitis, gonacistitis, pericistitis.*

**CISTITIS** *(cystitis)* Trastorno inflamatorio de la vejiga urinaria y de los uréteres que se manifiesta por dolor, micción frecuente, urgencia miccional y hematuria. Puede ser debida a una infección bacteriana, cálculo o tumor. Según la etiología se tratará con antibióticos, aumento de la ingesta de líquidos, reposo en cama, medicación para controlar el espasmo de la pared vesical o cirugía.

**CISTITIS INTERSTICIAL** *(interstitial cystitis)* Inflamación de la vejiga que se piensa está asociada a una respuesta autoinmune. La pared de la vejiga se torna inflamada, ulcerada y llena de heridas. Hay dolor en la micción. A menudo aparece hematuria. El tratamiento consiste en la cauterización de las úlceras o el lavado semanal de la vejiga hasta la desaparición de la inflamación. Rara vez la ulceración es suficientemente grave como para requerir cistectomía y derivación urinaria. Es especialmente frecuente en mujeres de mediana edad. Puede recordar los estadios tempranos del cáncer de vejiga. El diagnóstico precisa de biopsia y cistocospia. Denominada también **Hunner, úlcera de**.

**CISTO-, CISTI-** *(cisto-, cyst-, cysti-)* Prefijo que significa «relativo a una vejiga, quiste o saco»: *cistocele, cistodinia, cistomioma*. V. también **cistido-**.

**-CISTO** *(-cyst)* Sufijo que significa «bolsa, saco o vejiga»: *enterocisto, microcisto, zoocisto.*

**CISTOCELE** *(cystocele)* Protrusión de la vejiga urinaria a través de la pared de la vagina, formando una hernia.

**CISTOGRAMA** *(cystogram)* Registro gráfico en una serie de placas radiológicas obtenidas en el curso de una urografía excretora, una pielografía retrógrada o una cistoscopia retrógrada.

**CISTOMA** *(cystoma)* Tumor que contiene quistes, especialmente los del ovario.

**-CISTOMA** *(-cystoma)* Sufijo que significa «tumor quístico»: *enterocistoma, hidrocistoma, inocistoma.*

**CISTOSCOPIA** *(cystoscopy)* Visualización directa de la vía urinaria mediante un cistoscopio insertado en la uretra. Se distiende la vejiga con aire o líquido y se realiza la exploración bajo sedación o anestesia, con el paciente en ayunas y en posición de litotomía. También se emplea para obtener biopsias de tumores u otras lesiones y para extirpar pólipos. Debe vigilarse la aparición de complicaciones traumáticas e infección urinaria. V. también **cistoscopio**.

**CISTOSCOPIA RETRÓGRADA** *(retrograde cystoscopy)* Técnica radiológica para examen de la vejiga de la orina en la que el catéter se inserta a través de la uretra, de modo que la orina contenida en la vejiga sale por aquél. Se introduce una solución radioopaca en la vejiga y se observan los límites de la misma mediante rayos X o fluoroscopia mientras se va evacuando el contraste. V. también **cistograma; pielografía retrógrada**.

**CISTOSCOPIO** *(cystoscope)* Instrumento utilizado para el diagnóstico y el tratamiento de las lesiones de la vejiga urinaria, uréteres y riñón. Está compuesto por una envoltura externa con un dispositivo óptico, un obturador y una vía para el paso de catéteres e instrumentos quirúrgicos.

**CISTRÓN** *(cistron)* Fragmento o porción de ADN que co

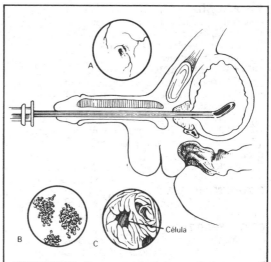

**CISTOSCOPIA. Cistoscopio insertado a través de la uretra para examinar la vejiga urinaria. A, aspecto normal. B, papilomas de la vejiga. C, vejiga fasciculada.**

difica un polipéptido específico. Es la unidad genética más pequeña capaz de transmitir información. Denominado también **gen**.

**CISURA** Hendidura o fisura, normal o patológica. V. **Fisura.**

**CISVESTISMO** *(cisvestitism)* Modo de vestir apropiado al sexo, pero no a la edad ni al estado que corresponde a la persona.

**CIT-, CITO-** *(cyt-, cyto-)* Prefijo que significa «célula» o «citoplasma»: *citocromo, citogénesis, citosoma.*

**CITARABINA** *(cytarabine)* Agente antineoplásico. Denominado también **arabinosilcitosina**.
INDICACIONES: Tratamiento de la leucemia mielocítica aguda y crónica, la leucemia linfocítica aguda y la eritroleucemia.
CONTRAINDICACIONES: Depresión de la médula ósea e hipersensibilidad frente al fármaco.
EFECTOS SECUNDARIOS: Los de mayor gravedad son la depresión de la médula ósea, estomatitis, flebitis, toxicidad hepática y fiebre. Pueden presentarse trastornos gastrointestinales.

**-CITEMIA** *(-cythemia)* Sufijo que hace referencia a una determinada cualidad de las células de la sangre: *acrocitotemia, trombocitemia.*

**CITO-** *(cyto-)* V. **cit-**.

**-CITO** *(-cyte)* Sufijo que significa «célula»: *gliacito, hemocito, plasmacito.*

**CITOBIOTAXIS** *(cytobiotaxis)* V. **citoclesis**.

**CITOBLASTO** *(cytoblast)* Núcleo de una célula.

**CITOCENTRO** *(cytocentrum)* V. **centrosoma**.

**CITOCIDA** *(cytocide)* Sustancia que destruye las células.

**CITOCINESIS** *(cytokinesis)* Cambios que tienen lugar en la célula durante la mitosis o fecundación.

**CITOCLESIS** *(cytoclesis)* Influencia que ejerce una célula sobre la acción de otras células. Se denomina también **citobiotaxis**.

**CITOCTONÍA** *(cytoctony)* Destrucción de células, especialmente producida por virus en cultivos celulares.

**CITODIÉRESIS** *(cytodieresis)* División celular, y, más específicamente el proceso de división del citoplasma. V. también **meiosis; mitosis**.

**CITODIFERENCIACIÓN** *(cytodifferentiation)* (Embriología). **1.** Proceso por el que las células embrionarias adquieren las propiedades bioquímicas y morfológicas esenciales para su especialización y diversificación. **2.** Transformación gradual desde un estado a otro de mayor diferenciación.

**CÍTODO** *(cytode)* Estructura celular más simple, que consiste en una masa protoplásmica sin núcleo, como una bacteria.

**CITOFISIOLOGÍA** *(cytophysiology)* Estudio de los procesos bioquímicos implicados en la función celular.

**CITOFOTOMETRÍA** *(cytophotometry)* Identificación de sustancias químicas en las células por medio de un citofotómetro. Denominada también **microfluorometría**.

**CITOFOTÓMETRO** *(cytophotometer)* Instrumento que mide la intensidad de la luz filtrada a través de las porciones de citoplasma teñidas y que se utiliza para localizar e identificar las sustancias químicas en el interior de las células.

**CITOGEN** *(cytogene)* Partícula del citoplasma de una célula que puede replicarse a sí misma; deriva de los genes del núcleo y es capaz de transmitir información genética.

**CITOGÉNESIS** *(cytogenesis)* Origen, desarrollo y diferenciación de las células.

**CITOGENÉTICA** *(cytogenetics)* Rama de la genética que estudia los componentes de la célula implicados en la herencia biológica.

**CITOGENIA** *(cytogeny)* **1.** Citogenética. **2.** Origen y desarrollo de la célula.

**CITOGONIA** *(cytogony)* Reproducción celular.

**CITOHIALOPLASMA** *(cytohyaloplasm)* V. **hialoplasma**.

**CITOHISTOGÉNESIS** *(cytohistogenesis)* Desarrollo estructural y formación de las células.

**CITOIDE** *(cytoid)* Semejante a una célula.

**CITOIDE, CUERPO** *(cytoid body)* Zona blanquecina pequeña que se observa en el examen oftalmoscópico de la retina de los pacientes afectos de lupus eritematoso sistémico.

**CITOLISINA** *(cytolysin)* Anticuerpo que disuelve células antigénicas. Algunos tipos son la **bacteriolisina**, la **hemolisina**.

**CITÓLISIS** *(cytolysis)* Destrucción de la célula viva, fundamentalmente debido a la destrucción de la membrana celular externa. Uno de los tipos de citólisis es la **citólisis inmunitaria**.

**CITÓLISIS INMUNITARIA** *(immune cytolysis)* Destrucción celular por un anticuerpo en conjunción con el complemento.

**CITOLOGÍA** *(cytology)* Estudio de la célula, incluyendo su formación, origen, estructura, función, actividades bioquímicas y patología. En su aspecto médico se divide en diferentes ramas, entre ellas la **citología por aspiración** y la **citología exfoliativa**.

**CITOLOGÍA-BIOPSIA POR ASPIRACIÓN** *(aspiration biopsy cytology)* Examen microscópico de células obtenidas directamente de un tejido vivo mediante aspiración a través de una aguja fina. Se utiliza sobre todo como procedimiento diagnóstico, generalmente para detectar alteraciones nucleares y citoplásmicas en tejidos cancerosos. Consultar la voz **citología exfoliativa**.

**CITOLOGÍA EXFOLIATIVA** *(exfoliative cytology)* Examen microscópico de células descamadas con fines diagnósticos. Estas células se obtienen de lesiones, secreciones, es

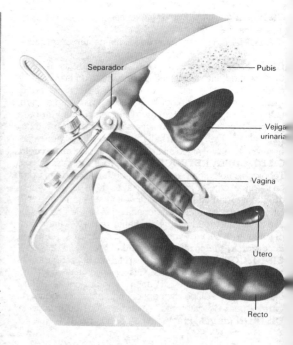

CITOLOGÍA. Arriba, examen microscópico de células del organismo para detectar la naturaleza de alguna posible enfermedad. A la derecha, introducción del separador para realizar una citología exfoliativa de la vagina y del útero.

Separador
Pubis
Vejiga urinaria
Vagina
Útero
Recto

puto, orina y otros materiales por aspiración, raspado o extensión o mediante lavados del tejido. Consultar la voz **citología-biopsia por aspiración**.

**CITÓLOGO** *(cytologist)* Biólogo o médico especializado en el estudio de la célula, como por ejemplo los investigadores en técnicas citológicas para el diagnóstico diferencial de las neoplasias.

**CITOMEGALOVIRUS (CMV)** *(cytomegalovirus [CMV])* Uno de los virus específicos del grupo herpes. Produce diversos efectos patológicos en recién nacidos y en adultos sometidos a tratamiento inmunosupresor, y puede dar lugar a enfermedad grave, especialmente después de un transplante. V. también **inclusiones citomegálicas, enfermedad de; Torch, síndrome**.

**CITOMEGALOVIRUS (CMV), ENFERMEDAD POR** *(cytomegalovirus CMV disease)* **1.** V. **inclusiones citomegálicas, enfermedad de. 2.** Infección vírica producida por el citomegalovirus y caracterizada por fiebre, malestar general, linfadenopatía, neumonía, hepatoesplenomegalia y sobreinfecciones por diversas bacterias y hongos a consecuencia de la inmunodepresión que provocan los virus del grupo herpes.

**CITOMETRÍA** *(cytometry)* Recuento y medición de las células y específicamente de las células sanguíneas.

**CITÓMETRO** *(cytometer)* Instrumento utilizado para contar el número de células existentes en una determinada cantidad de líquido, como la sangre o la orina.

**CITOMORFOLOGÍA** *(cytomorphology)* Estudio de la forma de las células y de las estructuras que las componen.

**CITOMORFOSIS** *(cytomorphosis)* Modificaciones que se producen en una célula durante su ciclo vital, desde el primer estadio de su diferenciación hasta su destrucción.

**CITOPENIA** *(cytopenia)* Deficiencia de células en la sangre.

**CITOPLASMA** *(cytoplasm)* Contenido de una célula exceptuando el núcleo. V. también **núcleo celular**.

**CITOQUERÁSTICO** *(cytokerastic)* Perteneciente o característico del desarrollo celular desde una forma inferior a otra superior o desde una ordenación simple a otra más compleja.

**CITOQUÍMICA** *(cytochemism)[1] (cytochemistry)[2]* **1.** Conjunto de procesos químicos que tiene lugar en el interior de la célula viva. **2.** Estudio de las biomoléculas y compuestos que integran la célula viva, así como sus interacciones y funcionalidad relacionada con su estructura química.

**CITOTOXINA** *(cytotoxin)* Sustancia que tiene un efecto tóxico sobre determinadas células.

**CITOTROFOBLASTO** *(cytotrophoblast)* Recubrimiento celular interno del trofoblasto en el estadio embrionario precoz de los mamíferos, que da lugar a la superficie externa y a las vellosidades del corion. Denominada también **Langhans, capa de**. Consultar la voz **sincitotrofoblasto**.

**CITRATO** *(citrate)* **1.** Cualquier sal o éster del ácido cítrico.

**CÍTRICO, ÁCIDO** *(citric acid)* Ácido orgánico cristalino y blanco soluble en agua y alcohol. Se extrae de los cítricos, especialmente el limón y la lima, o se obtiene por la fermentación de azúcares, y se utiliza como condimento en los alimentos, en bebidas carbónicas y en ciertos productos farmacéuticos, especialmente laxantes. También se utiliza para prevenir el escorbuto. V. también **ascórbico, ácido; escorbuto.**

**CÍTRICO, CICLO DEL ÁCIDO** V. **Krebs, ciclo de**.

**CITRINA** *(citrin)* Concentrado cristalino flavonoide que se utiliza como fuente de bioflavonoide.

**CITROVORUM, FACTOR** *(citrovorum factor)* V. **folínico, ácido**.

**CIV** Abreviatura de **comunicación interventricular**. V. este término.

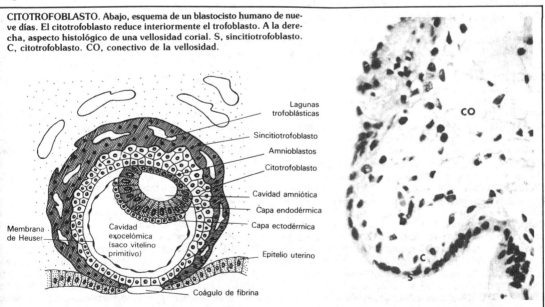

**CITOTROFOBLASTO. Abajo, esquema de un blastocisto humano de nueve días. El citotrofoblasto reduce interiormente el trofoblasto. A la derecha, aspecto histológico de una vellosidad corial. S, sincitiotrofoblasto. C, citotrofoblasto. CO, conectivo de la vellosidad.**

Lagunas trofoblásticas
Sincitiotrofoblasto
Amnioblastos
Citotrofoblasto
Cavidad amniótica
Capa endodérmica
Capa ectodérmica
Epitelio uterino
Membrana de Heuser
Cavidad exocelómica (saco vitelino primitivo)
Coágulo de fibrina
CO
C
S

**CIVATTE, POIQUILODERMIA DE** (*poikiloderma of Civatte*) Dermatitis progresiva benigna bastante frecuente caracterizada por la aparición de placas eritematosas en la cara y el cuello que acaban por secarse y descamarse. A medida que la enfermedad progresa, se deposita pigmento en torno a los folículos pilosos que se extienden por las caras laterales del cuello. Se asocia a veces con fotosensibilidad.

**CLAMIDIA** (*Chlamydia*). V. **Chlamidia.**

**CLAMPAJE DE RUEDA** (*roller clamp*) Utensilio, generalmente de plástico, que permite —mediante una pequeña rueda girable— abrir o cerrar el paso de líquido en una infusión IV. Facilita la regulación del flujo de la solución IV terapéutica, pudiendo manejarse con una sola mano.

**CLARA, CÉLULA** (*clear cell*) **1.** Tipo de célula que se encuentra en la glándula paratiroides y que no toma ningún color con las tinciones ordinarias en el microscopio. **2.** Principal componente de la mayoría de los carcinomas de células renales, y ocasionalmente, también de tumores ováricos y paratiroideos. **3.** Tipo específico de célula epidérmica, probablemente de origen neural, que tiene un núcleo que se tiñe en negro, pero presenta un citoplasma claro en la tinción con hematoxilina-eosina.

**CLARIFICACIÓN** (*clarify*) (Química). Aclaramiento de un líquido turbio permitiendo que precipiten las partículas suspendidas, para lo cual se añade una sustancia que las precipite o se calienta la solución.

**CLARIVIDENCIA** (*clairvoyance*) Poder o capacidad para percibir o conocer acerca de objetos o hechos sin que medien los sentidos físicos. V. también **extrasensorial, percepción; parapsicología; telepatía.**

**CLARK, REGLA DE** (*Clark's rule*) Método que permite calcular la dosis pediátrica aproximada de un fármaco para la administración infantil mediante la siguiente fórmula: Peso (en libras)/150×dosis adulto. V. **Cowling, regla de.**

**CLAS-** (*clas-*) Prefijo que significa «trozo roto»: *clasmatocito, clasmatodendrosis, clasmatosis.*

**-CLASIA** (*-clasia*) Sufijo que significa «proceso que implica aplastamiento o rotura»: *aortoclasia, colodoclasia, osteoclasia.*

**CLASIFICACIÓN** (*classification*) (Investigación). Proceso de recogida y análisis de datos en los que estos se agrupan en función de características previamente determinadas.

**-CLÁSTICO** (*-clastic*) Sufijo que significa «que produce desintegración o destrucción»: *hemoclástico, histoclástico, lipoclástico.*

**-CLASTO** (*-clast*) Sufijo que significa «objeto o cuerpo que se rompe»: *angioclasto, craneoclasto, mieloclasto.*

**CLAUDICACIÓN** (*claudication*) **1.** Cojera o debilidad. **2.** Debilidad intermitente causada generalmente por insuficiencia vascular.

**CLAUSTRO** (*claustrum*) **1.** Barrera, como la membrana que encierra parcialmente una abertura. **2.** Fina cubierta de materia gris compuesta principalmente por células y situada lateralmente a la cápsula externa del cerebro; separa la cápsula interna de la sustancia blanca de la ínsula. Denominado también claustro de la ínsula.

**CLAUSTROFOBIA** (*claustrophobia*) Miedo morboso a quedar atrapado en espacios cerrados o pequeños. El fenómeno se observa con mayor frecuencia en mujeres que en hombres, y generalmente se puede encontrar algún antecedente de situación traumática que hace referencia a espacios pequeños y que generalmente se produjeron en la infancia. El tratamiento consiste en realizar psicoterapia para desenmascarar la causa de la reacción fóbica y después llevar a cabo una terapia de comportamiento, específicamente una desensibilización sistemática o una técnica de relajación.

**CLAVÍCULA** (*clavicle*) Hueso horizontal largo y curvilíneo situado justo encima de la primera costilla que forma la porción ventral de la articulación del hombro. Se articula medialmente con el esternón, lateralmente con el acromio de la escápula y sirve como inserción de numerosos músculos. Es un hueso que se osifica muy precozmente y no se une totalmente con el esternón hasta los 25 años de edad. En la mujer es más corto, fino, menos curvado y liso que en el hombre, y en las personas que realizan trabajos manuales que exigen gran esfuerzo físico es más curvado y presenta mayores prominencias para las inserciones musculares.

**CLAVO** (*clavus*) V. **cuerno.**

**CLAVO** (*clove*) Capullo seco de *Eugenia caryophyllata.* Se utiliza como especia, carminativo frente a náuseas, vómitos y meteorismo, anodino en odontología, germicida y ungüento.

**CLAVO EN TRÉBOL** (*cloverleaf nail*) Clavo traumatológico con una sección en forma de trébol que se utiliza en la reparación de fracturas, en especial del fémur.

**CLEIDO-, CLEID-** (*cleido-, cleid-*) Prefijo relacionado con la clavícula: *cleidartritis, cleidocostal.*

**CLEPTO-** (*klepto-*) Prefijo que significa «perteneciente o relativo al robo o hurto»: *cleptolagnia, cleptomanía.*

**CLEPTOLAGNIA** (*kleptolagnia*) Excitación sexual o satisfacción producidas por el robo.

**CLEPTOMANÍA** (*cleptomania*) Neurosis caracterizada por una necesidad patológica, incontrolable y repetitiva de robar. Los objetos no son robados por su valor monetario, ni por necesidad o utilidad, sino a causa de un significado simbólico que suele estar relacionado con algún conflicto emocional desconocido; y después son regalados, devueltos subrepticiamente o guardados y escondidos. Los que padecen este proceso sufren una incrementada sensación de tensión antes de cometer el robo y una intensa satisfacción durante su realización. Después presentan signos de depresión, culpa y ansiedad al pensar en la posibilidad de ser aprehendido y perder el estatus social. En casos menos graves, el impulso se expresa por una tendencia continua a pedir objetos prestados y no devolverlos. El tratamiento se basa en psicoterapia para descubrir los problemas emocionales subyacentes.

**CLIC** (*click*) Ruido cardiaco normalmente patológico que se oye durante la protosístole del ciclo cardiaco. V. también **clic de eyección; clic sistólico.**

**CLIC DE EYECCIÓN** (*ejection click*) Sonido restallante y agudo del corazón, que puede deberse a tumefacción súbita de una arteria pulmonar, dilatación brusca de la aorta o abertura forzada de las valvas aórticas. Los clics de eyección que se auscultan frecuentemente en los individuos con defectos septales o conducto arterioso permeable guardan relación con la hipertensión y resistencia pulmonar alta pero también son comunes, y carecen de significado clínico, en las embarazadas y en otras muchas personas sanas.

**CLIC SISTÓLICO** *(systolic «click»)* Extratono cardiaco que se produce en la mitad o al final de la sístole. Por lo general carece de significación pero puede guardar relación con alteraciones de la función de la válvula mitral. Consultar también la voz **clic de eyección**.

**CLIMA** *(climate)* Condiciones atmosféricas que caracterizan una región geográfica. Incluye diferentes fenómenos tales como la presión atmosférica, la temperatura, la precipitación, la luz solar y la humedad. Todos son factores importantes en el diagnóstico y tratamiento de algunas enfermedades, en especial las del aparato respiratorio.

**CLIMATÉRICA, MELANCOLÍA** *(climateric melancholia)* V. **involutiva, melancolía**.

**CLIMATÉRICO** *(climateric)* V. **menopausia**.

**CLINDAMICINA, CLORHIDRATO DE** *(clindamycin hydrochloride)* Fármaco antibiótico.
INDICACIONES: Enfermedades infecciosas sensibles a este fármaco.
CONTRAINDICACIONES: Hipersensibilidad conocida a este fármaco o a la lincomicina.
EFECTOS SECUNDARIOS: Entre los más graves figuran colitis, alteraciones gastrointestinales importantes y reacciones de hipersensibilidad.

**CLÍNICA** *(clinic)* **1.** Institución donde se imparten enseñanzas médicas a la cabecera del enfermo. **2.** Institución donde se tratan enfermos. **3.** Seminario o reunión cientificomédica. **4.** Publicación detallada del diagnóstico y tratamiento de un caso clínico.

**CLINICA, AUXILIAR DE** *(nurse's aide)* V. **auxiliar de clínica**.

**-CLÍNICO** *(-clinic)* Sufijo que significa «lugar dedicado al cuidado médico»: *policlínico*.

**CLÍNICO** *(clinical)* **1.** Relativo a la clínica. **2.** Se aplica al material o equipo utilizado en el cuidado del enfermo. **3.** Médico.

**CLINO-** *(clino-)* Prefijo que significa «doblar o inclinar»: *clinodactilia, clinostatismo*.

**-CLINO** *(-clinous)* Sufijo que significa «perteneciente a un ancestro»: *matroclino, patroclino*.

**CLINOCEFALIA** *(clinocephaly)* Malformación congénita de la cabeza en la que la superficie superior del cráneo es cóncava.

**CLINODACTILIA** *(clinodactyly)* Malformación congénita que se caracteriza por una inclinación lateral o interna patológicas de uno o más dedos de las manos o los pies.

**CLIOQUINOL** *(clioquinol)* V. **yodoclorhidroxiquina**.

**CLÍTORIS** *(clitoris)* Órgano eréctil situado en la comisura anterior de la vulva y cubierto parcialmente por los labios mayores. Está compuesto por dos cuerpos cavernosos cubiertos por una densa capa de tejido fibroso y separados en su porción interna por un tabique fibroso incompleto.

**CLÍTORIS, CUERPO CAVERNOSO DEL** *(cavernous body of the clitoris)* V. **cavernoso, cuerpo**.

**CLOACA** *(cloaca)* **1.** (Embriología). Porción distal de intestino fetal anterior a la aparición del recto, vejiga y estructuras genitales primitivas. **2.** (Patología). Punto de drenaje de una necrosis ósea.

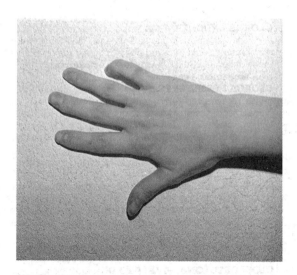

CLINODACTILIA. Mano que presenta una malformación congénita del dedo meñique. La desviación es permanente a menos que medie un tratamiento quirúrgico.

**CLOACA CONGÉNITA** *(congenital cloaca)* V. **cloaca persistente**.

**CLOACA ECTODÉRMICA** *(ectodermal cloaca)* Porción de la cloaca embrionaria situada por fuera de la membrana cloacal que da lugar al ano y al conducto anal. Consultar la voz **cloaca endodérmica**.

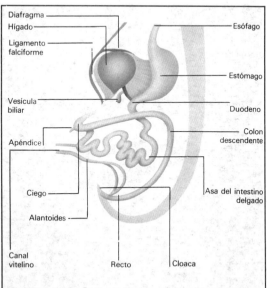

CLOACA. Izquierda, desarrollo del aparato digestivo embrionario humano en la octava semana de embarazo. Derecha, corte esquemático del aparato digestivo fetal en la vigésima semana de gestación.

**CLOACA ENDODÉRMICA** *(endodermal cloaca)* Parte de la cloaca del embrión que se encuentra por dentro de la membrana cloacal y da lugar a la vejiga y los conductos urogenitales. Consultar la voz **cloaca ectodérmica**. V. también **urogenital, seno**.

**CLOACA PERSISTENTE** *(persistent cloaca)* Anomalía congénita caracterizada porque los conductos intestinal, urinario y reproductor desembocan en una cavidad común como consecuencia de la falta de formación del tabique urorrectal durante el desarrollo prenatal. Denominada también **cloaca congénita**.

**CLOACAL, TABIQUE** *(cloacal septum)* V. **urorrectal, tabique**.

**CLOASMA** *(chloasma)* Pigmentación de color canela o marrón que asienta principalmente en la frente, mejillas y nariz y suele ir asociada con la gestación o el empleo de anticonceptivos orales. Esta hiperpigmentación puede ser permanente o desaparecer, para recidivar con embarazos posteriores o con el nuevo empleo de anticonceptivos. Denominado también **melasma; paño del embarazo**.

**CLOCLORTOLONA, PIVALATO DE** *(clocortolone pivalate)* Fármaco glucocorticoide.
INDICACIONES: En la forma tópica como agente antiinflamatorio.
CONTRAINDICACIONES: Infecciones víricas y micóticas y trastorno vascular local.
EFECTOS SECUNDARIOS: Entre los más graves figuran varias reacciones sistémicas, que aparecen con la aplicación prolongada y excesiva, e irritación local.

**CLOFIBRATO** *(clofibrate)* Fármaco antihiperlipoproteinémico.

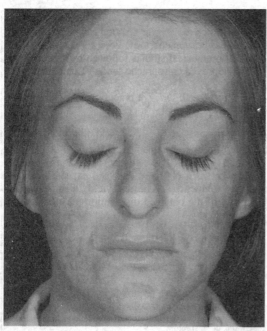

CLOASMA. Placa cutánea de color amarronado en el rostro de una mujer embarazada.

INDICACIONES: Hipercolesterinemia, hipertrigliceridemia o ambas.
CONTRAINDICACIONES: Disfunción hepática o renal, embarazo, lactancia o hipersensibilidad conocida al medicamento.
EFECTOS SECUNDARIOS: Entre los más graves figuran náuseas, diarrea, aumento de peso y un cuadro semejante a la gripe. Tiene varias interacciones con otros fármacos.

**CLOMIFENO, CITRATO DE** *(clomiphene citrate)* Fármaco antiestrogénico no esteroide que estimula la ovulación.
INDICACIONES: Anovulación y oligovulación en mujeres.
CONTRAINDICACIONES: Hemorragia anormal por vagina, disfunción hepática o hipersensibilidad conocida al fármaco.
EFECTOS SECUNDARIOS: Entre los más graves figuran aumento de tamaño de los ovarios, visión borrosa, molestias gástricas, erupciones y dolor abdominal.

**CLOMIFENO, PRUEBA DE ESTIMULACIÓN CON** *(clomiphene stimulation test)* Prueba que valora la función gonadal en los varones con desarrollo puberal anormal. El clomifeno estimula la secreción de FSH y LH a nivel del eje hipotalámico-hipofisario. La falta de respuesta al fármaco indica una enfermedad hipotalámica-hipofisaria. V. también **gonadotropinas**.

**CLON** *(clone)* Grupo de células u organismos genéticamente iguales procedente de la mitosis de una célula u organismo común.

**CLONAL, TEORÍA DE LA SELECCIÓN** *(clonal selection theory)* (Inmunología). Teoría sobre la formación de anticuerpos expuesta por M. Burnet. Afirma que el feto produce clones de células linfoides con una función específica que pueden interaccionar con un número limitado de los determinantes antigénicos con los que entra en contacto el huésped. Todo clon inmunocompetente que reconozca un antígeno específico en el útero es destruido o suprimido, por lo que se eliminan todas las células autoantigénicas y se evita la aparición de enfermedades autoinmunes mientras se dejan intactas las células capaces de reaccionar a antígenos externos.

**CLONAZEPÁN** *(clonazepam)* Fármaco antiepiléptico.
INDICACIONES: Pequeño mal y otras epilepsias.
CONTRAINDICACIONES: Enfermedad hepática, glaucoma agudo o hipersensibilidad conocida a este fármaco o a otras benzodiazepinas. No se aconseja su uso durante la lactancia.
EFECTOS SECUNDARIOS: Entre los más graves figuran anemia, coma, palpitaciones, depresión mental y respiratoria, debilidad muscular y dificultad al respirar.

**-CLONIA** *(-clonia)* Sufijo que significa «enfermedad que produce espasmos»: *mioclonia, logoclonia*.

**CLONIDINA, CLORHIDRATO DE** *(clonidine hydrochloride)* Fármaco antihipertensivo.
INDICACIONES: Hipertensión.
CONTRAINDICACIONES: Hipersensibilidad conocida al medicamento.
EFECTOS SECUNDARIOS: Entre los más graves figura síndrome de abstinencia al retirar la medicación que se caracteriza por taquicardia, subida rápida de la tensión y ansiedad. Son frecuentes la somnolencia y la sequedad de boca.

**CLONO** *(clonus)* Patrón anormal de excitabilidad neuromuscular en el que se alternan rápidamente contracciones y relajaciones involuntarias del músculo esquelético. Denominado también **clonus**. Consultar la voz **tono**.

**CLONO PROHIBIDO, TEORÍA DEL** *(forbidden clone theory)* Teoría relacionada con la autoinmunidad basada en la teoría sobre la evolución clonal. Al llegar el momento del nacimiento habrían sido eliminadas todas las células del cuerpo capaces de reaccionar contra el mismo cuerpo, dejando sólo las células capaces de reaccionar contra las sustancias extrañas. Según la teoría del clono prohibido, ciertas células clónicas que pueden reaccionar contra el propio cuerpo persisten después del nacimiento y podrían ser activadas por una infección viral o por ciertas anomalías metabólicas, especialmente cuando el virus es similar desde el punto de vista estructural a determinada célula corporal. La teoría mantiene que las células regulares del sistema inmune sólo atacan a los virus, mientras que las células del clono prohibido atacarían a los tejidos del propio organismo. Consultar la voz **antígenos secuestrados, teoría de los**.

**CLONORCHIS SINENSIS** *(Clonorchis sinensis)* Parásito común del hígado en Asia cuya infección se adquiere por la ingestión de pescado crudo o poco cocinado. El ciclo del parásito comienza en el estadio de cercaria, enquistado en la piel de un pez. Al ser ingerido por un animal homotermo madura y produce huevos que se excretan en las heces. Así llegan al agua y se cierra el ciclo al infectar a los caracoles de agua primero y a los peces después. En el hombre residen en la vesícula y conductos biliares, causando enfermedad hepática crónica con hepatomegalia, diarrea, edemas y, en ocasiones, muerte. Denominado también **Opisthorchis sinensis**.

**CLOR-** *(chlor-)* Prefijo que significa «verde»: *cloremia, clorofibrosis, cloro*.

**CLORACNÉ** *(chloracne)* Proceso cutáneo caracterizado por la presencia de pequeñas vesículas y pápulas foliculares y negruzcas que aparecen en las superficies expuestas, especialmente brazos, cara y cuello, de trabajadores que están en contacto con compuestos clorados, como aceites para cuchillas, pinturas, barnices y lacas. La profilaxis se realiza evitando el contacto con los compuestos clorados o utilizando ropas protectoras.

**CLORAL, HIDRATO DE** *(chloral hydrate)* Sedante e hipnótico.
INDICACIONES: Insomnio, ansiedad o tensión.
CONTRAINDICACIONES: Enfermedades renales o hepáticas o hipersensibilidad conocida al medicamento.
EFECTOS SECUNDARIOS: Entre los más graves se encuentran los trastornos gastrointestinales, eritema cutáneo, excitación paradójica e hipotensión.

**CLORALCANFOR** *(chloral camphor)* Mezcla a partes iguales de alcanfor e hidrato de cloral, que se utiliza por vía tópica como sedante.

**CLORAMBUCILO** *(chlorambucil)* Agente alquilante.
INDICACIONES: Tratamiento de diversas neoplasias malignas, como la leucemia linfoide crónica y la enfermedad de Hodgkin.
CONTRAINDICACIONES: Depresión de la médula ósea o hipersensibilidad conocida al fármaco. No debe administrarse durante el primer trimestre del embarazo o en los 28 días siguientes a la conclusión de un tratamiento quimioterápico o radioterápico.
EFECTOS SECUNDARIOS: Entre los más graves se encuentran depresión de la médula ósea, trastornos gastrointestinales, eritema cutáneo y hepatotoxicidad.

**CLORAMFENICOL** *(chloramphenicol)* Antibacteriano activo también frente a las rickettsias.
INDICACIONES: Tratamiento de diversas enfermedades infecciosas.
CONTRAINDICACIONES: Enfermedades leves o no filiadas, gestación, lactancia o hipersensibilidad conocida al medicamento.
EFECTOS SECUNDARIOS: Entre los más graves se encuentran las discrasias sanguíneas, la depresión de la médula ósea y la anemia aplásica.

**CLORAZEPATO** *(clorazepate dipotassium)* Benzodiazepina utilizada como tranquilizante menor.
INDICACIONES: Ansiedad y estrés.
CONTRAINDICACIONES: Psicosis, glaucoma agudo o hipersensibilidad conocida al medicamento.
EFECTOS SECUNDARIOS: Entre los más graves figuran síndrome de abstinencia, somnolencia y fatiga.

**CLORCICLICINA, CLORHIDRATO DE** *(chlorcyclizine hydrochloride)* Antihistamínico que se ha utilizado en las rinitis, sinusitis y fiebre del heno. En forma de crema también se utiliza en procesos cutáneos.

**CLORDANO, INTOXICACIÓN POR** *(chlordane poisonning)* V. **intoxicación por insecticidas organoclorados**.

**CLORDANTOÍNA** *(chlordantoin)* Antifúngico.
INDICACIONES: Tratamiento de la candidiasis vaginal y cutánea.
CONTRAINDICACIONES: Hipersensibilidad conocida al medicamento.
EFECTOS SECUNDARIOS: Entre los más graves se encuentran la irritación y las reacciones alérgicas.

**CLORFENIRAMINA, MALEATO DE** *(chlorpheniramine maleate)* Antihistamínico.
INDICACIONES: Tratamiento de diversas reacciones de hipersensibilidad, rinitis, eritema cutáneo y prurito.
CONTRAINDICACIONES: Asma o hipersensibilidad conocida al fármaco. No debe administrarse a recién nacidos ni a madres lactantes.
EFECTOS SECUNDARIOS: Entre los más graves figuran el eritema cutáneo, reacciones de hipersensibilidad y taquicardia. Son frecuentes la somnolencia y la sequedad de boca.

**CLORHÍDRICO, ÁCIDO** *(hydrochloric acid)* Compuesto de hidrógeno y cloro. Es segregado en el estómago y es el componente principal del jugo gástrico.

**-CLÓRICO** *(-chloric)* Sufijo que significa «relativo al cloro»: *hidroclórico, hiperclórico, perclórico*.

**CLORMEZANONA** *(chlormezanone)* Ansiolítico.
INDICACIONES: Ansiedad leve y tensión nerviosa.
CONTRAINDICACIONES: Hipersensibilidad conocida al fármaco.
EFECTOS SECUNDARIOS: Entre los más graves se encuentran las reacciones de hipersensibilidad y la sedación. También son frecuentes los vértigos, las náuseas y el eritema cutáneo.

**CLORO (Cl)** *(chlorine [Cl])* Elemento gaseoso verde amarillento del grupo de los halógenos. Su número atómico es 17 y su peso atómico, 35,453. Tiene un olor fuerte y característico, es irritante para el tracto respiratorio y tóxico si se ingiere o inhala. En estado natural se encuentra inicialmente como componente del cloruro sódico en el agua de mar y en los depósitos de sal. Se utiliza como lejía y como desinfectante para purificar el agua potable o de las piscinas. Los compuestos de cloro de uso general son un gran número de disolventes, limpiadores y el cloroformo. La mayoría de los disolventes y limpiadores que contienen cloro son tóxicos si se inhalan o ingieren. El cloroformo se utilizaba antiguamente como anestésico general.

**CLORODIAZEPÓXIDO** *(chlordiazepoxide)* Tranquilizante menor.
INDICACIONES: Tratamiento de la ansiedad y la tensión nerviosa.
CONTRAINDICACIONES: Psicosis, glaucoma agudo o hipersensibilidad conocida al medicamento.
EFECTOS SECUNDARIOS: Entre los más graves se encuentran los síntomas de abstinencia tras la supresión del tratamiento. Son frecuentes la somnolencia, la fatiga y la sequedad de boca.

**CLOROFILA** *(chlorophyll)* Pigmento vegetal capaz de absorber la luz y convertirla en energía química mediante procesos de oxidación y reducción implicados en la fotosíntesis de los hidratos de carbono. En las plantas verdes se encuentran la clorofila a y la b; en las algas marrones se encuentra la clorofila c y en las rojas, la clorofila d. V. también **fotosíntesis**.

**CLOROFILA, PRUEBA DE LA** *(chlorophyll test)* V. **Boas, prueba de**.

**CLOROFORMISMO** *(chloroformism)* **1.** Hábito de inhalación de cloroformo por su efecto narcótico. **2.** Referido al efecto anestésico del cloroformo.

**CLOROFORMO** *(chloroform)* Líquido volátil no inflamable que fue el primer anestésico por inhalación descubierto. A causa de la facilidad de administración (con frecuencia se realizaba tan sólo con un gotero y un pañuelo como mascarilla) constituye todavía el principal anestésico general en muchos países subdesarrollados, en los que es imposible disponer de alguno de los modernos equipos de anestesia. Sin embargo, es un fármaco anestésico peligroso, ya que tan sólo una oscilación del 10 % de los niveles plasmáticos puede provocar hipotensión, depresión miocárdica y respiratoria, shock cardiogénico, fibrilación ventricular, coma y muerte. La intoxicación tardía, que aparece incluso semanas después de una recuperación aparentemente total, no es rara, y se ha descrito con frecuencia la producción de lesiones oculares graves.

**CLOROGUANIDA, CLORHIDRATO DE** *(chloroguanide hydrochloride)* Antimalárico.
INDICACIONES: Profilaxis de la malaria.
CONTRAINDICACIONES: Hipersensibilidad conocida al fármaco. Debe administrarse con precaución durante la gestación, especialmente en los tres primeros meses.
EFECTOS SECUNDARIOS: Entre los más graves se encuentran la anemia megaloblástica, anorexia y pérdida de peso, que aparecen habitualmente en los tratamientos profilácticos prolongados.

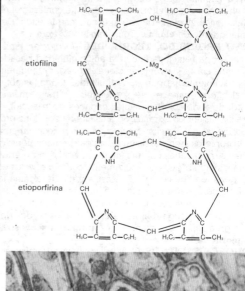

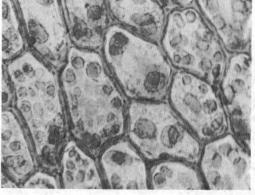

**CLOROFILA. Arriba, fórmulas estructurales de la etiofilina y de la etioporfirina, sustancias obtenidas por degradación de la clorofila. Abajo, microfotografía de cloroplastos de unas hojas de musgo, en la que se aprecia la clorofila presente en estas formaciones endocelulares.**

**CLOROLEUCEMIA** *(chloroleukemia)* Tipo de leucemia mieloide en la que no se observan masas tumorales específicas en la autopsia, y los órganos tienen una coloración verdosa. V. también **leucemia mieloide**.

**CLOROLINFOSARCOMA** *(chlorolymphosarcoma)* Neoplasia verdosa de tejido mieloide que se produce en enfermos con leucemia mieloide. Se piensa que las células mononucleares presentes en sangre periférica son en realidad linfocitos, en lugar de los mieloblastos que aparecen en el cloroma.

**CLOROMA** *(chloroma)* Neoplasia maligna de color verdoso de tejido mieloide que se produce en cualquier lugar de la economía en enfermos con leucemia mieloide. El pigmento verdoso, formado principalmente por mieloperoxidasa (verdoperoxidasa) no tiene una función metabólica definida. El tejido tumoral es fluorescente con un color ro jo brillante bajo la luz ultravioleta. Denominado también **cáncer verde; sarcoma granulocítico**.

**CLOROMIELOMA** *(chloromyeloma)* V. **cloroma**.

**CLOROQUINA** *(chloroquine)* Antimalárico.
INDICACIONES: Tratamiento de la malaria, artritis reumatoide, algunas formas del lupus eritematoso sistémico y reacciones fotoalérgicas.
CONTRAINDICACIONES: Cambios retinianos o en el campo visual, porfiria o hipersensibilidad conocida al fármaco.
EFECTOS SECUNDARIOS: Entre los más graves se encuentran los trastornos gastrointestinales, cefalea, alteraciones de la visión y prurito.

**CLOROTIACIDA** *(chlorothiazide)* Diurético y antihipertensivo.
INDICACIONES: Tratamiento de la hipertensión y el edema.
CONTRAINDICACIONES: Anuria o hipersensibilidad conocida a las tiacidas o a los derivados sulfonamídicos.
EFECTOS SECUNDARIOS: Entre los más graves se encuentran la hipocaliemia, hiperglucemia e hiperuricemia. A veces se producen reacciones de hipersensibilidad.

**CLOROTRIANISENO** *(chlorotrianisene)* Estrógeno.
INDICACIONES: Tratamiento de la ingurgitación mamaria posparto, síntomas menopáusicos y cáncer de próstata.
CONTRAINDICACIONES: Disfunción hepática, alteraciones tromboembólicas, hemorragia vaginal esporádica, embarazo conocido o sospechado, sospecha de enfermedad neoplásica dependiente de los estrógenos o hipersensibilidad conocida al fármaco.
EFECTOS SECUNDARIOS: Entre los más graves se encuentran las alteraciones gastrointestinales, hemorragias bruscas, y en el varón, ginecomastia, disminución de la libido e impotencia.

**CLORPROCAÍNA** *(chlorprocaine)* Anestésico local con estructura química similar a la de la procaína.

**CLORPROMACINA** *(chlorpromazine)* Fenotiacina tranquilizante y antiemética.
INDICACIONES: Tratamiento de alteraciones psicóticas, náuseas y vómitos graves e hipo incoercible.
CONTRAINDICACIONES: Enfermedad de Parkinson, administración concomitante de depresores del SNC, enfermedades hepáticas o renales, hipotensión grave o hipersensibilidad conocida al fármaco o a otras fenotiacinas.
EFECTOS SECUNDARIOS: Entre los más graves figuran la hipotensión, toxicidad hepática, diversas reacciones extrapiramidales, discrasias sanguíneas y reacciones de hipersensibilidad.

**CLOROPROPAMIDA** *(chlorpropamide)* Antidiabético oral.
INDICACIONES: Tratamiento de la diabetis mellitus moderada y estable del adulto.
CONTRAINDICACIONES: Enfermedades hepáticas o renales e hipersensibilidad conocida al fármaco.
EFECTOS SECUNDARIOS: Entre los más graves figuran las alteraciones hematólogicas e ictericia. Son frecuentes las alteraciones gastrointestinales y los eritemas cutáneos.

**CLORPROTIXENO** *(chlorprothixene)* Fármaco antipsicótico de la familia de las tioxantinas.
INDICACIONES: Tratamiento de las enfermedades psicóticas.

CONTRAINDICACIONES: Enfermedad de Parkinson, administración concomitante de depresores del sistema nervioso central, enfermedades renales o hepáticas, hipertensión grave o hipersensibilidad conocida al fármaco.
EFECTOS SECUNDARIOS: Entre los más graves figuran la hipotensión, toxicidad hepática, diversas reacciones extrapiramidales, discrasias sanguíneas y reacciones de hipersensibilidad.

**CLORTALIDONA** *(chlorthalidone)* Diurético.
INDICACIONES: Tratamiento de la hipertensión arterial y los edemas.
CONTRAINDICACIONES: Anuria o hipersensibilidad conocida a este fármaco, a otras tiacidas o a derivados sulfonamídicos.
EFECTOS SECUNDARIOS: Entre los más graves figuran la hipocaliemia, hiperglucemia, hiperuricemia y reacciones de hipersensibilidad.

**CLORTETRACICLINA, CLORHIDRATO DE** *(chlortetracycline hydrochloride)* Antibiótico.
INDICACIONES: Tratamiento de diversas infecciones.
CONTRAINDICACIONES: Enfermedades renales o hepáticas, embarazo o hipersensibilidad conocida al medicamento. No debe administrarse a niños muy pequeños.
EFECTOS SECUNDARIOS: Entre los más graves figuran los trastornos gastrointestinales, fototoxicidad, existencia de sobreinfecciones potencialmente graves y reacciones de hipersensibilidad. En niños menores de 8 años o en el feto se pueden producir alteraciones del color de los dientes con la administración de este fármaco.

**CLORURO** *(chloride)* Compuesto en el que el elemento negativo es el cloro. Los cloruros son sales del ácido clorhídrico, y la más frecuente es el cloruro sódico (sal común).

**CLORURO CÁLCICO** *(calcium chloride)* Solución concentrada de la sal de calcio que se utiliza para restablecer los niveles de calcio en la sangre.
INDICACIONES: Se utiliza en el tratamiento de la tetania hipocalcémica y como antídoto de la intoxicación por magnesio o la sobredosificación de sulfato de magnesio.
CONTRAINDICACIONES: Insuficiencia renal, fibrilación ventricular, hipercalcemia o hipersensibilidad conocida a este fármaco.
EFECTOS SECUNDARIOS: Entre los más importantes destaca la hipercalcemia.
PRECAUCIONES: El cloruro cálcico no debe nunca inyectarse directamente en un tejido.

**CLORURO SÓDICO** *(sodium chloride)* Sal de mesa común que se utiliza como fuente de electrólitos, vehículo isotónico, y en la preparación de soluciones de irrigación y enemas.

**CLORZOXAZONA** *(chlorzoxazone)* Relajante de la musculatura esquelética.
INDICACIONES: Tratamiento del espasmo muscular.
CONTRAINDICACIONES: Hipersensibilidad conocida al fármaco.
EFECTOS SECUNDARIOS: Entre los más graves figuran la ictericia y las hemorragias gastrointestinales.

**CLOSTRIDIUM** *(Clostridium)* Género de bacterias anaerobias, esporiformes, perteneciente a la familia Baciláceas y formado entre otros por: *Clostridium bifermentans* que produce gangrena gaseosa y se encuentra en las heces y los desperdicios; *C. botulinum*, causante del botulismo; *C. perfringens* que causa intoxicación alimentaria, celulitis e infecciones de la herida; *C. tetani*, causante del tétanos.

**CLOXACILINA** *(cloxacillin sodium)* Fármaco antibiótico. INDICACIONES: Enfermedades infecciosas sensibles al fármaco, en especial cepas de estafilococos productoras de penicilasa.
CONTRAINDICACIONES: Hipersensibilidad conocida al fármaco o a la penicilina.
EFECTOS SECUNDARIOS: Entre los más graves figuran molestias gastrointestinales, erupciones y reacciones de hipersensibilidad.

**Cm** *(Cm)* Símbolo químico del **curio**.

**CMV** *(CMV)* Abreviatura de **citomegalovirus**.

**Co** *(Co)* Símbolo químico del **cobalto**.

**CO-** *(co-)* Prefijo que significa «junto, con»: *coadaptación, coeducación*.

**CO₂** *(CO₂)* Fórmula química del **dióxido de carbono**.

**COADYUVANTE** *(adjunct)* (Asistencia sanitaria). Dícese de la sustancia, tratamiento o procedimiento adicional que se utiliza para aumentar la eficacia o seguridad de la sustancia, tratamiento o procedimiento principales o para facilitar su funcionamiento. Denominado también **adyuvante, auxiliar, complementario**.

**COADYUVANTE, TRATAMIENTO** *(adjuvant therapy)* Tratamiento de una enfermedad con sustancias que potencian la acción de los fármacos, especialmente promoviendo la producción de anticuerpos.

**COAGULACIÓN** *(clotting)* V. **coagulación sanguínea**.

**COAGULACIÓN, FACTOR DE** *(coagulation factor)* Cualquiera de los trece factores sanguíneos cuya interacción es responsable de la coagulación sanguínea. Para designarlos se utiliza una nomenclatura numérica estandarizada. factor I, fibrinógeno; factor II, protrombina; factor III, tromboplastigenasa; factor IV, calcio; factor V, proacelerina; factor VI, acelerina; factor VII, proconvertina; factor VIII, tromboplastinógeno; factor IX, factor antihemofílico C o precursor de la tromboplastina plasmática; factor XII, factor Hageman; factor XIII, factor estabilizador de la fibrina o de Laki-Lorand. V. también **coagulación sanguínea; hemofilia**.

**COAGULACIÓN INTRAVASCULAR DISEMINADA** *(disseminated intravascular coagulation)* Coagulopatía grave debida a la acumulación excesiva de los procesos de coagulación y anticoagulación fisiológicos en respuesta a una enfermedad o lesión, septicemia, hipotensión aguda, mordeduras de serpientes venenosas, ciertas neoplasias, urgencias obstétricas, traumatismos graves o hemorragias e intervenciones quirúrgicas muy importantes. El trastorno primario inicia la coagulación intravascular generalizada la cual a su vez estimula los mecanismos fibrinolíticos; como resultado de ello, la hipercoagulabilidad inicial da paso a una deficiencia de los factores de coagulación con hipocoagulabilidad y tendencia hemorrágica.
OBSERVACIONES: El primer signo suele ser una púrpura que se extiende por todo el tórax y el abdomen como expresión de los depósitos de fibrina en los capilares; junto con dicha púrpura aparecen bullas hemorrágicas, cianosis acra y gangrena local en las membranas cutáneas y mucosas. También se producen grandes hemorragias en los puntos de incisiones, inyecciones o cateterizaciones y el

enfermo presenta hemorragias gastrointestinales, hematuria, edema pulmonar, embolismo pulmonar, hipotensión progresiva, taquicardia, disminución de los pulsos periféricos, inquietud, convulsiones y eventualmente coma. Los estudios de laboratorio suelen poner de manifiesto una importante deficiencia de plaquetas, niveles bajos de fibrinógeno y otros factores de la coagulación, prolongación de los tiempos de protrombina y tromboplastina parcial y una morfología eritrocitaria anormal.
ACTUACIÓN: En el tratamiento de la coagulación intravascular diseminada lo fundamental es combatir el trastorno de base. Puede administrarse heparina IV para evitar la formación de coágulos pero, como puede potenciar la hemorragia, no siempre está indicada en los pacientes quirúrgicos. Para compensar la pérdida de factores se administran transfusiones de sangre total, plasma, plaquetas y otros productos sanguíneos. El paciente debe mantenerse en un ambiente tranquilo. Para protegerle de cara al traumatismo conviene almohadillar los barrotes laterales de la cama y realizar su higiene oral con torundas de algodón. Siempre que sea posible hay que evitar las punciones y procedimientos invasivos.

**COAGULACIÓN SANGUÍNEA** *(blood clotting)* Transformación de la sangre de una forma líquida y fluida en un gel semisólido. Aunque el proceso puede desencadenarse en el interior de un vaso sanguíneo intacto, suele producirse como consecuencia de una lesión tisular con exposición de la sangre al aire. A los pocos segundos de haberse producido la lesión de la pared del vaso, se produce un cúmulo local de plaquetas y si existen cantidades normales de calcio, plaquetas y factores tisulares la protrombina se convierte en trombina; esta actúa como catalizador para la conversión del fibrinógeno en una red de fibrina insoluble en la cual quedan inmovilizados todos los demás elementos formes. Consultar la voz **homeostasis**. V. también **anticoagulante**.

**COAGULACIÓN SANGUÍNEA, ESTADIOS DE LA** *(four stages of blood coagulation)* **Sistema intrínseco (tromboplastina plasmática). Sistema extrínseco (tromboplastina tisular). Estadio I: Formación de la tromboplastina**. Se libera el factor plaquetario (FP) que reacciona con el componente plasmático de tromboplastina (CPT) y antihemofílico (FAH) en presencia del precursor de la tromboplastina plasmática (PTP), factor Hageman, factores V y X y calcio. Duración: 3 a 5 minutos. Factor antihemofílico (FAH). Componente plasmático de tromboplastina (CPT). Proconvertina. Factor X. Calcio²⁺. Factor V. Tromboplastina plasmática. Factor Hageman. Precursor de la tromboplastina plasmática (PTP). **Estadio II: Conversión de la protrombina**. Reacción que necesita tromboplastina, calcio y factores accesorios (factores V y X para la tromboplastina plasmática y tisular, factor VII para la tromboplastina tisular). NOTA: En la coagulación normal funcionan ambas tromboplastinas. Duración: Entre 8 y 15 segundos. Protrombina. Tromboplastina plasmática. Calcio²⁺, V, X. Trombina. **Estadio III: Conversión de fibrinógeno a fibrina**. Tan pronto se forma la trombina el fibrinógeno soluble se convierte en fibrina insoluble. Duración: Menos de 1 segundo. Fibrinógeno. Fibrina. FEF (factor estabilizante de la fibrina). Fibrina. **Estadio IV: Lisis del coágulo**. La fibrinolisina

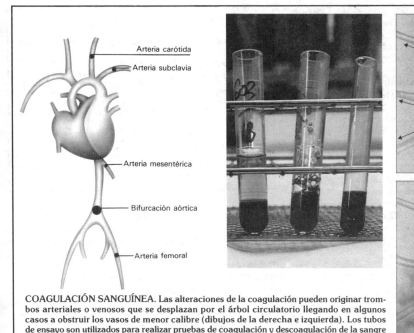

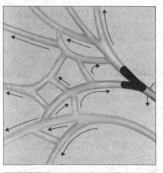

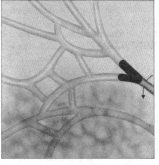

**COAGULACIÓN SANGUÍNEA.** Las alteraciones de la coagulación pueden originar trombos arteriales o venosos que se desplazan por el árbol circulatorio llegando en algunos casos a obstruir los vasos de menor calibre (dibujos de la derecha e izquierda). Los tubos de ensayo son utilizados para realizar pruebas de coagulación y descoagulación de la sangre (foto del centro).

**Coagulación sanguínea**

| Sistema intrínseco (tromboplastina plasmática) | Sistema extrínseco (tromblopastina tisular) |
|---|---|

**Estadio I: Formación de la tromboplastina**

Se libera el factor plaquetario (FP) que reacciona con el componente plasmático de tromboplastina (CPT) y antihemofílico (FAH) en presencia del precursor de la tromboplastina plasmática (PTP), factor Hageman, factores V y X y calcio.
Duración: 3 a 5 minutos
Factor antihemofílico (FAH)
Componente plasmático de tromboplastina (CPT)
Proconvertina

$$\text{Factor X} \xrightarrow[\text{Factor V}]{\text{Calcio}^{2+}} \text{Tromboplastina plasmática}$$

Factor Hageman
Precursor de la tromboplastina plasmática (PTP)

*Este estadio no ocurre*

**Estadio II: Conversión de la protrombina**

Reacción que necesita tromboplastina, calcio y factores accesorios (factores V y X para la tromboplastina plasmática y tisular, factor VII para la tromboplastina tisular).
*Nota:* En la coagulación normal funcionan ambas tromboplastinas
Duración: entre 8 y 15 segundos

$$\text{Protrombina} \xrightarrow[\text{Calcio}^{2+}, \text{V, X}]{\text{Tromboplastina plasmática}} \text{Trombina}$$

$$\text{Protrombina} \xrightarrow[\text{calcio}^{2+}, \text{V, VII, X}]{\text{tromboplastina tisular}} \text{Trombina}$$

**Estadio III: Conversión de fibrinógeno a fibrina**

Tan pronto se forma la trombina el fibrinógeno soluble se convierte en fibrina insoluble
Duración: menos de 1 segundo

$$\text{Fibrinógeno} \xrightarrow{\text{Trombina}} \text{Fibrina} \xrightarrow[\text{Calcio}^{2+}]{\text{FSF}} \text{Fibrina insoluble}$$

**Estadio IV: Lisis del coágulo**

La fibrinolisina (plasmina) actúa sobre la fibrina para disolverlo

$$\text{Fibrina} \xrightarrow[\text{Fibrinolisina (plasmina)}]{} \text{Lisis del coágulo}$$

(plasmina) actúa sobre la fibrina para disolverlo. Fibrinolisina (plasmina). Lisis del coágulo. Este estadio no ocurre. Tromboplastina tisular. Calcio$^{2+}$, V, VII, X.

**COAGULASA** (*coagulase*) Enzima producida por bacterias, en especial *Staphylococcus aureus*, que desencadena la coagulación.

**COÁGULO** (*clot*) V. **coágulo sanguíneo**.

**COÁGULO, TIEMPO DE FORMACIÓN DEL** (*clotting time*) Tiempo que tarda la sangre en coagularse. Se mide recogiendo 4 ml de sangre en un tubo de ensayo y midiendo el tiempo hasta la formación del coágulo. Se utiliza en el control de la terapéutica con anticoagulantes.

**COÁGULO SANGUÍNEO** (*blood clot*) Masa semisólida gelatinosa que se forma como resultado final del proceso de coagulación de la sangre. Constituido habitualmente por hematíes, leucocitos y plaquetas inmersos en una red insoluble de fibrina. Consultar las voces **émbolo; trombo**. V. también **coagulación sanguínea; fibrinógeno**.

**COAGULOPATÍA** (*coagulopathy*) Enfermedad que se caracteriza por una alteración de la coagulación.

**COÁLTAR** (*coal tar*) Brea de hulla utilizada como antieccemático local.
INDICACIONES: Enfermedad cutáneas crónicas, como eccema y psoriasis.
CONTRAINDICACIONES: Hipersensibilidad conocida al medicamento.
EFECTOS SECUNDARIOS: Entre los más graves figuran irritaciones cutáneas y reacciones locales de hipersensibilidad.

**COANA** (*choana*) **1**. Canal en forma de embudo. **2**. V. **nariz posterior**.

**COANAS** (*posterior nares*) Par de orificios posteriores de la cavidad nasal que comunican ésta con la nasofaringe y permiten la inhalación y exhalación del aire. Tienen forma oval y miden aproximadamente 2,5 cm en sentido vertical y 1,5 cm en sentido horizontal.

**COANAS, ATRESIA DE LAS** (*choanal atresia*) Anomalía congénita en la que una oclusión ósea o membranosa bloquea la vía de paso entre la nariz y la faringe. El proceso, provocado por una falta de separación del septo nasofaríngeo durante el desarrollo embriológico, puede ocasionar problemas graves de ventilación en el recién nacido, y es necesario proporcionarle una vía aérea alternativa oral ·o mediante intubación endotraqueal. La anomalía debe ser reparada quirúrgicamente poco tiempo después del nacimiento.

**COARTACIÓN** (*coarctation*) Estrechez o contracción de las paredes de un vaso sanguíneo como, por ejemplo, la arteria aorta.

**COARTACIÓN DE AORTA** (*coarctation of the aorta*) Defecto congénito cardiaco caracterizado por una estrechez de la aorta que produce un aumento de presión en la zona anterógrada y una disminución en la retrógrada. Suele situarse inmediatamente después del origen de la arteria subclavia izquierda, lo que produce una hipertensión en las extremidades superiores y la cabeza y una hipotensión en las extremidades inferiores. Las manifestaciones clínicas están relacionadas con los cambios de presión producidos por la coartación y se presentan vértigos, cefalalgias, desmayos, epistaxis, pulso femoral disminuido o ausente

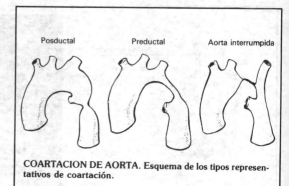

**COARTACION DE AORTA. Esquema de los tipos representativos de coartación.**

y calambres musculares en las piernas durante el ejercicio por anoxia tisular. Se diagnostica mediante la comprobación de los cambios de presión en ambas extremidades y mediante la radiología que muestra unas muescas en las costillas inferiores, hipertrofia ventricular izquierda y dilatación aórtica proximal a la estrechez; en ocasiones se oye un soplo. Se recomienda la reparación quirúrgica debido a la alta incidencia de complicaciones como rotura aórtica, hipertensión, endocarditis bacteriana, hemorragia subaracnoidea e insuficiencia cardiaca congestiva. V. también **corazón, malformación congénita del**.

**COARTACIÓN INVERTIDA** (*reversed coarctation*) V. **Takayasu, arteritis de**.

**COBALAMINA** (*cobalamin*) Compuesto común al grupo de la vitamina B$_{12}$. V. también **cianocobalamina**.

**COBALTO (Co)** (*cobalt [Co]*) Elemento metálico cuyo peso atómico es 58,94 y su número atómico, 27. Se obtiene mediante reducción con aluminio o carbono de minerales como la colbatita, esmaltita y lineíta. Forma parte de la vitamina B$_{12}$ y se halla en la mayoría de los alimentos más comunes, siendo absorbido fácilmente en el tubo digestivo. No se ha evaluado la cantidad mínima diaria de ingestión y no se conoce ningún caso de deficiencia en el hombre. En algunos pacientes con anemia ha sido útil la administración de cloruro de cobalto, pues a bajas dosis estimula la eritropoyetina (quizá mediante la inhibición del metabolismo oxidativo y la consiguiente hipoxia tisular). A altas dosis produce depresión de la producción de eritrocitos. La intoxicación produce cianosis, coma y muerte. La única indicación actual del cobalto es la anemia normocítica y normocrómica con insuficiencia renal. V. también **cobalto 60**.

**COBALTO 60 (Co$^{60}$)** (*cobalt-60 [$^{60}$Co]*) (Radioterapia). Isótopo radiactivo de 5,2 años de vida media. Emite rayos gamma y es el isótopo que más se utiliza en radioterapia. En los aparatos de cobalto 60 la fuente de emisión radiactiva está contenida en una cámara de plomo o uranio.

**COBRE (Cu)** (*copper [Cu]*) Elemento químico metálico maleable de color castaño rojizo. Su número atómico es 29 y su peso atómico, 63,54. Se encuentra en la naturaleza en forma pura y formando parte de gran número de minerales. Aparece unido a varias enzimas importantes del metabolismo o vinculado a la acción de las mismas y es necesario para la salud. La deficiencia de cobre es rara porque las necesidades diarias, de 2 a 5 mg, se obtienen fácilmente a partir de los alimentos. Se acumula en individuos con enfermedad de Wilson, cirrosis biliar primaria y, a veces, en personas que padecen obstrucción biliar extrahepática crónica. Conduce muy bien el calor y la electricidad, forma parte de gran número de aleaciones y se puede combinar con arsénico para fabricar insecticidas. La solución de sulfato de cobre se usa para detectar agentes reductores, como la glucosa en orina. V. también **ceruloplasmina; degeneración hepatolenticular**.

**COCA** *(coca)* Hoja de la planta *Erythroxylum coca*, originaria de América del Sur. Los habitantes de la región de los Andes secan la hoja y la mastican por su efecto estimulante. Contiene diferentes sustancias, principalmente cocaína.

**COCAÍNA** *(cocaine hydrochloride)* Alcaloide cristalino que, en forma de clorhidrato, se utiliza como anestésico local. En un principio se obtenía de las hojas de coca, pero actualmente se sintetiza en el laboratorio.
INDICACIONES: Es un anestésico local eficaz en las exploraciones del ojo, nariz, oído y garganta. Su efecto vasoconstrictor limita la hemorragia y la absorción. El uso prolongado produce alteración de las mucosas.
CONTRAINDICACIONES: Enfermedades cardiovasculares, tirotoxicosis, hipotensión o hipertensión. Es incompatible con todos los precipitantes de alcaloides, agentes mercuriales y nitrato de plata. El uso con inhibidores de la monoaminooxidasa, anfetaminas o guanetidina produce sobreestimulación del sistema nervioso central. La combinación con adrenalina o noradrenalina conduce a arritmias cardiacas, en especial fibrilación ventricular.
EFECTOS SECUNDARIOS: Entre los más graves figuran excitación, depresión, euforia, agitación, temblores, vértigos, náuseas, vómitos, hipotensión e hipertensión, calambres abdominales, exoftalmia, midriasis, colapso vascular periférico, taquipnea, taquicardia, escalofríos, fiebre, coma o muerte por insuficiencia respiratoria.
NOTA: La solución de clorhidrato de cocaína debe prepararse en el momento, pues se deteriora rápidamente y no puede esterilizarse mediante calor.

**COCCIDIOIDOMICOSIS** *(coccidioidomycosis)* Enfermedad infecciosa producida por la inhalación de partículas aéreas con esporas de *Coccidioides immitis*. Es endémica en las regiones templadas y secas de todo el continente americano. Los síntomas de la infección primaria semejan los del resfriado común o la gripe. La infección secundaria aparece tras un período de remisión y puede durar de semanas a años; se observa febrícula, anorexia y adelgazamiento, cianosis, disnea, hemoptisis y dolor en huesos y articulaciones. La presencia del paciente en zonas endémicas o la comprobación del agente infeccioso en el esputo, exudado o tejido conducen al diagnóstico. Se trata con antibióticos y reposo en cama. Denominada también **fiebre del desierto; fiebre del valle; San Joaquín, fiebre de**.

**COCCIDIOSIS** *(coccidiosis)* Enfermedad parasitaria de las regiones tropicales y subtropicales causada por la ingestión de ovoquistes de *Isospora belli* o *I. hominis*. Se caracteriza por la presencia de focos supurativos o nodulares en huesos, hígado, pulmones y piel. El curso es autolimitado, pero puede persistir con un cuadro de malabsorción

y, raramente, muerte. No existe tratamiento específico. Consultar la voz **coccidioidomicosis**.

**COCCÍGEO** *(coccygeus)* Relativo al cóccix.

**COCCIGODINIA** *(coccygodynia)* Dolor en la región del cóccix.

**CÓCCIX** *(coccyx)* Hueso en forma de pico situado en el extremo caudal de la columna vertebral, unido al sacro por un disco cartilaginoso. Está formado por varias vértebras rudimentarias fusionadas. En el hombre se fusiona con el

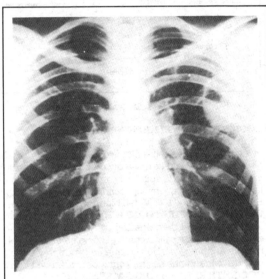

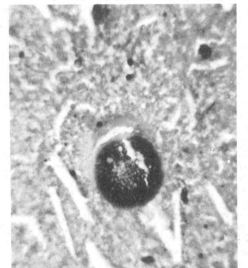

COCCIDIOIDOMICOSIS. Arriba, radiografía pulmonar que muestra una lesión cavitaria por coccidioidomicosis. Abajo, microfotografía de esférulas de *Coccidioides immitis* llenas de esporas en tejido necrótico.

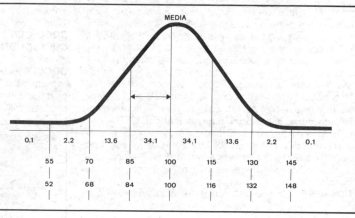

**COCIENTE DE INTELIGEN-CIA, CI.** La gráfica muestra cómo se distribuye el cociente de inteligencia según estudios realizados sobre una amplia muestra de población. La mayoría de resultados se agrupa alrededor de la media, mientras que en los extremos la densidad es menor. Obsérvese la variación de cifras entre Binet y Wechsler.

| Porcentaje de personas que obtienen este resultado | 0,1 | 2,2 | 13,6 | 34,1 | 34,1 | 13,6 | 2,2 | 0,1 |
|---|---|---|---|---|---|---|---|---|
| CI correspondiente (Stanford-Binet) | 55 | 70 | 85 | 100 | 115 | 130 | 145 | |
| CI correspondiente (Wechsler) | 52 | 68 | 84 | 100 | 116 | 132 | 148 | |

sacro en la sexta década de la vida. Durante el embarazo es móvil en la mujer.

**COCIENTE DE INTELIGENCIA, CI** *(intelligence quotient)* Expresión numérica del nivel intelectual de una persona medido de acuerdo con la media estadística del grupo de su misma edad. Se determina dividiendo la edad mental, calculada mediante la aplicación de tests psicológicos, por la edad cronológica y multiplicando el resultado por 100. El CI medio es de 100. V. también **retraso mental**.

**COCIENTE RESPIRATORIO (CR)** *(respiratory quotient)* Intercambio total de oxígeno por anhídrico carbónico en el cuerpo, expresado como el cociente entre el volumen de anhídrico carbónico que se produce y el volumen de oxígeno que se consume por unidad de tiempo.

**COCIENTE RESPIRATORIO METABÓLICO** *(metabolic respiratory quotient [R])* Relación entre la producción de $CO_2$ y el consumo de $O_2$. El cociente cambia de acuerdo con el combustible que se esté utilizando; así, como las grasas contienen relativamente poco $O_2$ en comparación con la glucosa, el cociente de las grasas es inferior al de la glucosa, y el de las proteínas se sitúa entre los de ambas.

**CÓCLEA** *(cochlea)* Estructura ósea cónica del oído interno, perforada para permitir el paso de la rama coclear del nervio acústico. Forma parte de la compleja red tubular del laberinto óseo. Es un túnel espiral de 30 mm de longitud que da casi tres vueltas, semejando la concha de un caracol.

**COCLEAR, CONDUCTO** *(cochlear canal)* Túnel óseo espiral que recorre por dentro la cóclea. Tiene una longitud de cerca de 30 mm y se estrecha según se aproxima al extremo de la cóclea. Posee un agujero que se comunica con la cavidad timpánica, otro que conecta con la vestibular y un tercero que conduce a un pequeño canal de la superficie inferior del hueso temporal.

**COCO** *(cocci-, cocco-)* Bacteria de forma redondeada, esférica u oval, como los gonococos, neumococos, estafilococos y estreptococos.

**CÓCTEL ANALGÉSICO** *(analgesic cocktail)* Mezcla individualizada de fármacos usada para mitigar el dolor en síndromes específicos. V. también **cóctel lítico**.

**CÓCTEL LÍTICO** *(lytic cocktail)* Nombre informal que se aplica a un compuesto anestésico constituido por clorpromacina, meperidina y prometacina, que bloquea el sistema nervioso autónomo, deprime el sistema circulatorio e induce neuroplejia.

**COCHINILLA** *(cochineal)* Colorante rojo preparado con insectos hembra desecados de la especie *Coccus cácti*.

**CODEÍNA** *(codeine)* Alcaloide cristalino del opio que se utiliza, en forma de fosfato, como analgésico y antitusivo. INDICACIONES: Tratamiento del dolor, diarrea y tos. CONTRAINDICACIONES: Hipersensibilidad conocida a los opiáceos. EFECTOS SECUNDARIOS: Depresión del sistema nervioso central, respiratorio y cardiocirculatorio, excitación paradójica, náuseas y estreñimiento. Puede producir drogadicción.

**CODEÍNA E HIDRATO DE TERPINA, JARABE DE** *(terpin hydrate and codeine elixir)* Preparación expectorante a base de hidrato de terpina, con tintura de naranja dulce, benzaldehído, glicerina, alcohol, agua y codeína, antitusivo narcótico. Disminuye las secreciones y favorece la regeneración de la mucosa por acción de la terpina, mientras que la codeína deprime el centro de la tos del bulbo raquídeo. Su uso continuado puede crear adicción.

**CÓDIGO GENÉTICO** *(genetic code)* Información contenida en las moléculas de ADN que determina los aminoácidos específicos y su distribución en la cadena polipeptídica de las diferentes proteínas sintetizadas por la célula. El código representa la secuencia de nucleótidos a lo largo de la molécula de ADN de cada cromosoma. Durante la transcripción esta disposición se transcribe a un ARN mensajero y es llevada desde el núcleo de la célula al citoplasma. Allí se traduce al lenguaje de aminoácidos que forman la proteína mediante la intervención de los ribosomas. Una unidad de tres nucleótidos consecutivos, o codón, codifica cada aminoácido de la molécula proteínica. Cualquier cambio en el código da lugar a una disposición incorrecta de los aminoácidos en la proteína, causando una mutación. V. también **transcripción; translación.**

**CODO** *(elbow)* Curva de la extremidad superior en la articulación que conecta el brazo y el antebrazo. Formado por la articulación del cúbito y el húmero, constituye una localización frecuente de inflamaciones y otras anomalías.

**CODO, ARTICULACIÓN DEL** *(elbow joint)* Articulación

CODO. Izquierda, radiografía de dislocación de cúbito. Este desplazamiento puede ser tratado mediante una reducción manipulativa del codo. Derecha, radiografía de codo fracturado en el olécranon. Si la fractura no es astillada y no se ha producido desplazamiento, el tratamiento adecuado es la inmovilización.

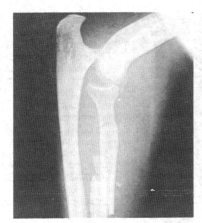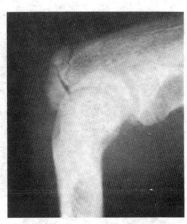

en la que participan el húmero, el cúbito y el radio. Está cubierta por una cápsula protectora, con tres ligamentos y una extensa membrana sinovial. Permite la extensión y flexión del antebrazo y acomoda la articulación radiocubital.

**CODO, REFLEJO DEL** *(elbow reflex)* V. **tricipital, reflejo**.

**CODO DE MINERO** *(miner's elbow)* Inflamación de la bursa del olécranon producida al apoyar todo el peso del cuerpo sobre el codo, como ocurre por ejemplo, en los mineros, al picar carbón en las minas. También se observa a veces en niños de edad escolar. Consultar la voz **epicondilitis humeral externa**. V. también **bursitis**.

**CODOMINANTE** *(codominant)* Relativo o perteneciente a los alelos o al rasgo resultante de la expresión completa de ambos alelos de una pareja en un heterocigoto, como los antígenos de los grupos sanguíneos AB y MN.

**CODÓN** *(codon)* Triplete de bases de la molécula de ADN o ARNm que codifica para un aminoácido específico en la cadena polipeptídica durante la síntesis de proteínas. El orden de los codones determina la secuencia de aminoácidos de la proteína. V. también **genético, código**.

**CODÓN DE INICIACIÓN** *(initiation codon)* (Genética molecular). Dícese del triplete de nucleótidos, generalmente adenina-uracilo-guanina (AUG) o, a veces, guanina-uracilo-guanina (GUG), que codifica para formilmetionina, el primer aminoácido en la secuencia proteica.

**CODÓN TERMINAL** *(termination codon)* (Genética molecular). Unidad del código genético que especifica el final de la secuencia de aminoácidos en un polipéptido.

**COEFICIENTE** *(coefficient)* Relación matemática entre diferentes factores que puede utilizarse para medir o valorar una propiedad. Un ejemplo es el **coeficiente de utilización del oxígeno**, que mide la diferencia de oxígeno arterial y venoso.

**COENZIMA** *(coenzyme)* Sustancia no proteica termoestable que se combina con la apoenzima para constituir el enzima. Se disocia por diálisis de las porciones proteicas con las que se combina. Pertenecen a este grupo algunas vitaminas (por ejemplo la $B_1$ y $B_2$). V. también **acetilcoenzima A**.

**COGNICIÓN** *(cognition)* Proceso mental del conocimiento, pensamiento, aprendizaje y juicio. Consultar la voz **conación**.

**COGNOSCITIVA, FUNCIÓN** *(cognitive function)* Proceso intelectual por el cual la persona es consciente, percibe y comprende las ideas. Comprende todos aquellos aspectos relacionados con la percepción, pensamiento, razonamiento y memoria. Consultar la voz **conación**.

**COHESIÓN** *(coherence)* **1.** Fuerza que mantiene unidas las moléculas de una sustancia. **2.** (Psicología). Patrón de expresión y pensamiento de una persona normal.

**COILO-** *(koilo-)* Prefijo que significa «hundido o cóncavo»: *coiloniquia, coilorraquia, coilosternia*.

**COILONIQUIA** *(koilonychia)* Estado de concavidad de las uñas. Suele ser familiar pero también puede suceder en la anemia ferropénica y en el fenómeno vascular o enfermedad de Raynaud.

**COINONI-** *(koinoni-)* Prefijo que significa «perteneciente o relativo a una comunidad»: *coinonimanía, coinonifobia*.

**COITO** *(coitus)* Unión sexual de dos personas del sexo opuesto, en la que el pene es introducido en la vagina para la copulación, produciéndose una excitación mutua y terminando con frecuencia en el orgasmo. Denominado también cohabitación; **cópula**.

**COITOFOBIA** *(coitophobia)* Temor morboso al coito, por dispareunia o cipridofobia.

**COJERA** *(limp)* Patrón anormal de deambulación en el que las dos fases de la marcha son asimétricas. V. también **marcha, fase oscilatoria de la; marcha, fase postural de la**.

**COJERA DEL TRÍCEPS SURAL** *(triceps surae limp)* Movimiento anormal durante la marcha debido a una deficiente elevación y propulsión de la pierna afectada por debilidad del tríceps sural. El tríceps sural se ve imposibilitado para elevar la pelvis y llevarla hacia delante, por lo que queda retrasada y por debajo de su nivel normal durante la marcha.

**COJINETES ENDOCÁRDICOS, DEFECTO DE LOS** *(endocardial cushion defect)* Defecto cardiaco producido por la falta de fusión de los cojinetes endocárdicos en el corazón del embrión, con lo cual no se origina el tabique interauricular. V. también **comunicación interauricular; cardiopatía congénita**.

**COLA DE CABALLO** *(cauda equina)* Extremo inferior de la médula espinal, en las primeras vértebras lumbares y el haz de raíces nerviosas lumbares, sacras y coxígeas que

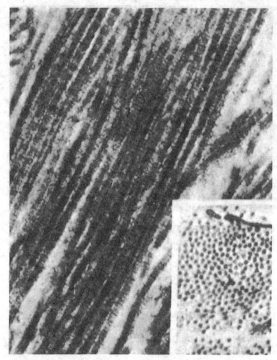

**COLÁGENA, Fibra. Fibras de colágena con su típica disposición en racimos. En el recuadro inferior aparecen algunas fibras cortadas ortogonalmente.**

emergen de la médula y descienden a través del canal espinal del sacro y el coxis antes de llegar a los orificios intervertebrales de sus respectivas vértebras.

**COLÁGENA, FIBRA** *(collagenous fiber)* Fibra que contiene colágeno y forma parte de la sustancia intercelular y del tejido conjuntivo del organismo. Suelen disponerse en racimos lo que las confiere mayor resistencia a la tracción.

**COLÁGENO** *(collagen)* Proteína formada por haces de fibras reticulares, que se combinan para formar las fibras inelásticas de los tendones, ligamentos y fascias. Puede transformarse en cartílago y tejido óseo por metaplasia.

**COLAGENOBLASTO** *(collagenoblast)* Célula que se diferencia a partir de un fibroblasto y cuya función es la formación de colágeno.

**COLAGENOSIS** *(collagen disease)* Grupo de enfermedades caracterizadas por presentar una alteración del tejido conjuntivo con inflamación y degeneración fibrinoide. Incluyen la poliarteritis nodosa, el lupus eritematoso generalizado, la fiebre reumática, la arteritis coronaria reumatoide y la espondiloartritis anquilopoyética.

**COLAGENOSIS VASCULAR** *(collagen vascular disease)* Enfermedad adquirida de origen desconocido que presenta alteraciones inmunológicas e inflamatorias de forma difusa en los pequeños vasos. Se piensa que intervienen factores hereditarios, antígenos ambientales, infecciones, alergias y complejos antígeno-anticuerpo en su etiología. Los hallazgos comunes son artritis, lesiones cutáneas, iritis

y epiescleritis, pericarditis, pleuritis, nódulos subcutáneos, miocarditis, vasculitis y nefritis asociadas con frecuencia a anemia hemolítica con test de Coombs positivo, trombocitopenia, leucopenia, alteraciones linfocitarias B y T, anticuerpos antinucleares, crioglobulinas, factor reumatoide positivo, falsos positivos en las pruebas serológicas de la sífilis, alteraciones séricas del complemento y defectos inmunológicos. Enfermedades de este grupo son la enfermedad mixta del tejido conjuntivo, la vasculitis necrotizante, la poliarteritis nodosa, la polimiositis, la policondritis recurrente, la fiebre reumática, la artritis reumatoide, la esclerodermia y el lupus eritematoso generalizado. V. también **conjuntivo, enfermedad del tejido**.

**COLANGIOGRAFÍA** *(cholangiography)* Técnica radiológica especial que permite la visualización de las vías biliares principales mediante la inyección IV o la instilación directa de material radioopaco.

MÉTODO: En la colangiografía IV el medio de contraste se administra lentamente por vía venosa y se realizan las radiografías de la región biliar. Si la vesícula no ha sido extraída, se le da al enfermo una comida grasa y se realizan nuevas radiografías, que muestran la capacidad de contracción del órgano. En la colangiografía pre y posoperatoria se utiliza la inyección del material de contraste en el colédoco a través de un tubo en T insertado durante la intervención, con el propósito de descubrir la persistencia de pequeños cálculos biliares residuales que hayan escapado a la exploración visual. En la colangiografía transhepática percutánea el material de contraste se inyecta a través de una aguja larga o una aguja con catéter introducida directamente a través de la piel hasta el tejido hepático. La colangiografía endoscópica retrógrada se realiza cateterizando la ampolla de Váter a través de un fibroduodenoscopio flexible e instilando material radioopaco directamente en el colédoco. La colangiografía IV no puede realizarse en presencia de hepatopatía grave o ictericia porque el contraste no se concentra ni se excreta por la bilis. Para realizar esta exploración se mantiene al enfermo en ayunas y se restringe la ingestión de líquidos la noche anterior. Por la mañana se realiza un enema de limpieza y una sedación suave. Se le avisa que durante un breve período puede experimentar una sensación de quemazón con la inyección del contraste. En la colangiografía transhepática percutánea con frecuencia se aplica una premedicación sedante y anestesia local en lugar de la punción. Antes de realizar esta técnica es necesario estudiar el estado de la coagulación para evitar posibles hemorragias. Una complicación ocasional de esta técnica o de la colangiografía con tubo en T es la peritonitis biliar, por lo que es esencial mantener una estrecha vigilancia del paciente después de realizar la exploración para diagnosticarla precozmente. En la colangiografía retrógrada endoscópica se mantiene al enfermo en ayunas desde la media noche del día anterior y antes de llevar a cabo la exploración se le explica lo que se le va a hacer, se retiran las dentaduras postizas y se forma una vía venosa para permitir la administración de medicamentos. El endoscopio se introduce con el enfermo en decúbito lateral izquierdo; una vez introducido, el enfermo gira a decúbito prono, se cateteriza la ampolla, se inyecta el contraste y se realizan las radiografías

fías. Durante la exploración y después de ella deben vigilarse las costantes vitales, y a las 2 ó 4 horas se le administra la primera comida ligera.

CRITERIOS IMPORTANTES: La colangiografía permite determinar la continuidad de todo el árbol biliar y la presencia de cálculos en su interior, que se manifiestan en forma de defectos de replección en la columna del contraste. V. también **colecistografía**.

**COLANGIOGRAFÍA ENDOSCÓPICA RETRÓGRADA** (*endoscopic retrograde chlangiography*) (Radiología). Procedimiento diagnóstico para delimitar el conducto biliar común. Se realiza introduciendo en el mismo un duodenoscopio fibroóptico flexible a través del cual se instila directamente una sustancia radioopaca y a continuación se toman radiografías seriadas. V. también **colangiografía**.

**COLANGIOGRAFÍA INTRAOPERATORIA** (*operative cholangiography*) (Radiología). Procedimiento para la visualización de los conductos biliares principales. Se realiza durante cirugía mediante la inyección de un material de contraste radioopaco directamente en los conductos biliares. Suele realizarse para detectar cálculos residuales en el tracto biliar. V. también **colangiografía**.

**COLANGIOGRAFÍA INTRAVENOSA** (*intravenous cholangiography*) (Diagnóstico radiológico). Procedimiento para visualizar las vías biliares. Se inyecta un contraste radioopaco por vía IV y se toman varias series radiográficas. V. también **colangiografía**.

**COLANGIOGRAFÍA POSOPERATORIA** (*postoperative cholangiography*) (Radiología diagnóstica). Procedimiento para delimitar los conductos biliares mayores. Se inyecta un material de contraste radioopaco en el conducto biliar común a través de un tubo en «T» introducido durante la intervención. Esta técnica suele practicarse tras la colecistectomía para descubrir la posible existencia de cálculos residuales. V. también **colangiografía**.

**COLANGIOGRAFÍA TRANSHEPÁTICA PERCUTÁNEA** (*percutaneous transhepatic cholangiography*) (Radiología diagnóstica). Procedimiento para delimitar los conductos biliares mayores. Se realiza inyectando un medio de contraste radioopaco mediante una aguja o catéter introducido a través de la piel en el hígado.

**COLANGIOGRAMA** (*cholangiogram*) Radiografía del sistema biliar obtenida con la inyección de material radioopaco adecuado. V. también **colangiografía**.

**COLANGIOHEPATOMA** (*cholangiohepatoma*) Neoplasia formada por la combinación de cordones de hepatocitos y ductos biliares.

**COLANGIOLITIS** (*cholangiolitis*) Proceso que se caracteriza por la inflamación de los ductos pequeños del sistema biliar y que puede provocar una cirrosis colangiolítica.

**COLANGIOMA** (*cholangioma*) Neoplasia de los conductos biliares.

**COLANGIOSTOMIA** (*cholangeostomy*) Intervención quirúrgica para realizar una abertura en el conducto biliar.

**COLANGITIS** (*cholangitis*) Inflamación de los conductos biliares provocada por invasión bacteriana u obstrucción del árbol biliar a causa de un cálculo o un tumor. El proceso se caracteriza por la presencia de dolor intenso en el cuadrante superior derecho, ictericia (cuando existe obstrucción) y fiebre intermitente. Las pruebas hematológicas revelan la presencia de una bilirrubina sérica elevada, y el diagnóstico se establece mediante colangiografía oral o colecistografía IV. Cuando hay infección es necesario administrar antibióticos, y la intervención quirúrgica está in-

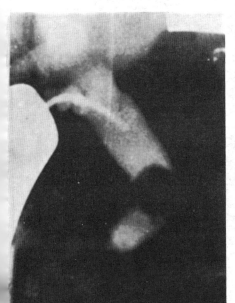
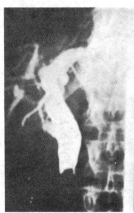
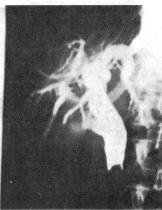

**COLANGIOGRAFÍA INTRAOPERATORIA.** Visualización de un cálculo redondo y único que produce una dilatación considerable de la vía biliar, en un caso de coledocolitiasis.

**COLANGIOGRAFÍA TRANSHEPÁTICA PERCUTÁNEA.** Típica imagen en cúpula (o en «pinza de cangrejo»), con el colédoco dilatado por encima de la obstrucción que produce un cálculo enclavado en la porción distal del conducto, responsable de la ictericia obstructiva que sufre el paciente. Visualización mediante colangiografía transhepática percutánea practicada al enfermo.

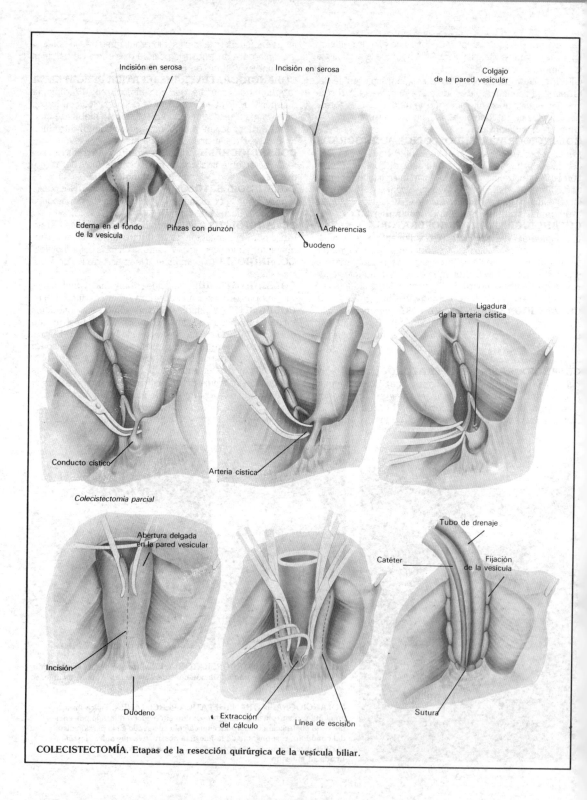

Incisión en serosa

Incisión en serosa

Colgajo
de la pared vesicular

Edema en el fondo
de la vesícula

Pinzas con punzón

Adherencias

Duodeno

Conducto cístico

Arteria cística

Ligadura
de la arteria cística

*Colecistectomía parcial*

Abertura delgada
en la pared vesicular

Tubo de drenaje

Catéter

Fijación
de la vesícula

Incisión

Duodeno

Extracción
del cálculo

Línea de escisión

Sutura

**COLECISTECTOMÍA.** Etapas de la resección quirúrgica de la vesícula biliar.

dicada cuando hay una obstrucción. V. también **cálculos biliares**.

**COLAPSO** *(collapse)* **1.** Estado de depresión o de cansancio extremo por alteraciones físicas o psicosomáticas. **2.** Alteración caracterizada por shock. **3.** Situación anatómica anormal de un órgano y obliteración de su cavidad.

**COLATERAL** *(collateral)* **1.** Secundario o accesorio. **2.** (Anatomía). Rama pequeña, como las arteriolas o vénulas.

**COLATERAL CUBITAL SUPERIOR, ARTERIA** *(superior ulnar collateral artery)* División larga y delgada de la arteria humeral que se origina distalmente a la mitad del brazo, desciende hacia el codo y se anastomosa con las arterias recurrente cubital posterior y colateral cubital inferior.

**COLATERAL INTERNA INFERIOR, ARTERIA** *(inferior ulnar collateral artery)* Rama de la arteria humeral que nace 5 cm por encima del codo y se dirige hacia dentro para anastomosarse con la arteria colateral interna superior y la red articular del codo. Irrigan a los músculos del antebrazo. Consultar la voz **colateral interna superior, arteria**.

**COLCHICINA** *(colchicine)* Antigotoso.
INDICACIONES: Tratamiento de la gota aguda y profilaxis de la artritis gotosa recurrente.
CONTRAINDICACIONES: Úlcera gastrointestinal, colitis ulcerosa o hipersensibilidad conocida al fármaco. No debe utilizarse en ancianos, personas debilitadas, enfermos renales, hepáticos, cardiovasculares o gastrointestinales crónicos.
EFECTOS SECUNDARIOS: Entre los más graves figuran alteraciones gastrointestinales graves con diarrea sanguinolenta, depresión de la médula ósea, neuritis periférica, disfunción hepática y alopecia.

**COLE-, COL-, COLO-** *(chole-, chol-, cholo-)* Prefijo que significa «perteneciente a la bilis»: *colecistectomía, colelitotomía, colesterasa*.

**COLECALCIFEROL** *(cholecalciferol)* V. **vitamina D**.

**COLECISTECTOMÍA** *(cholecystectomy)* Resección quirúrgica de la vesícula biliar indicada como tratamiento de la colelitiasis y la colecistitis. Antes de llevar a cabo la intervención es necesario tratar el proceso inflamatorio agudo, y el diagnóstico se confirma mediante una colecistografía. Antes de la intervención quirúrgica se realizan un electrocardiograma, pruebas de función hepática y determinación del nivel de protrombina (si es bajo se administra vitamina K). Bajo anestesia general se escinde la vesícula biliar y se liga el cístico; el colédoco se explora para extraer cualquier posible cálculo, y antes de terminar la intervención se realiza una colecistografía con un medio de contraste instilado mediante un tubo en T; por último, se coloca un drenaje de Penrose en un ojal cutáneo separado de la herida para prevenir la formación de abscesos. La complicación más frecuente es la solución de continuidad del conducto hepático o de otros conductos del árbol biliar, que requieren la corrección quirúrgica. También se pueden producir infecciones de la herida, hemorragias, rezumamiento de bilis e icteria. En el posoperatorio se mantiene la aspiración nasogástrica hasta que se restaure la función intestinal y se puedan tolerar los alimentos por vía oral. V. también **colecistitis; colelitiasis**.

**COLECISTITIS** *(cholecystitis)* Inflamación aguda o crónica de la vesícula biliar. La **colecistitis aguda** suele estar

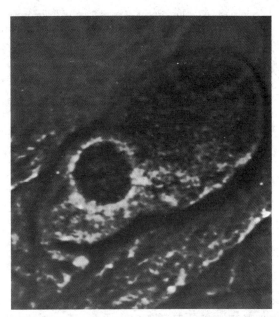

**COLECISTITIS. La formación de cálculos en las vías biliares es la causa más frecuente de colecistitis. La radiografía de vesícula biliar muestra la presencia de un cálculo en su interior.**

provocada por cálculos biliares que no pasan a través del cístico. El dolor se localiza en el cuadrante superior derecho del abdomen y se acompaña de náuseas, vómitos, eructos y flatulencia. El diagnóstico suele hacerse mediante la colecistografía oral, que permite descartar los diagnósticos de apendicitis, obstrucción intestinal, úlcera péptica y otros procesos abdominales superiores. La cirugía es el tratamiento de elección. La **colecistitis crónica**, más frecuente que la aguda, presenta un comienzo insidioso, en forma de dolor, con frecuencia nocturno, generalmente consecutivo a comidas grasas. Las posibles complicaciones son los cálculos biliares, la pancreatitis y el carcinoma de la vesícula biliar. Al igual que en la colecistitis aguda, el tratamiento de elección es quirúrgico. V. también **cálculos biliares; colecistectomía; colelitiasis**.

**COLECISTITIS CRÓNICA** *(chronic cholecystitis)* V. **colecistitis**.

**COLECISTOGRAFÍA** *(cholecystography)* Exploración radiológica de la vesícula biliar. Al menos 12 horas antes del estudio el enfermo debe abstenerse de ingerir comidas grasas, y antes de la prueba se le administra un material de contraste yodado, habitualmente en forma de tabletas. También puede administrarse por vía IV. El yoduro, que es opaco a los rayos X, se excreta por el hígado, por medio de la bilis, a la vesícula biliar. Después de la exploración el enfermo ingiere una comida grasa o colecistoquinina, que estimulan la contracción de la vesícula biliar y producen la expulsión de bilis y del material de contraste por el colédoco. En ese momento se realizan radiografías adicionales que permitan observar la motilidad de la vesícula. La prueba es útil para el diagnóstico de la colecistitis, la colelitiasis y los tumores y para realizar el diagnóstico diferencial de masas que asientan en el cuadrante superior derecho del abdomen.

**COLECISTOQUININA** *(cholecystokinin)* Hormona producida por la mucosa del intestino superior que estimula la contracción de la vesícula biliar y la secreción de enzimas pancreáticas.

**COLECTOMÍA** *(colectomy)* Resección quirúrgica de una parte o de todo el colon. Está indicada en el tratamiento del cáncer y de la colitis ulcerosa crónica grave. Antes de la operación se suministra al paciente una dieta baja en calorías, así como antibióticos y enemas de limpieza, se coloca un sonda nasogástrica y se instaura fluidoterapia parenteral. Se realiza bajo anestesia general y la sonda nasogástrica se deja en su lugar hasta que se oigan ruidos intestinales. V. también **abdomen, cirugía del**.

**COLÉDOCO, CONDUCTO** Porción de las vías biliares extrahepáticas formada por la unión de los conductos cístico y hepático, que desemboca en la segunda porción del duodeno, junto al conducto de Wirsung, a través de la ampolla de Váter.

**COLEDOCOLITIASIS** *(choledocholithiasis)* V. **cálculos biliares**.

**COLEDOCOLITOTOMÍA** *(choledocholithotomy)* Intervención quirúrgica en la que se realiza una incisión del colédoco para extraer un cálculo.

**COLELITIASIS** *(cholelithiasis)* Presencia de cálculos en la vesícula biliar. Esta enfermedad afecta a un 20 % de la población de más de 40 años y tiene mayor incidencia en mujeres y en enfermos con cirrosis hepática. La mayoría de los pacientes se quejan de molestias abdominales poco localizadas, eructos e intolerancia a ciertos alimentos. Otros enfermos se mantienen asintomáticos durante toda su vida. En los casos que cursan con crisis de dolor biliar intenso se recomienda realizar la colecistectomía para prevenir complicaciones como la colecistitis, la colangitis y las pancreatitis. V. también **cálculos biliares; colecistitis**.

**COLELITOTOMÍA** *(cholelithotomy)* Técnica quirúrgica en la que se extraen cálculos de la vesícula biliar a través de una incisión.

**CÓLERA** *(cholera)* Infección bacteriana aguda del intestino delgado que se caracteriza por la presencia de diarreas y vómitos graves, calambres musculares, deshidratación y deplección de electrólitos. Se propaga a través del agua y los alimentos contaminados por las heces de personas previamente enfermas. La sintomatología la provocan sustancias tóxicas producidas por el organismo infectante, *Vibrio cholerae*. La diarrea es acuosa y muy profusa, pudiendo llegar a alcanzar un volumen de un litro por hora, que deplecciona el organismo de líquidos y minerales. Las complicaciones más importantes son el colapso circulatorio, la cianosis, la destrucción del parénquima renal y la acidosis metabólica. La mortalidad es de más del 50 % si la enfermedad no se trata. El tratamiento debe hacerse con antibióticos por vía general, que destruyan las bacterias infectantes, y con la restitución de los líquidos y electrólitos perdidos mediante la infusión de soluciones por vía IV. Las personas que viajen a zonas en las que la enfermedad sea endémica deben vacunarse. Otras medidas preventivas son la ingestión únicamente de agua hervida

o embotellada y de alimentos previamente cocinados. V. también **Vibrio cholerae; Vibrio gastroenteritis**.

**COLERÉTICO** *(choleretic)* **1.** Estimulante de la producción de bilis por colepoyesis o por hidrocoleresis. **2.** Cualquier agente colerético.

**COLERÍGENO** *(choleragen)* Exotoxina producida por el vibrión colérico que estimula la secreción de electrólitos y agua en el intestino delgado en la forma asiática del cólera, produciendo una deplección de líquidos del organismo y gran debilidad en el enfermo.

**COLESTASIS** *(cholestasis)* Interrupción del flujo de bilis de cualquier porción del árbol biliar entre el hígado y el duodeno. Es esencial determinar si la causa es intra o extrahepática. Entre las primeras se encuentran la hepatitis, el abuso de drogas y alcohol, el carcinoma metastásico y el embarazo. Las causas extrahepáticas más frecuentes son la obstrucción por cálculos o tumores del colédoco y el carcinoma de cabeza de páncreas. Los síntomas de ambos tipos de colestasis son ictericia, heces blanquecinas y grasientas, orina de color oscuro y presencia de intenso prurito cutáneo. Si se sospecha una enfermedad hepática es necesario realizar una biopsia para confirmar el diagnóstico y debe intentarse tratar la enfermedad subyacente. La colestasis extrahepática suele tratarse mediante cirugía. V. también **hepatitis colestática**.

**COLESTEATOMA** *(cholesteatoma)* Masa quística compuesta de células epiteliales y colesterol que se sitúa en el oído medio y que es producido por un defecto congénito o como complicación grave de la otitis media crónica. La masa puede ocluir el oído medio, mientras que en otras ocasiones las enzimas producidas por éste destruyen los huesos adyacentes, incluyendo la cadena de huesecillos. Debe retirarse mediante intervención quirúrgica. V. también **otitis media**.

**COLESTEATOMA TIMPÁNICO** *(cholesteatoma tympani)* Masa formada por el desprendimiento de células epiteliales escamosas del oído medio. Se asocia a infecciones crónicas.

**COLESTERASA** *(cholesterase)* Enzima sanguínea y de otros tejidos que forma colesterol y ácidos grasos a partir de la hidrólisis de los ésteres de colesterol.

**COLESTEREMIA** *(cholestermia)* V. **colesterolemia**.

**COLESTERINA** *(cholesterin)* V. **colesterol**.

**COLESTEROL** *(cholesterol)* Alcohol esteroideo cristalino liposoluble que se encuentra en las grasas y aceites y la yema de huevo, y que está ampliamente distribuida por el organismo, especialmente en bilis, sangre, tejido nervioso, hígado, riñón, glándulas suprarrenales y vainas de mielina de las fibras nerviosas. Facilita la absorción y el transporte de los ácidos grasos y actúa como precursor de la síntesis de vitamina D en la superficie cutánea. También interviene en la síntesis de diversas hormonas esteroideas en la glándula suprarrenal, como el cortisol, la cortisona la aldosterona y las hormonas sexuales progesterona, estrógeno y testosterona. Algunas veces cristaliza en la vesícula biliar para formar cálculos. El colesterol se encuentra casi exclusivamente en alimentos de origen animal y se sintetiza continuamente en el organismo, principalmente en el hígado y la corteza suprarrenal. La patogenia de la aterosclerosis puede estar relacionada con un aumento de los

| Colesterol contenido en algunos alimentos de uso corriente | |
|---|---|
| Alimentos (100 gramos) | Miligramos de colesterol |
| Seso | 2.300 |
| Yema de huevo | 1.500 |
| Huevas de pescado | 700 |
| Riñones | 400 |
| Hígado | 360 |
| Grasa de carne | 300 |
| Mantequilla | 250 |
| Mariscos | 200-100 |
| Quesos grasos | 150-100 |
| Ternera | 100-70 |
| Embutidos | 90 |
| Pollo, cordero | 75 |
| Pescado | 40 |
| Leche entera | 10 |
| Leche descremada | 3 |
| Alimentos vegetales | 0 |

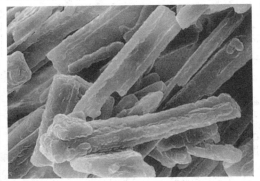

COLESTEROL. Microfotografía de cristales de colesterol.

niveles séricos de este esteroide. Denominado también **colesterina**. V. también **lipoproteína de alta densidad; lipoproteína de baja densidad; vitamina D**.

**COLESTEROL, METABOLISMO DEL** (cholesterol metabolism) Conjunto de los procesos anabólicos y catabólicos que intervienen en la síntesis y degradación del colesterol en el organismo. El colesterol de la dieta se absorbe rápidamente, aunque también se sintetiza en el hígado y en la casi totalidad de los tejidos corporales. Esta síntesis endógena está regulada por la ingesta, ya que el aumento del colesterol alimentario disminuye la síntesis de colesterol endógeno. Se elimina del organismo mediante la conversión hepática y la excreción a través de la bilis.

**COLESTEROLEMIA** (cholesterolemia) **1.** Presencia de cantidades excesivas de colesterol en sangre. **2.** Enfermedad en la que existen cantidades excesivas de colesterol en sangre. Denominada también **colesteremia**.

**COLESTEROLERESIS** (cholesteroleresis) Aumento de eliminación de colesterol en la bilis.

**COLESTEROLOSIS** (cholesterolosis) Enfermedad que aparece en el 5 % de los enfermos con colecistitis crónica en la que se forman depósitos de colesterol en el interior de grandes macrófagos presentes en la submucosa de la vesícula biliar. Esto hace que la vesícula tenga un aspecto granulado, y en ocasiones se la denomina vesícula en frambuesa. Con frecuencia se asocia a cálculos biliares, y puede tener una evolución asintomática o acompañarse de cólicos biliares. V. también **colecistitis**.

**COLESTEROPOYESIS** (cholesterolopoiesis) Elaboración de colesterol en el hígado.

**COLESTIPOL** (colestipol hydrochloride) Fármaco hipolipemiante que actúa secuestrando las sales biliares del intestino, por lo que no se absorben las grasas.
INDICACIONES: Hipercolesterinemia.
CONTRAINDICACIONES: Obstrucción biliar o hipersensibilidad conocida al medicamento.
EFECTOS SECUNDARIOS: Entre los más graves figuran erupción cutánea, impactación fecal y estreñimiento y deficiencia de las vitaminas A, D y K.

**COLESTIRAMINA, RESINA** (cholestyramine resin) Resina de intercambio iónico y agente antihiperlipoproteinémico.
INDICACIONES: Hiperlipoproteinemia y prurito secundario a la obstrucción parcial del árbol biliar.
CONTRAINDICACIONES: Obstrucción biliar completa o hipersensibilidad conocida al medicamento.
EFECTOS SECUNDARIOS: Entre los más graves figuran la impactación fecal, trastornos gastrointestinales y depleción de vitaminas A, D y K. El estreñimiento es frecuente.

**-COLIA** (-cholia) Sufijo que significa «enfermedad de la bilis»: albuminocolia, sincolia, uricocolia.

**COLICINÓGENO** (colicinogen) Episoma que se halla en algunas cepas de Escherichia coli e induce la secreción de colicina, proteína letal a otras cepas. Las colicinas se unen a receptores específicos de la membrana celular y alteran el metabolismo celular. Denominada también **factor colicinogénico**.

**CÓLICO** (colic) **1.** Dolor visceral agudo producido por la torsión, obstrucción o espasmo de la fibra muscular lisa de un órgano hueco, como el uréter o el intestino. Entre los más frecuentes se hallan el **cólico biliar**, el **cólico infantil** y el **cólico renal**. **2.** Relativo al colon.

**CÓLICO BILIAR** (biliary cholic) Dolor de tipo visceral o de músculo liso, asociado específicamente con el paso de cálculos a través de los conductos biliares. Denominado también **colecistalgia**. V. **cálculos biliares**.

**CÓLICO RENAL** (renal colic) Dolor brusco e intenso de la región lumbar que se irradia hacia la ingle. El cólico renal suele acompañar a la dilatación de uréter seguida del espasmo producido por un cálculo al enclavarse o progresar hacia abajo. V. también **cálculos urinarios**.

**COLICUACIÓN** (colliquation) Degeneración líquida de un tejido, con necrosis hística.

**COLICUATIVO** (colliquative) Expulsión profusa de secreciones, como las hemorragias, sudor, etc.

**COLIFORME** (coliform) Relativo a Escherichia coli, microorganismo que constituye la mayor parte de la flora intestinal en el hombre y otros animales.

**COLIMADOR** (collimator) Dispositivo utilizado para limitar a un área determinada la emisión de partículas radiactivas.

**COLINA** (choline) Compuesto integrante del complejo vitamínico B, esencial para el metabolismo de las grasas. Es el componente principal de la acetilcolina, un neurotransmisor, y actúa con el inositol como constituyente básico de la lecitina. Evita el depósito de grasa en el hígado y facili-

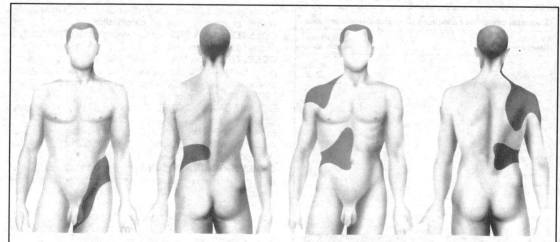

CÓLICO. Izquierda, localización e irradiación del dolor en el cólico nefrítico. Derecha, localización e irradiación del dolor en el cólico biliar.

ta su paso al interior de las células. Las fuentes más ricas de colina son el hígado, los riñones, los sesos, el germen de trigo, la levadura de cerveza y la yema de huevo. Su deficiencia provoca cirrosis hepática, que da lugar a úlceras gástricas sangrantes y alteración de la función renal, hipertensión, niveles sanguíneos elevados de colesterol y aterosclerosis y arterioesclerosis. V. también **inositol; lecitina**.

**COLINÉRGICA, CRISIS** (*cholinergic crisis*) Debilidad muscular intensa y parálisis respiratoria provocada por la presencia excesiva de acetilcolina; se da con frecuencia en enfermos de miastenia gravis a causa de la sobredosificación de fármacos anticolinesterásicos.

**COLINÉRGICO** (*cholinergic*) **1.** Que pertenece a las fibras nerviosas que elaboran acetilcolina en las sinapsis. **2.** Que tiene tendencia a transmitir, ser estimulado o estimular mediante la elaboración de acetilcolina. Consultar la voz **adrenérgico**.

**COLINÉRGICO, AGENTE BLOQUEANTE** (*cholinergic blocking agent*) Se aplica a los fármacos que bloquean la acción de la acetilcolina y otras sustancias similares a ella. Originan el bloqueo de los nervios colinérgicos que transmiten impulsos por la liberación de acetilcolina en la sinapsis.

**COLINÉRGICO, NERVIO** (*cholinergic nerve*) Nervio que libera el neurotransmisor acetilcolina en la sinapsis. Son de este tipo todos los nervios simpáticos preganglionares, los parasimpáticos preganglionares, los parasimpáticos posganglionares, los somáticos motores que inervan los músculos esqueléticos y algunos nervios de las glándulas salivales y de ciertos vasos sanguíneos.

**COLINESTERASA** (*cholinesterase*) Enzima que cataliza la hidrólisis de la aceitilcolina a colina y acetato.

**COLISTIMETATO SÓDICO** (*colistimethate sodium*) Fármaco antibiótico.
INDICACIONES: Infecciones gastrointestinales por gérmenes gramnegativos.

CONTRAINDICACIONES: Hipersensibilidad conocida al fármaco.
EFECTOS SECUNDARIOS: Entre los más graves figuran los nefro y neurotóxicos, incluyendo el bloqueo neuromuscular.

**COLISTINA** (*colistin sulfate*) Fármaco antibiótico.
INDICACIONES: Infecciones por gramnegativos por vía parenteral e infecciones del oído externo de forma local.
CONTRAINDICACIONES: Hipersensibilidad conocida al medicamento.
EFECTOS SECUNDARIOS: Entre los más graves figuran el paro respiratorio, toxicidad renal y bloqueo neuromuscular.

**COLITIS** (*colitis*) Inflamación del colon producida bien por un colon irritable episódico y funcional, bien por una enfermedad inflamatoria crónica y progresiva. El colon irritable se caracteriza por brotes de dolor cólico y diarrea o estreñimiento coincidentes con estrés. El tratamiento se basa en la disminución del estrés y la prescripción de una dieta blanda individualizada, sin alimentos irritantes. La enfermedad inflamatoria se caracteriza por formación de abscesos, diarrea grave, hemorragia y ulceración de la mucosa intestinal con adelgazamiento y dolor en el paciente. El tratamiento se basa en la administración de corticoides, líquidos, electrólitos, antibióticos y una atención especial del paciente. Las enfermedades de este grupo son de etiología desconocida e incluyen: **Crohn, enfermedad de; colitis ulcerosa**. Denominada también **colon espástico**.

**COLITIS GRANULOMATOSA** (*granulomatous colitis*) V. **Crohn, enfermedad de**.

**COLITIS MUCOSA** (*mucous colitis*) V. **colon irritable, síndrome de**.

**COLITIS ULCEROSA** (*ulcerative colitis*) Enfermedad inflamatoria crónica del intestino grueso y el recto, caracterizada por diarrea acuosa profusa con sangre, moco y pus.
OBSERVACIONES: Los accesos de diarrea se acompañan

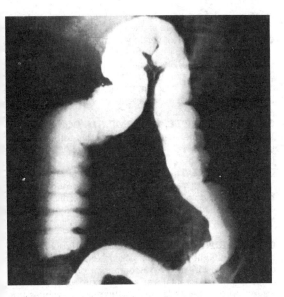

**COLITIS ULCEROSA. Radiografía de colon en un caso de colitis ulcerosa crónica que afecta el colon descendente y pelviano. El colon aparece rígido, acortado y de perfil irregular mientras está lleno de bario debido a las ulceraciones crónicas y a los seudopólipos.**

de tenesmo, intenso dolor abdominal, fiebre, escalofríos, anemia y pérdida de peso. Los niños que padecen la enfermedad sufren retraso del desarrollo físico. El debilitamiento debido a la enfermedad incapacita a la persona para la realización de sus tareas cotidianas. El diagnóstico se basa en los síntomas clínicos, la colonoscopia con biopsia y el estudio radiológico del intestino con contraste de bario. El diagnóstico diferencial debe hacerse con la enfermedad de Crohn.

ACTUACIÓN: El tratamiento médico con corticoides u otros agentes antiinflamatorios puede ayudar a controlar los síntomas. En los casos graves y en que aparecen complicaciones que comprometen la vida suele ser necesaria la cirugía. El tratamiento curativo consiste en la proctocolectomía con ileostomía.

OBSERVACIONES COMPLEMENTARIAS: Entre las complicaciones figuran: artritis periférica, espondilitis anquilosante, hepatopatía y enfermedad renal, inflamación de los ojos, piel y boca. Las personas con enfermedad grave pueden desarrollar megacolon tóxico, peligrosa complicación que puede llevar a perforación intestinal, septicemia y muerte. Está aumentado el riesgo de desarrollar cáncer de colon, por lo que debe realizarse colonoscopia periódicamente al objeto de descartar tal eventualidad. La persona que padece colitis ulcerosa sufre una enfermedad crónica que compromete su vida por lo que los períodos de hospitalización, que suelen ser largos, deben asociarse al adecuado apoyo emocional.

**COLO-** *(cholo-)* V. **cole-**.

**COLOBOMA** *(coloboma)* Defecto congénito del tejido ocular que se caracteriza por una hendidura en iris, cuerpo ciliar o coroides. Se debe a un defecto en la unión del tejido fetal.

**COLODIÓN** *(collodion)* Líquido claro o ligeramente opaco, muy inflamable, compuesto por piroxilina, éter y alcohol, que cuando se seca forma una película transparente y fuerte. Se utiliza para proteger de la intemperie lesiones y heridas.

**COLOIDE** *(colloid)* Estado de la materia disuelta o dispersa en un medio caracterizado porque las partículas materiales miden entre 1 y 100 nanómetros y son insolubles. El medio puede ser sólido, líquido o gas. Consultar las voces **solución; suspensión**.

**COLON** *(colon)* Porción del intestino grueso que se extiende desde el ciego al recto y se divide en ascendente, transverso, descendente y sigmoide.

**COLON ASCENDENTE** *(ascending colon)* Segmento del colon que se extiende desde el ciego, en el cuadrante inferior derecho del abdomen (fosa ilíaca derecha), hasta el colon transverso, en la flexura hepática del lado derecho, por lo general a la altura del ombligo.

**COLON DESCENDENTE** *(descending colon)* Segmento del colon que se extiende desde el extremo del colon transverso en la flexura esplénica del lado izquierdo del abdomen hasta el comienzo del colon sigmoide en la pelvis.

**COLON ESPÁSTICO** *(spastic colon)* V. **intestino irritable, síndrome del**.

**COLON INACTIVO** *(inactive colon)* Hipotonicidad del intestino grueso que da lugar a una disminución de las contracciones y de los movimientos y a un retraso de unas 12 horas con respecto al tiempo normal de tránsito de los contenidos fecales desde el ciego al ano. La inactividad del colon puede estar provocada por el megacolon adquirido o congénito, por la edad, fármacos anticolinérgicos, depresiones, hábitos erróneos de defecación, ingesta inadecuada de líquidos, falta de ejercicio, dieta pobre en fibra o ayuno prolongado, como respuesta neuroendocrina a la agresión quirúrgica, por reposo prolongado en cama o por enfermedades neurológicas, como la neuropatía diabéti-

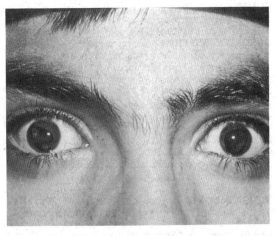

**COLOBOMA. Aspecto de un caso de coloboma doble bilateral con, además, catarata congénita.**

ca visceral, esclerosis múltiple, enfermedad de Parkinson y lesiones de la médula espinal. La motilidad normal del colon también se compromete con frecuencia a causa del empleo continuado de laxantes. El megacolon adquirido, que se caracteriza por una dilatación anormal del colon, inactividad y estreñimiento crónico, es frecuente en niños retrasados y adultos con enfermedades mentales crónicas. En el megacolon congénito (enfermedad de Hirschsprung) existe una falta congénita de los plexos nerviosos mientéricos a nivel de los segmentos distales (colon sigmoide), lo cual provoca una dilatación masiva del segmento proximal y un estreñimiento máximo. El tratamiento de la inactividad del colon debe hacerse con un programa de adiestramiento de estímulo-respuesta para establecer hábitos intestinales regulares, empleando reblandecedores de las heces y coloides hidrófilos para aumentar el volumen fecal y con una dieta que contenga residuos adecuados.

**COLON IRRITABLE, SÍNDROME DEL** (*irritable bowel syndrome*) Aumento patológico de la motilidad intestinal, generalmente asociado con tensión emocional. La mayoría de los afectados son adultos jóvenes, que aquejan diarrea y, en ocasiones, dolor en la parte inferior del abdomen. El dolor suele aliviarse al defecar. Debe hacerse el diagnóstico diferencial con otros procesos más graves, como disentería, intolerancia a la lactosa y enfermedades inflamatorias intestinales. No es necesario un tratamiento específico ya que no existe enfermedad orgánica en este síndrome. Muchos enfermos se benefician de una dieta con agentes que aumentan el volumen de los alimentos a su paso por el intestino, porque este efecto tiende a estabilizar el contenido de agua de las heces. Los medicamentos antidiarreicos son útiles al disminuir la frecuencia de las deposiciones. Aunque es un trastorno funcional, los enfermos experimentan dolor e incomodidad, y precisan apoyo emocional. En ocasiones, se administran tranquilizantes o antidepresivos suaves para mejorar la ansiedad o la depresión. Denominado también **colitis mucosa; colon espástico**.

**COLON PEREZOSO** (*lazy colon*) V. **estreñimiento atónico**.

**COLON SIGMOIDE** (*sigmoid colon*) Porción del colon que se extiende desde el final del colon descendente en la pelvis hasta su unión con el recto.

**COLON TRANSVERSO** (*transverse colon*) Segmento del colon que abarca desde el final del colon ascendente, en el ángulo hepático, hasta el comienzo del colon descendente, en el ángulo esplénico. Recorre toda la porción media del abdomen.

**COLONIA** (*colony*) **1.** (Bacteriología). Grupo de microorganismos de un cultivo procedente de una sola célula. Tiene diferentes aspectos y tamaño (lisa, rugosa, enana). **2.** (Citología). Grupo de células en un cultivo de tejido.

**COLONIAS, CONTADOR DE** (*colony counter*) Placa transparente, iluminada y graduada que se utiliza para el recuento de colonias de bacterias, colocando una placa de Petri encima.

**COLONOSCOPIA** (*colonoscopy*) Examen de la mucosa del colon usando un colonoscopio, un endoscopio más largo.

**COLOR, PERCEPCIÓN DEL** (*color vision*) Reconocimiento de los colores como resultado de cambios en los conos re-

tinianos. Se desconoce el mecanismo del proceso, pero se cree que existen tres tipos diferentes de conos, uno para cada color patrón (rojo, verde y azul). Algunos conos responden a todo el espectro de luz.

**COLORANTE** (*dye*) Sustancia química capaz de proporcionar color a la materia sobre la que se aplica. En medicina se usan varios colorantes para teñir tejidos, como reactivos, como agentes terapéuticos y para colorear los preparados farmacéuticos.

**COLORANTE TRIPLE, TRATAMIENTO CON** (*triple-dye treatment*) Tratamiento de las quemaduras consistente en la aplicación de 6 % de violeta de genciana, 1 % de verde brillante y 0,1 % de acriflavina base.

**COLORIMETRÍA** (*colorimetry*) **1.** Medida de la intensidad del color en una sustancia. V. también **espectrofotometría**. **2.** Medida del color de la sangre para determinar la concentración de hemoglobina. La técnica es útil en los estudios epidemiológicos, pero no es exacta y la interpretación es subjetiva.

**COLORIMÉTRICO, ÍNDICE** (*color index*) Proporción relativa de hemoglobina en un glóbulo rojo. Se calcula mediante la división de la concentración de hemoglobina (expresada en porcentaje) entre el número de glóbulos rojos (en porcentaje de la cantidad normal, 5 millones por milímetro cúbico). El valor medio es de 0,85.

**COLONIZACIÓN GENÉTICA** (*genetic colonization*) Proceso por el que un organismo parásito, como por ejemplo un virus bacteriófago, introduce en el huésped, una bacteria en este caso, información genética que induce a éste a sintetizar enzimas y productos propios del parásito.

**COLORRECTAL, CÁNCER** (*colorectal cancer*) Tumor maligno del intestino grueso. La edad de aparición es a los 50 años y la afectación cólica es más frecuente en mujeres, mientras que la rectal lo es en hombres. Es el tumor maligno más frecuente después del cutáneo. La alta incidencia en los países occidentales y la baja aparición en los orientales hace pensar que un factor de riesgo es la dieta con grasas, proteínas animales y azúcares refinados. Otros factores de riesgo son la colitis ulcerosa crónica, la colitis granulomatosa, la poliposis familiar, la inhalación de asbesto y las radiaciones. La mayoría de los casos son adenocarcinomas y la mitad de los mismos aparecen en el recto, un quinto en el colon sigmoide, un sexto en el ciego y el resto en otros sitios. Los tumores rectales pueden causar dolor, hemorragia, tenesmo y prolapso rectal; las metástasis progresan por vía linfática y sanguínea. Los tumores del colon sigmoide y ascendente presentan una configuración en anillo, estrangulando la luz intestinal y causando obstrucción intestinal y producción de escíbalos. Las lesiones malignas de colon ascendente son voluminosas y palpables y causan anemia grave, náusea y diarrea y estreñimiento intermitentes. El diagnóstico se basa en el tacto rectal, investigación de sangre oculta en heces, rectosigmoidoscopia y enema opaco. Los pólipos deben resecarse mediante sigmoidoscopia o laparoscopia para investigación anatomopatológica. El tratamiento es quirúrgico con una resección amplia de la lesión, el colon adyacente y los tejidos anejos y anastomosis término-terminal. Los tumores de los dos tercios inferiores del recto necesitan una resección abdominoperineal con extracción del

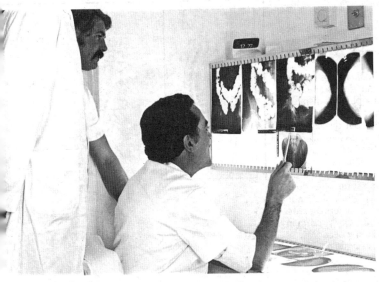

COLORRECTAL, Cáncer. Las radiografías por contraste, previa administración de sustancias opacas por el ano, constituyen una técnica fundamental para el diagnóstico de este tipo de neoplasias.

COLOSTOMÍA. Disposición de una bolsa adhesiva en el abdomen después de realizada una colostomía.

ecto y construcción de una colostomía permanente. En la actualidad se estudia la resección por electrocoagulación. El tratamiento paliativo se realiza mediante radioterapia y quimioterapia con 5-fluoracilo, CeeNu y vincristina.

**COLOSTOMÍA** *(colostomy)* Formación quirúrgica de un ano artificial en la pared abdominal mediante la resección del colon y sutura a piel. Se realiza en el tratamiento del cáncer de recto y tumores benignos que producen obstrucción. Puede ser simple, con una abertura, o doble con las asas proximal y distal abiertas a abdomen; ésta se utiliza cuando el intestino está completamente obstruido o existe paraplejia. Cuando existe una zona inflamada que produce obstrucción puede hacerse una colostomía temporal para desviar las heces; se vuelve a reponer el asa en su sitio cuando la inflamación desaparece. Antes de la operación debe prepararse al paciente con una dieta alta en calorías y baja en residuos, antibióticos (en general neomicina), enemas e información de la colostomía. La operación se realiza bajo anestesia general y los cuidados posoperatorios son los mismos que los de la cirugía abdominal. Hacia el cuarto o quinto día se comienza con irrigaciones de suero salino. Debe vigilarse el estoma en busca de signos de alteración circulatoria (color azul oscuro o negro) para poner el remedio rápidamente. Consultar la voz **enterostomía**.

**COLOSTOMÍA, IRRIGACIÓN DE LA** *(colostomy irrigation)* Procedimiento realizado por las personas colostomizadas para limpiar el intestino de heces y ayudar a una evacuación correcta.

MÉTODO: A los siete o diez días debe comenzarse la irrigación. Ésta ha de ser diaria y en ella debe participar al máximo el paciente. El personal sanitario debe explicar al paciente la técnica de forma detenida. Se inserta una sonda con vaselina en el estroma hasta una profundidad de unos 8 cm, teniendo cuidado de no apretar demasiado. En el caso de que no entre debe dilatarse delicadamente con un dedo enguantado y lubricado. Después se instilan 500

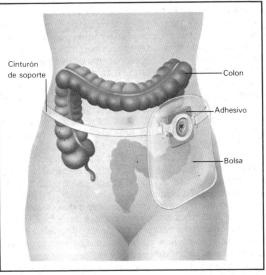

Cinturón de soporte
Colon
Adhesivo
Bolsa

o 1000 ml de solución templada. Si el paciente tiene dolores cólicos se pone una pinza durante unos minutos. El líquido se retiene durante varios minutos y luego se drena. Es conveniente que el paciente avise inmediatamente si aparecen signos de obstrucción o prolapso del estoma. CRITERIOS IMPORTANTES: La mayoría de las personas colostomizadas suelen tener una evacuación normal con la irrigación, pero es poco satisfactorio en aquellos pacientes con heces líquidas o semisólidas, o que antes de la operación tenían tendencia a diarrea o hábitos intestinales irregulares.

**COLP-, COLPO-** *(colp-, colpo-)* Prefijo que hace referencia a la vagina: *colpocele, colpodinia*.

**COLPOHISTERECTOMÍA** *(copohysterectomy, vaginal*

*hysterectomy)* Extirpación del útero por vía vaginal. V. **histerectomía**.

**COLUMNA EN BAMBÚ** *(bamboo spine)* Columna característicamente rígida de la espondilitis anquilosante. Denominada también **columna en atizador**. V. también **espondilitis anquilosante**.

**COLUMNA VERTEBRAL** *(vertebral column)* Estructura flexible que constituye el eje longitudinal del esqueleto y que en el adulto consta de 24 vértebras separadas dispuestas en línea recta desde el cráneo hasta el coxis. Las vértebras a su vez están separadas por discos intervertebrales; sirven como inserción a diversos músculos como el ileocostal dorsal y el dorsal largo torácico que dan a la columna fuerza y flexibilidad. La columna vertebral consta de 7 vértebras cervicales, 12 torácicas, 5 lumbares, 5 sacras y 4 coxígeas. En el adulto las sacras y las coxígeas se funden para formar el sacro y el coxis. La longitud media de la columna vertebral en el hombre es de 71 cm. La porción cervical mide unos 12,5 cm, la porción torácica unos 28 cm, la lumbar unos 18 cm y el sacro y el coxis unos 12,5 cm. Presenta varias curvas que aumentan su resistencia y que son las curvaturas cervical, torácica y lumbar. La curvatura cervical es convexa ventralmente desde el ápice de la apófisis odontoides hasta la mitad de la segunda vértebra torácica y es la menos marcada de todas. La curva torácica, cóncava en su región ventral, comienza en la mitad de la segunda vértebra torácica y termina en la duodécima. La curva lumbar, más pronunciada en la mujer que en el hombre, comienza en la mitad de la última vértebra torácica y termina en el ángulo sacrovertebral. La curvatura pélvica comienza en la articulación sacrovertebral y termina en la punta del coxis. Las curvaturas torácica y sacra se consideran primarias y están ya presentes durante la vida fetal; por su parte las curvaturas cervical y lumbar se consideran secundarias, ya que se desarrollan después del nacimiento. La curvatura cervical se forma cuando el niño empieza a mostrar sujeción de la cabeza, por lo general a los 3 o 4 meses de vida; la curvatura lumbar se desarrolla a los 12-18 meses de edad cuando el niño comienza a caminar. La columna vertebral presenta también una ligera incurvación lateral que en la mayoría de los individuos es convexa hacia la derecha. El canal vertebral discurre a través de la columna y contiene la médula espinal; está formado por los arcos posteriores de las vértebras y su sección es mayor y de forma triangular en las porciones cervical y lumbar, las más flexibles de toda la columna. En la región torácica, donde los movimientos son más restringidos, el canal es pequeño y redondeado. Denominada también **columna espinal**. V. también **vértebra**.

**COLUMNA VERTEBRAL, VENAS DE LA** *(veins of the vertebral column)* Venas que drenan la sangre de la columna vertebral, los músculos adyacentes y las meninges medulares. A lo largo de toda la columna constituyen plexos que se dividen en grupos internos y externos, según su localización interior o exterior al canal vertebral. Los plexos y venas de la red vertebral son: el plexo venoso externo, el plexo interno, las venas basivertebrales, las venas intervertebrales y las venas medulares.

**COLLARETE** *(collar)* Estructura que rodea a otra, gene-

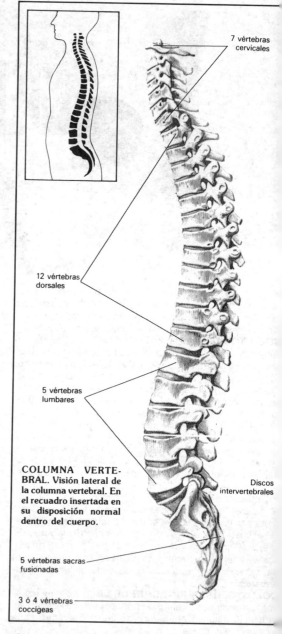

**COLUMNA VERTEBRAL.** Visión lateral de la columna vertebral. En el recuadro insertada en su disposición normal dentro del cuerpo.

7 vértebras cervicales

12 vértebras dorsales

5 vértebras lumbares

Discos intervertebrales

5 vértebras sacras fusionadas

3 ó 4 vértebras coccígeas

ralmente alrededor de su cuello, como es el caso de los collaretes de hueso perióstico que se forman alrededor de las diáfisis en los huesos jóvenes.

**COLLES, FRACTURA DE** *(Colles' fracture)* Fractura doble del cúbito y radio en tercio inferior, caracterizada por la desviación dorsal y lateral de la muñeca.

**COMA** *(coma)* Estado de inconsciencia profunda con ausencia de movimientos oculares espontáneos, falta de respuesta a estímulos dolorosos e imposibilidad de vocalización. Está producido por traumatismos, tumores cerebrales que ocupan cierto espacio, hematomas cerebrales, intoxicaciones, encefalitis, enfermedades vasculares y envenenamientos.

**COMA DIABÉTICO** (diabetic coma) Trastorno que pone en peligro la vida del paciente y que es una complicación de la diabetes debida a tratamiento inadecuado, o con mayor frecuencia infección, cirugía, traumatismos o cualquier otro estrés que aumente las necesidades de insulina del paciente. Cuando no hay insulina para metabolizar la glucosa, la energía se obtiene a partir de las grasas y se produce cetosis y acidosis. Los esfuerzos del organismo para contrarrestar la acidosis conducen a la deplección de la reserva alcalina con pérdida de sodio, cloruros, potasio y agua; las respiraciones aumentan (respiración de Kussmaul) así como la excreción urinaria y el paciente sufre deshidratación e hipoxia generalizada. Los signos de alarma del coma diabético son cefalea sorda, fatigabilidad, sed intensa, dolor epigástrico, náuseas y vómitos, sequedad de los labios, enrojecimiento facial y ojos hundidos. La temperatura suele elevarse, pero posteriormente desciende. El paciente sufre hipotensión sistólica y en algunos casos colapso circulatorio. El tratamiento inmediato consiste en la administración de insulina con aporte de electrólitos y líquidos para corregir la acidosis y la deshidratación. En pacientes con diabetes mal controlada y niveles elevados de glucosa en sangre, pero sin acetona en la orina, puede producirse un coma no cetósico. La hiperosmolaridad plasmá-

tica hace que las células pierdan agua y la deshidratación de las neuronas conduce al desarrollo del coma.

**COMA HEPÁTICO** (hepatic coma) Manifestación neuropsiquiátrica de la insuficiencia hepática aguda o crónica grave. Los productos cerebrales tóxicos endógenos o exógenos no son neutralizados por el hígado antes de pasar a la circulación periférica y, por otra parte, el hígado no sintetiza las sustancias imprescindibles para la función cerebral normal. El coma hepático se caracteriza por un nivel de conciencia variable con letargia, estupor y coma; como signos premonitorios el paciente presenta temblor de las manos, alteraciones de la personalidad, pérdida de la memoria, hiperreflexia e hiperventilación. A veces se produce alcalosis respiratoria, convulsiones y eventualmente muerte. La evolución varía dependiendo de la patogénesis de la enfermedad de base y del resultado del tratamiento. Este incluye casi siempre enemas de limpieza, dieta pobre en proteínas, hidratación parenteral con una solución electrolítica equilibrada y las medidas terapéuticas específicas de la enfermedad de base. Denominada también **encefalopatía portosistémica**. V. también **cirrosis; hepatitis**.

**COMA IRREVERSIBLE** (irreversible coma) V. **muerte cerebral**.

**COMADRONA** (midwife) **1.** (Uso tradicional). Persona que asiste a las parturientas. **2.** (Según la International Confederation of Midwives, la Organización Mundial de la Salud y la Federation of International Gynecologists and Obstetricians). «Persona admitida en un programa docente para comadronas, reconocido en el país de que se trate, y que ha completado con éxito los cursos de estudios obteniendo las cualificaciones exigidas para ser registrada y/o legalmente autorizada a practicar como comadrona». Entre sus responsabilidades figuran la supervisión del embarazo, el parto, el alumbramiento y el puerperio. La comadrona atiende el parto de forma independiente, cuida al recién nacido, proporciona asistencia médica cuando es necesaria, ejecuta maniobras urgentes según las necesidades del caso y puede ejercer en un hospital, una clínica o una maternidad. Su labor también puede incluir la atención infantil, la planificación familiar y algunos aspectos de la ginecología. Constituye con frecuencia una fuente importante del consejo sanitario para la comunidad.

**COMBAMIENTO, FRACTURA POR** (bent fracture) Fractura incompleta en tallo verde. V. **hiperflexión, fractura por**.

**COMBINACIÓN FIJA DE FÁRMACOS** (fixed-combination drug) Preparado con múltiples ingredientes, que permite la administración simultánea de dos o más fármacos en cantidades específicas.

**COMBINADO** (cocktail) Mezcla de fármacos realizada con un propósito específico. Denominado también **cóctel**.

**COMEDOCARCINOMA** (comedocarcinoma) Tumor maligno de los conductos mamarios con degeneración de las células intraductales. Al no ser invasivo tiene mejor pronóstico que otros tumores de la mama.

**COMEDÓN** (comedo) Tapón de sebo y elementos epiteliales en el conducto excretor de las glándulas sebáceas. Lesión básica del **acné vulgar**.

**COMENSAL** (commensal) Asociación parasitaria en la cual

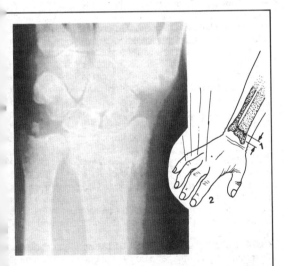

COLLES, Fractura de. Arriba, radiografía de una fractura de Colles que muestra los rasgos típicos de este tipo de lesión: desviación de radio, inclinación de cúbito y presión del fragmento distal. A la derecha, dibujo que muestra una fractura de Colles producida a 2,5 cm de la muñeca. Esta lesión, generalmente, es consecuencia de una caída en la que el cuerpo ha apoyado su peso en la mano extendida. Principalmente la sufren personas de media edad y mujeres mayores, en especial si padecen osteoporosis.

un organismo se aprovecha de otro sin producirle daño. Consultar las voces **parásito; sinergista**.

**COMISURA PALPEBRAL** (palpebral comissure) V. **canto**.

**COMPÁS CRANEAL** (Crutchfield tongs) Instrumento que se aplica en el cráneo para hiperextender la cabeza y el cuello de los pacientes con fractura de vértebras cervicales.

TÉCNICA: El compás se inserta en unos pequeños trépanos que se practican en ambas regiones parietales del cráneo; la piel circundante se sutura y se cubre con un vendaje transparente. Se cuelga un peso de unos 5 a 10 kg de una cuerda atada al centro del compás y que pasa por una polea colocada en la cabecera de la cama para permitir que el peso cuelgue libremente. Las zonas de inserción del compás deben inspeccionarse y limpiarse retirando las escaras con agua oxigenada. Es preciso cambiar de postura al paciente y ayudarle a respirar profundamente cada hora. También es importante mantener seca la ropa de la cama, emplear un colchón neumático o un soporte de piel o aplicar masajes en la espalda para evitar la formación de úlceras de decúbito, sobre todo en las escápulas, región coxígea y talones. Hay que realizar movilizaciones pasivas de todas las extremidades. Pueden utilizarse bolsas de arena para impedir que el paciente resbale hacia la cabecera de la cama. Los alimentos deben ser fáciles de deglutir y darse con cuidado para evitar su aspiración hacia la tráquea; conviene tener preparado un aspirador a la cabecera de la cama como medida de emergencia.

CRITERIOS IMPORTANTES: A veces se mantiene la tracción mediante compás craneal durante semanas antes de realizar la cirugía; durante la intervención debe mantenerse colocado el compás para conseguir el alineamiento.

**COMPATIBILIDAD** (compatibility) **1.** Formación de un complejo químico o bioquímico estable; especialmente la administración de dos o más fármacos sin producir efectos secundarios o anular o cambiar los efectos terapéuticos de los demás. **2.** (Inmunología). Grado en el cual el sistema inmunitario del organismo tolera la presencia de materias extrañas, como sangre transfundida, injertos o trasplantes sin una reacción de rechazo; la compatibilidad completa sólo existe en gemelos univitelinos. **3.** (Hematología). Falta de reacción entre grupos sanguíneos, por lo que no existe aglutinación de los hematíes al mezclar estos con suero de otro sujeto; sin reacción a la sangre transfundida.

**COMPENSACIÓN** (compensation) **1.** Modificación para corregir o mejorar el defecto o lesión de un órgano. **2.** Mecanismo de defensa complejo que permite evitar un estímulo emocional desagradable o doloroso que tiene su origen en un sentimiento de inferioridad o insuficiencia. Se realiza mediante varios patrones de conducta, por ejemplo, haciendo un esfuerzo extraordinario para superar una dificultad, desdeñando una cualidad ausente, realizando un trabajo excelente en un campo para sustituir la inoperancia o falta de habilidad en otro o sustituyendo la conciencia de fallo o debilidad por fantasías de logro, perfección y excelencia. V. también **supercompensación**.

**COMPETENCIA** (competence) (Embriología). Capacidad de una célula embrionaria para reaccionar a determinados estímulos durante su diferenciación. V. también **potencia**.

**COMPETENCIA EMBRIONARIA** (embryonic competence) Capacidad de una célula embrionaria para responder normalmente a la estimulación por un inductor, permitiendo que continúe el crecimiento o la diferenciación de embrión.

**COMPLEJO** (complex) **1.** Grupo de elementos, como por ejemplo moléculas químicas, relacionados por su estructura o función, como el hierro y las porciones proteicas de la hemoglobina o el cobalto y los radicales proteicos de la vitamina $B_{12}$. **2.** Combinación de síntomas de una enfermedad que forman un síndrome. **3.** (Psicología). Asociación de ideas delirantes con una fuerte carga emocional que afecta a las actitudes de la persona.

**COMPLEMENTO** (complement) Proteína sérica con acción lítica cuando se une al complejo antígeno-anticuerpo. Está formado por nueve componentes activos: C1 a C9. También participa en la anafilaxia y la fagocitosis. V. también **anticuerpo; antígeno; complejo antígeno-anticuerpo; inmunoglobulina**.

**COMPLEMENTO, ALTERACIÓN DEL** (complement abnormality) Alteración poco frecuente que se caracteriza por deficiencia o disfunción del complemento. Las más frecuentes son las deficiencias de C2 y C3 y la disfunción familiar del C5. Los pacientes afectos son más susceptibles a las infecciones y a las colagenosis (lupus eritematoso, dermatomiositis). Los estudios realizados indican que la deficiencia primaria puede ser heredada. Las deficiencias secundarias pueden proceder de reacciones inmunes, como la reacción medicamentosa. La enfermedad puede asociarse a otras como glomerulonefritis estreptocócica aguda.

OBSERVACIONES: Las deficiencias de C2 y C3 y la disfunción familiar de C5 presentan una mayor susceptibilidad a las septicemias. La deficiencia de C2 está asociada a insuficiencia renal crónica y lupus eritematoso. La disfunción de C5 se manifiesta por malestar general, diarrea y dermatitis seborreica. Es difícil y caro el diagnóstico de estas enfermedades, pero está indicado en las alteraciones electrocardiográficas de conducción, detección de complejos inmunes en la pared de las arterias renales en la glomerulonefritis, pleocitosis del líquido cefalorraquídeo, aumento de la velocidad de sedimentación y la presencia de hematíes, cilindros hemáticos y proteinuria.

ACTUACIÓN: El tratamiento se basa en la sustitución de los anticuerpos fijadores del complemento y control de la infección y enfermedades asociadas. Se utilizan transfusiones de plasma fresco, trasplantes de médula ósea e inyecciones de gammaglobulina. La curación obtenida es temporal y, por el momento, no se conoce una cura permanente.

**COMPLEMENTO, FIJACIÓN DEL** (complement fixation) Combinación del antígeno con el anticuerpo y el complemento; este último se inactiva o «fija». Se utiliza como prueba de laboratorio exponiendo el suero del paciente a antígeno, al complemento y a hematíes sensibilizados para el diagnóstico de infecciones como la sífilis y enfermedades víricas. V. también **complemento; inmunidad inmunitario, sistema; Wassermann, prueba de**.

**COMPLEMENTO, PRUEBA DE LA FIJACIÓN DEL** (complement fixation test) Prueba serológica en la que se detecta la fijación del complemento, indicando la presencia del antígeno. Se utiliza en el diagnóstico de la amebiasis, la fiebre maculosa de las Montañas Rocosas, la tripanosomiasis y el tifus, entre otras.

**COMPLIANZA PULMONAR** *(lung comliance)* Medida de la capacidad expansiva de los pulmones y del tórax durante los movimientos respiratorios. Se determina teniendo en cuenta el volumen y la elasticidad pulmonares de forma que un grado elevado de compliance indica una pérdida de recuperación elástica pulmonar como sucede en el enfisema o en los ancianos. La compliance disminuye en aquellas situaciones en que se necesita una mayor presión para modificar el volumen pulmonar, por ejemplo en casos de atelectasia, edema pulmonar, fibrosis, neumonía o déficit de surfactante. El principal síntoma de la disminución de compliance pulmonar es la disnea de esfuerzo. V. también **capacidad vital; respiración; espiratoria, volumen de reserva; volumen residual**.

**COMPONENTES SANGUÍNEOS, TRATAMIENTO CON** *(component therapy)* Tipo de transfusión en la que se usan componentes sanguíneos en vez de la sangre entera. Se pueden transfundir grandes cantidades de glóbulos rojos o plasma rico en plaquetas sin sobrecargar la volemia corporal. También se utilizan soluciones de fibrinógeno o factor antihemofílico. Consultar la voz **plasmaféresis**. V. también **agregado celular; plasma almacenado**.

**COMPORTAMIENTO INVARIABLE** *(invariable behavior)* Conducta que resulta de la respuesta psicológica a un estímulo y que no se modifica por la experiencia individual, como un reflejo. Consultar la voz **comportamiento variable**.

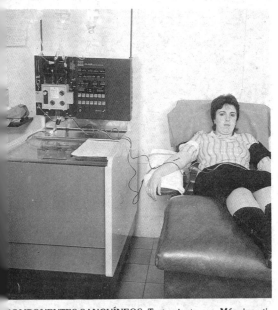

**COMPONENTES SANGUÍNEOS, Tratamiento con. Máquina utilizada para separar el plasma de los restos sólidos de la sangre. De entre éstos, pueden ser aislados los hematíes, los leucocitos, las plaquetas y otros componentes sanguíneos, cuyo papel terapéutico por separado es también muy importante.**

**COMPOSICIÓN DEFINIDA, LEY DE LA** *(law of definite composition)* (Química). Principio que afirma que un determinado compuesto está formado siempre por los mismos elementos, presentes en la misma proporción.

**COMPRESA** *(compress)* Pedazo de lienzo, gasa u otro material utilizado para aplicar calor, frío o medicamentos sobre una zona de piel; también se puede utilizar para aplicar presión sobre una parte. Consultar la voz **vendaje**.

**COMPRESIÓN** *(compression)* Presión sobre un órgano, tejido o zona corporal. Un tumor o hemorragia intracraneales pueden producir compresión encefálica. Algunos tipos de compresión patológica son la **fractura por compresión**, en la que las superficies óseas son comprimidas entre sí causando una ruptura y la **parálisis por compresión**, con parálisis de una zona del cuerpo por compresión medular o de raíz nerviosa.

**COMPRESIÓN CRICOIDEA** *(cricoid pressure)* Técnica utilizada para disminuir el riesgo de aspiración del contenido gástrico durante la inducción de la anestesia general. El cartílago cricoides es comprimido contra el esófago para evitar la regurgitación pasiva, pero si el vómito ya se ha iniciado, no es posible inhibirlo mediante esta técnica. La compresión cricoidea se realiza antes de la intubación e inmediatamente después de la inyección del fármaco anestésico o del relajante muscular.

**COMPRESIÓN NERVIOSA** *(nerve compression)* Situación en que se produce una intensa presión sobre uno o más troncos nerviosos, dando lugar a la lesión de las fibras y consiguientemente a debilidad o atrofia muscular. Cualquier nervio de trayecto próximo a una eminencia ósea resulta vulnerable, dependiendo el grado de lesión de la magnitud y duración de la fuerza compresora. La susceptibilidad de lesión se ve favorecida por factores como predisposición hereditaria, malnutrición, traumatismos y enfermedad. Diversas actividades cotidianas pueden comprometer a nervios especialmente vulnerables, como el mediano, el radial, el femoral y el plantar. Generalmente bastan el descanso y la cesación o modificación de la actividad lesiva para recuperar el funcionalismo del nervio. En casos más graves puede ser necesaria la corrección quirúrgica. Consultar la voz atrapamiento neural.

**COMPRIMIDO** *(tablet)* Forma pequeña y sólida de dosificación de un medicamento. Preparado para ingerirse entero, aunque algunos pueden disolverse en la boca, masticarse o disolverse en líquido antes de su ingestión.

**COMPUESTO** *(compound)* **1.** (Química). Sustancia compuesta por dos o más elementos diferentes, combinados químicamente en proporciones definidas y que no pueden separarse por medios físicos. **2.** Cualquier sustancia o fármaco formado por dos o más ingredientes.

**COMPUESTO TRICÍCLICO** *(tricyclic compound)* Sustancia química que contiene tres anillos en su estructura molecular; tal es el caso de los antidepresivos tricíclicos como la imipramina, amitriptilina, doxepina y nortriptilina, utilizadas en el tratamiento de las depresiones endógenas o reactivas. Estos medicamentos tienen además efectos anticonvulsivantes, antihistamínicos, anticolinérgicos, hipotensores y sedantes. V. también **antidepresivos**.

**COMPULSIÓN** *(compulsion)* Impulso irracional, irresistible y repetitivo de realizar un acto contrario a la razón que produce ansiedad si no se lleva a cabo. Suele ser resultado de una idea obsesiva, como en la **compulsión de repetición**. V. también **obsesión**.

**COMPULSIÓN DE REPETICIÓN** (repetition compulsion) Necesidad inconsciente de volver sobre situaciones ya pasadas y repetirlas, así como sobre patrones de comportamiento y actos previos para experimentar las emociones o relaciones sentidas anteriormente. V. también **compulsión**.

**COMPULSIVA, IDEA** (compulsive idea) Idea irracional y recurrente que persiste en la conciencia produciendo un deseo irresistible de llevarla a cabo. Denominada también **idea imperativa**.

**COMUNICACIÓN INTERAURICULAR (CIA)** (atrial septal defect [ASD]) Cardiopatía congénita caracterizada por la persistencia anómala de una abertura entre las dos aurículas. La gravedad de esta enfermedad depende del tamaño y localización del defecto lo que a su vez depende del estadio del desarrollo embrionario en que se produjo la detención del cierre del tabique. Los defectos se clasifican en comunicaciones tipo ostium secundum en las cuales no se cierra el septum secundum del corazón fetal, comunicaciones tipo ostium primum en las que existe un desarrollo inadecuado de los cojinetes endocárdicos, y comunicaciones tipo seno venoso en las que no se desarrolla la porción superior de la aurícula. Las comunicaciones interauriculares producen un aumento del flujo de sangre oxigenada hacia el lado derecho del corazón, lo que por lo general es bien tolerado ya que esta sangre pasa con una presión mucho menor que en las comunicaciones interventriculares. Las manifestaciones clínicas incluyen aumento de tamaño de la aurícula y el ventrículo derechos, un soplo sistólico de carácter áspero característico y un desdoblamiento fijo del segundo tono que no se modifica con la respiración. Las radiografías y los electrocardiogramas suelen poner de manifiesto aumento de tamaño de la aurícula y el ventrículo derechos pero el diagnóstico definitivo se hace por cateterismo cardiaco. En la mayoría de los casos está indicado el cierre quirúrgico de la comunicación pero, a menos que ésta sea muy grande, la intervención suele posponerse hasta la infancia tardía para evitar complicaciones tales como arritmias auriculares, endocarditis bacteriana e insuficiencia cardiaca congestiva al comienzo de la vida adulta. Denominada también **atrioseptal, defecto**. V. **cardiopatía congénita**.

**COMUNICACIÓN INTERPERSONAL DIÁDICA** (dyadic interpersonal communication) Proceso en el que dos personas interaccionan cara a cara, como emisoras y receptoras, por ejemplo durante la conversación.

**COMUNICACIÓN INTERVENTRICULAR (CIV)** (ventricular septal defect) Apertura anormal en el tabique que separa los ventrículos que permite el paso de la sangre desde el ventrículo izquierdo hasta el derecho y su recirculación a través de la arteria pulmonar y los pulmones. Es la cardiopatía congénita más frecuente. Las comunicaciones pueden ser únicas o múltiples y su tamaño varía entre 1 o 2 mm y varios cm. Cuando la comunicación es pequeña no suelen presentarse síntomas en el niño, pero si es grande puede presentar insuficiencia cardiaca congestiva, infecciones

de las vías respiratorias inferiores, respiración rápida, poco aumento de peso, inquietud e irritabilidad. Las comunicaciones pequeñas a veces se cierran espontáneamente pero las grandes pueden complicarse con endocarditis bacteriana, enfermedad vascular obstructiva, insuficiencia aórtica o insuficiencia cardiaca congestiva. El diagnóstico se establece por electrocardiografía, cateterismo cardiaco y angiografía y el tratamiento consiste en la reparación quirúrgica del defecto, preferiblemente en la primera infancia.

**COMUNICACIÓN TERAPÉUTICA** (therapeutic communication) (Enfermería psiquiátrica). Proceso por el que la enfermera influye conscientemente sobre un paciente o le ayuda a una mejor comprensión, basándose en la comunicación verbal o no verbal.

**COMUNIDAD TERAPÉUTICA** (therapeutic community) (Salud mental). Método terapéutico en que el medio ambiente forma parte primordial del tratamiento. El entorno físico, los otros pacientes y el personal sanitario ejercen su influencia sobre la actividad diaria del paciente que vive en dicha comunidad.

**CONACIÓN** (conation) Proceso mental caracterizado por deseo, impulso, volición y lucha. Consultar la voz **cognición**.

**CONCENTRACIÓN ALVEOLAR MÍNIMA (MAC)** (minimum alveolar concentration [MAC]) La menor cantidad de un gas detectada y medida en los alveolos pulmonares.

**CONCEPCIÓN** (conception) 1. Comienzo del embarazo, en el momento que el espermatozoo penetra en el óvulo.

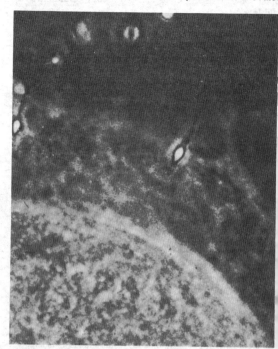

**CONCEPCIÓN.** Microfotografía de un óvulo antes de ser fecundado, en el momento en que los espermatozoides están llegando hasta él.

**2.** Acto o proceso de la fertilización. **3.** Acto o proceso de creación de una idea o pensamiento. **4.** Impresión general resultante de la interpretación de un símbolo.

**CONCEPCIÓN, CONTROL DE LA** (conception control) V. **anticoncepción.**

**CONCEPTIVO** (conceptive) **1.** Relativo al embarazo. **2.** Perteneciente o característico de un proceso mental con formación de ideas o impresiones.

**CONCIENCIA** (conscience) **1.** Sentido del bien y del mal. **2.** (Psicoanálisis). El superyo.

**CONCORDANCIA** (concordance) (Genética). Expresión de uno o más rasgos en una pareja de gemelos. Consultar la voz **discordancia.**

**CONCUSIÓN** (concussion) Golpe o sacudida violenta, como la producida por una explosión.

**CONCUSIÓN CEREBRAL** (brain concussion) V. **conmoción cerebral.**

**CONDICIÓN** (condition) **1.** Estado relacionado con la salud física y mental o el bienestar. **2.** (Psicología). Sujeción de una persona o animal a un condicionamiento o aprendizaje asociativo para que un estímulo concreto produzca una respuesta constante. V. también **condicionamiento clásico.**

**CONDICIONADA, RESPUESTA** (conditioned response) Reacción automática a un estímulo que normalmente no produce esa respuesta, pero ha sido aprendido mediante entrenamiento. Puede ser física o fisiológica y están producidas por la asociación continuada de una función fisiológica o un patrón de conducta con un estímulo no relacionado. En el experimento de Pavlov, los perros aprendían a asociar el sonido de la campana con la hora de la comida, por lo que segregaban saliva al oír la campana aunque no hubiera comida. Denominado también **adquirido, reflejo; condicionado, reflejo; aprendido, reflejo.** Consultar la voz **condicionada, respuesta no.** V. también **condicionamiento clásico.**

**CONDICIONADO, REFLEJO** (conditioned reflex) Reflejo de aparición gradual por asociación con un estímulo externo concreto y repetido, como por ejemplo el reflejo condicionado de Pavlov. V. **condicionada, respuesta.**

**CONDICIONAMIENTO** (conditioning) Forma de aprendizaje basada en el desarrollo de una respuesta o grupo de respuestas a un estímulo o serie de estímulos. Algunos tipos son **condicionamiento clásico; condicionamiento instrumental; condicionamiento operativo.**

**CONDICIONAMIENTO CLÁSICO** (classical conditioning) Forma de aprender en la que un estímulo neutral previo elucida una respuesta dada a través de práctica de asociación. Denominado también **condicionamiento respondente.** V. **condicionado, reflejo.**

**CONDICIONAMIENTO DE AVERSIÓN** (avoidance conditioning) Establecimiento de ciertos patrones de conducta para evitar estímulos desagradables o dolorosos.

**CONDICIONAMIENTO OPERATIVO** (operant conditioning) Forma de aprendizaje utilizada en terapia de comportamiento en la que la persona sometida al tratamiento es premiada por la respuesta correcta y castigada por la incorrecta. Denominado también **condicionamiento instrumental.**

**CONDÍLEA, ARTICULACIÓN** (condyloid joint) Articula-

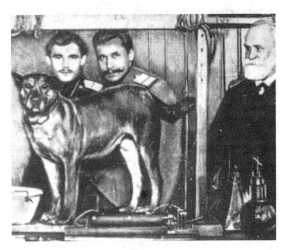

CONDICIONADO, Reflejo. El fisiólogo ruso Pavlov fotografiado mientras realizaba uno de sus experimentos de condicionamiento de reflejos en un perro.

ción sinovial en la que un cóndilo se aloja en una cavidad elíptica, tal como ocurre en la articulación de la muñeca. Los movimientos que permite este tipo de articulación son flexión, extensión, aducción, abducción y circunducción, pero no rotación axial. Denominada también **articulación elipsoidea.** Consultar la voz **articulación en charnela.**

**CÓNDILO** (condyle) Proyección redondeada que se encuentra en el extremo de un hueso en la que se insertan los tendones de los músculos y se articula con los huesos adyacentes.

**-CÓNDILO** (-condyle) Sufijo que significa «protuberancia ósea semejante a un nudillo»: epicóndilo.

**CÓNDILO DE LA MANDÍBULA** (caput mandibulae) Extremo articular de la rama mandibular.

**CÓNDILO HUMERAL** (capitulum humeri) Eminencia redondeada situada en el extremo distal del húmero. Se articula con el radio.

**CONDILOMA** (condyloma) Elevación verrugosa que se localiza en ano, vulva o glande peneano.

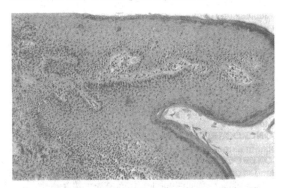

CONDILOMA. Microfotografía de la estructura histológica del condiloma acuminado. En ella pueden observarse la papilomatosis, la acatosis y la queratinización superficial.

**CONDILOMA ACUMINADO** *(condyloma acuminatum)* Elevación verrugosa o papilomatosa de consistencia blanda, propia de las zonas de piel caliente y húmeda y las mucosas genitales. La causa es un virus que se transmite por contacto sexual. Denominado también **verruga acuminada** y **verruga venérea**.

**CONDILOMA PLANO** *(condyloma latum)* Elevación papulosa plana y húmeda que aparece en el periné o en el glande peneano de pacientes con sífilis secundaria.

**CONDÓN** *(condom)* Vaina flexible y suave, de plástico, goma o tripa, que cubre el pene y evita la fecundación o la infección durante su estancia en la vagina en la relación sexual. Denominado también **preservativo**.

**CONDRAL** *(chondral)* Que pertenece al cartílago.

**CONDRECTOMÍA** *(chondrectomy)* Excisión quirúrgica del cartílago.

**-CONDRIA** *(-chondria)* **1.** Sufijo que significa «que tiene gránulos en la composición celular»: *lipocondria, mitocondria, plastocondria.* **2.** Sufijo que significa «preocupación anormal y angustiosa por la enfermedad»: *hipocondria.*

**CONDRIOMA** *(chondriome, chondrioma)* Contenido total en mitocondrias de una célula tomado como unidad.

**CONDRITIS** *(chondritis)* Proceso inflamatorio que afecta a las articulaciones.

**CONDRO-, CONDRI-** *(chondro-, chondr-, chondri-)* Prefijo que significa «perteneciente al cartílago»: *condroblasto, condroclasto, condrocostal.*

**CONDROADENOMA** *(chondroadenoma)* V. **adenocondroma**.

**CONDROANGIOMA** *(chondroangioma)* Tumor mesenquimatoso benigno que contiene elementos vasculares y cartilaginosos.

**CONDROBLASTO** *(chondroblast)* Cada una de las células que se desarrollan a partir del mesénquima y forman cartílago. Denominado también **condroplasto**.

**CONDROBLASTOMA** *(chondroblastoma)* Tumor benigno derivado de las células precursoras del cartílago que se desarrolla con mayor frecuencia en las epífisis del fémur y el húmero, especialmente en varones jóvenes. La lesión puede contener áreas dispersas de calcificación y necrosis. Denominado también **Codman, tumor de**.

**CONDROCALCINOSIS** *(chondrocalcinosis)* Enfermedad artrítica en la que se encuentran depósitos de calcio en las articulaciones periféricas. La condrocalcinosis, que recuerda a la gota, se da con mayor frecuencia en enfermos mayores de 50 años que sufren osteoartritis o diabetes mellitus. La aspiración del líquido sinovial de las articulaciones afectadas revela la presencia de cristales de sales de calcio. La inflamación y el dolor pueden aliviarse con inyecciones intraarticulares de hidrocortisona y con medicación antiinflamatoria. El pronóstico es excelente. Denominada también **seudogota**. Consultar las voces **gota; artritis gotosa**.

**CONDROCARCINOMA** *(chondrocarcinoma)* Tumor epitelial maligno en el que existe metaplasia cartilaginosa.

**CONDROCITO** *(chondrocyte)* Cada una de las células polimorfas que forman cartílago en el organismo. Presentan un citoplasma relativamente grande de color claro.

**CONDROCLASTO** *(chondroclast)* Célula multinuclear gigante responsable de la reabsorción del cartílago.

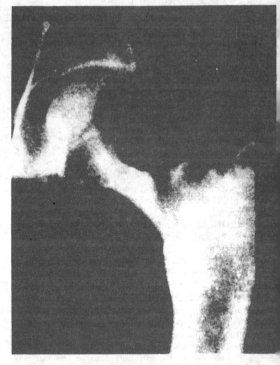

CONDROBLASTOMA. Radiografía que muestra un condroblastoma con origen en la epífisis y que se ha extendido a la parte alta del cuello femoral. No hay bordes escleróticos en la lesión y se ha producido una fractura patológica a través del espolón femoral.

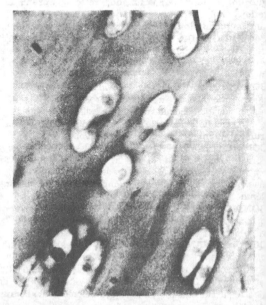

CONDROCITO. Condrocitos en ordenación longitudinal.

**CONDROCOSTAL** (*chondrocostal*) Que pertenece a las costillas y los cartílagos costales.

**CONDRODISTROFIA** (*chondrodystrophy*) Grupo de enfermedades caracterizadas por la conversión anormal del cartílago en hueso, especialmente en la epífisis de los huesos largos. Los enfermos presentan un enanismo proporcionado. V. también **acondroplasia**.

**CONDRODISTROFIA CALCIFICANTE CONGÉNITA** (*chondrodystrophia calcificans congenita*) Enfermedad hereditaria caracterizada por la presencia de múltiples opacidades pequeñas en la epífisis de los huesos largos, signo que se observa radiológicamente en los recién nacidos. Durante el crecimiento se constata la presencia de enanismo, contracturas, cataratas, retraso mental y acropaquias distales. Denominada también **condrodistrofia calcificante fetal; Conradi, enfermedad de**.

**CONDROENDOTELIOMA** (*chondroendothelioma*) Tumor mesenquimatoso benigno que contiene componentes cartilaginosos y endoteliales.

**CONDROFIBROMA** (*chondrofibroma*) Tumor fibroso que contiene componentes cartilaginosos.

**CONDRÓFITO** (*chondrophyte*) Masa anormal de cartílago.

**CONDROGÉNESIS** (*chondrogenesis*) Desarrollo del cartílago.

**CONDROIDE** (*chondroid*) De aspecto similar al cartílago.

**CONDROLIPOMA** (*chondrolipoma*) Tumor mesenquimatoso benigno que contiene grasa y componentes cartilaginosos.

**CONDROMA** (*chondroma*) Tumor benigno bastante frecuente compuesto de células cartilaginosas que crecen lentamente en el interior del cartílago (encondroma) o en su superficie (ectocondroma). Entre los diferentes tipos se encuentran el **condroma articular** y el **condroma sinovial**. V. también **condroma; ectocondroma**.

**-CONDROMA** (*-chondroma*) Sufijo que significa «tumor cartilaginoso benigno»: *hialoencondroma, osteocondroma*.

**CONDROMA ARTICULAR** (*joint chondroma*) Masa cartilaginosa que se produce en la membrana sinovial de una articulación.

**CONDROMA SARCOMATOSO** (*chondroma sarcomatosum*) V. **condrosarcoma**.

**CONDROMA SINOVIAL** (*synovial chondrome*) Tumoración cartilaginosa rara que se desarrolla en el tejido conjuntivo por debajo de la membrana sinovial de las articulaciones, vainas tendinosas o bolsas. Sus fragmentos superficiales pueden desprenderse haciendo que aparezcan numerosos cuerpos sueltos en el interior de la articulación. Denominado también **condromatosis sinovial**.

**CONDROMA VERDADERO** (*true chondroma*) V. **encondroma**.

**CONDROMALACIA** (*chondromalacia*) Reblandecimiento del cartílago. La **condromalacia fetal** es una forma congénita mortal de la enfermedad, en la que el enfermo presenta al nacer labios blandos y plegables. La **condromalacia patelar** se produce en adultos jóvenes secundariamente a lesiones de la rodilla y se caracteriza por inflamación y dolor y por cambios degenerativos que pueden detectarse en la exploración radiológica.

**CONDROMALACIA FETAL** (*chondromalacia fetalis*) V. **condromalacia**.

**CONDROMALACIA PATELAR** (*chondromalacia patellae*) V. **condromalacia**.

**CONDROMATISIS SINOVIAL** (*synovial chondromatosis*) Trastorno raro caracterizado por el desarrollo de masas de cartílago en las membranas sinoviales de las bolsas, articulaciones y vainas tendinosas. Focos metaplásicos en las superficies membranosas pueden transformarse en cuerpos sésiles y pedunculados y a continuación separarse formando masas sueltas.

**CONDROMATOSIS** (*chondromatosis*) Proceso caracterizado por la presencia de tumores cartilaginosos múltiples. Un tipo de condromatosis es la **condromatosis sinovial**.

**CONDRÓMERA** (*chondromere*) Vértebra cartilaginosa embrionaria y su componente costal.

**CONDROMIOMA** (*chondromyoma*) Tumor mesenquimatoso benigno que contiene tejido miomatoso y cartilaginoso.

**CONDROMIXOFIBROMA** (*chondromyxofibroma*) Tumor benigno que se desarrolla a partir del tejido conectivo formador de cartílago. La lesión presenta típicamente un aspecto duro y blanco grisáceo, que algunas veces puede ser rojizo; tiende a localizarse especialmente en las rodillas y los huesos pequeños del pie, y puede confundirse con un condrosarcoma. Denominado también **fibroma condromixoide**.

**CONDROMIXOIDE** (*chondromyxoid*) Que está compuesto de elementos mixoides y cartilaginosos.

**CONDROPLASIA DEFORMANTE HEREDITARIA** (*hereditary deforming chondroplasia*) V. **aclasia diafisaria**.

**CONDROPLASTIA** (*chondroplasty*) Reparación quirúrgica del cartílago.

**CONDROPLASTO** (*chondroplast*) V. **condroblasto**.

**CONDROSARCOMA** (*chondrosarcoma*) Neoplasia maligna de células cartilaginosas o de sus precursores que se produce la mayoría de las veces en huesos largos, cintura

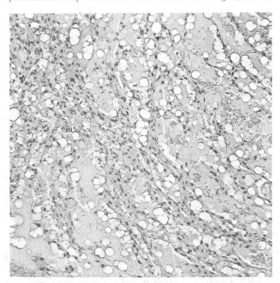

CONDROSARCOMA. Microfotografía que muestra un condrosarcoma maligno del, hueso sacro. La estructura se ha formado a partir de células vesiculares del tejido residual de la cuerda.

pélvica o escápula. El tumor es de gran tamaño, blando y exhibe un crecimiento lubulado compuesto de múltiples nódulos de cartílago hialiano que pueden mostrar calcificaciones ligeras o intensas. Algunos tipos son el **condrosarcoma central** y el **condrosarcoma mesenquimario**. Denominado también **condroma sarcomatoso**.

**CONDROSARCOMA CENTRAL** *(central chondrosarcoma)* Tumor cartilaginoso maligno que se forma en el interior de un hueso. Denominado también **encondrosarcoma**.

**CONDROSARCOMA MESENQUIMATOSO** *(mesenchymal chondrosarcoma)* Tumor cartilaginoso maligno que puede desarrollarse en diferentes zonas del cuerpo.

**CONDROSARCOMATOSIS** *(chondrosarcomatosis)* Proceso caracterizado por la presencia de múltiples tumores cartilaginosos malignos.

**CONDROSIS** *(chondrosis)* **1.** Desarrollo del cartílago en el organismo. **2.** Tumor cartilaginoso.

**CONDROTOMÍA** *(chondrotomy)* Técnica quirúrgica utilizada para separar un cartílago.

**CONDUCCIÓN** *(conduction)* **1.** (Física). Proceso en el que se transfiere calor de una sustancia a otra debido a la diferencia de temperatura existente entre ambas. **2.** (Física). Proceso en el que se transmite energía a través de un conductor. **3.** (Fisiología). Proceso de transmisión del impulso nervioso.

**CONDUCCIÓN CARDIACA, DEFECTO DE LA** *(cardiac conduction defect)* Cualquier trastorno de las fibras nerviosas y musculares especializadas que conducen los impulsos de acción para contraer las aurículas y los ventrículos. Los defectos de conducción pueden producirse en el nodo sinusal, el nodo auriculoventricular, el haz de His, las ramas derecha o izquierda o la red de Purkinje.

Nódulo sinusal
Ramos intranodulares:
Anterior
Medio
Posterior
Nódulo atrioventricular
Haz de His
Rama derecha
Red de Purkinje

Haz de Bachmann (rama interauricular)
Tronco común de la rama izquierda
División posterior de la rama izquierda
División anterior de la rama izquierda

**CONDUCCIÓN CARDIACA, Defecto de la.** Esquema que muestra los elementos básicos del sistema de conducción cardiaca.

La transmisión defectuosa de los impulsos cardiacos a lo largo de las vías de conducción puede deberse a una cardiopatía isquémica, una oclusión, una lesión de cualquier tipo u otro factor patológico.

**CONDUCTA** *(behavior)* **1.** Forma que tiene una persona de actuar o comportarse. **2.** Conjunto de las actividades de una persona o cualquiera de ellas, incluyendo las acciones físicas, observables directamente, y la actividad mental, que se infiere e interpreta. Los tipos de conductas pueden ser: **conducta anormal, conducta automática, conducta invariable** y **conducta variable**.

**CONDUCTA, ALTERACIÓN DE LA** *(behavior disorder)* Cualquiera de los componentes del grupo de patrones de conducta antisociales que se producen principalmente en niños y adolescentes, como la agresividad excesiva, hiperactividad, destructividad, crueldad, ausencias sin permiso, mentiras, desobediencia, perversiones sexuales, criminalidad, alcoholismo y drogadicción. La motivación más frecuente para estas reacciones es la hostilidad, que se manifiesta solapada o abiertamente y es precipitada por una relación anormal entre el joven y sus padres, la situación inestable en el hogar y, en algunos casos, una alteración cerebral orgánica. Los trastornos de comportamiento pueden ser sintomáticos de otras neurosis o psicosis, como la esquizofrenia infantil. El tratamiento debe hacerse con psicoterapia, y tratamiento ambiental, medicación y consejo familiar. V. también **antisocial, personalidad**.

**CONDUCTA, CIENCIAS DE LA** *(behavioral science)* Cualquiera de las diversas disciplinas interrelacionadas como la psiquiatría, psicología, sociología y antropología que observan y estudian la actividad humana, incluyendo el desarrollo psicológico y emocional, las relaciones interpersonales, los valores y las costumbres.

**CONDUCTA, MODELOS DE SISTEMAS DE** *(behavior systems model)* Red conceptual que describe los factores que pueden afectar a la estabilidad de la conducta de la persona. El modelo examina los sistemas de conducta, no el comportamiento de un individuo determinado en un momento concreto. En este modelo, la conducta se define como una respuesta integrada a los estímulos. Existen diversos subsistemas de comportamiento que forman los ocho microsistemas del hombre, que son: ingestión, eliminación, dependencia, sexo, logro, afiliación, agresión y restitución. Cada subsistema comprende diversos componentes estructurales llamados «imperativos», que son: objetivos, situaciones, elecciones, acciones y apoyos.

**CONDUCTA, MODIFICACIÓN DE LA** *(behavior modification)* V. **conducta, tratamiento de la**.

**CONDUCTA ANORMAL** *(abnormal behavior)* Actos inadaptados o actividades perjudiciales para el individuo y la sociedad. Estos actos varían desde una incapacidad transitoria de adaptación o una situación generadora de tensión, hasta una conducta persistentemente extraña o destructiva o la desorientación total con desconexión de la realidad de la vida diaria. V. también **conducta, trastorno de la**.

**CONDUCTA AUTOMÁTICA** *(automatic behavior)* V. **automatismo**.

**CONDUCTA VARIABLE** *(variable behavior)* Respuesta, actividad o acción que pueden modificarse por la expe

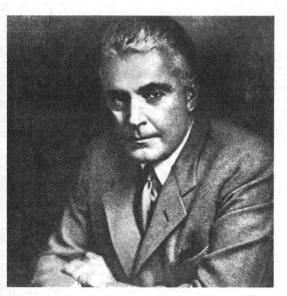

CONDUCTISMO. John Watson fue el fundador de la teoría psicológica denominada conductismo. Este estadounidense estableció en 1913 que la psicología es el estudio objetivo de las manifestaciones exteriores de la conducta.

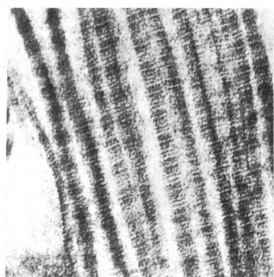

CONECTIVO, Tejido. Microfotografía tomada con microscopio electrónico de fibras colágenas, con numerosas bandas. El tejido conectivo está formado por fibras conectivas que pueden ser colágenas o elásticas.

riencia individual. Consultar también la voz **conducta invariable**.

**CONDUCTILLO PROSTÁTICO** (prostatic ductule) Cualquiera de los 12 a 20 pequeños tubos excretores que transportan la secreción alcalina de la glándula prostática hasta el suelo de la uretra prostática. Están unidos entre sí por tejido areolar reforzado por extensiones de la cápsula fibrosa y el estroma muscular de la próstata, y envueltos en una delicada red de capilares.

**CONDUCTISMO** (behaviorism) Escuela de psicología fundada por John B. Watson que estudia e interpreta los comportamientos observando las respuestas mensurables a estímulos sin referencia a la conciencia, los estados mentales o los fenómenos subjetivos, como las ideas y las emociones. V. también **neoconductismo**.

**CONDUCTISTA** (behaviorist) Discípulo de la escuela del conductismo.

**CONDUCTISTA, TRATAMIENTO** (behavior therapy) Tipo de psicoterapia que intenta modificar los patrones observables y desajustados de comportamiento mediante la sustitución por una nueva respuesta o grupo de respuestas a un estímulo dado. Las técnicas terapéuticas implican los métodos, conceptos y mecanismos derivados de la psicología experimental, que incluyen un condicionamiento de refuerzo, tratamiento de aversión, tratamiento de contingencia, inundación, modelamiento, condicionamiento operativo y desensibilización sistémica. Denominada también **conducta, modificación de la**. V. también **biorretroacción**.

**CONDUCTO** (duct) Estructura tubular fina, especialmente aquélla a través de la cual se segrega o excreta alguna sustancia.

**CONECTIVO, ENFERMEDAD DEL TEJIDO** (connective tissue disease) V. **colágeno vascular, enfermedad del**.

**CONECTIVO, TEJIDO** (connective tissue) Tejido que sirve de sostén y unión de otros tejidos y órganos. Deriva del mesodermo embrionario y es compacto, con gran cantidad de células y sustancia intercelular. La sustancia intercelular se compone de fibras y matriz o sustancia fundamental que puede ser líquida, gelatinosa o sólida como el hueso y cartílago. Las fibras conectivas pueden ser colágenas o elásticas. La matriz o sustancia fundamental que rodea fibras y células no es materia viva, pero, a pesar de ello, es una sustancia dinámica que cambia según el estado del organismo, susceptible de enfermedades específicas y que interviene en el metabolismo, la nutrición y la eliminación de desechos. La célula más abundante del tejido conectivo es el fibroblasto pero también se encuentran histiocitos o macrófagos, mastocitos, células plasmáticas y leucocitos. No contiene eritrocitos a menos que haya lesión vascular. Algunos tipos de tejido conectivo son el **cartilaginoso, tejido**; el **conectivo fibroso, tejido**, y el **óseo, tejido**.

**CONEJO, FIEBRE DEL** (rabbit fever) V. **tularemia**.

**CONFABULACIÓN** (confabulation) Invención de experiencias o situaciones que se relatan de forma detallada y plausible para disimular o encubrir una amnesia parcial. El fenómeno aparece como mecanismo de defensa en alcohólicos, en especial aquellos que padecen psicosis de Korsakoff. Denominado también **fabulación**.

**CONFINAMIENTO** (confinement) Permanencia obligada en un lugar específico con el fin de evitar o reducir la actividad.

**CONFLICTO** (conflict) 1. Lucha mental, consciente o inconsciente, debida a la presencia simultánea de pensa-

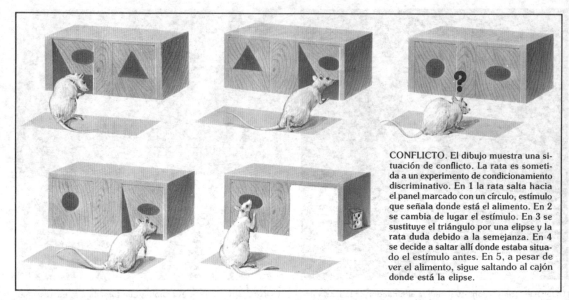

CONFLICTO. El dibujo muestra una situación de conflicto. La rata es sometida a un experimento de condicionamiento discriminativo. En 1 la rata salta hacia el panel marcado con un círculo, estímulo que señala donde está el alimento. En 2 se cambia de lugar el estímulo. En 3 se sustituye el triángulo por una elipse y la rata duda debido a la semejanza. En 4 se decide a saltar allí donde estaba situado el estímulo antes. En 5, a pesar de ver el alimento, sigue saltando al cajón donde está la elipse.

mientos, ideas, objetivos o tendencias emocionales (impulsos, deseos, anhelos) opuestos entre sí. **2.** Sufrimiento causado por dichas fuerzas opuestas e incapacidad de decidir entre ellas; es un tipo de estrés que aparece, en distinto grado, en todos los individuos. **3.** (Psicoanálisis). Lucha emocional inconsciente entre las necesidades del ello y las del yo y el superyo, o entre las necesidades del yo y las restricciones impuestas por la sociedad. Algunas formas de conflicto son **conflicto de atracción y evitación; conflicto de doble atracción; conflicto de doble evitación; conflicto extrapsíquico; conflicto intrapsíquico**.

**CONFLICTO DE ATRACCIÓN-EVITACIÓN** (*approach-avoidance conflict*) Conflicto debido a la presencia de un solo objetivo o deseo que es a la vez deseable y rechazable. V. también **conflicto**.

**CONFLICTO DE AVERSIÓN-AVERSIÓN** (*avoidance-avoidance conflict*) Conflicto resultante de la confrontación de dos o más objetivos o deseos alternativos que son igualmente aversivos e indeseables. Denominado también **conflicto de doble aversión**. V. también **conflicto**.

**CONFLICTO DE DOBLE ATRACCIÓN** (*approach approach conflict*) Conflicto debido a la presencia simultánea de dos o más impulsos u objetivos deseables pero incompatibles, ilustrado por el asno de Buridán, que tenía hambre y sed, y no sabía elegir entre el agua y la avena.

**CONFLICTO EXTRAPSÍQUICO** (*extrapsychic conflict*) Conflicto emocional que suele producirse cuando las necesidades y deseos internos de una persona no coinciden con las restricciones que le impone el ambiente o la sociedad. Consultar la voz **conflicto intrapsíquico**. V. también **conflicto**.

**CONFLICTO INTRAPSÍQUICO** (*intrapsychic conflict*) Conflicto emocional con uno mismo. V. también **conflicto**.

**CONFLICTO MOTIVACIONAL** (*motivational conflict*) Conflicto resultante de dos o más estímulos que dirigen el comportamiento hacia objetivos incompatibles. Entre los tipos de conflicto motivacional se incluyen el **conflicto de doble atracción**, el **conflicto atracción-evitación** y el **conflicto de doble evitación**. V. también **motivación**.

**CONFLUENCIA SINUSAL** (*confluence of the sinuses*) Unión de los senos longitudinal superior, recto y occipital posterior con los dos grandes senos transversos de la duramadre. El seno transverso derecho recibe la mayor parte de la sangre procedente del seno longitudinal superior y el transverso izquierdo drena la sangre del seno recto. El confluente es uno de los seis senos del grupo posterosuperior de la duramadre que junto a los demás drenan la sangre venosa de las estructuras intracraneales incluyendo la órbita y el díploe óseo de sus paredes. Denominado también **confluencia o confluente torcular; prensa de Herófilo**.

**CONFUSIÓN** (*confusion*) Estado mental caracterizado por desorientación en cuanto a tiempo, lugar o persona, que provoca aturdimiento, perplejidad, pensamiento desordenado e imposibilidad de elegir o actuar decididamente. Suele ser una manifestación de un trastorno mental orgánico, pero también puede acompañar a un estrés psíquico grave y a otras alteraciones de esta índole.

**CONGELACIÓN** (*frosbite*) Efecto lesivo del frío extremo sobre la piel y los tejidos subcutáneos que comienza a manifestarse por palidez característica de las superficies cutáneas expuestas, especialmente la nariz, orejas y dedos de manos y pies. La vasoconstricción y el daño de los vasos sanguíneos trastornan la circulación local provocando anoxia, edema, vesiculación y necrosis. El calentamiento suave es una forma de primeros auxilios apropiada; se evitará frotar las partes afectas. Más adelante, la terapia es similar a la de las quemaduras térmicas. La congelación yatrogénica se debe al uso excesivo del cloruro de etilo pulverizado para la anestesia local, o para aliviar los calambres musculares y tendinosos. Consultar las voces **eritema pernio; pie de inmersión**.

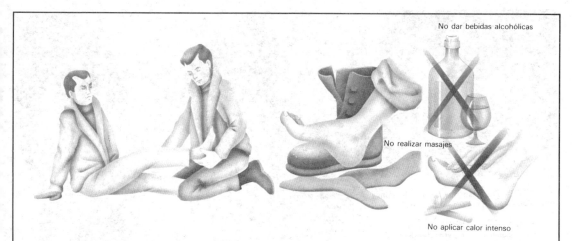

No dar bebidas alcohólicas

No realizar masajes

No aplicar calor intenso

**CONGELACIÓN.** Cómo actuar en caso de congelación mientras se espera atención facultativa: En primer lugar, situar al paciente en un lugar resguardado. Después, descubrir la zona afectada, sacando el calzado, la ropa o cualquier prenda que la comprima. Finalmente, aplicar la parte congelada sobre una zona sana del propio paciente o de un acompañante, con el fin de proporcionar calor a aquélla.

**CONGÉNITA, ANOMALÍA** (congenital anomaly) Anomalía, generalmente estructural, presente en el momento del nacimiento, que puede haber sido heredada genéticamente, adquirida durante el embarazo o causada en el parto. Denominada también **defecto innato**.

**CONGÉNITA, ENFERMEDAD** (congenital condition) Defecto físico o mental presente en el momento del nacimiento que aparece debido a herencia, influencia de factores ambientales durante el embarazo o dificultades en el parto. Son enfermedades congénitas **Down, síndrome de; hidrocefalia**. Consultar la voz **genético**. V. también **innato, defecto**.

**CONGÉNITO** (congenital) Presente en el nacimiento.

**CONGESTIÓN** (congestion) Cúmulo excesivo de líquido en un órgano o área corporal.

**CONGESTIÓN PELVIANA, SÍNDROME DE** (pelvic congestion syndrome) Trastorno ginecológico caracterizado por lumbalgia crónica, disuria, dismenorrea, dolor vago en la región abdominal inferior, flujo vaginal y dispareunia. No se conoce la etiología de este síndrome. Antiguamente se atribuía a la distensión con sangre del lecho vascular de la zona pero esta hipótesis no se ha demostrado. Se afectan particularmente las mujeres entre los 25 y los 45 años de edad.

**CONGESTIÓN PULMONAR** (pulmonary congestion) Acumulación excesiva de líquido en los pulmones, normalmente asociada a la inflamación o a la insuficiencia cardiaca congestiva.

**CONIZACIÓN** (cone biopsy) Extirpación quirúrgica de un cono de tejido. V. **biopsia por conización**.

**CONJUGACIÓN** (conjugation) (Genética). Reproducción sexual de gran número de organismos unicelulares que consiste en la fusión temporal de los gametos, de forma que se pueda transferir material genético del individuo donante (considerado como masculino) al receptor (considerado como femenino) que lo incorpora a su dotación genética mediante recombinación y lo transmite a su vez al reproducirse.

**CONJUGADO EXTERNO** (external conjugate) Distancia medida con el calibrador obstétrico entre la depresión situada por debajo de la última vértebra lumbar (LV) y el borde superior de la sínfisis del pubis. Suele medir unos 21 cm. Denominado también **Baudelocque, diámetro de**.

**CONJUGÓN** (conjugon) Episoma que induce la conjugación bacteriana.

**CONJUNCIÓN, AGUJERO DE** (intervertebral foramen) Cada uno de los orificios que comunican las vértebras entre sí a través de los que pasan los nervios espinales y los vasos. Denominado también **intervertebral, orificio**.

**CONJUNTIVA** (conjunctiva) Mucosa que reviste la cara interna de los párpados y la parte anterior de la esclerótica. La **conjuntiva palpebral**, que recubre la cara posterior de los párpados, es gruesa, opaca y muy vascularizada. La **conjuntiva bulbar**, laxamente adherida al tercio anterior de la esclera, es fina y transparente.

**CONJUNTIVA PALPEBRAL** (palpeleral conjunctiva) V. **conjuntiva**.

**CONJUNTIVAL, PRUEBA** (conjunctival test) Procedimiento que se emplea para identificar alergenos causantes de reacción en un individuo y consiste en instilar en el ojo una solución diluida de extracto alergénico. La reacción se considera positiva si se produce lagrimeo o inyección conjuntival en el plazo de 5 a 10 min. V. también **alérgicas, pruebas**.

**CONJUNTIVAL, REFLEJO** (conjunctival reflex) Mecanismo protector del ojo que consiste en el cierre de los párpados al tocar la conjuntiva. Consultar la voz **corneal, reflejo**.

**CONJUNTIVITIS** (conjunctivitis) Inflamación conjuntival causada por bacterias, virus, alergenos o factores ambientales. Se caracteriza por enrojecimiento de los ojos, secreción espesa, párpados pegajosos por las mañanas e

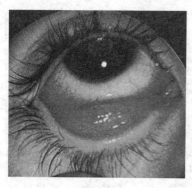

CONJUNTIVITIS. Aspecto de un ojo con conjuntivitis en una fiebre faringoconjuntival.

CONJUNTIVITIS ALÉRGICA. Aplicación de colirio vasoconstrictor en el tratamiento de una conjuntivis alérgica.

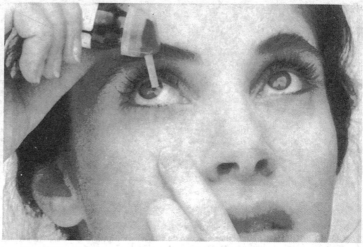

inflamación indolora. El diagnóstico etiológico se hace por examen microscópico o cultivo de exudado. El tratamiento consiste en la administración de agentes antibacterianos, antibióticos o corticoides dependiendo de la etiología. V. también **coroiditis; uveítis.**

**CONJUNTIVITIS ALÉRGICA** (allergic conjunctivitis) Trastorno caracterizado por hiperemia de la conjuntiva, debida a alergia. Entre los alergenos comunes que causan esta anomalía se incluyen el polen, las gramíneas, los medicamentos tópicos, los polucionantes del aire, las sustancias irritantes laborales y el humo. Tiene carácter bilateral; por lo general comienza antes de la pubertad y dura alrededor de 10 años, con recidivas estacionales.

OBSERVACIONES: Los signos más comunes consisten en lagrimeo y dolor, junto con exudación e hiperemia conjuntival. En las extensiones sanguíneas predomina la eosinofilia, y el diagnóstico se basa habitualmente en los cultivos y las pruebas de sensibilidad, para identificar el alergeno causante.

ACTUACIÓN: El tratamiento suele incluir la administración de un colirio vasoconstrictor, por ejemplo de adrenalina, compresas frías para aliviar el prurito y antihistamínicos orales.

ACTUACIÓN DE LA ENFERMERA: Pueden usarse compresas templadas y pomadas o colirios.

**CONJUNTIVITIS DE INCLUSIÓN** (inclusion conjunctivitis) Infección conjuntival purulenta y aguda provocada por organismos del género Chlamydia. Tiene dos formas: la quemosis bilateral, con enrojecimiento y supuración purulenta que caracteriza la infección en los niños, y la variante adulta, unilateral, menos grave, menos purulenta y asociada a linfadenopatía preauricular. El tratamiento consiste en la instilación local de antibióticos. Denominada también **conjuntivitis de las piscinas.**

**CONJUNTIVITIS ECCEMATOSA** (eczematous conjunctivitis) Inflamación conjuntival y corneal acompañada por múltiples vesículas, diminutas y ulceradas. Se cree que la causa radica en hipersensibilidad tardía frente a las proteínas bacterianas. En ausencia de tratamiento, puede conducir a neoformación de pequeños vasos sanguíneos en la córnea que a veces oscurecen la visión. El tratamiento suele incluir la instilación tópica de corticosteroides. Denominada también **flictenulosis.**

**CONJUNTIVITIS FLICTENULAR** (flictenular conjunctivitis) Variedad caracterizada por pequeñas vesículas o úlceras rodeadas cada una de una zona rojiza.

**CONJUNTIVITIS GONORREICA** (gonorrheal conjunctivitis) Forma grave y destructiva de conjuntivitis purulenta producida por el gonococo Neisseria gonorrhoeae. Es necesario el tratamiento inmediato con administración intravenosa de antibióticos para evitar la cicatrización de la córnea y la evolución a la ceguera. Denominada también **oftalmía neonatal.**

**CONJUNTIVITIS GRANULAR** (granular conjunctivitis) V. **tracoma.**

**CONJUNTIVITIS VERNAL** (vernal conjunctivitis) Forma crónica y bilateral de conjuntivitis que se considera de origen alérgico y afecta sobre todo a varones jóvenes de menos de 20 años de edad durante los meses de primavera y verano. Sus síntomas más frecuentes son un prurito intenso acompañado de una secreción costrosa. Como tratamiento pueden aplicarse corticosteroides tópicos y técnicas de desensibilización al polen. Consultar también la voz **conjuntivitis alérgica.**

**CONMOCIÓN CEREBRAL** (brain concussion) Lesión cerebral violenta, no penetrante, por choque, sacudida u otro mecanismo que produzcan un cambio brusco en el momento cinético de la cabeza. Tras una conmoción leve suele haber una pérdida transitoria de la conciencia y cuando el paciente despierta aqueja cefalea. La conmoción grave puede producir una pérdida de conciencia prolongada con alteración de ciertas funciones vitales del tronco del encéfalo como la respiración y la estabilidad vasomotora. El tratamiento de las personas que han sufrido una conmoción cerebral consiste fundamentalmente en vigilancia estrecha para comprobar si aparecen signos de hemorragia intracraneal.

**CONN, SÍNDROME DE** (Conn's syndrome) Trastorno originado por un adenoma, a menudo unilateral de la corteza adrenal o, más raramente, por carcinoma o hiperplasia adrenal, que produce hipersecreción de aldosterona causante de hipernatremia, hipervolemia y alcalosis, hipocaliemia con debilidad, parestesias, tetania y parálisis transitoria.

**CONO** (cone) **1.** Célula fotorreceptora de la retina que interviene en la visión de los colores. Hay tres tipos uno para el azul, otro para el verde y un tercero para el rojo; los demás colores se perciben por estimulación simultánea de más de un tipo de cono. **2.** Aparato en forma cónica que se adapta al equipo de rayos X para dirigir éstos a un área pequeña. V. también **biopsia por conización.**

**CONO DE LUZ** (cone of light) **1.** Reflejo triangular que se observa durante la otoscopia cuando se enfoca el martillo. **2.** Conjunto de rayos luminosos que entran por la pupila y forman la imagen en la retina.

**CONOR, ENFERMEDAD DE** (Conor's disease) V. **Marsella, fiebre de.**

**CONRADI, ENFERMEDAD DE** (Conradi's disease) V. **condrodistrofia calcificante congénita.**

**CONSCIENCIA, ALTERACIÓN DEL ESTADO DE** (altered state of consciousness) Cualquier estado de alerta que difiera del estado de vigilia normal de una persona consciente. Numerosos individuos, especialmente los integrantes de civilizaciones orientales, han conseguido estados alterados de consciencia utilizando técnicas diversas, como el ayuno prolongado, la respiración profunda, el movimiento de giro y el canto repetido y monótono. Los investigadores actuales reconocen que estas prácticas pueden modificar la química del organismo y contribuyen a

inducir el estado deseado. Los experimentos indican que la telepatía, las experiencias místicas, la clarividencia y otros estados de alteración de la consciencia pueden existir en la mayoría de los individuos como capacidades subconscientes que pueden utilizarse para mejorar la salud y combatir la enfermedad.

**CONSCIENTE** (conscious) **1.** (Neurología). Capaz de responder a estímulos sensoriales; despierto, alerta; capaz de percibir su propio entorno. **2.** (Psiquiatría). Parte del psiquismo en la que pensamientos, ideas, emociones y otros contenidos mentales son completamente conscientes. Consultar las voces **inconsciente; preconsciente.**

**CONSEJO DE ANTICIPACIÓN** (anticipatory guidance) Preparación psicológica de un enfermo para ayudarle a superar el temor y la ansiedad ante un hecho que se considera estresante, como la preparación de un niño para una intervención quirúrgica explicándole lo que va a ocurrir y cómo se va a sentir y mostrándole el equipo o la parte del hospital donde va a permanecer.

**CONSEJO GENÉTICO** (genetic counseling) Proceso por el que se determina el riesgo de que se produzca un trastorno genético dentro de una familia y se proporciona información adecuada sobre las posibilidades de elección disponibles en cuanto al cuidado de un niño ya afecto, el diagnóstico prenatal, la terminación de un embarazo, la esterilización o la inseminación artificial. El consejo genético eficaz requiere un diagnóstico exacto de la anomalía, lo que a veces exige pruebas bioquímicas o citogenéticas especiales, puesto que muchos de los alrededor de 2.000 trastornos hereditarios conocidos, tienen manifestaciones clínicas similares y modos de herencia por completo dis-

**Casos en que está indicado el consejo genético**

—Antecedentes familiares de enfermedad genética hereditaria (hemofilia, fenilcetonuria).

—Antecedentes familiares de malformaciones congénitas (acondroplasia, microcefalia, polidactilia).

—Consanguinidad en los progenitores.

—Enfermedades de la madre que puedan afectar al desarrollo embrionario (rubeola, sífilis, tuberculosis).

—Antecedentes de administración de fármacos teratogénicos a la madre (cortisona, talidomida).

—Antecedentes de alcoholismo u otras toxicomanías de la madre

—Antecedentes de exposición de la madre a radiaciones ionizantes.

—Antecedentes de abortos repetidos.

—Incompatibilidad por factor Rh.

**CONO. A la izquierda, esquema de la estructura de un cono. Arriba, microfotografía de la retina que muestra los terminales de conos (F) y bastones (B).**

tintos. También debe establecerse una historia familiar cuidadosa y detallada, que se registra en forma de árbol genealógico y poseer un conocimiento profundo de los principios genéticos, especialmente de los riesgos relacionados con la herencia multifactorial. Los servicios de consejo genético más eficaces se componen de un grupo de especialistas que incluyen médicos, genetistas, psicólogos, bioquímicos, citólogos, enfermeras y asesores sociales. Tiene especial importancia que las enfermeras se mantengan alerta con respecto a las situaciones en las que puede ser necesario consejo genético, conozcan las instituciones del área que proporcionan servicio de consejo genético y ayuden a las parejas a tomar las decisiones sobre el plan de su futura familia, o sobre el cuidado de un niño con algún trastorno genético. V. también **diagnóstico prenatal; exploración selectiva genética**.

**CONSENTIMIENTO INFORMADO** (*informed consent*) Permiso obtenido de un paciente para la realización de métodos o pruebas específicas. Es necesario antes de realizar algunas de las pruebas más invasivas o cuando se inicia un estudio de investigación. El documento debe estar escrito en lenguaje comprensible para el paciente, ir convenientemente fechado y firmado por aquél y por, al menos, un testigo. La descripción hecha en el documento debe incluir claramente los principios fundamentales del procedimiento o prueba a aplicar, los riesgos para el paciente, los beneficios esperados, las consecuencias en el caso de no realizar la prueba y los procedimientos diagnósticos alternativos de que se dispone. También debe añadirse un apartado en que se especifica que no se suspenderá la asistencia si el paciente no acepta. Legalmente el consentimiento informado debe obtenerse con un plazo determinado de tiempo antes de la realización de la prueba en cuestión. Un ejemplo de intervención terapéutica en que se requiere este documento es la esterilización. Por supuesto, el paciente debe estar en posesión de todas sus facultades mentales.

**CONSERVADOR, TRATAMIENTO** (*conservative treatment*) V. **tratamiento**.

**CONSOLIDACIÓN** (*consolidation*) **1.** Acción de juntar varias partes en una sola pieza. **2.** Proceso de solidificación como el que ocurre en los pulmones cuando sufren una neumonía, en el curso de la cual se vuelven duros y rígidos.

**CONSTRICCIÓN PRIMARIA** (*primary constriction*) V. **centrómero**.

**CONTACTO** (*contact*) **1.** Unión de dos superficies, por ejemplo las hileras de dientes superior e inferior; suele usarse a modo de calificativo, como en «dermatitis de contacto» y «lentes de contacto». **2.** Unión de dos individuos de forma que uno de ellos transmita al otro un agente infeccioso; el contacto puede ser directo o indirecto a través de alimentos o ropas. **3.** Persona que ha estado expuesta a un agente infeccioso.

**CONTACTO, FACTOR DE** (*contact factor*) V. **factor XII**.

**CONTACTO DIRECTO** (*direct contact*) Acercamiento mutuo de dos individuos u organismos. Muchas enfermedades contagiosas pueden transmitirse por contacto directo entre un individuo afectado y otro sano. Algunas enfermedades que pueden transmitirse por contacto directo son la gonorrea, el impétigo, las infecciones cutáneas estafilocócicas y la sífilis. Otras infecciones se propagan por vectores animales, gotitas exhaladas o alimentos contaminados.

**CONTAGIO** (*contagion*) Transmisión de una enfermedad, sobre todo referido a infecciones.

**CONTAGIO PSÍQUICO** (*psychic contagion*) V. **infección psíquica**.

**CONTAGIOSA, ENFERMEDAD** (*contagious disease*) V. **transmisible, enfermedad**.

**CONTAGIOSO** (*contagious*) Que es transmisible por contacto directo o indirecto.

**CONTAMINACIÓN RADIACTIVA** (*radioactive contamination*) Adición indeseable de material radiactivo a la piel o a parte del medio ambiente, como las ropas o el equipo. La contaminación corporal con radiación β en el personal sanitario sólo es posible a través de la ingestión, la inhalación, o la absorción de la fuente, como sucede cuando la piel se contamina con un emisor β contenido en una forma químicamente absorbible. Los instrumentos, los vendajes, los guantes quirúrgicos y las ropas que entran en contacto con los líquidos serosos, la sangre o la orina de los enfermos que contienen emisores de radiación γ o β pueden estar contaminadas. La gravedad de la contaminación está en relación directa con el intervalo de tiempo que existe entre la administración del isótopo y la intervención quirúrgica; al terminar ésta, es necesario aislar y comprobar el material posiblemente contaminado; si lo está, es necesario ajustarse a las normas sobre la recogida de desechos radiactivos.

**CONTENCIÓN DE LA HEMORRAGIA** (*control of hemorrhage*) Limitación o supresión de la salida de sangre a través de una solución de continuidad de un vaso. Denominada también **hemostasia**.

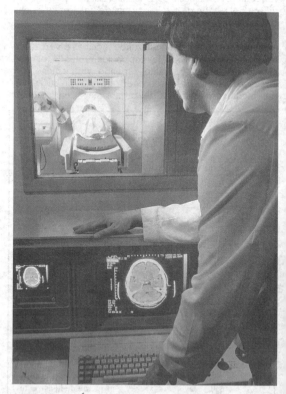

CONTAMINACIÓN RADIACTIVA. Durante los primeros años en que se usaron los rayos X con fines diagnósticos, el personal médico que los manejaba sufrió los efectos perniciosos de la sobreexposición a la radicación, hasta que descubiertas todas sus contraindicaciones se impuso la utilización de protecciones adecuadas.

MÉTODO: Algunos de los métodos consisten en ejercer una presión directa, poner un torniquete o aplicar presión en un punto próximo a la herida. La presión directa se ejerce con una compresa gruesa, de forma que los bordes de la herida se junten. El torniquete se aplica proximalmente al punto de sangrado, pero sólo debe emplearse en caso de emergencia muy grave, porque provoca anoxia que puede obligar a amputar el miembro. La presión indirecta se lleva a cabo manualmente sobre la arteria que aporta mayor flujo sanguíneo al vaso lesionado; los puntos usados para tomar el pulso pueden emplearse como puntos de presión. V. también **torniquete**.

ACTUACIÓN DE LA ENFERMERA: La enfermera debe estar atenta a la aparición de sangrado ininterrumpido, taquicardia, sudor frío, descenso de la tensión arterial y ansiedad que indican que ha reaparecido la hemorragia o que la reposición líquida ha sido inadecuada. El enfermo debe permanecer tranquilo y quieto; los pacientes suelen recuperarse si el balance hídrico se restablece con rapidez. Cuando la pérdida de sangre es muy grande, se produce anoxia en todos los tejidos orgánicos, incluyendo cerebro y otros órganos vitales, y el paciente fallece. Para reducir el flujo sanguíneo en un área conviene restringir la actividad, elevar la parte afecta y aplicar presión. El tratamiento específico depende de la causa de la hemorragia y el estado del paciente. Además de los líquidos y el instrumental necesario para infundirlos, la enfermera debe tener preparados fármacos vasopresores, un aparato de ventilación asistida, equipamiento para monitorización de la presión venosa central y los materiales necesarios para obtener y registrar la tensión arterial y la diuresis. Si aparecen signos de shock hay que acostar al paciente con las piernas elevadas, formando un ángulo de 45° con el tronco, las rodillas extendidas y la pelvis ligeramente más alta que el pecho; se puede apoyar la cabeza en una almohada. Si se coloca al paciente en posición de Trendelenburg hay que poner una almohada bajo el hombro izquierdo para favorcer el llenado de la aurícula derecha y mantener permeable la vía aérea. Se puede administrar oxígeno. La presión venosa central es un parámetro importante para determinar la necesidad de infundir líquidos. La hemorragia aguda grave con signos de shock se trata con infusión de sangre y líquidos. No es conveniente elevar la temperatura del enfermo porque conlleva un aumento del metabolismo y, por tanto, de las necesidades de oxígeno.

**CONTINENCIA** (continence) Capacidad para controlar la función de la vejiga y el recto.

**CONTINUA, FIEBRE** (continuous fever) Fiebre que permanece estacionaria mucho tiempo. Consultar la voz **intermitente, fiebre**.

**CONTRACCIÓN** (contraction) (Obstetricia). Estrechamiento rítmico de la porción superior del útero que comienza siendo muy débil y se va haciendo progresivamente más vigoroso; al final del parto las contracciones son fuertes, aparecen cada dos minutos y duran más de uno. Las contracciones empujan al feto y lo hacen progresar por el canal del parto.

**CONTRACCIÓN PÉLVICA MEDIA** (midpelvic contraction) V. **contracción**.

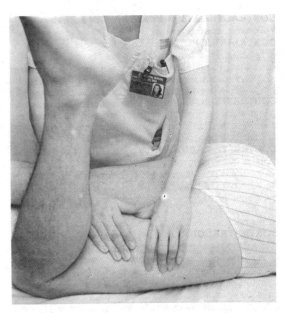

CONTRACTURA. El masaje es el tratamiento empleado con más frecuencia para mejorar las contracturas musculares.

**CONTRACEPCIÓN** (contraception) V. **anticoncepción**.

**CONTRACTURA** (contracture) Trastorno articular, en general permanente, que consiste en la fijación en flexión, debido a atrofia y acortamiento de fibras musculares o a pérdida de la elasticidad de la piel por cualquier causa, por ejemplo formación de tejido cicatrizal sobre la articulación. V. también **Volkmann, retracción isquémica de**.

**CONTRACTURA DE SALIDA** (outlet contracture) Salida pélvica anormalmente pequeña. Puede ser anteroposterior o transversa y es de importancia en el parto ya que puede impedir o dificultar el paso del niño a través del canal pélvico. La contractura anteroposterior debida a fijación del cóccix puede, en ocasiones, ser vencida por la fuerza de las contracciones del parto, que libera los huesos y permite que se desplacen hacia abajo. El estrechamiento importante del espacio entre las tuberosidades isquiáticas es improbable que sea superado y suele asociarse con un tipo androide de pelvis.

**CONTRACTURA FISIOLÓGICA** (physiologic contracture) Trastorno temporal caracterizado por la contracción y el acortamiento muscular durante un período considerable de tiempo. Algunas de sus causas son las temperaturas extremas, el consumo de determinados fármacos y la acumulación local de ácido láctico. Consultar también la voz **contractura funcional**.

**CONTRACTURA FUNCIONAL** (functional contracture) V. **contractura hipertónica**.

**CONTRACTURA HIPERTÓNICA** (hypertonic contracture) Contractura muscular mantenida que aparece en la parálisis espástica a consecuencia de una estimulación nerviosa continua. Desaparece bajo anestesia o durante el sueño. Denominada también **contractura funcional**.

**CONTRACTURA ISQUÉMICA** *(ischemic contracture)* V. **Volkmann, contractura de**.

**CONTRAINDICACIÓN** *(contraindication)* Factor que impide administrar un fármaco determinado o llevar a cabo una maniobra en un paciente; por ejemplo la administración de tetraciclinas está contraindicada en el embarazo, y la placenta previa oclusiva contraindica el parto vaginal.

**CONTRASTE** *(contrast medium)* Sustancia radioopaca que se introduce en el organismo para obtener una imagen radiográfica de una estructura interna que, sin contraste, sería difícil de observar mediante rayos X.

**CONTRASTE RADIOOPACO** *(radiopaque dye)* Sustancia química que no permite el paso de los rayos X a su través. En medicina se utilizan diversos compuestos radioopacos de yodo para delimitar el interior de órganos huecos, como cámaras cardiacas, vasos sanguíneos, vías respiratorias y tracto biliar, lo que permite su representación en la radiografía o la radioscopia.

**CONTRATRACCIÓN** *(countertraction)* Fuerza que contrarresta una fuerza de tracción como puede ser la que ejerce la gravedad sobre el cuerpo. Se usa mucho en ortopedia; se puede conseguir cambiando el ángulo que forma el cuerpo con el eje de la tracción, como ocurre cuando se elevan los pies de la cama para alcanzar la posición de Trendelemburg. Su magnitud depende de la fuerza necesaria para contrarrestar la tracción; suele modificarse gradualmente cambiando al enfermo de posición y añadiendo o quitando peso a las poleas.

## SUSTANCIAS DE CONTRASTE O RADIOPACA

| NOMBRE | Vía de administración | Órganos explorados |
| --- | --- | --- |
| *Sulfato de bario* | oral recteal | aparato digestivo |
| *Lipiodol* Aceite de amapola yodado | instilación mediante sonda inyección directa | vías respiratorias y linfáticas-espacios interraquídeos fístulas |
| *Metiodal sódico* monoyodometansulfonato de sodio | endovenosa | vías urinarias sistema circulatorio |
| *Diodona:* sal de dietanolamina del ácido diyodopiridonacético | endovenosa inyección directa instilación directa | vías urinarias sistema circulatiro pasos fistulosos árbol bronquial |
| *Ácido yopanoico:* ácido aminofeniltryodoetil-propiónico (sal de sodio) | oral | vesícula biliar |
| *Adipiodón:* sal de sodio de la triyodocarboxianilida del ácido adípico | endovenosa | vesícula biliar conductos biliares |

**CONTRASTE RADIOOPACO.** Existen diversas sustancias radioopacas para la visualización por rayos X de los órganos huecos.

**CONTRATRANSFERENCIA** *(countertransference)* Respuesta emocional, consciente o inconsciente, del psicoterapeuta o psicoanalista a su paciente. V. también **transferencia**.

**CONTROLADOR INTRAVENOSO** *(intravenous controller)* Dispositivo de varios diseños que libera de forma automática un líquido para inyección IV a la velocidad que se desee, entre 1 y 69 gotas/min. Suele ir equipado con un selector de velocidad, un indicador de goteo y una alarma. Esta última emite una señal visual y audible cuando la infusión no fluye a la velocidad prescrita. Su modo de funcionamiento es gracias a la gravedad, por lo que debe situarse al menos a 75 cm por encima del punto de inyección. Como no ejerce la presión positiva propia de una bomba no resulta útil para la infusión de líquidos muy viscosos o para mantener abierta una vía arterial. Consultar las voces **bomba de pistón intravenoso; bomba intravenosa de jeringa; bomba peristáltica intravenosa**.

**CONTUSION** *(contusion)* Lesión corporal sin solución de continuidad de la piel causada por un golpe y que se caracteriza por tumefacción, cambio de coloración y dolor. La aplicación inmediata de frío reduce la extensión de la lesión. Denominada también **magulladura**.

**CONVALECENCIA** *(convalescence)* Período de recuperación de una enfermedad, lesión o intervención quirúrgica.

**CONVERGENCIA, AMPLITUD DE** *(amplitude of convergence)* Diferencia en la fuerza necesitada para girar los ojos desde el punto más lejano hasta el más cercano de convergencia.

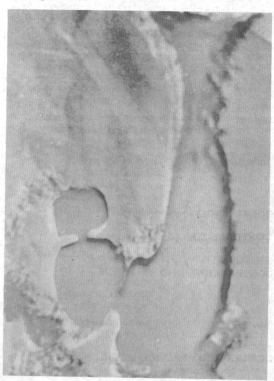

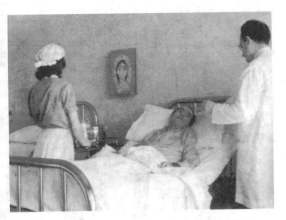

**CONVALECENCIA.** Una vez superada la fase crítica de una enfermedad, el reposo, la dieta y un continuo control por parte del médico del estado del paciente son elementos indispensables para conseguir el restablecimiento completo de éste.

**CONVERSIÓN** (*conversion*) Mecanismo inconsciente de defensa que consiste en reprimir los conflictos emocionales causantes de ansiedad y transformarlos en síntomas físicos simbólicos carentes de base orgánica. Las expresiones somáticas a las que con más frecuencia da lugar la conversión son pérdida de sensibilidad, parálisis, dolor y otras disfunciones nerviosas.

**CONVERSIÓN, REACCIÓN DE** (*conversion reaction*) V. **neurosis de conversión.**

**CONVULSIÓN** (*convulsion*) Contracción brusca, violenta e involuntaria de un grupo muscular que puede aparecer bien como un episodio paroxístico de un trastorno convulsivo crónico o bien de forma transitoria, como suele ocurrir tras una contusión cerebral. Las convulsiones pueden ser tónicas o clónicas y focales, unilaterales o bilaterales.

**CONVULSIVO, UMBRAL** (*seizure threshold*) Cantidad de estímulo necesario para producir una crisis convulsiva. Todas las personas pueden sufrir convulsiones si el estímulo provocador es lo suficientemente intenso, pero se habla de un «bajo umbral convulsivo» cuando las convulsiones se producen espontáneamente.

**COOLEY, ANEMIA DE** (*Cooley's anemia*) V. **talasemia.**

**COOMBS, PRUEBA DE** (*Coombs test*) V. **antiglobulina, prueba de la.**

**COORDINADO, REFLEJO** (*coordinated reflex*) Secuencia de movimientos que siguen un orden preciso de acuerdo con el propósito al que están dirigidos, como por ejemplo la deglución.

**COPRO-, COPR-** (*copro-, copr-*) Prefijo que significa «relativo a las heces»: *coprolalia, coprolito.*

**COPROPORFIRIA** (*coproporphyria*) Trastorno metabólico hereditario raro que se caracteriza por la aparición de grandes cantidades de sustancias nitrogenadas, llamadas porfirinas, en la orina. Ciertos fármacos, como los barbitúricos, sulfamidas y esteroides, pueden precipitar los ataques, que se acompañan de síntomas nerviosos y gastrointestinales. Suelen mejorar con una dieta rica en carbohidratos. V. también **coproporfirina; porfiria.**

**COPROPORFIRINA** (*coproporphyrin*) Sustancia orgánica nitrogenada procedente del catabolismo de la bilirrubina que se elimina con las heces.

**COPROSTASIA** (*colon stasis*) V. **estreñimiento atónico.**

**CÓPULA** (*copulation*) V. **coito.**

**COR PULMONALE** (*cor pulmonale*) Trastorno cardiaco caracterizado por hipertrofia del ventrículo derecho debida a hipertensión pulmonar originada por una alteración del parénquima pulmonar o su sistema vascular. La afección crónica causa un aumento del tamaño del ventrículo derecho, que no se adapta a la sobrecarga de presión tan fácilmente como el izquierdo; en algunos casos también el ventrículo izquierdo se agranda. Puede presentarse asociada a diferentes enfermedades, entre las que se incluyen mucoviscidosis, miastenia grave, diversas miopatías y arteritis pulmonar. Alrededor del 85 % de los pacientes tienen neumopatía obstructiva crónica; el 25 % de los individuos que padecen enfisema desarrollan cor pulmonale. Tanto la obstrucción como la vasoconstricción del lecho vascular pulmonar provocan una disminución de su calibre y, por tanto, aumento de la resistencia vascular pulmonar que se traduce en hipertensión del círculo menor. El ventrículo derecho se dilata y se hipertrofia en un intento de superar el obstáculo al paso de la sangre que supone la hipertensión pulmonar. La médula ósea, para compensar la baja saturación de oxígeno de la sangre, sufre hiperplasia de la serie roja que da lugar a eritrocitosis. Al aumentar la viscosidad de la sangre se agrava la hipertensión pulmonar y, por tanto, la sobrecarga hemodinámica del ventrículo derecho, apareciendo insuficiencia del mismo. Esta afección es la causa del 25 % de todas las insuficiencias cardiacas; su incidencia es mayor en poblaciones con gran número de fumadores y enfermos con neumopatía obstructiva crónica. Es más frecuente en varones de edad media y avanzada. El cor pulmonale infantil aparece como complicación de mucoviscidosis (fibrosis quística), hemosiderosis, esclerodermia, trastornos nerviosos que afectan los músculos respiratorios y alteraciones del centro respiratorio.

OBSERVACIONES: Las manifestaciones precoces son tos crónica, disnea de esfuerzo, fatiga, jadeo y debilidad. A medida que el curso de la afección avanza la disnea empeora y aparecen otros signos como taquipnea, ortopnea y edema. La insuficiencia ventricular derecha da lugar a edema, ingurgitación de las venas del cuello, reflujo hepatoyugular y taquicardia; debido a la disminución del gasto cardiaco pueden aparecer hipotensión y pulso débil. Los hallazgos auscultatorios dependen del factor causante; si se trata de una neuropatía obstructiva crónica aparecen estertores, roncus y disminución del murmullo vesicular; cuando el cor pulmonale es secundario a obstrucción de las vías aéreas altas o daño del centro respiratorio, la auscultación revela un ventrículo derecho hipercinético con ritmo de galope y un clic pulmonar sistólico; un soplo pansistólico que se intensifica con la inspiración puede indicar insuficiencia tricuspídea. Los pacientes pueden tener somnolencia e inconsciencia pasajeras. El diagnóstico definitivo lo da la medición de la presión en las arterias pulmonares mediante un catéter; en el cor pulmonale la presión sistólica en el ventrículo derecho y las arterias pulmonares es superior a 30 mm de Hg y la presión diastólica en las arterias pulmonares supera los 15 mm de Hg. Otros hallazgos exploratorios complementarios son el aumento de tamaño del ventrículo derecho que se puede detectar por ecografía o por angiografía, engrosamiento de las arterias pulmonares en la radiografía torácica y presión arterial de oxígeno por debajo de 70 mm de Hg, o, al menos, inferior a 90 mm de Hg. El ECG de un individuo afectado suele mostrar arritmias ventriculares y contracción auricular prematura; también pueden aparecer bloqueo de rama derecha, desviación derecha del eje, ondas P pronunciadas y T invertida en las derivaciones precordiales derechas, e hipertrofia del ventrículo derecho. El hematócrito suele ser superior al 50 %.

ACTUACIÓN: Los objetivos del tratamiento consisten en reducir la hipoxia, aumentar la tolerancia al esfuerzo y, si es posible, corregir el trastorno funcional. El pronóstico suele ser malo porque las causas más frecuentes, como la neumopatía obstructiva crónica, son irreversibles. Se prescribe el reposo en cama; administración de digitálicos, diuréticos, anticoagulantes y, si hay infección respiratoria, antibióticos y también oxigenoterapia y una dieta pobre en sal y líquidos. La oxigenoterapia puede hacerse con mascarilla o con cánula, en concentraciones de 24 a 40 %, según la presión arterial de oxígeno. Si la vía aérea alta está obstruida se puede hacer una traqueotomía y, en los casos agudos, usar ventilación mecánica. La flebotomía es útil para reducir el hematócrito.

ACTUACIÓN DE LA ENFERMERA: la enfermera debe planificar cuidadosamente una dieta a base de comidas escasas cada poco tiempo, porque el enfermo se fatiga al comer, y contribuir a prevenir el edema limitando la ingesta de líquidos a 1.000 ó 2.000 ml/día. Si el paciente toma diuréticos hay que monitorizar los niveles de potasio sérico, porque la hipopotasemia favorece la aparición de arritmias por digitálicos. Se debe sospechar intoxicación digitálica si el paciente sufre náuseas y vómitos y si ve halos amarillos alrededor de las imágenes. La enfermera suele enseñar al paciente a tomarse el pulso antes de ingerir la digital y a informar de cualquier cambio en la frecuencia cardiaca. Si el enfermo está encamado, conviene cambiarlo de postura periódicamente para evitar la aparición de atelectasia. También son responsabilidad de la enferma los cuidados respiratorios, incluyendo la oxigenoterapia, la medición periódica de los gases en sangre arterial y la detección de signos de insuficiencia respiratoria, cambios en la frecuencia cardiaca, respiración trabajosa y tolerancia al esfuerzo. Antes de dar de alta al paciente la enfermera le instruirá acerca de su propio cuidado, en especial le entrenará en la detección de la fóvea edematosa (signo de la) en las extremidades; también le enseñará a realizar ejercicios respiratorios y le advertirá acerca de la importancia de efectuar consultas ante cualquier signo de infección. Igualmente le indicará el peligro de frecuentar lugares donde haya gran cantidad de gente, especialmente en época de gripe, y los riesgos de autoprescribirse medicamentos, en particular sedantes, que pueden deprimir el centro respiratorio.

**CORAZÓN** (*heart*) Órgano muscular en forma de cono, de tamaño similar al de un puño cerrado (más o menos pro-

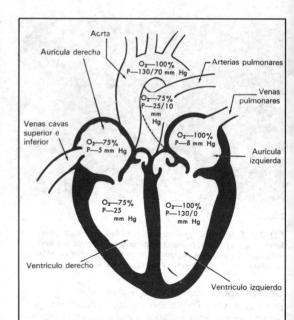

**CORAZÓN. Esquema que señala la presión y la concentración de oxígeno (porcentaje de saturación) existente en las cámaras del corazón y en los grandes vasos conectados a éste.**

porcional en cada persona), que bombea sangre hacia todo el organismo y se contrae normalmente con una frecuencia de aproximadamente 70 latidos por minuto mediante la coordinación de impulsos nerviosos y contracciones musculares. Se encuentra incluido en el pericardio y se apoya en el diafragma entre los bordes inferiores de ambos pulmones ocupando la porción media en el mediastino. Está limitado por delante por el esternón y las porciones próximas de los cartílagos costales tercero y sexto. Mide aproximadamente 12 cm de longitud, 8 cm de anchura y en su porción más gruesa 6 cm de profundidad. El peso del corazón en el hombre es de 280 a 300 g y en la mujer de 230 a 280 g. Está constituido por varias capas, que de fuera a dentro son: el epicardio, el miocardio y el endocardio. El epicardio está formado por una hoja visceral, íntimamente adherida al miocardio, y por una capa de tejido conjuntivo fibroelástico con grasa (hoja parietal). El miocardio está integrado por capas y haces de músculo estriado perforado por vasos sanguíneos. El endocardio se continúa con la cubierta endotelial de los vasos e histológicamente es un endotelio escamoso. El corazón posee cuatro cámaras: dos ventrículos de paredes musculares gruesas (sobre todo el VI) que ocupan el mayor volumen del órgano y dos aurículas de paredes musculares finas. Los dos ventrículos están separados por un tabique que se extiende también entre las aurículas dividiendo el corazón en un lado derecho y otro izquierdo. El lado izquierdo bombea sangre oxigenada, arterial desde las venas pulmonares hacia la aorta y desde ésta a todas las partes del cuerpo. El lado derecho del corazón bombea sangre desoxigenada, venosa procedente de las venas cavas que envía a las arerias pulmonares. El nodo sinoauricular (SA) de Keith-Flack de la aurícula derecha del corazón inicia el impulso cardiaco desencadenando la contracción auricular. El nodo auriculoventricular (AV) de Aschoff-Tawara situado en la pared septal de la aurícula derecha disemina el impulso por el haz de His haciendo que se contraigan los ventrículos. Las dos aurículas se contraen casi simultáneamente y a continuación se produce la contracción de los ventrículos que prácticamente también es simultánea. Las válvulas cardiacas son cuatro: la tricúspide, entre la aurícula y el ventrículo derechos, la mitral entre la aurícula y el ventrículo izquierdos, la aórtica, a la salida del ventrículo izquierdo y la pulmonar a la salida del ventrículo derecho. El nodo sinoauricular marca la frecuencia cardiaca normal o sinusal. Otros factores que afectan al pulso son las emociones, el ejercicio, la acción de ciertas hormonas, la temperatura, el dolor y el estrés.

**CORAZÓN, BASE DEL** *(base of the heart)* Porción del corazón opuesta al ápex, dirigida hacia el lado derecho del cuerpo. Forma el borde cardiaco superior, yace justo debajo de la II costilla y comprende principalmente la aurícula izquierda, parte de la aurícula derecha y las porciones proximales de los grandes vasos. Entre la base del corazón y los cuerpos de las vértebras torácicas V-VIII se encuentran la aorta descendente, el esófago y el conducto torácico.

**CORAZÓN DE ATLETA** *(athlete's heart)* Típico corazón aumentado de tamaño de los atletas muy entrenados que

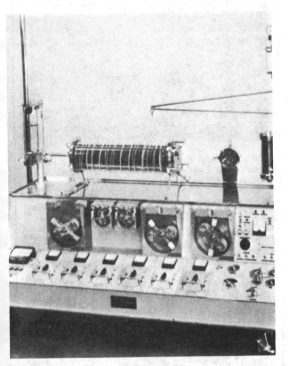

CORAZÓN-PULMÓN ARTIFICIAL. **Bomba oxigenadora utilizada en intervenciones a corazón abierto.**

se caracteriza por bradiocardia, aumento de la capacidad de bombeo y un aporte de oxígeno a los músculos esqueléticos superior a la media.

**CORAZÓN-PULMÓN ARTIFICIAL** *(heart-lung machine)* Aparato que consta de una bomba y un oxigenador para suplir las funciones del corazón y los pulmones especialmente durante la cirugía cardiaca. La sangre se deriva del sistema venoso, pasa a través de un oxigenador y regresa a la circulación arterial. Denominado también **corazón-pulmón, máquina**.

**CORDA** *(chordee)* Defecto congénito del tracto genitourinario que da lugar a la curvadura ventral del pene provocada por la existencia de una banda fibrosa de tejido en lugar de la piel normal a lo largo del cuerpo esponjoso. El proceso se asocia con frecuencia a hipospadias y debe corregirse quirúrgicamente cuando el niño es pequeño. Los objetivos de la cirugía son mejorar el aspecto estético de los genitales por razones psicológicas y construir el órgano de tal forma que permita la micción en bipedestación y llevar una función sexual adecuada.

**CORDAL, CANAL** *(chordal canal)* V. **notocordal, canal**.

**CORDENCÉFALO** *(chordencephalon)* Porción del sistema nervioso central que se desarrolla en las primeras semanas de gestación a partir del tubo neural y que comprende el mesencéfalo, el rombencéfalo y la médula espinal. Está segmentado y se divide en las placas alar y basal. La placa alar se convierte en la porción sensitiva de la sustancia gris de la médula espinal, mientras que la basal da lugar a la porción motora de la sustancia gris.

**CORDITIS** *(chorditis)* **1.** Inflamación del cordón espermático. **2.** Inflamación de las cuerdas vocales o de los pliegues vocales.

**CORDO-** *(chord-)* Prefijo que significa «cuerda, cordón»: *cordoblastoma, cordoma, cordotomía.*

**CORDOIDE** *(chordoid)* Similar a la notocorda o al tejido notocordal.

**CORDOMA** *(chordoma)* Tumor congénito raro del cerebro que se desarrolla en la notocorda fetal. Habitualmente se localiza en la línea media detrás de la silla turca y el crecimiento es lento pero muy invasivo. Rara vez es posible proceder a la extracción quirúrgica.

**CORDÓN** *(cord)* Estructura flexible y larga de sección aproximadamente circular. En el organismo existen varios órganos de este tipo como el cordón espermático, las cuerdas vocales, la médula espinal, los nervios, y el cordón umbilical. Tienen funciones muy diferentes según su localización, el tipo de células que contienen y el tejido u órgano al que pertenecen.

**CORDÓN ESPERMÁTICO** *(spermatic cord)* Estructura que se extiende desde el anillo inguinal profundo en el interior del abdomen hasta el testículo, descendiendo casi verticalmente hasta el escroto. El cordón espermático izquierdo suele ser algo más largo que el derecho y en consecuencia el testículo izquierdo suele pender algo más que el contralateral. El cordón espermático está compuesto de arterias, venas, linfáticos, nervios y el conducto excretor del testículo.

**CORDÓN NEFROGÉNICO** *(nephrogenic cord)* Cada uno de los dos cordoncillos hísticos que corren longitudinalmente por la superficie dorsal del cuello en los estadios iniciales del desarrollo embrionario de los vertebrados. Se forma por la fusión de los nefrotomos, dando lugar a las diversas estructuras a partir de las cuales se desarrolla el sistema urogenital embrionario. V. también **mesonefros; metanefros; pronefros.**

**CORDÓN NUCAL** (nuchal cord) Proceso patológico frecuente en el que el cordón umbilical está enrollado alrededor del cuello del feto en el útero o del niño cuando está naciendo. Suele ser posible deslizar los lazos del cordón sobre la cabeza del niño. En ocasiones, se trata de un lazo simple y flojo que permite liberar los hombros a su través. Si está apretado, se puede pinzar en dos puntos y cortar con tijeras estériles de punta roma. Se produce en más del 25 % de partos y es más frecuente en los cordones largos.

**CORDÓN UMBILICAL** (umbilical cord) Estructura flexible que comunica el ombligo con la placenta. A su través circulan dos arterias umbilicales y una vena. Tiene aproximadamente 50 cm de longitud y 1 cm de diámetro. Se forma durante las primeras cinco semanas de embarazo y contiene la gelatina de Wharton y está recubierto por el amnios.

**CORDOTOMÍA** (chordotomy) Intervención en la que se dividen quirúrgicamente los tractos anterolaterales de la médula espinal para aliviar el dolor.

**CORE-, COREO-** (core-, coro-) Prefijo que significa «relativo a la pupila ocular»: coreómetro, coreoplastia, coretomía.

**COREA** (chorea) Proceso que se caracteriza por la existencia de movimientos involuntarios rápidos y sin propósito definido que consisten en flexión y extensión de dedos, ascenso y descenso de los hombros o simplemente en muecas. En algunos casos el paciente se muestra irritable, emocionalmente inestable, y presenta debilidad, cansancio e inquietud. V. también **corea gravidarum; Huntington, corea de; Sydenham, corea de.**

**-COREA** (-chorea) Sufijo que significa «alteración nerviosa específica»: hemicorea, monocorea, ortocorea.

**COREA CRÓNICA** (chronic chorea) V. **Huntington, corea de.**

**COREA DEGENERATIVA** (degenerative chorea) V. **Huntington, corea de.**

**COREA GRAVIDARUM** (chorea gravidarum) Forma de corea que se produce durante la primera etapa de la gestación secundariamente a un episodio de corea de Sydenham en la infancia. También pueden aparecer síntomas similares en las mujeres que toman anticonceptivos orales.

**COREA MINOR** (chorea minor) V. **Sydenham, corea de.**

**COREA REUMÁTICA** (rheumatic chorea) V. **Sydenham, corea de.**

**COREIFORME** (choreiform) Que presenta movimientos rápidos, similares a los que existen en el corea.

**CORI, ENFERMEDAD DE** (Cori's disease) Tipo de glucogenosis con depósito de glucógeno en hígado, músculos y corazón como consecuencia de un defecto enzimático. Las manifestaciones son hepatomegalia, hipoglucemia, acidosis y, en ocasiones, retraso del crecimiento. El tratamiento sintomático consiste en administrar, a intervalos cortos de tiempo, pequeñas cantidades de comida rica en carbohidratos y proteínas. Denominada también **Forbes, enfermedad de; glucogenosis; almacenamiento de**

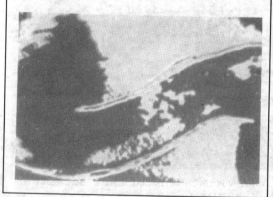

**CORDÓN UMBILICAL.** Arriba, el cordón umbilical rodea el cuello del feto. En primer término aparece la placenta. Abajo, perfil de cordón umbilical visto por ecografía.

**glucógeno tipo III, enfermedad por**. V. también **almacenamiento de glucógeno, enfermedad por**.

**-CORIA** *(-coria)* **1.** Sufijo que significa «estado del sentido de saciedad»: *acoria, hipercoria, sacarocoria*. **2.** Sufijo que significa «estado de la pupila»: *anisocoria, diplocoria*.

**CORIO-** *(chorio-)* Prefijo que significa «perteneciente a la membrana fetal protectora»: *corioblastosis, coriocele, corioma*.

**CORIOADENOMA** *(chorioadenoma)* Tumor de células epiteliales de la membrana fetal más externa, intermedio en cuanto a su desarrollo entre la mola hidatídica y el coriocarcinoma invasivo.

**CORIOADENOMA DESTRUENS** *(chorioadenoma destruens)* Mola hidatiforme invasiva en la que las vellosidades coriónicas de la mola penetran en el miometrio y el parametrio uterino y metastatizan a distancia, con mayor frecuencia a los pulmones. Denominado también **mola invasiva; mola maligna; mola metastática**.

**CORIOAMNIÓTICO** *(chorioamnionic)* Perteneciente al corion y el amnios.

**CORIOBLASTOMA** *(chorioblastoma)* V. **coriocarcinoma**.

**CORIOCARCINOMA** *(choriocarcinoma)* Tumor maligno epitelial de origen fetal que se desarrolla a partir de la porción coriónica del producto de la concepción, habitualmente de una mola hidatiforme. Más raramente puede desarrollarse después de un aborto, durante un embarazo ectópico o normal o a partir de un teratoma genital o extragenital. El tumor primitivo se presenta en el útero como una masa blanda, de color rojo oscuro y friable. Puede invadir y destruir la pared uterina y metastatizar a través de los vasos linfáticos o sanguíneos, dando lugar a tumores secundarios hemorrágicos y necróticos en la pared vaginal, vulva, nódulos linfáticos, pulmón, hígado y cerebro. Con frecuencia se observan en la orina títulos muy altos de gonadotropina coriónica, muy superiores a los habituales del embarazo. Los niveles hormonales retornan a la normalidad cuando se extirpa totalmente el tumor. Esta forma de carcinoma, más frecuente en mujeres mayores que en jóvenes, responde a la quimioterapia con medicación citostática, como el methotrexate. Raramente el coriocarcinoma surge a partir de un teratoma testicular, mediastínico o pineal, y en estos casos la quimioterapia no suele ser eficaz. Denominado también **carcinoma coriónico; corioblastoma; corioepitelioma; epitelioma coriónico**.

**CORIOCELE** *(choriocele)* Hernia o protrusión del tejido de la capa coroide del ojo.

**CORIOEPITELIOMA** *(chorioepithelioma)* V. **coriocarcinoma**.

**CORIOGÉNESIS** *(choriogenesis)* Desarrollo del corion que se hace evidente en el primer mes de gestación después de que el trofoblasto se haya anclado al tejido uterino y hayan progresado las vellosidades primarias en el espacio intervelloso. El corion contiene al principio líquido y filamentos laxos provenientes del mesodermo extraembrionario. Al avanzar la gestación el amnios crece en el interior del espacio coriónico y lo oblitera. El corion continúa expandiéndose para acomodarse al feto y sirve como barrera externa entre éste y el útero.

**CORIOMENINGITIS** *(choriomeningitis)* V. **coriomeningitis linfocítica**.

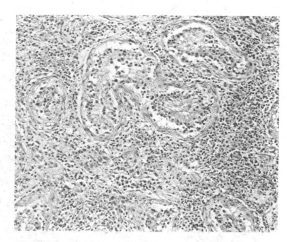

**CORIOCARCINOMA. Microfotografía que muestra un corte de un coriocarcinoma de testículo.**

**CORIOMENINGITIS LINFOCÍTICA** *(lymphocytic choriomeningitis)* Infección por arenavirus de las meninges y el líquido cefalorraquídeo caracterizada por fiebre, cefalea y rigidez de cuello. El agente causal es el virus linfocítico de la coriomeningitis. Esta infección afecta sobre todo a adultos jóvenes y suelen surgir en los meses de otoño e invierno. El enfermo por lo general se recupera en el plazo de dos semanas.

**CORION** *(chorion)* Membrana extraembrionaria más externa compuesta de trofoblastos alineados en el interior del mesodermo. Desarrolla vellosidades a las dos semanas de la fertilización y recibe la vascularización de vasos provenientes del alantoides una semana después. Da lugar a la placenta y persiste hasta el nacimiento como la capa más externa de las dos membranas que contienen el líquido amniótico y el feto.

**-CORION** *(-chorion)* Sufijo que significa «membrana»: *alantocorion, omfalocorion, procorion*.

**CORIORRETINITIS** *(chorioretinitis)* Proceso inflamatorio de la coroides y la retina del ojo, habitualmente secundario a infecciones parasitarias o bacterianas. Se caracteriza por visión borrosa, fotofobia y distorsión de las imágenes.

**CORIORRETINOPATÍA** *(chorioretinopathy)* Proceso no inflamatorio provocado por enfermedades que afectan a la coroides y la retina.

**CORIZA** *(coryza)* V. **rinitis**.

**CORIZA ALÉRGICO** *(allergic coryza)* Rinitis aguda causada por cualquier alergeno al que sea hipersensible el individuo.

**CORIZA ESPASMÓDICA** *(coryza spasmodica)* V. **heno, fiebre del**.

**CORIZA POLÍNICA** *(pollen coryza)* Rinitis estacional aguda y producida por la exposición a un alergeno. Denominada también **fiebre del heno**. V. también **coriza**.

**-CORMIA** *(-cormia)* Sufijo que significa «desarrollo anormal del tronco»: *nanocormia, esquistocormia*.

**CÓRNEA** *(cornea)* Porción anterior del ojo que constituye una sexta parte de la túnica externa del globo ocular; es

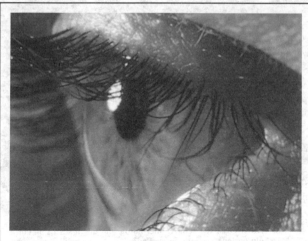
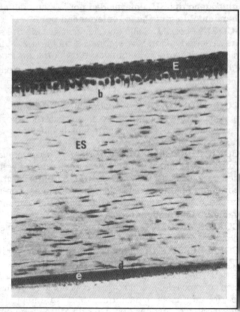

CÓRNEA. Arriba, la córnea es la capa externa del globo ocular. Es transparente y no está vascularizada. A la derecha, microfotografía de un corte histológico de la córnea. Se puede apreciar: E, epitelio corneal; b, membrana de Bewman; ES, estroma corneal; d, membrana de Descemet; y e, endotelio corneal.

de forma convexa y transparente. Se trata de una estructura fibrosa con cinco capas: el epitelio, que se continúa con la conjuntiva; la limitante anterior (membrana de Bowman); la sustancia propia; la limitante posterior (membrana de Descemet); y el endotelio de la cámara anterior (queratoderma). Es densa, de espesor uniforme, avascular y forma una cúpula delante de la esclerótica, estructura que constituye las otras cinco sextas partes de la túnica ocular externa. La curvatura de la córnea varía de un individuo a otro y se va aplanando a medida que la persona envejece.

**-CÓRNEA** *(-cornea)* Sufijo que hace referencia a las características o estado de la córnea: *microcórnea.*

**CORNEAL, ABRASIÓN** *(corneal abrasion)* Raspado de las capas más externas de la córnea.

**CORNEAL, INJERTO** *(corneal grafting)* Trasplante de tejido corneal humano destinado a mejorar la visión cuando está alterada por una cicatriz, una distorsión o una úlcera perforante de la córnea. En el preoperatorio hay que aplicar un miótico como la pilocarpina. Bajo anestesia local y usando un microscopio se extirpa el área afecta y se sustituye por una porción de córnea sana del mismo tamaño. Si existe una catarata se puede operar al mismo tiempo. Después de la intervención se protege el ojo con un disco metálico y se advierte al paciente que debe evitar toser, estornudar, moverse bruscamente y levantarse. Todos los días se cambia el apósito y se instilan antibióticos. Pasadas varias semanas puede opacificarse el injerto debido a rechazo del tejido extraño; para prevenir esta complicación conviene administrar corticoides tras la intervención. Dado que la cicatrización es lenta las suturas no se retiran hasta pasado un año. Denominado también **queratoplastia**.

**CORNEAL, LUPA** *(corneal loupe)* (Oftalmología). Lupa diseñada especialmente para examinar la córnea.

**CORNEAL, REFLEJO** *(corneal reflex)* Mecanismo de defensa del ojo que consiste en el cierre de los párpados al tocar la córnea. Se transmite por la rama oftálmica del V par craneal, cuya integridad se demuestra si el reflejo está presente; en las personas que llevan lentes de contacto puede no aparecer o ser muy débil. Consultar la voz **conjuntival reflejo**.

**CORNEZUELO DE CENTENO** *(ergot)* (Farmacología). Hongo, *Claviceps purpura,* que crece sobre alimentos almacenados y que suele contaminar el centeno y otros cereales. Tiene gran importancia porque contiene alcaloides de uso medicofarmacológico.

**CORNEZUELO DE CENTENO, ALCALOIDES DEL** *(ergot alkaloid)* Sustancias pertenecientes a un gran grupo de alcaloides derivados de un hongo común que crece en el centeno y otros cereales en las zonas templadas. Los alcaloides se dividen en tres grupos: los aminoácidos tipificados por la ergotamina, los aminoácidos dihidrogenados cuyo ejemplo característico es la dihidroergotamina y las aminas como la ergonovina. La ergotamina y la dihidroergotamina no tienen una eficacia oxitócica tan grande como la ergonovina y por tanto es ésta la que, por vía oral o IV, suele utilizarse en obstetricia para tratar o evitar la atonía uterina posparto y completar un aborto incompleto o diferido. La ergotamina se prescribe para tratar la cefalea migrañosa. Actúa reduciendo la amplitud de las pulsaciones arteriales de las ramas carótidas externas de las arterias craneales. La dihidroergotamina se utilizaba antiguamente para mejorar el flujo sanguíneo cerebral en pacientes ancianos a fin de potenciar la función mental, pero actualmente se piensa que no tiene ninguna utilidad a ese respecto. Las contraindicaciones de todos los alcaloides del cornezuelo de centeno son la enfermedad vascular periférica, coronariopatías, hipertensión, disfunción renal o hepática y sepsis. Otra contraindicación es el embarazo ya que estos fármacos pueden provocar contracciones uterinas y disminución del flujo sanguíneo fetal con peligro de muerte del feto. El uso prolongado o excesivo de estos alcaloides o la ingestión accidental de cereales contaminados puede provocar intoxicación. Los signos de toxicidad son sed, diarrea, vértigo, dolor torácico, arritmias cardiacas, náuseas y vómitos, parestesias digitales, espasmos intensos y crisis convulsivas. En algunos casos de intoxicación grave se produce anoxia tisular y gangrena de las extremidades como consecuencia de la vasoconstricción prolongada.

**CORNIFICACIÓN** *(cornification)* Engrosamiento de la piel por depósito de células epiteliales queratinizadas y muertas.

**CORO-** *(coro-)* V. **core-**.

**COROIDE** *(choroid)* Membrana fina muy vascularizada que cubre las 6/5 partes posteriores del ojo y está situada entre la retina y la esclera.

**COROIDES, LÁMINA BASAL DE LA** *(basal membrane)* Capa de tejido que forma el plano externo de la coroides y que yace justo por debajo de la capa pigmentaria de la retina. Está compuesta de fibras elásticas y de un fino plano homogéneo.

**COROIDITIS** *(choroiditis)* Proceso inflamatorio de la membrana coroide del ojo. V. también **coriorretinitis**.

**COROIDOCICLITIS** *(choroidocyclitis)* Inflamación de la coroides y los procesos ciliares.

**CORONA** *(crown)* Parte superior de un órgano o estructura, como la zona superior de un diente.

**CORONA RADIANTE** *(corona radiata)* **1.** Red de fibras procedentes de la cápsula interna que se entremezclan con las del cuerpo calloso. **2.** Grupo de células que rodea la zona pelúcida del huevo.

**CORONAL, PLANO** *(coronal plane)* V. **frontal, plano**.

**CORONAMIENTO** *(crowning)* (Obstetricia) Fase al final del parto en la cual la cabeza del feto se localiza en el introito vaginal. Los labios envuelven la cabeza como una corona.

**CORONARIA, ARTERIA** *(coronary artery)* Una de las dos arterias (derecha e izquierda) procedentes de la aorta que

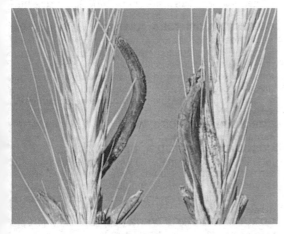

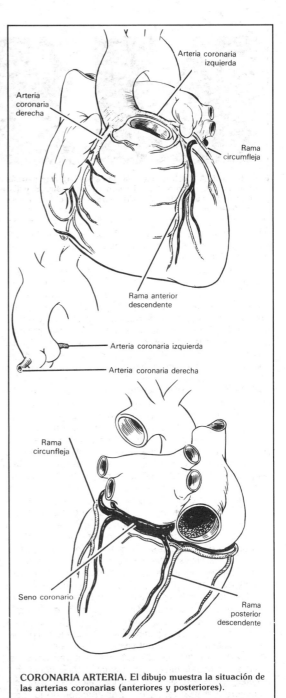

CORONARIA ARTERIA. El dibujo muestra la situación de las arterias coronarias (anteriores y posteriores).

CORNEZUELO DEL CENTENO, Alcaloides del. Se trata de un pirenomiceto parásito de las gramíneas, preferentemente del centeno. Las sustancias alcaloides derivadas se utilizan para elaborar medicamentos.

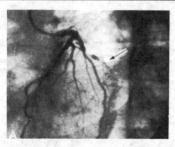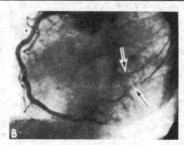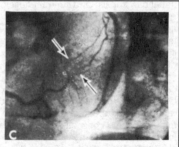

**CORONARIA. Obstrucción. A la izquierda, (A), arteriografía coronaria izquierda que muestra una obstrucción total de la coronaria circunfleja proximal. En el centro y a la derecha, (B) y (C), arteriografía coronaria derecha en la que se descubre perfusión retrógrada de las ramas circunflejas izquierdas obstruidas a través de anastomosis colaterales intercoronarias con las ramas coronarias derechas.**

irrigan el corazón; cualquier disfunción o enfermedad que las afecta puede tener complicaciones serias y, a veces, mortales. Estas arterias se anastomosan entre sí a todos los niveles, pero el mayor número de anastomosis se encuentra en tabiques, punta, haz de His, sobre la cara anterior del ventrículo izquierdo y entre la arteria del nodo sinusal y las otras arterias auriculares. Las anastomosis son más abundantes y de mayor calibre en el epicardio que en el endocardio y proporcionan una circulación colateral muy importante en la recuperación de las oclusiones coronarias. Las ramas de las arterias coronarias pueden sufrir trastornos de todo tipo: embólicos, neoplásicos, inflamatorios y no inflamatorios.

**CORONARIA, OBSTRUCCIÓN** (*coronary occlusion*) Oclusión de una de las arterias coronarias que suele deberse a aterosclerosis y, a veces, a trombosis sobreañadida. Es raro que se deba a embolismo, arteritis o aneurisma disecante. Lo más habitual es que se desarrolle poco a poco, por acumulación de grasa en las paredes y formación de placas fibrosas que estrechan la luz arterial, reducen el flujo sanguíneo y conducen al infarto de miocardio. Algunas enfermedades cardiacas se acompañan de espasmo arterial con disminución del calibre de una arteria coronaria y bloqueo del flujo sanguíneo que origina dolor opresivo subesternal irradiado a brazos, mandíbula y cuello; es decir, los síntomas típicos del infarto de miocardio. La aterosclerosis, que suele desarrollarse en arterias con flujo importante y a alta presión, está relacionada con numerosos factores, como los antecedentes familiares, hipertensión, obesidad, tabaco, diabetes mellitus, estrés, vida sedentaria y niveles elevados de colesterol y triglicéridos séricos. Es frecuente que la obstrucción provoque un infarto de miocardio que, de no ser tratado con prontitud, provoca la muerte en muchos casos. Casi la mitad de las muertes súbitas por infarto de miocardio se producen antes de que el enfermo sea hospitalizado, a menudo en la primera hora a partir del comienzo de los síntomas; si el tratamiento se inicia inmediatamente después de aparecer los síntomas el pronóstico mejora significativamente. La obstrucción de la rama circunfleja de la arteria coronaria izquierda produce infarto lateral; si se ocluye la rama descendente de la arteria coronaria izquierda la lesión es anterior; la obstrucción de la arteria coronaria derecha o una de sus ramas origina

un infarto posterior. Muchos de los enfermos que sufren una oclusión coronaria se recuperan gracias al tratamiento y a la circulación colateral que proporcionan las numerosas anastomosis arteriales del corazón; sin embargo en algunos pacientes las anastomosis no funcionan como circulación colateral, debido probablemente a la distinta presión arterial y configuración anatómica de las anastomosis; en un corazón normal suelen ser rectas o ligeramente curvadas, en los corazones con obstrucción coronaria son retorcidas y tortuosas. Las oclusiones de la arteria coronaria principal próximas a la salida de la arteria del nodo sinusal o de esta misma producen infarto auricular y del nodo sinusal y dan lugar a arritmias. La oclusión coronaria que provoca infarto posterior impide el paso de sangre al nodo auriculoventricular y produce desvanecimiento y síncope además de angina. El tratamiento de la obstrucción coronaria con infarto de miocardio consiste en la administración de lidocaína u otro medicamento antiarrítmico, nitroglicerina para aliviar el dolor, oxígeno, reposo y la colocación de un marcapaso temporal.

**CORONARIA, VENA** (*coronary vein*) Una de las venas cardiacas que drenan la sangre de los lechos capilares del miocardio hasta el seno coronario, desde donde alcanza la aurícula derecha. Algunas de ellas, pequeñas y procedentes de una reducida área del ventrículo derecho, drenan directamente en la aurícula derecha.

**CORONARIA DERECHA, ARTERIA** (*right coronary artery*) Cada una de las dos ramas de la aorta ascendente. Nace en el seno aórtico posterior derecho, pasa a lo largo del lado derecho del surco coronario, y se divide en la arteria interventricular derecha y una gran rama marginal, que abastece a ambos ventrículos, aurícula derecha y nodo sinoauricular. Consultar la voz **coronaria izquierda, arteria**.

**CORONARIA DERECHA, VENA** (*right coronary vein*) V. **coronaria menor, vena**.

**CORONARIA IZQUIERDA, ARTERIA** (*left coronary artery*) Rama de la arteria aorta ascendente que parte del seno aórtico posterior izquierdo y se divide en las arterias interventricular izquierda y circunfleja e irriga ambos ventrículos y la aurícula izquierda. Consultar la voz **coronaria derecha, arteria**.

**CORONARIA MAYOR, VENA** (*great cardiac vein*) Vena

cardiaca que se origina en el vértice del corazón y asciende a lo largo del surco interventricular anterior hasta la base de los ventrículos. A continuación se incurva hacia la izquierda en el surco coronario, llega a la parte posterior del corazón y desemboca en la porción izquierda del seno coronario. Recibe varias tributarias de la aurícula izquierda como la vena marginal izquierda mayor que asciende a lo largo del borde izquierdo del corazón. La vena coronaria mayor drena la sangre de los capilares del miocardio a través de sus tributarias. Denominada también **interventricular anterior, vena.** Consultar las voces **coronaria menor, vena; interventricular posterior, vena.**

**CORONARIO** *(coronary)* **1.** (Anatomía). Relativo a estructuras que circundan a otras, como las arterias coronarias. **2.** (Anatomía). Relativo al corazón. **3.** (No técnico). Infarto de miocardio u obstrucción de sus vasos.

**CORONARIOPATÍA** *(coronary artery disease)* Trastorno de las arterias cardiacas cuyo efecto patológico principal es la reducción del aporte de oxígeno y nutrientes al miocardio. Entre estas afecciones cabe destacar la aterosclerosis, arteritis e hiperplasia fibromuscular. Tienen como síntoma característico la angina de pecho, aunque ésta también puede aparecer en ausencia de alteración coronaria,

como ocurre en las miocardiopatías. La más frecuente es la aterosclerosis, trastorno que ha aumentado dramáticamente en los últimos 50 años y constituye la principal causa de muerte en el mundo occidental. Los estudios epidemiológicos muestran diferencias geográficas en cuanto a incidencia de aterosclerosis coronaria, que no parece formar parte del proceso de envejecimiento. Es más frecuente en varones caucásicos, de edad media o avanzada, de países ricos; su incidencia en mujeres premenopáusicas ha aumentado, posiblemente debido a los efectos del tabaco en cigarrillos, cuyo consumo se ha incrementado entre las mujeres, a los trabajos sedentarios y estresantes y al empleo de los anticonceptivos orales. Los estudios realizados en los últimos 30 años confirman que la aterosclerosis coronaria predomina en poblaciones con dietas ricas en calorías, grasas totales, grasas saturadas, colesterol y carbohidratos refinados. El riesgo de padecer aterosclerosis coronaria y de morir por esta causa es entre dos y seis veces mayor entre los fumadores de cigarrillos que entre los no fumadores, e incluso parece ser proporcional al número de cigarrillos diarios. Los fumadores de pipa y cigarros puros tienen un riesgo significativamente menor. La hipertensión también es un factor de.

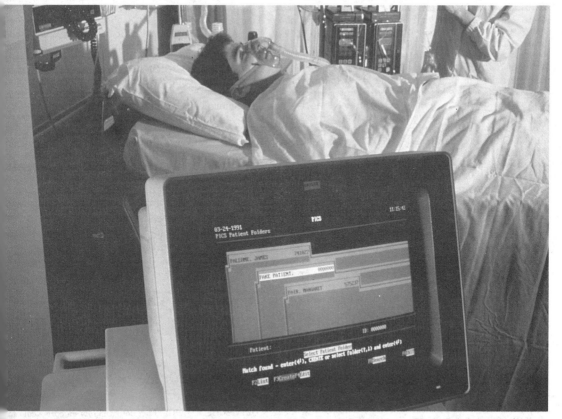

**CORONARIOPATÍA. La monitorización del paciente de coronariopatías es necesaria para tener un control constante de la tensión arterial y la frecuencia cardiaca en los períodos críticos.**

riesgo de aterosclerosis. Algunos estudios demuestran que la combinación de cigarrillos y cifras de colesterol superiores a 275 mg/100 ml aumenta el riesgo coronario entre cuatro y dieciséis veces. Hay otros factores que posiblemente influyen en la aparición de aterosclerosis, entre ellos la ingesta de café y alcohol, deficiencia de vitaminas C y E, dureza del agua, hipoxia, monóxido de carbono, hacinamiento, el clima y determinadas infecciones víricas. La lesión propia de la aterosclerosis es una placa fibrosa que contiene grasas y conduce al estrechamiento de la luz de las arterias coronarias pudiendo provocar trombosis e infarto de miocardio. No se ha encontrado una causa única de aterosclerosis pero su aparición se asocia con los niveles de lípidos plasmáticos, insolubles en agua, y las lipoproteínas que los transportan (quilomicrones, proteínas de baja densidad, proteínas de alta densidad y complejos ácido graso-albúmina).

OBSERVACIONES: El síntoma clásico de la coronariopatía, la angina de pecho, se debe a isquemia o infarto de miocardio. La angina es un dolor opresivo subesternal que se irradia al brazo izquierdo, cuello, mandíbula y escápula. El angor puede ser estable, inestable o de reposo. La frecuencia y la duración de la angina estable son constantes y el dolor se alivia con la administración de nitratos y reposo. La angina inestable es más frecuente y duradera que la anterior. La angina de reposo puede aparecer sin que el sujeto haga ningún esfuerzo. La angina intensa y prolongada suele corresponder a un infarto de miocardio, que puede originar arritmias y alteraciones mecánicas mortales. El diagnóstico de la coronariopatía se hace fundamentalmente por la historia del paciente, en la que pueden encontrarse factores de riesgo de aterosclerosis. Otros procedimientos diagnósticos son el ECG, durante la angina o en prueba de esfuerzo, la angiografía coronaria y el estudio de la perfusión miocárdica.

ACTUACIÓN: El tratamiento de estos pacientes se centra en la reducción de las necesidades miocárdicas de oxígeno o en el aumento del aporte del mismo. Suelen administrarse nitratos como la nitroglicerina y el dinitrato de isosorbida, o propranolol. Se puede hacer una derivación con injerto de vena para evitar la región obstruida; también se hacen angioplastias siempre que la arteria no esté calcificada. La elevada incidencia de la coronariopatía hace que sean de gran importancia las medidas preventivas como son: dieta hipocalórica en los pacientes obesos; reducción de sal, grasas y colesterol; ejercicio regular; abstención de tabaco y disminución del estrés. También son medidas preventivas el control de la hipertensión, la reducción de colesterol y triglicéridos si están elevados y la prevención de la trombosis. La hipertensión se controla mediante agentes bloqueantes simpáticos como el propranolol. El clorfibrato y otros fármacos hipolipemiantes son útiles para reducir los niveles de colesterol y triglicéridos. Los experimentos clínicos con diversos fármacos antitrombóticos demuestran que estos disminuyen el riesgo de trombosis por agregación plaquetaria. Estudios posteriores pueden determinar el grado de eficacia de la aspirina en la prevención de la trombosis; la aspirina inhibe la agregación plaquetaria pero se desconoce si evita la adherencia de éstas al endotelio vascular.

ACTUACIÓN DE LA ENFERMERA: La atención de l enfermera al paciente con coronariopatía consiste en m nitorizar la tensión arterial y la frecuencia cardiaca, hace los ECG durante los episodios anginosos y administrar n tratos, como la nitroglicerina. Es importante mantener e su sitio los catéteres en la arteria pulmonar, las vías vena sas y los tubos endotraqueales. La enfermera debe esta alerta por si aparecen signos de isquemia y arritmia; an tes de dar de alta al paciente insistirá en la importanci de seguir la dieta, la medicación y el ejercicio prescritos

**CORONAVIRUS** (corona-virus) Familia de virus de la qu forman parte varios tipos capaces de causar enfermeda respiratoria aguda.

**CORONOIDEA, FOSA** (coronoid fossa) Pequeña depre sión en la cara anterior del extremo distal del húmero e la que se introduce la apófisis coronoides del cúbito al fle xionar el antebrazo.

**CORPORAL, LÍQUIDO** (body fluid) Contenido de los tre compartimientos líquidos del organismo: el plasma sangu neo de la sangre circulante, el líquido intersticial interce lular y el líquido intracelular. El plasma sanguíneo y e líquido intersticial constituyen el líquido extracelular; po su parte el líquido intracelular es el contenido en el inte rior de la célula. Los constituyentes químicos del líquid corporal son muy variables; por ejemplo el sodio se e cuentra en grandes cantidades de los dos compartimen tos del líquido extracelular pero falta prácticamente en e líquido intracelular; en el plasma sanguíneo y en el líqu do intracelular existen proteínas, pero no en el intersticia

**CORPORAL, POSICIÓN** (body position) Actitud o postu ra del cuerpo. Entre los distintos tipos de posiciones co porales se encuentran la posición anatómica, la posició en decúbito, la posición de Fowler, la posición prona, posición supina y la posición de Trendelenburg.

**CORPÚSCULO** (corpuscle, corpuscule) (Anatomía 1. Célula orgánica. 2. Eritrocito o leucocito. 3. Estructur pequeña.

**CORPÚSCULO RENAL** (renal corpuscle) V. **Malpighi corpúsculo de**.

**CORPÚSCULO TÁCTIL** (tactile corpuscle) Cualquiera d los múltiples órganos terminales de forma ovalada asoci

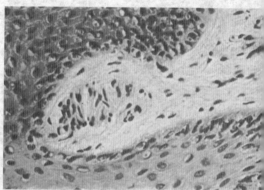

**CORPÚSCULO TÁCTIL. Microfotografía de un corpúsculo tá til. En su interior penetra una fibra nerviosa, responsable de captación de sensaciones y de su transmisión al cerebro.**

dos con el sentido del tacto que se encuentran ampliamente distribuidos por todo el organismo en las áreas periféricas, como las papilas del corion de las manos y los pies, la frente, la piel de los labios, la membrana mucosa de la lengua, las conjuntivas palpebrales y la piel de las papilas mamarias. Cada corpúsculo está constituido por una estructura redondeada diminuta rodeada por una cápsula en la que penetra una fibra nerviosa que describe una espiral en su interior y termina en una dilatación globular. Denominado también **Meissner, corpúsculo de**.

**CORRIENTE** *(current)* **1.** Flujo de electrones a lo largo de un conductor en un circuito cerrado; corriente eléctrica. **2.** Determinada actividad eléctrica fisiológica; características de la circulación sanguínea. Son corrientes fisiológicas la corriente de denervación, la corriente de acción, la corriente axonal, las corrientes centrífugas, las corrientes centrípetas, la corriente de demarcación.

**CORRIENTE ALTERNA** *(alternating current)* Corriente eléctrica que invierte su dirección y cambia de magnitud de acuerdo con un patrón sinusoidal constante. Consultar la voz **corriente continua**.

**CORRIENTE AXIAL** *(axial current)* Parte central de la corriente sanguínea en un vaso.

**CORRIENTE CENTRÍFUGA** *(centrifugal current)* Corriente eléctrica con el polo positivo cerca del centro nervioso y el negativo en la periferia. Denominada también **corriente ascendente**.

**CORRIENTE CENTRÍPETA** *(centripetal current)* Corriente eléctrica que atraviesa el cuerpo desde un electrodo positivo periférico hasta un polo negativo cerca del centro nervioso. Denominada también **corriente ascendente**.

**CORRIENTE COMPENSADORA** *(compensating current)* Corriente eléctrica utilizada para contrarrestar la intensidad de una corriente muscular.

**CORRIENTE DE ACCIÓN** *(action current)* Corriente producida en la membrana celular de un nervio o músculo por la actividad eléctrica originada en el tejido. Esta corriente sirve para despolarizar las zonas adyacentes de la membrana, por lo que el potencial se desplaza a lo largo de la fibra nerviosa.

**CORRIENTE DE DEMARCACIÓN** *(demarcation current)* Corriente eléctrica que fluye desde el extremo sano de un músculo al extremo lesionado. Denominada también **corriente de lesión**.

**CORRIENTE DE LESIÓN** *(current of injury)* Consultar la voz **corriente de demarcación**.

**CORRIENTE DESCENDENTE** *(descending current)* V. **corriente centrífuga**.

**CORRIENTE ELECTROTÓNICA** *(electrotonic current)* Corriente inducida en una vaina nerviosa por un potencial de acción dentro del mismo nervio o de otro adyacente.

**CORRIGAN, PULSO DE** *(Corrigan's pulse)* Tipo de pulso, denominado también pulso saltón, que se caracteriza por una fuerte oleada seguida de una ausencia brusca y completa de presión en la arteria. Aparece en estados de excitación y en diversas anomalías cardiacas, como ductus arterioso persistente, aterosclerosis sistémica e insuficiencia aórtica.

**CORROSIÓN** *(corrosive)* Desgaste, generalmente químico, de una sustancia o tejido.

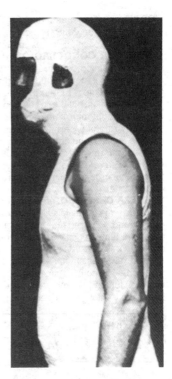

**CORSÉ MINERVA.** Esta modalidad de enyesado proporciona estabilidad al cuerpo en aquellos casos de fracturas o lesiones de la zona cervical de la columna que necesitan de inmovilización.

**CORSÉ** *(jacket)* Vendaje enyesado rígido para la inmovilización de la columna vertebral. Algunos tipos de corsé son: **Minerva, corsé de; Sayre, corsé de**.

**CORSÉ ARTICULADO** *(turnbuckle cast)* Aparato ortopédico utilizado para envolver e inmovilizar el tronco, un brazo hasta el codo y la pierna opuesta hasta la rodilla. Se constituye en yeso o fibra de vidrio y lleva incorporadas unas bisagras en la punta de la curvatura. Se usa en el tratamiento de la escoliosis. Es menos empleado que el corsé de Risser, pero resulta útil para fijar la posición pre y posoperatoria. Una variante del mismo se utiliza a veces en el tratamiento de la cifosis o la cifoescoliosis.

**«CORSÉ» DE ESCAYOLA** *(body jacket)* V. **yeso en «corsé» o en «chaleco»**.

**CORSÉ DE INMOVILIZACIÓN CORPORAL** *(jacket restraint)* Dispositivo ortopédico utilizado para ayudar a inmovilizar el tronco de un enfermo en tracción y para impedirle sentarse en la cama. Se ata a ambos lados del armazón de la cama por medio de correas, que están cosidas en las costuras laterales del corsé. Se puede utilizar con la mayor parte de los tipos de tracción, pero no suele emplearse con las tracciones cutánea y esquelética de Dunlop, tracción de Bryant, tracción halofemoral o tracción halopélvica. Consultar las voces **tracción de pañal; tracción en cabestrillo**.

**CORSÉ MINERVA** *(Minerva jacket)* Escayola que se extiende desde el mentón hasta las caderas para soportar e inmovilizar la columna cervical y la dorsal, especialmente en casos de fractura.

**CORTA ACCIÓN, DE** *(short-acting)* V. **acción, de corta**.

**CORTE** *(cut)* (Genética molecular). Fisura en el ADN de doble cadena, en contraposición a la mella en una cadena sencilla. Consultar la voz **mella**.

**CORTE POR CONGELACIÓN** *(frozen section method)* (Anatomía patológica quirúrgica). Método para preparar una porción seleccionada de tejido con fines de examen anatomopatológico. El tejido se humedece y, tras ser sometido a fijación o sin ella, es congelado rápidamente y se corta con un microtomo en un criostato. La técnica resulta muy rápida y permite examinar la muestra obtenida durante la intervención quirúrgica, cuya evolución dependerá del informe urgente emitido por el patólogo.

**CORTEZA** *(cortex)* Denominación que se da a la capa externa de un órgano o estructura para distinguirla de la porción interna.

**CORTEZA CEREBRAL** *(cerebral cortex)* Capa fina de sustancia gris que forma la superficie del hemisferio cerebral; está plegada en gran número de circunvoluciones y tiene aproximadamente los dos tercios de su superficie ocultos en las cisuras. Integra las funciones mentales, los movimientos generales, las funciones viscerales, la percepción y las reacciones del comportamiento. Se ha dividido de distintas maneras tomando como criterio supuestas diferencias filogénicas y ontogénicas, según la localización estructural,

los tipos de células y fibras y las zonas funcionales. Los investigadores han descrito más de 200 áreas tomando como base las distintas características de las fibras mielinizadas y han definido 47 áreas funcionales independientes, con distintos tipos celulares. La corteza precentral o área motora ha recibido especial atención ya que su estimulación con electrodos produce contracciones de los músculos voluntarios. Las personas diestras tienen un área motora especializada en la emisión de la palabra mejor desarrollada en el opérculo frontal del hemisferio izquierdo y su destrucción provoca afasia motora o defectos de la dicción, aunque los órganos motores se encuentren totalmente sanos e intactos. Con la intervención quirúrgica denominada lobotomía se aísla el área frontal del resto de cerebro, especialmente del tálamo, con objeto de controlar ciertas psicosis graves. La estimulación del área frontal afecta a la circulación, la respiración, la reacción pupilar y otras actividades viscerales. Denominada también **palio**.

**CORTEZA DE ARCE, ENFERMEDAD POR** *(maple bark disease)* Neumonía por hipersensibilidad producida por la exposición al hongo *Cryptostroma corticale* que se encuentra en la corteza del arce. En las personas susceptibles esta enfermedad puede tener una evolución aguda con fiebre, tos, disnea y vómitos o crónica con fatiga, pérdida de peso, disnea de esfuerzo y tos productiva. Aunque el diagnóstico diferencial puede ser difícil, la historia clínica permite poner de manifiesto la exposición. En los casos agudos o graves, los síntomas pueden controlarse con un ciclo breve de prednisona; evitando la exposición a la corteza de arce se evitan también las recidivas.

**CORTEZA RENAL** *(renal cortex)* Capa external blanda y granulada del riñón, que contiene aproximadamente 1,2 millones de túbulos renales, que excretan del organismo los productos de desecho en forma de orina.

**CORTEZA SUPRARRENAL** *(adrenal cortex)* Porción mayor de la glándula suprarrenal o adrenal que se encuentra fundida con la médula glandular y que produce mineralocorticoides, andrógenos y glucocorticoides, tres tipos de hormonas esenciales para la homeostasis. La capa externa de la corteza es normalmente de color amarillo oscuro y la interna de color rojo oscuro o marrón. Es reconocible en el embrión durante la sexta semana como una hendidura en el celoma situada en la base del mesenterio cerca del extremo craneal del mesonefros.

**CORTI, ÓRGANO DE** *(Corti's organ)* Pequeña estructura espiral situada en la cóclea del oído interno que contiene células ciliadas y está en contacto con terminaciones de la porción coclear del nervio auditivo ya que a su nivel se transforman las ondas sonoras en impulsos nerviosos. Denominado también **Corti, órgano espiral de**.

**CORTI, ÓRGANO ESPIRAL DE** *(spiral organ of Corti)* V. **Corti, órgano de**.

**CORTIC-** *(cortic-)* Prefijo que significa «relativo a la corteza»: *corticobulbar, corticotalámico.*

**CORTICOIDE** *(corticosteroid)* Hormona, natural o sintética, relacionada con la corteza adrenal, que interviene en la regulación de procesos orgánicos clave como son el metabolismo de carbohidratos y proteínas y el equilibrio hidroelectrolítico, y en el funcionamiento del sistema cardiovascular, músculo esquelético, riñones y otros órga-

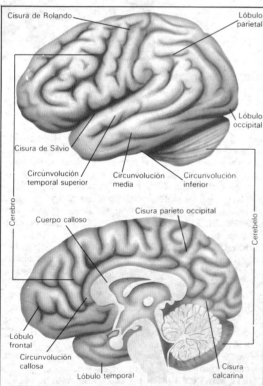

CORTEZA CEREBRAL. Arriba, cerebro y cerebelo, vistos desde el lado izquierdo. Abajo, sección sagital media. En ambos dibujos se aprecian las circunvoluciones en que está plegada la corteza cerebral.

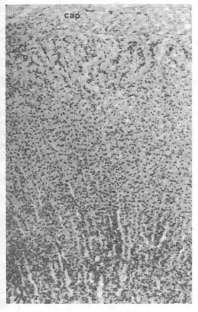

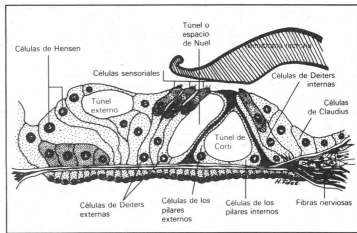

CORTI, órgano de. Dibujo esquemático del órgano de Corti.

CORTEZA SUPRARRENAL. Microfotografía de un corte histológico de la corteza suprarrenal en el que se aprecian: la cápsula, la capa glomerular y la capa fasciculada.

nos. La corteza adrenal produce glucocorticoides y mineralocorticoides. Los principales glucocorticoides son el cortisol y la corticosterona. El único mineralocorticoide fisiológicamente importante en el hombre es la aldosterona. Los glucocorticoides desvían el catabolismo celular de los carbohidratos a las grasas, aceleran la lisis de proteínas en aminoácidos y contribuyen al mantenimiento de la tensión arterial normal. La secreción de estas hormonas aumenta durante el estrés, especialmente si se debe a ansiedad o a lesión grave. La hipersecreción crónica de glucocorticoides se acompaña de diversos trastornos, entre los cuales figura el síndrome de Cushing. La elevación de los niveles séricos de estas hormonas provoca eosinofilia e hipertrofia de los tejidos linfáticos, especialmente del timo y de los ganglios linfáticos; la disminución de los linfocitos retrasa la formación de anticuerpos y altera el sistema inmunitario. La aldosterona es el mineralocorticoide de acción más potente en la regulación del equilibrio electrolítico, especialmente en lo que se refiere al sodio y al potasio. El cortisol estimula la retención de sodio y la eliminación de potasio, pero no tan intensamente como la aldosterona. Los efectos de estas hormonas sobre el sistema cardiovascular no se conocen con exactitud, pero se evidencian en los individuos con hipofunción cortical, que pueden llegar a tener hipotensión y colapso debido a la reducción de volumen y el aumento de la viscosidad que experimenta la sangre. Su carencia origina aumento de la permeabilidad capilar, disminución de la respuesta de los pequeños vasos a los estímulos nerviosos y reducción del tamaño y gasto cardiacos. Su exceso altera la función de los músculos esqueléticos. El cortisol y otras sustancias sintéticas análogas evitan o reducen la inflamación inhibiendo el edema, la migración leucocitaria, el depósito de colágeno y otros fenómenos asociados con el proceso inflamatorio. Sin embargo,

el poder antiinflamatorio de los corticoides sintéticos puede llegar a ser peligroso porque enmascaran la enfermedad e impiden el seguimiento del proceso patológico. Las dosis farmacológicas de glucocorticoides retrasan el crecimiento óseo en los niños e inhiben la división celular de los tejidos en desarrollo, como la mucosa gástrica, el hígado, el pulmón y el cerebro. Los glucocorticoides se absorben localmente en la sinovial, el saco conjuntival y la piel. Cuando la afectación cutánea es muy extensa o el tratamiento prolongado pueden aparecer efectos sistémicos, incluso supresión de la función corticoadrenal. Los corticoides se administran por vía oral, parenteral o tópica. Cuando se retiran bruscamente después de un tratamiento prolongado o a dosis altas aparecen efectos tóxicos. Los efectos secundarios de un tratamiento prolongado son desequilibrio electrolítico, hiperglucemia y glucosuria, tendencia a las infecciones, detención del crecimiento, equímosis, síndrome de Cushing, acné y trastornos de la conducta. La susceptibilidad a la infección es general, no se limita a ningún microorganismo concreto; a los pacientes que contraen una infección durante un tratamiento con corticoides debe administrárseles el antibiótico apropiado. En algunos sujetos tratados con corticoides aparece úlcera péptica y, si las dosis son elevadas, miopatía con debilidad de la musculatura proximal de las extremidades y de la cintura escapular y pelviana. También pueden aparecer trastornos de la conducta como esquizofrenia, tendencias suicidas, nerviosismo e insomnio.

**CORTICOTROPINA** (*corticotropin*) V. **adrenocorticotrópica, hormona**.

**CORTISOL** (*cortisol*) Hormona esteroidea producida de forma natural en el organismo que se puede sintetizar artificialmente para usarla como medicamento. Denominado también **hidrocortisona**.

**CORTISONA.** Esquema de las estructuras químicas de los corticosteroides más importantes.

Corticosterona

Cortisona
= 11-dehidro-17-oxicorticosterona

Cortexona = 11-desoxicorticosterona
DOC (el acetato se designa con las siglas DOCA)

Cortisol-hidrocortisona
= 17-oxicorticosterona

Aldosterona
= 18-aldocorticosterona

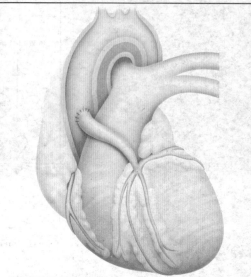

**CORTOCIRCUITO. Bypass aortocoronario. Injerto de la vena safena entre la aorta y la arteria coronaria descendente anterior.**

INDICACIONES: Se usa como antiinflamatorio.
CONTRAINDICACIONES: Está contraindicada la administración sistémica en individuos con micosis o hipersensibilidad conocida al fármaco. Las infecciones víricas y las micosis cutáneas, mala circulación e hipersensibilidad conocida contraindican el uso tópico.
EFECTOS SECUNDARIOS: Entre los más graves figuran los trastornos gastrointestinales, endocrinos, nerviosos e hidroelectrolíticos. Por vía tópica puede originar reacciones de hipersensibilidad.
**CORTISONA** (cortisone) Fármaco glucocorticoide.
INDICACIONES: Se usa como antiinflamatorio.
CONTRAINDICACIONES: Está contraindicada la administración sistémica en individuos con micosis o hipersensibilidad conocida al fármaco. Las infecciones víricas y las micosis cutáneas, mala circulación, hipersensibilidad conocida contraindican el uso tópico.
EFECTOS SECUNDARIOS: Figuran los trastornos gastrointestinales, endocrinos, nerviosos e hidroelectrolíticos. Puede originar reacciones de hipersensibilidad.
**CORTOCIRCUITO** (bypass) Tipo de intervención quirúrgica dirigida a desviar el flujo de sangre u otro líquido natural de su curso anatómico normal. Puede ser temporal o permanente. Este tipo de cirugía suele realizarse en el tratamiento de enfermedades cardiacas y gastrointestinales. Denominado también **derivación**.
**CORTOCIRCUITO CARDIOPULMONAR** (cardiopulmonary bypass) Procedimiento empleado en cirugía cardiaca que consiste en desviar la sangre del corazón y los pulmones por medio de un oxigenador de bomba devolviéndola directamente a la aorta. Denominado también **derivación cardiopulmonar**.
**CORTOCIRCUITO PORTOCAVA** (portacava shunt) Co-

municación creada quirúrgicamente para aumentar el flujo de sangre desde la circulación portal hacia la vena cava.
**CORYNEBACTERIUM** (Corynebacterium) Género de bacilos en forma de bastón curvado que incluye gran número de especies. La especie patógena más común es Corynebacterium diphteriae, agente causal de la difteria.
**COSTE VITAL** (life costs) Mortalidad, morbilidad y sufrimiento asociados a una enfermedad o a un procedimiento médico.
**COSTEN, SÍNDROME DE** (Costen's syndrome) V. **temporomandibular de dolor y disfunción, síndrome de**.
**COSTILLA** (rib) Cualquiera de los doce pares de arcos óseos elásticos que constituyen una parte fundamental del esqueleto torácico. Las primeras siete costillas de cada lado se denominan costillas verdaderas, porque se articulan directamente con el esternón y las vértebras. Las otras cinco costillas se llaman falsas; las tres primeras se anclan ventralmente a las costillas inferiores; las dos últimas están sueltas en su extremidad ventral y se denominan costillas flotantes.
**COSTILLA, CABEZA DE LA** (caput costae) Extremo de la costilla articulado con la columna vertebral.
**COSTILLA, FRACTURA DE** (fractured rib) Rotura de uno de los huesos del esqueleto torácico causada por golpe o aplastamiento, o debida a tos o estornudo violentos. La región que se fractura con más frecuencia comprende desde la cuarta costilla hasta la octava, y si existe desplazamiento de los fragmentos, éstos pueden causar perforación pulmonar con hemotórax o neumotórax.
OBSERVACIONES: El paciente con fractura costal sufre dolor, sobre todo durante la inspiración, y suele mostrar una respiración rápida y superficial. La zona de la fractura aparece en general muy hipersensible al tacto, y durante la

uscultación puede oírse la crepitación de los fragmentos óseos al rozar entre sí. Los sonidos respiratorios pueden estar disminuidos o ausentes, y quizás existan estertores o roncus. La localización y la naturaleza de la fractura se determinan mediante estudio radiológico y el paciente se mantiene bajo observación para descubrir signos de hemotórax, tórax inestable, atelectasia, neumotórax, hemopsis y neumonía.

ACTUACIÓN: Las costillas fracturadas pueden inmovilizarse con un cinturón elástico, un vendaje Ace o tiras de esparadrapo; para prevenir la irritación, la zona puede afeitarse y pincelarse con tintura de benzoína antes de aplicar la cinta adhesiva. Si es necesaria la hospitalización, se coloca al paciente en posición semiincorporada y se vigilan cada 2-4 horas la presión arterial, el pulso, la temperatura, las respiraciones y los sonidos respiratorios. Puede prescribirse un analgésico pero debe evitarse el sulfato de morfina. El paciente recibe ayuda para darse la vuelta y se le enseña a respirar hondo, toser y realizar ejercicios con las extremidades. Si la inmovilización y los analgésicos no alivian el dolor, puede realizarse un bloqueo nervioso regional, mediante infiltración de los espacios intercostales por encima y por debajo de la zona de fractura con procaína al 1 %.

OBSERVACIONES COMPLEMENTARIAS: La enfermera colabora en la inmovilización del tórax, administra la medicación ordenada, ayuda al paciente a darse la vuelta y atiende su estado general.

**COSTILLA FALSA** *(false rib)* V. **costilla**.

**COSTILLA FLOTANTE** *(floating rib)* V. **costilla**.

**COSTILLA VERDADERA** *(true rib)* V. **costilla**.

**COSTOCONDRAL** *(costochondral)* Relativo a una costilla y su cartílago.

**COSTOTRANSVERSA, ARTICULACIÓN** *(costotransverse articulation)* Articulación trocoide que se forma entre una costilla y su vértebra asociada; existen 20 articulaciones de este tipo, pues las costillas XI y XII no la poseen. Tiene cinco ligamentos articulares que son: la cápsula, los ligamentos costotransversos superior y posterior, el del cuello y el del tubérculo de la costilla.

**COSTOTRANSVERSAL POSTERIOR, LIGAMENTO** *(posterior costotransverse ligament)* Uno de los cinco ligamentos de cada articulación costotransversal constituido por una banda fibrosa que va desde el cuello de cada costilla a la base de la vértebra situada por encima. Consultar también la voz **costotransversal superior, ligamento**.

**COSTOTRANSVERSAL MEDIO, LIGAMENTO** *(middle costotransverse ligament)* V. **ligamento del cuello de las costillas**.

**COSTOTRANSVERSAL SUPERIOR, LIGAMENTO** *(superior costotransverse ligament)* Cualquiera de los 5 ligamentos relacionados con cada articulación costotransversal, a

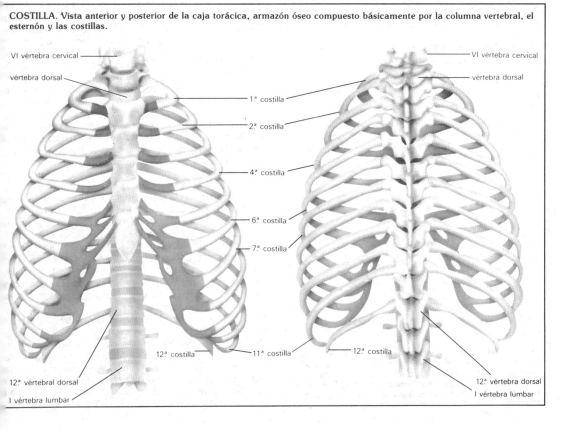

**COSTILLA.** Vista anterior y posterior de la caja torácica, armazón óseo compuesto básicamente por la columna vertebral, el esternón y las costillas.

VI vértebra cervical

vértebra dorsal

1.ª costilla

2.ª costilla

4.ª costilla

6.ª costilla

7.ª costilla

12.ª costilla — 11.ª costilla

12.ª vértebral dorsal

I vértebra lumbar

VI vértebra cervical

vértebra dorsal

12.ª costilla

12.ª vértebra dorsal

I vértebra lumbar

excepción de la correspondiente a la primera costilla. Se dirige desde el cuello de cada costilla a la apófisis transversa de la vértebra situada inmediatamente por encima y se relaciona con los vasos y nervios intercostales. La primera costilla no posee ligamento costotransversal. Consultar también la voz **costotransversal posterior, ligamento**.

**COSTOTRANSVERSO INTERÓSEO, LIGAMENTO** (*ligament of the neck of the rib*) Banda que va desde el cuello costal hasta la apófisis transversal de la vértebra adyacente.

**COSTOTRANSVERSO SUPERIOR, LIGAMENTO** (*ligament of the tubercle of the rib*) Banda corta y gruesa que va desde la apófisis transversal a la tuberosidad de la costilla adyacente. Consultar la voz **costotransverso interóseo, ligamento**.

**COSTOVERTEBRAL** (*costovertebral*) Relativo a una costilla y la columna vertebral.

**COSTOVERTEBRAL, ÁNGULO** (*costovertebral angle*) Ángulo que delimita un espacio situado por encima de los riñones. Se forma entre la curvatura de la última costilla y la columna. La hipersensibilidad a la percusión en esta zona es frecuente en la pielonefritis y otras infecciones renales y de estructuras adyacentes.

**COSTRA LÁCTEA** (*cradle cap*) Dermatitis seborreica muy frecuente en lactantes caracterizada por la formación de escamas gruesas, amarillas y grasientas en el cuero cabelludo. El tratamiento consiste en aplicar aceites o ungüentos para ablandar las escamas y realizar lavados frecuentes.

**COTTON, FRACTURA DE** (*Cotton's fracture*) Fractura trimaleolar, es decir, que interesa los maléolos medial, lateral y posterior.

**COURVOISIER, LEY DE** (*Courvoisier's law*) Ley que establece que la vesícula biliar está contraída si el colédoco se halla obstruido por un cálculo y dilatada si la obstrucción se debe a una causa distinta de la litiasis, como puede ser un cáncer de páncreas.

**COUVELAIRE, ÚTERO DE** (*Couvelaire uterus*) Proceso hemorrágico de la musculatura uterina que puede acompañar al abruptio placentae grave. La sangre extravasada se dispone entre las fibras musculares y por debajo del peritoneo que cubre al útero; éste adopta color púrpura

y se contrae anormalmente. Denominado también **apopleji uteroplacentaria**. V. también **abruptio placentae**.

**COWLING, REGLA DE** (*Cowling's rule*) Método para ca cular la dosis pediátrica aproximada de un medicamen mediante la fórmula: (edad en el próximo cumplea ños/24)×dosis adulta. V. **Clark, regla de**.

**COWPER, GLÁNDULA DE** (*Cowper's gland*) Una de la dos glándulas redondeadas, de color amarillo, del tama ño de un guisante, que se encuentran en el espesor de esfínter uretral del varón. Están constituidas por varios l bulos con conductos que confluyen formando un condu to excretor único. Denominada también **bulbouretra glándula**. Consultar la voz **Bartholino, glándula de**.

**COXA** (*coxa*) Articulación de la cadera, formada por la ca beza del fémur y el acetábulo del hueso coxal.

**COXA MAGNA** (*coxa magna*) Agrandamiento anormal d la cabeza y el cuello femorales.

**COXA PLANA** (*coxa plana*) V. **Perthes, enfermedad d**

**COXA VALGA** (*coxa valga*) Deformidad de la cadera qu se caracteriza porque el ángulo que forman el eje del cuell y la cabeza del fémur con el eje de la diáfisis (ángulo d inclinación cervicodiafisario o cervicofemoral) es mayo de lo normal (130°).

**COXA VARA** (*coxa vara*) Deformidad de la cadera qu se caracteriza porque el ángulo que forman el eje del cue llo y la cabeza del fémur con el eje de la diálisis (ángul de inclinación cervicofemoral) es menor de lo norma (130°). Denominada también **coxa adducta; coxa flexa**

**COXA VARA LUXADA** (*coxa vara luxans*) Fisura o hen didura en el cuello del fémur con luxación de la cabez del mismo que se debe a la existencia de coxa vara.

**COXOFEMORAL, ARTICULACIÓN** (*coxal articulatior* Articulación de la cadera, formada por la cabeza del fé mur y la cavidad del acetábulo. Es una enartrosis en la qu participan siete ligamentos y que permite movimientos mu amplios de flexión, extensión, aducción, abduccion, circur ducción y rotación. Denominada también **cadera, articu lación de la**. Consultar la voz **hombro, articulación del**

**COXSACKIE, VIRUS** (*coxsackievirus*) Grupo de 30 ente rovirus serológicamente distintos que suelen infectar a lo niños en tiempo cálido, provocando síntomas muy varia dos. Son similares en tamaño y otras características a lo virus causantes de la poliomielitis, pues ambos grupos for man parte de la familia picornavirus. Algunas de las er fermedades causadas por virus Coxsackie son la her pangina, el síndrome de boca-mano-pie, la pleurodini epidémica, miocarditis, pericarditis, meningitis aséptica varios exantemas. No existen medidas preventivas, salv exponer a los rayos solares a las personas infectadas. E tratamiento es sintomático. V. también **vírica, infección**

**CPQ** (*CPK*) Abreviatura de *creatinofosfoquinasa*. V. **Du chenne, distrofia muscular de**.

**CPT** (*TLC*) Abreviatura de **capacidad pulmonar total**.

**Cr** (*Cr*) Símbolo químico del **cromo**.

**CRANEALES, NERVIOS** (*cranial nerves*) Nervios que er número de 12 pares salen de la cavidad craneana a tra vés de diversos orificios de la misma. Se designan con nú meros romanos empezando por el más anterior: I, olfatorio II, óptico; III, motor ocular común; IV, patético; V, trigémi no; VI, motor ocular externo; VII, facial; VIII, estatoacústi

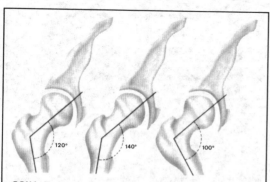

COXA. En la articulación de la cabeza del fémur y el acetábulo del hueso coxal, el eje del cuello femoral forma un ángulo con el eje de la diáfisis cuya abertura normal está entre 115° y 130°. Si el ángulo es inferior a 115°, la deformación se denomina coxa vara y si es superior a 130°, coxa valga.

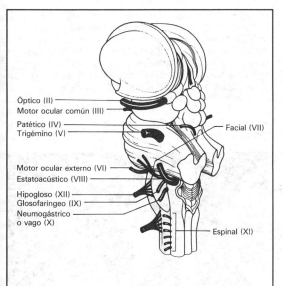

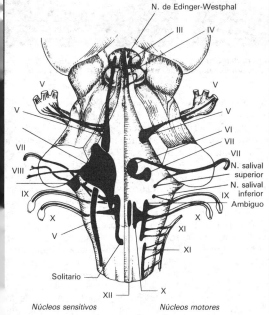

Óptico (II)
Motor ocular común (III)
Patético (IV)
Trigémino (V)
Facial (VII)
Motor ocular externo (VI)
Estatoacústico (VIII)
Hipogloso (XII)
Glosofaríngeo (IX)
Neumogástrico o vago (X)
Espinal (XI)

N. de Edinger-Westphal
III  IV
V  V
V  V
VI
VII
VII
VIII
N. salival superior
IX  N. salival inferior
IX  Ambiguo
X  X
V
XI
XI
Solitario  X
XII  X
Núcleos sensitivos  Núcleos motores

**CRANEALES, nervios.** Arriba, el dibujo muestra la localización anatómica de los pares craneales. Abajo, localización de los núcleos de donde parten esos nervios.

**CRÁNEO, base del.** Superficie interna de la base del cráneo.

co o auditivo; IX, glosofaríngeo; X, vago o neumogástrico; XI, espinal; XII, hipogloso. Están en la base del cráneo y transmiten sensaciones olfatorias, visuales, gustativas, auditivas, cutáneas, musculares y generales, e impulsos que regulan funciones como los movimientos musculares, la contracción pupilar, masticación, expresión facial, secreción glandular, el equilibrio, la deglución, fonación y los movimientos linguales, cefálicos, y de los hombros. Los nervios craneales V, VII y VIII tienen dos o más componentes funcionales diferentes que algunos autores consideran nervios independientes, separando el nervio masticador del trigémino (V), el intermediario de Wrisberg del facial (VII) y el vestibular del auditivo (VIII), de forma que serían en total quince pares. Algunos anatomistas incluyen el nervio terminal entre los pares craneales. Denominados también **pares craneales.** V. también **nervio específico.** (V. ilustración adjunta.)

**CRÁNEO** (skull) Estructura ósea de la cabeza constituida por la calota y el esqueleto facial. La calota, que contiene y protege el cerebro, está constituida por ocho huesos, y el esqueleto facial, por 14.

**CRÁNEO-** (cranio-) Prefijo que significa «relativo al cráneo»: craneobucal, craneosacro.

**CRÁNEO, BASE DEL** (base of the skull) Suelo del cráneo que contiene las fosas craneales anterior, media y posterior y numerosos agujeros, como el óptico, oval, y el foramen magnum o agujero occipital.

**CRÁNEO EN TRÉBOL** (cloverleaf skull deformity) Malformación congénita que se caracteriza por un cráneo trilobulado por el cierre precoz de las suturas craneales durante el desarrollo embrionario. Suele asociarse a hidrocefalia, malformaciones faciales y esqueléticas. Denominada también **Kleeblattschädel, malformación de.**

**CRANEOCELE** (craniocele) V. **encefalocele.**

**CRANEODÍDIMO** (craneodydimus) Monstruo fetal doble con dos cabezas y los cuerpos fusionados.

**CRANEOESTENOSIS** (craniostenosis) Anomalía congénita del cráneo debida al cierre prematuro de las suturas de los huesos craneanos. La gravedad de la malformación depende de la sutura afectada, de la etapa del desarrollo

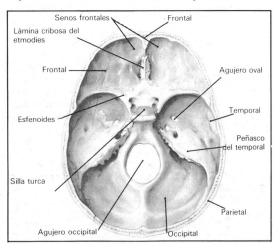

Senos frontales
Lámina cribosa del etmodies
Frontal
Frontal
Agujero oval
Esfenoides
Temporal
Peñasco del temporal
Silla turca
Parietal
Agujero occipital
Occipital

en el momento de producirse el cierre y de si éste se compensa o no mediante la expansión del resto de las suturas. El crecimiento del encéfalo puede alterarse o no. La forma más frecuente del trastorno es el cierre permanente de la sutura sagital con elongación anteroposterior del cráneo. Cuando se fusionan numerosas suturas suele estar indicada la cirugía para aliviar la presión intracraneal o por motivos estéticos. V. también **braquicefalia; oxicefalia; plagiocefalia; escafocefalia**.

**CRANEOFARÍNGEO** (*craniopharyngeal*) Relativo al cráneo y la faringe.

cabeza se deforma y suelen lesionarse los ojos y el encéfalo. Denominada también **craneosinóstosis**.

**CRANEOTABES** (*craniotabes*) Debilitamiento congénito benigno de las zonas superior y posterior del cráneo de un recién nacido debido a que durante el último mes de gestación el crecimiento del encéfalo se lleva a cabo con mayor rapidez que la calcificación del esqueleto. Los huesos parecen frágiles cuando son presionados con el dedo. El trastorno desaparece con el crecimiento normal y una buena nutrición, pero puede persistir en los niños con raquitismo.

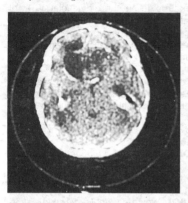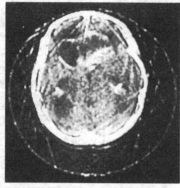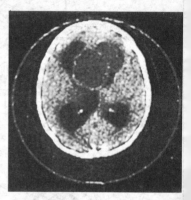

**CRANEOFARINGIOMA.** Uno de los métodos de diagnóstico utilizados para detectar la presencia de un craneofaringioma es la tomografía axial computarizada. Las fotografías muestran imágenes craneales obtenidas mediante esa técnica en las que se pueden ver calcificaciones correspondientes a un craneofaringioma.

**CRANEOFARÍNGEO, TUMOR DEL CONDUCTO** (*craniopharyngeal duct tumor*) V. **craneofaringioma**.

**CRANEOFARINGIOMA** (*craniopharyngioma*) Tumor pituitario congénito, más frecuente en los niños y los adolescentes, que se desarrolla a partir de las células derivadas de la bolsa de Rathke o del tallo hipofisario. La lesión consiste en un núcleo sólido o quístico de 1 a 8 cm que puede crecer hasta ocupar el tercer ventrículo o el lóbulo temporal y a menudo se calcifica. Puede alterar la función hipofisaria, lesionar el quiasma óptico, desorganizar el control hipotalámico sobre el sistema nervioso autónomo y provocar hidrocefalia. En los niños el tumor suele asociarse a hipertensión intracraneal, cefaleas intensas, vómitos, detención del crecimiento, visión defectuosa, irritabilidad, somnolencia y genitales infantiles. La aparición del tumor después de la pubertad suele dar lugar a amenorrea en las mujeres y a disminución de la libido y de la potencia en los hombres. Denominado también **ameloblastoma; adamantinoma pituitario; craneofaríngeo, tumor del conducto; Rathke, tumor de la bolsa de**.

**CRANEÓPAGO** (*craniopagus*) Gemelos unidos por la cabeza. La fusión puede localizarse en la región frontal, occipital o parietal. Denominados también **cefalópagos**.

**CRANEOSINÓSTOSIS** (*craniosynostosis*) V. **craneóstosis**.

**CRANEÓSTOSIS** (*craniostosis*) Osificación prematura de las suturas craneanas que se asocia con frecuencia a otras alteraciones esqueléticas. Las suturas se cierran antes o poco después del nacimiento. Si no se realiza una corrección quirúrgica el crecimiento del cráneo es deficiente, la

**CRANEOTOMÍA** (*craniotomy*) Apertura quirúrgica del cráneo practicada para disminuir la presión intracraneal, reducir la hemorragia o extirpar un tumor. Antes de la intervención se realizan radiografías de cráneo, electroencefalograma o exploración con TAC para determinar el diagnóstico. Se lava y se rasura toda la cabeza. Se administran corticoides por vía parenteral para disminuir el edema cerebral, así como manitol y urea para estimular la diuresis y disminuir la presión intracraneal. No se emplean narcóticos, ya que deprimen la función cerebral. Pueden combinarse los fármacos neurolépticos, que sedan al paciente pero no lo narcotizan, con la anestesia local, o usar anestesia general. Se practica una incisión cutánea semicircular inmediatamente por encima de la línea de implantación del cabello, se realiza una serie de trépanos, se sierra el hueso entre ellos y se retira el colgajo óseo. Se practica una incisión en las meninges y se deja expuesto el encéfalo. El colgajo vuelve a colocarse en el acto quirúrgico o bien se espera algún tiempo para restituirlo a fin de evitar la aparición de hipertensión intracraneal por el edema cerebral. Durante el posoperatorio de las intervenciones sobre el área cerebral se eleva la cabecera del paciente 45° para disminuir el riesgo de hemorragia y edema, mientras que después de las intervenciones sobre el cerebelo se mantiene al paciente en decúbito horizontal. Deben vigilarse con frecuencia los apósitos para detectar la existencia de drenaje amarillento de líquido cefalorraquídeo. Es esencial la vigilancia de signos neurológicos como el nivel de conciencia, lenguaje y fuerza muscular.

**-GRANEA** *(-crania)* Sufijo que significa «estado del cráneo o la cabeza»; por ejemplo: *diastematocranea, hemicranea, platicranea.*

**-CRASIA** *(-crasia)* **1.** Sufijo que hace referencia a una mezcla: *eucrasia, ortocrasia, espermacrasia.* **2.** Sufijo con significado específico de trastorno consistente en pérdida de control: *copracrasia, uracrasia.*

**-CRATIA** *(-cratia)* Sufijo que significa estado de incontinencia: *escatacratia, escoracratia, uracratia.*

**CRAUROSIS** *(kraurosis)* Sequedad y retracción de la piel. V. también **craurosis vulvar.**

**CRAUROSIS VULVAR** *(kraurosis vulvae)* Enfermedad cutánea de las mujeres de edad caracterizada por sequedad, retracción y atrofia de los genitales externos. Predispone a la leucoplasia y carcinoma de la vulva. V. también **liquen escleroso y atrófico.**

**C-REACTIVA, PROTEÍNA SÉRICA** *(serum C-reactive protein)* V. **C-reactiva, proteína.**

**CREAT-** *(creat-)* Prefijo que significa «perteneciente o relativo a la carne»: *creaton, creatorrea, creatotoxicosis.*

**CREATINA** *(creatine)* Compuesto nitrogenado de gran importancia producido en el proceso metabólico del organismo. Se combina con el fósforo para formar fosfatos de gran energía. En las reacciones metabólicas normales se libera el fósforo que se combina con una molécula de difosfato de adenosina para formar trifosfato de adenosina, una molécula de elevada energía. V. también **creatinina.**

**CREATINFOSFOQUINASA (CPQ)** *(creatinine phosphokinase [CPK])* V. **Duchenne, distrofia muscular de.**

**CREATININA** *(creatinine)* Sustancia resultante del metabolismo de la creatina. Se encuentra en la sangre, la orina y los tejidos musculares. V. también **creatina.**

**CREATINQUINASA** *(creatine kinase)* Enzima presente en el músculo, cerebro y otros tejidos que cataliza la transferencia de un grupo fosfato del trifosfato de adenosina a la creatina, dando lugar a difosfato de adenosina y fosfocreatina.

**CRECIMIENTO** *(growth)* **1.** Aumento de tamaño del organismo o de cualquiera de sus partes que se expresa por un incremento de peso, volumen o dimensiones lineales y que es consecuencia de un mecanismo de hiperplasia o de hipertrofia. **2.** Desarrollo progresivo normal anatómico, fisiológico, psicológico, intelectual, social y cultural que experimenta la persona desde la lactancia hasta la vida adulta como consecuencia de los procesos graduales y normales de la acreción y la asimilación. Los múltiples cambios que se producen durante la vida de un individuo constituyen un proceso dinámico y complejo en el cual intervienen numerosos componentes interrelacionados como la herencia, el ambiente, la nutrición, la higiene y las posibles enfermedades padecidas, todos ellos sometidos a diversas influencias. En la infancia el crecimiento se califica según la edad aproximada en la cual suelen aparecer determinadas modificaciones físicas y se alcanzan una serie de objetivos específicos en el desarrollo. Estas etapas son el período prenatal, la lactancia, la primera infancia, en la que se incluye la edad preescolar, la infancia media y la adolescencia. Existen dos períodos en que el crecimiento se acelera: los primeros 12 meses, en los cuales el niño triplica su peso, gana aproximadamente un 50 % en altura y experimenta un desarrollo motor, cognitivo y social muy rápido y los meses próximos a la pubertad en los que el niño alcanza su altura definitiva y aparecen en él las características sexuales secundarias. El crecimiento físico puede verse acelerado o retrasado por la existencia de alteraciones en la glándula hipófisis. **3.** Aumento localizado del tamaño o número de las células, como por ejemplo de un tumor. **4.** Proliferación de células, específicamente en un cultivo bacteriano. Consultar las voces **desarrollo; diferenciación; maduración.**

**CRECIMIENTO, RECUPERACIÓN DEL** *(catch-up growth)* Aceleración de la tasa de crecimiento que se produce tras un período de retraso debido a una deficiencia secundaria como un estado de malnutrición aguda o una enfermedad grave. Este fenómeno, que se observa sistemáticamente en los niños prematuros, comprende un aumento rápido de peso, longitud y circunferencia cefálica y se mantiene hasta el restablecimiento del patrón normal de crecimiento del individuo. Cuando la deficiencia ha tenido una gravedad o duración importante o se ha producido en un estadio de desarrollo crítico, puede quedar un cierto déficit permanente especialmente en algunos tejidos como el cerebral.

**CRECIMIENTO ABSOLUTO** *(absolute growth)* Aumento total del tamaño de un organismo, de un órgano o de una porción de aquél como las extremidades, la cabeza o el tronco.

**CRECIMIENTO DIFERENCIAL** *(differential growth)* Comparación del aumento de tamaño o tasa de crecimiento de organismos, tejidos o estructuras distintos.

**CRECIMIENTO INSUFICIENTE** *(growth failure)* Falta de desarrollo físico y psíquico normal como resultado de determinados factores genéticos, nutricionales, patológicos o psicosociales. V. también **derivación materna, síndrome de.**

**CRECIMIENTO INTRAUTERINO, CURVA DE** *(intrauterine growth curve)* Línea en una gráfica estandarizada al efecto, que representa el peso para cada edad gestacional a lo largo de todo el embarazo. Proporciona un método de clasificación de los niños de acuerdo a su estado de madurez durante el desarrollo fetal.

**CRECIMIENTO INTRAUTERINO, RETRASO DEL** *(intrauterine growth retardation)* Estado patológico en que el normal desarrollo del feto se ve impedido o retrasado por factores genéticos, enfermedad de la madre o malnutrición debida a la insuficiencia placentaria.

**CRECIMIENTO MULTIPLICATIVO** *(multiplicative growth)* V. **merisis.**

**CRECIMIENTO NERVIOSO, FACTOR DE** *(nerve growth factor)* Proteína de estructura similar a la insulina cuya acción de tipo hormonal influye sobre la diferenciación, crecimiento y conservación de las neuronas.

**CRECIMIENTO POR APOSICIÓN** *(appositional growth)* Aumento de tamaño por la adición de nuevo tejido o material similar en la periferia o una porción en particular de una estructura, como sucede al añadirse nuevas capas de hueso o en el curso de la formación dentaria. Consultar la voz **crecimiento intersticial.**

**CRECIMIENTO RELATIVO** *(relative growth)* Comparación de los diferentes aumentos de tamaño de organismos

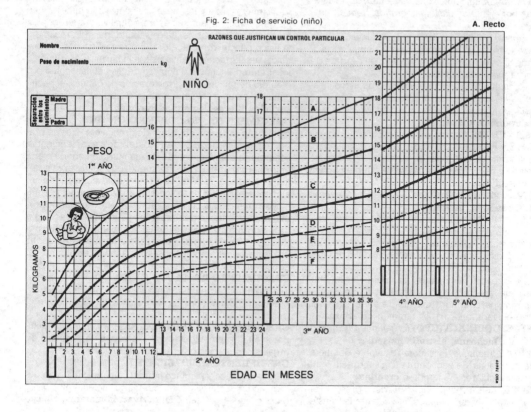

Fig. 2: Ficha de servicio (niño)

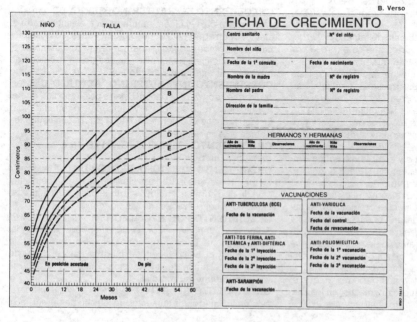

B. Verso

# FICHA DE CRECIMIENTO

| Centro sanitario | Nº del niño |
| --- | --- |

| Nombre del niño | |
| --- | --- |

| Fecha de la 1ª consulta | Fecha de nacimiento |
| --- | --- |

| Nombre de la madre | Nº de registro |
| --- | --- |

| Nombre del padre | Nº de registro |
| --- | --- |

| Dirección de la familia | |
| --- | --- |

## HERMANOS Y HERMANAS

| Año de nacimiento | Niño Niña | Observaciones | Año de nacimiento | Niño Niña | Observaciones |
| --- | --- | --- | --- | --- | --- |

## VACUNACIONES

| ANTI-TUBERCULOSA (BCG) | ANTI-VARIOLICA |
| --- | --- |
| Fecha de la vacunación | Fecha de la vacunación |
| | Fecha del control |
| | Fecha de revacunación |

| ANTI-TOS FERINA, ANTI-TETÁNICA y ANTI-DIFTÉRICA | ANTI-POLIOMIELITICA |
| --- | --- |
| Fecha de la 1ª inyección | Fecha de la 1ª vacunación |
| Fecha de la 2ª inyección | Fecha de la 2ª vacunación |
| Fecha de la 3ª inyección | Fecha de la 3ª vacunación |

| ANTI-SARAMPIÓN | |
| --- | --- |
| Fecha de la vacunación | |

CRECIMIENTO. Confeccionar la *Ficha Internacional de crecimiento* es el medio más eficaz para seguir el desarrollo del niño. En estas páginas aparecen los ejemplares de la ficha de servico para niño y para niña a utilizar por el personal médico.

La cara posterior de la ficha (arriba) está destinada al control del peso del bebé. En la base de las columnas verticales figuran una serie de casillas numeradas representando los meses de edad del niño. En la primera se ha de anotar el mes de nacimiento y a continuación los meses siguientes hasta los cinco años. Para llevar este control hay que pesar al niño una vez al mes y anotar, según la escala de la izquierda, el punto correspondiente al peso, y trazar una línea horizontal desde ese punto hacia la derecha. Del mismo modo ha de hacerse con la edad y trazar una línea vertical hacia

Fig. 3: Ficha de servicio (niña)

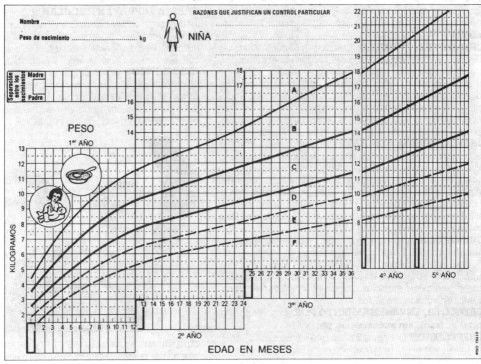

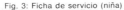

**A. Recto**

**B. Verso**

arriba. El lugar de intersección se ha de señalar con un punto y unir con una línea los puntos de cada mes. En la mayoría de los casos, la línea resultante está comprendida entre las dos de la gráfica. De no ser así, puede tratarse de un indicio de enfermedad del bebé o de una alimentación inadecuada. Conviene aprovechar al máximo la ficha y en las columnas correspondientes a cada mes pueden anotarse aquellos incidentes que afecten a la salud y al desarrollo del niño.

En la cara anterior de la ficha se anotan todos los datos indicados, necesarios para la identificación y control de la salud del bebé.

A la izquierda figura otra gráfica, semejante a la del peso, que permite seguir la evolución de la talla, los dos primeros años recostado de espaldas y los siguientes de pie.

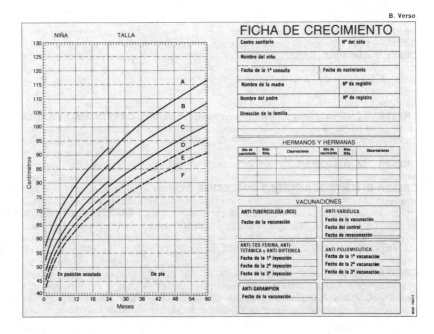

tejidos o estructuras similares a distintos intervalos de tiempo.

**CREMA** *(cream)* Mezcla líquida de consistencia espesa. Las cremas se utilizan a menudo como medio para aplicar medicación en la superficie corporal. Consultar la voz **ungüento**.

**CREMÁSTER, MÚSCULO** *(cremaster)* Lámina muscular fina que se extiende a lo largo del cordón espermático formando una serie de asas. Es una prolongación del músculo oblicuo menor. Se origina en el ligamento inguinal y se inserta en la espina del pubis y en la vaina del recto abdominal. Está inervado por la rama genética del nervio genitocrural y actúa aproximando los testículos al anillo inguinal externo en respuesta al frío o a la estimulación del nervio.

**CREMASTERINO, REFLEJO** *(cremasteric reflex)* Reflejo nervioso cutáneo que se provoca golpeando la piel de la zona superior de la cara interna del muslo en el varón, lo que suele dar como resultado una rápida retracción del testículo del lado estimulado. El reflejo se pierde en las enfermedades que afectan a la vía piramidal por encima del nivel de la primera vértebra lumbar. V. también **reflejo cutáneo**.

**CRENACIÓN** *(crenation)* Existencia de muescas o de bordes en forma de follaje o festoneados en un objeto. Cuando los eritrocitos son expuestos a una solución salina hipertónica adquieren un aspecto mellado y arrugado a consecuencia del efecto osmótico de la solución y se denominan eritrocitos crenados.

**CREOSOTA, ENVENENAMIENTO POR** *(creosote poisoning)* V. **fenol, envenenamiento por**.

**CREPITACIÓN** *(crepitus)* Sonido que se asemeja al crujido producido al restregar cabello entre los dedos o al arrojar sal a una llama. Se asocia a la gangrena gaseosa, al rozamiento de los fragmentos óseos o a los estertores de las zonas de consolidación pulmonar en una neumonía.

**CREPITUS** *(crepitus)* Flatulencia o salida ruidosa de gases fétidos del intestino a través del ano.

**CRESC-** *(cresc-)* Prefijo que significa crecer: *crescógrafo*.

**CREST, SÍNDROME** *(CREST syndrome)* Siglas correspondientes respectivamente a calcinosis, fenómeno de Raynaud, disfunción esofágica, esclerodactilia y teleangiectasias, trastornos que pueden presentar durante diversos períodos los pacientes con esclerodermia.

**CRESTA** *(ridge)* Protuberancia ósea que, como en el caso de la cresta pectínea de la superficie posterior del fémur, donde asienta el músculo pectíneo, sirve de punto de inserción a un músculo.

**CRESTA GANGLIONAR** *(ganglionic crest)* V **cresta neural**.

**CRESTA INTERTROCANTÉREA POSTERIOR** *(intertrochanteric crest)* Crestas o prominencias longitudinales del fémur, de disposición posterior y oblicua entre el trocánter mayor y el menor. Distal a la cresta se encuentra una prominencia pequeña, la línea quadrata, donde se insertan el músculo cuadrado crural y algunas fibras del adductor mayor.

**CRESTA NEURAL** *(neural crest)* Banda de células ectodérmicas que discurre a cada lado de la superficie externa del tubo neural en las fases tempranas del desarrollo embrionario. Experimenta una desviación lateral dando lugar a ciertos ganglios espinales, craneales y simpáticos. Denominada también **cresta ganglionar**. V. también **tubo neural, formación del**.

**CRESTA SUPRAVENTRICULAR** *(crista supraventricularis)* Rodete muscular situado en el interior de la pared dorsal del ventrículo derecho del corazón. Delimita el cono arterial y se extiende desde la valva anterior del anillo auriculoventricular hacia la arteria pulmonar.

**CRETINISMO** *(cretinism)* Trastorno que se caracteriza por hipotiroidismo congénito grave y que se asocia a menudo a otras alteraciones endocrinas. Los signos típicos del cretinismo incluyen enanismo, retraso mental, rasgos faciales bastos, lengua grande, hernia umbilical y falta de coordi-

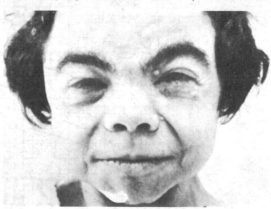

CRETINISMO. Mujer de treinta y tres años con cretinismo. Los rasgos faciales exageradamente toscos son uno de los signos externos de esta enfermedad.

nación muscular. Suele presentarse en zonas donde la dieta es pobre en yodo y existe bocio endémico. El tratamiento precoz con hormona tiroidea consigue, por lo general, normalizar el crecimiento físico, pero puede no tener efecto sobre el retraso mental. La utilización de sales yodadas disminuye de forma espectacular la incidencia de cretinismo en una población. En algunas zonas de Ecuador, del Himalaya y del Zaire la incidencia de este trastorno puede alcanzar más de un 5 %

**CRETINISMO FAMILIAR** *(familial cretinism)* Trastorno genético raro caracterizado por hipotiroidismo y producido por un error congénito del metabolismo debido a una deficiencia enzimática que interfiere con la biosíntesis de la hormona tiroidea. Las manifestaciones clínicas son letargia, detención del crecimiento y retraso mental. Se transmite como carácter autosómico recesivo y se trata con la administración precoz de hormona tiroidea.

**CREUTZFELDT-JAKOB, ENFERMEDAD DE** *(Creutzfeldt-Jakob disease)* Encefalopatía fatal y poco frecuente producida por un virus lento aún no identificado. Afecta a adultos de mediana edad y los síntomas son demencia progresiva, disartria, pérdida de masa muscular y aparición de diversos movimientos involuntarios, como mioclonías y movimientos atetósicos. El paciente empeora de semana en semana y la muerte se produce al cabo de un año. No es frecuente la transmisión directa, pero se ha observado la aparición de la enfermedad varios años después de la exposición a agujas, instrumentos quirúrgicos o electrodos que se habían utilizado en el tratamiento de un enfermo con esta encefalopatía. No es preciso el aislamiento, aunque debe prestarse especial atención a la destrucción o la esterilización de los materiales potencialmente infectantes. Denominada también **Jakob-Creutzfeld, enfermedad de; seudoparálisis espástica**.

**CRICO-** *(crico-)* Prefijo que significa «anillo»: *cricoderma, circoides, cricoidectomía*.

**CRICOFARÍNGEA, TRASTORNO DE LA COORDINACIÓN** *(cricopharyngeal incoordination)* Alteración del reflejo normal de la deglución. En el estado normal, el músculo cricofaríngeo actúa como un esfínter que mantiene cerrada la zona superior del esófago, excepto cuando el sujeto está deglutiendo, vomitando o eructando. La tráquea permanece abierta para permitir la respiración, pero mientras tanto no pasa aire al esófago. Durante la deglución se produce el efecto contrario cerrándose la laringe cuando el alimento se desliza hacia el esófago, situado inmediatamente posterior a la laringe. Cuando una enfermedad o una lesión impiden que esta compleja serie de acciones neuromusculares se coordine de manera adecuada el paciente puede asfixiarse, deglutir aire, regurgitar líquido hacia las fosas nasales o experimentar molestias al deglutir alimentos. V. también **disfagia**.

**CRICOFARÍNGEO** *(cricopharyngeal)* Relativo al cartílago cricoides y la faringe.

**CRICOIDES** *(cricoid)* Cartílago con forma de anillo unido al cartílago tiroides por el ligamento cricotiroideo y situado a la altura de la sexta vértebra cervical.

**CRICOTIROTOMÍA** *(crichothyrotomy)* Incisión de urgencia en la laringe realizada para permeabilizar las vías aéreas en una persona que sufre asfixia. Se practica un corte vertical pequeño inmediatamente por debajo del bocado de Adán y por encima del cartílago cricoides. La incisión se amplía con una corte transversal en la membrana cricotiroidea y se agranda la herida con el mango de un cuchillo o un dilatador. Esta incisión debe mantenerse abierta mediante un tubo permeable en sus dos extremos para que permita la entrada y salida de aire. Puede ser suficiente el canuto de un bolígrafo hasta que sea posible realizar una traqueostomía. Consultar la voz **traqueostomía**.

**CRIGLER-NAJJAR, SÍNDROME DE** *(Crigler-Najjar syndrome)* Anomalía congénita con herencia autosómica en la que hay un déficit o una ausencia completa de la enzima glucurónico transferasa. El trastorno se caracteriza por ictericia no hemolítica, acumulación en la sangre de bilirrubina no conjugada y graves alteraciones del sistema nervioso central.

**CRIMEA Y CONGO, FIEBRE HEMORRÁGICA DE** *(Crimean-Congo hemorragic fever)* Infección por arbovirus que el hombre adquiere a través de la picadura de una garrapata y que se caracteriza por fiebre, vértigo, mialgias, vómitos, cefalea y otros síntomas neurológicos. Pasados varios días, en los casos graves pueden producirse hemorragias en la piel y las membranas mucosas, sobre todo de la boca y de las fosas nasales; también puede aparecer sangre en el esputo, vómito o heces. En ocasiones es necesario realizar transfusiones para reponer la sangre per-

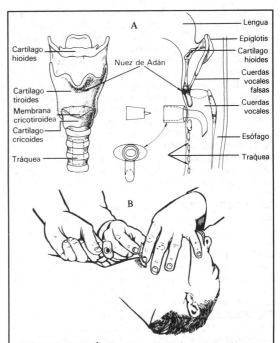

**CRICOTIROTOMÍA.** Arriba, en el dibujo se indica dónde ha deser insertada la cánula: el paciente ha de estar en decúbito supino con la cabeza hacia atrás, se ha de identificar la membrana cricotiroidea con el dedo índice, agarrando la laringe con los dedos pulgar y medio, y realizar en dicha membrana una incisión horizontal por la que se introducirá la cánula hasta el interior de la tráquea.

dida, por otra parte, el tratamiento es sintomático y de sostén. No existe ninguna medicación específica ni ningún tratamiento para la prevención ni para la curación. Se observa sobre todo en Rusia, Asia y África y afecta con mayor frecuencia a los agricultores.

**-CRINIA** *(-crinia)* Sufijo que hace referencia a la secreción endocrina: *hemocrinia, hipercrinia, neurocrinia*.

**CRIO-** *(cryo-, cry-)* Prefijo que significa «relativo al frío»: *criocauterización, criofilia, criotolerante*.

**CRIOANESTESIA** *(cryoanestesia)* Congelación de una zona para conseguir una adormecimiento adecuado de la sensibilidad nerviosa al dolor durante las intervenciones quirúrgicas menores de breve duración.

**CRIOCAUTERIZACIÓN** *(cryocautery)* Aplicación de sustancias, como el dióxido de carbono, que destruyen el tejido por congelación. Denominada también **cauterización por frío**.

**CRIOCIRUGÍA** *(cryosurgery)* Utilización de temperaturas inferiores a las de congelación para destruir diferentes tejidos, como las células nerviosas ganglionares en el tálamo para el tratamiento.de la enfermedad de Parkinson, la glándula pituitaria para inhibir el crecimiento de diversos tipos de metástasis cancerosas y las lesiones de la piel. Se utiliza también en oftalmología para conseguir la cicatrización de los márgenes de un desprendimiento de retina y para extirpar cataratas. Se hace circular el refrigerante por un conducto metálico, disminuyendo la temperatura a −160 °C, dependiendo del producto químico empleado. Los tejidos húmedos se adhieren al metal frío del instrumento y se congelan. Las células se deshidratan al romperse sus membranas y son eliminadas del organismo o absorbidas por él.

**CRIÓGENO** *(cryogen)* Compuesto químico que induce la congelación y se utiliza para destruir tejidos enfermos sin lesionar las estructuras adyacentes. La muerte de las células se produce por deshidratación tras romperse las membranas celulares. Son criógenos el **dióxido de carbono**, el **nitrógeno líquido** y el **óxido nitroso**.

**CRIOGLOBULINA** *(cryoglobulina)* Proteína plasmática anormal que precipita y forma una coalescencia a bajas temperaturas y se disuelve y dispersa a la temperatura del cuerpo.

**CRIOGLOBULINEMIA** *(cryoglobulinemia)* Trastorno en el que existen crioglobulinas en la sangre. Las crioglobulinas suelen asociarse al mieloma múltiple y al edema angioneurótico.

**CRIÓNICA** *(cryonics)* Conjunto de técnicas en las que se utiliza el frío para obtener diversos efectos terapéuticos como anestesia local de breve duración, destrucción de lesiones cutáneas superficiales y conservación de células, tejidos, órganos o un organismo completo.

**CRIOPRECIPITADO** *(cryoprecipitate)* **1.** Precipitado formado al enfriar una solución. **2.** Preparado rico en factor VIII necesario para normalizar la coagulación en la hemofilia. Se obtiene a partir de plasma humano que ha sido sometido a congelación y descongelación.

**CRIOSTATO** *(cryostat)* Aparato utilizado en los laboratorios de anatomía patológica que consiste en un microtomo especial que hace cortes de tejido por congelación.

**CRIOTERAPIA** *(cryotherapy)* Técnica de tratamiento que utiliza el frío como agente destructor. Se emplea en algunos trastornos cutáneos frecuentes como papilomas, verrugas, condilomas acuminados, queratosis actínica y dermatofibromas. Mediante una torunda estéril se aplica dióxido de carbono sólido o nitrógeno líquido durante un corto período de tiempo. Se produce una ampolla y a continuación se necrosa la zona; la operación puede repetirse si es necesario.

**CRIPTA** *(crypt)* Fosa o invaginación ciega de una superficie libre. Algunos ejemplos son las **criptas dentales**, las **criptas sinoviales** y las **criptas perianales**.

**CRIPTA ANAL** *(anal crypt)* Depresión entre columnas rectales que tiene redes de venas que, inflamadas y tumefactas, se denominan hemorroides.

**CRIPTA DENTAL** *(dental crypt)* Espacio ocupado por un diente en desarrollo.

**CRIPTA SINOVIAL** *(synovial crypt)* Bolsa en la membrana sinovial de una articulación.

**CRIPTAS DEL IRIS** *(crypt of iris)* Pequeñas invaginaciones del borde libre pupilar del iris, que se halla rodeado por el círculo arterial menor. Denominadas también **Fuchs, criptas de**.

**CRIPTIDÍDIMO** *(cryptodidymus)* Monstruosidad en la que uno de los dos gemelos es pequeño y se halla mal desarrollado y se encuentra alojado en el interior del cuerpo del otro autósito.

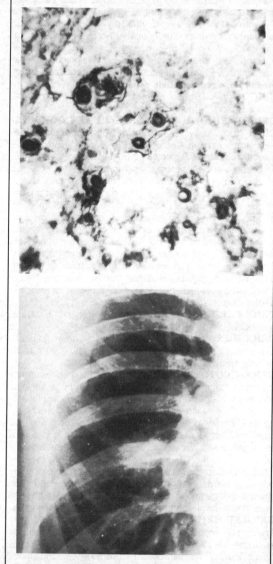

CRIPTOCOCOSIS. Arriba, microfotografía de gérmenes *Cryptococcus neoformans* con sus típicas cápsulas gruesas. Abajo, radiografía de tórax en la que se aprecia un granuloma criptocócico solitario.

**CRIPTITIS** *(cryptitis)* Inflamación de una cripta, habitualmente perianal, que suele acompañarse de dolor, prurito y espasmo del esfínter. El tratamiento consiste en la aplicación de compresas calientes, baños de asiento, antibióticos o excisión.

**CRIPTO-** *(crypto-, crypt-)* Prefijo que significa «escondido»: *criptocéfalo, criptocristalino, criptodídimo*.

**CRIPTOCÉFALO** (*cryptocephalus*) Feto malformado con cabeza pequeña y poco desarrollada.

**CRIPTOCOCOSIS** (*cryptococcosis*) Enfermedad infecciosa producida por el hongo *Cryptococcus neoformans*, que se disemina desde el pulmón hacia el cerebro y sistema nervioso central, piel, sistema esquelético y vías urinarias. La enfermedad se halla extendida por todo el mundo. Se caracteriza por la formación de nódulos o tumores con un contenido gelatinoso en los tejidos viscerales y subcutáneo. Entre los síntomas iniciales se incluyen tos y diversas alteraciones respiratorias, ya que el foco principal de infección son los pulmones. Una vez que el hongo ha alcanzado las meninges, pueden aparecer síntomas neurológicos como cefalea, visión borrosa y dificultad para hablar. El diagnóstico se establece mediante el aislamiento y la identificación del hongo en las muestras de esputo, de exudado o de tejido obtenido por biopsia. Puede tratarse con anfotericina B o fluorocitosina. Denominado también **blastomicosis europea; Buschke, enfermedad de; torulosis.** Consultar la voz **cryptococcus**. V. también **infecciones específicas por hongos.**

**CRIPTOFTALMIA** (*cryptophtalmos*) Anomalía del desarrollo que se caracteriza por presentar una fusión completa de los párpados, generalmente con un desarrollo defectuoso o ausencia de los ojos.

**CRIPTOMENORREA** (*cryptomenorrhea*) Trastorno en el que la sangre menstrual se retiene en el interior de la vagina a causa de una imperforación del himen o, con menor frecuencia, en el interior del útero debido a una oclusión del canal cervical. La criptomenorrea suele acompañarse de síntomas subjetivos de menstruación, sin flujo o con flujo muy escaso y algunas veces con dolor intenso. Cuando la obstrucción es completa, el reflujo uterotubárico de la sangre menstrual hacia la cavidad pélvica puede dar lugar a peritonitis, dolor, adherencias y endometriosis.

**CRIPTORQUIDIA** (*cryptorchidism*) Detención en el descenso hacia el escroto de uno o de ambos testículos. Si no se produce un descenso espontáneo con el crecimiento, pueden administrarse inyecciones hormonales. Si ésto no da resultado, debe realizarse la cirugía, denominada orquiopexia, antes de los cinco años de edad. Denominada también **testículo no descendido.**

**-CRISIA** (*-crisia*) Sufijo que hace referencia a un diagnóstico: *acrisia, urocrisia.*

**CRISIASIS** (*chrysiasis*) Estado que se caracteriza por el depósito de oro en los tejidos corporales. Denominado también **aurismo.**

**CRISIS** (*crisis*) **1.** Momento en el curso de una enfermedad en que se produce un cambio en la misma, bien hacia la mejoría o hacia el empeoramiento, y que suele manifestarse por una notable variación en la intensidad de los signos y los síntomas. Puede tratase de una crisis celíaca con un episodio de diarrea líquida y vómitos que a su vez dan lugar a deshidratación, de una crisis hepática, caracterizada por dolor intenso en la región hepática, o una crisis ocular con dolor en los ojos, lagrimeo e intolerancia a la luz. **2.** Cambio en los acontecimientos que influyen en el estado emocional de una persona. V. también **crisis, intervención en.**

**CRISIS, INTERVENCIÓN EN** (*crisis intervention*) (Psiquia-

tría). Intervención terapéutica con la que se pretende conseguir resolver un problema concreto e inmediato y no se intenta realizar un análisis profundo. El objetivo es restablecer el nivel de funcionalidad que poseía el individuo antes de la crisis actual.

**CRISIS, UNIDAD DE INTERVENCIÓN EN** (*crisisintervention unit*) Grupo de terapeutas especializados en el tratamiento médico de emergencia y en la prestación de atención psiquiátrica terapéutica a una persona o a un grupo de personas durante un período de crisis, especialmente en casos de intento de suicidio o de abuso de drogas. Estas unidades están integradas en los hospitales y los centros de salud o son unidades especializadas autónomas con un horario de 24 horas diarias, como los centros de prevención del suicidio. El principal objetivo de la atención en la crisis consiste en ayudar a la persona para que afronte el problema inmediato y aconsejarle y respaldarle para el tratamiento a largo plazo.

**CRISIS DEL DESARROLLO** (*developmental crisis*) Estrés grave, por lo general transitorio, que se produce cuando una persona es incapaz de cumplir los objetivos de una fase psicosocial del desarrollo y por tanto no puede pasar a la fase siguiente. V. también **desarrollo psicosocial.**

**CRISOTERAPIA** (*chrysotherapy*) Tratamiento de cualquier enfermedad con sales de oro.

**CRISTA GALLI, PROLONGACIÓN ALAR DE LA** (*ala of the ethmoid*) Pequeña proyección a cada lado de la crista galli del etmoides. Cada ala se articula con la depresión correspondiente del hueso frontal.

**CRISTAL** (*crystal*) Sólido cuyos átomos o moléculas se hallan dispuestos en una estructura tridimensional regular y repetitiva que determina la forma del cristal.

**CRISTAL LEUCOCITARIO** (*leuckocitic crystal*) V. **Charcot-Leyden, cristal de.**

**CRISTALINO** (*crystalline lens*) Estructura ocular transpa-

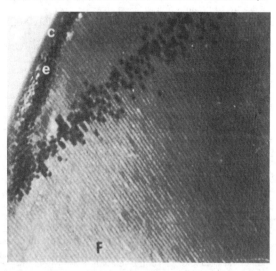

CRISTALINO. Microfotografía de un corte histológico de cristalino en la que se distinguen la cápsula (c), el epitelio subcapsular (e) y las fibras del cristalino (F).

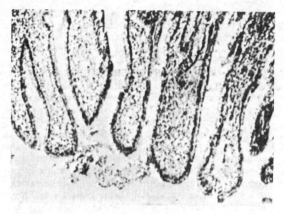

**CROHN, enfermedad de.** Microfotografía de vellosidades intestinales que presentan edema. El edema de la pared intestinal es el signo más precoz de la enfermedad de Crohn.

### Comparación entre la enfermedad de Crohn y la colitis ulcerosa

| | Enfermedad de Crohn | Colitis ulcerosa |
| --- | --- | --- |
| Aspecto general | Habitualmente normal | Puede dar la impresión de enfermedad |
| Edad | Bimodal: de 20 a 30 años y de 40 a 50 años | Generalmente adultos jóvenes |
| Zona afectada | Principalmente el íleon terminal. Ciego y colon ascendente (derecho) | Solamente el colon, sobre todo el descendente (izquierdo) |
| Tipo de la afectación | Afectación segmentaria | Afectación difusa y continua |
| Inflamación | Sobre todo submucosa | Sobre todo mucosa |
| Aspecto de la mucosa | Aspecto en empedrado, granulomas | Ulceraciones |
| Posibilidad de cáncer | Incidencia normal | Incidencia aumentada |
| Características de la deposición | Sin sangre; puede haber grasa; tres o cuatro deposiciones pastosas al día | Con sangre; sin grasa; deposiciones líquidas frecuentes |
| Indicaciones de la cirugía | Fístulas, obstrucción intestinal | Mala respuesta al tratamiento médico, hemorragia, perforación |
| Complicaciones | Fístulas, afectación perianal, estenosis, déficit de vitaminas y de hierro, perforación, fístulas a otros órganos | Seudopólipos, hemorragias, megacolon, caquexia, menos frecuente la perforación, peritonitis |

rente encerrada en una cápsula y situada entre el iris y el humor vítreo, cuyos márgenes se superponen ligeramente a los procesos ciliares. La cápsula del cristalino es una membrana elástica transparente cuyo borde anterior contacta con el iris y se fija por el ligamento suspensorio del cristalino. La circunferencia de la cápsula se aleja del iris y delimita la cámara posterior del ojo. El cristalino es una estructura biconvexa transparente cuya pared posterior está más curvada que la anterior. Está compuesta por un material cortical blando, un núcleo consistente y láminas concéntricas, y recubierto en su parte anterior por un epitelio transparente. El cristalino del feto es muy blando y tiene un tinte rojizo; en el adulto es incoloro y consistente; en el anciano se aplana, se hace más denso, algo opaco y adquiere un tinte ámbar. Consultar la voz **ojo**.

**CRISTALINO, CÁPSULA DEL** (lens capsule) Cápsula elástica fina y clara que rodea el cristalino.

**CRISTALINO, IMPLANTACIÓN DEL** (lens implant) Cristalino artificial de polimetilmetacrilato transparente que suele implantarse después de la extracción del cristalino con cataratas, pero que también se utiliza en pacientes con miopía extrema, diplopía, albinismo y otras alteraciones. La operación puede realizarse con un anestésico local, como la lidocaína, pero suele preferirse la anestesia general. Para prevenir la infección se adminsitran gotas con un antibiótico como la neomicina, antes de la operación y en el período posoperatorio. Tras la extracción del cristalino, se introduce la lente a través de una incisión corneal y se fija al iris mediante una sutura fina o se implanta en el saco capsular. Para evitar que el iris se dilate excesivamente y pueda mover la prótesis, se administra un agente miótico como la pilocarpina. El implante no produce los problemas de visión periférica que causan las gafas, pues las imágenes son sólo un 2 % mayores que las producidas por el cristalino frente al 24 % de las gafas y el 8 % de las lentes de contacto. Las complicaciones son frecuentes y está contraindicado en la diabetes mellitus y la uveítis.

**CRÍTICOS, ÓRGANOS** (critical organs) Tejidos con mayor sensibilidad a la irradiación, como las gónadas, órga-

nos linfoides e intestino. En segundo lugar en cuanto a sensibilidad frente a la irradiación están la piel, córnea, cavidad bucal, esófago, vagina, cérvix y cristalino.

**CROHN, ENFERMEDAD DE** (Crohn's disease) Enfermedad inflamatoria crónica del intestino, de etiología desconocida, que suele afectar al intestino delgado, al colon o a ambos. V. también **colitis, ileítis**.
OBSERVACIONES: La enfermedad de Crohn se caracteriza por presentar episodios frecuentes de diarrea, dolor abdominal intenso, náuseas, fiebre, escalofríos, debilidad, anorexia y pérdida de peso. En los niños, la enfermedad produce con frecuencia un retraso en el crecimiento. El diagnóstico se basa en los signos clínicos, los estudios radiológicos con medio de contraste y la endoscopia. Es difícil diferenciar este proceso de la colitis ulcerosa, enfermedad inflamatoria del intestino que afecta al colon y el recto.
ACTUACIÓN: Se utilizan corticoides, antibióticos y antiinflamatorios para eliminar los síntomas y tratar de inducir la remisión. En los pacientes con malnutrición secundaria a la enfermedad se emplea la hiperalimentación por vía IV para conseguir un aporte adecuado de nutrientes y mantener en reposo el intestino. Se consigue cierta mejoría mediante la extirpación quirúrgica del segmento afecto, pero es probable que la enfermedad recurra tras la cirugía.

OBSERVACIONES COMPLEMENTARIAS: En gran parte de los casos la inflamación afecta también a otras zonas del intestino o al estómago, duodeno o boca. Otras complicaciones consisten en artritis, espondilitis anquilosante, afectación renal y hepática y trastornos oculares y cutáneos. Es frecuente la formación de fístulas desde el intestino afecto hasta el ano, vagina, superficie cutánea u otras asas intestinales. Estos pacientes requieren ingresos frecuentes en el hospital, y muchas veces sufren depresiones dado el carácter progresivo y doloroso de la enfermedad. Es esencial prestarles apoyo psicológico para que mantengan una actitud optimista.

**CROMAFÍN** (*chromaffin*) Que presenta afinidad por la tinción intensa con sales de cromo. Las células cromafines más importantes son las de las glándulas suprarrenal, coccígea y carotídea, ciertas células de la médula suprarrenal y las de los paraganglios. También denominadas **células cromófilas.**

**CROMAFÍN, CÉLULA** (*chromaffin cell*) Células especiales situadas en los paraganglios y conectadas con los ganglios de los plexos celíaco, renal, suprarrenal, aórtico e hipogástrico. También se encuentran en ocasiones en otros plexos simpáticos. Las de la médula suprarrenal segregan dos tipos de catecolaminas, la adrenalina y la noradrenalina, que actúan sobre el músculo liso, el cardiaco y las glándulas de igual forma que la estimulación simpática, aumentando y prolongando sus efectos. Las células cromafines de la médula suprarrenal son especialmente activas en respuesta al estrés y la repetición asociada de impulsos nerviosos provenientes del hipotálamo. Estos impulsos conectan mediante sinapsis con las células cromafines de la médula suprarrenal y estimulan su producción de hormonas, de las que el 80 % es adrenalina y el resto noradrenalina.

**CROMAFÍN, CUERPO** (*chromaffin body*) V. **paraganglio.**

**CROMAFINOMA** (*chromaffinoma*) V. **feocromocitoma.**

**CROMASIA** (*-chromasia*) **1.** Sufijo que se aplica para referirse al color de las células o de la piel: *alocromasia, hipercromasia, oligocromasia.* **2.** Sufijo que significa «estado de tinción de los tejidos»: *amblicromasia, anisocromasia, ancromasia.*

**CROMÁTICA, DISPERSIÓN** (*chromatic dispersion*) Difusión de la luz en sus diversas longitudes de onda o frecuencia, como sucede en el prisma óptico, para separar y estudiar los diferentes colores.

**CROMÁTICO** (*chromatic*) **1.** Relativo al color. **2.** Lo que se tiñe por la acción de un colorante. **3.** Relacionado con la cromatina. Denominado también **cromatínico.**

**CROMÁTICO** (*-chromatic*) Sufijo que significa «propiedad de tinción de tejidos y microorganismos»: *litocromático, ortocromático, pancromático.*

**CROMÁTIDE** (*chromatid*) Cada uno de los dos filamentos idénticos de un cromosoma. Resultan de la autorreplicación del cromosoma durante la interfase, se mantienen unidas mediante un centrómero común y durante la mitosis y la meiosis se dividen longitudinalmente para formar cromosomas hijos.

**CROMATÍN NEGATIVAS** (*chromatin-negative*) Células sin cromatina sexual. Las células del varón normal son cromatín negativas.

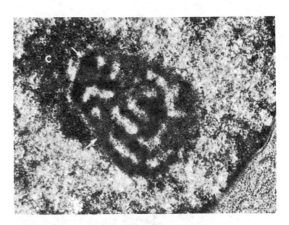

CROMATINA. Microfotografía electrónica que muestra la cromatina (c) en el núcleo de una célula.

**CROMATÍN POSITIVAS** (*chromatin-positive*) Células que contienen cromatina sexual. Las células de la hembra normal son cromatín positivas.

**CROMATINA** (*chromatin*) Sustancia que se encuentra en el interior de los núcleos celulares y de la que están formados los cromosomas. Está constituida por finas cadenas de ácido desoxirribonucleico unidas a una proteína base, por lo general histona; se tiñe con facilidad con colorantes básicos y existen dos formas, la eucromatina y la heterocromatina, que se distinguen durante las fases del ciclo celular por sus diversos grados de tinción dependiendo de la cantidad de dispersión o coalescencia que se produce. Durante la división celular se condensan y coalescen porciones de cromatina para formar los cromosomas. Un tipo especial es la **cromatina sexual**. Denominada también **cariotina; cromoplasmo.** V. también **cromátide; eucromatina; heterocromatina.**

**CROMATINA SEXUAL** (*sex chromatin*) Masa que se tiñe densamente y se encuentra en el núcleo de todas las células de los mamíferos hembras normales que no están en división. Representa la heterocromatina facultativa del cromosoma X inactivado. El examen de las células obtenidas por amniocentesis para detectar la presencia o ausencia de la cromatina sexual es una técnica que se emplea para determinar el sexo del feto antes del nacimiento. En los leucocitos polimorfonucleares de las hembras normales, la cromatina sexual toma la forma de un palillo de tambor unido a uno de los lóbulos nucleares. Denominada también **Barr, cuerpo de.** V. también **Lyon, hipótesis de.**

**CROMATISMO** (*chromatism*) **1.** Proceso patológico que se caracteriza por la presencia de alucinaciones en las que el enfermo ve luces de colores. **2.** Pigmentación anormal.

**CROMATO-, CROMÁTICO-** (*chromato-, chromat-*) **1.** Prefijo que significa «relacionado con el color»: *cromatismo, cromatograma, cromatopsia.* **2.** V. **cromo-.**

**CROMATOGRAFÍA** (*chromatography*) Conjunto de técnicas de separación y análisis de varios gases o materiales químicos disueltos en función de sus diferencias de absorción con respecto a una sustancia específica y de

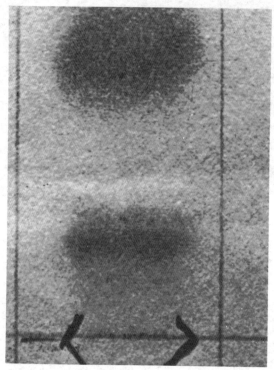

**CROMATOGRAFÍA DE PAPEL. Separación de compuestos de proteína en una cromatografía de papel.**

acuerdo con sus diferentes pigmentos. Algunos tipos de cromatografía son la **cromatografía de columna**, la **cromatografía de desplazamiento**, la **cromatografía de gas**, la **cromatografía de intercambio iónico** y la **cromatografía de papel.**

**CROMATOGRAFÍA DE COLUMNA** (*column chromatography*) Proceso de separación y análisis de un grupo de sustancias según sus afinidades por un absorbente contenido en un tubo de cristal. Las sustancias se disuelven primero en un líquido y luego se hacen pasar por un absorbente. Los solutos se desplazan por la columna a velocidades diferentes y producen bandas coloreadas. El éxito de la prueba depende de la correcta elección del disolvente, del absorbente y de la velocidad de flujo que permita la completa difusión de los solutos en el absorbente y el retraso de estos en la columna. Consultar las voces **cromatografía de gases; cromatografía de intercambio iónico**

**CROMATOGRAFÍA DE INTERCAMBIO IÓNICO** (*ion-exchange chromatography*) Proceso de separación y análisis de diferentes sustancias según sus afinidades por intercambiadores sintéticos químicamente estables pero muy reactivos, que están constituidos en gran parte de poliestireno y celulosa. Se utiliza un absorbente que contiene grupos ionizantes y se establece el intercambio de iones entre una solución de sustancias a analizar y el absorbente. Se

suele utilizar para separar componentes de ácidos nucleicos y proteínas elaboradas por diferentes estructuras orgánicas. Los distintos iones depositados en el absorbente durante el intercambio producen bandas de diferentes colores, que constituyen la cromatografía propiamente dicha. Consultar las voces **cromatografía de columna; cromatografía de gases**.

**CROMATOGRAFÍA DE PAPEL** (*paper chromatography*) Separación de una mezcla en sus componentes mediante filtrado a través de una tira de papel especial.

**CROMATOGRAFÍA GASEOSA** (*gas chromatography*) Separación y análisis de diferentes sustancias basados en sus distintas afinidades por un absorbente estándar. La mezcla gaseosa de la sustancia se pasa a través de un cilindro de cristal con el absorbente, que puede estar amortiguado con un solvente líquido no volátil para uno o más de los componentes gaseosos. Conforme la mezcla pasa a través del absorbente, las sustancias son absorbidas en distinta cantidad y dejan una coloración característica. Las bandas de colores diferentes que quedan cuando toda la mezcla gaseosa ha pasado a través del absorbente constituyen un cromatógrafo para análisis. Consultar las voces **cromatografía de intercambio iónico; cromatografía en columna**

**CROMATOGRAMA** (*chromatogram*) **1.** Registro producido por la separación de sustancias gaseosas o químicas disueltas y que se mueven a través de una columna de material absorbente que las filtra en diferentes planos. **2.** Cualquier registro gráfico producido por un método de cromatografía.

**CROMATOPSIA** (*chromatopsia*) **1.** Proceso patológico que se caracteriza por un defecto visual que hace que los objetos incoloros aparezcan como teñidos de color. **2.** Enfermedad caracterizada por la percepción imperfecta de diversos colores. Puede estar provocada por un déficit de uno o más conos retinianos o por circuitos nerviosos defectuosos que interrumpen los impulsos asociados con el color que van a la corteza cerebral. El defecto más frecuente en cuanto al color es la incapacidad para distinguir el rojo del verde, y que afecta a un 10 % de los hombres y un 1 % de las mujeres. Cuando la luz es muy débil se produce una ceguera fisiológica al color, ya que los conos discriminantes de éste situados en la retina, no están suficientemente estimulados para funcionar. En estos casos tan sólo los bastones retinianos tienen capacidad suficiente para distinguir el blanco del negro, ya que son los únicos suficientemente estimulados por la luz ambiental. Algunas personas con ceguera al color no son capaces de ver el rojo y el verde o el azul y el amarillo; otras no pueden percibir ningún color, viéndolo todo en tonos grises. Se han descrito casos muy raros de ceguera al azul. Denominada también **ceguera al color**. Consultar la voz **cromestesia**.

**-CROMEMIA** (*-chromemia*) Sufijo que significa «estado de la hemoglobina en sangre»: *hipercromemia, lipocromemia, policromemia.*

**CROMESTESIA** (*chromestesia*) **1.** Sentido del color que depende de la mezcla de las distintas longitudes de onda de la luz que penetran por el ojo y de la respuesta de los tres tipos diferentes de conos retinianos asociados con la visión del color. Un tipo de conos responde a la luz verde l segundo a la roja y el tercero a la azul. El ojo humano uede distinguir cientos de colores diferentes, que son ombinaciones de las tres longitudes de onda básicas de luz para el rojo, el verde y el azul. Algunos de los conos etinianos pueden ser estimulados por todo el espectro vial, y la estimulación variable del conjunto de los conos uede producir todas las sensaciones de color conocidas ara el ser humano. Los cambios de los pigmentos de los onos afectan a la visión del color, y el defecto de estas élulas provoca diversos tipos de ceguera al color.

Proceso patológico caracterizado por la confusión de ros sentidos, como el gusto y el olor, con sensaciones imanadas de color. Consultar la voz **cromatopsia**.

**ROMHIDROSIS** *(chromhidrosis)* Enfermedad funcional ra en la que las glándulas salivales apocrinas secretan liva coloreada. Puede ser de color amarillo, azul, verde negro, y también fluorescente. Una causa conocida es exposición ocupacional al cobre, catecoles u óxido rroso.

**ROMIA** *(-chromia)* Sufijo que significa «estado o condin de pigmentación»: *metacromia, normocromia, ortoomia.*

**RÓMICO** *(-chromic)* **1.** Sufijo que significa «número de lores visibles para el ojo»: *bicrómico, hexacrómico, teacrómico.* **2.** Sufijo que significa «color específico de la ngre que indica el contenido de hemoglobina»: *hipocróco, normocrómico.* **3.** Sufijo que significa «capacidad de ción de bacterias y tejidos»: *batocrómico, hemocrómi-, percrómico.* **4.** Sufijo que significa «color cutáneo escífico indicativo de enfermedad»: *heterocrómico, eiocrómico, xantocrómico.* También **-cromático**.

**ROMO (Cr)** *(chromium [Cr])* Elemento metálico duro y gil. Su número atómico es 24 y su peso atómico 51,93; se encuentra en estado natural en forma pura, aunque en combinación con el hierro y el oxígeno en la cromita, neral que existe principalmente en África, Albania, Ru- y Turquía. Presenta una gran resistencia a la corrosión se utiliza extensamente para chapar otros metales y enrecer el acero, y en combinación con otros elementos, ra formar compuestos coloreados. El acero inoxidable ne más de un 10 % de cromo y es muy resistente a la dación. Se encuentran trazas de cromo en plantas y anies, y existen pruebas de que este elemento puede ser portante en la nutrición humana, especialmente en el meolismo de los carbohidratos. Algunos investigadores esan que la ingesta diaria adecuada y segura de cromo cila entre 0,1 y 0,2 mg, dependiendo de la edad del iniduo. Los trabajadores de las minas de cromita son susotibles a la neumoconiosis provocada por la inhalación de las partículas de polvo del metal, que se acumulan en pulmones.

**ROMO-** *(chromo-, chrom-)* Prefijo que significa «relaciodo con el color»: *cromocrinia, cromocito, cromotriquia.*

**ROMO**[1] *(-chrome[1])* Sufijo que significa «sustancia coloada en el interior de una célula o compuesto químico»: ocromo, hemocromo, serocromo. También **-cromático, ómico**.

**OMOBACTERIOSIS** *(chromobacteriosis)* Infección sisnica muy rara y habitualmente fatal provocada por el ba- gramnegativo *Chromobacterium violaceum*, que se encuentra en el agua fresca de regiones tropicales y subtropicales y penetra en el organismo a través de una solución de continuidad en la piel. La enfermedad se caracteriza por sepsis, abscesos hepáticos múltiples y prostración grave. El diagnóstico precoz, el drenaje quirúrgico de los abscesos y la administración de cloramfenicol mejoran en gran medida las posibilidades de supervivencia.

**CROMOBLASTOMICOSIS** *(chromoblastomycosis)* Enfermedad infecciosa de la piel provocada por diversos tipos de hongos que se caracteriza por la aparición de nódulos pruriginosos y verrugosos que se desarrollan en cortes y otras soluciones de continuidad de la piel. Al principio aparecen como pequeñas lesiones rojizas deslustradas que gradualmente crecen y se ulceran. En un período de tiempo de semanas o meses aparecen en cualquier otra localización de la piel a lo largo de las vías linfáticas de drenaje otras formaciones verrugosas. El tratamiento consiste en la excisión quirúrgica, combinada en algunos casos con antibióticos tópicos. Denominada también **cromomicosis; dermatitis verrugosa**. Consultar las voces **infecciones fúngicas específicas** y **micosis**.

**CROMOCENTRO** *(chromocenter)* V. **cariosoma**.

**CROMÓFILO** *(chromophilic)* Se aplica a cualquier célula, tejido o microorganismo que se tiñe con facilidad, y en especial a ciertos leucocitos. Consultar la voz **cromófilo**.

**CROMOFOBIA** *(chromophobia)* **1.** Resistencia de ciertas células y tejidos a las tinciones. **2.** Aversión morbosa a los colores.

**CROMÓFOBO** *(chromophobic)* Dícese de las células, tejidos o microorganismos que son difíciles de teñir, especialmente ciertas células del lóbulo anterior de la hipófisis. Consultar la voz **cromófilo**.

**CROMOGLICATO DISÓDICO** *(cromolyn sodium)* Fármaco antihistamínico que actúa disminuyendo el broncoespasmo provocado por la inhalación de un alergeno.

INDICACIONES: Se prescribe de forma profiláctica en el tratamiento del asma bronquial. El fármaco no tiene efecto una vez comenzado el ataque.

CONTRAINDICACIONES: No debe utilizarse en caso de hipersensibilidad conocida frente al preparado.

EFECTOS SECUNDARIOS: Pueden producirse reacciones de hipersensibilidad con broncoespasmo, sibilancias, congestión nasal, irritación faríngea, etc.

**CROMOLÍPIDO** *(chromolipid)* V. **lipocromo**.

**CROMÓMERO** *(chromomere)* **1.** Estructura en forma de rosario que se encuentra a lo largo del cromonema del cromosoma durante las etapas precoces de la división celular. La posición de cada cromómero es relativamente constante en cada cromosoma, y probablemente sea reflejo del patrón de enrollamiento de la molécula de ADN en cada cromosoma concreto. Denominado también **idiomero. 2.** V. **granulómero**.

**CROMOMICOSIS** *(chromomycosis)* V. **cromoblastomicosis**.

**CROMONEMA** *(chromonema)* Filamento helicoidal a lo largo del cual se encuentra el cromosoma y que forma la parte central de la cromátida de aquel durante la división celular. V. también **cromosoma**.

**CROMOPLASMA** *(chromoplasm)* V. **cromatina**.

**CROMOSOMA** (*chromosome*) Cada una de las estructuras en forma de hebra situadas en el núcleo de una célula y que transmiten la información genética de la especie. Cada uno de los cromosomas está formado por una doble hélice de ácido desoxirribonucleico ADN, que se dispone en una estructura helicoidal y está unido a una base proteica, habitualmente una histona. Los genes, que contienen el material genético que controla la herencia de los caracteres, se disponen en un patrón lineal en toda la longitud de cada cadena de ADN. Los cromosomas son fácilmente teñibles con colorantes básicos y se pueden identificar con claridad durante la división celular, cuando se encuentran en su estado de máxima condensación. Durante la interfase se dispersan en cromatina y tiene lugar la autorreplicación, que da lugar a cromátides idénticas que se separan durante la mitosis para que cada nueva célula reciba una dotación completa de cromosomas. Cada especie tiene un número característico de cromosomas en la célula somática, que en el hombre es de 46 y está formado por 22 pares homólogos de autosomas y un par de cromosomas sexuales, procedentes de cada uno de los padres. Se ha desarrollado una nomenclatura estándar que identifica los cromosomas individuales de acuerdo con su tamaño y posición en el centrómero durante la metafase mitótica. Los autosomas agrupados en pares se separan en 7 grupos y se enumeran del 1 al 22; los cromosomas 1 a 3 se encuentran en el grupo A; el 4 y el 5 en el grupo B; del 6 al 12 en el grupo C; del 13 al 15 en el grupo D; del 16 al 18 en el grupo E; el 19 y el 20 en el grupo F, y el 21 y 22 en el grupo G. En el cariotipo los cromosomas se ordenan por longitud decreciente, y al final se representa el cromosoma sexual. Las aberraciones cromosómicas se designan indicando el número total de cromosomas, la dotación sexual y el grupo o cromosoma específico en el que se produce la adición o ausencia. Por ejemplo, el cariotipo 47,XY,G+ indica a un varón con un cromosoma más en el grupo G; el cariotipo 47,XX,21+ indica una hembra con un cromosoma 21 más lo que caracteriza al síndrome de Down. Hay diferentes tipos de cromosoma, entre otros: el **cromosoma accesorio**, el **cromosoma gamético**, el **cromosoma gigante**, el **cromosoma hijo**, el **cromosoma Philadelphia**, el **cromosoma sexual**, el **cromosoma somático**, los **cromosomas homólogos**, los **cromosomas W y Z**. V. también **cariotipo; centrómero; cromátide; cromatina; Denver, clasificación de; gen; mitosis**.

**CROMOSOMA, HÉLICE DEL** (*chromosome coil*) Espiral formada por la disposición o situación helicoidal de dos o más cromonemas de la cromátide en el interior del cromosoma.

**CROMOSOMA ACCESORIO** (*accessory chromosome*) Cromosoma sexual X o Y desparejado. V. también **monosoma**.

**CROMOSOMA ANULAR** (*ring chromosome*) Cromosoma circular formado por la fusión de sus dos extremos. Es el tipo primitivo de cromosoma que se encuentra en las bacterias.

**CROMOSOMA BIVALENTE** (*bivalent chromosome*) Pareja de cromosomas homólogos que forman sinapsis durante las primeras etapas de la gametogénesis. V. también **bivalente**.

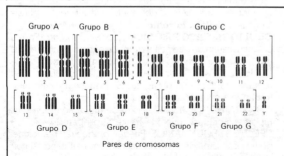

Grupo A  Grupo B  Grupo C

1 2 3  4 5 6 X 7 8 9 10 11 12

13 14 15  16 17 18  19 20  21 22 Y

Grupo D  Grupo E  Grupo F  Grupo G

Pares de cromosomas

**Análisis de los cromosomas humanos**

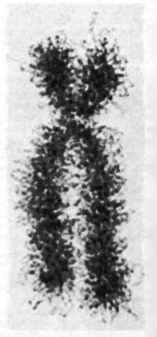

**CROMOSOMA. A la izquierda, esquema de los pares de cromosomas humanos. Abajo, a la izquierda, cuadro de descripción y análisis de los cromosomas humanos. Abajo a la derecha, microfotografía electrónica de un cromosoma humano obtenida durante la división celular, momento en que las fibras de cromatina están más condensadas en los cromosomas y permiten que éstos sean más visibles.**

| Descripción de los cromosomas | | | Cromosomas sexuales | Número de cromosomas en todos los cuerpos (somáticos) celulares | |
|---|---|---|---|---|---|
| Tamaño | Posición del centrómero | Grupo | Autosomas | Varón | Mujer |
| Grande | Metacéntrico o submetacéntrico | A | 1, 2, 3 | | 6 | 6 |
| Grande | Submetacéntrico | B | 4, 5 | | 4 | 4 |
| Medio | Metacéntrico y submetacéntrico | C | 6, 7, 8, 9, 10, 11, 12 | X | 15 | 16 |
| Medio | Acrocéntrico (subterminal) | D | 13, 14, 15 | | 6 | 6 |
| Pequeño | Metacéntrico y submetacéntrico | E | 16, 17, 18 | | 6 | 6 |
| Mínimo | Metacéntrico | F | 19, 20 | | | |
| Pequeño | Acrocéntrico (subterminal) | G | 21, 22 | Y | 5 | 4 |
| | | | | TOTAL | 46 | 46 |

**CROMOSOMA GAMÉTICO** (gametic chromosome) Cualquiera de los cromosomas de las células haploides, específicamente el espermatozoide o el óvulo, en contraste con los de las células diploides o somáticas.

**CROMOSOMA GIGANTE** (giant chromosome) Cromosoma excesivamente grande que se encuentra en las células de las glándulas sebáceas de algunos insectos y que se ha utilizado para el estudio detallado de esta microestructura biológica.

**CROMOSOMAS HETEROTÍPICOS** (heterotypical chromosomes) Par de cromosomas no emparejados; específicamente los cromosomas sexuales.

**CROMOSOMA HIJO** (daughter chromosome) Cada una de las dos cromátides que se separan y migran a los polos opuestos de la célula durante la anafase de la mitosis, antes de la división celular. Cada una contiene la información genética completa del cromosoma original; se forman durante la interfase mediante la duplicación de la molécula de ADN.

**CROMOSOMA PHILADELPHIA** (Philadelphia chromosome) Traslocación del brazo largo del cromosoma 22 que suele verse en los mieloblastos, los eritroblastos y los megacarioblastos anormales de los pacientes afectos de leucemia mieloide crónica.

**CROMOSOMA PLUMOSO** (lampbrush chromosome) Tipo de cromosoma de gran tamaño que se encuentra en los oocitos de diferentes animales inferiores. Presenta unos brazos largos con proyecciones a manera de filamentos. Denominado también **cromosoma gigante**.

**CROMOSOMA POLITÉNICO** (polytene chromosome) Cromosoma excesivamente grande constituido por haces de filamentos cromonémicos no separados. Se encuentra sobre todo en la saliva de ciertos insectos. V. también **cromosoma gigante**.

**CROMOSOMA SEXUAL** (sex chromosome) Cromosoma responsable de la determinación del sexo de la prole; lleva genes que transmiten caracteres y deformidades ligadas al sexo. En el hombre y otros mamíferos existen dos cromosomas sexuales distintos: el X y el Y, que se combinan en la hembra como XX y en el varón como XY. Consultar también la voz **autosoma**.

**CROMOSOMA SOMÁTICO** (somatic chromosome) Cualquier cromosoma de una célula diploide o somática, distinto de los de las células haploides o gaméticas; autosoma.

**CROMOSOMA X** (X chromosome) Cromosoma sexual que en el hombre y en muchas otras especies se encuentra en los dos sexos, de forma única en las células de los machos normales y por duplicado en las de las hembras normales. Este cromosoma es vehiculado como determinante del sexo por todos los gametos femeninos y la mitad de los masculinos. Morfológicamente es mucho mayor que el cromosoma Y y posee numerosos genes ligados al sexo que se asocian con trastornos clínicamente importantes como la hemofilia, la distrofia muscular de Duchenne y el síndrome de Hunter. Consultar también la voz **cromosoma Y**.

**CROMOSOMA X, LIGADO AL** (X-linked) Relativo a los genes vehiculados en el cromosoma X o a los trastornos o características que dichos genes transmiten. La mayoría de los rasgos y enfermedades ligados al cromosoma X, como la hemofilia, son recesivos y por tanto afectan sobre todo al varón que sólo posee un cromosoma X. Las mujeres pueden heredar los genes pero los efectos recesivos suelen quedar enmascarados por los alelos dominantes normales vehiculados en el segundo cromosoma X. Consultar también la voz **cromosoma Y, ligado al**. V. también **sexo, trastorno ligado al.**

**CROMOSOMA Y** (Y chromosome) Cromosoma sexual que en el hombre y en muchas otras especies sólo se encuentra en el varón formando pareja con un cromosoma X. Es vehiculado como determinante sexual por la mitad de los gametos masculinos y por ninguno de los femeninos; morfológicamente es mucho menor que el cromosoma X y sus genes ponen en marcha el desarrollo y diferenciación de las características masculinas. No se conocen caracteres ni enfermedades clínicamente significativas asociadas con

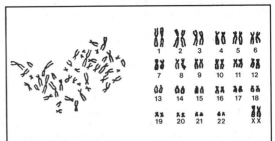

**CROMOSOMAS HOMÓLOGOS.** Dibujo que muestra los 46 cromosomas de una mujer y a la derecha su disposición en parejas homólogas.

los genes del cromosoma Y. Consultar también la voz **cromosoma X**.

**CROMOSOMA Y, LIGADO AL** (Y-linked) Relativo a los genes vehiculados en el cromosoma Y o a las características o trastornos que transmiten. Ciertos rasgos como la hipertricosis de la oreja, sólo se expresan en el varón. Consultar también las voces **cromosoma X, ligado al**. V. también **sexo, trastorno ligado al.**

**CROMOSOMAS HOMÓLOGOS** (homologous chromosomes) Pareja de cromosomas de una célula diploide idénticos en tamaño y forma y que contienen exactamente los mismos loci. El hombre tiene 22 parejas de cromosomas homólogos y un par de cromosomas sexuales, cada uno de los cuales procede de un progenitor. Cualquier alteración en el tamaño, número o composición genética de los cromosomas da lugar a defectos o trastornos de gravedad variable.

**CROMOSOMAS W y Z** (W chromosome, Z chromosome) Cromosomas sexuales de ciertos insectos, pájaros y peces. Las hembras de esas especies son heterogaméticas y poseen un cromosoma W y otro Z, mientras que los machos son homogaméticos y poseen dos cromosomas Z. El sistema de nomenclatura ZZ-ZW se eligió para diferenciar estos cromosomas de los de tipo XX-XY propios del hombre y otros animales que se caracterizan porque la hembra es homogamética y el macho heterogamético.

**CROMOSOMA XO.** (XO chromosome). Cromosoma característico de la agenesia ovárica o síndrome de Turner. Es debido a la no disyunción de los cromosomas sexuales.

**CROMOSÓMICA, ABERRACIÓN** (*chromosomal aberration*) Cualquier cambio de la estructura o número de los cromosomas en una especie dada que da lugar a trastornos de diferente gravedad. En el hombre existen una serie de minusvalías físicas y enfermedades directamente relacionadas con los defectos cromosómicos de los autosomas y de los cromosomas sexuales, como el síndrome de Down, el de Turner y el de Klinefelter. La incidencia de la mayoría de las alteraciones cromosómicas es mucho más alta que la de las enfermedades provocadas por alteraciones de genes aislados. V. también los **síndromes específicos**.

**CROMOSÓMICA, DOTACIÓN** (*chromosome complement*) Número normal de cromosomas en las células somáticas de cualquier especie. En la especie humana la dotación normal es de 46 cromosomas, formadas por 22 pares de autosomas homólogos y un par de cromosomas sexuales.

**CROMOSÓMICA, NOMENCLATURA** (*chromosomal nomenclature*) Nomenclatura estándar que sirve para identificar la dotación de cromosomas en un individuo de acuerdo con su número, sexo y la ausencia o adición de un cromosoma o parte de un cromosoma específico. La dotación en una mujer normal es 46,XX, y en el varón normal, 46,XY. Si puede detectarse, la adición o delección de un cromosoma se identifica por su número, como 47,XY,21+. Si no es posible identificar el cromosoma concreto, el grupo se registra como 47,XY, G+. El brazo corto de cada cromosoma se designa por «p», el largo como «q» y la traslocación como «t».

**CROMOSÓMICO, MAPA** (*chromosome mapping*) V. **mapa**.

**CROMOSÓMICO, PUFF** (*chromosome puff*) Banda de material cromático acumulado localizado en un lugar específico de un cromosoma gigante. Es indicativo de actividad genética, especialmente de síntesis de ADN y ARN en un locus particular. Aparecen en ciertas localizaciones cromosómicas en un tejido dado en diferentes etapas de desarrollo en insectos y son importantes para el estudio de la forma de transmisión genética.

**CROMÓTROPO** (*chromotrope*) **1.** Dícese del componente de un tejido que se tiñe metacromáticamente con colorantes metacromáticos. **2.** Dícese de los colorantes que se diferencian mediante sufijos numéricos.

**-CRONIA** (*-chronia*) **1.** Sufijo que significa «proceso relacionado con el tiempo»: *isocronia, heterocronia, sincronia*. **2.** Sufijo que significa «cronaxia entre músculo y nervio»: *isocronia*. **3.** Sufijo que significa «tiempo de formación de una parte o tejido»: *heterocronia, sincronia*.

**CRÓNICA, ENFERMEDAD** (*chronic disease*) Enfermedad que se mantiene durante un período largo de tiempo en comparación con la evolución de los procesos agudos. Los síntomas de la enfermedad crónica suelen ser menos llamativos que los de la fase aguda del mismo proceso y pueden dar lugar a incapacidades totales o parciales.

**CRÓNICO** (*chronic*) Se aplica a la enfermedad o proceso que se desarrolla lentamente y persiste durante un largo período de tiempo, con frecuencia durante toda la vida del enfermo. El glaucoma es un ejemplo de enfermedad que se desarrolla gradualmente y de forma insidiosa o que puede evolucionar como una enfermedad aguda que se caracteriza por dolor intenso brusco y que requiere tratamiento de urgencia. Consultar la voz **agudo**.

**CRONKHITE-CANADA, SÍNDROME DE** (*Cronkhite-Canada syndrome*) Trastorno familiar caracterizado por poliposis intestinal que se acompaña de defectos ectodérmicos como atrofia de las uñas y exceso de pigmentación cutánea. Algunos individuos presentan también una enteropatía con pérdida de proteínas y disminución del calcio, el potasio y el magnesio séricos.

**CRONO-** (*chrono-, chron-*) Prefijo que significa «relativo al tiempo»: *cronognosis, cronofobia, cronotropismo*.

**CRONÓGRAFO** (*chronograph*) Dispositivo que registra intervalos pequeños de tiempo, como el cronómetro.

**CRONOTROPISMO** (*chronotropism*) Acto o proceso que afecta a la regularidad de una función periódica, especialmente referido a la interferencia con el ritmo de la pulsación cardiaca.

**CROTAMITÓN** (*crotamiton*) Sarnicida.
INDICACIONES: Tratamiento de la sarna y de otras enfermedades pruríticas de la piel.
CONTRAINDICACIONES: Hipersensibilidad conocida al fármaco. No se debe aplicar cerca de los ojos ni en la piel de la boca ni en las heridas en carne viva.
EFECTOS SECUNDARIOS: Irritación y reacciones alérgicas de la piel.

**CRUCE AV, SIGNO DE** (*AV nicking*) Anomalía vascular de la retina, observable en el examen del fondo del ojo en la que la vena es comprimida por la arteria en un cruce de ambas. La vena aparece «cortada», a causa de la constricción o el espasmo. Es un signo de hipertensión, arteriosclerosis y de otros procesos vasculares cuya intensidad se valora con una o varias cruces. Denominado también **Günn, signo de**.

**CRUCE DIHÍBRIDO** (*dihybrid cross*) (Genética). Emparejamiento de dos individuos, organismos o cepas que poseen pares de genes distintos, los cuales determinan dos rasgos específicos o en los que se están valorando dos características o loci genéticos en particular.

**CRUCE POLIHÍBRIDO** (*polyhibrid cross*) (Genética). Emparejamiento de dos individuos, organismos o cepas que poseen distintas parejas genéticas que determinan más de tres caracteres específicos o en los que se están comprobando más de tres características o loci genéticos en particular.

**CRUCE TRIHÍBRIDO** (*trihybrid cross*) (Genética). Unión de dos organismos, individuos o especies que difieren entre sí en tres caracteres mendelianos.

**CRUCIFORME DE LA ARTICULACIÓN OCCIPITO-ATLANTOAXOIDEA, LIGAMENTO** (*cruciate ligament of the atlas*) Ligamento en forma de cruz que fija el atlas a la base del hueso occipital por arriba y a la cara posterior del cuerpo del axis por debajo.

**CRUP LARÍNGEO** (*croup*) Infección vírica aguda del conducto respiratorio superior e inferior que afecta fundamentalmente a lactantes y niños pequeños de edad comprendida entre los tres meses y los tres años y va precedida de una infección del conducto respiratorio superior. Se caracteriza por ronquera, fiebre típica, tos áspera y metálica, estridor persistente durante la inspiración y gra-

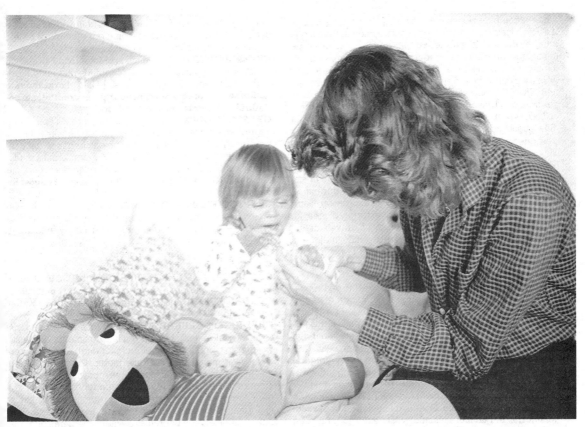

**CRUP LARÍNGEO. Si la infección es de carácter leve, el enfermo puede permanecer en su domicilio, siempre que reciba las atenciones necesarias: vigilancia constante, líquidos en abundancia, humidificación del ambiente, etc.**

do variable de dificultad respiratoria por la obstrucción laríngea. Los agentes causales más frecuentes son los virus parainfluenza, en especial el tipo 1, el virus sincitial respiratorio (VSR) y los virus de la influenza A y B. Denominado también **angina exudativa; angina traqueal; laringostasis; laringotraqueobronquitis aguda.** Consultar la voz **epigotitis aguda.**

ACTUACIÓN: El tratamiento de rutina consiste en reposo en cama, aporte adecuado de líquidos y corrección de la obstrucción de las vías aéreas para asegurar una ventilación adecuada. Los niños con infecciones leves pueden ser tratados en su domicilio con medidas de sostén encaminadas a disminuir el espasmo de los músculos laríngeos y liberar las secreciones, como los vaporizadores, los humidificadores o el vapor producido al dejar caer el agua caliente de la ducha con el baño cerrado. La hospitalización está indicada en los niños con fiebre, estridor progresivo y dificultad respiratoria con hipoxia y cianosis. Pueden ser necesarias la intubación endotraqueal o la traqueostomía. Suelen prescribirse oxígeno y aerosoles. Se monitorizan de manera continua los signos vitales; las alteraciones en el pulso y la respiración pueden ser los primeros signos de hipoxia y de obstrucción inminente de las vías

aéreas. Se hacen determinaciones de gases en la sangre arterial. A menudo se administran líquidos por vía IV, lo que disminuye la posibilidad del vómito con el consiguiente riesgo de aspiración. No suelen utilizarse corticoides, ni expectorantes, broncodilatadores o antihistamínicos; los sedantes están contraindicados por su efecto depresor sobre el aparato respiratorio. En algunos niños la administración de epinefrina racémica nebulizada diluida en agua en forma de aerosol mediante una mascarilla puede proporcionar una mejoría temporal durante la fase aguda.

OBSERVACIONES COMPLEMENTARIAS: Es prioritario facilitar la respiración en estos niños manteniendo la humedad y una vigilancia continua de los signos de dificultad respiratoria y teniendo preparado un equipo de intubación y de traqueostomía. El niño debe permanecer en reposo y los padres deben colaborar siempre que sea posible. El ambiente frío de la tienda de oxígeno disminuye la fiebre, aunque si es preciso deben administrarse antipiréticos. Una vez dada el alta debe asesorarse a los padres para que el niño reciba una hidratación y una nutrición adecuadas. En la mayoría de los casos el proceso es relativamente leve y desaparece en unos 3 ó 7 días. La infección puede propagarse hacia otras zonas del árbol respiratorio y dar lugar a complicaciones como bronquiolitis y otitis media. La complicación más grave es la obstrucción laríngea, que puede producir la muerte. En el pequeño porcentaje de niños que precisan una traqueostomía pueden aparecer otras complicaciones como infección, granulación, estenosis y mala cicatrización del orificio.

OBSERVACIONES: La transmisión se realiza por partículas transportadas por el aire o mediante el contacto directo con las secreciones infectadas. Al comienzo puede existir una leucocitosis con un aumento relativo de los polinucleares, que va seguida de leucopenia y linfocitosis. En la radiografía lateral de faringe se observa un estrechamiento subepiglótico con una epiglotis de tamaño normal, lo que lo diferencia de la epiglotitis aguda. El comienzo de la etapa aguda es súbito, tiene lugar por lo general durante la noche y puede ser desencadenado por la exposición al aire frío. El niño se torna irritable; aparece estridor, disnea, taquipnea, tos perruna típica y, en los casos graves, cianosis o palidez. A menudo el estado del niño mejora al amanecer, pero puede empeorar durante la noche.

**CRUR-** (crur-)Prefijo que significa «perteneciente a la pierna»: crural.

**CRURAL, MÚSCULO** (vastus intermedius)Uno de los cuatro músculos del cuádriceps femoral situado en el centro del muslo. Se origina en las superficies anterior y lateral del fémur y el tabique intermuscular lateral y sus fibras terminan en una aponeurosis superficial que forma la porción profunda del tendón del cuádriceps crural que se inserta en la rótula. Está inervado por ramas del nervio femoral que contiene fibras de los nervios lumbares segundo, tercero y cuarto y junto con los otros tres músculos del cuádriceps sirve para extender la pierna. Denominado también **vasto intermedio**. Consultar también las voces **recto anterior del muslo, músculo; vasto externo, músculo; vasto interno, músculo**.

**CRURAL ANTERIOR, NERVIO** (anterior crural nerve)V. **femoral, nervio**.

**CRUS, pl. CRURA** (crus) **1.** La pierna desde la rodilla al pie. **2.** Estructura que recuerda a una pierna, como crura anthelicis, crus cerebri.

**CRUZ ROJA** (Red Cross) V. **Sociedad Internacional de la Cruz Roja**.

**CRUZ ROJA INTERNACIONAL** (International Red Cross Society) Organización filantrópica internacional, con base en Ginebra, Suiza; cuyas principales funciones son ocuparse del bienestar y tratamiento humano de las víctimas de las guerras o las catástrofes naturales, y de la neutralidad de los hospitales y personal médico en tiempo de guerra.

**CRUZADAS EN SANGRE, PRUEBAS** (crossmatching of blood)Técnica utilizada en los bancos de sangre para determinar la compatibilidad de la sangre de un donante con la del receptor después de haber averiguado el grupo sanguíneo. Se mezcla el suero del donante con los hematíes del receptor y las células del donante con el suero del receptor. Si se produce una aglutinación es que existe una sustancia antigénica y las sangres no son compatibles. Si no se produce aglutinación, puede transfundirse la sangre del donante al receptor. V. también **ABO, grupos sanguíneos; factor Rh; transfusión; transfusional, reacción**.

**CRUZADO, REFLEJO** (crossed reflex)Reflejo nervioso en el que la estimulación de un lado del cuerpo da lugar a una respuesta en el otro lado, como por ejemplo el reflejo fotomotor consensual.

**CRUZAMIENTO** (cross)(Genética). Método de hibridación o individuo, organismo o cepa obtenidos mediante hibridación. Entre los diferentes tipos se hallan el **cruzamiento dihíbrido**, el **cruzamiento monohíbrido**, el **cruzamiento polihíbrido** y el **cruzamiento trihíbrido**.

**CRYPTOCOCCUS** (Cryptococcus) Género de hongos levaduriformes que se reproducen por gemación y no por esporas. Muchas de las especies no patógenas se encuentran a menudo en el suelo y en la piel y membranas mucosas de las personas sanas. El C. neoformans es la especie patógena más importante. Consultar las voces **hongos; levadura**.

**CRYPTOCOCCUS NEOFORMANS** (Cryptococcus neoformans) Especie de hongo levaduriforme que produce la criptococosis, infección que puede ser fatal y afecta pulmones, piel y cerebro.

**Cs** (Cs) Símbolo químico del **cesio**.

**Cu** (Cu) Símbolo químico del **cobre**.

**CUADRADO DEL LABIO SUPERIOR, MÚSCULO** (quadratus labii superioris) V. **cigomático menor, músculo**.

**CUÁDRICEPS, REFLEJO** (quadriceps reflex) V. **rotuliano, reflejo**.

**CUÁDRICEPS CRURAL, MÚSCULO** (quadriceps femoris) Gran músculo extensor situado en la cara anterior del muslo y que está compuesto por el recto femoral, el vasto externo, el vasto interno y el vasto intermedio. El cuádriceps forma una gran masa muscular que constituye las caras anterior y laterales del fémur. Los tendones de las cuatro porciones musculares se unen en la región distal del muslo, formando un tendón único y fuerte que se inserta en la rótula. Está inervado por ramas del nervio femoral, que contienen fibras de los nervios segundo, tercero y cuarto lumbares, y su función es la extensión de la pierna.

**CUADRIGÉMINO** (quadrigeminal) **1.** Que está formado por cuatro partes. **2.** Aumento de cuatro veces en la frecuencia o el tamaño.

**CUADRIPLEJIA** (quadriplegia)Trastorno que se caracteriza por parálisis de los brazos, las piernas y el tronco por debajo del nivel de la lesión producida en la médula espinal. La causa más frecuente suele ser un traumatismo. Se debe a lesiones de la médula espinal, especialmente las que afectan a las vértebras cervicales quinta a séptima. Las causas más frecuentes son los accidentes automovilísticos y deportivos.

OBSERVACIONES: Los signos y síntomas de la cuadriplejia son la parálisis fláccida de brazos y piernas y la pérdida de fuerza y sensibilidad por debajo del nivel de la lesión. También pueden aparecer complicaciones cardiovasculares cuando la lesión afecta a la médula espinal por encima de la quinta vértebra cervical, por la aparición de un bloqueo asociado del sistema nervioso simpático. La principal causa de muerte en estos enfermos es la insuficiencia respiratoria, y otros síntomas son hipotermia, bradicardia, alteración del peristaltismo y disreflexia autónoma. El diagnóstico se basa en la exploración física y neurológica con radiografías de cráneo, tórax y abdomen para descartar enfermedades subyacentes. Las pruebas de laboratorio que deben realizarse son la fórmula y el recuento leucocitario, la determinación de electrólitos, el aclaramiento de creatinina y el tiempo de protrombina. Las radiografías de columna y la mielografía demuestran la presencia de fracturas o bloqueos espinales.

INDICACIONES: El tratamiento comienza en el lugar del accidente, en el que se inmovilizan el cuello y la columna vertebral. La inmovilización adicional, que habitualmente se realiza en el hospital, consiste en una halotracción y una cama de Stryker, así como la colocación de una sonda de Foley, un tratamiento respiratorio agresivo y administración de diuréticos para disminuir el edema medular. Después de este tratamiento habitualmente se realiza la intervención quirúrgica para unir las secciones medulares inestables y extraer los fragmentos óseos. En la cuadriplejia es muy importante mantener una respiración adecuada y la integridad del sistema gastrointestinal. Las complicaciones, como hipotermia, bradicardia, obstrucción del catéter e impactación fecal requieren una atención constante. El enfermo cuadripléjico que sufre hipotermia debe cubrirse con mantas, en lugar de aportar calor por medio de botellas de agua caliente o dispositivos electromecánicos, ya que pueden quemar la piel en los pacientes con alteraciones sensoriales graves. Cuando se coloque al enfermo de pie es necesario utilizar vendajes abdominales y medias antiembólicas. En los enfermos que desarrollan bradicardia suele ser necesario conectar un monitor cardiaco y administrar por vía IV un fármaco antimuscarínico, como la atropina. La impactación fecal puede producir hipertensión y es una complicación siempre posible. La manipulación del recto para liberar las impactaciones puede agravar la hipertensión asociada. Una precaución habitual es retirar las masas fecales obstructivas aplicando primero una pomada anestésica tópica, como la tetracaína. Consultar las voces **hemiplejia; paraplejia.**

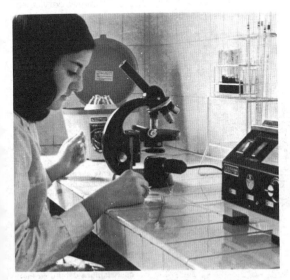

**CRUZADAS EN SANGRE, pruebas.** Comprobaciones de compatibilidad de la sangre de un donante con la del receptor.

**CUALITATIVO** *(qualitative)* Relativo a la calidad, valor o naturaleza de algo.

**CUANTOS, TEORÍA DE LOS** *(quantum theory)* (Física). Teoría sobre la interacción de la materia y la reacción electromagnética, especialmente a niveles atómico y subatómico, que propugna que la radiación está formada de pequeñas unidades de energía llamadas cuantos. La radiación puede absorberse sólo en cuantos enteros, y la energía que contiene un cuanto es inversamente proporcional a su longitud de onda. Denominada también **mecánica cuántica.**

**CUARENTENA** *(quarantine)* **1.** Aislamiento de personas que sufren enfermedades contagiosas o de las expuestas a las mismas durante el período de contagio para intentar evitar la extensión de la enfermedad. **2.** Práctica consistente en retener a los viajeros o barcos provenientes de regiones que sufren enfermedades epidémicas, originalmente durante 40 días, para inspeccionar o desinfectar.

**CUARTANA** *(quartan)* Que se repite en el cuarto día, o en intervalos de 72 horas. V. también **malaria cuartana.**

**CUARTANA DOBLE, FIEBRE** *(double quartan fever)* Forma de paludismo en el cual se producen paroxismos de fiebre siguiendo un patrón repetitivo de dos días febriles consecutivos seguidos por un día de remisión. Este patrón suele darse cuando el paciente sufre una infección simultánea por dos especies del género *Plasmodium*, una que produce ciclos febriles cada 72 horas y otra cada 48. Consultar la voz **biduoterciana, fiebre.**

**CUATRILLIZO** *(quadruplet)* Componente de un parto cuádruple resultante de una gestación de cuatro fetos. V. también **Hellin, ley de.**

**CUBIERTA** *(coat)* **1.** Membrana que cubre la porción externa de un órgano o porción orgánica. **2.** Cualquiera de las capas de la pared de un órgano o porción orgánica.

**CUBIERTA ENTÉRICA** *(enteric coating)* Cubierta incluida en la medicación oral diseñada para ser absorbida en el tracto intestinal. La cubierta resiste los efectos del jugo gástrico, el cual podría interaccionar con el fármaco o incluso destruirlo.

**CUBITAL, ARTERIA** *(ulnar artery)* Gran arteria procedente de la arteria humeral. Irriga los músculos del antebrazo, muñeca y mano. Se inicia cerca del codo y pasa en dirección oblicua hacia el arco palmar superficial. Tiene nueve ramas: cuatro en el antebrazo, dos en la muñeca y tres en la mano.

**CUBITAL, NERVIO** *(ulner nerve)* Rama del plexo braquial que nace en cada lado del tronco medio del plexo. Inerva los músculos y la piel de la cara cubital del antebrazo y brazo. Se palpa fácilmente a nivel del codo, donde pasa por el canal comprendido entre el olécranon y el epicóndilo interno del húmero. Se desliza internamente con respecto a la arteria axilar y la humeral hasta la mitad del brazo, perfora el tabique intermuscular interno y continúa a lo largo de la porción media del tríceps hasta el olécranon. Desciende por el antebrazo donde sólo está recubierto por la piel y la fascia. Por encima de la muñeca da una rama dorsal y continúa hacia la mano donde produce las ramas colaterales dorsales de los dedos y las musculares. No suele ramificarse por encima del codo. Por debajo de éste sus ramas son las articulares del codo, dos ramas musculares, la rama superficial, la rama dorsal y la palmar. Consultar las voces **mediano, nervio; musculocutáneo, nervio; radial, nervio**.

**CUBITAL ANTERIOR, MÚSCULO** *(flexor carpi ulnaris)* Músculo superficial situado a lo largo de la superficie cubital del antebrazo, que se origina por un fascículo humeral y otro cubital, y se inserta mediante un tendón largo en el hueso pisiforme; algunos ligamentos se extienden hasta el hueso ganchoso y el quinto metacarpiano. Está inervado por una rama del nervio cubital, que contiene fibras de las raíces cervicales octava y dorsal primera. Su función consiste en flexionar y aducir la mano. Consultar las voces **cubital anterior, músculo; palmar menor, músculo**.

**CUBITAL POSTERIOR, MÚSCULO** *(extensor carpi ulnaris)* Uno de los siete músculos superficiales de la parte externa del antebrazo. Se origina en el epicóndilo del húmero y se inserta mediante un tendón en la cara cubital del quinto hueso metacarpiano. Está inervado por una rama del nervio radial profundo y contiene fibras de los nervios cervicales VI, VII y VIII y su función es extender y aducir (inclinación cubital) la mano. Consultar las voces **extensor propio del meñique, músculo; primer radial externo, músculo; segundo radial externo, músculo**.

**CUBITAL, REFLEJO** Estando el antebrazo flexionado y en posición intermedia entre la pronación y la supinación, si se percute la apófisis estiloides del cúbito, se produce una pronación del antebrazo.

**CÚBITO** *(ulna)* Hueso del lado interno del antebrazo, paralelo al radio. Su extremo proximal es abultado debido al olécranon y la apófisis coronoides, cuyas superficies articulares constituyen la cavidad sigmoidea mayor y menor, respectivamente. Se articula con el húmero y el radio.

**CUBOIDES, HUESO** *(cuboid bone)* Hueso cuboideo del tarso en el lado externo del pie, proximal al cuarto y al quinto metatarsianos. Se articula con el calcáneo, la tercera cuña, el cuarto y el quinto metatarsianos y en algunas ocasiones con el navicular.

**CUELLO** *(neck)* Estrechamiento de una zona del organismo, como la que une la cabeza al tronco; se aplica también a determinadas partes de los huesos.

**CUELLO, DISECCIÓN DEL** *(neck dissection)* Remoción quirúrgica de los ganglios linfáticos cervicales con el fin de prevenir la extensión de un tumor maligno de la cabeza o del cuello. Se realiza bajo anestesia general. Se extirpan todas las cadenas cervicales en masa. Después de la operación debe vigilarse al paciente en prevención de hemorragias o signos de dificultad respiratoria. Consultar la voz **cuello, disección radical del**.

**CUELLO, REFLEJO TÓNICO ASIMÉTRICO DEL** *(asymmetric tonic neck reflex)* V. **cuello, reflejo tónico del**.

**CUELLO CORTO CONGÉNITO, SÍNDROME DEL** *(congenital short neck syndrome)* Malformación congénita de la columna cervical, cuyas vértebras están fundidas, generalmente dos a dos, constituyendo una masa ósea que dificulta los movimientos del cuello que, además, es anormalmente corto; a veces hay afectación neurológica. Los arcos posteriores no están bien desarrollados, originando una espina bífida que suele afectar las vértebras cervicales inferiores y, en ocasiones, algunas dorsales. A menudo se asocia con costilla cervical o hemivértebra. Las complicaciones neurológicas del tipo de la compresión radicular y las manifestaciones de alteración nerviosa periférica, son secundarias a la deformación de los cuerpos vertebrales. El signo más común es la extrema cortedad del cuello, cuyos movimientos se limitan a la inclinación lateral y la rotación. Si la deformidad provoca compresión radicular pueden aparecer síntomas de afectación de nervios periféricos, como dolor o quemazón, parálisis, hiperestesia o parestesia. La afectación de la médula espinal origina anomalías de los miembros inferiores con signos de lesión motora superior. A veces no es necesario tratamiento. Los síntomas asociados de carácter leve mejoran con tracciones, colocación de yesos o collares cervicales. Para aliviar las manifestaciones neurológicas se puede re-

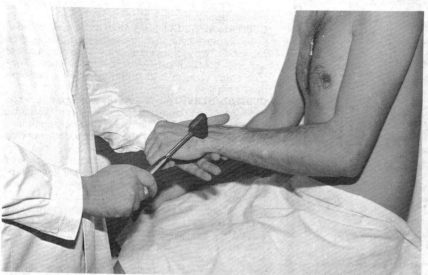

**CUBITAL, reflejo.** El médico, frente al enfermo, sostiene con su mano izquierda el puño en ligera semirotación externa. La percusión de la apófisis estiliodes cubital determina un ligero movimiento de pronación del puño por contracción refleja de los músculos pronadores redondo y cuadrado. Este reflejo es casi siempre débil y su inexistencia sólo es valorable si es unilateral.

currir a la cirugía. Denominado también **Klippel-Feil, síndrome de**.

**CUELLO COSTAL, LIGAMENTO DEL** (ligament of the neck of the rib) Uno de los cinco ligamentos de cada articulación costotransversa. Se compone de fibras cortas y fuertes, que van desde el cuello de la costilla hasta la apófisis transversa de la vértebra adyacente. Denominado también **costotransverso medio, ligamento o vértebrocostal, ligamento**.

**CUELLO DE CISNE, DEFORMIDAD EN** (swan neck deformity) Anomalía estructural de los túbulos renales que se asocia con el raquitismo. El túbulo renal que comunica el glomérulo con la porción contorneada del túbulo se estrecha dando lugar a una configuración que se denomina «cuello de cisne». También existe un adelgazamiento y atrofia del túbulo distal con acortamiento de la porción contorneada.

**CUERCITINA** (quercetin) Pigmento flavonoide amarillo y cristalino que se encuentra en la corteza del roble, jugo de los limones, espárragos y otras plantas. Se utiliza para reducir la fragilidad capilar patológica.

**CUERDA TENDINOSA** (chordae tendineae) Bandas tendinosas que anclan las valvas de las válvulas mitral y tricúspide a los músculos papilares de los ventrículos cardiacos, evitando el prolapso de las valvas en la aurícula durante la contracción ventricular.

**CUERDA VOCAL** (vocal cord) Una de las dos bandas fuertes de tejido elástico de color amarillo localizadas en la laringe y recubiertas por unas membranas denominadas pliegues vocales, que se unen por delante al ángulo del cartílago tiroides y por detrás a la prolongación vocal del cartílago aritenoides. Denominada también **cuerda vocal verdadera; ligamento local**. Consultar también la voz **cuerda vocal falsa**.

**CUERDA VOCAL, FALSA** (false vocal cord) Pliegue grueso par constituido por membrana mucosa que separa el ventrículo del vestíbulo de la laringe. En su interior se encuentra una estrecha banda de tejido fibroso que constitu-

ye el ligamento ventricular. Denominada también **plica vestibularis; vocal superior, cuerda**. Consultar la voz **cuerda vocal**.

**CUERDA VOCAL VERDADERA** (true vocal cord) V. **cuerda vocal**.

**CUERO CABELLUDO** (scalp) Piel que recubre la cabeza, excluyendo la de la cara y orejas.

**CUERO CABELLUDO, TRATAMIENTO MEDICAMENTOSO** (scalp medication) 1. Crema, ungüento, loción o champú utilizado para el tratamiento de problemas dermatológicos del cuero cabelludo. 2. Aplicación de un medicamento en el cuero cabelludo. Generalmente antes de dar una crema o ungüento se utiliza un champú. A continuación se seca el cabello y el medicamento se extiende frotando con los dedos. Puede ser necesaria la utilización posterior de otro champú de tipo alcalino para eliminar los restos de medicamento.

**CUERPO** (body) 1. Estructura global, completa de un individuo con todos sus órganos. 2. Cadáver. 3. Parte central, principal o mayor de un órgano, como el cuerpo de la tibia, o el cuerpo del esfenoides. Denominado también **soma**.

**CUERPO AÓRTICO, REFLEJO DEL** (aortic body reflex) Reflejo químico normal, desencadenado por la disminución de la concentración de oxígeno en la sangre y, en menor grado, por aumento de la concentración de dióxido de carbono y de iones hidrógreno, que actúan sobre los quimiorreceptores de la pared del cayado de la aorta y desencadenan impulsos nerviosos que hacen que el centro respiratorio medular aumente la frecuencia respiratoria. También denominado **reflejo carotídeo**. V. también **seno carotídeo, reflejo del**.

**CUERPO DE PSAMOMA** (psammoma body) Masa redondeada de material calcáreo que se produce en tejidos neoplásicos benignos y malignos de origen epitelial y conectivo y en algunas inflamaciones crónicas.

**CUERPO EXTRAÑO** (foreign body) Cualquier objeto o sustancia presente en un órgano o tejido en el que normal-

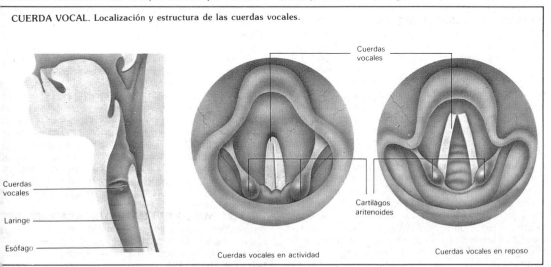

CUERDA VOCAL. Localización y estructura de las cuerdas vocales.

Cuerdas vocales

Cuerdas vocales

Laringe

Esófago

Cuerdas vocales

Cartílagos aritenoides

Cuerdas vocales en actividad

Cuerdas vocales en reposo

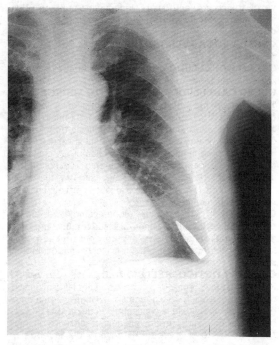

**CUERPO EXTRAÑO.** Radiografía que muestra un cuerpo extraño —un proyectil— alojado en la parte inferior del pulmón izquierdo.

mente no suele hallarse, como un bolo de alimentos en la tráquea o una partícula de polvo en el ojo.

**CUERPO POLAR** *(polar body)* Cualquiera de las pequeñas células que se producen durante las dos divisiones meióticas en el proceso de maduración de los gametos femeninos u óvulos. Se trata de una célula no funcional que no puede ser fertilizada.

**CUIDADO PROFESIONAL DEL ENFERMO CON FIEBRE** *(nursing care of the patient with fever)* Observación y tratamiento de una persona con temperatura elevada. MÉTODO: Se observa al enfermo para síntomas de fiebre, como la taquicardia, pulso lleno y saltón o débil, movimientos respiratorios rápidos, piel caliente, seca e hiperémica, escalofríos, cefalea, diaforesis, agitación, delirio, deshidratación, temblor, convulsiones y coma. El tratamiento puede comprender la administración de antibióticos, antipiréticos y sedantes. Si la temperatura es muy elevada, se pueden practicar baños de alcohol, baño de agua fría, sábanas humedecidas en agua fría, aplicación de hielo o hipotermia. Se toma la temperatura del enfermo cada dos a cuatro horas. El tratamiento antipirético y sedante se continúa según lo ordenado y, si es necesario, se vuelven a realizar los procedimientos de enfriamiento; se reduce la temperatura de la habitación y se aumentan las corrientes de aire por medio de un ventilador. Se administran mayores cantidades de líquidos por vía oral o parenteral, se reduce la actividad física y se expone la piel al aire. La enfermera observa y registra los síntomas que acompañan

a la fiebre, administra la medicación ordenada y los procedimientos de enfriamiento, tranquiliza al enfermo y le explica la importancia del tratamiento y de que beba los líquidos adecuados.
CRITERIOS IMPORTANTES: Los medicamentos antipiréticos y los procedimientos de enfriamiento suelen reducir la temperatura, pero el enfermo habitualmente requiere tratamiento y líquidos adicionales que actúen sobre la causa fundamental de la fiebre.

**CUIDADOS BÁSICOS** *(basic nursing care)* Cuidados que requiere cualquier persona sana o enferma, sea cual fuere el diagnóstico del médico y el tratamiento que prescriba. El derivar los cuidados básicos de las necesidades humanas básicas puede servir de orientación a la enfermera, tanto en el fomento de la salud como en la prestación de servicios de atención a enfermos e incapacitados. Los cuidados básicos prodigados por la/el enfermera/o son aplicables a cualquier medio: el hogar, el hospital, la escuela, etc. Tanto son aplicables por la enfermera que atiende a una madre sana, como por la enfermera de un servicio de psiquiatría —donde muchos pacientes pueden valerse por sí mismos— o por la enfermera de una unidad de vigilancia intensiva, donde los pacientes, por lo menos por breve tiempo, necesitan una atención material extraordinaria.

**CUIDADOS INTENSIVOS** *(intensive care)* Asistencia sanitaria detallada y constante que se presta en diversas circunstancias en que está comprometida la vida del paciente, tales como politraumatismo, quemaduras graves y extensas, infarto de miocardio, o a continuación de determinadas intervenciones quirúrgicas de alto riesgo. Para prestarlos es necesario un entrenamiento especial. Se realizan en unidades hospitalarias especiales equipadas con medios más o menos sofisticados y sistemas de monitorización permanente de las constantes del paciente. Denominados también **cuidados en estado crítico**.

**CULTIVO, MEDIO DE** *(culture medium)* Consultar la voz **medio**.

**CULTIVO, TÉCNICA DE** *(culture procedure)* (Bacteriología). Método para obtener el crecimiento de colonias de microorganismos, identificar un organismo patógeno o seleccionar el tipo de antibióticos adecuados para combatir la infección producida por un microorganismo. Se siembra una pequeña parte de la muestra en uno o más medios de cultivo, ya que los distintos organismos utilizan nutrientes diferentes y crecen mejor a intervalos de pH específicos. Durante la observación se mantiene el ambiente a la temperatura corporal y se modifica el nivel de oxígeno para conseguir un estado aerobio o anaerobio. Todas las intervenciones deben ser asépticas y el equipo estéril para evitar la contaminación accidental del medio. Cuando aparecen diferentes colonias en el interior o en la superficie del medio, se siembran pequeñas cantidades de cada tipo en otros medios para obtener un cultivo puro de los microorganismos.

**CULTIVO MIXTO DE LINFOCITOS, REACCIÓN DEL** *(mixed lymphocyte culture reaction)* Método para evaluar la función de los linfocitos T; se usa sobre todo como prueba de histocompatibilidad antes del injerto.

**CULLEN, SIGNO DE** *(Cullen's sign)* Aparición de manchas

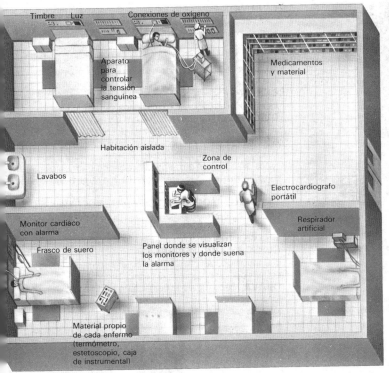

Timbre    Luz    Conexiones de oxígeno
Aparato para controlar la tensión sanguínea
Medicamentos y material
Habitación aislada
Zona de control
Lavabos
Electrocardiógrafo portátil
Monitor cardíaco con alarma
Respirador artificial
Frasco de suero
Panel donde se visualizan los monitores y donde suena la alarma
Material propio de cada enfermo (termómetro, estetoscopio, caja de instrumental)

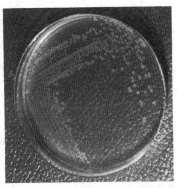

CULTIVO. Placa de Petri con cultivo de Salmonella en Agar.

CUIDADOS INTENSIVOS. En las unidades de cuidados intensivos el enfermo se halla constantemente bajo control especializado y se dispone de los medios técnicos suficientes para garantizar el inmediato tratamiento de cualquier situación de urgencia.

hemorrágicas tenues irregulares en la piel que rodea el ombligo. Son de color azul negruzco y se vuelven pardas o amarillas. El signo de Cullen puede aparecer un día o dos después del comienzo de la anorexia y el dolor abdominal intenso y mal localizado, característicos de la pancreatitis aguda. También se observa en la hemorragia digestiva alta masiva. Consultar la voz **Grey Turner, signo de**. V. también **pancreatitis**.

**CUMARINA** (*coumarin*) Fármaco anticoagulante.
INDICACIONES: Profilaxis y tratamiento de trombosis y embolias.
CONTRAINDICACIONES: Hipersensibilidad conocida al fármaco; situaciones con riesgo de hemorragia.
EFECTOS SECUNDARIOS: El más grave es la hemorragia. Hay muchos fármacos que potencian o disminuyen sus efectos.

**CUNE-** (*cune-*) Prefijo que significa «cuña»: *cuneiforme*.
**CUNEIFORME** (*cuneiform*) En forma de cuña.
**CUNEIFORME, HUESO** (*cuneiform bone*) Consultar la voz **cuña**.
**CUNEIFORME, PRIMER** (*first cuneiform*) V. cuña, primera.
**CUNEIFORME LATERAL, HUESO** (*lateral cuneiform bone*) Uno de los tres huesos cuneiformes del pie, localizado en el centro de la hilera frontal de huesos del tarso, junto al hueso cuneiforme intermedio, que ocupa una posición medial, y en posición lateral con respecto al cuboides, posterior con respecto al escafoides y anterior con respecto al tercer metatarsiano. Se articula asimismo con el segun-

do y el cuarto metatarsiano. También llamado hueso cuneiforme externo; tercer hueso cuneiforme.
**CUNEIFORME MEDIO, HUESO** (*middle cuneiform bone*) V. **cuneiforme intermedio, hueso**.
**CUÑA, PRIMERA** (*internal cuneiform bone*) Denominada también **primer cuneiforme, cuña**. V. **cuña, segunda**.
**CUÑA, SEGUNDA** (*intermediate cuneiform bone*) El más pequeño e intermedio de los tres huesos cuneiformes o cuñas del pie. Tiene seis superficies, en él se insertan varios ligamentos y se articula con los huesos escafoides del torso, primera y tercera cuñas, así como con el segundo metatarsiano. Denominado también **hueso cuneiforme mediano, segundo hueso cuneiforme**.
**CUÑA, TERCERA** (*lateral cuneiform bone*) Uno de los tres huesos cuneiformes situado en el centro de la fila frontal de huesos tarsianos entre la segunda cuña por dentro, el cuboides por fuera, el escafoides por detrás y el tercer metatarsiano por delante. También se articula con el segundo y cuarto metatarsianos.
**CÚPRICO** (*cupric*) Perteneciente o relativo al cobre en su forma bivalente, como el sulfato cúprico.
**CUPULOLITIASIS** (*cupulolithiasis*) Vértigo intenso y de larga duración provocado por determinados movimientos de la cabeza. Sus causas son múltiples y entre ellas destacan la otitis media, la cirugía del oído o las lesiones del oído interno. Al vértigo intenso se añaden náuseas, vómitos y ataxia. No existe tratamiento excepto evitar las posiciones de la cabeza que lo provocan. Denominado también **vértigo postural**.

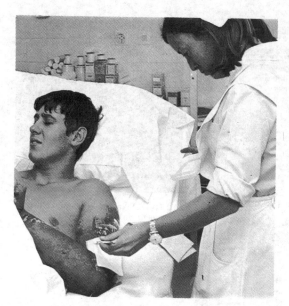

**CURA.** El tratamiento de las heridas requiere curas periódicas para, entre otras cosas, prevenir la posibilidad de infecciones.

**CURA** *(cure)* Curso de tratamiento, medicación, medida terapéutica u otros remedios utilizados para tratar un problema médico, como son el ayuno, la cura de reposo o la cura de trabajo.

**CURACIÓN** *(cure)* **1.** Restablecimiento de la salud de una persona afectada por una enfermedad u otro trastorno. **2.** Resultado favorable del tratamiento de una enfermedad u otra alteración.

**CURACIÓN** *(healing)* Acto o proceso por el cual se restablecen las características estructurales y funcionales normales de un tejido, órgano o sistema corporal enfermo, disfuncional o lesionado.

**CURARE** *(curare)* Sustancia derivada de una planta tropical del género *Strychnos*. Es un potente relajante muscular que actúa impidiendo la transmisión de los impulsos nerviosos a través de la placa neuromuscular. Las dosis elevadas pueden provocar parálisis completa. Los preparados farmacológicos de estas sustancias se utilizan en anestesia general. Para el empleo del curare o de los demás agentes bloqueantes neuromusculares es preciso el mantenimiento de la respiración y de la ventilación por un anestesista con experiencia. Consultar la voz **tubocurarina, cloruro de**.

**CURARIFORME** *(curariform)* (Farmacología). **1.** Que se asemeja químicamente al curare. **2.** Que ejerce el efecto del curare.

**CURATIVO, TRATAMIENTO** *(curative treatment)* Consultar la voz **tratamiento**.

**CURETA** *(curet)* Instrumento quirúrgico en forma de cuchara o de pala para raspar y retirar material o tejido de un órgano, una cavidad o una superficie. Pueden ser romas o afiladas; su forma y tamaño se adaptan a su función. Un tipo de cureta es la **Hartmann, cureta de**.

**CURETAJE** *(curettage)* Retirada de material mediante rascado de la pared de una cavidad u otra superficie que se realiza para extirpar tumores u otros tejidos anormales o para obtener tejido para estudio microscópico. También se refiere a la eliminación de material de desecho en fístulas y zonas de infección crónica. Puede practicarse con una cureta roma o afilada o mediante aspiración.

**CURIE (c)** *(curie [Ci, c])* Unidad de radiactividad que equivale a $3,70 \times 10^{10}$ desintegraciones por segundo.

**CURIO (Cm)** *(curium [Cm])* Elemento metálico radiactivo cuyo número atómico es 96 y su peso atómico, 247. Es un elemento artificial producido al bombardear el plutonio con iones de helio en un ciclotrón. Pueden producirse numerosos isótopos del curio bombardeando elementos más ligeros transuránicos. Debido a su elevada radiactividad brilla en la oscuridad.

**CURLING, ÚLCERA DE** *(Curling's ulcer)* Úlcera duodenal que aparece en pacientes con quemaduras graves de la superficie del cuerpo. Denominada también **Curling, úlcera de estrés de**. Consultar la voz **terapéutica con leche**.

**CURSCHMANN, ESPIRAL DE** *(Curschmann spiral)* Fibrillas mucoides arrolladas que se observan a veces en el esputo de los pacientes de asma bronquial.

**CURVA** *(curve)* (Estadística). Línea recta o curva que sirve para representar gráficamente la distribución de los datos recogidos en un estudio o una investigación.

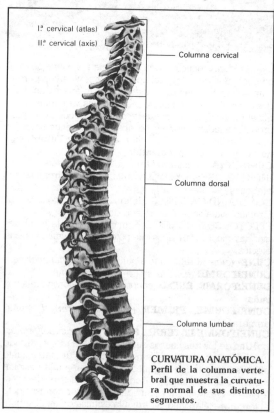

I.ª cervical (atlas)
II.ª cervical (axis)
Columna cervical
Columna dorsal
Columna lumbar

**CURVATURA ANATÓMICA.** Perfil de la columna vertebral que muestra la curvatura normal de sus distintos segmentos.

**CURVATURA ANATÓMICA** *(anatomic curve)* Curvatura de los distintos segmentos de la columna vertebral. En el perfil lateral de la espalda, la curvatura cervical es cóncava hacia atrás, la dorsal convexa y la lumbar, cóncava.
**CURVATURA DEL TRONCO, REFLEJO DE** *(trunk incurvation reflex)* V. **Galant, reflejo de.**
**CURVATURA VERTEBRAL** *(spinal curvature)* Cualquier desviación anómala y persistente de la columna vertebral con respecto a su posición normal. Entre los tipos de curvatura vertebral se encuentra la **cifoescoliosis, cifosis, escoliosis** y **lordosis**.
**CUSHING, ENFERMEDAD DE** *(Cushing's disease)* Trastorno metabólico que se caracteriza por un aumento anormal de la secreción de esteroides adrenocorticales debido a la excesiva cantidad de hormona adrenocorticotropa (ACTH) secretada por la hipófisis, como ocurre cuando existe un adenoma hipofisario. El exceso de hormonas adrenocorticales da lugar a una acumulación de tejido graso en el tórax, la parte superior de la espalda y cara, edema, hiperglucemia, aumento de la gluconeogénesis, debilidad muscular, estrías violáceas en la piel, disminución de la resistencia frente a las infecciones, osteoporosis con predisposición a las fracturas óseas, acné e hirsutismo facial. La hiperglucemia secundaria a la enfermedad de Cushing no suele responder al tratamiento y puede quedar una diabetes mellitus como trastorno crónico. El objetivo del tratamiento es eliminar o destruir el tejido productor de ACTH, generalmente mediante cirugía o radioterapia; si esto no es posible, se realiza una extirpación total o parcial de las glándulas suprarrenales y se administran fármacos esteroideos. Denominada también **hiperadrenalismo**. Consultar la voz **Cushing, síndrome de**.
**CUSHING, SÍNDROME DE** *(Cushing syndrome)* Trastorno metabólico resultante de la hiperproducción crónica de cortisol por la corteza suprarrenal o de la administración de dosis elevadas de glucocorticoides durante varias semanas. Cuando el síndrome se produce de forma espontánea representa un fracaso de los mecanismos de regulación de la secreción de cortisol o de hormona corticotropa (ACTH). En la situación normal, el cortisol sólo se produce en respuesta a la ACTH y no se secreta ACTH en presencia de niveles elevados de cortisol. La causa más frecuente del síndrome es un tumor hipofisario que secreta gran cantidad de ACTH. Denominada también **hiperfunción adrenocortical**. Consultar la voz **Addison, enfermedad de; Cushing, enfermedad de; Nelson, síndrome de**.
OBSERVACIONES: Los pacientes presentan intolerancia a la glucosa, obesidad central, cara de luna llena, cojinetes grasos supraclaviculares, exceso de tejido graso péndulo y cubierto de estrías sobre el tórax y el abdomen, oligomenorrea o disminución de los niveles de testosterona, atrofia muscular, edema, hipocaliemia y algunas alteraciones emocionales. La piel puede ser frágil y presentar alteraciones en la pigmentación; las infecciones menores pueden diseminarse y hacerse crónicas. En los niños puede producirse una detención del crecimiento. En algunos casos aparecen hipertensión, cálculos renales y psicosis.
ACTUACIÓN: El tratamiento va encaminado a disminuir la secreción de cortisol. Debe descubrirse la fuente de ACTH mediante una serie de pruebas que calibran la fun-

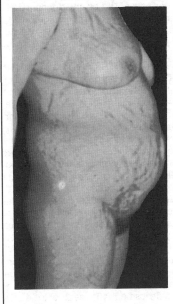

CRUSHING, enfermedad de.
A la izquierda enferma de síndrome de Cushing con las típicas estrías rojovinosas. En el centro, gráfica de la pérdida del ritmo nictemeal del cortisol en el síndrome de Cushing.

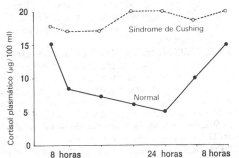

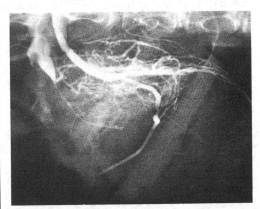

Flebografía suprarrenal de un síndrome de Cushing por hiperplasia.

ción de las glándulas suprarrenal e hipofisaria. La causa más frecuente del exceso de ACTH es un adenoma de la hipófisis anterior y la radiación o la extirpación quirúrgica del tumor corrige el trastorno. Cuando la causa es una medicación, su cambio o su disminución puede aliviar los síntomas.

OBSERVACIONES COMPLEMENTARIAS: El desarrollo rápido de obesidad y la detención del crecimiento en los niños sugieren la existencia del síndrome de Cushing. Debe conseguirse que el paciente confíe en la eficacia del tratamiento y en que pueda recuperar su aspecto físico normal; se le debe informar de que algunos de los medicamentos empleados producen náuseas, anorexia y somnolencia. Durante la hospitalización de los pacientes con síndrome de Cushing debe vigilarse el peso y el balance de líquidos y electrólitos, es preciso mantener una dieta adecuada y observar los cambios emocionales.

**CUSHINGOIDE** *(cushingoid)* Que tiene el aspecto y la facies característicos de la enfermedad de Cushing: cojinetes grasos en la parte alta de la espalda y en la cara, estrías en las extremidades y en el tronco y exceso de pelo en la cara.

**CÚSPIDE** *(cusp)* **1.** Proyección aguda o eminencia redondeada que sobresale de la superficie masticadora de un diente, como son las dos cúspides piramidales de los premolares. **2.** Cualquiera de los pequeños segmentos de las válvulas del corazón como las cúspides ventral, dorsal y medial de la válvula auriculoventricular derecha.

**CUT-** *(cut-)* Prefijo que significa «relativo a la piel»: *cutáneo, cutícula, cuticularización.*

**CUTÁNEA, PRUEBA** *(skin test)* Prueba para determinar la reacción de un organismo frente a una sustancia observando las alteraciones producidas tras su inyección intradérmica o su aplicación tópica sobre la piel. Se emplean para detectar alergenos, determinar el grado de inmunidad y diagnosticar ciertas enfermedades. Entre ellas destacan la **Schick, prueba de** y **prueba de la tuberculina**.

**CUTÁNEO** *(cutaneous)* Relativo a la piel.

**CUTÁNEO, CUERO** *(cutaneous horn)* Proyección de la epidermis, dura y del color de la piel, que aparece en la ca-

beza o la cara. Esta lesión puede ser precancerosa y se suele extirpar.

**CUTÁNEO ANTERIOR, NERVIO** *(anterior cutaneous nerve)* Una de las dos ramas cutáneas del plexo cervical. Nace del segundo y tercer nervios cervicales, rodea al músculo esternocleidomastoideo por su parte central, cruzándolo oblicuamente, pasa por debajo del músculo cutáneo del cuello y se divide en ramas ascendentes y descendentes. Las ramas ascendentes se dirigen hacia arriba, atraviesan el músculo cutáneo del cuello y se distribuyen en el cuello hacia arriba, adelante y afuera. Las ramas descendentes se distribuyen por la piel posterior y externa del cuello, llegando hasta el esternón.

**CUTÁNEO DEL CUELLO, MÚSCULO** *(platysma)* Músculo amplio, par, situado en la porción lateral del cuello. Se origina en la fascia que recubre las porciones superiores de los músculos pectoral mayor y deltoides, cruza la clavícula y se extiende oblicua e internamente sobre la porción lateral del cuello. Sus fibras anteriores se entremezclan por debajo y por detrás de la sínfisis mentoniana con las del músculo contralateral. Sus fibras posteriores cruzan la mandíbula y algunas se insertan en la misma por debajo de la línea oblicua, y otras en la piel y el tejido subcutáneo de la porción inferior de la cara. Muchas de sus fibras se mezclan con las de los músculos situados en el ángulo y la porción inferior de la boca. El músculo cutáneo del cuello cubre a la vena yugular externa en su trayecto descendente desde el ángulo mandibular hasta la clavícula. Está inervado por la rama cervical del nervio facial y sirve para hacer descender el labio inferior y el ángulo de la boca. Cuando se contrae totalmente, la piel que cubre la clavícula se tensa en dirección a la mandíbula.

**CUTÍCULA** *(cuticle)* **1.** Epidermis. **2.** Vaina del folículo piloso.

**CUTIS** *(cutis)* Consultar la voz **piel**.

**CUTIS LAXA** *(cutis laxa)* Piel anormalmente floja y relajada debida a la ausencia en el organismo de fibras elásticas que suele tener carácter hereditario.

**CUTIS MARMORATA** *(cutis marmorata)* Consultar la voz **livedo**.

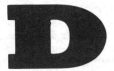

**D** *(D)* Símbolo de vértebra torácica, que se acompaña generalmente del número romano que le corresponda por su situación: *DXII* (duodécima vértebra torácica). V. también **C; L; S**.

**D** Símbolo de capacidad de **difusión.**

**DACARBACINA** *(dacarbazine)* Agente alquilante utilizado como antineoplásico.

INDICACIONES: Fundamentalmente en el tratamiento del melanoma maligno.

CONTRAINDICACIONES: Hipersensibilidad conocida frente al fármaco.

EFECTOS SECUNDARIOS: Los más graves son depresión de la médula ósea, síntomas gastrointestinales, alopecia y fiebre.

**DACRIO-** *(dacryo-, dacry-)* Prefijo que significa «perteneciente a las lágrimas»: *dacriocele, dacriorrea, dacriolito.*

**DACRIOCISTECTOMÍA** *(dacryocystectomy)* Excisión parcial o total del saco lagrimal.

**DACRIOCISTITIS** *(dacryocystitis)* Infección del saco lagrimal provocada por la obstrucción del conducto nasolacrimal. Se caracteriza por lagrimeo y supuración. En la fase aguda el saco está inflamado y es doloroso. Suele ser unilateral y afecta habitualmente a los lactantes. Se administran antibióticos por vía sistémica. El tratamiento tópico no suele ser eficaz y la dacriocistectomía sólo es necesaria en raras ocasiones. Consultar la voz **dacrioestenosis**.

**DACRIOCISTO** *(dacryocyst)* Saco lacrimal situado en el ángulo interno del ojo.

**DACRIOCISTORRINOSTOMÍA** *(dacryocystorhinostomy)* Técnica quirúrgica para restablecer la comunicación entre el saco lagrimal y las fosas nasales cuando se obstruye el conducto nasolagrimal.

**DACRIOESTENOSIS** *(dacryoestenosis)* Estrechamiento anormal del conducto nasolagrimal que puede ser congénito o secundario a una infección o un traumatismo. Puede ser necesaria una dacriocistostomía. Consultar la voz **dacriocistitis**.

**-DACTILIA** *(-dactylia)* Sufijo que hace referencia a una característica de los dedos de la mano o del pie: *anquilodactilia, heptadactilia, oligodactilia*. V. también **-dáctilo**.

**-DÁCTILO** *(-dactyl)* Sufijo que hace referencia al dedo del pie o de la mano: *hermodáctilo, paquidáctilo, pentadáctilo.*

**DACTILO-** *(dactylo-, dactyl-)* Prefijo relativo a los dedos de las manos o de los pies: *dactilofasia, dactiloespasmo, dactilosínfisis.*

**DACTINOMICINA** *(dactinomycin)* Antibiótico empleado como agente antineoplásico.

INDICACIONES: Se prescribe para el tratamiento de distintas enfermedades neoplásicas malignas, como el tumor de Wilm's y el rabdomiosarcoma en los niños.

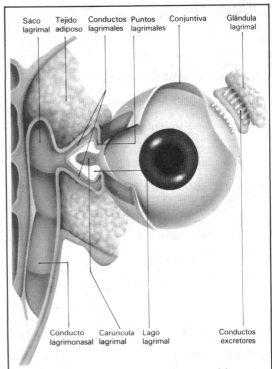

Saco lagrimal · Tejido adiposo · Conductos lagrimales · Puntos lagrimales · Conjuntiva · Glándula lagrimal

Conducto lagrimonasal · Carúncula lagrimal · Lago lagrimal · Conductos excretores

**DACRIOCISTO. El dibujo muestra el conjunto del aparato lagrimal del ojo.**

CONTRAINDICACIONES: Infección por herpes zoster o hipersensibilidad conocida al medicamento.

EFECTOS SECUNDARIOS: Entre los más importantes se encuentran depresión de la médula ósea, alteraciones gastrointestinales graves, proctitis, alopecia y ulceraciones bucales.

**DALTON, LEY DE LAS PRESIONES PARCIALES DE** *(Dalton's law of partial pressures)* Ley física que postula que la suma de la presión ejercida por una mezcla gaseosa es igual al total de las presiones parciales que ejercerían los gases por separado. V. también **Avogadro, ley de; Boyle, ley de; Gay-Lussac, ley de.**

**DALTONISMO** *(daltonism)* Tipo de ceguera para los colores que se caracteriza por una incapacidad para distinguir el color rojo. Se transmite genéticamente como carácter recesivo ligado al sexo. Denominado también **protanopía**.

**DANAZOL** *(danazol)* Andrógeno sintético que actúa inhibiendo la liberación de gonadotropinas por la hipófisis. INDICACIONES: En el tratamiento de la endometriosis. CONTRAINDICACIONES: No debe usarse en caso de hemorragia genital, alteración de la función cardiaca, renal o hepática, durante el embarazo y durante la lactancia. EFECTOS SECUNDARIOS: Los más destacables son obesidad, acné, edema, piel grasa y otros efectos androgénicos.

**DANDY, FIEBRE** (*dandy fever*) V. **dengue**.

**DANDY-WALKER, SÍNDROME DE** (*Dandy-Walker cyst*) Malformación quística del cuarto ventrículo cerebral. El diagnóstico se establece mediante scanner cerebral y con menor frecuencia mediante una ventriculografía. V. también **hidrocefalia**.

**DANTROLENO SÓDICO** (*dantrolene sodium*) Fármaco relajante muscular. INDICACIONES: En el tratamiento de la espasticidad muscular secundaria a las lesiones de la médula espinal o del cerebelo. No está indicado para el tratamiento del espasmo muscular de los trastornos reumáticos. CONTRAINDICACIONES: No debe emplearse cuando existen trastornos hepáticos o hipersensibilidad frente al fármaco. EFECTOS SECUNDARIOS: El más grave es la hepatotoxicidad potencialmente fatal. Son habituales la diarrea, el vértigo, la fatiga y la debilidad muscular.

**DAPSONA** (*dapsone*) Derivado sulfónico bacteriostático. INDICACIONES: Tratamiento de la lepra y de la dermatitis herpetiforme. CONTRAINDICACIONES: No debe usarse en caso de hipersensibilidad conocida a este producto. EFECTOS SECUNDARIOS: Entre los de mayor gravedad destacan la hemólisis (especialmente en los individuos con deficiencia de glucosa-6-fosfato-dehidrogenasa), metahemoglobinemia, náuseas, anorexia y erupción cutánea.

**DARIER, ENFERMEDAD DE** (*Darier's disease*) V. **queratosis folicular**.

**DARWIN, TEORÍA DE** (*Darwinian theory*) Teoría postu-

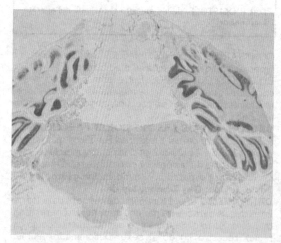

**DANDY-WALKER, síndrome de.** Microfotografía de una aplasia del vermis del cerebelo en un caso de Síndrome de Dandy-Walker.

lada por el famoso naturalista inglés Charles Darwin que afirma que la evolución orgánica es el resultado del proceso de selección natural de las variedades de plantas y animales mejor adaptados para sobrevivir en su medio ambiente. Denominada también **darwinismo**. Consultar la voz **lamarckismo**.

**DARWINISMO** (*Darwinism*) V. **Darwin, teoría de**.

**DATOS, ANÁLISIS DE** (*data analysis*) Fase de un estudio que comprende la clasificación, codificación y tabulación de la información necesaria para realizar análisis estadísticos o cualitativos en relación con el diseño del estudio y adecuados a los datos. El análisis de datos se hace a continuación de la recogida de los mismos y precede a la interpretación y la aplicación de estos datos.

**DATOS, BASE DE** (*data base*) Almacén o banco de información, especialmente la que puede ser procesada por ordenador.

**DATOS, RECOGIDA DE** (*data collection*) Fase de un estudio que comprende la recolección de información y la identificación de unidades de muestras definidas en el diseño del estudio. La recogida de datos precede al análisis de los mismos.

**DAUNOMICINA** (*daunorubicin*) Antibiótico del grupo de la antraciclina utilizado como agente antineoplásico. INDICACIONES: Tratamiento del cáncer, especialmente la leucemia y el neuroblastoma. CONTRAINDICACIONES: No debe usarse en caso de depresión preexistente de la médula ósea o hipersensibilidad conocida frente a este fármaco. No se administra a pacientes que hayan recibido con anterioridad un curso completo de tratamiento con daunomicina o doxorubicina. EFECTOS SECUNDARIOS: Los más graves son depresión de la médula ósea y cardiotoxicidad. Son frecuentes los trastornos gastrointestinales, la estomatitis y la alopecia.

**DAVIDSON, RÉGIMEN DE** (*Davidson regimen*) Método para tratar el estreñimiento crónico en los niños, para desarrollar un hábito intestinal regular y para identificar las enfermedades funcionales del intestino o los trastornos obstructivos. Las impactaciones fecales se movilizan con una serie de enemas con fosfato hipertónico siempre que sea necesario. A continuación se administran al niño dosis crecientes de aceite mineral hasta que se produzcan cuatro o cinco deposiciones blandas al día. El estreñimiento cede en dos o tres días a menos que exista una enfermedad de Hirschsprung o un trastorno obstructivo. Algunos niños, especialmente los menores de dos años, requieren un suplemento de vitaminas liposolubles para mantener una nutrición adecuada. La técnica puede continuarse en niños mayores de tres años como método para establecer un hábito intestinal regular. Se sienta al niño en un orinal a determinada hora del día durante cinco a quince minutos; cuando se consigue un hábito regular se va retirando el aceite mineral durante un período de varias semanas. V. también **esfínteres, educación de los**.

**db** Abreviatura de **decibelio**.

**DDT (diclorodifeniltricloroetano)** (*DDT [dichlorodiphenyl-tricholoethane]*) Hidrocarburo halogenado insoluble en agua utilizado ampliamente como insecticida, sobre todo en la agricultura. En los últimos años su uso se ha restringido al determinarse sus efectos indeseables sobre el am-

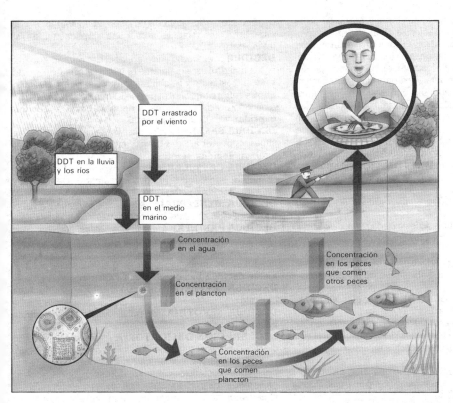

**DDT.** El dibujo ilustra las distintas concentraciones de DDT en las cadenas alimentarias marinas. La característica fundamental de este insecticida es su estabilidad química, que le permite permanecer inalterado en el suelo y en el cuerpo de los animales de donde pasa al hombre.

**DE QUERVAIN,** tiroiditis de. Microfotografía que muestra la alteración de la estructura folicular con infiltración considerable de células redondas y célula gigante en un caso de tiroiditis de De Quervain.

biente. Además, la rápida aparición de tolerancia en los organismos previamente susceptibles, ha hecho que el DDT haya sido sustituido en gran medida por los insecticidas organofosforados. Sigue utilizándose como pediculicida cuando está indicada una desinsectación masiva, en chabolas y campos de refugiados, por ejemplo. Tiene un valor marginal como escabicida, ya que los ácaros se hacen resistentes con rapidez.

**DDT, ENVENENAMIENTO POR** *(DDT poisoning)* V. **insecticidas organoclorados, intoxicación por**.

**DE MORGAN, MANCHAS DE** *(De Morgan's spots)* V. **angioma en guinda**.

**DE QUERVAIN, FRACTURA DE** *(De Quervain's fracture)* Fractura del hueso escafoides con dislocación del semilunar.

**DE QUERVAIN, TIROIDITIS DE** *(De Quervain's thyroiditis)* Trastorno inflamatorio del tiroides caracterizado por hinchazón y dolor de la glándula con fiebre, disfagia, fatiga y dolor intenso localizado en el cuello, oídos y mandíbula. Suele producirse tras una infección vírica de las vías respiratorias superiores y por lo general remite espontáneamente para recidivar varias veces. El diagnóstico suele hacerse mediante una gammagrafía con la que se demuestra una disminución de la captación de yodo radiactivo en las zonas afectas. En algunas ocasiones se realiza además una biopsia tiroidea con aguja. El tratamiento puede consistir en la administración de fármacos antiinflamatorios como la aspirina, o de hormona tiroidea si el tras-

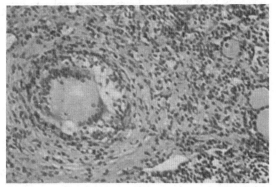

torno persiste durante algún tiempo. En los casos muy prolongados o graves se prescriben corticosteroides. Denominada también **tiroiditis de células gigantes; tiroiditis granulomatosa; tiroiditis subaguda**.

**DEAMBULADOR** *(toddler)* Dícese del niño entre 12 y 36 meses de edad, que empieza a caminar. Durante este período el niño va adquiriendo sentido de autonomía e independencia en relación con las figuras parentales en áreas diversas, tales como el control de esfínteres, el desarrollo de pautas motrices y de lenguaje cada vez más finas y la adquisición de pautas sociales de comportamiento, especialmente tolerancia frente al retraso en la gratificación del deseo y aceptación de la separación de la madre. Este período se caracteriza además por la exploración del medio y el desarrollo rápido de la capacidad cognitiva del niño, que empieza a desarrollar la capacidad de autoafirmación y a establecer relaciones personales enfrentándose a la autoridad parental y a la conflictividad que supone la rivalidad con los hermanos. Para la enfermera es de primordial importancia el conocer las pautas normales de desarrollo del niño en esta edad, con objeto de orientar a los padres sobre el modo eficaz de enseñanza de hábitos de limpieza, nutrición, prevención de accidentes, y al respecto de los miedos y ansiedades de la infancia producto de la separación de los padres.

**DEBILIDAD** *(debility)* Fatiga, cansancio, pérdida de fuerza. V. también **astenia**.

**DEBILIDAD MENTAL** *(feeblemindedness)* V. **retraso mental**.

**DEC-** 1. Prefijo que significa «diez»: *decagramo, decámetro*. 2. Prefijo que significa «la décima parte»: *decigramo, decilitro*.

**DECAIMIENTO** *(dwindles)* Deterioro físico que afecta a varios sistemas del cuerpo, habitualmente en una persona anciana.

**DECAMETONIO, BROMURO DE** *(decamethonium bromide)* Fármaco relajante muscular.
INDICACIONES: Se prescribe como adyuvante en la anestesia para inducir la relajación de la musculatura esquelética y disminuir las contracturas musculares en las convulsiones.
CONTRAINDICACIONES: No debe utilizarse en la insuficiencia renal grave, la miotonía o la hipersensibilidad conocida frente al fármaco.
EFECTOS SECUNDARIOS: Entre los de mayor importancia se encuentran las arritmias ventriculares, la elevación de la tensión arterial y la parada cardiaca.

**DECANOICO, ÁCIDO** *(decoic acid)* V. **cáprico, ácido**.

**DECELERACIÓN, FASE DE** *(deceleration phase)* Última parte del parto que se caracteriza por una disminución de la tasa de dilatación del orificio cervical externo según la curva de Friedman.

**DECIBELIO (db)** *(decibel [db])* Unidad de medida de la intensidad de un sonido. Un decibelio es la décima parte

### Sonido: intensidad, efectos y emisores

| Efectos sobre el organismo | Nivel de sonido dB | Emisores de sonido |
|---|---|---|
| Efectos psíquicos y vegetativos, sordera, dolor, trastornos graves | 140 límite del dolor 130 | Sala de máquinas de un barco, locomotora, avión a reacción |
| Efectos psíquicos y vegetativos, sordera | 120 110 100 | Martillo neumático, fresadora, sierra, motores |
| Efectos psíquicos y vegetativos | 90 80 70 | Taladradora, lavadora, fregaplatos, televisor, tráfico |
| Efectos psíquicos | 60 50 | Conversación normal, ruido urbano |
| Sin efectos | 30-40 | Ruido urbano noche |

de un belio; el aumento de un belio en un sonido se percibe aproximadamente como una duplicación de su intensidad.

**DECIDUA** *(decidua)* Tejido epitelial del endometrio que tapiza el útero, especialmente el que recubre al huevo durante la gestación y se elimina durante el puerperio, aunque se refiere también al que se elimina con la menstruación. Son tipos de decidua la **decidua basal**, la **decidua capsular** y la **decidua parietal**.

**DECIDUA BASAL** *(decidua basalis)* Decidua endometrial situada por debajo del huevo implantado. Denominada también **decidua serotina**.

**DECIDUA CAPSULAR** *(decidua capsularis)* Decidua endometrial que cubre al huevo implantado. Denominado también **decidua refleja**.

**DECIDUA MENSTRUAL** *(decidua menstrualis)* Endometrio eliminado durante la menstruación.

**DECIDUA PARIETAL** *(decidua parietalis, decidua vera)* Decidua endometrial que tapiza al útero en toda su extensión excepto en las zonas situadas por debajo y encima del huevo implantado, que se denominan respectivamente **decidua basal** y **decidua capsular**.

**DECIDUA REFLEJA** *(decidua reflexa)* V. **decidua capsular**.

**DECIDUA SEROTINA** *(decidua serotina)* V. **decidua basal**.

**DECLARACIÓN OBLIGATORIA** *(notifiable)* Dícese de ciertos procesos, enfermedades y acontecimientos que, por ley, deben ser comunicados a un departamento gubernamental, como nacimiento, defunción, viruela, otras enfermedades contagiosas específicas y determinadas violaciones de las normas de salud pública.

**DECORTICACIÓN** *(decortication)* Extirpación del tejido cortical de un órgano o una estructura como el riñón, el cerebro o el pulmón.

**DECÚBITO** *(decubitus)* Posición acostada horizontal, como el decúbito lateral, que consiste en yacer sobre un lado.

**DECÚBITO, TRATAMIENTO DEL** *(decubitus care)* Tratamiento y prevención de las úlceras de decúbito que se producen sobre todo en el sacro, codos, talones, cara externa de los tobillos, cara interna de las rodillas, caderas, hombros y borde de las orejas en las personas inmovilizadas, particularmente ancianos e individuos obesos o personas que han sufrido lesiones y presentan infecciones o un mal estado nutricional.
MÉTODO: La aparición de úlceras por decúbito puede evitarse cambiando de posición al paciente inmóvil cada dos horas, manteniéndole seca la piel e inspeccionando las zonas sometidas a presión cada 4 o 6 horas para detectar signos de enrojecimiento. La ropa de cama debe mantenerse también seca y sin arrugas; para desplazar al paciente se emplea una sábana que sirve también para levantarlo; estos pacientes no deben permanecer sentados en el mismo sitio durante más de 30 minutos. Otras medidas importantes son la prescripción de una dieta rica en proteínas con vitaminas y hierro y los cuidados diarios de la piel de forma profiláctica consistentes en lavados, aclarados y secados cuidadosos con aplicación de una loción mediante un suave masaje en las prominencias

óseas. En las zonas en que existe una sudoración intensa se aplica un polvo astringente, por ejemplo talco, y las regiones perineal y perianal se lavan cuidadosamente con agua y jabón después de cada defecación y micción. Hay comercializados diversos dispositivos preventivos como colchones de aire y de flotación, almohadillas de silicona, cojines inflables y protectores de codos y rodillas. Las úlceras por decúbito tipo I, que se caracterizan por enrojecimiento que no desaparece con la estimulación circulatoria ni la eliminación de la presión y las de tipo II que presentan escoriación, vesiculación o erosiones cutáneas se tratan del mismo modo: se limpia la zona cada 8 horas con un jabón suave y agua, peróxido de hidrógeno diluido o salino normal y se seca cuidadosamente. Para aumentar la circulación en la piel se aplica un masaje poco enérgico y la región se expone cada 2-4 horas durante 15 minutos al aire, la luz solar o una lámpara de calor. Puede aplicarse gel de hidróxido de aluminio y magnesio, polvo de karaya, tintura de benzolina o tintura de yodopovidona pero si no se observa mejoría al cabo de 48 horas hay que optar por un tipo distinto de apósito. Es imprescindible evitar cualquier fuente de presión o de irritación en las zonas escoriadas. Las úlceras tipo III que afectan a todo el grosor de la piel y las de tipo IV que invaden las fascias, tejido conjuntivo, músculo o hueso exigen un tratamiento más amplio. Hay que cambiar de posición al paciente cada hora o cada 2 horas e irrigar la lesión con peróxido de hidrógeno y agua cada 6 u 8 horas. La zona afecta se expone al aire durante 15-30 minutos cada 2-4 horas y a una lámpara de calor durante otros 15 minutos cada 4-6 horas. La úlcera puede escindirse, desbridarse y cubrirse con un apósito no adherente fijado mediante cinta adhesiva no alergénica. También pueden aplicarse preparados enzimáticos, proteolíticos, antibióticos, gel de hidróxido de aluminio y magnesio o yodopovidona; para eliminar el tejido necrótico resultan útiles los apósitos de azúcar granulado, aunque están contraindicados en los pacientes diabéticos. Las úlceras de decúbito suelen ser resistentes al tratamiento y las grandes zonas ulceradas pueden poner en peligro la vida del paciente, sobre todo en sujetos previamente debilitados. Con un cuidado precoz y continuado de las lesiones iniciales se puede evitar la invasión del tejido subyacente y favorecer la curación.

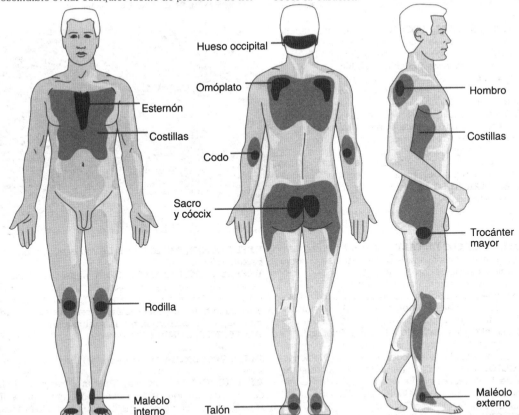

**DECÚBITO, tratamiento del. El cambio muy frecuente de posición del paciente inmovilizado es la principal medida preventiva para evitar las úlceras por decúbito. Una vez instauradas son de difícil curación, pues, normalmente se mantienen las condiciones que las han provocado. En enfermos con problemas circulatorios anteriores y en diabéticos las úlceras por decúbito pueden llegar a ser especialmente graves.**

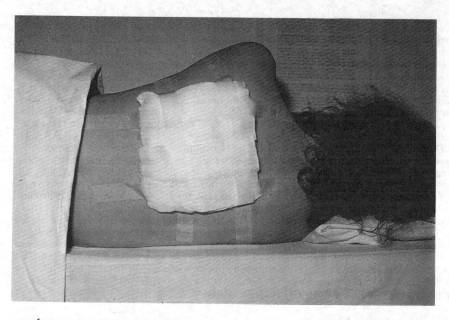

**DECÚBITO LATERAL,** posición en. La adopción de esta postura es imprescindible para enfermos que no pueden apoyarse sobre la espalda.

**DEDOS EN PALILLO DE TAMBOR.** Este engrosamiento de las falanges distales de los dedos de las manos es característico, sobre todo, de pacientes de enfermedades cardiacas crónicas.

**DECÚBITO LATERAL, POSICIÓN EN** (lateral recumbent position) Postura del paciente acostado sobre su lado izquierdo con el muslo derecho flexionado. Denominado también **obstétrica inglesa, posición**.

**DECUSAR** (decussate) Cruzar en forma de «X», como sucede con ciertas fibras nerviosas de la retina que se cruzan en el quiasma óptico.

**DEDO** (finger) Cada una de las divisiones en que terminan las extremidades de los vertebrados, salvo los peces, y específicamente cada uno de los cinco miembros en que terminan la mano y el pie del hombre. Los dedos de la mano se componen de un hueso metacarpiano y tres falanges, a excepción del pulgar que tiene dos falanges.

**DEDO EN MARTILLO** (hammertoe) Dedo del pie que presenta una flexión permanente a nivel de la articulación falángica media que le da un aspecto característico. Esta anomalía puede afectar a más de un dedo pero es más frecuente en el segundo.

**DEDOS EN PALILLO DE TAMBOR** (clubbing) Engrosamiento anormal de las falanges distales que se observa en enfermedades pulmonares y cardiacas crónicas, cirrosis, colitis, disenterías crónicas y tirotoxicosis. Se desconoce por qué causa la disminución de la tensión de oxígeno en sangre produce la deformación. Se diagnostica cuando el diámetro transversal de la punta del dedo es mayor que el correspondiente a la articulación entre la 2.ª y 3.ª falanges. La falange afectada es carnosa, muy vascular y está inflamada; la piel puede tener escoriaciones.

**DEDUCCIÓN** (deduction) Sistema de razonamiento en el cual se llega a un principio desconocido desde uno conocido, o desde lo general a lo específico. Se utiliza para analizar hipótesis diagnósticas.

**DEFECACIÓN** (defecation) Eliminación de heces del conducto digestivo a través del recto. V. también **estreñimiento; diarrea; heces**.

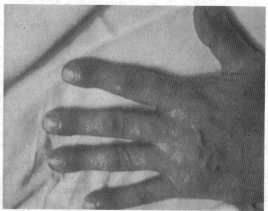

**DEFECACIÓN, REFLEJO DE LA** (defecation reflex) V. **rectal, reflejo**.

**DEFENSA, MECANISMO DE** (defense mechanism) Reacción inconsciente, intrapsíquica, que protege al yo de cualquier situación de tensión. Entre los distintos tipos se encuentran la **compensación**, la **conversión**, la **disociación**, el **desplazamiento** y la **sublimación**.

**DEFERENTE, CONDUCTO** (deferent duct) Conducto excretor del testículo.

**DEFERVESCENCIA** (defervescence) Disminución o desaparición de una fiebre.

**DEFICIENCIA** (impairment) Cualquier trastorno de la estructura o función, debido a anomalías anatómicas, fisiológicas o psicológicas, que impiden al sujeto realizar la actividad normal.

**DEFICIENCIA MENTAL** (mental deficiency) V. **retraso mental**.

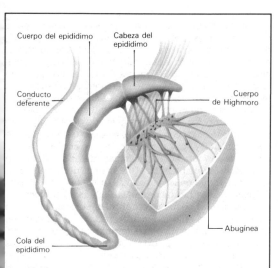

Cuerpo del epidídimo

Cabeza del epidídimo

Conducto deferente

Cuerpo de Highmoro

Abuginea

Cola del epidídimo

**DEFERENTE, conducto. Forma parte del aparato genital masculino y es el conducto excretorio del testículo. Parte del epidídimo y tras recibir el conducto excretorio de la vesícula seminal se convierte en el conducto eyaculador.**

**DÉFICIT** (deficit) Deficiencia con respecto a lo normal.

**DÉFICIT AUDITIVO** (hearing impairment) Pérdida de la audición que afecta negativamente la capacidad de comunicación de un individuo sólo por el sentido auditivo.

**DÉFICIT DE PULSO** (pulse deficit) Discrepancia entre la frecuencia ventricular auscultada en el ápex cardiaco y la frecuencia de pulso que se nota en la arteria radial.

**DÉFICIT REAL DE VOLUMEN** (fluid volume deficit, actual) **1.** Entidad diagnóstica aceptada por la Fourth National Conference on the Classification of Nursing Diagnoses. La etiología consiste en un fracaso de los mecanismos homeostáticos corporales que regulan la retención y excreción de líquidos corporales. Las características definitorias son: emisión de orina diluida, aumento de la diuresis y pérdida súbita de peso corporal. Pueden observarse otras varias características, incluyendo hipotensión, aumento de la frecuencia del pulso, disminución de la turgencia, elevación de la temperatura corporal, hemoconcentración, debilidad y sed. **2.** Entidad diagnóstica aceptada por la Fourth National Conference on the Classification of Nursing Diagnoses. La etiología radica en una pérdida activa de líquidos corporales en cantidades excesivas. Las características definitorias son: disminución de la diuresis, orina con densidad alta, diuresis superior a la ingesta de líquidos, pérdida rápida de peso, hemoconcentración y aumento de los niveles séricos de sodio. Entre los restantes signos que pueden observarse figuran sed, alteración del estado mental, sequedad de piel y mucosas, aumento de temperatura y elevación de la frecuencia del pulso.

**DEFICITARIA, ENFERMEDAD** (deficiency disease) Trastorno debido a la falta de uno o más nutrientes esenciales en la dieta, una disfunción metabólica o una alteración de la digestión o la absorción. También puede de-

berse a una excreción excesiva o un aumento de los requerimientos biológicos. Consultar la voz **malnutrición**. V. también **avitaminosis**.

**DEFORMIDAD** (deformity) Estado de distorsión, desfiguración o malformación que puede afectar al cuerpo en general o a alguna de sus partes y que se debe a una enfermedad, lesión o defecto congénito.

**DEGENERACIÓN** (degeneration) Deterioro gradual de células o funciones corporales normales.

**DEGENERACIÓN CEREBELOSA NUTRICIONAL-ALCOHÓLICA** (nutritional-alcoholic cerebelar degeneration) V. **degeneración cerebelosa alcohólico-nutricional**.

**DEGENERACIÓN CEREBELOSA ALCOHÓLICO-NUTRICIONAL** (alcoholic-nutritional cerebellar degeneration) Falta de coordinación en los movimientos de los miembros inferiores que aparece de forma súbita en alcohólicos crónicos con una nutrición inadecuada. Si el enfermo es capaz de andar lo hace con los pies separados para ampliar la base de sustentación. Es importante distinguir este trastorno de otros que cursan con alteraciones nerviosas similares, como los tumores cerebrales, la esclerosis múltiple, etc. El tratamiento consiste en nutrir adecuadamente al paciente, suprimir el alcohol y aplicar fisioterapia. V. también **alcoholismo**.

**DEGENERACIÓN COMBINADA** (combined system disease) Degeneración de los cordones posteriores y laterales de la médula dorsal que se manifiesta por ataxia, pérdida del sentido de la posición, temblores en piernas y anemia perniciosa. Se debe a una deficiencia de vitamina $B_{12}$. V. también **anemia perniciosa; vitamina $B_{12}$**.

**DEGENERACIÓN CORTICAL DEL CEREBELO** (cerebellar cortical degeneration) V. **degeneración cerebelosa alcohólico-nutricional**.

**DEGENERACIÓN HEPATOLENTICULAR** (hepatolenticular degeneration) Trastorno asociado con las alteraciones del metabolismo del cobre que se caracteriza por disminución de la ceruloplasmina sérica y de los niveles de cobre en suero con aumento de la secreción del mismo en orina. Los individuos afectados presentan depósitos tisulares de cobre, cirrosis hepática, pigmentación marginal profunda de la córnea y una gran degeneración del sistema nervioso central, sobre todo a nivel de los ganglios basales. Denominada también **Wilson, enfermedad de**. V. **Kayser-Fleischer, anillo de**.

**DEGENERACIÓN TRANSNEURONAL** (transneuronal degeneration) Lesión degenerativa irreparable de las células nerviosas que puede avanzar en sentido proximal

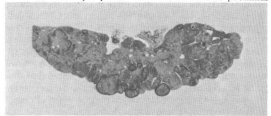

**DEGENERACIÓN HEPATOLENTICULAR. Corte holóptico del hígado (tamaño reducido a un tercio) en un caso de cirrosis hepática.**

o distal implicando a neuronas de más de una sinapsis.

**DEGENERATIVA, ENFERMEDAD** (*degenerative disease*) Enfermedad en que existe deterioro de una estructura o función tisular, como la **arteriosclerosis**, el **cáncer** y la **osteoartritis**.

**DEGLUCIÓN** (*deglutition*) Acto de tragar.

**DEGRADACIÓN** (*degradation*) Reducción de un compuesto químico a otro menos complejo.

**7-DEHIDROCOLESTEROL ACTIVADO** (*activated 7-dehydrocholesterol*) V. **vitamina D₃**.

**DEHISCENCIA** (*dehiscence*) Separación de una incisión quirúrgica o ruptura del cierre de una herida.

**DÉJERINE-SOTTAS, ENFERMEDAD DE** (*Déjerine-Sottas disease*) Trastorno espinocereboloso congénito raro que se caracteriza por la aparición de engrosamientos palpables a lo largo de los nervios periféricos con degeneración del sistema nervioso periférico, dolor, parestesias, ataxia, disminución de la sensibilidad y de los reflejos tendinosos profundos. El diagnóstico se hace por estudio histológico de un nervio periférico. No existe tratamiento específico. Denominada también **neuropatía hipertrófica intersticial**.

**DELANTAL VESICAL** (*bladder flap*) Término coloquial con el que se designa al pliegue vesicouterino de peritoneo que se escinde en las intervenciones de cesárea cervical baja para poder separar la vejiga del útero y exponer el segmento uterino inferior. Las partes seccionadas del pliegue se reaproximan con suturas durante el cierre para cubrir la incisión uterina. V. también **cesárea**.

**DELECIÓN, SÍNDROME DE** (*deletion syndrome*) Grupo de anomalías autosómicas congénitas debidas a la pérdida de material genético cromosómico o rotura de una cromátide durante la división celular, como el síndrome del grito de gato que se debe a la ausencia de los brazos cortos del cromosoma 5.

**DELINCUENCIA JUVENIL** (*juvenile delinquency*) Conducta persistentemente antisocial, ilegal o criminal de niños o adolescentes hasta el punto que no puede ser corregida por los padres, pone en peligro a otras personas de la comunidad y compete a un departamento especial de la Justicia. Tales patrones de conducta se caracterizan por agresividad, destructibilidad, hostilidad y crueldad, y se dan con mayor frecuencia en chicos que en chicas. Es típico que los factores responsables sean una deficiente relación entre padre e hijo, en especial el rechazo, la indiferencia y la apatía paternal, así como ambientes familiares inestables en los que la disciplina es poco rigurosa, errática, demasiado estricta o se basa en duros castigos físicos. Los tratamientos punitivos tradicionales, correccionales y reformatorios, suelen empeorar más que remediar la situación. Planteamientos más progresistas, como inserción en hogares de adopción, programas recreativos y de trabajo, y diferentes servicios de asesoramiento a la comunidad y a la familia, han tenido más éxito. La terapia de conducta y otras formas de psicoterapia, que suelen afectar tanto a los padres como al chico, también se utilizan como modos de tratamiento y prevención. V. también **personalidad antisocial; conducta, alteración de la**.

**DELIRIO** (*delirium*) **1.** Estado de extrema excitación o entusiasmo exagerado. **2.** Trastorno mental orgánico agudo caracterizado por confusión, desorientación, inquietud, disminución del nivel de conciencia, incoherencia, temor, ansiedad, excitación y generalmente ilusiones y alucinaciones de tipo visual. Se debe a alteraciones de las funciones cerebrales que pueden ser motivadas a su vez por múltiples trastornos metabólicos tales como deficiencia nutricional, desequilibrios endocrinos, estrés posoperatorio o posparto, ingestión o inhalación de distintos tipos de sustancias tóxicas, como gases, metales o fármacos que tienen alcohol, y cualquier otra causa de choque y agotamiento físico y mental. Los síntomas suelen ser de breve duración y reversibles con el tratamiento de la causa subyacente aunque en los casos más graves en que el estado tóxico es extraordinariamente intenso o prolongado pueden quedar secuelas cerebrales permanentes y es esencial que el enfermo guarde reposo en cama en un ambiente tranquilo. El paciente delirante debe ser protegido de cualquier tipo de accidente y autolesión. En los casos prolongados pueden producirse deficiencias vitamínicas y trastornos del equilibrio hídrico. Por lo general estos casos se tratan con fármacos sedantes o tranquilizantes para controlar la excitabilidad. Entre los distintos tipos de delirio se encuentran el **delirio agudo**, el **delirium tremens**, el **delirio de agotamiento**, el **delirio senil** y el **delirio traumático**. Consultar la voz **demencia**.

**DELIRIO AGUDO** (*acute delirium*) Episodio de delirio grave de comienzo súbito y evolución transitoria. V. **delirio**.

**DELIRIO ALCOHÓLICO CRÓNICO** (*chronic alcoholic delirium*) V. **Korsakoff, psicosis de**.

**DELIRIO DE AGOTAMIENTO** (*exhaustion delirium*) Delirio que puede deberse a una tensión emocional o física prolongada, un estado de fatiga extrema o una situación de shock asociado con problemas metabólicos o nutricionales graves. V. también **delirio**.

**DELIRIO DE CONTROL** (*delusion of being controlled*) Falsa creencia de que los propios sentimientos, criterios, pensamientos y actos son gobernados por alguna fuerza externa tal como sucede en algunas formas de esquizofrenia. V. también **delirio**.

**DELIRIO DE GRANDEZA** (*delusion of grandeur*) Exageración de la importancia, valor, poder y talento propios que se presenta en ciertos trastornos como la megalomanía, la parálisis general y la esquizofrenia paranoica. V. también **delirio**.

**DELIRIO DE PERSECUCIÓN** (*delusion of persecution*) Creencia patológica de que una persona está siendo maltratada y perseguida por enemigos no identificados tal como se observa en la paranoia y la esquizofrenia paranoica. V. también **delirio**.

**DELIRIO DE REFERENCIA** (*delusion of reference*) V. **idea de referencia**.

**DELIRIO NIHILÍSTICO** (*nihilistic delusion*) Persistente negación de la existencia de cosas determinadas o de todo, incluido uno mismo, como sucede en diversas formas de esquizofrenia. La persona que tiene un delirio de este tipo puede creer que vive en el limbo o que murió hace varios años y que sólo su espíritu, en forma vaporosa, existe en realidad. V. también **delirio**.

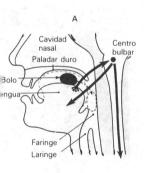

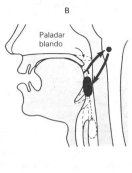

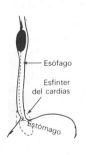

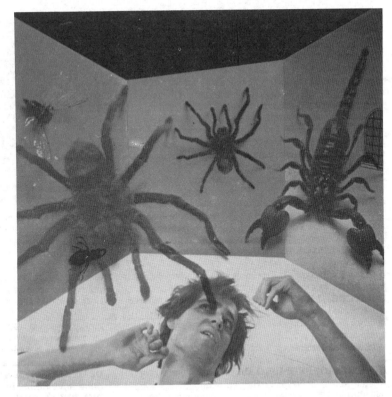

**DELIRIUM TREMENS.** Este cuadro psicótico cursa con fenómenos alucinatorios, entre los que es frecuente la visión de animales inexistentes, angustia, agitación, temblor, fiebre, sudoraciones… Sin el tratamiento adecuado puede llegar a ser mortal.

**DEGLUCIÓN. A. Fase oral.** En ésta la lengua se desplaza hacia arriba y hacia atrás para impulsar el bolo alimenticio hacia la faringe. Los impulsos nerviosos originados en las terminaciones de los nervios sensitivos de la lengua y las fauces activan, mediante el centro bulbar, los músculos de la base de la lengua y del suelo de la boca. **B. Fase faríngea.** El estímulo producido por el bolo en los receptores de la mucosa faríngea provoca, por vía refleja, la contracción de las paredes de la faringe y la elevación del paladar blando y de las paredes de la laringe con lo que el bolo pasa al esófago. **C. Fase esofágica.** Los movimientos peristálticos del esófago impulsan el bolo hacia el cardias, a través del cual pasa al estómago.

**DELIRIO SENIL** *(senile delirium)* Estado de desorientación y debilidad mental asociado con el envejecimiento extremo caracterizado por inquietud, insomnio, movimientos sin objetivo y, con menor frecuencia, alucinaciones. V. también **delirio; psicosis senil.**

**DELIRIO SOMÁTICO** *(somatic delusion)* Falsa noción o creencia respecto a la función o imagen del propio cuerpo. V. también **delirio.**

**DELIRIO TRAUMÁTICO** *(traumatic delirium)* Delirio consecutivo a un traumatismo craneal grave, caracterizado por pérdida de la conciencia y del estado de alerta con desorientación, confusión y amnesia. V. también **delirio.**

**DELIRIUM TREMENS** *(delirium tremens)* Reacción psicótica aguda y a veces fatal debida a la ingestión excesiva de bebidas alcohólicas durante un largo período de tiempo. Puede darse tras una abstinencia alcohólica prolongada sin una ingestión adecuada de alimentos; también puede precipitarse por una lesión cerebral, una infección o una abstinencia parcial o total tras un hábito alcohólico prolongado. Los síntomas iniciales incluyen pérdida del apetito, insomnio e inquietud general seguidos de agitación, excitación, desorientación, confusión mental, alucinaciones muy intensas y casi siempre con un matiz terrorífico, temor y ansiedad, ilusiones e ideas delirantes, temblor de manos, pies, piernas y lengua, fiebre, taquicardia, aumento intenso de la sudoración, trastornos gastrointestinales y dolor precordial. El episodio, que suele constituir una urgencia médica, dura típicamente de 3 a 6 días y, por lo general, termina en un sueño profundo. El paciente debe permanecer en un ambiente tranquilo y no excitante con vigilancia estrecha y medidas de protección de las autolesiones no sólo durante el período del delirio sino durante la convalecencia en la cual se produce un período de depresión que conduce con frecuencia al intento de suicidio. Complicaciones frecuentes son la fatigabilidad extrema, la neumonía, las infecciones respiratorias y la insuficiencia cardiaca así como la deshidratación grave y las deficiencias nutricionales. Estos enfermos deben recibir suplementos dietéticos y en muchos casos tienen que ser alimentados por sonda o mediante líquidos intravenosos. Por lo general hay que prescribir sedantes y tranquilizantes. Consultar las voces **alucinosis alcohólica; Stearns, demencia alcohólica de**. V. también **Korsakoff, psicosis de**.

**DELTA, ONDA** *(delta wave)* La más lenta de los cuatro tipos de ondas cerebrales, caracterizada por una frecuencia de 4 Hz y un voltaje relativamente elevado. Son las «ondas del sueño profundo» que se asocian con un estado sin actividad onírica del que el individuo no se despierta fácilmente. V. también **alfa, onda; beta, onda; theta, onda**.

**DELTA-1-TESTOLACTONA** *(delta-1-testolactone)* V. **testolactona**.

**DELTOIDE** *(deltoid)* **1.** Triangular. **2.** Relativo al músculo deltoides que cubre el hombro.

**DELTOIDES, MÚSCULO** *(deltoid muscle)* Músculo triangular, grande y grueso que recubre la articulación del hombro, responsable de la abducción, flexión, extensión y rotación del brazo. Tiene su origen en varios puntos de la clavícula, acromion y escápula y se inserta mediante un grueso tendón en el húmero.

**DEMECARIO, BROMURO DE** *(demecarium bromide)* Agente anticolinesterásico de uso oftálmico.
INDICACIONES: Tratamiento del glaucoma de ángulo abierto.
CONTRAINDICACIONES: Inflamación activa de la úvea, glaucoma de ángulo cerrado, glaucoma asociado con iridociclitis o hipersensibilidad conocida a este fármaco.
EFECTOS SECUNDARIOS: Entre los más graves se encuentran los síntomas o secuelas asociados con la absorción sistémica de todos los agentes anticolinesterásicos tales como bradicardia y diarrea. También puede haber irritación ocular, formación de quistes y opacidades en el cristalino.

**DEMECLOCICLINA, CLORHIDRATO DE** *(demeclocycline hydrochloride)* Antibiótico.
INDICACIONES: Tratamiento de diversas infecciones.
CONTRAINDICACIONES: Disfunción renal o hepática, embarazo, niños muy pequeños o hipersensibilidad conocida a este fármaco u otros derivados de las tetraciclinas.
EFECTOS SECUNDARIOS: Entre los más graves figuran los trastornos gastrointestinales, fototoxicidad, sobreinfecciones potencialmente graves y reacciones de hipersensibilidad. Los niños que han sido expuestos a este fármaco intraútero o antes de los 8 años de edad pueden presentar alteración en la coloración de los dientes.

**DEMENCIA** *(dementia)* Trastorno mental orgánico progresivo caracterizado por desintegración crónica de la personalidad, confusión, desorientación, estupor, deterioro de la capacidad y función intelectual y del control de la memoria, el juicio y los impulsos. Si está producida por

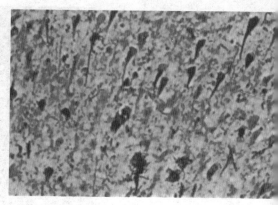

**DEMENCIA**. Microfotografía de placas seniles cerebrales vistas a 130 aumentos, de un enfermo de demencia senil.

intoxicación medicamentosa, hipertiroidismo, anemia perniciosa, paresia, hematoma subdural, tumores cerebrales infantiles, hidrocefalia, shock insulínico e insulinoma pancreático puede revertir si se trata la enfermedad de base; por el contrario, en la enfermedad de Alzheimer, la enfermedad de Pick, la enfermedad de Huntington y ciertas lesiones traumáticas cerebrales no responden a ninguna terapéutica. Entre los distintos tipos de demencia destacan la **demencia paralítica**, la **demencia secundaria**, la **demencia senil** y la **demencia tóxica**.

**DEMENCIA DEGENERATIVA PRIMARIA** *(primary degenerative dementia)* V. **psicosis senil**.

**DEMENCIA MULTIINFARTO** *(multi-infarct dementia)* Enfermedad cerebral orgánica caracterizada por deterioro rápido del funcionamiento intelectual y causada por lesiones vasculares. Los síntomas incluyen labilidad emocional, anomalías de la memoria, el pensamiento abstracto el juicio y el control de los impulsos, y trastornos neurológicos focales como marcha anormal, parálisis seudobulbar y parestesias. Es más frecuente en los hombres que en las mujeres y puede estar causada por un accidente cerebrovascular con insuficiencia cerebrovascular o por hemorragia intracerebral. V. también **demencia**.

**DEMENCIA NEVOIDE** *(nevoid amentia)* V. **Sturge-Weber, síndrome de**.

**DEMENCIA PARALÍTICA** *(dementia paralytica)* V. **parálisis general progresiva**.

**DEMENCIA PARÉTICA** *(paretic dementia)* V. **parálisis general progresiva**.

**DEMENCIA PRESENIL** *(presenile dementia)* V. **Alzheimer, enfermedad de**.

**DEMENCIA SECUNDARIA** *(secondary dementia)* Demencia debida a otra forma simultánea de psicosis. V. también **demencia**.

**DEMENCIA SENIL** *(senile dementia)* V. **psicosis senil**.

**DEMENCIA TÓXICA** *(toxic dementia)* Demencia resultante del uso excesivo o exposición a una sustancia tóxica. V. también **demencia**.

**-DÉMICO** *(-demic)* Sufijo que significa «relativo a una enfermedad en una determinada región»: *interdémico, filodémico, prosodémico*.

**DEMOGRAFÍA** *(demography)* Estudio de la población humana: tamaño, distribución y características típicas de los miembros de los grupos de población.

**DEMULCENTE** *(demulcent)* Sustancia oleosa que calma y reduce la irritación de superficies que han sufrido una abrasión o irritación. Calmante, antiirritante o bálsamo.

**DENDRITA** *(dendrite)* Prolongación que surge en el cuerpo de la célula de una neurona. Cada neurona posee por lo general varias dendritas, que reciben impulsos conduciéndolos al cuerpo celular. Consultar la voz **axón**.

**DENGUE** *(dengue)* Infección aguda por arbovirus transmitida al hombre por el mosquito *Aedes* y originaria de las regiones tropicales y subtropicales. Suele producir una tríada sintomática consistente en fiebre, erupción cutánea y diversos dolores (musculares, dorsales y de cabeza). Las manifestaciones suelen producirse en dos fases separadas por un día de remisión. En la primera fase el paciente experimenta fiebre, astenia intensa, cefalea, dolor de garganta, mialgias y edema de manos y pies. La segunda fase va precedida por una reaparición de la fiebre tras la cual se produce una erupción escarlatiniforme rojo brillante. El tratamiento es sintomático; pueden administrarse analgésicos para combatir la cefalea y restantes dolores. Denominada también **fiebre dandy**. V. también **Aedes; arbovirus**.

**DENIS BROWNE, FÉRULA DE** *(Denis Browne splint)* Férula para la corrección del pie equinovaro compuesta por una barra curvada que se fija a las suelas de unos zapatos con alza. Tiene unos dispotivos en ala que permiten la abducción de cada uno de los pies por separado. Suele prescribirse para su utilización por la noche en niños pequeños en los que previamente se ha reducido la deformidad mediante manipulación y otros sistemas ortopédicos.

**DENMAN, EVOLUCIÓN ESPONTÁNEA DE** *(Denman's spontaneous evolution)* Normalización natural de la presentación del feto que se encontraba en presentación transversa sin ningún tipo de ayuda obstétrica. La cabeza rota hacia atrás a medida que las nalgas descienden y el hombro asciende en la pelvis. El dorso del feto suele encontrarse en posición posterior. Denominada también **Denman, método de; Denman, versión espontánea de**.

**DENSIDAD** *(density)* Cantidad de masa de una sustancia en un volumen determinado. Cuanto mayor es la masa en un volumen dado, mayor es la densidad.

**DENSIDAD, GRADIENTE DE** *(density gradient)* Variación de la concentración de un soluto en una solución incluida en un recipiente.

**DENSIDAD URINARIA** *(urine specific gravity)* Grado de concentración de una muestra de orina. Los valores normales son de 1,002 a 1,030, dependiendo de la ingesta previa de líquido o la función renal.

**DENTADURA** *(denture)* **1.** Conjunto de piezas dentarias. **2.** Prótesis que consta de una serie de dientes montados en una misma pieza.

**DENTARIA INFERIOR, ARTERIA** *(inferior alveolar artery)* Arteria que, junto con el nervio dentario inferior, desciende desde la porción mandibular de la arteria maxilar interna hasta el orificio de entrada del conducto dentario inferior, situado en la porción medial de la rama man-

dibular; penetra en canal mandibular y recorre hasta el primer premolar, donde se bifurca en las ramas mentoniana e incisiva.

**DENTARIO POSTERIOR, CONDUCTO** *(alveolar, canal)* Cualquiera de los conductos del maxilar superior por los que pasan los vasos sanguíneos alveolares posterosuperiores que llegan a los dientes superiores.

**DENTICIÓN** *(dentition)* **1.** Disposición, número y tipo de dientes que van apareciendo en la arcada dental de la boca. **2.** Carácter de los dientes de un sujeto o de una especie determinado por su forma y disposición. Entre los tipos de dentición se encuentran la **dentición decidua**, la **dentición mixta**, la **dentición natural**, la **dentición permanente**, la **dentición precoz**, la **dentición precadual** y

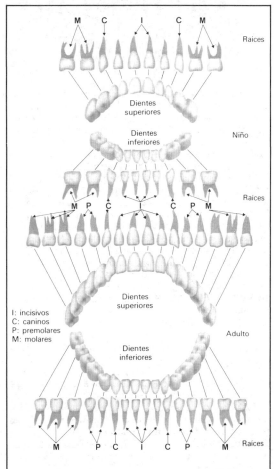

DENTICIÓN. Al acabar la primera dentición, el niño tiene 20 dientes: 8 incisivos, 4 caninos y 8 molares. Son los llamados dientes de leche y salen entre los 6 meses y los 3 años. La segunda dentición se completa hacia los 25 años de edad y se compone de 32 dientes: 8 incisivos, 4 caninos, 8 premolares y 12 molares, aunque en algunos individuos las muelas del juicio no llegan a salir.

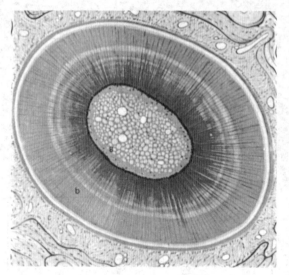

**DENTINA.** La dentina es el mayor componente del diente. En esta microfotografía de un corte dental puede verse la dentina rodeada del esmalte, rodeando a su vez la pulpa.

**DENTISTA.** La estomatología es una de las especialidades médicas en que la prevención ocupa un importante papel. La periódica visita al dentista puede evitar muchas afecciones dentarias.

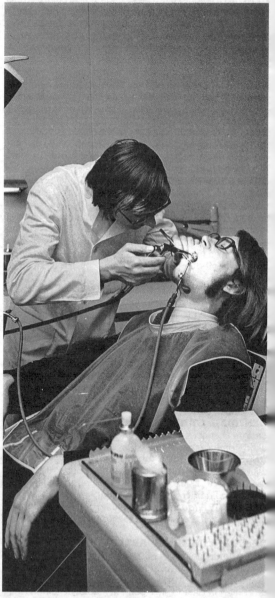

la **dentición retardada**. **3.** (*teething*) Proceso fisiológico por el que salen los dientes de leche. Comienza entre los seis y ocho meses de edad; sigue un período de desarrollo hasta completar 20 piezas dentales a los 30 meses aproximadamente. Se acompaña de inflamación y molestias debidas a la presión ejercida por las coronas dentales al romper el tejido peridentario. Los signos generales son: babeo excesivo, tendencia a morder objetos duros, irritabilidad, dificultad para conciliar el sueño y rechazo de los alimentos. Pueden aparecer fiebre y diarrea, que suelen ser indicativas de patología más que asociarse al proceso normal de dentición. El dolor y la inflamación se calman con el frío tópico, mediante un chupete helado, una cucharilla metálica o hielo envuelto en un trapo. El uso de polvos o procedimientos como frotar o cortar las encías no son aconsejables, debido a la posibilidad de infecciones u otras complicaciones.

**DENTICIÓN DE LECHE** (*first dentition*) V. **dentición decidua**.

**DENTICIÓN DECIDUA** (*deciduous dentition*) Erupción de los primeros dientes que más adelante serán sustituidos por los dientes permanentes. Suele comenzar entre el sexto y el octavo mes de la vida con la aparición de los dos incisivos inferiores y se completa entre los dos y los tres años de edad con un total de 20 dientes. Los dientes deciduos se caen en el orden en que han salido y son sustituidos por 32 dientes permanentes. Denominada también **dentición primaria**. Consultar la voz **dentición permanente**. V. también **dentición precaduca**.

**DENTICIÓN MIXTA** (*mixed dentition*) Fase de la dentición durante la cual coexisten los dientes permanentes y los deciduos.

**DENTICIÓN NATURAL** (*natural dentition*) Presencia completa de la dentición apropiada en una edad determinada, ya sean dientes de leche o permanentes. V. también **diente**.

**DENTICIÓN PERMANENTE** (*permanent dentition*) Erupción de los 32 dientes permanentes que comienza con la aparición de los primeros molares aproximadamente a los 6 años de edad. El proceso termina a los 12 o 13 años si se exceptúa la muela del juicio que no erupciona hasta los 18-25 años de edad o incluso después. Denominada también **dentición secundaria**. V. también **diente**.

**DENTICIÓN PRECADUCA** (*predeciduous dentition*) Estructuras epiteliales que aparecen en la boca del lactante antes de que salgan los dientes de leche. V. también **dentición**.

**DENTICIÓN PRECOZ** (*precocius dentition*) Erupción prematura de los dientes, permanentes o de leche, que suele asociarse con desequilibrios endocrinos como la hipersecreción de hormona del crecimiento o el hipertiroidismo. Consultar la voz **dentición retardada**.

**DENTICIÓN PRIMARIA** (*primary dentition*) V. **dentición decidua**.

**DENTICIÓN RETARDADA** (*retarded dentition*) Retraso anormal de la erupción de los dientes de leche o permanentes a causa de malnutrición, malposición dentaria, factores hereditarios o desequilibrios metabólicos, como el hipotiroidismo. Consultar la voz **dentición precoz**.

**DENTICIÓN SECUNDARIA** (*secondary dentition*) V. **dentición permanente**.

**DENTICIÓN TRANSICIONAL** (*transitional dentition*) V. **dentición mixta**.

**DENTINA** (*dentin, dentine*) Material fundamental del diente que rodea la pulpa y se sitúa por dentro del esmalte y el cemento. Es más duro y denso que el hueso y está constituido por un sustrato orgánico sólido relleno con sales de calcio.

**DENTINA OPALESCENTE HEREDITARIA** (*hereditary opalescent dentin*) V. **dentinogénesis imperfecta**.

**DENTINOGÉNESIS** (*dentinogenesis*) Formación de dentina.

**DENTINOGÉNESIS IMPERFECTA** (*dentinogenesis imperfecta*) Displasia hereditaria de la dentina de los dientes deciduos y permanentes que consiste en la formación de un material dentinario marrón y opalescente que crece en exceso y oblitera la cavidad pulpar; los dientes afectados tienen raíces cortas y se exfolian rápidamente. Está indicada una odontología restauradora precoz. Suele asociarse con osteogénesis imperfecta y otras displasias mesodérmicas congénitas.

**DENTISTA** (*dentist*) Persona en posesión del título de especialista en odontología.

**DENTOALVEOLAR, ABSCESO** (*dentoalveolar abscess*) Formación y acúmulo de pus en un alvéolo dentario o en la zona de hueso situada en torno a la base de un diente. El pus se forma como consecuencia de una infección bacteriana por lo general secundaria a la contaminación o lesión del diente o los tejidos alveolares por caries, gingivitis, piorrea u otro proceso.

**DENVER, CLASIFICACIÓN DE** (*Denver classification*) Sistema de identificación y clasificación de los cromosomas humanos según los criterios establecidos por las conferencias de citogenética de Denver (1960), Londres (1963) y Chicago (1966). Se basa en el tamaño de los cromosomas y la posición de los centrómeros determinada durante la fase mitótica y según la misma existen siete grupos fundamentales de cromosomas que se denominan por letras mayúsculas de la A a la G según un orden de longitud decreciente. V. también **cariotipo**.

**DENVER, PRUEBA DE VALORACIÓN DEL DESARROLLO DE** (*Denver Developmental Screening Test [DDST]*)

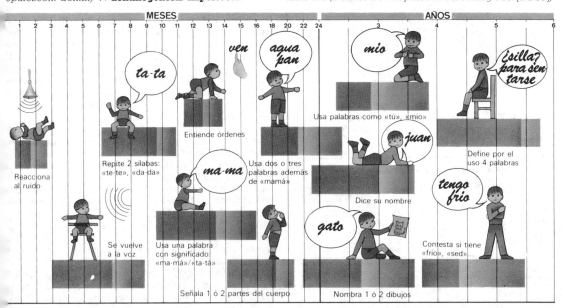

DENVER, prueba de valoración del desarrollo de. Esquema simplificado de la escala de Denver sobre la evolución del lenguaje. Los rectángulos de la izquierda de cada figura indican entre qué edades se han de dar las diversas capacidades lingüísticas. Si éstas se establecen en las edades que señalan los rectángulos de la derecha, puede tratarse de un indicio de retraso.

Prueba para valorar el desarrollo de los niños desde el primer mes de edad hasta los 6 años. El nivel de desarrollo motor, social y del lenguaje se evalúa comparando las capacidades del niño con las capacidades medias de un grupo estándar. El índice o edad de desarrollo se expresa como una fracción en la cual el denominador es la edad del niño y el numerador, la edad a la cual el grupo estándar posee las capacidades que ha alcanzado el caso que se estudia.

**DEONTOLOGÍA** (*deontologism*) Doctrina de la ética que establece la conducta moral o las obligaciones que conlleva.

**DEOXI-, DESOXI-** (*deoxy-, desoxy-*) Prefijos que significan «producto de desoxidación o reducción»: *desoxigenación, desoximorfina, desoxirribosa.*

**DEPENDENCIA** (*dependence*) Estado psicofísico que sufren las personas adictas a drogas y que deben recibir una cantidad creciente de la sustancia para evitar la aparición de síntomas de abstinencia.

**DEPENDIENTE** (*dependent*) Perteneciente o relativo al proceso de necesitar de alguien o algo ayuda, apoyo, favor, etc.

**DEPILACIÓN** (*depilation*) Eliminación o extracción del

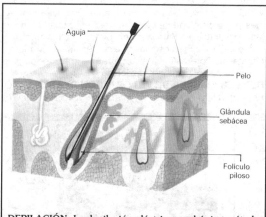

pelo bien de forma temporal por medios mecánicos o químicos o permanentemente por electrólisis que destruye el folículo piloso.

**DEPILATORIO** (*depilatory*) **1.** Relativo a una sustancia o procedimiento que elimina el pelo. **2.** Agente depilatorio.

**DEPLECIÓN SALINA** (*salt depletion*) Pérdida salina debida a excesiva eliminación a través de los líquidos corporales por perspiración, diarrea, vómitos o micción, sin que se acompañe de la necesaria reposición.

**DEPOT** (*depot*) (Relativo a un fármaco). Forma de inyección o implantación de un medicamento para que sea absorbido lentamente en la circulación.

**DEPRESIÓN** (*depression*) **1.** Zona deprimida o hueca; fosa; desplazamiento hacia abajo o hacia dentro. **2.** Disminución de la actividad emocional vital. **3.** Trastorno del humor caracterizado por sensaciones de tristeza, desesperación y falta de ánimo explicable por alguna tragedia o pérdida personal. **4.** Estado emocional patológico caracterizado por sentimientos exagerados de tristeza, melancolía, abatimiento, disminución de la autoestima, vacío y desesperanza que no responden a una causa real explicable. Las manifestaciones son muy variables y van desde una falta ligera de motivación e incapacidad de concentración hasta alteraciones fisiológicas graves de las funciones corporales y pueden corresponder a diferentes síntomas de diversas enfermedades físicas y mentales, un complejo síndrome asociado con una enfermedad en particular o un trastorno mental específico. La depresión se considera neurótica cuando la causa precipitante es un conflicto intrapsíquico o una situación traumática identificable incluso aunque el paciente no sea capaz de explicar su propia reacción; por el contrario se considera psicótico cuando existe un deterioro grave de las funciones psíquicas y mentales como consecuencia de algún conflicto intrapsíquico no identificable. En este caso suelen existir alucinaciones, delirios y un estado de confusión con respecto al tiempo, el espacio y la identidad. Entre los tipos de depresiones se encuentran la **depresión agitada**, la **depresión anaclítica**, la **depresión endógena**, la **depresión involutiva**, la **depresión reactiva** y la **depresión retardada**. V. también **bipolar, enfermedad.**

**DEPRESIÓN AGITADA** (*agitated depression*) Tipo de depresión caracterizada por una gran ansiedad y una actividad física continua e incansable. V. también **depresión.**

**DEPRESIÓN ANACLÍTICA** (*anaclitic depression*) Síndrome que aparece en los lactantes, generalmente después de la separación brusca de la persona que los cuida. Los síntomas son aprensión, rechazo, llanto incesante, negativa a comer, trastornos del sueño y, a veces, estupor que da lugar a graves deficiencias del desarrollo físico, social e intelectual del niño. Si en el plazo de uno a tres meses el niño vuelve a disponer de la figura maternal o de quien la sustituya, se recupera rápidamente sin efectos a largo plazo.

**DEPRESIÓN ENDÓGENA** (*endogenous depression*) Trastorno afectivo mayor caracterizado por un humor disfórico persistente acompañado de ansiedad, irritabilidad, temor, trastornos del sueño y el apetito, pérdida de peso, agitación o retraso psicomotor, disminución de la energía, sentimientos de culpabilidad y autodesprecio, dificultad

**DEPILACIÓN.** La depilación eléctrica es el único método radical para suprimir el vello pues destruye los folículos pilosos.

(Labels in figure: Aguja, Pelo, Glándula sebácea, Folículo piloso)

**Técnicas depilatorias y sus usos más aconsejables**

| | Cremas depilatorias | Cera | Pinzas | Afeitado | Papel esmerilado | Electro-coagulación |
|---|---|---|---|---|---|---|
| Cejas | | | + + | | | |
| Bigote | | + | | | | + + |
| Barbilla | | + | | | | + + |
| Axilas | + | + | | + | | |
| Senos | | | | | | + + |
| Antebrazos | + | | | | + | |
| Vientre | | | | | | + + |
| Muslos | + + | + + | | | + | |
| Piernas | + + | + + | | + + | + + | |

+ + Más aconsejable; + Aconsejable

de concentración o del pensamiento, delirios y alucinaciones ocasionales y pensamientos de muerte o suicidio. Afecta a niños, adolescentes y adultos y puede desarrollarse en un período de días, semanas o meses; los episodios se producen de forma más o menos aislada, separados por períodos asintomáticos de duración variable. Sus causas son múltiples y complejas, y pueden intervenir factores biológicos, psicológicos, interpersonales y socioculturales que provocan conflictos intrapsíquicos no identificables. El tratamiento incluye administración de antidepresivos y terapia electroconvulsiva junto con psicoterapia a largo plazo. En los casos graves es fundamental la actuación en aspectos tales como la nutrición, el mantenimiento de la higiene personal del enfermo y su protección frente a las autolesiones. V. **bipolar, enfermedad; depresión**.

**DEPRESIÓN EXÓGENA** (*exogenous depression*) V. **depresión reactiva**.

**DEPRESIÓN INVOLUTIVA** (*involutional depression*) V. **melancolía involutiva**.

**DEPRESIÓN POSPARTO** (*postpartum depression*) Trastorno psiquiátrico que se produce típicamente de 3 días a 6 semanas después del parto. Se caracteriza por síntomas que van desde una simple «tristeza posparto» a una intensa psicosis depresiva con pulsiones suicidas. La depresión posparto grave se produce aproximadamente en uno de cada dos o tres mil embarazos; se desconoce su etiología pero se han invocado factores neuroquímicos y psicológicos. En aproximadamente un tercio de los casos existe alguna alteración psiquiátrica antes del embarazo. Este trastorno tiende a recidivar en las sucesivas gestaciones en el 25 % de los casos. Algunas mujeres con riesgo de sufrir este tipo de depresión pueden identificarse durante el período neonatal por ciertas características como no haber hecho ningún preparativo para el hijo esperado, expresar planes fuera de la realidad sobre viajes o trabajos a realizar en el posparto o negar las responsabilidades de la maternidad. Dependiendo de la gravedad del trastorno puede ser necesaria alguna medicación psicoactiva o la hospitalización psiquiátrica.

**DEPRESIÓN REACTIVA** (*reactive depression*) Trastorno emocional que se caracteriza por un sentimiento agudo de abatimiento, tristeza y disforia depresiva, y que puede variar en intensidad y duración. El trastorno está provocado por una reacción no realista e inapropiada frente a una situación externa identificable o un conflicto intrapsíquico, y desaparece cuando se altera la circunstancia o el conflicto se entiende y resuelve. También llamada **depresión exógena, depresión situacional**. Consultar la voz **depresión endógena**. V. también **depresión**.

**DEPRESIÓN RETARDADA** (*retarded depression*) Fase depresiva de la psicosis bipolar.

**DEPRESIÓN SITUACIONAL** (*situational depression*) Episodio de depresión emocional y psicológica que se produce como respuesta a un conjunto específico de condiciones o circunstancias externas.

**DEPRESOR** (*depressant*) **1.** (Relativo a un fármaco). Que tiende a disminuir la función o actividad de un sistema corporal. **2.** Se aplica a determinados fármacos como los depresores cardíacos o los depresores respiratorios.

**DEPRIMIDO** (*depresset*) Relativo a un estado en el que el individuo experimenta una disminución de la actividad corporal general, con frecuencia acompañada de tristeza, melancolía, abatimiento emocional, pérdida de iniciativa, indiferencia, pérdida de apetito y dificultad para concentrarse.

**DEPRIVACIÓN MATERNA, SÍNDROME DE** (*maternal deprivation syndrome*) Trastorno caracterizado por retraso del desarrollo que se produce como resultado de una deprivación física o emocional. Afecta sobre todo a lactantes. Sus síntomas más típicos son falta de crecimiento físico, peso corporal inferior al percentil tres para la edad y tamaño del niño, malnutrición, aislamiento, silencio, apatía e irritabilidad junto con una postura y un lenguaje corporal característicos con una rigidez poco natural y una reacción de respuesta frente a los otros muy lenta. Las causas de este síndrome suelen ser múltiples y complejas influyendo factores tales como indiferencia de los padres, inestabilidad o inseguridad emocional de la madre, retraso o falta de desarrollo del proceso de unión madre-hijo, expectativas poco realistas por parte de los padres o cierto rechazo con respecto al sexo, aspecto o adaptabilidad del niño o condiciones socioeconómicas desfavorables en la familia. El tratamiento suele exigir hospitalización, especialmente en los casos de malnutrición grave, e incluye valoración de la situación familiar, psicoterapia, asesoramiento, etc., para que los padres aprendan a tratar al niño. La naturaleza y extensión de los efectos de este síndrome sobre el posterior desarrollo físico, emocional, intelectual y social del niño varían considerablemente y dependen de la edad en que se produce la deprivación, su grado y duración, la constitución del niño y la atención sustitutiva que se le presta. Los niños que sufren deprivación emocional no suelen alcanzar un desarrollo intelectual normal, no llegan a aprender una conducta social aceptable y son incapaces de establecer relaciones auténticas con los demás. En los casos graves de deprivación precoz y prolongada la lesión puede ser irreversible.

**DEPRIVACIÓN SENSORIAL** (*sensory deprivation*) Pérdida involuntaria de la consciencia física producida por la desconexión de los estímulos sensoriales externos. Esta deprivación suele provocar trastornos psicológicos como pánico, confusión mental, depresión y alucinaciones. La deprivación sensorial puede asociarse con diversos trastornos e incapacidades como la ceguera, la sedación profunda y el aislamiento prolongado.

**DEPRIVACIÓN TÁCTIL** (*touch deprivation*) Ausencia de estimulación táctil, referida especialmente a la primera infancia; si se mantiene durante mucho tiempo puede provocar graves trastornos emocionales y de desarrollo, tales como detención del crecimiento, trastornos de conducta y regresión en el comportamiento social. En casos especialmente graves el niño privado de los adecuados estímulos físicos y psíquicos puede morir.

**DERIVA GENÉTICA** (*genetic drift*) Fluctuaciones al azar en la frecuencia de los genes dentro de una población. Cuanto menor es la población, más grande es la tendencia a la variación dentro de cada generación, de forma que algunos pequeños grupos aislados de raza pura aca-

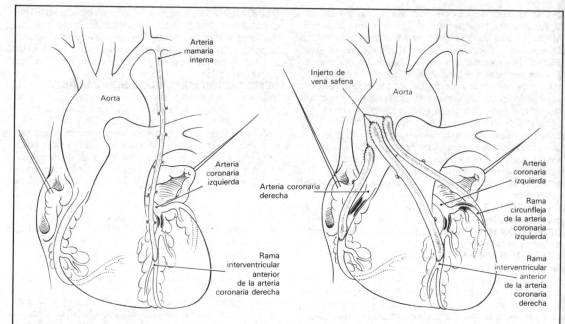

**DERIVACIÓN CORONARIA. Izquierda, esquema de una derivación coronaria simple que une la rama coronaria descendente con la arteria mamaria izquierda interna para salvar la obstrucción de la arteria coronaria izquierda. Derecha, derivación triple necesaria para salvar las tres obstrucciones. El injerto está hecho con vena safena.**

ban diferenciándose genéticamente de sus predecesores. Denominada también deriva y deriva genética al azar.

**DERIVACIÓN** *(bypass)* V. **cortocircuito**.

**DERIVACIÓN** *(lead)* Conexión eléctrica unida al cuerpo para registrar la actividad eléctrica del corazón o del cerebro. V. también **electrocardiógrafo; electroencefalógrafo**.

**DERIVACIÓN** *(shunt)* **1.** Desviación del flujo de un líquido corporal de una cavidad a otra o de un vaso a otro. **2.** Tubo o dispositivo implantado para desviar un líquido corporal de una cavidad a otra o de un vaso a otro.

**DERIVACIÓN BIPOLAR** *(bipolar lead)* **1.** Conductor electrocardiográfico que posee dos electrodos situados en distintas zonas del cuerpo, cada uno de los cuales contribuye al registro de forma significativa. **2.** Trazado producido por una derivación bipolar en un electrocardiograma.

**DERIVACIÓN CORONARIA** *(coronary bypass)* Intervención a corazón abierto que consiste en poner un injerto de vaso o una prótesis en conexión con una arteria coronaria, por un lado, y la aorta ascendente por el otro, con la finalidad de salvar una estenosis o una obstrucción de una arteria coronaria. Este procedimiento se realiza en enfermos con coronariopatía para mejorar el aporte sanguíneo al miocardio, reducir la sobrecarga cardiaca y aliviar el dolor anginoso. La arteriografía coronaria preoperatoria señala las áreas de obstrucción. Bajo anestesia general y con circulación extracorpórea, se inserta un extremo de la prótesis o del segmento de vena safena en la aorta ascendente y el otro extremo en la arteria oclui-

da, distalmente al punto de la obstrucción; el injerto debe tener 15 a 20 cm de largo. También la arteria mamaria interna se puede usar para la derivación. En general suelen hacerse injertos dobles o triples, pues es frecuente que haya más de un punto obstruido. Durante el posoperatorio hay que observar de cerca al enfermo en una unidad coronaria o en una unidad de reanimación quirúrgica, pues hay que asegurarse de que la ventilación y el gasto cardiaco son los adecuados. La presión sistólica no debe bajar más de 10 mm de Hg con respecto a la preoperatoria, pero tampoco debe elevarse en exceso porque puede romperse el injerto. Es frecuente que aparezcan arritmias que deben tratarse con lidocaína, procainamida o digital por vía IV, o con cardioversión eléctrica. Se puede dar de alta al paciente a los 10 ó 14 días. En el 20 % de los casos aparecen trombosis en el primer año a partir de la intervención; hay un 20 a 25 % de pacientes en los que la derivación se cierra en el primer año, circunstancia que ha provocado una gran polémica en torno a la eficacia de la cirugía.

**DERIVACIÓN DIRECTA** *(direct lead)* Conductor electrocardiográfico en el cual el electrodo explorador se sitúa directamente sobre la superficie expuesta del corazón.

**DERIVACIÓN ELECTROCARDIOGRÁFICA** *(electrocardiograph lead)* **1.** Electrodo colocado en una parte dada del cuerpo y conectado a un electrocardiógrafo. **2.** Registro obtenido mediante el electrocardiógrafo que varía dependiendo de la localización del electrodo. La electrocardiografía se realiza generalmente utilizando seis

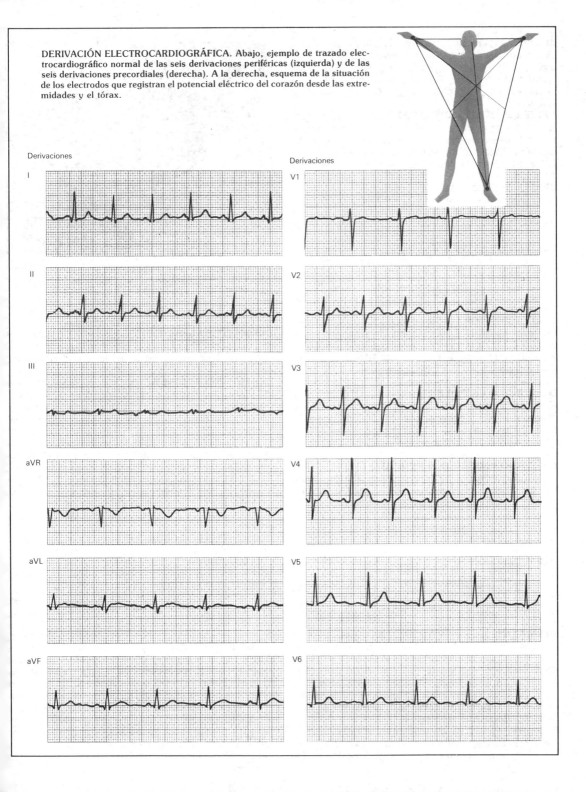

**DERIVACIÓN ELECTROCARDIOGRÁFICA.** Abajo, ejemplo de trazado electrocardiográfico normal de las seis derivaciones periféricas (izquierda) y de las seis derivaciones precordiales (derecha). A la derecha, esquema de la situación de los electrodos que registran el potencial eléctrico del corazón desde las extremidades y el tórax.

Derivaciones

I

II

III

aVR

aVL

aVF

Derivaciones

V1

V2

V3

V4

V5

V6

derivaciones periféricas y seis precordiales. Las derivaciones periféricas o de las extremidades se conocen como I, II, III, AVR, AVL y AVF, y las precordiales se designan como $V_1$, $V_2$, $V_3$, $V_4$, $V_5$ y $V_6$ para indicar los puntos de la región precordial en los que están colocados los electrodos.

**DERIVACIÓN ECG INTRACARDIACA** *(intracardiac lead)* **1.** Electrocardiógrafo en el que el electrodo de exploración está emplazado en el interior de una de las cámaras cardiacas, lo que se logra mediante cateterismo. **2.** Trazado obtenido por tal derivación en un electrocardiograma.

**DERIVACIÓN ESOFÁGICA** *(esophageal lead)* Conductor electrocardiográfico en el cual el electrodo explorador se sitúa dentro de la luz del esófago. Se utiliza para detectar deflexiones auriculares importantes y como sistema auxiliar en la identificación de arritmias cardiacas.

**DERIVACIÓN EXTERNA** *(external shunt)* Dispositivo para hacer pasar un líquido corporal de un compartimiento orgánico a otro; está constituido por un tubo o catéter con una serie de recipientes que pasan por fuera del cuerpo desde un compartimiento o cavidad a otro. V. también **hemodiálisis; hidrocefalia**.

**DERIVACIÓN TORÁCICA** *(chest lead)* Conductor electrocardiográfico en el cual el electrodo explorador se sitúa sobre el tórax o la región precordial del paciente. El electrodo indiferente se coloca sucesivamente en la espalda, cara anterior del tórax, brazo izquierdo y brazo derecho.

**DERIVACIÓN UNIPOLAR** *(unipolar lead)* **1.** Conductor electrocardiográfico en el que el electrodo·explorador se sitúa en la región precordial o en un miembro, dejando el electrodo neutro en la terminal central. **2.** Aplícase al trazado realizado mediante tal derivación electrocardiográfica.

**DERIVADO PROTÉICO PURIFICADO (PPD)** *(purified protein derivative [PPD])* Forma desecada de tuberculina utilizada en las pruebas para determinar la existencia de infección antigua o actual por el bacilo tuberculoso. El producto suele administrarse por vía subcutánea y la reacción a la tuberculina se produce en 48-72 horas.

**-DERMA, -DERMO** Sufijo que significa «piel o cubierta»: *micoderma, sarcoderma, angioderma*.

**DERMABRASIÓN** *(dermabrasion)* Tratamiento encaminado a eliminar cicatrices cutáneas mediante la utilización de cepillos de alambre o papel de lija. Previamente a este procedimiento se emplea un aerosol para congelar la piel. La dermabrasión se utiliza para reducir cicatrices faciales de acné grave y eliminar pigmentos de tatuajes.

**DERMATITIS** *(dermatitis)* Trastorno inflamatorio de la piel caracterizado por eritema y dolor o prurito. Las erupciones cutáneas son muy variables y pueden ser exclusivas de un alergeno, enfermedad o infección en particular. Puede ser crónica o aguda y el tratamiento es específico de su causa. Entre los distintos tipos de esta afección se encuentran la **dermatitis actínica**, la **dermatitis de contacto** y la **dermatitis seborreica**.

**DERMATITIS ACTÍNICA** *(actinic dermatitis)* Inflamación o erupción cutánea resultante de la exposición a la luz solar, los rayos X o la radiación de partículas atómicas. La

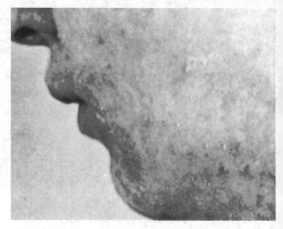

**DERMATITIS.** Eczema de contacto agudo en el rostro y en el parte anterior del cuello, en el que se aprecia una clara delimitación de las lesiones.

dermatitis actínica recurrente puede predisponer al cáncer de piel. V. también **queratosis actínica**.

**DERMATITIS ALÉRGICA** *(allergic dermatitis)* Enfermedad inflamatoria aguda de la piel, tras la exposición de una parte del cuerpo a un alergeno, al que el paciente es sensible.

**DERMATITIS ATÓPICA** *(atopic dermatitis)* Inflamación maculopapulosa, intensamente pruriginosa y con frecuencia escoriada que se observa comúnmente en la cara y en las zonas antecubital y poplítea en individuos con tendencia alérgica. Aunque puede aparecer a cualquier edad, es más frecuente en los recién nacidos y desaparece completamente en la mitad de los casos a los 18 meses de edad. El tratamiento consiste en descubrir y evitar los alergenos junto con la administración de corticosteroides tópicos y parenterales, ungüentos de alquitrán, antihistamínicos y compresas húmedas de solución de Burow. Consultar la voz **dermatitis de contacto**. V. también **atópico**.

**DERMATITIS DE CONTACTO** *(contact dermatitis)* Erupción cutánea originada por un irritante primario o un antígeno sensibilizante. La dermatitis por irritante primario no es de tipo alérgico; el agente, que puede ser un jabón alcalino o un ácido, produce una lesión similar a una quemadura térmica. El tratamiento de urgencia consiste en lavar inmediata y abundantemente con agua la zona afecta. La dermatitis por antígeno sensibilizante o alérgica se debe a que el primer contacto con el agente provoca un cambio inmunológico en algunos linfocitos, que en exposiciones siguientes son estimulados y liberan sustancias irritantes que originan inflamación, edema y formación de vesículas; la hiedra venenosa y el níquel son dos agentes que provocan con gran frecuencia este tipo de dermatitis por hipersensibilidad tardía; el diagnóstico incluye una prueba de contacto con los antígenos sospechosos. El tratamiento consiste en evitar el contacto con el irritante primario o el antígeno, administración de corticoides tópicos y aplicación de lociones emolientes y astringentes; en los casos graves se usan corticoides sistémicos. Consultar la voz **dermatitis atópica**. V. también **hipersensibilidad tardía, reacción de**.

**DERMATITIS DE CONTACTO FOTOALÉRGICA** *(photoallergic contact dermatitis)* Reacción cutánea papulovesicular, eccematosa o exudativa que se produce de 24 a 48 horas después de la exposición a la luz en personas previamente sensibilizadas. La sustancia sensibilizante se concentra en la piel y tiene que alterarse químicamente por acción de la luz para poder actuar como antígeno activo. Entre los agentes fotosensibilizantes más frecuentes se encuentran las fenotiacinas, el hexaclorofeno, los agentes hipoglucemiantes orales y las sulfonilamidas. Como medida de prevención hay que evitar los agentes fotosensibilizantes y la luz solar. El tratamiento es el mismo que el de cualquier otra dermatitis inflamatoria.

**DERMATITIS DE CONTACTO FOTOTÓXICO** *(phototoxic contact dermatitis)* Respuesta de aparición rápida, similar a una quemadura, de las regiones cutáneas que han sido expuestas a la luz solar tras el contacto con una sustancia fotosensibilizante. Después de la reacción aguda puede aparecer hiperpigmentación. Entre los materiales fotosensibilizantes conocidos destacan los derivados del alquitrán, el aceite de bergamota (que suele utilizarse en la preparación de cosméticos) y muchos vegetales que contienen furocumarina (zanahorias, mostaza, chirivía, etc). El tratamiento consiste en la aplicación de solución de Burow, crema de manto ácido y corticosteroides tópicos.

**DERMATITIS EXFOLIATIVA** *(exfoliative dermatitis)* Cualquier enfermedad cutánea inflamatoria en la cual se produce una descamación escesiva de la piel. En aproximadamente la mitad de los casos se desconoce la causa; entre las etiologías conocidas más frecuentes destacan las reacciones a fármacos, la escarlatina, la leucemia, el linfoma y la dermatitis generalizada. El tratamiento debe individualizarse pero es fundamental evitar infecciones secundarias y la irritación añadida y mantener el equilibrio de líquidos.

**DERMATITIS EXFOLIATIVA NEONATAL** *(dermatitis exfoliativa neonatorum)* V. **Ritter, enfermedad de**.

**DERMATITIS FACTICIA** *(factitial dermatitis)* Erupción cutánea autoproducida por el paciente, generalmente para obtener una ganancia secundaria o como manifestación de una enfermedad psiquiátrica.

**DERMATITIS HERPETIFORME** *(dermatitis herpetiformis)* Enfermedad cutánea crónica muy pruriginosa que se caracteriza por la aparición de grupos de lesiones rojizas, papulovesiculares, vesiculares, bullosas o urticariales de localización simétrica que dejan manchas hiperpigmentarias. En algunas ocasiones se asocia con una hiper-

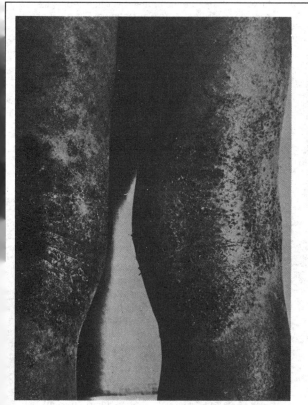

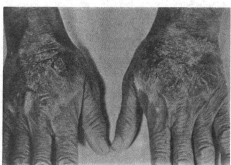

**DERMATITIS EXFOLIATIVA.** Descamación de la piel de las manos en lesiones de contornos netos características de la pelagra.

**DERMATITIS ATÓPICA.** Aspecto de dermatitis atópica en la región poplítea de ambas piernas.

plasia maligna de un órgano interno, la enfermedad celíaca o inmunoterapia IgA. El tratamiento puede consistir en prescribir una dieta libre de gluten junto con determinados fármacos como sulfonas, dapsonas, sulfapiridina o agentes antipruriginosos.

**DERMATITIS MEDICAMENTOSA** (*dermatitis medicamentosa*) V. **erupción por fármacos.**

**DERMATITIS NUMULAR** (*nummular dermatitis*) Enfermedad cutánea caracterizada por lesiones vesiculosas con forma de moneda o semejantes a un eccema descamativo en los antebrazos y en la parte anterior de las piernas. Es de causa desconocida.

**DERMATITIS POR ESTASIS** (*stasis dermatitis*) Trastorno que se observa con frecuencia cuando existe insuficiencia venosa de las extremidades inferiores; comienza con edema de tobillo y evoluciona dando lugar a una pigmentación característica con eritema de distribución irregular, petequias e induración. Al final puede producirse una atrofia y fibrosis de la piel y el tejido subcutáneo con ulceraciones que cicatrizan lentamente. El pigmento asimilado es hemosiderina procedente de la sangre que se extravasa a través de las paredes capilares como consecuencia de la elevación de la presión venosa. La piel afectada se irrita muy fácilmente y se sensibiliza a los medicamentos tópicos. Hay que tratar la insuficiencia venosa subyacente y combatir la dermatitis mediante reposo en cama, aplicación de solución de Burow cuando existen lesiones húmedas, administración de antibióticos si existe infección y corticosteroides que reduzcan la inflamación. V. también **úlcera de estasis.**

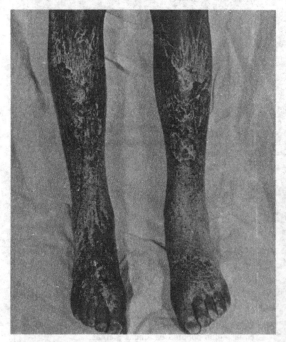

DERMATITIS POR ESTASIS. Lesiones cutáneas debidas en este caso a varices en las piernas.

**DERMATITIS POR NÍQUEL** (*nickel dermatitis*) Dermatitis alérgica de contacto debida al níquel. Entre las fuentes de exposición a este metal se encuentran los trabajos de joyería, los relojes de pulsera, broches metálicos y monedas. La sudoración incrementa la severidad de la erupción. Su tratamiento incluye evitar la exposición a este metal y la reducción de la sudoración. V. también **dermatitis de contacto.**

**DERMATITIS POR RADIACIÓN** (*radiation dermatitis*) Inflamación aguda o crónica de la piel debida a la exposición a una radiación ionizante, como en la terapia del cáncer.

**DERMATITIS PRECANCEROSA** (*precancerous dermatitis*) V. **carcinoma intraepidérmico.**

**DERMATITIS SEBORREICA** (*seborrheic dermatitis*) Enfermedad crónica e inflamatoria de la piel, muy frecuente, que se caracteriza por la formación de escamas grasas secas o húmedas y costras amarillentas. Las localizaciones más frecuentes son el cuero cabelludo, los párpados, la cara, las superficies externas de las orejas, las axilas, las mamas, las ingles y los pliegues glúteos. En las fases agudas puede producirse exudado e infección con forunculosis secundaria, y en casos aislados se desarrolla también una exfoliación generalizada. En algunas personas la dermatitis seborreica se asocia con parálisis agitante, diabetes mellitus, malabsorción, epilepsia o una reacción alérgica al oro o al arsénico. El tratamiento consiste en la administración de champús de sulfuro de selenio, corticoides tópicos y por vía oral, antibióticos tópicos, la terapéutica específica de cualquier trastorno sistémico subyacente y la evitación de la sudoración y los irritantes externos. Entre los distintos tipos de dermatitis seborreica destacan la **caspa** y la **blefaritis seborreica**.

**DERMATITIS VEGETANTE** (*vegetant dermatitis*) Enfermedad caracterizada por el desarrollo de masas fungosas rojizas sobre una erupción eccematosa.

**DERMATITIS VERRUGOSA** (*verrucous dermatitis*) Cualquier erupción cutánea en la que existan lesiones verrugosas.

**DERMATOCONIOSIS** (*dermatoconiosis*) Afección de la piel producida por el polvo.

**DERMATOFÍTIDE** (*dermatophytid*) Reacción cutánea alérgica caracterizada por la aparición de pequeñas vesículas que se asocia con dermatomicosis. Las lesiones se deben a la sensibilización a la infección en puntos distantes de la piel y no contienen hongos. V. también **dermatomicosis; dermatófito.**

**DERMATÓFITO** (*dermatophyte*) Hongo que produce enfermedades cutáneas parasitarias en el hombre. V. también **dermatofítide** y las infecciones fúngicas específicas.

**DERMATOFITOSIS** (*dermatophytosis*) Infección fúngica superficial de la piel producida por las especies dermatofíticas *Microsporum*, *Epidermophyton* o *Trichophyton*. Cuando asienta en el tronco y las extremidades superiores suele denominarse «tiña» y se caracteriza por la formación de placas redondeadas u ovales descamadas, con bordes ligeramente elevados y centros claros. Las lesiones que aparecen en los pies se denominan «pie de atleta» y se caracterizan por la formación de vesículas, grietas y escamas pruriginosas que con frecuencia sufren in-

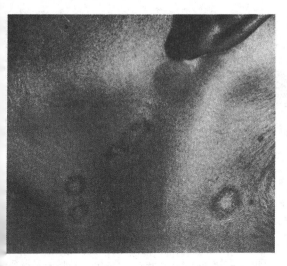

**DERMATOFITOSIS.** Aspecto de lesiones del cuello producidas por tiña.

ecciones bacterianas secundarias. El tratamiento consiste en la administración de agentes antifúngicos tópicos como el tolnaftato, el clotrimazol y el ácido undecilénico así como griseofulvina oral. Las uñas de los dedos de las manos y los pies responden mal al tratamiento tópico.

**DERMATOGRAFÍA** (dermatographia) Trastorno cutáneo anómalo caracterizado por la aparición de habones que se desarrollan cuando se presiona sobre la piel con una uña o un instrumento romo. Los pacientes que lo padecen son particularmente susceptibles a la irritación cutánea y tienen tendencia a sufrir urticaria. Denominado también **autografismo; Ebbecke, reacción de**.

**DERMATOLOGÍA** (dermatology) Estudio de la piel, que incluye la anatomía, fisiología e histología de la misma, así como el diagnóstico y tratamiento de las enfermedades cutáneas.

**DERMATÓLOGO** (dermatologist) Médico especializado en los trastornos de la piel.

**DERMATOMA** (dermatome) **1.** (Embriología). Capa mesodérmica del desarrollo embrionario precoz que origina las capas dérmicas de la piel. **2.** (Cirugía). Instrumento utilizado para seccionar finas capas de piel con el objeto de realizar injertos. **3.** Zona de la superficie corporal inervada por las fibras aferentes de una raíz espinal.

**DERMATOMICOSIS** (dermatomycosis) Infección fúngica superficial de la piel que se encuentra típicamente en las zonas húmedas y protegidas por la ropa como la ingle o el pie. El agente causal es un dermatófito. V. también **dermatofitosis**.

**DERMATOMIOSITIS** (dermatomyositis) Enfermedad de los tejidos conjuntivos caracterizada por una inflamación pruriginosa o eccematosa de la piel con hipersensibilidad y debilidad musculares. El tejido muscular se destruye y su atrofia suele ser tan intensa que el paciente no puede caminar ni realizar tareas sencillas. Otras manifestaciones frecuentes en esta enfermedad son la hinchazón de párpados y cara y la pérdida de peso. La causa se desconoce pero en un 15 % de los casos se asocia con una neoplasia maligna interna. Las infecciones víricas y el tratamiento con ciertos fármacos antibacterianos también se asocian con una mayor incidencia de dermatomiositis.

**DERMATOPHAGOIDES FARINAE** (Dermatophagoides farinae) Especie ubicua de ácaro del polvo de la casa responsable de reacciones alérgicas en sujetos sensibles. Las medidas profilácticas contra la infestación por este ácaro microscópico incluye el empleo de insecticidas, limpieza al vacío y control de la temperatura y humedad. Los ácaros crecen en escamas cutáneas, piel, alimentos de perros y gatos, alfombras y ropa de cama y en el polvo doméstico ordinario.

**DERMATOPLASTIA** (dermatoplasty) Procedimiento quirúrgico en el que se trasplanta tejido cutáneo a una superficie dañada por enfermedad o herida.

**DERMATOSIS** (dermatosis) Cualquier enfermedad de la piel, especialmente si no se acompaña de inflamación. V. también la voz **dermatitis**.

**DERMATOSIS PAPULOSA NEGRA** (dermatosis papulosa nigra) Trastorno cutáneo frecuente que afecta a personas de raza negra y que consiste en la aparición de múltiples pápulas hiperpigmentadas benignas muy pequeñas que son permanentes y van aumentando en número con la edad.

**-DERMIA** Sufijo que significa «enfermedad cutánea»: alergodermia, carotenodermia, toxidermia. V. también **-derma**.

**-DÉRMICO** (-dermic) **1.** Sufijo que significa «relativo a la piel»: xerodérmico, epidérmico, intradérmico. **2.** Sufijo que significa «relativo al proceso de división celular»: blastodérmico, ectodérmico, endodérmico.

**DERMIS** (dermis) V. **corion**.

**-DERMIS** Sufijo que significa «tejido o piel»: hipodermis, endoepidermis, osteodermis.

**DERMOIDE** (dermoid) Relativo a la piel.

**-DERMOMA** Sufijo que significa «tumor de las capas cutáneas»: epidermoma, monodermoma, tridermoma.

**DERRAME** (effusion) **1.** Escape de líquido desde los vasos sanguíneos, debido a rotura o rezumamiento, generalmente a una cavidad corporal. Suele deberse a enfermedades renales o circulatorias y constituye un signo precoz de insuficiencia cardiaca congestiva. V. también **edema**. **2.** Diseminación centrífuga de la proliferación bacteriana.

**DERRAME PERICÁRDICO** (pericardial effusion) Acumulación de sangre u otros líquidos en el pericardio.

**DERRAME PLEURAL** (pleural effusion) Acúmulo anormal de líquido en los espacios intersticiales y aéreos de los pulmones que se caracteriza por fiebre, dolor torácico, disnea y tos no productiva. El líquido es un exudado o un trasudado de las superficies pleurales inflamadas. El trasudado que se acumula en el edema pulmonar por lo general se aspira. La formación de exudado puede deberse a un infarto pulmonar, un traumatismo, un tumor o una infección como la tuberculosis. Hay que tratar la causa específica y aspirar el exudado o drenarlo quirúrgicamente. También pueden administrarse corticosteroides, diuréticos y vasodilatadores junto con oxigenoterapia y

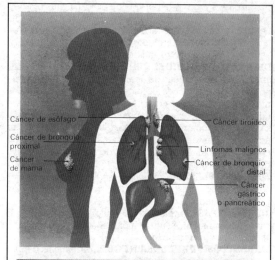

Cáncer de esófago
Cáncer de bronquio proximal
Cáncer de mama
Cáncer tiroideo
Linfomas malignos
Cáncer de bronquio distal
Cáncer gástrico o pancreático

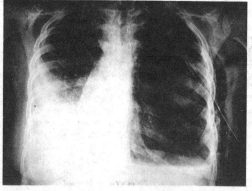

DERRAME PLEURAL. Arriba, dibujo, esquemático que muestra algunos tipos de carcinomas que pueden provocar el derrame. Abajo, imagen radiográfica típica del derrame en forma de curva cóncava (en el pulmón derecho).

en caso necesario, respiración asistida con presión positiva intermitente.

**DESACELERACIÓN** (deceleration) Disminución en la velocidad de un objeto o reacción.

**DESADAPTACIÓN** (maladaptation) Trastorno de la adaptación personal al estrés o los cambios. Puede caracterizarse por un rechazo de los cambios necesarios en cuanto a deseos, valores, necesidades y actitudes o por la incapacidad de realizar los ajustes imprescindibles con respecto al mundo externo. Las enfermedades suelen provocar una conducta de desadaptación que afecta aún más la situación del enfermo.

**DESALINEAMIENTO** (malalignment) Falta de alineación normal de diferentes partes del cuerpo, especialmente los dientes en la arcada dental.

**DESAMINACIÓN** (deamination) Extracción mediante hidrólisis del radical $NH_2$ de un compuesto amínico.

**DESARROLLO** (development) **1.** Proceso gradual de cambio y diferenciación desde un nivel de complejidad sencillo a otro más avanzado. En el hombre, las capacidades físicas, mentales y emocionales que permiten su compleja adaptación al ambiente y su integración a la sociedad se adquieren mediante procesos de crecimiento, maduración y aprendizaje. Entre los distintos tipos de desarrollo figuran el **desarrollo detenido**, el **desarrollo psicomotor**, el **desarrollo psicosexual**, el **desarrollo psicosocial** y el **desarrollo regulador**. **2.** (Biología). Serie de fenómenos que se producen en un organismo desde el momento de la fertilización del huevo hasta alcanzar la fase adulta.

**DESARROLLO, ANOMALÍAS DEL** (developmental anomaly) Defectos congénitos que se deben a la interferencia con el crecimiento y la diferenciación normales del feto. Pueden ocasionarse en cualquier fase del desarrollo embrionario. Varían mucho en cuanto a su tipo y gravedad y responden a múltiples factores determinantes distintos, como mutaciones genéticas, aberraciones cromosómicas, agentes teratógenos y factores ambientales. Se clasifican según el sistema afectado, como por ejemplo las cardiopatías congénitas, o según la forma de producción del defecto como por ejemplo la detención del desarrollo, la falta de atrofia o subdivisión, la fusión, el fraccionamiento, la migración incorrecta o las alteraciones de la localización. La mayor parte de estas anomalías son evidentes ya en el momento del nacimiento, especialmente las malformaciones estructurales; sin embargo, algunas no se ponen de manifiesto hasta transcurridos algunos días, semanas o incluso años.

**DESARROLLO, COEFICIENTE DE** (developmental quotient) Expresión numérica del nivel del desarrollo de un niño que se mide dividiendo la edad de desarrollo por la edad cronológica y multiplicando por 100. Consultar la voz **cociente de inteligencia**. V. también **edad de desarrollo**.

**DESARROLLO DEL NIÑO** (child development) Conjunto de fases del crecimiento físico, social y psicológico del niño desde su nacimiento hasta la vida adulta. V. también **adolescencia; crecimiento; desarrollo; desarrollo psicosexual; desarrollo psicosocial; lactante; neonatal, período**.

**DESARROLLO DETENIDO** (arrested development) Cesación de una o más fases del proceso de desarrollo intrauterino antes de su terminación normal, que da lugar a la aparición de anomalías congénitas.

**DESARROLLO EMBRIOLÓGICO** (embryologic development) Conjunto de procesos que intervienen en el crecimiento y diferenciación del producto de la concepción, desde la fertilización del óvulo hasta la octava semana de gestación. Los estadios están relacionados con el estado biológico del niño, y se dividen en dos períodos distintos. El primero es la embriogénesis o formación del embrión, que ocurre durante los 10-15 días siguientes a la fertilización, hasta la implantación. El segundo, la organogénesis, envuelve la diferenciación de los diversos células, tejidos y sistemas orgánicos, y el desarrollo de las principales características externas del embrión; dura aproximadamente, desde el final de la segunda hasta la octava semana de vida intrauterina. El estadio fetal comienza hacia la novena semana de gestación. El proceso total de crecimiento y desarrollo del embrión y el feto se conoce, en sentido amplio, como desarrollo prenatal. La embriogénesis se inicia poco después de la fertilización, mediante la formación del cigoto por fusión de los pronúcleos del óvulo y el espermatozoide. El cigoto se divide por escisión para formar blastómeros, que se agrupan en una masa sólida de células, llamada mórula, uniformes en cuanto a tamaño, forma y capacidades funcionales. Al continuar la división, las células se hacen desiguales en tamaños y forma, y se acumula líquido entre ellas para formar en el centro el blastocele. Esta bola hueca de células, denominada blástula o blastocisto está compuesta por una capa externa, el trofoblasto, y un grupo interno localizado, la masa celular interna o embrioblasto, que sobresale en la cavidad. La masa celular interna contiene dos capas germinativas, que se diferencian en las capas germi-

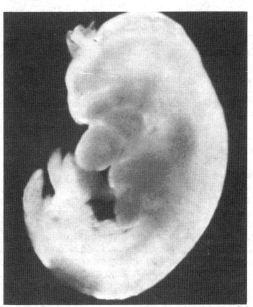

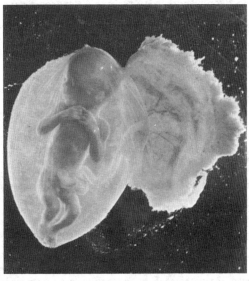

DESARROLLO EMBRIOLÓGICO. A la derecha, embrión de cinco semanas, su forma no está aún definida, mide alrededor de un centímetro y la bolsa embrional que lo rodea es del tamaño de un huevo de paloma. En esta fase empieza a formarse el corazón del feto. Abajo, detalle de la cabeza de un feto de dieciocho semanas, sus rasgos ya tienen aspecto humano. Abajo, a la derecha, feto completo de esa edad, todos los órganos están ya esbozados, el corazón comienza a latir y se están formando los oídos y los ojos.

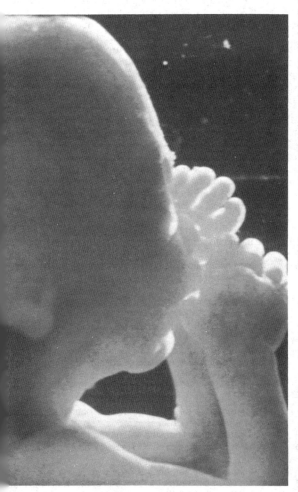

nativas primarias endodermo y mesodermo que formarán el embrión. Las células trofoblásticas contienen enzimas y otras sustancias necesarias para la implantación del blastocisto en la pared uterina y la formación de las estructuras extraembrionarias, como el corion y la placenta. En la época de la implantación y al comenzar la organogénesis, se han diferenciado en el disco embrionario tres capas germinativas (endodermo, ectodermo y mesodermo), y se han formado la cavidad amniótica y la cavidad del saco vitelino. El embrión se desarrolla con rapidez durante este estadio, transformándose desde una estructura plana, similar a un disco, en una masa cilíndrica, curva y alargada, con las estructuras primitivas que más adelante se diferenciarán en todos los órganos y cavidades del cuerpo. Hacia la cuarta semana de gestación, el cuerpo primitivo incluye el tubo neural, que se transformará en el cerebro, la médula espinal y otros tejidos neurales del sistema nervioso central; la notocorda, que será sustituida por la columna vertebral; los somitas, que se segmentarán para formar los tejidos esqueléticos y musculares; los nefrotomos, de los que derivará el sistema urogenital; el intestino primitivo, que se diferenciará en los aparatos digestivo y respiratorio; el celoma, que tras subdividirse originará cavidades separadas para el corazón, los pulmones y las vísceras abdominales; y el corazón primitivo y unos diminutos espacios situados dentro del mesodermo, que se transformarán en los vasos de los sistemas circulatorio y linfático. A las ocho semanas existe diferenciación importante de todos los órganos y pueden reconocerse las principales estructuras externas, como ojos, orejas, nariz, boca y dedos. El embrión tiene ahora un aspecto realmente humano, y en esta etapa recibe el nombre de feto. Durante los siete meses restantes de vida intrauterina, los principales cambios del feto consisten en crecimiento, aumento de la diferenciación hística, elaboración de los detalles estructurales y especialización de los diferentes órganos y sistemas. V. también **desarrollo prenatal**.

**DESARROLLO EN MOSAICO** (mosaic development) Tipo de desarrollo embrionario que ocurre en el blastocisto. El óvulo fertilizado experimenta división determinada y se desarrolla de acuerdo con un patrón preciso e inalterable, en el que cada blastómero tiene una posición característica, una potencia de desarrollo limitada y es precursor de una parte concreta del embrión. El daño o la destrucción de esas células conduce a un organismo defectuoso.

**DESARROLLO NEONATAL, PERFIL DE** (neonatal developmental profile) Evaluación del estado de desarrollo de un recién nacido basada en tres exámenes, calificación de la edad gestacional, examen neurológico y aplicación de la escala de valoración del comportamiento neonatal.

**DESARROLLO PRENATAL** (prenatal development) Proceso de crecimiento, maduración, diferenciación y desarrollo que sucede entre la concepción y el nacimiento. La ovulación suele producirse 14 días antes de la fecha estimada de comienzo de la siguiente menstruación. Si el óvulo es fecundado, se inicia inmediatamente la ruta hacia la madurez y el nacimiento. En las primeras dos semanas,

el huevo se divide varias veces hasta constituir la mórula primero y, posteriormente, el blastocisto, que se implanta en el endometrio. La implantación se va profundizando y completando a lo largo de las semanas 3.ª a 7.ª del desarrollo embrionario. La circulación uteroplacentaria primitiva se establece entre el trofoblasto y el endometrio. La cavidad amniótica es como un hueco que se forma entre la masa nuclear central y el trofoblasto; el fino revestimiento de esta cavidad constituye el amnios. En este momento el embrión es un disco embrionario con dos capas, el endodermo y el ectodermo. A medida que el disco central se va engrosando, y aparece la tercera capa, el mesodermo, van apareciendo los sistemas estructurales básicos del organismo. El tubo neural, situado en la línea media de la porción craneal del ectodermo, es el precursor del sistema nervioso central. Se forman y comienzan a funcionar las células y los vasos sanguíneos primitivos, el tubo cardiaco y los vasos umbilicales. Se observan esbozos de brazos y piernas y se forman intestino, pulmones y riñones rudimentarios. Hacia la 5.ª semana el cerebro crece rápidamente, el tubo cardiaco está dividido en dos cámaras, se están formando el labio superior y el paladar y el sistema urogenital está en desarrollo. Al final de la 7.ª semana el embrión posee todos los sistemas esenciales. El período que transcurre desde la 8.ª semana hasta el nacimiento se denomina fetal. Desde la 8.ª a la 10.ª semana el feto continua creciendo y desarrollándose; la cabeza constituye casi la mitad de su longitud, y los brazos, las piernas y la cara son fácilmente identificables. El feto flota en el líquido amniótico de la cavidad amniótica alojada en el útero; los vasos umbilicales terminan en la placenta, la cual crece rápidamente. Hacia la 12.ª semana están constituidos los elementos de la cara; los párpados existen, pero no están divididos en superior e inferior, y por tanto no se hallan cerrados; el paladar está en proceso de fusión; entre la gran cabeza y el tronco se interpone el cuello, y comienzan a formarse esbozos dentarios y de los lechos ungueales. En este momento comienza a ser posible identificar los genitales externos. Entre las semanas 13.ª y 16.ª crecen rápidamente los brazos, las piernas y el tronco; existe actividad fetal. Aparece el pelo en la cabeza. El esqueleto se calcifica y puede ser visto por radiografías. A veces es posible detectar los movimientos respiratorios fetales en un sonograma. Entre la 17.ª y la 20.ª semanas la madre comienza a percibir los movimientos del feto; éste es como un niño muy pequeño; tiene cejas y pezones diminutos; durante algunas fetoscopias se ha fotografiado al feto chupándose el pulgar y asiendo el cordón umbilical. A las 24 semanas los pabellones auriculares son blandos y suaves, y la piel arrugada y translúcida. El feto se cubre de lanugo y vérnix y pesa cerca de medio kilo. A las 28 semanas empieza a depositarse grasa subcutánea, existen uñas, los párpados están separados y pueden abrirse y, en los varones, los testes se hallan a la altura del orificio inguinal interno o más abajo. Gracias a las modernas unidades neonatales de cuidado intensivo más del 80 % de los nacidos de 28 semanas sobreviven. Hacia la 32.ª semana el feto pesa entre 1.300 y 1.700 g, el cabello es fino y lanoso, las uñas cubren todo el lecho ungueal y hay uno

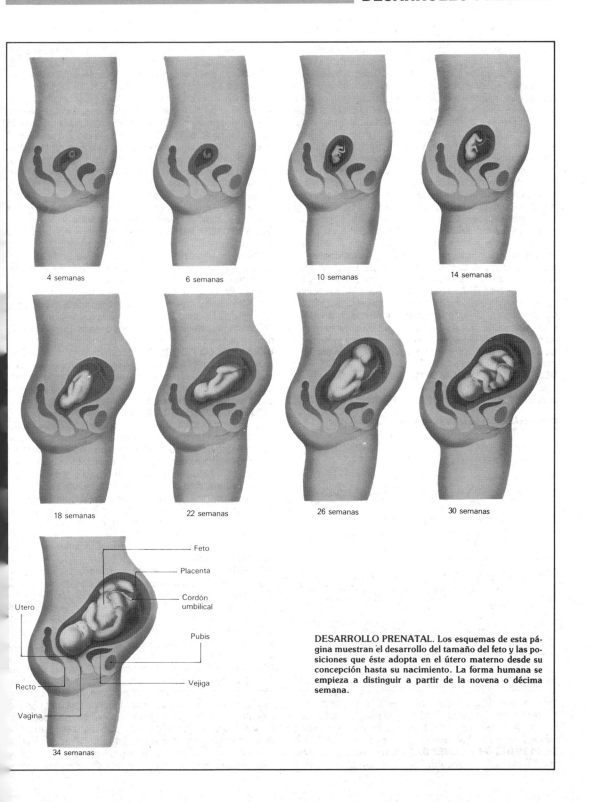

4 semanas

6 semanas

10 semanas

14 semanas

18 semanas

22 semanas

26 semanas

30 semanas

Feto

Placenta

Cordón umbilical

Utero

Pubis

Recto

Vejiga

Vagina

34 semanas

**DESARROLLO PRENATAL.** Los esquemas de esta página muestran el desarrollo del tamaño del feto y las posiciones que éste adopta en el útero materno desde su concepción hasta su nacimiento. La forma humana se empieza a distinguir a partir de la novena o décima semana.

o dos pliegues en las plantas. La areola mamaria es visible pero plana. En las hembras el clítoris es prominente y los labios mayores son grandes y están separados. A las 34 semanas el cuerpo y los miembros son más llenos y redondeados, aparecen pliegues en los dos tercios anteriores de las plantas y la piel es más gruesa y menos translúcida. Entre la 38.ª y la 42.ª semana el feto alcanza el término de su desarrollo; disminuye la cantidad de vérnix y el cartílago auricular está completamente desarrollado; en los varones, los testículos se encuentran en el escroto; en las hembras los labios mayores se juntan en la línea media y cubren los labios menores y el clítoris. A las 40 semanas el peso fetal es de unos 3.100 g y la longitud entre 47 y 55 cm. El desarrollo prenatal puede ser alterado por varios factores. Entre las semanas 2.ª a 14.ª de la gestación las radiaciones ionizantes y ciertos fármacos pueden ejercer efectos pronunciados sobre el desarrollo morfológico y funcional. Si el daño se produce en los primeros 10 días suele causar la muerte del embrión. También algunos virus, la malnutrición, los traumatismos y las enfermedades maternas alteran el desarrollo morfológico de aquellas estructuras que experimentan una rápida diferenciación durante las etapas embrionarias o fetal precoz. Pasadas las 14 semanas las alteraciones son funcionales, porque todos los órganos, sistemas y partes corporales están formados y no aparecen lesiones morfológicas graves.

**DESARROLLO PSICOMOTOR** (*psychomotor development*) Adquisición progresiva por parte del niño de las habilidades de la actividad mental y muscular, como el

**Cronología del desarrollo psicomotor**

| | |
|---|---|
| 12 semanas | Mira sus manos. |
| 20 semanas | Capaz de asir voluntariamente los objetos. |
| 24 semanas | Capaz de girar sobre sí mismo. |
| 44 semanas | Se arrastra por el suelo sobre el abdomen e imita los sonidos vocales. |
| 15 meses | Capacidad para andar sin ayuda. |
| 24 meses | Tiene un vocabulario de 300 o más palabras y utiliza pronombres. |
| 30 meses | Capaz de saltar sobre los dos pies. |
| 3 años | Capaz de montar en triciclo y comer solo. |
| 4 años | Capaz de saltar sobre un pie y de coger y lanzar una pelota; es independiente, jactancioso, charlatán y presumido. |
| 5 años | Capaz de atarse los cordones y cortar con tijeras; intenta agradar, se interesa por los hechos que le rodean; sigue con mayor facilidad el paso de sus padres. |

girar sobre sí mismo, el sentarse o gatear a voluntad y, más tarde, el aprender a andar, hablar, controlar la micción y la defecación y comenzar a resolver los problemas cognoscitivos. A continuación se especifican las edades cronológicas medias en las que la mayoría de los niños adquieren ciertas habilidades psicomotoras.

**DESARROLLO PSICOSEXUAL** (*psychosexual development*) (Psicoanálisis). Emergencia de la personalidad a través de una serie de etapas desde la infancia a la vida adulta, cada una de ellas relativamente fija en el tiempo y caracterizada por una forma dominante de lograr el placer libidinoso a través de la interacción de los impulsos biológicos de la persona y las restricciones del medio. La resolución de los conflictos que aparecen en cada etapa conduce teóricamente a un ajuste heterosexual equilibrado y un desarrollo normal, mientras que la falta de resolución de estos conflictos lleva a alteraciones de la personalidad, que quedan fijadas en la etapa en la que se produjeron los conflictos no resueltos. Estos trastornos pueden ser latentes o dar lugar a diversas alteraciones del comportamiento o de la personalidad. Las etapas del desarrollo son la oral, la anal, la fálica, la de latencia y la genital. V. también **desarrollo psicomotor**.

**DESARROLLO PSICOSOCIAL** (*psychosocial development*) (Desarrollo infantil). Descripción realizada por Erik Erikson del desarrollo secuencial normal de la confianza, la autonomía, la identidad y la intimidad; el desarrollo comienza en la infancia y evoluciona cuando el yo infantil se pone en relación con el medio ambiente. Para que el niño alcance una nueva etapa es necesario que la previa esté completamente asumida. La secuencia y cronología de las etapas coinciden con las del desarrollo psicosexual descritas por Freud.

**DESARROLLO PSÍQUICO** (*cognitive development*) Proceso mental por el que un niño desarrolla su inteligencia, adquiriendo conocimientos y capacidad de pensar, aprender, razonar y abstraer. V. también **desarrollo psicosexual; desarrollo psicosocial**.

**DESARROLLO REGULADOR** (*regulative development*) Tipo de desarrollo embrionario en el que el óvulo fertilizado sufre una división indeterminada, produciendo blastómeros que tienen potenciales de desarrollo similares y que son capaces cada uno de ellos de dar lugar a un único embrión. La determinación de órganos y partes concretas del embrión se produce durante etapas más tardías del desarrollo, y está influenciada por inductores y por la interacción intercelular. La lesión o destrucción de diversos tejidos durante estas etapas tempranas del desarrollo produce reajustes y sustituciones, para dar lugar a la formación de un órgano normal. Consultar la voz **desarrollo en mosaico**.

**DESBRIDAR** (*debride*) Retirar la suciedad, los objetos extraños, el tejido lesionado y los detritos celulares de una herida o de una quemadura para evitar la infección y facilitar la cicatrización. Constituye el primer paso en el tratamiento de una herida y permite también explorar las dimensiones de la misma. En las quemaduras el desbridamiento de las escaras puede realizarse en un baño hidroterápico.

**DESCALCIFICACIÓN** (*decalcification*) Pérdida de sales de calcio de los dientes y de los huesos debida a malnutrición, malabsorción o a otros factores dietéticos o fisiopatológicos. Puede ser consecuencia de una dieta pobre en calcio, sobre todo en los ancianos. La malabsorción puede deberse a un déficit de la vitamina D necesaria para la absorción de calcio en el intestino, a un exceso de grasa en la dieta que puede combinarse con el calcio y formar un compuesto similar al jabón que no puede ser digerido, a la presencia de ácido oxálico que se combina con el calcio y forma una sal de oxalato cálcico insoluble o una deficiencia relativa de ácido en el tubo digestivo que puede disminuir la solubilidad del calcio. Otros factores que influyen son el control de la hormona paratiroidea sobre el nivel de calcio en la sangre periférica, el cociente entre calcio y fósforo séricos y la actividad relativa de los osteoblastos que forman depósitos de calcio en los dientes y en el hueso y los osteoclastos que absorben el calcio de lcs dientes y el hueso. El organismo tiende a mantener una cantidad de tejido óseo que no exceda la necesaria para afrontar los esfuerzos fisiológicos. Así pues, en las personas inactivas y, particularmente, en las encamadas se produce una pérdida del calcio de sus huesos; la actividad osteoclástica supera la actividad osteoblástica y aparece la descalcificación. V. también **calcio**.

**DESCAMACIÓN** (*desquamation*) Proceso normal por el cual el estrato córneo de la epidermis se va exfoliando en finas escamas. Determinadas enfermedades, lesiones y medicamentos aceleran la descamación y pueden determinar la pérdida de capas cutáneas más profundas. Denominada también **exfoliación.**

**DESCARRILAMIENTO** (*derailment*) Patrón del habla en el que ideas incomprensibles, desconectadas y sin relación entre sí, sustituyen al pensamiento lógico y ordenado. V. también **esquizofrenia**.

**DESCEREBRACIÓN** (*decerebration*) Proceso de extirpación del cerebro o reducción del tronco encefálico por encima del nivel del núcleo rojo, eliminando la función cerebral.

**DESCOMPOSICIÓN** (*decomposition*) Disolución de una sustancia en compuestos químicos más simples.

**DESCOMPRESIÓN, ENFERMEDAD POR** (*decompression sickness*) Síndrome doloroso, a veces fatal, debido a la formación de burbujas de nitrógeno en los tejidos en personas que se desplazan rápidamente de un ambiente de presión elevada a otro de menor presión como es el caso de los buceadores y los aviadores. El nitrógeno respirado del aire a presión se disuelve en los líquidos tisulares, pero cuando la presión ambiental se reduce con demasiada rapidez, pierde su estado de solución más deprisa de lo que puede ser transportado a los pulmones para su espiración; en consecuencia el nitrógeno gaseoso se acumula en los espacios articulares y en la circulación periférica con lo que se afecta la oxigenación tisular y el paciente presenta desorientación, dolores intensos y síncope. El tratamiento consiste en devolver al paciente de nuevo a un ambiente de presión más elevada e irlo descomprimiendo de forma gradual. Estas personas mueren casi siempre por accidentes durante el síncope más que por la propia descompresión. Consultar la voz **barotrauma.**

**DESCONGESTIONANTE** (*decongestant*) **1.** Relativo a una sustancia o procedimiento que elimina o reduce la congestión o la hinchazón. **2.** Fármaco descongestionante. Se utilizan a este efecto agentes antihistamínicos como el maleato de clorofeniramina y adrenérgicos como la epinefrina, la efedrina y el clorhidrato de fenilpropanolamina que producen broncodilatación o vasoconstricción de la mucosa nasal. La congestión de las vías respiratorias producida

por infección bacteriana se trata con antibióticos y la congestión nasal debida al resfriado común mejora con la inhalación de vapor de agua simple o mentolado.

**DESCONGESTIONANTE NASAL** (*nasal decongestant*) Medicamento que alivia temporalmente los síntomas nasales propios de la rinitis aguda o crónica y la sinusitis. En la rinitis alérgica un antihistamínico puede aumentar el efecto del descongestionante nasal, mientras que un corticosteroide aliviará la inflamación.

**DESCONTAMINACIÓN** (*decontamination*) Proceso para lograr que una persona, objeto o entorno esté libre de microorganismos, radioactividad u otros contaminantes.

**DESENCAJAMIENTO** (*disengagement*) Manipulación obstétrica que consiste en desalojar la presentación del feto de la pelvis materna como parte de su extracción operatoria. V. también **Kielland, rotación de; versión y extracción**.

**DESENSIBILIZACIÓN SISTÉMICA** (*systemic desensitization*) Técnica utilizada en terapia conductista para eliminar la ansiedad asociada con las fobias. Consiste en la construcción de una jerarquía de estímulos productores de ansiedad y la presentación general de los mismos al paciente hasta que dejan de provocarle la respuesta inicial de temor. También se llama **desensibilización**. V. también **inhibición recíproca**.

**DESENSIBILIZAR** (*desensitize*) **1.** (Inmunología). Hacer insensible a un individuo frente a uno o varios antígenos. **2.** (Psiquiatría). Tratar fobias y neurosis favoreciendo la discusión de las experiencias angustiosas y estresantes. **3.** (Odontología). Eliminar o reducir la respuesta dolorosa de la dentina expuesta a sustancias irritantes y cambios de temperatura.

**DESEQUILIBRIO** (*imbalance*) **1.** Falta de equilibrio entre grupos musculares antagonistas, como el de los músculos extraoculares, que provoca estrabismo. **2.** Desequilibrio anormal de líquidos y electrólitos en los tejidos corporales. **3.** Persona con gran capacidad en un área concreta, pero deficiente en otras.

**DESERPIDINA** (*deserpidine*) Alcaloide de la rauwolfia utilizado como agente antihipertensivo.
INDICACIONES: Hipertensión y ansiedad leve.
CONTRAINDICACIONES: Depresión mental, úlcera péptica, colitis ulcerosa o hipersensibilidad conocida a este fármaco.
EFECTOS SECUNDARIOS: Entre los más graves figuran la hipotensión ortostática, la depresión mental potencialmente grave y la letargia.

**DESFIBRILACIÓN** (*defibrillation*) Interrupción de la fibrilación auricular o ventricular que por lo general se realiza aplicando un choque eléctrico directo en la zona precordial del paciente.
MÉTODO: La desfibrilación por choque eléctrico es una medida de urgencia frecuente que suele realizarla un médico o un profesional paramédico con experiencia. Las paletas del desfibrilador que hacen de electrodos se cubren de gelatina conductora o se aplican sobre unas pequeñas esponjas humedecidas en suero salino. Una de las paletas se coloca a la derecha de la parte superior del esternón, por debajo de la clavícula y la otra en la línea media axilar, a nivel de las últimas costillas. También pue-

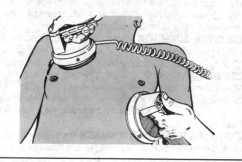

DESFIBRILACIÓN. Aplicación de dos palas torácicas sobre pasta conductora o esponja empapada en suero salino, una por debajo de la clavícula derecha y la otra sobre la punta del corazón. Con ellas se intenta la desfibrilación eléctrica externa.

de colocarse una paleta sobre la región precordial y la otra en una zona más baja del tórax. El desfibrilador, que suele ser un sistema de descarga con condensador, se prepara para descargar de 200 a 400 w/s. Durante el choque se interrumpe la respiración pero inmediatamente se restablece. Si con uno o dos choques no se consigue la desfibrilación, pueden realizarse maniobras de reanimación cardiopulmonar hasta intentar la aplicación de un tercer choque. Antes del procedimiento hay que determinar el nivel de conciencia del paciente así como su pulso, su frecuencia respiratoria y sus datos electrocardiográficos. Tras la desfibrilación se valora de nuevo el nivel de conciencia del paciente y si existe irritación en la zona expuesta del tórax. Se comprueban los signos electrocardiográficos para ver si ha habido reversión a ritmo sinusal, si continúa la fibrilación o si se ha producido una parada cardiaca. Durante 4 horas se controla la presión arterial, el pulso apical y la frecuencia respiratoria a intervalos de 5-10 minutos y a continuación a intervalos de 30-60 minutos. Si no se palpa el pulso se inician las maniobras de reanimación cardiopulmonar. Hay que controlar la actividad cardiaca y determinar los gases en sangre arterial. El paciente debe recibir líquidos parenterales y,

si con el choque se ha producido irritación cutánea, debe tratarse con una loción de lanolina.

CONSIDERACIONES IMPORTANTES: La desfibrilación mediante choque eléctrico puede controlar ciertas arritmias cardiacas que ponen en peligro la vida del enfermo, particularmente la fibrilación ventricular.

**DESFIBRILADOR** *(defibrillator)* Dispositivo que sirve para aplicar un choque eléctrico a un voltaje preestablecido sobre el miocardio a través de la pared del tórax. Se utiliza para restablecer el ritmo y la frecuencia cardiaca normales y en casos de parada cardiaca o fibrilación.

**DESFLORACIÓN** *(defloration)* Rotura del himen vaginal. Puede ocurrir durante el acto sexual, un examen ginecológico o un acto quirúrgico.

**DESGARRO LIGAMENTOSO** *(ligamental tear)* Desgarro parcial o completo de un ligamento producido por una lesión en la articulación, como un movimiento de rotación forzada repentina o un golpe fuerte.

OBSERVACIONES: Pueden aparecer en cualquier articulación, pero son más frecuentes en las rodillas. Se presentan con mayor frecuencia en personas jóvenes y en deportistas. Las alteraciones producidas en los ligamentos de la rodilla dependen de la localización e importancia de la lesión. Los ligamentos que se ven afectados con mayor frecuencia son el interno, el externo y el posterior de la rodilla y los cruzados anterior y posterior. Generalmente la lesión afecta a más de una estructura anatómica puesto que éstas se hallan unidas y se sostienen entre sí.

ACTUACIÓN: El tratamiento depende de la gravedad de la lesión. Si existe poca afectación con sensibilidad, inflamación y dolor basta el descanso, la compresión, las aplicaciones de calor y frío, la elevación y la deambulación precoz; puede ser necesaria la inyección de un antiinflamatorio. Si la lesión se moderada con fibras desgarradas por completo, el tratamiento será protector, con aspiración del líquido inflamatorio y medidas de soporte. El tratamiento de un desgarro completo e importante es restaurativo, con inmovilización seguida de rehabilitación o reparación quirúrgica.

**DESHIDRATACIÓN** *(dehydration)* Pérdida excesiva de agua de los tejidos corporales, que se acompaña de un trastorno en el equilibrio de los electrólitos esenciales, particularmente el sodio, potasio y cloro. Se produce después

**Signos físicos de la deshidratación**

| | Isotónica (pérdida de agua y sal) | Hipotónica (pérdida de más sal que agua) | Hipertónica (pérdida de más agua que sal) |
|---|---|---|---|
| Piel | | | |
|   Color | Gris | Gris | Gris |
|   Temperatura | Fría | Fría | Fría o caliente |
|   Turgencia | Escasa | Muy escasa | Bastante buena |
|   Aspecto | Seca | Fría y húmeda | Engrosada |
| Membranas mucosas | Secas | Ligeramente húmedas | Variable |
| Lágrimas y salivación | Ausentes | Ausentes | Ausentes |
| Globo ocular | Blando y depresible | Blando y depresible | Depresible |
| Fontanela | Depresible | Depresible | Depresible |
| Temperatura corporal | Inferior a la normal o elevada | Inferior a la normal | Inferior a la normal o elevada |
| Pulso | Rápido | Muy rápido | Moderadamente rápido |
| Respiración | Rápida | Rápida | Rápida |
| Conducta | Irritable o letárgica | Letárgica-comatosa; convulsiones | Marcada letargia con gran hiperirritabilidad a la estimulación |

**DESGARRO LIGA-MENTOSO.** La recuperación total de la capacidad funcional de una articulación después de haber sufrido una lesión de ligamentos pasa por un periodo, más o menos largo, de rehabilitación. Los ejercicios han de realizarse bajo la supervisión de un terapeuta especializado.

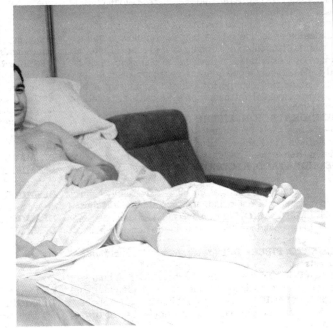

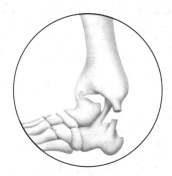

**DESGARRO LIGAMENTOSO.** El dibujo muestra el mecanismo y consecuencias de una lesión de ligamentos. a, articulación con sus ligamentos en estado normal; b, primera fase del esguince: distensión del ligamento; c, segunda fase: rotura del ligamento; las consecuencias pueden ser: d, arrancamiento del hueso; e, luxación de la articulación.

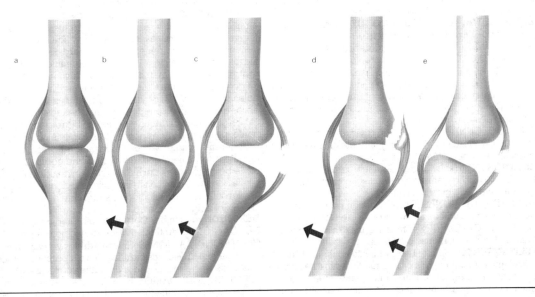

a      b      c      d      e

de períodos de fiebre prolongada, diarrea, vómitos, acidosis y en cualquier trastorno que produzca una rápida depleción de los líquidos corporales. Tiene particular trascendencia en los lactantes y niños pequeños ya que su equilibrio electrolítico es normalmente precario. Entre los signos de deshidratación destacan la disminución de la turgencia de la piel que aparece seca y enrojecida, lengua blanquecina, oliguria, irritabilidad y confusión. El objetivo principal del tratamiento en estos casos es restablecer el volumen normal de líquidos.

**DESHIDRATACIÓN, FIEBRE POR** (*dehydration fever*) Fiebre que suele producirse en el recién nacido y que se atribuye a la deshidratación. Denominada también **inanición, fiebre por**. Consultar la voz **inanición**.

**DESHIDRATADO, ALCOHOL** (*dehytrated alcohol*) Líquido claro, incoloro, muy higroscópico y de un sabor ardiente, que contiene al menos un 99,5 % de alcohol etílico por volumen. Denominado también **alcohol absoluto**.

**DESHUMANIZACIÓN** (*dehumanization*) Proceso de pérdida de las cualidades altruistas; puede ocurrir en estados psicóticos.

**DESIERTO, FIEBRE DEL** (*desert fever*) V. **coccidioidomicosis**.

**DESINFECCIÓN** (*desinfection*) Proceso por el cual se destruyen los organismos patógenos o se hacen inertes.

**DESINFESTACIÓN** (*disinfestation*) Eliminación del riesgo de infestación por parásitos, roedores u otros organismos nocivos.

**DESINSTITUCIONALIZACIÓN** (*desinstitutionalization*) Traslado a un ambiente comunitario externo de un paciente que ha estado hospitalizado largo tiempo.

**DESINTEGRACIÓN, PRODUCTO DE** (*decay product*) Núclido estable o radiactivo formado a partir de la desintegración radiactiva de un radionúclido o como resultado de transformaciones sucesivas en una serie radiactiva.

**DESINTOXICACIÓN** (*detoxification*) Eliminación de un veneno o de sus efectos sobre un paciente.

**DESIPRAMINA, CLORHIDRATO DE** (*desipramine hydrochloride*) Antidepresivo tricíclico.
INDICACIONES: Tratamiento de la depresión mental.
CONTRAINDICACIONES: Administración concomitante de inhibidores de la monoaminooxidasa, infarto de miocardio reciente o hipersensibilidad conocida a este fármaco o a cualquier tricíclico. Debe utilizarse con precaución en pacientes que sufren trastornos convulsivos o enfermedades cardiovasculares.
EFECTOS SECUNDARIOS: Entre los más graves figuran la sedación y ciertas reacciones gastrointestinales, cardiovasculares y neurológicas.

**DESLANÓSIDO** (*deslanoside*) Fármaco cardiotónico.
INDICACIONES: Tratamiento de la insuficiencia cardiaca congestiva y de ciertas arritmias.
CONTRAINDICACIONES: Fibrilación ventricular, taquicardia o hipersensibilidad conocida a este fármaco.
EFECTOS SECUNDARIOS: Entre los más graves cabe destacar diversas arritmias cardiacas.

**DESLIZAMIENTO** (*gliding*) **1.** Movimiento continuo y suave. **2.** El más sencillo de los cuatro movimientos básicos que pueden realizar las articulaciones del esqueleto. Es común a todas las articulaciones móviles y permite que

una superficie se desplace suavemente sobre otra adyacente independientemente de su forma. Es el único movimiento que pueden realizar la mayor parte de las articulaciones del carpo y del tarso. Consultar las voces **circunducción; movimiento angular; rotación**.

**DESLIZANTE, ARTICULACIÓN** (*gliding joint*) Articulación sinovial cuyos huesos contiguos sólo pueden realizar movimientos deslizantes como es el caso del carpo y del tarso. Los ligamentos o apófisis óseas que rodean estas articulaciones limitan los movimientos de las superficies planas en aposición o las articulaciones cóncavo-convexas. Denominada también **artrodia; articulación plana**.

**DESMAYO** (*faint*) (no técnica) Pérdida de la consciencia.

**DESMIELINIZACIÓN** (*demyelination*) Destrucción o eliminación de la cubierta de mielina de un nervio.

**DESMINERALIZACIÓN** (*desmineralization*) Disminución de la cantidad de minerales o sales orgánicas de los tejidos.

**DESMOCITO** (*desmocyte*) V. **fibroblasto**.

**DESMOIDE, TUMOR** (*desmoid tumor*) Neoplasia del músculo esquelético y las fascias que puede localizarse en la cabeza, cuello, brazos, abdomen o extremidades inferiores. El tumor suele ser circunscrito y de consistencia firme, como de caucho. Se considera como una hiperproliferación de tejido cicatrizal.

**DESMOPRESINA, ACETATO DE** (*desmopressin acetate*) Antidiurético, análogo de la vasopresina.
INDICACIONES: Tratamiento de la diabetes insípida.
CONTRAINDICACIONES: Hipersensibilidad conocida a este fármaco.
EFECTOS SECUNDARIOS: Entre los más graves destacan la hiponatremia y la intoxicación acuosa.

**DESNATURALIZADO, ALCOHOL** (*denatured alcohol*) Alcohol etílico que se hace no apto para su ingestión mediante la adición de acetona o metanol y que se utiliza como disolvente en ciertos procesos químicos.

**DESODORANTE** (*deodorant*) Sustancia que destruye o enmascara los olores. Existen desodorantes axilares en forma de sprays, cremas, geles, sólidos y líquidos que contienen un antitranspirante como el cloruro de aluminio, el hidróxido de aluminio, el sulfato de aluminio o el clorhidrato de circonil-aluminio. Esas sales de aluminio forman un gel hidróxido que obstruye los conductos de las glándulas sudoríparas. Las sustancias químicas vehiculadas en los desodorantes pueden producir reacciones alérgicas en algunos individuos y el cloruro hidrolizado de aluminio, produce a veces necrosis tisular local. Los sprays desodorantes vaginales contienen un éster graso, un aroma añadido y un agente antimicrobiano como el cloruro de benzetonio, el clorhidrato de clorhexidina o la tricetina que producen con frecuencia reacciones alérgicas. La clorofila tiene una acción desodorante que se potencia por el ácido crocónico.

**DESONIDE** (*desonide*) Corticosteroide tópico.
INDICACIONES: Antiinflamatorio de acción tópica.
CONTRAINDICACIONES: Enfermedades víricas y fúngicas de la piel, trastornos circulatorios o hipersensibilidad conocida a este fármaco o a cualquier otro esteroide.
EFECTOS SECUNDARIOS: Entre los más graves, que suelen producirse tras un empleo prolongado o excesivo, des-

tacan las estrías, hipopigmentación o irritación local de la piel y diversos efectos sistémicos.

**DESORIENTACIÓN** *(disorientation)* Estado de confusión mental caracterizado por una percepción inadecuada o errónea del espacio, el tiempo o la identidad. Puede darse en ciertas enfermedades mentales orgánicas, intoxicación alcohólica y medicamentosa y, con menor frecuencia, tras situaciones de estrés grave.

**DESOXICORTICOSTERONA, ACETATO DE** *(desoxycorticosterone acetate)* Hormona mineralocorticoide. INDICACIONES: Tratamiento de sustitución en la hiperplasia suprarrenal congénita y la insuficiencia adrenocortical primaria crónica para evitar la pérdida de sal. CONTRAINDICACIONES: Hipertensión, insuficiencia cardiaca congestiva o hipersensibilidad a este fármaco. EFECTOS SECUNDARIOS: Los más graves son retención excesiva de sodio y agua, pérdida de potasio, hipertensión, edema e insuficiencia cardiaca.

**DESOXIMETASONA** *(desoximetasone)* Corticosteroide tópico. INDICACIONES: Antiinflamatorio tópico. CONTRAINDICACIONES: Enfermedades víricas y fúngicas de la piel, trastornos circulatorios o hipersensibilidad conocida a este fármaco o a cualquier otro esteroide. EFECTOS SECUNDARIOS: Entre los más graves, que suelen producirse tras un empleo prolongado o excesivo, destacan las estrías, hipopigmentación o irritación local de la piel y diversos efectos sistémicos.

**DESOXIRRIBONUCLEICO (ADN), ÁCIDO** *(deoxyribonucleic acid, desoxyribonucleic acid [DNA])* Gran molécula de ácido nucleico que se encuentra principalmente en los cromosomas de los núcleos celulares y que es portadora de la información genética de las células vivas. Esta información va codificada en la secuencia de las subunidades nitrogenadas constitutivas de la molécula de ácido desoxirribonucleico. V. también **nucleico, ácido; ribonucleico, ácido**.

**DESPERSONALIZACIÓN** Trastorno emocional caracterizado por sensaciones de extrañeza y falta de realidad. En él el plano consciente está presidido por una atmósfera de ensoñación. Suele producirse en diversas formas de esquizofrenia y en la depresión grave.

**DESPERTAR** *(emergence)* Estado en el proceso de recuperación de la anestesia general que incluye el retorno a la repiración espontánea, deglución voluntaria y consciencia.

**DESPLAZAMIENTO** *(displacement)* **1.** (Química). Reacción en la cual un átomo, molécula o radical es sustituido por otro en una combinación. **2.** (Física). Sustitución de una masa por otra en el espacio, como por ejemplo un cuerpo flotante o sumergido que desplaza un determinado peso o volumen del líquido en el que se encuentra. **3.** (Psiquiatría). Mecanismo de defensa inconsciente dirigido a evitar el conflicto emocional y la ansiedad transfiriendo las emociones, ideas o deseos de un objeto a un sustituto menos temido. Consultar la voz **sublimación**.

**DESPOLARIZACIÓN** *(depolarization)* Neutralización de la polaridad eléctrica como es el caso de la reducción del diferencial iónico de sodio y potasio a través de las células nerviosas de las uniones neuromusculares.

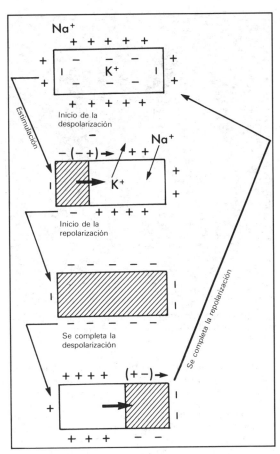

DESPOLARIZACIÓN. Diagrama esquemático del proceso de despolarización y repolarización.

**DESPRENDIMIENTO DE RETINA** *(retinal detachment)* Separación de la retina y de la coroides en el polo posterior del ojo. Habitualmente es secundaria a un orificio retiniano que permite la entrada del humor vítreo que la separa de la coroides. Los traumatismos oculares graves, como las contusiones o las heridas penetrantes, pueden ser la causa inmediata, aunque en la gran mayoría de los casos sea consecuencia de cambios internos de la cámara vítrea asociados con la edad o, menos frecuentemente, con inflamaciones intraoculares.

OBSERVACIONES: En la mayoría de los casos el desprendimiento de retina evoluciona lentamente. El primer síntoma es con frecuencia la aparición brusca de un gran número de puntos flotantes que aparecen suspendidos libremente delante del ojo afecto. En estos casos la persona puede no requerir ayuda médica, ya que el número de puntos tiende a disminuir en los días y semanas siguientes al desprendimiento. A veces los enfermos también experimentan una curiosa sensación de luces brillantes al mover el ojo. A causa de que la retina no contiene ner-

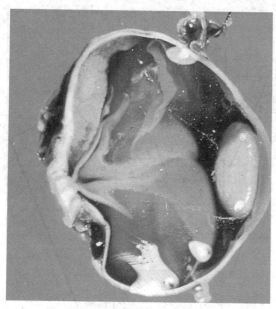

**DESPRENDIMIENTO DE RETINA. Corte sagital de un ojo en que se aprecia un desprendimiento de retina en la parte posterior.**

vios sensitivos vehiculadores del dolor, este trastorno es indoloro. El desprendimiento suele comenzar en el fino extremo periférico de la retina, y se extiende gradualmente hacia una sombra que comienza lateralmente y crece en tamaño, introduciéndose lentamente en la visión central. La visión en línea recta será normal en tanto en cuanto el centro de la retina no se afecte; cuando esto sucede, la visión se hace distorsionada, ondulante e indistinta. Si no se detiene el proceso de desprendimiento, se produce finalmente la ceguera total del ojo. Este trastorno no evoluciona a la resolución espontánea.

ACTUACIÓN: Habitualmente se requiere una intervención quirúrgica para reparar el orificio y evitar el paso de humor vítreo que vuelva a separar la retina de su fuente de nutrición, que es la coroides. Si el trastorno se detecta precozmente, cuando la falla es pequeña y el volumen de humor vítreo perdido no es grande, se puede cerrar esta solución de continuidad provocando una cicatriz en la coroides que pegue la retina alrededor del orificio. Esta cicatriz se puede producir mediante calor, corrientes eléctricas o frío, y la retina se pega ejerciendo presión local con diversas técnicas quirúrgicas.

OBSERVACIONES COMPLEMENTARIAS: Todo desprendimiento de retina requiere tratamiento. El grado de restitución de la visión depende de la extensión y duración del desprendimiento; la visión máxima se logra en los tres meses siguientes a la intervención quirúrgica. A menos que se reponga, la retina desprendida muere lentamente en el transcurso de los años siguientes al desprendimiento. La ceguera producida por el desprendimiento de retina es irreversible.

**DESPROPORCIÓN CEFALOPÉLVICA** (*cephalopelvic disproportion*) Trastorno obstétrico que consiste en que la cabeza del feto es demasiado grande o el canal del parto de la madre demasiado pequeño para permitir un parto normal. En la desproporción cefalopélvica relativa, el tamaño de la cabeza del feto se encuentra entre los límites normales pero es mayor que la media, el tamaño del canal del parto de la madre se encuentra igualmente entre las medidas normales pero es menor que la media o ambas circunstancias; la desproporción cefalopélvica relativa suele compensarse con el moldeado de la cabeza fetal, las fuerzas del trabajo del parto o la aplicación de fórceps para conseguir la extracción. En la desproporción cefalopélvica absoluta la cabeza del feto es claramente grande y el canal del parto de la madre se encuentra muy contraído, lo cual imposibilita el parto vaginal.

**DESPROPORCIÓN PELVICOCEFÁLICA RELATIVA** (*relative cephalopelvic disproportion*) V. **desproporción cefalopélvica**.

**DESTETAR** (*wean*) Inducir al niño a renunciar a la alimentación de pecho para hacerle ingerir otros alimentos distintos de la leche materna. Muchos bebés pueden ser destetados en el curso de la segunda mitad del primer año de vida; algunos se destetan por sí solos.

**DESUSO, FENÓMENOS PROVOCADOS POR EL** (*disuse phenomena*) Alteraciones físicas y psicológicas, generalmente degenerativas, debidas a la falta de uso de una parte del cuerpo o un sistema corporal. Se dan típicamente en los pacientes sometidos a aislamiento e inmovilidad prolongada, sobre todo en ortopedia. Los sujetos sometidos a tratamiento por fracturas y otros trastornos traumatológicos tienen que permanecer en cama y sufrir inmovilidad durante largos períodos y con frecuencia se ven privados de la interacción con el mundo que les rodea por lo que pierden motivaciones, expectativas e incluso capacidades adquiridas por falta de práctica. Algunos estudios han demostrado que los individuos jóvenes y sanos obligados a guardar reposo en cama incluso no más de tres horas experimentan trastornos en el sentido del tiempo y la memoria. Otros sujetos en circunstancias similares experimentan alucinaciones táctiles, auditivas y visuales. En el ambiente hospitalario muchos pacientes tienen que reducir drásticamente sus movimientos físicos y relaciones sociales durante los procedimientos terapéuticos y de recuperación con lo cual tienden a hacerse egocéntricos esperando que otras personas inviertan todo su tiempo y energía en ellos. Incapaces de interaccionar con el mundo exterior normal ajeno al hospital pierden capacidades en cuanto a memoria, resolución de problemas y aprendizaje. Las alteraciones físicas que induce el reposo prolongado en cama afectan a muchas regiones y sistemas fundamentales del organismo como la piel, el sistema musculoesquelético, el aparato gastrointestinal, el sistema cardiovascular y el sistema respiratorio. La presión que la cama ejerce sobre la piel es ligeramente superior a la presión hidrostática capilar y ello condiciona problemas circulatorios con oxigenación insuficiente. El colapso de los capilares superficiales provoca isquemia e incluso necrosis tisular. En muchas ocasiones el primer signo de isquemia es una disminución de las sensaciones

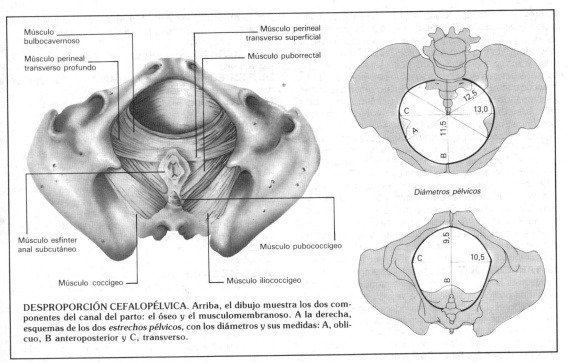

Músculo bulbocavernoso

Músculo perineal transverso profundo

Músculo perineal transverso superficial

Músculo puborrectal

Músculo esfínter anal subcutáneo

Músculo pubococcígeo

Músculo coccígeo

Músculo iliococcígeo

*Diámetros pélvicos*

12,5

13,0

11,5

9,5

10,5

**DESPROPORCIÓN CEFALOPÉLVICA. Arriba, el dibujo muestra los dos componentes del canal del parto: el óseo y el musculomembranoso. A la derecha, esquemas de los dos *estrechos pélvicos*, con los diámetros y sus medidas: A, oblicuo, B anteroposterior y C, transverso.**

que da paso a una rápida destrucción de la piel. Otros signos de isquemia cutánea son enrojecimiento, dolor, edema y formación de ampollas. Los pacientes ancianos son más susceptibles a este tipo de lesiones por su mala nutrición, su mayor inmovilidad y su estado cutáneo generalmente peor; sin embargo, los pacientes jóvenes también pueden sufrir isquemia si no se movilizan lo suficiente De hecho, cualquier sujeto puede sufrir isquemia tisular en una o dos horas. Uno de los mayores problemas asociados con el reposo prolongado en cama y la inmovilidad de parte del cuerpo es la atrofia por desuso que puede afectar a los huesos y a los músculos. Las tensiones normales que reciben esas estructuras son fundamentales para mantener su salud y función; los músculos no utilizados pierden tamaño y fuerza y se van atrofiando hasta que son incapaces de realizar sus funciones vitales de sostén y contracción. Otro fenómeno por desuso es la contractura que puede deberse a la flexión o extensión constantes de una parte del cuerpo sometida a inmovilidad prolongada. Las contracturas suelen ser en flexión, ya que los pacientes tienden a flexionar las rodillas y caderas ante agresiones tales como el frío el dolor. Por otra parte los pacientes amputados suelen flexionar también la porción residual de la extremidad afectada para disminuir sus molestias o reducir el edema. En estas circunstancias la flexión continuada produce rigidez de la articulación afecta que, si no se manipula, puede sufrir una lesión permanente. La prevención de las contracturas se hace mediante manipulaciones y diversos ejercicios fisioterapéuticos. El estreñimiento es un fenómeno por desuso que se desarrolla como consecuencia del debilitamiento de los mús-

culos abdominales que intervienen en la evacuación normal del intestino. Este problema se ve potenciado por la posición horizontal del paciente, sus cambios dietéticos y la administración de narcóticos y analgésicos que disminuyen el peristaltismo. El paciente inmovilizado puede sufrir desmineralización por mantener una dieta restringida y por la propia inmovilidad. La absorción intestinal del calcio y el fósforo y su incorporación a los huesos depende de la vitamina D y algunos investigadores de la nutrición consideran la pérdida de calcio como un fenómeno natural derivado del reposo en cama. Para mantener el flujo sanguíneo a los huesos se necesita la acción de los músculos y el paciente inmovilizado no puede tener una actividad muscular suficiente como para asegurar el aporte sanguíneo imprescindible para transportar los nutrientes esenciales. La pérdida máxima de calcio en los huesos se produce entre la 5.ª y 6.ª semanas de reposo en cama. Como resultado del desequilibrio entre la acción de los osteoblastos y los osteoclastos aparece osteoporosis por desuso ya que, aunque ambos tipos de células proliferan con la inmovilidad, los osteoclastos lo hacen en mayor medida. Parece que la matriz ósea degenera antes de producirse la reabsorción osteoclástica. Los peligros de la osteoporosis son la producción de fracturas patológicas y reblandecimiento de los huesos que puede producir deformidades y dolor articular por depósitos de calcio. El calcio liberado del hueso penetra en la corriente sanguínea, se deposita en las articulaciones y es transportado a los riñones para su excreción por la orina. Cuando el riñón no puede procesar el calcio con la suficiente rapidez se forman cálculos renales que pueden bloquear los uréteres y producir lesión renal, degeneración glomerular y dolor agudo. El acúmulo de secreciones respiratorias es otro fenómeno por desuso producido por la inmovilidad y la posición horizontal del paciente. Cuando el individuo se encuentra en decúbito, las secreciones pulmonares tienden a depositarse en los bronquiolos de forma poco uniforme, acumulándose en las zonas dependientes y dejando secas las opuestas. El diámetro de los bronquiolos también disminuye cuando el individuo adopta el decúbito supino desarrollándose una cubierta de moco espeso que constituye un medio ideal para el crecimiento bacteriano. Si este moco no se elimina pueden desarrollarse neumonías hipostáticas. Por otra parte el reposo prolongado en cama favorece ciertos problemas cardiovasculares como estasis venosa en la pelvis y extremidades inferiores, deshidratación y formación de coágulos. La deshidratación aumenta el riesgo de trombosis por aumento de la viscosidad sanguínea. Los fenómenos provocados por el desuso se tratan con algunas medidas comunes, la mejora de la dieta y la nutrición, la colocación adecuada y el movimiento regular del paciente.

**DESVANECIMIENTO** (*dizziness*) Sensación de pérdida de conciencia o incapacidad de mantener el equilibrio normal en posición erecta que a veces se acompaña de confusión mental, náuseas, debilidad y vértigo. El paciente debe colocarse cuidadosamente en una posición segura sobre una cama, una silla o el suelo para evitar que se lesione en caso de caída. Consultar la voz **síncope**.

**DESVIACIÓN A LA DERECHA** (*shift to the right*) En hematología, predominio de los neutrófilos polimorfonucleares con más de tres lóbulos, lo que indica madurez celular. Este fenómeno es frecuente en las hepatopatías graves y la anemia perniciosa avanzada, e indica una falta relativa de actividad hemopoyética.

**DESVIACIÓN A LA IZQUIERDA** (*shift to the left*) En el hemograma de Schilling, predominio de las formas inmaduras de los leucocitos. La expresión deriva de una gráfica de los componentes leucocitarios en la cual las formas jóvenes —leucocitos neutrófilos no segmentados, metamielocitos o mielocitos— son abundantes en la sangre periférica y aparecen en el lado izquierdo. Es característico de los procesos toxiinfecciosos y hemólisis graves. V. **Schilling, hemograma de.**

**DESVIACIÓN ESTÁNDAR** (*standard deviation*) Expresión matemática de la dispersión de un grupo de valores o índices con respecto a la media. Cada valor aislado se sustrae de la medida de la muestra, se eleva al cuadrado y los cuadrados se suman. La raíz cuadrada de los valores sumados da el valor estandarizado con el que pueden compararse las desviaciones de la muestra.

**DESVITALIZADO** (*devitalized*) Perteneciente a los tejidos con un escaso suministro de oxígeno y flujo sanguíneo.

**DETECTOR DE RADIACIÓN** (*radiation detector*) Dispositivo que se utiliza para convertir la energía radiante en una forma observable, y que se aplica para detectar la presencia, y algunas veces la cantidad, de radiación. El detector de Geiger-Müller cuenta y registra el número de partículas o fotones que recibe de una fuente radiactiva, y puede estar dotado de la suficiente sensibilidad como para detectar radiaciones cósmicas. La cámara de ionización detecta la exposición a radiación recogiendo los pares de iones formados por el paso de radiación a través del dispositivo.

**DETERGENTE** (*detergent*) Agente limpiador. V. también **surfactante**.

**DETERIORO** (*deterioration*) Proceso por el que una condición empeora gradualmente.

**DETRITO** (*debris*) Tejido muerto o lesionado, o cualquier cuerpo extraño que ha de ser retirado de una herida.

**DETRUSOR, MÚSCULO** (*detrusor muscle*) Complejo de fibras longitudinales que constituyen la capa externa de la cubierta muscular de la vesícula. Se originan en la superficie posterior del pubis, atraviesan la superficie inferior de la vejiga, descienden a lo largo del fondo vesical y se insertan en la próstata en el hombre y en la porción anterior de la vagina en la mujer. A los lados de la vejiga las fibras discurren oblicuamente y se entrecruzan. El músculo detrusor está inervado por ramas de la arteria ilíaca interna y por fibras meduladas de los nervios sacros tercero y cuarto y fibras no meduladas del plexo hipogástrico.

**DEXAMETASONA** (*dexamethasone*) Glucocorticoide.
INDICACIONES: Tratamiento de diversos trastornos inflamatorios.
CONTRAINDICACIONES: Infecciones fúngicas sistémicas o hipersensibilidad conocida a este fármaco.
REACCIONES SECUNDARIAS: Entre las más graves destacan los trastornos gastrointestinales, endocrinos, neurológicos y del equilibrio hidroelectrolítico.

**DEXBROMOFENIRAMINA, MALEATO DE** (*dexbrompheniramine maleate*) Agente antihistamínico.
INDICACIONES: Tratamiento de diversas reacciones de hipersensibilidad como rinitis, erupciones cutáneas y prurito.
CONTRAINDICACIONES: Asma o hipersensibilidad conocida a este fármaco. No debe prescribirse a niños pequeños ni madres lactantes.
EFECTOS SECUNDARIOS: Entre los más graves destacan adormecimiento, erupciones cutáneas, reacciones de hipersensibilidad, taquicardia y sequedad de boca.

**DEXCLOROFENIRAMINA, MALEATO DE** (*dexchlorpheniramine maleate*) Agente antihistamínico.
INDICACIONES: Tratamiento de diversas reacciones de hipersensibilidad como rinitis, erupciones cutáneas y prurito.
CONTRAINDICACIONES: Asma o hipersensibilidad conocida a este fármaco. No debe prescribirse a niños pequeños ni madres lactantes.
EFECTOS SECUNDARIOS: Entre los más graves destacan el adormecimiento, erupciones cutáneas, reacciones de hipersensibilidad, taquicardia y sequedad de boca.

**DEXTRANO, PREPARADO DE** (*dextran preparation*) Grupo de soluciones que contienen polisacáridos, agua y, en algunos preparados, electrólitos. Se emplean como expansores del volumen plasmático en casos de hipovolemia por hemorragia, deshidratación u otras causas y están comercializadas para su administración intravenosa.

**DEXTRINA TISULAR** (*tissue dextrin*) V. **glucógeno**.

**DEXTROANFETAMINA, SULFATO DE** (*dextroamphetamine sulfate*) Estimulante del sistema nervioso central.

INDICACIONES: Tratamiento de la narcolepsia y de los trastornos hipercinéticos del niño. Antiguamente se utilizaba como anorexígeno para tratar la obesidad exógena.

CONTRAINDICACIONES: Enfermedades cardiovasculares, glaucoma, hipertensión, hipertiroidismo, agitación, historia de abuso de drogas, administración concomitante de un inhibidor de la monoaminooxidasa en un plazo de 14 días o hipersensibilidad conocida a este fármaco.

EFECTOS SECUNDARIOS: Entre los más graves destacan diversas manifestaciones de excitación del sistema nervioso central, aumento de la tensión arterial, arritmias y otros efectos cardiovasculares así como náuseas, anorexia y drogadicción.

**DEXTROMETORFANO, HIDROBROMURO DE** (*dextromethorphan hydrobromide*) Antitusígeno no narcótico.

INDICACIONES: Supresión de la tos no productiva.

CONTRAINDICACIONES: Administración de un inhibidor de la monoaminooxidasa en los últimos 14 días o hipersensibilidad conocida a este fármaco.

EFECTOS SECUNDARIOS: El más grave es la depresión respiratoria por administración de dosis muy elevadas.

**DEXTROSA** (*dextrose*) Glucosa disponible en diversas soluciones por administración intravenosa.

INDICACIONES: Aporte de calorías y líquidos y corrección de la hipoglucemia.

CONTRAINDICACIONES: Coma diabético; hemorragia intracraneal o intraespinal; delirium tremens.

EFECTOS SECUNDARIOS: Entre los más graves destacanla hipoglucemia, glucosuria y flebitis.

**DI- 1.** Prefijo que significa «dos, dos veces»: *diácido, diamida, dimórfico.* **2.** Prefijo que significa «aparte, a través»: *diuresis, diactinismo.* También **dia-. 3.** Prefijo que significa «alejado de»: *difracción, discisión, divergencia.*

**DIABETES** (*diabetes*) **1.** Trastorno caracterizado por la excesiva excreción de orina. El exceso puede deberse a una deficiencia de hormona antidiurética (ADH) como es el caso de la diabetes insípida o puede estar condicionada por la hiperglucemia propia de la diabetes mellitus. **2.** Diabetes mellitus.

**DIABETES DE COMIENZO DE MADUREZ** (*maturity-onset diabetes*) Diabetes mellitus que se produce en la vida adulta, por lo general después de los 50 años de edad. V. también **diabetes mellitus.**

**DIABETES GESTACIONAL** (*gestational diabetes*) Trastorno caracterizado por defecto en la capacidad para metabolizar los carbohidratos que habitualmente se debe a una deficiencia de insulina y aparece durante el embarazo desapareciendo después del parto, aunque en algunos casos recidiva años después. Existen pruebas de que el lactógeno placentario y la considerable destrucción de insulina por la placenta desempeñan un papel importante en la diabetes gestacional. El tratamiento consiste en la administración de inyecciones de insulina, aporte de una dieta rica en proteínas e ingesta adecuada de hierro y calcio; en ningún caso se intenta anular la glucosuria. V. también **diabetes mellitus.**

**DIABETES INESTABLE** (*brittle diabetes*) Enfermedad crónica del metabolismo de los carbohidratos, difícil de

| Mortalidad por diabetes (por cada 100.000 habitantes) | | | | | | | |
|---|---|---|---|---|---|---|---|
| País | Año | Todas las edades | 35-44 años | 45-54 años | 55-64 años | 65-74 años | Más de 75 años |
| *África* | | | | | | | |
| Egipto | 1973 | 6,7 | 4,3 | 15,9 | 38,9 | 67,2 | 67,7 |
| *América* | | | | | | | |
| Chile | 1975 | 10,7 | 7,3 | 18,9 | 56,4 | 142,0 | 236,5 |
| Costa Rica | 1975 | 12,7 | 3,9 | 20,7 | 58,5 | 155,8 | 341,4 |
| Paraguay | 1975 | 11,0 | 3,0 | 15,4 | 68,7 | 127,7 | 217,8 |
| Puerto Rico | 1975 | 22,0 | 2,5 | 13,8 | 56,8 | 161,1 | 393,4 |
| EE.UU. | 1975 | 16,5 | 4,2 | 10,3 | 29,3 | 75,2 | 174,3 |
| Venezuela | 1975 | 11,3 | 4,8 | 22,5 | 72,8 | 155,6 | 283,8 |
| *Asia* | | | | | | | |
| Israel | 1975 | 7,5 | 1,7 | 4,1 | 16,7 | 46,2 | 109,3 |
| Japón | 1976 | 8,2 | 2,1 | 5,5 | 18,1 | 54,2 | 97,0 |
| Tailandia | 1976 | 1,8 | 1,7 | 7,3 | 11,4 | 16,0 | 16,2 |
| *Europa* | | | | | | | |
| Austria | 1976 | 15,2 | 1,5 | 4,7 | 16,4 | 58,8 | 126,6 |
| Bélgica | 1975 | 34,2 | 2,9 | 8,2 | 34,4 | 143,8 | 327,3 |
| Checoslovaquia | 1974 | 17,3 | 2,6 | 7,7 | 33,8 | 36,7 | 151,6 |
| Dinamarca | 1976 | 12,3 | 4,4 | 6,5 | 15,5 | 41,8 | 107,9 |
| Inglaterra y País de Gales | 1975 | 10,4 | 2,1 | 3,6 | 12,0 | 37,5 | 93,3 |
| República Federal Alemana | 1975 | 35,5 | 3,0 | 9,0 | 39,8 | 143,6 | 332,3 |
| Grecia | 1975 | 29,5 | 2,3 | 7,6 | 45,1 | 143,5 | 284,2 |
| Hungría | 1976 | 11,5 | 1,1 | 5,0 | 20,7 | 56,4 | 85,6 |
| Países Bajos | 1976 | 14,4 | 1,7 | 7,2 | 30,2 | 54,6 | 165,3 |
| Noruega | 1976 | 7,2 | 2,0 | 3,6 | 6,8 | 23,3 | 70,3 |
| Rumania | 1976 | 3,6 | 1,1 | 3,1 | 9,7 | 20,2 | 23,8 |
| Suecia | 1976 | 19,2 | 6,1 | 8,2 | 17,6 | 57,8 | 214,4 |
| Suiza | 1976 | 17,6 | 2,4 | 3,7 | 15,2 | 73,3 | 196,0 |
| *Oceanía* | | | | | | | |
| Australia | 1975 | 12,7 | 2,6 | 5,8 | 23,9 | 70,4 | 175,8 |

*(World health statistics anual, vol. I: Vital statistics and causes of death, Ginebra, OMS, 1978.)*

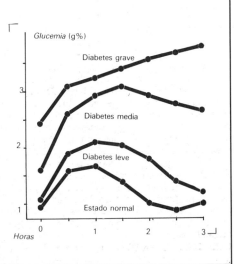

DIABETES. La gráfica muestra la curva de glucemia después de una sobrecarga oral de ésta en el individuo normal y en el diabético en sus diferentes grados.

Glucemia (g%)

Diabetes grave

Diabetes media

Diabetes leve

Estado normal

Horas

controlar, caracterizada por oscilaciones inexplicables entre hipoglucemia y cetoacidosis. V. también **diabetes mellitus**.

**DIABETES INSÍPIDA** (*diabetes insipidus*) Trastorno metabólico caracterizado por una intensa poliuria y polidipsia debido a una deficiencia de producción o secreción de hormona antidiurética (ADH) o una incapacidad de los túbulos renales para responder a dicha hormona (en raras ocasiones los síntomas son autoinducidos por una ingestión excesiva de agua). Puede ser familiar, idiopático o nefrogénico.

OBSERVACIONES: El comienzo puede ser espectacular y brusco y la diuresis excede a veces los 10 litros en 24 horas. El paciente suele encontrarse bien si se exceptúan las molestias derivadas de las frecuentes micciones y la sed constante. Las personas con diabetes insípida en estado inconsciente por un traumatismo cefálico o por anestesia siguen produciendo cantidades masivas de orina y si no reciben un aporte adecuado de líquido pueden sufrir una deshidratación e hipernatremia grave.

ACTUACIÓN: En los casos leves no se precisa tratamiento. La vasopresina en inyección intramuscular o spray resulta muy eficaz. Los agentes hipoglucemiantes orales mejoran la respuesta de los riñones a la ADH en algunos enfermos y los diuréticos tiacídicos, al inducir un estado de depleción salina, disminuyen a veces la diuresis acuosa hasta en un 50 %.

Hay que tener en cuenta que los lactantes y los niños pequeños son particularmente vulnerables a los trastornos derivados de la deshidratación y ello hay que tenerlo en cuenta siempre que se sospeche este diagnóstico, sobre todo cuando el niño ha sufrido un traumatismo o una intervención quirúrgica en la cabeza.

**DIABETES INSÍPIDA NEFROGÉNICA** (*nephrogenic diabetes insipidus*) Estado patológico en que los riñones no concentran la orina, dando lugar a poliuria, polidipsia y orina demasiado diluida. Tanto la secreción hipofisaria de ADH como la función renal son normales, salvo en lo relativo a la ausencia de respuesta renal a la acción de la ADH.

**DIABETES JUVENIL** (*juvenile diabetes*) Incapacidad para metabolizar los carbohidratos o glúcidos causada por una manifiesta deficiencia de insulina, que se presenta en niños y se caracteriza por polidipsia, poliuria, polifagia, pérdida de peso, debilidad e irritabilidad acusada. El comienzo suele ser rápido, pero alrededor de un tercio de los enfermos tienen una remisión dentro de los tres primeros meses; esta etapa puede continuar durante días o años, pero entonces progresa rápidamente hasta una fase de dependencia total de la insulina. En ocasiones, la enfermedad es asintomática y se descubre sólo por hiperglucemia posprandial o por la prueba de tolerancia a la glucosa. Tiende a ser inestable y difícil de manejar, pues los enfermos son muy sensibles a la insulina y a la actividad física, y propenden a desarrollar cetoacidosis. Investigaciones recientes sugieren que puede estar causada por factores ambientales, como un virus. V. también **diabetes mellitus**.

**DIABETES LATENTE** (*latent diabetes*) Alteración ligera del metabolismo de los carbohidratos que se caracteriza por hiperglucemia o hiperinsulinemia solamente cuando se administra glucosa a dosis altas. Denominada también **diabetes química**. V. también **diabetes mellitus**.

**DIABETES MELLITUS** (*diabetes mellitus*) Trastorno complejo del metabolismo de los carbohidratos, grasas y proteínas debido fundamentalmente a una falta relativa o absoluta de secreción de insulina por parte de las células beta del páncreas. Esta enfermedad suele ser familiar, pero también puede ser adquirida como sucede en el síndrome de Cushing secundario a la administración de una cantidad excesiva de glucocorticoides. V. también **diabetes gestacional; diabetes juvenil**.

OBSERVACIONES: El comienzo de la afección es brusco en los niños y generalmente insidioso en los adultos. Su evolución es típicamente progresiva y se caracteriza por poliuria, polidipsia, pérdida de peso, polifagia, hiperglucemia y glucosuria. Pueden afectarse los ojos, riñones, sistema nervioso, piel y sistema circulatorio. Además estos enfermos sufren con frecuencia infecciones y una mayor incidencia de arteriosclerosis. En la infancia y estadios avanzados de la enfermedad, cuando no se secreta ya insulina, la cetoacidosis es una amenaza constante. El diagnóstico se confirma mediante pruebas de tolerancia a la glucosa y análisis de orina junto con la valoración de la historia clínica.

ACTUACIÓN: El objetivo del tratamiento es mantener la homeostasis insulina-glucosa. Las fases iniciales leves o la diabetes de comienzo tardío pueden controlarse únicamente con dieta. En los casos más graves se administra insulina para mantener los niveles de glucosa por debajo del margen en que existe peligro de cetoacidosis. Con un buen control de la diabetes puede disminuir la gravedad de los síntomas y la progresión de la enfermedad. Cada paciente diabético necesita un tipo y una dosificación de insulina distintos. En situaciones de estrés hay que ajustar las dosis.

CONSIDERACIONES ADICIONALES: Los pacientes dia-

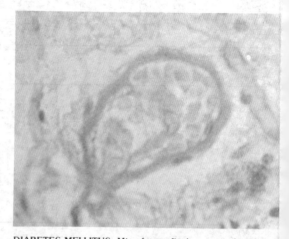

**DIABETES MELLITUS.** Microfotografía de un corte histológico que muestra un capilar normal y un microaneurisma de una retinopatía diabética. Obsérvese el engrosamiento de la membrana basal del microaneurisma.

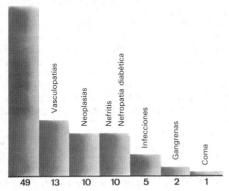

DIABÉTICO, TRATAMIENTO DEL. Abajo, gráfica de las causas de muerte en los diabéticos, en tanto por ciento, según la estadística de Duncan de la Clínica Joslin de Boston. A la derecha, paciente infantil de diabetes inyectándose insulina. Dado el rigor de un tratamiento con insulina, es conveniente que los diabéticos, sea cual sea su edad, aprendan a administrársela ellos mismos.

| Cardiopatías | Vasculopatías | Neoplasias | Nefritis | Nefropatía diabética | Infecciones | Gangrenas | Coma |
|---|---|---|---|---|---|---|---|
| 49 | 13 | 10 | 10 | 5 | 2 | 1 |

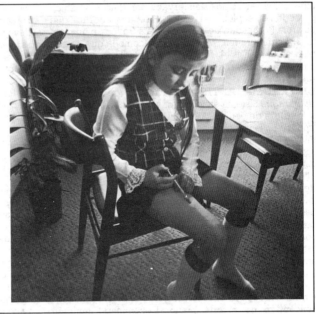

béticos necesitan un fuerte apoyo emocional y recibir las instrucciones precisas para aceptar el diagnóstico, comprender la enfermedad y saber autoadministrarse la medicación. Deben conocer las restricciones dietéticas imprescindibles, los signos de coma inminente (inquietud, sed, sequedad y calor cutáneo, pulso rápido, olor a frutas en su aliento y náuseas) y de hipoglucemia (cefalea, nerviosismo, diaforesis, pulso filiforme y palabra arrastrada); también deben saber analizar el contenido de azúcar en su orina. Es importante que eviten las infecciones, que cuiden los pies (examinarlos a diario y observar la presencia de escamas, enrojecimiento, picor, grietas en la piel y uñas engrosadas), que lleven siempre azúcar y utilicen una técnica estéril en su automedicación.

**DIABETES QUÍMICA** (chemical diabetes) V. **diabetes latente.**

**DIABÉTICO, TRATAMIENTO DEL** (diabetic treatment) Tratamiento de la diabetes mellitus por medio de una dieta pobre en carbohidratos, inyecciones de insulina o administración de agentes hipoglucemiantes orales como la clorpropamida, acetoexamida, tolbutamida y tolazamida.

**DIACÉTICO, ÁCIDO** (diacetic acid) V. **acetoacético, ácido.**

**DIACINESIS** (diakinesis) Estadio final en la primera profase meiótica de la gametogénesis en la cual los cromosomas se contraen al máximo y están preparados para separarse. Los quiasmas y nucleolos desaparecen, la membrana nuclear degenera y se forman las fibras del huso como preparación para la constitución de las díadas. V. también **cigotena; diplotena; leptotena; paquitena.**

**DÍADA** (dyad) En genética, uno de los dos cromosomas homólogos emparejados, consistente en dos cromátides, que proceden de la división de una tétrada en la primera división meiótica de la gametogénesis.

**DIAFANOSCOPIA** (diaphanoscopy) Exploración de una estructura interna con un diafanoscopio, instrumento que sirve para transiluminar los tejidos corporales.

**DIÁFISIS** (diaphysis) Tubo de hueso compacto que incluye la cavidad medular de los huesos largos.

**DIAFORESIS** (diaphoresis) Secreción de sudor, especialmente la secreción profusa que se asocia con la fiebre elevada, ejercicio físico, exposición al calor y estrés mental o emocional. La sudoración está sometida a control central por parte del sistema nervioso simpático y constituye fundamentalmente un mecanismo termorregulador. Sin embargo, las glándulas sudoríparas de las palmas de las manos y las plantas de los pies responden a los estímulos emocionales y no participan en la regulación térmica. La tasa de sudoración no suele afectarse en la deficiencia acuosa pero puede reducirse en situaciones de deshidratación grave o cuando la ingestión de sal es superior a su pérdida. Denominada también **sudoración.**

**DIAFRAGMA** (diaphragm) 1. En anatomía, estructura musculofibrosa en forma de cúpula que separa las cavidades torácica y abdominal. La superficie craneal convexa del diafragma forma el suelo de la cavidad torácica y la superficie cóncava, el techo de la cavidad abdominal. Se halla perforada por diversas aberturas a través de las cuales pasan la aorta, el esófago, la vena cava, etc. Interviene en la respiración mediante su desplazamiento hacia arriba y hacia abajo. Durante la inspiración desciende y aumenta el volumen de la cavidad torácica y durante la espiración se eleva disminuyendo dicho volumen. En la inspiración y espiración profundas, los movimientos diafragmáticos en el adulto son de 30 mm en el lado derecho y aproximadamente 28 mm en el izquierdo. La altura del diafragma varía también con el grado de distensión del estómago y los intestinos y con el tamaño del hígado. Este músculo está inervado por el nervio frénico procedente del plexo cervical. **2.** En óptica, abertura que controla la cantidad de luz que pasa a través de una lente. **3.** Estructura fina y membranosa como la que se emplea en la diálisis. **4.** En radiología, placa de metal con una pequeña abertura que limita el diámetro del rayo radiográfico.

**DIAFRAGMA ANTICONCEPTIVO** (*contraceptive diaphragm*) Sistema anticonceptivo que consiste en una semiesfera de goma fina con un anillo flexible que se introduce en la vagina junto con una crema gelatina espermicida. Colocado entre la sínfisis del pubis y el fondo de saco vaginal posterior, envuelve el cérvix en un baño de espermicida que impide a los espermatozoides entrar en el útero y, por tanto, evita la fecundación. El porcentaje de fallos es de 5 a 10 embarazos no deseados por año por cada 100 mujeres que usan correctamente el diafragma. Las ventajas principales son que no tiene efectos sistémicos y que sólo hace falta usarlo durante el coito. Los inconvenientes más frecuentes son que a algunas personas les resulta incómodo y que rompe la espontaneidad o continuidad de la relación amorosa. Los diafragmas se fabrican en siete tallas que oscilan entre los 60 y los 90 mm de diámetro. Algunos tipos de diafragma son el **diafragma anticonceptivo de resorte mixto** y el **diafragma anticonceptivo de resorte plano**. Denominado también **diafragma**.

**DIAFRAGMA ANTICONCEPTIVO, ELECCIÓN DEL** (*contraceptive diaphragm fitting*) Procedimiento de elección del diafragma anticonceptivo según factores anatómicos tales como el tamaño de la vagina, la posición del útero, la profundidad del fondo de saco anterior y el grado de sujeción que proporcionan los músculos que rodean a la vagina.

MÉTODO: En primer lugar hay que examinar la pelvis y la vagina para estimar el tamaño de ésta y el tipo de diafragma más adecuado. Existen juegos de diafragmas y anillos de varios tamaños y clases que se pueden usar para la prueba; el médico experimentado es capaz de calcular el tamaño aproximado que conviene a la mujer. Se lubrica el anillo o el borde del diafragma, se pliega éste y se introduce (con la cúpula hacia abajo) en dirección al sacro; la parte posterior del borde se inserta en el fondo de saco vaginal posterior y la anterior en el fondo de saco vaginal anterior. Una vez colocado se hace un examen digital para comprobar que el cérvix queda cubierto; a través de la goma el hocico de tenca se palpa como una nariz o un gran dedo con un hueco o depresión central. Una vez determinado el tamaño adecuado hay que enseñar a la mujer la manera de colocarlo y comprobar que lo ha hecho correctamente; en primer lugar se le puede mostrar el procedimiento en un modelo y después, una vez instruida acerca de la cantidad de espermicida que debe aplicar sobre la cúpula y el borde, así como de la manera más adecuada de sujetar el diafragma, ella misma se lo insertará colocando un pie sobre un escabel o en cuclillas; a continuación el médico comprueba que la posición del diafragma es correcta y la mujer puede extraerlo para practicar otra vez la inserción.

CRITERIOS IMPORTANTES: La eficacia del diafragma como método anticonceptivo es muy variable según la corrección y la continuidad en su uso. Cuando una mujer lleva varios años empleándolo la probabilidad de embarazo es sólo de 2 a 3 por 100 mujeres y año, a menos que exista prolapso o cistocele de segundo o tercer grado, desplazamiento agudo del útero (anteversión, anteflexión, retroversión o retroflexión graves) o que el diafragma sea de forma o tamaño inadecuados. Si aparece hipersensibilidad al espermicida hay que cambiarlo por otro de distinta composición. Este método no tiene ningún otro efecto secundario importante.

OBSERVACIONES COMPLEMENTARIAS: Para que el método sea aceptado y usado, y por lo tanto eficaz, es necesario instruir cuidadosamente a la paciente acerca del modo de emplearlo, tomándose todo el tiempo necesario para la elección. Además, conviene que la mujer sepa detectar agujeros, desgarros o manchas en el capuchón. El diafragma debe dejarse puesto al menos 6 u 8 horas después del coito y nunca se deben tener relaciones sexuales sin él, pues la fecundación se puede producir en cualquier momento del ciclo menstrual. Si la mujer adelgaza o engorda más de 8,5 kg, aborta o da a luz por vía vaginal hay que ajustar de nuevo el tamaño del diafragma. Si la mujer no tiene relaciones sexuales antes de la adaptación hay que valorar ésta después de uno o dos meses de actividad sexual. Después de usar el diafragma hay que lavarlo y secarlo, espolvorearlo con un producto que no contenga perfume ni talco y guardarlo en un recipiente seco, preferentemente de plástico en el que fue expendido. Hay que renovar el diafragma a los dos años de haberlo prescrito. Muchas veces en la receta se pide al farmacéutico que dispense un diafragma de repuesto por si el primero se pierde o se rompe.

**DIAFRAGMA ANTICONCEPTIVO CON BORDE EN ESPIRAL** (*coil spring contraceptive diaphragm*) Tipo de diafragma anticonceptivo en el que el borde está formado por un muelle redondo en espiral. Es más duro que el muelle plano y más ligero que el muelle en arco. La cúpula de goma tiene una profundidad de unos 4 cm y un diámetro que oscila entre 5,5 y 10 cm. Existen diez tamaños con aumento de 0,5 cm en cada uno para que el ginecólogo pueda adaptar el diafragma a cada mujer. Se utiliza en aquellas mujeres con una buena musculatura vaginal, que no tiene retroflexión o anteversión uterina y poseen una vagina de tamaño normal.

**DIAFRAGMA ANTICONCEPTIVO DE RESORTE MIXTO** (*arcing spring contraceptive diaphragm*) Tipo de diafragma anticonceptivo en el que el resorte metálico flexible que constituye el reborde es una combinación de dos piezas: una espiral y otra plana en forma de banda, ambas de acero inoxidable. La cúpula de goma tiene una profundidad de aproximadamente 4 cm y un diámetro mayor entre 5,5 y 10 cm. Existen diez tamaños con incrementos sucesivos de 0,5 cm, que permiten al clínico adaptar perfectamente el diafragma a cada mujer. El tipo de resorte y el tamaño del reborde en milímetros van grabados sobre el material (p. ej., resorte mixto de 75 mm). Este tipo de diafragma es el aconsejable para las mujeres con una musculatura vaginal relajada que no permite una sujeción fuerte, tal como se observa en el cistocele de primer grado, el rectocele o el prolapso uterino. Si el útero se encuentra en posición anómala, el resorte mixto ofrece una protección mejor que los resortes plano o espiral aisladamente, ya que es más fuerte y se desliza menos de los fondos de saco vaginales lo que reduce el riesgo de exposición del cuello. Muchas mujeres que han tenido un parto vaginal se adaptan bien a este tipo de diafragmas de resorte mixto dado que en estos casos se produce una cierta pérdida de tono muscular vaginal. Este diafragma suele adaptarse también con éxito a las vaginas anormalmente largas o cortas o con contornos atípicos. Es el diafragma anticonceptivo que más se prescribe y, aunque es algo más pesado que los otros tipos su utilización no suele producir molestias. Consultar la voz **diafragma anticonceptivo de resorte plano**. V. también **diafragma anticonceptivo, elección del**.

**DIAFRAGMA ANTICONCEPTIVO DE RESORTE PLANO** *(flat spring contraceptive diaphragm)* Tipo de diafragma anticonceptivo en el que el resorte metálico flexible que forma el reborde es una banda plana, ligera y fina, fabricada con acero inoxidable. La cúpula de goma tiene aproximadamente 38 mm de profundidad y el diámetro del reborde oscila entre 5,5 y 10 cm. Los diez tamaños distintos, cuyos incrementos se producen de 0,5 en 0,5 cm, permiten usar este tipo de diafragma en cualquier mujer. La clase de resorte y el tamaño del reborde (en milímetros) van estampados en este último. Este diafragma se prescribe en mujeres cuya musculatura vaginal proporciona buen soporte, cuyo útero ocupa una posición normal (sin retroflexión ni anteflexión agudas) y en aquéllas que poseen una vagina ni muy larga ni muy corta y con un arco no muy profundo detrás de la sínfisis púbica. El diafragma de resorte plano ofrece la misma protección que otros tipos si es apropiado para la mujer y se coloca correctamente. Muchas mujeres lo prefieren debido a que es muy ligero y cómodo de usar. V. también **diafragma anticonceptivo, elección del**.

**DIAFRAGMA PÉLVICO** *(pelvic diaphragm)* Cara caudal de la pared corporal que se dispone como una hamaca cruzando la cavidad pélvica y que está constituido por el músculo elevador del ano y el coxígeo. Sujeta el contenido abdominal, sostiene las vísceras de la pelvis y se halla perforado por el canal anal, la uretra y la vagina. Está reforzado por las fascias y sus músculos asociados.

**DIAFRAGMÁTICA INFERIOR, ARTERIA** *(inferior phrenic artery)* Pequeña rama de la aorta abdominal, que nace directamente de ella, de la arteria renal o del tronco celiaco. Se divide en ramas internas y externa. Irriga al diafragma. Algunas de sus ramas irrigan al esófago.

**DIAFRAGMÁTICO, GANGLIO** *(diaphragmatic node)* Ganglio perteneciente a uno de los tres grupos de ganglios linfáticos de la pared torácica situados en el lado torácico del diafragma y denominados grupo anterior, grupo medio y grupo posterior. El grupo anterior comprende tres ganglios situados por detrás de la base de la apófisis xifoides y uno o dos situados a cada lado cerca de la unión de la séptima costilla. Los ganglios situados detrás de la apófisis xifoides reciben los vasos linfáticos aferentes procedentes de la superficie convexa del hígado. Los vasos aferentes de los ganglios situados cerca de la séptima costilla drenan el lado ventral del diafragma y los eferentes del grupo anterior se dirigen hacia los ganglios esternales. El grupo medio que comprende tres ganglios a cada lado está situado cerca de la entrada diafragmática de los nervios frénicos. Algunos de los ganglios de este grupo en el lado derecho se encuentran dentro del pericardio. Sus aferentes drenan parte del diafragma y el hígado y sus eferentes se dirigen hacia los ganglios mediastínicos posteriores. El grupo posterior de ganglios diafragmáticos consta de unos cuantos situados sobre la cruz del diafragma que se comunican con los lumbares y los mediastínicos posteriores. Consultar las voces **esternal, ganglio; intercostales, ganglios linfáticos**. V. también **linfático, sistema**.

**DIAGNÓSTICO** *(diagnosis)* **1.** Identificación de una enfermedad o trastorno mediante la evaluación científica de sus signos físicos, sus síntomas, su historia clínica, los resultados de las pruebas analíticas y otros procedimientos. **2.** Nombre de una enfermedad o trastorno. Entre los distintos tipos de diagnóstico se encuentran el **diagnósti-**

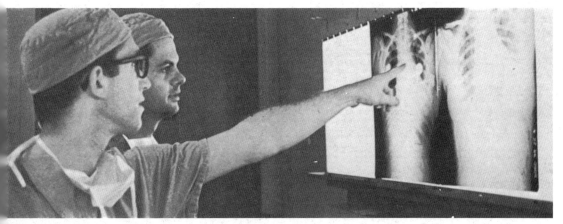

**DIAGNÓSTICO. La posibilidad de obtención de** *fotografías del interior del cuerpo* **revolucionó el diagnóstico en medicina.**

**Procedimientos diagnósticos**

| Prueba | Descripción | Objetivos | Comentarios |
|---|---|---|---|
| Punción lumbar (PL) | Se introduce una aguja larga entre las vértebras L3 y L4 hasta llegar al espacio subaracnoideo; se mide la presión del líquido cefalorraquídeo y se obtiene una muestra del mismo para su examen. | Diagnóstico: determinación de la presión del líquido cefalorraquídeo y obtención de muestra para su observación y análisis. Terapéutico: inyección de medicación; anestesia espinal. | Está contraindicada en pacientes con aumento de presión intracraneal, infecciones cutáneas sobre la zona en que va a practicarse la punción; tampoco en aquellos casos en que la prueba no contribuye ni al diagnóstico ni al tratamiento. |
| Punción subdural | Se introduce una aguja en la fontanela anterior o la sutura coronal. | Ayuda a descartar la presencia de derrames subdurales. Disminuye la presión intracraneal. | Hay que rasurar el cráneo. No se pueden extraer más de 15 ml de cada lado en cada punción. Para que no se produzcan laceraciones hay que evitar los desplazamientos hacia arriba y hacia abajo de la aguja. El lactante se coloca en posición semisentada tras la punción para reducir en lo posible las filtraciones; hay que evitar que llore. |
| Punción ventricular | Se introduce una aguja en el ventrículo lateral a través de la fontanela anterior. | Extraer líquido cefalorraquídeo para disminuir la presión. | Se realiza cuando la punción lumbar no ha tenido éxito o está contraindicada. Debe realizarla un neurocirujano. Existe riesgo de hemorragia intracerebral o ventricular. |
| Electroencefalografía (EEG) | Registra los cambios del potencial eléctrico cerebral. Se colocan electrodos en distintos puntos del cuero cabelludo con un mecanismo de amplificación. Los impulsos se registran mediante un inscriptor electromagnético. | Medir la actividad eléctrica de la corteza cerebral. Detectar anomalías eléctricas (diagnóstico de las crisis convulsivas). Se utiliza para determinar la muerte cerebral. | El paciente debe mantenerse en reposo durante el proceso. En algunos casos es necesario administrar sedantes. Reducir los estímulos externos al mínimo durante el proceso. |
| Tomografía axial computarizada (TAC) | Un rayo X puntiforme es dirigido en el plano horizontal o vertical, para obtener series de cortes radiológicos que pasan a un computador; éste los procesa y representa una imagen en una pantalla que puede transferirse a un registro permanente. | Visualización de las secciones verticales y horizontales del cerebro en cualquier eje. Distinguir la densidad de los diversos tejidos y estructuras intracraneales. | Procedimiento no invasivo. Exige sedación. Puede hacerse ambulatoriamente. |
| Gammagrafía cerebral | Inyección intravenosa de material radiactivo que posteriormente se cuantifica en un contador registrándose los resultados tras un intervalo de tiempo fijo. | El material de prueba se acumula en las zonas en que existen anomalías en la barrera hematoencefálica. Identificación de lesiones cerebrales focales como tumores o abscesos. Captación positiva de material en la encefalitis y el hematoma subdural. | En los niños pequeños o que no cooperan es necesaria la sedación, requiere inyección intravenosa. |
| Ecoencefalografía | Emisión de ondas ultrasónicas a través de la cabeza; los ecos se registran gráficamente. | Localización de desplazamientos en las estructuras de la línea media con respecto a su posición normal, como resultado de lesiones intracraneales. | Procedimiento sencillo, seguro y rápido. |
| Neumoencefalografía | Introducción de oxígeno o aire en los espacios subaracnoideos mediante una punción lumbar. | Visualización de todo el sistema ventricular y de los espacios subaracnoideos. Localización de lesiones intracraneales. | Se necesita sedación profunda o anestesia. |
| Ventriculografía | Introducción de aire en el sistema ventricular lateral mediante punción ventricular directa en los lactantes o trepanación en los niños mayores. | Visualización del sistema ventricular. Localización de anomalías estructurales o lesiones intracraneales localizadas. Determinación de la permeabilidad del sistema ventricular. | Se puede producir algún traumatismo cerebral. |
| Angiografía cerebral | Inyección percutánea de una sustancia radiopaca en la circulación cerebral a través del sistema carotídeo (o por reflujo mediante cateterización de las arterias humeral o femoral). | Visualizar las arterias y venas cerebrales; determinar el tamaño, localización y naturaleza de trastornos vasculares cerebrales; localización de tumores, abscesos y otros procesos expansivos mediante la detección de la distorsión de los patrones vasculares normales. | Se precisa anestesia general. |
| Radiografía | Se obtienen placas de cráneo en distintas proyecciones (lateral, posterolateral, axial y medioaxial). | Poner de manifiesto fracturas, dislocaciones, extensión de las líneas de sutura y craneoestenosis. Evidenciar alteraciones degenerativas, erosiones óseas y calcificaciones. | Procedimiento sencillo no invasivo. |

co clínico, **el diagnóstico diferencial, el diagnóstico físico**, etc.

**DIAGNÓSTICO ANATOMOPATOLÓGICO** *(pathological diagnosis)* Diagnóstico al que se llega mediante el examen de la sustancia y función de los tejidos del organismo, especialmente de sus alteraciones, por medio de técnicas histológicas.

**DIAGNÓSTICO ANTENATAL** *(antenatal diagnosis)* V. **diagnóstico prenatal**.

**DIAGNÓSTICO CLÍNICO** *(clinical diagnosis)* Diagnóstico realizado con la ayuda exclusiva de la historia clínica y la exploración física.

**DIAGNÓSTICO DE ENFERMERÍA** *(nursing diagnosis)* Planteamiento de un problema real o potencial para el estado de salud de una persona, que un profesional de enfermería está cualificado y autorizado para tratar. Se requieren cuatro pasos: **1.** Recogida de datos sobre la salud del paciente a partir de las fuentes disponibles, observación de la respuesta de éste a cualquier alteración de la salud y valoración física. **2.** Análisis de las respuestas del paciente al estado de salud para poder clasificar los problemas como psicológicos, fisiológicos y sociales. **3.** Organización de los datos, para establecer el diagnóstico de presunción. **4.** Evaluación de la adecuación del diagnóstico. Cada diagnóstico tiene tres partes, el término que describe el problema, la posible causa del problema y las características definidas del problema. La Asociación Norteamericana de Diagnósticos de Enfermería (NANDA) ha aceptado un número determinado de diagnósticos de enfermería.

**DIAGNÓSTICO DE PROVOCACIÓN** *(provocative diagnosis)* Descubrimiento de una enfermedad y de su causa induciendo un episodio morboso, como se hace en inmunología al desencadenar una respuesta alérgica a un alérgeno para demostrar que éste es un factor etiológico del trastorno alérgico del paciente.

**DIAGNÓSTICO DIFERENCIAL** *(differential diagnosis)* V. **diagnóstico**.

**DIAGNÓSTICO FÍSICO** *(physical diagnosis)* Proceso diagnóstico que se realiza mediante el estudio de las manifestaciones físicas de la salud y la enfermedad puestos de manifiesto en la exploración física, con la ayuda de la historia clínica completa y los resultados de diversas pruebas analíticas.

**DIAGNÓSTICO GAMMAGRÁFICO PARAMÉTRICO** *(parametric imaging)* En medicina nuclear, procedimiento diagnóstico en el que una imagen de un trazador radiactivo administrado es derivada según una regla matemática, como la división de una imagen por otra.

**DIAGNÓSTICO PRENATAL** *(prenatal diagnosis)* Cualquiera de las técnicas utilizadas para detectar anomalías genéticas o de otra naturaleza en el feto intraútero. Algunos de estos procedimientos, como la radioscopia y la ecografía, pueden usarse para seguir el crecimiento fetal y detectar anomalías estructurales; mediante amniocentesis se pueden obtener células del líquido amniótico para cultivos y pruebas bioquímicas, que permiten detectar alteraciones metabólicas y hacer estudios cromosómicos; gracias a la fetoscopia se puede extraer sangre de la placenta y detectar trastornos como la talasemia, la drepa-

nocitosis y la distrofia muscular de Duchenne. Si alguna de estas pruebas es positiva y es probable o seguro que el niño nazca con una enfermedad o un defecto graves los padres deben recibir consejo genético para decidir si quieren interrumpir el embarazo; en caso de que los padres prefieran tener el niño la enfermera puede contribuir a instruirles acerca del trastorno y la atención que requiere un niño minusválido o genéticamente defectuoso.

**DIAGNÓSTICO SEROLÓGICO** *(serological diagnosis)* Diagnóstico que se hace mediante el estudio analítico de reacciones antígeno-anticuerpo en el suero.

**DIÁLISIS** *(dialysis)* **1.** Proceso de separación de sustancias coloides y cristalinas en solución aprovechando la diferencia en su tasa de difusión a través de una membrana semipermeable. **2.** Procedimiento médico cuyo objetivo es eliminar ciertos elementos de la sangre o la linfa en virtud de la diferencia en sus tasas de difusión a través de una membrana semipermeable externa o, en el caso de la diálisis peritoneal, a través del peritoneo. Puede utilizarse para eliminar venenos y cantidades excesi-

**DIÁLISIS.** El esquema muestra el proceso de diálisis mediante riñón artificial y, también, la preparación a que han sido sometidos los vasos del brazo para facilitar diálisis repetidas durante periodos prolongados.

Manómetro

Venas superficiales distendidas para facilitar la introducción de la aguja

Sangre depurada

Bomba rotativa

Sangre por depurar

Arteria radial

Solución depuradora

Unión de la arteria con la vena

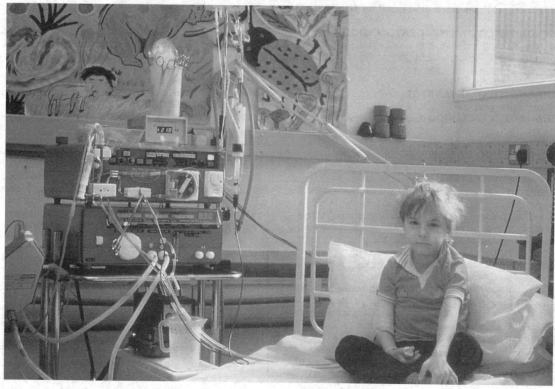

**DIALIZADOR. Paciente de insuficiencia renal sometido a diálisis con riñón artificial.**

vas de fármacos, corregir desequilibrios hidroelectrolíticos y ácido básicos graves y eliminar urea, ácido úrico y creatinina en pacientes con nefropatías crónicas terminales. La técnica comprende difusión de partículas, ósmosis de líquidos y fenómenos de ultrafiltración a través de una membrana aprovechando gradientes de concentración y presión diferencial creados artificialmente. V. también **diálisis peritoneal; hemodiálisis**.

**DIÁLISIS PERITONEAL** *(peritoneal dialysis)* Procedimiento realizado para corregir el desequilibrio electrolítico de la sangre o eliminar toxinas, fármacos u otros productos de desecho normalmente excretados por el riñón. Se utiliza como membrana difusible el peritoneo. La diálisis peritoneal puede practicarse por la noche en los niños con enfermedades crónicas mientras duermen y también a intervalos regulares en casa. Está contraindicado en pacientes con grandes adherencias intraabdominales, infecciones peritoneales localizadas y perforación o gangrena intestinal, aunque la peritonitis se trata a veces mediante lavados peritoneales y aplicación local de antibióticos con ayuda de la diálisis peritoneal.

MÉTODOS: Bajo anestesia local se sutura en la zona elegida un catéter multiperforado y se aplica un apósito estéril sobre el mismo. Este catéter se conecta con los tubos de salida y entrada mediante un conector en «Y» y se desaloja el aire contenido en el sistema haciendo pasar el dializado para evitar su penetración en la cavidad peritoneal. La cantidad y tipo de dializado que debe utilizarse y el tiempo que debe durar cada ciclo varían con la edad, el peso corporal y el estado del paciente. Cada ciclo tiene tres fases. Durante la primera se introduce el dializado en la cavidad peritoneal; en la segunda, o fase de equilibrio, se mantiene al dializado en contacto con el peritoneo para que, por mecanismos de ósmosis, difusión y filtración, los electrólitos necesarios penetren en la corriente sanguínea a través de los vasos peritoneales y los productos de desecho sigan el camino inverso pasando al dializado. Durante la tercera fase, se deja que el dializado drene de la cavidad peritoneal por acción de la gravedad. Antes de su instilación el líquido se calienta hasta que alcanza la temperatura corporal y en algunos casos se le añade heparina, antibióticos u otros aditivos. Hay que comprobar con regularidad el equilibrio hídrico, la frecuencia respiratoria, el pulso, la presión arterial, la temperatura, el estado mental y los niveles sanguíneos de glucosa y electrólitos del paciente. Es imprescindible anotar cuidadosamente la cantidad de líquido instilado y la cantidad y carácter del líquido drenado. A intervalos regulares se practican cultivos bacteriológicos del líquido de drenaje y por lo general se prescribe una dieta pobre en sodio y rica en carbohidratos y grasas que contenga de 20 a 40 g de proteínas. En algunos casos hay que administrar analgésicos. El paciente y su familia deben conocer las indicaciones de la diálisis, cómo se realiza y cuáles son sus peligros y ventajas.

CRITERIOS IMPORTANTES: La diálisis peritoneal puede condicionar varias complicaciones como perforación intestinal, peritonitis, atelectasia, neumonía, edema pulmonar, hiperglucemia, hipovolemia, hipervolemia y formación de adherencias. La peritonitis, el problema más frecuente, suele deberse a la utilización de una técnica no aséptica y se caracteriza por fiebre, drenaje de un dializado turbio, leucocitosis y dolor abdominal. Mientras el paciente recibe tratamiento con antibióticos por vía sistémica o intraperitoneal, normalmente no se interrumpe la diálisis. Las atelectasias y las neumonías se deben a la compresión de la cavidad torácica que disminuye la excursión respiratoria y el flujo sanguíneo a las bases pulmonares y es producida por un volumen excesivo de dializado en la cavidad peritoneal. Siempre que el paciente presente disnea, taquipnea, estertores y taquicardia, hay que volver a valorar la cantidad de dializado administrado; para evitar la formación de atelectasias y neumonía se aconseja elevar la cabecera de la cama y practicar ejercicios de fisioterapia. Como los pacientes diabéticos tienen un mayor riesgo de sufrir hiperglucemia, hay que controlar con frecuencia sus niveles de glucosa en suero y orina y, si es preciso, sustituir la glucosa del dializado por sorbitol. Si el líquido del dializado se mantiene en la cavidad peritoneal, puede aparecer hipervolemia que predispone al paciente a sufrir edema pulmonar e insuficiencia cardiaca congestiva.

**DIÁLISIS PERITONEAL, SOLUCIÓN PARA** (*peritoneal dialysis solution*) Solución de electrólitos y otras sustancias que se introducen en el peritoneo para eliminar productos tóxicos del organismo.

**DIALIZADO** (*dialysate*) Solución que se utiliza en diálisis.

**DIALIZADOR** (*dialyzer*) **1.** Máquina utilizada en la diálisis. **2.** Membrana semipermeable o diafragma poroso que forma parte de la máquina de diálisis. V. también **hemodiálisis; diálisis peritoneal.**

**DIÁMETRO BIPARIETAL** (*biparietal diameter*) Distancia existente entre las protuberancias de los dos huesos parietales del cráneo.

**DIÁMETRO PÉLVICO** (*pelvic diameter*) **1.** En el borde de la pelvis, línea que va desde el ángulo lumbosacro hasta la sínfisis del pubis. **2.** En el estrecho inferior de la pelvis, línea que va desde el extremo del cóccix hasta el borde inferior de la sínfisis del pubis.

**DIAMOND-BLACKFAN, SÍNDROME DE** (*Diamond-Blackfan syndrome*) Trastorno congénito raro que se pone de manifiesto en los tres primeros meses de vida y se caracteriza por anemia grave con un recuento reticulocitario muy bajo pero con una cifra de plaquetas y leucocitos normal. Denominado también **anemia hipoplásica congénita.** V. también **anemia.**

**DIANA, CÉLULA** (*target cell*) **1.** Denominado también leptocito, dianocito. Hematíe anormal caracterizado, cuando se tiñe y se mira al microscopio, por un centro densamente teñido rodeado por un halo pálido, sin pigmentar, en torno al cual aparece a su vez una banda oscura irregular. Estas células aparecen en sangre en casos de anemia, tras la esplenectomía, en la enfermedad con hemoglobina C y en la talasemia. **2.** Cualquier célula que posea un receptor específico capaz de reaccionar con una determinada hormona, antígeno, anticuerpo, antibiótico, célula T sensibilizada u otra sustancia.

**DIANA, ÓRGANO** (*target organ*) **1.** En radioterapia, órgano que va a recibir una dosis terapéutica de irradiación. **2.** En medicina nuclear, órgano que va a recibir la máxima concentración de un marcador radiactivo con fines diagnósticos. **3.** En endocrinología, órgano más afectado por una determinada hormona como la glándula tiroides, que es el órgano diana de la hormona estimulante del tiroides secretada por la hipófisis anterior.

**DIAPASÓN** (*tuning fork*) Instrumento metálico en forma de horquilla con un mango. Cuando se golpea una de sus ramas produce un sonido agudo continuo. Se utiliza para realizar pruebas de audición y comprobación de la conducción aérea y ósea del sonido.

**DIAPÉDESIS** (*diapedesis*) Paso de corpúsculos sanguíneos a través de las paredes de los vasos.

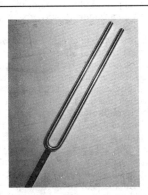 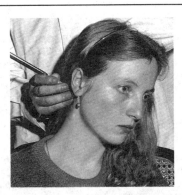 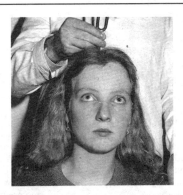

DIAPASÓN. A la izquierda diapasón. En el centro, prueba de Rinne realizada con diapasón de tono grave para comparar la capacidad auditiva que se tiene por vía aérea o por vía ósea. A la derecha, prueba de Weber, también con diapasón de tono grave, para diagnosticar si una sordera es de transmisión o de percepción.

**DIARREA** *(diarrhea)* Eliminación frecuente de heces sueltas y acuosas, generalmente debido al aumento de la motilidad del colon. Las heces pueden contener también moco, pus, sangre o una cantidad excesiva de grasa. La diarrea siempre es síntoma de alguna enfermedad subyacente, como la disentería, síndrome de malabsorción, intolerancia a la lactosa, síndrome de colon irritable, tumores gastrointestinales y enfermedad intestinal inflamatoria. Además de la defecación frecuente, los pacientes con diarrea presentan espasmos abdominales y debilidad generalizada. Cuando este trastorno no se trata puede provocar deshidratación y desequilibrio electrolítico por lo que está indicado un tratamiento sintomático mientras se llega al diagnóstico exacto. A este respecto resultan útiles los preparados antidiarreicos como el defenoxilato y el paregórico. Si la diarrea se acompaña de vómitos a veces es preciso administrar líquidos intravenosos para evitar la deshidratación. V. también **deshidratación**.

**DIARREA DEL NIDO** *(nursery diarrhea)* Diarrea del recién nacido. En los nidos, los brotes de diarrea causados por *Escherichia coli*, *Salmonella*, virus ECHO o adenovirus son potencialmente amenazantes para la vida del recién nacido. El neonato puede infectarse en el momento del nacimiento por microorganismos de las heces de la madre o infectarse más tarde por microorganismos procedentes de las manos del personal del hospital. La pérdida de líquidos es el aspecto más grave de la enfermedad, que da lugar a deshidratación y desequilibrio de los electrólitos. El tratamiento comprende el mantenimiento del equilibrio de líquidos y electrólitos y la administración de antibióticos en el caso de estar indicados. La correcta higiene de las manos, la utilización de biberones y tetinas desechables y el aislamiento precoz de los recién nacidos infectados reduce la posibilidad de estos brotes.

**DIARREA DEL VIAJERO** *(traveller's diarrhea)* Trastorno diarreico que aparece en los visitantes de otras zonas del mundo distintas de la propia. La causa más común es una exotoxina producida por *Escherichia coli*. Otros microorganismos patógenos son *Giardia lamblia* y especies de *Salmonella* y *Shigella*. Los síntomas duran unos cuantos días, incluyendo retortijones, náuseas, vómitos, fiebre ligera y heces acuosas. No son frecuentes las recaídas. El tratamiento incluye rehidratación oral con líquidos que contengan electrólitos. Las medidas preventivas consisten en el uso de agua hervida y la ingestión de frutas y vegetales que tengan piel (que deberá quitarse).

**DIARTROSIS** *(diarthrosis)* V. **sinovial, articulación**.

**DIASTASIS** *(diastasis)* Separación forzada de dos partes que están unidas, como la separación de las partes de un hueso a la altura de la epífisis.

**-DIÁSTOLE** *(-diastole)* Sufijo que hace referencia a los diferentes tipos y localizaciones de la determinación de la presión arterial mínima: *adiástole, hiperdiástole*.

**DIÁSTOLE** *(diastole)* Período de tiempo del ciclo cardiaco entre las contracciones ventriculares durante el cual entra sangre en las cámaras ventriculares relajadas procedentes de las aurículas. La diástole comienza en el segundo tono cardiaco y finaliza con el primero. Consultar la voz **sístole**.

**DIATERMIA** *(diathermy)* Procedimiento terapéutico consistente en la aplicación de corrientes de alta frecuencia, ondas ultrasónicas y microondas para elevar ligeramente la temperatura de los tejidos profundos.

**DIATERMIA QUIRÚRGICA** *(surgical diathermy)* V. **electrocoagulación**.

**DIÁTESIS** *(diathesis)* Constitución física heredada que predispone a ciertas enfermedades o trastornos muchos de los cuales se consideran asociados con el cromosoma Y, ya que los varones parecen presentar una mayor susceptibilidad a ellos que las mujeres. Un ejemplo es la diátesis biliosa, que indica una tendencia familiar a desarrollar trastornos gastrointestinales o gota como expresión de la predisposición al acúmulo de uratos en los tejidos, sobre todo en los varones maduros.

**DIÁTESIS HEMORRÁGICA** *(hemorrhagic diathesis)* Predisposición hereditaria a padecer alguna de las enfermedades caracterizadas por una tendencia hemorrágica excesiva. V. también **Fanconi, síndrome de; hemofilia; Von Willebrand, enfermedad de**.

**DIAZEPAM** *(diazepam)* Agente sedante y tranquilizante. INDICACIONES: Tratamiento de la ansiedad, tensión nerviosa y espasmo muscular. También se emplea como anticonvulsivo. CONTRAINDICACIONES: Glaucoma agudo de ángulo cerrado, psicosis o hipersensibilidad conocida a este fármaco o a cualquier otro derivado de las benzodiazepinas. EFECTOS SECUNDARIOS: Entre los más graves destacan los síntomas de dependencia cuando se suspende el tratamiento. Con frecuencia aparece sopor y fatigabilidad.

**DIAZÓXIDO** *(diazoxide)* Vasodilatador que se emplea como agente antihipertensivo. INDICACIONES: Situaciones de urgencia cuando se precisa reducir la presión arterial en casos de hipertensión maligna en que resulta imprescindible bajar de forma brusca la presión diastólica. CONTRAINDICACIONES: Hipertensión compensatoria o hipersensibilidad conocida a este fármaco u otras tiacidas. EFECTOS SECUNDARIOS: Entre los más graves destacan la retención de sodio y agua, la hiperglucemia y la hipotensión grave. NOTAS: Este fármaco sólo puede utilizarse por vía intravenosa y en pacientes hospitalizados. Puede provocar hipotensión grave.

**DIBROMODULCITOL** *(dibromodulcitol)* V. **mitolactol**.

**DIBUCAÍNA** *(dibucaine)* Ungüento anestésico tópico.

**DICCIÓN INFANTIL** *(baby talk)* **1.** Patrón de lenguaje y sonido de los niños pequeños que aprenden a hablar, caracterizado por mala pronunciación, sintaxis imperfecta, repetición y modificaciones fonéticas, como el balbuceo o el tartamudeo. V. también **lalación**. **2.** Gran simplificación intencionada del lenguaje, que imita al de un niño pequeño que aprende a hablar y que utilizan algunos adultos al imitar a niños pequeños. **3.** Patrones de lenguaje característicos de las etapas regresivas de diversas enfermedades mentales, especialmente la esquizofrenia.

**DICEFALIA** *(dicephaly)* Anomalía del desarrollo que consiste en que el feto posee dos cabezas.

**DICICLOMINA, CLORHIDRATO DE** *(dicyclomine hydrochloride)* Agente anticolinérgico. INDICACIONES: Tratamiento de la úlcera péptica.

CONTRAINDICACIONES: Glaucoma de ángulo cerrado, asma, obstrucción de las vías genitourinaria y gastrointestinal, colitis ulcerosa o hipersensibilidad conocida a este fármaco.

EFECTOS SECUNDARIOS: Los más graves son visión borrosa, efectos en el sistema nervioso central, taquicardia, sequedad de boca, disminución de la sudoración y reacciones de hipersensibilidad.

**DICIGÓTICO** *(dizygotic)* Relativo a los gemelos procedentes de dos óvulos fertilizados. Consultar la voz **monocigótico**. V. también **gemelación**.

**DICK, PRUEBA DE** *(Dick test)* Prueba cutánea para determinar la sensibilidad a una eritrotoxina producida por los estreptococos del grupo A productores de la escarlatina. Consiste en inyectar por vía intradérmica una dosis de toxina; si aparece una zona de inflamación de un cm de diámetro indica que la persona no es inmune, no posee antitoxina y por tanto es susceptible a la enfermedad. Para inducir inmunidad pueden administrarse en esos casos dosis mayores de toxina. Consultar la voz **Shultz-Carlton, fenómeno de**.

**DICLORODIFENILTRICLOROETANO** *(dichlorodiphenyltrichloroethane)* V. **DDT**.

**DICLOROFENAMIDA** *(dichlorphenamide)* Inhibidor de la anhidrasa carbónica.
INDICACIONES: Tratamiento del glaucoma crónico y de la epilepsia.
CONTRAINDICACIONES: Insuficiencia hepática y adrenocortical, insuficiencia renal, acidosis hiperclorémica, depresión de los niveles de sodio y potasio, obstrucción pulmonar, enfermedad de Addison, embarazo sospechado o confirmado o hipersensibilidad conocida a este fármaco.
EFECTOS SECUNDARIOS: Entre los más graves figuran la anorexia, trastornos gastrointestinales, acidosis, formación de cálculos ureterales y anemia aplásica.

**DICLOXACILINA SÓDICA** *(dicloxacillin sodium)* Agente antibacteriano.
INDICACIONES: Tratamiento de las infecciones estafilocócicas, especialmente las debidas a cepas de estafilococos productores de penicilinasa.
CONTRAINDICACIONES: Hipersensibilidad conocida a este fármaco o a cualquier otro derivado de las penicilinas.
EFECTOS SECUNDARIOS: El más grave es la reacción de hipersensibilidad.

**DICUMAROL** *(dicumarol)* Anticoagulante.
INDICACIONES: Profilaxis y tratamiento de la trombosis y el embolismo.
CONTRAINDICACIONES: Riesgo de hemorragia, úlcera péptica, colitis ulcerosa o hipersensibilidad conocida a este fármaco.
EFECTOS SECUNDARIOS: Entre los más graves se encuentran los trastornos gastrointestinales, náuseas y diarrea.

**DIDIM-** *(didym-)* Prefijo que significa «relativo a los testículos»: *didimalgia, didimitis, didimodinia.*

**-DÍDIMO** *(-didymus)* **1.** Sufijo que significa «gemelos unidos por una determinada parte del cuerpo»: *gastrodídimo, toracodídimo, vertebrodídimo.* **2.** Sufijo que significa «monstruo fetal con un órgano supernumerario»: *atlodídimo, opodídimo, pigodídimo.*

**DIDROGESTERONA** *(dydrogesterone)* Agente progestágeno.
INDICACIONES: Puede usarse para el tratamiento de la hemorragia uterina anormal, síntomas vasomotores menopáusicos, síndrome de Pickwick, cáncer endometrial, y como anticonceptivo.
CONTRAINDICACIONES: Tromboflebitis, cáncer de mama, amenaza de aborto, embarazo conocido o sospechado e hipersensibilidad conocida al fármaco.
EFECTOS SECUNDARIOS: Entre los más graves figuran la tromboflebitis, el fibroma uterino y el embolismo.

**DIENCÉFALO** *(diencephalon)* División del cerebro entre el telencéfalo y el mesencéfalo. Consta del hipotálamo, tálamo, metatálamo y epitálamo e incluye la mayor parte del tercer ventrículo.

**DIENESTROL** *(dienestrol)* Estrógeno.
INDICACIONES: Tratamiento de la vaginitis atrófica y la craurosis vulvar.
CONTRAINDICACIONES: Embarazo, cáncer de mama sospechado o confirmado, tromboflebitis, hemorragia vaginal de causa no determinada o hipersensibilidad conocida a este fármaco.
EFECTOS SECUNDARIOS: Los más graves son riesgo de cáncer, tromboflebitis, adenoma hepático, embolismo y enfermedades de la vesícula biliar.

**DIENTE** *(tooth)* Cada una de las numerosas estructuras que se desarrollan en los maxilares como parte del sistema digestivo. Sirven para cortar, moler y procesar la comida en la boca, de tal forma que pueda ser ingerida. Cada diente consta de una corona, que sobresale de la

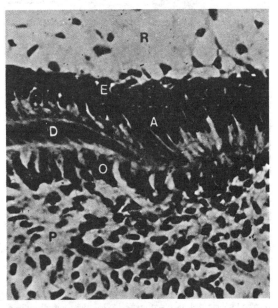

DIENTE. Microfotografía de un corte de diente en proceso de formación, realizada en la zona de unión de la dentina con el esmalte. Las letras señalan: P, pulpa dentaria; O, odontoblastos; D, dentina; A, ameloblastos; E, estrato intermedio; R; retículo estrellado o pulpa del esmalte.

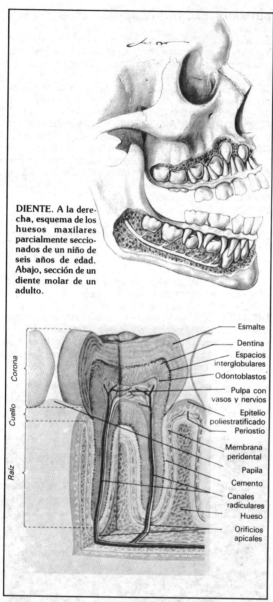

**DIENTE.** A la derecha, esquema de los huesos maxilares parcialmente seccionados de un niño de seis años de edad. Abajo, sección de un diente molar de un adulto.

Corona — Esmalte
— Dentina
— Espacios interglobulares
— Odontoblastos
— Pulpa con vasos y nervios
Cuello — Epitelio poliestratificado
— Periostio
— Membrana peridental
Raíz — Papila
— Cemento
— Canales radiculares
— Hueso
— Orificios apicales

encía; de dos a cuatro raíces, introducidas en los alvéolos, y de un cuello, que forma el estrechamiento entre la corona y las raíces. Cada diente contiene además una cavidad llena de pulpa, ricamente abastecida de vasos sanguíneos y nervios, los cuales penetran en el diente a través de una pequeña abertura en la base de cada raíz. La porción sólida del diente consta de dentina, esmalte y una fina capa de hueso en la superficie de la raíz. La dentina constituye el bulbo del diente. El esmalte cubre la porción externa de la corona. A lo largo de la vida se suce-.den dos generaciones de dientes: los deciduales o «de

leche» en la primera infancia, en número de 20, y los permanentes, que ya duran el resto de la vida, en número de 32. V. también **diente deciduo; diente permanente**.

**DIENTE DECIDUO** (*deciduous tooth*) Uno de los 20 dientes que aparecen durante la infancia y que comprenden 4 incisivos, 2 caninos y 4 molares por cada maxilar. Comienzan su desarrollo aproximadamente en la sexta semana de vida fetal constituyendo un engrosamiento del epitelio a lo largo de la línea del futuro maxilar. Durante la séptima semana el epitelio se desdobla longitudinalmente en una porción labial y otra lingual. La labial forma la lámina labiodental y la lingual se convierte en la lámina dental que da lugar a 10 engrosamientos por cada maxilar. Estos engrosamientos aparecen aproximadamente en la novena semana y corresponden a los que serán los futuros dientes deciduos. En la mayoría de los individuos el primer diente deciduo erupciona aproximadamente a los seis meses de edad; posteriormente irán haciendo su aparición uno o más dientes por mes hasta completarse los 20. Suelen caerse entre los 6 y los 13 años de edad aunque existen grandes variaciones individuales. Consultar la voz **diente permanente**. V. también **diente**.

**DIENTE PERMANENTE** (*permanent tooth*) Cualquiera de los 32 dientes que aparecen a partir de los 6 años y duran hasta la vejez: 4 incisivos, 2 caninos, 4 premolares y 6 molares por cada maxilar. 20 piezas sustituyen a los dientes temporales y a ellas se añaden 12 molares, 3 en cada hemimaxilar. Los dientes permanentes comienzan a desarrollarse en la novena semana de vida fetal en la cual se produce un engrosamiento del epitelio que recubre la línea de lo que será el futuro maxilar. Se forman a partir de la lámina dental embrionaria y el tejido germinal dental. Como los 10 dientes permanentes que van a sustituir a los temporales en cada maxilar se desarrollan ya en la vida fetal, quedan incluidos en la sustancia de la encía por detrás de sus predecesores. Los dientes permanentes comienzan a calcificarse poco después del nacimiento, algo más deprisa los de la mandíbula que los del maxilar superior. El primer molar permanente inferior se calcifica inmediatamente después del nacimiento y los incisivos y caninos permanentes unos 6 meses después; por su parte, el segundo y el tercer molares lo hacen aproximadamente al final del segundo y del 12.º año respectivamente y el tercero alrededor de los 20 años. Primero erupcionan los dientes permanentes del maxilar inferior: los primeros molares aproximadamente a los 6 años, los dos incisivos centrales a los 7, los dos incisivos laterales a los 8, los primeros premolares a los 9, los segundos a los diez, los caninos entre los 11 y los 12, los segundos molares entre los 12 y los 13 y los terceros molares entre los 17 y los 21. La erupción de cada diente permanente correspondiente en el maxilar superior se retrasa algunos meses con respecto a estos límites de tiempo. En muchas personas los terceros molares se encuentran mal orientados o en un nivel tan profundo del hueso que deben extraerse quirúrgicamente. En algunos casos no llegan a desarrollarse completamente la totalidad o alguno de los terceros molares. V. también **diente**.

**Ejemplo de dieta de adelgazamiento equilibrada**

| Alimentos | Cantidad (en gramos, pesados en crudo, limpios de desperdicio) | |
| --- | --- | --- |
| | *Mínimo* | *Máximo* |
| Leche descremada | 350 | 450 |
| Carne (vaca, ternera, pollo, jamón muy magro) | 100 | 200 |
| Pescado (merluza, pescadilla, lenguado, rape, trucha) | 150 | 250 |
| Verdura (cualquiera menos zanahoria, remolacha, coliflor, coles de Bruselas, guisantes y habas) | 200 | 200 |
| Fruta (calquiera menos plátano, uvas y chirimoyas) | 300 | 300 |
| Pan (blanco, de trigo) | 50 | 50 |
| Arroz (puede sustituirse por pasta de sopa) | 30 | 30 |
| Galletas | 8 (2 piezas) | 24 (6 piezas) |
| Aceite (de cualquier clase) | 15 | 45 |
| Mantequilla | 18 | 55 |
| Café, té, sacarina, condimentos | libres | libres |

**DIENTE PREMOLAR** *(premolar tooth)* V. **bicúspide.**

**DIENTE PRIMARIO** *(primary tooth)* V. **diente deciduo.**

**DIENTE TEMPORAL** *(temporary tooth)* V. **diente deciduo.**

**DIESTRO** *(right-handedness)* Dícese de la persona que de modo espontáneo tiende a usar la mano derecha. V. también **dominancia cerebral.**

**DIETA** *(diet)* **1.** Alimentos y bebidas considerados desde el punto de vista de sus cualidades nutritivas, su composición y sus efectos sobre la salud. **2.** Nutrientes prescritos, regulados o restringidos con fines terapéuticos o de otro tipo. Consultar la voz **nutrición.** V. también dietas específicas.

**DIETA BLANDA** *(soft diet)* Dieta de consistencia blanda, pobre en residuos, de fácil digestión y bien tolerada. Aporta los nutrientes esenciales en forma de alimentos líquidos y semisólidos como leche, zumos de frutas, huevos, queso, cereales, purés y sopas, arroz, carnes de vacuno, cordero y ave triturada, pescado, patatas hervidas o asadas y pan. Se excluyen los alimentos y vegetales crudos, los panes y cereales completos, los postres muy elaborados, las especias fuertes, todos los alimentos fritos, las carnes de cerdo, los frutos secos y las uvas. Suele aconsejarse a pacientes con trastornos gastrointestinales, infecciones agudas o que, por cualquier motivo, no puedan tolerar una dieta normal.

**DIETA DE ADELGAZAMIENTO** *(reduction diet)* Dieta pobre en calorías que se utiliza para disminuir el peso corporal. Esta dieta debe aportar menos calorías que las que el individuo gasta al día, aunque ha de contener todos los nutrientes esenciales para mantener la salud. Una dieta habitual de este tipo proporciona 1.200 calorías/día a partir de cuatro grupos alimenticios básicos. Las carnes se suelen tomar a la parrilla, asadas, estofadas o salteadas; los vegetales se toman cocidos o crudos; las féculas y grasas deben limitarse, y la fruta fresca sustituye a los postres. Los alimentos que deben evitarse son las bebidas carbónicas edulcoradas, los alimentos fritos, los pasteles y los bocadillos. Si estas dietas no se planifican cuidadosamente, se pueden producir déficits vitamínicos y minerales. También llamada **dieta hipocalórica.**

**DIETA DE ARROZ** *(rice diet)* Dieta consistente sólo en la ingesta de arroz, fruta, jugos de fruta y azúcar, con suplementos de hierro y vitaminas. La sal queda terminantemente prohibida. Se prescribe para el tratamiento de la hipertensión, enfermedad renal crónica y obesidad. Cuando la presión sanguínea y el resto de síntomas se modifican puede variarse la dieta. No debe ser demasiado prolongada ya que puede producir deficiencia nutricional. Denominada también **Duke, dieta de; Kempner, dieta de arroz y frutas de.**

**DIETA DE ELIMINACIÓN** *(elimination diet)* Método para identificar los alimentos a los que es alérgico un paciente, omitiendo sucesivamente de la dieta determinados alimentos, con el fin de detectar los responsables de los síntomas.

**DIETA DE LECHE** *(milk therapy)* Terapia nutricional utilizada en pacientes con úlcera de Curling que han sufrido quemaduras graves. Se administra leche homogeneizada fría, a dosis de 25-50 g cada hora, a través de una sonda nasogástrica. Después de la instilación, la sonda se pinza durante 5 minutos y a continuación se despinza. Se deja que la leche que queda en el estómago fluya hacia una batea. Conforme la leche va siendo mejor absorbida y tolerada, la dosis se aumenta a 150 ml/kg de peso corporal diarios. El intervalo entre las instilaciones se prolonga gradualmente hasta 4 horas. Cuando el paciente mejora, se extrae la sonda y se sigue administrando leche por la boca.

**DIETA DE SIPPY** *(sippy diet)* Régimen dietético muy restringido que se recomienda a los pacientes con úlcera péptica. Consiste en la administración, una vez por hora, de leche y crema durante varios días con la adición gradual de huevos, cereales refinados, verduras en puré, galletas y otros alimentos sencillos según la tolerancia del paciente hasta que pueda administrarse una dieta blanda normal. Como en esta dieta se prohiben todas las verduras y frutas frescas, hay que administrar suplementos de hierro y vitaminas para evitar que se produzcan estados deficitarios.

**DIETA DIABÉTICA** *(diabetic diet)* Dieta que se prescribe en el tratamiento de la diabetes mellitus y que suele

**Ejemplo de dieta para las personas que sufren de diabetes mellitus**

| Desayuno | Leche descremada (250 cm³), sola o con café, té o malta |
| --- | --- |
| | Pan, galletas o cereales para desayuno (50 g) |
| | Sacarina (opcional) |
| | Naranja (100 g) |
| Media mañana | Pera o manzana (100 g) |
| Almuerzo | Sopa de arroz (40 g) |
| | Pescado blanco (150 g) |
| | Ensalada (200 g) |
| | Naranja (100 g) |
| | Pan (30 g) |
| Merienda | Leche descremada (200 cm³), sola o con café, té o malta |
| | Sacarina (opcional) |
| Cena | Hortaliza de hoja (100 g) |
| | Patatas (200 g) |
| | Carne de pollo (150 g) |
| | Manzana (100 g) |
| | Pan (30 g) |

contener cantidades limitadas de azúcar y otros carbohidratos y cantidades elevadas de proteínas, ciertos carbohidratos complejos y grasas no saturadas. La regulación dietética depende de la gravedad de la enfermedad y el tipo y dosificación de la insulinoterapia. La restricción dietética va encaminada a evitar las fluctuaciones amplias en la glucemia para conservar la función pancreática y evitar las complicaciones de la diabetes crónica. V. también **diabetes mellitus; insulina**.

**DIETA EQUILIBRADA** (*balanced diet*) Dieta que contiene todos los nutrientes esenciales que no pueden sintetizarse en cantidades adecuadas en el organismo, y que son necesarios para el crecimiento, el consumo energético, el equilibrio nitrogenado, la reparación de los tejidos y estructuras orgánicas y el mantenimiento de la salud.

**DIETA EXCLUSIVAMENTE LÍQUIDA** (*full liquid diet*) Dieta compuesta sólo de líquidos y de alimentos que se licúan a la temperatura corporal. Incluye leche, bebidas lácteas y carbonatadas, café, té, zumos de fruta colados, caldo, sopas coladas, huevos crudos, crema, margarina o mantequilla derretida, mezcla colada de leche y cereales, salsas fluidas, gelatina, helados, granizados, miel, jarabes, azúcar y leche desnatada en polvo disuelta con líquidos. Se prescribe después de intervenciones quirúrgicas, en ciertas infecciones agudas, en el tratamiento de los trastornos gastrointestinales agudos y en pacientes incapaces de masticar. V. también **dieta líquida**.

**DIETA HIPOCALÓRICA** (*low-caloric diet*) Dieta que se prescribe para limitar la ingestión de calorías casi siempre con la finalidad de reducir el peso corporal del paciente. Esta dieta puede ser de 800 calorías, 1000 calorías o de otra cantidad especificada. Pueden confeccionarse una serie de listas de menús posibles para que el paciente seleccione sus alimentos preferidos de grupos previamente clasificados como carbohidratos, proteínas y grasas.

**DIETA LIGERA** (*light diet*) Dieta adaptada a pacientes encamados y en proceso de convalecencia que realizan poco o ningún ejercicio. Consiste en la ingestión de cantidades moderadas de comida cocinada fácilmente digestibles, como carne, patatas, arroz, huevos, pastas, algunas frutas, cereales refinados y pan. Se evitan comidas fritas o muy sazonadas.

**DIETA LÍQUIDA** (*liquid diet*) Dieta constituida por alimentos en estado líquido o en forma de purés a la que pueden añadirse helados, flanes, tapioca y huevos pasados por agua. Está indicada en las infecciones agudas, trastornos inflamatorios agudos del conducto gastrointestinal y cuando el paciente no puede comer alimentos blandos o semilíquidos como es el caso de algunos posoperados.

**DIETA LÍQUIDA CLARA** (*clear liquid diet*) Dieta que aporta líquidos y que tiene residuos mínimos formada principalmente por azúcar disuelto y líquidos dulces, como la cerveza de jengibre, el té o café endulzados, caldos sin grasas, postres con gelatina y zumos de fruta. Nutricionalmente la dieta es inadecuada, y se prescribe para un tiempo limitado, como un día, en posoperatorios.

**DIETA NORMAL** (*normal diet*) V. **dieta regular**.

**DIETA POBRE EN CALCIO** (*low-calcium diet*) Dieta en la cual se restringe el consumo de calcio mediante la eliminación de la mayoría de los derivados lácteos, todos los alimentos elaborados con leche completa o descremada y los vegetales de hoja verde. Está indicada en personas con cálculos renales a las que se recomienda que coman carnes de buey, cordero, cerdo, ternera y ave, pescados, vegetales, legumbres y trigo.

**DIETA POBRE EN COLESTEROL** (*low-cholesterol diet*) Dieta en la que se restringe la ingesta de alimentos que contienen grasas animales y ácidos grasos saturados como la yema de huevo, crema, mantequilla, leche, vísceras y mariscos, permitiendo el consumo de aves, pescados, vegetales, frutas, quesos frescos y grasas poliinsaturadas. Esta dieta está indicada para pacientes con niveles elevados de colesterol en suero, trastornos cardiovasculares, obesidad, hiperlipidemia, hipercolesterolemia o hiperlipoproteinemia. Denominada también **dieta pobre en grasas saturadas**.

**DIETA POBRE EN GRASA** (*low-fat diet*) Dieta que contiene cantidades limitadas de grasas y que comprende fundamentalmente alimentos fácilmente digeribles con gran contenido en carbohidratos. Incluye todos los vegetales, carnes magras, pescado, aves, pastas, cereales, trigo completo y pan enriquecido. Prohibe el consumo de yema de huevo y carnes grasas, cremas, alimentos fritos, salsas con aceites, quesos curados, mantequilla y aceitunas. Esta dieta se aconseja en las enfermedades vesiculares y en los síndromes de malabsorción.

**DIETA POBRE EN GRASAS SATURADAS** (*low-saturated-fat diet*) V. **dieta pobre en colesterol**.

**DIETA POBRE EN RESIDUOS** (*low-residue diet*) Dieta que se caracteriza por producir una cantidad mínima de residuos en el conducto intestinal inferior tras la digestión y absorción de los alimentos. Comprende carnes tiernas, aves, pescados, huevos, pan blanco, pastas, postres sencillos, sopas claras, té y café. Se admiten los alimentos fritos o muy especiados, frutas y zumos de frutas, vegetales crudos, cereales enteros, pan integral, nueces, mermeladas y por lo general la leche. Esta dieta se prescribe en los casos de diverticulosis y diverticulitis, irritabilidad o inflamación gastrointestinal y antes y después de la cirugía gastrointestinal. Como carece de calcio, hierro y vitaminas debe utilizarse únicamente durante períodos limitados de tiempo.

**DIETA POBRE EN SAL** (*low-salt diet*) V. **dieta pobre en sodio**.

**DIETA POBRE EN SODIO** (*low-sodium diet*) Dieta en la que se restringe el consumo de cloruro sódico y otros compuestos que contienen sodio como la levadura, soda, glutamato monosódico, citrato sódico, propienato sódico y sulfato sódico. Está indicado en la hipertensión, en los estados edematosos (especialmente en las enfermedades cardiovasculares), en los trastornos hepáticos o renales y durante los tratamientos con corticosteroides. El grado de restricción de sodio depende de la gravedad del trastorno de base. Se incluyen determinados alimentos como huevos, leche descremada, carne de buey, ave, cordero, cerdo y ternera, pescado, patatas, guisantes verdes, bróculi, espárragos, judías verdes y frutas frescas. Para añadir sabor a esta dieta pueden emplearse diversos extractos saporíferos, especias y hierbas. Se prohiben los ma-

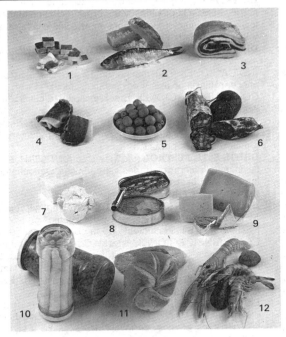

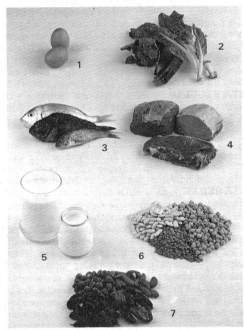

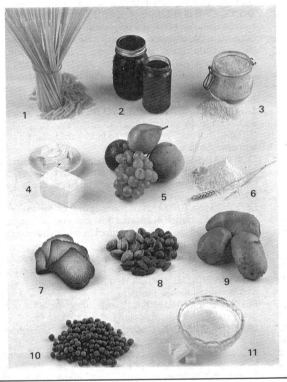

## DIETA POBRE EN SODIO

**A.** *Alimentos con alto contenido en sodio.* 1). Caldo en cubitos (27.000 mg). 2). Pescados en salazón (4.000 mg). 3). Tocino salado (3.000 mg). 4). Jamón salado (2.500 mg). 5). Aceitunas (2.400 mg). 6). Embutidos (de 700 á 1.200 mg). 7). Mantequilla o margarina con sal (1.000 mg). 8). Pescados en lata (de 400 a 1.100 mg). 9). Quesos (de 200 a 800 mg). 10). Verduras y leguminosas en conserva (de 250 a 600 mg). 11). Pan blanco (de 400 a 600 mg). Mariscos (de 150 a 600 mg).

**B.** *Alimentos con un contenido medio en sodio.* 1). Huevos (130 mg). 2). Verduras (de 10 a 150 mg). 3). Pescados blancos (de 60 a 110 mg). 4). Carnes (de 50 a 110 mg). 5). Leche y yogur (50 mg). 6). Leguminosas secas (de 40 a 70 mg). 7). Frutas secas (de 30a 80 mg).

**C.** *Alimentos con bajo contenido en sodio.* 1). Pastas de trigo (15 mg). 2). Mermeladas y jaleas (de 10 a 20 mg). 3). Arroz (10 mg). 4). Mantequilla o margarina sin sal (10 mg). 5). Fruta (de 5 a 10 mg). 6). Harina de trigo (de 5 a 10 mg). 7). Pan sin sal (de 5 a 10 mg). 8). Almendras y avellanas sin sal, (5 mg). 9). Patatas (2 mg). 10). Guisantes verdes (1 mg). 11). Azúcar (1 mg).

• *Las cifras indican miligramos de sodio por 100 gramos de alimento.*

riscos frescos o enlatados, jamón, bacon, salchichas, fiambres, quesos, mantequilla o margarina salada, panes o cereales con sal, zanahorias, apio, espinacas y la mayoría de los alimentos enlatados o congelados a menos que se preparen sin sal. También se prohíben muchos fármacos como los laxantes, los sedantes y los alcalinizantes que contienen sodio. Denominada también **dieta pobre en sal y dieta hiposódica.**

**DIETA REGULAR** (regular diet) Dieta completa y bien equilibrada que contiene todos los elementos nutrientes esenciales para un crecimiento óptimo, para la reparación de los tejidos y para la función normal de los órganos. Este tipo de dieta contiene alimentos ricos en proteínas, hidratos de carbono, grasas, minerales y vitaminas, en proporciones que satisfacen los requerimientos calóricos específicos del individuo. También llamada **dieta normal.**

**DIETA RENAL** (renal diet) Dieta que se prescribe en la insuficiencia renal crónica y que está diseñada para controlar la ingesta de proteínas, potasio, sodio, fósforo y líquidos, dependiendo de cada caso particular. Los hidratos de carbono y las grasas son la principal fuente de energía. Las proteínas están limitadas, su cantidad se determina por el estado del enfermo y suelen aportarse en forma de leche, huevos y carne. Los cereales, el pan, el arroz y las pastas son la principal fuente de energía. También se incluyen algunos vegetales y frutas, dependiendo del grado de restricción de potasio y fósforo que sea necesario. En los últimos años se han desarrollado harinas y panes comerciales especiales que no tienen proteínas y son pobres en potasio y sodio. El bajo nivel de potasio de esta dieta también la hace útil para la hipercaliemia. Nutricionalmente la dieta es inadecuada, por lo que debe completarse con vitaminas y electrólitos. V. también **Giordano-Giovannetti, dieta de.**

**DIETA RICA EN POTASIO** (high-potassium diet) Dieta que se compone de alimentos ricos en potasio, como vegetales de hoja verde, coles de Bruselas, cítricos, plátanos, dátiles, uvas, legumbres, carne y cereales con cáscara. Está indicado en los trastornos que originan pérdida de líquido extracelular como la diarrea aguda, la alcalosis renal congénita, el hiperaldosteronismo, la hipocaliemia, la hipertensión y el coma diabético. También es necesario prescribirla a aquellos pacientes que estén en tratamiento con tiacidas o corticoides.

**DIETA RICA EN PROTEÍNAS** (high-protein diet) Dieta que contiene gran cantidad de proteínas; se compone de carne, pescado, leche, legumbres y nueces en abundancia. Está indicada en la deficiencia proteica de cualquier etiología, por ejemplo en el síndrome nefrótico y los trastornos hepáticos y en la preparación preoperatoria. Está contraindicada en la insuficiencia hepática y en la insuficiencia renal cuando ésta es tan grave como para que la dieta hiperproteica produzca uremia y acidosis.

**DIETA RICA EN VITAMINAS** (high-vitamin diet) Régimen alimenticio que contiene dosis terapéuticas de todas las vitaminas necesarias para el metabolismo corporal. Suele combinarse con otras dietas terapéuticas (hipercalórica o hiperproteica) para tratar la infección crónica o grave, la malnutrición o la deficiencia vitamínica.

**DIETA SIN SAL** (salt-free diet) V. **dieta pobre en sodio.**

**DIETÉTICA** (dietetics) Ciencia que aplica los principios nutricionales a la planificación y preparación de alimentos y a la regulación de la dieta en relación con la salud y la enfermedad.

**DIETILCARBAMACINA, CITRATO DE** (diethylcarbamazine citrate) Agente antihelmíntico.
INDICACIONES: Tratamiento de la ascariasis, filariasis, oncocerquiasis, loiasis y eosinofilia tropical.
CONTRAINDICACIONES: Hipersensibilidad conocida a este fármaco.
EFECTOS SECUNDARIOS: Entre los más graves destacan las reacciones alérgicas graves que se producen con la muerte de los parásitos.

**DIETIL-ESTILBESTROL** (diethylstilbestrol [DES]) Hormona sintética con propiedades estrogénicas. Denominada también **estilbestrol.**

**DIETÍLICO, ÉTER** (diethyl ether) V. **éter.**

**DIETILPROPIÓNICO, CLORHIDRATO** (diethylpropion hydrochloride) Agente depresor del apetito.
INDICACIONES: Tratamiento de la obesidad exógena.
CONTRAINDICACIONES: Arteriosclerosis, hipertiroidismo, glaucoma, historia de drogadicción, hipertensión, administración concomitante de inhibidores de la monoaminooxidasa en un plazo de 14 días o hipersensibilidad conocida a este fármaco.
EFECTOS SECUNDARIOS: Entre los más graves destacan inquietudes, insomnio, aumento de la presión sanguínea, arritmias, efectos cardiovasculares, náuseas, sequedad de boca y drogadicción.

**DIETL, CRISIS DE** (Dietl's crisis) Dolor intolerable y brusco localizado en el riñón y producido por la distensión de la pelvis renal como consecuencia de la ingestión rápida de cantidades muy importantes de líquido o por una torsión ureteral que produce la oclusión temporal del flujo de orina procedente del riñón. Puede acompañarse de náuseas, vómitos, hematuria y colapso general. V. también **hidronefrosis.**

**DIFEMANIL, METILSULFATO DE** (diphemanil methylsulfate) Agente anticolinérgico.
INDICACIONES: Se utiliza como fármaco adjunto en el tratamiento de la úlcera péptica.
CONTRAINDICACIONES: Glaucoma de ángulo cerrado, asma, obstrucción de las vías genitourinaria o gastrointestinal, colitis ulcerosa o hipersensibilidad conocida a este fármaco.
EFECTOS SECUNDARIOS: Los más graves son visión borrosa, efectos sobre el sistema nervioso central, taquicardia, sequedad de boca, disminución de la sudoración y reacciones de hipersensibilidad.

**DIFENADIONA** (diphenadione) Agente anticoagulante.
INDICACIONES: Tratamiento de la trombosis y la embolia.
CONTRAINDICACIONES: Hemorragia o hipersensibilidad conocida a este fármaco.
EFECTOS SECUNDARIOS: El más grave es la hemorragia. Este fármaco interacciona con muchos otros.

**DIFENHIDRAMINA, CLORHIDRATO DE** (diphenhydramine hydrochloride) Agente antihistamínico.
INDICACIONES: Tratamiento de diversas reacciones de hipersensibilidad como la rinitis, la alergia cutánea y el prurito. También se prescribe en el mareo del viajero.

CONTRAINDICACIONES: Asma o hipersensibilidad conocida a este fármaco. No debe administrarse a recién nacidos ni madres lactantes.

EFECTOS SECUNDARIOS: Entre los más graves destacan las erupciones cutáneas, reacciones de hipersensibilidad y taquicardia. También se produce con frecuencia adormecimiento y sequedad de boca.

**DIFENILHIDANTOÍNA** (diphenylhydantoin) V. **fenitoína.**

**DIFENILPIRALINA, CLORHIDRATO DE** (diphenylpyraline hydrochloride) Agente antihistamínico.

INDICACIONES: Diversas reacciones de hipersensibilidad como rinitis, alergias cutáneas y prurito.

CONTRAINDICACIONES: Asma o hipersensibilidad conocida a este fármaco. No debe administrarse a recién nacidos ni madres lactantes.

EFECTOS SECUNDARIOS: Entre los más graves destacan las erupciones cutáneas, reacciones de hipersensibilidad y taquicardia. Con frecuencia se produce adormecimiento y sequedad de boca.

**DIFENOXILATO, CLORHIDRATO DE** (diphenoxylate hydrochloride) Agente antidiarreico.

INDICACIONES: Tratamiento de la diarrea y los espasmos intestinales.

CONTRAINDICACIONES: Enfermedades hepáticas, diarrea asociada con tratamientos antibióticos o hipersensibilidad conocida a este fármaco. No debe administrarse a niños menores de dos años.

EFECTOS SECUNDARIOS: Entre los más graves destacan las molestias abdominales, obstrucción intestinal, erupciones cutáneas y náuseas.

**DIFERENCIACIÓN** (differentiation) **1.** En embriología, proceso del desarrollo que consiste en la modificación y alteración sistemática de células o tejidos indiferenciados para dar lugar a formas físicas características y específicas, determinadas funciones fisiológicas y propiedades químicas concretas. Entre los distintos tipos figuran la **diferenciación correlativa;** la **diferenciación funcional** y la **diferenciación invisible. 2.** Diversificación progresiva que produce una mayor complejidad. **3.** Adquisición de funciones y formas distintas de las de la estructura original.

**DIFERENCIACIÓN CORRELATIVA** (correlative differentiation) En embriología, especialización de células o tejidos provocada por un inductor o algún otro factor externo.

**DIFERENCIACIÓN FUNCIONAL** (functional differentiation) En embriología, especialización o diversificación a consecuencia de la función particular de una célula o tejido.

**DIFERENCIACIÓN INVISIBLE** (invisible differentiation) En embriología, determinación establecida para la especialización y diversificación que existe en las células embrionarias pero que aún no es visiblemente manifiesta.

**DIFILINA** (dyphylline) Fármaco broncodilatador.

INDICACIONES: Se prescribe para el tratamiento del broncospasmo en el asma bronquial agudo, bronquitis y enfisema.

CONTRAINDICACIONES: Debe usarse con precaución en los pacientes afectos de úlcera péptica o enfermedad cardiovascular. Está contraindicada en caso de hipersensibilidad conocida a ella o a otras xantinas.

EFECTOS SECUNDARIOS: Entre los más graves figuran las molestias gastrointestinales, vahídos, taquicardia, cefalea y palpitaciones.

**DIFLORASONA, DIACETATO DE** (diflorasone diacetate) Corticosteroide tópico.

INDICACIONES: Agente antiinflamatorio de aplicación tópica.

CONTRAINDICACIONES: Enfermedades víricas y fúngicas de la piel. Trastornos circulatorios o hipersensibilidad conocida a este fármaco o a cualquier otro derivado esteroideo.

EFECTOS SECUNDARIOS: Entre los más graves que suelen producirse tras una aplicación prolongada o excesiva destacan las estrías, hipopigmentación, irritación local de la piel y diversos efectos sistémicos.

**DIFTERIA** (diphteria) Enfermedad contagiosa aguda producida por la bacteria *Corynebacterium diphtheriae* que se caracteriza por la producción de una toxina sistémica y una falsa membrana que recubre las mucosas faríngeas. La toxina es particularmente lesiva para los tejidos cardiacos y del sistema nervioso central y la densa seudo-

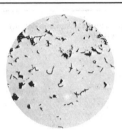

DIFTERIA. A la derecha, formas ramificadas y en proceso de involución de la bacteria *Corynebacterium diphtheriae.* Abajo, extracción de mucosa faríngea para estudiar la posible presencia del bacilo diftérico.

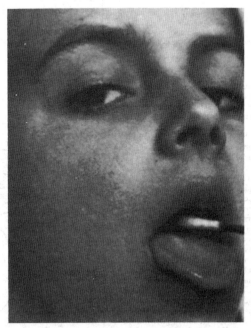

membrana que se forma en la garganta puede interferir con la ingestión de alimentos y bebidas y con la respiración. Esta membrana, aunque más raramente, puede formarse también en otros tejidos corporales. Los ganglios linfáticos del cuello se hinchan y se produce edema a ese nivel. La difteria no tratada suele tener una evolución fatal produciendo insuficiencia cardiaca y renal. Los pacientes normalmente son hospitalizados en régimen de aisla-

miento. El tratamiento del paciente aislado consiste en la administración de antitoxina diftérica, antibióticos, líquidos y una dieta adecuada junto con reposo en cama. En algunos casos hay que practicar una traqueotomía. La recuperación es lenta pero, por lo general, completa. Existe una vacuna contra la difteria que suele administrarse junto con la antitetánica y la antipertussis en los primeros meses de vida. V. también **Shick, prueba de**.

**DIFTEROIDE** *(difteroid)* **1.** Relativo a la difteria. **2.** Similar al bacilo *Corynebacterium diphtheriae*.

**DIFUSIÓN** *(diffusion)* Proceso por el cual un material sólido y particulado suspendido en un líquido se desplaza desde una zona de mayor concentración a otra de concentración menor, alcanzándose una distribución uniforme de las partículas dentro del líquido.

**DIFUSIÓN EN GEL** *(gel diffusion)* V. **inmunodifusión.**

**DIGÁSTRICO, MÚSCULO** *(digastricus)* Uno de los cuatro músculos suprahioideos que posee dos porciones, un vientre anterior y otro posterior. El vientre anterior se origina en el borde inferior de la mandíbula y se inserta en el cuerpo y el asta mayor del hueso hioides. Está inervado por fibras de la rama mandibular del nervio trigémino y su acción consiste en abrir la mandíbula y desplazar ha-

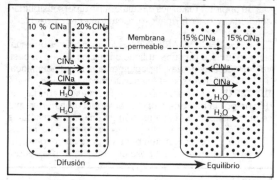

**DIFUSIÓN.** Esquema del proceso de difusión.

**DIGESTIÓN.** Esquema del proceso de la digestión. Durante la fase llamada «cefálica» de la digestión, la hipoglucemia y la evocación de la comida estimulan el centro medular del vago, que provoca la liberación de acetilcolina en la pared del antro, lo que a su vez induce la liberación de gastrina. Por otro lado, durante la llamada fase «gástrica» de la digestión, en respuesta a la presencia de alimentos, a una elevación del pH o a una distensión mecánica de las paredes del estómago también se produce gastrina en la pared del antro. La gastrina circulante activa una enzima que convierte a la histidina en histamina, también la acetilcolina potencia la liberación de esta sustancia a partir de las células cebadas de la pared gástrica. Así pues, los tres factores endógenos de la digestión son la gastrina, la acetilcolina y la histamina.

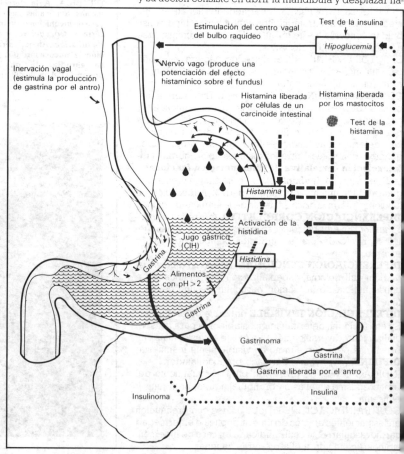

cia delante el hueso hioides. El vientre posterior se origina en la hendidura mastoides del temporal y se inserta en el cuerpo y el asta mayor del hioides. Está inervado por fibras de la rama mandibular del nervio facial y su función es desplazar hacia atrás y hacia arriba el hueso hioides. Consultar las voces **genihioideo, músculo; milohioideo, músculo; estilohioideo, músculo**.

**DIGEORGE, SINDROME DE** (*DiGeorge syndrome*) Trastorno congénito caracterizado por una inmunodeficiencia grave con anomalías estructurales entre las que destacan hipertelorismo, implantación baja de las orejas, boca pequeña, ojos inclinados hacia abajo, defectos cardiovasculares y ausencia del timo y las glándulas paratiroides. Los pacientes suelen morir antes de los dos años de edad por infección. En algún caso aislado se realiza trasplante de timo fetal humano. Denominado también **aplasia tímica paratiroidea**.

**DIGESTIÓN** (*digestion*) Conversión de los alimentos en sustancias absorbibles en el conducto gastrointestinal. Se realiza mediante el fraccionamiento mecánico y químico de los alimentos en moléculas más sencillas con ayuda del aparato masticador y la secreción de enzimas gástricas e intestinales. El intestino delgado digiere los alimentos por la acción de enzimas que dan lugar a aminoácidos absorbibles, partículas de grasa emulsionada y monosacáridos.

**DIGESTIVA, FIEBRE** (*digestive fever*) Ligero aumento de la temperatura corporal que acompaña normalmente al proceso digestivo.

**DIGESTIVA, GLÁNDULA** (*digestive gland*) Cualquiera de las numerosas estructuras que segregan agentes reactivos que intervienen en la degradación de los alimentos para dar lugar a sustancias absorbibles necesarias para el metabolismo. Entre ellas destacan las salivales, las gástricas, las intestinales, el hígado y el páncreas. Algunas secreciones producidas por las glándulas digestivas son ácido clorhídrico, bilis, moco y diversas enzimas.

**DIGESTIVO, APARATO** (*digestive system*) Conjunto de órganos, estructuras y glándulas accesorias del tubo di-

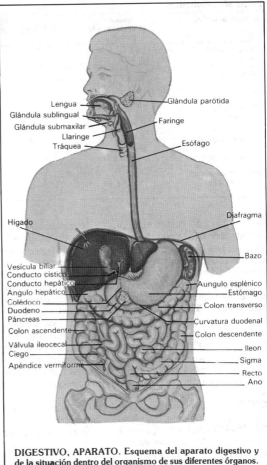

**DIGESTIVO, APARATO. Esquema del aparato digestivo y de la situación dentro del organismo de sus diferentes órganos.**

**Proceso de la mecánica digestiva**

| Órgano | Proceso mecánico | Naturaleza del proceso |
|---|---|---|
| Boca (dientes y lengua) | Masticación | Movimientos masticatorios; reducción del tamaño de las partículas alimentarias y mezcla de las mismas con saliva. |
| | Deglución | Acto de tragar; movimiento de los alimentos de la boca hacia el estómago. |
| Faringe | Deglución | |
| Esófago | Deglución | |
| | Peristaltismo | Movimientos reptantes que comprimen los alimentos y los impulsan hacia adelante; en una porción del tracto digestivo se forman anillos de constricción, que se transmiten a la porción siguiente, etc., produciendo ondas de contracción que se propagan a lo largo de todo el tubo digestivo. |
| Estómago | Agitación | Movimiento hacia atrás y hacia delante del contenido gástrico que permite mezclar los alimentos con los jugos gástricos para constituir el quimo. |
| | Peristaltismo | Las ondas se originan en el cuerpo del estómago a razón de 3 por minuto y se desplazan hacia el esfínter pilórico; periódicamente se producen ondas peristálticas potentes que presionan el quimo y le hacen atravesar el esfínter hacia el duodeno. |
| Intestino delgado | Segmentación (contracciones de mezcla) | Movimientos hacia delante y hacia atrás (no progresivos) en el interior del, intestino; su objetivo es mezclar los alimentos y los jugos digestivos y poner en contacto todo el alimento digerido con la mucosa intestinal para facilitar su absorción; el objetivo del peristaltismo es empujar el contenido intestinal a lo largo del conducto digestivo. |
| | Peristaltismo | |
| Intestino grueso Colon ascendente | Segmentación Peristaltismo | Movimientos de agitación en los sacos australes. |
| Colon descendente | Peristaltismo en masa | Todo el contenido se desplaza hacia el colon sigmoide y el recto; estos movimientos se producen tres o cuatro veces al día, generalmente después de las comidas. |
| Recto | Defecación | Vaciamiento del recto. |

**Preparados digitálicos**

| Nombre genérico | Dosis de digitalización (tiempo) | Dosis de mantenimiento | Vía | Comienzo | Duración |
|---|---|---|---|---|---|
| *(Digital purpúrea)* | | | | | |
| Digital en polvo | 1 a 2 o (24 a 48 h) | 100 a 200 mg | Oral | Lento | Larga |
| Digitoxina | 1,5 mg (24 a 48 h) | 100 a 200 mg | Oral IV | Lento | Larga |
| Gitalina | 4 a 6 mg (3 a 4 días) | 0,5 mg | Oral | Rápido | Moderada |
| *(Digital lanata)* | | | | | |
| Digoxina | 1,5 mg 1,0 mg (12 a 24 h) | 0,125 a 0,5 mg | Oral IV IIM | Rápido | Moderada |
| Lanatósido C | 10 mg (4 días) | 0,5 mg | Oral | Variable | Corta |
| Acetildigitoxina | 1,6 a 2,2 mg (24 h) | 0,1 a 0,2 mg | Oral | Moderado | Corta |
| *Strophanthus gratus* G-estrofantina | 0,25 a 0,5 mg (12 a 24 h) | | IV | Rápido | Corta |

gestivo que intervienen en el paso y degradación de los alimentos desde la boca hacia el esófago, estómago e intestinos. Las glándulas accesorias segregan las enzimas digestivas necesarias para degradar las sustancias alimentarias a fin de que puedan ser absorbidas hacia la corriente sanguínea; los productos de desecho son conducidos por el intestino para ser excretados finalmente por el ano.

**DIGESTIVO, TUBO** *(digestive tube)* Tubo musculomembranoso de aproximadamente nueve metros de longitud que se extiende desde la boca hasta el ano y está recubierto por una membrana mucosa. Sus diversas porciones son la boca, la faringe, el esófago, el estómago, el intestino grueso y el intestino delgado. Forma parte del aparato digestivo del cuerpo e incluye numerosos órganos accesorios. V. **digestivo, aparato**.

**DIGIT-** Prefijo que significa «relativo a un dedo de la mano o el pie»: *digitado, digitígrado, digitoplantar.*

**DIGITADO** *(digitate)* Que posee dedos o proyecciones digitiformes. V. también **digital**.

**DIGITAL** *(digital)* **1.** Relativo a los dedos bien de la mano o del pie. **2.** Similar a un dedo.

**DIGITAL** *(digitalis)* Agente cardiotónico.
INDICACIONES: Tratamiento de la insuficiencia cardiaca congestiva y ciertas arritmias cardiacas.
CONTRAINDICACIONES: Fibrilación ventricular, taquicardia ventricular o hipersensibilidad conocida a este fármaco.
EFECTOS SECUNDARIOS: Los más graves son diversas arritmias cardiacas.

**DIGITAL, VERRUGA** *(digitate wart)* Proyección córnea digitiforme que se origina en el cuero cabelludo o cerca de la implantación del cabello y tiene una base en forma de guisante. Como otros tipos de verrugas corresponde a una infección vírica de la piel y las membranas mucosas adyacentes. Puede desaparecer espontáneamente a medida que el huésped desarrolla una respuesta inmune, pero en algunos casos tiene que tratarse por electrodesecación y curetaje.

**DIGITAL DORSAL, VENA** *(dorsal digital vein)* Una de las venas comunicantes que discurre a los lados de los dedos. Las venas de los lados adyacentes se unen para formar tres venas metacarpianas dorsales que desembo-

can en una red venosa dorsal situada en el dorso de la mano.

**DIGITÁLICO, TRATAMIENTO** *(digitalis therapy)* Administración de un preparado digitálico a una persona que padece un trastorno cardiaco a fin de aumentar la fuerza de las contracciones miocárdicas, producir una frecuencia apical más lenta y regular y retardar también la transmisión de los impulsos a través del sistema de conducción. Los fármacos digitálicos pueden utilizarse para tratar numerosos trastornos cardiacos como la fibrilación auricular, las comunicaciones interauriculares, la coartación de la aorta, el bloqueo cardiaco congénito, la insuficiencia cardiaca congestiva, la fibroelastosis endocárdica, la trasposición de los grandes vasos, las malformaciones de la válvula tricúspide, la miocarditis, la taquicardia paroxística auricular y el conducto arterioso persistente.
MÉTODO: Antes de administrar el fármaco hay que comprobar el nombre del preparado, la dosificación en miligramos prescrita, la vía e intervalos de administración y la frecuencia del pulso. El fármaco se administra antes de las comidas pero nunca debe mezclarse con los alimentos. Antes de administrarse se comprueba la frecuencia apical en reposo durante un minuto para valorar además el ritmo. Si la frecuencia es inferior a la deseada, el pulso es irregular o presenta fluctuaciones rápidas o existen signos de toxicidad como anorexia, náuseas, vómitos o trastornos visuales, se suspende la medicación y se valora el caso.
CRITERIOS IMPORTANTES: Además de reforzar las contracciones miocárdicas y disminuir y regularizar el pulso, el tratamiento digitálico permite disminuir la presión venosa, mejora la circulación pulmonar y sistémica, aumenta el gasto urinario, reduce el edema y combate la taquicardia paroxística auricular y la fibrilación auricular.

**DIGITOPUNTURA** *(pressure acupuncture)* Sistema de acupuntura que consiste en aplicar una presión, por ejemplo con la yema del dedo, a ciertos puntos corporales. V. también **acupuntura**.

**DIGITOXINA** *(digitoxin)* Glucósido cardiaco.
INDICACIONES: Tratamiento de la insuficiencia cardiaca congestiva y ciertas arritmias cardiacas.
CONTRAINDICACIONES: Fibrilación ventricular, taqui-

cardia ventricular o hipersensibilidad conocida a este fármaco.

EFECTOS SECUNDARIOS: El más grave es la arritmia cardiaca.

**DIGOXINA** *(digoxin)* Glucósido cardiaco.

INDICACIONES: Tratamiento de la insuficiencia cardiaca congestiva y ciertas arritmias cardiacas.

CONTRAINDICACIONES: Fibrilación ventricular, taquicardia ventricular o hipersensibilidad conocida a este fármaco.

EFECTOS SECUNDARIOS: El más grave es la arritmia cardiaca.

**DIGUGLIELMO, ENFERMEDAD DE** *(DiGuglielmo's disease)* V. **eritroleucemia**.

**DIGUGLIELMO, SÍNDROME DE** *(DiGuglielmo's syndrome)* V. **eritroleucemia**.

**DIHÍBRIDO** *(dihybrid)* En genética, relativo a una persona, organismo o cepa heterocigoto con respecto a dos rasgos específicos que es hijo de padres que difieren en dos pares de genes específicos o que es heterocigoto para dos rasgos particulares o loci genéticos determinados.

**DIHIDROERGOTAMINA, MESILATO DE** *(dihydroergotamine mesylate)* Agente bloqueante alfaadrenérgico.

INDICACIONES: Migraña y cefalea vascular.

CONTRAINDICACIONES: Enfermedades cardiovasculares, hipertensión, disfunción hepática o renal, sepsis, embarazo o hipersensibilidad conocida a este fármaco.

EFECTOS SECUNDARIOS: Entre los más graves destacan la gangrena y la toxicidad a los alcaloides ergotamínicos.

**DIHIDROTAQUISTEROL** *(dihydrotachysterol)* Forma de acción rápida de la vitamina D.

INDICACIONES: Tratamiento de la hipocalcemia debida a hipoparatiroidismo o seudohipoparatiroidismo.

CONTRAINDICACIONES: Hipercalcemia, hipocalcemia con insuficiencia renal, hiperfosfatemia o hipersensibilidad conocida a este fármaco o a la vitamina D.

EFECTOS SECUNDARIOS: El más grave es la hipercalcemia. La sobredosificación de este fármaco provoca calcificación de los tejidos blandos incluidos los cardiacos; también puede dar lugar a insuficiencia cardiovascular o renal.

**DILATACIÓN** *(dilatation)* **1.** Aumento fisiológico normal en el diámetro de un orificio corporal, un vaso sanguíneo o un tubo, como la dilatación pupilar del ojo en respuesta a la disminución de la luz o la dilatación del cuello uterino durante el trabajo del parto. **2.** Aumento artificial del diámetro de un orificio por medicación como por ejemplo dilatación pupilar mediante la administración de gotas ciclopéjicas para examinar la retina o dilatación del cuello del útero por instrumentación para facilitar un curetaje. **3.** Diámetro de la apertura del cuello en el trabajo del parto medido por exploración vaginal y expresado en centímetros. La dilatación es completa cuando el diámetro del cuello cervical mide 10 cm.

**DILATACIÓN Y LEGRADO** *(dilatation and curettage)* Dilatación del cuello uterino y raspado del endometrio que se realiza para diagnosticar enfermedades del útero, corregir hemorragias vaginales prolongadas o abundantes o vaciar el contenido uterino de los productos de la concepción. También se realiza para extirpar tumores, descartar el diagnóstico de carcinoma uterino, extraer restos placentarios retenidos en el posparto o tras un aborto incompleto y detectar la causa de una infertilidad. Con una buena fuente luminosa y estando la paciente sometida a anestesia general, se dilata el cuello con una serie de dilatadores de tamaño creciente para poder introducir una cureta en el útero. A veces se realiza un tapona-

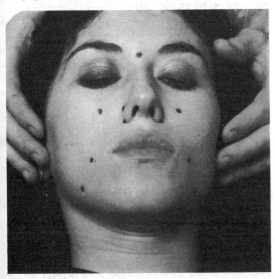

**DIGITOPUNTURA.** Est técnica se aplica mediante digitopresión en unos puntos determinados del cuerpo. En la foto, puntos faciales antineurálgicos.

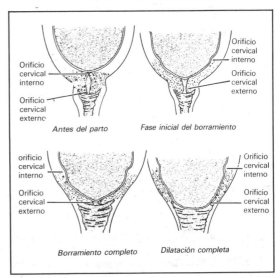

Antes del parto

Fase inicial del borramiento

Borramiento completo

Dilatación completa

**DILATACIÓN.** Esquema del proceso de dilatación cervical en el trabajo del parto. La dilatación completa se alcanza cuando el diámetro del cuello del útero mide 10 cm.

miento vaginal para disminuir la hemorragia pero por lo general no se recomienda. Si se emplea se deja 24 horas. Además se aplica un apósito perineal estéril. Las medidas posoperatorias incluyen apoyo emocional adecuado a la situación clínica y bservación estrecha de la paciente para detectar la aparición de hemorragia, infección o disuria.

**DILATACIÓN Y LEGRADO PARCIAL** *(fractional dilatation and curettage)* Procedimiento diagnóstico en el que se examina y legra cada sección del útero para obtener muestras de endometrio. Suele realizarse bajo anestesia regional para el diagnóstico del cáncer endometrial.

**DILATADOR PROPIO DEL ALA DE LA NARIZ, MÚSCULO** *(dilatador naris)* porción alar del músculo nasal que dilata el orificio de la nariz. Consultar la voz **triangular de la nariz, músculo; paciente comprometido.**

**DILATADOR PUPILAR, MÚSCULO** *(dilatador pupillae)* Músculo que contrae el iris ocular y dilata la pupila. Consta de unas fibras radiantes que convergen desde la porción periférica del iris hacia el centro y se mezclan con las fibras del esfínter pupilar cerca del borde de la pupila. Está inervado por fibras nerviosas del sistema simpático. Consultar la voz **esfínter pupilar.**

**DILTIAZEM** *(diltiazem)* Bloqueante de los canales lentos o antagonista del calcio. Prescrito en el tratamiento del vasospasmo o la angina de esfuerzo.

**DIMENHIDRINATO** *(dimenhydrinate)* Agente antihistamínico.
INDICACIONES: Tratamiento de las náuseas y el mareo del viajero.
CONTRAINDICACIONES: Asma o hipersensibilidad conocida a este fármaco. No debe administrarse a recién nacidos ni madres lactantes.
EFECTOS SECUNDARIOS: Los más graves son erupciones cutáneas, reacciones de hipersensibilidad y taquicardia. También se produce con frecuencia adormecimiento y sequedad de boca.

**DIMERCAPROL (BAL)** *(British anti-lewisite [BAL])* Fármaco antagonista de metales pesados.
INDICACIONES: Tratamiento de la enfermedad de Wilson, de la intoxicación aguda por arsénico, mercurio u oro y de la sobredosificación con diuréticos mercuriales, arsenicales o sales de oro o la ingestión accidental de mercurio, oro o arsénico.
CONTRAINDICACIONES: Insuficiencia hepática o renal, intoxicación por carne, hierro o selenio o hipersensibilidad conocida a este fármaco.
EFECTOS SECUNDARIOS: Entre las reacciones adversas más graves figuran nefrotoxicidad, acidosis, convulsiones y trastornos de la función cardiovascular.

**DÍMERO** *(dimer)* Compuesto formado por la unión de dos radicales o dos moléculas de un compuesto más sencillo al igual que el polímero está formado por dos o más moléculas de un monómero.

**DIMETIL CARBINOL** *(dimethyl carbinol)* V. **isopropilo, alcohol de.**

**DIMETIL SULFÓXIDO** *(dimethyl sulfoxide)* Agente antiinflamatorio.
INDICACIONES: Tratamiento de la cistitis intersticial. Se está investigando su posible acción como antiinflamatorio tópico en ortopedia y en el tratamiento de lesiones y traumatismos deportivos.
CONTRAINDICACIONES: Hipersensibilidad conocida a este fármaco.
EFECTOS SECUNDARIOS: Entre los más graves destacan los trastornos gastrointestinales, fotofobia, alteraciones de la visión de los colores y cefalea. Algunos pacientes presentan una sensación de sabor y olor corporal parecidos a los del ajo. Cuando se aplica a la piel puede provocar irritaciones locales.

**DIMETINDENO, MALEATO DE** *(dimethindene maleate)* Agente antihistamínico.
INDICACIONES: Tratamiento de diversas reacciones de hipersensibilidad como la rinitis, las alergias cutáneas y el prurito.
CONTRAINDICACIONES: Asma o hipersensibilidad conocida a este fármaco. No debe administrarse a recién nacidos ni madres lactantes.
EFECTOS SECUNDARIOS: Son frecuentes el adormecimiento, las erupciones cutáneas, las reacciones de hipersensibilidad, la taquicardia y la sequedad de boca.

**DIMETOXIMETILANFETAMINA** *(dimethoxymethylphetamine)* Agente psicodélico.

**-DIMIA** *(-dymia)* Sufijo que significa «estado anormal de los gemelos unidos por determinadas partes de sus cuerpos»: cefalodimia, prosopostemodimia, estemodimia.

**DIMITRI, ENFERMEDAD DE** *(Dimitri's disease)* V. **angiomatosis encefalotrigeminal.**

**DINÁMICO** *(dynamic)* Que tiende a cambiar o favorece el cambio. Consultar la voz **estático.**

**DINAMÓMETRO** *(dynamometer)* Instrumento para medir la energía utilizada en la contracción de un músculo o grupo muscular. Por ejemplo, el dinamómetro de prensión, que mide la fuerza de contracción de los músculos de la mano cuando comprime el aparato.

**DINITRATO DE ISOSORBIDE** *(isosorbide dinitrate)* Fármaco antianginoso vasodilatador coronario, utilizado en el tratamiento de la angina de pecho y la insuficiencia cardiaca congestiva.

**DINOPROST** *(dinoprost)* Agente abortivo de la familia de las prostaglandinas.
INDICACIONES: Interrupción del embarazo en el segundo trimestre.
CONTRAINDICACIONES: Enfermedad inflamatoria pélvica aguda o hipersensibilidad conocida a este fármaco o a las prostaglandinas.
EFECTOS SECUNDARIOS: Entre los más graves destacan las arritmias cardiacas, los vómitos y el broncospasmo.

**DINOPROSTONA** *(dinoprostone)* Agente oxitócico natural de la familia de las prostaglandinas $E_2$ ($PGE_2$) que se administra en forma de óvulos vaginales.
INDICACIONES: Interrupción del embarazo desde la 12.ª a la 20.ª semanas de gestación, evacuación del útero·tras la muerte fetal hasta la 28.ª semana de gestación, aborto diferido y enfermedad trofoblástica gestacional no metastática.
CONTRAINDICACIONES: enfermedad inflamatoria aguda, administración simultánea de oxitocina o hipersensibilidad conocida a este fármaco. Debe utilizarse con precaución en pacientes con enfermedades, asma o epilepsia y cuando se ha realizado una intervención quirúrgica uterina.

EFECTOS SECUNDARIOS: Los más graves son sibilancias, disnea, fiebre, vómitos y diarrea. En algunos casos, tras la administración de la droga se han producido traumatismos cervicales y del segmento uterino inferior como consecuencia de la expulsión forzada del contenido uterino antes de la dilatación completa del cuello.

**DIOVULAR** *(diovular)* V. **biovular.**

**DIOVULATORIO** *(diovulatory)* Se aplica al ciclo ovárico en el que sistemáticamente se liberan dos óvulos. Consular la voz **monoovulatorio.**

**DIOXIBENZONA** *(dioxybenzone)* Agente protector contra los rayos ultravioleta.
INDICACIONES: Profilaxis de las quemaduras solares.
CONTRAINDICACIONES: Hipersensibilidad conocida a este fármaco. No debe entrar en contacto con los ojos.
EFECTOS SECUNDARIOS: el único conocido es la erupción cutánea.

**DIOXILINA, FOSFATO DE** *(dioxyline phosphate)* Antiespasmódico y vasodilator sintético.
INDICACIONES: Tratamiento de la angina de pecho y el espasmo vascular en los brazos, piernas o pulmones.
CONTRAINDICACIONES: Hipersensibilidad conocida a este fármaco.
EFECTOS SECUNDARIOS: Entre los más graves destacan las náuseas, el vértigo y el enrojecimiento facial súbito, que es muy raro.

**DIPHYLLOBOTHRIUM** *(Diphyllobothrium)* Género de gusano intestinal plano y grande, de carácter parasitario, que posee un escólex con dos hendiduras finas. La especie que infecta con mayor frecuencia al hombre es el *Diphyllobothrium latum* o tenia del pescado. V. también **tenias, infección por.**

**DIPIGO** *(dipygus)* Se aplica al feto malformado que posee dos pelvis, una desarrollada de forma incompleta.

**DIPIRIDAMOL** *(dipyridamole)* Vasodilatador coronario utilizado para el tratamiento de la angina de pecho.

**DIPIRONA** *(dipyrone)* Agente analgésico, antipirético y antiinflamatorio que se utilizaba antiguamente para combatir el dolor y la fiebre. Ha dejado de prescribirse, excepto en casos raros de fiebre intratable, ya que puede producir agranulocitosis fatal.

**DIPEVEFRINA** *(dipivefrin)* Agente adrenérgico oftálmico.
INDICACIONES: Tratamiento del glaucoma de ángulo abierto.
CONTRAINDICACIONES: Glaucoma de ángulo cerrado o hipersensibilidad conocida a este fármaco.
EFECTOS SECUNDARIOS: Entre los más graves destacan la hiperemia reactiva, conjuntivitis, reacciones alérgicas y edema macular.

**DIPLEJÍA** *(diplegia)* Parálisis bilateral de los dos lados de cualquier porción del cuerpo o de partes semejantes situadas en lados opuestos del cuerpo. Un tipo de diplejía es la **diplejía facial.** Consultar la voz **hemiplejía.**

**DIPLEJÍA FACIAL** *(facial diplegia)* Trastorno neuromuscular raro caracterizado por la parálisis bilateral de diversos músculos de la cara.

**DIPLO-** Prefijo que significa «doble»: *diplobacilos, diplococos, diplocarion.*

**DIPLOCARION** *(diplokaryon)* Núcleo qu contiene dos veces el número diploide de cromosomas.

**DIPLOCOCO** *(diplococcus)* Coco asociado en parejas.

**DIPLOE** *(diploë)* Tejido óseo esponjoso que se encuentra entre las dos tablas de los tejidos craneales.

**DIPLOIDE** *(diploid)* Relativo a un individuo, organismo, cepa o célula que posee dos grupos completos de cromosomas homólogos, como sucede en el caso de las células somáticas y las células germinales primordiales antes de su maduración. En el hombre el número diploide normal es 46. Consultar la voz **haploide.**

**DIPLOIDÍA** *(diploidy)* Esta caracterizado por la posesión de dos grupos completos de cromosomas homólogos.

**DIPLONEMA** *(diplonema)* Formación en asa de los cromosomas en el estadio de diplotena de la primera profase meiótica de la gametogénesis.

**DIPLOPAGOS** *(diplopagus)* Se aplica a los gemelos siameses con un grado de desarrollo similar que comparten uno o más órganos internos.

**DIPLOPÍA** *(diplopia)* Visión doble debida a la función defectuosa de los músculos extraoculares o un trastorno de los nervios que inervan dichos músculos. Un episodio transitorio de diplopía no suele tener significación clínica e indica sólo una relajación breve del mecanismo de fusión del sistema nervioso central que mantiene la posición recta de los ojos.

**-DIPLOPÍA** Sufijo que significa «visión doble»: *anfodiplopía, anfoterodiplopía, monodiplopía.*

**DIPLOSOMATIA, DIPLOSOMÍA** *(diplosomatia, diplosomia)* Anomalía congénita que consiste en la unión de dos gemelos por una o más regiones corporales.

**DIPLOTENA** *(diplotene)* Cuarto estadio de la primera profase meiótica de la gametogénesis en el cual las tétradas presentan quiasmas entre las cromátides de los pares de cromosomas homólogos y se produce el sobrecruzamien-

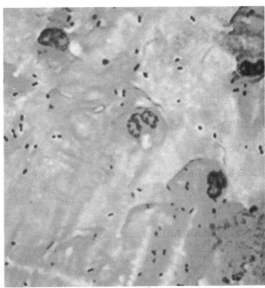

DIPLOCOCO. Microfotografía del sedimento de líquido cefalorraquídeo teñido por el método de Gram, en la que pueden verse diplococos grampositivos y su cápsula.

to. A continuación los cromosomas comienzan a repelerse entre sí, se separan longitudinalmente y forman asas. V. también **cigotena; diacinesis; leptotena; paquitena**.

**DIPODIA** (dipodia) Anomalía del desarrollo caracterizada por la duplicación de uno o los dos pies.

**DÍPODOS** (dipus) Se aplica a los gemelos siameses que poseen sólo dos pies.

**DIPROPIONATO DE ALCLOMETASONA** (alclometasone dipropionate) Corticosteroide tópico que se prescribe para reducir los síntomas de inflamación y prurito de las dermatosis que responden a los corticosteroides.

**DIPROPIONATO DE BECLOMETASONA** (beclomethasone dipropionate) Glucocorticoide prescrito en inhalador para el tratamiento del asma bronquial.

**-DIPSIA** Sufijo que significa «relativo a la sed»: hidroadipsia, oligodipsia, polidipsia.

**DIPSOMANÍA** (dipsomania) Tendencia incontrolable, con frecuencia periódica, a consumir bebidas alcohólicas en exceso; alcoholismo.

**DIRECTA A LA LUZ, REACCIÓN** (direct reaction to light) Constricción de la pupila que recibe el efecto directo de una fuente luminosa, por ejemplo durante una exploración oftalmológica. Consultar la voz **fotomotora consensual, reacción**.

**DIS-** (dys-) Prefijo que significa «anormal, doloroso»: disadrenia, disbolismo, dismnesia.

**DISACÁRIDO** (disaccharide) Hidrato de carbono simple formado por la unión de dos moléculas de monosacáridos.

**DISADRENIA** (dysadrenia) Anomalía funcional de las glándulas suprarrenales caracterizada por descenso en la producción de hormonas, como en el hipoadrenalismo o la hipofunción adrenocortical o por secreción aumentada de los productos glandulares, como en el hiperadrenalismo o la hiperfunción adrenocortical.

**DISARTRIA** (dysarthria) Habla difícil y mal articulada, por interferencia en el control de los músculos fonatorios, habitualmente debida a daño de un nervio motor central o periférico.

**DISCARIOSIS** (dyskaryosis) Cambios anormales en los núcleos celulares, como los observados en las células epiteliales del cuello uterino durante la gestación.

**DISCAPACIDAD** (disability) Pérdida, ausencia o reducción de la capacidad física o mental.

**DISCINESIA** (dyskinesia) Trastorno de la capacidad para realizar movimientos voluntarios.

**DISCO** (disc, disk) **1.** Estructura circular plana, como el disco articular o el disco óptico. **2.** Disco intervertebral.

**DISCO ARTICULAR** (articular disc) Extremo en forma de placa en ciertos huesos incluidos en articulaciones móviles, que se desarrolla a partir del mesodermo no reabsorbido y que a veces guarda una estrecha relación con los músculos o el cartílago circundantes.

**DISCO EMBRIONARIO** (embryonic disc) Placa engrosada a partir de la cual se desarrolla el embrión en la segunda semana de gestación. Las células diseminadas por el borde del disco emigran hacia el espacio entre el trofoblasto y el saco vitelino, y se convierten en el mesodermo extraembrionario. A partir del disco se desarrollan el ectodermo y el endodermo. Denominado también **disco germinal**.

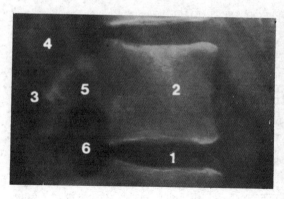

DISCO INTERVERTEBRAL. Radiografía lateral de las vértebras lumbares. Los números señalan: 1, apófisis transversa; 2, cuerpo; 3, apófisis espinosa; 4, apófisis articular superior; 5, pedículo; 6, agujero intervertebral.

**DISCO GERMINAL** (germ disc) V. **disco embrionario**.

**DISCO INTERPÚBICO** (interpubic disc) Placa fibrocartilaginosa que une las caras opuestas de los huesos de la sínfisis púbica. Su grosor es variable, está rodeado por fibras entrelazadas y a menudo presenta una cavidad que suele aparecer después de los diez años de edad.

**DISCO INTERVERTEBRAL** (intervertebral disc) Disco fibroso localizado entre cada dos vértebras a lo largo de toda la columna vertebral, excepto el axis y el atlas. Varían en tamaño, grosor y número, dependiendo de la localización y de las vértebras que separan.

**DISCO INTERVERTEBRAL, ROTURA DEL** (ruptured intervertebral disc) V. **hernia de disco**.

**DISCO ÓPTICO** (optic disc) Pequeño punto ciego sobre la superficie de la retina, localizado a 3 mm aproximadamente del lado nasal de la mácula. Es la única parte de la retina insensible a la luz. En su centro, el agujero óptico marca el punto de entrada de la arteria central de la retina. También denominado **papila**.

**DISCOBLÁSTULA** (discoblastula) Blástula constituida por el fraccionamiento parcial de un óvulo fertilizado que contiene una gran cantidad de vitelo. Se desarrolla a partir del blastodisco y contiene un casquete celular o blastodermo, separado de la masa vitelina íntegra por una pequeña cavidad denominada blastocele.

**DISCOCITO** (discocyte) Eritrocito maduro normal que presenta la configuración típica de disco bicóncavo sin núcleo.

**DISCONDROPLASIA** (dyschodroplasia) V. **encondromatosis**.

**DISCORDANCIA** (discordance) En genética, expresión de uno o más caracteres específicos únicamente en un miembro de una pareja de gemelos. Consultar la voz **concordancia**.

**DISCRASIA SANGUÍNEA** (blood dyscrasia) Anomalía en cuanto a la cualidad o la cantidad de cualquiera de los constituyentes de la sangre, como por ejemplo la leucemia o la hemofilia.

**DISCROMATOPSIA** (color blindness) Imposibilidad de distinguir los colores. Presenta dos tipos: daltonismo y dicromatismo. El **daltonismo** es la variedad más frecuente y se caracteriza por la confusión con varios colores, el más frecuente el rojo. El **dicromatismo** es la percepción de varias tonalidades de negro y blanco únicamente y se debe a un defecto de conos retinianos o ausencia de los mismos.

**DISEBÁCEA** *(dyssebacea)* Trastorno cutáneo caracterizado por máculas rojas, escamosas y grasientas en nariz, párpados, escroto y labios vulvares. Se debe a deficiencia de vitamina $B_2$ y suele encontrarse en pacientes con alcoholismo crónico, hepatopatía, diarrea crónica y desnutrición proteínica.

**DISECCIÓN** *(dissect)* Seccionamiento y separación de los tejidos para su estudio visual o microscópico con la ayuda de un escalpelo, una sonda o unas tijeras.

**DISECCIÓN DE GANGLIOS LINFÁTICOS RETROPERITONEALES** *(retroperitoneal lymph node dissection)* Extirpación quirúrgica de los ganglios linfáticos situados detrás del peritoneo. Se realiza para eliminar los lugares de asiento de linfomas o metástasis malignas originadas en los órganos pélvicos o en los genitales.

**DISECCIÓN RADICAL** *(radical dissection)* Resección quirúrgica de tejido en un área extensa que rodea la zona operatoria. La mayoría de las veces se realiza para identificar y escindir todos los tejidos que pueden estar infiltrados por procesos malignos, para disminuir la posibilidad de recurrencias.

**DISECCIÓN RADICAL DEL CUELLO** *(radical neck dissection)* Disección y extracción de todos los nódulos linfáticos y tejidos resecables subcutáneos del cuello, para evitar la extensión de tumores malignos cefálicos y cervicales en los que existan posibilidades razonables de control. Antes de la intervención es necesario realizar una higiene oral exhaustiva y comenzar la administración de an-

tibióticos. En la intervención, bajo anestesia general, se comienza con una traqueotomía; posteriormente se resecan el tumor, los tejidos circundantes y los nódulos linfáticos del lado afecto, en una pieza operatoria que va desde el ángulo de la mandíbula a la clavícula, hasta la línea media por delante y hasta el ángulo mandibular por detrás. A veces es necesario realizar también una laringectomía total como parte de la intervención. Después de ésta, es necesario succionar las mucosidades de la traqueotomía tantas veces como sea necesario, así como vigilar los signos vitales que puedan indicar la presencia de hemorragias o dificultades ventilatorias. La aplicación de humidificadores o vaporizadores facilitarán la tos y la producción de moco. La infusión de líquidos IV se mantiene en el brazo que no se utilice para escribir. A veces es necesario realizar un trabajo exhaustivo con un foniatra para que el enfermo aprenda a hablar con el esófago. Después de la cirugía se continúa el tratamiento con la radioterapia y la quimioterapia.

**DISECCIÓN ROMA** *(blunt dissection)* Forma de disección que se realiza separando los tejidos a lo largo de las líneas naturales de despegamiento, sin seccionar.

**DISENTERÍA** *(dysentery)* Inflamación del intestino, especialmente del colon, que puede deberse a irritantes químicos, bacterias, protozoos o parásitos. Se caracteriza por deposiciones frecuentes, heces con sangre, dolor abdominal y tenesmo rectal. Es común en zonas de subdesarrollo y en situaciones de siniestro y desorganización social, cuando no se dispone de instalaciones sanitarias, alimentos sin contaminar ni agua potable. V. también **disentería amebiana; shigellosis**.

**DISENTERÍA AMEBIANA** *(amebic dysentery)* Inflamación intestinal originada por la infección por *Entamoeba histolytica* que se caracteriza por heces sueltas y frecuen-

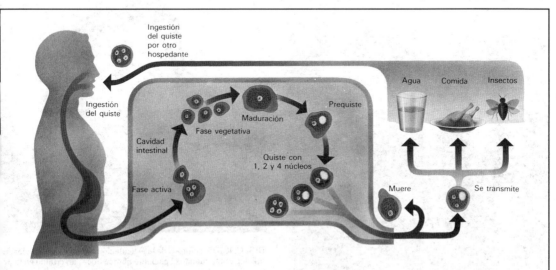

**DISENTERÍA AMEBIANA. Esquema del ciclo biológico de la ameba. La transmisión de la amebiasis intestinal se efectúa de hombre a hombre, sin mediar otros huéspedes, a través de los alimentos, de los insectos o del agua.**

tes salpicadas de sangre y moco. La amebiasis intestinal se acompaña con frecuencia de síntomas de afectación hepática. Denominada también **amebiasis intestinal**. V. también **amebiasis; amebiasis hepática**.

**DISENTERÍA BACILAR** (bacillary dysentery) V. **shigellosis**.

**DISENTERÍA CATARRAL** (catarrhal dysentery) V. **esprue**.

**DISEÑO EXPERIMENTAL** (experimental design) Tipo de diseño que se utiliza para probar la relación causa efecto entre distintas variables. En él se incluye un grupo experimental y otro de control. La variable independiente se aplica al grupo experimental y no al de control y ambos se miden con respecto a la misma variable dependiente.

**DISESTESIA** (dysesthesia) Efecto común en la lesión de la médula espinal, caracterizado por adormecimiento, quemazón o dolor por debajo del nivel lesionado.

**DISFAGIA** (dysphagia) Dificultad para deglutir, habitualmente relacionada con trastornos motores u obstructivos del esófago. Los pacientes con procesos obstructivos como el tumor esofágico o el anillo esofágico inferior son incapaces de deglutir los sólidos pero pueden tolerar los líquidos. Aquéllos que padecen anomalías motoras, como la acalasia, no pueden deglutir los sólidos ni los líquidos. El diagnóstico del proceso subyacente se establece mediante examen radiológico con bario, y análisis de los síntomas y signos físicos del paciente. Consultar las voces **acalasia; espasmo esofágico difuso**.

**DISFAGIA LUSORIA** (dysphagia lusoria) Dificultad para deglutir debida a compresión del esófago por una arteria subclavia derecha anómala que nace de la aorta des-

cendente y pasa por detrás del esófago. Consultar las voces **disfagia por contracción anular; disfagia vallecular**.

**DISFAGIA POR CONTRACCIÓN ANULAR** (contractile ring disphagia) Trastorno caracterizado por dificultad en la deglución debida a hiperreactividad del esfínter esofágico inferior, que provoca dolor retroesternal bajo de carácter punzante. Consultar las voces **disfagia lusoria; disfagia vallecular**.

**DISFAGIA SIDEROPÉNICA** (sideropenic dysphagia) V. **Plummer Vinson, síndrome de**.

**DISFAGIA VALLECULAR** (vallecular dysphagia) Dificultad para la deglución debida a una inflamación de las valléculas epiglóticas. Consultar también las voces **disfagia lusoria; disfagia por contracción anular**.

**DISFASIA** (dysphasia) Trastorno del habla menos intenso que la afasia, habitualmente por lesión del área de la palabra en la corteza cerebral. Puede deberse a un ictus o a un tumor cerebral y a veces se acompaña de otros trastornos del lenguaje, como la disgrafía. Consultar la voz **disartria**.

**DISFUNCIÓN CEREBRAL MÍNIMA** (minimal brain dysfunction) V. **atención, déficit de**.

**DISFUNCIÓN DOLOROSA DE LA ARTICULACIÓN TEMPOROMANDIBULAR, SÍNDROME DE** (temporomandibular joint pain-disfunction syndrome) Estado patológico consistente en dolor facial y disfunción mandibular, debidos a dislocación de la articulación temporomandibular.

**DISFUNCIÓN URETERAL** (ureteral disfunction) Trastorno de la motilidad ureteral y consiguiente detención del flujo urinario debido a alteración de los nervios motores ureterales.

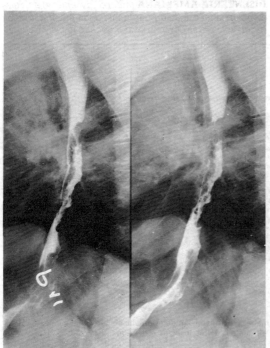

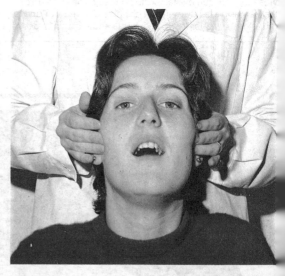

DISFUNCIÓN dolorosa de la articulación temporomandibular. El médico nota, cuando el paciente abre la boca, un crujido en la articulación.

DISFAGIA. Radiografía realizada con sustancia de contraste en la que se aprecia la destrucción de la pared del esófago debida a un cáncer.

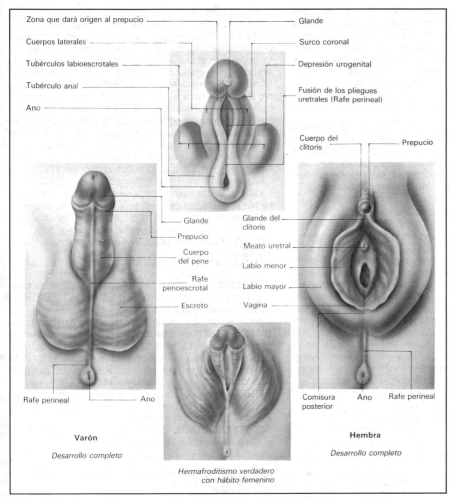

Zona que dará origen al prepucio
Cuerpos laterales
Tubérculos labioescrotales
Tubérculo anal
Ano

Glande
Surco coronal
Depresión urogenital
Fusión de los pliegues uretrales (Rafe perineal)

Cuerpo del clitoris
Prepucio

Glande
Prepucio
Cuerpo del pene
Rafe penoescrotal
Escroto

Glande del clitoris
Meato uretral
Labio menor
Labio mayor
Vagina

Rafe perineal — Ano

Comisura posterior — Ano — Rafe perineal

**Varón**
*Desarrollo completo*

**Hembra**
*Desarrollo completo*

*Hermafroditismo verdadero con hábito femenino*

DISGENESIA GONADAL. El dibujo muestra el desarrollo normal y completo de los genitales externos tanto masculinos como femeninos y el aspecto de los genitales en un caso de hermafroditismo verdadero.

**DISFUNCIONAL** *(dysfunctional)* (Aplicado a un órgano o sistema). Que no es capaz de funcionar normalmente.

**DISGAMMAGLOBULINEMIA** *(dysgammaglobulinemia)* Enfermedad por deficiencia inmune hereditaria, caracterizada por alteraciones hemáticas y tendencia a experimentar infecciones repetitivas. La causa es una deficiencia de inmunoglobulinas necesarias para producir anticuerpos.

**DISGENESIA** *(dysgenesis, dysgenesia)* **1.** Formación anormal o defectuosa de un órgano de una parte del cuerpo, sobre todo durante el desarrollo embrionario. **2.** Trastorno o pérdida de la capacidad para procrear. Por ejemplo, **disgenesia gonadal**. Consultar la voz **agenesia**.

**DISGENESIA GONADAL** *(gonadal dysgenesis)* Término común que designa diversas enfermedades que afectan al desarrollo de las gónadas como el **hermafroditismo; Turner, síndrome de**.

**DISGENESIOLOGÍA** *(dysgenics)* Estudio de los factores o situaciones genéticamente perjudiciales para el futuro de una raza o especie. Consultar la voz **eugenesia**.

**DISGENITALISMO** *(dysgenitalism)* Cualquier estado que incluya desarrollo anormal de los órganos genitales.

**DISGEUSIA** *(dysgeusia)* Sentido del gusto anómalo o ausente.

**DISGRAFÍA** *(dysgraphia)* Trastorno de la capacidad para escribir debido a un estado patológico.

**DISHIDROSIS** *(dyshidrosis)* Trastorno caracterizado por secreción anormal de sudor. Entre los distintos tipos se incluyen la **hiperhidrosis** y la **miliaria**. Denominada también **ponfólix**. Consultar la voz **anhidrosis**.

**DISLEXIA** *(dyslexia)* Trastorno de la capacidad para leer debido a diversas causas patológicas, algunas de las cuales guardan relación con el sistema nervioso central. Los individuos afectados suelen invertir las letras y las palabras, no distinguen correctamente las secuencias de letras en las palabras escritas y experimentan dificultad para diferenciar entre la derecha y la izquierda. Algunos especialistas dudan que sea un trastorno patológico y piensan que representa una combinación de problemas relacionados con la lectura, cada uno de los cuales debe aislarse mediante pruebas específicas. Tales problemas pueden consistir en falta de agudeza visual, audición defectuosa, inmadurez emocional, retraso del desarrollo físico, estrés psíquico y enseñanza inadecuada de la lectura.

**DISLOCACIÓN** *(dislocation)* Desplazamiento de cualquier parte del cuerpo de su posición normal, particularmente de un hueso con respecto a su articulación. V. también **subluxación**.

**DISMADUREZ** *(dysmaturity)* **1.** Fracaso de la maduración estructural o funcional de un organismo. **2.** Estado del feto o del recién nacido anormalmente grande o pequeño.

**DISMELIA** *(dysmelia)* Anomalía congénita caracterizada por la carencia o excesiva cortedad de las extremidades, que a veces se asocia con alteraciones de la columna. Se debe a un trastorno del metabolismo durante el desarrollo de los miembros embrionarios.

**DISMENORREA** *(dysmenorrhea)* Menstruación dolorosa. Se habla de dismenorrea primaria cuando el dolor se debe a factores intrínsecos del útero y del proceso de la menstruación; es muy común y se produce, al menos ocasionalmente, en casi todas las mujeres. Si el episodio doloroso tiene carácter breve y poco intenso, se considera funcional y no requiere tratamiento. En aproximadamente el 10 % de las mujeres, la dismenorrea es suficientemente intensa para causar incapacidad transitoria, parcial o total. En la mayoría de los casos se conoce mal la etiología y se han sugerido anomalías psicosomáticas. El dolor típico se localiza en la parte inferior del abdomen o de la espalda, tiene carácter cólico y aparece en ondas sucesivas, posiblemente en conjunción con contracciones uterinas intensas y dilatación cervical ligera. Suele comenzar un poco antes o al mismo tiempo que el flujo menstrual, y puede durar desde algunas horas hasta un día o más; en ciertas mujeres llega a persistir durante todo el período. Se asocia frecuentemente con náuseas, vómitos y deposiciones acompañadas por retortijones. También pueden observarse mareo, desvanecimiento, palidez y signos obvios de sufrimiento. El tratamiento con antiprostaglandinas proporciona alivio en muchas mujeres, si se inicia de 1 a 3 días antes de la menstruación y se continúa durante el primer día de la regla. Los anticonceptivos orales también son eficaces en muchas mujeres y se administran durante todo el ciclo mensual. En algunos casos son necesarios los analgésicos fuertes o los narcóticos. La dismenorrea secundaria está causada por alteraciones pélvicas específicas, como endometriosis, adenomiosis, infección crónica, congestión crónica o fibromas en degeneración. En los casos típicos, el dolor comienza antes y dura más que en la dismenorrea primaria. También puede producirse dolor con la micción o la defecación, dependiendo de la localización de las lesiones específicas. El diagnóstico de la causa principal se establece por exploración ginecológica, ecografía, laparoscopia o laparotomía. El tratamiento, generalmente quirúrgico, se dirige a la enfermedad orgánica específica.

**DISMENORREA PRIMARIA** *(primary dismenorrhea)* V. **dismenorrea**.

**DISMENORREA SECUNDARIA** *(secondary dysmenorrhea)* V. **dismenorrea**.

**DISMETRÍA** *(dysmetria)* Estado anormal caracterizado por incapacidad para medir correctamente las distancias relacionadas con actos musculares y para controlar la acción muscular. Consultar **hipermetría; hipometría**.

**DISMINUIDO** *(handicapped)* Se aplica a la persona que padece un defecto físico o mental congénito o adquirido que interfiere con el funcionamiento normal de su sistema corporal o su adaptación plena a la sociedad moderna. Denominado también **minusválido**.

**DISNEA** *(dyspnea)* Dificultad para respirar que puede deberse a ciertas enfermedades cardiacas o respiratorias, ejercicio extenuante o ansiedad.

**DISNEA CARDIACA** *(cardiac dyspnea)* Insuficiencia respiratoria causada por una cardiopatía y provocada por una congestión venosa pulmonar.

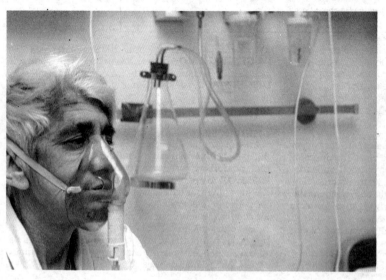

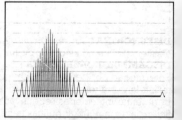

**DISNEA.**

Esquema de la respiración de Cheyne-Stokes. A la izquierda del gráfico está representada la pausa apneica, que no suele superar los 40-50 seg., seguida por un periodo de respiración disneica, que no supera generalmente los 20--30 movimientos respiratorios.

La administración de oxígeno es imprescindible en los casos en que la dificultad respiratoria llega a producir asfixia.

**DISNEA PAROXÍSTICA NOCTURNA (DPN)** *(paroxysmal nocturnal dyspnea [PND])* Trastorno caracterizado por crisis de aparición súbita de insuficiencia respiratoria por lo general después de varias horas de sueño en decúbito y casi siempre debidas a edema pulmonar por insuficiencia cardiaca congestiva. Estos episodios suelen acompañarse de tos, sensación de sofocación, sudoración fría y taquicardia con ritmo de galope. Para evitar estos episodios nocturnos el enfermo debe dormir con la cabeza elevada mediante el empleo de varias almohadas pero es necesario tratar la causa subyacente para impedir que se acumule líquido en los pulmones. V. también **disnea**.

**DISNOMIA DEL COLOR** *(color dysnomia)* Imposibilidad de nombrar los colores, aunque se reconozcan y se distingan.

**DISOCIACIÓN** *(dissociation)* Mecanismo inconsciente mediante el cual una idea, pensamiento, emoción u otro proceso mental se separa del plano de la consciencia con lo cual pierde su significación emocional. V. también **disociativo, trastorno; disociativa, reacción**.

**DISOCIATIVA, REACCIÓN** *(dissociative reaction)* Respuesta neurótica al estrés o a un conflicto emocional que se caracteriza por un cierto grado de desorganización de la personalidad con pérdida de la afectividad y respuestas emocionales inadecuadas. En los casos extremos puede evolucionar a cualquiera de los trastornos disociativos como amnesia o personalidad múltiple. V. también **disociación; disociativo, trastorno**.

**DISOCIATIVO, TRASTORNO** *(dissociative disorder)* Tipo de neurosis histérica en la cual los conflictos emocionales se encuentran tan reprimidos que determinan un desdoblamiento de la personalidad con alteración del estado de conciencia o confusión en el sentido de identidad. Los síntomas típicos son amnesia, sonambulismo, estado onírico o personalidad múltiple. Se debe a una incapacidad de tolerar un conflicto o estrés grave que por lo general se produce de forma súbita tras una situación catastrófica. El tratamiento puede consistir en hipnosis, sobre todo cuando el síntoma principal es la amnesia, psicoterapia y fármacos ansiolíticos. V. también **disociación; disociativa, reacción**.

**DISONANCIA COGNITIVA** *(cognitive dissonance)* Estado de tensión psíquica producido por la discrepancia entre el esquema emocional e intelectual de referencia con el ambiente. Aparece cuando los nuevos conocimientos contradicen los antiguos.

**DISOPIRAMIDA, FOSFATO DE** *(disopyramide phosphate)* Agente depresor cardiaco.

INDICACIONES: Tratamiento de los extrasístoles y taquicardia ventriculares.

CONTRAINDICACIONES: Insuficiencia cardiaca, bloqueo de segundo o tercer grado preexistente en ausencia de marcapasos, síndrome del seno enfermo o hipersensibilidad conocida a este fármaco.

EFECTOS SECUNDARIOS: Entre los más graves destacan hipotensión intensa, desarrollo de insuficiencia cardiaca y agravación de un bloqueo cardiaco. Con frecuencia se produce sequedad de boca y estreñimiento.

**DISOSTOSIS** *(dysostosis)* Estado anormal caracterizado por osificación defectuosa, especialmente por defectos en la osificación de los cartílagos fetales. Entre los distintos tipos se incluyen la **disostosis cleidocraneal**, la **disostosis craneofacial**, la **disostosis mandibulofacial**, la **disostosis metafisiaria**. V. también **Nager, disostosis acrofacial de**.

**DISOSTOSIS CLEIDOCRANEAL** *(cleidocranial dysostosis)* Malforamción hereditaria poco frecuente que se debe a un defecto de la osificación de los huesos craneales con ausencia total o parcial de las clavículas. Se transmite mediante un gen autosómico dominante. La unión de las suturas craneales se retrasa por la osificación defectuosa y se producen grandes fontanelas. La ausencia total o parcial de clavículas hace que los hombros se aproximen. También suelen presentarse asociadas diferentes alteraciones dentales y vertebrales. Denominada también **displasia cleidocraneal**. V. también **disostosis**.

**DISOSTOSIS CRANEOFACIAL** *(craniofacial dysostosis)* Anomalía hereditaria que se caracteriza por acrocefalia, exoftalmos, hipertelorismo, estrabismo, nariz ganchuda e hipoplasia del maxilar superior con prognatismo relativo. Se transmite como carácter autosómico dominante. V. **disostosis**.

**DISOSTOSIS MANDIBULOFACIAL** *(mandibulofacial dysostosis)* Trastorno hereditario caracterizado por una inclinación antimongoloide de las fisuras palpebrales con coloboma del párpado inferior, micrognatia, hipoplasia de los arcos cigomáticos y microtia. Parece que esta enfermedad se transmite como carácter autosómico dominante. Su forma completa se da en el síndrome de Franceschetti, mientras que el síndrome de Treacher Collins sólo presenta algunas de sus características. V. también **disostosis**.

**DISOSTOSIS METAFISIARIA** *(metaphyseal dysostosis)*

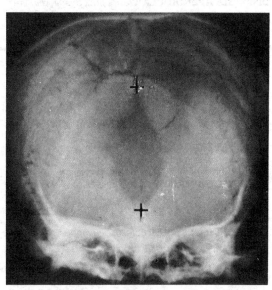

DISOSTOSIS CLEIDOCRANEAL. **Radiografía posteroanterior de un cráneo con defecto de osificación: fontanella metópica (cruces en negro).**

Anomalía que afecta al sistema esquelético y se caracteriza por trastorno de la mineralización del área metafisiaria de los huesos que conduce a enanismo. La disostosis metafisiaria se clasifica en el tipo Gansen, el tipo Schmidt, el tipo Spahar-Hartmann y la hipoplasia del cartílago y el pelo. El tipo Gansen se caracteriza por alteraciones metafisiarias similares a las de la acondroplasia, pero que no afectan al cráneo ni a las epífisis de los huesos largos. El tipo Schmidt se caracteriza por alteraciones del desarrollo desde la edad en que comienza el soporte de peso hasta aproximadamente los 5 años. Las alteraciones metafisiarias del tipo Schmidt son similares a las de la acondroplasia y conducen a enanismo moderado. El tipo Spahar-Hartmann presenta alteraciones esqueléticas y genu varum intenso. La hipoplasia del cartílago y el pelo se caracteriza por enanismo importante y cabello escaso, corto y frágil. La disostosis metafisiaria no suele asociarse con retraso mental. En todos los tipos de la enfermedad, el estudio radiográfico revela ensanchamiento característico de las metáfisis de los huesos tubulares con centros de osificación diafisiarios y epifisiarios normales. Sólo puede emplearse un tratamiento de apoyo y sintomático.

**DISPAREUNIA** (*dyspareunia*) Dolor de la mujer durante el coito. Puede deberse a ciertas anomalías genitales, reacción psicofisiológica disfuncional frente a las relaciones sexuales, coito forzado o estimulación sexual incompleta. Consultar la voz **vaginismo**.

**DISPEPSIA** (*dyspepsia*) Sensación de molestia gástrica vaga que se siente después de la ingesta. Combina sensaciones de plenitud, ardor, meteorismo y náuseas. No se trata de una entidad nosológica, sino de un síntoma que quizás indique alguna enfermedad subyacente, como úlcera péptica, colecistopatía o apendicitis crónica.

**DISPEPSIA APENDICULAR** (*appendix dyspepsia*) Trastorno caracterizado por alteración de la función digestiva en relación con una apendicitis crónica. V. también **dispepsia**.

**DISPEPSIA COLELÍTICA** (*cholelithic dyspepsia*) Proceso que se caracteriza por la existencia de ataques bruscos de indigestión asociados a alteraciones de la vesícula biliar. V. también **dispepsia**.

**DISPEPSIA FERMENTATIVA** (*fermentative dyspepsia*) Anomalía caracterizada por trastorno de la digestión a causa de la fermentación de los alimentos digeridos. V. también **dispepsia**.

**DISPEPSIA FUNCIONAL** (*functional dyspepsia*) Anomalía caracterizada por trastorno de la digestión, con origen atónico o neurológico. V. también **dispepsia**.

**DISPEPSIA GÁSTRICA** (*gastric dyspepsia*) Anomalía caracterizada por trastornos de la digestión relacionados con algún problema que tiene su origen en el estómago. V. también **dispepsia**.

**DISPEPSIA INTESTINAL** (*intestinal dyspepsia*) Digestiones pesadas debidas a un problema de origen intestinal. V. también **dispepsia**.

**DISPEPSIA REFLEJA** (*reflex dyspepsia*) Trastorno que se caracteriza por alteración de la digestión asociada a una enfermedad de un órgano que no está implicado directamente en la digestión. V. también **dispepsia**.

**DISPERSANTE, AGENTE** (*dispersing agent*) Aditivo químico que se utiliza en farmacia para conseguir una distribución uniforme de los ingredientes de un determinado producto, como por ejemplo las emulsiones dermatológicas que contienen aceite y agua. Los que más se utilizan en cremas, lociones y ungüentos son el monoestearato de glicerilo, el laurilsulfato de sodio y los derivados del glicolpolietileno como el polisorbato 80 y el polioxil 40. Todos esos agentes pueden producir reacciones alérgicas o efectos secundarios.

**-DISPLASIA** (*-dysplasia*) Sufijo que significa «desarrollo anormal»: *condrodisplasia, epidermodisplasia, osteomielodisplasia*.

**DISPLASIA CLEIDOCRANEAL** (*cleidocranial dysplasia*) V. **disostosis cleidocraneal**.

**DISPLASIA CONGÉNITA DE CADERA** (*congenital dysplasia of the hip*) V. **cadera, luxación congénita de**.

**DISPLASIA FIBROSA** (*fibrous dysplasia*) Trastorno caracterizado por un desplazamiento fibroso del tejido óseo dentro de los huesos afectos. Se desconoce la causa específica pero existen suficientes datos como para sospechar que tiene un origen congénito o relacionado con el desarrollo. Las distintas clases de displasia fibrosa son la monostótica, la poliostótica y la poliostótica asociada con anomalías endocrinas. La forma monostótica puede afectar a cualquier hueso. La poliostótica suele exhibir una distribución segmentaria de los huesos afectos, que muestran grados variables de la característica sustitución fibrosa del tejido óseo. La displasia fibrosa suele comenzar en la niñez y progresar después de la pubertad, en la vida adulta. Los síntomas también suelen iniciarse en la niñez, aunque el diagnóstico puede retrasarse hasta la adolescencia o incluso la primera parte de la vida adulta, si la sintomatología es mínima. Los síntomas iniciales pueden consistir en cojera, dolor o una fractura en el lado afecto. Las niñas pueden presentar comienzo precoz de las reglas y del desarrollo mamario y cierre temprano de las epífisis. El diagnóstico del síndrome de Albright suele basarse en una tríada de síntomas: displasia fibrosa poliostótica, manchas color café con leche en la piel y pubertad precoz. Son frecuentes las fracturas patológicas, que pueden causar deformidades con angulación. Es posible el acortamiento de la extremidad afecta y resulta común la clásica deformidad en «cayada de pastor». El examen radiográfico suele revelar una lesión bien circunscrita que ocupa en su totalidad o en parte la diáfisis del hueso largo afecto. Las fracturas patológicas de los pacientes con displasia fibrosa suelen consolidar con tratamiento conservador, pero son frecuentes las deformidades residuales. Cuando la sintomatología tiene carácter leve y limitado, la enfermedad suele progresar con lentitud. No se emplea la radioterapia debido a que puede provocar degeneración maligna. Muchas veces se realizan biopsias si el dolor aumenta o si se observan alteraciones en el examen radiográfico.

**DISPLASIA METAFISIARIA** (*metaphyseal dysplasia*) Anomalía caracterizada por trastorno en el modelamiento de los huesos cilíndricos. La afectación se limita a los huesos largos y produce una imagen radiográfica característica en «frasco de Erlenmeyer», con aumento de la circunferencia metafisiaria y disminución del área medular del hueso afecto. La displasia metafisiaria afecta con más frecuencia a la porción distal del fémur o a la proximal de la tibia.

**DISPOSITIVO INTRAUTERINO (DIU)** *(intrauterine device, [IUD])* Dispositivo anticonceptivo consistente en una lámina curva de plástico radioopaco con un filamento colgando que se inserta en el útero con el objeto de alterar su fisiología y la de las trompas de Falopio impidiendo así un embarazo. Se desconoce el mecanismo de acción. La inserción se realiza durante o justo después de la menstruación, cuando el cérvix está ligeramente abierto y la menstruación asegura la inexistencia de embarazo. El hilo se deja asomando unos centímetros por fuera del cuello, lo que permite asegurarse a la mujer que el DIU está emplazado en su sitio mediante una sencilla exploración manual; además, facilita la extracción. La tasa de fallos del DIU es de aproximadamente 2 a 4 embarazos no deseados por cada 100 mujeres y año. Puede ir acompañado de complicaciones, de las que la más grave es la infección. Si la infección se acompaña de embarazo el desenlace puede ser fatal. Cuando se sospecha embarazo el DIU se quita. Otras complicaciones son cervicitis, perforación uterina, salpingitis y esterilidad por su causa, embarazo ectópico, aborto, inclusión del DIU en la pared uterina, endometritis, hemorragia, dolor, expulsión inadvertida e irritación del pene.

**DISPRAXIA** *(dyspraxia)* Pérdida parcial de la capacidad para realizar movimientos elaborados y coordinados, en ausencia de defectos en las funciones motoras y sensoriales. Consultar la voz **apraxia**.

**DISPROSIO (Dy)** *(dysprosium)* Elemento metálico térreo raro. Su número atómico es 66 y su peso atómico 162,50. Sus isótopos radiactivos se usan en las técnicas gammagráficas, sobre todo en el estudio de huesos y articulaciones.

**DISQUERATOSIS** *(dyskeratosis)* Queratinización anormal o prematura de las células epiteliales.

**DISQUINESIA TARDÍA** *(tardive dyskinesia)* Trastorno caracterizado por la realización de movimientos involuntarios repetitivos localizados en los músculos de la cara, las extremidades y el tronco. Afecta con mayor frecuencia a personas de edad que han sido tratadas durante largos períodos con fenotiazina para combatir los síntomas de un Parkinson. Estos movimientos involuntarios pueden disminuir o desaparecer al cabo de algunas semanas o meses, y en algunos individuos responden bien a la administración de grandes dosis de cloruro de colina.

**DISRAFIA** *(dysraphia)* Falta de fusión completa de un rafe, por ejemplo el cierre incompleto del tubo neural.

**DISRÁFICO, ESTADO** *(status dysraphicus)* V. **disrafia**.

**DISREFLEXIA** *(dysreflexia)* Trastorno neuromuscular caracterizado por respuesta motora anormal frente a estímulos que en condiciones normales producen una respuesta específica.

**DISREFLEXIA AUTÓNOMA** *(autonomic dysreflexia)* Trastorno de los reflejos, secundario a la alteración de la función del sistema nervioso autónomo.

**DISRITMIA** *(dysrhythmia)* Alteración de un patrón de ritmo normal, especialmente de las ondas cerebrales.

**DISTAL** *(distal)* **1.** Alejado del punto de origen, de forma absoluta o relativa. **2.** Alejado de la línea media o un punto central de forma relativa o absoluta, como por ejemplo la falange distal o hueso situado en el extremo de un dedo. Consultar la voz **proximal**.

**DISTENSIÓN** *(strain)* Lesión, habitualmente muscular; debida a un esfuerzo físico exagerado.

**DISTOCIA** *(dystocia)* Parto anormal, debido a una o varias de las siguientes causas: falta de potencia expulsiva por parte del útero, obstrucción o contracción del canal del parto y anomalías en el tamaño, posición o forma del feto.

**DISTONÍA DE TORSIÓN** *(torsion dystonia)* V. **distonía muscular deformante**.

**DISTONÍA MUSCULAR DEFORMANTE** *(dystonia musculorum deformans)* Anomalía rara caracterizada por espasmos musculares de torsión, intensos e irregulares, que contorsionan el cuerpo. Participan habitualmente los músculos del tronco, hombros y pelvis. La enfermedad se hereda de varias formas, que en general se clasifican como autosómica dominante y autosómica recesiva. No se conoce la causa, pero se sospecha una disfunción bioquímica. La forma autosómica recesiva es más frecuente en los judíos *ashkenazis*, comienza entre los 5 y los 15 años de edad y provoca trastornos de los movimientos y del habla. La potencia y el tono musculares parecen conservarse, pero los espasmos convulsivos convierten en relativamente inútiles a los músculos afectos. Esta forma autosómica recesiva suele comenzar con inversión espasmódica intermitente del pie, de modo que el individuo afecto tiene dificultad para colocar el talón sobre el suelo cuando camina, y presenta una marcha extraña, con las piernas arqueadas. La lordosis y la torsión de la pelvis aparecen al afectarse más los músculos proximales. El tortícolis constituye con frecuencia un signo precoz si está afectada la musculatura del cuello y de la cintura escapular. La forma autosómica dominante se manifiesta al principio de la edad adulta, afecta en general a la musculatura axial y progresa más lentamente que la recesiva. Algunos relajantes musculares, como las benzodiacepinas, han sido útiles en pacientes de ambos tipos. Los casos leves se han conseguido controlar durante largos períodos de tiempo, mediante la combinación de relajantes musculares y psicoterapia. Algunos enfermos han mejorado con la talamotomía estereotáctica.

**DISTORSIÓN PARATÁXICA** *(parataxic distortion)* Mecanismo de defensa en el que las relaciones interpersonales actuales se perciben y juzgan según un modo de referencia establecido por una experiencia anterior. V. también **transferencia**.

**DISTRÉS RESPIRATORIO DEL RECIÉN NACIDO, SÍNDROME DE** *(respiratory distress syndrome of the newborn [RDS])* Enfermedad pulmonar aguda del recién nacido que se caracteriza por falta de aire en los alvéolos, pulmones no elásticos, y frecuencia respiratoria superior a 60, aleteo nasal, retracción intercostal y subcostal y edema periférico. Aparece la mayoría de las veces en niños prematuros e hijos de diabéticos. Está producida por un déficit del surfactante pulmonar que da lugar a una hiperdistensión alveolar y, en ocasiones, a la formación de una membrana hialina, hemorragia alveolar, cortocircuito sanguíneo grave de derecha a izquierda, aumento de la resistencia pulmonar, disminución del gasto cardiaco e hipoxemia grave. La enfermedad es autolimitada; el niño muere en tres a cinco días o se recupera completamente sin secuelas. El tratamiento consiste en tomar medidas que corrijan el shock, la acidosis y la hipoxemia, y en el empleo de presión positiva continua que, desarrollada especialmente para los niños, intenta prevenir el colapso alveolar. También llamada **enfermedad hialina.** Consultar la voz **sufrimiento respiratorio del adulto.**

**DISTROFIA** *(dystrophy)* Cualquier estado anormal debido a nutrición defectuosa o crecimiento anormal de un órgano o parte del cuerpo.

**DISTROFIA ADIPOSOGENITAL** *(adiposogenital dystrophy)* Trastorno que afecta a varones adolescentes y que se manifiesta por hipoplasia genital y aparición de caracteres sexuales secundarios femeninos con distribución femenina de la grasa. Se debe a una hipofunción hipotalámica o a un tumor de la hipófisis anterior. En esta enfermedad suele haber también una temperatura corporal inferior a lo normal, hipotensión y disminución de los niveles normales de glucosa en sangre (hipoglucemia). Es frecuente la diabetes insípida por hiposecreción de hormina antidiurética y la afectación del centro hipotalámico de la saciedad puede inducir una ingestión excesiva de alimentos (bulimia) y en consecuencia una marcada obesidad. Si existe un tumor aparece adormecimiento y síntomas de hipertensión intracraneal. El tratamiento puede hacerse con la administración de testosterona y otras hormonas sustitutivas en caso necesario y con extirpación o ablación radiológica del tumor si existe. Denominada también **Fröhlich, síndrome de.**

**DISTROFIA CLEIDOCRANEAL** *(cleidocranial dystrophia)* V. **disostosis cleidocraneal.**

**DISTROFIA FASCIOESCAPULOHUMERAL** *(fascioscapulohumeral dystrophy)* Trastorno congénito que constituye uno de los tres tipos fundamentales de distrofia muscular. Se caracteriza por atrofia simétrica progresiva de los músculos esqueléticos, especialmente los de la cara, hombros y brazos sin que existan trastornos neurales o sensoriales asociados. No suele ser fatal pero se extiende a toda la musculatura voluntaria y puede producir la caída del labio inferior con borramiento del pliegue nasolabial. Se trata de una enfermedad autosómica dominante que puede transmitirse tanto a los varones como a las hembras. Consultar la voz **Duchenne, distrofia muscular de.**

OBSERVACIONES: Suele producirse antes de los 10 años de edad aunque a veces hace su aparición durante la adolescencia. Los síntomas esenciales son incapacidad para fruncir los labios, movimientos faciales anormales con la risa o el llanto, aplanamiento facial, protrusión de las escápulas, incapacidad para levantar los brazos por encima de la cabeza y, en los lactantes, dificultad para succionar. El diagnóstico se basa en la historia clínica típica del paciente, sus antecedentes familiares y los signos clínicos característicos de la anomalía. La confirmación del diagnóstico se hace con biopsia muscular en la cual se demuestran depósitos anormales de grasa y tejido conjuntivo. En la electromiografía puede observarse una ac-

tividad eléctrica atenuada, la cual no es un signo concluyente si se considera de forma aislada, pero resulta muy útil para descartar la atrofia muscular neurogénica.

ACTUACIÓN: No existe ningún tratamiento que pueda detener la progresión de la enfermedad ni la atrofia muscular con que cursa. Algunas medidas que pueden ayudar a conservar la movilidad son la fisioterapia, ciertas intervenciones quirúrgicas y el empleo de aparatos ortopédicos.

**DISTROFIA MUSCULAR** *(muscular dystrophy)* Grupo de enfermedades genéticas caracterizadas por atrofia progresiva de los músculos esqueléticos simétricos, sin evidencia de afectación ni degeneración del tejido neural. En todas las formas de distrofia muscular existe una pérdida insidiosa de fuerza con incapacidad y deformidad progresivas, aunque cada tipo difiere en los grupos de músculos afectos, la edad de comienzo, la rapidez de progresión y el tipo de herencia genética. Se desconoce la etiología básica, pero parece radicar en un error congénito del metabolismo. La creatinfosfoquinasa sérica aparece incrementada en los individuos afectos y sirve como ayuda diagnóstica, especialmente en los niños asintomáticos de familias en las que se da la enfermedad. La confirmación diagnóstica se obtiene mediante biopsia muscular, electromiografía y árbol genealógico. El tratamiento de las distrofias musculares se basa sobre todo en medidas de apoyo como fisioterapia y procedimientos ortopédicos para minimizar la deformidad. Los principales tipos son la **distrofia muscular seudohipertrófica benigna** y la **distrofia muscular de las cinturas.** Entre las formas más raras figuran la **distrofia muscular distal,** la **miopatía ocular** y la **distrofia muscular miotónica.** V. también **miopatía miotónica.**

**DISTROFIA MUSCULAR DE LAS CINTURAS** *(limbgirdle muscular dystrophy)* Distrofia muscular que se

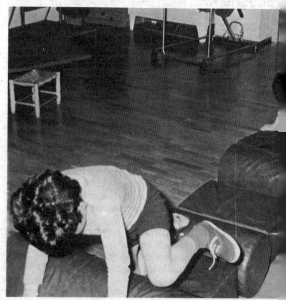

transmite como carácter autosómico recesivo y que se caracteriza por debilidad y degeneración de los músculos de la cintura escapular o pélvica. La enfermedad es progresiva, independientemente de la zona en que se manifieste por primera vez. Algunos tipos de distrofia son la **distrofia muscular escapulohumeral** y la **distrofia muscular pelvifemoral**.

**DISTROFIA MUSCULAR DISTAL** *(distal muscular dystrophy)* Forma rara de distrofia muscular que suele afectar a sujetos adultos y se caracteriza por debilidad muscular moderada con atrofia que comienza en los brazos y las piernas y se va extendiendo gradualmente hacia los músculos proximales y faciales. Denominada también **Gowers, distrofia muscular de**.

**DISTROFIA MUSCULAR ESCAPULOHUMERAL** *(scapulohumeral muscular distrophy)* Forma de distrofia muscular que afecta a miembros y cintura escapular. Denominada también **Erb, distrofia muscular de**.

**DISTROFIA MUSCULAR MIOTÓNICA** *(myotonic muscular dystrophy)* Forma grave de distrofia muscular caracterizada por ptosis, flaccidez facial y disartria. Al debilitamiento de manos y pies sigue el de hombros y caderas. Suele acompañarse de miotonia de las manos. El diagnóstico se realiza mediante electromiografía. No existe tratamiento específico, pero los ejercicios pasivos y activos pueden aliviar los síntomas.

**DISTROFIA MUSCULAR PELVIFEMORAL** *(pelvifemoral muscular dystrophy)* Forma de distrofia muscular que comienza en la cintura pelviana. Denominada también **Leyden-Moebius, distrofia muscular de**.

**DISTROFIA MUSCULAR SEUDOHIPERTRÓFICA BENIGNA** *(benign pseudohipertrophic muscular dystrophy)* V. **Becker, distrofia muscular de**.

**DISULFIRAM** *(disulfiram)* Agente aversivo del alcohol. INDICACIONES: Se utiliza para provocar el rechazo del alcohol en el tratamiento del alcoholismo crónico. Produce espasmos intestinales graves, diaforesis y náuseas cuando se ingiere alcohol.

CONTRAINDICACIONES: Intoxicación alcohólica, administración reciente o concomitante de metronidazol, paraldehído o alcohol, miocardiopatías graves, oclusión coronaria, psicosis e hipersensibilidad conocida a este fármaco.

EFECTOS SECUNDARIOS: Los más graves se producen cuando se ingiere alcohol y consisten en neuritis óptica, reacciones psicóticas y polineuritis. También puede haber somnolencia, cefalea y erupción cutánea. Este fármaco interacciona con otros.

**DISURIA** *(dysuria)* Micción dolorosa generalmente debida a infección bacteriana o a obstrucción de las vías urinarias. El paciente aqueja sensación de quemazón al orinar, y el examen de laboratorio puede revelar la presencia en la orina de sangre, bacterias o leucocitos. La disuria constituye un síntoma de procesos como cistitis, uretritis, próstatitis, tumores del aparato urinario y ciertos trastornos ginecológicos. Consultar las voces **hematuria; piuria**.

**DISYUNCIÓN** *(disjunction)* En genética, separación de los cromosomas homólogos emparejados durante la anafase de la primera división meiótica o de las cromátides de un cromosoma durante la anafase de la mitosis y la segunda división meiótica.

**DIU** *(IUCD)* Abreviatura de **dispositivo intrauterino** con fines anticonceptivos.

**DIURESIS** *(diuresis)* Mayor formación y secreción de orina. Es pronunciada en algunas enfermedades como la diabetes mellitus y la diabetes insípida. Constituye un fenómeno normal en las primeras 48 horas del puerperio. El café, el té, determinados alimentos, los fármacos diuréticos y algunos esteroides provocan también diuresis.

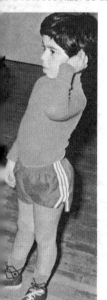

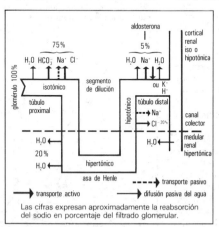

DIURESIS. Esquema de la reabsorción segmentaria hidrosódica en el proceso de formación de orina.

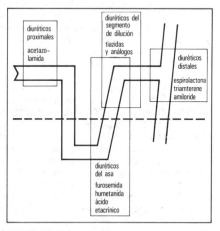

DIURESIS. Esquema explicativo del lugar de acción de los diuréticos actuales.

DISTROFIA MUSCULAR. La existencia de un mal funcionamiento muscular no debe ser óbice para que el individuo (en este caso un niño) no se integre plenamente en las actividades de la sociedad.

**Diuréticos comunes y su efecto sobre el equilibrio hidroelectrolítico**

| Nombre genérico | Método de administración | Efecto máximo | Efectos probables sobre el equlibrio hidroelectrolítico |
|---|---|---|---|
| Tiazidas | | | |
| Clorotiacida | Oral | 4 horas | Hiponatremia |
| | | | Hipocaliemia |
| | | | ↓Volumen extracelular |
| | | | Hiperglucemia |
| | | | Hiperuricemia |
| Hidroclorotiacida | Oral | 3 a 4 horas | Hipomagnesemia |
| Diuréticos del asa (actúan principalmente en el asa ascendente de Henle) | Oral | | |
| Furosemida | IM o IV | ½ hora | Hipocaliemia |
| | | | Hiperuricemia |
| Ácido etacrínico | Oral | 2-4 horas | ↓Volumen extracelular |
| | Oral | 2-4 horas | Hiponatremia |
| | IV | ½ hora | |
| Antagonistas de la aldosterona (se oponen a su acción de pérdida de potasio) | | | |
| Espironolactona | Oral | 72 horas | Hipercaliemia |
| | | | Hiponatremia |
| Acción conservadora de potasio | | | |
| Triamterene | Oral | 4-8 horas | Hipercaliemia |
| Agente osmótico | | | |
| Manitol | IV, infusión a lo largo de las 24 horas | | Hiponatremia |
| | | | Hipocloremia |
| | | | ↑ Volumen extracelular |

**DIURESIS OSMÓTICA** *(osmotic diuresis)* Diuresis debida a la existencia de ciertas sustancias no absorbibles en los túbulos renales, como manitol, urea o glucosa.

**DIURÉTICO** *(diuretic)* **1.** Se dice del fármaco u otra sustancia que tiende a promover la formación y excreción de orina. **2.** Fármaco que promueve la formación y excreción de orina; los diuréticos comercializados se clasifican por su estructura química en varios grupos farmacológicos básicos: etacrínicos, mercuriales, esteroides, sulfonamidas, tiazídicos y uricosúricos. Un medicamento diurético puede contener fármacos de uno o más de esos grupos. Los diuréticos reducen el volumen del líquido extracelular y se prescriben en muchas enfermedades como la hipertensión, la insuficiencia cardiaca congestiva y el edema. El fármaco en particular indicado en cada caso se selecciona teniendo en cuenta la acción deseada y la situación física del paciente. La hipersensibilidad a las sulfonamidas contraindica la administración de estos fármacos y la diabetes mellitus puede agravarse con las tiazidas; así pues, la presencia de una determinada enfermedad puede contraindicar el empleo de un agente en particular. Todos los diuréticos comparten varias reacciones secundarias comunes entre las que destacan la hipovolemia y el desequilibrio electrolítico.

**DIURÉTICO AHORRADOR DE POTASIO** *(potassium-sparing diuretic)* V. **diurético**.

**DIURÉTICO MERCURIAL** *(mercurial diuretic)* Cualquiera de los varios diuréticos que contienen mercurio en una forma química orgánica. En la práctica sólo se usan dos, el mercaptomerín y el meraluro. Los diuréticos mercuriales inhiben la reabsorción tubular de sodio y cloro, y la excreción de potasio, pero no aumentan la diuresis en los pacientes con alcalosis metabólica. Se usan sobre todo para el tratamiento del edema de origen cardiaco, la ascitis por cirrosis o la oliguria del estadio nefrótico de la glomerulonefritis. La respuesta suele comenzar al cabo de una o dos horas y dura alrededor de 12 horas. Se han producido reacciones inmediatas mortales, en general debidas a fracaso ventricular tras la inyección intravascular, que provoca una alta concentración de mercurio en sangre. El enrojecimiento, urticaria, fiebre, náuseas y vómitos son efectos secundarios comunes. La trombocitopenia, neutropenia, agranulocitosis, intoxicación sistémica y reacciones de hipersensibilidad graves se incluyen entre los efectos secundarios más importantes de los diuréticos mercuriales. Estos fármacos están contraindicados en presencia de insuficiencia renal o nefritis aguda. Dada su toxicidad, actualmente se recomienda sustituirlos por diuréticos menos tóxicos como la furosemida y el ácido etacrínico.

**DIVALENTE** *(divalent)* V. **bivalente**.

**DIVERTICULITIS** *(diverticulitis)* Inflamación de uno o más

DIVERTÍCULO. Abajo, esquema de un corte de colon con tres divertículos. A la derecha, radiografía de un divertículo congénito gástrico situado en la curvatura mayor, pars media.

Diverticula

**DIVISIÓN CELULAR. Esquema de los diferentes estadios de la mitosis: 1 y 2, profase; 3 y 4, metafase; 5, anafase; y 6, telofase.**

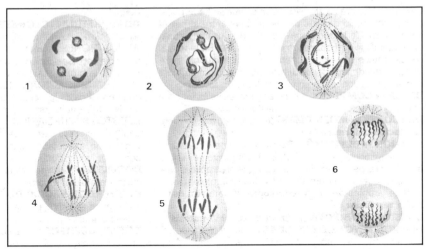

diverticulos. La penetración de materia fecal a través de la fina pared del divertículo produce inflamación y abscesificación de los tejidos que rodean el colon. Si los fenómenos inflamatorios se repiten, la luz del colon se va estrechando y puede llegar a obstruirse. Durante los períodos de inflamación, el paciente experimenta dolores espasmódicos, localizados sobre todo a nivel del colon sigmoide, junto con fiebre y leucocitosis. El diagnóstico diferencial con el carcinoma de colon, que presenta unos síntomas similares, se realiza mediante un enema de bario y una protoscopia. El tratamiento conservador incluye reposo en cama, administración de líquidos intrave-

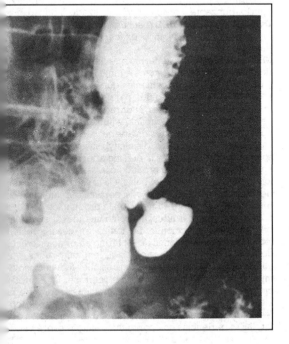

nosos, antibióticos y prohibición absoluta de suministrar alimentos por vía oral. En los casos agudos, la resección intestinal de la porción afectada reduce en gran medida la mortalidad y morbilidad de estos pacientes. Consultar la voz **diverticulosis**.

**DIVERTÍCULO** (*diverticulum*) Herniación sacular a través de la pared muscular de un órgano tubular. Puede localizarse en el estómago, el intestino delgado y sobre todo en el colon. V. también **diverticulitis; diverticulosis; Meckel, divertículo de**.

**DIVERTICULOSIS** (*diverticulosis*) Presencia de herniaciones saculares a través de la capa muscular del colon, particularmente a nivel del colon sigmoide. Afecta a gran número de personas mayores de 50 años y puede estar condicionada por las modernas dietas muy refinadas y pobres en residuos. La mayoría de los pacientes presentan pocos síntomas si se exceptúan las hemorragias rectales ocasionales. El médico debe poner particular atención para descartar otras causas de hemorragia como el carcinoma y la enfermedad intestinal inflamatoria. El diagnóstico diferencial se establece con un enema de bario y una exploración protoscópica. Con un aumento de la fibra en la dieta puede facilitarse la progresión de las heces a través del colon. La hemorragia de los divertículos sangrantes es a veces muy intensa y algunos pacientes tienen que ser intervenidos quirúrgicamente. La diverticulosis puede provocar diverticulitis por la inflamación e infección de los divertículos. V. también **diverticulitis.**

**DIVISIÓN CELULAR** (*cell division*) Proceso continuo de fraccionamiento de la célula que tiene lugar en cuatro etapas: profase, metafase, anafase y telofase. Antes de la profase, el centrosoma celular se divide en dos partes que se orientan en los polos opuestos del núcleo. Durante la profase, la cromatina, que estaba previamente dispersa, se condensa en los cromómeros que se alinean a lo largo de una estructura filiforme denominada cromonema compuesta por ácido desoxirribonucleico. A continuación el cromonema se condensa en los cromosomas compactos. Durante la metafase, los cromosomas se orientan en la placa eucatorial con una zona clara dirigida hacia los dos centrosomas. Mientras tanto cada cromosoma se ha duplicado constituyendo dos cromátides unidas entre sí por el centrómero. Cada centrómero se divide durante el final de la metafase y el comienzo de la anafase. En la telofase, los cromosomas constituyen una masa compacta, pierden su individualidad y se dispersan en la cromatina del núcleo intermitótico. Denominada también **mitosis**.

**DIVISIÓN COMPLETA** (total cleavage) División mitótica del huevo que da lugar a los blastómeros.

**DIVISIÓN CON MOSAICISMO** (mosaic cleavage) V. **segmentación determinada**.

**DIVISIÓN INDETERMINADA** (indeterminate cleavage) División mitótica del óvulo fertilizado en blastómeros con un potencial de desarrollo similar, y que si se aislan, pueden dar lugar a un embrión individual completo. Denominada también **división reguladora**. V. también **desarrollo regulador**.

**DIVISIÓN INDIRECTA** (indirect division) V. **mitosis**.

**DIVISIÓN MITÓTICA DESIGUAL** (unequal cleavage) División mitótica del huevo en blastómeros más anchos junto al vitelo del protoplasma, o polo vegetal, y más pequeños junto al núcleo, o polo animal. Consultar la voz **segmentación holoblástica**.

**DIVISIÓN REDUCTORA** (reduction division) V. **meiosis**.

**DIVISIÓN REGULADORA** (regulative cleavage) V. **división indeterminada**.

**DIYODOHIDROXIQUINA** (diiodohydroxyquin) Agente amebicida.
INDICACIONES: Tratamiento de la amebiasis intestinal.
CONTRAINDICACIONES: Enfermedad hepática o tiroidea o hipersensibilidad conocida a este fármaco, a los derivados de la hidroxiquinolina o al yodo.
EFECTOS SECUNDARIOS: Entre los más graves destacan la neuropatía mieloóptica y el aumento del tiroides.

**DNA DE TRANSFERENCIA (DNAt)** (transfer DNA [tDNA]) En genética molecular, DNA transferido de su fuente original y presente en células transformadas.

**DNA RECOMBINADO** (recombinant DNA) Molécula de DNA en la que se ha producido artificialmente una redistribución de los genes. Para romper las moléculas aisladas de DNA en fragmentos que después se redistribuyen en la secuencia deseada se utilizan enzimas. Asimismo, pueden introducirse en la molécula porciones de material de DNA provenientes de otros organismos de la misma o de diferentes especies, que se replican y dan lugar a alteraciones geno y fenotípicas del organismo. V. también **genética, ingeniería**.

**DOBIE, GLÓBULO DE** (Dobie's globule) Cuerpo teñible muy pequeño que se observa en el disco transparente de las fibras musculares.

**DOBLE CIEGO, TÉCNICA** (double-blind technique) Método experimental de estudio de un fármaco u otro tratamiento médico que se caracteriza porque ni los investigadores ni los sujetos estudiados saben quién está recibiendo el fármaco experimental y quién está siendo utilizado como control. Lo normal es que el grupo control reciba un placebo indistinguible de la sustancia o procedimiento que se estudia. La técnica doble ciego tiene por objetivo la eliminación de tendencias subjetivas a la hora de interpretar los resultados. V. también **estudio doble ciego**.

**DOBUTAMINA, CLORHIDRATO DE** (dobutamine hydrochloride) Agente estimulante betaadrenérgico.
INDICACIONES: Aumento del gasto cardiaco en la insuficiencia cardiaca congestiva crónica y como fármaco adjunto en la cirugía cardiaca.
CONTRAINDICACIONES: Estenosis subaórtica hipertrófica idiopática o hipersensibilidad conocida a este fármaco. No debe utilizarse durante el embarazo.
EFECTOS SECUNDARIOS: Entre los más graves destacan los trastornos cardiovasculares como taquicardia, hipertensión, arritmias y angina. Puede haber también náuseas, vómitos y cefalea.

**DOCUSATE** (docusate) Sustancia que ablanda las heces, indicada para el tratamiento del estreñimiento.

**DOEDERLEIN BACILO DE** (Doederlein's bacillus) Bacteria gram positiva, presente en las secreciones vaginales normales.

**DÖHLE, CUERPOS DE** (Döhle bodies) Inclusiones que aparecen en el citoplasma de algunos leucocitos en la anomalía de May-Hegglin.

**DÖHLE-HELLER, ENFERMEDAD DE** (Döhle-Heller disease) V. **aortitis sifilítica**.

**DOLENCIA** (complaint) Cualquier mal, problema o síntoma identificados por el paciente, familiar de este o persona conocida que conduce al enfermo a buscar cuidados médicos.

**DOLICOCEFALIA** (dolichocephaly) V. **escafocefalia**.

**DOLOR** (pain) Sensación desagradable causada por una estimulación de carácter nocivo de las terminaciones nerviosas sensoriales. Es un síntoma cardinal de la inflamación y es valorable en el diagnóstico de gran número de trastornos y procesos. Puede ser leve o grave, crónico, agudo, punzante, sordo o vivo, localizado o difuso.

**DOLOR, ESTUDIO DEL** (pain assesment) Valoración de los factores que alivian o exacerban el dolor de un enfermo.
MÉTODO: Se pide al enfermo que describa la causa del dolor, si la conoce, así como su intensidad, localización y duración, los acontecimientos que lo precedieron y la pauta habitualmente seguida para su tratamiento. El dolor grave produce palidez, sudoración fría, erección del vello, dilatación de las pupilas, y aumento del pulso, frecuencia respiratoria, presión arterial y tensión muscular. Cuando el dolor es breve, disminuye su intensidad, el pulso puede ser más lento y la presión arterial más baja que antes de iniciarse. Si se produce con asiduidad o es prolongado, la frecuencia del pulso y la presión arterial pueden no aumentar en exceso y, si persiste durante muchos días, puede haber un aumento en la producción de eosinófilos y 17-cetosteroides, así como una mayor susceptibilidad a las infecciones. Se toman en consideración todas las manifestaciones del enfermo en relación con el dolor, el tono de voz, la rapidez de lenguaje, gritos, gemidos u otras vocalizaciones, expresiones faciales, movimientos del cuerpo o tendencia a retirarse. La información previa adecuada para la valoración comprende la historia de los procesos crónicos del enfermo, antecedentes de cirugía y cualquier enfermedad que produzca dolor, las experiencias con parientes y amigos sobre el do-

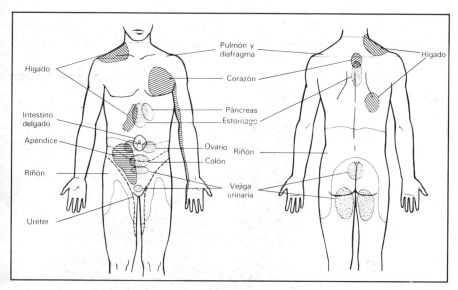

**DOLOR, estudio del.** Esquemas anterior y posterior de las zonas de dolor referido o reflejo del cuerpo humano. Estas regiones indicadas son aquéllas en las que se percibe dolor sin estar en ellas el origen del mismo. Los dolores reflejos son una indicación más para orientar el diagnóstico.

lor, la función o posición del enfermo en la estructura familiar y el uso de alcohol y de medicamentos por parte del paciente. Los analgésicos prescritos al enfermo se le administran antes de que el dolor se haga intenso; de esta manera aumentará su efectividad. Además, la enfermera habrá de ayudar al enfermo a conseguir el reposo y la relajación, a disminuir los estímulos nocivos; le proporcionará otras percepciones sensoriales agradables, y colaborará en su distracción conversando con él, paseando, viendo la televisión o leyendo. Si el paciente considera que determinadas medidas aceptables le alivian el dolor, la enfermera procurará ponerlas en práctica.

CRITERIOS IMPORTANTES: La mejoría espectacular del dolor intenso crónico suele ser difícil de conseguir, pero se puede ayudar al enfermo a aprender a tolerar el dolor y desenvolverse con bastante normalidad.

**DOLOR, EVALUACIÓN DEL** *(pain evaluation)* Estudio clínico del dolor experimentado por una persona, utilizado como ayuda en el diagnóstico y tratamiento de la enfermedad o traumatismo que lo produce. Las respuestas al dolor varían ampliamente de unas personas a otras, y dependen de un gran número de factores físicos y psicológicos diferentes, como enfermedades y lesiones específicas, estado de salud, umbral del dolor, miedo y ansiedad, y el fondo cultural de la persona afectada, así como las diferentes formas individuales de expresar sus experiencias de dolor. Algunos factores importantes en la valoración del dolor son las expresiones no verbales, como los gemidos y lamentos, el hecho de apretar los puños o friccionarse las zonas dolorosas. Otros factores de valoración son la intensidad, localización, duración y tipo de dolor. Aspectos clave en la evolución de la intensidad del dolor son el tamaño de la zona dolorosa, su sensibilidad a la palpación y los efectos del movimiento y presión en el dolor. La duración se considera en términos de horas, días, semanas, meses o años. Los tipos de dolor se asocian con diferentes sensaciones como ardor, punzada, pul-

saciones rítmicas y los efectos sobre los sistemas nerviosos simpático y parasimpático. También se consideran las experiencias previas sobre el dolor, en especial la distinción entre dolor crónico y reciente. La evaluación comprende los significados que la persona concede al dolor, como una prueba de carácter, un castigo, o como un signo de enfermedad progresiva. Tales interpretaciones pueden afectar a la intensidad del dolor y enmascarar su importancia. Denominado también **dolor, estudio del**. V. también **dolor, mecanismo ; dolor, tratamiento del**.

**DOLOR, MECANISMO DEL** *(pain mechanism)* Red psicosomática que comunica las sensaciones desagradables y las percepciones de los estímulos nocivos por todo el organismo, más comúnmente en relación con enfermedades físicas y traumáticas que producen daño en los tejidos. Numerosos estudios del mecanismo del dolor han dado lugar a múltiples teorías sobre su funcionamiento, pero la investigación continúa, dada la complejidad del tema. Entre los mecanismos propuestos se encuentran la teoría de la puerta control y las teorías modelo. Uno de los principales problemas en la investigación del dolor es que la causa real del dolor originado a nivel periférico no se conoce con exactitud. Algunos expertos consideran que la bradiquinina y la histamina, sustancias químicas elaboradas por el organismo, producen dolor. Las encefalinas y las endomorfinas son sustancias descubiertas recientemente, producidas de forma natural por el organismo y que anulan el dolor. Algunos estudios indican que las encefalinas son diez veces más potentes que la morfina en la reducción del dolor. Se sabe que una vez que se libera histamina y algunas otras sustancias químicas producidas de forma natural, las sensaciones dolorosas viajan a lo largo de las fibras nerviosas de conducción rápida y lenta. Estas vías nerviosas de transmisión comunican la sensación dolorosa de la médula espinal y forman sinapsis con ciertas neuronas de las astas posteriores de la sustancia gris. Entonces, esta sensación dolorosa es transmi-

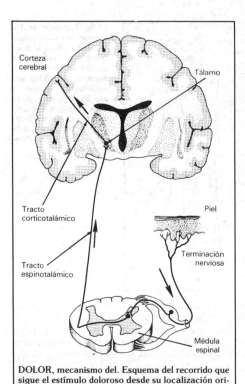

Corteza cerebral

Tálamo

Tracto corticotalámico

Piel

Tracto espinotalámico

Terminación nerviosa

Médula espinal

**DOLOR, mecanismo del.** Esquema del recorrido que sigue el estímulo doloroso desde su localización original hasta el cerebro, donde es identificado.

**DOLOR, tratamiento del.** Abajo, los analgésicos narcóticos, de los que forman parte los derivados opiáceos, son sedantes muy potentes que sólo se utilizan en procesos dolorosos muy graves, como por ejemplo algunos postoperatorios y en casos terminales.

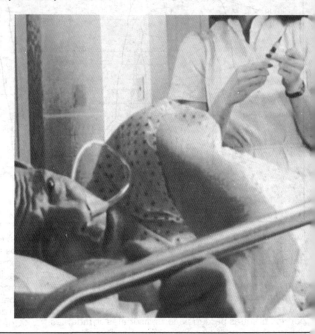

tida a la formación reticular y al tálamo por neuronas que forman el tracto espinotalámico anterolateral, y conducida después a diferentes áreas cerebrales, como la corteza y el hipotálamo, por sinapsis situadas en el tálamo. La reacción inmediata al dolor es transmitida mediante el arco reflejo por fibras sensoriales situadas en el asta dorsal de la médula espinal y por neuronas motoras que forman sinapsis en el asta anterior. Este modelo anatómico de neuronas sensoriales y motoras permite al individuo moverse rápidamente al contacto de cualquier estímulo nocivo, como calor o frío intensos. Los impulsos nerviosos que alertan a la persona para alejarse de tales estímulos son simultáneamente enviados a lo largo de fibras nerviosas eferentes desde el cerebro. Las teorías más recientes incorporan el componente emocional como un factor importante en el mecanismo del dolor. Las experiencias pasadas, la ansiedad y las motivaciones afectan en gran parte a las sensaciones dolorosas y el miedo al dolor sólo es superado por el miedo a la muerte en muchas personas. Se sabe que el miedo y la ansiedad intensifican el dolor, así como la preocupación, la fatiga, la falta de sueño y el estrés.

**DOLOR, RECEPTORES DEL** (*pain receptor*) Cualquiera de las numerosas terminaciones nerviosas libres situadas en todo el organismo que advierten de variaciones potencialmente nocivas en el medio ambiente, como presión o temperatura excesivas. Las terminaciones nerviosas libres, que constituyen la mayoría de los receptores

del dolor, se localizan fundamentalmente en la epidermis y en la cubierta epitelial de ciertas membranas mucosas. Se presentan también en el epitelio escamoso estratificado de la córnea, en las cubiertas de las raíces y papilas de los pelos y alrededor de los cuerpos de las glándulas sudoríferas. Las terminaciones de los receptores del dolor constan de fibras nerviosas desmielinizadas que suelen anastomosarse en pequeñas protuberancias entre las células epiteliales. Cualquier tipo de estímulo, si es lo suficiente intenso, puede estimular a los receptores del dolor de la piel y mucosas, pero sólo variaciones radicales en la presión y determinadas sustancias químicas pueden estimular los receptores del dolor de las vísceras. El dolor irradiado es consecuencia únicamente de la estimulación de receptores del dolor localizados en estructuras profundas, como las vísceras, articulaciones y músculos esqueléticos, pero nunca de la estimulación de receptores cutáneos del dolor.

**DOLOR, TRATAMIENTO DEL** (*pain intervention*) Alivio de las sensaciones dolorosas experimentadas por las personas que sufren los efectos fisiológicos y psicológicos de la enfermedad y el traumatismo. El tratamiento efectivo del dolor depende de la evaluación adecuada del tipo de dolor que el enfermo padece, sus orígenes físico y psicológico y los modelos de conducta que suelen asociarse con las diferentes clases de dolor. El método más común de tratar el dolor es la administración de narcóticos, como la morfina, pero muchos expertos consideran que el uso

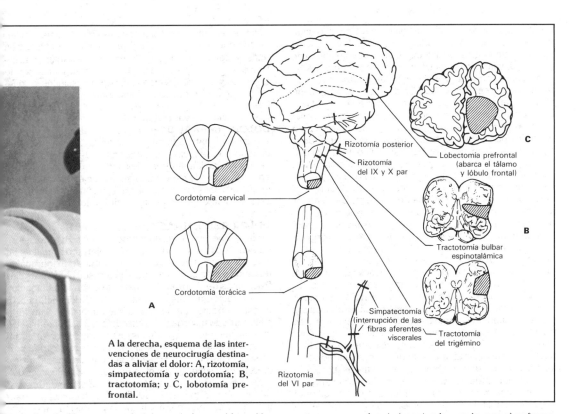

Rizotomía posterior

Rizotomía
del IX y X par

Cordotomía cervical

Lobectomía prefrontal
(abarca el tálamo
y lóbulo frontal)

C

B

Tractotomía bulbar
espinotalámica

Cordotomía torácica

A

Simpatectomía
(interrupción de las
fibras aferentes
viscerales

Tractotomía
del trigémino

Rizotomía
del VI par

**A la derecha, esquema de las intervenciones de neurocirugía destinadas a aliviar el dolor: A, rizotomía, simpatectomía y cordotomía; B, tractotomía; y C, lobotomía prefrontal.**

exclusivo de fármacos analgésicos, sin la consideración e implantación de ayudas psicológicas, es un planteamiento demasiado simplista. Existen pocos enfermos sin un componente psicógeno en la experiencia física del dolor y, por ésto, el tratamiento integral emplea métodos y procedimientos que incorporan medidas tanto físicas como psicológicas. Los métodos de tratamiento para el dolor agudo son diferentes de aquellos que se utilizan para el dolor crónico. El dolor agudo, que se produce en las primeras 24 ó 48 horas después de cirugía, suele ser difícil de calmar, y los narcóticos rara vez lo consiguen. Algunos expertos consideran que la persona que ha sufrido intervenciones quirúrgicas repetidas tiene una tolerancia disminuida al dolor. El tipo de tratamiento del dolor suele depender de la descripción que de él hace el enfermo. El dolor leve se alivia desviando la atención y buscando diferentes medios de distribución como televisión, visitas, lectura y otras actividades pasivas. El dolor moderado se alivia mejor con una combinación de medidas confortadoras y medicamentos. La disociación cognitiva suele emplearse para aliviar el dolor de grado moderado y anima al enfermo a recordar experiencias placenteras y a describirlas al personal encargado de su cuidado. El tratamiento para mejorar el dolor grave comprende a menudo la administración de narcóticos, la interacción entre el enfermo y el personal hospitalario encargado de su cuidado, la reducción de los estímulos ambientales, el aumento de las medidas de confortación y el «des-

pertar a una analgesia imaginada», en la que el enfermo es animado a concentrarse en experiencias placenteras anteriores. En el alivio de cualquier tipo de dolor, el objetivo principal es la disminución de los estímulos que lo producen. Así, el dolor suele aumentar en una habitación fría porque los músculos del enfermo tienden a contraerse; no obstante, la aplicación local de frío suele aliviar el dolor al reducir la inflamación. El tratamiento del dolor persigue la reducción de los efectos de otros factores intervinientes, como la fatiga y la ansiedad. Combatir el dolor se hace cada vez más difícil según el enfermo se va encontrando más cansado. La restricción sensorial puede aumentar el dolor porque bloquea otras distracciones útiles; la sobreestimulación, en cambio, puede producir fatiga y ansiedad, incrementando de este modo el dolor. Las creencias religiosas pueden ser efectivas ayudando al enfermo a disminuir el dolor o a aumentar la tolerancia, siempre que el dolor sea visto por el enfermo como algo que requiere autodisciplina o como una catarsis de transgresiones pasadas. Sin embargo, las creencias religiosas pueden aumentar el dolor si el enfermo lo interpreta como castigo y relaciona su gravedad con la gravedad de sus transgresiones o faltas. El tratamiento mediante el uso de medicamentos comprende la administración de analgésicos no narcóticos suaves y de opiáceos mucho más potentes y capaces de producir adicción, como la morfina. Los analgésicos opiáceos administrados para mejorar el dolor, tos o diarrea proporcionan sólo tratamiento sintomático y se utilizan con precaución en pacientes con enfermedades agudas o crónicas. Los opiáceos pueden enmascarar los síntomas o la progresión de la enfermedad, y la administración diaria repetida de cualquiera de ellos producirá con el tiempo algún grado de tolerancia a los efectos terapéuticos del medicamento, tanto como cierta dependencia física en la dosificación. El riesgo de desarrollar dependencia psicológica y física a cualquier fármaco existe siempre, en especial con los opiáceos. En dosis normales, estos fármacos mejoran el dolor alterando el componente emocional de la experiencia dolorosa y produciendo analgesia. La preocupación de muchos médicos por los peligros de adicción de los opiáceos hace que tiendan a prescribir dosis iniciales demasiado bajas para aliviar el dolor. Una dosis clásica de 10 mg de morfina mejora el dolor posoperatorio en sólo dos tercios de los enfermos, y algunos pueden necesitar dosis considerablemente superiores a la medida para experimentar una mejoría adecuada. Otro tipo de enfermos, con un metabolismo más rápido, pueden precisar el medicamento a intervalos más cortos. Existen muchos fármacos que son sustitutos adecuados de la morfina y codeína, como la hidrocodona, dihidrocodeína y meperidina. La morfina y los opiáceos con ella relacionados pueden producir efectos secundarios, como náuseas, vómitos, mareos y estreñimiento. Rara vez un enfermo tratado con un opiáceo puede llegar a la demencia. Algunos pacientes también pueden desarrollar un aumento de la sensibilidad al dolor después de que el efecto opioide ha desaparecido. Las reacciones alérgicas, como urticaria y otras erupciones cutáneas, rara vez suceden, aunque se han comunicado dermatitis de contacto en enfermeras y trabajadores de laboratorios farmacéuticos. Los enfermos con volumen sanguíneo reducido son más sensibles a los efectos hipotensores de la morfina y derivados. Los opiáceos se utilizan con máxima precaución en pacientes obesos y en aquéllos que presentan lesiones craneales, enfisema u otros problemas relacionados con disminución de la función respiratoria. En pacientes con hipertrofia prostática la morfina puede producir retención urinaria aguda, requiriendo cateterización repetida. El tratamiento del dolor en enfermos terminales se basa en el empleo de fármacos que alivian el dolor y producen tranquilidad en unos pacientes que de otra forma padecerían un gran sufrimiento. Se pueden prescribir mezclas analgésicas de opiáceos y soluciones alcohólicas. En ocasiones se puede emplear el bloqueo nervioso por inyección de alcohol, cordotomía u otras intervenciones neurológicas. V. también **dolor, evaluación del**.

**DOLOR, UMBRAL DE** *(pain threshold)* Punto en el que un estímulo, habitualmente relacionado con la presión o la temperatura, activa los receptores del dolor y produce una sensación dolorosa. Los individuos con umbrales bajos de dolor, lo experimentan mucho antes y más fuerte que aquellos con umbrales más altos; la reacción a la estimulación de los receptores del dolor varía según la persona.

**DOLOR ABDOMINAL** *(abdominal pain)* Dolor agudo o crónico, que puede ser localizado o difuso, y que se origina en la cavidad abdominal. El dolor abdominal es un síntoma importante ya que su causa puede exigir una intervención médica o quirúrgica inmediata. Las causas más frecuentes de dolor abdominal grave son la inflamación o perforación de una estructura intraabdominal, la obstrucción circulatoria, la obstrucción intestinal o ureteral o la rotura de un órgano localizado en el abdomen. Entre las enfermedades específicas que producen dolor abdominal se encuentra la apendicitis, la úlcera gástrica perforada, la hernia estrangulada, la trombosis de la arteria mesentérica superior y la obstrucción de los intestinos delgado y grueso. Para establecer el diagnóstico diferencial de un dolor abdominal agudo hay que localizar y caracterizar dicho dolor por medio de la percusión superficial y profunda, la auscultación y la palpación y la exploración abdominal, rectal o pélvica. La exploración física directa puede complementarse con diversos estudios analíticos y radiológicos. A veces está indicada la aspiración de líquido peritoneal para su evaluación bacteriológica y bioquímica. Las enfermedades causantes de dolor abdominal agudo que pueden tratarse con cirugía son: la apendicitis, la diverticulitis aguda o crónica grave, la colecistitis aguda y crónica, la colelitiasis, la pancreatitis

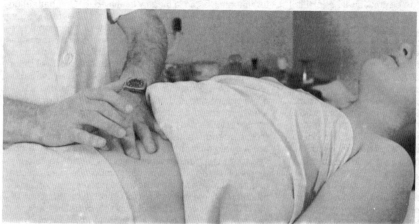

**DOLOR ABDOMINAL.** Durante la exploración de una abdominalgia es importante localizar topográficamente el dolor, así como sus irradiaciones, para lograr un diagnóstico correcto.

aguda, la perforación de una úlcera péptica, las obstrucciones intestinales de diversas causas, los aneurismas aórticos abdominales y los traumatismos que afecten a cualquiera de los órganos del abdomen. Entre las causas ginecológicas de dolor abdominal agudo que pueden precisar cirugía destacan la enfermedad inflamatoria pélvica aguda, la rotura de un quiste de ovario y el embarazo ectópico. El dolor abdominal que acompaña al embarazo puede estar ocasionado por el peso del útero aumentado de tamaño, la rotación, estiramiento o compresión del ligamento redondo o el aplastamiento o desplazamiento del intestino. Por otra parte, las contracciones uterinas características del parto prematuro pueden producir también un dolor abdominal intenso. El dolor abdominal recurrente crónico puede ser de origen psicosomático o responder simplemente a una ingestión excesiva de alimento o bien a aerofagia. Cuando los síntomas son recurrentes hay que descartar las causas orgánicas, entre las cuales se encuentran la úlcera péptica, hernia de hiato, gastritis, colecistitis y coletiasis crónicas, pancreatitis crónica, carcinoma de páncreas, diverticulitis crónica, obstrucción intestinal intermitente moderada e indigestión funcional. Algunas enfermedades sistémicas pueden dar lugar a dolor abdominal, como por ejemplo lupus eritematoso, intoxicación por plomo, hipercalcemia, anemia falciforme, acidosis diabética, porfiria, tabes dorsal y la picadura de ciertos arácnidos.

**DOLOR AGUDO** (*acute pain*) Dolor intenso, tal como el que aparece después de una intervención quirúrgica, un traumatismo o en el curso de un infarto de miocardio u otras enfermedades. El dolor agudo que aparece en las primeras 24-48 horas después de una intervención quirúrgica suele ser muy difícil de tratar, incluso con fármacos. Algunos estudios han demostrado que los pacientes de más de 50 años de edad necesitan menos analgesia para combatir el dolor agudo que los pacientes más jóvenes. En otro estudio se ha comprobado que el 23 % de los pacientes quirúrgicos, excepto los sometidos a intervenciones ortopédicas, no precisan analgésicos. El dolor agudo de sujetos con problemas ortopédicos se origina en el periostio, las superficies articulares y las paredes arteriales. El dolor muscular que se da en la cirugía ósea se debe a la isquemia del músculo más que a la tensión de éste. El paciente que presenta un dolor abdominal agudo suele acostarse sobre un lado y flexionar las piernas contra el abdomen adoptando la posición fetal. Consultar la voz **dolor crónico**. V. también **dolor, tratamiento del**.

**DOLOR CRÓNICO** (*chronic pain*) Dolor que se mantiene o recurre durante un período prolongado de tiempo y que está provocado por diversas enfermedades, como la artritis reumatoide. El dolor crónico habitualmente es menos intenso que el agudo, y los enfermos que lo sufren no presentan taquicardia ni aumento de la frecuencia respiratoria, porque las reacciones autónomas al dolor no pueden mantenerse durante largos períodos de tiempo. Muchos enfermos con dolor crónico se caracterizan porque intentan manipular o controlar el medio ambiente, ya que no pueden ejercer control sobre su enfermedad, e intentan hacerlo sobre otras personas y el medio que les rodea. En otros casos se inhiben del medio ambiente y

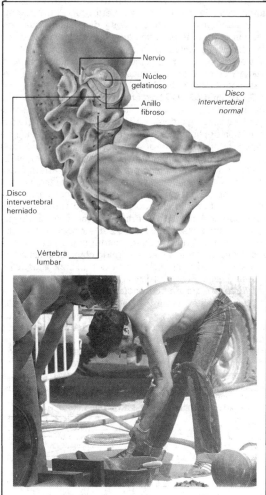

**DOLOR DE ESPALDA. Arriba**, esquema que muestra un disco intervertebral herniado en la región lumbar de la columna. **Abajo**, la adopción de posturas incorrectas de la columna para realizar trabajos continuados o esfuerzos, aunque sean momentáneos, es una de las causas más frecuentes de dolor de espalda.

se concentran en la soledad de su aflicción, ignorando totalmente a la familia, amigos y estímulos externos. Algunos de los factores que pueden complicar el tratamiento de estos pacientes son la amargura, la tensión psicológica permanente y la medicación. Consultar la voz **dolor agudo**. V. también **dolor, mecanismo del; dolor, tratamiento del**.

**DOLOR DE ESPALDA** (*backache*) Dolor de las regiones lumbar, lubosacra o cervical de la espalda, variable en intensidad y presentación. Algunas de las causas que lo producen son la tensión o algún otro trastorno muscular, o la compresión de alguna raíz nerviosa, como la del ciático mayor, que a su vez se puede deber a diversos factores, como la rotura del disco vertebral. El tratamiento se realiza con calor, ultrasonidos y dispositivos que descargan el peso de la región afectada en los decúbitos o las posiciones sentada o de pie, el reposo en cama, el tratamiento quirúrgico y la medicación adecuada para aliviar el dolor y el espasmo muscular de la zona afecta. Denominado también **lumbago**.

**DOLOR ISQUÉMICO** *(ischemic pain)* Sensación desagradable y, con frecuencia, muy intensa asociada con isquemia resultante de enfermedad muscular periférica, de disminución del flujo de sangre debido a la compresión de yesos ortopédicos, o de insuficiente flujo sanguíneo debido a traumatismo quirúrgico o lesión accidental. El dolor isquémico originado por enfermedad arterial obstructiva suele ser intenso y puede no mejorar incluso con narcóticos. La persona con enfermedad vascular periférica puede que sólo sufra dolor isquémico durante el ejercicio debido a que los requerimientos metabólicos de oxígeno no pueden ser satisfechos por la obstrucción al flujo de sangre. El dolor isquémico producido por obstrucción arterial parcial no es tan agudo como el ocasionado por el bloqueo completo de una arteria, como sucede en el embolismo. El originado por la presión de un yeso ortopédico es difícil de diferenciar de aquél producido por una intervención quirúrgica, dado que ambos tipos de dolor pueden ser localizados en vez de difusos, como el causado por un traumatismo. V. también **dolor, mecanismo del; dolor, tratamiento del**.

**DOLOR PARIETAL** *(parietal pain)* Sensación aguda de dolor localizado en la pleura parietal que se agrava con la respiración y los movimientos torácicos y se debe a distintas causas como neumonía, empiema, neumotórax, asbestosis, tuberculosis, ciertas neoplasias o acumulación de líquido por insuficiencia cardiaca, hepatopatía o insuficiencia renal. Los estímulos nocivos no producen dolor en la pleura visceral. El dolor que se origina en la pleura parietal que recubre la pared torácica es percibido sobre la zona afecta pero el originado en la porción central del diafragma se refiere a la parte posterior del hombro y el originado en las porciones costales del diafragma a la pared torácica adyacente.

**DOLOR PÉLVICO** *(pelvic pain)* Dolor localizado en la pelvis, como el que se presenta en la apendicitis, ooforitis y endometritis. El carácter y forma de aparición del dolor pélvico y los factores que lo alivian o agravan resultan importantes para establecer el diagnóstico.

**DOLOR PSICÓGENO** *(psychogenic pain disorder)* Trastorno que se caracteriza por la presencia de dolor persistente e intenso para el que no existe causa orgánica aparente. Con frecuencia se acompaña de otras alteraciones sensitivas o motoras, como parestesias o espasmos musculares. La causa puede residir en necesidades o conflictos no resueltos únicos o múltiples. El tratamiento consiste en aliviar inmediatamente los síntomas y proceder posteriormente a una psicoterapia a largo plazo, con la que se intentan descubrir los conflictos emocionales inconscientes que influyen en el desarrollo y mantenimiento del dolor. V. también **psicogénesis**.

**DOLOR REFERIDO** *(referred pain)* Dolor experimentado en una localización diferente a la de una lesión, órgano afectado o parte del cuerpo. En la angina, que es el dolor de la insuficiencia arterial coronaria, éste puede experimentarse en el brazo izquierdo, el hombro o la mandíbula. En las enfermedades de la vesícula biliar el dolor puede referirse al hombro derecho o a la escápula.

**Diagnóstico diferencial del dolor torácico**

| Causa | Aparición de Dolor | Características del dolor | Localización del dolor |
|---|---|---|---|
| Infarto agudo de miocardio | Comienzo brusco; dura de 30 minutos a 1 hora | Opresivo, violento, con sensación de quemazón, sordo | En todo el tórax; puede irradiarse a los maxilares, cuello, brazos y espalda |
| Angina | Comienzo brusco; dura apenas unos minutos | Opresivo, con sensación de quemazón y peso | Subesternal; puede irradiarse a los maxilares, cuello, brazos y espalda |
| Aneurisma disecante de la aorta | Comienzo brusco | Insoportable, desgarrador | Centro del tórax; se irradia a la espalda y en algunos casos al abdomen |
| Pericarditis | El comienzo puede ser brusco o variable | Agudo, en puñalada | Retroesternal; puede irradiarse hacia el cuello y hacia el brazo izquierdo |
| Neumotórax | Comienzo brusco | Desgarrador, pleurítico | Región lateral del tórax |
| Embolia pulmonar | Comienzo brusco | Sensación de aplastamiento (no siempre) | Región lateral |
| Hernia hiatal | Comienzo brusco | Agudo, intenso | Parte inferior del tórax o superior del abdomen |
| Trastornos gastrointestinales o colecistitis | Comienzo brusco | Lacerante, con sensación de quemazón | Región subesternal inferior y parte superior del abdomen |
| Lesiones degenerativas e inflamatorias del hombro, costillas y músculo escaleno anterior | Comienzo brusco | Agudo, intenso | Subesternal; se irradia al hombro |
| Discopatía degenerativa (de la columna cervical o torácica) | Comienzo brusco | Agudo, intenso | Subesternal; puede irradiarse al cuello, mandíbula, brazos y hombros |
| Hiperventilación | Comienzo brusco | Vago | Vago |
| 40-70 años de edad; puede haber o no historia de angina | Movimiento, ansiedad | Sólo es eficaz la administración de fármacos (sulfato de morfina) | Disnea, diaforesis, debilidad, ansiedad |

**DOLOR TORÁCICO** *(chest pain)* Síntoma físico que exige un diagnóstico y una valoración inmediatos. Puede deberse a una enfermedad cardiaca como la angina de pecho, infarto de miocardio o pericarditis o a una enfermedad pulmonar como pleuresía, neumonía o embolismo o infarto pulmonares. Algunos son de origen musculoesquelético, gastrointestinal o psicógeno. Más de un 90 % de los casos de dolor intenso responden a una enfermedad coronaria, compresión de una raíz espinal o a un trastorno psicológico. Dada su asociación con cardiopatías graves que ponen en peligro la vida del paciente, el dolor torácico produce una enorme ansiedad en quien lo padece, la cual puede enmascarar otros síntomas que serían muy útiles para el diagnóstico y el tratamiento; por tanto es fundamental tranquilizar al paciente durante la exploración. En la valoración de este tipo de dolor hay que determinar su calidad (sordo, agudo, opresivo), localizarlo (en el centro o en uno u otro lado del tórax) y solicitar algunas otras informaciones: duración, modo de desarrollo, existencia de episodios similares previos. También hay que especificar si el dolor presenta alguna irradiación e identificar los factores tales como el ejercicio, la tensión emocional, el movimiento o la respiración profunda que lo agravan o lo mejoran. Las enfermedades cardiovasculares específicas que producen dolor torácico son el infarto de miocardio, la angina de pecho, la pericarditis y el aneurisma disecante de la aorta torácica. Entre las enfermedades musculoesqueléticas destacan las fracturas costales, la inflamación de los cartílagos costales y los desgarros musculares. Finalmente las enfermedades gastrointestinales que pueden asociarse con dolor torácico son la esofagitis, la úlcera péptica, la hernia diafragmática y la pancreatitis.

**DOLOR VISCERAL** *(visceral pain)* Dolor abdominal producido por cualquier enfermedad de una víscera. Típicamente es intenso, difuso y difícil de localizar.
**DOLOR-DISFUNCIÓN MIOFACIAL, SÍNDROME DE** *(myofacial pain-dysfunction syndrome)* V. **disfunción dolorosa de la articulación temporomandibular, síndrome de**.
**DOLORES DE CRECIMIENTO** *(growing pains)* **1.** Dolores similares a los del reuma localizados en los músculos y articulaciones de los niños y adolescentes que se producen por fatiga, problemas emocionales, defectos posturales y otras causas que no guardan relación con el crecimiento y que pueden ser sintomáticos de diversas enfermedades. **2.** Problemas emocionales y psicológicos experimentados durante la adolescencia.
**DOMINANCIA** *(dominance)* Principio básico de la genética que establece que no todos los genes que determinan un rasgo en particular operan con la misma potencia. Si dos genes en un determinado locus producen un efecto distinto como el color de los ojos, compiten por su expresión. El gen que se manifiesta es dominante y enmascara el efecto del otro que se denomina recesivo.
**DOMINANCIA CEREBRAL** *(cerebral dominance)* Especialización de cada uno de los dos hemisferios cerebrales en la integración y control de distintas funciones. En el 90 % de la población el hemisferio cerebral izquierdo está especializado en la capacidad de hablar y escribir y de comprender las palabras habladas y escritas. Las áreas que controlan esas actividades están situadas en los lóbulos frontal, parietal y temporal del hemisferio izquierdo. En el 10 % restante las capacidades de hablar y escribir radican fundamentalmente en el hemisferio derecho o en los dos. El hemisferio cerebral derecho, por su

| Historia | El dolor empeora con | El dolor mejora con | Otros (1) |
|---|---|---|---|
| Puede haber historia de angina; circunstancias desencadenantes; dolor característico; respuesta a la nitroglicerina. | Decúbito, comida, esfuerzos, clima frío, tabaco, estrés, preocupación, hambre | Reposo, nitroglicerina | La angina inestable aparece incluso en reposo |
| Nada específico excepto que el dolor suele ser peor al comienzo | | | Diferencia de presión arterial entre el brazo derecho y el izquierdo, soplo de regurgitación aórtica |
| Historia breve de infección de las vías respiratorias superiores o fiebre | Respiración profunda, movimientos del tronco, a veces la deglución | Posición de sentado, inclinación hacia adelante | Roce, pulso paradójico superior a 10 mm Hg |
| Ninguna | Respiración | | Disnea, aumento del pulso, disminución del murmullo respiratorio, desviación de la tráquea |
| A veces flebitis A veces no existe | Respiración Comidas abundantes, inclinación del tronco, decúbito | Dieta blanda, paseos, antiácidos, posición de semi-Fowler | Cianosis, disnea, tos con hemoptisis |
| Puede no haber ninguna Puede no haber ninguna | Comida, decúbito Movimientos del cuello o columna, esfuerzos | Antiácidos Reposo, inmovilidad | El dolor suele localizarse en la cara externa del brazo, en el dedo pulgar o en el índice |
| Puede no haber ninguna | Movimiento del brazo o del hombro | Elevación y fijación del brazo al hombro, ejercicios posturales | |
| Hiperventilación, ansiedad, estrés emocional | Aumento de la frecuencia respiratoria | Disminución de la frecuencia respiratoria | Comprobar que la hiperventilación no obedece a una causa médica |

parte, domina la integración de ciertos sonidos no asociados con la dicción como los producidos por la tos, la risa, el llanto y la música y percibe los estímulos táctiles y las relaciones espaciales visuales mejor que el izquierdo. V. también **Brodmann, áreas de**.

**DOMINANCIA MANUAL** (handedness) Preferencia voluntaria o involuntaria para utilizar la mano derecha o la izquierda. Esta preferencia guarda relación con la dominancia cerebral y así las personas zurdas tienen dominancia del lado derecho cerebral y viceversa.

**DONANTE** (donor) **1.** Sujeto humano o de otra especie del cual se obtiene un tejido vivo para otro, como por ejemplo sangre para ser trasfundida o un riñón para su trasplante. **2.** Sustancia o compuesto que da parte de sí mismo a otro.

**DONANTE DE SANGRE** (blood donor) Persona que dona su sangre a un banco de sangre o directamente a otro individuo. V. también **banco de sangre; transfusión**.

**DONANTE UNIVERSAL** (universal donor) Dícese de la persona cuyo grupo sanguíneo es tipo O, Rh negativo. Tal tipo de sangre puede utilizarse en cualquier receptor con riesgo mínimo de incompatibilidad. V. también **donante de sangre; sanguíneo, grupo; transfusión**.

**DONATH-LANDSTEINER, SÍNDROME DE** (Donath-Landsteiner syndrome) Enfermedad hematológica rara caracterizada por la producción de hemólisis minutos u horas tras la exposición al frío. Algunos de sus síntomas sistémicos más importantes son eliminación de orinas oscuras, dolor intenso en la región lumbar y las piernas, cefalea, vómitos, diarrea y reticulocitosis moderada. Puede haber hepatoesplenomegalia temporal e hiperbilirrubinemia leve después de las crisis. Se asocia con sífilis congénita o adquirida, en cuyo caso el tratamiento antisifilítico puede ser curativo. Denominado también **hemoglobinuria paroxística por frío**.

**DONOVAN, CUERPOS DE** (Donovan bodies) Bastones encapsulados gramnegativos de la especie *Calymmatobacteriuma granulomatis* presente en el citoplasma de los fagocitos mononucleares obtenidos de lesiones de granuloma inguinal. Pueden verse al microscopio en una extensión de exudado del tejido infectado con tinción de Wright. V. también **granuloma inguinal**.

**DOPAMINA, CLORHIDRATO DE** (dopamine hydrochloride) Catecolamina simpaticomimética.
INDICACIONES: Tratamiento del shock, hipotensión y el bajo gasto cardiaco.
CONTRAINDICACIONES: Feocromocitoma, taquiarritmias, fibrilación ventricular o hipersensibilidad conocida a este fármaco.
EFECTOS SECUNDARIOS: Entre los más graves figuran las arritmias, hipotensión, hipertensión y taquicardia.

**DOPAMINÉRGICO** (dopaminergic) Que posee el efecto de la dopamina.

**DOPPLER, ESTUDIO** (Doppler scanning) (Christian J. Doppler) Técnica utilizada en imágenes ultrasónicas, para observar el comportamiento de estructuras en movimiento, tales como la circulación sanguínea o el latido del corazón. Usado para detectar el corazón fetal.

**DORNASA PANCREÁTICA** (pancreatic dornase) Enzima de páncreas de buey que se ha utilizado como muco-

lítico en las infecciones de vías respiratorias superiores y en la fibrosis quística.

**DORSAL** (dorsal) Relativo al dorso o la parte posterior. Consultar la voz **ventral**.

**DORSAL ANCHO, MÚSCULO** (latissimus dorsi) Músculo par de forma triangular que ocupa la zona torácica y lumbar de la espalda. Tiene su origen en las apófisis espinosas de las vértebras dorsales, lumbares y sacras, en el ligamento supraespinoso, en la zona posterior de la cresta iliaca y en las cuatro costillas inferiores. Las fibras musculares se doblan al pasar la escápula y convergen en la cresta subtroquiteriana del húmero. Su acción es extender, separar y rotar el brazo hacia dentro, llevar el hombro hacia atrás y abajo y, junto con el pectoral mayor, elevar el cuerpo en la escalada. Está inervado por el nervio toracodorsal. Consultar las voces **elevador de la escápula, músculo; romboides mayor, músculo; romboides menor, músculo; trapecio, músculo**.

**DORSAL DE LA ESCÁPULA, NERVIO** (dorsal scapular nerve) Rama supraclavicular de las raíces del plexo braquial. Se origina en el quinto nervio cervical cerca del orificio intervertebral, perfora el músculo escaleno medio y discurre dorsal y caudalmente hasta el borde vertebral de la escápula. Inerva los músculos romboideo mayor y menor y envía una rama al elevador de la escápula.

**DORSAL DEL CARPO, LIGAMENTO** (dorsal carpal ligament) V. **anular posterior del carpo, ligamento**.

**DORSALES, VÉRTEBRAS** (thoracic vertebra) Los doce segmentos óseos constitutivos de la columna vertebral en su porción superior. Se designan como D I, D II, etc. D I se localiza justo debajo de la séptima vértebra cervical (C VII) y D XII justo encima de la primera lumbar (L I). La porción dorsal de la columna es flexible y presenta curvatura anterior. Cada vértebra consta de una gruesa lámina, una larga y oblicua apófisis espinosa y fuertes y gruesas caras articulares. Están separadas una de otra por discos intervertebrales. Se van haciendo más gruesas y pesadas en orden descendente desde D I a D XII. Consultar las voces **cervical, vértebra; lumbar, vértebra; sacra, vértebra**.

**DORSIFLEXIÓN** (dorsiflexion) Flexión hacia el dorso. En el caso de la mano y el pie corresponde al movimiento hacia arriba de la muñeca y el tobillo, respectivamente.

**DORSIFLEXOR** (dorsiflexor) Músculo que produce la flexión posterior de una parte del cuerpo, como la mano o el pie.

**DORSOSACRA, POSICIÓN** (dorsosacral position) V. **litotomía, posición de**.

**DOSIFICACIÓN** (dosage) Régimen que gobierna la cantidad, frecuencia y número de dosis de un agente terapéutico que va a administrarse a un paciente.

**DOSIFICACIÓN, UMBRAL DE** (dose threshold) En radioterapia, cantidad mínima de radiación absorbida que produce un grado detectable de un efecto determinado.

**DOSIFICACIÓN PEDIÁTRICA** (pediatric dosage) Determinación de la cantidad, frecuencia y número total de dosis de una medicación que deben administrarse a un lactante o a un niño. Hay que considerar distintas variables, como la edad, el peso, la superficie corporal y la capacidad de absorción, metabolización y excreción del medicamento por parte del niño así como la acción esperada del fármaco, sus posibles efectos colaterales y su toxicidad potencial. Se han establecido varias fórmulas para calcular la dosis pediátrica a partir de la dosis estándar del adulto aunque el método más fiable consiste en emplear la cantidad proporcional de la superficie corporal con respecto al peso utilizando alguna de las fórmulas existentes. V. también **Clark, regla de; Cowling, regla de; Young, regla de**.

**DOSÍMETRO** *(dosimeter)* Instrumento que sirve para detectar y medir la exposición acumulada a la radiación. Para controlar la exposición del personal laboral se utiliza una cámara de ionización del tamaño de un lápiz con un electrómetro de autolectura.

**DOSÍMETRO INTEGRADOR** *(integrating dose meter)* En radioterapia, cámara de ionización, diseñada para poder acoplarla a la piel del paciente, con un sistema de medición para determinar el total de radiación administrado.

**DOSIS** *(dose)* Cantidad de un fármaco u otra sustancia que se administra en una sola vez.

**DOSIS ABSORBIDA** *(absorbed dose)* En radioterapia, energía impartida por la radiación ionizante por unidad de masa de material irradiado de la zona tratada. La unidad de dosis absorbida es el rad, que equivale a 100 ergios por gramo.

**DOSIS ACUMULATIVA** *(cumulative dose)* Dosis total que se acumula tras repetidas exposiciones a radiaciones o a radiofármacos.

**DOSIS CUTÁNEA** *(dose to skin)* En radioterapia, cantidad de radiación absorbida en el centro del campo de irradiación en la piel. Es la suma de la dosis en el aire y la diseminación de la radiación desde el cuerpo.

**DOSIS DE MANTENIMIENTO** *(maintenance dose)* Cantidad de un fármaco necesaria para mantener una concentración media en los tejidos.

**DOSIS EFECTIVA** *(effective dose [ED])* Dosis de un fármaco con la que puede esperarse un efecto de intensidad específica en la persona a la que se administra.

**DOSIS EFICAZ MEDIA** *(median effective dose)* Dosis de un fármaco que se prevé que produzca una intensidad específica de su efecto en la mitad de los individuos a los que se administra.

**DOSIS INTEGRAL** *(integral dose)* En radioterapia, cantidad total de energía absorbida por un paciente u objeto durante la exposición a la radiación.

**DOSIS LETAL MEDIA** *(median lethal dose)* En radioterapia, cantidad de radiación que causa la muerte al 50 % de los individuos pertenecientes a un determinado grupo de animales u otros organismos expuestos a su acción en un período de tiempo dado.

**DOSIS O INYECCIÓN DE RECUERDO** *(booster injection)* Administración de un antígeno, como una vacuna o un toxoide, casi siempre en menor cantidad que la inmunización original, a fin de mantener la respuesta inmunitaria a un nivel adecuado.

**DOSIS PERMISIBLE** *(permissible dose)* En radioterapia, cantidad de radiación que puede recibir un individuo en un período determinado de tiempo sin que sean de esperar resultados significativamente peligrosos.

**DOSIS PERMISIBLE MÁXIMA, EQUIVALENTE DE LA**

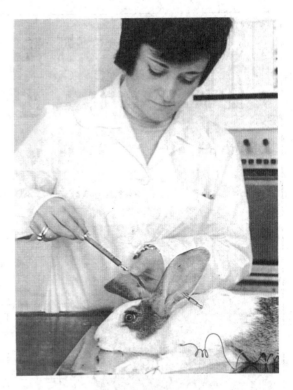

DOSIS EFECTIVA. Establecer la dosis necesaria para que un medicamento ejerza el efecto deseado exige un trabajo de experimentación previa con animales.

*(maximum permissible dose equivalent)* En radioterapia, cantidad máxima de radiación que una persona, o una parte específica del cuerpo, puede recibir en un período determinado de tiempo.

**DOSIS PROLONGADA** *(protracted dose)* En radioterapia, administración continuada de una pequeña dosis de radiación durante un período de tiempo relativamente largo.

**DOSIS, SALIDA DE** *(exit dose)* En radioterapia, cantidad de radiación que recibe la superficie del cuerpo opuesta al área a la que se dirige el haz de rayos.

**DOSIS TISULAR** *(tissue dose)* En radioterapia, cantidad de radiación absorbida por un tejido en una zona determinada, expresada en rads.

**DOSIS TOLERABLE** *(tolerance dose)* Cantidad de radiación que una estructura dada puede recibir sin resultar dañada irreversiblemente.

**DOSIS TÓXICA** *(toxic dose)* En toxicología, cantidad de sustancia de la que se puede esperar produzca un efecto tóxico. V. también **dosis tóxica media**.

**DOSIS TÓXICA MEDIA** *(median toxic dose)* Dosis que se prevé produzca un efecto tóxico en la mitad de los sujetos a los que se administra.

**DOUGLAS, FONDO DE SACO DE** *(cul-de-sac of Douglas)* Bolsa formada por la porción caudal del peritoneo parietal.

**DOWN, SÍNDROME DE** *(Down's syndrome)* Trastorno

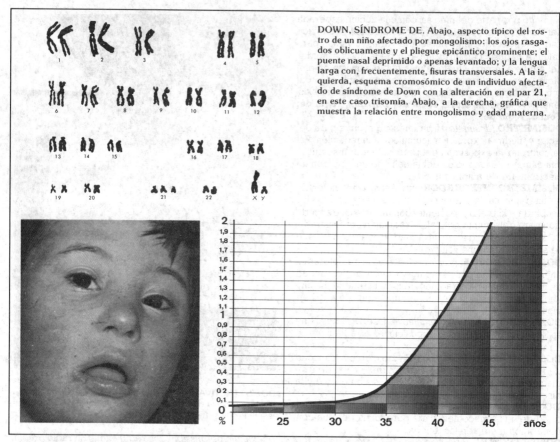

DOWN, SÍNDROME DE. Abajo, aspecto típico del rostro de un niño afectado por mongolismo: los ojos rasgados oblicuamente y el pliegue epicántico prominente; el puente nasal deprimido o apenas levantado; y la lengua larga con, frecuentemente, fisuras transversales. A la izquierda, esquema cromosómico de un individuo afectado de síndrome de Down con la alteración en el par 21, en este caso trisomía. Abajo, a la derecha, gráfica que muestra la relación entre mongolismo y edad materna.

congénito caracterizado por distintos grados de retraso mental y defectos múltiples. Es la anomalía cromosómica más frecuente que determina un síndrome generalizado. Se debe a la existencia de un cromosoma 21 adicional en el grupo G o, en un pequeño porcentaje de casos, a la traslocación de los cromosomas 14 o 15 en el grupo D y los cromosomas 21 o 22. Denominado también **idocia mongoloide; mongolismo; trisomía G, síndrome de la, trisomía 21**.

OBSERVACIONES: Afecta aproximadamente a uno de cada 600-650 nacidos vivos y se asocia con edad materna avanzada, particularmente superior a los 35 años. Su incidencia alcanza hasta 1/80 en los hijos de mujeres de más de 40 años. En los casos producidos por traslocación, que es una aberración genética hereditaria más que una aberración cromosómica producida por la falta de disyunción durante la división celular, la incidencia no guarda relación con la edad materna y el riesgo es bajo; aproximadamente 1/5 si la madre es la portadora y 1/20 si lo es el padre. Este trastorno, que puede diagnosticarse en la etapa prenatal por amniocentesis, también tiene una variante mosaico en la cual existe una mezcla de células normales y otras con trisomía 21. Estos pacientes tienen menos defectos físicos y un retraso mental más leve dependiendo del grado de mosaicismo. Los lactantes afectados son de pequeño tamaño, hipotónicos y presentan típicamente microcefalia, braquicefalia, occipucio aplanado y una cara muy característica con inclinación mongoloide de los ojos, depresión del puente nasal, implantación baja de las orejas y una lengua grande y protrusiva surcada de grietas y carente de la fisura central. Las manos son cortas y anchas y presentan un pliegue palmar transverso o de simio. Los dedos son toscos y presentan clinodactilia, sobre todo los quintos. Los pies son también amplios y toscos y se observa en ellos un amplio espacio entre el primero y segundo dedos y un pliegue plantar prominente. Otras anomalías asociadas son ciertos defectos intestinales, cardiopatías congénitas —sobre todo defectos septales—, infecciones respiratorias crónicas, problemas visuales, alteraciones en el desarrollo de los dientes y susceptibilidad a la leucemia aguda. La característica más significativa es el retraso mental, que varía considerablemente aunque el cociente intelectual medio es de 50 a 60 por lo que el niño es por lo general entrenable y en la mayoría de los casos puede criarse en casa. Sin embargo, los que sufren una afectación más grave casi siempre tienen que ser internados en centros especiales. La tasa de mortalidad de estos niños es elevada en los primeros años, especialmente cuando sufren anomalías cardiacas. Los que sobreviven suelen ser corpulentos pero con una estatura inferior a la media y presentan un desarrollo sexual tardío o incompleto. Llegan a la vida adulta o incluso a la ancianidad pero tienen siempre tendencia a sufrir infecciones respiratorias, neumonía y otras enfermedades pulmonares.

ACTUACIÓN: En la asistencia al niño afectado por este síndrome existen varios objetivos a corto y largo plazo, dependiendo de la gravedad de los defectos físicos y del grado de retraso mental del paciente. De importancia perentoria es la prevención de los trastornos físicos asociados, como infecciones respiratorias, alteraciones de la nutrición como consecuencia de la macroglosia, lesiones cutáneas a causa de la sequedad de la piel y su tendencia a agrietarse y los problemas ortopédicos derivados de la hipotonía muscular y la hiperextensibilidad articular. La actuación a largo plazo se centra fundamentalmente en la planificación de programas para promover el desarrollo óptimo del niño tanto en sus capacidades mentales como en las motoras. Como el potencial de desarrollo de los pacientes con síndrome de Down es máximo durante la lactancia es muy importante comenzar cuanto antes un programa de estimulación. Todos los miembros de la familia deben comprender que el niño con síndrome de Down tiene las mismas necesidades básicas que los demás en lo que se refiere a juegos, disciplina e interacciones sociales.

**DOXAPRAM, CLORHIDRATO DE** (*doxapram hidrochloride*) Agente estimulante respiratorio.
INDICACIONES: Se utiliza para mejorar la función respiratoria tras la anestesia, en la depresión del sistema nervioso central inducida por fármacos y en la enfermedad pulmonar crónica asociada con hipercapnia aguda.
CONTRAINDICACIONES: Trastornos convulsivos, enfermedades pulmonares, coronariopatías, hipertensión o hipersensibilidad conocida a este fármaco.
EFECTOS SECUNDARIOS: Los más graves son convulsiones, broncospasmo y flebitis.

**DOXEPIN, CLORHIDRATO DE** (*doxepin hidrochloride*) Antidepresivo tricíclico.
INDICACIONES: Tratamiento de la depresión.
CONTRAINDICACIONES: Administración concomitante de inhibidores de la monoaminooxidasa, infarto de miocardio reciente, trastornos convulsivos o hipersensibilidad conocida a los agentes tricíclicos.
EFECTOS SECUNDARIOS: Entre los más graves destacan los trastornos gastrointestinales, cardiovasculares y neurológicos. También pueden producirse sedación, sequedad de boca y numerosas interacciones medicamentosas.

**DOXICICLINA** (*doxycycline*) Antibacteriano de la familia de las tetraciclinas.
INDICACIONES: Tratamiento de diversas infecciones.
CONTRAINDICACIONES: Trastornos renales o hepáticos o hipersensibilidad conocida a este fármaco o a cualquier otra tetraciclina. No debe administrarse durante el embarazo ni en niños menores de 8 años.
EFECTOS SECUNDARIOS: Entre los más graves destacan los trastornos gastrointestinales, fototoxicidad, sobrein-

fecciones potencialmente graves y reacciones de hipersensibilidad. Los niños expuestos al fármaco intraútero o cuando tienen menos de 8 años de edad pueden sufrir cambios en la coloración dental.

**DOXILAMINA, SUCCINATO DE** (*doxylamine succinate*) Agente antihistamínico.
INDICACIONES: Tratamiento de los síntomas alérgicos agudos producidos por la liberación de histamina.
CONTRAINDICACIONES: Hipersensibilidad conocida a este fármaco. No se recomienda durante el embarazo ni la lactancia ni debe administrarse a niños menores de 6 años.
EFECTOS SECUNDARIOS: Los más graves son sedación, ataxia, taquicardia, anemia hemolítica y trombocitopenia.

**DOXORRUBICINA, CLORHIDRATO DE** (*doxorubicin hidrochloride*) Antibiótico de la familia de las antraciclinas.
INDICACIONES: Tratamiento de diversas enfermedades neoplásicas malignas.
CONTRAINDICACIONES: Mielosupresión, cardiopatías, administración simultánea de daunorrubicina o hipersensibilidad conocida a este fármaco.
EFECTOS SECUNDARIOS: Entre los más graves figuran la mielosupresión y cardiomiopatía. También se producen con frecuencia estomatitis, trastornos gastrointestinales y alopecia.

**DPT, VACUNA** (*DPT vaccine*) Abreviatura de la vacuna contra la difteria, tétanos y tosferina (pertussis).

**DRACUNCULIASIS** (*dracunculiasis*) Infección parasitaria producida por la infestación con el nematodo *Dracunculus medinensis*. Se caracteriza por la aparición de lesiones cutáneas ulcerosas en piernas y pies producidas por las hembras grávidas del gusano. Las personas se infestan bebiendo agua contaminada o comiendo mariscos también contaminados. Es frecuente en las regiones tropicales y subtropicales densamente pobladas.

**DRACUNCULUS MEDINENSIS** (*dracunculus medinensis*) Nematodo parasitario causante de la dracunculiasis.

**DRENAJE** (*drainage*) Extracción de líquidos de una ca-

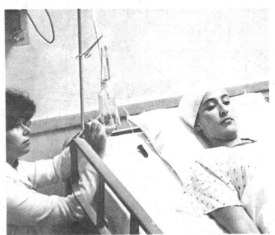

DRENAJE. Paciente a la que se está sometiendo a un sistema de drenaje intraventricular.

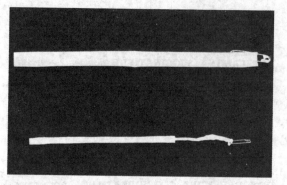

**DRENAJE EN CIGARRILLO.** Ejemplos de instrumentos utilizados para el drenaje en cigarrillo.

vidad corporal o una herida por diversos métodos. El **drenaje cerrado** consiste en introducir en el espacio deseado un sistema de tubos conectados a un aparato que permiten extraer el líquido dentro de un circuito cerrado para evitar la entrada de contaminantes ambientales en la herida o cavidad. El **drenaje abierto** consiste únicamen-

te en extraer el líquido a través de un tubo con un extremo abierto y verterlo en un receptáculo. Se denomina **drenaje postural** a aquel en que actúa la fuerza de la gravedad favoreciendo la eliminación del líquido drenado, lo cual se consigue mediante la colocación adecuada del paciente. El **drenaje por aspiración** se hace con la ayuda de una bomba u otro dispositivo mecánico. El **drenaje por lavado** se hace irrigando y vaciando alternativamente el espacio en cuestión con la ayuda de la gravedad.
**DRENAJE ABIERTO** (open drainage) V. **drenaje**.
**DRENAJE CERRADO** (closed drainage) V. **drenaje**.
**DRENAJE EN CIGARRILLO** (cigarette drain) Drenaje quirúrgico que se realiza con una sección de gasa o compresa quirúrgica colocada en un tubo de gutapercha.
**DRENAJE HERMÉTICO BAJO AGUA** (underwater seal) Drenaje hermético constituido por agua a la que fluye aire por un tubo que sale desde la cavidad torácica de un paciente. El agua actúa de válvula de una sola dirección y permite la salida de aire pero impide su ingreso.
**DRENAJE PENROSE** (Penrose drain) [Charles Bingham Penrose, cirujano estadounidense, n. 1862] Dispositivo de drenaje quirúrgico de gasa rodeado de plástico u otro material resistente al agua.

**DRENAJE POSTURAL. Posiciones correctas de drenaje, según cual sea la zona bronquial o pulmonar a drenar.**

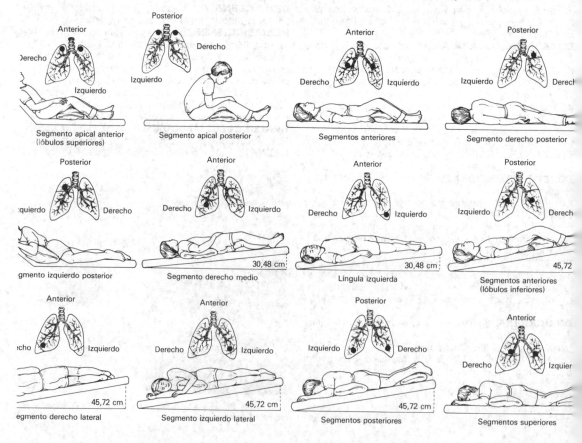

**DRENAJE POR ASPIRACIÓN** *(suction drainage)* V. **drenaje**.

**DRENAJE POR IRRIGACIÓN** *(through-and-through drainage)* Método de irrigación de un órgano corporal mediante la inserción de dos catéteres, uno para introducir el líquido y otro para drenar el líquido que se acumula en el órgano.

**DRENAJE POSTURAL** *(postural drainage)* Aplicación de cambios de posición para drenar secreciones de determinados segmentos bronquiales y del tejido pulmonar en dirección a la tráquea. Normalmente las secreciones traqueales pueden expulsarse con la tos.
MÉTODO: Se seleccionan las posiciones que favorecen el drenaje de las porciones pulmonares afectadas. Para apoyar o elevar las distintas partes del cuerpo se utilizan almohadas y se mueven las diferentes secciones de la cama clínica. El procedimiento empieza a realizarse estando el paciente en horizontal y a continuación se le va llevando de forma gradual a la posición de Trendelenburg. Se le pide que inhale el aire por la nariz y lo exhale por la boca y simultáneamente se le aplican movimientos de golpeteo y vibración sobre la zona afecta de los pulmones para desalojar y movilizar las secreciones. Finalmente se lleva al paciente a una posición en que se le facilite la tos y se le ordena que respire profundamente al menos tres veces y tosa por lo menos dos.
CRITERIOS IMPORTANTES: La eficacia de este procedimiento depende de la posición adecuada del paciente para que se produzca el drenaje por acción de la gravedad, de la licuefacción del esputo, de la acción ciliar y de la realización de unos movimientos respiratorios eficaces. A medida que las secreciones van eliminándose, el paciente empieza a respirar mejor, se encuentra más cómodo y puede desplazarse más libremente; de esta forma las vías respiratorias se mantienen libres de secreciones y se reestablece su función normal.

**DREPANOCITO** *(sickle cell)* Hematíe atípico, en forma de media luna, que contiene hemoglobina S (característica de la anemia drepanocítica).

**DRESSLER, SÍNDROME DE** *(Dressler's syndrome)* Enfermedad autoinmune que puede aparecer varios días después de un infarto agudo de miocardio y que se caracteriza por fiebre, pericarditis, pleuresía, derrame pleural y dolor articular. Se debe a la respuesta inmunológica del organismo frente a la lesión del miocardio y el pericardio. El tratamiento suele consistir en la administración intensiva de aspirina y en los casos graves, de corticosteroides. Tras la cirugía cardiaca puede aparecer un síndrome similar.

**DRINKER, RESPIRADOR DE** *(Drinker, respirator)* Respirador de circuito cerrado que consta de un tanque de metal en el que se incluye todo el cuerpo con excepción de la cabeza. Se utiliza para tratamientos a largo plazo y alterna presiones positivas y negativas que contraen y expanden las paredes torácicas permitiendo así la respiración artificial. Denominado también **pulmón de acero**.

**DROGA** *(drug)* Coloquial, sustancia estupefaciente.

**DROGADICCIÓN** *(drug addiction)* Trastorno caracterizado por un deseo incontrolable de consumir una droga a la cual el sujeto se ha habituado merced a su consumo repetido y con la que busca obtener un efecto que considera gratificante, generalmente una alteración de la actividad mental, las aptitudes o el grado de percepción. La drogadicción suele acompañarse de compulsión para obtener la droga, tendencia a aumentar la dosis, dependencia psíquica o física y consecuencias negativas para el propio individuo y la sociedad. Entre las drogas que producen adicción las más consumidas son los barbitúricos, el etanol y la morfina y otros narcóticos, especialmente la heroína, que tiene propiedades euforizantes ligeramente superiores a las de los otros derivados del opio. V. también **abuso de fármacos; alcoholismo**.

**DROGODEPENDENCIA** *(drug dependence)* Intolerancia psicológica o fisiológica a la falta de consumo de un agente químico por habituación, abuso o adicción. V. también **abuso de fármacos; drogadicción**.

**DROMO-** *(-dromo-)* Prefijo que significa «relativo a la conducción o al acto de correr»: *dromomanía, dromofóbico, dromotópico*.

**-DROMO** *(-drome)* Sufijo que significa «que corre»: *dermadromo, heterodromo*.

**DROMOSTANOLONA, PROPIONATO DE** *(dromostanolone propionate)* Agente androgénico.
INDICACIONES: Cáncer de mama en la mujer.
CONTRAINDICACIONES: No debe utilizarse en el cáncer de mama masculino ni en mujeres premenopáusicas.
EFECTOS SECUNDARIOS: Entre los más graves destacan la masculinización, formación de edemas e hipercalcemia.

**DROPERIDOL** *(droperidol)* Agente antipsicótico sedante del grupo de las butirofenonas que se utiliza sobre todo como analgésico narcótico (fentanil) en la neuroleptoanalgesia.

**DROSOPHILA** *(Drosophila)* Género de mosca que incluye la especie *Drosophila melanogaster* o mosca de la fruta mediterránea, que resulta muy útil en genética por presentar grandes cromosomas en sus glándulas salivales y una gran sensibilidad a ciertos factores ambientales como la exposición a la radiación.

**DRYSDALE, CORPÚSCULO DE** *(Drysdale's corpuscle)* Célula transparente que aparece en el líquido de algunos quistes ováricos. Denominado también **Bennet, corpúsculo de**.

**DUBIN-JOHNSON, SÍNDROME DE** *(Dubin-Johnson syndrome)* Forma rara de hiperbilirrubinemia crónica hereditaria, caracterizada por ictericia no hemolítica, pigmentación anormal del hígado y funcionamiento anómalo de la vesícula biliar. Se debe a incapacidad hepática para excretar varios aniones orgánicos.

**DUCTILIDAD** *(ductility)* Propiedad de un material con un alto índice de elasticidad y con tendencia a la deformidad antes que fracasar por exceso de tensión.

**DUCTUS ARTERIOSO PERSISTENTE** *(patent ductus arteriosus [PDA])* Comunicación anómala entre la arteria pulmonar y la aorta debido a la falta de cierre del ductus arterioso fetal tras el nacimiento. Este defecto, que se da sobre todo en recién nacidos prematuros, hace que la sangre procedente de la aorta pase a la arteria pulmonar y recircule a través de los pulmones donde se reoxigena y regresa a la aurícula y el ventrículo izquierdo sobrecargando el lado izquierdo del corazón y aumentando la congestión y la resistencia vasculares pulmonares. Las manifestaciones clínicas de esta anomalía son cardiomegalia, especialmente de la aurícula y el ventrículo izquierdos, dilatación de la aorta descendente, pulso saltatorio por aumento de la presión sistólica, taquicardia, y un soplo típico en maquinaria que se ausculta durante la totalidad de la sístole y la mayor parte de la diástole. Los signos auscultatorios y radiológicos característicos son suficientes para confirmar el diagnóstico, por lo cual no se considera necesario el cateterismo cardiaco. La corrección quirúrgica se pospone hasta que el niño puede tolerar la cirugía, período durante el cual algunos ductus se cierran espontáneamente. Las complicaciones de esta malformación son insuficiencia cardiaca congestiva, enfermedad pulmonar vascular, calcificación del ductus y endocarditis infecciosa. V. también **cardiopatía congénita**.

**DUCTUS ARTERIOSUS** (ductus arteriosus) V. **arterioso, conducto**.

**DUCTUS VENOSUS** (ductus venosus) V. **venoso, conducto**.

**DUCHENNE, DISTROFIA MUSCULAR DE** (Duchenne's muscular dystrophy) Enfermedad congénita caracterizada por atrofia simétrica y progresiva de los músculos pélvicos o de las extremidades inferiores. Sólo afecta a los varones y constituye el 50 % de todas las distrofias musculares. Tiene carácter recesivo ligado al cromosoma X, comienza de forma insidiosa entre los 3 y los 5 años de edad y se extiende desde los músculos de la pelvis y de las piernas hasta afectar a la musculatura involuntaria. La debilidad muscular consiguiente provoca marcha de ánade y lordosis pronunciada. Los músculos se deterioran con rapidez y los de las pantorrillas aparecen firmes y engrosados. Los niños afectos presentan contracturas, dificultad para subir las escaleras, caídas frecuentes y escápulas aladas al elevar los brazos. Suelen quedar confinados en una silla de ruedas hacia los 12 años de edad, y el debilitamiento progresivo del miocardio causa taquicardia y problemas pulmonares. No existe correlación entre el grado de distrofia muscular y la gravedad de los trastornos cardiacos, pero el electrocardiograma es anormal en el 40-90 % de los sujetos afectos. El signo clínico característico consiste en taquicardia que persiste durante el sueño, muchas veces asociada con otras arritmias y con cardiomegalia. Los familiares afectos y las madres portadoras asintomáticas pueden presentar ciertas anomalías electrocardiográficas peculiares, como ondas R altas en las derivaciones precordiales derechas y Q profundas en las derivaciones de los miembros. Los pacientes también pueden exhibir soplos cardiacos, tonos apagados y dolor torácico, así como sufrir arritmias o infecciones que provocan insuficiencia cardiaca franca. Tales complicaciones, sobre todo durante los estadios avanzados de la enfermedad, pueden causar la muerte repentina. La distrofia muscular de Duchenne suele conducir a la muerte dentro de los 10-15 años siguientes al comienzo de los síntomas.
OBSERVACIONES: Los signos cardiacos pueden preceder a la detección de la distrofia muscular, y quizás faciliten el diagnóstico, basado en las anomalías de la mar-

cha y de los movimientos voluntarios. La historia médica típica y los antecedentes familiares también pueden sugerir la enfermedad. La biopsia muscular suele contribuir a la confirmación del diagnóstico, al demostrar la existencia de depósitos de grasa y tejido conectivo. La electromiografía se usa con frecuencia para descartar otras atrofias musculares neurógenas y demuestra una inervación viable de los músculos. Entre los datos de laboratorio que sugieren esta enfermedad se incluyen el aumento de la excreción urinaria de creatinina, y los niveles elevados de creatinfosfoquinasa (CPK), lácticodeshidrogenasa (LDH) y transaminasas. La cifra de CPK suele aumentar antes de que la paresia muscular sea intensa.
ACTUACIÓN: No existe tratamiento eficaz para la enfermedad. Los aparatos ortopédicos, el ejercicio, la fisioterapia y la cirugía para corregir las contracturas pueden ser útiles con el fin de conservar la movilidad. Los médicos suelen advertir a los familiares portadores sobre el riesgo de transmitir el trastorno a sus descendientes. La amniocentesis no puede detectar ninguna forma de distrofia muscular, pero sí permite establecer el sexo del feto y se recomienda para las portadoras embarazadas.
OBSERVACIONES COMPLEMENTARIAS: Entre las medidas de tipo general se incluyen el apoyo psicológico al paciente y a la familia y el evitar los períodos largos de inactividad o reposo en cama, con el fin de asegurar la máxima actividad física. Las férulas, corsés, barras y estribos de agarre facilitan los ejercicios del enfermo. Una silla de ruedas ayuda a conservar la movilidad. Entre los demás aparatos que pueden aumentar la comodidad y prevenir el pie equino se incluyen los soportes para los pies y el calzado ortopédico. Las enfermeras animan al paciente para que mantenga relaciones con sus compañeros y aconsejan a los padres que el niño siga acudiendo al colegio durante el mayor tiempo posible. También proporcionan apoyo al paciente y a sus padres, para que puedan enfrentarse a los cambios continuos en la situación física del sujeto. En algunos países existen asociaciones de enfermos y familiares, que pueden proporcionar una mayor ayuda.

**DUCHENNE, ENFERMEDAD DE** (Duchenne's disease) Nombre que tiene su origen en el del neurólogo francés Duchenne, utilizado para designar tres enfermedades neurológicas distintas: la atrofia muscular espinal, la parálisis bulbar y la tabes dorsal. También existe una fuerte asociación entre el epónimo y la forma más común de distrofia muscular: la **distrofia muscular seudohipertrófica benigna**. V. también **Duchenne, distrofia muscular de**.

**DUCHENNE-ERB, PARÁLISIS DE** (Duchenne-Erb paralysis) V. **Erb, parálisis de**.

**DUELA** (fluke) Platelminto parásito de la clase Trematodos que incluye el género Schistosoma. V. también **esquistosomiasis**.

**DUELO** (mourning) Proceso psicológico de reacción, activado por el individuo como ayuda para sobreponerse a una pérdida personal importante.

**DUELO NO RESUELTO** (unresolved grief) Reacción de pena grave y crónica en la que una persona no completa la fase de resolución del proceso de duelo en un tiempo razonable.

**DUELO PARENTAL** *(parental grief)* Reacciones de conducta que caracterizan el proceso de aflicción y son consecuencia de la pérdida de un hijo por muerte esperada o inesperada. Todas las personas que experimentan la pérdida de alguien querido presentan normalmente síntomas de distrés somático y psicológico, como sentimientos de culpa y hostilidad acompañados por cambios en los modelos de conducta, dependiendo de la respuesta individual al conocimiento de la pérdida. Cuando se espera la muerte de un niño por enfermedad terminal, hay tiempo para la aflicción anticipada, de forma que los padres pueden valorar sus relaciones con el niño, sentar prioridades para la duración del tiempo implicado y prepararse para la muerte real del niño. En tales casos, el duelo de los padres comienza con el descubrimiento del diagnóstico del proceso que amenaza la vida. La adaptación de los padres al diagnóstico comprende un ciclo completo de reacciones que se extienden durante un período indefinido de tiempo, dependiendo de la gravedad y naturaleza de la enfermedad. La reacción inmediata se caracteriza por la fuerte impresión y la incredulidad, seguida por un dolor agudo en anticipación a la pérdida del niño. Los períodos de depresión, cólera, esperanza, miedo y ansiedad se alternan durante la inducción de la terapéutica, remisión y mantenimiento de la enfermedad, hasta que los padres llegan a aceptar y hacer frente a la situación. La aflicción se recrudece durante los episodios de recaída y los padres experimentan un incremento del miedo, depresión y aceptación final de muerte durante las fases terminales de la enfermedad. Aunque las familias puedan prepararse para la pérdida esperada, en el momento de la muerte hay un período de dolor agudo, durante el cual los padres necesitan expresar su profundo pesar y cólera. Sigue una fase dilatada de aflicción, con resolución posterior del dolor e integración en la sociedad. En la muerte súbita, inesperada, los padres no disponen de las ventajas del duelo anticipado y, a causa de la falta de tiempo de preparación, suelen tener sentimientos extremos de culpa y remordimiento. V. también **aflicción, reacción de; muerte**.

**DUKE, DIETA DE** *(Duke diet)* V. **dieta de arroz**.

**DUNCAN, MECANISMO DE** *(Duncan's mechanism)* [James M. Duncan, obstetra inglés, n. 1826] Técnica de alumbramiento de la placenta con presentación de la superficie materna y no de la fetal.

**DUNLOP, TRACCIÓN CUTÁNEA DE** *(Dunlop skin traction)* Aparato ortopédico que ayuda a inmovilizar el miembro superior en el tratamiento de la contractura o la fractura supracondílea del codo. Emplea un sistema de pesas, poleas y cuerdas que en general se usa en un solo lado aunque es posible la aplicación bilateral. Puede utilizarse como tracción cutánea adhesiva o no adhesiva. Consultar la voz **Dunlop, tracción esquelética de**.

**DUNLOP, TRACCIÓN ESQUELÉTICA DE** *(Dunlop skeletal traction)* Aparato ortopédico que ayuda a inmovilizar el miembro superior en el tratamiento de la contractura o la fractura supracondílea del codo. Emplea un sistema de pesas, poleas y cuerdas y se conecta al hueso afecto mediante un clavo o alambre; puede asegurarse más utilizando un componente adhesivo o no adhesivo de

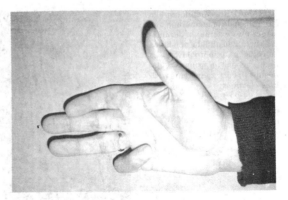

**DUPUYTREN**, contractura de. Palma de la mano afectada por esta anomalía, el quinto dedo ya ha flexionado resistiendo la extensión palmar.

tracción cutánea. De modo habitual, el aparato se usa en un solo lado, pero también es posible la aplicación bilateral. Consultar la voz **Dunlop, tracción cutánea de**.

**DUODENAL** *(duodenal)* Relacionado con el duodeno.

**DUODENO-** Prefijo que significa «relacionado con el duodeno»: *duodenocólico, duodenohepático, duodenostomía*.

**DUODENO** *(duodenum)* Porción más corta, gruesa y fija del intestino delgado. Sigue un trayecto casi circular desde la válvula pilórica del estómago, de forma que termina cerca del punto donde comienza. Mide unos 25 cm de longitud y se divide en las porciones superior, descendente, horizontal y ascendente. La porción superior tiene unos 5 cm de largo y se extiende desde el píloro hasta el cuello de la vesícula biliar. La descendente mide unos 8 cm y va desde el cuello de la vesícula, a nivel de la I vértebra lumbar, hasta el borde superior de la IV vértebra lumbar. La porción horizontal tiene unos 6 cm y pasa de derecha a izquierda, desde el nivel de la IV vértebra lumbar hasta el diafragma. La ascendente mide unos 3 cm, comienza en el lado izquierdo de la aorta, a nivel de la II vértebra lumbar y gira en sentido ventral para convertirse en yeyuno en el ángulo duodenoyeyunal. Consultar las voces **yeyuno; íleon**.

**DUODENOSCOPIA** *(duodenoscopy)* Exploración visual del duodeno mediante el duodenoscopio.

**DUODENOSCOPIO** *(duodenoscope)* Instrumento endoscópico, habitualmente construido con fibras ópticas, que se utiliza para el examen visual del duodeno.

**DUODENOSTOMÍA** *(duodenostomya)* Abocación quirúrgica directa del duodeno a la pared abdominal.

**DUPUYTREN, CONTRACTURA DE** *(Dupuytren's contracture)* Anomalía caracterizada por retracción y engrosamiento progresivos e indoloros del tejido subcutáneo de la palma de la mano, que hace que los dedos cuarto y quinto se flexionen y resistan a la extensión. No se afectan los tendones ni los nervios. Aunque el trastorno comienza en una mano, suele hacerse simétrico. Se encuentra con más frecuencia en varones de edad media y su causa es desconocida. La extirpación quirúrgica precoz del exceso de tejido fibroso restaura la función completa de la mano. Se hace una incisión en la palma bajo aneste-

DURAMADRE. Microfotografía electrónica de la membrana meníngea más externa: la duramadre. Está constituida por fibras de colágena y fobroblastos. La flecha señala un grupo de filamentos (f) correspondientes a fibras elásticas.

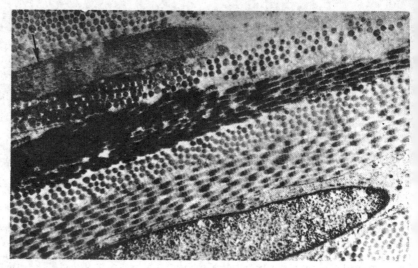

sia general y el tejido anómalo se extirpa con cuidado, para evitar lesiones de los ligamentos adyacentes.

**DUPUYTREN, FRACTURA DE** *(Dupuytren's fracture)* V. **Galeazzi, fractura de**.

**DURAMADRE** *(dura mater)* La más externa y fibrosa de las tres membranas que rodean el encéfalo y la médula espinal. La duramadre encefálica cubre el encéfalo, y la duramadre espinal, la médula. Consultar la voz **meninges**.

**DUREZA DE LOS RAYOS X** *(hardness of x rays)* Poder relativo de penetración de los rayos X. En general cuanto más corta es la longitud de onda más «dura» es la radiación.

**DUTTON, ENFERMEDAD DE** *(Dutton's disease)* V. **Dutton, fiebre recurrente de**

**DUTTON, FIEBRE RECURRENTE DE** *(Dutton's relapsing fever)* Infección causada por una espiroqueta, *Borrelia duttonii*. Es transmitida al hombre por la garrapata *Ornithodoros moubata*, que se encuentra en las viviendas del África tropical. La espiroqueta es introducida por la picadura del parásito y en los casos típicos provoca fiebre alta, escalofríos, taquicardia, cefalea, artralgias y mialgias, vómitos y anomalías neurológicas. La evolución se caracteriza por remisiones y picos febriles acompañados de otros síntomas. La infección se transmite dentro de la comunidad cuando las garrapatas se alimentan en sujetos infectados, y después pican a otros individuos. El tratamiento con tetraciclina suele curar la infección. Denominada también **Dutton, enfermedad de**. Consultar la voz **recurrente, fiebre**.

**DUVERNEY, FRACTURA DE** *(Duverney's fracture)* Fractura de íleon inmediatamente por debajo de la espina iliaca anterosuperior.

**DWYER, INSTRUMENTACIÓN CON CABLE DE** *(Dwyer cable instrumentation)* Uno de los dos métodos quirúrgicos más comunes para corregir las curvaturas patológicas de la columna vertebral en las escoliosis; con este propósito se utiliza un dispositivo mecánico. El aparato se inserta para mantener la postura correcta mientras cicatriza la fusión y no suele extraerse a menos que en el posoperatorio aparezcan indicios de desplazamiento o un determinado conjunto de síntomas. El método implica una intervención quirúrgica a través de la cavidad torácica y la «jaula» costal, y supone un riesgo relativamente mayor que el de la vía posterior. Muchas veces no consigue corregir la curvatura vertebral escoliótica y frecuentemente debe seguirse al cabo de unas semanas por la fusión espinal posterior.

**Dy** *(Dy)* Símbolo químico del **disprosio**.

**EATON, NEUMONÍA POR EL AGENTE DE** *(Eaton-agent pneumonia)* V. **neumonía micoplásmica**.

**EBBECKE, REACCIÓN DE** *(Ebbecke's reaction)* V. **dermatografía**.

**EBULLICIÓN, PUNTO DE** *(boiling point)* Temperatura a la cual una sustancia pasa del estado líquido al gaseoso a una determinada presión atmosférica.

**ECCEMA** *(eczema)* Dermatitis superficial de causa desconocida. En el primer estadio puede ser pruriginoso, eritematoso, papulovesicular, edematoso y húmedo. Más adelante se convierte en costroso, escamoso, engrosado y liquenificado. No se trata de una entidad nosológica específica. V. también **dermatitis atópica; dermatitis numular**.

**ECCEMA ATÓPICO** *(atopic eczema)* V. **dermatitis atópica**.

**ECCEMA ERITEMATOSO** *(erythematous eczema)* Erupción escamosa de la piel de color rojo que frecuentemente se asocia a edema.

**ECCEMA EXUDATIVO** *(weeping eczema)* Proceso inflamatorio cutáneo caracterizado por la presencia de exudado líquido.

**ECCEMA HERPÉTICO** *(eczema herpeticum)* Enfermedad cutánea vesiculopustulosa generalizada, debida a infección por el virus del herpes simple o por el de la vacuna, de un exantema previo como la dermatitis atópica. Es aconsejable la hospitalización, puesto que se han producido casos mortales. Denominada también **Kaposi, erupción variceliforme de**.

**ECCEMA INFANTIL** *(infantile eczema)* V. **dermatitis atópica**.

**ECCEMA MARGINADO** *(eczema marginatum)* V. **tiña crural**.

**ECCEMA MARGINAL** *(dhobie itch)* **1.** Infección fúngica de la piel producida por el hongo *Tinea cruris* que se caracteriza por la formación de lesiones en los pliegues crurales de la piel de los muslos que suelen macerarse y sufrir infecciones secundarias. Los climas húmedos y cálidos, las ropas apretadas y la obesidad agravan la infección. Los síntomas mejoran con la aplicación de compresas frías y el hongo puede eliminarse mediante la administración de griseofulvina. **2.** Forma de dermatitis de contacto asociada al empleo de ciertos productos de tintorería.

**ECCIESIS** *(eccyesis)* V. **embarazo ectópico**.

**ECG** *(ECG)* **1.** Abreviatura de **electrocardiograma**. **2.** Abreviatura de **electrocardiografía**.

**ECHINOCOCCUS** *(Echinococcus)* Género de tenias pequeñas que infestan sobre todo a los cánidos. El hombre puede infestarse por contacto con animales domésticos que lleven adheridos huevos del gusano en el pelo. Los huevos producen larvas que forman quistes hidatídicos en hígado, pulmones, cavidad abdominal y en general, en casi cualquier parte del cuerpo humano. Consultar la voz **quiste hidatídico**.

**ECHOVIRUS** *(echovirus)* Picornavirus relacionados con un gran número de síndromes clínicos, si bien no se han identificado como causas de ninguna enfermedad específica. Existen numerosos tipos, la mayoría de ellos inocuos. La infección por echovirus puede complicar ciertas enfermedades bacterianas o virales, como sucede con la meningitis aséptica que acompaña a las infecciones graves por bacterias o virus. Su nombre les viene de la composición de la palabra virus con la sigla ECHO correspondiente a **e**nteric **c**ytopathogenic **h**uman **o**rphan.

**ECLAMPSIA** *(eclampsia)* Forma más grave de toxemia del embarazo caracterizada por convulsiones similares a las del gran mal, coma, hipertensión, proteinuria y edemas. Los síntomas de convulsión inminente suelen incluir ansiedad, dolor epigástrico, cefalea y visión borrosa. El médico vigilará la aparición de hipertensión arterial extrema, la hiperactividad de los reflejos tendinosos profun-

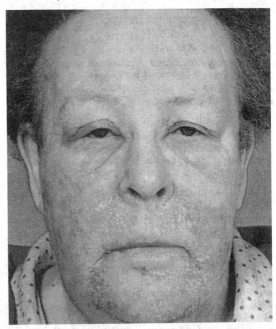

**ECCEMA.** El eccema es una de las dermatitis más frecuentes. En la fotografía, eccema en el estadio costroso y escamoso.

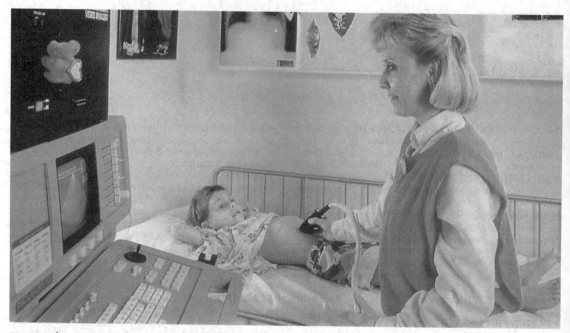

**ECOGRAFÍA.** El diagnóstico por ultrasonidos es un método seguro que se utiliza frecuentemente para el diagnóstico de afecciones del corazón, los riñones y el páncreas.

dos y el clonus. Las convulsiones pueden evitarse mediante reposo en cama, en una habitación tranquila y oscura, y la administración parenteral de sulfato de magnesio. Deben vigilarse con atención el estado general de la madre, la presión arterial, la diuresis y la frecuencia cardiaca del feto. El tratamiento de una crisis convulsiva incluye conservación de la vía aérea de la madre, protección contra las autolesiones y administración de anticonvulsivantes e hipotensores. Una vez controlada la situación, está indicada la inducción del parto. Las convulsiones rara vez aparecen durante el puerperio. Entre las complicaciones de la eclampsia figuran la hemorragia cerebral, edema pulmonar, insuficiencia renal, necrosis hepática, desprendimiento placentario, hipofibrinogenemia, hemólisis y hemorragias retinianas, a veces con ceguera temporal. La mortalidad materna es del 10 %, y la fetal del 25 %. El trastorno aparece en el 0,2 % de los embarazos y se desconoce su causa.

**ECOCARDIOGRAFÍA** *(echocardiography)* Técnica diagnóstica utilizada para estudiar la estructura y movimiento del corazón. Las ondas ultrasónicas dirigidas hacia el corazón son reflejadas (eco) cuando pasan de un tipo de tejido a otro de distinta densidad, por ejemplo desde el músculo cardiaco a la sangre. Las ondas son emitidas y recibidas por un transductor y el eco se registra en una gráfica. Entre los principales usos diagnósticos se incluyen la detección de tumores auriculares y derrames pericárdicos, la medición del tabique interventricular y de las paredes ventriculares, así como el estudio de las lesiones congénitas y anomalías del movimiento de la vál-

vula mitral. Denominada también **cardiografía ultrasónica**. Consultar las voces **fonocardiógrafo; ultrasonografía**.

**ECOCARDIOGRAMA** *(echocardiogram)* Trazado gráfico de los movimientos de las estructuras cardiacas recogido a partir de las vibraciones ultrasónicas que hacen eco en las estructuras cardiacas.

**ECOCROMÍA** *(ecocromia)* Conjunto armónico de los aparatos orgánicos y funciones fisiológicas de los cuerpos vivos. Organismo.

**ECOENCEFALOGRAFÍA** *(echoencephalography)* Utilización de los ultrasonidos para estudiar las estructuras encefálicas. Es útil para demostrar la dilatación ventricular, así como las desviaciones importantes de las estructuras de la línea media a consecuencia de una lesión expansiva. Consultar la voz **ultrasonografía**.

**ECOENCEFALOGRAMA** *(echoencephalogram)* Registro gráfico obtenido mediante el empleo de la ecoencefalografía.

**ECOFRASIA** *(echophrasia)* V. **ecolalia**.

**ECOGRAFÍA** *(echography)* V. **ultrasonografía**.

**ECOLALIA** *(echolalia)* **1.** En Psiquiatría, repetición automática y carente de sentido de las palabras o frases de otra persona, especialmente en la esquizofrenia. Denominada también **ecofrasia**. Un tipo específico es la **ecolalia postergada**. **2.** En Pediatría, imitación o repetición por parte del bebé de los sonidos o palabras emitidos por otras personas. Se observa normalmente en la fase precoz del desarrollo infantil.

**ECOLALIA POSTERGADA** *(delayed echolalia)* Fenómeno, presente con cierta frecuencia en la esquizofrenia, caracterizado por la repetición automática de palabras o frases carentes de sentido. Puede manifestarse horas, días e incluso semanas después del estímulo original.

**ECOLOGÍA** *(ecology)* Estudio de la interacción entre los organismos vivos y las distintas influencias del medio ambiente.

**ECONAZOL** *(econazole)* Agente antimicótico que se prescribe para el tratamiento de las tiñas y candidiasis.

**ECONDROMA** *(ecchondroma)* Tumor benigno cartilaginoso que se desarrolla en la superficie del cartílago o por debajo del periostio del hueso.

**ECORRADIOGRAFÍA** *(echoradiography)* Técnica diagnóstica que utiliza la ultrasonografía y una serie de instrumentos para visualizar las estructuras internas del organismo.

**ECOTIOFATO, YODURO DE** *(echothiphato iodide)* Anticolinesterásico utilizado con fines oftalmológicos.
INDICACIONES: Se prescribe para el glaucoma de ángulo abierto crónico y en la esotropía de acomodación.
CONTRAINDICACIONES: Uveítis, la mayoría de los glaucomas de ángulo cerrado e hipersensibilidad conocida al fármaco.
EFECTOS SECUNDARIOS: Entre los más graves figuran el desprendimiento retiniano, cataratas irreversibles, opacidad del cristalino, reagudización de la iritis o la uveítis y quistes del iris.

**ECRINA** *(eccrine)* Denominación que se aplica a la glándula sudorípara, cuya secreción sale hacia la superficie de la piel a través de un conducto. Consultar la voz **exocrina, glándula**.

**ECRINA, GLÁNDULA** *(eccrine gland)* Uno de los dos tipos de glándulas sudoríparas existentes en el corion de la piel. Carecen de ramificaciones, tienen una configuración tubular enrollada y están distribuidas por toda la superficie dérmica del cuerpo. Favorecen el enfriamiento por evaporación de su secreción, la cual es clara, tiene olor poco intenso y contiene agua, cloruro sódico y vestigios de albúmina, urea y otras sustancias. Consultar la voz **apocrina, glándula**.

**ECTIMA** *(ecthyma)* Forma profunda de impétigo caracterizada por grandes pústulas, costras y úlceras rodeadas de eritema. Los estafilococos y estreptococos son las bacterias causantes y la localización más frecuente corresponde a la piel de las piernas. El tratamiento incluye limpieza vigorosa, compresas de solución de Burow fría para ablandar y eliminar las costras y penicilina o eritromicina por vía sistémica. Consultar las voces **foliculitis; impétigo**.

**ECTIMA CONTAGIOSO** *(orf)* Enfermedad cutánea viral adquirida de las ovejas y caracterizada por vesículas dolorosas que pueden progresar a nódulos exudativos rojizos y, por último, a costras y a la curación. No es necesario el tratamiento porque el proceso es autolimitado y la infección activa produce inmunidad.

**ECTO-** Prefijo que significa «fuera de»: *ectoblasto, ectocolon, ectodérmico*.

**ECTODERMO** *(ectoderm)* La más externa de las tres capas celulares primarias del embrión. Da lugar al sistema nervioso, órganos especiales de los sentidos, como el ojo y el oído, la epidermis y derivados epidérmicos, como uñas, pelo y glándulas cutáneas, y a las mucosas de la boca y el ano. V. también **embrión; endodermo; mesodermo**.

**ECTODERMO NEURAL** *(neural ectoderm)* La parte del ectodermo embrional que se desarrolla dentro del tubo neural. Denominado también **neurodermo**. V. también **tubo neural, formación del**.

**-ECTOMÍA** *(-ectomy)* Sufijo que significa «extirpación quirúrgica» de alguna estructura especificada: *lobectomía, trombectomía, tiroidectomía*.

**ECTOMORFO** *(ectomorph)* Persona cuyo psiquismo se caracteriza por delicadeza, fragilidad y predominio de las estructuras derivadas del ectodermo. Consultar las voces **endomorfo; mesomorfo**. V. también **asténico, hábito**.

**ECTOPARÁSITO** *(ectoparasite)* En Parasitología médica, organismo que vive en el exterior del cuerpo del huésped, como por ejemplo, el piojo.

**-ECTOPIA** Sufijo que significa «fuera de su lugar normal»: *corectopia, osteoectopia, tarsectopia*.

**ECTÓPICO** *(ectopic)* **1.** Dícese del objeto u órgano situado fuera de su lugar normal. Por ejemplo, el embarazo

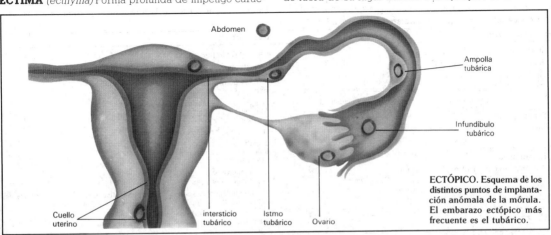

ECTÓPICO. Esquema de los distintos puntos de implantación anómala de la mórula. El embarazo ectópico más frecuente es el tubárico.

ectópico es el que se produce fuera del útero. **2.** Que se produce en un momento anormal, como el latido cardiaco prematuro.

**ECTRODACTILIA** *(ectrodactyly, ectrodactylia)* Anomalía congénita caracterizada por ausencia parcial o total de uno o varios dedos de manos o pies.

**ECTROGENIA** *(ectrogeny)* Ausencia o defecto congénito de cualquier órgano o parte del cuerpo.

**ECTROMELIA** *(ectromelia)* Ausencia congénita o desarrollo incompleto de los huesos largos de uno o más miembros. Entre los diversos tipos figuran la **amelia**, la **hemimelia** y la **focomelia**.

**ECTROPION** *(ectropion)* Eversión del párpado, que descubre su tapizado conjuntival y parte del globo ocular. Puede afectar a los dos párpados o sólo al inferior. Entre sus causas figuran la parálisis del nervio facial y, en personas ancianas, la atrofia del tejido palpebral. Consultar la voz **entropion**.

**ECTROSINDACTILIA** *(ectrosyndactyly)* Anomalía congénita caracterizada por ausencia de algunos dedos, pero no de todos ellos; los existentes se encuentran unidos por una membrana, de forma que parecen fundidos.

**EDAD ADULTA** *(adulthood)* Fase del desarrollo caracterizada por una madurez física y mental.

**EDAD CRONOLÓGICA** *(chronological age)* Edad de un individuo expresada como el período de tiempo que ha pasado desde el nacimiento, como la edad del niño, que se expresa en horas, días o meses, y la edad de los jóvenes y adultos, que se expresa en años.

**EDAD DE DESARROLLO** *(developmental age)* Expresión del progreso del desarrollo de un niño en años de edad y determinado por cuantificaciones estandarizadas, como el tamaño y dimensiones corporales, las capacidades sociales y psicológicas, la habilidad motora y los resultados de tests mentales y de aptitud. Consultar la voz **edad mental**.

**EDAD FETAL** *(fetal age)* Edad del producto de la concepción calculada desde el momento en que tiene lugar la fertilización. Denominada también edad de fertilización. Consultar la voz **edad gestacional**.

**EDAD GESTACIONAL** *(gestational age)* Edad de un feto o recién nacido, habitualmente expresado en semanas a partir del primer día de la última regla de la madre.

**EDAD MENSTRUAL** *(menstrual age)* Edad del feto calculada desde el primer día del último ciclo menstrual.

**EDAD MENTAL** *(mental age)* Nivel de edad al que funciona intelectualmente un individuo, medido mediante pruebas estandarizadas, psicológicas y de inteligencia, y expresado por la edad cronológica a la que corresponde ese nivel. Consultar la voz **edad de rendimiento**. V. también **edad de desarrollo**.

**EDAD ÓSEA** *(bone age)* Fase del desarrollo del esqueleto o de sus segmentos, tal y como se ve en la exploración radiológica, cuando se compara con las imágenes radiográficas de las estructuras óseas de otros individuos de la misma edad cronológica.

**EDEMA** *(edema)* Acúmulo anormal de líquido en los espacios intersticiales, saco pericárdico, espacio intrapleural, cavidad peritoneal o cápsulas articulares. Puede estar causado por aumento de la presión hidrostática capilar, obstrucción venosa (varices, tromboflebitis), compresión

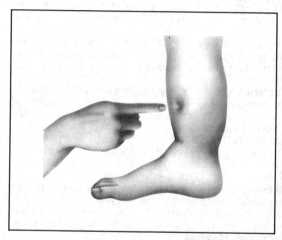

EDEMA. Dibujo de edema peliósico del tobillo. La hinchazón se caracteriza por conservar la huella de la presión de los dedos.

**Causas de edema según su mecanismo fisiopatológico**

| Presión del líquido | Presión oncótica |
|---|---|
| Aumento de la presión capilar | Descenso de la presión oncótica capilar |
| —Aumento de la presión venosa<br>  Varices<br>  Tromboflebitis<br>  Compresión de las venas por vendajes apretados, yesos o tobilleras | Quemaduras, heridas sangrantes, fístulas<br>Hemorragia<br>Síndrome nefrótico<br>Diarrea crónica |
| —Volumen total aumentado con rendimiento cardíaco disminuido<br>  Fracaso por congestión cardíaca<br>  Sobrecarga de líquido | —Descenso en la producción de proteínas<br>  Malnutrición<br>  Cirrosis hepática |
| Retención de sodio y agua: aumento de la aldosterona, causado por | Aumento de la presión oncótica intersticial |
| —Descenso del flujo sanguíneo renal<br>  Fracaso por congestión cardíaca<br>  Fracaso renal | Quemaduras<br>—Reacciones inflamatorias<br>  Traumatismos |
| —Aumento de la producción de aldosterona<br>  Síndrome de Cushing | Infecciones<br>—Reacciones alérgicas |
| —Aumento de la aldosterona por medicación<br>  Corticoterapia | Bloqueo linfático: descenso en el drenaje tisular de líquidos y proteínas<br>Tumores malignos |
| —Incapacidad para metabolizar la aldosterona<br>  Cirrosis hepática | Resección quirúrgica de ganglios linfáticos<br>Elefantiasis |

por escayolas, vendas o ligas, insuficiencia cardiaca congestiva, sobrecarga de fluidos parenterales, insuficiencia renal, cirrosis hepática, hiperaldosteronismo, síndrome de Cushing, terapia corticosteroidea y reacciones inflamatorias. También puede deberse a pérdida de proteínas séricas por quemaduras, heridas exudativas, fístulas, hemorragia, síndrome nefrótico o diarrea crónica, desnutrición (especialmente en el kwashiorkor), reacciones alérgicas y bloqueo de los vasos linfáticos por enfermedades malignas, filariasis u otros procesos. El tratamiento se dirige a corregir la causa básica, pero pueden administrarse diuréticos ahorradores de potasio, para favorecer la eliminación de sodio y agua; las zonas edematosas deben protegerse frente a la presión prolongada, el trauma y las temperaturas extremas. Cuando el edema de un miembro se debe a estasis venosa, la elevación de la extremidad y el uso de medias o manguitos elásticos facilita el retorno venoso. V. también **linfedema**.

**EDEMA ANGIONEURÓTICO** *(angioneurotic edema)* Inflamación dérmica, subcutánea o submucosa, aguda e indolora, de breve duración, que afecta a la cara, cuello, labios, laringe, manos, pies, genitales o vísceras. Puede ser consecuencia de una alergia alimentaria o estar producida por medicamentos, infección o estrés emocional. También puede ser hereditario. Su tratamiento depende de la causa. En las formas graves puede ser necesario administrar inyecciones s.c. de adrenalina o realizar una intubación o una traqueostomía para evitar la obstrucción respiratoria. Su profilaxis depende del descubrimiento y eliminación de los factores etiológicos. Denominada también **angioedema**. V. también **anafilaxis; urticaria; suero, enfermedad del**.

**EDEMA CARDIACO** *(cardiac edema)* Acumulación de líquido seroso procedente del plasma sanguíneo en los tejidos intersticiales, debido a insuficiencia cardiaca congestiva.

**EDEMA CEREBRAL** *(cerebral edema)* Acumulación de líquido en los tejidos cerebrales. Existe una compresión del tejido cerebral. Los síntomas precoces son contracciones musculares involuntarias, dilatación pupilar y pérdida gradual de la consciencia. Las causas principales pueden ser tumor, infección o traumatismo.

**EDEMA CON FOVEA** *(pitting edema)* Edema caracterizado por presentar una depresión transitoria en la piel al presionar con un dedo en la zona donde se ha acumulado el líquido. Cuando desaparece la presión, el tejido celular subcutáneo y la piel se recuperan rápidamente.

**EDEMA CONJUNTIVAL** *(conjunctival edema)* V. **quemosis**.

**EDEMA DE ALTITUD** *(high-altitude edema)* Edema pulmonar que puede aparecer en personas que acceden de forma muy rápida a las alturas. A medida que la presión atmosférica disminuye, se acumula líquido en los pulmones.

**EDEMA POR PRESIÓN** *(pressure edema)* **1.** Edema de las extremidades inferiores ocasionado por la presión que ejerce el útero sobre grandes venas de la zona. **2.** Edema del cuero cabelludo fetal después de la presentación cefálica.

**EDEMA POSTURAL** *(dependent edema)* Acumulación

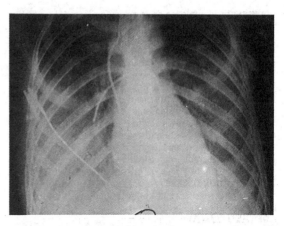

**EDEMA PULMONAR. Radiografía de tórax con edema pulmonar, que normalmente muestra un patrón alveolar extenso y difuso.**

de líquido en los tejidos por acción de la gravedad. Generalmente en la parte inferior del cuerpo es superior que en los tejidos situados por encima del corazón.

**EDEMA PULMONAR** *(pulmonary edema)* Acumulación de líquido extravascular en el tejido pulmonar y los alvéolos, provocado con mayor frecuencia por la insuficiencia cardiaca congestiva, así como por la intoxicación por barbitúricos y opiáceos, infecciones difusas, pancreatitis hemorrágica, insuficiencia renal. Secundariamente acompaña al golpe de calor, la fractura de cráneo, el ahogamiento incompleto, la inhalación de gases irritantes y la administración rápida de sangre completa, plasma, albúmina o líquidos IV. En la insuficiencia cardiaca congestiva el líquido de trasudado es impulsado en sentido retrógrado desde los capilares pulmonares hacia los alvéolos, y penetra en los bronquiolos y bronquios.

OBSERVACIONES: El enfermo con edema pulmonar presenta una respiración rápida, superficial y dificultosa, habitualmente se muestra inquieto, aprensivo, ronco, pálido o cianótico y puede presentar tos con esputo espumoso y rosado. Las venas periféricas y cervicales suelen estar ingurgitadas; la tensión arterial y la frecuencia cardiaca están elevadas y el pulso puede ser fuerte y lleno o débil y fino. Pueden existir edemas en las extremidades, estertores pulmonares, acidosis respiratoria y sudoración.

ACTUACIÓN: El edema pulmonar agudo es una urgencia clínica que requiere un tratamiento inmediato. Se debe colocar al enfermo en la cama en posición de Fowler elevada, y es necesario comenzar inmediatamente la administración IV de sulfato de morfina para aliviar el dolor, enlentecer las respiraciones y eliminar la angustia. Luego se administra un cardiotónico, con frecuencia del tipo de la digital, un diurético de acción rápida, como la furosemida o el ácido etacrínico y un broncodilatador, habitualmente la aminofilina, y se instituye una respiración con presión positiva intermitente (RPPI) con humidificación de oxígeno. La RPPI disminuye el paso de líquido hacia el alvéolo ejerciendo una presión de equilibrio sobre los alvéolos capilares y disminuyendo el retorno venoso al corazón por el aumento de la presión pleural. El empleo de torniquetes rotatorios puede utilizarse para acumular la sangre en las extremidades y disminuir la precarga cardiaca. Estos torniquetes se suelen colocar en tres extremidades al mismo tiempo, y se intercambian rotativamente de tal forma que cada una de las cuatro extremidades esté ocluida durante 45 minutos de cada hora que dure el tratamiento. Mientras el enfermo se encuentra en fase aguda se controlan horariamente o de forma continua la tensión arterial, la respiración, el pulso apical y los sonidos respiratorios. Los líquidos parenterales, cuando están indicados, se deben infundir despacio y en cantidades limitadas; se instituye una dieta pobre en sodio y se controlan los ingresos y salidas de líquidos.

**EDEMA SECUESTRADO** (sequestered edema) Edema localizado en los tejidos que rodean una herida quirúrgica recién creada.

**EDETATO (EDTA)** (edetate [EDTA]) Alguna de las diversas sales del ácido edético, como el edetato cálcico disódico y el edetato disódico, utilizado como quelante en la intoxicación por metales pesados.

**EDETATO DISÓDICO** (edetate disodium) Fármaco quelante parenteral.
INDICACIONES: Crisis hipercalcémicas, así como arritmias ventriculares y bloqueo cardiaco por toxicidad digitálica.
CONTRAINDICACIONES: Hipocalcemia, enfermedad renal o hipersensibilidad conocida al fármaco.
EFECTOS SECUNDARIOS: Entre los más graves figuran hipocalcemia, tromboflebitis, daño renal y hemorragias.

**EDÉTICO, ÁCIDO (EDTA)** (edetic acid) Fármaco quelante.

**EDIPO, COMPLEJO DE** (Oedipus complex) En Psicoanálisis, estado psíquico ocasionado por el deseo sexual de un hijo varón hacia su madre, y que se suele acompañar de fuertes sentimientos negativos hacia su padre. Cuando el deseo sexual es de una hija por su padre se denomina complejo de Electra.

**EDROFONIO, CLORURO DE** (edrophonium chloride) Inhibidor de la colinesterasa. Actúa como antídoto del curare y también se emplea en el diagnóstico de la miastenia grave.
INDICACIONES: Intoxicación por curare, diagnóstico de la miastenia grave sospechada, interrupción de la taquicardia paroxística supraventricular.
CONTRAINDICACIONES: Obstrucción de las vías gastrointestinales o urinarias, hipotensión, bradicardia, hipersensibilidad conocida al fármaco.
EFECTOS ADVERSOS: Entre los más graves figuran parálisis respiratoria, hipotensión, bradicardia y broncospasmo.

**EDSALL, ENFERMEDAD DE** (Edsall's disease) Calambre causado por exposición excesiva al calor. Denominado también **calambre por calor**.

**EDTA** (EDTA) **1.** Abreviatura de **edetato. 2.** Abreviatura de **edético, ácido**.

**EDUCACIÓN INTESTINAL** (bowel training) V. **entrenamiento intestinal**.

**EDWARDS, SÍNDROME DE** (Edwards' syndrome) Trastorno congénito autosómico, que se presenta aproxima-

damente en 1 de cada 3.000 partos y se caracteriza por peso y tamaño pequeños para la edad gestacional, cráneo alargado y estrecho con occipucio prominente, deformidad en flexión de los dedos de las manos, anomalías cardiovasculares y retraso mental grave. Estos lactantes rara vez sobreviven durante más de algunos meses. Denominado también **trisomía E, síndrome de la**.

**EEG** (EEG) **1.** Abreviatura de **electroencefalograma**. **2.** Abreviatura de **electroencefalografía**.

**EFAPSIS** (ephapse) Punto de contacto lateral entre fibras nerviosas a través del cual se transmiten directamente los impulsos por medios eléctricos traspasando las membranas de las células a diferencia de lo que sucede en las sinapsis en las que interviene un neurotransmisor. Consultar la voz **sinapsis**.

**EFEDRINA** (ephedrine) Broncodilatador adrenérgico.
INDICACIONES: Tratamiento del asma y la bronquitis; también se utiliza tópicamente como descongestivo nasal.
CONTRAINDICACIONES: Administración simultánea de inhibidores de la monoaminooxidasa, hipertensión, coronariopatías, arritmias cardiacas o hipersensibilidad conocida a este fármaco.
EFECTOS SECUNDARIOS: Los más graves son nerviosismo, insomnio, anorexia y aumento de la presión arterial.

**EFERENTE** (efferent) Que se aleja del centro, como sucede en ciertas arterias, venas, nervios y linfáticos. Consultar la voz **aferente**.

**EFERENTE, CONDUCTO** (efferent duct) Cualquier conducto a través del cual excreta una glándula sus secreciones.

**EFICACIA** (efficacy) Máxima capacidad de un fármaco o tratamiento para producir un resultado, con independencia de la dosis. Los distintos narcóticos tienen eficacias casi idénticas pero requieren distintas dosis para producir el efecto.

**EFICACIA BIOLÓGICA RELATIVA** (relative biological effectiveness) En Radioterapia, relación entre el efecto de una dosis absorbida de una forma de radiación bajo estudio y el efecto de la radiación estándar de referencia.

**EFICACIA DE USO** (use efectiveness) Efectividad de una medicación, aparato o método destinado a evitar el embarazo. El uso inadecuado suele reducir la eficacia teórica de los diversos métodos. Consultar la voz **eficacia teórica**.

**EFICACIA TEÓRICA** (theoretical efectiveness) Dícese de la efectividad de una medicación, aparato o método para, utilizándolo en la forma adecuada, prevenir el embarazo.

**EFÍMERA, FIEBRE** (ephemeral fever) Trastorno febril que dura sólo de 24 a 48 horas, no da lugar a complicaciones y es de etiología desconocida.

**EFRACCIÓN** (effraction) Solución de continuidad, rotura.

**EFUSIÓN** (effusion) V. **derrame**.

**EGO** (ego) **1.** Sentido consciente del propio yo; elementos de una persona, como pensamientos, sentimientos, voliciones y emociones, que la distinguen como individuo. **2.** En Psicoanálisis, parte de la psique que experimenta y mantiene contacto consciente con la realidad y que regula los impulsos primitivos y las demandas del superego, de acuerdo con las necesidades físicas y sociales.

Representa el elemento racional de la personalidad, sirve de asiento a procesos mentales como la percepción y la memoria, y desarrolla mecanismos defensivos contra la ansiedad. V. también **superego**.

**EGO, ANÁLISIS DEL** *(ego analysis)* En Psicoanálisis, estudio profundo del ego, especialmente de sus mecanismos defensivos.

**EGO, DEFINICIÓN DE** *(ego boundary)* En Psiquiatría, sentido o conciencia de la existencia de una distinción entre el yo propio y los otros. En algunas psicosis el individuo pierde la definición del ego y no puede diferenciar las percepciones y sentimientos personales de los de otras personas.

**EGO, REFUERZO DEL** *(ego strenght)* En Psicoterapia, capacidad de mantener el ego mediante un grupo de rasgos que en conjunto contribuyen a la buena salud mental. Entre los rasgos que suelen considerarse importantes figuran la tolerancia al dolor causado por pérdidas, frustraciones, acusaciones o culpas; el perdón de aquellas personas que hayan causado algún mal, con sentimientos de compasión en vez de ira y deseo de venganza; la aceptación de sustitutos y la capacidad para diferir la gratificación; la persistencia y la perseverancia en la consecución de objetivos; la apertura, flexibilidad y creatividad para ser capaz de adaptarse a nuevas circunstancias; y la vitalidad y potencia en las actividades de la vida. El pronóstico psiquiátrico de un paciente guarda relación positiva con su refuerzo del ego.

**EGO IDEAL** *(ego ideal)* Imagen del yo a la que aspira el individuo, tanto consciente como inconscientemente y con el que se compara a sí mismo y a su rendimiento. De modo habitual se basa en la identificación positiva con las figuras significativas y dotadas de influencia de los primeros años infantiles. V. también **identificación**.

**EGOCÉNTRICO** *(egocentric)* **1.** Que considera el propio yo como centro, objeto y norma de todas las experiencias y no tiene apenas en cuenta las necesidades, intereses, ideas y actitudes de los demás. **2.** Se aplica al individuo que posee esas características.

**EGODISTÓNICO** *(ego-dystonic)* Se aplica a los elementos de la actitud, impulsos, pensamiento y comportamiento de una persona que se diferencian de las normas del ego y que no están de acuerdo con la personalidad total. Consultar la voz **egosintónico**.

**EGOÍSMO** *(egoism)* **1.** Sobrevaloración de la importancia propia por el deseo de obtener beneficios a expensas de los demás. **2.** Creencia de que el interés propio es o debe ser el motivo básico para todo el comportamiento consciente.

**EGOÍSTA** *(egoist)* **1.** Individuo que procura satisfacer sus propios intereses a expensas de los demás. **2.** Persona para la que el interés propio justifica todas las acciones conscientes.

**EGOMANÍA** *(egomania)* Preocupación patológica por el yo y sentido exagerado de la importancia propia.

**EGOSINTÓNICO** *(ego-syntonic)* Se aplica a los elementos de la actitud, impulsos, pensamiento y comportamiento de un individuo que están de acuerdo con las normas del ego y con la personalidad total. Consultar la voz **egodistónico**.

**EHLERS-DANLOS, SÍNDROME DE** *(Ehlers-Danlos syndrome)* Trastorno hereditario del tejido conjuntivo caracterizado por hiperelasticidad de la piel, fragilidad tisular e hipermotilidad de las articulaciones. Los traumatismos menores pueden causar heridas con escasa hemorragia. Son comunes los esguinces, luxaciones articulares y derrames sinoviales; la esperanza de vida suele ser normal. Los cuidados generales incluyen apoyo emocional al paciente y a su familia y medidas para prevenir los traumatismos durante la niñez.

**EIDÉTICO** *(eidetic)* **1.** Que tiene la capacidad de visualizar y reproducir con precisión la imagen de los objetos o eventos previamente vistos o imaginados. **2.** Persona que posee tal capacidad.

**EINSTENIO (Es)** *(einstenium [Es])* Elemento químico metálico transuránico obtenido artificialmente. Su número atómico es 99 y su peso atómico, 254. Se encontró por vez primera en los restos de la explosión de una bomba de hidrógeno.

**EJE** *(axis)* **1.** En Anatomía, línea que pasa a través del centro del cuerpo, o una parte de éste, como el eje frontal, el biauricular o el basifacial. **2.** Segunda vértebra cervical sobre cuya apófisis odontoides rota el atlas, permitiendo el giro, extensión y flexión de la cabeza. Denominada también **epistrofeo; odontoidea, vértebra**.

**EJERCICIO** *(exercice)* **1.** Realización de cualquier actividad física con el fin de mantener en forma el organis-

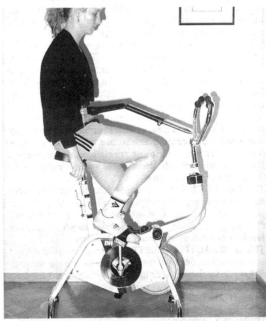

**EJERCICIO. Las personas adultas que comienzan a hacer ejercicio después de mucho tiempo sin practicar ningún deporte deben comenzar con sesiones cortas y no muy intensas, que permitan adaptarse al cuerpo a esta nueva actividad. Si además sufren alguna afección, como obesidad por ejemplo, es mejor que se sometan a una rigura revisión médica antes de empezar a practicar ejercicio con regularidad.**

### Contraindicaciones del ejercicio físico

**Absolutas.**

Insuficiencia cardíaca descompensada
Insuficiencia coronaria
Infarto de miocardio
Hipertensión arterial
Miocarditis
Aneurismas cardíacos o aórticos
Cor pulmonale
Disritmias (taquicardia ventricular, trastornos de la conducción post-infarto)
Tromboflebitis
Insuficiencia respiratoria
Infecciones
Diabetes descompensada
Psicosis y neurosis graves

**Relativas**

Insuficiencia cardíaca compensada
Infarto de miocardio antiguo
Hipertensión moderada
Valvulopatías cardíacas leves
Disritmias leves: extrasístoles ventriculares, bloqueos de rama
Marcapasos
Claudicación intermitente
Enfermedades respiratorias crónicas (bronquitis, enfisema, asma)
Obesidad
Diabetes compensada
Anemia
Reumatismo
Insuficiencia hepática
Insuficiencia renal
Convalecencia

*\* El ejercicio deberá realizarse bajo control médico*

mo, mejorar la salud o como medio terapéutico para corregir una deformidad o restablecer el estado de salud de determinados órganos y funciones corporales. **2.** Cualquier acción o maniobra que ejercita los músculos y se realiza repetidamente para desarrollar o fortalecer el cuerpo o cualquiera de sus partes. **3.** Utilizar un músculo o parte del cuerpo de forma repetitiva a fin de mantener o desarrollar su fuerza. Tiene un efecto beneficioso sobre todos los sistemas corporales si bien practicado en exceso puede provocar degradaciones tisulares y producir lesiones. Entre los distintos tipos de ejercicio figuran el **ejercicio activo, ejercicio activo asistido, ejercicio aeróbico, ejercicio anaerobio, ejercicio de resistencia activa, ejercicio de resistencia progresiva, ejercicio isométrico, ejercicio isotónico, ejercicio pasivo** y el **ejercicio subacuático**.

**EJERCICIO ACTIVO** *(active exercice)* Movimiento repetitivo de una parte del cuerpo como resultado de la contracción y relajación voluntarias de los músculos implicados. Consultar la voz **ejercicio pasivo**. V. también **ejercicio aeróbico; ejercicio anaeróbico**.

**EJERCICIO ACTIVO ASISTIDO** *(active assisted exercice)* Movimiento del organismo o cualquiera de sus partes dirigido fundamentalmente por los esfuerzos del propio individuo si bien con la ayuda del terapeuta u otro dispositivo tal como una máquina de rehabilitación. V. también **ejercicio; ejercicio pasivo**.

**EJERCICIO AERÓBICO** *(aerobic exercice)* Ejercicio muscular leve o moderado por debajo del nivel que produce acidosis metabólica. Consultar la voz **ejercicio anaeróbico**. V. también **ejercicio activo; ejercicio pasivo**

**EJERCICIO ANAERÓBICO** *(anaerobic exercice)* Ejercicio muscular suficiente para producir acidosis metabólica debida a acumulación de ácido láctico como producto del metabolismo muscular. Consultar la voz **ejercicio aeróbico**. V. también **ejercicio activo; ejercicio pasivo**.

**EJERCICIO DE RESISTENCIA ACTIVA** *(active resistance exercice)* Movimiento o ejercicio del cuerpo o de cualquiera de sus partes realizado totalmente mediante los esfuerzos del propio individuo contra una fuerza de resistencia. V. también **ejercicio de resistencia progresiva**.

**EJERCICIO DE RESISTENCIA GRADUADA** *(graduated resistance exercice)* V. **ejercicio de resistencia progresiva**.

**EJERCICIO DE RESISTENCIA PROGRESIVA** *(progressive resistence exercice)* Sistema cuyo objetivo es aumentar la fuerza de un músculo débil o lesionado incrementando gradualmente la resistencia contra la que trabaja; puede hacerse mediante pesas graduadas. V. también **ejercicio de resistencia activa**.

**EJERCICIO ISOMÉTRICO** *(isometric exercise)* Forma de ejercicio activo que aumenta la tensión muscular mediante la aplicación de presión contra una resistencia estable. Se puede realizar oponiendo músculos diferentes, como al presionar una mano contra otra o haciendo que una pierna empuje o tire de un objeto inamovible. No hay movimiento articular y la longitud del músculo permanece invariable, pero se conservan o mejoran la fuerza y tono musculares. Consultar la voz **ejercicio isotónico**. V. también **ejercicio**.

**EJERCICIO ISOQUINÉTICO** *(isokinetic exercise)* Ejercicio en el que la máxima fuerza la ejerce un músculo en cada punto de su arco de movilidad a medida que éste se contrae. Se mide el esfuerzo que hace el paciente para resistirse al movimiento.

**EJERCICIO ISOTÓNICO** *(isotonic exercise)* Forma de ejercicio activo en la que el músculo se contrae y origina movimiento. Durante todo el proceso no hay variación significativa en la resistencia, de forma que la fuerza de contracción permanece constante. Mejora considerablemente la movilidad articular y ayuda a aumentar la fuerza y tono musculares. V. también **ejercicio**.

**EJERCICIO PASIVO** *(passive exercice)* Movimiento repetitivo de una parte del organismo como resultado de una fuerza aplicada externamente o el esfuerzo voluntario de los músculos que controlan otra parte del cuerpo. Consultar la voz **ejercicio activo**. V. también **ejercicio aeróbico; ejercicio anaeróbico**.

**EJERCICIO SUBACUÁTICO** *(underwater exercice)* Actividad física realizada en una piscina o similar, como el

### Pautas para la práctica de ejercicio aeróbico

| | Nivel de entrenamiento bajo | Nivel de entrenamiento medio | Nivel de entrenamiento alto |
|---|---|---|---|
| Frecuencia semanal | 3 | 3-4 | 5-6 |
| Duración | 10'-20' | 15'-45' | 30'-60' |
| Intensidad del ejercicio | baja | media | alta |
| Clase de ejercicio | andar | marchar | andar |
| | correr a paso ligero | correr a paso ligero | correr deprisa |
| | pasear en bicicleta | montar en bicicleta | correr |
| | nadar | nadar | montar en bicicleta |
| | | | nadar |

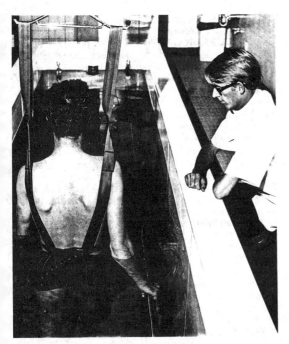

**EJERCICIO TERAPÉUTICO. Para permitir al paciente recuperar la movilidad de las extremidades inferiores tras una lesión ósea tendinosa o muscular que ha requerido una inmovilización prolongada, se han ideado este tipo de «bañeras» que permiten reducir el efecto de la gravedad de manera que el propio peso del paciente no constituya un factor de riesgo para reproducir la lesión.**

baño de Hubbard, en el que las burbujas de agua facilitan el movimiento de los músculos debilitados o lesionados. V. también **ejercicio**

**EJERCICIO TERAPÉUTICO** *(therapeutic exercise)* Dícese del ejercicio planificado con objeto de obtener un beneficio físico específico, ya sea mantener o restaurar la capacidad motriz, fortalecer los músculos debilitados, estimular la flexibilidad de una articulación o mejorar las funciones cardiaca y respiratoria.

**EJERCICIOS MÓVILES** *(range of motion exercice)* Cualquier acción corporal en la que participan músculos y articulaciones y se realiza con un movimiento direccional natural, como la abducción, la extensión, la flexión, la pronación y la rotación. Estos ejercicios suelen realizarse activa o pasivamente en el tratamiento de las deformidades ortopédicas, en el estudio de lesiones y deformidades y en el entrenamiento atlético.

**EJERCICIOS PUBOCOCCÍGEOS** *(pubococcygeus exercices)* Régimen de ejercicios isométricos en los que la mujer ejecuta una serie de contracciones voluntarias de los músculos del diafragma pélvico y el periné, para aumentar la contractibilidad del introito y vaginal o mejorar la retención de orina. También llamados **Kegel, ejercicios de.**
MÉTODO: Los ejericicos consisten en reproducir la misma acción muscular que es necesaria para detener el flujo de orina durante la micción; esta acción se realiza de forma intensa, repetida y sistemática a lo largo del día. Es necesario instruir a la mujer sobre cómo realizar este ejercicio. Puede ser difícil que las pacientes cuyos músculos estén especialmente distendidos entiendan o sientan la acción muscular que se pretende. Por ello, con frecuencia es útil orientarlas diciendo que el ejercicio es el mismo que se debe hacer para detener el flujo de orina. Cuando la mujer puede realizar la contracción requerida, se le pide que la mantenga durante 6 a 10 seg, permitiendo después que los músculos se relajen completamente. Este ejercicio lo debe realizar de 4 a 6 veces en series que se repiten 3 o 4 veces cada día. También se debe informar a la enferma que por el carácter de la fisiología del ejercicio muscular, los músculos debilitados ganan en fuerza durante las primeras fases de un programa de ejercicios, y que según éste avanza, podrá notar cómo va mejorando de forma importante el control muscular, que se mantendrá mientras dure el régimen de ejercicios.
CRITERIOS IMPORTANTES: La laxitud y debilidad de estos músculos, con frecuencia por causa de partos puede predisponer en algunos casos a la aparición de falta de fuerza del introito vaginal e incontinencia. Estos problemas pueden aminorarse aumentando el tono y la fuerza de estos músculos mediante el ejercicio. La rapidez con que la mujer es capaz de cortar el flujo de orina durante la micción se toma como medida de la fuerza y tono de la musculatura pubococcígea. Idealmente se debe intentar que la enferma sea capaz de realizar esta acción totalmente y de forma instantánea.

**EKBOM, SÍNDROME DE** *(Ekbom syndrome)* V. **piernas inquietas, síndrome de las**.

**ELABORACIÓN** *(elaborate)* En Endocrinología, proceso por el que una glándula sintetiza una sustancia compleja a partir de elementos más simples, para segregarla después, en general, bajo el estímulo de una hormona trófica de la hipófisis. Este proceso, regulado por un sistema de retroinhibición o retroacción negativa, sirve para mantener la homeostasis de la función.

**ELASTANCIA** *(elastance)* **1.** Capacidad para retraerse o recuperar la forma original cuando desaparece la presión. **2.** Grado en que un órgano lleno de aire o líquido, como el pulmón, la vejiga o los vasos sanguíneos, puede recuperar sus dimensiones originales cuando se elimina una fuerza de compresión o distensión. **3.** Medida que expresa el cambio de volumen de un órgano por unidad de disminución de la presión.

**ELASTICIDAD** *(elasticity)* Capacidad de un tejido para recuperar su forma y tamaño originales, tras ser estirado, exprimido o deformado de algún otro modo. El tejido muscular suele considerarse elástico puesto que puede cambiar de tamaño y forma y recuperar la configuración original.

**ELECTIVO** *(elective)* Relativo a una intervención que se decide realizar aunque no es esencial, como la cirugía electiva.

**ELECTROANESTESIA** *(electroanesthesia)* Utilización de una corriente eléctrica para producir anestesia local o general.

**ELECTROCARDIOGRÁFICO-AUSCULTATORIO, SÍN-**

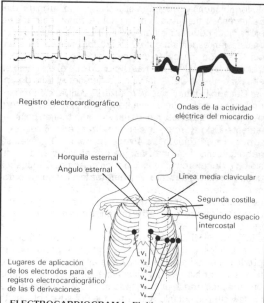

Registro electrocardiográfico

Ondas de la actividad eléctrica del miocardio

Horquilla esternal
Ángulo esternal

Línea media clavicular

Segunda costilla

Segundo espacio intercostal

Lugares de aplicación de los electrodos para el registro electrocardiográfico de las 6 derivaciones

V₁ V₂ V₃ V₄ V₅ V₆

**ELECTROCARDIOGRAMA. El dibujo muestra un ejemplo de trazado electrocardiográfico correcto, las características de una oscilación normal de este mismo trazado, y los puntos de emplazamiento de los seis electrodos pericordiales.**

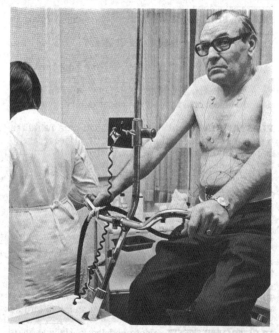

**ELECTROCARDIOGRAMA DE ESFUERZO. Esta técnica se aplica cuando se sospecha la existencia de alteraciones cardiacas no manifestadas durante el reposo pero que sí se ponen de relieve durante o tras el esfuerzo.**

**DROME** *(electrocardiographic-auscultatory syndrome)* V. **Barlow, síndrome de**.

**ELECTROCARDIÓGRAFO (ECG)** *(electrocardiograph [ECG])* Instrumento utilizado para registrar la actividad eléctrica del miocardio con el fin de detectar las anomalías en la transmisión del impulso cardiaco a través del tejido conductor del músculo. La electrocardiografía permite el diagnóstico de alteraciones cardiacas específicas. Las derivaciones se fijan en ciertos puntos anatómicos del tórax, habitualmente con un gel adhesivo que favorece la transmisión del impulso eléctrico hacia el sistema de registro. El paciente se coloca en decúbito supino sobre la camilla de exploración, y debe permanecer quieto durante la prueba.

**ELECTROCARDIOGRAMA (ECG)** *(electrocardiogram [ECG, EKG])* Registro gráfico obtenido mediante un electrocardiógrafo. Consultar **derivación electrocardiográfica**.

**ELECTROCARDIOGRAMA DE ESFUERZO (ECG de esfuerzo)** *(exercice electrocardiogram [exercice ECG])* Prueba de esfuerzo fundamental para el diagnóstico de las cardiopatías isquémicas o coronariopatías. Se registra mientras el paciente camina sobre una cinta rodante o pedalea en una bicicleta estática durante un determinado período de tiempo y a una velocidad específica. Con el ejercicio pueden aparecer alteraciones en la función cardiaca que no existen durante el reposo.

**ELECTROCAUTERIO** *(electrocautery)* Instrumento calentado mediante la electricidad que se emplea para destruir tejidos, por ejemplo para la eliminación de verrugas y pólipos. Denominado también **cauterio eléctrico; cauterio galvánico; galvanocauterio**. V. también **diatermia**.

**ELECTROCIRUGÍA** *(electrosurgery)* Cirugía basada en el uso de diferentes instrumentos eléctricos que funcionan con corriente de alta frecuencia. Entre los tipos específicos de electrocirugía se incluyen la **electrocoagulación** y la **electrodesecación**.

**ELECTROCOAGULACIÓN** *(electrocoagulation)* Forma de electrocirugía destructiva en la que el tejido se endurece por el paso de corriente de frecuencia alta desde un cauterio eléctrico. Denominada también **diatermia quirúrgica**. Consultar la voz **electrodesecación**.

**ELECTROCUCIÓN** *(electrocution)* Muerte causada por el paso de corriente eléctrica a través del cuerpo. V. también **electroshock**.

**ELECTROCHOQUE** *(electric shock)* V. **electroshock**.

**ELECTRODESECACIÓN** *(electrodesiccation)* Técnica electroquirúrgica en la que se destruye el tejido quemándolo con una chispa eléctrica. Se usa sobre todo para eliminar pequeñas neoformaciones superficiales, pero en combinación con el legrado puede emplearse para erradicar tejido anormal situado en zonas más profundas de la piel; las capas cutáneas sucesivas se queman primero y después se legran. La intervención se realiza bajo anestesia local.

**ELECTROENCEFALOGRAFÍA (EEG)** *(electroencephalography)* Proceso por el que se registra la actividad de las ondas cerebrales. Los electrodos se fijan con colodión en diversos puntos de la cabeza del paciente. Durante la prueba, el sujeto permanece tranquilo, con los ojos cerrados, sin hablar ni moverse, aunque en ciertos casos de-

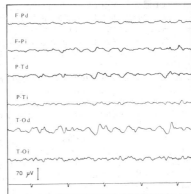

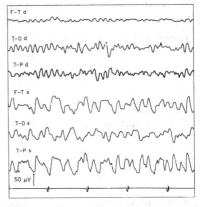

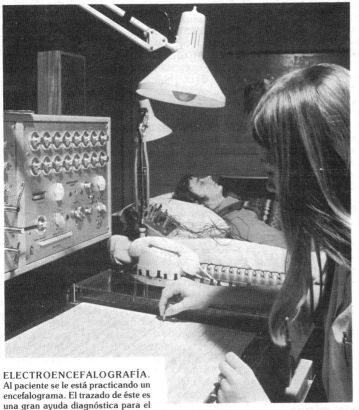

## ELECTROENCEFALOGRAFÍA.

Al paciente se le está practicando un encefalograma. El trazado de éste es una gran ayuda diagnóstica para el médico. Arriba, a la derecha, electroencefalograma de un individuo normal durante el sueño en las siguientes derivaciones: F-Pd, fronto-parietal derecha; F-Pi, fronto-parietal izquierda; P-Td parietotemporal derecha; P-Ti, parietotemporal izquierda; T-Od, temporooccipital derecha; y T-Oi, temporooccipital izquierda. En el centro, a la derecha, el electroencefalograma que delata la presencia de un tumor frontal izquierdo, se producen ondas delta polimorfas en todo el hemisferio izquierdo. Abajo, junto a estas líneas, electroencefalograma de un adulto normal. Abajo, a la derecha, electroencefalograma que muestra los complejos onda-punta del pequeño mal epiléptico.

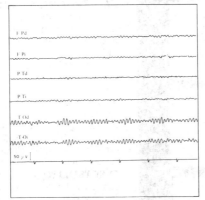

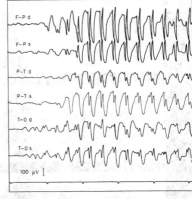

be realizar determinadas actividades, sobre todo hiperventilar. La prueba se usa en el diagnóstico de trastornos convulsivos, enfermedades del tronco cerebral, lesiones focales y alteraciones de la conciencia. Durante una intervención de neurocirugía, los electrodos pueden aplicarse directamente sobre la superficie del cerebro (electroencefalografía intracraneal o corticoelectroencefalografía) o dentro del tejido cerebral (electroencefalografía profunda), para detectar lesiones o tumores. V. también **electroencefalograma**.

**ELECTROENCEFALOGRAFÍA INTRACRANEAL** (*intracranial electroencephalography*) V. **electroencefalografía**.

**ELECTROENCEFALÓGRAFO** (*electroencephalograph*)

Instrumento para recibir y registrar los potenciales eléctricos producidos por las células cerebrales. Consiste en un amplificador de tubo vacío que incrementa las corrientes eléctricas recibidas a través de electrodos; éstos se colocan en el cuero cabelludo para obtener un registro gráfico electromagnético. V. también **electroencefalografía**.

**ELECTROENCEFALOGRAMA (EEG)** *(electroencephalogram [EEG])* Gráfica en la que se registran los potenciales eléctricos producidos por las células cerebrales, y detectados mediante electrodos colocados en el cuero cabelludo. Las ondas cerebrales resultantes se conocen como ritmos alfa, beta y delta, de acuerdo con su frecuencia, que oscila entre 2 y 12 ciclos/seg, con una amplitud de hasta $100\,\mu v$ (microvoltios). Las variaciones de las ondas cerebrales guardan relación con el nivel de conciencia, el estado psicológico y diversas enfermedades neurológicas. V. también **encefalografía**.

**ELECTROENCEFALOGRAMA ISOELÉCTRICO** *(isoelectric electroencephalogram)* V. **electroencefalograma plano**.

**ELECTROENCEFALOGRAMA PLANO** *(flat electroencephalogram)* Registro electroencefalográfico carente de ondas que indica la ausencia de actividad cerebral. Constituye un indicio de muerte, excepto en los casos de hipotermia profunda y depresión intensa del sistema nervioso central. Denominado también **electroencefalograma isoeléctrico**.

**ELECTROFORESIS** *(electrophoresis)* Método de estudio basado en el movimiento de las partículas cargadas y suspendidas en un medio líquido, en respuesta a los cambios de un campo eléctrico. Las partículas de una determinada sustancia emigran en dirección predecible y con una rapidez característica. El patrón de migración puede re-

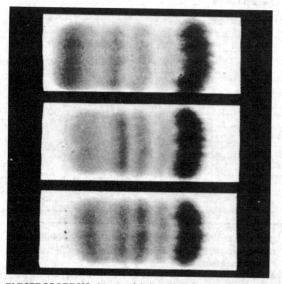

**ELECTROFORESIS. Aspecto del electroforetograma después de su coloración. Siguiendo el orden de izquierda a derecha pueden verse las globulinas $\gamma$, $\beta$, $\alpha_2$, $\alpha$, y en la última banda las albúminas.**

gistrarse en las bandas de un electroforetograma. La técnica es utilizada con profusión para separar e identificar las proteínas séricas y otras sustancias.

**ELECTROFORETOGRAMA** *(electrophoretogram)* V. **electroforesis**.

**ELECTROHEMODINÁMICA** *(electrohemodynamics)* Técnica no invasiva utilizada para medir las propiedades mecánicas y las características hemodinámicas del sistema vascular, incluyendo la presión arterial, la impedancia eléctrica, la resistencia al flujo de sangre y el propio flujo sanguíneo.

**ELECTROINMUNODIFUSIÓN** *(electroimmunodiffusion)* V. **inmunodifusión**.

**ELECTRÓLISIS** *(electrolysis)* Proceso por el que la energía eléctrica causa cambios químicos en un medio conductor, habitualmente una solución o una sustancia fundida. Los electrodos, en general trozos de metal, inducen el flujo de energía eléctrica a través del medio. Los electrones entran en la solución a través del cátodo y salen de ella a través del ánodo. Los iones de carga negativa o aniones son atraídos hacia el ánodo (polo positivo); los de carga positiva o cationes son atraídos hacia el cátodo (polo negativo). Se utilizan varios medios conductores, como soluciones de cobre, cinc, níquel, plomo y plata. El paso de la corriente eléctrica a través de tales soluciones causa depósito de metal puro en el cátodo. Su paso a través de sales alcalinas y alcalinotérreas libera hidrógeno en el cátodo. Un ánodo metálico hace que los iones del metal fluyan desde el ánodo hacia la solución, conforme la corriente pasa a través del medio. Un electrodo inerte, por ejemplo de platino, puede liberar en el ánodo un elemento, como el oxígeno cuando se emplea un medio acuoso. Las soluciones de sales de halógenos liberan bromo, cloro o yodo libres. El flúor, que tiene un potencial de oxidación alto, no es liberado por electrólisis.

**ELECTROLÍTICA, SOLUCIÓN** *(electrolyte solution)* Cualquier solución que contenga electrólitos, preparada para administración oral, parenteral o rectal con el fin de aportar los iones necesarios para la homeostasis. La pérdida de potasio ($K^+$) por vómitos, diarreas o administración de ciertos fármacos, como los diuréticos y los corticosteroides, puede corregirse con una solución rica en potasio. Otras soluciones con distintas combinaciones de calcio, sodio, fosfato, cloro o magnesio pueden administrarse para tratar el desequilibrio ácido-base, por ejemplo en la insuficiencia renal crónica o en la cetoacidosis diabética. Se dispone de una amplia gama de fórmulas equilibradas para sustitución o mantenimiento y la mayoría de ellas incluyen varios oligoelementos.

**ELECTRÓLITO** *(electrolyte)* Elemento o sustancia que, cuando se funde o se disuelve en agua u otro disolvente, se disocia en iones y es capaz de conducir la corriente eléctrica. Los electrólitos difieren en cuanto a sus concentraciones en el plasma sanguíneo, líquido intersticial y celular, y modifican el movimiento de sustancias entre esos compartimientos. Las cantidades apropiadas de los principales electrólitos y el equilibrio entre ellos tienen importancia crítica para la fisiología y el metabolismo normales. Por ejemplo, el calcio ($Ca^{++}$) es necesario para la relajación del músculo esquelético y la contracción

**Contenido normal de electrólitos en los líquidos orgánicos**

| Electrólitos (aniones y cationes) | Sodio (Na⁺) | Potasio (K⁺) | Calcio (Ca⁺⁺) | Magnesio (Mg⁺⁺) | Cloruro (Cl⁻) | Bicarbonato (HCO₃⁻) | Proteínas (Prot⁻) | Fosfato (HPO₄⁻) | Sulfato (SO₂⁻) | Acidos orgánicos |
|---|---|---|---|---|---|---|---|---|---|---|
| Intravascular (mEq/l) | 142 | 5 | 5 | 3 | 102 | 27 | 16 | 2 | 1 | 5 |
| Intersticial (mEq/l) | 146 | 5 | 3 | 1 | 114 | 30 | 1 | 2 | 1 | 8 |
| Intracelular (mEq/l) | 15 | 150 | 2 | 27 | 1 | 10 | 63 | 100 | 20 | 0 |

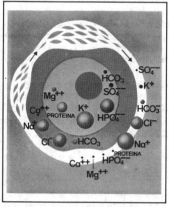

**ELECTRÓLITO. Esquema de la distribución de los electrólitos en los líquidos orgánicos.**

del miocardio; el potasio (K⁺) actúa a la inversa que el Ca⁺⁺; el sodio (Na⁺) resulta esencial para mantener el equilibrio hídrico. Ciertas enfermedades, anomalías y medicamentos pueden conducir a deficiencia de uno o más electrólitos o al desequilibrio entre ellos, como ocurre con ciertos diuréticos y la dieta pobre en sodio prescrita para la hipertensión, que puede causar hipovolemia y shock debido a pérdida de potasio. La diarrea provoca pérdida de un gran número de electrólitos que según la gravedad conducen a hipovolemia y shock, sobre todo en los lactantes. La vigilancia regular y cuidadosa de los electrólitos, así como la restitución IV de los líquidos y electrólitos perdidos forman parte del tratamiento urgente de numerosas enfermedades que afectan al equilibrio hidroelectrolítico.

**ELECTROMIOGRAMA (EMG)** *(electromyogram [EMG])* Gráfica que registra la actividad eléctrica intrínseca de un músculo esquelético. Tiene utilidad en el diagnóstico de los trastornos neuromusculares y se obtiene con electrodos superficiales o mediante inserción de un electrodo de aguja en el músculo, y observando la actividad eléctrica con un osciloscopio y un amplificador. Permite detectar ciertas anomalías, como los potenciales eléctricos espontáneos dentro del músculo estudiado, y ayuda a descubrir las lesiones de los nervios motores. También permite medir los potenciales eléctricos inducidos por la contracción muscular voluntaria. V. también **electroneuromiografía.**

**ELECTRÓN** *(electron)* **1.** Partícula elemental cargada negativamente, con masa, carga y *spin* (rotación o giro) específicos. El número de electrones que rodean al núcleo de un átomo es igual al número atómico de la sustancia. Los electrones pueden ser compartidos (covalencia) o intercambiados entre dos átomos (electrovalencia); después del intercambio, el átomo se convierte en un ion.

**2.** Partícula beta negativa emitida por una sustancia radiactiva. V. también **átomo; elemento; ion; neutrón; protón.**

**ELECTRONARCOSIS** *(electronarcosis)* Anestesia general obtenida sin gases ni otros fármacos anestésicos, sino mediante el paso de una corriente eléctrica a través del cerebro, aunque siguen siendo problemáticos el control y la prevención de los efectos secundarios indeseables, sobre todo de las convulsiones. El método tiene carácter experimental.

**ELECTRONEUROMIOGRAFÍA** *(electroneuromyography)* Técnica para estudiar y registrar la actividad neuromuscular mediante estimulación eléctrica de los nervios. Se basa en la inserción de electrodos de aguja en cualquier músculo esquelético que se desee estudiar, aplicación de corriente eléctrica a los electrodos, y observación y registro de las funciones neuromusculares mediante instrumentos como el osciloscopio de rayos catódicos y un registrador gráfico apropiado. Facilita el análisis de la conducción neuromuscular, la extensión de las lesiones nerviosas y las respuestas reflejas. V. también **electromiograma.**

**ELECTRONISTAGMOGRAFÍA** *(electronystagmography)* Técnica para valorar y registrar los movimientos oculares, midiendo la actividad eléctrica de los múscu-

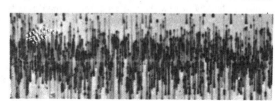

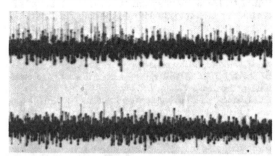

**ELECTROMIOGRAMA. Arriba, electromiograma de un músculo normal, registrado durante una contracción máxima voluntaria. En el centro, trazado de un músculo patológico con sufrimiento muscular neurógeno por atrofia espinal. Abajo, trazado también de un músculo patológico, pero éste con sufrimiento miógeno por dermatomiositis.**

los extraoculares. V. también **electroencefalograma; nistagmo**.

**ELECTRORRESECCIÓN** *(electroresection)* Técnica utilizada para la extirpación de tumores vesicales, con la introducción de un filamento eléctrico a través de la uretra.

**ELECTROSHOCK** *(electric shock)* Estado patológico causado por el paso de una corriente eléctrica a través del cuerpo. Generalmente se debe al contacto accidental con partes descubiertas de circuitos eléctricos en aparatos domésticos, pero también puede estar causado por contacto con conductores de alto voltaje. El daño causado por la electricidad al pasar a través del organismo depende de la intensidad de la corriente eléctrica, del tipo de ésta, y de su duración y frecuencia. La corriente alterna (CA), la continua (CC) y la mixta provocan diversos tipos y grados de lesión. La corriente de frecuencia alta produce más calor que la de frecuencia baja y puede causar quemadura, coagulación y necrosis de las zonas afectas. La de frecuencia baja puede quemar los tejidos si el área de contacto es pequeña y la corriente se concentra. De modo habitual, el shock eléctrico grave cursa con pérdida de consciencia, parálisis respiratoria, contracciones musculares, fracturas óseas y trastornos cardiacos. Para el tratamiento se usan generalmente medidas como la reanimación cardiopulmonar, desfibrilación y administración IV de electrólitos. V. **shock cardiogénico**.

**ELECTROSHOCK, TRATAMIENTO CON** *(electric shock therapy)* V. **electroconvulsiva, terapia**.

**ELECTROSUEÑO, TRATAMIENTO DE** *(electrosleep therapy)* Técnica destinada a inducir el sueño, sobre todo en los pacientes psiquiátricos, mediante aplicación al cerebro de una corriente pulsátil de baja amplitud. El cátodo se coloca en la región supraorbitaria y el ánodo, sobre la apófisis mastoides; la corriente, que actúa durante 15 a 20 min, produce una sensación de hormigueo, pero no siempre induce el sueño. El proceso se repite de 5 a 30 veces. Parece que esta técnica es beneficiosa para los pacientes afectos de ansiedad, depresión, molestias gástricas, insomnio, trastornos de la personalidad y esquizofrenia, pero los estudios de doble ciego han proporcionado resultados contradictorios.

**ELEFANTIASIS** *(elephantiasis)* Estadio terminal de la filariasis, caracterizado por una enorme hinchazón que afecta generalmente a los genitales externos y las piernas. La piel suprayacente aparece oscura, gruesa y basta. Se produce en casos de filariasis con numerosos años de evolución. V. también **filariasis**.

**ELEFANTOIDE, FIEBRE** *(elephantoid fever)* V. **elefantiasis; filariasis**.

**ELEIDINA** *(eleidin)* Sustancia transparente, similar a la queratina, que se encuentra en el estrato lúcido de la epidermis.

**ELEMENTO** *(element)* Cualquiera de las sustancias simples primarias que no pueden descomponerse por medios químicos en otras y que en número que rebasa el centenar constituyen toda la materia del universo. Los átomos de cualquier elemento contienen un número específico de electrones que ocupan distintos orbitales alrededor del núcleo, que contiene igual número de protones y uno variable de neutrones. Los **elementos estables** poseen el mismo número de neutrones y electrones, y no emiten fácilmente neutrones. Los **elementos radiactivos** no contienen un número equilibrado de electrones y neutrones, y se desprenden de neutrones con facilidad. V. también **átomo; compuesto; molécula**.

**ELEMENTO ESTABLE** *(stable element)* Elemento no radioactivo; no sometido a la degeneración nuclear espontánea. Entre los elementos estables se encuentran el calcio, el hierro, el plomo, el potasio y el sodio. Consultar también la voz **elemento radiactivo**. V. también **elemento**.

**ELEMENTO MAYOR** *(mayor element)* V. **macronutriente**.

**ELEMENTO MENOR** *(minor element)* V. **micronutriente**.

**ELEMENTO PRESINÁPTICO** *(presynaptic element)* Estructura nerviosa situada proximalmente a una sinapsis.

**ELEMENTO RADIACTIVO** *(radioactive element)* Elemento sujeto a la degeneración espontánea de sus núcleos que se acompaña de la emisión de partículas α, partículas β, rayos γ. Todos los elementos con números atómicos superiores a 83 son radiactivos. En la naturaleza no se encuentran muchos de estos elementos, que pueden ser producidos por el bombardeo de elementos estables con partículas atómicas en un ciclotrón. Algunos tipos de elementos radiactivos son el radio, el torio y el uranio. V. también **radiactividad**.

**ELEMENTO TRASPOLABLE** *(transposable element)* En Genética molecular fragmento de ADN que puede ser trasladado de un lugar a otro del genoma.

**ELEMENTO TRAZA** *(trace element)* Elemento esencial para la nutrición y los procesos fisiológicos, que se encuentra en cantidades ínfimas en el organismo.

**ELEVACIÓN PRIMITIVA** *(primitive ridge)* Elevación que limita la estría primitiva del embrión en fase precoz del desarrollo. Denominada también **pliegue primitivo**. V. también **línea primitiva**.

**ELEVADOR** *(levator)* **1.** Músculo que levanta una estructura corporal, como el elevador del ano que levanta zonas del diafragma pélvico. **2.** Instrumento quirúrgico que se utiliza para levantar los fragmentos óseos deprimidos en las fracturas craneales y de otros huesos.

**ELEVADOR DE LA ESCÁPULA, MÚSCULO** *(levator scapulae)* Músculo que se origina en el axis y el atlas y termina en la tercera y cuarta vértebras cervicales. Está inervado por el tercer y cuarto nervios cervicales y levanta la escápula empujándola y aproximándola hacia la línea media.

**ELEVADOR DEL ANO, MÚSCULO** *(levator ani)* Músculo par del diafragma pélvico que atraviesa el fondo de la cavidad pélvica como una hamaca, sosteniendo los órganos pélvicos. Es ancho y delgado y se divide en los músculos pubococcígeo e iliococcígeo. Se origina en el borde del pubis, en la espina del isquion y en una banda aponeurótica situada entre el pubis y el isquion y termina en los dos últimos segmentos del cóccix, el rafe anococcígeo, el esfínter externo del ano y la zona tendinosa central del periné. Las fibras musculares izquierda y derecha se dividen por delante, pero convergen en una sola hoja en la línea media en la porción posterior formando la mayor parte del diafragma pélvico. Está inervado por ramas del nervio pudendo, que tiene fibras del cuarto nervio sacro. Su función es sujetar y levantar ligeramente el suelo pélvico. El músculo pubococcígeo aproxima el ano al pubis y lo cierra. Consultar la voz **coccígeo, músculo**.

**ELEVADOR DEL PÁRPADO SUPERIOR, MÚSCULO** (*levator palpebrae superioris*) Músculo delgado y plano que parte del ala menor del esfenoides y se divide en tres láminas: la superficial, que se extiende hasta el párpado superior; la media, que se inserta en el tarso superior, y la profunda, que se une a la conjuntiva. Está inervado por el nervio oculomotor, levanta el párpado superior y es antagonista del músculo orbicular de los párpados. Consultar las voces **superciliar, músculo; orbicular de los párpados, músculo**.

**ELIMINACIÓN URINARIA** (*urinarye output*) Volumen total de orina excretado diariamente. El volumen normal, entre 700 y 2.000 ml, puede verse modificado por diversas enfermedades renales o metabólicas.

**ELIPTOCITOSIS** (*elliptocytosis*) Anomalía leve de la sangre caracterizada por aumento del número de hematíes elípticos u ovales. La sangre normal contiene menos del 15 % de ese tipo de eritrocitos; se producen aumentos moderados en diversas formas de anemia, incluyendo un trastorno congénito raro, la eliptocitosis hereditaria, que puede asociarse o no con anemia hemolítica ligera. Denominada también **ovalocitosis**. V. también **acantocitosis; anemia falciforme; anemia hemolítica no esferocítica congénita; esterocitosis hereditaria**.

**ELIPTOCITOSIS HEREDITARIA** (*hereditary elliptocytosis*) V. **eliptocitosis**.

**ELISA** (*ELISA*) Abreviatura de análisis de inmunoabsorción ligado a enzimas.

**ELIXIR** (*elixir*) Líquido claro, a base de agua, alcohol, edulcorantes y aromatizantes, que se usa sobre todo como vehículo para los fármacos orales.

**ELLIOT, FÓRCEPS DE** (*Elliot forceps*) V. **fórceps obstétricos**.

**ELLIOT, POSICIÓN DE** (*Elliot's position*) Postura en decúbito supino asumida por el paciente sobre la mesa de operaciones, con un apoyo colocado bajo el reborde costal izquierdo. Suele utilizarse en cirugía vesicular.

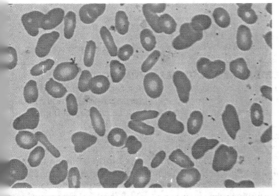

**ELIPTOCITOSIS. Muestra sanguínea de un caso de eliptocitosis congénita en la que se puede apreciar la abundancia de hematíes alterados (más de un 25 %).**

**ELLO** (*id*) **1.** En Psicoanálisis, parte de la psique que funciona en el inconsciente y es la fuente de la energía de los instintos, de las pulsiones y de los impulsos. Su funcionamiento se orienta en el principio del placer y manifiesta fuertes tendencias de autopreservación. Consultar las voces **ego; superego**. **2.** La inconsciencia verdadera.

**EMACIACIÓN** (*wasting*) Proceso de deterioro caracterizado por pérdida de peso y disminución de la energía física, el apetito y la actividad mental.

**EMASCULACIÓN** (*emasculation*) Pérdida de testículos, del pene o de ambos.

**EMBARAZO** (*pregnancy*) Gestación o proceso de crecimiento y desarrollo de un nuevo individuo en el seno materno; abarca desde el momento de la concepción hasta el nacimiento, pasando por los períodos embrionario y fetal. Dura unos 266 días (38 semanas) a partir de la fecundación, pero en clínica se toma como fecha de partida el día de comienzo de la última menstruación y se considera que se prolonga durante 280 días (40 semanas, 10 meses lunares y nueve meses y un tercio del calendario). La fecha estimada del parto (FEP) se calcula así aunque la mujer tenga ciclos irregulares. Si la mujer está segura de que el coito sólo ha ocurrido una vez durante el mes de la concepción y recuerda la fecha, se puede calcular la FEP sumando 266 días a la fecha del coito. El embarazo empieza aproximadamente en el momento de la ovulación, la cual suele producirse unos 14 días antes del comienzo de la siguiente menstruación. De los millones de espermios eyaculados, miles alcanzan el óvulo en el extremo de la trompa, pero sólo uno penetra en él y lo fecunda, fundiéndose los pronúcleos masculino y femenino. El cigoto, entidad unitaria desde el punto de vista genético, comienza a dividirse al mismo tiempo que emigra hacia la cavidad uterina, en cuya pared se implanta. La placenta es el órgano encargado del intercambio maternofetal de nutrientes y productos de desecho, pero las sangres de la madre y el feto no suelen mezclarse. El huevo es, en cierto modo, como un injerto o trasplante en el organismo materno. Aunque no se produzca ninguna respuesta inmune por parte de la madre, todos sus tejidos y órganos experimentan cambios, muchos de ellos profundos.
CAMBIOS PSÍQUICOS: Las experiencias emocionales que refieren las embarazadas son normales y sanas, pero también extraordinarias. La mujer gestante sigue siendo «ella misma», pero de una forma distinta; se siente exaltada y esperanzada. Los cambios que experimenta su organismo, que son rápidos e inevitables, la hacen interesarse más por sí misma. La preocupación por la perfección de su hijo, la expectativa ante el esfuerzo del parto y la consideración de responsabilidades, contribuyen a intensificar el tono emocional de la gestante.
CAMBIOS CARDIOVASCULARES: El gasto cardiaco aumenta de un 30 a un 50 % en el embarazo; comienza a incrementarse alrededor de la 6.ª semana del posparto. El volumen de eyección y la frecuencia cardiaca crecen; la frecuencia del pulso durante el embarazo es de 80 a 90 latidos/min. La tensión arterial puede decrecer ligeramente a partir de la 12.ª semana, pero se normaliza a partir de la 26.ª. La circulación uterina a término es de 1 l/min, lo cual supone alrededor de un 20 % del gasto

cardiaco total. También el volumen sanguíneo total aumenta: el volumen plasmático se incrementa más que el volumen celular, y esto origina disminución del hematócrito por hemodilución. Los leucocitos aumentan; el recuento normal en el embarazo es de unos 9.000/ml.

CAMBIOS PULMONARES: La capacidad vital y la $PO_2$ permanecen constantes, pero la frecuencia respiratoria, el volumen corriente, el volumen minuto y el pH plasmático aumentan. La reserva inspiratoria y espiratoria, el volumen residual, la capacidad residual y la $PCO_2$ plasmática disminuyen.

CAMBIOS RENALES: La tasa de filtración glomerular (GFR) y el flujo renal aumentan de un 30 a un 50 % durante el embarazo, de manera paralela al gasto cardiaco. A menudo aparece una dilatación acusada de las vías excretoras que se denomina hidronefrosis gravídica; es la consecuencia de la presión que ejerce el útero dilatado sobre los uréteres y del efecto de la progesterona. La urea sérica suele aumentar hasta 10 mg/100 ml, y la creatinina disminuye hasta 0,7 mg/100 ml. La influencia de la postura sobre la función renal es más acusada durante el embarazo, debido a la presión ejercida por el útero sobre los grandes vasos. La función renal es mejor en decúbito que en bipedestación y en decúbito lateral que en supino.

CAMBIOS GASTROINTESTINALES: La progesterona, cuyos niveles aumentan durante el embarazo, provoca cierta relajación de la musculatura lisa del aparato gastrointestinal. Puede aparecer pirosis a consecuencia del retraso del vaciamiento gástrico y la relajación del esfínter gastroesofágico. La disminución de la motilidad cólica y la presión ejercida por el útero sobre el recto y el sigma favorecen la aparición de estreñimiento. Pueden aparecer, generalmente al principio del embarazo, náuseas y vómitos, probablemente efecto de la gonadotropina coriónica. Aumenta ligeramente la incidencia de patología de la vesícula biliar.

CAMBIOS ENDOCRINOS: La unión a proteínas de las hormonas aumenta; como la mayoría de ellas circulan de esta manera, la función de casi todas las glándulas endocrinas se altera durante el embarazo. La función tiroidea sufre cambios acusados, de forma que las pruebas tiroideas dan resultados similares a los que aparecen en el hipertiroidismo. El aumento de los niveles de hormonas adrenales es la causa más probable de la aparición de las estrías gravídicas, similares a las del hiperadrenalismo. Los estrógenos, la progesterona y los glucocorticoides alteran el metabolismo de la glucosa, aumentando las necesidades de insulina. La placenta produce cuatro hormonas: gonadotropina coriónica humana (HCG), progesterona, estrógenos y lactógeno placentario humano (HPL). La gonadotropina coriónica mantiene el cuerpo lúteo al principio del embarazo. La progesterona favorece la persistencia del endometrio modificado, llamado decidua, y estimula el desarrollo de los acini mamarios. Los estrógenos estimulan el crecimiento mamario y uterino. El lactógeno placentario favorece el crecimiento y desarrollo del tejido mamario necesarios para la lactancia; también tiene un efecto antiinsulínico que favorece el aprovechamiento de la glucosa sobrante de la madre por el feto.

CAMBIOS MAMARIOS: Las mamas se ponen tensas y sensibles. La sensibilidad mamaria es un síntoma del embarazo que desaparece a medida que las mamas aumentan de tamaño y pierden consistencia. La areola se oscurece y las glándulas sebáceas de Montgomery hacen prominencia en ellas. El desarrollo de los túbulos y acini mamarios da lugar a la salida, por el pezón, de un líquido claro o acuoso de color blanquecino denominado calostro.

CAMBIOS CUTÁNEOS: Aumenta la sudoración. Aparece eritema en las eminencias palmares tenar e hipotenar. Puede incrementarse el crecimiento del pelo. Son muy frecuentes las telangiectasias. En algunas mujeres aparecen estrías en el abdomen, las mamas y las nalgas. Las pecas se hacen más abundantes debido a la formación de nuevos depósitos de melanina; la línea negra de la línea media de la parte inferior del abdomen se oscurece y puede extenderse casi hasta el apéndice xifoides. La piel de la nariz, los pómulos y los arcos superciliares se oscurece; este fenómeno se llama cloasma o «máscara gravídica».

CAMBIOS DE PESO: El aumento de peso fisiológico del embarazo oscila entre límites muy amplios. La ganancia media es de 8,5 a 12 kg, pero a menudo es mayor y no se acompaña de efectos patológicos.

CAMBIOS NUTRICIONALES: Las necesidades de hierro, proteínas y calcio aumentan desproporcionadamente en relación con las necesidades globales de calorías y nutrientes.

### Molestias frecuentes durante el embarazo

Digestivas. Por rechazo de las vísceras abdominales debido al crecimiento del útero.
Ardores. No se debe tomar bicarbonato.
Dieta de fácil digestión.

Cloasma gravídico. Manchas en la piel de la cara, abdomen y manos. Desaparecen tras el parto.

Varices. Principalmente en las últimas semanas. Es aconsejable andar, usar medias que favorezcan el retorno venoso y evitar permanecer de pie.

Hemorroides. No se deben tratar con pomadas que contengan corticoides.

Lumbalgia. Por aumento de la lordosis lumbar. Evitar tacones altos y practicar ejercicios que refuercen la musculatura dorsal y lumbar.

Mamas. Aumentan de tamaño y peso. El pezón se hipertrofia. Evitar sujetadores apretados.

**EMBARAZO, NÁUSEAS Y VÓMITOS DEL** (*nausea and vomiting of pregnancy*) Situación característica del comienzo del embarazo, caracterizada por la recurrencia o persistencia de náuseas, generalmente matutinas, seguidas de vómitos. Se acompañan de pérdida de peso, anorexia, debilidad general y malestar difuso. Se sabe poco acerca de su etiología. No suelen manifestarse antes de la sexta semana contada a partir de la última regla y finalizan hacia la duodécima o decimocuarta semana de embarazo. Se consigue cierto alivio realizando comidas pequeñas, espaciándolas y no dejando el estómago vacío. Antes se solían prescribir medicamentos antieméticos, pero en la actualidad suelen reservarse para los casos

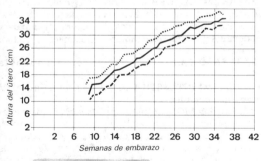

Altura del útero (cm)

Semanas de embarazo

## EMBARAZO

A la izquierda, gráfica de la evolución de la altura en centímetros del útero durante las semanas que dura la gestación; la línea del centro indica el promedio y las otras las desviaciones medias. En el centro, a la izquierda, esquema de la altura del fondo uterino en distintas fases del embarazo. En el centro, a la derecha, peso del feto y de los elementos que lo rodean al acabar la gestación; debajo, peso que suponen para la embarazada los cambios metabólicos sufridos durante la gestación. Abajo a la izquierda, visita periódica al tocólogo durante el embarazo.

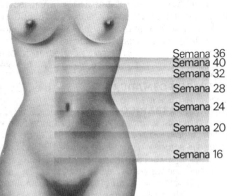

Semana 36
Semana 40
Semana 32

Semana 28

Semana 24

Semana 20

Semana 16

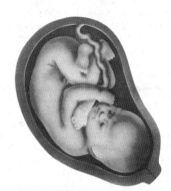

Feto
(3 Kg)

Membranas y
placenta (0,6 Kg)

Líquido
amniótico
(0,8 Kg)

**Total:** 4,4 Kg

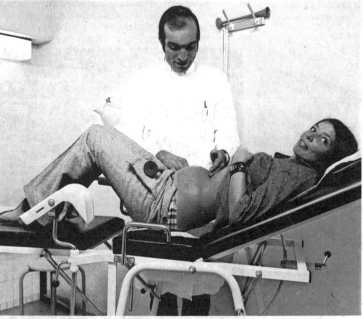

Mamas
(0,8 Kg)

Volumen
sanguíneo
(1,5 Kg)

Grasa (0,9 Kg)

Líquido
extracelular
(1,0 Kg)

Útero
(1,0 Kg)

**Total:** 5,2 Kg

graves. Las náuseas y vómitos más allá de la semana dieciséis del embarazo constituyen una complicación poco frecuente, conocida con el nombre de náuseas y vómitos persistentes del embarazo; si resultan intratables pueden dar lugar a hiperemesis gravídica.

**EMBARAZO, PAÑO DEL** *(mask of pregnancy)* V. **cloasma**.

**EMBARAZO, SIGNOS POSITIVOS DE** *(positive signs of pregnancy)* Tres signos inconfundibles de embarazo son los tonos cardiacos fetales que pueden auscultarse, la visión del esqueleto fetal mediante una exploración radiográfica o ultrasonográfica y la palpación de las partes fetales.

**EMBARAZO ABDOMINAL** *(abdominal pregnancy)* Embarazo extrauterino en el cual el objeto de la concepción sale del extremo fimbriado de la trompa de Falopio o atraviesa un defecto en ésta o el útero y se aloja en la cavidad abdominal. La placenta puede implantarse en el peritoneo abdominal o en el visceral. Hay que sospechar un embarazo abdominal cuando el abdomen aumenta de volumen pero el tamaño del útero es pequeño con relación al tiempo de gestación. Los embarazos abdominales constituyen aproximadamente el 2 % de los embarazos ectópicos y aproximadamente el 0,01 % de todos los embarazos. Este tipo de gestaciones conducen a la muerte perinatal del feto en un 90 % de los casos, aproximadamente, y a la muerte de la madre en el 6 %. Debido a su rareza puede pasar inadvertido, lo que retrasa el diagnóstico. Un signo diagnóstico de embarazo abdominal es la visualización ultrasónica o radiográfica de gas en el intestino materno por debajo del feto. En estos casos está indicado extirpar quirúrgicamente la placenta, el saco y el embrión o feto, pero la intervención suele complicarse por la aparición de una hemorragia importante ya que la placenta tiende a adherirse firmemente al peritoneo y al intestino y casi nunca se consigue su extracción completa. Entre las secuelas posoperatorias destacan la necro-

sis de las porciones placentarias retenidas, la hemorragia prolongada y la esterilidad.

**EMBARAZO ECTÓPICO** *(ectopic pregnancy)* Embarazo anormal en el que el huevo se implanta fuera de la cavidad uterina. Entre los distintos tipos figuran el **embarazo abdominal** y el **embarazo tubárico**. Denominado también **ecciesis**.

**EMBARAZO FALSO** *(false pregnancy)* V. **seudociesis**.

**EMBARAZO INTERSTICIAL** *(interstitial pregnancy)* V. **embarazo ectópico**.

**EMBARAZO MOLAR** *(molar pregnancy)* Embarazo en el que se desarrolla una mola hidatídica a partir del tejido trofoblástico del estadio embrionario precoz del desarrollo. Los signos de embarazo aparecen exagerados; el útero crece con más rapidez de lo normal, las náuseas matinales suelen ser intensas y constantes, puede elevarse la presión arterial y se observan niveles extremadamente altos de gonadotrofinas coriónicas. Es necesario evacuar el útero, puesto que la mola puede transformarse en un coriocarcinoma trofoblástico maligno. V. también **mola hidatídica**.

**EMBARAZO POSMADURO** *(postdate pregnancy)* Embarazo que dura más de 42 semanas.

**EMBARAZO TUBÁRICO** *(tubal pregnancy)* Embarazo ectópico en el cual la implantación se produce en las trompas de Falopio. Aproximadamente el 2 % de todos los embarazos son ectópicos, y de ellos el 90 % son tubáricos. Rara vez se da en primíparas. El más importante factor predisponente es la lesión tubárica. La infección pélvica, las adherencias quirúrgicas o las complicaciones por uso de DIU pueden producir una lesión que disminuya la motilidad tubárica. El transporte del huevo a través de la trompa se ve entonces enlentecido y se produce la implantación antes de llegar al útero. La mayoría de las veces se produce la ruptura de la trompa, que no permite el desarrollo y crecimiento del feto, y éste sale despe-

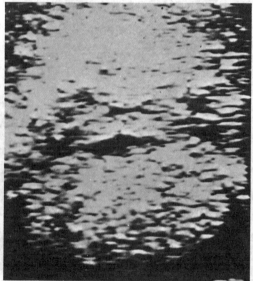

Vejiga — Pubis

Líquido amniótico

Útero

Vagina

Recto

**EMBARAZO, signos positivos de.** Esquema que muestra cómo se realiza la prueba de peloteo vaginal, uno de los signos de certeza en el diagnóstico del embarazo.

**EMBARAZO MOLAR.** Ecografía de una mola vesicular. La imagen ecográfica de la mola, en forma de «torbellino de nieve», hace que su diagnóstico sea, gracias a esta técnica, relativamente fácil.

dido a la cavidad abdominal asociándose a hemorragia intraperitoneal, que puede provocar shock y muerte. En otras ocasiones no se produce la implantación sino que el concepto es expulsado por el extremo de la trompa, produciéndose un aborto tubárico. Luego el concepto muere y es reabsorbido. El diagnóstico de embarazo tubárico es a menudo difícil. Cuando hay ruptura de la trompa la mujer experimenta un repentino dolor lacerante en un lado de la porción inferior del abdomen, si bien los signos y síntomas de embarazo tubárico son insidiosos y variables, de modo que la tríada clásica de amenorrea, dolor pélvico y masa anexial blanda sólo aparece en el 50 % de los casos. La aspiración de sangre del fondo de saco de Douglas mediante culdocentesis es muy sugestiva de ruptura de trompa y embarazo tubárico, si bien la ausencia de sangre no excluye la posibilidad de embarazo tubárico. Puede ser necesario realizar laparoscopia o laparotomía, especialmente en mujeres con prueba de embarazo positiva y signos pélvicos sugestivos con sonografía pélvica no demostrativa. Debido a la potencia letal de un embarazo tubárico no diagnosticado, las mujeres que presenten cualquiera de los síntomas característicos en el primer período del embarazo deben ser estudiadas en profundidad. En mujeres con una historia anterior de enfermedad pélvica y en las que aparezcan síntomas y signos de embarazo tubárico debe aplicarse un tratamiento de urgencia consistente en cateterización venosa, con objeto de realizar una transfusión sanguínea para controlar el shock. El tratamiento es quirúrgico y consiste en laparotomía con eliminación del producto de la concepción y de la sangre almacenada intraperitonealmente, así como extirpación o reparación de la trompa implicada en el proceso. Los factores que favorecieron la aparición de un embarazo tubárico también predisponen a un segundo; una mujer que ha tenido ya un embarazo de este tipo tiene una posibilidad entre cinco de volver a sufrirlo. Dependiendo de la localización el embarazo tubárico puede ser ampular, fímbrico o intersticial.

**EMBARAZO TUBÁRICO AMPULAR** (ampullary tubal pregnancy) Tipo de embarazo tubárico en el que la implantación tiene lugar en la ampolla de una de las trompas de Falopio. V. también **embarazo tubárico**.

**EMBARAZO TUBÁRICO FIMBRIAL** (fimbrial tubal pregnancy) Embarazo tubárico caracterizado porque la implantación se realiza en el extremo distal fimbriado de una de las trompas. V. también **embarazo tubárico**.

**EMBARAZO TUBÁRICO INTERSTICIAL** (interstitial tubal pregnancy) Tipo de embarazo tubárico en el que se produce la implantación de la porción intersticial proximal de una de las trompas de Falopio. V. también **embarazo tubárico**.

**EMBARAZOS, TASA DE** (pregnancy rate) En Estadística, número de embarazos por 100 mujeres/año, que se calcula multiplicando el número de embarazos en las mujeres observadas por 1,2 (meses) y dividiendo por el producto del número de mujeres observadas y el número de meses que se ha realizado la observación.

**EMBARAZO UTEROABDOMINAL** (uteroabdominal pregnancy) Embarazo gemelar en el que un feto se desarrolla en el útero y el otro en el abdomen.

**EMBDEN-MEYERHOF, VÍA DE** (Embden-Meyerhof pathway) Secuencia de reacciones metabólicas que transforman la glucosa en ácido láctico, y en el curso de las cuales se produce energía en forma de trifosfato de adenosina (ATP). Denominada también **glucólisis**.

**EMBOLADA** (bolus) Dosis de una medicación, material de contraste, isotopo radiactivo u otro preparado farmacéutico que se inyecta IV de una vez.

**EMBOLADA IV** (I.V. push) Técnica en la que se administra rápidamente una gran dosis de medicamento o una gran cantidad de líquido por inyección o infusión intravenosa. El maleato de metilergobasina puede administrarse de esta forma para producir una contracción inmediata del útero en caso de hemorragia posparto. V. también **inyección intravenosa**.

**EMBOLADA INTRAVENOSA** (intravenous bolus) Dosis de medicación relativamente grande administrada por vía IV en un corto período de tiempo, por lo general de 1 a 30 min. Se utiliza para la administración de medicamentos cuyo efecto tiene que ser rápido, ya sea una urgencia o bien porque el medicamento no puede diluirse, como ocurre con ciertos quimioterápicos anticancerosos, o bien cuando se pretende alcanzar rápidamente una elevada concentración en sangre. No se utiliza cuando el medicamento puede ser diluido antes de su inyección o cuando la administración rápida puede comprometer la vida, como ocurre con el cloruro de potasio. No suele utilizarse en pacientes con insuficiencia cardiaca, disminución de la eliminación de orina, congestión pulmonar o edema sistémico. Tales pacientes presentan una disminución de la tolerancia medicamentosa por lo que la administración debe ser más diluida y lenta. Para inyectar una embolada IV es aconsejable el uso de un reloj con segundero para controlar adecuadamente la operación. La cantidad de medicamento que debe inyectarse en un minuto se determina dividiendo el total prescrito por el tiempo de administración. Suele utilizarse una jeringa con «palomilla», por el menor riesgo de colapsar la vena que con una aguja normal. Si ya existe una vía de acceso a la vena abierta previamente, la embolada se administra mezclando el medicamento con una cantidad de diluente apropiada, siempre que no exista incompatibilidad con la solución IV inicialmente administrada.

**EMBOLECTOMÍA** (embolectomy) Incisión quirúrgica de una arteria para eliminar un émbolo o coágulo, que se emplea como tratamiento urgente para el embolismo arterial. La operación se practica dentro de las 4 a 6 horas siguientes al comienzo del dolor, si es posible. Los trombos suelen enclavarse en la unión de arterias importantes, cuando proceden de un foco tromboflebítico; más de la mitad se alojan en la aorta, arterias de las extremidades inferiores, carótidas primitivas o pulmonares. Antes de la operación se administran anticoagulantes y se realiza una arteriografía para identificar la arteria afecta. Bajo anestesia general, se hace una incisión longitudinal en la arteria y se extrae el émbolo. Durante el posoperatorio, la presión arterial se mantiene cerca del nivel basal previo a la intervención, ya que su disminución podría predisponer a la formación de nuevos coágulos. Una complicación frecuente del proceso consiste en la hemo-

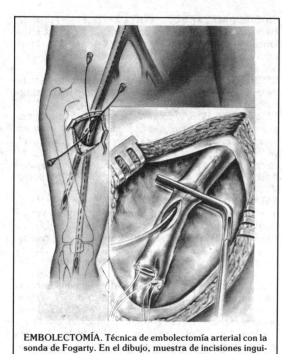

**EMBOLECTOMÍA. Técnica de embolectomía arterial con la sonda de Fogarty. En el dibujo, muestra de incisiones inguinales utilizadas para la extracción de émbolos arteriales. En el detalle, embolectomía.**

rragia de arterias pequeñas que fueron bloqueadas por el émbolo y no se tuvieron en cuenta al ligar los vasos mayores sangrantes.

**EMBOLIA** *(embolism)* Trastorno circulatorio caracterizado por desplazamiento de émbolos a través del torrente sanguíneo, hasta que se bloquea la luz de un vaso. Los síntomas varían con el grado de oclusión causado por la embolia, el carácter de los émbolos, y el tamaño, naturaleza y localización de los vasos bloqueados.

**EMBOLIA AÉREA** *(air embolism)* Presencia anormal de aire en el sistema cardiovascular, lo cual provoca una obstrucción del flujo sanguíneo que discurre por los vasos. El aire puede haberse introducido accidentalmente durante una inyección, un tratamiento intravenoso o quirúrgico, o bien de forma traumática, como sucede en las heridas punzantes.

**EMBOLIA CEREBRAL** *(cerebral embolism)* Accidente cerebrovascular producido por un émbolo que bloquea el flujo de sangre a través de los vasos cerebrales provocando isquemia en los tejidos situados distalmente a la oclusión. V. también **cerebrovascular, accidente**.

**EMBOLIA DE LÍQUIDO AMNIÓTICO** *(amniotic fluid embolism)* Embolismo provocado durante el trabajo de parto o el alumbramiento, al entrar líquido amniótico en el sistema sanguíneo. Generalmente resulta mortal para la madre, si ocasiona una embolia pulmonar.

**EMBOLIA GASEOSA** *(gas embolism)* Oclusión de uno o más vasos pequeños, especialmente en los músculos, tendones y articulaciones, causada por burbujas de gases. Los émbolos gaseosos pueden romper el tejido y los vasos sanguíneos, originando enfermedad por descompresión y muerte. Este fenómeno afecta con frecuencia a los buceadores que suben con demasiada rapidez a la superficie, sin una descompresión adecuada. Los émbolos gaseosos más peligrosos son los del sistema nervioso central, puesto que pueden inducir trastornos neurológicos como síncope, parálisis y afasia.

**EMBOLIA GRASA** *(fat embolism)* Trastorno circulatorio grave caracterizado por el bloqueo de una arteria por un émbolo de grasa que ha penetrado en el sistema circulatorio tras la fractura de un hueso largo o con menor frecuencia, tras una lesión traumática del tejido adiposo o de un hígado graso. Tras un traumatismo importante puede producirse un trastorno sistémico al alterarse el metabolismo de los lípidos y liberarse ácidos grasos libres con la producción de vasculitis y obstrucción de gran número de pequeñas arterias pulmonares y cerebrales. Suele producirse de forma brusca de 12 a 36 horas después de la lesión y se caracteriza por dolor torácico intenso, palidez, disnea, taquicardia, delirio, postración y, en algunos casos, coma. También son frecuentes la anemia y la trombocitopenia. Los signos clásicos del embolismo graso sistémico son hemorragias petequiales en el cuello, hom-

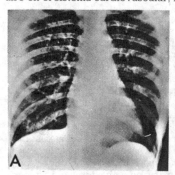
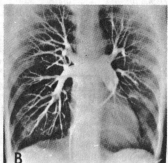
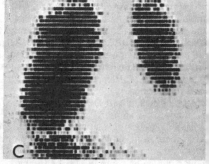

**EMBOLIA PULMONAR. Caso de embolia pulmonar que llegó a afectar la arteria pulmonar lobar izquierda inferior. A, en la radiografía se aprecia una ligera disminución de las marcas vasculares del lóbulo inferior izquierdo en comparación con las del derecho; B, arteriografía pulmonar que evidencia la oclusión de la arteria citada; y C, centelleografía en la que se observa falta de perfusión del lóbulo inferior izquierdo.**

bros, axilas y conjuntivas que aparecen 2 o 3 días tras la lesión. No existe tratamiento específico; el paciente se sitúa en posición de Fowler elevada y se le administra oxígeno, digital, corticosteroides, transfusiones de sangre, asistencia respiratoria y otras medidas de sostén.

**EMBOLIA PULMONAR** *(pulmonary embolism [PE])* Bloqueo de la arteria pulmonar por material extraño, como grasa, aire, un tumor tisular o un trombo, que generalmente proviene de una vena periférica. Los factores predisponentes son el estado de hipercoagulabilidad, la lesión de la pared vascular y la inactividad o inmovilización, especialmente en relación con el parto, la insuficiencia cardiaca congestiva, la policetemia vera o las intervenciones quirúrgicas. La embolia pulmonar es difícil de distinguir del infarto de miocardio y la neumonía. Se caracteriza por disnea, dolor torácico brusco, shock y cianosis. El infarto pulmonar, que se produce entre las 6 y las 24 horas siguientes a la formación del émbolo pulmonar, se distingue por presentar derrame pleural, hemoptisis, leucocitosis, fiebre, taquicardia y arritmias auriculares, así como una intensa ingurgitación de las venas cervicales. El análisis de los gases sanguíneos revela una hipoxia arterial y una disminución de la tensión arterial de dióxido de carbono. Se detecta mediante radiología, angiografía pulmonar y tomografía de los campos pulmonares.

**ÉMBOLO** *(embolus)* Materia extraña (aire u otros gases, un trozo de tejido o tumor, un trombo desprendido) que circula en el torrente sanguíneo hasta que queda atorado en un vaso. Entre los diversos tipos de émbolos figuran los émbolos aéreos y los émbolos grasos.

**EMBOLOTERAPIA** *(embolotherapy)* Técnica que se utiliza para el tratamiento de úlceras hemorrágicas y para los defectos de los vasos sanguíneos o durante la cirugía. Consiste en el bloqueo de un vaso sanguíneo con un catéter balón para detener el aporte de sangre.

**EMBOTACIÓN** *(obtundation)* Utilización de un agente que mitiga y reduce la irritación o dolor bloqueando la sensibilidad en algún nivel del sistema nervioso central.

**EMBRIECTOMÍA** *(embryectomy)* Extracción quirúrgica de un embrión, generalmente con motivo de un embarazo ectópico.

**EMBRIOCTOMÍA** *(embrioctony)* Destrucción intencionada del embrión o feto vivo *in utero*.

**EMBRIOGÉNESIS** *(embryogenesis)* Fase de la reproducción sexual durante la cual se forma el embrión a partir del óvulo fertilizado. Denominada también **embriogenia**. V. también **heterogénesis; homogénesis**.

**EMBRIOGENIA** *(embryogeny)* V. **embriogénesis**.

**EMBRIOLOGÍA** *(embryology)* Estudio del origen, crecimiento, desarrollo y función de un organismo, desde la fertilización hasta el nacimiento. Entre las distintas subespecialidades figuran la **embriología comparada**, la **embriología descriptiva** y la **embriología experimental**.

**EMBRIOLOGÍA COMPARADA** *(comparative embryology)* Estudio comparado de las semejanzas y diferencias de los diferentes organismos vivos durante el período embrionario.

**EMBRIOLOGÍA DESCRIPTIVA** *(descriptive embryology)* Estudio de las alteraciones que se producen en las células, tejidos y órganos durante los estadios progresivos del desarrollo prenatal.

**EMBRIOLOGÍA EXPERIMENTAL** *(experimental embryology)* Estudio y análisis mediante técnicas experimentales de los factores, mecanismos y relaciones que determinan el desarrollo prenatal e influyen sobre el mismo.

**EMBRIÓLOGO** *(embryologist)* Médico especializado en el estudio de la embriología.

**EMBRIOMA** *(embryoma)* Tumor que procede de las células o tejidos embrionarios.

**EMBRIOMORFO** *(embryomorph)* Dícese de cualquier estructura similar a la de un embrión, especialmente una masa de tejido que podría corresponder a un embrión abortado.

**EMBRIÓN** *(embryo)* 1. Cualquier organismo en los primeros estadios de desarrollo. 2. Por lo que respecta al ser humano, estadio del desarrollo prenatal, entre el momento de la implantación del óvulo fertilizado, hacia las dos semanas después de la concepción, hasta el final de las semanas séptima y octava. Este período se caracteriza por crecimiento rápido, diferenciación de los sistemas orgánicos mayores y desarrollo de las principales características externas. Consultar las voces **cigoto; feto**.

**EMBRIÓN PRESOMÍTICO** *(presomite embryo)* Embrión en cualquier fase de su desarrollo anterior a la aparición del primer par de somitos, que en los humanos ocurre entre 19 y 21 días después de la fecundación.

**EMBRIÓN PREVELLOSO** *(previllous embryo)* Embrión de mamífero que se encuentra en una etapa anterior al desarrollo de las vellosidades coriónicas; en el hombre, éstas aparecen entre el primero y el segundo mes a partir de la fecundación.

**EMBRIÓN SOMÍTICO** *(somite embryo)* Embrión en cualquier fase de desarrollo entre la formación de los primeros y últimos pares de somitos, que en los seres humanos tiene lugar en las semanas tercera y cuarta después de la fecundación del óvulo.

**EMBRIONADO** *(embryonate)* Fertilizado, que contiene un embrión: *huevos embrionados*.

**EMBRIONARIO, ESTADIO** *(embryonic stage)* Período comprendido desde el final del estadio germinal, hacia los 10 días de gestación, hasta la octava semana.

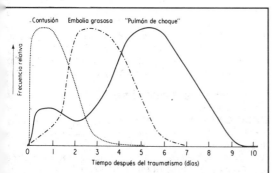

**EMBOLIA GRASA.** La insuficiencia respiratoria a causa de una embolia grasa es mayor entre el segundo y cuarto día después de un traumatismo que afecta al respiratorio.

**EMBRIONIFORME** *(embryoniform)* Similar a un embrión.

**EMBRIOPATÍA** *(embryopathy)* Anomalía del embrión o del feto debida a interferencia con el desarrollo intrauterino normal. Por ejemplo, la **embriopatía rubeólica**.

**EMBRIOPATÍA RUBEÓLICA** *(rubella embryopathy)* Anomalía congénita debida a rubéola de la madre durante los tres primeros meses de embarazo.

**EMBRIOPLÁSTICO** *(embryoplastic)* Relacionado con la formación del embrión. Habitualmente se aplica a las células: *células embrioplásticas*.

**EMBRIOTOMÍA** *(embryotomy)* **1.** Desmembramiento o mutilación del feto para sacarlo del útero, cuando no es posible el parto normal. **2.** Disección de un embrión para su examen y análisis.

**EMBRIOTOMO** *(embryotome)* Instrumento utilizado para la embriotomía.

**EMBRIOTROFIA** *(embryotrophy)* Nutrición del embrión. V. también **embriotrofo**.

**EMBRIOTROFO** *(embryotroph, embryotrophe)* Material nutritivo uterino licuado compuesto de secreciones glandulares y tejidos en degeneración que nutre al embrión de los mamíferos hasta que se establece la circulación placentaria. Denominado también **histotrofo**.

**EMESIS** *(emesis)* V. **vómito**.

**-EMÉTICO** *(-emetic)* Sufijo que significa «relacionado con el vómito»: *antiemético, hematemético, hiperemético*.

**EMÉTICO** *(emetic)* Que produce vómitos. El clorhidrato de apomorfina, al actuar sobre el sistema nervioso central, provoca vómitos 10-15 min después de su administración parenteral. El jarabe de ipecacuana se usa en el tratamiento urgente de la sobredosificación de fármacos y en ciertas intoxicaciones, pero puede tener un efecto cardiotóxico si no se vomita y es absorbido.

**EMETINA, CLORHIDRATO DE** *(emetine hydrochloride)* Agente antiamebiano parenteral muy eficaz.

INDICACIONES: Disentería amebiana aguda fulminante, absceso amebiano, hepatitis amebiana.

CONTRAINDICACIONES: Terapia con emetina dentro de las 6-8 semanas previas, enfermedad cardiaca, polineuropatía, enfermedad renal e hipersensibilidad conocida al fármaco.

EFECTOS SECUNDARIOS: Entre los más graves figuran las alteraciones cardiovasculares, la hipotensión y los efectos neuromusculares.

**EMETROPÍA** *(emmetropia)* Visión normal caracterizada por una relación correcta entre el sistema de refracción del globo ocular y su longitud axial. Esta relación asegura que los rayos luminosos que entran en el ojo paralelos al eje óptico serán enfocados exactamente en la retina. Consultar las voces **ambliopía; hiperopía; miopía**.

**EMG** *(EMG)* Abreviatura de **electromiograma**.

**EMG, SÍNDROME** *(EMG syndrome)* Trastorno hereditario transmitido con carácter autosómico recesivo. Las manifestaciones clínicas incluyen exoftalmos, macroglosia y gigantismo (EMG), frecuentemente acompañados por visceromegalia, displasia de la médula renal y agrandamiento de las células de la corteza adrenal. Denominado también **Beckwith-Wiedemann, síndrome de; exoftalmos-macroglosia-gigantismo, síndrome de**.

**-EMIA** *(-emia, -aemia)* **1.** Sufijo que indica un estado específico de la sangre: *hipocinemia, hiperemia, picnemia*. **2.** Sufijo que indica la presencia o la concentración de una sustancia específica en la sangre: calcemia, glucemia, melitemia, yodemia.

**EMISARIAS, VENAS** *(emissary veins)* Pequeños vasos del cráneo que conectan los senos de la dura con las venas extracraneales, a través de una serie de anastomosis. Las principales son la mastoidea, la parietal, el plexo carotídeo interno, la red canalicular sublingual, la condílea, la red del agujero oval y las pequeñas venas que pasan a través del agujero rasgado anterior para conectar el seno cavernoso con el plexo pterigoideo. También se incluye en este grupo la vena que pasa a través del foramen ciego y que conecta el seno sagital superior con las venas de la cavidad nasal.

**EMISIÓN RADIACTIVA** *(radioactive decay)* Desintegración del núcleo de un núclido inestable por la emisión espontánea de partículas cargadas, fotones o ambos.

**EMOCIÓN** *(emotion)* Aspecto afectivo de la conciencia, en contraposición con la volición y la cognición. Las alteraciones fisiológicas cursan muchas veces con cambio marcado de la emoción, independientemente de que los sentimientos sean conscientes o inconscientes y de que se expresen o no. V. también **emocional, necesidad; emocional, respuesta**.

**EMOCIONAL, APOYO** *(emotional support)* Tratamiento sensible y comprensivo que ayuda al paciente a aceptar y sobrellevar su enfermedad, comunicar sus ansiedades y temores, obtener consuelo de otra persona e irse ocupando poco a poco de sí mismo.

MÉTODOS: Para prestar apoyo emocional a una persona es fundamental reconocer y respetar su individualidad, sus preferencias personales y sus necesidades humanas. También es fundamental comprender al enfermo y valorar cómo le ha afectado la pérdida de la salud. Es importante animarle para que reorganice sus sentimientos y preocupaciones y evitar el empleo de respuestas tópicas como «no se preocupe, tómeselo con calma» o «todo irá bien». Muchos médicos y enfermeras comprenden que el paciente puede necesitar expresar sus temores pero otros actúan con angustia, hostilidad, silencio o una jovialidad poco justificable. Hay que evitar toda crítica negativa, cualquier actitud de valoración, distante y las expresiones faciales que puedan indicar rechazo, así como buscar cualquier oportunidad para escuchar al paciente y aconsejarle con realismo y afecto. El apoyo emocional suele mejorar la situación física y psicológica del paciente facilitándole la aceptación de su enfermedad, el adaptarse a ella con menor ansiedad y tolerar las molestias inevitables.

**EMOCIONAL, ENFERMEDAD** *(emotional illness)* V. **mental, trastorno**.

**EMOCIONAL, NECESIDAD** *(emotional need)* Requerimiento psicológico o mental de origen intrapsíquico que suele centrarse en sentimientos básicos como amor, temor, angustia, tristeza, ansiedad, frustración y depresión y en el que interviene el entendimiento, la empatía y el apoyo mutuo de dos personas. Aunque es común a todos los individuos suele acentuarse durante períodos de estrés, enfermedades físicas y mentales y durante diversas

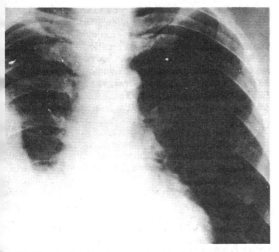

**EMPIEMA.** Radiografía de un empiema torácico de dos meses de duración. Casos tan aparatosos han de tratarse con drenaje abierto.

etapas de la vida como la lactancia, la primera infancia y la vejez. Si no se ven satisfechas por medios adecuados y socialmente aceptables pueden provocar trastornos psicopatológicos. V. también **emoción**.

**EMOCIONAL, RESPUESTA** (emotional response) Relación frente a un sentimiento intrapsíquico en particular que se acompaña de alteraciones fisiológicas, que pueden o no manifestarse, pero que motivan o precipitan algún tipo de respuesta del comportamiento. V. también **emoción.**

**EMOLIENTE** (emollient) Sustancia que ablanda los tejidos, especialmente la piel y las mucosas.

**EMPATÍA** (empathy) Capacidad de reconocer y hasta cierto punto compartir las emociones y estados psicológicos de otra persona y comprender la significación de su conducta. Es una cualidad esencial para poder realizar una psicoterapia eficaz.

**EMPIEMA** (-empyema) Sufijo que significa «acúmulo de pus, especialmente en el tórax»: artroempiema, neumoempiema, tifloempiema.

**EMPIEMA** (empyema) Acúmulo de pus en una cavidad corporal, especialmente el espacio pleural, como resultado de una infección bacteriana como una pleuresía o una tuberculosis. Por lo general se trata por incisión quirúrgica, aspiración y drenaje. Además, hay que administrar antibióticos para corregir la causa de la infección subyacente.

**EMPÍRICO** (empiric) Relativo a un método terapéutico basado en observaciones y en la experiencia sin que se conozca la causa o mecanismo del trastorno ni la forma en que el agente terapéutico empleado mejora o cura al enfermo. El tratamiento de una nueva enfermedad puede basarse en observaciones y experiencias al tratar otras enfermedades análogas.

**EMPIRISMO** (empiricism) Forma de tratamiento basada en la experiencia y observaciones personales o de otros médicos.

**EMPROSTÓTONOS** (emprosthotonos) Posición del cuerpo caracterizada por la flexión rígida hacia delante de la cintura, debida a un espasmo muscular involuntario prolongado que suele asociarse con la infección tetánica o la intoxicación por estricnina.

**EMULSIÓN** (emulsion) Sistema constituido por dos líquidos no miscibles, uno de los cuales se encuentra disperso en el otro en forma de pequeñas gotitas.

**EMULSIÓN INTRAVENOSA DE GRASA** (intravenous fat emulsion) Preparación de grasa al 10 % administrada por vía IV al objeto de mantener el peso de un adulto o estimular el crecimiento de un niño. Se compone de aceite refinado de soja y fosfolípidos de yema de huevo; conteniendo sobre todo ácidos grasos tipo linoleico, oleico y palmítico. Es isotónica y debe administrarse en una vena periférica sin mezclar con otras soluciones parenterales. Se administra cuando el paciente necesita un elevado aporte calórico pero no tolera el exceso de dextrosa contenido en las soluciones hiperalimenticias, o cuando la hiperalimentación parenteral normal resulta insuficiente. También se administra en pacientes posoperatorios y todos aquellos que requieren una elevada cantidad de ácidos grasos. No se dan a pacientes con alteraciones del metabolismo de las grasas, como los que presentan hiperlipemia, hepatopatías graves, defectos de coagulación por disminución plaquetaria, enfermedades pulmonares, nefrosis lipídica, lesión hepatocelular, discrasia de médula ósea o pacientes tratados con drogas inhibidoras anabólicas. Debe administrarse durante el día, de modo que los pacientes puedan seguir un patrón de alimentación normal durante la noche, en que además está disminuido el flujo de orina. Una vez abierta la vía de administración la emulsión se administra bajo control de un dispositivo electrónico que regula la velocidad de administración de modo automático. Durante la administración de este preparado debe hacerse una medición periódica de la ingesta y las excreciones del paciente, así como una medición diaria de la cantidad de ácidos grasos libres en sangre. Se requerirá la realización de pruebas hepáticas cuando la administración de grasa se realice por un largo período de tiempo. Entre los efectos secundarios que pueden aparecer tras el comienzo de la infusión (generalmente unas dos horas y media después) figuran: aumento de la temperatura, sudoración, sensación de presión en los ojos, náuseas, vómitos, dolor de cabeza, pecho y espalda, disnea y cianosis. Entre los efectos secundarios de aparición más tardía (unos 10 días después del comienzo de la administración) se encuentran: hepatomegalia, esplenomegalia, trombocitopenia, hiperlipemia, lesión hepática, diátesis hemorrágica y úlcera gastroduodenal.

**EMULSIONAR** (emulsify) Dispersar un líquido en otro formando una suspensión coloidal. Los jabones y detergentes emulsionan los pequeños glóbulos de grasa circundante impidiendo su coalescencia. Los ácidos biliares actúan como agentes emulsionantes en el conducto digestivo dispersando las grasas ingeridas en pequeños glóbulos.

**EN-** Prefijo que significa «en, dentro de, sobre»: enantema, encelialgia, enostosis.

**ENANISMO** (dwarfism) Subdesarrollo corporal, caracterizado predominantemente por estatura muy baja, aunque el trastorno se asocia con otros muchos defectos y a veces incluye un grado variable de retraso mental. Puede deberse a múltiples causas, entre ellas defectos genéticos, disfunción endocrina con afectación hipofisaria o tiroidea, enfermedades crónicas (raquitismo, insuficiencia renal, malabsorción intestinal) y estrés psicosocial (síndrome de privación materna). Consultar la voz **enano**.

**ENANISMO HIPOFISARIO** (*pituitary nanism*) Tipo de enanismo asociado con infantilismo hipofisario. V. también **enano hipofisario**.

**ENANISMO HIPOTIROIDEO** (*hypothyroid dwarf*) V. **enano cretino**.

**ENANISMO «MULIBREY»** (*mulibrey nanism*) Trastorno genético raro de carácter autosómico recesivo, que se caracteriza por enanismo, pericarditis constrictiva, hipotonía muscular, anomalías del cráneo y cara y manchas amarillas típicas en el fondo de ojo. El nombre es un acrónimo compuesto por las dos primeras letras de la denominación inglesa de los órganos en los que asientan los defectos principales: músculo (muscle), hígado (liver), cerebro (brain), y ojos (eyes).

**ENANISMO RENAL** (*renal nanism*) Enanismo que se asocia a la osteodistrofia renal infantil.

**ENANISMO SENIL** (*senile nanism*) Enanismo asociado con progeria.

**ENANISMO SINTOMÁTICO** (*symptomatic nanism*) Enanismo asociado con los trastornos del crecimiento óseo, la malformación dentaria y el desarrollo sexual.

**ENANO** (*dwarf*) **1.** Individuo anormalmente bajo, sobre todo cuando coexiste desproporción corporal. **2.** Entre los tipos de enanos se incluyen el **enano acondroplásico**, el **enano asexual**, el **enano ateliólico**, el **enano con cabeza de pájaro**, el **enano cretino**, el **enano de Amsterdam**, el **enano diastrófico**, el **enano focomélico**, el **enano hipofisario**, el **enano primordial**, el **enano raquítico**, el **enano sexual** y el **enano tanatofórico**. V. también **Brissaud, enano de; Russell, enano de; Silver, enano de**.

**ENANO ACONDROPLÁSICO** (*achondroplastic dwarf*) Tipo de enano más frecuente, caracterizado por unas extremidades desproporcionadamente cortas con tronco de tamaño normal, cabeza grande, depresión del puente nasal, cara pequeña, manos achatadas en tridente e hiperlordosis lumbar. Esta enfermedad se debe a un trastorno hereditario en el cartílago epifisario formador de hueso y con frecuencia se asocia con otros defectos o anomalías, aunque por lo general no hay afectación del sistema nervioso central y la inteligencia es normal. V. también **acondroplasia**.

**ENANO ASEXUAL** (*asexual dwarf*) Enano adulto cuyos órganos genitales se encuentran poco desarrollados.

**ENANO ATELIÓTICO** (*ateliotic dwarf*) Enano cuyo esqueleto no está totalmente formado por falta de unión de las epífisis y las diáfisis durante el desarrollo óseo.

**ENANO CON CABEZA DE PÁJARO** (*bird-headed dwarf*) Persona que padece el síndrome de Seckel, trastorno congénito caracterizado por una estatura corta pero proporcionada con hipoplasia de los maxilares, ojos grandes y protrusión nasal en forma de pico, retraso mental y otros defectos esqueléticos, cutáneos y genitales.

**ENANO CRETINO** (*cretin dwarf*) Persona de talla corta debida a un hipotiroidismo infantil con déficit intenso de hormona tiroidea. V. también **cretinismo**.

**ENANO DE AMSTERDAM** (*Amsterdam dwarf*) Persona afecta del síndrome de Lange que cursa con estatura corta y grave retraso mental, aparte de otras múltiples anomalías.

**ENANO DIASTRÓFICO** (*diastrophic dwarf*) Persona de corta estatura debido a una osteocondrodisplasia que se acompaña de diversas deformidades de los huesos y articulaciones como escoliosis, pie zambo, micromelia defectos de las manos, contracturas y subluxaciones de múltiples articulaciones, deformidades auriculares y paladar hendido. Puede tener una base genética y se transmite como carácter autosómico recesivo.

**ENANO FISIOLÓGICO** (*physiologic dwarf*) V. **enano primordial**.

**ENANO FOCOMÉLICO** (*phocomelic dwarf*) Enano que presenta anormalmente cortos los huesos largos de la totalidad o parte de las extremidades.

**ENANO HIPOFISARIO** (*pituitary dwarf*) Enano cuyo retraso del desarrollo se debe a una deficiencia de hormona de crecimiento por hipofunción del lóbulo anterior de la hipófisis. En la mayoría de los casos no puede determinarse la causa de este enanismo y el defecto se limita a una falta de somatotropina, aunque algunas veces puede existir también una deficiencia de gonadotropinas, hormona adrenocorticotropa y hormona estimulante del tiroides. El paciente tiene una buena proporción corporal sin deformidades faciales ni esqueléticas y su desarrollo mental y sexual es normal. Este trastorno suele diagnosticar-

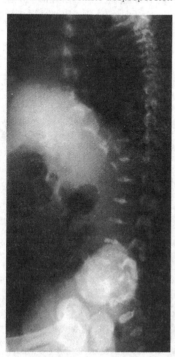

ENANISMO. Imagen raidográfica lateral que muestra el acortamiento de las costillas y el déficit de desarrollo de los cuerpos vertebrales con amplios espacios interdiscales.

**Causas de enanismo**

A. Constitucional
B. Cronopatía (retraso en el desarrollo)
C. Déficit de hormona del crecimiento (G.H.)
- agenesia hipofisaria
- craneofaringioma
- encefalitis
- enanismo hipofisario familiar
- histiocitosis X
- meningitis
- traumatismo encefálico
- tumores hipofisarios
D. Déficits nutritivos
- carencia de aporte
- deprivación materna
- malabsorción intestinal
E. Enfermedades crónicas no endocrinas
- hepatopatías crónicas
- infecciones crónicas
- insuficiencia respiratoria crónica
F. Enfermedades endocrinas
- Addison, enfermedad de
- Adrenogenital, síndrome
- corticoterapia prolongada
- Cushing, síndrome de
- diabetes mellitus
- hipotiroidismo juvenil
G. Enfermedades metabólicas
- glucogenosis
- lipidosis
- mucopolisacaridosis
H. Falta de respuesta periférica a la G.H.
- Turner, síndrome de
I. Osteopatías
- Acondroplasia
- Osteoporosis juvenil
- Raquitismo
J. Otras
- ataxia-telangiectasia
- Bartter, síndrome de
- Down, síndrome de
- Fanconi, síndrome de
- Trisomía par 18

se en la infancia mediante la exploración radiográfica de los huesos y la determinación de los niveles de hormona de crecimiento en plasma por radioinmunoanálisis.

**ENANO HIPOPLÁSICO** (*hypoplastic dwarf*) V. **enano primordial**.

**ENANO HIPOTIROIDEO** (*hypothyroid dwarf*) V. **enano cretino**.

**ENANO INFANTIL** (*infantile dwarf*) Persona cuyo desarrollo mental y físico se encuentra muy retrasado como consecuencia de causas diversas, ya sean defectos genéticos o de desarrollo.

**ENANO MICROMÉLICO** (*micromelic dwarf*) Enano con miembros anormalmente cortos.

**ENANO NANOCEFÁLICO** (*nanocephalic dwarf*) V. **enano con cabeza de pájaro**.

**ENANO NORMAL** (*normal dwarf*) V. **enano primordial**.

**ENANO PRIMORDIAL** (*primordial dwarf*) Individuo de talla extremadamente baja, por lo demás normalmente formado, con proporciones corporales y desarrollo mental y sexual adecuados. La alteración puede deberse a una causa genética que modifica la utilización de la hormona del crecimiento, o aparecer esporádicamente en una población determinada. Denominado también **enano hipoplásico; enano fisiológico; enano normal; enano puro** y **enano verdadero**. V. también **enano hipofisario** y **pigmeo**.

**ENANO PURO** (*pure dwarf*) V. **enano primordial**.

**ENANO RAQUÍTICO** (*rachitic dwarf*) Persona en la que el retraso del crecimiento se debe al raquitismo. V. también **Fanconi, síndrome de**.

**ENANO RENAL** (*renal dwarf*) Enano en el que el retraso del crecimiento está provocado por insuficiencia renal.

**ENANO SEXUAL** (*sexual dwarf*) Enano adulto cuyos órganos genitales están normalmente desarrollados.

**ENANO TANATOFÓRICO** (*thanatophoric dwarf*) Dícese del niño con severa micromielia, cuyos miembros se proyectan directamente desde el tronco, con un tórax extremadamente delgado y cuerpos vertebrales aplanados con espacios intervertebrales vacíos. La muerte suele sobrevenir a consecuencia de complicaciones respiratorias poco después del nacimiento.

**ENANO VERDADERO** (*true dwarf*) V. **enano primordial**.

**ENANTEMA** (*enanthema*) Lesión eruptiva en la superficie de una membrana mucosa.

**ENCAINIDA** (*encainide*) Antagonista de los canales del sodio, utilizado como agente antiarrítmico. Indicado para el tratamiento de las arritmias ventriculares que ponen en peligro la vida del paciente.

**ENCAJAMIENTO** (*engagement*) **1.** Fijación de la presentación fetal en la pelvis materna. La parte más baja de la presentación se encuentra a nivel de las espinas isquiáticas o por debajo de las mismas. **2.** Fijación de la cabeza fetal en la pelvis materna con el diámetro biparietal a nivel de las espinas isquiáticas.

**ENCAPSULADO** (*encapsulated*) Relativo a arterias, músculos, nervios y otras estructuras corporales, se dice si está incluido en una cubierta fibrosa o membranosa. V. también **vaina sinovial**.

**ENCEFALINA** (*enkephalin*) Uno de los dos pentapéptidos producidos en el organismo para reducir el dolor. Los investigadores los han aislado hasta el momento en la hipófisis, el cerebro y el conducto gastrointestinal. Las dos conocidas son la encefalina-metionina y la encefalina-isoleucina, cada una de las cuales está compuesta por cinco aminoácidos, cuatro idénticos y sólo uno diferente en las dos encefalinas. Se considera que estos dos neuropéptidos pueden deprimir las neuronas del sistema nervioso central. Las terminaciones axónicas que liberan encefalinas se concentran en el asta posterior de la sustancia gris de la medula espinal, en la porción central del tálamo y en la amígdala del sistema límbico cerebral. Inhiben los neurotransmisores en las vías de la sensibilidad dolorosa reduciendo así el componente emocional del dolor al igual que el físico. Aunque no se sabe exactamente cómo funcionan, numerosos investigadores aseguran que son analgésicos naturales y que pueden intervenir, junto con otros neuropéptidos, en el desarrollo de ciertas conductas psicopatológicas. Consultar la voz **endorfina**.

**ENCEFALITIS** (*encephalitis*) Trastorno inflamatorio del cerebro. Suele deberse a una infección por arbovirus transmitidos por la picadura de un mosquito infectado, pero también responde a otras causas como la intoxicación por plomo u otras sustancias o la hemorragia cerebral. La encefalitis posinfecciosa se desarrolla como complicación de otra infección como varicela, gripe o sarampión, o tras la vacunación antivariólica. Se caracteriza por cefalea, dolor en la nuca, fiebre, náuseas y vómitos. Algunos pacientes presentan además trastornos neurológicos como convulsiones, alteraciones de la personalidad, irritabilidad, letargia, parálisis, debilidad y coma. La evolución depende de la causa, edad, situación previa de la persona y grado de inflamación. Cuando ésta es muy intensa, con destrucción del tejido nervioso, pueden aparecer crisis convulsivas, pérdida de algún sentido especial

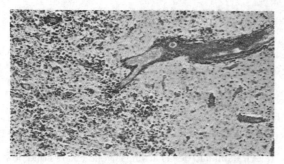

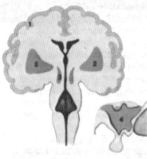

**ENCEFALITIS.** Arriba, microfotografía de tejido cerebral de un caso de encefalitis metastática local con algunos infiltrados linfocitarios y plasmocitarios. A la izquierda, esquema de las zonas encefálicas que resultan afectadas habitualmente por la encefalitis letárgica: la corteza cerebral, los núcleos de la base, la sustancia negra y núcleos situados alrededor del acueducto de Silvio y el hipotálamo.

o algún otro trastorno neurológico permanente e incluso puede sobrevenir la muerte. Por lo general, la inflamación afecta a la medula espinal y al cerebro y por tanto el término más preciso es el de encefalomielitis. V. también **encefalitis equina; encefalomielitis**.

**ENCEFALITIS B** *(Japanese B encephalitis)* V. **encefalitis japonesa**.

**ENCEFALITIS DEL LACTANTE** *(infantile encephalitis)* Cualquiera de las enfermedades inflamatorias cerebrales que afectan al lactante. Puede causarla una infección vírica directa o una encefalitis secundaria a una complicación del sarampión, la varicela, la rubéola u otras enfermedades.

**ENCEFALITIS EPIDÉMICA** *(epidemic encephalitis)* Cualquier inflamación difusa del cerebro producida de forma epidémica. A este tipo pertenecen la **encefalitis de San Luis** y la **encefalitis japonesa**.

**ENCEFALITIS EQUINA** *(equine encephalitis)* Infección por arbovirus caracterizada por la inflamación de los tejidos nerviosos del cerebro y la medula espinal con fiebre elevada, cefalea, náuseas, vómitos, mialgias y síntomas neurológicos tales como trastornos visuales, temblor, letargia y desorientación. El virus se transmite por la picadura de un mosquito infectado. El huésped primario del virus es el caballo que resulta infectado, mientras que el hombre es un huésped secundario. **La encefalitis equina oriental** es una forma grave de esta infección que se produce en la costa oriental de los Estados Unidos y es de duración más larga y produce más muertes y secuelas que la encefalitis equina occidental que se produce en todo el resto del país y da lugar a una enfermedad leve, de evolución breve similar a la de la encefalitis equina venezolana, frecuente en América Central y Sudamérica y los estados de Florida y Tejas.

**ENCEFALITIS EQUINA ORIENTAL** *(eastern equine encephalitis)* V. **encefalitis equina**.

**ENCEFALITIS JAPONESA** *(Japanese encephalitis)* Infección epidémica grave del cerebro observada en el este de Asia y en Japón, caracterizada por escalofríos, parálisis y pérdida de peso, y causada por un grupo de arbovirus B transmitido por mosquitos. La mortalidad puede alcanzar el 33 % y son frecuentes diversas secuelas neurológicas y psiquiátricas. No existe tratamiento específico. Denominada también **encefalitis B**.

**ENCEFALITIS LETÁRGICA** *(lethargic encephalitis)* V. **encefalitis epidémica**.

**ENCEFALITIS POSINFECCIOSA** *(postinfectious encephalitis)* V. **encefalitis**.

**ENCEFALITIS TÓXICA** *(toxic encephalitis)* Encefalitis ocasionada por una intoxicación de metales pesados. Caracterizada por edema cerebral y convulsiones.

**ENCÉFALO** *(brain)* Región del sistema nervioso central contenida en el cráneo. Consta del cerebro, cerebelo, bulbo raquídeo y tronco del encéfalo. Las células especializadas incluidas en su masa de tejido blando convolucionado, gris o blanco, regulan las funciones del sistema nervioso.

**ENCÉFALO, TRONCO DEL** *(brain stem)* Porción del encéfalo que comprende el bulbo raquídeo, la protuberancia y el mesencéfalo. Realiza funciones motoras, sensoriales y reflejas y contiene las vías corticospinales y reticulospinales. Los doce pares de nervios craneales cerebrales se originan prácticamente en el tronco del encéfalo. Consultar las voces **bulbo raquídeo; mesencéfalo**.

**ENCEFALOCELE** *(encephalocele)* Protrusión del encéfalo a través de un defecto congénito del cráneo; hernia cerebral. V. también **tubo neural, anomalías del**.

**ENCEFALODISPLASIA** *(encephalodysplasia)* Cualquier anomalía congénita del encéfalo.

**ENCEFALOGRAFÍA** *(encephalography)* Delimitación radiográfica de las estructuras cerebrales con contenido líquido que se realiza extrayendo líquido cefalorraquídeo y sustituyéndolo por un gas como aire, helio u oxígeno. Se utiliza sobre todo para detectar el punto de obstrucción al flujo de líquido cefalorraquídeo en trastornos tales como la hidrocefalia u otras anomalías estructurales de la fosa posterior. Entre los distintos tipos de encefalografía destacan la **neumoencefalografía** y la **ventriculografía**. Consultar las voces **ecoencefalografía; electroencefalografía**.

**ENCEFALOGRAMA** *(encephalogram)* Radiografía del cerebro realizada en el curso de una encefalografía.

**ENCEFALOMENINGOCELE** *(encephalomeningocele)* V. **meningoencefalocele**.

**ENCEFALOMIELITIS** *(encephalomyelitis)* Trastorno inflamatorio del encéfalo y la médula espinal que se caracteriza por fiebre, cefalea, rigidez de nuca, dolor de espalda y vómitos. Dependiendo de la causa, la edad y situación del paciente y el grado de inflamación e irritación del sistema nervioso central pueden aparecer convulsiones, parálisis, alteraciones de la personalidad, disminución del nivel de conciencia o incluso muerte. Cuando la inflamación es grave y produce grandes lesiones en las células y tejidos del sistema nervioso pueden aparecer ciertas secuelas como trastornos convulsivos o alteraciones de la capacidad mental. V. también **encefalitis equina**.

**ENCEFALOMIOCARDITIS** *(encephalomyocarditis)* Enfermedad infecciosa del sistema nervioso central producida por un grupo de pequeños picornavirus ARN. El reservorio fundamental de esta infección son los roedores. La enfermedad humana es variable y mientras que en algunos casos tiene una evolución asintomática, en otros se comporta como una encefalomielitis grave. No se acompaña de miocarditis y la mayoría de los pacientes se recuperan pronto sin secuelas. El tratamiento es de sostén. V. también **picornavirus**.

**ENCEFALOPATÍA** *(encephalopathy)* Cualquier trastorno de la estructura o función de los tejidos cerebrales. Este término se refiere particularmente a las enfermedades crónicas, destructivas o degenerativas.

**ENCEFALOPATÍA HEMORRÁGICA NECROTIZANTE AGUDA** *(acute necrotizing hemorrhagic encephalopathy)* Enfermedad degenerativa del cerebro caracterizada por edema marcado, numerosas hemorragias diminutas, necrosis de las paredes de los vasos sanguíneos, especialmente de las venas pequeñas, desmielinización de las fibras nerviosas e infiltración de las meninges con neutrófilos, linfocitos e histiocitos. Los signos típicos son cefalea intensa, fiebre y vómitos; a veces aparecen convulsiones y el paciente puede perder bruscamente la conciencia. El tratamiento consiste en descomprimir el cerebro mediante la extracción de líquido cefalorraquídeo y administrar grandes dosis de esteroides, pero la enfermedad suele ser fatal en el curso de 1 a 6 días. Denominada también **leucoencefalitis hemorrágica aguda**.

**ENCEFALOPATÍA HEPÁTICA** *(hepatic encephalopathy)* Lesión cerebral causada por una intoxicación por amoníaco secundaria a una enfermedad hepática.

**ENCEFALOPATÍA HIPERTENSIVA** *(hypertensive encephalopathy)* Conjunto de síntomas, incluidos la cefalea, las convulsiones y el coma, asociados a glomerulonefritis.

**ENCEFALOPATÍA PORTOSISTÉMICA** *(portal-systemic encephalopathy)* V. **coma hepático**.

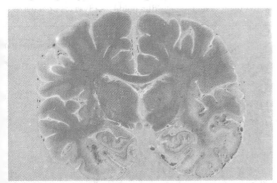

**ENCEFALOPATÍA HEMORRÁGICA NECROTIZANTE AGUDA.** Corte de cerebro afectado por esta enfermedad, que presenta corpúsculos de inclusión intracraneales y propagación típica en la corteza medio basal temporal de la ínsula y en la circunvolución del cuerpo calloso.

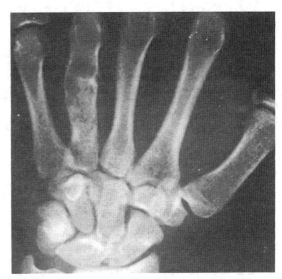

**ENCONDROMA.** Radiografía de lesión en el cuarto metacarpiano que muestra dilatación y adelgazamiento de la corteza.

**ENCÍA** *(gingiva)* Mucosa soportada por tejido fibroso situada por encima de los dientes no brotados y alrededor del cuello de los que han brotado.

**ENCONDROMA** *(enchondroma)* Tumor benigno de células cartilaginosas, de crecimiento lento, que se originan en el extremo de la porción tubular de los huesos largos, generalmente en manos o pies. Crece por proliferación celular y la coalescencia de pequeños tumores satélites puede distender el hueso. Denominado también **encondrosis; condroma verdadero**.

**ENCONDROMATOSIS** *(enchondromatosis)* Trastorno congénito caracterizado por la proliferación de cartílago en los extremos de la diáfisis de varios huesos que determina adelgazamiento de la cortical y distorsión de la forma. Denominado también **discondroplasia; encondromatosis múltiple; Ollier, enfermedad de; encondromatosis esquelética**. V. también **Maffucci, síndrome de**.

**ENCONDROSARCOMA** *(enchondrosarcoma)* V. **condrosarcoma central**.

**ENCOPRESIS** *(encopresis)* Incontinencia fecal.

**ENDARTERECTOMÍA** *(endarterectomy)* Intervención quirúrgica que consiste en extirpar la túnica íntima de una arteria engrosada por aterosclerosis.

**ENDARTERITIS** *(endarteritis)* Trastorno inflamatorio de la capa interna de una o más arterias que pueden ocluirse parcial o totalmente.

**ENDARDERITIS AGUDA** *(acute endarderitis)* Proceso inflamatorio de las células que revisten una arteria. Puede ocasionarla una infección o la proliferación de tejido fibroso en el interior de la pared de una gran arteria.

**ENDARDERITIS CRÓNICA** *(chronic endarderitis)* Proceso inflamatorio de la túnica íntima de la pared arterial. A veces puede estar acompañada de degeneración grasa del tejido arterial y de depósitos de calcio.

**ENDARTERITIS OBLITERANTE** *(endarteritis obliterans)*

Trastorno de la cubierta de las paredes arteriales con proliferación de la íntima, estrechamiento de la luz vascular y oclusión de los vasos de menor calibre.

**ENDÉMICO** *(endemic)* En relación a una enfermedad o un microorganismo propio de una zona geográfica o una población. V. también **epidémico; pandémico**.

**ENDEREZAMIENTO, REFLEJO DE** *(righting reflex)* Cualquier reflejo que tienda a devolver a un animal a su posición corporal normal en el espacio, cuando ha sido desplazado de esa posición. Estos reflejos envuelven cierto número de receptores sensoriales, incluyendo los ojos, el laberinto y los músculos.

**ENDEREZAMIENTO CORPORAL, REFLEJO DE** *(body righting reflex)* Respuesta neuromuscular dirigida a restablecer la posición erecta normal del cuerpo cuando éste ha sido desplazado. En los reflejos de enderezamiento intervienen mecanismos y procesos complicados relacionados con las estructuras del oído interno, como el utrículo, sáculo, mácula y canales semicirculares. También intervienen receptores de la rama vestibular del VII par craneal. Cualquier cambio de posición que experimenta la cabeza produce una alteración de la presión en la membrana gelatinosa de la mácula y hace que los diminutos otolitos de dicha membrana tiren de las células vellosas estimulando los receptores adyacentes del nervio vestibular. Las fibras del nervio transmiten impulsos al cerebro que informan de la posición de la cabeza mediante la sensación del cambio gravitacional, la cual activa los músculos que tienden a restablecer la posición óptima del cuerpo. También activan los reflejos de enderezamiento los receptores propioceptivos de músculos y tendones y los impulsos nerviosos visuales. La interrupción de los impulsos asociados con los reflejos de enderezamiento corporal pueden trastornar el equilibrio y producir náuseas y vómitos.

**ENDO-, END-** Prefijo que significa «dentro, hacia dentro»: **endobiótico; endocraneal**. También **ento-**.

**ENDOCARDIO** *(endocardium)* Cubierta interior del corazón que contiene pequeños vasos sanguíneos y algunos haces de músculo liso. Consultar las voces **epicardio; miocardio**.

**ENDOCARDITIS** *(endocarditis)* Trastorno que afecta al endocardio y las válvulas cardiacas y responde a múltiples causas. Entre los distintos tipos que presenta destacan la endocarditis abacteriana, la endocarditis bacteriana y la endocarditis de Libman-Sacks. Si no se trata, es rápidamente letal pero casi siempre puede resolverse con éxito mediante la administración de diversos agentes antibacterianos y con medidas quirúrgicas. Con un tratamiento adecuado sobreviven aproximadamente un 65-80 % de los pacientes.

**ENDOCARDITIS BACTERIANA** *(bacterial endocarditis)* Infección bacteriana aguda o subaguda del endocardio, de las válvulas cardiacas o de ambos. El proceso se caracteriza por la presencia de soplos cardiacos, fiebre prolongada, bacteriemia, esplenomegalia y embolismo. El tipo agudo evoluciona con gran rapidez, y suele estar provocado por estafilococos o neumococos. La forma subaguda generalmente se debe al asiento de *Streptococcus viridans* en las válvulas cardiacas lesionadas por la fie-

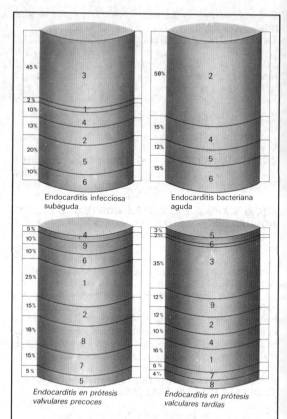

Endocarditis infecciosa subaguda

Endocarditis bacteriana aguda

Endocarditis en prótesis valvulares precoces

Endocarditis en prótesis valculares tardías

1) Estafilococos blancos; 2) Estafilococos dorados; 3) Estreptocos viridians; 4) Enterococos; 5) Otros estreptococos; 6) Otras bacterias; 7) Hongos; 8) Corinebacterias; 9) Enterobacterias y pseudomonas.

**ENDOCARDITIS BACTERIANA.** Gráfica de los agentes etiológicos de esta enfermedad y de su frecuencia (%) de aparición.

**Incidencia de endocarditis debida a diversos agentes infecciosos**

| Microorganismo | En válvulas naturales (%) | En prótesis valvulares (%) |
|---|---|---|
| Estreptocócos | 60-80 | 10-35 |
| S. viridans | 30-40 | 3-23 |
| Enterococos | 5-18 | 5-9 |
| Otros estreptococos | 15-25 | 1-4 |
| Estafilococos | 20-35 | 40-50 |
| S. aureus | 10-30 | 15-20 |
| S. epidermidis | 1-3 | 20-30 |
| Bacilos gramnegativos aerobios (*Pseudomonas*, Enterobacterias) | 1,5-13 | 10-20 |
| Difteroides | <10 | 4-10 |
| Hongos (*Aspergillus, Candida*) | 2-4 | 5-15 |
| Otros | <5 | <1 |
| *Gonococcus* | | |
| *Borrelia* | | |
| *Listeria* | | |
| Meningococos | | |
| *Haemophilus* | | |
| Rickettsias | | |

bre reumática. Para evitar la destrucción de las válvulas y la insuficiencia cardiaca es esencial instaurar lo más rápidamente posible un tratamiento antibiótico adecuado, generalmente con penicilina, cefalosporinas o gentamicina, todas por vía IV. V. también **endocarditis; endocarditis bacteriana subaguda**.

**ENDOCARDITIS BACTERIANA SUBAGUDA** (*subacute bacterial endocarditis*) Infección bacteriana crónica de las válvulas cardiacas que se caracteriza por fiebre de comienzo lento y gradual y un soplo cardiaco junto con esplenomegalia y desarrollo de formaciones de tejido anormal denominadas vegetaciones en torno a una prótesis cardiaca o sobre las hojuelas de una válvula. Los agentes causales más frecuentes son diversas especies de *Streptococcus* o *Staphylococcus*. Los procedimientos dentales producen bacteriemias con *Streptococcus viridans* y las intervenciones quirúrgicas con *Streptococcus faecalis*. Algunos pacientes sufren autoinfecciones con *Staphylococcus aureus*, especialmente los drogadictos. V. también **endocarditis; Janeway, lesión de.**

OBSERVACIONES: Las vegetaciones infectadas pueden separarse de la válvula o la prótesis y formar émbolos cuyas manifestaciones más frecuentes son las manchas de Roth, los nódulos de Osler, las hemorragias subungueales en astilla, las petequias y otras manifestaciones que expresan la existencia de metástasis infecciosas transmitidas por la sangre. Mediante el estudio bacteriológico de los hemocultivos se puede llegar a un diagnóstico específico y decidir el tratamiento adecuado.

ACTUACIONES: Esta enfermedad debe tratarse mediante un régimen prolongado y regular con los antibióticos que demuestren ser eficaces contra el agente causal. Si se ha producido la infección de una prótesis valvular, normalmente hay que sustituirla. Antes de cualquier intervención quirúrgica o dental es aconsejable administrar anbióticos de forma profiláctica, lo cual es obligado en los pacientes cardiópatas. Durante la fase aguda de la endocarditis bacteriana la fiebre se trata con antipiréticos y reposo en cama; en el curso de todo el proceso hay que asegurar un adecuado aporte proteico-calórico.

**ENDOCARDITIS CRÓNICA** (*chronic endocarditis*) Proceso inflamatorio del endocardio que reviste el corazón, generalmente posterior a un episodio de endocarditis aguda, sífilis o ateroma. Suele afectar a las válvulas cardiacas y provocar su insuficiencia.

**ENDOCARDITIS EMBOLÍGENA NO BACTERIANA** (*nonbacterial thrombic endocarditis*) Uno de los tres principales tipos de endocarditis, caracterizado por diferentes clases de lesiones que afectan a las válvulas cardiacas. Algunos estudios indican que puede ser el primer paso en el desarrollo de endocarditis bacteriana y que las lesiones correspondientes producen embolismos arteriales periféricos y muerte. Se produce por igual en hombres y mujeres de edades comprendidas entre 18 y 90 años, da lugar a soplos cardiacos en alrededor del 30 % de los casos y afecta con mayor frecuencia a las válvulas del lado izquierdo del corazón. No existe tratamiento satisfactorio, pero se pueden emplear los anticoagulantes para reducir la incidencia de embolismo arterial periférico. V. también **Libman-Sacks, endocarditis de.**

**ENDOCARDITIS MALIGNA** (*malignant endocarditis*) Infección bacteriana de la capa interna del corazón que afecta fundamentalmente a las valvulas después de ser lesionadas a causa de una fiebre reumática u otra enfermedad. Las cúspides valvulares pueden estar perforadas o ulceradas. El paciente generalmente experimenta fiebre y sudoración, embolismo y posiblemente septicemia.

**ENDOCARDITIS REUMÁTICA** (*rheumatic endocarditis*) Inflamación del endocardio durante una fiebre reumática aguda.

**ENDOCARDITIS SIFILÍTICA** (*syphilitic endocarditis*) Distensión y engrosamiento de las cúspides de la válvula aórtica, que ocasionan insuficiencia aórtica y que son secundarios a una infección sifilítica de la aorta.

**ENDOCARDITIS VEGETANTE** (*vegetative endocarditis*) Forma subaguda de endocarditis bacteriana, que se caracteriza por la presencia de vegetaciones en las válvulas cardiacas. Estas vegetaciones pueden ulcerar y perforar las cúspides valvulares.

**ENDOCERVICITIS** (*endocervicitis*) Trastorno caracterizado por la inflamación del epitelio y las glándulas del canal del cuello uterino. V. también **cervicitis**.

**ENDOCÉRVIX** (*endocervix*) **1.** Membrana que recubre el canal del cuello uterino. **2.** Abertura del cuello en la cavidad uterina.

**ENDOCONDRAL** (*endochondral*) Relativo a algo situado do en el interior del cartílago.

**ENDOCRINO, SISTEMA** (*endocrine system*) Conjunto de glándulas sin conductos y otras estructuras que elaboran hormonas y las secretan directamente en la corriente sanguínea afectando la función de órganos efectores específicos. Comprende las glándulas tiroides, paratiroides, hipófisis anterior, hipófisis posterior, páncreas, suprarrenales y gonadas. La pineal se considera también una glándula endocrina, ya que carece de conductos. El timo, que antiguamente se consideraba también como una glándula endocrina, se incluye hoy en el sistema linfático. Sus secreciones afectan al metabolismo y crecimiento del organismo y a la secreción de diversos órganos. Consultar la voz **exocrino**.

**ENDOCRINOLOGÍA** (*endocrinology*) Estudio de la anatomía, fisiología y patología del sistema endocrino y del tratamiento de los problemas endocrinos.

**ENDOCRINÓLOGO** (*endocrinologist*) Médico especializado en endocrinología.

**ENDODERMO** (*endoderm*) En Embriología, la más interna de las capas celulares que se desarrollan a partir del disco embrionario de la masa celular interna del blastocisto. A partir de él se originan el epitelio de la tráquea, los bronquios, los pulmones, el conducto gastrointestinal, el hígado, el páncreas, la vejiga urinaria, el uraco, la faringe, el tiroides, la cavidad timpánica, las amígdalas y las glándulas paratiroides. Consultar las voces **ecodermo; mesodermo**.

**ENDOFÍTICO** (*endophytic*) Relativo a la tendencia a crecer hacia dentro. Se aplica, por ejemplo, a los tumores que crecen hacia el interior de un órgano o estructura.

**ENDOFTALMÍA** (*endophthalmitis*) Trastorno inflamatorio de la porción interna del ojo con enrojecimiento, dolor, hinchazón y a veces formación de pus. El paciente presenta visión borrosa, vómitos, fiebre y cefalea. Puede deberse a una infección bacteriana o fúngica, traumatismo, trastorno alérgico, intoxicación química o medicamentosa o enfermedad vascular. Dependiendo de la causa, el tratamiento es quirúrgico o farmacológico con administración de antibióticos, atropina o corticosteroides. Denominada también **endoftalmitis.**

**ENDOFTALMITIS FACOANAFILÁCTICA** (*endophthalmitis phacoanaphylactica*) Trastorno caracterizado por una reacción autoinmune aguda localizada en el ojo. Se debe a un estado de hipersensibilidad ocular frente a la proteína del cristalino y suele producirse tras un traumatismo de éste o una intervención de cataratas. Los síntomas típicos son hinchazón o inflamación ocular, dolor intenso y visión borrosa. La sustancia del cristalino se ve invadida por polimofornucleares y fagocitos mononucleares. Hay que establecer el diagnóstico diferencial con la endoftalmitis infecciosa. El tratamiento es de sostén y suele consistir en la administración de cortisona y atropina. Los casos refractarios se tratan a veces con extirpación quirúrgica del cristalino. Consultar la voz **uveítis.**

**ENDOGAMIA** (*inbreeding*) Obtención de descendientes mediante el cruce de individuos, organismos o plantas estrechamente relacionados o emparentados; la autofertilización es la forma extrema y se produce en condiciones normales en ciertas plantas y animales inferiores. En el hombre, la endogamia de una población específica se controla principalmente por la tradición y prácticas culturales. En las plantas y los animales, esta forma de reproducción es un método habitual para desarrollar líneas puras y genotipos deseables. Consultar **exogamia.**

**ENDÓGENO** (*endogenous*) **1.** Que crece en el interior del organismo. **2.** Que se origina en el interior del organismo o que se produce por causas internas, como la enfermedad producida por la alteración funcional o estructural de un órgano o sistema.

**ENDOLINFA** (*endolymph*) Líquido en el laberinto membranoso del oído interno. Consultar la voz **perilinfa.**

**ENDOLINFÁTICO, CONDUCTO** (*endolymphatic duct*) Vía que une un saco endolinfático con el utrículo y el sáculo.

**ENDOMETRIAL** (*endometrial*) **1.** Relativo al endometrio. **2.** Relativo a la cavidad uterina.

**ENDOMETRIO** (*endometrium*) Membrana mucosa que recubre el útero y que consta de un estrato compacto, un estrato esponjoso y un estrato basal. Su grosor y estructura se modifican con el ciclo menstrual. El estrato compacto y el esponjoso comprenden la parte funcional y se descaman en cada menstruación. Durante el embarazo se denomina decidua y sobre ella asienta la placenta. Consultar la voz **parametrio.**

**ENDOMETRIO, CÁNCER DE** (*endometrial cancer*) Enfermedad neoplásica maligna del endometrio uterino que suele aparecer a partir de los 50 o 60 años de edad. Algunos de los factores asociados con una mayor incidencia de esta afección son los antecedentes de infertilidad, anovulación y administración de estrógenos exógenos, los pólipos uterinos y la combinación de diabetes, hipertensión y obesidad. El síntoma cardinal es la hemorragia vaginal, especialmente en mujeres posmenopáusicas. También puede haber dolor abdominal en la parte inferior del ab-

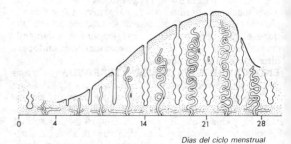

**ENDOMETRIO. Esquema de las modificaciones cíclicas de la mucosa uterina.**

*Dias del ciclo menstrual*

domen y región lumbar; cuando se palpa un útero grande y abollonado la enfermedad suele encontrarse en una fase avanzada. Menos de la mitad de las pacientes tienen una prueba positiva de Papanicolau en exudado de cuello y vagina, ya que las células tumorales rara vez se exfolian en los estadios iniciales de la enfermedad. Por el contrario, pueden obtenerse datos más precisos con una prueba de Papanicolau en las células endometriales obtenidas mediante lavado de la cavidad uterina. También se emplea el curetaje con aspiración para extraer células endometriales con fines de biopsia, pero la técnica diagnóstica más recomendada es la dilatación y legrado con examen de las distintas secciones del útero y toma de varias muestras de biopsia. Aproximadamente el 90 % de todos los tumores endometriales son adenocarcinomas, mientras que el resto son carcinomas mixtos, sarcomas y adenoacantomas benignos. Las lesiones endometriales suelen extenderse al cuello pero rara vez invaden la vagina. Metastatizan en el ligamento ancho, trompas de Falopio y ovarios con tal frecuencia que el tratamiento habitual es la salpingoovariectomía bilateral con histerectomía abdominal. En el preoperatorio y el posoperatorio suele administrarse radioterapia. En los casos avanzados e inoperables el tratamiento paliativo consiste en la administración de altas dosis de un progestágeno.

**ENDOMETRIOSIS** (*endometriosis*) Trastorno ginecológico caracterizado por crecimiento ectópico de tejido endometrial funcional. Se desconoce su incidencia de forma precisa pero se encuentran signos de ella, aproximadamente en el 15 % de las mujeres que se someten a una laparotomía pélvica por otras indicaciones. Afecta más a mujeres con un status socioeconómico elevado y que difieren sus embarazos. La edad media de las pacientes es de 37 años y es rara en la raza negra. El embarazo tiene una influencia clara aunque inconstante en la prevención o mejoría de la enfermedad. La etiología no se conoce pero se piensa que el endometrio ectópico podría desarrollarse a partir de restos de los conductos de Wolff o Müller; otros autores defienden que durante la menstruación podrían pasar fragmentos del endometrio uterino a través de las trompas de Falopio hacia la cavidad peritoneal donde quedarían fijados, crecerían y adquirirían capacidad funcional. Los fragmentos de este tejido, microscópicamente similar o idéntico al endometrio normal, poseen glándulas o estructuras similares, estroma y zonas de hemorragia y pueden encontrarse en la pared del útero, en su superficie, trompas, ovarios, colon rectosigmoide, peritoneo pélvico u ocasionalmente en localizaciones extrapélvicas alejadas. Se han encontrado focos de endometriosis en cicatrices quirúrgicas, ombligo, intestino, pulmón, ojo y cerebro. Cuando se produce en una localización crítica puede provocar disfunciones graves de los órganos afectos o incluso en ciertos casos la muerte de la paciente; una complicación frecuente es la obstrucción intestinal. Las lesiones de la endometriosis pélvica son típicamente estructuras quísticas pequeñas, de unos pocos milímetros de diámetro, que aparecen aisladamente o en acúmulos en forma de nódulos negros sobre el peritoneo visceral y parietal. Sin embargo, los quistes endometriales de ovario suelen alcanzar varios centímetros de diámetro. El tejido endometrial de la endometriosis, tanto en las lesiones grandes como en las pequeñas, funciona cíclicamente y sufre la degradación menstrual periódica típica que determina hemorragias intraquísticas, tensión de la pared del quiste y dolor. Los quistes endometriales ováricos contienen restos menstruales que se han espesado y se denominan «quistes de chocolate» por el color marrón oscuro del líquido que contienen. El síntoma más característico es el dolor, particularmente dismenorrea y dispareunia, pero también disuria, defecación dolorosa (disquecia) e hipersensibilidad suprapúbica. Sin embargo, no todas las pacientes aquejan dolor y su ausencia no descarta el diagnóstico. Otros síntomas comunes son pequeñas hemorragias vaginales premenstruales, hipermenorrea e infertilidad. En la exploración pélvica destaca un nódulo doloroso a nivel de los ligamentos uterosacros. El diagnóstico se hace mediante biopsia de la muestra obtenida de las lesiones mediante culdoscopia, laparoscopia o laparatomía. Algunas de las medidas que se han recomendado para evitar la regurgitación endometrial son evitar la manipulación forzada de los órganos pélvicos en las exploraciones, sobre todo durante la menstruación, la anteversión del útero retrovertido para facilitar el drenaje menstrual, la corrección de las obstrucciones cervicales y la evitación de los embarazos en edades tardías. El tratamiento consiste, en las formas más leves, únicamente en la administración de analgésicos y la observación ya que, en muchos casos, desaparece o se produce un embarazo. Cuando la enfermedad es importante el tratamiento puede ser hormonal o quirúrgico y se dirige a reducir el tamaño y número de las lesiones, mejorar los síntomas y corregir la infertilidad si existe. La supresión prolongada de la ovulación puede producir un medio hormonal similar al embarazo con regresión parcial o total de las lesiones; este «seudoembarazo» puede obtenerse con danazol, estrógenos y progesterona por separado o en combinación o, con menor frecuencia, con andrógenos. Un 40 % de las mujeres con endometriosis e infertilidad que siguen un tratamiento hormonal prolongado quedan embarazadas después de éste. La cirugía conservadora para preservar la función reproductora consiste en la extirpación o ablación de las lesiones, el restablecimiento de la posición normal del útero y zonas anejas, la liberación de las adherencias y la obliteración del fondo de saco que es una zona donde se implanta con gran frecuencia la afección. La endometriosis avanzada casi siempre tiene que tratarse por medios quirúrgicos que incluyen histerectomía abdominal total y salpingoovariectomía bilateral para eliminar las lesiones grandes e interrupción de la estimulación ovárica cíclica imprescindible para el crecimiento endometrial, de forma que las lesiones retenidas se atrofien y curen.

**ENDOMETRITIS** (*endometritis*) Trastorno inflamatorio del endometrio generalmente debido a una infección bacteriana casi siempre por gonococos o estreptococos hemolíticos. Se caracteriza por fiebre, dolor abdominal, flujo vaginal de olor fétido y aumento del tamaño del útero. Se produce con mayor frecuencia tras un parto o aborto y en

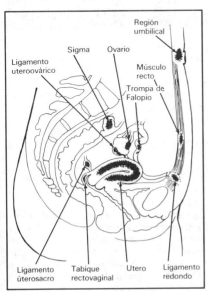

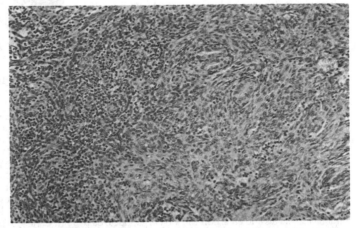

**ENDOMETRITIS.** Microfotografía de tejido conjuntivo mucoso con endometritis hiperplásica crónica.

**ENDOMETRIOSIS.** Localizaciones más frecuentes de este anómalo crecimiento ectópico de tejido endometrial funcional.

mujeres portadoras de un dispositivo anticonceptivo intrauterino. El diagnóstico puede hacerse mediante exploración física, historia clínica y análisis de laboratorio en los cuales se observa una elevación de la cifra leucocitaria; también resulta útil el examen ecográfico y la identificación bacteriológica del germen patógeno. El tratamiento consiste en administración de antibióticos, reposo, analgesia, aporte adecuado de líquidos y, en caso necesario, si existe un absceso supurativo, drenaje quirúrgico, histerectomía o salpingooforectomía. La endometritis puede ser leve y autolimitada, crónica o aguda y unilateral o bilateral. Puede producir esterilidad por formación de cicatrices que ocluyan las trompas de Falopio. El aborto séptico y la fiebre puerperal son formas de endometritis que produjeron numerosas muertes antes de la introducción de los antibióticos y los métodos asépticos.

**ENDOMETRITIS CERVICAL** (*cervical endometritis*) Inflamación de la cubierta interna del cuello del útero. V. también **endometritis**.

**ENDOMETRITIS DECIDUAL** (*decidual endometritis*) Inflamación o infección de cualquier parte de la decidua durante el embarazo. V. también **endometritis**.

**ENDOMETRITIS DISECANTE** (*endometritis dissecans*) Endometritis caracterizada por la ulceración y desprendimiento del endometrio uterino.

**ENDOMETRITIS HIPERPLÁSICA** (*hyperplastic endometritis*) Endometritis con hiperplasia endometrial.

**ENDOMETRITIS PUERPERAL** (*puerperal endometritis*) V. **puerperal, fiebre.**

**ENDOMORFO** (*endomorph*) Persona con una construcción corporal redondeada, con tronco y muslos anchos, extremidades afiladas, acumulación de grasa en determinadas zonas del cuerpo y predominancia de las estructuras derivadas del endodermo. Consultar las voces **ectomorfo; mesomorfo.** V. también **pícnico**.

**ENDONUCLEASA DE RESTRICCIÓN** (*restriction endonuclease*) En Genética molecular, enzima que rompe el DNA en un lugar específico. Cada una de las múltiples endonucleasas diferentes aisladas de diversas bacterias actúa en lugares específicos para cada especie, haciendo posible a los investigadores dividir el DNA en segmentos pequeños.

**ENDOPARÁSITO** (*endoparasite*) En Parasitología médica, microorganismo que habita en el cuerpo del huésped, como las tenias.

**ENDOPLASMA** (*endoplasm*) Porción más interna del citoplasma.

**ENDORFINA** (*endorphin*) Cualquiera de los neuropéptidos compuestos de gran número de aminoácidos y elaborados por la hipófisis, que actúan en los sistemas nerviosos central y periférico reduciendo el dolor. Han conseguido aislarse la alfa-endorfina, la beta-endorfina y la gamma-endorfina. Todas ellas son sustancias químicas que producen efectos farmacológicos similares a la morfina. La beta-endorfina se ha aislado en el cerebro y en el conducto gastrointestinal y parece ser la más potente. Está compuesta de 31 aminoácidos idénticos a una parte de la secuencia de 91 aminoácidos de la hormona betalipoproteica producida también por la hipófisis. Pruebas de comportamiento indican que la beta-endorfina es un analgésico muy potente

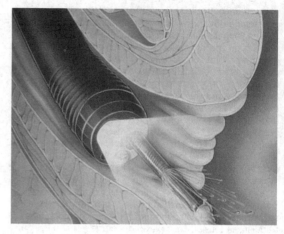

ENDOSCOPIA. Arriba, estudio de las alteraciones de la próstata mediante una endoscopia, procedimiento por el que se introduce un tubo, provisto de una fuente de luz y lentes, a través de la uretra. Abajo, fotografías obtenidas por endoscopia fibroóptica: izquierda, úlcera duodenal crónica, en la que se aprecian los bordes netos del cráter ulceroso en el bulbo del duodeno; derecha, úlcera duodenal sangrante.

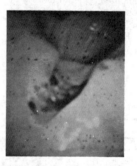 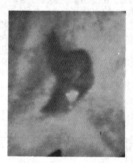

en los animales y el hombre. La analgesia de estimulación cerebral en el hombre libera beta-endorfina en el líquido cefalorraquídeo. Consultar la voz **encefalina**.

**ENDOSCOPIA** (*endoscopy*) Visualización del interior de ciertos órganos y cavidades del cuerpo con un endoscopio. Este procedimiento está indicado para diagnosticar úlceras gástricas con aspectos radiológicos atípicos, localizar el origen de una hemorragia gastrointestinal superior, establecer la presencia y extensión de varices localizadas en el esófago inferior y en el estómago de pacientes con hepatopatías y detectar cualquier anomalía de la porción inferior del colon. Para examinar el conducto gastrointestinal superior se practica un lavado de estómago con agua de hielo a través de una sonda nasogástrica de gran calibre, colocando al paciente en decúbito lateral para reducir el riesgo de aspiración. Para examinar la parte inferior del colon, se extrae previamente el material fecal por medio de un enema, un laxante o un supositorio, y el paciente se sitúa en posición genupectoral. Se utilizan preferentemente técnicas asépticas, más que estériles. Mediante este procedimiento se pueden obtener muestras para estudio citológico e histológico y seguir la evolución de una enfermedad; por ejemplo valorar la cicatrización de las úlceras gástricas y duodenales. V. también **broncoscopia; cistoscopia; gastroscopia; laparoscopia**.

**ENDOSCOPIO** (*endoscope*) Instrumento óptico iluminado que sirve para visualizar el interior de una cavidad corporal u órgano. Existen instrumentos de distintas longitudes, entre los cuales el endoscopio fibroóptico posee una gran flexibilidad que le permite llegar a zonas previamente inaccesibles. Aunque suele introducirse a través de un orificio natural, también puede hacerse pasar a través de una incisión. Otros instrumentos que sirven para visualizar zonas específicas del cuerpo son el broncoscopio, el cistoscopio, el gastroscopio, el laparoscopio, el otoscopio y el vaginoscopio. V. también **óptica de fibras**.

**ENDOTELIO** (*endothelium*) Capa de células epiteliales escamosas, derivada del mesodermo, que recubre el corazón, los vasos sanguíneos y linfáticos y las cavidades serosas. Está muy vascularizada y cicatriza rápidamente.

**ENDOTELIOMA** (*endothelioma*) Sufijo que significa «tumor del tejido endotelial»: *hemendotelioma, linfendotelioma*.

**ENDOTOXINA** (*endotoxin*) Toxina contenida en las paredes celulares de algunos microorganismos, especialmente bacterias gramnegativas, que se liberan cuando la bacteria muere y se degrada en el cuerpo. Su liberación produce fiebre, escalofríos, shock, leucopenia y otros muchos síntomas según el microorganismo y el estado de la persona infectada.

**ENDOTRAQUEAL** (*endotracheal*) Situado en el interior de la tráquea o a través de ella.

**ENDOTRAQUEAL CON BALÓN, TUBO** (*cuffed endotraqueal tube*) Tubo endotraqueal provisto de un balón en un extremo que se infla para asegurar el tubo en la luz de la vía aérea. El balón impide el paso del contenido gástrico hacia los pulmones y el escape del aire desde éstos. Existen balones blandos y duros. A menudo, la presión que ejerce el tubo con balón produce molestias faríngeas tras la anestesia general. Si se infla el balón en exceso en pacientes afectados de traqueítis, arteriosclerosis o que se encuentren en un estado de debilidad general pueden provocarse contusiones, hemorragias, ulceraciones de la mucosa o rupturas.

**ENDOXINA** (*endoxin*) Análogo endógeno de la digoxina descubierto recientemente que se encuentra en el hombre de forma natural. Es una hormona que puede regular la excreción de sal.

**ENEMA** (*enema*) Procedimiento por el cual se introduce una solución en el recto con fines terapéuticos o de limpieza. Los enemas pueden obtenerse comercializados en recipientes desechables, o prepararse con un equipo reutilizable inmediatamente después de su aplicación.

MÉTODO: Se prepara el equipo; si va a utilizarse uno desechable se coloca junto a la cama un catéter de calibre 18-20, un tubo de unos 75 cm de longitud, un recipiente, la solución, una pinza y un termómetro. Si se va a emplear un equipo desechable no se necesita ningún dispositivo adicional. El paciente se coloca en decúbito lateral derecho, en posición genupectoral o en posición dorsal. Tras vaciar el contenido de aire del tubo, se lubrica el extremo del catéter (los equipos desechables tienen ya la punta prelubricada). Se pide al paciente que haga esfuerzos como si fuera a defecar y se introduce suavemente la punta del catéter 7,5-10 cm en el recto, dependiendo del tamaño del paciente y del objetivo del enema. Se deja fluir la solución desde una altura de aproximadamente 45 cm por encima del nivel de las caderas o, en el caso de algunos enemas desechables, se presiona el recipiente lentamente para forzar el paso del líquido al recto. Cuando se ha administrado toda la solución, se extrae la punta del catéter o la botella y se aplica una ligera presión sobre el ano con una gasa. El paciente debe mantener el líquido el tiempo prescrito pudiendo posteriormente defecarlo.

OBSERVACIONES COMPLEMENTARIAS: Hay que explicar al paciente las razones por las que va a administrarse el enema y las fases del mismo. La solución se calienta a 37,8-40,6°C para reducir la estimulación del peristaltismo intestinal como consecuencia de un cambio brusco de temperatura en el colon. El paciente debe saber que al distenderse el colon con el paso del líquido tiende a contraerse y ello puede producirle ciertas molestias. El enema debe administrarse lentamente para evitar la estimulación del peristaltismo o la aparición de espasmos. Algunos pacientes sufren un desvanecimiento durante la expulsión del enema como consecuencia del dolor de la expulsión y los esfuerzos que a veces son necesarios para la misma; por ello debe disponer de una campanita para avisar en caso necesario. Finalmente hay que valorar el color, la consistencia y la cantidad de material evacuado y, si se ha empleado un equipo reutilizable, debe aclararse en agua fría antes de proceder a su lavado con agua caliente y su esterilización.

CRITERIOS IMPORTANTES: Para conseguir el efecto deseado con el enema es fundamental observar cuidadosamente al paciente durante el procedimiento, administrar la solución con suavidad y lentamente, valorar los resultados y explicarle todos los efectos del procedimiento.

**ENEMA DE BARIO** (*barium enema*) Infusión rectal de sulfato de bario, medio de contraste radioopaco que se retiene en el tracto intestinal inferior durante los estudios radiológicos y que permite el diagnóstico de obstrucciones, tumores u otras anomalías, como la colitis ulcerosa. Para que la técnica tenga la máxima eficacia es necesario que el colon esté libre de todo el material fecal posible, lo cual se consigue manteniendo durante dos días una dieta de residuos mínimos, tomando un catártico la noche anterior y realizando un enema de limpieza o aplicando un supositorio la mañana del estudio. El enfermo sólo tomará líquidos la noche anterior y no deberá desayunar el día de la exploración. Después de realizar las radiografías se retira el bario con otro enema de limpieza. La técnica se puede utilizar con fines terapéuticos en los niños para reducir la invaginación intestinal no estrangulada. Denominado también enema de contraste.

**ENEMA DE LIMPIEZA** (*cleansing enema*) Enema, habitualmente de espuma de jabón, que se aplica para extraer la materia fecal del colon.

**ENEMA DE RETENCIÓN** (*retention enema*) Enema nutritivo o medicinal elaborado para que permanezca en el intestino sin estimular las terminaciones nerviosas, lo que podría producir una evacuación.

**ENEMA JABONOSO** *(soapsuds enema)* Enema de evacuación, que se elabora mezclando 30 cc de jabón suave en un litro de agua caliente a 38 °C.

**ENEMA LUBRICANTE** *(lubricating enema)* Enema que se usa para lubricar el canal anal, generalmente después de cirugía por hemorroides, para prevenir el impacto fecal. Puede elaborarse con aceite de oliva caliente.

**ENEMA MEDICAMENTOSO** *(medicated enema)* Medicación administrada a través de un enema. Habitualmente se utiliza en el preoperatorio de pacientes que van a ser sometidos a cirugía intestinal.

**ENEMA OLEOSO DE RETENCIÓN** *(oil retention enema)* Enema que contiene entre 200 y 250 ml de una solución oleosa que se administra con la finalidad de ablandar la masa fecal.

**ENEMA SALINO** *(saline enema)* Enema de solución salina. Se prepara disolviendo una cucharada pequeña de sal por cada 0,5 litros de agua, se introduce lentamente y se retiene el mayor tiempo posible para tratar el shock o reponer líquidos perdidos. El enema con suero salino hipertónico está indicado para tratar las infestaciones por lombrices, al favorecer el peristaltismo y la evacuación.

**ENERGÍA** *(energy)* Capacidad de realizar trabajo o una actividad.

**ENERGÍA IONIZANTE** *(ionizing energy)* Energía media perdida por la radiación ionizante en la producción de un par iónico en un gas. En el aire, el valor es de aproximadamente 33,73 electron-voltios (eV).

**ENERGÍA RADIANTE** *(radiant energy)* Energía emitida por la radiación electromagnética, como las ondas de radio, la luz visible, los rayos X y los rayos gamma.

**ENERVACIÓN** *(enervation)* **1.** Reducción o pérdida de la energía nerviosa; debilidad, laxitud, languidez. **2.** Extracción de un nervio completo o de una parte del mismo.

**ENFERMEDAD, EXPERIENCIA DE** *(illness experience)* Proceso de la enfermedad, que se puede dividir en cinco etapas: fase I, en la que se experimenta el síntoma; fase II, en la que se asume el papel de enfermo; fase III, en la que se toma contacto con el médico; fase IV, en la que el enfermo se hace dependiente, y fase V, en la que tiene lugar la rehabilitación o recuperación. Cada etapa conlleva diferentes actitudes, comportamientos y decisiones. Durante la fase I, en la que se experimenta el síntoma, la persona comprende que algo funciona mal y decide remediar la situación. Esta fase termina cuando el individuo acepta la realidad del síntoma, sin demorar el comienzo de cualquier acción que le ayude a aliviar dicho síntoma. Durante la fase II la persona acepta que la enfermedad es real y que precisa cuidados. En esta etapa busca consejo y guía y abandona temporalmente sus obligaciones habituales. El final de esta fase lo señala la aceptación del papel de enfermo (o su negación). En la fase III se busca la ayuda profesional; las declaraciones de una autoridad en la materia identifican y ratifican la enfermedad y legitiman su papel de enfermo. La persona suele buscar ayuda. Todavía puede mantenerse la negación de la enfermedad o bien aceptarla, así como la autoridad del médico y del plan terapéutico. En la fase IV el tratamiento profesional se lleva a cabo y el enfermo lo acepta; en esta etapa ya se denomina paciente. En cualquier momento de esta fase el enfermo dependiente puede desarrollar sentimientos ambivalentes y manifestar rechazo hacia el tratamiento, el médico y la enfermedad. Sin embargo, la mayoría de las veces se acepta la ayuda con ambivalencia. El enfermo tiene una necesidad particular de ser informado y de recibir apoyo moral durante esta fase. Durante la fase V, que es la última etapa de la experiencia de enfermedad, el paciente abandona su papel de enfermo. Se vuelven a reasumir las obligaciones y papeles habituales hasta donde sea posible. Algunas personas intentan mantener de forma consciente su papel de enfermo, convirtiéndose a sus propios ojos en enfermos crónicos, o intentan mantener o simular su estado de enfermedad para obtener algún beneficio. La mayoría de las personas aceptan la recuperación y trabajan activamente por su propia rehabilitación.

**ENFERMERA** *(nurse)* Persona que ha completado un programa de formación básica en enfermería y está calificada y autorizada para ejercer la enfermería en su país. Educación básica en enfermería es un plan de estudios expresamente reconocido, que constituye una base amplia y sólida para el ejercicio de la enfermería y para la enseñanza superior, que desarrollará las capacidades específicas del individuo. En la primera categoría, el programa educacional prepara a la enfermera, por medio de materias de las ciencias de la conducta, biológicas y de enfermería y práctica clínica, para el ejercicio efectivo y la dirección de los trabajos propios de la enfermería. La enfermera de la primera categoría es responsable de la planificación, la administración y la evaluación de los servicios de enfermería. La enfermera de la primera categoría es responsable de la planificación, la administración y la evaluación de los servicios de enfermería en todas las circunstancias, teniendo como objetivo la promoción de la salud, la prevención de la enfermedad, el cuidado de los enfermos y su rehabilitación, y la integración de la enfermera en el equipo sanitario. La función propia de la enfermera es la de «prestar *cuidados* al individuo y a la comunidad»; dicha función le da identidad y la distingue del resto de las profesiones que trabajan en el campo de ciencias de la Salud. Para poder prestar estos cuidados desarrolla funciones asistenciales, docentes, de administración e investigadoras. Guiada por principios humanitarios y éticos, desarrolla su labor con finalidad de fomentar la salud en todos los sentidos. Puede ser enfermera clínica o especialista, y es ética y legalmente responsable de las actividades de enfermería realizadas y de las actuaciones de otras personas en quienes haya delegado responsabilidad.

**ENFERMERA DE CUIDADOS ESPECIALES O MÉDICO-QUIRÚRGICA** *(special care nurse or surgical nurse)* Enfermera cuya área fundamental de interés, competencia y práctica profesional es la de dispensar cuidados de enfermería de forma integral al paciente con una grave situación de Salud o cuando por las características particulares de su enfermedad, requiera el empleo de instrumentos especiales o tecnológicamente sofisticados para la administración de sus cuidados.

**ENFERMERA DE SALUD PÚBLICA** *(public health nurse)* Enfermera cuya área fundamental de interés, competencia y práctica profesional es la salud de la comunidad, buscando soluciones a los problemas que ésta plantea, desde la perspectiva de conseguir la máxima autorresponsabilidad de los individuos respecto a su salud.

**ENFERMERA ESPECIALISTA** (clinical nurse specialist) Enfermera Diplomada que ha realizado un programa postgrado con el objetivo de profundizar en un área del curriculum básico y posee conocimientos especiales y experiencia específica en un campo de Enfermería, que la cualifica para atender de «forma integral» a los individuos o grupos en situaciones específicas de cuidados.

**ENFERMERA GERIÁTRICA O DEL ANCIANO** (geriatric nurse) Enfermera cuya área fundamental de interés, competencia y práctica profesional es la de prestar cuidados de máxima calidad al anciano sano o enfermo, teniendo en cuenta los aspectos biológicos, psicológicos y sociales, bajo la perspectiva de considerar al anciano como perteneciente a un grupo de riesgo.

**ENFERMERA MATERNO INFANTIL O MATRONA** (mid wife) Enfermera cuya área fundamental de interés, competencia y práctica profesional es el cuidado de la mujer a lo largo de su ciclo reproductivo, así como del recién nacido hasta el vigésimo octavo día de su vida.

**ENFERMERA PEDIÁTRICA O DEL NIÑO** (child's nurse) Enfermera cuya área fundamental de interés, competencia y práctica profesional es la de prestar cuidados y asistencia al niño sano o enfermo, desde su nacimiento hasta la adolescencia, en la comunidad o en el hospital.

**ENFERMERA PSIQUIÁTRICA Y DE SALUD MENTAL** (psychiatric nurse practitioner) Enfermera cuya área fundamental de interés, competencia y práctica profesional es la prestación de cuidados al individuo, familia y comunidad para la prevención, orientación, tratamiento y rehabilitación de la Salud Mental, así como el establecimiento de relaciones interpersonales terapéuticas con un individuo mentalmente enfermo o con un grupo de individuos, a partir del crecimiento de su personalidad.

**ENFERMERÍA** (nursing) Ciencia que comprende los conocimientos, actividades y aptitudes necesarios para atender correctamente las necesidades del individuo, grupo y comunidad, referentes a la salud, su conservación y promoción y su restablecimiento.

**ENFISEMA** (emphisema) Trastorno pulmonar caracterizado por hiperinsuflación con alteraciones destructivas de las paredes alveolares que conduce a la pérdida de elasticidad pulmonar y disminución del intercambio gaseoso. Cuando aparece precozmente, suele guardar relación con una deficiencia genética rara de alfa-1-antitripsina, que inactiva las enzimas leucocitarias colagenasa y elastasa. La afección aguda puede deberse a la rotura de los alveolos como consecuencia de esfuerzos respiratorios intensos en casos de bronconeumonía, sofocación, tos ferina y ocasionalmente durante el parto. La afección crónica suele asociarse con bronquitis crónica, cuya etiología más importante es el hábito de fumar. También se produce enfisema como secuela del asma o la tuberculosis que ocasionan una hiperdistensión pulmonar con destrucción de las fibras elásticas y las paredes alveolares a largo plazo. En el anciano, las membranas alveolares se atrofian y pueden colapsarse apareciendo grandes espacios llenos de aire con dis-

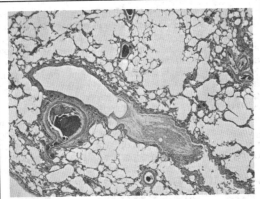

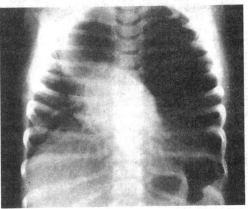

**ENFISEMA**

Arriba, enfisema pulmonar crónico-obstructivo, en el centro de la imagen, bronquio oblicuo con émbolo mucoso e inflamación deformante; debajo, pequeña rama de la arteria pulmonar con alteraciones escleróticas. En el centro, radiografía posteroanterior de tórax de un caso de enfisema lobar, se aprecia la hiperclaridad del lado izquierdo con marcados signos de hipertensión. Abajo, esquema de las posibles causas de un enfisema subcutáneo, A, aberturas externas en la piel que permiten el paso del aire a los tejidos blandos; B, desgarro de la pleura parietal y del pulmón por una costilla rota; C, combinación del aire que penetra desde el exterior y del aire del neumotórax debida a una herida penetrante; y D, desgarro de un bronquio.

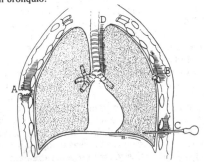

minución de la superficie de las membranas pulmonares.
OBSERVACIONES: El paciente enfisematoso puede presentar disnea, tos, cianosis, ortopnea, expansión torácica asimétrica, taquipnea, taquicardia y fiebre. En los casos avanzados hay además ansiedad, narcosis por dióxido de carbono con disminución del pH, aumento de la Pco$_2$, inquietud, confusión, debilidad, anorexia, insuficiencia cardiaca, edema pulmonar e insuficiencia respiratoria.
ACTUACIONES: Hay que mantener permeables las vías aéreas y puede administrarse una baja concentración de oxígeno con humidificación durante varios minutos por hora, a lo cual se asocian broncodilatadores, antibióticos, expectorantes y corticosteroides. Hay que evitar la sedación, ya que la mayoría de los sedantes deprimen la función respiratoria. La función pulmonar con drenaje postural, ejercicios de fisioterapia respiratoria y ventilación con presión positiva intermitente. Por su parte, el paciente debe realizar ejercicios de expansión pulmonar y beber de 2 a 3 l de líquido diariamente. Se aconseja que se mantenga activo hasta el límite de su tolerancia, evitando la fatiga, el estreñimiento y las infecciones e irritaciones de las vías respiratorias superiores.

**ENFISEMA INTERSTICIAL** (*interstitial emphysema*) Forma de enfisema en que el aire se escapa hacia los tejidos intersticiales del pulmón a consecuencia de una lesión aguda o por ruptura de la pared de un alveolo. Al descomprimir el alveolo existe riesgo de que se rasgue la pleura produciéndose un neumotórax. El diagnóstico se realiza mediante radiología torácica. V. **enfisema; neumotórax**.

**ENFISEMA PANACINAR** (*panacinar emphysema*) Forma de enfisema que afecta todas las áreas pulmonares causando dilatación y atrofia de los alveolos y destruyendo el lecho vascular del pulmón. Denominado también **enfisema panlobulillar**.

**ENFISEMA PANLOBULILLAR** (*panlobular emphysema*) V. **enfisema panacinar**.

**ENFISEMA SUBCUTÁNEO** (*subcutaneous enphysema*) Presencia de aire o gas en los tejidos subcutáneos. El aire o el gas pueden proceder de la rotura de una vía aérea o de un grupo de alveolos y trasladarse a los espacios subdurales hasta el mediastino y el cuello. A veces puede escucharse el sonido de crepitación cuando el aire se mueve por debajo de los tejidos subcutáneos. La cara, el cuello y el tórax pueden tener un aspecto tumefacto, el paciente puede experimentar disnea y aparecer cianosis si el escape de aire es importante. Está indicado hacer una incisión para liberar el aire atrapado.

**ENFLURANO** (*enflurane*) Gas anestésico no inflamable perteneciente a la familia del éter que se utiliza en la inducción y mantenimiento de la anestesia general en los casos en que el fármaco de elección es un éter. Es, un líquido volátil halogenado y se administra a través de un vaporizador especialmente calibrado para aportar óxido nitroso o una mezcla de éste y oxígeno con un estrecho control de la dosificación. Como durante la inducción el paciente puede sufrir excitación, se aconseja en algunos casos la premedicación con un barbitúrico de acción corta a dosis hipnóticas. Las reacciones adversas comprenden convulsiones, fasciculaciones musculares, arritmia cardiaca, tiritona y aumento de la cifra leucocitaria. En la salida de la anestesia pueden producirse náuseas y vómitos.

**ENFRIAMIENTO** (*cooling*) Reducción de la temperatura corporal mediante la aplicación de una manta hipotérmica, paños húmedos y fríos, bolsas de hielo o baño de alcohol. En algunas intervenciones quirúrgicas se emplea la inducción de hipotermia para reducir la intensidad del metabolismo. La fiebre muy alta de cualquier etiología se puede aliviar por alguno de los métodos de enfriamiento citados. V. también **baño de alcohol; hipotermia; hipotermia, manta de.**

**ENJUAGADO, INSTRUMENTO DE** (*flush device*) Instrumento que se utiliza para facilitar la transmisión exacta de la onda de presión desde un catéter hasta un transductor en una línea intravenosa.

**ENLACE IÓNICO** (*ionic bonding*) Fuerza que mantiene los átomos juntos mediante la transferencia de un solo electrón de valencia, como un catión a un anión. Los compuestos iónicos no forman verdaderas moléculas y en solución acuosa se descomponen en los iones que los constituyen.

**ENMASCARAMIENTO** (*masking*) Ocultación de un determinado trastorno por otro; por ejemplo este fenómeno puede producirse en una persona que comienza a seguir una dieta de adelgazamiento a la vez que desarrolla una enfermedad caquectizante como un cáncer que permanece sin diagnosticar. La pérdida de peso se atribuye a la dieta quedando enmascarada la enfermedad de base y retrasándose su diagnóstico y su tratamiento.

**ENOFTALMOS** (*enophthalmos*) Desplazamiento hacia atrás del globo ocular en el interior de la órbita producido por lesión traumática o trastorno del desarrollo. La ptosis palpebral puede producir una falsa impresión de enoftalmos.

**ENQUISTAR** (*encyst*) Formar un quiste o cápsula.

**ENTAMEBIASIS** (*entamebiasis*) V. **amebiasis**.

**ENTAMOEBA** (*Entamoeba, Entameba*) Género de parásito intestinal perteneciente al fillum Protozoos, algunas de cuyas especies son patógenas para el hombre. V. también **Entamoeba histolytica**.

**ENTAMOEBA HISTOLYTICA** (*Entamoeba histolitica*) Especie patógena de ameba que produce la disentería amebiana y la amebiasis hepática en el hombre. V. **amebiasis; disentería amebiana; amebiasis hepática**.

**ENTERAL** (*enteral*) Dentro del intestino delgado o vía intestino delgado.

**ENTÉRICA, FIEBRE** (*enteric fever*) V. **tifoidea, fiebre.**

**ENTÉRICA, INFECCIÓN** (*enteric infection*) Enfermedad intestinal de origen infeccioso. Los síntomas son similares a los producidos por la presencia de toxinas químicas en los alimentos ingeridos o por reacciones alérgicas frente a ciertas sustancias alimentarias. Entre las bacterias que producen con mayor frecuencia este tipo de infecciones se encuentran *Escherichia coli*, *Vibrio cholerae*, y varias especies de *Salmonella*, *Shigella*, y determinados estreptococos anaerobios. Se caracterizan por presentar diarrea, molestias abdominales, náuseas y vómitos y anorexia. Como resultado de los vómitos y la diarrea puede haber una pérdida importante de líquidos y electrólitos. El enfermo no debe tomar nada por vía oral hasta que hayan desaparecido los vómitos, momento en el cual puede administrarse una dieta líquida clara. En los casos graves está indicado

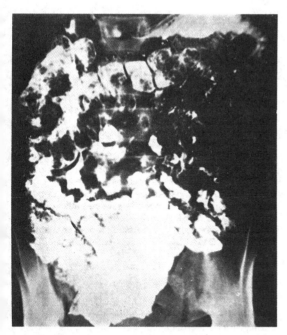

**ENTERITIS. Radiografía que pone de manifiesto una irregularidad notable de la luz intestinal con floculación y segmentación de un niño con gastroenteritis subaguda.**

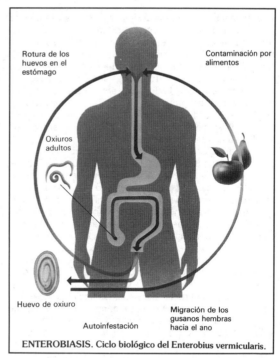

**ENTEROBIASIS. Ciclo biológico del Enterobius vermicularis.**

administrar una solución IV de glucosa, suero salino y electrólitos. Algunos enfermos necesitan medicación sedante y espasmolíticos. Pueden administrarse también antibióticos, dependiendo del microorganismo específico causante de la infección.

**ENTERICOIDE, FIEBRE** *(entericoid, fever)* Cualquier enfermedad febril caracterizada por inflamación y disfunción intestinal. V. también **entérica, infección; tifoidea, fiebre.**

**ENTERITIS** *(enteritis)* Inflamación de la cubierta mucosa del intestino delgado debida a diversas causas: agentes bacterianos y víricos, o factores funcionales o inflamatorios. La afectación del intestino delgado y el grueso se denomina enterocolitis. Consultar también la voz **gastroenteritis**.

**ENTERITIS NECROTIZANTE** *(necrotizing enteritis)* Inflamación aguda del intestino causada por la bacteria *Clostridium perfringens*. Se caracteriza por intenso dolor abdominal, diarrea sanguinolenta y vómitos. Algunos pacientes se recuperan totalmente, otros sobreviven con una obstrucción intestinal crónica y algunos mueren por perforación intestinal, deshidratación, peritonitis o septicemia.

**ENTERITIS REGIONAL** *(regional enteritis)* V. **Crohn, enfermedad de.**

**ENTEROBACTER AEROGENES** *(Enterobacter aerogenes)* V. **Enterobacter cloacae.**

**ENTEROBACTER CLOACAE** *(Enterobacter cloacae)* Especie frecuente de bacteria que se encuentra en las heces de los animales y el hombre, los derivados lácteos, las aguas residuales, la tierra y el agua. Rara vez da lugar a enfermedades. Denominada también **Aerobacter aerogenes; Enterobacter aerogenes.**

**ENTEROBACTERIÁCEAS** *(enterobacteriaceae)* Familia de bacterias aerobias y anaerobias que incluyen microorganismos entéricos normales y patológicos. Entre los géneros más importantes destacan *Escherichia, Klebsiella, Proteus* y *Salmonella*.

**ENTEROBACTERIANO** *(enterobacterial)* Relativo a una especie de bacterias presente en el conducto digestivo.

**ENTEROBIASIS** *(enterobiasis)* Infestación parasitaria por *Enterobius vermicularis* o lombriz común. Las lombrices infectan el intestino grueso y las hembras depositan sus huevos en la región perianal produciendo prurito e insomnio. Es frecuente la reinfección por transferencia de los huevos a la boca a través de los dedos contaminados. También es posible la transmisión aérea ya que los huevos se mantienen viables durante dos o tres días en la ropa de cama contaminada. Para efectuar el diagnóstico se presiona contra la zona perianal con el lado adherente de una cinta de celofán adhesivo y se examina al microscopio para ver si contiene huevos. En algunos casos es necesario tratar a toda la familia. Los fármacos antihelmínticos más eficaces son la piperazina, el pamoato de pirantelo, el pamoato de pirvinio y el tiabendazol. La mejor medida preventiva es la higiene personal con frecuentes lavados de las manos. Denominado también **oxiuriasis**.

**ENTEROBIUS VERMICULARIS** *(Enterobius vermicularis)* Nemátodo parasitario común que tiene el aspecto de un trozo de hilo blanco y mide de 0,5 a 1 cm de longitud.

**ENTEROCOCO** *(enterococcus)* Cualquier *Streptococcus* que habita en el tracto intestinal.

**ENTEROCOLITIS NECROTIZANTE** *(necrotizing entero-*

*colitis)* Inflamación aguda del intestino que suele afectar a los recién nacidos de peso inferior al normal. Se caracteriza por necrosis isquémica de la mucosa gastrointestinal que puede llevar a peritonitis y perforación intestinal. Se desconoce la causa, aunque parece ser un defecto de las defensas inmunitarias frente a la infección, de modo que ésta se produce por la flora intestinal normal sin la invasión de microorganismos exógenos. V. **enteritis**.
OBSERVACIONES: Los factores predisponentes son: prematuridad, hipovolemia, sufrimiento respiratorio, sepsis, cateterismo umbilical, transfusiones sanguíneas y alimentación con preparaciones hipercalóricas o hiperosmolares. Una derivación sanguínea refleja fuera del tracto gastrointestinal da lugar a la vasoconstricción convulsiva de los vasos mesentéricos que irrigan los intestinos. El aporte disminuido de sangre interfiere la normal producción de moco y otras funciones del intestino dando lugar a intensa necrosis con invasión bacteriana de la pared intestinal. Los recién nacidos que reciben alimentación artificial son más susceptibles de padecer la enfermedad, debido probablemente a que los preparados alimenticios carecen de las inmunoglobulinas, anticuerpos y macrófagos que posee la leche materna y que protegen la mucosa gastrointestinal frente a la invasión bacteriana. Los síntomas iniciales consisten en variaciones de la temperatura (generalmente existe hipotermia), letargia, vómitos de bilis, distensión abdominal, sangre en heces y disminución o ausencia de ruidos intestinales; suelen aparecer a partir del séptimo día de vida. Los signos de deterioro progresivo son apnea, palidez, hiperbilirrubinemia, oliguria, abdomen blando, eritema y edema de la pared abdominal, masas palpables en abdomen, y posible fracaso respiratorio y muerte consecutiva. El diagnóstico se confirma mediante la visualización radiológica del intestino o por la presencia de neumoperitoneo o líquido peritoneal.
ACTUACIÓN: El tratamiento consiste en interrumpir la alimentación oral, realizándola por infusión venosa, descompresión abdominal por succión nasogástrica, hidratación, transfusión de plasma o sangre y administración de antibióticos de amplio espectro (generalmente ampicilina, gentamicina o kanamicina). Con estas medidas la mejoría suele producirse entre las 48 y las 72 horas. No debe volverse a la alimentación oral hasta pasados unos 10 ó 14 días. Durante este período se continuará exclusivamente con alimentación parenteral. Puede ser necesaria la resección quirúrgica del segmento intestinal afectado, especialmente si se inician signos de peritonitis o perforación intestinal. Si está afectada una porción muy amplia de intestino puede ser necesario realizar ileostomía o colostomía.
ACTUACIÓN DE LA ENFERMERA: La enfermera debe estar atenta a la aparición de los primeros síntomas en aquellos niños que presentan un mayor riesgo de padecer la enfermedad: los de lactancia artificial, los prematuros, etc. Así, prestará atención a los casos de alimentación difícil, regurgitación con contenido bilioso, sangre en heces, cambios de temperatura o abdomen distendido y lustroso. Una vez confirmado el diagnóstico se realiza intubación nasogástrica para lograr la descompresión abdominal. Debe mantenerse un permanente control del niño para prevenir la deshidratación y la alteración del equilibrio electrolítico. Además de los análisis de laboratorio que se realizarán diariamente debe pesarse al niño también a diario. Los recién nacidos que no puedan ingerir líquidos por vía oral requieren cuidados especiales de la boca, por lo que se aplicarán compresas con glicerina y limón para aliviar la sequedad; el uso de un chupete envuelto en una gasa compensará la necesidad de succión que tiene el bebé. Será función de la enfermera informar a los padres del proceso de la enfermedad, las pautas de tratamiento aplicadas y los progresos realizados por su hijo. Las visitas frecuentes a la unidad de cuidados especiales facilitarán el comienzo de las relaciones del niño con la familia y permitirán a la enfermera ir proporcionando las enseñanzas debidas a los padres en lo relativo a los cuidados técnicos que habrán de proporcionar al bebé. Denominada también **enterocolitis seudomembranosa**.
**ENTEROCOLITIS SEUDOMEMBRANOSA** *(pseudomembranous enterocolitis)* V. **enterocolitis necrotizante**.
**ENTEROCROMAFÍN, CÉLULA** *(enterochromaffin cell)* V. **argentafín, célula**.
**ENTEROLITIASIS** *(enterolithiasis)* Presencia de enterolitos en el intestino.
**ENTEROLITO** *(enterolith)* Cálculo o concreción que se encuentra en el interior del intestino. V. también **cálculo**.
**ENTEROPATÍA EOSINÓFILA** *(eosinophilic enteropathy)* Forma rara de alergia alimentaria que se caracteriza por náuseas, dolores abdominales espasmódicos, diarrea, urticaria y un recuento elevado de eosinófilos en la sangre con infiltrados intestinales por este tipo de células. El diagnóstico se hace mediante la administración de una dieta de eliminación; los síntomas suelen desaparecer cuando el alimento agresor se elimina de la dieta.
**ENTEROPATÍA EXUDATIVA** *(exudative enteropathy)* Diarrea que se observa en algunas enfermedades caracterizadas por inflamación o destrucción de la mucosa intestinal. La enfermedad de Crohn, la colitis ulcerosa, la tuberculosis y algunos linfomas producen un aumento de plasma, sangre, moco y proteínas en el intestino que aumentan el volumen y frecuencia fecales. V. **diarrea**.
**ENTEROPATÍA POR GLUTEN** *(gluten enteropathy)* V. **celíaca, enfermedad**.
**ENTEROQUINASA** *(enterokinase)* Enzima del jugo intestinal que activa los enzimas proteolíticos del jugo pancreático convirtiendo el tripsinógeno en tripsina.
**ENTEROSTOMÍA** *(enterostomy)* Intervención quirúrgica que sirve para preparar un ano artificial o una fístula intestinal mediante una incisión a través de la pared abdominal. Consultar también la voz **colostomía**.
**ENTEROTÓXICO** *(enterotoxigenic)* Relativo o perteneciente al organismo u otro agente producto de toxinas que ocasionan una reacción adversa en las células de la mucosa intestinal. Los síntomas son toxiinfección alimentaria, diarrea y vómitos.
**ENTEROVIRUS** *(enterovirus)* Virus que se multiplica principalmente en el conducto intestinal. Entre los distintos tipos destacan los **coxsackie**, los **echovirus** y los **poliovirus**.
**ENTODERMO** *(entoderm)* V. **endodermo**.
**ENTRENAMIENTO INTESTINAL** *(bowel training)* Método para establecer una evacuación regular mediante reflejos condicionados que se utiliza en el tratamiento de la

incontinencia y la impactación fecal, la diarrea crónica y la hiperreflexia autonómica. En los pacientes con hiperreflexia autonómica, la distensión del recto y la vejiga producen hipertensión paroxística, inquietud, escalofríos, cefalea, diaforesis, aumento de la temperatura y bradicardia.

MÉTODO: Se comprueban los hábitos intestinales previos del paciente y se le explica la necesidad de desarrollar un programa para inducir la evacuación a la misma hora cada día o en días alternos. Se le enseñan ejercicios para reforzar la musculatura abdominal de presión, empuje y contracción. Se dispone una bacinilla junto a la cabecera de la cama y se asegura la intimidad del paciente. El paciente debe aprender a reconocer y responder inmediatamente a las señales que indiquen plenitud intestinal como aparición de carne de gallina, sudoración y piloerección de los brazos o las piernas y a desarrollar los estímulos que ponen en marcha la urgencia de la defecación tales como la ingestión de café, el masaje abdominal, la presión sobre la cara interna de los muslos o la contracción anal. Es conveniente que el paciente beba unos 3 l de líquido diariamente e incluir en su dieta ciruelas, jugo de naranja y café; hay que insistir en la importancia de tomar alimentos bien equilibrados que incluyen abundante residuo y evitar aquellos otros que producen estreñimiento como los plátanos, las judías y el repollo. Dependiendo del paciente y su problema en particular puede aconsejársele que consuma de 100 a 300 ml de zumo de ciruela por la noche o 12 horas antes del momento establecido para la evacuación, que tome agua caliente, café o leche 30 minutos antes de ese momento y que se ponga un supositorio de glicerina lubricado. Hay que explicarle claramente al paciente que la eliminación de heces no formadas durante tres días, heces semilíquidas y la aparición de síntomas tales como inquietud y molestias abdominales son signos de impactación inminente, en cuyo caso está indicada la administración de un supositorio laxante o un enema de retención con agua o aceite. Hay que insistirle en la importancia de consultar los síntomas de hiperreflexia autonómica con el médico y, una vez establecido el programa, explicarle que la tensión emocional o algunas enfermedades intercurrentes pueden producir incontinencia accidental.

ACTUACIÓN DE LA ENFERMERA: La enfermera da instrucciones al paciente para que establezca un programa de evacuación regular.

CRITERIOS IMPORTANTES: La estimulación de reflejos condicionados suele ser un método eficaz para desarrollar hábitos intestinales regulares en pacientes incontinentes, especialmente en aquellos ya motivados que reciben instrucciones adecuadas durante el programa. Las personas jóvenes que han sufrido lesiones de medula espinal consiguen desarrollar la defecación automática cuando reciben un entrenamiento adecuado; sin embargo algunos pacientes ancianos con incontinencia no son capaces de seguir el programa.

**ENTREVISTA CLÍNICA** (patient interview) Interrogatorio sistemático del paciente con el fin de obtener información aplicable a la planificación de un tratamiento individualizado.

**ENTROPÍA** (entropy) Tendencia de un sistema a pasar de un estado más ordenado a un estado menos ordenado o totalmente caótico que se expresa en física como una medida de la cantidad de calor o energía de un sistema termodinámico que no puede utilizarse para realizar un trabajo. Los organismos vivos tienden a pasar de un estado de desorden a un estado de orden en el curso de su desarrollo, por lo que parece en principio que van en contra de la entropía. Sin embargo el mantenimiento de las estructuras y la homeostasis de un sistema vivo requiere un gasto energético, quedando una cantidad de energía disponible menor para la obtención de trabajo, con lo que se cumple que la entropía total en el universo va en aumento. Objeto de la segunda ley de la termodinámica.

**ENTROPIÓN** (entropion) Situación en la cual una estructura se refleja hacia adentro o hacia adelante; por lo general se aplica al párpado reflejado hacia el ojo. El **entropión cicatrizal** es aquél que se produce como resultado de la formación de tejido cicatrizal en el párpado superior o inferior. El **entropión espástico** se debe a una inflamación u otro factor que afecte el tono de los tejidos. La inflamación palpebral puede deberse a una infección ocular o a la irritación del párpado invertido. Consultar la voz **ectropión**. V. también **blefaritis**.

**ENTROPIÓN CICATRIZAL** (cicatricial entropion) V. **cicatriz; entropión**.

**ENTROPIÓN ESPÁSTICO** (spastic entropion) V. **entropión**. V. también **ectropión**.

**ENTUERTOS** (afterpains) Contracciones uterinas que aparecen con frecuencia durante los primeros días del puerperio. Suelen ser más fuertes en las madres que practican lactancia natural y en las multíparas, se resuelven espontáneamente y rara vez precisan analgesia. La enfermera

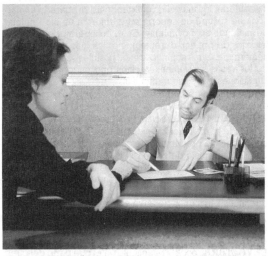

**ENTREVISTA CLÍNICA.** Los datos que puede ofrecer el paciente al médico tienen, en ocasiones, más valor que una exploración para orientar un diagnóstico: los antecedentes de salud, la alimentación, la situación ambiental en que vive el enfermo, los síntomas de su afección... son informaciones que el médico ha de conocer.

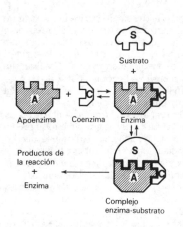

Sustrato

Apoenzima   Coenzima   Enzima

Productos de
la reacción
+
Enzima

Complejo
enzima-substrato

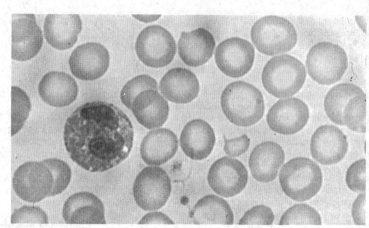

**ENZIMA. Esquema del desarrollo de una reacción catalizada por una enzima.**

**EOSINÓFILO. Leucocito eosinófilo. Se aprecian las granulaciones citoplasmáticas y se puede comparar su tamaño con el de los hematíes del alrededor.**

puede tranquilizar a la madre explicándole que los entuertos son normales y que constituyen un signo de la adecuada contracción uterina en la involución de este órgano a su estado habitual.

**ENUCLEACIÓN** (enucleation) **1.** Extirpación de un órgano o tumor en una sola pieza. **2.** Extracción del globo ocular para tratar una neoplasia maligna, una infección grave, un traumatismo importante o controlar el dolor debido a un glaucoma. Se realiza bajo anestesia local o general. En primer lugar se seccionan el nervio óptico y las inserciones musculares y, si es posible, junto con los músculos se deja la capa circundante de fascia. Una vez enucleado el ojo se introduce una prótesis de silicona, plástico o tántalo y se suturan los músculos quedando así preparado un muñón que servirá de soporte en el futuro a un ojo artificial permitiendo su movimiento. En el posoperatorio se dejan apósitos de presión durante uno o dos días para evitar la hemorragia. Otras complicaciones posibles son la trombosis de los vasos sanguíneos vecinos que puede determinar infecciones e incluso meningitis.

**ENURESIS** (enuresis) Incontinencia de orina, especialmente en la cama por la noche.

**ENVEJECIMIENTO** (aging) Proceso de desgaste en parte debido al malfuncionamiento de las células corporales o a la falta de producción de células nuevas que remplacen las muertas o defectuosas. La función celular normal se pierde durante las enfermedades infecciosas, los estados de malnutrición o la exposición a peligros ambientales, o bien por influencias genéticas. Las primeras células que muestran signos de envejecimiento son aquellas que suelen dejar de dividirse al alcanzar la madurez. V. también **senil.**

**ENVENENAMIENTO** (poisoning) V. **intoxicación.**

**ENVOLTURA** (pack) Tratamiento en el que parte del cuerpo o todo él se envuelve en toallas húmedas o secas o en hielo con diferentes fines terapéuticos, como ocurre con las envolturas frías utilizadas para reducir temperaturas elevadas o tumefacciones, o para inducir hipotermia durante ciertos procedimientos quirúrgicos, en especial cirugía car-

diaca y transplante de órganos.

**ENZIMA** (enzyme) Proteína producida por las células vivas que cataliza las reacciones químicas en la materia orgánica. La mayoría son producidas en cantidades mínimas que catalizan las reacciones que tienen lugar en el interior de las células. Sin embargo las enzimas digestivas son sintetizadas en cantidades relativamente grandes y actúan fuera de las células en la luz del tubo digestivo.

**-EO, -EA** Sufijo que indica «perteneciente a», o «caracterizado por»: *meníngeo.*

**EOSINA** (eosin) Grupo de contrastes xantínicos, ácidos, de color rojo, que suelen utilizarse junto con otro básico de color azul púrpura como la hematoxilina para teñir preparaciones de tejidos en el laboratorio.

**EOSINOFILIA** (eosinophilia) Aumento del número de eosinófilos en la sangre que se observa en muchas situaciones inflamatorias. Cuando la eosinofilia es muy importante se considera reflejo de una respuesta alérgica.

**EOSINOFILIA ASMÁTICA** (asthmatic eosinophilia) Forma de neumonía eosinofílica caracterizada por broncospasmo alérgico, expectoración de cilindros bronquiales con eosinófilos y micelio, fiebre y tos. Suele producirse en la cuarta o quinta décadas de la vida y es dos veces más frecuente en la mujer que en el hombre. Responde a un mecanismo de hipersensibilidad frente a *Aspergillus fumigatus* o *Candida albicans*, y si no se trata puede dar lugar a derrame cerebral, pericarditis, ascitis, encefalitis, hepatomegalia e insuficiencia respiratoria. Su tratamiento es similar al del asma e incluye la administración de corticosteroides y antibióticos. La desensibilización frente a alérgeno no suele ser eficaz. V. también **asma alérgica; neumonía eosinofílica.**

**EOSINOFÍLICO** (eosinophilic) **1.** Relativo a un tejido u organismo que se tiñe fácilmente con eosina. **2.** Relativo a un leucocito eosinófilo.

**EOSINÓFILO** (eosinophil) Leucocito granulocítico, bilobulado, algo mayor que el neutrófilo, que se caracteriza por la presencia de un gran número de gránulos citoplasmáticos gruesos y refráctiles que se tiñen intensamente con la tinción ácida eosina. Los eosinófilos constituyen del 1 al 3 % de los leucocitos del organismo. Su número aumenta en los estados alérgicos y en algunas infecciones y disminuye con la administración de esteroides. Consultar las voces **basófilo; neutrófilo**.

**EPÉNDIMO** (ependyma) Capa del epitelio ciliado que tapiza el conducto central de la médula espinal y los ventrículos cerebrales.

**EPENDIMOBLASTOMA** (ependymoblastoma) Neoplasia maligna compuesta por células primitivas del epéndimo. Denominado también **ependimoma maligno**.

**EPENDIMOCITOMA** (ependymocytoma) V. **ependimoma**.

**EPENDIMOMA** (ependymoma) Neoplasia por células diferenciadas del epéndimo. Suele ser benigna, de color pálido, firme, encapsulada en forma de masa nodular, se origina por lo general en el techo del cuarto ventrículo y crece lentamente. A veces se extiende hacia la médula espinal, en la que pueden desarrollarse lesiones primarias. Denominada también **ependimocitoma**.

**EPENDIMOMA MALIGNO** (malignant ependymoma) V. **ependimoblastoma**.

**EPIBLASTO** (epiblast) **1.** V. **ectodermo. 2.** Capa externa primordial del blastocisto o la blástula, anterior a la diferenciación de las capas germinales que da lugar al ectodermo y contiene células capaces de formar el endodermo y el mesodermo.

**EPICANTO** (epicanthus) Pliegue cutáneo vertical situado sobre el ángulo del canto interno del ojo. Puede ser más o menos marcado y recubre el canto y la carúncula. Es normal en las razas orientales y no tiene ninguna significación clínica. Algunos niños con síndrome de Down también lo presentan.

**EPICARDIAS** (epicardia) Porción del esófago que se extiende entre el cardias y el hiato esofágico del diafragma.

**EPICARDIO** (epicardium) Una de las tres capas tisulares que constituyen la pared del corazón. Está compuesto de una capa única de células epiteliales escamosas que recubren un tejido conjuntivo muy delicado. Es la porción visceral del pericardio seroso y se refleja sobre sí mismo para constituir la porción parietal del pericardio seroso. Consultar la voz **miocardio**.

**EPICONDILITIS** (epicondylitis) Inflamación dolorosa y a veces incapacitante de los músculos y estructuras circundantes del codo como consecuencia de la tensión repetida sobre el antebrazo en la proximidad del epicóndilo externo del húmero por ejemplo por extensión o supinación violentas de la muñeca frente a una determinada fuerza de resistencia. Este tipo de tensión puede derivarse de ciertas actividades como la práctica del tenis o el golf o el transporte de cargas pesadas con el brazo extendido. El tratamiento suele consistir en reposo, inyección de procaína con o sin hidrocortisona y en algunos casos cirugía para liberar parte del músculo inserto en el epicóndilo. Denominada también **epicondilitis humeral externa**.

**EPICONDILITIS HUMERAL EXTERNA** (lateral humeral epicondylitis) Inflamación del tejido del extremo distal del húmero a nivel de la articulación del codo producida por la flexión repetida de la muñeca contra una resistencia. Aparece tras la actividad atlética o la manipulación manual de herramientas u otro material. El dolor se irradia desde la articulación del codo. El tratamiento se basa en el descanso, corrección de la mecánica corporal, infiltración de un anestésico de larga duración o en la administración de inyecciones repetidas de hidrocortisona, dependiendo de la gravedad. En raras ocasiones está indicada la cirugía. V. también **epicondilitis**.

**EPICÓNDILO** (epicondyla) Proyección sobre la superficie de un hueso por encima del cóndilo.

**EPICRÁNEO** (epicranium) Denominación que recibe el cuero cabelludo completo, incluidos la piel, las hojas musculares y las aponeurosis. Consultar la voz **epicráneo, músculo; aponeurosis epicraneal**.

**EPICRÁNEO, MÚSCULO** (epicranius) Amplia capa muscular y tendinosa que recubre la parte superior y las porciones laterales del cráneo desde el hueso occipital hasta las cejas. Está constituido por varios vientres musculares anchos y finos comunicados por una amplia aponeurosis. La inervación del epicráneo por ramas de los nervios faciales permite el desplazamiento posterior del cuero cabelludo, la elevación de las cejas y los movimientos de las orejas. V. también **aponeurosis epicraneal; occipitofrontal, músculo; temporoparietal, músculo**.

**EPIDÉMICO** (epidemic) **1.** Que afecta a un número significativamente grande de personas al mismo tiempo. **2.** Se aplica a la enfermedad que se transmite rápidamente en un segmento demográfico humano que puede oscilar entre un área geográfica delimitada, una base militar o una unidad de población uniforme como las personas de determinada edad o sexo de una región. **3.** Enfermedad transmisible que suele producirse periódicamente.

**EPIDEMIOLOGÍA** (epidemiology) Estudio de la incidencia, distribución y etiología de las enfermedades en el hombre.

**EPIDERMIS** (epidermis) Capa superficial avascular de la piel constituida por una región externa, muerta, cornificada y otra más profunda, celular y viva. Las células epidérmicas van desplazándose gradualmente hacia la superficie cutánea, sufriendo alteraciones en su migración hasta que

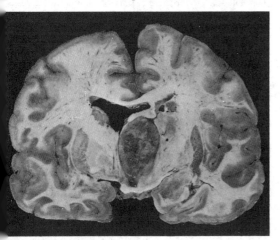

**EPENDIMOMA.** Corte cerebral en el que se puede apreciar un ependimoma del tercer ventrículo, tiene el tamaño de una ciruela.

se descaman en forma de pequeñas placas cornificadas. Las células en sus distintos estadios transicionales constituyen el estrato basal, el estrato espinoso, el estrato granular, el estrato de células planas y el estrato córneo, que en conjunto dan un grosor a la epidermis de 0,5 a 1,1 mm. Denominada también **cutícula**.

**EPIDERMOFITOSIS** (*epidermophytosis*) Infección micótica de la piel.

**EPIDERMOLISIS AMPOLLOSA** (*epidermolysis bullosa*) Grupo de enfermedades cutáneas hereditarias raras que se caracterizan por la formación de vesículas y bullas que suelen asentar en zonas de traumatismos. Las formas graves pueden afectar también a las membranas mucosas y dejar cicatrices y contracturas cuando curan. Sobre el tejido cicatrizal a veces se desarrollan carcinomas de células basales o de células escamosas. El tratamiento es sintomático.

**EPIDIDIMITIS** (*epididymitis*) Inflamación aguda o crónica del epidídimo. Su causa puede ser una enfermedad venérea, una infección urinaria o una prostatitis; a veces es secuela de la prostatectomía. Sus síntomas más importantes son fiebre y escalofríos, dolor inguinal e hinchazón e hipersensibilidad del epidídimo. El tratamiento consiste en reposo en cama, sujeción escrotal y antibióticos.

**EPIDÍDIMO** (*epididymis*) Par de conductos largos muy enrollados que transportan millones de espermatozoides desde los túbulos seminíferos de los testículos hasta los vasos deferentes.

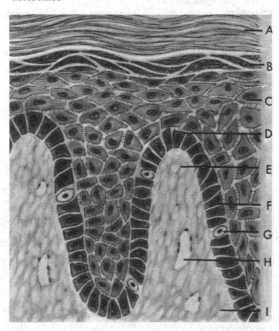

EPIDERMIS. Esquema de un corte de epidermis del dorso de la mano. Las capas que aparecen son: A, capa de queratina; B, estrato granuloso; C, estrato espinoso; y D, estrato basal, que separa la epidermis de la dermis. También se puede apreciar: E, papilas de la dermis; F, imágenes mitóticas; G, melanocitos; H, capilares; e I, colágena y tejido elástico.

**EPIDÍDIMO, CABEZA DEL** (*caput epididymidis*) Zona prominente del epidídimo constituida por los conductillos eferentes.

**EPIDÍDIMO, CONDUCTO DEL** (*ductus epididymidis*) Conducto en el que desembocan los conductillos eferentes del testículo.

**EPIDIDIMOORQUITIS** (*epididymo-orchitis*) Inflamación del epidídimo y el testículo. V. también **epididimitis; orquitis**.

**EPIDURAL** (*epidural*) Que se encuentra situada por fuera de la duramadre.

**EPIDURAL, ESPACIO** (*epidural space*) Espacio que rodea inmediatamente la duramadre del cerebro o la medula espinal por debajo del periostio del cráneo y la columna vertebral.

**EPIESCLERITIS** (*episcleritis*) Inflamación de las capas más externas de la esclerótica y de los tejidos que recubren las porciones posteriores de la misma.

**EPÍFISIS** (*epiphysis*) Cabeza de un hueso largo separada de la diáfisis por la placa epifisaria hasta que termina el crecimiento óseo. La placa se oblitera más tarde y la diáfisis y la cabeza se unen. Consultar la voz **diáfisis**.

**EPÍFISIS CEREBRAL** (*epiphysis cerebri*) V. **pineal, glándula**.

**EPIFISITIS** (*epiphysitis*) Inflamación de la epífisis, normalmente de un hueso largo, como el fémur o el húmero.

**EPIFISITIS CALCÁNEA** (*calcaneal epiphysitis*) Trastorno doloroso que afecta a la epífisis del calcáneo. Afecta en especial a niños físicamente activos cuyos huesos del talón están aún separados por el cartílago.

**EPIFISITIS VERTEBRAL DEL ADOLESCENTE** (*adolescente vertebral epiphysitis*) V. **Scheuermann, enfermedad de**.

**EPÍFORA** (*epiphora*) V. **lagrimeo**.

**EPIGÁSTRICOS, GANGLIOS LINFÁTICOS** (*epigastric node*) Ganglios pertenecientes a uno de los siete grupos de ganglios linfáticos parietales que drenan linfa del abdomen y la pelvis y que están constituidos por cuatro ganglios situados a lo largo de la porción caudal de los vasos epigástricos inferiores. V. también **linfa; linfático, ganglio; linfático, sistema**.

**EPIGÉNESIS** (*epigenesis*) (Embriología). Teoría del desarrollo que afirma que los organismos crecen a partir de una forma más sencilla que evoluciona hacia otra más compleja mediante la diferenciación progresiva de una unidad celular indiferenciada. Consultar la voz **preformación**.

**EPIGLOTIS** (*epiglottis*) Estructura cartilaginosa que sobresale de la laringe como una pestaña e impide que los alimentos penetren en la misma o en la tráquea durante la deglución.

**EPIGLOTITIS** (*epiglottitis*) Inflamación de la epiglotis. La forma aguda constituye una forma grave que afecta sobre todo a los niños. Se caracteriza por fiebre, dolor de garganta, estridor, tos coqueluchoide y eritema y edema de la epiglotis. El niño puede presentar cianosis. En algunos casos está indicada la traqueotomía de urgencia para mantener la respiración. El germen causal suele ser *Haemophilus haemolyticus*. El tratamiento suele consistir en antibióticos, reposo, oxígeno y medidas de sostén.

**EPIGLOTITIS AGUDA** (*acute epiglottitis*) Infección bac

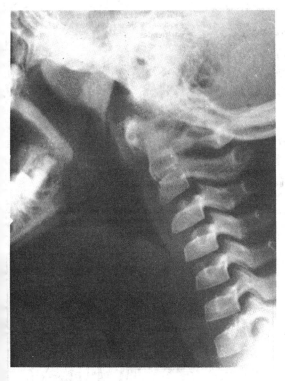

**EPIGLOTIS. Hinchazón de epiglotis en una radiografía lateral de cuello de un niño con laringitis supraepiglótica.**

teriana grave, rápidamente progresiva de las vías respiratorias superiores, que afecta a niños pequeños principalmente entre los 2 y los 7 años de edad. Se caracteriza por dolor de garganta, estridor laríngeo e inflamación de la epiglotis que a veces produce una obstrucción respiratoria brusca rápidamente fatal. La infección suele estar producida por *Haemophilus influenzae*, tipo B. En ocasiones el agente causal es un estreptococo. El contagio se produce por infección con partículas transportadas por el aire o contacto con secreciones infectadas. El diagnóstico se hace por identificación bacteriológica de *H. influenzae* tipo B en una muestra obtenida de las vías respiratorias superiores o de la sangre. En una radiografía lateral del cuello se observa una epiglotis aumentada de tamaño con distensión de la hipofaringe, lo que permite diferenciar esta enfermedad del *crup*. Las visualización directa de la epiglotis inflamada de color rojo guinda por depresión de la lengua o laringoscopia indirecta también es de carácter diagnóstico, pero puede producir una obstrucción aguda total y sólo debe llevarla a cabo una persona experta que cuente con el equipo adecuado para restablecer la permeabilidad de las vías aéreas o practicar reanimación respiratoria en caso necesario.

OBSERVACIONES: El comienzo de la infección es brusco y su curso progresa rápidamente. Tras los primeros signos —dolor de garganta, ronquera, fiebre y disfagia— pue-

de aparecer dificultad para la deglución, babeo, disnea de diversos grados, estridor inspiratorio e irritabilidad e inquietud marcadas. La dificultad respiratoria puede progresar hacia un sufrimiento respiratorio grave en minutos u horas; a veces se observan claramente retracciones inspiratorias (tiraje) supraesternales, supraclaviculares, intercostales y subcostales. El niño hipóxico aparece atemorizado y ansioso. El color de la piel varía desde el pálido hasta el cianótico.

ACTUACIÓN: El establecimiento de una vía aérea permeable es urgente y puede hacerse por intubación endotraqueal o por traqueostomía. Es imprescindible aportar humedad y oxígeno y drenar o aspirar las secreciones de las vías aéreas. Por lo general hay que administrar líquidos e iniciar inmediatamente el tratamiento antibiótico casi siempre con penicilina, ampicilina o cloramfenicol. Los sedantes están contraindicados por su efecto depresor sobre el sistema respiratorio y los esteroides, antihistamínicos y fármacos adrenérgicos, por lo general, no poseen ningún valor terapéutico.

ACTUACIÓN DE LA ENFERMERA: La enfermera puede ayudar al médico en la práctica de la intubación o la traqueostomía una vez se confirma el diagnóstico. Los niños con epiglotitis aguda tienen que ingresar en una unidad de cuidados intensivos. Para evitar el enfriamiento del paciente es aconsejable el cambio frecuente de ropas y sábanas. La fase más aguda de la enfermedad pasa al cabo de 24 o 48 horas y después de 3 o 4 días rara vez es necesaria la intubación. Al ir respondiendo el niño al tratamiento, la respiración va haciéndose más fácil y normalmente se observa una recuperación rápida. La infección puede extenderse produciendo complicaciones tales como otitis media, neumonía y bronquiolitis. También pueden aparecer complicaciones de la traqueostomía, como infección, atelectasia, oclusión de la cánula, hemorragia traqueal, granulación, estenosis y retraso en la cicatrización del traqueostoma. También denominada **epiglotiditis**.

**EPILEPSIA** *(epilepsy)* Grupo de trastornos neurológicos caracterizados por episodios recidivantes de crisis convulsivas, trastornos sensoriales, anomalías del comportamiento y pérdida de conciencia; a veces se presentan todos estos síntomas juntos. En todos los tipos de epilepsia se produce una descarga incontrolada en las células nerviosas de la corteza cerebral. Aunque la mayoría de las enfermedades epilépticas son de causa desconocida, a veces se asocian con traumatismos cerebrales, infecciones intracraneales, tumores cerebrales, trastornos vaculares, intoxicaciones o desequilibrios químicos.

OBSERVACIONES: La frecuencia de los ataques es muy variable y puede producirse con una frecuencia que va desde varias veces al día hasta intervalos de varios años. En los sujetos predispuestos, las crisis convulsivas pueden aparecer durante el sueño o tras la estimulación física, como por ejemplo un sonido fuerte y súbito a una luz centelleante. Los trastornos emocionales también pueden ser importantes como factores desencadenantes. Algunas crisis se ven precedidas por un aura, mientras que otras no tienen síntomas premonitorios. La mayoría de los ataques epilépticos son breves. Pueden ser localizados o generalizados, con o sin movimientos clónicos y con frecuencia

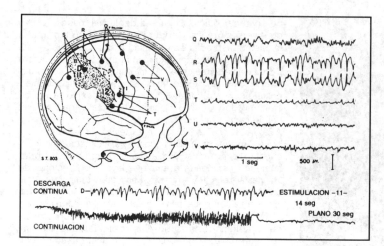

EPIPLÓN MAYOR. Esquema de un corte sagital de un feto en el que se puede apreciar que las dos capas del epiplón mayor todavía no se han fundido.

en la etapa de recuperación el paciente aqueja somnolencia o confusión. El diagnóstico se hace por observación del tipo de crisis convulsiva y por electroencefalograma.

ACTUACIÓN: El tipo de epilepsia determina la selección de la medicación preventiva. Siempre que sea posible hay que eliminar las lesiones y causas metabólicas corregibles. Hay que proteger al paciente para que no se lesione pero sin limitar en exceso sus movimientos. V. también **analéptico; anticonvulsivante; aura; clono; ictus**.

**EPILEPSIA DE LÓBULO TEMPORAL** (temporal lobe epilepsy) V. **psicomotora, crisis**.

**EPILEPSIA FÓTICA** (photic epilepsy) Trastorno en el que la crisis de epilepsia puede desencadenarse debido a una luz intermitente.

**EPILÉPTICO, ESTADO** (status epilepticus) Situación de urgencia médica caracterizada por la aparición de crisis convulsivas continuas sin intervalos de recuperación de la conciencia. Si no logran controlarse las convulsiones se produce una lesión cerebral irreversible. El estado epiléptico puede precipitarse por la suspensión brusca de la medicación anticonvulsiva, un estado de hipoglucemia, un tumor cerebral, un traumatismo cefálico, una fiebre elevada o una intoxicación. El tratamiento consiste en la administración intravenosa de fármacos anticonvulsivos, elementos nutritivos y electrólitos, en una unidad de cuidados intensivos. Hay que mantener la permeabilidad de las vías aéreas mediante un tubo faríngeo o endotraqueal.

**EPILOIA** (epiloia) V. **esclerosis tuberosa**.

**EPIMISIO** (epimysium) Cubierta fibrosa que envuelve los músculos y se extiende entre los haces de las fibras musculares como el perimisio. En algunas zonas es fuerte mientras que en otras es más delicado, como por ejemplo en aquellas áreas en que el músculo se desplaza libremente bajo una fascia potente. También puede fundirse con la fascia que une un músculo a un hueso.

**EPINEFRINA** (epinephrine) V. **adrenalina**.

**EPIPLÓN** (omentum) Repliegue del peritoneo que une las vísceras entre sí. V. **epiplón mayor; epiplón menor**.

**EPIPLÓN GASTROCÓLICO** (gastrocolic omentum) V. **epiplón mayor**.

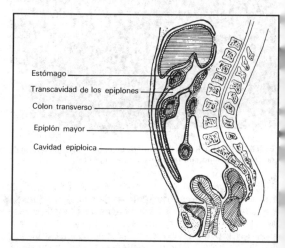

Estómago

Transcavidad de los epiplones

Colon transverso

Epiplón mayor

Cavidad epiploica

**EPIPLÓN GASTROHEPÁTICO** (gastrohepatic omentum) V. **epiplón menor**.

**EPIPLÓN MAYOR** (greater omentum) Repliegue transparente que se origina en el peritoneo, recubre el colon transverso y se enrolla en torno al intestino delgado. Se fija a la curvatura mayor del estómago y la primera porción del duodeno y entre sus dos capas contiene vasos sanguíneos y grasa. Entre el estómago y el colon, el epiplón mayor forma el ligamento gastrocólico, que contiene los vasos gastroepiploicos derecho e izquierdo cerca de la curvatura gástrica mayor. El epiplón mayor es una estructura muy móvil que se extiende fácilmente por las zonas traumatizadas sellando hernias y delimitando infecciones que de otro modo provocarían una peritonitis generalizada como por ejemplo en el caso de una perforación del apéndice. Denominado también **epiplón gastrocólico**. Consultar la voz **epiplón menor**.

**EPIPLÓN MENOR** (lesser omentum) Extensión membranosa del peritoneo, procedente de las capas peritoneales que cubren las superficies ventral y dorsal del estómago

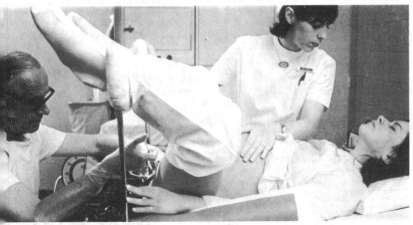

EPISIOTOMÍA. Esta intervención se suele practicar como norma en las parturientas primerizas, para evitar el desgarro del periné.

EPISTAXIS. Taponamiento de la nariz debido a epistaxis mediante, a la izquierda, empaque posnasal y, a la derecha, empaque nasal anterior.

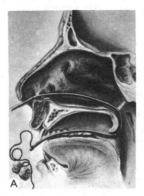
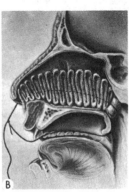

y primera porción del duodeno. Se extiende desde el hilio hepático al diafragma, donde las capas se separan para encerrar el extremo del esófago. Forma dos ligamentos, uno relacionado con el hígado, otro con el duodeno.

**EPISCLERITIS** *(episcleritis)* Inflamación de las capas más externas de la esclerótica y de los tejidos subyacentes a la región posterior de la misma.

**EPISIOTOMÍA** *(episiotomy)* Intervención quirúrgica, generalmente necesaria en los partos con fórceps, que consiste en practicar una incisión en el periné para aumentar la apertura vaginal y permitir así la salida del feto. Con mayor frecuencia se realiza de forma electiva para evitar el desgarro perineal, acelerar o facilitar la salida del feto e impedir el estiramiento de los músculos y el tejido conjuntivo perineales que predispondrá a la posterior aparición de anomalías tales como relajación del suelo de la pelvis, cistocele, rectocele y prolapso uterino; sin embargo, su eficacia profiláctica no es admitida por todos. La incisión practicada en los tejidos vaginales y perineales se cierra con suturas absorbibles que no tienen que retirarse. Cuando las incisiones son profundas el cierre tiene que hacerse en dos o más planos. Las complicacones inmediatas son hemorragia y extensión de la incisión a lo largo del surco vaginal o hacia el esfínter anal o el recto. Las complicaciones tardías son formación de hematomas y abscesos.

**EPISIOTOMÍA MEDIA** *(midline episiotomy)* V. **episiotomía**.

**EPISOMA** *(episoma)* (Genética bacteriana). Unidad extracromosómica replicante que funciona autónomamente o con un cromosoma V. también **colicinógeno; conjugón; F, factor; R, factor.**

**EPISPADIAS** *(epispadias)* Defecto congénito que consiste en que la abertura uretral desemboca en el dorso del pene en un punto proximal al glande. El tratamiento consiste en corregir la anomalía para tratar la incontinencia urinaria que se produce por la alteración de los esfínteres urinarios y permitir la función sexual. El defecto correspondiente en la mujer —la fisura de la pared superior de la uretra— es bastante rara. Consultar la voz **hipospadias.**

**EPISTASIS** *(epistasis)* (Genética). Tipo de interacción entre genes situados en distintos loci en un mismo cromosoma que consiste en que cada gen puede enmascarar o suprimir la expresión del otro. El efecto epistásico, que es no alélico y por tanto opuesto a la relación de dominancia, puede deberse a la presencia de factores recesivos homocigóticos en un par de genes como sucede en el fenotipo Bombay o de un alelo dominante que se contrapone a la expresión de otro gen dominante. Consultar la voz **dominancia.**

**EPISTAXIS** *(epistaxis)* Hemorragia nasal producida por la irritación local de las membranas mucosas, un estornudo violento, la fragilidad del epitelio o de las paredes arteriales, una infección crónica, un traumatismo, hipertensión, leucemia, deficiencia de vitamina K o, con mayor frecuencia, por autolesión con el dedo. Denominada también **hemorragia nasal.**

OBSERVACIONES: Puede deberse a la rotura de los pequeñísimos vasos que recorren el tabique nasal anterior, lo cual sucede con mayor frecuencia en los niños y adolescentes. En el adulto este tipo de hemorragia es más frecuente en el hombre que en la mujer, puede ser grave en el anciano y a veces se acompaña de trastornos respiratorios, ansiedad, inquietud, vértigo, náuseas y síncope.

ACTUACIÓN: El paciente debe respirar por la boca y sentarse tranquilamente con la cabeza ligeramente inclinada hacia delante para evitar la entrada de la sangre en la faringe y no deglutirla. La hemorragia puede controlarse pre-

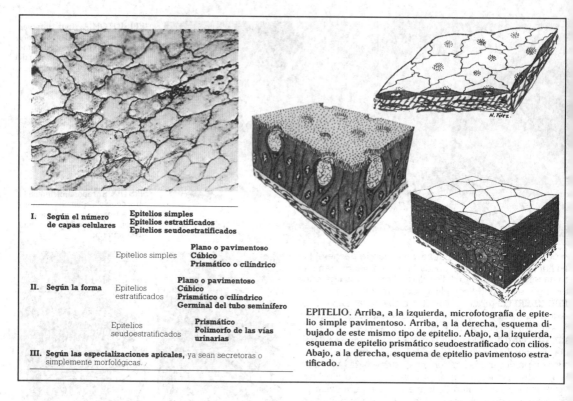

| I. | Según el número de capas celulares | **Epitelios simples** **Epitelios estratificados** **Epitelios seudoestratificados** | |
|---|---|---|---|
| | Epitelios simples | **Plano o pavimentoso** **Cúbico** **Prismático o cilíndrico** | |
| II. Según la forma | Epitelios estratificados | **Plano o pavimentoso** **Cúbico** **Prismático o cilíndrico** **Germinal del tubo seminífero** | |
| | Epitelios seudoestratificados | **Prismático** **Polimorfo de las vías urinarias** | |
| III. | **Según las especializaciones apicales,** ya sean secretoras o simplemente morfológicas. | | |

EPITELIO. Arriba, a la izquierda, microfotografía de epitelio simple pavimentoso. Arriba, a la derecha, esquema dibujado de este mismo tipo de epitelio. Abajo, a la izquierda, esquema de epitelio prismático seudoestratificado con cilios. Abajo, a la derecha, esquema de epitelio pavimentoso estratificado.

sionando firmemente las alas nasales con los dedos, introduciendo en los orificios nasales una bola de algodón humedecida en un vasoconstrictor tópico y aplicando presión, ocluyendo el aporte de sangre a la zona o colocando una bolsa de hielo sobre la nariz. Si la hemorragia continúa hay que retirar los coágulos por aspiración. La mucosa nasal puede anestesiarse con lidocaína tópica y a continuación cauterizarse con una varilla de nitrato de plata o un electrocauterio, seguidamente se aplica un spray de epinefrina. Las hemorragias intensas, especialmente las originadas en el tabique nasal posterior, pueden tratarse mediante la introducción de un taponamiento que por lo general se mantiene durante 1-3 días. En este período el paciente debe permanecer en posición de Fowler elevada y hay que comprobar con frecuencia la situación del taponamiento. Las epistaxis persistentes o profusas y recidivantes pueden tratarse mediante la ligadura de alguna de las arterias que irrigan la nariz como la carótida externa, la etmoidal o la maxilar interna.

**EPISTROFEO** *(epistropheus)* V. **eje** (segunda vértebra cervical, CII).

**EPITÁLAMO** *(epithalamus)* Una de las cinco porciones del diencéfalo que incluye el trígono habenular, la glándula pineal y la comisura posterior. Consultar las voces hipotálamo, metalámo; subtálamo; tálamo.

**EPITELIO** *(epithelium)* Cubierta o revestimiento de los órganos internos y externos del cuerpo, incluidos los vasos. Está constituido por células unidas entre sí por material conjuntivo que se dispone en un número variable de capas y son de distintos tipos. Según las diferentes partes del cuerpo está constituido por células escamosas simples, células cuboideas simples o células columnares estratificadas. El epitelio escamoso estratificado de la epidermis comprende cinco capas celulares distintas.

**EPITELIO CILIADO** *(ciliated epithelium)* Dícese de cualquier epitelio que proyecta cilios de su superficie, como algunas regiones del epitelio del tracto respiratorio.

**EPITELIO CILÍNDRICO O COLUMNAR** *(columnar epithelium)* Epitelio formado por un tipo de células epiteliales que se asemeja a un prisma hexagonal y cuando se corta por su eje mayor presenta una forma aproximadamente rectangular.

**EPITELIO CUBOIDEO** *(cuboidal epithelium)* Células epiteliales simples, dispuestas en una sola capa y generalmente en forma de cubo.

**EPITELIO DE LA UNIÓN** *(junctional epithelium)* Área de tejido epitelial blando que rodea la clavija de soporte de un diente.

**EPITELIO ESCAMOSO** *(squamous epithelium)* Capa fina de células planas unidas entre sí por los extremos.

**EPITELIO ESTRATIFICADO** *(stratified epithelium)* Capas de células epiteliales muy agrupadas, dispuestas sobre la superficie externa del cuerpo y con la mayor parte de las estructuras huecas. Las capas pueden contener células escamosas estratificadas, cilíndricas estratificadas o cilíndricas ciliadas estratificadas.

**EPITELIO GERMINAL** (*germinal epithelium*) **1.** Capa epitelial que cubre la cresta genital, de la que proceden las gónadas en el desarrollo embrionario precoz. **2.** Epitelio que cubre el ovario y en el que antes se creía que se formaban las oogonias. V. también **oogénesis.**

**EPITELIO GLANDULAR** (*glandular epithelium*) Epitelio que contiene células glandulares.

**EPITELIOMA** (*epithelioma*) Neoplasia derivada del epitelio.

**EPITELIOMA ADAMANTINO** (*epithelioma adamantinum*) V. **ameloblastoma.**

**EPITELIOMA ADENOIDE QUÍSTICO** (*epithelioma adenoides cysticum*) V. **tricoepitelioma.**

**EPITELIOMA CORIÓNICO** (*chorionic epithelioma*) V. **coriocarcinoma.**

**EPITELIOMA DE CÉLULAS BASALES** (*basal cell epithelioma*) V. **carcinoma de células basales.**

**EPITELIOMA ESCAMOSO MÚLTIPLE AUTOCICATRIZANTE** (*múltiple self-healing squamous epithelioma*) V. **queratoacantoma.**

**EPITELIOMA QUÍSTICO MÚLTIPLE BENIGNO** (*multiple benign cystic epithelioma*) V. **tricoepitelioma.**

**EPITOPO** (*epitope*) Determinante antigénetico que produce una reacción específica con una inmunoglobulina. Consta de un grupo de aminoácidos sobre la superficie del antígeno.

**EPIZOÓTICO** (*epizootic*) Se aplica al trastorno o enfermedad que se produce de forma simultánea en casi todos los animales de una determinada especie en una zona geográfica (epizootia).

**EPONIQUIO** (*cuticle*) Reborde delgado del epitelio cornificado en la base de la uña.

**EPOOFORECTOMÍA** (*epoophorectomy*) Extirpación quirúrgica del epoóforo.

**EPOÓFORO** (*epoophoron*) Estructura situada en el mesosalpinx entre el ovario y la trompa uterina. Es una porción persistente del conducto mesonéfrico embrionario y está compuesto de unos cuantos túbulos cortos cuyos extremos convergen en una dirección hacia el ovario y en la dirección opuesta se abren en un conducto rudimentario.

**EPSTEIN, PERLAS DE** (*Epstein's pearls*) Quistes epiteliales, pequeños, blancos, en forma de perlas que se producen a ambos lados de la línea media del paladar duro en el recién nacido. No tienen carácter patológico y suelen desaparecer al cabo de unas cuantas semanas. Consultar a voz **Bednar, afta de**.

**EPSTEIN-BARR, VIRUS DE (VEB)** (*Epstein-Barr virus (EBV)*) Virus del grupo herpes que produce la mononucleosis infecciosa.

**ÉPULIS** (*epulis*) Tumor o tumoración gingival.

**ÉPULIS TELANGIECTÁSICO** (*telangiectatic epulis*) Tumor benigno de las encías con abundancia de vasos sanguíneos dilatados. Tiene color rojo y suele asociarse a irritación crónica. Es muy susceptible a los traumatismos.

**EQUILIBRIO** (*equilibrium*) **1.** Estado de estabilidad o reposo por la igualdad de acción de fuerzas opuestas como por ejemplo el equilibrio del calcio y el fósforo en el organismo. **2.** (Psiquiatría). Estabilidad mental o emocional.

**EQUILIBRIO ÁCIDO-BASE** (*acid-base balance*) Situación que se da cuando la tasa metabólica de producción de ácidos o bases por parte del organismo iguala la tasa metabólica de su excreción. El resultado del equilibrio ácido-base es una concentración estable de iones hidrógeno en los líquidos corporales. V. también **ácido; base; metabolismo ácido-base.**

**EQUILIBRIO ELECTROLÍTICO** (*electrolyte balance*) Equilibrio entre los electrólitos en el cuerpo.

**EQUILIBRIO GENÉTICO** (*genetic equilibrium*) Estado de una población en la que la frecuencia de los genes y genotipos no cambia de generación en generación. Este equilibrio existe habitualmente en las grandes poblaciones de origen mixto, dentro de las cuales las parejas se establecen al azar. V. también **Hardy-Weinbery, ley de.**

**EQUILIBRIO LÍQUIDO** (*fluid balance*) Estado de equilibrio en el que la cantidad de líquido consumido es igual a la cantidad eliminada de orina, heces, transpiración y vapor de agua espirado.

**EQUILIBRIO NITROGENADO** (*nitrogen balance*) Relación entre el aporte de nitrógeno del organismo, que habitualmente procede de la alimentación, y el eliminado con la orina y las heces. La mayor parte del nitrógeno del organismo está incorporado en las proteínas. Un equilibrio nitrogenado positivo, que se produce cuando la ingesta es superior a la eliminación, implica formación de tejidos. Un equilibrio nitrogenado negativo, indica desgaste o destrucción de los tejidos.

**EQUIMOSIS** (*ecchymosis*) Cambio de color de un área cutánea o mucosa, debida a extravasación de sangre hacia el tejido celular subcutáneo, por traumatismo o fragilidad de los vasos sanguíneos subyacentes. V. también **hematoma.** Consultar las voces **contusión; petequia.**

**EQUINISMO** (*equinism*) Hiperextensión de todo el pie sobre la pierna; deformación congénita o adquirida.

**EQUINO** (*equino*) Aplicado al pie deforme, adquirido o congénito, que solamente se apoya en el suelo por su extremo anterior, y se presenta todo él en extensión forzada.

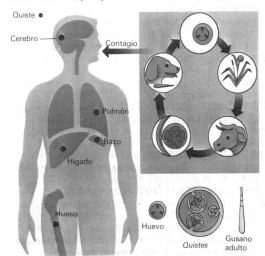

Ciclo biológico del Echinococcus granulosus. El hombre se contamina por los huevos eliminados por el perro. El perro se contamina al alimentarse de carne de ovino o vacuno infestado.

**EQUINOCOCOSIS** (echinococcosis) Infección tisular, habitualmente del hígado, causada por las larvas de una tenia del género Echinococcus. Los perros son los huéspedes principales del gusano adulto; la oveja, la vaca, los roedores y el ciervo son los huéspedes naturales intermedios para las larvas. El ser humano, especialmente los niños, pueden infestarse al ingerir los huevos depositados con las heces de los perros. La enfermedad es más común en los países donde el ganado se conduce con la ayuda de perros. Las manifestaciones clínicas y el pronóstico varían, dependiendo del tejido invadido y de la intensidad de la infestación. El diagnóstico se establece mediante pruebas cutáneas de sensibilidad, pruebas serológicas, evidencia radiológica de la formación de quistes e identificación de los quistes larvarios en el tejido infestado. La extirpación quirúrgica de los quistes proporciona el único tratamiento eficaz. Puede prevenirse evitando el contacto con perros infestados, desparasitando a los animales domésticos e impidiendo que los perros coman cadáveres de huéspedes intermedios infestados. Denominada también **hidatidosis; hidatídica, enfermedad.** Consultar las voces **cisticercosis; tenias, infección por.**

**EQUIPO DE TRABAJO MULTIPROFESIONAL** (team practice) Grupo de profesionales que pertenecen a diversas disciplinas. Cada uno proporciona unos servicios específicos al paciente y su trabajo se realiza de manera coordinada e integrada.

**EQUIVALENTE DE PLOMO** (lead equivalent)(Radiología). Grosor que debería tener una capa de plomo para conseguir un efecto protector equivalente al conseguido por otro material, en unas condiciones determinadas.

**EQUIVALENTE GENÉRICO** (generic equivalent) Producto farmacológico que se vende por su nombre genérico, idéntico en composición química a otro que se vende bajo una marca registrada, aunque no necesariamente equivalente en cuanto a efecto terapéutico.

**EQUIVALENTE LETAL** (lethal equivalent) Dícese del gen recesivo en el individuo heterocigótico, que en un individuo homocigótico produciría la muerte antes de transmitirse. El número de equivalentes letales en el hombre se ha calculado que oscila entre tres y ocho, bien como tales equivalentes o en forma de cualquier combinación de varios genes con ligeros efectos deletéreos equivalentes a tres u ocho genes recesivos.

**EQUIVALENTE METABÓLICO** (metabolic equivalent [MET] Cantidad de oxígeno consumido por kilogramo de peso corporal y por minuto en el individuo en estado de reposo.

**EQUIVALENTE QUÍMICO** (chemical equivalent) Fármaco o sustancia química que contiene los mismos ingredientes que otro, en cantidades similares.

**EQUIVALENTE TERAPÉUTICO** (therapeutic equivalent) Dícese del medicamento que tiene el mismo efecto que otro o la combinación de varios otros en el tratamiento de una determinada enfermedad. Puede o no ser equivalente, en términos químicos o biológicos. V. también **bioequivalente, equivalente químico, equivalente genérico.**

**Er** (Er) Símbolo químico del **erbio.**

**ERB, DISTROFIA MUSCULAR DE** (Erb's muscular dystrophy) Forma de distrofia muscular que afecta en primer lugar a la cintura escapular y posteriormente suele afectar a la pelviana. Comienza en la infancia o adolescencia, va incapacitando progresivamente al paciente y, por lo general, se hereda como carácter autosómico recesivo. Afecta a los dos sexos. En el varón, el diagnóstico diferencial entre la distrofia muscular de Erb y la distrofia muscular de Duchenne resulta a veces difícil, V. **Duchenne, distrofia muscular de.**

**ERB, PARÁLISIS DE** (Erb's palsy) Tipo de parálisis producida por la lesión traumática del plexo braquial superior que se produce sobre todo en la infancia como consecuencia de una tracción forzada en el parto. Los signos son pérdida de sensibilidad en el brazo y parálisis y atrofia de los músculos deltoides y bíceps braquial. El brazo del lado afecto pende sin tono con el brazo extendido y el antebrazo pronado. El tratamiento consiste inicialmente en la inmovilización del brazo y del hombro para que se resuelva la hinchazón e inflamación de la neuritis asociada. En algunos casos está indicada la fisioterapia y la ferulización para mejorar la función muscular y evitar que se produzca la contractura en flexión del codo. Denominada también **Erb-Duchene, parálisis de.**

**ERB-DUCHENNE, PARÁLISIS DE** (Erb-Duchennne paralysis) V. **Erb. parálisis de.**

**ERBIO (ER)** (erbium [Er] Elemento metálico del grupo de las tierras raras. Su número atómico es 68 y su peso atómico, 167, 26.

**ERECCIÓN** (erection) Estado de endurecimiento, hinchazón y elevación que se produce en el pene y, en menor grado, en el clítoris, generalmente por excitación sexual, pero también durante el sueño o como resultado de la estimulación física. Se debe a la entrada de sangre en el órgano, que hace que aumente la presión de la misma, bajo la influencia de estímulos psíquicos y nerviosos. Es necesario que exista erección para que el pene pueda penetrar en la vagina y emitir el semen. V. también **eyaculación; polución nocturna; priapismo.**

**ERÉCTIL** (erectile) Capaz de experimentar erección o adoptar una posición erecta; por lo general se aplica a la descripción del tejido esponjoso del pene o el clítoris, órganos que, al llenarse de sangre, se ponen turgentes y erguidos. Este término también se utiliza para describir la epidermis que, en respuesta al temor, frío u otros estímulos, adquiere aspecto de "piel de gallina" (horripilación).

**ERECTOR DE LA ESPINA DORSAL, MÚSCULO** (sacrospinalis) Grupo muscular de la espalda, ancho y carnoso, constituido por los músculos ileocostal o sacrolumbar, dorsal largo y epiespinoso; cada uno de ellos consta a su vez de tres partes. Está cubierto por la fascia toracolumbar. Se origina en un importante y grueso tendón insertado en sacro, íleon y vértebras lumbares. Por el otro extremo se inserta en las costillas y en determinadas vértebras cervicales. Lo inervan ramas de los nervios espinales procedentes de las primitivas divisiones dorsales. Extiende y flexiona la columna vertebral y la cabeza y lleva las costillas hacia abajo.

**ERECTOR SPINAE** (erector spinae) Denominado también **erector trunci.** V. **erector de la espina dorsal, músculo.**

**ERECTOR TRUNCI** (erector trunci) Denominado también **erector spinae.** V. **erector de la espina dorsal, músculo.**

**-ERGASIA** Sufijo que significa "interfuncionamiento de la mente y el cuerpo": *cacergasia, disergasia, ortoergasia.*

**ERGASTOPLASMA** *(ergastoplasm)* Conjunto de estructuras citoplásmicas con afinidad por las tinciones basófilas; retículo endoplásmico granular. V. **endoplásmico, retículo.**

**ERGO-** Prefijo que significa "relativo al trabajo": *ergodermatosis, ergomaníaco, ergotrofia.*

**ERGOCALCIFEROL** *(ergocalciferol)* V. **calciferol.**

**ERGONOMÍA** *(ergonomics)* Disciplina científica que se encarga del estudio y análisis del trabajo humano especialmente en lo referente a la influencia que tienen sobre el mismo factores anatómicos, psicológicos, etc.

**ERGONOVINA, MALEATO DE** *(ergonovine maleate)* Alcaloide ergotamínico oxitócico.

INDICACIONES: Contracción del útero en el tratamiento o prevención de hemorragia posparto o postaborto.

CONTRAINDICACIONES: Embarazo, vasculopatía periférica, hipertensión o hipersensibilidad conocida a este fármaco.

EFECTOS SECUNDARIOS: Los más graves son hipertensión, naúseas, cefalea, visión borrosa y reacciones de hipersensibilidad. Si se administra durante el embarazo puede producirse la muerte fetal.

**ERGOSOMA** *(ergosome)* V. **polisoma.**

**ERGOSTEROL** *(ergosterol)* Hidrocarburo insaturado del grupo de la vitamina D que se aísla de ciertos hongos. Cuando se trata con irradiación ultravioleta se convierte en vitamina $D_2$. V. **calciferol; viosterol; vitamina D.**

**ERGOTAMINA, TARTRATO DE** *(ergotamine tartrate)* Agente vasoconstrictor y oxitócico.

INDICACIONES: Tratamiento de la migraña y la atonía uterina posparto.

CONTRAINDICACIONES: Embarazo, vasculopatía periférica, enfermedades infecciosas o hipersensibilidad conocida a este fármaco.

EFECTOS SECUNDARIOS: Los más graves son vómitos, diarrea, sed, hormigueo de los dedos de las manos y los pies e hipertensión. Si el fármaco se administra durante el embarazo puede producirse muerte fetal.

**ERGOTERAPIA** *(ergotherapy)* Aplicación de ejercicios físicos en el tratamiento de una enfermedad. Por extensión, incluye cualquier procedimiento que aumente el aporte de sangre a una parte del cuerpo enferma o lesionada como el masaje y diversos tipos de baños calientes.

**ERGOTISMO** *(ergotism)* **1.** Enfermedad aguda o crónica causada por dosis excesivas de fármacos con ergotínicos. Se manifiesta con síntomas cerebroespinales como espasmos, calambres y gangrena seca. **2.** Enfermedad crónica contraída al comer productos de cereales elaborados con centeno contaminado con cornezuelo.

**ERISIPELA** *(erysipela)* Enfermedad infecciosa de la piel caracterizada por la formación de lesiones enrojecidas, vesículas y ampollas que se acompañan de fiebre, dolor y linfadenopatía. El agente causal es una especie de estreptococo betahemolítico del grupo A. El tratamiento consiste en la administración de antibióticos, analgésicos y aplicación local de apósitos con medicación.

**ERISIPELOIDE** *(erysipeloid)* Infección de las manos caracterizada por la aparición de nódulos o placas de color azul rojizo y ocasionalmente eritema. Se adquiere con el manejo de carne o pescado infectados por *Erysipelothrix rhusiopathiae.* Autolimitada en un período de aproximadamente 3 semanas; responde a la penicilina. Consultar la voz **erisipela.**

**ERITEMA** *(erythema)* Enrojecimiento o inflamación de la piel o las membranas mucosas como resultado de la dilatación y congestión de los capilares superficiales. Un ejemplo es la quemadura solar leve. V. también **eritrodermia.**

**ERITEMA CRÓNICO MIGRATORIO** *(erythema chronicum migrans)* Lesión cutánea que comienza como una pequeña pápula y se extiende periféricamente presentando un borde elevado y rojo con una zona clara en el centro. Cuando se asocia con la **artritis de Lyme** se debe a la picadura de una garrapata. Consultar la voz **Lyme, artritis de.**

**ERITEMA INFECCIOSO** *(erythema infectiosum)* Enfermedad infecciosa aguda y benigna que afecta sobre todo a los niños y se caracteriza por fiebre y una erupción eritematosa que comienza en las mejillas y se extiende posteriormente a brazos, muslos, nalgas y tronco. A medida que progresa, las lesiones iniciales van desvaneciéndose. La luz solar agrava el cuadro, por lo general una vez alrededor de 10 días. Una vez desaparece, puede reaparecer durante un cierto período de tiempo si se irrita la piel. Su causa es desconocida, no necesita tratamiento y el pronóstico es excelente; tampoco es preciso aislar al paciente. Denominada también **quinta enfermedad.**

**ERITEMA MARGINADO** *(erythema marginatum)* Vanante del **eritema multiforme** que se observa en la fiebre reumática aguda y se caracteriza por la formación de máculas rojas, no pruriginosas, en forma de disco con bordes elevados que evolucionan hacia la curación.

**ERITEMA MULTIFORME** *(erythema multiforme)* Síndrome de hipersensibilidad caracterizado por una erupción polimorfa de la piel y las mucosas, con formación de máculas, pápulas, nódulos, vesículas o bullas y lesiones en forma de diana. Se asocia con gran número de infecciones, enfermedades del colágeno, hipersensibilidad a fármacos y embarazo. El tratamiento definitivo y preventivo está condicionado al hallazgo de la causa específica, pero en la mayoría de los casos resultan útiles los corticosteroides tópicos o sistémicos. Una forma grave de esta enfermedad se denomina **Stevens-Johnson, síndrome de.**

**ERITEMA NODOSO** *(erythema nodosum)* Vasculitis por hipersensibilidad que se caracteriza por la aparición de nódulos subcutáneos bilaterales, enrojecidos y dolorosos, en la región pretibial y ocasionalmente en otras partes del cuerpo. Éstos duran varios días o semanas, nunca se ulceran y suelen acompañarse de fiebre poco elevada, malestar general y dolores musculares y articulares. Puede acompañar a ciertas infecciones estreptocócicas, tuberculosis, sarcoidosis, lepra, hipersensibilidad medicamentosa, colitis ulcerosa y embarazo. El pronóstico es bueno siempre que se trate adecuadamente la enfermedad subyacente. Los síntomas suelen disminuir con un ciclo de corticosteroides.

**ERITEMA PERNIO** *(pernio)* V. **sabañón.**

**ERITEMA TÓXICO NEONATAL** *(erythema toxicum neonatorum)* Enfermedad cutánea frecuente que afecta al recién nacido y se caracteriza por la aparición de una erupción papular de color rosado a la que suelen sobreañadirse vesículas o pústulas. Esta erupción aparece de 24 a 48 horas tras el nacimiento y se extiende por el tórax, abdomen, espalda y zona del pañal, desapareciendo espontáneamente al cabo de algunos días. En la secreción de las pápulas se encuentran eosinófilos en mayor número que neutrófilos, lo que sirve para diferenciar este eritema de la melanosis pustular neonatal.

**ERITRALGIA** *(erythralgia)* Alteración cutánea caracterizada por una sensación urente dolorosa, elevación de la temperatura cutánea y enrojecimiento, generalmente de los miembros inferiores.

**ERITRASMA** *(erythrasma)* Infección cutánea bacteriana de las regiones axilar o inguinal, que se caracteriza por la formación de placas irregulares, elevadas y de color rojo parduzco. Esta enfermedad no tiene otros síntomas, es más frecuente en los diabéticos y responde rápidamente a la eritromicina oral. Consultar las voces **intértrigo; tiña crural.**

**ERITRITILO, TETRANITRATO DE** *(erythrityl tetranitrate)* Vasodilatador coronario.
INDICACIONES: Tratamiento de la angina de pecho.
CONTRAINDICACIONES: Hipersensibilidad al fármaco. Debe utilizarse con precaución en casos de glaucoma.
EFECTOS SECUNDARIOS: Los más graves son hipotensión, reacciones alérgicas, cefalea y enrojecimiento facial.

**ERITROBLASTO** *(erythroblast)* Forma inmadura del hematíe. Generalmente se encuentra en la médula ósea.

**ERITROBLASTOMA** *(erythroblastoma)* Mieloma (neoplasia osteolítica) en el que las células parecen eritroblastos.

**ERITROBLASTOSIS FETAL** *(erythroblastosis fetalis)* Tipo de anemia hemolítica que se produce en el recién nacido por incompatibilidad maternofetal de grupos sanguíneos, específicamente el factor Rh y los grupos ABO. Se debe a una reacción antígeno-anticuerpo que tiene lugar en la corriente placentaria de anticuerpos maternos formados contra los antígenos incompatibles de la sangre fetal. En la incompatibilidad Rh sólo se produce la reacción hemolítica cuando la madre es Rh negativa y el niño Rh positivo. El proceso de isoinmunización rara vez tiene lugar en el primer embarazo pero posteriormente el riesgo va aumentando en cada gestación. Sin embargo, la sensibilización materna frente al factor Rh puede evitarse mediante la inyección de una gammaglobulina anti-Rh de título elevado tras el parto o aborto de un feto Rh positivo. No puede haber sensibilización en situaciones en que una barrera placentaria fuerte impide la transferencia de sangre fetal a la circulación materna. Aproximadamente un 10-15 % de los recién nacidos de madres sensibilizadas no sufren reacción hemolítica. Las manifestaciones clínicas son anemia, ictericia y hepatoesplenomegalia, todo lo cual, si no se trata, puede producir hipoxia, insuficiencia cardiaca, edema generalizado, insuficiencia respiratoria y muerte. El diagnóstico prenatal de la enfermedad se hace por amniocentesis y análisis de los niveles de bilirrubina en el líquido amniótico. La degradación de la hemoglobina de los eritrocitos lisados produce elevación de los niveles de bilirrubina. El tratamiento consiste en la transfusión intrauterina cuando los niveles de bilirrubina placentaria aumentan progresivamente o en la exanguinotransfusión inmediatamente tras el parto. Las reacciones hemolíticas por incompatibilidad ABO tienen manifestaciones similares pero por lo general más leves. V. también **hidrops fetalis; hiperbilirrubinemia del neonato; RH, factor.**

**ERITROCITARIOS, ÍNDICES** *(red cell indices)* Serie de relaciones que caracterizan el conjunto de eritrocitos en términos de tamaño, contenido de hemoglobina y concentración de hemoglobina. Derivados matemáticamente del recuento eritrocitario y de los valores de hemoglobina y hematócrito, los índices son útiles para establecer el diagnóstico diferencial entre los diversos tipos de anemias. Los valores utilizados son la hemoglobina corpuscular media (HCM), la concentración de hemoglobina corpuscular media (CHCM) y el volumen corpuscular medio (VCM).

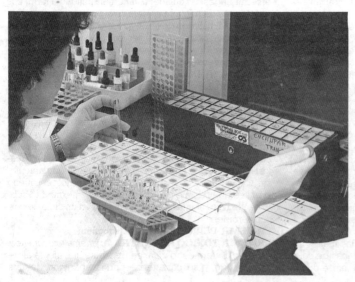

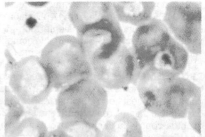

**ERITROCITO.** También denominado glóbulo rojo o hematíe, esta célula sanguínea cumple la importante misión de transportar el oxígeno desde los pulmones hasta todos los tejidos del organismo.

**ERITROBLASTOSIS FETAL.** A los recién nacidos de madres Rh negativo se les practica un análisis de sangre para comprobar su propio Rh y poder prevenir una posible incompatibilidad.

**ERITROCITO** *(erythrocyte)* Disco bicóncavo de aproximadamente 7 $\mu$ (micras) de diámetro que contiene hemoglobina dentro de una membrana lipoide. Es el elemento celular más importante de la sangre circulante y su función principal es el transporte del oxígeno. Su número oscila entre 4,5 y 5 millones por mm$^3$ en el hombre y entre 4 y 4,5 millones en la mujer. Esta cifra varía con la edad, el grado de actividad y las condiciones ambientales. Por ejemplo, cuando una persona se desplaza a una altura superior a 3.000 m sobre el nivel del mar, su cifra eritrocitaria puede llegar a ser de 8 millones. La vida de esta célula normalmente es de 110 a 120 días, al cabo de los cuales es eliminada de la corriente sanguínea y destruida por el sistema reticuloendotelial. El organismo fabrica eritrocitos nuevos a una tasa ligeramente superior al 1 % por día, de forma que se mantiene un nivel constante. En la pérdida aguda de sangre, la anemia hemolítica o la deprivación crónica de oxígeno, la producción puede aumentar mucho. Se originan en la medula ósea y sufren distintos estadios de maduración que van desde la célula madre (promegaloblasto) hasta el pronormoblasto y el normoblasto, que es la célula que da lugar al eritrocito adulto maduro. Entre los distintos tipos patológicos se encuentran el **acantocito**, **discocito**, **esferocito** y **macrocito**. Denominado también **glóbulo rojo; hematíe**. Consultar también la voz **normoblasto; reticulocito**. V. también **eritropoyesis; hemoglobina**.

**ERITROCITO BASÓFILO** *(basophilic erythrocyte)* Hematíe que contiene material basófilo, dando lugar a la aparición de un moteado azul en el eritrocito. Puede ser un signo de intoxicación por plomo.

**ERITROCITO INMADURO** *(immature erythrocyte)* Células sanguíneas intermedias entre los hemocitoblastos y los hematíes desprovistos de núcleo. Suelen encontrarse en la circulación sanguínea después del nacimiento.

**ERITROCITOPENIA** *(erythrocytopenia)* Trastorno definido por una deficiencia de eritrocitos.

**ERITROCITOSIS** *(erythrocytosis)* Aumento patológico del número de hematíes circulantes. V. también **policitemia**.

**ERITRODERMIA** *(erythrodermia)* Cualquier dermatosis que se acompañe de un enrojecimiento anómalo de la piel. Consultar la voz **eritema**.

**ERITROFOBIA** *(erythrophobia)* **1.** Forma de ansiedad que se caracteriza por un temor irracional de mostrar vergüenza o enrojecer. **2.** Síntoma neurótico que se manifiesta por enrojecimiento facial a la mínima provocación. **3.** Aversión o temor mórbido al color rojo.

**ERITROLEUCEMIA** *(erythroleukemia)* Enfermedad sanguínea maligna caracterizada por una proliferación de elementos eritropoyéticos en la medula ósea, eritroblastos con núcleos extraños, lobulados y mieloblastos patológicos en sangre periférica. Puede tener una evolución aguda o crónica. Denominada también **Di Guglielmo, enfermedad de; Di Guglielmo, síndrome de; leucemia eritromieloblástica**.

**ERITROMELALGIA** *(erythromelalgia)* Trastorno raro que se caracteriza por una dilatación paroxística de los vasos sanguíneos periféricos. Es bilateral, suele asentar en las extremidades y se asocia con enrojecimiento de la piel, dolor y una sensación de quemazón.

**ERITROMICINA** *(erythromycin)* Antibiótico antibacteriano perteneciente al grupo de los macrólidos.

INDICACIONES: Tratamiento de muchas infecciones bacterianas y por micoplasmas.

CONTRAINDICACIONES: Hepatopatías o hipersensibilidad conocida a este fármaco.

EFECTOS SECUNDARIOS: Entre los más graves destacan la hepatitis colestásica y las reacciones de hipersensibilidad.

**ERITROPOYESIS** *(erythropoyesis)* Proceso de producción de eritrocitos que comprende la maduración de un precursor nucleado en un hematíe acelular, lleno de hemoglobina y que está regulado por la eritropoyetina, hormona producida por el riñón. V. también **eritropoyetina; hemoglobina; leucopoyesis**.

**ERITROPOYETINA** *(erythropoietin)* Hormona sintetizada en el hígado y liberada en la corriente sanguínea en respuesta a la anoxia. Actúa estimulando y regulando la producción de eritrocitos y, en consecuencia, aumentando la capacidad transportadora de oxígeno de la sangre. En el sistema de la eritropoyetina también interviene el riñón.

**ERIZO DE MAR, PICADURA DEL** *(sea urchin sting)* Lesión producida por algún tipo de erizo de mar caracterizada por una punción cutánea que en algunos casos se acompaña de liberación de veneno. La picadura venenosa produce dolor, debilidad muscular, hormigueos periorales y disnea. Es fundamental extraer inmediatamente las espinas, para lo cual hay que emplear a veces un anestésico local. Hasta que la herida cicatriza se aplica un apósito con un antiséptico. Las espinas rotas producen dolor local e irritación y la lesión puede infectarse.

**EROSIÓN** *(erosion)* Desprendimiento o destrucción gradual de una superficie, como por ejemplo una zona de mucosa o epidermis, como resultado de un traumatismo, proceso inflamatorio, etc., que suele caracterizarse por la aparición de una úlcera. V. también **necrosis**.

**EROTISMO** *(eroticism, erotism)* **1.** Impulso o deseo sexual. **2.** Intento de despertar el instinto sexual por medios simbólicos o de sugestión. **3.** Expresión del instinto o deseo sexual. V. también **erotismo anal; erotismo oral**.

**EROTISMO ANAL** *(anal eroticism, anal erotism)* (Psicoanálisis). Fijación libidinosa o regresión a la etapa anal de desarrollo psicosexual, que suele reflejarse en rasgos como avaricia, tozudez y escrupulosidad exagerada. Consultar la voz **erotismo oral**. V. también **carácter anal**.

**EROTISMO ORAL** *(oral eroticism)* (Psicoanálisis). Fijación o regresión de la libido a la fase oral del desarrollo psicosexual. Suele reflejarse en rasgos de personalidad como pasividad, inseguridad e hipersensibilidad. Consultar la voz **erotismo anal**. V. también **carácter oral**.

**EROTOMANÍA** *(erotomania)* Término obsoleto. Estado psicopatológico caracterizado por una gran preocupación por la sexualidad y una conducta muy sexualizada.

**ERRÁTICO** *(erratic)* Desviado de lo normal, pero sin aparente curso o propósito.

**ERUCTO** *(eructation)* Acto de expulsar aire del estómago con un sonido característico.

**ERUPCIÓN** *(eruption)* Desarrollo rápido de lesiones cutáneas; se aplica especialmente a los exantemas víricos o a las lesiones que suelen acompañar a las reacciones medicamentosas.

**ERUPCIÓN DEL PAÑAL** *(diaper rash)* Erupción maculo-

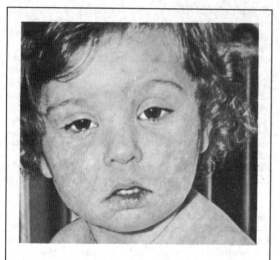

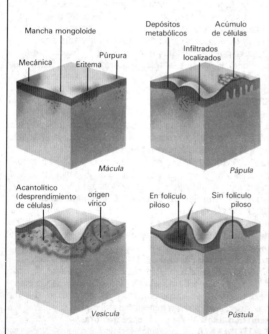

Mancha mongoloide — Depósitos metabólicos — Acúmulo de células

Mecánica — Eritema — Púrpura — Infiltrados localizados

*Mácula* — *Pápula*

Acantolítico (desprendimiento de células) — origen vírico — En folículo piloso — Sin folículo piloso

*Vesícula* — *Pústula*

**ERUPCIÓN.** La escarlatina (fotografía superior) es una de las enfermedades infantiles que producen erupciones. Abajo, el dibujo muestra distintos tipos de erupciones cutáneas.

papular y en algunos casos escoriada que aparece en la zona del pañal de los lactantes y que se debe a la irritación de la piel por heces, humedad, calor o productos amoniacales derivados de la descomposición bacteriana de la orina. Es frecuente la infección secundaria por *Candida albicans*. El tratamiento consiste en cambiar con frecuencia los pañales y mantener seca, limpia, fresca y ventilada la zona afecta. Para combatir la infección secundaria pue-

den prescribirse antimicrobianos tópicos específicos.

**ERUPCIÓN EN ALAS DE MARIPOSA** *(butterfly rash)* Erupción eritematosa, descamativa en ambas mejillas y con una estrecha banda de iguales características sobre el puente de la nariz. Se ve en el lupus eritematoso, la rosácea y la dermatitis seborreica.

**ERUPCIÓN FIJA MEDICAMENTOSA** *(fixed drug eruption)* Lesión cutánea circunscrita, persistente o recidivante en la misma zona, causada por exposición continua o repetida a un fármaco sensibilizante.

**ERUPCIÓN MEDICAMENTOSA ACNEIFORME** *(acneform drug eruption)* Cualquiera de las diversas reacciones cutáneas frente a medicamentos, caracterizada por la aparición de pápulas y pústulas que erupcionan en forma de acné con o sin comezón.

**ERUPCIÓN MIGRATORIA** *(creeping eruption)* Lesión cutánea caracterizada por líneas rojas irregulares y erráticas producidas por la migración de las larvas de las uncinarias y de algunos gusanos cilíndricos. En las zonas donde estos parásitos son endémicos debe prevenirse su infestación mediante la utilización del calzado. Existe un tratamiento antiparasitario específico para el organismo. Denominada también **larva migrans.**

**ERUPCIÓN POLIMORFA LEVE** *(polymorphous light eruption)* Reacción vascular superficial recidivante que, con bastante frecuencia, aparece en sujetos susceptibles cuando se exponen a la luz solar o ultravioleta. De uno a cuatro días tras la exposición se manifiestan pequeñas pápulas eritematosas y vesículas sobre una piel aparentemente normal, desapareciendo en el plazo de dos semanas. Esta erupción puede deberse a una respuesta alérgica tardía. El bronceado reduce su gravedad.

**ERUPCIÓN POR CALOR** *(head rash)* Inflamación finamente papular o vesicular de la piel debida a la exposición prolongada al calor con un alto nivel de humedad. Esta erupción se acompaña con frecuencia de una sensación de hormigueo y presión. La prevención y el tratamiento consisten en mantener temperaturas frescas con ambiente seco y ventilación y el empleo de polvos absorbentes. V. también **miliaria.**

**ERUPCIÓN POR FÁRMACOS** *(drug eruption)* Cualquier lesión o erupción cutánea producida por un fármaco. Denominada también **dermatitis medicamentosa.** V. también **erupción fija medicamentosa.**

**ERUPCIÓN SERPIGINOSA** *(creeping eruption)* V. **erupción migratoria.**

**ERUPTIVA, ENFERMEDAD** *(pox)* Cualquiera de las enfermedades exantemáticas vesiculares o pustulares.

**ERUPTIVA, FIEBRE** *(eruptive fever)* Cualquier enfermedad caracterizada por fiebre y una erupción cutánea.

**Es** *(Es)* Símbolo químico del einsteinio.

**ESBOZO EMBRIONARIO** *(anlage)* (Embriología) Estrato de células indiferenciadas a partir del cual se desarrolla un órgano, tejido o estructura determinados.

**ESCABICIDA** *(scabicide)* V. **sarnicida.**

**ESCAFOCEFALIA** *(scaphocephalia)* Malformación congénita del cráneo en la que el cierre prematuro de la sutura sagital da lugar a restricción del crecimiento lateral de la cabeza, produciendo una apariencia anormalmente larga y estrecha de la misma, con un índice cefálico de 75 o menos. Suele asociarse a retraso mental. Denominada también **dolicocefalia, mecocefalia.** V. también **craneostenosis.**

**ESCAFOIDES, HUESO** *(scaphoid bone)* Hueso par presente en las manos y los pies. El escafoides de la mano se articula con el radio, el trapecio, el trapezoide, hueso grande y semilunar. El del pie se localiza en la cara medial del tarso entre el talón y dos huesos cuneiformes, y se articula con el talón, los tres huesos cuneiformes y, a veces, el cuboides. Denominado también **navicular, hueso.**

**ESCALENO** *(scalenus)* Cada uno de los músculos, en número de cuatro, que se originan en las vértebras cervicales y se insertan en la primera o segunda costilla.

**ESCALOFRÍO** *(chill)* **1.** Sensación de frío por exposición a un ambiente de baja temperatura. **2.** Temblor y sensación de frío que suele producirse al comienzo de una enfermedad infecciosa y que se acompaña de un rápido aumento de la temperatura.

**ESCALPELO** *(scalpel)* Pequeño cuchillo puntiagudo y con un borde convexo. Algunos escalpelos utilizan hojas intercambiables para determinados procesos quirúrgicos.

**ESCAMA** *(scale)* Pequeña y fina lámina de epitelio queratinizado.

**ESCANDIO (Sc)** *(scandium Sc)* Elemento metálico grisáceo. Número atómico, 21; peso atómico, 44,956.

**ESCÁPULA** *(scapula)* Hueso par, ancho, plano, triangular que forma parte de la cintura escapular. Tiene dos superficies, tres bordes, tres ángulos y una prominente espina dorsal. El acromion de la escápula constituye el punto más alto del hombro. La apófisis coracoides, parecida al pico de un ave, sirve de anclaje para la inserción de varios músculos, entre ellos el pectoral menor, y ligamentos, como el trapezoides. Denominado también **omóplato.**

**ESCAPULOHUMERAL, ARTICULACIÓN** *(humeral articulation)* V. **hombro, articulación del.**

**ESCAPULOHUMERAL, REFLEJO** *(scapulohumeral reflex)* Respuesta normal a la estimulación del borde vertebral de la escápula, consistente en adducción del brazo. La ausencia de reflejo puede indicar lesión en la zona del quinto segmento de la médula espinal.

**ESCARA** *(eschar)* Costra desecada debida a una quemadura, una infección o una excoriación cutánea.

**ESCARAPELA CON PELÍCULA DETECTORA** *(film badge)* Paquete con película fotográfica sensible a las radiaciones ionizantes, que se usa para estimar la exposición del personal que trabaja con aparatos de rayos X o con otras fuentes de radiación.

**ESCARCHA UREICA** *(uremic frost)* Depósitos de cristales de urea sobre la piel, especialmente de la cara y en pacientes con grave insuficiencia renal.

**ESCARIFICACIÓN** *(scarification)* Arañazos superficiales múltiples, como los producidos por la introducción de una vacuna. Se usa equivocadamente en relación con la producción de escaras.

**ESCARIFICACIÓN, PRUEBA DE** *(scratch test)* Prueba cutánea para identificar alérgenos que se realiza aplicando una pequeña cantidad del alérgeno sospechoso en solución sobre una pequeña erosión practicada en la piel. Si al cabo de 15 minutos se forma un habón, se concluye que el paciente es alérgico a la sustancia probada.

**ESCARIFICAR** *(scarify)* Hacer varias incisiones superficiales en la piel. La vacuna contra la viruela se introduce de esta manera, colocando una gota sobre la escarificación.

**ESCARLATA, FIEBRE** *(scarlet fever)* Enfermedad contagiosa aguda, propia de la infancia, causada por un estreptococo hemolítico A productor de eritrotoxinas. Se caracteriza por dolor de garganta, fiebre, engrosamiento de los ganglios linfáticos del cuello, postración y erupción roja brillante difusa. Denominada también **escarlatina.**

**ESCARLATINA** *(scarlatina)* V. **escarlata, fiebre.**

**ESCARLATINIFORME** *(scarlatiniform)* Que se asemeja al rash de la fiebre escarlata.

**ESCARONODULAR, FIEBRE** *(scharonodular)* V. **Marsella, fiebre de.**

**ESCAROTOMÍA** *(escharotomy)* Incisión quirúrgica de un tejido necrótico producido por una quemadura grave. Es necesaria tanto para evitar que el edema aumente la presión intersticial como para afectar a la replección capilar y producir isquemia.

**ESCAYOLA** *(cast)* Vendaje rígido sólido elaborado con yeso u otro material alrededor de un miembro o de otra región corporal para inmovilizarla durante su curación.

**ESCAYOLA EN CORONA** *(halo cast)* Instrumento ortopédico para inmovilizar el cuello y la cabeza. Incorpora el tronco, generalmente con correas para los hombros, y mediante un aparato fijado con puntales dentro de la escayola, sostiene una banda enclavijada alrededor del cráneo. Se usa para el tratamiento de las lesiones cervicales en casos de luxación cervical, y para la inmovilización postoperatoria después de la cirugía cervical.

**ESCAYOLA MINERVA** *(Minerva cast)* Escayola ortopédica aplicada al tronco y la cabeza con orificios para la cara y las orejas. La sección del tronco se extiende hasta el esternón y el reborde costal por delante, y hasta el reborde costal por detrás. Se usa para inmovilizar la cabeza y parte del tronco en el tratamiento de tortícolis, lesiones cervicales e infecciones de la región cervical.

**ESCAYOLA PELVIPÉDICA DOBLE, LARGA Y CORTA** *(one-and-a-half spica cast)* Escayola ortopédica utilizada para la inmovilización del tronco. Por arriba se extiende hasta la línea de los pezones, y por abajo, en una pierna hasta los pies y en la otra hasta la rodilla. Para lograr la estabilidad, un travesaño diagonal conecta las partes de la escayola correspondientes a las piernas. Este tipo de yeso se utiliza para la inmovilización durante la convalecencia de cirugía reparadora de la cadera o de fracturas de fémur y para la corrección y tratamiento prolongado de las deformaciones de la cadera.

**ESCHERICHIA COLI** *(Escherichia coli)* Especie de bacteria coliforme de la familia enterobacteriáceas normalmente presente en los intestinos y con frecuencia en el agua, la leche y la tierra. Es el agente causal más frecuente de las infecciones urinarias y constituye un patógeno peligroso en las heridas. La septicemia por *E. coli* puede provocar rápidamente shock y muerte por acción de una endotoxina liberada por las bacterias.

**ESCLERA** *(sclera)* Membrana opaca, gruesa e inelástica que recubre los cinco sextos posteriores del bulbo ocular. Mantiene el tamaño y forma del ojo y en ella se insertan los músculos que lo desplazan. En su porción posterior está perforada por el nervio óptico y, junto con la córnea, transparente, constituye la más externa de las tres túnicas que recubren el globo ocular.

**ESCLEREDEMA** *(scleredema)* Enfermedad cutánea idiopática caracterizada por una induración lisa que aparece en la cara o el cuello y se va diseminando hacia abajo por la totalidad del organismo respetando las manos y los pies. Puede acompañarse de hinchazón de la lengua, restricción de los movimientos oculares y derrame pericárdico, pleural y peritoneal. La lesión suele desaparecer al cabo de algunos meses pero son frecuentes las recidivas. En muchos casos se produce tras una infección estreptocócica o un exantema infantil. No tiene tratamiento específico. Consultar también la voz **esclerodermia.**

**ESCLEREMA ADIPOSO** *(sclerema adiposum)* V. **esclerema neonatal.**

**ESCLEREMA NEONATAL** *(sclerema neonatorum)* Endurecimiento generalizado y progresivo de la piel y el tejido subcutáneo que se produce en el recién nacido. Suele ser una enfermedad fatal y se produce como resultado de una agresión térmica de frío intenso en prematuros en situación crítica con acidosis metabólica, hipoglucemias, infecciones gastrointestinales o respiratorias o grandes malformaciones. También se llama **esclerema adiposo.**

**ESCLERODACTILIA** *(sclerodactyly)* Deformidad musculoesquelética que afecta a las manos en pacientes con esclerodermia. Los dedos quedan fijos en semiflexión y los pulpejos aparecen puntiagudos y ulcerados.

**ESCLERODERMIA** *(scleroderma)* Enfermedad autoinmune relativamente rara que afecta a los vasos sanguíneos y al tejido conjuntivo. Se caracteriza por degeneración fibrosa del tejido conjuntivo de la piel, los pulmones y los órganos internos, especialmente el esófago y los riñones. Es más frecuente en mujeres de mediana edad.

OBSERVACIONES: Los síntomas iniciales más frecuentes son alteraciones cutáneas de la cara y los dedos de las manos. También se produce un fenómeno de Raynaud con endurecimiento gradual de la piel e hinchazón de las porciones distales de las extremidades. En las fases iniciales esta enfermedad puede confundirse con la artritis reumatoide o la enfermedad de Raynaud. A medida que el proceso progresa se observa deformidad de las articulaciones, con dolor en la movilización de las mismas. Las alteraciones cutáneas son edemas, seguidos de palidez; a continuación la piel se va endureciendo y finalmente sufre una ligera pigmentación quedando fijada a los tejidos subyacentes. En esta fase, la piel de la cara aparece tensa y brillante y constituye una especie de máscara; el paciente puede presentar dificultades para la deglución y la masticación. Algunas formas de esclerodermia son leves, permitiendo al paciente vivir de 30 a 50 años, pero otras son muy graves, causando la muerte precoz por afectación cardiaca, renal, pulmonar o intestinal. Pueden producirse también formas localizadas de esclerodermia que son benignas y se caracterizan por la aparición de pequeñas placas circunscritas en la piel. Para diagnosticar la enfermedad puede realizarse una biopsia cutánea y en la forma sistémica hay que añadir también exploraciones radiológicas de los pulmones y el conducto gastrointestinal. En los análisis de sangre se encuentran a veces anticuerpos antinucleares.
ACTUACIÓN: No existe ningún fármaco que cure la esclerodermia. Sin embargo, los corticosteroides pueden combatir los síntomas y los salicilatos y otros analgésicos suaves mejoran el dolor articular. La fisioterapia difiere la aparición de contracturas musculares y la debilidad y deformaciones consiguientes.

**ESCLERODERMIA CIRCUNSCRITA** *(circumscribed scleroderma)* V. **Addison, queloide de.**

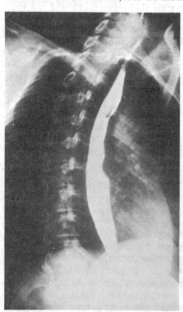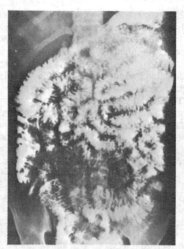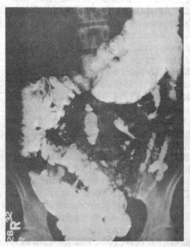

ESCLERODERMIA. A la izquierda, diagnóstico radiológico de esclerodermia con complicación esofágica: el esófago muestra atonía y dilatación en sus dos tercios inferiores. Arriba, esclerodermia intestinal; en el centro, el conducto intestinal lleno de papilla de bario y, a la derecha, siete horas después de la ingestión del bario, puede observarse que el estómago permanece atónico y lleno de esta sustancia.

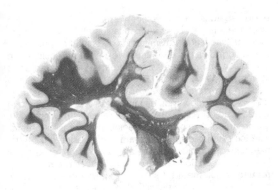

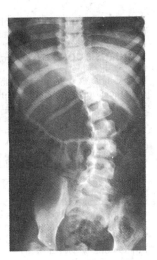

ESCLEROSIS MÚLTIPLE. Corte frontal hemisférico a nivel del cuerpo geniculado lateral que muestra un gran foco de desmielinización en el ángulo de Steiner y otros focos más pequeños periventriculares y en las profundidades de la sustancia cerebral. Esta esclerosis múltiple tiene una evolución de veinticinco años y ha producido secundariamente una hidrocefalia interna.

**ESCLERODERMIA LOCALIZADA** (localized scleroderma) V. **Addison, queloide de.**

**ESCLEROMALACIA PERFORANTE** (scleromalacia perforans) Trastorno ocular con desvitalización y desprendimiento de la esclerótica, que se observa como complicación de la artritis reumatoide y otras enfermedades. La úvea pigmentada queda expuesta y es frecuente el glaucoma, las cataratas y el desprendimiento de retina.

**ESCLEROSAR** (sclerose) Endurecer, producir endurecimiento.

**ESCLEROSIS** (sclerosis) Trastorno caracterizado por el endurecimiento de los tejidos debido a distintas causas como inflamación, depósito de sales minerales e infiltración en las fibras conjuntivas.

**ESCLEROSIS LATERAL AMIOTRÓFICA (ELA)** (amyotrophic lateral sclerosis [ALS]) Enfermedad degenerativa de las neuronas motoras, caracterizada por atrofia de los músculos de las manos, antebrazos y piernas y que se propaga hasta afectar la mayor parte del cuerpo. Resulta de la degeneración de las neuronas motoras de las astas anteriores y de los cordones laterales. Empieza en la edad madura y progresa rápidamente causando la muerte en dos o cinco años. No se conoce tratamiento. Denominada también **Lou Gehrig, enfermedad de.** V. también **Aran-Duchenne, atrofia muscular de.**

**ESCLEROSIS MÚLTIPLE** (multiple sclerosis) Enfermedad progresiva caracterizada por desmielinización diseminada de las fibras nerviosas del cerebro y la medula espinal. Comienza lentamente, en general durante los primeros años de la vida adulta, y la evolución cursa con períodos de exacerbación y remisión. Los primeros signos consisten en parestesias o sensaciones anormales en las extremidades o en un lado de la cara. También son signos precoces las paresias, el vértigo y los trastornos visuales como el nistagmo, diplopía (visión doble) y ceguera parcial. Más adelante pueden presentarse labilidad emocional extrema, ataxia, reflejos anormales y dificultad para la micción. Puesto que otras muchas enfermedades del sistema nervioso pueden producir síntomas similares, es difícil establecer el diagnóstico de esclerosis múltiple. Son características la exacerbación y remisión alternativas de los síntomas y la presencia de cantidades anormales de proteínas en el líquido cefalorraquídeo. Conforme la enfermedad progresa, se hacen más cortos los intervalos entre las exacerbaciones y aumenta la incapacidad. No existe

ESCOLIOSIS. Radiografía de columna vertebral de una mujer con escoliosis.

tratamiento específico; los corticosteroides y otros fármacos se usan para controlar los síntomas que acompañan a los episodios agudos. La fisioterapia puede ser útil para retrasar o evitar las incapacidades específicas. Se aconsejará al paciente que lleve una vida normal y activa.

**ESCLEROSIS SISTÉMICA PROGRESIVA** (progressive systemic sclerosis) Forma más común de esclerodermia.

**ESCLEROSIS TUBEROSA** (tuberous sclerosis) Enfermedad familiar, neurocutánea, caracterizada por epilepsia, retraso mental, adenoma sebáceo, nódulos y placas escleróticas en el cerebro, tumores retinianos, máculas despigmentadas en la piel, tumores de corazón y riñón y calcificaciones cerebrales. V. también **adenoma sebáceo.**

**ESCLEROSIS VASCULAR** (vascular sclerosis) Degeneración hialina de los vasos sanguíneos con hipertrofia de la media y fibrosis por debajo de la íntima. También puede haber una pérdida de elasticidad y debilidad de las paredes vasculares.

**ESCLEROTERAPIA** (sclerotherapy) Utilización de sustancias químicas esclerosantes para tratar varicosidades como hemorroides o varices esofágicas. El agente produce inflamación y posteriormente fibrosis y obliteración de la luz.

**ESCLERÓTICA** (sclera) V. **esclera.**

**ESCLEROTOMO** (sclerotome) (Embriología). Porción de la capa mesodérmica en las primeras fases del desarrollo embrionario, que se origina de los somites y da lugar al tejido esquelético, especialmente las masas pares segmentadas de tejido mesodérmico que se encuentran a cada lado de la notocorda y a partir de las cuales se forman las vértebras y las costillas. V. también **somita.**

**ESCOLIOSIS** (scoliosis) Curvatura lateral de la columna vertebral que se produce con frecuencia en la infancia. Puede deberse a malformaciones congénitas vertebrales, poliomielitis, displasias esqueléticas, parálisis espástica y desigualdad de la longitud de las piernas. Un signo característico de la escoliosis es la diferencia de altura de las caderas o los hombros. Con un diagnóstico precoz y la aplicación del tratamiento ortopédico adecuado puede evitarse la progresión de la deformidad. Las medidas terapéuticas más utilizadas son muletas, férulas, ejercicios fisioterapéuticos y cirugía correctora. V. también **cifoscoliosis; cifosis; curvatura vertebral; lordosis.**

**ESCOLIOSIS CONGÉNITA** (congenital scoliosis) Anomalía presente en el momento del nacimiento que consiste en la existencia de una curvatura lateral de la columna a consecuencia de alteraciones vertebrales y costales congénitas específicas. Según sus características etiológicas y patológicas se clasifican en seis categorías. La categoría I se asocia con deficiencia parcial unilateral de una vértebra; en la categoría II la deficiencia unilateral es total en la formación de una vértebra; la categoría III incluye aquellas escoliosis que se deben a alteración bilateral de la segmentación, con pérdida del espacio y disco intervertebral; a la categoría IV corresponde el fracaso unilateral de la segmentación; la categoría V se asocia con fusión de las costillas: y por último, en la categoría VI se incluyen todos los defectos no clasificables en las categorías anteriores. Las escoliosis de la categoría IV parecen progresar más rápidamente y causar el mayor grado de deformidad; éste depende de la causa de la escoliosis y aumenta con el crecimiento y la edad, progresando lentamente en los períodos de crecimiento lento del tronco. El diagnóstico del trastorno congénito específico se hace por estudio radiográfico. En la mayoría de los casos es imposible predecir la velocidad de progresión de la curvatura, aunque puede haber alguna relación entre ésta y la gravedad de la curvatura al hacer el diagnóstico. El tratamiento puede ser quirúrgico o conservador. Algunos tratamientos conservadores consisten en ejercicios programados y uso de aparatos ortopédicos, como férulas de escoliosis, un corsé de Milwaukee, un localizador de Risser o un yeso de enderezamiento. La intervención quirúrgica consiste en realizar una artrodesis vertebral anterior o posterior. En algunos de estos enfermos son necesarios procedimientos quirúrgicos complementarios como la osteotomía vertebral o la tracción mediante un anillo.

**ESCOLIOSIS IDIOPÁTICA** (idiopathic scoliosis) Enfermedad que se caracteriza por la existencia de una curvatura lateral de la columna vertebral. Es el tipo más común de escoliosis y aparece en el 70 % de los enfermos con escoliosis y en el 80 % de las escoliosis estructurales. Puede producirse a cualquier edad, aunque existen tres tipos que se asocian habitualmente a ciertos grupos de edad. El tipo infantil aparece entre el primer y el tercer año. El juvenil suele producirse entre los 3 y los 10 años, y el adolescente afecta a jóvenes preadolescentes y adolescentes. Éste es el tipo más frecuente. Los principales factores diagnósticos de la escoliosis idiopática son el grado, equilibrio y componente rotacional de la curvatura. El componente rotacional puede producir deformaciones de la jaula costal y alteraciones del sistema cardiopulmonar. El diagnóstico precoz es difícil, porque la curvatura asociada se disimula con la ropa. En muchos lugares se han instituido programas de diagnóstico precoz de escoliosis para detectarla lo antes posible. Los signos más frecuentes son el desnivel de los hombros, la prominencia de la escápula, el tórax o el flanco, las caderas desequilibradas o prominentes, la postura inadecuada y la curvatura obvia. Durante el diagnóstico es necesario observar al enfermo de frente, de espaldas y en la flexión. Otros signos que pueden asociarse a la escoliosis idiopática son el dolor transitorio ocasional y la fatiga y disminución de la función pulmonar. Las radiografías de la columna vertebral en posición de flexión son importantes para estudiar la flexibilidad de la curvatura y la posibilidad de corrección espontánea. La curvatura grave se asocia con frecuencia a alteraciones neurológicas, que varían en función de la compresión que realiza la deformidad sobre la medula espinal. Algunos signos neurológicos son las alteraciones motoras, sensitivas y de los reflejos de las extremidades inferiores. El tratamiento no quirúrgico consiste en observación, programas de ejercicio y colocación de tirantes de Milwaukee. Con frecuencia son medidas suficientes para corregirla el seguir un programa de ejercicios, la observación frecuente por parte del médico y la vigilancia radiológica de la evolución de la curvatura. Los programas de ejercicio están diseñados para proporcionar la máxima corrección posible, en función del grado de flexibilidad que se observe en el examen radiológico inicial. La observación y los programas de ejercicio están indicados en los enfermos con curvaturas inferiores a 15° -20°. Grados de curvatura mayores requieren habitualmente el empleo de tirantes de Milwaukee. Este dispositivo, que habitualmente se lleva 23 horas al día, se utiliza para controlar el progreso de la curvatura. El programa de ejercicios se realiza cuando el adolescente no lleva los tirantes, y deben prescribirse otros ejercicios adicionales para cuando lleva puesto el dispositivo. La intervención quirúrgica es necesaria cuando la curvatura es mayor de 40° en el momento del diagnóstico o si, con grados de curvatura menores, existe un componente rotacional o de desequilibrio importante. Entre el 5 y el 10 % de los enfermos con escoliosis idiopática requieren intervención quirúrgica, que consiste en la fusión de las vértebras implicadas para evitar el progreso de la deformidad. Antes de la intervención debe realizarse una tracción continua, como la tracción de Cotrel o la halofemoral, que mejora las alteraciones postoperatorias. El enfermo debe estar sometido a tracción de Cotrel durante 5 a 10 semanas antes de la intervención. Cuando se utiliza la modalidad halofemoral, la tracción debe mantenerse de 1 a 3 semanas antes de la intervención. Algunos médicos, antes de la intervención ponen un corsé de yeso que permita la inmovilización y el ajuste, especialmente si se va a posponer la intervención durante un período más o menos considerable después del diagnóstico. Las técnicas quirúrgicas habituales en esta enfermedad son la de instrumentación por varilla de Harrington y la de instrumentación por cable de Dwyer; la primera es la más utilizada. La inmovilización postoperatoria inicial se consigue con un yeso posterior, unos tirantes de Milwaukee o un corsé abierto. También pueden utilizarse el bastidor de Stryker o el de Foster, o la cama de Circolectric. Después de la intervención puede ser necesario hacer reposición adecuada de la sangre perdida en la operación; durante varios días se utilizará la medicación IV que se precise. Además suele ser necesaria una inmovilización adicional, que se consigue por medio de un corsé de yeso, durante 8 a 12 meses, o hasta que se asegure totalmente la fusión de las uniones óseas realizadas. El tipo habitual de corsé utilizado en este caso es el corsé localizador de Risser de escayola, que se aplica con un grado de tracción. Cuando no se utiliza instrumentación se puede hacer uso del corsé ortopédico de Risser. Si se desea obtener una menor inmovilización se pueden utilizar los tirantes de Milwaukee o la chaqueta plástica corporal.

**ESCOPOFILIA** *(scopophilia)* **1.** Placer sexual que se obtiene observando escenas sexualmente estimulantes o los genitales de otras personas; voyeurismo. **2.** Deseo mórbido de ser observado; exhibicionismo.

**ESCOPOFOBIA** *(scopophobia)* Trastorno ansioso caracterizado por un temor mórbido de ser visto o contemplado por otros. Este trastorno es frecuente en la esquizofrenia. V. también **fobia.**

**ESCOPOLAMINA** *(scopolamine hydrobromide)* Anticolinérgico.
INDICACIONES: Tratamiento de las náuseas y vómitos; también se utiliza como sedante y fármaco preanestésico y como ciclopléjico y midriático en intervenciones oftálmicas.
CONTRAINDICACIONES: Glaucoma de ángulo cerrado, asma, obstrucción de las vías genitourinaria o gastrointestinal, colitis ulcerosa grave o hipersensibilidad conocida a este fármaco.
EFECTOS SECUNDARIOS: Los más graves son visión borrosa, afectación del sistema nervioso central, taquicardia, sequedad de boca, disminución de la sudoración y reacciones de hipersensibilidad.

**ESCORBÚTICA, POSICIÓN** *(scorbutic pose)* Postura característica de los niños afectos de escorbuto con los muslos y las piernas semiflexionados y las caderas en rotación externa. El niño por lo general permanece inmóvil sin realizar movimientos voluntarios con las extremidades para evitar el dolor que provoca cualquier desplazamiento de las mismas. V. también **escorbuto.**

**ESCORBUTO** *(scurvy)* Trastorno debido a la falta de ácido ascórbico en la dieta. Se caracteriza por debilidad, anemia, edema, hipertrofia esponjosa gingival que suele acompañarse de ulceraciones y pérdida de dientes, tendencia a la aparición de hemorragias mucocutáneas e induración de los músculos de las piernas. El tratamiento y la profilaxis de la enfermedad consisten en la administración de ácido ascórbico y la inclusión de verduras y frutas frescas en la dieta. V. también **ascórbico, ácido; cítrico, ácido; escorbuto infantil.**

**ESCORBUTO HEMORRÁGICO** *(hemorrhagic scurvy)* V. **escorbuto infantil.**

**ESCORBUTO INFANTIL** *(infantile scurvy)* Enfermedad nutricional debida a un aporte dietético insuficiente de vitamina C, que suele deberse a la alimentación con leche de vaca no enriquecida con vitamina C, cuando ésta es el principal alimento de la dieta. Se debe aconsejar a la familia que alimente al niño con una dieta rica en vitamina C o que le proporcione algún preparado que la contenga. Denominado también **Barlow, enfermedad de; escorbuto hemorrágico.** V. **ascórbico, ácido; cítrico, ácido; escorbuto.**

**ESCORIACIÓN** *(escoriation)* Lesión de la superficie de la piel producida por rascado o abrasión.

**ESCORPIÓN, PICADURA DE** *(scorpion sting)* Herida dolorosa producida por la picadura de un escorpión, arác-

nido que presenta una estructura punzante hueca en la cola. Las picaduras de muchas especies son poco tóxicas pero las de algunos, como el *Centruroides sculpturatus,* que habita en el sudoeste de Estados Unidos, pueden provocar la muerte de la víctima, especialmente si se trata de un niño pequeño. Tras el dolor inicial aparece al cabo de algunas horas una sensación de hormigueo con náuseas, espasmos musculares, disnea y convulsiones. El tratamiento incluye aplicación de hielo a la herida y administración de gluconato cálcico intravenoso para controlar los espasmos musculares en caso necesario. Algunos pacientes precisan oxígeno y ventilación artificial. La analgesia narcótica está contraindicada. En algunas zonas se dispone de un antídoto.

**ESCOTADURA CLAVICULAR** *(clavicular notch)* Cualquiera de las dos depresiones ovales situadas en el extremo craneal del esternón. Cada escotadura está situada a un lado del esternón, y se articula con la clavícula del mismo lado.

**ESCOTADURA TROCLEAR DEL CÚBITO** *(trochlear notch of ulna)* Incisura del cúbito, formada por el olecranon y la apófisis coronoides, que se articula con la tróclea del húmero.

**ESCOTOMA** *(scotoma, pl. scotomas, scotomata)* Defecto visual en una región definida en uno o ambos ojos. Como síntoma prodrómico frecuente se encuentra la aparición de una película reluciente en forma de isla en el campo visual.

**ESCRÓFULA** *(scrofula)* Tuberculosis primaria con formación de absceso, habitualmente en ganglios linfáticos cervicales.

**ESCROTO** *(scrotum)* Bolsa de piel que contiene los testículos y parte de los cordones espermáticos. Está dividido superficialmente en dos porciones laterales por un rebor-

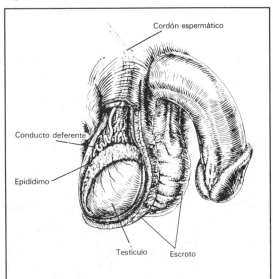

ESCROTO. Esquema del aparato genital masculino y de la situación del escroto en el mismo.

de que se continúa ventralmente por la cara inferior del pene y que dorsalmente sigue la línea media del periné hasta el ano. En los individuos jóvenes y robustos el escroto es pequeño, está muy arrugado y se adapta bien a los testículos, mientras que en los sujetos ancianos, debilitados y en los ambientes calurosos, aparece elongado y fláccido. La porción lateral izquierda del escroto pende más que la derecha debido a la mayor longitud del cordón espermático izquierdo. Las dos capas del escroto son la piel y la túnica dartos. La piel es muy fina y de color pardo y suele presentar arrugas. Posee folículos sebáceos que secretan una sustancia de olor característico y está revestida de pelos finos y rizados cuyas raíces son visibles a través de la piel. La túnica dartos está compuesta por una fina capa de fibras musculares no estriadas en torno a la base escrotal; esta capa se continúa con las dos de la fascia superficial de la ingle y el periné. La túnica proyecta un tabique interno que divide la bolsa escrotal en dos cavidades donde se alojan los testículos y que se extiende desde el reborde escrotal a la raíz del pene. La túnica dartos está estrechamente unida a la piel pero queda separada de las porciones subyacentes por un pliegue fascial bien delimitado sobre el que se desliza. El escroto está muy vascularizado y no contiene grasa. V. también **testículo.**

**ESCROTO, CÁNCER DE** (scrotal cancer) Neoplasia epidermoide maligna del escroto que se caracteriza inicialmente por la aparición de una pequeña lesión que puede ulcerarse. Afecta con mayor frecuencia a sujetos ancianos que han sufrido exposiciones a distintas sustancias como aceite crudo, aceites minerales, hidrocarburos, policíclicos o humos arsenicales derivados de la fundición del cobre. El tratamiento consiste en la extirpación quirúrgica amplia del tumor con resección de los ganglios inguinales. En el siglo XVIII sir Percival Pott puso en relación el cáncer de escroto de los deshollinadores con la exposición al hollín. Se trata de la primera neoplasia cuya causa demostrada es un carcinógeno ambiental.

**ESCUDO** (shield) (Radioterapia). Material utilizado para evitar o reducir el paso de partículas radiactivas. Estos dispositivos pueden diseñarse según la radiación que se trata de absorber, como en el caso de los rayos gamma, o según el tipo de protección que se pretende conseguir. Para proteger de las radiaciones beta puede utilizarse la lucita y el aluminio pero contra los rayos gamma hay que utilizar plomo. La cantidad de material necesario para conseguir protección se expresa como capa de valor mitad, que es la cantidad necesaria para reducir a la mitad la intensidad de radiación en un determinado punto del espacio.

**ESCULAPIO** (Aesculapius) Antiguo dios griego de la medicina. Según la leyenda, Esculapio, hijo de Apolo, fue introducido por el centauro Quirón en el arte de la curación alcanzando en él un dominio tal que no sólo curaba a los enfermos sino que también resucitaba a los muertos. Zeus sintió miedo de que Esculapio pudiera enseñar a los hombres a escapar juntos de la muerte, por lo que lo mató con un rayo. Posteriormente Esculapio fue elevado a la dignidad de dios y adorado también por los romanos que pensaban que podía evitar la peste. Esculapio consideraba sagradas las serpientes y de ahí se deriva que el símbolo de la medicina moderna sea un báculo con una serpiente

arrollada en torno a él.

**ESENCIAL, FIEBRE** (essential fever) Cualquier fiebre de etiología desconocida.

**ESERINA** (eserine) V. **fisostigmina.**

**ESERINA, SULFATO DE** (eserine sulfate) V. **fisostigmina.**

**ESFACELO** (slough) Tejido muerto que se desprende y elimina.

**ESFENO-** (spheno-) Prefijo que significa "perteneciente o relativo al hueso esfenoides o a una cuña": esfenocefalia, esfenoidotomía, esfenotemporal.

**ESFENOIDES, HUESO** (sphenoid bone) Hueso situado en la base del cráneo por delante de los temporales y la porción basilar del occipital. Se parece a un murciélago con las alas extendidas.

**ESFENOMANDIBULAR, LIGAMENTO** (sphenomandibular ligament) Ligamento fino y plano, par, que forma parte de la articulación temporomandibular entre la mandíbula y el hueso temporal. Está inserto en la espina del esfenoides y a medida que desciende hacia la língula del orificio mandibular va haciéndose más ancho.

**-ESFERA** (-sphere) **1.** Sufijo que significa "cuerpo esférico": condriosfera, onconosfera, somosfera. **2.** Sufijo que significa "entorno que sirve de base a la vida": biosfera, vivosfera, zoosfera.

**ESFERA VITELINA** (yolk sphere) V. **mórula.**

**ESFÉRICA, ARTICULACIÓN** (ball-and-socket joint) Articulación sinovial en la que la cabeza esférica de uno de los huesos es recibida en una cavidad a modo de copa que permite al hueso distal moverse alrededor de un número infinito de ejes (combinación de los tres ejes fundamentales), con un centro común; es el tipo de articulación de la cadera (coxofemoral) y del hombro (escapulohumeral). Denominada también enartrosis.

**ESFERO-** (sphero-, sphaero-) Prefijo que significa "redondo o relativo a una esfera": esferocito, esferolito, esferómetro.

**ESFEROCITO** (spherocyte) Hematíe esférico anormal que contiene una cantidad de hemoglobina superior a la media y que puede verse e identificarse con el microscopio en una muestra teñida de sangre. Su presencia en grandes cantidades aumenta la fragilidad osmótica de los hematíes.

**ESFEROCITOSIS** (spherocytosis) Presencia anormal de esferocitos en la sangre. Consultar también la voz **eliptocitosis.**

**ESFEROCITOSIS HEREDITARIA** (hereditary spherocytosis) V. **anemia esferocítica.**

**ESFIGM-, ESFIGMO-** (sphygm-, sphygmo-) Prefijos que significan "pulso": esfigmodinamómetro, esfigmoide, esfigmomanómetro.

**-ESFIGMIA** (-sphygmia) Sufijo que significa "relativo al pulso": anisosfigmia, hemisfigmia, esquisnosfigmia.

**ESFIGMÓGRAFO** (sphygmograph) Instrumento que registra la fuerza del pulso auricular en un trazado denominado esfigmograma.

**ESFIGMOGRAMA** (sphygmogram) Trazado que se obtiene con un esfigmógrafo que representa una curva correspondiente a cada pulsación auricular. Esta curva presenta una elevación primaria seguida por una caída brusca que llega a un punto situado ligeramente por encima de la lí-

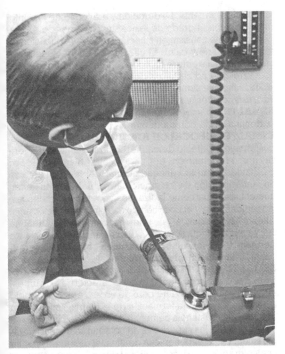

**ESFIGMOMANÓMETRO.** Este aparato, utilizado para determinar la presión arterial, es de muy sencillo manejo. Se fundamenta en la medición de la presión necesaria para suspender el pulso arterial.

nea basal. A continuación la curva va descendiendo gradualmente hasta la basal con pequeñas disminuciones de amplitud. Las anomalías esfigmográficas de la frecuencia, el ritmo y la forma pueden tener utilidad diagnóstica en la valoración de la función cardiovascular.

**ESFIGMOMANÓMETRO** (sphygmomanometer) Dispositivo para determinar la presión arterial que consta de un manguito para el brazo y la pierna. Tiene una bolsa de aire comunicada con un tubo a través del cual se llena de aire con la ayuda de un bulbo y un manómetro que indica la cantidad de presión que se ejerce sobre la arteria. V. también **manómetro.**

**ESFIGMOPLETISMÓGRAFO** (sphygmoplethysmograph) Instrumento para calcular y registrar la curva de la tensión arterial y el flujo sanguíneo de los miembros.

**ESFINGOLÍPIDO** (sphingolipid) Compuesto formado por un lípido y una esfingosina. En el cerebro y en otros tejidos del sistema nervioso se encuentra en concentraciones elevadas.

**ESFINGOLIPOIDOSIS CEREBRAL INFANTIL** (infantile cerebral sphingolipoidosis) V. **Tay-Sachs, enfermedad de.**

**ESFINGOMIELINA** (sphingomyelin) Perteneciente a un grupo de esfingolípidos que contienen fósforo. Se encuentra principalmente en el tejido del sistema nervioso.

**ESFINGOSINA** (sphingosine) Aminoalcohol no saturado de cadena larga, principal componente de los esfingolípidos y la esfingomielina.

**ESFÍNTER** (sphincter) Banda circular de fibras musculares que constriñen una vía o cierran una apertura natural del organismo como el esfínter hepático de la capa muscular de las venas hepáticas cerca de su unión con la de la cava superior y el esfínter anal externo que cierra el ano.

**ESFÍNTER CARDIACO** (cardiac sphincter) Anillo de fibras musculares situado en la unión del esófago y el estómago.

**ESFÍNTER PILÓRICO** (pyloric sphincter) Anillo muscular situado en el estómago y que separa el píloro del duodeno.

**ESFÍNTER PUPILAR** (sphincter pupillae) Músculo que expande el iris estrechando el diámetro de la pupila ocular. Está compuesto de fibras musculares dispuestas en una banda estrecha de aproximadamente 1 mm de anchura que rodea el margen pupilar hacia la superficie posterior del iris. Las fibras circulares situadas cerca del borde li-

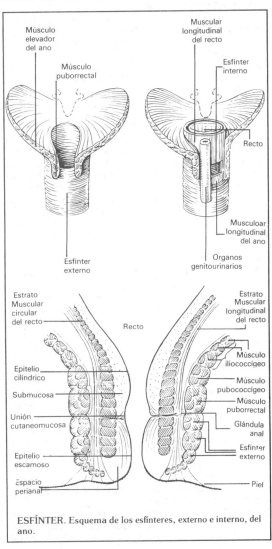

**ESFÍNTER.** Esquema de los esfínteres, externo e interno, del ano.

bre del iris se encuentran muy unidas, mientras que las más próximas a la periferia están más separadas y forman círculos incompletos. Las fibras del esfínter pupilar se mezclan con las del músculo dilatador de la pupila cerca de su borde y están inervadas por una raíz motora del ganglio ciliar procedente del nervio oculomotor. Consultar también la voz **dilatador pupilar, músculo.**

**ESFÍNTERES, EDUCACIÓN DE LOS** (toilet training) Proceso de enseñanza al niño del control de la función de los esfínteres vesical y rectal. No pueden establecerse programas más que de modo individual, en función de la edad mental del niño, el tipo de relaciones emocionales y vínculos mantenidos con los padres y su disposición para el aprendizaje. En general, debe hacerse hincapié en la conveniencia de una actitud no punitiva o excesivamente controladora. Puede comenzarse entre los 18 y 24 meses de edad, cuando la mayoría de los niños ya han desarrollado el control voluntario de esfínteres; el aprendizaje debe unirse a la toma de conciencia por parte del niño en el sentido de que posee tal capacidad de autocontrol, así como al hecho de ser capaz de comunicarse. Si los padres se empeñan en iniciar la educación antes de que el niño esté fisiológica y psicológicamente capacitado para ello surgirán resistencias. Generalmente se logra educar antes la función intestinal, ya que la evacuación de las heces resulta más urgente y se presenta con mayor regularidad que la de la vejiga de la orina. En ocasiones el control de la vejiga por la noche no se alcanza hasta la edad de cuatro o cinco años. La aplicación de sistemas de modificación de la conducta mediante recompensas en cada fase del aprendizaje ha demostrado ser útil tanto en niños normales como en retrasados mentales. Una de las funciones de la enfermera es la de captar el momento adecuado en la evolución del niño para iniciar el aprendizaje de los hábitos de limpieza, recomendando a los padres las pautas a seguir, siempre dentro de una línea de conducta no autoritaria.

**ESFUERZO, SÍNDROME DE** (effort syndrome) Estado anormal caracterizado por dolor torácico, vahídos, cansancio y palpitaciones. Se encuentra típicamente en los soldados durante el combate, pero también aparece en otros individuos. Los síntomas imitan con frecuencia a la angina de pecho, pero guardan relación más íntima con los estados de ansiedad. Entre los indicios de que el dolor y los demás síntomas se deben al síndrome de esfuerzo y no a la angina de pecho se incluyen las manos frías y húmedas, la respiración suspirante y la aparición del dolor torácico después del ejercicio (y no durante el mismo). En algunos pacientes, el síndrome puede guardar relación directa y evidente con problemas psicológicos, pero la angina también puede acompañarse de ansiedad, y el diagnóstico positivo quizás requiera un electrocardiograma de esfuerzo. Las anomalías musculosqueléticas, como inflamación de las uniones costocondrales, fracturas de costillas y la cervicoartrosis, también pueden causar dolor torácico similar al síndrome de esfuerzo y a la angina. Denominada también **astenia neurocirculatoria.**

**ESGUINCE** (sprain) Lesión traumática de los tendones, los músculos o los ligamentos que rodean una articulación que se caracteriza por dolor, hinchazón y cambio de color de la piel suprayacente. La duración y gravedad de los síntomas varía con el grado de lesión de los tejidos de sostén. El tratamiento consiste en sujeción, reposo y aplicación alternativa de frío y calor. El ultrasonido puede acelerar la curación. Casi siempre hay que realizar radiografías para asegurar que no se ha producido una fractura.

**-ESIS** Sufijo que significa "acción, proceso o resultado de": enuresis, oxidesis, síntesis.

**ESMALTE** (enamel) Sustancia blanca y dura que recubre la dentina de la corona dentaria.

**ESMALTE, HIPOCALCIFICACIÓN DEL** (enamel hypocalcification) Defecto dental hereditario que se caracteriza por la formación de un esmalte blando y poco calcificado, pero en cantidad normal, debido a un defecto en la maduración de los ameloblastos. Los dientes tienen una consistencia como la tiza, sus superficies se desgastan rápidamente y al poco tiempo muestran una tinción amarillenta o parduzca al irse exponiendo la dentina subyacente. Afecta tanto a los dientes deciduos como a los permanentes. Consultar la voz **esmalte, hipoplasia del.** V. también **amelogénesis imperfecta.**

**ESMALTE, HIPOPLASIA DEL** (enamel hypoplasia) Defecto del desarrollo dental que se caracteriza por un esmalte de consistencia dura pero de escaso espesor, debido a una alteración en la formación de la matriz, junto con un defecto en la sustancia cementante. No existe contacto entre los dientes, las superficies de oclusión se desgastan rápidamente y, al exponerse la dentina, el diente desarrolla una coloración parduzca. Afecta tanto a la dentadura decidua como a la permanente y se trasmite genéticamente pero también puede deberse a causas ambientales como deficiencias vitamínicas, fluorosis, enfermedades exantemáticas, sífilis congénita o lesiones o traumatismos locales. Otra causa importante es la administración de tetraciclina durante la segunda mitad del embarazo o durante el desarrollo dentario del niño. Consultar la voz **esmalte, hipocalcificación del.** V. también **amelogénesis imperfecta.**

**ESMALTE, HIPOPLASIA HEREDITARIA DEL** (hereditary enamel hypoplasia) V. **amelogénesis imperfecta.**

**ESMALTE PARDO HEREDITARIO** (hereditary brown enamel) V. **amelogénesis imperfecta.**

**ESMARCH, VENDAJE DE** (Esmarch's bandage) Vendaje elástico en que se envuelve una extremidad previamente elevada para favorecer su vaciamiento de sangre. Se utiliza antes de algunas intervenciones quirúrgicas para crear un campo libre de sangre.

**ESMEGMA** (smegma) Secreción de las glándulas sebáceas. El término se aplica sobre todo a la secreción espesa y blanquecina de olor desagradable situada bajo el prepucio del pene y en la base de los labios menores cerca del glande del clítoris.

**ESO-** Prefijo que significa "dentro": esocataforia, esogastritis, esotropía.

**ESOFAGECTOMÍA** (esophagectomy) Intervención quirúrgica que consiste en la extirpación de la totalidad o parte del esófago para tratar, por ejemplo, una hemorragia grave y recidivante por varices esofágicas.

**ESÓFAGO** (esophagus) Conducto muscular de aproximadamente 24 cm de longitud que se extiende desde la faringe hasta el estómago. Comienza en el cuello, a nivel del

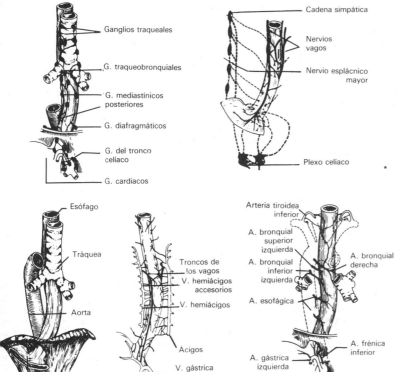

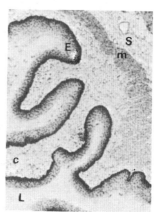

ESÓFAGO. Esquema de la anatomía del esófago humano. Arriba, a la izquierda, ganglios linfáticos más próximos al esófago. Arriba en el centro, inervación de dicho conducto digestivo. Abajo, a la izquierda, situación del esófago en relación al diafragma, la aorta y la tráquea. Abajo, en el centro, irrigación venosa del esófago. Abajo, a la derecha, irrigación arterial. Finalmente, sobre estas líneas, corte transversal del esófago. L: luz del esófago. E: epitelio plano poliestratificado. c: corion. m: muscularis mucosa. S: submucosa.

borde inferior del cartílago cricoides frente a la sexta vértebra cervical (C VI) y desciende hasta el esfínter cardiaco del estómago siguiendo un trayecto vertical con dos ligeras curvas. Es la porción más estrecha del conducto digestivo y su diámetro es menor en su comienzo y a su paso a través del diafragma. Comprende, de fuera adentro, una cubierta fibrosa o adventicia, una muscular y una submucosa y está revestido internamente por mucosa.

**ESÓFAGO, CÁNCER DE** (esophageal cancer) Enfermedad neoplásica maligna del esófago que tiene una incidencia tres veces mayor en el hombre que en la mujer y se diagnostica con mayor frecuencia en Asia y África que en algunos países industrializados. Los factores de riesgo asociados con este tipo de cáncer son el consumo abundante de alcohol, el hábito de fumar, el síndrome de Plummer-Vinson, la hernia hiatal y la acalasia. También pueden influir las aflatoxinas presentes en los cereales y cacahuetes mohosos y ciertas deficiencias dietéticas, sobre todo de molibdeno. No suele producir síntomas en los estadios iniciales, pero en las fases más avanzadas produce disfagia dolorosa, primero para sólidos y luego también para líquidos, anorexia, pérdida de peso, regurgitación, adenopatía cervical y, en algunos casos, tos persistente. Cuando aparece parálisis de la cuerda vocal izquierda y hemoptisis, la enfermedad se encuentra en un estadio avan-

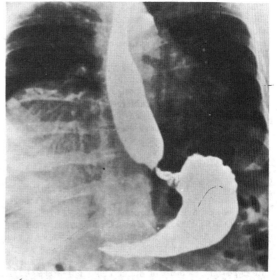

ESÓFAGO, cáncer de. Radiografía que muestra un carcinoma de esófago de crecimiento lento con dilatación esofágica proximal.

zado. El tumor puede diseminarse localmente invadiendo la tráquea, bronquios, pericardio, grandes vasos sanguíneos y vértebras torácicas, pero también puede metastizar a los ganglios linfáticos, pulmones e hígado. Las medidas diagnósticas más importantes son la observación fluoroscópica del esófago con contraste de bario, la esofagoscopia fibroóptica y la citología y biopsia de la lesión primaria y los ganglios regionales. La mayoría de los tumores esofágicos son carcinomas de células escamosas (carcinoma epidermoide) pobremente diferenciados; los adenocarcinomas son menos frecuentes y suelen asentar en el tercio inferior del esófago como extensiones de un cáncer gástrico. El tratamiento quirúrgico consiste en una esofaguectomía total o parcial, con sustitución del segmento resecado por un injerto de Dacron o un fragmento de colon. Si sólo se extirpa el tercio inferior del esófago, el extremo proximal puede anastomosarse directamente con el estómago. Los pacientes con cáncer de esófago inoperable pueden ser alimentados por sonda nasogástrica o mediante un catéter insertado en el estómago a través de una incisión. La radioterapia puede erradicar algunos tumores locales iniciales y paliar con eficacia los síntomas de las lesiones avanzadas. La administración de methotrexate antes de la irradiación aumenta las posibilidades de supervivencia.

**ESOFAGITIS** *(esophagitis)* Inflamación de la mucosa esofágica por infección, irritación debida a una sonda nasogástrica o, con mayor frecuencia, por reflujo de jugo gástrico procedente del estómago. V. también **reflujo gastroesofágico.**

**ESOFAGOGASTROSTOMÍA** *(esophagogastrostomy)* Creación quirúrgica de una comunicación entre el esófago y el estómago.

**ESOFAGOYEYUNOSTOMÍA** *(esophagojejunostomy)* Creación quirúrgica de una comunicación entre el esófago y el yeyuno, saltándose el estómago. Utilizada tras la gastrectomía total.

**ESOFORIA** *(esophoria)* Desviación del eje visual de un ojo hacia el del contralateral sin que existan estímulos visuales de fusión. Consultar la voz **esotropía.**

**ESOTROPÍA** *(esotropia)* Forma de estrabismo que se caracteriza por una desviación hacia dentro de un ojo con respecto al otro. Denominada también **estrabismo convergente; estrabismo interno.** Consultar las voces **esoforia; exotropía.** V. también **estrabismo.**

**ESPACIO** *(space)* Cavidad real o potencial del organismo, como los espacios de la cavidad pleural que no están ocupados por tejido pulmonar y los espacios linfáticos por donde discurre la linfa.

**ESPACIO MUERTO** *(dead space)* Cavidad que persiste tras el cierre incompleto de una herida quirúrgica o traumática que deja una zona en la que puede recogerse sangre retrasando la cicatrización. V. también **espacio muerto anatómico; espacio muerto fisiológico.**

**ESPACIO MUERTO ANATÓMICO** *(anatomical dead space)* Conjunto de espacios de la tráquea, bronquios y vías aéreas que contienen aire que no llega a los alvéolos durante la respiración. Como regla general, el volumen de aire del espacio muerto anatómico en milímetros es aproximadamente igual a la mitad del peso en kilos de la persona correspondiente. En ciertas afecciones pulmonares aumenta. Consultar la voz **espacio muerto fisiológico.**

**ESPACIO MUERTO FISIOLÓGICO** *(physiological dead space)* Área del sistema respiratorio que incluye el espacio muerto anatómico junto con el espacio alveolar ocupado por aire que no contribuye al intercambio oxígeno-dióxido de carbono.

**ESPACIO SINÁPTICO** *(synaptic cleft)* Espacio microscópico extracelular localizado en la sinapsis que separa la membrana de las terminaciones nerviosas terminales de una neurona presináptica y la membrana de una célula postsináptica. Los impulsos nerviosos son transmitidos a través de ese espacio por medio de un neurotransmisor. V. también **mioneural, unión.**

**ESPALDA** *(back)* Porción posterior del tronco situada entre el cuello y la pelvis. Está dividida por un surco central en el fondo del cual, a nivel de la línea media, pueden palparse las puntas de las apófisis espinosas vertebrales. Las vértebras cervicales superiores no pueden distinguirse en este surco, excepto C VII justo por encima de D I, que característicamente es más prominente. La porción esquelética de la espalda está formada por las vértebras torácicas y lumbares y ambas escápulas. La raíz de la espina escapular coincide con la apófisis espinosa de D III mientras que el ángulo inferior de la escápula se encuentra a nivel de la apófisis de D VII. Los músculos superficiales, de gran tamaño, son el trapecio, romboides inferior y dorsal ancho. Los músculos profundos son el iliocostal, interespinosos, intertransversos, dorsal largo, multífidos, rotadores del dorso o submultífidos, esplenios, semiespinosos, transversocostal y transversoespinoso. Todos estos músculos están inervados por algunas ramas de las divisiones dorsales primitivas de las raíces medulares y algunas ramas de las divisiones ventrales primitivas de los nervios espinales. La espalda puede sufrir diversas enfermedades ortopédicas y alteraciones de la medula espinal, como espondilitis anquilosante, hemivértebras, cifosis, enfermedad de Pott, escoliosis y tortícolis espasmódica. También puede verse afectada por traumatismos, como fracturas, luxaciones de la columna y rotura de los discos intervertebrales. Son frecuentes los problemas dorsolumbares.

**ESPARADRAPO** *(esparadrapo)* V. **cinta adhesiva.**

**ESPANO-** *(spano-)* Prefijo que significa "escaso": *espanoginia, espanomenorrea, espanopnea.*

**ESPARGANOSIS** *(sparganosis)* Infección con larvas de la tenia del pescado que se caracteriza por la formación de nódulos subcutáneos dolorosos e inflamación y destrucción del ojo. Esta enfermedad se contrae por la ingestión de larvas a través del agua contaminada o pescados infectados poco cocinados. El tratamiento es quirúrgico y se complementa con una inyección local de alcohol etílico para destruir las larvas.

**ESPARTEÍNA, SULFATO DE** *(sparteine sulfate)* Oxitócico que antiguamente se utilizaba para reducir la hemorragia uterina durante el tercer estadio del trabajo del parto.

**ESPASMO** *(spasm)* **1.** Contracción muscular involuntaria de comienzo brusco, como el hipo o un tic. **2.** Convulsión **3.** Constricción transitoria y brusca de un vaso sanguíneo, un bronquio, el esófago, el píloro, un uréter u otro órgano hueco. Consultar también la voz **estenosis.** V. también **broncospasmo; piloroespasmo.**

**ESPASMO BRONQUIAL** *(bronchial espasm)* Contracción excesiva y prolongada de las fibras musculares involuntarias de las paredes de los bronquios y bronquiolos.

**ESPASMO CARPOPEDAL** *(carpopedal spasm)* Espasmo de la mano, el pie o sus respectivos dedos, que se observa a veces en la tetania.

**ESPASMO DE TORSIÓN** *(torsion spasm)* V. **distonía muscular deformante.**

**ESPASMO DEL ESCRITOR** *(writer's cramp)* Contracción involuntaria y dolorosa de los músculos de la mano que se produce cuando la persona intenta escribir. Suele aparecer tras largos períodos de escritura. También se llama **grafoespasmo.**

**ESPASMO ESOFÁGICO DIFUSO** *(corkscrew esophagus)* Trastorno nervioso en el que el peristaltismo esofágico es sustituido por movimientos espásticos que pueden aparecer espontáneamente o a consecuencia de la deglución o el reflujo gastroesofágico. Los síntomas son disfagia, pérdida de peso y dolor torácico alto; las radiografías muestran una imagen esofágica característica "en sacacorchos" o "en cuentas de rosario". Algunas de las medidas terapéuticas consisten en la administración de espasmolíticos, no ingestión de líquidos fríos, dilatación quirúrgica y miotomía. Denominado también *esófago "en sacacorchos"* o *arrosariado.* Consultar la voz **acalasia.**

**ESPASMO HABITUAL** *(habit spasm)* Contracción involuntaria de un pequeño grupo de músculos de la cara, el cuello o los hombros que provoca movimientos espasmódicos o una lateralización rápida de la cabeza. Estos movimientos casi siempre se generan como consecuencia de conflictos emocionales y no suelen responder a ningún trastorno orgánico. A veces sirven como medio del liberación de la tensión o la ansiedad.

**ESPASMO MÍMICO** *(mimic spasm)* Movimientos involuntarios y estereotipados de un pequeño grupo de músculos, por ejemplo de la cara. Suele tener un origen psicogénico y puede ser agravado por el estrés o la ansiedad, aunque en general es posible controlarlo momentáneamente. La gesticulación involuntaria y los espasmos mímicos se encuentran en el síndrome de Gilles de la Tourette. Denominado también **tic.**

**ESPASMÓGENO** *(espasmogen)* Sustancia capaz de producir contracciones del músculo liso como el de los bronquiolos. P.ej. histamina, bradiquinina y serotonina.

**ESPÁSTICO** *(spastic)* Peneneciente o relativo a los espasmos u otras contracciones no controladas de los músculos esqueléticos. V. también **parálisis cerebral.**

**ESPECIALIDAD** *(speciality)* Rama de la medicina o la enfermería que cualifica al profesional para una determinada práctica mediante un programa avanzado de estudios.

**ESPECIALISTA** *(specialist)* Profesional sanitario que practica una especialidad. Por lo general posee una importante formación clínica.

**ESPECIALISTA CLÍNICO** *(clinical specialist)* Medico o enfermera que poseen conocimientos especiales sobre una determinada rama de la medicina. Es el caso de las matronas, los pediatras, los cirujanos, etc.

**ESPECIE** *(species [SP])* Categoría de seres vivos del rango inferior al género. En una especie se incluyen los individuos del mismo género cuya estructura y composición quí-

mica es similar y que pueden reproducirse entre sí. V también **género.**

**ESPECTINOMICINA, CLORHIDRATO DE** *(spectinomycin hydrochloride)* Antibiótico.

INDICACIÓN: Tratamiento de la gonorrea.

CONTRAINDICACIONES: Hipersensibilidad conocida a este fármaco.

EFECTOS SECUNDARIOS: Los más importantes son oliguria, urticaria, escalofríos, fiebre, vértigo y náuseas.

**ESPECTRO** *(spectrum)* **1.** Gama de fenómenos o propiedades que se producen en magnitud creciente o decreciente. La energía radiante o electromagnética se ordena por longitudes de onda y frecuencias. La radiación electromagnética incluye espectros de ondas infrarrojas, visibles, ultravioletas, rayos X y rayos gamma. **2.** Márgenes de eficacia de un antibiótico. Un antibiótico de amplio espectro es eficaz contra una gran cantidad de microorganismos. V. también **antibiótico; onda; radiación electromagnética.**

**ESPECTROFOTOMETRÍA** *(spectrophotometry)* Determinación del color en una solución mediante la medición de la cantidad de luz absorbida en el espectro ultravioleta, infrarrojo o visible. Se utiliza mucho en bioquímica clínica para calcular la concentración de numerosas sustancias en solución.

**ESPECTROMETRÍA** *(spectrometry)* Procedimiento por el cual se miden las longitudes de onda de la luz y otras ondas electromagnéticas. V. también **espectrómetro.**

**ESPECTROMETRÍA DE MASA** *(mass spectrometry)* (Química). Técnica que sirve para analizar sustancias cuyos constituyentes se identifican y cuantifican con un espectrómetro de masa. V. también **espectrometría.**

**ESPECTRÓMETRO** *(spectrometer)* Instrumento que sirve para medir las longitudes de onda de los rayos del espectro, la desviación de los rayos refractados y los ángulos comprendidos entre las caras de un prisma. Ejemplos de

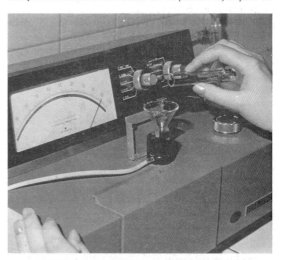

ESPECTROFOTOMETRÍA. Por medio del espectrofotómetro puede determinarse cuantitativamente la materia colorante en una sustancia.

espectrómetros son el **espectrómetro de masa.** V. también **Mössbauer, espectrómetro de.**

**ESPECTRÓMETRO DE MASA** *(mass spectrometer)* Instrumento analítico utilizado para identificar una sustancia haciendo pasar un rayo de partículas cargadas (iones) a través de su masa. Ello se consigue mediante la deflexión de un rayo de partículas cargadas en un trayecto semicircular al penetrar en un campo magnético y la impresión posterior de una placa o un tubo sensor fotomultiplicador.

**ESPÉCULO** *(speculum)* Retractor que se utiliza para separar las paredes de una cavidad a fin de facilitar su exploración; son ejemplos el espéculo del oído, el espéculo ocular y el espéculo vaginal.

**ESPEJISMO** *(mirage)* Ilusión óptica causada por refracción de la luz en las capas de aire con distintas temperaturas, como las láminas imaginarias de agua que parecen cubrir la superficie de la arena y el pavimento calientes. El fenómeno es causado por reflexión hacia arriba de las ondas luminosas horizontales, al chocar con la capa de aire situada directamente sobre la superficie caliente. El viento que remueve las capas de aire puede producir cambios sorprendentes en las formas y tamaños de tales espejismos. Los individuos que se hallan bajo estrés intenso muestran especial tendencia a interpretar estos fenómenos ópticos según su situación particular.

**ESPERANZA DE VIDA** *(life expectancy)* Número probable de años que una persona debería vivir a partir de una cierta edad, según la tasa de mortalidad de su área geográfica. Está determinado por factores como la raza, el sexo, la edad y otras variables geográficas.

**ESPERMA** *(sperm)* 1. V. **semen.** 2. V. **espermatozoide.**

**-ESPERMA** *(-sperm)* Sufijo que significa "semilla": *gimnosperma, oosperma, zigosperma.*

**ESPERMÁTICA, ARTERIA** *(testicular artery)* Cada una de las dos largas y delgadas arterias que abastecen a los testículos. Proceden de la aorta abdominal; se originan caudalmente a las arterias renales.

**ESPERMÁTICO, CONDUCTO** *(spermatic duct)* V. **deferente, conducto.**

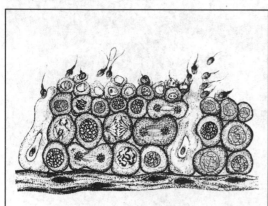

ESPERMATOGÉNESIS. Los espermatozoides se forman por división de las células germinales primarias, tal como muestra el esquema, en los túbulos seminíferos de los testículos.

**ESPERMÁTIDE** *(spermatid)* Célula germinal masculina que se origina en un espermatocito y que se convierte en un espermatozoide maduro en la última fase del proceso continuo de la espermatogénesis.

**ESPERMATOCELE** *(spermatocele)* Tumoración quística bien del epidídimo o bien de la "rete testis", que contiene espermatozoides. Se encuentra por encima y por detrás del testículo y es independiente del mismo. Por lo general es indoloro y no precisa tratamiento.

**ESPERMATOCIDA** *(spermatocide)* Sustancia química que destruye los espermatozoides reduciendo su tensión superficial, provocando la degradación de su pared por un efecto bactericida o creando un medio muy ácido. Entre los muchos agentes espermatocidas utilizados en las distintas cremas anticonceptivas destacan el ácido láctico, el acetato fenilmercúrico, la cloramina-polietilenglicol, el cloruro de benzotonio y ciertos compuestos de la química. También se llama espermaticida o **espermicida.**

**ESPERMATOCITO** *(spermatocyte)* Célula germinal masculina que se origina en una espermatogonia. Cada espermatocito da lugar a dos espermatocitos haploides secundarios que se convierten en espermátides.

**ESPERMATOCITOGÉNESIS** *(spermatocytogenesis)* V. **espermatogénesis.**

**ESPERMATOGÉNESIS** *(spermatogenesis)* Proceso de desarrollo de los espermatozoides que consta de dos fases: en la primera, llamada espermatogénesis, las espermatogonias se convierten en espermatocitos que a su vez evolucionan dando lugar a los espermátides; en la segunda, llamada espermiogénesis, las espermátides se convierten en espermatozoides. También se llama **espermiogénesis.**

**ESPERMATOGONIA** *(spermatogonium)* Célula germinal masculina que da lugar a un espermatocito al comienzo de la espermatogénesis.

**ESPERMATOZOIDE** *(spermatozoon)* Célula germinal masculina madura que se desarrolla en los túbulos seminíferos de los testículos. Tiene forma de renacuajo con una cabeza portadora del núcleo, un cuello y una cola que le asegura la propulsión. Mide unos 50 micrometros de longitud. Tras las pubertad se forman millones de espermatozoides que constituyen el componente generativo del semen capaz de fertilizar al óvulo. V. **espermatogénesis.**

**ESPERMICIDA** *(spermicidal)* Que destruye los espermatozoides.

**ESPERMIOGÉNESIS** *(spermiogenesis)* V. **espermatogénesis.**

**ESPÍCULA** *(spicule)* Cuerpo agudo con una punta en forma de aguja.

**ESPINA** *(spina)* Proyección alargada como la prolongación ósea situada en el borde anterior del íleon que forma el extremo anterior de la cresta ilíaca.

**ESPINA BÍFIDA** *(spina bifida)* Defecto congénito del tubo neural que se caracteriza por una anomalía del desarrollo del arco vertebral posterior. Es relativamente frecuente afectando a 10-20 de cada 1.000 nacidos. Puede manifestarse simplemente por una pequeña lámina deformada con una hendidura en la línea media o caracterizarse por la ausencia completa de las láminas en torno a una gran zona. En los casos en que la separación es muy amplia, el contenido del canal espinal protrusa y existe un claro mielo-

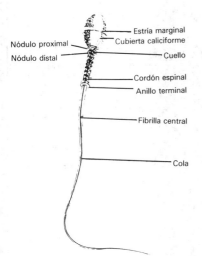

Estría marginal
Nódulo proximal
Cubierta caliciforme
Nódulo distal
Cuello
Cordón espinal
Anillo terminal
Fibrilla central
Cola

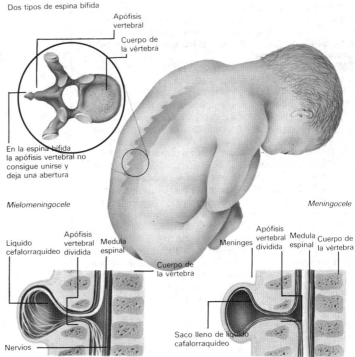

Dos tipos de espina bífida

Apófisis vertebral
Cuerpo de la vértebra

En la espina bífida la apófisis vertebral no consigue unirse y deja una abertura

*Mielomeningocele*

Líquido cefalorraquídeo
Apófisis vertebral dividida
Medula espinal
Cuerpo de la vértebra
Nervios

*Meningocele*

Meninges
Apófisis vertebral dividida
Medula espinal
Cuerpo de la vértebra
Saco lleno de líquido cafalorraquideo

**ESPINA BÍFIDA QUÍSTICA.** Esquema que muestra dos tipos de espina bífida quística, la producida por un quiste herniario con meninges o meningocele, y la producida por un quiste herniario con meninges y medula espinal, también llamado mielomeningocele.

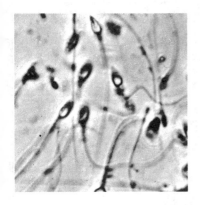

**ESPERMATOZOIDE.** Arriba, esquema de la estructura de un espermatozoide. Abajo, microfotografía de espermatozoides humanos.

meningocele. Esta deformidad grave se acompaña de trastornos importantes que normalmente no se dan en la espina bífida, la cual, cuando se limita únicamente a una deformidad ósea, no suele acompañarse de deficiencias neurológicas. La espina bífida rara vez produce signos y síntomas directos y por lo general se diagnostica de forma accidental durante una exploración radiográfica realizada por otros motivos. La espina bífida sin herniación de las meninges ni del contenido del conducto espinal, rara vez precisa tratamiento. También se llama **disrafia espinal.**
**ESPINA BÍFIDA ANTERIOR** (spina bifida anterior) Cierre incompleto de la superficie anterior de la columna vertebral. Este defecto suele acompañarse de anomalías en el desarrollo de las vísceras abdominales y torácicas.
**ESPINA BÍFIDA OCULTA** (spina bifida occulta) Cierre defectuoso de las láminas de la columna vertebral en la región lumbosacra sin protrusión herniaria de la medula espinal ni de las meninges. Este defecto, que es bastante frecuente, afecta a aproximadamente un 5 % de la población y se identifica externamente por la presencia de una

pequeña depresión cutánea, un pequeño crecimiento piloso, una telangiectasia o un lipoma subcutáneo blando en el punto en cuestión. Como el tubo neural se ha cerrado, por lo general no existen alteraciones neurológicas acompañantes. Sin embargo, si se produce una adherencia anormal de la medula espinal con la zona de la malformación, pueden aparecer trastornos neuromusculares, problemas de la marcha y debilidad de las extremidades inferiores y de los esfínteres intestinal y vesical. Consultar también la voz **espina bífida quística.**
**ESPINA BÍFIDA QUÍSTICA** (spina bifida cystica) Defecto del desarrollo del sistema nervioso central caracterizado por la protrusión de un quiste herniario con meninges (meningocele), medula espinal (mielocele) o ambas, (mielomeningocele) a través de una hendidura congénita en la columna vertebral. El saco protrusivo se encuentra incluido en una capa de piel o una membrana fina que puede romperse fácilmente produciendo la pérdida de líquido cefalorraquídeo con un mayor riesgo de infección meníngea. La gravedad de la disfunción neurológica y los defectos

asociados dependen directamente del grado de afección nerviosa. El tipo más importante es el mielomeningocele lumbosacro, que suele asociarse con hidrocefalia y malformación de Arnold-Chiari. Consultar también la voz **espina bífida oculta.** V. también **mielomeningocele; tubo neural, anomalías del.**

**ESPINAL** *(spinal)* Perteneciente o relativo a una espina, particularmente a la columna vertebral.

**ESPINAL, NERVIO** *(accessory nerve)* Nervio integrante de uno de los pares craneales, esencial para la emisión de la palabra, la deglución y la realización de ciertos movimientos de la cabeza y los hombros. Cada uno de los nervios espinales tiene una raíz craneal y otra propiamente espinal, se comunica con ciertos nervios cervicales y establece conexión con el núcleo ambiguo del tronco cerebral. Denominado también **par craneal, undécimo.**

**ESPINALES, NERVIOS** *(spinal nerves)* 31 pares de nervios que no poseen ninguna denominación especial y que están unidos a la medula espinal numerándose según el nivel de la misma en que emergen. Existen ocho pares de nervios cervicales, doce pares de torácicos, cinco pares de lumbares, cinco pares de sacros y un par de coxígeos. El primer par de nervios cervicales emerge de la medula en el espacio situado entre la primera vértebra cervical y el hueso occipital y el resto de los pares cervicales y todos los torácicos salen en dirección horizontal a través del orificio intervertebral de sus vértebras respectivas. Los pares de nervios lumbares, sacros y coxígeos descienden desde sus puntos de origen hasta el extremo inferior de la medula antes de llegar a los orificios intervertebrales de sus vértebras respectivas. Cada nervio espinal se comunica con la medula mediante una raíz anterior y otra posterior. Las raíces posteriores guardan relación con el ganglio espinal situado por dentro de los orificios vertebrales. Una vez emerge de la medula, cada nervio espinal se divide en una rama anterior y otra posterior y unas ramas blancas. Las ramas anterior y posterior pertenecen al sistema nervioso voluntario y las blancas al autónomo. Las posteriores se subdividen en nervios menores que se extienden hacia los músculos y la piel de la superficie posterior de la cabeza, el cuello y el tronco. Las ramas anteriores, con excepción de las derivadas de los nervios torácicos, se subdividen y emiten fibras para los músculos esqueléticos y la piel de las extremidades. Las subdivisiones de las ramas anteriores forman plexos complejos como el plexo braquial; de ellos parten nervios más pequeños para inervar la mano y la mayor parte del brazo. El plexo braquial se lesiona a veces durante el parto a nivel del hombro y, a menos que la lesión se trate, el niño puede quedar con una invalidez permanente. En las fracturas de cuello pueden lesionarse los nervios frénicos derecho o izquierdo que se originan en las raíces cervicales tercera, cuarta y quinta; de esa forma los impulsos nerviosos no pueden llegar al diafragma y se interrumpe la respiración. El plexo sacro situado en la cavidad pélvica está constituido por ciertas fibras nerviosas espinales procedentes de las regiones lumbar y sacra; en él se origina el nervio ciático mayor, que discurre por la parte posterior del muslo y es el responsable de un trastorno muy doloroso denominado **ciática.** V. también **medula espinal.**

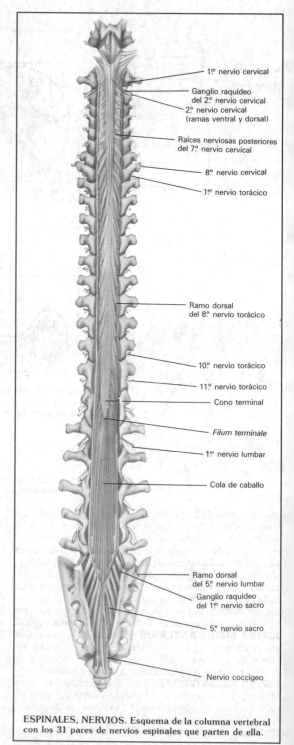

1er nervio cervical

Ganglio raquídeo del 2.º nervio cervical

2.º nervio cervical (ramas ventral y dorsal)

Raíces nerviosas posteriores del 7.º nervio cervical

8.º nervio cervical

1er nervio torácico

Ramo dorsal del 8.º nervio torácico

10.º nervio torácico

11.º nervio torácico

Cono terminal

*Filum terminale*

1er nervio lumbar

Cola de caballo

Ramo dorsal del 5.º nervio lumbar

Ganglio raquídeo del 1er nervio sacro

5.º nervio sacro

Nervio coccígeo

**ESPINALES, NERVIOS.** Esquema de la columna vertebral con los 31 pares de nervios espinales que parten de ella.

**ESPINO-** *(spino-)* Prefijo que significa "de o perteneciente a la espina": *espinoglenoideo, espinotransverso.*

**ESPINOCEREBELOSA, ENFERMEDAD** *(spinocerebellar disorder)* Enfermedad hereditaria caracterizada por una degeneración progresiva de la medula espinal y el cerebelo que con frecuencia se extiende también a otras partes del sistema nervioso. Esta enfermedad suele producirse en familias y puede heredarse como rasgo dominante o recesivo. Su comienzo suele ser precoz, durante la infancia o la adolescencia, y no se conoce ningún tratamiento eficaz. Entre las degeneraciones espinocerebelosas destacan la ataxia talangiectásica, la atrofia de Charcit-Marie-Tooth, la enfermedad de Dejerine-Sottas, la ataxia de Friedrich, la atrofia olivopontocerebelosa y el síndrome de Refsum.

**ESPINOCEREBELOSO** *(spinocerebellar)* Perteneciente o relativo a la medula espinal y al cerebelo.

**ESPIR-** *(spir-)* **1.** Prefijo que significa "hélica o helicoidal": *espiradenito, espirema, espirilo.* **2.** Prefijo que significa "perteneciente o relativo a la respiración": *espirógrafo, espirograma, espirometría.*

**ESPIRACIÓN** *(expiration)* Expulsión del aire de la respiración, normalmente mediante un proceso pasivo merced a las cualidades elásticas del tejido pulmonar y el tórax. Denominado también **exhalación.** Consultar la voz **inspiración.**

**ESPIRADENOMA CILÍNDRICO** *(cylindromatous spiradenoma)* V. **cilindroma.**

**ESPIRATORIO MÁXIMO, TASA DE FLUJO** *(maximal expiratory flow rate)* Máxima rapidez del flujo del gas exhalado de los pulmones durante la fase espiratoria de la respiración.

**ESPIRILAR, FIEBRE** *(spirillum fever)* V. **mordisco de rata, fiebre por.**

**ESPIRILAR POR MORDEDURA DE RATA, FIEBRE** *(spirillary ratbite fever)* V. **mordisco de rata, fiebre por.**

**ESPIROGRAFÍA** *(spirogram)* Registro visual de los movimientos respiratorios que se realiza con un espirómetro y se utiliza en la valoración de la función y capacidad pulmonares.

**ESPIRÓGRAFO** *(spirograph)* Dispositivo para registrar los movimientos respiratorios. V. también **espirómetro.**

**ESPIROMETRÍA** *(spirometry)* Evaluación analítica de la capacidad aérea pulmonar por medio de un espirómetro. Consultar también la voz **gasometría sanguínea.**

**ESPIRÓMETRO** *(spirometer)* Instrumento que mide y registra el volumen de aire inhalado y exhalado y que se utiliza para valorar la función pulmonar. La información volumétrica se registra en un gráfico denominado espirograma.

**ESPIRONOLACTONA** *(spironolactone)* Antagonista de la aldosterona que se utiliza para el tratamiento del hiperaldosteronismo primario, el edema de la insuficiencia cardiaca congestiva, la cirrosis hepática acompañada de edema, el síndrome nefrótico, la hipertensión arterial y la hipocaliemia.

**ESPIROQUETA** *(spirochete)* Bacteria móvil y en forma de espiral. Son espiroquetas los microorganismos responsables de la leptospirosis, la fiebre recurrente y la sífilis. Consultar también las voces **bacilo; coco; vibrio.**

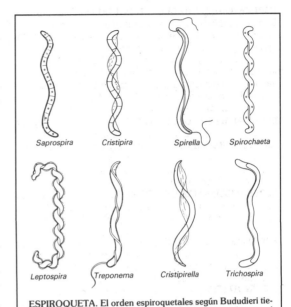

Saprospira  Cristipira  Spirella  Spirochaeta

Leptospira  Treponema  Cristipirella  Trichospira

**ESPIROQUETA.** El orden espiroquetales según Bududieri tiene ocho componentes que aparecen representados en el dibujo.

**-ESPLÁCNICO** *(-splanchnic)* Sufijo que significa "viscera": órganos internos; visceral.

**ESPLACNOCELE** *(splanchnocele)* Protrusión herniaria de cualquier víscera abdominal.

**ESPLACNOPLEURA** *(splanchnopleure)* Capa de tejido del embrión en sus estadios iniciales de desarrollo, constituida por la unión del endodermo y el mesodermo esplácnico. Da origen al intestino embrionario y a sus órganos viscerales y se continúa por fuera del embrión en el saco vitelino y el atlantoides. Consultar también la voz **somatopleura.**

**ESPLEN, ESPLENO-** *(spleno, splen-)* Prefijo que significa "perteneciente o relativo al bazo": *esplenocele; esplenodiagnóstico; esplenomalacia.*

**ESPLENECTOMÍA** *(splenectomy)* Extirpación quirúrgica del bazo.

**-ESPLENIA** *(-splenia)* Sufijo que significa "relativo al bazo": *esplenia, eusplenia, microsplenia.*

**ESPLÉNICA, VENA** *(lienal vein)* Gran vena que se une a la vena mesentérica superior para formar la vena porta. Devuelve sangre del bazo y se forma a partir de la unión de seis grandes tributarias. Discurre de izquierda a derecha por la porción posterosuperior del páncreas. Recibe las venas gástricas cortas, la gastroepiploica izquierda, las pancreáticas y las mesentéricas inferiores.

**ESPLENIO DE LA CABEZA, MÚSCULO** *(splenius capitis)* Uno de los músculos pares y profundos de la nuca, que se origina en el ligamento de la nuca, séptima vértebra cervical y primeras tres o cuatro vértebras torácicas insertándose en el hueso occipital y la apófisis mastoides del temporal. Está inervado por ramas laterales de las divisiones primarias dorsales de los nervios cervicales medio e inferior y su función es rotar, extender y doblar la cabeza.

**ESPLENIO DEL CUELLO, MÚSCULO** (*splenius cervicis*)
Uno de los músculos pares y profundos del cuello, que se origina en una banda tendinosa estrecha que parte de las apófisis espinosas de la tercera, cuarta, quinta y sexta vértebras torácicas y se inserta en las apófisis transversas de las dos o tres vértebras cervicales superiores. Está inervado por las ramas laterales de las divisiones dorsales primarias de los nervios cervicales medio e inferior. Su función es rotar, doblar y extender la cabeza y el cuello.

**ESPLENOHEPATOMEGALIA** (*splenohepatomegaly*)
Aumento anormal del tamaño del bazo y del hígado.

**ESPLENOMEGALIA** (*splenomegaly*) Aumento de tamaño del bazo que se asocia con hipertensión portal, anemia hemolítica, enfermedad de Niemann-Pick, paludismo y muchas otras enfermedades.

**ESPLENOMEGALIA CONGESTIVA** (*congestive splenomegaly*) Aumento del tamaño del bazo asociado a hemorragias gástricas, anemia, hipertensión portal y cirrosis hepática.

**ESPOLÓN CALCÁNEO** (*calcaneal spurs*) Crecimiento óseo anormal, con frecuencia doloroso, que aparece en la superficie inferior del calcáneo como consecuencia de presión traumática crónica sobre el talón.

**ESPONDILITIS** (*spondylitis*) Inflamación de cualquiera de las vértebras espinales que suele caracterizarse por rigidez y dolor. Puede aparecer tras una lesión traumática de la columna o ser el resultado de una infección o una enfermedad reumatoide. V. también **espondilitis anquilosante.**

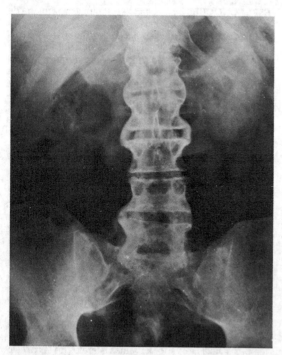

ESPONDILITIS ANQUILOSANTE. Radiografía que muestra la fusión de las articulaciones sacroilíacas.

**ESPONDILITIS ANQUILOSANTE** (*ankylosing spondylitis*)
Enfermedad inflamatoria crónica de etiología desconocida que afecta principalmente a la columna vertebral y estructuras próximas, y que por lo general evoluciona hasta la fusión final (anquilosis) de las articulaciones afectadas. En los casos extremos, el enfermo presenta una flexión de la columna hacia delante denominada "columna vertebral rígida" o "columna en caña de bambú". La enfermedad afecta principalmente a los varones menores de 30 años y, por lo general, termina tras una evolución de 20 años. Existe una fuerte tendencia hereditaria. Además de la columna, frecuentemente se ven afectadas las articulaciones de las caderas, hombros, cuello, costillas y mandíbula. Cuando están afectadas las articulaciones costovertebrales, el enfermo puede tener dificultades para expansionar la caja torácica al respirar. La espondilitis anquilosante es una enfermedad general que afecta frecuentemente a los ojos y al corazón. Muchos enfermos con esta afección padecen también enfermedades inflamatorias intestinales. El objetivo del tratamiento es disminuir el dolor y la inflamación de las articulaciones afectadas, generalmente con antiinflamatorios no esteroideos. La fisioterapia es útil para mantener la columna tan erecta como sea posible con el propósito de evitar las contracturas en flexión. En los casos avanzados puede intervenirse quirúrgicamente para rectificar una columna demasiado deformada. Consultar la voz **artritis reumatoide.** V. también **anquilosis.** Denominada también **Marie-Strümpell, enfermedad de.**

**ESPONDILITIS TUBERCULOSA** (*tuberculosis spondylitis*)
Forma grave, poco frecuente, de tuberculosis en la que existe infección de la columna vertebral por *Mycobacterium tuberculosis*. Los discos intervertebrales se destruyen dando lugar a acuñamiento de las vértebras, con acortamiento y angulación de la columna. Suelen afectarse con más frecuencia las vértebras dorsales que las lumbares, cervicales o sacras. Puede haber afectación de más de una zona de la columna y entre zonas afectadas pueden quedar otras sanas. La formación de abscesos en la porción anterolateral de las vértebras puede producir parálisis isquémica por compresión sobre la medula. Los abscesos en las vértebras cervicales pueden desplazar y obstruir la tráquea y el esófago. Denominada también **caries vertebral; Pott, enfermedad de.** V. también **tuberculosis.**

**ESPONDILO-** (*spondylo-*) Prefijo que significa "perteneciente o relativo a una vértebra o la columna vertebral": *espondilodidimia, espondilolisis, espondilolistesis.*

**ESPONDILOLISTESIS** (*spondylolisthesis*) Dislocación anterior parcial de una vértebra sobre la inferior; lo más frecuente es que sea la quinta vértebra lumbar sobre la primera sacra. V. también **medula espinal, compresión de la.**

**ESPONDILOSINDESIS** (*spondylosyndesis*) V. **fusión espinal.**

**ESPONDILOSIS** (*spondylosis*) Trastorno de la columna vertebral. V. también **espondilitis; espondilitis anquilosante.**

**ESPONGIO-** (*spongio-*) Prefijo que significa "similar a una esponja o relativo a una esponja": *espongioblasto, espongiopilina, espongiosis.*

**ESPONGIOBLASTOMA** (*spongioblastoma*) Neoplasia compuesta por espongioblastos y células epiteliales em-

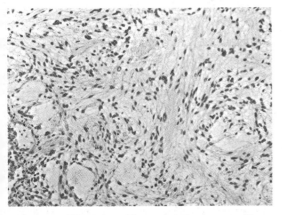

**ESPONGIOBLASTOMA.** Microfotografía de un espongioblastoma del cerebelo. Este tumor se ha formado a partir de células longitudinales con prolongaciones bipolares y presenta tendencia a la formación de quistes.

brionarias que se desarrollan alrededor del tubo neural y se transforman en células del tejido conjuntivo de sostén del sistema nervioso o de las membranas que recubren los ventrículos y el canal espinal. Un tipo de espongioblastoma es el espongioblastoma unipolar. También se llama **glioblastoma; gliosarcoma; espongiocitoma.**

**ESPONGIOBLASTOMA MULTIFORME** (spongioblastoma multiforme) V. **glioblastoma multiforme.**

**ESPONGIOBLASTOMA UNIPOLAR** (spongioblastoma unipolare) Neoplasia rara compuesta por espongioblastos que se disponen de forma más o menos paralela. Puede originarse cerca del tercer ventrículo, en el tronco del encéfalo, en los ganglios basales o en el tramo terminal de la medula espinal.

**ESPONGIOCITOMA** (spongiocytoma) V. **espongioblastoma.**

**ESPONJA** (sponge) Masa elástica y absorbente que se utiliza para absorber líquidos, aplicar medicamentos o con fines de limpieza. Puede ser el esqueleto interno de un determinado animal marino o de celulosa, caucho o algún material sintético.

**ESPONJOSO, TEJIDO** (cancellous) Poroso, con múltiples orificios. Este tipo de tejido se encuentra normalmente en el interior de gran número de huesos y sus espacios suelen estar llenos de medula ósea.

**ESPONTÁNEO** (spontaneous) Que se produce de forma natural y sin causa aparente como una remisión espontánea.

**ESPOR-, ESPORO-** (sporo-, spor-) Prefijos que significan "perteneciente o relativo a una espora": esporoquiste, esporogénesis, esporogenia.

**ESPORA** (spore) **1.** Unidad reproductora de algunos géneros de hongos o protozoos. **2.** Forma que asumen algunas bacterias y que es resistente al calor, a la desecación y a los productos químicos. En condiciones ambientales adecuadas la espora puede recuperar la actividad multiplicadora propia de la bacteria. Entre las enfermedades producidas por bacterias formadoras de esporas destacan el ántrax, el botulismo, la gangrena gaseosa y el tétanos.

**-ESPORA** (-spore) Sufijo que significa "elemento reproductor": arquespora, clamidospora, hemispora.

**ESPORÁDICO** (sporadic) Relativo a un número de fenómenos que se producen a intervalos intermitentes, no regulares y aparentemente al azar.

**ESPORICIDA** (sporicide) Cualquier agente capaz de destruir las esporas como los compuestos de cloro, el formaldehído y los gluteraldehídos.

**ESPORÍFERO** (sporiferous) Que produce o es portador de esporas.

**ESPOROBLASTO** (sporoblast) Cualquier célula que dé lugar a una espora durante la fase reproductora sexual del ciclo vital de un esporozoo, especialmente las células derivadas de la fisión múltiple del cigoto enquistado del parásito palúdico Plasmodium, a partir del cual se desarrollan los esporozoítos.

**ESPOROFITO** (sporophyte) Estadio sexual, portador de esporas de ciertos vegetales que se producen por alternación de generaciones.

**ESPORÓFORO** (sporophore) Parte de un organismo vegetal o animal que produce esporas.

**ESPOROGÉNEO** (sporogenous) Animal o planta que se reproduce por medio de esporas.

**ESPOROGÉNESIS** (sporogenesis) **1.** Formación de esporas; esporogenia. **2.** Reproducción por medio de esporas.

**ESPOROGENIA** (sporogeny) Formación de esporas.

**ESPOROGONIA** (sporogony) Reproducción por medio de esporas. Más específicamente, formación de esporozoítos durante el estadio sexual del ciclo vital de un esporozoo, sobre todo el parásito palúdico Plasmodium. La fusión de las células sexuales se produce en el organismo del huésped invertebrado —el mosquito Anopheles femenino en el caso del Plasmodium—, donde el cigoto enquistado sufre múltiples divisiones que dan lugar a los esporozoítos. Consultar también la voz **esquizogonia.**

**ESPORONTE** (sporont) Parásito protozoario maduro en el estadio reproductor sexual de su ciclo vital. Sufre conjugación para formar un cigoto que produce esporozoítos por fisión múltiple. Consultar también la voz **esquizonte.** V. también **esporogonia.**

**ESPORONTICIDA** (sporonticida) Cualquier sustancia que destruya los esporontes como la cloroquina y otros agentes antipalúdicos.

**ESPOROQUISTE** (sporocyst) **1.** Cualquier estructura que contenga esporas o células reproductoras. **2.** Estructura sacular u oociste producida por el cigoto de ciertos protozoos antes de la formación de los esporozoítos. **3.** Segundo estadio larvario en el ciclo vital de las tenias parasitarias. El organismo sacular se desarrolla a partir del miracidio o primer estadio larvario en el cuerpo de un caracol de agua dulce. Contiene células germinales que dan lugar a esporoquistes hijos, que a su vez evolucionan a cercarias.

**ESPOROTRICOSIS** (sporotrichosis) Infección fúngica crónica producida por el Sporotrix schenckii. Suele caracterizarse por la aparición de úlceras cutáneas y nódulos subcutáneos que siguen el trayecto de los canales linfáticos. En casos muy raros llega a afectar a los huesos, pulmones, articulaciones o músculos. Este hongo se encuentra en el suelo y por lo general penetra en la piel a través de una lesión accidental. El tratamiento es con anfotericina B.

**ESPOROZOÍTO** *(sporozoite)* Cualquiera de las células resultantes de la unión sexual de las esporas durante el ciclo vital de un esporozoo. El término se refiere específicamente a las células nucleadas alargadas producidas por la fisión múltiple del cigoto contenido en el ovocito del mosquito Anopheles femenino durante el estadio reproductor sexual del ciclo vital del parásito palúdico *Plasmodium.* Cuando se liberan del ovocito, los esporozoítos migran hacia las glándulas salivales del mosquito de donde son transmitidas al hombre y se desarrollan en las células parenquimatosas del hígado como merozoítos. También se llama **falciforme, cuerpo.** V. también **paludismo; Plasmodium.**

**ESPORULACIÓN** *(sporulation)* **1.** Tipo de reproducción que se produce en las plantas y animales inferiores como los hongos, las algas y los protozoos y que se caracteriza por la formación de esporas por división espontánea de la célula en cuatro o más células hijas, cada una de las cuales tiene una porción del núcleo original. **2.** Formación de un cuerpo refráctil o espora en reposo dentro de ciertas bacterias que hace a la célula resistente frente a condiciones ambientales desfavorables. Cuando las condiciones se hacen más favorables, la célula vuelve a adquirir su viabilidad. V. también **espora.**

**ESPRUE** *(sprue)* Trastorno crónico debido a la malabsorción de nutrientes en el intestino delgado que se caracteriza por una gama muy amplia de síndromes como diarrea, palidez, calambres musculares, dolor óseo, ulceración de la membrana mucosa que recubre el conducto digestivo y lengua lisa y brillante. Tiene una forma tropical y afecta a niños y adultos. También se llama **disentería catarral.** V. también **malabsorción, síndrome de; esprue no tropical; esprue tropical.**

**ESPRUE NO TROPICAL** *(non tropical sprue)* Síndrome de malabsorción que resulta de la incapacidad congénita para digerir alimentos que contienen gluten. V. también **celiaca, enfermedad.**

**ESPRUE TROPICAL** *(tropical sprue)* Síndrome de malabsorción, de origen desconocido, endémico en los países tropicales y subtropicales. Se caracteriza por alteraciones en la mucosa del intestino delgado como consecuencia de malnutrición proteínica y diversas deficiencias en la nutrición, complicadas a menudo con infecciones graves. La sintomatología incluye diarrea, anorexia y pérdida de peso. La anemia megaloblástica puede derivarse de un déficit de ácido fólico y vitamina $B_{12}$. El tratamiento incluye administración de antibióticos, especialmente tetraciclina, ácido fólico, hierro, calcio y vitaminas A, D, K y del complejo B, así como una dieta equilibrada en proteínas y normal en contenido graso. Consultar también la voz **esprue no tropical.**

**ESPUNDIA** *(espundia)* Forma cutánea de leishmaniasis americana, más frecuente en Brasil, producida por *Leishmania brasiliensis.* V. también **leishmaniasis americana; leishmaniasis.**

**ESPUTO** *(sputum)* Material expectorado de los pulmones a través de la boca, con la tos. Contiene moco, detritus celulares, microorganismos y, en algunos casos, sangre o pus. La cantidad, color y constituyentes del esputo resultan muy importantes para el diagnóstico de numerosas enfermedades como la tuberculosis, la neumonía, el cáncer de pulmón y las neumoconiosis.

**ESQUELÉTICO, MÚSCULO** *(skeletal muscle)* V. **estriado, músculo.**

**ESQUELETO** *(skeleton)* Sistema de soporte del organismo compuesto por 206 huesos que protegen estructuras delicadas, constituyen puntos de inserción para los músculos, permiten los movimientos corporales, sirven como reservorio sanguíneo y producen células hemáticas. El esqueleto se divide en una porción axial constituida por 74 huesos, otra apendicular que comprende 126 y finalmente los 6 huesecillos auditivos. Se deriva del mesodermo, que crece a partir de la línea primitiva; posteriormente, las células esqueléticas se multiplican, se modifican y migran por las diversas regiones del embrión para formar el esqueleto membranoso. La mayor parte del esqueleto membranoso se convierte en esqueleto cartilaginoso, que se caracteriza por la existencia de centros de osificación que van extendiéndose para formar el esqueleto óseo. Los cua-

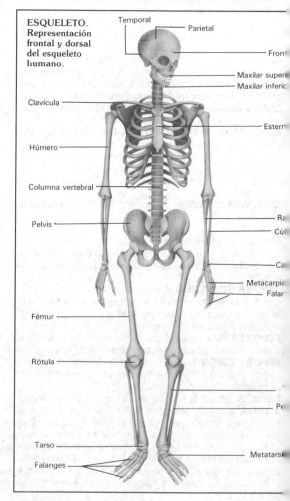

**ESQUELETO. Representación frontal y dorsal del esqueleto humano.**

Temporal — Parietal — Front — Maxilar superi — Maxilar inferic — Clavícula — Estern — Húmero — Columna vertebral — Ra — Cú — Pelvis — Ca — Metacarpia — Falar — Fémur — Rótula — Pe — Tarso — Metatars — Falanges

tro tipos de huesos que constituyen el esqueleto son: los huesos largos (como el húmero, el cúbito, el fémur, la tibia, el peroné y las falanges de los dedos de las manos y los pies), los huesos cortos (en los que se incluyen los del carpo y el tarso), los huesos planos (como el frontal y el parietal del cráneo, las costillas y los huesos del hombro), y los huesos irregulares (entre los que se encuentran las vértebras, los huesos del sacro, los del coxis y algunos del cráneo como el esfenoides, el etmoides y la mandíbula). El esqueleto se va modificando a lo largo de la vida y existe siempre formación y destrucción óseas simultáneas. Durante la infancia y la adolescencia, la formación ósea es más rápida que la destrucción; entre los 35 y los 40 años el proceso se invierte y en la edad avanzada la destrucción ósea aumenta mucho, los huesos se hacen finos y frágiles, las vértebras pueden llegar a colapsarse y la altura del individuo disminuye. V. también **hueso.**

**ESQUILADORES, ENFERMEDAD DE LOS** (woolsorter's disease) Forma pulmonar del ántrax que se denomina así porque constituye un riesgo profesional de las personas que manejan lana de oveja. Sus síntomas iniciales recuerdan a los de la influenza pero el paciente pronto desarrolla una fiebre elevada con insuficiencia respiratoria y cianosis. Si la enfermedad no se trata en este estadio, suele tener una evolución fatal. También se llama **ántrax pulmonar.** V. también **ántrax.**

**ESQUINDILESIS** (shindylesis) Articulación de diversos huesos del cráneo caracterizada por la penetración de una lámina fina de un hueso en una hendidura constituida por la separación de dos capas de otro, como sucede en la inserción del vómer en la fisura existente entre los huesos maxilar y palatino.

**ESQUISTOCITO** (schistocyte) Fragmento celular de un eritrocito, característico de la hemólisis o de la fragmentación celular asociada a quemaduras graves o a coagulación intravascular.

**ESQUISTOSOMA** (blood fluke) Gusano plano parasitario de la clase Tremátodos, entre los que se incluye el género Schistosoma, que comprende las especies S. haematobium, S. japonicum y S. mansoni. V. también **esquistosomiasis; Schistosoma**.

**ESQUISTOSOMIASIS** (schistosomiasis) Infección parasitaria producida por una especie de larva del género Schistosoma, transmitida al hombre, el huésped definitivo, por contacto con agua contaminada con heces humanas. Una sola larva puede vivir en una parte del cuerpo poniendo con frecuencia huevos durante un período de tiempo de hasta 20 años. Los huevos son irritantes para las membranas mucosas haciendo que se engrosen y sufran alteraciones papilomatosas. Los parásitos pueden encontrarse en la vejiga, el recto, el hígado, los pulmones, el bazo, los intestinos y el sistema venoso portal, provocando dolor, obstrucción, disfunción del órgano afectado y anemia. Para hacer el diagnóstico hay que identificar morfológicamente los huevos del parásito. El tratamiento es difícil. Los fár-

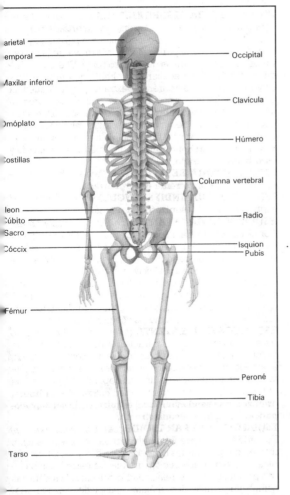

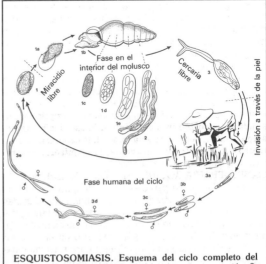

**ESQUISTOSOMIASIS. Esquema del ciclo completo del *Schistosoma japonicum*. De 1 a 1e, primera generación. 2, segunda generación. Y de 3 a 3e, tercera generación.**

macos antimoniales pueden ser eficaces pero son tan tóxicos que rara vez se utilizan. Experimentalmente se ha observado que la inoculación con una pequeña dosis de *Klebsiella pneumoniae* resulta eficaz para destruir algunas especies de *Schistosoma*. La prevención es más aconsejable, para lo cual es fundamental la eliminación adecuada de los productos residuales humanos, la cloración de las aguas y la erradicación del huésped intermedio, el caracol acuático *Australorbis glabratus*. La esquistosomiasis, segunda enfermedad en frecuencia después del paludismo, es prevalente en los trópicos y en los países orientales. También se llama **bilharziasis**. V. **Schistosoma**.

**ESQUISTOSOMICIDA** *(schistosomicide)* Fármaco destructor de los esquistosomas, larvas sanguíneas que, transmitidas por caracoles al huésped humano, se encuentran en muchas partes de África, Brasil y Asia. Los agentes antiesquistosómicos más potentes son el niridazol, el metrifonato, el clorhidrato de oxamniquina y sales del antimonio.

**ESQUIZOAFECTIVO, TRASTORNO** *(schizoaffective disorder)* Enfermedad que presenta los caracteres de la esquizofrenia y el trastorno bipolar u otros trastornos afectivos mayores.

**ESQUIZOFASIA** *(schizophasia)* Lenguaje incomprensible y desordenado característico de algunas formas de esquizofrenia.

**ESQUIZOFRENIA** *(schizophrenia)* Integrante de un importante grupo de enfermedades psicóticas caracterizadas por una gran distorsión de la realidad con trastornos del lenguaje y la comunicación, aislamiento de la interacción social y desorganización y fragmentación del pensamiento, la percepción y las reacciones emocionales. Con frecuencia hay también apatía y confusión, delirios y alucinaciones, formas del lenguaje peculiares con evasividad, incongruencia y ecolalia, conducta extraña, regresiva y aislada y labilidad emocional. Este trastorno puede ser leve o requerir una hospitalización prolongada. No se conoce su etiología, aunque por lo general se invocan factores genéticos, bioquímicos, psicológicos, interpersonales y socioculturales. El tratamiento consiste en la administración de tranquilizantes y antidepresivos junto con ansiolíticos. La terapia ambiental y la psicoterapia de grupo pueden resultar extraordinariamente útiles para conseguir un ambiente adecuado en el cual el paciente pueda ponerse en contacto con la realidad, aumentar su capacidad de comunicación con los demás y aprender a adaptarse al estrés. Entre los tipos de esquizofrenia destacan la **esquizofrenia aguda,** la **esquizofrenia catatónica**, la **esquizofrenia desorganizada**, la **esquizofrenia infantil**, la **esquizofrenia latente**, la **esquizofrenia paranoide**, la **esquizofrenia procesal**, la **esquizofrenia reactiva.**

**ESQUIZOFRENIA AGUDA** *(acute schizophrenia)* Forma de esquizofrenia que se caracteriza por la aparicion brusca de una desorganización de la personalidad con síntomas de confusión, inestabilidad emocional extrema, temor, depresión, disociación de las ideas con ensoñaciones y conducta extraña. Los episodios aparecen bruscamente en personas cuyo comportamiento previo era relativamente normal y por lo general son de breve duración. Son frecuentes las recidivas y en algunos casos puede desarrollarse un tipo de enfermedad más crónico. Denominada

también esquizofrenia indiferenciada. V. **esquizofrenia; esquizofreniforme, trastorno.**

**ESQUIZOFRENIA CATATÓNICA** *(catatonic schizophrenia)* Forma de esquizofrenia caracterizada por períodos alternantes de apatía extrema y excitación intensa. Durante la fase de apatía el paciente presenta estupor, rigidez muscular, mutismo, bloqueo afectivo, negativismo, catalepsia y flexibilidad cérea, mientras que en el período de excitación muestra una actividad impulsiva que puede ser desde una leve agitación hasta una extrema violencia. Cada fase puede durar horas, días o semanas y el cambio de una fase a la siguiente suele ser brusco y rápido. El tratamiento consiste en administración de tranquilizantes, antidepresivos o ansiolíticos y psicoterapia a largo plazo. v. también **catatonía.**

**ESQUIZOFRENIA CRÓNICA INDIFERENCIADA** *(chronic undifferentiated schizophrenia)* Trastorno caracterizado por la existencia de síntomas de más de uno de los tipos clásicos de esquizofrenia. P. ej. simple, paranoide, catatónica o hebefrénica.

**ESQUIZOFRENIA DESORGANIZADA** *(disorganized schizophrenia)* Forma de esquizofrenia caracterizada por una edad de comienzo precoz, generalmente la pubertad, y una desintegración de la personalidad más grave de la que se produce en otras formas de esquizofrenia. El enfermo hace gestos faciales peculiares, se habla a sí mismo, presenta una conducta regresiva, extraña y con frecuencia obscena, sufre una desconexión social absoluta y presenta alucinaciones y delirios fantásticos y poco sistematizados, casi siempre de naturaleza sexual, religiosa, persecutoria o hipocondríaca. Denominada también **esquizofrenia hebefrénica; hebefrenia.** V. también **esquizofrenia** y **esquizofrenia aguda.**

**ESQUIZOFRENIA HEBEFRÉNICA** *(hebephrenic schizophrenia)* V. **esquizofrenia desorganizada.**

**ESQUIZOFRENIA INDIFERENCIADA** *(undiferentiated schizophrenia)* V. **esquizofrenia aguda.**

**ESQUIZOFRENIA INFANTIL** *(childhood schizophrenia)* Forma de esquizofrenia que se produce antes del comienzo de la pubertad debida a una lesión orgánica cerebral o a determinadas condiciones ambientales. Se caracteriza por autismo, ideas obsesivas, incapacidad de comunicación verbal, gestos respetitivos, falta de respuesta emocional y un trastorno grave en el sentido de la identidad. Dos tipos de esquizofrenia infantil son el autismo infantil precoz y el síndrome psicótico infantil simbiótico.

**ESQUIZOFRENIA LATENTE** *(latent schizophrenia)* Tipo de esquizofrenia que se caracteriza por la presencia de síntomas ligeros de enfermedad. Los pacientes no tienen antecedentes de episodios esquizofrénicos, pero presentan de una forma abierta una susceptibilidad previa a la enfermedad. Denominada también **esquizofrenia límite; esquizofrenia seudoneurótica; esquizofrenia seudopsicopática.** V. también **esquizofrenia.**

**ESQUIZOFRENIA PARANOIDE** *(paranoid schizophrenia)* Forma de esquizofrenia caracterizada por preocupación mantenida con delirios ilógicos, absurdos y variables, habitualmente de persecución, grandeza o celos, acompañados por alucinaciones relacionadas con ellos. Los síntomas comprenden ansiedad máxima, suspicacia exagerada, agresividad, cólera, argumentatividad, hostilidad y violencia. Se produce con mayor frecuencia en edades medias. La terapéutica actual no suele ser efectiva. Denominada también **paranoia heboide**. Consultar la voz **paranoia**. V. también **esquizofrenia**.

**ESQUIZOFRENIA PROCESAL** (*process schizophrenia*) Forma de esquizofrenia causada por alteración cerebral orgánica y no por influencia ambiental. Suele instaurarse lentamente, pero evoluciona rápida o lentamente, hacia la psicosis irreversible. Consultar la voz **esquizofrenia reactiva**. V. también **esquizofrenia**.

**ESQUIZOFRENIA REACTIVA** (*reactive schizophrenia*) Forma de esquizofrenia provocada por factores ambientales y no por cambios orgánicos cerebrales. El comienzo de la enfermedad suele ser rápido; los síntomas duran poco tiempo, y el individuo afecto parece normal inmediatamente antes y después del episodio esquizofrénico. Consultar la voz **esquizofrenia procesal**. V. también **esquizofrenia; esquizofreniforme, trastorno**.

**ESQUIZOFRENIA RESIDUAL** (*residue schizophrenia*) Forma de esquizofrenia en la que existe una historia de, al menos, un episodio esquizofrénico psicótico y signos objetivos de enfermedad, y en la que todavía persisten inhibición, comportamientos excéntricos, pensamiento ilógico y reacciones emocionales inadecuadas. Los síntomas son menos graves que los que presentan las personas clasificadas como psicóticas. V. también **esquizofrenia**.

**ESQUIZOFRENIA SEUDONEURÓTICA** (*pseudoneurotic schizophrenia*) V. **esquizofrenia latente**.

**ESQUIZOFRENIA SEUDOSICOPÁTICA** (*pseudoneurotic schizophrenia*) V. **esquizofrenia latente**.

**ESQUIZOFRENIA SIMPLE** (*simple schizophrenia*) Forma lenta, insidiosa y progresiva de esquizofrenia que se caracteriza por apatía, aislamiento del entorno, falta de iniciativa, disminución gradual de las reacciones emotivas y empobrecimiento de los contactos sociales.

**ESQUIZOFRÉNICA, REACCIÓN** (*schizophrenic reaction*) V. **esquizofrenia**

**ESQUIZOFRÉNICO** (*schizophrenic*) **1.** Perteneciente o relativo a la esquizofrenia. **2.** Persona afectada de esquizofrenia.

**ESQUIZOFRENIFORME, TRASTORNO** (*schizophreniform disorder*) Trastorno que presenta los mismos síntomas que la esquizofrenia pero que se caracteriza por un comienzo agudo con resolución en un período de 2 semanas a 6 meses.

**ESQUIZOFRENÓGENO** (*schizophrenogenic*) Que tiende a causar o producir esquizofrenia.

**ESQUIZOGÉNESIS** (*schizogenesis*) Reproducción por fisión.

**ESQUIZOGONIA** (*schizogony*) **1.** Reproducción por fisión múltiple. **2.** Estadio reproductivo asexual de los esporozoos, especialmente la porción del ciclo vital del parásito palúdico que se produce en los eritrocitos o células hepáticas. V. también **Plasmodium**.

**ESQUIZOIDE** (*schizoid*) **1.** Característico de la esquizofrenia o que se parece a la misma; esquizofrénico. **2.** Persona no necesariamente esquizofrénica que presenta rasgos de la personalidad esquizoide.

**ESQUIZONTE** (*schizont*) Estadio celular multinucleado du-

rante la fase reproductora sexual del ciclo vital de los esporozoos, especialmente el parásito palúdico *Plasmodium*. Se produce por la fisión múltiple del trofozoíto en una célula del huésped vertebrado con posterior segmentación en merozoítos. Consultar también la voz **esporonte**. V. también **esquizogonia**.

**ESQUIZONTICIDA** (*schizonticide*) Sustancia que destruye los esquizontes.

**ESTABILIZADOR, MÚSCULO** (*fixation muscle*) Músculo que mantiene una parte del cuerpo en la posición adecuada. Consultar las voces **agonista; antagonista; sinérgico**.

**-ESTABLE** (*-stabile*) Sufijo que significa "estable, resistente al cambio": *hidroestable, tempoestable, termoestable*.

**ESTADIO** (*stadium*) Fase en la evolución de una enfermedad y un cuadro febril; por ejemplo, el estadio prodrómico de una infección vírica.

**ESTADO** (*status*) **1.** Situación que se especifica, como por ejemplo un estado emocional. **2.** Situación o trastorno que no remite, como por ejemplo el estado asmático.

**ESTADO CONSTANTE** (*steady state [ss]*) Concepto fisiológico básico que expresa un estado de homeostasis de diversas fuerzas y procesos vitales. Los organismos vivos se encuentran en un flujo constante tratando de equilibrar los ambientes interno y externo para evitar cualquier deficiencia o exceso que pueda producir enfermedad. El estado constante es la situación de total bienestar que supone una adaptación completa.

**ESTAFIL-, ESTAFILO-** (*staphylo-, staphy-*) Prefijo que significa "similar a un racimo de uvas". Se utiliza especialmente para poner de manifiesto una relación con la úvula: *estafiloangina; estafilolisina, estafilocócico*.

**ESTAFILOCÓCICA, INFECCIÓN** (*staphylococcal infec-*

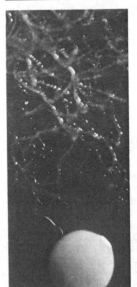
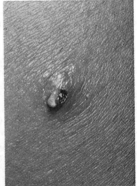

**ESTAFILOCÓCICA**, infección. A la izquierda, colonia amarilla esférica de un estafiloco. Abajo, fotografía de un forúnculo. El germen causal de esta infección del folículo piloso suele ser un estafilococo.

*tion)* Infección producida por cualquiera de las especies patógenas del *Staphylococcus* que suele caracterizarse por la formación de abscesos en la piel o en otros órganos. Las infecciones estafilocócicas de la piel son el carbunclo, la foliculitis, el forúnculo y la hidradenitis supurativa. Es frecuente la bacteriemia, que puede dar lugar a endocarditis, meningitis u osteomielitis. La neumonía estafilocócica suele aparecer después de una gripe u otra enfermedad vírica y a veces acompaña a ciertas enfermedades crónicas o debilitantes. La enterotoxina producida por ciertas especies de estafilococos presentes en alimentos contaminados puede producir gastroenteritis agudas. El tratamiento consiste en reposo en cama, administración de analgésicos y un fármaco antimicrobiano resistente a la penicilinasa, enzima secretada por muchas especies de *Staphylococcus*. Es necesario el drenaje quirúrgico, especialmente de los abscesos profundos.

**ESTAFILOCÓCICO DE LA PIEL ESCALDADA, SÍNDROME** *(staphylococcal scalded skin syndrome)* Trastorno cutáneo caracterizado por eritema epidérmico con descamación cutánea y necrosis que hace que la piel tenga un aspecto escaldado. Afecta sobre todo a lactantes de uno a tres meses de edad y niños, a veces se da también en adultos. Está producido por cepas de *Staphylococcus aureus*, especialmente el fagotipo 71. Los individuos que contraen la enfermedad pueden tener predisposición a la misma por padecer una deficiencia inmunitaria o una insuficiencia renal; precisamente este síndrome es más frecuente en el recién nacido por la inmadurez de sus sistemas inmunitario y renal.

OBSERVACIONES: El síndrome estafilocócico de la piel escaldada suele aparecer en el período prodrómico de una infección de las vías respiratorias superiores con conjuntivitis purulenta. Las complicaciones epidérmicas se desarrollan en tres estadios: uno eritematoso, otro de exfoliación y un tercero de descamación. El eritema suele diseminarse desde una localización inicial peribucal o de cualquier otro orificio hasta la totalidad del organismo y en forma de amplios círculos; la piel va reblandeciéndose progresivamente y su capa superficial se desprende con la fricción. De 24 a 48 horas tras el estadio de eritema aparece el estadio de exfoliación, que se manifiesta habitualmente por la formación de costras y erosiones que se extienden desde los orificios naturales hacia otras zonas cutáneas. En las formas más graves del síndrome se forman grandes bullas blancas que se extienden por todo el cuerpo y que, cuando se rompen, dejan zonas de piel denudada. El estadio de descamación, tras el de exfoliación, se caracteriza por la desecación de las zonas afectadas y la formación de escamas que son sustituidas por piel normal en un plazo de 5 a 7 días. El diagnóstico se basa en la observación estrecha del desarrollo de los tres estadios característicos del síndrome. El eritema multiforme y la necrolisis epidérmica tóxica inducida por fármacos se parecen a esta enfermedad pero pueden descartarse por citología exfoliativa y biopsia. La confirmación del diagnóstico suele hacerse aislando *Staphylococcus aureus*, grupo 2, en cultivos de lesiones cutáneas. La mortalidad de este síndrome es del 2 al 3% y la mayoría de las muertes se deben a complicaciones

sépticas o del equilibrio hidroelectrolítico o a afectación de otros sistemas corporales.

ACTUACIÓN: El tratamiento suele consistir en la administración de antibióticos por vía sistémica para evitar las infecciones secundarias y en el aporte de líquidos para mantener el equilibrio hidroelectrolítico.

**ESTAFILOCOCO** *(staphylococcus)* Género de bacterias inmóviles, esféricas y grampositivas. Pueden encontrarse en la piel y garganta, causando alguna de ellas infecciones graves y purulentas. Incluso producen enterotoxinas que provocan náuseas, vómitos o diarreas. P. ej. *estafilococo aureus* (suele ser responsable de la mayor parte de los abscesos, endocarditis, impétigos, neumonías y septicemias).

**ESTAFILOQUINASA** *(staphylokinase)* Enzima producida por ciertas cepas de estafilococos que cataliza la conversión del plasminógeno en plasmina en diversos huéspedes animales.

**ESTANOZOLOL** *(stanozolol)* Esteroide androgénico anabólico.

INDICACIONES: Tratamiento de la anemia aplásica y la osteoporosis.

CONTRAINDICACIONES: Cáncer de mama o próstata, nefrosis, embarazo o hipersensibilidad a este fármaco.

EFECTOS SECUNDARIOS: Los más graves son diversos efectos androgénicos y reacciones alérgicas. También pueden producirse trastornos gastrointestinales.

**ESTAÑO (Sn)** *(tin [Sn])* Elemento metálico blanquecino. Su número atómico es 50; su peso atómico 118,69. El óxido de estaño se usa en odontología.

**ESTAPEDECTOMÍA** *(stapedectomy)* Extirpación del estribo del oído medio con implantación de un injerto y una prótesis. Se efectúa para restablecer la audición en el tratamiento de la otoesclerosis. El estribo, que se encuentra fijo, es sustituido para que las ondas sonoras puedan transmitirse de nuevo por vibraciones a través de la ventana oval hasta el líquido del oído interno. Bajo anestesia local se extirpa el estribo y se cubre el orificio del oído interno con un injerto de tejido óseo al cual se une el extremo de un pequeño tubo de plástico o un fragmento de acero inoxidable; el otro extremo se une a los dos huesecillos restantes del oído medio: el martillo y el yunque. En el período postoperatorio, el paciente suele aquejar cefalea y vértigo y su audición no mejora hasta que desaparece el edema y se retiran los apósitos. Las complicaciones posibles son infecciones del oído externo, medio o interno, el desplazamiento o rechazo del injerto o la prótesis y la pérdida de perilinfa en torno a esta última hacia el oído medio, con acúfenos y vértigo. V. **incudectomía**.

**ESTASIS** *(stasis)* Trastorno caracterizado por la lentitud o detención del flujo normal de un líquido a través de un vaso del organismo.

**ESTÁTICO** *(static)* Sin movimiento; en reposo; en equilibrio. Consultar también la voz **dinámico**.

**ESTATOTÓNICO, REFLEJO** *(statotonic reflex)* V. **actitud, reflejo de**.

**ESTEARÍLICO, ALCOHOL** *(stearyl alcohol)* Sustancia sólida que se obtiene por hidrogenación catalítica del ácido esteárico y que se utiliza en la preparación de diversos ungüentos.

**ESTEATORREA** *(steatorrhea)* Eliminación de cantidades de grasa en las heces, superiores a las normales, que se caracteriza por la producción de deposiciones espumosas de olor fétido que flotan en el agua; ello sucede en la enfermedad celíaca, algunos síndromes de malabsorción y cualquier enfermedad en que se absorban mal las grasas en el intestino delgado.

**ESTEN-, ESTENO-** *(stheno-, sthen-)* Prefijo que significa "perteneciente o relativo a la fuerza": *estenómetro, estenoplástico, estenópiro.*

**ESTENOSIS** *(stricture)* Estrechamiento temporal o permanente de la luz de un órgano hueco como el esófago, el píloro, el uréter o la uretra como consecuencia de un proceso inflamatorio o cicatrizal o una compresión externa. El tratamiento varía dependiendo de la causa. Consultar también la voz **espasmo.**

**ESTENOSIS** *(stenosis)* Trastorno caracterizado por la constricción o estrechamiento de un orificio o una vía de una estructura corporal. Entre los distintos tipos de estenosis destacan la estenosis aórtica y la estenosis pilórica.

**ESTENOSIS ANAL** *(anal stenosis)* V. **ano imperforado.**

**ESTENOSIS AÓRTICA** *(aortic stenosis)* Anomalía cardiaca caracterizada por un estrechamiento o estenosis de la válvula aórtica por malformaciones congénitas o fusión de

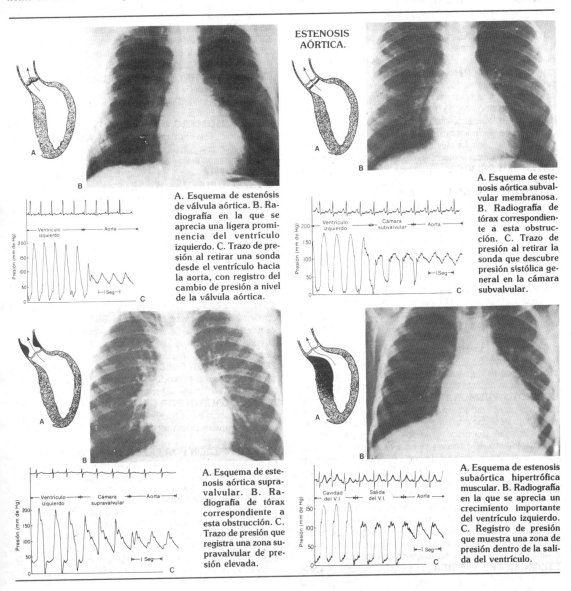

ESTENOSIS AÓRTICA.

A. Esquema de estenósis de válvula aórtica. B. Radiografía en la que se aprecia una ligera prominencia del ventrículo izquierdo. C. Trazo de presión al retirar una sonda desde el ventrículo hacia la aorta, con registro del cambio de presión a nivel de la válvula aórtica.

A. Esquema de estenosis aórtica subvalvular membranosa. B. Radiografía de tórax correspondiente a esta obstrucción. C. Trazo de presión al retirar la sonda que descubre presión sistólica general en la cámara subvalvular.

A. Esquema de estenosis aórtica supravalvular. B. Radiografía de tórax correspondiente a esta obstrucción. C. Trazo de presión que registra una zona supravalvular de presión elevada.

A. Esquema de estenosis subaórtica hipertrófica muscular. B. Radiografía en la que se aprecia un crecimiento importante del ventrículo izquierdo. C. Registro de presión que muestra una zona de presión dentro de la salida del ventrículo.

las válvulas, como sucede en muchos casos de fiebre reumática. La estenosis aórtica dificulta el paso de la sangre desde el ventrículo izquierdo a la aorta, provocando la disminución del gasto cardíaco y la congestión vascular pulmonar. Entre las manifestaciones clínicas figuran debilidad del pulso periférico, intolerancia al ejercicio, dolor anginoso y soplo sistólico. El diagnóstico se confirma por cateterismo cardíaco y por ecocardiografía. Generalmente está indicada la reparación quirúrgica seguida de exploraciones frecuentes, ya que la recurrencia de la estenosis y la endocarditis bacteriana son secuelas relativamente frecuentes. V. también **cardiopatía congénita**.

**ESTENOSIS CICATRIZAL** (*cicatricial stenosis*) Estrechamiento de un conducto o tubo a causa de la formación de tejido cicatrizal.

**ESTENOSIS MITRAL** (*mitral valve stenosis*) Lesión obstructiva de la válvula mitral del corazón causada por adherencia de las valvas, que habitualmente constituye el resultado de episodios recurrentes de endocarditis reumática. Se produce hipertrofia de la aurícula izquierda, lo que puede conducir a insuficiencia cardíaca derecha y edema pulmonar (cor pulmonale). El gasto cardíaco reducido produce de modo característico cansancio, disnea, ortopnea y cianosis. Puede ser necesaria la corrección quirúrgica de la válvula defectuosa. La válvula puede liberarse de adherencia mediante comisurotomía o sustituirse por una prótesis.

**ESTENOSIS PÉLVICA** (*outlet contracture*) V. **contractura de salida**.

**ESTENOSIS PILÓRICA** (*pyloric stenosis*) Estrechamiento del esfínter pilórico a nivel de la salida del estómago; provoca una obstrucción que bloquea el flujo de alimento hacia el intestino delgado. Se produce como defecto congénito con una proporción de 1/200 recién nacidos, y a veces también aparece en adultos ancianos secundariamente a una úlcera o fibrosis del tracto de salida gástrico. El diagnóstico se realiza en los niños por la presencia de vómitos proyectados y palpación de una prominencia pilórica dura, y en el adulto mediante la exploración radiológica con papilla de bario. La corrección quirúrgica se realiza bajo anestesia general después de vaciar el estómago. En la intervención se cortan las fibras musculares del cono de salida gástrico, sin afectar a la mucosa y dilatando el orificio. En el postoperatorio se mantiene en posición una sonda de aspiración nasogástrica y se vigila la aparición de hemorragia u obstrucción de la sonda.

**ESTENOSIS PULMONAR** (*pulmonic stenosis*) Anomalía cardíaca que se caracteriza por hipertrofia concéntrica del ventrículo derecho con un aumento relativamente pequeño del volumen diastólico. Cuando el tabique interventricular está intacto, el proceso puede estar provocado por estenosis valvular, estenosis infundibular, o ambas; durante la sístole produce un gradiente de presión entre la cavidad ventricular derecha y la arteria pulmonar. La estenosis pulmonar es la mayoría de las veces congénita, aunque también puede producirse después del nacimiento por múltiples causas. La estenosis pulmonar grave puede provocar insuficiencia cardíaca y muerte, aunque las formas leves y moderadas son relativamente bien toleradas por el enfermo. V. también **cardiopatía valvular.**

**ESTENOSIS TRICUSPÍDEA** (*tricuspid stenosis*) V. **cardio-**

**patía valvular.**

**ESTENOSIS VALVULAR** (*valvular stenosis*) Estrechamiento o constricción de cualquiera de las válvulas cardíacas. Este trastorno puede deberse a un defecto congénito o alguna enfermedad adquirida. V. también **cardiopatía congénita; estenosis aórtica; estenosis mitral; estenosis pulmonar.**

**-ESTENURIA** (*-sthenuria*) Sufijo que significa "(referente a) la micción o el peso específico de la orina": *isostenuria, normostenuria, hipostenuria.*

**ÉSTER** (*ester*) Compuesto químico formado por la unión de un alcohol y uno o más ácidos orgánicos. Las grasas son ésteres formados por la unión de ácidos grasos con el alcohol glicerol.

**ESTERASA** (*esterase*) Enzima que desdobla los ésteres.

**ESTEREOFTALMOSCOPIO** (*stereoophthalmoscope*) Oftalmoscopio dotado con dos visores que permite al explorador una visión tridimensional del interior del ojo.

**ESTEREOGNOSIS** (*sterognosis*) **1.** Facultad de percibir y entender la forma y naturaleza de los objetos mediante el sentido del tacto. **2.** Percepción por los sentidos de la solidez de los objetos.

**ESTEREOISÓMERO** (*stereoisomer*) Compuesto químico que contiene el mismo número de átomos, unidos de la misma forma pero con diferente configuración espacial. P. ej. uno puede ser la imagen especular del otro.

**ESTEREOPSIA** (*stereopsis*) Cualidad de la fusión visual.

**ESTEREOTIPIA** (*stereotypy*) Repetición mecánica persistente e inadecuada de acciones, posturas corporales o patrones de lenguaje que suele acompañarse de una falta de variación en las ideas o procesos del pensamiento. Es un síntoma frecuente en los pacientes con esquizofrenia.

**ESTÉRIL** (*sterile*) **1.** Incapacidad de tener hijos por una anomalía física que suele ser una disminución de la espermatogénesis en el hombre o un bloqueo de las trompas de Falopio en la mujer. Consultar también la voz **impotencia. 2.** Aséptico.

**ESTERILIZACIÓN** (*sterilization*) **1.** Proceso o acto que incapacita a una persona para tener hijos. V. también **histerectomía; ligadura de trompas; vasectomía. 2.** Técnica cuyo objetivo es destruir los microorganismos por medio del calor, el agua, sustancias químicas o gases.

**ESTERILIZACIÓN GASEOSA** (*gas sterilization*) Utilización de un gas, como el óxido de etileno, $C_2H_4O$, para la esterilización del material médico.

**ESTERILIZACIÓN POR CALOR SECO** (*dry heat sterilization*) Método de esterilización que utiliza aire seco calentado a una temperatura de 160-180 °C de 90 minutos a 3 horas.

**ESTERILIZACIÓN POR VAPOR** (*sterilization steam*) Destrucción de las formas de vida microbianas presentes en un objeto mediante la exposición de éste a vapor a 121 °C durante 15 minutos.

**ESTERNAL, GANGLIO** (*sternal node*) Ganglio perteneciente a uno de los tres grupos de ganglios linfáticos parietales torácicos. Están situados en los límites anteriores de los espacios intercostales junto a la arteria torácica interna. Los vasos aferentes de los ganglios esternales drenan la linfa de la mama, la superficie diafragmática del hígado y la pared torácica ventral en su cara profunda. Los

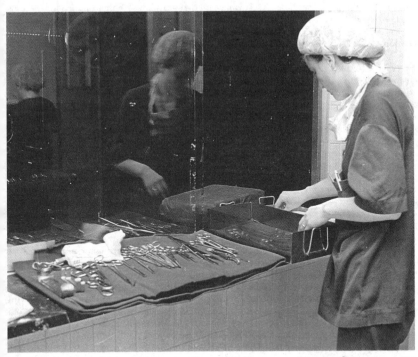

ESTERILIZACIÓN. El instrumental quirúrgico es sometido a una cuidadosa esterilización después de su uso. Para evitar que pueda ser contaminado por los gérmenes que se hallan en suspensión en el aire se mantiene en un ambiente estéril hasta que es utilizado de nuevo.

vasos eferentes suelen constituir un tronco linfático único a cada lado. Unas veces los dos troncos desembocan directamente en la unión de las venas yugular interna y subclavia, mientras que en otras ocasiones el tronco derecho desemboca en el tronco subclavio derecho mientras que el izquierdo desemboca en el conducto torácico. También se llama ganglio mamario interno. Consultar también la voz **diafragmático, ganglio; intercostal, ganglio.** V. también **linfático, ganglio; linfático, sistema.**

**ESTERNOCLAVICULAR, ARTICULACIÓN** (*sternoclavicular articulation*) Doble articulación deslizante situada entre el esternón y la clavícula. Está constituida por el extremo esternal de esta última, la porción superior y lateral del manubrio esternal, el cartílago de la primera costilla y seis ligamentos.

**ESTERNOCOSTAL, ARTICULACIÓN** (*sternocostal articulation*) Articulación deslizante del esternón con el cartílago de cada una de las costillas verdaderas. La única excepción es la articulación de la primera costilla, que se caracteriza porque el cartílago se une directamente con el esternón por medio de una sincondrosis. Cada articulación esternocostal comprende además cinco ligamentos.

**ESTERNOHIOIDEO, MÚSCULO** (*sternohyoideus*) Uno de los cuatro músculos infrahioideos. Se origina en el extremo interno de la clavícula, el ligamento esternoclavicular posterior y el manubrio esternal y se inserta en el hueso inferior del hueso hioides. Se trata de un músculo estrecho y delgado inervado por fibras de los nervios cervicales primero, segundo y tercero, cuya función es deprimir el hueso hioides. También se llama músculo esternocleidohioideo. Consultar la voz **esternotiroideo, músculo.**

**ESTERNÓN** (*sternum*) Hueso largo y plano que forma la porción media del tórax. Sujeta las clavículas, se articula con los primeros siete pares de costillas y consta del manubrio, el cuerpo y la apófisis xifoides. Está constituido por un tejido muy vascularizado recubierto por una fina capa ósea y en él se realizan las punciones para obtener muestras de medula ósea. El esternón es más largo en el hombre que en la mujer.

**ESTERNOTIROIDEO, MÚSCULO** (*sternothyroideus*) Uno de los cuatro músculos infrahioideos. Se origina en la superficie dorsal del manubrio esternal y se inserta en el cartílago tiroides. Está inervado por fibras de los nervios cervicales uno, dos y tres a través del asa cervical. Su función es deprimir el cartílago tiroides. También se llama músculo esternotiroideo. Consultar también la voz **esternohioideo, músculo.**

**ESTEROIDE** (*steroid*) Perteneciente a un numeroso grupo de sustancias hormonales con una estructura química básica similar, producidas principalmente en la corteza suprarrenal y las gónadas.

**ESTEROIDE ANABÓLICO** (*anabolic steroid*) Uno de los varios compuestos derivados de la testosterona o preparados sintéticamente, que fomentan el crecimiento general del cuerpo, se oponen a los efectos de los estrógenos endógenos y poseen efectos virilizantes. Producen un efecto mixto andrógeno-anabólico y se prescriben en el tratamiento de la anemia aplásica, aplasia eritrocitaria, anemia hemolítica y anemias propias de la insuficiencia renal, metaplasia mieloide y leucemia. Los esteroides en la mujer llevan consigo el riesgo de producir virilización. Los primeros síntomas de estos efectos indeseables son acné, crecimiento del pelo facial y enronquecimiento o profundización de la voz. El uso continuado de estos compuestos también puede producir en la mujer hipertrofia muscular, aumento del vello corporal e hipertrofia del clítoris.

**ESTEROL** *(sterol)* Gran subgrupo de esteroides que contienen un grupo de OH en la posición 3 y una cadena lateral alifática ramificada de 8 o más átomos de carbono en la posición 17. P. ej. el colesterol y el ergosterol.

**ESTERTOR** *(rale)* Sonido respiratorio anormal que se escucha en la auscultación del tórax durante la inspiración y se caracteriza por un burbujeo discontinuo. Los estertores finos tienen un sonido crepitante producido por la entrada de aire en los bronquiolos o alvéolos distales que contienen diversas secreciones, como sucede en la insuficiencia cardíaca congestiva, la neumonía o la tuberculosis precoz. Los estertores no crepitantes o groseros se originan en los bronquios de mayor tamaño o la tráquea, y tienen un tono más bajo. Hay dos tipos de estertor; el **estertor sibilante** y el **estertor sonoro.** Consultar las voces **respiración sibilante; roncus.**

**ESTERTOR ATELECTÁSICO** *(atelectatic rale)* Sonido anormal intermitente y crujiente que se oye en la auscultación del tórax. Por lo general desaparece cuando el sujeto examinado tose o inspira profundamente varias veces.

**ESTERTOR CAVERNOSO** *(carvernous rale)* Sonido patológico de carácter metálico y hueco que se oye en la auscultación del tórax. Se debe a la contracción y expansión de una cavidad pulmonar durante la respiración y es síntoma de enfermedad.

**ESTERTOR CREPITANTE** *(bubbling rale)* Sonido anómalo que se ausculta en el tórax y que se debe típicamente al

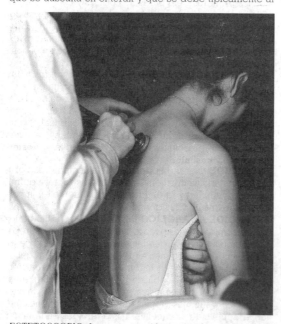

ESTETOSCOPIO. Instrumento médico utilizado para la auscultación mediata de diversas zonas del organismo.

desplazamiento de secreciones húmedas por los campos pulmonares. Consultar las voces **anfórico, soplo; estertor atelectásico, estertor seco.**

**ESTERTOR DE GORGOTEO** *(gurgling rale)* V. **estertor húmedo**.

**ESTERTOR HÚMEDO** *(gurgling rale)* Sonido anómalo tosco que se ausculta sobre todo cuando existen grandes cavidades pulmonares o sobre la zona de la tráquea cuando ésta se encuentra llena de secreciones.

**ESTERTOR MARGINAL** *(marginal rale)* V. **estertor atelectásico.**

**ESTERTOR SECO** *(dry rale)* Sonido torácico anómalo producido por el paso del aire a través de un conducto bronquial estrechado.

**ESTERTOR SIBILANTE** *(sibilant rale)* Sonido respiratorio anormal que se ausculta en ciertas enfermedades o trastornos respiratorios. Se debe al paso del aire a través de una luz estrechada por el acúmulo de moco u otro líquido viscoso.

**ESTERTOR SONORO** *(sonorous rale)* Sonido respiratorio que puede producirse por la vibración de una masa de secreción espesa alojada en un bronquio. Se asocia con divesos trastornos pulmonares o respiratorios.

**ESTERTOR VESICULAR** *(vesicular rale)* Ruido respiratorio anormal que se percibe al auscultar el tórax durante la inspiración. Son similares al burbujeo y suelen asociarse con neumonía, edema pulmonar y tuberculosis.

**ESTERTOROSO** *(stertorous)* Que emite un sonido.

**ESTET-, ESTETO-** *(stetho-, steth-)* Prefijo que significa ''perteneciente o relativo al tórax'': *estetómetro, estetomitis, estetoespasmo.*

**ESTETOSCOPIO** *(stethoscope)* Instrumento que se utiliza en la auscultación mediata y está constituido por dos auriculares unidos por un tubo flexible a un diafragma que se coloca contra la piel del tórax o la espalda del paciente.

**ESTETOSCOPIO BIAURICULAR** *(binaural stethoscope)* Estetoscopio que posee dos dispositivos auriculares.

**ESTETOSCOPIO DE DIAFRAGMA** *(diaphragm stethoscope)* Instrumento que sirve para auscultar los sonidos corporales. Fue diseñado originalmente por René Laënnec y consta de un disco vibrante o diafragma que transmite las ondas sonoras a través de unos conductos hasta dos auriculares. Denominado también **estetoscopio biauricular.** V. también **estetoscopio.**

**ESTIBOCAPTATO SÓDICO** *(sodium stibocaptate)* Antiparasitario en fase de investigación que se utiliza en la lucha contra ciertas infestaciones esquistosomiásicas.

**ESTIBOFENO** *(stibophen)* Fármaco esquistosomicida.

INDICACIONES: Tratamiento de las infestaciones por *Schistosoma japonicum* o *S. haematobium.*

CONTRAINDICACIONES: Insuficiencia hepática, renal o cardíaca graves o hipersensibilidad conocida a este fármaco.

EFECTOS SECUNDARIOS: Los más graves son dolor en el punto de la inyección, trastornos gastrointestinales, fiebre y discrasias sanguíneas.

**ESTIBOGLUCONATO SÓDICO** *(stibogluconate sodium)* Agente antileishmaniásico que se considera el fármaco de elección para la forma visceral de la leishmaniasis aunque tiene algún efecto sobre otras formas.

**ESTIGMATISMO** (*stigmatism*) **1.** Acomodación y refracción visuales normales cuando los rayos inciden sobre la retina. **2.** Presencia de marcas cutáneas anormales.

**ESTILBESTROL** (*stilbestrol*) V. **dietil-estilbestrol.**

**ESTILETE** (*stylet, stilet, stilette*) Sonda metálica fina que se introduce a través de una aguja, sonda o catéter con el fin de limpiar su interior hueco, o en un catéter flexible para darle rigidez mientras se coloca en una vena o en un orificio del cuerpo para servirle de guía

**ESTILOHIOIDEO, LIGAMENTO** (*stylohyoid ligament*) Ligamento unido al extremo superior de la apófisis estiloides del hueso temporal y al asta menor del hioides. Suele contener un pequeño cartílago en su centro y casi siempre está parcialmente osificado.

**ESTILOHIOIDEO, MÚSCULO** (*stylohyoideus*) Uno de los cuatro músculos suprahioideos que se encuentra por delante y por encima del vientre posterior del digástrico. Es un músculo delgado que se origina en la apófisis estiloides y se inserta en el hueso hioides. Está perforado cerca de su inserción por el tendón del digástrico y lo inervan fibras de la rama mandibular del facial. Su función es tirar del hioides hacia arriba y hacia atrás. Consultar también las voces **digástrico, músculo; genihioideo, músculo; milohioideo, músculo.**

**ESTILOMANDIBULAR, LIGAMENTO** (*stylomandibular ligament*) Banda especializada, doble, de fascia cervical, que forma una porción accesoria de la articulación temporomandibular. Se·extiende desde la apófisis estiloides del hueso temporal hasta la rama ascendente de la mandíbula entre los músculos masetero y pterigoideo, separando las glándulas parótida y submaxilar. Consultar también la voz **esfenomandibular, ligamento.**

**ESTIMULADOR TIROIDEO DE LARGA ACCIÓN (LATS)** (*long-acting thyroid stimulator [LATS]*) Inmunoglobulina que, probablemente con carácter de auto-anticuerpo, ejerce un efecto estimulador prolongado sobre la glándula tiroides produciendo un crecimiento rápido de la glándula y un exceso de actividad funcional que conduce a la aparición de hipertiroidismo. Se encuentra en la sangre circulante del 50 % de las personas afectas de la enfermedad de Graves.

**ESTIMULANTE CENTRAL** (*central stimulant*) V. **nervioso central, fármacos estimulantes del sistema.**

**ESTÍMULO** (*stimulus*) Lo que excita a un organismo o parte del mismo para que funcione, se active o responda.

**ESTÍMULO, DURACIÓN DEL** (*stimulus duration*) Longitud de tiempo que debe aplicarse un estímulo para que el impulso nervioso resultante produzca una excitación en el tejido receptor. Por lo general los estímulos más intensos requieren unos tiempos de excitación más breves para obtener una respuesta celular. Cualquier estímulo que actúe durante un período de tiempo demasiado breve para superar el umbral de intensidad de la célula receptora no provocará respuesta alguna.

**ESTÍPTICO** (*styptic*) Sustancia utilizada como astringente, para detener una·hemorragia (puede ser químico o mecánico).

**ESTOMA** (*stoma*) **1.** Poro, orificio o abertura en una superficie **2.** Apertura artificial de un órgano interno en la superficie del cuerpo, creada quirúrgicamente. Por ejemplo una colostomía, una ileostomía o una traqueostomía. **3.**

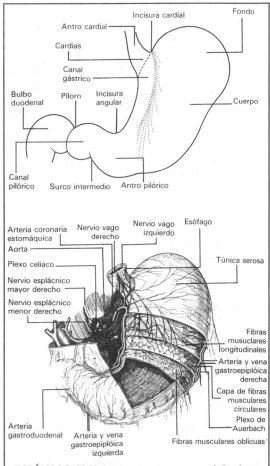

ESTÓMAGO. El dibujo superior es un esquema de las diversas porciones del estómago humano. Abajo, visión de conjunto de las tres capas musculares del estómago, con su irrigación e inervación.

Apertura creada quirúrgicamente entre dos estructuras corporales; son ejemplos la gastroenterostomía, la pancreatogastrostomía o la pancreatoduodenostomía.

**ESTÓMAGO** (*stomach*) El principal órgano de la digestión, que se localiza en el cuadrante superior derecho del abdomen y se divide en un cuerpo y un píloro. Recibe y procesa parcialmente los alimentos procedentes de la boca y el esófago y desplaza la masa alimentaria hacia los intestinos. Se encuentra en las regiones epigástrica e hipogástrica izquierda y está limitado por la pared abdominal anterior, el diafragma, el hígado y el bazo. Su forma se modifica por la cantidad de contenido que alberga, las fases de la digestión, el desarrollo de su musculatura y el estado de los intestinos. Consta de una membrana mucosa, una submucosa, una muscular y una serosa, todas ellas muy vascularizadas e inervadas y provistas de glándulas fúndicas, cardíacas y pilóricas.

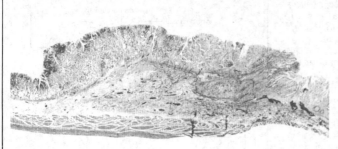

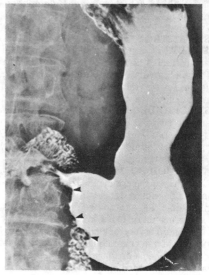

ESTÓMAGO, cáncer de. Arriba, microfotografía de un adenocarcinoma del estómago, tipo superficial elevado o tipo II A.

ESTÓMAGO, cáncer de. A la derecha, radiografía de un carcinoma polipoide e infiltrante de la curvatura mayor del antro.

**ESTÓMAGO, CÁNCER DE** (*gastric cancer*) Tumor maligno del estómago cuya frecuencia está disminuyendo en Estados Unidos y Europa Occidental. Se cree que en su origen intervienen factores dietéticos, como los nitratos, las carnes y pescados ahumados y salados, y los alimentos con hongos que contienen aflatoxina, pero aún no se conoce su etiología. La incidencia es mayor en hombres que en mujeres, y alcanza su máximo entre los 50 y los 59 años de edad. El riesgo aumenta en los trabajadores expuestos al asbesto y en los pacientes con anemia perniciosa. Las úlceras gástricas pueden malignizarse y aquellas que lo hacen quizás se hayan formado como lesiones cancerosas ulceradas. Los síntomas del cáncer de estómago consisten en molestias epigástricas vagas, anorexia, pérdida de peso y anemia ferropénica inexplicada; pero muchos casos son asintomáticos en los estadios precoces y el agrandamiento metastásico del ganglio supraclavicular izquierdo puede constituir la primera manifestación. Entre las técnicas diagnósticas figuran la determinación de sangre oculta en heces, el análisis de jugo gástrico, el estudio radiológico del tracto intestinal alto con papilla de bario, el examen de la mucosa gástrica con endoscopio flexible, la biopsia y el estudio citológico de las células tumorales exfoliadas. Aproximadamente el 97 % de los tumores gástricos son adenocarcinomas, que pueden tener carácter ulcerado, polipoide, difuso y fibroso, o consistir en lesiones de extensión superficial; los linfomas y leiomiosarcomas representan menos del 3 %. De modo habitual se recomienda la gastrectomía subtotal radical, con extirpación de los tejidos contiguos afectos, y reconstrucción mediante anastomosis del resto del estómago al duodeno o el yeyuno. La gastrectomía total produce altas cifras de morbididad y mortalidad, y generalmente provoca anemia perniciosa. La radioterapia y la quimioterapia suelen ser ineficaces, pero se recomienda la irradiación postoperatoria para destruir los residuos microscópicos del tumor; para tratar el cáncer gástrico metastásico avanzado se emplean diversas combinaciones de antimetabolitos antineoplásicos.

**ESTOMATITIS** (*stomatitis*) Trastorno inflamatorio de la boca producido por una infección bacteriana, vírica o fúngica, la exposición a ciertas sustancias químicas o fármacos, deficiencias vitamínicas o enfermedades inflamatorias sistémicas. Entre los distintos tipos de estomatitis destacan la **estomatitis aftosa** y la **estomatitis seudomembranosa.**

**ESTOMATITIS AFTOSA** (*aphthous stomatitis*) Enfermedad recurrente caracterizada por la aparición de úlceras dolorosas denominadas aftas en las membranas mucosas de la boca. Se desconoce su causa pero existen ciertas pruebas que indican que es debida a una reacción inmune.

**ESTOMATITIS ANGULAR** (*angular stomatitis*) Inflamación de las comisuras de la boca.

**ESTOMATITIS GANGRENOSA** (*gangrenous stomatitis*) V. **noma.**

**ESTOMATITIS MEMBRANOSA** (*membranous stomatitis*) V. **estomatitis seudomembranosa.**

**ESTOMATITIS SEUDOMEMBRANOSA** (*pseudomembranous stomatitis*) Inflamación grave de la boca que produce un exudado de tipo membranoso. La inflamación puede estar provocada por diversas bacterias o irritantes químicos, y se caracteriza por disfagia, dolor, fiebre e inflamación de los ganglios linfáticos, aunque en ocasiones es localizada y leve.

**ESTOMATOLOGÍA** (*stomatology*) Estudio de la morfología, estructura, función y enfermedades de la cavidad oral.

**ESTOMODEO** (*stomodeum, stomodaeum*) Invaginación del ectodermo situada en el intestino anterior del embrión en desarrollo que dará lugar a la boca. Consultar también la voz **proctodeo.**

**ESTORNUDO** (*sneeze*) Expulsión súbita, involuntaria y forzada de aire a través de la nariz y la boca que se produce como resultado de una irritación de las membranas mucosas de las vías respiratorias superiores por polen, polvo, una inflamación vírica, etc.

**ESTRABISMO** *(strabismus)* Trastorno ocular que se caracteriza por la pérdida del paralelismo ocular. Existen dos tipos de estrabismo: paralítico y no paralítico. El primero se debe a la incapacidad de los músculos oculares de desplazar el ojo como consecuencia de una deficiencia neurológica o una disfunción muscular. El músculo disfuncional puede identificarse pidiendo al paciente que desplace los ojos hacia cada uno de los puntos cardinales de la visión. Si el ojo afectado no puede dirigirse hacia una determinada posición, el explorador deduce que el músculo ocular correspondiente es el que funciona mal. Como este tipo de estrabismo puede estar causado por un tumor, una infección o una lesión cerebral u ocular, se recomienda la realización de una exploración oftalmológica. El estrabismo no paralítico se debe a un defecto en la posición de los dos ojos en cuanto a su relación mutua. Este trastorno es hereditario y el paciente no puede utilizar los dos ojos simultáneamente, debiendo fijar por separado uno de ellos. El ojo que mira en dirección recta en un momento dado es el que está fijando la visión. Algunas personas sufren un estrabismo alternante y utilizan unas veces un ojo y otras el otro; también se presenta a veces un estrabismo monocular que afecta únicamente a un ojo. La agudeza visual disminuye cuando se infrautiliza un ojo, pudiendo incluso

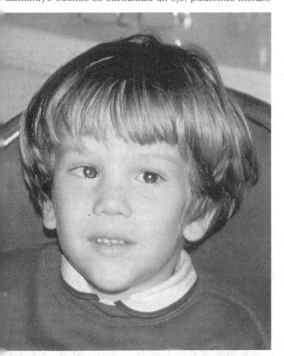

ESTRABISMO. Cuando se modifica la posición recíproca de los ojos, a causa de debilidad o paralización de un músculo ocular, se produce el estrabismo.

llegar a desarrollarse una ambliopía de supresión. El estrabismo no paralítico y la ambliopía de supresión se tratan en la primera infancia. La terapéutica consiste principalmente en tapar el ojo que fija la visión forzando así al niño a utilizar el otro. Cuanto antes se instaure este tratamiento, más rápido y eficaz será. A los seis años un ojo desviado normalmente se encuentra tan suprimido que el tratamiento ya no es eficaz y se produce una pérdida de visión permanente. Mediante cirugía puede corregirse el paralelismo ocular, la ambliopía de supresión no desaparece.

**ESTRABISMO CONVERGENTE** *(convergent strabismus)* V. **esotropía.**

**ESTRABISMO INTERNO** *(internal strabismus)* V. **esotropía.**

**ESTRADIOL** *(estradiol)* Estrógeno humano natural, el más potente que existe, que se encuentra también en el ovario de cerda y en la orina de yegua gestante. De él se derivan diversos ésteres que, administrados por vía IM u oral, se utilizan como estrógenos. V. también **estrógeno.**

**ESTRANGULACIÓN** *(strangulation)* Constricción de una estructura tubular del organismo como la tráquea, un segmento intestinal o los vasos sanguíneos de una extremidad, que interfiere con la circulación o la función de la estructura afectada. V. también **estrangulación intestinal.**

**ESTRANGULACIÓN INTESTINAL** *(intestinal strangulation)* Detención del flujo sanguíneo del intestino que da lugar a edema, cianosis y gangrena del asa intestinal afectada. Suele deberse a una hernia, intususcepción o vólvulo. Los signos tempranos recuerdan a los de la obstrucción; la peritonitis, el shock o la presencia de una masa blanda en el abdomen ayudan al diagnóstico diferencial. Junto a la cirugía, el tratamiento consiste en la reposición del balance hidroelectrolítico.

**ESTRANGULAMIENTO** *(choke)* Interrupción de la respiración por compresión y obstrucción de la laringe o la tráquea.

**ESTRATI-** *(strati-)* Prefijo que significa ''capa'': *estratificación; estratiforme; estratigrafía.*

**ESTRATO** *(stratum)* Vaina o capa uniformemente gruesa que, por lo general, se asocia con otras capas como el estrato basal de la epidermis.

**ESTRATO BASAL** *(stratum basale)* La más profunda de las cinco capas de la piel, compuesta de células cilíndricas altas. En esta capa se forman nuevas células por división mitótica. También se llama **estrato germinativo.** Consultar también las voces **estrato córneo; estrato espinoso; estrato granuloso; estrato lúcido.** V. también **piel.**

**ESTRATO CÓRNEO** *(stratum corneum)* Capa más externa, queratinizada, de la piel constituida por células muertas que se convierten en queratina, la cual va descamándose continuamente. El grosor de esta capa correlaciona con la función de la zona que recubre. Así, el estrato córneo es grueso en las palmas de las manos y las plantas de los pies y mucho más fino en las zonas más protegidas. Consultar también las voces **estrato basal; estrato espinoso; estrato granuloso; estrato lúcido.** V. también **piel.**

**ESTRATO ESPINOSO** *(stratum spinosum)* Una de las cinco capas de la epidermis compuesta a su vez de varias capas de células poligonales. Se encuentra por encima del

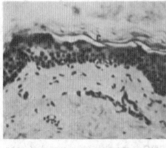
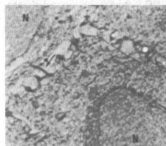
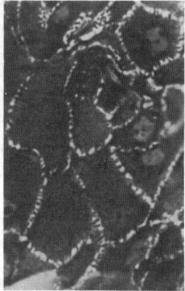
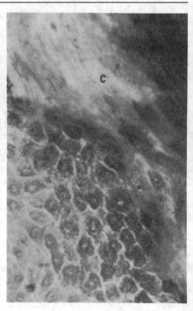
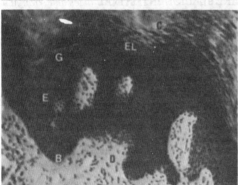

**ESTRATO.**

Arriba, a la izquierda, la microfotografía del corte histológico corresponde a una zona de piel fina en la que se puede apreciar el estrato córneo (c), la capa más externa de la piel. Arriba, en el centro, microfotografía del estrato de células espinosas.
Arriba, a la derecha, corte histológico del estrato granuloso de la epidermis, situado bajo el estrato córneo (que aparece señalado con C). Puede observarse el aspecto granuloso de esta capa debido a la presencia de gránulos de queratohialina. A la izquierda de estas líneas, estrato lúcido en la piel de la palma de la mano, que se diferencia, junto con la planta del pie, de la piel del resto del cuerpo porque el estrato lúcido se halla inmediato al estrato córneo y no por debajo del estrato granuloso. En este corte histológico puede apreciarse: D, dermis. B, estrato basal. E, estrato espinoso. G, estrato granuloso. EL, estrato lúcido. Y C, estrato córneo. Arriba, a la izquierda y en el centro microfotografía de un queratocito, con su núcleo (n), del estrato espinoso.

estrato basal y por debajo del granuloso y contiene fibrillas diminutas intracitoplasmáticas. Cuando sus células se separan se observan pequeñas espinas en su superficie. Consultar también las voces **estrato basal; estrato córneo; estrato granuloso; estrato lúcido.** V. también **piel.**

**ESTRATO ESPONJOSO** *(stratum spongiosum)* Una de las tres capas del endometrio uterino que contiene glándulas tortuosas y dilatadas y una pequeña cantidad del tejido interglandular. Junto con el estrato compacto forma la porción funcional del endometrio durante el embarazo. V. también **decidua; placenta.**

**ESTRATO GERMINATIVO** *(stratum germinativum)* V. **estrato basal.**

**ESTRATO GRANULOSO** *(stratum granulosum)* Una de las cinco capas de la epidermis situada justamente por debajo del estrato córneo excepto en las palmas de las manos y las plantas de los pies, donde se encuentran por debajo del estrato lúcido. Contiene gránulos visibles en el citoplasma de sus células, que mueren, se queratinizan y se van desplazando hacia la superficie, donde se descaman. Consultar también las voces **estrato basal; estrato córneo, estrato espinoso; estrato lúcido.**

**ESTRATO LÚCIDO** *(stratum lucidum)* Una de las cinco capas de la epidermis, situada justamente por debajo del estrato córneo y presente únicamente en la piel gruesa de las plantas de los pies y las palmas de las manos. Contiene eleidina transparente que forma queratina. Consultar también las voces **estrato basal; estrato córneo; estrato espinoso; estrato granuloso.** V. también **piel.**

**ESTRECHEZ PELVICA** *(contraction)* Estenosis de parte o todo el canal del parto que es causa de distocia. Se habla de **estenosis pélvica superior** cuando el diámetro anteroposterior es de 10 cm o menor o el diámetro transverso de 15 cm o menor. Hay **estenosis pélvica media** cuando la suma del diámetro interespinoso (normalmente de 10,5 cm) y el sagital posterior (normalmente de 5 cm) es de 13,5 cm o menos. Cuando el diámetro intertuberoso o interisquiático es de 8 cm o inferior se trata de una **estenosis pélvica inferior**. V. también **pelvimetría**.

**ESTRECHO INFERIOR DE LA PELVIS** *(pelvic outlet)* Espacio rodeado por los huesos de la porción inferior de la pelvis verdadera. En el hombre la forma del estrecho inferior es más angosta que en la mujer pero ello carece de significación clínica. En la mujer, la forma y tamaño de la pelvis varía, lo cual es fundamental para el parto. Las pelvis se clasifican por su morfología atendiendo a la longitud de sus distintos diámetros y al grosor de los huesos que las integran. Los diámetros del estrecho inferior son el anteroposterior, que va de la sínfisis del pubis hasta el coxis, y el intertuberoso, que se extiende en sentido transversal de una a otra tuberosidad isquiática.

**ESTRECHO INFERIOR DEL TÓRAX** *(inferior aperture of thorax)* Abertura irregular limitada por D XII, las XII costillas y el borde de los cartílagos costales en su unión con el esternón.

**ESTRECHO SUPERIOR DE LA PELVIS** *(pelvic inlet)* (Obstetricia). Entrada de la pelvis verdadera limitada por el promontorio del sacro, las formas horizontales de los huesos púbicos y la parte superior de las sínfisis del pubis. Como el feto debe atravesar el estrecho superior para penetrar en la pelvis verdadera y poder nacer por vía vaginal, las dimensiones anteroposterior, transversa y oblicua del mismo son fundamentales en la valoración de la pelvis durante el embarazo. Existen tres diámetros anteroposteriores: el conjugado verdadero, el conjugado obstétrico y el conjugado diagonal. El conjugado verdadero sólo puede medirse por medios radiológicos, ya que se extiende desde el promontorio sacro hasta el extremo superior de la sínfisis del pubis. Normalmente mide 11 cm o más. El conjugado obstétrico es el más corto de los tres; va desde el promontorio sacro hasta la porción más gruesa del hueso púbico. Mide 10 cm o más. El conjugado diagonal es el más fácil de medir ya que se extiende desde el borde inferior de la sínfisis del pubis hasta el promontorio sacro. Normalmente mide 11,5 cm o más. Se dice que el estrecho superior está contraído cuando cualquiera de esos diámetros mide menos de lo normal. Los diámetros anteroposteriores son excesivamente cortos en los tipos de pelvis ginecoide y platipeloide. El diámetro transverso del estrecho superior está limitado por el borde inferior de las paredes de los huesos ilíacos y se mide en su punto más ancho. Normalmente alcanza casi los 13,5 cm pero puede ser menor en los tipos de pelvis ginecoide y antropoide. Los diámetros oblicuos de la pelvis se extienden desde la unión del sacro y el íleo hasta la eminencia del íleo en el lado opuesto de la pelvis. Miden casi 13 cm. Esta dimensión es inferior a lo normal en los tipos de pelvis ginecoide y platipeloide.

**ESTRECHO TORÁCICO, SÍNDROME DEL** *(thoracic outlet syndrome)* Mononeuropatía que produce parestesia de los dedos. Puede deberse a compresión de una raíz nerviosa por una vértebra o a síndrome del túnel del carpo.

**ESTRELLADO** *(stell)* En forma de estrella.

**ESTREÑIMIENTO** *(constipation)* Dificultad en la eliminación de las heces o emisión incompleta e infrecuente de heces anormalmente duras. Obedece a múltiples causas, tanto orgánicas como funcionales. Algunas causas orgánicas son la obstrucción intestinal, la diverticulitis y tumores. En personas ancianas o encamadas que no pueden satisfacer adecuadamente la necesidad de defecar puede aparecer un trastorno funcional de colon. En el estreñimiento no orgánico la enfermera debe recomendar dieta rica en frutas, vegetales y agua, ejercicio moderado y animar al paciente a que desarrolle un ritmo intestinal regular evitando el apresuramiento. V. también **estreñimiento atónico**.

**ESTREÑIMIENTO ATÓNICO** *(atonia constipation)* Estreñimiento producido por falta de respuesta del colon a los estímulos normales de la evacuación. Puede producirse en pacientes ancianos o encamados o como consecuencia de una dependencia prolongada de los laxantes. Para evitar la impactación de material fecal en el colon y en el recto puede prescribirse un laxante oral moderadamente irritante o un supositorio suave. Hay que aconsejar a los pacientes que desarrollen hábitos intestinales regulares y sin prisas y que sigan una dieta rica en frutas y vegetales. Si se produce impactación fecal, puede eliminarse por medio de un enema suave o por desimpactación manual con el uso de agentes anestésicos. Denominado también **colon perezoso**. V. **colon inactivo; fecalito**.

**ESTREPTO-** *(strepto-)* Prefijo que significa "en cadena": *estreptobacilos, estreptococos, estreptomicrodactilia*.

**ESTREPTOBACILAR POR MORDEDURA DE RATA, FIEBRE** *(streptobacillary ratbite fever)* V. **Haverhill, fiebre de**.

**ESTREPTOCÓCICA, INFECCIÓN** *(streptococcal infection)* Infección producida por bacterias patógenas de cualquier especie del género *Streptococcus* o sus toxinas. Puede afectarse cualquier órgano y la infección adopta múltiples formas, como celulitis, endocarditis, erisipela, impétigo, meningitis, neumonía, escarlatina, amigdalitis o infección urinaria.

**ESTREPTOCOCOS BETAHEMOLÍTICOS (β-HEMOLÍTICOS)** *(beta-hemolytic streptococci)* Estreptococos piógenos

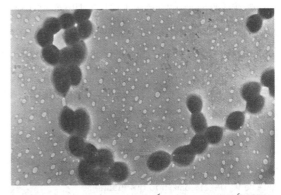

**ESTREPTOCOCOS BETAHEMOLÍTICOS (β-HEMOLÍTICOS).** Microfotografía de estreptococos. Puede apreciarse su forma esférica y su agrupación en cadenas característica.

de los grupos A, B, C, E, F, G, H, K, L, M y O que producen hemólisis de los hematíes en agar sangre, en cultivos de laboratorio. Son los causantes de la mayoría de las infecciones estreptocócicas observadas en el hombre incluida la fiebre reumática, la escarlatina, numerosos casos de neumonía y septicemia, y la amigdalitis y faringitis estreptocócicas. Cuando se sospechan esas infecciones suelen tratarse con penicilina incluso antes de disponer de los resultados de los cultivos bacteriológicos, ya que se sabe que esos gérmenes son sensibles como grupo a los efectos de la penicilina y porque las secuelas de las infecciones estreptocócicas no tratadas pueden ser muy graves: glomerulonefritis y fiebre reumática.

**ESTREPTOLISINA** *(streptolysin)* Sustancia filtrable producida por algunos estreptococos que libera hemoglobina de la sangre.

**ESTREPTOMICINA, SULFATO DE** *(streptomycin sulfate)* Antibiótico aminoglucósido.

INDICACIONES: Tratamiento de la tuberculosis y algunas otras infecciones.

CONTRAINDICACIONES: Hipersensibilidad conocida. Debe utilizarse con precaución en pacientes con insuficiencia renal.

EFECTOS SECUNDARIOS: Los más graves son ototoxicidad, nefrotoxicidad, debilidad muscular y reacciones alérgicas.

**ESTREPTOQUINASA** *(streptokinase)* Enzima producida por los estreptococos. Cataliza la conversión del plasminógeno en plasmina. Utilizada en el tratamiento de algunos casos de embolia pulmonar y coronaria.

**ESTREPTOQUINASA-ESTREPTODORNASA** *(streptokinase-streptodornase)* Dos enzimas derivadas de una cepa de estreptococos hemolíticos.

INDICACIONES: Se utiliza en el desbridamiento de exudados purulentos, sangre coagulada o depósitos fibrinosos resultantes de traumatismos o infecciones.

CONTRAINDICACIONES: Hemorragia aguda, celulitis activa o peligro de reapertura de las fístulas broncopleurales.

EFECTOS SECUNDARIOS: Los más graves son las reacciones pirógenas y la irritación local.

**ESTREPTOZOCINA** *(streptozocin)* Agente antineoplásico en fase de investigación que se utiliza en el tratamiento de diversos tumores malignos, como el insulinoma metastático del páncreas. Es una sustancia antibiótica producida por el *Streptomyces acromogenes.*

**ESTRÉS** *(stress)* Cualquier agresión emocional, física, social, económica o de otro tipo que exija una respuesta o un cambio por parte del individuo, como por ejemplo la deshidratación que puede condicionar una elevación de la temperatura corporal o la separación de un niño de sus padres que estimula su llanto. El estrés puede tener también una aplicación terapéutica cuando se desea provocar un cambio y ésa es la base de la terapia de implosión que se utiliza en los pacientes fóbicos y que consiste en exponer al sujeto a la situación que le provoca ansiedad a la vez que se le presta apoyo psicoterapéutico, de forma que se va desensibilizando gradualmente.

**ESTRÉS, PRUEBA DE** *(stress test)* Prueba que mide la función de un sistema orgánico cuando se le somete a cantidades de estrés cuidadosamente controladas. Los datos

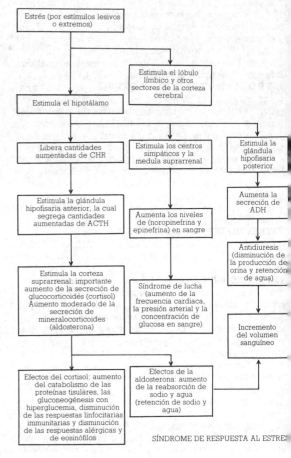

SÍNDROME DE RESPUESTA AL ESTRÉS

obtenidos facilitan la valoración del estado del sistema estudiado. Las funciones cardiopulmonar, respiratoria o fetoplacentaria pueden evaluarse mediante este tipo de pruebas. V. también **electrocardiograma de esfuerzo; oxitocina, prueba de provocación con.**

**ESTRÉS, REACCIÓN DE** *(stress reaction)* **1.** V. **adaptación general, síndrome de. 2.** V. **estrés postraumático.**

**ESTRÉS, SÍNDROME DE RESPUESTA AL** *(stress response syndrome)* V. **estrés postraumático.**

**ESTRÉS POSTRAUMÁTICO** *(post-traumatic stress disorder)* Trastorno caracterizado por aparición de ansiedad como respuesta emocional aguda frente a un fenómeno traumático o una situación de intenso estrés ambiental, como un desastre natural, un accidente aéreo, un combate militar o una tortura física. Los síntomas más importantes son aparición de pesadillas recidivantes sobre el mismo tema, disminución de la capacidad de respuesta al mundo exterior, vigilia exagerada, trastornos del sueño, irritabilidad, alteraciones de la memoria, dificultades para la concentración, depresión, ansiedad, cefaleas y vértigo. El tratamiento consiste en la administración de sedantes y, en los casos importantes, psicoterapia de apoyo.

**ESTRÍA** *(stria)* Cicatriz lineal que suele aparecer como resultado de un exceso de tensión en la piel; su desarrollo es rápido, como puede verse en el abdomen durante el embarazo. Uno de los signos clásicos de hiperfunción adrenocortical es la formación de estrías de color púrpura.

**ESTRÍA PRIMITIVA** *(primitive groove)* Canal localizado en la región posterior del disco embrionario que marca el eje cefalocaudal y se forma por la involución de las células que constituyen la línea primitiva.

**ESTRIADO, MÚSCULO** *(striated muscle)* Uno de los tipos de músculo que constituye toda la musculatura esquelética. Los músculos estriados están compuestos por haces de fibras estriadas paralelas sometidas a control voluntario. Una excepción es el corazón que, siendo un músculo estriado, no tiene un control voluntario. Estos músculos están cubiertos por un epimisio conjuntivo fino y se encuentran divididos en haces de fibras constituidas a su vez por miofibrillas más pequeñas. Cada miofibrilla está formada por filamentos gruesos que corresponden a moléculas de miosina y filamentos finos formados por actina y otros dos compuestos proteicos. La contración muscular se produce cuando un impulso electroquímico atraviesa la unión mioneural provocando el acortamiento de los filamentos finos. Denominado también **esquelético, músculo.** Consultar la voz **cardíaco, músculo; liso, músculo.**

**ESTRIBO** *(stapes)* Uno de los tres huesecillos del oído medio al que se denomina así por su morfología típica. Transmite vibraciones sonoras desde el yunque hasta el oído interno. Consultar también las voces **yunque; martillo.** V. también **oído medio.**

**ESTRIBO, CABEZA DEL** *(caput stapedis)* Zona prominente del estribo que se sitúa enfrente de la base y se articula con la apófisis lenticular del yunque.

**ESTRICNINA** *(strichnine)* Alcaloide blanco cristalino obtenido de las hojas de la planta *Strychnos nuxvomica.* Es extremadamente neurotóxico para el sistema nervioso central produciendo el clásico síntoma por intoxicación, la espalda arqueada.

**ESTRICTO** *(obligate)* Caracterizado por la capacidad de sobrevivir sólo en un conjunto especial de condiciones ambientales, como un parásito estricto, que solamente puede vivir en el huésped. Consultar la voz **facultativo.**

**ESTRIDOR** *(stridor)* Sonido respiratorio anómalo de tono musical y alta frecuencia, producido por la existencia de una obstrucción en la tráquea o la laringe. Por lo general se ausculta durante la inspiración. Puede ser sintomático de diversas enfermedades neoplásicas o inflamatorias como el edema de glotis, el asma, la difteria, el laringoespasmo o el papiloma. Consultar también las voces **estertor; respiración sibilante; roce pleuropericárdico; roncus.**

**ESTRIOL** *(estriol)* Estrógeno humano natural relativamente débil que se encuentra en grandes concentraciones en la orina. V. también **estrógeno.**

**ESTRÓGENO** *(strogen)* Sustancia perteneciente a un grupo de compuestos esteroides hormonales que favorecen el desarrollo de los caracteres sexuales secundarios femeninos. Los estrógenos humanos son elaborados en el ovario, corteza suprarrenal, testículo y unidad fetoplacentaria. Durante el ciclo menstrual preparan el aparato genital femenino para la fertilización, la implantación y la nutrición del huevo. Ciertos preparados farmacéuticos de estrógenos se utilizan como anticonceptivos orales, como tratamiento paliativo del cáncer de mama posmenopáusico y el cáncer de próstata, para inhibir la lactancia y para tratar la amenaza de aborto, la osteoporosis y las enfermedades ováricas. También se prescriben para tratar las molestias de la menopausia, pero su empleo continuado a largo plazo aumenta el riesgo de carcinoma endometrial. Entre los distintos tipos destacan el **estradiol, el estriol, el estrógeno combinado, el estrógeno esterificado,** y la **estrona.**

**ESTRÓGENO COMBINADO** *(conjugated estrogen)* Mezcla de sales sólidas de estrógenos, principalmente estrona, equilina y 17α-dihidroequilina, en proporciones similares a las que aparecen en la orina de yeguas gestantes. Se usan para aliviar los síntomas vasomotores de la posmenopausia, en el tratamiento de la vaginitis atrófi-

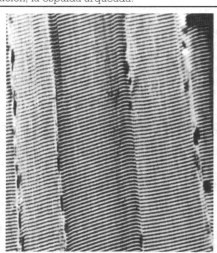
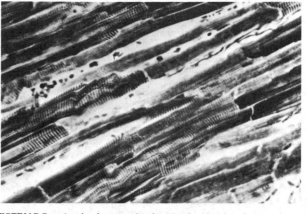

**ESTRIADO, músculo. dos ejemplos de músculo estriado: a la izquierda, microfotografía de las fibras estriadas de un músculo esquelético; y sobre estas líneas, microfotografía de músculo cardiaco.**

ca, hipogonadismo femenino, insuficiencia ovárica primaria y, en algunos pacientes, como terapéutica paliativa del carcinoma prostático avanzado y el cáncer de mama metastásico. En combinación con otras medidas terapéuticas difiere la progresión de la osteoporosis posmenopáusica. El uso prolongado de estrógenos aumenta el riesgo de cáncer de endometrio y trastornos biliares y tromboembólicos; están contraindicados durante el embarazo porque pueden dañar al feto. Entre los efectos secundarios figuran metrorragia ocasional, hipersensibilidad mamaria, náuseas, cefaleas, retención de líquidos y erupción cutánea acneiforme.

**ESTRÓGENO ESTERIFICADO** (*sterified estrogen*) Tipo de estrógeno.
INDICACIONES: Tratamiento de las irregularidades menstruales y los síntomas menopáusicos. También se utiliza como anticonceptivo.
CONTRAINDICACIONES: Embarazo, cáncer de mama sospechado o confirmado, tromboflebitis, hemorragias vaginales de origen desconocido o hipersensibilidad conocida a este fármaco.
EFECTOS SECUNDARIOS: Los más graves consisten en trastornos de la vesícula biliar, enfermedad tromboembólica y posible aumento del riesgo de cáncer.

**ESTROMA** (*stroma*) Tejido de sostén o matriz de un órgano, independiente del parénquima. Entre los distintos tipos de estroma figuran el estroma vítreo, que rodea el humor vítreo del ojo, y el estroma de Rollet, que contiene la hemoglobina del hematíe,

**ESTRONA** (*estrone*) Tipo de estrógeno.
INDICACIONES: Tratamiento de las irregularidades menstruales, cáncer de próstata y síntomas vasomotores menopáusicos. También se emplea como anticonceptivo.
CONTRAINDICACIONES: Tromboflebitis, hemorragias genitales anormales, embarazo conocido o sospechado o hipersensibilidad conocida a este fármaco.
EFECTOS SECUNDARIOS: Los más graves son tromboflebitis, embolismo e hipercalcemia.

**ESTRONCIO (Sr)** (*strontium*) Elemento metálico de número atómico 38 y peso atómico 87,68. Químicamente se parece al calcio y también forma parte del tejido óseo. Sus isótopos se emplean en las técnicas gammagráficas óseas. El estroncio-85 ($^{85}Sr$) y el estroncio-87 ($^{87}Sr$) tienen un metabolismo muy similar al del calcio y se utilizan en los estudios sobre fisiología y patología óseas. Esos radioisótopos pueden analizarse con cualquier detector estándar y dan resultados positivos en estadios muy precoces de afectación ósea, mientras que las radiografías convencionales del hueso sin el empleo de un marcador radiactivo sólo ponen de manifiesto la disminución de la densidad cuando se ha decalcificado aproximadamente el 50 % del tejido. La mayor parte del $^{85}Sr$ o el $^{87}Sr$ se deposita en el hueso al cabo de una hora tras la inyección; el aumento del depósito de estos radioisótopos guarda una estrecha relación con la actividad osteoblástica y la neoformación ósea. Además de los 4 isótopos naturales del estroncio ($^{88}Sr$, $^{87}Sr$, $^{86}Sr$ y $^{84}Sr$) pueden obtenerse otros doce artificiales mediante reacciones nucleares. El estroncio-90, el de vida más larga, es el constituyente más peligroso de la precipitación radiactiva que sigue a las pruebas atómicas. Puede sustituir en parte al calcio de los alimentos, concentrándose en los dientes y en los huesos, en donde sigue emitiendo electrones que pueden producir la muerte del huésped. Las vacas concentran en la leche el estroncio-90.

**ESTRONGILOIDIASIS** (*strongyloidiasis*) Infección del intestino delgado producida por el gusano redondo *Strongyloides stercoralis* que se adquiere por penetración de las larvas procedentes del suelo a través de la piel intacta, lo cual determina la aparición de una erupción pruriginosa. Las larvas llegan a los pulmones a través de la corriente sanguínea produciendo a veces una infección neumónica. A continuación migran hacia la laringe, son deglutidas y desarrollan su forma adulta en el intestino delgado produciendo en algunos casos diarrea sanguinolenta y malabsorción. En casos raros la estrongiloidiasis tiene una evolución fatal por diseminación generalizada del parásito. El diagnóstico se basa en el descubrimiento de las larvas en las heces recién emitidas. El tratamiento suele hacerse con tiabendazol y las medidas profilácticas fundamentales son las técnicas sanitarias adecuadas de eliminación de los excrementos y la utilización de zapatos para evitar el contagio a partir del suelo contaminado.

**ESTROPIPATO** (*estropipate*) Estrógeno prescrito para el tratamiento de los síntomas vasomotores de la menopausia, la vaginitis atrófica, la craurosis vulvar, el hipogonadismo femenino y la insuficiencia ovárica primaria.

**ESTRUCTURA** (*structure*) Parte del organismo como, el corazón, un hueso, un ganglio, una célula o una extremidad.

**ESTRUCTURALISMO** (*configurationism*) V. **Gestalt, psicología de la.**

**ESTUDIO A CIEGAS SIMPLE** (*single-blind-study*) Experimento en el cual la persona que recoge los datos no sabe si el sujeto en cuestión pertenece al grupo control o al experimental. V. también **estudio doble ciego.**

**ESTUDIO DOBLE CIEGO** (*double-blind study*) Experimento diseñado para probar el efecto de un tratamiento o una sustancia utilizando grupos de sujetos experimentales y de control. Ni los propios sujetos ni los investigadores saben qué sustancia va a recibir cada grupo. En el estudio doble ciego de un fármaco nuevo la sustancia puede estar identificada para los investigadores únicamente por un código. El objetivo de este tipo de estudios es eliminar el riesgo de tendencia subjetiva, por parte de los que intervienen en el ensayo, que podrían distorsionar los resultados. Los estudios doble ciego pueden complementarse con un *experimento cruzado* en el cual los sujetos experimentales pasan a ser, sin saberlo, sujetos de control, y viceversa, en un momento del estudio. V. también **placebo.**

**ESTUDIO PROSPECTIVO** (*prospective study*) Estudio planeado para hallar la relación entre una enfermedad y una característica común a varios miembros de un grupo. La población seleccionada debe estar sana al iniciar el estudio. Algunos de los miembros del grupo tienen una característica común, como puede ser el hábito de fumar cigarrillos. El investigador debe seguir al grupo de población durante un período de tiempo, observando la frecuencia de aparición de una enfermedad como el cáncer de pulmón en fumadores y no fumadores. Las variables pueden ser dos o más; su objetivo es demostrar que existe una relación, asociativa o causal, entre ellas. El tipo de datos recogidos, el número de personas estudiadas y otros detalles influyen en el tipo de análisis e interpretación de los datos.

**ESTUDIO RETROSPECTIVO** (*retrospective study*) Estudio en el que se investiga la relación existente entre un fenómeno y otro ocurrido en el pasado. Así, por ejemplo, el estudio encaminado a descubrir, a través de la historia familiar, la relación existente entre las mujeres diagnosticadas de adenoma de células claras de la vagina y la ingesta de dietilestilbestrol por parte de las madres de dichas mujeres durante el embarazo.

**ESTUPEFACIENTE** (*stupefacient*) Nárcotico u otro agente que produce un estado de estupor.

**ESTUPOR** (*stupor*) Estado de letargia y falta de respuesta que se caracteriza porque el paciente se desconecta de su entorno. Esta alteración se da tanto en trastornos neurológicos como psiquiátricos. Entre los distintos tipos de estupor destacan el **estupor anérgico,** el **estupor benigno,** el **estupor delirante** y el **estupor epiléptico.**

**ESTUPOR ANÉRGICO** (*anergic stupor*) Demencia caracterizada por inmovilidad, indiferencia y falta de resistencia.

**ESTUPOR BENIGNO** (*benign stupor*) Estado de apatía o letargia como el que aparece en la depresión grave.

**ESTUPOR DELIRANTE** (*delusion stupor*) Estado de letargia y falta de respuesta que se observa en la ezquizofrenia catatónica.

**ESTUPOR EPILÉPTICO** (*epileptic stupor*) Estado de semiinconsciencia y falta de respuesta que se produce tras una crisis epiléptica.

**ETACRINATO DE SODIO** (*ethacrynate sodium*) V. **etacrínico, ácido.**

**ETACRÍNICO, ÁCIDO** (*ethacrynic acid*) Agente diurético.
INDICACIONES: Tratamiento del edema.
CONTRAINDICACIONES: Embarazo, anemia o.hipersensibilidad conocida a este fármaco. No debe administrarse a los lactantes.
EFECTOS SECUNDARIOS: Los más graves son tetania, debilidad muscular, dolores espasmódicos y diuresis excesiva. En algunos casos puede producirse pérdida auditiva.

**ETAMBUTOL, CLORHIDRATO DE** (*ethambutol hydrochloride*) Antibacteriano tuberculostático.
INDICACIONES: Tratamiento de la tuberculosis pulmonar.
CONTRAINDICACIONES: Neuritis óptica o hipersensibilidad conocida a este fármaco.
EFECTOS SECUNDARIOS: Los más graves son disminución de la agudeza visual y reacciones alérgicas en forma, por ejemplo, de erupciones cutáneas.

**ETANOICO, ÁCIDO** (*ethanoic acid*) V. **acético, ácido.**

**ETANOL** (*ethanol*) Alcohol etílico. V. **alcohol.**

**ETAVERINA, CLORHIDRATO DE** (*ethaverine hydrochloride*) Relajante del músculo liso.
INDICACIONES: Tratamiento del espasmo o cólico de las vías gastrointestinal y genitourinaria, el vasoespasmo arterial y la insuficiencia cerebral.
CONTRAINDICACIONES: Enfermedades hepáticas, disociación auriculoventricular o hipersensibilidad conocida a este fármaco. Debe utilizarse con precaución en pacientes con glaucoma.
EFECTOS SECUNDARIOS: Los más graves son hipotensión, arritmias cardíacas y cefalea.

**ETCLOROVINOL** (*ethchlorovynol*) Agente sedante e hipnótico.
INDICACIONES: Tratamiento del insomnio.
CONTRAINDICACIONES: Porfiria o hipersensibilidad conocida a este fármaco.
EFECTOS SECUNDARIOS: Reacciones alérgicas, náuseas, vértigo, persistencia de la sensación gustativa.

**ÉTER** (*ether*) Líquido volátil no halogenado que se utiliza como anestésico general. Como no tiene riesgos importantes y es un excelente analgésico y relajante muscular, por lo general no se necesitan otros fármacos narcóticos ni bloqueantes neuromusculares. Tiene poco efecto depresor sobre los sistemas respiratorio y cardiovascular pero puede producir hiperglucemia, disminución de la excreción de orina y el tono y la motilidad intestinales y anomalías transitorias en la función hepática. Tiene un olor irritante y fuerte, es muy inflamable y explosivo y produce con frecuencia náuseas y vómitos en el postoperatorio.

**ETIDRONATO DISÓDICO** (*etidronate disodium*) Regulador del metabolismo del calcio. Denominado también **etidronato sódico.**
INDICACIONES: Tratamiento de la enfermedad de Paget, de la osificación heterotópica producida en ciertas lesiones de la medula espinal. También se administra tras la colocación de una prótesis total de cadera.
CONTRAINDICACIONES: No existen contraindicaciones conocidas.
EFECTOS SECUNDARIOS: Los más graves son dolor óseo en las lesiones causadas por la enfermedad de Paget y en zonas previamente asintomáticas, trastornos gastrointestinales y elevación de las concentraciones de fosfatos en suero.

**ETILESTRENOL** (*ethylestrenol*) Esteroide anabólico que no está comercializado en numerosos países.

**ETILENO, ÓXIDO DE** (*ethylene oxide*) Gas utilizado para esterilizar instrumentos quirúrgicos y otros materiales.

**ETÍLICO, ALCOHOL** (*ethyl alcohol*) V. **alcohol.** Denominado también **etanol.**

**ETILNORADRENALINA, CLORHIDRATO DE** (*ethylnorepinephrine hydrochloride*). Agente broncodilatador.
INDICACIONES: Tratamiento del asma bronquial.
CONTRAINDICACIONES: Hipersensibilidad conocida a este fármaco u otros agentes simpaticomiméticos.
EFECTOS SECUNDARIOS: Aumento o disminución de la presión arterial, palpitaciones y taquicardia.

**ETILO, CLORURO DE** (*ethyl chloride*) Anestésico tópico.
INDICACIONES: Tratamiento de las irritaciones cutáneas; también se emplea en la cirugía menor de la piel.
CONTRAINDICACIONES: Hipersensibilidad conocida a este fármaco. No debe utilizarse en la piel erosionada ni en las membranas mucosas.
EFECTOS SECUNDARIOS: Los más graves son dolor, espasmo muscular y, con el uso excesivo, lesiones por congelación.
NOTA: Es muy inflamable.

**ETINODIOL, DIACETATO DE; ETINIL ESTRADIOL** (*ethynodiol diacetate and ethinyl estradiol*) Anticonceptivo oral.
INDICACIONES: Anticoncepción.
CONTRAINDICACIONES: Tromboflebitis, enfermedades

cardiovasculares, cáncer de mama o de los órganos reproductores o hipersensibilidad conocida a cualquiera de sus constituyentes.

EFECTOS SECUNDARIOS: Los más graves son tromboflebitis, fibroma uterino, trastornos de la vesícula biliar, embolismo y lesiones hepáticas.

**ETILO, ÓXIDO DE** *(ethyl oxide)* Disolvente líquido incoloro, muy volátil, similar al éter dietílico. Se utiliza mucho en diversos procesos farmacéuticos.

**ETINAMATO** *(ethinamate)* Sedante.
INDICACIONES: Tratamiento del insomnio.
CONTRAINDICACIONES: Hipersensibilidad conocida a este fármaco. No debe administrarse a embarazadas ni personas de menos de 15 años de edad.
EFECTOS SECUNDARIOS: Los más graves son púrpura trombocitopénica, dependencia física y psíquica y erupciones cutáneas.

**ETINIL ESTRADIOL** *(ethinyl estradiol)* Estrógeno.
INDICACIONES: Tratamiento de las irregularidades menstruales y cáncer de próstata. También se utiliza como anticonceptivo y para combatir los síntomas vasomotores de la menopausia.
CONTRAINDICACIONES: Tromboflebitis, hemorragia genital anormal, embarazo sospechado o confirmado e hipersensibilidad conocida a este fármaco.
EFECTOS SECUNDADIOS: Los más graves son tromboflebitis, embolismo e hipercalcemia.

**ETINODIOL, DIACETATO DE** *(ethynodiol diacetate)* Progestágeno que se utiliza en combinación con un estrógeno como anticonceptivo oral.

**ETINODIOL, DIACETATO DE; MESTRANOL** *(ethynodiol diacetate and mestranol)* Anticonceptivo oral.
INDICACIONES: Anticoncepción.
CONTRAINDICACIONES: Tromboflebitis, enfermedades cardiovasculares, cáncer de mama o de los órganos reproductores o hipersensiblidad conocida a cualquiera de sus constituyentes.
EFECTOS SECUNDARIOS: Los más graves son tromboflebitis, fibroma uterino, trastornos de la vesícula biliar, embolismo y lesiones hepáticas.

**ETIOLOGÍA** *(etiology)* **1.** Estudio de todos los factores que pueden intervenir en el desarrollo de una enfermedad, incluyendo la susceptibilidad del paciente, la naturaleza del agente patológico y la forma en que éste invade el organismo afectado. **2.** Causa de una enfermedad. Consultar la voz **patogénesis.**

**ETIONAMIDA** *(etionamide)* Antibacteriano tuberculostático.
INDICACIONES: Tratamiento de la tuberculosis.
CONTRAINDICACIONES: Lesión hepática preexistente o hipersensibilidad conocida a este fármaco.
EFECTOS SECUNDARIOS: Los más graves son erupciones cutáneas, ictericia y depresión mental. Son frecuentes los efectos colaterales gastrointestinales.

**ETMOIDES, HUESO** *(ethmoid bone)* Hueso ligero y esponjoso situado en la base del cráneo que constituye la mayor parte de las paredes de la porción superior de la fosas nasales. Consta de cuatro porciones: una lámina horizontal o cribosa, una lámina perpendicular y dos laberintos o masas laterales.

**ETOFEPTACINA, CITRATO DE** *(ethopheptazine citrate)* Analgésico no narcótico.
INDICACIONES: Tratamiento del dolor leve o moderado.
CONTRAINDICACIONES: Hipersensibilidad conocida a este fármaco.
EFECTOS SECUNDARIOS: Los más graves son ciertos trastornos gastrointestinales y vértigo.

**ETOLOGÍA** *(ethology)* **1.** (Zoología). Estudio científico de

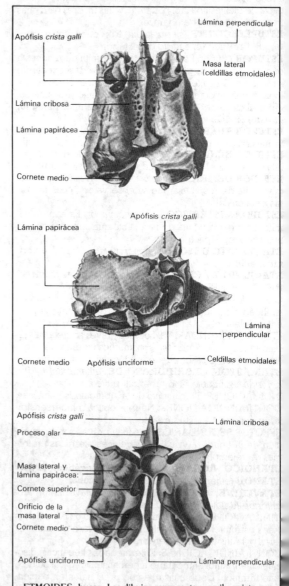

ETMOIDES, hueso. Los dibujos representan: arriba, vista superior del etmoides; en el centro, vista lateral derecha del etmoides; y, abajo, vista posterior de este mismo hueso.

los patrones de comportamiento de los animales, específicamente en su hábitat nativo. **2.** (Psicología). Estudio empírico de la conducta humana, especialmente de las costumbres y hábitos sociales.

**ETOPROPACINA, CLORHIDRATO DE** *(ethopropazine hidrochloride)* Agente anticolinérgico del grupo de las fenotiacinas.

INDICACIONES: Enfermedad de Parkinson.

CONTRAINDICACIONES: Glaucoma de ángulo cerrado, asma, obstrucción de las vías genitourinaria o gastrointestinal, colitis ulcerosa grave o hipersensibilidad conocida a este fármaco o a cualquier otra fenotiacina.

EFECTOS SECUNDARIOS: Los más graves son visión borrosa, alteraciones del sistema nervioso central, taquicardia, sequedad de boca, disminución de la sudoración y reacciones de hipersensibilidad.

**ETOSUXIMIDA** *(ethosuximide)* Agente anticonvulsionante.

INDICACIONES: Tratamiento de la epilepsia. Denominada "pequeño mal".

CONTRAINDICACIONES: Hipersensibilidad conocida a este fármaco o a cualquier otro de la familia de las succinimidas.

EFECTOS SECUNDARIOS: Los más graves son discrasias sanguíneas, trastornos gastrointestinales, complicaciones hematopoyéticas y lupus eritematoso sistémico.

**ETOTOÍNA** *(ethotoin)* Agente anticonvulsivante.

INDICACIONES: Tratamiento de las crisis convulsivas psicomotoras y de gran mal.

CONTRAINDICACIONES: Enfermedades hepáticas y hematológicas o hipersensibilidad conocida a este fármaco o a cualquier otra hidantoína. No debe utilizarse durante el embarazo o la lactancia.

EFECTOS SECUNDARIOS: Los más graves son náuseas, fatigabilidad, erupciones cutáneas y dolor torácico.

**ETOXAZOLAMIDA** *(ethozolamide)* Inhibidor de la anhidrasa carbónica.

INDICACIONES: Se utiliza sobre todo para tratar ciertos tipos de glaucoma.

CONTRAINDICACIONES: Disfunciones hepáticas o renales, hiponatremia, hipocaliemia o hipersensibilidad conocida a este fámaco.

EFECTOS SECUNDARIOS: Los más graves son depresión de la medula ósea, litiasis renal y cristaluria. También pueden producirse erupciones cutáneas y fiebre.

**ETS** *(STD)* Abreviatura de enfermedad de transmisión sexual.

**Eu** *(Eu)* Símbolo químico del **europio.**

**EUCARIOCITO** *(eukaryocyte, eucaryocyte)* Célula con un núcleo verdadero que se encuentra en todos los organismos superiores y en algunos microorganismos como las amebas, los plasmodios y los tripanosomas. Consultar la voz **procariocito.**

**EUCARIÓN** *(eukaryon, eucaryon)* **1.** Núcleo muy complejo, organizado y rodeado por un membrana nuclear, característico de los organismos superiores. **2.** Organismo que contiene este tipo de núcleo. Consultar la voz **procarión.**

**EUCARIONTE** *(eukaryote, eucaryote)* Organismo que posee células con un núcleo verdadero. Denominado también **eucariota; eucariótico.**

**EUCARIOSIS** *(eukaryosis, eucaryosis)* Característica de un organismo que presenta un núcleo muy complejo y organizado rodeado por una membrana nuclear y con orgánulos en su interior. La tienen todos los seres vivos, excepto las bacterias, virus y algas cianofíceas. Consultar la voz **procariosis.**

**EUCATROPINA, CLORHIDRATO DE** *(eucatropine hydrochloride)* Anticolinérgico oftálmico.

INDICACIONES: Dilatador pupilar midriático para la exploración oftalmoscópica del ojo.

CONTRAINDICACIONES: Hipersensibilidad concocida a este fármaco o a otros agentes anticolinérgicos.

EFECTOS SECUNDARIOS: Los más graves son taquicardia y estreñimiento. Puede aparecer sequedad de boca, intolerancia al calor y otros efectos asociados con la absorción sistemática de un agente anticolinérgico.

**EUCOLIA** *(eucholia)* Estado normal de la bilis en cuanto a cantidad secretada y estado de sus componentes.

**EUCROMATINA** *(euchromatin)* Porción de material cromosómico activo en la expresión genética durante la división celular. Se tiñe más profundamente durante la mitosis, en la cual adquiere un estado condensado en forma de hélice; en el curso de cada división celular sufre un ciclo continuo de condensación y dispersión. Consultar la voz **heterocromatina.** V. también **cromatina.**

**EUCROMOSOMA** *(euchromosome)* V. **autosoma.**

**EUFORIA** *(euphoria)* **1.** Sensación de bienestar o alegría. **2.** Sentido anormal o exagerado de bienestar físico y emocional, sin una base real, desproporcionado con su causa o inadecuado con la situación tal como suele observarse en la fase maníaca de la enfermedad bipolar y en algunas formas de esquizofrenia, trastornos mentales orgánicos y estados de intoxicación. Consultar la voz **éxtasis.**

**EUFORIZANTE** *(euphoretic)* **1.** (Relativo a una sustancia o un acontecimiento). Que tiende a producir un estado de euforia. **2.** Sustancia que tiende a producir euforia, como el LSD, mescalina, marihuana y otros fármacos alucinógenos.

**EUGAMIA** *(eugamy)* Unión de dos gametos que contienen el mismo número haploide de cromosomas.

**EUGENESIA** *(eugenics)* Estudio de los métodos de control de las características de futuras poblaciones humanas mediante emparejamiento selectivo. Denominado también **eugenia.**

**EUGLOBULINA** *(euglobulin)* Globulina "auténtica" (proteína insoluble en agua destilada). Ésta es una de las distintas propiedades que se utilizan para clasificar las proteínas. Consultar las voces **albúmina; crioglobulina.** V. también **proteína plasmática; electroforesis.**

**EUNUCO** *(eunuch)* Varón al que se han extirpado los testículos. La ausencia de hormonas masculinas antes de la pubertad produce síntomas feminoides como voz aguda y ausencia de barba. V. también **carácter sexual secundario.**

**EUNUCO FÉRTIL, SÍNDROME DEL** *(fertile eunuch syndrome)* Trastorno hormonal hipogonadotrófico que sólo afecta a los varones, en el que la cantidad de testosterona y hormona foliculoestimulante es inadecuada para inducir la espermatogénesis y el desarrollo de las características sexuales secundarias. Si no se administran hormonas, el individuo afecto adquiere el aspecto de un eunuco.

**EUNUCOIDISMO** *(eunuchoidism)* Deficiencia de la función

de la hormona masculina o su formación por los testículos. Produce esterilidad, talla anormal, testículos pequeños y desarrollo deficiente de los caracteres sexuales secundarios, la libido y la potencia.

**EUNUCOIDISMO ACROMEGÁLICO** *(acromegalic eunuchoidism)* Enfemedad rara caracterizada por atrofia genital y desarrollo de características sexuales secundarias femeninas que aparece en hombres con acromegalia avanzada y es producida por un adenoma cromófilo de la hipófisis anterior. Inicialmente puede estimular la función gonadal del lóbulo anterior pero, al ir creciendo el tumor, el paciente desarrolla impotencia, pérdida del vello facial, axilar y púbico, suavizamiento de la piel y distribución femenina de la grasa. Denominado también **infantilismo retrógrado.**

**EUNUCOIDISMO DISPITUITARIO TARDÍO** *(late dyspituitary eunuchoidism)* V. **eunucoidismo acromegálico.**

**EUPLOIDE** *(euploid, euploidic)* **1.** Relativo a un individuo, organismo, cepa o célula con un número de cromosomas que es un múltiplo exacto de la cifra haploide básica característica de la especie (diploide, triploide, tetraploide o poliploide). **2.** Se aplica al individuo, organismo, cepa o célula que posee ese número de cromosomas. Consultar la voz **aneuploide.**

**EUPLOIDÍA** *(euploidy)* Variación en el número de cromosomas que corresponde a un múltiplo exacto del número haploide característico.

**EUPNEA** *(eupnea)* Respiración normal.

**EUROPIO (Eu)** *(europium [Eu])* Elemento químico metálico perteneciente al grupo de las tierras raras. Su número atómico es 63 y su peso atómico, 151, 96.

**EUSTAQUIO, TROMPA DE** *(eustachian tube)* Conducto recubierto de mucosa que une la nasofaringe y la cavidad timpática permitiendo que se iguale la presión del oído interno con la atmosférica.

**EUSTAQUIO, VÁLVULA DE** *(eustachian valve)* V. **cava inferior, vena.**

**EUTANASIA** *(euthanasia)* Acto de favorecer deliberadamente la muerte de una persona que está afectada de una enfermedad incurable, bien de forma activa, con la administración de una sustancia letal, o pasivamente, dejando que el paciente muera sin ningún tratamiento.

**EUTANASIA ACTIVA** *(active euthanasia)* Acto de matar a un individuo afecto de una enfermedad incurable o una lesión irreparable, especialmente mediante la administración de un fármaco letal. Denominada también **eutanasia positiva.** V. **eutanasia pasiva.**

**EUTANASIA PASIVA** *(passive euthanasia)* Opción ética por la que se permite que las personas en situación terminal mueran sin que se tomen medidas excepcionales para prolongar sus vidas, tales como empleo de dispositivos artificiales o sistemas orgánicos capaces de mantener el latido cardíaco y las ondas cerebrales, pero que no pueden ofrecer ninguna esperanza de supervivencia natural.

**EUTANASIA POSITIVA** *(positive euthanasia)* V. **eutanasia activa.**

**EVACUAR** *(evacuate)* Eliminar una sustancia de la cavidad, espacio, órgano o conducto del organismo.

**EVAGINACIÓN** *(evagination)* Vuelta de dentro hacia fuera o protrusión de una parte u órgano del cuerpo.

**EVAPORACIÓN** *(evaporation)* Paso de una sustancia del estado líquido al gaseoso. El proceso se acelera con el aumento de la temperatura y la disminución de la presión atmósferica. V. también **ebullición, punto de.**

**EVASIÓN, RESPUESTA CONDICIONADA DE** *(conditioned avoidance response)* Reacción aprendida consciente o inconsciente para evitar un estímulo desagradable o doloroso o prevenir su aparición.

**EVENTRACIÓN** *(eventration)* Protrusión de los intestinos desde el abdomen.

**EVISCERACIÓN** *(evisceration)* **1.** Extracción de una víscera de la cavidad abdominal, desintestinación. **2.** Extracción del contenido de un órgano o ese órgano de una cavidad. **3.** Protrusión de un órgano interno a través de una herida o incisión quirúrgica, normalmente en la pared abdominal.

**EVITACIÓN** *(avoidance)* (Psiquiatría). Mecanismo de defensa consciente o inconsciente, de naturaleza física o psicológica, por el que el individuo intenta evitar o escapar de estímulos, conflictos o sentimientos desagradables, como la ansiedad, el miedo, el dolor o el peligro.

**EVOCACIÓN** *(evocation)* (Embriología). Alteración morfogenética específica que sufre un embrión en desarrollo como consecuencia de la acción de un factor evocador aislado. V. también **inducción.**

**EVOCADOR** *(evocator)* Sustancia química específica u hormona que es emitida por la porción organizadora del tejido embrionario y que actúa como estímulo morfogenético en el embrión en desarrollo.

**EVOLUCIÓN** *(evolution)* **1.** Proceso gradual, ordenado y continuado de cambio y desarrollo desde un estado o condición hasta otro. Comprende todos los aspectos de la vida incluyendo el desarrollo físico, psicológico, sociológico, cultural e intelectual e implica un avance progresivo desde una forma o estado sencillos a otros más complejos mediante procesos de modificación, diferenciación y crecimiento. **2.** Teoría del origen y propagación de todas las especies de animales y plantas incluido el hombre así como su desarrollo desde formas inferiores a otras más complejas a través de la selección natural de las variantes producida por mutaciones genéticas, hibridación y endogamia. Entre los distintos tipos de concepciones de la evolución figuran la **evolución determinista,** la **evolución convergente,** la **evolución ortogénica** y la **evolución repentina.**

**EVOLUCIÓN, REGISTRO DE LA** *(progress notes)* (Historia clínica). Anotaciones escritas por la enfermera y el médico para describir el estado del enfermo y los tratamientos administrados o prescritos. Pueden seguir a las anotaciones correspondientes a la historia patológica. Las notas del médico se centran en los aspectos médicos o terapéuticos del estado y la asistencia del paciente; las de la enfermera, si bien tienen en cuenta aspectos médicos, atienden más a los objetivos de su propio plan de actuación.

**EVOLUCIÓN BÁTMICA** *(bathmic evolution)* V. **evolución ortogénica.**

**EVOLUCIÓN CONVERGENTE** *(convergent evolution)* Desarrollo de estructuras y funciones semejantes en especies filogenéticamente muy distantes, ante condiciones ambientales similares.

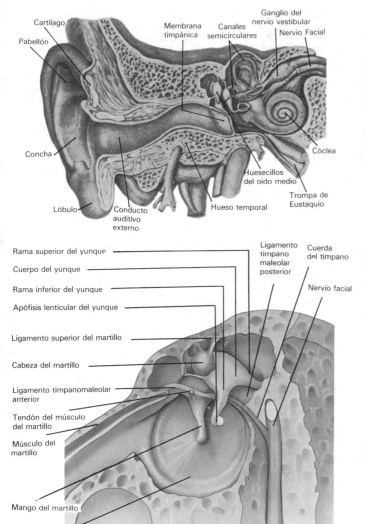

Cartílago
Pabellón
Membrana timpánica
Canales semicirculares
Ganglio del nervio vestibular
Nervio Facial
Concha
Cóclea
Huesecillos del oído medio
Trompa de Eustaquio
Lóbulo
Conducto auditivo externo
Hueso temporal

Rama superior del yunque
Cuerpo del yunque
Rama inferior del yunque
Apófisis lenticular del yunque
Ligamento superior del martillo
Cabeza del martillo
Ligamento timpanomaleolar anterior
Tendón del músculo del martillo
Músculo del martillo
Mango del martillo
Membrana del tímpano

Ligamento tímpano maleolar posterior
Cuerda del tímpano
Nervio facial

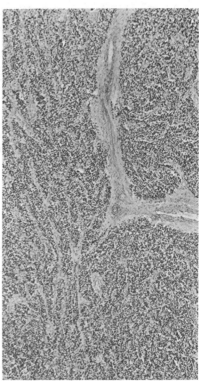

EWING, sarcoma de. Microfotografía de sarcoma microcelular de crecimiento pericapilar.

EUSTAQUIO, TROMPA DE. Los dibujos de la izquierda muestran (arriba) el aspecto de la pared externa o timpánica de la caja del tímpano derecha de donde parte la trompa de Eustaquio. Abajo, esquema de la misma figura en el que se indican todas sus partes.

**EVOLUCIÓN DETERMINISTA** (determinant evolution) Teoría que sostiene que la evolución progresa según un curso predeterminado. V. también **ortogénesis.**

**EVOLUCIÓN ESPONTÁNEA** (spontaneous evolution) Parto no asistido de un feto en posición transversa. V. también **Deman, evolución espontánea de.**

**EVOLUCIÓN ORGÁNICA** (organic evolution) Teoría según la cual todas las formas existentes de vida animal y vegetal descienden de formas más simples o de una célula única; origen y perpetuación de las especies.

**EVOLUCIÓN ORTOGÉNICA** (orthogenic evolution) Variación en un animal o vegetal inducida exclusivamente por un factor intrínseco, con independencia de los elementos ambientales. Denominada también **evolución bátmica.**

**EVOLUCIÓN REPENTINA** (emergent evolution) Teoría según la cual la evolución se produce por una serie de cambios importantes en ciertas etapas críticas, y se debe a redistribución total de los elementos existentes, de forma que aparecen dentro de la especie características por completo nuevas e impredecibles. V. también **evolución saltatoria.**

**EVOLUCIÓN SALTATORIA** (saltatory evolution) Aparición de un repentino y abrupto cambio en una especie, debido a una mutación. Progresión de una especie por cambios notables repentinos más que por acumulación de pequeños cambios sucesivos. Es fenómeno especialmente frecuente en las plantas por un fenómeno de poliploidia. V. también **evolución repentina.**

**EWING, SARCOMA DE** (Ewing's sarcoma) Tumor maligno que se desarrolla en la medula ósea generalmente de los huesos largos o de la pelvis. Afecta casi simpre a adolescentes varones y se caracteriza por dolor, hinchazón local, fiebre y leucocitosis. El tumor es una masa blanda, grisácea que se desmenuza fácilmente y que puede invadir los tejidos blandos circundantes. Es difícil de dintinguir histológicamente del neuroblastoma o el reticulosarcoma. La radioterapia suele producir una respuesta inicial espectacular pero son frecuentes las recidivas. Puede recomendarse la extirpación quirúrgica, la mayoría de las veces con amputación. Denominado también **Ewing, tumor de.** V. también **neuroblastoma; reticulosarcoma.**

**EWING, TUMOR DE** (*Ewing's tumor*) V. **mieloma endotelial.**

**EX-** Prefijo que significa "lejos de, fuera, sin": *exocrino, excoriación, exfoliado.*

**EXACERBACIÓN** (*exacerbation*) Aumento de la gravedad de una enfermedad o trastorno que viene marcado por la mayor intensidad de los signos o síntomas que presenta el paciente.

**EXANGUINOTRANSFUSIÓN EN EL RECIÉN NACIDO** (*exchange transfusion in the newborn*) Intercambio del 75-80 % de la sangre circulante de un recién nacido con sangre total mediante extracciones repetidas de pequeñas cantidades y sustitución de las mismas con cantidades iguales de sangre del donante. El procedimiento tiene por objeto mejorar la capacidad de transporte de oxígeno de la sangre en el tratamiento de la eritroblastosis, eliminando anticuerpos Rh y ABO, eritrocitos sensibilizados susceptibles de hemólisis y bilirrubina acumulada.

MÉTODO: Se prepara un calentador radiante con monitores cardíaco y respiratorio y un equipo de reanimación con fármacos, oxígeno, mascarilla, aparato de aspiración, glucosa, calcio y bicarbonato sódico. Se comprueban los re-

sultados analíticos del niño, especialmente los niveles de bilirrubina, hemoglobina, calcio y hematócrito, así como el hemocultivo y la cifra de glucemia. La sangre del donante no debe tener más de 48 horas de antigüedad; si no se puede utilizar sangre fresca, se mezcla sangre congelada con plasma congelado o plasmanato. Antes de la exanguinotransfusión, el niño debe permanecer en ayunas durante 3 ó 4 horas o, en todo caso, se realiza una aspiración del contenido gástrico. La sangre se calienta y el médico introduce un catéter en la vena umbilical. Junto con la sangre puede administrarse albúmina y el procedimiento puede llevarse a cabo bajo control por iluminación de fototerapia. En el curso de la exanguinotransfusión hay que vigilar la aparición de signos tales como bradicardia inferior a 100 latidos por minuto, cianosis, hipotermia, vómitos, aspiración, apnea, embolismo gaseoso, distensión abdominal o parada cardíaca. Cada cinco minutos se comprueban las frecuencias respiratoria y cardíaca y cada 15-30 min la temperatura axilar. Periódicamente se inspecciona la integridad de todas las conexiones. Las cantidades de sangre extraídas e infundidas se registran cuidadosamente y en la última sangre extraída se repiten los estudios analíticos. Tras el procedimiento, hay que vigilar al niño por si presenta signos de taquicardia o bradicardia, taquipnea o bradipnea, hipotermia, letargia, inquietud, aumento de la ictericia, cianosis, edema, orina oscura, hemorragia en el cordón, convulsiones o complicaciones tales como alteraciones de la coagulación, hipocalcemia, insuficiencia cardíaca, hipoglucemia, sepsis, acidosis, hipercaliemia, formación de trombos o shock. El niño debe mantenerse en un ambiente térmico neutro y manipularse lo mínimo posible y con suavidad durante las siguientes 3 o 4 horas. Durante ese tiempo se controlan las frecuencias cardíaca

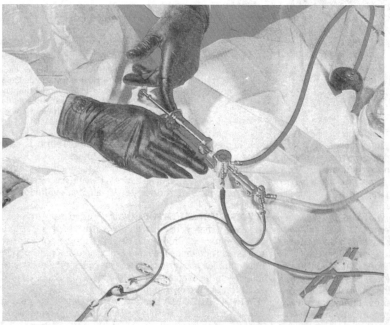

EXANGUINOTRANSFUSIÓN EN EL RECIÉN NACIDO. La eritroblastosis fetal severa requiere como tratamiento una exanguinotransfusión que sustituya un 75 u 80 por ciento de la sangre del bebé para eliminar los anticuerpos Rh, ABO, eritrocitos sensibilizados y bilirrubina acumulada. La extracción y la inyección de sangre se realiza al mismo tiempo y en varias etapas, sustituyendo una pequeña cantidad de sangre cada vez.

y respiratoria cada 15 minutos y posteriormente cada 30-60 minutos, durante 24 o 48 horas. La temperatura axilar se toma cada 1-3 horas durante las 48 horas siguientes, y el cordón es observado cada 5-15 minutos, por si aparece hemorragia en las dos horas siguientes a la transfusión. En las 4 o 6 horas posteriores al procedimiento se debe instaurar la alimentación del niño con cucharilla o con un biberón provisto de una tetina blanda con una perforación amplia a fin de asegurar una succión fácil, el niño debe ser alimentado lentamente y cambiado de posición después de cada toma. Es muy importante controlar la ingesta y diuresis de líquidos e instaurar las medidas adicionales que se aplican a todo recién nacido de alto riesgo.

CRITERIOS IMPORTANTES: La exanguinotransfusión generalmente sólo se practica a lactantes de alto riesgo pero resulta muy eficaz para combatir la anemia hemolítica y la hiperbilirrubinemia asociadas con la eritroblastosis neonatal.

**EXANTEMA** *(exanthema)* Erupción cutánea como la que se produce en cualquiera de las enfermedades infecciosas propias de la infancia, como la varicela, el sarampión o la rubeola. Consultar la voz **enantema**.

**EXANTEMA SÚBITO** *(exanthem subitum)* V. **roseola.**

**EXCAVACIÓN RECTOUTERINA** *(rectouterine excavation)* V. **Douglas, fondo de saco de.**

**EXCIPIENTE** *(vehicle)* Sustancia inerte con la que se mezcla una medicación para facilitar su medida y administración.

**EXCONDROMA** *(ecchondroma)* Tumor cartilaginoso benigno que se desarrolla en la superficie del cartílago o bajo el periostio del hueso.

**EXCRECIÓN** *(excretion)* Proceso de eliminación de sustancias de órganos o tejidos corporales como parte de una actividad metabólica natural. Suele comenzar a nivel celular, donde el agua, el dióxido de carbono y otros productos de desecho del metabolismo de una célula son vaciados en los capilares. La epidermis excreta diariamente células muertas por descamación.

**EXCRETAR** *(excrete)* Evacuar una sustancia de desecho del organismo, generalmente por medio de una secreción normal, como por ejemplo un fármaco que puede ser excretado a través de la leche.

**EXCRETOR** *(excretory)* Relativo al proceso de excreción; este término suele utilizarse en combinación con otro para identificar un objeto o procedimiento asociado con la excreción; por ejemplo **urografía excretora.**

**EXCRETOR, CONDUCTO** *(excretory duct)* Conducto que sirve de vía pero no tiene carácter secretor.

**EXFOLIACIÓN** *(exfoliation)* Desprendimiento de las capas muertas de la piel. Se trata de un proceso normal que puede exagerarse en ciertas enfermedades cutáneas o con las quemaduras solares importantes. V. también **descamación; dermatitis exfoliativa.**

**EXFOLIACIÓN LAMINAR DEL RECIÉN NACIDO** *(lamellar exfoliation of the newborn)* Alteración cutánea congénita, transmitida por un gen autosómico recesivo y caracterizada por la presencia de una membrana escamosa y apergaminada que cubre al niño y se despega en las primeras 24 horas. Después cicatriza por completo o se desarrolla un proceso progresivo menos agudo de reparación

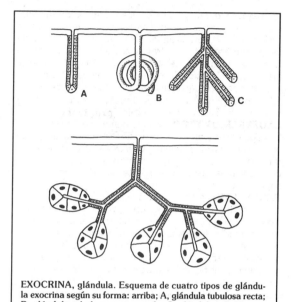

EXOCRINA, glándula. Esquema de cuatro tipos de glándula exocrina según su forma: arriba; A, glándula tubulosa recta; B, glándula tubulosa contorneada; C, glándula tubulosa ramificada. Abajo, glándula acinosa compuesta.

y sustitución de las escamas. Denominada también **ictiosis congénita; ictiosis fetal.**

**EXHALACIÓN** *(exhalation)* V. **espiración.**

**EXHIBICIONISMO** *(exhibitionism)* **1.** Ostentación de uno mismo o las propias capacidades para atraer la atención de los demás. **2.** (Psiquiatría). Trastorno psicosexual que afecta al hombre y que se caracteriza por la tendencia repetitiva a exponer los genitales a mujeres o niñas desconocidas en situaciones socialmente inaceptables como forma de conseguir excitación y gratificación sexual. V. también **parafilia; escopofilia.**

**EXOCRINA, GLÁNDULA** *(exocrine gland)* Glándula multicelular que puede ser de dos tipos y que desemboca en la superficie de la piel a través de los conductos epiteliales, como las glándulas sudoríparas y las sebáceas. Pueden ser: sencillas, si poseen sólo un conducto, y compuestas, si tienen más de un conducto.

**EXOCRINO** *(exocrine)* Relativo al proceso de secretar a través de un conducto hacia la superficie de un órgano o tejido o el interior de un vaso, como es el caso de una glándula que secreta a través de un conducto. Consultar la voz **endocrino, sistema.** V. también **ecrino.**

**EXOFÍTICO** *(exophytic)* Relativo a la tendencia a crecer hacia fuera, como los tumores que crecen sobre la superficie o la porción externa de un órgano o estructura.

**EXOFORIA** *(exophoria)* Desviación del eje visual de un ojo con respecto al del otro que se produce en ausencia de estímulos visuales de fusión. Consultar la voz **exotropía.**

**EXOFTALMIA** *(exophthalmia)* Trastorno caracterizado por una marcada protrusión de los globos oculares debido generalmente a aumento del volumen del contenido orbitario producido por un tumor, hinchazón asociada con edema o hemorragia cerebral, intraocular o intraorbitaria, parálisis o traumatismo de los músculos extraoculares o trombosis del seno cavernoso. También puede responder a trastornos endocrinos, como el hipertiroidismo y la enfermedad de Graves, existencia de venas varicosas en el interior de la órbita o lesión de los huesos orbitarios. En la exoftalmia se afecta a veces la agudeza visual y pueden aparecer también queratitis, ulceración, infección y ceguera. La exoftalmia avanzada suele ser irreversible. Denominada también **proptosis**.

**EXOFTALMÓMETRO** (exophthalmometer) Instrumento utilizado para medir el grado de desplazamiento hacia delante del ojo en el exoftalmos. Con este aparato puede determinarse la distancia que existe entre el centro de la córnea y el reborde orbitario externo, la cual rara vez es superior a 18 mm.

**EXOFTALMOS** (exophthalmos, exophthalmus) Protrusión de uno de los dos globos oculares producida por traumatismo, lesiones intracraneales, trastornos intraorbitarios o enfermedades sistémicas, la más frecuente de las cuales es el hipertiroidismo. También puede darse en la acromegalia, enfermedad de Cushing, amiloidosis sistémica, granulomatosis de Wegener o como resultado de la infiltración leucémica de los espacios retrobulbares, infección o tumoración nasofaríngea, enfermedad inflamatoria o tumoral intraorbitaria, anomalía vascular como aneurisma de la arteria oftálmica, malformación arteriovenosa, hemangioma o presencia de varices. A veces, el paciente

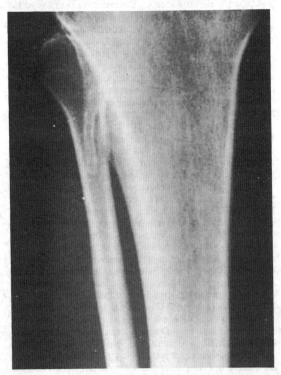

**EXOSTOSIS.** Radiografía de la porción proximal de la epífisis de la tibia con exostosis.

debe utilizar gafas oscuras o algún sistema protector para evitar las abrasiones corneales. El exoftalmos de larga duración puede producir la desecación, infección o ulceración de la córnea. El tratamiento consiste en el control del hipertiroidismo si existe, la administración de prednisona o, como último recurso, la descompresión transantral o craneotomía transfrontal.

**EXOFTALMOS-MACROGLOSIA-GIGANTISMO, SÍNDROME DE** (exophthalmos-macroglosia-gigantism syndrome) V. **EMG, síndrome**.

**EXÓGENO** (exogenous) Que crece en el exterior del organismo. Que se produce por causas externas, como la enfermedad producida por un agente bacteriano o viral.

**EXÓN** (Genética molecular). Porción de una molécula de ADN que produce el codón para la terminación del ARN.

**EXONUCLEASA** (exonucleasa)(Genética molecular). Nucleasa que degrada el ADN por sus extremos.

**EXOSTOSIS** (exostosis) Formación benigna anormal que asienta sobre la superficie de un hueso.

**EXOSTOSIS CARTILAGINOSA MÚLTIPLE** (multiple cartilaginous exostoses) V. **aclasia diafisiaria.**

**EXOSTOSIS MÚLTIPLE HEREDITARIA** (hereditary multiple exostoses) Enfermedad discondroplásica familiar rara que se se caracteriza por la formación de protuberancias en las diáfisis de los huesos largos, que pueden formar casquetes cartilaginosos recubriendo los extremos óseos. Las articulaciones afectadas pierden su movilidad y se detiene el crecimiento de los huesos. La enfermedad comienza en la infancia y no tiene curación. En casos muy raros, una de las exostosis se maligniza y se convierte en un condrosarcoma. V. también **Ollier, discondroplasia de.**

**EXOTOXINA** (exotoxin)Toxina secretada o excretada por un microorganismo vivo. Consultar la voz **endotoxina.**

**EXOTROPÍA** (exotropia)Estrabismo caracterizado por la desviación hacia fuera de un ojo con respecto al otro. Consultar la voz **exoforia** V. también **estrabismo.**

**EXPANSOR DEL VOLUMEN PLASMÁTICO**. V. **dextrano, preparado de**.

**EXPECTANTE, TRATAMIENTO** (expectant treatment) Aplicación de medidas terapéuticas para mejorar los síntomas que van surgiendo en la evolución de una enfermedad sin tratar la causa de la misma. Algunas formas de tratamiento expectante son las amputaciones que se realizan en pacientes diabéticos para controlar la gangrena, los procedimientos de cortocircuito coronario en la arteriosclerosis generalizada y el trasplante de tendones en la artritis reumatoide grave.

**EXPECTORACIÓN** (expectoration)Expulsión de moco, esputo o líquido de la tráquea y los pulmones mediante la tos.

**EXPECTORANTE** (expectorant)**1.** Relativo a una sustancia que favorece la eliminación de moco u otros exudados de los pulmones, bronquios y tráquea. **2.** Se aplica a un agente que favorece la expectoración reduciendo la viscosidad de las secreciones pulmonares o disminuyendo la fuerza de adherencia de los exudados a las vías respiratorias inferiores. Entre los fármacos expectorantes más utilizados destacan la acetilcisteína, la guaifenesina, el hidrato de terpina y el tiloxapol.

**EXPLORACIÓN FÍSICA** *(physical examination)* Investigación de las distintas partes del organismo para determinar su estado de salud con ayuda de las técnicas de inspección, palpación, percusión, auscultación y olfación. La exploración física, la historia clínica y las pruebas analíticas iniciales constituyen unos datos básicos sobre los cuales se elabora el diagnóstico y se desarrolla un plan de tratamiento.

**EXPLORACIÓN GINECOLÓGICA** *(gynecologic examination)* V. **ginecológica interconcepcional asistencia.**

**EXPLORACIÓN SELECTIVA** *(screening)* **1.** Procedimiento preliminar, como una prueba o un examen, para detectar el signo o signos más característicos de un trastorno que puede precisar una investigación más profunda. **2.** Examen de una gran muestra de población para detectar una enfermedad o trastorno específico, como por ejemplo la hipertensión.

**EXPLORACIÓN SELECTIVA GENÉTICA** *(genetic screening)* Investigación de una población específica de personas con el fin de detectar la presencia de enfermedades incipientes o francas, como la fenilcetonuria en los recién nacidos, e identificar a los individuos que poseen genes defectuosos. Además sirve para obtener información sobre la incidencia de un trastorno dentro de la población y proporcionar consejo genético, específicamente a los individuos que presentan cierto riesgo, como los familiares cercanos de los pacientes con errores congénitos del metabolismo o los componentes de ciertos grupos étnicos que sufren una alta incidencia de determinadas enfermedades, por ejemplo, de anemia drepanocítica en los negros y de enfermedad de Tay-Sachs en los judíos ashkenazis. Cuando se combinan con la educación y el consejo, los programas de exploración masivos pueden ser eficaces para el control de los trastornos genéticos. V. también **consejo genético.**

**EXPLORACIÓN SELECTIVA MULTIFÁSICA** *(multiphasic screening)* Técnica utilizada para descubrir ciertas enfermedades en la población general basándose en una batería de pruebas. Sirve para identificar cualquiera de las diferentes enfermedades estudiadas en un grupo de personas aparentemente sanas.

**EXPRESIÓN** *(expression)* **1.** Indicación de un estado físico o emocional mediante el aspecto facial o la entonación vocal. **2.** Acto de presionar o exprimir a fin de expeler algo, como por ejemplo leche de la mama. **3.** (Genética). Efecto detectable en el genotipo de un rasgo o condición en particular. V. también **expresividad.**

**EXPRESIÓN, MÚSCULO DE LA** *(muscle of expression)* V. **facial, músculo.**

**EXPRESIVIDAD** *(expressivity)* (Genética). Variabilidad con la cual se modifican los patrones básicos de la herencia tanto en grado como en variedad mediante el efecto de un determinado gen en las personas del mismo genotipo. La polidactilia puede expresarse en los pies en una generación y en las manos en otra.

**ÉXTASIS** *(ecstasy)* Estado emocional caracterizado por regocijo, deleite, embelesamiento o frenesí. Consultar las voces **euforia; manía.**

**EXTENSIÓN** *(extension)* Movimiento realizado por ciertas articulaciones del esqueleto que aumenta el ángulo entre dos huesos adjuntos, como es el caso de la extensión de la pierna en la cual aumenta el ángulo entre el fémur y la tibia. Consultar la voz **flexión.**

**EXTENSOR COMÚN DE LOS DEDOS DE LA MANO, MÚSCULO** *(extensor digitorum)* Uno de los siete músculos superficiales de la parte posterior del antebrazo. Se origina en el epicóndilo del húmero, los tabiques intermusculares que lo separan de los músculos adyacentes y la fascia antebraquial. Se divide distalmente en cuatro tendones que atraviesan el ligamento del carpo y divergen en el dorso de la mano insertándose en la segunda y tercera falanges de los cuatro últimos dedos. Está inervado por una rama del nervio radial profundo que contiene fibras de los nervios cervicales VI, VII y VIII y su función es extender las falanges y, mediante una acción continuada, la muñeca. Consultar las voces **extensor propio del meñique, músculo; primer radial externo, músculo; segundo radial externo, músculo.**

**EXTENSOR LARGO DE LOS DEDOS DEL PIE, MÚSCULO** *(extensor digitorum longus)* Músculo penniforme situado en la parte externa de la cara anterior de la pierna. Es uno de los tres músculos crurales anteriores y se origina en el cóndilo externo de la tibia, la superficie anterior del peroné, la superficie profunda de la fascia y los tabiques intermusculares. Su tendón distal pasa bajo el ligamento anular del tarso y se divide en cuatro porciones que se insertan en las falanges segunda y tercera de los cuatro últimos dedos del pie. Está inervado por ramas del nervio peroneo profundo o tibial anterior que contiene fibras de los nervios IV y V lumbares y I sacro. Su función es la extensión de las falanges proximales de los cuatro últimos dedos del pie y la flexión dorsal y pronación de éste. Consultar la voz **tibial anterior, músculo.**

**EXTENSOR PROPIO DEL MEÑIQUE, MÚSCULO** *(extensor digiti minimi)* Uno de los siete músculos superficiales de la parte posterior del antebrazo. Se localiza en la cara interna del músculo extensor común de los dedos; se trata de un músculo muy delgado que se origina junto al extensor del V dedo a la altura de la parte posterior de la primera falange. Está inervado por una rama del nervio radial profundo que contiene fibras de los nervios cervicales VI, VII y VIII; su función es extender el dedo meñique. Consultar las voces **extensor común de los dedos, músculo; primer radial externo, músculo; segundo radial externo, músculo.**

**EXTERNO** *(external)* **1.** Que se encuentra al exterior del cuerpo o de un órgano. **2.** Que actúa desde el exterior como una influencia externa o un factor exógeno. **3.** Relativo al aspecto externo o visible. Consultar la voz **interno.**

**EXTEROCEPTIVO** *(exteroceptive)* Relativo a los estímulos que se originan en el exterior del cuerpo o a los receptores sensoriales que activan. Consultar la voz **interoceptivo; propiocepción.**

**EXTEROCEPTOR** *(exteroceptor)* Terminación nerviosa sensorial, como por ejemplo las localizadas en la piel, las membranas mucosas o los órganos de los sentidos, que responden a los estímulos originados fuera del organismo, como el tacto, la presión o el sonido. Consultar las voces **interoceptor; propioceptor.** V. también **quimiorreceptor.**

**EXTIRPAR** *(excise)* Eliminar completamente un órgano como las amígdalas palatinas.

**EXTRACAPSULAR, FRACTURA** *(extracapsular fracture)* Cualquier fractura producida cerca de una articulación pero que no afecta directamente a la cápsula articular. Es extraordinariamente frecuente en la cadera.

**EXTRACCIÓN DE NALGAS** *(breech extraction)* Intervención obstétrica que consiste en asir a un feto que viene de pies o nalgas antes de que haya salido ninguna parte del tronco y extraerlo mediante tracción. Consultar la voz **parto de nalgas asistido.**

**EXTRACELULAR** *(extracellular)* Que se produce fuera de una célula o tejido celular o en cavidades o espacios situados entre capas celulares o grupos de células. V. también **célula; edema; intersticial.**

**EXTRACELULAR, LÍQUIDO** *(extracellular fluid)* Porción del líquido corporal que comprende el líquido intersticial y el plasma sanguíneo. El cuerpo de un adulto contiene alrededor de 11,2 litros de líquido intersticial que constituyen aproximadamente el 16 % del peso corporal y alrededor de 2,8 litros de plasma que constituyen aproximadamente el 4 % del peso corporal. El plasma y el líquido intersticial son muy similares químicamente y junto con el líquido intracelular ayudan a controlar el movimiento de agua y electrólitos a través del organismo. Algunos de los componentes ionizados importantes del líquido extracelular son proteínas, magnesio, potasio, cloro, calcio y ciertos sulfatos.

**EXTRACORPÓREO** *(extracorporeal)* Algo que se encuentra fuera del organismo. P. ej. la circulación extra-

corpórea, en la que la sangre es desviada hacia el exterior del cuerpo, hacia una máquina corazón pulmón, para ser devuelta al organismo a través de la arteria femoral.

**EXTRADURAL** *(extradural)* Fuera de la duramadre.

**ESTRAOCULAR** *(extraocular)* Que se halla situado fuera del ojo.

**EXTRAPIRAMIDAL** *(extrapyramidal)* **1.** Relativo a los tejidos y estructuras del cerebro que guardan relación con el movimiento del cuerpo, excluidas las neuronas motoras, la corteza motora y las vías corticoespinal y corticobular. **2.** Relativo a la función de dichas estructuras.

**EXTRAPIRAMIDAL, ENFERMEDAD** *(extrapyramidal disease)* Enfermedades caracterizadas por movimientos involuntarios, alteraciones en el tono muscular y anomalías de la postura; pertenecen a este grupo la discinesia tardía, la corea, la atetosis y la enfermedad de Parkinson.

**EXTRAPIRAMIDAL, REACCIÓN** *(extrapyramidal reaction)* Respuesta a un tratamiento o un fármaco caracterizado por los signos típicos de las enfermedades extrapiramidales. Estas reacciones pueden persistir o regresar una vez se ha suspendido el tratamiento o fármaco en cuestión.

**EXTRAPIRAMIDAL, SISTEMA** *(extrapyramidal system)* Parte del sistema nervioso compuesta por los ganglios basales, el locus niger, el núcleo subtalámico, parte del cerebro medio y las neuronas motoras de la medula. Controla las actividades motoras necesarias para la locomoción y la estática, el soporte del cuerpo y la postura. Denominado también **extrapiramidal, vía.**

**EXTRAPIRAMIDAL, VÍA** *(extrapyramidal tracts)* Tra-

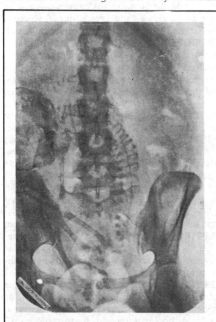
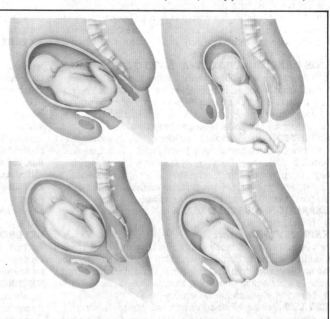

EXTRACCIÓN DE NALGAS. A la izquierda, radiografía de una presentación de nalgas. A la derecha, cuatro fases de la expulsión del feto en posición de nalgas. En la actualidad, la cesárea sustituye casi siempre a la extracción de nalgas, evitándose así al feto los peligros de un parto distócico.

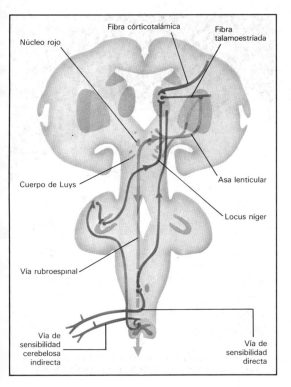

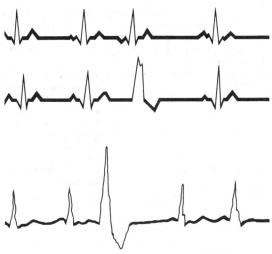

**EXTRASÍSTOLE.** Arriba, trazado electrocardiográfico de una extrasístole supraventricular. En el centro, trazado de una extrasístole ventricular. En ambos casos el ritmo fundamental se interrumpe por un latido prematuro seguido de la reanudación del ritmo sinusal. Abajo, el trazado corresponde a una interrupción del ritmo sinusal debido a una extrasístole ventricular aislada.

**EXTRAPIRAMIDAL, vía.** Esquema del trayecto de los nervios motores desde el cerebro hasta las astas anteriores de la médula espinal.

yecto de los nervios motores que van desde el cerebro hasta las astas anteriores de la medula espinal con exclusión de las fibras de las vías piramidales. Dentro del cerebro, la vía extrapiramidal comprende varias redes de motoneuronas entre las áreas motoras de la corteza cerebral, los ganglios basales, el tálamo, el cerebelo y el tronco del encéfalo. Actualmente se sigue investigando sobre las funciones precisas de esas redes y hasta el momento no se sabe cuál es su funcionamiento. Constituyen unidades funcionales más que anatómicas y comprenden los núcleos y fibras con exclusión de la vía piramidal. Especialmente controla y coordina los mecanismos posturales, estáticos, de sostén y locomotores y produce contracciones de grupos musculares secuencial o simultáneamente. Se incluyen también el cuerpo estriado, el núcleo subtalámico, el locus niger y el núcleo rojo junto con sus interconexiones con la formación reticular, el cerebelo y el cerebro.

**EXTRASÍSTOLE** *(extrasystole)* Contracción auricular o ventricular prematura que no modifica el ritmo fundamental del corazón.

**EXTRASÍSTOLE AURICULAR** *(premature atrial contraction)* Arritmia cardíaca caracterizada por la aparición de un latido auricular antes de la estimulación normal, que se refleja en el ECG con la aparición de una onda P precoz seguida de un complejo QRS normal. Puede aparecer aislada a lo largo de un trazado normal o en salvas. Entre las posibles causas figuran dilatación o isquemia auricular, estrés, cafeína y nicotina. Las extrasístoles auriculares aisladas no suelen tener importancia; sin embargo, si aparecen frecuentemente, pueden dar lugar a taquicardia o fibrilación auriculares, que originan disminución del gasto cardíaco.

**EXTRASÍSTOLE VENTRICULAR** *(premature ventricular contraction)* Arritmia cardíaca caracterizada por la aparición de un latido ventricular antes de la estimulación eléctrica normal, que se refleja en el ECG con la presencia de complejo QRS amplio y precoz que no va precedido de onda P. Pueden aparecer aisladas o regularmente, o en salvas. Algunas de las causas son el estrés, la acidosis, el desequilibrio electrolítico, la hipoxia, la hipercapnia, la dilatación ventricular y la intoxicación por ciertos fármacos, especialmente digital y quinidina. Las extrasístoles ventriculares aisladas carecen de importancia clínica, pero pueden originar taquicardia; la aparición frecuente de arritmia indica que existe irritabilidad miocárdica, y puede preceder a taquicardia o fibrilación ventriculares que dan lugar a alteración del gasto cardíaco. Algunos de los agentes útiles en el tratamiento son la procainamida, la lidocaína, el oxígeno, el bicarbonato sódico y el potasio.

**EXTRAVASACIÓN** *(extravasation)* Paso o escape hacia los tejidos de un líquido, generalmente sangre, suero o linfa. Consultar la voz **hemorragia**. V. también **exudado; trasudado.**

**EXTREMO ORIENTE, FIEBRE HEMORRÁGICA DEL** *(Far Eastern hemorrhagic fever)* Forma de fiebre hemorrágica epidémica, propia de Asia, que se transmite por un virus, y en la que actúa como portador un roedor. Se caracteriza por escalofríos, fiebre, cefalea, dolor abdominal, náuseas, vómitos, anorexia y una gran sed. Al desaparecer la fiebre, el enfermo puede sufrir shock con hipotensión. Durante la segunda semana de evolución, la sed continúa, aparece oliguria y la presión sanguínea se normaliza. En este momento se producen complicaciones como aumento de los niveles del nitrógeno ureico en sangre, hiperfosfatemia e hipercalcemia. Tras la fase oligúrica se produce una abundante diuresis con excreción de hasta 8 litros de orina por día con el consiguiente desequilibrio electrolítico. La mortalidad puede alcanzar el 33 %. No existe ningún tratamiento específico.

**EXTRÍNSECO, FACTOR** *(extrinsic factor)* V. **cianocobalamina**. Consultar también la voz **intrínseco, factor.**

**EXTROVERSIÓN, EXTRAVERSIÓN** *(extroversion, extraversion)* **1.** Tendencia a dirigir los propios intereses y energías hacia valores u objetos ajenos al yo. **2.** Estado en el cual el individuo se encuentra total o fundamentalmente preocupado por todo aquello ajeno a sí mismo. Consultar la voz **introversión.**

**EXTROVERTIDO, EXTRAVERTIDO** *(extrovert, extravert)* **1.** Persona cuyos intereses se dirigen fuera de sí misma y cuyas preocupaciones se centran principalmente en la realidad externa y el ambiente físico más que en los sentimientos y pensamientos íntimos. Suelen ser personas muy sociables, emprendedoras, impulsivas y emocionalmente expresivas. **2.** Persona caracterizada por su extroversión. Consultar la voz **introvertido.**

**EXTRUSIÓN, REFLEJO DE** *(extrusion reflex)* Respuesta normal del lactante que saca la lengua cuando la misma es tocada o deprimida. Comienza a desaparecer a los tres o cuatro meses de edad. Antes de ese tiempo los alimentos deben colocársele profundamente en el interior de la boca para que sean retenidos y deglutidos. La protrusión constante de una lengua grande puede ser un signo del síndrome de Down.

**EXTUBACIÓN** *(extubation)* Proceso de extraer un tubo de un orificio o cavidad del cuerpo. V. **intubación.**

**EXUDADO** *(exudate)* Líquido, células u otras sustancias que se han eliminado lentamente de las células o los vasos sanguíneos a través de pequeños poros o roturas en las membranas celulares. La perspiración es considerada por algunos como un exudado.

**EXUDATIVO** *(exudative)* Relativo a la exudación de líquidos y otros materiales de las células y tejidos, por lo general como resultado de una inflamación o lesión. Algunas enfermedades o trastornos se caracterizan por signos de exudación, como la enteropatía exudativa.

**EYACULACIÓN** *(ejaculation)* Expulsión súbita de semen a través de la uretra masculina, habitualmente durante la cópula, la masturbación o la emisión nocturna. Se trata de un acto reflejo en dos fases: primero, la esperma, el líquido seminal y las secreciones de la próstata y las glándulas bulbouretrales son desplazados hacia la uretra; después, las contracciones peristálticas espasmódicas y potentes fuerzan la eyaculación. La sensación de eyaculación se conoce como orgasmo masculino. El volumen del eyaculado suele oscilar entre 2 y 5 ml.; en general, cada mili-

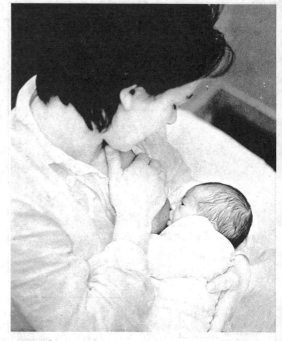

EYECCIÓN DE LA LECHE, REFLEJO DE. El estímulo táctil del pezón produce la eyección de la leche por las glándulas mamarias.

litro contiene de 50 a 150 millones de espermatozoides.

**EYACULACIÓN PRECOZ** *(premature ejaculation)* Eyaculación incontrolada y extemporánea que suele deberse a ansiedad durante la relación sexual. El paciente y su pareja pueden aprender técnicas de conducta destinadas a alargar el lapso de tiempo transcurrido entre la erección y la eyaculación. V. también **eyaculación** y **erección.**

**EYACULACIÓN RETARDADA** *(retarded ejaculation)* Incapacidad de un varón para eyacular después de haber conseguido una erección. Acompaña normalmente al proceso de envejecimiento.

**EYACULACIÓN RETRÓGRADA** *(retrograde ejaculation)* Eyaculación del semen en sentido opuesto, hacia la vejiga urinaria. Puede ser consecuencia de la cirugía prostática o de un trastorno congénito.

**EYACULADO** *(ejaculate)* Semen eliminado en una sola emisión. V. también **eyaculación.**

**EYACULADOR, CONDUCTO** *(ejaculatory duct)* Conducto por el que entra el semen en la uretra.

**EYECCIÓN DE LA LECHE, REFLEJO DE** *(milk-ejection reflex)* Reflejo normal en la mujer lactante provocado por estímulo táctil del pezón, que conduce a la eyección de leche por las glándulas de la mama. Este reflejo requiere conexiones nerviosas intactas entre el pezón y el hipotálamo, y liberación de la oxitocina por la hipófisis posterior hacia el torrente sanguíneo. V. también **oxitocina.**

**F** *(F)* Símbolo químico del **flúor**.

**F₁** *(F₁)* (Genética). Símbolo utilizado para representar la primera generación filial; prole heterocigota producida por el cruzamiento de dos sujetos no relacionados o por el cruce de una cepa dominante homocigota con otra recesiva.

**F₂** *(F₂)* (Genética). Símbolo utilizado para representar la segunda generación filial; prole producida por el emparejamiento de dos miembros de la generación $F_1$ o, en sentido amplio, por el cruce de dos cepas heterocigotas cualesquiera.

**FABISMO** *(favism)* Anemia hemolítica aguda producida por la ingestión de habas o la inhalación de polen de la planta *Vicia faba*. Los individuos sensibles sufren una deficiencia de glucosa-6-fosfato dehidrogenasa generalmente como resultado de una anomalía bioquímica hereditaria de los eritrocitos. Los síntomas son vértigo, cefalea, vómitos, fiebre, ictericia, eosinofilia y, con frecuencia, diarrea. Afecta sobre todo a personas procedentes del sur de Italia y se trata mediante transfusiones de sangre y evitando la ingestión de habas y el contacto con su polen. Denominado también **glucosa-6-fosfato dehidrogenasa, deficiencia de.**

**FABRY, SÍNDROME DE (ENFERMEDAD DE)** *(Fabry's syndrome)* V. **angioqueratoma difuso del cuerpo**.

**-FACCIÓN** *(-faction)* Sufijo que significa «proceso de fabricación»: **bilifacción, cilifacción, licuefacción**.

**FACIAL, ARTERIA** *(facial artery)* Arteria tortuosa par que se origina en la carótida externa, se divide en cuatro ramas cervicales y cinco faciales e irriga varios órganos y tejidos cefálicos. Las ramas cervicales de la arteria facial son la palatina ascendente, la tonsilar (o amigdalar), la glandular y la submentoniana. Las ramas faciales son la labial inferior, la labial superior, la nasal externa, la angular y la muscular.

**FACIAL, NERVIO** *(facial nerve)* Par craneal mixto, sensitivo y motor, que se origina en el tronco del encéfalo, en la base de la protuberancia y se divide inmediatamente por delante del oído en seis ramas que inervan el cuero cabelludo, la frente, los párpados, los músculos de la expresión facial, las mejillas y la mandíbula.

**FACIAL, VENA** *(facial vein)* Vena superficial par que drena sangre desoxigenada de las estructuras superficiales de la cara. Se origina en la unión de las venas frontal (supratroclear) y supraorbitaria, denominándose entonces vena angular, y acompaña a la arteria facial, discurre por debajo de los músculos cigomáticos mayor y menor, sigue el borde del masetero, se incurva en torno a la mandíbula para llegar al cuello y se comunica con las venas yugular anterior y yugular externa para desembocar en la yugular interna. La vena facial se anastomosa con el seno cavernoso a través de diversas venas como la angu-

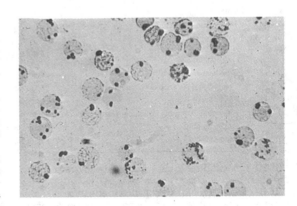

**FABISMO.** Microfotografía de cuerpos de Heinz, los corpúsculos redondeados y oscuros en disposición periférica, en un caso de fabismo.

lar, la supraorbitaria y la oftálmica superior. Como no posee válvulas para evitar el flujo retrógrado de la sangre, las infecciones de la piel situadas cerca de la nariz y de la boca pueden producir meningitis ya que, a través de la sangre, los microorganismos pueden alcanzar el seno cavernoso, desplazándose por las anastomosis.

**FACIALES, MÚSCULOS** *(facial muscle)* Cualquiera de los distintos músculos de la cara, difíciles de individualizar por confundirse con sus vecinos en su terminación o inserción, de forma que no pueden independizarse en todo su trayecto. Hay cinco grupos: los del cuero cabelludo, los extrínsecos del oído, los de la nariz, los palpebrales y los de la boca. El músculo cutáneo del cuello pertenece al grupo facial, pero se describe junto con los músculos del cuello.

**FACIES** *(facies)* **1.** Cara. **2.** Superficie de cualquier estructura, parte u órgano del cuerpo. **3.** Expresión o aspecto de la cara.

**FACILITACIÓN** *(facilitation)* **1.** V. también **sumación**. Potenciación o reforzamiento de cualquier acción o función de forma que ésta se realiza con facilidad creciente. Consultar la voz **inhibición. 2.** (Neurología). Fenómeno por el cual dos o más impulsos aferentes que individualmente no son lo suficientemente potentes para provocar una respuesta en una neurona, pueden producir colectivamente una descarga refleja mayor que la suma de las respuestas por separado. **3.** (Neurología). Proceso de disminución del umbral del potencial de acción de una neurona mediante el paso repetido de un impulso a lo largo de la misma vía. Denominado también **facilitación, ley de la.**

**FACILITACIÓN, LEY DE LA** *(law of facilitation)* V. **facilitación**.

**Nombres y sinónimos de los factores de la coagulación**

| Núm. romano | Nombre | Sinónimo | Fuente* |
|---|---|---|---|
| I | Fibrinógeno | | Sangre de banco |
| II | Protrombina | | Sangre de banco |
| III | Tromboplastina | | |
| IV | Calcio | | |
| V | Proacelerina | Factor lábil, acelerador de globulina (Ac-G) | Sangre fresca |
| VI | Lo mismo que V (no usado) | | |
| VII | Proconvertina | Factor estable acelerador de la conversión de la protrombina sérica (SPCA) | Sangre de banco |
| VIII | Globulina antihemofílica (AHC) | Factor antihemolítico A | Sangre fresca |
| IX | Componente tromboplástico del plasma (PTC) | Factor Christmas, factor anti-hemofílico B | Sangre de banco |
| X | Factor Stuart-Prower | Trombocinasa, autoprotrombina C | Sangre de banco |
| XI | Antecedente tromboplástico del plasma (PTA) | Factor antihemofílico C | Sangre de banco |
| XII | Factor Hageman | Factor de contacto, factor de vidrio | Sangre de banco |
| XIII | Factor estabilizante de la fibrina | Factor Laki-Lorand, fibrinasa | |

**FACIO-** *(phacio-)* Prefijo que significa «relativo a la cara»: *faciocervical, faciolingual, facioplejía.*

**FACO-** *(phaco-)* Prefijo que significa «perteneciente o relativo al cristalino»: *facocele, facoquiste, facoglaucoma.*

**FACOMALACIA** *(phacomalacia)* Trastorno ocular que se caracteriza por el reblandecimiento del cristalino debido a la presencia de una catarata blanda.

**FACOMATOSIS** *(phakomatosis)* Síndrome hereditario caracterizado por la formación de tumoraciones nodulares benignas localizadas en el ojo, la piel y el cerebro. Las cuatro enfermedades que se consideran facomatosis son la neurofibromatosis (enfermedad de Recklinghausen), la esclerosis tuberosa (enfermedad de Bourneville), la angiomatosis encefalotrigeminal (síndrome de Sturge-Weber) y la angiomatosis cerebrorretiniana (enfermedad de Von Hippel-Lindau).

**FACTICIO** *(factitial)* Artificial o autoinducido, como en la dermatitis facticia.

**FACTOR I** *(factor I)* V. **fibrinógeno**.

**FACTOR II** *(factor II)* V. **protrombina**.

**FACTOR III** *(factor III)* Denominado también **tromboplastina hística**. V. **tromboplastina**.

**FACTOR IV** *(factor IV)* Denominación del calcio ($Ca^{++}$) cuando actúa como elemento fundamental en el proceso de coagulación de la sangre.

**FACTOR V** *(factor V)* Procoagulante inestable que existe en el plasma normal pero no alcanza los niveles mínimos en la sangre de los parahemofílicos. Es necesario para convertir rápidamente la protrombina en trombina. En ciertos trabajos de investigación se ha comprobado que durante la coagulación deja de ser un agente inactivo para convertirse en un acelerador activo de la protrombina. Denominado también **proacelerina**.

**FACTOR VI** *(factor VI)* Agente químico hipotético que, según algunos autores, se deriva de la proacelerina o factor V en el proceso de la coagulación sanguínea.

**FACTOR VII** *(factor VII)* Procoagulante sanguíneo presente en el plasma y sintetizado en el hígado por acción de la vitamina K. Denominado también **proconvertina; autoprotrombina I**.

**FACTOR VIII** *(factor VIII)* Factor de la coagulación presente en el plasma normal pero deficiente en la sangre de los pacientes con hemofilia A. V. **hemofilia A**.

**FACTOR IX** *(factor IX)* Factor de la coagulación presente en el plasma normal pero deficiente en la sangre de los pacientes con hemofilia B. V. **hemofilia B**.

**FACTOR IX, COMPLEJO DE** *(factor IX complex)* Hemostásico que contiene los factores II, VII, IX y X.
INDICACIONES: Tratamiento de la hemofilia B y la enfermedad de Christmas.
CONTRAINDICACIONES: La única es la hepatopatía con coagulación intravascular y fibrinólisis.
EFECTOS SECUNDARIOS: Los más graves son hepatitis, coagulación intravascular, colapso circulatorio y reacciones de hipersensibilidad.

**FACTOR X** *(factor X)* Factor de la coagulación que existe en el plasma normal pero es deficiente en algunos trastornos hereditarios de la coagulación. El factor X y la protrombina guardan una estrecha relación; ambos son sintetizados en el hígado por acción de la vitamina K.

**FACTOR XI** *(factor XI)* Factor de la coagulación presente en el plasma normal. Su deficiencia provoca la prolongación del tiempo de coagulación. Denominado también **Rosenthal, factor de**. V. **hemofilia C**.

**FACTOR XII** *(factor XII)* Factor de la coagulación presente en el plasma normal. Desencadena la formación de bradicinina y las reacciones enzimáticas asociadas. Es necesario para la coagulación rápida in vitro, pero aparentemente no lo es para la hemostasia in vivo. Puede activarse en el laboratorio por contacto con superficies cargadas negativamente como el vidrio, el caolín y ciertos materiales biológicos como el colágeno.

**FACTOR XIII** *(factor XIII)* Factor de la coagulación que, presente en el plasma normal, actúa junto con el calcio para producir un coágulo de fibrina insoluble. Denominado también **fibrinasa; fibrina, factor estabilizador de la**.

**FACTOR F** *(F factor)* (Genética bacteriana). Episoma presente en las bacterias de signo sexual + (que desempeñan un papel masculino) durante la conjugación, pero ausente en las de signo sexual —

**FACTORES I-XIII** *(factores I-XIII)* V. **coagulación, factor de la**.

**FACULTATIVO** *(facultative)* No obligatorio; que posee la capacidad de adaptarse a más de una condición. Por ejemplo, los anaerobios facultativos.

**FAGET, SIGNO DE** *(Faget's sign)* Pulso decreciente asociado con una temperatura constante o pulso constante asociado con una temperatura creciente. Es un signo raro que se encuentra en la fiebre amarilla.

**-FAGIA** *(-phagia)* **1.** Sufijo que significa «comer una sustancia»: *autofagia, creofagia*. **2.** Sufijo que significa «deseo de comer»: *amilofagia, monofagia, osteofagia*.

**FAGICLADOSPÓRICO, ÁCIDO** *(fagicladosporic acid)* Toxina producida por *Cladosporum epiphyllum*, especie perteneciente a un género de hongos que producen las «manchas negras» en la carne conservada, la tiña negra y la degeneración negra del cerebro.

**FAGO** *(phago)* V. **bacteriófago**.

**FAGO-** *(phago-)* Prefijo que significa «perteneciente o relativo a la comida o la ingestión»: *fagocito, fagocariosis, fagología*.

**FAGO TEMPERADO** *(temperate phage)* Bacteriófago cuyo genoma es incorporado por la bacteria huésped. Persiste durante muchas divisiones celulares de la bacteria sin destruirla, en contraste con los fagos viruletos que lisan y matan al huésped.

**FAGOCITO** *(phagocyte)* Célula que es capaz de rodear, engullir y digerir microorganismos y detritus celulares. Los fagocitos fijos, que no circulan, comprenden los macrófagos fijos y las células del sistema reticuloendotelial; los fagocitos libres, que circulan en la sangre, comprenden los leucocitos y los macrófagos libres.

**FAGOCITO FIJO** *(fixed phagocyte)* V. **fagocito**.

**FAGOCITO LIBRE** *(free phagocyte)* V. **fagocito**.

**FAGOCITOSIS** *(phagocytosis)* Proceso por el cual determinadas células engullen y desechan microorganismos y detritus celulares.

**FAH** *(AHF)* Abreviatura de **antihemofílico, factor**.

**FAHRENHEIT** *(Fahrenheit)* Escala de medición de la temperatura en la cual el punto de ebullición se fija en 212° y el de congelación en 32°, ambos a nivel del mar. La temperatura corporal normal es de 98,6 (equivalente a 37 °C). Para convertir de una escala a la otra: $\dfrac{(°F\text{-}32)\times 5}{9} = °C$

y $\dfrac{°C\times 9}{5} + 32 = °F$. Consultar la voz **Celsius**.

**FAJA ABDOMINAL** *(abdominal binder)* Vendaje o faja elástica que se aplica alrededor de la porción inferior del torso para sujetar el abdomen. Se suele usar después de intervenciones quirúrgicas abdominales para disminuir las molestias del enfermo, facilitar el comienzo de la deambulación y acelerar la convalecencia.

**FAL-, FALO-** *(phallo-, phall-)* Prefijo que significa «perteneciente o relativo al pene»: *falocampsia, falodinia, faloplastia*.

**FALACIA ECOLÓGICA** *(ecologic fallacy)* Suposición falsa de que la presencia de un factor patógeno y una enfermedad en una población pueden aceptarse como prueba de que el agente es la causa de la enfermedad

FAGOCITOSIS. A la izquierda, microfotografía de pneumococos fagocitados en el interior de un leucocito.

FAGOCITOSIS. Esquema del proceso de fagocitosis en un macrófago: A. El macrófago engulle las bacterias. B. Se forma el fagosoma. C. El fagosoma se convierte en fagolisosoma. D. Se eliminan los desechos. E. El macrófago vuelve a su estado normal.

en un determinado individuo.

**FALANGE** *(phalanx)* Uno de los 14 huesos que componen los dedos de las manos y los pies. Se disponen en tres filas a partir de los extremos distales del metacarpo y el metatarso. Los dedos de las manos poseen tres falanges, a excepción del pulgar, que sólo tiene dos. Por su parte, los dedos de los pies también tienen tres falanges, menos el primero, que sólo tiene dos. Las falanges de los pies son más pequeñas y menos flexibles que las de las manos.

**FALANGE DISTAL** *(distal phalanx)* Cualquiera de los pequeños huesos distales que constituyen la tercera fila de falanges de la mano o del pie. Poseen una superficie dorsal convexa y otra palmar plana con una elevación rugosa en el extremo de la superficie palmar donde se fija la uña sobre una pulpa muy sensible. Las de los·dedos de los pies son más pequeñas y aplanadas que las de los dedos de la manos. Denominada también **falange ungueal**.

**FALANGE UNGUEAL** *(ungueal phalanx)* V. **falange distal**.

**-FALANGIA** *(-phalangia)* Sufijo que significa «trastorno de los huesos de las manos o los pies»: *bradifalangia, sinfalangia, trinfalangia*.

**FALCIFORME, CÉLULA** *(sickle cell)* Hematíe normal en forma de media luna que contiene hemoglobina S, típica de la anemia falciforme.

**FALCIFORME, CRISIS** *(sickle cell crisis)* Trastorno agudo, de carácter episódico, que se produce en niños con anemia falciforme. La crisis puede ser vasooclusiva, como consecuencia de la agregación de eritrocitos malformados, o anémica por aplasia medular, aumento de la hemólisis, deficiencia de folato o secuestro esplénico de eritrocitos. V. también **anemia falciforme**.

OBSERVACIONES: La crisis dolorosa vasooclusiva es la más común de las crisis falciformes. Por lo general va precedida por una infección gastrointestinal o de las vías respiratorias superiores sin exacerbación de la anemia. Los acúmulos de eritrocitos falciformes obstruyen los vasos sanguíneos produciendo oclusión, isquemia e infarto de los tejidos adyacentes. Este tipo de crisis se acompañan de leucocitosis, dolor abdominal agudo por hipoxia visceral, hinchazón dolorosa de los tejidos blandos de las manos y los pies (síndrome mano-pie) y dolor articular migratorio, recidivante o constante, a veces tan intenso que limita el movimiento de la articulación. Si se afecta el sistema nervioso central a los pulmones, aparecen cefalea persistente, vértigo, convulsiones, trastornos visuales o auditivos, parálisis facial, tos, disnea y taquipnea. Otros problemas a que puede dar lugar la vasooclusión son priapismo, hematuria y retinopatía. La crisis anémica se caracteriza por una caída rápida y espectacular en los niveles de hemoglobina por diversas causas. Las crisis aplásicas producen anemia intensa por disminución de la producción eritrocitaria como consecuencia de una infec-

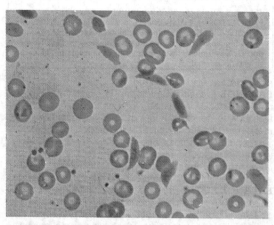

FALCIFORME, célula. Microfotografía de células sanguíneas entre las que pueden observarse hematíes falciformes en un caso de drepanocitemia.

ción vírica, bacteriana o fúngica. La anemia megaloblástica, otra forma de crisis anémica, se debe a la deficiencia de ácido fólico durante los períodos de eritropoyesis acelerada. Entre las crisis no es frecuente que la anemia sea intensa a menos que el paciente sufra un estado generalizado de malnutrición. Las crisis hiperhemolíticas, caracterizadas por anemia, ictericia y reticulocitosis, se deben a deficiencia de glucosa-6-fosfato dehidrogenasa, aunque también pueden corresponder a una reacción contra las transfusiones múltiples. Las crisis de secuestro agudo, que se producen en niños de 6 meses a 5 años de edad, se deben al acúmulo de grandes cantidades de sangre en el bazo con gran aumento de tamaño del mismo, anemia intensa, shock y finalmente muerte. Un problema frecuente de los niños pequeños con anemia falciforme es la susceptibilidad a las infecciones, que puede aumentar mucho durante los períodos de crisis. No son raras las infecciones sistémicas y la septicemia por *Pneumococcus* o *Haemophilus influenzae*, que en muchos casos tiene una evolución rápidamente fatal. En los niños mayorcitos son más frecuentes las infecciones locales, especialmente las osteomielitis, que la septicemia generalizada.

ACTUACIÓN: El tratamiento consiste en la transfusión inmediata de hematíes concentrados en la crisis anémica aguda y analgésicos o narcóticos para aliviar el dolor articular y abdominal en las crisis vasooclusivas. En algunos casos se necesita oxigenoterapia a corto plazo, hidratación por vía oral o intravenosa, sustitución electrolítica para compensar la acidosis metabólica derivada de la hipoxia y antibióticos para tratar cualquier infección que pudiera existir. Se recomienda la vacuna meningocócica y neumocócica para todos los niños afectos entre los 2 y los 5 años, por su gran susceptibilidad a las infecciones. Suelen realizarse exanguinotransfusiones parciales en las crisis que ponen en peligro la vida del paciente, cuando la falciformación se produce en los vasos cerebrales o pulmonares y como técnica preventiva; sin embargo, con las transfusiones múltiples aumenta el riesgo de hepatitis, hemosiderosis y reacciones transfusionales. Aunque se han utilizado anticoagulantes orales para combatir el dolor de la vasooclusión, éstos aumentan el riesgo de hemorragia. El priapismo, un trastorno frecuente en las crisis vasooclusivas, puede tratarse mediante aspiración de los cuerpos cavernosos. En los niños con secuestro esplénico recidivante, la esplenectomía es a veces vital; sin embargo, no se recomienda sistemáticamente ya que la cirugía aumenta el riesgo de acidosis e hipoxia por la anestesia y además, con el tiempo, el bazo sufre alteraciones fibróticas progresivas y acaba por atrofiarse. El infarto de cualquier órgano es un riesgo potencial en las crisis falciformes que exige tratamiento específico. Las complicaciones típicas son uremia, insuficiencia pulmonar funcional, necrosis aséptica de cadera, y oclusión microvascular, que puede provocar trombosis venosas.

**FALCIFORME, CUERPO** *(falciform body)* V. **esporozoíto**.

**FALCIFORME, RASGO** *(sickle cell trait)* Forma heterocigota de la anemia falciforme caracterizada por la presencia de hemoglobina S y hemoglobina A en los hematíes. Tiene escasa significación clínica y no produce disminución de las cifras de hemoglobina y otros signos de la anemia falciforme. Las personas que presentan este rasgo deben ser informadas y aconsejadas respecto a la posibilidad de tener hijos con anemia falciforme si los dos progenitores tienen el rasgo. V. también **hemoglobina S**.

**FALCIFORME HEPÁTICO, LIGAMENTO** *(falx ligamentosa)* Repliegue peritoneal que une el hígado a la cara inferior del diafragma, dividiendo la cara superior de aquél en dos porciones desiguales.

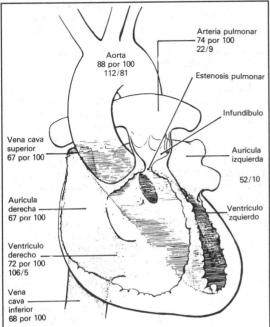

Aorta
88 por 100
112/81

Arteria pulmonar
74 por 100
22/9

Estenosis pulmonar

Infundíbulo

Vena cava superior
67 por 100

Aurícula izquierda

52/10

Aurícula derecha
67 por 100

Ventrículo izquierdo

Ventrículo derecho
72 por 100
106/5

Vena cava inferior
68 por 100

FALLOT, tetralogía de. Esquema que muestra los valores de oxígeno (expresados como saturación en porcentaje) y de las presiones (en milímetros de mercurio) obtenidos en el cateterismo cardiaco en un paciente con tetralogía de Fallot.

**FÁLICA, ETAPA** *(phallic stage)* (Psicoanálisis). Período del desarrollo psicosexual entre los 3 y los 6 años de edad en el cual el descubrimiento y la automanipulación de los genitales constituyen la experiencia placentera predominante. La fijación en este estadio puede conducir a una gran agresividad en la vida adulta o ser un factor desencadenante en el desarrollo de trastornos psicosexuales. V. también **desarrollo psicosexual**.

**FALO** *(phallus)* V. **pene**.

**FALOIDINA** *(phalloidine, phalloidin)* Veneno presente en la seta *Amanita faloides* cuya ingestión produce diarrea sanguinolenta, vómitos, dolor abdominal intenso, insuficiencia renal y lesión hepática. Aproximadamente el 50 % de las intoxicaciones por faloidina son fatales.

**FALOPIO, TROMPA DE** *(fallopian tube)* Conducto par que desemboca por un extremo en el útero y por el otro en la cavidad peritoneal, encima del ovario. Sirve como vía de paso para el óvulo desde el ovario y para los es-

permatozoides en dirección al mismo. Se aloja en el borde superior del ligamento ancho (mesosalpinx). Posee cuatro porciones: las fimbrias o franjas, el infundíbulo o pabellón, la ampolla y el istmo. Las fimbrias se pliegan en proyecciones digitiformes desde el infundíbulo. En situación proximal a éste se encuentra la ampolla, que es la porción más ancha de la trompa y está unida al fondo del útero por el mismo. Denominada también **oviducto; trompa uterina**.

**FALSO NEGATIVO** *(false negative)* Resultado incorrecto de una prueba o técnica diagnóstica que indica erróneamente la ausencia de un hallazgo, proceso o enfermedad.

**FALSO POSITIVO** *(false positive)* Resultado incorrecto de una prueba que indica la existencia de una enfermedad o alteración para la que se ha diseñado la prueba.

**FALLOT, TETRALOGÍA DE** *(tetralogy of Fallot)* Anomalía cardiaca congénita consistente en cuatro defectos: estenosis pulmonar, comunicación interventricular, posición anormal de la aorta —que nace del tabique defectuoso del VD— e hipertrofia ventricular derecha. Los primeros síntomas son cianosis e hipoxia, generalmente durante el llanto, dificultad para alimentar al niño, escaso aumento de peso y desarrollo pobre. En niños mayores se aprecian típicamente dedos en palillo de tambor y posición en cuclillas. Suele oírse un soplo pansistólico y el segundo tono es débil o no existe. El diagnóstico se basa en la historia clínica y los síntomas físicos; debe realizarse cateterismo cardiaco para la confirmación. El tratamiento consiste en medidas de apoyo y cirugía paliativa, fundamentalmente anastomosis sistemicopulmonar, con objeto de aliviar la hipoxia hística y prevenir las complicaciones hasta que el niño crezca y pueda sométerle a corrección quirúrgica total. La edad óptima para la corrección quirúrgica definitiva son los cuatro o cinco años. V. también **cardiopatía congénita; Fallot, trilogía de**.

**FALLOT, TRILOGÍA DE** *(trilogy of Fallot)* Anomalía cardiaca congénita consistente en estenosis pulmonar, defecto del tabique interauricular e hipertrofia ventricular derecha. V. **cardiopatía congénita; Fallot, tetralogía de**.

**FAMILIA MATRIFOCAL** *(matrifocal family)* Unidad familiar compuesta por una madre y sus hijos. Los padres biológicos tienen un lugar temporal en la familia durante los primeros años de la vida de los niños pero mantienen una posición más permanente en sus propias familias originales. Las características comunes de la familia matrifocal son los frecuentes problemas económicos debidos al empleo irregular del padre y el escaso apoyo que presta a los niños en ese sentido, así como el que estos últimos quedan al cuidado de familiares, por lo general ancianos, mientras la madre trabaja.

**FAMILIA NUCLEAR** *(nuclear family)* Unidad familiar que consta de los padres biológicos y de sus descendientes. Es un producto relativamente reciente de la sociedad occidental. La disolución de un matrimonio da lugar a la disolución de la familia nuclear. Es menos eficaz que la unidad familiar extendida en cuanto a la transmisión de información y prestación de servicios vitales para los miembros de la familia, como la crianza y cuidado de los niños y la atención a los miembros ancianos. Como es el tipo de familia más frecuente en la sociedad, no es sorprendente que suela ser considerada como la norma para el estilo familiar. La actitud de un profesional debe ser tolerante con otros tipos de unidades familiares que pueden responder a las necesidades y expectativas de otros grupos de personas. Consultar la voz **familia matrifocal**.

**FAMILIAR** *(familial)* Perteneciente a una característica, trastorno o enfermedad que se encuentra en ciertas familias y no en otras o que ocurre en más miembros de la familia de lo que cabría esperar por simple azar. Generalmente, aunque no siempre, se trata de un rasgo hereditario. Consultar las voces **adquirido; congénito; hereditario**.

**FAMOTIDINA** *(famotidine)* Fármaco antiulceroso, oral y parenteral.

INDICACIONES: Prescrito para el tratamiento a corto plazo de la úlcera duodenal activa, para el tratamiento de mantenimiento de la úlcera duodenal tras la cicatrización y en procesos de hipersecreción patológica.

CONTRAINDICACIONES: Debe ser utilizado con precaución en pacientes con alteraciones renales.

EFECTOS SECUNDARIOS: Puede aparecer, cefaleas, estreñimiento, diarrea, mareos e irritación temporal en el lugar de punción.

**FANCONI, SÍNDROME DE** *(Fanconi's syndrome)* Trastorno raro, generalmente congénito, que se caracteriza por anemia aplásica, anomalías óseas, pigmentaciones cutáneas de color pardo verdoso, microcefalia, hipogenitalismo, cistinosis y anomalías de la función tubular renal como glicosuria, fosfaturia y pérdida de bicarbonato. Una forma de este síndrome, adquirida en la vida adulta, se debe a la intoxicación por metales pesados tales como el cadmio, el cobre, el plomo, el mercurio o el uranio, por la ingestión de tetraciclinas cuya fecha ha caducado o por otras agresiones a los túbulos renales. Puede darse también en la enfermedad de Wilson o tras el trasplante renal.

**FANTASÍA** *(fantasy)* **1.** Funcionamiento libre e ilimitado de la imaginación. **2.** Imagen mental, generalmente de naturaleza distorsionada o grotesca, que se produce como consecuencia de la acción de ciertos fármacos o enfermedades del sistema nervioso central. **3.** Proceso mental dirigido a transformar experiencias indeseables en acontecimientos imaginarios en una secuencia de ideas para satisfacer un deseo o necesidad inconsciente, o para expresar conflictos no conscientes.

**FARBER, PRUEBA DE** *(Farber test)* Examen microscópico del meconio del recién nacido para detectar lanugo y células escamosas. Normalmente, el feto deglute líquido amniótico que contiene esas grandes proteínas, las cuales atraviesan el sistema digestivo y son excretadas, generalmente tras el nacimiento, en las primeras deposiciones. La ausencia de pelo o células cutáneas sugiere la obstrucción intestinal o atresia y exige una evaluación del caso en profundidad.

**FARINGE** *(pharynx)* También llamada garganta; estructura tubular de unos 13 cm de longitud que se extiende desde la base del cráneo hasta el esófago y está situada por delante de las vértebras cervicales. La faringe constituye una vía de paso común a los conductos respiratorio y digestivo y está compuesta de músculo, recubierta de una membrana mucosa y dividida en tres porciones: la nasofaringe, la orofaringe y la laringofaringe. En ella se encuentran los orificios internos de las trompas auditivas derecha e izquierda, las dos coanas, las fauces, la apertura en la laringe y la apertura en el esófago. También contiene las amígdalas faríngeas, las amígdalas palatinas y las amígdalas linguales. Denominada también **garganta**. V. también **laringe**.

**FARÍNGEA ASCENDENTE, ARTERIA** *(ascending pharyngeal artery)* Una de las arterias menores en que se ramifica la carótida externa; discurre en la profundidad del cuello e irriga varios órganos y músculos de la cabeza, como la cavidad timpánica, y los músculos recto anterior mayor de la cabeza y largo del cuello. Se divide en cinco ramas, la faríngea, la palatina, la prevertebral, la timpánica inferior y la meníngea posterior.

**FARÍNGEO, REFLEJO** *(pharyngeal reflex)* V. **nauseoso, reflejo**.

**FARINGITIS** *(pharyngitis)* Inflamación o infección de la faringe que suele producir dolor local. Algunas causas de faringitis son la difteria, las viriasis por herpes simple, la mononucleosis infecciosa y la infección estreptocócica. El tratamiento específico depende de la causa. Los síntomas pueden tratarse mediante medicación analgésica, ingestión de líquidos calientes o fríos o irrigación salina.

**FARINGITIS ESTREPTOCÓCICA** *(strep throat)* Infección de la faringe oral y las amígdalas producida por una especie del *Streptococcus*, casi siempre perteneciente al grupo A. Esta infección se caracteriza por dolor de garganta, escalofríos, fiebre, aumento de tamaño de los ganglios linfáticos del cuello y, en ocasiones, náuseas y vómitos. Estos síntomas suelen comenzar de forma brusca algunos días después de la exposición a la infección a través de gotitas de saliva contaminadas transmitidas por el aire o tras el contacto directo con una persona que padece la enfermedad.

OBSERVACIONES: La faringe aparece difusamente enrojecida y las amígdalas están recubiertas de un exudado amarillo o blanco. El diagnóstico se confirma por cultivo bacteriológico e identificación de los estreptococos en una muestra del exudado faríngeo. Las complicaciones más frecuentes son otitis media, escarlatina y sinusitis y, más raramente, glomerulonefritis y fiebre reumática aguda.

ACTUACIÓN. La faringitis estreptocócica suele tratarse con penicilina G benzatina por vía IM en una sola inyección o con otra forma de penicilina durante 10 días. La eritromicina es el fármaco de elección en las personas alérgicas a la penicilina. Cuando se producen infecciones de repetición se recomienda la amigdalectomía.

**FARINGOCONJUNTIVAL, FIEBRE** *(pharyngoconjunctival fever)* Infección por adenovirus caracterizada por fiebre, dolor de garganta y conjuntivitis. Se trata de una enfermedad epidémica que, particularmente prevalente en el verano, se disemina por gotitas de saliva contaminadas y contacto directo. Una fuente frecuente de contagio es el agua contaminada de lagos y piscinas. V. también **adenovirus**.

**FARINGOSCOPIO** *(pharyncoscope)* Dispositivo endoscópico para examinar la mucosa faríngea.

**FARMACÉUTICO** *(pharmaceutical)* Perteneciente o relativo a la farmacia o a los fármacos.

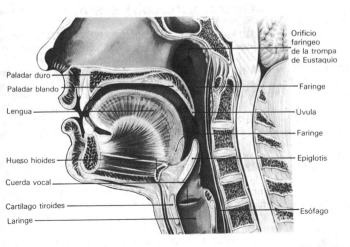

**FARINGE.** Esquema de un corte longiudinal de la cara y la parte alta del cuello en el que pueden verse las tres zonas de la faringe: la rinofaringe, por detrás de las fosas nasales; la orofaringe, en la parte posterior de la boca; y la hipofaringe, desde la lámina cartilaginosa de la epiglotis hasta el inicio del esófago.

Orificio faríngeo de la trompa de Eustaquio

Paladar duro
Paladar blando
Lengua
Hueso hioides
Cuerda vocal
Cartílago tiroides
Laringe

Faringe
Uvula
Faringe
Epiglotis
Esófago

**FARINGITIS.** Al examinar la garganta en una faringitis suele apreciarse un difuso enrojecimiento acompañado, en ocasiones, por pequeñas granulaciones diseminadas por la pared faríngea.

**FARMACIA** *(pharmacy)* **1.** Estudio de la preparación y dispensación de los farmacos. **2.** Local en el que se preparan y dispensan fármacos.

**FÁRMACO** *(drug)* Cualquier sustancia que se administra por vía oral, se inyecta en un músculo, en la piel, en un vaso sanguíneo o en una cavidad corporal o se aplica tópicamente para tratar o evitar una enfermedad.

**FÁRMACO ANTAGONISTA** *(antagonist drug)* Fármaco que se opone a la acción de otro por neutralización o por bloqueo del receptor correspondiente.

**FÁRMACO ANTIANSIEDAD** *(antianxiety agent)* V. **sedante-hipnótico, agente**.

**FÁRMACO ANTITIROIDEO** *(antithyroid drug)* Cualquiera de los diversos preparados que pueden inhibir la síntesis de las hormonas tiroideas y que se utilizan frecuentemente en el tratamiento del hipertiroidismo. Los principales fármacos antitiroideos son las tioamidas como el propiltiouracilo, el metimazol y el carbimazol. En el organismo, estas sustancias impiden la incorporación del yodo a los restos tirosílicos de la tiroglobulina, necesarios para la producción de las hormonas tiroxina y triyodotironina. Estos medicamentos se utilizan con frecuencia para el tratamiento del hipertiroidismo durante una remisión prevista y antes de la tiroidectomía. Estas sustancias atraviesan la placenta, pueden provocar hipotiroidismo y bocio fetal y están contraindicadas en las madres que crían a sus hijos ellas mismas.

**FÁRMACO CITOTÓXICO** *(cytotoxic drug)* Compuesto farmacológico que inhibe la proliferación de las células del organismo, como los agentes alquilantes y los antimetabolitos. Con ellos se pretende destruir de forma selectiva las células anormales conservando en lo posible las células normales. Se utilizan con frecuencia en quimioterapia; pueden tener efectos teratógenos, carcinogenéticos.

**FÁRMACO DE ACCIÓN PROLONGADA** *(long-acting drug)* Agente farmacológico con un efecto prolongado, debido a la liberación lenta del principio activo o a la absorción continuada de pequeñas cantidades de la dosis administrada en un período largo de tiempo.

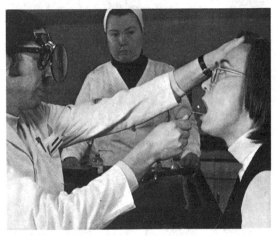

**FÁRMACO TRAZADOR** *(research radiopharmaceutical)* Fármaco marcado con una pequeña cantidad de un marcador radiactivo para estudiar su biodistribución; algunos se utilizan más tarde en forma no radiactiva.

**FÁRMACO-FÁRMACO, INTERACCIÓN** *(drug-drug interaction)* Modificación en el efecto de un fármaco cuando es administrado en compañía de otro. El efecto puede ser un incremento o una disminución en la acción de ambas sustancias o bien una consecuencia adversa, que no se deriva de la actividad propia de cada uno de los fármacos por separado. La interacción concreta puede ser el resultado de la incompatibilidad químico-física de ambos medicamentos, del cambio en la tasa de absorción o en la cantidad absorbida por cada cuerpo, de la capacidad para combinar los medicamentos o de una alteración en la capacidad de los receptores y de las membranas celulares para combinar esos medicamentos.

**FARMACOCINÉTICA** *(pharmacokinetics)* (Farmacología). Estudio de la acción de los fármacos en el organismo, incluidas las vías y mecanismos de absorción y excreción, la velocidad de comienzo de su acción y la duración de ésta, la biotransformación de la sustancia en el organismo y los efectos y vías de excreción de sus metabolitos.

**FARMACODINÁMICA** *(pharmacodynamis)* Estudio del modo de acción de un fármaco sobre un organismo vivo, como la respuesta farmacológica observada en relación con la concentración del fármaco en un lugar activo del organismo.

**FARMACOGENÉTICA** *(pharmacogenetics)* Estudio del efecto que tienen los factores genéticos pertenecientes a un individuo o a un grupo de individuos sobre la respuesta del mismo o los mismos a determinados fármacos.

**FARMACOLOGÍA** *(pharmacology)* Estudio de la preparación, propiedades, aplicaciones y acciones de los fármacos.

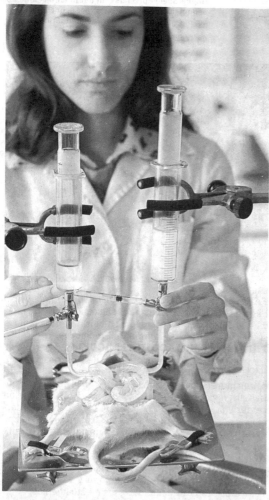

**FARMACOLOGÍA. Para averiguar los efectos de los medicamentos sobre el organismo, en los laboratorios farmacológicos se realizan múltiples pruebas en animales.**

**FARMACOLÓGICO, TRATAMIENTO** *(pharmacologica treatment)* V. **tratamiento**.

**FARMACOLÓGICO SECUNDARIO, EFECTO** *(adverse drug effect)* Reacción indeseable y nociva frente a un fármaco que se ha administrado a dosis normales.

**FARMACÓLOGO** *(pharmacologist)* Especialista en **farmacología**.

**FARMACOPEA** *(pharmacopoeia)* **1.** Compendio que contiene descripciones, recetas, actividad, estándares de pureza y dosificación de determinados fármacos. **2.** Existencias de fármacos disponibles en una farmacia. **3.** Conjunto de todos los fármacos autorizados en la jurisdicción de una determinada área geográfica o política.

**FÁRMACOS, FIEBRE POR** *(drug fever)* Fiebre debida a la acción farmacológica de una medicación, a su acción termorreguladora, a una complicación local de la administración parenteral o con mayor frecuencia a una reacción inmunológica causada por anticuerpos inducidos por el propio fármaco. La fiebre suele comenzar entre los 7 y los 10 días después de instaurada la medicación y cuando ésta se suspende la temperatura se normaliza al cabo de dos días. El diagnóstico correcto de la fiebre medicamentosa y la suspensión de la medicación son fundamentales para evitar ulteriores reacciones adversas e intervenciones diagnósticas y terapéuticas caras y posiblemente peligrosas. V. también **Jarish-Herxheimer, reacción de.**

**-FÁRMICO** *(-pharmic)* Sufijo que significa «relativo a los fármacos y remedios medicinales»: *alexifármico, antifármico, polifármico*.

**FASCI-** *(fasci-)* Sufijo que significa «relativo a una banda o haz de tejido fibroso»: *fasciagrama, fascicular, fascitis*.

**FASCIA** *(fascia)* Tejido conjuntivo fibroso que puede estar separado de otras estructuras específicamente organizadas como los tendones, aponeurosis y ligamentos. Su grosor y densidad varían, al igual que su contenido de grasa, fibras colágenas, fibras elásticas y líquido tisular. Entre los distintos tipos de fascias se encuentran la profunda, la subcutánea y la subserosa.

**FASCIA ILÍACA** *(iliac fascia)* Porción de la fascia endoabdominal pegada con el ilíaco a la cresta del íleon y que pasa bajo el ligamento inguinal hacia el muslo.

**FASCIA LUMBODORSAL** *(lumbodorsal fascia)* V. **aponeurosis lumbar**.

**FASCIA PALMAR** *(palmar fascia)* V. **aponeurosis palmar**.

**FASCIA PLANTAR** *(plantar fascia)* V. **aponeurosis plantar**.

**FASCIA PROFUNDA** *(deep fascia)* La más amplia de los tres tipos de fascias que comprenden una serie intrincada de capas de tejido conjuntivo, a veces en forma de bandas que fijan la musculatura y otras estructuras y constituyen la capa grisácea y afieltrada que recubre los músculos. Constituyen un sistema continuo que se escinde y funde en una red compleja fija al esqueleto y dividida en una capa externa, otra interna y una tercera intermedia.

**FASCIA SUBCUTÁNEA** *(subcutaneous fascia)* Capa continua de tejido conjuntivo que recubre la totalidad del cuerpo entre la piel y las fascias de las estructuras especializadas, como por ejemplo los músculos. Consta de una capa externa, normalmente grasa, y otra interna más fina y elástica. Entre las dos discurren los vasos sanguíneos superficiales, los nervios y los linfáticos y se encuentran las glándulas mamarias, la mayor parte de los músculos faciales y el cutáneo del cuello. Consultar también las voces **fascia profunda; fascia subserosa**.

**FASCIA SUBSEROSA** (*subserous fascia*) Uno de los tres tipos de fascia que se encuentran entre la capa interna de la aponeurosis profunda y las membranas serosas que recubren las cavidades del organismo, de forma muy similar a como la fascia principal se encuentra entre la piel y la aponeurosis profunda. La fascia subserosa es fina en algunas zonas, como por ejemplo entre la pleura y la pared torácica, y más gruesa en otras, donde constituye un almohadillado de tejido adiposo. Consultar también las voces **fascia profunda; fascia subcutánea**.

**FASCIA TORACOLUMBAR** (*fascia thoracolumbalis*) Amplia subdivisión de la fascia vertebral que recubre el músculo sacroespinal. Se extiende caudalmente para constituir la aponeurosis lumbar, blanca y deslizante, y el origen del músculo gran dorsal. En la porción interna se une al sacro, por fuera a las costillas y la fascia intercostal y por arriba al ligamento cervical posterior o nucal.

**FASCIAL, COMPARTIMIENTO** (*fascial compartment*) Parte del organismo recubierta por membranas fasciales que suelen contener un músculo o grupo de músculos o un órgano (como por ejemplo el corazón, que se encuentra contenido en el mediastino).

**FASCICULACIÓN** (*fasciculation*) Contracción localizada, incoordinada e incontrolable de un pequeño grupo muscular inervado por una sola fibra nerviosa motora que puede palparse y verse bajo la piel. Se debe a la acción de distintos fármacos como efecto colateral, con dosificaciones normales o sobredosis, y también puede ser sintomática de diversos trastornos como deficiencias dietéticas, parálisis cerebral, fiebre, neuralgia, polio, cardiopatías reumáticas, deficiencia de sodio, intoxicación por zinc o uremia. La fasciculación del músculo cardiaco se denomina fibrilación.

**FASCÍCULO** (*fascicle*) Término general que se aplica a un pequeño haz de fibras nerviosas, musculares o tendinosas.

**FASCIOLIASIS** (*fascioliasis*) Infestación por fasciola hepática que se caracteriza por dolor epigástrico, fiebre, ictericia, eosinofilia, urticaria y diarrea y cuya secuela a la larga es la fibrosis del hígado. Se adquiere por la ingestión de formas enquistadas del gusano que habita en plantas acuáticas. Esta enfermedad tiene gran incidencia en numerosas partes del mundo y suele tratarse con bitionol por vía oral.

**FASCIOLOPSIASIS** (*fasciolopsiasis*) Infestación intestinal prevalente en el Lejano Oriente que se caracteriza por dolor abdominal, diarrea, estreñimiento, eosinofilia, ascitis y a veces edema y que es producida por el gusano *Fasciolopsis buski*. Suele adquirirse mediante la ingestión de plantas acuáticas contaminadas. Responde bien a los agentes antihelmínticos, como la piperacina.

**FASCIOTOMÍA** (*fasciotomy*) Incisión quirúrgica en una región de una fascia.

**FÁSICO** (*phasic*) Que tiene lugar en estadios o fases.

**-FÁSICO** (*-phasic*) Sufijo que significa «relativo a un trastorno de la dicción»: *afásico, endofásico, parafásico*.

**FASTIGIO** (*fastigium*) **1.** Punto más alto en el curso de una fiebre, o el punto más sintomático en el curso de una enfermedad. **2.** Ángulo en el vértice del techo del cuarto ventrículo cerebral.

**FATIGA** (*fatigue*) **1.** Estado de agotamiento o pérdida de fuerza que puede observarse, por ejemplo, tras la realización de una actividad física muy intensa. **2.** Pérdida de capacidad de los tejidos para responder a los estímulos que normalmente provocan contracciones musculares u otras actividades. Las células musculares generalmente requieren un período de recuperación tras la actividad, llamado período refractario, durante el cual reestablecen sus niveles de energía y excretan sus productos metabólicos de desecho. **3.** Estado emocional asociado con una exposición extrema o prolongada a presiones psíquicas, como sucede por ejemplo en los períodos de guerra.

**FATIGA, FIEBRE DE LA** (*fatigue fever*) Episodio benigno de fiebre y dolor muscular que sigue al ejercicio físico excesivo. Los síntomas se deben a la acumulación de productos metabólicos de desecho en las contracciones musculares, que pueden persistir durante varios días.

**FATIGA DE COMBATE** (*combat fatigue*) Alteración mental psiconeurótica, normalmente transitoria, que en ocasiones conduce a una neurosis permanente. Es debida al cansancio extremo, la tensión del combate o la acumulación de emociones, así como a la carga psicológica inherente a situaciones bélicas o similares. Se caracteriza por ansiedad, depresión, irritabilidad, alteración de la memoria y el sueño. V. también **estrés postraumático**.

**FAUCES** (*fauces*) Abertura de la boca en la faringe. Los pilares anteriores de las fauces forman el arco glosopalatino y los posteriores el arco faringopalatino, constituidos cada uno de ellos por los músculos del mismo nombre revestidos por mucosa.

**FAVISMO** (*favism*) Anemia hemolítica aguda producida por la ingestión de habas o por la inhalación del polen procedente de la planta Vicia fava (haba). Los síntomas son vértigo, cefalea, vómitos, fiebre, ictericia, eosinofilia y diarrea.

**FAVO** (*favus*) Infección micótica del cuero cabelludo producida por Trichophyton. Se caracteriza por costras gruesas amarillentas que supuran, olor típico mohoso, escaras permanentes y alopecia.

**Fe** (*Fe*) Símbolo químico del **hierro**.

**FEBRÍCULA** (*low-grade fever*) Temperatura superior a 37 °C pero inferior a 38 °C que se mantiene durante 24 horas.

**FEBRÍFUGO** (*febrifuge*) V. **antipirético**.

**FEBRIL** (*febrile*) Relativo a la elevación de la temperatura corporal; se habla, por ejemplo, de reacción febril ante un agente infeccioso.

**FECALITO** (*fecalith*) Masa dura e impactada de heces en el colon. Para permitir su evacuación generalmente se administra un enema de retención con aceite; si con ello no se obtienen resultados eficaces, puede optarse por la extracción manual del fecalito. Denominado también **fecaloma**. V. **estreñimiento; estreñimiento atónico**.

**FECUNDACIÓN** (*fecundation*) Fertilización.

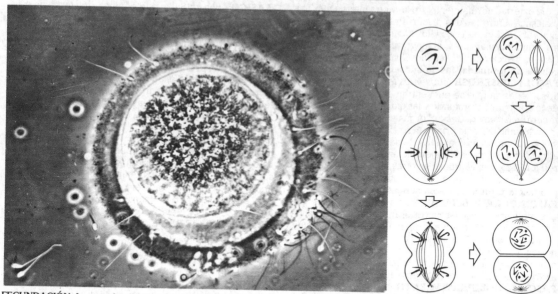

FECUNDACIÓN. La microfotografía muestra un óvulo humano en el momento de la fecundación; de los espermatozoides que rodean el óvulo, sólo uno culminará el proceso. A la derecha, el dibujo muestra la primera división de la célula huevo una vez fecundada.

**FECUNDACION «IN VITRO»** *(fecundation «in vitro»)* Unión de los gametos masculino y femenino para formar un cigoto en medio artificial. El procedimiento implica la obtención de uno o más óvulos de la madre por laparocentesis y su ulterior puesta en contacto con el semen del padre en una probeta. Después de unos días de incubación a 37 °C, si se ha producido la fecundación del óvulo —visualizada por microscopía—, se procede a la implantación de la blástula en la cavidad uterina de la madre, prosiguiendo el desarrollo «in vivo».

**FECUNDIDAD** *(fecundity)* Capacidad de tener prole, descendencia, especialmente en gran número y con rapidez. También denominada **fertilidad.**

**FEHLING, SOLUCIÓN DE** *(Fehling's solution)* Solución que contiene sulfato cúprico con hidróxido sódico y tartrato sódico-potásico. Se usa para determinar la presencia de glucosa y otras sustancias reductoras en la orina.

**FELDESPATO** *(feldspar)* Mineral cristalino de silicato de aluminio con potasio, sodio, bario y calcio. Componente de la porcelana dental.

**FELTY, SÍNDROME DE** *(Felty's syndrome)* Hiperesplenismo que aparece en la artritis reumatoide del adulto, caracterizado por esplenomegalia, leucopenia e infecciones frecuentes. Se desconoce la etiología del síndrome. Ofrece mejoría temporal en aproximadamente la mitad de los casos. V. **hiperesplenia.**

**FEMINIZACIÓN** *(feminization)* **1.** Desarrollo o inducción de las características sexuales femeninas normales. **2.** Inducción de las características sexuales femeninas en un individuo de genotipo masculino. La feminización testicular puede deberse a incapacidad de los tejidos susceptibles para responder a los andrógenos endógenos o administrados; algunos casos parecen relacionados con la ausencia de transformación de testosterona en dihidrotestosterona o conversión deficiente de la misma, que presumiblemente constituye la forma activa del andrógeno. También puede estar causada por tumores adrenocorticales secretores de estrógenos, por fracaso del hígado para inactivar los estrógenos endógenos, como en el alcoholismo avanzado, o por la administración de terapia estrogénica en las neoplasias dependientes de andrógenos. El seudohermafroditismo en los varones con un cromosoma X y otro Y y fenotipo femenino puede deberse a hipogonadismo fetal y tiene con frecuencia carácter familiar. Los individuos con este defecto suelen presentar criptorquida o testículos labiales, bolsa vaginal corta y ciega, ausencia de útero, mamas bien desarrolladas, vello púbico y axilar ausente o escaso, niveles plasmáticos normales de testosterona y hormona foliculoestimulante y aumento de la concentración de estradiol y hormona luteinizante. El tratamiento consiste en orquiectomía, dado el riesgo de cáncer en las gónadas que se presenta en estos pacientes. Algunos tumores testiculares pueden producir síntomas de feminización y la ginecomastia puede estar causada por el síndrome de Klinefelter y por ciertos fármacos, como reserpina, digital, meprobamato y cimetidina. Consultar la voz **virilización.**

**FEMORAL** *(femoral)* Relacionado con el fémur.

**FEMORAL, ARTERIA** *(femoral artery)* Prolongación de la arteria ilíaca externa hacia el miembro inferior que comienza inmediatamente por debajo del ligamento inguinal y termina en la unión entre los tercios medio e inferior del muslo. Se divide en siete ramas e irriga diversas zonas del miembro inferior y del tronco, como la ingle y sus órganos. Sus ramas son la epigástrica superficial, la circunfleja ilíaca superficial, la pudenda externa superficial, la pudenda externa profunda, la muscular, la femoral profunda y la genicular descendente.

**FEMORAL, NERVIO** (*femoral nerve*) La mayor de las siete ramas del plexo lumbar y el nervio principal de la región anterior del muslo. Nace de las porciones dorsales de las divisiones ventrales primarias de los nervios lumbares segundo, tercero y cuarto, pasa a través de las fibras externas distales del psoas mayor, y desciende entre el psoas mayor y el ilíaco, bajo la cobertura de la fascia transversal. Situado por fuera de la arteria femoral, pasa bajo el ligamento inguinal, entra en el muslo y se divide en las ramas musculares, las ramas cutáneas anteriores, el nervio cutáneo intermedio, el nervio cutáneo interno, el nervio del pectíneo, el nervio del sartorio, el nervio safeno, las ramas del cuádriceps crural, la rama articular de la cadera y las ramas articulares de la rodilla. Denominado también **crural anterior, nervio**.

**FEMORAL, TORSIÓN** (*femoral torsion*) Rotación extrema interna o externa del fémur sobre su eje longitudinal, que puede deberse a la acción de los músculos glúteos. Consultar la voz **tibial, torsión**.

**FEMORAL, VENA** (*femoral vein*) Vena grande del muslo que se origina en la vena poplítea y acompaña a la arteria femoral en los dos tercios proximales del muslo. Su porción distal está situada por fuera de la arteria, mientras que la proximal se encuentra a mayor profundidad que la arteria. Se une con la vena femoral profunda aproximadamente a 4 cm por debajo del ligamento inguinal. Cerca del final de su recorrido se une con la vena safena mayor. Recibe tributarias de las ramas de la arteria femoral profunda; también recibe las venas circunflejas femorales interna y externa. A nivel del ligamento inguinal se convierte en vena ilíaca externa. La vena femoral tiene cuatro válvulas.

**FÉMUR** (*femur*) Hueso del muslo que se extiende desde la pelvis hasta la rodilla. Su forma es en gran parte cilíndrica y se considera el hueso más largo y más fuerte del cuerpo. Tiene una cabeza redonda grande que encaja en el acetábulo, un cuello largo y varias prominencias y crestas para las inserciones musculares. En postura erecta está inclinado hacia la línea media, colocando la articulación de la rodilla cerca de la línea de gravedad del cuerpo. Esta inclinación suele ser mayor en las mujeres que en los hombres.

**FÉMUR, CABEZA DEL** (*caput femoris*) Región prominente de la parte superior del fémur que se articula con el acetábulo.

**FEN-** (*phen-*) Prefijo que significa «derivación del benceno»: *fenacetina, fenicato, fenobarbitona*.

**FENACEMIDA** (*phenacemide*) Agente anticonvulsivo. INDICACIONES: Tratamiento de la epilepsia grave, particularmente en las formas mixtas de crisis psicomotoras refractarias a otras medicaciones. CONTRAINDICACIONES: Embarazo, trastornos previos de la personalidad o hipersensibilidad conocida a este fármaco. EFECTOS SECUNDARIOS: Los más graves son anemia aplásica, psicosis aguda, reacciones paranoides y depresivas, nefritis y hepatitis.

**FENACETINA** (*phenacetin*) Analgésico.

INDICACIONES: Tratamiento del dolor y reducción de la fiebre. CONTRAINDICACIONES: Hipersensibilidad conocida a este fármaco. EFECTOS SECUNDARIOS: Los más graves son necrosis hepática, fiebre y erupciones cutáneas.

**FENAZOPIRIDINA, CLORHIDRATO DE** (*phenazopyridine hydrochloride*) Analgésico de las vías urinarias. INDICACIONES: Tratamiento del dolor de la cistitis. CONTRAINDICACIONES: Insuficiencia renal o hipersensibilidad conocida a este fármaco. EFECTOS SECUNDARIOS: Los más graves son trastornos gastrointestinales.

**FENDIMETRAZINA, TARTRATO DE** (*phendimetrazine tartrate*) Amina simpaticomimética que se utiliza como agente anorexígeno. INDICACIONES: Disminución del apetito en el tratamiento de la obesidad exógena. CONTRAINDICACIONES: Enfermedades cardiovasculares, hipertensión, hipertiroidismo, glaucoma, nerviosismo, historia de drogadicción, administración simultánea de estimulantes del sistema nervioso central o inhibidores de la monoaminooxidasa e hipersensibilidad conocida a este fármaco. EFECTOS SECUNDARIOS: Los más graves son estimulación del sistema nervioso central, elevación de la presión arterial, insomnio y sequedad de boca.

**FENELCINA, SULFATO DE** (*phenelzine sulfate*) Inhibidor de la monoaminooxidasa. INDICACIONES: Tratamiento de la depresión mental. CONTRAINDICACIONES: Disfunción hepática, insuficiencia cardiaca congestiva, feocromocitoma, administración simultánea de fármacos simpaticomiméticos o alimentos ricos en triptófano o tiramina e hipersensibilidad conocida a este fármaco. EFECTOS SECUNDARIOS: Los más graves son hipotensión ortostática, vértigo, estreñimiento, visión borrosa, cefalea, excitabilidad y sequedad de boca. Los inhibidores de la MAO producen muchas interacciones medicamentosas.

**FENESTRACIÓN** (*fenestration*) **1.** Intervención quirúrgica mediante la cual se crea una abertura, con el fin de acceder a la cavidad interna de un órgano o de un hueso. **2.** Abertura creada quirúrgicamente en un hueso u órgano del cuerpo. Denominada también **ventana**.

**FENESTRACIÓN AORTICOPULMONAR** (*aortopulmonary fenestration*) Anomalía congénita caracterizada por la persistencia patológica de una comunicación fetal anormal entre la aorta ascendente y la arteria pulmonar, por encima de la válvula semilunar, que permite que se mezcle la sangre arterial oxigenada con la venosa, dando lugar a la disminución del oxígeno que se ofrece por la circulación periférica. Se denomina también **arterioso o de Botal, conducto; ductus arteriosus**.

**FENFLURAMINA, CLORHIDRATO DE** (*fenfluramine hydrochloride*) Fármaco anorexígeno. INDICACIONES: Utilizado para disminuir el apetito en casos de obesidad exógena. CONTRAINDICACIONES: Glaucoma, alcoholismo, hipertensión importante, utilización de un inhibidor de la mo-

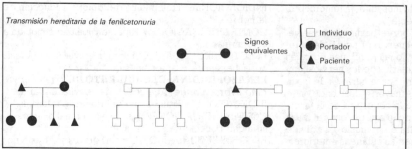

Transmisión hereditaria de la fenilcetonuria

Signos equivalentes

☐ Individuo
● Portador
▲ Paciente

FENILCETONURIA. A la izquierda, esquema de la genealogía familiar de la fenilcetonuria, que es un trastorno congénito del metabolismo transmitido por herencia autosómica recesiva. Abajo, un momento de la prueba para la detección precoz de la fenilcetonuria en un recién nacido. La práctica de esta prueba es obligatoria en muchos países.

noaminooxidasa dentro de los 14 días previos e hipersensibilidad conocida al fármaco o a otros agentes simpaticomiméticos.

EFECTOS SECUNDARIOS: Entre los más graves figuran dependencia, diarrea, confusión mental y depresión.

**FENFORMINA** (phenformin) Clorhidrato de fenformina, hipoglucemiante oral.

**FÉNICO, ÁCIDO** (phenic acid) V. **carbónico, ácido.**

**FENIL METANOL** (phenyl methanol) V. **bencílico, alcohol.**

**FENILACÉTICO, ÁCIDO** (phenylacetic acid) Metabolito de la fenilalanina que se excreta por la orina conjugado con la glutamina.

**FENILALANINA** (phenylalanine) Aminoácido esencial necesario para el crecimiento y desarrollo normales de los niños y para el metabolismo normal de las proteínas, durante toda la vida. Existen grandes cantidades en la leche, los huevos y otros alimentos comunes. V. también **fenilcetonuria.**

**FENILALANINEMIA** (phenylalaninemia) Presencia de fenilalanina en la sangre. V. también **hiperfenilalaninemia.**

**FENILBUTAZONA** (phenylbutazone) Agente antiinflamatorio no esteroideo.

INDICACIONES: Tratamiento de los síntomas graves de artritis, bursitis y otros trastornos inflamatorios.

CONTRAINDICACIONES: Insuficiencia hepática o renal, antecedentes de trastornos gastrointestinales, discrasias sanguíneas, estomatitis por fármacos, hipertensión, edema o hipersensibilidad conocida a este agente o a la oxifenbutazona.

EFECTOS SECUNDARIOS: Los más graves son retención de líquidos y discrasias sanguíneas potencialmente graves. Con frecuencia se producen irritación gastrointestinal y náuseas. Este fármaco interacciona con muchos otros.

**FENIL-CARBINOL** (phenyl carbinol) V. **bencílico, alcohol.**

**FENILCETONURIA** (phenylketonuria) Presencia anormal en la orina de fenilcetona y otros metabolitos de la fenilalanina, característica de un error congénito del metabolismo producido por la ausencia o deficiencia de la hidroxilasa de la fenilalanina, enzima responsable de la conversión del aminoácido fenilalanina en tiroxina. La acumulación de fenilalanina es tóxica para el tejido cerebral y los sujetos no tratados presentan un cabello frágil con eccema, un olor característico en la orina y en la piel y retraso mental progresivo. El tratamiento consiste en la ad-

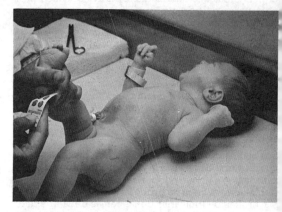

ministración de una dieta libre de fenilalanina. La fenilcetonuria se produce aproximadamente en uno de cada 16.000 nacidos vivos en Estados Unidos. En muchos países se practica obligatoriamente una prueba de exploración selectiva en todos los recién nacidos para descartar esta enfermedad. V. también **Guthrie, prueba de.**

**FENILEFRINA, CLORHIDRATO DE** (phenylephrine hydrochloride) Agente alfa-adrenérgico.

INDICACIONES: Se utiliza para mantener la presión arterial y tópicamente como vasoconstrictor nasal u oftálmico.

CONTRAINDICACIONES: Glaucoma de ángulo cerrado, administración concomitante de inhibidores de la monoaminooxidasa o hipersensibilidad conocida a este fármaco.

EFECTOS SECUNDARIOS: Cuando se administra por vía sistémica, los más graves son arritmias y aumento de la presión arterial. Con la administración tópica pueden aparecer ansiedad, congestión y reacciones de hipersensibilidad.

**FENILETÍLICO, ALCOHOL** (phenilethyl alcohol) Líquido incoloro, aromático y de sabor acre que se utiliza como agente bacteriostático y como conservador en las soluciones medicinales. Denominado también **bencilcarbonol.**

**FENÍLICO, ÁCIDO** (phenylic acid) V. **carbólico, ácido.**

**FENÍLICO, ALCOHOL** (phenylic alcohol) V. **carbólico, ácido.**

**FENILMERCÚRICO, NITRATO** (phenylmercuric nitrate) Antiséptico tópico.

INDICACIONES: Se utiliza como antiséptico en las enfermedades cutáneas y como desinfectante preoperatorio. CONTRAINDICACIONES: Hipersensibilidad conocida a este fármaco u otros compuestos que contienen mercurio. EFECTOS SECUNDARIOS: Los más graves son hipersensibilidad local con erupción e irritación cutánea. Si se utiliza con frecuencia y en gran cantidad, puede provocar intoxicación sistémica por mercurio.

**FENILPIRÚVICA, AMENCIA** (phenylpyruvic, amentia) V. **fenilcetonuria**.

**FENILPIRÚVICO, ÁCIDO** (phenylpyruvic acid) Producto del metabolismo de la fenilalanina. La presencia de este ácido en la orina es indicativa de fenilcetonuria.

**FENILPROPANOLAMINA, CLORHIDRATO DE** (phenylpropanolamine, hydrochloride) Amina simpaticomimética. INDICACIONES: Tratamiento de la congestión nasal. CONTRAINDICACIONES: Hipertensión, coronariopatías, administración concomitante de inhibidores de la monoaminooxidasa e hipersensibilidad conocida a este fármaco. EFECTOS SECUNDARIOS: Los más graves son nerviosismo, insomnio, anorexia y aumento de la presión arterial.

**FENILTOLOXAMINA, CITRATO DE** (phenyltoloxamine citrate) Antihistamínico que suele utilizarse en combinación fija con un analgésico.

**FENINDIONA** (phenindione) Anticoagulante. INDICACIONES: Profilaxis y tratamiento de la trombosis y el embolismo en diversas situaciones. CONTRAINDICACIONES: Hipersensibilidad conocida a este fármaco. No se utiliza en situaciones en las que existe riesgo de hemorragia. EFECTOS SECUNDARIOS: El más grave es la hemorragia. Muchos otros fármacos interactúan con la fenindiona aumentando o disminuyendo sus efectos.

**FENIRAMINA, MALEATO DE** (pheniramine maleate) Agente antihistamínico. INDICACIONES: Tratamiento de diversas reacciones de hipersensibilidad, como rinitis, erupciones cutáneas y prurito. CONTRAINDICACIONES: Asma o hipersensibilidad conocida a este fármaco. No debe administrarse a recién nacidos ni madres lactantes. EFECTOS SECUNDARIOS: Los más graves son adormecimiento, erupciones cutáneas y reacciones de hipersensibilidad. Con frecuencia se producen sequedad de boca y taquicardia.

**FENITOÍNA** (phenytoin) Agente anticonvulsivante. INDICACIONES: Se utiliza como anticonvulsivante en las crisis psicomotoras y de gran mal y como antiarrítmico en el tratamiento de las arritmias inducidas por digital. CONTRAINDICACIONES: Hipersensibilidad conocida a este fármaco u otras hidantoínas. Debe utilizarse con precaución en pacientes con historia de alteraciones hepáticas o hematológicas y en presencia de ciertas arritmias. EFECTOS SECUNDARIOS: Los más graves son ataxia, nistagmo, reacciones de hipersensibilidad e hiperplasia gingival. En raras ocasiones se producen reacciones graves. Este fármaco interacciona con muchos otros.

**FENMETRAZINA, CLORHIDRATO DE** (phenmetrazine hydrochloride) Amina simpaticomimética que se utiliza como agente anorexígeno. INDICACIONES: Reducción del apetito en el tratamiento de la obesidad exógena. CONTRAINDICACIONES: Enfermedades cardiovasculares, hipertensión, hipertiroidismo, glaucoma, historia de drogadicción, administración simultánea de estimulantes del sistema nervioso central o inhibidores de la monoaminooxidasa e hipersensibilidad conocida a este fármaco u otros agentes simpaticomiméticos. No se recomienda utilizarlo en niños de menos de 12 años de edad. EFECTOS SECUNDARIOS: Los más graves son estimulación del sistema nervioso central, elevación de la presión arterial, insomnio, sequedad de boca y otros comunes a este tipo de fármacos.

**FENOBARBITAL** (phenobarbital) Barbitúrico anticonvulsivo y sedante-hipnótico. INDICACIONES: Tratamiento de diversos trastornos convulsivos; también se utiliza como sedante de larga acción. CONTRAINDICACIONES: Porfiria e hipersensibilidad conocida a este fármaco u otros barbitúricos. EFECTOS SECUNDARIOS: Los más graves son ataxia, porfiria, excitación paradójica, adormecimiento, erupciones ocasionales y, raras veces, discrasias sanguíneas. Presenta numerosas interacciones medicamentosas.

**FENOCOPIA** (phenocopy) Rasgo fenotípico que se induce por factores no genéticos, pero que recuerda estrechamente al fenotipo producido habitualmente por un determinado genotipo. Este rasgo ni se hereda ni se transmite a la prole. Trastornos tales como la sordera, el cretinismo, el retraso mental y las cataratas congénitas están producidos por genes mutantes pero también pueden deberse a agentes diversos como el virus de la rubéola en el caso de las cataratas congénitas. Las fenocopias pueden plantear problemas en los estudios de exploración selectiva genética y consejo genético, por lo cual hay que descartar todos los factores exógenos antes de considerar un rasgo o defecto congénito como hereditario.

**FENOPTALEÍNA** (phenophthaleine) Laxante. INDICACIONES: Tratamiento del estreñimiento. CONTRAINDICACIONES: Síntomas de apendicitis, abdomen agudo quirúrgico, impactación fecal, obstrucción o perforación intestinal e hipersensibilidad a este fármaco. EFECTOS SECUNDARIOS: Los más graves son espasmos abdominales son, reacciones alérgicas (particularmente cutáneas), deshidratación y dependencia de los laxantes.

**FENOL** (phenol) **1.** Agente químico cristalino, cáustico y muy tóxico que se deriva del carbón vegetal o mineral o se obtiene sintéticamente. Tiene un olor acre característico y en solución constituye un potente desinfectante que suele denominarse ácido carbónico. **2.** Integrante de un numeroso grupo de productos químicos diversos estrechamente relacionados en cuanto a su estructura con los alcoholes y que contienen un grupo hidroxilo unido a un anillo bencénico. Los tintes, plásticos, desinfectantes y antibióticos y ciertos fármacos como el ácido salicílico contienen fenol.

**FENOL, INTOXICACIÓN POR** (phenol poisoning) Intoxicación corrosiva debida a la ingestión de compuestos que contienen fenol como el ácido carbólico, el creosol, el guayacol y el naftol. Se caracteriza por quemaduras en las membranas mucosas, debilidad, palidez, edema pulmonar, convulsiones e insuficiencia respiratoria, circulatoria y renal. Si existen lesiones externas hay que lavar la piel que rodea la boca y la nariz y practicar un lavado con agua y carbón de la cavidad oral, la faringe, el esófago y el estómago. En algunos casos hay que administrar oxígeno, líquidos intravenosos, electrólitos y analgésicos. En raras ocasiones se produce una estenosis esofágica como complicación de las lesiones tisulares.

**FENOLSULFONFTALEÍNA** (phenolsulfonphthalein) Colorante empleado para valorar la capacidad excretora de los túbulos renales.

**FENÓMENO** (phenomenon) Signo que suele asociarse con una enfermedad o trastorno específico y que por tanto tiene importancia diagnóstica.

**FENOPROFENO CÁLCICO** (fenoprofen calcium) Fármaco antiinflamatorio y analgésico no esteroideo.
INDICACIONES: Se prescribe en el tratamiento de la artritis y de otros procesos inflamatorios dolorosos.
CONTRAINDICACIONES: Disfunción renal, enfermedad gastrointestinal alta e hipersensibilidad al fármaco, a la aspirina o a otros antiinflamatorios no esteroideos.
EFECTOS SECUNDARIOS: Entre los más importantes figuran trastornos gastrointestinales, úlcera gástrica o duodenal, desvanecimientos, exantema cutáneo y acúfenos. Interacciona con otros muchos fármacos.

**FENOPROPIONATO DE NANDROLONA** (nandrolone phenpropionate) Esteroide anabolizante con propiedades androgénicas.
INDICACIONES: Utilizado en el tratamiento de la osteoporosis, en determinadas anemias, cánceres matastásicos de mama femeninos y para ahorrar proteínas en muchas situaciones.
CONTRAINDICACIONES: Carcinoma de mama en hombres y algunas mujeres, embarazo, nefrosis, o conocimiento de hipersensibilidad a este fármaco.
EFECTOS SECUNDARIOS: Entre las reacciones más graves, se encuentran; hirsutismo, acné, masculinización, disfunciones hepáticas, hypercalcemia (en el tratamiento de cáncer de mama) y retención de líquidos y sal.

**FENOTEROL** (fenoterol) Fármaco betaadrenérgico utilizado en terapia respiratoria.

**FENOTIAZINA** (phenothiazine) Integrante de un grupo de fármacos que tiene una estructura anular triple con dos anillos de benceno unidos por un nitrógeno y un sulfuro. Constituyen el mayor número de compuestos antipsicóticos aplicables en medicina clínica. De las muchas fenotiazinas y derivados que se utilizan como coadyuvantes de la anestesia general, antieméticos, tranquilizantes mayores (agentes antipsicóticos) y antihistamínicos, los más utilizados son la clorpromazina y la proclorperazina, con los que guardan estrecha relación la trimeprazina y la triflupromazina. Este grupo de fármacos ha revolucionado en gran medida la práctica de la psiquiatría. A diferencia de los barbitúricos, que actúan exclusivamente en el sistema nervioso central, las fenotiazinas ejercen una influencia importante en muchos sistemas orgánicos y así poseen, entre otras, una actividad antiadrenérgica, anticolinérgica y antihistamínica. Muchos efectos sobre el sistema nervioso central dependen de la composición química del fármaco y del estado del paciente. Las fenotiazinas están contraindicadas en los pacientes con depresión grave del sistema nervioso central y deben administrarse con precaución cuando existen hepatopatías. No se recomienda su empleo en el embarazo.

**FENOTIPO** (phenotype) Conjunto de características observables de un organismo o grupo, incluidos los rasgos anatómicos, fisiológicos, bioquímicos y de comportamiento que son determinados por la interacción de la base genética y los factores ambientales.

**FENOXIBENZAMINA, CLORHIDRATO DE** (phenoxybenzamine hydrochloride) Agente antihipertensivo.
INDICACIONES: Control de la hipertensión y la sudoración en el feocromocitoma. Si la taquicardia es excesiva, puede ser necesaria la administración de propanolol.
CONTRAINDICACIONES: Hipertensión o hipersensibilidad conocida a este fármaco.
EFECTOS SECUNDARIOS: Los más graves son hipotensión intensa, taquicardia e irritación gastrointestinal.

**FENOXIMETILO DE PENICILINA** (penicillin phenoxymethyl) V. **penicilina V**.

**FENPROCUMÓN** (phenprocoumon) Anticoagulante.
INDICACIONES: Tratamiento y profilaxis de la enfermedad tromboembólica en diversas situaciones clínicas.
CONTRAINDICACIONES: Hipersensibilidad conocida a este fármaco. No debe utilizarse en aquellas situaciones en que existe riesgo de hemorragia.
EFECTOS SECUNDARIOS: El más grave es la hemorragia. Interacciona con muchos otros fármacos que potencian o disminuyen su efecto.

**FENSUXIMIDA** (phensuximide) Agente anticonvulsivante.
INDICACIONES: Se utiliza para evitar las crisis epilépticas de pequeño mal.
CONTRAINDICACIONES: Hipersensibilidad conocida a este fármaco o a cualquier succinimida.
EFECTOS SECUNDARIOS: Los más graves son discrasias sanguíneas y un síndrome sistémico similar al lupus. Las reacciones más frecuentes son trastornos gastrointestinales y depresión del sistema nervioso central con adormecimiento o vértigo.

**FENTANILO** (fentanyl) Potente analgésico narcótico que suele usarse junto con el droperidol (sedante y antipsicótico), como complemento a la anestesia.

**FENTANILO, CITRATO DE** (fentanyl citrate) Analgésico narcótico.
INDICACIONES: Como complemento para la anestesia general, como analgésico pre y postoperatorio, y como componente en la neuroleptanestesia y la analgesia.
CONTRAINDICACIONES: Miastenia gravis, uso de un inhibidor de la monoaminooxidasa dentro de los 14 días previos e hipersensibilidad conocida al fármaco.
EFECTOS SECUNDARIOS: Entre los efectos adversos más importantes figuran dependencia, hipotensión, prurito, depresión respiratoria y laringospasmo.

**FENTANILO Y DROPERIDOL, CITRATO DE** (fentanyl citrate and droperidol) Anestésico parenteral.
INDICACIONES: Se administra para inducir neuroleptanestesia en intervenciones quirúrgicas breves y procedimientos diagnósticos.

CONTRAINDICACIONES: Uso de inhibidores de la monoaminooxidasa dentro de los 14 días previos e hipersensibilidad conocida frente a cualquiera de los ingredientes del fármaco. Debe usarse con precaución en los ancianos y en los pacientes de alto riesgo, en los enfermos con tumor cerebral o traumatismo craneal y en los niños menores de dos años.

EFECTOS SECUNDARIOS: Entre los más importantes figuran hipotensión, depresión respiratoria, laringospasmo y dependencia.

**FENTERMINA, CLORHIDRATO DE** (phentermine hydrochloride) Amina simpaticomimética que se utiliza como agente anorexígeno.

INDICACIONES: Disminución del apetito en el tratamiento de la obesidad.

CONTRAINDICACIONES: Arteriosclerosis, enfermedad cardiovascular, hipertensión, glaucoma, hipertiroidismo o hipersensibilidad conocida a este fármaco u otros agentes simpaticomiméticos.

EFECTOS SECUNDARIOS: Los más graves son inquietud, insomnio, taquicardia, aumento de la presión arterial y sequedad de boca.

**FENTOLAMINA, CLORHIDRATO DE** (phentolamine hydrochloride) Agente antiadrenérgico.

INDICACIONES: Control de los síntomas del feocromocitoma antes de la cirugía y durante la misma; también se utiliza para tratar la necrosis y desprendimiento dérmico que se produce tras la extravasación de norepinefrina parenteral.

CONTRAINDICACIONES: Historia de infarto de miocardio, angina, coronariopatía o hipersensibilidad conocida a este fármaco.

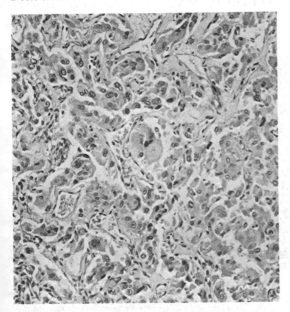

**FEOCROMOCITOMA.** Microfotografía de un tumor macrocelular no totalmente maduro en el que se aprecian células ricas en protoplasma con poca vacuolización.

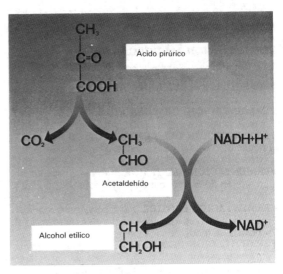

**FERMENTACIÓN ALCOHÓLICA. Esquema de la formación de alcohol por las levaduras: el ácido pirúvico es descarboxilado dando acetaldehído que luego se reduce a alcohol etílico.**

EFECTOS SECUNDARIOS: Los más graves son hipotensión, taquicardia, arritmias cardiacas y dolor anginoso.

**FEO-** (pheo-) Prefijo que significa «moreno»: feocromo, feocromoblasto, feofitina.

**FEOCROMOCITOMA** (pheochromocytoma) Tumor vascular del tejido cromafín de la medula suprarrenal o de los ganglios linfáticos caracterizado por la hipersecreción de epinefrina y norepinefrina, que produce hipertensión persistente o intermitente. Sus signos típicos son cefalea, palpitaciones, sudoración, nerviosismo, hiperglucemia, náuseas, vómitos y síncope. Todo ello puede acompañarse de pérdida de peso, miocarditis, arritmia cardiaca e insuficiencia cardiaca. Estos tumores son más frecuentes en personas jóvenes y sólo un pequeño porcentaje de ellos son malignos. El diagnóstico puede establecerse mediante pruebas analíticas que demuestran el aumento de los niveles de catecolaminas y sus metabolitos en la orina y mediante determinaciones de la presión arterial; la inyección intravenosa de histamina produce un aumento brusco en la presión arterial en los pacientes con feocromocitoma y la administración de fentolamina provoca una importante disminución de la misma.

**FERMENTACIÓN** (fermentation) Transformación química provocada en una sustancia por la acción de una enzima o un microorganismo, especialmente la conversión anaerobia de determinadas sustancias orgánicas, como los carbohidratos, en ciertos productos. Hay distintos tipos de fermentación: acética, alcohólica, amílica, butírica, caseosa, del ácido láctico, diastásica y propiónica.

**FERMENTACIÓN ACÉTICA** (acetic fermentation) Producción de ácido acético o vinagre a partir de una solución alcohólica débil.

**FERMENTACIÓN ALCOHÓLICA** (alcoholic fermentation) Transformación de los carbohidratos en alcohol etílico.

**FERMENTACIÓN AMÍLICA** *(amylic fermentation)* Formación de alcohol amílico a partir de azúcar.

**FERMENTACIÓN AMONIACAL** *(ammoniacal fermentation)* Producción de amoníaco y dióxido de carbono a partir de la urea por la acción de la enzima ureasa.

**FERMENTACIÓN BUTÍRICA** *(butyric fermentation)* Conversión de los carbohidratos en ácido butírico.

**FERMENTACIÓN CASEOSA** *(caseous fermentation)* Coagulación de la caseína soluble por acción de la renina.

**FERMENTACIÓN DEL ÁCIDO LÁCTICO** *(lactic acid fermentation)* **1.** Producción bacteriana de ácido láctico a partir de azúcares. **2.** Acidificación de la leche.

**FERMENTACIÓN DIASTÁSICA** *(diastatic fermentation)* Conversión de los disacáridos en glucosa mediante la ptialina.

**FERMENTACIÓN LÁCTICA** *(lactic acid fermentation)* **1.** Producción de ácido láctico por diversas bacterias. **2.** Proceso de agriado de la leche.

**FERMENTACIÓN PROPIÓNICA** *(propionic fermentation)* Producción de ácido propiónico por acción de ciertas bacterias sobre azúcares o ácido láctico.

**FERMENTACIÓN VISCOSA** *(viscous fermentation)* Formación de material viscoso en la leche, la orina y el vino por la acción de diversos bacilos.

**FERMIO (Fm)** *(fermium [Fm])* Elemento metálico transuránico obtenido artificialmente. Su número atómico es 100 y su peso atómico, 253. Se detectó por primera vez entre los residuos de la explosión de una bomba de hidrógeno.

**FEROMONA** *(pheromone)* Sustancia hormonal que, secretada por un individuo, provoca una respuesta particular en otro individuo de la misma especie.

**FERRITINA** *(ferritin)* Proteína férrica que se encuentra en la mucosa intestinal, bazo e hígado. Contiene más de un 20 % de hierro y es esencial para la hematopoyesis.

**FERRO-** *(ferro-, ferr-, ferri-)* Prefijo que significa «relacio-

nado con el hierro»: ferrocianuro, ferropéctico.

**FÉRTIL** *(fertile)* **1.** Capaz de reproducirse o tener descendencia. **2.** Aplicado a un gameto, capaz de inducir la fertilización o de ser fertilizado. **3.** Prolífico, no estéril.

**FÉRTIL, PERÍODO** *(fertile period)* Período dentro del ciclo menstrual durante el cual puede producirse la fertilización. Los espermatozoides pueden sobrevivir desde 48 hasta 72 horas, y el óvulo, 24 horas. Así pues, el período fértil comienza 2 ó 3 días antes de la ovulación y dura hasta 2 ó 3 días después de ella. Para aumentar la efectividad anticonceptiva de los métodos naturales de planificación familiar debe tenerse en cuenta la posibilidad de una supervivencia más prolongada de los óvulos y espermatozoides, prolongando la duración del período fértil a 7 u 8 días. Este período puede identificarse por los cambios en la cantidad y el carácter del moco cervical o por las variaciones de la temperatura corporal basal. También puede deducirse del registro en un calendario de seis o más ciclos menstruales, aplicando el principio de que la ovulación suele ocurrir 14 días antes de la menstruación.

**FÉRTIL DE LA MUJER, PERÍODO** *(child-bearing period)* Período en la vida de la mujer desde la pubertad a la menopausia, en el que tiene capacidad reproductora.

**FERTILICINA** *(fertilizin)* Glucoproteína que se encuentra en la membrana plasmática de los óvulos de algunas especies animales. En otro tiempo se pensaba que los grupos receptores aglutinantes específicos de la sustancia eran complementarios de la antifertilicina, sustancia extraída del esperma, y que eran responsables de la unión del espermatozoide al óvulo durante el estadio precoz de la fertilización, pero esta teoría ha sido desechada.

**FERTILIDAD, FACTOR DE** *(fertility factor)* V. **factor F**.

**FERTILIZACIÓN** *(fertilization)* Unión de los gametos masculino y femenino para formar un cigoto, a partir del cual se desarrolla el embrión. El proceso tiene lugar en la trom-

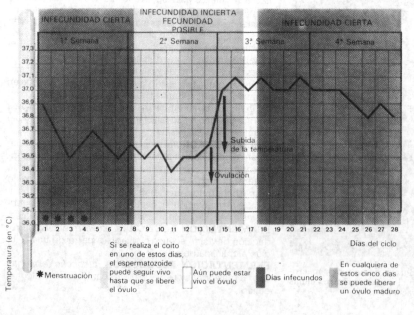

**FÉRTIL, PERÍODO.** Esquema de un ciclo menstrual en el que se indican los períodos de fecundidad e infecundidad y un ejemplo de gráfica térmica basal: después de la ovulación, la temperatura aumenta alrededor de medio grado.

pa de Falopio femenina, cuando un espermatozoide, transportado en el fluido seminal que se eyacula durante el coito, entra en contacto con el óvulo y penetra en su interior. Los rápidos cambios químicos que tiene lugar en la membrana del óvulo impiden la entrada de otros espermatozoides. La penetración del espermatozoide estimula la finalización de la segunda división meiótica y la formación del pronúcleo en el óvulo. La fusión y sinapsis de los pronúcleos masculino y femenino restaura el número diploide de cromosomas en la célula germinal, conduciendo a la determinación del sexo del cigoto y de las características heredadas de cada progenitor y estimula la iniciación del desarrollo por división. Entre los tipos de fertilización figuran la **fertilización cruzada**, la **fertilización externa** y la **fertilización interna.** V. también **espermatogénesis; oogénesis.**

**FERTILIZACIÓN CRUZADA** *(cross fertilization)* **1.** (Zoología). Unión de gametos de especies o variedades diferentes para formar híbridos. **2.** (Botánica). Fertilización de la flor de una planta con el polen de otra, en contraposición a la autofertilización. Denominada también **alogamia.**

**FERTILIZACIÓN EXTERNA** *(external fertilization)* Unión de los gametos femenino y masculino fuera de los organismos en que se han originado, como sucede, por ejemplo, en la mayoría de los peces y en numerosos invertebrados.

**FERTILIZACIÓN INTERNA** *(internal fertilization)* Unión de los gametos en el interior del cuerpo de la mujer después de la inseminación. V. **inseminación artificial.**

**FÉRULA** *(splint)* **1.** Dispositivo ortopédico para inmovilizar, limitar el movimiento o sostener cualquier parte del cuerpo. Puede ser rígida (de metal, de escayola o de madera) o flexible (de fieltro o piel). **2.** (Odontología). Dispositivo que sirve para anclar los dientes o modificar la mordida.

**FÉRULA CON ESPIGA PARA EL HOMBRO** *(shoulder spica cast)* Férula ortopédica que se aplica para inmovilizar el tronco con respecto a las caderas, las muñecas y las manos. Incorpora un mecanismo diagonal de soporte entre la cadera y el brazo. Se utiliza en el tratamiento de las luxaciones y otras lesiones del hombro y para la fijación e inmovilización del mismo tras la cirugía.

**FÉRULA CORTA PARA EL BRAZO** *(short arm cast)* Férula ortopédica que se utiliza para inmovilizar la mano o la muñeca. Se emplea en el tratamiento de fracturas, en la fijación postoperatoria y en la corrección, o mantenimiento de la corrección, de deformidades de la mano y la muñeca. Consultar la voz **férula larga para el brazo.**

**FÉRULA CORTA PARA LA PIERNA** *(short leg cast)* Férula ortopédica que se utiliza para inmovilizar fracturas de las extremidades inferiores desde los dedos de los pies hasta la rodilla. También se emplea en el tratamiento de esguinces y torsiones del tobillo, en la fijación e inmovilización postoperatorias del pie y del tobillo y en la corrección, o mantenimiento de la corrección, de ciertas deformidades del pie y del tobillo.

**FÉRULA CORTA PARA LA PIERNA CON ANDADOR** *(short leg cast with walker)* Férula ortopédica que se utiliza para inmovilizar las extremidades inferiores desde los dedos de los pies hasta la rodilla, en cuya porción más baja se incorpora un taco de caucho para facilitar la deambulación del paciente. Este tipo de férula se utiliza cuando, tras un período de inmovilización, se le recomienda al paciente la deambulación con soporte de peso.

**FÉRULA DE AIRE** *(air splint)* Dispositivo para la inmovilización temporal de extremidades fracturadas o con cualquier otro tipo de lesión. Consiste en un cilindro inflable que puede cerrarse por ambos extremos y queda rígido cuando se rellena con aire a presión.

**FÉRULA DE COAPTACIÓN** *(coaptation splint)* Tablillas que se ajustan a un miembro fracturado para evitar el desplazamiento de los fragmentos óseos. Suele colocarse otra férula encima para proporcionar una mayor sujeción.

**FÉRULA DE ESPIGA** *(spica cast)* Férula ortopédica que se utiliza para inmovilizar una porción del tronco o su totalidad y parte de una o más extremidades. Se utiliza para tratar diversas fracturas como las de cadera y fémur y en la corrección y mantenimiento de la corrección de las deformidades de cadera.

**FÉRULA DE INMOVILIZACIÓN DE LA RODILLA** *(leg cylinder cast)* Aparato ortopédico de yeso o fibra que se utiliza para inmovilizar la pierna en el tratamiento de las fracturas y luxaciones de rodilla, traumatismos de los tejidos blandos de la misma, inmovilización y colocación después de las operaciones de rodilla y, en general, la corrección, y mantenimiento de la corrección, de las deformidades de la rodilla. También puede utilizarse la férula pelvipédica para el mismo fin; al incluir el pie, tiene la ventaja de proporcionar una mayor inmovilización.

**FÉRULA EN AEROPLANO** *(airplane splint)* Férula utilizada para inmovilizar la fractura de húmero. Sujeta el brazo en abducción a nivel del hombro con el codo doblado y se extiende hasta la cintura.

**FÉRULA EN PAÑAL** *(diaper restraint)* Dispositivo terapéutico que se utiliza en ortopedia para contrarrestar la tracción de las extremidades inferiores cuando otros métodos de contratracción no resultan eficaces. Suele utilizarse en ciertas enfermedades ortopédicas y se adapta a la zona pélvica en forma de pañal llevando incorporados anillos en cada una de sus cuatro esquinas.

**FÉRULA LARGA PARA EL BRAZO** *(long arm cast)* Férula ortopédica que se aplica para inmovilizar una extremidad superior desde la mano hasta el brazo. Está indicada en el tratamiento de fracturas del antebrazo, codo y húmero, y para mantener la posición de los distintos segmentos del brazo después de determinadas intervenciones quirúrgicas. También se emplea para corregir o mantener la corrección de ciertas deformidades del antebrazo, la muñeca o el codo. Consultar la voz **férula corta para el brazo.**

**FÉRULA LARGA PARA LA PIERNA** *(long leg cast)* Férula ortopédica que se aplica para inmovilizar la pierna desde los dedos del pie hasta la porción superior del muslo. Se utiliza en el tratamiento de las fracturas y luxaciones de la rodilla, para mantener la posición e inmovilización de la rodilla, la pierna y el tobillo después de ciertas intervenciones quirúrgicas y para corregir, o mantener la corrección, del pie, la pierna y la rodilla.

**FÉRULA LARGA PARA LA PIERNA CON ANDADOR**

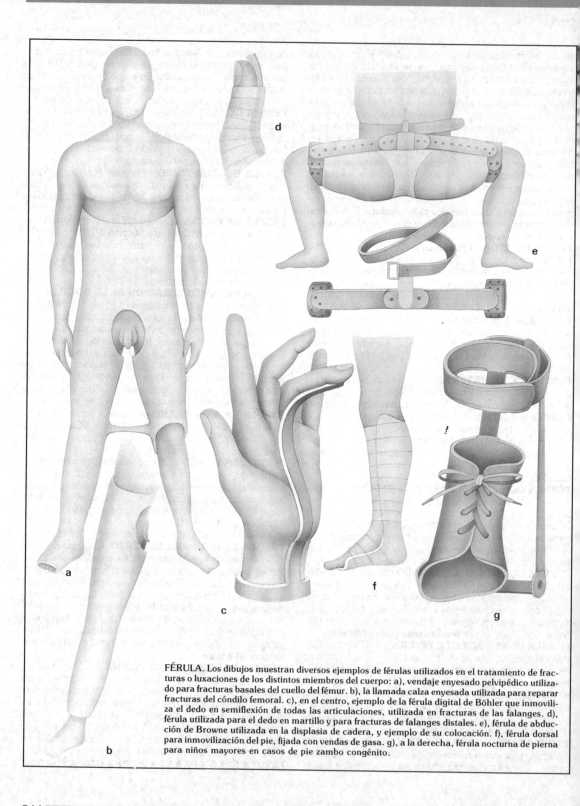

FÉRULA. Los dibujos muestran diversos ejemplos de férulas utilizados en el tratamiento de fracturas o luxaciones de los distintos miembros del cuerpo: a), vendaje enyesado pelvipédico utilizado para fracturas basales del cuello del fémur. b), la llamada calza enyesada utilizada para reparar fracturas del cóndilo femoral. c), en el centro, ejemplo de la férula digital de Böhler que inmoviliza el dedo en semiflexión de todas las articulaciones, utilizada en fracturas de las falanges. d), férula utilizada para el dedo en martillo y para fracturas de falanges distales. e), férula de abducción de Browne utilizada en la displasia de cadera, y ejemplo de su colocación. f), férula dorsal para inmovilización del pie, fijada con vendas de gasa. g), a la derecha, férula nocturna de pierna para niños mayores en casos de pie zambo congénito.

*(long leg cast with walker)* Férula ortopédica que se aplica para inmovilizar la extremidad inferior desde los dedos hasta la porción superior del muslo en el tratamiento de ciertas fracturas. Es igual que la férula larga para la pierna, pero comprende también un taco de goma que permite que el paciente camine con la pierna, incluida la férula, una vez que se le permite la deambulación con soporte de peso.

**FÉRULA LARGA UNILATERAL PARA LA PIERNA CON ESPIGA** *(unilateral long leg spica cast)* Corsé ortopédico utilizado para inmovilizar una pierna y el tronco hasta la altura de los pezones. Se usa para tratar las fracturas de fémur o para la corrección y mantenimiento de la misma en el tratamiento de las deformidades de la cadera.

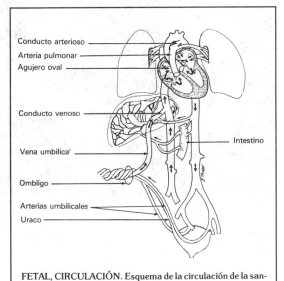

FETAL, CIRCULACIÓN. Esquema de la circulación de la sangre en el feto.

**FETAL, ACTITUD** *(fetal attitude)* Relación de las partes fetales entre sí, como la actitud «militar», por ejemplo, en la cual la cabeza fetal no está flexionada, con el mentón sobre el pecho, como es habitual, sino que se mantiene erguida. Consultar las voces **fetal, posición; fetal, presentación.**

**FETAL, CIRCULACIÓN** *(fetal circulation)* Circulación de la sangre en el feto. La sangre oxigenada de la placenta fluye por la vena umbilical hasta el hígado y el conducto venoso, que la transporta a la vena cava inferior y a la aurícula derecha. La sangre entra en la aurícula derecha con presión suficiente para atravesarla y pasar por el foramen oval hacia la aurícula izquierda; de esta forma, la sangre oxigenada es impulsada por el ventrículo izquierdo hacia la cabeza y las extremidades superiores. La sangre que retorna de la cabeza y de los brazos entra en la aurícula derecha a través de la vena cava superior. Llega a la aurícula con una presión relativamente baja, atraviesa la válvula tricúspide y llega al ventrículo derecho, desde el cual es bombeada hacia la arteria pulmonar y el conducto arterioso; la aorta la distribuye por las regiones inferiores del cuerpo. Una pequeña cantidad de sangre de la arteria pulmonar no es cortocircuitada a través del ductus, y llega a los pulmones. La sangre vuelve a la placenta a través de las arterias umbilicales.

**FETAL, ESTADIO** *(fetal stage)* (Embriología). Intervalo de tiempo comprendido entre el final del estadio embrionario, al concluir la séptima semana de gestación, y el momento del parto, 38 a 42 semanas después del primer día de la última regla.

**FETAL, POSICIÓN** *(fetal position)* Relación de la parte del feto situada en la pelvis, con los cuatro cuadrantes de la pelvis materna: izquierdo (I), derecho (D), anterior (A) y posterior (P). La presentación suele identificarse por las iniciales O (occipucio), M (mentón) y S (sacro). Si el feto se presenta con el occipucio dirigido hacia la parte posterior del lado derecho de la madre, la posición fetal es occipucio posterior derecha (OPD). Consultar las voces **fetal, actitud; fetal, presentación.**

**FETAL, PRESENTACIÓN** *(fetal presentation)* Parte del

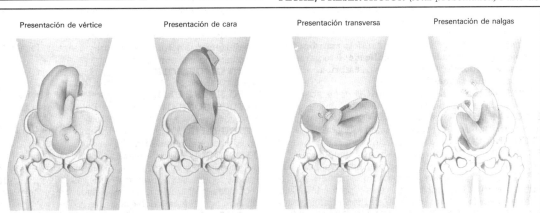

Presentación de vértice    Presentación de cara    Presentación transversa    Presentación de nalgas

FETAL, PRESENTACIÓN. Los dibujos muestran las posiciones más comunes que adopta el feto al encajarse en la pelvis materna antes del parto.

feto situada en la pelvis. Las presentaciones cefálicas incluyen la de vértex, la de frente y la de mentón; las presentaciones de nalgas incluyen la de nalgas franca, la de nalgas completa y la de nalgas con uno o con los dos pies. Las presentaciones de hombro son raras y exigen cesárea o versión antes del parto vaginal. Las presentaciones compuestas comprenden la entrada de más de una parte en la pelvis verdadera, sobre todo una mano y la cabeza. V. también **fetal, actitud; fetal, posición**.

**FETAL, SUFRIMIENTO** *(fetal distress)* Condición comprometida del feto, que generalmente se descubre durante el parto, caracterizada por anomalía marcada de la frecuencia o el ritmo de la contracción miocárdica. Algunos signos, como las deceleraciones tardías de la frecuencia cardiaca fetal que se observan en los registros de monitorización electrónica, son indicativos de sufrimiento. Si es posible, se identifica y corrige la situación, y se evalúa el equilibrio ácido-base de la sangre fetal. Se permite que el parto continúe si el pH se encuentra dentro de límites normales, y si el signo anómalo no persiste ni recidiva. La cesárea puede ser necesaria si el feto muestra alcalosis o acidosis marcada o si no puede corregirse la causa del problema. Si existe la posibilidad, primero se estabiliza la situación del niño mediante administración a la madre de oxígeno, mayor cantidad de fluidos o un antagonista de los narcóticos, un vasopresor o un agente relajador del útero. En el parto de un niño con sufrimiento, se requiere la presencia del pediatra para que se encargue de la reanimación y de los cuidados inmediatos.

**FETICIDIO** *(feticide)* V. **embrioctonía**.

**FETICHE** *(fetish)* **1.** Cualquier objeto o idea a la que se atribuye atención o reverencia no razonable o excesiva. **2.** (Psicología). Cualquier objeto inanimado o parte del cuerpo de naturaleza no sexual que despierta sentimientos o fijaciones eróticos. La simbología erótica es exclusiva para el fetichista y procede del inconsciente.

**FETO** *(fetus, foetus)* Descendiente no nacido de un animal vivíparo, una vez que ha adoptado la forma particular de la especie. Más específicamente, el ser humano en el útero después del período embrionario y cuando ya se ha iniciado el desarrollo de las principales características estructurales, habitualmente desde la octava semana después de la fertilización hasta el parto. Entre los diversos tipos de fetos podemos citar: **feto acardio; feto anídeo; feto calcificado; feto momificado; feto parasitario; feto sireniforme.** Consultar la voz **embrión.** V. también **desarrollo prenatal**.

**FETO ACARDIO, FETO ACARDIACO** *(fetus acardius, fetus acardiacus)* V. **acardio**.

**FETO AMORFO** *(fetus amorphus)* Feto sin forma, en el que no existen partes reconocibles o formadas.

**FETO ANÍDEO** *(fetus anideus)* V. **anídeo**.

**FETO ARLEQUÍN** *(harlequin fetus)* Niño que en el momento del nacimiento presenta la piel totalmente cubierta de escamas córneas muy gruesas, que recuerdan una armadura, divididas por fisuras rojas y profundas. Este trastorno es la forma más grave de exfoliación laminar del recién nacido y, por lo general, los niños afectos o nacen muertos o mueren a las pocas semanas de vida.

**FETO CALCIFICADO** *(calcified fetus)* V. **litopedion**.

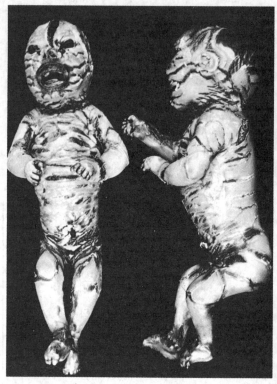

**FETO ARLEQUÍN. Feto con ictiosis congénita, también llamado feto arlequín.**

**FETO ICTIÓSICO** *(ichthyosis fetus)* V. **feto arlequín.**

**FETO MOMIFICADO** *(mummified fetus)* Feto muerto in utero que ha experimentado retracción y desecación.

**FETO PARIPÁCEO** *(fetus papyraceus)* Feto gemelo que ha muerto en el útero al comienzo del desarrollo y ha sido presionado contra la pared uterina por el feto vivo.

**FETO PARASITARIO** *(parasitic fetus)* El miembro más pequeño y habitualmente mal formado de un conjunto gemelar desigual o asimétrico, el cual está unido y depende del feto más normal para su crecimiento y desarrollo. Consultar la voz **autósito**.

**FETO SANGUINOLENTO** *(fetus sanguinolentis)* Feto de color oscuro, que ha muerto en el útero.

**FETO SIRENIFORME** *(sireniform fetus)* V. **sirenomelo**.

**FETOCORIÓNICO** *(fetochorionic)* Relacionado con el feto y el corion.

**FETOGRAFÍA** *(fetography)* Radiografía del feto en el útero. V. también **fetometría**.

**FETOLOGÍA** *(fetology)* Rama de la medicina que estudia el feto en el útero, incluyendo el diagnóstico de las anomalías congénitas, la prevención de las influencias teratogénicas y el tratamiento de ciertos procesos. Denominada también **embriología**.

**FETOMETRÍA** *(fetometry)* Medición del tamaño del feto, especialmente del diámetro de la cabeza y la circunferencia del tronco.

**FETOMETRÍA RADIOGRÁFICA** *(roentgen fetometry)* Medición del tamaño del feto intraútero mediante técnicas radiográficas.

**FETOPLACENTARIO** *(fetoplacental)* Relacionado con el feto y la placenta.

**FETOPROTEÍNA** *(fetoprotein)* Antígeno que se encuentra de forma natural en el feto y a veces en los adultos como consecuencia de ciertas enfermedades. La leucemia, hepatoma, sarcoma y otras neoplasias se asocian con presencia de betafetoproteína en la sangre del adulto. El aumento de alfafetoproteína en el feto permite el diagnóstico de los defectos del tubo neural.

**FETOR HEPÁTICO** *(fetor hepaticus)* Olor desagradable del aliento, relacionado con enfermedad hepática grave.

**FETOSCOPIA** *(fetoscopy)* Observación directa del feto en el útero, para lo cual se utiliza un fetoscopio que se introduce a través de una pequeña incisión en el abdomen bajo anestesia local. Es posible hacer fotografías del feto y tomar muestras de fluido amniótico, células fetales o sangre, para realizar el diagnóstico prenatal de muchas anomalías congénitas o defectos genéticos.

**FETOSCOPIO** *(fetoscope)* Estetoscopio para auscultar los latidos cardiacos fetales a través del abdomen de la madre.

**FETOTÓXICO** *(fetotoxic)* Relativo a cualquier sustancia tóxica para el feto.

**FETUS IN FETU** *(fetus in fetu)* Anomalía fetal en la que un gemelo pequeño, imperfectamente formado e incapaz de existencia independiente, está contenido dentro del cuerpo del gemelo normal, el autósito.

**FIABILIDAD** *(reliability)* (Investigación) Punto hasta el cual una medida de prueba o un aparato ofrecen los mismos resultados por parte de diferentes investigadores.

**FIBRA DE LA DIETA** *(dietary fiber)* Término genérico que se emplea para describir el conjunto de sustancias químicas no digeribles que se encuentran en las paredes de las células vegetales y en el material celular circundante y. que tienen distintos efectos sobre las diferentes funciones gastrointestinales como el tiempo de tránsito en el colon, la absorción de agua y el metabolismo lipídico. Los principales componentes de la fibra de la dieta son celulosa, lignina, hemicelulosa, pectina y gomas. Los alimentos ricos en fibra son las frutas, los vegetales de hoja verde como la lechuga, espinacas, apio y repollo, los tubérculos y los cereales y panes integrales.

**FIBRAREOLAR, TEJIDO** *(fibroareolar tissue)* V. **areolar, tejido**.

**FIBRILACIÓN** *(fibrillation)* Contracción recurrente involuntaria de una sola fibra muscular o de un haz aislado de fibras nerviosas. La fibrilación de una cámara del corazón provoca contracciones ineficaces al azar y alteración del ritmo sinusal normal. La fibrilación suele describirse por la parte que se está contrayendo anormalmente, como la fibrilación auricular o la ventricular.

**FIBRILACIÓN AURICULAR** *(atrial fibrillation)* Trastorno caracterizado por contracciones parciales de la aurícula, rápidas y sin ninguna cadencia, que producen latidos ventriculares irregulares a razón de 130-150/min. La aurícula puede descargar más de 350 impulsos/min pero algunos de ellos no atraviesan el nodo auriculoventricular.

Los ventrículos no pueden contraerse en respuesta a todos los estímulos que reciben y las contracciones ventriculares pierden su organización. Esta arritmia se observa sobre todo en la cardiopatía reumática, la estenosis mitral y el infarto auricular. Las pulsaciones rápidas producen una disminución del gasto cardiaco y las contracciones desorganizadas de las aurículas favorecen la formación de trombos en ellas. El tratamiento consiste en la administración de digital o quinidina o la aplicación de choques eléctricos para restablecer un ritmo sinusal normal.

**FIBRILACIÓN VENTRICULAR** *(ventricular fibrillation)* Arritmia cardiaca caracterizada por depolarizaciones rápidas y desorganizadas del miocardio ventricular. Este trastorno se caracteriza por una falta absoluta de organización de los impulsos eléctricos, la conducción y la contracción ventricular. La presión sanguínea cae a cero y el enfermo pierde la conciencia. Al cabo de 4 minutos sobreviene la muerte y por ello hay que iniciar inmediatamente las medidas de desfibrilación y ventilación.

**FIBRILACIÓN-FLUTER** *(flutter-fibrillation)* Tipo de fibrilación auricular en que la línea irregular de fibrilación se parece al flúter auricular.

**FIBRILINA** *(fibrillin)* Componente principal de las microfibrillas asociadas a la elastina relacionadas con el síndrome de Marfan por estudios inmunohistoquímicos. También se asocia a la enfermedad llamada aracnodactilia contractural congénita.

**FIBRILLA** *(fibril)* Estructura filamentosa pequeña, como los haces mitóticos, que forma parte de una célula.

**FIBRINA** *(fibrin)* Proteína filamentosa insoluble que proporciona su carácter semisólido al coágulo sanguíneo y está producida por la acción de la trombina sobre el fibrinógeno en el proceso de la coagulación. Consultar la voz **fibrinógeno**. V. también **coagulación sanguínea; fibrinólisis; trombina.**

**FIBRINA, FACTOR ESTABILIZADOR DE LA** *(fibrin stabilizing factor)* V. **factor XIII**.

**FIBRINASA** *(fibrinase)* V. **factor XIII**.

**FIBRINÓGENO** *(fibrinogen)* Proteína plasmática esencial

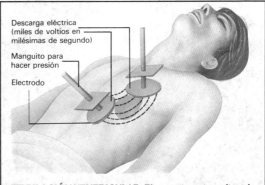

Descarga eléctrica (miles de voltios en milésimas de segundo)

Manguito para hacer presión

Electrodo

**FIBRILACIÓN VENTRICULAR.** El tratamiento inmediato de la fibrilación ventricular es la aplicación de una corriente eléctrica muy intensa en el tórax durante muy breve tiempo. Esto puede detener la fibrilación creando un estado refractario simultáneamente en todo el músculo ventricular.

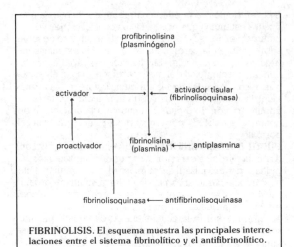

```
              profibrinolisina
              (plasminógeno)

activador ──────────────┼──────────  activador tisular
                        │            (fibrinolisoquinasa)
                        │
                        │
proactivador    fibrinolisina ◄──── antiplasmina
                (plasmina)



         fibrinolisoquinasa ◄──── antifibrinolisoquinasa
```

**FIBRINOLISIS. El esquema muestra las principales interrelaciones entre el sistema fibrinolítico y el antifibrinolítico.**

para la coagulación de la sangre, que es convertida en fibrina por la trombina en presencia de iones calcio. Consultar la voz **fibrina**. V. también **afibrinogenemia; coagulación sanguínea; fibrinólisis; trombina**.

**FIBRINOLISINA** *(fibrinolysin)* Enzima proteolítica que disuelve la fibrina. Se forma a partir del plasminógeno presente en el plasma sanguíneo. Denominada también **plasmina**. V. también **fibrinólisis**.

**FIBRINÓLISIS** *(fibrinolysis)* Proceso continuo de descomposición de la fibrina por la fibrinolisina, que constituye el mecanismo normal para la eliminación de los pequeños coágulos de fibrina. Es estimulado por la anoxia, las reacciones inflamatorias y otros tipos de estrés.

**FIBRINOPÉPTIDO** *(fibrinopeptide)* Producto de la acción de la trombina sobre el fibrinógeno. La escisión enzimática responsable de la liberación de este fragmento proteínico produce fibrina así como los fibrinopéptidos A y B. El segundo consiste en péptidos cortos procedentes de

los extremos N-terminales de las cadenas alfa y beta de la molécula de fibrinógeno. V. también **fibrinógeno; trombina**.

**FIBRINOQUINASA** *(fibrinokinase)* Enzima no hidrosoluble que, presente en el tejido animal, activa el plasminógeno. Denominada también **activador tisular; quinasa tisular**.

**FIBROADENOMA** *(fibroadenoma)* Tumor benigno de la mama compuesto por tejido fibroblástico y epitelial. No es doloroso, se presenta encapsulado, redondo, movible y firme. Aparece con más frecuencia en mujeres menores de 25 años y está causado por cantidades de estrógenos superiores a las normales. Suele procederse a la extirpación quirúrgica y al examen citológico de la masa para comprobar que no tiene carácter canceroso.

**FIBROANGIOMA** *(fibroangioma)* Tumor compuesto por una masa de vasos sanguíneos y tejido fibroso.

**FIBROANGIOMA NASOFARÍNGEO** *(nasopharingeal fibroangioma)* V. **angiofibroma nasofaríngeo**.

**FIBROBLASTO** *(fibroblast)* Célula indiferenciada, alargada y plana del tejido conectivo que da lugar a diversos elementos precursores, como el condroblasto, el colagenoblasto y el osteoblasto. Estas células precursoras forman los tejidos fibrosos, de soporte y de unión del cuerpo. Denominado también **desmocito; fibrocito**.

**FIBROBLASTOMA** *(fibroblastoma)* Tumor derivado de un fibroblasto, diferenciado como un fibroma

**FIBROCARCINOMA** *(fibrocarcinoma)* V. **carcinoma escirro**.

**FIBROCARTILAGINOSA, ARTICULACIÓN** *(fibrocartilaginous joint)* V. **sínfisis**.

**FIBROCARTÍLAGO** *(fibrocartilage)* Cartílago compuesto por una matriz densa de fibras colágenas. Entre las tres clases de cartílagos del cuerpo, el fibrocartílago es el que tiene mayor resistencia a la tracción. Los discos fibrocartilaginosos existentes entre las vértebras contribuyen a la amortiguación de las tensiones a que está sometida continuamente la columna vertebral.

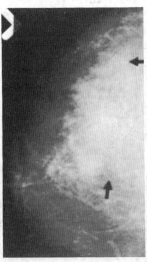

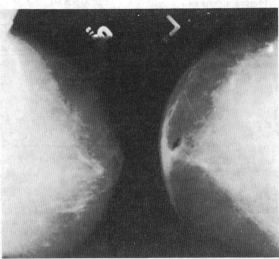

**FIBROADENOMA. A la izquierda de la página, mamografía que muestra un fibroadenoma benigno con una densidad relativamente uniforme y bordes bien definidos, no se aprecia aumento de la vascularidad. La flecha superior indica un segundo fibroadenoma en la mama. Junto a estas líneas, mamografía derecha e izquierda de una paciente que muestra en la mama izquierda la piel muy engrosada, con aspecto típico de piel de naranja, y a pesar de la afectación en el pezón (señalado con una flecha) y en los ángulos linfáticos vecinos, no aparece en la mamografía una imagen neta en el tejido mamario subyacente.**

**FIBROCARTÍLAGO BLANCO** *(white fibrocartilage)* Mezcla de tejido fibroso y rígido con otro cartilaginoso y flexible. Es uno de los tres tipos de cartílago del organismo y se divide en fibrocartílago interarticular, fibrocartílago de conexión, fibrocartílago circunferencial y fibrocartílago estratiforme.

**FIBROCARTÍLAGO CIRCUNFERENCIAL** *(circumferential fibrocartilage)* Estructura compuesta de fibrocartílago en la que un aro fibrocartilaginoso rodea los bordes de diversas cavidades articulares, como la cotiloidea de la cadera y glenoidea del hombro. Estos aros hacen más profundas estas cavidades y protegen sus bordes. Consultar las voces **fibrocartílago de conjunción; fibrocartílago estratiforme; fibrocartílago interarticular.**

**FIBROCARTÍLAGO DE CONJUNCIÓN** *(connecting fibrocartilage)* Disco de cartílago fibroso que se encuentra en muchas articulaciones, especialmente las de movilidad limitada, como las de la columna vertebral. Cada disco consta de anillos concéntricos de tejido fibroso entre los que se disponen láminas cartilaginosas. El disco se aplana cuando es comprimido por la vértebra suprayacente o subyacente. Consultar las voces **fibrocartílago circunferencial; fibrocartílago estratiforme; fibrocartílago interarticular.**

**FIBROCARTÍLAGO ESTRATIFORME** *(stratiform fibrocartilage)* Estructura compuesta de fibrocartílago que forma una fina cubierta de hendiduras óseas a través de las cuales se deslizan los tendones de determinados músculos. También se desarrollan pequeñas masas de fibrocartílago estratiforme en los tendones de algunos músculos. Estas masas se deslizan sobre huesos, como sucede por ejemplo en los tendones del músculo peroneo largo y el tibial posterior. Consultar también las voces **fibrocartílago circunferencial; fibrocartílago de conjunción; fibrocartílago interarticular.**

**FIBROCARTÍLAGO INTERARTICULAR** *(interarticular fibrocartilage)* Uno de los cuatro tipos de fibrocartílago existentes. Consiste en placas de fibrocartílago dispuestas entre los cartílagos articulares de las articulaciones más activas, tales como la esternoclavicular, las muñecas y las rodillas. Las sinoviales se sitúan sobre los fibrocartílagos y se fijan a los ligamentos circundantes. Su función es amortiguar los golpes y aumentar la movilidad. Consultar las voces **fibrocartílago cricunferencial; fibrocartílago de conjunción; fibrocartílago estratiforme.**

**FIBROCARTÍLAGO INTERVERTEBRAL** *(intervertebral fibrocartilage)* V. **disco intervertebral**.

**FIBROCITO** *(fibrocyte)* V. **fibroblasto**.

**FIBRODUODENOSCOPIO** *(fiberoptic duodenoscope)* Instrumento para visualizar el interior del duodeno, consistente en un ocular, un tubo flexible con un haz de fibras recubiertas de cristal o de plástico y dotadas de propiedades ópticas especiales, y una luz terminal. Cuando el duodenoscopio es introducido en la boca del paciente hasta el duodeno, a través del tracto digestivo alto, la luz ilumina las estructuras internas y cualquier lesión presente, transmitiendo la imagen hasta el ocular a través del haz de fibras ópticas.

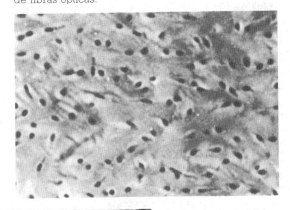

FIBROCARTÍLAGO. Microfotografía de fibrocartílago. Este tipo de cartílago se caracteriza por su gran riqueza en fibras de colágena.

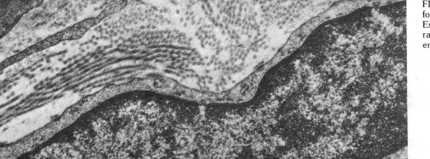

FIBROBLASTO. Microfotografía electrónica de un fibroblasto normal del tejido conectivo humano, destaca el gran núcleo oval y liso, las mitocondrias y una pequeña cantidad de retículo endoplásmico rugoso.

**FIBROELÁSTICO, TEJIDO** *(fibroelastic tissue)* V. **fibroso, tejido**.

**FIBROELASTOSIS ENDOCÁRDICA** *(endocardial fibroelastosis)* Trastorno caracterizado por la hipertrofia de la pared del ventrículo izquierdo y el desarrollo de un endocardio grueso y fibroelástico. Suele aumentar la capacidad ventricular pero a veces produce una disminución de la misma. En algunos estudios se ha relacionado al virus del sarampión con la etiología de esta enfermedad pero numerosos investigadores rechazan dicha hipótesis.

**FIBROEPITELIOMA** *(fibroepithelioma)* Neoplasia compuesta por tejidos fibroso y epitelial. Un tipo de fibroepitelioma es el premaligno.

**FIBROEPITELIOMA PREMALIGNO** *(premalignant fibroepithelioma)* Neoplasia sésil, de color encarnado, constituida por bandas de células epiteliales entrelazadas, sobre un estroma mesodérmico hiperplásico. Suele aparecer en la parte inferior del tronco de individuos ancianos y puede asociarse con un epitelioma basocelular superficial o desarrollarse en su seno.

**FIBROIDE, TUMOR** *(fibroid tumor)* V. **fibroma**.

**FIBROMA** *(fibroma)* Neoplasia benigna compuesta en su mayor parte de tejido fibroso o conectivo totalmente desarrollado. V. también tipos específicos de fibromas.

**FIBROMA AMELOBLÁSTICO** *(ameloblastic fibroma)* Neoplasia odontogénica en la que existe una proliferación simultánea de tejido mesenquimal y epitelial sin desarrollo de dentina o esmalte.

**FIBROMA BLANDO** *(soft fibroma)* Fibroma que contiene muchas células.

**FIBROMA CAVERNOSO** *(fibroma cavernosum)* Tumor que contiene grandes espacios vasculares y una cantidad excesiva de tejido fibroso.

**FIBROMA CEMENTIFICANTE** *(cementifying fibroma)* Tumor fibroso que contiene masas de tejido calcificado y que asienta sobre todo en la mandíbula de los ancianos.

**FIBROMA CONCÉNTRICO** *(concentric fibroma)* Tumor fibroso que rodea la cavidad uterina.

**FIBROMA CONDROMIXOIDE** *(chondromyxoid fibroma)* V. **condromixofibroma**.

**FIBROMA CUTÁNEO** *(fibroma cutis)* Tumor fibroso de la piel.

**FIBROMA DE MAMA** *(fibroma of breast)* Tumor del tejido conectivo de la mama. Normalmente es benigno e indoloro.

**FIBROMA DURO** *(hard fibroma)* Neoplasia compuesta por tejido fibroso con escasas células.

**FIBROMA INTRACANALICULAR** *(intracanalicular fibroma)* Tumor de la mama que contiene epitelio glandular y tejido fibroso.

**FIBROMA MUCINOSO** *(fibroma mucinosum)* Tumor fibroso en el que existe degeneración mucoide.

**FIBROMA NO OSTEOGÉNICO** *(nonosteogenic fibroma)* Lesión ósea frecuente en la que hay degeneración y proliferación del tejido medular y cortical, habitualmente en la proximidad de los extremos de las diáfisis de los huesos largos, en especial los de las extremidades inferiores. Con frecuencia no causa síntomas y sólo se descubre casualmente durante una exploración radiográfica.

**FIBROMA ODONTOGÉNICO** *(odontogenic fibroma)* Neoplasia benigna de la mandíbula derivada de la porción embrionaria de la yema dentaria, folículo dental o papila dental, o que se desarrolla por detrás de la membrana periodontal.

**FIBROMA OSTEOGÉNICO** *(ossifying fibroma)* Neoplasia benigna del hueso, de crecimiento lento, que se da con mayor frecuencia en los maxilares, en especial en el inferior. Se compone de hueso desarrollado en el interior de tejido conectivo fibroso.

**FIBROMA PARASITARIO** *(parasitic fibroma)* Fibroma uterino pediculado que obtiene parte de su irrigación de los vasos del epiplón.

**FIBROMA PÉNDULO** *(fibroma pendulum)* Tumor fibroso pendular de la piel.

**FIBROMA QUÍSTICO** *(cystic fibroma)* Tumor fibroso en el que se ha producido una degeneración quística.

**FIBROMA TECOCELULAR XANTOMATODES** *(thecocellulare xanthomatodes)* V. **teca, tumor de células de la**.

**FIBROMA TELANGIECTÁSICO** *(telangiectatic fibroma)* V. **angiofibroma**.

**FIBROMA UTERINO** *(uterine fibroma)* Tumor uterino benigno encapsulado que afecta al 20 % de las mujeres mayores de 30 años. Puede producir alteraciones menstruales. Normalmente no suponen una amenaza para la vida.

**FIBROMIOSITIS** *(fibromyositis)* Conjunto de trastornos que tienen como elemento común la rigidez y el dolor musculares o articulares, acompañados por inflamación localizada del tejido muscular y del conectivo fibroso. La anomalía puede aparecer después de cambios climatológicos, infecciones o traumas físicos o emocionales. Puede tener carácter recidivante y crónico. El tratamiento incluye reposo, calor, masaje, salicilatos y, en los casos intensos, inyecciones intraarticulares de un esteroide y procaína. Entre las clases de fibromiositis figuran el **lumbago**, la **pleurodinia** y el **torticolis**. V. también **reumatismo**.

**FIBROPLASIA RETROLENTICULAR** *(retrolental fibroplasia)* Formación de tejido fibroso por detrás del cristalino del ojo, que ocasiona ceguera. Es consecuencia de la administración de elevadas concentraciones de oxígeno a lactantes prematuros.

**FIBROQUÍSTICA, ENFERMEDAD** *(fibrocystic disease)* **1.** Enfermedad de la mama caracterizada por la presencia de quistes únicos o múltiples. Los quistes son benignos y bastante frecuentes, pero deben considerarse potencialmente malignos y mantenerse bajo observación cuidadosa para detectar cualquier cambio o crecimiento. Las mujeres con enfermedad fibroquística de la mama experimentan aumento del riesgo de cáncer con la edad. Es posible aspirar los quistes y realizar una biopsia. La mayoría de los casos no requieren tratamiento. Las mujeres con esta enfermedad deben explorarse las mamas frecuentemente. Se les enseñará a palparse y se les indicará la importancia de cualquier cambio. En cualquier caso conviene tranquilizarlas, informándolas de que el trastorno es muy común y no suele asociarse con cáncer. Denominada también **mastitis fibroquística, mastitis quística crónica. 2.** (Del páncreas). V. **fibrosis quística**.

**FIBROSA, ARTICULACIÓN** *(fibrous joint)* Cualquiera de las articulaciones no móviles, como las del cráneo, en las

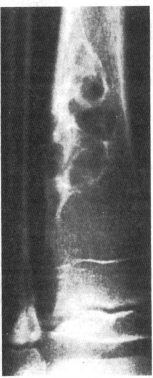

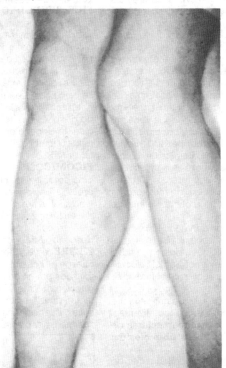

FIBROMA NO OSTEOGÉNICO. A la izquierda, aspecto típico de un fibroma no osteogénico. La lesión tiene bordes escleróticos lisos en el lado medular y una corteza de revestimiento que se ha expandido.

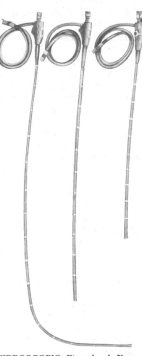

FIBROSARCOMA. A la derecha, fibrosarcoma localizado en la pantorrilla derecha del paciente.

FIBROSCOPIO. Ejemplos de fibroscopios flexibles para observar el colon.

que los huesos están conectados por tejido fibroso o cartílago hialino. Las tres clases de articulaciones fibrosas son la sindesmosis, la sutura y la gonfosis. Denominada también **sinartrosis**. Consultar las voces **cartilaginosa, articulación; sinovial, articulación**.

**FIBROSARCOMA** *(fibrosarcoma)* Sarcoma que contiene tejido conectivo. Se desarrolla súbitamente a partir de pequeños nódulos cutáneos; es frecuente que se produzcan metástasis antes de que los nódulos experimenten cambios apreciables.

**FIBROSARCOMA ODONTOGÉNICO** *(odontogenic fibrosarcoma)* Neoplasia maligna de la mandíbula que se desarrolla en el componente mesenquimal de un diente o yema dental.

**FIBROSCOPIO** *(fiberscope)* Instrumento flexible con un astil interno tapizado con fibra de plástico o fibra óptica transmisora de impulsos luminosos utilizado para la visualización de estructuras internas.

**FIBROSIS** *(fibrosis)* **1.** Proliferación del tejido conectivo fibroso. El proceso es normal durante la formación de la cicatriz para sustituir al tejido que se perdió por traumatismo o infección. **2.** Anomalía caracterizada por proliferación del tejido conjuntivo fibroso que cubre o sustituye al músculo liso o a otros tejidos normales. Es más frecuente en el corazón, el pulmón, el peritoneo y el riñón. V. también **fibrosis quística; fibrositis**.

**FIBROSIS MIOCÁRDICA DIFUSA** *(diffuse myiocardial fibrosis)* Enfermedad cardiaca en que existe una distribución generalizada del tejido fibroso que reemplaza a las células normales del miocardio.

**FIBROSIS PULMONAR** *(fibrosis of the lungs)* Formación de tejido cicatricial en el tejido conectivo de los pulmones, debido a cualquier inflamación o irritación provocada por tuberculosis, bronconeumonía o neumoconiosis. Se puede complicar en infarto pulmonar o bronquiectasia.

**FIBROSIS PULMONAR IDIOPÁTICA** *(idiopathic pulmonary fibrosis)* Fibrosis de los pulmones secundaria a una inflamación o enfermedad previa, como tuberculosis o neumoconiosis.

**FIBROSIS QUÍSTICA** *(cystic fibrosis)* Trastorno hereditario en el cual las glándulas exocrinas producen secreciones o moco excesivamente espesos. Las glándulas que se suelen afectar con mayor frecuencia son las del páncreas, las del aparato respiratorio y las del sudor. Se diagnostica en la lactancia o en la primera infancia y afecta sobre todo a la raza blanca. Cuando comienza en la lactancia suele hacerlo como íleo meconial, obstrucción del intestino delgado producida por heces viscosas. Otros signos de comienzo son tos crónica, deposiciones frecuentes y malolientes e infecciones persistentes de las vías respiratorias. El procedimiento diagnóstico más fiable es la prueba del sudor, que muestra un aumento de la concentración de sodio y de cloro. No es posible la curación, por lo que el tratamiento se basa en la prevención de las infecciones respiratorias, que son la causa de muerte más frecuente. Se utilizan agentes mucolíticos, broncodilatadores y tiendas de aerosoles para fluidificar el moco.

**FIBROSIS RETROPERITONEAL** (*retroperitoneal fibrosis*) Inflamación crónica, generalmente de causa desconocida, en la que un tejido fibroso rodea los grandes vasos sanguíneos de la porción lumbar inferior. Con frecuencia provoca constricción de la porción media de los uréteres, que puede conducir a hidronefrosis y azotemia. En ocasiones la fibrosis puede extenderse hacia arriba, implicando al duodeno, los conductos biliares y la vena cava superior. Los síntomas incluyen dolor abdominal y de la región baja de la espalda, debilidad, pérdida de peso, fiebre y aumento de la frecuencia de micción, hematuria, poliuria o anuria. Una de las causas es la ingesta de metisergida como preventivo de las migrañas. El tratamiento consiste en suspender la ingesta de metisergida y liberación quirúrgica de los uréteres con transplante lateral o intraperitoneal.

**FIBROSITIS** (*fibrositis*) Inflamación del tejido fibroso caracterizada de modo habitual por un conjunto de síntomas mal definidos, entre los que se incluyen dolor y rigidez del cuello, hombros y tronco. El examen radiológico no demuestra signos objetivos. Es frecuente que el individuo se muestre tenso y cabe la posibilidad de que el trastorno tenga un origen psicógeno. Para el tratamiento pueden prescribirse salicilatos, sedantes, tranquilizantes, relajantes musculares e inyecciones intraarticulares de un anestésico local. Consultar las voces **fibromiositis; miositis**.

**FIBROSO** (*fibrous*) Que se compone principalmente de fibras o de materiales que las contienen, como el tejido conjuntivo fibroso. V. también **fibrosis**.

**FIBROSO, TEJIDO** (*fibrous tissue*) Tejido fibroso conectivo del cuerpo compuesto por haces íntimamente entrelazados de fibras elásticas y areolas llenas de fluido. Denominado también **fibroelástico, tejido**. Consultar la voz **areolar, tejido**.

**FIBROSO DENSO, TEJIDO** (*dense fibrous tissue*) Tejido conjuntivo fibroso constituido por haces compactos, fuertes e inelásticos, de fibras colágenas paralelas que tienen un color blanco brillante. Los tendones, aponeurosis y ligamentos están constituidos por tejido fibroso denso organizado, mientras que las membranas fasciales, la dermis, el periostio y las cápsulas de los órganos son de tejido fibroso denso no organizado. Consultar la voz **fibroso laxo, tejido**.

**FIBROSO LAXO, TEJIDO** (*loose fibrous tissue*) Tejido conjuntivo fibroso plegable y constrictivo constituido por fibras elásticas y colágenas entremezcladas y con alvéolos llenos de líquido. Se encuentra en los tejidos adiposo, areolar, reticular y fibroelástico. Consultar la voz **fibroso denso, tejido**.

**FICK, LEY DE** (*Ficks law*) **1.** (Química y Física). Ley según la cual la tasa a la que se difunde una sustancia a través de otra es directamente proporcional al gradiente de concentración de la sustancia. **2.** (Medicina). Ley según la cual la tasa de difusión a través de una membrana es directamente proporcional al gradiente de concentración de la sustancia entre los dos lados de la membrana, e inversamente proporcional a su grosor.

**FICK, PRINCIPIO DE** (*Fick principle*) Método para hacer mediciones indirectas basado en la ley de conservación de la masa. Se usa específicamente para determinar el gasto cardiaco; la cantidad de oxígeno captada por cada unidad de sangre al pasar por los pulmones es igual a la diferencia de la concentración de oxígeno entre las sangres arterial y venosa mixta. El gasto cardiaco se calcula midiendo la captación de oxígeno durante un determinado período de tiempo (en ml por min), dividiendo después esa relación por la diferencia de la saturación de oxígeno en muestras de sangre arterial y venosa mixta (en ml por 100 ml de sangre), y multiplicando el total por 100.

**FICOMICOSIS** (*phycomycosis*) Infección fúngica producida por una especie del orden *Phycomycetes*. Estos microorganismos se encuentran con frecuencia en la tierra y no suelen ser patógenos; sin embargo, a veces se producen ficomicosis pulmonares nosocomiales graves en pacientes con diabetes mellitus avanzada no tratada o descontrolada y complicada con cetoacidosis.

**FIEBRE** (*fever*) Elevación anormal de la temperatura del cuerpo por encima de 37 °C, debida a enfermedad. Está causada por un desequilibrio entre la eliminación y la producción de calor. El ejercicio, la ansiedad y la deshidratación pueden aumentar la temperatura de las personas sanas. Puede ser causada por infección, enfermedad neurológica, neoplasias, anemia perniciosa, tromboembolis-

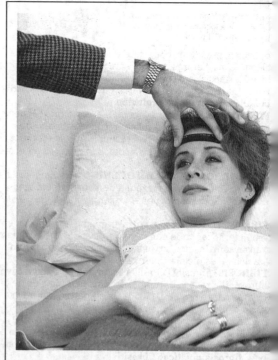

mo, taquicardia paroxística, insuficiencia cardiaca congestiva, aplastamiento o trauma severo, así como por un gran número de fármacos. Ninguna teoría aislada explica de forma satisfactoria el mecanismo por el que se incrementa la temperatura. La fiebre no tiene utilidad conocida en los procesos distintos a la infección. Aumenta la actividad metabólica en un 21 % por cada grado centígrado, lo que exige una mayor ingesta de alimentos. En los niños pueden aparecer convulsiones cuando la temperatura se eleva con rapidez, y la fiebre alta puede provocar delirio tanto en los niños como en los adultos. Las temperaturas muy altas, como sucede en el choque térmico, resultan fatales en ocasiones. El curso de la fiebre depende de la enfermedad que la causa, del estado del paciente y del tratamiento administrado. El comienzo puede ser súbito o gradual, y el período de máxima elevación, llamado fastigio o acmé, dura desde varios días a tres semanas. La resolución puede ser brusca, por crisis, o gradual, por lisis. Ciertas enfermedades y procesos se asocian con una curva febril tan típica que permite establecer el diagnóstico mediante el estudio de la gráfica de temperatura. Denominada también **hiperpirexia**. Entre los tipos de fiebre figuran la habitual, la intermitente y la recurrente.

**FIEBRE PARATIFOIDEA** *(parathyphoid fever)* Infección bacteriana causada por especies de *Salmonella* distintas de *S. typhi*. Los síntomas recuerdan a los de la fiebre tifoidea, aunque son algo más leves. V. también **fiebre tifoidea; rosas, manchas; Salmonella; salmonelosis**.

**FIGLU** *(FIGLU)* Abreviatura del **formiminoglutámico,**

**ácido**.

**FIJACIÓN** *(fixation)* (Psicoanálisis). Detención en un estadio particular del desarrollo psicosexual, como la fijación anal.

**FIJACIÓN CON BANDA ELÁSTICA** *(elastic band fixation)* Método de tratamiento para las fracturas del maxilar inferior, en el que se utilizan bandas de goma para conectar alambres o férulas metálicas, que se unen a cada uno de los dos maxilares. Las bandas producen tracción y oclusión de los dientes con alineación adecuada, mientras cicatriza la lesión. Resultan menos peligrosas que los alambres rígidos en caso de vómitos.

**FIJACIÓN ESQUELÉTICA** *(skeletal fixation)* Método de mantener unidos los fragmentos de un hueso fracturado mediante la utilización de alambres, tornillos, placas o clavos.

**FIJACIÓN EXTERNA CON CLAVO** *(external pin fixation)* Método para mantener unidos los fragmentos de un hueso fracturado empleando clavos de metal que se hacen pasar a través de los fragmentos y un sistema de compresión unido a los clavos por fuera de la superficie cutánea. Es fundamental mantener una limpieza cuidadosa de la piel que rodea los clavos. Normalmente se dan antibióticos para prevenir una posible infección. Estos clavos se retiran cuando la fractura se ha consolidado. Consultar la voz **fijación interna**.

**FIJACIÓN FREUDIANA** *(Freudian fixation)* Detención del desarrollo psicosexual, caracterizado por una firme unión emocional a otra persona u objeto. Entre los diversos tipos figuran la **fijación materna** y la **fijación paterna**.

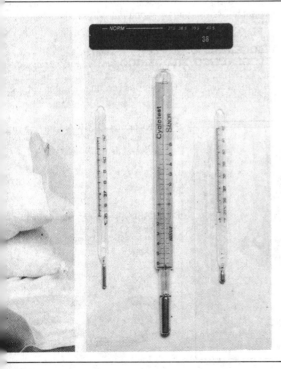

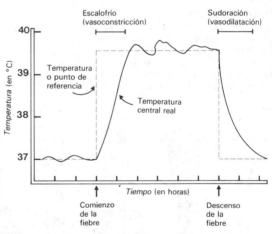

FIEBRE. A la izquierda; cuando una enfermedad afecta al organismo, éste pone en marcha sus sistemas de defensa. La elevación de la temperatura, o fiebre, es uno de ellos. En el centro, termómetros clínicos de los que se utilizan para tomar la temperatura axilar (a la izquierda de la fotografía), la temperatura basal (en el centro), y la temperatura rectal (a la derecha de la fotografía). Sobre estas líneas, gráfica que representa un curso febril típico. Después de un ascenso muy rápido de la temperatura, ésta permanece estacionaria (en meseta) durante un período hasta que desciende.

**FIJACIÓN INTERNA** *(internal fixation)* Cualquier método que sirva para mantener juntos los fragmentos de un hueso fracturado sin utilizar elementos aplicados a la piel. Tras la reducción abierta de una fractura pueden aplicarse varios métodos para estabilizar los fragmentos del hueso roto: clavos lisos o enhebrados, alambres de Kirschner, clavos de Küntscher, tornillos, placas sujetas mediante tornillos o vástagos medulares. En algunas ocasiones se retira el artilugio en una intervención quirúrgica posterior; otras veces se deja de modo permanente en el interior del cuerpo. Consultar la voz **fijación externa con clavo.**

**FIJACIÓN MATERNA** *(mother fixation)* Detención en el desarrollo psicosexual caracterizada por una conexión emocional anormalmente duradera, íntima y con frecuencia paralizante, con la propia madre. Consultar la voz **fijación paterna**. V. también **fijación freudiana**.

**FIJACIÓN OCULAR** *(fixating eye)* Proceso por el que se enfoca la mirada. En el paciente con estrabismo, el ojo sano conserva la capacidad de fijación ocular.

**FIJACIÓN PATERNA** *(father fixation)* Detención del desarrollo psicosexual caracterizada por una unión emocional persistente, estrecha y casi siempre paralizante con el propio padre. Consultar la voz **fijación materna**. V. también **fijación freudiana**.

**FIJACIÓN TISULAR** *(tissue fixation)* Procedimiento de conservación de un tejido en un líquido, que mantiene las células en condiciones lo más semejantes posible a su medio natural.

**FIJADOR** *(fixative)* **1.** Sustancia utilizada para pegar, unir o estabilizar. **2.** Sustancia utilizada con el fin de conservar especímenes anatómicos o histológicos para examen posterior.

**FIJADOR TISULAR** *(tissue fixation)* Líquido utilizado para la conservación de muestras de tejido en condiciones lo más semejantes posible a su medio natural.

**FIL-** *(phil-)* Prefijo que significa «que tiene afinidad por»: *filántropo, filocatalasa, filoneísmo.*

**FILA-** *(phila-)* Prefijo que indica relación con filamentos o de forma filamentosa: *filaria, filamentoso.*

**FILANCIA** *(spinnbarkheit)* Consistencia clara, elástica y filante típica del moco cervical durante la ovulación. El moco recuerda a la clara de huevo y ello constituye un signo muy valioso de que la mujer se encuentra en el período de máxima fertilidad de su ciclo menstrual. La observación de estas características del moco cervical constituye uno de los métodos naturales de planificación familiar y tiene una aplicación clínica en la valoración de la infertilidad y la determinación del momento óptimo para la inseminación artificial. V. también **planificación familiar, método de la ovulación en.**

**FILARIASIS** *(filariasis)* Enfermedad causada por la presencia de filarias o microfilarias en los tejidos corporales. Las filarias son helmintos redondos, largos y filiformes, más comunes en las regiones tropicales y subtropicales del mundo. Tienden a infestar los canales y ganglios linfáticos, tras penetrar en el cuerpo como larvas microscópicas por la picadura de un mosquito o de otro insecto. La infección se caracteriza por oclusión de los vasos linfáticos, con tumefacción y dolor de la zona distal del miembro. Al cabo de varios años, el miembro puede adquirir un gran tamaño, y presentar una piel gruesa y basta. El método más efectivo para combatir la infestación se basa en el control de los mosquitos. V. también **elefantiasis.**

**-FILIA** *(-philia)* **1.** Sufijo que significa «tendencia hacia una determinada acción»: *calcifilia, triofilia, espasmofilia.* **2.** Sufijo que significa «apetito anormal por una cosa»: *carcinofilia, ligofilia, necrofilia.*

**-FILO** *(-philous)* **1.** Sufijo que significa «que tiene afinidad por»: *calcífilo, cromófilo, cianófilo.* **2.** Sufijo que significa «relativo a algo que se combina con, o es teñido por, otra sustancia determinada»: *cromófilo, hidrófilo, lipófilo.*

**FILO-** *(phylo-)* Prefijo que significa «tipo, clase»: *filobiología, filogénesis, filogenia.*

**FILOGÉNESIS** *(phylogenesis)* V. **filogenia**.

**FILOGENÉTICO, FILOGÉNICO** *(phylogenetic, phylogenic)* **1.** Perteneciente o relativo a la filogenia o adquirido durante la misma. **2.** Que se basa en una relación natural de evolución, tal como un sistema de clasificación.

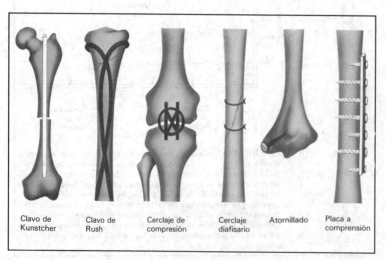

**FIJACIÓN ESQUELÉTICA.** Esquema que muestra los diversos métodos de fijación operatoria de fragmentos óseos.

| Clavo de Kunstcher | Clavo de Rush | Cerclaje de compresión | Cerclaje diafisario | Atornillado | Placa a compresión |

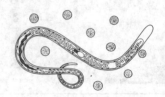

**FILARIASIS.** Representación de una larva de *Wuchereria bancrofti* en la sangre. Véase su tamaño en relación con el de los hematíes.

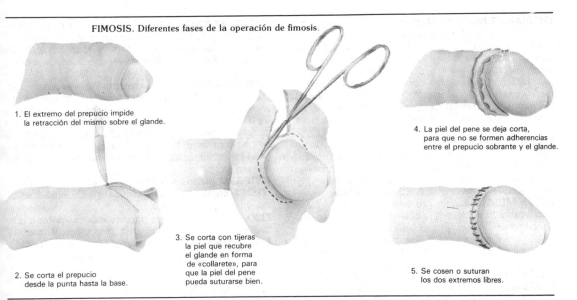

FIMOSIS. Diferentes fases de la operación de fimosis.

1. El extremo del prepucio impide la retracción del mismo sobre el glande.

2. Se corta el prepucio desde la punta hasta la base.

3. Se corta con tijeras la piel que recubre el glande en forma de «collarete», para que la piel del pene pueda suturarse bien.

4. La piel del pene se deja corta, para que no se formen adherencias entre el prepucio sobrante y el glande.

5. Se cosen o suturan los dos extremos libres.

**FILOGENIA** *(phylogeny)* Desarrollo de la estructura de una raza o especie en particular, evolucionando a partir de formas más simples de vida.

**FILOQUINONA** *(phylloquinone)* V. **vitamina K₁**.

**FILTRACIÓN GLOMERULAR** *(glomerular filtration)* Proceso renal en el cual se filtra el líquido de la sangre a través de los capilares del glomérulo y del espacio urinario de la cápsula de Bowman.

**FILTRO DE AGUJA** *(needle filter)* Dispositivo de plástico utilizado para filtrar los preparados medicamentosos que se administran con jeringa. Algunas jeringas llevan incorporado el filtro; en otras, en cambio, hay que colocarlo antes de usarlas. Los fabricantes suelen incluir las instrucciones de uso de cada tipo de filtro, que por lo general sirve para una sola operación.

**FILTRO DE FUSIÓN INTRAVENOSA** *(intravenous infusion filter)* Dispositivo utilizado para asegurar la pureza de una infusión IV. Elimina los contaminantes y disuelve las impurezas de la solución, ya sean detergentes, proteínas o polisacáridos, sales extrañas, microorganismos, partículas, precipitados o polvo de medicamento sin disolver. Cualquiera de los elementos citados podría complicar la recuperación del paciente tratado intravenosamente. Algunos filtros van incorporados a los sistemas de venoclisis; otros deben adaptarse a ellos. Todos llevan las instrucciones del fabricante que aseguran su correcta utilización. Un criterio básico a la hora de elegir un buen filtro es asegurarse de que no resulta demasiado fino; de lo contrario se atascaría. El tamaño de las cribas del filtro varía entre 5 y 0,22 μ. Los filtros de 1 a 5 μ eliminan las partículas de desecho pero no los hongos y bacterias. Los de 0,45 μ o menos también eliminan los hongos y bacterias; los de 0,22 μ tienen el inconveniente de enlentecer el flujo de solución. Las medidas de asepsia deben extremarse a la hora de adaptar el filtro al sistema de infusión. Hay que ajustarse siempre a las instrucciones de uso

del fabricante: algunos deben ponerse boca arriba, pero otros filtros sólo funcionan al revés. V. también **filtro de aguja**.

**-FIMA** *(-phyma)* Sufijo que significa «tumoración, hinchazón»: *adenofima, celiofima, onicofima*.

**FIMOSIS** *(phymosis)* Tirantez del prepucio del pene que impide la retracción de la piel sobre el glande. La fimosis suele ser congénita, aunque a veces se produce como consecuencia de una infección. El tratamiento habitual es la circuncisión. En raras ocasiones se produce un trastorno análogo en el clítoris. Consultar también la voz **parafimosis**. V. también **fimosis vaginal**.

**FIMOSIS VAGINAL** *(phimosis vaginalis)* Estrechez o cierre congénito del orificio vaginal.

**FINASTRIDE** *(finastride)* Fármaco prescrito para el tratamiento de la hipertrofia prostática y para revertir el aumento de tamaño progresivo de la glándula.

**FÍSICA** *(physics)* Estudio de las leyes y propiedades de la materia y la energía, particularmente en lo que se refiere al movimiento y la fuerza.

**FÍSICA MÉDICA** *(health physics)* Estudio de los efectos de las radiaciones ionizantes sobre el organismo y los métodos de protección frente a sus efectos indeseables. La física médica se encarga de la creación y valoración de métodos, técnicas, materiales y procedimientos aplicables a la protección de las personas frente a esos efectos indeseables.

**-FÍSICO** *(-physical)* Sufijo que significa «natural»: *yatrofísico, medicofísico, psicofísico*.

**FISIOLOGÍA** *(physiology)* **1.** Estudio de los procesos y funciones del organismo. **2.** Procesos y funciones del organismo.

**FISIOLOGÍA EXPERIMENTAL** *(experimental physiology)* Rama de la fisiología en la cual se evalúan en el laboratorio las funciones de diversos sistemas corporales, utilizando animales y, en algunos casos, sujetos humanos.

**FISIOLOGÍA PERINATAL** (*perinatal physiology*) Fisiología del proceso del nacimiento.

**FISIÓN** (*fission*) **1.** Tipo de reproducción asexual común en las bacterias, protozoos y otros organismos inferiores; la célula se divide en dos o más componentes iguales, cada uno de los cuales acaba convirtiéndose en un organismo completo. Entre los tipos de fisión figuran la **binaria** y la **múltiple. 2.** (Física). División del núcleo de un átomo, con liberación consiguiente de energía. Denominada también **fisión nuclear**.

**FISIÓN BINARIA** (*binary fission*) División directa de una célula o un núcleo en dos partes iguales. Es la forma habitual de reproducción asexual de bacterias, protozoos y otras formas inferiores de vida. Denominada también **fisión simple**. Consultar la voz **fisión múltiple**.

**FISIÓN MÚLTIPLE** (*multiple fission*) División celular en la que primero se divide el núcleo en varias partes iguales y después lo hace el citoplasma para originar tantas células como núcleos se han formado. Constituye la forma común de reproducción asexual en ciertos organismos unicelulares. Consultar la voz **fisión binaria**.

**FISIÓN NUCLEAR** (*nuclear fission*) V. **fisión**.

**FISIÓN SIMPLE** (*simple fission*) V. **fisión binaria**.

**FISIOPATOLOGÍA** (*pathophysiology*) Estudio de las manifestaciones biológicas y físicas en las enfermedades en lo referente a su correlación con las anomalías estructurales y los trastornos fisiológicos adyacentes. La fisiopatología no trata directamente de la terapéutica de las enfermedades sino que explica los procesos que determinan sus signos y síntomas.

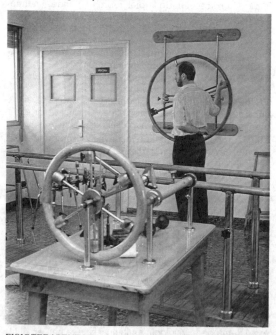

FISIOTERAPEUTA. La labor del fisioterapeuta tiene por objeto ayudar a los pacientes a recuperar la movilidad y funcionalidad de sus miembros tras una lesión o enfermedad.

**FISIOTERAPEUTA** (*physical therapist*) Persona cualificada para colaborar en la exploración, el estudio y el tratamiento de las personas con incapacidades físicas mediante la aplicación de ejercicios especiales, calor o frío, ondas ultrasónicas, etc.

**FISIOTERAPIA** (*physical therapy*) Tratamiento de ciertas enfermedades con agentes y métodos fijos como masajes, manipulaciones, ejercicios terapéuticos, aplicación de frío o calor (incluida la onda corta, la microonda y la diatermia ultrasónica), hidroterapia, estimulación eléctrica y luz como medidas de rehabilitación y restablecimiento de la función normal de determinadas enfermedades o lesiones.

**FISÍPARO** (*fissiparous*) Que se reproduce por fisión.

**-FISIS** (*-physis*) Sufijo que significa «crecimiento»: *metáfisis, onicofisis, cigapofisis*.

**FISO-** (*physo-*) Prefijo que significa «perteneciente o relativo al aire o a un gas»: *fisocele, fisocefalia, fisómetra*.

**FISOSTIGMINA** (*physostigmine*) Agente colinérgico. INDICACIONES: Tratamiento de algunas formas de glaucoma. CONTRAINDICACIONES: Glaucoma de ángulo cerrado, iridociclitis o hipersensibilidad a este fármaco. EFECTOS SECUNDARIOS: Los más graves son bradicardia, disnea, broncoespasmo, anorexia y convulsiones. También se llama **eserina; eserina, sulfato de**.

**FÍSTULA** (*fistula*) Comunicación anormal entre un órgano interno y la superficie corporal, o entre dos órganos internos, como la fístula hepatopleural o la pulmoperitoneal, causada por un defecto congénito, traumatismo, infección, extensión de una lesión maligna, radioterapia de una neoplasia o traumatismo del parto. Las fístulas pueden formarse en diferentes zonas, desde la encía hasta el ano, y también pueden ser creadas para fines terapéuticos o para obtener muestras de las secreciones corporales. La fístula arteriovenosa se crea habitualmente para tener acceso al sistema vascular del paciente y usar la hemodiálisis. Las fístulas anales causadas por drenaje o rotura de un absceso, pueden tratarse mediante fistulectomía o fistulotomía. Es posible la reparación quirúrgica de las fístulas entre la vagina y la vejiga, la uretra, el uréter o el recto, aunque los resultados no son siempre satisfactorios.

**FÍSTULA ABDOMINAL** (*abdominal fistula*) Vía anómala patológica, desde un órgano o estructura abdominal hasta otros o hasta la superficie del cuerpo. En la colostomía se establece quirúrgicamente una vía desde el intestino hasta una abertura realizada en la superficie del abdomen.

**FÍSTULA ALVEOLAR** (*alveolar fistula*) V. **fístula dental**.

**FÍSTULA ANAL** (*anal fistula*) Conducto anormal que se abre en la superficie cutánea cerca del ano, originado generalmente en un absceso localizado en una cripta y frecuente en la enfermedad de Crohn. La fístula perianal puede comunicar o no con el recto.

**FÍSTULA ARTERIAL CORONARIA** (*coronary artery fistula*) Anomalía congénita que consiste en la existencia de una comunicación anormal entre una arteria coronaria y el corazón derecho o la arteria pulmonar.

**FÍSTULA ARTERIOVENOSA** (*arteriovenous fistula*) Comunicación anormal entre una arteria y una vena que pue-

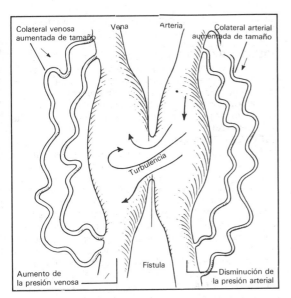

**FÍSTULA ARTERIOVENOSA.** Aspecto de una fístula arteriovenosa y de los cambios locales que se producen por su causa.

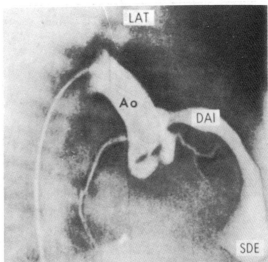

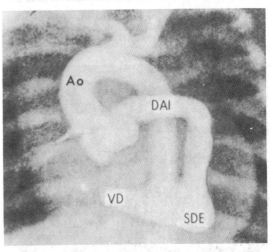

**FÍSTULA ARTERIOVENOSA CORONARIA.** Proyecciones lateral (arriba) y anteroposterior (abajo) de una fístula ventricular derecha de arteria coronaria izquierda vistas mediante aortograma ascendente. Las letras señalan: Ao, aorta: DAI, arteria coronaria descendente anterior izquierda: SDE, lugar de entrada de la fístula en el ventrículo derecho; VD, ventrículo derecho opacificado en forma incompleta.

de ser congénita o aparecer como consecuencia de un traumatismo, una infección, un aneurisma arterial o una neoplasia maligna. Sobre la fístula pueden detectarse un soplo continuo y un *thrill* (frémito) palpable. Mediante la compresión de la arteria aferente puede obliterarse la fístula pero esta maniobra disminuye a veces la frecuencia cardiaca (signo de Branham). Las fístulas arteriovenosas crónicas pueden dar lugar a varices, úlceras cutáneas y cardiomegalia. Las fístulas congénitas pueden evolucionar formando hemangiomas cavernosos. Si una fístula arteriovenosa tiene un tamaño limitado y una localización accesible, es susceptible de tratamiento quirúrgico: extirpación. En los pacientes sometidos a hemodiálisis suele crearse quirúrgicamente una fístula arteriovenosa artificial para conseguir un buen acceso a la corriente sanguínea.

**FÍSTULA ARTERIOVENOSA CORONARIA** (*coronary arteriovenous fistula*) Anomalía congénita rara caracterizada por la existencia de una comunicación directa entre una arteria coronaria, habitualmente la derecha, y la aurícula o ventrículo derechos, el seno coronario o la vena cava. Si la derivación izquierda-derecha es de pequeña magnitud, no origina síntomas, pero, si es grande, provoca retraso del crecimiento, escasa tolerancia al esfuerzo, disnea y angor. Cuando la derivación es importante pueden aparecer complicaciones como endocarditis bacteriana, ruptura de una fístula aneurismática, trombosis, embolia y, más raramente, hipertensión pulmonar e insuficiencia cardiaca congestiva. Un soplo continuo fuerte auscultado en el borde cardiaco inferior o medioesternal sugiere la existencia de una fístula arteriovenosa coronaria; el diagnóstico puede ser confirmado por arteriografía coronaria o aortografía. El cierre del trayecto fistuloso

es un procedimiento quirúrgico seguro y con excelentes resultados a largo plazo.

**FÍSTULA ARTERIOVENOSA PULMONAR CONGÉNITA** (*congenital pulmonary arteriovenous fistula*) Conexión directa entre los sistemas arterial y venoso del pulmón que está presente en el momento del nacimiento; la derivación derecha-izquierda que se produce permite la entrada de sangre no oxigenada en la circulación sistémica. Probablemente se debe a un desarrollo defectuoso de la red vascular de los pulmones. A menudo se acompaña

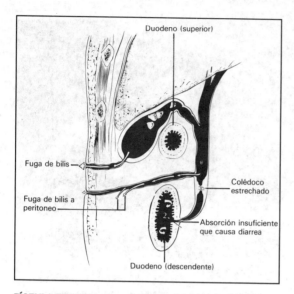

*Duodeno (superior)*

*Fuga de bilis*

*Fuga de bilis a peritoneo*

*Colédoco estrechado*

*Absorción insuficiente que causa diarrea*

*Duodeno (descendente)*

**FÍSTULA BILIAR. Arriba, esquema de las principales complicaciones que conlleva una fístula biliar. Abajo, radiografía de abdomen en la que puede verse gas en el árbol biliar, proveniente de una fístula biliar entérica.**

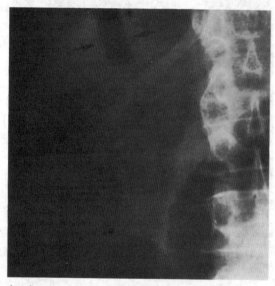

de telangiectasias hemorrágicas hereditarias (enfermedad de Rendu-Osler-Weber). La fístula puede ser única o múltiple y localizarse en cualquier parte del pulmón; el único tratamiento eficaz es el quirúrgico, siempre que la fístula se encuentre en un lugar accesible.

**FÍSTULA BILIAR** *(biliary fistula)* Vía anómala desde la vesícula o un conducto biliar del hígado hasta un órgano interno o la superficie del cuerpo. Las fístulas biliares que se forman en el colon, duodeno, conducto hepático, cavidad peritoneal, espacio pleural o piel son complicaciones

de la colelitiasis; si penetra un cálculo en el duodeno puede impactarse, casi siempre en la válvula iliocecal, lo que produce obstrucción intestinal.

**FÍSTULA BRANQUIAL** *(branchial fistula)* Vía congénita anormal que une la faringe con la superficie externa del cuello; se forma como consecuencia de la falta de cierre de una hendidura branquial durante el desarrollo fetal. La introducción de una sonda en una fístula branquial puede provocar palidez y arritmia cardiaca. V. también **fístula cervical**.

**FÍSTULA CERVICAL** *(cervical fistula)* **1.** V. **fístula branquial**. **2.** Trayecto patológico desde el cuello del útero a la vagina o a la vejiga que puede deberse a un tumor maligno, a los efectos de la radioterapia, a un traumatismo o a una lesión producida durante el parto. Cuando se comunica con la vejiga hay incontinencia urinaria que produce irritación, olores desagradables y trastornos psicológicos. En los casos en que no puede realizarse una reparación quirúrgica de la fístula hay que recomendar a la paciente que tome baños de asiento, utilice líquidos o polvos desodorantes, como por ejemplo borato sódico, y lleve una compresa o un protector de plástico.

**FÍSTULA CIEGA** *(blind fistula)* Vía anormal con sólo un extremo abierto; la abertura puede encontrarse en la superficie corporal o en una estructura u órgano interno. Denominada también **fístula incompleta**.

**FÍSTULA CÓLICA** *(colonic fistula)* Trayecto anormal desde el colon a la superficie corporal o a un órgano o estructura internos. En la enteritis regional la inflamación de evolución crónica puede conducir a la formación de una fístula entre dos asas intestinales. La operación de un tumor maligno o un asa necrosada puede producir una fístula cutánea.

**FÍSTULA COMPLETA** *(complete fistula)* Comunicación de un órgano interno con la superficie cutánea u otro órgano.

**FÍSTULA DENTAL** *(dental fistula)* Vía anómala que discurre desde la región periodontal apical de un diente hasta la superficie de la membrana mucosa oral por la cual se exterioriza material inflamatorio o supurativo. Denominada también **fístula alveolar**.

**FÍSTULA EN HERRADURA** *(horseshoe fistula)* Conducto anormal de forma semicircular con dos orificios que se abren en la piel del área perineal.

**FÍSTULA HEPÁTICA** *(hepatic fistula)* Trayecto anormal que va desde el hígado hasta otro órgano o estructura corporal.

**FÍSTULA ESPERMÁTICA** *(spermatic fistula)* Vía anómala que comunica con un testículo o un conducto seminal.

**FÍSTULA EXTERNA** *(external fistula)* Trayecto anormal entre un órgano o estructura internos y la superficie cutánea del organismo.

**FÍSTULA FECAL** *(fecal fistula)* Trayecto anormal desde el colon a la superficie externa del cuerpo, por el que se expulsan las heces. Este tipo de fístulas se suele crear quirúrgicamente en operaciones que implican la resección de segmentos intestinales con lesiones malignas o ulceraciones graves.

**FÍSTULA GÁSTRICA** *(gastric fistula)* Comunicación anormal del estómago, la mayoría de las veces con abertura a la superficie externa del abdomen. Puede crearse mediante una intervención quirúrgica para alimentar con sonda a los pacientes afectos de procesos esofágicos graves.

**FÍSTULA INCOMPLETA** *(incomplete fistula)* V. **fístula ciega**.

**FÍSTULA INTERNA** *(internal fistula)* Comunicación anormal entre dos órganos internos o dos estructuras adyacentes.

**FÍSTULA INTESTINAL** *(intestinal fistula)* Comunicación anormal del intestino con una abertura abdominal o estoma. En general es creada artificialmente para permitir la salida de heces tras la extirpación de un segmento malignizado o ulcerado del intestino. V. también **colostomía**.

**FÍSTULA LÁCTEA** *(lacteal fistula)* Trayecto anormal que se abre en un conducto galactóforo.

**FÍSTULA LAGRIMAL** *(lacrimal fistula)* Comunicación anormal entre el conducto o el saco lagrimal y la superficie del ojo o del párpado.

**FÍSTULA PILONIDAL** *(pilonidal fistula)* Canal anormal que contiene un acúmulo de pelos y que suele situarse en las proximidades del coxis pero que también puede aparecer en otras regiones del organismo. También se llama seno pilonidal.

**FÍSTULA SALIVAL** *(salivary fistula)* Comunicación anormal de las glándulas salivales con la cavidad bucal, la piel de la cara o el cuello.

**FÍSTULA TORÁCICA** *(thoracic fistula)* Abertura anormal en la pared torácica que finaliza en fondo ciego o comunica con la cavidad torácica.

**FÍSTULA UMBILICAL** *(umbilical fistula)* Comunicación anómala entre el ombligo y el intestino, generalmente debida a la persistencia del conducto del ligamento umbilical que en el feto comunica la vejiga de la orina con el alantoides.

**FÍSTULA VESICAL** *(vesical fistula)* Vía anómala que se comunica con la vejiga urinaria. Las fístulas vesicales pueden desembocar en la piel, la vagina, el útero o el recto.

**FISURA** *(fissure)* **1.** Hendidura o surco en la superficie de un órgano, que muchas veces lo divide en varias partes, como los lóbulos pulmonares. **2.** Lesión en forma de grieta de la piel, como la fisura anal. **3.** Defecto lineal en una superficie ósea, producido durante el desarrollo de algún órgano, como la fisura del esmalte de un diente. La fisura suele ser más profunda que el surco, aunque en la terminología anatómica se utilizan indistintamente los términos surco y fisura. Consultar la voz **surco**.

**FISURA CALCARINA** *(calcarine fissure)* Cisura entre la cuña y la circunvolución lingual en la superficie interna del lóbulo occipital del cerebro. Denominado también **surco calcarino**.

**FISURA CALLOSA** *(callosal fissure)* Hendidura que sigue la cara convexa del cuerpo calloso.

**FISURA CALLOSA MARGINAL** *(calloso marginal fissure)* Hendidura larga, irregular, sobre la superficie interna de cada uno de los hemisferios cerebrales. Separa la circunvolución cingulada de la circunvolución frontal media y el lóbulo paracentral. Denominada también surco cingulado.

**FISURA CENTRAL** *(central fissure)* V. **surco central**.

**FISURA DEL ANO** *(anal fissure)* Ulceración lineal de la piel del ano.

**FISURA DEL HIPOCAMPO** *(hippocampal fissure)* Cisura que va desde la cara posterior del cuerpo calloso hasta la extremidad del lóbulo temporal.

**FISURA DEL LIGAMENTO REDONDO DEL HÍGADO** *(umbilical fissure)* Hendidura situada en la cara visceral del hígado, donde se aloja el ligamento redondo. Separa los lóbulos derecho e izquierdo.

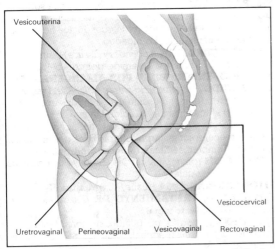

FÍSTULA VESICAL. Esquema de los diferentes tipos de fístulas que pueden desarrollarse en la vagina y en el útero.

FISURA DEL ANO. El dibujo muestra el aspecto y localización de las fisuras del ano.

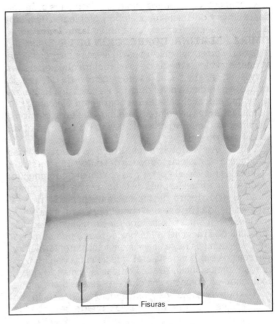

**FISURA ESFENOIDAL** *(sphenoidal fissure)* Hendidura situada entre las alas mayores y menores del hueso esfenoides.

**FISURA HORIZONTAL DEL PULMÓN DERECHO** *(horizontal fissure of the right lugn)* Hendidura que señala la separación entre los lóbulos superior y medio del pulmón derecho.

**FISURA INTERPARIETAL** *(interparietal fissure)* V. **surco interparietal**.

**FISURA OBLICUA DEL PULMÓN** *(oblique fissure of the lung)* **1.** Surco que marca la división de los lóbulos inferior y medio en el pulmón derecho. **2.** Surco que marca la división de los lóbulos superior e inferior en el pulmón izquierdo.

**FISURA OCCIPITOPARIETAL** *(occipitoparietal fissure)* V. **surco parietooccipital**.

**FISURA PALATINA** *(cleft palate)* Malformación congénita que se caracteriza por una falta de unión de las dos porciones palatinas durante la vida embrionaria, lo que da como resultado una fisura. Ésta puede ser completa y abarcar el paladar blando y duro comunicándose con la cavidad nasal, o incompleta. Aparece en uno de cada 2.500 nacidos vivos y tiene mayor incidencia en las mujeres. Suele asociarse a labio leporino; estas dos malformaciones suponen la mitad de los defectos congénitos craneofaciales. La alimentación se realiza con aparatos especiales. La corrección quirúrgica suele posponerse hasta el primer o segundo año de vida y suele realizarse en varias etapas. El cuidado del niño precisa de la actuación de un cirujano plástico, un ortodontista, un dentista, una enfermera, un logopeda y un asistente social. Las modernas técnicas de cirugía plástica evitan en la mayoría de los casos complicaciones quirúrgicas como pérdida de la audición o de la capacidad de hablar, desarrollo y alineación incorrectos de los dientes, infecciones crónicas de los oídos y del tracto respiratorio y problemas de adaptación emocional y social. V. también **labio leporino**.

**FISURA PALATINA, CORRECCIÓN DE LA** *(cleft palate repair)* Corrección quirúrgica de la fisura congénita que se halla en la línea media de la estructura que separa las cavidades nasal y bucal. La afectación varía desde una simple separación a nivel de la úvula hasta una fisura extensa que afecta al paladar óseo y blando y alcanza por delante los arcos alveolares derecho, izquierdo o ambos. La corrección quirúrgica suele llevarse a cabo en el segundo año de vida.

TÉCNICA: Antes del acto quirúrgico se preparan unos manguitos para sujetar los codos del niño y evitar así que se lleve las manos a la boca y se envían al quirófano junto con el paciente. Después de la operación debe mantenerse al niño dentro de un ambiente húmedo rico en oxígeno (tiendas de oxígeno tipo *Croupette* u otras) hasta que los movimientos respiratorios se normalicen y se descarte una obstrucción de las vías aéreas o una hemorragia. Debe administrarse una alimentación parenteral hasta que sea posible la ingesta oral, que se inicia con líquidos claros y zumos suministrados en vasos, evitando que la boca entre en contacto con chupetes, utensilios y juguetes. Los derivados lácteos y los alimentos sólidos están contraindicados, pero la alimentación puede ser variada.

Debe alimentarse al niño en una silla alta y colocarle un babero para recoger los restos. No deben cepillarse los dientes y sólo se curará la zona perioral. Deben medirse la ingestión y eliminación de líquidos y mantener los manguitos en los codos de forma continuada, excepto para realizar ejercicios pasivos y masajes de los brazos. A medida que el niño va mejorando, se le va permitiendo la deambulación.

OBSERVACIONES COMPLEMENTARIAS: Antes de conceder el alta hospitalaria, la enfermera debe asegurarse de que los padres han comprendido la importancia de una dieta restringida, la alimentación en vaso solamente, la utilización de los manguitos en los codos, el mantenimiento de la movilidad e integridad de la piel de los brazos y el evitar las lesiones bucales; así mismo debe recordar a los padres la dosis e intervalo correctos de la medicación y la comunicación inmediata de cualquier síntoma de infección de la herida (drenaje purulento de la incisión, fetidez de aliento o hemorragias).

CRITERIOS IMPORTANTES: Pueden requerirse una o varias operaciones dependiendo de la extensión de la fisura. Algunos expertos piensan que la corrección precoz de la fisura del paladar óseo puede conducir a una mala posición anatómica y aconsejan retrasar la operación hasta que el niño cumpla cinco o siete años y haya logrado un mayor crecimiento óseo. La buena corrección suele mejorar de forma espectacular la fisiología orofaríngea, el habla y el aspecto del niño.

**FISURA PALPEBRAL** *(palpebral fissure)* Abertura entre los bordes de los párpados superior e inferior.

**FISURA PETROESFENOIDAL** *(petrosphenoidal fissure)* Fisura situada en el suelo de la fosa craneal entre el borde posterior del ala mayor del esfenoides y la porción petrosa del temporal.

**FISURA PORTAL** *(portal fissure)* Fisura situada sobre la superficie visceral del hígado por la que discurren la vena porta, la arteria hepática y los conductos hepáticos. También se llama hilio del hígado.

**FISURA SECUNDARIA** *(secondary fissure)* Fisura localizada entre la úvula y la pirámide del cerebelo.

**FITÁNICO, ENFERMEDAD POR ALMACENAMIENTO DE ÁCIDO** *(phytanic acid storage disease)* Trastorno genético raro del metabolismo de los lípidos que se caracteriza por acumulación de ácido fitánico en el plasma y los tejidos. El paciente presenta ataxia, neuropatía periférica, retinitis pigmentaria y alteraciones de los huesos y la piel. También se llama **Refsum, síndrome de**.

**FITOGÉNESIS** *(phytogenesis)* Origen y evolución de los organismos vegetales.

**FITONADIONA** *(phytonadione)* V. **vitamina K$_1$**.

**FITZGERALD, TRATAMIENTO DE** *(Fitzgerald treatment)* V. **tratamiento zonal**.

**FLÁCCIDO** *(flaccid)* Débil, blando, sin consistencia; carente del tono muscular normal, como ocurre con los músculos fláccidos.

**FLAGELACIÓN** *(flagellation)* **1.** Tipo de masaje administrado mediante golpes con los dedos. V. también **masaje**. **2.** Tipo de desviación sexual en la que el individuo obtiene gratificación sexual al ser flagelado o al flagelar a otra persona V. también **masoquismo; sadismo**.

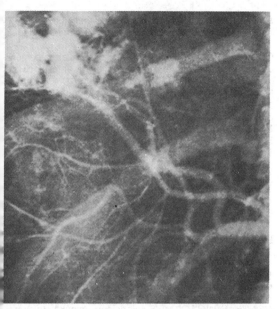

FLEBOGRAFÍA. Este método de diagnóstico radiológico se basa en la inyección de un medio de contraste radiopaco en las venas, lo que permite obtener una imagen radiográfica de éstas.

**3.** Distribución de los flagelos en un organismo; exflagelación.

**FLAGELADO** *(flagellate)* Microorganismo que se impulsa mediante la ondulación de flagelos, como *Trypanosoma, Leishmania, Trichomonas* y *Giardia*. V. también **protozoo**.

**FLAGELANTE** *(flagellant)* Individuo que obtiene gratificación sexual mediante la práctica de la flagelación.

**FLAGELOS** *(flagella)* Proyecciones en forma de pelo que se extienden desde ciertos organismos unicelulares ayudándolos en su movimiento.

**FLANCO** *(loin)* Parte del cuerpo situada a ambos lados de la columna vertebral, entre las costillas falsas y las caderas.

**FLATO** *(flatus)* Aire o gas presente en el intestino y expulsado a través del recto. V. también **aerofagia**.

**FLATULENCIA** *(flatulence)* Presencia de una cantidad excesiva de aire o gas en el tracto intestinal y en el estómago. Se produce distensión abdominal y a veces dolor de leve a moderado.

**FLAVONA** *(flavone)* Derivado flavonoide, cristalino e incoloro. Forma parte del bioflavonoide que aumenta la resistencia capilar.

**FLAVOXATO, CLORHIDRATO DE** *(flavoxate hydrochloride)* Relajante de la musculatura lisa.
INDICACIONES: Estados espásticos del tracto urinario.
CONTRAINDICACIONES: Hemorragia u obstrucción gastrointestinal, obstrucción del tracto urinario e hipersensibilidad conocida al fármaco.
EFECTOS SECUNDARIOS: Entre los más graves figuran nerviosismo, náuseas, dolor abdominal, fiebre y taqui-

cardia.

**FLEB-, FLEBO-** *(phleb-, phlebo-)* Prefijos que significan «perteneciente o relativo a las venas»: *flebocarcinoma, flebógrafo, fleboestenosis*.

**FLEBECTOMÍA** *(phlebectomy)* Extirpación quirúrgica total o parcial de una vena.

**FLEBITIS** *(phlebitis)* V. **tromboflebitis**.

**FLEBITIS AZUL** *(blue phlebitis)* V. **flegmasia cerulea dolens**.

**FLEBOGRAFÍA** *(phlebography)* **1.** Técnica de obtención de una imagen radiográfica de las venas a las que se ha inyectado previamente un medio de contraste radioopaco. **2.** Técnica de obtención de un registro gráfico del pulso venoso por medio de un flebógrafo. También se llama **venografía**.

**FLEBÓGRAFO** *(phlebograph)* Dispositivo para obtener un registro gráfico del pulso venoso. .

**FLEBOGRAMA** *(phlebogram)* **1.** Placa radiográfica obtenida por flebografía. **2.** Representación gráfica del pulso venoso obtenida por flebografía. V. también **venograma**.

**FLEBÓTOMA, FIEBRE** *(phlebotomus fever)* Infección aguda de evolución leve producida por uno de los cinco diferentes arbovirus transmitidos al hombre por la picadura de una mosca infectada; se caracteriza por fiebre de desarrollo rápido, cefalea, dolor ocular, conjuntivitis, mialgia y en ocasiones una erupción macular o urticarial. También puede haber meningitis aséptica. Esta enfermedad es muy frecuente en las regiones cálidas y secas en las que abundan unas moscas denominadas jijenes. Se trata de un cuadro benigno que no produce la muerte del paciente, para el cual no se dispone de tratamiento. Simplemente se recomienda el reposo en cama, la ingestión de abundantes líquidos y la administración de aspirinas. Pocas semanas después del primer episodio puede producirse un segundo.

**FLEBOTOMÍA** *(phlebotomy)* Incisión de una vena para la extracción de sangre destinada, por ejemplo, a un banco de sangre. La flebotomía es el principal tratamiento de la policitemia vera; puede practicarse cada 6 meses y, en caso necesario, con mayor frecuencia. Este procedimiento se utiliza a veces para disminuir la cantidad de sangre circulante y la ingurgitación pulmonar del edema agudo de pulmón. Antiguamente se practicaba para combatir casi todas las enfermedades. También se llama **venosección**.

**FLEBOTROMBOSIS** *(phlebothrombosis)* Trastorno venoso que conduce a la formación de un coágulo en el interior de una vena generalmente por estasis, hipercoagulabilidad u oclusión. A diferencia de lo que sucede en la tromboflebitis, la pared de la vena no se encuentra inflamada.

**FLEGMASIA ALBA DOLENS** *(phlegmasia alba dolens)* Tromboflebitis de la vena femoral caracterizada por edema y dolor en la pierna. Puede aparecer después de un parto o tras una enfermedad febril grave.

**FLEGMASIA CERULEA DOLENS** *(phlegmasia cerulea dolens)* Forma grave de trombosis de una vena profunda, por lo general la femoral. Este trastorno es agudo y fulminante y suele acompañarse de un edema muy intenso con cianosis de la extremidad distalmente a la oclusión trombótica.

**FLEGMASIA TROMBÓTICA** *(thrombotic phlegmasia)* V. **flegmasia alba dolens**.

**FLEMA** *(phlegm)* Moco espeso segregado por los tejidos que recubren las vías respiratorias.

**FLEMING, MASA INTERFIBRILAR DE** *(interfibrillar mass of Fleming)* V. **hialoplasma**.

**FLEMÓN** *(phlegmon)* Inflamación del tejido conetivo.

**FLEXIBILIDAD CÉREA** *(cerea flexibilitas)* Estado cataléptico que suele observarse en la esquizofrenia catatónica y que consiste en que las extremidades mantienen durante un tiempo indefinido la misma posición en que son situadas. V. también **catalepsia**.

**FLEXIÓN** *(flexion)* Movimiento permitido por ciertas articulaciones del esqueleto que disminuye el ángulo entre dos huesos adyacentes, como la flexión del codo que disminuye el ángulo entre el húmero y el cúbito. Consultar la voz **extensión**.

**FLEXOR COMÚN SUPERFICIAL DE LOS DEDOS, MÚSCULO** *(flexor digitorum superficialis)* El más grande de los músculos superficiales del antebrazo, situado en la superficie cubital bajo el palmar menor. Se origina por un fascículo humeral, otro cubital y otro radial. El humeral procede del epicóndilo interno del húmero, el ligamento colateral cubital del codo y diversos septos intermusculares; el cubital nace en el lado interno de la apófisis coronoides; el radial se origina en la línea oblicua del radio. El músculo se separa en una capa superficial y otra profunda, y se inserta mediante cuatro tendones en la segunda falange de los dedos. Flexiona la segunda falange de cada dedo y, por acción continuada, la mano. Consultar las voces **cubital anterior, músculo; palmar mayor, músculo; palmar menor, músculo; pronador redondo, músculo**.

**FLEXURA ESPLÉNICA, SÍNDROME DE LA** *(splenic flexure syndrome)* Dolor recurrente con distensión abdominal a nivel del cuadrante superior izquierdo del abdomen, debido al atrapamiento de gas en el intestino grueso por debajo del bazo, en la flexura del colon transverso y descendente. Los síntomas mejoran con la defecación y la expulsión de aire.

**FLEXURA SIGMOIDE** *(sigmoid flexure)* V. **colon sigmoide**.

**FLICTENA** *(bleb)* Acumulación de líquido bajo la piel, debido a pequeñas lesiones.

**FLICTENULOSIS** *(phlyctenulosis)* V. **queratoconjuntivitis flictenular**.

**FLOCULACIÓN, PRUEBA DE** *(flocculation test)* Prueba serológica cuyo resultado positivo depende del grado de floculación producido en el material que se está evaluando. Muchas pruebas de sífilis, incluyendo el test en placa VDRL, son de floculación.

**FLOCULANTE** *(flocculant)* Agente o sustancia que provoca floculación.

**FLOCULENTO** *(flocculent)* Que tiene grumos o penachos o está cubierto por una superficie vellosa.

**FLOGOSIS** *(phlogosis)* Inflamación. V. **inflamación**.

**FLORA** *(flora)* Microorganismos que habitan en el cuerpo para competir con los microorganismos patógenos y proporcionar una inmunidad natural frente a ciertas infecciones.

**FLOXURIDINA** *(floxuridine)* Fármaco antineoplásico.
INDICACIONES: Se prescribe para el tratamiento de las enfermedades neoplásicas malignas.
CONTRAINDICACIONES: Depresión medular, infección, desnutrición o hipersensibilidad conocida al fármaco.
EFECTOS SECUNDARIOS: Entre los más graves figuran la depresión intensa de la medula ósea y los trastornos gastrointestinales agudos, incluyendo náuseas, vómitos, diarreas y estomatitis. Alopecia y dermatitis.

**FLUCITOSINA** *(flucytosine)* Fármaco antimicótico.
INDICACIONES: Tratamiento de ciertas infecciones graves por hongos.
CONTRAINDICACIONES: Hipersensibilidad conocida al fármaco. Exige vigilancia estrecha cuando se administra a pacientes con enfermedades renales o con depresión de la medula ósea.
EFECTOS SECUNDARIOS: Trastornos gastrointestinales, incluyendo enterocolitis, anomalías de la función hepática, hepatomegalia y depresión medular.

**FLUDROCORTISONA, ACETATO DE** *(fludrocortisone acetate)* Mineralocorticosteroide.
INDICACIONES: Tratamiento de la enfermedad de Addison y del síndrome adrenogenital con pérdida de sal. No se usa como glucocorticoide.
CONTRAINDICACIONES: Infecciones micóticas sistémicas o hipersensibilidad conocida al fármaco.
EFECTOS SECUNDARIOS: Entre los más graves figura la retención de sal y agua. El fármaco tiene los efectos secundarios potenciales de los glucocorticoides, incluyendo úlcera péptica, hiperglucemia, trastornos mentales e insuficiencia adrenal.

**FLUFENACINA, CLORHIDRATO DE** *(fluphenazine hydrochloride)* Tranquilizante fenotiacínico.
INDICACIONES: Tratamiento de los trastornos psicóticos.
CONTRAINDICACIONES: Enfermedad de Parkinson, administración simultánea de depresores del sistema nervioso central, disfunción hepática o renal, hipotensión importante e hipersensibilidad conocida al fármaco.
EFECTOS SECUNDARIOS: Entre los efectos secundarios más importantes figuran hipotensión, toxicidad hepática, diversas reacciones extrapiramidales, discrasias hematológicas y fenómenos de hipersensibilidad.

**FLUIDO** *(fluid)* **1.** Sustancia, líquido o gas, capaz de fluir y ajustar su forma a la del recipiente que la contiene, debido a la débil atracción existente entre sus moléculas. **2.** Líquido corporal intra o extracelular que participa en el transporte de electrólitos y otras sustancias químicas vitales hacia las células de los tejidos, a través de ellas o desde las mismas. V. también **linfa; sangre**.

**FLUIDOTERAPIA PARENTERAL** *(administration of parenteral fluids)* Infusión intravenosa de varias soluciones para mantener la hidratación adecuada, restablecer el volumen sanguíneo, compensar la pérdida de electrólitos o proveer nutrición parcial.
MÉTODO: El líquido se administra parenteralmente a través de un sistema cerrado consistente en una botella de solución estéril, un catéter y una aguja intracatéter o para punción de cuero cabelludo unida al sistema, que se introduce en una vena periférica y se fija con cinta adhesiva al brazo o la pierna del paciente. El líquido se admi-

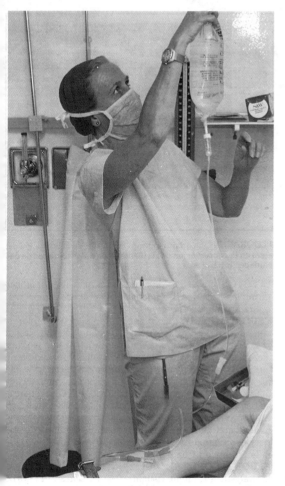

FLUIDOTERAPIA PARENTERAL. Esta técnica es muy utilizada en obstetricia para administrar a la parturienta los fármacos que requiera, entre los que destaca por su frecuente uso la oxitocina, reguladora de las contracciones uterinas.

nistra lentamente. Para mantener o restablecer el volumen sanguíneo puede utilizarse una solución de dextrosa al 5 % en agua destilada a la que suelen añadirse ácido ascórbico y vitamina B. Para restablecer el equilibrio electrolítico puede infundirse dextrosa al 5 % en solución salina con cloruro potásico, pero el potasio está contraindicado en la insuficiencia renal y en la insuficiencia suprarrenal no tratada. Si existe deficiencia de sodio, puede administrarse una solución de lactato 1/6 M, y si es preciso reponer cloro es recomendable una solución de cloruro amónico. Para aportar carbohidratos puede emplearse agua destilada con un 10-20 % de glucosa o fructuosa pero, como estas soluciones son hipertónicas, es necesario asegurar una hidratación adicional al paciente para que su excreción sea adecuada. El dextrano de peso molecular bajo suele utilizarse como expansor del volumen plasmático en el tra-

tamiento del shock, pero aumenta el tiempo de hemorragia y está contraindicado en el embarazo y en la enfermedad renal grave. En el curso de fluidoterapia hay que observar a intervalos de 1 o 2 horas el punto de la venopunción por si desarrolla signos de enrojecimiento, hinchazón, calor y filtración y para controlar la seguridad de la fijación y la posición de la extremidad del paciente. También se controlan la tasa del flujo, el nivel, color y claridad del líquido, la etiqueta de la botella y la permeabilidad de los catéteres a la vez que se vigila al paciente por si presenta signos de deshidratación, fiebre o sobrecarga circulatoria, manifestada como cefalea, taquicardia, hipertensión, disnea, ingurgitación de las venas del cuello y edema pulmonar.

ACTUACIÓN DE LA ENFERMERA: La enfermera puede seleccionar el equipo necesario, preparar el punto de la venopunción, comprobar las etiquetas de las botellas de líquido para ver si coinciden con el contenido y realizar la punción venosa. Durante la administración del líquido, la enfermera mantiene el sistema cerrado, vigila la tasa de flujo, registra la cantidad de solución administrada y observa el punto de la venopunción y el estado general del paciente. Si apareciera cualquier signo de aumento del volumen sanguíneo, la enfermera debería reducir el flujo de la infusión hasta recibir nuevas órdenes. También debe cambiar diariamente el apósito y asegurarse de que el paciente ha comprendido que no debe doblar la extremidad ni manipular los catéteres y que debe avisar si se presentaran dolor o hinchazón en la zona.

CRITERIOS IMPORTANTES: La fluidoterapia no suele plantear complicaciones pero los lactantes, los ancianos con trastornos circulatorios o renales y los pacientes quemados, en los cuales puede producirse un paso brusco de plasma desde el espacio intersticial hacia los vasos con el consiguiente aumento del volumen sanguíneo, exigen una atención especial.

**FLUJO AÉREO LAMINAR** V. **cámara de flujo laminar**.

**FLUJO SANGUÍNEO RENAL TOTAL** (total renal blood flow) Volumen total de sangre que pasa por las arterias renales. En un adulto normal es de 1.200 ml/minuto.

**FLUJÓMETRO** (flowmeter) V. **rotámetro**.

**FLUMETASONA, PIVALATO DE** (flumethasone pivalate) Glucocorticoide tópico.

INDICACIONES: Se prescribe como agente antiinflamatorio tópico.

CONTRAINDICACIONES: Enfermedades víricas y micóticas de la piel, trastornos de la circulación e hipersensibilidad conocida al fármaco o a otros esteroides.

EFECTOS SECUNDARIOS: Entre los más graves que aparecen tras aplicación prolongada y excesiva, figuran estrías, hipopigmentación, irritación cutánea local y diversas anomalías sistémicas.

**FLUOCINOLONA, ACETÓNIDO DE** (fluocinolone acetonide) Glucocorticoide tópico.

INDICACIONES: Se prescribe como agente antiinflamatorio.

CONTRAINDICACIONES: Trastorno de la circulación, enfermedades víricas y micóticas de la piel e hipersensibilidad conocida al fármaco o a otros esteroides.

EFECTOS SECUNDARIOS: Entre los más graves figuran las

complicaciones sistemáticas por aplicación prolongada.

**FLUOCINÓNIDO** *(fluocinonide)* Corticosteroide sistémico.

INDICACIONES: Se prescribe para disminuir la inflamación.

CONTRAINDICACIONES: Enfermedades víricas y micóticas de la piel, tuberculosis cutánea o hipersensibilidad conocida al fármaco.

EFECTOS SECUNDARIOS: Entre las reacciones adversas más importantes figuran las infecciones secundarias, las estrías, la miliaria y la dermatitis por contacto.

**FLÚOR (F)** *(fluorine [F])* Elemento de la familia de los halógenos y el más reactivo de los metaloides. Su número atómico es 9 y su peso atómico, 19. En la naturaleza sólo se por descomposición electrolítica del fluoruro de hidrógeno, y en forma pura es un gas amarillo pálido, inse por descomposición electrolítica del fluoruro de hidrógeno, y en forma pura es un gas amarillo pálido, inflamable y tóxico, 1,6 veces más pesado que el aire. También forma parte de los fluorocarbonos muy estables, utilizados para la fabricación de resinas y plásticos. Como componente de los fluoruros está ampliamente distribuido en la Tierra; pasa a formar parte de las plantas, es ingerido por los seres humanos y se absorbe en el tracto gastrointestinal. Los fluoruros de la atmósfera y de los polvos industriales se absorben por los pulmones y la piel. Los compuestos relativamente solubles, como el fluoruro sódico, son absorbidos casi por completo por el hombre. Los relativamente insolubles, como la criolita, se absorben mal. En muchas comunidades se añaden pequeñas cantidades de fluoruro sódico al agua potable para endurecer el esmalte dentario y disminuir la incidencia de caries. Las cantidades excesivas de fluoruro pueden causar moteado del esmalte y osteosclerosis. La ingestión accidental de insecticidas y raticidas con sales de flúor puede de originar intoxicación aguda y muerte.

**FLUORACIÓN** *(fluoridation)* Adición de flúor, especialmente al suministro de agua potable, para reducir la incidencia de caries dental. V. también **fluoruro**.

**FLUORESCENCIA** *(fluorescence)* Propiedad que poseen determinadas sustancias consistente en la emisión de luz de una determinada longitud de onda (generalmente ultravioleta) al recibir luz de longitud de onda distinta, en general más corta. Las sustancias fluorescentes que absorben y emiten luz al mismo tiempo parecen luminosas.

**FLUOROACÉTICO, ÁCIDO** *(fluoroacetic acid)* Sustancia incolora, hidrosoluble y extremadamente tóxica, obtenida de un árbol sudafricano, que bloquea el ciclo de Krebs, causando convulsiones y fibrilación ventricular.

**FLUOROCARBUROS** *(fluorocarbons)* Hidrocarburos que contienen flúor. Son gases incoloros y no inflamables. Pueden producir irritación leve del tracto respiratorio superior y se considera la exposición excesiva como causa de depresión del sistema nervioso central.

**FLUOROMETOLONA** *(fluorometholone)* Glucocorticoide tópico.

INDICACIONES: Se prescribe como antiinflamatorio.

CONTRAINDICACIONES: Trastornos de la circulación, enfermedades víricas y micóticas de la piel e hipersensibilidad conocida al fármaco o a otros esteroides.

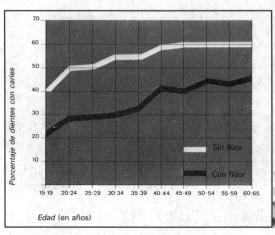

FLUORACIÓN. La gráfica muestra los efectos de la fluoración del agua en la conservación de los dientes, con datos tomados de dos ciudades británicas.

EFECTOS SECUNDARIOS: Entre los más importantes figuran las acciones sistémicas debidas al uso prolongado o a la aplicación excesiva.

**FLUOROMETRÍA** *(fluorometry)* Medición de la fluorescencia emitida por las sustancias cuando se exponen a la luz ultravioleta o a otra energía radiante intensa. Los átomos de ciertas sustancias producen fluorescencia de longitud de onda y color característicos, lo que permite identificar y cuantificar varios elementos clínicamente significativos en los especímenes biológicos. La fluorometría se usa para medir los estrógenos urinarios, los triglicéridos, las catecolaminas y otras sustancias. Aunque constituye un método de análisis muy sensible, la interferencia por otros compuestos, especialmente fármacos, puede limitar su utilidad en ciertas situaciones.

**FLUOROSCOPIA** *(fluoroscopy)* Técnica radiológica utilizada para examinar visualmente una parte del cuerpo o la función de un órgano, utilizando un fluoroscopio. La técnica proporciona imágenes inmediatas y seriadas que tienen gran valor en muchas situaciones clínicas.

**FLUOROSCOPIO** *(fluoroscope)* Instrumento para la proyección de una imagen radiológica en una pantalla fluorescente con el objeto de realizar un examen visual.

**FLUOROSIS** *(fluorosis)* Anomalía originada por ingestión excesiva y prolongada de flúor. Rara vez las concentraciones elevadas de flúor en el agua potable producen moteado y hoyuelos en el esmalte de los dientes deciduos y permanentes de los niños que desarrollaron las piezas dentarias mientras la madre ingería agua fluorada. La intoxicación crónica e intensa por flúor provoca osteosclerosis y otras anomalías óseas y articulares en los adultos V. también **fluoración; fluoruro**.

**FLUORURO** *(fluoride)* Sal del ácido fluorhídrico añadida al agua potable y aplicada directamente a los dientes para prevenir la caries.

**FLUOURACILO** *(fluouracil)* Agente antineoplásico.

INDICACIONES: Tratamiento de enfermedades neoplásicas malignas.

CONTRAINDICACIONES: Depresión medular, infecciones, mal estado nutritivo e hipersensibilidad conocida al fármaco.

EFECTOS SECUNDARIOS: Entre los más importantes figuran depresión grave de la medula ósea y trastornos gastrointestinales agudos, incluyendo náuseas, vómitos, diarrea y estomatitis. Son comunes la alopecia y la dermatitis.

**FLUOXIMESTERONA** *(fluoxymesterone)* Andrógeno.
INDICACIONES: Tratamiento de la deficiencia de testosterona, el cáncer de mama en las mujeres y el retraso de la pubertad en los hombres.
CONTRAINDICACIONES: Cáncer de próstata, enfermedad hepática, embarazo conocido o sospechado e hipersensibilidad conocida al fármaco.
EFECTOS SECUNDARIOS: Entre las reacciones adversas más importantes figuran anafilaxis, hipercalcemia e ictericia.

**FLUPREDNISOLONA** *(fluprednisolone)* Glucocorticoide.
INDICACIONES: Tratamiento de las reacciones inflamatorias y de la hipersensibilidad.
CONTRAINDICACIONES: Infección sistémica por hongos e hipersensibilidad conocida al fármaco.
EFECTOS SECUNDARIOS: Entre los más importantes figuran los trastornos gastrointestinales, endocrinos, neurológicos y del equilibrio hidroiónico.

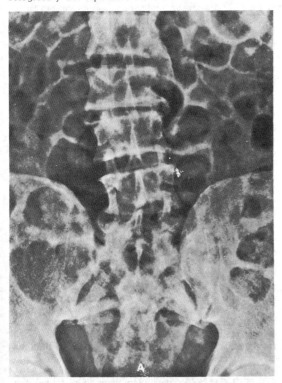

FLUOROSIS. La radiografía muestra amplias zonas de exostosis desde los bordes de los cuerpos vertebrales. Los huesos son densos debido a los efectos que producen los fluoruros.

**FLURANDRENÓLIDO** *(flurandrenolide)* Glucocorticoide tópico.
INDICACIONES: Se usa como agente antiinflamatorio.
CONTRAINDICACIONES: Trastornos de la circulación, enfermedades víricas y micóticas de la piel e hipersensibilidad conocida al fármaco o a otros esteroides.
EFECTOS SECUNDARIOS: Entre los más graves figuran las acciones sistémicas debidas al uso prolongado o a la aplicación excesiva. Son posibles diversos fenómenos de hipersensibilidad.

**FLURANDRENOLONA** *(flurandrenolone)* V. **flurandrenólido**.

**FLURAZEPAM, CLORHIDRATO DE** *(flurazepam hydrochloride)* Tranquilizante menor benzodiazepínico.
INDICACIONES: Tratamiento del insomnio.
CONTRAINDICACIONES: Hipersensibilidad conocida al fármaco.
EFECTOS SECUNDARIOS: Entre las reacciones adversas más importantes figuran la posible dependencia física y psicológica. También pueden producirse vahídos y fenómenos de resaca.

**FLUVIAL JAPONESA, FIEBRE** *(Japanese river fever)* V. **tifus de los matorrales**.

**Fm** *(Fm)* Símbolo químico del **fermio**.

**FOB-** *(phob-)* Prefijo que significa «perteneciente o relativo al temor mórbido o insuperable»: *fobia, fóbico, fobofobia*.

**-FOBIA** *(-phobia)* Sufijo que significa «temor anormal» a un objeto, experiencia o lugar que se especifica: *agorafobia, claustrofobia, nictofobia*.

**FOBIA** *(phobia)* Trastorno nervioso caracterizado por un temor obsesivo, irracional e intenso frente a un objeto específico como un animal, una actividad, el encuentro con personas extrañas, el abandono del marco familiar del hogar o una situación física, como las alturas o los espacios abiertos o cerrados. Las manifestaciones típicas de la fobia son desvanecimiento, fatiga, palpitaciones, sudoración, náuseas, temblor, ansiedad y pánico. El temor, que es desproporcionado con respecto al objeto que lo provoca, suele estar relacionado con alguna experiencia previa dolorosa o desagradable en la que intervino el objeto o situación en particular o puede deberse al desplazamiento de un conflicto inconsciente hacia un objeto o situación externos con los que guarda una relación simbólica. La necesidad irracional y compulsiva de evitar el objeto o situación productores de temor interfiere con las actividades diarias habituales y con frecuencia provoca alteraciones complejas en las formas de vida y en las relaciones interpersonales. Aunque el individuo suele admitir lo injustificable de su reacción, es incapaz de superar el temor hasta que se pone de manifiesto el conflicto reprimido, por lo general mediante una psicoterapia larga. El tratamiento se lleva a cabo también con técnicas conductistas para reducir la ansiedad resultante del temor, alterando la respuesta del comportamiento. Algunos tipos de fobia son la **agorafobia**, la **claustrofobia**, la **fotofobia**, la **fobia simple**, la **fobia social**, la **ginefobia**, la **lalofobia** y la **zoofobia**. Consultar también la voz **compulsión**.

**FOBIA ESCOLAR** *(school phobia)* Ansiedad de separación extrema que se presenta en niños, generalmente escolares de grados elementales, y que se caracteriza por un temor persistente e irracional a asistir a la escuela o encontrarse en la atmósfera escolar. Estos niños suelen ser hipersensibles, tímidos, nerviosos y emocionalmente inmaduros y sufren sentimientos continuos de desadaptación. Típicamente tratan de adaptarse a sus temores haciéndose hiperdependientes de los demás, especialmente de los padres. Con frecuencia el temor a separarse de la familia para asistir a la escuela o el conflicto emocional manifestado simbólicamente por la atmósfera escolar desaparece con la edad y con el desarrollo de relaciones interpersonales con los compañeros. En los casos más graves puede ser precisa una psicoterapia o un tratamiento de conducta, especialmente en ambientes y grupos estructurados en un marco educacional.

**FOBIA SIMPLE** (*simple phobia*) Trastorno nervioso caracterizado por un temor persistente e irracional hacia objetos específicos como los animales, la suciedad, la luz o la oscuridad. Algunos tipos de fobias simples son la **algofobia**, la **fotofobia**, la **ginefobia**, la **mesofobia**, la **nictofobia** y la **zoofobia**. Consultar también la voz **fobia social**. V. también **fobia**.

**FOBIA SOCIAL** (*social phobia*) Trastorno nervioso caracterizado por un deseo compulsivo de evitar situaciones en las que el individuo puede ser sometido al juicio de los demás, como hablar, comer o utilizar lavabos o transportes públicos. Algunos tipos de fobias sociales son la **eritrofobia**, la **escopofobia**, la **lalofobia** y la **xenofobia**. Consultar también la voz **fobia simple**. V. también **fobia**.

**FÓBICA, REACCIÓN** (*phobic reaction*) V. **fobia**.

**FÓBICO** (*phobiac*) Persona que presenta o sufre una fobia.

**-FÓBICO** (*-phobic*) **1.** Sufijo que significa «que presenta aversión o temor frente a algo»: *anglofóbico, necrofóbico, zoofóbico*. **2.** Sufijo que significa «ausencia de una fuerte afinidad»: *cromofóbico, gentianofóbico, osmiofóbico*.

**FÓBICO, ESTADO** (*phobic state*) Trastorno caracterizado por una ansiedad extrema producida por el temor irracional y excesivo a un objeto, situación o actividad en particular. V. también **fobia**.

**FÓBICO, TRASTORNO** (*phobic disorder*) V. **fobia**.

**-FOBO** (*-phobe*) Sufijo que significa «persona que experimenta terror ante algo determinado»: *dermatófobo, heliófobo, nosófobo*.

**FOCAL, CRISIS** (*focal seizure*) Trastorno transitorio de la función motora sensorial o autónoma causado por descargas neuronales anormales en una determinada parte del cerebro, más frecuentemente en las áreas motoras o sensoriales cercanas a la cisura de Rolando. Las crisis motoras focales comienzan de modo habitual por movimientos espasmódicos en la mano, cara o pie, y pueden extenderse progresivamente a otros músculos, para terminar en una convulsión generalizada. Las descargas neuronales anómalas procedentes del área motora que controla la masticación y la salivación pueden manifestarse por movimientos de masticación, succión o deglución y por salivación profusa. Las crisis originadas en el área del cerebro que controla el giro de los ojos pueden comenzar por rotación forzada de la cabeza y los ojos hacia el lado contrario del foco o la lesión. La actividad eléctrica anormal en la banda sensorial del córtex puede evidenciarse inicialmente por sensaciones de entumecimiento, hormigueo o picor y es posible que la descarga neuronal se extienda hacia las áreas motoras. Las crisis focales pueden deberse a pequeñas lesiones o anoxia localizada en el cerebro. Denominada también **crisis jacksoniana.**

**FOCOMELIA** (*phocomelia*) Anomalía del desarrollo caracterizada por la ausencia de la porción superior de una o más extremidades de forma que los pies, las manos o ambos se encuentran unidos al tronco por muñones cortos, de forma irregular. Este trastorno, producido por una alteración del desarrollo embrionario de los huesos largos, es muy raro y la mayoría de los casos diagnosticados se han puesto en relación con la administración del fármaco talidomida durante las primeras semanas del embarazo. Consultar también la voz **amelia**.

**FOCOMELO** (*phocomelus*) Individuo que padece **focomelia**.

**FOLATO** (*folate*) **1.** Sal del ácido fólico. **2.** Cualquiera de las sustancias encontradas en algunos alimentos y en las células de los mamíferos que actúan como coenzimas y favorecen la transferencia química de unidades aisladas de carbono desde una molécula hasta otra.

**FOLEY, CATÉTER DE** (*Foley catheter*) Catéter de goma con un manguito en la punta que se llena con aire o un líquido estéril tras haber sido introducido en la vejiga. Se usa para el drenaje vesical continuo, por ejemplo en casos de intervenciones quirúrgicas, o cuando es preciso realizar un sondaje urinario repetido si no se emplea un catéter permanente. La sonda debe colocarse con técnica estéril. V. también **cateterismo**.

**FÓLICO, ÁCIDO** (*folic acid*) Vitamina del complejo B, hidrosoluble, cristalina y de color amarillo, esencial para el crecimiento y la reproducción de las células. Actúa como coenzima de las vitaminas B y C en el catabolismo y la utilización de las proteínas, así como en la formación de ácidos nucleicos y del grupo hemo de la hemoglobina. También aumenta el apetito y estimula la producción de ácido clorhídrico en el estómago. Se almacena en el hígado y puede ser sintetizada por la flora bacteriana del tracto gastrointestinal. La deficiencia de esta vitamina provoca falta de desarrollo, encanecimiento del pelo, glositis, estomatitis, lesiones gastrointestinales y diarrea, y puede conducir a la anemia megaloblástica. La deficiencia está causada por ingesta dietética inadecuada, malabsorción o anomalías metabólicas. Las necesidades de ácido fólico aumentan en el embarazo, durante la primera infancia y en las situaciones de estrés. En las fuentes dietéticas figuran las espinacas y otros vegetales de hojas verdes, hígado, riñón, espárragos, judías, nueces y cereales completos. El ácido fólico es destruido por el calor y la luz, y se produce pérdida considerable del contenido cuando los alimentos permanecen almacenados durante largos períodos. La vitamina, que tiene carácter atóxico, resulta eficaz en el tratamiento de los estados de deficiencia específica, y puede ser beneficiosa para aliviar los problemas menstruales y las úlceras de las piernas.

**FOLICULITIS** (*folliculitis*) Inflamación de los folículos pilosos, como la sicosis de la barba.

**FOLÍCULO** (*follicle*) Depresión en forma de bolsa, como

los folículos dentales que encierran los dientes antes de la erupción o los folículos pilosos existentes en la epidermis.

**FOLÍCULO de DE GRAAF** *(follide de De Graaf)* Cada una de las vesículas ováricas en las cuales está contenido el óvulo y un líquido en el que se encuentra la pliculina. V. **Graaf.**

**FOLÍCULO OVÁRICO** *(ovarian follicle)* Cavidad o depresión en el ovario que contiene líquido y que separa las células foliculares en capas rodeando al óvulo.

**FOLICULOMA** *(folliculoma)* V. **granulosas, tumor de células.**

**FOLICULOSIS** *(folliculosis)* Trastorno caracterizado por el desarrollo de un gran número de folículos linfoides, que puede estar o no asociado a una infección.

**FOLÍNICO, ÁCIDO** *(folinic acid)* Forma activa del ácido fólico. Se usa en el tratamiento de las anemias megaloblásticas no causadas por deficiencia de vitamina B y para contrarrestar los efectos tóxicos de los antagonistas del ácido fólico, como el methotrexate.

**FOMENTACIÓN** *(fomentation)* Tratamiento mediante aplicación de sustancias o medios calientes, especialmente húmedos. V. **fomento.**

**FOMENTO** *(fomentation)* Sustancia o emplasto caliente y húmedo que se emplea para aplicación local.

**FÓMITE** *(fomite)* Material inerte, como la ropa de cama, que puede transportar organismos patógenos.

**FON-, FONO-** *(phon-, phono-)* Prefijos que significan «perteneciente o relativo al sonido, con frecuencia al sonido de la boca»: *fonocardiógrafo, fonopatía, fonopsia.*

**FONDO** *(fundus)* Base o parte más profunda de un órgano; porción más alejada de la abertura de un órgano, como el fondo del útero o el del ojo.

**FONDO DE SACO** *(cul-de-sac)* Bolsa ciega, como la conjuntival o la dural.

**FONDO DE SACO CONJUNTIVAL INFERIOR** *(inferior conjunctival fornix)* Espacio que queda en el pliegue de la conjuntiva constituido por la reflexión de la misma tras cubrir el globo ocular y el borde del párpado inferior.

**FONDO OCULAR, REFLEJO DEL** *(fundus reflex)* V. **luz, reflejo a la.**

**FONDO UTERINO, ALTURA DEL** *(fundal height)* Altura del fondo, medida en centímetros desde la parte superior del pubis hasta el punto más alto del útero a nivel de la línea media. Se mide en cada visita prenatal con un gran

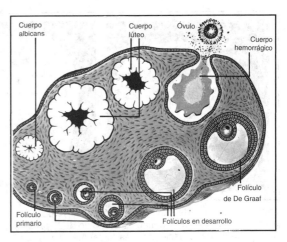

FOLÍCULO de DE GRAAF. El folículo aloja el óvulo dentro del ovario. El dibujo muestra el proceso de formación del folículo hasta la expulsión del óvulo.

compás de puntas romas o con una cinta métrica. Entre las semanas 20 y 32 de gestación, la altura en centímetros suele ser igual al tiempo de gestación en semanas. Dos mediciones con intervalo de dos semanas, que muestren un cambio superior a 2 cm, pueden indicar que el feto es grande o pequeño para la edad gestacional, que se ha cometido un error en el cálculo del tiempo de gestación. o que se trata de un embarazo múltiple.

**-FONIA** *(-phony)* **1.** Sufijo que significa «sonido»: *ecofonía, laringofonía.* **2.** Sufijo que significa «trastorno de la palabra de un determinado tipo»: *autofonía, egofonía.*

**FÓNICO** *(phonic)* Perteneciente o relativo a la voz, los sonidos o la palabra.

**-FÓNICO** *(-phonic)* Sufijo que significa «sonidos emitidos por una determinada parte del cuerpo»: *bronquiofónico, leftofónico, organofónico.*

**-FONO** *(-phone)* **1.** Sufijo que significa «dispositivo para transmitir sonido»: *audífono, osífono, osteófono.* **2.** Sufijo que significa «dispositivo para controlar los sonidos corporales»: *miofono, esfigmcfono, estetofono.*

**FONOCARDIÓGRAFO** *(phonocardiograph)* Dispositivo electroacústico que produce registros gráficos de los tonos cardiacos y que se utiliza en el diagnóstico y el control de las cardiopatías. Con este instrumento se obtienen fonocardiogramas mediante un sistema de micrófonos y un equipo adaptado de registros. Por lo general se coloca un micrófono sobre el tórax cerca de la base del corazón y otro a nivel del vértice. Para asegurar un registro preciso, el explorador utiliza también audífonos que le permiten controlar los sonidos y un osciloscopio para monitorizar los impulsos cardiacos.

**FONOCARDIOGRAMA** *(phonocardiogram)* Registro gráfico obtenido mediante un fonocardiógrafo.

**FONTANELA** *(fontanel, fontanelle)* Espacio cubierto por una membrana fuerte entre los huesos del cráneo del lactante. La fontanela anterior, de forma romboidal, permanece palpable hasta alrededor de los dos años. La

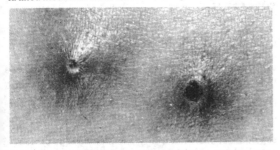

FOLICULITIS. Inflamación de folículos pilosos en el hombro de un joven diabético. La causa puede ser irritación o falta de higiene acompañada de sudoración abundante.

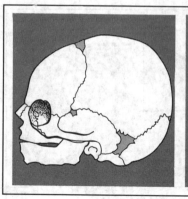
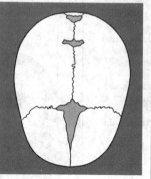

FONTANELA. Esquemas lateral (a la izquierda) y superior (a la derecha) de la caja craneal de un recién nacido en el que se aprecian las suturas y fontanelas.

FÓRCEPS. Este instrumento obstétrico se difunció a partir de 1728, bastantes años después de que fuera inventado, debido a que su creador, Peter Chamberlen, y su familia lo mantuvieron en secreto. En un principio se utilizaba sin advertir antes a la parturienta, pues existían muchos prejuicios sobre su uso.

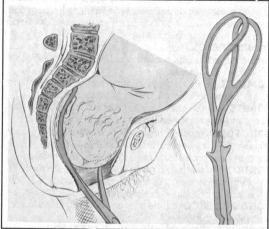

fontanela posterior, de forma triangular, se cierra unos dos meses después del nacimiento. El aumento de la presión intracraneal puede hacer que las fontanelas aparezcan tensas o abultadas. En caso de deshidratación, las fontanelas pueden estar blandas y deprimidas.

**FONTANELA POSTERIOR** (posterior fontanel) V. **fontanela**.

**FOR-** (phor-) Prefijo que significa «portar, llevar»: foresia, foroblasto, forología.

**-FOR** (-phore) Sufijo que significa «portador o posesor»: glucíforo, fisalíforo, tropóforo.

**FORAMEN** (foramen) Orificio o abertura en una estructura membranosa o en un hueso, como el foramen dental apical y el carotídeo.

**FORAMEN MAGNO** (foramen magnum) Orificio en el hueso occipital a través del cual pasa la medula espinal hacia la columna vertebral.

**FORAMEN OVAL** (foramen ovale) Abertura en el tabique interauricular del corazón fetal. Proporciona un paso para la sangre que de otra forma tendría que fluir hacia los pulmones fetales. La mayor parte de la sangre procedente de la cava inferior fluye en el feto a través del foramen oval hacia la aurícula izquierda. Después del nacimiento, el orificio oval se cierra desde el punto de vista funcional cuando el recién nacido empieza a respirar y se establece la circulación completa a través de los pulmones. El cierre total se produce hacia los 9 meses de edad y el foramen acaba convirtiéndose en la fosa oval de la pared septal de la aurícula derecha.

**FORBES, ENFERMEDAD DE** (Forbes' disease) V. **Cori, enfermedad de; glucógeno, enfermedad por almacenamiento de**.

**FORBES-ALBRIGHT, SÍNDROME DE** (Forbes-Albright syndrome) Enfermedad endocrina caracterizada por amenorrea, prolactinemia y galactorrea, y causada por un adenoma de la hipófisis anterior. El diagnóstico se establece mediante estudio radiológico de la hipófisis anterior y determinación de prolactina en sangre. Generalmente se considera indicada la extirpación quirúrgica del adenoma. V. también **galactorrea; hipófisis**.

**FÓRCEPS** (forceps) Instrumento quirúrgico con dos mangos, conectados cada uno de ellos a una rama. Los mangos pueden estar unidos en un extremo, como sucede en las pinzas comunes, o pueden separarse para uso independiente como en los fórceps obstétricos. Los fórceps se usan para sujetar, manipular, empujar o unir tejidos, otros instrumentos o accesorios. V. tipos específicos.

**FÓRCEPS ALTO** (high forceps) Operación obstétrica en la que se usa el fórceps para extraer un feto cuya cabeza no está encajada. La mayoría de los autores lo consideran peligroso y no lo recomiendan. Consultar las voces **fórceps bajo; fórceps medios**. V. también **fórceps obstétricos; parto con fórceps**.

**FÓRCEPS BAJO** (low forceps) Operación obstétrica que consiste en extraer mediante fórceps un feto cuya cabeza se encuentra ya en el suelo de la pelvis. Se trata de una intervención casi siempre electiva que se realiza con el fin de acortar el trabajo del parto normal y controlar el expulsivo, una vez anestesiada la paciente y realizada la episiotomía. Esta intervención está indicada cuando el poder expulsivo de la madre se encuentra debilitado por la administración de analgésicos, anestesia o por agotamiento. Denominada también **fórceps profiláctico**. Consultar las voces **fórceps alto; fórceps medios; parto espontáneo; parto natural**. V. también **fórceps obstétricos; parto con fórceps**.

**FÓRCEPS DE PRUEBA** (trial forceps) Intervención obstétrica consistente en intentar sacar al niño mediante fórceps obstétricos durante el parto. Se aplica el fórceps a la cabeza del niño y se realiza una tracción ligera. Se completa la extracción solamente si el ensayo con el fórceps indica que el parto puede realizarse sin dificultad. Se abandona el procedimiento si se observa que se necesitará una tracción excesiva que podría lesionar a la madre o al niño o si no es posible realizar la rotación de la cabeza del niño. Entonces es preferible practicar una cesárea.

**FÓRCEPS DE RESORTE** *(spring forceps)* Tipo de fórceps que tiene un mecanismo de resorte y que se utiliza para pinzar una arteria con el fin de detener o evitar una hemorragia.

**FÓRCEPS DE SALIDA** *(outlet forceps)* V. **fórceps bajo**.

**FÓRCEPS MEDIOS** *(mid forceps)* Operación obstétrica en la que se aplican los fórceps a la cabeza del niño cuando ha llegado al plano medio de la pelvis materna. Suele realizarse una episiotomía y se proporciona anestesia local, regional o por inhalación. En algunos casos, por ejemplo, en el sufrimiento fetal grave, los fórceps medios pueden proporcionar la forma de parto más rápida y segura, pero resultan esenciales una buena selección de los casos y la experiencia y habilidad del operador. Este tipo de parto suele resultar más traumático para el niño y para la madre que la cesárea. Consultar las voces **fórceps alto; fórceps bajo**. V. también **fórceps de prueba; fórceps obstétricos; parto con fórceps**.

**FÓRCEPS OBSTÉTRICOS** *(obstetric forceps)* Fórceps utilizados para ayudar a la expulsión de la cabeza del feto. Varían en peso, longitud, forma y mecanismo de acción, pero todos constan de un par de elementos formados por un asa, un vástago y una paleta; ésta última es de forma curva y, en ocasiones, se halla fenestrada. El vástago es lo suficientemente largo para permitir que la paleta alcance la cabeza fetal. Los diferentes tipos de fórceps están ideados para asistir en las diversas situaciones clínicas. La posición del feto en la pelvis, la posición de la cabeza fetal en relación con la pelvis, el tamaño del feto y la preferencia del médico son factores que influyen en la elección del fórceps. Los tipos de fórceps comprenden **Barton, fórceps de; Elliot, fórceps de; Kielland, fórceps de; Simpson, fórceps de**. V. también **parto con fórceps**.

**FÓRCEPS PROFILÁCTICO** *(prophylactic forceps)* V. **fórceps bajo**.

**FORENSE** *(coroner)* Médico de la administración de justicia que investiga, bajo las órdenes del juez y desde un punto de vista medicolegal, las muertes violentas y sospechosas de criminalidad.

**FÓRCEPS OBSTÉTRICOS. El dibujo muestra los modelos más usuales de fórceps. 1. Fórceps de Naegele, también llamado fórceps alemán, con detalle de su articulación. 2. Fórceps de Simpson o fórceps inglés. 3. Fórceps de Kjelland, utilizado en las aplicaciones altas, gracias a su forma recta con gran curvatura cefálica. 4. Fórceps de Demelin, ejemplo de un sistema tractor por cintas. 5. Fórceps de Barton, indicado especialmente en las distintas varidades de presentación transversa por la articulación en bisagra de su rama anterior. 6. Fórceps de Zweifel y 7. Fórceps de Tucker-Mc Lean, mucho menos utilizados. 8. Fórceps de De Lee, variedad del fórceps inglés. 9. Fórceps de Pipper, diseñado para la extracción de la cabeza en los partos pélvicos.**

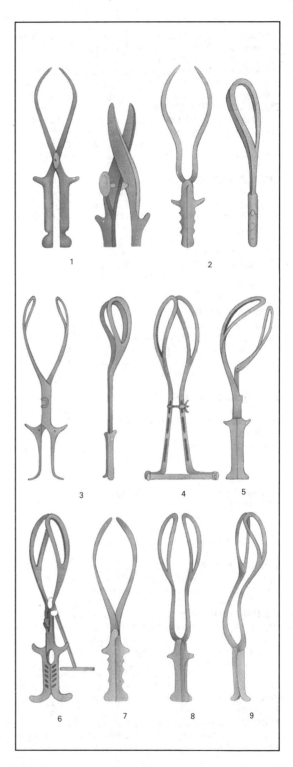

**-FORESIS** *(-phoresis)* Sufijo que significa «movimiento en un determinado medio o de una forma específica»: *aforesis, cataforesis, diaforesis.*

**-FORIA** *(-phoria)* **1.** Sufijo que significa «relativo a los ejes visuales del ojo»: *anoforia, esoforia, exoforia.* **2.** Sufijo que significa «estado emocional». *adiaforia, euforia, ideaforia.*

**FORMACIÓN REACTIVA** *(reaction formation)* Mecanismo de defensa en el que la persona evita la ansiedad por medio de comportamientos y actitudes externas que son las opuestas a sus impulsos reprimidos y sirven para ocultar aquellos sentimientos que son inaceptables para el individuo.

**FORMALDEHÍDO** *(formaldehyde)* Gas incoloro, tóxico y de mal olor, soluble en agua, que se usa en esa forma como desinfectante, fijador o conservador.

**FORMALINA** *(formalin)* Solución transparente de formaldehído en agua. La solución al 37 % se usa para fijar y conservar los especímenes biológicos destinados a examen anatomopatológico e histológico.

**-FORME** *(-iform)* Sufijo que significa «en forma de»: *amebiforme, bulbiforme, nucleiforme.*

**-FORME** *(-form)* Sufijo que indica una forma especificada: *lingüiforme, toruliforme.*

**FÓRMICO, ÁCIDO** *(formic acid)* Líquido incoloro de olor penetrante que se encuentra en las ortigas, en las hormigas y en otros insectos. Se prepara comercialmente a partir del ácido oxálico y la glicerina, y por oxidación del formaldehído. Antiguamente se usaba como vesicante pero en la actualidad no tiene prácticamente ninguna aplicacion terapéutica.

**FORMILMETIONINA** *(formylmethionine)* (Genética molecular). El primer aminoácido en una secuencia proteica.

**FORMIMINOGLUTÁMICO, ÁCIDO (FIGLU)** *(formiminoglutamic acid [FIGLU])* Sustancia formada en el metabolismo de la histidina, que aparece en concentración alta en la orina cuando existe una deficiencia de ácido fólico. El aumento de la excreción de FIGLU puede indicar deficiencia de ácido fólico.

**FORMOL** *(formol)* V. **formaldehído**.

**FÓRMULA** *(formula)* Expresión simplificada, generalmente a base de números y otros símbolos, que indica los constituyentes de una sustancia química, el método para preparar algunas sustancias o el procedimiento seguido para obtener un resultado o valor deseado.

**FORMULACIÓN** *(formulation)* **1.** Sustancia farmacológica preparada de acuerdo con una fórmula. **2.** Expresión sistemática y precisa de un problema, teoría o método de análisis para investigación.

**FORMULARIO** *(formulary)* Lista de fármacos en la que se incluye una cantidad suficientemente grande de ellos y la información necesaria para permitir que el médico práctico prescriba un tratamiento correcto. En los hospitales se usan formularios que relacionan todos los fármacos almacenados de modo habitual en la farmacia del centro. Ciertas organizaciones, como las compañías de seguros, confeccionan formularios con los medicamentos de cuyo pago se encargan.

**FÓRNIX** *(fornix)* Estructura o espacio en forma de arco, como el fórnix cerebral, los fórnices conjuntivales superior e inferior y los fórnices vaginales.

**FORT BRAGG, FIEBRE DE** *(Fort Bragg fever)* V. **pretibial, fiebre**.

**FOSA** *(fossa)* Depresión u oquedad, especialmente en la superficie del extremo de un hueso, como la fosa del olécranon o la coronoides.

**FOSA NASAL** *(nasal fossa)* Cualquiera de las dos cámaras de la cavidad nasal, separadas por el tabique nasal, abiertas al exterior por los orificios nasales y a la nasofaringe por las coanas. Cada una está dividida en región olfatoria —constituida por el cornete superior y parte del tabique— y región respiratoria, constituida por el resto de la cámara. En la pared lateral de cada fosa y por encima de los meatos se encuentran los cornetes, superior, medio e inferior. El meato superior se extiende de forma oblicua y ocupa aproximadamente la mitad de la longitud del borde superior del cornete medio. El meato superior continúa hasta el atrio y protrusa en la pared lateral del promontorio. El meato inferior discurre inferior y lateralmente al cornete inferior y contiene la abertura del conducto nasolacrimal. La región olfatoria se localiza en la parte superior de la fosa y contiene células olfatorias, nervios y cilios olfatorios. La región respiratoria está tapizada por mucosa, diferentes glándulas, nervios, un plexo venoso y espacios sanguíneos. El plexo es fácilmente irritable y produce inflamación de la mucosa con bloqueo de los meatos y de las aberturas de los senos.

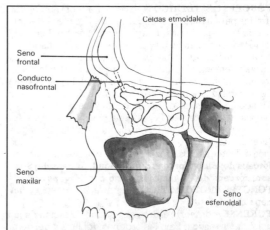

**FOSA NASAL. Esquema de corte longitudinal de las fosas nasales y los senos paranasales.**

**FOSA OLECRANIANA** *(olecranon fossa)* Depresión en la cara posterior del húmero que alberga al olécranon del cúbito cuando el antebrazo está extendido.

**FOSA ÓPTICA** *(optic cup)* Cavidad embrionaria doblemente revestida que se desarrolla al inicio del embarazo. Su formación se completa en la séptima semana con el cierre de la fisura coroidal. Se desarrolla inicialmente en el pliegue de la vesícula óptica después de que ésta se haya separado del ectodermo embrionario. Sus células se diferencian para formar la retina, desarrollándose primero las capas de bastones y conos en la zona central, desde donde se extienden gradualmente hacia el borde.

La capa más externa perdura como capa pigmentada de la retina, y la interna desarrolla los elementos nerviosos y las fibras de soporte de la retina. Consultar la voz **tallo óptico**.

**FOSA POSTERIOR** *(posterior fossa)* Depresión situada en la superficie posterior del húmero, por encima de la tróclea, donde se aloja el olécranon del cúbito cuando se extiende el codo.

**FOSFATASA** *(phosphatase)* Enzima que actúa como catalizador en reacciones químicas en las que interviene el fósforo. V. también **catalizador; enzima**.

**FOSFATASA ÁCIDA** *(acid phosphatase)* Enzima que cataliza la hidrólisis de ésteres fosfóricos de carbohidratos en un medio ácido. V. también **fosfatasa**.

**FOSFATASA ALCALINA** *(alkaline phosphatase)* Enzima que interviene en la mineralización ósea hidrolizando los ésteres fosfóricos; el pH óptimo para su actuación es de 9,3. La mayor parte de la fosfatasa alcalina sérica procede del hueso, pero también se produce en el hígado, la mucosa intestinal, la placenta, la mama y otros tejidos. Los niveles plasmáticos de fosfatasa alcalina aumentan rápidamente a lo largo del primer mes de vida para empezar a decrecer lentamente a partir del tercero; la fosfatasa alcalina sérica aumenta de nuevo en la preadolescencia y disminuye en los ancianos y los sujetos con anemia y malnutrición. En algunas enfermedades óseas como raquitismo, osteomalacia y enfermedad de Paget, aumentan el número y la actividad de los osteoclastos y, por tanto, la concentración sérica de esta enzima; lo mismo ocurre en los trastornos hepáticos, obstrucción biliar y colostasis intrahepática, estados en los que se altera la función excretora del hígado. La fosfatasa alcalina sérica también se eleva en el hiperparatiroidismo y en la hiperfosfatasia hereditaria, que se caracteriza por zonas de hiperdensidad en la base del cráneo y deformidades diafisarias y epifisarias de los huesos largos y cortos.

**FOSFATEMIA** *(phosphatemia)* Concentración excesiva de fosfatos en sangre.

**FOSFATO** *(phosphate)* Compuesto de ácido fosfórico. Los fosfatos son extraordinariamente importantes para las células vivas, particularmente para el almacenamiento y utilización de la energía y para la transmisión de la información genética en la propia célula y de una célula a otra. V. también **adenosina, difosfato de; adenosina, trifosfato de; fósforo**.

**FOSFATO DE CODEÍNA** *(codeine phosphate)* Analgésico narcótico y antitusivo.
INDICACIONES: Tos, alivio del dolor.
CONTRAINDICACIONES: Hipersensibilidad conocida a los opiáceos.
EFECTOS SECUNDARIOS: Depresión del sistema nervioso central, excitación paradójica, drogodependencia.

**FOSFATO DICÁLCICO Y GLUCONATO CÁLCICO CON VITAMINA D** *(dicalcium phosphate and calcium gluconate with vitamin D)* Aporte de calcio y fósforo.
INDICACIONES: Tratamiento de la hipocalcemia, especialmente durante el embarazo y la lactancia.
CONTRAINDICACIONES: Hipoparatiroidismo o hipersensibilidad conocida a cualquiera de los ingredientes.
EFECTOS SECUNDARIOS: No se conocen.

**FOSFATO SÓDICO** *(sodium phosphate)* Catártico salino.
INDICACIONES: Se utiliza para conseguir una evacuación rápida y completa del intestino y, en menores dosis, como laxante convencional.
CONTRAINDICACIONES: Insuficiencia cardiaca congestiva, hipovolemia o hipersensibilidad. No se recomienda su administración frecuente.
EFECTOS SECUNDARIOS: Los más graves son deshidratación, hipovolemia y desequilibrio electrolítico.

**FOSFATO SÓDICO P32** *(sodium phosphate P32)* Agente antineoplásico, antipolicitémico, radiactivo.
INDICACIONES: Tratamiento de la policitemia vera y otras neoplasias como la leucemia mielocítica.
CONTRAINDICACIONES: Policitemia vera con leucopenia o disminución del recuento plaquetario; leucemia mieloide crónica con leucopenia o eritrocitopenia; administración simultánea de otros agentes aquilantes; hipersensibilidad a este fármaco.
EFECTOS SECUNDARIOS: Enfermedad por radiación.

**FOSFATOS DE ALTA ENERGÍA** *(high energy phosphate compound)* Compuesto químico con un enlace de alta energía entre una molécula de ácido fosfórico y una sustancia orgánica. Cuando el enlace se rompe, se libera gran cantidad de energía. El trifosfato de adenosina es el fosfato de alta energía más eficaz y abundante del organismo. Estos compuestos liberan la energía necesaria para que se produzca la contracción muscular, el transporte activo a través de la membrana y la síntesis de numerosas sustancias, entre otros procesos.

**FOSFOGLICERATOQUINASA** *(phosphoglycerate kinase)* Enzima que cataliza la transferencia reversible de un grupo fosfato del trifosfato de adenosina al D-3-fosfoglicerato para formar D-1,3- difosfoglicerato. Esta reacción constituye uno de los pasos de la glucólisis.

**FOSFOLÍPIDO** *(phospholipid)* Integrante de un grupo de compuestos ampliamente distribuidos en las células vivas. Contienen ácido fosfórico, ácidos grasos y una base nitrogenada. Dos tipos de fosfolípidos son la lecitina y la esfingomielina.

**FOSFOMEVALONATOQUINASA** *(phosphomevalonate kinase)* Enzima que cataliza la transferencia de un grupo fosfato del trifosfato de adenosina para producir difosfato de adenosina y 5-pirofosfomevalonato.

**FOSFÓRICO, ÁCIDO** *(phosphoric acid)* Líquido claro, incoloro e inodoro, irritante para la piel y los ojos y moderadamente tóxico cuando se ingiere. El ácido fosfórico se utiliza en la producción de fertilizantes, jabones, detergentes, alimentos para animales y determinados fármacos.

**FÓSFORO (P)** *(phosphorus [P])* Elemento químico no metálico ampliamente distribuido en la naturaleza como componente de las rocas de fosfato. Su número atómico es 15 y su peso atómico, 30,975. Forma una serie de sulfuros que se utilizan comercialmente en la fabricación de cerillas. Puede prepararse en distintas formas alotrópicas amarillas, blancas, rojas y negras. El fósforo es esencial para el metabolismo de las proteínas, el calcio y la glucosa. El organismo utiliza el fósforo en sus formas combinadas, que se obtienen de determinados alimentos como la leche, el queso, la carne, la yema de huevo, los cereales completos, las legumbres y los frutos secos. La deficiencia de fósforo puede producir pérdida de peso, anemia y trastornos de crecimiento. El fósforo es esencial para la producción de trifosfato de adenosina y el proceso de glucólisis en el organismo. La forma elemental blanca o amarilla es extraordinariamente venenosa y produce una irritación gastrointestinal muy intensa. Si se ingiere provoca hemorragias, insuficiencia cardiovascular y muerte. La intoxicación crónica por fósforo se caracteriza por anemia, caquexia, bronquitis y necrosis mandibular.

**FÓSFORO, INTOXICACIÓN POR** *(phosphorus poisoning)* Intoxicación producida por la ingestión del fósforo blanco o amarillo, que a veces forma parte de los raticidas, algunos fertilizantes y los fuegos artificiales. La intoxicación se caracteriza inicialmente por náuseas, dolor de estómago y de faringe, vómitos, diarrea y olor a ajo en el aliento. Al cabo de algunos días de aparente recuperación, el paciente presenta náuseas, vómitos y diarrea con insuficiencia renal y hepática. El tratamiento consiste en lavado gástrico, administración de aceite mineral, vitamina K, líquidos intravenosos y medicamentos antishock. Hay que evitar el contacto físico con los vómitos y heces del paciente.

**FOSTER, CAMA DE** *(Foster bed)* Cama especial utilizada para el cuidado y tratamiento de los pacientes con lesiones graves, especialmente de la columna vertebral. Consiste en dos bastidores Bradford montados sobre una base con ruedas y asegurados con barras de enclavamiento a la cabeza y a los pies de la cama. El conjunto de cada extremo se conecta a un mecanismo giratorio que permite la rotación horizontal del paciente sin mover la columna. El paciente puede ser girado a las posiciones supina y prona, a la vez que se mantiene la inmovilización y el alineamiento necesarios de las estructuras corporales lesionadas. La cama de Foster es un bastidor giratorio horizontal que permite la hiperextensión y la tracción en cada uno de los extremos; éstos también pueden ser elevados para proporcionar tracción. Se usa en el tratamiento de pacientes traumatológicos con inestabilidad vertebral (con o sin daño de la medula), y en el de pacientes sometidos a múltiples fusiones espinales cuando están contraindicados el soporte de peso y la deambulación. También se emplea en el tratamiento de escoliosis, para tracción halofemoral, preparatoria para el procedimiento de Harrington y la instrumentación Dwyer. Esta técnica preoperatoria permite estirar los tejidos blandos paravertebrales en la concavidad de la curva espinal, antes de la corrección y la fusión operatorias. La cama también permite el mantenimiento de la tracción cervical continua en flexión para pacientes seleccionados con inestabilidad cervical. Un accesorio en forma de horquilla mantiene un ángulo constante con el paciente en decúbito supino o prono. La cama, que permite la rotación en ambos sentidos alrededor de su eje longitudinal, está equipada con un colgador adecuado en la base y se encuentra disponible en tres tamaños. Cada bastidor pesa aproximadamente 9 kg y la cama puede ser girada por una persona, aunque suele recomendarse que lo hagan dos auxiliares entrenados, para mayor seguridad del paciente y menor esfuerzo del personal de enfermería. También son necesarias dos correas de seguridad para evitar

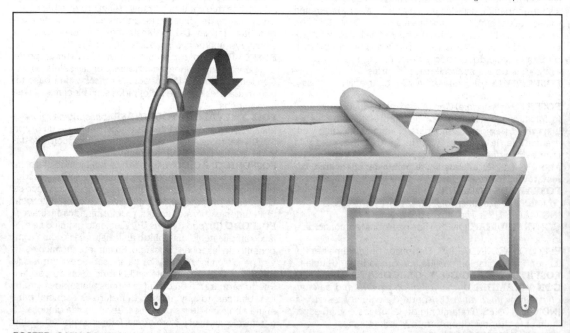

FOSTER, CAMA DE. El dibujo muestra un paciente en posición supina en una cama de Foster, la cual está especialmente diseñada para pacientes con graves lesiones de columna vertebral. Esta cama hospitalaria permite, mediante un mecanismo giratorio, la rotación horizontal del enfermo sin mover la columna; pasa de la posición de decúbito prono a la de decúbito supino.

el deslizamiento y disminuir el margen de error humano. Se coloca una almohada sobre las piernas del paciente para evitar que se deslice al rotarlo. La longitud de la lona de la cama de Foster debe ajustarse de acuerdo con el tamaño del paciente, a fin de mantener una postura correcta de los tobillos en decúbito prono. La posición relativa del paciente en el bastidor posterior debe permitir que, al retirar la sección de la cuña, las nalgas no se hundan y comprometan la alineación de la columna lumbosacra. Como hito anatómico para este ajuste se utilizan los trocánteres, que deben quedar al nivel del borde de la lona para evitar la hiperextensión de la columna lumbosacra. La sábana de giro se coloca bajo el torso del paciente para ajustar el movimiento hacia arriba y abajo del bastidor sin poner en peligro la alineación correcta. Entre las demás precauciones en el cuidado del paciente confinado a una cama de Foster, figuran la colocación de las sondas y los catéteres IV en la cabecera y a los pies del lecho, antes de rotar al paciente. El paciente con un drenaje de toracotomía debe ser girado hacia el lado del tubo torácico. Cuando el paciente se está recuperando de la anestesia o de la sedación intensa, suele asegurarse con una correa a nivel de los músculos para impedir que se dé la vuelta o se caiga. La posición en decúbito prono utilizando un tablero de lectura permite al paciente comer por sí mismo y participar en su higiene personal. El masaje en las áreas de la frente y el mentón endurece la piel y aumenta la tolerancia a la posición prona. Estos pacientes desarrollan a veces claustrofobia al sentirse encerrados entre los bastidores; conviene minimizar entonces el tiempo de permanencia en la cama de Foster.

**FOT-, FOTO-** (photo-, phot-) Prefijo que significa «perteneciente o relativo a la luz»: fotoeléctrico, fotorreceptor, fototropismo.

**-FÓTICO** (-photic) Sufijo que significa «relativo a la capacidad de ver en un determinado nivel de luz»: eurifótico, estenofótico.

**FOTOALÉRGICO** (photoallergic) Que presenta una reacción de hipersensibilidad tardía tras la exposición a la luz. Consultar también la voz **fototóxico**. V. también **dermatitis de contacto fotoalérgica**.

**FOTOFOBIA** (photophobia) **1.** Sensibilidad anormal a la luz, especialmente a nivel de los ojos. Este trastorno es prevalente en el albinismo y en diversas anomalías de la córnea y la conjuntiva y puede aparecer también en determinadas enfermedades como el sarampión, la psitacosis, la encefalitis, la fiebre maculosa de las Montañas Rocosas y el síndrome de Reiter. **2.** (Psiquiatría). Temor mórbido a la luz con una necesidad irracional de evitar los lugares luminosos. Este trastorno nervioso se observa más en mujeres que en hombres y por lo general se debe a un conflicto intrapsíquico reprimido, simbólicamente relacionado con la luz. El tratamiento consiste en psicoterapia para descubrir la causa de la reacción fóbica y a continuación tratamiento conductista con técnicas de desensibilización sistémica.

**FOTOMETRÍA DE LLAMA** (flame photometry) Medición de la longitud de onda de los rayos luminosos emitidos por los electrones de los cuerpos metálicos expuestos a la energía térmica de una llama. Se usa para identificar las características de las sustancias contenidas en los fluidos corporales. La intensidad de la luz emitida es proporcional a la concentración de átomos en el fluido, y sobre esta base puede hacerse un análisis cuantitativo. En el laboratorio clínico, la fotometría de llama se usa para medir los niveles de sodio, potasio y litio.

**FOTOMOTOR CONSENSUAL, REFLEJO** (consensual light reflex) Reflejo cruzado presente en sujetos normales que consiste en la contracción de ambas pupilas al dirigir la luz a una de ellas.

**FOTOMOTORA CONSENSUAL, REACCIÓN** (consensual reaction to light) Constricción de la pupila de un ojo al iluminar el otro. La estimulación del nervio óptico causa contracción de ambas pupilas. En la ceguera monocular la pupila del ojo ciego reacciona consensualmente al estimular el ojo sano, pero ninguna de las dos se contrae si se ilumina el ojo ciego.

**FOTOQUIMIOTERAPIA** (photochemotherapy) Forma de quimioterapia en la cual se potencia el efecto del fármaco administrado exponiendo el paciente a la luz; así, por ejemplo, la psoriasis se trata con metoxaleno oral y a continuación exposición a la luz ultravioleta. V. también **quimioterapia**.

**FOTOSENSIBILIDAD** (photosensivity) Cualquier respuesta anormal frente a la exposición a la luz, y más específicamente reacciones cutáneas que exigen la presencia de un agente sensibilizante y la exposición a la luz solar o su equivalente. Entre las reacciones de fotosensibilidad se incluyen las fotoalérgicas y las fototóxicas.

**FOTOSENSIBILIZANTE DE TIPO PSORALENO** (psoralen-type photosynthesizer) Compuesto químico que contiene fotosensibilizante psoraleno y que reacciona ante la exposición a la luz ultravioleta aumentando la melanina de la piel. Los fotosensibilizantes psoralenos naturales, como el 5— y el 8— metoxipsoraleno, se encuentran en los ranúnculos, las zanahorias verdes, el apio, el trébol, los cadillos, el eneldo, los higos, la lima, el perejil y la hierba de las praderas. Algunos fotosensibilizantes del tipo psoraleno producidos como fármacos son el metoxalen y el trioxalen; ambos se utilizan para aumentar la pigmentación o la resistencia cutánea en el tratamiento de enfermedades como la psoriasis y el vitíligo. Estos fármacos deben administrarse con cuidado para evitar la hipersensibilización cutánea y otras complicaciones. Los fotosensibilizantes del tipo psoraleno también se utilizan en la fabricación de algunos perfumes, colonias y pomadas. Estos compuestos químicos provocan en algunos individuos reacciones cutáneas específicas, como la dermatitis de Berlock. El aceite de bergamota, extraído de la piel de las naranjas pequeñas que crecen en el sur de Francia e Italia, es un psoraleno fotosensibilizante utilizado en perfumería.

**FOTOSENSIBLE** (photosensitive) Que posee una mayor reactividad cutánea frente a la luz solar como consecuencia de una enfermedad (albinismo, porfiria, etc.) o, con mayor frecuencia, por efecto del consumo de determinados fármacos. En los sujetos que sufren fotosensibilidad endógena o adquirida aparecen edemas, pápulas, urticaria o quemaduras agudas con una exposición relativamente breve a la luz solar o a una lámpara de luz ultravioleta. Los fármacos que inducen fotosensibilidad son los tranquilizantes fenotiacínicos, la tetraciclina, la griseofulvina, un antimitótico, el ácido nalidíxico, un agente antibacteriano, los hipoglucemiantes orales, el ciclamato cálcico, un edulcorante artificial, el mestranol y el noretinodrel, anticonceptivos orales y las salicilamidas halogenadas que se utilizan en la fabricación de jabones antifúngicos. El tratamiento consiste en evitar la exposición a la luz solar y al agente fotosensibilizante. El metoxalen y el trioxalen son potentes fotosensibilizantes que se utilizan a veces para aumentar la pigmentación o potenciar la tolerancia a la luz solar, su sobredosificación puede causar reacciones muy graves.

**FOTOSÍNTESIS** *(photosynthesis)* Proceso por el cual las plantas verdes que contienen clorofila sintetizan sustancias químicas, principalmente carbohidratos, a partir del dióxido de carbono atmosférico y el agua, utilizando la luz como fuente de energía y liberando oxígeno.

**FOTOTERAPIA** *(phototherapy)* Tratamiento de determinadas enfermedades mediante el uso de la luz, especialmente la luz ultravioleta. Suele aplicarse en el tratamiento del acné, las úlceras de decúbito y otras úlceras tórpidas, la psoriasis y la hiperbilirrubinemia.

**FOTOTERAPIA EN EL RECIÉN NACIDO** *(phototherapy in the newborn)* Tratamiento de la hiperbilirrubinemia e ictericia en el recién nacido, consistente en exponer la piel desnuda del niño a una luz fluorescente intensa. La luz descompone la bilirrubina por fotooxidación acelerando su excreción.

MÉTODO: El niño se sitúa desnudo bajo las luces fluorescentes con los ojos y los genitales protegidos. Se le cambia con frecuencia de posición y se le controla la temperatura corporal con un sensor cutáneo. Todos los signos vitales se comprueban cuidadosamente, así como los detalles con respecto a la posición de las bombillas, el momento y duración del tratamiento y la respuesta del niño. Los efectos adversos de la fototerapia son deshidratación, por lo cual el niño precisa un 25 % más de líquido durante el tratamiento, heces sueltas, priapismo y síndrome «del niño bonceado».

CRITERIOS IMPORTANTES: Los niveles de bilirrubina suelen disminuir en 3-4 mg/100 ml en las primeras 8-12 horas de tratamiento y de esa forma la ictericia siempre desaparece rápidamente. El exceso de bilirrubina y la ictericia debidos a una enfermedad hemolítica o una infección también pueden controlarse por fototerapia pero hay que tratar independientemente la causa subyacente.

**FOTOTÓXICO** *(phototoxic)* Que se caracteriza por una reacción cutánea no inmunológica de comienzo rápido cuando existe exposición a una sustancia fotosensibilizante y a la luz. Consultar también la foz **fotoalérgico**. V. también **dermatitis de contacto fototóxica**.

**FOVEA** *(pitting)* **1.** Depresión que se mantiene algún tiempo después de presionar con un dedo sobre la piel edematosa. **2.** Pequeñas cicatrices deprimidas en la piel o en otros órganos del cuerpo.

**FOWLER, POSICIÓN ALTA DE** *(high-Fowler's position)* Colocación del paciente en posición semisentada elevando la cabecera de la cama más de 50 cm.

**FOWLER, POSICIÓN DE** *(Fowler's position)* Postura asumida por el paciente cuando la cabecera de la cama se eleva 45-50 cm y se levantan las rodillas.

**Fr** *(Fr)* Símbolo químico del **francio**.

**FRACCIONAMIENTO** *(fractionation)* **1.** (Neurología). Mecanismo dentro del arco neural de las vértebras por el cual sólo una parte de los nervios eferentes que inervan un músculo reaccionan frente a un estímulo aunque el requerimiento reflejo sea máximo, de modo que queda una reserva de neuronas para responder a estímulos adicionales. La tensión muscular se mantiene mediante este fenómeno. **2.** (Química). Separación de una sustancia en sus constituyentes básicos utilizando técnicas como la cristalización o la destilación fraccional. **3.** (Bacteriología). Aislamiento de un cultivo puro mediante cultivos sucesivos de una pequeña parte de una colonia bacteriana. **4.** (Histología). Aislamiento de los distintos componentes de las células vivas mediante centrifugación. **5.** (Radiología). Administración de una dosis de radiación en unidades menores a lo largo de un período de tiempo dado, en vez de hacerlo en una sola dosis grande, con el fin de minimizar el daño de los tejidos.

**FRACT-** *(fract-)* Prefijo que indica rotura: *fractografía, fractura*.

**FRACTURA** *(fracture)* Lesión traumática de un hueso caracterizada por interrupción de la continuidad del tejido óseo. Las fracturas se clasifican de acuerdo con el hueso afecto, la parte del hueso interesada y la naturaleza de la rotura, como ocurre en la «fractura conminuta de la cabeza tibial». Entre los distintos tipos de fracturas figuran la **fractura completa**, la **fractura desplazada**, la **fractura en mariposa**, la **fractura espiral**, la **fractura incompleta**, la **fractura impactada**, la **fractura por compresión** y la **fractura segmentaria**.

**FRACTURA ABIERTA** *(open fracture)* V. **fractura complicada**.

**FRACTURA AGENÉTICA** *(agenetic fracture)* Fractura espontánea debida a osteogénesis imperfecta.

**FRACTURA ANGULADA** *(angulated fracture)* Fractura en la que los fragmentos de hueso forman un ángulo.

**FRACTURA APOFISARIA** *(apophyseal fracture)* Fractura que separa una apófisis ósea —punto en que existe inserción tendinosa o ligamentosa— del resto del hueso.

**FRACTURA ARTICULAR** *(joint fracture)* Fractura de las superficies articulares de las estructuras óseas de una articulación.

**FRACTURA ASTILLADA** *(chip fracture)* Fractura de un pequeño fragmento que habitualmente afecta a procesos óseos próximos a articulaciones.

**FRACTURA CAUSADA POR LA TOS** *(cough fracture)* Fractura de una costilla, generalmente la V o la VII, debida a una tos violenta.

**FRACTURA COMPLETA** *(complete fracture)* La que interrumpe la continuidad del tejido óseo en toda su anchura.

**FRACTURA COMPLICADA** *(complex fracture)* Fractura cerrada con lesión de los tejidos adyacentes.

**FRACTURA COMPUESTA** *(compound fracture)* Fractura en la que los extremos del hueso fracturado han roto la piel. Denominada también **fractura abierta**.

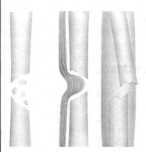

Fractura con pérdida de sustancias | Interposición de las partes blandas | Fractura abierta

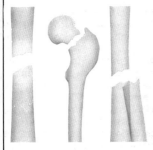

Infección | Movimientos de cizallamiento | Malas reducciones

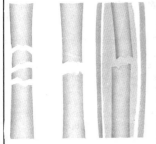

Fractura conminuta | Osteosíntesis defectuosa | Falta de inmovilización

**FRACTURA.** Arriba, los dibujos muestran las diferentes causas de retardo de consolidación y seudoartrosis de fracturas óseas.

**FRACTURA.** En la fotografía el médico está efectuando maniobras de tracción para reducir la fractura.

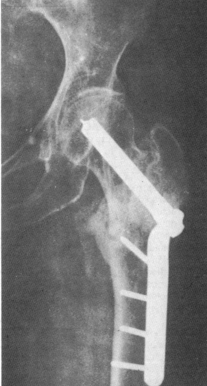

**FRACTURA. A la izquierda, radiografía que muestra la fijación interna de una fractura del fémur con una placa de McLaughlin y clavos.**

### Tiempo medio de curación de las fracturas

| Situación de las fracturas | Tiempo en semanas | |
|---|---|---|
| | Niños | Adultos |
| Dedos de las manos | 3 | de 4 a 6 |
| Dedos de los pies | 3 | 3 |
| Costillas | 3 | de 3 a 4 |
| Clavícula | 4 | de 6 a 8 |
| Cuello del húmero | 6 | 6 |
| Diáfisis del húmero | 6 | de 8 a 12 |
| Radio | 4 | de 3 a 6 |
| Cúbito | 6 | de 5 a 8 |
| Radio y cúbito | de 6 a 8 | de 10 a 12 |
| Tibia y peroné | 6 | de 10 a 12 |
| Maléolos | 6 | de 6 a 10 |
| Fémur | de 8 a 10 | de 12 a 16 |
| Columna vertebral | 14 | 16 |
| Pelvis | 8 | 16 |
| Calcáneo | 10 | de 12 a 15 |

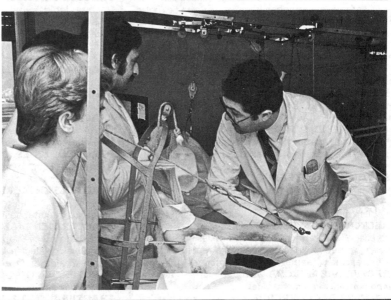

**FRACTURA CONDÍLEA** (condylar fracture) Fractura de cualquiera de las extremidades óseas redondeadas que forman parte de una articulación condílea. El fragmento fracturado suele incluir el cóndilo. Las localizaciones más frecuentes son los extremos distales del húmero y fémur.

**FRACTURA CONMINUTA** (teardrop fracture) Fractura en la que el hueso, generalmente corto, como una vértebra, queda reducido a fragmentos o esquirlas.

**FRACTURA CORTICAL** (cortical fracture) Fractura que interesa la cortical ósea.

**FRACTURA COSTAL** (fractured rib) Rotura de uno o varios huesos del esqueleto torácico, por un traumatismo cerrado o aplastamiento, o por tos o estornudo violentos. Las costillas que se fracturan más frecuentemente son desde la cuarta a la octava; en caso de desplazamiento, los fragmentos óseos agudos pueden perforar el pulmón, causando hemotórax o neumotórax.

OBSERVACIONES: El paciente con fractura costal sufre dolor, especialmente en la inspiración, y la respiración suele ser rápida y superficial. El lugar de la fractura se muestra muy sensible al tacto, y la auscultación quizás revele crepitancias por roce de los fragmentos óseos. El murmullo vesicular puede estar ausente, disminuido o acompañarse de estertores y roncus. La localización y la naturaleza de la fractura se determinan por las radiografías de tórax, y el paciente debe permanecer bajo observación para detectar signos de hemoptisis, hemotórax, inestabilidad torácica, atelectasia, neumotórax y neumonía.

ACTUACIÓN: Las costillas fracturadas pueden inmovilizarse con una banda elástica, un vendaje en ocho o esparadrapo; para prevenir la irritación, el área puede afeitarse y pincelarse con tintura de benzoína antes de aplicar la cinta adhesiva. Si la hospitalización es necesaria, se coloca al paciente en posición semisentada y cada 2-4 horas se comprueban la presión arterial, el pulso, la temperatura y la frecuencia y sonidos respiratorios. Pueden administrarse analgésicos pero se evitará el sulfato de morfina. Se ayuda al paciente a darse la vuelta y se le instruye para que respire profundamente, tosa y haga ejercicios con las extremidades. Si la inmovilización y los analgésicos no alivian el dolor, puede realizarse un bloqueo nervioso regional, infiltrando los espacios intercostales por encima y debajo de la fractura con procaína al uno por ciento.

OBSERVACIONES COMPLEMENTARIAS: La enfermera ayuda a inmovilizar el tórax, administra los medicamentos prescritos y colabora con el paciente para que pueda darse la vuelta.

**FRACTURA DE BOXEADOR** (boxer's fracture) Fractura de uno o más huesos metacarpianos, generalmente el cuarto o el quinto, que se produce al golpear con el puño un objeto duro. Suele ser distal, angulada e impactada.

**FRACTURA DE ESFUERZOS** (stress fracture) Fractura que puede localizarse en uno o más de los huesos metatarsianos y que se debe a un esfuerzo repetido, prolongado o anómalo centrado en las estructuras del pie.

**FRACTURA DE MARCHA** (march fracture) V. **metatarsiano por tensión, fractura del.**

**FRACTURA DEL CORREDOR** (sprinter's fracture) Fractura de la espina anterosuperior o anteroinferior del íleon producida por la tracción violenta de un fragmento óseo como consecuencia de un espasmo muscular intenso.

**FRACTURA DEL LANZADOR DE GRANADAS** (granade-thrower's fracture) Fractura del húmero producida por una contracción muscular violenta.

**FRACTURA DEL PARACAIDISTA** (paratrooper fracture) Fractura de la tibia distal y de su maleolo, que suele suceder cuando un individuo salta desde una plataforma elevada, como la parte trasera de un camión, o en paracaídas desde un avión y toma tierra primero con los pies, sometiendo a los tobillos a una gran fuerza.

**FRACTURA DEL SALPICADERO** (pillion fracture) Fractura en T de la porción distal del fémur con desplazamiento de los cóndilos por detrás de la diáfisis femoral. Se produce como consecuencia de un impacto intenso sobre la rodilla.

**FRACTURA DENTADA** (dentate fracture) Fractura caracterizada porque los extremos óseos fracturados tienen bordes serrados que se adaptan entre sí como los dientes de dos ruedas dentadas.

**FRACTURA DEPRIMIDA** (depressed fracture) Fractura del cráneo en la cual los fragmentos se encuentran por debajo de la superficie ósea normal. También denominada **fractura con hundimiento.**

**FRACTURA DESPLAZADA** (displaced fracture) Rotura ósea traumática en la cual los dos extremos del hueso fracturado quedan separados. En las fracturas abiertas, los extremos fracturados perforan la piel y en las cerradas no.

**FRACTURA DIACONDILAR** (diacondylar fracture) Frctura cuya línea atraviesa un cóndilo.

**FRACTURA DIRECTA** (direct fracture) Fractura que se produce en el punto exacto de una lesión y como resultado directo de la misma.

**FRACTURA DISCRÁSICA** (dyscrasic fracture) Cualquier fractura debida a enfermedad ósea debilitante.

**FRACTURA DOBLE** (double fracture) Fractura en la cual existen dos líneas de fractura en dos puntos distintos de un hueso, con lo que se producen más de dos segmentos óseos.

**FRACTURA EN ASTILLA** (splinter fracture) Fractura conminuta con fragmentos óseos finos y agudos.

**FRACTURA EN CUÑA** (wedge fracture) Fractura de los elementos vertebrales con compresión anterior.

**FRACTURA EN CÚPULA** (dome fracture) Cualquier fractura del acetábulo que afecte específicamente una superficie que soporte peso.

**FRACTURA EN ESCOPLO** (chisel fracture) Cualquier fractura en la que se produzca una desviación oblicua de un fragmento óseo de la cabeza del radio.

**FRACTURA EN MARIPOSA** (butterfly fracture) Fractura ósea en la cual el fragmento central, limitado por dos líneas de fractura, tiene forma de triángulo.

**FRACTURA EN MAZO** (mallet fracture) Fractura por avulsión de la base dorsal de una falange distal de la mano o el pie con afectación del aparato extensor correspondiente y caída en flexión del segmento distal.

**FRACTURA EN OJAL** (buttonhole fracture) Fractura producida por la perforación de un hueso por una bala.

**FRACTURA EN TALLO VERDE** (greentick fracture)

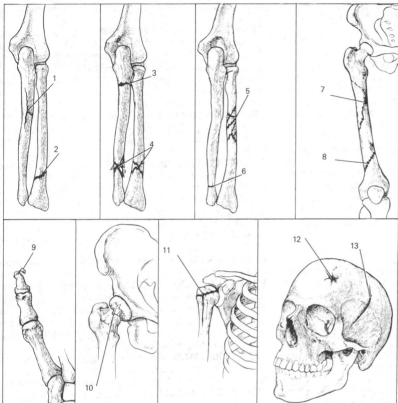

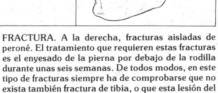

FRACTURA. Los dibujos ilustran los diferentes tipos de fracturas: 1. Incompleta. 2. Completa. 3. Simple. 4. Compuesta. 5. Conminuta. 6. Transversal. 7. Espiral. 8. Oblicua. 9. Astilla. 10. Impactada. 11. Separación epifisaria. 12. Craneal hundida, y 13. Craneal lineal.

FRACTURA. A la derecha, fracturas aisladas de peroné. El tratamiento que requieren estas fracturas es el enyesado de la pierna por debajo de la rodilla durante unas seis semanas. De todos modos, en este tipo de fracturas siempre ha de comprobarse que no exista también fractura de tibia, o que esta lesión del peroné no sea una parte de una lesión más compleja de la articulación del tobillo.

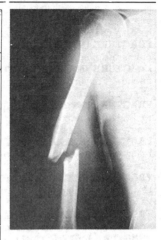

FRACTURA. Arriba, en esta fractura de húmero, el fragmento proximal tiende a la abducción debido a la tracción del deltoides.

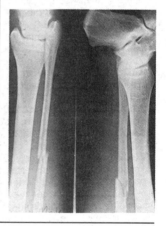

Fractura incompleta en la que el hueso se dobla pero sólo se fractura en el arco externo de la zona doblada. Es particularmente frecuente en los niños, suelen curar muy bien con inmovilización y su consolidación es rápida. V. también **fractura**.

**FRACTURA EN TUBO DE PLOMO** (lead pipe fracture) Fractura por compresión del hueso en el lado del impacto y rotura lineal en el lado opuesto.

**FRACTURA EN Y** (Y fracture) Fractura intercondilar en forma de Y.

**FRACTURA ENDOCRINA** (endocrine fracture) Cualquier fractura debida a la debilidad de un determinado hueso como consecuencia de un trastorno endocrino como el hiperparatiroidismo.

**FRACTURA EPICONDILAR** (epicondylar fracture) Cualquier fractura que afecte el epicóndilo interno o externo de un determinado hueso, como el húmero.

**FRACTURA EPIFISARIA** (epiphyseal fracture) Fractura que afecta la placa de crecimiento epifisario de un hueso largo con separación o fragmentación de la misma.

**FRACTURA ESPIRAL** (spiral fracture) Fractura ósea que se caracteriza por una línea de fractura espiral, oblicua o transversal con respecto al eje mayor del hueso.

**FRACTURA ESPONTÁNEA** (spontaneous fracture) V. **fractura neoplásica**.

**FRACTURA ESTRELLADA** (stellate fracture) Fractura que afecta al punto central del impacto o la lesión e irradia numerosas fisuras a través del tejido óseo circundante.

**FRACTURA FRAGMENTADA** (fragmented fracture) Fractura que provoca múltiples fragmentos óseos.

**FRACTURA IMPACTADA** (impacted fracture) Fractura ósea en la que los fragmentos adyacentes están encajados uno contra otro.

**FRACTURA INCOMPLETA** (incomplete fracture) Fractura ósea en la que la línea de fractura del tejido óseo no abarca todo el espesor del hueso, pero que puede angularlo en una o más direcciones.

**FRACTURA INTERCONDÍLEA** (*intercondylar fracture*) Fractura del hueso situado entre los cóndilos.

**FRACTURA INTERTROCANTÉREA** (*intertrochanteric fracture*) Fractura caracterizada por la fisura del hueso en la parte proximal del fémur, entre ambos trocánteres.

**FRACTURA INTRAARTICULAR** (*intra-articular fracture*) Fractura que compromete a las superficies articulares de una articulación dada.

**FRACTURA INTRACAPSULAR** (*intracapsular fracture*) Fractura que tiene lugar en el interior de la cápsula de una articulación.

**FRACTURA INTRAPERIÓSTICA** (*intraperiostal fracture*) Fractura incompleta en la que el periostio se conserva intacto.

**FRACTURA INTRAUTERINA** (*intrauterine fracture*) Fractura que tiene lugar durante la vida intrauterina.

**FRACTURA LINEAL** (*linear fracture*) Fractura que se extiende paralela al eje longitudinal del hueso pero no desplaza el tejido óseo.

**FRACTURA-LUXACIÓN** (*fracture-dislocation*) Fractura que afecta a las estructuras óseas de cualquier articulación con luxación consiguiente.

**FRACTURA MÚLTIPLE** (*multiple fracture*) **1.** Fractura caracterizada por presentar varias líneas de separación en un hueso. **2.** Fractura de varios huesos al mismo tiempo o a consecuencia del mismo traumatismo.

**FRACTURA NEOPLÁSICA** (*neoplastic fracture*) Fractura resultante de la debilitación de un hueso a consecuencia de una neoplasia.

**FRACTURA NO DESPLAZADA** (*undisplaced fracture*) Fractura en la que no existe separación de los fragmentos.

**FRACTURA OBLICUA** (*oblique fracture*) Fractura que rompe un hueso en ángulo oblicuo.

**FRACTURA OCULTA** (*occult fracture*) Fractura que no se puede detectar inicialmente por exploración radiográfica, pero que puede ser evidente en las radiografías realizadas semanas después. Se acompaña de los signos habituales en un traumatismo y de dolor, y puede producir edema de los tejidos blandos.

**FRACTURA PATOLÓGICA** (*pathologic fracture*) V. **fractura neoplásica**.

**FRACTURA PERFORANTE** (*perforating fracture*) Fractura abierta producida por un proyectil que deja una pequeña herida superficial.

**FRACTURA POR AVULSIÓN** (*avulsion fracture*) Fractura provocada por la acción del aparato ligamentario o tendinoso, que fractura y separa un fragmento del resto del hueso.

**FRACTURA POR COMPRESIÓN** (*compression fracture*) Rotura ósea que destruye el tejido óseo y colapsa el hueso afectado. Los cuerpos de las vértebras suelen sufrir este tipo de fracturas.

**FRACTURA POR DISPARO DE ARMA DE FUEGO** (*gunshot fracture*) Fractura producida por una bala o un proyectil similar.

**FRACTURA POR ESGUINCE** (*sprain fracture*) Fractura que se produce por la separación de un tendón o ligamento en su punto de inserción arrancando un fragmento de hueso.

**FRACTURA POR ESTALLIDO** (*bursting fracture*) **1.** Fractura que se acompaña de dispersión de múltiples fragmentos óseos y que por lo general se produce en el extremo de un hueso o sus proximidades. **2.** Fractura del suelo de la órbita producida por un traumatismo que aumenta bruscamente la presión intraocular y como consecuencia la intraorbitaria.

**FRACTURA POR FATIGA** (*fatigue fracture*) Fractura debida a una actividad física excesiva y no a una lesión; es típica en los huesos metatarsianos en los corredores de fondo.

**FRACTURA POR FISURA** (*fissure fracture*) Cualquier fractura en la que una grieta se extienda por la corteza del hueso, pero sin alcanzar todo el espesor del mismo.

**FRACTURA POR PROYECTIL** (*missile fracture*) Fractura con penetración causada por un proyectil, como una bala o un trozo de metralla.

**FRACTURA POR TORSIÓN** (*torsion fracture*) Fractura espiroidea, debida a traumatismo de torsión.

**FRACTURA SECUNDARIA** (*secondary fracture*) V. **fractura neoplásica**.

**FRACTURA SEGMENTARIA** (*segmental fracture*) Fractura ósea caracterizada por la separación de grandes fragmentos de la parte principal de un hueso fracturado. Los extremos de esos fragmentos pueden perforar la piel, como en las fracturas abiertas, o quedar contenidos en ella, como en las fracturas cerradas.

**FRACTURA SIMPLE** (*simple fracture*) Fractura cerrada no complicada, en la cual los fragmentos óseos no perforan la piel. Consultar también la voz **fractura compuesta**.

**FRACTURA SUBCAPITAL** (*subcapital fracture*) Fractura localizada en una zona distal a la cabeza de un hueso incluido en una articulación de tipo «mano y pelota», como el fémur.

**FRACTURA SUBPERIÓSTICA** (*subperiosteal fracture*) Fractura ósea que se produce por debajo del periostio sin llegar a romperlo.

**FRACTURA SUPRACONDILAR** (*suprancondylar fracture*) Fractura que afecta a la zona situada entre los cóndilos del húmero o el fémur.

**FRACTURA TRANSCONDILAR** (*transcondylar fracture*) Fractura transversal y distal a los epicóndilos de un hueso largo.

**FRACTURA TRANSVERSA** (*transverse fracture*) Fractura que forma ángulo recto con el eje lobitudinal del hueso lesionado.

**FRACTURA TRIMALEOLAR** (*trimalleolar fracture*) V. **Cotton, fractura de**.

**FRACTURA TRÓFICA** (*trophic fracture*) Fractura debida a debilitamiento óseo por carencia de nutrientes.

**FRAGILIDAD OSMÓTICA** (*osmotic fragility*) Sensibilidad para variar la presión osmótica característica de los hematíes. En exposición a una concentración hipotónica de sodio en una solución, los hematíes toman cantidades de agua progresivamente mayores y se hinchan hasta que se excede la capacidad de resistencia de su membrana y estallan. En exposición a una solución hipertónica de sodio, los hematíes pierden líquido intracelular, se encogen y se rompen. Los hallazgos de laboratorio de fragilidad o resistencia excepcionales pueden ser característicos de ciertos procesos.

**-FRAGMA** *(-phragma)* Sufijo que significa «tabique o barrera musculomembranosa entre distintas cavidades»: *inofragma, mesofragma, diafragma*.

**FRAMBESIA DE LOS BOSQUES** *(forest yaws)* Forma cutánea de leishmaniasis americana común en América del Sur y Central, causada por *Leishmania guyanensis*. V. también **leishmaniasis; leishmaniasis americana**.

**FRANCESCHETTI, SÍNDROME DE** *(Franceschetti's syndrome)* Disóstosis mandibulofacial completa. V. también **Treacher Collins, síndrome de**.

**FRANCIO (Fr)** *(francium [Fr])* Elemento del grupo de los metales alcalinos. Su número atómico es 87 y su peso atómico, 223. Se forma por desintegración del actinio, y todos sus isótopos son radiactivos y de vida corta.

**FRANK-STARLING, RELACIÓN DE** *(Frank-Starling relationship)* Índice que se utiliza para determinar el gasto cardiaco y que está basado en la longitud de las fibras miocárdicas al comienzo de la contracción. La fuerza ejercida por cada latido del corazón es directamente proporcional a la longitud o el grado de extensión de las fibras miocárdicas, de modo que la mejoría del rendimiento constituye el resultado de una mayor longitud inicial de las fibras o de un volumen ventricular diastólico más grande. Puesto que no existen métodos *in vivo* adecuados para medir la longitud de la fibra o el volumen diastólico,

se usa la presión terminodiastólica como índice del volumen o la extensión. El gasto cardiaco se representa en una gráfica, en función de la presión auricular. En la insuficiencia cardiaca congestiva, la curva está desviada hacia la derecha y abajo.

**-FRASIA** *(-phrasia)* Sufijo que significa «trastorno del lenguaje»: *afrasia, ecofrasia, embolofrasia*.

**FRECUENCIA** *(frequency)* **1.** Número de veces que se repite cualquier fenómeno dentro de un cierto período de tiempo, como el número de latidos cardiacos por minuto. **2.** (Biometría). Proporción entre el número de personas que presentan una determinada característica y la población total estudiada. **3.** (Electrónica). Número de ciclos de un fenómeno periódico —como la corriente alterna— que se producen en un segundo. Las frecuencias electrónicas, que antes se indicaban en ciclos por segundo, se expresan ahora en hertzios (Hz).

**FRECUENCIA CARDIACA** *(heart rate)* Frecuencia del pulso calculada mediante el recuento del número de contracciones ventriculares por unidad de tiempo. Se considera que existe taquicardia cuando la frecuencia cardiaca es superior a 100 latidos por minuto y bradicardia cuando es inferior a 60 latidos por minuto. V. también **pulso**.

**FRECUENCIA CARDIACA FETAL (FCF)** *(fetal heart rate [FHR])* Número de latidos cardiacos del feto por unidad de tiempo. Varía durante los ciclos de reposo y de actividad del feto, y es afectada por muchos factores, incluyendo la fiebre materna, las contracciones uterinas, la

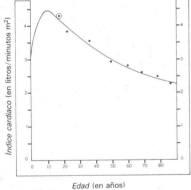

Edad (en años)

FRANK-STARLING, RELACIÓN DE. La gráfica ilustra las variaciones que sufre el índice cardiaco con la edad: asciende durante los diez primeros años de vida para ir descendiendo lenta y progresivamente después.

FRECUENCIA CARDIACA FETAL. El control de la frecuencia cardiaca fetal (F.C.F.) se mantiene durante todo el parto para vigilar el estado del bebé. Actualmente este control se realiza mediante un sistema basado en ultrasonidos o mediante el aparato denominado cardiotocógrafo (en la foto).

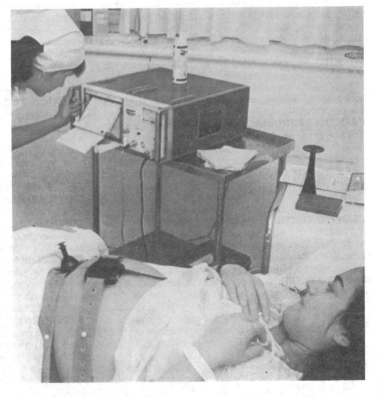

hipotensión maternofetal y diversos fármacos. La frecuencia normal es superior a 100 latidos por minuto e inferior a 160. Durante el parto se vigila con un fetoscopio o un monitor electrónico, para detectar las alteraciones anormales, especialmente las deceleraciones recurrentes que persisten después de las contracciones uterinas.

**FRECUENCIA RESPIRATORIA** (respiratory rate) Número de respiraciones en reposo, que en condiciones normales es de unas 14 por minuto. La concentración de hidrogeniones en el líquido cefaloraquídeo controla esta frecuencia, que puede aumentar en la fiebre, las infecciones pulmonares agudas, la fibrosis pulmonar difusa, la gangrena gaseosa, la insuficiencia ventricular izquierda, la tirotoxicosis y los estados de tensión. La frecuencia respiratoria se enlentece por lesiones encefálicas, en el coma o en la sobredosis de narcóticos.

**FREI, PRUEBA DE** (Frei test) Prueba destinada a confirmar el diagnóstico del linfogranuloma venéreo. El antígeno inactivado, procedente de pacientes infectados, se inyecta por vía intradérmica en un antebrazo, en tanto que en el otro se inyecta un material de control. La prueba es positiva si aparece una pápula roja engrosada en el lugar de la inyección del antígeno. V. también **Chlamydia**.

**FREIBERG, INFARTO DE** (Freiberg's infarction) Anomalía ortopédica caracterizada por necrosis aséptica del tejido óseo, que la mayoría de las veces afecta a la cabeza del segundo metatarsiano.

**FREJKA, FÉRULA DE** (Frejka splint) Aparato corrector consistente en un cojín que se sujeta entre las piernas de un lactante nacido con luxación congénita de cadera, para mantener la abducción y la articulación de la cabeza del fémur con el acetábulo. V. también **cadera, luxación congénita de la**.

**FRÉMITO** (fremitus) Vibración tremulosa de la pared torácica, que puede auscultarse o palparse durante la exploración física. Entre los distintos tipos figuran el **frémito bronquial**, el **frémito por fricción**, el **frémito táctil** y el **frémito vocal**.

**FRÉMITO BRONQUIAL** (bronchial fremitus) Vibración que puede palparse o auscultarse sobre la pared torácica en la zona de un bronquio congestionado al pasar el aire durante la respiración y desplazar las secreciones.

**FRÉMITO POR FRICCIÓN** (coarse fremitus) Vibración grave y fuerte de la pared torácica a la palpación durante la inspiración y espiración. Se da en enfermedades pulmonares con consolidación.

**FRÉMITO TÁCTIL** (tactile fremitus) Vibración de la pared torácica que se produce durante la respiración y es palpable en la exploración física. Puede ser un índice de inflamación, infección, congestión o, con mayor frecuencia, consolidación de una parte o la totalidad del pulmón.

**FRÉMITO VOCAL** (vocal fremitus) Vibración que se produce en la pared torácica cuando la persona habla o canta; un explorador puede percibir la voz del paciente a través de esta vibración mediante la auscultación del tórax con el estetoscopio. El frémito vocal disminuye en el enfisema, el derrame pleural, el edema pulmonar y la obstrucción bronquial.

**FREN-** (phren-) **1.** Prefijo que significa «perteneciente o relativo a la mente»: frenastemia, frenoblabia, frenología.

**2.** Prefijo que significa «perteneciente o relativo al diafragma»: frenodimia, frenogástrico, frenohepático.

**-FRENIA** (-phrenia) Sufijo que significa «trastorno de la actividad mental»: hebefrenia, ideofrenia, colifrenia.

**FRÉNICO** (phrenic) **1.** Perteneciente o relativo al diafragma. **2.** Perteneciente o relativo a la mente.

**-FRÉNICO** (-phrenic) **1.** Sufijo que significa «el diafragma o las regiones adyacentes del organismo»: costofrénico, posfrénico, subfrénico. **2.** Sufijo que significa «característico de un trastorno mental»: hebefrénico, ideofrénico, esquizofrénico.

**FRÉNICO, NERVIO** (phrenic nerve) Rama muscular par del plexo cervical que se origina en el cuarto nervio cervical. Contiene aproximadamente un igual número de fibras sensoriales y motoras y por lo general se conoce como el nervio motor del diafragma, aunque éste se halle inervado también por los nervios torácicos inferiores. El nervio frénico discurre por la superficie ventral del músculo escaleno anterior cruzando desde su borde externo hacia su borde interno. Continúa entre la vena subclavia y la arteria subclavia, penetra en el tórax, pasa sobre la cúpula pleural a lo largo de la cara lateral del pericardio y llega al diafragma, donde se divide en sus ramas terminales. El nervio frénico derecho tiene un trayecto más profundo y más corto que el izquierdo. Las ramas pleurales del nervio frénico son filetes muy finos que inervan la pleura mediastínica. Las ramas pericárdicas son filetes delicados que se dirigen al pericardio superior. Las ramas terminales divergen al pasar independientemente a través del diafragma y se distribuyen sobre la superficie abdominal del mismo. En el lado derecho, una rama situada cerca de la vena cava inferior se comunica con el plexo frénico en asociación con el ganglio frénico. En el lado izquierdo no existe este ganglio. También se llama **nervio respiratorio interno de Bell.** Consultar también la voz **frénico accesorio, nervio**.

**FRÉNICO ACCESORIO, NERVIO** (accessory phrenic nerve) Nervio que se anastomosa con el frénico en la base del cuello o en el tórax formando un asa en torno a la vena subclavia. Puede originarse en el nervio del músculo subclavio o en el V nervio cervical. La resección del nervio frénico para inmovilizar el diafragma sólo tiene un éxito parcial si no se reseca además el frénico accesorio. Consultar la voz **frénico, nervio**.

**FRENILLO** (frenum) Estructura o parte de una estructura que limita la movilidad.

**FRENILLO LINGUAL** (lingual frenum) Banda de tejido que se extiende desde el suelo de la boca hasta la superficie inferior de la lengua.

**FREUDIANISMO, FREUDISMO** (Freudianism, Freudism) Escuela psiquiátrica basada en las teorías psicoanalíticas y los métodos psicoterapéuticos desarrollados por Sigmund Freud y sus seguidores para tratar los trastornos psiconeuróticos. V. también **psicoanálisis**.

**FREUDIANO** (Freudian) **1.** Relacionado con Sigmund Freud y sus teorías y doctrinas, que resaltan la importancia de los primeros años infantiles como base de los trastornos psiconeuróticos posteriores, sobre todo a través de la represión inconsciente de los impulsos instintivos y de los deseos sexuales. Relativo a su sistema de psicoanáli-

sis para el tratamiento de tales trastornos. **2.** Cualquier fenómeno que pueda interpretarse fácilmente de acuerdo con las teorías de Freud o en términos psicoanalíticos. **3.** Relacionado con la escuela de psiquiatría basada en las enseñanzas de Freud. **4.** V. también **psicoanálisis**.
**FRICCIÓN** *(friction)* **1.** Acto de frotar un objeto contra otro. V. también **atrición. 2.** Tipo de masaje que actúa sobre tejidos más profundos, en general mediante movimientos circulares fuertes de la mano. V. también **masaje**.
**FRIEDLÄNDER, BACILO DE** *(Friedländer's bacillus)* Bacteria de la especie *Klebsiella pneumonia*, relacionada con infecciones del aparato respiratorio, y especialmente con la neumonía lobular.

**FRIEDMAN, CURVA DE** *(Friedman curve)* Gráfica que representa el progreso del parto, preparada por la persona encargada de atender a la parturienta para facilitar la detección del parto disfuncional. Las observaciones de la dilatación cervical y del descenso fetal se representan en el eje vertical, y el tiempo en el horizontal. La curva se divide en una fase latente y otra activa; la segunda se subdivide en las fases latente, de aceleración, de pendiente máxima y de deceleración.
**FRIEDREICH, ATAXIA DE** *(Friedreich's ataxia)* Enfermedad caracterizada por debilidad muscular, pérdida del control muscular, paresia de las extremidades inferiores y marcha anormal. Puede ser hereditaria y transmitirse

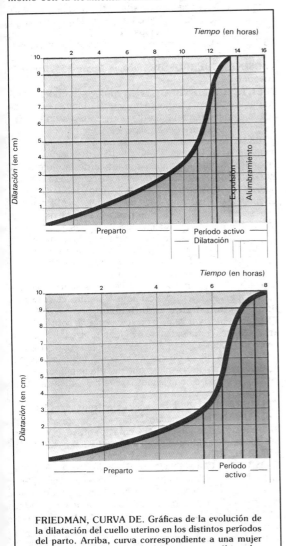

FRIEDMAN, CURVA DE. Gráficas de la evolución de la dilatación del cuello uterino en los distintos períodos del parto. Arriba, curva correspondiente a una mujer primípara y abajo a una multípara, en esta última los períodos del parto se reducen considerablemente.

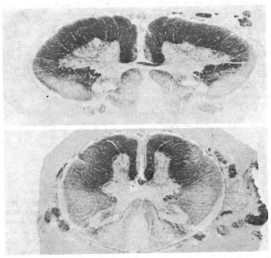

FRIEDREICH, ATAXIA DE. Arriba, corte de medula cervical. Abajo, corte de medula dorsal. La ataxia de Friedreich ha producido degeneración simétrica de los cordones posteriores, vías posteriores del fascículo cerebeloespinoso y vías del haz piramidal cruzado.

con carácter tanto dominante como recesivo. El dato anatomopatológico primario consiste en esclerosis pronunciada de los cordones posteriores de la medula espinal, con posible afectación de los tractos espinocerebelosos y corticoespinales. En general aparece entre los 5 y los 20 años de edad. La mayor incidencia corresponde al comienzo de la pubertad. La característica marcha atáxica puede progresar hasta la incapacidad grave. A lo largo de los años, los pacientes pueden desarrollar también ataxia de las extremidades superiores, con dificultad para realizar tareas simples, como escribir o manejar los cubiertos. La marcha característica de la enfermedad se debe al pie cavo o en garra. Tanto la marcha como la bipedestación son inestables. Puede resultar positivo el signo de Romberg y existe Babinski con disminución o ausencia de los reflejos profundos. También pueden encontrarse habla balbuciente, temblor de manos, taquicardia e insuficiencia cardiaca. Alrededor del 80-90 % de los pacientes muestran escoliosis dorsal. Todos los signos y síntomas tienen carácter progresivo. No existe tratamiento curativo. Las ortosis pueden ser útiles en grado variable para prevenir las deformidades secundarias y mantener el estado ambulatorio. La corrección de la deformidad de los pies permite que el paciente se mantenga ambulatorio durante el mayor tiempo posible; se usa sobre todo cuando el trastorno no tiende a progresar, lo que disminuye la posibilidad de recidivas. La fusión espinal puede corregir la escoliosis asociada. La muerte de estos pacientes suele deberse a insuficiencia miocárdica.

**FRÍGIDO** (frigid) **1.** Que carece de sentimientos; sin emociones; sin imaginación; sin pasión ni ardor o de maneras formales. **2.** Dícese de la mujer que no responde a las insinuaciones o estímulos sexuales, que siente indiferencia o aversión anormal frente a las relaciones sexuales o que es incapaz de llegar al orgasmo durante ellas. Consultar la voz **impotencia**. V. también **orgasmo**.

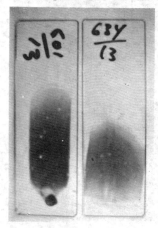

**FROTIS.** La preparación de los portaobjetos en una extensión de sangre para la determinación de la fórmula leucocitaria, de hematíes y de plaquetas.

**FRÍO, ABSCESO** (cold abscess) Tipo de absceso de evolución lenta que no muestra los signos corrientes de calor, rubor e inflamación.

**FRÍO, LESIÓN POR** (cold injury) Cualquiera de las alteraciones producidas por la exposición a temperaturas bajas. V. también **sabañón; congelación; hipotermia; pie de inmersión**.

**FRÖHLICH, SÍNDROME DE** (Fröhlich's syndrome) V. **distrofia adiposogenital**.

**FRONTAL, VENA** (frontal vein) Cualquiera de las dos venas superficiales de la cara que nacen en el plexo de la frente. Comunican con las tributarias frontales de la temporal superficial y se acercan entre sí durante su curso hacia la raíz de la nariz. Se comunican entre sí mediante un vaso transversal, antes de unirse a las supraorbitarias. Consultar las voces **angular, vena; facial, vena**.

**FROTAMIENTO** (frôlement) Sonido de rozamiento que se escucha en la auscultación torácica en las enfermedades del pericardio.

**FROTIS** (smear) Muestra de laboratorio para examen microscópico que se prepara extendiendo una fina película de tejido sobre un porta de vidrio. Dependiendo del objetivo del examen, puede aplicarse sobre la muestra una tinción, un contraste, un reactivo o un agente lítico.

**FRUCTOQUINASA** (fructokinase) Enzima que cataliza la transferencia de un grupo fosfato desde el trifosfato de adenosina a la D-fructosa.

**FRUCTOSA** (fructose) Cetomonosacárido de color blancoamarillento, cristalino, hidrosoluble y levó giro, más dulce que la sacarosa, que se encuentra en la miel y en diversos frutos, y que se combina para formar numerosos disacáridos y polisacáridos. Se usa como conservador y, en solución, como nutriente IV. Dentro del cuerpo y en ausencia de insulina, es metabolizada o convertida en glucógeno. Denominada también **azúcar de fruta; levulosa**.

**FRUCTOSURIA** (fructosuria) Presencia de fructosa en la orina. Esta anomalía inofensiva y asintomática está causada por la ausencia hereditaria de la enzima fructoquinasa, que normalmente ayuda a metabolizar la fructosa. Denominada también **levulosuria**.

**FSH** (FSH) Abreviatura de follicle stimulating hormone, hormona foliculoestimulante.

**FUCSINA, CUERPOS DE** (fuchsin bodies) V. **Russell, cuerpos de**.

**FUENTE HERMÉTICA** (sealed source) (Radioterapia) Fuente de energía radiante en la cual el material radioactivo está permanentemente encerrado en un envase de contención para evitar escapes.

**FUERZA** (force) Energía aplicada de tal forma que inicia un movimiento, cambia la velocidad o la dirección del movimiento o altera el tamaño o la forma de un objeto.

**FUGA** (fugue) Reacción disociativa caracterizada por amnesia y huida física de una situación intolerable. Durante el episodio, el individuo parece normal y actúa como si tuviese conciencia de lo que pueden ser actividades y comportamientos muy complejos, pero más adelante no los recuerda. El trastorno puede durar sólo algunos días o semanas, o persistir durante años. El síndrome parece debido a incapacidad de hacer frente a un conflicto grave o a una situación vital crónica causante de estrés. Después de las convulsiones epilépticas también se encuentra una forma breve de fuga. V. también **automatismo; automatismo ambulatorio**.

**FULCRO** (fulcrum) Punto o posición estable sobre el que una palanca, como el cúbito o el fémur, gira para mover un objeto. Numerosos movimientos comunes del cuerpo, como levantar un brazo y caminar, son combinaciones de acciones de palancas en las que intervienen fulcros. Los músculos proporcionan la fuerza para mover los numerosos huesos que actúan como palancas.

**FULGURACIÓN** (fulguration) V. **electrodesecación**.

**FULMINANTE** (fulminating) Enfermedad o trastorno que aparece de forma súbita y tiene carácter grave, como ciertas infecciones, fiebres o hemorragias.

**FUMAGILINA** (fumagillin) V. **helvólico, ácido**.

**FUMAR PASIVAMENTE** (passive smoking) Acción por la cual una persona no fumadora inhala el humo de los cigarrillos, pipas o cigarros que fuman otras personas. La cantidad de humo ambiental inhalado por un no fumador es pequeña si se compara con el inhalado por los consumidores de tabaco, pero las investigaciones están demostrando cada vez de forma más concluyente que el fumar pasivamente puede agravar ciertas enfermedades respiratorias y contribuir al desarrollo de algunas muy graves como el cáncer; en la familia, el hábito de fumar por parte de un cónyuge puede afectar a la salud del cónyuge no fumador y de los niños. Algunos estudios han demostrado también que los sujetos afectos de cardiopatías y neumopatías crónicas o de alergia al tabaco pueden sufrir las consecuencias negativas del humo inhalado pasivamente.

**FUMIGACINA** *(fumigacin)* V. **helvólico, ácido**.

**FUNCIÓN** *(function)* Acto, proceso o serie de procesos encaminados a un fin.

**FUNCIÓN CURVILÍNEA** *(curvilinear trend)* (Estadística). Función en la que la representación gráfica de los datos muestra una línea curva. El valor de la variable independiente puede expresarse mediante coeficientes polinómicos o una expresión matemática más compleja, como una curva logística, o mediante un proceso uniforme como una media variable.

máximo que puede inspirarse después de una respiración normal; el volumen de reserva espiratoria (VRE) o volumen máximo que puede expulsarse en una espiración forzada después de una espiración normal; el volumen residual (VR) o gas que permanece en los pulmones después de una espiración máxima, y el volumen minuto, o gas inspirado y espirado en un minuto en una respiración normal. La capacidad vital (CV) pulmonar equivale a VC + VRI + VRE, y la capacidad pulmonar total es igual a VC + VRI + VRE + VR. El volumen espirado máximo (VEM), o cantidad de aire que se puede expulsar forzadamente en el primer segundo después de una inspiración máxima, y la capacidad ventilatoria máxima (CVM), o cantidad de gas intercambiado por minuto con una frecuencia y profundidad respiratorias máximas, tienen especial importancia clínica. Las determinaciones de la broncoespirometría sobre la ventilación y el consumo de

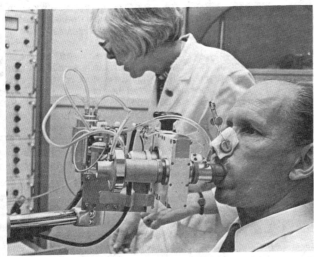

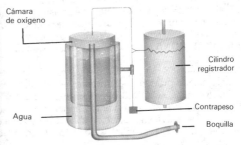

Cámara de oxígeno

Cilindro registrador

Agua

Contrapeso

Boquilla

**FUNCIÓN PULMONAR, PRUEBA DEL.** Arriba esquema de un espirómetro típico. A la izquierda, prueba de ventilación con un espirómetro que registra la respiración del enfermo. Éste respira a través de un tubo con un dispositivo adosado a la boca; para que los registros sean correctos es preciso impedir que el paciente respire por la nariz, de ahí que se le obture con una pinza.

**FUNCIÓN PULMONAR, PRUEBA DE** *(pulmonary function test)* Técnica que permite determinar la capacidad de intercambio de oxígeno y dióxido de carbono de los .pulmones. Existen dos tipos generales de pruebas de función pulmonar. El primero determina la ventilación, o la capacidad de la acción de fuelle del tórax y los pulmones para mover el gas dentro y fuera del alvéolo; el otro tipo determina la difusión de gas a través de la membrana alvéolo-capilar y la perfusión sanguínea pulmonar. El intercambio gaseoso eficaz en los pulmones requiere que exista una relación ventilación/perfusión equilibrada, de tal forma que las áreas bien ventiladas estén adecuadamente perfundidas y que la sangre se dirija hacia las áreas con ventilación adecuada. Los estudios básicos de ventilación se realizan con espirómetro y un aparato de registro mientras el enfermo respira a través de un tubo con un dispositivo adosado a la boca; para evitar la respiración nasal, se le obtura la nariz con una pinza. Los parómetros que deben calcularse son el volumen corriente (VC) o gas inspirado y espirado en una respiración normal; el volumen de reserva inspiratoria (VRI) o volumen

oxígeno en cada pulmón individualmente se realizan utilizando un catéter especial de doble luz y que está provisto de dos balones; uno se infla para sellar el pulmón contralateral al que se está examinando. Los estudios de los gases en sangre arterial, que incluyen la determinación de la acidez, de la presión parcial de dióxido de carbono y oxígeno, y la saturación de la oxihemoglobina, proporcionan información sobre la difusión de gas a través de la membrana alvéolo-capilar y sobre la adecuación de la oxigenación de tejidos.

**FUNCIÓN TIROIDEA, PRUEBA DE** *(thyroid function test)* Cualquiera de las varias pruebas de laboratorio encaminadas a la evaluación de la función de la glándula tiroides. A menudo se realizan varias simultáneamente. Entre las pruebas de función tiroidea cabe citar: yodo ligado a proteínas, yodo extraíble de butanol, $T_3$, $T_4$, índice de tiroxina libre, tiroxina ligada a globulinas, hormona estimulante del tiroides, estimulante tiroideo de larga actividad, captación de yodo radiactivo, excreción de yodo radiactivo.

**FUNCIONAL, ENFERMEDAD** *(functional disease)*

**1.** Enfermedad que afecta a una determinada función o al rendimiento de una estructura. **2.** Trastorno caracterizado por signos o síntomas de una enfermedad orgánica, pero en el que la evaluación cuidadosa no descubre prueba alguna de anomalías estructurales ni fisiológicas. Los síntomas del trastorno funcional son tan reales como los de la enfermedad orgánica. La cefalea, la impotencia, ciertos soplos cardiacos y el estreñimiento pueden ser síntomas de enfermedad orgánica o constituir trastornos funcionales.

**FUNDUSCOPIA** *(funduscopy)* Exploración y estudio del fondo de ojo mediante un oftalmoscopio.

**FUNGEMIA** *(fungemia)* Presencia de hongos en la sangre.

**FUNGICIDA** *(fungicide)* Fármaco que elimina los hongos. V. también **antifúngico**.

**FUNGISTÁTICO** *(fungistatic)* Que tiene un efecto inhibidor sobre el crecimiento de los hongos.

**FUNICULITIS** *(funiculitis)* Cualquier trastorno inflamatorio de una estructura corporal semejante a un cordón, como la medula espinal o el cordón espermático.

**FURAZOLIDONA** *(furazolidone)* Fármaco antiinfeccioso y antiprotozoario.
INDICACIONES: Se prescribe para ciertas infecciones bacterianas o protozoarias del tracto gastrointestinal.
CONTRAINDICACIONES: Hipersensibilidad conocida al fármaco. No se administra a niños menores de un mes de edad y no se utiliza en asociación con fármacos que estén contraindicados con los inhibidores de la monoaminooxidasa.
EFECTOS SECUNDARIOS: Entre los más graves figuran la anemia hemolítica y la fiebre; a veces provoca dolor abdominal y exantema cutáneo.

**FUROSEMIDA** *(furosemide)* Fármaco diurético.
INDICACIONES: Tratamiento de la hipertensión y el edema.
CONTRAINDICACIONES: Anuria, embarazo, lactancia, depleción electrolítica e hipersensibilidad conocida al fármaco.
EFECTOS SECUNDARIOS: Entre los más graves figuran el desequilibrio de líquidos y electrólicos.

**FURÚNCULO** *(furuncle)* Infección cutánea estafilocócica, de carácter localizado y supurativo, que se origina en una glándula o folículo piloso y se caracteriza por dolor, enrojecimiento e hinchazón. La necrosis profunda en el centro del área inflamada forma un núcleo de tejido muerto (clavo), que puede ser expulsado espontáneamente, reabsorberse o eliminarse quirúrgicamente. Para prevenir la diseminación de la infección es importante evitar la irritación y la expresión de la lesión. El tratamiento puede incluir antibióticos, calor húmedo local y, cuando existe fluctuación definida y es evidente el núcleo duro blanco, incisión y drenaje.

**FURUNCULOSIS** *(furunculosis)* Enfermedad cutánea aguda caracterizada por furúnculos simultáneos o en brotes sucesivos y que se debe a infección por estafilococos o estreptococos.

**FUSIFORME** *(fusiform)* Estructura afilada en sus extremos.

**FUSIMOTOR** *(fusimotor)* Relacionado con las fibras nerviosas motoras o fibras eferentes gamma, que inervan las fibras intrafusales del huso muscular de Kühne.

**FUSIÓN** *(fusion)* **1.** Unión para formar una sola entidad, como en la fusión óptica. **2.** Acto de unir dos o más huesos de una articulación. **3.** Unión quirúrgica de dos o más vértebras con el fin de estabilizar un segmento de la columna en casos de trauma grave, hernia de disco o enfermedad degenerativa. Bajo anestesia general, se eliminan los cojinetes cartilaginosos existentes entre las porciones posteriores de las vértebras afectas. Se cortan astillas óseas de una cresta ilíaca y se insertan en lugar de cartílago, fundiendo las superficies articulares en un segmento de hueso. Los cuidados postoperatorios se centran en la limitación estricta del movimiento en la zona del injerto, hasta que se produzca la cicatrización ósea. El lecho del paciente será por completo plano; puede usarse un bastidor Striker. En una cama estándar, el paciente debe girar de lado a lado para no doblar el tronco. Se observa el vendaje para detectar cualquier drenaje de líquido cefalorraquídeo. El paciente comienza antes a caminar que a sentarse.

**FUSIÓN ESPINAL** *(spinal fusion)* Fijación de un segmento inestable de la columna que se consigue mediante tracción esquelética o inmovilización del paciente en una férula, si bien la mayoría de las veces se realiza quirúrgicamente. Esta forma de anquilosis está indicada en el tratamiento de algunas fracturas vertebrales o tras la disectomía o laminectomía correctivas de una hernia de disco. La fusión quirúrgica consiste en la estabilización de una sección espinal con un injerto óseo introducido a través de una incisión posterior en la región lumbar; en la región cervical, donde estas intervenciones son poco frecuentes, la incisión puede ser anterior o posterior. También se llama **espondilosindesis**.

**FUSOESPIROQUETOSIS** *(fusospirochetal disease)* Infección caracterizada por lesiones ulceradas en las que se encuentran bacilos fusiformes y espiroquetas, como la boca de las trincheras o la angina de Vincent.

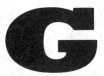

**g** *(gm)* Abreviatura de **gramo**.

**Ga** *(Ga)* Símbolo químico del **galio**.

**GABA** *(GABA)* Abreviatura de ácido gamma-aminobutírico.

**GADOLINIO (Gd)** *(gadolinium, [Gd])* Elemento metálico térreo. Su número atómico es 64 y su peso atómico, 157,25.

**GALACTOCELE** *(galactocele)* Quiste o hidrocele producido por el bloqueo de un conducto lácteo de la glándula mamaria.

**GALACTÓFORO, CONDUCTO** *(galactophorous duct)* Cualquiera de los conductos por los que fluye la leche en los lóbulos de la mama.

**GALACTOQUINASA** *(galactokinase)* Enzima que interviene en el metabolismo del glucógeno. Cataliza un paso metabólico que incluye la transferencia de un grupo fosfato rico en energía desde una molécula donante a una molécula de galactosa, para producir una molécula de D-galactosa-1-fosfato.

**GALACTOQUINASA, DEFICIENCIA DE** *(galactokinase deficiency)* Trastorno hereditario en el metabolismo de los carbohidratos caracterizado por defecto o ausencia de la enzima galactoquinasa. Como consecuencia, la galactosa de la dieta no se metaboliza, el azúcar se acumula en la sangre y el paciente desarrolla cataratas con rapidez. Deben eliminarse de la dieta los alimentos que contienen galactosa, como la leche y sus derivados. Consultar la voz **lactasa, deficiencia de**.

**GALACTORREA** *(galactorrhea)* Secreción de leche independiente del amamantamiento. Puede constituir un síntoma de tumor hipofisiario. V. también **Forbes-Albright, síndrome de**.

**GALACTOSA** *(galactose)* Monosacárido que se encuentra en forma dextrógira en la lactosa (azúcar de leche), la membrana de las células nerviosas, la remolacha azucarera, las gomas y las algas. La forma levógira se encuentra en el mucílago de linaza.

**GALACTOSEMIA** *(galactosemia)* Trastorno del metabolismo de la galactosa, heredado con carácter autosómico recesivo, que se caracteriza por deficiencia de la enzima galactosa-1-fosfato uridil transferasa. La intolerancia a la leche se hace evidente poco después del nacimiento. Aparecen hepatosplenomegalia, cataratas y retraso mental. Se incrementa el nivel de galactosa en sangre, la prueba de tolerancia a la galactosa es anormal y los hematíes presentan deficiencia de la enzima galactosa-1-fosfato uridil transferasa. Puesto que la eliminación de la galactosa en la dieta conduce a mejoría rápida de todos los síntomas excepto el retraso mental, son esenciales el diagnóstico y la terapia precoces. Consultar las voces **diabetes mellitus; glucógeno, enfermedad por almacenamiento de**. V. también **galactosa**.

**GALACTOSURIA** *(galactosuria)* Presencia anormal de galactosa en la orina, dándole un color lechoso.

**GALACTURIA** *(galacturia)* Trastorno en que la orina tiene un color lechoso debido a la presencia anormal de galactosa, un monosacárido.

**GALANT, REFLEJO DE** *(Galant reflex)* Respuesta normal del recién nacido que mueve las caderas hacia el lado de la estimulación cuando se le frota la espalda a lo largo de columna vertebral. Desaparece hacia las cuatro semanas de edad. Su ausencia puede indicar lesión de la medula espinal. Denominado también **curvatura del tronco, reflejo de**.

**GALEA APONEURÓTICA** *(galea aponeurotica)* Denominada también **aponeurosis epicraneal** V. este término.

**GALEAZZI, FRACTURA DE** *(Galeazzi's fracture)* Fractura de la porción distal del radio, acompañada por luxación del cúbito distal. Denominada también **Dupuytren, fractura de**.

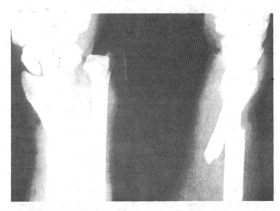

GALEAZZI, FRACTURA DE. Las radiografías muestran la imagen frontal y lateral de una fractura de radio asociada a una dislocación de la articulación inferior del cúbito y del radio.

**GALENO, VENDAJE DE** *(Galen's bandage)* Vendaje de cabeza consistente en una tira de tela con cada uno de sus extremos dividido en tres. El centro de la tela se coloca sobre la parte superior de la cabeza; las dos tiras delanteras se unen en la parte posterior del cuello; las dos tiras posteriores son traccionadas hacia arriba y se anudan en la frente; las tiras centrales se unen bajo el mentón.

**GALIO** *(gallium)* Elemento metálico. Su número atómico es 31 y su peso atómico 69,72. Su punto de fusión es de 29,8 °C (se funde en la mano). Debido a su alto punto de ebullición (1.983 °C), se usa en los termómetros para medir temperaturas altas. Los isótopos radiactivos del galio se emplean en las técnicas de barrido corporal total. Muchos de sus compuestos son tóxicos.

**GALOPE** (gallop) (Cardiología). Arritmia cardiaca caracterizada por un sonido extra de tono bajo que se oye en la diástole al auscultar el corazón durante la exploración física. El ritmo recuerda el sonido de un caballo al galope. Si se ausculta al principio de la diástole de un niño o adulto joven, se trata de un tercer tono fisiológico y carece de significado clínico; en el paciente adulto con cardiopatía suele tratarse de un galope ventricular y tiene carácter patológico.

**GALOPE AURICULAR** (atrial gallop) Ritmo cardiaco anómalo que, en la auscultación cardiaca, se caracteriza por un sonido adicional de baja frecuencia al final de la diástole. Este sonido indica resistencia al llenado ventricular y se ausculta con frecuencia en la enfermedad cardiovascular hipertensiva, la cardiopatía coronaria y la estenosis aórtica. Denominado también S$_4$. V. **galope; tono cardiaco.**

**GALOPE VENTRICULAR** (ventricular gallop) Ritmo cardiaco anómalo que a la auscultación se caracteriza por la presencia de un extratono diastólico de baja frecuencia. Cuando se detecta en una persona mayor con una cardiopatía, es sugestivo de insuficiencia miocárdica; en los niños o adultos jóvenes sanos se considera fisiológico (se denomina tercer tono fisiológico) y por lo general desaparece con la edad. V. también **galope.**

**GALVANOCAUTERIO** (galvanocautery) V. **electrocauterio.**

**GALLAMINA, TRIETILYODURO DE** (gallamine triethiliodide) Fármaco bloqueante neuromuscular.
INDICACIONES: Como relajante muscular para complementar la anestesia.
CONTRAINDICACIONES: Miastenia grave, trastorno de la función renal, cuando se considera peligroso el aumento de la frecuencia cardiaca e hipersensibilidad conocida al fármaco o al yodo.
EFECTOS SECUNDARIOS: Entre los más graves figuran los riesgos relacionados con la relajación de la musculatura esquelética, como la depresión respiratoria, la apnea y la taquicardia. También pueden producirse reacciones alérgicas.

**GAMETO** (gamete) **1.** Célula germinal madura, masculina o femenina, funcional, capaz de intervenir en la fertilización o la conjugación, que contiene el número haploide de cromosomas de la célula somática. **2.** Óvulo o espermatozoide. V. también **meiosis.**

**GAMETO-, GAMET-** Prefijo que significa «célula reproductora»: gametocito, gametóforo, gametogénesis.

**GAMETOCIDA** (gametocide) Cualquier agente con efecto destructor sobre los gametos o gametocitos, específicamente sobre los gametocitos palúdicos.

**GAMETOCITO** (gametocyte) (Genética). Cualquier célula capaz de dividirse para dar lugar a la formación de un gameto, específicamente un oocito o espermatocito.

**GAMETOGÉNESIS** (gametogenesis) Maduración de los gametos que se produce mediante el proceso de la meiosis. V. también **oogénesis; espermatogénesis.**

**-GAMIA** (-gamy) **1.** Sufijo que significa «modalidad de ma-trimonio»: endogamia, monogamia, pedogamia. **2.** Sufijo que significa «posesión de órganos reproductores»: cleistogamia, dicogamia, homogamia. **3.** Sufijo que significa «unión para la propagación»: hologamia, macrogamia, singamia.

**GAMMA, FIBRA EFERENTE** (gamma efferent fiber) Cualquiera de las fibras nerviosas motoras que transmiten los impulsos desde el sistema nervioso central hasta las fibras intrafusales del huso muscular. Son las responsables de los reflejos tendinosos profundos, la espasticidad y la rigidez, pero no del grado de respuesta contráctil. Regulan la sensibilidad del huso y la tensión total del músculo. V. también **aferente primaria, fibra.**

**GAMMA-AMINOBUTÍRICO, ÁCIDO (GABA)** (gamma-aminobutyric acid [GABA]) Aminoácido que se encuentra en el cerebro, así como en las bacterias, levaduras y vegetales verdes.

**GAMMA-BENCENO, HEXACLORURO DE** (gamma-benzene hexachloride) V. **lindane.**

**GAMMAGLOBULINA** (gammma globulin) V. **gammaglobulina inmune e inmunoglobulinas.**

**GAMMAGLOBULINA INMUNE** (immune gamma globulin) Agente inmunizante pasivo obtenido de plasma humano conservado. Denominada también **globulina inmune.** V. también **inmunoglobulina G.**
INDICACIONES: Inmunización frente al sarampión, la poliomielitis, la viruela, la hepatitis sérica secundaria a transfusiones, la hepatitis A, la agammaglobulinemia y la hipogammaglobulinemia.
CONTRAINDICACIONES: Hipersensibilidad conocida.
EFECTOS SECUNDARIOS: Entre los más graves figuran el dolor y la inflamación en el lugar de la inyección y las reacciones alérgicas.

**GAMMAGRAFÍA** (scintigraph) Registro fotográfico producido por un aparato de imagen que muestra la distribución e intensidad de la radiactividad en varios tejidos y órganos tras la administración de un fármaco radiactivo.

**GAMMAGRAFÍA CEREBRAL** (brain scan) Procedimiento diagnóstico basado en técnicas de representación por radioisótopos. Se emplea para localizar e identificar masas, lesiones, tumores o infartos intracraneales. El radioisótopo se inyecta por vía intravenosa y circula hacia el cerebro, donde se acumula en el tejido anómalo. El isótopo inyectado es marcado y fotografiado por un aparato de gammagrafía o un «scanner» donde se determinan el tamaño y localización de la anomalía. En algunos casos, la naturaleza y la tasa de acumulación del radioisótopo en el tejido patológico permiten diagnosticar directamente una lesión en particular. La gammagrafía cerebral es una exploración indolora que no precisa otra preparación que la inyección del isótopo y la explicación del procedimiento. Consultar la voz **tomografía computarizada.** V. también **isótopo; radioisótopo.**

**GAMMAGRAFÍA HEPÁTICA** (liver scan) Técnica no invasiva que se utiliza para visualizar el tamaño, forma y consistencia del hígado. Se realiza inyectando por vía IV un compuesto marcado radiactivamente que es rápidamente captado por el hígado, quedando atrapado en las células de Kupffer. La radiación emitida por el compuesto

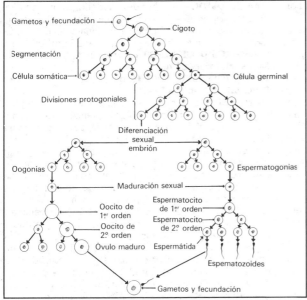

Gametos y fecundación — Cigoto

Segmentación

Célula somática — Célula germinal

Divisiones protogoniales

Diferenciación sexual embrión

Oogonias — Espermatogonias

Maduración sexual

Oocito de 1er orden

Oocito de 2° orden

Espermatocito de 1er orden

Espermatocito de 2° orden

Óvulo maduro — Espermátida

Espematozoides

Gametos y fecundación

GAMETOGÉNESIS. Esquema de la fecundación, de la diferenciación de las células germinales y de la fecundación de éstas.

GAMMAGRAFÍA CEREBRAL. Para obtener la imagen gammagráfica cerebral se inyecta una sustancia radioisótopa por vía intravenosa que se acumula en el tejido anómalo del cerebro.

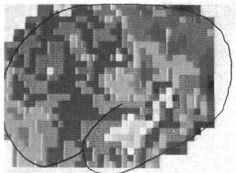

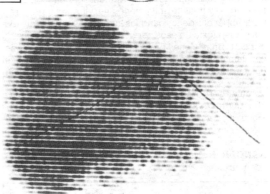

GAMMAGRAFÍA HEPÁTICA. La gammagrafía muestra el hígado algo aumentado de tamaño debido a una cirrosis.

es registrada por un detector y puede fotografiarse mediante una lámpara de centelleo o filmarse con rayos X. Las gammagrafías hepáticas son extraordinariamente útiles para diagnosticar lesiones tridimensionales como abscesos o tumores.

**GAMMAGRAFÍA POR RADIOISÓTOPO** (*radioisotope scan*) Representación bidimensional de rayos gamma emitidos por un radioisótopo, y que muestra su concentración en un área corporal, como la glándula tiroides, el cerebro o el riñón. Los radioisótopos se utilizan con propósitos diagnósticos y pueden administrarse por vía IV u oral.

**GAMMOPATÍA** (*gammopathy*) Trastorno caracterizado por un aumento notable de los niveles de gammaglobulina en la sangre. Pueden diferenciarse dos tipos distintos de hipergammaglobulinemia. La **gammopatía monoclonal** se asocia frecuentemente con un patrón electroforético que muestra una banda homogénea y afilada en la región gamma. Esto refleja la presencia de cantidades excesivas de un tipo de inmunoglobulina segregado por un solo clon de células B. La **gammopatía policlonal** refleja la presencia de hipergammaglobulinemia difusa, en la que existe aumento proporcional de todas las clases de inmunoglobulina. V. también **Bence Jones, proteína de; mieloma múltiple.**

**GAMOGÉNESIS** (*gamogenesis*) Reproducción sexual realizada mediante la fusión de gametos.

**GAMONA** (*gamone*) Sustancia química segregada por los óvulos y los espermatozoides, a la que se atribuye la función de atraer los gametos del sexo opuesto para facilitar la unión. La androgamona y la ginogamona son dos tipos de gamonas.

**GAMPSODACTILIA** (*gampsodactyly*) V. **pie en garra.**

**GANANCIA PRIMARIA** (*primary gain*) Beneficio, alivio primario de los conflictos emocionales o liberación de la angustia, que se obtienen mediante el uso de un mecanismo de defensa u otro proceso psíquico. Consultar la voz **ganancia secundaria.**

**GANANCIA SECUNDARIA** (*secondary gain*) Beneficio indirecto que suele obtenerse como consecuencia de una enfermedad o accidente. Puede tratarse de beneficios económicos o laborales, atenciones personales o escape de situaciones y responsabilidades poco gratas. Consultar también la voz **ganancia primaria.**

**GANCICLOVIR** (*ganciclovir*) Nucleósido acrílico relacionado estructuralmente con el aciclovir.

INDICACIONES: Prescrito en la prevención de la enfermedad por citomegalovirus tras el trasplante alogénico de médula ósea y en personas con SIDA.

**GANCHO** (*clasp*) **1.** (Odontología). Dispositivo en forma de manquito que se coloca en un diente para mantener una prótesis parcial en posición. **2.** (Cirugía). Cualquier dispositivo que mantenga unidos los tejidos.

**GANCHOSO, HUESO** (*hamate bone*) Hueso del carpo que reposa sobre los metacarpianos cuarto y quinto y que presenta una apófisis en forma de gancho en su superficie palmar. Su superficie dorsal es rugosa y sirve como inserción ligamentosa. Se articula proximalmente con el semilunar, distalmente con los metacarpianos cuarto y quinto, por su cara interna con el triangular y por su cara externa con el hueso grande. Denominado también **unciforme, hueso.**

**GANGLIO** (*ganglion*) Grupo de células nerviosas que forman un nódulo macroscópico, especialmente las situadas fuera del sistema nervioso central. Existen abundantes células individuales y grupos muy pequeños en asociación con los órganos alimentarios. Los dos tipos de ganglios nerviosos son: los sensitivos, existentes en las raíces dorsales de los nervios raquídeos y en las raíces sensitivas del trigémino, facial glosofaríngeo y vago, y los ganglios de los sistemas simpático y parasimpático.

**GANGLIONAR, AGENTE BLOQUEANTE** (*ganglionic blocking agent*) Cualquiera de los fármacos prescritos para producir hipotensión controlada, por ejemplo en ciertas intervenciones quirúrgicas o en el tratamiento urgente de la crisis hipertensiva. Actúan ocupando los loci receptores en las terminaciones nerviosas simpáticas y parasimpáticas de los ganglios autónomos, con lo que evitan la respuesta de esos nervios a la acetilcolina liberada por las terminaciones presinápticas. El trimetafán y la mecamilamina son los bloqueantes ganglionares que se usan con más frecuencia. Deben emplearse con gran precaución en los pacientes afectos de insuficiencia coronaria, vascular cerebral o renal, y en los que tienen historia de alergia grave. Entre los efectos secundarios de estos fármacos figuran la hipotensión súbita, íleo paralítico, retención urinaria, estreñimiento, trastornos visuales, ardores y náuseas.

**GANGLIÓN** (*ganglion*) Tumor quístico de un tendón o aponeurosis.

**GANGLIÓSIDO** (*ganglioside*) Glucolípido presente en el cerebro y otros tejidos del sistema nervioso. La acumulación de gangliósidos por un error innato del metabolismo ocasiona gangliosidosis o enfermedad de Tay-Sachs.

**GANGLIOSIDOSIS TIPO I** (*gangliosidosis type I*) V. **Tay-Sachs, enfermedad de.**

**GANGLIOSIDOSIS TIPO II** (*gangliosidosis type II*) V. **Sandhoff, enfermedad de.**

**GANGRENA** (*gangrene*) Necrosis o muerte de un tejido, generalmente a consecuencia de isquemia, invasión bacteriana y putrefacción consiguiente. Afecta sobre todo a las extremidades, pero puede encontrarse en el intestino y en la vesícula biliar. Por lo que se refiere a los órganos internos, la gangrena puede constituir una complicación de la hernia estrangulada, apendicitis, colecistitis o trombosis de las arterias mesentéricas del intestino. La **gangrena seca** es una complicación tardía de la diabetes mellitus con arteriosclerosis, en la que la extremidad afecta aparece fría, seca, arrugada y, en fase avanzada, negra. La **gangrena húmeda** puede seguir a trauma con aplastamiento o a obstrucción del flujo sanguíneo por un émbolo, vendaje apretado o torniquete. Esta forma de gangrena provoca olor desagradable, se difunde con rapidez y puede conducir a la muerte en pocos días. La grangrena gaseosa, causada por bacterias anaerobias del género *Clostridium*, es rápidamente mortal si no se prescriben antibióticos en fases precoces. El desbridamiento quirúrgico es necesario en todos los tipos de gangrena, para eliminar el tejido necrótico y permitir la cicatrización. La limpieza y el mantenimiento de una buena circulación tienen importancia fundamental para prevenir este

GANGLIO. A la derecha, localización de los principales ganglios linfáticos del cuerpo humano. El área sombreada corresponde a la región corporal que vierte la linfa en la sangre a través del tronco linfático derecho.

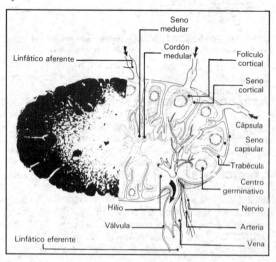

GANGLIO. A la izquierda, imagen anatómica y representación esquemática de un gánglio linfático.

Linfático aferente — Seno medular — Cordón medular — Folículo cortical — Seno cortical — Cápsula — Seno capsular — Trabécula — Centro germinativo — Hilio — Nervio — Válvula — Arteria — Linfático eferente — Vena

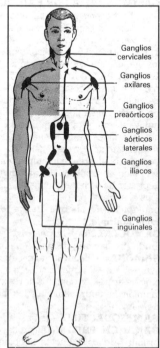

Ganglios cervicales — Ganglios axilares — Ganglios preaórticos — Ganglios aórticos laterales — Ganglios ilíacos — Ganglios inguinales

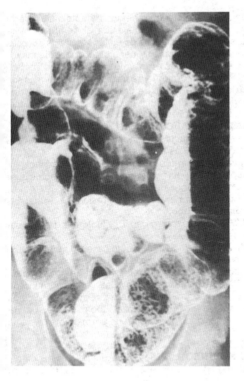

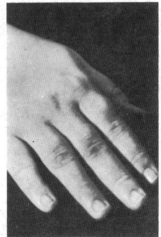

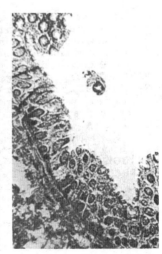

GARDNER-DIAMOND, SÍNDROME DE. A la izquierda, radiografía de intestino, tras la aplicación de un enema de bario, de una paciente de dieciséis años con síndrome de Gardner.

GARDNER-DIAMOND, SÍNDROME DE. Arriba, a la ziquierda, quiste epidérmico en la primera falange del índice derecho en una paciente de veintidós años. Arriba, a al derecha, microfotografía de pólipos adenomatosos de colon de una paciente de síndrome de Gardner de treinta y cuatro años.

trastorno.

**GANGRENA GASEOSA** (gas gangrene) Necrosis acompañada por formación de burbujas gaseosas en los tejidos blandos tras intervenciones quirúrgicas o traumatismo. Está causada por gérmenes anaerobios, como diversas especies de clostridios, especialmente C. perfringens. Entre los síntomas figuran dolor, hinchazón e hipersensibilidad del área afecta, fiebre moderada, taquicardia e hipotensión. La piel alrededor de la herida aparece necrótica y se rompe, revelando necrosis muscular. Un dato característico consiste en el delirio tóxico. En ausencia de tratamiento, la gangrena gaseosa es rápidamente mortal. La terapia precoz, incluyendo excisión del tejido gangrenoso y administración de penicilina G intravenosa, salva al 80 % de los pacientes. Se previene mediante atención correcta a la herida. Denominada también **miositis anaeróbica.**

**GANGRENA HÚMEDA** (moist gangrene) V. **gangrena.**

**GANGRENA SECA** (dry gangrene) V. **gangrena.**

**GARDENER, SÍNDROME DE** (Gardener's syndrome) Poliposis familiar del intestino grueso con displasia fibrosa del cráneo, dientes supernumerarios, osteomas, fibromas y quistes epidérmicos. La anomalía se hereda con carácter autosómico dominante y las neoplasias son más frecuentes de lo habitual en las familias que padecen el síndrome.

**GARDNER-DIAMOND, SÍNDROME DE** (Gardner-Diamond syndrome) Trastorno debido a sensibilización frente a los hematíes propios. Cursa con grandes equimo-

### Síndrome de Gardner: CAUSA DE MUERTE

| Casos con síndrome (N = 126) | Casos sin síndrome (N = 134) |
|---|---|
| 30 cáncer intestinal | 4 apoplejía |
| 2 cáncer de ampolla de Vater | 3 cardiopatía |
| | 2 leucemia |
| 1 cáncer hepático | 2 cáncer (localizaciones |
| 1 cáncer ovárico | desconocidas) |
| 2 cardiopatía | 2 hemorragia |
| 1 hemorragia | 2 enfermedades pulmonares |
| 1 colitis ulcerativa | 1 cáncer pancreático |
| | 8 otras causas |
| 38 | 24 |

### Características del síndrome de Gardner*

| Número | Característica |
|---|---|
| 75 | Tumores de tejido blando |
| 40 | Osteomatosis |
| 85 | Poliposis |
| 41 | Cáncer intestinal |

pacientes vivos: 21 muertes por cáncer de la ampolla de Vater; 14 muertes por otras causas

\*11 familias y 280 pacientes.
126 casos de síndrome.
154 casos sin el síndrome.

sis dolorosas y transitorias que aparecen sin causa clara, aunque con frecuencia acompañan a trastornos emocionales, diversas enfermedades del colágeno y anomalías del metabolismo proteínico. Para el tratamiento se emplean los corticosteroides tópicos y sistémicos.

**GARGANTA** *(throat)* V. **faringe.**

**GARGARISMO** *(gargle)* **1.** Acción de mantener y agitar un líquido en la parte posterior de la faringe, inclinando la cabeza hacia atrás y expulsando aire a través de la solución. Se emplea con fines de limpieza o para la aplicación tópica de medicamentos en la boca y la orofaringe. **2.** Solución para enjuagar la boca y la orofaringe.

**GARGOLISMO** *(gargoylism)* V. **Hurler, síndrome de.**

**GARRAPATA, PICADURA DE** *(tick bite)* Herida puntiforme producida por uno de estos insectos chupadores. Las garrapatas transmiten al hombre diversas enfermedades al vehicular en su saliva una neurotoxina que puede producir parálisis ascendente de comienzo en las piernas. Pueden aparecer nerviosismo, hormigueo, pérdida del apetito y cefalea, seguidos de dolor muscular y parada respiratoria, en el peor de los casos. Los síntomas desaparecen cuando se quita la garrapata mediante unas pinzas, lo que se facilita poniendo un gota de alcohol o éter en la picadura. V. también **Lima, artritis de; Montañas Rocosas, fiebre de las; Q, fiebre; tularemia.**

**GARRAPATAS DEL COLORADO, FIEBRE DE LAS** *(Co-lorado tick fever)* Infección benigna y autolimitada producida por arbovirus y transmitida al hombre por la picadura de la garrapata. Se da en las Montañas Rocosas (en especial en Colorado) y tiene una incidencia mayor en los meses de primavera y verano. El curso es bifásico con un período intermedio de mejoría y los síntomas son escalofríos, fiebre, dolor de cabeza, ojos, piernas y espalda y fotofobia. El tratamiento es sintomático con analgésicos. Consultar **Montañas Rocosas, fiebre de las.**

**GARTNER, CONDUCTO DE** *(Gartner's duct)* Cualquiera de los dos conductos rudimentarios cerrados, paralelos a cada una de las trompas.

**GAS** *(gas)* Fluido aeriforme que posee movilidad molecular completa y capacidad de expansión indefinida. Los gases no tienen forma definida y su volumen está determinado por la temperatura y la presión. Consultar las voces **líquido; sólido.**

**GAS ESPIRADO** *(expired gas [E])* Cualquier gas exhalado de los pulmones.

**GAS INERTE** *(inert gas)* Elemento gaseoso químicamente inactivo. Los gases inertes son el argón, helio, criptón, neón, radón y xenón. Denominado también **gas noble.**

**GAS MOSTAZA** *(mustard gas)* Gas venenoso utilizado durante la Primera Guerra Mundial. Causa destrucción corrosiva de la piel y las mucosas que conduce con frecuencia a lesiones respiratorias permanentes y a la muerte.

**GAS NOBLE** *(noble gas)* V. **gas inerte.**

**GAS SANGUÍNEO** *(blood gas)* Gas disuelto en el componente líquido de la sangre: oxígeno, dióxido de carbono y nitrógeno.

**GAS TRAZA** *(trace gas)* Pequeña cantidad de gas que escapa a la atmósfera durante la aplicación de un procedimiento anestésico. Dado que puede producir efectos indeseables sobre el personal expuesto a él, los quirófanos suelen disponer de un depurador de aire. V. también **gases, sistema para la eliminación de los.**

**GASA** *(gauze)* Tela transparente, generalmente de algodón de entramado abierto y distintos grados de finura, que se utiliza en las intervenciones quirúrgicas y para las vendas. Puede ser esterilizada y empapada con un antiséptico o loción. Entre los diversos tipos figuran la **gasa absorbible** y la **gasa absorbente.**

**GASA ABSORBENTE** *(absorbent gauze)* Gasa para absorber líquidos, cuya forma, peso y utilización varían ampliamente. La gasa puede ser un fino tejido dispuesto en distintas capas enrolladas para realizar vendajes espirales o constituir una almohadilla gruesa de varias capas para preparar apósitos estériles de absorción.

**GASA DE VASELINA** *(petrolatum gauze)* Gasa absorbente empapada en vaselina blanca.

**GASA ANTISÉPTICA** *(antiseptic gauze)* Gasa empapada con una solución antiséptica que en ocasiones se presenta en envases herméticos, individuales.

**GASA ASÉPTICA** *(aseptic gauze)* **1.** Gasa estéril preparada y empaquetada para uso quirúrgico. **2.** Cualquier gasa que se encuentre libre de microorganismos.

**GASES INTESTINALES** *(intestinal gases)* Gas presente en el tubo digestivo, que tiene varios orígenes: aire deglutido, gas producido en el proceso digestivo y difu-

|  | pH | ACIDO CARBONICO | BICARBONATO |
|---|---|---|---|
| ACIDOSIS | Bajo | Aumenta | Decrease |
| ALCALOSIS | Alto | Disminuye | Increase |

El equilibrio ácido base se mantiene por tres sistemas orgánicos: el respiratorio, el renal y el de regulación ácido básica

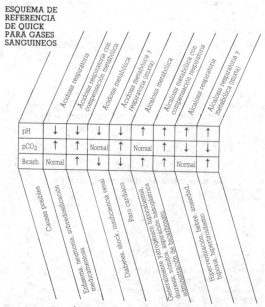

**ESQUEMA DE REFERENCIA DE QUICK PARA GASES SANGUINEOS**

| | Acidosis respiratoria | Acidosis respiratoria con compensación metabólica | Acidosis metabólica | Acidosis metabólica y respiratoria (mixta) | Alcalosis metabólica | Alcalosis metabólica con compensación respiratoria | Alcalosis respiratoria | Alcalosis respiratoria y metabólica (mixta) |
|---|---|---|---|---|---|---|---|---|
| pH | ↓ | ↓ | ↓ | ↓ | ↑ | ↑ | ↑ | ↑ |
| pCO₂ | ↑ | ↑ | Normal | ↑ | Normal | ↑ | ↓ | ↓ |
| Bicarb. | Normal | ↑ | ↓ | ↓ | ↑ | ↑ | Normal | ↑ |

Causa posibles — Enfisema, neumonía, sobredosificación medicamentosa — Diabetes, shock, insuficiencia renal — Paro cardíaco — Generalmente yatrogénico hipocalcemia, diuresis, vómitos, aspiración nasogástrica, administración de bicarbonato — Hiperventilación, fiebre, ansiedad, hipoxia, hipertiroidismo

**GASES SANGUÍNEOS.** Esquema de los efectos en el organismo de las alteraciones de los gases sanguíneos.

sión de los gases de la sangre hacia la luz intestinal. Estos gases son hidrógeno ($H_2$), dióxido de carbono ($CO_2$) y metano ($CH_4$).

**GASOLINA, INTOXICACIÓN POR** *(gasoline poisoning)* V. **petróleo, intoxicación por destilado de.**

**GASOMETRÍA ARTERIAL** *(arterial blood gas)* Valoración por diferentes métodos de la cantidad de oxígeno y·dióxido de carbono presentes en la sangre arterial para valorar el grado de ventilación y oxigenación, así como el equilibrio ácido-base del organismo del paciente. El contenido de oxígeno de la sangre arterial, que normalmente es de 15 a 22 volúmenes por ciento, disminuye en la bronconeumopatía crónica obstructiva (BNCO), cifoescoliosis, ciertos trastornos neuromusculares, obesidad, hipoventilación y complicaciones postoperatorias del aparato respiratorio. La saturación de oxígeno de la hemoglobina es normalmente del 95 % o más. La presión parcial de oxígeno ($PaO_2$), cuyas cifras normales son de 80 a 100 mm de Hg, aumenta en la policitemia y en la hiperventilación y disminuye en las anemias, descompensación cardiaca, BNCO y ciertos trastornos neuromusculares. El contenido de dióxido de carbono, que normalmente es del 46 %, aumenta en el enfisema, aldosteronismo y en aquellas situaciones que se acompañan de vómitos intensos; disminuye en el ayuno prolongado, insuficiencia renal aguda, acidosis diabética y diarrea grave. La presión parcial de dióxido de carbono ($PaCO_2$), cuyos márgenes normales son de 38 a 42 mm Hg, aumenta en el enfisema, BNCO e hipofunción del centro respiratorio, y disminuye en el embarazo, embolismo pulmonar y en situaciones de ansiedad. El pH de la sangre arterial es de 7,40.

**GASOMETRÍA SANGUÍNEA** *(blood gas determination)* Análisis del pH de la sangre y la concentración y presión del oxígeno, el dióxido de carbono y el ión hidrógeno. Puede realizarse rápidamente como procedimiento de urgencia para valorar el equilibrio ácido-base y el estado respiratorio de un paciente. También es importante en la evolución de la insuficiencia cardiaca, hemorragias, insuficiencia renal, sobredosificación medicamentosa, shock, diabetes mellitus no controlada y cualquier otro trastorno de carácter grave. La muestra de sangre se extrae de una vena o una arteria, según se solicite, se sumerge en hielo e inmediatamente se transporta al laboratorio para su análisis. V. también **equilibrio ácido-base; acidosis; alcalosis; oxigenación.**

**GASOMETRÍA VENOSA** *(venous blood gas)* Determinación por distintos métodos de los niveles de oxígeno y dióxido de carbono en sangre venosa para valorar el grado de oxigenación y ventilación y determinar el equilibrio ácido-base. La tensión de oxígeno de la sangre venosa es por término medio de 40 mm Hg, el oxígeno disuelto del 0,1 % por volumen, el contenido total de oxígeno del 15,2 % y la saturación de oxígeno de la hemoglobina venosa del 75 %. Por su parte, la tensión de dióxido de carbono es normalmente de 46 mm Hg, el dióxido de carbono disuelto del 2,5 % por volumen y el contenido total del dióxido de carbono del 50 %. El pH medio normal del plasma venoso es 7,37. Cuando se analiza la gasometría de la sangre venosa obtenida de una extremidad, los datos recogidos se refieren fundamentalmente a dicho miembro. Como las muestras obtenidas por un catéter venoso central suelen corresponder a una mezcla incompleta de sangre venosa de distintas porciones del cuerpo, lo mejor para obtener una determinación precisa de la gasometría venosa es realizarla en una muestra de sangre completamente mezclada, extraída del ventrículo derecho o la arteria pulmonar.

**GASTR-** *(gastr-)* V. **gastro-.**

**GASTRECTOMÍA** *(gastrectomy)* Extirpación quirúrgica de todo el estómago, o más frecuente de una parte del

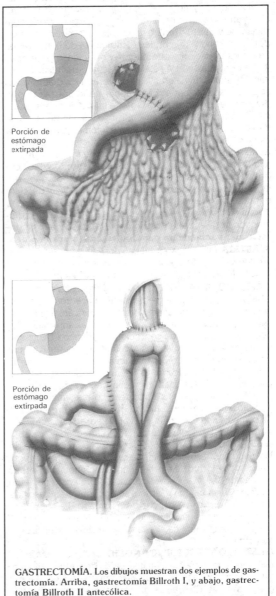

Porción de estómago extirpada

Porción de estómago extirpada

GASTRECTOMÍA. Los dibujos muestran dos ejemplos de gastrectomía. Arriba, gastrectomía Billroth I, y abajo, gastrectomía Billroth II antecólica.

órgano, para eliminar una úlcera péptica crónica, detener la hemorragia en caso de úlcera perforada o extirpar una neoplasia. Antes de la operación, se realiza un estudio radiológico gastrointestinal y se introduce una sonda nasogástrica. Bajo anestesia general, se eliminan de la mitad a los dos tercios del estómago, incluyendo la úlcera y una gran área de mucosa secretora de ácido. Después se hace una gastroenterostomía, uniendo el resto del estómago al yeyuno o al duodeno. Si se encuentra un tumor maligno, se abre la cavidad torácica y se elimina todo el estómago, junto con el epiplón, y en general, el bazo; el yeyuno se anastomosa al esófago. Después de la operación, se vigila el drenaje de la sonda nasogástrica para descubrir sangre roja brillante, indicativa de hemorragia. Se indica al paciente que haga respiraciones profundas y que tosa. Al volver a establecerse la peristalsis, se administra agua por vía oral y, si es tolerada sin dolor ni náuseas, se saca la sonda. El aumento de temperatura o la disnea pueden indicar una fuga de los líquidos orales hacia el abdomen por la incisión. Entre las complicaciones de la gastrectomía figuran la sensación de plenitud y la incomodidad tras las comidas, la formación de una úlcera marginal, cuando el ácido gástrico entra en contacto con la mucosa de la anastomosis del yeyuno, y las contracciones dolorosas y el vómito de bilis, por bloqueo del jugo pancreático y de la bilis en el extremo distal del duodeno. La dieta aumenta poco a poco hasta administrarse 6 comidas pequeñas y blandas al día, con 120 ml de líquido cada hora entre las comidas. V. también **gastroenterostomía; vaciamiento gástrico rápido, síndrome de.**

**-GASTRIA** Sufijo que significa «posesión de estómago»: *atretogastria, macrogastria, megalogastria.*

**GÁSTRICO** (*gastric*) Relacionado con el estómago.

**GÁSTRICO, ANÁLISIS** (*gastric analysis*) Examen del contenido del estómago, especialmente para determinar la cantidad de ácido presente y también para aclarar la presencia de sangre, bilis, bacterias y células anormales. Se obtiene una muestra de secreción gástrica mediante una sonda. Se emplean distintas técnicas de acuerdo con la información deseada. La ausencia total de ácido clorhídrico es característica de la anemia perniciosa. Los pacientes con úlcera gástrica y con cáncer de estómago pueden segregar menos ácido de lo normal, mientras que aquellos que presentan úlcera duodenal segregan más. La composición y el volumen de las secreciones también pueden proporcionar información diagnóstica.

**GÁSTRICO, JUGO** (*gastric juice*) Secreción digestiva de las glándulas gástricas, compuesta principalmente de pepsina, ácido clorhídrico, renina, lipasa y mucina. El pH es muy ácido (0,9 a 1,5). La aclorhidria (deficiencia de ácido clorhídrico en el jugo gástrico) se encuentra en casos de anemia perniciosa y cáncer de estómago. La secreción excesiva de jugo gástrico puede conducir a irritación mucosa y úlcera péptica. V. también **aclorhidria; úlcera gástrica.**

**GÁSTRICO SUPERIOR, GANGLIO** (*superior gastric node*) Ganglio perteneciente a uno de los dos grupos de ganglios linfáticos gástricos que acompañan a la arteria gástrica izquierda, que se dividen en un grupo superior distribuido en el tronco arterial, otro inferior que acom-

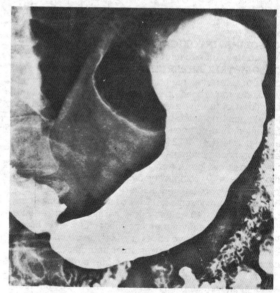

**GASTRITIS. Radiografía de estómago de un paciente con gastritis crónica, en la que se aprecia la ausencia completa de pliegues en la curvatura mayor, formando la denominada área desnuda.**

paña a la rama de la arteria a lo largo de la mitad cardial de la curvatura menor del estómago y finalmente un grupo paracardial que rodea el cuello gástrico. Los ganglios gástricos superiores reciben sus aferentes del estómago y sus eferentes se dirigen al grupo celíaco de ganglios preaórticos. Consultar también la voz **gástricos inferiores, ganglios linfáticos.**

**GÁSTRICOS, GANGLIOS LINFÁTICOS** (*gastric node*) Cualquiera de los ganglios de una de las tres cadenas relacionadas con las vísceras abdominales y pélvicas, irrigadas por ramas del tronco celíaco. Los ganglios gástricos acompañan a la arteria coronaria estomáquica y se dividen en un grupo superior y otro inferior. Consultar las voces **hepático, ganglio; pancreaticoesplénico, ganglio.**

**GÁSTRICOS INFERIORES, GANGLIOS LINFÁTICOS** (*inferior gastric node*) Ganglios de los grupos linfáticos gástricos situados entre dos paredes del epiplon menor a lo largo de la porción pilórica de la curvatura mayor del estómago. Consultar las voces **gástrico superior, ganglio; hepático, ganglio.**

**GASTRINA** (*gastrin*) Hormona polipeptídica segregada por las glándulas de la mucosa del píloro que estimula el flujo de jugo gástrico y contribuye a la secreción de bilis y enzimas pancreáticas.

**GASTRINOMA** (*gastrinoma*) Tumor que suele localizarse en el páncreas y a veces en el duodeno.

**GASTRITIS** (*gastritis*) Inflamación del tapizado gástrico que puede adoptar dos formas. La **gastritis aguda** se debe a la ingestión de alcohol, aspirina u otros medicamentos o a la presencia de toxinas víricas, bacterianas o químicas. Los síntomas —anorexia, náuseas, vómitos y molestias después de comer— suelen ceder una vez que se elimina el agente causal. La **gastritis crónica** constituye en general un signo de alguna enfermedad subyacente, como la úlcera péptica, el cáncer de estómago, el síndrome de Zöllinger-Ellison o la anemia perniciosa. El diagnóstico diferencial se establece por endoscopia con biopsia. Entre los tipos de gastritis se incluyen la **gastritis antral**, la **gastritis atrófica**, la **gastritis hemorrágica** y la **gastritis hipertrófica**. Consultar la voz **úlcera péptica.**

**GASTRITIS ANTRAL** *(antral gastritis)* Estrechamiento anormal del antro o porción distal del estómago. El estrechamiento no es una verdadera gastritis sino un hallazgo radiográfico que puede representar una úlcera o un tumor gástrico. Consultar la voz **gastritis.**

**GASTRITIS ATRÓFICA** *(atrophic gastritis)* Inflamación crónica del estómago asociada a degeneración de la mucosa gástrica. Se observa en pacientes ancianos y en personas con anemia perniciosa y puede producir dolor epigástrico. Aunque el estómago produce una cantidad de ácido inferior a lo normal, los antiácidos alivian las molestias de estos pacientes. V. también **gastritis; anemia perniciosa.**

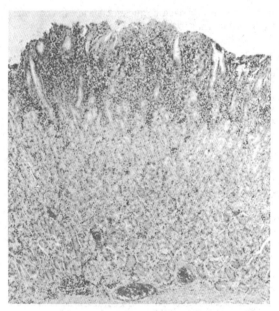

GASTRITIS EROSIVA. Microfotografía de la mucosa gástrica en la que se aprecia infiltración microcelular de la túnica propia en un caso de gastritis erosiva crónica con preferencia por la superficie mucosa.

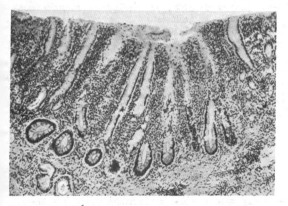

GASTRITIS ATRÓFICA. Microfotografía de la mucosa y de la *muscularis mucosae* en un caso de gastritis atrófica por anemia perniciosa. Se observa destrucción de las glándulas, proliferación de las criptas, con células caliciformes y quistes ectópicos.

**GASTRITIS CORROSIVA** *(corrosive gastritis)* Trastorno inflamatorio agudo del estómago causado por ingestión de un ácido, álcali u otra sustancia corrosiva que destruye el epitelio gástrico. La intensidad de la destrucción hística y el tratamiento dependen de la naturaleza del agente corrosivo y de la duración de la exposición. Consultar las voces **gastritis erosiva; gastritis química.**

**GASTRITIS CRÓNICA** *(chronic gastritis)* V. **gastritis.**

**GASTRITIS EROSIVA** *(erosive gastritis)* Trastorno inflamatorio caracterizado por la formación de erosiones múltiples en las membranas mucosas que recubren el estómago. Los síntomas más frecuentes son náuseas, anorexia, dolor y hemorragia gástrica. El tratamiento consiste en eliminar la sustancia irritante, ciertas medidas de sostén como aporte de líquidos y electrólitos por vía intravenosa y, en caso necesario, transfusión de sangre. V. también **gastritis corrosiva; gastritis química.**

**GASTRITIS FLEMONOSA** *(phlegmonous gastritis)* Forma

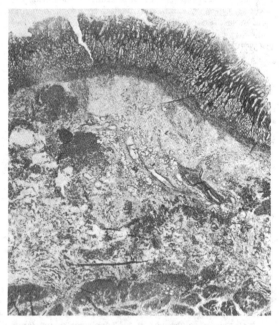

GASTRITIS FLEMONOSA. La microfotografía muestra edemas e infiltración de leucocitos polimorfonucleares en las capas gástricas, especialmente en la submucosa, en un caso de gastritis flemonosa aguda.

rara pero grave de gastritis que afecta a la capa conjuntiva de la pared gástrica. Se produce como complicación de algunas infecciones sistémicas, úlceras pépticas, neoplasias, intervenciones quirúrgicas y otros estreses graves y constituye una urgencia abdominal aguda. El tratamiento consiste en cirugía, antibióticos y analgésicos.

**GASTRITIS HEMORRÁGICA** (*hemorrhagic gastritis*) Forma de gastritis aguda generalmente producida por un agente tóxico como el alcohol, la aspirina u otros fármacos o por toxinas bacterianas que irritan la mucosa del estómago. Si la hemorragia es importante, hay que administrar vasoconstrictores y practicar un lavado gástrico con agua hirviendo. Una vez eliminado el irritante pueden persistir las náuseas, los vómitos y las molestias epigástricas. El tratamiento es sintomático.

**GASTRITIS HIPERTRÓFICA** (*hypertrophic gastritis*) Trastorno inflamatorio gástrico caracterizado por dolor epigástrico, náuseas, vómitos y distensión. Se distingue de otras formas de gastritis por la presencia de pliegues gástricos prominentes, glándulas hipertrofiadas y nódulos en la pared del estómago. Suele asociarse con úlcera péptica, síndrome de Zöllinger-Ellison o hipersecreción gástrica. V. también **gastritis.**

**GASTRITIS HIPERTRÓFICA GIGANTE** (*giant hypertrophic gastritis*) Enfermedad rara caracterizada por grandes pliegues nodulares que pueden cubrir la pared del estómago, causando anorexia, náuseas, vómitos y molestias abdominales. Para establecer el diagnóstico pueden ser necesarios el examen radiológico, la endoscopia o la cirugía. Generalmente se recomiendan evaluaciones periódicas, puesto que la enfermedad se asocia con una incidencia de cáncer gástrico superior a la normal. Denominada también **Ménétrier, enfermedad de.**

**GASTRITIS QUÍMICA** (*chemical gastritis*) Inflamación del estómago producida por la ingestión de un producto químico. El tratamiento depende de la sustancia ingerida. Casi siempre se recomienda el lavado gástrico, excepto en caso de ingesta de tóxicos de gran corrosividad, en que está contraindicado, al igual que los eméticos. V. también las voces **gastritis corrosiva; gastritis erosiva.**

**GASTRITIS TÓXICA** (*toxic gastritis*) V. **gastritis corrosiva.**

**GASTRO-** (*gastro-, gaster-, gastr-*) Prefijo que significa «perteneciente al estómago o al abdomen»: *gastroadinamia, gastrocolitis, gastrofrénico.*

**GASTROCELE** (*gastrocoele*) V. **arquenterón.**

**GASTROCÓLICO, REFLEJO** (*gastrocolic reflex*) Movimiento peristáltico intenso del colon que se produce con frecuencia cuando el alimento entra en el estómago. Este reflejo es responsable, entre otros factores, de la defecación al alimentar a un lactante.

**GASTRODÍDIMO** (*gastrididymus*) Uno de los dos hermanos gemelos desarrollados por igual y unidos a nivel de la región abdominal. Denominado también **onfalodídimo.**

**GASTROENTERITIS** (*gastroenteritis*) Inflamación del estómago y el intestino que acompaña a numerosos procesos gastroinstestinales. Los síntomas consisten en anorexia, náuseas, vómitos, molestias abdominales y diarrea. El cuadro puede atribuirse a enterotoxinas bacterianas, infección por virus o bacterias, toxinas químicas u otras anomalías como la intolerancia a la lactosa. El comienzo puede ser lento, pero tiene con más frecuencia carácter súbito y violento, con pérdida rápida de líquidos y electrólitos debido a los vómitos y la diarrea. Son posibles la hipocalemia, hiponatremia, acidosis o alcalosis. El tratamiento es de tipo sintomático, con reposo en cama, sedación, sustitución IV de electrólitos y antiespasmódicos para controlar los vómitos y la diarrea. Si se establece un diagnóstico preciso, podrá administrarse tratamiento específico y curativo, como la antitoxina para la gastroenteritis debida a una endotoxina bacteriana. Después de la fase aguda puede administrarse agua por vía oral. Si no provoca vómitos ni diarrea, pueden añadirse líquidos y si éstos se toleran se sigue con una dieta blanda.

**GASTROENTERITIS POR VIBRIOS** (*vibrio gastroenteritis*) Enfermedad infecciosa adquirida por la ingestión de mariscos contaminados que se caracteriza por náuseas, vómitos, dolor abdominal y diarrea y cuyo agente causal es el *Vibrio parahaemolyticus.* Estos síntomas pueden acompañarse de cefalea, febrícula y sangre en las heces. Por lo general el enfermo se recupera espontáneamente en un período de 2 a 5 días. Consultar también las voces **salmonelosis; shigellosis.**

**GASTROENTEROLOGÍA** (*gastroenterology*) Estudio de las enfermedades que afectan al tracto gastrointestinal, incluyendo el estómago, intestino, vesícula y conducto biliar.

**GASTROENTERÓLOGO** (*gastroenterologist*) Médico especializado en gastroenterología.

**GASTROENTEROSTOMÍA** (*gastroenterostomy*) Comunicación artificial, creada quirúrgicamente, entre el estómago y el intestino delgado, en general el yeyuno. La operación se realiza para el tratamiento de la úlcera duodenal perforada, o combinada con gastrectomía para derivar el paso de alimentos desde la porción de estómago conservada al intestino delgado. Antes de la operación se realiza un examen gastrointestinal por radiografías seriadas y se inserta una sonda nasogástrica. Bajo anestesia general, se moviliza el yeyuno y se anastomosa al estómago. Después se hace una nueva abertura para el paso de los alimentos desde el estómago directamente al yeyuno. El jugo pancreático y la bilis siguen siendo segregados en el duodeno y pasan a través de su extremo distal al yeyuno. Durante el postoperatorio, se observa el drenaje de la sonda nasogástrica en busca de sangre roja brillante indicativa de hemorragia. Se indica al paciente que haga respiraciones profundas y que tosa. La sonda nasogástrica se extrae al recuperarse la peristalsis y cuando la administración de líquidos orales no causa dolor ni náuseas. La elevación de la temperatura o la disnea pueden indicar fuga de líquidos alrededor de la anastomosis. La dieta se aumenta paulatinamente hasta alcanzar 6 comidas blandas y pequeñas diarias, con 120 ml de líquidos cada hora entre las comidas. Consultar la voz **gastrectomía.**

**GASTROESOFÁGICO** (*gastroesophageal*) Relacionado con el estómago y el esófago.

**GASTROINTESTINAL** (*gastrointestinal*) Relacionado con los órganos del tracto gastrointestinal desde la boca hasta el ano.

**GASTROINTESTINAL, EVALUACIÓN DEL SISTEMA**
*(gastrointestinal system assessment)* Evaluación del sistema digestivo del paciente y de sus síntomas.
MÉTODO: Se pide al paciente que describa sus síntomas y se le pregunta si ha tenido dolor o hipersensibilidad en la cavidad oral, encías, lengua, labios o abdomen, así como disfagia, eructos, ardores, anorexia, náuseas, vómitos, estreñimiento, diarrea o defecación dolorosa. Se obtiene información sobre cualquier cambio en la dieta, hábito intestinal, color, carácter y frecuencia de las deposiciones, empleo de laxantes o enemas y aparición de fatiga, hemorroides o edema de las extremidades. Se anotan el aspecto general, el peso y la temperatura del paciente; se miden la presión arterial, el pulso y las respiraciones, de pie, sentado y tendido, y se interroga sobre el volumen de orina y su color. Se registran la presencia de alergias, estomatitis y halitosis, y el estado de la lengua, encías, mucosa oral y dientes. Se explora el abdomen en busca de distensión, rigidez, ascitis, asimetrías, hepatomegalia, queloides, peristalsis visible, sonidos intestinales, masas y estomas. Se inspecciona el área perianal tomando nota de su estado general, color y olor, y de la presencia de hemorroides. Se buscan signos de ictericia, prurito cutáneo, arañas vasculares, púrpura, eritema palmar, edema periférico y tortuosidad o distensión de los vasos periféricos. Debe tenerse en cuenta la posible coexistencia de trastornos endocrinos, cardiovasculares y neurológicos, quemaduras graves, problemas psicológicos, carcinomas y abuso de alcohol o de fármacos, así como los antecedentes de intervenciones quirúrgicas o enfermedades gastrointestinales; por ejemplo, hepatitis, cirrosis hepática o pancreatitis. Se investiga el tipo de personalidad del paciente, su actitud hacia el trabajo y el consumo de tabaco, alcalinos, laxantes, anticolinérgicos, esteroides, antidiarréicos, antieméticos, sedantes, tranquilizantes, barbitúricos, hipotensores, antibióticos y aspirina. Un as-

pecto importante de la evaluación consiste en la historia familiar, sobre todo los antecedentes de enfermedades gastrointestinales, carcinomas y diabetes. Las pruebas complementarias incluyen hemograma completo, análisis de heces, tiempo de protrombina y determinación de los niveles de fosfatasa alcalina, bilirrubina en suero y en orina, transaminasa glutámico-oxalacética sérica (GOT), transaminasa glutámico-pirúvica sérica (GPT), lactico-dehidrogenasa (LDH), nitrógeno ureico sanguíneo, lipasa, colinesterasa, calcio, albúmina y glucosa. Entre los restantes estudios de laboratorio figuran la cifra total de proteínas, el perfil electrolítico sérico, los carotenos en suero, la prueba de tolerancia a la delta-xilosa, la prueba de tolerancia a la galactosa, las pruebas del ácido hipúrico y de la bromosulftaleína, la relación albúmina-globulina, las pruebas de floculación y de turbidez con timol, el nivel de urobilinógeno, la prueba de la polivinilpirrolidona (PVP) para pérdida de proteínas, la prueba de Sulkowitch para calcio en orina y la prueba de Schilling para absorción gastrointestinal de vitamina $B_{12}$. Entre las demás pruebas diagnósticas que quizás resulten necesarias se incluyen el estudio radiológico del conducto gastrointestinal alto, intestino delgado y vesícula biliar, endoscopia y biopsia de esófago y de estómago, gammagrafías de hígado y de páncreas, biopsias de hígado, colon o recto, análisis de jugo gástrico, sigmoidoscopia, radiografía de abdomen, fluoroscopia, colangiografía transhepática percutánea, esplenoportografía y exploración rectal digital.
CRITERIOS IMPORTANTES: Una evaluación bien hecha del sistema gastrointestinal posee gran valor para establecer el diagnóstico y planificar el tratamiento.
**GASTROPORO** *(gastropore)* V. **blastoporo.**
**GASTROSCOPIA** *(gastroscopy)* Inspección visual del interior del estómago mediante un gastroscopio introducido a través del esófago. El gastroscopio flexible de fibras

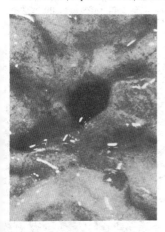

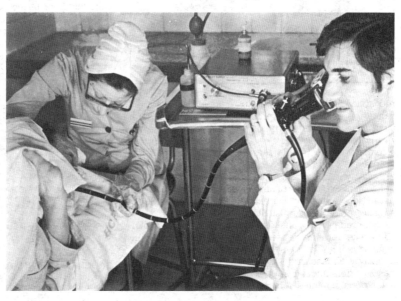

**GASTROSCOPIA. La endoscopia gástrica se lleva a cabo mediante el denominado gastroscopio que permite visualizar y fotografiar (a la derecha) el interior del tubo digestivo (arriba).**

ópticas ha facilitado la visualización del antro prepilórico si bien no se ha conseguido visualizar el fondo gástrico. V. también **endoscopia.**

**GASTROSCOPIO** (gastroscope) Instrumento de fibras ópticas para examinar el interior del estómago. V. también **óptica de fibras.**

**GASTROSQUISIS** (gastroschisis) Defecto congénito caracterizado por cierre incompleto de la pared abdominal con protrusión de las vísceras.

**GASTROSTOMÍA** (gastrostomy) Creación quirúrgica de una abertura artifical en el estómago a través de la pa-

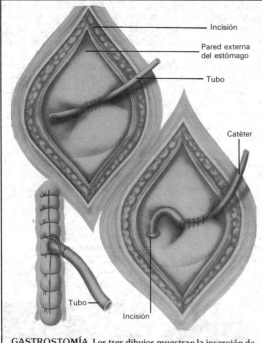

GASTROSTOMÍA. Los tres dibujos muestran la inserción de un catéter en el estómago, para comunicar éste con la cavidad abdominal.

red abdominal. Se usa para alimentar al paciente con cáncer de esófago o que probablemente permanecerá incosciente durante un período prolongado. Bajo anestesia local se desplaza hacia delante la pared anterior del estómago y se sutura a la pared abdominal. Después se inserta una sonda de Foley o de otro tipo o una prótesis especial, y la abertura se ajusta bien para evitar la fuga del contenido gástrico. El tubo se deja pinzado y se abre para instilar alimentos. Durante el postoperatorio puede administrarse glucosa disuelta en agua; después se administra cada 4 horas una fórmula mixta templada. La piel adyacente debe mantenerse limpia y seca. La irritación cutánea indica fuga de secreciones gástricas y enzimas digestivas. Transcurridas dos semanas, la sonda se saca después de alimentar al paciente y vuelve a insertarse antes de la siguiente comida.

**GASTROTORACÓPAGO** (gastrothoracopagus) Cualquiera de los dos hermanos gemelos siameses unidos por el tórax y el abdomen.

**GÁSTRULA** (gastrula) Estado embrionario precoz formado por la invaginación de la blástula. La gástrula con forma de copa se compone de una capa externa de ectodermo y otra interna de mesenterodermo, que más adelante se diferencia en el mesodermo y el endodermo. V. también **blástula.**

**-GÁSTRULA** Sufijo que significa «estadio embrionario posterior a la blástula»: anfigástrula, discogástrula, paragástrula.

**GASTRULACIÓN** (gastrulation) Desarrollo de la gástrula en los animales inferiores y formación de las tres capas germinativas en el embrión del hombre y de los animales superiores. Se caracteriza por una extensa serie de movimientos morfogenéticos coordinados dentro de la blástula o blastocisto, mediante los cuales se establece el plan estructural orgánico primitivo del organismo. Las áreas que más adelante se diferenciarán en las diversas estructuras y órganos quedan en la posición apropiada para el desarrollo.

**GATCH, CAMA DE** (Gatch bed) Tipo de cama diseñada por el cirujano norteamericano W.D. Gatch. Tiene una articulación ajustable que permite la flexión de la rodilla y el soporte de las piernas.

**GATEO, REFLEJO DE** (crawling reflex) V. **tónico simétrico del cuello, reflejo.**

**GAUCHER, ENFERMEDAD DE** (Gaucher's disease) Enfermedad familiar rara del metabolismo de las grasas debida a una deficiencia enzimática y caracterizada por hiperplasia de las células reticulares en el hígado, bazo, ganglios linfáticos y medula ósea. El cuadro comienza en la época de la lactancia o la niñez precoz, con esplenomegalia, hepatomegalia y desarrollo óseo anormal. El diagnóstico se establece mediante biopsia de hígado, bazo o médula ósea. La mortalidad es alta, pero los sujetos que llegan a la adolescencia pueden vivir muchos años. Denominada también **lipoidosis glucosilcerebrósida.**

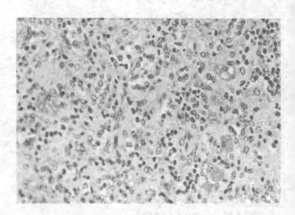

GAUCHER, ENFERMEDAD DE. La microfotografía muestra la reacción PAS-positiva de las células de Gaucher, en un caso de rotura traumática de bazo en un niño de ocho años.

**GAY-LUSSAC, LEY DE** *(Gay-Lussac's law)* (Física). Ley según la cual el volumen de una masa específica de un gas aumenta al elevarse la temperatura a una tasa constante determinada por el volumen del gas a 0 ºC si la presión permanece constante. Denominada también **Charles, ley de.**

**Gd** *(Gd)* Símbolo químico del **gadolinio.**

**Ge** *(Ge)* Símbolo químico del **germanio.**

**GEIGER, CONTADOR** *(Geiger counter)* V. **Geiger-Müller, contador.**

**GEIGER-MÜLLER, CONTADOR** *(Geiger-Müller counter)* Instrumento electrónico que indica el nivel de radiactividad de cualquier sustancia, contando el número de partículas subatómicas, electrones, por ejemplo, emitidas por dicha sustancia. El contador detecta las partículas ionizantes con un tubo de Geiger-Müller. Cuando las partículas ionizantes atraviesan el tubo, ionizan el gas existente en su interior y producen una descarga eléctrica. Denominado también **Geiger, contador.**

**GEL** *(gel)* Coloide de consistencia firme aunque contiene una gran cantidad de líquido. Se usa en muchos preparados farmacéuticos como emoliente, vehículo alcalino o astringente, dependiendo de la sustancia utilizada.

**GELATINA, ESPONJA DE** *(gelatin sponge)* Agente hemostático local absorbible.
INDICACIONES: Control de la hemorragia en diversas intervenciones quirúrgicas y tratamiento de las úlceras por decúbito, para favorecer la cicatrización y la hemostasis.
CONTRAINDICACIONES: Infección franca, hemorragia extensa y anormal, hemorragia postpartum o menorragia.
EFECTOS SECUNDARIOS: No se conocen reacciones adversas.

**GELATINA ABSORBIBLE, PELÍCULA DE** *(gelatin film, absorbable)* Agente hemostático.
INDICACIONES: Se usa con fines hemostásicos durante la cirugía, especialmente en intervenciones neurológicas, torácicas y oftalmológicas.
CONTRAINDICACIONES: Infección o contaminación grosera de la herida quirúrgica.
EFECTOS SECUNDARIOS: No se conocen reacciones adversas.

**GELATINA VAGINAL** *(vaginal jelly)* Producto anticonceptivo que contiene un espermicida vehiculado en un medio gelatinoso. Por lo general se utiliza junto con un diafragma anticonceptivo o un casquete cervical. Algunos medicamentos antimicrobianos van también vehiculados en forma de gelatina vaginal.

**GEMA** *(gemma)* **1.** Proyección producida por las formas inferiores de vida durante el proceso de reproducción asexual (gemación). **2.** Cualquier estructura similar a un bulbo o yema, como una yema gustatoria o un bulbo terminal.

**GEMACIÓN** *(budding)* Tipo de reproducción asexuada en la cual la célula emite una proyección que contiene cromatina y que llega a separarse del elemento celular progenitor para dar lugar a un organismo independiente. Es una forma frecuente de reproducción en animales inferiores y plantas como las esponjas, la levaduras y los hongos.

**GEMADO** *(gemmate)* **1.** Que tiene yemas o gemas. **2.** Que se reproduce por gemación.

**GEMELACIÓN** *(twinning)* **1.** Desarrollo de dos o más fetos durante el mismo embarazo, ya sea de modo espontáneo o por intervención externa en animales con propósitos experimentales. **2.** Duplicación de estructuras semejantes mediante división.

**GEMELAR** *(gemellary)* Relativo a los gemelos.

**GEMELÍPARA** *(gemellipara)* Mujer que ha dado a luz gemelos.

**GEMELOLOGÍA** *(gemmellology)* Estudio de los gemelos y del embarazo gemelar.

**GEMELOS** *(twin)* Pareja de hermanos producto del mismo embarazo que se desarrollan a partir de un solo huevo o de dos óvulos liberados por los ovarios simultáneamente y fecundados al mismo tiempo. La incidencia es de un caso por cada 80 gestaciones. Entre los diversos tipos figuran los gemelos dicigóticos, monocigóticos, siameses, distintos. V. también **Hellin, ley de.**

**GEMELOS, MÚSCULOS** *(gastrocnemius)* Músculos más superficiales de la región posterior de la pierna. Se inician por un fascículo externo y otro interno y forman la mayor parte de la pantorrilla. El fascículo externo (gemelo externo) procede del cóndilo externo del fémur y de la cápsula de la rodilla. El interno (gemelo interno) procede del cóndilo interno del fémur y de la cápsula de la rodilla. Las fibras de ambos fascículos se insertan en una aponeurosis amplia, que se estrecha distalmente para unirse al tendón del sóleo formando el músculo tríceps sural, que da inferiormente el tendón calcáneo o de Aquiles. Consultar las voces **plantar delgado, músculo; soleo.**

**GEMELOS ACOPLADOS** *(conjoined twins)* Fetos desarrollados a partir del mismo huevo que nacen unidos. El defecto varía desde una unión anatómica superficial, más o menos extensa, entre dos fetos igual o casi igualmente desarrollados, hasta aquellos en los que sólo una parte del cuerpo está duplicada o en los que un feto pequeño, incompletamente desarrollado, llamado parásito, está unido a otro bien formado, denominado autósito. Esta anomalía se debe a que los blastómeros que darán lugar a cada uno de los fetos se separan tardíamente y de forma incompleta. La viabilidad depende de la extensión de la fusión y del grado de desarrollo de los fetos.

**GEMELOS BIOVULARES** *(binovular twins)* V. **gemelos dicigóticos.**

**GEMELOS BIVITELINOS** *(binovular twins)* V. **gemelos dicigóticos.**

**GEMELOS DICIGÓTICOS** *(dizygotic twins)* Hermanos nacidos del mismo embarazo y desarrollados a partir de dos ovulos que fueron liberados del ovario simultáneamente y fertilizados a la vez. Pueden tener o no al mismo sexo, se diferencian tanto físicamente como en su constitución genética y poseen dos placentas y dos membranas independientes y bien diferenciadas. La frecuencia de la gemelaridad dicigótica varía de acuerdo con el origen étnico (máxima incidencia en la raza negra, mínima en la mongoloide e intermedia en la blanca), la edad materna (máxima cuando la madre tiene de 35 a 39 años de edad) y la herencia, con una mayor incidencia de la línea genéti-

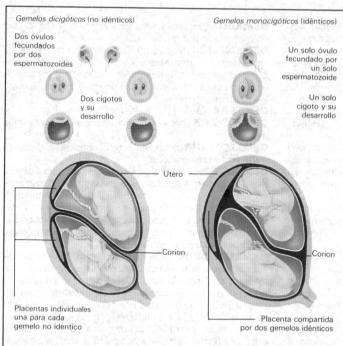

Gemelos dicigóticos (no idénticos)

Dos óvulos
fecundados
por dos
espermatozoides

Dos cigotos
y su
desarrollo

Gemelos monocigóticos (idénticos)

Un solo óvulo
fecundado por
un solo
espermatozoide

Un solo
cigoto y su
desarrollo

Utero

Corion

Corion

Placentas individuales
una para cada
gemelo no idéntico

Placenta compartida
por dos gemelos idénticos

**GEMELOS.** El dibujo muestra las diferencias desde la fecundación hasta su implantación en el útero y posterior desarrollo entre los gemelos dicigóticos (no idénticos) y los gemelos monocigóticos (idénticos).

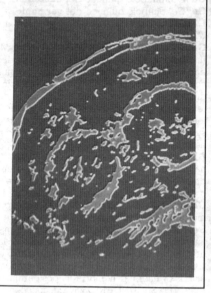

**GEMELOS.** Imagen ecográfica de una mujer portadora de un embarazo gemelar. En la ilustración se aprecian claramente las dos cabezas fetales (zonas circulares).

ca materna que de la paterna, aunque los padres pueden transmitir la predisposición a la doble ovulación a sus hijas. Por lo general la proporción global es de dos tercios de gemelos dicigóticos respecto a uno de monocigóticos. Denominados también **gemelos biovulares; gemelos bivitelinos; gemelos distintos; gemelos falsos; gemelos heterólogos.**

**GEMELOS DICORIÓNICOS** (dichorial twins) V. **gemelos dicigóticos.**

**GEMELOS DISTINTOS** (unequal twins) Gemelos de los que sólo uno está plenamente desarrollado mientras que el otro muestra diversos defectos de desarrollo.

**GEMELOS ENCIGÓTICOS** (enzygotic twins) V. **gemelos monocigóticos.**

**GEMELOS FALSOS** (false twins) V. **gemelos dicigóticos.**

**GEMELOS HETERÓLOGOS** (heterologous twins) V. **gemelos dicigóticos.**

**GEMELOS IDÉNTICOS** (identical twins) V. **gemelos monocigóticos.**

**GEMELOS IMPACTADOS** (interlocked twins, interlocking twins) Referente a la posición intrauterina de ciertos gemelos monocigóticos, en que el cuello de uno impacta con el del otro durante la presentación, haciendo imposible el parto vaginal. Acontece cuando la presentación de uno es de nalgas y la del otro cefálica.

**GEMELOS MONOCIGÓTICOS** (monozygotic twins) Dos descendientes nacidos del mismo embarazo y desarrollados a partir de un solo óvulo fertilizado, dividido en dos mitades iguales durante una fase precoz del desarrollo embrionario, lo que da lugar a la formación de fetos separados. Estos gemelos son siempre del mismo sexo, tienen la misma constitución genética, poseen idénticos grupos sanguíneos y se asemejan en gran medida sus características físicas, psicológicas y mentales. Los gemelos monocigóticos pueden tener placentas y membranas únicas o separadas, dependiendo del momento del desarrollo en el que se produjo la división. Los embarazos gemelares monocigóticos se producen con frecuencia relativamente uniforme en todas las razas, no dependen de la herencia y representan aproximadamente la tercera parte de todas las gestaciones gemelares. Denominados también **gemelos encigóticos; gemelos idénticos; gemelos verdaderos; gemelos univitelinos.** Consultar la voz **gemelos dicigóticos.**

**GEMELOS MONOCORIÓNICOS** (monochorial twins) V. **gemelos monocigóticos.**

**GEMELOS UNIVITELINOS** (uniovular twins) V. **gemelos monocigóticos.**

**GEMELOS VERDADEROS** (true twins) V. **gemelos monocigóticos.**

**GEMÍFERO** (gemmiferous) Que tiene yemas o gemas.

**GEMIFORME** (gemmiform) Similar a una gema o yema.

**GEMIN-** Prefijo que significa «doble o relacionado con los gemelos»: geminado.

**GEMÍPARO** (gemmipara) Animal que produce gemas o se reproduce por gemación, como la hidra.

**GÉMULA** *(gemmule)* **1.** Pequeña estructura reproductora asexual producida por el organismo parental durante la gemación, y que acaba transformándose en un organismo independiente. **2.** Según la antigua teoría de la pangénesis, una de las partículas submicroscópicas con elementos hereditarios, producidas por las células somáticas del organismo parental, que se transmitirían a través del torrente sanguíneo hasta los gametos y que después de la fertilización darían lugar a células y tejidos con las mismas características que las células y tejidos de las que proceden.

**GEN-** Prefijo que significa «llegar a ser o producir»: *genérico, genesiología, género.* .

**GEN** *(gene)* Unidad biológica de material genético y de la herencia biológica. Desde que el concepto de gen se introdujo con la genética mendeliana, ha experimentado muchas modificaciones y cambios, y todavía sigue evolucionando conforme se perfeccionan las técnicas para estudiar los componentes moleculares de la célula. El gen se considera hoy día como una secuencia particular de ácidos nucleicos, dentro de una molécula de ADN, que ocupa un logar preciso en un cromosoma y es capaz de autorreduplicación mediante codificación de una cadena polipeptídica específica. En los organismos diploides, incluyendo el hombre y otros mamíferos, los genes aparecen como alelos emparejados y poseen numerosas capacidades, sobre todo como componentes estructurales y reguladores, que controlan la diferenciación de las células y tejidos corporales. Hay distintas clases de genes, según el enfoque de su estudio: complementarios, dominantes, letales, mutantes, operadores, pleiotrópicos, recesivos, reguladores, estructurales, subletales, suplementarios y de tipo salvaje. V. también **cromosoma; cistrón; ADN, operón; codón.**

**GEN ACUMULATIVO** *(cumulative gene)* Consultar la voz **poligénico.**

**GEN COMPLEMENTARIO** *(complementary gene)* Pareja independiente de genes que interactúan para producir un efecto no expresado en ausencia de uno de los dos. Denominado también **gen recíproco.**

**GEN DE TIPO SALVAJE** *(wild-type gene)* Forma normal o estándar de un gen en contraposición con las formas mutantes.

**GEN DIVIDIDO** *(split gene)* (Genética molecular). Unidad genética cuya continuidad se encuentra interrumpida.

**GEN DOMINANTE** *(dominant gene)* Gen que produce un efecto fenotípico independientemente de que su alelo sea igual o diferente. Consultar la voz **gen recesivo.**

**GEN ESTRUCTURAL** *(structural gene)* (Genética molecular). Unidad de información que especifica la secuencia de aminoácidos de un polipéptido.

**GEN LETAL** *(lethal gene)* Cualquier gen que produzca la muerte del organismo en algún estadio del desarrolllo entre la fertilización del huevo y la edad avanzada. El gen puede ser dominante, dominante con poca penetración o recesivo. Enfermedades de este tipo en el hombre son el corea de Huntington, que se transmite mediante un gen autosómico dominante, y la anemia falciforme, que muestra un patrón de herencia recesivo. Consultar la voz **gen subletal.** V. también **equivalente letal.**

**GEN MÚLTIPLE** *(multiple gene)* V. **poligón.**

**GEN MUTANTE** *(mutant gene)* Gen que ha experimentado un determinado cambio en su secuencia de bases como pérdida, ganancia o intercambio de material genético, lo que afecta a la transmisión normal y a la expresión del carácter para el que codifica. Estos genes pueden convertirse en inactivos o mostrar actividad reducida, aumentada o antagonista. V. **amorfo; antimorfo; hipermorfo; hipomorfo.**

**GEN OPERADOR** *(operator gene)* (Genética). Unidad genética que regula la transcripción de genes estructurales en su unidad funcional genética. Sirve como punto de partida en la secuencia codificada e interacciona con una proteína represora en el control de los genes estructurales.

**GEN RECESIVO** *(recessive gene)* Miembro de un par de genes que no tiene capacidad para expresarse por sí mismo en presencia de su alelo más dominante; se expresa sólo en estado de homocigosis. Consultar la voz **gen dominante.**

**GEN RECÍPROCO** *(reciprocal gene)* V. **gen complementario.**

**GEN REGULADOR** *(regulatory gene)* (Genética molecular). Unidad genética que regula o suprime la actividad de uno o más genes estructurales.

**GEN REPRESOR** *(repressor gene)* (Genética molecular). Unidad de información genética que reprime la actividad de otro gen.

**GEN SALTADOR** *(jumping gene)* (Genética). Unidad de información genética asociada con un segmento de ADN que puede moverse desde una posición en el genoma a otra.

**GEN SUBLETAL** *(subletal gene)* Gen cuya presencia produce alteraciones estructurales o funcionales en un organismo sin llegar a causarle la muerte. Consultar también la voz **gen letal.**

**GEN SUPLEMENTARIO** *(supplementary gene)* Uno de dos pares de genes no alélicos que interaccionan de tal modo que uno par necesita de la presencia del otro para expresarse mientras que el otro puede producir un efecto independientemente del primero.

**GEN SUPRESOR** *(suppressor gene)* (Genética molecular). Unidad genética capaz de invertir los efectos de un tipo específico de mutación de otros genes.

**GENCIANA, VIOLETA DE** *(gentian violet)* Agente antibacteriano, antimicótico y antihelmíntico.
INDICACIONES: Oxiuriasis, infecciones superficiales de la piel, infecciones vaginales.
CONTRAINDICACIONES: Hipersensibilidad conocida. No debe aplicarse en las lesiones ulceradas de la cara.
EFECTOS SECUNDARIOS: Entre los más importantes figura el trastorno permanente de la coloración cutánea tras exposición tópica al fármaco. Por vía oral puede producir molestias gastrointestinales y vómito de color púrpura.

**GENERACIÓN** *(generation)* **1.** Acto o proceso de la reproducción; procreación. **2.** Grupo de personas, animales o plantas contemporáneos, correspondientes al mismo número de ciclos vitales desde un predecesor común. **3.** Período de tiempo entre el nacimiento de un individuo u organismo y el de su descendencia. Hay diferentes tipos de generación: alterna, asexual, filial, parental, sexual y espontánea.

**GENERACIÓN ASEXUAL** *(asexual generation)* Cualquier tipo de reproducción que se produzca sin la unión de los gametos masculino y femenino, como la fisión, la gemación, la esporulación o la partenogénesis. Denominada también **generación directa.**

**GENERACIÓN DIRECTA** *(direct generation)* V. **generación asexual.**

**GENERACIÓN ESPONTÁNEA** *(spontaneous generation)* Origen teórico de los organismos vivos a partir de la materia inanimada; abiogénesis.

**GENERACIÓN FILIAL** *(filial generation)* Conjunto de descendientes procedentes de un determinado emparejamiento o cruzamiento, en una secuencia genética. V. también $F_1$; $F_2$.

**GENERACIÓN FILIAL, PRIMERA** *(first filial generation)* V. $F_1$.

**GENERACIÓN PARENTAL** *(parental generation)* Cruce inicial entre dos variedades en una secuencia genética; progenitores de cualquier individuo, organismo o planta perteneciente a una generación $F_1$

**GENERACIÓN SEXUAL** *(sexual generation)* Reproducción de un individuo o especie por la unión de gametos masculinos y femeninos.

**GENÉRICO** *(generic)* **1.** Relacionado con una sustancia, producto o fármaco que no está protegido por una marca registrada. **2.** Relativo al nombre de una clase de fármaco que constituye también la descripción del grupo farmacológico, como penicilina o tetraciclina.

**GÉNERO** *(gender) (genus)* **1.** Clasificación del sexo de una persona. **2.** Sexo particular de una persona. V. también sexo. **3.** Categoría taxonómica que sirve para clasificar una familia de animales, plantas u otros organismos. Se compone por lo general de un número variable de especies íntimamente relacionadas, aunque en algunos casos, como ocurre en el hombre, el género (Homo) sólo incluye una especie viva: *Homo sapiens.* V. también **familia.**

**-GENESIA 1.** Sufijo que significa «información relacionada con una condición»: *agenesia, morfogenesia, paragenesia.* **2.** Sufijo que significa «producción o procreación de algo»: *algogenesia, palingenesia, singenesia.*

**GENES, EMPALME DE** *(gene splicing)* (Genética molecular). Proceso por el que un segmento de ADN es unido a una cadena de ADN procedente de otro organismo, o insertado en él. Mediante la tecnología de recombinación del ADN, el material genético del hombre y de otros mamíferos es empalmado en plásmidos bacterianos.

**GÉNESIS** *(genesis)* **1.** Origen, generación o desarrollo de algo. **2.** Acto de producir o procrear.

**GENÉTICA** *(genetics)* Rama de la Biología que estudia los principios y mecanismos de la herencia de los seres vivos, específicamente los medios por los que los distintos caracteres se transmiten a la descendencia y las causas de las semejanzas y diferencias entre organismos relacionados. Se divide a su vez en una serie de disciplinas específicas, entre las que figuran la **genética clínica,** la **genética molecular** y la **genética de población.** V. también **citogenética; Mendel, leyes de.**

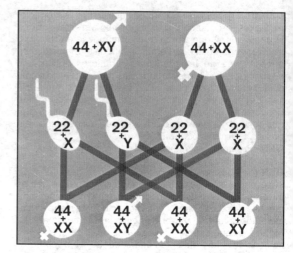

**GENERACIÓN SEXUAL.** El hombre, después del proceso de maduración de los gametos, produce dos clases de espermatozoides: con dotación cromosómica X y con dotación cromosómica Y. La mujer, por su parte, forma oocitos de un solo tipo: X. En el momento de la concepción, si un oocito es fecundado por un espermatozoide con X, se establece la dotación cromosómica de tipo femenino, mientras que si es fecundado por un espermatozoide con Y, la dotación cromosómica establecida es la masculina.

**GENÉTICA BIOQUÍMICA** *(biochemical genetics)* V. **genética molecular.**

**GENÉTICA CLÍNICA** *(clinical genetics)* Rama de la genética que estudia las enfermedades hereditarias e investiga los factores genéticos que influyen sobre la aparición de estas enfermedades.

**GENÉTICA DE POBLACIÓN** *(population genetics)* Rama de la genética que aplica las leyes de la herencia mendeliana a grupos de población y estudia la frecuencia de los alelos y genotipos en poblaciones cuyos individuos se cruzan. V. también **Hardy-Weinberg, ley de.**

**GENÉTICA MENDELIANA** *(Mendelian genetics)* V. **Mendel, leyes de.**

**GENÉTICA MOLECULAR** *(molecular genetics)* Rama de la genética que estudia la estructura química, la función, la replicación y la mutación de las moléculas que intervienen en la transmisión de la información genética, como el ADN y el ARN. Se ocupa principalmente del análisis de la disposición de los genes en el ADN, la replicación del ADN, la transcripción y traducción o síntesis de proteínas.

**GENETICISTA** *(geneticist)* Persona especializada en el estudio o aplicación de la genética.

**-GENÉTICO** *(-genetic)* **1.** Sufijo que significa «relacionado con la generación por agentes que se especifican»: *gamogenético, mitogenético, espermatogenético.* **2.** Sufijo que significa «generación»: *glucogenético, ovigenético, ureagenético.* **3.** Sufijo que significa «perteneciente a algo generado por un determinado agente»: *biogenético, ideogenético, filogenético.*

**GENÉTICO** *(genetic)* **1.** Relacionado con la reproducción, el parto o el origen. **2.** Relativo a la genética o la herencia. **3.** Que tiene relación con (o está producido por) un gen; hereditario.

**GENÉTICO, MAPA** *(cytological map)* Representación gráfica de la localización de los genes en un cromosoma basada en la confrontación de los resultados de las pruebas de recombinación genética con el análisis estructural mediante las técnicas de bandeo de los cromosomas que han experimentado supresiones o translocaciones.

**GENGA, VENDAJE DE** *(Genga's bandage)* V. **Theden, vendaje de.**

**-GENIA** *(-geny)* **1.** Sufijo que significa «producción, generación, origen»: *homogenia, hilogenia, morfogenia.* **2.** Sufijo que indica estado o desarrollo del maxilar inferior: *microgenia, opistogenia, progenia.*

**-GÉNICO** *(-genic)* **1.** Sufijo que significa «causante de, formador de, productor de»: *colagénico, hemorragénico, fosfagénico.* **2.** Sufijo que significa «producido por o formado de»: *bacilogénico, pituitarigénico.* **3.** Sufijo que significa «relacionado con un gen»: *intragénico, poligénico, trigénico.*

**GENICULADO EXTERNO, CUERPO** *(lateral geniculate body)* Uno de los dos tubérculos del metatálamo que reciben impulsos visuales de la retina a través de los nervios y cintilla óptica y que transmiten los impulsos a la cisura calcarina.

**GENICULADO INTERNO, CUERPO** *(medial geniculate body)* Una de las dos áreas del tálamo posterodorsal que envía los impulsos auditivos procedentes del lemnisco externo a la corteza auditiva.

**GENIOHIOIDEO, MÚSCULO** *(geniohyoideus)* Uno de los músculos suprahioideos, procedente de la sínfisis mentoniana, que se inserta en el cuerpo del hueso hioides. Es un músculo estrecho, inervado por una rama del primer nervio cervical, que tira del hueso hioides y de la lengua hacia adelante. Consultar las voces **digástrico, músculo; estilohioideo, músculo; mielohioideo, músculo.**

**GENITAL, ETAPA** *(genital stage)* (Psicoanálisis). Período final del desarrollo psicosexual que comienza en la adolescencia y continúa durante la vida adulta, en el que los genitales constituyen la fuente predominante de estimu-

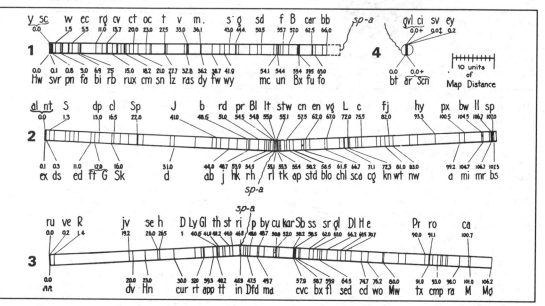

**MAPA GENÉTICO.** El dibujo es un mapa genético de los *loci* de los genes principales en *Drosophila melanogaster,* realizado a partir de los porcentajes de entrecruzamiento. 1. Cromosoma X. 2. Cromosoma segundo. 3. Cromosoma tercero. 4. Cromosoma puntiforme. Las letras representan los símbolos de los genes; y las cifras, la distancia de los diversos *loci* desde los puntos 0,0. El centrómetro (o punto de inserción en el huso) está indicado con *sp-a*. A continuación se indica la correspondencia de las siglas de algunos genes del primer cromosoma: 0,0 Hw (Hairy wing), presencia de quetas próximas a las nerviaciones alares; 0,1 svr (silver), color plateado de las patas, de las alas y de las nerviaciones; 0,8 pn (prune) ojos rojos oscuros; 1,5 w (white), ojos blancos; 3,0 fa (facet), ojos irregulares por tamaños, forma y disposición de los omatidios; 5,5 ec (echinus), ojos más grandes; 6,9 bi (bifid) nerviaciones longitudinales unidas en la base de las alas; 7,5 rb (ruby), ojos color rubí; 11,0 rg (rugose), ocelos rugosos; 13,7 cv (cross-veinless) nerviaciones posteriores ordinariamente ausentes; 15,0 rux (toughex), ojos más pequeños; 18,2 cm (carmine), ojos color carmín; 20,0 ct (cut), alas de escasa longitud y recortadas; 21,0 sn (singed), quetas y pelos rizados; 23,0 oc (ocelliless), ocelos completamente ausentes; 27,5 t (tan), cuerpo de color ocre brillante; 27,7 lz (lozenge), ojos más estrechos; 32,8 ras (raspberry), ojos color frambuesa; 33,0 v (vermilion), ojos color vermellón; 36,1 m (miniature), alas más pequeñas; 36,2 dy (dusky), alas más pequeñas de lo normal, oscuras; 38,7 fw (furrowed), ojos con un surco vertical; 41,9 wy (wary) alas onduladas transversalmente; 43,0 s (sable) cuerpo de color negruzco; 44,4 g (garnet), ojos de color rojo púrpura; 50,5 sd (spread), alas abiertas en ángulo recto; 54,1 mc (microchaete), microquetas torácicas menos numerosas y más regulares; 54,4 un (uneven), superficie de los ojos desigual; 55,7 f (forked) quetas rotas y plegadas; 57,0 B (Bar), ojos en barra; 59,4 Bx (Bithorax), tórax dividido en dos; 59,5 fu (fused), nerviaciones de las alas fusionadas; 62,5 car (carnation), ojos color rubí oscuro; 63,0 fo (folded), alas no extendidas y halterios arrugados; 66,0 bb (bobbed), anormalidades abdominales en la hembra.

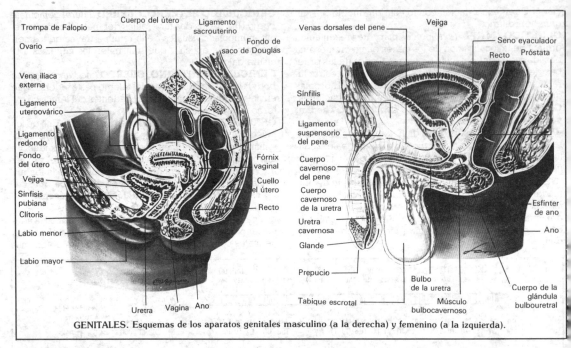

**GENITALES. Esquemas de los aparatos genitales masculino (a la derecha) y femenino (a la izquierda).**

lación placentera. La característica más significativa de esta etapa consiste en la dirección del interés sexual no sólo hacia la autosatisfacción, sino hacia el establecimiento de una relación heterosexual estable y significativa. V. también **desarrollo psicosexual.**

**GENITAL, REFLEJO** (genital reflex) V. **sexual, reflejo.**

**GENITALES** (genitals, genitalia) Órganos de la reproducción.

**GENITOURINARIO** (genitourinary [GU]) Relacionado con los sistemas genital y urinario del cuerpo, tanto en lo referente a sus estructuras como a sus funciones. Denominado también **urogenital.**

**GENITOURINARIO, SISTEMA** (genitourinary system) V. **urogenital, aparato.**

**-GENO** (-gen) **1.** Sufijo que indica la sustancia o estructura de procedencia: aerógeno, proteinógeno, venógeno. **2.** Sufijo que indica la sustancia o estructura generada: inmunógeno, ionógeno, nitrógeno..

**GENOMA** (genome) Dotación completa de genes existentes en los cromosomas de cada célula de un organismo particular.

**GENOTIPO** (genotype) **1.** Constitución genética completa de un organismo o grupo, determinada por la combinación y localización particulares de los genes en los cromosomas. **2.** Alelos situados en uno o más loci de cromosomas homólogos. La información genética contenida en un par de alelos determina un carácter específico designado habitualmente por una letra o símbolo; por ejemplo, AA cuando los alelos son idénticos y Aa cuando son distintos. **3.** Grupo o clase de organismos que tienen la misma constitución genética; la especie tipo de un género. Consultar la voz **fenotipo.**

**GENSOUL, ENFERMEDAD DE** (Gensoul's disease) V. **Ludwig, angina de.**

**GENTAMICINA, SULFATO DE** (gentamicin sulfate) Antibiótico aminoglucósido.

INDICACIONES: Infecciones importantes causadas por microorganismos sensibles al antibiótico.

CONTRAINDICACIONES: No debe administrarse al mismo tiempo que otros fármacos potencialmente ototóxicos; hipersensibilidad conocida a la gentamicina o a otros aminoglucósidos. Debe emplearse con precaución en caso de función renal trastornada.

EFECTOS SECUNDARIOS: Entre los efectos secundarios más graves figuran la nefrotoxicidad, ototoxicidad, auditiva o vestibular, trastorno de la transmisión neuromuscular y reacciones de hipersensibilidad.

**GENTIOTÁNICO, ÁCIDO** (gentiotannic acid) Forma de ácido tánico utilizada en otro tiempo como astringente y para el tratamiento de las quemaduras; en la actualidad nos se recomienda, dado su carácter hepatotóxico.

**GENU VALGO** (genu valgum) Curvatura de las piernas hacia dentro, de forma que las rodillas rozan entre sí al caminar, mientras que los tobillos se encuentran ampliamente separados. La deformación bilateral da lugar a las denominadas piernas en «X». V. **genu varo.**

**GENU VARO** (genu varum) Curvatura hacia fuera de una o ambas piernas a nivel de la rodilla. La deformación bilateral da lugar a las denominadas piernas en «paréntesis», «( )». Consultar la voz **genu valgo.**

**GENUPECTORAL, POSICIÓN** (genupectoral position) Posición en la que el cuerpo se apoya sobre el tórax y las rodillas, mientras que el abdomen queda más elevado. La cabeza gira a un lado y los brazos se flexionan, de modo que la porción superior del cuerpo pueda ser soportada en parte por los codos.

**GEO-** Prefijo que significa «perteneciente a la tierra o al suelo»: *geobiología, geofagia, geotropismo.*

**GEOTRICOSIS** *(geotrichosis)* Trastorno producido por el hongo *Geotrichum candidum*, que puede causar lesiones orales, bronquiales, faríngeas e intestinales. *Geotrichum candidum* se encuentra normalmente en individuos sanos, en el suelo y en los derivados lácteos, y no siempre tiene carácter patógeno. La geotricosis es más frecuente en los individuos inmunosuprimidos y en los diabéticos. Las complicaciones broncopulmonares pueden producir tos con esputo espeso sanguinolento. La geotricosis ha provocado reacciones asmáticas alérgicas similares a la aspergilosis alérgica y un tipo de enfermedad intestinal caracterizada por dolor abdominal, diarrea y hemorragia rectal. Las lesiones orales suelen tratarse con solución de violeta de genciana; para las abdominales, se administran cápsulas de violeta de genciana; las pulmonares se tratan con yoduro potásico por vía oral.

**GERIATRA** *(geriatrician)* Médico especializado en geriatría.

**GERIATRÍA** *(geriatrics)* Especialidad médica que estudia la fisiología del envejecimiento, así como el diagnóstico y tratamiento de las enfermedades que afectan a los ancianos.

**GERMANIO (Ge)** *(germanium [Ge])* Elemento químico metálico con algunas propiedades de los no metales. Su número atómico es 32 y su peso atómico, 72,59.

**GERMEN** *(germ)* **1.** Cualquier microorganismo, especialmente los patógenos. **2.** Unidad de materia viva capaz de transformarse en un organismo autosuficiente, como las semillas, las esporas o los huevos. **3.** (Embriología). Primera etapa del desarrollo, como un espermatozoide u otra célula germinal.

**GERMEN DENTARIO** *(tooth germ)* Célula embrionaria primitiva, precursora del futuro diente.

**GERMICIDA** *(germicide)* Fármaco capaz de matar a los microorganismos patógenos. V. también **antibacteriano; antifúngico; antivírico.**

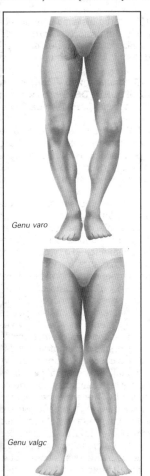

GERIATRÍA. La esperanza de vida ha aumentado mucho en las últimas décadas gracias a los avances de la medicina y a la elevación del nivel de vida, que supone una alimentación mejor y unas condiciones higiénicosanitarias idóneas en la mayoría de los países occidentales. Todo ello permite que ancianos con enfermedades crónicas, en otro tiempo graves, puedan vivir más años.

*Genu varo*

*Genu valgo*

GENU VALGO y GENU VARO. El dibujo muestra la disposición característica de las piernas en el genu varo (a la izquierda), en forma de paréntesis; y el en genu valgo (a la derecha), en forma de X.

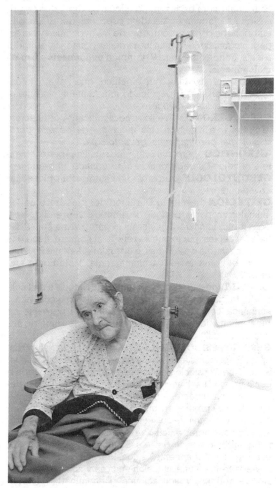

**GERMINACIÓN** (*germination*) **1.** Crecimiento y desarrollo inicial de un organismo desde el momento de la fertilización del embrión. **2.** Brote de una espora o de la semilla de una planta.

**GERMINAL** (*germinal*) Relativo a una célula germinal o a los primeros estadios del desarrollo.

**GERMINAL, CÉLULA** (*germ cell*) **1.** Célula reproductora sexual en cualquier estadio de desarrollo, desde la forma embrionaria primordial hasta el gameto maduro. **2.** Óvulo o espermatozoide, o cualquiera de sus formas precedentes. **3.** Cualquier célula que experimente gametogénesis. Denominada también **gonoblasto, gonocito.** Consultar la voz **somática, célula.**

**GERMINAL, ESTADIO** (*germinal stage*) (Embriología). Intervalo de tiempo entre la fertilización y la implantación durante el cual el óvulo experimenta varias divisiones celulares, recorre la distancia hasta el útero y, en forma de blastocisto, comienza a implantarse en el endometrio. Dura hasta aproximadamente el décimo día de gestación.

**GERMINAL PRIMORDIAL, CÉLULA** (*primordial germ cell*) Cualquiera de las grandes células diploides esféricas que se forman en estadios precoces del desarrollo embrionario como precursoras de las ovogonias y las espermatogonias. Se forman fuera de las gónadas y emigran a ellas, donde maduran. V. también **ovogénesis** y **espermatogénesis.**

**-GERO** (*-gerous*) Sufijo que significa «que lleva o se caracteriza por algo especificado inmediatamente antes»: *calcígero, ovígero, setígero.*

**GERO-, GERONTO-** Prefijos que significan «perteneciente o relativo a la vejez o a los ancianos»: *gerocomia, gerodontología, geromarasmo, gerontología.*

**-GERÓNTICO** (*-gerontic*) Sufijo que significa «perteneciente a la vejez»: *parageróntico, filogeróntico, ungeróntico.*

**GERONTOLOGÍA** (*gerontology*) Estudio del proceso de envejecimiento.

**GESTACIÓN** (*gestation*) Duración del embarazo en los animales vivíparos; período de tiempo comprendido desde la fertilización del óvulo hasta el parto. Varía en las distintas especies; por lo que se refiere al hombre, tiene una duración media de 266 días, o aproximadamente 280 días desde el comienzo de la última regla. V. también **embarazo.**

**GESTALT** (*gestalt*) Término alemán que alude a una sola configuración, patrón o experiencia física, psicológica o simbólica, compuesta por varios elementos, pero que como conjunto tiene un efecto distinto al de la suma de sus componentes.

**GESTALT, PSICOLOGÍA DE LA** (*Gestalt psychology*) Escuela de psicología originada en Alemania, según la cual un fenómeno psicológico es percibido como un patrón o configuración total, nacido de las relaciones entre sus elementos constitutivos y no como los elementos por separado con sus propios atributos, y ese patrón, o gestalt, no es igual a la suma de sus constituyentes. Así, el aprendizaje es considerado como resultante de un proceso de reorganización, y no de la asociación o el ensayo y el error; el comportamiento se considera una respuesta integrada frente a una situación unitaria y no como una serie de reflejos y sensaciones. Denominada también

gestaltismo; psicología de la forma. V. también **Gestalt.**

**GESTALT, TERAPIA** (*Gestalt therapy*) Forma de psicoterapia que resalta la unidad de la autoconciencia, el comportamiento y la experiencia. Incorpora elementos de la terapia psicoanalítica comportamentista y humanística existencial. V. **Gestalt, psicología de la.**

**GESTALTISMO** (*Gestaltism*) V. **Gestalt, psicología de la.**

**-GEUSIA** Sufijo que significa «condición del sentido del gusto»: *glucogeusia, hemiageusia, parageusia.* Denominado también **-geustia.**

**-GEUSTIA** V. **-geusia.**

**GH** (*GH*) Abreviatura de *growth hormone* (**hormona del crecimiento).** Denominada también **STH.**

**GHRF** (*GHRF*) Abreviatura de *growth hormone releasing factor* (**liberador de hormona del crecimiento, factor).**

**GIARDIA** (*Giardia*) Género común de protozoos flagelados. Muchas especies pertenecientes a dicho género habitan normalmente en el conducto digestivo y pueden causar inflamación cuando se asocian con otros factores que favorecen la proliferación rápida del organismo. V. también **giardiasis.**

**GIARDIASIS** (*giardiasis*) Trastorno instestinal inflamatorio causado por proliferación del protozoo *Giardia lamblia* caracterizado por enteritis y diarreas rebeldes. La infección suele proceder del agua contaminada con quistes del parásito.

**GIBRALTAR, FIEBRE DE** (*Gibraltar fever*) V. **brucelosis.**

**GIBSON, FÉRULA AMBULATORIA DE** (*Gibson walking splint*) Tipo de férula de Thomas que permite andar al paciente.

**GIEMSA, COLORANTE DE** (*Giemsa's stain*) Colorante azul, utilizado para el examen microscópico de la sangre cuando se buscan ciertos parásitos protozoarios, cuerpos de inclusión víricos, rickettsias y, de modo más rutinario, en la preparación de un frotis para recuento diferencial de los leucocitos.

**GIGÁNTICO, ÁCIDO** (*gigantic acid*) Sustancia antibiótica obtenida del hongo *Aspergillus giganteus.*

**GIGANTISMO** (*gigantism*) Anomalía caracterizada por estatura y tamaño excesivos, debida a menudo a hipersecreción de hormona del crecimiento (GH), y con menos frecuencia, a hipogonadismo y a ciertos trastornos genéticos. El gigantismo con proporciones corporales y desarrollo sexual normales suele estar originado por hipersecreción de GH en la niñez precoz. El hipogonadismo al retrasar la pubertad y el cierre de las epífisis, puede conducir a gigantismo. El crecimiento lineal excesivo es frecuente en los varones con más de un cromosoma Y y puede acompañar a los síndromes de Klinefelter (XYY y de Marfan, así como a ciertos casos de lipodistrofia generalizada. Los niños con gigantismo cerebral sufren retraso mental, tienen cabeza y extremidades grandes y muestran una marcha desmañada. Crecen con rapidez durante los primeros años, y después siguen haciéndolo a una tasa normal. Pueden administrarse hormonas gonadales para controlar el desarrollo anormal en los niños con hipogonadismo. El tratamiento del gigantismo acromegálico se basa generalmente en la irradiación, aunque puede estar indicada la hipofisectomía. V. también **acromegalia; eunucoidismo.**

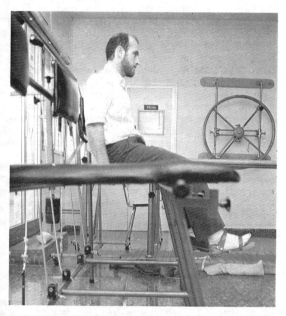

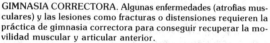

GIMNASIA CORRECTORA. Algunas enfermedades (atrofias musculares) y las lesiones como fracturas o distensiones requieren la práctica de gimnasia correctora para conseguir recuperar la movilidad muscular y articular anterior.

**GIGANTISMO CEREBRAL** (cerebral gigantism) Trastorno caracterizado por peso y tamaño cerebrales excesivos que se acompañan de aceleración del crecimiento durante los primeros cuatro o cinco años de edad sin que aumente el nivel de hormona del crecimiento, con posterior estabilización y normalización del mismo. Algunos signos típicos de esta enfermedad son prognatismo, inclinación antimongoloide de los ojos, dolicocefalia, retraso mental moderado y alteraciones de la coordinación.

**GIGANTO-** Prefijo que significa «de enorme tamaño»: gigantoblasto, gigantocromoblasto, gigantocito.

**GILBERT, SÍNDROME DE** (Gilbert's syndrome) Anomalía hereditaria benigna caracterizada por hiperbilirrubinemia e ictericia por alteración de la entrada de la bilirrubina al hepatocito. No requiere tratamiento.

**GILCHRIST, ENFERMEDAD DE** (Gilchrist's disease) V. **blastomicosis.**

**GILLES DE LA TOURETTE, SÍNDROME DE** (Gilles de la Tourette syndrome) Anomalía caracterizada por gesticulación facial, tics y movimientos involuntarios de brazos y hombros. Empeora durante la adolescencia; el paciente puede emitir gruñidos, resoplar y gritar involuntariamente. Es frecuente la coprolalia, para consternación de las personas que rodean al sujeto. El trastorno no suele empeorar en la vida adulta, pero muestra ondulaciones cíclicas. Recientemente se ha mostrado muy eficaz el tratamiento con antagonistas de la dopamina, lo que demuestra que el síndrome tiene una causa orgánica. V. **tic.**

**GIMNASIA CORRECTORA** (corrective exercise) Programa de fisioterapia destinado a normalizar la función de

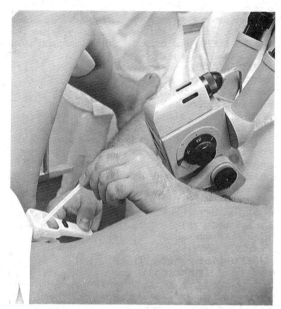

GINECOLÓGICA INTERCONCEPCIONAL, ASISTENCIA. La citología vaginal y uterina es una de las pruebas que se realiza en el exámen ginecológico anual que, con carácter preventivo, se practica a las mujeres durante sus años fértiles.

una parte corporal enferma, defectuosa o lesionada. V. también **ejercicio; osteopatía.**

**GIN-, GINE-, GINECO-, GINO-** (gyn-, gyne-, gyneco-, gynó-) Prefijos que significan «relativo a la mujer o al sexo femenino»: ginecoide, ginecomastia, ginotermo.

**GINANDRO** (gynendrous) Se aplica al hombre o la mujer que tiene algunas de las características físicas que suelen atribuirse al otro sexo.

**GINECOLOGÍA** (gynecology) Rama de la medicina especializada en la asistencia sanitaria de la mujer, particularmente en lo referente a su función sexual y reproductora y las enfermedades de sus órganos genitales, exceptuando las de la mama que precisan cirugía. A diferencia de la mayoría de las especialidades médicas, la ginecología tiene una parte quirúrgica y otra no quirúrgica. Casi siempre se estudia y practica junto con la obstetricia.

**GINECOLÓGICA INTERCONCEPCIONAL, ASISTENCIA** (interconceptional gynecological care) Higiene y prevención en una mujer durante sus años fértiles, entre los embarazos y seis semanas después del parto. Deben realizarse prueba de Papanicolau para detección del cáncer cervical, examen de mama y pelvis, evaluación del estado general y determinación de glucosuria, proteinuria, hematócrito y hemoglobina; todo ello de forma habitual. Pueden ser necesarias pruebas para determinación de infecciones pélvicas, vaginales o genitales. El método anticonceptivo debe ser revisado, en cuanto a indicaciones de uno u otro, conveniencia de uso, etc. La periodicidad de este tipo de exámenes debería ser anual. La asistencia interconcepcional puede ser prestada por enfermeras, siempre que se atengan a los protocolos de tratamiento y estén bajo la supervisión de un ginecólogo.

**GINECÓLOGO** *(gynecologist)* Médico especializado en ginecología.

**GINECOMASTIA** *(gynecomastia)* Aumento de tamaño anómalo de una o las dos mamas en el hombre. Este trastorno suele ser temporal y benigno. Puede deberse a un desequilibrio hormonal, un tumor testicular o hipofisario, la administración de fármacos con estrógenos o compuestos esteroideos o la incapacidad del hígado de inactivar los estrógenos circulantes como sucede en la cirrosis alcohólica. Con menor frecuencia la ginecomastia puede deberse a un tumor secretor de hormona de la mama, el pulmón u otro órgano. Suele remitir espontáneamente pero si es muy marcada puede corregirse quirúrgicamente por razones estéticas o psicológicas. A veces está indicado realizar una biopsia para descartar la presencia de un cáncer. La ginecomastia neoplásica maligna suele ser inoperable y responde en muy escasa medida a la quimioterapia.

**GINEFOBIA** *(gynephobia)* Trastorno nervioso caracterizado por un temor mórbido o una aversión patológica a las mujeres. Se trata de un fenómeno fóbico obsesivo que afecta casi exclusivamente al hombre y por lo general tiene relación con alguna experiencia desagradable sufrida en la infancia en la que intervino alguna mujer. El tratamiento consiste en psicoterapia para descubrir el conflicto emocional causal y a continuación terapia de conducta, específicamente desensibilización sistémica y reducción de la ansiedad.

**GINGIVECTOMÍA** *(gingivectomy)* Eliminación quirúrgica del tejido gingival infectado y enfermo, que se realiza para detener la progresión de la piorrea. Bajo anestesia general se legran todas las bolsas alrededor de los dientes y se extirpa el tejido hipertrófico. La superficie expuesta de la encía se cubre con compresas para evitar traumatismo al comer y permitir que el nuevo tejido epitelial cubra y rellene la zona. La intervención provoca hemorragia y dolor considerables. Durante el postoperatorio, se mantiene al paciente bajo vigilancia estrecha para detectar signos indicativos de hemorragia excesiva, como la deglución frecuente o el aumento de la frecuencia del pulso. Las compresas se eliminan una semana más tarde.

**GINGIVITIS** *(gingivitis)* Anomalía caracterizada por enrojecimiento, tumefacción y hemorragia de las encías. La mayoría de las veces se debe a mala higiene oral y acúmulo de placas bacterianas en los dientes, pero puede constituir un signo de ciertas enfermedades como la diabetes mellitus, leucemia o deficiencia de vitaminas. Es común en el embarazo. No suele causar dolor y puede ser aguda o crónica. La eliminación frecuente de las placas y las visitas regulares al odontólogo son útiles para la prevención. Consultar la voz **Vincent, infección de.** V. también **gingivitis hipertrófica.**

**GINGIVITIS HIPERTRÓFICA** *(hypertrophic gingivitis)* V. **gingivitis.**

**GINGIVITIS NECROTIZANTE AGUDA** *(acute necrotizing gingivitis)* Infección fusoespiroquetósica caracterizada por la aparición de úlceras necróticas de olor muy desagradable en las encías y la garganta con fiebre y aumento de tamaño de los ganglios lingáticos del cuello. Por lo general se asocia con una mala higiene oral y es particularmente frecuente en sujetos que viven en condiciones de hacinamiento y malnutrición. El tratamiento consiste en lavados de la boca con agua oxigenada, antibióticos, metronidazol y asistencia dental. Denominada también **Vincent, angina de; Vincent, infección de.**

**GINGIVO-** Prefijo que significa «perteneciente a la encía»:*gingivoglositis, gingivolabial, gingivosis.*

**GINGIVOSTOMATITIS** *(gingivostomatitis)* Anomalía caracterizada por múltiples úlceras dolorosas en las encías y la mucosa de la boca, que se debe a infección por herpesvirus. Resulta más frecuente en los lactantes y en los niños pequeños y suele ceder al cabo de una semana, aunque en raros casos puede evolucionar hacia la infección vírica sistémica. V. también **herpes simple.**

**GINOGAMONA** *(gynogamone)* Gamona secretada por el gameto femenino. V. **gamona.**

**GIORDANO-GIOVANNETTI, DIETA DE** *(Giordano-Giovannetti diet)* Dieta pobre en proteínas y grasas y rica en carbohidratos con niveles controlados de potasio y sodio que se utiliza en la insuficiencia renal crónica y la insuficiencia hepática. La única fuente de proteínas la constituyen los aminoácidos esenciales, con objeto de que el organismo utilice el exceso de nitrógeno ureico en la síntesis de aminoácidos no esenciales para la elaboración

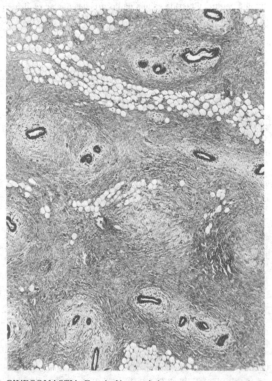

GINECOMASTIA. Epiteliofibrosis de la mama en un varón de sesenta y nueve años debida a una medicación hormonal contrasexual administrada como tratamiento de un carcinoma de próstata.

de las proteínas de los tejidos. Los alimentos permitidos en la dieta son los huevos, pequeñas cantidades de leche, pan pobre en proteínas y algunas frutas y vegetales pobres en potasio, como guisantes, repollo, pomelo y moras. Existen muchas modificaciones de esta dieta dependiendo de los requerimientos y tolerancia del paciente, que por lo general varían en la cantidad y origen de las proteínas. Denominada también **Giovannetti, dieta de.** V. también **dieta renal.**

**GIOVANNETTI, DIETA DE** *(Giovannetti diet)* V. **Giordano-Giovannetti, dieta de.**

**GIRALDES, ÓRGANO DE** *(organ of Giraldes)* V. **paradídimo.**

**-GIRIA** *(-gyria)* Sufijo que significa «relativo al desarrollo de las circunvoluciones de la corteza cerebral»: *oculogiria, polimicrogiria, ulegiria.*

**GITALINA** *(gitalin)* Combinación de glucósidos digitálicos.
INDICACIONES: Se utiliza como cardiotónico en el tratamiento de la insuficiencia cardiaca congestiva, la fibrilación auricular y la taquicardia auricular.
CONTRAINDICACIONES: Fibrilación ventricular, taquicardia ventricular, administración concominante de sales de calcio o hipersensibilidad conocida a este fármaco.
EFECTOS SECUNDARIOS: Los más graves son diversas arritmias cardiacas.

**GLANDE** *(glans)* Tejido eréctil como el que se encuentra en el extremo del clítoris y el pene.

**GLANDE DEL CLÍTORIS** *(glans of clitoris)* Tejido eréctil situado en el extremo del clítoris que se continúa con la parte intermedia de los bulbos vestibulares vaginales. Comprende los cuerpos cavernosos inclúidos en una membrana fibrosa y densa y comunicados con el pubis y el ísquion.

**GLANDE DEL PENE** *(glans penis)* Extremo cónico del pene que recubre el extremo de los cuerpos cavernosos y el cuerpo esponjoso a modo de caperuza. El orificio uretral desemboca normalmente en el centro del extremo distal del glande; la corona del glande, que es su porción más amplia, se encuentra alrededor de la base de la porción proximal. Está recubierto por el prepucio, pliegue de piel oscura, fina y carente de vello.

**GLÁNDULA** *(gland)* Cualquiera de los numerosos órganos del cuerpo compuestos de células especializadas que secretan o excretan sustancias no relacionadas con su metabolismo ordinario. Algunas son lubricantes mientras que otras, como la hipófisis o el tiroides, producen hormonas. V. **endocrino; exocrino.**

**GLANDULAR, FIEBRE** *(glandular fever)* V. **mononucleosis infecciosa.**

**GLANZMANN, ENFERMEDAD DE** *(Glanzmann's disease)* V. **trombastenia.**

**GLASGOW, ESCALA DE EVALUACIÓN DEL COMA** *(Glasgow Coma Scale)* Sistema práctico, rápido y estandarizado para valorar el grado de afectación de la conciencia de los pacientes con situación crítica y para predecir la situación y evolución final del coma sobre todo en traumatismos craneoencefálicos. Incluye tres parámetros: la apertura ocular, la respuesta verbal y la respuesta motora, que se valoran independientemente de

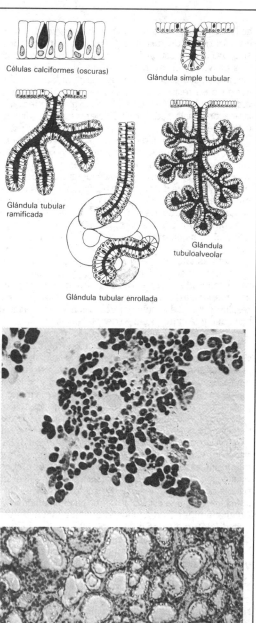

GLÁNDULA. Arriba, dibujo que muestra los diferentes tipos de glándulas. En el centro, microfotografía de una glándula salival mucosa humana situada en la pared del velo del paladar. Abajo, glándula tiroides en hipoactividad.

acuerdo a una puntuación que indica el nivel de conciencia y el grado de disfunción. Existen cuatro grados de apertura ocular: espontánea, que indica que los mecanismos de vigilia en el tronco del encéfalo no están afectados, en cuyo caso se atribuye la puntuación máxima; apertura en respuesta a una orden verbal; apertura en respuesta al dolor (estimulando las extremidades, ya que la presión facial puede producir cierre ocular); y finalmente falta de respuesta. La respuesta verbal tiene cinco grados: la «orientación», indicada por la propia conciencia de sí mismo del paciente, el lugar donde se encuentra y la causa de hallarse en él, así como el mes del año en el que vive; la «conversación confusa» es identificada por las respuestas verbales del paciente a preguntas, con un cierto grado de confusión y desorientación; la «palabra inadecuada» viene indicada por la incapacidad de mantener una conversación y la emisión de palabras ininteligibles; la «palabra incomprensible» se identifica por la verbalización de palabras y voces irreconocibles. Las respuestas motoras también tienen cinco grados de disfunción: el paciente obedece órdenes (hay que tener cuidado para no confundir reflejos o ajustes posturales con auténticas respuestas); una respuesta de localización es el resultado de un estímulo doloroso en más de un sitio que hace que una extremidad se desplace; las respuestas flexoras pueden ser lentas o rápidas; las respuestas de extensión suelen asociarse con aducción, rotación interna del hombro y pronación del antebrazo; la falta de respuesta se caracteriza por hipotonía y hay que descartar la existencia de una sección espinal. El grado de conciencia puede variar y se valora numéricamente por la mejor respuesta. Los resultados se llevan a un gráfico para poder representar visualmente la mejoría, estabilidad o deterioro del nivel de conciencia del paciente, lo cual es fundamental para predecir la eventual evolución del coma. La suma de los valores numéricos de cada parámetro también puede utilizarse como una medición objetiva global; la puntuación de 14 indica que no existe deterioro; 3 es compatible con muerte cerebral y 7 suele ser el valor aceptado para definir el estado de coma. La puntuación de esta prueba también sirve como índice para sentar la indicación de determinados tratamientos o pruebas diagnósticas (tomografía axial computadorizada, monitorización de la presión intracraneal e intubación). La escala tiene una gran constancia, incluso cuando la aplican personas de distinta experiencia.

**Escala de Glasgow para la valoración del coma\*** La escala de Glasgow para la valoración del coma sirve para relacionar cuantitativamente el estado de conciencia con las respuestas motoras, las respuestas verbales y la apertura ocular. El coma se define como falta de respuesta motora y verbal y ausencia de apertura ocular. Las puntuaciones menores o iguales a 7 en esta escala se identifican como «coma»; por encima de 9 puntos la situación del enfermo no se califica de «coma». El explorador determina la máxima respuesta que el paciente puede dar frente a un grupo de estímulos estandarizados. Las máximas puntuaciones se asignan en las respuestas que indican niveles crecientes de vigilia.

**1. Máxima respuesta motora** (el explorador determina la máxima respuesta en cada brazo).
a. 6 puntos. Obedece a órdenes sencillas. Levanta un brazo cuando se le pide o señala el número de dedos que se le especifica.
b. 5 puntos. Localiza estímulos desagradables. No obedece órdenes pero puede desplazar un brazo hacia un estímulo cutáneo e incluso llega a tocarlo con la mano. El estímulo debe ser máximo y aplicarse en distintas localizaciones (presión en el esternón, pellizco en la zona del trapecio).
c. 4 puntos. Retirada en flexión. Responde a estímulos desagradables con la flexión del brazo pero no localiza el estímulo con la mano.
d. 3 puntos. Flexión anormal y aducción del hombro, flexiona y prona el brazo, flexiona la muñeca y cierra el puño en respuesta a un estímulo desagradable (rigidez de descorticación).
e. 2 puntos. Extensión anormal y aducción y rotación del hombro hacia dentro, extiende el antebrazo, flexiona la muñeca y cierra el puño en respuesta a un estímulo desagradable (rigidez de descerebración).
f. 1 punto. No hay respuesta motora. Se deben excluir otro tipo de razones para esta falta de respuesta (estímulo insuficiente o lesión de la medula espinal).

**2. Respuesta verbal máxima** (el explorador determina la máxima respuesta cuando el paciente se halla en estado de vigilia). Esta prueba debe omitirse si el paciente sufre disfasia, tiene lesiones orales o se encuentra intubado.
a. 5 puntos. Paciente orientado. Puede conversar, sabe quién es, dónde se halla y el mes y año en que está
b. 4 puntos. Paciente confuso. No se encuentra totalmente orientado o demuestra confusión.
c. 3 puntos. Verbaliza. No es capaz de mantener una conversación sostenida, utiliza palabras ininteligibles en un discurso exclamativo o desorganizado que carece de sentido.
d. 2 puntos. Vocaliza. Emite sonidos que no constituyen palabras reconocibles.
e. 1 punto. Falta de vocalización. No emite ningún sonido ni siquiera en respuesta a estímulos específicos.

**3. Apertura ocular** (el explorador determina el mínimo estímulo que evoca la apertura de uno o de los dos ojos) Si el paciente no puede realmente abrir los ojos por estar vendado o presenta edema palpebral, hay que hacerlo constar al calcular la puntuación total indicando que falta este componente.
a. 4 puntos. Los ojos se abren espontáneamente.
b. 3 puntos. Los ojos se abren al hablar. El paciente los abre en respuesta a órdenes o cuando se le llama por su nombre.
c. 2 puntos. Los ojos se abren frente a estímulos desagradables.
d. 1 punto. No hay respuesta de apertura ocular frente a estímulos desagradables.

\* De Teasdale, G., y Jennett, B.: Assessment of coma and impaired consciousness: a practical scale, Lancet **2**: 81-84 1974.

**GLAUCOMA** (glaucoma) Trastorno consistente en la ele-

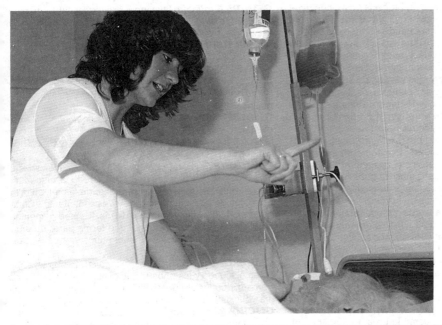

GLASGOW. Escala de evaluación del coma. La enfermera valora, en un paciente con traumatismo craneoencefálico, el nivel y posible evolución del coma. Los tres parámetros que incluye este test son: la respuesta motora, la respuesta verbal y la apertura ocular.

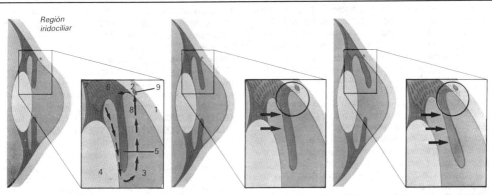

*Región iridociliar*

GLAUCOMA. Fisiopatología del. 1. Córnea. 2. Esclerótica. 3. Cámara anterior. 4. Cristalino. 5. Iris. 6. Cuerpo ciliar. 7. Corides. 8. Ángulo iridocorneal. 9. Conducto de Shlemm. El intercambio continuo del humor acuoso sintetizado por el cuerpo ciliar, se verá interrumpido por la obstrucción del conducto de Schlemm, lo que producirá un incremento continuo del humor acuoso, que conllevará a su vez la hipertensión ocular característica del glaucoma.

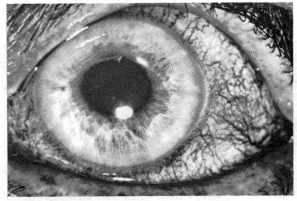

GLAUCOMA. Fotografía de un ojo afecto de glaucoma. Puede observarse la importante hiperemia conjuntival y el edema corneal que empieza a cubrir la pupila por su borde superior.

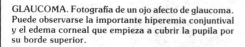

vación de la presión en un ojo debido a la obstrucción del flujo de salida del humor acuoso. El **glaucoma agudo (de ángulo cerrado)** se produce cuando en un ojo existe un ángulo muy cerrado entre el iris y la córnea (ángulo iridocorneal) y la pupila se dilata mucho, con lo que el iris plegado bloquea la salida del humor acuoso de la cámara anterior. El **glaucoma crónico (de ángulo agudo)** es mucho más frecuente y suele ser bilateral; se desarrolla de forma lenta y está condicionado genéticamente. Se cree que la obstrucción radica en el canal de Schlemm. OBSERVACIONES: El glaucoma agudo se acompaña de dolor ocular extremo, visión borrosa, enrojecimiento del ojo y dilatación pupilar. Además puede haber náuseas y vómitos. Si no se trata, produce una ceguera aguda y permanente en el plazo de 2 a 5 días. El glaucoma crónico a veces no produce otros síntomas que una pérdida gradual de la visión periférica en un período de varios años. No obstante el paciente a veces aqueja cefaleas, visión borrosa y dolor ocular sordo. En la exploración oftalmoscópica pueden detectarse alteraciones a nivel de las papilas ópticas. Las manifestaciones tardías más comunes son la visión de halos en torno a las luces y la ceguera central. Los dos tipos de glaucoma cursan con presión intraocular elevada medida por tonometría. ACTUACIONES: El glaucoma agudo se trata con gotas oculares para constreñir la pupila y separar el iris de la córnea; agentes osmóticos como la urea, el manitol o el glicerol por vía sistémica para disminuir la presión intraocular; acetazolamida para reducir la formación de líquido; e iridectomía para producir un trayecto de filtración para el humor acuoso. El glaucoma crónico casi siempre se controla con gotas oculares mióticas como la pilocarpina. Otros tratamientos son: inhibidores de la anhidrasa carbónica, colirios de adrenalina y timolol.

**GLAUCOMA CONGÉNITO** (*congenital glaucoma*) Forma rara de glaucoma que aparece en lactantes y niños pequeños debido a una oclusión congénita del ángulo iridocorneal por una membrana que obstruye el paso del humor acuoso y, en consecuencia, aumenta la presión intraocular. El trastorno es progresivo, casi siempre bilateral y puede originar lesión del nervio óptico de la papila óptica y ceguera. La corrección es quirúrgica. Denominado también **hidroftalmos.**

**GLAUCOMA CRÓNICO (DE ÁNGULO AGUDO)** (*chronic [open angle] glaucoma*) V. **glaucoma.**

**GLÍA** (*glia*) V. **neuroglía.**

**GLIADINA** (*gliadin*) Sustancia proteica soluble en alcohol diluido que se obtiene del gluten del trigo y del centeno.

**GLIBURIDA** (*glyburide*) Antidiabético oral. INDICACIONES: Diabetes no insulinodependiente. CONTRAINDICACIONES: Cetoacidosis diabética, embarazo. EFECTOS SECUNDARIOS: Hipoglucemias prolongadas, mareos.

**GLICERÍLICO, ALCOHOL** (*glyceryl alcohol*) V. **glicerina.**

**GLICERILO, TRIACETATO DE** (*glyceryl triacetate*) V. **triacetina.**

**GLICERINA** (*glycerin, glycerine*) Líquido oleaginoso, dulce e incoloro que constituye un preparado farmacéutico del glicerol. Se utiliza como hidratante de la piel, en la fabricación de supositorios contra el estreñimiento y como agente edulcorante y vehículo de ciertos medicamentos.

**GLICEROL** (*glycerol*) Alcohol que forma parte de algunas grasas. Es soluble en alcohol etílico y agua. V. también **glicerina.**

**GLICEROLQUINASA** (*glycerol kinase*) Enzima localizada en el hígado y los riñones que cataliza la transferencia de un grupo fosfato del trifosfato de adenosina para formar difosfato de adenosina y L-glicerol-3-fosfato.

**GLICINA** (*glycine*) Aminoácido no esencial de amplia distribución en la naturaleza que forma parte de numerosas proteínas animales y vegetales. La glicina obtenida sintéticamente se utiliza en soluciones para irrigación, en el tratamiento de diversas enfermedades musculares y como antiácido y suplemento dietético. V. también **aminoácido; glicocola; proteína.**

**GLICÓLICO, ÁCIDO** (*glycolic acid*) Sustancia presente en la bilis formada por glicina y ácido cólico que colabora en la digestión y la absorción de las grasas. Se utiliza como aditivo alimentario y como emulsionante.

**GLIOBLASTOMA** (*glioblastome*) V. **espongioblastoma.**

**GLIOBLASTOMA MULTIFORME** (*glioblastoma multiforme*) Tumor maligno de crecimiento rápido, pulposo o quístico que se asienta en el cerebro u ocasionalmente en la medula espinal. Se disemina con proyecciones similares a seudópodos y está compuesto por una mezcla de monocitos, células piriformes, astrocitos inmaduros y células ectodérmicas neurales con prolongaciones nerviosas o protoplásmicas. Denominado también **astrocitoma anaplásico; glioma multiforme.**

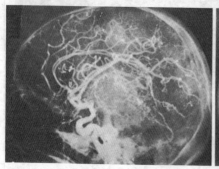
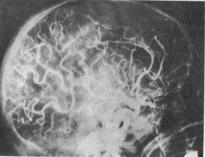

GLIOBLASTOMA MULTIFORME. Imágenes de una arteriografía cerebral: a la izquierda se aprecia el desplazamiento de la arteria cerebral media por una tumoración, en comparación con una imagen normal (a la derecha).

**GLIOMA** (*glioma*) Tumor perteneciente al mayor grupo de neoplasias primarias cerebrales que está compuesto de células gliales malignas. Entre los distintos tipos destacan el **astrocitoma**, el **apendinoma**, el **glioblastoma multiforme**, el **meduloblastoma** y el **oligodendroglioma.**

**-GLIOMA** Sufijo que significa «tumor originado en la neuroglía»: *angioglioma, fibroglioma, ganglioma.*

**GLIOMA ASTROCÍTICO** (*astrocytic glioma*) V. **astrocitoma.**

**GLIOMA EPENDIMARIO** (*ependymal glioma*) Glioma grande, vascularizado, de consistencia sólida, situado en el cuarto ventrículo.

**GLIOMA GANGLIONAR** (*ganglionic glioma*) Tumor compuesto por células gliales y ganglionares casi maduras. V. también **neuroblastoma.**

**GLIOMA MIXTO** (*mixed glioma*) Tumor compuesto de células gliales y de algún otro tipo celular, el más común de los cuales corresponde a las células no neurales de origen ectodérmico.

**GLIOMA MULTIFORME** (*glioma multiforme*) V. **glioblastoma multiforme.**

**GLIOMA NASAL** (*nasal glioma*) Neoplasia caracterizada por el crecimiento ectópico de tejido nervioso en la cavidad nasal.

**GLIOMA ÓPTICO** (*optic glioma*) Tumor compuesto de células gliales. Se desarrolla de forma lenta en el nervio óptico o en el quiasma óptico dando lugar a pérdida de la visión, y suele acompañarse de estrabismo, exoftalmos y parálisis ocular.

**GLIOMA PERIFÉRICO** (*peripheral glioma*) V. **schwannoma.**

**GLIOMA RETINIANO** (*glioma retinae*) V. **retinoblastoma.**

**GLIOMA SARCOMATOSO** (*glioma sarcomatosum*) V. **gliosarcoma.**

**GLIOMA TELANGIECTÁSICO** (*telangiectatic glioma*) Tumor constituido por células gliales y un entramado de vasos sanguíneos, con una coloración rosa viva.

**GLIONEUROMA** (*glioneuroma*) Neoplasia compuesta por células nerviosas y elementos del tejido conjuntivo.

**GLIOSARCOMA** (*gliosarcoma*) Tumor compuesto de células en forma de huso incluidas en el delicado tejido conjuntivo de sostén de las células nerviosas. Denominado también **espongioblastoma; espongiocitoma; glioblastoma; glioma.**

**GLIOSARCOMA RETINIANO** (*gliosarcoma retinae*) V. **retinoblastoma.**

**GLIPIZIDA** (*glipizide*) Antidiabético oral.
INDICACIONES: Diabetes no insulinodependiente.
CONTRAINDICACIONES: Cetoacidosis diabética, embarazo.
EFECTOS SECUNDARIOS: Hipoglucemias prolongadas, mareos.

**-GLOBINURIA** Sufijo que significa «presencia de proteínas complejas en la orina»: *hemoglobinuria, metahemoglobinuria, mioglobinuria.*

**GLOBO HISTÉRICO** (*globus hysterique*) Sensación transitoria de formación de un nudo en la garganta que no desaparece ni con la deglución ni con la tos y que suele acompañar situaciones de ansiedad aguda.

**GLOBULINA** (*globulin*) Proteína perteneciente a un gran grupo de proteínas simples que se clasifican según su solubilidad, su movilidad electroforética y su tamaño. Consultar la voz **albúmina.** V. también **euglobulina; proteína plasmática.**

**GLOBULINA HUMANA INMUNE** (*immune human globulin*) Solución estéril de globulinas utilizadas como agente inmunizante pasivo, que se obtiene de sangre humana adulta.

**GLOBULINA INMUNE** (*immune globulin*) V. **gamma globulina inmune.**

**GLOBULINA INMUNE ANTIRRÁBICA** (*rabies immune globulin [RIG]*) Solución de globulina inmune antirrábica.
INDICACIONES: Se utiliza junto con la vacuna de la rabia del embrión de pato para la protección frente a la rabia en personas sospechosas de haber sido expuestas a este virus.
CONTRAINDICACIONES: Administración previa de este preparado o hipersensibilidad conocida a la solución, a las gammaglobulinas o al timerosal.
EFECTOS SECUNDARIOS: Entre los más graves figuran la inflamación en el lugar de la inyección, la fiebre y las reacciones de hipersensibilidad.

**GLOBULINA INMUNE DE PERTUSSIS** (*Pertussis immune globulin*) Agente de inmunización pasiva contra la tosferina.
INDICACIONES: inmunización contra la tosferina.
CONTRAINDICACIONES: Hipersensibilidad conocida a este fármaco.
EFECTOS SECUNDARIOS: El más grave es la anafilaxis.

**GLOBULINA INMUNE DEL SARAMPIÓN** (*measles immune globulin*) V. **globulina inmune.**

**GLOBULINA INMUNE ZOSTER** (*zoster immune globulin*) Agente inmunizante pasivo que actualmente se emplea de forma experimental limitada para evitar o atenuar las infecciones por virus herpes zoster en sujetos inmunodeprimidos que tiene un gran riesgo de que la infección alcance proporciones muy graves.

**GLOBULINA SÉRICA INMUNE (GSI)** (*immune serum globulin [ISG]*) 1. V. **varicela** 2. V. **globulina humana inmune** 3. V. **anticuerpo inmunoglobulina.**

**GLOBULINA TRANSPORTADORA** (*thyroxine-binding globuline*) Proteína plasmática que se une a la tiroxina transportándola en sangre.

**GLÓBULO** (*globule*) Masa esférica pequeña. Algunos tipos son: **Dobie, glóbulo de; Marchi, glóbulo de; Margagni, glóbulo de; glóbulo dentario; glóbulo lácteo; glóbulo de mielina.**

**GLÓBULO BLANCO** (*white blood cell*) V. **leucocito.**

**GLÓBULO DE MIELINA** (*myelin globule*) Gota de material graso que se encuentra en algunos esputos.

**GLÓBULO DENTINARIO** (*dentin globule*) Pequeño cuerpo esférico situado en la periferia de la dentina y que se debe a la calcificación precoz de ésta.

**GLÓBULO LÁCTEO** (*milk globule*) Gota esférica de grasa en la leche que tiende a separarse para formar la crema.

**GLÓBULO ROJO** (*red blood cell [RBC]*) V. **eritrocito.**

**GLOBUS PALLIDUS** (*globus pallidus*) Porción menor y más interna del núcleo lentiforme del cerebro, separada del putamen por la lámina medular externa y dividida en

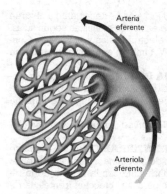

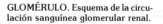

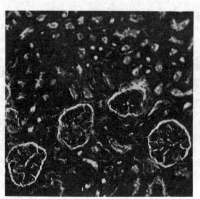

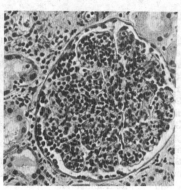

GLOMÉRULO. Esquema de la circulación sanguínea glomerular renal.

GLOMÉRULO. Fotografía, a pocos aumentos, que muestra varios glomérulos renales.

GLOMERULONEFRITIS. Imagen microscópica de un glomérulo en una glomerulonefritis.

una porción externa y otra interna estrechamente comunicadas con el núcleo estriado, el tálamo y el mesencéfalo.

**GLOMANGIOMA** (*glomangioma*) Tumor benigno que se desarrolla a partir de un acúmulo de células sanguíneas en la piel. Denominado también **angiomioneuroma; angioneuroma.**

**GLOMERULAR** (*glomerular*) Relativo a un glomérulo, especialmente a un glomérulo renal.

**GLOMERULAR, ENFERMEDAD** (*glomerular disease*) Cualquiera de las diversas enfermedades en las que se afecte el glomérulo renal. Dependiendo del trastorno en particular de que se trate, puede haber hiperplasia, atrofia, necrosis, cicatrización o depósitos en los glomérulos. Los síntomas pueden ser de comienzo brusco o lentamente progresivos. V. también **glomerulonefritis.**

**GLOMÉRULO** (*glomerulus*) Estructura compuesta de un conjunto de vasos sanguíneos o fibras nerviosas, como el glomérulo renal.

**GLOMERULONEFRITIS** (*glomerulonephritis*) Enfermedad no infecciosa del glomérulo renal que se caracteriza por proteinuria, hematuria, disminución de la producción de orina y edema. Entre los distintos tipos se encuentra la **glomerulonefritis aguda,** la **glomerulonefritis crónica** y la **glomerulonefritis subaguda.**

**GLOMERULONEFRITIS AGUDA** (*acute glomerulonephritis*) Enfermedad no infecciosa del glomérulo renal que se produce tras una infección estreptocócica y que afecta casi siempre al niño. Los síntomas son hematuria, proteinuria, disminución de la diuresis y edema. Los niños suelen recuperarse completamente pero en los adultos puede formarse un tejido cicatrizal en el glomérulo con la consiguiente disminución de la función renal. El tratamiento consiste en limitar la ingestión de proteínas y sodio en la dieta y la administración de diuréticos, antihipertensivos y antibióticos. V. también **glomerulonefritis crónica; glomerulonefritis subaguda; uremia.**

**GLOMERULONEFRITIS CRÓNICA** (*chronic glomerulonephritis*) Enfermedad no infecciosa del glomérulo renal que cursa con proteinuria, hematuria, edema y disminución de la producción de orina. Es de causa desconocida y se puede mantener asintomática durante años; los síntomas aparecen de forma gradual y lenta, aunque la enfermedad progresa a insuficiencia renal. El único tratamiento posible es el trasplante renal o la diálisis. V. también **glomerulonefritis aguda; glomerulonefritis subaguda; uremia.**

**GLOMERULONEFRITIS POSTINFECCIOSA** (*postinfectious glomerulonephritis*) Forma aguda de glomerulonefritis que puede aparecer de una a seis semanas después de una infección estreptocócica. Se caracteriza por hematuria, oliguria y proteinuria, especialmente en forma de cilindros granulares. Se produce un ligero deterioro de la función renal pero la mayoría de los pacientes se recuperan totalmente en el plazo de 1 a 3 meses. Esta forma de glomerulonefritis no tiene tratamiento específico, si bien puede ser necesaria la restricción de proteínas en la dieta y la prescripción de diuréticos hasta que la función renal se restablezca. V. también **glomerulonefritis.**

**GLOMERULONEFRITIS SUBAGUDA** (*subacute glomerulonephritis*) Enfermedad infecciosa poco frecuente que afecta al glomérulo renal y se caracteriza por proteinuria, hematuria, disminución de la producción de orina y edemas. Es de causa desconocida y puede tener una evolución rápida conduciendo en algunos casos a un cuadro de insuficiencia renal. Las únicas formas de terapéutica con que se cuenta en la actualidad son la diálisis y el trasplante de riñón. V. **glomerulonefritis aguda; glomerulonefritis crónica; uremia.**

**GLOMERULOSCLEROSIS INTERCAPILAR** (*intercapillary glomerulosclerosis*) Proceso caracterizado por la degeneración del glomérulo renal. Se asocia con diabetes y a menudo produce albuminuria, edema nefrótico, hipertensión e insuficiencia renal. Denominada también **Kimmelstiel-Wilson, enfermedad de.**

**GLOMUS** (*glomus*) Pequeño grupo de arteriolas que se comunican directamente con las venas y poseen una rica inervación.

**GLOS-** (*glosso-, gloss-*) Prefijo que significa «relativo a la lengua»: *glosocele, glosodinia, glosoplejia.*

**-GLOSIA** (*-glossia*) Sufijo que significa «tipo específico de lengua o un determinado trastorno lingual»: *cacoglosia, megaloglosia, esquistoglosia.*

**GLOSITIS** (*glossitis*) Inflamación de la lengua. La glositis aguda se caracteriza por hinchazón, dolor intenso que puede irradiarse a los oídos, salivación, fiebre y aumento de tamaño de los ganglios regionales; puede aparecer durante una enfermedad infecciosa o como consecuencia de una quemadura, una mordedura o cualquier otra lesión. En la anemia perniciosa se produce una forma de glositis con atrofia lisa de la superficie y bordes linguales. La glositis superficial crónica (glositis de Moeller) se caracteriza por la aparición de placas irregulares de color rojo brillante en la punta o los lados de la lengua y afecta sobre todo a mujeres de mediana edad. Esta última produce dolor o una sensación de quemazón con hipersensibilidad a los alimentos calientes o especiados; no suele responder a ningún tratamiento. En la glositis congénita se observa una placa plana o ligeramente elevada por delante de las papilas caliciformes en la línea media de la superficie dorsal de la lengua. V. **glositis parasitaria** y **glositis romboidea media.**

**GLOSITIS MEDIA** (*median glossitis*) V. **glositis romboidea media.**

**GLOSITIS PARASITARIA** (*parasitic glossitis*) Micosis de la lengua caracterizada por una placa pilosa negra o marrón situada en la cara dorsal posterior y compuesta por papilas filiformes hipertrofiadas que miden alrededor de un centímetro y se fragmentan con facilidad. El proceso, causado por *Cryptococcus linguaepilossae* en simbiosis con *Nocardia lingualis*, no produce molestias y puede tratarse con simples enjuagues. La placa puede desaparecer espontáneamente y reaparecer más tarde. Denominada también antracosis de la lengua; lengua negra vellosa; lengua negra; glosofitia; queratomicosis lingual; lingua villosa nigra; melanotriquia lingual; nigrites linguae.

**GLOSITIS ROMBOIDEA** (*rhomboid glossitis*) V. **glositis romboidea media.**

**GLOSITIS ROMBOIDEA MEDIA** (*median rhomboid glossitis*) Lesión deprimida de color rojo, en forma de diamante, que aparece sobre el dorso de la lengua cuando ésta sufre irritaciones frecuentes por alcohol, bebidas calientes o alimentos especiados. Este trastorno tiene mayor incidencia en varones adultos y puede deberse a una candidiasis.

**GLOSODINIA** (*glossodynia*) Dolor localizado en la lengua y producido por inflamación aguda o crónica, absceso o úlcera.

**GLOSODINIA EXFOLIATIVA** (*glossodynia exfoliativa*) Forma de glositis crónica caracterizada por dolor e hipersensibilidad a los alimentos especiados, sin signos de patología. Afecta sobre todo a mujeres de mediana edad. Denominada también **Moeller, glositis de.**

**GLOSOFARÍNGEO** (*glossopharyngeal*) Relativo a la lengua y la faringe. V. **glosofaríngeo, nervio.**

**GLOSOFARÍNGEO, NERVIO** (*glossopharyngeal nerve*) Componente de un par de nervios craneales esenciales para el sentido del gusto, la sensación de determinadas vísceras y la secreción de ciertas glándulas. Posee fibras sensoriales y motoras que discurren a través de la lengua, la glándula parótida y la faringe, se comunica con el nervio vago y tiene conexiones con dos áreas cerebrales.

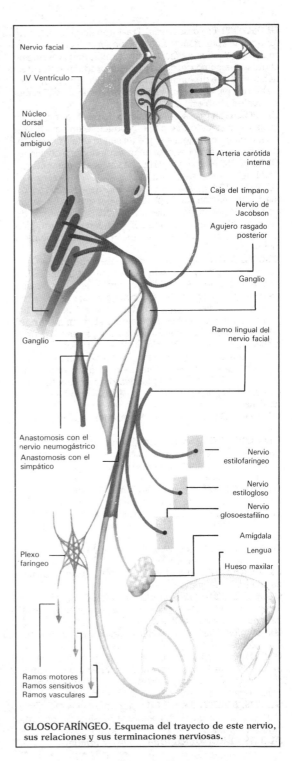

Nervio facial

IV Ventrículo

Núcleo dorsal

Núcleo ambiguo

Arteria carótida interna

Caja del tímpano

Nervio de Jacobson

Agujero rasgado posterior

Ganglio

Ramo lingual del nervio facial

Ganglio

Anastomosis con el nervio neumogástrico

Anastomosis con el simpático

Nervio estilofaríngeo

Nervio estilogloso

Nervio glosoestafilino

Amígdala

Lengua

Hueso maxilar

Plexo faríngeo

Ramos motores
Ramos sensitivos
Ramos vasculares

**GLOSOFARÍNGEO.** Esquema del trayecto de este nervio, sus relaciones y sus terminaciones nerviosas.

**GLOSOFITIA** (*glossophytia*) Trastorno lingual caracterizado por la aparición de una placa negruzca sobre el dorso con gran elongación de papilas filiformes que están engrosadas como cerdas. No suele producir dolor y se debe al hábito de fumar, el uso excesivo de antibióticos de amplio espectro o una micosis producida por *Cryptococcus* en simbiosis con *Nocardia*.

**GLOSOLALIA** (*glossolalia*) Emisión de palabras en un lenguaje desconocido que suele producirse en estados de éxtasis cuando el mensaje que un sujeto está transmitiendo se considera procedente de un espíritu o una divinidad.

**GLOSONCO** (*glossoncus*) Hinchazón local o aumento general del tamaño de la lengua.

**GLOSOPATÍA** (*glossopathy*) Trastorno de la lengua en forma de inflamación aguda producida por quemadura, mordedura, lesión o enfermedad infecciosa, aumento de tamaño debido a un linfangioma congénito o alteración producida por una infección, lesión maligna o anomalía congénita.

**GLOSOPEDA** (*foot-and-mouth disease*) Enfermedad epidémica por picornavirus frecuente en los animales de granja de Europa, Asia y África, y que afecta en ocasiones a las personas en contacto con ganado, pieles, carne o derivados lácteos contaminados. En el ser humano, los síntomas y signos incluyen cefalea, fiebre, malestar general y aparición de vesículas en la lengua, mucosa oral, manos y pies. Son posibles las úlceras dolorosas y el prurito generalizado; sin embargo, la temperatura disminuye pronto, las lesiones ceden en una semana, y a las 2-3 semanas se ha completado la cicatrización, que no deja cicatrices. El tratamiento es sintomático. V. también **picornavirus.**

**GLOSOPEXIA** (*glossopexy*) Adherencia de la lengua al labio.

**GLOSOPIROSIS** (*glossopyrosis*) Sensación de quemazón en la lengua producida por inflamación crónica, exposición a alimentos muy calientes o especiados o debida a factores psicógenos.

**GLOSOPLASTIA** (*glossoplasty*) Intervención quirúrgica u operación realizada en la lengua para corregir una anomalía congénita, reparar una lesión o restablecer el tamaño o la función lingual tras la extirpación de una lesión maligna.

**GLOSOPTOSIS** (*glossoptosis*) Retracción o desplazamiento hacia abajo de la lengua.

**GLOSORRAFIA** (*glossorrhaphy*) Sutura quirúrgica de una herida en la lengua.

**GLOSOTRIQUIA** (*glossotrichia*) Trastorno lingual caracterizado por el aspecto piloso de las papilas. Denominada también **lengua vellosa.**

**GLOT-** (*glott-*) Prefijo que significa «relativo a la glotis»: *glótico, glotitis.*

**GLOTIS** (*glottis*) **1.** Abertura en forma de hendidura entre las cuerdas vocales verdaderas. **2.** Aparato de fonación de la laringe compuesto por las cuerdas vocales verdaderas y la abertura existente entre ellas.

**GLOTIS, ABERTURA DE LA** (*aperture of glottis*) Orificio situado entre las cuerdas vocales verdaderas y los cartílagos aritenoides.

**GLOTIS VERDADERA** (*true glottis*) V. **glotis.**

**GLUCAGÓN** (*glucagon*) Hormona producida por las células alfa (α) de los islotes pancreáticos de Langerhans que estimula la conversión de glucógeno en glucosa en el hígado. Su secreción es estimulada por la hipoglucemia y por la hormona de crecimiento de la hipófisis anterior. Un preparado de glucagón purificado y cristalizado se utiliza en el tratamiento de ciertos estados hipoglucémicos. Denominado también **hiperglucémico glucogenolítico, factor.**

**GLUCAGONOMA, SÍNDROME DEL** (*glucagonoma syndrome*) Enfermedad asociada con la existencia de un tumor secretor de glucagón originado en los islotes pancreáticos que se caracteriza por hiperglucemia, estomatitis, anemia, pérdida de peso y una erupción cutánea característica.

**-GLUCEMIA** (*-glycemia*) Sufijo que significa «relativo a los niveles de azúcar en sangre»: *disglucemia, hepatoglucemia, hiperglucemia.*

**GLUCO-, GLICO-** (*gluco-, glyco-*) Prefijo que significa «relativo a la glucosa»: *glucofuranosa, glucocinético, glucosuria.*

**GLUCOBIARSOL** (*glycobiarsol*) Agente antiamebiano que contiene arsénico y que antiguamente se utilizaba para tratar la amebiasis intestinal.

**GLUCOCORTICOIDE** (*glucocorticoid*) Hormona esteroidea adrenocortical que aumenta la gluconeogénesis, ejerce un efecto antiinflamatorio o influye en gran número de funciones corporales. La más importante de las tres hormonas glucocorticoides es el cortisol (hidrocortisona); la corticosterona es menos activa y la cortisona es totalmente inactiva hasta que se convierte en cortisol. Los glucocorticoides favorecen la liberación de aminoácidos de los músculos, movilizan los ácidos grasos almacenados en el tejido adiposo y aumentan la capacidad de los músculos esqueléticos para mantener las contracciones y evitar la fatiga. *In vitro* se sabe que esas hormonas estabilizan las membranas mitocondriales y lisosómicas, aumentan la producción de trifosfato de adenosina (ATP), promueven la formación de ciertas enzimas hepáticas claves y disminuyen la producción de anticuerpos y el número de eosinófilos circulantes. La deficiencia de glucocorticoides se caracteriza por hiperpigmentación de la piel, hipoglucemia de ayuno, pérdida de peso y apatía, mientras que su exceso da lugar a una alteración de la tolerancia a la glucosa, adelgazamiento de la piel, equimosis, osteoporosis, trastornos de la cicatrización de las heridas, aumento de la susceptibilidad a las infecciones y obesidad. La secreción de glucocorticoides es estimulada por la hormona adrenocorticotrópica (ACTH) de la hipófisis anterior, que a su vez está regulada por el factor liberador de corticotropina del hipotálamo. Los glucocorticoides sintéticos o semisintéticos derivados principalmente del cortisol son la prednisona, prednisolona, dexametasona, metilprednisolona, triamcinolona y betametasona. Consultar la voz **mineralocorticoide.**

**GLUCOGÉNESIS** (*glicogénesis*) Síntesis de glucógeno a partir de glucosa.

**GLUCÓGENO** (*glycogen*) Polisacárido que constituye el componente más importante de almacenamiento de carbohidratos en las células animales. Se forma a partir de

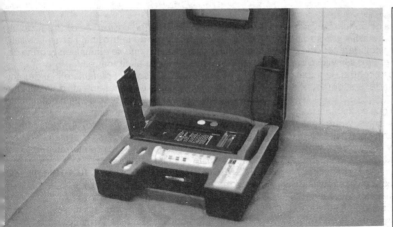

GLUCEMIA. La fotografía muestra un glucómetro, aparato que mide los niveles de glucosa y facilita el control de la glucemia de una manera ambulatoria e, incluso, doméstica.

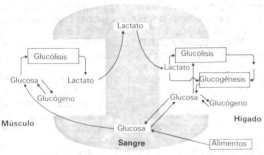

GLUCEMIA. Esquema de los mecanismos fisiológicos utilizados por el organismo (hígado y músculos) para mantener el equilibrio entre ácido láctico (lactato) y la glucosa en sangre.

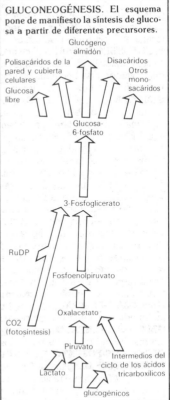

GLUCONEOGÉNESIS. El esquema pone de manifiesto la síntesis de glucosa a partir de diferentes precursores.

la glucosa y se almacena fundamentalmente en el hígado y, en menor grado, en las células musculares. Se hidroliza formando glucosa que se libera en la circulación según las necesidades del organismo. Denominado también **almidón animal; dextrina tisular; hepatina.** V. también **glucosa.**

**GLUCÓGENO, ENFERMEDAD POR ALMACENAMIENTO DE** (glycogen storage disease) Enfermedad perteneciente a un grupo de trastornos hereditarios del metabolismo del glucógeno. Una deficiencia enzimática hace que éste se acumule en cantidades anormalmente grandes en diversas partes del cuerpo. La falta de la enzima se pone de manifiesto por biopsia y análisis clínico. Denominada también **glucogenosis.**

**GLUCÓGENO TIPO I, ENFERMEDAD POR ALMACENAMIENTO DE** (glycogen storage disease, type I) V. **Von Gierke, enfermedad de.**

**GLUCÓGENO TIPO II, ENFERMEDAD POR ALMACENAMIENTO DE** (glycogen storage disease, type II) V. **Pompe, enfermedad de.**

**GLUCÓGENO TIPO III, ENFERMEDAD POR ALMACENAMIENTO DE** (glycogen storage disease, type III) V. **Cori, enfermedad de.**

**GLUCÓGENO TIPO IV, ENFERMEDAD POR ALMACENAMIENTO DE** (glycogen storage disease, type IV) V. **Andersen, enfermedad de.**

**GLUCÓGENO TIPO V, ENFERMEDAD POR ALMACENAMIENTO DE** (glycogen storage disease, type V) V. **McArdle, enfermedad de.**

**GLUCÓGENO TIPO VI, ENFERMEDAD POR ALMACENAMIENTO DE** (glycogen storage disease, type VI) V. **Hers, enfermedad de.**

**GLUCÓLISIS** (glycolysis) Serie de reacciones catalizadas enzimáticamente que se producen en el interior de las células y mediante las cuales se degrada la glucosa y otros azúcares para producir ácido láctico o pirúvico, liberando energía en forma de trifosfato de adenosina. La glucólisis aerobia produce ácido pirúvico en presencia de cantidades adecuadas de oxígeno. La glucólisis anaerobia produce ácido láctico y no requiere oxígeno.

**GLUCONATO CÁLCICO ($C_{12}H_{22}CaO_{14}$)** (calcium gluconate) Preparado a base de calcio que se administra por vía oral o endovenosa para reponer los depósitos corporales de calcio, p. ej. tras una transfusión sanguínea.

**GLUCONEOGÉNESIS** (glyconeogenesis) Síntesis de glucosa a partir de precursores tales como piruvato, lactato, ciertos aminoácidos y productos intermedios del ciclo de los ácidos tricarboxílicos.

**GLUCOPIRROLATO** (glycopyrrolate) Agente anticolinérgico.
INDICACIONES: Medicamento coadyuvante en el tratamiento de la úlcera péptica.

CONTRAINDICACIONES: Glaucoma de ángulo cerrado, asma, obstrucción de las vías genitourinarias y gastrointestinales, colitis ulcerosa o hipersensibilidad conocida.

EFECTOS SECUNDARIOS: Los más graves son visión borrosa, afectación del sistema nervioso central, taquicardia, sequedad de boca, disminución de la sudoración y reacciones de hipersensibilidad.

**GLUCOSA** (*glucose*) Azúcar sencillo que se encuentra en ciertos alimentos, especialmente las frutas, y que constituye una fuente fundamental de energía presente en los líquidos corporales de los animales y el hombre. Cuando se ingiere o es producida por la hidrólisis digestiva de los disacáridos y los almidones, pasa a la sangre, procedente del intestino. El exceso de glucosa en la circulación normalmente se polimeriza y se almacena en el hígado y los músculos en forma de glucógeno, que a su vez es hidrolizado para producir glucosa que se libera a medida que va necesitándose. La determinación de los niveles de glucosa en sangre constituye una prueba diagnóstica muy importante en las diabetes y en otras enfermedades. La glucosa preparada es un agente edulcorante. Los preparados farmacéuticos de glucosa son ampliamente utilizados en el tratamiento de numerosas enfermedades. V. también **dextrosa; glucógeno.**

**GLUCOSA-1-FOSFATO** (*glucosa-1-phosphate*) Compuesto intermedio del metabolismo de los carbohidratos.

**GLUCOSA-6-FOSFATO** (*glucosa 6-phosphate*) Compuesto intermedio del metabolismo de los carbohidratos.

**GLUCOSA-6-FOSFATO DEHIDROGENASA (G-6-PD), DEFICIENCIA DE** (*glucose-6-phosphate dehydrogenase [G-6-PD] deficiency*) Trastorno hereditario caracterizado por la formación de hematíes con un déficit parcial o total de glucosa-6-fosfato dehidrogenasa, enzima esencial para la realización de la glucólisis aerobia. El gen que determina esta enzima está ligado al sexo y su defecto se expresa totalmente en los varones afectos aunque sean heterocigotos. Este trastorno da lugar a episodios de hemólisis aguda en condiciones de estrés o en respuesta a la administración de ciertos agentes químicos o fármacos. La anemia resultante es de tipo hemolítico no esferocítico. V. también **anemia hemolítica no esferocítica congénita.**

**GLUCOSA LÍQUIDA** (*liquid glucose*) Líquido espeso, parecido a un jarabe, inodoro, incoloro o de color amarillento que se obtiene por hidrólisis incompleta del almidón y que está constituido fundamentalmente por dextrosa con dextrina, maltosa y agua. Se utiliza como agente aromatizante y puede emplearse también como fuente nutritiva, sobre todo en el tratamiento de la deshidratación.

**GLUCÓSIDO** (*glycoside*) Carbohidrato que, por hidrólisis, produce un azúcar y otra sustancia no azucarada. La planta *Digitalis purpurea* contiene un glucósido que se utiliza en el tratamiento de algunas cardiopatías.

**GLUCÓSIDO DIGITÁLICO** (*digitalis glycoside*) V. **glucósido.**

**GLUCOSURIA** (*glucosuria*) Presencia anormal de glucosa en la orina como resultado de la ingestión de grandes cantidades de carbohidratos o como consecuencia de una enfermedad renal como la nefrosis o una enfermedad metabólica como la diabetes mellitus.

**GLUCOSÚRICO, ÁCIDO** (*glycosuric acid*) Producto intermedio del metabolismo de la tirosina. Forma una sustancia similar a la melanina que se elimina en la orina de las personas que padecen alcaptonuria.

**GLUTAMATO SÓDICO** (*sodium glutamate*) Sal del ácido glutámico que se utiliza en el tratamiento del coma hepático y como saborizante. También se llama glutamato monosódico y glutamato ácido sódico.

**GLUTÁMICO, ÁCIDO** (*glutamic acid*) Aminoácido no esencial que forma parte de numerosas proteínas. Ciertos preparados del ácido glutámico se utilizan como medicamentos para facilitar la digestión.

**GLUTÁMICO, CLORHIDRATO DEL ÁCIDO** (*glutamic acid hydrochloride*) Acidificador gástrico.

INDICACIONES: Hipoacidez gástrica.

CONTRAINDICACIONES: Hiperacidez, úlcera péptica o hipersensibilidad conocida a este fármaco.

EFECTOS SECUNDARIOS: El más importante es la acidosis sistémica producida por sobredosificación.

**GLUTAMINA (Gln)** (*glutamine [Gln]*) Aminoácido no esencial presente en numerosas proteínas del organismo. Actúa donando aminas en muchas reacciones. Es también un transportador no tóxico del amoníaco.

**GLÚTEA, TUBEROSIDAD** (*gluteal tuberosity*) Reborde situado en la superficie posterolateral del fémur en el que se inserta el músculo glúteo mayor.

**GLUTEN** (*gluten*) Proteína insoluble que forma parte del trigo y otros cereales. Se obtiene de la harina por eliminación del almidón y se utiliza como aglutinante; da a la masa su carácter elástico y resistente. V. **gliadina.**

**GLÚTEO** (*gluteus*) Conjunto de músculos que forman las nalgas. Son tres: mayor, mediano y menor.

**GLUTETIMIDA** (*glutethimide*) Fármaco sedante.

INDICACIONES: Tratamiento de la ansiedad y el insomnio.

CONTRAINDICACIONES: Hipersensibilidad conocida.

EFECTOS SECUNDARIOS: Los más graves son la dependencia física y psicológica y ciertas erupciones cutáneas.

**-GNÁTICO** (*-gnathic*) Perteneciente o relativo a la mandíbula o la mejilla.

**-GNO-** Prefijo que significa «conocer o discernir»: *gnosia, gnosis.*

**-GNOMÍA** (*-gnomy*) Sufijo que significa «ciencia o medios del juicio»: *craneognomia, patognomia, fisiognomia.*

**-GNOMÓNICO** (*-gnomonic*) Sufijo que significa «signos o experiencias en el conocimiento o juicio»: *patognomónico, fisiognomónico, tanatognomónico.*

**-GNOSIA** Sufijo que significa «relativo a la percepción o reconocimiento»: *acognosia, hipergnosia, topognosia.*

**GOLGI, APARATO DE** (*Golgi apparatus*) Conjunto de pequeñas estructuras membranosas que se encuentran en la mayoría de las células; está compuesto de diversos elementos que intervienen en la formación de las cadenas colaterales de carbohidratos de las glucoproteínas, mucopolisacáridos y otras sustancias. Los sáculos que se observan en estas estructuras migran a través de la membrana celular y liberan sustancias asociadas con la secreción externa e interna.

**GOLGI, ÓRGANO DE** (*organ of Golgi*) V. **neurotendinoso, huso.**

**GOLGI-MAZZONI, CORPÚSCULOS DE** *(Golgi-Mazzoni corpuscles)* Cápsulas finas que envuelven las fibrillas nerviosas terminales en el tejido subcutáneo de los dedos. Poseen unos núcleos más gruesos que los corpúsculos de Pacini pero tienen una función similar como órganos sensoriales terminales de carácter especial. Consultar las voces **Pacini, corpúsculos de; Ruffini, corpúsculos de.**

**GOLPE DE CALOR** *(heatstroke)* V. **hiperpirexia por calor.**

**GOMA** *(gumma)* **1.** Granuloma característico de la sífilis terciaria cuyo tamaño puede variar desde 1 mm hasta 1 cm de diámetro. Por lo general se encuentra encapsulado y contiene una masa necrótica central rodeada por zonas tisulares inflamatorias y fibróticas. En algunos gomas se encuentran microorganismos infecciosos del género *Treponema*. La lesión puede ser localizada o difusa y asentar en el tronco, piernas, cara y en distintos órganos internos, especialmente el hígado. La rotura de una goma provoca la aparición de una úlcera profunda que cicatriza lentamente. **2.** Lesión granulomatosa blanda que se observa a veces en la tuberculosis.

**GON-, GONI-** *(gon-, gony-)* Prefijo que significa «relativo a la rodilla»: *gonicampsia, goniectiposis, gonionco.*

**GON-, GONO-** Prefijo que significa «relativo al semen o la semilla»: *gonococcina, gonóforo, gonotomo.*

**GÓNADA** *(gonad)* Glándula productora de gametos, como el ovario o el testículo.

**GONADOTROPINA** *(gonadotropin, gonadotrophin)* Sustancia hormonal que estimula la función de los testículos y los ovarios. La hormona gonadotrópica estimulante del folículo (FSH) y la luteinizante (LH) son producidas y secretadas por la hipófisis anterior. Al comienzo del embarazo, la placenta produce también gonadotropina coriónica (HCG) que actúa para mantener la función del cuerpo lúteo del ovario evitando la menstruación y manteniendo así la gestación. Las gonadotropinas se prescriben para inducir la ovulación en casos de infertilidad debida a la estimulación inadecuada del ovario por las hormonas gonadotrópicas endógenas. La estimulación excesiva del ovario puede producir un gran aumento de tamaño de la glándula con maduración de numerosos folículos, embarazo múltiple, hemorragia intraabdominal y dolor.

**GONADOTROPINA CORIÓNICA** *(chorionic gonadotropin)* Componente químico presente en la orina de la mujer o la yegua gestantes. V. **gonadotropina.**

**GONADOTROPINA CORIÓNICA HUMANA (GCH)** *(human chorionic gonadotropin [HCG])* V. **gonadotropina coriónica.**

**GONFOSIS** *(gomphosis)* Articulación en la cual se inserta una formación cónica en otra sacular, como es el caso de la inserción de una raíz dentaria en el alvéolo de la mandíbula o el maxilar. No es una conexión entre verdaderos huesos sino que se considera un tipo de articulación fibrosa. Consultar las voces **sindesmosis; sutura.**

**-GONIA** *(-gony)* Sufijo que significa «nacimiento u origen»: *anfigonia, merogonia, zoogonia.*

**-GÓNICO** *(-gonic)* Sufijo que significa «agente, proceso o resultado de la generación y la reproducción, incluida la sexual»: *disgónico.*

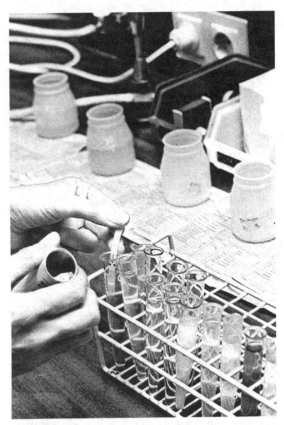

**GLUCOSURIA.** El control de la diabetes por los propios diabéticos se ha simplificado extraordinariamente por la aparición de unos reactivos fácilmente utilizables y valorables.

**GONIO-** Prefijo que significa «perteneciente a un ángulo»: *goniocraneometría, goniómetro, gonión.*

**GONIOMETRÍA** *(goniometry)* Sistema para examinar el equilibrio en diversas enfermedades laberínticas en que éste se afecta. En una de las técnicas se utiliza una tabla, uno de cuyos extremos puede elevarse a mayor o menor altura según se desee. El paciente se sitúa sobre dicha tabla y se va elevando gradualmente uno de sus extremos anotándose el punto en que el paciente ya no puede mantener el equilibrio.

**GONOBLASTO** *(gonoblast)* V. **germinal, célula.**

**GONOCITO** *(gonocyte)* V. **germinal, célula.**

**GONOCOCIA** *(gonococcia).* V. **blenorragia.**

**GONOCOCO** *(gonococcus)* Diplococo intracelular gramnegativo de la especie *Neisseria gonorrheae* que produce la gonorrea.

**GONORREA** *(gonorrhea)* Enfermedad venérea frecuente que suele afectar las vías genitourinarias y, de forma ocasional, la faringe, las conjuntivas o el recto. La infección se transmite por contacto con una persona infectada o con secreciones que contienen el microorganismo causal, *Neisseria gonorrheae.*

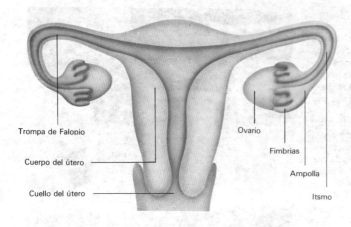

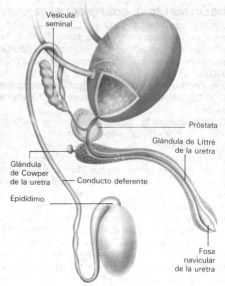

**GONORREA. Esquemas que muestran los puntos de localización de la gonorrea genital en el varón (a la derecha), y la vía de diseminación de las infecciones gonocócicas en el aparato genital femenino (a la izquierda).**

Trompa de Falopio

Cuerpo del útero

Cuello del útero

Ovario

Fimbrias

Ampolla

Itsmo

Vesícula seminal

Próstata

Glándula de Littré de la uretra

Glándula de Cowper de la uretra

Conducto deferente

Epidídimo

Fosa navicular de la uretra

OBSERVACIONES: Es típica una uretritis con disuria, secreción uretral o vaginal purulenta de color amarillo verdoso, enrojecimiento o edema del meato uretral y una sensación de picor, quemazón o dolor en torno al orificio vaginal o uretral. La vagina puede aparecer intensamente hinchada y enrojecida y la región abdominal inferior presenta tensión e hipersensibilidad a la palpación. A medida que la infección progresa, lo cual es más frecuente en la mujer que en el hombre, aparecen náuseas, vómitos, fiebre y taquicardia y se desarrolla un cuadro de salpingitis, ooforitis o peritonitis. También pueden inflamarse los tejidos que rodean el hígado, con lo que se produce dolor en el hipocondrio derecho. La infección diseminada grave es también más frecuente en la mujer que en el hombre y se caracteriza por signos de septicemia con poliartritis, lesiones papilares dolorosas en la piel de las manos y pies e inflamación de los tendones de las muñecas, rodillas y tobillos. La oftalmía gonocócica constituye una infección conjuntival que puede evolucionar a la cicatrización y la ceguera. La gonorrea se diagnostica por

cultivo bacteriológico del microorganismo en una extensión obtenida de una muestra de exudado. En el hombre, el estudio microscópico de la muestra teñida por la técnica de Gram pone de manifiesto la presencia de diplococos intracelulares gramnegativos y tiene carácter diagnóstico, pero en la mujer no es un resultado definitivo. ACTUACIÓN: La gonorrea no complicada se trata con penicilina, que suele administrarse por inyección IM; media hora antes se administra también una dosis oral de probenecid, que actúa retrasando la excreción de la penicilina. El tratamiento oral con una dosis grande y única de ampicilina también se considera eficaz y en algunos casos se utiliza la eritromicina o tetraciclina sobre todo en personas alérgicas a la penicilina y a fármacos similares. Tras el tratamiento hay que repetir las pruebas al cabo de una o dos semanas para confirmar la erradicación del microorganismo. La instilación sistemática de nitrato de plata al 1 % en los ojos del recién nacido (método de Credé) consitituye un medio de profilaxis eficaz frente a la infección en el período natal que puede producirse por contacto con secreciones infectadas en madres asintomáticas durante el parto vaginal.

**GOODELL, SIGNO DE** *(Goodell's sign)* Reblandecimiento del cuello uterino que constituye un signo probable de embarazo.

**GOODPASTURE, SÍNDROME DE** *(Goodpasture's syndrome)* Hemosiderosis pulmonar crónica y recidivante que puede asociarse con glomerulonefritis y se caracteriza por presentar tos con hemoptisis, disnea, anemia e insuficencia renal progresiva. Las formas leves del síndrome pueden responder a los corticosteroides o los inmunosupresores. Los casos recidivantes graves tienen un pronóstico malo; los únicos tratamientos son la hemodiálisis y el trasplante renal.

**GORDON, CUERPO ELEMENTAL DE** *(Gordon's elementary body)* Partícula que se encuentra en los tejidos

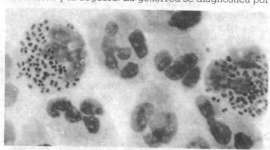

**GONOCOCO. Fotografía microscópica donde pueden apreciarse varios leucocitos de características normales, así como a dos de ellos que han sido invadidos por los diplococos de Neisseria Gonorrheae.**

que contienen eosinófilos y que antiguamente se consideraba la causa vírica de la enfermedad de Hodgkin.

**GORDON, REFLEJO DE** *(Gordon reflex)* **1.** Variación anormal del reflejo Babinski que se provoca comprimiendo los músculos de la pantorrilla y se caracteriza por la extensión del primer dedo del pie con separación en abanico de los restantes. Se considera un signo de afectación de las vías piramidales **2.** Reflejo anormal que se provoca comprimiendo los músculos del antebrazo y se caracteriza por la flexión de todos los dedos de la mano o el pulgar y el índice. Se observa en enfermedades de las vías piramidales. Consultar las voces **Chaddock, reflejo de; Oppenheim, reflejo de.** V. también **Babinski, reflejo de.**

**GORGOJO DEL TRIGO, ENFERMEDAD DEL** *(wheat weevil disease)* Neumonitis hipersensitiva ocasionada por alergia a las partículas procedentes del cuerpo del gorgojo presentes en la harina de trigo.

**GOSSELIN, FRACTURA DE** *(Gosselin's fracture)* Fractura en forma de V de la porción distal de la tibia que se extiende al tobillo.

**GOT** *(GOT)* Abreviatura de la **transaminasa glutámico-oxaloacética.**

**GOTA** *(gout)* Enfermedad asociada con un error congénito del metabolismo del ácido úrico que se caracteriza por el aumento de producción de éste o la disminución de su excreción. El exceso de ácido úrico se convierte en cristales de urato sódico que precipitan y se depositan en las articulaciones y otros tejidos. La afección es más frecuente en hombres que en mujeres. Una localización frecuente donde se acumulan los cristales de urato es el primer dedo del pie. Esta enfermedad puede producir una hinchazón articular extraordinariamente dolorosa que se acompaña de escalofríos y fiebre. Los síntomas son recidivantes y los episodios son cada vez más prolongados. Esta enfermedad es incapacitante y, si no se trata, puede evolucionar apareciendo tofos y alteraciones articulares destructivas. El tratamiento consiste en la administración de colchicina, fenilbutazona, indometacina o glucocorticoides, una dieta con exclusión de alimentos ricos en purina como las vísceras y, en algunos casos, la extirpación quirúrgica de los tofos. La gota adquirida se asocia con los signos y síntomas típicos de la gota clásica pero es secundaria a alguna otra enfermedad o se produce como complicación del tratamiento de otro trastorno. Los fármacos diuréticos pueden alterar la concentración de ácido úrico con precipitación del mismo en las articulaciones. V. también **condrocalcinosis; Lesch-Nyhan, síndrome de; tofo.**

**GOTA PENDIENTE, TÉCNICA DE LA** *(handing drop preparation)* Técnica utilizada para el examen e identificación de ciertos microorganismos como espiroquetas y tricomonas. Para realizar esta técnica se necesita un porta especial con una cavidad central, un cubre y un microscopio. La muestra sospechosa se diluye con una solución isotónica estéril y una gota de ésta se deposita sobre el cubre, el cual se invierte ciudadosamente y se sitúa sobre el porta de forma que la gota se introduzca en su concavidad. Con esta técnica pueden verse las delicadas estructuras y el tipo de movimiento característico de la

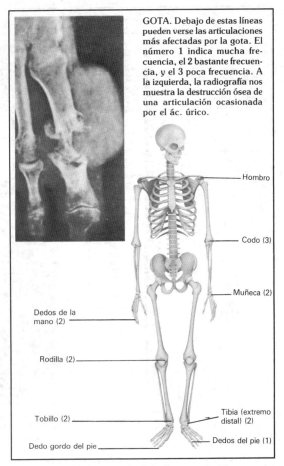

GOTA. Debajo de estas líneas pueden verse las articulaciones más afectadas por la gota. El número 1 indica mucha frecuencia, el 2 bastante frecuencia, y el 3 poca frecuencia. A la izquierda, la radiografía nos muestra la destrucción ósea de una articulación ocasionada por el ác. úrico.

Hombro

Codo (3)

Muñeca (2)

Dedos de la mano (2)

Rodilla (2)

Tibia (extremo distal) (2)

Tobillo (2)

Dedos del pie (1)

Dedo gordo del pie

especie estudiada a través del microscopio. Un porta de vidrio ordinario puede prepararse para la realización de este tipo de examen haciendo un reborde de gelatina sobre su superficie.

**GOTAS ÓTICAS** *(eardrops)* Medicamento tópico en forma líquida para el tratamiento local de diversos procesos del oído como la inflamación o la infección del revestimiento del conducto auditivo externo o la impactación de cerumen.

**GOTAS ÓTICAS, INSTILACIÓN DE** *(eardrops instillation)* Instilación de una solución medicamentosa en el conducto auditivo externo. Se pide al paciente que incline la cabeza hacia un lado, de forma que el oído quede orientado hacia arriba. Se descubre el orificio y las gotas medicinales se dirigen hacia la pared interna del conducto. El pabellón se tracciona hacia arriba y atrás en los individuos con edad superior a tres años, y hacia abajo y atrás en los niños más pequeños.

**GOTEO** *(drip)* **1.** Proceso por el cual un líquido cae en forma de gotas. **2.** Infusión lenta y continua de un líquido en el organismo, a través del estómago, una vena, etc.

**GOTEO, EQUIPO PARA** *(component drip set)* Aparato

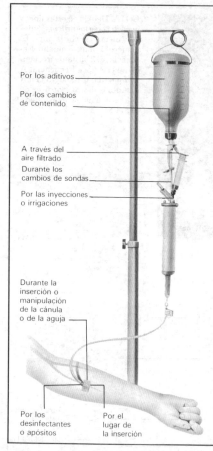

Por los aditivos

Por los cambios de contenido

A través del aire filtrado

Durante los cambios de sondas

Por las inyecciones o irrigaciones

Durante la inserción o manipulación de la cánula o de la aguja

Por los desinfectantes o apósitos

Por el lugar de la inserción

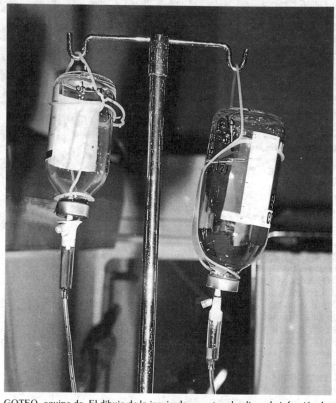

GOTEO, equipo de. El dibujo de la izquierda muestra el peligro de infección durante el uso del gota a gota. En la fotografía superior puede apreciarse un caso de utilización de un equipo de goteo.

utilizado para la administración de líquidos intravenosos. Está compuesto por tubos de plástico, una cámara de regulación del goteo y un filtro. Consultar las voces **inyección intravenosa, equipo para; transfusión rápida con filtro para los microorganismos, sistema de; transfusión, equipo de; Y, sistema en.**

**GOTEO, SISTEMA DE** (drip system) (Tratamiento intravenoso). Aparato para administrar un volumen fijo de una solución intravenosa en un período predeterminado de tiempo y a una tasa de flujo dada. V. también **macrogoteo; microgoteo.**

**GOTEO NASAL** (nasal drip) Método de administración lenta de líquidos por medio de un catéter insertado en una fosa nasal dirigido al esófago, utilizado en niños deshidratados.

**GOTEO POSNASAL** (postnasal drip) Secreción gota a gota de moco nasal en la faringe posterior que suele acompañarse de una sensación de obstrucción, sabor desagradable y un aliento fétido producidos por un cuadro de rinitis, sinusitis crónica o hipersecreción de la mucosa nasofaríngea. Los métodos terapéuticos consisten en la aplicación de gotas o sprays de fenilefrina o sulfato de efedrina para provocar vasoconstricción y reducir la hi-

peremia, irrigación sinusal para favorecer el drenaje y administración de los antibióticos adecuados. En algunos casos está indicado el tratamiento antialérgico y a veces, cuando las vías nasales se encuentran obstruidas por la presencia de pólipos o por una desviación de tabique, hay que optar por la cirugía.

**GOTITAS, INFECCIÓN POR** (droplet infection) Infección adquirida por la inhalación de microorganismos patógenos suspendidos en partículas de líquidos procedentes de otra persona o animal infectados a través del estornudo, la tos, etc. Algunas enfermedades transmitidas por gotitas son el sarampión, resfriado común, gripe, varicela y parotiditis.

**GOWERS, DISTROFIA MUSCULAR DE** (Gowers' muscular dystrophy) V. **distrofia muscular distal.**

**GPT** (GPT) Abreviatura de **transaminasa glutámico-pirúvica.**

**GRAAF, FOLÍCULO DE** (Graafian follicle) Vesícula ovárica madura que mide unos 10 o 12 mm de diámetro y que se rompe durante la ovulación para liberar el óvulo. Cerca de la superficie del ovario, inmediatamente debajo de la túnica albugínea, se encuentran incluidos gran número de folículos ováricos primarios cada uno de los cuales contiene un óvulo inmaduro de aproximadamente 35 $\mu$ de diámetro. Bajo la influencia de la hormona estimulante del folículo (FSH) originada en la adenohipófisis, un folículo ovárico maduro se convierte en un folículo de Graaf durante la fase proliferativa del ciclo menstrual. Las células que forman el folículo de Graaf se disponen en una capa de 3 o 4 células de grosor que rodean un volumen relativamente grande de líquido folicular. Dentro del folículo, el óvulo crece hasta alcanzar un diámetro de aproximadamente 100 $\mu$; en ese momento se rompe y se desplaza hacia la desembocadura fimbriada de la trompa del útero. La cavidad del folículo se colapsa cuando el óvulo se libera y las restantes células foliculares aumentan de tamaño formando el cuerpo lúteo. Si el óvulo es fertilizado, el cuerpo lúteo sigue creciendo y se convierte en el cuerpo lúteo del embarazo, que, al final del noveno mes, tiene un diámetro de aproximadamente 30 mm. Mientras el folículo ovárico madura para convertirse en el folículo de Graaf, produce estrógenos que estimulan la proliferación del endometrio y el aumento de tamaño de las glándulas uterinas. El cuerpo lúteo en crecimiento produce progesterona que pone en marcha la secreción de las glándulas endometriales y prepara el útero para recibir el óvulo fertilizado. Si el óvulo no se fertiliza, el folículo de Graaf forma el cuerpo lúteo de la menstruación y degenera dejando un pequeño cuerpo albicans cicatrizado.

**GRADIENTE** (gradient) **1.** Tasa de aumento o disminución de un fenómeno mensurable como la temperatura o la presión. **2.** Representación visual de la tasa de cambio de un fenómeno mensurable: curva.

**GRADIENTE AXIAL** (axial gradient) **1.** Variación del ritmo metabólico en diferentes partes del organismo. **2.** Desarrollo a través del eje del cuerpo o sus partes en relación con la tasa metabólica en las diferentes regiones.

**GRADIENTE MITRAL** (mitral gradient) Diferencia de presión entre la aurícula y el ventrículo izquierdo durante la diástole.

**GRADIENTE SISTÓLICO** (systolic gradient) Diferencia de presión entre la aurícula y el ventrículo izquierdos durante la sístole.

**GRADIENTE VENTRICULAR** (ventricular gradient) Suma algebraica de las áreas comprendidas por el complejo QRS y la onda T en el electrocardiograma.

**-GRAFÍA** (-graphy) Sufijo que significa «tipo de impresión»: arteriografía, cardiografía, dermografía.

**GRAFO-** (grapho-) Prefijo que significa «relativo a la escritura»: grafocatasis, grafomanía, grafofobia.

**GRAFOESPASMO** (graphospasm) Espasmo muscular con dolor de la mano y el antebrazo que se produce tras un período prolongado de escritura.

**GRAM, TINCIÓN DE** (Gram's stain) Método de tinción de los microorganismos que se realiza con un contraste violeta, añadiendo a continuación una solución yodada, decolorando con un alcohol o con solución de acetona y contratiñendo con safranina. La retención del color violeta de la tinción o el rosado de la contratinción constituye una forma importante de identificar y clasificar las bacterias. Los microorganismos grampositivos presentan una coloración violeta o azulada y los gramnegativos una coloración rosada.

**-GRAMA** (-gram) Sufijo que significa «trazado»: cefalograma, mamograma, esplenograma.

**GRAMNEGATIVO** (gram-negative) Que posee la coloración rosada de la contratinción que se utiliza en el método de Gram para teñir microorganimos. Esta propiedad es un método fundamental de caracterización de los microorganismos en microbiología. Algunas de las bacterias gramnegativas más frecuentes son: Bacteroides fragilis, Brucella abortus, Escherichia coli, Haemophilus influenzae, Klebsiella pneumoniae, Neisseria gonorrhoeae, Proteus vulgaris, Pseudomonas aeruginosa, Salmomella typhi, Shigella dysenteriae, Yersinia pestis.

**GRAMO (g)** (gram [gm]) Unidad de masa en el sistema métrico igual a 1/1.000 del kilogramo.

**-GRAMO** (-gram) Sufijo que significa 1/1.000 del kilogramo: centígramo, decagramo, microgramo.

**GRAMPOSITIVO** (gram-positive) Que conserva el color violeta de la tinción que se utiliza en el método de Gram para teñir microorganismos. Esta propiedad es un método fundamental de caracterización de los microorganismos en microbiología. Algunas de las bacterias patógenas grampositivas más frecuentes son: Bacillus anthracis, Clostridium, Mycobacterium leprae, Mycobacterium tuberculosis, Staphylococcus aureus, Streptococcus pneumoniae, Streptococcus pyogenes.

**GRAN MAL, CRISIS DE** (grand mal seizure) Ataque epiléptico caracterizado por una contracción muscular involuntaria generalizada con cesación de la respiración, todo ello seguido de espasmos tónicos y clónicos de los músculos. La respiración se reinstaura con inspiraciones ruidosas. Puede haber encajamiento de los dientes con mordedura de la lengua y pérdida del control vesical. Al ir pasando esta fase de la crisis, el paciente puede quedar profundamente dormido durante una hora o dos y por lo general al despertar no recuerda el episodio. Normalmente las crisis de gran mal son precedidas por algún signo sensorial de aviso o aura. Estas crisis pueden producirse aisladamente, a intervalos, o en estrecha sucesión. Generalmente se prescriben medicamentos anticonvulsivos como medida profiláctica.

**GRANDE, HUESO** (capitate bone) Uno de los huesos mayores del carpo, localizado en el centro de la muñeca, que presenta una cabeza redondeada que se adapta a la concavidad de los huesos escafoides y semilunar. En sus superficies rugosas dorsal y palmar se insertan varios ligamentos. Se articula con el escafoides y el semilunar proximalmente, con los metacarpianos segundo, tercero y cuarto distalmente, con el trapezoide por el lado radial y con el ganchoso por el lado cubital.

**GRANO** (pimple) Pequeña pápula, pústula o forúnculo.

**GRANUL-** Prefijo que significa «relativo a granos o gránulos»: granulosa, granulocitoma.

**GRANULACIÓN, TEJIDO DE** (granulation tissue) Proyecciones blandas, rosadas y carnosas que se forman durante el proceso de cicatrización en las heridas que no curan por primera intención; están constituidas por numerosos capilares rodeados por colágeno fibroso. El sobrecrecimiento del tejido de granulación determina la aparición de una formación carnosa exuberante que protrusa por encima de la piel V. también **granuloma piógeno.**

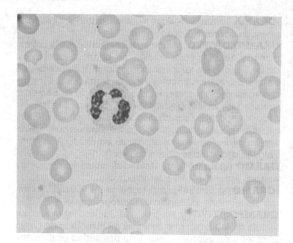

GRANULOCITO. En la fotografía puede apreciarse un granulocito con su núcleo segmentado.

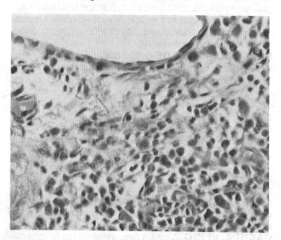

GRANULOMA EOSINÓFILO de un tejido óseo. Se aprecia la infiltración celular eosinofílica y el infiltrado mononuclear.

**GRANULAR** *(granular)* **1.** Que macroscópicamente tiene aspecto arenoso. **2.** Que microscópicamente presenta partículas en su interior o en su superficie, como es el caso del leucocito granular.

**GRANULOCITO** *(granulocyte)* Leucocito caracterizado por la presencia de gránulos citoplasmáticos. Pueden ser basófilos, eosinófilos y neutrófilos. Consultar la voz **agranulocito.**

**GRANULOCITOPENIA** *(granulocytopenia)* Trastorno sanguíneo que se caracteriza por una disminución en el número total de granulocitos. Denominado también **neutropenia.** Consultar la voz **granulocitosis.** V. también **leucopenia.**

**GRANULOCITOSIS** *(granulocytosis)* Trastorno de la sangre caracterizado por el aumento del número total de granulocitos. Consultar la voz **granulocitopenia.**

**GRANULOMA** *(granuloma)* Masa de tejido de granulación nodular producido como consecuencia de un estado inflamatorio, una lesión o una infección crónicos. Está compuesto de yemas capilares y fibroblastos en proporciones variables. Presenta una transformación de fibroblastos e histiocitos, que le ha valido el nombre de células epitelioides, de las cuales pueden derivar células gigantes. En la periferia del granuloma existen linfocitos y células plasmáticas; mientras que en el interior puede haber necrosis o no. Puede resolverse espontáneamente, gangrenarse, diseminarse o mantenerse como un foco infeccioso. El tratamiento depende de la causa y de la evolución probable del granuloma en particular.

**-GRANULOMA** Sufijo que significa «masa de aspecto tumoral o nódulo de tejido de granulación»: *paragranuloma, ulcerogranuloma, xantogranuloma.*

**GRANULOMA ANULAR** *(granuloma annulare)* Enfermedad cutánea, autolimitada, de causa desconocida, constituida por pápulas rojizas y nódulos que se disponen formando un anillo y que afectan sobre todo a las porciones distales de las extremidades en el niño. No precisa ningún tratamiento.

**GRANULOMA EOSINÓFILO** *(eosinophilic granuloma)* Formación caracterizada por la presencia de numerosos eosinófilos e histiocitos y que asienta en el hueso en forma de lesiones únicas o múltiples. También pueden desarrollarse en el pulmón y son más frecuentes en niños y adolescentes.

**GRANULOMA GLÚTEO DEL RECIÉN NACIDO** *(granuloma gluteale infantum)* Trastorno cutáneo del recién nacido que se caracteriza por la aparición de nódulos grandes, elevados, de color azulado o rojo parduzco que asientan en las nalgas y suelen producirse como reacción secundaria a la aplicación de ungüentos de esteroides fuertes durante un cierto período de tiempo. Estas lesiones desaparecen sistemáticamente en dos meses una vez se suspende la medicación.

**GRANULOMA INGUINAL** *(granuloma inguinale)* Enfermedad venérea caracterizada por la aparición de úlceras en la piel y tejidos subcutáneos de la ingle y los genitales. Se debe a una infección por *Calymmatobacterium granulomatis* o *Donovania granulomatis*, bacilo gramnegativo pequeño en forma de bastón que se transmite por contacto sexual. El diagnóstico se hace mediante el examen microscópico y la identificación de unos cuerpos característicos (cuerpos de Donovan) en forma de imperdible en el citoplasma de los fagocitos obtenidos de la lesión y teñidos por la técnica de Wright. Estas lesiones, si no se tratan, se diseminan, profundizan, se multiplican y se infectan secundariamente. La infección suele responder a la estreptomicina. En todas las personas en que se sospeche el diagnóstico de granuloma inguinal hay que realizar también las pruebas específicas de la sífilis, ya que es frecuente que ambas enfermedades incidan simultáneamente en un mismo paciente.

**GRANULOMA PARACOCCIDIOIDEO** *(paracoccidioidal granuloma)* V. **paracoccidioidomicosis.**

**GRANULOMA PIÓGENO** *(pyogenic granuloma)* Masa pequeña de carácter benigno que está formada por un exceso de tejido de granulación que suele encontrarse en las heridas. Generalmente presenta un color rojo sucio, contiene numerosos capilares que sangran fácilmente y se halla a gran tensión; puede estar provisto de un fino tallo. El tratamiento consiste en la cauterización eléctrica o con nitrato de plata tópico. También llamado **granuloma telangiectásico.**

**GRANULOMA TELANGIECTÁSICO** (telangiectatic granuloma) V. **granuloma piogénico.**

**GRANULOMA TRICOFÍTICO** (trichophytic granuloma) V. **Majocchi, granuloma de.**

**GRANULOMATOSIS** (granulomatosis) Trastorno o enfermedad caracterizada por el desarrollo de granulomas, como la beriliosis.

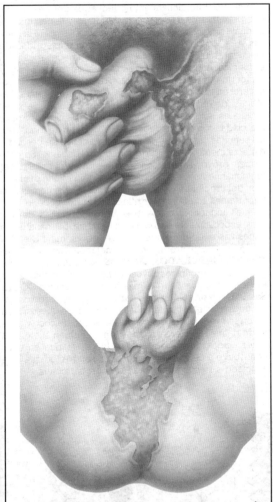

**GRANULOMA INGUINAL. Lámina superior: se observa la ulceración de la piel y del tejido celular subcutáneo del escroto, pene y región inguinal en un varón. Lámina inferior: pueden verse las adenopatías inguinales típicas, con ulceración inguinal en una mujer.**

**GRANULOSAS, TUMOR DE CÉLULAS** (granulosa cell tumor) Tumor ovárico carnoso con estrías amarillentas que se originan en las células de la membrana granulosa primordial y que puede alcanzar un tamaño extraordinariamente grande. A veces se asocia con la producción excesiva de estrógenos, que produce hiperplasia endometrial y menorragia.

**GRAPA** (clip) Instrumento quirúrgico utilizado para unir la piel, alinear los bordes y detener la hemorragia de los vasos sanguíneos pequeños. También se utiliza en Radiología para localización de estructuras.

**GRASA** (fat) **1.** Sustancia compuesta de lípidos o ácidos grasos de distinta forma o consistencia. **2.** Tipo de tejido

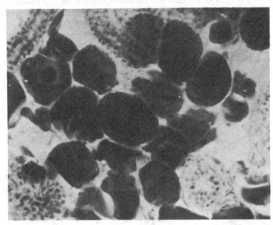

GRASA. Imagen microfotográfica, mediante la técnica del sudán negro, de unas células correspondientes al tejido adiposo blanco (adipocitos).

corporal compuesto por células que contienen grasa almacenada (grasa de depósito). La grasa almacenada suele ser de color blanco, en cuyo caso forma grandes vesículas celulares, o de color pardo, constituida entonces por gotitas lipídeas. La grasa almacenada contiene más de dos veces la cantidad de calorías por gramo que los azúcares y sirve como una fuente de energía corporal rápidamente movilizable. Además la grasa almacenada actúa como cojín amortiguador y medio de aislamiento de los órganos vitales. V. también **adiposo; obesidad.**

**GRASA ORBITARIA** (orbital fat) Almohadillado semilíquido de grasa que reviste el apoyo orbitario óseo del ojo. La pérdida traumática de la grasa causa una apariencia de hundimiento del ojo. Su sustitución por un tumor o tejido anormal se puede poner de manifiesto en la exploración oftalmológica. El explorador presiona suavemente en la parte anterior de los ojos a través de los párpados. En condiciones normales, cada ojo se puede desplazar 5 cm en la cuenca orbitaria.

**GRASO, ÁCIDO** (fatty acid) Ácido orgánico producido por la hidrólisis de las grasas neutras. En la célula viva se encuentran combinados con otras moléculas y no en estado libre. Los ácidos grasos esenciales son moléculas no saturadas que no pueden ser producidas por el organismo y por tanto deben incluirse en la dieta. Entre los distintos tipos de ácidos grasos esenciales se encuentran el araquidónico y el linoleico.

**GRASO, ALCOHOL** *(fatty alcohol)* Hidróxido de un hidrocarburo parafínico.

**GRASO INSATURADO, ÁCIDO** *(unsaturated fatty acid)* Ester de glicerina de ciertos ácidos orgánicos en el que algunos átomos tienen uniones de doble o triple valencia. Dichas uniones se rompen fácilmente en las reacciones químicas, uniéndose a otras sustancias. Los monoinsaturados tienen sólo una unión doble o triple por molécula.

GRASO ÁCIDO. Arriba, estructura atómica de tres ácidos grasos y del glicerol. Abajo a la izquierda, síntesis de una molécula de triglicérido a partir de ácidos grasos y glicerol. Abajo a la derecha, otras grasas como son la vitamina A y el colesterol.

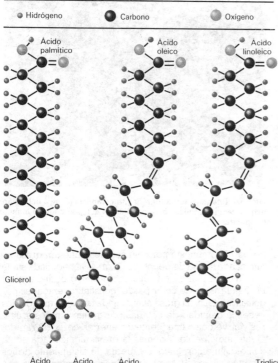

se encuentran en muchos alimentos, tales como aceite de oliva, cacahuetes, pacanas, almendras, nueces y otros frutos secos. Los poliinsaturados tienen más de una unión doble o triple por molécula; se encuentran en el pescado, trigo, polen, semillas de soja, algodón y girasol. Las dietas con exceso de ácidos grasos no saturados y escasez de saturados están relacionadas con los bajos niveles de colesterol en sangre encontrados en algunas muestras de población.

**GRASO POLIINSATURADO, ÁCIDO** *(polyunsaturated fatty acid)* V. **graso insaturado, ácido.**

**GRASOS ESENCIALES, ÁCIDOS** *(essential fatty acid)* Ácidos grasos poliinsaturados, linoleico, linolénico y araquidónico, esenciales en la dieta para el crecimiento, mantenimiento y funcionamiento adecuados del organismo. Son precursores de las prostaglandinas y tienen una importante función en el transporte y metabolismo de las grasas y en el mantenimiento de la función e integridad de las membranas celulares. También son necesarios para el funcionamiento normal de los sistemas reproductor y endocrino y para la degradación de los depósitos de colesterol en las paredes arteriales. Las mejores fuentes dietéticas de ácidos grasos esenciales son los aceites vegetales naturales (soja, maíz, girasol), las margarinas mezcladas con aceites vegetales, el germen de trigo, ciertas semillas, las grasas de aves y los aceites de pescado, especialmente el aceite de hígado de bacalao. Su deficiencia provoca alteraciones en la estructura celular y el funcionamiento enzimático que determinan una disminución del crecimiento y otros trastornos. Los síntomas más importantes son falta de brillo y lustre del cabello, problemas ungueales, caspa, trastornos alérgicos y dermatosis, especialmente eccema en el lactante. Las cantidades excesivas pueden reducir el nivel de vitamina E en los tejidos junto con otros trastornos metabólicos y obesidad.

**GRASOS SATURADOS, ÁCIDOS** *(saturated fatty acid)* Compuestos orgánicos cuyos átomos se hallan unidos por enlaces sencillos y caracterizados por la función COOH. Son bien de origen animal: carnero, oveja, cerdo, vaca, productos lácteos, mantequilla, la mayoría de quesos, bien de origen vegetal: los del chocolate, aceite de coco y aceite de palma. La margarina corriente también suele contener ácidos grasos saturados. Una dieta rica en ellos contribuye a elevar el colesterol en sangre. Lo que está asociado a riesgo aumentado de coronariopatía.

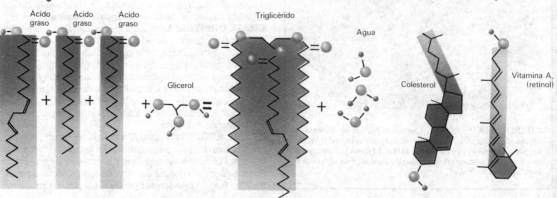

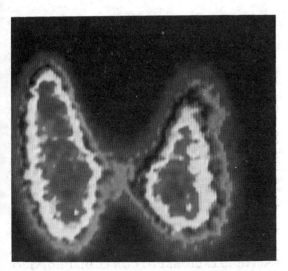

**GRAVES, enfermedad de. Gammagrafía tiroidea que muestra la hiperplasia del tiroides a expensas de su lóbulo derecho.**

**GRAVES, ENFERMEDAD DE** *(Graves' disease)* Trastorno caracterizado por un hipertiroidismo pronunciado que por lo general se asocia con aumento de tamaño de la glándula tiroides y exoftalmos. Se desconoce su etiología pero se trata de una enfermedad familiar que puede ser de naturaleza autoinmune: en más del 60 % de los pacientes se detectan anticuerpos frente a la tiroglobulina o los microsomas tiroideos. Es cinco veces más frecuente en la mujer que en el hombre, se produce más a menudo entre los 20 y los 40 años de edad y suele originarse tras una infección o una situación de tensión física o emocional. Los signos típicos son nerviosismo, temblor fino de las manos, pérdida de peso, fatiga, disnea, palpitaciones, intolerancia al calor, aumento del metabolismo basal e hipermotilidad gastrointestinal. Puede haber aumento de tamaño del timo, hiperplasia generalizada de los ganglios linfáticos, visión borrosa o doble, edema localizado, arritmias auriculares y osteoporosis. El diagnóstico se hace mediante pruebas que miden los niveles de tiroxina y triyodotironina en el suero. En caso necesario pueden realizarse pruebas de captación de yodo radiactivo en la glándula. El tratamiento consiste en la tiroidectomía subtotal o administración de fármacos antitiroideos como el metimazol, el propil tiouracilo y preparados de yodo. También puede administrarse yodo radiactivo, pero en caso de emplearse dosis grandes se recomienda la hospitalización del paciente durante varios días. Cuando la enfermedad de Graves no se controla adecuadamente, una infección o una situación de estrés puede precipitar la llamada «tormenta tiroidea», y en algunos casos pone en peligro la vida del paciente. Denominada también **bocio exoftálmico; bocio tóxico; tirotoxicosis.**

**GRAVID-** Prefijo que significa «relativo al embarazo»: *grávida, gravidocardiaco.*

**GRÁVIDA** *(gravid)* **1.** Mujer gestante. **2.** (Zoología). Hembra portadora de huevos fertilizados.

**-GRÁVIDA** Sufijo que significa «mujer embarazada con un determinado número de embarazos»: *nonigrávida, plurigrávida, unigrávida.*

**GRAVITACIÓN UNIVERSAL, LEY DE LA** *(law of universal gravitation)* (Física). Principio que establece que la fuerza de atracción de los cuerpos es directamente proporcional a la masa de los mismos e inversamente proporcional al cuadrado de su distancia. V. también **gravedad; masa.**

**GREENOUGH, MICROSCOPIO DE** *(Greenough, microscospe)* V. **microscopio esteroscópico.**

**GREY TURNER, SIGNO DE** *(Grey Turner's sign)* Equimosis de la piel del flanco que se observa en la pancreatitis hemorrágica aguda. Denominada también **Turner, signo de.**

**GRIPE** *(influenza)* Infección sistémica que afecta sobre todo al aparato respiratorio, muy contagiosa, causada por un mixovirus y transmitida por vía aérea a través de las gotitas de saliva. Puede aparecer como casos aislados, epidemias y pandemias. Los síntomas incluyen dolor de garganta, tos, fiebre, dolores musculares y fatiga. La incubación es breve (de uno a tres días) y el comienzo es repentino, con escalofríos, fiebre y malestar general. El tratamiento es sintomático y consiste en reposo en cama, aspirina y abundancia de líquidos. La fiebre y los síntomas generales diferencian la gripe del catarro común. La recuperación completa suele obtenerse en el plazo de tres a diez días. En pacientes de alto riesgo puede aparecer como complicación una neumonía bacteriana; tales pacientes son los ancianos, la gente muy joven y las personas con enfermedades respiratorias crónicas. Se han llegado a detectar tres tipos de virus causantes: tipo A, tipo B y tipo C. Periódicamente aparecen nuevas cepas de virus, a las que se suele denominar con el punto geográfico de origen. Así, la **gripe asiática** es del tipo A. Se recomienda la vacunación anual de las personas mayores o debilitadas con las cepas de virus gripales de prevalencia más corriente. Denominada también **influenza.**

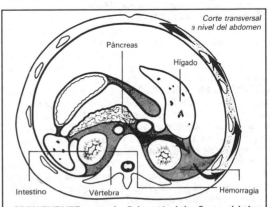

**GREY TURNER, signo de. Coloración de los flancos del abdomen que puede aparecer en una pancreatitis hemorrágica aguda. Como muestra la figura, tiene su etiología en la extravasación del exudado hemorrágico que ésta produce que pasa a la grasa subcutánea abdominal, vía retroperitoneal.**

**GRIPE ASIÁTICA** (*Asien flu*) V. **gripe.**

**GRIPE INTESTINAL** (*instestinal flu*) Gastroenteritis por enterovirus. Los síntomas son: retortijones, diarrea, náuseas y vómitos. Puede aparecer esporádica o epidémicamente. Es leve y de evolución benigna. El tratamiento es sintomático: control de la diarrea mediante dieta líquida y medicamentos adecuados. V. también **infección; entérica, gastroenteritis.**

**GRISEOFULVINA** (*griseofulvin*) Agente antifúngico.
INDICACIONES: Tratamiento de ciertas infecciones de la piel, pelo y uñas.
CONTRAINDICACIONES: Disfunción hepática, porfiria o hipersensibilidad conocida a este fármaco.
EFECTOS SECUNDARIOS: Los más graves son las discrasias sanguíneas. También pueden aparecer cefalea, síntomas gastrointestinales y erupciones cutáneas.

**GRITO DE GATO, SÍNDROME DEL** (*cat-cry syndrome*) Trastorno congénito raro que se reconoce en el momento del nacimiento porque el niño emite un llanto similar a un maullido que puede persitir durante algunas semanas para desaparecer después. Otras características del síndrome son bajo peso al nacer, microcefalia, «cara de luna», separación excesiva de los ojos, estrabismo y malformación e implantación baja de las orejas. Los lactantes presentan además hipotonía y con frecuencia sufren trastornos cardiacos y retraso psicofísico.

**GRÖNBLAD-STRANDBERG, SÍNDROME DE** (*Grönblad-Strandberg syndrome*) Trastorno autosómico recesivo del tejido conjuntivo que se caracteriza por envejecimiento prematuro con degeneración de la piel, aparición de estrías grises o pardas en la retina y degeneración arterial hemorrágica con hemorragias retinianas que producen pérdida de visión. Son frecuentes la angina de pecho y la hipertensión. Las extremidades pueden presentar pulso débil, claudicación intermitente y fatiga con el ejercicio. El pronóstico depende del grado de afectación vascular pero la esperanza de vida de estos enfermos se encuentra acortada. El tratamiento es sintomático. Denominado también **seudoxantoma elástico.**

**GRÜNFELDER, REFLEJO DE** (*Grünfelder's reflex*) Flexión dorsal involuntaria del primer dedo del pie con separación en abanico de los restantes dedos que se produce cuando se ejerce una presión continuada en la fontanela lateral posterior. Tiene lugar en los niños que sufren enfermedades del oído medio.

**GRUÑIDO RESPIRATORIO** (*grunting*) Breve ruido anómalo que se produce durante la exhalación y que suele acompañar al dolor torácico intenso. Al detenerse brevemente el fluido de aire en la glotis, se interrumpe el movimiento de los pulmones y sus estructuras circundantes o de sostén. Se da particularmente en la neumonía, edema pulmonar, fracturas o fisuras costales. También es típico de las atelectasias del recién nacido como consecuencia de los esfuerzos que éste tiene que realizar para llenar de aire sus pulmones.

**GRUPO DE ENCUENTRO** (*encounter group*) (Psicología). Pequeño grupo de personas que se reúnen para favorecer su autoconocimiento, su crecimiento personal y su comunicación interpersonal. Los integrantes del grupo tratan de concienciarse de sus propios sentimientos y de desarrollar la capacidad de expresarlos abierta, honesta y claramente. V. también **grupo de terapia; psicoterapia.**

**GRUPO SANGUÍNEO** (*blood group*) Clasificación de la sangre en la que se toma como base la presencia o ausencia de ciertos antígenos determinados genéticamente que se encuentran en la superficie del hematíe. Se han descrito más de 14 sistemas de grupos sanguíneos distintos cuya importancia relativa depende de su significación clínica y del tratamiento transfusional. V. también **ABO, grupos sanguíneos; grupo sanguíneo, determinación del.**

**GRUPO SANGUÍNEO, DETERMINACIÓN DEL** (*blood typing*) Identificación de los antígenos determinados genéticamente que se encuentran en la superficie del hematíe y que sirve para reconocer el grupo sanguíneo de una persona. Por lo general esta técnica se realiza en un banco de sangre y constituye el primer paso de las pruebas a que se someten las sangres del donante y del receptor antes de practicar las pruebas cruzadas. V. también **ABO, grupos sanguíneos; grupo sanguíneo; Rh, factor; transfusional, reacción.**

**GRUPOS RELACIONADOS CON EL DIAGNÓSTICO** (*diagnosis related groups*) Sistema de clasificación de episodios de hospitalización en clases clínicamente coherentes con similar consumo de recursos. Se basa en el diagnóstico principal y los secundarios, los procedimientos primarios y secundarios, la edad y las circunstancias del alta (alta a domicilio, traslado, defunción, etc.)..

**GUANETIDINA, SULFATO DE** (*guanethidine sulfate*) Agente antihipertensivo.
INDICACIONES: Tratamiento de la hipertensión moderada y grave.
CONTRAINDICACIONES: Insuficiencia cardiaca, administración concominante de inhibidores de la monoaminooxidasa, feocromocitoma o hipersensibilidad conocida a este fármaco.
EFECTOS SECUNDARIOS: Los más graves son hipotensión ortostática, retención de sal y agua, bradicardia, diarrea e incapacidad de eyacular.

**GUARANINA** (*guaranine*) V. **Cafeína.**

**GUAYACOL, INTOXICACIÓN POR** (*guaiacol poisoning*) V. **fenol, intoxicación por.**

**GUAYACOLATO DE GLICERILO** (*glyceryl guaiacolate*) V. **guaifenesina.**

**GUEDEL, SIGNOS DE** (*Guedel's signs*) Sistema para describir los estadios y planos de la anestesia durante una intervención quirúrgica.
ESTADIO I (amnesia analgesia): Comienza con la administración del analgésico y continúa hasta la pérdida de la conciencia. La respiración es tranquila, aunque a veces algo irregular, y los reflejos se mantienen todavía conservados.
ESTADIO II (delirio o excitación): Comienza con la pérdida de la conciencia y corresponde al comienzo de la anestesia total. Durante esta fase el paciente puede mover las extremidades, emite algunas palabras incoherentes, mantiene la respiración o se vuelve violento. Pueden aparecer vómitos con el consiguiente peligro de aspiración. Debe evitarse en lo posible cualquier estímulo de forma que el paciente pase al estadio III lo más rápidamente posible.

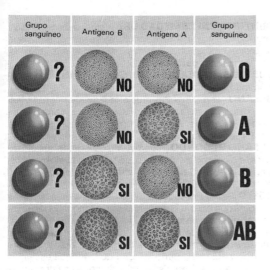

| Grupo sanguíneo | Antígeno B | Antígeno A | Grupo sanguíneo |
|---|---|---|---|
| ? | NO | NO | O |
| ? | NO | SI | A |
| ? | SI | NO | B |
| ? | SI | SI | AB |

**GRUPO SANGUÍNEO.** Importancia de los grupos sanguíneos para la viabilidad de una transfusión sanguínea. Los esquemas superior e inferior indican las distintas posibilidades de combinación de grupos sanguíneos compatibles.

**Condiciones en que puede efectuarse una transfusión**

| Grupo dador | O | A | B | AB |
|---|---|---|---|---|
| *Grupo receptor* | | | | |
| O | Sí | No | No | No |
| A | Sí | Sí | No | No |
| B | Sí | No | Sí | No |
| AB | Sí | Sí | Sí | Sí |

Es preferible efectuar la transfusión con sangre que sea del mismo grupo que la del receptor.

**GUEDEL, signos de.** El anestesista debe conocer esta secuencia de signos, que presenta un individuo durante su anestesia, para poder seguir la correcta evolución del paciente durante el acto quirúrgico.

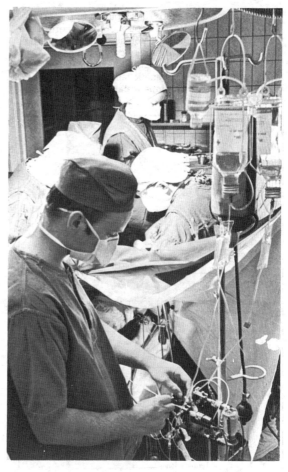

ESTADIO III (anestesia quirúrgica): Comienza con el establecimiento de un ritmo regular de respiración y la pérdida total de la conciencia e incluye el período durante el cual aparecen los primeros signos de insuficiencia respiratoria o cardiovascular. Este estadio se divide en cuatro planos: En el *plano 1* desaparecen todos los movimientos y la respiración es regular y «automática». Se pierden los reflejos palpebrales pero los movimientos oculares son llamativos. Desaparecen los reflejos faríngeos y los peritoneales. La tonicidad de los músculos abdominales puede valorarse a partir de la tonicidad de los músculos extraoculares. En el *plano 2* los globos oculares presentan fijación central, las conjuntivas pierden su brillo y la actividad de los músculos intercostales disminuye. Las respiraciones siguen siendo regulares, con reducción del volumen corriente, y no se modifican la calidad ni la frecuencia respiratorias en respuesta a la incisión. La intubación ya no produce laringoespasmo. En el *plano 3* se produce parálisis intercostal y la respiración es exclusivamente diafragmática. Las pupilas ya no reaccionan a la luz y se alcanza una relajación muscular total. En el *pla-*

*no 4* se consigue una anestesia profunda con cesación de la respiración espontánea y ausencia de sensaciones. ESTADIO IV (premortem), fase peligrosa: Las pupilas presentan una dilatación máxima y la piel tiene un color grisáceo y está fría. La presión arterial es extraordinariamente baja, a veces no puede medirse, y el pulso braquial es débil o falta totalmente. El paro cardiaco es inminente. Hay que reducir el aporte de anestésicos y ventilar manualmente los pulmones con oxígeno al 100 % vaciando continuamente la bolsa reservorio.

**GUÉRIN, FRACTURA DE** *(Guérin's fracture)* Fractura del maxilar.

**GUILLAIN-BARRÉ, SÍNDROME DE** *(Guillain-Barré syndrome)* Polineuritis periférica idiopática que se produce de una a tres semanas después de un episodio leve de fiebre asociada con una infección vírica o una inmunización. Las extremidades presentan dolor y debilidad de distribución simétrica y en algunos casos parálisis. La neuritis puede progresar ascendiendo hacia el tronco y la cara, los brazos y la musculatura torácica. La evolución de la enfermedad es variable; mientras algunos pacientes sólo sufren síntomas mínimos, otros pueden presentar un cuadro suficientemente grave para precisar ingreso con vigilancia intensiva y respiración asistida. Esta enfermedad se resuelve totalmente en el curso de unas cuantas semanas o meses y no tiene otro tratamiento que ciertas medidas de sostén. Denominado también **polineuritis febril aguda; polineuritis idiopática aguda; polineuritis infecciosa.**

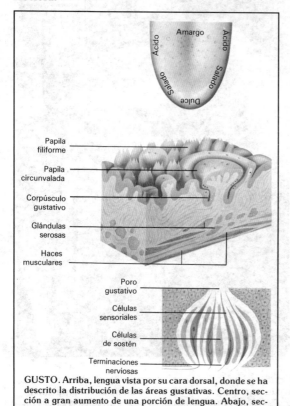

**GUSTO.** Arriba, lengua vista por su cara dorsal, donde se ha descrito la distribución de las áreas gustativas. Centro, sección a gran aumento de una porción de lengua. Abajo, sección de una papila caliciforme con la descripción de sus diferentes órganos.

**GUNTHER, ENFERMEDAD DE** *(Gunther's disease)* Trastorno congénito raro del metabolismo de las porfirinas que se asocia con lesiones cutáneas inducidas por la luz solar. V. también **porfiria.**

**GURVICH, RADIACIÓN DE** *(Gurvich radiation)* Radiación mitogenética.

**GUSANO** *(worm)* Invertebrado alargado, de cuerpo blando, perteneciente al grupo de los anélidos, nematelmintos o platelmintos. Algunos parásitos del hombre son la tenia y la lombriz.

**GUSANO REDONDO** *(roundworm)* Cualquier gusano de la clase *Nematodes,* entre los que se cuentan el *Ancyclostoma duodenalis,* el *Ascaris lumbricoides,* el *Enterobius vermicularis* y el *Strongyloides stercolaris.*

**GUSTO** *(taste)* Percepción de los sabores en sustancias solubles que entran en contacto con la lengua y desencadenan impulsos nerviosos dirigidos a los centros especiales del gusto en la corteza y el tálamo del cerebro. Los cuatro sabores tradicionales básicos son dulce, salado, amargo y ácido. La parte anterior de la lengua es la más sensible a los sabores salados y dulces; las laterales, a los ácidos, y la posterior, a los amargos. En la porción central de la lengua no se percibe prácticamente ninguna sensación gustativa. Las células quimiorreceptoras situadas en las papilas gustativas de la lengua detectan los diferentes sabores. Los adultos poseen aproximadamente 9.000 papilas gustativas, la mayoría de ellas situadas en la superficie superior de la lengua. El sentido del gusto está intrínsecamente ligado con el del olfato y la discriminación de los sabores es muy compleja. Muchos expertos creen que en la capacidad para percibir los distintos sabores intervendría una síntesis de impulsos nerviosos quimiorreceptores y procesos cerebrales de coordinación aún mal comprendidos.

**GUTHRIE, PRUEBA DE** *(Guthrie test)* Prueba de exploración selectiva que se utiliza para el diagnóstico de la fenilcetonuria y que se basa en la detección de metabolitos de la fenilalanina en la sangre. Se obtiene una pequeña muestra de sangre que se añade a un medio con una capa de *Bacillus subtilis,* bacteria que no puede crecer sin fenilalanina. Si existen metabolitos de la fenilalanina, las bacterias se reproducen y la prueba es positiva, indicando que el sujeto padece una fenilcetonuria. V. también **fenilcetonuria.**

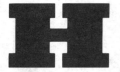

**H** (H) Símbolo químico del **hidrógeno**.

**HÁBITO** (habit) **1.** Costumbre, práctica o forma de conducta en particular. **2.** Dependencia de fármacos o narcóticos.

**HABITUACIÓN** (habituation) **1.** Tolerancia adquirida como consecuencia de la exposición repetida a un estímulo en particular. **2.** Disminución y eliminación eventual de una respuesta determinada por repetición del estímulo. Denominada también **adaptación negativa**. **3.** Dependencia psicológica y emocional de un fármaco, tabaco o alcohol, debida a su consumo repetido, pero sin adicción o necesidad fisiológica de aumentar la dosis. Consultar la voz **adicción**.

**HABITUAL, FIEBRE** (habitual fever) V. **hipertermia habitual**.

**HABÓN** (wheal) Lesión individual de urticaria.

**HABONES** (hives) Erupción cutánea pruriginosa constituida por pequeñas ronchas elevadas con el centro pálido y rodeadas de piel enrojecida. Suelen desvanecerse en unas horas pero pueden reaparecer, como ocurre en la urticaria crónica. Muchos casos son provocados por una reacción inmunitaria frente a ciertos alimentos o fármacos. Las formas agudas se deben a dilatación de los capilares dérmicos y escape de líquido hacia los tejidos. La dilatación capilar se debe a liberación de sustancias vasoactivas, como histamina, quininas y la sustancia reactiva de la anafilaxis, a consecuencia de una reacción antígeno-anticuerpo. El tratamiento consiste en la administración de antihistamínicos y evitación del agente causal siempre que sea posible. La urticaria colinérgica se caracteriza por pequeñas ronchas rodeadas por un gran halo brillante; puede deberse a estrés, calor o ejercicio. Denominados también **urticaria**. Consultar la voz **angioedema**.

**HAECKEL, LEY DE** (Haeckel's law) V. **recapitulación, teoría de la**.

**HAEMOPHILUS** (Haemophilus) Género de bacterias patógenas gramnegativas que se encuentran con frecuencia en las vías respiratorias del hombre y otros animales, como Haemophilus influenzae, que produce la gripe y una forma de meningitis, H. haemolyticus, especie patógena hemolítica que se encuentra en las vías respiratorias superiores del hombre, y H. ducreyi, que produce el chancroide. Las especies de Haemophilus suelen ser sensibles a la acción de las tetraciclinas y sulfonamidas.

**HAEMOPHILUS INFLUENZAE** (Haemophilus influenzae) Bacteria parasitaria pequeña, gramnegativa, inmóvil, que adopta dos formas, una encapsulada y otra no encapsulada, y 6 tipos: a, b, c, d, e, y f. Casi todas las infecciones son producidas por microorganismos encapsulados de tipo b. Se aísla en la garganta del 30 % de las personas normales sanas, y en niños, personas debilitadas y ancianos puede provocar una inflamación destructiva de la laringe, tráquea y bronquios. Puede producir también endocarditis bacteriana subaguda y meningitis purulenta. La infección secundaria por H. influenzae tiene lugar después de la gripe y otras muchas enfermedades respiratorias. Se dispone de una inmunización por inoculación con suero anti-Haemophilus influenzae.

**HAFNIO (Hf)** (hafnium [Hf]) Elemento químico metálico duro, brillante, de color gris plata, perteneciente al primer grupo de transición. Su número atómico es 72 y su peso atómico, 178,49. Los elementos de este grupo presentan algunas características químicas no metálicas.

**HAGEDORN, AGUJA DE** (Hagedorn's needle) Aguja quirúrgica plana con un borde cortante cerca de su punta y un gran ojo en el otro extremo.

**HAGEMAN, FACTOR** (Hageman factor) V. **coagulación, factor de; factor XII**.

**HALCINÓNIDO** (halcinonide) Fármaco glucocorticoide tópico.

INDICACIONES: Tratamiento tópico de ciertas inflamaciones.

CONTRAINDICACIONES: Enfermedades víricas y fúngicas de la piel, trastornos circulatorios e hipersensibilidad conocida a este fármaco u otros esteroides.

EFECTOS SECUNDARIOS: Los más graves son ciertas reacciones cutáneas y efectos colaterales sistémicos como consecuencia de una aplicación prolongada o excesiva del fármaco.

**Características del Haemophilus**

| Especie | Enfermedades en el hombre y localización | Medio de elección | Hemólisis | Observaciones |
|---|---|---|---|---|
| Haemophilus influenzae (bacilo de Pfeiffer) | Bronconeumonía, meningitis, conjuntivis, infecciones de la garganta | Agar-chocolate o sangre + 10 % de $CO_2$ | Neg. | Muestra fenómenos de satélite con el Staphylococcus aureus. Encapsulado, colonias iridiscentes |
| Haemophilus hemolyticus (bacilo de Ducrey) | Normal en nariz y garganta | Véase H. influenzae | Pos. | Puede observarse en la garganta normal. Discutiblemente patógeno. Inhibido por sangre de oveja |
| Haemophilus ducreyi (bacilo de Ducrey) | Chancro blando (chancroide) | Sangre de conejo calentada y coagulada | Ligera | Difícil de cultivar. Se presenta en cadenas cortas |
| Haemophilus aegyptius (bacilo de Koch-Weeks) | Conjuntivitis aguda | Agar-sangre de conejo | Neg. | Aglutina los hematíes humanos. Sin cápsula. Satelitismo |

**HÁLITO HEPÁTICO** *(liver breath)* V. **fetor hepático**.

**HALITOSIS** *(halitosis)* Olor desagradable del aliento debido a mala higiene oral, existencia de infecciones dentales o bucales, ingestión de ciertos alimentos como el ajo o algunas bebidas alcohólicas, o consumo de tabaco. También se observa en ciertas enfermedades sistémicas como la diabetes, en la cual se produce olor a acetona, y en las hepatopatías, en las que se produce olor a amoníaco.

**HALOFENATO** *(halofenate)* Agente antihiperlipoproteinémico y uricosúrico.

**HALOPERIDOL** *(haloperidol)* Tranquilizante de la familia de las butirofenonas.
INDICACIONES: Tratamiento de los trastornos psicóticos y control del síndrome de Gilles de la Tourette.
CONTRAINDICACIONES: Enfermedad de Parkinson, administración simultánea de depresores del sistema nervioso central, disfunciones hepáticas o renales, hipertensión grave e hipersensibilidad conocida a este fármaco.
EFECTOS SECUNDARIOS: Los más graves son hipotensión y diversas reacciones extrapiramidales y de hipersensibilidad.

**HALOPROGINA** *(haloprogin)* Agente antibacteriano y antifúngico.
INDICACIONES: Tratamiento de las infecciones fúngicas susceptibles, incluido el pie de atleta.
CONTRAINDICACIONES: Hipersensibilidad conocida a este fármaco.
EFECTOS SECUNDARIOS: Los más graves son la exacerbación de lesiones existentes, la formación de vesículas y el prurito.

**HALOTANO** *(halothane)* Anestésico por inhalación.
INDICACIONES: Inducción y mantenimiento de la anestesia general.
CONTRAINDICACIONES: No se recomienda en anestesia obstétrica a menos que se precise relajación uterina.
EFECTOS SECUNDARIOS: Los más graves son necrosis hepática, paro cardiaco o arritmia, hipotensión, náuseas y vómitos.

**HALSTED, PINZAS DE** *(Halsted's forceps)* **1.** Pequeñas pinzas hemostáticas puntiagudas. Denominadas también **pinzas mosquito. 2.** Pinzas con ramas finas que sirven para aprehender arterias y otros vasos sanguíneos.

**HALLPIKE, PRUEBA CALÓRICA DE** *(Hallpike caloric test)* Método para evaluar la función del vestíbulo del oído en personas que presentan vértigo o pérdida auditiva. La irrigación de los oídos con agua o aire frío y caliente reproduce el estímulo de giro en el aparato vestibular que produce nistagmo. La reacción normal es nistagmo hacia el lado contrario con frío y hacia el mismo con caliente (regla mnemotécnica FOCM). De esta forma puede valorarse el nistagmo y diagnosticarse los trastornos específicos vestibulares. V. también **nistagmo**.

**HALLUX RIGIDUS** *(hallux rigidus)* Deformidad dolorosa del primer dedo del pie con limitación de su movilidad en la articulación metatarsofalángica.

**HALLUX VALGUS** *(hallux valgus)* Deformidad del primer dedo del pie que se angula alejándose de la línea media y acercándose a los restantes dedos; en algunos casos cabalga sobre ellos.

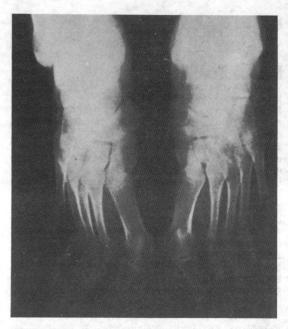

HALLUX VALGUS. La imagen radiográfica muestra la desviación del dedo gordo del pie, hacia el segundo dedo, por luxación de su primera falange sobre el respectivo hueso metatarsiano.

**HAMMAN-RICH, SÍNDROME DE** *(Hamman-Rich syndrome)* Fibrosis pulmonar intersticial progresiva de origen desconocido que se acompaña de una cardiopatía derecha con cor pulmonale. Los síntomas más frecuentes son anorexia, disnea, pérdida de peso y dolores torácicos vagos. Este síndrome puede ser agudo y rápidamente progresivo o tener un desarrollo crónico y lento. El tratamiento consiste en la administración de corticosteroides, control de las infecciones y tratamiento de los síntomas específicos.

**HAND-SCHÜLLER-CHRISTIAN, SÍNDROME DE** *(Hand-Schüller-Christian syndrome)* Término obsoleto. Tríada de síntomas —exoftalmos, diabetes insípida y destrucción ósea— que puede aparecer en diversas enfermedades. V. también **granuloma eosinófilo; Letterer-Siwe, síndrome de**.

**HANKOW, FIEBRE DE** *(Hankow fever)* V. **esquistosomiasis**.

**HANNIO** *(element 105)* Elemento obtenido experimentalmente, de número atómico 105; ocupa el lugar 13 en la lista de elementos transuránicos.

**HANOT, ENFERMEDAD DE** *(Hanot's disease)* Cirrosis biliar primaria. V. **cirrosis biliar**.

**HANSEN, ENFERMEDAD DE** *(Hansen's disease)* V. **lepra**.

**HAPLOIDE** *(haploid)* Que posee un juego completo de cromosomas no homólogos.

**HAPTENO** *(hapten)* Sustancia no proteica que se combina con el anticuerpo en los puntos de unión de éste con el antígeno. A diferencia del antígeno verdadero, no es capaz de inducir la formación de anticuerpos; sin embargo, al unirse a una proteína portadora, sí puede inducir una respuesta inmunitaria.

**HAPTOGLOBINA** *(haptoglobin)* Proteína plasmática cuya única función conocida es unirse a la hemoglobina libre. Los niveles de haptoglobina aumentan en ciertas enfermedades crónicas e inflamatorias y disminuyen e incluso desaparecen en la anemia hemolítica. Consultar la voz **transferrina**. V. también **hemoglobinemia; hemoglobinuria**.

**HARDWARE** *(hardware)* Partes tangibles de un ordenador, como los chips, las tarjetas, los cables, los transformadores y los dispositivos periféricos.

**HARDY-WEINBERG, LEY DE** *(Hardy-Weinberg equilibrium principle)* Relación matemática entre la frecuencia de los genes y los fenotipos resultantes en las distintas poblaciones. En una población grande caracterizada por cruzamientos al azar, herencia mendeliana y ausencia de migración, mutación y selección, la proporción de individuos homocigotos para un gen dominante con respecto a los heterocigotos y de los homocigotos para un gen recesivo es de 1:2:1, punto en el cual se establece el equilibrio. Además, la frecuencia de genes y genotipos permanece relativamente estable de generación en generación. V. también **equilibrio genético**.

**HARRIS, TUBO DE** *(Harris tube)* Tubo utilizado para descomprimir el estómago y el intestino. Se trata de un tubo de luz única con un contrapeso de mercurio que se hace pasar a través de la nariz y recorre el conducto digestivo por efecto de la gravedad. Según la edad, tamaño y estado del paciente, el volumen del contrapeso de mercurio es de 2 a 5 ml. La situación del tubo se sigue por fluoroscopia y se comprueba también su situación final.

**HARTMANN, CURETA DE** *(Hartmann's curet)* Cureta utilizada para la extirpación de las adenoides. V. también **cureta**.

**HARTNUP, ENFERMEDAD DE** *(Hartnup disease)* Trastorno metabólico genético recesivo caracterizado por la aparición de lesiones cutáneas similares a las de la pelagra, ataxia cerebelosa transitoria e hiperaminoaciduria como consecuencia de un defecto en la absorción intestinal y en la reabsorción renal de aminoácidos neutros. La degradación bacteriana de los aminoácidos no absorbidos en el intestino conduce a la absorción de productos de degradación y su aparición en la orina. La falta de disponibilidad del triptófano provoca una deficiencia de niacina, la vitamina antipelagra. Los síntomas más frecuentes de esta enfermedad son lesiones cutáneas secas, descamativas, bien circunscritas, glositis, estomatitis, diarrea, trastornos psiquiátricos e intensa fotosensibilidad; un período breve de exposición al sol puede provocar eritema, edema y vesiculación. El tratamiento consiste en la administración oral de nicotinamida y una dieta que contenga proteínas compuestas por pequeños péptidos más fácilmente absorbibles.

**HARVARD, BOMBA DE** *(Harvard pump)* Bomba que puede ajustarse para aportar pequeñas cantidades de medicación en solución a través de un equipo de infusión intravenosa. Suele utilizarse para administrar oxitocina en la inducción o potenciación del trabajo del parto.

**HASCHÍS** *(hashish)* Denominado también **hachís**. V. **cannabis**.

**HASHIMOTO, ENFERMEDAD DE** *(Hashimoto's disease)* Enfermedad tiroidea autoinmune caracterizada por la producción de anticuerpos frente a antígenos del tiroides con la sustitución de las estructuras tiroideas normales por linfocitos y centros germinales linfoides. Presenta un marcado patrón hereditario pero es 20 veces más frecuente en la mujer que en el hombre. Se produce sobre todo entre los 30 y los 50 años pero también puede afectar a niños pequeños. El tiroides, que aparece aumentado de tamaño, de color amarillo pálido y con la superficie abollonada, presenta una gran infiltración linfocitaria y el tejido tiroideo residual suele contener pequeños folículos vacíos. El bocio es, por lo general, asintomático pero en algunas ocasiones los pacientes aquejan disfagia y una sensación de opresión local. El timo suele encontrarse aumentado de tamaño y los ganglios linfáticos regionales presentan con frecuencia hiperplasia. Puede hacerse un diagnóstico definitivo si en una gammagrafía se observa una disminución o ausencia del yodo tiroideo estable y si las pruebas de hemaglutinación para antígenos tiroideos son positivas. En los pacientes con hipofunción está indicado el tratamiento con hormona tiroidea, que puede evitar, además, que siga creciendo el bocio. Denominada también **tiroiditis linfocítica**.

**HAVERHILL, FIEBRE DE** *(Haverhill fever)* Enfermedad febril producida por infección con *Streptobacillus moniliformis* que se transmite por la mordedura de una rata. Esta bacteria espiroquetiforme se encuentra normalmente en la saliva de la rata. Típicamente la herida de la mordedura cicatriza pero al cabo de 10 días aparecen fiebre, escalofríos, vómitos, cefalea, dolores musculares y articulares y erupción cutánea. El tratamiento con antibióticos es eficaz. El *S. moniliformis* se identifica mediante análisis de laboratorio utilizando pruebas de anticuerpos fluorescentes. Denominada también **estreptobacilar por mordedura de rata, fiebre**.

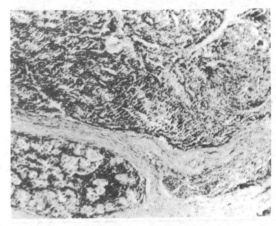

**HASHIMOTO, enfermedad de.** Microfotografía de tejido procedente de un bocio, donde se aprecia un infiltrado difuso por elementos linfoides, fibrosis y folículos tiroideos.

**HAVERS, CANALÍCULO DE** (*Haversian canaliculus*) Cualquiera de los numerosos y diminutos conductos que se irradian desde las lagunas óseas en dirección a los conductos de Havers, de mayor calibre. V. también **Havers, conducto de; Havers, sistema de**.

**HAVERS, CONDUCTO DE** (*Haversian canal*) Cualquiera de los múltiples conductos longitudinales diminutos del tejido óseo cuyo diámetro es de, aproximadamente, 0,05 mm. Albergan en su interior vasos sanguíneos, tejido conjuntivo, ligamentos nerviosos y, en ocasiones, vasos linfáticos. Estos conductos están intercomunicados y forman parte de una red muy compleja. V. también **Havers, canalículo de; Havers, sistema de; Volkmann, canal de**.

**HAVERS, SISTEMA DE** (*Haversian system*) Espacio circular del sistema óseo constituido por láminas de hueso en torno a un canal central. Denominado también sistema **haversiano**. V. también **Havers, canalículo de; Havers, conducto de; Volkmann, canal de**.

**HAZ DE HIS** (*His bundle*) V. **His, haz de**.

**Hb A** (*Hb A*) Abreviatura de **hemoglobina A**.

**Hb C** (*Hb C*) Abreviatura de **hemoglobina C**.

**Hb S** (*Hb S*) Abreviatura de **hemoglobina S**.

**Hb S-C** (*Hb S-C*) Abreviatura de **hemoglobina S-C**.

**Hb F** (*Hb F*) Abreviatura de **hemoglobina F**.

**HBIG** (*HBIG*) Abreviatura de inmunoglobulina de la hepatitis B, formada por las iniciales en inglés de este término.

**HBsAG** (*HBsAG*) Abreviatura de antígeno de superficie de la hepatitis B formada por las iniciales de este término en inglés. V. **Australia, antígeno**.

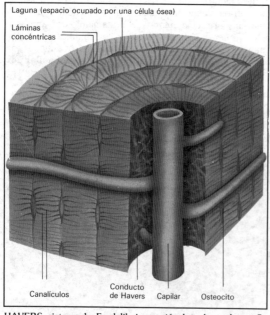

HAVERS, sistema de. En el dibujo, sección de un hueso largo. Se aprecia la típica distribución de los conductos y canalículos de Havers.

**HCG** (*HCG*) Abreviatura de gonadotropina coriónica humana formada por las iniciales en inglés de este término. V. **gonadotropina coriónica**.

**He** (*He*) Símbolo químico del **helio**.

**HEAF, PRUEBA DE** (*Heaf test*) Prueba de tuberculina que se realiza con una técnica de punciones múltiples. V. también **tuberculina, prueba de la**.

**HEBEFRENIA** (*hebephrenia*) V. **esquizofrenia desorganizada**.

**HEBERDEN, NÓDULO DE** (*Heberden node*) Aumento de tamaño del tejido cartilaginoso u óseo de una articulación interfalángica distal que suele producirse en enfermedades degenerativas de las articulaciones. Consultar la voz **Bouchard, nódulo de**.

**HEBETUD** (*hebetude*) Estado de letargia o falta de respuesta característico de algunas formas de esquizofrenia.

**HECES** (*feces*) Excrementos o productos de desecho del conducto digestivo que se forman en el intestino y se expulsan a través del recto. Las heces están constituidas por agua, residuos alimenticios, bacterias y secreciones del intestino y el hígado. El examen macroscópico de las heces con respecto a su color, olor, cantidad y consistencia y su examen microscópico para detectar la presencia de sangre, grasa, moco o parásitos, constituye un procedimiento diagnóstico muy utilizado. V. también **defecación**.

**HECES, REBLANDECEDOR DE LAS** (*fecal softener*) Fármaco que disminuye la tensión superficial de la masa fecal permitiendo una penetración en la misma de líquidos intestinales con el consiguiente reblandecimiento de las heces.

INDICACIONES: Tratamiento del estreñimiento.

CONTRAINDICACIONES: Signos o síntomas de apendicitis; administración concomitante de aceite mineral o hipersensibilidad conocida a este fármaco.

EFECTOS SECUNDARIOS: No se conoce ninguno.

**HEGAR, SIGNO DE** (*Hegar's sign*) Reblandecimiento del istmo del cuello uterino que se produce al comienzo de la gestación. Se considera un signo probable de embarazo.

**HEIMLICH, MANIOBRA DE** (*Heimlich maneuver*) Procedimiento de urgencia para desalojar un bolo alimenticio u otra obstrucción de la tráquea y evitar así la asfixia. La persona que asiste al paciente sujeta a éste por detrás colocando el puño de su mano derecha con el dedo pulgar hacia dentro bajo el esternón del afectado, sujetando después el puño con la otra mano. A continuación presiona firme y bruscamente sobre el epigastrio forzando la salida del objeto de la tráquea. Si con la repetición de esta maniobra no se liberan las vías aéreas, está indicado practicar una traqueotomía de urgencia.

**HÉLICE** (*helix*) Formación en espiral típica de muchas moléculas orgánicas, como el ácido desoxirribonucleico (ADN).

**HÉLICE DE CALENTAMIENTO DE LA SANGRE** (*blood warming coil*) Dispositivo constituido por un tubo de plástico conformado en forma de hélice que se utiliza para calentar la sangre antes de realizar una transfusión grande como las que se administra a los pacientes que han sufrido una hemorragia gastrointestinal muy importante. La

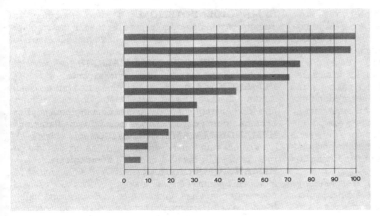
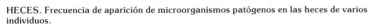

HECES. Frecuencia de aparición de microorganismos patógenos en las heces de varios individuos.

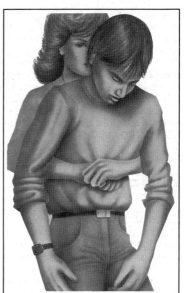

HEIMLICH, maniobra de. Descripción gráfica de ésta maniobra, útil en caso de asfixia por un bolo alimenticio.

administración de sangre fría en este tipo de transfusiones puede provocar shock en el paciente. La hélice de calentamiento de la sangre va incluida en una envoltura estéril y es de un solo uso; para extraerla de esta envoltura hay que emplear una técnica aséptica. La hélice se introduce en un recipiente con agua a 37,2 °C y se hace fluir a través suyo la sangre que va a transfundirse hasta que adquiere la temperatura adecuada para ser administrada. Estas hélices están equipadas con pinzas para controlar el flujo sanguíneo hacia el catéter primario de transfusión. En el curso de transfusiones prolongadas hay que sustituir el dispositivo cada 24 horas.

**HELIO (He)** *(helium [He])* Elemento gaseoso, incoloro e inodoro, el más ligero de todos los elementos después del hidrógeno. Su número atómico es 2 y su peso atómico, 4. El helio es uno de los gases inertes que por lo general no se combina con otros elementos. La mayoría del helio comercializado en todo el mundo procede de yacimientos de gas natural situados en Texas y Louisiana, de donde se obtiene tras licuar el gas natural. Se produce en la naturaleza por la degradación de elementos radiactivos y en el sol a partir del hidrógeno. En la atmósfera se encuentra en una proporción de cinco partes por millón. El helio tiene algunas aplicaciones industriales y debido a su ligereza y a que no es inflamable, se emplea también para llenar globos y otros artefactos aerostáticos. Las principales aplicaciones fisiológicas y médicas del helio se centran en el campo de la fisioterapia respiratoria, en el diagnóstico y prevención de la narcosis por nitrógeno y la enfermedad por decompresión en ambientes hiperbáricos. Los buceadores respiran una mezcla de oxígeno al 20 % y helio al 80 % para evitar los embolismos gaseosos; esta misma mezcla se administra a los pacientes con problemas de obstrucción respiratoria. La gran velocidad de transmisión acústica del helio y su elevada conductividad

térmica producen distorsiones de la voz e hipotermia de las personas que lo inhalan. La solubilidad del helio en los lípidos es una tercera parte de la del nitrógeno y por ello se utiliza preferentemente en atmósferas hiperbáricas como las que tienen que soportar los buceadores. La baja densidad del helio reduce el esfuerzo respiratorio necesario para inhalarlo mezclado con cualquier gas. Este elemento se utiliza en la realización de pruebas de función pulmonar para calcular la capacidad de difusión y el volumen residual de los pulmones.

**HELIODORO, VENDAJE DE** *(Heliodorus' bandage)* V. **vendaje en T**.

**HELMINTIASIS** *(helminthiasis)* Infestación parasitaria del organismo por helmintos que puede localizarse a nivel cutáneo, visceral o intestinal. Entre las helmintiasis destacan la ascariasis, bilharziasis, filariasis, anquilostomiasis y triquinosis.

**HELMINTO** *(helminth)* Gusano; en especial se aplica este nombre a todo parásito patógeno perteneciente al *fillum Platelmintos*, que incluye a las tenias, y al *fillum Nematodos*, que incluye al anquilostoma y a los gusanos cilíndricos.

**-HELMINTO** *(-helminth)* Sufijo que significa «gusano»: *nematelminto, platelminto*.

**HELSINKI, ACUERDOS DE** *(Helsinki accords)* Declaración suscrita por los representantes de treinta y cinco naciones miembros de la Conferencia sobre Seguridad y Cooperación en Europa, en Helsinki, Finlandia, el 1 de agosto de 1975. Los objetivos del documento comprendían cuatro aspectos principales de seguridad europea: cooperación económica, derechos humanos, contactos entre el Este y el Oeste y la concertación de la siguiente conferencia (Belgrado, 1978). Las siguientes conferencias fueron realizadas, en parte, para permitir a las naciones miembros el control recíproco de los comportamientos en materia de derechos humanos, como el derecho a la propia determinación de las personas y respeto a las libertades básicas fundamentales, incluyendo la libertad de pensamiento, conciencia, religión o creencia sin discriminación por causa de raza, lengua, sexo o religión. Los acuerdos de Helsinki tienen su origen en los juicios de Nuremberg que sentenciaron los crímenes nazis contra la humanidad producidos durante la II Guerra Mundial. El derecho a la salud y los derechos del enfermo tienen en estos acuerdos su principal precedente y apoyo.

**HELVÓLICO, ÁCIDO** *(helvolic acid)* Antibiótico derivado del hongo *Aspergillus fumigatus* que se utilizaba antiguamente como amebicida. Denominado también **fumagilina; fumigacina**.

**HELLIN-ZELENY, LEY DE** *(Hellin's law, Hellin-Zeleny law)* Fórmula generalizada que sirve para calcular la proporción de partos múltiples en cualquier población. Establece que, si la tasa de partos gemelares es de 1:N, la de partos de trillizos es aproximadamente de 1:$N^2$, la de cuatrillizos, de 1:$N^3$, la de quintillizos, de 1:$N^4$, etc., siendo el exponente de N un número menos que el factor de hijos nacidos en un solo parto. La constante N varía mucho según las poblaciones estudiadas pero, cuando la ley se formuló, se estableció en 89. Uno de cada 80 embarazos suele ser gemelar.

**HEMADSORCIÓN** *(hemadsorption)* Proceso por el cual una sustancia o un agente, como ciertos virus y bacilos, se adhiere a la superficie de un eritrocito. Este proceso puede producirse de forma natural o inducirse en técnicas analíticas de investigación de muestras bacteriológicas.

**HEMAGLUTINACIÓN** *(hemagglutination)* Reacción antígeno-anticuerpo que se manifiesta con aglutinación de hematíes. V. **ABO, grupo sanguíneo**.

**HEMANGIOBLASTOMA** *(hemangioblastoma)* Tumor cerebral compuesto por una proliferación de capilares y acúmulos desorganizados de células capilares o angioblastos.

**HEMANGIOENDOTELIOMA** *(hemangioendothelioma)* Tumor constituido por células endoteliales que crece en torno a una arteria o a una vena. Puede malignizarse. Denominado también **angioendotelioma**.

**HEMANGIOENDOTELIOMA MALIGNO** *(malignant hemangioendothelioma)* V. **hemangiosarcoma**.

**HEMANGIOMA** *(hemangioma)* Tumor benigno constituido por una masa de vasos sanguíneos. Entre los distintos tipos de hemangiomas destacan el **hemangioma capilar**, el **hemangioma cavernoso** y el **hemangioma flammeus**.

**HEMANGIOMA AMELOBLÁSTICO** *(ameloblastic hemangioma)* Tumor muy vascularizado de células que cubren la papila dental. V. también **hemangioma**.

**HEMANGIOMA CAPILAR** *(capillary hemangioma)* Tumoración benigna constituida por pequeños vasos sanguíneos estrechamente unidos entre sí. Es particularmente frecuente en el lactante y al comienzo de su evolución presenta un crecimiento progresivo para después desaparecer espontáneamente en la primera infancia sin tratamiento. No está indicada su extirpación quirúrgica a menos que sufra frecuentes traumatismos y hemorragias. Denominado también **hemangioma simple**. Consultar las voces **hemangioma cavernoso; nevus flammeus**.

**HEMANGIOMA CAVERNOSO** *(cavernous hemangioma)* Tumor congénito benigno constituido por grandes espacios quísticos llenos de sangre. Suele asentar en el cuero cabelludo, cara y cuello pero también se da en el hígado y otros órganos. Los que tienen un asentamiento superficial son friables y se infectan fácilmente cuando se producen erosiones cutáneas. El tratamiento consiste en observación, irradiación, aplicación de soluciones esclerosantes y cirugía. V. también las voces **hemangioma capilar; mancha rojo vino**.

**HEMANGIOMA EN FRESA** *(strawberry hemangioma)* Tumor vascular superficial, de color rojo brillante, de consistencia blanda y ligeramente elevado, similar por su aspecto a una fresa. Es frágil y, si las paredes vasculares

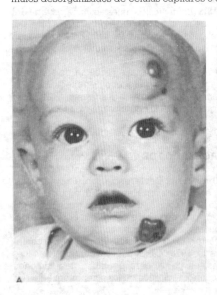
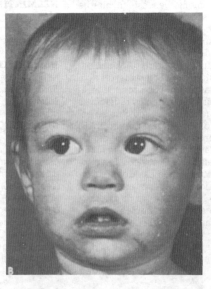

HEMANGIOMA. Fotografía de la izquierda, hemangiomas de diferente morfología y localización en un lactante. Fotografía de la derecha, tras la intervención quirúrgica (seis meses), puede apreciarse la remisión completa de los hemangiomas; si bien su extirpación no está indicada en algunas ocasiones.

**HEMANGIOMA CAPILAR.** Imagen microscópica de una preparación hepática de un paciente afecto de hemangioma capilar en el hígado.

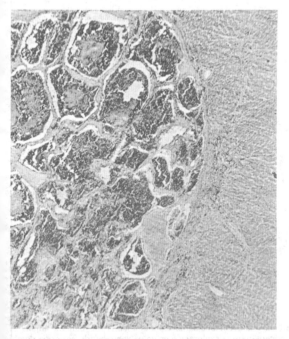

**HEMANGIOMA CAVERNOSO.** Imagen microscópica de un fragmento de tejido hepático que evidencia las grandes lagunas vasculares.

se lesionan, puede dar lugar a una hemorragia importante. Se encuentran ya presentes en el momento del nacimiento y su tamaño suele aumentar durante los primeros meses de vida para ir disminuyendo después. Finalmente, a los pocos años, palidecen y llegan a desaparecer. Denominado también **hemangioma simple**.

**HEMANGIOMA ESCLEROSANTE** (sclerosing hemangioma) Nódulo sólido, celular, constituido por elementos cutáneos o una masa de histiocitos, que se considera debido a la proliferación de las células endoteliales y conjuntivas en un hemangioma.

**HEMANGIOMA SUPERFICIAL TRANSITORIO DEL LACTANTE** (superficial fading infantile hemangioma) Mancha superficial de color salmón que aparece en el centro de la frente, la cara o el occipucio de muchos recién nacidos y que desaparece durante los dos primeros años de vida aunque temporalmente puede intensificarse su color cuando el niño se irrita o se produce vasodilatación.

**HEMANGIOSARCOMA** (hemagiosarcoma) Neoplasia maligna compuesta por tejido endotelial y fibroblástico que prolifera y llega a rodear los vasos sanguíneos. Denominado también **hemangioendotelioma maligno**.

**HEMARTROSIS** (hemarthrosis) Extravasación de sangre en una articulación.

**HEMATEMESIS** (hematemesis) Vómito de sangre roja y brillante indicativo de una hemorragia gastrointestinal superior rápida, casi siempre debida a varices esofágicas o a úlcera péptica. La intensidad y origen de la hemorragia se determinan con la exploración endoscópica. Toda la sangre presente en el estómago debe eliminarse por aspiración nasogástrica. El tratamiento consiste en el aporte de sangre por transfusión y la administración de líquidos intravenosos con el fin de mantener el equilibrio hidroelectrolítico. A veces se instilan vasoconstrictores en el punto sangrante y en algunos casos hay que optar por la cirugía. El paciente suele encontrarse muy nervioso y necesita que se le tranquilice. V. también **hemorragia gastrointestinal**.

**HEMATÍES, CONCENTRADO DE** (packed cells) Preparado de células sanguíneas separadas del plasma líquido, administrado a menudo en la anemia grave para restablecer los niveles de hemoglobina y hematíes sin sobrecargar el sistema vascular con exceso de líquidos. V. también **sangre, banco de; plasma de varios donantes**.

**HEMATÍES DE CARNERO, PRUEBA CON** (sheep cell test) Método que consiste en mezclar hematíes humanos con hematíes de carnero para determinar la ausencia o deficiencia de los linfocitos T humanos. Cuando se mezclan con hematíes humanos, los hematíes de carnero forman rosetas características en torno a los linfocitos T humanos, las cuales pueden examinarse con ayuda de un microscopio electrónico. La ausencia de estas rosetas o la disminución de su número indica una deficiencia o ausencia de células T.

**HEMATOCELE** (hematocele) Acumulación de sangre, en forma de quiste, en el interior de la túnica vaginal del escroto. Suele ser secundario a un traumatismo.

**HEMATÓCRITO** (hematocrit) Medida del volumen de la fracción de hematíes de la sangre expresado como por-

## Datos y signos para la valoración de un hematócrito elevado

Volumen total de eritrocitos
- Aumentado
  ≥ 36 ml/Kg (varones)
  ≥ 32 ml/Kg (mujeres)
  - Saturación del oxígeno arterial
    - Disminuida (< 92 por 100) — Diagnóstico: Policitemia secundaria
    - Normal (< 92 por 100) — Causa a determinar
- Normal
  Diagnóstico: policitemia relativa (falsa, de alarma)

Diagnóstico
1) Tumor, etc.
2) Diversos

Normal o aumentado — Valoración de eritropoyetina urinaria
- Baja o ausente
  Diagnóstico: policitemia vera

Pielograma intravenoso
- Anormal
- Normal

Hemoglobina $P_{50}$ $O_2$
- Normal
- Anormal
  Diagnóstico: hemoglobinopatía

## Lesiones cerebrales. Hematomas.

| Lesión | Hallazgos clínicos | Rayos X | Tratamiento | Recuperación |
|---|---|---|---|---|
| Hematoma intracerebral | Pérdida de conocimiento, aumento rápido de la presión intracraneal | Puede haber fracturas múltiples de cráneo | Descompresión del hematoma | Incapacidad prolongada variable, mortalidad 75 por 100, recuperación completa ocasional |
| Hematoma subdural | Progresión lenta o rápida de hallazgos neurológicos localizados. Puede ser bilateral (contragolpe) | En general no existe fractura | Trepanación de urgencia o craneotomía | Mortalidad de 25 por 100, aproximadamente, recuperación variable, puede recurrir, y requerir craneotomía |
| Hematoma epidural | Breve pérdida de conciencia, intervalo lúcido seguido de progresión rápida de signos neurológicos de localización, cambios pupilares | Fractura temporal | Trepanación de urgencia, ligadura de la arteria meníngea | Mortalidad 10 a 20 por 100, la cirugía inmediata puede salvar la vida, recuperación completa anticipada |

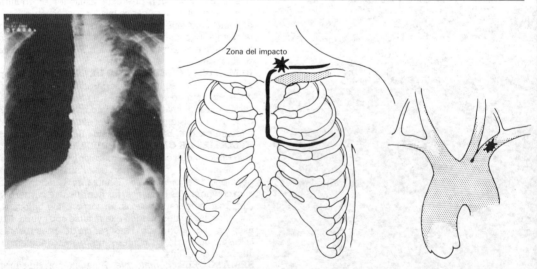

**HEMATOMA.** A la izquierda, raidografía de tórax en la que se aprecia ocupación mediastínica por una secreción líquida, compatible con sangre. En el centro dibujo que muestra la incisión practicada para la exploración en un paciente herido por arma de fuego. A la derecha, esquema de la localización de los vasos lesionados.

centaje de volumen sanguíneo total. Los márgenes normales del hematócrito son del 43 al 49 % en el hombre y del 37 al 43 % en la mujer. V. también **recuento sanguíneo completo**.

**HEMATOLOGÍA** (*hematology*) Estudio medicocientífico de la sangre y los tejidos formadores de la misma.

**HEMATÓLOGO** (*hematologist*) Médico especialista en hematología.

**HEMATOMA** (*hematoma*) Colección de sangre extravasada incluida en los tejidos de la piel o en un órgano; se forma como consecuencia de un traumatismo o una hemostasis incompleta tras una intervención quirúrgica. Al principio se produce una hemorragia franca en un determinado espacio y, si éste es limitado, la presión de la sangre disminuye y llega a detener el flujo. La sangre se coagula, se va separando el suero, el coágulo se endurece y la masa se hace palpable y con frecuencia produce dolor. Los hematomas pueden drenarse al comienzo de su evolución a la vez que se detiene la hemorragia mediante presión o, en caso necesario, con la ligadura quirúrgica del vaso sangrante. Puede perderse una cantidad considerable de sangre. Una complicación importante es la infección.

**HEMATOMA SUBUNGUEAL** (*subungual hematoma*) Colección de sangre que se forma por debajo de una uña casi siempre como consecuencia de un traumatismo. El dolor provocado por estos hematomas se alivia mediante una pequeña perforación de la uña que facilite la exteriorización de la sangre.

**HEMATOMIELIA** (*hematomyelia*) Aparición de sangre en el líquido de la medula espinal.

**HEMATOPOYESIS** (*hematopoiesis*) Formación y desarrollo normal de las células sanguíneas en la medula ósea. En la anemia grave y en otras enfermedades hematológicas, estas células pueden producirse en órganos ajenos a la medula (hematopoyesis extramedular). V. también **eritropoyesis**.

**HEMATOQUECIA** (*hematochezia*) Salida de sangre roja a través del recto. Normalmente suele ser secundaria a una hemorragia a nivel del colon o del recto.

**HEMATURIA** (*hematuria*) Presencia anormal de sangre en la orina. La hematuria es sintomática de muchas enfermedades renales y trastornos del sistema genitourinario. Cuando existe hematuria suele realizarse un examen microscópico de la orina con cultivo y antibiograma de la misma y una exploración física del paciente.

**HEMBRA** (*female*) Individuo perteneciente al sexo femenino.

**HEMERALOPÍA** (*hemeralopia*) Trastorno visual en el que se produce visión borrosa a plena luz del día. Es un efecto colateral de ciertos medicamentos anticonvulsivos como la trimetadiona que se prescribe en el tratamiento del pequeño mal del niño.

**HEMIACÉFALO** (*hemiacephalus*) Monstruo fetal que carece de cerebro y de la mayor parte del cráneo. V. también **anencefalia**.

**HEMIÁCIGOS, VENA** (*hemiazygous vein*) Vena tributaria de la vena ácigos del tórax. Se origina en la vena lumbar ascendente izquierda, penetra en el tórax a través del pilar izquierdo del diafragma, asciende por el lado izquierdo de la columna vertebral hasta la D IX y pasa por detrás de la aorta para desembocar en la ácigos. La vena hemiácigos recibe sangre de las venas intercostales caudales, la subcostal izquierda y algunas de las venas esofágicas y mediastínicas.

**HEMIANOPSIA HOMÓNIMA** (*homonymous hemianopsia*) Pérdida de visión en las mitades derecha o izquierda de ambos ojos.

**HEMICARION** (*hemikaryon*) Núcleo celular que contiene el número haploide de cromosomas, como es el caso de los gametos. Consultar la voz **anficarion**.

**HEMICEFALIA** (*hemicephalia*) Anomalía congénita caracterizada por la ausencia del cerebro debida a una detención grave del desarrollo cerebral en el feto. En esta enfermedad el cerebelo y los ganglios basales suelen existir al menos de forma rudimentaria.

**HEMICÉFALO** (*hemicephalus*) Monstruo fetal con ausencia congénita del cerebro.

**HEMICELULOSA** (*hemicellulose*) Grupo de polisacáridos que constituyen la parte fundamental de las sustancias esqueléticas de la pared celular de los vegetales. Es similar a la celulosa pero es más soluble y se extrae y descompone más fácilmente.

**HEMICIGOTO** (*hemizygote*) Individuo, organismo o célula que sólo posee uno de los dos pares de genes correspondientes a un carácter específico. Estos rasgos se expresan independientemente de si los genes que los transmiten son dominantes o recesivos, como es el caso de los genes ligados al cromosoma X del único cromosoma X del varón, que no posee alelos en el cromosoma Y.

**HEMICRANEA** (*hemicrania*) 1. Cefalea generalmente migrañosa que afecta únicamente a un lado de la cabeza. 2. Anomalía congénita caracterizada por la ausencia de medio cráneo en el feto; anencefalia incompleta.

**HEMIECTROMELIA** (*hemiectromelia*) Anomalía congénita caracterizada por el desarrollo incompleto de las extremidades en un lado del cuerpo.

**HEMIGNATIA** (*hemignathia*) Anomalía congénita caracterizada por el desarrollo incompleto de la mandíbula en un lado de la cara.

**Causas comunes de hematuria en diferentes edades clasificadas según su frecuencia**

| | Varón y mujer | | | Varón | | | Mujer | | |
|---|---|---|---|---|---|---|---|---|---|
| 1-5 | 5-10 | 11-30 | 31-40 | 41-50 | 51-60 | 31-40 | 41-50 | 51-60 |
| Inf. | Gl. Nef. | Inf. | Inf. | Neo. Ves. | Neo. Ves. | Inf. | Inf. | Neo. Ves. |
| Gl. Nef. | Inf. | Cál. | Neo. Ves. | Cál. | H.B.P. | Cál. | Cál. | Inf. |
| | | Neo. Ves. | Cál. | Inf. | Cál. | Neo. Ves. | Neo. Ves. | Cál. |
| | | | | | Inf. | | | |

Inf.: Lesión inflamatoria; Gl. Nef.: Glomerulonefritis; Cál.: Cálculo; Neo. Ves.: Neoplasia vesical; H.B.P.: Hipertrofia benigna de la próstata.

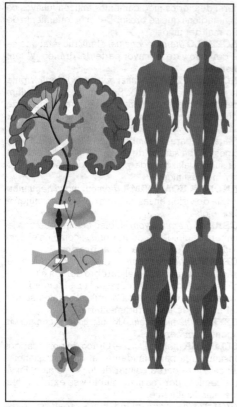

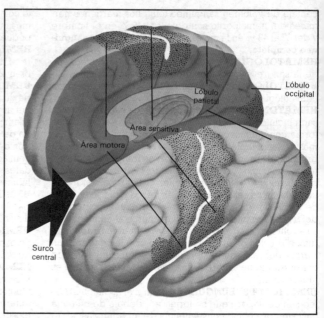

**HEMISFERIO CEREBRAL.** El cerebro está dividido en dos hemisferios, con la misma distribución anatómica y neuronal, si bien predomina siempre la acción de uno sobre la del otro.

**HEMIPLEJÍA.** El dibujo muestra la relación entre la lesión cerebral (su localización) y el síndrome hemipléjico resultante: 1. Hemiplejía cortical. 2. Hemiplejía capsular completa. 3. Hemiplejía peduncular alterna. 4. Hemiplejía protuberancial alterna.

**HEMIHIPERPLASIA** *(hemihyperplasia)* Desarrollo o crecimiento excesivo de la mitad de un determinado órgano o de parte o la totalidad de los órganos de un lado del cuerpo.

**HEMIHIPOPLASIA** *(hemihypoplasia)* Desarrollo parcial o incompleto de la mitad de un órgano específico o la totalidad o parte de los órganos de un lado del cuerpo.

**HEMIMELIA** *(hemimelia)* Anomalía del desarrollo caracterizada por la ausencia o acortamiento importante de la porción inferior de una o más extremidades. Puede afectar a uno o los dos huesos del antebrazo o la pierna y se denomina según el hueso en que asiente el defecto, como por ejemplo hemimelia tibial, radial, peroneal o cubital. Denominada también **actromelia; focomelia**.

**HEMIPLEJIA** *(hemiplegia)* Parálisis de un lado del cuerpo. Entre los distintos tipos destacan la hemiplejia cerebral, la hemiplejia facial, la hemiplejia infantil y la hemiplejia espástica. Denominada también **parálisis unilateral**. Consultar la voz **diplejia**.

**HEMISFERIO** *(hemisphere)* **1.** Mitad de una esfera o globo. **2.** Mitad lateral del cerebro o cerebelo.

**HEMISFERIO CEREBRAL** *(cerebral hemisphere)* Cada una de las mitades del cerebro. Están separadas por una cisura longitudinal profunda y comunicadas por su parte interna, en el fondo de la cisura, por medio del cuerpo calloso. Cada hemisferio está dividido en cuatro lóbulos

por medio de unas hendiduras muy prominentes que son el surco central, la cisura lateral y la cisura parietooccipital; además existe un quinto lóbulo en la profundidad del tejido nervioso. La cisura central separa el lóbulo frontal del parietal; la cisura lateral separa el lóbulo temporal, que se encuentra situado por debajo de ella, de los lóbulos frontal y parietal situados por encima. Por su parte la cisura parietooccipital separa el lóbulo occipital de los dos parietales. Los hemisferios están constituidos por sustancia gris externa y sustancia blanca interna y se hallan cubiertos por la corteza cerebral. Investigaciones recientes indican que el hemisferio derecho se encarga de la percepción de ciertos tipos de sonido y puede tener una función dominante sobre el izquierdo en la percepción táctil y las relaciones espaciales. El hemisferio izquierdo contiene el área de Broca, que controla las funciones del lenguaje en la mayoría de los individuos.

**HEMISOMO** *(hemisomus)* Feto o individuo que presenta una malformación o defecto en la mitad del cuerpo.

**HEMITERÁTICO** *(hemiteras)* Se aplica al individuo que padece una malformación congénita que no es lo suficientemente grave o incapacitante como para que se le considere monstruoso o terático.

**HEMIVÉRTEBRA** *(hemivertebra)* Trastorno caracterizado por la falta de desarrollo completo de una vértebra posiblemente debida al fracaso del centro de crecimiento de un cuerpo vertebral. Por lo general, la mitad de la vértebra afecta está total o parcialmente desarrollada y suele faltar la otra mitad. Pueden afectarse una o más vértebras, con lo que se produce un grado variable de escoliosis, más o menos equilibrado. Como resultado de esta anomalía de la columna se desarrolla una vértebra en forma de cuña y los cuerpos vertebrales adyacentes se expanden para compensar la deformidad o se inclinan para adaptarse a esa articulación cuneiforme. La hemivértebra puede clasificarse según el grado de afectación del desarrollo en los centros de crecimiento vertebrales. Pueden afectarse dos cuerpos vertebrales con falta de desarrollo de los centros germinales del mismo lado, en cuyo caso se produce una escoliosis congénita desequilibrada, de moderada a grave, pero también pueden afectarse dos cuerpos vertebrales con falta de desarrollo de los centros de crecimiento de los lados opuestos, con lo que se produce una escoliosis congénita equilibrada. La hemivértebra aislada no suele presentar un gran número de signos y síntomas. Dependiendo del grado de escoliosis congénita que exista, la deformidad asociada puede irse haciendo más pronunciada con el crecimiento. Otros tipos de hemivértebra, especialmente aquellos en los que se produce una escoliosis congénita desequilibrada, pueden progresar en gran medida con el crecimiento y tienen un pronóstico relativamente malo a menos que la fusión espinal precoz impida el que se acentúe la curvatura espinal. En la escoliosis equilibrada no suele estar indicado ningún tratamiento.

**HEMO** (*hemo*) Porción pigmentada no proteica de la molécula de hemoglobina que contiene hierro. En cada molécula de hemoglobina existen cuatro gupos hemo, cada uno de los cuales está constituido por una estructura cíclica de 4 residuos pirrol que constituyen la protoporfirina y un átomo de hierro en el centro. El grupo hemo liga el oxígeno y lo transporta en los hematíes liberándolo en los tejidos, los cuales a su vez se desprenden del $CO_2$. Consultar la voz **porfobilinógeno**. V. también **hemoglobina; protoporfirina**.

**HEMOCROMATOSIS** (*hemochromatosis*) Enfermedad rara por almacenamiento de hierro que se caracteriza por un aumento del depósito de este elemento en todo el organismo. El paciente presenta hepatomegalia, pigmentación cutánea, diabetes mellitus e insuficiencia cardiaca. Esta enfermedad suele afectar a hombres por encima de los 40 años y también constituye una complicación de ciertas anemias hemolíticas que se tratan con transfusiones múltiples. Consultar la voz **hemosiderosis**.

**HEMODIÁLISIS** (*hemodialysis*) Procedimiento dirigido a eliminar las impurezas o productos de desecho de la sangre que se utiliza en el tratamiento de la insuficiencia renal y de diversas intoxicaciones. La sangre del paciente pasa a través de una máquina donde se difunde y se ultrafiltra para retornar a la circulación. La hemodiálisis precisa un acceso a la corriente sanguínea del paciente, un mecanismo de transporte de la sangre desde la circulación hacia la máquina y viceversa, y un dializador. V. también **fístula arteriovenosa**.
MÉTODO: El acceso puede obtenerse mediante un cortocircuito externo o una fístula arteriovenosa. El cortocircuito

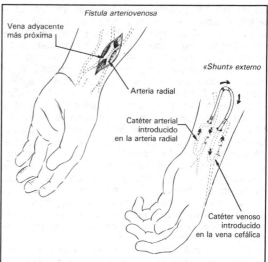

**HEMODIÁLISIS. Los dibujos muestran distintas formas de acceder a la circulación sanguínea arterial y venosa profunda en pacientes enfermos del riñón y que precisan de hemodiálisis.**

externo se prepara introduciendo dos cánulas a través de la piel en una vena y una arteria de gran calibre. Cuando no se está realizando la diálisis, las cánulas se unen dejando que la sangre fluya libremente de la arteria a la vena, y cuando va a realizarse la diálisis, las cánulas se separan de forma que la sangre arterial pueda fluir en dirección al dializador y la sangre dializada regresar desde éste a la circulación a través de la cánula insertada en la vena. La fístula arteriovenosa se prepara anastomosando una vena de amplio calibre con una arteria. La fístula crea, con su gran flujo, vasos superficiales muy grandes en los que pueden introducirse agujas de gran calibre. El procedimiento se realiza con diversos dializadores y dura de 3 a 8 horas. Puede efectuarse diariamente en las situaciones agudas o 2 o 3 veces por semana en la insuficiencia renal crónica.
CRITERIOS IMPORTANTES: Las complicaciones más frecuentes del cortocircuito externo son la infección, la coagulación de la sangre en su interior y la erosión de la piel de la zona próxima, por lo cual la fístula arteriovenosa tiene más partidarios. El paciente sometido a hemodiálisis tiene que tolerar las molestias previas, simultáneas y posteriores a la diálisis, el tiempo prolongado de inmovilidad relativa durante el procedimiento y las restricciones dietéticas que impone la insuficiencia renal, todo lo cual supone una fuente considerable de estrés. Su incorporación a la vida diaria exige la asistencia de profesionales con experiencia y una preparación adecuada en este campo.
ACTUACIÓN DE LA ENFERMERA: Un descenso del flujo de la sangre en el cortocircuito puede favorecer la coagulación; así pues, debe evitarse cualquier factor que pueda producir lentitud en el flujo. Algunos de estos factores son: hipotensión sistémica, infección o compresión del cortocircuito o de la fístula, tromboflebitis o distensión

del cortocircuito por aumento de presión. Deben evitarse las infecciones en la zona que rodea a la fístula, colocando un apósito estéril sobre el cortocircuito y cambiándolo a diario. Antes de empezar el procedimiento, se explica al paciente el tiempo que va a durar, las molestias que pueden aparecer, qué alimentos puede comer y qué actividad puede realizar, así como se le pregunta si desea que le acompañe algún familiar o amigo durante el tratamiento. Son frecuentes las cefaleas y las náuseas durante el proceso y algunas horas después. El paciente, en general, se encuentra mejor al día siguiente a la hemodiálisis. El procedimiento puede resultar más agradable si el paciente está descansado y se le administran un analgésico y un antihemético. La mayoría de los pacientes requieren apoyo psicoemocional y asistencia física. Se comprueba su estado físico con frecuencia, con especial atención al pulso, tensión sanguínea y niveles hemáticos de electrólitos y equilibrio ácido-base. Generalmente se administra un poco de sal para contrarrestar la hipotensión que resulta de la pérdida rápida de fluidos intravasculares. El paciente es pesado antes y después del tratamiento para determinar la cantidad de fluido perdido. Se suele administrar un anticoagulante, para prevenir la coagulación de sangre en el dializador, en las cánulas o en los catéteres; y, para prevenir la posibilidad de hemorragia, se administra sulfato de protamina después del procedimiento. Cualquier tratamiento que cause lesión tisular, como una extracción dental, o una inyección i.m. o i.v., debe prohibirse durante o inmediatamente después de la diálisis.

**HEMODIALIZADOR** (hemodialyzer) V. **dializador**.

**HEMOFILIA** (hemophilia) Trastorno hereditario caracterizado por una tendencia hemorrágica patológica. Existen dos tipos distintos pero clínicamente indistinguibles: la hemofilia A y la hemofilia B. La hemofilia A, o forma clásica, se debe a la deficiencia o ausencia del factor antihemofílico o factor VIII, una proteína que actúa acelerando la conversión de la protrombina en trombina mediante la formación de tromboplastina. La hemofilia B (enfermedad de Christmas) se debe a la deficiencia del componente tromboplastínico del plasma, otra proteína plasmática activa en la formación de la tromboplastina. La gravedad clínica de la enfermedad varía mucho con el grado de deficiencia. Los problemas que presentan con mayor frecuencia los hemofílicos son hemorragias marcadas tras los procedimientos dentales, epistaxis, hematomas y hemartrosis. Las hemorragias internas graves y la hematuria son menos frecuentes. V. también los factores específicos.

**HEMOFILIA A** (hemophilia A) Trastorno hematológico hereditario que se transmite como carácter recesivo ligado al cromosoma X y que se debe a una deficiencia del factor VIII de la coagulación. Se considera el tipo clásico de hemofilia, a diferencia de las hemofilias B y C, que suelen ser más leves. V. también **coagulación, factor de; factor VIII; hemofilia**.

**HEMOFILIA B** (hemophilia B) Trastorno hematológico hereditario transmitido como carácter recesivo ligado al cromosoma X y debido a una deficiencia del factor IX o componente tromboplastínico del plasma. Esta enfermedad es clínicamente similar a la hemofilia A aunque por lo general menos grave. Denominada también **Christmas, enfermedad de**. V. **coagulación, factor de; factor IX; hemofilia**.

**HEMOFILIA C** (hemophilia C) Trastorno hematológico hereditario transmitido como carácter recesivo ligado al cromosoma X y debido a una deficiencia del factor XI o antecedente tromboplastínico del plasma. Es clínicamente similar a la hemofilia A pero suele ser mucho menos grave. Denominada también **Rosenthal, síndrome de**. V. también **coagulación, factor de; factor XI; hemofilia**.

**HEMOFILIA VASCULAR** (vascular hemophilia) V. **Von Willebrand, enfermedad de**.

**HEMOGLOBINA** (hemoglobin) Compuesto complejo de hierro y proteína que forma parte del hematíe y sirve para transportar oxígeno a las células de los tejidos desde los pulmones y dióxido de carbono en dirección contraria. Cada hematíe contiene entre 200 y 300 moléculas de hemoglobina; cada una de éstas contiene a su vez cuatro grupos hemo y cada grupo hemo puede transportar una molécula de oxígeno. La hemoglobina se encuentra normalmente presente en la sangre a una concentración de 12-16 g/dl en la mujer y 13,5-18 g/dl en el hombre. En una atmósfera con gran concentración de oxígeno como la que se da en los pulmones, la hemoglobina se une al mismo para formar oxihemoglobina. En una atmósfera con baja concentración de oxígeno como la existente en los tejidos periféricos del organismo, el oxígeno es sustituido por el dióxido de carbono para formar carboxihemoglobina. A continuación la hemoglobina libera la carboxihemoglobina en los pulmones para su expulsión posterior y capta nuevas moléculas de oxígeno para transportar a las células. La hemoglobina tiene una estructura precisa constituida por dos cadenas distintas de 141 y 146 aminoácidos respectivamente. La ausencia, sustitución o adición de un solo

El gen patológico se encuentra en el cromosoma X. Cuando se encuentra presente en un varón, éste será hemofílico.

Cuando el cromosoma patológico se encuentra presente en una mujer, ésta será portadora de la enfermedad.

Ⓧ X

Cuando el padre es normal y la madre es portadora, existen cuatro posibilidades.

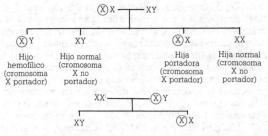

Los hijos de padre hemofílico y madre normal serán normales y las hijas serán portadoras.

HEMOFILIA. Árbol genealógico de una familia con miembros hemofílicos. Nótese que las mujeres siempre son portadoras y nunca padecen la enfermedad.

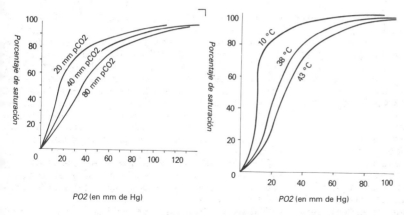

PO2 (en mm de Hg)

PO2 (en mm de Hg)

**HEMOGLOBINA. Las gráficas de la izquierda representan la curva de disociación de la hemoglobina de la sangre humana. A la izquierda, efecto de la presión parcial de $CO_2$ sobre la curva de disociación a la temperatura de 38°C. A la derecha, efecto de la temperatura, a la presión parcial de $CO_2$ = 40 mm Hg.**

**HEMOGLOBINA C (Hb C), ENFERMEDAD POR. Microfotografía de hematíes en diana. Este aspecto de los hematíes se debe a la condensación de hemoglobina en su centro. La muestra corresponde a un paciente con anemia hemolítica por hemoglobinopatía C.**

aminoácido modifica las propiedades de la hemoglobina. Estas alteraciones están reguladas genéticamente y pueden asociarse con una patología grave, como es el caso de la anemia falciforme. V. también **carboxihemoglobina; hemo; oxihemoglobina**.

**HEMOGLOBINA, VARIANTE DE** *(hemoglobin variant)* Cualquier tipo de hemoglobina distinto de la hemoglobina. Todas las variantes se caracterizan por una alteración en la secuencia de aminoácidos en las cadenas polipeptídicas de globina contenidas en la molécula de hemoglobina. Estas variaciones vienen determinadas genéticamente y, dependiendo del tipo y extensión del cambio, provocan una mayor o menor alteración de las funciones físicas y químicas de los hematíes. V. también **hemoglobina C; hemoglobina S; hemoglobinopatía**.

**HEMOGLOBINA A (Hb A)** *(hemoglobin A [Hb A])* Tipo normal de hemoglobina. Denominada también **hemoglobina adulta**. Consultar la voz **hemoglobina F**. V. también **hemoglobina, variante de; hemoglobinopatía**.

**HEMOGLOBINA ADULTA** *(adult hemoglobin)* V. **hemoglobina A**.

**HEMOGLOBINA C (Hb C), ENFERMEDAD POR** *(hemoglobin C [Hb C] disease)* Trastorno hematológico genético que se caracteriza por una anemia hemolítica crónica moderada asociada con la presencia de hemoglobina C, una modalidad anormal del pigmento eritrocitario. La hemoglobina C se hereda como gen codominante autosómico y en la forma homocigota es la única clase de hemoglobina que se encuentra en la sangre. En la forma heterocigota, carácter hemoglobina C, no existen anemia ni hemólisis aumentadas. En el examen microscópico de una extensión de sangre pueden encontrarse dianocitos. La hemoglobina C se acompaña de una cantidad aproximadamente igual de hemoglobina A, normal. V. también **hemoglobina, variante de; hemoglobina S-C, enfermedad por; hemoglobinopatía**.

**HEMOGLOBINA CORPUSCULAR MEDIA (HCM)** *(mean corpuscular hemoglobin [MCH])* Estimación de la cantidad de hemoglobina presente en un eritrocito obtenida dividiendo la cantidad de hemoglobina por el número de eritrocitos presentes en una muestra. La HCM normal es de 28 a 32 %. V. también **anemia ferropénica; anemia hipocroma**.

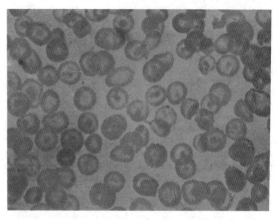

**HEMOGLOBINA CORPUSCULAR MEDIA (CHCM), CONCENTRACIÓN DE** *(mean corpuscular hemoglobin concentration [MCHC])* Estimación de la concentración de hemoglobina en gramos por 100 ml de hematíes concentrados obtenida dividiendo la cifra de hemoglobina por el hematócrito. La CHCM normal es del 32 al 36 %.

**HEMOGLOBINA F (Hb F)** *(hemoglobin F [Hb F])* Hemoglobina normal del feto que en su mayor parte se degrada en los primeros días de vida del niño, siendo sustituida por la hemoglobina A. Durante toda su vida el sujeto normal produce pequeñas cantidades de hemoglobina F.

**HEMOGLOBINA S (HB S)** *(hemoglobin S [Hb S])* Tipo de hemoglobina anormal caracterizada por la sustitución del aminoácido valina por el ácido glutámico en la cadena b de la molécula de hemoglobina. Su desplazamiento electroforético es mucho más lento y su solubilidad mucho menor que la de la hemoglobina A. A medida que las moléculas normales se van desoxigenando debido a la menor tensión de oxígeno en la circulación periférica, los hematíes sufren falciformación, se desplazan más lentamente, forman grumos y hemolizan. Si la proporción de la Hb S con respecto a la Hb A es grande, como sucede en la enfermedad falciforme, el enfermo sufre anemia, trombosis local e infartos. V. también **anemia falciforme; falciforme, crisis**.

**HEMOGLOBINA S-C (Hb S-C), ENFERMEDAD POR** *(hemoglobin S-C [Hb S-C] disease)* Trastorno genético en el cual se heredan dos alelos anormales distintos, uno para la hemoglobina S y otro para la hemoglobina C. Esta enfermedad se caracteriza por una evolución clínica considerablemente menos grave que la anemia falciforme a pesar de no existir hemoglobina normal. V. también **hemoglobina C, enfermedad por; hemoglobinopatía; talasemia falciforme**.

**HEMOGLOBINEMIA** *(hemoglobinemia)* Presencia de hemoglobina libre en el plasma sanguíneo.

**HEMOGLOBINOPATÍA** *(hemoglobinopathy)* Grupo de enfermedades hereditarias caracterizadas por la presencia de moléculas de hemoglobina de estructura anormal. La alteración se produce por sustitución de uno o más aminoácidos en la porción de globina de la molécula, en determinadas posiciones de cualquiera de las dos cadenas alfa o beta. Se han descrito o identificado más de 100 variantes pero sólo se diagnostican con frecuencia las enfermedades por hemoglobina S, C y D. La alteración puede darse en forma heterocigota u homocigota. En la forma heterocigota aparecen en el hematíe tanto el pigmento adulto normal o hemoglobina A como su variante, mientras que en la forma homocigota sólo se detecta la hemoglobina anormal, apareciendo los síntomas típicos de la hemoglobinopatía en cuestión. También se producen formas heterocigotas mixtas que se caracterizan por la presencia de hemoglobina A normal y la presencia de dos o tres variantes. Entre las distintas clases de hemoglobinopatías destacan **anemia falciforme; hemoglobina C, enfermedad por; hemoglobina S-C, enfermedad por; talasemia**. V. también **falciforme, carácter; hemoglobina; talasemia falciforme**.

**HEMOGLOBINURIA** *(hemoglobinuria)* Presencia anormal en la orina de hemoglobina no unida a los hematíes. Puede deberse a distintas enfermedades autoinmunes o trastornos hemolíticos episódicos. Se diagnostica con un reactivo sensible a la hemoglobina libre. Entre los distintos tipos destacan **hemoglobinuria de la marcha** y **hemoglobinuria paroxística; hemoglobinuria por frío**.

**HEMOGLOBINURIA DE LA MARCHA** *(march hemoglobinuria)* Trastorno raro caracterizado por la presencia de hemoglobinuria en la orina, que se produce tras un ejercicio físico intenso o prolongado como una marcha o una carrera de fondo. V. también **hemólisis**.

**HEMOGLOBINURIA MALÁRICA** *(malarial hemoglobinuria)* V. **hemoglobinúrica, fiebre**.

**HEMOGLOBINURIA PAROXÍSTICA** *(paroxysmal hemoglobinuria)* Eliminación sin síntomas previos de hemoglobina en la orina que se produce tras la exposición local o general a temperaturas bajas, tal como se observa en la hemoglobinuria paroxística por frío. V. también **Marchafava-Micheli, enfermedad de**.

**HEMOGLOBINURIA PAROXÍSTICA NOCTURNA (HPN)** *(paroxysmal nocturnal hemoglobinuria [PNH])* Trastorno caracterizado por hemólisis intravascular y hemoglobinuria. Se produce en episodios irregulares de varios días de duración, especialmente por la noche. El defecto básico del hematíe es una sensibilidad desusada a la lisis por el complemento o una deficiencia o ausencia de acetilcolinesterasa. Se desconoce la etiología de esta forma de hemoglobinuria pero se asocia con anomalías funcionales de la medula ósea. Afecta predominantemente a adultos entre los 25 y 45 años de edad, se caracteriza por dolor abdominal, lumbalgia y cefalea y su evolución puede verse complicada por episodios trombóticos y ferropenia como consecuencia de la gran pérdida de hemoglobina. El tratamiento consiste en administración de transfusiones de hierro por vía oral o parenteral y, en algunos casos, de corticosteroides. Para tratar las trombosis se prescriben a veces anticoagulantes. La esplenectomía está contraindicada.

**HEMOGLOBINURIA PAROXÍSTICA POR FRÍO** *(paroxysmal cold hemoglobinuria)* Enfermedad autoinmune rara caracterizada por hemólisis y hematuria que tiene relación con la exposición al frío.

**HEMOGLOBINÚRICA, FIEBRE** *(blackwater fever)* Complicación grave del paludismo falciparum crónico y caracterizada por ictericia, hemoglobinuria, insuficiencia renal aguda y eliminación de orina sanguinolenta de color rojo oscuro o negra por hemólisis intravascular masiva. El 20-30 % de los enfermos afectados muere, mortalidad que es particularmente elevada entre los europeos. Denominada también **paludismo hemolítico**. V. **paludismo; paludismo falciparum**.

**HEMOGRAMA** *(hemogram)* Registro escrito o gráfico del recuento sanguíneo diferencial que pone énfasis en el tamaño, la forma, las características especiales y el número de elementos sólidos de la sangre.

**HEMOLISINA** *(hemolysin)* Cualquiera de las numerosas sustancias que lisan o disuelven los hematíes. Las hemolisinas son producidas por muy diversas cepas bacterianas entre las que se encuentran algunas de estafilococos y estreptococos. También forman parte de ciertos venenos y algunos vegetales. Las hemolisinas bacterianas se dividen en las que son filtrables y las que se acumulan en torno a las colonias bacterianas en los medios de cultivo que contienen hematíes. Estas sustancias parecen contribuir a la capacidad invasora de las bacterias. V. también **hemoglobina; hemólisis**.

**HEMÓLISIS** *(hemolysis)* Degradación de los hematíes con liberación de hemoglobina. Se produce normalmente al final de la vida del hematíe pero puede desencadenarse de forma patológica en diversas otras circunstancias como reacciones antígeno-anticuerpo, alteraciones metabólicas del hematíe que acortan de forma significativa su período de vida y agresiones mecánicas como las que se producen en la hemodiálisis, la exposición a venenos de serpiente y con el empleo de prótesis cardiacas. También produce hemólisis la dilución de la sangre, mediante la administración intravenosa de cantidades excesivas de soluciones hipotónicas que determinan una hinchazón progresiva con eventual rotura del hematíe. V. también **anemia hemolítica; transfusional, reacción**.

**HEMÓLISIS ALFA ($\alpha$)** *(alpha hemolysis)* Aparición de una zona verdosa en torno a una colonia bacteriana cultivada en un medio de agar/chocolate, característica de los neumococos y de algunos estreptococos y se debe a la descomposición parcial de la hemoglobina del medio. Consultar la voz **hemólisis beta**.

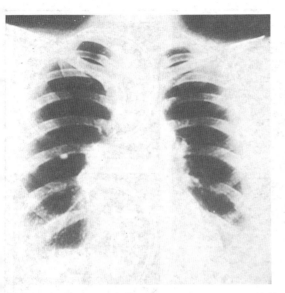

HEMOPTISIS. Radiografía pulmonar en la que se aprecian adenopatías bihiliares muy densas, con los bordes irregulares y de aspecto dentellado.

**HEMÓLISIS BETA (β)** *(beta hemolysis)* Desarrollo de una zona clara en torno a una colonia bacteriana cultivada en medio de agar sangre, típica de ciertas bacterias patógenas. Consultar la voz **hemólisis alfa (α)**.

**HEMOLÍTICO-URÉMICO, SÍNDROME** *(hemolytic uremia syndrome)* Trastorno renal raro caracterizado por insuficiencia renal, anemia hemolítica microangiopática y deficiencia de plaquetas. Es de etiología desconocida y suele afectar al lactante.

**HEMOPTISIS** *(hemoptysis)* Expulsión de sangre procedente de las vías respiratorias con la tos. En las infecciones de las vías respiratorias superiores y en las bronquitis no muy importantes se expulsan a veces esputos con hilillos de sangre. Si la hemorragia es más profusa hay que pensar en una infección por *Aspergillus*, un absceso pulmonar, una tuberculosis o un carcinoma broncogénico. Los medios que pueden utilizarse para diagnosticar una hemoptisis son la exploración radiológica, la endoscopia y la broncoscopia. El tratamiento de las hemoptisis importantes consiste en vigilar al paciente por si presentara signos de shock, evitar la asfixia y localizar y detener la hemorragia. Pueden administrarse antibióticos y antitusígenos. Es muy importante combatir la ansiedad del paciente pero no deben administrarse sedantes ni tranquilizantes, ya que pueden deprimir el centro respiratorio. Consultar la voz **hematemesis**.

**HEMORRAGIA** *(hemorrhage)* Pérdida de una gran cantidad de sangre en un período de tiempo corto bien externa o internamente. Puede ser arterial, venosa o capilar.
OBSERVACIONES: Los síntomas de la hemorragia masiva están relacionados con el shock hipovolémico y consisten en un pulso rápido y filiforme, sensación de sed, piel fría y húmeda, disnea, vértigo, síncope, palidez, ansiedad, inquietud e hipotensión. Si la hemorragia aboca a una cavidad o articulación puede aparecer dolor por

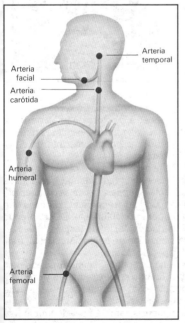

Arteria temporal
Arteria facial
Arteria carótida
Arteria humeral
Arteria femoral

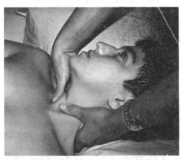
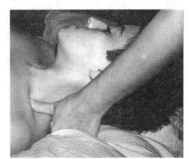
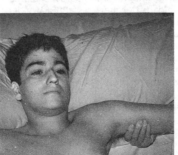
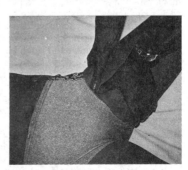

HEMORRAGIA. El dibujo y las fotografías muestran los puntos de presión del sistema vascular que han de ser comprimidos para controlar las hemorragias externas. En cada caso se ha de comprimir el vaso afectado en un punto próximo a la herida, entre ésta y el corazón.

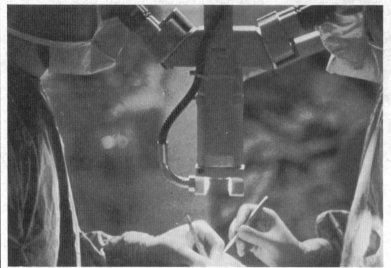
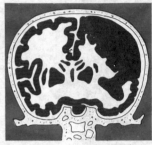
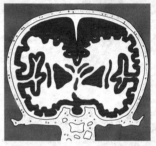
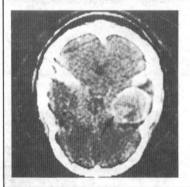
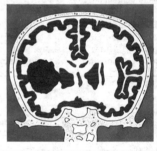

**HEMORRAGIA CEREBRAL. A la izquierda, tomografía axial computarizada de un aneurisma de la arteria cerebral media. Arriba, intervención quirúrgica de extracción de un coágulo sanguíneo del cerebro, formado a causa de una hemorragia. Los tres dibujos de la derecha muestran tres ejemplos de hemorragia cerebral: (arriba) hemorragia intercraneal fuera del cerebro. Este tipo de hemorragia suele producirse a causa de traumatismos craneales. (En el centro), doble hemorragia entre el cerebro y la meninge duramadre. Esta hemorragia produce parálisis en ambas mitades del cuerpo. (Abajo), hemorragia intracerebral. Si se produce en el hemisferio derecho del cerebro, la parálisis afecta a la mitad izquierda del cuerpo, y viceversa.**

la tensión producida en la cavidad o la cápsula articular debido a una rápida expansión del volumen de sangre en su interior.

ACTUACIÓN: Hay que tratar por todos los medios de detener la hemorragia: si es externa, se aplica directamente presión a la herida o a los puntos de compresión correspondientes. Es conveniente elevar la parte del cuerpo lesionado. La aplicación de hielo directamente a la herida disminuye la hemorragia al producir vasoconstricción. Es importante mantener la temperatura corporal del paciente. Si la herida afecta a una extremidad y la hemorragia es intensa hay que aplicar un torniquete en posición proximal a la lesión. Cuando la hemorragia es interna es imprescindible la asistencia médica inmediata al paciente. Mientras tanto hay que tranquilizarle e impedir que se enfríe.

**HEMORRAGIA CEREBRAL** (cerebral hemorrhage) Hemorragia de un vaso sanguíneo del cerebro. Para su clasificación se emplean tres criterios: su localización (subaracnoidea, extradural, subdural), el tipo de vaso afectado (arterial, venoso, capilar) y su origen (traumáti-

co, degenerativo). Cada tipo tiene sus propias características clínicas. La mayoría se producen en la región de los ganglios basales y se deben a la rotura de una arteria esclerótica por hipertensión. Las roturas vasculares pueden deberse también a aneurismas congénitos, infartos cerebrovasculares y traumatismos cefálicos.

OBSERVACIONES: La hemorragia suele provocar el desplazamiento o destrucción del tejido celular con anemia medular. Las hemorragias amplias suelen ser fatales pero algunos pacientes (con más frecuencia hombres que mujeres) pueden recuperarse totalmente. Dependiendo de la extensión y localización del tejido lesionado, las secuelas son afasia, disminución de la función mental, trastornos sensoriales específicos, etc.

ACTUACIÓN: Mediante una punción lumbar puede descubrirse sangre en el líquido cefalorraquídeo y mediante «scan» con tomografía axial computarizada se detecta la localización de la lesión y se diferencia la hemorragia del embolismo o la trombosis; también puede emplearse para el diagnóstico la angiografía cerebral. En numerosas ocasiones hay que intervenir quirúrgicamente para detener la hemorragia y evitar así la muerte por anemia medular o aumento de la presión intracraneal. El paciente debe mantenerse inmóvil y en una posición que asegure un adecuado flujo de sangre a la cabeza. A veces, durante la convalecencia, son precisos tratamientos rehabilitadores de fisioterapia y logoterapia.

CONSIDERACIONES COMPLEMENTARIAS: Al principio el tratamiento de base se dirige a evitar las recidivas y las secuelas de la inmovilidad prolongada. Hay que tener particular cuidado en mantener la posición de la cabeza del paciente para evitar la flexión del cuello que podría afectar la circulación cerebral. También es fundamental el cuidado frecuente de la piel para que no se formen úlceras de decúbito; por otra parte, estos pacientes precisan un gran apoyo emocional y un ambiente cómodo y tranquilo. Durante la fase de convalecencia suele precisarse la ayuda de la enfermera para enseñar al paciente a valerse por sí mismo. V. también **hemorragia subaracnoidea**.

colon distal. La hemorragia gastrointestinal se trata como una urgencia potencial. El paciente puede requerir transfusiones o sustitución de líquidos y debe mantenerse bajo vigilancia cuidadosa para descubrir signos de shock o hipovolemia. En todos los casos se evalúa la pérdida sanguínea y se hacen pruebas de coagulación.

**HEMORRAGIA OCULTA** (occult blood) Hemorragia que sólo puede detectarse por medio de una prueba química o por examen microscópico o espectroscópico. Se suele producir en las heces de enfermos con lesiones gastrointestinales.

**HEMORRAGIA POR DEPRIVACIÓN** (withdrawal bleeding) Eliminación de sangre procedente del útero como consecuencia de una descamación del endometrio tras suspender una medicación hormonal. En la valoración endocrinológica de una mujer con amenorrea, este tipo de hemorragia demuestra que su endometrio puede responder a la estimulación hormonal y que la causa de la amenorrea probablemente no es uterina.

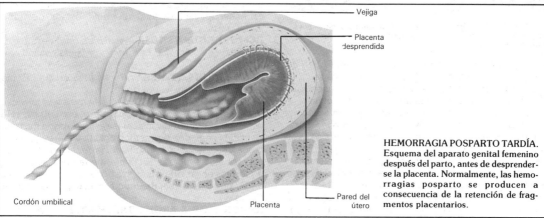

HEMORRAGIA POSPARTO TARDÍA. Esquema del aparato genital femenino después del parto, antes de desprenderse la placenta. Normalmente, las hemorragias posparto se producen a consecuencia de la retención de fragmentos placentarios.

Labels: Vejiga — Placenta desprendida — Pared del útero — Cordón umbilical — Placenta

**HEMORRAGIA EN ASTILLA** (splinter hemorrhage) Hemorragia lineal bajo la uña de un dedo de la mano o el pie que se observa típicamente en los pacientes con endocarditis bacteriana.

**HEMORRAGIA EXTRADURAL** (extradural hemorrhage) Hemorragia en una zona que rodea la dura cerebral o espinal pero por fuera de la misma.

**HEMORRAGIA GASTROESOFÁGICA** (gastroesophageal hemorrhage) V. **Mallory-Weiss, síndrome de**.

**HEMORRAGIA GASTROINTESTINAL** (gastrointestinal bleeding) Extravasación sanguínea procedente del tubo gastrointestinal. Las lesiones subyacentes más comunes son la úlcera péptica, las varices esofágicas, la diverticulitis, la colitis ulcerosa y los carcinomas de estómago y de colon. El vómito de sangre roja brillante o «en posos de café» indica hemorragia gastrointestinal alta, en general del esófago, el estómago o el duodeno superior. Para determinar la localización y la cuantía de la hemorragia se realizan aspiración del contenido gástrico, lavado y endoscopia. Las heces negras y pastosas también indican hemorragia del conducto gastrointestinal alto; la emisión de sangre roja brillante por el ano sugiere hemorragia del

**HEMORRAGIA POSPARTO TARDÍA** (delayed postpartum hemorrhage) Hemorragia que se produce después de transcurridas las primeras 24 horas del posparto. Suele deberse a retención de fragmentos placentarios, laceraciones del cuello o la vagina no descubiertas o incompletamente suturadas o subinvolución de la herida placentaria intrauterina. Se caracteriza por su intensidad y se acompaña de signos de anemia y shock inminente. Hay que diagnosticar y tratar su causa; cuando corresponde a una laceración, se sutura; si hay retención de fragmentos placentarios, se extraen; si existe infección, se administran antibióticos, y en caso de que el útero esté poco contraído, se prescriben ergotamínicos u oxitocina.

**HEMORRAGIA SUBARACNOIDEA** (subaracnoid hemorrhage) Hemorragia intracraneal en el espacio ocupado por el líquido cefalorraquídeo situado entre la aracnoides y la piamadre, sobre la superficie del cerebro. La hemorragia puede extenderse hacia el parénquima cerebral si la presión liberada del vaso roto es brusca e intensa. La causa puede ser un traumatismo o la rotura de un aneurisma o una anomalía arteriovenosa.

OBSERVACIONES: El primer síntoma es una cefalea de

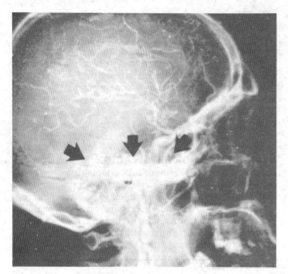

**HEMORRAGIA SUBARACNOIDEA. Hematoma subaracnoideo (señalado con flechas) en la región temporal, visto mediante arteriografía de carótida.**

aparición brusca y extraordinariamente intensa que comienza en una zona localizada y posteriormente se va diseminando para hacerse generalizada. El dolor localizado se debe a la distorsión y la lesión vasculares y el generalizado responde a la irritación meníngea derivada de la presencia de sangre en el espacio subaracnoideo. Otras características de la hemorragia subaracnoidea son vértigo, rigidez de cuello, desigualdad de las pupilas, vómitos, adormecimiento, sudoración, escalofríos, estupor y pérdida de conciencia. Es frecuente que inmediatamente tras la hemorragia el paciente presente un breve período de pérdida de conciencia que, en los casos más graves, puede persistir indefinidamente, evolucionando al coma y la muerte. Durante las primeras semanas de la recuperación el paciente presenta a veces delirio y confusión y no es raro que quede como secuela un daño cerebral permanente.

ACTUACIÓN: La observación de la localización inicial de la cefalea tiene en algunos casos una gran importancia diagnóstica. El tratamiento tiene tres objetivos básicos: conservar la vida del paciente, limitar su invalidez residual y prevenir las recurrencias. Se recomienda reposo en cama durante un período de 4 a 6 semanas. La asistencia de los enfermos inconscientes como consecuencia de una hemorragia subaracnoidea es la misma que se recomienda en cualquier otro tipo de coma neurológico: hay que mantener la permeabilidad de las vías respiratorias, asegurar el vaciamiento vesical y controlar el equilibrio hidroelectrolítico. Cuando el paciente se encuentra consciente hay que administrarle analgésicos, sobre todo en los primeros días después de la hemorragia. Si es relativamente joven, se encuentra por otra parte sano y no presenta una tensión arterial elevada, puede intentarse la reparación quirúrgica del vaso sangrante o la extirpación del aneurisma.

**HEMORRAGIA UTERINA DISFUNCIONAL** (*dysfunctional uterine bleeding*) Hemorragia del útero debida a desequilibrio endocrino y no a una lesión orgánica.

**HEMORRAGIA VAGINAL** (*vaginal bleeding*) Trastorno caracterizado por la expulsión de sangre a través de la vagina, fuera de la menstruación. Puede deberse a anomalías del útero o el cuello, alteraciones del embarazo o trastornos endocrinos, de los ovarios, de las trompas de Falopio o de la vagina. Habitualmente se utilizan los siguientes términos para definir la cuantía aproximada de una hemorragia vaginal: se habla de «hemorragia vaginal profusa» cuando su cantidad es muy superior al flujo menstrual normal máximo; la «hemorragia vaginal moderada» es aquella similar a dicho flujo, y la «hemorragia vaginal ligera» es inferior al mismo. Se suele hablar de «manchado vaginal» cuando la hemorragia es tan escasa que apenas exige el empleo de una compresa o tampón, limitándose a unas cuantas gotas de sangre; el tapón mucoso consiste en una pequeña cantidad de moco y sangre que suele expulsarse al comienzo del trabajo del parto, durante el mismo o en el momento de la dilatación completa del cuello al final del primer estadio del trabajo del parto.

**HEMORRAGIA VENOSA** (*vein bleeding*) Pérdida de sangre de un color más oscuro y con salida continua del chorro.

**HEMORRAGIA VÍTREA** (*vitreous hemorrhage*) Hemorragia en el humor vítreo del ojo.

**HEMORRÁGICA, FIEBRE** (*hemorrhagic fever*) Infección por arbovirus caracterizada por fiebre, escalofríos, cefalea, malestar general y síntomas respiratorios o gastrointestinales seguidos por hemorragias capilares y, en los casos graves, oliguria, insuficiencia renal, hipotensión y eventualmente muerte. Esta enfermedad presenta distintas formas en las diferentes áreas geográficas en que se da. Algunos tipos son: **dengue; hemorrágica argentina, fiebre**.

**HEMORRÁGICA ARGENTINA, FIEBRE** (*Argentine hemorrhagic fever*) Enfermedad infecciosa producida por un arenavirus que se transmite al hombre por la ingestión de alimentos contaminados con las excretas de roedores infectados y por contacto personal. Al principio se caracteriza por escalofríos, fiebre, cefalea, mialgia, anorexia, náuseas, vómitos y malestar general. A medida que la enfermedad progresa, el paciente puede desarrollar fiebre elevada, deshidratación, hipotensión, enrojecimiento cutáneo, bradicardia, hemorragias gingivales e internas, hematuria y hematemesis. Puede haber afectación del sistema nervioso central, shock y edema pulmonar. Esta enfermedad no tiene tratamiento específico, salvo hidratación, reposo, calor y nutrición adecuada. En algunos casos es necesario administrar líquidos IV e instaurar diálisis. Por lo general, el pronóstico es bueno, con recuperación completa del paciente. V. también **arenavirus**.

**HEMORRÁGICA BOLIVIANA, FIEBRE** (*Bolivian hemorrhagic fever*) Enfermedad infecciosa producida por un arenavirus que por lo general es transmitido al hombre por la orina de roedores infectados, presente en alimentos contaminados; también se han observado casos de transmisión directa entre personas. Tras un período de incubación de una o dos semanas, el paciente presenta escalofríos, fiebre, cefalea, dolores musculares, anorexia, náuseas y vómitos. A medida que la enfermedad progresa puede haber hipotensión. deshidratación, bradicardia, edema pulmonar y hemorragias internas. La mortalidad alcanza el 30 % y la causa más frecuente de muerte es el edema pulmonar. No existe tratamiento específico. A veces se realiza diálisis peritoneal. V. también **hemorrágica argentina, fiebre**.

**HEMORRÁGICA EPIDÉMICA, FIEBRE** (*epidemic hemorrhagic fever*) Infección vírica grave caracterizada por fiebre y hemorragia, que se desarrolla rápidamente y que se caracteriza al principio por fiebre y dolores musculares que pueden dar lugar a hemorragias, colapso vascular periférico, shock hipovolémico e insuficiencia renal aguda. Se cree que el arbovirus o el agente patógeno causal de que se trate es transmitido por mosquitos, pulgas o piojos. No se conoce con certeza la fisiopatología del efecto hemorrágico de esta infección, aunque se cree que el microorganismo causal produce lesiones en la pared capilar. Entre los distintos tipos de esta afección se encuentran: **amarilla, fiebre; dengue; hemorrágica argentina, fiebre; hemorrágica boliviana, fiebre; Lassa, fiebre de**. V. también las infecciones víricas específicas.

**HEMORRÁGICA DE OMSK, FIEBRE** (*Omsk hemorrhagic fever*) Infección aguda, observada en algunas regiones de la URSS, causada por un arbovirus transmitido por la picadura de una garrapata infectada o por el contacto con ratones almizcleros infectados. Se caracteriza por fiebre, dolor de cabeza, epistaxis, hemorragia gastrointestinal y uterina y otras manifestaciones hemorrágicas. El tratamiento es de mantenimiento y se suele producir la curación.

**HEMORROIDE** (*hemorrhoid*) Varicosidad que asienta en la porción inferior del recto o el ano por congestión de las venas del plexo hemorroidal.

OBSERVACIONES: Las hemorroides internas se originan por encima del esfínter interno del ano. Si aumentan suficientemente de tamaño como para exteriorizarse, sufren constricción y provocan dolor. Las pequeñas hemorroides internas pueden sangrar con la defecación. Las hemorroides externas aparecen por fuera del esfínter anal, generalmente no provocan dolor y no sangran a menos que se rompa o trombose una vena hemorroidal.

ACTUACIÓN: El tratamiento consiste en la aplicación local de una medicación tópica para lubricar, anestesiar y constreñir la hemorroide; también se recomiendan los baños de asiento y la aplicación de compresas frías o calientes. Las hemorroides pueden tratarse mediante esclerosis por inyección, ligadura o extirpación quirúrgica. La ligadura cuenta cada vez con más defensores, ya que es un procedimiento sencillo y eficaz que no requiere anestesia. Consiste en coger la hemorroide con una pinza y hacer pasar una goma elástica en torno a la varicosidad para provocar necrosis tisular, con lo que la hemorroide suele desaparecer en el plazo de una semana.

**HEMOSIDERINA** (*hemosiderin*) Pigmento rico en hierro que se produce en la hemólisis del hematíe compuesto por óxido ferroso en combinación con una proteína. En el organismo el hierro se almacena principalmente en forma de hemosiderina.

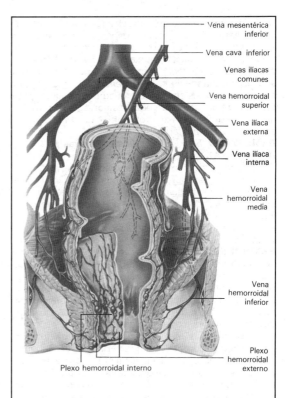

**HEMORROIDE. Dibujo esquemático del drenaje venoso del recto y del canal anal. Los plexos hemorroidales están constituidos por las venas hemorroidales y sus ramificaciones. La dilatación de estos plexos produce las hemorroides.**

Vena mesentérica inferior
Vena cava inferior
Venas ilíacas comunes
Vena hemorroidal superior
Vena ilíaca externa
Vena ilíaca interna
Vena hemorroidal media
Vena hemorroidal inferior
Plexo hemorroidal externo
Plexo hemorroidal interno

**HEMOSIDEROSIS** (*hemosiderosis*) Depósito anormal de hierro en diversos tejidos, generalmente en forma de hemosiderina. Suele asociarse con enfermedades caracterizadas por la destrucción crónica e intensa de los hematíes tal como sucede en la talasemia major. Consultar las voces **anemia sideroblástica; hemocromatosis**. V. también **ferritina; hierro, metabolismo del; hierro, transporte del; transferrina**.

**HEMOSTASIS** (*hemostasis*) Interrupción de la hemorragia por medios mecánicos o químicos o por el complejo proceso de la coagulación. En la hemostasis intervienen tres mecanismos fundamentales: la vasoconstricción, la agregación plaquetaria y la síntesis de trombina y fibrina. Denominada también **hemostasia**. V. también **plaqueta; trombo; vasoconstricción**.

**HEMOSTÁTICO** (*hemostatic*) Relativo a un procedimiento, dispositivo o sustancia que interrumpe el flujo de sangre. Las medidas hemostáticas mecánicas más importantes son la aplicación de presión directa, torniquetes o clamps quirúrgicos. El frío tiene también una acción hemostática y puede aplicarse en forma de bolsas de hielo sobre la zona sangrante o por irrigación de una solución helada en una determinada cavidad como el estómago.

En las intervenciones quirúrgicas también se utilizan otros medios hemostáticos, como las esponjas de gelatina, las soluciones de fibrina y el colágeno microfibrilar, que favorecen la agregación plaquetaria y la formación de coágulos. El ácido aminocaproico por vía oral o intravenosa se utiliza en el tratamiento de la hemorragia causada por hiperfibrinolisis sistémica. La fitonadiona se utiliza para prevenir y tratar la enfermedad hemorrágica del recién nacido y la deficiencia de protrombina inducida por anticoagulantes u otros fármacos.

**HEMOSTATO** (hemostat) V. **Halsted, pinzas de**.

**HEMOTÓRAX** (hemothorax) Acúmulo de sangre y líquido en la cavidad pleural entre las pleuras parietal y visceral, generalmente producido por un traumatismo. Otras causas son la rotura de pequeños vasos en determinadas inflamaciones, como la neumonía o la tuberculosis, o por tumores. Si el hemotórax no se trata inmediatamente, el enfermo desarrolla shock hemorrágico con intenso dolor e insuficiencia respiratoria.

**HENDIDURA, LÍNEA DE** (cleavage line) Cualquiera de las múltiples estriaciones lineales de la piel que delimitan el patrón estructural general y la tensión del tejido fibroso subcutáneo. Se corresponden estrechamente con los pliegues de la superficie de la piel y se encuentran en todas las áreas del cuerpo, aunque sólo son visibles en ciertos sitios, como las palmas de las manos y las plantas de los pies. Las líneas tienen un patrón característico en cada región corporal, aunque varían con la configuración del cuerpo. Son constantes en personas de la misma constitución, independientemente de la edad. En general, siguen una dirección oblicua con el sentido de menor tensión de la piel, perpendicularmente a la dirección de las líneas de máxima tensión. Las incisiones hechas paralelamente a ellas curan con mucha menos cicatriz que las que se hacen en sentido perpendicular. Hasta cierto punto, las líneas de hendidura determinan la dirección y disposición de las lesiones en las enfermedades cutáneas. Denominada también **Langer, línea de**.

**HENDIDURA FASCIAL** (fascial cleft) Hendidura situada entre dos superficies fasciales contiguas, como las fascias profundas y las subcutáneas. Esta zona es rica en líquido pero pobre en fibras; dos superficies fasciales pueden desplazarse o separarse entre sí fácilmente.

**HENDIDURA PRIMITIVA** (primitive pit) Indentación diminuta que aparece en el extremo anterior de la línea primitiva del embrión, en fases precoces del desarrollo. Es posterior al nodo primitivo y, probablemente, constituye un orificio de la notocorda del hombre y los animales superiores, y del canal neurentérico en los animales inferiores.

**HENLE, ASA DE** (loop of Henle) Porción de un túbulo renal en forma de U que consta de una rama descendente fina y otra ascendente más gruesa.

**HENLE, HENDIDURA DE** (Henle's fissure) Una de las muchas placas de tejido conjuntivo que existen entre las fibras musculares del corazón.

**HENO, FIEBRE DEL** (hay fever) Rinitis alérgica estacional aguda estimulada por el polen de árboles, hierbas o gramíneas. V. **rinitis alérgica**.

**HENOCH-SCHÖNLEIN, PÚRPURA DE** (Henoch-Schönlein purpura) Vasculitis por hipersensibilidad auto-

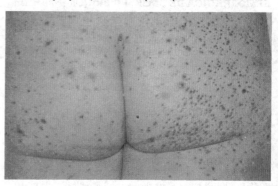

HENOCH-SCHÖLEIN, PÚRPURA DE. Lesiones cutáneas purpúricas en los glúteos, típicas de la púrpura de Henoch-Schölein.

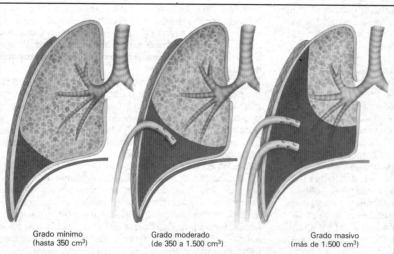

Grado mínimo (hasta 350 cm³)

Grado moderado (de 350 a 1.500 cm³)

Grado masivo (más de 1.500 cm³)

HEMOTÓRAX. Esquema de los tres grados de hemotórax. Cuando éste es mínimo, la sangre suele reabsorberse espontáneamente y sólo es necesario un tratamiento conservador. Cuando es moderado, ha de practicarse toracocentesis con drenaje hidráulico. Finalmente, si el hemotórax es masivo han de insertarse dos sondas de drenaje y en ocasiones es necesaria una toracotomía precoz para detener la hemorragia.

limitada que afecta sobre todo a niños y se caracteriza por la aparición de lesiones cutáneas purpúricas que asientan predominantemente en la región inferior del abdomen, nalgas y piernas y suelen asociarse con dolor localizado en rodillas y tobillos. También son frecuentes otros síntomas articulares, así como hemorragias gastrointestinales y hematuria. La enfermedad suele durar unas 6 semanas y, si la afectación renal no es grave, la nefropatía se trata con fármacos inmunosupresores como los corticosteroides. Denominada también **púrpura anafilactoide; Schönlein-Henoch, púrpura de**.

**HENRY, LEY DE** *(Henry's law)* (Física). Ley que establece que la solubilidad de un gas en un líquido es proporcional a la presión del gas si la temperatura se mantiene constante y el gas no reacciona químicamente con el líquido.

**HENSEN, NÓDULO DE** *(Hensen's node)* V. **nodo primitivo**.

**HEPARINA** *(heparin)* Mucopolisacárido natural que actúa en el organismo como factor antitrombina evitando la coagulación intravascular. Es producida por los basófilos y los mastocitos que se encuentran en gran número en el tejido de los pulmones y el hígado. La sal sódica de la heparina se utiliza como fármaco anticoagulante. V. también **heparina sódica**.

**HEPARINA SÓDICA** *(heparin sodium)* Anticoagulante. INDICACIONES: Tratamiento y profilaxis de diversas enfermedades tromboembólicas. CONTRAINDICACIONES: Hipersensibilidad conocida a este fármaco. No debe administrarse cuando no puede controlarse con frecuencia el estado de la coagulación del paciente. EFECTOS SECUNDARIOS: El más importante es la hemorragia. Pueden aparecer trastornos vasoespásticos.

**HEPAT-, HEPATO-** Prefijos que significan «relativo al hígado»: *hepatobiliar, hepatocarcinógeno, hepatocelular*.

**-HEPATÍA** Sufijo que significa «relativo al hígado o su funcionamiento»: *anhepatía, dishepatía, hipohepatía*.

**HEPÁTICA, ENFERMEDAD** *(liver disease)* Cualquier trastorno que afecte al hígado. Las enfermedades más importantes del hígado son la cirrosis, la colestasis y las hepatitis vírica y tóxica. Algunas características de las hepatopatías son ictericia, anorexia, hepatomegalia, ascitis y trastornos de la conciencia. El diagnóstico exacto de la enfermedad específica se realiza valorando en conjunto las pruebas analíticas y los datos clínicos. V. también **cirrosis; colestasis; hepatitis**.

**HEPÁTICA, PRUEBA DE FUNCIÓN** *(liver function test)* Prueba empleada para valorar alguna de las diversas funciones del hígado (metabolismo, almacenamiento, filtración y excreción). Entre las distintas pruebas de función hepática se encuentran la fosfatasa alcalina, la prueba de la bromsulftaleína, el tiempo de protrombina, la bilirrubina sérica y la transaminasa glutamicopirúvica sérica.

**HEPÁTICA COMÚN, ARTERIA** *(common hepatic artery)* Rama visceral del tronco celíaco que llega hasta el píloro y se divide en cuatro ramas: arteria gastroduodenal derecha, arteria gástrica derecha, arteria pancreática cística y arteria terminal derecha.

**HEPÁTICO** *(hepatic)* Relativo al hígado.

**HEPÁTICO, CORDÓN** *(hepatic cord)* Masa de células dispuestas irregularmente en columnas radiadas y placas que se extienden en dirección centrípeta desde la vena central de un lobulillo hepático. Las células son poliédricas y contienen un núcleo bien delimitado y a veces dos, así como una serie de gránulos, algunos de ellos protoplasmáticos y otros de glucógeno, grasa o hierro. El parénquima lobulillar está constituido por numerosos cordones hepáticos.

**HEPÁTICO, GANGLIO** *(hepatic node)* Ganglio perteneciente a una de las tres cadenas linfáticas asociadas con las vísceras abdominales y pélvicas e irrigadas por ramas de la arteria celíaca. Los ganglios hepáticos se dividen en un grupo hepático y otro subpilórico. El grupo hepático, localizado en la raíz de la arteria hepática, se extiende a lo largo del conducto biliar común entre las dos capas del epiplón menor hasta el hilio hepático. El grupo subpilórico comprende aproximadamente cinco ganglios que guardan una estrecha relación con la división de la arteria gastroduodenal. Los dos grupos reciben linfa del estómago, duodeno, hígado, vesícula y páncreas. Sus vasos linfáticos eferentes se dirigen a los ganglios celíacos y preaórticos.

**HEPÁTICO COMÚN, CONDUCTO** *(hepatic common duct)* Porción de las vías biliares extrahepáticas situada entre el conducto cístico y el punto de confluencia de los conductos hepáticos derecho e izquierdo.

**HEPÁTICO DERECHO, CONDUCTO** *(right hepatic duct)* Conducto que drena la bilis del lóbulo hepático derecho, llevándola al conducto biliar común.

**HEPÁTICO IZQUIERDO, CONDUCTO** *(left hepatic duct)* Conducto que drena la bilis del lóbulo hepático izquierdo al conducto hepático común.

**HEPATINA** *(hepatin)* V. **glucógeno**.

**HEPATITIS** *(hepatitis)* Trastorno inflamatorio del hígado caracterizado por ictericia, hepatomegalia, anorexia, molestias gástricas y abdominales, trastornos de la función hepática y producción de heces de color claro y orina oscura. Puede deberse a infección bacteriana o vírica, infestación parasitaria, transfusión de sangre incompatible y acción del alcohol y determinados fármacos y toxinas. Puede tener una evolución breve y leve o grave y fulminante que ponga en peligro la vida del paciente. El hígado generalmente puede regenerar sus tejidos pero en algunos casos la hepatitis grave evoluciona a cirrosis y disfunción hepática crónica. V. también **hepatitis vírica**.

**HEPATITIS A** *(hepatitis A)* Forma de hepatitis vírica infecciosa producida por el virus de la hepatitis A y caracterizada por diversos signos y síntomas de comienzo insidioso. El virus puede transmitirse por contacto directo o a través de alimentos o agua contaminada. Suele afectar a adultos jóvenes y generalmente cura sin secuelas. V. **hepatitis vírica**.

**HEPATITIS ANICTÉRICA** *(anicteric hepatitis)* Forma leve de hepatitis, en la que no hay ictericia, que se presenta generalmente en los lactantes y niños pequeños. Entre los síntomas figuran la anorexia, trastornos gastrointestinales y febrícula. La GOT y la GPT están elevadas. La infección puede bien pasar inadvertida. Consultar la voz **hepatitis**. V. también **ictericia**.

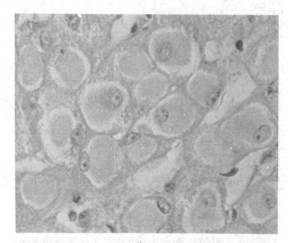

**HEPATITIS B (HBsAG), ANTÍGENO DE SUPERFICIE DE LA.**
Biopsia hepática de un portador crónico de virus de la hepatitis
B. El citoplasma de los hepatocitos adquiere un aspecto de vidrio
esmerilado a consecuencia de la hipertrofia del retículo endoplásmico liso celular, secundaria a la síntesis de HbsAg.

**HEPATITIS B** *(hepatitis B)* Forma de hepatitis vírica producida por el virus de la hepatitis B y caracterizada por
diversos signos y síntomas de comienzo rápido. El virus
se transmite a través del suero contaminado en transfusiones de sangre o por el empleo de agujas e instrumentos contaminados. La infección puede ser grave, con una
evolución prolongada que conduce a veces a la destrucción de las células hepáticas, la aparición de una cirrosis
y la muerte del paciente. Denominada también **hepatitis
sérica**. V. **hepatitis vírica**.
**HEPATITIS B, ANTÍGENO DE SUPERFICIE DE LA
(HBsdAG)** *(hepatitis B surface antigen [HBsAG])* V. **Australia, antígeno**.
**HEPATITIS B, INMUNOGLOBULINA DE LA (HBIG)**
*(hepatitis B immune globulin [HBIG])* Agente inmunizante
pasivo.
INDICACIONES: Profilaxis de la infección por el virus de
la hepatitis B.
CONTRAINDICACIONES: Hipersensibilidad conocida al
fármaco o a la gammaglobulina.
EFECTOS SECUNDARIOS: Los más graves son reacciones de hipersensibilidad importantes. Algunos pacientes
presentan dolor e inflamación en el punto de la infección.
**HEPATITIS C** *(hepatitis C, hepatitis HCV)* Tipo de hepatitis que se transmite mediante transfusión sanguínea o
inoculación percutánea. Evoluciona hacia una hepatitis
crónica en un 50% de los pacientes infectados. Se diagnostica identificando los anticuerpos frente al virus de la
hepatitis C.
**HEPATITIS D, HEPATITIS DELTA** *(delta hepatitis, HDV)*
Forma de hepatitis que ocurre sólo en pacientes infectados con hepatitis B en casos de cronicidad y lesión hepática progresiva. El diagnóstico se realiza mediante
la detección en el suero de anticuerpos frente al virus
de la hepatitis D. Se transmite por vía sexual o a través

de otras secreciones corporales. El único tratamiento es
la prevención de la hepatitis B.
**HEPATITIS E, HEPATITIS NO-A, NO-B EPIDÉMICA** *(Hepatitis E, epidemic non-A, non-B hepatitis, HEV)* Es un tipo de hepatitis que puede ocurrir tras ingerir agua o alimentos con contaminación fecal.
**HEPATITIS RECIDIVANTE** *(recrudescent hepatitis)* Forma de hepatitis vírica aguda que se caracteriza por una
recidiva durante el período de recuperación. Es una forma rara, y el pronóstico de la recuperación final no suele
comprometerse.
**HEPATITIS SÉRICA** *(serum hepatitis)* V. **hepatitis B**.
**HEPATITIS VÍRICA** *(viral hepatitis)* Enfermedad inflamatoria del hígado producida por uno de los virus de la hepatitis A, B. La transmisión, velocidad de comienzo y evolución probable de la enfermedad varían con el tipo y cepa
de virus pero las características del cuadro y su tratamiento
son los mismos. V. también **hepatitis A; hepatitis B**.
OBSERVACIONES: Los síntomas característicos de la hepatitis vírica son anorexia, malestar general, cefalea, dolor en el hipocondrio derecho, fiebre, ictericia, heces de
color claro, orina oscura, náuseas y vómitos y diarrea. En

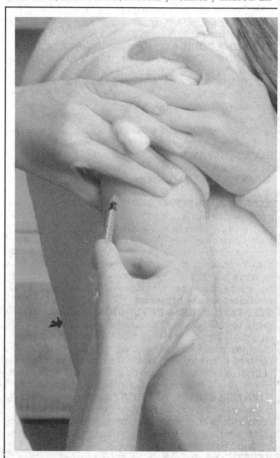

los análisis de laboratorio se pone de manifiesto una elevación de los niveles de transaminasa glutamicooxalacética sérica (GOT) y de bilirrubina, con alteración en las pruebas de coagulación sanguínea. Las infecciones graves, especialmente las producidas por el virus de la hepatitis B, pueden tener una evolución prolongada o causar destrucción tisular, cirrosis y hepatitis crónica o coma hepático con muerte del paciente.

ACTUACIÓN: El tratamiento de la hepatitis vírica es fundamentalmente de sostén y consiste en reposo en cama, aislamiento si es preciso, aporte de líquidos, una dieta rica en proteínas y calorías y pobre en grasas, medicación para combatir el prurito, apoyo emocional, vitaminas $B_{12}$, K y C y control de las funciones hepática y renal. También pueden administrarse sedantes, analgésicos antieméticos y esteroides. Sin embargo, es muy importante observar cuidadosamente al paciente por si presenta alguna reacción adversa a la medicación, ya que el hígado en algunos casos no es capaz de metabolizar los fármacos. A veces hay que disminuir la dosificación o frecuencia de administración de un medicamento o cambiarlo por otro.

CONSIDERACIONES ADICIONALES: El paciente debe comprender la importancia que tienen el reposo, lavarse las manos cuidadosamente después de la micción o la defecación para evitar la diseminación del virus, alimentarse bien y seguir las instrucciones dietéticas que se le den, evitando la ingesta de alcohol por lo menos durante un año. Periódicamente deben realizarse análisis de control con determinación de los niveles de GOT y bilirrubina sérica y el paciente debe consultar inmediatamente ante cualquier síntoma que haga pensar en una recurrencia y evitar el contacto con personas que padezcan infecciones. Estos enfermos no pueden donar sangre ni tomar medicamentos no prescritos sin consulta previa.

**HEPATIZACIÓN** (hepatization) Transformación del tejido pulmonar en una masa sólida similar por su aspecto a la del tejido hepático; es típica en las primeras fases de la neumonía neumocócica, en la cual la consolidación y paso de hematíes a los alveolos produce la llamada hepatización roja. En los estadios más avanzados se forma la llamada hepatización gris, caracterizada por la presencia de abundantes leucocitos en los alvéolos, indicativos de la resolución del proceso.

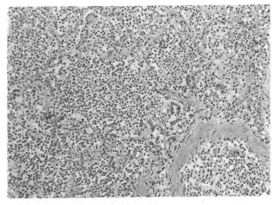

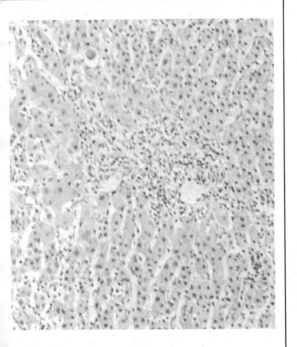

HEPATITIS VÍRICA. A la izquierda, una de las vías de contagio más usuales de la hepatitis vírica es la parenteral, sea una inyección intravenosa, intramuscular o subcutánea de cualquier derivado sanguíneo de una persona infectada. Arriba, biopsia hepática de un paciente con hepatitis vírica aguda. Se aprecia una combinación de lesiones degenerativas, inflamatorias y de regeneración celular.

HEPATIZACIÓN. Proceso de hepatización en dos casos de neumonía lobular. Arriba, exudado alveolar con leucocitos en abundancia: hepatización gris. Abajo, estancamiento de los alvéolos por hematíes y fibrina fibrosa: hepatización roja.

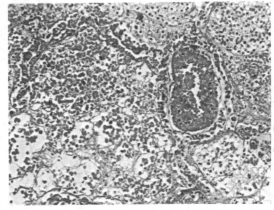

**HEPATOCARCINOMA** *(hepatocarcinoma)* V. **hepatoma maligno**.

**HEPATOCITO** *(hepatocyte)* Célula del parénquima hepático que realiza todas las funciones del hígado.

**HEPATODUODENAL, LIGAMENTO** *(hepatoduodenal ligament)* Porción del epiplón menor situado entre el hígado y el duodeno que contiene la arteria hepática, el conducto biliar común o colédoco, la vena porta, el plexo nervioso hepático y algunos vasos linfáticos. Estas estructuras se encuentran envueltas en una cubierta fibrosa entre las dos capas del ligamento. Consultar la voz **hepatogástrico, ligamento**.

**HEPATOGÁSTRICO, LIGAMENTO** *(hepatogastric ligament)* Porción del epiplón menor situado entre el hígado y el estómago. Consultar la voz **hepatoduodenal, ligamento**.

**HEPATOMA** *(hepatoma)* Tumor maligno primario del hígado caracterizado por hepatomegalia, dolor, hipoglucemia, pérdida de peso, anorexia, ascitis y presencia de alfafetoproteína en el plasma. Se produce sobre todo en asociación con hepatitis o cirrosis hepática y se diagnostica en las regiones en que es frecuente la micotoxina alfatoxina.

**HEPATOMA MALIGNO** *(malignant hepatoma)* Tumor maligno del hígado. El cáncer hepático primitivo es relativamente raro en algunos países como Estados Unidos, donde su frecuencia es sólo de un 16 a un 20 % de la encontrada en África y el Lejano Oriente. El único tratamiento eficaz es la extirpación quirúrgica del tumor, la cual no es siempre posible, ya que estos cánceres crecen rápidamente y se extienden invadiendo los dos lóbulos hepáticos. El pronóstico es grave. Denominada también **carcinoma hepatocelular; hepatocarcinoma**.

**HEPATOMEGALIA** *(hepatomegaly)* Aumento de tamaño del hígado que suele deberse a una enfermedad del mismo. Se diagnostica por percusión y palpación en el curso de la exploración física: el hígado se palpa fácilmente por debajo de la costilla y muestra una respuesta dolorosa a la palpación. La hepatomegalia puede deberse a he-

patitis o alguna otra infección, infiltración grasa como la que se da en el alcoholismo, obstrucción biliar o neoplasia.

**HEPATOTOXICIDAD** *(hepatotoxicity)* Capacidad potencialmente destructiva del hígado por parte de un determinado agente, por lo general un fármaco o el alcohol.

**HEPATOTÓXICO** *(hepatotoxic)* Que es potencialmente destructivo de las células hepáticas.

**HEPTACLORO, INTOXICACIÓN POR** *(heptachlor poisoning)* Intoxicación por un insecticida orgánico derivado del cloro.

**HERBICIDA, INTOXICACIÓN POR** *(herbicide poisoning)* Intoxicación producida por la ingestión, inhalación o absorción de una sustancia que se utiliza como defoliante o destructor de determinadas plantas. La mayoría de los herbicidas habitualmente utilizados en agricultura, como el alacloro, el glifosato de isopropilamina y la trifluoralina, no tienen una gran toxicidad. Si se ingieren puede administrarse un hemético o practicarse un lavado gástrico. Algunos herbicidas, sin embargo, contienen sustancias extremadamente tóxicas y en muchos casos la intoxicación se caracteriza por disfagia, ardor de estómago, sensación de constricción faríngea, diarrea y otros síntomas. Hay que identificar rápidamente la sustancia, transportar al paciente a un centro médico y administrarle el tratamiento específico de la intoxicación.

**HERBÍVORO** *(herbivorous)* Relativo a los animales que se alimentan a base de plantas o hierbas como fuente principal o mayoritaria de su dieta.

**HEREDITARIA, ENFERMEDAD** *(inherited disorder)* Cualquier enfermedad o estado que esté genéticamente determinado y que se asocie a la mutación de un gen único, a una herencia multifactorial o a una aberración cromosómica. Denominada también **genético, trastorno**.

**HEREDITARIO** *(hereditaryr)* Perteneciente o relativo a una característica, condición o enfermedad que se transmite de padres a hijos. Consultar las voces **adquirido; congénito; familiar**.

**HEREDO-** Prefijo que significa «hereditario»: *heredobiológico, heredosifilítico*.

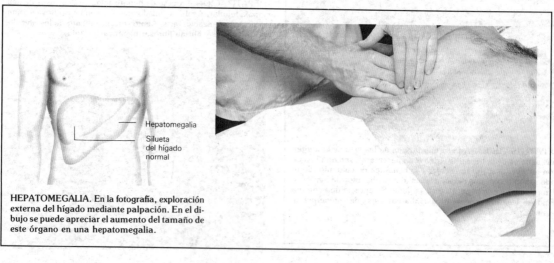

Hepatomegalia
Silueta del hígado normal

**HEPATOMEGALIA.** En la fotografía, exploración externa del hígado mediante palpación. En el dibujo se puede apreciar el aumento del tamaño de este órgano en una hepatomegalia.

**HERENCIA** *(heredity, inheritance)* **1.** Proceso por el cual determinados rasgos o características se transmiten genéticamente de padres a hijos y que condiciona el parecido de los individuos pertenecientes a una misma familia. Implica la separación y recombinación de genes durante la meiosis y fertilización y la posterior interacción de las influencias del desarrollo y el material genético durante la embriogénesis. Los tipos de herencia incluyen la alternativa, anfigónica codominante, complementaria, cruzada, citoplásmica, holándrica, hologínica, homócrona, materna, mendeliana, mixta, monofactorial, multifactorial y suplementaria. **2.** Constitución genética total de un individuo; conjunto de caracteres heredados de los ancestros y potencialidades para transmitir dichas cualidades a los hijos.

**HERENCIA ALTERNANTE** *(alternative inheritance)* Herencia por medio de la cual todos los rasgos y caracteres genéticos se reciben de un solo progenitor, como ocurre en las plantas que se autopolinizan y en los animales que se autofertilizan.

**HERENCIA ANFIGÓNICA** *(amphigonous inheritance)* Adquisición de rasgos y caracteres genéticos de ambos padres. Denominada también **herencia doble**.

**HERENCIA AUTOSÓMICA** *(autosomal inheritance)* Patrón de herencia en que la transmisión de los rasgos depende de la presencia o ausencia de ciertos genes en los autosomas. El patrón puede ser dominante o recesivo, y se afectan con igual frecuencia los varones y las hembras. La mayoría de los trastornos heredados son consecuencia de genes defectuosos de un autosoma.

**HERENCIA AUTOSÓMICA DOMINANTE** *(autosomaldominant inheritance)* Patrón de herencia en el que la transmisión de un gen dominante de un autosoma hace que se manifieste un determinado carácter, aunque sea en estado heterocigótico. Los varones y las hembras son afectados con igual frecuencia. Los individuos que presentan dicho carácter tienen un progenitor afectado por el mismo (a menos que el proceso sea consecuencia de una mutación reciente). Su herencia afecta a la mitad de los descendientes de un progenitor heterocigoto que posea el gen en cuestión, y a toda la descendencia de un progenitor homocigoto. Los descendientes normales de un progenitor afecto no son portadores de la enfermedad, cuyos rasgos pueden buscarse verticalmente a través de generaciones previas. La historia familiar puede estudiarse realizando un árbol genealógico, y el primer caso, el enfermo en cuestión, aparece bruscamente en dicho árbol, habitualmente como una mutación. La acondroplasia, osteogénesis imperfecta, polidactilia y el síndrome de Marian son ejemplos de enfermedades autosómicas dominantes. Comparar con **herencia autosómica recesiva**.

**HERENCIA AUTOSÓMICA RECESIVA** *(autosomalrecessive inheritance)* Patrón de herencia en el que la transmisión de un gen recesivo de un autosoma da lugar al estado de portador, si la persona es heterocigota para este rasgo, y a la manifestación de la anomalía si, por el contrario, es homocigota. Los varones y las hembras se afectan con igual frecuencia, y los individuos enfermos tienen progenitores sanos que son heterocigotos para el rasgo. Con estos progenitores, un cuarto de la descenden-

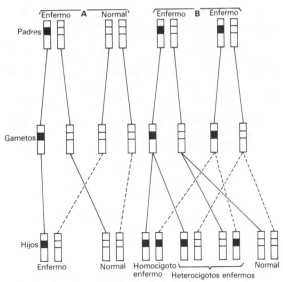

HERENCIA AUTOSÓMICA DOMINANTE. Esquema del patrón de herencia autosómica dominante. (A) La fecundación de un heterocigoto afectado con un individuo sano comporta una prole con el 50 % de individuos sanos. (B) De la fecundación entre dos heterocigotos, el 25 % de la prole resulta homocigótica al carácter anómalo, el 50 % heterocigótica, pero afectada por la enfermedad, y el 25 % sana.

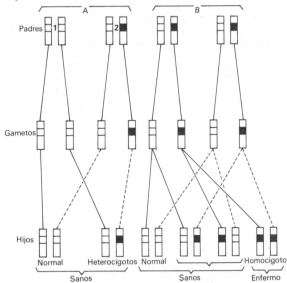

HERENCIA AUTOSÓMICA RECESIVA. Esquema del patrón de herencia autosómica recesiva. En este caso los padres pueden parecer normales o sanos aunque sean portadores del gen patológico. (A) La fecundación de un individuo sano (1) con un heterocigoto aparentemente sano (2) comporta una prole de individuos aparentemente sanos, pero con un 50 % heterocigoto. (B) La fecundación entre dos heterocigotos, el 25 % de los hijos son normales, el 50 % heterocigotos y aparentemente sanos, y el 25 % homocigótis afectados de la enfermedad.

cia se afecta, mientras que, cuando los dos padres son homocigotos, se afectan todos los hijos. Los descendientes de una pareja en la que uno tiene el rasgo y el otro no son todos portadores sanos. Habitualmente no hay historia familiar del rasgo, ya que la enfermedad se manifiesta cuando dos padres sanos heterocigotos para un gen recesivo particular tienen un hijo homocigoto para la enfermedad. La fibrosis quística, la fenilcetonuria y la galactosemia son ejemplos de herencia autosómica recesiva.

**HERENCIA BIPARENTAL** *(biparental inheritance)* V. **herencia anfigónica**.

**HERENCIA CITOPLÁSMICA** *(cytoplasmic inheritance)* Transmisión de caracteres determinados por componentes autorreplicantes del citoplasma como mitocondrias o cloroplastos en lugar de por los genes cromosómicos del núcleo. Se observa en plantas y animales inferiores, pero aún no se ha demostrado su existencia en el hombre.

**HERENCIA CODOMINANTE** *(codominant inheritance)* Transmisión de un carácter en el cual los dos alelos de un par se expresan totalmente en un heterozigoto, como en los grupos antigénicos de la sangre tipo AB o MN y en los antígenos leucocitarios.

**HERENCIA COMPLEMENTARIA** *(complemental inheritance)* Adquisición o expresión de un rasgo por la presencia de dos parejas independientes de genes no alélicos que tienen que estar presentes para la aparición del fenotipo.

**HERENCIA CRUZADA** *(crisscross inheritance)* Transmisión de caracteres o anomalías genéticas por parte del progenitor del sexo opuesto.

**HERENCIA CUANTITATIVA** *(quantitative inheritance)* V. **herencia multifactorial**.

**HERENCIA DE CARÁCTER DOMINANTE** *(dominant inheritance)* Transmisión de un carácter que domina sobre otro, expresándose únicamente él.

**HERENCIA DOBLE** *(duplex inheritance)* V. **herencia anfigónica**.

**HERENCIA DOMINANTE LIGADA AL CROMOSOMA X** *(X-linked dominant inheritance)* Forma de herencia en la cual la transmisión de un gen dominante perteneciente al cromosoma X hace que se exprese un determinado carácter. Todos los individuos afectados tienen un progenitor también afectado y todas las hijas de un varón enfermo resultan igualmente afectadas, quedando indemnes todos los hijos varones. La mitad de los hijos y la mitad de las hijas de una mujer enferma, se afectan también. Los hijos normales de un progenitor afectado tienen a su vez hijos normales. El estudio de la herencia pone de manifiesto una historia familiar claramente positiva. Un ejemplo de este tipo de herencia es el raquitismo hipofosfatémico resistente a la vitamina D. La herencia dominante ligada al cromosoma X recuerda mucho a la autosómica dominante. Consultar también la voz **herencia recesiva ligada al cromosoma X**.

**HERENCIA HOLOÁNDRICA** *(holoandric inheritance)* Adquisición o expresión de caracteres biológicos que sólo pueden ser transmitidos por el padre, al ir expresados por genes situados en la porción no homóloga del cromosoma Y. Consultar la voz **herencia hologínica**.

**HERENCIA HOLOGÍNICA** *(hologynic inheritance)* Ad-

quisición o expresión de caracteres que sólo pueden ser transmitidos por la madre a través de los genes localizados en el cromosoma X. Consultar la voz **herencia holoándrica**.

**HERENCIA HOMOCRÓNICA** *(homochronous inheritance)* Aparición de caracteres paternos en la descendencia a la misma edad que surgieron en los progenitores.

**HERENCIA LIGADA AL CROMOSOMA X** *(X-linked inheritance)* Forma de herencia en la cual la transmisión de los caracteres biológicos varía según el sexo de la persona, ya que los genes vehiculados en el cromosoma X no tienen una contrapartida en el cromosoma Y. Este patrón de herencia puede ser dominante o recesivo. La característica determinada por un gen del cromosoma X se expresa siempre en el varón, pero no se produce la transmisión del padre al hijo varón.

**HERENCIA MATERNA** *(maternal inheritance)* Transmisión de los caracteres o condiciones controlados por los factores citoplasmáticos del óvulo que no son autorreplicantes y están determinados por genes intranucleares.

**HERENCIA MONOFACTORIAL** *(monofactorial inheritance)* Adquisición o expresión de un carácter que depende de la transmisión de un solo gen específico. Consultar la voz **herencia multifactorial**.

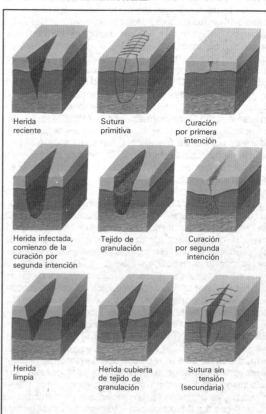

Herida
reciente

Sutura
primitiva

Curación
por primera
intención

Herida infectada,
comienzo de la
curación por
segunda intención

Tejido de
granulación

Curación
por segunda
intención

Herida
limpia

Herida cubierta
de tejido de
granulación

Sutura sin
tensión
(secundaria)

**HERIDA. Esquema de las formas evolutivas en la curación.**

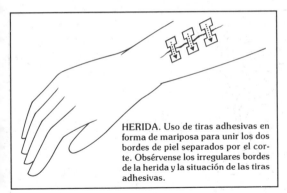

HERIDA. Uso de tiras adhesivas en forma de mariposa para unir los dos bordes de piel separados por el corte. Obsérvense los irregulares bordes de la herida y la situación de las tiras adhesivas.

**HERENCIA MULTIFACTORIAL** *(multifactorial inheritance)* Tendencia a desarrollar una característica, enfermedad o condición en la que intervienen factores genéticos y ambientales, como la estatura y la presión sanguínea.

**HERENCIA POLIGÉNICA** *(polygenic inheritance)* V. **herencia multifactorial**.

**HERENCIA RECESIVA LIGADA AL CROMOSOMA X** *(X-linked recessive inheritance)* Patrón de herencia en el cual la transmisión de un gen recesivo anormal vehiculado en el cromosoma X establece un estado de portador en las hembras y la aparición de algunas características del trastorno en los varones. Los dos progenitores de las personas afectadas son normales (excepto en el raro caso en que el padre esté afectado y la madre sea portadora). La mitad de las hijas de un varón afectado son portadoras del carácter, mientras que los hijos varones sanos no lo son. Los hijos de varones no están afectados y las hijas de varones afectados son portadoras. Los hijos varones sanos de una mujer portadora no son portadores del carácter. Consultar también la voz **herencia dominante ligada al cromosoma X**.

**HERIDA** *(wound)* Lesión física caracterizada por un desgarramiento de la piel y que, por lo general, es el resultado de un accidente o traumatismo más que de una enfermedad, como por ejemplo las heridas por arma de fuego o las heridas punzantes.

**HERIDA PUNZANTE** *(puncture wound)* Lesión traumática provocada por la penetración en la piel de un objeto delgado, como un cuchillo, un clavo o un fragmento pequeño de metal, madera, cristal u otros materiales. Cuando esta lesión se produce en el ojo, el pulmón o un órgano visceral, no debe intentarse extraer el objeto hasta que el enfermo se encuentre en un medio hospitalario. Las heridas punzantes menores se tratan con limpieza profusa. Si se permite el cierre de la piel de una herida punzante antes de que tenga lugar la cicatrización profunda, es frecuente que se produzcan supuraciones. En este tipo de heridas es conveniente administrar la vacuna antitetánica.

**HERING-BREUER, REFLEJOS DE** *(Hering-Breuer reflexes)* Impulsos inhibidores y excitadores que mantienen el ritmo de la respiración y evitan la sobredistensión de los alvéolos. Los impulsos se originan en los receptores de estiramiento de bronquios y bronquiolos y se transmiten a través de las fibras aferentes de los nervios a las motoneuronas de los músculos respiratorios del tórax. Los reflejos de Hering-Breuer se encuentran bien desarrollados en el momento del nacimiento. Son estimulados por la distensión de las vías aéreas, el aumento de la presión intratraqueal y la insuflación pulmonar. El reflejo de insuflación interrumpe la inspiración y estimula la espiración, mientras que el reflejo de deflación inhibe la espiración y pone en marcha la inspiración. Estos reflejos son hiperactivos en todas las enfermedades caracterizadas por insuficiencia ventilatoria restrictiva.

**HERMAFRODITISMO** *(hermaphroditism)* Trastorno raro en el que coexiste en la misma persona tejido ovárico y tejido testicular, el primero con folículos y cuerpos albicans y el segundo con túbulos seminíferos o espermatozoides. Se debe a una anomalía cromosómica.

**HERMANO** *(sibling)* Que comparte los padres con otra persona. El número, diferencias de edad, sexo y orden de nacimiento de los hermanos puede afectar en gran medida el ambiente y las relaciones de un niño con su familia. Los primeros hijos sufren con frecuencia sentimientos de rivalidad y celos respecto a sus hermanos, sobre todo cuando la diferencia de edades entre ellos es de 2 a 4 años. Por lo general las relaciones fraternas ayudan al niño a aprender importantes patrones sociales y morales, como la competitividad, la lealtad y la capacidad de compartir.

**HERNIA** *(hernia)* Protrusión de un órgano a través de una abertura anormal en la pared muscular de la cavidad que lo rodea. Las hernias pueden ser congénitas, deberse a la falta de cierre de determinadas estructuras tras el na-

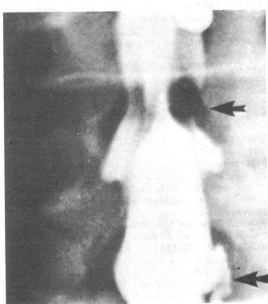

HERNIA. Hernia de los discos intervertebrales lumbares. En esta radiografía anteroposterior de la región lumbar se aprecia gran indentación en la columna oleosa, a nivel de las vértebras LIV y LV (flecha superior), y los espacios normales de los discos de LV y SI (flecha inferior).

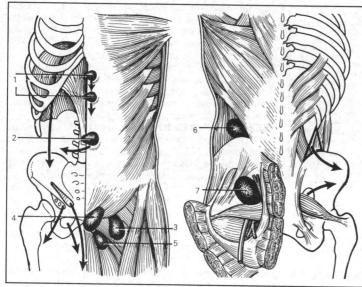

HERNIA. A la izquierda, esquemas de las zonas herniarias sobre la pared anterior y posterior del abdomen, 1. Hernias epigástricas. 2. Hernia umbilical. 3. Hernia crural. 4. Hernia inguinal. 5. Hernia obturadora. 6. Hernia lumbar. 7. Hernia isquiática.

cimiento o desarrollarse en un momento posterior de la vida por obesidad, debilidad muscular, una intervención quirúrgica o alguna enfermedad. Entre los distintos tipos de hernia destacan: **hernia abdominal; hernia crural; hernia hiatal; hernia inguinal; hernia umbilical**. V. también **herniorrafia**.

**HERNIA ABDOMINAL** *(abdominal hernia)* Herniación en la cual protrusa un asa intestinal a través de la musculatura abdominal, con frecuencia en la zona de asiento de una cicatriz quirúrgica antigua. Denominada también **hernia ventral**. V. **hernia**.

**HERNIA CRURAL** *(crural hernia)* Hernia en la que un asa intestinal desciende a través del canal femoral hacia la ingle. El tratamiento usual es el quirúrgico (herniorrafia). V. también **hernia**.

**HERNIA DE DISCO** *(herniated disc)* Rotura del fibrocartílago que rodea un disco intervertebral con salida del núcleo pulposo que sirve de amortiguador entre las vértebras superior e inferior. La presión que se produce como consecuencia de ello en las raíces nerviosas espinales puede provocar un considerable dolor y lesionar los nervios. La hernia de disco se da sobre todo en la región lumbar. Denominada también **hernia del núcleo pulposo**.

**HERNIA DEL NÚCLEO PULPOSO** *(herniated nucleus pulposus)* V. **hernia de disco**.

**HERNIA DIAFRAGMÁTICA** *(diaphragmatic hernia)* Protrusión de parte del estómago a través de una abertura del diafragma que casi siempre corresponde a un hiato esofágico anormalmente grande. El aumento de tamaño de la abertura normal por la que atraviesa el esófago puede deberse a un traumatismo, debilidad congénita, aumento de la presión abdominal o relajación de los ligamentos de los músculos esqueléticos y permite que parte del estómago se deslice hacia el interior del tórax. La hernia diafragmática deslizante, uno de los trastornos digestivos más frecuentes, puede desarrollarse a cualquier edad pero es más frecuente en personas ancianas. Denominada también **hernia hiatal**.

OBSERVACIONES: Los síntomas varían pero el más típico es la sensación de pirosis tras las comidas, cuando el paciente se encuentra en posición supina y con el ejerci-

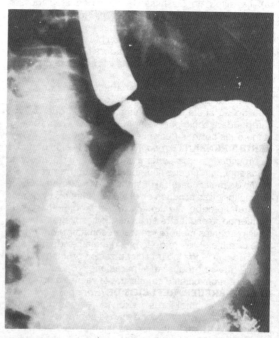

**HERNIA DIAFRAGMÁTICA. Radiografía de esófago en la que se aprecia una hernia diafragmática y el anillo típico de Schatzki.**

cio, especialmente al doblarse hacia delante. También puede haber regurgitación de alimentos, disfagia, distensión abdominal tras las comidas, eructos, ruidos intestinales, respiración rápida y un dolor epigástrico sordo que se irradia al hombro. La similitud de algunos de estos síntomas con los del infarto de miocardio puede provocar temor y ansiedad en el paciente. El reflujo continuo de jugo gástrico en el esófago provoca a veces ulceración del mismo con hemorragia y formación de tejido fibroso. El contenido gástrico regurgitado durante el sueño puede ser aspirado hacia los pulmones.
ACTUACIÓN: El paciente debe acostarse en posición semi Fowler y adoptar la posición de Fowler completa durante y después de las comidas, las cuales deben ser frecuentes y blandas. Es importante que mastique cuidadosa y lentamente los alimentos, que beba uno o dos vasos de agua en cada comida (a menos que exista alguna contraindicación para ello) y que evite el hábito de fumar. En algunos casos pueden prescribirse medicamentos analgésicos y antiácidos. La visualización de la hernia puede hacerse por medios endoscópicos o radiológicos con contraste de bario en posición de Trendelenburg. Si los síntomas son graves y persistentes y no mejoran con las medidas conservadoras, puede optarse por la cirugía. Las recurrencias pueden evitarse aconsejando al paciente que coma pequeñas comidas frecuentes, que no se acueste después de comer, que pierda peso si está indicado, que no fume y que evite el estreñimiento.

**HERNIA ESTRANGULADA** (*strangulated hernia*) Hernia en la que los vasos sanguíneos están comprometidos por el cuello del saco herniario, produciendo isquemia y posiblemente gangrena si no se restablece de forma rápi-

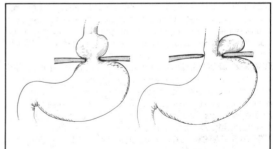

**HERNIA HIATAL. Esquema de los dos tipos de hernia hiatal. A la izquierda, paraesofágica y a la derecha deslizante.**

da la circulación sanguínea.

**HERNIA HIATAL** (*hiatus hernia*) Presencia de parte del estómago en la cavidad torácica. Aparece en el 40 % de la población pero la mayoría de los individuos que la padecen no tienen síntomas o éstos son muy escasos. El problema principal que se plantea en los pacientes sintomáticos es el reflujo gastroesofágico o regurgitación del contenido gástrico, de pH ácido, hacia el esófago. Se diagnostica fácilmente por radiografía. No suele ser necesaria la corrección quirúrgica; el tratamiento debe dirigirse a aliviar las molestias que causa el reflujo. V. también **hernia diafragmática**.

**HERNIA INCARCERADA** (*incarcerated hernia*) Asa de intestino con los extremos ocluidos de tal forma que queda impedido el paso a través de ella. El tratamiento es quirúrgico.

**HERNIA INGUINAL** (*inguinal hernia*) Hernia en la que un asa intestinal se introduce en el conducto inguinal, in-

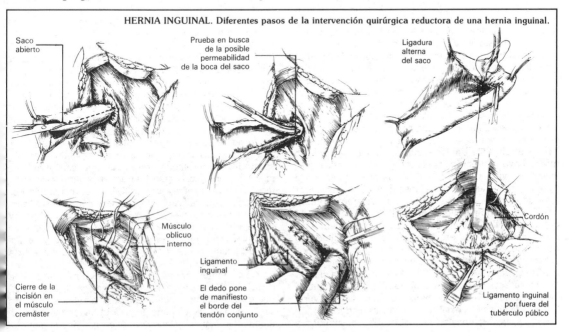

**HERNIA INGUINAL. Diferentes pasos de la intervención quirúrgica reductora de una hernia inguinal.**

Saco abierto

Prueba en busca de la posible permeabilidad de la boca del saco

Ligadura alterna del saco

Músculo oblicuo interno

Cordón

Cierre de la incisión en el músculo cremáster

Ligamento inguinal

El dedo pone de manifiesto el borde del tendón conjunto

Ligamento inguinal por fuera del tubérculo púbico

vadiendo a veces por completo, en el hombre, el escroto. Suele requerir tratamiento quirúrgico, en evitación de complicaciones tales como estrangulación, gangrena, obstrucción. Las hernias inguinales representan del 75 al 80 % de todas las hernias. V. también **hernia**.

**HERNIA TENTORIAL** *(tentorial herniation)* Protrusión del cerebro en el espacio tentorial del cerebelo, debida a aumento de la presión intracraneal por edema, hemorragia o tumoración. Los signos típicos son: cefalea intensa, fiebre, sofocos, sudoración, reflejo pupilar anormal, somnolencia, hipotensión y pérdida de conciencia.

**HERNIA UMBILICAL** *(umbilical hernia)* Protrusión del intestino y el peritoneo a través de una zona debilitada de la pared abdominal alrededor del ombligo. Suele cerrarse espontáneamente entre el primero y segundo año de vida, aunque puede permanecer, requiriendo corrección quirúrgica.

**HERNIA VENTRAL** *(ventral hernia)* V. **hernia abdominal**.

**HERNIACIÓN** *(herniation)* Protrusión de un órgano corporal o una porción de un órgano a través de una abertura anormal en una membrana, músculo u otro tejido. V. también **hernia; hiato**.

**HERNIACIÓN TRANSTENTORIAL** *(transtentorial herniation)* Protrusión del tejido nervioso fuera del cráneo a través de la tienda del cerebelo, debida a aumento de la presión intracraneal.

**HERNIORRAFIA** *(herniorraphy)* Reparación quirúrgica de una hernia.

**HERÓFILO, PRENSA DE** *(confluence of the sinuses)* V. **confluencia sinusal**.

**HEROÍNA** *(heroin)* Droga similar a la morfina, de la cual deriva (diacetilmorfina), que actualmente no tiene ninguna aplicación médica autorizada en los países occidentales. Al igual que otros alcaloides del opio, puede producir analgesia, depresión respiratoria, espasmos gastrointestinales y dependencia física. Ejerce sus principales efectos sobre el sistema nervioso central e intestino y altera los sistemas nerviosos autónomo y endocrino. Los puntos receptores de la heroína se encuentran ampliamente distribuidos en el sistema nervioso central, particularmente en el sistema límbico, tálamo, núcleo estriado, hipotálamo, cerebro medio y medula espinal. La heroína, obtenida ilícitamente, es una droga muy utilizada por individuos adictos cuya tasa de mortalidad es muy superior a la de sujetos no adictos de la misma edad. Algunos estudios realizados en Estados Unidos e Inglaterra han demostrado que la mayoría de los consumidores de heroína son personas relativamente jóvenes que tomaron contacto con la droga a través de amigos y empezaron a consumirla por curiosidad y siguieron haciéndolo por sus efectos eufóricos. Esos individuos suelen presentar unos patrones de conducta similares, con desajuste social y problemas de salud. El empleo de heroína en Estados Unidos alcanzó proporciones epidémicas durante la década de los años sesenta y en 1971 llegó a ser una causa fundamental de muerte en varones de 15 a 35 años de edad en la ciudad de Nueva York. El problema disminuyó algo durante la década de los años setenta pero aparentemente ha vuelto a aumentar y se ha extendido desde las ciudades grandes hasta las pequeñas comunidades. Los consumidores de heroína comienzan aspirándola en polvo, ya que la droga se absorbe también a través de las membranas mucosas de la nasofaringe y las vías respiratorias. Otros métodos de autoadministración son la inyección SC la inyección IV. La heroína, que pierde gran parte de su poder analgésico cuando se ingiere por vía oral, es más potente que la morfina y actúa más rápidamente. Se hidroliza en morfina en el organismo y se concentra en los tejidos parenquimatosos, músculo esquelético y cerebro. La heroína por vía IV tiene un efecto casi inmediato y las reacciones que produce duran de 3 a 6 horas. Muchos consumidores comparan la reacción inicial con el orgasmo sexual. El consumidor de heroína puede invertir grandes cantidades de dinero para poderse inyectar la droga cada 3-6 horas. Su empleo repetido produce tolerancia frente a la mayoría de los efectos narcóticos agudos y junto con la tolerancia se desarrolla dependencia física. Cuando se abandona el consumo de heroína tras un número relativamente pequeño de exposiciones suele desencadenarse un síndrome de abstinencia aguda. Los signos de abstinencia, que se observan por lo general poco antes del momento planificado para la administración de la siguiente dosis, son ansiedad, inquietud, irritabilidad y un deseo insuperable de consumir droga. Otros signos de abstinencia que pueden aparecer de 8 a 15 horas después de la última dosis son lagrimeo, sudoración, bostezos y un sueño inquieto. Al despertar de ese sueño el heroinómano puede presentar vómitos, dolores óseos, diarrea, convulsiones y colapso cardiovascular. El síndrome de abstinencia suele alcanzar su punto crítico entre las 36 y las 48 horas después de la última dosis y va desapareciendo gradualmente en los siguientes 10 días. Muchos heroinómanos sometidos a tratamiento siguen presentando ansiedad y depresión durante meses. La mayoría de los especialistas consideran que la drogadicción es una enfermedad compleja producida por trastornos neuroquímicos inducidos por la propia heroína en la que inciden también factores psicológicos y sociales. Los traficantes y vendedores ilegales de heroína («camellos») la mezclan con distintos diluyentes como la quinina; el empleo de diluyentes tóxicos y la administración en condiciones poco higiénicas son responsables de más de la mitad de las muertes asociadas con el consumo ilegal de opiáceos. La inyección de heroína adulterada produce con frecuencia trastornos tales como tétanos, abscesos cutáneos, celulitis y tromboflebitis. Las complicaciones pulmonares que se producen en relación con su consumo son neumonía, infarto y tuberculosis y ciertos trastornos neurológicos como mielitis transversa, lesiones de los nervios periféricos y miopatía crónica fibrosante. Las heroinómanas que quedan embarazadas suelen tener hijos prematuros y son muy susceptibles a la toxemia. Los heroinómanos sometidos a tratamiento presentan con frecuencia recidivas, y los signos de abstinencia a largo plazo, como alteraciones de la tensión arterial y la frecuencia cardiaca, ansiedad y depresión, pueden persistir durante meses. En el tratamiento de la adicción a la heroína se utiliza a veces la metadona, que es un sustituto de la droga, pero plantea problemas similares a ésta. Actualmente se estudia también el alfametilmetadol, una sustancia sintética similar a la metadona que puede prolongar los efectos opiáceos durante 72 horas. Existen numerosos programas ambulatorios dirigidos por exdrogadictos que tratan de prestar apoyo psicológico y terapéutico a los drogadictos. Son muchos los proyectos de investigación que tratan de buscar métodos terapéuticos más eficaces para combatir la drogadicción; de hecho, gran número de drogadictos logran rehabilitarse cuando se someten a programas de psicoterapia. La abstinencia forzosa en instituciones penales resulta mucho menos eficaz y la mayoría de los expertos proponen una combinación de programas de rehabilitación y procedimientos psicoterapéuticos como el enfoque más prometedor al problema.

**HERPANGINA** *(herpangina)* Infección vírica que suele afectar a niños pequeños y que se caracteriza por faringitis, cefalea, anorexia y dolor en abdomen, cuello y extremidades. El lactante puede presentar convulsiones febriles y vómitos. En la faringe, lengua, paladar o amígdalas aparecen pápulas o vesículas que evolucionan a la formación de úlceras que curan espontáneamente. Suele resolverse en menos de una semana. Su tratamiento es sintomático y el agente etiológico suele ser una cepa de coxackievirus.

**HERPES FEBRIL** *(cold sore)* V. **herpes simple**.

**HERPES GENITAL** *(herpes genitalis)* Infección producida por el virus herpes simple tipo 2 que suele transmitirse por contacto sexual y determina la aparición de una erupción vesicular dolorosa en la piel y las membranas mucosas de los genitales tanto en el hombre como en la mujer. Cuando se adquiere durante el embarazo, este virus puede transmitirse a través de la placenta contaminando al feto; el recién nacido también puede afectarse por contacto directo durante el parto.

OBSERVACIONES: En el varón las infecciones por herpes genital se parecen mucho a las úlceras del pene. Se caracterizan por la aparición de un pequeño grupo de lesiones vesiculares rodeadas por un halo eritematoso en el glande o en el prepucio. Estas lesiones llegan a formar úlceras superficiales que cicatrizan en el plazo de 5 a 7 días, aunque a veces sufren infecciones secundarias. Las úlceras son dolorosas y suelen asociarse con una sensación de quemazón, disfunción urinaria, fiebre, malestar general e hinchazón de los ganglios linfáticos inguinales. La infección en la mujer produce efectos sistémicos idénticos o similares y en ambos sexos se produce dolor con las relaciones sexuales. En la mujer el herpes genital provoca a veces erupciones superficiales múltiples en la superficie del cuello del útero, la vagina o el periné, que se acompañan a veces de secreción cervical. Las lesiones vaginales cuyas toman forma de placas mucosas con ulceraciones linfáticas. Las pruebas analíticas realizadas en extensiones de la secreción de la base de las lesiones ponen de manifiesto una reacción de Tzanck positiva junto con múltiples células gigantes que permiten establecer el diagnóstico diferencial entre las infecciones por virus herpes 2 y otras enfermedades venéreas. El herpes genital tiende a recidivar.

ACTUACIÓN: El tratamiento del herpes genital no complicado es fundamentalmente sintomático. La evolución de la enfermedad suele ser autolimitada. Las lesiones deben

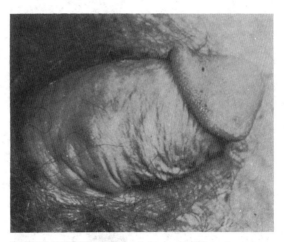

HERPES GENITAL. Aspecto de herpes genital en el pene.

lavarse con agua y jabón en las zonas en que se pueda para evitar el riesgo de infección secundaria; en las vesículas que se rompen se aplican medicamentos secantes. Las infecciones secundarias se tratan con los antibióticos adecuados. Si se exceptúan los fármacos antivíricos en fase de experimentación, no existe ninguna terapéutica específica ni ninguna vacuna para controlar la infección por herpes simple tipo 2.

**HERPES GESTACIONAL** *(herpes gestationis)* Erupción generalizada pruriginosa vesicular o bullosa que aparece en el segundo o tercer trimestre del embarazo y desaparece algunas semanas después del parto. Estas lesiones suelen recidivar en los sucesivos embarazos y se asocian con partos prematuros y aumento de la mortalidad fetal. La enfermedad se parece mucho al eritema multiforme.

**HERPES LABIAL** *(herpes labialis)* V. **herpes simple**.

**HERPES ORAL** *(oral herpes)* V. **herpes simple**.

**HERPES SIMPLE** *(herpes simplex)* Infección producida por el virus herpes simple que tiene una gran afinidad por la piel y el sistema nervioso y ocasiona la aparición de pequeñas ampollas llenas de líquido de evolución transitoria, a veces dolorosa, que asientan en la piel y las membranas mucosas. Las infecciones por herpes simple tipo 1 (herpes oral, herpes labial) suelen asentar en la región facial, particularmente en torno a la boca y la nariz, mientras que las producidas por el herpes simple tipo 2 (herpes genital) se limitan por lo general a la región genital.

OBSERVACIONES: Los síntomas iniciales suelen ser sensaciones de hormigueo, quemazón o picor en torno a los márgenes de los labios o la nariz, que aparecen de una a dos semanas tras el contacto con una persona infectada. Al cabo de algunas horas, en la zona irritada aparecen pequeñas pápulas rojizas que se convierten en pequeñas vesículas («calenturas») llenas de líquido. A veces varias de estas vesículas confluyen para constituir una gran ampolla. En la zona de la lesión, el paciente presenta picor, dolor o alguna otra molestia similar. La infección

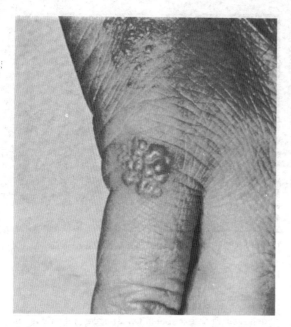

**HERPES SIMPLE.** Aspecto de herpes simple en los dedos de la mano.

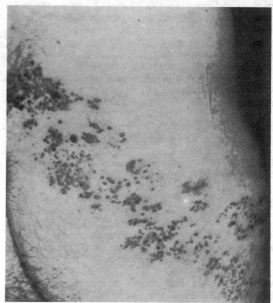

**HERPES ZÓSTER.** Aspecto de herpes zóster en los glúteos.

suele acompañarse de febrícula y aumento de tamaño de los ganglios linfáticos cervicales. En el análisis del líquido vesicular se demuestran la presencia de herpes virus y la ausencia de bacterias piógenas. Una semana después de haber aparecido los síntomas se forman sobre las vesículas costras amarillentas finas que dan paso a la curación de las lesiones. En las zonas de piel húmedas o protegidas y en los casos graves, la cicatrización puede ser más lenta. Las infecciones por virus herpes simple tipo 2 en adolescentes se asocian con una mayor incidencia de cáncer uterino cervical en la vida adulta.

ACTUACIÓN: El tratamiento de estas infecciones es sintomático. Las lesiones pueden lavarse suavemente con agua y jabón para reducir el riesgo de infección secundaria. Las aplicaciones tópicas de medicaciones secantes, como soluciones de alcohol, pueden acelerar la curación pero resultan muy dolorosas. Si se ha producido una infección secundaria, hay que administrar antibióticos.

**HERPES ZÓSTER** (herpes zoster) Infección aguda producida por el virus varicelazóster que afecta sobre todo a adultos y se caracteriza por el desarrollo de erupciones cutáneas vesiculares muy dolorosas que siguen el trayecto de un nervio craneal o espinal inflamado por el virus.

OBSERVACIONES: La distribución del dolor y las erupciones vesiculares suele ser unilateral, si bien en algunos casos es bilateral. Puede afectarse cualquier nervio sensitivo, pero el virus suele asentar en los ganglios raquídeos de los nervios torácicos y trigeminales. El dolor, que puede ser constante o intermitente, superficial o profundo, suele preceder el resto de los síntomas y a veces plantea problemas de diagnóstico diferencial con otros trastornos, como la apendicitis o la pleuresía. Los síntomas iniciales pueden ser trastornos gastrointestinales, malestar general, fiebre y cefalea. Las vesículas, por lo general, evolucionan a partir de pequeñas máculas rojizas distribuidas a lo largo de un trayecto nervioso y la región cutánea es muy hipersensible. Todas las lesiones pueden aparecer en el período de algunas horas, pero lo más frecuente es que se desarrollen gradualmente a lo largo de varios días. Las máculas se transforman en vesículas y al cabo de aproximadamente 3 días su contenido se enturbia por el acúmulo de detritus celulares. Generalmente, al final de la primera semana las vesículas empiezan a desecarse, formando costras. Los síntomas pueden persistir de 3 a 5 semanas pero en la mayoría de los casos disminuyen a los 15 días.

ACTUACIÓN: El tratamiento es fundamentalmente sintomático e incluye la aplicación de loción de calamina o medicamentos similares para combatir el picor junto con la administración de analgésicos para tratar el dolor. Pueden aplicarse compresas frías en las zonas de la piel afecta; en los casos graves y en los pacientes ancianos, candidatos potenciales de una secuela común, la neuralgia posherpética, se recomienda el empleo de corticosteroides tópicos. En los casos de dolor intenso que no responden a un tratamiento más conservador se recomienda la intervención quirúrgica con extirpación del nervio afecto.

**HERPES ZÓSTER CONJUNTIVAL** (ophthalmic herpes zoster) V. **herpes zóster**.

**HERPES ZÓSTER ÓTICO** (herpes zoster oticus) Infección

por herpes zóster del octavo par craneal y el ganglio geniculado que produce un dolor intenso en las estructuras externas del oído con dolor o parálisis del nervio facial. La enfermedad puede provocar también pérdida auditiva y vértigo. El vértigo suele ser transitorio pero la pérdida auditiva y la parálisis facial a veces son permanentes. Pueden producirse erupciones vesiculares a lo largo del conducto auditivo externo y el pabellón auricular. El tratamiento es sintomático a base de diazepam para combatir el vértigo, analgésicos para tratar el dolor y corticosteroides para paliar otros síntomas.

**HERPESVIRUS** *(herpesvirus)* Grupo de virus que incluyen los herpes simples 1 y 2, el varicelazóster, el de Epstein-Barr y el citomegalovirus.

**HERPETIFORME** *(herpetiform)* Que presenta acúmulos de vesículas; de aspecto similar al que muestran las lesiones cutáneas de ciertas infecciones por herpesvirus.

**HERS, ENFERMEDAD DE** *(Hers' disease)* Trastorno metabólico poco frecuente del almacenamiento de glucógeno que se caracteriza por hepatomegalia y un acúmulo de cantidades anormalmente grandes de glucógeno en el hígado por falta de degradación de éste en dicho órgano. Este trastorno se hereda como carácter autosómico recesivo. No existe tratamiento conocido. Denominada también **glucógeno tipo VI, enfermedad por almacenamiento de.** V. también **glucógeno, enfermedad por almacenamiento de.**

**HERTZ** *(hertz)* Unidad de medida de la frecuencia de ondas igual a un ciclo por segundo.

**HESPERIDINA** *(hesperidin)* Glucósido cristalino de la florona que se encuentra en los bioflavonoides y en la mayoría de los cítricos, especialmente en la cáscara de naranjas y limones.

**HETACILINA** *(hetacillin)* Antibiótico de la familia de las penicilinas, sensible a la penicilinasa, que no tiene actividad antibacteriana hasta que se convierte en ampicilina dentro del organismo.

INDICACIONES: Tratamiento de ciertas infecciones sensibles al fármaco.

CONTRAINDICACIONES: Hipersensibilidad conocida a este fármaco o a cualquier otra penicilina. Debe administrarse con precaución cuando existe una alteración grave de la función renal o historia de reacciones de hipersensibilidad, como eccema, asma o urticaria.

EFECTOS SECUNDARIOS: Los más graves son diarrea, trastornos gastrointestinales, erupciones cutáneas y reacciones de hipersensibilidad.

**HETER-, HETERO-** Prefijos que significan «relativo a otro»: *heterocromía, heterogamia, heterótrofo.*

**HETERAUXESIS** *(heterauxesis)* V. **alométrico, crecimiento.**

**HETEROALELO** *(heteroallele)* Perteneciente a un grupo de genes localizados en un locus específico en cromosomas homólogos que difieren del otro del par, determinando una mutación.

**HETEROBLÁSTICO** *(heteroblastic)* Que se desarrolla a partir de diferentes capas germinales o tipos de tejido y no de uno solo. Consultar la voz **homoblástico.**

**HETEROCÉFALO** *(heterocephalus)* Feto malformado que posee dos cabezas de tamaño desigual.

**HETEROCIGOSIS** *(heterozygosis)* **1.** Formación de un cigoto por la unión de dos gametos que poseen pares de genes distintos. **2.** Producción de híbridos por cruzamiento.

**HETEROCROMATINA** *(heterochromatin)* Porción del material cromosómico que es inactiva en cuanto a la expresión genética pero que puede funcionar en el control de actividades metabólicas, la transcripción y la división celular. Se tiñe con máxima intensidad durante la interfase y suele mantenerse en estado condensado durante todo el ciclo celular. Consta de dos tipos: la heterocromatina constitutiva que se localiza en la región centromérica del cromosoma y es característica del cromosoma Y y la heterocromatina facultativa que se encuentra en el cromosoma X inactivado del mamífero femenino. Consultar la voz **eucromatina.** V. también **cromatina.**

**HETEROCROMATINIZACIÓN** *(heterochromatinization)* Transformación de la eucromatina genéticamente activa en heterocromatina genéticamente inactiva; inactivación de uno de los cromosomas X en la hembra durante los estadios iniciales de la embriogénesis de los mamíferos. V. también **Lyon, hipótesis de.**

**HETEROCROMOSOMA** *(heterochromosome)* Cromosoma sexual. V. también **cromosomas heterotípicos.**

**HETERODÍDIMO** *(heterodidymus, heterodymus)* Se aplica al feto gemelar siamés que presenta una cabeza, un cuello y un tórax parasitarios unidos a su propia pared torácica.

**HETERODÚPLEX** *(heteroduplex)* (Genética molecular). Molécula de ADN en la cual las dos cadenas se derivan de distintos individuos, lo que hace que algunos pares o bloques de pares de bases no emparejen.

**HETEROEROTISMO** *(heteroeroticism)* Deseo o actividad sexual dirigida hacia otro individuo. Denominado también **aloerotismo.** Consultar la voz **autoerotismo.**

**HETERÓFILOS, PRUEBA DE ANTICUERPOS** *(heterophil test)* Prueba para detectar la presencia de anticuerpos heterófilos en el suero de pacientes en los que se

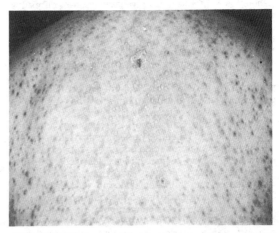

HERPESVIRUS. Aspecto de la espalda de un adulto con varicela. El virus causante de esta infección pertenece al grupo de herpesvirus.

sospecha el diagnóstico de mononucleosis infecciosa. Se basa en una reacción de aglutinación entre los anticuerpos heterófilos del suero del paciente y un antígeno heterófilo, componente normal de los eritrocitos de carnero. Este anticuerpo aparece en el suero de más del 80 % de los pacientes con mononucleosis y por tanto es fundamental para el diagnóstico de esta enfermedad. V. también **Epstein-Barr, virus de**.

**HETEROGAMETO** (*heterogamete*) Gameto que difiere considerablemente en tamaño y estructura del otro con el que se une, lo cual es específico de los organismos superiores y no se observa en las plantas y animales inferiores. Consultar las voces **anisogameto; isogameto**.

**HETEROGAMIA** (*heterogamy*) **1.** Reproducción sexual en la cual se unen gametos distintos que suelen diferenciarse en cuanto a su tamaño y estructura. Este término se utiliza sobre todo para definir los procesos reproductores de los organismos superiores en contraposición a los de ciertas plantas y animales inferiores. Consultar las voces **anisogamia; isogamia**. **2.** Reproducción por alternancia de generaciones sexuales y asexuales; heterogénesis.

**HETEROGÉNESIS** (*heterogenesis*) **1.** Reproducción que difiere en las sucesivas generaciones, alternando, por ejemplo, fases sexuales y asexuales de forma que la descendencia presenta características distintas de las de los padres. En la fase asexual suelen producirse una o más generaciones partenogénicas o hermafroditicas, como sucede en muchos trematodos. Denominada también **heterogenia**. **2.** Generación asexual. **3.** Abiogénesis. Consultar las voces **autogénesis; homogénesis**. V. también **metagénesis**.

**HETEROGENIA** (*heterogeny*) V. **heterogénesis**.

**HETEROINJERTO** (*heterograft*) Tejido de otra especie que se utiliza como injerto temporal en ciertas circunstancias, por ejemplo en el tratamiento de pacientes con quemaduras graves, cuando no se dispone de tejido suficiente del propio paciente o de un banco de tejidos. Este tipo de injertos son rechazados rápidamente pero cubre las quemaduras durante los primeros días reduciendo así la pérdida de líquido de la zona herida. Denominado también **xenoinjerto**.

**HETERÓLOGO** (*heterozygous*) Que posee dos genes distintos en loci correspondientes de cromosomas homólogos. Un individuo heterocigoto, para una característica en particular, ha heredado un gen para ese carácter de un progenitor y el gen alternativo del otro. Una persona heterocigota para una enfermedad genética producida por un gen dominante, como la corea de Huntington, expresa la enfermedad, mientras que si lo es para una enfermedad hereditaria producida por un gen recesivo, como la anemia falciforme, se encuentra asintomático o presenta únicamente algunos síntomas. La descendencia de un portador heterocigoto de una enfermedad genética tiene un 50 % de posibilidades de heredar el gen asociado con el carácter. Consultar la voz **homocigoto**.

**HETERÓLOGO, TUMOR** (*heterologous tumor*) Neoplasia constituida por tejidos distintos de los existentes en el lugar en que asienta.

**HETEROPLOIDE** (*heteroploid, heteroploidic*) **1.** Relativo a un individuo, organismo, cepa o célula que presenta una variación en el número de características cromosómicas totales de las células somáticas de la especie. El cambio puede afectar a grupos enteros de cromosomas o puede consistir en la adición o pérdida de cromosomas completos aislados. **2.** Se aplica a un individuo, organismo, cepa o célula con tales características. V. **aneuploide; euploide**.

**HETEROPLOIDA** (*heteroploidy*) Estado o condición caracterizado por un número anormal de cromosomas, superior o inferior al típico de las células somáticas de la especie.

**HETEROSEXUAL** (*heterosexual*) **1.** Persona cuyo deseo o preferencia sexual se dirige hacia el sexo opuesto. **2.** Relativo al deseo o preferencia sexual por personas del sexo opuesto.

**HETEROSIS** (*heterosis*) Superioridad de las plantas y los animales híbridos de la primera generación en relación con uno o más caracteres comparados con los progenitores o las siguientes generaciones.

**HETEROTÍPICO** (*heterotypic, heterotypical*) Relativo a un tipo que difiere del habitual o normal; se aplica específicamente a la primera división meiótica de las células germinales en la gametogénesis en contraste con la segunda división o división mitótica. Consultar la voz **homeotípico**.

**HEURÍSTICO** (*heuristic*) **1.** Que sirve para estimular el interés para seguir investigando. **2.** Se aplica al método de enseñanza en el cual se trata de que el estudiante aprenda mediante el estudio y la investigación independiente. **3.** Se aplica al método de argumentación que postula lo que va a demostrarse.

**HEX-, HEXA-** Prefijos que significan «seis»: *hexabásico, hexavacuna*.

**HEXACLOROFENO** (*hexachlorophene*) Antiinfeccioso tópico y detergente.
INDICACIONES: Se emplea como antiséptico y desinfectante de objetos inanimados.
CONTRAINDICACIONES: La única contraindicación es la hipersensibilidad conocida.
EFECTOS SECUNDARIOS: Los más graves son las erupciones cutáneas y las anomalías neurológicas.
NOTA: La piel debe aclararse abundantemente para evitar la absorción sistémica del fármaco.

**HEXAFLUORENIO, BROMURO DE** (*hexafluorenium bromide*) Inhibidor de la acetilcolinesterasa plasmática.
INDICACIONES: Coadyuvante a la anestesia debido a que prolonga la relajación muscular causada por la succinilcolina.
CONTRAINDICACIONES: Hipersensibilidad conocida a los bromuros en general o a este fármaco en particular.
EFECTOS SECUNDARIOS: Entre los más graves figuran prolongación excesiva de la relajación muscular con apnea, reacciones alérgicas e hipotensión.

**HEXAMETILENAMINA** (*hexamethylenamine*) V. **methenamina**.

**HEXAMETILMELANINA** (*hexamethylmelanine*) Antineoplásico en experimentación que se ha usado en el tratamiento de carcinomas broncogénicos, cervicales y ováricos.

**HEXESTROL** (*hexestrol*) Estrógeno.

INDICACIONES: Ciclo menstrual irregular, síntomas menopáusicos y como anticonceptivo.
CONTRAINDICACIONES: Tromboflebitis, hemorragias genitales, embarazo o sospecha de que exista e hipersensibilidad conocida al fármaco.
EFECTOS SECUNDARIOS: Entre los más graves figuran tromboflebitis, neoplasias malignas, embolia e hipercalcemia.

**HEXOBARBITAL** (hexobarbital) Barbitúrico de acción corta.
INDICACIONES: Hipnótico y sedante de acción corta.
CONTRAINDICACIONES: Porfiria, disfunción hepática e hipersensibilidad conocida al fármaco.
EFECTOS SECUNDARIOS: Entre los más graves figuran depresión respiratoria, excitación paradójica, porfiria, reacciones alérgicas y dependencia.

**HEXOCICLIO, METILSULFATO DE** (hexociclium methylsulfate) Anticolinérgico.
INDICACIONES: Coadyuvante en el tratamiento de la úlcera.
CONTRAINDICACIONES: Glaucoma de ángulo cerrado, asma, obstrucción de las vías urinarias o del tubo digestivo, colitis ulcerosa e hipersensibilidad conocida al fármaco.
EFECTOS SECUNDARIOS: Entre los más graves figuran visión borrosa, trastornos del sistema nervioso central, taquicardia, sequedad de boca, disminución de la sudoración y reacciones de hipersensibilidad.

**HEXOQUINASA** (hexokinase) Enzima que cataliza la reacción de transferencia de un radical fosfato del adenosintrifosfato a la D-glucosa.

**Hf** (Hf) Símbolo químico del **hafnio**.

**Hg** (Hg) Símbolo químico del **mercurio**.

**HIALO-, HIAL-** (hyalo-, hyal-) Prefijos que significan «semejante al vidrio»: hialoencondroma, hialoplasma, hialoideo.

**HIALOIDEA, ARTERIA** (hyaloid artery) Vaso embrionario del que depende la irrigación del humor vítreo del ojo y parte de la de la cápsula del cristalino. Desaparece en el noveno mes de embarazo dejando un resto que persiste en el adulto como un conducto que va desde la papila a la superficie posterior del cristalino, atravesando el humor vítreo.

**HIALOPLASMA** (hyaloplasm) Se denomina así a la parte clara y fluida del citoplasma celular para distinguirla de las porciones granular y reticular.

**HIALOPLASMA NUCLEAR** (nuclear hyaloplasm) V. **cariolinfa**.

**HIALURÓNICO, ÁCIDO** (hyaluronic acid) Mucopolisacárido procedente de la polimerización de la acetilglucosamina y el ácido glucurónico que aparece en el humor vítreo, líquido sinovial y otros tejidos. Recibe la denominación de cemento tisular porque forma un gel en los espacios intercelulares.

**HIALURONIDASA** (hyaluronidase) Enzima que hidroliza el ácido hialurónico.
INDICACIONES: Mejora de la absorción y distribución de diferentes fármacos administrados por vía parenteral, hipodermolisis y aumento de la reabsorción de agentes radioopacos.

CONTRAINDICACIONES: Inflamación o infección agudas e hipersensibilidad conocida al fármaco.
EFECTOS SECUNDARIOS: El más grave es la aparición de una reacción de hipersensibilidad.

**HIATO** (hiatus) Orificio fisiológico que aparece en una membrana u otro tejido orgánico.

**HIBERNOMA** (hibernoma) Tumor benigno, de origen total o parcialmente fetal, compuesto por adipocitos, que suele aparecer en las caderas o en la espalda. Denominado también **lipoma de células grasas; lipoma fetal**.

**HIBRIDACIÓN** (hybridization) **1.** Producción de híbridos por cruzamiento de diferentes razas. V. también **heterosis**. **2.** (Genética molecular). Combinación de cadenas de ácidos nucleicos monocatenarios que contienen las mismas bases, dispuestas en secuencias diferentes, para obtener moléculas bicatenarias. La técnica consiste en la fragmentación y separación de moléculas de doble cadena mediante calor y posterior recombinación por enfriamiento. Los híbridos resultantes pueden ser ADN-ADN, ADN-ARN o ARN-ARN.

**HÍBRIDO** (hybrid) **1.** Individuo resultante del cruce de plantas o animales pertenecientes a especies, variedades o genotipos diferentes. **2.** Relativo a dichos individuos.

**HIDANTOÍNA** (hydantoin) Compuesto que forma parte de un grupo de anticonvulsivos química y farmacológicamente similares a los barbitúricos. Actúan limitando la actividad convulsiva y reduciendo la extensión de la excitación eléctrica anormal a partir del foco. Es el fármaco de elección en el tratamiento de la mayoría de las formas de epilepsia; la hidantoína más usada es la feniltoína, antes denominada difenilhidantoína. Cuando se administra en dosis excesivas por vía IV, como sucede cuando se realiza un tratamiento de urgencia de un status epiléptico, pueden aparecer colapso cardiovascular y depresión del sistema nervioso central. La toxicidad en tratamientos crónicos depende de la dosis y de la vía de administración; las manifestaciones son trastornos gastrointestinales y del comportamiento, osteomalacia, hiperplasia gingival y anemia megaloblástica. Las reacciones de hipersensibilidad, aunque raras, son muy graves. Es necesario vigilar la concentración sanguínea de hidantoína; con 10 $\mu$g/ml suelen controlarse las convulsiones, mientras que si el nivel plasmático es superior pueden aparecer efectos tóxicos. Interacciona con gran número de fármacos, entre los que se incluyen el cloranfenicol, dicumarol, isoniacida, salicilatos, fenilbutazona y algunas sulfamidas que potencian los efectos de la difenilhidantoína debido a que incrementan su concentración en sangre, originando efectos tóxicos. También es útil en el tratamiento de la neuralgia del trigémino y las arritmias cardiacas.

**HIDANTOÍNAS, SÍNDROME FETAL POR** (fetal hydantoin syndrome [FHS]) Conjunto de defectos congénitos relacionados con la ingestión materna prenatal de derivados hidantoínicos. Las manifestaciones incluyen microcefalia, hipoplasia o ausencia de las uñas en los dedos de las manos o de los pies, anomalías faciales, retraso mental y físico y diferentes defectos cardiacos. El síndrome aparece en mayor o menor grado en el 10-40 % de los lactantes hijos de madres a las que se prescribió este anticonvulsivo. La hidantoína parece asociarse a veces con hemorra-

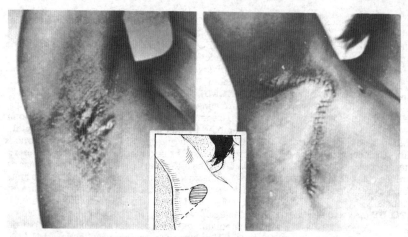

HIDRADENITIS, HIDROSADENI-TIS. A la izquierda, hidradenitis supurada de la axila con fístulas múltiples. En el dibujo, zona a extirpar para eliminar todas las glándulas sudoríparas axilares. A la derecha, aspecto de la axila siete días después de la intervención.

HIDRAMNIOS. A la paciente se le está practicando una ecografía, método diagnóstico utilizado para detectar un posible exceso de líquido amniótico.

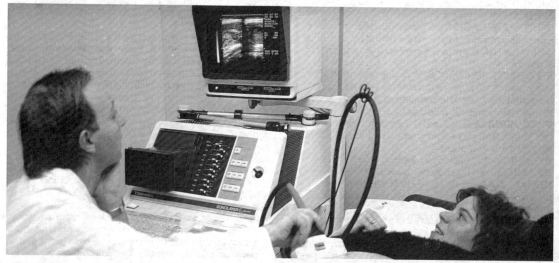

gias y, más rara vez, con tumores de la cresta neural en el recién nacido.

**HIDÁTIDE** (*hydatid*) Estructura quística o seudoquística por lo general rellena de líquido; se aplica especialmente a los quistes formados alrededor del escólex de la tenia del perro *Echinococcus granulosis*. El hombre y la oveja se infectan si ingieren los huevos del parásito, al cual albergan en estado larvario. Pueden ser detectados por palpación; la localización preferente es el hígado. Si el quiste se rompe, se produce una reacción anafiláctica. V. también **hidatidosis**.

**HIDÁTIDE PEDICULADA** (*appendix epididymidis*) Estructura quística que se encuentra a veces sobre la cabeza del epidídimo. Representa un resto del mesonefros.

**HIDATÍDICA, ENFERMEDAD** (*hydatid disease*) V. **equinococosis**.

**HIDATIDOSIS** (*hydatidosis*) Infestación causada por la tenia *Echinococcus granulosus*. V. también **quiste hidatídico**.

**HIDRADENITIS, HIDROSADENITIS** (*hydradenitis, hidradenitis*) Infección o inflamación de las glándulas sudoríparas.

**HIDRALACINA, CLORHIDRATO DE** (*hydralazine hydrochloride*) Vasodilatador.

INDICACIONES: Hipertensión.

CONTRAINDICACIONES: Coronariopatía, valvulopatía mitral reumática e hipersensibilidad conocida al fármaco.

EFECTOS SECUNDARIOS: Entre los más graves figuran cefalea, anorexia, taquicardia, trastornos gastrointestinales y un síndrome similar al lupus eritematoso.

**HIDRAMNIOS** (*hydramnios*) Trastorno de la gestación caracterizado por un exceso de líquido amniótico que aparece en menos del 1 % de los embarazos. Se diagnostica por palpación, ecografía o radiografía. Se acompaña de trastornos maternos como toxemia gravídica y diabetes mellitus. Ciertas anomalías fetales del aparato digestivo, vías respiratorias y sistema cardiovascular pueden alterar la reabsorción de líquido amniótico y provocar hidramnios; también el hídrops fetal y el embarazo múltiple se asocian con este trastorno, que puede dar lugar a ruptura prematura de la bolsa de aguas, parto prematuro y aumento de la mortalidad perinatal. A veces es necesario realizar amniocentesis periódicas. Denominado también **polihidramnios**. Consultar las voces **hidramnios agudo; oligohidramnios**.

**HIDRARGIRISMO** *(hydrargirism)* V. **mercurio, intoxicación por**.

**HIDRATACIÓN** *(hydration)* Proceso químico por el que se incorpora agua sin romper el resto de la molécula.

**HIDRATO DE CARBONO, CARBOHIDRATO** *(carbohydrate)* Grupo de compuestos orgánicos entre los que destacan por su importancia el azúcar, el almidón, la celulosa y el caucho. Los hidratos de carbono constituyen la principal fuente de energía de todas las funciones orgánicas y son necesarios para el metabolismo de otros nutrientes. Son sintetizados por todas las plantas verdes y en el cuerpo se absorben de inmediato o se almacenan en forma de glucógeno.

**HIDROA** *(hydroa)* Erupción vesicular y ampuliforme propia de la infancia que aparece con cada exposición a la luz solar; a veces se acompaña de picor y liquenificación. Suele desaparecer después de la pubertad. El tratamiento consiste en la utilización de productos que protejan de los rayos solares y evitar la exposición a los mismos.

**HIDROCARBURO** *(hydrocarbon)* Compuesto orgánico formado por carbono e hidrógeno. La mayoría se obtienen como derivados del petróleo.

**HIDROCARBURO HALOGENADO** *(halogenated hydrocarbon)* Líquido volátil que se utiliza en anestesia general y se administra junto con óxido nitroso, oxígeno o ambos. Cuando se emplea este tipo de anestesia son menos frecuentes y graves las náuseas y vómitos, el laringoespasmo y la irritación faríngea. Como la secreción de moco disminuye, también puede reducirse la premedicación con atropina y escopolamina. Hidrocarburos halogenados son el fluotano, el halotano, el isoflurano, el metoxiflurano y el tricloroetileno.

**HIDROCEFALIA** *(hydrocephalus, hydrocephaly)* Trastorno caracterizado por acúmulo de líquido cefalorraquídeo, generalmente a presión, en la bóveda craneal con dilatación ventricular subsecuente. Cualquier causa (anomalías del desarrollo, infección, traumatismos o tumor) que altere el flujo normal de líquido cefalorraquídeo, bien porque éste se produzca en exceso, bien por obstrucción del sistema ventricular (hidrocefalia no comunicante o ventricular) o bien por reabsorción defectuosa en el espacio subaracnoideo (hidrocefalia comunicante o extraventricular) da lugar a hidrocefalia.
OBSERVACIONES: Cuando es congénita, los síntomas pueden aparecer bruscamente o instaurarse con lentitud de forma que las manifestaciones neurológicas no aparezcan hasta la edad infantil tardía o incluso la juventud. En los lactantes la cabeza adquiere un tamaño anormal con separación de las suturas, abombamiento de las fontanelas y dilatación de las venas del cuero cabelludo; en contraste, la cara parece pequeña, con los ojos hundidos en las órbitas. Tienen un comportamiento típico que incluye irritabilidad, letargia, vómitos, opistótonos, espasticidad

en los miembros inferiores e incapacidad para realizar actos reflejos normales. Si se deja evolucionar se interrumpe la función de la porción inferior del tallo, el cráneo aumenta mucho de tamaño, la corteza es destruida y el niño tiene somnolencia, convulsiones y disfunción cardiopulmonar; no suelen sobrevivir al período neonatal. Cuando se instaura después de la fusión de las suturas y la formación definitiva del cráneo, los primeros síntomas son neurológicos: cefalea, edema de papila, estrabismo y pérdida de la coordinación muscular. Se debe sospechar hidrocefalia en un lactante siempre que el crecimiento de la cabeza sea excesivamente rápido. La confirmación del diagnóstico se realiza mediante estudio del líquido cefalorraquídeo, tomografía axial computarizada, encefalografía aérea, arteriografía y ecoencefalografía.
ACTUACIÓN: El único tratamiento es la intervención quirúrgica destinada a corregir la obstrucción, reducir la producción de líquido cefalorraquídeo o desviar el exceso del mismo a la aurícula derecha o a la cavidad peritoneal. La hidrocefalia tratada quirúrgicamente y seguida desde el punto de vista médico y neuroquirúrgico tiene una supervivencia del 80 % aproximadamente, si bien el pronóstico depende mucho de la etiología. Es frecuente la asociación de hidrocefalia y meningocele; en estos casos el pronóstico es menos favorable.
OBSERVACIONES COMPLEMENTARIAS: La atención primaria al niño con hidrocefalia consiste en mantener una nutrición adecuada y una postura correcta para evitar sobrecargar el cuello y prestación de la ayuda necesaria en los procedimientos diagnósticos. Durante el posoperatorio, además de la atención y la observación rutinarias para evitar complicaciones (en especial la infección), la enfermera enseñará a los padres los cuidados que necesita el niño con una derivación funcional, la forma de usarla y el reconocimiento de los signos que indican malfuncionamiento o existencia de una infección.

**HIDROCÉFALO COMUNICANTE** *(communicating hydrocephalus)* V. **hidrocéfalo**.

**HIDROCLOROTIACIDA** *(hydrochlorothiazide)* Diurético y antihipertensivo.

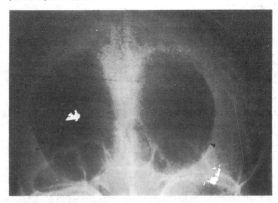

HIDROCEFALIA. Neumoencefalograma en el que se aprecia gran dilatación de los ventrículos, con paredes engrosadas concéntricamente. Puede tratarse de una manifestación de hidrocefalia hipertensiva.

INDICACIONES: Hipertensión y edema.

CONTRAINDICACIONES: Anuria e hipersensibilidad conocida al fármaco, a otras tiacidas y a las sulfamidas.

EFECTOS SECUNDARIOS: Entre los más graves figuran hipoglucemia, hiperglucemia, hiperuricemia y reacciones de hipersensibilidad.

**HIDROCODEINONA, BITARTRATO DE** *(hydrocodeinone bitartrate)* Narcótico antitusígeno.

INDICACIONES: Tos.

CONTRAINDICACIONES: Toxicomanía e hipersensibilidad conocida al fármaco.

EFECTOS SECUNDARIOS: Entre los más graves figuran la dependencia y la depresión respiratoria y circulatoria.

**HIDROCORTISONA** *(hydrocortisone)* V. **cortisol**.

**HIDROCORTISONA, ACETATO DE** *(hydrocortisone acetate)* V. **cortisol**.

**HIDROCORTISONA, CICLOPENTILPROPIONATO DE** *(hydrocortisone cyclopentylpropionate)* V. **cortisol**.

**HIDROCORTISONA, SUCCINATO SÓDICO DE** *(hydrocortisone sodium succinate)* V. **cortisol**.

**HIDROCORTISONA, VALERIANATO DE** *(hydrocortisone valerianate)* Corticoide tópico.

INDICACIONES: Antiinflamatorio tópico.

CONTRAINDICACIONES: Micosis e infecciones víricas cutáneas en lugares con mala circulación e hipersensibilidad conocida a los esteroides.

EFECTOS SECUNDARIOS: Entre los más graves figuran efectos colaterales sistémicos que aparecen si el uso es prolongado o excesivo. Puede darse irritación local.

**HIDROFLUMETIACIDA** *(hydroflumethiazide)* Diurético y antihipertensivo.

INDICACIONES: Hipertensión y edema.

CONTRAINDICACIONES: Anuria e hipersensibilidad conocida al fármaco, a otras tiacidas y a las sulfamidas.

EFECTOS SECUNDARIOS: Entre los más graves figuran hipocaliemia, hiperglucemia, hiperuricemia y reacciones de hipersensibilidad.

**HIDROFOBIA** *(hydrophobia)* **1.** Rabia. **2.** Miedo extremo y patológico al agua.

**HIDROFTALMOS** *(hydrophtalmos)* V. **glaucoma congénito**.

**HIDROGENACIÓN** *(hydrogenation)* V. **reducción**.

**HIDRÓGENO (H)** *(hydrogen [H])* Elemento gaseoso univalente. Su número atómico es 1 y su peso atómico, 1,008. Es el elemento más simple y ligero que existe; normalmente se presenta en forma de gas diatómico incoloro, inodoro y muy inflamable. En nuestro planeta no es fácil encontrarlo en forma pura, ni en la corteza terrestre ni en la atmósfera, pero abunda en el sol y otras estrellas y nebulosas. Forma parte de un elevado número de sustancias, muchas de ellas producidas por el cuerpo humano. Como componente del agua, es fundamental en la interacción metabólica de ácidos, bases y sales y en el equilibrio líquido necesario para la supervivencia. Ciertas sustancias como el oxígeno y los alimentos son solubles en agua gracias a que ésta contiene hidrógeno. Participa en el proceso de la hidrólisis, que consiste en la transformación de ciertas sustancias en otras menos complejas.

**HIDRÓGENO, PERÓXIDO DE** *(hydrogen peroxide)* Antiséptico tópico.

INDICACIONES: Limpieza de heridas y boca y coadyuvante de la extracción de cerumen del oído externo.

CONTRAINDICACIONES: Irritación de piel o mucosas o hipersensibilidad conocida al agente.

EFECTOS SECUNDARIOS: No se conocen.

**HIDRÓLISIS** *(hydrolysis)* Transformación química o destrucción de un compuesto mediante la acción del agua.

**HIDRÓMETRO** *(hydrometer)* Instrumento que sirve para determinar la densidad de un líquido por comparación de su peso con el de un volumen igual de agua. Se trata de un cristal cóncavo que se deposita sobre el líquido a examinar para observar en qué medida se sumerge en él.

**HIDROMORFINONA, CLORHIDRATO DE** *(hydromorphinone hydrochloride)* Analgésico narcótico.

INDICACIONES: Dolor moderado y grave.

CONTRAINDICACIONES: Debe usarse con precaución en ciertos casos como los traumatismos cefálicos, asma, insuficiencia renal o hepática e inestabilidad cardiovascular. Está contraindicado si existe hipersensibilidad conocida al fármaco.

EFECTOS SECUNDARIOS: Entre los más graves figuran somnolencia, vértigo, náuseas, estreñimiento, depresión respiratoria o circulatoria y adicción.

**HIDRONEFROSIS** *(hydronephrosis)* Distensión de la pelvis y los cálices renales debida a obstrucción en un uréter a causa de un tumor, cálculo ureteral, inflamación prostática o edema de las vías urinarias por infección de las mismas. El enfermo siente dolor en el costado y, a veces, presenta hematuria, piuria y fiebre. Son útiles para diagnosticarla la pielografía, la cistoscopia y la pielografía retrógrada. Puede ser necesario tratamiento quirúrgico para reparar la vía o hacerla permeable. La hidronefrosis prolongada origina atrofia y pérdida de la función renal. V. también **cálculo urinario**.

**HIDROPESÍA FETAL** *(fetal hydrops)* V. **hídrops fetalis**.

**HÍDROPS** *(hydrops)* Acúmulo excesivo de líquido acuoso y claro en un tejido o cavidad, como pueden ser una articulación, un folículo de De Graaf, la trompa de Falopio, el oído medio o la vesícula biliar. En algunos trastornos, como la talasemia neonatal o la sensibilización materno-fetal, el hídrops afecta todo el cuerpo. Antes llamado hidropesía.

**HÍDROPS ENDOLINFÁTICO** *(endolymphatic hydrops)* Término obsoleto. V. **Ménière, enfermedad de**.

**HÍDROPS FETALIS** *(hydrops fetalis)* Edema masivo que aparece en el feto o el neonato generalmente en asociación con eritroblastosis fetal. Pueden aparecer anemia grave y derrames en las cavidades pericárdica, pleural y peritoneal. Suele ser fatal aunque se haga una exanguinotransfusión inmediatamente después del nacimiento. Denominado también hídrops fetal.

**HÍDROPS MENINGEO** *(meningeal hydrops)* V. **seudotumor cerebral**.

**HIDROQUINONA** *(hydroquinone)* Agente despigmentador de la piel.

INDICACIONES: Hiperpigmentación por exceso de melanina.

CONTRAINDICACIONES: Quemaduras solares, salpullidos y otras irritaciones cutáneas; hipersensibilidad conocida al fármaco.

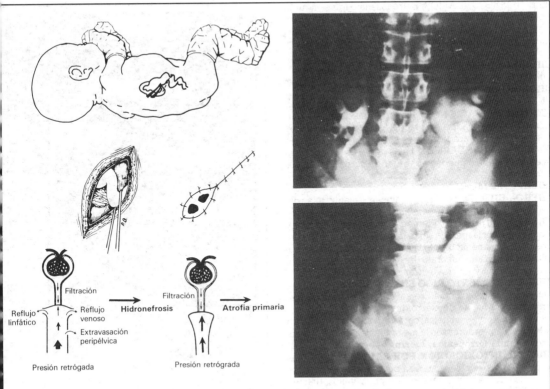

**HIDRONEFROSIS.** Los dibujos superiores muestran la realización de una ureterostomía de asa en continuidad, en un niño con hidronefrosis masiva e hidrouréter. Es necesario aliviar la angulación ureteral para que el segmento llevado hacia la piel conduzca fácilmente la orina. Los dos esquemas sobre estas líneas representan (a la izquierda) el mecanismo que permite el desarrollo de hidronefrosis y (a la derecha) la atrofia primaria debida a la falta de resorción. A la derecha, pielografía intravenosa que muestra la deformación típica de la hidronefrosis por obstrucción de la unión ureteropélvica.

EFECTOS SECUNDARIOS: Entre los más graves figuran hormigueos, eritema, quemaduras e inflamación cutánea grave.

**HIDROSALPINX** (*hydrosalpinx*) Dilatación quística de la trompa de Falopio llena de líquido claro que aparece como resultado final de una infección que obstruye ambos extremos de la trompa. El pus producido durante la infección se licua una vez pasada la fase aguda del proceso inflamatorio.

**HIDROSIS** (*hidrosis*) Producción y secreción de sudor. Consultar las voces **anhidrosis; dishidrosis; hiperhidrosis.**

**HIDROXIANFETAMINA, BROMHIDRATO DE** (*hydroxyamphetamine hydrobromide*) Adrenérgico y midriático. INDICACIONES: Dilatación pupilar antes de una oftalmoscopia y coadyuvante en el diagnóstico del síndrome de Horner.
CONTRAINDICACIONES: Glaucoma de ángulo cerrado e hipersensibilidad comprobada al fármaco.
EFECTOS SECUNDARIOS: Entre los más graves figuran aumento de la presión intraocular y fotofobia.

**HIDROXIBENCENO** (*hydroxybenzene*) V. **fénico, ácido.**

**HIDROXICINA, CLORHIDRATO DE** (*hydroxyzine hydrochloride*) Tranquilizante menor.
INDICACIONES: Alivio de la ansiedad, la tensión nerviosa y la agitación psicomotora.
CONTRAINDICACIONES: Hipersensibilidad comprobada al fármaco.
EFECTOS SECUNDARIOS: No se conocen. A veces aparece disminución de la actividad mental.

**HIDROXICLOROQUINA, SULFATO DE** (*hydroxychloroquine sulfate*) Antiprotozoario y antirreumático; también se usa en el tratamiento del lupus eritematoso y de la reacción polimorfa a la luz.
INDICACIONES: Paludismo, amebiasis extraintestinal, generalmente hepática, y alivio de los síntomas del lupus eritematoso y la artritis reumatoide.
CONTRAINDICACIONES: Asociación con otras 4-aminoquinolinas o con sales de oro e hipersensibilidad comprobada al fármaco o a las 4-aminoquinolinas. Debe usarse con precaución en alcohólicos e individuos con discrasias sanguíneas, trastornos nerviosos graves, alteración retiniana o del campo visual, psoriasis y porfiria. No es aconsejable administrarla durante el embarazo.

EFECTOS SECUNDARIOS: Entre los más graves figuran retinopatía, opacidades corneales, polineuritis, convulsiones, agranulocitosis y hepatitis. La incidencia y gravedad de los efectos secundarios son directamente proporcionales a la dosis y a la duración del tratamiento.

**HIDROXILO (OH)** (hydroxyl [OH]) Radical formado por un átomo de oxígeno y otro de hidrógeno.

**HIDROXIUREA** (hydroxyurea) Antineoplásico.

INDICACIONES: Diversas neoplasias.

CONTRAINDICACIONES: Depresión medular e hipersensibilidad probada al fármaco. No debe administrarse a mujeres embarazadas.

EFECTOS SECUNDARIOS: El más grave es la depresión medular; también pueden aparecer trastornos digestivos y dermatitis.

**HIER-** V. **hiero-**.

**HIERO-, HIER-** Prefijos que significan «relativo a la religión o a lo sagrado: hieromanía, hieroterapia.

**HIERRO (Fe)** (iron [Fe]) Elemento químico metálico muy común y esencial para la síntesis de hemoglobina. Se utiliza como antianémico en forma de sales y complejos, como ferrocolinato, fumarato ferroso, gluconato ferroso, sulfato ferroso y hierro-dextrano.

**HIERRO, ALIMENTO RICO EN** (iron-rich food) Nutriente que contiene una cantidad relativamente grande de hierro. La mejor fuente de hierro dietético es el hígado, seguido de las ostras, almejas, corazón, riñón, carne magra y lengua. Las verduras son la mejor fuente vegetal. V. también **anemia ferropénica; hierro**.

**HIERRO, INTOXICACIÓN POR SALES DE** (iron salts poisoning) Intoxicación causada por sobredosis de sales férricas o ferrosas y caracterizada por vómitos, diarrea sanguinolenta, cianosis y dolor gástrico e intestinal. El tratamiento comprende la práctica de lavado gástrico, administración de un emético, desferrioxamina, y terapéutica de mantenimiento según indique la gravedad de los síntomas.

**HIERRO, METABOLISMO DEL** (iron metabolism) Diversos procesos afectan a la entrada de hierro en el organismo interviniendo en su absorción, transporte y almacenamiento, su utilización para la formación de hemoglobina y otros compuestos de hierro, y su eliminación final. Suele entrar en el organismo a través del epitelio de la mucosa intestinal, siendo oxidado de hierro ferroso a férrico en el proceso. La tasa de entrada de hierro en el organismo está regulada por este mecanismo de absorción. Cuando las reservas son altas, es captado por las células de la mucosa intestinal para ser eliminado al producirse la descamación de éstas. Una vez que el hierro entra en la sangre, se encuentra en un sistema cerrado en el que, unido a la transferrina, circula a través del plasma, el sistema reticuloendotelial y el eritropoyético. El hierro del plasma pasa a los normoblastos para sintetizar hemoglobina, permaneciendo unos cuatro meses en las moléculas de hemoglobina de los hematíes maduros. Los eritrocitos viejos se deterioran y destruyen en el sistema reticuloendotelial y el hierro es liberado de la hemoglobina para volver a entrar en el ciclo. La distribución normal del hierro en un hombre adulto de 70 kg es de alrededor de 3,7 mg, un 65 % o más de los cuales en for-

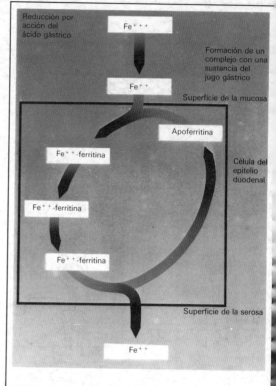

**HIERRO, METABOLISMO DEL. Esquema del metabolismo del hierro en el organismo humano.**

ma de hemoglobina. Otro 27 % se encuentra almacenado como hemosiderina o ferritina. El organismo conserva el hierro de tal forma que las pérdidas sólo se producen a través de las heces, en cantidad de 1 mg/día. Esta cantidad es fácilmente proporcionada por una ingesta alimenticia de sólo 10 mg/día. La deficiencia de hierro puede seguir a períodos prolongados de ingesta insuficiente (en especial en mujeres) o después de una pérdida importante de sangre. En los procesos en que está alterada la regulación de la absorción puede producirse, en ocasiones, una sobrecarga de hierro yatrógena, por la administración parenteral de grandes cantidades de hierro o sangre con fines terapéuticos. V. también **anemia**.

**HIERRO TRANSPORTE DEL** (iron transport) Proceso por el que el hierro es llevado desde su punto de entrada en el organismo, la mucosa intestinal, a las diferentes zonas de utilización y almacenamiento. La transferrina se une al hierro exógeno que penetra a través de la mucosa intestinal o al hierro que vuelve a entrar en el plasma procedente de los sinusoides esplénicos. Entonces, es cedido a los normoblastos quedando libre la transferrina para funciones adicionales de transporte, que pueden comprender, en una pequeña parte, al hierro almacenado como ferritina o hemosiderina. Consultar la voz **transferrina**. V. también **hemosiderosis**.

**HIERRO-DEXTRANO** *(iron-dextran)* Agente antianémico. INDICACIONES: En el tratamiento de la anemia ferropénica resistente a la administración de hierro por vía oral. CONTRAINDICACIONES: Primeros meses del embarazo, anemias no ferropénicas o hipersensibilidad conocida al fármaco. EFECTOS SECUNDARIOS: Entre los efectos secundarios más importantes se encuentran las reacciones graves por hipersensibilidad, que comprenden la anafilaxis fatal.

También pueden suceder: inflamación o flebitis en el punto de inyección, artralgia, cefalea, fracaso gastrointestinal, fiebre y reacciones de hipersensibilidad de menor gravedad.

**HIFA** *(hypha)* Estructura filiforme del micelio de los hongos.

**HÍGADO** *(liver)* La mayor glándula del organismo y uno de los órganos más complejos del mismo; sus funciones son numerosísimas, habiéndose identificado más de 500.

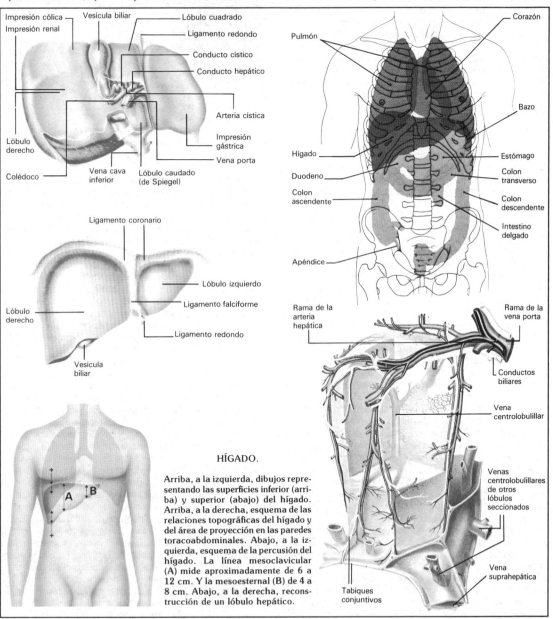

HÍGADO.

Arriba, a la izquierda, dibujos representando las superficies inferior (arriba) y superior (abajo) del hígado. Arriba, a la derecha, esquema de las relaciones topográficas del hígado y del área de proyección en las paredes toracoabdominales. Abajo, a la izquierda, esquema de la percusión del hígado. La línea mesoclavicular (A) mide aproximadamente de 6 a 12 cm. Y la mesoesternal (B) de 4 a 8 cm. Abajo, a la derecha, reconstrucción de un lóbulo hepático.

Se divide en cuatro lóbulos, contiene hasta 100.000 lobulillos y recibe dos tipos de irrigación sanguínea diferentes. La arteria hepática suministra sangre oxigenada, y la vena porta, sangre con sustancias nutritivas procedente del estómago y los intestinos. En cualquier momento el hígado contiene aproximadamente medio litro de sangre, lo que corresponde más o menos a un 13 % de la sangre circulante total del organismo. Algunas de las funciones más importantes realizadas por el hígado son la producción de bilis por los hepatocitos, la secreción de glucosa, proteínas, vitaminas y la mayoría de los demás compuestos utilizados por el organismo, la procesación de la hemoglobina para reutilizar su contenido férrico y la conversión del amonio tóxico en urea. La bilis producida en el hígado se almacena en la vesícula, que se halla comunicada con el mismo por el conducto hepático y a través de numerosos vasos sanguíneos. El hígado está situado en el cuadránte superior derecho de la cavidad abdominal y ocupa casi todo el hipocondrio derecho y la mayor parte del epigastrio y en muchos individuos se extiende al hipocondrio izquierdo hasta la línea mamaria. Se desarrolla en el embrión como una proyección hueca, desde la superficie ventral del intestino primitivo, que acaba por convertirse en la porción descendente del duodeno. El hígado del varón adulto pesa aproximadamente 1,5 kg, y el de la mujer, 1,3 kg. Tiene una consistencia blanda y sólida, su forma es la de hemisferio irregular, y su coloración, pardorrojiza oscura. El lóbulo hepático derecho es mucho mayor que el izquierdo, el cuadrado y el caudal. La porción ventral del hígado se encuentra separada por el diafragma de las costillas sexta, séptima, octava, novena y décima derechas y de los cartílagos costales séptimo y octavo. Está totalmente cubierto de peritoneo excepto en la línea de inserción del ligamento falciforme. La porción dorsal del órgano es amplia y redondeada a la derecha pero más estrecha a la izquierda; la sección central tiene una concavidad profunda que se adapta a la columna vertebral y al pilar diafragmático. El hígado está unido al diafragma por los ligamentos coronario y triangular. Cuando el diafragma desciende con la respiración profunda, el hígado se desplaza hacia delante y su borde inferior se desliza hacia abajo pudiendo palparse a través de la pared abdominal. Los lobulillos hepáticos están constituidos por hepatocitos poliédricos. Comunican con pequeños conductos que a su vez desembocan en otros mayores, los cuales acaban constituyendo los conductos hepáticos izquierdo y derecho que emergen en la superficie caudal del hígado. Estos conductos convergen para constituir el conducto hepático común que conduce la bilis al duodeno y a la vesícula biliar para su almacenamiento. Las células hepáticas producen aproximadamente medio litro de bilis por día y se encargan además de detoxificar numerosas sustancias ingeridas, como el alcohol, nicotina y otros tóxicos, así como diversas sustancias producidas por el intestino. V. también **vesícula biliar**.

**HÍGADO, CÁNCER DE** (*liver cancer*) Enfermedad neoplásica maligna del hígado que se manifiesta sobre todo como diseminación metastática de otro tumor maligno. El cáncer primitivo del hígado es frecuente en África y en

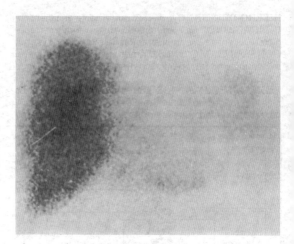

**HÍGADO, CÁNCER DE. Gammagrafía de hígado en la que se aprecia una tumoración. En este caso se trata de un carcinoma hepatocelular.**

el sureste asiático pero relativamente raro en los países occidentales. Los tumores primitivos tienen una incidencia de 6 a 10 veces superior en el hombre que en la mujer, se desarrollan con más frecuencia a partir de los 60 años y en el 70 % de los casos se asocian con cirrosis hepática. Otros factores de riesgo son la hemocromatosis, esquistosomiasis, exposición al cloruro de vinilo o al arsénico y, posiblemente, las deficiencias nutricionales. El alcoholismo puede ser también un factor predisponente pero la cirrosis no alcohólica implica un riesgo mayor que la alcohólica. Las aflatoxinas de los cereales y cacahuetes mohosos parecen determinar una tasa elevada de carcinoma hepatocelular en algunas regiones de África. Los síntomas y signos característicos del cáncer de hígado son hinchazón abdominal, anorexia, debilidad, dolor sordo localizado en la porción superior del abdomen, ascitis, ictericia leve y un hígado aumentado de tamaño y doloroso; en algunos casos se palpan nódulos tumorales sobre la superficie hepática. Los procedimientos diagnósticos empleados son la gammagrafía radioisotópica, la biopsia con aguja y diversos estudios analíticos de la función hepática. La elevación del nivel de fosfatasa alcalina con aumento de la retención de la bromosulftaleína y la presencia de alfafetoproteína en la sangre hacen sospechar el diagnóstico de cáncer de hígado. Todos los tumores primitivos del hígado son adenocarcinomas que cuando se derivan de los hepatocitos se denominan hepatomas y cuando se originan en las células de los conductos biliares reciben el nombre de colangiomas. Estos tumores forman nódulos aislados de gran tamaño o nódulos satélites que rodean una lesión central y asientan con mayor frecuencia en el lóbulo derecho que en el izquierdo. Las lesiones primitivas se diseminan centrífugamente en el hígado, invaden la vena porta y los vasos linfáticos y metastatizan a los ganglios, pulmones, cerebro y otros puntos. El tratamiento de elección de los tumores primitivos es la lobectomía hepática total, ya que el hígado puede regenerarse incluso cuando se reseca un 80 % del mismo. Puede conseguirse una regresión temporal del tumor con quimioterapia sistémica e infusión de methotrexate y 5-fluoracilo directamente en la arteria hepática a través de un catéter. La irradiación es muy destructiva para los hepatocitos y no resulta muy tóxica para las células tumorales hepáticas.

**HÍGADO GRASO** *(fatty liver)* Acúmulo de triglicéridos en el hígado. Las causas son la cirrosis alcohólica, la administración IV de fármacos tales como la tetraciclina y los corticosteroides y la exposición a sustancias tóxicas como el tetracloruro de carbono y el fósforo amarillo. Se observa también en el kwashiorkor y es una complicación rara de etiología desconocida de las últimas etapas del embarazo. Sus síntomas son anorexia, hepatomegalia y dolor abdominal; en la biopsia hepática se observan células grasas. Una vez se ha corregido la enfermedad de base o se ha suspendido la administración del fármaco agresor, suele remitir. V. también **cirrosis**.

**HIGIENE BRONQUIAL** *(bronchial toilet)* Cuidado especial que se da a los pacientes con traqueostomías y/o alteraciones respiratorias. Incluye estimulación de la tos, inspiraciones profundas y aspiración de secreciones.

**HIGIENE MENTAL** *(mental hygiene)* Estudio relacionado con el desarrollo de comportamientos, actitudes y hábitos emocionales sanos, y con la prevención de la enfermedad mental. Denominada también psicoprofilaxis.

**HIGIENE ORAL** *(oral hygiene)* Proceso de mantenimiento de los tejidos y estructuras de la boca. Comprende el cepillado de los dientes para eliminar las partículas de alimentos, bacterias y placa bacteriana; el masaje de las encías con un cepillo de dientes, seda dental o irrigador de agua para estimular la circulación y eliminar sustancias extrañas; y la limpieza de la dentadura, así como asegurarse de su adecuada fijación para prevenir la irritación. A los enfermos incapacitados o inconscientes se les asiste en el mantenimiento de la salud oral. Tales cuidados comprenden la lubricación de los labios, el lavado de la cara interna de las mejillas, el cielo de la boca y la lengua. Además, la enfermera comprueba la posible pérdida de dientes, que pueden ser deglutidos o aspirados.

**HIGIENISTA DENTAL** *(dental hygienist)* Persona especialmente preparada para prestar determinados servicios dentales bajo la supervisión de un dentista. Sus responsabilidades en la clínica dental incluyen la profilaxis dental, la realización de radiografías y la aplicación de medicaciones. También se encarga de la educación dental en la propia clínica y en el seno de la comunidad.

**HIGROMA PRERROTULIANO** *(housemaid's knee)* Inflamación crónica de la bolsa prerrotuliana que se acompaña de eritema y tumefacción. Se debe a roce prolongado y repetido de la rodilla contra una superficie dura.

**HIGROMA QUÍSTICO** *(cystic hygroma)* V. **linfangioma quístico**.

**HILIO** *(hilius)* Depresión o excavación de un órgano por la que penetran los vasos y los nervios.

**HILIO DEL HÍGADO** *(portal hepatis)* V. **fisura portal**.

**HILO DENTAL** *(dental floss)* Filamento, encerado o no, que se utiliza para limpiar las superficies dentarias y los espacios interdentarios.

**HIMEN** *(hymen)* Repliegue constituido por mucosa, piel y tejido conjuntivo fibroso que se encuentra en el introito vaginal. Existen grandes variaciones en cuanto a su tamaño y consistencia; en algunos casos es pequeño, fino y flexible, en otros puede ser grueso y resistente y llegar a ocluir por completo el introito, si bien no es lo más frecuente, y en ocasiones puede faltar. Cuando se rompe quedan restos redondeados. V. también **himeneales, carúnculas**.

**HIMENEALES, CARÚNCULAS** *(carunculas hymeneales)* Restos del himen roto que constituyen pequeñas proyecciones irregulares de piel normal alrededor del introito vaginal.

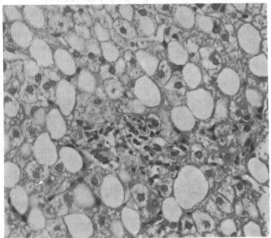

**HÍGADO GRASO.** Microfotografía de tejido hepático en el que se aprecia degeneración adiposa, infiltración inflamatoria y despliegue resortivo de las células del mesénquima.

**HIMEN.** Distintas variedades que puede presentar el himen (de izquierda a derecha): imperforado, criboso, tabicular, anular y perforado.

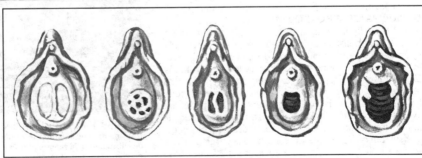

**HIOGLOSO** *(hyoglossal)* V. **glosohioideo**.

**HIOIDES, HUESO** *(hyoid bone)* Hueso impar y medio que se halla suspendido de las apófisis estiloides de ambos huesos temporales. El cuerpo del hioides es plano y cuadrado, con su superficie ventral convexa, y forma un ángulo abierto hacia arriba. En las dos astas mayores del hueso se insertan los ligamentos tirohioideos laterales y en el cuerpo se originan varios músculos entre los que figuran el hipogloso y el esternohioideo. Es palpable a nivel del cuello. Denominado también **lingual, hueso**.

**HIOSCIAMINA** *(hyosciamine)* Anticolinérgico.
INDICACIONES: Hipermotilidad del tubo digestivo o las vías urinarias bajas.
CONTRAINDICACIONES: Glaucoma de ángulo cerrado, asma, obstrucción gastrointestinal o del aparato urinario, colitis ulcerosa grave e hipersensibilidad probada al fármaco.
EFECTOS SECUNDARIOS: Entre los más graves figuran visión borrosa, determinados efectos sobre el sistema nervioso central, taquicardia, sequedad de boca, disminución de las sudoración y reacciones de hipersensibilidad.

**HIOSCINA** *(hyoscine)* V. **escopolamina**.

**HIOSCINA, BROMHIDRATO DE** *(hyoscine hydrobromide)* V. **escopolamina, bromhidrato de**.

**HIFEMA** *(hyphema)* Hemorragia en la cámara anterior del ojo, habitualmente provocada por un traumatismo contusivo o percusivo. En principio están indicados el reposo en cama y los sedantes, aunque es necesario que el oftalmólogo estudie la necesidad de realizar una evacuación quirúrgica de la sangre, el empleo de medicación midriática o miótica o la conveniencia de administrar un inhibidor de la anhidrasa carbónica. La hemorragia recidivante puede provocar glaucoma.

**HIPER-** *(hyper-)* Prefijo que significa «exceso» o «por encima de»: *hiperacidaminuria, hiperalcalinidad*.

**HIPERACTIVIDAD** *(hyperactivity)* V. **atención, déficit de**.

**HIPERADRENALISMO** *(hyperadrenalism)* V. **Cushing, enfermedad de**.

**HIPERALDOSTERONISMO** *(hyperaldosteronism)* V. **aldosteronismo**.

**HIPERAMONIEMIA** *(hyperammoniemia)* Elevación de los niveles sanguíneos de amoníaco por encima de lo normal. El amoníaco se produce en el intestino, pasa a la sangre y es transformado en el hígado; si aumenta la producción o se altera la capacidad de transformarlo, aparece hiperamoniemia. Cuando no se trata origina contracturas musculares, vómitos, letargia, coma y muerte.

**HIPERBETALIPOPROTEINEMIA** *(hyperbetalipoproteinemia)* Hiperlipoproteinemia de tipo II; trastorno genético del metabolismo lipídico que se caracteriza por hipercolesterolemia y aparición de xantomas sobre los tendondes de los talones, rodillas y dedos de las manos. Estos enfermos, en especial los varones, tienen mayor probabilidad de padecer aterosclerosis e infarto de miocardio precoz. El objetivo del tratamiento es disminuir los niveles de colesterol sérico para reducir el riesgo de muerte temprana por enfermedad cardiaca. Se suele aconsejar al paciente que prescinda de la carne, huevos, productos lácteos y de todas las grasas saturadas y se le prescribe una dieta a base de pescado, cereales, frutas, vegetales, caza y grasas no saturadas en general. En algunos casos es recomendable hacer ejercicio; a veces hay que administrar medicamentos. V. también **colesterolemia**.

**HIPERBILIRRUBINEMIA** *(hyperbilirubinemia)* Elevación de los niveles sanguíneos de bilirrubina por encima de lo normal. Suele acompañarse de ictericia, anorexia y malestar. Va asociada frecuentemente con enfermedad hepática u obstrucción biliar, pero también aparece en los enfermos con anemia hemolítica. El tratamiento depende de la causa. Aproximadamente la mitad de los neonatos presentan ictericia fisiológica debida a la hemólisis normal de los eritrocitos fetales; no suelen necesitar tratamiento, pero, si los niveles de bilirrubina son elevados, debe proporcionarse una adecuada hidratación y tratarlos con fototerapia. V. también **ictericia**.

**HIPERBILIRRUBINEMIA DEL NEONATO** *(hyperbilirubinemia of the newborn)* Exceso de bilirrubina sanguínea en el neonato debido a una disfunción hepática. Suele deberse a inmadurez de los sistemas enzimáticos o a hemólisis, casi siempre por incompatibilidad sanguínea que, en los casos más graves, puede dar lugar a ictericia nuclear. Denominada también **hiperbilirrubinemia neonatal**. V. también **colestasis; Crigler-Najjar, síndrome de; Dubin-Johnson, síndrome de; eritroblastosis fetal; Gilbert, enfermedad de; quernícterio; Rotor, síndrome de**.
OBSERVACIONES: La bilirrubina sérica está elevada en los neonatos debido a que poseen mayor masa eritrocitaria, menor capacidad de conjugar y excretar la bilirrubina debido a la deficiencia de glucuroniltransferasa y baja concentración de la albúmina y porque carecen de bacterias intestinales. La ictericia aparece cuando la concentración sanguínea de bilirrubina excede los 5 mg/100 ml;

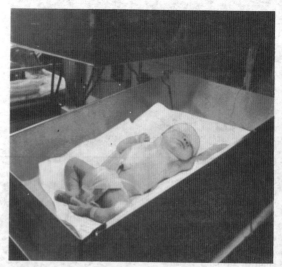

**HIPERBILIRRUBINEMIA DEL NEONATO. La fototerapia es el tratamiento que se utiliza para hacer descender el nivel excesivo de bilirrubina en la sangre, para que el organismo del niño sea capaz de eliminarla por sí mismo.**

en los neonatos a término esto no suele suceder hasta pasadas 24 horas a partir del nacimiento. Cuando la ictericia es patente o la bilirrubina supera los 5 mg/100 ml en las primeras 24 horas de la vida, la hiperbilirrubinemia no es fisiológica sino patológica. La eritroblastosis fetal provoca aparición de ictericia al poco de nacer y elevación rápida de los niveles de bilirrubina; cuando la afectación es grave aparecen también hepatoesplenomegalia y síntomas de anemia cada vez más acusados; la anemia puede dar lugar a insuficiencia cardiaca y shock debido a la disminución de la capacidad de transporte de oxígeno. Los síntomas precoces del quernícter son letargia, dificultades de alimentación y vómitos, seguidos de excitación o depresión nerviosa, con temblores, sacudidas, convulsiones, epistótonos, llanto de tono agudo, hipotonía, reflejos tendinosos deprimidos y ausencia de los reflejos de Moro y de succión. La hiperbilirrubinemia inferior a 20 mg/100 ml provoca daño cerebral a menos que existan ciertos factores favorecedores como son la acidosis metabólica, la hipoalbuminemia, la hipoxia, la hipotermia y presencia de ácidos grasos libres o fármacos como los salicilatos y las sulfamidas. La mortalidad puede alcanzar el 50 %. Las secuelas que puede dejar el quernícter son retraso mental, disfunción cerebral mínima, parálisis cerebral, desarrollo motor retrasado o anormal, sordera, ataxia, atetosis y trastornos sensitivos y motores.

ACTUACIÓN: Las medidas preventivas, como alimentar cada poco tiempo al neonato en las primeras 6 a 12 horas de vida, son innecesarias, pues la ictericia leve sólo requiere observación. Si la hiperbilirrubinemia es grave o va en aumento, se suele hacer fototerapia. Cuando se debe a hemólisis por incompatibilidad sanguínea, hay que hacer exanguinotransfusión; ésta está indicada cuando el test de Coombs es positivo y la hemoglobina en sangre del cordón es menor de 12 g/100 ml en un neonato a término y de 15 mg/100 ml en un prematuro. A menos que la causa sea una incompatibilidad Rh, es útil asociar exanguinotransfusión con fototerapia, con lo que se elimina una gran cantidad de bilirrubina y se hace innecesaria otra transfusión. El uso de fármacos como los barbitúricos es muy discutido debido a los efectos secundarios que provocan; si bien son útiles en ciertos casos debido a que estimulan la síntesis proteica y por tanto incrementan la albúmina disponible para conjugarse con la bilirrubina, y la síntesis de glucuroniltransferasa.

OBSERVACIONES COMPLEMENTARIAS: En primer lugar es preciso identificar a los niños con alto riesgo de desarrollar hiperbilirrubinemia y quernícter. La enfermera tendrá en cuenta las cifras de bilirrubina sérica para detectar la aparición de ictericia, anemia, irritabilidad del sistema nervioso central, acidosis, hipoxia e hipotermia. Un neonato con eritroblastosis puede requerir una exanguinotransfusión. Hay que observar cuidadosamente la cantidad de sangre administrada y retirada, los distintos signos vitales y cualquier manifestación que indique una reacción a la transfusión, y tener disponible un equipo de reanimación. Se debe mantener una temperatura corporal adecuada porque la hipotermia da lugar a aumento del consumo de glucosa y oxígeno, originando acidosis metabólica, y la hipertermia lesiona los eritroci-

tos transfundidos, provocando una elevación del potasio libre que puede causar un paro cardiaco. Después de la exanguinotransfusión hay que aplicar un apósito estéril en el lugar en que se ha aplicado el catéter.

**HIPERBILIRRUBINEMIA NEONATAL** *(neonatal hyperbilirubinemia)* V. **hiperbilirrubinemia del neonato**.

**HIPERCALCEMIA** *(hypercalcemia)* Elevación de las cifras de calcio sanguíneo por encima de lo normal debida por lo general a resorción ósea excesiva; se da en el hiperparatiroidismo, metástasis óseas, enfermedad de Paget y osteoporosis. Se manifiesta por confusión, anorexia, dolor abdominal y dolor y debilidad musculares. Cuando es muy acusada pueden aparecer shock, insuficiencia renal y muerte. La mayoría de los sujetos con hipercalcemia tienen también hipercalciuria. Algunas medidas útiles en el tratamiento son la administración de prednisona y diuréticos y la infusión intravenosa de suero salino isotónico.

**HIPERCALCINURIA** *(hypercalcinuria)* V. **hipercalciuria**.

**HIPERCALCIURIA** *(hypercalciuria)* Exceso de calcio en la orina que aparece en ciertos trastornos caracterizados por aumento de la resorción ósea, como sarcoidosis, hiperparatiroidismo y ciertos tipos de artritis. Las personas inmovilizadas suelen tener hipercalciuria. Algunos individuos absorben más calcio de lo normal y, por tanto, eliminan también este elemento por la orina en una mayor proporción. Puede dar lugar a litiasis renal. El tratamiento consiste en corregir el trastorno subyacente y restringir la ingesta de calcio. Denominada también **hipercalcinuria**. Consultar la voz **hipercalcemia**.

**HIPERCALIEMIA** *(hyperkaliemia)* Elevación de la cantidad de potasio sanguíneo por encima de lo normal. Suele aparecer en la insuficiencia renal aguda. Los síntomas precoces son náuseas, diarrea y debilidad muscular. A medida que aumenta el nivel de potasio van apareciendo alteraciones en el ECG. El tratamiento de la hipercaliemia grave consiste en la administración de bicarbonato sódico, sales cálcicas y dextrosa por vía IV. Si estas medidas no dan resultado, hay que recurrir a hemodiálisis.

**HIPERCAPNIA** *(hypercapnia)* Elevación de la cifra de dióxido de carbono sanguíneo por encima de lo normal. Denominada también **hipercarbia**.

**HIPERCARBIA** *(hypercarbia)* V. **hipercapnia**.

**HIPERCINESIA** *(hyperkinesis)* V. **atención, déficit de**.

**HIPERCINÉTICO** *(hyperkinetic)* Que está hiperactivo. V. **hiperactividad**.

**HIPERCOAGULABILIDAD** *(hypercoagulability)* Tendencia de la sangre a coagular más rápidamente de lo normal.

**HIPERCOLESTEROLEMIA** *(hypercholesterolemia)* Elevación de la cifra de colesterol sanguíneo por encima de lo normal. El aumento del colesterol y otros lípidos favorece la aparición de aterosclerosis. Se puede aliviar o prevenir evitando las grasas saturadas que se encuentran en la carne, huevos y productos lácteos.

**HIPERCOLESTEROLEMIA FAMILIAR** *(familial hypercholesterolemia)* Trastorno hereditario que se transmite como rasgo dominante y se caracteriza por presentar un nivel elevado de colesterol en suero, xantomas tendinosos y signos precoces de arteriosclerosis, especialmente de las arterias coronarias. Los individuos afectados a los

50 años de edad tienen un riesgo de sufrir una cardiopatía isquémica de 3 a 10 veces superior al de la población general. Los niveles de colesterol se encuentran elevados desde el nacimiento, van aumentando con la edad y alcanzan por término medio de 250 a 500 mg/100 en los adultos heterocigotos y de 500 a 1.000 mg/100 en los adultos homocigotos. Los xantomas empiezan a aparecer a los 20 años de edad y asientan con mayor frecuencia en el tendón de Aquiles, tendones extensores de las manos, codos y tuberosidades tibiales. En la hipercolesterolemia familiar tipo IIa sólo se encuentran elevadas las lipoproteínas de baja densidad, mientras que en la hipercolesterolemia tipo IIb están aumentadas las lipoproteínas de muy baja densidad. Este trastorno se observa tanto en sujetos blancos como negros y orientales y la incidencia del gen en Estados Unidos es de 1:1.000. El tratamiento consiste en la prescripción de una dieta pobre en colesterol y en grasas naturales. Los pacientes con hipercolesterolemia familiar tipo IIa pueden tratarse con colestiramina, a diferencia de los afectos del tipo IIb, en los que no está indicado este fármaco. Denominada también **xantomatosis hipercolesterolémica; hiperlipoproteinemia**.

**HIPERCRÓMICO** (*hyperchromic*) Que presenta un color intenso o mayor cantidad de pigmento; referido con frecuencia a la hemoglobina.

**HIPERDACTILIA, HIPERDACTILISMO** (*hyperdactyly*) V. **polidactilia**.

**HIPERDINÁMICO, SÍNDROME** (*hyperdynamic syndrome*) Conjunto de síntomas que marcan el comienzo de un shock séptico y que consisten en escalofríos, hipertermia brusca, enrojecimiento de la piel, pulso rápido y variaciones acusadas de la tensión arterial. Se trata de una urgencia médica que requiere atención hospitalaria especializada. Las medidas urgentes se basan en mantener al enfermo caliente y elevar los pies para favorecer el retorno venoso, evitar la ingestión por vía oral y girar hacia un lado la cabeza del enfermo para que no aspire si vomita. V. **shock séptico**.

**HIPERDIPLOIDE, HIPERDIPLOÍDICO** (*hyperdiploid, hyperdiploidic*) V. **hiperploide**.

**HIPEREMESIS GRAVÍDICA** (*hyperemesis gravidarum*) Trastorno del embarazo que se caracteriza por prolongación de la tendencia al vómito después del primer trimestre, pérdida de peso y desequilibrio hidroelectrolítico. Cuando es grave y no mejora con el tratamiento puede dar lugar a lesión cerebral, insuficiencia renal y hepática y a la muerte del paciente. La etiología es desconocida; se han señalado como causas hipotéticas el aumento de la gonadotropina coriónica u otras hormonas, razones de sensibilidad inmunológica, presencia de ciertas sustancias embrionarias o fetales o agravamiento de conflictos emocionales previos, pero ninguna de ellas se ha comprobado. Aparece en uno de cada 1.000 embarazos; en los últimos años ha disminuido su incidencia.

OBSERVACIONES: Es un trastorno que preocupa y molesta a las mujeres que lo padecen. La deshidratación hace que las mucosas se resequen; al mismo tiempo, la piel pierde elasticidad, el pulso se acelera y baja la tensión arterial. La densidad de la orina aumenta pero la diuresis disminuye. Debido a la hemoconcentración, el hematócrito se eleva. La pérdida de electrólitos con el vómito da lugar a acidosis metabólica con hipocaliemia, hipocloremia e hiponatremia. La hipopotasemia grave altera la función miocárdica; el electrocardiograma muestra alargamiento de los espacios P-R y Q-T e inversión en la onda T. La malnutrición causa fiebre, cetosis, cetonuria y pérdida de peso. La deficiencia grave de vitamina B puede dar lugar a encefalopatía, con confusión y, finalmente, coma. Los análisis de laboratorio revelan un aumento de la concentración sanguínea de los productos metabólicos que deben ser eliminados de la sangre por el hígado y los riñones. Cuando el vómito es violento puede dar lugar a hemorragias retinianas con alteración de la visión y a hematemesis o melenas por desgarros gastroesofágicos.

ACTUACIÓN: Mediante un tratamiento correcto se pueden detener los vómitos, rehidratar y nutrir a la paciente y conseguir que se estabilice emocionalmente. Es necesario guardar reposo en cama, administrar antieméticos no teratógenos y líquidos, electrólitos, nutrientes y vitaminas, por vía parenteral si la mujer no los tolera por vía oral. Es necesario medir periódicamente la frecuencia cardiaca fetal. En ocasiones puede resultar beneficioso el tratamiento psiquiátrico.

OBSERVACIONES COMPLEMENTARIAS: Es aconsejable que la enferma se sienta acompañada y atendida. Hay que pesar a la paciente con regularidad y consignar la cifra, porque la mejor prueba de recuperación es la ganancia de peso.

**HIPEREMIA** (*hyperemia*) Aumento de la cantidad de sangre presente en una parte del cuerpo que puede deberse a aumento del flujo sanguíneo, como ocurre en la inflamación, la dilatación arteriolar local o la obstrucción del drenaje del área. La piel que cubre la zona congestionada suele estar caliente y roja.

**HIPERESPLENIA** (*hypersplenism*) Síndrome que consiste en esplenomegalia y deficiencia de uno o más tipos de células sanguíneas. Entre las numerosas causas figuran los linfomas, las anemias hemolíticas, la malaria, la tuberculosis y diferentes enfermedades inflamatorias y del tejido conjuntivo. Los pacientes aquejan dolor en el lado izquierdo del abdomen y sensación de plenitud tras ingerir cantidades mínimas de comida debido a que el bazo, aumentado de tamaño, comprime el estómago. En el examen físico se encuentran un bazo grande y sonidos anormales (vasculares) en el epigastrio. El tratamiento del trastorno subyacente puede curar el síndrome. La esplenectomía se practica sólo si la causa es una anemia hemolítica o si la esplenomegalia es tan grave como para provocar un riesgo importante de accidente vascular. V. también **esplenectomía**.

**HIPEREXTENSIÓN** (*hyperextension*) (De una articulación). Extensión máxima.

**HIPERFENILALANINEMIA** (*hyperphenylalaninemia*) Elevación de la cantidad de fenilalanina sanguínea debida a un defecto metabólico en el catabolismo de este aminoácido. V. también **fenilcetonuria**.

**HIPERFLEXIÓN, FRACTURA POR** (*bending fracture*) Fractura de causa indirecta provocada por el doblamiento de una extremidad, como en el pie o el primer dedo.

**HIPERFORIA** *(hyperphoria)* Tendencia de un ojo a desviarse hacia arriba.

**HIPERFUNCIÓN ADRENOCORTICAL** *(hyperadrenocorticism)* V. **Cushing, síndrome de**.

**HIPERGÉNESIS** *(hypergenesis)* Crecimiento o desarrollo excesivos que pueden afectar a todo el cuerpo o a una parte de él, como ocurre en el gigantismo, o dar lugar a formación de órganos supernumerarios, por ejemplo dedos.

**HIPERGLUCEMIA** *(hyperglycemia)* Elevación de la cantidad de glucosa en sangre por encima de lo normal. La mayor parte de las veces se debe a diabetes mellitus, pero también puede aparecer en neonatos a consecuencia de administración de glucocorticoides y en enfermos a los que se ha administrado suero glucosado en cantidades excesivas, como ocurre en los tratamientos de hiperalimentación prolongados cuando no se controla bien al paciente. Consultar la voz **hipoglucemia**.

**HIPERGLUCÉMICO GLUCOGENOLÍTICO, FACTOR** *(hyperglycemis-glycogenolytic factor)* V. **glucagón**.

**HIPERGONADISMO** *(hypergonadism)* Actividad excesiva del funcionalismo ovárico o testicular.

**HIPERHIDROSIS** *(hyperhidrosis)* Sudoración excesiva que suele deberse al calor, a hipertiroidismo, a una emoción fuerte, a menopausia o a infección. El tratamiento consiste en administrar antitranspirantes tópicos y, a veces, extirpar quirúrgicamente las glándulas sudoríparas axilares.

**HIPERLIPIDEMIA TIPO I** *(tipe I hyperlipidemia)* Forma familiar de lipoproteinemia. Enfermedad poco frecuente transmitida como rasgo recesivo. Se caracteriza por la acumulación de triglicéridos en sangre, lo que produce episodios recurrentes de pancreatitis aguda. Los síntomas se inician en la infancia. Se debe a una deficiencia en la actividad de una enzima, la lipasa, encargada de eliminar los triglicéridos de la sangre. La acumulación de triglicéridos es proporcional a la ingesta de grasa. El tratamiento se fundamenta en la dieta; se restringe la ingesta de ácidos grasos saturados y no saturados hasta cantidades que produzcan cifras inferiores a 500 mg/100 ml de sangre, medida después de una noche de ayuno. Denominada también **hiperlipidemia exógena**.

**HIPERLIPOPROTEINEMIA** *(hyperlipoproteinemia)* Trastorno que forma parte de un amplio grupo de anomalías congénitas o adquiridas del metabolismo lipoproteico que se caracterizan por elevación de la cantidad de algunas lipoproteínas y colesterol en sangre. El tratamiento consiste en el establecimiento de una dieta adecuada para controlar la obesidad y reducir los niveles sanguíneos de lipoproteínas y la administración de medicamentos u otras medidas terapéuticas que dependen del defecto metabólico que se trate, de su etiología y de su pronóstico.

**HIPERLIPOPROTEINEMIA TIPO II** *(type II hyperlipoproteinemia)* V. **hipercolesterolemia familiar**.

**HIPERMAGNESEMIA** *(hypermagnesemia)* Elevación de la cantidad de magnesio plasmático por encima de lo normal que aparece en individuos con insuficiencia renal o que ingieren grandes cantidades de fármacos con magnesio, como los antiácidos. Provoca arritmias cardiacas y depresión respiratoria y de los reflejos tendinosos pro-

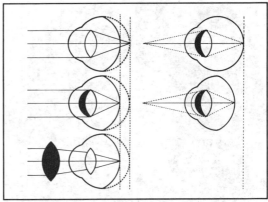

HIPEROPÍA. El dibujo de la izquierda muestra: arriba, ojo hipermétrope en estado de reposo; en el centro, durante la acomodación; abajo, acomodación corregida por una lente convexa. El dibujo de la derecha, muestra: arriba, un ojo emétrope acomodado para la visión de arco y abajo un ojo hipermétrope.

fundos. El tratamiento consiste en la administración de sueros IV y un diurético, y hemodiálisis.

**HIPERMENORREA** *(hypermenorrhea)* V. **menorragia**.

**HIPERMETRÍA** *(hypermetria)* Forma de dismetría caracterizada por la incapacidad de controlar el alcance de la acción muscular, resultando que los movimientos del individuo sobrepasan el objetivo que trata de alcanzar. Consultar la voz **hipometría**.

**HIPERMETROPÍA** *(hypermetropia, hypermetropy)* V. **hiperopía**.

**HIPERMORFO** *(hypermorph)* (Genética). Gen mutante de actividad anormalmente elevada en cuanto a la expresión de un determinado carácter. Consultar las voces **amorfo; antimórfico; hipomorfo**.

**HIPERNATREMIA** *(hypernatremia)* Elevación de la concentración de sodio plasmático causada por pérdida de líquidos y electrólitos que puede ser debida a poliuria, diarrea, sudoración excesiva o ingesta inadecuada de agua. Cuando la pérdida de agua es de origen renal, la orina es abundante y diluida; si la causa es extrarrenal, por diarrea o sudoración excesiva, la orina es escasa y muy concentrada. Los sujetos que la padecen tienen confusión y convulsiones e incluso pueden evolucionar al coma. El tratamiento consiste en el restablecimiento del equilibrio hidroelectrolítico administrando sueros por vía oral o IV. La reposición debe ser lenta para evitar desequilibrios. En los sujetos con diabetes insípida, la administración de vasopresina (ADH) detiene la pérdida excesiva de agua a través de los riñones. V. también **diabetes insípida**.

**HIPEROPÍA** *(hyperopia)* Trastorno de la refracción caracterizado por el hecho de que los rayos luminosos se enfocan detrás de la retina. Denominada también **hipermetropía**.

**HIPEROSMOLARIDAD** *(hyperosmolarity)* Estado caracterizado por la elevación de la osmolaridad.

**HIPEROXIA** *(overoxygenation)* Situación anormal en la que la concentración de oxígeno en la sangre y otros teji-

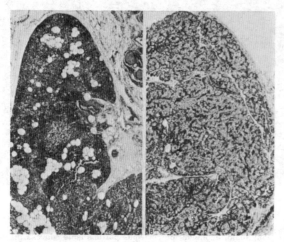

**HIPERPARATIROIDISMO. Imágenes microscópicas de una glándula paratiroides: a la izquierda una glándula normal, y a la derecha otra en estado de hiperactividad celular (hiperparatiroidismo).**

**Síntomas de presentación en pacientes con hiperparatiroidismo\***

| Síntoma de presentación | Porcentaje |
| --- | --- |
| Síntomas esqueléticos | 8.0 |
| Fractura | 1.0 |
| Tumor óseo local | 0.5 |
| Síntomas urinarios | 60.0 |
| Hipertensión | 1.0 |
| Síntomas gastrointestinales | 10.0 |
| Debilidad muscular o fatiga generalizada | 6.0 |
| Síntomas psiquiátricos | 4.5 |
| Proceso insospechado, descubierto por la hipercalcemia | 3.0 a 8.0 |

\* Según Rasmussen, H. *En:* Williams, R. H., dir.: Textbook of Endocrinology, 5a. ed. Philadelphia, W. B. Saunders Company, 1968.

dos del organismo es mayor de lo normal y la concentración de dióxido de carbono es menor de lo normal. Se caracteriza por un descenso de la presión arterial, disminución de la capacidad vital, fatiga, errores de discernimiento, parestesias en manos y pies, anorexia, náuseas, vómitos e hiperemia.

**HIPERPARATIROIDISMO** *(hyperparathyroidism)* Trastorno endocrino caracterizado por hiperactividad de cualquiera de las cuatro glándulas paratiroides; la secreción excesiva de hormona paratiroidea (PTH) da lugar a aumento de la resorción ósea, de la reabsorción renal y de la absorción intestinal de calcio. Puede ser primario, es decir, originado en las paratiroides, o secundario a un trastorno hipocalcemiante que causa una hiperactividad compensatoria de las paratiroides.

OBSERVACIONES: La hipercalcemia del hiperparatiroidismo primario altera la función de la mayoría de los sistemas corporales: en el riñón da lugar a calcificación, litiasis e insuficiencia renal; en los huesos y articulaciones da lugar a osteoporosis, que se manifiesta por dolor y fragilidad, fracturas, sinovitis y seudogota; en el aparato digestivo favorece la aparición de pancreatitis, que se acompaña de dolor epigástrico punzante y de úlcera péptica que puede dar lugar a hematemesis, anorexia y náuseas; en el sistema neuromuscular origina debilidad generalizada y, si el trastorno no se corrige, atrofia; en el sistema nervioso central da lugar a alteración de la conciencia, coma, psicosis, trastornos de conducta y de personalidad. El hiperparatiroidismo secundario puede provocar cualquiera de estos signos de desequilibrio cálcico y diversas anomalías de los huesos largos, como ocurre en el raquitismo. El diagnóstico de hiperparatiroidismo primario se lleva a cabo mediante pruebas de laboratorio que revelan elevación de la PTH, el calcio, la fosfatasa alcalina y los cloruros en sangre, hipercalciuria e hipofosfatemia, y por el aspecto de los huesos en las radiografías.

ACTUACIÓN: El tratamiento del hiperparatiroidismo primario por adenoma en una de las glándulas es la extirpación del tumor; cuando la causa de hiperparatiroidismo primario no es un adenoma, hay que extirpar hasta la mitad del tejido glandular. Conviene limitar la ingesta de calcio y favorecer la eliminación urinaria administrando diuréticos y sodio. En el posoperatorio hay que determinar con frecuencia el calcio sérico y administrar la cantidad necesaria para evitar el descenso de los niveles sanguíneos hasta cifras peligrosas. El tratamiento del hiperparatiroidismo secundario es el de la enfermedad causante. Suele administrarse vitamina D; a veces es necesario hacer diálisis peritoneal para extraer el exceso de calcio de la sangre.

OBSERVACIONES COMPLEMENTARIAS: Hay que hacer evaluaciones frecuentes de los niveles séricos del calcio, fósforo, potasio y magnesio a lo largo del tratamiento. Deben evitarse los traumatismos porque es fácil que se produzca una fractura. Suelen administrarse líquidos IV para diluir la concentración de calcio; hay que auscultar y percutir los pulmones de forma regular para detectar precozmente el edema pulmonar. Durante el posoperatorio conviene disponer de gluconato cálcico para tratar la hipocalcemia grave, cuya manifestación es la tetania. La marcha y el movimiento en general favorecen la recuperación de los huesos afectos, por lo que es recomendable la ambulación del paciente.

**HIPERPIGMENTACIÓN** *(hyperpigmentation)* Oscurecimiento anormal de la piel debido a factores hereditarios, fármacos, exposición al sol o insuficiencia adrenal. Consultar la voz **hipopigmentación**. V. también **cloasma**.

**HIPERPIREXIA** *(hyperpyrexia)* Elevación acusada de la temperatura que aparece en algunas infecciones agudas, sobre todo en niños. La hiperpirexia maligna puede aparecer en el transcurso de una anestesia general; se caracteriza por aumento brusco de la temperatura, taquicardia, taquipnea, sudoración, rigidez y manchas cianóticas. La temperatura se puede reducir mediante baños de esponja con agua tibia o alcohol, baño en agua tibia, hipotermia o fármacos antipiréticos como la aspirina y el paracetamol.

**HIPERPIREXIA POR CALOR** *(heat hyperpyrexia)* Trastorno grave y a veces fatal por fallo de la capacidad del organismo para regular su temperatura debido a una exposición prolongada al sol o a un ambiente de temperatura muy elevada. Un síntoma precoz de este trastorno es la reducción o cesación de la sudoración. La temperatura corporal alcanza los 40,5°C o más y el paciente presenta taquicardia, piel caliente y seca, cefalea, confusión, pérdida de conciencia y convulsiones. El tratamiento se basa en el enfriamiento del paciente con aporte de líquidos y administración de sedantes. Denominada también **golpe de calor; insolación; siriasis**. V. también **hiperpirexia**. Consultar la voz **agotamiento por calor**.

**HIPERPLASIA** *(hyperplasia)* Aumento del número de células. Consultar las voces **hipertrofia; hipoplasia**.

**HIPERPLASIA ADENOIDE** *(adenoid hyperplasia)* Trastorno caracterizado por el aumento de tamaño de las adenoides que produce obstrucción respiratoria parcial, especialmente en niños. La hiperplasia adenoide, que suele asociarse con aumento de tamaño de las amígdalas, es una causa frecuente de otitis media recidivante, sinusitis y sordera de conducción. La obstrucción nasofaríngea grave puede determinar hipoventilación alveolar con hipertensión pulmonar e insuficiencia cardiaca congestiva. El tratamiento suele ser la extirpación quirúrgica de las adenoides.

**HIPERPLASIA ADRENAL CONGÉNITA** *(congenital adrenal hyperplasia)* V. **adrenogenital, síndrome**.

**HIPERPLASIA DE ENDOMETRIO** *(endometrial hyperplasia)* Trastorno caracterizado por el crecimiento excesivo del endometrio debido a su estimulación mantenida por hormonas estrogénicas de origen endógeno o exógeno que no se ven contrarrestadas por la acción de la progesterona. Los estrógenos actúan como hormona de crecimiento para el endometrio. Mediante un complejo mecanismo intercelular, las células endometriales se unen preferentemente a los estrógenos y sufren alteraciones características de la fase proliferativa del ciclo menstrual. Si la estimulación estrógenica se mantiene durante 3-6 meses sin causar amenorrea ni acción opuesta progesterónica, como se da en las mujeres anovuladoras o perimenopáusicas y en las que reciben tratamiento estrogénico sustitutivo sin añadir progesterona, el endometrio se engrosa y forma glándulas en exceso. La estimulación es-

trogénica prolongada da lugar a la larga a una hiperplasia endometrial quística o adenomatosa; esta última es una lesión premaligna que sufre transformación maligna, aproximadamente, en el 25 % de los casos. La relación causal entre los estrógenos y la afección está bien establecida; lo que no está demostrado es que los estrógenos provoquen también la evolución de la hiperplasia a la neoplasia y malignización. Suele producir hemorragias uterinas anómalas que de presentarse, particularmente en mujeres ancianas, constituyen una indicación de biopsia o curetaje endometrial para establecer el diagnóstico histopatológico y descartar la existencia de un tumor funcionante secretor de estrógenos si la mujer no está tomando medicación estrogénica. El tratamiento con progesterona normaliza la histopatología de esta afección; si existe hiperplasia adenomatosa, el tratamiento de elección es la histerectomía.

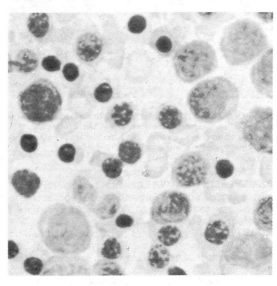

**HIPERPLASIA.** La microfotografía muestra una hiperplasia eritrocitaria de la médula ósea.

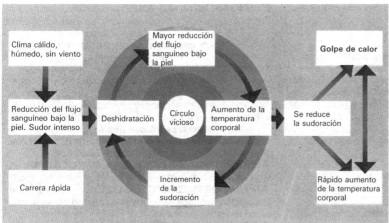

**HIPERPIREXIA POR CALOR.** El esquema detalla la secuencia de signos y causas que llevarán a un individuo a padecer un *golpe de calor*.

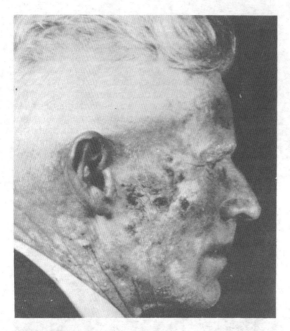

**HIPERQUERATOSIS. En individuos que han pasado gran parte de su vida bajo una fuerte y constante exposición al sol, es frecuente observar en muchas ocasiones, una hiperqueratosis cutánea como la que presenta el individuo de la fotografía.**

**HIPERPLASIA GINGIVAL** *(gingival hyperplasia)* Crecimiento excesivo del tejido blando de las encías que se observa con frecuencia en pacientes tratados con hidantoínas por convulsiones epilépticas.

**HIPERPLOIDE** *(hyperploid, hiperploidic)* Relativo a un individuo, organismo, raza o célula cuyo número de cromosomas excede al que corresponde a su especie, lo que determina que algunos carezcan de homólogo. Consultar la voz **hipoploide**. V. también **trisomía**.

**HIPERPLOIDÍA** *(hyperploidy)* Existencia de un número de cromosomas que excede al propio de la especie, como ocurre en el síndrome de Down. Consultar la voz **hipoploidía**.

**HIPERPNEA** *(hyperpnea)* Respiración rápida, profunda o trabajosa que aparece normalmente durante el ejercicio; también acompaña a cuadros patológicos como dolor, fiebre, histeria y cualquier trastorno en el que el aporte de oxígeno sea insuficiente, como ocurre en las enfermedades respiratorias y circulatorias. Consultar las voces **disnea; hipopnea; ortopnea**.

**HIPERPTIALISMO** *(hyperptialism)* Excesiva producción de saliva. V. **ptialismo**.

**HIPERQUERATOSIS** *(hyperkeratosis)* **1.** Crecimiento exagerado y engrosamiento de la córnea. **2.** Crecimiento exagerado de la capa córnea de la piel. V. también **callo; ojo de gallo**.

**HIPERQUILOMICRONEMIA** *(hyperchylomicronemia)* Hiperlipoproteinemia tipo I; es una deficiencia congénita rara de una enzima esencial en el metabolismo graso. En manifestaciones, tanto en niños como en adultos, consisten en xantomas (depósitos de grasa) cutáneos, hepatomegalia y dolor abdominal. La complicación más importante es la pancreatitis. Para evitar las molestias y las complicaciones, el enfermo debe seguir una dieta pobre en grasas.

**HIPERREACTIVIDAD BRONQUIAL** *(bronchial hyperreactivity)* Trastorno respiratorio caracterizado por la producción de broncospasmo reflejo en respuesta a la la sangre abunda la grasa en forma de quilomicrones. Las administración de histamina o un fármaco colinérgico. La hiperreactividad bronquial es típica del asma y se utiliza en el diagnóstico diferencial de esta enfermedad y de las cardiopatías. Las personas asmáticas experimentan episodios de broncospasmo en respuesta al efecto colinérgico de la histamina endógena y en las pruebas diagnósticas responden igualmente a la inhalación de histamina o un fármaco colinérgico como la metacolina.

**HIPERSENSIBILIDAD** *(hypersensitivity)* Trastorno caracterizado por una reacción excesivamente intensa a un estímulo determinado. V. también **alergia**.

**HIPERSENSIBILIDAD, REACCIÓN DE** *(hypersensitivity reaction)* Respuesta inadecuada y excesiva del sistema inmunitario a un antígeno sensibilizante que recibe el nombre de alérgeno. Entre los factores que determinan la intensidad de la reacción cabe señalar la reactividad del huésped al alérgeno, la cantidad y el tipo de alérgeno, la vía de penetración en el organismo, la duración de la exposición y el punto de unión del alérgeno con el mediador inmunitario. Se clasifican según el componente del sistema inmunitario que actúa como mediador en cada uno de los tipos. Las reacciones humorales, mediadas por linfocitos B, son inmediatas y se subdividen en tres tipos de hipersensibilidad: anafiláctica, citotóxica y por inmunocomplejos. Las reacciones celulares, mediadas por linfocitos T, son tardías.

**HIPERSENSIBILIDAD AL REBOTE** *(rebound tenderness)* Signo de inflamación del peritoneo en el que se produce dolor por la liberación brusca de la presión manual del abdomen. V. también **apendicitis; peritonitis**.

**HIPERSENSIBILIDAD ANAFILÁCTICA** *(anaphylactic hypersensitivity)* Respuesta de hipersensibilidad humoral IgE- o IgG-dependiente, de acción inmediata, a un antígeno exógeno. Una intradermorreacción produce un habón con reacción eritematosa y edema dentro de los 30 minutos. Las células cebadas liberan histamina, cininas y otras sustancias que causan vasodilatación y contracción muscular. La anafilaxia sistémica, alergias atópicas, fiebre del heno y reacciones a picaduras de insectos son reacciones de hipersensibilidad anafiláctica. Denominada también **hipersensibilidad tipo I**. Consultar las voces **hipersensibilidad citotóxica; hipersensibilidad por complejos inmunes**. V. también **shock anafiláctico**.

**HIPERSENSIBILIDAD CELULAR, REACCIÓN DE** *(cellular hypersensitivity reaction)* Hipersensibilidad tipo IV.

**HIPERSENSIBILIDAD CITOTÓXICA** *(cytotoxic hypersensitivity)* Respuesta de hipersensibilidad humoral inmediata frente a células extrañas o a modificaciones de los antígenos de superficie de las células, mediada por IgG o IgM y dependiente del complemento. Se produce una destrucción directa e inmediata de las células, como la observada en la enfermedad hemolítica del recién nacido y en las reacciones transfusionales graves. Denominada también **hipersensibilidad tipo II**. V. también **inmunoglobulina**.

**HIPERSENSIBILIDAD INMEDIATA** (*immediate hypersensitivity*) Reacción alérgica que se produce pocos minutos después de la exposición al alérgeno.

**HIPERSENSIBILIDAD INMEDIATA, REACCIÓN DE** (*immediate hypersensitivity reaction*) V. **hipersensibilidad, reacción de**

**HIPERSENSIBILIDAD POR COMPLEJOS INMUNES** (*immune complex hypersensitivity*) Hipersensibilidad inmediata a ciertos antígenos solubles producida por complejos constituidos por IgG o IgM independientes del complemento. La prueba intradérmica da lugar a eritema y edema en 3 a 8 horas, y a una reacción inflamatoria con infiltrado de leucocitos polimorfonucleares. Se observa en la enfermedad del suero, la reacción de Arthus y la glomerulonefritis. Denominada también **hipersensibilidad tipo III**. Consultar las voces **hipersensibilidad anafiláctica; hipersensibilidad citotóxica**.

**HIPERSENSIBILIDAD TARDÍA, REACCIÓN DE** (*delayed hypersensitivity reaction*) V. también **inmunitaria mediada por células, respuesta**.

**HIPERSENSIBILIDAD TIPO I** (*type I hipersensitivity*) V. **hipersensibilidad anafiláctica**.

**HIPERSENSIBILIDAD TIPO II** (*type II hypersensitivity*) V. **hipersensibilidad citotóxica**.

**HIPERSENSIBILIDAD TIPO III** (*type III hypersensitivity*) V. **hipersensibilidad por complejos inmunes**.

**HIPERSENSIBILIDAD TIPO IV** (*type IV hipersensitivity*) V. **inmunitaria mediada por células, respuesta**.

**HIPERSOMNIA** (*hypersomnia*) **1.** Sueño excesivamente profundo o prolongado seguido de estado confusional al despertar; las causas psíquicas predominan sobre las físicas. **2.** Somnolencia extrema que suele acompañarse de letargia. **3.** Alteración caracterizada por largos períodos de sueño profundo. Consultar la voz **narcolepsia**.

**HIPERTELORISMO** (*hypertelorism*) Trastorno del desarrollo caracterizado por la existencia de un espacio anor-malmente amplio entre dos órganos o partes. Una forma de hipertelorismo es el **hipertelorismo ocular**. Consultar la voz **hipotelorismo**.

**HIPERTELORISMO OCULAR** (*ocular hypertelorism*) Defecto del desarrollo que afecta a la región frontal del cráneo, caracterizado por un puente de la nariz anormalmente marcado y por aumento de la distancia entre los ojos. Se suele asociar con otras deformidades craneales y faciales y cierto grado de retraso mental. Denominado también **hipertelorismo orbitario**.

**HIPERTELORISMO ORBITARIO** (*orbital hypertelorism*) V. **hipertelorismo ocular**.

**HIPERTENSIÓN** (*hypertension*) Trastorno muy frecuente, a menudo asintomático, caracterizado por elevación mantenida de la tensión arterial por encima de 140/90 mm de Hg. La hipertensión esencial, la más común, carece de causa identificable, si bien el riesgo de padecerla aumenta con la obesidad, la hipernatremia sérica, la hipercolesterolemia y la existencia de antecedentes familiares de hipertensión. Entre las causas de hipertensión secundaria figuran los trastornos adrenales, como el aldosteronismo, el síndrome de Cushing y el feocromocitoma; la tirotoxicosis; la toxemia gravídica y la glomerulonefritis crónica. Su incidencia es mayor en los varones y su frecuencia en los individuos de raza negra es el doble que entre los de raza blanca. Las personas con hipertensión leve o moderada pueden ser asintomáticas o experimentar manifestaciones tales como cefalea suboccipital, especialmente al levantarse, acúfenos, sensación de inestabilidad, fatigabilidad y palpitaciones. La hipertensión mantenida hace que las paredes arteriales se vayan engrosando y perdiendo elasticidad; de esta manera la resistencia vascular aumenta y el ventrículo izquierdo se dilata y se hipertrofia para mantener una circulación normal. Debido a la insuficiencia de aporte sanguíneo a las coronarias, pueden aparecer angina o infarto de miocardio. La hipertrofia ventricular izquierda puede dar lugar a insuficiencia cardiaca congestiva. La hipertensión del feocromocitoma, debida a hipersecreción de catecolaminas, suele acompañarse de ataques de ansiedad, palpitaciones, sudoración profusa, palidez, náuseas y, en ocasiones, edema pulmonar. La hipertensión maligna se

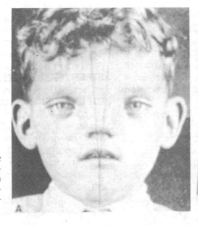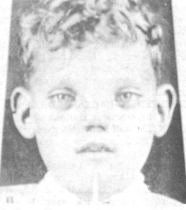

HIPERTELORISMO. Individuo afecto de este trastorno, al que le ha sido extirpada una cuña ósea central (señalado en la fotografía de la izquierda), que proporciona un nuevo contorno más armónico entre cara y cabeza.

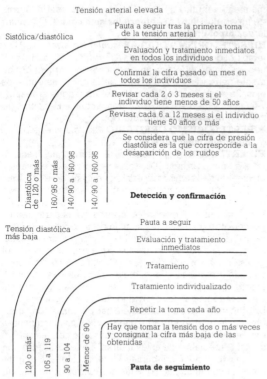

Tensión arterial elevada

Sistólica/diastólica

Pauta a seguir tras la primera toma de la tensión arterial

Evaluación y tratamiento inmediatos en todos los individuos

Confirmar la cifra pasado un mes en todos los individuos

Revisar cada 2 ó 3 meses si el individuo tiene menos de 50 años

Revisar cada 6 a 12 meses si el individuo tiene 50 años o más

Se considera que la cifra de presión diastólica es la que corresponde a la desaparición de los ruidos

Diastólica de 120 o más
160/95 o más
140/90 a 160/95
140/90 a 160/95

**Detección y confirmación**

Tensión diastólica más baja

Pauta a seguir

Evaluación y tratamiento inmediatos

Tratamiento

Tratamiento individualizado

Repetir la toma cada año

Hay que tomar la tensión dos o más veces y consignar la cifra más baja de las obtenidas

120 o más
105 a 119
90 a 104
Menos de 90

**Pauta de seguimiento**

HIPERTENSIÓN. Factores orgánicos y psicológicos que intervienen en el mecanismo de la regulación de la presión arterial.

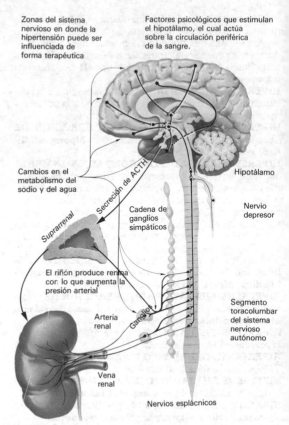

Zonas del sistema nervioso en donde la hipertensión puede ser influenciada de forma terapéutica

Factores psicológicos que estimulan el hipotálamo, el cual actúa sobre la circulación periférica de la sangre.

Cambios en el metabolismo del sodio y del agua

Secreción de ACTH

Hipotálamo

Suprarrenal

Cadena de ganglios simpáticos

Nervio depresor

El riñón produce renina con lo que aumenta la presión arterial

Arteria renal

Ganglio

Segmento toracolumbar del sistema nervioso autónomo

Vena renal

Nervios esplácnicos

caracteriza porque la presión diastólica supera los 120 mm de Hg y da lugar a cefalea grave, visión borrosa y confusión; puede provocar uremia mortal, infarto de miocardio, insuficiencia cardiaca congestiva o un accidente cerebrovascular. Los fármacos empleados en el tratamiento de la hipertensión son los diuréticos, como la furosemida y las tiazidas; los vasodilatadores, entre los que figuran la hidralazina y el prazosín; los depresores del sistema nervioso simpático, como son los alcaloides de la rauwolfia; los simpaticolíticos, entre los que se encuentran la guanetidina y la metildopa, y los bloqueantes ganglionares, como la clonidina y el propanolol. El enfermo debe seguir una dieta pobre en sodio y grasas saturadas y reducir el aporte de calorías para evitar la obesidad; además, son recomendables el ejercicio, el descanso y la huida de situaciones de estrés. V. también **tensión arterial.**

**HIPERTENSIÓN ACELERADA** (accelerated hypertension) V. **hipertensión maligna.**

**HIPERTENSIÓN BENIGNA** (benign hypertension) Denominación inadecuada que se refiere a una elevación inocua de la tensión arterial. Dado que cualquier elevación mantenida de la tensión arterial puede producir efectos nocivos para la salud, es incorrecto referirse al proceso como «benigno». Consultar la voz **hipertensión maligna.** V. también **hipertensión esencial.**

**HIPERTENSIÓN ESENCIAL** (essential hypertension) Elevación de la presión arterial sistémica de causa desconocida y que no suele acompañarse de otros datos clínicos importantes. La elevación de la presión arterial se considera siempre un riesgo sobre todo de enfermedad cardiovascular. Para examinar a un paciente que presente este problema hay que tener en cuenta los mecanismos complejos normales que controlan la presión arterial, como el barorreflejo arterial, la regulación del equilibrio de los líquidos corporales, el sistema renina-angiotensina y la autorregulación vascular. Estos mecanismos están estrechamente integrados y no se sabe con certeza de qué manera la normotensión y la hipertensión se ven afectadas por su deterioro.

**HIPERTENSIÓN INTRACRANEAL BENIGNA** (benign intracranial hypertension) V. **seudotumor cerebral.**

**HIPERTENSIÓN MALIGNA** (malignant hypertension) Situación anómala y una de las formas más letales de la hipertensión esencial y la hipertensión secundaria. Se trata de un cuadro fulminante caracterizado por una elevación muy importante de la presión arterial que por lo general lesiona la íntima de los pequeños vasos, el cerebro, la retina, el corazón y los riñones. Tiene una especial incidencia en individuos de raza negra y puede deberse a distintos factores como estrés, predisposición genética, obesidad, consumo de tabaco, empleo de anticonceptivos orales, cloruro sódico, vida sedentaria y envejecimiento. Muchos pacientes efectos de hipertensión maligna presentan signos de hipocaliemia, alcalosis y tasas de secreción de aldosterona incluso superiores a las encontradas en el aldosteronismo primario.

**HIPERTENSIÓN PORTAL** *(portal hypertension)* Aumento de la presión venosa en la circulación portal producida por compresión u oclusión del sistema vascular portal o hepático. Produce esplenomegalia, aumento del calibre de las venas colaterales, ascitis y, en los casos graves, hipertensión sistémica y varices esofágicas. Se asocia con frecuencia con cirrosis alcohólica.

**HIPERTENSIÓN PRIMARIA** *(primary hypertension)* V. **hipertensión**.

**HIPERTENSIÓN PULMONAR** *(pulmonary hypertension)* Trastorno en el cual existe una presión anormalmente elevada dentro de la circulación pulmonar.

**HIPERTENSIÓN RENAL** *(renal hypertension)* Hipertensión producida por una enfermedad renal, como la glomerulonefritis crónica, la pielonefritis crónica, el carcinoma renal y los cálculos renales. El abuso de analgésicos y ciertas reacciones a fármacos también pueden dar lugar a esta patología. El tratamiento depende de la causa etiológica, y puede incluir la administración de antibióticos o diuréticos e incluso la intervención quirúrgica. La hipertensión renal no tratada evoluciona hasta producir insuficiencia renal y cardiovascular.

**HIPERTENSIÓN SECUNDARIA** *(secondary hypertension)* V. **hipertensión**.

**HIPERTENSIVA, CRISIS** *(hypertensive crisis)* Elevación brusca de la tensión arterial por encima de 200/120 mm de Hg que suele aparecer en hipertensos no tratados o que han interrumpido el tratamiento prescrito.

OBSERVACIONES: Algunos de los signos característicos son cefalea grave, vértigo, dipoplía, acúfenos, epistaxis, contracturas musculares, taquicardia u otras arritmias, ingurgitación de las venas del cuello, pulso débil, náuseas y vómitos. El paciente puede presentar confusión, irritabilidad o estupor; pueden aparecer convulsiones, coma, infarto de miocardio, insuficiencia renal, paro cardiaco o un accidente cerebrovascular.

ACTUACIÓN: El tratamiento consiste en la administración de antihipertensivos, IM o IV, diuréticos y, si es necesario, anticonvulsivos, sedantes y antieméticos. Hay que acostar al paciente en un lugar tranquilo, con la cabecera elevada, y monitorizar el corazón. Se debe hacer una dieta con pocas calorías y limitación de líquidos y sodio. A medida que se observa mejoría, el enfermo puede empezar a caminar, vigilándole de cerca para detectar síntomas de hipotensión ortostática, como son la palidez, diaforesis o desvanecimiento.

OBSERVACIONES COMPLEMENTARIAS: El aspecto fundamental de la atención al paciente que ha sufrido una crisis hipertensiva es la detección de signos de hipotensión. Antes de que el enfermo sea dado de alta, la enfermera debe instruirle acerca de los síntomas que indican que se ha producido una variación acusada de la tensión arterial y aconsejarle que siga la dieta y la medicación prescritas, que evite fatigarse, realizar trabajos pesados y situaciones estresantes, y que no fume.

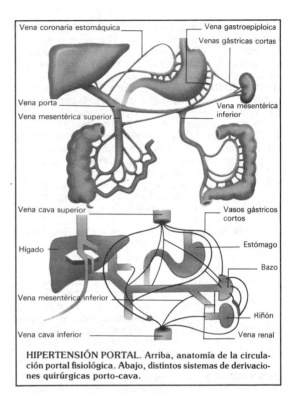

**HIPERTENSIÓN PORTAL. Arriba, anatomía de la circulación portal fisiológica. Abajo, distintos sistemas de derivaciones quirúrgicas porto-cava.**

**Etiología de la hipertensión portal**

I. *Enfermedad obstructiva intrahepática*
  A) Cirrosis portal (alcohólica, nutricional, de Laennec)
  B) Cirrosis posnecrótica (poshepática idiopática)
  C) Cirrosis biliar
  D) Formas insólitas de cirrosis y fibrosis (hemocromatosis, enfermedad de Wilson)
  E) Hepatitis alcohólica
  F) Neoplasias y granulomas
  G) Esquistosomiasis
  H) Enfermedad oclusiva venosa
  I) Fibrosis hepática congénita
  J) Esclerosis hepatoportal
II. *Enfermedad extrahepática*
  A) Obstrucción de vena porta
    1. Atresia o estenosis congénita
    2. Trombosis por infección o traumatismo
    3. Transformación cavernomatosa
    4. Compresión extrínseca
  B) Obstrucción de la vena hepática (corriente de salida)
    1. Síndrome Budd-Chiari
    2. Pericarditis constrictiva
  C) Exceso de corriente sanguínea por vena porta
    1. Fístula arteriovenosa entre arteria hepática y vena porta
    2. Fístula arteriovenosa entre arteria esplénica y vena porta

**HIPERTERMIA** *(hyperthermia)* Elevación de la temperatura corporal con fines terapéuticos o yatrogénicamente.

**HIPERTERMIA HABITUAL** *(habitual hyperthermia)* Trastorno de causa desconocida que afecta a mujeres jóvenes y que se caracteriza por un aumento de la temperatura corporal de forma regular o intermitentemente durante años que se asocia con fatiga, malestar general, dolores vagos, insomnio, trastornos intestinales y cefalea. No puede encontrarse ninguna causa orgánica y el diagnóstico sólo se hace tras un período prolongado de estudio y observación. No se recomienda ningún tratamiento específico; se debe tranquilizar a la paciente y en algunos casos es aconsejable una psicoterapia.

**HIPERTERMIA MALIGNA** *(malignant hyperthermia)* Carácter autosómico dominante caracterizado por hipertermia, que suele ser fatal, con rigidez muscular, que se produce en las personas afectas cuando se exponen a determinados anestésicos, particularmente el halotano, la succinilcolina y el metoxiflurano. El tratamiento consiste en la administración de Dantrolene u oxígeno al 100 %, enfriamiento físico y corrección de la acidosis y la hipercaliemia. Las personas afectas de hipertermia maligna deben conocer su enfermedad y saber que la mitad de sus familiares de primer grado pueden presentar también el mencionado carácter.

**HIPERTIROIDISMO** *(hyperthyroidism)* Trastorno caracterizado por hiperactividad de la glándula tiroides, que suele estar hipertrofiada y segrega cantidades anormalmente altas de hormonas tiroideas, las cuales aceleran los procesos metabólicos orgánicos. Pueden aparecer nerviosismo, exoftalmos, temblor, apetito constante, pérdida de peso, fatiga, intolerancia al calor, palpitaciones y diarrea. Suelen usarse fármacos antitiroideos como el propiltiouracilo y el metimazol. En algunos casos se administra yodo radiactivo. A veces es necesario extirpar la glándula. El hipertiroidismo no tratado puede dar lugar a insuficiencia cardiaca.

**HIPERTÓNICO** *(hypertonic)* Solución que presenta una concentración de soluto mayor que otra y, por tanto, ejerce más presión osmótica; puede aplicarse a una solución salina que contenga más sal que los líquidos corporales intra y extracelulares. Las células sumergidas en una solución hipertónica se deshidratan.

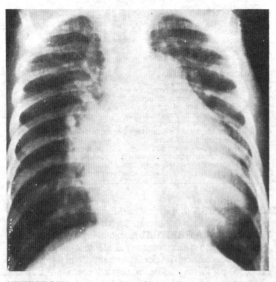

**HIPERTROFIA.** Imagen radiográfica donde se aprecia el aumento de tamaño de la silueta cardiaca por hipertrofia del corazón.

**HIPERTRICOSIS** *(hypertrichosis)* V. **hirsutismo**.

**HIPERTRIGLICERIDEMIA** *(hypertriglyceridemia)* V. **hiperquilomicronemia**.

**HIPERTROFIA** *(hypertrophy)* Aumento del tamaño de una célula o grupo de células que da lugar a un incremento del tamaño del órgano del que forman parte. Consultar las voces **atrofia; hiperplasia**.

**HIPERTROFIA PROSTÁTICA BENIGNA** *(benign prostatic hypertrophy)* Aumento de tamaño de la glándula prostática, que se da generalmente en varones mayores de 50 años. El proceso no es maligno ni inflamatorio, aunque habitualmente es progresivo y puede provocar obstrucción de la uretra e interferencia con el flujo de orina, causando polaquiuria, nicturia, dolor e infecciones en el tracto urinario. El tratamiento debe hacerse con medidas conservadoras: actividad sexual regular, baños calientes, masaje prostático, no ingestión de alcohol o exceso de líquidos y micción frecuente. A veces es necesaria la resección quirúrgica de la próstata aumentada de tamaño.

**HIPERURICEMIA** *(hyperuricemia)* V. **gota**.

**HIPERURICEMIA HEREDITARIA** *(hereditary hiperuricemia)* **Lesch-Nyhan, síndrome de.**

**HIPERVENTILACIÓN** *(hyperventilation)* Ventilación pulmonar superior a la necesaria para realizar un intercambio adecuado de gases. Es consecuencia de un aumento de la frecuencia respiratoria, un incremento del volumen corriente o una combinación de ambos y provoca una entrada excesiva de oxígeno y una pérdida de dióxido de carbono. Debido a esto se producen hipocapnia y alcalosis respiratoria, que provocan dolor torácico, mareos, pérdida de conocimiento, entumecimiento digital de manos y pies y alteraciones psicomotoras. Las causas más importantes de hiperventilación son el asma o el enfisema precoz; el aumento de metabolismo por ejercicio, fiebre, hipertiroidismo o infecciones; las lesiones del sistema nervioso central, como trombosis cerebral, encefalitis, traumatismos craneoencefálicos o meningitis; la hipoxia o la acidosis metabólica; la administración de hormonas o fármacos, como la adrenalina, progesterona y salicilatos; las dificultades mecánicas de respiración, y los factores psicógenos, como la ansiedad intensa o el dolor. Consultar la voz **hipoventilación**.

**HIPERVITAMINOSIS** *(hypervitaminosis)* Estado patológico consecutivo a la ingesta de cantidades tóxicas de una o más vitaminas, especialmente durante un período prolongado de tiempo. Las vitaminas cuya ingestión en exceso puede producir efectos secundarios graves son la A, la D, la E y la K, pero rara vez tiene lugar con las vitaminas hidrosolubles. Consultar la voz **avitaminosis**.

**HIPERVOLEMIA** *(hypervolemia)* Aumento de la cantidad de líquido extracelular, especialmente del volumen de sangre circulante o sus componentes.

**HIPNAGOGO** *(hypnagogue)* Fármaco o sustancia que tiende a inducir el sueño o un estado de sueño con ensoñación, como la que se produce al comienzo del sueño fisiológico. V. también **hipnótico**.

**HIPNOSIS** *(hypnosis)* Estado pasivo de trance similar al sueño normal y durante el cual la percepción y la memoria se alteran, provocando un aumento de receptividad a la sugestión. Este estado suele inducirse con la repeti-

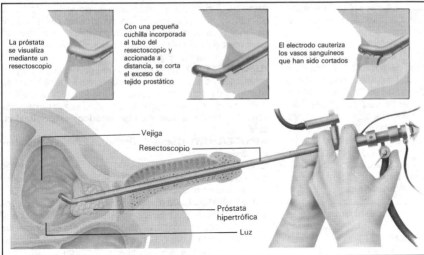

La próstata se visualiza mediante un resectoscopio

Con una pequeña cuchilla incorporada al tubo del resectoscopio y accionada a distancia, se corta el exceso de tejido prostático

El electrodo cauteriza los vasos sanguíneos que han sido cortados

HIPERTROFIA PROSTÁTICA. Debido al aumento de tamaño de la glándula, el paciente llegará a presentar una retención urinaria por obstrucción de la uretra. La única solución viable a largo plazo es el tratamiento quirúrgico por vía transuretral (ver dibujo).

— Vejiga

Resectoscopio

Próstata hipertrófica

— Luz

ción monótona de palabras y gestos, manteniendo al sujeto totalmente relajado. La susceptibilidad a la hipnosis varía de unas personas a otras, y se ha utilizado en algunas formas de psicoterapia y psicoanálisis para acceder al subconsciente, en los programas de modificación de conducta para ayudar a los enfermos a suprimir el exceso de alimentación o el tabaquismo, o para eliminar un comportamiento indeseable; asimismo, se ha utilizado en medicina para reducir el dolor y conseguir la relajación.

**HIPNOTERAPIA** (hypnotherapy) Empleo de la hipnosis como adyuvante de otras técnicas en psicoterapia.

**-HIPNÓTICO** (-hypnotic) Sufijo que significa «perteneciente a la hipnosis»: anhipnótico, autohipnótico, poshipnótico.

**HIPNÓTICO, TRANCE** (hypnotic trance) Estado parecido al sueño inducido artificialmente, como la hipnosis.

**HIPNOTISMO** (hypnotism) Estudio o práctica de la inducción de la hipnosis.

**HIPO** (hiccup, hiccough) Sonido característico producido por la contracción involuntaria del diafragma seguida de cierre de la glotis. Entre las causas del hipo figuran la indigestión, la ingesta apresurada, algunas intervenciones quirúrgicas y la encefalitis epidémica. Los episodios de hipo no suelen durar más de unos minutos, pero pueden aparecer ataques recidivantes. Es más frecuente en varones. En los casos graves se emplean sedantes.

**HIPO-** (hypo-) Prefijo que significa «por debajo, deficiente», o, en química, «baja cantidad de oxígeno»: hipoclorito, hipodérmico, hipodontia.

**HIPOACIDEZ** (hypoacidity) Estado patológico que se caracteriza por un descenso de la secreción de ácido clorhídrico. Suele ser secundario a otros procesos, como la anemia perniciosa o el carcinoma de estómago.

**HIPOADRENALISMO** (hypoadrenalism) V. **Addison, enfermedad de**.

**HIPOALIMENTACIÓN** (hypoalimentation) Estado de nutrición insuficiente o inadecuada.

**HIPOBETALIPOPROTEINEMIA** (hypobetalipoproteinemia) Enfermedad hereditaria en la que existe un déficit

de betalipoproteínas en el suero. Como consecuencia de esto los niveles sanguíneos de lípidos y colesterol son más bajos de lo normal, independientemente de que se realice un aporte adecuado en la dieta. No existen signos clínicos y no necesita tratamiento. Consultar la voz **hiperbetalipoproteinemia**.

**HIPOCALCEMIA** (hypocalcemia) Déficit de calcio en el suero que puede ser provocado por hipoparatiroidismo, déficit de vitamina D, insuficiencia renal, pancreatitis aguda o niveles plasmáticos inadecuados de magnesio y proteínas. La hipocalcemia moderada es asintomática y la hipocalcemia grave se caracteriza por la presencia de arritmias cardiacas y tetania, con hiperestesia en manos, pies, labios y lengua. Es necesario diagnosticar y tratar el proceso subyacente y reponer el déficit de calcio con administración oral o infusión IV. La hipocalcemia se observa también en los recién nacidos dismaduros, en niños nacidos de madres diabéticas o en niños normales de madres normales después de un parto largo o trabajoso. Se diagnostica por la presencia de vómitos, espasmos de las extremidades, hipotonía muscular, llanto de tono alto y dificultad respiratoria. V. también **tetania**.

**HIPOCALIEMIA** (hypokaliemia) Disminución de los niveles circulantes de potasio, el principal catión intracelular. Clínicamente se caracteriza por alteraciones en el ECG, debilidad y parálisis fláccidas, y puede estar provocada por ayuno, tratamiento de la acidosis diabética, tumores adrenales o tratamiento con diuréticos. La hipocaliemia leve puede resolverse por sí sola cuando se trata el proceso subyacente. La hipocaliemia grave debe tratarse con la administración oral o parenteral de cloruro potásico, y con una dieta rica en este catión. Consultar la voz **hipercaliemia**. V. también **equilibrio electrolítico**.

**HIPOCLORITO SÓDICO, SOLUCIÓN DE** (sodium hypochlorite solution) Solución acuosa al 5 % de NaOCl que se utiliza como desinfectante de distintos utensilios no susceptibles a su acción blanqueadora.

**HIPOCLOROSO, ÁCIDO** (hipochlorous acid) Líquido verde amarillento obtenido a partir de una solución acuosa de cal. Es un compuesto inestable que se descompone con facilidad en ácido clorhídrico y agua y se utiliza como blanqueante y desinfectante.

**HIPOCONDRÍA** *(hypochondria)* **1.** Preocupación crónica y anormal por la propia salud corporal. **2.** Enfermedad que se caracteriza por ansiedad extrema, depresión e interpretación deformada de síntomas físicos reales o imaginarios, en los que el enfermo ve indicaciones de enfermedades graves a pesar de que las exploraciones médicas no evidencian trastorno alguno. El proceso está causado por un conflicto psíquico no resuelto y puede afectar a algún órgano específico o a diversos órganos. El tratamiento suele consistir en psicoterapia que permita descubrir el conflicto emocional subyacente. Denominada también **neurosis hipocondríaca**.

**HIPOCONDRIO** *(hypochondrium, hypochondriac region)* Región situada en la zona superior del abdomen a ambos lados de la región epigástrica y por debajo de los cartílagos de las costillas inferiores.

**HIPÓCRATES** *(Hippocrates)* Médico griego nacido hacia el 460 a.J.C. en la isla de Cos, centro de culto a Esculapio. Se le considera el «Padre de la Medicina» pues dio a ésta carácter de ciencia al buscar las causas físicas de la enfermedad en lugar de seguir empleando los métodos mágicos o míticos usados en su tiempo por los miembros de la escuela de Esculapio. También recopiló historias clínicas en las que incluyó los resultados del tratamiento administrado y desarrolló la ética médica. V. también **hipocrático, juramento**.

**HIPÓCRATES, VENDAJE DE** *(Hippocrates' bandage)* V. **vendaje en capellina**.

**HIPOCRÁTICO, JURAMENTO** *(Hippocratic oath)* Juramento atribuido a Hipócrates que sirve de guía ética para el ejercicio médico. Suele incluirse en las ceremonias de graduación de las Facultades de Medicina y dice lo siguiente: «Juro por Apolo el médico, por Esculapio, por Higea y Panacea, y pongo por testigos a todos los dioses y diosas que cumpliré, según mi capacidad y juicio, el siguiente juramento: Querer al que me enseñó este arte tanto como a mis padres; vivir y, si es necesario, compartir con él mis bienes; cuidar de sus hijos como de mis hermanos y enseñarles este arte, si ellos lo desean, sin pedirles pago ni promesa escrita a cambio; instruir y formar a mis hijos, a los hijos de mi maestro y a aquellos que lo deseen y acepten las reglas de la profesión, pero solamente a ellos. Mis tratamientos tendrán como único objetivo el bien de mis pacientes y nunca haré daño a nadie. No accederé a prescribir fármacos ni a aconsejar nada que pueda causar la muerte, ni proporcionaré un pesario a una mujer para que aborte. Preservaré la pureza de mi vida y de mi arte. No practicaré la operación de la piedra, que dejaré para quienes saben practicar la cirugía. En cualquier casa que entre lo haré por el bien de mis enfermos, evitaré causarles daño intencionadamente y me mantendré alejado de cualquier seducción, especialmente de los placeres del amor, ya sea con hombres o con mujeres, libres o esclavos. Mantendré el secreto y nunca revelaré aquello que no deba divulgarse de lo que llegue a mi conocimiento en el ejercicio de mi profesión,

fuera de la misma o en el contacto diario de los hombres. Si cumplo mi juramento lealmente, gozaré de la vida y practicaré mi arte con el respeto constante de todos; pero si me aparto de él o lo violo, me ocurrirá todo lo contrario». V. también **Hipócrates**.

**HIPOCRÓMICO** *(hypochromic)* Que presenta menor pigmentación de lo normal; habitualmente se aplica a los eritrocitos y caracteriza las anemias que se asocian a déficit de la síntesis de hemoglobina. Consultar la voz **normocrómico**. V. también **anemia hipocrómica; eritrocitarios, índices**.

**HIPODERMATOCLISIS** *(hypodermatoclysis)* V. **hipodermoclisis**.

**HIPODÉRMICO** *(hypodermic)* Dícese de lo que pertenece o se refiere al área situada debajo de la piel, como la inyección hipodérmica.

**HIPODERMOCLISIS** *(hypodermoclysis)* Inyección de solución isotónica o hipotónica en el tejido subcutáneo para aportar al enfermo cantidades importantes y continuas de líquidos, electrólitos y nutrientes. La técnica está indicada en aquellos casos en los que se produce una pérdida excesiva de agua o sal, como la hemorragia o el shock, o después de intervenciones quirúrgicas, y sólo debe realizarse cuando el enfermo no puede tomar líquidos por vía oral o no es posible administrárselos por vía IV o rectal. La velocidad de absorción del sistema circulatorio aumenta si se añade a la solución la enzima hialuronidasa. Se administra preferentemente en la parte anterior del muslo, la pared abdominal a lo largo de la cresta ilíaca, bajo las mamas en la mujer y directamente en la escápula en los niños; cuando es necesario aplicar infusiones múltiples deben cambiarse los lugares de administración. El enfermo debe colocarse en una posición cómoda, ya que es una técnica que requiere bastante tiempo. Es necesario vigilar la presencia de signos de colapso circulatorio, dificultades respiratorias y edema en el lugar de la inyección. También denominada **infusión intersticial; infusión subcutánea**.

**HIPOESTESIA** *(hypoesthesia)* Recepción debilitada del estímulo por parte de los nervios sensitivos. Se aprecian mal el tacto, dolor, calor y frío.

**HIPOFARÍNGEO** *(hypopharyngeal)* **1.** Que pertenece o afecta a la hipofaringe. **2.** Estructura u órgano situado por debajo de la faringe.

**HIPOFISECTOMÍA** *(hypophysectomy)* Extracción quirúrgica de la glándula hipofisaria. Las indicaciones de esta intervención son la detención del crecimiento y extensión de tumores malignos endocrinodependientes de mama, ovario o próstata, la interrupción del deterioro de la retina en la diabetes y la excisión de un tumor hipofisario. La glándula se extrae sólo si los demás tratamientos, como la administración de rayos X, los implantes radiactivos o la criocirugía, han fracasado previamente. La operación se realiza bajo anestesia general y se aborda mediante una craneotomía, extrayendo posteriormente toda la glándula. Después de la intervención se vigilan los niveles sanguíneos de la hormona estimulante del tiroides, la adrenocorticotropa y la antidiurética, instituyendo un tratamiento de sustitución en cuanto sea necesario. Durante varios días se controla la diuresis cada 2 horas, y

**Respuesta al tratamiento previo y a la hipofisectomía (pacientes con carcinoma avanzado de mama)\***

| | Número de pacientes | Respuesta al tratamiento previo | Respuesta a la hipofisectomía | | Fracaso del tratamiento previo | Respuestea a la hipofisectomía | |
|---|---|---|---|---|---|---|---|
| | | | Núm. | Porcentaje | | Núm. | Porcentaje |
| Ovariectomía | 35 | 18 | 3 | 17 | 17 | 2 | 12 |
| Castración radiactiva | 13 | 6 | 2 | 33 | 7 | 3 | 43 |
| Ovariectomía y suprarrenalectomía | 20 | 11 | 1 | 9 | 9 | 0 | |
| Testosterona | 69 | 13 | 4 | 31 | 56 | 14 | 25 |
| Estrógeno | 23 | 4 | 2 | 50 | 19 | 6 | 32 |
| Corticosteroide | 44 | 8 | 3 | 38 | 36 | 9 | 25 |
| Quimioterapia | 31 | 5 | 1 | 20 | 26 | 4 | 15 |

\* Según Fracchia, A. A., y col.: Surg. Gynec. Obstet., *133*:241, 1971. Con permiso de Surgery, Gynecology and Obstetrics.

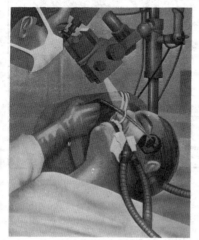

**HIPOFISECTOMÍA. La vía de abordaje quirúrgico de la hipófisis más empleada es la transesfenoidal, en este caso controlada a través de un microscopio.**

**HIPÓFISIS. Relaciones anatómicas de la hipófisis y secreción hormonal hipofisaria, con sus respectivos órganos diana.**

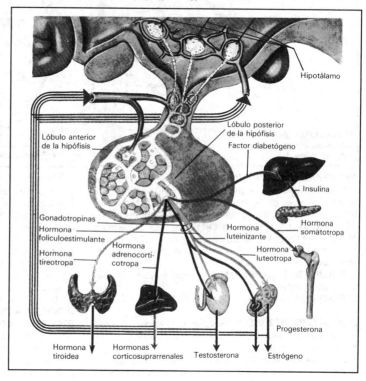

se anota cuando ésta excede de 300 ml en este período. Es necesario vigilar atentamente la presencia de signos de crisis tiroidea, crisis addisoniana, desequilibrio electrolítico, hemorragias y meningitis.
**HIPÓFISIS, GLÁNDULA** *(pituitary gland)* Pequeña glándula unida al hipotálamo y situada sobre el hueso esfenoides que sintetiza un gran número de hormonas de las que dependen multitud de procesos vitales. Se divide en un lóbulo anterior o adenohipófisis y otro posterior más pequeño o neurohipófisis. La adenohipófisis secreta hormona del crecimiento (somatotropina), hormona tirotropa, hormona adrenocorticotropa (ACTH), dos hormonas gonadotropas, la estimulante del folículo (FSH) y la luteinizante (LH), y, finalmente, la prolactina, hormona que promueve la secreción láctea. La neurohipófisis almacena dos hormonas, la oxitocina y la vasopresina. La oxitocina estimula la contracción del músculo liso, especialmente

el uterino, y la vasopresina inhibe la diuresis y eleva la presión arterial. La hipófisis es mayor en la mujer que en el hombre y aumenta aún más de tamaño durante el embarazo. Denominada también **hipófisis cerebral**. V. también **adenohipófisis; neurohipófisis**.
**HIPÓFISIS ANTERIOR** *(anterior pituitary)* V. **adenohipófisis**.
**HIPÓFISIS CEREBRAL** *(hypophysis cerebri)* V. **pituitaria, glándula**.
**HIPÓFISIS POSTERIOR** *(posterior pituitary)* V. **neurohipófisis**.
**HIPOFOSFATASIA** *(hypophosphatasia)* Ausencia congénita de fosfatasa alcalina, enzima esencial para la calcificación del tejido óseo. Los recién nacidos afectos presentan vómitos y retraso del crecimiento y con frecuencia mueren en la infancia. Los que sobreviven presentan numerosas anomalías esqueléticas y enanismo.

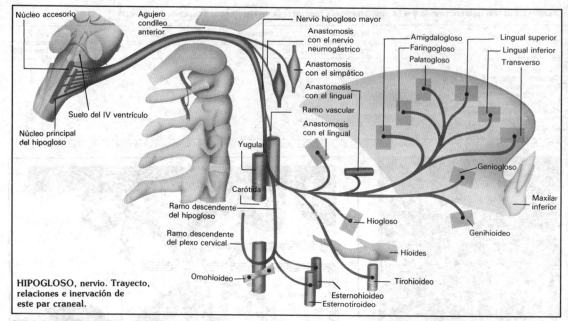

Núcleo accesorio

Agujero condíleo anterior

Nervio hipogloso mayor

Anastomosis con el nervio neumogástrico

Anastomosis con el simpático

Anastomosis con el lingual

Ramo vascular

Anastomosis con el lingual

Amigdalogloso
Faringogloso
Palatogloso

Lingual superior
Lingual inferior
Transverso

Suelo del IV ventrículo

Núcleo principal del hipogloso

Yugular

Carótida

Ramo descendente del hipogloso

Ramo descendente del plexo cervical

Omohioideo

Hiogloso

Genihioideo

Geniogloso

Maxilar inferior

Hioides

Tirohioideo

Esternohioideo
Esternotiroideo

HIPOGLOSO, nervio. Trayecto, relaciones e inervación de este par craneal.

**HIPOGAMMAGLOBULINEMIA** *(hypogammaglobuline-mia)* Enfermedad en la que existe una concentración inferior a la normal de gammaglobulinas en la sangre, habitualmente por un aumento del catabolismo proteico o por pérdida de proteínas por el riñón, como sucede en el síndrome nefrótico. El proceso se asocia a una menor resistencia a las infecciones. Consultar la voz **agamma-globulinemia**.

**HIPOGÁSTRICA, ARTERIA** *(hypogastric artery)* V. **ilíaca interna, arteria**.

**HIPOGEUSIA** *(hypogeusia)* Disminución del sentido del gusto.

**HIPOGLOSO, NERVIO** *(hypoglossal nerve)* Par de nervios craneales esenciales para la deglución y el movimiento de la lengua.

**HIPOGLUCEMIA** *(hypoglycemia)* Cifras de glucosa sanguínea inferiores a las normales. Puede estar provocada por la administración de dosis excesivas de insulina, por una hipersecreción de esta hormona en los islotes pancreáticos o por deficiencias dietéticas. La hipoglucemia provoca debilidad, cefaleas, hambre, alteraciones visuales, ataxia, ansiedad, cambios de la personalidad, y, si no se trata, conduce al delirio, coma y muerte. El tratamiento consiste en la administración de glucosa disuelta en jugo de naranja por vía oral si el enfermo está consciente, o como solución glucosada IV si está inconsciente. Consultar la voz **coma diabético**.

**HIPOGLUCEMIANTE, AGENTE** *(hypoglycemic agent)* Fármaco que disminuye las cifras de glucosa en sangre, como la insulina, sulfonilureas y biguanidas. La insulina, en sus diversas formas, se administra por vía parenteral y actúa potenciando el aprovechamiento de los carbohidratos y el metabolismo de las grasas y las proteínas. Las sulfonilureas, como la tolbutamida, la tolinamida, la clor-

propamida y la acetoxamida, actúan estimulando la liberación de insulina endógena en el páncreas. Las biguanidas, de las que sólo se prescribe la fenformina, actúan potenciando la acción de la insulina endógena y aumentando la utilización periférica de glucosa en el organismo. Recientemente se ha retirado este fármaco del mercado en Estados Unidos, principalmente por su tendencia a provocar acidosis láctica. Las reacciones secundarias de cualquier agente hipoglucemiante y las contraindicaciones para su prescripción dependen del tipo de fármaco y del estado del enfermo.

**HIPOLIPEMIA** *(hypolipemia)* V. **hipolipoproteinemia**.

**HIPOLIPOPROTEINEMIA** *(hypolipoproteinemia)* Conjunto de defectos hereditarios del metabolismo lipídico que provocan diversos síndromes complejos y que se distinguen por su rareza. Entre éstos se encuentran el transporte anormal de triglicéridos en sangre, los niveles bajos de lipoproteínas de alta densidad, los niveles elevados de lipoproteínas de baja densidad y el depósito anormal de líquidos en el organismo, en especial en los riñones y el hígado. En algunos de estos síndromes se producen alteraciones oculares, intestinales y neurológicas. Los tipos de hipolipoproteinemias conocidos son la abetalipoproteinemia, el síndrome de Bassen-Kornzweig, la hipobetalipoproteinemia, el déficit de lecitin-colesterol acetiltransferasa y la enfermedad de Tangier.

**HIPOMAGNESEMIA** *(hypomagnesemia)* Concentración anormalmente baja de magnesio en el plasma sanguíneo, que provoca náuseas, vómitos, debilidad muscular, temblores, tetania y letargia. La hipomagnesemia moderada suele ser el resultado de la absorción inadecuada de este ion en el riñón o el intestino, aunque también se puede observar después de una alimentación parenteral prolongada o en la lactancia. La forma más grave está asociada con el síndrome de malabsorción, malnutrición proteica y enfermedades paratiroideas. El tratamiento consiste en la administración de sales de magnesio por vía oral o IV.

**HIPOMANÍA** *(hypomania)* Estado psicopatológico que se caracteriza por optimismo, excitabilidad, intensa hiperactividad y locuacidad, aumento del interés sexual, irritabilidad y propensión al enfado y descenso de la necesidad de sueño.

**HIPOMETRÍA** *(hypometria)* Forma de dismetría que se caracteriza por la alteración de la acción y la amplitud de la acción muscular, y que provoca movimientos que resultan cortos para las acciones que quiere realizar el individuo. Consultar la voz **hipermetría**.

**HIPOMORFO** *(hypomorph)* Alelo mutante que tiene un efecto reducido sobre la expresión de un carácter, pero a un nivel demasiado bajo para provocar un desarrollo anormal. Consultar las voces **amorfo; antimorfo; hipermorfo**.

**HIPONATREMIA** *(hyponatremia)* Niveles anormalmente bajos de sodio en sangre, provocados por una excreción inadecuada de agua o por un exceso de agua en sangre circulante. En los casos graves, la persona puede desarrollar una intoxicación acuosa, que cursa con confusión y letargia y excitabilidad muscular, y que puede llevar a convulsiones y coma. El tratamiento consiste en la restitución del equilibrio hídrico y electrolítico con administración IV de soluciones equilibradas.

**HIPOOSMOLARIDAD** *(hypoosmolarity)* Descenso de la osmolaridad.

**HIPOPIGMENTACIÓN** *(hypopigmentation)* Falta anormal de color en la piel, que se observa en el albinismo o el vitíligo. Consultar la voz **hiperpigmentación**.

**HIPOPIÓN** *(hypopyon)* Acumulación de pus en la cámara anterior del ojo, que aparece como un líquido gris situado entre la córnea y el iris. Puede aparecer como complicación de una conjuntivitis, una queratitis herpética o una úlcera corneal.

**HIPOPLASIA** *(hypoplasia)* Desarrollo incompleto o deficiente de un órgano o tejido, habitualmente a causa de un descenso del número de células. Algunos tipos son la hipoplasia de cartílago y cabello y la hipoplasia del esmalte. Consultar las voces **aplasia; hiperplasia**. V. también **oligomeganefronia; osteogénesis imperfecta**.

**HIPOPLASIA DEL CABELLO Y EL CARTÍLAGO** *(cartilage-hair hypoplasia)* Trastorno genético que se hereda como rasgo autosómico recesivo y se caracteriza por enanismo con hipoplasia del cartílago, múltiples anomalías esqueléticas y un cabello escaso, corto, fino y frágil, generalmente de color claro. Tiene particular incidencia en algunas poblaciones de Estados Unidos y Canadá.

**HIPOPLASIA DEL MESÉNQUIMA** *(hypoplasia of the mesenchyme)* V. **osteogénesis imperfecta**.

**HIPOPLASIA RENAL OLIGOMEGANEFRÓNICA** *(oligomeganephronic renal hypoplasia)* V. **oligomeganefronia**.

**HIPOPLASIA TÍMICA** *(thymic hipoplasia)* V. **DiGeorge, síndrome de.**

**HIPOPLOIDE** *(hypoploid)* Que pertenece a un individuo, organismo, cepa o célula que tiene uno o más cromosomas en número inferior a un múltiplo exacto del número

haploide de cromosomas propio de la especie. El resultado es una dotación cromosómica desequilibrada, que se denomina hipodiploide, hipotriploide, hipotetraploide, etc., dependiendo del déficit con respecto a una dotación diploide, triploide, tetraploide, respectivamente. Consultar la voz **hiperploide**. V. también **monosomía**.

**HIPOPLOIDISMO** *(hypoploidism)* Cualquier descenso del número de cromosomas que afecte a elementos individuales y no a grupos de cromosomas, y que dé lugar a un número inferior al haploide normal característico de la especie, como sucede en el síndrome de Turner. Consultar la voz **hiperploidismo**.

**HIPOPNEA** *(hypopnea)* Respiración superficial o lenta. En atletas bien entrenados es un hecho normal y se acompaña de una frecuencia cardiaca también baja; sin embargo, en cualquier otra circunstancia es signo de lesión del tronco cerebral, y en estos casos se acompaña de un pulso rápido y débil y constituye un signo de enfermedad grave.

**HIPOPROTEINEMIA** *(hypoproteinemia)* Trastorno que se caracteriza por un descenso del nivel de proteínas en sangre, acompañado de edemas, náuseas, vómitos, diarrea y dolor abdominal. Puede estar provocada por un aporte dietético inadecuado de proteínas, por linfangiectasia intestinal o por enfermedad renal (especialmente el síndrome nefrótico).

**HIPOPROTROMBINEMIA** *(hypoprothrombinemia)* Descenso anormal de la cantidad de protrombina (factor II) en sangre circulante, que determina la formación de un coágulo débil, una prolongación del tiempo de hemorragia y posibles diátesis hemorrágicas. Habitualmente se produce por un defecto de la síntesis hepática de protrombina, la mayoría de las veces a causa de un déficit de vitamina K por enfermedad hepática grave o por tratamiento anticoagulante con dicumarol. V. también **coagulación sanguínea**.

**HIPOPTIALISMO** *(hypoptyalism)* Descenso de la cantidad de saliva secretada por las glándulas salivales. Consultar la voz **hiperptialismo**.

**HIPOSEMIA**. Disminución de la mímica.

**HIPOSENSIBILIZACIÓN** *(hyposensitization)* V. **inmunoterapia**.

**HIPOSPADIAS** *(hypospadias)* Defecto congénito en que el meato urinario se encuentra en la cara inferior del pene. No se produce incontinencia urinaria porque los esfínteres son operativos. La abertura de la uretra puede encontrarse fuera de la localización central o en cualquier posición en la cara inferior del pene o el periné. Está indicada la corrección quirúrgica por razones estéticas, urológicas o reproductoras. En la mujer, el defecto equivalente es raro, pero cuando existe se diagnostica por la localización del meato urinario en la vagina. Consultar la voz **epispadias**.

**HIPOTÁLAMO** *(hypothalamus)* Región del diencéfalo que constituye el suelo y parte de la pared lateral del tercer ventrículo. Activa, controla e integra el sistema nervioso autónomo periférico, los procesos endocrinos y múltiples funciones somáticas, como la temperatura corporal, el sueño y el apetito. Consultar las voces **epitálamo; metatálamo; subtálamo; tálamo**.

| Regulación | Localización y funciones asociadas | | Manifestaciones patológicas |
|---|---|---|---|
| Metabolismo hídrico | Vasopresina del lóbulo posterior de la hipófisis. Núcleo supraóptico y paraventricular del hipotálamo (neurosecreción). | *Centro de la sed* | Diabetes insípida (poliuria esencial) |
| Metabolismo de los glúcidos | *Tuber cinereum.* Acción nerviosa a través del centro glucorregulador del bulbo. Acción hormonal a través del lóbulo anterior de la hipófisis (hormonas pancreotropa, adrenotropa, corticotropa [ACTH]). | | Diabetes (*mellitus*) diencefálica diabetes (*mellitus*) hipofisaria |
| Metabolismo de las grasas | *Tuber cinereum* | *Centro del hambre* | Síndrome adiposogenital de Fröhlich. Adiposidades y delgadeces diencéfalo-hipofisarias. |
| Temperatura hipofisaria | *Tuber cinereum* y paredes del 3er ventrículo. Conexiones con los centros vasomotores y suboríparos del bulbo raquídeo. Intervención de la hipófisis y del tiroides. | *Centro de la fiebre* | Fiebre nerviosa (neurosis, tumores cerebrales). |
| Funciones neurovegetativas | Pupilas, salivación, sudoración, vasomotilidad, ritmo cardiaco, presión arterial, micción, defecación. *Funciones trofotropas* (parasimpático) = hipotálamo posterior; *funciones ergotropas* (simpático) = hipotálamo anterior. | | |
| Sueño y vigilia | Conciencia y coma; vigilancia y atención. Regulación de la actividad bioeléctrica de la corteza cerebral: reacción del despertar de Magoun y Moruzzi. Sistema activador ascendente = sustancia reticular troncoencefálica y núcleos intralaminares del tálamo. | *Centro del sueño* | Hipersomnia (encefalitis letárgica). Narcolepsia (síndrome de *fatty boy* de Dickens). Coma. Coma vigil (síndrome aparético-afásico). |
| Actividad sexual | Centro del placer de Olds en el hipotálamo anterior. Conexión con la hipófisis anterior y con las glándulas sexuales. | *Centro del placer* | Síndrome adiposogenital. |

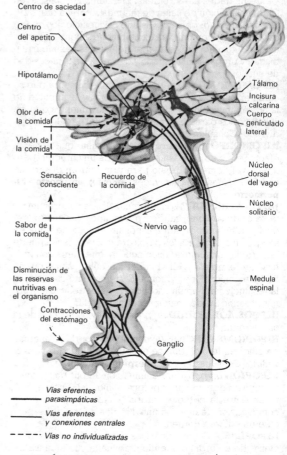

**HIPOTÁLAMO.** Esquema de la función hipotalámica en relación con un estímulo como puede ser el de la ingesta de alimento.

**HIPOTELORISMO** (*hypotelorism*) Defecto del desarrollo que se caracteriza por una disminución anormal de la distancia entre dos órganos o regiones. Un tipo lo constituye el **hipotelorismo ocular**. Consultar la voz **hipertelorismo**.

**HIPOTELORISMO OCULAR** (*ocular hypotelorism*) Defecto del desarrollo que afecta a la región frontal del cráneo, caracterizado por un estrechamiento del puente de la nariz y una disminución anormal de la distancia entre los ojos, que da lugar a estrabismo convergente. Se suele asociar con otras deformidades craneales y faciales, en especial microcefalia y trigonocefalia, así como con cierto grado de retraso mental. Denominado también **hipotelorismo orbitario**.

**HIPOTELORISMO ORBITARIO** (*orbital hypotelorism*) V. **hipotelorismo ocular**.

**HIPOTENSIÓN** (*hypotension*) Estado anormal en el que

la tensión arterial no es adecuada para la perfusión y oxigenación conveniente de los tejidos. Puede estar producida por una expansión del espacio intravascular, un descenso del volumen circulante o un defecto del bombeo cardiaco.

**HIPOTENSIÓN CONTROLADA** (controlled hipotension) V. **hipotensión deliberada**.

**HIPOTENSIÓN DELIBERADA** (deliberate hypotension) Proceso anestésico que consiste en la administración de un agente hipotensor de corta acción, como el nitroprusiato o el trimetazol, para reducir la presión arterial y por tanto la hemorragia durante una intervención quirúrgica. Este procedimiento facilita la cirugía al hacer más visibles los vasos y tejidos y reducir la pérdida de sangre.

**HIPOTENSIÓN INDUCIDA** (induced hypotension) V. **hipotensión deliberada**.

**HIPOTENSIÓN ORTOSTÁTICA** (orthostatic hypotension) Presión arterial anormalmente baja que se produce cuando una persona adopta la posición erecta. Denominada también **hipotensión postural**.

**HIPOTENSIÓN POSTURAL** (postural hypotension) V. **hipotensión ortostática**.

**HIPOTERMIA** (hypothermia) 1. Estado anormal y peligroso en el que la temperatura del cuerpo desciende por debajo de los 35 °C, habitualmente a causa de una exposición prolongada al frío. La respiración es superficial y lenta y las pulsaciones cardiacas son igualmente lentas y débiles. La persona presenta palidez y puede parecer muerta. Los individuos muy jóvenes y los ancianos, los enfermos aquejados de afecciones cardiovasculares y las personas hambrientas, cansadas o sometidas a la influencia del alcohol son las más susceptibles a la hipotermia. El tratamiento consiste en elevar la temperatura corporal del enfermo lentamente. Es necesario hospitalizarle para estudiar y tratar cualquier anomalía metabólica que se haya producido como consecuencia de la hipotermia. 2. Descenso deliberado y controlado de la temperatura corporal con colchones de enfriamiento o hielo como preparación para una intervención quirúrgica.

**HIPOTERMIA, TRATAMIENTO DE LA** (hypothermia therapy) Reducción de la temperatura corporal de un enfermo para contrarrestar un estado febril intenso y prolongado provocado por enfermedades infecciosas o neurológicas, o, menos frecuentemente, como coadyuvante de la anestesia en la cirugía cardiaca o cerebral. MÉTODO: La hipotermia se puede producir colocando hielo picado alrededor del enfermo, sumergiéndole en agua helada, autotransfundiendo sangre después de hacerla circular por un serpentín sumergido en un refrigerante, o, lo que es más frecuente, aplicando mantas de enfriamiento o cubiertas vinílicas que contienen circuitos a través de los que se hace circular agua helada o alcohol por medio de una bomba. La unidad de enfriamiento debe estar colocada en un área abierta; se debe vigilar que no existan acodaduras en los tubos ni rezumamiento en la manta. Se cubre al enfermo con toallas de baño y a continuación se pone la manta de enfriamiento; antes de iniciar el proceso de hipotermia se toma y registra la temperatura del enfermo, obtenida mediante una sonda insertada en el recto y posteriormente se controla prime-

ro cada 5 minutos hasta que se logre la reducción deseada, y luego cada 15 minutos. Es necesario controlar la tensión arterial, el pulso, la respiración y el estado neurológico cada 15 minutos hasta que se estabilice la temperatura, luego cada 30 minutos durante 2 horas, después cada 4 horas en las siguientes 24 y posteriormente según las necesidades. Se cambia al enfermo de posición cada hora y se le ayuda a toser y a realizar respiraciones profundas. En intervalos similares se ausculta el tórax para registrar los sonidos respiratorios, y se vigilan la boca, la nariz y la piel; ésta se lubrica con aceite o una loción antes y durante el proceso. Es necesario colocar en posición un catéter permanente y conectarlo a un sistema de drenaje por gravedad, así como controlar las entradas y salidas de líquido; se debe comunicar al médico cualquier diuresis por debajo de los 30 ml/hora. Si la temperatura del enfermo es inferior a los 32,2 °C, es necesario comprobar el reflejo de náusea antes de administrar cualquier líquido o alimento por vía oral. Se practica aspiración nasooral si es necesario, se mantiene la alineación del cuerpo y se realizan ejercicios pasivos o activos cada 4 horas. Como los escalofríos aumentan la temperatura corporal, es necesario administrar medicación, como clorhidrato de clorpromacina, para prevenirlos. Durante el proceso se vigilan las reacciones a la medicación, la disminución de la tensión arterial, la bradicardia, las arritmias, la bradipnea, la insuficiencia respiratoria, la anisocoria, el aumento de presión intracraneal, los cambios en la conciencia, el íleo paralítico y las congelaciones. Cualquier cambio en el color de la piel o la presencia de signos de edema e induración deben comunicarse inmediatamente al médico. Al terminar la hipotermia, las mantas de enfriamiento se sustituyen por otras normales, y se deja que el enfermo se caliente por sí mismo. Al normalizarse la temperatura, se retiran las mantas de calentamiento, aunque se mantiene colocada la sonda de temperatura hasta que ésta permanezca estable. CRITERIOS IMPORTANTES: La hipotermia utilizada en el tratamiento de la fiebre alta asociada a infecciones graves generales reduce la temperatura corporal disminuyendo el metabolismo, y también inhibe la multiplicación del organismo patógeno responsable. La técnica tiene éxito si se rompe el estado febril y no hay complicaciones.

**HIPÓTESIS** (hypothesis) (Investigación). Afirmación de una teoría que establece la relación entre diferentes variables que representan conceptos, interpretaciones o hechos. Algunos tipos son la hipótesis causal, la hipótesis de negación y la hipótesis de predicción.

**HIPÓTESIS NULA (Ho)** (null hypothesis [Ho]) Hipótesis que predice que no hay diferencia o relación entre las variables estudiadas que no pueda ser debida exclusivamente al azar.

**HIPÓTESIS PREDICTIVA** (predictive hypothesis) (Investigación). Hipótesis que predice la naturaleza de la relación entre las variables que se van a estudiar.

**HIPOTIROIDISMO** (hypothyroidism) Estado que se caracteriza por el descenso de la actividad de la glándula tiroides. Puede ser secundario a la extracción quirúrgica de parte o toda la glándula, a la sobredosis de medicación antitiroidea, al descenso de la acción de la hormona estimulante del tiroides segregada por el hipotálamo, a la disminución de secreción de la hormona estimulante del tiroides de la hipófisis o a la atrofia de la propia glándula tiroides. El cuadro clínico se caracteriza por aumento de peso, debilidad, sequedad de la piel, estreñimiento, artritis y lentitud de los procesos metabólicos. El hipotiroidismo no tratado conduce al mixedema, coma y muerte. El tratamiento consiste en la administración de la hormona deficitaria y la dosis debe ajustarse para mantener los niveles normales de las hormonas tiroideas.

**HIPOTÓNICO** *(hypotonic)* Solución que presenta una menor concentración de solutos que otra, ejerciendo por tanto menor presión osmótica que ésta, como sucede con la solución salina hipotónica, que contiene menos sal que la que se encuentra en los líquidos intra y extracelulares. En solución hipotónica, las células se expanden.

**HIPOVENTILACIÓN** *(hypoventilation)* Estado anormal del aparato respiratorio que se caracteriza por cianosis, engrosamiento distal de los dedos, policitemia, aumento de la tensión arterial de dióxido de carbono, respiración de Cheyne-Stokes y depresión generalizada de la función respiratoria. Se produce cuando el volumen de aire que penetra en el alvéolo y participa en el intercambio gaseoso no es el adecuado para subvenir las necesidades metabólicas del organismo. Puede estar provocada por una distribución irregular del aire inspirado, como sucede en la bronquitis, la obesidad, las enfermedades neuromusculares o esqueléticas que afectan al tórax y la disminución de respuesta del centro respiratorio al dióxido de carbono, por una disminución del tejido pulmonar funcionante, como sucede en la atelectasia, el enfisema y el derrame pleural. La hipoventilación produce hipoxia, hipercapnia, hipertensión pulmonar, cor pulmonale y acidosis respiratoria. El tratamiento consiste en reducir el peso en los casos de obesidad, practicar respiración artificial y realizar una traqueotomía cuando sea necesario.

**HIPOVITAMINOSIS** *(hypovitaminosis)* V. **avitaminosis**.

**HIPOXEMIA** *(hypoxemia)* Déficit anormal de oxígeno en sangre arterial. Los síntomas de la hipoxemia aguda son cianosis, inquietud, estupor, coma, respiración de Cheyne-Stokes o apnea, aumento de la tensión arterial, taquicardia y aumento inicial del gasto cardiaco, que posteriormente cae y provoca hipotensión y fibrilación ventricular o asistolia. La hipoxemia crónica estimula la producción de eritrocitos en la medula ósea, provocando una policitemia secundaria. Cuando está causada por un descenso de la tensión alveolar de oxígeno o una ventilación inadecuada, mejora con la oxigenoterapia. La que se produce secundariamente a un cortocircuito de sangre entre el lado derecho del corazón y el izquierdo, que impide el intercambio de gases normal en el pulmón, se trata con medidas de higiene bronquial y respiración asistida con presión espiratoria positiva. Consultar la voz **hipoxia**. V. también **anoxia; asfixia**.

**HIPOXIA** *(hypoxia)* Tensión reducida e inadecuada del oxígeno arterial, que se caracteriza por cianosis, taquicardia, hipertensión, vasoconstricción periférica, vértigos y confusión mental. La hipoxia moderada estimula los quimiorreceptores periféricos, que aumentan las frecuencias cardiaca e inspiratoria. Sin embargo, los mecanismos cen-

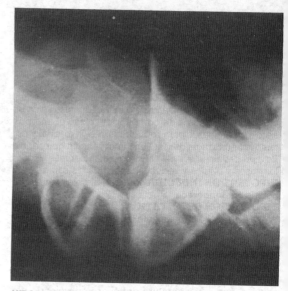

**HIRSCHPRUNG, enfermedad de. El contraste de bario permite apreciar en la radiografía el megacolon recto-sigmoide de un paciente afecto de esta enfermedad congénita.**

trales que regulan la respiración fracasan en la hipoxia grave, dando lugar a una respiración irregular, como la de Cheyne-Stokes, apnea e insuficiencia cardiaca y respiratoria. En la hipoxia crónica es frecuente que esté aumentada la sensibilidad al efecto depresor del centro respiratorio que tienen ciertos fármacos, como los opiáceos, dando lugar a una depresión grave o apnea con dosis relativamente pequeñas de éstos. Si la cantidad de oxígeno no es la adecuada para mantener el metabolismo celular aerobio, el organismo obtiene energía a partir de las rutas anaerobias, menos eficaces y que producen metabolitos distintos del dióxido de carbono. Los tejidos más sensibles a la hipoxia son el cerebro, el corazón, los vasos pulmonares y el hígado. El tratamiento se realiza con cardiotónicos y estimulantes respiratorios, oxigenoterapia, ventilación mecánica y control frecuente de los gases sanguíneos. Consultar la voz **hipoxemia**. V. también **anoxia; quimiorreceptor; hiperventilación; respiratorio, centro**.

**HIPSI-** *(hypsi-)* Prefijo que significa «alto»: *hipsicefalia*.

**HIPSIBRAQUICEFALIA** *(hypsibrachycephaly)* Cráneo alto y frente amplia. V. también **braquicefalia; oxicefalia**.

**HIPSICEFALIA** *(hypsicephaly)* V. **oxicefalia**.

**HIPSO-** *(hypso-)* Prefijo que significa «perteneciente a la altura»: *hipsonosis, hipsofobia, hipsoterapia*.

**HIRSCHPRUNG, ENFERMEDAD DE** *(Hirschprung's disease)* Ausencia congénita de los ganglios autónomos de la musculatura lisa del colon que origina ausencia o debilidad del peristaltismo en el segmento afecto, acúmulo de heces y dilatación intestinal (megacolon). Los síntomas son vómitos intermitentes, diarrea y estreñimiento. El abdomen puede aumentar mucho de tamaño. Suele diagnosticarse en la época de la lactancia, pero puede no ser reconocida hasta mucho después por la anorexia, la falta de necesidad de defecar, la distensión abdominal y la mala salud. La confirmación del diagnóstico se obtiene por enema opaco; la biopsia demuestra la ausencia de ganglios en la zona afecta. La corrección quirúrgica en la primera infancia suele dar buenos resultados; consiste en resecar la porción aganglónica y hacer una colostomía temporal que suele cerrarse a los pocos meses conectando el nuevo colon al recto. Denominada también **megacolon congénito**.

**HIRSUTISMO** *(hirsutism)* Exceso de vello corporal, que adopta una distribución masculina, debido a herencia, disfunción hormonal, porfiria o medicamentos. El tratamiento de la causa suele interrumpir el crecimiento del vello, que también puede ser eliminado por dermoabrasión, electrólisis, depilación química o mecánica, afeitado o raspado con piedra pómez. El vello facial fino se disimula decolorándolo. Denominado también **hipertricosis**.

**HIS, HAZ DE** *(Bundle of His)* Banda de fibras del miocardio que transmiten el impulso cardiaco desde el nodo auriculoventricular a los ventrículos. Comienza en el nodo auriculoventricular, sigue la dirección del tabique membranoso del corazón y se divide para formar las ramas izquierda y derecha. La rama derecha prosigue hacia el vértice y se extiende por todo el ventrículo derecho. La izquierda penetra en el tabique fibroso y se extiende por el ventrículo izquierdo. Los extremos de las dos ramas en el interior de los ventrículos están compuestos por fibras de Purkinje. Denominado también **auriculoventricular, rama**.

**HISOPO** *(swab)* Palito o pinza que lleva sujeta una gasa o algodón absorbente y se utiliza para lavar, limpiar o secar una superficie corporal, obtener una muestra para su análisis en el laboratorio o aplicar una medicación tópica.

**HIST-** V. **histo-**.

**HISTAMINA** *(histamine)* Compuesto derivado de la histidina presente en todas las células. Es liberada en las reacciones alérgicas e inflamatorias y produce dilatación capilar, hipotensión, aumento de la secreción gástrica y contracción de la musculatura lisa bronquial y uterina. Se utiliza en el tratamiento de la alergia.

**-HISTEQUIA** *(-histechia)* Sufijo que significa «acúmulo tisular de una sustancia determinada»: *colesterohistequia, glucohistequia, uratohistequia*.

**HISTER-** *(hyster-)* V. **histero-**.

**HISTERECTOMÍA** *(hysterectomy)* Extirpación quirúrgica del útero indicada en los tumores fibrosos uterinos, en el tratamiento de la enfermedad inflamatoria pélvica crónica, en la hiperplasia endometrial grave recidivante, la hemorragia uterina y las lesiones precancerosas y cancerosas que afectan al útero. Entre los distintos tipos se incluyen la histerectomía, en la que se extraen el útero y el cérvix, y la histerectomía radical, en la que también se extraen los ovarios, trompas y ganglios y vasos linfáticos. Después de la intervención desaparece la menstruación, y antes de ella es necesario realizar una limpieza vaginal. La operación se puede realizar bajo anestesia general o espinal, y por vía abdominal o vaginal, en este último caso cuando es necesario practicar una reparación de la vagina. En la intervención se pueden extraer uno

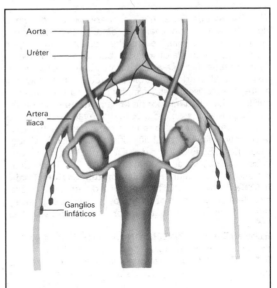

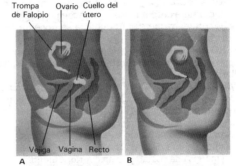

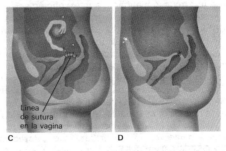

HISTERECTOMÍA. Arriba, la histerectomía total implica la extirpación simultánea de los ganglios linfáticos pélvicos, los tejidos de sostén del útero y la parte alta de la vagina, para prevenir complicaciones ulteriores. Abajo, se puede ver el resultado gráfico de diferentes tipos de histerectomías: A) tras una histerectomía subtotal quedan los anejos (trompas y ovarios) y el cuello uterino; B) en la histerectomía total también se extirpa el cérvix, pero se dejan los anejos; C) en la histerectomía por vía vaginal se dejan sólo los anejos; D) en la histerosalpingoovariectomía se extirpan los anejos y el útero.

o los dos ovarios. Durante el posoperatorio es necesario vigilar la herida abdominal, para detectar la posible existencia de hemorragias. Se suprime toda alimentación por vía oral para evitar la distensión abdominal. Como medida complementaria se aplica un vendaje elástico dos o tres veces al día desde el pie a la rodilla, para facilitar el drenaje venoso de las piernas y prevenir la estasis circulatoria. La mitad inferior de la cama debe estar plana, y se previene a la enferma para que evite flexionar con brusquedad los muslos o rodillas para obviar la frecuente complicación de tromboflebitis de los vasos pélvicos y del muslo. El dolor lumbar o la falta de diuresis pueden indicar la ligadura accidental de un uréter durante la intervención. Consultar la voz **histerosalpingooforectomía**.

**HISTERIA** *(hysteria)* Estado general de tensión o excitación de una persona o grupo de personas, que se caracteriza por miedo y pérdida temporal del control sobre las emociones.

**HISTERIA DE CONVERSIÓN** *(conversión hysteria)* V. **neurosis de conversión**.

**HISTÉRICA, CRISIS** *(hysterical trance)* Estado de sonambulismo que se produce como síntoma de la neurosis histérica.

**HISTÉRICA, FIEBRE** *(hysterical fever)* Aumento anormal de la temperatura corporal que no va acompañado de síntomas generales y que con frecuencia se observa en la neurosis histérica.

**HISTERO-** *(hystero-, hyster-)* Prefijo que significa «perteneciente al útero»: **histerocarcinoma, histerocleisis, histerolito**.

**HISTEROSALPINGOOFORECTOMÍA** *(hysterosalpingoophorectomy)* Extirpación quirúrgica de uno o ambos ovarios y trompas junto con el útero, cuya indicación más frecuente es la neoplasia maligna del aparato reproductor y la endometriosis crónica. Para evitar la sintomatología secundaria a la menopausia brusca, es conveniente dejar al menos una porción de un ovario, a menos que se trate de un proceso maligno. La intervención se realiza bajo anestesia general. Si se extraen ambos ovarios y no existe enfermedad maligna, se comienza inmediatamente con el tratamiento de sustitución con estrógenos. Durante el posoperatorio se aplican vendajes elásticos dos veces al día en las piernas para evitar la estasis circulatoria y las tromboflebitis pélvicas o crurales secundarias. La mitad inferior de la cama se debe mantener plana y se debe instruir a la enferma para que evite la flexión brusca de los muslos o las rodillas. El dolor lumbar o la falta de diuresis puede indicar la ligadura accidental de un uréter durante la intervención. Consultar la voz **histerectomía**.

**HISTEROSALPINGOGRAFÍA** *(hysterosalpingogram)* Radiografía del útero y de las trompas de Falopio que se realiza introduciendo un gas o un material radioopaco a través del cérvix y permite la visualización de la cavidad uterina y la permeabilidad de las trompas. Cuando existe una interrupción, se puede comprobar en la radiografía porque el contraste no progresa a estructuras más distales, ni pasa de los extremos de las trompas a la cavidad peritoneal. Las histerosalpingografías seriadas son útiles para el diagnóstico de infertilidad.

**HISTEROSCOPIA** *(hysteroscopy)* Visualización directa

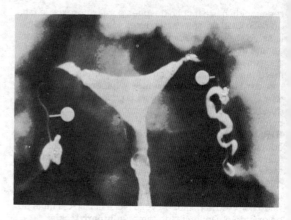

HISTEROSALPINGOGRAFÍA. En una prueba normal el conducto cervical y la cavidad uterina presentan un contorno liso y las trompas de Falopio suelen presentar un aspecto de «punta de flecha» (como ocurre en este caso).

del canal cervical y la cavidad uterina a través de un histeroscopio, que se realiza para examinar el endometrio, tomar una muestra de biopsia, retirar un dispositivo intrauterino o escindir un pólipo cervical. La técnica está contraindicada en el embarazo, la enfermedad inflamatoria pélvica aguda, la infección crónica del tracto genital superior, la perforación uterina reciente y los procesos malignos cervicales sospechados o confirmados.

**HISTEROTOMÍA** *(hysterotomy)* Incisión quirúrgica del útero que se realiza como técnica de aborto en la gestación de más de 3 meses y en casos en los cuales el aborto con inyección salina no fue completo, o en los casos en que se va a realizar una ligadura de trompas junto con la interrupción del embarazo.

**HISTIDINA (His)** *(histidine [His])* Aminoácido básico presente en muchas proteínas y precursor de la histamina. Es esencial en los niños.

**HISTIOCITO** *(histiocyte)* V. **macrófago**.

**HISTIOCITOMA FIBROSO** *(fibrous histiocytoma)* V. **dermatofibroma**.

**HISTIOTÍPICO, CRECIMIENTO** *(histiotypic growth)* Proliferación celular incontrolada como la que aparece en los cultivos bacterianos y de hongos. Consultar la voz **organotípico, crecimiento**.

**HISTO-, HIST-** Prefijos que significan «relativo a un tejido»: *histoclástico, histohematina*.

**HISTOCOMPATIBILIDAD** *(histocompatibility)* Compatibilidad entre los antígenos del donante y del receptor del tejido trasplantado.

**HISTOGENÉTICA CLÍNICA** *(clinical cytogenetics)* Rama de la genética que estudia la relación entre las alteraciones cromosómicas y las entidades patológicas.

**HISTOGRAFÍA** *(histography)* Descripción o registro de imágenes de tejidos y células.

**HISTOGRAMA** *(histogram)* (Investigación). Gráfica en la que aparecen los valores de una o más variables o su frecuencia de aparición a lo largo del tiempo. Un ejemplo

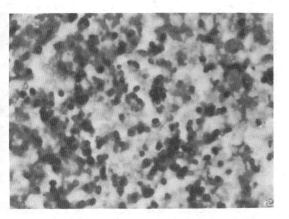

**HISTOPLASMA CAPSULATUM. Imagen microscópica de un infiltrado histoplásmico necrótico, donde se aprecia la presencia del hongo con una coloración más oscura.**

de histograma son las gráficas de temperatura, pulso y respiración de un paciente.

**HISTOLOGÍA** *(histology)* **1.** Ciencia que se ocupa de la identificación microscópica de células y tejidos. **2.** Estructura de los tejidos orgánicos con referencia al tipo de células que los componen y la organización de las mismas.

**HISTÓLOGO** *(histologist)* Médico especializado en histología. V. también **histología**.

**HISTONA** *(histone)* Proteína básica, de bajo peso molecular, soluble en agua e insoluble en amoníaco diluido que se combina con los ácidos nucleicos para formar nucleoproteínas. Se encuentran en el núcleo celular, especialmente en las células de las glándulas, donde forman un complejo con el ácido desoxirribonucleico y regulan la actividad genética. También influyen en la coagulación y se han aislado en la orina de enfermos con leucemia y trastornos febriles.

**HISTOPLASMA CAPSULATUM** *(histoplasma capsulatum)* Hongo dimórfico con aspecto de levadura a la temperatura corporal y de moho a la temperatura ambiente. Es el agente causal de la histoplasmosis, enfermedad frecuente en el valle del Mississippi. Las esporas de los hongos se expanden por el aire a partir del terreno contaminado por las excretas de los pájaros infectados. Este agente actúa como un parásito de las células del sistema reticuloendotelial.

**HISTOPLASMOSIS** *(histoplasmosis)* Infección originada por la inhalación de esporas del hongo *Histoplasma capsulatum*. La histoplasmosis primaria se caracteriza por presentar fiebre, malestar, tos y linfadenopatía; suele curar espontáneamente quedando pequeñas calcificaciones en los pulmones y los ganglios linfáticos afectos. La histoplasmosis evolutiva es una forma diseminada, a veces mortal, que se caracteriza por úlceras en la boca y nariz, hepatoesplenomegalia, adenopatías e infiltración extensa y grave de los pulmones. La infección confiere inmunidad que se puede detectar mediante la prueba cutánea de la histoplasmina, que permite seleccionar aquellos in-

dividuos que pueden trabajar en los terrenos contaminados sin riesgo de enfermar. Es más frecuente en los valles de Ohio y del Mississippi.

**HISTORIA** *(history)* Descripción sistemática de los acontecimientos médicos y psicosociales de la vida de un paciente y las circunstancias familiares y ambientales y de sus antepasados que puedan tener relación con su estado.

**HISTORIA CLÍNICA** *(health history)* Recogida de datos a través del propio paciente y de otras fuentes con respecto a su estado físico y sus funciones psíquicas, sociales y sexuales. La historia clínica constituye una base de información sobre la cual se planifican el diagnóstico, tratamiento, medidas adicionales y evolución del paciente. En la primera parte de la historia se describe la enfermedad actual, incluyendo sus signos y síntomas, su comienzo, carácter y cualquier factor que agrave o mejore los síntomas. Las propias palabras del paciente son con frecuencia la mejor descripción y deben recogerse como tales, entrecomillándolas si es preciso. En la segunda parte de la historia se describen los antecedentes en cuanto a enfermedades, trastornos, alergias, transfusiones, inmunizaciones, pruebas diagnósticas y hospitalizaciones del paciente. Puede incluirse una historia ocupacional en que se refieran el trabajo del paciente y su exposición a toxinas, radiaciones, estrés u otros riesgos laborales. Es importante señalar el efecto que la enfermedad actual tiene sobre el trabajo del paciente. Dentro de la historia clínica debe hacerse una historia social en la cual se recojan los antecedentes y factores sociales, culturales y familiares del paciente haciendo hincapié en los aspectos que pueden haber afectado a la enfermedad actual. En algunos casos es muy importante la historia sexual. Finalmente puede incorporarse una revisión o exploración por sistemas. Denominada también historial o historia médica. V. también **aparatos, examen por; historia sexual**.

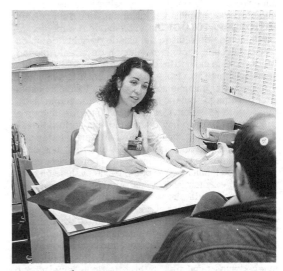

**HISTORIA CLÍNICA. De la anamnesis o interrogatorio es de donde el médico extraerá un diagnóstico precoz de la enfermedad del paciente.**

**HISTORIA CLÍNICA COMPLETA** (*complete health history*) Historia clínica que incluye la enfermedad actual y anteriores, antecedentes familiares y descripción del ambiente social, laboral, sexual y familiar del paciente. V. también **historia clínica**.

**HISTORIA CLÍNICA EPISÓDICA** (*episodic health history*) Forma abreviada de historia clínica que se centra en los factores que tienen interés con respecto a una enfermedad o síntoma en concreto; se realiza, por ejemplo, en las revisiones periódicas de un enfermo tras una intervención quirúrgica o en el seguimiento de una enfermedad crónica. El médico anota el estado actual del paciente y la evolución desde la última visita de la enfermedad o síntoma en particular de que se trata. Constituye una recogida de datos parcial que sirve para actualizar la información respecto al paciente.

**HISTORIA DEL PACIENTE** (*patient record*) Conjunto de documentos donde se recogen los antecedentes clínicos de un paciente y su historia actual. Este registro es confidencial y por lo general queda en poder del médico o la institución donde se trata al paciente. En él se incluyen la valoración inicial de su estado de salud, sus antecedentes familiares, los resultados de las pruebas analíticas practicadas, las notas tomadas por los médicos y enfermeras que han seguido diariamente su situación, los informes de las consultas solicitadas, las prescripciones ordenadas y cualquier otro dato pertinente. Hasta hace poco tiempo, todos estos datos se recogían de forma escrita para su archivo; actualmente se están empleando cada vez en mayor medida las técnicas informatizadas.

**HISTORIA FAMILIAR** (*family history*) Parte esencial de la historia clínica de un paciente en la que se recogen los datos sobre la salud de los miembros de su familia a fin de descubrir enfermedades a las que el paciente puede ser especialmente susceptible. También se recogen otros aspectos como la edad, sexo y relaciones de los otros miembros de la familia y la historia marital del paciente.

**HISTORIA PATOLÓGICA** (*problem-oriented medical record*) Método de registro del estado de salud de un enfermo enfocado hacia la resolución de la enfermedad. Mediante este método los datos se archivan de forma que sean fácilmente accesibles; así se fomentan la evaluación y revisión del tratamiento por parte de todos los miembros del equipo sanitario. El protocolo varía según las clínicas, pero el sistema es similar. Antes de iniciar el proceso diagnóstico hay que reunir una serie de datos fundamentales, que son todos aquellos que pueden contribuir a resolver el problema del enfermo. Los datos fundamentales se recogen mediante la entrevista con el paciente, su familia y otras personas, la evaluación de la salud o el examen físico y las pruebas de laboratorio; Weed recomienda que sean lo más completos posible, limitados solamente por el riesgo, el dolor o la incomodidad del paciente o porque el costo sea excesivo. La entrevista, a la que se añade información ya archivada, permite conocer la historia, incluyendo la causa de la consulta, una descripción a grandes rasgos del individuo, los antecedentes familiares, la historia de la enfermedad actual y de las pasadas, los hábitos higiénicos y una anemnesis por aparatos. La segunda parte de los datos

fundamentales es aportada por el examen físico o evaluación de la salud; su extensión y profundidad dependen del establecimiento, de los servicios disponibles y del estado del paciente. La fase siguiente es la elaboración de una lista de los problemas principales; este apartado es similar al de la evaluación en enfermería. Cada problema identificado constituye una conclusión o una decisión a las que se llega mediante el examen, la investigación y el análisis de los datos fundamentales. Se considera como problema todo aquello que preocupe al paciente o a la persona que lo atiende, incluyendo anomalías físicas, trastornos psíquicos y dificultades socioeconómicas. En la lista suelen figurar problemas activos, inactivos, temporales y potenciales; sirve como índice para el resto de la historia y se ordena en tres columnas: enumeración de los problemas por orden cronológico, fecha de comienzo, medidas tomadas, resultados obtenidos (a menudo la resolución) y fecha. Pueden añadirse problemas y cambiar el plan de actuación o uno de ellos en concreto; de esta manera cualquiera de los profesionales implicados en la atención al enfermo puede disponer de información acerca de su estado. La tercera fase principal es el plan inicial, en el que se cita y describe cada problema por separado, haciendo constar los signos subjetivos, los objetivos (obtenidos por inspección, palpación, percusión, auscultación y pruebas de laboratorio), la evaluación mediante el análisis de estos signos y la planificación de las pruebas complementarias necesarias y el tratamiento, la educación o los consejos indicados. Una vez formulado y consignado el plan para combatir cada problema, el seguimiento del paciente se registra en notas separadas o en hojas, con los datos significativos ordenados en tablas. Se debe redactar un informe de alta en el que consten la evaluación global del tratamiento y la planificación en cuanto a seguimiento o remisión; este informe permite revisar todos los problemas identificados y favorece la continuidad en la atención al paciente.

**HISTORIA PERSONAL Y SOCIAL** (*personal and social history*) (Historia clínica). Resumen de los detalles personales y sociales de la vida de una persona que sirven para identificarla como tal; forman parte de esta historia el lugar del nacimiento, la religión, la raza, el estado, el número de hijos, la profesión y el lugar de residencia pero pueden añadirse otros datos como los referentes a la educación, la forma de vida actual, el hábito de fumar, la ingestión de alcohol y la utilización de fármacos. La historia personal y social se recoge en la primera entrevista y se incluye en el registro permanente.

**HISTORIA SEXUAL** (*sexual history*) (En la historia clínica del paciente). Parte de la historia personal del paciente relativa a su función sexual y a sus eventuales disfunciones en este terreno. La historia sexual es particularmente importante para la obtención de datos en pacientes afectos de enfermedades del aparato reproductor, con trastornos sexuales o que consultan para efectuar un tratamiento anticonceptivo, la realización de un aborto o una esterilización. La amplitud de la historia varía dependiendo de la edad y el estado del paciente y el motivo que le ha llevado a la consulta. Se recomienda la realización de una historia sexual breve como parte de cualquier

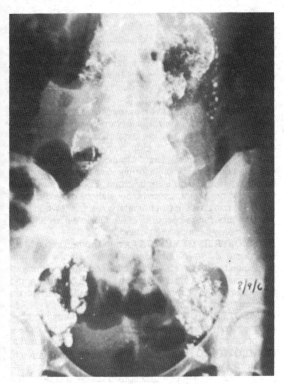

**HODGKIN, enfermedad de. Linfografía donde se aprecian los ganglios paraaórticos, inguinales y pélvicos; con defectos de replección y de tamaño (patognomónicos en la enfermedad de Hodgkin).**

exploración física completa. Pueden recogerse ciertos datos como la edad de comienzo de las primeras relaciones sexuales, el tipo y frecuencia de la actividad sexual y el grado de satisfacción derivado de la misma.

**HISTÓTROFO** *(histotroph)* V. **embriotrofo**.

**HLA** *(HLA)* V. **antígeno leucocitario humano**.

**HLA-A** *(HLA-A)* Abreviatura de antígeno leucocitario humano A.

**HLA-B** *(HLA-B)* Abreviatura de antígeno leucocitario humano B.

**HLA-D** *(HLA-D)* Abreviatura de antígeno leucocitario humano D.

**HLA-L** *(HLA-L)* Abreviatura de antígeno leucocitario humano L.

**Ho** *(Ho)* Símbolo químico del **holmio**.

**HODGKIN, ENFERMEDAD DE** *(Hodgkin's disease)* Trastorno maligno caracterizado por adenopatías no dolorosas, que suelen evidenciarse primero en los ganglios cervicales, esplenomegalia y presencia de células de Reed-Stenberg, grandes macrófagos atípicos con núcleos múltiples e hiperlobulados y nucleolos prominentes. Los síntomas son anorexia, pérdida de peso, prurito generalizado, febrícula, sudoración nocturna, anemia y leucocitosis. En Estados Unidos se diagnostican anualmente unos 7.100 casos de esta enfermedad, que causa 1.700 muer-

tos al año aproximadamente; es dos veces más frecuente en varones y suele aparecer en edades comprendidas entre los 15 y los 35 años. El diagnóstico se establece por análisis sanguíneos, estudios radiográficos, linfografía, biopsia ganglionar, ecografía y tomografía axial computarizada. La radioterapia corporal total, con protección de órganos no linfáticos, es el tratamiento de elección en los estadios precoces de la enfermedad; cuando ésta es avanzada se usa quimioterapia combinada. En más de la mitad de los pacientes se consigue remisión a largo plazo y entre un 60 y un 90 % de los casos localizados llegan a curarse. Muchos autores sostienen que la enfermedad de Hodgkin puede comenzar como un proceso inflamatorio o infeccioso y después transformarse en una neoplasia, pero otros piensan que se trata de un trastorno inmunitario. Aunque existen muchísimas comunicaciones, aún no hay evidencia de que haya un agente infeccioso que sea la causa de esta enfermedad, cuya etiología continúa siendo un enigma.

**HOFFMANN, ATROFIA DE** *(Hoffmann's atrophy)* V. **Werdnig-Hoffmann, enfermedad de**.

**HOFFMANN, REFLEJO DE** *(Hoffmann's reflex)* Reflejo anormal desencadenado por el golpeteo violento de la uña de los dedos índice, medio o anular que da lugar a la flexión del pulgar y de las falanges media y distal de uno de los otros dedos. Es un signo, aunque poco fiable, de alteración de la vía piramidal por encima de la séptima u octava cervical y de la primera dorsal.

**HOJA BLASTODÉRMICA** *(embryonic layer)* V. **capa embrionaria**.

**HOJA DE EVOLUCIÓN** *(flow sheet)* (En la gráfica de un paciente). Gráfica donde se registra la evolución de los signos vitales y otros parámetros, como el peso de un paciente, así como los tratamientos administrados. Por lo que se refiere al parto, la hoja de evolución muestra el progreso del mismo, incluyendo los centímetros de dilatación cervical, la borradura del cérvix, la posición de la cabeza del niño, su frecuencia cardiaca, la frecuencia de las contracciones, la temperatura y la presión arterial de la madre, y cualquier medicamento o maniobra que se utilice en la operación.

**HOJA EMBRIONARIA** *(embryonic layer)* V. **capa embrionaria**.

**HOL-** *(hol-)* V. **holo-**.

**HOLMIO (Ho)** *(holmium [Ho])* Tierra metálica rara. Su número atómico es 67 y su peso atómico, 164,93.

**HOLO-, HOL-** Prefijos que significan «completo o relativo a la totalidad»: *holodiastólico*.

**HOLOACARDIO** *(holoacardius)* Gemelo monocigótico malformado que constituye una masa informe que no tiene corazón, de forma que el gemelo viable recibe todo el flujo sanguíneo a través de una derivación.

**HOLOACARDIO ACÉFALO** *(holoacardius acephalus)* Feto gemelo con defectos groseros. Carece de corazón, de cabeza y de la mayor parte de la porción superior del cuerpo.

**HOLOÁNDRICO** *(holandric)* **1.** Relativo a los genes localizados en la porción no homóloga del cromosoma Y. **2.** Relativo a los caracteres hereditarios que sólo pueden ser transmitidos por el padre. Consultar la voz **hologínico**.

**HOLOBLÁSTICO** *(holoblastic)* Perteneciente o relativo a un huevo que contiene poco o ningún vitelio y sufre segmentación total. Consultar la voz **meroblástico**.

**HOLOCÉFALO** *(holocephalic)* Feto malformado con diversas partes corporales defectuosas pero cuya cabeza es normal.

**HOLODIASTÓLICO** *(holodiastolic)* V. **pandiastólico**.

**HOLOGÍNICO** *(hologynic)* **1.** Relativo a genes localizados en el cromosoma X. **2.** Relativo a los caracteres que sólo pueden ser transmitidos por la madre. Consultar la voz **holoándrico**.

**HOLOPROSENCEFALIA** *(holoprosencephaly)* Anomalía congénita debida a la no segmentación del prosencéfalo en los dos hemisferios, fenómeno que debe ocurrir durante el desarrollo embrionario. Se caracteriza por defectos múltiples en la línea media de la cara, incluso ciclopía en los casos graves. También puede deberse a trisomía de los cromosomas 13 a 15 o del grupo D; en estos casos aparece junto con otros muchos trastornos del desarrollo. V. también **trisomía 13**.

**HOLORRAQUISQUISIS** *(holorachischisis)* V. **raquisquisis total**.

**HOLOSISTÓLICO** *(holosystolic)* V. **pansistólico**.

**HOLTZMAN, TÉCNICA DE LAS MANCHAS DE TINTA DE** *(Holtzman inkblot technique)* Prueba de Rorschach modificada en la que se usan una serie de láminas con manchas; el sujeto sólo puede dar una respuesta por dibujo; la puntuación es más objetiva que subjetiva.

**HOMAN, SIGNO DE** *(Homan's sign)* Dolor en la pantorrilla al efectuar la dorsiflexión del pie que indica tromboflebitis o trombosis.

**HOMATROPINA, METILBROMURO DE** *(homatropine methylbromide)* Anticolinérgico.
INDICACIONES: Antiespasmódico, ciclopléjico y midriático en oftalmología.
CONTRAINDICACIONES: Glaucoma de ángulo cerrado, asma, obstrucción de las vías urinarias o tubo digestivo, colitis ulcerosa e hipersensibilidad conocida al fármaco.
EFECTOS SECUNDARIOS: Entre los más graves figuran visión borrosa, trastornos del sistema nervioso central, taquicardia, sequedad de boca, disminución de la sudoración y reacciones de hipersensibilidad.

**HOMBRO, ARTICULACIÓN DEL** *(shoulder joint)* Articulación esférica del húmero con la escápula. Consta de 8 bolsas y 5 ligamentos incluido el labrum glenoidal que profundiza en la cavidad articular y protege los bordes de los huesos que se articulan.

**HOMEO-, HOMO-** *(homeo-, homoeo-, homoio-)* Prefijos que significan «igual, semejante»: *homocromo, homomorfo, homeotérmico*.

**HOMEÓPATA** *(homeopathist)* Médico que practica la homeopatía.

**HOMEOPATÍA** *(homeopathy)* Método de tratamiento basado en la teoría de que lo que ha causado la enfermedad es capaz de proporcionar la curación. Esta idea fue formulada a finales del siglo XVIII por el doctor Samuel Hahnemann, quien mantenía que, mientras las dosis elevadas de un fármaco provocan síntomas morbosos, las dosis moderadas calman esos síntomas; por tanto, algunas manifestaciones de enfermedad se pueden tratar con cantidades muy pequeñas de medicamentos. En la práctica los homeópatas diluyen los fármacos en lactosa en proporciones de 1 a 10 para conseguir la dosis mínima capaz de controlar los síntomas y sólo prescriben un medicamento cada vez. Consultar la voz **alopatía**.

**HOMEOSTASIS** *(homeostasis)* Mantenimiento del medio interno en un estado relativamente constante gracias a un conjunto de respuestas adaptativas que permiten conservar la salud y la vida. Diversos mecanismos sensoriales, de retracción y de control, intervienen en este fenómeno, que, en gran medida, se basa en que cada parte del cuerpo esté informada en todo momento de lo que sucede en el resto del organismo. Algunos de los órganos clave de la homeostasis son la formación reticular del tronco cerebral y las glándulas endocrinas. Entre las funciones reguladas por mecanismos homeostáticos cabe destacar la frecuencia cardiaca, la hematopoyesis, la tensión arterial, la temperatura corporal, el equilibrio electrolítico, la respiración y la secreción glandular.

**HOMEOSTASIS GENÉTICA** *(genetic homeostasis)* Mantenimiento de la variabilidad genética dentro de una población mediante adaptación a las condiciones ambientales variables y a los cambios de la forma de vida, como resultado de las derivas o la resistencia a las derivas en la frecuencia de los genes.

**HOMEOTÉRMICO** *(homiothermal)* Animal cuya temperatura corporal se mantiene constante dentro de un estrecho margen, como ocurre en las aves y los mamíferos.

**HOMEOTÍPICO** *(homeotypic, homeotypical)* Relativo al tipo normal o habitual; se aplica específicamente a la segunda división meiótica que sufren las células germinales durante la gametogénesis, para distinguirla de la primera. Consultar la voz **heterotípico**.

**HOMO- 1.** Prefijo que significa «igual»: *homocéntrico, homolisis*. **2.** Prefijo que indica la adición de un grupo $CH_2$ a un determinado compuesto: *homoquelidonina, homocisteína, homoquinina*.

**HOMOBLÁSTICO** *(homoblastic)* Órgano derivado de la misma capa germinal que otro o de un solo tipo de tejido. Consultar la voz **heteroblástico**.

**HOMOCIGOSIS** *(homozygosis)* **1.** Formación de un cigoto por unión de dos gametos que tienen una o más parejas de genes idénticos. **2.** Producción de razas u organismos puros engendrados mediante cruce de dos individuos de la misma raza.

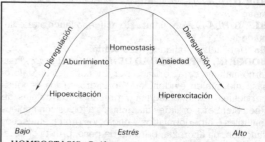

**HOMEOSTASIS. Gráfica que muestra los límites, relativamente estrechos, dentro de los cuales está englobado el equilibrio del medio interno.**

**HOMOCIGOTO** *(homozygous)* Que tiene dos genes idénticos en el mismo locus de los cromosomas homólogos. Los homocigotos para un determinado carácter lo son porque han heredado dos genes idénticos, uno paterno y otro materno, para ese carácter. Los homocigotos para una alteración genética recesiva, como la drepanocitemia, padecen la enfermedad clínica y sus descendientes tienen un 100 % de probabilidades de heredar el gen de la enfermedad. Consultar la voz **heterocigoto**.

**HOMOCISTINURIA** *(homocystinuria)* Anomalía bioquímica rara que se caracteriza por la presencia del aminoácido homocisteína en la sangre y la orina debida a una serie de defectos enzimáticos de la vía metabólica de transformación de la metionina en cisteína. Se hereda con carácter autosómico recesivo; las manifestaciones clínicas, similares a las del síndrome de Marfan, son retraso mental, osteoporosis y anomalías esqueléticas, luxación del cristalino y tromboembolismo. El tratamiento consiste en la administración de una dieta pobre en metionina y dosis suplementarias de vitamina $B_6$. Los resultados a largo plazo del tratamiento no son satisfactorios.

**HOMOGÉNESIS** *(homogenesis)* Reproducción de todas las generaciones por el mismo proceso, de forma que los descendientes son parecidos a los padres. Consultar la voz **heterogénesis**.

**HOMOGENÉTICO** *(homogenetic)* Relativo a la homogénesis.

**HOMOGENIA** *(homogeny)* **1.** Homogénesis. **2.** Similitud en cuanto a estructura o morfología debido a un origen común. Consultar la voz **homoplasia**.

**HOMOGENTÍSICO, ÁCIDO** *(homogentisic acid)* V. **glucosúrico, ácido**.

**HOMÓLOGA, REACCIÓN** *(homologous disease)* V. **injerto contra el huésped, reacción del**.

**HOMÓLOGO** *(homolog, homologue)* **1.** Órgano con función, origen y estructura equivalentes a los de otro, como, por ejemplo, las aletas de las focas y las manos del hombre. **2.** (Química). Alguno de los compuestos de una serie que se forma añadiendo un elemento concreto a una sustancia; por ejemplo el CO (monóxido de carbono) y el $CO_2$ (dióxido de carbono) son homólogos, pues el segundo se forma añadiendo un átomo de oxígeno al primero.

**HOMÓLOGO, TUMOR** *(homologous tumor)* Neoplasia cuyas células son parecidas a las del tejido en el cual asientan.

**HOMOPLASIA** *(homoplasy)* Similitud en cuanto a forma o estructura que no se debe a un origen común sino que se ha adquirido a consecuencia de ciertas circunstancias ambientales o a una evolución paralela. Consultar la voz **homogenia**.

**HOMOSEXUAL** *(homosexual)* **1.** Relativo al mismo sexo. **2.** Persona que se siente atraída sexualmente por individuos de su propio sexo. Consultar la voz **heterosexual**. V. también **lesbiana**.

**HOMOSEXUALIDAD EGODISTÓNICA** *(ego-dystonic homosexuality)* Trastorno psicosexual caracterizado por deseo persistente de cambiar la orientación sexual desde la homosexualidad a la heterosexualidad. V. también **homosexual**.

**HOMOTÉRMICO** *(homothermal)* Animal cuya tempera-

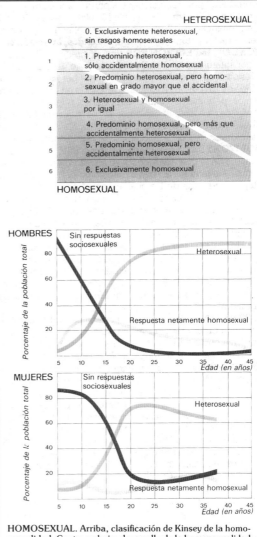

HOMOSEXUAL. Arriba, clasificación de Kinsey de la homosexualidad. Centro y abajo, desarrollo de la homosexualidad y de la heterosexualidad en hombres y mujeres, dependiendo de la edad.

tura corporal permanece constante dentro de unos estrechos límites.

**HOMOVANÍLICO, ÁCIDO** *(homovanilic, acid)* Metabolito terminal de la dopamina, la noradrenalina y la serotonina que aparece normalmente en la orina en forma de compuesto fenólico. En el líquido cefalorraquídeo de los enfermos con coma hepático aparece elevado porque el catabolismo de sus precursores es mayor de lo normal.

**HONGO** *(fungus)* Organismo heterótrofo similar a los vegetales pero que se diferencia de éstos por carecer de clorofila. Es incapaz, por tanto, de fabricar sus alimentos y depende de otras formas de vida. Los unicelulares se reproducen por gemación y los pluricelulares mediante formación de esporas. Entre las 100.000 especies de hongos identificadas, 100 son comunes en el hombre y 10 tienen carácter patógeno. V. también **hongos, infección por**.

**HONGOS, INFECCIÓN POR** (fungal infection) Cualquier lesión inflamatoria causada por un hongo. La mayoría de ellas son superficiales y leves, aunque persistentes y difíciles de erradicar. Algunas, sobre todo en pacientes ancianos, debilitados o inmunosuprimidos, pueden hacerse sistémicas y constituir una amenaza para la vida. Entre los diversos tipos figuran la aspergilosis, la blastomicosis, las candidiasis, la coccidioidomicosis y la histoplasmosis.

**HORIZONTE** (horizon) Etapa del desarrollo embrionario humano en la que aparecen y se forman ciertas características anatómicas. El desarrollo completo, que tiene 23 etapas, cada una de las cuales dura dos o tres días, comienza con la fecundación y termina entre siete y nueve semanas después de la iniciación del período fetal.

**HORM-** Prefijo que significa «acelerar o estimular»; por ejemplo: hormonal.

**HORMIGUEO** (tingling) Sensación cutánea particular unida a disminución de la sensibilidad a la estimulación de los nervios sensitivos que se experimenta en la zona bajo efecto de anestesia local o por exposición al frío o presión sobre un nervio. Suele hablarse de «tener la zona dormida».

**-HORMONA** (-hormone) Sufijo que significa «sustancia química con efecto regulador» al que se puede añadir una partícula que indique el lugar de procedencia o la actividad que regula: fitohormona, zoohormona, neurohormona.

**HORMONA** (hormone) Sustancia química compleja producida en determinadas células u órganos del cuerpo que desencadena o regula la actividad de otro órgano o grupo de células. Las hormonas producidas por las glándulas endocrinas son transportadas hasta el órgano diana por el torrente sanguíneo. La secreción hormonal está regulada por neurotransmisores y por un mecanismo de retroacción que consiste en la disminución de la secreción de hormona estimulante cuando la actividad del órgano diana es excesiva. Éste es el mecanismo en que se basan los anticonceptivos orales; la administración de estrógenos y progesterona adicionales origina una disminución de la secreción de las hormonas pituitarias que estimulan la maduración del folículo ovárico, la liberación del óvulo y la secreción de estrógenos y progesterona. Otras hormonas, como las del tubo digestivo, sólo tienen efectos locales.

**HORMONA ADRENOCORTICOTROPA (ACTH)** (adrenocorticotropic hormone [ACTH]) Hormona de la hipófisis anterior que estimula el crecimiento de la glándula suprarrenal y la secreción de corticosteroides. La secreción de ACTH, regulada por el factor liberador de corticotropina (CRF) que se forma en el hipotálamo, aumenta en respuesta a la disminución de los niveles de cortisol en sangre circulante, al estrés, fiebre, hipoglucemia aguda e intervenciones de cirugía mayor. En condiciones normales existe un ritmo circadiano en la secreción de ACTH con un aumento que comienza después de las primeras horas de sueño y que alcanza un máximo cuando la persona se despierta. La ACTH estimula la formación de mo-

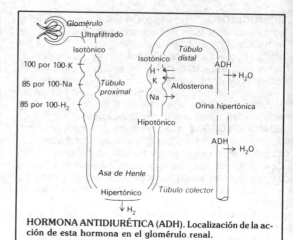

**HORMONA ANTIDIURÉTICA (ADH).** Localización de la acción de esta hormona en el glomérulo renal.

nofosfato cíclico de adenosina (AMP) cíclico al cual se atribuye la activación del sistema enzimático que cataliza la conversión del colesterol en pregnanolona, el precursor de todas las hormonas esteroides. La preparación purificada de ACTH en gelatina se utiliza ampliamente en el tratamiento de la artritis reumatoide, anemia hemolítica adquirida, estados alérgicos intratables, diversas enfermedades dermatológicas y otros muchos trastornos. Denominada también **corticotropina**.

**HORMONA ANTIDIURÉTICA (ADH)** (antidiuretic hormone [ADH]) Hormona que disminuye la producción de orina aumentando la reabsorción de agua en los túbulos renales. La ADH es segregada por células del hipotálamo y almacenada en el lóbulo posterior de la hipófisis. Se libera en respuesta a una disminución del volumen circulatorio, al aumento de la concentración de sodio u otras sustancias en el plasma o por el dolor, el estrés o la acción de ciertos fármacos. La ADH puede provocar la contracción de la musculatura lisa del tubo digestivo y de los vasos, especialmente de los capilares, arteriolas y vénulas. La acetilcolina, metacolina, nicotina, las grandes dosis de barbitúricos, anestésicos, adrenalina y noradrenalina estimulan la secreción de ADH; el etanol y la fenitoína inhiben su producción. La ADH sintética se utiliza en el tratamiento de la diabetes insípida. Denominada también **vasopresina**.

**HORMONA ANTINEOPLÁSICA** (antineoplastic hormone) Sustancia química producida por una glándula endocrina o análogo sintético del compuesto natural, utilizados para el tratamiento de ciertos cánceres diseminados. El objetivo de la hormonoterapia es contrarrestar el efecto de una hormona endógena necesaria para el crecimiento del tumor. Los estrógenos dietilestilbestrol (DES) y etinilestradiol se utilizan en el tratamiento paliativo del carcinoma de próstata no resecable o que no responde a la radioterapia. Para el tratamiento posoperatorio del cáncer de mama diseminado en mujeres con tumores estrógeno dependientes, puede administrarse un andrógeno como el propionato de testosterona, la testolactona o la fluoximesterona. El antiestrógeno tamoxifeno produce resultados positivos en muchas enfermas con cáncer de mama avanzado estrógeno dependiente. Paradójicamente, las grandes dosis de estrógenos, utilizadas a menudo en el tratamiento del cáncer del mama diseminado de la mujer posmenopáusica, frenan aparentemente el crecimiento de los tumores por inhibición de la secreción de estrógenos de origen suprarrenal. Algunas progestinas producen una respuesta favorable en mujeres con carcinoma diseminado del endometrio y, a veces, en enfermos con cáncer de próstata o renal. Entre estas progestinas figuran el acetato de megestrol, el acetato de medroxiprogesterona y el caproato de 17-alfa-hidroxiprogesterona.

**HORMONA DEL CRECIMIENTO (GH)** *(growth hormone [GH])* Péptido de cadena única secretado por la hipófisis anterior en respuesta a la producción del factor liberador de hormona del crecimiento (GHRF) en el hipotálamo. La GH promueve la síntesis proteica en todas las células, aumenta la movilización de grasa y la utilización de los ácidos grasos para obtener energía y disminuye la utilización de los carbohidratos. Sus efectos sobre el crecimiento dependen de la presencia de hormona tiroidea, insulina y carbohidratos. Las somatomedinas, proteínas producidas principalmente en el hígado, desempeñan una función vital en el crecimiento esquelético inducido por la GH, pero la hormona no puede producir la elongación de los huesos largos una vez se han cerrado las epífisis, por lo cual la estatura no aumenta tras la pubertad. La GH acelera el transporte de aminoácidos específicos hacia el interior de las células, estimula la síntesis de ARN mensajero y ARN ribosómico, influye sobre la actividad de diferentes enzimas, aumenta el almacenamiento de fósforo y potasio y promueve una moderada retención de sodio. La secreción de GH, controlada casi exclusivamente por el sistema nervioso central, se produce en distintos impulsos de forma que más de la mitad de la cantidad total liberada diariamente pasa a la sangre durante el sueño. La somatostatina, hormona reguladora de la hipófisis anterior producida en el hipotálamo, inhibe la secreción de GH. La deficiencia de GH produce enanismo y su exceso gigantismo o acromegalia. Denominada también **hormona somatotropa; somatotropina**. V. **acromegalia; enanismo; gigantismo; somatostatismo**.

**HORMONA ESTIMULANTE DE LOS MELANOCITOS (MSH)** *(melanocyte-stimulating hormone [MSH])* Hormona pelipeptídica secretada por la hipófisis anterior que controla la intensidad de la pigmentación en las células pigmentadas. Es sintetizada a partir del mismo polipéptido precursor que la hormona adrenocorticotropa y las encefalinas.

**HORMONA INHIBIDORA DE LA LIBERACIÓN DE HORMONA DEL CRECIMIENTO** *(growth hormone-release-inhibiting hormone)* V. **somatostatina**.

**HORMONA ESTIMULANTE DEL FOLÍCULO (FSH)** *(follicle stimulating hormone [FSH])* Gonadotrofina segregada por la hipófisis anterior que estimula el crecimiento y la maduración de los folículos de Graaf en el ovario y favorece la espermatogénesis en el varón. El factor liberador de la FSH, producido en la eminencia media del hipotálamo, controla la liberación de esta hormona por la hipófisis. La secreción de FSH aumenta en la fase posmenstrual o de reposo del ciclo menstrual, haciendo que el folículo primordial se transforme en un folículo de Graaf maduro que contiene un óvulo también maduro. El folículo de Graaf produce estrógenos que alcanzan un nivel alto antes de la ovulación y suprimen la liberación de FSH. En los varones, la FSH mantiene la integridad de los túbulos seminíferos e influye en todos los estadios de la espermatogénesis. Esta hormona puede emplearse en el tratamiento de ciertos procesos; se obtiene a partir de la orina de mujeres posmenopáusicas y se conoce como menotropina.

**HORMONA ESTIMULANTE DEL TIROIDES (TSH)** *(thyroid-stimulating hormone)* Sustancia química secretada por el lóbulo anterior de la hipófisis que controla la liberación de hormona tiroidea y es necesaria para el crecimiento y normal funcionamiento de la glándula tiroides. Su secreción está regulada por el factor de liberación de la tirotropina, elaborado en la eminencia media del hipotálamo. Denominada también **tirotropina**. V. también **hormona tiroidea**.

**HORMONA LACTOGÉNICA** *(lactogenic hormone)* V. **prolactina**.

**HORMONA LIBERADORA (RH)** *(releasing hormone [RH])* Cada uno de los diversos péptidos producidos en el hipotálamo y secretados directamente en el lóbulo anterior de la hipófisis a través del sistema venoso porta. Cada una de estas hormonas estimula la secreción en la hipófisis de una hormona trófica específica; así, la hormona liberadora corticotropa estimula la secreción hipofisaria de adrenocorticotrofina, mientras que la hormona liberadora de la hormona del crecimiento estimula la secreción de hormona del crecimiento.

**HORMONA LIBERADORA DE TIROTROPINA** *(thyrotropin releasing hormone)* Sustancia que, elaborada en la eminencia media del hipotálamo, estimula la liberación de tirotropina (hormona estimuladora del tiroides) a partir de la glándula pituitaria anterior. Denominada también **tirotropina, factor liberador de; TSH**.

**HORMONA LUTEINIZANTE (LH)** *(luteinizing hormone [LH])* Hormona glucoproteica producida por la hipófisis anterior que estimula la secreción de hormonas sexuales por parte del ovario y el testículo e interviene en la maduración de los espermatozoides y los óvulos. En el hombre induce la secreción de testosterona por las células intersticiales de los testículos. La testosterona, junto con la hormona estimulante del folículo (FSH), induce la maduración de los túbulos seminíferos y los estimula para que produzcan esperma. En la mujer, la LH, también junto con la FSH, estimula el folículo ovárico en crecimiento para que segregue estrógenos. Las concentraciones elevadas de estrógenos estimulan a su vez la liberación de LH que desencadena la ovulación. A continuación la LH induce el desarrollo del cuerpo lúteo a partir de un folículo roto y aquél continúa secretando estrógenos y progesterona.

**HORMONA NEUROHIPOFISARIA** *(neurohypophyseal hormone)* Hormona secretada por la porción posterior de la hipófisis, como la oxitocina y vasopresina. V. también **hipófisis**.

**HORMONA PANCREÁTICA** *(pancreatic hormone)* Cualquiera de los distintos compuestos químicos segregados por el páncreas y asociados con la regulación del metabolismo celular. Las principales hormonas pancreáticas son la insulina, glucagón y polipéptido pancreático. La insulina y el glucagón son segregados por las células beta y alfa de los islotes de Langerhans respectivamente; el polipéptido pancreático es segregado por un grupo de células glandulares que forman un halo alrededor de cada islote de Langerhans.

**HORMONA PARATIROIDEA** (*parathyroid hormone*) Hormona secretada por las glándulas paratiroides que actúa para mantener una concentración constante de calcio en el líquido extracelular. Regula la absorción de calcio desde el tracto gastrointestinal, la movilización y depósito del calcio en los huesos y la eliminación del calcio a través de la leche materna, heces, sudor y orina. La extirpación quirúrgica de las glándulas paratiroides, como puede suceder inadvertidamente en la tiroidectomía, da lugar a hipocalcemia, la cual produce anorexia, tetania, convulsiones y muerte si no se corrige. V. también **hipoparatiroidismo**.

**HORMONA PLACENTARIA** (*placental hormone*) Cualquiera de las diversas hormonas producidas por la placenta, como el lactógeno placentario humano, la gonadotropina coriónica, los estrógenos, la progesterona y una hormona similar a la tirotropina.

**HORMONA SOMATOTROPA** (*somatotropic hormone*) V. **hormona del crecimiento**.

**HORMONA TIROIDEA** (*thyroid hormone*) Mensajero químico compuesto de yodo secretado por la glándula tiroides. Predomina en forma de tironina ($T_4$) y en menor cantidad se presenta como triyodotironina ($T_3$). Ambas aumentan la tasa de metabolismo y afectan a la temperatura corporal, regulación de la producción de proteínas, grasa e hidratos de carbono; mantiene la producción de hormona del crecimiento, la maduración del esqueleto, la función cardiaca en lo relativo a frecuencia, contractibilidad y volumen de eyección; favorece el desarrollo del sistema nervioso central (SNC) y estimula la síntesis de gran número de enzimas, siendo necesaria para mantener el tono y vigor musculares. Los derivados de la tironina, $T_4$ y $T_3$, son sintetizados a partir de un complejo proceso que comprende la captación, oxidación e incorporación del yodo y la producción de una tiroglobulina, forma en que las hormonas se almacenan en el coloide folicular. Tras la proteólisis de la tiroglobulina, las hormonas $T_4$ y $T_3$ son liberadas a la sangre, donde circulan ligadas a proteínas; la $T_4$ representa aproximadamente el 90 % del yodo circulante y la $T_3$ el 5 %. Todas las fases de producción y liberación de ambas hormonas está reguladas por la hormona estimulante del tiroides (TSH) secretada por el lóbulo anterior de la hipófisis. La producción de hormonas tiroideas está aumentada en la enfermedad de Graves y en el bocio nodular tóxico (enfermedad de Plummer), disminuida en el mixedema y ausente en el cretinismo. Ambas son activamente metabolizadas en el hígado. En pacientes hipotiroideos se utilizan sustitutivos hormonales a base de preparados farmacéuticos de extractos de tiroides obtenidos de animales y de preparados sintéticos de levotiroxina sódica y liotironina sódica. Inicialmente deben darse dosis pequeñas que van aumentándose gradualmente hasta que se obtiene una respuesta clínica óptima y las pruebas de metabolismo basal, captación de yodo radiactivo, PBI y reflejos tendinosos profundos se normalizan.

**HORNER, SÍNDROME DE** (*Horner's syndrome*) Trastorno neurológico que se caracteriza por ptosis, miosis y anhidrosis facial debido a una lesión de la medula espinal que interesa un nervio cervical.

**HORNO DE RELAJACIÓN** (*relaxation oven*) En mamografía, parte del sistema acondicionador de la placa xerográfica utilizado para eliminar las imágenes fantasma. Se calienta la placa en el horno para eliminar cualquier carga electrostática residual presente en la superficie.

**HORRIPILACIÓN** (*horripilation*) V. **pilomotor, reflejo**.

**HORTEGA, CÉLULAS DE** (*Hortega cells*) V. **microglía**.

**HORTON, ARTERITIS DE** (*Horton's arteritis*) V. **arteritis temporal**.

**HORTON, CEFALALGIA HISTAMÍNICA DE** (*Horton's histamine cefalalgia*) V. **cefalea histamínica**.

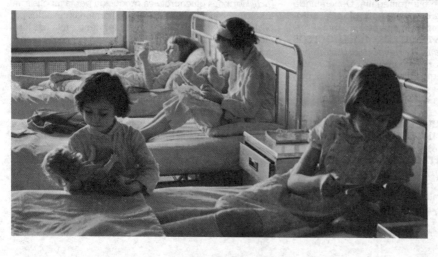

**HOSPITALIZACIÓN PEDIÁTRICA.** Para evitar las crisis psicológicas en el niño hospitalizado, que luego repercutirían en su organismo, éste debe estar en un ambiente lo más relajado y familiar posible.

**HOSPITAL DE DÍA** *(day hospital)* Instalación sanitaria que ofrece un programa terapéutico a ciertos pacientes sólo durante las horas del día.

**HOSPITAL DOCENTE** *(teaching hospital)* Hospital asociado a una universidad que tiene programas acreditados en varias especialidades de la práctica médica.

**HOSPITALARIA, INFECCIÓN** *(hospital-acquired infection)* V. **nosocomial, infección**.

**HOSPITALISMO** *(hospitalism)* Efectos físicos o mentales de la hospitalización o institucionalización de los pacientes, especialmente lactantes o niños. Se caracteriza por regresión social, alteraciones de la personalidad y retraso del crecimiento.

**HOSPITALIZACIÓN PEDIÁTRICA** *(pediatric hospitalization)* Ingreso de un lactante o un niño en el hospital con la finalidad de someterlo a pruebas diagnósticas o medidas terapéuticas. Independientemente de la edad o grado de afectación del niño, la hospitalización supone para el mismo una crisis vital muy importante y el trauma emocional que sufre provoca en él distintas reacciones de comportamiento que el personal sanitario debe reconocer y saber manejar para facilitar su recuperación.

**HOSTILIDAD** *(hostility)* Tendencia de un organismo a amenazar con daños a otro organismo o a sí mismo. Puede expresarse de una forma activa o pasiva.

**HOUSTON, VÁLVULAS DE** *(Houston's valves)* V. **transversales del recto, pliegues**.

**HOWELL-JOLLY, CUERPOS DE** *(Howell-Jolly bodies)* Gránulos esféricos que aparecen en los hematíes cuan-

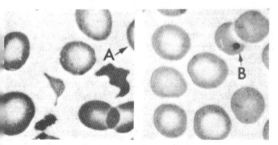

HOWELL-JOLLY, cuerpos de. Extensión de sangre donde se aprecian en el interior de algunos hematíes, estos corpúsculos intracelulares.

do se observan al microscopio óptico los frotis sanguíneos. Son más frecuentes en individuos que padecen anemia hemolítica o perniciosa, leucemia, talasemia o ausencia congénita del bazo, o que han sido esplenectomizados.

**HSA** *(SaH, SAH)* Abreviatura de hemorragia subaracnoidea.

**HUBBARD, TANQUE DE** *(Hubbard tank)* Tanque de grandes dimensiones en el que se sumerge al enfermo para que realice ejercicios bajo el agua. El aparato tiene un mecanismo para proporcionar calor superficial. Se usa para ejercitar el tronco y los miembros inferiores.

**HÜRTHLE, ADENOMA DE** *(Hürthle cell adenoma)* Tumor tiroideo benigno compuesto por células de gran tamaño con citoplasma eosinófilo y granular (células de Hürthle). Consultar la voz **Hurthle, carcinoma de**.

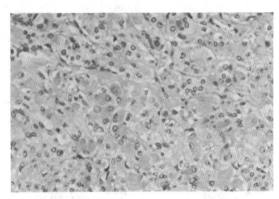

HÜERTHLE, adenoma de. Microfotografía de un tumor benigno de tiroides donde se pueden apreciar células interfoliculares formadoras de tirocalcitonina.

**HÜERTHLE, ADENOMA DE LAS CÉLULAS DE** *(Hurthle cell adenoma)* Tumor benigno del tiroides compuesto por grandes células con citoplasma eosinófilo granular (células de Hurthle). Consultar también **Hurthle, carcinoma de las células de**.

**HÜERTHLE, CARCINOMA DE** *(Hurthle cell carcinoma)* Neoplasia tiroidea maligna compuesta por células de Hurthle. Es más frecuente en hombres que en mujeres; aunque está encapsulado y se asemeja a un adenoma, es capaz de invadir localmente. V. también **Hurthle, adenoma de**.

**HÜRTHLE, CARCINOMA DE LAS CÉLULAS DE** *(Hurthle cell carcinoma)* Neoplasia maligna del tiroides compuesta por células de Hurthle. Estos tumores, que se manifiestan con mayor frecuencia en las mujeres que en los varones, se hallan encapsulados y recuerdan a los adenomas, aun cuando tengan un carácter localmente invasivo. V. también **Hurthle, adenoma de las células de**.

**HÜRTHLE, TUMOR DE** *(Hurthle cell tumor)* Neoplasia tiroidea constituida por células grandes con citoplasma eosinófilo y granular (células de Hurthle); puede ser benigno (adenoma de Hurthle) o maligno (carcinoma de Hurthle).

**HÜRTHLE, TUMOR DE LAS CÉLULAS DE** *(Hurthle cell tumor)* Neoplasia del tiroides compuesta por grandes células con citoplasma eosinófilo granular (células de Hurthle); puede ser benigno (adenoma de las células de Hurthle) o maligno (carcinoma de las células de Hurthle).

**HUESECILLO** *(ossicle)* Hueso pequeño, como el martillo, yunque o estribo del oído interno.

**HUESO** *(bone)* **1.** Tejido conjuntivo especial, denso, duro, ligeramente elástico, que constituye los 206 huesos del esqueleto humano. Está compuesto de tejido óseo compacto que rodea a un tejido óseo esponjoso por el que discurren numerosos vasos sanguíneos y nervios, revestido todo ello por una membrana de periostio. Los huesos largos contienen medula amarilla en sus cavidades diafisarias longitudinales y medula roja en sus extremos epifisarios articulares. La medula roja rellena también las cavidades de los huesos planos y cortos, los cuerpos de las vértebras, el diploe craneal, el esternón y las costillas. En la medula roja activa se producen las células sanguíneas. Los osteo-

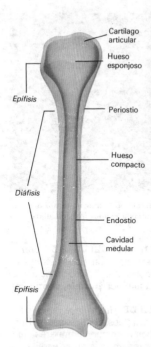

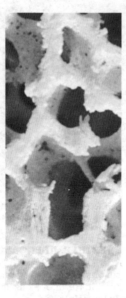

HUESO. Izquierda, sección longitudinal de un hueso (tibia) con sus diferentes partes. Arriba, fotografía a gran aumento de un hueso esponjoso.

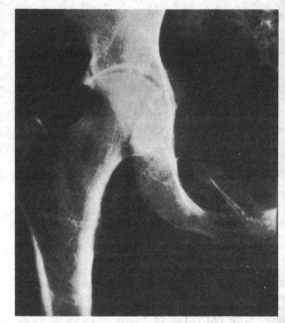

HUESO, cáncer de. Radiografía que muestra un sarcoma óseo que se extiende desde el acetábulo del cóndilo femoral, hasta la parte media del agujero obturador del pubis.

citos forman tejido óseo en anillos concéntricos en torno a un intrincado sistema de Havers constituido por canales intercomunicantes en cuyo interior se encuentran los vasos sanguíneos y linfáticos y las fibras nerviosas. **2.** Cualquier elemento aislado perteneciente al esqueleto, como una costilla, el esternón o un fémur. V. también **conjuntivo, tejido**.

**HUESO, CÁNCER DE** *(bone cancer)* Neoplasia maligna del esqueleto que consiste en un tumor sarcomatoso primario en una zona de crecimiento rápido o, con mayor frecuencia, una metástasis de un cáncer localizado en cualquier otro punto del organismo. Los tumores óseos primarios son relativamente raros y su incidencia alcanza un máximo durante la adolescencia, disminuye después y puede aumentar lentamente pasados los 35 años. En el adulto, el cáncer óseo guarda una estrecha relación con la exposición a radiaciones ionizantes, como se vio por ejemplo en pintores de esferas de reloj fosforescentes que utilizaban pinturas que contenían radio. La enfermedad de Paget, hiperparatirodismo, osteomielitis crónica, infartos óseos antiguos y callos de fracturas aumentan también el riesgo de desarrollo de un tumor óseo, pero la mayoría de las neoplasias óseas malignas son lesiones metastásicas que asientan casi siempre en la columna vertebral o en la pelvis y, con menor frecuencia, en puntos alejados del tronco. El cáncer de hueso progresa rápidamente pero a veces es difícil de detectar; en algunos casos el único síntoma es el dolor, que aumenta por la noche. Ayudan a establecer el diagnóstico los estudios radiográficos, gammagrafías radioisotópicas, arteriografías y biopsias. Los niveles de fosfatasa alcalina se elevan en los tumores osteoblásticos, mientras que en las lesiones osteolíticas aumenta el calcio en suero y en orina; sin embargo en otras lesiones óseas la analítica suele ser equívoca. La neoplasia maligna ósea más frecuente es el osteosarcoma, seguido por el condrosarcoma, el fibrosarcoma y el sarcoma de Ewing. El tratamiento quirúrgico consiste en la resección local de los tumores de crecimiento lento o la amputación, incluyendo la articulación situada por encima del tumor cuando la tumoración es particularmente agresiva y de crecimiento rápido. Puede administrarse radioterapia en el preoperatorio o como forma fundamental de tratamiento en ciertos tumores radiosensibles, como el sarcoma de Ewing, el reticulosarcoma y el mieloma múltiple. Los tumores de Ewing suelen responder también a la quimioterapia combinando adriamicina, ciclofosfamida, vincristina y actinomicina D. El empleo de interferón y otras formas de inmunoterapia se encuentra en fase experimental.

**HUÉSPED** *(host)* **1.** Organismo que alberga y nutre a otro, generalmente un parásito. Se denomina **huésped primario** o **huésped definitivo** a aquel que alberga al parásito adulto y en el que tiene lugar la reproducción de éste. El **huésped intermediario** o **huésped secundario** es el que alberga al parásito en estado larvario o asexual. El **huésped reservorio** es un huésped animal primario de un organismo que puede parasitar al hombre, el cual se infecta a partir de dicho animal. **2.** Receptor de un trasplante. Consultar la voz **donante**.

**HUÉSPED DEFINITIVO** *(definitive host)* Animal en el cual se desarrollan los estadios reproductivos de un parásito.

La hembra del mosquito *Anopheles* es el huésped definitivo del paludismo y el hombre es el huésped definitivo de las tenias y esquistosomas. Denominado también huésped primario. V. **huésped; huésped intermediario; huésped reservorio**.

**HUÉSPED FINAL** *(dead-end-host)* Animal dentro del cual un parásito acaba su ciclo vital. El hombre es el huésped final en la triquinosis, ya que la larva se enquista en el músculo y la carne humana no suele servir de alimento a otros animales susceptibles frente a este parásito. Consultar la voz **huésped definitivo; huésped intermediario; huésped reservorio**.

**HUÉSPED INTERMEDIARIO** *(intermediate host)* Cualquier animal en el que se desarrollen las larvas o estadios intermedios de un parásito. Algunos caracoles lo son en relación a quistes hepáticos y esquistosomas. Los humanos lo son para los parásitos transmisores del paludismo. Denominado también **huésped secundario**. Consultar las voces **huésped definitivo; huésped final; huésped reservorio**. V. también **huésped**.

**HUÉSPED PRINCIPAL** *(primary host)* V. **huésped definitivo**.

**HUÉSPED RESERVORIO** *(reservoir host)* Huésped no humano que sirve para mantener un organismo infectante como fuente potencial para la infección humana. Los monos salvajes son el huésped reservorio del virus de la fiebre amarilla, que a veces se extiende desde la jungla a humanos infectados.

**HUEVO ABORTIVO** *(blighted ovum)* Huevo fertilizado que no llega a desarrollarse. En la visualización radiológica o ultrasónica se observa una especie de quiste lleno de líquido unido a la pared del útero, que puede estar vacío o contener partes amorfas. Muchos abortos espontáneos del primer trimestre no son sino la expulsión de uno de estos huevos. En caso de retención de un huevo abortivo hay que proceder a un legrado por aspiración.

**HUIDA, RESPUESTA CONDICIONADA DE** *(conditioned escape response)* Reacción aprendida consciente o inconsciente de huida o detención de un estímulo desagradable.

**HUIDA O LUCHA, REACCIÓN DE** *(flight or fight reaction)* **1.** (Fisiología). Reacción del cuerpo frente al estrés, en la que actúan el sistema nervioso simpático y la medula adrenal, y que se caracteriza por un aumento del gasto cardiaco, dilatación de la pupila, incremento de la frecuencia del pulso, contracción de los vasos sanguíneos de la piel, elevación de los niveles circulantes de glucosa y ácidos grasos e inducción de un estado mental de alerta. **2.** (Psiquiatría). Reacción frente al estrés con huida de la situación o intento de hacerle frente.

**HÚMERO** *(humerus)* Hueso del brazo formado por cuerpo, cabeza y cóndilo. El cuerpo es proximalmente cilíndrico y prismático y distalmente aplanado; tiene dos bordes y tres caras. La cabeza, casi semiesférica, se articula con la cavidad glenoidea de la escápula y posee un estrechamiento, llamado cuello quirúrgico, a través del cual suele fracturarse la extremidad proximal del hueso. El cóndilo tiene varias depresiones con las que se articulan el radio y el cúbito.

**HUMIDIFICACIÓN** *(humidification)* Proceso de aumentar la humedad relativa del aire que rodea a un paciente mediante el uso de generadores de aerosol o de inhaladores de vapor que ejercen un efecto antitusígeno. La humidificación actúa disminuyendo la viscosidad de las secreciones bronquiales.

**HUMIDIFICADOR, PULMÓN DEL** *(humidifier lung)* Neumonía por hipersensibilidad frecuente en personas cuyo trabajo tiene relación con los sistemas de refrigeración y de aire acondicionado. Los antígenos que causan la reacción de hipersensibilidad son hongos del género *Micropolyspora* y *Thermoactinomyces*. Los síntomas de enfermedad aguda son escalofríos, tos, fiebre, disnea, anorexia, náuseas y vómitos. La forma crónica se caracteriza por fatiga, tos crónica, pérdida de peso y disnea de esfuerzo. V. también **neumonía**.

**HUMIDIFICADOR HIGROSCÓPICO** *(hygroscopic humidifier)* Instrumento que se adapta al circuito aéreo del ventilador mecánico o del aparato de anestesia gaseosa con el fin de mantener una humedad constante en la tráquea del paciente.

**HUMOR ACUOSO** *(aqueous humor)* Líquido acuoso, claro, que circula en las cámaras anterior y posterior del ojo. Es producido por los procesos ciliares y reabsorbido en el sistema venoso en el ángulo iridocorneal a través del seno venoso o canal de Schlemm.

**HUMOR VÍTREO** *(vitreous humor)* Sustancia transparente y semigelatinosa contenida en una fina membrana hialoidea que rellena la cavidad situada por detrás del cristalino ocular. A veces en el humor vítreo quedan pequeños restos del canal hialoideo pero no posee vasos sanguíneos y su nutrición la recibe desde la periferia a través de los vasos de la retina y las prolongaciones ciliares. El humor vítreo es cóncavo en su porción anterior para que se adapte al cristalino y se encuentra estrechamente unido a la retina en torno al globo ocular. Denominado también **vítreo, cuerpo**.

**HUMORAL, RESPUESTA** *(humoral response)* Tipo de reacción de hipersensibilidad mediada por linfocitos B que aparece en las reacciones de hipersensibilidad de los tipos I, II y III. Consultar la voz **inmunidad celular**.

**HUMOS METÁLICOS, FIEBRE POR** *(metal fume fever)* Enfermedad laboral causada por inhalación de humos de óxidos metálicos y caracterizada por presentar síntomas similares a los de la gripe. Afecta a los operarios dedicados a la soldadura, fabricación de piezas metálicas y otras labores que comprenden la manipulación de metales. El contacto con el aire fresco y el tratamiento de los síntomas suelen aliviar el cuadro. Consultar la voz **siderosis**.

**HUNNER, ÚLCERA DE** *(Hunner's ulcer)* V. **cistitis intersticial**.

**HUNTER, CANAL DE** *(Hunter's canal)* V. **aductores, conducto de los**.

**HUNTER, SÍNDROME DE** *(Hunter's syndrome)* Trastorno hereditario del metabolismo de los mucopolisacáridos que sólo se manifiesta en varones con enanismo, cifosis, gargolismo y retraso mental. Se transmite por un gen ligado al cromosoma X. Es posible identificar a las madres portadoras por pruebas bioquímicas y, dado que sus hijos varones tienen un 50 % de probabilidades de padecer el síndrome, pueden abortar si la amniocentesis

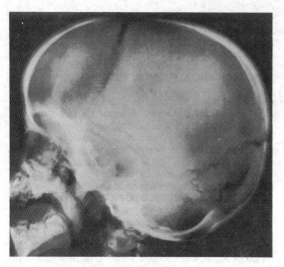

HUNTER, síndrome de. Imagen radiográfica del cráneo de un paciente afecto del síndrome de Hunter. Puede apreciarse un cráneo grande, la mastoides hipoplásica y el díploe engrosado.

demuestra que el feto es varón. V. también **mucopolisacaridosis**.

**HUNTINGTON, COREA DE** (Huntington's chorea) Trastorno hereditario raro que se caracteriza por corea crónica de instauración paulatina y deterioro intelectual que aboca a la demencia. Los primeros signos aparecen hacia los 40 años y los enfermos sobreviven 15 años más aproximadamente. Se transmite con carácter autosómico. Denominada también **corea crónica; corea degenerativa**.

**HURLER, SÍNDROME DE** (Hurler's syndrome) Tipo de mucopolisacaridosis que se transmite como carácter autosómico recesivo y provoca retraso mental grave. Los síntomas empiezan a aparecer en los primeros meses de vida. Los signos característicos son hepatoesplenomegalia, afectación cardiovascular, frente ancha, macrocefalia, a veces debida a hidrocefalia, cuello corto, cifosis acusada en la columna dorsolumbar y manos y dedos cortos y anchos. Es frecuente que aparezcan opacidades corneales y contracturas en flexión. Suele causar la muerte

en la infancia por complicaciones cardiacas y trastornos pulmonares. V. también **mucopolisacaridosis**.

**HUSO** (spindle) **1.** Figura fusiforme de acromatina que se observa en el núcleo celular durante la profase tardía y la metafase de la mitosis. Está constituida por pequeñísimas fibras que se irradian desde los centrosomas y los comunican entre sí. **2.** Tipo de onda cerebral constituido por una breve serie de alteraciones en el potencial eléctrico con una frecuencia de 14 por segundo. **3.** Órganos receptores especiales constituidos por husos neurotendinosos y neuromusculares distribuidos por todo el organismo. Estos husos sirven como órganos receptores especiales que detectan el grado de tensión en un músculo o en la unión de un músculo con un tendón y son esenciales para mantener el tono muscular.

**HUTCHINSON, DIENTES DE** (Hutchinson's teeth) Rasgo propio de la sífilis congénita consistente en la separación excesiva de los incisivos, que tienen forma de media luna con el borde inferior mellado.

**HUTCHINSON, ENFERMEDAD DE** (Hutchinson's disease) V. **angioma serpiginoso**.

**HUTCHINSON, MANCHA DE** (Hutchinson's freckle) Mancha cutánea de color oscuro que crece progresivamente, adquiere un aspecto moteado y se vuelve gruesa y nodular. Suele aparecer en personas ancianas y se localiza en un lado de la cara. Es aconsejable extirparla porque con frecuencia experimenta transformación. Denominada también **léntigo maligno**.

**HUTCHINSON, NEUROBLASTOMA DE** (Hutchinson type neuroblastoma) Neuroblastoma que da metástasis en el cráneo.

**HUTCHINSON, TRÍADA DE** (Hutchinson's triad) Tríada propia de la sífilis congénita en la que aparecen queratitis intersticial, dientes mellados y sordera.

**HYMENOLEPIS** (Hymenolepis) Género de gusanos intestinales patógenos para el hombre en el que se incluyen la tenia enana, Hymenolepis nana, e H. diminuta. Cuando la infestación es grave, pueden aparecer dolor abdominal, heces sanguinolentas y trastornos del sistema nervioso central, sobre todo en niños. Las heces contaminadas actúan como vehículo de esta parasitosis, que es endémica en Estados Unidos. Como tratamiento se usan el clorhidrato de quinacrina y el hexilresorcinol.

**Hz** (Hz) Abreviatura de **herzio**.

**IAM** *(AMI)* Abreviatura de infarto agudo de miocardio.

**-IANO** *(-an, -ian)* Sufijo que significa «perteneciente a, característico de, similar a»: *salpingiano.*

**-IASIS 1.** Sufijo que hace referencia a una enfermedad producida por alguna causa específica: *cestodiasis, dicrocoliasis, miasis.* **2.** Sufijo que significa «características que producen enfermedad»: *elefantiasis, leoniasis, litiasis.*

**-IÁTRICO** *(-iatric)* Sufijo que significa «relativo al tratamiento médico»: *neuropsiquiátrico, ortopsiquiátrico, pitiátrico.*

**IBUPROFENO** *(ibuprofen)* Agente antiinflamatorio no esteroideo.

INDICACIONES: Tratamiento de la artritis reumatoide y otros procesos osteoarticulares.

CONTRAINDICACIONES: Alteración de la función renal, enfermedades del tracto gastrointestinal o hipersensibilidad conocida al fármaco o a la aspirina.

EFECTOS SECUNDARIOS: Entre los más graves figuran alteraciones gastrointestinales, úlceras gástricas o duodenales, vértigos, eritema cutáneo y tinnitus. El medicamento puede interaccionar con muchos otros fármacos.

**-ICO, -ACO** *(-ic, -ac)* Sufijos que significan «perteneciente a» o «parecido a»: *alélico, cadavérico, hipocondríaco.*

**ICSH** *(ICSH)* Abreviatura de hormona estimulante de células intersticiales. V. **hormona luteinizante**.

**ICTAMOL** *(ichthammol)* Antiinfeccioso tópico utilizado para tratar ciertas enfermedades cutáneas.

**ICTERICIA** *(jaundice)* Coloración amarillenta de la piel, mucosas y conjuntivas causada por cifras de bilirrubina en sangre superiores a las normales. Los enfermos pueden presentar náuseas, vómitos, dolor abdominal y color oscuro en la orina. Constituye un síntoma de muchos trastornos, como enfermedad hepática, obstrucción biliar y anemias hemolíticas. Los recién nacidos suelen desarrollar ictericia fisiológica, que desaparece a los pocos días. Los síndromes de Crigler-Najjar y Gilbert son procesos poco frecuentes que también producen ictericia. Los procedimientos diagnósticos útiles comprenden la valoración clínica de los signos y síntomas, pruebas de función hepática, técnicas para visualización directa o indirecta, como rayos X, tomografía axial computarizada, ultrasonidos, endoscopia, cirugía exploradora y biopsia. V. también **hiperbilirrubinemia**.

**ICTERICIA CONGÉNITA** *(congenital jaundice)* Ictericia que se observa en el momento del nacimiento o duran-

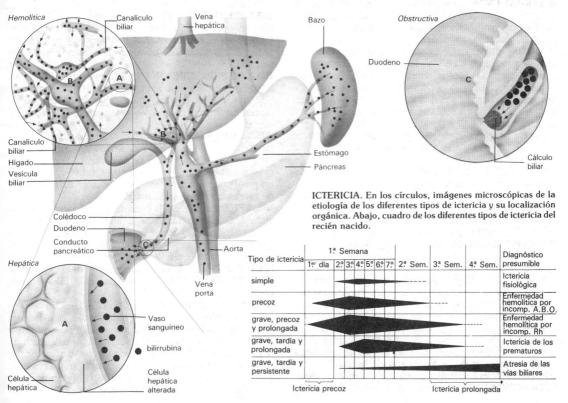

ICTERICIA. En los círculos, imágenes microscópicas de la etiología de los diferentes tipos de ictericia y su localización orgánica. Abajo, cuadro de los diferentes tipos de ictericia del recién nacido.

te las primeras 24 horas de vida. Habitualmente se debe al desarrollo incompleto de los conductos biliares.

**ICTERICIA DEL NEONATO** *(icterus neonatorum)* Proceso ictérico del recién nacido.

**ICTERICIA FISIOLÓGICA** *(physiologic jaundice)* Ictericia simple de los lactantes recién nacidos que se debe a destrucción del excesivo número de hematíes que pueden estar presentes en el nacimiento.

**ICTERICIA GRAVE DEL RECIÉN NACIDO** *(icterus gravis neonatorum)* Ictericia hemolítica del recién nacido debida a incompatibilidad entre el suero de la madre y los hematíes del niño.

**ICTERICIA HEMORRÁGICA** *(hemorrhagic jaundice)* Forma de ictericia que aparece en el síndrome de Weil o en otras formas de leptospirosis en las que existe lesión capilar y anemia.

**ICTERICIA OBSTRUCTIVA** *(obstructive jaundice)* V. **colestasis**.

**ICTERICIA POR LECHE MATERNA** *(breast milk jaundice)* Ictericia e hiperbilirrubinemia del lactante recién nacido que se produce en las primeras semanas de vida como resultado de la acción de un metabolito presente en la leche de la madre que inhibe la conjugación de la bilirrubina con proteínas en el hígado del recién nacido para su ulterior excreción.

**ICTERICIA POSTHEPÁTICA** *(posthepatic jaundice)* Ictericia causada por la obstrucción de los conductos biliares.

**ICTEROANEMIA.** Enfermedad caracterizada por ictericia y anemia, asociadas con esplenomegalia y hemólisis.

**ICTIO-** *(ichthyo-)* Prefijo que hace referencia a los peces: *ictiocola, ictiofagia, ictiotóxico.*

**ICTIOSIS** *(ichthyosis)* Grupo de enfermedades dermatológicas hereditarias en las que la piel aparece seca, hiperqueratósica y con fisuras, similar a las escamas de los peces. Aparece por lo general durante el nacimiento o poco tiempo después y puede formar parte de diferentes síndromes poco comunes. Algunos tipos responden temporalmente a los baños de aceite, al ácido retinoico por vía tópica o al propilenglicol. En la vida adulta se produce una variedad rara y adquirida que acompaña al linfoma o el mieloma múltiple.

**ICTIOSIS CONGÉNITA** *(ichthyosis congenita)* V. **exfoliación lamelar del recién nacido**.

**ICTIOSIS FETAL** *(ichthyosis fetalis)* V. **exfoliación lamelar del recién nacido**.

**ICTIOSIS LIGADA AL CROMOSOMA X** *(X-linked ichthyosis)* V. **ictiosis ligada al sexo**.

**ICTIOSIS LIGADA AL SEXO** *(sex-linked ichthyosis)* Trastorno cutáneo congénito caracterizado por la formación de grandes escamas secas y gruesas de color oscuro que recubren el cuello, cuero cabelludo, orejas, cara, tronco y superficies flexoras del cuerpo, especialmente los pliegues de los brazos y el dorso de las rodillas. Es transmitida por vía materna como carácter recesivo ligado al cromosoma X y sólo afecta a los varones. Se trata con aplicaciones tópicas de emolientes y agentes queratolíticos para facilitar la eliminación de las escamas. Denominada también **ictiosis ligada al cromosoma X**; V. también **ictiosis**.

**ICTIOSIS SIMPLE** *(ichthyosis simplex)* V. **ictiosis vulgar**.

**ICTIOSIS VULGAR** *(ichthyosis vulgaris)* Enfermedad hereditaria de la piel que se caracteriza por la presencia de escamas grandes, secas y negruzcas que cubren la cara, cuello, cráneo, oídos, espalda y superficies de extensión, pero no así las de flexión, del organismo. La enfermedad se transmite por medio de un gen autosómico dominante, no se presenta en el nacimiento y aparece varios meses o un año después. El tratamiento consiste en la aplicación tópica de emolientes y en el empleo de agentes queratolíticos que faciliten la caída de las escamas. Denominada también **ictiosis simple**. V. también **ictiosis ligada al sexo**.

**ICTUS** *(ictus)* **1.** Ataque. **2.** Accidente cerebrovascular.

**-IDE** *(-id)* **1.** Sufijo que significa «elemento estructural de los dientes»: *protocónide, talónide, trigónide.* **2.** Sufijo que significa «cuerpo o partícula (específico)»: *cúspide, rabdoide, esporoide.*

**IDEA** *(idea)* Cualquier pensamiento, concepto, intención o impresión que existe en la mente como consecuencia de la comprensión, el conocimiento u otra actividad mental. Tipos de ideas son la **idea autóctona, idea de influencia, idea de persecución, idea de referencia** e **idea fija**.

**IDEA AUTÓCTONA** *(autochthonous idea)* Idea que se origina en el inconsciente y surge de forma espontánea en la mente, independientemente del esquema consciente de pensamiento.

**IDEA COMPULSIVA** *(compulsive idea)* Idea recurrente e irracional que persiste en la mente y que habitualmente conduce a un impulso irresistible de realizar un acto inapropiado.

**IDEA DE INFLUENCIA** *(idea of influence)* Delirio obsesivo que se observa con frecuencia en personas paranoicas y por el que el enfermo piensa que fuerzas o personas ajenas a él controlan sus pensamientos, acciones y sentimientos.

**IDEA DE PERSECUCIÓN** *(idea of persecution)* Delirio obsesivo que se observa con frecuencia en personas paranoicas y por el que el enfermo se cree amenazado, discriminado o maltratado por otras personas o fuerzas externas.

**IDEA DE REFERENCIA** *(idea of reference)* Delirio obsesivo por el que el enfermo piensa que las afirmaciones o acciones de otros se refieren a él; dichas acciones se consideran generalmente despreciativas. Se ve con frecuencia en el proceso paranoico. Denominada también **delirio de referencia; idea referencial**.

**IDEA FIJA** *(fixed idea)* **1.** Pensamiento obsesivo y persistente. **2.** En ciertos trastornos mentales, especialmente en la neurosis obsesivo-compulsiva, idea sin fundamento que domina la actividad mental y persiste, a pesar de la evidencia en contra o de la refutación racional.

**IDEA IMPERATIVA** *(imperative idea)* V. **idea compulsiva**.

**IDEA REFERENCIAL** *(referential idea)* V. **idea de referencia**.

**IDENTIDAD, CRISIS DE** *(identity crisis)* Período de desorientación que afecta a un individuo en cuanto al concepto de sí mismo y su papel en la sociedad, que se produce la mayoría de las veces en la transición de una etapa de la vida a la siguiente. Las crisis de identidad son más frecuentes durante la adolescencia, cuando se produce un aumento brusco de la fuerza de los impulsos internos que se combina con una mayor presión externa por parte de padres y amigos; cuando se producen mayores expectativas por parte de la sociedad de comportamientos más maduros, también aparece el conflicto. El adolescente se muestra confuso acerca de su propia valoración personal, sus capacidades, valores, objetivos, elección de profesión o carrera y lugar en el mundo. La problemática de la vida familiar, la fluidez social, la movilidad de la población y los cambios en las relaciones entre los sexos también contribuyen a un aumento de la incidencia en la crisis de identidad. Aunque la confusión sobre la propia identidad se considera un problema típico de la adolescencia, también está muy extendida entre los ancianos, que pierden su status en la comunidad y dentro de la familia.

**IDENTIFICACIÓN** *(identification)* Mecanismo inconsciente de defensa por el que el individuo adapta sus patrones de personalidad a los de otra persona, asumiendo sus cualidades, características y acciones. El proceso es normal en el desarrollo de la persona y el aprendizaje y contribuye a la adquisición de intereses e ideales. Los tipos de identificación son la **identificación competitiva** y la **identificación positiva**.

**IDENTIFICACIÓN COMPETITIVA** *(competitive identification)* Imitación inconsciente de la conducta y personalidad de otra persona para mejorarla o superarla. V. también **identificación**.

**IDENTIFICACIÓN POSITIVA** *(positive identification)* Adaptación inconsciente de la personalidad propia según el modelo de otra persona a la que se admira o se estima. V. también **identificación**.

**IDEOFOBIA** *(ideophobia)* Estado de ansiedad que se caracteriza por miedo irracional o desconfianza de las ideas o la razón. Denominada también **fobia**.

**IDIO-** Prefijo que significa «perteneciente a uno mismo o a algo separado»: *idiocrático, idioneurosis, idioventricular*.

**IDIOCIA AMAURÓTICA FAMILIAR** *(amaurotic familial idiocy)* V. **Tay-Sachs, enfermedad de**.

**IDIOCIA MONGOLOIDE** *(mongoloid idiocy)* V. **Down, síndrome de**.

**IDIÓMERO** *(idiomere)* V. **cromómero**.

**IDIOPATÍA** *(idiopathy)* Cualquier enfermedad primitiva que surge sin causa aparente.

**IDIOPÁTICA, ENFERMEDAD** *(idiopathic disease)* Enfermedad que no tiene causa conocida o aparente. En algunos casos, puede tener un patrón reconocible de síntomas y signos, y ser incluso curable, pero su etiología sigue siendo desconocida.

**IDIOSINCRASIA** *(idiosyncrasy)* **1.** Características físicas o de comportamiento, de un individuo o grupo. **2.** Hipersensibilidad propia de un individuo a un fármaco, alimento o alguna otra sustancia particular. V. también **alergia**.

**IDIOTA** *(idiot)* Dícese de la persona que sufre un retraso mental grave, con cociente intelectual inferior a 20, y que es incapaz de lograr un desarrollo mental más allá del equivalente a los 3 o 4 años. Consultar al voz **imbécil**.

**IDOXURIDINA** *(idoxuridine)* Antibiótico oftálmico.
INDICACIONES: Queratitis por herpes simple.
CONTRAINDICACIONES: Úlceras profundas de la córnea o hipersensibilidad conocida al fármaco.
EFECTOS SECUNDARIOS: Entre los más graves figuran los trastornos visuales.

**Ig** *(Ig)* Abreviatura de **inmunoglobulina**.

**IgA** *(IgA)* Abreviatura de **inmunoglobulina A**.

**IgA, DEFICIENCIA DE** *(IgA deficiency)* Carencia selectiva de inmunoglobulina A, que constituye la inmunoglobulinopatía más frecuente, con una frecuencia de 1/400 individuos. La inmunoglobulina A es el principal anticuerpo proteico de la saliva y las membranas mucosas del intestino y los bronquios. Protege frente a infecciones víricas y bacterianas y su deficiencia está asociada a un patrón de herencia autosómico dominante o recesivo, con producción de anomalías autoinmunes. El déficit de IgA es frecuente en enfermos con artritis reumatoide y lupus eritematoso sistémico. Muchos individuos que presentan esta enfermedad tienen cifras normales de linfocitos periféricos con receptores para la IgA, y las demás inmunoglobulinas son asimismo normales. Todo esto sugiere que el defecto puede residir en los linfocitos B, incapaces de elaborar esta inmunoglobulina. En la mayoría de estos enfermos, las células T parecen deprimir la síntesis de IgA.
OBSERVACIONES: La sintomatología de la deficiencia de IgA es con frecuencia nula en los enfermos que tienen otros sistemas humorales que permiten compensar la falta de esta inmunoglobulina con aumento de la síntesis de IgM. Los síntomas más frecuentes son las alergias respiratorias asociadas a infecciones pulmonares crónicas, enfermedades gastrointestinales, como celiaquía y enteritis regional, enfermedades autoinmunes, como artritis reumatoide, lupus eritematoso sistémico y hepatitis crónica, tumores malignos, como el carcinoma de células escamosas de pulmón, sarcoma de células reticulares y timoma. La edad de comienzo es muy variable. Algunos niños con déficit de IgA comienzan a sintetizar espontáneamente la inmunoglobulina cuando desaparecen las infecciones recidivantes y mejora su estado general. El diagnóstico de esta enfermedad se basa en las pruebas de laboratorio, que habitualmente muestran niveles normales de IgE e IgM, y niveles de IgA inferiores a 5 mg/dl en suero. La respuesta celular y los linfocitos B circulantes suelen ser normales, aunque las pruebas de laboratorio pueden indicar la presencia de autoanticuerpos y anticuerpos frente a la IgG, la IgM y la leche de vaca. La producción de interferón en las células T puede descender en algunos enfermos con déficit de IgA, aumentando los riesgos de infección.
INTERVENCIÓN: No existe cura conocida para esta enfermedad; el tratamiento suele centrarse en controlar las enfermedades asociadas, como las infecciones respiratorias y gastrointestinales. Los enfermos con déficit de IgA no deben recibir gammaglobulinas, porque la sensibilización asociada puede provocar crisis de anafilaxia durante la administración de productos hematológicos. Cuando un enfermo de este tipo requiere una transfusión, el riesgo de cualquier reacción secundaria grave puede reducirse utilizando eritrocitos previamente lavados. Las pruebas cruzadas de sangre de cualquier donante con la misma enfermedad se consideran métodos suficientemente seguros para evitar el riesgo de reacciones secundarias. La deficiencia de IgA es una enfermedad con la que los enfermos pueden vivir muchos años, y la única precaución general consiste en enseñarles a descubrir su propia sintomatología y requerir ayuda médica cuanto antes.

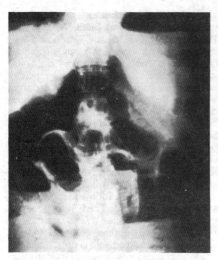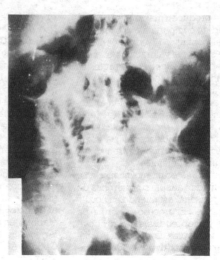

**ÍLEO PARALÍTICO. La presencia de niveles hidroaéreos en estas radiografías abdominales, en el intestino delgado y en el colon, sugiere un íleo paralítico.**

**IgD** *(IgD)* Abreviatura de **inmunoglobulina D**.

**IgE** *(IgE)* Abreviatura de **inmunoglobulina E**.

**IgG** *(IgG)* Abreviatura de **inmunoglobulina G**.

**IgM** *(IgM)* Abreviatura de **inmunoglobulina M**.

**IKWA, FIEBRE DE** *(Ikwa fever)* V. **trincheras, fiebre de las**.

**ILEÍTIS** *(ileitis)* Inflamación del íleo. V. también **Crohn, enfermedad de**.

**ILEÍTIS GRANULOMATOSA** *(granulomatous ileitis)* V. **Crohn, enfermedad de**.

**ÍLEO-** Prefijo que significa «perteneciente al íleon»: *ileocecal, ileorrectostomía, ileotomía*.

**ÍLEO** *(ileus)* Obstrucción intestinal, como el íleo adinámico provocado por la inmovilidad intestinal o el íleo mecánico, en el que el tránsito intestinal está interrumpido por causa mecánica.

**ÍLEO MECONIAL** *(meconium ileus)* Obstrucción del intestino delgado en el recién nacido producida por impactación de meconio de consistencia muy espesa, por lo general en la válvula ileocecal o sus proximidades. Los síntomas son distensión abdominal, vómitos, falta de expulsión de meconio en las primeras 24-48 horas tras el nacimiento y deshidratación rápida, con desequilibrio electrolítico. Este trastorno puede deberse a una deficiencia en la secreción de enzimas pancreáticas y es la manifestación más precoz de la fibrosis quística. En los casos no complicados en que no se produce perforación, vólvulo o atresia, la obstrucción puede tratarse mediante la administración de enemas junto con un medio de contraste como solución hipertónica de diatrizoato de meglumina y diatrizoato sódico bajo control fluoroscópico. Para evitar la deshidratación hay que aportar líquidos por vía IV. Si con dos o tres enemas no se consigue vencer la obstrucción, hay que resolver la situación por medios quirúrgicos.

**ÍLEO PARALÍTICO** *(paralytic ileus)* Disminución o ausencia de peristalsis intestinal que puede producirse después de cirugía abdominal o lesión peritoneal, o en relación con pielonefritis grave, litiasis ureteral, fracturas costales, infarto de miocardio, ulceración intestinal extensa, intoxicación por metales pesados, porfiria, hematomas retroperitoneales, en especial los asociados con fracturas vertebrales, o cualquier enfermedad metabólica grave. Es la causa más común de obstrucción intestinal y es causado por un componente hormonal del sistema simpaticoadrenal.

OBSERVACIONES: Se caracteriza por distensión y dolor a la palpación abdominal, ausencia de ruidos intestinales, falta de flatos, náuseas y vómitos. Puede haber fiebre, disminución de la producción de orina, desequilibrio electrolítico, deshidratación y distrés respiratorio. La pérdida de líquidos y electrólitos puede ser grave y, a menos que sean sustituidos, el proceso puede conducir a hemoconcentración hipovolemia, deshidratación, insuficiencia renal, shock y muerte.

ACTUACIÓN: El enfermo guarda cama en la posición de Fowler y no se le administra nada por vía oral. Se introduce un tubo intestinal en el duodeno por vía nasogástrica y se conecta a una aspiración intermitente; el tubo no se fija a la nariz, se coloca al enfermo en una posición que facilite su avance y se comprueba cada 30 a 60 min. El aspecto del drenaje gastrointestinal se observa cada dos o cuatro horas y se comunica cualquier aumento o disminución en la cantidad o variaciones en el color o consistencia. Los ruidos intestinales, presión arterial, pulso y respiración se comprueban cada dos o cuatro horas, y la temperatura rectal cada cuatro horas. El contorno abdominal se miden cada dos horas y se comunica cualquier aumento observado. Los líquidos con electrólitos y medicación se administran por vía parenteral para facilitar la peristalsis; se mide la ingesta y la diuresis, y si esta última es inferior a 30 ml por hora, se informa al médico. El enfermo es ayudado a moverse en la cama y a hacer respiraciones profundas cada dos o cuatro horas, y cada una o dos horas se le hace higiene oral. Cada cuatro horas se realiza una serie de ejercicios de movimiento muscular activo o pasivo. Cuando aumenta el funcionamiento intestinal y vuelven a aparecer los ruidos peristálticos, se puede pinzar el tubo intestinal y dar pequeñas cantidades de té caliente o de bebida carbonatada. Si no vuelven a presentarse el dolor, la distensión o los espasmos, se puede retirar el tubo intestinal, pero puede prescribirse la colocación de un tubo rectal o un enema para mejorar la distensión.

ACTUACIÓN DE LA ENFERMERA: La misión de la enfermera comprende comprobar e informar sobre la presencia de signos de íleo paralítico y de sus posibles complicaciones, asegurándose de que el enfermo esté tan confortablemente como sea posible. Instruye al enfermo para que evite respirar por la boca, debido a que la deglución de aire puede aumentar la distensión abdominal.

**ILEOCECAL, VÁLVULA** *(ileocecal valve)* Válvula que separa el íleon del ciego. Está formada por dos pliegues que se proyectan en la luz del intestino grueso, inmediatamente por encima del apéndice vermiforme, y que permiten que los contenidos intestinales pasen sólo en dirección distal, nunca proximal.

**ILEOCECOSTOMÍA** *(ileocecostomy)* V. **cecoileostomía**.

**ILEOCÓLICO, GANGLIO** *(ileocolic node)* Ganglio componente de uno de los tres grupos de ganglios linfáticos mesentéricos superiores, que forman una cadena de aproximadamente 15 ganglios situada alrededor de la arteria ileocólica. Tienden a formar dos grupos principales, uno situado cerca del duodeno y otro localizado en la porción inferior de la arteria ileocólica. La cadena se rompe en diversos grupos coincidiendo con la división de la arteria en sus ramas terminales. Los ganglios ileocólicos reciben aferentes del yeyuno, íleon, ciego, apéndice vermiforme, colon ascendente y colon transverso. Sus eferentes van a los ganglios preaórticos. Consultar las voces **mesentérico, ganglio; mesocólico, ganglio**.

**ÍLEON** *(ileum)* Porción distal del intestino delgado que va desde el yeyuno al ciego. Tiene pliegues circulares pequeños y poco numerosos y múltiples islotes de ganglios linfáticos. Termina en la fosa ilíaca derecha, abriéndose en la cara medial del intestino grueso.

**ILEOSTOMÍA** *(ileostomy)* Intervención quirúrgica en la que se forma una abertura del íleon en la superficie abdominal, a través de la cual se excreta la materia fecal. La técnica está indicada en la colitis ulcerosa recidivante o avanzada, la enfermedad de Crohn o el carcinoma de intestino grueso. Antes de la intervención se administra una dieta pobre en residuos y se reduce la ingesta de líquidos 24 horas antes para disminuir en lo posible los residuos intestinales. Otras medidas preoperatorias son la administración de antibióticos por vía oral para disminuir la flora intestinal y la colocación de una sonda nasogástrica o intestinal. En la ileostomía permanente se extrae toda la porción enferma del colon, mientras que en otras ocasiones es posible realizar una anastomosis posterior de los cabos distal y proximal cuando hayan cicatrizado las áreas ulceradas. Después de la resección se lleva un asa proximal de íleon hasta la pared abdominal y se sutura en esta posición, realizando el estoma. En la porción terminal del íleon se realiza una sutura en bolsa de tabaco, de modo que la abertura se une con los músculos rectos para formar una válvula, abriendo posteriormente la boca en el abdomen. En el posoperatorio, el paciente debe llevar temporalmente una bolsa desechable para recoger la materia fecal semilíquida, que comienza a drenar una vez se restituye la pe-

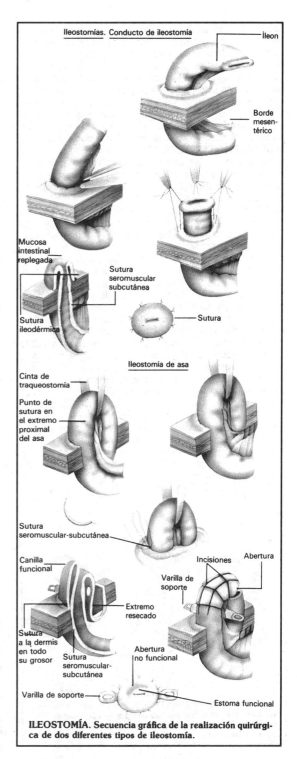

Ileostomías. Conducto de ileostomía — Íleon — Borde mesentérico — Mucosa intestinal replegada — Sutura ileodérmica — Sutura seromuscular subcutánea — Sutura — Ileostomía de asa — Cinta de traqueostomía — Punto de sutura en el extremo proximal del asa — Sutura seromuscular-subcutánea — Canilla funcional — Extremo resecado — Sutura a la dermis en todo su grosor — Sutura seromuscular-subcutánea — Varilla de soporte — Incisiones — Abertura — Varilla de soporte — Abertura no funcional — Estoma funcional

**ILEOSTOMÍA. Secuencia gráfica de la realización quirúrgica de dos diferentes tipos de ileostomía.**

ristalsis y se retira la sonda de aspiración. Dado que las secreciones contienen enzimas digestivas que pueden ulcerar la piel que rodea al estoma, es necesario asegurarse de que no se produzca rezumamiento de la bolsa. La enfermera instruirá al enfermo sobre la forma de aplicarse la bolsa de colostomía y la limpieza que requiere el estoma. Si se ha realizado una bolsa abdominal, se irriga o drena 3 o 4 veces al día por medio de un pequeño catéter de irrigación a través de la válvula. Consultar la voz **colostomía.** V. también **enterostomía; irrigación del estoma.**

**ILEOSTOMÍA CONTINENTE** *(continent ileostomy)* Ileostomía que drena en una bolsa o reservorio abdominal realizado quirúrgicamente. Para evitar el vaciamiento involuntario del contenido intestinal, se hace una válvula en boquilla con un fragmento de íleon.

MÉTODO: Después de la intervención hay que mantener la bolsa vacía mediante un catéter que se coloca durante la operación; el catéter se mantiene 1 o 2 semanas según el estado de la función intestinal y la cicatrización de la herida. Una vez retirado este catéter permanente, hay que introducir periódicamente una sonda para vaciar el contenido de la bolsa. El tiempo transcurrido entre un vaciamiento y otro se va prolongando a medida que la capacidad de la bolsa aumenta, hasta llegar a 500 o 1.000 ml; a los seis meses de la intervención, el vaciado de la bolsa se hace sólo dos o tres veces al día, cuando el paciente, que ya ha aprendido a reconocer la sensación de plenitud, lo considere necesario. Para vaciar la bolsa, el paciente, sentado en el retrete, retira el apósito que cubre el estoma, inserta en el mismo la punta de un catéter previamente lubricado y lo va introduciendo cuidadosamente; a unos 5 cm se encuentra cierta resistencia, pues es el lugar donde se encuentra la válvula de la bolsa; mientras tanto el otro extremo del catéter debe estar al menos 30 cm por debajo del estoma, en un receptáculo o en el retrete. Las heces empiezan a salir cuando la punta del catéter ha atravesado la válvula, a unos 7,5 cm del estoma. El vaciamiento dura unos 15 min.

CRITERIOS IMPORTANTES: Antes de darle el alta, el paciente debe ser capaz de vaciar por sí mismo la bolsa y encargarse del cuidado del estoma. La ileostomía continente tiene, entre otras, las ventajas de evitar olores desagra-

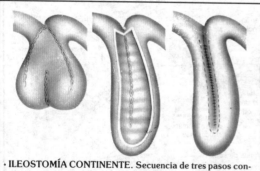

**· ILEOSTOMÍA CONTINENTE.** Secuencia de tres pasos consecutivos para practicar una ileostomía que evita el vaciamiento involuntario del intestino, lo que permite una mejor calidad de vida del paciente.

dables y la necesidad de bolsa externa. La alimentación debe instaurarse poco a poco; los alimentos ricos en fibra y los que causan formación de gases no son recomendables. Las secreciones muy espesas se pueden diluir inyectando un poco de agua en la bolsa, a través del catéter. El estoma se cubre con una compresa desechable de 20 cm² que se fija con esparadrapo hipoalérgico. Hay que advertir al paciente que evite la irritación cutánea alrededor del estoma. Una vez que la herida ha cicatrizado, se puede prescindir del apósito, a menos que haya riesgo de traumatismo abdominal. En cuanto a la actividad, si la curación es completa y el paciente se encuentra bien, no hay razón para restringirla.

**ILEOSTOMIZADO** *(ileostomate)* Persona que ha sufrido una ileostomía.

**ILÍACA EXTERNA, ARTERIA** *(external iliac artery)* División de la arteria ilíaca primitiva que desciende por el muslo y se convierte en la arteria femoral. Irriga la pierna y es más larga que la arteria ilíaca interna (en el feto ocurre al contrario). Consultar la voz **ilíaca interna, arteria.**

**ILÍACA EXTERNA, VENA** *(external iliac vein)* Cualquiera de las dos venas situadas en la parte inferior del organismo que se unen a las venas ilíacas internas para formar las dos venas ilíacas primitivas. Cada una de ellas comienza bajo el ligamento inguinal, asciende a lo largo del borde de la pelvis menor y desemboca frente a la articulación sacroilíaca en la vena ilíaca interna. En muchos sujetos contiene al menos una válvula y a veces dos. En ella abocan la vena epigástrica inferior, la circunfleja ilíaca profunda y las venas púbicas. Consultar la voz **ilíaca interna, vena.**

**ILÍACA INTERNA, ARTERIA** *(internal iliac artery)* Rama procedente de la arteria ilíaca primitiva. Irriga las paredes de la pelvis, las vísceras pélvicas, los órganos genitales y parte de la porción interna del muslo. La distribución de sus ramas es de las más irregulares del cuerpo. Sus diez ramas más comunes son: umbilical, vesical inferior, hemorroidal media, uterina, obturatriz, pudenda interna, iliolumbar, sacra lateral, glútea superior y glútea inferior. En el feto es dos veces más larga que la ilíaca externa y representa la continuación directa de la ilíaca primitiva. Después del nacimiento se reduce, siendo más pequeña que la ilíaca externa. Denominada también **hipogástrica, arteria.** Consultar la voz **ilíaca externa, arteria.**

**ILÍACA INTERNA, VENA** *(internal iliac vein)* Una del par de venas de la porción inferior del cuerpo que se une a la vena ilíaca externa para formar la vena ilíaca primitiva. Cada ilíaca interna comienza en el mayor de los agujeros ciáticos, asciende dorsalmente a su arteria correspondiente y se une en la pelvis a la vena ilíaca externa. Son tributarias de ella: glútea superior, glútea inferior, pudenda interna, obturatriz, sacra lateral, hemorroidal media, venas dorsales del pene, vesical, uterina y vaginal. Consultar la voz **ilíaca externa, vena.**

**ILÍACA PRIMITIVA, ARTERIA** *(common iliac artery)* División de la arteria aorta a nivel de la cuarta vértebra lumbar. Se dirige hacia abajo unos 5 cm y se divide en las arterias ilíacas derecha e izquierda. La primitiva derecha es un poco más larga que la izquierda.

**ILÍACA PRIMITIVA, VENA** *(common iliac vein)* Unión de las venas ilíacas interna y externa a nivel de la sínfisis sacroilíaca. La unión de las dos venas ilíacas primitivas forma la vena cava inferior. La vena ilíaca primitiva derecha es más corta que la izquierda y asciende de forma vertical en posición dorsal y lateral con respecto a la arteria correspondiente. La vena ilíaca primitiva izquierda asciende de manera más oblicua, al principio por dentro de la arteria y luego por detrás, y recibe la arteria sacra media. Ninguna tiene válvulas. Consultar las voces **ilíaca externa, vena; ilíaca interna, vena**.

**ILÍACO** *(iliacus)* Músculo triangular y plano que cubre la cara curva interna de la fosa ilíaca. Se origina en la cara interna de la cresta ilíaca superior, a partir de los ligamentos ileolumbares y en el sacro. Se une al psoas mayor para formar el iliopsoas a nivel del ligamento inguinal. Está inervado por ramas del nervio femoral, que contienen fibras provenientes de los nervios lumbares segundo y tercero. Su acción es la flexión y rotación lateral del muslo. Consultar las voces **psoas mayor; psoas menor**.

**ILÍACO, ALA DEL** *(ala of the ilium)* Porción superior convexa del hueso ilíaco.

**ILÍACO CIRCUNFLEJO, GANGLIO** *(iliac circumflex node)* Ganglio situado en el abdomen, situado a lo largo del trayecto de los vasos circunflejos ilíacos profundos. Consultar las voces **ilíaco común, ganglio linfático; ilíacos externos, ganglios linfáticos; ilíacos internos, ganglios linfáticos**. V. también **linfa; linfático, ganglio; linfático, sistema**.

**ILÍACO COMÚN, GANGLIO LINFÁTICO** *(common iliac node)* Grupo de ganglios linfáticos situados alrededor de la arteria y vena ilíacas primitivas. Recogen la linfa de los ganglios linfáticos ilíacos internos y externos y drenan en los ganglios linfáticos ilíacos lumbares. Consultar las voces **ilíacos externos, ganglios linfáticos; ilíacos internos, ganglios linfáticos**. V. también **linfa; linfático, ganglio; linfático, sistema**.

**ILÍACOS EXTERNOS, GANGLIOS LINFÁTICOS** *(external iliac node)* Ganglios pertenecientes a uno de los siete grupos de ganglios parietales que constituyen el sistema linfático del abdomen y la pelvis. A lo largo de los vasos ilíacos externos se encuentran 10 ganglios ilíacos externos distribuidos en tres grupos. Sus aferentes drenan linfa de numerosas estructuras abdominales y pélvicas, como la pared abdominal profunda, la región aductora del muslo, la próstata y la vagina. Consultar las voces. V. también **linfa; linfático, ganglio; linfático, sistema**.

**ILÍACOS INTERNOS, GANGLIOS LINFÁTICOS** *(internal iliac node)* Siete grupos de ganglios linfáticos parietales que drenan el abdomen y la pelvis. Rodean los vasos ilíacos internos y reciben los vasos linfáticos correspondientes a las ramas de la arteria ilíaca interna. Drenan la linfa de las vísceras pélvicas, nalgas y porción dorsal de los muslos. Sus vasos eferentes terminan en los ganglios ilíacos primitivos. Consultar la voz **ilíacos externos, ganglios linfáticos**. V. también **linfa; linfático, ganglio; linfático, sistema**.

**ILIO-** Prefijo que significa «que pertenece al ilio o al flanco»: *iliocostal, iliolumbar*.

**ILIOFEMORAL** *(iliofemoral)* Que pertenece al ilio y al fémur.

**ILIOINGUINAL** *(ilioinguinal)* Que pertenece a las regiones de la cadera y la ingle.

**ILUMINACIÓN FOCAL** *(focal illumination)* V. **iluminación**.
**ILUMINACIÓN OBLICUA** *(oblique illumination)* V. **iluminación**.

**ILUSIÓN** *(illusion)* Interpretación falsa de un estímulo sensorial externo, generalmente visual o auditivo; por ejemplo, los espejismos. Consultar las voces **alucinación; delirio**.

**ILIOLUMBAR, LIGAMENTO** *(iliolumbar ligament)* Par de ligamentos que forman parte de la conexión entre la columna vertebral y la pelvis. Cada ligamento iliolumbar se inserta en el proceso transverso de la quinta vértebra lumbar y va hasta la base del sacro.

**ILION** *(ilium)* Uno de los tres huesos que se originan en la cresta innominada. Forma parte del acetábulo y proporciona inserción a numerosos músculos, como el abductor interno, glúteos, ilíaco y sartorio. Está dividido en el cuerpo, que forma menos de las 2/5 partes del acetábulo, y el ala, la porción más grande y en forma de ala de la pelvis mayor. Ésta contiene la fosa ilíaca y los tubérculos ciáticos mayores y presenta diversas prominencias destinadas a inserciones musculares, como la cresta ilíaca, las espinas ilíacas anterosuperior y posterosuperior y las espinas ilíacas anteroinferior y posteroinferior. Consultar las voces **isquion; pubis**.

**ILIOPSOAS** *(iliopsoas)* Par de músculos complejos que flexionan el muslo y la columna vertebral lumbar. Cada complejo está compuesto por el psoas mayor, el psoas menor y el ilíaco, aunque con frecuencia el psoas menor no existe. El psoas mayor es un músculo fusiforme y largo que se origina en ciertas vértebras lumbares y se inserta en el fémur. El ilíaco es un músculo triangular y plano que se origina en la fosa ilíaca y se inserta en el fémur y el tendón del psoas mayor. El psoas menor es un músculo largo situado en posición ventral con respecto al psoas mayor.

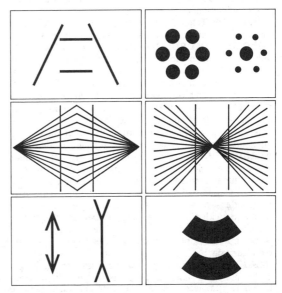

ILUSIÓN. Seis cuadros ya clásicos, utilizados para demostrar la realidad de la ilusión óptica.

sensorial externo, generalmente visual o auditivo; por ejemplo, los espejismos. Consultar las voces **alucinación; delirio**.

**IM** *(IM)* Abreviatura de intramuscular, empleada fundamentalmente junto al término inyección.

**IMAGEN** *(image)* **1.** Representación óptica de un objeto, como la que producen la refracción o la reflexión. **2.** Representación, idea o concepto de una realidad objetiva. **3.** (Psicología). Representación mental de algo previamente perseguido y posteriormente modificado por otras experiencias resultantes de estímulos intra o extrapsíquicos, o de ambos. Tipos de imágenes son la imagen corporal, la imagen eidética, la imagen de memoria, la imagen mental, la imagen motora y la imagen táctil.

**IMAGEN CORPORAL** *(body image)* Concepto subjetivo que tiene un sujeto sobre su aspecto físico. La representación mental, que puede ser realista o no, se construye por autoobservación y a partir de las reacciones de los otros y de una compleja interacción de actitudes, emociones, recuerdos, fantasías y experiencias conscientes e inconscientes. La incapacidad marcada para conceptualizar las propias características corporales puede deberse a una lesión orgánica cerebral, como sucede en la autotopagnosia, una minusvalía física, como la pérdida de una extremidad, o trastornos psicológicos y emocionales, como sucede en la anorexia nerviosa.

**IMAGEN DE LA MEMORIA** *(memory image)* Sensación, impresión o percepción tal como se recoge en la memoria.

**IMAGEN EIDÉTICA** *(eidetic image)* Imagen mental inusualmente vívida, elaborada y aparentemente exacta que resulta de una experiencia visual y aparece en forma de fantasía, sueño o recuerdo. V. también **imagen**.

**IMAGEN MENTAL** *(mental image)* Cualquier concepto o sensación producido en la mente a través de la memoria o la imaginación.

**IMAGEN MOTORA** *(motor image)* Concepto visual de los propios movimientos corporales, reales o imaginarios.

**IMAGEN PRIMORDIAL** *(primordial image)* (Psicología analítica). Arquetipo del progenitor original, que representa la fuente de la vida. Aparece en el recuerdo como un estadio previo a la diferenciación de la madre y el padre del individuo. V. también **inconsciente colectivo**.

**IMÁGENES** *(imagery)* (Psiquiatría). Formación de conceptos, figuras e ideas mentales; cualquier producto de la imaginación. En personas con alteraciones mentales, estas imágenes son con frecuencia extravagantes y delirantes.

**IMAGINACIÓN** *(imagination)* **1.** Capacidad para formar imágenes mentales o conceptos conscientes de objetos que no son inmediatamente accesibles a los sentidos. **2.** (Psicología). Capacidad para reproducir imágenes o ideas almacenadas en la memoria mediante la estimulación o sugestión de ideas asociadas, o reagrupar ideas y conceptos anteriores para formar nuevas imágenes e ideas con respecto a un problema u objetivo determinado. V. también **fantasía**.

**IMAGO** *(imago)* (Psicología analítica). Imagen mental inconsciente, habitualmente idealizada, de un individuo, que ha tenido gran ascendiente en los primeros años de la vida de una persona. V. también **identificación**.

**IMBÉCIL** *(imbecile)* Persona con retraso mental modera-

do que tiene un cociente de inteligencia entre 20 y 49, y que es incapaz de alcanzar un desarrollo mental más allá del equivalente a los 7 u 8 años. Consultar la voz **idiota**. V. también **retraso mental**.

**IMBRICADO** *(imbricate)* Construcción de una superficie con planos superpuestos de material. Los cirujanos pueden imbricar planos de tejido cuando cierran una herida o alguna otra abertura del cuerpo.

**IMINOGLUCINURIA** *(iminoglycinuria)* Proceso familiar benigno que se caracteriza por una excreción urinaria anormal de los aminoácidos glicina, prolina, e hidroxiprolina.

**IMINOGLUCINURIA FAMILIAR** *(familial iminoglycinuria)* V. **iminoglucinuria**.

**IMIPENEM-CILASTATINA SÓDICA** *(imipenem-cilastatin sodium)* Antibiótico de amplio espectro.
INDICACIONES: Infecciones causadas por organismos sensibles. V. en **endocarditis** y **septicemias**.
CONTRAINDICACIONES: Reacciones de hipersensibilidad, colitis pseudomembranosa, niños.
EFECTOS SECUNDARIOS: Gastrointestinales, flebitis.

**IMIPRAMINA, CLORHIDRATO DE** *(imipramine hydrochloride)* Antidepresivo tricíclico.
INDICACIONES: Tratamiento de la depresión.
CONTRAINDICACIONES: Administración concomitante de inhibidores de la monoaminooxidasa, infarto de miocardio reciente, enfermedad cardiovascular o convulsiva o hipersensibilidad conocida al fármaco.
EFECTOS SECUNDARIOS: Entre los más graves figuran sedación, alteraciones gastrointestinales y reacciones cardiovasculares y neurológicas. Este fármaco produce interacciones con otros muchos medicamentos.

**IMPACTACIÓN FECAL** *(fecal impaction)* Acúmulo de heces endurecidas en el recto o el colon sigmoide que el individuo es incapaz de eliminar. Un signo de impactación fecal es la diarrea, ya que la obstrucción sólo puede ser sobrepasada por material líquido. En ocasiones produce incontinencia urinaria al ejercer presión sobre la vejiga. El tratamiento consiste en la administración de enemas de aceite y de limpieza y extracción manual de las heces. Las personas que sufren deshidratación, depleción nutricional o tienen que guardar reposo en cama durante largos períodos, reciben fármacos que producen estreñimiento, como el hierro o los opiáceos, o se someten a exploraciones radiográficas con bario, tienen un mayor riesgo de impactación fecal. La prevención de la misma consiste en la administración de alimentos voluminosos y abundantes líquidos y ocasionalmente reblandecedores de las heces o laxantes. El paciente debe practicar ejercicios y desarrollar hábitos intestinales regulares.

**IMPACTADO** *(impacted)* Firmemente encajado en un espacio limitado.

**IMPERFORADO** *(imperforate)* Falta de abertura normal de un órgano o vía fisiológica del organismo. Un ejemplo lo constituye el ano imperforado.

**IMPERMEABLE** *(impermeable)* Tejido, membrana, película que impide el paso de una sustancia a su través.

**IMPÉTIGO** *(impetigo)* Infección estreptocócica o estafilocócica de la piel que comienza por un eritema focal y progresa hasta producir vesículas pruriginosas, erosiones y costras melicéricas. La lesión suele localizarse en la cara

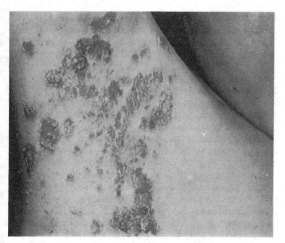

**IMPÉTIGO.** En la fotografía se aprecian las lesiones cutáneas superficiales del impétigo, ya en proceso de escoriación tras la fase de vesícula.

y se extiende localmente. Las secreciones de la lesión son altamente contagiosas por contacto. Una complicación ocasional es la glomerulonefritis aguda y el tratamiento debe realizarse limpiando la región con jabón antibacteriano y agua, aplicando compresas con solución de Burow, retirando las costras y administrando antibióticos por vía tópica u oral. Para evitar la extensión de la infección es esencial el tratamiento de las lesiones, la utilización por parte del enfermo de toallas y ropa de cama exclusivas y el lavado cuidadoso de las manos.

**IMPLANTACIÓN** *(implantation)* (Embriología). Proceso que implica la fijación, penetración y embebimiento del blastocisto en el epitelio de la pared uterina durante las etapas precoces del desarrollo prenatal. El grado de invasión requerido para el intercambio materno-fetal adecuado varía de forma importante entre las distintas especies. En el hombre, el proceso se produce en unos pocos días; comienza hacia el séptimo u octavo de la fertilización, y consiste en el embebimiento completo del concepto en el endometrio uterino. Los tipos de implantación son la **implantación excéntrica,** la **implantación intersticial** y la **implantación superficial.**

**IMPLANTACIÓN CENTRAL** *(central implantation)* V. **implantación superficial.**

**IMPLANTACIÓN CIRCUNFERENCIAL** *(circumferential implantation)* V. **implantación superficial.**

**IMPLANTACIÓN EXCÉNTRICA** *(eccentric implantation)* (Embriología). Fijación del blastocito dentro de un pliegue o receso de la pared uterina, con lo que queda separado de la cavidad principal.

**IMPLANTACIÓN INTERSTICIAL** *(interstitial implantation)* (Embriología). Anclaje completo del blastocisto en el interior del endometrio de la pared uterina.

**IMPLANTACIÓN SUPERFICIAL** *(superficial implantation)* (Embriología). Inclusión parcial del blastocisto en la pared uterina de forma que posteriormente ésta y el saco coriónico protrusan en la cavidad del útero. Denominada también **implantación central; implantación circunferencial.**

**IMPLANTE** *(implant)* **1.** (Radioterapia). Sustancia radiactiva encapsulada que se coloca en un tejido como tratamiento. En los tumores de próstata y pulmonares pueden implantarse de forma permanente varillas que contienen $125_{I}$, y en los carcinomas de cabeza y cuello se pueden utilizar cintas o alambres de $192_{Ir}$. En el tratamiento de los procesos malignos ginecológicos pueden utilizarse sellos que se implantan temporalmente en las cavidades corporales y que contienen $137_{Cs}$ o $226_{Ra}$; los tumores oculares pueden tratarse con la implantación durante un breve período de tiempo (habitualmente menos de dos minutos) de sellos que contienen $90_{Sr}$, y las agujas con $226_{Ra}$ pueden utilizarse como implantes intersticiales temporales. Los enfermos sometidos a este tratamiento deben aislarse de los demás pacientes siempre que sea posible. **2.** (Cirugía). Material o injerto insertado en un órgano o estructura del organismo. El implante puede ser de tejido, como en un injerto de vaso sanguíneo, o artificial, como la prótesis de cadera, el marcapasos cardiaco o los contenedores de material radiactivo.

**IMPLOSIÓN** *(implosion)* **1.** Explosión hacia dentro. **2.** Denominada también inundación. Tratamiento psiquiátrico de los procesos fóbicos y de ansiedad, en los que el paciente se desensibiliza del estímulo productor de ansiedad mediante la exposición intensa y repetida, imaginaria o real, al estímulo, hasta que éste deja de producir su efecto de ansiedad.

**IMPOTENCIA** *(impotence)* **1.** Debilidad. **2.** Incapacidad del varón adulto para lograr la erección del pene, o con menor frecuencia, para eyacular después de haber logrado la erección. Se reconocen diversas formas, como la **impotencia funcional,** que tiene una base fisiológica, la **impotencia anatómica,** que resulta de un defecto físico del aparato genital, y la **impotencia anatómica,** que implica una alteración de la función neuromuscular. Una salud precaria, la edad, los fármacos y la fatiga también pueden inhibir la función sexual normal.

**IMPOTENCIA ANATÓMICA** *(anatomic impotence)* V. **impotencia.**

**IMPOTENCIA FUNCIONAL** *(functional impotence)* V. **impotencia.**

**IMPREGNAR** *(impregnate)* **1.** Inseminar y provocar un embarazo; fertilizar. **2.** Saturar o mezclar con otra sustancia.

**IMPRESIÓN** *(impression)* **1.** (Odontología y medicina protésica). Molde de una parte de la boca o de otra región del organismo que se hace para construir una prótesis o reposición. **2.** (Historia clínica). Orientación diagnóstica del médico que hace la exploración o valoración de un problema, enfermedad o estado. **3.** Fuerte sensación o efecto sobre la mente, el intelecto o los sentimientos.

**IMPRIMACIÓN** *(imprinting)* (Etiología). Tipo especial de aprendizaje que se produce en momentos críticos durante las etapas precoces del desarrollo en los animales. Implica diferentes patrones de comportamiento y adquisición de vínculos sociales, y se caracteriza por su irreversibilidad; es específico de cada especie y sirve para vincular a las crías a sus progenitores, pero los animales expuestos a la presencia de miembros de otra especie durante dicho período sensible pueden adherirse e identificarse con los patrones de comportamiento concretos de esta especie en lugar de con la suya propia. El grado en el que se produce la imprimación en el hombre aún no se ha determinado.

**IMPULSIÓN** *(impulsion)* Fuerza anormal e irracional que induce al individuo a cometer un acto ilegal o socialmente inaceptable.

**IMPULSO** *(impulse)* **1.** (Psicología). Inclinación, urgencia, deseo o acción brusca, irresistible y con frecuencia irracional, que resulta de un sentimiento o estado mental concreto. **2.** (Fisiología). Proceso electroquímico implicado en la transmisión neural.

**IMPULSOR CARDIACO NEUMÁTICO** *(pneumatic heart driver)* Dispositivo mecánico que regula el aporte de aire comprimido a un corazón artificial, controlando la frecuencia cardiaca, el porcentaje sistólico y el retraso sistólico.

**In** *(In)* Símbolo químico del **indio**.

**IN-** **1.** Prefijo que significa «en»: *incineración, indigitación, inducido.* **2.** Prefijo que indica negación: *inacción, inasimilable, incompetente.*

**IN EXTREMIS** *(in extremis)* En el último momento o en el momento de la muerte.

**IN LOCO PARENTIS** *(in loco parentis)* Locución latina que significa «en lugar del padre». Aplícase en el caso en que una persona o institución asumen las responsabilidades paternas del cuidado de un niño.

**IN SITU** *(in situ)* **1.** Aplícase a lo que está situado en su lugar natural o común. **2.** Dícese de los carcinomas que no han rebasado la membrana basal.

**IN UTERO** *(in utero)* En el interior del útero.

**IN VITRO** *(in vitro)* (Biología). Reacción biológica que tiene lugar en un sistema de laboratorio. Consultar la voz **in vivo**.

**IN VIVO** *(in vivo)* (Biología). Reacción biológica que tiene lugar en un organismo vivo. Consultar la voz **in vitro**.

**INACTIVACIÓN** *(inactivation)* Desnaturalización reversible de una proteína.

**INANICIÓN** *(inanition)* **1.** Estado de máxima debilidad resultante de la falta de ingestión de alimentos y agua o de su asimilación; caquexia. V. también **malnutrición**. **2.** Estado de letargia que se caracteriza por pérdida de vitalidad o vigor en todos los aspectos sociales, morales e intelectuales de la vida.

**INANICIÓN, FIEBRE POR** *(inanition fever)* Proceso febril transitorio y moderado del recién nacido que aparece en los primeros días después del nacimiento, y que habitualmente está provocado por deshidratación.

**INANIMADO** *(inanimate)* Sin vida, sin signos vitales.

**INCAPACIDAD** *(helplessness)* Sentimiento de pérdida de control, habitualmente después de fallos repetidos, con el resultado de no ser capaz de tomar decisiones autónomas.

**INCARCERAR** *(incarcerate)* Atrapar, aprisionar o confinar, como sucede con un asa intestinal en la hernia inguinal. V. también **hernia**.

**INCESTO** *(incest)* Relación sexual entre miembros de una misma familia con un parentesco tan próximo que su matrimonio está prohibido legalmente debido a su consanguinidad.

**INCIDENCIA** *(incidence)* **1.** Número de veces que sucede un hecho. **2.** (Epidemiología). Número de casos nuevos durante un período concreto de tiempo. La incidencia se expresa con frecuencia como proporción, en la que el número de casos es el numerador y la población de riesgo el denominador. V. también **tasa**.

**INCISIÓN** *(incision)* **1.** Corte producido quirúrgicamente por un instrumento cortante, que crea una solución de continuidad en un órgano o espacio del organismo. **2.** Acto de realizar una incisión.

**INCISIVO** *(incisor)* Cada uno de los ocho dientes frontales, cuatro en cada arcada dental, que aparecen al principio como dientes de leche durante la infancia, se reponen posteriormente por incisivos permanentes y se mantienen hasta la ancianidad. La corona de los incisivos tiene forma de bisel y un borde cortante. Su superficie labial es convexa, lisa y muy pulida; su superficie lingual es cóncava y en muchos individuos está marcada por un puente basal en forma de V próximo a la encía en la arcada superior. El cuello del incisivo es estrecho y la raíz es única, larga y cónica. Los incisivos superiores son más grandes y más fuertes que los inferiores y se dirigen oblicuamente hacia abajo y atrás.

**INCLUSIÓN** *(inclusion)* Estructura situada dentro de otra, como las inclusiones que se hallan en el citoplasma de las células.

**INCLUSIONES CITOMEGÁLICAS, ENFERMEDAD POR** *(cytomegalic inclusion disease)* Infección producida por citomegalovirus, un tipo de herpevirus. Es una infección congénita de los lactantes recién nacidos que se caracteriza por microcefalia, retraso del crecimiento, hepatosplenomegalia, anemia hemolítica y fracturas patológicas de los huesos largos. Denominada también **citomegalovirus, enfermedad por**. Consultar la voz **Torch, síndrome de**.

**INCOHERENTE** *(incoherent)* **1.** Desordenado; que no tiene conexión lógica y carece de continuidad ordenada. **2.** Individuo incapaz de expresar sus propias ideas de forma inteligible y ordenada, generalmente a causa de una tensión emocional.

**INCOMPATIBLE** *(incompatible)* Que no puede coexistir. Un tejido trasplantado puede ser rechazado a causa de la incompatibilidad de los factores entre el donante y el receptor.

**INCOMPETENCIA** *(incompetence)* Falta de habilidad. Los órganos de la economía que no funcionan adecuadamente se pueden considerar como incompetentes. Entre los tipos diferentes se hallan la incompetencia aórtica, la incompetencia ileocecal y la incompetencia valvular.

**INCONSCIENCIA** *(unconsciousness)* Estado de ausencia total o parcial de contacto con el mundo exterior en que no existe respuesta a los estímulos sensoriales. Puede deberse a traumatismo, shock, enfermedad o excesiva ingesta de alcohol, sobredosis de narcóticos, intoxicación e insolación. Puede aparecer un grado variable de inconsciencia durante episodios de estupor, fuga, catalepsia y sueño. V. también **coma**.

**INCONSCIENTE** *(unconscious)* **1.** Aplícase a la persona desconectada del medio ambiente; insensible; incapaz de responder a los estímulos sensoriales. **2.** (Psiquiatría). Parte del funcionalismo mental en que ideas, pensamientos, sentimientos, emociones y recuerdos quedan fuera del conocimiento vigil del sujeto. Contiene información que nunca ha sido consciente y otra que lo fue en su día y experimentó luego un proceso de represión. V. también **inconsciente colectivo; inconsciente personal**.

**INCONSCIENTE COLECTIVO** (*collective unconscious*) (Psicoanálisis). Parte del inconsciente que es común a toda la humanidad, formado por experiencias ancestrales. V. también **psicoanálisis**.

**INCONSCIENTE PERSONAL** (*personal unconscious*) (Psicología analítica). Pensamientos, ideas, emociones y otros fenómenos mentales adquiridos o reprimidos durante la vida de un individuo. Consultar también la voz **inconsciente colectivo**.

**INCONTINENCIA** (*incontinence*) Incapacidad para controlar la micción o la defecación. La incontinencia urinaria puede estar provocada por alteraciones cerebrales secundarias a la edad, infecciones, lesiones cerebrales o medulares, lesión de los nervios periféricos que inervan la vejiga o lesión de los esfínteres o las estructuras perineales, como sucede a veces en el parto. El tratamiento consiste en la reeducación vesical, la implantación de un esfínter artificial y el empleo de dispositivos de drenaje internos o externos. La incontinencia de esfuerzo, precipitada por la tos, la presión abdominal o el levantamiento de pesos, es más frecuente en las mujeres y puede tratarse con ejercicios que tensen y relajen la musculatura perineal y glútea. La incontinencia fecal puede ser con-

secuencia de la relajación del esfínter anal o de alteraciones del sistema nervioso central o la medula espinal y puede tratarse con un programa de reeducación intestinal. En los enfermos encamados con incontinencia puede utilizarse una armazón de Bradford con una abertura para la cuña de cama o el orinal. V. también **entrenamiento intestinal**.

**INCONTINENCIA URINARIA** (*urinary incontinence*) Pérdida involuntaria de orina por fracaso del control voluntario del esfínter vesical. La causa puede ser una lesión cerebral o de la medula espinal, neoplasia o cálculos vesicales, esclerosis múltiple, obstrucción de la porción inferior del aparato urinario, traumatismo y multiparidad en las mujeres. En niños puede ser de origen psicógeno o alérgico. El tratamiento varía según las causas y consiste en corrección quirúrgica, medicación o psicoterapia.

**INCRETO-** Prefijo que significa «perteneciente a las secreciones internas»: *incretodiagnóstico, incretógeno, incretología*.

**INCRUSTACIÓN** (*incrustation*) Exudado, escama o costra indurada.

**INCUBACIÓN, PERÍODO DE** (*incubation period*) **1.** Tiempo que media entre la exposición a un organismo patógeno y la aparición de los síntomas de la enfermedad. **2.** Tiempo requerido para inducir el desarrollo y replicación de células de tejidos o microorganismos en un medio de cultivo o algún otro medio especial de laboratorio.

**INCUBADORA** (*incubator*) Aparato que se utiliza para

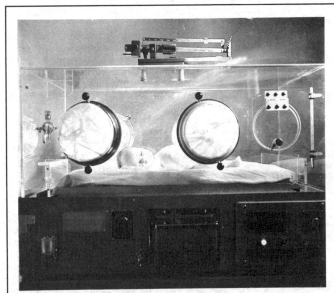
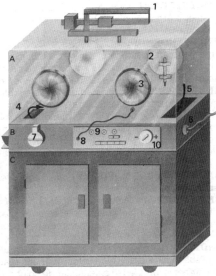

INCUBADORA. Es un aparato destinado a aislar del exterior a un recién nacido problemático, para brindarle unas condiciones ambientales óptimas para su supervivencia. A la derecha, descripción esquemática de una incubadora tipo: A) habitáculo; B) gabinete del motor; C) consola rodante con armario. 1) báscula pesabebés; 2) termómetro de la temperatura interior del habitáculo; 3) orificios para el acceso de las manos; 4) entrada de aire al habitáculo; 5) salida de aire del habitáculo; 6) toma de corriente del motor; 7) nivel y carga de agua para el, mantenimiento de la humedad interna; 8) sonda térmica; 9) controles de ajuste automático de la temperatura; 10) control del ajuste manual de la temperatura y sistemas de alarma.

proporcionar un medio controlado, especialmente en lo referente a la temperatura. También se pueden controlar otros componentes ambientales, como la oscuridad, la luz, el oxígeno y la humedad, como sucede en la incubadora para cultivo de huevos o microorganismos en el laboratorio o en las incubadoras para niños prematuros.

**INCUD-** Prefijo que significa «perteneciente al yunque»: *incudectomía, incudiforme, incudomáleo.*

**INCUDECTOMÍA** (*incudectomy*) Extracción quirúrgica del yunque que se realiza como tratamiento de la sordera de conducción producida por una necrosis de la punta del yunque. Se puede hacer bajo anestesia local o general, el yunque se retira y se repone con un injerto óseo, para permitir de nuevo la transmisión de las vibraciones. En el posoperatorio es necesario instruir al paciente para que cambie de posición con lentitud y no se produzcan vértigos, así como para que evite sonarse la nariz y estornudar y comunique al médico la presencia de fiebre, cefalea, vértigos o dolor de oído.

**INDANDIONA, DERIVADO DE** (*indandione derivative*) Componentes de un pequeño grupo de anticoagulantes orales indicados en los tratamientos a largo plazo en enfermos que no toleran otros anticoagulantes orales. Las indandionas son difíciles de controlar y pueden provocar graves afectos secundarios, como toxicidad hepática y renal grave, agranulocitosis y leucopenia. Por esta razón se prefieren los cumarínicos. Durante el tratamiento es necesario hacer exámenes periódicos de la tasa de protrombina. La fatiga extrema, inflamación de garganta, escalofríos y fiebre son signos de toxicidad inminente y requieren la supresión del tratamiento.

**INDENTACIÓN** (*notch*) Muesca o depresión en un hueso u otro órgano, como indentación auricular o indentación cardiaca.

**INDEPENDENCIA** (*independence*) **1.** Cualidad de ser independiente; autonomía; libre de influjo o control por otra persona o grupo. **2.** Falta de apoyo en otro para la existencia física o las necesidades emocionales.

**INDEX MEDICUS** (*Index Medicus*) Índice publicado mensualmente por la National Library of Medicine que recoge todos los artículos de literatura médica publicados en todo el mundo ordenados por materias y nombres de autores. Todos los años se publica la edición anual, *Cumulative Index Medicus*, que contiene todas las materias de los 12 números precedentes.

**INDIA POR PULGAS, FIEBRE** (*Indian tick fever*) V. **Marsella, fiebre de**.

**INDICACIÓN** (*indication*) Razón para prescribir una medicación o instaurar un tratamiento, como la infección bacteriana puede ser una indicación para la prescripción de un antibiótico específico.

**INDICADOR** (*indicator*) Cinta, papel, tableta o cualquier otra sustancia utilizada para comprobar una reacción particular por su propiedad de cambiar de color a simple vista y de una forma determinada. Denominado también **reactivo**. Algunos tipos de indicadores son el indicador de autoclave, los papeles reactivos y el papel tornasol.

**INDIGESTIÓN** (*indigestion*) V. **dispepsia**.

**INDOLACÉTICO, ÁCIDO** (*indoleacetic acid*) Principal metabolito final del triptófano, presente en cantidades muy pequeñas en la orina normal y que se excreta en grandes cantidades en los enfermos con tumores carcinoides.

**INDOLENTE** (*indolent*) Relativo a un trastorno orgánico que se asocia a dolor escaso o nulo.

**INDOMETACINA** (*indomethacin*) Agente antiinflamatorio no esteroideo.

INDICACIONES: Tratamiento de la artritis y otros procesos inflamatorios.

CONTRAINDICACIONES: Enfermedad gastrointestinal superior o hipersensibilidad conocida al fármaco o a la aspirina. No debe administrarse a niños menores de 15 años o a mujeres lactantes o gestantes.

EFECTOS SECUNDARIOS: Entre los más graves figura la úlcera péptica. También se producen molestias gastrointestinales, vértigos, tinnitus y eritemas cutáneos.

**INDUCCIÓN** (*induce*) **1.** Acto por el cual se estimula el comienzo de una actividad, como un enzima induce una actividad metabólica. **2.** (Embriología). Proceso de estimulación y determinación de la diferenciación morfogénica en el embrión en desarrollo por medio de la acción de sustancias químicas transmitidas de una parte del embrión a otra. V. también **evocación**.

**INDUCIDA, FIEBRE** (*induced fever*) Elevación deliberada de la temperatura corporal aplicando calor o inoculando un organismo productor de fiebre para eliminar gérmenes patógenos sensibles al calor.

**INDUCTOR** (*inductor*) (Embriología) Tejido o célula que segrega una sustancia química que estimula algún efecto morfogénico en el embrión en desarrollo.

**INDURACIÓN** (*induration*) Endurecimiento de un tejido, especialmente la piel, a causa de edema, inflamación o infiltración por una neoplasia.

**INERCIA** (*inertia*) **1.** Tendencia de un cuerpo que se halla en reposo o en movimiento a mantenerse en este estado a menos que se ejerza una fuerza externa. **2.** Estado anormal que se caracteriza por inactividad o lentitud, como la inercia colónica o la inercia uterina.

**INERME** (*inerm*) Dícese de una especie de tenia que no tiene ganchos en la cabeza, por lo que no puede fijarse a la pared intestinal. V. **Tenia**.

**INERTE** (*inert*) **1.** Que no se mueve o actúa, como la materia inerte. **2.** (Sustancia química). Que no toma parte en una reacción química ni actúa como catalizador, como el neón o cualquier gas inerte. **3.** (Ingrediente médico). Que no tiene actividad farmacológica; que sólo sirve como vehículo, unión o agente edulcorante, o como cualquier otra forma de excipiente en una medicación.

**INERVACIÓN DOBLE** (*double innervation*) Inervación de los órganos efectores por fibras de las divisiones simpáticas y parasimpáticas del sistema nervioso autónomo, como la que poseen las vísceras pélvicas, los bronquiolos, el corazón, los ojos y el sistema digestivo. Las fibras de las dos divisiones operan compensando sus efectos, con lo que se consigue un estado de equilibrio y se mantiene la situación homeostática del organismo. La forma de acción de cada una de las divisiones varía: mientras que en unas estructuras una división tiene una acción estimulante y la otra inhibidora, en otras fibras independientes de cada división actúan estimulando e inhibiendo una función complementaria.

**INFANCIA** *(childhood)* Período del desarrollo humano que se extiende desde el nacimiento hasta el comienzo de la pubertad. V. también **crecimiento; desarrollo**.

**INFANTICIDIO** *(infanticide)* Acto de matar a un lactante o un niño pequeño. Constituye habitualmente una reacción psicótica que se asocia con frecuencia a depresiones graves, como la que se produce en la psicopatía bipolar y, ocasionalmente, en alteraciones posparto extremas. El infanticidio puede convertirse en una obsesión neurótica en las madres que no desean el hijo o no se sienten física, mental o emocionalmente capaces de cuidarlo o de enfrentarse con los problemas que conlleva.

**INFANTIL** *(infantile)* **1.** Relativo a o característico de los niños o de la infancia. **2.** Carente de madurez, sofisticación o sensatez. **3.** Afectado de infantilismo. **4.** Que se encuentra en un período temprano de su desarrollo.

**INFANTILISMO** *(infantilism)* **1.** Situación en la que persisten en el adulto diversas características anatómicas, fisiológicas y psicológicas propias de la infancia. Se caracteriza por retraso mental, órganos sexuales escasamente desarrollados y baja estatura. Consultar la voz **progeria**. **2.** Situación caracterizada por unas características de voz y modo de hablar en niños mayores o adultos que son típicas de niños muy pequeños. Se debe más a factores psicológicos que orgánicos.

**INFANTILISMO RETRÓGRADO** *(retrograde infantilism)* V. **eunucoidismo acromegálico**.

**INFARTACIÓN** *(infarction)* **1.** Desarrollo y formación de un infarto. **2.** Infarto. Entre los tipos se incluyen la infartación miocárdica y la infartación pulmonar.

**INFARTO** *(infarct)* Área delimitada de necrosis en un tejido, vaso, órgano o región como resultado de la anoxia

**Factores de Riesgo en el infarto de miocardio letal en mujeres jóvenes entre los 15 y 44 años de edad.**

| Factores de riesgo | Porcentaje medio | |
|---|---|---|
| | Mujeres blancas | Mujeres negras |
| Infarto de miocardio previo | 48,6 | 22,5 |
| Otras enfermedades del corazón | 6,9 | 7,4 |
| Alto nivel de colesterol | 8,2 | 35,6 |
| Fumadora de 10-15 cigarrillos | 2,5 | 1,9 |
| Obesidad | 2,0 | 3,0 |
| Ooforectomía bilateral | 1,3 | 0 |
| Hipertensión | 3,4 | 3,8 |
| Diabetes | 4,7 | 5,7 |
| Uso de contraceptivos orales en meses anteriores | 1,7 | 0 |
| Tromboembolismo | 2,4 | 1,9 |

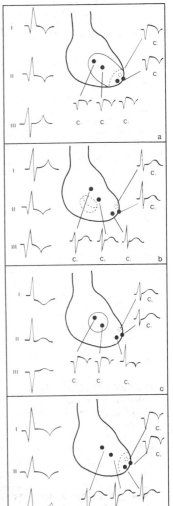

INFARTO. Gráficos de los electrocardiogramas en cuatro tipos de infarto cardiaco: a) anterolateral; b) posterior; c) supraapical; d) paraapical externo.
Abajo, fotografía de un corazón infartado, donde pueden apreciarse las secuelas de las cicatrices en todo el espesor del miocardio.

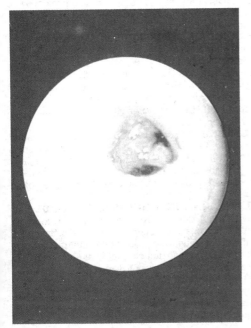

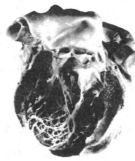

INFARTO DE MIOCARDIO. Un coágulo obstruye completamente la arteria coronaria, en una toma fotográfica realizada desde el interior del corazón. Obsérvese la presencia de zonas de color más claro, producto de la falta de irrigación.

hística que sigue a la interrupción del aporte sanguíneo a la zona o, con menor frecuencia, por estasis debido a la obstrucción del drenaje venoso. El aspecto del infarto puede ser rojo e hinchado, debido a la hemorragia y acumulación de sangre, o bien blanco y pálido, debido a la carencia de circulación. Entre los tipos de infarto se cuentan el anémico, el calcáreo, el cicatrizado, el hemorrágico y el de ácido úrico.

**INFARTO DE MIOCARDIO** *(myocardial infarction)* Oclusión de una arteria coronaria por aterosclerosis o embolia que provoca un área de necrosis en el miocardio. OBSERVACIONES: El comienzo del infarto de miocardio se caracteriza por dolor torácico opresivo que puede irradiarse al brazo izquierdo, el cuello o el epigastrio, y que a veces simula la sensación de indigestión aguda o de un cólico vesicular. El paciente suele aparecer con color ceniciento, sudoroso, disneico, con tendencia al desvanecimiento y angustiado, y muchas veces tiene una sensación de muerte inminente. En el ECG aparece elevación del segmento ST y onda Q. Los estudios de laboratorio suelen mostrar leucocitosis y elevación de los niveles séricos de creatinfosfoquinasa, lacticodeshidrogenasa y transaminasa glutamino-oxaloacética. Las complicaciones potenciales incluyen arritmias, edema pulmonar, shock cardiogénico y parada cardiaca. ACTUACIÓN: El tratamiento de urgencia del infarto de miocardio puede requerir reanimación cardiopulmonar, antes de que el paciente llegue a una unidad coronaria y se le conecte un monitor cardiaco. Durante la fase aguda suelen administrarse tratamiento trombolítico para repermeabilizar la arteria ocluída, oxígeno, fármacos cardiotónicos, agentes antiarrítmicos y anticoagulantes; pueden estar indicados los sedantes y analgésicos. Se miden frecuentemente la presión arterial, la temperatura, la respiración y el pulso apical. Pueden administrarse fluidos parenterales; se evitan las bebidas y alimentos fríos y el paciente suele recibir una dieta pobre en sodio y en colesterol. En caso de estreñimiento, están indicados los laxantes y ablandadores de las heces. OBSERVACIONES COMPLEMENTARIAS: Tiene gran importancia el papel de la enfermera para que el paciente y la familia comprendan la naturaleza y el tratamiento de la enfermedad. Antes del alta, se dan instrucciones respecto a la necesidad de seguir la dieta y la pauta de medicación prescritas, limitar las actividades, descansar a intervalos regulares y evitar la cafeína, la nicotina, las comidas copiosas y el estrés emocional para facilitar la convalecencia del paciente.

**INFARTO INTESTINAL** *(intestinal infarction)* V. **estrangulación intestinal**.

**INFECCIÓN** *(infection)* **1.** Invasión del organismo por microorganismos patógenos que se reproducen y multiplican, causando un estado morboso por lesión celular local, secreción de una toxina o al provocar una reacción antígeno-anticuerpo en el huésped. **2.** Enfermedad causada por la invasión del organismo por microorganismos patógenos. Consultar la voz **infestación**.

**INFECCIÓN EXTRAHOSPITALARIA** *(community-acquired infection)* Infección adquirida a partir del entorno, incluyendo las infecciones que son contraídas indi-

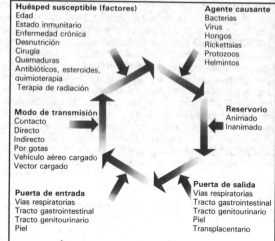

| Huésped susceptible (factores) | Agente causante |
|---|---|
| Edad | Bacterias |
| Estado inmunitario | Virus |
| Enfermedad crónica | Hongos |
| Desnutrición | Rickettsias |
| Cirugía | Protozoos |
| Quemaduras | Helmintos |
| Antibióticos, esteroides, | |
| quimioterapia | |
| Terapia de radiación | |

Modo de transmisión — Reservorio (Animado, Inanimado)
Contacto
Directo
Indirecto
Por gotas
Vehículo aéreo cargado
Vector cargado

Puerta de entrada — Puerta de salida
Vías respiratorias — Vías respiratorias
Tracto gastrointestinal — Tracto gastrointestinal
Tracto genitourinario — Tracto genitourinario
Piel — Piel
— Transplacentario

INFECCIÓN. Representación gráfica de los factores implicados en los procesos infecciosos.

rectamente por el uso de medicamentos. Las infecciones extrahospitalarias se diferencian de las nosocomiales o intrahospitalarias por los tipos de gérmenes causantes de la infección.

**INFECCIÓN OPORTUNISTA** *(opportunistic infection)* Infección causada por microorganismos habitualmente no patógenos en un huésped cuya resistencia está disminuida por enfermedades tales como la diabetes mellitus y el cáncer, o por procedimientos quirúrgicos.

**INFECCIOSO** *(infectious)* **1.** Dícese del agente capaz de producir una infección. **2.** Dícese del estado causado por una infección.

**INFERIORIDAD, COMPLEJO DE** *(inferiority complex)* **1.** Sentimiento de miedo y resentimiento resultante de la idea de ser físicamente inadecuado; lo que da lugar a diversas anomalías del comportamiento. **2.** (Psicoanálisis). Complejo caracterizado por el intento de alcanzar metas irreales, originado por un complejo de Edipo no resuelto.

**INFEROLATERAL** *(inferolateral)* Dícese de aquello situado por debajo y a un lado.

**INFESTACIÓN** *(infestation)* Presencia de parásitos animales en la piel, el cabello o el entorno de un huésped.

**INFESTAR** *(infest)* Atacar, invadir y subsistir en la piel o en los órganos internos de un huésped. Trátase generalmente de parásitos macroscópicos. Consultar la voz **infectar**.

**INFILTRACIÓN, DETECTOR AUTOMÁTICO DE** *(automatic infiltration detector)* Aparato sensible a la temperatura que activa una alarma e interrumpe automáticamente una infusión IV cuando se produce una infiltración extravascular. El dispositivo detecta cualquier enfriamiento de la piel en el punto de la infusión, lo cual constituye un signo frecuente de infiltración. El detector se suele fijar a la piel con esparadrapo en el punto de infusión y está conectado con un pequeño cable al circuito de vigilancia de líquido de la bomba de perfusión.

**INFILTRADO PULMONAR CON EOSINOFILIA** (*pulmonary infiltrate with eosinophilia*) Una reacción hipersensitiva caracterizada por la infiltración de los alvéolos con eosinófilos y grandes células mononucleares, edema e inflamación de los pulmones. La simple eosinofilia pulmonar, en la cual la infiltración migratoria, poco uniforme, ocasiona síntomas mínimos, es una reacción autolimitada provocada por infecciones helmínticas y por ciertos medicamentos, como ácido paraamminosalicílico, sulfonamidas y clorpropamida. Una dolencia más prolongada, caracterizada por fiebre, sudores nocturnos, tos, disnea, pérdida de peso y reacciones tisulares más graves sucede en casos de alergia a determinados medicamentos y de infecciones por bacterias, hongos y parásitos. La eosinofilia tropical, con asma paroxística nocturna, disnea, tos, fiebre y malestar general, se halla relacionada con la infección filarial; el IPE puede manifestarse en el asma persistente y en la periarteritis nodosa.

**INFLAMACIÓN** (*inflammation*) Respuesta defensiva del organismo frente a un agente irritante o infeccioso. Puede ser aguda o crónica. Los signos cardinales son rubor, tumor, calor y dolor, junto con trastorno o impotencia funcional. El proceso se inicia con un pequeño aumento de la permeabilidad vascular. En un segundo estadio la permeabilidad vascular aumenta más, produciéndose exudación de líquido, agrupamiento de leucocitos a lo largo de las paredes vasculares, fagocitosis de microorganismos, depósito de fibrina en el vaso, destrucción de detritus por los macrófagos y, finalmente, migración de fibroblastos a la zona y desarrollo de células normales nuevas. La gravedad, tiempo de duración y características peculiares de cada respuesta inflamatoria dependen de la causa, el área afectada y del estado previo del huésped. El proceso inflamatorio está mediado por histamina, cininas y diversas sustancias.

**INFLAMATORIA INTESTINAL, ENFERMEDAD** (*inflammatory bowel disease*) V. **colitis ulcerosa**.

**INFLUENZA** (*influenza*) V. **gripe**.

**INFRA-** Prefijo que significa «situado, formado o que transcurre por debajo»: *infraclavicular, infracortical, infratemporal*.

**INFUSIÓN** (*infusion*) **1.** *a)* Introducción de una sustancia, líquido, electrólito, nutriente o droga directamente en una vena o en el espacio intersticial, utilizando el flujo por gravedad. Deben respetarse como siempre las técnicas estériles, realizar periódicamente una inspección del equipo infusor y su posición correcta, así como vigilar la aparición de hinchazón en el lugar de la inyección o la aparición de dificultades respiratorias o cardiacas. Consultar las voces **instilación; inyección**. *b)* Dícese de la sustancia introducida en el organismo mediante infusión. **2.** Ebullición y remojo de una hierba en agua para obtener extractos con propiedades medicinales. **3.** El extracto obtenido por ebullición y remojo de una hierba.

**INFUSIÓN IV, TÉCNICA DE** (*intravenous infusion technique*) Conjunto de cálculos para determinar la velocidad de infusión con que debe aplicarse en cada caso individual el sistema de inyección IV y la preparación para colocar el aparato de venoclisis.

MÉTODO: La velocidad a la que debe administrarse la solución puede determinarse mediante la siguiente fórmula:

$$\frac{\text{Cantidad total de solución (ml)}}{\text{período en el que debe pasar la solución (horas)}} =$$
$$= \text{velocidad en ml/hora}$$

Así, si se quiere que pasen 1.000 ml en 8 horas:

$$\frac{1.000}{8} = 125 \text{ ml/hora}$$

Para determinar el sistema de goteo, la siguiente fórmula resulta útil:

$$\frac{\text{gotas/ml} \times \text{cantidad de solución (ml) por hora}}{60 \text{ min}} = \text{gotas/min}$$

Así, si se utiliza un sistema de macrogoteo de 15 gotas por ml, ajustándose al ejemplo precedente:

$$\frac{15}{60} \times 125 = 32 \text{ gotas/min}$$

Del mismo modo, si se usa un sistema de microgoteo (60 gotas/ml):

$$\frac{60}{60} \times 125 = 125 \text{ gotas/min}$$

Ante todo, las manos deben estar bien lavadas. Se retira el capuchón metálico protector y, sujetando bien la botella, se clava el tubo inyector en la goma de la boca de la botella. Si no se oye un silbido, indicativo de la rotura del vacío hecho en la botella, ésta debe desecharse pues estará contaminada. Las bolsas de plástico para infusión IV se cuelgan de un gancho para abrirlas; se quita la tapa tirando de ella suavemente hacia la derecha y se pincha el tubo inyector rápidamente para evitar salida de líquido. Puede adaptarse a la bolsa un asa *ad hoc* para poder transportarla con mayor seguridad y comodidad. Debe evitarse apretar la bolsa, pues puede producirse expulsión de aire. Mientras se prepara el tubo inyector, la salida de la recámara de goteo permanecerá cerrada hasta que aquélla se llene hasta la mitad. Una vez colocado el tubo se debe dejar pasar líquido por él hasta que desaparezcan todas las burbujas de aire; si el tubo posee válvulas durante la preparación debe dárseles la vuelta. Hasta el momento de la inyección, la «palomilla» de seguridad debe permanecer cerrada y permanecer alzado sobre la botella. Cuando ya se ha insertado el catéter o la aguja en la vía elegida, la botella debe quedar suspendida a una altura de un metro sobre el punto de inyección. Durante la administración de la fluidoterapia se vigilará periódicamente la velocidad de paso de líquido haciendo los ajustes pertinentes.

OBSERVACIONES: La preparación de todo el sistema de infusión IV corre a cargo de la enfermera, que prepara el tubo inyector, pincha el recipiente, calcula la velocidad de infusión y se encarga de las medidas de asepsia que deben acompañar a todo el proceso. También deberá observar cualquier signo indicativo de sobrecarga circulatoria, como pulso saltón, venas periféricas ingurgitadas, disnea, tos y edema pulmonar, todos ellos indicativos de que la velocidad de infusión es demasiado rápida y requiere ser ajustada.

CRITERIOS IMPORTANTES: Las soluciones IV administradas para mantener el equilibrio hidroelectrolítico no producirán sobrecarga circulatoria si la velocidad de administración se ajusta a las necesidades individuales del paciente.

**INFUSIÓN DE HIDROLIZADO PROTEICO** (*protein hydrolysate inyection*)Preparado a base de líquidos y nutrientes.

INDICACIONES: Corrección del equilibrio nitrogenado negativo y otras situaciones clínicas que requieran nutrición parenteral.

CONTRAINDICACIONES: Insuficiencia renal, anuria, enfermedad hepática grave, coma hepático e hipersensibilidad probada a uno o más de los aminoácidos que componen el preparado.

EFECTOS SECUNDARIOS: Entre los más graves figuran hipotensión, dolor abdominal, convulsiones, flebitis, trombosis y edema.

**INFUSIÓN INTERSTICIAL** (*interstitial infusion*) V. **hipodermoclisis**.

**INFUSIÓN INTRAVENOSA** (*intravenous infusion*) **1.** Solución administrada por vía IV mediante un dispositivo de venoclisis constituido por una botella de cristal o plástico o una bolsa conteniendo la solución que se conecta a un equipo inyector colocado en la vena del paciente. **2.** Acción de administrar una solución por vía IV. Si se produce hinchazón en la zona distal al lugar donde se aplicó la aguja es indicativo de que aquélla está situada subcutáneamente y no en la vena. La tumefacción, el enrojecimiento, el calor y el dolor alrededor del área de inyección sugieren la aparición de tromboflebitis. En ese caso debe interrumpirse la infusión y tratar el proceso inflamatorio. Eventualmente puede proseguirse la infusión en otra vena. V. también **venopunción**.

**INFUSIÓN SALINA** (*saline infusion*)Introducción en una vena de una solución salina fisiológica con fines terapéuticos.

**INFUSIÓN SUBCUTÁNEA** (*subcutaneous infusion*) V. **hipodermoclisis**.

**INGENIERÍA BIOMÉDICA** (*biomedical engineering*)Sistema de técnicas que consiste en la aplicación del conocimiento de los procesos biológicos a la resolución de problemas médicos prácticos y de planteamientos en el terreno de la investigación biomédica.

**INGENIERÍA GENÉTICA** (*genetic engineering*) Proceso por el que se obtienen recombinaciones del ADN de forma que puedan alterarse y controlarse el genotipo y el fenotipo de los organismos. Se utilizan una serie de enzimas (endonucleasas de restricción) para romper la molécula de ADN en diferentes fragmentos, de modo que pueden insertarse los genes de otro organismo y redistribuirse los nucleótidos en la secuencia deseada. Mediante estas técnicas se ha conseguido que ciertas bacterias produzcan proteínas humanas, tales como hormona del crecimiento, insulina e interferón. En la actualidad, la ingeniería genética representa un poderoso instrumento para la investigación médica, aunque por el momento sólo puede aplicarse en microorganismos; sin embargo, es posible que en el futuro se pueda ampliar a organismos superiores, con posibilidad de controlar y eliminar ciertos trastornos genéticos y malformaciones en el hombre.

**INGESTA** (*intake*)Cantidad de alimentos sólidos o líquidos ingeridos en un determinado período de tiempo, medida en ml o g/8 horas o en un día.

**INGESTIÓN** (*ingestion*) Toma oral de sustancias. Se aplica tanto a nutrientes como a medicaciones.

**INGESTIÓN DIARIA ACEPTABLE** (*acceptable daily intake*)Cantidad máxima de una sustancia que puede ser ingerida sin riesgo por un sujeto. La ingestión de cantidades superiores puede dar lugar a efectos tóxicos.

**INGLE** (*groin*) Zona en que el abdomen se une con el muslo.

**INGRESAR** (*institutionalize*)Introducir, situar a una persona en una institución para recibir tratamiento físico o psicológico; o bien para la protección de la persona o de la sociedad en relación a ella.

**INGRESO** (*intake*)Dícese del proceso por el que una persona es admitida en una clínica u hospital. Se anotan la razón del ingreso y la filiación del paciente. Hay que realizar ciertas operaciones de rutina, tales como medición de la presión arterial y toma de una muestra de orina. En algunos centros, el ingreso puede incluir información adicional sobre datos de la historia clínica del paciente y los lugares donde fue asistido en otras ocasiones.

**INGUINAL** (*inguinal*) Perteneciente a la ingle.

**INGUINAL SUPERFICIAL, GANGLIO** (*superficial inguinal node*)Ganglio perteneciente a uno de los dos grupos de ganglios linfáticos inguinales situados en el triángulo femoral superficial del músculo. Los ganglios forman una cadena distal al ligamento inguinal y reciben aferentes de la piel, el pene, el escroto, el periné, las nalgas y la pared abdominal por debajo del nivel del ombligo. V. las voces **poplíteo, ganglio; tibial anterior, ganglio**.

**INGUINALES, GANGLIOS LINFÁTICOS** (*inguinal node*) Cada uno de los 18 ganglios que existen en la región inguinal. Se subdividen en superficiales y profundos. Consultar las voces **poplíteo, ganglio; tibial anterior, ganglio**.

**INGURGITACIÓN** (*engorgement*) Congestión vascular de los tejidos corporales como p. ej. la producida en la mama al aumentar el flujo de sangre y linfa en la lactancia.

**INHALACIÓN, ADMINISTRACIÓN DE MEDICAMENTOS POR** (*inhalation administration of medication*) Administración de una droga por inhalación del vapor desprendido al romper una ampolla preparada a tal efecto. El nitrito de amilo y el amoníaco suelen utilizarse así. El medicamento se absorbe a través de la mucosa nasal. V. también **inhalatorio, tratamiento**.

**INHALACIÓN DE HUMOS** (*fumes inhalation*)Inhalación de gases o partículas nocivos que puede producir una lesión pulmonar grave. Las quemaduras respiratorias son difíciles de distinguir de la inhalación simple de humos. Pueden producirse neumonitis química, asfixia y trauma físico de las vías respiratorias.

OBSERVACIONES: El paciente presenta irritación de las vías respiratorias superiores, disnea, hipoxia, eliminación de esputos grises y con impurezas, estertores, inquietud, ansiedad, tos y ronquera. Puede aparecer edema pulmonar hasta 48 horas después de la exposición.

ACTUACIÓN: Si es preciso, se practica ventilación mecánica con administración de oxígeno humidificado, líquidos IV y broncodilatadores. Cuando está indicado se realizan traqueostomía e intubación endotraqueal y se coloca una sonda nasogástrica. Es importante controlar las gasometrías. Algunos casos se tratan con corticosteroides. OTRAS CONSIDERACIONES: Las características clínicas y el tratamiento varían con la naturaleza de los humos o el material inhalado y con la duración de la exposición y su intensidad; por lo tanto es muy importante conocer las circunstancias, naturaleza y tiempo de la exposición y si el paciente tiene historia de cardiopatía o bronconeumopatía crónica previa. Hay que observar al paciente durante varias horas al menos, si bien lo aconsejable es prolongar el período de observación 48 horas para poder diagnosticar a tiempo un eventual edema de pulmón.

**INHALAR** *(inhale)* Acción de aspirar aire o vapores, especialmente medicinales.

**INHALATORIO, TRATAMIENTO** *(inhalation therapy)* Tratamiento en el que la sustancia terapéutica es introducida en el organismo a través del aparato respiratorio, con el aire inspirado. El oxígeno, el agua y diversas drogas pueden ser administrados por vía inhalatoria con fines terapéuticos. Las indicaciones de tratamiento por esta vía son diversas, como demuestra el éxito con pacientes encamados que presentan restricción de la función respiratoria, la broncodilatación en pacientes asmáticos, o la licuefacción de moco en personas con enfermedad obstructiva crónica.

**INHERENTE** *(inherent)* Dícese de lo que es innato, congénito; intrínseco a su propia naturaleza.

**INHIBICIÓN** *(inhibition)* **1.** Acción o estado de ser inhibido o inhibir; restringir, impedir, evitar. **2.** (Psicología). La restricción inconsciente de una conducta, como resultado, generalmente, de las fuerzas sociales y culturales; la situación que induce tal restricción. **3.** (Psicoanálisis). Proceso en el que el superego impide la expresión consciente de un impulso instintivo inconsciente, de un pensamiento o de un deseo. **4.** (Fisiología). Restricción o limitación de la acción de un órgano o célula, o bien reducción de la actividad fisiológica mediante estimulación por antagonistas. **5.** (Química). La detención de una reacción química.

**INHIBICIÓN RECÍPROCA** *(reciprocal inhibition)* Teoría de la terapia del comportamiento que sostiene que, si se produce un estímulo que produce ansiedad simultáneamente con una respuesta que la disminuye, aquél provoca menos ansiedad, como la respiración profunda o abdominal y la relajación de los músculos profundos parecen disminuir la ansiedad y el dolor en el parto. V. también **desensibilización sistémica**.

**INHIBITORIO** *(inhibitory)* Dícese de lo tendente a detener o retrasar un proceso, por ejemplo una neurona que suprime la intensidad de un impulso nervioso.

**INIO-** Prefijo que significa «perteneciente o relativo al occipucio»: *iniópago, iniope.*

**INIÓN** *(inion)* Punto más prominente de la parte posterior de la cabeza, en el hueso occipital.

**INJERTO** *(graft)* Tejido u órgano que se toma de un lugar o una persona y se inserta en otra localización o persona con la finalidad de reparar un defecto estructural. Puede ser temporal, como sucede en el trasplante cutáneo de emergencia para tratar quemaduras extensas, o permanente, en cuyo caso se pretende que el tejido injertado

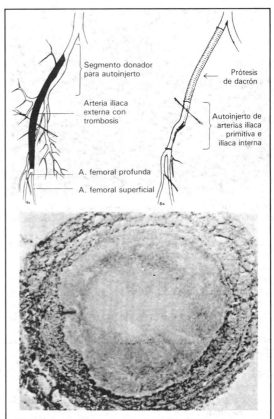

INJERTO. Arriba, autoinjerto de arterias ilíacas primitiva e interna. En A se muestra el segmento normal utilizado en sustitución del ocluido. En B, el resultado de la reconstrucción. Sobre estas líneas, corte histológico de un autoinjerto coronario de vena safena que muestra grave hiperplasia de la íntima.

forme parte, al crecer, del organismo receptor. Pueden injertarse piel, hueso, cartílago, vasos sanguíneos, nervios, músculo, córnea y órganos completos como el riñón o el corazón. En el preoperatorio hay que administrar al paciente una dieta rica en proteínas y vitaminas para asegurar que se encuentre en un estado físico óptimo. El tejido a injertar se transfiere y se sutura fijándose en su posición. La complicación más importante de estas intervenciones es el rechazo, que se caracteriza por fiebre, dolor en la región del injerto y signos de pérdida de función que aparecen de 4 a 15 días después de la operación. Para suprimir la producción de anticuerpos y el rechazo se administran grandes dosis de inmunosupresores. Incluso aunque se bloquee la reacción precoz, al cabo de un año o más de haberse realizado el injerto puede producirse el rechazo.

**INJERTO CONTRA EL HUÉSPED, REACCIÓN DEL** *(graft-versus-host reaction)* Respuesta de rechazo de ciertos injertos, especialmente de medula ósea. Se debe a una situación de incompatibilidad como consecuencia de un

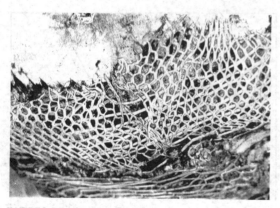

**INJERTO DE PIEL. La fotografía muestra la técnica de injertos en malla que permite abarcar una extensa área de la zona receptora.**

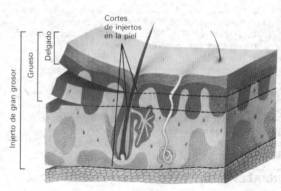

**INJERTO DE PIEL. Niveles de piel implicados en la obtención de injertos superficiales, profundos y de grosor completo.**

defecto de la respuesta inmunitaria y suele asociarse con un tratamiento inmunosupresor inadecuado. Los signos característicos son lesiones cutáneas con edema, eritema, ulceraciones, descamación y pérdida del cabello. Estas reacciones también pueden producir lesiones articulares y cardiacas y anemia hemolítica con una prueba de Coombs positiva. La reacción del injerto contra el huésped es similar a la reacción tipo IV que presentan los sujetos hipersensibles tras la inyección de una dosis de tuberculina. Algunos investigadores piensan que en esta reacción intervienen ciertas células inmunológicamente activas que se originan como resultado de mecanismos de tolerancia defectuosos o mutaciones somáticas de algunas células del huésped. Denominada también **homóloga, reacción**.

**INJERTO CORIOALANTOIDEO** (*chorioallantoic graft*) Injerto de tejido de la membrana corioalantoidea del huevo de gallina para mejorar el medio ambiente del crecimiento del embrión.

**INJERTO DE PIEL** (*skin graft*) Porción de piel que se implanta para recubrir zonas de pérdida cutánea por quemaduras, lesiones o extirpación quirúrgica de tejidos enfermos; para evitar el rechazo del injerto, éste se obtiene del propio paciente o de un gemelo idéntico. La piel de otra persona puede utilizarse para recubrir temporalmente grandes zonas quemadas y disminuir así la pérdida de líquido a través de las mismas. La zona de la cual se obtiene el injerto se denomina zona donante, y la que lo recibe, zona receptora. Existen varias técnicas de injerto; en la técnica puntiforme se colocan pequeños fragmentos de piel de 0,5 cm, en forma de islotes, sobre la zona receptora, que consiguen crecer, incluso en áreas de escaso aporte vascular, y muestran una gran resistencia a la infección. Otra técnica consiste en aplicar capas de piel superficiales y algunas otras más profundas. Se obtienen injertos de unos 25 cm de longitud y hasta 10 de anchura de una superficie plana, como el abdomen, el muslo o la espalda con ayuda de un instrumento denominado dermatomo; estos injertos se suturan en la zona receptora o bien se recubren con un vendaje compresivo o se dejan expuestos al aire. Estos tipos de injertos no pue-

den aplicarse en zonas del organismo que soportan peso o están sometidas a tensión, como la mano o el pie. Una tercera técnica es la del injerto de grosor completo que consiste en la colocación de un injerto en todas las capas de la piel; esta técnica es la más duradera y eficaz para las zonas que soportan peso o están sometidas a fricción. Finalmente, el injerto pediculado se caracteriza por el hecho de que una porción del mismo permanece unida a la zona donante, mientras que el resto se transfiere a la zona receptora. De esta forma se mantiene intacto su aporte sanguíneo que no se interrumpe hasta que no se ha desarrollado la nueva vascularización. Este tipo de injerto es el que suele emplearse en la cara, cuello o mano. Normalmente, cualquier tipo de injerto prende en aproximadamente 72 h y cabe esperar que sobreviva a menos que se produzcan una infección o un traumatismo intensos. Estas técnicas pueden realizarse bajo anestesia local. En el preoperatorio, tanto la zona donante como la receptora deben encontrarse libres de infección y la última debe tener una buena vascularización. En el posoperatorio es fundamental evitar la movilización o tensión de la zona receptora. Para manejar los apósitos es imprescindible emplear una técnica estéril estricta y para evitar las infecciones pueden administrarse antibióticos profilácticamente. Estos enfermos deben recibir una buena nutrición rica en proteínas y calorías.

**INMISCIBLE** (*immiscible*) Que no se puede mezclar, como el aceite y el agua. Consultar la voz **miscible**.

**INMUNIDAD** (*immunity*) Calidad de no ser susceptible o no verse afectado por una enfermedad o proceso.

**INMUNIDAD ACTIVA** (*active immunity*) Forma de inmunidad adquirida que se debe a la producción de anticuerpos en las células. Los anticuerpos se desarrollan de forma natural después de una infección o artificialmente como consecuencia de una vacunación.

**INMUNIDAD ADQUIRIDA** (*acquired immunity*) Cualquier forma de inmunidad no innata, sino que se adquiere a lo largo de la vida. Puede ser natural o artificial e inducida activa o pasivamente. La inmunidad adquirida de forma natural se obtiene mediante el desarrollo de anticuerpos como consecuencia de un episodio infeccioso previo o por la transmisión de anticuerpos de la madre al feto a través de la placenta o al recién nacido a través del calostro. Consultar la voz **inmunidad natural**. V. también **inmunidad activa; inmunidad pasiva**.

**INMUNIDAD CELULAR** (cellular immunity) Mecanismo de la inmunidad adquirida que se caracteriza por la función dominante de los linfocitos T. Interviene en la resistencia frente a ciertas enfermedades infecciosas producidas por virus y algunas bacterias y en las reacciones de hipersensibilidad tardía, así como en algunos aspectos de la resistencia al cáncer, determinadas enfermedades autoinmunes, el rechazo de injertos y algunas alergias. Denominada también **inmunidad mediada por células**. V. también **inmunidad humoral**.

**INMUNIDAD DE ESPECIE** (species immunity) Forma de inmunidad natural que comparten todos los miembros de una especie. Consultar también las voces **inmunidad individual; inmunidad racial**.

**INMUNIDAD GENÉTICA** (genetic immunity) V. **inmunidad natural**.

**INMUNIDAD HUMORAL** (humoral immunity) Inmunidad que aparece en respuesta a antígenos bacterianos y tejidos extraños. La inmunidad humoral depende de anticuerpos circulantes que forman parte de las inmunoglobulinas A, B y M, producidas por las células plasmáticas del sistema reticuloendotelial. Consultar la voz **inmunidad celular**.

**INMUNIDAD INDIVIDUAL** (individual immunity) Forma de inmunidad natural que aparece en un individuo y que no presentan la mayoría de los miembros de la raza o la especie a la que pertenece dicho individuo. Es rara, y probablemente se produce como resultado de la exposición a una infección no diagnosticada. Consultar las voces **inmunidad de especie; inmunidad racial**.

**INMUNIDAD INNATA** (innate immunity) V. **inmunidad natural**.

**INMUNIDAD MEDIADA POR CÉLULAS** (cell-mediated immunity) V. **inmunidad celular**.

**INMUNIDAD NATURAL** (natural immunity) Forma innata y permanente de inmunidad en relación con una enfermedad específica. Son tipos de la inmunidad natural la inmunidad individual, la inmunidad racial y la inmunidad de especie. Denominada también **inmunidad genética; inmunidad innata**.

**INMUNIDAD PASIVA** (passive immunity) Forma de inmunidad adquirida debida a la acción de los anticuerpos transmitidos de forma natural a través de la placenta de la madre al feto o a través del calostro de la madre al lactante o bien artificialmente por inyección de un suero como tratamiento profiláctico de alguna enfermedad. La inmunidad pasiva no es permanente y no dura tanto como la activa.

**INMUNIDAD RACIAL** (racial immunity) Forma de inmunidad natural que presentan la mayoría de los miembros de una raza. Consultar las voces **inmunidad de especie; inmunidad individual**.

**INMUNITARIA, RESPUESTA** (immune response) Reacción de defensa del organismo con producción de anticuerpos que destruyen los antígenos y las células malignas que asientan en el organismo. Los componentes más importantes del sistema inmunitario y su respuesta son las inmunoglobulinas, los linfocitos, los fagocitos, el complemento, la properdina, el factor inhibidor de la migración y el interferón. Los antígenos, principalmente moléculas proteicas, disparan la respuesta inmunitaria por su interacción con un número muy pequeño de células del sistema reticuloendotelial. La respuesta inmunitaria puede ser humoral, mediada por los linfocitos B, y celular, en la que están implicados los linfocitos T. Ambos tipos de linfocitos derivan de las células hematopoyéticas primordiales, que se originan en el saco embrionario. Cada recién nacido normal posee diferentes tipos de clones para los linfocitos B en la medula ósea, ganglios linfáticos y el bazo. Todas las células de cada clon sintetizan un anticuerpo específico con una secuencia diferente de aminoácidos con respecto a los demás clones de células B. Los lugares de recepción en las membranas de superficie de los linfocitos B son lugares de combinación para las moléculas de inmunoglobulina. Los distintos tipos de inmunoglobulinas se identifican por letras: inmunoglobulina M, G, A, E y D. La inmunoglobulina M, anticuerpo que sintetizan los linfocitos B inmaduros e incorporan a su membrana citoplasmática, es el principal anticuerpo producido después del contacto inicial con un antígeno. Los linfocitos T se desarrollan en el timo y proliferan con receptores antigénicos situados en sus membranas. Estos linfocitos contribuyen a la reacción antígeno-anticuerpo de las células B y controlan la respuesta mediada por células asociada a la reducción de la inflamación de los tejidos. Esta respuesta actúa también frente a hongos, virus y tumores, y es la más importante en el rechazo de órganos trasplantados. En los trasplantes se utilizan ciertas técnicas para suprimir el rechazo, como la administración de fármacos adecuados y de radiaciones. Los linfocitos T no tienen inmunoglobulinas en su superficie y mantienen constante su estructura leucocitaria. Se dividen en células T circulantes, células T no circulantes y células T de memoria. Las primeras ejercen su acción en los líquidos circulantes; las segundas están formadas por las que producen linfoquinas y migran de forma selectiva a los tejidos inflamados. Las células T de memoria reconocen los antígenos como extraños y movilizan los macrófagos de los tejidos en presencia del factor inhibidor de la migración. La respuesta humoral protege al organismo frente a las infecciones bacterianas y víricas por medio de la estimulación de anticuerpos asociados a las células B. Las células plasmáticas, que derivan de estos linfocitos a través de la estimulación de los antígenos, secretan trillones de moléculas de anticuerpo que contribuyen a la respuesta inmunitaria humoral. Estas moléculas reconocen a los invasores del cuerpo como agentes extraños y se unen a ellos. La reacción antígeno-anticuerpo puede transformar el antígeno tóxico en una sustancia inocua o producir la aglutinación de los antígenos, lo que permite a los macrófagos y a otros fagocitos la digestión de gran número de éstos a la vez. Las reacciones antígeno-anticuerpo de la respuesta inmunitaria humoral también activan el complemento en el suero, dando lugar a una serie de reacciones químicas inespecíficas que amplifican la respuesta inmunitaria humoral. Las proteínas plasmáticas activadas

$C_1$ a $C_3$ del complemento provocan la lisis de las células antigénicas y la opsonización del antígeno por medio de la fagocitosis. La respuesta inmunitaria humoral puede comenzar inmediatamente después de la toma de contacto con el antígeno, aunque en ocasiones se retrasa hasta las 48 horas. La velocidad de la respuesta inmune se demuestra en la anafilaxia. Otras proteínas asociadas con este mecanismo de defensa son la properdina y el interferón. La primera proporciona una vía alternativa para la activación del complemento, mientras que la segunda es sintetizada por las células corporales en respuesta a una invasión vírica, combate estos microorganismos y retrasa el crecimiento de las células cancerígenas. La respuesta inmunitaria humoral y la respuesta inmunitaria mediada por células son interdependientes. La primera puede ejercer influencia sobre la función de los linfocitos T, mientras que la segunda puede actuar sobre los linfocitos B. En ambos casos la inmunidad puede ser natural o adquirida. La natural, heredada genéticamente, puede verse afectada por la dieta, el estado mental, el medio ambiente, el metabolismo y la virulencia de los agentes invasores.

**INMUNITARIA MEDIADA POR CÉLULAS, RESPUESTA** *(cell-mediated immune response)* Reacción de hipersensibilidad tardía tipo IV mediada fundamentalmente por los linfocitos T sensibilizados y no por anticuerpos. Las reacciones inmunitarias mediadas por células se encargan de la defensa del organismo frente a ciertos patógenos bacterianos, fúngicos y víricos, contra las células malignas y contra otras proteínas de tejidos extraños.

**INMUNITARIO, SISTEMA** *(immune system)* Complejo bioquímico que protege al organismo frente a los gérmenes patógenos y otros cuerpos extraños. Incorpora un sistema de respuesta inmunitaria humoral, que produce anticuerpos que reaccionan con antígenos específicos, y una respuesta mediada por células, en la que los linfocitos T movilizan los macrófagos de los tejidos en presencia de un cuerpo extraño. El sistema inmunitario también

protege al organismo de la invasión creando barreras locales y la reacción de inflamación. Las primeras proporcionan defensas químicas y mecánicas por medio de la piel, las membranas mucosas y la conjuntiva. La inflamación aporta leucocitos polinucleares y neutrófilos al lugar de la lesión, donde acaban con los organismos invasores. La respuesta humoral y la respuesta mediada por células tienen lugar si fracasan estas primeras líneas de defensa o son inadecuadas para la protección del organismo. La respuesta inmunitaria humoral es especialmente eficaz frente a las invasiones bacterianas y víricas y depende de los linfocitos B para la producción de los anticuerpos. Los principales órganos implicados en el sistema de respuesta inmunitaria son la medula ósea, el timo y el tejido linfoide. El sistema también implica a órganos periféricos, como ganglios linfáticos, bazo y vasos linfáticos. Las reacciones antígeno-anticuerpo del sistema inmunitario activan el complemento, que extrae los antígenos del organismo. El sistema complemento contiene diversas proteínas que funcionan de forma secuencial para producir la lisis de las células antigénicas. La respuesta humoral puede comenzar inmediatamente después de la invasión o retrasarse hasta 48 horas.

**INMUNIZACIÓN** *(immunization)* Proceso por el que se induce o aumenta la resistencia a una enfermedad infecciosa.

**INMUNODEFICIENCIA COMBINADA GRAVE, ENFERMEDAD POR** *(severe combined immunodeficiency disease)* Trastorno caracterizado por una ausencia completa o una deficiencia importante de células B y T, con el consiguiente déficit en la inmunidad humoral y celular. Se transmite como carácter recesivo ligado al sexo y afecta sólo a los varones, o como carácter autosómico recesivo, en cuyo caso se afectan los dos sexos. Determina una gran susceptibilidad a las infecciones y por lo general es de carácter fatal.

OBSERVACIONES: La pronunciada susceptibilidad de es-

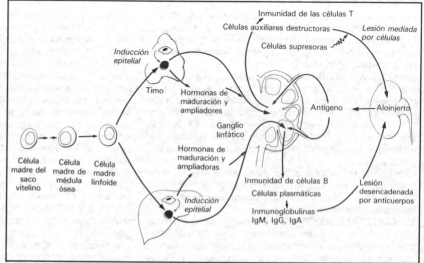

**INMUNITARIO, sistema.** Representación esquemática de los complejos procesos que intervienen en la génesis y desarrollo del sistema inmunitario, y de los factores inductores, ampliadores, de crecimiento y órganos que participan en la creación de los sistemas de respuesta de las células B y T. La mayor parte de estos procesos tiene lugar antes del nacimiento, y por lo tanto los receptores de trasplantes son totalmente insuficientes si poseen poblaciones linfoides periféricas adecuadas en ganglios linfáticos, placas de Peyer y bazo. La inmunosupresión clínica procurará básicamente el agotamiento linfocítico y la inhibición de la activación de linfocitos por antígenos.

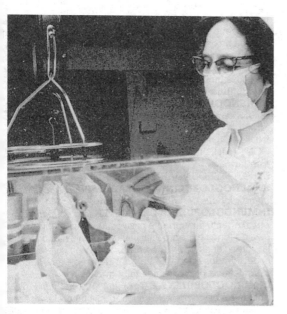

**INMUNODEFICIENCIA COMBINADA GRAVE, enfermedad por.** Al mantener al sujeto afectado en un medio estéril, se le aísla de los agentes patógenos externos.

tos pacientes a las infecciones suele hacerse evidente a los 3-6 meses de edad, cuando las reservas de inmunoglobulinas maternas empiezan a disminuir. El diagnóstico es difícil, ya que la disfunción de la inmunidad de las células B no puede detectarse fácilmente hasta los 5 meses de edad, cuando los niveles de inmunoglobulinas son el 1 % de lo normal. Los lactantes afectos suelen presentar una detención del crecimiento y desarrollo y sufren numerosas complicaciones como sepsis, diarrea acuosa, infecciones tumorales persistentes e infecciones víricas que muchas veces resultan fatales. Algunos lactantes desarrollan infecciones leves con febrícula de varios meses de duración mientras pueden disponer de las reservas de inmunoglobulinas maternas y, cuando los anticuerpos maternos se agotan totalmente, lo que suele suceder al cabo de un año, sufren trastornos gravísimos que los conducen a la muerte.

ACTUACIÓN: El tratamiento de la enfermedad por inmunodeficiencia combinada grave tiene como objetivo el desarrollo del sistema inmunitario y la prevención de las infecciones. La última terapéutica satisfactoria disponible para corregir la inmunodeficiencia es el trasplante de médula ósea histocompatible, pero puede dar lugar a reacciones injerto-contra-huésped aumentando así el riesgo de infección y la mortalidad de estos niños. La protección del paciente en un ambiente totalmente estéril durante un largo período de tiempo es un método terapéutico que ha prolongado la vida de varios niños afectados, pero esta opción no tiene éxito cuando ya se han producido infecciones recidivantes.

**INMUNODEFICIENCIA HUMANA, VIRUS DE (VIH)** (human immunodeficiency virus [HIV]) Tipo de retrovirus causante del SIDA. Se transmite por el contacto con la sangre, semen, secreciones cervicales, líquido cefalorraquídeo o líquido sinovial de un sujeto afectado. El VIH infecta a los linfocitos T colaboradores del sistema inmune y da lugar a una infección con un largo período de incubación, de 10 años como promedio. Con el sistema inmune destruido, el SIDA se manifiesta mediante infecciones oportunistas como el sarcoma de Kaposi, la neumonía por *Pneumocystis carinii*, candidiasis y tuberculosis que atacan a los órganos y sistemas de todo el cuerpo. Además de las pruebas iniciales de anticuerpos que establecen el diagnóstico de infección por VIH, la prueba de laboratorio más importante es la de los linfocitos CD4. Esta prueba determina el porcentaje de linfocitos T que son CD4 positivos; se considera que cuando el recuento de CD4 está por encima de 500 mm$^3$ es más probable que se produzca una respuesta al tratamiento con alfa-interferón y/o zidovudina. Un descenso significativo en la cifra de CD4 es una indicación para la intervención terapéutica con tratamiento antirretroviral.

**INMUNODEFICIENTE** (immunodeficient) Dícese del individuo en el que existe un estado anormal del sistema inmunitario, por el que la inmunidad celular o la humoral son inadecuadas y disminuyen la resistencia a las infecciones. Algunos tipos de estados de inmunodeficiencia son la **hipogammaglobulinemia** y la **aplasia linfoide**.

**INMUNODIAGNÓSTICO** (immunodiagnostic) Perteneciente al diagnóstico basado en la reacción antígeno-anticuerpo. En muchos casos un tumor libera una sustancia antigénica en la sangre; la detección de este antígeno específico puede proporcionar un signo inmunodiagnóstico de la presencia del tumor asociado.

**INMUNODIFUSIÓN** (immunodiffusion) Técnica de identificación y cuantificación de las inmunoglobulinas. Se basa en la presencia de un precipitado visible que resulta de la combinación del antígeno con el anticuerpo bajo ciertas circunstancias. La difusión por gel es una técnica que sirve para el estudio de la reacción de una precipitina en un gel claro, que se observa situando el antígeno en un punto de una placa de agar para ver su difusión en el medio. Cuando el antígeno se une al anticuerpo se forman unos anillos claramente visibles. La electroinmunodifusión es una difusión en gel en la que se aplica un campo eléctrico que acelera la reacción. La difusión doble en gel es una técnica que permite la identificación de anticuerpos de varias muestras. En una placa de agar se coloca el antígeno en un pocillo y el anticuerpo en otro. Posteriormente ambos difunden fuera de estos pocillos. En las muestras mezcladas de antígenos, cada combinación de antígeno y anticuerpo forma una línea separada. La observación de la localización, forma y grosor de estas líneas permite identificar y cuantificar el anticuerpo.

**INMUNOELECTRODIFUSIÓN** (immunoelectrodiffusion) V. **inmunodifusión**.

**INMUNOELECTROFORESIS** (immunoelectrophoresis) Técnica que combina la electroforesis y la inmunodifusión para separar de proteínas complejas y permitir su identificación. Las proteínas del suero problema se extienden sobre una placa de agar y se separan por electroforesis.

Se hacen en el agar una serie de pocillos y se sitúan en ellos cantidades alícuotas de anticuerpos, permitiendo que difundan hacia las proteínas separadas. Se forma un precipitado visible en forma de arcos en el agar cuando se produce la reacción antígeno-anticuerpo. La forma y localización de cada arco son específicas para proteínas conocidas. Los arcos no habituales corresponden a proteínas anormales o desconocidas. Aunque la densidad de la precipitación se corresponde con la concentración de proteínas en cada banda electroforética, la inmunoelectroforesis no permite cuantificar con exactitud la cantidad de proteínas presentes en el suero problema.

**INMUNOFLUORESCENCIA** (immunofluorescence) Técnica que se utiliza para la identificación rápida de un antígeno, exponiéndolo a anticuerpos conocidos marcados con fluoresceína y observando la característica reacción de precipitación antígeno-anticuerpo. Al reaccionar el anticuerpo fluorescente con su antígeno específico, el precipitado aparece luminoso bajo la luz ultravioleta proyectada por un microscopio de fluorescencia. Muchos de los organismos infecciosos más comunes, como *Candida albicans, Haemophilus influenzae, Neisseria gonorrhoeae, Shigella, Staphylococcus aureus* y diversos virus, como el de la rabia, y muchos enterovirus, pueden identificarse con esta técnica. V. también **microscopio de fluorescencia**.

**INMUNOFLUORESCENCIA, PRUEBA DE** (immunofluorescence test) V. **anticuerpos fluorescentes, prueba de**.

**INMUNÓGENO** (immunogen) Agente o sustancia capaz de provocar una respuesta inmune o producir inmunidad.

**INMUNOGLOBULINA** (immune globulin) V. **gammaglobulina inmune**.

**INMUNOGLOBULINA A (IgA)** (immune globulin A [IgA]) Uno de los cinco tipos de anticuerpos humorales producidos por el organismo. Se encuentra en todas las secreciones corporales y es el principal anticuerpo de las membranas mucosas que tapizan el tracto intestinal y los bronquios, así como de la saliva y de las lágrimas. La IgA se combina con una proteína en la mucosa y defiende al organismo de la invasión de posibles gérmenes. Los datos provenientes de la investigación indican que protege los tejidos corporales impidiendo la entrada de microorganismos extraños y provocando reacciones de antígeno-anticuerpo. Consultar las voces **inmunoglobulina D; inmunoglobulina E; inmunoglobulina G; inmunoglobulina M**.

**INMUNOGLOBULINA ANTIRRÁBICA** (rabies immune globulin [RIG]) Solución de globulina inmune antirrábica.
INDICACIONES: Se utiliza junto con la vacuna de la rabia del embrión de pato para la protección frente a la rabia en personas sospechosas de haber sido expuestas a este virus.
CONTRAINDICACIONES: Administración previa de este preparado o hipersensibilidad conocida a la solución, a las gammaglobulinas o al timerosal.
EFECTOS SECUNDARIOS: Entre los más graves figuran la inflamación en el lugar de la inyección, la fiebre y las reacciones de hipersensibilidad.

**INMUNOGLOBULINA D (IgD)** (immune globulin D [IgD]) Uno de los cinco tipos de anticuerpos humorales presen-

tes en el organismo. Es una proteína especializada que se encuentra en pequeñas cantidades en el suero, y su función no está bien delimitada, aunque aumenta durante las reacciones alérgicas a determinados agentes, como leche, insulina, penicilina y diversas toxinas. Consultar las voces **inmunoglobulina A; inmunoglobulina E; inmunoglobulina G; inmunoglobulina M**.

**INMUNOGLOBULINA DE PERTUSSIS** (Pertussis' immune globulin) Agente de inmunización pasiva contra la tosferina.
INDICACIONES: Inmunización contra la tosferina.
CONTRAINDICACIONES: Hipersensibilidad conocida a este fármaco.
EFECTOS SECUNDARIOS: El más grave es la anafilaxia.

**INMUNOGLOBULINA DEL SARAMPIÓN** (measles immune globulin) V. **globulina inmune**.

**INMUNOGLOBULINA DEL ZÓSTER** (zoster immune globulin) Agente inmunizante pasivo que actualmente se emplea de forma experimental limitada para evitar o atenuar las infecciones por virus herpes zóster en sujetos inmunodeprimidos que tiene un gran riesgo de que la infección alcance proporciones muy graves.

**INMUNOGLOBULINA E (IgE)** (immune globulin E [IgE]) Uno de los cinco tipos de anticuerpos humorales presentes en el organismo. Se encuentra principalmente en el pulmón, piel y células de las membranas mucosas. Proporciona la primera defensa frente a los antígenos ambientales y se cree que responde a la inmunoglobulina A. La IgE reacciona con ciertos antígenos para liberar determinados mediadores químicos, que provocan las reacciones de hipersensibilidad de tipo I, que se caracterizan por ronchas y enrojecimiento. Consultar las voces **inmunoglobulina A; inmunoglobulina D, inmunoglobulina G; inmunoglobulina M**.

**INMUNOGLOBULINA G (IgG)** (immune globulin G [IgG]) Uno de los cinco tipos de anticuerpos humorales producidos por el organismo. Es una proteína especializada que se sintetiza como respuesta a la invasión de bacterias, hongos y virus. Atraviesa la placenta y ejerce una función de protección frente a los antígenos de los eritrocitos y los leucocitos. Consultar las voces **inmunoglobulina A; inmunoglobulina D; inmunoglobulina E; inmunoglobulina M**.

**INMUNOGLOBULINA HUMANA** (immune human globulin) Solución estéril de globulinas utilizadas como agente inmunizante pasivo, que se obtiene de sangre humana adulta.

**INMUNOGLOBULINA M (IgM)** (immune globulin M [IgM]) Uno de los cinco tipos de anticuerpos humorales producidos por el organismo, y el mayor en cuanto a peso molecular. Es la primera inmunoglobulina que produce el organismo cuando se enfrenta a los antígenos y está presente en los líquidos circulantes. La IgM dispara la producción de inmunoglobulina G y fija el complemento. Es el anticuerpo dominante en las incompatibilidades ABO. Consultar las voces **inmunoglobulina A, inmunoglobulina D; inmunoglobulina E; inmunoglobulina G**.

**INMUNOGLOBULINA Rh** ($Rh_o$ [D] inmune globulin) Agente de inmunización pasiva.
INDICACIONES: Prevención de la sensibilización Rh.

CONTRAINDICACIONES: No debe administrarse a un paciente Rh positivo o a niños.

EFECTOS SECUNDARIOS: El más grave es la anafilaxia.

**INMUNOGLOBULINA TETÁNICA (IGT)** *(tetanus immune globulin [TIG])* Solución inyectable preparada a partir de globulina de ser humano inmune. Se prescribe para la inmunización a corto plazo contra el tétanos tras una posible exposición y en el tratamiento del tétanos.

**INMUNOLOGÍA** *(immunology)* Estudio de las reacciones de los tejidos del sistema inmunitario frente a los estímulos antigénicos.

**INMUNOMODULADOR** *(immunomodulator)* Sustancia que altera la respuesta inmunitaria, aumentando o disminuyendo la capacidad del sistema inmunitario para producir anticuerpos séricos específicos o células sensibilizadas que reconocen y reaccionan con los antígenos que inician su producción. Los corticosteroides, los agentes citotóxicos, la timosina y las inmunoglobulinas son sustancias inmunomoduladoras. Algunas de estas sustancias son de origen natural, mientras que otras son de carácter farmacológico.

**INMUNOSUPRESIÓN** *(immunosuppresion)* **1.** Administración de fármacos que interfieren de forma importante con la capacidad del sistema inmunitario para responder a la estimulación antigénica, inhibiendo la inmunidad celular y la humoral. Los corticosteroides, administrados en grandes dosis, los fármacos citotóxicos, incluyendo los antimetabolitos y los agentes alquilantes, el suero antilinfocitario (ALS) y las radiaciones pueden provocar inmunosupresión. Ésta puede ser deliberada, como se hace en la preparación del trasplante de medula ósea u otros tejidos para prevenir los rechazos por parte del receptor, o incidental, como sucede en la quimioterapia para el tratamiento del cáncer. **2.** Estado anormal del sistema inmunitario que se caracteriza por un descenso importante de la capacidad de respuesta a los estímulos antigénicos.

**INMUNOSUPRESOR** *(immunosuppressive)* **1.** Sustancia o técnica que atenúa o evita una respuesta inmunitaria. **2.** Agente inmunosupresor. Estos fármacos se utilizan sobre todo para evitar los rechazos en los trasplantes, y son esencialmente la azatioprina, un antimetabolito citotóxico de la purina, el agente alquilante ciclofosfamida y el adrenocorticosteroide prednisona. El methotrexate, la citarabina, la dactinomicina, la tioguanina y la globulina antilinfocitaria son también potentes inmunosupresores. El empleo de estos fármacos se está estudiando para el tratamiento de las enfermedades autoinmunitarias, como el lupus eritematoso y otras muchas.

**INMUNOTERAPIA** *(immunotherapy)* Tratamiento de las enfermedades infecciosas por la producción de inmunidad, que puede ser activa o pasiva. La activa consiste en introducir en el organismo antígenos (bacterias o virus vivos atenuados o gérmenes muertos) para provocar o aumentar la formación de anticuerpos mediante vacunas específicas para cada infección, creando en el organismo un estado defensivo inmunitario capaz de superar la enfermedad. La vacuna se administra generalmente por vía subcutánea. La sueroterapia confiere inmunidad pasiva o de transporte, introduciendo directamente los anticuerpos de un animal o un hombre seroproductor. El

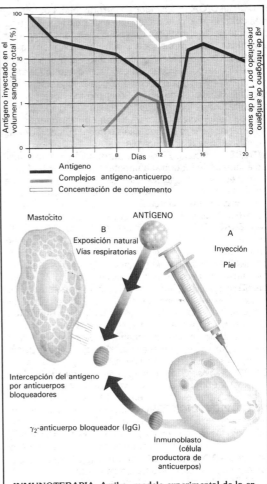

INMUNOTERAPIA. Arriba, modelo experimental de la enfermedad aguda por suero: se advierte que la evolución de las lesiones en la enfermedad aguda guarda relación con la aparición de complejos pequeños antígeno-anticuerpo. Abajo, producción de IgG bloqueadora de anticuerpos en la inmunoterapia de una enfermedad atópica como el asma.

suero está dotado de efectos inmunizantes específicos contra una enfermedad infecciosa determinada que se inoculó artificialmente al animal o que padeció espontáneamente el hombre.

**INNATO** *(inborn)* Adquirido o que se produce durante la vida intrauterina. Hace referencia tanto a caracteres heredados normalmente como a anomalías transmitidas genéticamente o por el desarrollo. V. también **congénito; hereditario; metabolismo, errores innatos del**.

**INNIDACIÓN** *(innidation)* Desarrollo de las células que han sido transportadas por metástasis a diferentes partes del organismo.

**INNOMINADA, LÍNEA** *(linea arcuata)* Saliente óseo situado entre la línea límite de la pelvis mayor y menor.

**INOCULACIÓN** (*inoculation*) 1. Introducción por una herida del principio material de una enfermedad. 2. Procedimiento de bacteriología que consiste en inyectar a los animales productos patógenos con fines diagnósticos.

**INOCULAR** (*inoculate*) Acción de introducir una sustancia en el cuerpo al objeto de producir o aumentar la inmunidad frente a una enfermedad o proceso relacionado con la sustancia en cuestión. Se introduce haciendo varias incisiones en la piel sobre las que se deposita una gota de dicha sustancia; o bien con un instrumento que tiene varias púas, o bien mediante inyección intradérmica, subcutánea o intramuscular.

**INÓCULO** (*inoculum*) Sustancia introducida en el organismo al objeto de inducir o aumentar una respuesta inmunitaria específica. Puede tratarse de una toxina, una bacteria o un virus vivo, atenuado o muerto, o de un suero. V. **inmunitario, sistema**.

**INOCUO** (*innocuous*) Que no causa daño.

**INOPERABLE** (*inoperable*) Relativo a un trastorno médico que no mejoraría con una intervención quirúrgica o para el cual el riesgo excluye una intervención radical.

**INORGÁNICO** (*inorganic*)(Química). Aplícase a cualquier compuesto químico que no contiene carbono.

**INOSINA** (*inosine*) Nucleósido, derivado de estructuras animales, especialmente intestinos, utilizado en el procesamiento y conservación de los alimentos. V. **inosiplex**.

**INOSIPLEX** (*inosiplex*) Forma de inosina que actúa como estimulante del sistema inmunitario. Están realizándose estudios para su uso en el tratamiento del cáncer de las infecciones por herpes y rinovirus.

**INOSITOL** (*inositol*) Isómero de la glucosa que se encuentra muy extendido en células vegetales y animales. Es un constituyente esencial de las células sanas.

**INOTRÓPICO, INÓTROPO** (*inotropic*) Relativo a la fuerza o energía de las contracciones musculares, especialmente las del músculo cardiaco. Los agentes inótropos positivos aumentan la contractilidad del miocardio.

**INSATURADO, ALCOHOL** (*unsaturated alcohol*) Alcohol derivado de un hidrocarburo no saturado.

**INSECTICIDA** (*insecticide*) Agente químico que mata los insectos.

**INSECTICIDAS, INTOXICACIÓN POR** (*insecticide poisoning*) V. **insecticidas organoclorados, intoxicación por**.

**INSECTICIDAS ORGANOCLORADOS, INTOXICACIÓN POR** (*chlorinated organic insecticide poisoning*) Envenamiento secundario a la inhalación, ingestión o absorción de DDT y otros insecticidas que contienen clorofenotano, como el heptaclor, el dieldrin y el clordano. Se caracteriza por vómitos, debilidad, mal estado general, convulsiones, temblores, fibrilación ventricular, fracaso respiratorio y edema pulmonar. El tratamiento consiste en el control de la sintomatología neurológica y neuromuscular con fenobarbital y lavado gástrico, la instilación de un emoliente y un absorbente como el sulfato sódico o el carbón vegetal en el estómago, la administración de líquidos parenterales y la adopción de medidas de apoyo que estén indicadas para el control de las funciones vitales.

**INSECTO, PICADURA DE** (*insect bite*) Aplícase a la picadura de cualquier insecto parásito o artrópodo, como arañas, mosquitos, piojos, chinches, etc. Muchos artrópodos inyectan, al picar, veneno que produce una reacción local, saliva conteniendo virus o sustancias irritantes. El grado de irritación producido por la picadura de un insecto depende de la forma y disposición de su aguijón. El tábano, por ejemplo, hace una pequeña incisión lateral, mientras que la garrapata se adhiere firmemente con sus «dientes» curvos, siendo muy difícil desprenderla. Las arañas disponen de un afilado aguijón, cuya picadura puede pasar inadvertida hasta que se inicia la reacción dolorosa debida al veneno inyectado. El tratamiento depende del tipo de insecto, la reacción originada y el riesgo de secuelas. En principio suele ser sintomático, con aplicación de cubitos de hielo, limpieza cuidadosa de la picadura y antihistamínicos, o el antiveneno necesario.

**INSEMINACIÓN ARTIFICIAL** (*artificial insemination*) Introducción de semen en la vagina o en el útero por medios mecánicos o instrumentales sin intervención del coito. El procedimiento se planifica de tal modo que coincida con el momento esperado de la ovulación a fin de que pueda conseguirse la fertilización. Entre los tipos de inseminación artificial se encuentran la **inseminación artificial de donante** y la **inseminación artificial del esposo**.

**INSEMINACIÓN ARTIFICIAL DE DONANTE** (*artificial insemination-donor*) Inseminación artificial en la que la muestra de semen es aportada por un donante anónimo. El procedimiento se utiliza sobre todo en los casos en que el esposo es estéril. Denominada también **inseminación heteróloga**. Consultar la voz **inseminación artificial del esposo**.

**INSEMINACIÓN ARTIFICIAL DEL ESPOSO** (*artificial insemination-husband*) Inseminación artificial en la que la muestra de semen es aportada por el esposo. El procedimiento se utiliza sobre todo en casos de impotencia o cuando el esposo no puede tener una relación sexual normal como consecuencia de alguna incapacidad física. Denominada también **inseminación homóloga**. Consultar la voz **inseminación artificial de donante**.

**INSEMINACIÓN HETERÓLOGA** (*heterologous insemination*) V. **inseminación artificial de donante**.

**INSEMINACIÓN HOMÓLOGA** (*homologous insemination*) V. **inseminación artificial**.

**INSENSIBILIDAD** (*numbness*) Falta parcial o total de sensibilidad en una parte del organismo, consecuencia de cualquier factor que interrumpae la transmisión de impulsos de las fibras nerviosas sensitivas. Se suele acompañar de parestesia.

**INSERCIÓN** (*insertion*)(Anatomía). Lugar de implantación, de un músculo en un hueso, por ejemplo.

**INSIDIOSO** (*insidious*) Dícese del desarrollo de un proceso morboso que evoluciona de modo sutil, gradual o imperceptible. Algunas enfermedades crónicas, como el glaucoma, pueden desarrollarse con síntomas insidiosos que no son advertidos por el paciente hasta que la enfermedad se ha instaurado plenamente.

**INSIGHT** (*insight*) 1. Aplícase al acto de comprender la auténtica naturaleza de una situación o de penetrar la verdad en profundidad. 2. Penetración o comprensión de una verdad subyacente a la que se llega, fundamentalmente, de modo intuitivo. 3. (Psicología). Dícese del tipo de autocomprensión que participa tanto del conocimiento intelectual como del emocional, referido a la captación de procesos inconscientes, su significado y los mecanismos de traducción en sentimientos y actitudes de conducta. Supone un concepto básico en psicoterapia, en la que, acompañado del proceso de elaboración, conduce a la modificación de los patrones de conducta. V. también **integración**.

**INSOLACIÓN** *(sunstroke)* Situación patológica producida por la exposición excesiva a los rayos solares y caracterizada por fiebre elevada, convulsiones y coma. V. también **hiperpirexia por calor**.

**INSOLUBLE** *(insoluble)* Aplícase a una sustancia incapaz de disolverse, generalmente en relación con un disolvente determinado.

**INSOMNE** *(insomniac)* **1.** Dícese de la persona que padece de insomnio. **2.** Perteneciente o relativo al insomnio. **3.** Característico de o que suele ocurrir durante el período de vigilia.

**INSOMNIO** *(insomnia)* Dificultad para conciliar el sueño o permanecer dormido toda la noche. Puede deberse a multitud de factores físicos y psíquicos, ya sea estrés emocional, dolor físico, alteraciones de la función cerebral, o bien intoxicación con delirio, demencia senil, abuso de medicamentos o drogodependencia, trastornos psicosomáticos, neurosis, psicosis, problemas psicológicos acompañados de ansiedad, miedos irracionales y tensiones. El tratamiento se realiza mediante sedantes, tranquilizantes o hipnóticos, psicoterapia y ejercicio.

**INSPIRACIÓN** *(inspiration)* Referido a la acción de captar aire para llevarlo a los pulmones al objeto de realizar el intercambio de oxígeno con el dióxido de carbono, producto éste final del metabolismo hístico. El principal músculo encargado de la inspiración es el diafragma, cuya contracción da lugar a una presión negativa en el tórax que provoca la expansión de los pulmones y la entrada de aire en ellos. Entre los músculos accesorios de la inspiración se cuentan los intercostales externos, escalenos, serratos menor y mayor, pectorales y el esternocleidomastoideo. La espiración es un proceso pasivo en el que no participan músculos a menos que haya disnea. En estado de inspiración máxima, los pulmones tienen una capacidad total de 5.500 a 6.000 ml de aire. Consultar la voz **espiración**. V. también **volumen de reserva inspiratoria (VRI)**.

**INSPIRACIÓN PROFUNDA PERIÓDICA** *(periodic deep inspiration)* (En fisioterapia respiratoria). Inspiración forzada periódica profunda de gas o aire comprimido que se realiza en las técnicas de ventilación controlada. Muchos ventiladores pueden adaptarse para mantener un número determinado de respiraciones profundas por hora. Con esta técnica se evita la formación de atelectasias.

**INSPIRATORIA MÁXIMA, PRESIÓN** *(maximum inspiratory pressure [MIP])* Presión máxima en el interior de los alvéolos pulmonares que se produce durante la fase inspiratoria de la respiración.

**INSPIRATORIO** *(inspiratory)* Relativo o perteneciente a la inspiración.

**INSTILACIÓN** *(instillation)* **1.** Procedimiento por el que un líquido es lentamente introducido en una cavidad o conducto corporal, donde permanecerá por un período de tiempo determinado, para ser luego drenado o bien dejado en su lugar. Se utiliza para someter los tejidos de una zona a la acción de una sustancia en solución, un medicamento, o lograr cambios de temperatura. **2.** Solución introducida por el referido procedimiento. Consultar las voces **infusión; insuflar; inyección**.

**INSTILACIÓN NASAL DE MEDICACIÓN** *(nasal instillation of medication)* Introducción de una solución medicamentosa en las fosas nasales mediante cuentagotas o atomizador. Las gotas se instilan en cada fosa nasal manteniendo al paciente acostado en cama con el cuello en hiperextensión y la cabeza colgando. La boca debe mantenerse abierta durante la instilación, y la cabeza colgando durante varios minutos, para facilitar la difusión del medicamento. Los atomizadores nasales se dosifican con el paciente sentado. Se indica al paciente que expectore el líquido que pueda deslizarse por las coanas hacia la garganta.

**INSTINTIVO, REFLEJO** *(instinctive reflex)* V. **no condicionada, respuesta**.

**INSTRUMENTACIÓN** *(instrumentation)* Uso de instrumentos para tratamiento y diagnóstico.

**INSTRUMENTAL QUIRÚRGICO, CORROSIÓN DEL** *(corrosion of surgical instruments)* Oxidación o desgaste de la pulimentación del material quirúrgico a consecuencia de la acción de agentes oxidantes o contaminantes. Aunque en la actualidad se emplean aleaciones de acero inoxidable y aunque se haga una limpieza adecuada del material, la corrosión sigue planteando problemas debidos a limpieza y secado insuficientes de los instrumen-

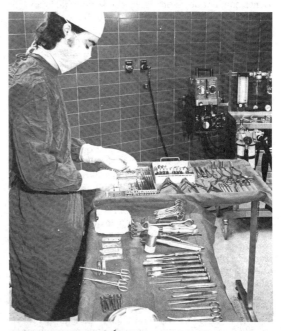

INSTRUMENTAL QUIRÚRGICO, corrosión del. Debe prevenirse a través de la limpieza y secado sistemático de cada instrumento.

tos, empleo excesivo de soluciones esterilizantes corrosivas o a uso de un autoclave defectuoso. La limpieza es el factor más importante en la prevención de la corrosión; cualquier material extraño, sea orgánico o inorgánico, es capaz de provocarla, y los exámenes microscópicos del instrumental ya lavado y esterilizado revelan la presencia, sobre su superficie, de materiales extraños y cloruros procedentes de soluciones limpiadoras. El instrumental quirúrgico debe ser frotado y cepillado suavemente con un buen detergente y posteriormente aclarado y secado. Después de usar los instrumentos hay que separarlos y no volverlos a agrupar hasta que estén limpios y secos, pues si se almacenan húmedos y juntos se deterioran. Un método muy eficaz para eliminar los productos corrosivos de los sitios inaccesibles del instrumental es remojarlos en una mezcla de alcohol etílico y amoníaco acuoso a partes iguales durante 12 horas, y después aclararlos o cepillarlos suavemente. El pulimentado del instrumental reduce la corrosión; las cerraduras de las cajas suelen corroerse porque son menos accesibles que otros materiales quirúrgicos y porque no están pulimentadas. Algunos cloruros amónicos cuaternarios son muy efectivos como esterilizantes fríos porque tienen potentes acciones germicidas y detergentes, pero los cloruros de estos agentes son corrosivos. El autoclave puede favorecer la corrosión si tiene un funcionamiento defectuoso o sus válvulas no cierran adecuadamente, pero también si el instrumental en él esterilizado se halla en contacto con materiales corrosivos o si para producir vapor se utiliza agua del grifo en lugar de agua destilada. También los restos de lejía o detergente en los paños con los que se envuelve el instrumental favorecen la corrosión, especialmente si se introducen en el autoclave, pues la actividad química de estos productos aumenta a altas temperaturas. El instrumental es tanto más resistente a la corrosión cuanto más elevada sea la proporción de cromo y acero inoxidable que entren a formar parte del mismo; sin embargo el carbono, que se usa para endurecer la aleación, reduce su resistencia a la corrosión. En la mayor parte de los casos la corrosión es superficial y se puede eliminar remojando el instrumental en una solución de amoníaco y alcohol o repulimentándolo.

**INSTRUMENTO** *(instrument)* Aparato quirúrgico diseñado para realizar una función específica, ya sea cortar, disecar, raspar, abrazar, retraer o suturar. Suelen estar hechos de acero y reciben un tratamiento especial que los hace resistentes al calor, la oxidación y los tintes. El adecuado mantenimiento de los instrumentos quirúrgicos es esencial para su conservación, lo que significa usarlos para la función para la cual fueron diseñados y no otra, cogerlos con suavidad, realizar una adecuada esterilización, así como etiquetaje, fechado y almacenamiento después de cada uso. Entre los diversos instrumentos cabe citar el retractor, espéculo, abrazadera o presilla y portaagujas.

**INSUFICIENCIA** *(insufficiency)* Incapacidad para la realización adecuada de una función. Algunos tipos de insuficiencias son: adrenal, aórtica, ileocecal, pulmonar, valvular.

**INSUFICIENCIA ARTERIAL** *(arterial insufficiency)* Flujo sanguíneo insuficiente de las arterias debido a la presencia de placas ateroscleróticas o émbolos oclusivos, lesiones, enfermedades o debilidad intrínseca de los vasos, fístulas arteriovenosas, aneurismas, estados de hipercoagulabilidad o tabaquismo intenso. Sus signos son palidez, piel cianótica o moteada sobre la zona afecta, disminución o ausencia de sensaciones, hormigueo, disminución de sensibilidad a la temperatura, dolores musculares en forma, sobre todo, de claudicación intermitente en la pantorrilla después de un ejercicio continuo, reducción o ausencia de los pulsos periféricos y, en los casos avanzados, atrofia muscular de la extremidad afecta. La insuficiencia arterial se diagnostica valorando y comparando los pulsos periféricos en las extremidades contralaterales, mediante angiografía, por ultrasonido con un aparato Doppler y con pruebas de temperatura cutánea. Normalmente, la inmersión de una extremidad en agua caliente aumenta la temperatura cutánea de la extremidad opuesta, pero esto no suele suceder en la enfermedad arterial; la inmersión de la mano del paciente en agua fría aumenta la tensión arterial en 45 mm Hg, y la tensión diferencial en 20 mm Hg, mientras que en un individuo sano la tensión arterial aumenta únicamente 25 mm Hg y la tensión diferencial permanece invariable. Esta afección se trata manteniendo una dieta baja en grasas saturadas,

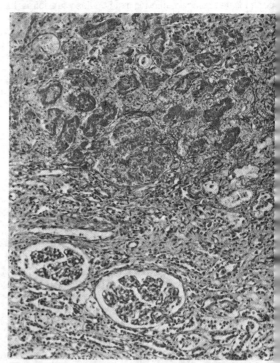

INSUFICIENCIA ARTERIAL. La falta de irrigación arterial puede ocasionar lesiones irreversibles en los órganos internos. En la microfotografía se aprecia un infarto renal por ateromatosis de una arteriola renal.

con ejercicio moderado, utilización de un colchón duro, administración de vasodilatadores y, en los casos en que esté indicado, reparación quirúrgica de aneurismas, fístulas arteriovenosas, etc. Hay que recomendar al paciente que no fume, que no permanezca mucho tiempo de pie y que no se siente con las rodillas dobladas.

**INSUFICIENCIA ARTERIAL DE LAS EXTREMIDADES INFERIORES** *(arterial insufficiency of lower extremities)* Trastorno caracterizado por endurecimiento, engrosamiento y pérdida de elasticidad de las paredes de las arterias periféricas, con disminución de la circulación, sensaciones y función de éstas. Los síntomas son dolor agudo en forma de calambres durante el ejercicio o el reposo en cama, adormecimiento, alteraciones cutáneas que pueden variar desde palidez a formación de úlceras y pérdida del vello de las piernas. Los pulsos pedio y poplíteo están disminuidos o ausentes. En los estudios analíticos suele encontrarse una elevación de los niveles de lípidos plasmáticos.

**INSUFICIENCIA AURICULAR** *(atrial failure)* Trastorno caracterizado por la incapacidad de la aurícula de llenarse adecuadamente y distender el ventrículo correspondiente. La aurícula tiene una función de reservorio y otra de bombeo, que normalmente contribuye al 15-20 % del llenado ventricular. Cuando existe taquicardia, esta proporción suele aumentar. En los individuos normales o en los pacientes con una cardiopatía leve, la pérdida de la función de bombeo auricular no modifica el gasto cardiaco en reposo, pero éste puede verse afectado durante el ejercicio. La insuficiencia auricular suele deberse a anomalías mecánicas, fibrilación o insuficiencia miocárdica disdinámica. En pacientes con una enfermedad cardiaca compensada puede desencadenarse un cuadro de insuficiencia cardiaca por fracaso auricular al entrar en fibrilación. Esos pacientes pueden desarrollar insuficiencia cardiaca congestiva, incluso estando sometidos a tratamiento con digital para controlar el grado de respuesta ventricular. La fibrilación auricular muy rara vez produce insuficiencia cardiaca en personas con corazón normal.

**INSUFICIENCIA BASILAR, SÍNDROME DE** *(basilar artery insufficiency syndrome)* Conjunto de signos clínicos asociados a la insuficiencia de flujo de la arteria basilar, proceso que está provocado por una oclusión de ésta. Algunos de los signos más comunes del síndrome son vértigos, ceguera, entumecimiento, depresión, disartria, disfagia y debilidad de uno de los lados del cuerpo.

**INSUFICIENCIA CARDIACA** *(heart failure)* Trastorno debido a la incapacidad del corazón de bombear la suficiente cantidad de sangre para compensar el retorno venoso y los requerimientos metabólicos de los tejidos corporales. El ejercicio extremo puede producir insuficiencia cardiaca en personas con corazón normal cuando existe una discordancia entre las necesidades del organismo y el volumen de sangre bombeado por el corazón. La insuficiencia cardiaca se divide en términos generales en insuficiencia cardiaca mecánica, insuficiencia miocárdica e insuficiencia arrítmica. La mayoría de las formas de insuficiencia cardiaca se deben a insuficiencia auricular o ventricular y en muchos pacientes la etiología es múltiple. Una gran parte de los síntomas de esta afección se deben a la disfunción de otros órganos distintos del corazón, como los pulmones, riñones e hígado. La disfunción ventricular suele ser el trastorno básico de la insuficiencia cardiaca congestiva y con frecuencia desencadena mecanismos compensatorios que conservan el gasto cardiaco pero producen signos y síntomas como disnea, ortopnea, estertores y edema. La insuficiencia cardiaca está asociada con muchas formas de cardiopatía y, por lo general, se diagnostica después de conocerse la enfermedad cardiaca de base. La mayoría de las cardiopatías afectan en principio al lado izquierdo del corazón y los clínicos suelen dividir la insuficiencia cardiaca acompañante en insuficiencia cardiaca izquierda y derecha. Esta última se caracteriza por edema periférico, mientras que la primera lo hace por presentar disnea. Los mecanismos de adaptación del organismo a la insuficiencia cardiaca son agudos, subagudos y crónicos en función del tiempo que tardan en desarrollarse. Los agudos incluyen numerosos mecanismos complejos el más importante de los cuales es el aumento de la excitación simpática autónoma del corazón y la mayoría de las arterias y venas. La estimulación de las arterias periféricas ayuda a mantener la presión arterial. La estimulación de las venas, por su parte, permite aumentar el tono y la presión venosos. El aumento de la presión venosa facilita el retorno venoso, el llenado ventricular y el estiramiento diastólico de las fibras ventriculares. Los mecanismos de compensación subagudos consisten fundamentalmente en la retención renal de sal (sodio) y agua que conduce al aumento del volumen sanguíneo. La localización del edema producido por el exceso de líquido y sal depende de diversos factores hidrostáticos tales como la posición del paciente. El principal mecanismo de adaptación crónica a la insuficiencia cardiaca es la hipertrofia del miocardio ventricular, aparentemente debido a un aumento crónico de la tensión de las fibras miocárdicas. Los estudios más recientes indican que la insuficiencia cardiaca en lactantes y niños suele deberse a una cardiopatía congénita pero también puede estar condicionada por una miocarditis o una taquicardia ectópica. La causa más frecuente de insuficiencia cardiaca entre el nacimiento y la primera semana de edad es la atresia aórtica. Entre los siete días y el primer mes de edad las causas más frecuentes son la coartación de la aorta y la transposición de los grandes vasos seguidas en orden decreciente de frecuencia por las enfermedades endomiocárdicas, las comunicaciones interventriculares y el ductus arterioso persistente. Entre los tres y los seis meses de edad la causa más frecuente es la enfermedad endomiocárdica seguida por la comunicación interventricular. el ductus arterioso persistente, el retorno venoso pulmonar anómalo total, la coartación de la aorta y la transposición de los grandes vasos. Desde el nacimiento a los seis meses de edad puede producirse un cuadro de insuficiencia cardiaca catastrófica por una crisis de taquicardia paroxística sin otros signos de cardiopatía. Las causas más frecuentes de insuficiencia cardiaca entre los cinco y los quince años son la miocarditis reumática aguda, la glomerulonefritis aguda y las cardiopatías congénitas, especialmente la comunicación interventricular, la comunicación interauricular y el duc-

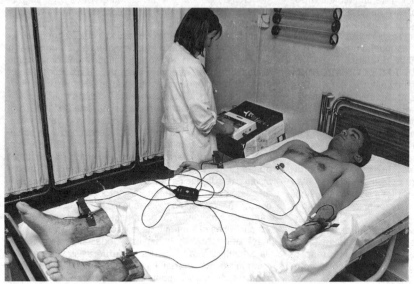

**INSUFICIENCIA CARDIACA.** Las valvulopatías reumáticas mitral y aórtica producen con frecuencia insuficiencia cardiaca congestiva en el adulto joven. En la fotografía, realización en el servicio de urgencias del electrocardiograma a un paciente joven afecto de insuficiencia cardiaca.

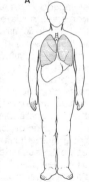
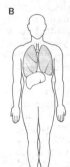
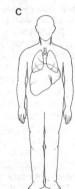
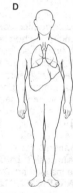

**INSUFICIENCIA CARDIACA.** Se muestran en este diagrama los principales cuadros clínicos de insuficiencia cardiaca. A) Insuficiencia cardiaca total con congestión venosa hepatoportal y periférica (edemas). B) Insuficiencia ventricular izquierda y estenosis mitral con congestión pulmonar aislada. C) Insuficiencia ventricular derecha y cardiaca hipodiastólica con congestión venosa hepatoportal y periférica (edema). D) Insuficiencia cardiaca hipodiastólica con congestión hepatoportal aislada.

tus arterioso persistente. En los primeros años de vida esta afección rara vez se debe a una comunicación interauricular de tipo ostium secundum, una valvulopatía congénita o una adquirida. Las valvulopatías reumáticas mitral y aórtica producen con frecuencia insuficiencia cardiaca congestiva en el adulto joven. La valvulopatía mitral, especialmente la estenosis, es la causa más común de insuficiencia cardiaca y afecta preferentemente a mujeres jóvenes. Otras enfermedades cardiacas que pueden diagnosticarse en adultos jóvenes son la enfermedad miocárdica no reumática y ciertas cardiopatías congénitas. Las causas más frecuentes de insuficiencia cardiaca después de los 40 años son la aterosclerosis coronaria con infarto de miocardio, la hipertensión diastólica con valores superiores a 110 mm Hg, las valvulopatías, ciertas enfermedades pulmonares y la afectación difusa del miocardio. Algunos sujetos pueden sufrir un cuadro de insuficiencia cardiaca por una combinación de una cardiopatía congé-

nita y otra adquirida. Después de los 50 años una causa frecuente de insuficiencia cardiaca, especialmente en el hombre, es la estenosis aórtica calcificada. Algunos factores de comportamiento y ambientales que pueden producir insuficiencia en pacientes asintomáticos con una cardiopatía de base son los esfuerzos extraordinarios repentinos, una ingesta excesiva de sal en la dieta o una agresión emocional súbita y la administración de un volumen excesivo de líquidos IV. Los signos de insuficiencia cardiaca en la exploración física se dividen en los expresados en otros órganos y los asociados con el propio corazón, las arterias y las venas. Los signos extracardiacos son ascitis, sibilancias bronquiales, hidrotórax, edema, aumento de tamaño del hígado, estertores húmedos y esplenomegalia. Los signos cardiacos consisten en anomalías del pulso venoso yugular y el pulso carotídeo y alteraciones electrocardiográficas. El tratamiento de la insuficiencia cardiaca comprende la reducción del trabajo cardiaco, la administración de determinados fármacos como la digital para aumentar la contractilidad miocárdica y el gasto cardiaco, así como diuréticos, la prescripción de una dieta sin sal y en algunos casos la cirugía. Muchos pacientes, especialmente los ancianos, sufren estreñimiento y precisan laxantes como aceite mineral, leche de magnesia y cáscara sagrada. En la insuficiencia cardiaca aguda el flujo sanguíneo disponible se redistribuye por acción de diversos mecanismos autónomos complejos y de regulación local y los tejidos que reciben menos sangre de la necesaria pueden pasar a un metabolismo anaerobio o extraer más oxígeno de cada unidad de sangre disponible. La aparición brusca de edema agudo de pulmón que se asocia con ciertos casos de insuficiencia cardiaca es una situación gravísima que pone en peligro la vida del enfermo y exige un tratamiento inmediato. El edema agudo de pulmón puede desarrollarse en pacientes con insuficiencia cardiaca crónica por aterosclerosis e infartos antiguos o en pacientes en los que se produce una taquicardia ectópica o un embolismo pulmonar. Puede confundirse a veces con asma bronquial y hay que tener gran prudencia para administrar la medicación adecuada. Tanto el edema agudo de pulmón como el asma aguda se tratan con aminofilina y oxígeno.

**INSUFICIENCIA CARDIACA COMPENSADA** *(compensated heart failure)* Insuficiencia cardiaca compensada por mecanismos fisiológicos como aumento de la estimulación adrenérgica, retención de líquido con aumento del retorno venoso, aumento de la longitud de la fibra muscular y del volumen ventricular telediastólico e hipertrofia, o por la administración de fármacos como digitálicos o diuréticos.

**INSUFICIENCIA CARDIACA CONGESTIVA (ICC)** *(congestive heart failure)* Trastorno caracterizado por congestión circulatoria debida a enfermedad cardiaca, a menudo infarto de miocardio ventricular. Suele establecerse lentamente en asociación con retención de sodio y agua por los riñones, con intervención de factores humorales como la renina, angiotensina, aldosterona, vasopresina, estrógenos y noradrenalina. Después de un infarto de miocardio del ventrículo izquierdo puede aparecer una insuficiencia cardiaca congestiva aguda que cause estasis sanguínea de la circulación pulmonar antes de que se produzca la típica retención de sodio y agua. La congestión pulmonar por obstrucción mecánica en la válvula mitral o por insuficiencia ventricular altera la función respiratoria. La isquemia puede afectar los músculos respiratorios produciendo dolor torácico difícil de distinguir del dolor del infarto de miocardio. Los síntomas más frecuentes son disnea, elevación de la presión venosa central, tiempo circulatorio prolongado, edema periférico y disminución de la capacidad vital. Hay que distinguirla del estado congestivo sistémico con que se asocian la anemia, la insuficiencia renal crónica y la infusión rápida de líquidos; para ello muchas veces es necesario hacer un cateterismo cardiaco que, en caso de tratarse de una insuficiencia cardiaca congestiva, revelaría un aumento insuficiente del gasto durante el ejercicio y una elevación significativa del mismo tras la administración de digital. El tratamiento consiste en reposo prolongado y administración de oxígeno, digital y diuréticos.

**INSUFICIENCIA CARDIACA DERECHA** *(right-heart failure)* Defecto en el funcionamiento del lado derecho del corazón con congestión y aumento de presión en las venas sistémicas y capilares. Suele asociarse a fracaso izquierdo, ya que ambos lados del corazón constituyen un circuito de modo que la afectación de un lado suele seguirse de la del otro.

**INSUFICIENCIA CARDIACA IZQUIERDA** *(left-heart failure)* Alteración cardiológica que se caracteriza por la disminución funcional del lado izquierdo del corazón y por un aumento de la presión y congestión en las venas y capilares pulmonares. Suele acompañarse de insuficiencia derecha, puesto que ambas zonas del corazón forman parte del mismo circuito y la insuficiencia de un lado afecta también al otro. Se ha comprobado experimentalmente que la insuficiencia pura de un ventrículo produce alteraciones hemodinámicas y bioquímicas significativas en el otro, aun cuando no existan signos de insuficiencia.

**INSUFICIENCIA CARDIACA LATENTE** *(latent heart failure)* Tipo de insuficiencia cardiaca que únicamente se manifiesta en condiciones de estrés, como el ejercicio, la fiebre o la excitación, pero no durante el reposo o la vida sedentaria. Durante las situaciones de estrés, el corazón no bombea sangre de forma adecuada en relación con las necesidades corporales y el retorno venoso.

**INSUFICIENCIA CIRCULATORIA** *(circulatory failure)* Fracaso del sistema cardiovascular para subvenir las necesidades circulatorias del organismo con un volumen adecuado de sangre. Es consecuencia de una función anormal del miocardio, como el infarto, de un descenso del volumen circulatorio, como sucede en la hemorragia, o de un colapso del sistema vascular periférico, como sucede en la septicemia por gramnegativos. V. también **shock**.

**INSUFICIENCIA HEPÁTICA** *(liver failure)* Cuadro en el que el hígado es incapaz de llevar a cabo correctamente su función sin responder a las demandas metabólicas.

**INSUFICIENCIA MITRAL** *(mitral regurgitation)* Lesión valvular mitral que permite el flujo retrógrado desde el ventrículo izquierdo a la aurícula izquierda. Se suele producir por anomalías congénitas, fiebre reumática, prolapso de la válvula mitral, fibroelastosis endocárdica, dilatación del ventrículo izquierdo por anemia grave, miocarditis o miocardiopatía. Los síntomas son disnea, fatiga, cansancio y palpitaciones. Puede llegar a producir insuficiencia cardiaca congestiva.

**INSUFICIENCIA PLACENTARIA** *(placental insufficiency)* Trastorno del embarazo que se manifiesta clínicamente por retraso del crecimiento fetal y uterino. Una o más alteraciones placentarias producen una disfunción de la circulación maternoplacentaria o fetoplacentaria capaz de comprometer la oxigenación y nutrición fetales. Algunas de las alteraciones que condicionan insuficiencia placentaria son la implantación anormal de la placenta, el embarazo múltiple, la inserción anómala del cordón umbilical y las anomalías del propio cordón y de las membranas placentarias. Las alteraciones histopatológicas que pueden producir insuficiencia placentaria son los trombos intervellosos, el infarto placentario y las roturas de la

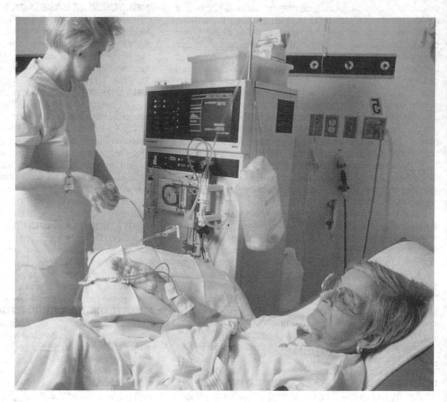

**INSUFICIENCIA RENAL.** Tratamiento de hemodiálisis realizado mediante un riñón artificial (riñón de Kul). Para controlar las variaciones de peso del paciente, que indican la cantidad de orina expulsada, éste se encuentra acostado sobre una cama-báscula que permite obtener con precisión estos datos. El riñón artificial, indispensable en el tratamiento de la insuficiencia renal crónica, puede asimismo suplir las funciones del organismo humano durante una intervención quirúrgica.

membrana placentaria que producen hemorragia fetal en la circulación materna. La insuficiencia placentaria puede deberse también a envejecimiento de la placenta por posmadurez, enfermedades sistémicas como la eritroblastosis fetal y la diabetes mellitus o infecciones bacterianas, víricas, parasitarias o fúngicas.

**INSUFICIENCIA RENAL** *(renal failure)* Incapacidad de los riñones para excretar los productos de desecho del organismo, concentrar la orina y conservar los electrólitos. Puede ser aguda o crónica. La insuficiencia renal aguda se caracteriza por oliguria y por la rápida acumulación de nitrógeno en el organismo. Está producida por hemorragias, traumatismos, quemaduras, lesiones tóxicas renales, pielonefritis o glomerulonefritis agudas o por obstrucciones del tracto urinario inferior. Muchas formas de insuficiencia renal aguda son reversibles una vez se ha eliminado la causa subyacente. El tratamiento consiste en restringir la ingesta de líquidos y de todas las sustancias que requieran ser excretadas por el riñón. Se utilizan también antibióticos y diuréticos. La insuficiencia renal crónica puede ser consecuencia de un gran número de enfermedades. Los signos más precoces son astenia, fatiga y torpeza mental. Más tarde pueden aparecer anuria, convulsiones, hemorragias gastrointestinales, desnutrición y diversas neuropatías. La piel toma un color amarillento marrón y se cubre con un rocío urémico. La insuficiencia cardiaca congestiva y la hipertensión son complicaciones frecuentes y están provocadas por la hipervolemia. El análisis de orina revela una cantidad superior a la normal de urea y creatinina, cilindros céreos y excreción de un volumen constante de orina, independientemente de la ingesta de agua. La anemia es frecuente y el pronóstico depende de la enfermedad subyacente. El tratamiento se realiza restringiendo la ingesta de agua y proteínas y con diuréticos. Cuando se agotan todas las medidas médicas, el siguiente paso es la hemodiálisis a largo plazo, así como el comienzo del estudio de un posible transplante renal.

**INSUFICIENCIA RESPIRATORIA** *(respiratory failure)* Incapacidad de los sistemas cardiaco y pulmonar para mantener un intercambio adecuado de oxígeno y dióxido de carbono en los pulmones. La insuficiencia respiratoria puede ser hipoxémica o ventilatoria. La insuficiencia hipoxémica se caracteriza por hiperventilación y se produce en las enfermedades que afectan el alvéolo o a los tejidos intersticiales de los lóbulos pulmonares, como el edema alveolar, el enfisema, las infecciones fúngicas, la leucemia, la neumonía lobar, el carcinoma pulmonar, diversas neumoconiosis, la eosinofilia pulmonar, la sarcoidosis o la tuberculosis. La **insuficiencia ventilatoria**, que se caracteriza por un aumento de la tensión arterial de dióxido de carbono, tiene lugar en procesos agudos en los que existe una retención de las secreciones pulmonares que aumentan la resistencia de la vía respiratoria y disminuyen la elasticidad pulmonar, como en la bronquitis y el enfisema. La ventilación también se reduce por depresión del centro respiratorio por barbitúricos u opiáceos, por la hipoxia, la hipercapnia, las enfermedades encefálicas, los traumatismos o las lesiones del sistema neuromuscular o la caja torácica. La insuficiencia respiratoria en enfermedades pulmonares crónicas preexistentes puede ser precipitada por una tensión añadida, como una insuficiencia cardiaca, una intervención quirúrgica, la anestesia o las infecciones del tracto respiratorio superior. El tratamiento de la insuficiencia respiratoria consiste en limpiar la vía respiratoria con aspiración, broncodilatadores o traqueotomía, en la administración de antibióticos para las infecciones que puedan existir, de anticoagulantes para el tromboembolismo pulmonar y en la reposición de electrólitos cuando existe un desequilibrio de los líquidos corporales. A veces, es necesario administrar oxígeno; en otras, por el contrario, éste puede disminuir todavía más el reflejo respiratorio al retirar el estímulo que supone un nivel elevado de dióxido de carbono. La insuficiencia respiratoria puede dar lugar a cor pulmonale, con insuficiencia cardiaca congestiva y acidosis respiratoria. V. también **acidosis respiratoria; dióxido de carbono; hipercapnia; hiperventilación; hipoxemia; hipoxia; obstrucción aérea**.

**INSUFICIENCIA SUPRARRENAL** (adrenal insufficiency) Enfermedad en que la glándula suprarrenal es incapaz de funcionar adecuadamente. V. también **Addison, enfermedad de**.

**INSUFICIENCIA VALVULAR** (valvular regurgitation) Retroceso del flujo circulatorio de sangre que aparece cuando el corazón se contrae y las válvulas cardiacas no se cierran correctamente, permitiendo que la sangre presente en los ventrículos vuelva a las aurículas.

**INSUFICIENCIA VASCULAR** (vascular insufficiency) Flujo insuficiente de sangre periférica producido por la oclusión de los vasos por placas arterioscleróticas, trombos o émbolos, lesión, afectación o debilidad intrínseca de las

**Pautas para la asistencia ventilatoria en adultos con insuficiencia respiratoria aguda**

| Dato | Límites normales | Indicación para intubación traqueal y ventilación |
|---|---|---|
| MECANICA: | | |
| Frecuencia respiratoria | 12-20 | >35 |
| Capacidad vital (mg/Kg de peso corporal*) | 65-75 | <15 |
| Volumen espiratorio forzado (FEV), (ml/Kg de peso corporal*) | 50-60 | <10 |
| Fuerza inspiratoria (con $H_2O$) | 75-100 | <25 |
| OXIGENACION: | | |
| $Pao_2$ (mm de Hg) | 100-75 | <70 |
| | (aire) | (con mascarilla de $O_2$ |
| $P(A-aDO_2)$ (mm de Hg)** | 25-65 | >55 |
| VENTILACION: | | |
| $PaCo_2$ (mm de Hg) | | |
| VD/VT | 0,25-0,40 | >0,60 |

Deben adoptarse los citados valores numéricos como guía sin excluir el sentido común clínico. Por ejemplo, una capacidad vital de 15 ml/Kg es posible que sea suficiente si el paciente puede toser «con eficacia», si se previene la hipoxemia y no es progresiva la hipercapnia. No obstante, pacientes de este tipo requerirán análisis de gases sanguíneos y seguimiento constante en una unidad de cuidados intensivos o sala de recuperación bien equipada.
(*) Debe calcularse el peso «ideal», si el peso del paciente parece anormal, para administrar el volumen de oxígeno preciso.
(**) Después de 10 minutos de administración de oxígeno al 100 %.
(+) Excepto en pacientes con hipercapnia crónica.
(‡) Volumen forzado espirado en el primer segundo.

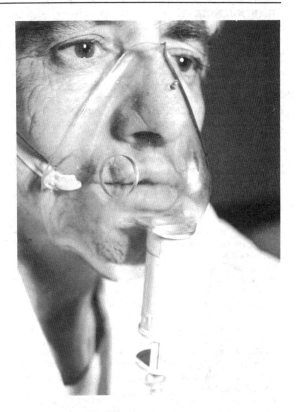

INSUFICIENCIA RESPIRATORIA. Administración de oxígeno a través de mascarilla. Debe considerarse que este tipo de asistencia no está siempre indicado, pues el oxígeno puede disminuir todavía más la acción del centro respiratorio al retirar el estímulo que supone un nivel elevado de dióxido de carbono.

paredes vasculares, fístulas arteriovenosas, hipercoagulabilidad hematológica o un hábito de fumar intenso. Entre los signos de insuficiencia vascular destacan la palidez, cianosis y manchas moteadas de la piel sobre la zona afectada, hinchazón de una extremidad, ausencia o reducción de las sensaciones táctiles con hormigueo, disminución de la sensibilidad a la temperatura, dolor muscular, claudicación intermitente en las pantorrillas y, en los casos avanzados, atrofia muscular de la extremidad afecta. El diagnóstico puede hacerse mediante la comprobación y comparación de los pulsos periféricos en las extremidades contralaterales y por angiografía, pletismografía, ultrasonografía y pruebas de temperatura cutánea. El tratamiento de la insuficiencia vascular consiste en la prescripción de una dieta pobre en grasas saturadas, ejercicio moderado, empleo de un colchón duro, abstinencia del hábito de fumar, evitar la permanencia prolongada en posición erecta o con las rodillas dobladas, administración de vasodilatadores y, cuando esté indicado, reparación quirúrgica de posibles aneurismas o fístulas arteriovenosas. V. también **insuficiencia arterial**.

**INSUFICIENCIA VELOFARÍNGEA** *(velopharyngeal insufficiency)* Trastorno derivado de un defecto congénito en la estructura del esfínter velofaríngeo que hace que el cierre de la cavidad oral por detrás de las vías nasales no sea completo, tal como sucede en el paladar hendido. En estos casos puede haber regurgitación de alimentos (a través de la nariz) y trastornos del lenguaje. La corrección quirúrgica suele dar resultados positivos.

**INSUFICIENCIA VENOSA** *(venous insufficiency)* Trastorno circulatorio caracterizado por la disminución del retorno de la sangre venosa de las extremidades al tronco. El primer signo suele ser edema seguido por dolor, varices y ulceración. El tratamiento consiste en elevación de las piernas, empleo de medias elásticas y corrección del trastorno subyacente.

**INSUFICIENCIA VENTRICULAR IZQUIERDA** *(left ventricular failure)* Insuficiencia cardiaca en la que el ventrículo izquierdo no puede contraerse de forma eficaz para mantener el gasto cardiaco normal y la perfusión periférica. Aparecen congestión pulmonar y edema debidos a la presión retrógrada de la sangre acumulada. Se observan disnea, palidez, sudoración y vasoconstricción periférica. El corazón suele estar aumentado de tamaño. En los adultos suele escucharse un tercer sonido cardiaco (galope), normal en niños y adultos jóvenes. Es frecuente la hipertensión y puede ser causa o resultado de un edema pulmonar. El tratamiento se hace a base de meperidina o morfina, diuréticos, digital y descanso.

**INSUFLAR** *(insufflate)* Introducir un gas o polvo en un tubo, cavidad u órgano para facilitar el examen visual, eliminar una obstrucción o aplicar medicación. V. también **Rubin, prueba de**.

**INSUL-** Prefijo que significa «perteneciente o relativo a una isla»: *insulina, insula, insulinoma*.

**INSULARES, TUMOR DE CÉLULAS** *(islet cell tumor)* Tumor de los islotes de Langerhans.

**INSULINA** *(insulin)* **1.** Hormona secretada por las células β de los islotes de Langerhans del páncreas como respuesta al aumento del nivel de glucosa en sangre. Se

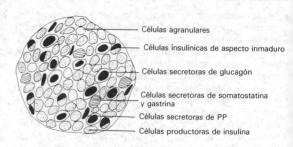

**INSULINA. Representación esquemática de un islote de Langerhans con sus distintos tipos de células. Abajo, esquema de la cadena de la proinsulina, con las dos cadenas de insulina (A y B, en color negro) unidas a través del péptido de conexión.**

Células agranulares
Células insulínicas de aspecto inmaduro
Células secretoras de glucagón
Células secretoras de somatostatina y gastrina
Células secretoras de PP
Células productoras de insulina

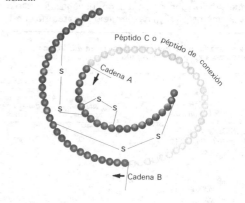

Péptido C o péptido de conexión
Cadena A
S
S S
S
S
Cadena B

encarga de regular el metabolismo de la glucosa y el metabolismo intermediario de las grasas, glúcidos y proteínas. Disminuye el nivel sanguíneo de glucosa y favorece la entrada de glucosa en los músculos y otros tejidos. La secreción insuficiente de insulina produce hiperglucemia, hiperlipemia, cetonemia, azoria y los signos característicos de la diabetes mellitus: polifagia, polidipsia, poliuria y, a veces, letargia y aumento de peso. Una severa deficiencia de insulina no corregida es incompatible con la vida. **2.** Preparado farmacéutico de hormona administrada en el tratamiento de la diabetes mellitus. Existen variedades en cuanto a la rapidez de acción, intensidad y duración del efecto. Así, hay insulina de acción rápida, intermedia y prolongada. Se administra por vía sc en dosis individualizadas para cada individuo. Los efectos secundarios incluyen hipoglucemia y shock insulínico debido a dosis excesivas, así como hiperglucemia y cetoacedosis diabética por lo contrario. Muchos medicamentos interactúan con la insulina, entre ellos los inhibidores de la monoaminooxidasa, corticosteroides, salicilatos, diuréticos tiacídicos y la fenitoína. El requerimiento de insulina se incrementa con la fiebre, estrés, embarazo, cirugía y el hipertiroidismo, este último de modo muy significativo. Las hepatopatías, hipotiroidismo, vómitos y enfermedades renales disminuyen la necesidad de insulina. Para ajustar la dosis de insulina a las necesidades reales del organismo se realizan análisis de glucosa en orina y sangre, así como de cuerpos cetónicos.

**INSULINA, PRUEBA DE TOLERANCIA A LA** *(insulin tolerance test)* Es una prueba para medir la capacidad del organismo para utilizar la insulina. Se administra insulina y se hacen mediciones de los niveles sanguíneos de glucosa a intervalos. A los 30 min de la administración de la insulina, la glucosa en sangre normalmente está más baja que al principio, pero nunca por debajo de la mitad del nivel normal. Generalmente los niveles de glucosa vuelven a la normalidad a los 90 min. En personas con hipoglucemia, los niveles de glucosa alcanzan cotas más bajas.

**INSULINA ZINC-GLOBINA** *(globin zinc insulin injection)* Forma de insulina «lenta» de acción intermedia, suspendida en una mezcla de cloruro de zinc y una proteína, globina, obtenida de la hemoglobina del buey. Rara vez se usa en los tratamientos actuales de la diabetes.

**INSULINA DE ACCIÓN INTERMEDIA** *(intermediate-acting insulin)* Preparado del principio antidiabético del páncreas de toro o de cerdo modificado por interacción con zinc en condiciones químicas específicas que cumple una acción de carácter intermedio. El efecto de la insulina semilenta comienza una hora después de ser inyectada, alcanza su máximo efecto de seis a diez horas después y permanece por espacio de 12 a 16 horas. Otros tres preparados de acción intermedia comienzan a actuar de dos a cuatro horas después de la inyección; así, la insulina zinc-globina alcanza su máxima actividad en seis a diez horas y permanece por espacio de 18 a 24 horas; la insulina neutra protamina Hagerdon (NPH) tiene su pico de acción en 28 a 32 horas, mientras que la insulina lenta tiene una acción máxima en un tiempo similar, pero con una duración de acción algo más corta.

**INSULINA DE ACCIÓN LENTA** *(slow-acting insulin)* V. **insulina de acción rápida**.

**INSULINA DE ACCIÓN RÁPIDA** *(fast-acting insulin)* Distintos preparados de insulina cuya acción comienza rápidamente, más o menos en el plazo de una hora, pero con una duración de la misma relativamente leve de alrededor de 6-14 horas.

**INSULINA DE CORTA ACCIÓN** *(short-acting insulin)* Preparado acuoso del principio antidiabético del páncreas de buey o de cerdo que comienza a actuar al cabo de una hora de haberse inyectado y alcanza sus máximos efectos en un plazo de 2 a 4 horas. La duración del preparado de insulina de corta duración es de 4 a 6 horas, y la de la insulina zinc-cristalina, de 5 a 8. Denominada también **insulina de acción rápida**. V. también **insulina**. Consultar la voz **insulina de acción intermedia**.

**INSULINA DE LARGA ACCIÓN** *(long-acting insulin)* Preparado del principio antidiabético del páncreas del buey o cerdo que se modifica mediante una interacción con el zinc en condiciones químicas específicas y que se administra en forma de suspensión con una acción prolongada. El efecto de estos preparados tarda en aparecer 8 horas, alcanza un máximo en 16-24 horas y dura más de 36 horas. Denominada también **insulina de acción lenta**.

**INSULINA INTRAMUSCULAR** *(intramuscular insulin)* En el tratamiento de la diabetes mellitus se prescribe una insulina regular, de acción rápida, cuando se desea un comienzo precoz de la acción hormonal, intenso y de breve duración. La insulina reparada con cinc en forma cristalizada es de acción ligeramente más prolongada que la amorfa no cristalina de este tipo de insulina. Son los únicos tipos de insulina que pueden administrarse por vía IM.

**INSULINA NEUTRA, SUSPENSIÓN DE** *(isophane insulin suspension)* Forma modificada de la suspensión de insulina zinc-protamina. Tiene una acción de duración intermedia, es estable y de uso muy extendido. Denominada también insulina NPH.

**INSULINA SEMILENTA** *(semilente insulin)* V. **insulina de acción intermedia**.

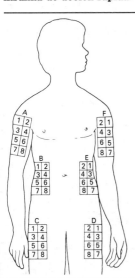

INSULINA.

Localización en el cuerpo humano de los lugares donde debe ser inyectada la insulina. En la fotografía de la derecha, método correcto de autoaplicación de una inyección de insulina en la parte superior del muslo, por vía intramuscular.

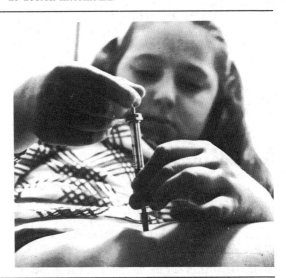

**INSULINOMA.** Microfotografía de un islote de Langerhans donde puede apreciarse el tumor que afecta a las células productoras de insulina (más claras).

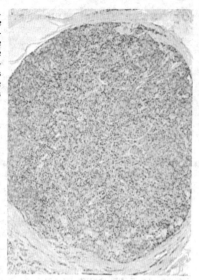

**INSULINA ULTRALENTA** *(ultralente insulin)* V. **insulina de larga acción**.

**INSULINÓGENO** *(insulinogenic)* Relativo a la promoción de la producción de insulina por los islotes de Langerhans del páncreas.

**INSULINOMA** *(insulinoma)* Tumor benigno de las células secretoras de insulina de los islotes de Langerhans del páncreas. Puede resecarse quirúrgicamente, frenando así el desarrollo de la hipoglucemia originada por el tumor. Denominado también **insuloma**. Consultar la voz **insulares, tumor de células**.

**INSULINQUINASA** *insulin kinase)* Enzima, supuestamente presente en el hígado, que activa a la insulina.

**INSULOMA** *(insuloma)* V. **insulinoma**.

**INTEGRACIÓN** *(integration)* **1.** El acto o proceso de unificar o poner juntos. **2.** (Psicología). Organización de todos los elementos de la personalidad en un conjunto funcionalmente coordinado, en armonía con el medio. Uno de los objetivos fundamentales de la psicoterapia. Lleva consigo la coordinación de nuevas y viejas experiencias y reacciones emocionales, hasta lograr un cambio efectivo de conducta, pensamiento y sentimiento.

**INTELECTO** *(intellect)* **1.** El poder y la habilidad de la mente para saber y conocer, en contraste con su capacidad para sentir o desear. **2.** Dícese de una persona «que tiene gran intelecto» cuando posee una gran capacidad para el pensamiento y el conocimiento.

**INTELECTUALIZACIÓN** *(intellectualization)* (Psiquiatría). Mecanismo de defensa en que el razonamiento es utilizado como un modo de bloquear el encuentro con un conflicto inconsciente y la carga emocional a él asociada.

**INTELIGENCIA** *(intelligence)* **1.** Capacidad para adquirir, retener y aplicar experiencia, comprensión, conocimiento, razonamiento y juicio a nuevas situaciones al objeto de resolver un problema. **2.** La manifestación de la capacidad antes citada.

**INTELIGENCIA, TEST DE** *(intelligence test)* Prueba estándar destinada a determinar la edad mental de un individuo midiendo su capacidad relativa de captar información y resolver problemas. Existen diversos tipos de tests de inteligencia. Se aplican de forma rutinaria por los psicólogos para determinar el grado de retraso mental y contribuir a la elaboración de un programa terapéutico. Consultar las voces **aptitud, test de; personalidad, test de; psicológico, test**.

**INTENCIÓN** *(intention)* Tipo de proceso de cicatrización: cierre por primera intención es la unión primaria de los bordes de una herida, que progresa hasta la completa formación de una cicatriz sin tejido de granulación; cierre por segunda intención se refiere a aquellas heridas en que los bordes se dejan separados, permitiendo el desarrollo de un tejido de granulación que cubra la brecha, y sobre el que luego crece el epitelio, dejando una cicatriz más grande que en el cierre por primera intención.

**INTENSIFICADOR DE IMAGEN** *(image intensifier)* Dispositivo electrónico para producir una imagen fluoroscópica con baja radiación de exposición. Se convierte la fuente de rayos X en un patrón de electrones, que se aceleran y concentran en una pequeña pantalla fluorescente.

**INTERACCIÓN ENFERMERA-PACIENTE** *(nurse-client interaction)* Proceso por el que enfermera y paciente intercambian o comparten información. Es fundamental para la comunicación y constituye un componente esencial en el proceso de valoración de enfermería.

**INTERACCIÓN MEDICAMENTOSA** *(drug-drug interaction)* Modificación del efecto de un fármaco que se produce cuando éste se administra con otro. El efecto puede consistir en el aumento o disminución de la acción de una de las sustancias, o tratarse de algo totalmente nuevo no asociado normalmente con ninguna de ellas. La interacción en particular puede deberse a la incompatibilidad fisicoquímica de los fármacos, a un cambio en la tasa de absorción o cantidad absorbida en el organismo, la unión de alguna de ellas a sustancias transportadoras o a una alteración de la capacidad de los receptores y las membranas celulares para captarlas.

**INTERCALAR** *(intercalate)* Colocar entre dos superficies o estructuras adyacentes.

**INTERCINESIS** *(interkinesis)* El intervalo entre la primera y la segunda división del núcleo en la meiosis. V. también **interfase**.

**INTERCONSULTA MÉDICA** *(medical consultation)* Procedimiento por el cual un médico, a petición de otro médico, revisa la historia de un paciente, lo explora y hace recomendaciones sobre el tratamiento.

**INTERCOSTAL** *(intercostal)* Relativo o perteneciente al espacio entre las costillas.

**INTERCOSTAL, ABOMBAMIENTO** *(intercostal bulging)* Protuberancia visible de las partes blandas de los espacios intercostales que se produce cuando aumenta el esfuerzo espiratorio en asmáticos, pacientes con fibrosis quística o en casos de obstrucción de vías respiratorias.

**INTERCOSTAL SUPERIOR, VENA** *(highest intercostal vein)* Cualquiera de las dos venas que drenan la sangre de los dos o tres primeros espacios intercostales. La intercostal superior derecha se dirige hacia abajo y termina en la ácigos. La intercostal superior izquierda cruza el cayado de la aorta y desemboca en el tronco braquioce-fálico venoso izquierdo, después de recibir la vena bron-quial izquierda.

**INTERCOSTALES, GANGLIOS LINFÁTICOS** *(intercostal node)* Tres grupos de ganglios linfáticos de la pared torácica situados cerca de la parte dorsal de los espacios intercostales y asociados con vasos linfáticos que drenan la zona posterolateral del tórax. Los vasos linfáticos procedentes de los ganglios de los cuatro o cinco espacios caudales forman un tronco descendente que se abre en el origen del conducto torácico. Los vasos eferentes que proceden de espacios intercostales más superiores conectan, en la parte derecha, con el conducto linfático derecho, y los del lado izquierdo, con el conducto torácico. Consultar las voces **diafragmáticos, ganglios linfáticos; esternales, ganglios linfáticos**. V. también **linfático, sistema**.

**INTERCURRENTE, ENFERMEDAD** *(intercurrent disease)* Dícese de la enfermedad que se desarrolla en el proceso evolutivo de otra.

**INTERESPINOSO** *(interspinous)* Relativo o perteneciente al espacio entre dos apófisis espinosas.

**INTERFASE** *(interphase)* Estadio metabólico durante el ciclo celular en el que la célula no se divide, los cromosomas resultan inindividualizables y tiene lugar la actividad bioquímica conducente a la síntesis del ADN. Sigue a la telofase de la primera división y precede a la profase de la siguiente división. V. también **intercinesis**.

**INTERFERÓN** *(interferon)* Proteína celular natural formada cuando se exponen las células a un virus u otra partícula extraña de ácido nucleico. Induce la producción de la proteína de inhibición de traslación (TIP) en las células no infectadas produciendo un bloqueo en la traslación de ARN viral y ofrece así protección a otras células contra el virus original y contra otros virus. El interferón es específico de especie.

**INTERLEUCINA (IL)** *(interleukin [IL])* Proteína con numerosas funciones en el sistema inmunitario. Hay cuatro tipos diferentes: IL-1, IL-2, IL-3, IL-4.

**INTERMENSTRUAL** *(intermenstrual)* Relativo o perteneciente al tiempo entre menstruaciones.

**INTERMENSTRUAL, FIEBRE** *(intermenstrual fever)* Elevación ligera de la temperatura que ocurre, de modo fisiológico, 14 días antes del comienzo del período y que señala el inicio de la ovulación.

**INTERMITENTE** *(intermittent)* Dícese de lo que ocurre a intervalos; con alternancia entre períodos de actividad e inactividad. Así, por ejemplo, la artritis reumatoide, que se caracteriza por períodos de signos y síntomas seguidos de períodos de remisión.

**INTERMITENTE, FIEBRE** *(intermittent fever)* Fiebre con recurrencia en ciclos alternantes de paroxismo y remisión, como el paludismo. Otros tipos de tal fiebre son la cuartana, la cuartana doble, la terciana.

**INTERNALIZACIÓN** *(internalization)* Proceso por el que un individuo adopta, ya sea consciente o inconscientemente, y a través de la socialización o el aprendizaje, las actitudes, creencias, valores e ideales de otra persona o, de modo más general, de la sociedad o grupo al que se pertenece. V. también **socialización**.

**INTERNISTA** *(internist)* Dícese del médico especialista en medicina interna.

**INTERNO** *(intern, interne)* **1.** Dícese del médico en el primer año de formación de posgraduado, que realiza prácticas bajo supervisión antes de integrarse en un programa de residente. **2.** Dícese de cualquier posgraduado que esté realizando un programa clínico de formación.

**INTEROCEPTIVO** *(interoceptive)* Relativo a los estímulos originados en el interior del organismo, como consecuencia del funcionalismo de los órganos internos y los receptores activados por aquéllos. Consultar las voces **exterocepción; propiocepción**.

**INTEROCEPTOR** *(interoceptor)* Cada una de las terminaciones nerviosas localizadas en una víscera que responde a los estímulos originados en el interior del organismo como consecuencia de las funciones de los diversos órganos: digestión, excreción, presión sanguínea, etc. Consultar las voces **exteroceptor, propioceptor**.

**INTERSEXUAL** *(intersexo)* Estado referido a cualquier individuo con características anatómicas de ambos sexos o cuyos genitales externos son ambiguos o impropios de un hombre o una mujer normales. V. **intersexualidad**. V. también **hermafrodita**.

**INTERSEXUALIDAD** *(intersexuality)* Situación en que un individuo tiene características anatómicas tanto de hombre como de mujer en grado variable o presenta unos genitales externos ambiguos o distintos de los correspondientes a su sexo genético o gonadal. V. también **hermafroditismo; seudohermafroditismo**.

OBSERVACIONES: Son diversas las circunstancias que pueden traducirse en un sexo fenotípico distinto del genotípico durante la secuencia de determinación sexual en el desarrollo embrionario; así, aberraciones cromosómicas, diferenciación anómala de las gónadas o sistemas ductales o un desequilibrio hormonal, dan lugar a unos genitales ambiguos o inadecuados evidentes ya en el momento del nacimiento. En otro caso, como los síndromes de Klinefelter y Turner, el diagnóstico no puede hacerse hasta más tarde, basándose en el retraso del desarrollo o la infertilidad. Determinados casos de recién nacidos con genitales ambiguos requieren una pronta evaluación y atención; tales son: la mujer masculinizada o mujer seu-

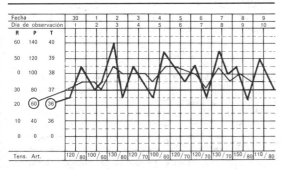

**INTERMITENTE, fiebre.** Gráfico que muestra la alternancia de las fases de hipertermia con otras de remisión en un paciente afecto de fiebre intermitente.

dohermafrodita, que suele deberse a hiperplasia congénita de las glándulas suprarrenales por déficit hereditario de las enzimas que intervienen en la producción de adrenocorticoides; el varón incompletamente masculinizado o varón seudohermafrodita, debido a un rasgo genético ligado al cromosoma X con carácter recesivo o bien autosómico dominante por deficiencia de las enzimas necesarias para la biosíntesis de testosterona o falta de respuesta de las estructuras genitales a esta hormona; el verdadero hermafroditismo, que es muy raro; y las disgenesias gonadales mixtas, en las que aparecen cromosomas sexuales en mosaico. Las pruebas diagnósticas en caso de ambigüedad sexual en el momento del nacimiento son diversas. Mediante una extensión de células de la cavidad oral se puede determinar la presencia o carencia de cromatina sexual, que sólo se encuentra en las mujeres; otras pruebas son: biopsia gonadal, análisis cromosómico para detectar las anomalías cromosómicas y el sexo genético exacto; estudios endoscópicos y radiológicos para determinar la naturaleza y características de los genitales internos; y pruebas bioquímicas para medir la función adrenocortical.

ACTUACIÓN: La determinación del sexo debe hacerse lo antes posible para disminuir los problemas médicos, sociales y psicológicos. El criterio básico para la elección de género es la anatomía del niño más que el sexo genético. Por lo general las mujeres seudohermafroditas son calificadas como mujeres, realizándose una reconstrucción precoz de los genitales y un tratamiento con corticosteroides de por vida. Los estados intersexuales de los varones suelen tratarse quirúrgicamente para restablecer el aspecto y función de los genitales masculinos. En casos de marcada ambigüedad genital es recomendable que el niño sea calificado como niña, ya que tanto la cirugía como el tratamiento médico serán probablemente más efectivos en este sentido.

OBSERVACIONES COMPLEMENTARIAS: La determinación del género de un niño de sexo dudoso constituye más un problema psicológico que médico. Para los padres existe siempre una gran carga emocional, con sentimientos de culpa y vergüenza que requieren gran apoyo y comprensión. De especial importancia es la educación de la familia en lo relativo a la anomalía del niño, en cuanto a las medidas inmediatas que habrá que adoptar y en lo referente al tratamiento de la situación a más largo plazo. La enfermera debe ayudar a los padres a que se hagan un planteamiento realista de la situación de su hijo a base de la complejidad objetiva de la situación y la posibilidad de tratamiento médico y quirúrgico.

**INTERSTICIAL** (interstitial) Relativo o perteneciente al espacio entre tejidos, por ejemplo el líquido intersticial.

**INTERSTICIAL, CRECIMIENTO** (interstitial growth) Aumento de tamaño debido a hiperplasia o hipertrofia de una estructura ya formada.

**INTERSTICIAL, LÍQUIDO** (interstitial fluid) Líquido extracelular que ocupa los espacios entre la mayoría de las células del cuerpo, constituyendo parte sustancial del medio líquido del organismo. Se forma por filtración del contenido de los capilares sanguíneos y es drenado por los linfáticos. Se parece en su composición al plasma, pero tiene menos proteínas. Consultar las voces **intracelular, líquido; linfa; plasma**.

**INTERTRANSVERSO, LIGAMENTO** (intertransverse ligament) Una de las muchas bandas fibrosas que unen las apófisis transversas vertebrales. En la región cervical, los ligamentos intertransversos consisten en unas cuantas fibras sueltas; en la región torácica son cordones que rodean íntimamente a los músculos profundos de la espalda; en la región lumbar son finos y membranosos.

**INTERTRIGO** (intertrigo) Irritación eritematosa de dos superficies opuestas de la piel debida al rozamiento entre ellas. Los lugares de asiento más común son las axilas, la parte posterior de las mamas cuando éstas son grandes y cuelgan demasiado; y la cara interna de los muslos. Como complicaciones, si las zonas afectadas están calientes y húmedas, pueden aparecer maceración e infección por monilias. La prevención consiste en pérdida de peso, higiene esmerada, polvos de talco en las zonas propensas y, si es necesario, antifúngicos locales.

**INTERVALO** (interval) Espacio entre acontecimientos o cosas. Interrupción de un flujo continuo.

**INTERVALO ANIÓNICO** (anion gap) Diferencia entre las concentraciones de cationes y aniones del suero, que se determina midiendo las concentraciones del catión sodio y de los aniones cloruro y bicarbonato. Es útil en el diagnóstico y tratamiento de la acidosis y se calcula restando la suma de las concentraciones de sodio y bicarbonato del plasma de la de sodio.

**INTERVALO A-V** (A-V interval) Espacio que separa una sístole auricular de la sístole ventricular en el electrocardiograma.

**INTERVALO LÚCIDO** (lucid interval) Período de claridad mental relativa que sobreviene entre períodos de irracionalidad, especialmente en los trastornos mentales orgánicos como el delirio y la demencia.

**INTERVALO PR** (PR interval) Parte del ciclo cardiaco que en el electrocardiograma ocupa desde el comienzo de la onda P hasta la aparición del complejo ventricular (que puede no ser una onda R). El intervalo PR es una medida del tiempo de conducción AV.

**INTERVALO QRST** (QRST interval) Espacio electrocardiográfico que representa la duración de la actividad eléctrica de los ventrículos.

**INTERVALO QT** (QT interval) Porción del electrocardiograma que comprende desde el comienzo del complejo QRS hasta el final de la onda T, reflejando la duración del período refractario del corazón. Un intervalo QT alargado puede provocar una taquicardia ventricular conocida como Torsades de Pointes.

**INTERVALO R-R** (R-R interval) Intervalo entre el pico del complejo QRS y el siguiente en un electrocardiograma. V. también **cardiaco, ciclo**.

**INTERVALO ST** (ST interval) Componente del ciclo cardiaco que aparece en el electrocardiograma representado por una línea isoeléctrica a continuación del complejo QRS antes de la rama ascendente de la onda T. Representa la fase 2 del potencial de acción. Su elevación o depresión con respecto a la línea isoeléctrica es uno de los signos cardinales de la isquemia o lesión miocárdica y de las coronariopatías.

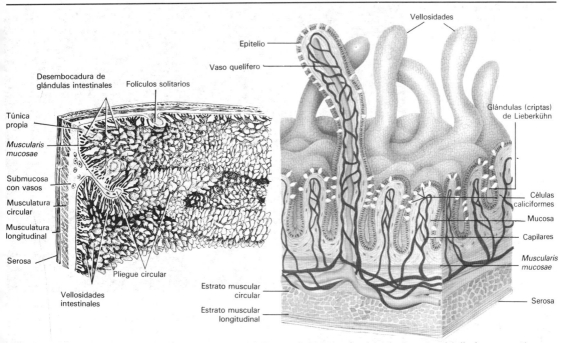

Vellosidades

Epitelio

Vaso quelífero

Desembocadura de glándulas intestinales

Folículos solitarios

Glándulas (criptas) de Lieberkühn

Túnica propia

*Muscularis mucosae*

Submucosa con vasos

Células caliciformes

Musculatura circular

Mucosa

Musculatura longitudinal

Capilares

*Muscularis mucosae*

Serosa

Pliegue circular

Serosa

Vellosidades intestinales

Estrato muscular circular

Estrato muscular longitudinal

INTESTINO DELGADO. Izquierda, dibujo de la estructura de las paredes del intestino delgado. Derecha, detalle de una sección de la mucosa.

**INTERVENTRICULAR DERECHA, ARTERIA** *(right interventricular artery)* V. **interventricular dorsal, arteria**.

**INTERVENTRICULAR DORSAL, ARTERIA** *(dorsal interventricular artery)* Rama arterial de la arteria coronaria derecha que se divide para irrigar los dos ventrículos. Discurre por debajo del surco dorsal a 2/3 de distancia del ápice del corazón. Denominada también **interventricular derecha, arteria**.

**INTERVERTEBRAL** *(intervertebral)* Relativo o perteneciente al espacio entre dos vértebras, por ejemplo los discos fibrocartilaginosos intervertebrales.

**INTESTINO** *(intestine)* Porción del aparato digestivo que se extiende desde el píloro al ano. Consta de intestino delgado y grueso.

**INTESTINO ANTERIOR** *(foregut)* Porción cefálica del canal alimentario embrionario. Está compuesto de tejido endodérmico y da lugar a la faringe, esófago, estómago, hígado, páncreas, la mayor parte del intestino delgado y los conductos respiratorios. Consultar las voces **intestino medio; intestino posterior**.

**INTESTINO DELGADO** *(small intestine)* Porción más larga del conducto digestivo que se extiende desde el píloro gástrico hasta la unión iliocecal y mide aproximadamente 7 m. Está dividido en tres porciones: el duodeno, el yeyuno y el íleon. Va disminuyendo progresivamente de diámetro desde su comienzo y está situado en la porción central y caudal de la cavidad abdominal, rodeado por el intestino grueso. Consultar también la voz **intestino grueso**.

**INTESTINO DELGADO, CÁNCER DEL** *(cancer of the small intestine)* Enfermedad neoplásica del duodeno, yeyuno o íleon. Sus características son variables dependiendo del tipo de tumor y su localización, pero pueden incluir dolor abdominal, vómitos, pérdida de peso, diarrea, obstrucción intestinal intermitente, hemorragia gastrointestinal o la aparición de una masa en la profundidad del abdomen. El diagnóstico se hace mediante una exploración radiográfica con contraste de bario, pero este tipo de estudios no son concluyentes en algunos casos hasta que las lesiones son muy avanzadas. Los adenocarcinomas, que constituyen los tumores más frecuentes, asientan sobre todo en el duodeno o la parte superior del yeyuno y forman tumoraciones polipoides o anulares y constrictivas. Los linfomas, que asientan sobre todo en la porción inferior del intestino delgado, pueden afectar la motilidad intestinal por invasión de los nervios y en algunos casos se asocian con un síndrome de malabsorción. Otros tumores menos frecuentes del intestino delgado son los carcinoides, que suelen asentar en el íleon, y los sarcomas, que se diagnostican tanto en éste como en el yeyuno. Los leiomiosarcomas forman a veces una gran masa extraluminal pero, a diferencia de otros cánceres del intestino delgado, no metastatizan. La cirugía, que debe incluir una amplia resección de los ganglios linfáticos mesentéricos, es el tratamiento de elección de los adenocarcinomas. La irradiación no es eficaz como medida de eliminación del tumor pero se recomienda en el posoperatorio de la cirugía de linfomas para tratar las lesio-

**INTESTINO DELGADO, cáncer de.** En la fotografía se aprecia un carcinoma invasivo que rodea como un anillo todo el tramo de intestino.

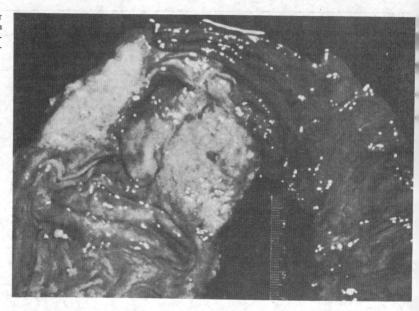

nes metastásicas de los ganglios linfáticos mesentéricos, el hígado y el bazo. Los carcinoides deben resecarse quirúrgicamente, incluso cuando existen metástasis, para evitar que produzcan obstrucción intestinal, y algunos casos responden a los agentes quimioterápicos tales como la ciclofosfamida, el 5-fluoracilo, el methotrexate y la estreptozotocina. El cáncer del intestino delgado, que es poco frecuente si se tiene en cuenta la gran longitud y superficie de este órgano, tiene una incidencia algo mayor en el hombre que en la mujer.

**INTESTINO GRUESO** *(large intestine)* Porción del tubo digestivo que comprende el ciego, el apéndice, el colon ascendente, transverso y descendente y el recto. La válvula ileocecal separa el ciego del íleon.

**INTESTINO MEDIO** *(midgut)* Porción media del canal alimentario del embrión. Está compuesto por tejido endodérmico, se conecta con el saco vitelino durante el desarrollo prenatal precoz y da lugar a parte del intestino delgado y del grueso. Consultar las voces **intestino anterior; intestino posterior**.

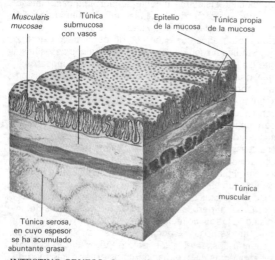

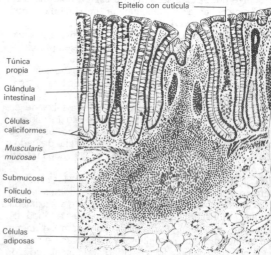

**INTESTINO GRUESO.** Corte tridimensional del colon que revela su estructura general. En el detalle, sección histológica de la mucosa del colon.

**INTESTINO POSTERIOR** *(hindgut)* Porción caudal del canal alimentario del embrión formada por tejido endodérmico. Procede del pliegue caudal y da lugar a parte del intestino delgado y grueso, al recto, vejiga y vías genitales y urinarias. Consultar las voces **intestino anterior; intestino medio**.

**INTESTINO PRIMITIVO** *(primitive gut)* V. **arquenteron**.

**ÍNTIMA** *(intima)* Dícese de la capa más profunda de una estructura, como por ejemplo el revestimiento membranoso de una arteria, vena, linfático u órgano.

**INTIMIDAD** *(privacy)* Concepto culturalmente específico que define el grado de responsabilidad personal de una persona ante los demás en la regulación de una conducta que se considera intrusa. Algunos mecanismos reguladores de la intimidad son las barreras físicas, como puertas cerradas, y las relaciones interpersonales, como los susurros.

**INTOLERANCIA** *(intolerance)* Estado caracterizado por la imposibilidad de absorber o metabolizar un nutriente o una medicación. La exposición a la sustancia en cuestión puede causar una reacción indeseable. Consultar las voces **alergia; atópico**.

**INTOXICACIÓN** *(poisoning)* Condición o estado físico producido por la ingestión, inyección, inhalación o exposición a una sustancia tóxica. La identificación del agente tóxico es fundamental para el diagnóstico y tratamiento precoz. Entre los distintos tipos de intoxicación destacan la intoxicación por metales pesados, la intoxicación alimentaria, la intoxicación por destilado de petróleo, la intoxicación por salicilatos, la intoxicación por alcohol, la intoxicación por monóxido de carbono, la intoxicación por nicotina y la intoxicación por pesticidas.

**INTRAARTICULAR** *(intra-articular)* Relativo al interior de una articulación.

**INTRAARTICULAR, INYECCIÓN** *(intra-articular injection)* Inyección de un medicamento en el interior de la cavidad intraarticular, con objeto de disminuir la inflamación, como en la bursitis o la fibromiositis. Con la misma técnica se puede drenar el espacio intraarticular, eliminando el exceso de líquido acumulado a consecuencia de inflamación o traumatismo.

**INTRAARTICULAR, LIGAMENTO** *(intra-articular ligament)* Ligamento constitutivo de 16 de las 24 articulaciones costovertebrales que divide cada articulación en dos cavidades, cada una de las cuales contiene una cápsula sinovial. Cada ligamento intraarticular está formado por una banda gruesa y corta de fibras insertadas por un lado a la costilla y por el otro al disco intervertebral. No existen en las articulaciones de las costillas I, X, XI y XII, cada una de las cuales posee una sola cavidad articular. Consultar la voz **radiado, ligamento**.

**INTRACATÉTER** *(intracatheter)* Catéter de plástico fino y flexible utilizado para infundir sangre, líquido o medicamentos en el interior de un vaso sanguíneo.

**INTRACAVITARIO, TRATAMIENTO** *(intracavitary therapy)* Tipo de tratamiento radioterápico en el que se emplazan una o más fuentes radiactivas en el interior del organismo al objeto de irradiar las paredes de una cavidad o los tejidos adyacentes.

**INTRACELULAR, LÍQUIDO** *(intracellular fluid)* Líquido contenido por las membranas celulares (citoplásmicas), en el que se encuentran en disolución solutos esenciales para el mantenimiento del equilibrio hidroelectrolítico y el adecuado funcionamiento metabólico. Consultar las voces **intersticial, líquido; linfa; plasma**.

**INTRACEREBRAL** *(intracerebral)* Relativo o perteneciente al interior del cerebro.

**INTRACRANEAL** *(intracranial)* Relativo al interior del cráneo.

**INTRADÉRMICA, PRUEBA** *(intradermal test)* Procedimiento utilizado para la detección de alérgenos, mediante la inyección subcutánea de pequeñas cantidades del alérgeno sospechado. Deben repetirse las inyecciones a intervalos y en zonas distintas, tales como el antebrazo y la región escapular. A la vez se hace una inyección de disolvente simple como prueba de control. Se considera positiva si en el plazo de 15 a 30 min se origina una pápula rodeada por un anillo eritematoso, mientras que la inyección de control no produce signos. Se inicia con soluciones muy diluidas, aumentando progresivamente la concentración si las primeras inyecciones resultan negativas. De este modo se previene la aparición de reacciones sistémicas de carácter alérgico, riesgo éste mayor que en las pruebas dérmicas de superficie. Se aplica esta prueba cuando las dermorreacciones por contacto resultaron negativas o inespecíficas, ya que la fiabilidad de los resultados es mayor. El número de alérgenos que pueden someterse a prueba simultáneamente se limita a 20 o 30. Denominada también **subcutánea, prueba**.

**INTRAMUSCULAR** *(intramuscular)* Relativo al interior del tejido muscular.

**INTRAPARTO, PERÍODO** *(intrapartal period)* Período de tiempo que abarca desde el comienzo del parto hasta el alumbramiento.

**INTRATABLE** *(intractable)* Dícese de lo que carece de remedio, como un síntoma de una enfermedad que no se alivia con las medidas terapéuticas en uso.

**INTRATECAL** *(intrathecal)* Relativo o perteneciente a una estructura, proceso o sustancia en el interior de una envoltura; como por ejemplo el líquido cefalorraquídeo en el interior de la teca del conducto espinal ependimario.

**INTRAVENOSO** *(intravenous)* Relativo al interior de las venas, como por ejemplo un trombo, una inyección, infusión o un catéter.

**INTRAVENTRICULAR** *(intraventricular)* Perteneciente o relativo al espacio existente en el interior de un ventrículo.

**INTRÍNSECO, FACTOR** *(intrinsic factor)* Sustancia secretada por la mucosa gástrica que es esencial para la absorción intestinal de la vitamina $B_{12}$ a cuyas moléculas se une y las transporta a través de las membranas del íleon. Su deficiencia, debida a gastrectomía, mixedema o atrofia de la mucosa gástrica, da lugar a anemia perniciosa. V. **anemia perniciosa**.

**INTRO-** Prefijo que significa «en, dentro de»: *introflexión, introspección, introversión*.

**INTROITO** *(introitus)* Entrada u orificio a una cavidad o estructura tubular hueca del organismo, como el introito vaginal.

**INTRÓN** *(intron)* (Genética). Secuencia de pares de ba-

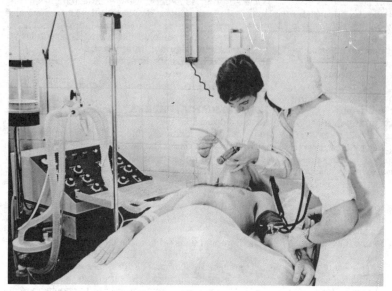

**INTUBACIÓN ENDOTRAQUEAL.** Puede realizarse a través de la nariz o de la boca. Los dibujos ilustran el procedimiento empleado en la introducción del tubo endotraqueal por la boca, con ayuda de un laringoscopio, y su emplazamiento definitivo. El tercer dibujo corresponde a la intubación nasotraqueal.

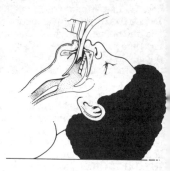

**INTUBACIÓN ENDOTRAQUEAL.** Antes de iniciar la intervención quirúrgica, el anestesista intubará al paciente para que pueda ser conectado a un respirador artificial, justo en el momento en que se le administran los anestésicos.

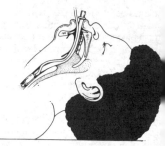

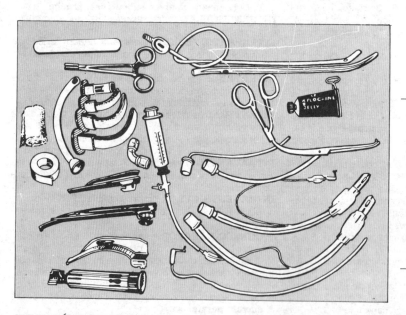

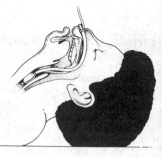

**INTUBACIÓN ENDOTRAQUEAL.** Equipo necesario para la intubación endotraqueal. Pueden verse en el dibujo, a la izquierda y de arriba abajo, los siguientes instrumentos: depresor lingual, clamp para el manguito, mordillo, cinta adhesiva para sujetar el tubo endotraqueal, cánula nasofaríngea y cánulas orofarínmgeas, un conector curvo y el mango del laringoscopio, con una hoja recta y curva para adultos y otra pediátrica de tipo recto. Los instrumentos agrupados en la parte derecha, de arriba abajo, son: catéter de punta curva para aspiración traqueal, sonda rígida para aspiración faríngea, pomada anestésica (lidocaína hidrosoluble), pinza de Magill, válvulas de tres vías con jeringa para insuflación del manguito, tubos traqueales de tamaño francés del 12 (lactantes) y del 38 (adultos), fiador.

ses en el ADN que interrumpe la continuación de la información genética. Algunos genes contienen varias secuencias de información de diferentes longitudes.

**INTROSPECCIÓN** *(introspection)* **1.** Exploración de la propia vida interior mediante la concentración sobre uno mismo. **2.** Tendencia a contemplar la propia vida interior.

**INTROVERSIÓN** *(introversion, intraversion)* **1.** Tendencia a dirigir el campo de interés, los pensamientos y las energías propias hacia el interior de uno mismo o hacia cosas relacionadas solamente con el sujeto. **2.** Estado en el cual el sujeto se encuentra centrado total o fundamentalmente en sus propias experiencias intrapsíquicas. Consultar la voz **extroversión**.

**INTROVERTIDO** *(introvert)* Dícese del individuo o personalidad que presenta las características de la introversión.

**INTUBACIÓN** *(intubation)* Término genérico con el cual se entiende en la práctica la introducción a través de la nariz o de la boca de un tubo en la luz de la tráquea, para asegurar una vía aérea permeable para la administración de gas anestésico u oxígeno. La intubación a ciegas es la introducción de un tubo endotraqueal sin utilizar laringoscopio.

**INTUBACIÓN A CIEGAS** *(blind intubation)* V. **intubación**.

**INTUBACIÓN ENDOTRAQUEAL** *(endotracheal intubation)* Introducción de un catéter a través de la boca o la nariz hasta la tráquea. Puede realizarse para mantener la permeabilidad de las vías aéreas, evitar la aspiración de material del tubo digestivo en un paciente inconsciente o paralizado, facilitar la aspiración de secreciones traqueobronquiales, o administrar ventilación con presión positiva cuando no puede hacerse de forma eficaz mediante una mascarilla. Los tubos endotraqueales pueden ser de caucho o plástico y por lo general tienen un manguito inflable para mantener un sistema cerrado con el ventilador. MÉTODO: El tubo endotraqueal se introduce en la tráquea a través de la boca o la nariz y la laringe; si se opta por la vía oral puede utilizarse un bloqueador de mordida para que el paciente no muerda y obstruya el tubo. Inmediatamente, tras la introducción de éste, se auscultan los sonidos respiratorios y posteriormente se repite la auscultación una vez cada hora o cada dos horas para comprobar que la posición del tubo es adecuada y que no está obstruyendo uno de los bronquios principales. Una vez el tubo endotraqueal está correctamente colocado, se fija con cinta adhesiva y se comprueban su permeabilidad y su posición cada 15 o 60 min. Una vez por hora se aspiran la tráquea y se irriga con solución salina normal. Por lo general, el paciente recibe ventilación con presión positiva intermitente o está conectado a un respirador de volumen con el manguito del tubo endotraqueal inflado. Si puede respirar de forma independiente, se aspira la tráquea y la boca, se desinfla el manguito y se comprueba cada 60 min la frecuencia y calidad de la respiración. El paciente debe ser cambiado de posición cada hora o dos horas, además de comprobar la tensión arterial y frecuencia cardiaca cada 2 o 4 horas. Estos pacientes no deben recibir ningún alimento por vía oral; se les administrará exclusivamente líquidos parenterales. Hay que determinar su nivel de conciencia cada hora y, si éste es suficiente, establecer con él algún método de comunicación. Los pacientes sometidos a intubación endotraqueal tienen que recibir una asistencia meticulosa, imprescindible para su supervivencia.

**INTUBACIÓN GÁSTRICA** *(gastric intubation)* Método por el que se introduce una sonda de Levin u otro catéter de pequeño calibre a través de la nariz, hasta el esófago y el estómago, con el fin de proporcionar nutrición a los enfermos inconscientes o a los recién nacidos prematuros o debilitados. También pueden instilarse medicamentos o medios de contraste para tratamiento o examen radiológico. La intubación gástrica se realiza la mayoría de las veces para eliminar el contenido del estómago y evitar la distensión gástrica posquirúrgica, prevenir la aspiración del contenido gástrico durante la anestesia general o eliminar alguna sustancia tóxica y lavar el estómago.

**INTUBACIÓN LARÍNGEA** *(laryngeal catheterization)* Inserción de un catéter en la laringe para aspirar secreciones o introducir gases.

**INTUBACIÓN NASOGÁSTRICA** *(nasogastric intubation)* Colocación de un tubo o sonda nasogástrica que va desde la nariz al estómago, con el fin de aliviar la distensión gástrica eliminando gases, secreciones o restos de comida, para instilar medicación, alimentos o líquidos o para obtener muestras para análisis. Después de la cirugía y en cualquier situación en que el paciente pueda digerir, pero no comer, debe utilizarse la sonda nasogástrica para proporcionar el alimento.

MÉTODO: Se suele utilizar un catéter de plástico o goma de calibre 12 a 18. Si el catéter es de goma, se mete en agua fría para endurecerlo y lubricarlo. Se sienta al paciente y se pone una toalla o paño sobre su pecho. Se señala exteriormente la longitud de tubo que hay que introducir, lo que equivale a la distancia existente entre la punta de la nariz y la apófisis xifoides. El extremo de

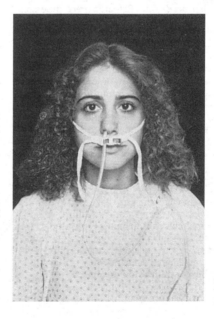

**INTUBACIÓN NASOGÁSTRICA. La sonda nasogástrica puede asegurarse con un soporte diseñado especialmente.**

la sonda puede lubricarse con algún preparado hidrosoluble, salvo si ha de obtenerse muestra para análisis, en cuyo caso es preferible utilizar agua o una solución salina. Se coge el tubo a unos 7,5 cm de la punta y se introduce en una fosa nasal, haciendo tanteos hacia arriba y abajo. Cuando se han introducido 7,5 cm se encuentra ya en la faringe y entonces se pide al paciente que extienda el cuello hacia atrás haciendo inspiraciones rápidas y superficiales a la vez que traga saliva para facilitar el paso de la sonda. Debe comprobarse que el tubo ha quedado alojado en el estómago y no se ha introducido en los pulmones. Para verificarlo pueden utilizarse métodos fluoroscópicos, aspirar el contenido gástrico o administrar una inyección de aire con una jeringa mientras se escucha el paso del mismo con un estetoscopio. Otra técnica sencilla consiste en introducir el extremo de la sonda en agua: si se producen burbujas, el tubo está probablemente alojado en el aparato respiratorio y no en el estómago. CRITERIOS IMPORTANTES: Se elegirá una sonda de calibre apropiado: una demasiado gruesa irritaría los tejidos, mientras que una demasiado fina no permitiría instilar adecuadamente. La colaboración del paciente es básica para la colocación de la sonda; la resistencia y las quejas del mismo disminuirán si se le explica adecuadamente el procedimiento que se aplica, se actúa con suavidad y lentitud y la sonda es adecuadamente lubricada. Debe realizarse limpieza regular de la boca y la sonda, que una vez insertada se fijará con esparadrapo a la nariz o la mandíbula. La administración del preparado a través de la sonda se realizará teniendo en cuenta la prescripción en cuanto a cantidad y tiempo. El preparado se conservará en la nevera y se templará antes de su administración metiéndolo en agua caliente. Si el paciente está inconsciente, habrá que tener dispuesto un equipo de aspiración.

**INTUSUSCEPCIÓN** (*intussusception*)Prolapso de un segmento intestinal en la luz de otro. Este tipo de obstrucción intestinal puede afectar a tramos del intestino delgado, colon, íleon terminal y ciego. Sucede con mayor frecuencia en lactantes y niños pequeños, y se caracteriza por dolor abdominal, vómitos y deposiciones mucosanguinolentas. El enema de bario se utiliza para confirmar el diagnóstico y suele ser necesaria la cirugía para corregir la obstrucción. Denominada también **invaginación**. V. **obstrucción intestinal**.

**INULINA** (*inulin*)Tipo de almidón que se emplea en pruebas de función renal, específicamente en el estudio de la filtración glomerular.

**INULINA, ACLARAMIENTO DE** (*inulin clearance*)Prueba de la tasa de filtración de un almidón, inulina, en el glomérulo renal. La inulina se administra por vía oral y la tasa de filtración glomerular se estima a partir del tiempo necesario para que la inulina aparezca en la orina.

**INUNDACIÓN** (*flooding*)Técnica que se utiliza en la terapia del comportamiento para disminuir la ansiedad relacionada con diversas fobias. La exposición al estímulo que habitualmente provoca la ansiedad desensibiliza frente a ese estímulo y disminuye así el miedo y la ansiedad. Consultar la voz **desensibilización sistémica**.

**INVAGINACIÓN** (*invagination*)**1.** Proceso en el que una parte de una estructura hueca se introduce en la otra, co-

mo, por ejemplo, el intestino durante la peristalsis. Si es extensa o comprende a un tumor o a pólipos, puede causar una obstrucción intestinal y estar indicado el tratamiento quirúrgico. Denominada también **intususcepción**. **2.** Técnica quirúrgica para la corrección de una hernia por introducción del contenido del saco herniario en la cavidad abdominal. No deben existir infección respiratoria alta, tos crónica o alergia con estornudos, dado que debilitarían la reconstrucción. V. también **hernia; obstrucción intestinal; peristalsis**.

**INVASIVO** (*invasive*)Dícese de aquello con tendencia a extenderse, infiltrar e imponerse.

**INVERNAL, PRURITO** (*winter itch*) Prurito que se produce con el tiempo frío en personas de piel seca y particularmente en los pacientes afectos de dermatitis atópica. Los síntomas mejoran con las temperaturas cálidas, el aumento de la humedad y la aplicación de emolientes y antipruriginosos tópicos.

**INVERSIÓN** (*inversion*)**1.** Situación patológica en la que un órgano se invierte con salida de su parte interior al exterior, como sucede en la inversión uterina. **2.** Alteración cromosómica en la que dos o más segmentos del cromosoma se separan de él y vuelven a unirse en un orden contrario erróneo, lo que origina que los genes de un brazo del cromosoma estén en posición y secuencia diferentes, contrarias a las del otro brazo.

**INVESTIGACIÓN** (*research*) Análisis o examen de datos, comunicaciones y observaciones en una búsqueda de hechos o principios.

**INVESTIGACIÓN CLÍNICA** (*clinical research*) Recogida y análisis de la información obtenida en pacientes y no en laboratorio.

**INVOLUCIÓN** (*involution*)**1.** Proceso normal caracterizado por la disminución del tamaño de un órgano debida a la reducción del volumen de sus células, como la involución del útero en el puerperio. **2.** (Embriología). Proceso de desarrollo en el que un grupo de células crecen en la periferia de un órgano o región, invaginándose para alcanzar otra vez el interior del órgano o región y formar una estructura tubular, como el corazón o la vejiga de la orina.

**INVOLUCIÓN SENIL** (*senile involution*)Conjunto de alteraciones regresivas que se producen en la edad avanzada y conducen a la progresiva degeneración de los tejidos y órganos.

**INVOLUCRO** (*involucrum*)Funda o revestimiento constituido por hueso de nueva formación que envuelve a un secuestro de hueso necrótico.

**INVOLUNTARIO** (*involuntary*) Que sucede sin control consciente.

**INVOLUNTARIO, MÚSCULO** (*involuntary muscle*)V. **liso, músculo**.

**INVOLUNTARIO, SISTEMA NERVIOSO** (*involuntary nervous system*) V. **vegetativo, sistema nervioso**.

**INYECCIÓN** (*injection*) **1.** *a)* Acción de introducir un líquido en el cuerpo por medio de una jeringa. Las inyecciones se designan de acuerdo con la región anatómica en que se aplican; las más comunes son: intraarterial, intradérmica, intramuscular (IM), intravenosa (IV) y subcutánea (sc). Las inyecciones parenterales suelen tener

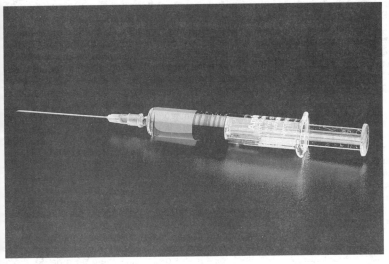

## INYECCIÓN.

Utilizar siempre material deshechable esterilizado de un solo uso. No obstante, debe ponerse especial atención en no contaminar la aguja antes de la inyección, al introducir la medicación en la jeringa. Jeringa y aguja deben ser desechadas una vez utilizadas, en evitación de las infeciones debidas a técnicas antisépticas inadecuadas.

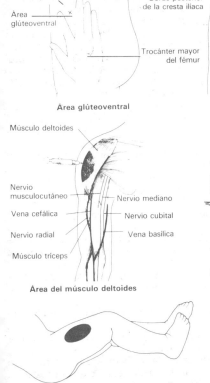

Espina ilíaca anterosuperior

Área glúteoventral

Borde posterior de la cresta ilíaca

Trocánter mayor del fémur

**Área glúteoventral**

Cresta ilíaca

Músculo glúteo mediano

Nervio ciático

**Área del glúteo mediano**

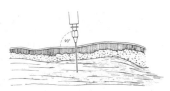

Inyección intramuscular

Músculo deltoides

Nervio musculocutáneo

Vena cefálica

Nervio radial

Músculo tríceps

Nervio mediano

Nervio cubital

Vena basílica

**Área del músculo deltoides**

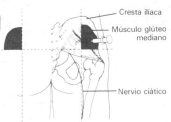

Músculo vasto lateral

Vena y arteria femorales

Nervio ciático

**Área del vasto lateral (vista lateral del muslo derecho)**

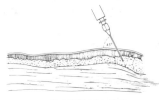

Inyección subcutánea

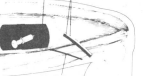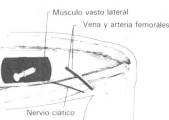

Nervio ciático

Vena femoral

Arteria femoral

Nervio femoral

**Área anterolateral del muslo**

**Área anteromedial del muslo**

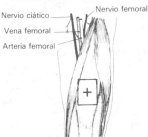

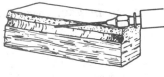

Inyección intravenosa

Los dibujos superiores muestran los cortes de los tejidos en los que se aplican los tres tipos principales de inyecciones, así como la distinta angulación utilizada en cada caso. Los grabados de la izquierda muestran en cambio diversas localizaciones para la aplicación de las inyecciones intramusculares.

aplicación terapéutica, aunque también pueden utilizarse en algunos métodos diagnósticos. En cualquier caso debe utilizarse la técnica de esterilización. Consultar las voces **infusión, instilación, insuflar**. *b)* Sustancia inyectada. **2.** Rubor e hinchazón observados en una parte del cuerpo, producidos por la dilatación de vasos sanguíneos que acompaña a un proceso inflamatorio o infeccioso.

**INYECCIÓN INTRAMUSCULAR** *(intramuscular injection)* Introducción de una aguja hipodérmica en un músculo al objeto de administrar un medicamento.

MÉTODO: Se introduce la medicación en la jeringa. Se limpia con alcohol el lugar elegido para inyectar. Las zonas más corrientes son el cuadrante superoexterno de los glúteos, la zona glútea anterior, el vasto externo del muslo y el músculo deltoides. Se toma un pellizco de piel, se introduce la aguja con una inclinación de 90° mediante un golpe seco, de modo que penetre en el músculo. Se aspira suavemente para confirmar que no se ha pinchado un vaso sanguíneo. A continuación se inyecta lentamente la solución, se saca la aguja y se da un ligero masaje en la zona. Si se eligió la zona glútea, se pide al paciente que se acueste boca abajo con las piernas separadas y los dedos de los pies apuntando en sentidos opuestos, con lo que se relajan los glúteos y la inyección duele menos. La inyección en el deltoides duele más que en otros sitios, por lo que debe evitarse si es posible. En niños, las zonas de elección son la glútea anterior y la del vasto externo; debiendo en este último caso cuidar de no llegar a pinchar el fémur.

CRITERIOS IMPORTANTES: La jeringa y la aguja deben desecharse una vez utilizadas, en evitación de las infecciones debidas a técnicas antisépticas inadecuadas. Por la misma razón hay que cuidar de no contaminar la aguja antes de la inyección. Ciertos medicamentos pueden causar necrosis hística si se inyectan subcutáneamente. Algunos medicamentos pueden administrarse por vía IV o IM, pero la dosificación IV debe ser mucho menor para no producir reacciones indeseadas por sobredosificación. Con cierta frecuencia puede quedar un bulto en el lugar de la inyección, indoloro y que permanece varias semanas e incluso meses, lo que preocupa al paciente y sus familiares. Solamente si hay aumento de tamaño y dolor se deberá sospechar que se formó un absceso, haciendo caso omiso en otras circunstancias.

**INYECCIÓN INTRAVENOSA (IV)** *(intravenous injection)* Inyección hipodérmica en una vena al objeto de infundir una dosis de medicamento, extraer sangre o iniciar una transfusión sanguínea, una infusión de medicamento o de una solución líquida, como por ejemplo dextrosa en agua o solución salina normal. V. también **venopunción**.

**INYECCIÓN INTRAVENOSA, EQUIPO PARA** *(component syringe set)* Grupo de aparatos utilizados en la administración de líquidos intravenosos y compuesto por tubos de plástico, dos grapas deslizables, un conector en Y y una jeringuilla. Se utiliza en la transfusión de plaquetas y crioprecipitados, evitando con este equipo la obstrucción de la vía intravenosa.

**INYECCIÓN SUBCUTÁNEA** *(subcutaneous injection)* Inyección hipodérmica que se administra en el tejido subcutáneo por debajo de la piel generalmente del brazo,

el muslo o el abdomen. Se utiliza una aguja de 2 cm de longitud y de calibre 24 o 25. Se prepara el fármaco y se aspira en el interior de la jeringa; la zona de piel elegida, una vez limpia, se tensa entre los dedos pulgar e índice y a continuación se introduce la aguja con una angulación de 45-60° avanzando rápida y contantemente para reducir el dolor al mínimo. El émbolo de la jeringa se extrae ligeramente para comprobar que no se ha penetrado en ningún vaso sanguíneo y, si no se aspira sangre, se inyecta lentamente el fármaco, se extrae la aguja y se aplica un suave masaje sobre la piel con un algodón impregnado de alcohol. Algunos fármacos que son extraordinariamente irritantes para la piel se inyectan en los tejidos subcutáneos profundos mediante una variación de esta técnica: el tejido cutáneo que recubre la zona elegida para la inyección se pinza entre los dedos pulgar e índice elevándolo y no tensándolo y se penetra con una angulación de hasta 90°. Ésta es la técnica de elección para inyectar heparina, insulina y emetina. Si hay que repetir las inyecciones, deben separarse al menos 5 cm unas de otras.

**ION** *(ion)* Átomo o grupo de átomos que ha adquirido carga eléctrica a través de la ganancia o pérdida de uno o más electrones.

**IONIZACIÓN** *(ionization)* Proceso en el que un átomo o molécula neutra gana o pierde electrones y, de este modo, adquiere una carga eléctrica negativa o positiva. Sucede cuando los átomos o moléculas se disocian en una solución o cuando estos componentes de un gas se disocian en un campo eléctrico. La radiación ionizante produce ionización a su paso a través de la materia.

**IONIZAR** *(ionize)* Convertir o separar los átomos o moléculas en iones. V. también **ion; ionización**.

**IPECACUANA** *(ipecac)* Sustancia con acción emética.
INDICACIONES: Se prescribe para producir el vómito en ciertos tipos de envenenamiento y sobredosis de medicamentos.
CONTRAINDICACIONES: Hipersensibilidad conocida al medicamento. No se debe utilizar en enfermos inconscientes o en envenenamientos con destilados del petróleo, álcalis fuertes, ácidos o estricnina.
EFECTOS SECUNDARIOS: El más grave es la cardiotoxicidad cuando no se produce el vómito y se retiene el fármaco
ADVERTENCIA: Si no se produce vómito, se debe extraer la ipecacuana por lavado gástrico. V. **jarabe de ipecacuana**.

**IPOMEA** *(ipomea)* Resina preparada a partir de raíces secas de *Ipomoea orizabensis*, utilizada antiguamente como catártico.

**IPSOLATERAL** *(ipsilateral)* Perteneciente al mismo lado del cuerpo.

**IRIDALGIA** *(iralgia, iridalgia)* Término fuera de uso. Dolor o inflamación del iris.

**IRIDECTOMÍA** *(iridectomy)* Extirpación quirúrgica de parte del iris ocular que suele realizarse para restablecer el drenaje del humor acuoso en el glaucoma o para extraer un cuerpo extraño o un tumor maligno. Se utiliza anestesia general. Se practica una incisión a través de la córnea, se pinza el iris y se extrae a través de la incisión. Se extirpa el área afectada y se permite que el iris elástico restante retroceda y ocupe de nuevo su posición. Se instilan atropina y un antibiótico, y se cubre con un vendaje. En el posoperatorio, el enfermo debe ser observado por si aparecieran signos de hemorragia local o dolor excesivo.

**IRIDIO (Ir)** *(iridium, [Ir])* Elemento químico metálico azul plateado. Su número atómico es 77 y su peso atómico, 192,2.

**IRIDO-** Prefijo que significa «perteneciente o relativo al iris»: *iridocele, iridoqueratitis, iridoplejía.*

**IRIDOTOMÍA** *(iridotomy)* Incisión quirúrgica en el iris ocular realizada para aliviar la oclusión de la pupila, agrandar ésta en la extracción de cataratas o para tratar el glaucoma posoperatorio. Bajo anestesia local o general, se practica una incisión a través de la córnea y se hace un corte transversal a las fibras del esfínter del iris. A continuación se instilan atropina y un antibiótico y se aplica un vendaje. En el posoperatorio, debe vigilarse el vendaje por si apareciera exudado. No suele haber dolor excesivo. V. también **iridectomía; iris**.

**IRIS** *(iris)* Disco circular y contráctil, suspendido en el humor acuoso entre la córnea y el cristalino del ojo, y perforado por una pupila circular. La periferia del iris se continúa con el cuerpo ciliar y se conecta con la córnea por el ligamento pectíneo. Divide el espacio entre el cristalino y la córnea en dos cámaras, anterior y posterior. En el adulto, las dos cámaras se comunican a través de la pupila, pero en el feto están separadas hasta el séptimo mes por la membrana pupilaris. El músculo involuntario del iris está formado por fibras circulares y radiales. Las células pigmentadas situadas bajo el tejido transparente del iris se distribuyen de forma diferente en las distintas personas para producir diversas coloraciones. En los albinos no existe pigmentación; en los ojos azules, las células pigmentadas se localizan en la superficie posterior del iris, mientras que en los ojos grises, pardos y negros se sitúan en la capa anterior del epitelio y en el estroma. V. también **dilatador de la pupila, músculo; esfínter pupilar**.

**IRITIS** *(iritis)* Proceso inflamatorio del iris ocular caracterizado por dolor, lagrimeo, fotofobia y, si es grave, disminución de la agudeza visual. A la exploración, el ojo parece turbio, el iris abultado y la pupila está contraída. La causa responsable se trata si es conocida, aunque el proceso suele ser idiopático. Habitualmente, se dilata la pupila con atropina y se puede prescribir un corticosteroide para reducir la inflamación. Si se permite que persistan la inflamación y la contracción de la pupila, se puede producir una cicatriz permanente que origina una opacidad sobre las lentes y una disminución de la visión.

**IRRADIACIÓN** *(irradiation)* Exposición a cualquier forma de energía radiante, como calor, luz o rayos X. Las fuentes de energía radiante, como los rayos X o isótopos de yodo o cobalto, se emplean con fines diagnósticos en la exploración de las estructuras internas del organismo, basándose en el conocimiento de las formas en que los diferentes tejidos absorben o reflejan las emisiones radiactivas. Las mismas o similares fuentes de radiactividad, pero en mayores cantidades, se utilizan para destruir microorganismos o células cancerosas. Los rayos infrarrojos o ultravioletas se pueden utilizar para producir calor en los tejidos y mejorar el dolor y la inflamación, o para tratar el acné, psoriasis u otras dolencias cutáneas. La luz ultravioleta también se utiliza para identificar ciertas bacterias y hongos tóxicos. V. también **radiación, enfermedad por; radiactividad; ultravioleta**.

**IRREDUCIBLE** *(irreducible)* Que es incapaz de ser vuelto a su posición o estado normal, como una hernia irreducible. V. también **incarcera**.

**IRRIGACIÓN** *(irrigation)* Acción de lavar una cavidad o zona herida del organismo con un chorro de agua u otro líquido. También se utiliza para designar el lavado de un

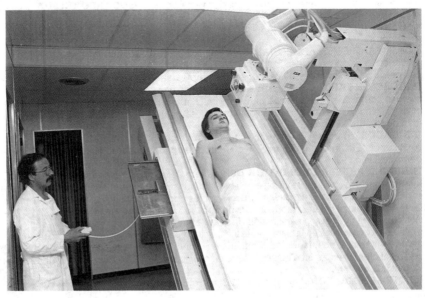

**IRRADIACIÓN.** Los rayos X son profusamente utilizados con fines diagnósticos en la exploración de las estructuras internas del organismo. En la fotografía, moderna instalación de rayos X, con telemando para controlar la posición de la mesa, donde está recostado el paciente.

tubo o drenaje insertado en el organismo, como un catéter permanente. Se suele realizar con agua, suero salino, ácido aminoacético o soluciones antisépticas en el ojo, oreja, garganta, vagina y vías urinarias. El líquido se introduce suavemente, excepto en el desbridamiento de heridas, y mediante aspiración o drenaje se extrae de la cavidad.

**IRRIGACIÓN DE UNA HERIDA** *(wound irrigation)* Lavado de una herida o la cavidad formada por una herida con una solución medicamentosa, agua o un preparado líquido antimicrobiano.

MÉTODO: Se retira el apósito y se desecha, estando el paciente en la posición adecuada. Con la ayuda de un sistema de irrigación estéril se prepara la solución irrigadora en un recipiente graduado y se calienta a menos que su acción dependa de una actividad enzimática o antibiótica que pudiera inhibirse por la elevación de la temperatura. Seguidamente se aplica firmemente contra la piel del paciente por debajo de la herida una bacinilla que puede mantener en su posición el paciente o un auxiliar. Se toma un catéter con guantes estériles o con pinzas y se introduce suavemente en la herida hasta una determinada profundidad y con una angulación preestablecida; se conecta al catéter una jeringa con solución irrigadora y se instila ésta con suavidad. Antes de retirar la jeringa vacía se pinza el catéter para evitar que se produzca flujo retrógrado del líquido de irrigación durante la desconexión. Esta operación se repite tantas veces como sea necesario hasta que la solución de irrigación salga limpia de la herida. Si no se utiliza un catéter, se vierte directamente la solución con la jeringa hasta que la herida aparezca limpia. Una vez finalizada la operación se seca la zona con torundas estériles desde la zona de la herida hacia fuera y se aplica un apósito estéril seco.

CRITERIOS IMPORTANTES: La irrigación de las heridas tiene por objeto eliminar secreciones y restos de sangre desecada y mantener abierta la superficie de la lesión para favorecer la cicatrización de su porción interna. Se considera que la herida está limpia cuando la solución de irrigación sale clara.

CONSIDERACIONES ADICIONALES: El médico debe prescribir específicamente la frecuencia de las irrigaciones y el tipo y cantidad de solución que debe emplearse.

**IRRIGACIÓN SALINA** *(saline irrigation)* Lavado de una cavidad corporal o de una herida mediante un chorro de solución salina, generalmente una solución acuosa isotónica de cloruro sódico.

**IRRIGADOR** *(irrigator)* Aparato con un tubo flexible que se utiliza para lavar con un chorro de agua una cavidad del organismo.

**ISHIHARA, PRUEBA CROMÁTICA DE** *(Ishihara color test)* Prueba para explorar la visión en color utilizando una serie de láminas en las que están impresos puntos circulares en diferentes colores y formas. Las personas con visión cromática normal son capaces de discernir números o imágenes específicas en las láminas; la incapacidad para escoger un número o imagen determinada es sintomático de deficiencia específica en la percepción cromática. V. **daltonismo**.

**ISLOTE SANGUÍNEO** *(blood island)* Cualquiera de los acúmulos de células mesodérmicas que proliferan en la superficie externa del saco vitelino embrionario dándole un aspecto grumoso. Las células más externas se aplanan constituyendo el endotelio primitivo y las más internas desarrollan el plasma sanguíneo primitivo y elaboran hemoglobina a partir de su citoplasma.

**-ISMO** *(ism, -ismus)* Sufijo que significa «condición de, práctica de, teoría de»: *hipertiroidismo, hipopituitarismo, estrabismo*.

**ISO-** Prefijo que significa «igual»: *isotónico, isocromático, isohídrico*.

**ISOAGLUTININA** *(isoagglutinin)* Anticuerpo que produce aglutinación de los eritrocitos en otros miembros de la misma especie que tienen un isoaglutinógeno en sus hematíes. Consultar la voz **isoaglutinógeno**. V. también **ABO, grupos sanguíneos; anticuerpo**.

**ISOAGLUTINÓGENO** *(isoagglutinogen)* Antígeno de los eritrocitos de miembros de la misma especie que reaccionan con la correspondiente isoaglutinina, ausente por ello en su suero. Consultar la voz **aglutinina**. V. también **ABO, grupos sanguíneos**.

**ISOAMÍLICO, ALCOHOL** *(isoamyl alcohol)* V. **amílico, alcohol**.

**ISOANTICUERPO** *(isoantibody)* Anticuerpo para isoantígenos de otros miembros de la misma especie. V. también **autoinmune, enfermedad**.

**ISOANTÍGENO** *(isoantigen)* Sustancia que interactúa con isoanticuerpos en otros miembros de la misma especie. Consultar las voces **autoantígeno; autoinmune, enfermedad**. V. también **antígeno; isoaglutinógeno**.

**ISOBARO** *(isobar)* (Medicina nuclear). **1.** Dícese de cada uno de los elementos químicos que tienen igual peso atómico pero distinto número atómico. **2.** Elementos químicos con tales características.

**ISOBUTÍLICO, ALCOHOL** *(isobutyl alcohol)* Líquido incoloro que es miscible con alcohol etílico o éter.

**ISOCARBOXACIDA** *(isocarboxazid)* Fármaco inhibidor de la monoaminooxidasa.

INDICACIONES: Tratamiento de la depresión.

CONTRAINDICACIONES: Disfunción hepática o renal, insuficiencia cardiaca congestiva, feocromocitoma, uso concomitante de medicamentos simpaticomiméticos o alimentos ricos en triptófano o tiramina, e hipersensibilidad conocida al medicamento.

EFECTOS SECUNDARIOS: Entre los más importantes se encuentran la hiperactividad, arritmia cardiaca, hipotensión, vértigo, sequedad de boca, estreñimiento y visión borrosa. Los inhibidores de la monoaminooxidasa producen muchas interacciones adversas con otros medicamentos.

**ISODOSIS, CURVA DE** *(isodose chart)* (Radioterapia). Representación gráfica de la distribución de radiación en un medio; las líneas representan a los puntos que reciben dosis iguales. Estas gráficas están determinadas para los rayos X que atraviesan el organismo, para los aplicadores de radio utilizados en el tratamiento intracavitario o intersticial y para los que trabajan en zonas donde se utilizan rayos X o radioelementos.

**ISOETARINA** *(isoetharine)* Sustancia broncodilatadora. V. **isoetarina, mesilato de**.

**ISOETARINA, CLORHIDRATO DE** *(isoetharine hydrochloride)* Sustancia broncodilatadora. V. **isoetarina, mesilato de**.

**ISOETARINA, MESILATO DE** *(isoetharine mesylate)* Fármaco broncodilatador betaadrenérgico.
INDICACIONES: En el tratamiento del asma bronquial, bronquitis y enfisema.
CONTRAINDICACIONES: Antecedentes de arritmias cardiacas o hipersensibilidad conocida al medicamento o a fármacos simpaticomiméticos.
EFECTOS SECUNDARIOS: Entre los más importantes se encuentran las palpitaciones, taquicardia, arritmias, vértigo, nerviosismo y cefalea.

**ISOFLUOROFATO** *(isofluorphate)* Sustancia inhibidora de la colinesterasa.
INDICACIONES: En el tratamiento del glaucoma simple (ángulo abierto) y de la esotropía.
CONTRAINDICACIONES: Uveítis o hipersensibilidad conocida al medicamento o a otros fosfatos orgánicos.
EFECTOS SECUNDARIOS: Entre los más importantes se encuentran los efectos colinérgicos sistémicos, trastornos de la visión, aumento paradójico de la presión intraocular y, en la administración prolongada, producción de cataratas.

**ISOFOSFAMIDA** *(isophosphamide)* Sustancia antineoplásica, actualmente en investigación, que es un derivado de la ciclofosfamida. V. también **ciclofosfamida**.

**ISOGAMETO** *(isogamete)* Célula reproductora del mismo tamaño y morfología que aquella con la que se une. Consultar la voz **anisogameto**.

**ISOGAMIA** *(isogamy)* Reproducción sexual en la que hay fusión de gametos del mismo tamaño y morfología, como en ciertas algas, hongos y protozoos. Consultar las voces **anisogamia; heterogamia**.

**ISOGÉNESIS** *(isogenesis, isogeny)* Desarrollo a partir de un origen común y siguiendo un proceso similar.

**ISOHEMAGLUTININA** *(isohemagglutinin)* V. **isoaglutinina**.

**ISOLEUCINA** *(isoleucine)* Aminoácido presente en la mayoría de las proteínas de la dieta, que es esencial para el crecimiento adecuado en niños y para el balance de nitrógeno en adultos. V. también **aminoácido; proteína**.

**ISÓMERO NUCLEAR** *(nuclear isomer)* Uno de dos o más núclidos con el mismo número de neutrones y protones en el núcleo (mismo número y masa atómica) pero con diferentes estados de energía.

**ISOMETEPTENO, CLORHIDRATO DE** *(isometheptene hydrochloride)* Fármaco antiespasmódico y vasoconstrictor que entra en la composición de algunos medicamentos utilizados para el tratamiento de la migraña.

**ISOMÉTRICO** *(isometric)* Que mantiene la misma longitud o dimensión.

**ISOMÉTRICO, CRECIMIENTO** *(isometric growth)* Aumento del tamaño de diferentes órganos o partes de un organismo en la misma proporción. Consultar la voz **alométrico, crecimiento**.

**ISOMÓRFICO, FENÓMENO** *(isomorphic, phenomenon)* V. **Koebner, fenómeno de**.

**ISONIAZIDA (INH)** *(isoniazid [INH])* Sustancia antibacteriana tuberculostática.
INDICACIONES: En el tratamiento de la tuberculosis causada por micobacterias sensibles al fármaco.
CONTRAINDICACIONES: Enfermedad hepática, antecedentes de reacción hepatotóxica a la isoniazida, o hipersensibilidad conocida al medicamento.
EFECTOS SECUNDARIOS: Entre los más importantes en el tratamiento prolongado se encuentran la hepatotoxicidad y la neuropatía periférica. También suelen producirse erupciones, fiebre y efectos sobre el sistema nervioso central.

**ISOPENTOICO, ÁCIDO** *(isopentoic acid)* V. **isovalérico, ácido**.

**ISOPROPAMIDA, YODURO DE** *(isopropamide iodide)* Sustancia anticolinérgica.
INDICACIONES: Como coadyuvante en la terapéutica antiulcerosa.
CONTRAINDICACIONES: Glaucoma (ángulo cerrado), asma, obstrucción del aparato genitourinario o gastrointestinal, colitis ulcerosa, o hipersensibilidad conocida al medicamento.
EFECTOS SECUNDARIOS: Entre los más importantes se encuentran la visión borrosa, efectos sobre el sistema nervioso central, taquicardia, sequedad de boca, disminución de la sudoración y reacciones de hipersensibilidad.

**ISOPROPANOL** *(isopropanol)* V. **isopropilo**.

**ISOPROPILACÉTICO, ÁCIDO** *(isopropylacetic acid)* V. **isovalérico, ácido**.

**ISOPROPILAMINOACÉTICO, ÁCIDO** *(isopropylaminoacetic acid)* V. **valina**.

**ISOPROPILO, ALCOHOL DE** *(isopropyl alcohol)* Líquido incoloro, aromático y amargo que es miscible con agua, éter, cloroformo y alcohol etílico. Se utiliza para friegas en suspensión al 70 % en agua. Denominado también **dimetilcarbinol; isopropanol**. V. también **alcohol**.

**ISOPROTERENOL, CLORHIDRATO DE** *(isoproterenol hydrochloride)* Sustancia estimulante de los receptores betaadrenérgicos.
INDICACIONES: Se utiliza como broncodilatador y como estimulante cardiaco.
CONTRAINDICACIONES: Arritmia cardiaca o hipersensibilidad conocida al medicamento.
EFECTOS SECUNDARIOS: Entre los más importantes se encuentran las arritmias, taquicardia, hipotensión y agudización de la angina de pecho.

**ISOSMÓTICO** *(isosmotic)* V. **isotónico**.

**ISOSORBIDA, DINITRATO DE** *(isosorbide dinitrato)* Sustancia antianginosa.
INDICACIONES: Como vasodilatador coronario en el tratamiento de la angina de pecho e insuficiencia cardiaca congestiva.
CONTRAINDICACIONES: Hipersensibilidad conocida al medicamento.
EFECTOS SECUNDARIOS: El más importante es la producción ocasional de hipotensión grave. También pueden producirse enrojecimiento con sensación de calor, cefalea y mareo.

**ISOTÓNICO** *(isotonic)* (Química). Dícese de la solución que tiene la misma concentración de soluto que otra, y, por tanto, en ambas existe la misma presión osmótica, como sucede en una solución salina que contiene una cantidad de sal igual a la que se encuentra en el líquido intra y extracelular. Denominado también **isosmótico**.

**ISÓTOPO** *(isotope)* Una de las dos o más formas de un elemento químico que tienen casi idénticas propiedades: tienen el mismo número de protones en el núcleo y el mismo número atómico, pero difieren en el número de neutrones y en el peso atómico. El carbono ($^{12}$C) tiene seis neutrones en su núcleo, mientras que su isótopo $^{14}$C tiene ocho. Gran cantidad de isótopos radiactivos se utilizan en procedimientos diagnósticos y terapéuticos.

**ISOVALÉRICO, ÁCIDO** *(isovaleric acid)* Compuesto combustible y tóxico con sabor y olor desagradables que se encuentra en el tabaco, valeriana, aceite de lúpulo y queso; también en el sudor de los pies y en la orina de los afectados de viruela, tifus y hepatitis. Producido comercialmente se utiliza en perfumes, aromatizantes y ciertos medicamentos. Denominado también **isopentoico, ácido; isopropilacético, ácido**.

**ISOXUPRINA, CLORHIDRATO DE** *(isoxuprine hydrochloride)* Sustancia vasodilatadora periférica.
INDICACIONES: Para la mejoría sintomática de la insuficiencia vascular cerebral y para mejorar la circulación en la arteriosclerosis, enfermedad de Raynaud y enfermedad de Buerger.
CONTRAINDICACIONES: Hipersensibilidad conocida al medicamento.
EFECTOS SECUNDARIOS: Entre los más importantes se encuentran la taquicardia, hipotensión y dermatitis.

**ISQUEMIA** *(ischemia)* Disminución del aporte de sangre a un órgano o a una zona del organismo. Algunas causas de isquemia son: embolismo arterial, arteriosclerosis, trombosis, vasoconstricción o hemorragia. Consultar la voz **infarto**.

**ISQUEMIA INTESTINAL CRÓNICA** *(chronic intestinal ischemia)* V. **angina intestinal**.

**ISQUEMIA TRANSITORIA, CRISIS DE** *(transient ischemic attack)* Episodio de insuficiencia cerebrovascular, generalmente debido a oclusión parcial de una arteria por una placa aterosclerótica o un émbolo. Los síntomas varían en función del lugar de oclusión y el grado de la misma. Son comunes la alteración de la visión, vértigos, debilidad, disfasia, zumbido de oídos y pérdida de conciencia. Suelen ser crisis breves, que duran pocos minutos; los síntomas raramente se prolongan varias horas.

**ISQUIO-** *(ischio-)* Prefijo que significa «perteneciente o relativo al isquion o a la cadera», como *isquioanal, isquiodídimo*.

**ISQUIOCOCCÍGEO, MÚSCULO** *(coccygeus)* Músculo par situado en el perineo anterior. Atraviesa la cavidad pelviana como una hamaca, en posición dorsal respecto al músculo elevador del ano. Se inserta en la cara interna y bordes de la espina ciática y ligamento sacrociático por fuera y en el borde del cóccix por dentro. Está inervado por el nervio coccígeo y tiene una acción de soporte del suelo pélvico. Consultar la voz **elevador del ano, músculo**.

**ISQUION** *(ischium)* Una de las tres partes del hueso de la cadera que se articula con el ilion y el pubis para formar el acetábulo. Comprende la parte posterior o dorsal del hueso de la cadera y se divide en un cuerpo, que forma las dos quintas partes del acetábulo, y una rama, que se articula con la prolongación inferior del pubis. En su espina (ciática) se insertan varios músculos, como el gémino superior, isquioccocígeo y elevador del ano. La escotadura ciática mayor, situada por encima de la espina, da paso a los vasos glúteos superior e inferior y a varios nervios, como los glúteos, el ciático mayor y los nervios del obturador interno y del cuadríceps femoral. La escotadura (ciática menor) situada por debajo de la espina da paso a varios ligamentos, vasos y nervios que se dirigen a otras zonas. Su tuberosidad dorsal mayor (tuberosidad isquiática) proporciona inserción a varios músculos, como el adductor largo, semimembranoso, bíceps femoral y semitendinoso. Consultar las voces **ilion; pubis**.

**ISQUIOSURAL, MÚSCULO** *(hamstring muscle)* Uno de los tres músculos del dorso del muslo: en la cara interna el semimembranoso y el semitendinoso y en la externa el bíceps femoral.

**ISQUIOSURAL, REFLEJO** *(hamstring reflex)* Reflejo tendinoso profundo normal que se provoca golpeando uno de los tendones isquiosurales bajo la rodilla, con lo que se producen la contracción del tendón y la flexión de la rodilla. El paciente debe yacer en posición supina con la rodilla y la cadera parcialmente flexionadas mientras el explorador sujeta la pierna con la mano. Este reflejo exacerbado puede deberse a una lesión del sistema piramidal por encima de la raíz lumbar IV. V. también **tendinoso profundo, reflejo**.

**ISTMO** *(istmus)* Estrecha conexión entre dos estructuras o partes mayores, como el istmo del conducto auditivo externo, a cuyo nivel se conectan las porciones óseas y cartilaginosa de dicho conducto.

**-ÍTICO** *(-itic)* Sufijo que significa «perteneciente o relacionado con algo especificado»: *encefalítico, nefrítico, sifilítico*.

**-ITIS** Sufijo que significa «inflamación del órgano especificado»: *carditis, gastritis, neuritis*.

**IV** *(IV)* Abreviatura de intravenosa, empleada fundamentalmente junto al término inyección.

**IXODES** *(Ixodes)* Género de garrapatas relacionadas con la transmisión de diferentes infecciones por arbovirus, como la fiebre maculosa de las Montañas Rocosas.

**JABÓN** (*soap*) Compuesto por ácidos grasos y un álcali. La acción limpiadora de los jabones se debe a que las moléculas de grasa se unen a las de jabón en solución acuosa, desplazándose de la superficie sucia y pasando al agua. Consultar también la voz **detergente**.

**JACOB, MEMBRANA DE** (*Jacob's membrane*) La más externa de las nueve capas de la retina, compuesta de conos y bastones que interaccionan con el nervio óptico.

**JACQUEMIER, SIGNO DE** (*Jacquemier's sign*) Oscurecimiento del color de la mucosa vaginal justo por debajo del orificio uretral. En ocasiones, se puede advertir después de la cuarta semana de embarazo, pero no es un signo diagnóstico fiable.

**JAKOB-CREUTZFELDT, ENFERMEDAD DE** (*Jakob-Creutzfeldt disease*) V. **Creutzfeldt-Jacob, enfermedad de**.

**JAMAIS VU** (*jamais vu*) Término francés que define la sensación de extrañeza ante personas conocidas o lugares familiares. Este fenómeno se presenta ocasionalmente en sujetos normales pero es más frecuente en aquellos que padecen epilepsia del lóbulo temporal.

**JANEWAY, LESIÓN DE** (*Janeway lesion*) Pequeña mácula eritematosa o hemorrágica que se produce en las palmas de las manos o plantas de los pies; en ocasiones, es diagnóstica de endocarditis bacteriana subaguda.

**JANÍCEPS o JANICÉFALO** (*janiceps*) Monstruo fetal doble en el que las cabezas están unidas de forma que las caras miran en direcciones opuestas. Las caras y cuerpos pueden estar totalmente formados en ambos gemelos o en uno de ellos, actuando el otro como parásito sobre el más desarrollado.

**JANSEN, ENFERMEDAD DE** (*Jansens's disease*) V. **disóstosis metafisiaria**.

**JAQUECA** (*migraine*) Cefalea vascular recurrente caracterizada por aura prodrómica, comienzo unilateral, dolor intenso, fotofobia y trastornos del sistema nervioso autónomo durante la fase aguda, que puede durar desde algunas horas hasta varios días. Tiene mayor incidencia en las mujeres y la predisposición puede ser hereditaria. No se conoce el mecanismo exacto responsable de las jaquecas, pero el dolor está relacionado con la dilatación de los vasos sanguíneos extracraneales, que puede ser el resultado de cambios químicos capaces de inducir espasmo vascular intracraneal. Durante la crisis, se encuentra en el fluido tisular de los pacientes una gran cantidad de un polipéptido vasodilatador relacionado con la bradicinina. Las reacciones alérgicas, el exceso de carbohidratos, los alimentos ricos en yodo, el alcohol, las luces brillantes o los ruidos fuertes pueden desencadenar los ataques, que muchas veces aparecen durante un período de relajación tras estrés físico o psíquico. La crisis inminente puede ir precedida por trastornos visuales como luces destellantes o líneas onduladas, o sabores u olores extraños, entumecimiento, hormigueo, vértigo, acúfenos o sensación de que una parte del cuerpo está distorsionada en cuanto a forma o tamaño. La fase aguda puede acompañarse de náuseas, vómitos, escalofríos, poliuria, sudoración, edema facial, irritabilidad y fatiga extrema. Después del ataque, el individuo suele sentir la cabeza entumecida, dolor en el cuello y sueño. La aspirina rara vez proporciona alivio durante la crisis pero los preparados a base de tartrato de ergotamina, que provocan constricción de las arterias craneales, suelen prevenir el desarrollo de la cefalea si se administran al comienzo del episodio en forma de inyección, supositorio o tableta. El tartrato de ergotamina también se comercializa combinado con otros fármacos, como la cafeína, el fenobarbital y la belladona; los pacientes afectados de jaqueca que no toleran la ergotamina pueden usar otros analgésicos como el paracetamol, la fenacetina y el propoxifeno. Denominada también **hemicránea** o **migraña**.

**Principales tipos de cefaleas crónicas.**

| Características | Jaqueca o migraña | Cefalea psicógena o tensional |
|---|---|---|
| *Frecuencia* | El 10 % - 15 % | 80 % |
| *Sexo* | Predominio femenino. | Predominio femenino. |
| *Edad* | 15 a 50 años. | Cualquier edad. |
| *Herencia* | Predisposición familiar. | — |
| *Inicio* | Brusco, matinal. | — |
| *Ritmo de las crisis* | Periódico (estacional, menstrual). | En cualquier momento. |
| *Duración* | Más de una hora (entre 6 y 12 máximo). | Variable. Puede durar de unas horas a varios días. |
| *Calidad del dolor* | Opresivo, pulsátil e intermitente. | Soportable y continuo. |
| *Localización* | Mitad de la cabeza (región frontoparietal). | Nuca y occipucio. |
| *Efectos de la postura* | Aumenta en bipedestación. | Generalmente no influye. |
| *Signos asociados* | Trastornos visuales, náuseas, vómitos... | Nerviosismo, irritabilidad, estado de alerta. |
| *Tratamiento* | Reposo en cama y oscuridad. Ergotamina. | Analgésicos (ácido acetil salicílico, paracetamol, etc). Sedantes, Psicoterapia masaje y relajación. |

**JARABE DE IPECACUANA** *(syrup of ipecac)* Preparado para provocar el vómito en intoxicaciones medicamentosas.

**JARISCH-HERXHEIMER, REACCIÓN DE** *(Jarisch-Herxheimer reaction)* Fiebre súbita y pasajera que, junto con exacerbación de lesiones cutáneas, se observa varias horas después de la administración de penicilina u otros antibióticos en el tratamiento de la sífilis, leptospirosis o fiebre recurrente. Dura menos de 24 horas y no precisa tratamiento.

**JAROTZKY, TRATAMIENTO DE** *(Jarotzky's treatment)* Tratamiento de la úlcera gástrica utilizando una dieta suave consistente en albúmina de huevo, mantequilla fresca, pan, leche y pasta.

**JAULA DE FARADAY** *(Faraday cage)* (Resonancia Magnética Nuclear) Jaula de alambre que envuelve al dispositivo de RMN para protegerlo de las ondas de radiofrecuencia dispersas en el medio ambiente y que podrían distorsionar el resultado de la imagen.

**JEFFERSON, FRACTURA DE** *(Jefferson fracture)* Fractura caracterizada por la rotura del anillo del atlas.

**JENDRASSIK, MANIOBRA DE** *(Jendrassik's maneuver)* (Neurología). Procedimiento diagnóstico en el que el enfermo engancha sus manos con los dedos flexionados y tira de ellas tanto como pueda. Mientras ejerce esta tensión, se exploran los reflejos de las extremidades inferiores, en particular el reflejo rotuliano.

**JERINGA** *(syringe)* Dispositivo para extraer, inyectar o instilar líquidos. Las jeringas que se utilizan para inyectar medicamentos suelen estar constituidas por un cilindro hueco de vidrio o plástico calibrado con un émbolo bien adaptado en un extremo y una pequeña abertura en el otro en la que se conecta la cabeza de una aguja hueca. Entre los diferentes tipos se pueden citar la jeringa hipodérmica, la de tuberculina, la de insulina, etc.

**JERINGA DE BULBO** *(bulb syringe)* Jeringa flexible, de extremo romo, por lo general de caucho o plástico, que se utilizan sobre todo para irrigar orificios externos tales como el canal auditivo.

**JET LAG** *(jet lag)* Trastorno producido por la ruptura del ritmo circadiano normal secundario a los cambios de horario en los viajes aéreos. Se caracteriza por fatiga, insomnio y pereza.

**JINETE, HUESO DEL** *(rider's bone)* Depósito óseo que a veces se produce en la cara interna de la extremidad inferior del tendón del músculo aductor del muslo en personas que montan a caballo.

**JOB-BASEDOW, FENÓMENO DE** *(Job-Basedow phenomenon)* Tirotoxicosis que se produce cuando se administra yodo con la dieta a un enfermo de bocio endémico en una zona con deficiencia ambiental de yodo. Se supone que la deficiencia de yodo protege a algunos enfermos con bocio endémico de desarrollar tirotoxicosis. También puede producirse cuando se administran grandes dosis de yodo a enfermos de bocio multinodular no tóxico en zonas sin carencia ambiental. Existe el peligro de inducir el fenómeno si se administran medicamentos que contienen yodo a ancianos con bocio multinodular no tóxico.

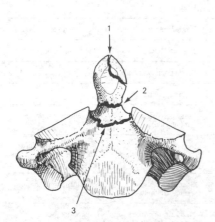

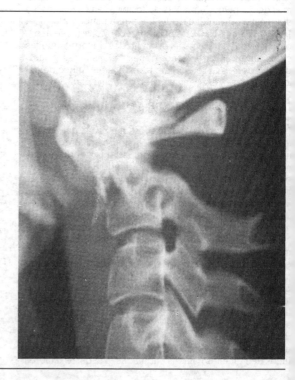

**JEFFERSON, fractura de.** La odontoides puede fracturarse en tres distintos niveles: (1) las fracturas en la punta son por lo general completamente estables y requieren sólo tratamiento sintomático mediante collar; (2) la fractura en la cintura puede requerir fusión quirúrgica para estabilizarse; (3) la fractura en la base es más estable y suele curar con inmovilización. En la radiografía de la derecha pueden observarse los efectos de una lesión del atlas: éste aparece, junto con la odontoides, completamente desplazado hacia adelante.

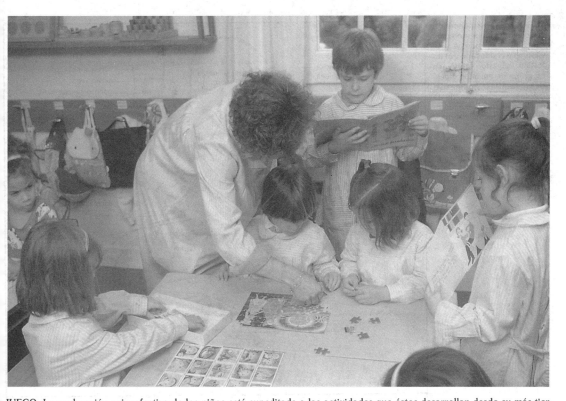

**JUEGO.** La maduración psicoafectiva de los niños está supeditada a las actividades que éstos desarrollan desde su más tierna infancia, todas ellas relacionadas de alguna manera con los juegos.

**JOBST, PRENDA DE** *(Jobst garment)* Tipo de vendaje a presión que se aplica para evitar la formación de cicatrices hipertróficas.

**JONES, CRITERIOS DE** *(Jones criteria)* Conjunto de reglas para el diagnóstico de la fiebre reumática, según recomendaciones de la *American Heart Association*. V. también **reumática, fiebre**.

**JOROBA** *(gibbus)* Curvadura convexa de la columna vertebral que puede deberse a colapso de una vértebra, por ejemplo en casos de fractura o tuberculosis.

**JUANETE** *(bunion)* Crecimiento anormal de la articulación de la base del primer dedo del pie. Se debe a la inflamación de la bolsa, casi siempre como resultado de su irritación crónica y de la presión ejercida por zapatos mal adaptados. Se caracteriza por dolor, hinchazón, engrosamiento de la piel y aducción del primer dedo.

**JUEGO** *(play)* Cualquier actividad espontánea u organizada que sirva como entretenimiento, diversión o disfrute. Es esencial en la infancia para el desarrollo de la personalidad normal, como medio de crecimiento físico, intelectual y social. Constituye un método de liberar la tensión y el estrés y de experimentar con nuevos roles o situaciones generadores de temor. Es una parte indispensable en la asistencia del niño enfermo, especialmente el hospitalizado, ya que ayuda a vencer las tensiones y ansiedades provocadas por el ambiente desconocido y la separación de los padres y da al niño una sensación de seguridad, constituyendo el medio de expresión de sus temores y fantasías. El juego, por otra parte, es un método muy eficaz mediante el cual el personal médico puede comunicarse con el niño y ganarse su confianza haciendo que éste comprenda mejor los tratamientos y procedimientos a que debe someterse. Entre los distintos tipos de juego destacan el **juego activo**, el **juego asociativo**, el **juego cooperativo**, el **juego paralelo** y el **juego pasivo**. V. también **ludoterapia**.

**JUEGO ACTIVO** *(active play)* Actividad de la cual se derivan la diversión, el entretenimiento o la satisfacción del sujeto mediante su propia participación en la misma, en vez de adoptar un papel pasivo. Los niños de todos los grupos de edades intervienen en distintas formas de juego activo, que van desde la exploración de objetos y juguetes en el caso del lactante, hasta los juegos, deportes y aficiones normales de los niños mayores. Consultar la voz **juego pasivo**.

**JUEGO ASOCIATIVO** *(associative play)* Forma de juego en la cual un grupo de niños participan en actividades similares o idénticas sin una organización formal y sin dirección, interacciones u objetivos definidos. Los niños pueden intercambiarse juguetes o piezas de juegos e imi-

**JUGO.** Los jugos pancreáticos constituyen la secreción exocrina del páncreas y se vierten en el duodeno y el intestino delgado. Contienen un grupo de enzimas digestivas (amilasas, lipasas, tripsina) encargadas de la degradación mediante hidrólisis de los principales principios inmediatos, además de enzimas proteolíticas, segregadas en forma inactiva para evitar la propia destrucción glandular, y otras sustancias. El jugo pancreático es alcalino (pH 8) y transparente.

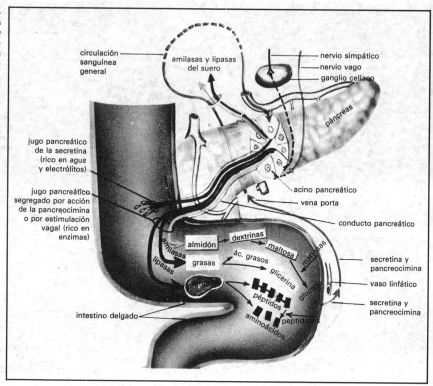

circulación sanguínea general

amilasas y lipasas del suero

nervio simpático
nervio vago
ganglio celíaco

páncreas

jugo pancreático de la secretina (rico en agua y electrólitos)

jugo pancreático segregado por acción de la pancreocimina o por estimulación vagal (rico en enzimas)

acino pancreático

vena porta

conducto pancreático

amilasas
lipasas

almidón
grasas

dextrinas
maltosa

ác. grasos
glicerina

maltasa

secretina y pancreocimina

vaso linfático

péptidos
glucosa

secretina y pancreocimina

intestino delgado

aminoácidos
peptidasa

tar a otros miembros del grupo, pero cada niño actúa independientemente. Consultar la voz **juego cooperativo**. V. también **juego paralelo**.

**JUEGO COOPERATIVO** (*cooperative play*) Juego organizado para un grupo de niños, generalmente mayores, en orden a alcanzar un objetivo determinado. Consultar las voces **juego asociativo; juego paralelo**.

**JUEGO PARALELO** (*parallel play*) Forma de juego entre un grupo de niños, fundamentalmente pequeños, en la que cada uno se ocupa de una actividad independiente que es similar a las de los otros niños, pero que no está influida ni forma parte de ellas. Consultar la voz **juego cooperativo**. V. también **juego asociativo**.

**JUEGO PASIVO** (*passive play*) Juego en el que la persona no participa de forma activa. En los niños pequeños puede consistir en mirar y escuchar a los otros, observar a un animal, escuchar historias o mirar dibujos. Los niños mayores se entretienen pasivamente con juegos y juguetes que exigen concentración y capacidad intelectual, como el ajedrez, la lectura y la música. Consultar la voz **juego activo**.

**JUGO** (*juice*) Cualquier líquido secretado por los tejidos de los animales o plantas. En el hombre suele emplearse

para indicar las secreciones de las glándulas digestivas.

**JUGO GÁSTRICO** (*gastric juice*) Secreción producida por las glándulas del estómago. Compuesto principalmente por pepsina, mucina, lipasa y ácido clorhídrico, con un pH ácido (0,9 a 1,5).

**JUGOS INTESTINALES** (*intestinal juices*) Secreción producida por las glándulas que tapizan el intestino.

**JUGO PANCREÁTICO** (*pancreatic juice*). V. dibujo.

**JUNG, TEORÍA PSICOLÓGICA DE** (*Jungian psychology*) V. **psicoanálisis**.

**JUNÍN, FIEBRE DE** (*Junin fever*) V. **hemorrágica argentina, fiebre**.

**JURAMENTO HIPOCRÁTICO** (*hippocratic oath*) Juramento atribuído a Hipócrates utilizado como guía ética para los profesionales de la medicina.

**JUSTO MAJOR, JUSTO MINOR** (*justo major, justo minor*) Locuciones latinas que indican que una cosa es mayor o menor que lo normal.

**JUVENIL** (*juvenile*) **1.** Persona joven; juventud; niño; muchacho. **2.** De, perteneciente a, característico de, o propio de una persona joven. **3.** Psicológicamente inmaduro o subdesarrollado. **4.** Que denota inmadurez psicológica o intelectual; infantil.

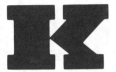

**K** *(K)* Símbolo químico del **potasio**.

**KALA-AZAR** *(kala-azar)* Enfermedad causada por el protozoo *Leishmania donovani* que se transmite al hombre, en especial a niños, por la picadura de mosquitos del género *Phlebotomus*. Se da fundamentalmente en Asia, en algunas zonas de África, en diversos países de América del Sur y Central y en la región mediterránea. El hígado y el bazo son las principales localizaciones de la infección. Los signos y síntomas comprenden anemia, hepatomegalia, esplenomegalia, fiebre irregular y emaciación. Los enfermos también son susceptibles a infecciones bacterianas secundarias. Tiene una mortalidad muy elevada si no se trata. El tratamiento comprende la administración de antimoniales, transfusiones de sangre (para la anemia), reposo en cama y alimentación adecuada. Denominada también **Assam, fiebre de; leishmaniosis visceral; negra, fiebre**. V. también **leishmaniosis**.

**KANAMICINA, SULFATO DE** *(kanamycin sulfate)* Antibiótico aminoglucósido.

INDICACIONES: En el tratamiento de ciertas infecciones graves.

CONTRAINDICACIONES: Administración simultánea de medicamentos ototóxicos o hipersensibilidad conocida a éste o a otros antibióticos aminoglucósidos. Se utiliza con precaución en enfermos con disminución de la función renal.

EFECTOS SECUNDARIOS: Entre los más importantes se encuentran la nefrotoxicidad, ototoxicidad vestibular y auditiva, bloqueo neuromuscular y reacciones de hipersensibilidad.

**KAPOSI, ERUPCIÓN VARICELIFORME DE** *(Kaposi's varicelliform eruption)* V. **eccema herpético**.

**KAPOSI, SARCOMA DE** *(Kaposi's sarcoma)* Neoplasia maligna y multifocal de células reticuloendoteliales que comienza como pápulas blandas, parduzcas o rojizas en los pies y se extiende lentamente por la piel, formando metástasis en los ganglios linfáticos y las vísceras. En ocasiones se asocia con diabetes, linfoma maligno, SIDA y otros procesos. Suelen estar recomendadas la radio y quimioterapia. Denominado también **sarcoma hemorrágico múltiple idiopático**.

**KARDEX** *(kardex)* Marca registrada de un sistema de fichas archivables que permite una rápida referencia de las necesidades particulares de cada paciente en lo que respecta a cuidados específicos de enfermería.

**KAWASAKI, ENFERMEDAD DE** *(Kawasaki disease)* V. **mucocutáneo adenopático, síndrome**.

**KAYSER-FLEISCHER, ANILLO DE** *(Kayser-Fleischer ring)* Anillo coloreado que oscila entre verde grisáceo y rojo dorado en el borde externo de la córnea, patognomónico de la degeneración hepatolenticular (enf. de Wilson), rara enfermedad de curso progresivo causada por

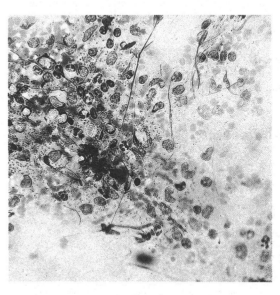

**KALA-AZAR. Microfotografía de una concentración de *Leishmania donovani*, protozoo que causa el kala-azar.**

un defecto en el metabolismo del cobre y que se transmite de forma autosómica recesiva. La enfermedad se caracteriza por alteraciones cerebrales degenerativas, cirrosis hepática, esplenomegalia, movimientos involuntarios, rigidez muscular, trastornos psíquicos y disfagia.

**KEDANI, FIEBRE DE** *(Kedani fever)* V. **tifus de los matorrales**.

**KEFIR** *(kefir)* Leche fermentada artificialmente con granos de kefir que contiene levaduras y lactobacilos. Es una importante fuente de las bacterias necesarias en el aparato gastrointestinal para la síntesis de la vitamina K.

**KEGE, EJERCICIOS DE** *(Kegel exercises)* V. **pubococcígeos, ejercicios**.

**KEITH-FLACK, NODO DE** *(Keith-Flack, node)* V. **nodo sinoauricular**.

**KELLGREN, SÍNDROME DE** *(Kellgren's syndrome)* Forma de osteoartritis que afecta las articulaciones interfalángicas proximal y distal, la primera metatarsofalángica y la carpometacarpiana, las rodillas y la columna vertebral. Se diferencia de la artritis reumatoide por la ausencia de factor reumatoide y nódulos reumatoides y en la falta de afectación sistémica. Denominado también **osteoartritis erosiva**.

**KELLY, ESPÉCULO DE** *(Kelly's pad)* Espéculo rectal tubular con forma de herradura.

**KEMPNER, DIETA DE ARROZ DE** *(Kempner rice-fruit*

*diet)* V. **dieta de arroz**.

**KENIA, FIEBRE DE** *(Kenya fever)* V. **Marsella, fiebre de**.

**KERKRING, VÁLVULA DE** *(valve of Kerkring)* V. **pliegue circular**.

**KETAMINA, CLORHIDRATO DE** *(ketamine hydrochloride)* Anestésico general no barbitúrico que se administra por vía parenteral para conseguir una anestesia de disociación. Debido a que no produce relajación muscular, no se suele precisar intubación. En especial, es útil para procedimientos breves de cirugía menor y para la inducción de la anestesia por inhalación en enfermos pediátricos, geriátricos y alterados. Como complicaciones de la anestesia se pueden producir alucinaciones, confusión y desorientación. Otras posibles desventajas de su utilización son el aumento de la tensión arterial, de la presión del líquido cefalorraquídeo y de la presión intracraneal, y tendencia a la potenciación de los efectos del alcohol, barbitúricos y narcóticos.

**KETOPROFENO** *(ketoprofen)* Antiinflamatorio no esteroideo con acción analgésica y antipirética.
INDICACIONES: Procesos reumáticos y osteoartríticos.
CONTRAINDICACIONES: Hipersensibilidad al fármaco.
EFECTOS SECUNDARIOS: Hemorragia gastrointestinal, alteraciones del sistema nervioso central, rash.

**Kg** *(kg)* Abreviatura de **kilogramo**.

**KIELLAND, FÓRCEPS DE** *(Kielland forceps)* V. **fórceps obstétricos**.

**KIELLAND, ROTACIÓN DE** *(Kielland rotation)* Maniobra obstétrica en la que los fórceps de Kielland se utilizan para girar la cabeza del feto desde una posición occipucio posterior u occipucio transversa a una occipucio anterior. Suele realizarse para corregir una detención en la fase activa de los contracciones del parto. La rotación se hace en el plano medio de la pelvis. En general, se prefiere la cesárea debido a que la maniobra se asocia con un riesgo potencial de daños a la madre y al niño. V. también **parto con fórceps; fórceps obstétricos**.

**KIMMELSTIEL-WILSON, ENFERMEDAD DE** *(Kimmelstiel-Wilson's disease)* V. **glomerulosclerosis intercapilar**.

**KIRSCHNER, ALAMBRE DE** *(Kirschner's wire)* Alambre de acero disponible en tres diámetros y con 22,86 cm de longitud que se utiliza para la fijación interna de fracturas o para tracción esquelética.

**KLEBSIELLA** *(Klebsiella)* Género de enterobacteriáceas capsuladas que aparecen como pequeños bastones de extremos redondeados. Causan diferentes enfermedades respiratorias, como bronquitis, sinusitis y neumonías.

**KLEBS-LOEFFLER, BACILO DE** *(Klebs-Loeffler bacillus)* V. *Corynebacterium*.

**KLEINE-LEVINE, SÍNDROME DE** *(Kleine-Levine's syndrome)* Trastorno de etiología desconocida que suele asociarse con procesos psicóticos y suele estar caracterizado por somnolencia episódica, hambre patológica e hiperactividad. Los episodios de sueño suelen durar varias horas o días y se siguen de confusión al despertar. No hay tratamiento específico. Consultar también la voz **narcolepsia**.

**KLINEFELTER, SÍNDROME DE** *(Klinefelter's syndrome)* Alteraciones gonadales, que aparecen en hombres, con

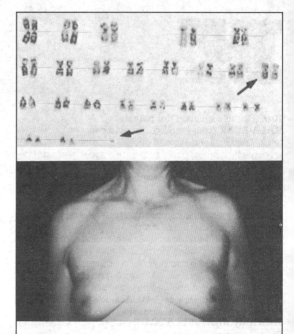

KLINEFELTER, síndrome de. Arriba, cariotipo 47XY: 44 cromosomas (autosomas) asociado a 3 gonosomas: 2 cromosomas X y 1 cromosoma Y. Abajo, ginecomastia en un sujeto afectado por este síndrome.

un cromosoma X extra en al menos una línea celular. Son característicos los testículos pequeños y duros, piernas largas, ginecomastia, pobre adaptación social, inteligencia por debajo de lo normal, enfermedad pulmonar crónica y venas varicosas. La gravedad de las alteraciones aumenta con el número de cromosomas X. La más común es el cariotipo 47 XXY. Los hombres con el cariotipo XXXXY tienen malformaciones congénitas muy marcadas y retraso mental.

**KLIPPEL-FEIL, SÍNDROME DE** *(Klippel-Feil's syndrome)* V. **cuello corto congénito, síndrome del**.

**KLUMPKE, PARÁLISIS DE** *(Klumpke's palsy)* Parálisis atrófica del antebrazo. Aparece en el nacimiento y afecta al séptimo y octavo pares nerviosos cervicales y al primero torácico. Puede acompañarse de síndrome de Horner, ptosis y miosis, debido a la implicación de los nervios simpáticos.

**KOCH, POSTULADOS DE** *(Koch's postulates)* Requisitos para establecer que un microorganismo específico causa una enfermedad determinada. Las condiciones son: *a)* el microorganismo debe observarse en todos los casos de la enfermedad; *b)* tal agente debe ser aislado y crecer en cultivo puro; *c)* a partir del cultivo puro, su inoculación a un animal susceptible debe reproducir la enfermedad; *d)* los microorganismos deben ser observados y aislados del animal experimentalmente.

**KOCHER, PINZAS DE** *(Kocher's forceps)* Pinzas de forcipresión, una de cuyas ramas termina en una punta o diente que encaja en el espacio existente entre los dos dientes en los que termina la otra.

**KOEBNER, FENÓMENO DE** *(Koebner phenomenon)* Producción, en zonas traumatizadas, de lesiones semejantes a las de la psoriasis, liquen nítido, liquen plano y verruga plana.

**KOPLIK, MANCHAS DE** *(Koplik's spots)* Pequeñas áreas blancoazuladas rodeadas de areolas rojas en la mucosa lingual y bucal, características del sarampión. La erupción del sarampión suele producirse uno o dos días después de la aparición de las manchas.

**KOROTKOFF, RUIDOS DE** *(Korotkoff sounds)* Sonidos oídos durante la toma de la tensión arterial utilizando un esfigmomanómetro y un estetoscopio. Cuando se libera el aire del manguito, disminuye la presión en la arteria humeral y se oye la pulsación de la sangre a través del vaso. V. también **diástole; esfigmomanómetro; presión sanguínea; sístole**.

**KORSAKOFF, PSICOSIS DE** *(Korsakoff's psychosis)* Forma de amnesia que suele darse en alcohólicos crónicos y se caracteriza por pérdida de la memoria durante cortos períodos de tiempo e incapacidad para aprender nuevos conocimientos. El enfermo suele estar desorientado y fabula para ocultar el proceso. La causa puede a menudo atribuirse a cambios degenerativos en el tálamo, debidos a deficiencia de vitaminas del grupo B, en especial tiamina y $B_{12}$. Consultar la voz **Wernicke, encefalopatía de**.

**Kr** *(Kr)* Símbolo químico del criptón (kripton).

**KRABBE, ENFERMEDAD DE** *(Krabbe's disease)* V. **lipoidosis galactosilceramídica**.

**KRASKE, POSICIÓN DE** *(Kraske position)* Posición anatómica en la que el enfermo está en decúbito prono, con las caderas flexionadas y elevadas, cabeza y pies hacia abajo. Se utiliza para cirugía renal, ya que, al ensanchar el ángulo costovertebral, permite al cirujano tener un acceso óptimo a los riñones.

**KRAUSE, CORPÚSCULOS DE** *(Krause's corpuscles)* Terminaciones sensoriales en la conjuntiva del ojo, membranas mucosas de labios y lengua, envoltura conjuntiva de los troncos nerviosos, pene y clítoris, y membranas sinoviales de ciertas articulaciones. Son cuerpos bulboideos con una cápsula formada por expansión del tejido conectivo de la vaina de una fibra medular. Contienen una sustancia blanda, semilíquida, en la que va a terminar el axón, bien en una extremidad bulbosa o en una masa enrollada. Consultar las voces **Golgi-Mazzoni, corpúsculos de; Pacini, corpúsculos de**.

**KREBS, CICLO DEL ÁCIDO CÍTRICO DE** *(Krebs' citric acid cycle)* Secuencia de reacciones enzimáticas que comprenden el metabolismo de cadenas carbonadas de azúcares, ácidos grasos y aminoácidos para producir dióxido de carbono, agua y enlaces fosfato de alta energía. Comienza con la combinación del piruvato con la coenzima A (CoA) para formar el acetil CoA, que entra en el ciclo para combinarse con el ácido oxalacético y dar lugar al

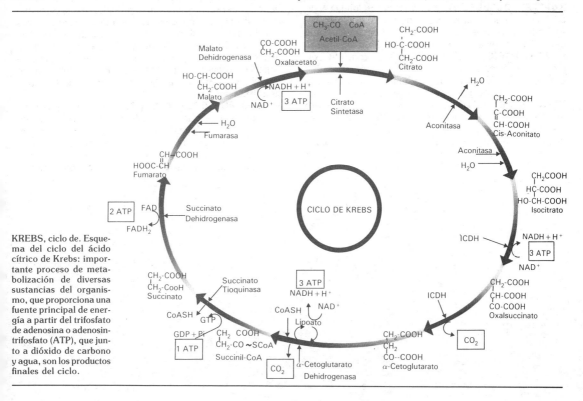

KREBS, ciclo de. Esquema del ciclo del ácido cítrico de Krebs: importante proceso de metabolización de diversas sustancias del organismo, que proporciona una fuente principal de energía a partir del trifosfato de adenosina o adenosintrifosfato (ATP), que junto a dióxido de carbono y agua, son los productos finales del ciclo.

ácido cítrico. En los pasos siguientes, el ácido isocítrico, producido del ácido cítrico, es oxidado a ácido oxalosuccínico, que pierde un dióxido de carbono para formar el ácido alfacetoglutárico. El ácido succínico, resultado de la descarboxilación oxidativa del alfacetoglutárico, es oxidado a ácido fumárico, y su oxidación regenera ácido oxalacético, que se combina con el acetil CoA cerrando el ciclo. Proporciona una fuente principal de energía a través del trifosfato de adenosina o adenosintrifosfato ATP y también produce moléculas intermedias que son puntos de iniciación de diversas vías metabólicas vitales. Denominado también **tricarboxílico, ciclo del ácido**. V. también **acetilcoenzima A**.

**KRUKENBERG, TUMOR DE** (*Krukenberg's tumor*) Neoplasia de ovario que es metástasis de un tumor maligno gastrointestinal, que suele ser un cáncer gástrico. La citología revela degeneración mucoide y abundantes células de gran tamaño con una forma que les ha valido el nombre de células en «anillo de sello». Denominado también **carcinoma mucocelular**.

**KULCHITSKY, CARCINOMA DE CÉLULAS DE** (*Kulchitsky-cell carcinoma*) V. **carcinoide**.

**KULCHITSKY, CÉLULA DE** (*Kulchitsky's cell*) V. **argentafín, célula**.

**KÜNTSCHER, CLAVO DE** (*Küntscher nail*) Clavo de acero inoxidable utilizado en traumatología y cirugía ortopédica para la fijación de fracturas de huesos largos, en especial del fémur.

**KUPFFER, CÉLULAS DE** (*Kupffer's cells*) Células especializadas del sistema reticuloendotelial que tapizan los sinusoides hepáticos. Su misión es filtrar bacterias y otras pequeñas proteínas extrañas contenidas en la sangre.

**KURCHATOVIO** (*element 104*) Elemento radiactivo obtenido experimentalmente cuyo número atómico es 104. Ocupa el lugar 12 en la serie de elementos transuránicos y es el primero después de la serie actínica.

**KURU, SÍNDROME DE** (*kuru*) Infección vírica lenta, progresiva y fatal del sistema nervioso central que se da sólo en nativos de las montañas de Nueva Guinea. El período de incubación puede ser de 30 o más días, pero la muerte suele producirse a los pocos meses del comienzo de los síntomas. Son característicos la ataxia y disminución de la coordinación, que progresa hasta parálisis, demencia, alteraciones del lenguaje y de la visión. La transmisión es probablemente resultado del canibalismo, ya que el tejido cerebral de personas infectadas produce la enfermedad cuando se inocula a primates en el laboratorio, y porque la incidencia de la enfermedad ha disminuido con el declinar del canibalismo.

**KUSSMAUL, RESPIRACIÓN DE** (*Kussmaul breathing*) Respiración muy rápida y anormalmente profunda característica de la acidosis diabética. Consultar las voces **Biot, respiración de; Cheyne-Stokes, respiración de**.

**KVEIM, REACCIÓN DE** (*Kveim reaction*) Reacción granulomatosa utilizada en el diagnóstico de sarcoidosis, y basada en la inyección intradérmica de antígeno derivado de un ganglio linfático identificado como sarcoideo. Si aparece un granuloma no caseificante en la piel del punto de inyección en cuatro a ocho semanas, la reacción es positiva y evidencia que el enfermo tiene sarcoidosis.

**KWASHIORKOR** (*kwashiorkor*) Enfermedad por malnutrición, fundamentalmente en niños, causada por deficiencia grave de proteínas que suele producirse cuando el niño es retirado del pecho. Debido a disponer de féculas ricas en calorías, el niño no pierde peso tan dramáticamente y no parece tan enfermo como un niño marásmico, al que le faltan proteínas y calorías. Con el tiempo se presentan los siguientes síntomas: retraso del crecimiento, cambios en la pigmentación de la piel y cabello, diarrea, pérdida del apetito, irritabilidad nerviosa, anemia, edema, degeneración grasa del hígado, necrosis, dermatosis y fibrosis, acompañadas de infecciones y deficiencias polivitamínicas. Debido a que las grasas de la dieta son mal toleradas, se utiliza leche desnatada en la alimentación inicial, seguida por alimentos adicionales hasta conseguir una dieta completa bien equilibrada. Denominado también **malnutrición maligna; pelagra infantil**. V. también **marasmo**.

**KWASHIORKOR MARASMÁTICO** (*marasmic kwashiorkor*) Malnutrición que afecta sobre todo a los niños y que se debe a una deficiencia tanto de calorías como de proteínas. Esta enfermedad se caracteriza por una atrofia de los tejidos muy importante con deshidratación, pérdida de la grasa subcutánea, letargia y retraso del crecimiento.

**L** *(L)* Símbolo de vértebra lumbar, que se acompaña generalmente del número romano que le corresponde por su situación: L IV (cuarta vértebra lumbar).

**La** *(La)* Símbolo químico del **lantano**.

**LA BELLE INDIFERENCE** *(la belle indiference)* Aire de despreocupación que presentan algunos pacientes ante los síntomas de su enfermedad. Se cree que los síntomas físicos pueden aliviar la ansiedad y generar beneficios secundarios en forma de simpatía o atención.

**LABERÍNTICO TÓNICO, REFLEJO** *(tonic labyrinthine reflex)* Reflejo postural normal en animales, anormalmente acentuado en humanos descerebrados. Se caracteriza por extensión de los cuatro miembros al colocar la cabeza por encima de la horizontal en cuadrúpedos o en posición anatómica en los humanos.

**LABERINTITIS** *(labyrinthitis)* Inflamación de los canales del laberinto del oído interno, lo cual se traduce en vértigos.

**LABERINTO** *(labyrinth)* V. **oído interno**.

**LABERINTO MEMBRANOSO** *(membranous labyrinth)* Conjunto de tres conductos semicirculares membranosos llenos de líquido, suspendidos dentro de los canales semicirculares óseos del oído interno. Está relacionado con el sentido del equilibrio. Los conductos, que contienen endolinfa, siguen los contornos de los canales óseos y tienen un diámetro que es aproximadamente la cuarta parte del de los canales.

**LABERINTO ÓSEO** *(osseous labyrinth)* Parte ósea del oído interno, formado por tres cavidades: vestíbulo, conductos semicirculares y cóclea, que transmiten las vibraciones sonoras desde el oído medio al nervio acústico. Las tres contienen perilinfa, en la cual está suspendido el laberinto membranoso.

**LÁBIL** *(labile)* **1.** Inestable; que se caracteriza por su tendencia a cambiar, alterarse o modificarse. **2.** (Psiquiatría). Se aplica a una personalidad que experimenta rápidos cambios emocionales, como en el caso de las alteraciones bipolares o ciertos tipos de esquizofrenia; emocionalmente inestable.

**LABIO DORSAL** *(dorsal lip)* Pliegue marginal del blastoporo que se forma durante la fase de gastrulación en los estadios iniciales del desarrollo embrionario en muchos animales. Marca el límite dorsal del embrión, constituye el organizador primario, además de dar lugar al tejido neural, y, en el hombre y los animales superiores, corresponde al nódulo primitivo.

**LABIO LEPORINO** *(harelip)* Anomalía congénita consistente en la aparición de una o más hendiduras en el labio superior como consecuencia de la falta de cierre de los procesos nasales medios del maxilar en la vida embrionaria. El tratamiento es la reparación quirúrgica de la anomalía durante la lactancia.

**LABIO LEPORINO, CORRECCIÓN DEL** *(cleft lip repair)* Corrección quirúrgica de la solución de continuidad congénita uni o bilateral del labio superior, que habitualmente es consecuencia de la falta de unión embrionaria de los procesos medios nasales y maxilares.

MÉTODO: El labio leporino puede repararse algunas veces en las primeras 48 horas de vida del niño, aunque algunos cirujanos siguen la «regla del diez» y realizan la intervención cuando el niño tiene 10 semanas de edad, pesa 10 o más libras y tiene una cifra de hemoglobina de al menos 10 g/100 ml. Antes de la intervención se preparan unos manguitos rígidos para los codos a la medida del niño y se le colocan en el mismo quirófano para evitar que se toque la incisión en el posoperatorio. Después de la intervención se mantiene al niño con respiración asistida mientras sea necesaria y, hasta que se normalice debe vigilarse la presencia de estridor y obstrucción respiratoria, hemorragia excesiva, dehiscencia de la incisión y enrojecimiento bajo los manguitos de los codos. El alambre que se coloca en el labio superior del niño y se ajusta a las mejillas para evitar la tensión de las suturas, debe mantenerse en posición; si se afloja, se aplica utilizando tintura de benzoína. Se administran al niño líquidos claros y jugos a través de una jeringa al efecto o mediante una unidad especial de alimentación; la administración parenteral de líquidos debe continuar hasta que la ingesta oral sea posible; no deben dársele productos lácteos ni sólidos, y tampoco el chupete. La dieta y la forma de ali-

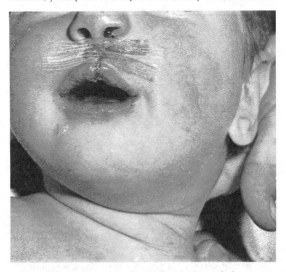

LABIO LEPORINO, corrección del. Resultado tras haberse practicado reparación quirúrgica y sutura.

mentación pueden variar, pero ésta debe hacerse manteniendo al niño con la cabeza levantada o sentándole en una silla y haciéndole expulsar el aire después de cada cucharada. Es necesario vigilar la ingesta y excreción de líquidos, y los manguitos rígidos de los codos deben mantenerse en todo momento, excepto cuando se realizan ejercicios de movilización, una vez en cada brazo. El apósito salino del labio se mantiene húmedo y se cambia cada 12 horas. Los cuidados pre y posoperatorios deben estar a cargo de la enfermera, quien también debe orientar a los padres sobre las técnicas de alimentación y las dietas adecuadas para cuando se dé de alta al pequeño. Es importante destacar la importancia de los manguitos rígidos de los codos, así como la de mantener el movimiento y la integridad cutánea de los brazos, evitar las lesiones en el área quirúrgica y comunicar inmediatamente al médico cualquier síntoma de infección, así como la dehiscencia de la herida, la exudación excesiva, el enrojecimiento y la hemorragia.
CRITERIOS IMPORTANTES: Las modernas técnicas quirúrgicas permiten una reparación muy importante del labio leporino, aunque en algunos casos es necesario realizar posteriormente otra intervención para eliminar las cicatrices.
**LABIOS** *(labia)* **1.** Bordes carnosos de un órgano o tejido. **2.** Pliegues de piel que cubren la entrada de la vagina. **3.** Bordes superior e inferior de la boca.
**LABIOS MAYORES** *(labia majora)* Pliegues de piel que se sitúan a cada lado del orificio vaginal y cubren a los labios menores. Van desde la comisura labial anterior hasta la comisura labial posterior y limitan los bordes laterales de la vulva. Contienen tejido areolar, grasa y una delgada capa de músculo liso. En algunas mujeres están cubiertos de un espeso pelo púbico. El origen embrionario de los labios mayores y el del escroto son el mismo.
**LABIOS MENORES** *(labia minora)* Pliegues de piel situados debajo de los labios mayores que se extienden des-

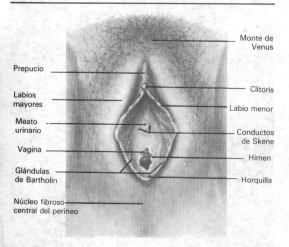

**LABIOS MAYORES. Estructura externa del aparato genital femenino.**

de el clítoris hasta el borde posterior del orificio vaginal por detrás. En su porción anterior se dividen en una zona superior que cubre el clítoris y forma el prepucio del mismo y otra inferior que pasa por debajo del clítoris y forma el frenillo de éste. Son ricos en folículos sebáceos.
**LABORATORIO** *(laboratory)* Instalación, centro o lugar donde se llevan a cabo investigaciones científicas y todo tipo de actividades experimentales.
**LABORATORIO, DIAGNÓSTICO DE** *(laboratory diagnosis)* V. **diagnóstico**.
**LABORATORIO, ERROR DE** *(laboratory error)* Error cometido por el personal de un laboratorio clínico en la realización de una prueba, en la interpretación de ésta o en la comunicación o anotación de los resultados. Debe tenerse en cuenta cuando existe una discrepancia entre éstos y el estado clínico del paciente o los análisis anteriormente efectuados.
**LABORATORIO, PRUEBA DE** *(laboratory test)* Procedimiento que suele realizarse en el laboratorio con el fin de detectar, identificar o cuantificar una o más sustancias, valorar las funciones orgánicas o hallar el origen de una enfermedad. En la práctica médica moderna se utiliza para hallar o confirmar el diagnóstico y ayudar en el control de la enfermedad.
**LABORATORIO CLÍNICO** *(clinical laboratory)* Lugar donde se realizan pruebas, generalmente diagnósticas, relacionadas con el cuidado del enfermo. En estos laboratorios se utilizan directamente muestras obtenidas de los pacientes y no de animales u otras fuentes, como sucede en los laboratorios de investigación.
**LABORTERAPIA** *(work therapy)* Enfoque terapéutico en el cual el paciente realiza una actividad útil o aprende una ocupación como en la terapia ocupacional.
**LACERACIÓN** *(laceration)* Herida producida por desgarro. Referido también al procedimiento quirúrgico que consiste en desgarrar con un tonótomo o aguja de catarata los tejidos subcutáneos.
**LACRI-** *(lacri-, lachry-)* Prefijo que significa «relacionado o perteneciente a las lágrimas»: *lacrimal, lacrimógeno.*
**LACRIMAL, CONDUCTO** *(tear duct)* Conducto por el que fluyen las lágrimas. Cabe citar los conductos lacrimales, nasolacrimales y conductos excretores de las glándulas lacrimales.
**LACTANCIA** *(lactation)* Proceso de síntesis y secreción de leche de la mama para la alimentación del niño. V. también **leche materna**.
**LACTANTE** *(infant)* Niño que se encuentra en las primeras etapas de vida extrauterina, hasta los 12 meses de edad, en que es capaz de asumir la postura erecta; algunos autores extienden este período hasta los 24 meses.
**LACTANTE CON PIEL DE COLODIÓN** *(collodion baby)* Niño que presenta una piel de aspecto escamoso y apergaminado en el nacimiento.
**LACTANTE FLÁCCIDO, SÍNDROME DEL** *(floppy infant syndrome)* Término general con que se designan las atrofias musculares espinales juveniles, incluyendo las enfermedades de Werdnig-Hoffmann y de Wohlfart-Kugelberg-Welander.
**LACTASA** *(lactase)* Enzima que cataliza la hidrólisis de alfa-D-galactósido a D-galactosa. Es abundante en el hí-

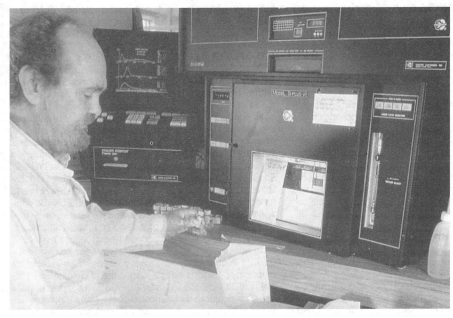

LABORATORIO, prueba de. En los modernos laboratorios, dotados de avanzada tecnología, pueden establecerse con mínimo margen de error las pruebas finales para establecer o confirmar un diagnóstico. Además la creciente aplicación de procedimientos informáticos permite manejar instantáneamente gran número de datos con los que es posible cotejar los resultados obtenidos.

gado, riñón y mucosa intestinal. Denominada también beta-galactosidasa.

**LACTASA, DEFICIENCIA DE** *(lactase deficiency)* Enfermedad congénita en la que está disminuida la producción de lactasa, por lo que no puede digerirse la lactosa. En la infancia aparece de forma aguda y persiste durante toda la vida. En el adulto puede presentarse una deficiencia relativa como resultado del proceso natural de envejecimiento; es más frecuente en personas de origen africano y asiático. También se presenta de forma adquirida en la gastrectomía subtotal, en las enfermedades del intestino delgado con cambios estructurales como, el esprue tropical, la colitis ulcerosa, la hepatitis infecciosa y el kwashiorkor o en la malnutrición.

**LACTATO** *(lactate)* Sal de ácido láctico.

**LACTATO SÓDICO** *(sodium lactate injection)* Sustancia que se utiliza en el tratamiento de la acidosis metabólica como fuente de electrólitos.

**LÁCTEO** *(lacteal)* Relativo a la leche.

**LACTÍFERO** *(lactiferous)* Que produce o lleva leche, como los conductos lactíferos.

**LACTO-** *(lacto-, lact-)* Prefijo que significa «relativo o perteneciente a la leche»: *lactobacillus, lactopeptina.*

**LACTOALBÚMINA** *(lactalbumin)* Proteína simple, muy nutritiva, que se encuentra en la leche. Es semejante a la albúmina sérica. V. también **albúmina; albúmina sérica.**

**LACTOBACILLUS** *(lactobacillus)* Grupo de bacilos no patógenos grampositivos que producen ácido láctico a partir de los carbohidratos. Varias especies pertenecientes a este género se encuentran en el tracto intestinal y vagina humanas.

**LACTODEHIDROGENASA (LDH)** *(lactic dehydrogenase [LDH])* Enzima esencial en el metabolismo de los carbohidratos. V. también **Duchenne, distrofia muscular de.**

**LACTÓGENO** *(lactogen)* Fármaco u otra sustancia que facilita la producción o secreción de leche.

**LACTÓGENO PLACENTARIO HUMANO** *(human placental lactogen [HPL])* Hormona proteica segregada por la placenta que estimula el crecimiento.

**LACTOSA** *(lactose)* Disacárido que se halla en la leche. Por hidrólisis se obtienen los monosácaridos glucosa y galactosa. Se utiliza como laxante, diurético y como ingrediente en las fórmulas lácteas infantiles. V. también **azúcar.**

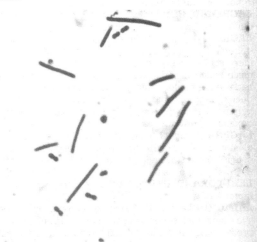

LACTOBACILLUS. Fotografía microscópica donde pueden apreciarse varios lactobacillus.

**LACTOSA, INTOLERANCIA A LA** (*lactose intolerance*) Incapacidad de digerir la lactosa por deficiencia o defecto de la lactasa. Se manifiesta por flatulencia, náuseas, diarrea y retortijones. Debe ajustarse la dieta al nivel de tolerancia, restringiendo la ingesta de leche, queso, mantequilla, margarina y otros alimentos que contengan leche, como pasteles, helados, cremas y salsas. V. **lactasa, deficiencia de**.

**LACTOVEGETARIANO** (*lacto-ovo-vegetarian*) Aplícase a la persona cuya dieta consta de alimentos de origen vegetal, productos lácteos y huevos.

**LADILLA** (*crab louse*) Especie de piojo del cuerpo, *Pediculus pubis*, que infesta el pelo de la región genital y que se trasmite entre sujetos por contacto sexual.

**LAËNNEC, CATARRO DE** (*Laënnec's catarrh*) Forma de asma bronquial que se caracteriza por la expulsión de esputos con cuerpos pequeños, redondos, viscosos y en forma de rosario. Estos cuerpos se denominan perlas de Laënnec.

**LAËNNEC, CIRROSIS DE** (*Laënnec's cirrhosis*) V. **cirrosis**.

**LAGEN-** Prefijo que significa «frasco»: *lagena, lageniforme*.

**-LAGNIA** Sufijo relacionado con el coito o la lujuria: *osfresiolagnia, pirolagnia, escoptolagnia*.

**LAGO LAGRIMAL** (*lacus lacrimalis*) Espacio triangular que separa los extremos internos de los párpados superior e inferior. Es una prolongación del canto interno y rodea a las carúnculas lagrimales.

**LAGOFTALMÍA** (*lagophtalmos*) Imposibilidad de cerrar completamente un ojo por alteración nerviosa o muscular.

**LAGRIMAL** (*lacrimal, lachrymal*) Perteneciente a las lágrimas.

**LAGRIMAL, APARATO** (*lacrimal apparatus*) Conjunto de estructuras del ojo que segregan las lágrimas en la superficie ocular. Está formado por las glándulas lagrimales, los conductos lagrimales, el saco lagrimal y los conductos lagrimonasales.

**LAGRIMAL, CONDUCTO** (*lacrimal duct*) Canal por el que las lágrimas van del lago lagrimal al saco lagrimal.

**LAGRIMEO** (*tearing*) Derrame de lágrimas que puede deberse a una impresión emocional, infección o irritación mecánica por cuerpo extraño. Tiene lugar cuando existe una producción normal de lágrimas pero éstas no son drenadas en el punto lagrimal, situado en el ángulo interno del ojo. También aparece si existe obstrucción del punto lagrimal, los conductos o el saco lagrimales. Denominado también **epífora**.

**LAGUNA** (*lacuna*) **1.** Cavidad pequeña que se halla en el interior de una estructura orgánica, especialmente en el tejido óseo. **2.** Defecto, como el que puede encontrarse en el campo visual.

**LAKI-LORAND, FACTOR DE** (*Laki-Lorand's, factor*) V. **factor XIII**.

**LALACIÓN** (*lallation*) **1.** Expresión balbuceante, repetitiva e ininteligible, como el balbuceo de un niño, y el que presentan los afectados de esquizofrenia, alcoholismo y retraso mental profundo. **2.** Alteración del habla que se caracteriza por una pronunciación defectuosa de las palabras que contengan la letra «l» o la sustitución de la «l»

por la «r». Consultar las voces **lambdacismo; rotacismo**.

**-LALIA** Sufijo relativo a defectos del habla: *agitolalia*.

**LALO-** (*lal-, lalio-, lalo-*) Prefijo relativo al habla: *lalognosis, lalofobia*.

**LALOFOBIA** (*laliophobia*) Temor morboso a hablar causado por ansiedad o miedo a tartamudear o balbucear.

**LAMARCKISMO** (*Lamarckism*) Teoría postulada por el naturalista francés Jean Baptiste de Lamarck y que afirmaba que la evolución de los organismos se debía a cambios producidos por la adaptación a las condiciones ambientales; estas características adquiridas se transmitirían después a los descendientes. Consultar **darwinismo**.

**LAMAZE, MÉTODO DE** (*Lamaze method*) Método de preparación psicofísica al parto desarrollado en la década de los 50 por el obstetra francés Fernand Lamaze. Está basado en los estudios de Pavlov y Nicolaiev sobre la hipnosis y la respuesta condicionada al estímulo. Se compone de una parte teórica en forma de clases, una serie de prácticas en el hogar que debe realizar la interesada regularmente y la asistencia de una monitora especializada durante el parto. En las clases se explica la fisiología del embarazo y el parto y se enseñan diferentes ejercicios para fortalecer los músculos abdominales y controlar aisladamente los músculos de la vagina y el perineo y un conjunto de técnicas de relajación y respiración durante el parto. Se establece un condicionamiento de la mujer mediante: la repetición y la práctica en disociar su persona de la fuente de estímulos, la concentración en un punto focal, la relajación consciente de todos sus músculos y una forma especial de respiración, todo lo cual hace que no preste atención a los estímulos asociados con los dolores del parto. El tipo y velocidad de respiración cambian con los estadios del parto. Al comienzo del primer estadio, cuando el cuello uterino tiene una dilatación menor de 5 cm y las contracciones ocurren cada 2 a 4 minutos, duran entre 40 y 60 segundos y son de intensidad ligera a moderada, la madre realiza una respiración torácica lenta durante las contracciones, con los dedos en las costillas inferiores para sentirlas subir y bajar. La pared abdominal no se mueve con la respiración y la embarazada realiza un masaje rítmico del abdomen inferior con las yemas de los dedos. La frecuencia respiratoria es de 10 respiraciones por minuto o menos, aumentando a 12 según avanza el parto. Antes y después de cada contracción se realiza una «respiración de limpieza». Desde la parte activa del primer estadio del parto hasta el segundo estadio, la dilatación pasa de 5 cm a ser completa, el intervalo entre las contracciones está entre 1,30 y 4 minutos y su duración es de 45 a 90 segundos. (El intervalo disminuye y la intensidad y duración aumentan según progresa el parto.) Durante las contracciones, la madre realiza una respiración torácica reposada y superficial; la frecuencia varía con la fuerza de las contracciones, aumentando hasta una por segundo en el acmé y disminuyendo a una cada 6 segundos según se relaja el útero. Se la ayuda a concentrarse en el punto focal elegido, a realizar el masaje digital del abdomen, a relajar los músculos vaginales y perineales y a efectuar la aspiración de limpieza. Al final del primer estadio, el cervix está completamente dilatado y las contracciones son fuertes, ocu-

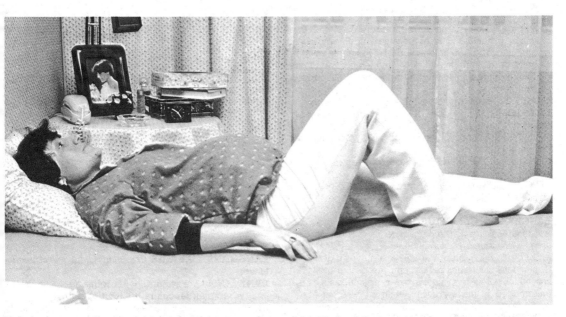

Un lecho duro y un cojín para apoyar la cabeza bastan para efectuar el ejercicio de relajamiento. La embarazada se recuperará de sus fatigas y dicho ejercicio le será de utilidad en el proceso de dilatación del canal del parto.

rren cada 1,30 o 2 minutos, duran de 60 a 90 segundos y la mujer comienza a sentir deseos de empujar durante éstas. La madre debe evitar empujar combinando aspiraciones pequeñas con espiraciones en pequeños soplidos. Durante el segundo estadio del parto, el cuello está dilatado por completo y las contracciones son fuertes, frecuentes y expulsivas. Se colocan la cabeza y los hombros de la parturienta sobre almohadas. Durante las contracciones se la ayuda a echar las piernas hacia atrás, flexionarlas sobre el abdomen y agarrarlas por la parte inferior de los muslos. Debe presionar la barbilla sobre el tórax para bloquear la salida de aire de los pulmones, relajar el periné y empujar con fuerza. Dependiendo de la longitud de la contracción se puede empujar durante 10, 14 o más segundos. Según corona la cabeza del niño, se pide a la madre que jadee de forma ligera para que se pueda extraer la cabeza lentamente. Las ventajas de este método son la ausencia de anestesia y la participación de la madre en el parto, lo que le da un gran sentido de autosatisfacción al culminar éste. Consultar las voces **Bradley, método de; Read, método de**.

**LAMBDACISMO** *(lambdacism)* Alteración del habla que se caracteriza por una pronunciación defectuosa de las palabras que contienen la letra «l», por el uso excesivo de esta letra o por la sustitución de la letra «r» por la «l». Consultar las voces **lalación; rotacismo**.

**LAMBDOIDEA SUTURA** *(lambdoidal suture)* Unión dentada entre el hueso occipital y el parietal. Se continúa con la sutura occipitomastoidea que une las porciones occipital y mastoidea del temporal.

**LAMIN-** Prefijo que significa «capa»: *laminograma, laminado, laminotomía*.

**LÁMINA** *(plate)* Estructura plana, como la fina capa de hueso situada entre las caras laterales del cartílago etmoides y el hueso esfenoides en el feto (lámina frontal).

**LÁMINA PROPIA** *(lamina propia)* Capa de tejido conjuntivo areolar que sostiene la membrana epitelial de las mucosas y de la cual se separa por una capa basal. En profundidad, queda separada de la submucosa por la muscularis mucosae. También se denomina **corion**.

**LAMINECTOMÍA** *(laminectomy)* Resección quirúrgica de los arcos óseos de una o más vértebras. Se realiza para disminuir la compresión de la medula espinal, como la producida al desplazarse el hueso por una lesión o por la degeneración de un disco intervertebral, o para alcanzar y reducir una hernia discal. Si se resecan varias láminas, puede ser necesaria la unión vertebral para conservar la estabilidad de la columna. En el posoperatorio la cama debe ser plana para mantener la columna del paciente en una alineación correcta. En la laminectomía cervical se observará al paciente en busca de signos de insuficiencia respiratoria por edema de los cordones nerviosos. Durante las primeras 48 horas se comprobarán la función motora y la sensibilidad a intervalos de dos a cuatro horas. Se examinará el vendaje con frecuencia en busca de sangre o líquido cefalorraquídeo. Se utilizará una sábana para girar al paciente sin torcer la columna o las caderas. La deambulación suele iniciarse precozmente.

**LAMINILLA** *(lamella)* **1.** Hoja o placa delgada de hueso. **2.** Disco medicamentoso preparado con glicerina y un alcaloide que se introduce debajo del párpado.

**LÁMPARA DE ARCO DE CARBÓN** *(carbon arc lamp)* Lámpara eléctrica que produce una luz blanca potente, de intensidad ajustable, a partir de un arco de corriente entre electrodos de carbono.

**LÁMPARA DE HENDIDURA** *(slit lamp)* Instrumento que

se utiliza en oftalmología para explorar la conjuntiva, el cristalino, el humor vítreo, el iris y la córnea. Proyecta un rayo luminoso de gran intensidad a través de una pequeña hendidura y, con la ayuda de una lente de aumento, permite examinar una sección transversal de la porción iluminada del ojo.

**LAMPRO-** Prefijo que significa «claro»: *lamprofonía*.

**LANATÓSIDO** *(lanatoside C)*Fármaco cardiotónico de acción digitálica.

INDICACIONES: Insuficiencia cardiaca y arritmias cardiacas.

CONTRAINDICACIONES: Taquicardia ventricular o hipersensibilidad conocida al medicamento.

EFECTOS SECUNDARIOS: Entre los más graves figuran pulso lento o irregular, náuseas, cansancio y pérdida de apetito.

**LANCEFIELD, CLASIFICACIÓN DE** *(Lancefield's classification)*Clasificación serológica de los estreptococos basada en las características antigénicas de éstos. Se dividen en 13 grupos. El grupo A acoge a la mayoría de los estreptococos patógenos para el hombre. Los grupos B a T son menos patógenos y suelen estar presentes sin causar enfermedad. La mayoría son hemolíticos; de éstos, el subgrupo beta es el principal causante de infecciones.

**LANCEREAUX, DIABETES DE** *(Lancereaux's diabetes)* Enfermedad crónica del metabolismo de los carbohidratos que se caracteriza por un curso rápido y fatal. V. también **diabetes mellitus**.

**LANCETA** *(lancet)*Hoja afilada y terminada en punta que se utiliza para obtener muestras de sangre capilar. Tiene un tope que le impide profundizar más de lo que se precisa y suele ser desechable.

**LANCETA DE RESORTE** *(spring lancet)*Lanceta cuya hoja se dispara con un resorte. Puede utilizarse para obtener pequeñas muestras de sangre en la realización de pruebas analíticas. Denominada también **lanceta**.

**LANCINANTE** *(lancinating)*Se aplica al dolor cortante o desgarrador.

**LANDAU, REFLEJO DE** *(Landau reflex)* Respuesta normal de los niños cuando se los sostiene en decúbito prono para mantener un arco convexo con la cabeza levantada y las piernas ligeramente flexionadas. El reflejo está ausente o poco marcado en la miopatía congénita infantil y exagerado en el niño hipertónico o con epistótonos.

**LANDSTEINER, CLASIFICACIÓN DE** *(Landsteiner's classification)* Clasificación de los grupos sanguíneos A, B, AB y O según la presencia o ausencia de los aglutinógenos A y B en los eritrocitos de la sangre humana.

**LANGER, LÍNEA DE** *(Langer's line)* V. **hendidura, línea de**.

**LANGERHANS, ISLOTES DE** *(islands of Langerhans)* Agrupaciones de células en el páncreas que producen insulina, glucagón y polipéptidos pancreáticos. Constituyen la porción endocrina de la glándula y sus secreciones hormonales se liberan a la corriente sanguínea de forma regulada para desempeñar un importante papel en el control del metabolismo de los azúcares. Están esparcidos por todo el páncreas; las células beta, secretoras de insulina, suelen localizarse en el centro de cada uno

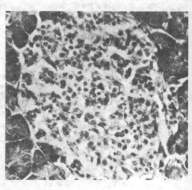

LANGER-HANS, islotes de. Corte histológico de una sección del páncreas, al microscopio óptico. Puede verse el islote de Langerhans, entre acinos pancreáticos.

de los islotes. Las células alfa secretan glucagón, y las células péptideas, el péptido pancreático. Las células que forman los islotes están dispuestas en placas entremezcladas con los capilares.

**LANGHANS, CAPA DE** *(Langhans' layer)* V. **citotrofoblasto**.

**LANL** *(ANLL)*Abreviatura de leucemia aguda no linfocítica. V. también **leucemia mielocítica aguda**.

**LANO-** Prefijo que hace referencia a la lana: *lanolina, lanosterol*.

**LANOLINA** *(lanolin)*Sustancia grasa procedente de la lana de oveja. Contiene cerca del 25 % de agua en emulsión y se utiliza como base en los ungüentos y como emoliente para la piel.

**LANTANO (La)** *(lanthanum [La])* Elemento químico metálico del grupo de las tierras raras. Su número atómico es 57 y su peso atómico, 138,91.

**LANUGO** *(lanugo)* **1.** Vello que cubre al feto y que aparece en el quinto mes de gestación y desaparece hacia el noveno. **2.** Pelo suave y fino que cubre todas las partes del cuerpo excepto las palmas, las plantas y otras zonas donde se encuentra otro tipo de pelo.

**LAPARO** Prefijo que hace referencia a la zona lumbar o a los flancos: *laparotomía, laparocele, laparorrafia*.

**LAPAROSCOPIA** *(laparoscopy)*Examen visual de la cavidad abdominal mediante un laparoscopio introducido por una pequeña incisión en la pared abdominal. También se utiliza para explorar los ovarios y las trompas de

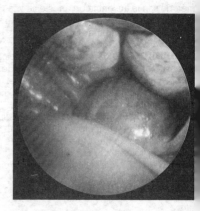

LAPAROSCOPIA. Esta técnica de exploración se utiliza, habitualmente, en ginecología para investigar la esterilidad y en medicina digestiva para biopsia hepática.

Falopio y para la esterilización ginecológica mediante fulguración de los oviductos. Denominada también **abdominoscopia**. V. también **endoscopia; laparoscopio**.

**LAPAROSCOPIO** *(laparoscope)* Variedad de endoscopio consistente en un tubo iluminado con un sistema óptico que se introduce a través de la pared abdominal para examinar la cavidad peritoneal. Denominado también **celioscopio; peritoneoscopio**.

**LAPAROTOMÍA** *(laparotomy)* Incisión quirúrgica de la pared abdominal realizada bajo anestesia regional o general con fines exploratorios. Antes de realizar el procedimiento es necesario hacer un hemograma completo, pruebas cruzadas sanguíneas y un análisis de orina; la piel debe afeitarse desde la línea mamilar hasta el pubis. El día anterior se administra un barbitúrico al paciente, el cual no debe ingerir por vía oral ningún tipo de alimento sólido ni líquido. Después de la operación suele administrarse un barbitúrico o un tranquilizante y un narcótico con un fármaco anticolinérgico como la atropina. Si se escinde el intestino, debe colocarse antes un tubo nasogástrico. Es esencial la observación frecuente de los signos vitales y del sistema de drenaje y deben apuntarse la ingestión y excreción de líquidos. Cada hora debe movilizarse al enfermo y ayudarle a toser y respirar profundamente; cuando exista dolor se administrará la medicación necesaria.

**-LAPSO** *(-lapse)* Sufijo que significa «deslizamiento»: *colapso, prolapso.*

**LARINGE** *(larynx)* Órgano de la fonación que forma parte de las vías aéreas superiores y conecta la faringe con la tráquea. Presenta una gran prominencia denominada nuez de Adán, mayor en hombres que en mujeres (tiene el mismo tamaño en ambos sexos hasta la pubertad). Forma parte de la porción caudal de la pared anterior de la faringe y está tapizada por una mucosa que se continúa con la de la faringe y la tráquea. Ocupa la extensión de la cuarta, quinta y sexta vértebras cervicales y es mayor en la mujer y durante la infancia. Posee tres cartílagos simples y otros tres dobles, unidos por ligamentos y movidos por varios músculos. Los cartílagos simples son el tiroides, el cricoides y la epiglotis, los dobles son el aritenoides, el corniculado y el cuneiforme. En su extremo proximal es ancha y en el distal estrecha y cilíndrica.

**LARINGE, ABERTURA DE LA** *(aperture of larynx)* Orificio situado entre la faringe y la laringe.

**LARINGE, CÁNCER DE** *(laryngeal cancer)* Enfermedad neoplásica maligna que se caracteriza por la aparición de un tumor de origen epitelial en la laringe. Es 20 veces más frecuente en el hombre que en la mujer y la mayor incidencia se sitúa entre los 50 y 70 años. El alcoholismo crónico y el uso abusivo de tabaco aumentan el riesgo de aparición de este cáncer. El primer signo suele ser una ronquera persistente; las lesiones avanzadas pueden causar dolor de garganta, disnea, disfagia y adenopatías cervicales unilaterales. El diagnóstico se realiza mediante laringoscopia directa, biopsia y exploración radiológica que incluye tomografía y radiografías torácicas. Los tumores malignos de la laringe son carcinomas epidermoides. En las pequeñas lesiones está indicada la radioterapia y en las lesiones grandes la laringectomía total con radio-

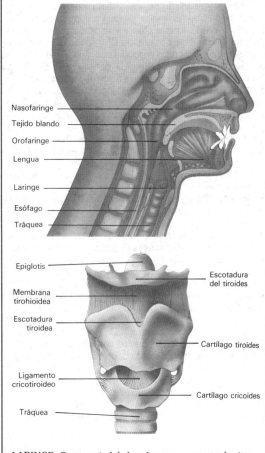

Nasofaringe
Tejido blando
Orofaringe
Lengua
Laringe
Esófago
Tráquea

Epiglotis
Membrana tirohioidea
Escotadura tiroidea
Ligamento cricotiroideo
Tráquea

Escotadura del tiroides
Cartílago tiroides
Cartílago cricoides

**LARINGE. Corte sagital de la cabeza, que muestra la situación de la laringe y la faringe en relación a otros órganos. Debajo, vista anterior de la laringe.**

terapia. Tras la laringectomía puede adiestrarse al enfermo a hablar con el esófago, colocarle una laringe eléctrica o, si es posible, hacer una reconstrucción quirúrgica. V. también **laringectomía**.

**LARINGECTOMÍA** *(laryngectomy)* Extirpación quirúrgica de la laringe, realizada con el fin de tratar el cáncer de laringe. Antes de la operación se somete al paciente a la atención de un especialista en trastornos del lenguaje para que le instruya sobre el lenguaje esofágico y las prótesis. Suelen administrarse antibióticos para evitar el riesgo de infección. Bajo anestesia general o regional, se sutura la tráquea a la piel para asegurar una vía aérea adecuada. En la laringectomía parcial sólo se quitan las cuerdas vocales y la traqueostomía se cierra días después. Si la neoplasia es extensa, se quitan toda la laringe, el cartílago tiroideo y la epiglotis; la traqueostomía es permanente y se deja un tubo de laringectomía. Tras la operación debe cuidarse que el paciente no presente una tos excesiva o vómitos de sangre y el tubo de laringectomía se mantiene libre de moco. Es útil un humidificador o vaporizador para disminuir la tos y la producción de moco. Se administran líquidos por vía IV y se inicia la alimentación líquida por el tubo nasogástrico; a la semana puede iniciarse la alimentación líquida por vía oral. El tubo de laringectomía se retira entre la tercera y la sexta semana.

**LARINGISMO** *(laryngismus)* Espasmo de la laringe. El estridor laríngeo se caracteriza por un espasmo laríngeo repentino acompañado de un ruido característico a la inspiración y cianosis; aparece en la inflamación de la laringe, el raquitismo y como enfermedad independiente. La laringe del lactante y del niño pequeño es susceptible a los espasmos cuando se halla infectada o irritada y, con frecuencia, se obstruye parcial o totalmente debido a su pequeño tamaño.

**LARINGITIS** *(laryngitis)* Inflamación de la mucosa que tapiza la laringe, acompañada de edema de las cuerdas vocales con ronquera o pérdida de voz. Aparece de forma aguda como consecuencia de un catarro, inhalación de gases irritantes o cambios repentinos de la temperatura, o de forma crónica por forzar excesivamente la voz, o por abuso del tabaco. En la forma aguda existen tos y sensación de dolor y aspereza en la garganta. El tratamiento incluye situar al enfermo en un ambiente húmedo, evitar que hable e impedir su exposición al humo del tabaco, y la inhalación de vapor aromático, como la tintura de benzoína, aceite de pino o mentol. En los niños menores de 5 años esta enfermedad puede ser causa de insuficiencia respiratoria, ya que el tamaño relativamente pequeño de la faringe facilita los espasmos cuando está irritada o infectada y suele obstruirse con facilidad. Los niños desarrollan una tos bronca y un estridor inspiratorio y están inquietos, respirando con dificultad. El tratamiento consiste en la administración copiosa de vapor frío. La larin-

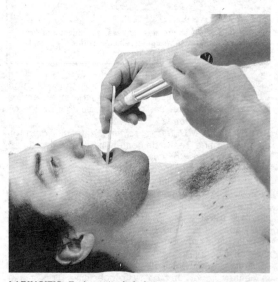

**LARINGITIS.** Exploración de la laringe con un instrumento especial.

gitis crónica se trata suprimiendo los irritantes, evitando fumar y hablar, aplicando medicación antitusígena, inhalando vapor y aplicando a la garganta un spray de antisépticos astringentes como el hexilresorcinol.

**LARINGOESTASIS** *(laryngostasis)* V. **crup laríngeo**.

**LARINGOFARINGE** *(laryngopharynx)* Una de las tres regiones de la garganta, que se extiende desde el hueso hioides hasta el esófago. Consultar las voces **nasofaringe; orofaringe**.

**LARINGOFARINGITIS** *(laryngopharyngitis)* Inflamación combinada de la laringe y la faringe. V. también **faringitis; laringitis**.

**LARINGOSPASMO** *(laryngospasm)* Cierre espasmódico de la laringe.

**LARINGOTRAQUEOBRONQUITIS** *(laryngotracheobronchitis)* Inflamación de las vías aéreas superiores que produce ronquera, tos improductiva y disnea. Entre las causas se pueden citar las infecciones por virus Coxsackie, ECHO, *Haemophilus influenzae* y *Corynebacterium diphteriae*. El tratamiento se realiza con inhalaciones de vapor, antitusígenos y, en las infecciones bacterianas, administrando los antibióticos adecuados. V. también **crup laríngeo**.

**LARINGOTRAQUEOBRONQUITIS AGUDA** *(acute laryngotracheobronchitis)* V. **crup laríngeo**.

**LARVA MIGRANS** *(larva migrans)* V. **larva migrans cutánea; larva migrans visceral**.

**LARVA MIGRANS CUTÁNEA** *(cutaneous larva migrans)* Trastorno cutáneo producido por un gusano uncinado, *Ancylostoma braziliense*, que parasita a gatos y perros. Sus huevos son depositados en el suelo con las heces de los animales parasitados, se transforman en larvas e invaden la piel de las personas, particularmente aquellas que andan descalzas. Es raro que las larvas se conviertan en uncinarias adultas en el hombre, pero al migrar por la epidermis provocan una inflamación lineal que causa un prurito intenso. Cuando se erosiona la piel por el rascado suelen producirse infecciones secundarias. La aplicación tópica de una solución de mebendazol suele erradicar las larvas. Denominada también **erupción migratoria**.

**LARVA MIGRATORIA VISCERAL** *(visceral larva migrans)* Infestación por larvas parasitarias de *Toxocara* u ocasionalmente *Ascaris*, *Strongyloides* u otros nemátodos. V. **toxocariasis**.

**LÁSER** *(laser)* Sigla inglesa de *light amplification by stimulated emision of radiation* (amplificación de luz mediante emisión estimulada de radiaciones). Fuente de radiación intensa de luz visible, ultravioleta o infrarroja. Se produce al someter a un gran número de electrones a niveles energéticos elevados en un medio gaseoso, sólido o líquido. Los electrones emiten haces de luz muy estrechos, con igual longitud de onda y paralelos entre sí. Se utiliza en cirugía para escindir o adherir estructuras, y destruir o fijar tejidos. Denominado también **máser óptico**.

**LASSA, FIEBRE DE** *(Lassa fever)* Enfermedad en extremo contagiosa producida por un arenavirus. Se caracteriza por fiebre, faringitis, disfagia y equimosis. Puede presentar derrame pleural, edema y afectación renal, desorientación mental, confusión y muerte por insuficiencia cardiaca. Deben tomarse precauciones extremas contra la extensión de la infección. El tratamiento es sintomático.

**LATENCIA, ETAPA DE** *(latency stage)* (Psicoanálisis). Período del desarrollo psicosexual comprendidc entre la primera infancia y la pubertad. La expresión y motivación sexual se reprimen o transfieren, mediante sublimación, a patrones emocionales o de conducta o que se suponen típicos de la edad. Las manifestaciones están influidas por la cultura y varían mucho. V. también **desarrollo psicosexual**.

**LATENCIA, FASE DE** *(latent phase)* Estadio del parto caracterizado por contracciones irregulares, esporádicas y suaves sin dilatación del cuello uterino ni descenso del feto. Denominado también **pródromos del parto**. V. también **Friedman, curva de**.

**LATENCIA, PERÍODO DE** *(latent period)* (Radiología). Intervalo de aparente inactividad entre el tiempo de exposición a una dosis letal de radiación y la respuesta.

**LATENTE** *(latent)* Oculto, no manifestado, que existe en potencia, como la tuberculosis, que puede ser latente durante mucho tiempo antes de activarse.

**LATERAL** *(lateral)* **1.** Relativo a un lado. **2.** Alejado del plano mediosagital. **3.** A la derecha o a la izquierda del plano mediosagital.

**LÁTEX** *(latex)* Emulsión o líquido viscoso producido por algunas células especializadas o por ciertos vegetales.

**LÁTEX, PRUEBA DE FIJACIÓN DE** *(latex fixation test)* Prueba serológica utilizada en el diagnóstico de la artritis reumatoide, en la cual partículas de látex recubiertas con el antígeno aglutinan con el factor reumatoide en una placa con suero o líquido sinovial. Si es positiva se realiza a continuación la titulación. V. también **reumatoide, factor**.

**LATIDO** *(beat)* Contracción del músculo cardiaco que se puede detectar y registrar en forma de pulso.

**LATIDO DE ESCAPE** *(escape beat)* Latido automático del corazón que se produce tras un intervalo de tiempo superior a la duración del ciclo del latido cardiaco dominante. Funciona como mecanismo de seguridad y se produce por cualquier causa que determine una pausa en el ciclo cardiaco normal. Algunos tipos de pausas en que se dan latidos de escape son los propios del bloqueo sinoauricular, el bloqueo auriculoventricular, las extrasístoles y la taquicardia paroxística. Cuando existe fibrilación auricular, los latidos de escape nodales constituyen un problema diagnóstico particular, ya que la fibrilación obvia cualquier ciclo de latido cardiaco dominante. En el electrocardiograma, el latido cardiaco de escape nodal suele presentar un contorno QRS-T similar al de los latidos sinusales, pero a veces varía ligeramente con respecto a los latidos dominantes. Los latidos de escape ventriculares se asocian con mayor frecuencia a incidencias en las fases tardías que con las precoces del ciclo cardiaco normal.

**LATIDO DE LA PUNTA** *(apex beat)* Pulsación del ventrículo izquierdo del corazón, palpable y a veces visible en el V espacio intercostal, aproximadamente 9 cm a la izquierda de la línea media.

**LAVADO** *(lavage)* Acto de limpiar un órgano con fines terapéuticos. Algunos tipos de lavado son: lavado san-

guíneo, lavado gástrico y diálisis peritoneal. V. también **irrigación**.

**LAVADO BRONQUIAL** *(bronchial washing)* Irrigación de los bronquios y bronquiolos para limpiarlos y recoger muestras para estudios de laboratorio.

**LAVADO GÁSTRICO** *(gastric lavage)* Lavado del estómago con agua o solución salina estériles. Se realiza antes y después de la cirugía para eliminar agentes irritantes o sustancias tóxicas, y antes de exploraciones como la endoscopia o la gastroscopia. V. también **irrigación**.

**LAVADO SANGUÍNEO** *(blood lavage)* Eliminación de elementos tóxicos de la sangre mediante la inyección de suero en las venas.

**LAXANTE** *(laxative)* **1.** Relativo a una sustancia que favorece la evacuación del intestino. **2.** Fármaco que facilita la evacuación intestinal aumentando la masa fecal, suavizando las heces o lubricando la pared intestinal. Consultar la voz **purgante**.

**LCR** *(CSF)* Abreviatura de **líquido cefalorraquídeo**.

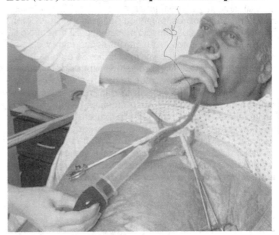

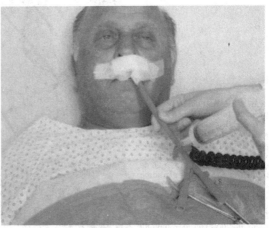

**LAVADO GÁSTRICO. La introducción de una sonda nasogástrica permite proceder al lavado gástrico.**

**LE** *(LE)* Abreviatura de **lupus eritematoso**. V. **lupus eritematoso sistémico**.

**LEBER, AMAUROSIS CONGÉNITA DE** *(Leber's congenital amaurosis)* Defecto congénito raro transmitido como carácter autosómico recesivo que consiste en ceguera o disminución importante de la visión y que se manifiesta en el nacimiento o inmediatamente después. Externamente, los ojos parecen normales, pero la contracción pupilar a la luz es lenta o ausente y la retina está degenerada. Se presentan nistagmus pendular, fotofobia, cataratas y queratocono y suele asociarse a retraso mental y epilepsia. Uno de los tipos de amaurosis de Leber conduce a la ceguera total, pero el otro no progresa y el paciente conserva una visión escasa.

**LEBOYER, MÉTODO DE AYUDA AL PARTO DE** *(Leboyer method of delivery)* Método de ayuda al parto ideado por el obstetra francés Charles Leboyer. Se basa en los cuatro principios siguientes: el parto se efectúa en un ambiente tranquilo, pausado y controlado, en una habitación silenciosa y en penumbra, se evita tirar de la cabeza y también la sobrestimulación del sensorio del recién nacido y se facilita el contacto madre-hijo. El objetivo del método es minimizar el trauma del nacimiento y conseguir un parto lo más placentero posible. Se evita la intervención innecesaria en el proceso. Después del parto se coloca al niño en el regazo de la madre, cuando el cordón umbilical deja de latir se le dan masajes en la espalda y cuando aparecen respiraciones regulares y espontáneas se mete al niño en una bañera templada. Se ha demostrado que este método no produce efectos indeseados. Algunos estudios en Francia han demostrado un mejor desarrollo psicológico, social e intelectual de los niños nacidos mediante este método. V. las voces **Bradley, método de; Lamaze, método de; Read, método de**.

**LECITINA** *(lecithin)* Grupo de fosfolípidos encontrados en plantas y animales. Se hallan en el hígado, tejido nervioso, semen y en pequeña cantidad en la bilis y la sangre. Son esenciales para el metabolismo de las grasas y se utilizan en la fabricación de alimentos, productos farmacéuticos, cosméticos y tinta. La soja, la yema de huevo y el maíz son ricos en lecitinas. Su deficiencia en el organismo provoca alteraciones hepáticas y renales, elevación sérica de colesterol, arteriosclerosis y aterosclerosis. V. también **colina; inositol**.

**LECTURA** *(reading)* (Genética molecular). Proceso lineal en el que se decodifica la información genética contenida en una secuencia de nucleótidos, como ocurre en la traducción de las instrucciones del ARN mensajero para sintetizar la secuencia de aminoácidos de un polipéptido.

**LECHE** *(milk)* Líquido segregado por las glándulas mamarias o ubres de los mamíferos. La leche es un alimento básico que contiene carbohidratos, proteínas, grasas en suspensión, calcio y fósforo, y las vitaminas riboflavina, niacina, tiamina, A y D cuando está reforzada. V. también **leche materna**.

**LECHE ACIDÓFILA** *(acidophilus milk)* Leche inoculada con cultivos de *Lactobacillus acidophilus* que se utiliza en diversas enfermedades entéricas para modificar la flora bacteriana del conducto gastrointestinal.

**LECHE DE BRUJA** *(witch's milk)* Sustancia parecida a la leche, secretada por las mamas del recién nacido como respuesta a la prolactina materna circulante.

**LECHE DE MAGNESIA** *(milk of magnesia)* Laxante y alcalino que contiene hidróxido de magnesio.
INDICACIONES: Se usa para aliviar el estreñimiento y la acidez gástrica.
CONTRAINDICACIONES: Insuficiencia renal, síntomas de apendicitis e hipersensibilidad conocida al fármaco.

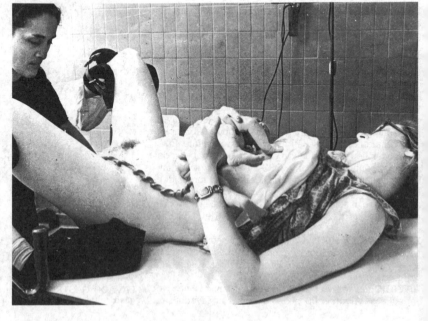

**LEBOYER, método de ayuda al parto de.** Introducido en Francia en la década de los setenta, el método *no violento* de Leboyer consiste en facilitar la unión madre-hijo por medio del contacto inmediato después del parto, a fin de minimizar en lo posible el trauma del nacimiento. A pesar de ciertas lagunas en las teorías de Leboyer, los estudios realizados en Francia han demostrado que los niños nacidos con este método presentan un mejor desarrollo psicológico, social e intelectual.

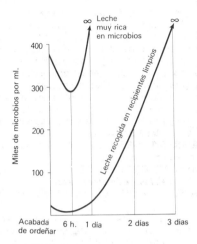

**LECHE.** El gráfico de la izquierda recoge las variaciones del número de microbios de la leche en función del tiempo transcurrido desde que fue recogida. A la derecha, temperaturas y tiempo de pasterización en relación a las principales alteraciones que sufre la leche y a la destrucción de los agentes patógenos. La zona sombreada representa la relación óptima tiempo/temperatura para el proceso de pasterización.

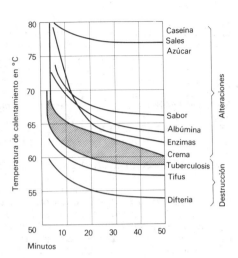

EFECTOS SECUNDARIOS: Entre los más importantes figuran la diarrea y la hipermagnesemia, que de modo habitual aparece en pacientes con insuficiencia renal.

**LECHE DESCREMADA** *(skimmed milk)* Leche de la que se ha eliminado la grasa. Con la nata se elimina la mayor parte de la vitamina A.

**LECHE EVAPORADA** *(evaporated milk)* Leche entera homogeneizada en la que se ha evaporado entre el 50 y 60% de su contenido en agua.

**LECHE HOMOGENEIZADA** *(homogenized milk)* Leche pasteurizada que se ha tratado para reducir y emulsionar las partículas grasas de forma que no se pueda separar la crema y las proteínas sean más digeribles.

**LECHE MATERNA** *(breast milk)* Leche humana que constituye el alimento ideal para la mayoría de los recién nacidos. La enfermera debe explicarle a la madre que la leche materna es fácilmente digerible, limpia, y tiene la temperatura ideal, que confiere una cierta inmunidad (la bronquiolitis y la gastroenteritis son raras en los niños alimentados al pecho), y que favorece el establecimiento de lazos emocionales entre la madre y el niño. Los niños alimentados con leche materna tienen menos tendencia a sufrir obesidad o desarrollar maloclusiones dentales. Por otra parte, este tipo de alimentación favorece la involución uterina puerperal y retrasa la restauración natural de los ciclos menstruales, constituyendo así un medio de anticoncepción.

**LECHE MODIFICADA** *(modified milk)* Leche de vaca en la que se ha reducido el contenido de proteínas y se ha aumentado el contenido graso aproximadamente a la composición humana.

**LECHE PASTEURIZADA** *(pasteurized milk)* [Louis Pasteur] Leche que ha sido tratada con calor para destruir las bacterias patógenas.

**LECHE SEMIDESNATADA** *(low-fat milk)* Leche que contiene entre el 1 y 2% de grasa. Su contenido graso está situado entre la leche entera y la desnatada.

**LECHO** *(bed)* (Anatomía). Matriz de apoyo de un tejido, como los lechos ungueales constituidos por epidermis modificada sobre los que crecen las uñas de manos y pies.

**LECHO CAPILAR** *(capillary bed)* Red capilar.

**LEE-WHITE, MÉTODO DE** *(Lee-White method)* Forma de determinar el tiempo que tarda en formarse el coágulo en un tubo de ensayo con sangre venosa. La prueba es inespecífica, pero se utiliza para controlar la terapéutica con heparina. Los valores y la metodología varían, por lo que los laboratorios deben comunicar sus valores.

**LEFORT TIPO I, FRACTURA** *(LeFort I fracture)* V. **Guérin, fractura de**.

**LEGG-CALVÉ-PERTHES, ENFERMEDAD DE** *(Legg-Calvé-Perthes disease)* V. **Perthes, enfermedad de**.

**LEGIONARIO, ENFERMEDAD DEL** *(legionnaires' disease)* Neumonía bacteriana aguda producida por *Legionella pneumophila* que se caracteriza por presentar pródromos similares a los de la gripe seguidos por fiebre alta, escalofríos, mialgias y cefalalgia. Puede proseguir con tos seca, pleuresía y, en ocasiones, diarrea. El curso suele ser autolimitado, pero en algunos brotes epi-

| | Mujer | Vaca | Búfala | Cabra | Oveja | Burra |
|---|---|---|---|---|---|---|
| Agua | 88,25 | 87,75 | 83,70 | 86,20 | 83,10 | 89,92 |
| Lactosa | 6,50 | 4,50 | 5,00 | 4,20 | 6,90 | |
| Grasa | 3,50 | 3,50 | 4,80 | 4,50 | 5,30 | 1,50 |
| Caseína | 0,80 | 2,80 | 3,60 | 3,20 | 4,60 | 0,90 |
| Albúmina globulina | 0,70 | 0,70 | 0,70 | 1,00 | 1,10 | 0,70 |
| Cenizas | 0,25 | 0,75 | 0,80 | 0,80 | 0,85 | 0,40 |
| Densidad | 1,029 | 1,029 | 1,031 | 1,030 | 1,035 | 1,029 |
| | 1,034 | 1,033 | 1,034 | 1,034 | 1,040 | 1,034 |

**LECHE MATERNA. La leche de mujer en comparación con la de otras especies de mamíferos. El cuadro indica la composición media.**

démicos se ha encontrado una mortalidad entre el 15 y el 20 %. La fuente de infección son los sistemas de aire acondicionado contaminados y los suelos húmedos. No se ha demostrado la transmisión directa de persona a persona. El tratamiento se basa en el descanso y la administración de eritromicina.

**LEGIONELOSIS** *(legionellosis)* V. **legionario, enfermedad del**.

**LEGIONELLA PNEUMOPHILA** *(Legionella pneumophila)* Bacilo pequeño, gramnegativo y de difícil aislamiento que produce la enfermedad del legionario.

**LEGRADO POR ASPIRACIÓN** *(suction curettage)* Método de legrado en el cual se elimina por aspiración una muestra del endometrio o los productos de la concepción.

**LEGRADO, RASPADO** *(curettage)* Raspado del material de la pared de una cavidad u otra superficie realizado para eliminar tumores u otros tejidos anormales o para obtener tejido para su examen microscópico.

**LEIO-** *(leio-, lio-)* Prefijo que significa «liso»: *liomioma, liocermia*.

**LEIOMIOFIBROMA** *(leiomyofibroma)* Tumor formado por músculo liso y tejido conjuntivo que aparece en el útero de mujeres de mediana edad. V. también **fibroide.**

**LEIOMIOMA** *(leiomyoma)* Tumor benigno que aparece en el estómago, esófago e intestino delgado. Únicamente se hace necesaria la resección quirúrgica en el caso, más bien raro, de que el tumor sufra necrosis central, causando una hemorragia repentina y potencialmente fatal.

**LEIOMIOMA CUTIS** *(leiomyoma cutis)* Neoplasia de músculo liso que se caracteriza por la aparición de pequeños nódulos rojos y sensibles.

**LEIOMIOMA EPITELIOIDE** *(epithelioid leiomyoma)* Neoplasia rara del músculo liso cuyas células tienen forma poligonal. Por lo general se desarrolla en el estómago. Denominada también **liomioblastoma.**

**LEIOMIOMA UTERINO** *(leiomyoma uteri)* Neoplasia benigna del músculo liso uterino que se caracteriza por una masa firme, bien circunscrita, redonda y blancogrisácea que al microscopio presenta una imagen de bulbo. Suele aparecer en el miometrio en mujeres comprendidas entre los 30 y 50 años. Denominado también **fibromioma uterino; fibroma uterino.**

**LEIOMIOMA VASCULAR** *(vascular leiomyoma)* Neoplasia compuesta por un ovillo de vasos sanguíneos rodeados por una red de fibras de músculo liso.

**LEISHMAN-DONOVAN, CUERPO DE** *(Leishman-Donovan body)* Protozoo itracelular no flagelado que produce la leishmaniasis cutánea y visceral.

**LEISHMANIA** *(Leishmania)* Género de protozoos parásitos que producen la leishmaniosis en el hombre al ser inoculados por *Flebotomo intermedio.*

**LEISHMANIASIS** *(Leishmaniasis)* Infección producida por cualquiera de las especies del género *Leishmania.* Puede ser cutánea o visceral. El diagnóstico se realiza mediante identificación microscópica del protozoo intracelular en una preparación de la biopsia cutánea o visceral teñida con el método Giemsa. Tipos de leishmaniasis son la leishmaniasis americana, el kala-azar y el botón de Oriente. V. también **leishmania.**

**LEISHMANIASIS AMERICANA** *(American leishmaniasis)* Grupo de infecciones mucocutáneas originadas por distintas especies de *Leishmania* y que se caracterizan por lesiones ulcerosas desfigurantes en la nariz, boca y garganta. Estas infecciones presentan una mayor incidencia en el sur de Méjico y en América Central y del Sur. La enfermedad puede ser muy prolongada, originando en los pacientes una especial susceptibilidad a graves infecciones secundarias. Los tipos de leishmaniasis americana son la úlcera de los chilenos, la espundia, la buba de los bosques y la uta. Denominada también **leishmaniasis mucocutánea.** V. también **leishmaniasis.**

**LEISHMANIASIS CUTÁNEA** *(cutaneous leishmaniasis)* Consultar la voz **botón de oriente.**

**LEISHMANIASIS MUCOCUTÁNEA** *(mucocutaneous leishmaniasis)* V. **leishmaniasis americana.**

**LEISHMANIASIS VISCERAL** *(visceral leishmaniasis)* V. **Kala-azar.**

**LENGUA** *(tongue)* Órgano principal del sentido del gusto, que también participa en la masticación y deglución de la comida. Se localizan en el suelo de la boca, detrás del arco mandibular. Su raíz conecta posteriormente con el hueso hioides gracias a los músculos hipogloso y genigloso. También se une a la epiglotis por tres pliegues mucosos, al paladar blando por los arcos glosopalatinos y a la faringe por los músculos constrictores de la faringe y una membrana mucosa. El vértice anterior de la lengua se relaciona con la cara lingual de los incisivos inferiores. 2/3 de la lengua están cubiertos de papilas. El tercio posterior es más liso y contiene numerosas glándulas mucosas o folículos linfoides. El uso de la lengua como órgano de la dicción es una adquisición secundaria inicialmente no anatómica.

**LENGUA ANTRACÓTICA** *(anthracosis linguae)* V. **glositis parasitaria.**

**LENGUA BÍFIDA** *(bifid tongue)* Lengua dividida por un surco longitudinal.

**LENGUA ESCROTAL** *(scrotal tongue)* Alteración patológica en la que la lengua presenta profundos surcos que recuerdan la superficie del escroto.

**LENGUA DE FRESA** *(strawberry tongue)* Signo clínico de la escarlatina. Se caracteriza por una coloración semejante a la fresa debido a la inflamación de las papilas.

**LENGUA GEOGRÁFICA** *(geographic tongue)* Anomalía caracterizada por la aparición de pequeñas placas blancas o amarillentas en la lengua que aumentan poco a poco de tamaño y se descaman en el centro, dejando manchas rojas desnudas, rodeadas por bordes blancos engrosados que confluyen para formar figuras de contorno festoneado. Puede persistir durante meses o años, provoca sensación de picor o ardor, empeora con ciertos alimentos y se asocia a menudo con problemas digestivos, sobre todo en los niños.

**LENGUA SABURRAL** *(coated tongue)* Lengua de superficie recubierta por placas de color marrón, amarillo o blanco que representan una acumulación de micelios, bacterias, restos alimenticios o células epiteliales descamadas. Las causas que las producen son muy variadas.

**LENGUA VELLOSA** *(hairy tongue)* Sobrecrecimiento de las papilas filiformes de la lengua, que aparecen oscuras y pigmentadas, de naturaleza benigna. Suele ser un efecto colateral de ciertos antibióticos, desaparece gradualmente y no precisa ningún tratamiento.

**LENGUA VELLOSA NEGRA** *(black hairy tongue)* V. **glositis parasitaria**.

**LENGUAJE** *(speech)* Pronunciación de sonidos vocales articulados que forman palabras para expresar las propias ideas o pensamientos.

**LENGUAJE, ÁREA MOTORA DEL** *(motor speech area)* Las regiones del hemisferio cerebral que están relacionadas con el área motora del lenguaje. Para el individuo diestro las regiones están localizadas en el hemisferio izquierdo. Pacientes con defectos en el lenguaje a menudo presentan lesiones en el hemisferio izquierdo.

**LENGUAJE, DISFUNCIÓN DEL** *(speech dysfunction)* Cualquier defecto o anomalía de la dicción, como afasia, alexia, tartamudez, afonía y voz arrastrada. Los problemas del lenguaje pueden responder a numerosas causas, como por ejemplo lesiones neurológicas, parálisis muscular, anomalías estructurales de los órganos del lenguaje, tensión emocional o psicológica, depresión, histeria y retraso mental grave.

**LENGUAJE CORPORAL** *(body language)* Conjunto de señales no verbales, como movimientos corporales, posturas, gestos, posiciones espaciales, expresiones faciales y adornos, que sirven para expresar distintos estados físicos, mentales y emocionales.

**LENGUAJE DESORDENADO** *(cluttering)* Defecto del habla caracterizado por un lenguaje rápido, desordenado, nervioso y arrítmico, con omisión o transposición de varias letras o sílabas.

**LENGUAJE EXPLOSIVO** *(staccato speech)* Lenguaje anómalo que se caracteriza porque la persona hace pausas entre las palabras rompiendo el ritmo de la frase. Se observa a veces en la esclerosis en placas.

**LENTE** *(lens)* Masa transparente curva, de plástico o cristal, que se moldea, pule o conforma para refractar la luz de una manera específica; se utiliza en gafas, microscopios y cámaras fotográficas y otros tipos de dispositivos ópticos.

**LENTES DE CONTACTO** *(contact lens)* Lente pequeña y curva, de plástico o cristal, conformada para adaptarse al ojo y corregir la refracción. Las lentes de contacto flotan sobre la película lagrimal. Para evitar lesionar o infectar los ojos, es necesario seguir unas normas en cuanto a colocación, retirada, limpieza y conservación. Pueden ser blandas o duras.

**LÉNTIGO** *(lentigo)* Mácula parda u oscura que aparece tras la exposición al sol en personas de mediana edad o ancianas. Otra variedad, el **léntigo juvenil**, no se relaciona con el sol y aparece en niños de 2 a 5 años, antes de la aparición de las pecas. En el léntigo, la melanina se encuentra a mayor profundidad en la epidermis que la peca. Ambos tipos son benignos y no necesitan tratamiento.

**LÉNTIGO JUVENIL** *(juvenile lentigo)* V. **léntigo**.

**LÉNTIGO MALIGNO** *(lentigo maligna)* V. **Hutchinson, mancha de**.

**LENTO, VIRUS** *(slow virus)* Virus que permanece en estado latente en el organismo tras la infección inicial, pudiendo transcurrir años antes de que aparezcan los

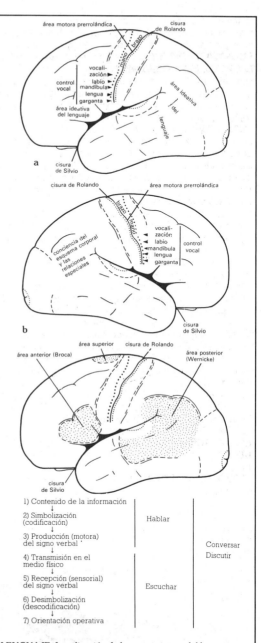

**LENGUAJE.** Localización de los mecanismos del lenguaje en los hemisferios izquierdo (a) y derecho (b). Se representan las principales áreas de la corteza cerebral implicadas en la elaboración ideativa del lenguaje y en el control de la articulación de la palabra. El tercer esquema muestra las áreas corticales del hemisferio dominante (izquierdo) destinadas a la elaboración ideativa del lenguaje. En el cuadro final, con un modelo tomado de la cibernética, se reproduce la estructura elemental de la transmisión de informaciones verbales.

síntomas. Varias enfermedades degenerativas del sistema nervioso central, como la panencefalitis esclerosante subaguda y el kuru, se atribuyen a estos virus lentos.

**LEONTIASIS ÓSEA** *(leontiasis ossea)* V. **megalocefalia**.

**LEOPOLD, MANIOBRA DE** *(Leopold's menuever)* [Christian Gerhard Leopold, médico alemán, n. 1846] Exploración del abdomen de una embarazada que consta de cuatro fases y sirve para determinar la posición y presentación del feto.

**LEPRA** *(leprosy)* Enfermedad crónica transmisible producida por *Mycobacterium leprae* que adopta dos formas dependiendo del grado de inmunidad del paciente. La **lepra tuberculoide** se presenta en pacientes con alta resistencia y en ella se observan un engrosamiento de los nervios cutáneos, anestesia y lesiones cutáneas en platillo. La **lepra lepromatosa** se observa en pacientes de menor resistencia y afecta gran número de sistemas corporales, con placas amplias, nódulos en la piel, iritis, queratitis, destrucción del hueso y cartílago nasales, atrofia testicular, edema periférico y afectación del sistemas reticuloendotelial. Puede producirse ceguera. Es raro que el paciente muera, salvo que también existan amiloidosis o tuberculosis. En contra de lo que se suele creer, la lepra no es muy contagiosa y se requiere un contacto íntimo y prolongado para que se extienda de una persona a otra; los niños son más susceptibles a la infección que los adultos. A menudo se necesitan la cirugía plástica, la fisioterapia y la psicoterapia. El tratamiento continuado durante años con sulfonas suele mejorar las lesiones cutáneas, pero la recuperación de la afectación nerviosa es limitada. La enfermedad afecta principalmente a países tropicales y subtropicales. La vacuna BCG puede proteger frente a la lepra. Denominada también **Hansen, enfermedad de**. V. también *Mycobacterium*.

**LEPRA LEPROMATOSA** *(lepromatous leprosy)* V. **lepra**.

**LEPRA TUBERCULOIDE** *(tuberculoid leprosy)* V. **lepra**.

**LEPRO-** Prefijo relativo a la lepra: *lepromatoso, leprosería*.

**LEPROMINA, PRUEBA DE LA** *(lepromin test)* Prueba de sensibilidad cutánea utilizada para distinguir entre la lepra lepromatosa y la tuberculoide. Consiste en la inyección intradérmica de lepromina, que contiene *Mycobacterium leprae* esterilizado por calor. La aparición de un nódulo palpable en ocho o diez días es indicativa de la lepra tuberculoide. Como en la lepra lepromatosa no

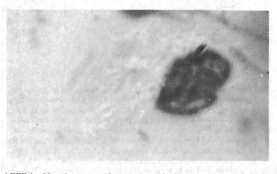

LEPRA. *Mycobacterium leprae* visto al microscopio.

aparece nódulo, la prueba no es diagnóstica. Se utiliza para el seguimiento de la enfermedad. V. también **lepra**.

**-LEPSIA** *(-lepsy)* Sufijo relativo a «ataque»: *electrolepsia, catalepsia*.

**-LÉPTICO** *(-leptic)* Sufijo que significa «perteneciente a un determinado tipo de acceso o ataque»: *cataléptico, epiléptico, hipnoléptico*.

**LEPTO-** Prefijo que significa «delgado o delicado»: *leptosoma, leptocefalia*.

**LEPTOCITO** *(leptocyte)* V. **dianocito**.

**LEPTOCITOSIS** *(leptocytosis)* Enfermedad hematológica con presencia de dianocitos en la sangre. La talasemia, algunos tipos de enfermedades hepáticas y la ausencia de bazo producen leptocitosis.

**LEPTOMENINGES** *(leptomeninges)* Dos de las capas que recubren la medula espinal: aracnoides y piamadre. Consultar la voz **meninges**.

**LEPTONEMA** *(leptonema)* Cromosoma de aspecto filiforme que aparece en el estadio de leptoteno, en la primera profase meiótica de la gametogénesis, antes de comenzar la sinapsis.

**LEPTOSPIROSIS** *(leptospirosis)* Enfermedad aguda infecciosa producida por la espiroqueta *Leptospira interrogans* y transmitida por la orina de animales salvajes y domésticos, en especial ratas y perros. La infección en el hombre se produce por contacto directo con la orina o los tejidos del animal infectado o por medio del agua y el suelo contaminados. Se observan ictericia, hemorragia cutánea, fiebre, escalofríos y dolor muscular. En el estadio agudo se puede aislar la espiroqueta en la orina y en la sangre. Durante la convalecencia se encuentran anticuerpos. El tratamiento con penicilina o tetraciclinas puede ser eficaz en los primeros días de la infección. Es esencial la sustitución de líquidos y electrólitos si la enfermedad es muy grave. Suele tener un curso suave y autolimitado, pero las infecciones graves pueden dañar los riñones y el hígado. Deben controlarse los signos vitales y la tensión arterial y se manipularán con cuidado las muestras de orina del paciente para evitar la extensión del germen. La enfermedad grave se denomina **Weil, enfermedad de**. V. también **nanukayami**.

**LEPTOTENO** *(leptotene)* Estadio inicial de la primera profase meiótica de la gametogénesis en la que los cromosomas se hacen visibles en forma de filamentos finos. V. también **diacinesis; diplotena; paquitena; cigotena**.

**LERICHE, SÍNDROME DE** *(Leriche syndrome)* Alteración vascular producida por una obstrucción gradual de la aorta abdominal, claudicación intermitente de los glúteos, muslos o piernas, pulso ausente en las arterias fermorales, palidez y frialdad de los miembros inferiores, gangrena de los dedos del pie y, en el hombre, impotencia. Los síntomas se deben a una hipoxia hística crónica por perfusión arterial inadecuada de las zonas afectadas. El tratamiento se realiza a base de endarterectomía, embolectomía o prótesis de derivación sintética en la bifurcación de la áorta.

**LESBIANA** *(lesbian)* Mujer homosexual.

**LESCH-NYHAN, SÍNDROME DE** *(Lesch-Nyhan syndrome)* Enfermedad hereditaria del metabolismo de las purinas que se caracteriza por retraso mental, automutilación

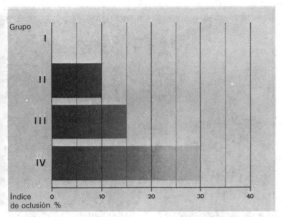

Grupo I, II, III, IV
Índice de oclusión %  0  10  20  30  40

de los dedos y los labios por mordeduras, disminución de la función renal y desarrollo físico anormal. Se transmite como carácter recesivo ligado al sexo.

**LESIÓN** *(lesion)* Cualquier alteración local visible de los tejidos corporales, como una herida, úlcera, forúnculo o erupción. Puede ser calificada de benigna, cancerosa, oculta, primaria o grande.

**LETAL** *(lethal)* Capaz de producir la muerte.

**LETARGIA HISTÉRICA** *(hysteric lethargy)* Sueño inducido por hipnosis. V. también **hipnosis; letargia.**

**LETARGIA INDUCIDA** *(induced lethargy)* Estado de trance producido durante la hipnosis. V. también **hipnosis; letargia.**

**LETARGIA LÚCIDA** *(lucid lethargy)* Estado mental caracterizado por pérdida de la voluntad; el paciente, aunque se encuentra consciente y su función intelectual es normal, es incapaz de actuar. V. también **letargia.**

**LERICHE, síndrome de.** El gráfico relaciona el índice de oclusión arterial (expresado en %) de las prótesis implantadas para tratar el síndrome de Leriche, con la adicción al tabaquismo. Los grupos indicados representan a: I) Pacientes no fumadores; II) Pacientes fumadores que dejaron de serlo al operarse; III) Pacientes fumadores que después de la operación siguieron fumando hasta veinte cigarrillos diarios; IV) Pacientes fumadores que siguieron fumando después de la operación, más de 20 cigarrillos diarios.

**Tipos de lesiones cutáneas**

| Cambios cutáneos observados | Diferenciación | Término | Ejemplo |
|---|---|---|---|
| Cambios en el color o la textura Mancha | Circunscrita, plana, cambio de coloración | Mácula | Peca |
| Discoloración rojo purpúrea) | Hemorragia bajo la superficie, lesión tisular | Caontusión | Magullamiento |
| Palidez suave | Causada por humedecimiento repetido de la piel | Maceración | La que aparece entre los dedos después de mojarlos |
| Escama | Células superficiales secas | Escama | Caspa, psoriasis |
| Rugosidad por líquido deseado | Exudado resecado sobre las lesiones | Costra | Eczema, impétigo |
| Rugosidad de causa celular | Engrosamiento de la capa exterior de la piel | Liquenificación | Callos en los pies |
| Cambio en la forma Lesiones llenas de líquido | Menor de 1 cm., líquido claro | Vesícula | Ampolla, varicela |
| | Mayor de 1 cm., líquido claro Pequeña, líquido denso amarillento (pus) Semisólida | Ampolla Pústula Quiste | Ampolla grande, pénfigo Acné Quiste sebáceo |
| Masa sólida, crecimiento celular | Menor de 5 mm | Pápula | Lunar pequeño, erupción elevada |
| | Entre 5 mm. y 2 cm. Mayor de 2 cm. Exceso de tejido conjuntivo sobre la cicatriz | Nódulo Tumor Queloide | Adenopatía Tumor maligno o benigno Cicatriz muy grande |
| Inflamación del tejido | Inflamación generalizada, líquido entre las células Edema superficial circunscrito, transitorio y algo pruriginoso | Edema Habón | Inflamación, edema de los pies Reacción alérgica |
| Soluciones de continuidad de la superficie cutánea Exudación, superficie arañada | Pérdida de piel superficial | Abrasión | «Quemadura por caída» arañazo, erosión |
| Depresión hueca | Pérdida de capas profundas de la piel | Úlcera | Úlcera por decúbito, por éstasis sanguíneo |
| Desgarros cutáneos superficiales y lineales | Marcas de arañazos | Excoriaciones | Rasguño |
| Grieta o hendidura lineal | Hendidura o incisión de las capas cutáneas | Fisura | Pie de atleta |
| Corte irregular | Desgarro de la superficie cutánea | Laceración | Corte accidental con un objeto romo |
| Corte lineal | Corte por un instrumento afilado | Incisión | Corte de cuchillo |
| Lesiones vasculares Puntos rojos, pequeños, planos y redondos | Hemorragia intradérmica o submucosa | Petequia | Tendencia a la hemorragia, carencia de vitamina C |
| En forma de araña, rojos, pequeños | Dilatación de capilares, arteriolas o vénulas | Telangiectasia | Enfermedad hepática, deficiencia de vitamina B |
| Discoloración, rojopurpúrea | Extravasación de sangre al tejido | Equimosis | Traumatismo vascular |

**LETARGO** *(lethargy)* **1.** Estado en el que un individuo se encuentra indiferente, apático o perezoso. **2.** Estupor o coma producido por enfermedad o hipnosis. Formas de letargo son el letargo histérico, el letargo inducido y el letargo lúcido.

**LETTERER-SIWE, SÍNDROME DE** *(Letterer-Siwe syndrome)* Grupo poco definido de neoplasias malignas de etiología incierta que se caracterizan por la presencia de elementos histiocíticos. Aparece en la infancia, no es familiar y es fatal. Suele presentarse anemia, hemorragia, esplenomegalia, linfadenopatías y tumefacciones óseas localizadas.

**-LEUCEMIA** *(-leukemia)* Sufijo que significa «aumento de leucocitos en los tejidos, en la sangre o en ambos»: **eritroleucemia, cloroleucemia.**

**LEUCEMIA** *(leukemia)* Neoplasia maligna de los órganos hematopoyéticos que se caracteriza por una sustitución difusa de la medula ósea por precursores de los leucocitos, número y forma anormales de leucocitos inmaduros en la circulación general e infiltración de los ganglios linfáticos, bazo, hígado y otros órganos. La incidencia es doble en el varón que en la mujer. La etiología no está clara pero puede producirse por radiaciones ionizantes, benceno u otros tóxicos medulares. En los individuos con síndrome de Down, anemia de Fanconi, ataxia telangiectasia, síndrome de Bloom, otras formas de aneuploidía congénita y en el hermano gemelo de un paciente leucémico el riesgo de padecer la enfermedad es mayor. Se clasifica según las células proliferativas predominantes, el curso clínico y la duración de la enfermedad. La leucemia aguda suele tener un comienzo repentino con fatiga, palidez, pérdida de peso y formación espontánea de hematomas. Progresa rápidamente causando fiebre, hemorragias, debilidad extrema, dolor óseo o articular e infecciones repetidas. La leucemia crónica evoluciona lentamente y los signos de la aguda pueden no aparecer durante años. El diagnóstico de ambas se realiza mediante análisis sanguíneos y biopsias de medula ósea. La medula afectada suele tener un color entre pardo y grisáceo y las alteraciones aparecen en primer lugar en vértebras, costillas, esternón y pelvis. El tratamiento más eficaz consiste en una quimioterapia combinada intensiva, aplicación de antibióticos profilácticos y transfusiones sanguíneas para reponer los hematíes y las plaquetas. La supervivencia total a los cinco años es del 14 %. V. también **leucemia aguda infantil.**

**LEUCEMIA AGUDA INFANTIL** *(acute childhood leukemia)* Enfermedad maligna y progresiva de los tejidos hematopoyéticos que se caracteriza por la proliferación incontrolada de leucocitos inmaduros y sus precursores, particularmente en la medula ósea, el bazo y los ganglios linfáticos. Es el cáncer más frecuente en el niño, con una mayor frecuencia de aparición entre los 2 y los 5 años de edad.

OBSERVACIONES: La leucemia aguda se clasifica según el tipo celular. La leucemia linfoide aguda (LLA) incluye los tipos linfático, linfocítico, linfoblástico y linfoblastoide. La leucemia no linfoide aguda incluye los tipos granulocítico, mielocítico, monocítico, mielógeno, monoblástico y monomieloblástico (los tipos mielocítico y monocítico se denominan con la abreviatura LMA). La LLA es predomi-

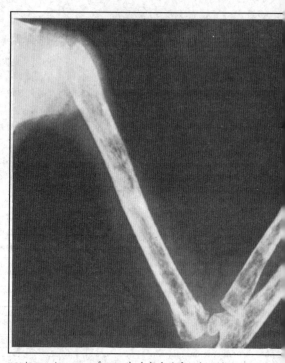

nantemente una enfermedad de la infancia, mientras que la LMA se da en todos los grupos de edades. La clasificación tradicional de la leucemia en una forma aguda y otra crónica se basa en la duración o evolución esperada de la enfermedad y en la madurez relativa de las células leucémicas. Aunque esta clasificación todavía se utiliza, particularmente para diferenciar las formas infantil o aguda de la adulta o crónica, ha dejado de ser válida como índice pronóstico. Se desconoce la etiología exacta de la enfermedad, aunque se han implicado diversos factores, como defectos genéticos, deficiencia inmunitaria, virus y factores ambientales carcinógenos, sobre todo la radiación ionizante. En la leucemia aguda se acumulan rápidamente grandes cantidades de leucocitos inmaduros que infiltran otros tejidos del organismo, sobre todo el sistema reticuloendotelial, determinando una disminución de la producción de hematíes y plaquetas. También se observan neutropenia, anemia y una mayor susceptibilidad a las infecciones, hemorragias y debilitación de los huesos, que tienen tendencia a fracturarse. Entre los síntomas iniciales de la enfermedad destacan fiebre, palidez, fatigabilidad, anorexia, infecciones secundarias (por lo general de la boca, la garganta o los pulmones), dolor óseo y articular, hemorragias subdérmicas o submucosas y aumento de tamaño del bazo, hígado y ganglios linfáticos. El comienzo puede ser brusco o seguir una evolución gradual y progresiva. La afectación del sistema nervioso central puede dar lugar a meningitis leucémica. Típicamente, en la extensión de sangre periférica se observan muchos leucocitos inmaduros. El diagnóstico se confirma mediante la aspiración de medula ósea o la biopsia medular, que

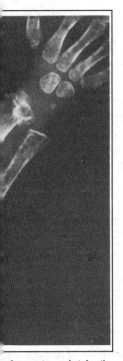

Leucemia aguda infantil. Radiografía que muestra la infiltración leucémica de los huesos del brazo en un niño de 4 años.

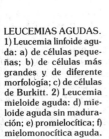

**LEUCEMIAS AGUDAS.**
1) Leucemia linfoide aguda: a) de células pequeñas; b) de células más grandes y de diferente morfología; c) de células de Burkitt. 2) Leucemia mieloide aguda: d) mieloide aguda sin maduración; e) promielocítica; f) mielomonocítica aguda.

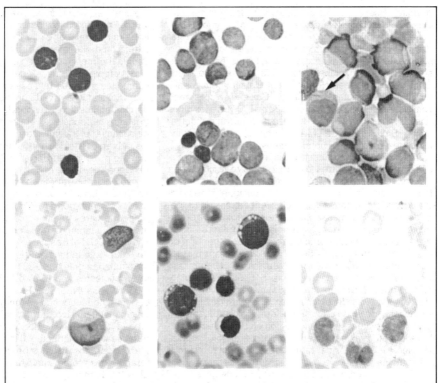

**Quimioterápicos usados en el tratamiento de las leucemias agudas.**

| Agente Dosis habitual | Características | Acción más eficaz | Toxicidad medular | Inmuno-supresión | Otros efectos tóxicos |
|---|---|---|---|---|---|
| Prednisona 40 mg/m²/día | Corticosteroide Efecto sobre la membrana celular | Remisión de la inducción LLA | No | Sí | Retención de agua y sal, incremento del apetito, hipertensión, hiperglucemia catabolismo de proteínas, osteoporosis |
| Vincristina 1,5 mg/m²/semana | Alcaloide de la Vinca rósea Inhibición de la mitosis al impedir la formación del huso | Remisión inducción LLA | Escasa | Sí | Neuropatía periférica, estreñimiento, dolor mandibular, pérdida del cabello |
| Methotrexate 20-40 mg/m²/semana | Antagonista fólico Bloquea el ácido fólico reductasa, inhibe la síntesis de purinas | Remisión mantenimiento LLA Terapia intratecal | Sí | Sí | Ulceración de la mucosa, cirrosis hepática, encefalopatía, megaloblastosis |
| Mercaptopurina y tioguanina 50-100 mg/m²/día | Análogo de las purinas Bloquea la síntesis de purinas | Remisión mantenimiento LLA Remisión inducción y mantenimiento LMA | Sí | Sí | Ulceración de la mucosa, disfunción hepática |
| Ciclofosfamida 200-300 mg/m²/semana | Agente alquilante Rompe los enlaces del DNA, inhibe la replicación | Remisión mantenimiento LLA Remisión inducción y mantenimiento LMA Eficacia limitada en ambos | Sí | Sí | Náusea, vómitos, pérdida del cabello, cistitis hemorrágica |
| Arabinósido de citosina 50-300 mg/m²/semana | Análogo de las pirimidinas Inhibe la DNA polimerasa | Remisión inducción y mantenimiento LMA Menor efectividad para ALL | Sí | Sí | Náusea, vómitos, ulceración de la mucosa, disfunción hepática |
| Asparaginasa 5.000-10.000 unidades m²/sem. | Enzima Depriva de asparagina a las células | Remisión inducción LLA | Escasa | Sí | Reacciones alérgicas, anafilaxis, hepatitis, pancreatitis |
| Daunorubicina y Adriamicina 20-50 mg/m²/semana | Antibióticos de antraciclina Unión DNA, impide la transcripción | Remisión inducción LMA y LLA | Sí | Sí | Ulceración de la mucosa, pérdida del cabello, lesión miocárdica |

permite observar un gran número de linfoblastos con ausencia casi completa de hematíes, granulocitos y megacariocitos. El pronóstico es malo en los casos no tratados y el paciente generalmente muere en los primeros seis meses tras el comienzo de los síntomas. Las tasas de supervivencia han aumentado espectacularmente en los últimos años con el empleo de agentes antileucémicos administrados en pautas combinadas. Con ello se consiguen remisiones de 5 años o más en el 50 o el 70 % de los niños con LLA, hasta un 20-30 % de los cuales curan definitivamente. En los casos de LMA, el pronóstico es peor y las tasas de remisión mucho menores.

ACTUACIÓN: El tratamiento de la leucemia aguda consta de un proceso en tres fases que incluye la utilización de agentes quimioterápicos e irradiación. En la primera fase de inducción de la remisión se consigue la destrucción completa de todas las células leucémicas en un período de 4 a 6 semanas mediante un régimen de quimioterapia combinada. Los principales fármacos utilizados en la LLA son los corticosteroides, por lo general en tres dosis orales diarias de prednisona, vincristina administrada por vía IV una vez a la semana y L-asparaginasa por vía IM administrada tres veces por semana en un total de 9 dosis. Normalmente se administra también alopurinol, un inhibidor de la xantinaoxidasa, para disminuir la producción de ácido úrico. Otros fármacos empleados en diversos regímenes de combinación en ciclos secuenciales son methotrexate, 6-mercaptopurina, ciclofosfamida, arabinósido de citosina, hidroxiurea, daunorrubicina y adriamicina. En niños con LMA, los fármacos que se utilizan fundamentalmente en la fase de inducción de la remisión son 6-tioguanina, daunomicina, arabinósido de citosina, 5-azacitidina, vincristina y prednisona. El niño puede ser hospitalizado para la administración de parte o de todo el tratamiento, dados los muchos efectos secundarios que tienen los fármacos administrados y el gran riesgo de complicaciones, especialmente infecciones y hemorragias. Si se producen hemorragias graves que no respondan al tratamiento local, a veces es necesario transfundir plaquetas y en casos de anemia grave, sobre todo durante el tratamiento de inducción, casi siempre hay que elevar los niveles de hemoglobina mediante la administración de sangre total o concentrados de hematíes. La segunda fase del tratamiento consiste en las medidas profilácticas adecuadas para evitar la infiltración leucémica del sistema nervioso central. El tratamiento suele consistir en la irradiación craneal diaria de altas dosis durante aproximadamente dos semanas tras la inducción de la remisión y la administración, una o dos veces por semana, de dosis de methotrexate intratecal hasta un total de 5 o 6 inyecciones, aunque en algunos casos se prescinde de la irradiación y sólo se administra el fármaco. En los niños pequeños, la irradiación se limita al cráneo para evitar el retraso del crecimiento en altura, pero en los de más edad se aconseja la irradiación craneoespinal. El tratamiento para mantener la remisión suele comenzar cuando el niño es dado de alta en el hospital y consiste en diversos regímenes de quimioterapia combinada. Un régimen frecuente es la combinación de dosis orales diarias de 6-mercaptopurina con dosis semanales de methotrexate oral junto con tratamientos intermitentes breves con prednisona y vincristina y dosis periódicas de methotrexate intratecal como medida profiláctica contra la extensión de la enfermedad al sistema nervioso central. Semanal o mensualmente se realizan recuentos sanguíneos completos y una vez cada 3 o 4 meses se practican exámenes de la medula ósea para detectar mielosupresión y toxicidad derivada de los fármacos. El tratamiento de mantenimiento se suspende tras un período de dos o tres años si persiste la remisión inicial. No se recomienda continuar el tratamiento más de 6 años, ya que los efectos adversos de los medicamentos aumentan con su empleo prolongado. Hasta un 20 % de los niños tratados padecen recidivas, en cuyo caso hay que comenzar de nuevo el ciclo terapéutico, por lo general con prednisona, vincristina y la combinación de otros fármacos no utilizados con anterioridad. Con cada recidiva, el pronóstico empeora. Otros tratamientos para prolongar la remisión incluyen la inmunoterapia con inoculación periódica de vacuna BCG o el trasplante de medula ósea, que ha tenido éxito en la inducción de remisiones a largo plazo en aproximadamente un 10-20 % de los casos, especialmente en pacientes con LMA o LLA terminal grave.

OBSERVACIONES COMPLEMENTARIAS: En la asistencia del niño leucémico es fundamental el apoyo físico y emocional intensivo durante todas las fases de la enfermedad, tanto en los períodos de diagnóstico como en el tratamiento. Es fundamental la preparación del niño y sus padres para los distintos procedimientos diagnósticos y terapéuticos, como punciones venosas, aspiraciones o biopsias de medula ósea, punciones lumbares y radioterapia. Otras medidas específicas dependen del régimen terapéutico utilizado, pero la mayoría de los agentes quimioterápicos que se emplean producen mielosupresión, que puede dar lugar a complicaciones secundarias de infección, hemorragia y anemia. Las infecciones gravísimas constituyen un problema muy importante, ya que son una de las causas más frecuentes de muerte de estos niños. La neutropenia grave conlleva un mayor riesgo de infección y puede aparecer en el curso del tratamiento inmunosupresor o tras una terapéutica antibiótica prolongada. Los microorganismos infecciosos más comunes son virus, especialmente virus de varicela, herpes zóster, herpes simple, sarampión, parotiditis, rubéola y poliomielitis, bacterias grampositivas y gramnegativas como *Staphilococcus aureus*, *S. epidermidis*, *Streptococcus beta-hemolíticos del grupo A*, *Pseudomonas aeruginosa*, *Escherichia coli*, *Proteus y Klebsiella*, y diversos parásitos y hongos, especialmente *Pneumocystis carinii* y *Candida albicans*. Para evitar la infección hay que aislar al niño lo máximo posible, controlar las visitas para evitar que puedan transmitir infecciones activas, instituir procedimientos de asepsia rigurosa, controlar estrictamente la temperatura, evaluar los posibles puntos de infección (como las punciones con agujas), favorecer una nutrición adecuada, ayudar al niño para evitar que se fatigue y, cuando sea dado de alta, enseñarle a él y a sus padres la forma de eliminar todas las fuentes conocidas de infección y sobre todo las enfermedades infecciosas contagiosas más comunes. Las medidas preventivas empleadas para controlar las infecciones ayudan también a disminuir la tendencia hemorrágica. Hay que prestar especial atención a los cuidados de la piel, la higiene oral, la limpieza de la zona perineal y la restricción de las actividades que puedan provocar lesiones accidentales. Una consideración muy importante es el tratamiento de los muchos efectos secundarios derivados de la toxicidad medicamentosa y la radiación, entre los que se incluyen náuseas y vómitos, anorexia, úlceras orales y rectales, alopecia, cistitis hemorrágica y neuropatía periférica, así como debilidad y adormecimiento de las extremidades y dolor mandibular intenso. El tratamiento corticosteroide suele aumentar el apetito y produce una sensación eufórica de bienestar en el niño, pero también provoca cara de «luna llena», que desaparece al interrumpir su administración. Durante el tratamiento de mantenimiento hay que seguir prestando apoyo emocional y asesoramiento al niño y a su familia, y explicar a los padres cuáles son los efectos secundarios y reacciones normales que inducen los fármacos y cuáles son signo de toxicidad y exigen atención médica. En las fases terminales de la enfermedad, el objetivo primordial es combatir el dolor y cualquier otra molestia, para lo cual es fundamental movilizar cuidadosamente al niño cambiándole con frecuencia de posición, evitar la presión en zonas dolorosas y controlar cualquier factor ambiental molesto, como exceso de luz o ruido. Dependiendo de la gravedad del dolor se emplean las dosis necesarias de analgésicos.

**LEUCEMIA ALEUCÉMICA** (aleukemic leukemia) Tipo de leucemia en el que la sangre contiene un número normal de leucocitos y escasas formas atípicas. Para diagnosticarla es necesario estudiar algún otro tejido, en general la medula ósea. Denominada también **leucemia subleucémica**. V. también **leucemia**.

**LEUCEMIA ALEUCOCITÉMICA** (aleukocythemic leukemia) V. **leucemia subleucémica**.

**LEUCEMIA BASÓFILA** (basophilic leukemia) Neoplasia maligna aguda o crónica de los tejidos hematopoyéticos caracterizada por la presencia de gran número de granulocitos basófilos inmaduros en sangre periférica y en los tejidos. V. también **leucemia mielocítica aguda**.

**LEUCEMIA CUTÁNEA** (leukemia cutis) Aparición en la piel de lesiones nodulares purpúreas rojas o parduzcas e infiltraciones difusas o acumulaciones grandes de células leucémicas. Puede ser localizada (generalmente en la cara) o generalizada. Denominada también **linfoderma perniciosa**.

**LEUCEMIA DE CÉLULAS GERMINALES** (stem cell leukemia) Neoplasia maligna de los órganos hematopoyéticos cuya célula predominante es demasiado inmadura para poder ser clasificada. Esta enfermedad es extraordinariamente aguda y tiene una evolución rápida sin remisiones. Denominada también **leucemia embrionaria; leucemia hemoblástica; leucemia hemocitoblástica; leucemia linfoide**.

**LEUCEMIA DE CÉLULAS LINFOSARCOMATOSAS** (lymphosarcoma cell leukemia) Neoplasia maligna de los tejidos hematopoyéticos que se caracteriza por la aparición de gran número de células linfosarcomatosas en la circulación periférica, que tienden a infiltrar los tejidos circundantes. Estas células son extraordinariamente inmaduras y mucho mayores y más reticuladas que los linfocitos. Esta enfermedad puede asociarse con linfoma o constituir una entidad independiente con afectación medular en grado mayor que la que se da en los linfomas.

**LEUCEMIA DE CÉLULAS MADURAS** (mature cell leukemia) V. **leucemia polimorfocítica**.

**LEUCEMIA DE CÉLULAS PLASMÁTICAS** (plasma cell leukemia) Neoplasia rara de los tejidos hematopoyéticos que se caracteriza por la presencia de plasmocitos en sangre periférica. Esta enfermedad puede desarrollarse en el curso de un mieloma múltiple u originarse independientemente. Se asocia con frecuencia con proteinuria de Bence Jones, globulinas séricas anormales y hepatoesplenomegalia. En la mayoría de los casos la leucemia de células plasmáticas tiene una evolución rápidamente fatal pero algunos pacientes responden al tratamiento con agentes alquilantes y glucocorticoides.

**LEUCEMIA DE CÉLULAS VELLOSAS** (hairy-cell leukemia) Neoplasia rara de los tejidos hematopoyéticos caracterizada por pancitopenia, gran aumento del tamaño del bazo y presencia en la sangre y medula ósea de células reticulares con numerosas proyecciones finas en su superficie. Esta enfermedad es 6 veces más frecuente en el hombre que en la mujer, suele aparecer a partir de los 50 años y tiene un comienzo insidioso y una evolución variable caracterizada por anemia, trombocitopenia y aparición de equímosis espontáneas. Una prueba diagnóstica útil es la detección de una isoenzima de la fosfatasa ácida tartrato-resistente en las células vellosas. La esplenectomía puede controlar la citopenia y la enfermedad mejora en algunos casos con quimioterapia con vincristina y prednisona. Denominada también **reticuloendoteliosis leucémica**.

**LEUCEMIA DE EOSINÓFILOS** (eosinophilic leukemia) Neoplasia maligna de los leucocitos en la cual predominan los eosinófilos. Se parece a la leucemia mieloide crónica pero puede tener un curso agudo aunque no presente formas blásticas en sangre periférica.

**LEUCEMIA DE MASTOCITOS** (mast cell leukemia) Neoplasia maligna de leucocitos caracterizada por la presencia de numerosos mastocitos del tejido conjuntivo en la sangre circulante.

**LEUCEMIA EMBRIONARIA** (embryonal leukemia) V. **leucemia de células germinales**.

**LEUCEMIA ERITROMIELOBLÁSTICA** (erythromyeloblastic leukemia) V. **eritroleucemia**.

**LEUCEMIA ESPLENOMEDULAR** (esplenomedullary leukemia) V. **leucemia mielocítica aguda; leucemia mielocítica crónica**.

**LEUCEMIA ESPLENOMIELÓGENA** (splenomyelogenous leukemia) V. **leucemia mielocítica aguda; leucemia mielocítica crónica**.

**LEUCEMIA GRANULOCÍTICA** (granulocytic leukemia) V. **leucemia mielocítica aguda; leucemia mielocítica crónica**.

**LEUCEMIA HEMOBLÁSTICA** (hemoblastic leukemia) V. **leucemia de células germinales**.

**LEUCEMIA HEMOCITOBLÁSTICA** (hemocytoblastic leukemia) V. **leucemia de células germinales**.

**LEUCEMIA HIPOCÍTICA** *(hypocytic leukemia)* V. **leucemia subleucémica**.

**LEUCEMIA HISTIOCÍTICA** *(histiocytic leukemia)* V. **leucemia monocítica**.

**LEUCEMIA INDIFERENCIADA AGUDA** *(undifferentiated cell leukemia)* V. **leucemia de células germinales**.

**LEUCEMIA LEUCOPÉNICA** *(leukopenic leukemia)* V. **leucemia subleucémica**.

**LEUCEMIA LINFÁTICA** *(lymphatic leukemia)* V. **leucemia linfocítica aguda; leucemia linfocítica crónica**.

**LEUCEMIA LINFOBLÁSTICA AGUDA** *(acute lymphoblastic leukemia)* V. **leucemia linfocítica aguda**.

**LEUCEMIA LINFOCÍTICA** *(lymphocytic leukemia)* V. **leucemia linfocítica aguda; leucemia linfocítica crónica**.

**LEUCEMIA LINFOCÍTICA AGUDA (LLA)** *(acute lymphocytic leukemia)* Enfermedad maligna progresiva caracterizada por la aparición de un gran número de células inmaduras, que recuerdan mucho a los linfoblastos, en la medula ósea, sangre circulante, ganglios linfáticos, bazo, hígado y otros órganos. En Estados Unidos, aproximadamente un 80 % de los 2.250 casos diagnosticados en un año afectan a niños, particularmente entre los 2 y los 5 años de edad. El riesgo de enfermedad es muy superior en las personas con síndrome de Down y en los hermanos de pacientes leucémicos. La enfermedad tiene un comienzo brusco y una progresión rápida caracterizada por fiebre, palidez, anorexia, fatiga, anemia, hemorragias, dolor óseo, esplenomegalia e infecciones recurrentes. Se utilizan estudios de sangre y medula ósea para establecer el diagnóstico y determinar el tipo de linfocito proliferante, que puede ser B, T (que normalmente responden mal al tratamiento) o «nulo» (el más frecuente). El tratamiento consiste en quimioterapia combinada intensiva, combatir las infecciones secundarias y la hiperuricemia, irradiación y administración de methotrexate intratecal. En muchos casos es necesario realizar transfusiones de sangre frecuentes y un aspecto importante de la asistencia de estos pacientes es la valoración cuidadosa de las necesidades emocionales del niño y su familia. Con los tratamientos modernos se consigue la remisión en el 83-92 % de los niños con LLA y una supervivencia libre de enfermedad de 5 años en el 50 %. La mejor respuesta se obtiene entre los 2 y los 10 años de edad. Denominada también **leucemia linfoblástica aguda**. V. también **leucemia aguda infantil**.

**LEUCEMIA LINFOCÍTICA CRÓNICA (LLC)** *(chronic lymphocytic leukemia)* Neoplasia de los tejidos hematopoyéticos que se caracteriza por la proliferación de pequeños linfocitos de larga vida media, que son especialmente células B y que afectan a la medula ósea, la sangre hepática y los órganos linfoides. Es rara en la población menor de 35 años, aumenta su frecuencia con la edad y es más frecuente en hombres que en mujeres. Tiene un comienzo insidioso y progresa dando lugar a mal estado general, fatigabilidad, anorexia, pérdida de peso, sudoración nocturna, linfadenopatías y hepatoesplenomegalia. La mayoría de los enfermos pueden mantener una vida normal durante años, y el 25 % mueren por otras enfermedades no relacionadas. No existe tratamiento curativo, aunque por medio de quimioterapia con clorambucil

y corticosteroides, o con irradiación del timo y bazo y radioterapia corporal total, se pueden conseguir remisiones importantes.

**LEUCEMIA LINFÓGENA** *(lymphogenous leukemia)* V. **leucemia linfocítica aguda; leucemia linfocítica crónica**.

**LEUCEMIA LINFOIDE** *(lymphoid leukemia)* V. **leucemia linfocítica aguda; leucemia linfocítica crónica**.

**LEUCEMIA LINFOIDOCÍTICA** *(lymphoidocytic leukemia)* V. **leucemia de células germinales**.

**LEUCEMIA MEGACARIOCÍTICA** *(megakaryocytic leukemia)* Neoplasia maligna rara de los tejidos hematopoyéticos que se caracteriza por una proliferación anormal de los megacariocitos de la medula ósea con la aparición de una cantidad relativamente numerosa de ellos en la sangre circulante.

**LEUCEMIA MICROMIELOBLÁSTICA** *(micromyeloblastic leukemia)* Neoplasia maligna de los tejidos hematopoyéticos caracterizada por proliferación de mieloblastos pequeños, que sólo pueden distinguirse de los linfocitos mediante técnicas especiales de tinción y examen microscópico.

**LEUCEMIA MIELOBLÁSTICA** *(myeloblastic leukemia)* Neoplasia maligna de los tejidos hematopoyéticos caracterizada por la presencia de gran número de mieloblastos en la sangre circulante y en los tejidos. Puede constituir una situación terminal en la evolución de la leucemia granulocítica crónica.

**LEUCEMIA MIELOCÍTICA** *(myelocytic leukemia)* Trastorno caracterizado por la producción excesiva de mielocitos de la serie granulocítica. Pueden observarse hasta varios cientos de miles por mm$^3$. Denominada también **leucemia granulocítica; leucemia mielógena**. Consultar las voces **leucemia linfocítica aguda; leucemia linfocítica crónica; leucemoide, reacción**. V. también **leucocitosis**.

**LEUCEMIA MIELOCÍTICA AGUDA (LMA)** *(acute myelocytic leukemia)* Neoplasia maligna de los órganos hematopoyéticos caracterizada por la formación incontrolada de leucocitos granulares inmaduros que por lo general presentan bastones azurófilos de Auer en su citoplasma. Los síntomas típicos que aparecen bruscamente o, con mayor frecuencia, de forma gradual, son hiperplasia hemorrágica de las encías, anemia, fatigabilidad, fiebre, disnea, esplenomegalia moderada, dolor óseo y articular e infecciones de repetición. Pueden aparecer cloromas (sarcomas granulocíticos verdosos) en el hueso o en las partes blandas. La LMA afecta a pacientes de cualquier edad pero se observa particularmente en adolescentes y adultos jóvenes. El riesgo de enfermedad aumenta en las personas que han sido expuestas a dosis elevadas de radiación y en sujetos afectos de determinadas discrasias sanguíneas, como la policitemia vera, la trombocitopenia primaria y la anemia refractaria. Las leucemias eritroide, eosinofílica, basofílica, monocítica y megacariocítica son variantes de la LMA en las cuales sólo prolifera una línea celular. El diagnóstico se basa en análisis de la sangre periférica y biopsias de medula ósea. La quimioterapia con distintas combinaciones de fármacos, entre los cuales se encuentran la ciclofosfamida, arabinósido de citosina, daunorrubicina, methotrexate, prednisona y sulfato de vincristina, constituye la principal forma de tratamiento. Con frecuencia se administra alopurinol antes de comenzar la quimioterapia para reducir el riesgo de cristaluria de uratos y la consiguiente obstrucción ureteral. En muchos casos se necesitan transfusiones repetidas de hematíes y plaquetas. También se emplean la radioterapia, la inmunoterapia y el trasplante de medula ósea, pero rara vez se consiguen remisiones prolongadas sea cual sea la forma de tratamiento, y la muerte puede deberse a infección, hemorragia y obstrucción vascular por un cúmulo de leucocitos. Denominada también leucemia no linfocítica aguda; leucemia granulocítica; leucemia mielógena; leucemia mieloide; leucemia esplenomedular; leucemia esplenomielógena. V. también **leucemia aguda infantil**.

**LEUCEMIA MIELOCÍTICA CRÓNICA (LMC)** *(chronic myelocytic leukemia [CML])* Neoplasia maligna del tejido hematopoyético que se caracteriza por la proliferación de leucocitos granulares y, con frecuencia, de megacariocitos. Se presenta con mayor frecuencia en enfermos ancianos y tiene un comienzo insidioso; posteriormente su progresión se caracteriza por mal estado general, fatiga, intolerancia al calor, hemorragias gingivales, púrpura, lesiones cutáneas, pérdida de peso, hiperuricemia, molestias abdominales y esplenomegalia masiva. La determinación de la fórmula leucocitaria y las biopsias de medula ósea permiten establecer el diagnóstico. La actividad de la fosfatasa alcalina de los leucocitos es baja y, en la mayoría de los enfermos con LMC, los mieloblastos presentan el cromosoma Filadelfia. El tratamiento se realiza con agentes alquilantes por vía oral, aunque la LMC avanzada es refractaria a la quimioterapia. Denominada también **leucemia esplenomedular; leucemia esplenomielógena; leucemia granulocítica; leucemia mielógena; leucemia mieloide.**

**LEUCEMIA MIELÓGENA** *(myelogenous leukemia)* V. **leucemia mielocítica aguda; leucemia mielocítica crónica.**

**LEUCEMIA MIELOIDE** *(myeloid leukemia)* V. también **leucemia mielocítica aguda; leucemia mielocítica crónica.**

**LEUCEMIA MIELOMONOCÍTICA** *(myelomonocytic leukemia)* V. **leucemia monocítica.**

**LEUCEMIA MIXTA** *(mixed leukemia)* Enfermedad maligna de los tejidos hematopoyéticos caracterizada por la proliferación de granulocitos eosinófilos, neutrófilos y basófilos, en contraste con una línea celular predominante, como en la leucemia linfocítica o en la monocítica.

**LEUCEMIA MONOBLÁSTICA** *(monoblastic leukemia)* Enfermedad maligna progresiva de los órganos hematopoyéticos caracterizada por la proliferación de monoblastos y monocitos. Afecta tanto a los niños como a los adultos y puede aparecer al final de la evolución de algunos casos de mieloma plasmocelular. Denominada también **leucemia monocítica; Schilling, leucemia de.**

**LEUCEMIA MONOCÍTICA** *(monocytic leukemia)* Enfermedad maligna de los tejidos hematopoyéticos en la que predominan los monocitos. Tiene una evolución errática caracterizada por malestar general, cansancio, fiebre, anorexia, pérdida de peso, esplenomegalia, hemorragias gingivales, petequias dérmicas, anemia y falta de respuesta a la terapia. Existen dos formas: leucemia de Schilling, en la que la mayoría de las células son monocitos, probablemente derivados del sistema reticuloendotelial, y leucemia de Naegeli, más común, en la que un gran número de células presentan un aspecto similar al de los mieloblastos. Denominada también **leucemia histiocítica.**

**LEUCEMIA NEUTROFÍLICA** *(neutrophilic leukemia)* V. **leucemia polimorfocítica.**

**LEUCEMIA NO LINFOCÍTICA AGUDA** *(acute nonlymphocytic leukemia)* V. **leucemia mielocítica aguda.**

**LEUCEMIA POLIMORFOCÍTICA** *(polymorphocytic leukemia)* Neoplasia de los tejidos hematopoyéticos a expensas fundamentalmente de granulocitos segmentados maduros. Denominada también **leucemia de células germinales.**

**LEUCEMIA PROMIELOCÍTICA AGUDA** *(acute promyelocytic leukemia)* Neoplasia maligna de los órganos hematopoyéticos, caracterizada por hemorragia grave, equimosis diseminada, disminución del nivel de fibrinógeno y del recuento plaquetario y proliferación de promielocitos y células blásticas con bastones de Auer bien

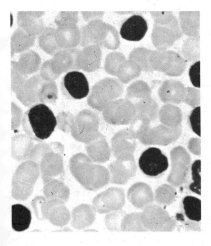
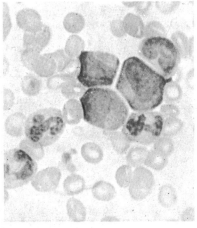

LEUCEMIA MIELOCÍTICA CRÓNICA. Dos aspectos de tejidos hematopoyéticos afectados: en al fotografía de la izquierda se observa la presencia casi exclusiva de leucocitos, y en la de la derecha se distinguen claramente en la sangre los granulocitos neutrófilos y los granuloblastos en distintas fases de maduración.

definidos en la medula ósea. El tratamiento de la enfermedad consiste en la aportación de factores de coagulación y la administración de fármacos citotóxicos antileucémicos.

**LEUCEMIA SUBLEUCÉMICA** (*subleukemic leukemia*) Neoplasia maligna caracterizada por anemia, trombocitopenia y anomalías funcionales de los leucocitos que infiltran los tejidos sin que exista leucocitosis. Denominada también **leucemia aleucémica; leucemia aleucocitémica; leucemia hipocítica; leucemia leucopénica**.

**LEUCEMOIDE** (*leukemoid*) Que se asemeja a la leucemia.

**LEUCEMOIDE, REACCIÓN** (*leukemoid reaction*) Síndrome clínico que semeja una leucemia. El recuento de leucitos está elevado por una alergia, enfermedad inflamatoria, infección, envenenamiento, hemorragia, quemadura u otras causas de sufrimiento físico agudo. Consultar la voz **leucemia**.

**LEUCINA** (*leucine*) Aminoácido cristalino y blanco esencial para el crecimiento óptimo de los niños y del equilibrio nitrogenado en los adultos. No puede ser sintetizado por el cuerpo y se obtiene por la hidrólisis de las proteínas durante la digestión pancreática. Un defecto heredado en una de las enzimas del proceso produce una enfermedad denominada enfermedad del jarabe de arce. V. también **leucinosis**.

**LEUCO-** (*leuko-*) Prefijo que significa «blanco»: *leucoblasto, leucoplasia*.

**LEUCOCITARIA, FÓRMULA** (*differential white blood cell count*) Examen y enumeración de la distribución de los leucocitos en una extensión de sangre teñida. Se recuentan los distintos tipos de leucocitos y los resultados se comunican en forma de porcentaje del total de células examinadas. Consultar también la voz **recuento sanguíneo completo**. V. también **hematócrito; hemoglobina**.

**LEUCOCITEMIA** (*leukocytemia*) V. **leucemia**.

**LEUCOCITO** (*leukocyte*) Glóbulo blanco, uno de los elementos formes de la sangre. Hay cinco tipos de leucocitos que se clasifican según la presencia o ausencia de gránulos en el citoplasma celular. Los agranulocitos (sin gránulos) se dividen en linfocitos y monocitos. Los granulocitos (con gránulos) comprenden los neutrófilos, basófilos y eosinófilos. Son capaces de atravesar los espacios intracelulares por diapédesis y emigrar mediante movimientos ameboides. Miden 8 o 9 mm de diámetro y son por tanto mayores que los hematíes. Un milímetro cúbico

LEUCOCITO. Los cinco tipos de leucocitos presentes en la sangre. La tabla a pie de página indica, para cada uno de estos tipos, los valores normales de presencia en la sangre.

de sangre suele contener entre 5.000 y 10.000 glóbulos blancos. Entre las funciones más importantes figuran la fagocitosis de bacterias, hongos, virus y cuerpos extraños, destoxicación de las proteínas tóxicas producidas en las reacciones alérgicas y las lesiones celulares y el desarrollo de la inmunidad. Denominados también **glóbulos blancos**. Consultar las voces **eritrocito; plaqueta**. V. también **leucocitosis; leucopenia**.

**LEUCOCITO POLIMORFONUCLEAR** (*polymorphonuclear leukocyte*) Glóbulo blanco que contiene un núcleo lobular segmentado; puede ser eosinófilo, basófilo o neutrófilo. V. también **granulocito**.

**LEUCOCITOSIS** (*leukocytosis*) Aumento anormal del número de leucocitos circulantes. Este aumento se suele acompañar de infección bacteriana, pero no vírica. El valor normal va desde 5.000 a 10.000 células por mm³ de sangre. La leucemia da recuentos leucocitarios de hasta 500.000 a 1 millón por mm³ de sangre, siendo el aumento proporcional o no a los otros tipos celulares. Tipos de leucocitosis son la **basofilia**, la **eosinofilia** y la **neutrofilia**. Consultar las voces **leucemia; leucemoide, reacción; leucopenia**. V. también **leucocito**.

Leucocitos (valores normales).

| | Porcentaje | Media | | Mínimo | Máximo |
| --- | --- | --- | --- | --- | --- |
| | | (/mm³) | (/l) | | |
| Leucocitos | | 7.000 | 7 $\times 10^9$ | 4.300 | 10.000 |
| Neutrófilos | | | | | |
| En banda | 0-21 | 520 | 0,52 $\times 10^9$ | 100 | 2.100 |
| Segmentados | 25-62 | 3.000 | 3 $\times 10^9$ | 1.100 | 6.050 |
| Eosinófilos | 0,3-8 | 150 | 0,15 $\times 10^9$ | 0 | 700 |
| Basófilos | 0,6-1,8 | 30 | 0,03 $\times 10^9$ | 0 | 150 |
| Linfocitos | 20-53 | 2.500 | 2,5 $\times 10^9$ | 1.500 | 4.000 |
| Monocitos | 2,4-11,8 | 430 | 0,43 $\times 10^9$ | 200 | 950 |

**LEUCODERMIA** *(leukoderma)* Pérdida localizada de la pigmentación cutánea por diferentes causas. Consultar la voz **vitíligo**.

**LEUCODISTROFIA GLOBOIDE** *(globoid leukody-strophy)* V. **lipoidosis galactosilceramídica**.

**LEUCOENCEFALITIS HEMORRÁGICA AGUDA** *(acute hemorrhagic leukoencephalitis)* V. **encefalopatía hemorrágica necrotizante aguda**.

**LEUCOFLEGMASÍA** *(leukophlegmasia)* V. **flegmasía alba dolens**.

**LEUCOFORESIS** *(leukophoresis)* Método de laboratorio que consiste en separar los leucocitos por electroforesis para la identificación y valoración de los diferentes tipos y sus proporciones.

**LEUCONIQUIA** *(leukonychia)* Alteración congénita benigna que presenta decoloración de las uñas. Los traumatismos, infecciones y otras enfermedades sistémicas pueden producir puntos o estrías blancas en las uñas.

**LEUCOPENIA** *(leukopenia)* Disminución anormal del número de glóbulos blancos, por debajo de 5.000 por mm³. Puede deberse a efectos secundarios farmacológicos, radiaciones u otras afecciones y puede afectar a uno o todos los tipos de leucocitos. Las dos formas más comunes son la leucopenia neutrofílica y la leucopenia linfocítica. Consultar la voz **leucocitosis**. V. también **anemia aplásica; leucocito**.

**LEUCOPLASIA** *(leukoplasia)* Alteración precancerosa de la mucosa, de evolución lenta, que se caracteriza por placas engrosadas, blancas y firmemente unidas, ligeramente elevadas y bien circunscritas. Pueden aparecer en el pene y la vulva; las de los labios y la mucosa bucal están asociadas al hábito de fumar en pipa. El potencial maligno se valora mediante estudio microscópico de la biopsia. Consultar la voz **liquen plano**. V. también **liquen escleroatrófico**.

**LEUCOPOYESIS** *(leukopoiesis)* Proceso de formación y desarrollo de los glóbulos blancos. Los neutrófilos, basófilos y eosinófilos se forman en el tejido mieloide de la medula ósea. Los linfocitos y los monocitos derivan en su mayoría de los hemocitoblastos del tejido linfoide, aunque algunos se desarrollan a partir de la medula.

**LEUCORREA** *(leukorrhea)* Flujo vaginal blanquecino. Un flujo amarillento o verde, de mal olor, copioso, irritante y pruriginoso indica infección vaginal o uterina u otra patología de origen ginecológico. Es la afección más frecuente en la consulta ginecológica.

**LEUCOTOMÍA** *(leukotomy)* V. **lobotomía**.

**LEUCOTOXINA** *(leukotoxin)* Sustancia que inactiva o destruye los leucocitos.

**LEUCOTRIENOS** *(leukotrienes)* Compuestos biológicamente activos que existen de forma natural en los leucocitos y que producen las reacciones alérgica e inflamatoria. Tienen un papel importante en el desarrollo de enfermedades alérgicas y autoinmunitarias.

**LEVADURA** *(yeast)* Hongo nucleado, unicelular, por lo general de forma oval, que se reproduce por gemación. *Candida albicans* es una forma de levadura patógena.

**LEVADURA DE CERVEZA** *(brewer's yeast)* Preparado que contiene células pulverizadas y desecadas de una levadura del tipo de *Saccharomyces cerevisiae*, que se utiliza como levadura y como suplemento dietético. Es una de las mejores fuentes de vitaminas del complejo B y de numerosos minerales y también posee una gran cantidad de proteínas. Puede proteger contra la intoxicación por grandes dosis de vitamina D; además se utiliza para evitar el estreñimiento y constituye una buena fuente de agentes productores de enzimas.

**LEVALORFINA** *(levallorphan tartrate)* Antagonista de los narcóticos.

INDICACIONES: Depresiones respiratorias inducidas por narcóticos.

CONTRAINDICACIONES: Depresión respiratoria leve, drogadicción o hipersensibilidad al fármaco.

EFECTOS SECUNDARIOS: Entre los más graves figuran miosis, disforia, mareos, depresión respiratoria y alucinaciones y desorientación a altas dosis.

**LEVAMIZOL** *(levamisole)* Fármaco antihelmíntico de nueva generación, de amplio espectro frente a los nematodos. También se encuentra bajo investigación como estimulante del sistema inmunitario para la profilaxis y el tratamiento de las infecciones bacterianas y víricas.

**LEVANFETAMINA** *(levamphetamine, levamfetamine)* Isómero de la anfetamina, utilizado antiguamente como anoréxico.

**LEVEEN, ANASTOMOSIS DE** *(LeVeen shunt)* Tubo que se conecta quirúrgicamente a la cavidad peritoneal y la vena cava superior para drenar la acumulación peritoneal de líquido en la cirrosis hepática, en la insuficiencia cardiaca derecha o en el cáncer abdominal. Antes de la operación se proporciona una dieta pobre en sal y diuréticos para disminuir la retención hidrosalina. Bajo anestesia general, se inserta un tubo de silicona y goma bajo el tejido subcutáneo desde el peritoneo a la vena cava superior. Al inspirar el paciente, la presión abdominal aumenta y la vascular disminuye, por lo que el líquido peritoneal penetra por la anastomosis. Tras la operación debe observarse al paciente en busca de signos de oclusión de la anastomosis, hemorragia gastrointestinal o fuga de líquido peritoneal por la incisión. Una dilución excesiva de la sangre puede conducir a alteraciones de la coagulación.

**LÉVI-LORAIN, ENANISMO DE** *(Lévi-Lorain dwarf)* V. **enanismo hipofisario**.

**LEVIN, TUBO DE** *(Levin tube)* Sonda plástica del calibre

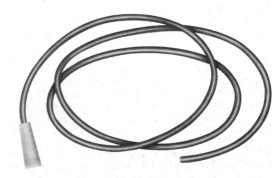

**LEVIN, tubo de.** Sonda de Levin utilizada para la intubación nasogástrica.

16 utilizada para la intubación gástrica que tiene una punta pesada y roma con un agujero lateral. Consultar la voz **Miller-Abbott, sonda de** . V. también **intubación gástrica**.

**LEVITACIÓN** (*levitation*) Sensación alucinatoria de flotar o elevarse en el aire.

**LEVO-** Prefijo relativo a «izquierdo»: *levocardia, levotorsión*.

**LEVODOPA** (*levodopa*) Fármaco antiparkinsoniano.
INDICACIONES: Tratamiento de la enfermedad de Parkinson, formas juveniles de la corea de Huntington e intoxicación crónica por manganeso.
CONTRAINDICACIONES: Glaucoma de ángulo cerrado, uso concomitante de inhibidor de la MAO, sospecha de melanoma o hipersensibilidad conocida al medicamento.
EFECTOS SECUNDARIOS: Entre los más graves figuran alteraciones del movimiento, cambios emocionales, arritmias cardiacas y anorexia.

**LEVOPROPOXIFENO** (*levopropoxyphene napsylate*) Fármaco antitusígeno.
INDICACIONES: Tratamiento de la tos.
CONTRAINDICACIONES: Primer trimestre del embarazo, después de la cirugía o hipersensibilidad conocida al fármaco.
EFECTOS SECUNDARIOS: Entre los más graves figuran erupción cutánea, temblor muscular y vómitos.

**LEVORFANOL** (*levorphanol tartrate*) Analgésico narcótico.
INDICACIONES: Tratamiento del dolor y analgesia preoperatoria.
CONTRAINDICACIONES: Alcoholismo, asma, aumento de la presión intracraneal, depresión respiratoria, anoxia o hipersensibilidad conocida al fármaco.
EFECTOS SECUNDARIOS: Entre los más graves figuran drogadicción, hipotensión ortostática, arritmias cardiacas y retención urinaria.

**LEVOTIROXINA** (*levothyroxine sodium*) Hormona tiroidea.
INDICACIONES: Tratamiento del hipotiroidismo.
CONTRAINDICACIONES: Infarto de miocardio reciente, hiperfunción tiroidea o hipersensibilidad conocida al fármaco.
EFECTOS SECUNDARIOS: El más grave es la angina de pecho.

**LEVULOSA** (*levulose*) V. **fructosa**.

**LEVULOSURIA** (*levulosuria*) V. **fructosuria**.

**LEWIS, RESPUESTA TRIPLE DE** (*Lewis, triple response*) Cuando la piel recibe un estímulo lesivo, por ejemplo un golpe seco, reacciona produciendo tres fenómenos diferentes: *a)* a los pocos segundos la zona golpeada se torna ligeramente roja; *b)* después, en torno a ésta, aparece un halo eritematoso; *c)* por último, se forma un habón y la zona palidece. Puesto que la denervación sensitiva sólo abole el halo eritematoso, la vasodilatación responsable de éste se atribuye a un reflejo neurógeno local de los vasos adyacentes. En cuanto a los otros dos integrantes de la respuesta triple, Lewis indicó que se debían a vasodilatación y aumento de la permeabilidad respectivamente, y que éstas eran originadas por la liberación de histamina y sustancias histaminoides. Por último la hipersensibilidad de la zona hace que, si se pincha ésta con un alfiler, provoque un dolor más intenso que un estímulo similar antes de la afección.

**LEWISITA** (*lewisite*) Gas venenoso utilizado durante la I Guerra Mundial que produce irritación pulmonar, disnea, lesión de los tejidos del tracto respiratorio, lagrimeo y dolor. Químicamente, es 2-clorovinilarsina.

**-LEXIA** Sufijo relativo a «lectura»: *alexia, dislexia, braquilexia*.

**LEY** (*law*) Regla, norma o principio que afirma un hecho o relación entre factores, como la ley de Dalton de las presiones parciales de los gases o la ley de Koch de la especificidad de un agente patógeno.

**LEYDEN-MOEBIUS, DISTROFIA MUSCULAR DE** (*Leyden-Moebius muscular dystrophy*) V. **distrofia muscular pelvifemoral**.

**LEYDIG, CÉLULAS DE** (*Leydig's cells*) Células del tejido intersticial del testículo que producen testosterona.

**LEYDIG, TUMOR DE** (*Leydig cell tumor*) Neoplasia normalmente benigna de las células intesticiales del testículo que produce ginecomastia en el adulto y pubertad precoz en la infancia. Suele presentar una masa circunscrita, lobulada y palpable.

**LH** (*LH*) Abreviatura inglesa de **hormona luteinizante** (*Luteinizing Hormone*).

**LHERMITTE, SIGNO DE** (*Lhermitte's sign*) Calambre repentino y transitorio que se extiende por el cuerpo cuando se realiza una flexión forzada de la cabeza y que aparece en la esclerosis múltiple y en los síndromes de compresión medular cervical.

**Li** (*Li*) Símbolo químico del **litio**.

**LIBERACIÓN LENTA, SISTEMA DE** (*prolonged release*) Sistema de liberación de pequeñas dosis de un fármaco a lo largo de un período de tiempo prolongado. El método más empleado es una cápsula blanda y soluble que contiene unos gránulos diminutos de fármaco; estos gránulos quedan libres en el tubo digestivo cuando la cápsula se disuelve, dependiendo del grosor y la naturaleza de la sustancia que la recubre, que puede ser aceite, grasa, cera o resina. Otro método es un recipiente de plástico poroso que, impregnado de fármaco y de un surfactante, favorece la entrada de las secreciones gastrointestinales; éstas van arrastrando lentamente el medicamento. También se usan las resinas de intercambio iónico con afinidad por los fármacos y líquidos con gránulos de liberación lenta en suspensión. Existen varios mecanismos y vehículos capaces de prolongar la liberación de los fármacos inyectables.

**LIBERADOR DE HORMONA DE CRECIMIENTO, FACTOR (GHRF)** (*growth hormone releasing factor [GHRF]*) Factor liberador de la somatotropina producido en el hipotálamo.

**LIBIDINOSO** (*libidinous, libidinal*) **1.** Relativo a la libido. **2.** Que se caracteriza por su deseo sexual.

**LIBIDO** (*libido*) **1.** Energía psíquica o impulso instintivo que se asocia al deseo sexual, al placer o a la creatividad. **2.** (Psicoanálisis). Impulsos instintivos del ello. **3.** Empeño o deseo lujurioso. Tipos de libido son la **libido bisexual**, la **libido del ego**.

**LIBIDO, DESARROLLO DE LA** (*libidinal development*) V. **desarrollo psicosexual**.

**LIBIDO BISEXUAL** *(bisexual libido)* (Psicoanálisis). Tendencia de una persona a buscar gratificación sexual con personas de los dos sexos.

**LIBIDO DEL EGO** *(ego libido)* (Psicoanálisis). Concentración de la libido en el yo; amor a sí mismo, narcisismo.

**LIBMAN-SACKS, ENDOCARDITIS DE** *(Libman-Sacks endocarditis)* Enfermedad que se caracteriza por lesiones verrugosas cerca de las válvulas cardiacas que no suelen afectar la función valvular. Las lesiones suelen ser secas y granulares, de color rosado o parduzco, contienen un desecho basófilo y se desarrollan en el ángulo de las válvulas auriculoventriculares y en la base de la válvula mitral. Es la manifestación más frecuente del lupus eritematoso ·sistémico.

**LIBMAN-SACKS, SÍNDROME DE** *(Libman-Sacks syndrome)* Endocarditis verrugosa típica en el lupus eritematoso sistémico.  ·

**LICOPENO** *(lycopene)* Hidrocarburo no saturado, cristalino y rojo que constituye el pigmento carotenoide de los tomates y diversas frutas. Se considera la sustancia primitiva a partir de la cual se derivan todos los pigmentos carotenoides naturales.

**LICUEFACCIÓN** *(liquefaction)* Proceso por el cual un sólido o un gas se convierten en líquido.

**LIDOCAÍNA** *(lidocaine hydrochloride)* Fármaco anestésico local.
INDICACIONES: Anestésico local de administración tópica. Por vía parenteral es un fármaco antiarrítmico.
CONTRAINDICACIONES: En la aplicación tópica, hipersensibilidad conocida al fármaco; en la aplicación parenteral, bloqueo cardiaco e hipersensibilidad farmacológica.
EFECTOS SECUNDARIOS: Entre los más graves figuran, por vía parenteral: alteraciones del sistema nervioso central, hipotensión, bradicardia y paro cardiaco; por vía tópica: diferentes reacciones de hipersensibilidad. Tras la aplicación de lidocaína tópica en la faringe o en el esófago debe evitarse la ingestión de comida durante una hora.

**LIENDRE** *(nit)* Huevo de un insecto parásito, en especial un piojo. Puede encontrarse adherido al pelo del hombre o de los animales o a los vestidos. V. también **pediculosis**.

**LIENO-** Prefijo relativo al bazo.

**LIGADURA** *(ligation)* **1.** Anudamiento de un vaso o conducto con una sutura o grapa para detener o prevenir hemorragias durante la operación quirúrgica, cohibir una hemorragia espontánea o traumática o evitar el paso de sustancias a través de un conducto, como en el caso de la ligadura de trompas o el tratamiento de las varices. En la ligadura venosa, la vena safena se liga sobre la porción varicosa y se extirpan las varices. Se utiliza anestesia general. Después de la cirugía deben observarse los pies y las piernas en busca de signos de insuficiencia circulatoria periférica; los pies de la cama se elevan para facilitar el retorno venoso. La deambulación debe comenzarse el mismo día de la operación, con vendajes elásticos que proporcionen un apoyo firme. Para tratar el dolor y las molestias se administrarán los analgésicos necesarios. **2.** Sutura.

**LIGADURA DE TROMPAS** *(tubal ligation)* Procedimiento de esterilización consistente en bloquear las trompas de Falopio al objeto de imposibilitar el embarazo. Se rea-liza con anestesia local o espinal a través de una pequeña incisión abdominal y se ligan las trompas mediante suturas en dos partes; el segmento comprendido entre las suturas se cauteriza, se pinza o se corta. Con menor frecuencia la intervención se realiza por vía vaginal. Entre las complicaciones, poco frecuentes pero graves, se cuentan: embolismo pulmonar, hemorragia, infección y embarazo tubárico.

**LIGADURA VENOSA CON ARRANCAMIENTO** *(vein ligation and stripping)* Intervención quirúrgica que consiste en la ligadura de la vena safena y extirpación de la misma desde la ingle hasta el tobillo, con el objeto de tratar tromboflebitis recurrentes o varices graves o para obtener un vaso sanguíneo e injertarlo en otro órgano, sustituyendo por ejemplo a una arteria coronaria.

**LIGAMENTO** *(ligament)* **1.** Banda de tejido fibroso flexible, blanco y brillante que une articulaciones o huesos y cartílagos. Son ligeramente elásticos y constituidos por fibras de colágeno dispuestas en forma paralela. Cuando constituyen parte de la membrana sinovial están cubiertos por tejido fibroelástico que se confunde con el tejido conectivo adyacente. Consultar la voz **tendón**. **2.** Capa de tejido seroso con poca o ninguna actividad tensional, que se extiende desde un órgano a otro.

**LIGAMIENTO** *(linkage)* (Genética). Localización de dos o más genes en dos loci próximos del mismo cromosoma, por lo que no se separan durante la meiosis, sino que tienden a transmitirse como una unidad. Cuanto más cerca están los loci, existe una mayor probabilidad de que se transmitan juntos, y, a la inversa, cuanto más apartados se hallen, mayor será la frecuencia de que se transmitan independientemente en cromosomas homólogos. El concepto de ligamiento, que modifica la teoría de variación independiente de Mendel, conduce al enunciado de la moderna teoría cromosómica de la genética.

**LIGASA DEL ADN** *(DNA ligase)* Enzima que puede reparar la rotura de una cadena de ADN sintetizando un puente entre nucleótidos vecinos. En ciertas circunstancias este enzima puede unir extremos sueltos de cadenas de ADN y en algunos casos puede reparar también moléculas de ARN.

**LIGNINA** *(lignin)* Polisacárido que junto con la celulosa y la hemicelulosa forma la parte principal de la estructura de la pared celular de las plantas. Provee los residuos necesarios a la dieta para un funcionamiento gastrointestinal adecuado. V. también **dieta, fibre de la**.

**LIMA** *(lime)* Cítrico del que se obtiene un zumo con alto contenido en ácido cítrico. Fue uno de los primeros agentes eficaces para el tratamiento del escorbuto. V. también **ascórbico, ácido; escorbuto**.

**LÍMBICO, SISTEMA** *(limbic system)* Agrupación de estructuras dentro del rinencéfalo que se relacionan con las emociones y sentimientos, como enfado, miedo, apetito sexual, placer y tristeza. Está compuesto por la circunvolución del cuerpo calloso, el istmo, la circunvolución del hipocampo, el uncus y el hipocampo. Estas estructuras se conectan con otras zonas del cerebro, como el hipotálamo. En algunos individuos se producen brotes de furor incontrolable al no estar modulado el sistema límbico por zonas corticales. Se desconoce en gran parte su función.

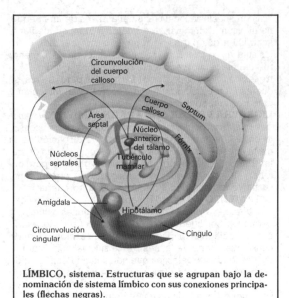

**LÍMBICO, sistema.** Estructuras que se agrupan bajo la denominación de sistema límbico con sus conexiones principales (flechas negras).

**LINFA.** Representación esquemática de un corte histológico en el que se muestra el origen de la linfa.

**LIMÍTROFE, BORDERLINE** *(borderline)* Relativo a un estado de salud en el cual el paciente presenta algunos de los signos o síntomas de una enfermedad, pero no los suficientes para justificar un diagnóstico definitivo.

**LIMO-** Prefijo que significa «hambre»: *limosis, limoterapia*.

**LINCOMICINA** *(lincomycin hydrochloride)* Fármaco antibiótico.
INDICACIONES: Tratamiento de infecciones susceptibles.
CONTRAINDICACIONES: Hipersensibilidad conocida al fármaco o a la clindamicina.
EFECTOS SECUNDARIOS: Entre los más graves figuran diarrea y colitis seudomembranosa por sobreinfección.

**LINDANO** *(lindane)* Hexacloruro de gammabenceno.
INDICACIONES: Pediculosis y escabiosis.
CONTRAINDICACIONES: No debe administrarse a los niños ni a las mujeres embarazadas y no debe aplicarse en la cara. Hipersensibilidad conocida al fármaco.
EFECTOS SECUNDARIOS: Entre los más graves figuran alteraciones neurológicas y anemia aplásica. Por vía tópica produce irritación de los ojos, piel y mucosa.

**LINDAU VON HIPPEL, ENFERMEDAD DE** *(Lindau von Hippel disease)* V. **angiomatosis retinocerebral**.

**LINDBERG, BOMBA DE** *(Lindbergh pump)* Bomba utilizada para preservar un órgano cedido por un individuo donante mediante perfusión de oxígeno y nutrientes, hasta que se realice su trasplante al individuo receptor. Denominada también **Carrel-Lindberg, bomba de**.

**LÍNEA** *(line)* Banda, raya, lista o banda fina, a menudo imaginaria, que sirve para unir puntos de referencia anatómica o separar varias partes corporales, como la línea del pelo o la línea mamilar.

**LINFA** *(lymph)* Líquido opalescente, claro, que se origina en muchos órganos y tejidos del organismo y que circula a través de los vasos linfáticos filtrándose en los ganglios. La linfa penetra en la corriente sanguínea en la unión de las venas yugular interna y subclavia. Contiene quilo, algunos eritrocitos y un número variable de leucocitos, la mayoría de los cuales son linfocitos. Por lo demás, es similar al plasma.

**LINFADENITIS** *(lymphadenitis)* Trastorno inflamatorio de los ganglios linfáticos que casi siempre se debe a una enfermedad neoplásica sistémica, una infección bacteriana o cualquier otro cuadro inflamatorio. Los ganglios pueden encontrarse aumentados de tamaño, duros, con superficie lisa o irregular y calientes. La piel que los recubre está a veces enrojecida. La localización del ganglio afectado es indicativa del punto en que se origina la enfermedad.

**LINFADENOPATÍA FOLICULAR GIGANTE** *(giant follicular lymphadenopathy)* V. **linfoma folicular gigante**.

**LINFADENOPATÍA VENÉREA** *(lymphopathia venereum)* V. **linfogranuloma venéreo**.

**LINFANGIECTASIA** *(lymphangiectasia)* Dilatación de los vasos linfáticos que se caracteriza por diarrea, esteatorrea y malabsorción proteica. Por lo general se debe a una obstrucción como la que se produce en la tuberculosis pélvica, las metástasis mesentéricas y ciertas enfermedades por protozoos.

**LINFANGIECTASIA INTESTINAL** *(intestinal lymphangiectasia)* V. **hipoproteinemia**.

**LINFANGIOMA** *(lymphangioma)* Tumor benigno de color amarillento que asienta en la piel y está compuesto por una masa de vasos linfáticos dilatados. Suele eliminarse por extirpación o electrocoagulación por razones estéticas. Denominado también **angioma linfático**. V. también **angioma**.

**LINFANGIOMA CAVERNOSO** *(lymphangioma cavernosum)* Tumor formado por vasos linfáticos dilatados rellenos de linfa mezclada o no con sangre coagulada. Esta

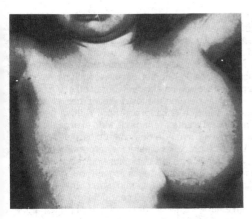

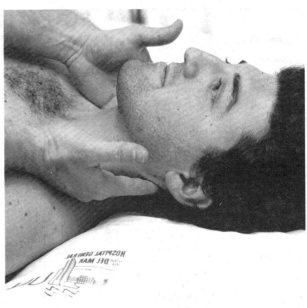

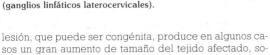

LINFANGIOMA SIMPLE. Tumoración que presenta un paciente afecto de linfangioma de los ganglios de la región axilar.

LINFÁTICO, ganglio. Exploración de los paquetes ganglionares superficiales situados a ambos lados del cuello (ganglios linfáticos laterocervicales).

lesión, que puede ser congénita, produce en algunos casos un gran aumento de tamaño del tejido afectado, sobre todo cuando se trata de la lengua o los labios.

**LINFANGIOMA CIRCUNSCRITO** (lymphangioma circumscriptum) Lesión cutánea benigna que se desarrolla a partir de los vasos linfáticos superficiales hipertróficos. Casi siempre se observa en niños pequeños, es típicamente pigmentado y puede crecer hasta alcanzar varios centímetros de diámetro.

**LINFANGIOMA QUÍSTICO** (cystic linphangioma) Formación quística compuesta por vasos linfáticos que suele ser congénita y aparece con mayor frecuencia en la axila o la ingle de los niños. Denominado también **higroma quístico**.

**LINFANGIOMA SIMPLE** (lymphangioma simplex) Tumoración constituida por vasos linfáticos moderadamente dilatados en una zona circunscrita, principalmente en la piel.

**LINFANGITIS** (lymphangitis) Inflamación de uno o más vasos linfáticos que por lo general se debe a una infección estreptocócica aguda de una de las extremidades. Se caracteriza por la aparición de pequeños trayectos rojizos que se extienden desde la zona infectada hasta la axila o la ingle y que se acompañan de fiebre, escalofríos, cefalea y mialgia. La infección puede invadir la corriente sanguínea. El tratamiento habitual consiste en la administración de penicilina y aplicación de compresas calientes; es importante utilizar una técnica aséptica para evitar el contagio.

**LINFÁTICO** (lymphatic) **1.** Relativo al sistema linfático del organismo, constituido por una gran red de conductos que transportan linfa. **2.** Se aplica a cualquiera de los vasos pertenecientes a la red linfática.

**LINFÁTICO, GANGLIO** (lymph node) Cualquiera de las numerosas estructuras ovales de pequeño tamaño que filtran la linfa y contribuyen a la defensa contra las infecciones y en las cuales se forman linfocitos, monocitos y células plasmáticas. Los ganglios linfáticos tienen un tamaño muy variable, algunos son tan pequeños como cabezas de alfiler y otros tienen el volumen de una nuez. Se encuentran recubiertos por una cápsula y están constituidos por una porción cortical de color más claro y otra medular más oscura que alberga linfocitos, tejido conjuntivo reticular trabeculado y tres clases de senos: subcapsulares, corticales y medulares. La linfa penetra en el ganglio a través de los vasos linfáticos aferentes que desembocan en los senos subcapsulares. Los vasos linfáticos eferentes se originan en los senos medulares y emergen a través de un pequeño hilio periférico que también recibe los vasos sanguíneos. Los senos y las redes de fibras reticulares retrasan el flujo de linfa, a la que se añaden los linfocitos procedentes de los centros germinales del ganglio, donde se multiplican por mitosis. La mayoría de los ganglios linfáticos se encuentran agrupados en determinadas zonas, como la boca, cuello, antebrazo, axila e ingle. La red linfática y los ganglios de mama son fundamentales en el diagnóstico y tratamiento del cáncer de mama en la mujer. Las células cancerosas de un tumor «primitivo» de mama suelen diseminarse a través del sistema linfático hacia otras partes del cuerpo.

**LINFÁTICO, SISTEMA** (lymphatic system) Red amplia y compleja de capilares, vasos de pequeño calibre, válvulas, conductos, ganglios y órganos que contribuyen al mantenimiento del medio líquido interno de la totalidad del organismo produciendo, filtrando y conduciendo linfa y diversas células sanguíneas. La red linfática también transporta grasas, proteínas y otras sustancias hacia el sistema sanguíneo y devuelve el 60 % del líquido que filtra en los capilares sanguíneos a los espacios intersticiales

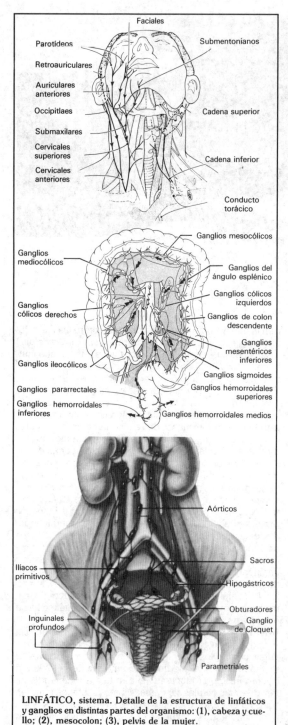

**LINFÁTICO, sistema.** Detalle de la estructura de linfáticos y ganglios en distintas partes del organismo: **(1)**, cabeza y cuello; **(2)**, mesocolon; **(3)**, pelvis de la mujer.

durante el metabolismo normal. Las porciones periféricas del complejo linfático no se comunican directamente con el sistema venoso en el que fluye la linfa, sino que el endotelio de las venas en los puntos de unión de las redes sanguíneo-linfáticas se continúa con la del endotelio de los vasos linfáticos. Pequeñas válvulas semilunares distribuidas por toda la red linfática colaboran en el control del flujo de la linfa y en los puntos de unión con el sistema venoso impiden que la sangre venosa refluya hacia los vasos linfáticos. La linfa drenada de todo el organismo pasa a la sangre a través de dos conductos situados en el cuello. Diversos procesos dinámicos corporales, como los cambios de presión respiratoria, las contracciones musculares y los movimientos de los órganos que rodean los vasos linfáticos, actúan en conjunto para bombear la linfa a través del sistema linfático. El conducto torácico que se origina en el lado izquierdo del cuello es el principal vaso del sistema linfático y conduce la linfa de todo el organismo con excepción del cuadrante derecho, del cual se encarga el conducto linfático derecho. Los linfáticos tienen un aspecto nodular debido a que poseen múltiples senos asociados a sus numerosas válvulas. Los vasos linfáticos se parecen a las venas pero tienen un número mayor de válvulas, sus paredes son más delgadas y contienen ganglios linfáticos. Los vasos linfáticos son tan finos y transparentes que permiten ver el movimiento de la linfa a través suyo en un organismo vivo. Sin embargo, para examinar el sistema linfático de forma fidedigna hay que utilizar técnicas especiales. Los capilares linfáticos, que constituiyen el origen del sistema, son muy abundantes en la dermis, donde forman una red continua que recubre la totalidad del organismo con excepción de la córnea. Además, el sistema linfático incluye órganos linfáticos especializados, como las amígdalas, el timo y el bazo. Los linfáticos del intestino contienen una sustancia especial, que es particularmente abundante durante la digestión de los alimentos grasos. La linfa pasa a la circulación general a través del conducto torácico a razón de 125 ml por hora por término medio cuando la actividad es normal. Con un ejercicio enérgico, esta cantidad puede aumentar a 1.800 ml por hora. V. también **bazo; linfa; linfático, ganglio; timo**.

**LINFÁTICO DERECHO, CONDUCTO** (*right lymphatic duct*) Vaso linfático que lleva la linfa del cuadrante superior derecho del cuerpo a la corriente sanguínea en el cuello, a la altura de la unión de las venas yugular interna derecha y subclavia derecha. Tiene aproximadamente 1,25 cm de longitud. Discurre por encima del borde medial del músculo escaleno anterior. Posee dos válvulas semilunares que impiden el reflujo venoso. La linfa accede a este conducto a través de numerosos capilares y vasos desde tres troncos linfáticos situados en el cuadrante derecho. V. también **linfático, sistema**.

**LINFÁTICO IZQUIERDO, CONDUCTO** (*left lymphatic duct*) V. **torácico, conducto**.

**LINFÁTICO VISCERAL, GANGLIO** (*visceral lymph node*) Ganglio pequeño y oval que filtra la linfa circulante por los vasos linfáticos de las vísceras torácicas, abdominales y pélvicas. Los ganglios linfáticos viscerales del tórax son los mediastínicos anteriores, los mediastínicos posteriores y los traqueobronquiales. Los del abdomen y la pelvis siguen el curso de las arterias celíaca, mesentérica superior y mesentérica inferior. V. también **linfa; linfático, ganglio; linfático, sistema**.

**LINFÁTICOS, VÁLVULA DE LOS** (*valve of lymphatics*) Una de las numerosas estructuras semilunares pequeñísimas que se encuentran en los vasos y troncos del sistema linfático y ayudan a regular el flujo de linfa y evitar la penetración de sangre venosa en dicho sistema. No existen válvulas en los capilares linfáticos pero son muy abundantes en los vasos colectores. Estas válvulas están unidas por sus bordes convexos a las paredes de los vasos, quedando sus bordes cóncavos libres y dirigidos según el curso de la corriente linfática. Por lo general existen dos válvulas de igual tamaño una enfrente de otra. Las válvulas son más numerosas cerca de los ganglios linfáticos y más abundantes en los vasos linfáticos del cuello y los brazos que en los de las piernas. La pared del vaso situada inmediatamente por encima de la inserción de cada una de las válvulas protrusa formando un pequeño seno responsable del aspecto nodular típico de los vasos linfáticos. V. también **linfático, sistema**.

**LINFEDEMA** (*lymphedema*) Trastorno primario o secundario caracterizado poir el acúmulo de linfa en los tejidos blandos con hinchazón de los mismos. Se debe a la inflamación, obstrucción o extirpación de los canales linfáticos. El linfedema congénito (enfermedad de Milroy) es un trastorno hereditario caracterizado por obstrucción linfática crónica. El linfedema precoz hace su aparición en la adolescencia, particularmente en el sexo femenino, y produce hinchazón de las extremidades inferiores, al parecer por hiperplasia de los vasos linfáticos. El linfedema

secundario puede aparecer tras la extirpación quirúrgica de los conductos linfáticos en una mastectomía, la obstrucción del drenaje linfático por un tumor maligno o la infestación de los vasos linfáticos en la filariasis. El linfedema de las extremidades inferiores comienza con una hinchazón leve de los pies que se va extendiendo gradualmente a la totalidad de la pierna y se agrava con el embarazo, la obesidad, el clima caluroso, el período menstrual y cuando el sujeto permanece de pie durante largos períodos de tiempo. Esta enfermedad no tiene curación, pero el drenaje linfático puede mejorar si el paciente duerme con la parte posterior de la cama elevada, utiliza medias elásticas y realiza ejercicios físicos moderados y con regularidad. También se recomiendan un ligero masaje en dirección del flujo linfático y la administración de tiacidas. Hay que evitar el empleo de ropa muy apretada y el consumo de alimentos salados o especiados que provocan sed. Mediante cirugía pueden extirparse los conductos linfáticos hipertróficos y el tejido antiestético.

**LINFOBLASTOMA** (*lymphoblastoma*) V. **linfoma linfocítico maligno poco diferenciado**.

**LINFOCITO** (*lymphocyte*) Tipo de leucocito agranulocítico de pequeño tamaño que se origina a partir de las células germinales fetales y se desarrolla en la medula ósea. Los linfocitos comprenden normalmente el 25 % del recuento total de leucocitos pero su número aumenta en respuesta a ciertas infecciones. Existen dos modalidades de linfocitos: las **células B** y las **células T**, que se desarrollan de forma independiente y poseen funciones específicas. Las células B circulan como elementos inmaduros y sintetizan anticuerpos. Se reproducen mitóticamente y

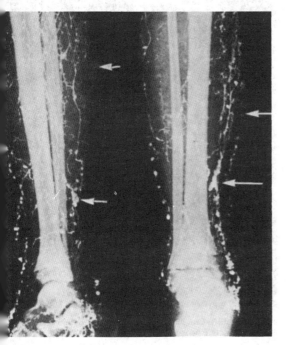

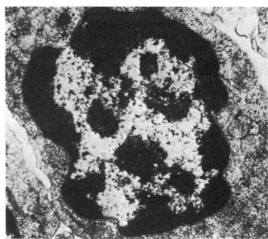

LINFOCITO. Vista, al microscopio electrónico, de un linfocito.

LINFEDEMA. Linfedema progresivo en la pierna derecha de una paciente joven. La linfangiografía realizada en proyección lateral (izquierda) y anteroposterior (derecha), pone de manifesto un flujo dérmico retrógado (flechas superiores) y linfáticos hipoplásicos con linfagiectasia (flechas inferiores).

cada uno de los clonos linfocitarios presenta en sus membranas anticuerpos idénticos. Cuando un linfocito B inmaduro se enfrenta con un antígeno específico, se activa, se desplaza hacia el bazo o los ganglios linfáticos, experimenta una diferenciación y produce rápidamente células plasmáticas y células de memoria. Las células plasmáticas sintetizan y secretan abundantes cantidades de anticuerpos. Las células de memoria no secretan anticuerpos pero, si vuelven a contactar con el antígeno específico, se convierten en células plasmáticas secretoras de anticuerpos. La función de los linfocitos B es buscar, identificar y unirse con los antígenos específicos. Las células T son linfocitos que han circulado a través del timo y se han diferenciado dando lugar a los timocitos. Cuando se enfrentan con un antígeno se dividen rápidamente y producen un gran número de nuevas células T sensibilizadas frente a dicho antígeno. Las células T suelen denominarse «células asesinas», ya que secretan compuestos químicos inmunológicamente esenciales y ayudan a las células B a destruir las proteínas extrañas. Parece que estos linfocitos también desempeñan una función fundamental en la resistencia del organismo frente a la proliferación de células cancerosas. V. también **linfoquina**.

**LINFOCITOMA** (*lymphocytoma*) V. **linfoma linfocítico maligno bien diferenciado**.

**LINFOCITOPENIA** (*lymphocytopenia*) Número de linfocitos inferior a lo normal en la circulación periférica que se produce como un trastorno hematológico primario o en asociación con deficiencias nutricionales, enfermedades malignas o mononucleosis infecciosa. V. también **agranulocitosis**.

**LINFODERMA PERNICIOSA** (*lymphoderma perniciosa*) V. **leucemia cutánea**.

**LINFOEPITELIOMA** (*lymphoepithelioma*) Neoplasia escasamente diferenciada que se desarrolla en el epitelio que recubre el tejido linfoide de la nasofaringe. Afecta sobre todo a sujetos jóvenes de raza oriental. Denominado también **carcinoma linfoepitelial**.

**LINFOGRAFÍA** (*lymphography*) Examen radiológico de los vasos y ganglios linfáticos. El procedimiento comprende la inyección subcutánea previa de una sustancia-azulvioleta Patent- que hace visibles los vasos linfáticos. El examen proporciona información para el diagnóstico de las adenopatías profundas como enfermedad de Hodkin, leucemias linfáticas y linforreticulosarcomas.

**LINFOGRANULOMA VENÉREO** (*lymphogranuloma venereum*) Infección producida por una cepa de *Chlamydia trachomatis*. Se caracteriza por la aparición de lesiones genitales ulcerosas con aumento de tamaño de los ganglios linfáticos inguinales, cefalea, fiebre y malestar general. Con menor frecuencia aparecen también ulceraciones en la mucosa nasal. Esta enfermedad se transmite por el coito y se diagnostica mediante el aislamiento del germen en un ganglio infectado, la demostración de anticuerpos específicos en pruebas serológicas o con la intradermorreacción de Frei. La tetraciclina constituye el tratamiento de elección tanto en los casos diagnosticados como cuando ha existido un contacto sexual con un sujeto infectado. En el cambio de apósitos hay que utilizar técnicas asépticas. Denominado también **linfadenopatía ve-**

**nérea** y **linfogranuloma benigno.** V. también **Chlamydia.**

**LINFOLISIS** (*lympholysis*) Destrucción celular de los linfocitos, especialmente de algunos tipos de ellos, en el proceso de respuesta inmunológica.

**-LINFOMA** (*-lymphoma*) Sufijo que significa «tumor o neoplasia del tejido linfoide»: *adenolinfoma, angiolinfoma, cistadenolinfoma*.

**LINFOMA** (*lymphoma*) Neoplasia de tejido linfoide, en algunos casos benigna, pero por lo general de naturaleza maligna. Existen diversos tipos de linfomas que se distinguen por su contenido celular y el grado de diferenciación de sus células, pero las manifestaciones son similares en todos ellos. Suele aparecer un ganglio linfático o un grupo de ganglios aumentados de tamaño, indoloros, en la región del cuello, acompañados de debilidad, fiebre, pérdida de peso y anemia. Cuando la afectación linfática es importante, pueden aumentar también de tamaño el bazo y el hígado y aparecen trastornos gastrointestinales, malabsorción y lesiones óseas. Este tipo de tumoraciones son más frecuentes en el hombre y su tratamiento consiste en radioterapia intensiva y quimiotera-

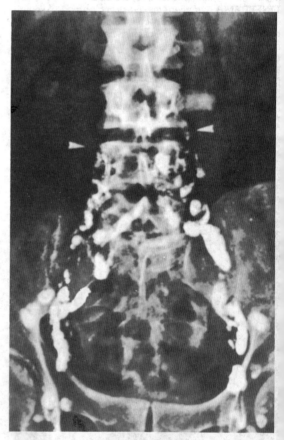

**LINFOGRAFÍA**. Ganglios linfáticos hipertróficos con defectos de llenado característicos de la enfermedad de Hodgkin.

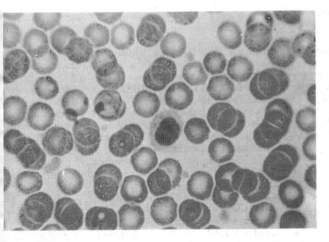

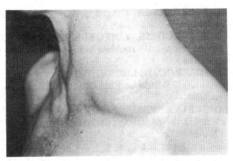

LINFOMA NO HODGKINIANO. Adenopatía latero-cervical.

LINFOMA LINFOCÍTICO MALIGNO POCO DIFEREN-CIADO. En el centro de la imagen, aspecto de una célula linfoide atípica característica de esta afección.

pia. Entre los diferentes tipos destacan el **Burkitt, linfoma de; Hodgkin, enfermedad de; linfoma folicular gigante; linfoma histiocítico; linfoma maligno de células mixtas**.

**LINFOMA, CLASIFICACIÓN POR ESTADIOS DEL** (lymphoma staging) Sistema para clasificar los linfomas según el estadio de la enfermedad con el fin de programar el tratamiento adecuado. El estadio I se caracteriza por la afectación de una sola región ganglionar o un órgano extralinfático; en el estadio II se presenta afectación de dos o más regiones linfáticas en el mismo lado del diafragma o afectación localizada en un órgano extralinfático y una o más regiones linfáticas en el mismo lado del diafragma. En el estadio III se afectan los ganglios linfáticos de ambos lados del diafragma y en ocasiones también el bazo o un órgano extralinfático. El estadio IV se caracteriza por la afectación difusa diseminada de uno o más ganglios extralinfáticos con o sin afectación ganglionar asociada.

**LINFOMA AFRICANO** (African lymphoma) V. **linfoma de Burkitt**.

**LINFOMA CLASMOCÍTICO** (clasmocytic lymphoma) V. **linfoma histiocítico**.

**LINFOMA DE CÉLULAS GERMINALES** (stem cell lymphoma) V. **linfoma linfocítico maligno poco diferenciado**.

**LINFOMA FOLICULAR GIGANTE** (giant follicular lymphoma) Linfoma maligno linfocítico bien diferenciado y nodular, en el que la estructura normal del ganglio linfático está distorsionada por múltiples nódulos. Denominado también **Brill-Symmer, enfermedad de; linfadenopatía folicular gigante; Symmer, enfermedad de**.

**LINFOMA GRANULOMATOSO** (granulomatous lymphoma) V. **Hodgkin, enfermedad de**.

**LINFOMA HISTIOCÍTICO** (histiocytic malignant lymphoma) Neoplasia linfoide constituida por células indiferenciadas o por células reticulares diferenciadas. Denominado también **linfoma clasmocítico; reticulosarcoma**.

**LINFOMA LINFOBLÁSTICO** (lymphoblastic lymphoma) V. **linfoma linfocítico maligno poco diferenciado**.

**LINFOMA LINFOCÍTICO** (lymphocytic lymphoma) V. **linfoma linfocítico maligno bien diferenciado**.

**LINFOMA LINFOCÍTICO MALIGNO BIEN DIFERENCIADO** (well-differentiated lymphocytic malignant lymphoma) Neoplasia linfoide caracterizada por el predominio de linfocitos maduros. Denominado también **linfocitoma; linfoma linfocítico; linfosarcoma linfocítico**.

**LINFOMA LINFOCÍTICO MALIGNO POCO DIFERENCIADO** (poorly differentiated lymphocytic malignant lymphoma) Neoplasia linfoide que contiene un gran número de células de aspecto semejante a linfoblastos, con una fina estructura nuclear y uno o más nucléolos. Denominado también **linfoblastoma; linfoma linfoblástico; linfosarcoma linfoblástico**.

**LINFOMA MALIGNO DE CÉLULAS MIXTAS** (mixed cell malignant lymphoma) Neoplasia linfoide que contiene linfocitos e histiocitos (macrófagos).

**LINFOMA MALIGNO INDIFERENCIADO** (undifferentiated malignant lymphoma) Neoplasia linfoide con multitud de células madre o blastos muy grandes, con núcleo grande, citoplasma pequeño y pálido y bordes poco definidos. Denominado también **linfoma linfoblástico; reticulosarcoma**.

**LINFOMA NO HODGKIN** (non-Hodgkin's lymphoma) Cualquier tipo de linfoma maligno excepto la enfermedad de Hodgkin. Denominado también **linfosarcoma**.

**LINFOPENIA** (lymphopenia) V. **linfocitopenia**.

**LINFOQUINA** (lymphokine) Uno de los factores químicos producidos y liberados por los linfocitos T, que atraen a los macrófagos hacia las zonas donde asientan inflamaciones o infecciones y los preparan para el ataque. Entre las linfoquinas destacan el factor quimiotáctico, la linfotoxina, el factor inhibidor de la migración y el factor mitógeno.

**LINFORRETICULOSIS** (lymphoreticulosis) Inflamación granulomatosa subaguda de tejido linfoide con proliferación de células reticuloendoteliales que se produce sobre todo como resultado de un arañazo de gato. No se conoce ningún agente causal. Este trastorno se caracteriza por la formación de una pápula ulcerada en la zona de la lesión, con fiebre y linfadenopatía dolorosa.

**LINFOSARCOMA** *(lymphosarcoma)* V. **linfoma no Hodgkin**.

**LINFOSARCOMA LINFOBLÁSTICO** *(lymphoblastic lymphosarcoma)* V. **linfoma linfocítico maligno poco diferenciado**.

**LINFOSARCOMA LINFOCÍTICO** *(lymphocytic lymphosarcoma)* V. **linfoma linfocítico maligno bien diferenciado**.

**LINGUAL, ARTERIA** *(lingual artery)* Uno de los pares arteriales que nacen de la arteria carótida externa, se dividen en cuatro ramas y riegan la lengua y músculos anejos. Las ramas son la arteria sublingual, arteria ranina, rama suprahioidea y ramas dorsales de la lengua.

**LINIMENTO** *(liniment)* Preparación líquida constituida por lo general por un compuesto alcohólico, aceitoso o jabonoso con el que se fricciona la piel.

**LINITIS** *(linitis)* Inflamación del tejido perivascular del estómago, como la linitis plástica, que se observa en el adenocarcinoma gástrico. La capa de tejido conjuntivo del estómago se hace fibrótica y se engrosa y el estómago se encoge y se hace rígido.

**LINITIS PLÁSTICA** *(linitis plastica)* Fibrosis y engrosamiento difusos de la pared del estómago que produce rigidez y falta de elasticidad del órgano. La producen el carcinoma poco diferenciado infiltrante, la sífilis y la enfermedad de Crohn del estómago.

**LINOLEICO, ÁCIDO** *(linoleic acid)* Ácido graso esencial que posee dos enlaces insaturados. Se halla en los aceites de linaza, en el cáñamo, etc. El ácido linoleico comercial se emplea en la elaboración de margarinas, piensos, agentes emulsionantes, jabones y medicamentos.

**LIOFÍLICO** *(lyophilic)* Relativo a las sustancias que poseen afinidad o una capacidad especial para permanecer estables en solución. Se usan para estabilizar coloides.

**LIOTIRONINA** *(liothyronine sodium)* Hormona tiroidea sintética.
INDICACIONES: Hipotiroidismo primario, bocio simple e hipotiroidismo secundario.
CONTRAINDICACIONES: Hipertiroidismo, tirotoxicosis, infarto agudo de miocardio o hipersensibilidad conocida al medicamento. Debe utilizarse con precaución en la diabetes mellitus y en las enfermedades cardiovasculares.
EFECTOS SECUNDARIOS: Tirotoxicosis, náuseas, vómitos, hipertensión, ansiedad y adelgazamiento.

**LIPASA** *(lipase)* Enzima producida por el tubo digestivo que cataliza la degradación de los lípidos, rompiendo el enlace existente entre los ácidos grasos y el glicerol en los triglicéridos y fosfolípidos. V. también **fosfolípido; glicerol; grasas; graso, ácido; triglicérido**.

**LIPECTOMÍA** *(lipectomy)* Excisión de la grasa subcutánea. Denominada también **adipectomía**.

**LIPEMIA** *(lipemia)* Aumento de la cantidad de lípidos en sangre, hecho que se produce normalmente después de las comidas.

**LÍPIDO** *(lipid)* Sustancia orgánica grasa insoluble en agua, pero soluble en alcohol, cloroformo, éter y otros disolventes orgánicos. Se almacena en el cuerpo y sirve de reserva energética. Tipos de lípidos son los ácidos grasos, los fosfolípidos, los esteroides y las ceras.

**LIPIDOSIS** *(lipidosis)* Término general en el que se inclu-
yen varias enfermedades familiares raras del metabolismo de las grasas. Su principal característica es la acumulación de niveles anormales de determinados lípidos en el organismo. Comprende **Gaucher, enfermedad de; Krabbe, enfermedad de; Niemann-Pick, enfermedad de; Tay-Sachs, enfermedad de**.

**LIPIDOSIS DE ESFINGOMIELINA** *(sphingomyelin lipidosis)* Trastorno perteneciente a un grupo de enfermedades caracterizadas por un defecto en el almacenamiento de esfingolípidos en el organismo. Entre las lipidosis de esfingomielina se encuentran la **Gaucher, enfermedad de; Niemann-Pick, enfermedad de; Tay-Sachs, enfermedad de**. V. también **Fabri, enfermedad de**.

**LIPIDURIA** *(lipiduria)* Presencia de lípidos (cuerpos grasos) en la orina.

**LIPOCELE** *(lipocele)* V. **adipocele**.

**LIPOCONDRODISTROFIA** *(lipochondrodystrophy)* V. **Hurler, síndrome de**.

**LIPOCROMO** *(lipochrome)* Cualquiera de los pigmentos naturales que contienen lípidos, como el caroteno.

**LIPODISTROFIA** *(lipodystrophy)* Cualquier anomalía en el metabolismo o depósito de las grasas. Entre los distintos tipos de lipodistrofia se encuentran la lipodistrofia bitrocantérea, la lipodistrofia insulínica y la lipodistrofia intestinal.

**LIPODISTROFIA BITROCANTÉREA** *(bitrochanteric lipodystrophy)* Depósito anormal y excesivo de grasa en las nalgas y las caras externas de los muslos que se observa sobre todo en mujeres. También denominada **celulitis**. V. también **lipodistrofia**.

**LIPODISTROFIA PROGRESIVA** *(lipodystrophia progresiva)* Acúmulo anormal de grasas en las nalgas y muslos con desaparición simétrica y progresiva de la grasa subcutánea de las zonas situadas por encima de la pelvis y en la cara. Denominada también **celulitis** y **lipomatosis atrófica**.

**LIPOGRANULOMA** *(lipogranuloma)* Nódulo de tejido graso necrótico que se asocia con inflamación granulomatosa o con una reacción de cuerpo extraño en torno a un depósito de material inyectado que contiene una sustancia oleaginosa.

**LIPOICO, ÁCIDO** *(lipoic acid)* Factor de crecimiento bacteriano que se encuentra en el hígado y en las levaduras.

**LIPOIDEO** *(lipoid)* Se aplica a cualquier sustancia similar por sus características a los lípidos.

**LIPOIDOSIS DE GLUCOSIL-CEREBRÓSIDO** *(glucosyl cerebroside lipidosis)* V. **Gaucher, enfermedad de**.

**LIPOIDOSIS GALACTOSILCERAMÍDICA** *(galactosyl ceramide lipidosis)* Trastorno raro y fatal del metabolismo lipídico que se manifiesta desde el nacimiento. El lactante desarrolla parálisis, ceguera, sordera y retraso progresivo, y acaba falleciendo por parálisis bulbar. No se conoce ningún tratamiento eficaz pero el trastorno puede detectarse durante el embarazo mediante amniocentesis. Denominada también **leucodistrofia globoide** y **Krabbe, enfermedad de**. Consultar la voz **Tay-Sachs, enfermedad de**.

**LIPÓLISIS** *(lipolysis)* Descomposición o desdoblamiento de las grasas en ácidos grasos y jabones en el curso de los procesos de la digestión.

**LIPOMA** *(lipoma)* Tumor benigno constituido por células grasas maduras. V. también **lipomatosis múltiple**.

**-LIPOMA** Sufijo que significa «tumor constituido por tejido graso»: *angiolipoma, fibrolipoma, osteolipoma*.

**LIPOMA ANULAR DEL CUELLO** *(lipoma annulare coli)* Acúmulo simétrico difuso de grasa en torno al cuello que no constituye un verdadero lipoma. Denominado también **Madelung, cuello de**.

**LIPOMA ARBORESCENTE** *(lipoma arborescens)* Tumor graso de una articulación que se caracteriza por la distribución arboriforme de las células grasas.

**LIPOMA CAPSULAR** *(lipoma capsulare)* Neoplasia benigna caracterizada por la presencia anormal de células grasas en la cápsula de un órgano.

**LIPOMA CAVERNOSO** *(lipoma cavernosum)* V. **angiolipoma**.

**LIPOMA DE CÉLULAS GRASAS** *(fat cell lipoma)* V. **hibernoma**.

**LIPOMA DIFUSO** *(diffuse lipoma)* V. **lipomatosis múltiple**.

**LIPOMA DIFUSO RENAL** *(lipoma diffusum renis)* V. **nefritis lipomatosa**.

**LIPOMA FETAL** *(fetal lipoma)* V. **hibernoma**.

**LIPOMA FIBROSO** *(lipoma fibrosum)* Tumor graso que contiene masas de tejido fibroso.

**LIPOMA INTRADURAL** *(intradural lipoma)* Tumor graso situado en o bajo la duramadre de la columna o el sacro y que tiende a infiltrar la columna y las raíces de los nervios espinales, produciendo disfunción y dolor.

**LIPOMA TELANGIECTÁSICO** *(telangiectatic lipoma)* V. **angiolipoma**.

**LIPOMATOSIS** *(lipomatosis)* Trastorno caracterizado por acúmulos anormales de grasa en los tejidos en forma de tumoraciones.

**LIPOMATOSIS ATRÓFICA** *(lipomatosis atrophicans)* V. **lipodistrofia progresiva; lipomatosis**.

**LIPOMATOSIS DIFUSA** *(diffuse lipomatosis)* V. **lipomatosis múltiple**.

**LIPOMATOSIS DOLOROSA** *(lipomatosis dolorosa)* Tras-

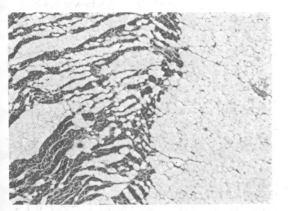

LIPOMATOSIS. En contraste con el tejido adiposo subpericárdico normal (en la parte izquierda de la fotografía), se aprecia la invasión de la musculatura del ventrículo derecho del corazón por tejido graso propio de la lipomatosis.

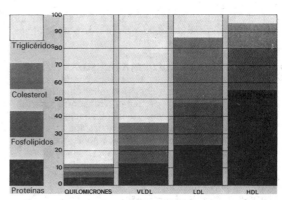

LIPOPROTEÍNA. Composición específica porcentual de las distintas lipoproteínas humanas.

torno caracterizado por el acúmulo anormal de depósitos de grasa dolorosos o hipersensibles.

**LIPOMATOSIS GIGANTE** *(lipomatosis gigantea)* Trastorno caracterizado por depósitos masivos de grasa.

**LIPOMATOSIS MÚLTIPLE** *(multiple lipomatosis)* Trastorno hereditario raro caracterizado por depósitos subcutáneos locales de grasa en los tejidos del cuerpo. Esta grasa no se encuentra disponible para uso metabólico ni incluso durante el ayuno.

**LIPOMATOSIS NODULAR CIRCUNSCRITA** *(nodular circumscribed lipomatosis)* Proceso en el que numerosos lipomas circunscritos y encapsulados se distribuyen alrededor del cuello simétricamente, al azar o formando una estructura en collar. Los depósitos adiposos pueden ser dolorosos y blandos.

**LIPOMATOSIS RENAL** *(lipomatosis renis)* V. **nefritis lipomatosa**.

**LIPOMATOSIS SIMÉTRICA** *(symmetrical lipomatosis)* V. **lipomatosis nodular circunscrita**.

**LIPOMIXOMA** *(lipomyxoma)* Mixoma que contiene células grasas.

**LIPOPROTEÍNA** *(lipoprotein)* Proteína conjugada en la cual los lípidos forman parte integral de la molécula. Son sintetizadas sobre todo en el hígado, contienen cantidades variables de triglicéridos, colesterol, fosfolípidos y proteínas y se clasifican de acuerdo con su composición y densidad. Prácticamente, todos los lípidos plasmáticos se encuentran en forma de complejos lipoproteicos. Entre las distintas clases de lipoproteínas destacan los quilomicrones, las lipoproteínas de alta densidad, las lipoproteínas de baja densidad y las lipoproteínas de muy baja densidad.

**LIPOPROTEÍNA DE ALTA DENSIDAD** *(high-density lipoprotein)* Proteína plasmática en la que el componente proteico predomina sobre el contenido en colesterol y triglicéridos. Puede contribuir a estabilizar las proteínas de densidad muy baja e interviene en el transporte de colesterol y otros lípidos del plasma a los tejidos.

**LIPOPROTEÍNA DE BAJA DENSIDAD** *(low-density lipoprotein)* Proteína plasmática cuyo contenido en colesterol y triglicéridos es relativamente mayor que el componente proteico propiamente dicho. Su alto contenido de colesterol podría explicar su mayor potencial aterogénico si se compara con las lipoproteínas de muy baja densidad y los quilomicrones.

**LIPOPROTEÍNA DE MUY BAJA DENSIDAD** *(very low-density lipoprotein)* Proteína plasmática compuesta principalmente de triglicéridos con pequeñas cantidades de colesterol, fosfolípidos y proteínas. Transporta los triglicéridos principalmente desde el hígado hacia puntos periféricos del organismo para su utilización o almacenamiento. Los triglicéridos son rápidamente convertidos en lipoproteínas intermedias menores y más solubles y, eventualmente, en lipoproteínas de baja densidad.

**LIPOSARCOMA** *(liposarcoma)* Crecimiento maligno de células grasas primitivas.

**LIPOSIS** *(liposis)* V. **lipomatosis**.

**LIPOSUCCIÓN** *(liposuction)* Técnica de extracción de tejido adiposo para personas obesas mediante una bomba de aspiración. Se utiliza para reducir zonas de grasa localizadas alrededor del abdomen, mamas, piernas, cara y brazos, donde la piel es lo suficiente contráctil como para poder adaptarse con normalidad al nuevo contorno.

**LIPRESINA** *(lypressin)* Agente antidiurético y vasoconstrictor.
INDICACIONES: Tratamiento de la diabetes insípida para disminuir la pérdida urinaria de agua.
CONTRAINDICACIONES: Enfermedades vasculares o hipersensibilidad conocida a este fármaco.
EFECTOS SECUNDARIOS: Los más graves son angina (en personas con enfermedad vascular previa), náuseas, espasmos musculares y palidez facial marcada.

**LIQUEN ESCLEROATRÓFICO** *(lichen sclerosis et atrophicus)* Enfermedad cutánea crónica que se caracteriza por presentar pápulas blancas y planas con un halo eritematoso y una serie de tapones foliculares negros y duros. Las lesiones se dan en el torso y en la región anogenital (en este caso se denomina craurosis vulvar). Se pueden aplicar corticoides para reducir el picor.

**LIQUEN NÍTIDO** *(lichen nitidus)* Alteración cutánea rara que se caracteriza por la aparición de numerosas pá-

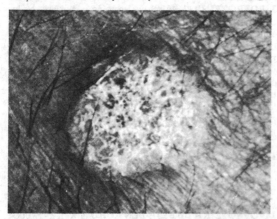

LIQUEN PLANO. Aspecto de una placa de liquen plano asentada en una zona no mucosa, aumentada 25 veces.

pulas planas, brillantes, pálidas, de 2 a 3 mm de diámetro. Denominado también **Pinkus, enfermedad de**.

**LIQUEN PLANO** *(lichen planus)* Enfermedad cutánea crónica, benigna, pruriginosa y de origen desconocido que se caracteriza por la aparición de pápulas o placas pequeñas, planas y purpúreas con líneas finas y grises en la superficie. Las regiones afectadas con mayor frecuencia son la superficie flexora de la muñeca, antebrazos, tobillos, abdomen y sacro. Las lesiones mucosas son grises y forman una red. Las uñas presentan surcos longitudinales. Los episodios agudos pueden durar meses y volver a reaparecer. Consultar la voz **leucoplasia**.

**LIQUEN SIMPLE CRÓNICO** *(lichen simplex chronicus)* Forma de neurodermatitis que se caracteriza por la aparición de placas de pápulas pruriginosas y confluentes. Los factores psicógenos y los traumatismos mecánicos favorecen la cronicidad. El tratamiento del picor se realiza mediante aplicación tópica o intralesional de corticoides.

**LIQUENIFICACIÓN** *(lichenification)* Engrosamiento y endurecimiento de la piel que se produce por la irritación causada por rascado repetido de una lesión pruriginosa.

**LÍQUIDO** *(liquid)* Estado de la materia intermedio entre el sólido y el gas. Se caracteriza porque la sustancia fluye libremente sin que se tenga que aplicar para ello una gran fuerza y asume la forma del recipiente que la contiene. Consultar la voz **fluido**. V. **gas; sólido**.

**LISÉRGIDA** *(lysergide)* Derivado semisintético, simpaticomimético, derivado del cornezuelo de centeno, que actúa en múltiples localizaciones del sistema nervioso central desde la corteza hasta la medula espinal. En los sujetos susceptibles, apenas 20-25 µg de este potente fármaco pueden producir dilatación pupilar, aumento de la presión arterial, hiperreflexia, temblor, debilidad muscular, piloerección y aumento de la temperatura. Con dosis mayores aparecen vértigo, adormecimiento, parestesias, euforia o disforia y sinestesias; los colores pueden oírse, los sonidos visualizarse y el tiempo parece transcurrir lentamente. Algunos sujetos desarrollan dependencia psicológica y el consumo de lisérgida implica riesgos importantes, como tendencia al pánico, a la depresión grave, a la conducta paranoica y a la aparición de episodios psicóticos prolongados. El tratamiento por intoxicación de lisérgida se lleva a cabo con ansiolíticos o barbitúricos. Algunos autores recomiendan este fármaco como adjunto a la psicoterapia en el tratamiento del alcoholismo y para combatir el dolor en el cáncer terminal, pero estas aplicaciones no han sido aprobadas en Estados Unidos. V. también **alucinógeno**. Denominada también **LSD**.

**LISFRANC, FRACTURA DE** *(Lisfranc's fracture)* Fractura-luxación del pie con desplazamiento de uno o todos los metatarsianos proximales.

**LISINA** *(lysine)* Aminoácido esencial necesario para el crecimiento adecuado del lactante y para el mantenimiento del equilibrio del nitrógeno en el adulto. V. también **aminoácido; proteína**.

**LISINA, INTOLERANCIA A LA** *(lysine intolerance)* Trastorno congénito que se caracteriza por la incapacidad de utilizar el aminoácido esencial lisina debido a una deficiencia o defecto enzimático. Este trastorno se caracteriza por debilidad, vómitos y coma y se trata ajustando el contenido proteico de la dieta y restringiendo los alimentos particularmente ricos en lisina. V. también **lisinemia**.

**LISINA, MONOCLORHIDRATO DE** *(lysine monohydrochloride)* Sal del aminoácido lisina que se utiliza como suplemento dietético para aumentar la utilización de las proteínas vegetales, como el maíz, arroz y trigo.

**LISINEMIA** *(lysinemia)* Trastorno producido por un error congénito del metabolismo que se caracteriza por la incapacidad de utilizar la lisina debido a una deficiencia o defecto enzimático. Se caracteriza por debilidad muscular y retraso mental. El tratamiento consiste en la administración de una dieta en la que se controle la ingestión de lisina reduciendo su contenido proteico e incluyendo alimentos tales como frutas, vegetales y arroz.

**LISIS** *(lysis)* **1.** Destrucción o disolución de una célula o una molécula mediante la acción de un agente específico. La lisis celular suele estar producida por una lisina. **2.** Disminución gradual de los síntomas de una enfermedad. Consultar la voz **crisis**.

**-LISIS** *(-lysis)* Sufijo que significa «degradación o destrucción»: *citólisis, diálisis, osteólisis*.

**LISO-** *(lyso-)* Prefijo que significa «relativo a la disolución»: *lisocefalina, lisotipo, lisozima*.

**LISO, MÚSCULO** *(smooth muscle)* Uno de los dos tipos de músculo, compuesto de células alargadas, en forma de huso, que constituye la musculatura no sometida a control voluntario, como la del intestino, el estómago y otros órganos viscerales. El músculo cardiaco es una excepción,

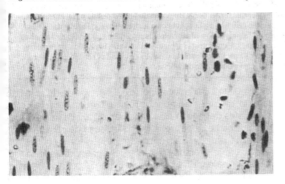

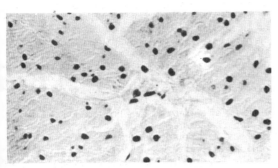

LISO, músculo. Arriba, corte longitudinal de fibras musculares lisas en el que puede apreciarse la disposición de las células fusiformes. Abajo, corte transversal de la musculatura lisa.

ya que, siendo involuntario, es estriado. Las células nucleadas del músculo liso se disponen paralelamente entre sí y respecto al eje del músculo que integran. Las fibras musculares lisas son más cortas que las estriadas, poseen sólo un núcleo por fibra y tienen un aspecto liso. Con dispositivos de biorretroalimentación, muchos individuos pueden conseguir un control parcial de las contracciones de los músculos lisos involuntarios. Consultar las voces **cardiaco, músculo; estriado, músculo**.

**LISOSOMA** *(lysosome)* Partícula citoplasmática ligada a las membranas que contiene enzimas hidrolíticas que actúan en los procesos digestivos intracelulares. Estos orgánulos se encuentran en la mayoría de las células pero son particularmente abundantes en los leucocitos y en las células del hígado y el riñón. Si se liberan enzimas hidrolíticas en el citoplasma, producen autodigestión de la célula de tal forma que los lisosomas pueden desempeñar una importante función en ciertas enfermedades autodestructivas caracterizadas por atrofia tisular, como por ejemplo la distrofia muscular.

**LISTERIA MONOCYTOGENES** *(Listeria monocytogenes)* Especie frecuente de bacilo móvil, grampositivo, que produce la listeriosis.

**LISTERIOSIS** *(listeriosis)* Enfermedad infecciosa producida por un género de bacterias móviles grampositivas no esporuladas. La especie *Listeria monocitogenes* infecta a los crustáceos, pájaros, arácnidos y mamíferos en todas las zonas del mundo pero la infección humana es poco frecuente. Se transmite por contacto directo de animales infectados con el hombre, por inhalación de polvo o por contacto con barro, aguas residuales o tierra contaminada. La enfermedad se caracteriza por colapso circulatorio, shock, endocarditis, hepatoesplenomegalia y una erupción de color rojo oscuro distribuida por el tronco y piernas. También con frecuencia fiebre, bacteriemia, malestar general y letargia. Los recién nacidos, los ancianos debilitados y los enfermos inmunosuprimidos son más vulnerables a la infección que los niños inmunocompetentes o los adultos jóvenes o de mediana edad. Los signos de la infección o la gravedad de la enfermedad varían con la localización de la misma y la edad y estado del paciente. Las embarazadas presentan típicamente un episodio breve y leve de la enfermedad pero la infección fetal adquirida a través de la circulación placentaria suele ser fatal. La infección del recién nacido suele deberse a su contaminación en el canal del parto cuando la madre padece la enfermedad. En el 75 % de los casos se produce una meningitis con encefalitis. El tratamiento consiste en la administración de ampicilina, penicilina, tetraciclina o eritromicina, por vía IM o IV. Si se sospecha este diagnóstico en una embarazada, hay que instaurar inmediatamente el tratamiento, incluso antes de contar con la confirmación del diagnóstico por los resultados de los hemocultivos y los cultivos de líquido cefalorraquídeo o secreciones vaginales. Todas las secreciones del paciente pueden contener el microorganismo.

**LISTON, FÓRCEPS DE** *(Liston's forceps)* Tipo de fórceps que puede seccionar el hueso.

**LITIASIS** *(lithiasis)* Formación de cálculos en órganos huecos o conductos del organismo. Los cálculos están consti-

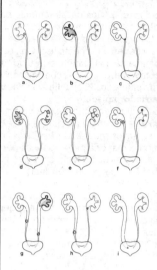
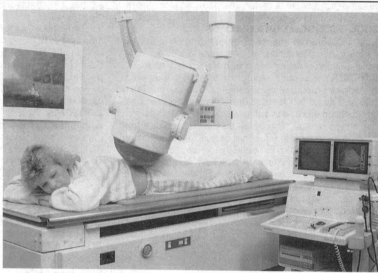

**LITIASIS.** El tratamiento por ondas de choque de la litiasis renal, una de las más frecuentes, ha demostrado ser efectivo en más del 90 % de los casos. A los pacientes se les «bombardea» el riñón afectado con ondas de choque muy breves, del orden de los nanosegundos (milmillonésimas de segundo), que generan cargas mecánicas que rompen los cálculos del riñó... Para este tratamiento, completamente indoloro, no se han descrito contraindicaciones médicas ni límites de edad, y con él se han llegado a pulverizar piedras coraliformes de hasta ocho centímetros.
El esquema ilustra algunos tipos de litiasis: a) litiasis de la pelvis derecha; b) cálculo de la pelvis y de los cálices en el riñón derecho; c) litiasis de la pelvis con hidronefrosis del riñón derecho; d) litiasis bilateral: derecha, cálculos de la pelvis y parenquimatosos; a la izquierda, litiasis parenquimatosa; e) litiasis bilateral: derecha, cálculo de la pelvis con hidronefrosis; izquierda, litiasis de los cálices superior e inferior; g) litiasis bilateral: derecha, cálculo de la pelvis con hidronefrosis; izquierda, cálculo de la pelvis prolongado en las cálices superiores y medios; f) litiasis bilateral: derecha, cálculo ureteral; izquierda, litiasis pelvicoureteral que obstruye todo el uréter; h) litiasis bilateral: derecha, litiasis ureteral con dilatación del uréter y de las cavidades renales; izquierda, cálculo interpuesto en el cuello ureteral; i) litiasis del meato ureteral con dilatación del mismo.

tuidos por sales minerales y pueden irritar, inflamar u obstruir el órgano en que se forman o se alojan. La litiasis es más frecuente en la vesícula biliar, riñón y vías urinarias inferiores. Puede ser asintomática pero con frecuencia produce crisis extraordinariamente dolorosas. Si los cálculos no pueden excretarse espontáneamente, está indicada su extracción quirúrgica. Los cálculos de las vías urinarias inferiores, a veces, se disuelven pronto. V. también **cálculo biliar; cálculo renal; cálculo urinario; colelitiasis**.

**LITIASIS RENAL** (*kidney stone*) V. **cálculo urinario**.

**-LÍTICO** (*-lytic*) Sufijo que significa «relativo a la descomposición o capaz de provocarla»: *fibrinolítico, leucolítico, mielolítico*.

**LITIO (Li)** (*Lithium [Li]*) Metal alcalino de color blanco plateado que se encuentra formando diversos compuestos como la petalita y la espodumena. Su número atómico es 3 y su peso atómico, 6,940. El litio es el metal conocido más ligero y uno de los elementos más reactivos. En cantidades traza se encuentra en los tejidos animales y forma parte de la composición de muchas aguas minerales alcalinas. Sus sales se utilizan en el tratamiento de algunas psicopatías pero hasta el momento no se conoce el mecanismo por el que dichos compuestos actúan. El carbonato de litio es la sal más utilizada en psiquiatría, particularmente en la prevención de las crisis recidivantes de la enfermedad maniacodepresiva. Llegan a corregir los trastornos del sueño en los pacientes maníacos, al parecer mediante la supresión de las fases de movimientos oculares rápidos. Las concentraciones terapéuticas del litio no tienen efectos psicotrópicos observables en los sujetos normales. En los pacientes maníacos, las sales del litio producen también ondas lentas de alto voltaje en el electroencefalograma, a menudo con ondas beta sobreañadidas. Un aspecto importante del ion litio es su gradiente de distribución relativamente pequeño a través de las membranas biológicas. Aunque puede sustituir al sodio en el mantenimiento del potencial de acción de las células nerviosas, no puede potenciar la bomba de sodio y mantener los potenciales de membrana. Los iones de litio son absorbidos rápida y casi totalmente del conducto gastrointestinal produciendo concentraciones máximas en el plasma en el plazo de 2 a 4 horas. El ion se extiende en primer lugar a través del líquido extracelular y posteriormente se dispersa gradualmente en concentraciones variables a través de los distintos tejidos. Atraviesa lentamente la barrera hematoencefálica y, cuando se consigue un nivel constante, su concentración en el líquido cefalorraquídeo es aproximadamente el 40 % de la observada en el plasma. Aproximadamente el 95 % de una dosis aislada de sales de litio se elimina en la orina. Este ion tiene un índice terapéutico tan bajo que hay que realizar determinaciones diarias de sus concentraciones en plasma en todo paciente sometido a tratamiento. La intoxicación por litio se produce cuando los niveles del ion son dos o tres veces superiores a los terapéuticos, y se caracteriza por crisis convulsivas y muerte. Los efectos colaterales del litio son poliuria, polidipsia y aumento del tamaño del tiroides de naturaleza benigna. Otras aplicaciones terapéuticas del litio, aparte de las psicopatías, como en la tensión premenstrual, el alcoholismo, la angustia episódica y la anorexia nerviosa, han dado resultados variables y no concluyentes. Los pacientes afectos de crisis maníacas graves son hospitalizados para comenzar el tratamiento médico de mantenimiento. En teoría, el litio debe prescribirse únicamente a pacientes con una ingesta normal de sodio y sin alteraciones de la función cardiaca y renal.

**LITIO, CARBONATO DE** (lithium carbonate) Agente antimaníaco.

INDICACIONES: Tratamiento de los episodios maníacos de la enfermedad maniacodepresiva.

CONTRAINDICACIONES: Debe administrarse con precaución cuando existen trastornos renales o cardiovasculares. No se recomienda utilizarlo en niños menores de 12 años.

EFECTOS SECUNDARIOS: Los más graves son afectación renal, polidipsia y poliuria y deterioro de las capacidades mentales y físicas. Algunos enfermos presentan retención de sodio y agua.

**-LITO** (-lyte) Sufijo que significa «sustancia capaz de descomponer o resultante de la descomposición»: anfolito, citolito, sarcolito.

**LITOPEDION** (litopedion) Feto que ha muerto en el interior del útero y se ha calcificado u osificado. Denominado también **feto calcificado; osteoembrión; osteopedio**.

**LITOTOMÍA** (lithotomy) Extirpación quirúrgica de un cálculo, especialmente si se halla localizado en las vías urinarias.

**LITOTOMÍA, POSICIÓN DE** (lithotomy position) Posición en decúbito supino con las caderas y rodillas flexionadas y los muslos en abducción y rotación externa.

**LITOTRICIA** (lithotripsy) Técnica que consiste en destruir cálculos renales con su pulverización in situ.

**LITOTRICIA EXTRACORPÓREA POR ONDA DE CHOQUE (LEOC)** (extracorporeal shock-wave lithotripsy [ESWL]) Descomposición de los cálculos renales mediante ondas de choque generadas fuera del organismo, en partículas suficientemente pequeñas como para que pasar a la orina.

**LITOTRITOR** (lithrotrite) Instrumento utilizado para aplastar un cálculo en la vejiga urinaria.

**LITTLE, ENFERMEDAD DE** (Little's disease) V. **parálisis cerebral.**

**LITZMANN, OBLICUIDAD DE** (Litzmann's obliquity) V. **asinclitismo.**

**LIVEDO** (livedo) Moteado azulado o rojizo de la piel que empeora con el frío y probablemente se debe a espasmo arteriolar. Una forma, la livedo reticularis, se caracteriza por la aparición de manchas reticuladas de color azul rojizo y puede asociarse con lupus eritematoso, dermatomiositis, artritis reumatoide y diversos tipos de arteritis. El cutis marmorata es una forma transitoria de livedo.

**LIVEDO RETICULARIS** (livedo reticularis) V. **livedo**.

**LIVEDO VASCULÍTICA** (livedo vasculitis) V. **vasculitis hializante segmentada**.

**LIVIDEZ** (lividity) Alteración tisular en la que aparece una coloración rojiza o azulada debido a la congestión venosa.

**LLAGA** (sore) Herida, úlcera o lesión.

**LLUVIA ÁCIDA** (acid rain) Precipitación húmeda en forma de lluvia con elevada acidez causada por la liberación a la atmósfera de contaminantes procedentes de la industria, vehículos a motor y otras fuentes.

**LOBECTOMÍA** (lobectomy) Tipo de cirugía torácica consistente en la extirpación de un lóbulo pulmonar con el fin de eliminar un tumor maligno, tratar una bronquiectasia no controlada, detener una hemorragia o combatir una tuberculosis intratable. Antes de la intervención hay que resolver cualquier infección respiratoria que pudiera presentar el paciente, prohibirle el hábito de fumar y administrarle antibióticos. Se induce anestesia general a través de un tubo endotraqueal y se penetra en la cavidad torácica tras practicar una incisión larga de atrás a delante. A continuación se extirpa el lóbulo afecto y se deja un tubo de drenaje de gran calibre que se comunica con un sistema de vacío. Durante las primeras 24 horas posteriores a la intervención se administra oxígeno. Los signos vitales se controlan cuidadosamente, se estimulan una vez cada hora la tos y la respiración profunda, se administran transfusiones de sangre si están indicadas y se mantiene la infusión IV de líquidos.

**LOBOTOMÍA** (lobotomy) Intervención neuroquirúrgica que consiste en seccionar las fibras nerviosas del haz de sustancia blanca del lóbulo frontal del cerebro para interrumpir la transmisión de diversas respuestas afectivas. Las indicaciones más frecuentes de esta intervención son la depresión intratable grave y el dolor incontrolable. En la actualidad se practica poco, ya que tiene numerosos efectos impredecibles e indeseables, como alteraciones de la personalidad, aumento de la agresividad, conducta sexualmente inaceptable, incontinencia, apatía y falta de consideración con los demás. Como la lobotomía es una intervención sencilla, antiguamente se utilizaba mucho en el tratamiento de los pacientes psiquiátricos. La técnica consiste en hacer pasar una cánula a través del hueso orbitario del ojo e introducir un asa de alambre a través de la misma hasta el cíngulo con el cual se seccionan las fibras nerviosas. Denominada también **leucotomía**.

**LÓBULO** (lobe) **1.** Proyección redondeada de cualquier estructura. **2.** Porción de cualquier órgano demarcado por surcos, fisuras o tejido conjuntivo, como los lóbulos cerebrales, hepáticos y pulmonares.

**LÓBULO CENTRAL** (central lobe) Cualquiera de los cinco lóbulos que constituyen cada uno de los hemisferios cerebrales y que se encuentran ocultos en la profundidad del surco lateral. El lóbulo central sólo puede verse si se apartan o seccionan los labios del surco. Éstos forman parte de los lóbulos frontal, parietal y temporal y están separados por las ramas del surco lateral, constitu-

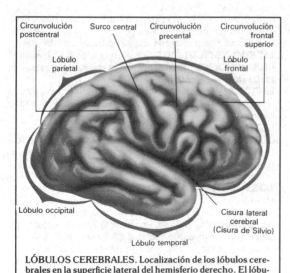

Circunvolución postcentral · Surco central · Circunvolución precentral · Circunvolución frontal superior

Lóbulo parietal · Lóbulo frontal

Lóbulo occipital

Cisura lateral cerebral (Cisura de Silvio)

Lóbulo temporal

**LÓBULOS CEREBRALES. Localización de los lóbulos cerebrales en la superficie lateral del hemisferio derecho. El lóbulo central queda oculto bajo el surco lateral.**

yendo de esta forma los opérculos frontal, parietal y temporal. Cuando se seccionan los opérculos aparece la ínsula como una zona triangular con su pliegue falciforme.
**LÓBULO CEREBRAL FRONTAL** *(frontal lobe)* El mayor de los cinco lóbulos que constituyen cada uno de los dos hemisferios cerebrales. Está situado bajo el hueso frontal, ocupa parte de las superficies externa, interna e inferior del hemisferio, y se extiende hacia atrás hasta la cisura de Rolando y por abajo hasta la cisura de Silvio. Ejerce influencia significativa sobre la personalidad y está relacionado con las actividades mentales superiores, como la capacidad de planificar, el juicio y la conceptualización. Diversas investigaciones indican que los lóbulos frontal y temporal derechos intervienen en las actividades especializadas no verbales del hemisferio cerebral izquierdo. La superficie lateral de cada lóbulo frontal contiene los surcos precentral y frontales superior e inferior, que dividen el lóbulo en las circunvoluciones frontales precentrales ascendente superior, media e inferior. La circunvolución frontal inferior izquierda constituye el área de la palabra de Broca y, en la mayoría de los individuos, está más contorneada que la derecha. Un surco orbitario en forma de H divide la superficie inferior del lóbulo frontal en las circunvoluciones orbitarias interna, anterior, externa y posterior. El surco olfatorio, situado en la superficie inferior, contiene el tracto olfatorio y separa la circunvolución recta de la orbitaria interna. La superficie media está limitada hacia atrás por una línea imaginaria que se extiende hacia abajo y adelante hasta el cuerpo calloso, desde la intersección de la cisura de Rolando con el margen superior del lóbulo. Esta superficie incluye la circunvolución frontal superior y parte de la circunvolución del cuerpo calloso. La circunvolución frontal superior se extiende hacia atrás como lóbulo paracentral, en el lóbulo parietal del hemisferio.

**LÓBULO CEREBRAL FRONTAL, SÍNDROME DEL** *(frontal lobe syndrome)* Cambios del comportamiento y la personalidad observados en pacientes con una lesión neoplásica o traumática del lóbulo frontal. Estos enfermos pueden mostrarse antisociales, jactanciosos, hipomaníacos, desinhibidos, exhibicionistas y con crisis de irritabilidad o violencia; pero otras veces aparecen deprimidos, apáticos, carentes de iniciativa, negligentes en relación con su aspecto personal e inclinados a la perseverancia. En otro tiempo algunos neurocirujanos (Hegas Moniz) realizaron una leucotomía o lobectomía frontal parcial para disminuir los impulsos en pacientes psicóticos muy trastornados, pero los resultados fueron muy cuestionados.
**LÓBULO MEDIO, SÍNDROME DEL** *(middle lobe syndrome)* Atelectasia localizada del lóbulo medio del pulmón derecho, que se caracteriza por infección crónica, tos, disnea, sibilancias y neumonitis obstructiva. Puede producirse obstrucción asintomática del bronquio. El trastorno está causado por agrandamiento del manguito de ganglios linfáticos adyacentes, debido a inflamación inespecífica o tuberculosa durante la niñez. El bronquio del lóbulo medio experimenta compresión y se forman bronquiectasias en la parte obstruida del pulmón. El tratamiento incluye quimioterapia antituberculosa, corticosteroides o excisión quirúrgica. V. también **atelectasia**.
**LÓBULO OCCIPITAL** *(occipital lobe)* Parte de ambos hemisferios cerebrales situado en la parte dorsal del cerebro; está separada del lóbulo parietal por la cisura parietooccipital, y del lóbulo temporal por una prolongación ideal de la cisura. En él se localiza el área visual sensorial y psíquica.
**LÓBULO PARIETAL** *(parietal lobe)* Porción de cada uno de los hemisferios cerebrales que ocupa las partes correspondientes a las superficies externa e interna y está cubierta por el hueso parietal. En la superficie externa del hemisferio, el lóbulo parietal está separado del frontal por el surco central y del temporal por una línea imaginaria que se extiende desde la rama posterior del surco lateral hasta el polo occipital. En el lóbulo parietal, el surco poscentral tiene un trayecto paralelo al surco central de forma que la circunvolución poscentral se encuentra entre ambos. El surco intraparietal se extiende en sentido posterior desde la mitad del surco poscentral hasta el polo occipital y se une con el surco occipital transversal cerca del polo occipital. La región del lóbulo parietal posterior al surco poscentral está dividida por el surco intraparietal horizontal en un lóbulo parietal superior y otro inferior. Sobre la superficie interna del hemisferio, el surco parietooccipital separa los lóbulos parietal y occipital.
**LÓBULO TEMPORAL** *(temporal lobe)* Región lateral del cerebro, inferior a la cisura de Silvio. En él se localizan el centro olfatorio y algunas áreas asociadas con la memoria y el aprendizaje y la selección de pensamientos a expresar. Consultar las voces **frontal, lóbulo; occipital, lóbulo; parietal, lóbulo**.
**LOC-** Prefijo que significa «lugar»: *locomotor, locus, local*.
**LOCAL** *(local)* **1.** Perteneciente o relativo a una pequeña zona circunscrita del organismo. **2.** Relativo a un tratamiento o fármaco que se aplica localmente.
**LOCAL, SÍNTOMA** *(local symptom)* V. **síntoma**.

**LOCIÓN** *(lotion)* Preparado líquido que se aplica externamente para proteger la piel o para tratar una enfermedad dermatológica.

**LOCULADO** *(loculate)* Dividido en pequeños espacios o cavidades.

**LÓCULO** *(loculus)* Pequeña cámara, bolsa o cavidad como la que puede encontrarse en el interior de un pólipo.

**LOCULAR CONFUSIONAL, DEMENCIA** *(confusional insanity)* V. **demencia; Stearns, demencia alcohólica de**.

**LOCURA** *(insanity)* Coloquial. Trastorno mental grave, como la psicosis. Se usa más en términos legales o sociales que médicos. Cuando una persona es catalogada de loca puede procederse a distintas acciones legales, como su ingreso en una institución, su vigilancia por parte de un cuidador o la disolución de un contrato.

**LOCUS** *(locus)* Lugar o posición específica, como el locus de un gen determinado en un cromosoma.

**LOCUS DE HISTOCOMPATIBILIDAD** *(histocompatibility locus)* Porción del cromosoma que ocupan los genes que codifican ciertos antígenos tisulares. El conjunto de los genes y los loci constituye el complejo antigénico leucocitario humano.

**LÖFFLER, SÍNDROME DE** *(Löffler's syndrome)* Trastorno idiopático benigno caracterizado por episodios de eosinofilia pulmonar, opacidades transitorias en los pulmones, anorexia, disnea, fiebre y pérdida de peso.

**LOGOPEDIA** *(speech pathology)* **1.** Estudio de las anomalías o de los órganos del lenguaje. **2.** Diagnóstico y tratamiento de las anomalías del lenguaje por parte de un logopeda o logoterapeuta.

**LOGOTERAPEUTA** *(speech therapist)* Persona especializada en patología del lenguaje que trata a los enfermos afectos de trastornos de la comunicación verbal.

**LOIASIS** *(loiasis)* Forma de filariasis producida por el gusano *loa loa*, que puede migrar durante 10-15 años en el tejido subcutáneo produciendo una inflamación localizada que se conoce como nódulos de Calabar. En ocasiones los gusanos migratorios pueden hacerse visibles bajo la conjuntiva. Esta enfermedad se contrae a través de la picadura de una mosca africana infectada. La dietilcarbamacina resulta útil como agente terapéutico y profiláctico. V. también **filariasis; oncocercosis**.

**LOMBRIZ** *(threadworm)* V. **Enterobius vermicularis**.

**LOMUSTINA** *(lomustine)* Agente alquilante antineoplástico.
INDICACIONES: Tratamiento de diversas enfermedades neoplásicas malignas.
CONTRAINDICACIONES: Hipersensibilidad conocida a este fármaco.
EFECTOS SECUNDARIOS: Los más graves son depresión de la medula ósea, náuseas y vómitos.

**LONGEVIDAD** *(longevity)* Número de años que una persona de cierta edad puede esperar seguir viviendo. Se determina mediante tablas estadísticas basadas en las tasas de mortalidad de diferentes grupos de población.

**LOPERAMIDA, CLORHIDRATO DE** *(loperamide hydrochloride)* Agente antiperistáltico.
INDICACIONES: Tratamiento de la diarrea.
CONTRAINDICACIONES: Hipersensibilidad conocida a este fármaco. No debe administrarse a aquellos pacientes en que debe evitarse el estreñimiento.

EFECTOS SECUNDARIOS: Los más graves son dolor abdominal, estreñimiento, náuseas y vómitos.

**LOQUIOS** *(lochia)* Producto que fluye de la vagina tras el parto. Durante los primeros tres o cuatro días del posparto, los loquios son rojos (lochia rubra) y están constituidos por sangre, decidua endometrial, lanugo, vérnix y a veces meconio, junto con pequeños fragmentos de tejido placentario y membranas. Después del tercer día disminuye la cantidad de sangre y la zona placentaria exuda un material seroso con linfa, apareciendo unos loquios menos espesos y más oscuros al principio (lochia fusca) y posteriormente de carácter seroso (lochia serosa), al ir completándose la evacuación de material particulado. Durante la segunda semana aparecen leucocitos y bacterias en gran cantidad junto con material decidual graso y mucinoso que determina la aparición de unos loquios amarillentos (lochia flava o purulento). Durante la tercera semana y en los días sucesivos, a medida que progresa la epitelización del endometrio, la cantidad de loquios disminuye mucho y éstos toman una consistencia seromuginosa y una coloración blancogrisácea (lochia alba). Lo normal es que el flujo de loquios se interrumpa aproximadamente en la sexta semana.

**LORACEPAM** *(lorazepam)* Tranquilizante de la familia de las benzodiacepinas.
INDICACIONES: Se utiliza como tranquilizante menor en el tratamiento de la ansiedad, la tensión nerviosa y el insomnio.
CONTRAINDICACIONES: Glaucoma agudo, psicosis e hipersensibilidad conocida a este fármaco o a cualquier otro derivado de las benzodiacepinas.
EFECTOS SECUNDARIOS: Los más graves son el adormecimiento y la fatiga. Cuando se suspende el fármaco pueden aparecer síntomas de abstinencia, especialmente tras su consumo prolongado o a altas dosis.

**LORDOSIS** *(lordosis)* **1.** Curvatura normal de la columna lumbar y cervical que se manifiesta como una concavidad anterior cuando la persona se observa desde un lado. **2.** Aumento patológico del grado de curvatura de cualquier zona de la espalda.

**LOU GEHRIG, ENFERMEDAD DE** *(Lou Gehrig's disease)* V. **esclerosis lateral amiotrófica**.

**LOWN-GANONG-LEVINE, SÍNDROME DE** *(Lown-Ganong-Levine syndrome)* Trastorno del sistema de conducción auriculoventricular que se caracteriza por preexcitación ventricular. Se produce un cortocircuito en la totalidad o parte de la conexión nodal auriculoventricular por una conexión auriculoventricular anómala desde el músculo auricular hasta el haz de His. Este trastorno puede diagnosticarse en un electrocardiograma de rutina o asociarse con arritmias auriculares paroxísticas, taquicardia supraventricular, flutter auricular y fibrilación auricular. El tratamiento puede consistir en administración de antiarrítmicos como el sulfato de quinidina, la procainamida y el propanolol, interrupción quirúrgica de la vía auriculoventricular anómala e implantación de un marcapasos. Consultar la voz **Wolff-Parkinson-White, síndrome de**.

**LOXAPINA** *(loxapine)* Tranquilizante.
INDICACIONES: Tratamiento de la esquizofrenia.

CONTRAINDICACIONES: Enfermedad de Parkinson, administración simultánea de depresores del sistema nervioso central, disfunciones hepáticas o renales, hipotensión grave o hipersensibilidad conocida a este fármaco.

EFECTOS SECUNDARIOS: Los más graves son hipotensión, toxicidad hepática, diversas reacciones extrapiramidales y reacciones de hipersensibilidad.

**LSD** *(LSD)* Abreviatura de la dietilamida del ácido lisérgico. V. **lisergida**.

**LUBRICANTE** *(lubricant)* Líquido, linimento u otro agente capaz de disminuir la fricción y conseguir una superficie más deslizante.

**LÚCIDO** *(lucid)* Claro, racional y que puede ser entendido. V. también **intervalo lúcido**.

**LUDOTERAPIA** *(play therapy)* Forma de psicoterapia en la cual el niño juega en un ambiente protegido y estructurado con juegos y juguetes que le da el terapeuta mientras éste observa su conducta y sus reacciones pudiendo así acceder a su forma de pensar y sentir y a sus fantasías. Al ir descubriendo los conflictos, el terapeuta puede ayudar al niño a comprenderlos y tratar de resolverlos.

**LUDWIG, ANGINA DE** *(Ludwig's angina)* Celulitis estreptocócica aguda del suelo de la boca. Se trata con penicilina.

**LUE-** Prefijo que significa «perteneciente o relativo a la sífilis»: *luético, luetina, luetismo*.

**LUER LOK, JERINGA DE** *(Luer's Lok syringe)* Jeringa de vidrio para administrar inyecciones que posee un mecanismo metálico sencillo de cierre que permite sujetar firmemente la aguja en su sitio.

**LUES** *(lues)* V. **sífilis**.

**-LUÉTICO** *(-luetic)* Sufijo que significa «relativo a la sífilis»: *antiluético, heredoluético, paraluético*.

**LUGOL, SOLUCIÓN DE** *(Lugol's solution)* Solución acuosa de hierro (5 %) y yoduro potásico (10 %).

**LUMBAGO** *(lumbago)* Dolor localizado en la región lumbar y producido por un tirón muscular o determinadas enfermedades, como la artritis reumatoide, la osteoartritis o una hernia de disco. El lumbago isquémico, que se caracteriza por dolor localizado en la región inferior de la espalda y las nalgas, se debe a insuficiencia vascular, como la que se observa en la oclusión terminal de la aorta. V. también **lumbalgia**.

**LUMBAGO ISQUÉMICO** *(ischemic lumbago)* Dolor en la parte inferior de la espalda y en las nalgas causado por insuficiencia vascular, como en la obstrucción de la aorta abdominal.

**LUMBALGIA** *(low back pain)* Dolor localizado o referido a la parte inferior de la columna vertebral y producido por un estiramiento muscular o por algún trastorno como la osteoartritis, espondilitis anquilosante, ciertas neoplasias o una hernia de disco. La lumbalgia es un síntoma frecuente que suele asociarse con vicios posturales, obesidad, relajación de los músculos abdominales o permanencia durante largos períodos de tiempo en posición de sentado.

OBSERVACIONES: El dolor puede ser localizado y estático, puede acompañarse de debilidad o espasmos musculares o irradiarse desde el dorso hacia una o las dos piernas, como sucede en la ciática. Suele desencadenarse

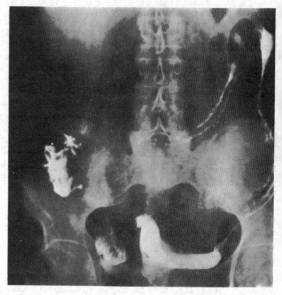

**LUMBALGIA.** Radiografía con residuos de contraste de bario tras una exploración arterial donde se observa la espondilitis anquilosante que afecta a las articulaciones sacroilíacas.

o aumentar con la tos o la adopción de determinadas posiciones. Para tratar de controlar el dolor, el paciente trata de disminuir la gama de movimientos de la columna. Si existe una hernia de disco, la presión profunda sobre el espacio intervertebral suele producir dolor y la flexión de la cadera provoca una irradiación ciática del mismo cuando la rodilla se extiende pero no cuando se flexiona (signo de Lasegue).

ACTUACIÓN: El paciente se sitúa en posición de semi-Fowler sobre un colchón duro con las rodillas flexionadas y sujetas. Pueden administrarse analgésicos, relajantes musculares y tranquilizantes y aplicarse calor húmedo o seco. Otras medidas terapéuticas son la tracción pélvica y la fisioterapia a base de hidroterapia, diatermia o aplicación de parafina caliente. Como técnicas diagnósticas, destacan las radiográficas y, en caso de sospecha de una hernia de disco, la mielografía. Cuando desaparece el dolor agudo, el paciente aumenta su nivel de actividad según su tolerancia y evitando la fatiga; en algunos casos es recomendable el empleo de una faja especial. Es conveniente que se utilice una silla con el respaldo recto, no sentarse con las piernas cruzadas o extendidas y dormir sobre la espalda o sobre un lado con las rodillas flexionadas y una pequeña almohada bajo la cabeza. Antes de darlo de alta hay que recomendar al paciente que mantenga su peso normal, que siga el programa de ejercicios prescrito, que utilice zapatos planos y que evite el estreñimiento mediante el uso de laxantes naturales si es preciso.

**LUMBAR** *(lumbar)* Perteneciente o relativo a la parte del cuerpo situada entre el tórax y la pelvis.

**LUMBAR, GANGLIO** *(lumbar node)* Ganglio perteneciente a uno de los 7 grupos de ganglios linfáticos parietales del abdomen y la pelvis. Los ganglios lumbares son muy numerosos y se dividen en aórticos laterales, preaórticos y retroaórticos. Reciben vasos aferentes de muy diversas estructuras, como los riñones, los órganos reproductores internos, los músculos abdominales laterales y ciertas vértebras, y dan lugar a vasos eferentes que forman troncos linfáticos. Consultar la voz **sacro, ganglio.** V. también **linfa; linfático, ganglio; linfático, sistema.**

**LUMBAR, VÉRTEBRA** (*lumbar vertebra*) Uno de los cinco segmentos mayores de la porción móvil de la columna vertebral, que se distinguen por no presentar ningún orificio en las apófisis transversas y por carecer de facetas en los cuerpos vertebrales. El cuerpo de las vértebras lumbares es plano o ligeramente cóncavo en su superficie superior y en la inferior presenta una profunda constricción en ambos lados, por delante. Su apófisis espinosa es gruesa, ancha y más o menos cuadrilátera. El cuerpo de la quinta vértebra lumbar es mucho más alto ventral que dorsalmente y en algunos individuos es defectuoso, por lo que la columna vertebral se debilita a ese nivel. Consultar las voces **cervical, vértebra; sacra, vértebra; torácica, vértebra.**

**LUMBARES, GANGLIOS LINFÁTICOS** (*retroaortic node*) Ganglios linfáticos que drenan órganos abdominales y pélvicos. Se sitúan por debajo de la cisterna de Pecquet, a la altura de L III y L IV. Reciben los troncos linfáticos lateroaórticos y preaórticos. Desembocan en la cisterna de Pecquet. Consultar las voces **lateroaórtico, ganglio; preaórtico, ganglio.**

**LUMBARES, NERVIOS** (*lumbar nerves*) Cinco pares de nervios espinales que se originan en la región lumbar. Su grosor va aumentando progresivamente a medida que su localización es más caudal y discurren por fuera y por debajo de la cubierta de músculo psoas mayor o entre sus haces. Los primeros tres nervios lumbares y la mayor parte del cuarto se comunican entre sí mediante asas nerviosas y en muchos individuos tienen también comunicación con el decimosegundo nervio torácico, formando el plexo lumbar. Las divisiones ventrales primarias de los nervios lumbares dan lugar a ramas musculares que inervan a los músculos psoas mayor y cuadrado lumbar antes de penetrar en el plexo lumbar. La sección menor del cuarto nervio lumbar se une con el quinto para formar el tronco lumbosacro, que comprende parte del plexo sacro. Solamente los dos primeros nervios lumbares dan ramas blancas hacia el tronco simpático. Todos los nervios lumbares reciben ramas grises. Los ganglios lumbares no siguen ningún patrón fijo y son frecuentes las fusiones ganglionares masivas. Cuando se mantienen aislados, se localizan sobre los cuerpos vertebrales correspondientes y en los discos intervertebrales en sentido caudal. El ganglio situado sobre la segunda vértebra lumbar es el mayor, el más constante y el que se palpa más fácilmente.

**LUMBARES, VENAS** (*lumbar veins*) Cuatro pares de venas que drenan sangre mediante tributarias dorsales de los flancos y mediante tributarias abdominales de las paredes del abdomen. Reciben tributarias del plexo vertebral, se dirigen ventralmente en torno a las vértebras, por detrás del psoas mayor, y desembocan en la vena cava inferior. Las venas lumbares izquierdas son más largas

que las derechas y pasan por detrás de la aorta. Estas venas se comunican entre sí por la vena lumbar ascendente, que discurre por delante de las apófisis transversas de las vértebras lumbares.

**LUMBO-** Prefijo que significa «relativo a los lomos»: *lumbocolostomía, lumbocostal, lumbosacro.*

**LUMEN** (*lumen*) **1.** Luz de un conducto o vaso o estructura corporal. **2.** Unidad de flujo luminoso igual al flujo emitido por unidad de ángulo sólido por una fuente puntual de una bujía de intensidad.

**LUMINAL** Ácido feniletilbarbitúrico; polvo blanco inodoro, casi insoluble en el agua. Sus derivados de calcio y sodio son utilizados como hipnótico y sedante.

**LUNAR** (*mole*) Nevus pigmentado.

**LUNAR MALIGNO** (*malignant mole*) Melanoma maligno.

**LÚNULA** (*lunula, pl. lunulae*) Estructura semilunar como la zona pálida de la base de las uñas de los dedos.

**LUPA** (*loupe*) Lente de aumento.

**LUPUS ERITEMATOSO (LE)** (*lupus erythematosus*) V. **lupus eritematoso sistémico.**

**LUPUS ERITEMATOSO, PREPARACIÓN DE** (*lupus erythematosus preparation*) Prueba analítica para el diagnóstico del lupus eritematoso que consiste en incubar leucocitos normales con una muestra de suero del paciente. Cuando la prueba es positiva aparecen grandes inclusiones esféricas fagocitadas en el interior de los neutrófilos.

**LUPUS ERITEMATOSO CUTÁNEO** (*cutaneous lupus erythematosus*) Consultar también la voz **lupus eritematoso discoide.**

**LUPUS ERITEMATOSO DISCOIDE** (*discoid lupus erythematosus*) Enfermedad crónica recidivante que afecta fundamentalmente a la piel y se caracteriza por la aparición de máculas rojizas cubiertas de escamas que se extienden a los folículos. Las lesiones se distribuyen típicamente siguiendo un patrón en alas de mariposa sobre las mejillas y el puente nasal, pero pueden asentar en otras

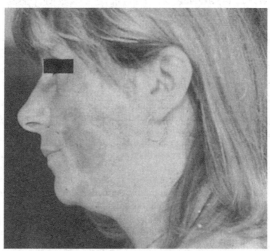

LUPUS ERITEMATOSO DISCOIDE. Distribución característica en «alas de mariposa», sobre la piel de la nariz y de las mejillas, del lupus eritematoso discoide.

partes del cuerpo. Cuando curan, tales lesiones se atrofian y dejan cicatrices hiperpigmentadas o hipopigmentadas; si existía afectación de zonas pilosas, puede quedar también alopecia como secuela. No se conoce bien la causa de esta enfermedad pero existen datos en favor de su naturaleza autoinmune; algunos casos son inducidos por fármacos. Es al menos cinco veces más frecuente en la mujer que en el hombre y se produce sobre todo en la tercera y cuarta décadas de la vida. El tratamiento consiste en la utilización de una loción o ungüento con filtro solar, aplicación de esteroides sobre las lesiones y administración de fármacos antipalúdicos sistémicos, como la hidroxicloroquina. En los casos muy graves pueden utilizarse también corticosteroides por vía sistémica. Denominado también **lupus eritematoso cutáneo**. V. **lupus eritematoso sistémico**.

**LUPUS ERITEMATOSO DISEMINADO** (disseminated lupus erythematosus) V. **lupus eritematoso sistémico**.

**LUPUS ERITEMATOSO SISTÉMICO** (systemic lupus erythematosus) Enfermedad inflamatoria crónica que afecta a gran número de sistemas del organismo. Su fisiopatología comprende fenómenos de vasculitis, afectación renal y lesiones de la piel y sistema nervioso. No se ha determinado su causa primaria, aunque se ha pensado en infecciones víricas o disfunciones del sistema inmunitario. Ciertas reacciones medicamentosas adversas pueden producir también un síndrome parecido al del lupus. Las mujeres se afectan con una frecuencia cuatro veces superior a la de los hombres.

OBSERVACIONES: La manifestación inicial suele ser una artritis y se acompaña con frecuencia de una erupción eritematosa sobre el puente de la nariz y los pómulos, debilidad, fatiga y pérdida de peso. También puede haber fotosensibilidad, fiebre, lesiones cutáneas en el cuello y alopecia en la zona en que las lesiones cutáneas traspasan la línea de implantación del pelo. Las lesiones de la piel pueden extenderse a las membranas mucosas y otros tejidos. No se ulceran pero provocan degeneración de los tejidos afectados. El paciente puede sufrir también glomerulonefritis, pleuritis, pericarditis, peritonitis, neuritis o anemia. Entre las manifestaciones más serias de la enfermedad se encuentran la insuficiencia renal y ciertas alteraciones neurológicas. El diagnóstico del lupus se basa en los signos de la exploración física y los datos analíticos, tales como la presencia de anticuerpos antinucleares en el líquido cefalorraquídeo y una reacción positiva de células del lupus eritematoso (LE) en un frotis especial para LE. Pueden resultar útiles otras exploraciones analíticas, dependiendo de cuales sean los órganos afectados.

ACTUACIÓN: En muchos casos el lupus eritematoso puede controlarse con corticosteroides por vía sistémica. Las medidas terapéuticas varían con la gravedad y naturaleza de la enfermedad y los sistemas afectados. Sobre las zonas de erupción pueden aplicarse esteroides tópicos y para aliviar el dolor y la hinchazón de las articulaciones resultan útiles los salicilatos. Hay que evitar las situaciones de cansancio y tensión emocional y proteger todas las superficies corporales de la luz solar directa. En ocasiones se administran fármacos antipalúdicos para tratar las lesiones cutáneas, pero con su uso prolongado pueden desarrollarse lesiones retinianas.

ACTUACIÓN DE LA ENFERMERA: En primer lugar hay que explicar al enfermo la dosificación, efectos colaterales y reacciones tóxicas de los medicamentos que se le han prescrito. Los esteroides deben ser tomados exactamente según la prescripción y, en caso de que el paciente no pueda hacerlo, debe consultar inmediatamente al médico. Todo enfermo con lupus debe llevar una tarjeta de identificación con el diagnóstico, una lista de los medicamentos que está tomando y sus dosis y el nombre y número de teléfono del médico. Como en cualquier enfermedad caracterizada por períodos de remisión y exacerbación, es importante que el enfermo reciba un gran apoyo emocional y psicológico. Denominado también **lupus eritematoso; lupus eritematoso diseminado**.

**LUPUS VULGAR** (lupus vulgaris) Forma cutánea rara de tuberculosis en la cual se producen ulceraciones en ciertas zonas de la piel que cicatrizan lentamente y dejan en la profundidad un tejido cicatrizal. Esta enfermedad no guarda relación con el lupus eritematoso.

**LUTECIO (Lu)** (lutetium [Lu]) Elemento metálico perteneciente al grupo de las tierras raras. Su número atómico es 71 y su peso atómico, 174,97.

**LUTEÍNA** (lutein) Pigmento carotenoide y cristalino de color amarillo rojizo que se encuentra en las plantas ricas en carotenos y clorofilas y también en ciertas grasas animales, clara de huevo, cuerpo lúteo y lipocromos.

**LUTEÍNICA, FASE** (luteal phase) (Del ciclo menstrual). Segunda mitad del ciclo durante la cual el cuerpo lúteo es estimulado por la hormona luteinizante para producir progesterona. Esta hormona hace que el endometrio se desarrolle y pase del estado proliferativo al secretor, convirtiéndose en una pared densa, ricamente vascularizada, apropiada para la implantación del óvulo fertilizado. Si no se produce la fertilización, la secreción de progesterona va disminuyendo lentamente hasta aproximadamente el 14.º día después de la ovulación, en el cual su nivel es insuficiente para mantener el endometrio y se produce la menstruación.

**LÚTEO** (luteal) Relativo al cuerpo lúteo, sus funciones o sus efectos.

**LÚTEO, CUERPO** (corpus luteum) Masa esférica de tejido amarillento, de 1 a 2 cm de diámetro, que aparece en la superficie del ovario. Procede del folículo ovárico roto al producirse la ovulación; al salir el óvulo, la pared del folículo, constituida por varias capas de células de la granulosa, se pliega y comienza a proliferar hasta llenar la cavidad folicular. Durante la vida fértil de una mujer se forma un cuerpo lúteo tras cada ovulación. Funciona como un órgano endocrino de vida corta, pues secreta progesterona para mantener el endometrio en el estado adecuado a fin de que se produzca la implantación. Si el óvulo es fecundado, el cuerpo lúteo crece y segrega cantidades crecientes de progesterona; a las 10 o 12 semanas de la gestación alcanza su mayor tamaño (2 a 3 cm) y el nivel máximo de funcionalidad; a partir de este momento su tamaño y función van declinando, pero persiste hasta el sexto mes del embarazo. En las dos semanas anteriores a la menstruación segrega cada vez menos pro-

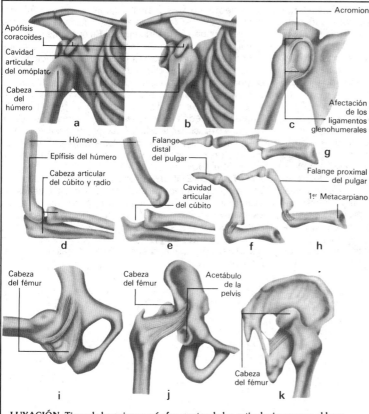

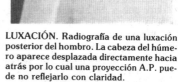

LUXACIÓN. Radiografía de una luxación posterior del hombro. La cabeza del húmero aparece desplazada directamente hacia atrás por lo cual una proyección A.P. puede no reflejarlo con claridad.

LUXACIÓN. Tipos de luxaciones más frecuentes de las articulaciaones: en el hombro, las más frecuentes se producen por desplazamiento de la cabeza del húmero hacia adelante (luxaciones anteriores): (a) extracoracoideas, (b) subcoracoideas y (c) coracoideas con afectación de ligamentos de la cápsula articular. En el codo, cuya posición normal se representa en (d), la luxación más habitual es la posterior (e). En (f), (g) y (h) se muestran algunas de las luxaciones posibles entre la primera falange del pulgar y el primer metacarpiano. Finalmente, las más frecuentes en la codera son causadas por el desplazamiento de la cabeza del fémur hacia abajo (i), hacia arriba (j) y hacia atrás (k).

LUXACIÓN. Radiografía de una luxación en el codo de un paciente adulto.

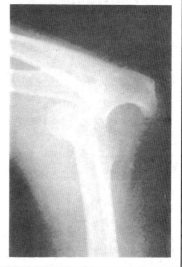

gesterona, se atrofia, sufre fibrosis y se transforma en una mancha pálida (cuerpo albicans) en la superficie del ovario.

**LUTEOMA** (luteoma) **1.** Tumor de células de la teca granulosa cuyos elementos celulares semejan los del cuerpo lúteo. **2.** Hiperplasia nodular unilateral o bilateral de células ováricas luteínicas que se desarrollan ocasionalmente durante el tercer trimestre del embarazo. Denominado también **luteoma gravídico**.

**LUTEOMA GRAVÍDICO** (pregnancy luteoma) V. **luteoma**.

**LUTEOTROPINA** (luteotropin) V. **prolactina**.

**LUXACIÓN** (luxation) Dislocación o desplazamiento permanente de los extremos óseos de una articulación, perdiendo contecto las superficies articulares. Suele denominarse por el hueso más apartado del centro. Por extensión se denominan luxaciones ciertos cambios de lugar de determinados órganos, como el cristalino.

**LUXACIÓN CONGÉNITA DE LA CADERA** (congenital hip luxation) Afección más frecuente en la niña que en el niño, consistente en el desplazamiento hacia atrás y por encima del acetábulo, de la cabeza femoral, con rotación hacia adelante.

**LUZ** (light) **1.** Radiación electromagnética que produce la excitación de las células fotorreceptoras de la retina, lo que da lugar a una serie de impulsos nerviosos que se perciben como visión. Su longitud de onda es más larga que la de la radiación ultravioleta y más corta que la de los rayos infrarrojos. **2.** Interior de un vaso o de cualquier estructura hueca.

**LUZ, REFLEJO A LA** *(light reflex)* Mecanismo por el cual la pupila se abre más o menos en respuesta a la estimulación directa o pupilar consensual. Denominado también reflejo pupilar.

**LUZ NEGRA** *(black light)* V. **Wood, luz de**.

**Lw** *(Lw)* Símbolo químico del **lawrencio**.

**LYME, ARTRITIS DE** *(Lyme arthritis)* Enfermedad inflamatoria recidivante aguda que afecta a una o varias articulaciones y que se atribuye a un virus no identificado transmitido por garrapatas. Esta enfermedad fue descrita por primera vez en la localidad de Lyme, Connecticut, pero también se ha diagnosticado en otras regiones del nordeste de Estados Unidos y, de forma esporádica, en otros países. Se afectan con mayor frecuencia las rodillas, determinadas articulaciones grandes y la articulación temporomandibular, que presentan calor local e hinchazón. Con frecuencia, antes de que aparezcan las manifestaciones articulares, el paciente presenta escalofríos, fiebre, cefalea, malestar general y un eritema crónico migratorio en forma de erupción cutánea eritematosa que se expande formando anillos. En ocasiones estos síntomas se asocian con anomalías de la conducción, meningitis aséptica o parálisis de Bell. La evolución de la enfermedad es episódica y recidivante, caracterizándose por ataques de aproximadamente una semana de duración que aparecen a intervalos de una a varias semanas y van disminuyendo de gravedad en un período de 2 o 3 años. No queda una lesión articular permanente. El tratamiento consiste en la administración de salicilatos u otros antiinflamatorios para combatir los síntomas articulares y corticosteroides para reducir las manifestaciones cardiacas y neurológicas.

**LYON, HIPÓTESIS DE** *(Lyon hypothesis)* (Genética). Hipótesis que establece que sólo es funcional uno de los dos cromosomas X de la mujer, mientras que el otro se inactiva en un momento precoz del desarrollo. La mujer es mosaico con respecto a los cromosomas X; algunos proceden del padre y otros de la madre y por tanto los genes ligados al sexo pueden aparecer sobre algunas de sus células y no sobre otras.

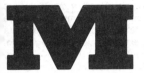

**M** -(*M*) Abreviatura de metástasis en el sistema TNM de clasificación por estadios de las enfermedades neoplásicas malignas. V. también **cáncer en estadios, clasificación del.**

**MACERACIÓN** (*maceration*) Reblandecimiento y fragmentación de la piel por exposición prolongada a la humedad.

**-MACIA** (*-mazia*) Sufijo que significa «relativo a la mama»: *macromacia, pleomacia, polimacia.* Denominado también **-mastia.**

**MACINDOL** (*mazindol*) Agente anorexígeno.
INDICACIONES: Disminución del apetito en el tratamiento de la obesidad exógena.
CONTRAINDICACIONES: Glaucoma, historia de drogadicción, consumo concominante de un inhibidor de la monoaminooxidasa o hipersensibilidad conocida a este fármaco.
EFECTOS SECUNDARIOS: Los más graves son insomnio, palpitaciones, vértigo, sequedad de boca, taquicardia y reacciones de hipersensibilidad.

**MACRO-** Prefijo que significa «grande»: *macrobiosis, macrocardio, macrófago.*

**MACROBLEFARIA** (*macroblepharia*) Trastorno de los párpados consistente en un desarrollo excesivo de los mismos y tumefacción.

**MACROCEFALIA** (*macrocephaly*) Anomalía congénita caracterizada por un tamaño anormalmente grande de la cabeza y el cerebro en relación con el resto del cuerpo y que se acompaña de un cierto grado de retraso mental y del crecimiento. El tamaño de la cabeza es superior a la circunferencia cefálica en más de dos desviaciones estándar con respecto a la edad, sexo, raza y período de gestación del paciente; las fontanelas se encuentran abiertas pero los rasgos faciales suelen ser normales. Este trastorno puede deberse a algún defecto del desarrollo embrionario o bien ser el resultado de un proceso degenerativo progresivo como la enfermedad de Schilder, la enfermedad de Greenfield o la lipoidosis congénita. En la macrocefalia se produce un aumento de tamaño simétrico de la cabeza sin que se eleve la presión intracraneal, a diferencia de lo que sucede en la hidrocefalia, en que el acúmulo de líquido cefalorraquídeo, por lo general con un aumento de presión, determina un crecimiento cefálico asimétrico, lateralizado. Para establecer el diagnóstico diferencial entre estas dos situaciones es preciso realizar a veces pruebas diagnósticas específicas. El tratamiento es fundamentalmente sintomático. Denominada también **megalocefalia.** Consultar la voz **microcefalia.** V. también **hidrocéfalo.**

**MACROCÍTICO** (*macrocytic*) Se aplica a una célula cuyo tamaño es mayor de lo normal, como sucede con los eritrocitos en la anemia macrocítica.

**MACROCITO** (*macrocyte*) Eritrocito maduro anormalmente grande cuyo diámetro suele ser superior a 9 $\mu$. Se observa sobre todo en la anemia megaloblástica. Consultar la voz **microcito.** V. también **anemia macrocítica.**

**MACROCITOSIS** (*macrocytosis*) Proliferación anormal de macrocitos en la sangre periférica.

**MACROELEMENTO** (*macroelement*) V. **macronutriente.**

**MACRÓFAGO** (*macrophage*) Célula fagocítica del sistema reticuloendotelial como las células de Kupffer del hígado, los esplenocitos del bazo y los histiocitos del tejido conjuntivo laxo. V. también **fagocito; reticuloendotelial, sistema.**

**MACROGAMETO** (*macrogamete*) Gameto femenino grande, no móvil, de ciertos talófitos y esporozoos, específicamente del parásito del paludismo *Plasmodium.* Se corresponde con el óvulo de los animales superiores y es fertilizado por el gameto masculino móvil de menor tamaño. V. también **microgameto.**

**MACROGAMETOCITO** (*macrogametocyte*) Merozoito de gran tamaño que sufre meiosis para formar el gameto femenino maduro durante la fase sexual del ciclo vital de ciertos talófitos esporozoos, específicamente del parásito del paludismo *Plasmodium.* Los macrogametocitos se detectan en los hematíes de los pacientes infectados por el parásito del paludismo pero también pueden ser ingeridos por un mosquito *Anopheles* hembra para completar el proceso de maduración y convertirse en un macrogameto.

**MACROGENITOSOMÍA** (*macrogenitosomia*) Trastorno congénito que se caracteriza por una anomalía de los genitales producida por un exceso de andrógenos durante el desarrollo fetal. En los varones los genitales externos son de gran tamaño y en las hembras existe seudohermafroditismo.

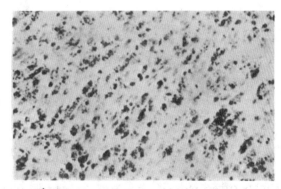

MACRÓFAGO. **Células fagocitarias cargadas de hemosiderina en proximidad de una hemorragia (parte superior izquierda de la fotografía).**

**MACROGLOBULINEMIA** *(macroglobulinemia)* Forma de gammapatía monoclonal en la cual clonos patológicos de células plasmáticas B fabrican un gran cantidad de inmunoglobulinas IgM en respuesta a una señal antigénica. El aumento de la viscosidad de la sangre provoca trastornos circulatorios, debilidad, alteraciones neurológicas y fatiga. La síntesis de las inmunoglobulinas normales disminuye y el paciente presenta una gran susceptibilidad a las infecciones, sobre todo a la neumonía bacteriana y la septicemia. Denominada también **Waldenström, enfermedad de**. V. también **mieloma múltiple.**

**MACROGLOSIA** *(macroglossia)* Anomalía congénita caracterizada por un tamaño excesivo de la lengua tal como se observa en determinados síndromes congénitos como el síndrome de Down.

**MACROGNATIA** *(macrognathia)* Crecimiento anormal de la mandíbula. Consultar la voz **micrognatia.**

**MACROGOTERO** *(macrodrip)* (Fluidoterapia). Aparato que se utiliza para aportar cantidades específicas de solución intravenosa a determinadas tasas de flujo en base al tamaño de las gotas de la solución. El tamaño de las gotas se controla mediante el diámetro fijo de un catéter de plástico. Las gotas producidas en el macrogotero son mayores que las producidas en el microgotero; existen distintos dispositivos que aportan 10, 15 o 20 gotas por mililitro de solución. Los macrogoteros no suelen utilizarse para aportar pequeñas cantidades de solución intra-

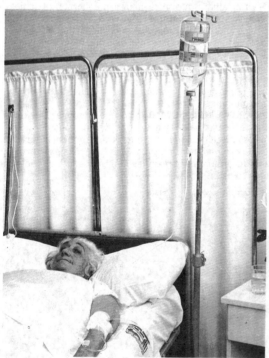

**MACROGOTERO.** Disposición correcta de las botellas de suero, conectadas a un equipo de macrogotero para mantener la perfusión de líquidos a un paciente hospitalizado.

venosa o para mantener abierta una vía venosa, ya que el tiempo que transcurre entre el paso de una gota y otra es tan largo que podría formarse un coágulo en la punta del catéter intravenoso. Consultar la voz **microgotero.**

**MACRONÚCLEO** *(macronucleus)* **1.** Núcleo grande. **2.** (En los protozoos). El mayor de los dos núcleos de cada célula; gobierna el metabolismo celular y el crecimiento a diferencia del micronúcleo, que se encarga de la reproducción sexual.

**MACRONUTRIENTE** *(macronutrient)* Elemento químico necesario en cantidades relativamente grandes para los procesos fisiológicos normales del organismo. Entre los macronutrientes destacan el carbono, hidrógeno, oxígeno, nitrógeno, potasio, sodio, calcio, cloro, magnesio, fósforo y azufre. Denominado también **macroelemento.** Consultar la voz **micronutriente.**

**MACROSOMÍA** *(macrosomia)* V. **gigantismo.**

**MÁCULA** *(macula)* **1.** Pequeña lesión plana con una coloración que destaca con respecto a la superficie cutánea circundante. Son ejemplos de máculas las erupciones del sarampión y la roséola. Consultar también la voz **pápula. 2.** Cicatriz grisácea en la córnea que puede verse sin aumento.

**MACHUPO** *(machupo)* V. **hemorrágica boliviana, fiebre.**

**MADELUNG, CUELLO DE** *(Madelung's nack)* V. **lipoma anular del cuello.**

**MADERA, ALCOHOL DE** *(wood alcohol)* V. **metanol.**

**MADRE DE ALQUILER** *(surrogate parenting)* Forma de inseminación artificial en la que una mujer fértil acepta ser inseminada con el semen del marido de una mujer no fértil. En el momento de la concepción el recién nacido pasa al cuidado de la mujer no fértil. Habitualmente la madre de alquiler recibe una compensación económica por el embarazo.

**MADRE-HIJO, UNIÓN** *(maternal-infant bonding)* Proceso complejo de relación íntima de la madre con el recién nacido. Desde hace mucho tiempo se conocen los efectos desastrosos que conlleva la falta o interrupción de esta unión. Los antropólogos, pediatras y sociólogos han descrito los pasos específicos de su desarrollo y los factores que lo favorecen o lo impiden. El proceso comienza antes del nacimiento, cuando los padres planifican el embarazo y descubren posteriormente que la madre está embarazada. Ésta, al sentir los movimientos fetales, comienza a aceptar el feto como individuo y hace planes para el futuro de su hijo. Los primeros minutos y horas posteriores al nacimiento constituyen un período sensible en el que la madre y el hijo se relacionan íntimamente entre sí a través de comportamientos y estímulos que son completamentarios y provocan nuevas interacciones. La madre toca al niño y lo sostiene frente a ella mirándolo con ternura. El niño devuelve la mirada a la madre y ésta le habla con voz suave y tranquila. La madre y el niño se mueven con el ritmo de la voz y sonidos emitidos por el otro según un proceso que podría semejarse a una danza. Los movimientos del niño constituyen una respuesta a la voz de la madre, que la animan a mantener el estímulo. La secreción de oxitocina y prolactina por la glándula hipofisaria de la madre es estimulada por la succión; la leche materna lleva linfocitos T y B y macrófagos que promueven la resistencia a la infección. El niño es colonizado también por la flora de la piel y las vías nasales de la madre, con lo que mejora su capacidad de defenderse de las infecciones. Físicamente la madre asegura con su cuerpo el calor y bienestar del niño y de esta forma el contacto físico entre ellos en el período neonatal satisface sus mutuas necesidades físicas y emocionales. Kennel y Klaus recomiendan, para potenciar el desarrollo de la unión madre-hijo, valorar las necesidades especiales de la madre antes del parto e instruir y preparar a los padres para el parto y el puerperio, de manera que se traten las tensiones generadas por el embarazo y el postparto. Durante la primera hora posterior al nacimiento los padres y el niño no deben permanecer separados. Hay que favorecer el contacto íntimo de la madre y el niño. Pueden utilizarse varios métodos para mantener la temperatura ambiente de forma que el niño no se enfríe. Durante el tiempo en que la madre permanezca ingresada, el niño debe estar junto a ella por lo menos cinco horas al día, aunque lo óptimo es que estén juntos las 24 horas.

**MADURA, PIE DE** *(Madura foot)* Infección fúngica del pie, progresiva y destructiva, que se produce en los países tropicales. Denominada también **maduromicosis.**

**MADURACIÓN** *(maturation)* **1.** Proceso por el cual se consigue el desarrollo completo. En el hombre, despliegue de todas las capacidades físicas, emocionales e intelectuales que permiten que la persona actúe a un nivel de competencia y adaptabilidad superiores dentro de su ambiente. **2.** Estadios finales de la formación meiótica de las células germinales en las cuales se reduce el número de cromosomas de cada célula alcanzándose el número haploide típico de la especie. V. también **meiosis; oogénesis; espermatogénesis. 3.** Supuración.

**MADUREZ** *(maturity)* **1.** Estado de crecimiento o desarrollo completo que por lo general se produce en el período de la vida comprendido entre la adolescencia y la senectud. **2.** Estadio en el cual el organismo es capaz de reproducirse.

**MADUROMICOSIS** *(maduromycosis)* V. **Madura, pie de.**

**MAFENIDA, ACETATO DE** *(mafenide acetate)* Agente antiinfeccioso tópico.

INDICACIONES: Tratamiento de quemaduras.

CONTRAINDICACIONES: Hipersensibilidad conocida a este fármaco o a las sulfonamidas.

EFECTOS SECUNDARIOS: Los más graves son reacciones de hipersensibilidad y sobreinfecciones, particularmente por *Candida albicans.*

**MAFFUCCI, SÍNDROME DE** *(Maffucci's syndrome)* Trastorno caracterizado por la formación de encondromatosis y hemangiomas cutáneos múltiples o viscerales.

**MAGENDIE, LEY DE** *(Magendie's law)* V. **Bell, ley de.**

**MAGNESIO (Mg)** *(magnesium [Mg])* Elemento mineral de color blanco plateado. Su número atómico es 12 y su peso atómico, 24,32. Se encuentra abundantemente en la naturaleza, siempre en combinación con otros elementos, en el agua de mar, tejido óseo, semillas, la clorofila de las partes verdes de las plantas y en ciertos minerales como la magnesita, la dolomita y la carnalita. Se obtiene principalmente por electrólisis de sales fundidas que contienen cloruro de magnesio o por reducción térmica de la mag-

nesia y se utiliza en fotografía, metalurgia y en la fabricación de diversos fármacos como el sulfato de magnesio. El magnesio es el segundo catión más abundante de los líquidos intracelulares del organismo y es esencial para numerosas actividades enzimáticas. También es importante en la transmisión neuroquímica y la excitabilidad muscular. El organismo de un adulto de peso y tamaño medio contiene aproximadamente 2.000 mEq de magnesio, aproximadamente el 50 % del cual se encuentra en los huesos, el 45 % en forma de cationes intracelulares y el 5 % restante en el líquido extracelular. Las concentraciones intracelulares de magnesio varían entre 5 y 30 mEq por kilogramo dependiendo del tipo de tejido. La concentración de magnesio en el plasma es de 1,5 a 2,2 mEq por litro, aproximadamente 2/3 de los cuales se hallan en forma de catión libre y 1/3 unido a las proteínas plasmáticas. Se conoce muy poco con respecto al intercambio de magnesio entre el plasma, la cápsula intracelular y el hueso. Aproximadamente el 30 % de magnesio del esqueleto se encuentra en estado intercambiable. El adulto occidental ingiere por término medio entre 20 y 40 mEq de magnesio diariamente y 1/3 de esa cantidad es absorbida a partir del conducto gastrointestinal. La absorción se produce en la porción superior del intestino delgado por medio de un proceso activo que guarda una estrecha relación con el sistema de transporte del calcio. El magnesio es excretado fundamentalmente por el riñón y de un 3 a un 5 % del mismo se excreta en la orina. La mayor parte de la reabsorción del magnesio se produce en los túbulos proximales del riñón. La excreción renal del magnesio aumenta con la diuresis inducida por cloruro amónico, glucosa y mercuriales orgánicos. La terapia diurética puede producir hipomagnesemia. Pequeñas cantidades de magnesio se excretan por la leche y la saliva. Este elemento influye sobre muchos enzimas del organismo y actúa como cofactor de todas aquellas que participan en las reacciones de transferencia de grupos fosfato en los que intervienen el trifosfato de adenosina y otros trifosfatos como sustratos. También es esencial para la interacción de las partículas intracelulares y para la unión de las macromoléculas a los orgánulos celulares, como por ejemplo la unión del ARN mensajero a los ribosomas. El magnesio influye sobre los ribosomas de los sistemas nervioso central, neuromuscular y cardiovascular. La hipomagnesemia aumenta la irritabilidad del sistema nervioso central y puede producir desorientación, convulsiones y psicosis. Algunos investigadores han encontrado concentraciones muy elevadas de magnesio en el plasma de los sujetos esquizofrénicos y maniacodepresivos y muy bajas en las depresiones endógena y neurótica. El magnesio tiende a deprimir la acción del músculo esquelético y cuando se encuentra en concentraciones excesivas inhibe la liberación de la acetilcolina por los impulsos de los nervios motores. Una cantidad insuficiente de magnesio en el líquido extracelular aumenta la liberación de acetilcolina, la excitabilidad muscular y puede producir tetania. El exceso de magnesio en el organismo puede disminuir la frecuencia cardiaca y, cuando las concentraciones de este elemento superan los 15 mEq por litro, existe riesgo de parada cardiaca en diástole. El exceso de magnesio también produce vasodilatación por afectación directa de los vasos sanguíneos y por bloqueo ganglionar. La hipomagnesemia produce alteraciones en el músculo cardiaco y esquelético y en algunos casos nefrocalcinosis. Algunos de los trastornos que pueden dar lugar a hipomagnesemia son diarrea, esteatorrea, alcoholismo crónico y diabetes mellitus. También pueden desarrollar hipomagnesemia los recién nacidos alimentados con leche de vaca o fórmulas artificiales, al parecer debido a la gran proporción fosfato-magnesio que existe en dichas dietas. La hipomagnesemia suele tratarse con líquidos parenterales ricos en sulfato de magnesio o cloruro de magnesio y puede deberse a insuficiencia renal; se manifiesta por hipotensión, alteraciones electrocardiográficas, debilidad muscular, sedación y confusión mental.

**MAGNESIO, SULFATO DE** *(magnesium sulfate)* Sal de magnesio.

INDICACIONES: Se prescribe por vía parenteral para evitar las crisis convulsivas, especialmente las de la preeclampsia, y por vía oral para tratar el estreñimiento y la pirosis y corregir la hipomagnesemia.

CONTRAINDICACIONES: Debe administrarse con precaución cuando existe afectación de la función renal o hipersensibilidad al fármaco. Está totalmente contraindicado en la depresión respiratoria, la miopatía cardiaca grave, el bloqueo cardiaco o los síntomas de apendicitis o impactación fecal.

EFECTOS SECUNDARIOS: El más grave es el colapso circulatorio. También aparece depresión respiratoria, confusión y debilidad muscular.

**MAGULLADURA** *(bruise)* V. **contusión; equimosis**.

**MAJOCCHI, GRANULOMA DE** *(Majocchi's granuloma)* Tipo raro de tiña corporis que afecta sobre todo a las extremidades inferiores. El agente causal es el *Trichophyton* que infecta el vello de la zona afectada y provoca la aparición de granulomas esponjosos. Las lesiones persisten durante 3 o 4 meses y van absorbiéndose gradualmente o se necrosan dejando cicatrices profundas. Denominado también **granuloma tricofítico.**

**MALABSORCIÓN** *(malabsorption)* Disminución de la absorción de las sustancias nutritivas en el conducto gastrointestinal. Se produce en la enfermedad celíaca, esprue, disentería, diarrea y otros trastornos y puede deberse a un error congénito del metabolismo, malnutrición o cualquier trastorno químico o anatómico del sistema digestivo que impide la absorción normal. V. **malnutrición.**

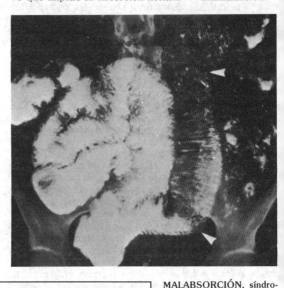

MALABSORCIÓN, síndrome de. Esprue tropical, radiografía con contraste de bario. Nótese la acentuada segmentación y fragmentación en el intestino y, entre las flechas, la disposición en forma de espiras.

Vesícula biliar
Cálculos biliares
Colédoco
Duodeno

Páncreas
Depósito de sales minerales
Duodeno

Vellosidades intestinales normales
Vellosidades intestinales aplanadas

Colédoco
Sutura
Estómago
Operación de corto-circuito
Duodeno

1-Obstrucción biliar
2-Pancreatitis crónica
3-Enfermedad celiaca
4-Intestino contaminado (asa ciega)
5-Tumor intestinal

Tumor

MALABSORCIÓN. Causas principales que provocan la malabsorción.

**MALABSORCIÓN, SÍNDROME DE** *(malabsorption syndrome)* Complejo sintomático causado por trastornos de la absorción intestinal de las sustancias nutritivas que se caracteriza por anorexia, pérdida de peso, hinchazón abdominal, espasmos musculares, dolores óseos y esteatorrea. Como el hierro, el ácido fólico y la vitamina $B_{12}$ no se absorben en cantidades suficientes, el enfermo presenta anemia, debilidad y fatiga. Entre las múltiples causas que pueden producir este síndrome destacan la resección gástrica o de intestino delgado, la enfermedad celíaca, el esprue tropical, la enfermedad de Whipple, la linfangiectasia intestinal y la fibrosis quística. El tratamiento y el pronóstico vienen determinados por la enfermedad de base. Denominado también **celíaca, enfermedad; esprue tropical; fibrosis quística; hipoproteinemia**.

**MALACIA** *(malacia)* Reblandecimiento o espongiosis patológica de cualquier parte o tejido del cuerpo.

**-MALACIA** Sufijo que significa «reblandecimiento del tejido»: *cardiomalacia, esofagomalacia, traqueomalacia*.

**MALACO-** Prefijo que significa «reblandecimiento anormal»: *malacoplaquia, malacosarcosis*.

**MALAR** *(malar)* Relativo a la mejilla o el hueso cigomático.

**MALARIA CUARTANA** *(quartan malaria)* Forma de malaria provocada por el protozoo *Plasmodium malariae* y que se caracteriza por crisis febriles que se producen cada 72 horas. Consultar la voz **malaria terciana**. V. también **paludismo**.

**MALARIA OVAL** *(ovale malaria)* V. **malaria terciana**.

**MALARIA PERNICIOSA** *(algid malaria)* Forma de malaria, causada por el protozoo *Plasmodium falciparum*, que se caracteriza por frialdad de la piel, debilidad acentuada y diarrea grave. V. también **paludismo**.

**MALARIA TERCIANA** *(tertian malaria)* Forma de malaria producida por el protozoario *Plasmodium vivax* o *Plasmodium ovale*, caracterizada por paroxismos febriles que se presentan cada 48 horas. La **malaria vivax** es la forma más frecuente de malaria. Aunque raramente es fatal, resulta difícil de tratar, siendo frecuentes las recaídas. La **malaria oval** suele ser más leve. Produce sólo unos cuantos ataques febriles breves. Ambos tipos se tratan con cloroquina. Consultar la voz **malaria cuartana**. V. también **paludismo**.

**MALARIA VIVAX** *(vivax malaria)* V. **malaria terciana**.

**MALATIÓN, INTOXICACIÓN POR** *(malathion poisoning)* Intoxicación producida por la ingestión o absorción a través de la piel de malatión, un insecticida organofosforado. Los síntomas de la misma consisten en vómitos, náuseas, espasmos abdominales, cefalea, vértigo, debilidad, confusión, convulsiones y dificultad respiratoria.

**MALÉOLO** *(melleolus)* Prominencia ósea redondeada situada a ambos lados del tobillo.

**MALESTAR GENERAL** *(malaise)* Sensación vaga de debilidad o malestar que suele marcar el comienzo de algunas enfermedades.

**MALFORMACIÓN** *(malformation)* Estructura corporal anómala. V. también **congénita, anomalía**.

**MALIGNO** *(malignant)* **1.** Que tiende a empeorar y a producir la muerte. **2.** Referente a un cáncer anaplásico, invasor y metastático.

**MALNUTRICIÓN** *(malnutrition)* Cualquier trastorno relativo a la nutrición. Puede deberse a una dieta desequilibrada, insuficiente o excesiva o a un defecto de la absorción, la asimilación o la utilización de los alimentos. Consultar la voz **deficitaria, enfermedad**.

**MALNUTRICIÓN MALIGNA** *(malignant malnutrition)* V. **kwashiorkor**.

**MALNUTRICIÓN PROTEICO-CALÓRICA** *(energy-protein malnutrition)* Trastorno derivado de la ingestión de una dieta deficiente tanto en calorías como en proteínas. V. también **marasmo; kwashiorkor marasmático**.

**MALOCLUSIÓN** *(malocclusion)* Contacto anómalo de los dientes del maxilar superior con los del maxilar inferior. V. también **oclusión**.

**MALÓNICO, ÁCIDO** *(malonic acid)* Sustancia blanca, cristalina, muy tóxica, que se utiliza como compuesto intermedio en la producción de barbitúricos.

**MALPIGIO, CORPÚSCULO DE** *(Malpighian corpuscle)* Cualquiera de las múltiples formaciones pequeñas, redondeadas, de color rojo oscuro, situadas en la corteza del riñón, que se comunican con un túbulo renal. Tienen por término medio 0,2 mm de diámetro y su cápsula está compuesta por dos partes: un glomérulo central y una cápsula glomerular. Los corpúsculos forman parte de un sistema de filtrado que permite el paso de los componentes no proteicos del plasma sanguíneo hacia los túbulos para ser excretados por la orina.

**MALPRAXIS** *(malpractice)* (Derecho) Negligencia profesional que es la causa inmediata de un daño o lesión para el paciente, ocasionada por falta de conocimientos profesionales, experiencia o habilidad, que cabría esperar, a la hora de establecer un tratamiento o diagnóstico.

**MALTA, FIEBRE DE** *(Malta fever)* V. **brucelosis**.

**MALTASA** *(maltase)* Enzima que cataliza la hidrólisis de la maltosa y actúa sobre los alfa-D-glucósidos en general. También denominada **alfaglucosidasa**.

**MALTOSA** *(maltose)* Disacárido obtenido por hidrólisis del almidón o del glucógeno. Se presenta en forma de cristales o como polvo blanco. Se emplea en dietética infantil.

**MALTRATO** *(abuse)* Agresión física o psíquica. V. **Niño maltratado y abuso del**.

**MALLORY-WEISS, SÍNDROME DE** *(Mallory-Weiss syndrome)* Trastorno caracterizado por la aparición de una hemorragia masiva como consecuencia de un desgarro en la membrana mucosa en la unión del esófago y el estómago. La laceración suele deberse a vómitos repetidos, como los que sufren los alcohólicos y los pacientes con obstrucción pilórica. El desgarro esofágico puede localizarse mediante esofagoscopia o arteriografía y por lo general es necesario intervenir quirúrgicamente para detener la hemorragia. Una vez reparada la lesión, el pronóstico es excelente.

**MAM-** *(mamm-)* Prefijo que significa «perteneciente o relativo a la mama»: *mamectomía, mamografía, mamotrópico*.

**MAMA, AUTOEXPLORACIÓN DE LA** *(self-breast examination)* Procedimiento por el cual una mujer se examina las mamas y sus estructuras accesorias en busca de cualquier alteración indicativa de la existencia de un proceso maligno. Debe realizarse de una semana a 10 días después del comienzo del ciclo menstrual, momento en

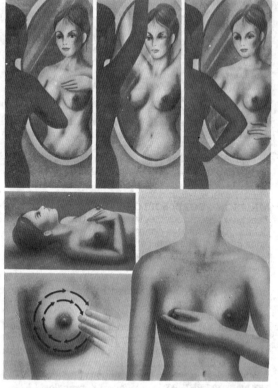

**MAMA, autoexploración de la.** La ilustración muestra diversas maniobras y técnicas que deben emplearse en el auto-examen preventivo de las mamas: control de posibles retracciones cutáneas delante de un espejo, examen de la textura de la piel de la mama y del pezón y consistencia del tejido mamario. Con estas exploraciones se puede detectar precozmente cualquier anomalía, consultando seguidamente con el médico.

el cual el tamaño de las mamas es mínimo y su nodularidad cíclica es menor. La autoexploración es recomendable durante todas las fases de la vida de la mujer adulta, ya que una mujer que se examina regular y cuidadosamente puede detectar pequeñas anomalías mucho mejor que una que no está familiarizada con sus propias mamas. Las técnicas son similares a las de la exploración realizada por el médico. V. también **mama, exploración de la. MAMA, CÁNCER DE** *(breast cancer)* Enfermedad neoplásica maligna del tejido mamario que en algunos países, como Estados Unidos, constituye el cáncer más frecuente en la mujer. Su incidencia aumenta exponencialmente con la edad desde la tercera a la quinta década de la vida y alcanza un segundo máximo a los 65 años, lo que hace pensar que el cáncer de mama en mujeres premenopáusicas puede guardar una cierta relación con la función hormonal ovárica y, en las posmenopáusicas, con la función suprarrenal. Dada la gran incidencia del cáncer de mama en los países más desarrollados, espe-

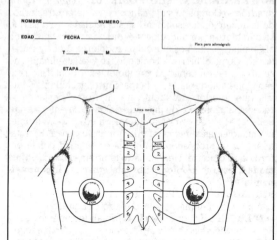

**MAMA, cáncer de.** Hoja-registro para pacientes con cáncer de mama utilizada en los hospitales con servicio de cirugía mamaria. En el anverso que aquí se reproduce, además de las clasificaciones específicas del sistema TNM, puede localizarse la tumoración en la posición adecuada y hacer constar la etapa TNM.

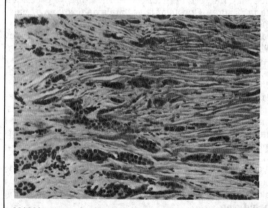

**MAMA, cáncer de.** Aspecto de un corte histológico de carcinoma escirro, aumentado 180 veces. Una reacción dermoplástica generalizada del tumor, que invade todas las mamas, rodea los cordones de células tumorales.

cialmente en los grupos socioeconómicos más favorecidos, se piensa en la posible influencia de un alto contenido de grasa en la dieta, pero esta relación no ha podido demostrarse y la etiología se desconoce por el momento. Entre los factores de riesgo destacan una historia familiar de cáncer de mama, nuliparidad, exposición a radiaciones ionizantes, menarquia precoz, menopausia tardía, obesidad, diabetes, hipertensión, mastopatía quística y posiblemente tratamiento estrogénico en la posmenopausia. Las mujeres que tienen su primer hijo después de los 40 años o que presentan ya una neoplasia maligna en otra parte del cuerpo también tienen un mayor riesgo de desarrollar un cáncer de mama. Los síntomas iniciales, en la mayoría de los casos detectados por la propia paciente, son la aparición de un pequeño bulto indoloro con engrosamiento o retraimiento cutáneo o piel de naranja y retracción del pezón. A medida que la lesión progresa puede haber dolor, ulceración, secreción por el pezón y aumento de tamaño de los ganglios axilares. El diagnóstico se establece mediante una cuidadosa exploración física junto con mamografías y estudio citológico de las células tumorales obtenidas por biopsia. El 75 % de los casos corresponden a carcinomas ductales infiltrantes y el resto a carcinomas lobulares infiltrantes, medulares infiltrantes, coloides o papilares. El cáncer de mama es más frecuente en el lado izquierdo que en el derecho y en el cuadrante superoexterno que en los restantes. Son frecuentes las metástasis a través del sistema linfático en ganglios axilares, hueso, pulmón, cerebro e hígado y se ha comprobado que los carcinomas primarios de mama pueden ser multifocales y que a veces las células tumorales penetran directamente en la corriente sanguínea sin atravesar los ganglios linfáticos. El tratamiento quirúrgico depende del estado del tumor y puede ser una mastectomía radical, radical modificada o simple con disección de los ganglios axilares o una lumpectomía. Por lo general en el posoperatorio se administran radioterapia, quimioterapia o ambas. Los agentes quimioterápicos que más se emplean en distintas combinaciones son la ciclofosfamida, el methrotexate, el 5-fluoracilo, la mostaza de fenilalanina (L-PAM), el tioTEPA, la adriamicina, la vincristina y la prednisona. Cuando existen receptores estrogénicos en los tumores de mama están indicadas la extirpación ovárica, la adrenalectomía o hipofisectomía o la administración de andrógenos o antiestrógenos a fin de reducir el nivel endógeno de hormonas estrogénicas. Actualmente son muchos los partidarios de implantar una prótesis tras la mastectomía, pero algunas pacientes presentan dolor al principio y no es una técnica universalmente aceptada. Menos de un 1 % de todos los cánceres de mama afectan al varón, pero los pacientes con síndrome de Klinefelter tienen un riesgo 60 veces superior. En el hombre el tumor puede tratarse con éxito mediante extirpación quirúrgica y quimioterapia de combinación, orquiectomía, adrenalectomía o hipofisectomía. El pronóstico suele ser menos favorable en la mujer. V. también **lumpectomía; mastectomía.**

**MAMA, EXPLORACIÓN DE LA** (breast examination) Proceso de observación y palpación de las mamas y sus estructuras accesorias con el fin de descartar la presencia de alteraciones que podrían ser indicativas de alguna enfermedad maligna. V. también **mama, autoexploración de la.**
MÉTODO: Para la observación de las mamas, la paciente adopta diversas posiciones: sentada con los brazos a los lados, sentada con los brazos encima de la cabeza, tumbada sobre la espalda, inclinada hacia delante y finalmente sentada en posición erecta contrayendo los músculos pectorales. Hay que valorar la simetría de las mamas así como su forma, tamaño y características superficiales, incluyendo la presencia de lunares o manchas, hiperpigmentaciones, retracción o piel de naranja, edema, distribución anormal del vello, vascularidad focal, o cual-

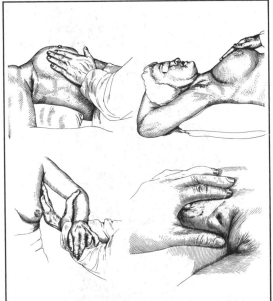

MAMA, exploración de la. La palpación exploratoria debe realizarse con las yemas de los dedos y no con la palma de la mano. Los dibujos indican las posiciones en que debe encontrarse la paciente al efectuar la exploración de la porción externa e interna de la mama (arriba). La exploración de la axila se realiza con la paciente sentada. La comprobación de la retracción de la piel puede obtenerse haciendo presión con los dedos a ambos lados de la lesión (abajo).

quier otra alteración. Estando la paciente sentada se palpan los ganglios linfáticos axilares, supraclaviculares y subclaviculares y estando acostada sobre la espalda se desplaza cada una de las mamas hacia la línea media y se palpan las zonas glandulares con los dedos de la mano estirados haciendo círculos concéntricos o radialmente desde la periferia hacia el interior. A continuación se palpan las zonas areolares, los pezones y la prolongación de Spence del cuadrante superoexterno que se extiende hacia la axila.
OBSERVACIONES COMPLEMENTARIAS: Hay que enseñar a la paciente el método de autoexploración de la mama y aconsejarle que lo practique una vez al mes. Muchas mujeres son partidarias de explorarse las mamas siempre que se duchan durante los primeros meses tras haber aprendido el procedimiento, para practicarlo y familiarizarse con él.
CRITERIOS IMPORTANTES: El diagnóstico precoz mejora en gran medida la tasa de curación en el cáncer de mama. La exploración de la mama realizada cuidadosamente constituye un medio muy valioso de exploración selectiva de la mujer para detectar aquellos casos en los que es necesario practicar exploraciones diagnósticas adicionales mediante xerorradiografía, mamografía, biopsia o, con menor frecuencia, termorradiografía.
**MAMARIA, GLÁNDULA** (mammary gland) Glándula hemisférica, discoide, par, situada en el tórax de la mujer

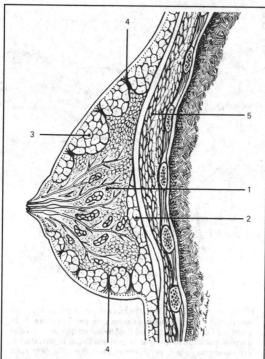

**MAMARIA, glándula.** Estructura de los tejidos que forman la glándula mamaria y su relación con la pared del tórax, en un corte sagital de una mama normal. 1) Tejido glandular mamario. 2) Grasa retromamaria que separa la mama de la aponeurosis pectoral. 3) Grasa subcutánea que separa la mama de la epidermis. 4) Tabiques fibrosos que sujetan el tejido mamario a la piel que lo recubre (ligamentos de Cooper). 5) Capa de tejido adiposo y músculo pectoral. Nótese que el sistema de conductos aumenta su calibre al aproximarse al pezón, formando una dilatación en forma de ampolla antes de penetrar en éste.

madura y que adopta una forma rudimentaria en niños y varones. El tejido glandular constituye un conjunto radiado de lóbulos que contienen alvéolos. Cada nódulo posee un sistema de conductos que permiten el paso de la leche desde los alvéolos hasta el pezón. La porción central de la mama está rellena de tejido glandular, mientras que la periférica está constituida fundamentalmente por tejido adiposo. La mama izquierda suele ser algo mayor que la derecha. Denominada también **pecho.** V. también **lactancia.**

**MAMARIA INTERNA, ARTERIA** (*internal thoracic artery*) Una de las dos arterias que nacen de la primera porción de las arterias subclavias, descienden hasta el borde del esternón y se dividen en las arterias epigástricas superiores y musculofrénicas a nivel de VI espacio intercostal. Irriga los músculos pectorales, mamas, pericardio y músculos abdominales. Cada arteria tiene ocho ramas: diafragmática superior, mediastínica, tímica, esternal, intercostal anterior, perforante, musculofrénica y epigástrica superior.

**MAMARIA INTERNA, VENA** (*internal thoracic vein*) Cada una de las dos venas que acompañan a las arterias mamarias internas y que recibe sangre del territorio arterial homólogo. Forma un tronco único que corre paralelo internamente a la arteria para desembocar en el tronco venoso bronquiocefálico correspondiente. Recibe distalmente a la vena diafragmática superior.

**MAMARIO, CONDUCTO** (*mammary duct*) V. **galactóforo, conducto**.

**MAMILAR, CUERPO** (*mammillary body*) Pequeña masa redonda, par, de materia gris, situada en el hipotálamo. Los dos cuerpos mamilares están situados muy cerca uno del otro en el espacio interpeduncular.

**MAMOGRAFÍA** (*mammogram*) Radiografía de los tejidos blandos de la mama que permite la identificación de diversos procesos neoplásicos benignos y malignos.

**MAMOPLASTIA** (*mammoplasty*) Remodelación plástica de las mamas que se realiza para reducir o aumentar su tamaño, corregir su posición o reconstruir la glándula tras la extirpación de un tumor. Antes de la cirugía se administra un antibiótico. Todos los tipos de mamoplastia se realizan bajo anestesia general. Para reducir el tamaño de las mamas y corregir su posición elevándolas se extirpa el exceso de tejido de situación inferior y a continuación se eleva la mama y se hace pasar el pezón a través de una apertura realizada en un colgajo cutáneo preparado previamente. Para aumentar el tamaño de una mama se introduce un fino saco de plástico lleno de silicona en un espacio preparado sobre la pared torácica, por detrás de la glándula. Las complicaciones posoperatorias consisten principalmente en infecciones y, cuando se utilizan implantes, reacciones de rechazo de los tejidos. La paciente debe permanecer en decúbito prono, en posición de semi-Fowler, con los codos a los lados. En los primeros días del posoperatorio el dolor puede ser intenso debido a la reacción inflamatoria que se produce.

**MAMOTERMOGRAFÍA** (*mammothermography*) Procedimiento diagnóstico en el cual se utiliza la termografía para explorar las mamas en busca de formaciones anormales. Consultar la voz **mamografía**. V. también **termografía**.

**MANCHA AMARILLA** (*macula lutea*) Mancha oval de color amarillo situada en el centro de la retina a 2 mm del nervio óptico. Consta de un borde, una fóvea central y carece de vasos. La visión central se produce cuando se enfoca directamente una imagen en la fóvea central de la mancha amarilla.

**MANCHA AZUL** (*blue spot*) **1.** Mancha pequeña de color azul grisáceo que puede aparecer en grupos en la proximidad de las axilas o las ingles en sujetos infestados por piojos, como sucede en la pediculosis corporis y la pediculosis pubis. Estas manchas suelen medir menos de 1 cm de diámetro y son producidas por una sustancia presente en la saliva del piojo que convierte la bilirrubina en biliverdina. Denominada también **mácula cerúlea.** **2.** Mancha redonda u oval de color morado o azul oscuro y carácter congénito que puede aparecer en grupos en la región sacra en niños de menos de 4 o 5 años de edad. Suele desaparecer espontáneamente con la maduración del individuo. Denominada también **mancha mongólica.**

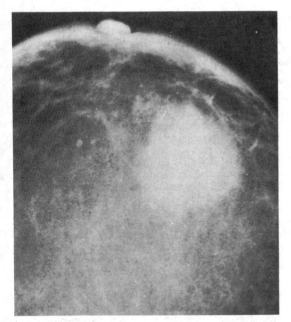

MAMOGRAFÍA. Mamografía de una paciente en la que puede observarse la presencia de una zona de mayor densidad, indicativa de un carcinoma.

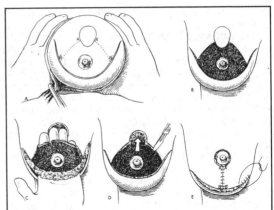

MAMOPLASTIA. Reconstrucción plástica mediante la técnica de Strömbeck. A) Estiramiento de la mama mediante una compresa de gasa sujetada con pinzas a la piel de la base de la glándula. B) Eliminación de un injerto cutáneo de espesor parcial y excisión de la nueva área pezón-areola. C) Detalle del colgajo bipediculado areola-pezón. D) De ser necesario, se hará una incisión dermoepidérmica lateral para permitir la elevación del colgajo. Excisión de la piel y del tejido mamario situados debajo del área pezón--areola hasta el músculo pectoral. E) Reunión de los puntos A, A' y B, B'. Para poder realizar esta técnica se considera suficiente un colgajo mamario de aproximadamente 5 a 6 cm.

**MANCHA CAFÉ CON LECHE** *(café-au-lait spot)* Mácula plana y pálida de color café con leche que, si aparece en cierto número, se asocia con neurofibromatosis mientras que, si se presenta aislada, no se considera anormal. V. también **neurofibromatosis.**

**MANCHA CIEGA** *(blind spot)* **1.** Espacio normal en el campo visual, que se forma al enfocar una imagen en la zona de la retina ocupada por la papila óptica. **2.** Pérdida anormal de campo visual debida a una lesión de la retina o de las vías ópticas, una hemorragia o una coroiditis, que con frecuencia se percibe en forma de manchas luminosas o puntos brillantes.

**MANCHA GERMINAL** *(germinal spot)* Nucléolo de un oocito maduro antes de la fertilización. V. también **oogénesis; óvulo.**

**MANCHA MONGÓLICA** *(Mongolian spot)* Mácula benigna de color negro azulado, de 2 a 8 cm de diámetro, que aparece en el sacro o en las nalgas de algunos recién nacidos. Es especialmente común entre los negros, las poblaciones del sudeste europeo y los individuos de raza oriental, y suele desaparecer al comienzo de la niñez.

**MANCHA OCULAR** *(ocular spot)* Opacidad anormal en el ojo. Después de una hemorragia de un vaso de la retina se puede ver en el ojo una gran cantidad de puntos rojos y negros; las opacidades en las lentes del cristalino son características de las cataratas. En la hialoiditis asteroide, que suele asociarse con diabetes, se encuentran en el humor vítreo pequeñas opacidades blancas de forma esférica y estrellada; estas formaciones están constituidas por jabones cálcicos.

**MANCHA ROJO CEREZA** *(cherry red spot)* Mancha circular de color rojo en la coroides que se ve a través de la fóvea central ocular y aparece rodeada por una zona de edema blanco bien contrastado. Se observa en algunos casos de esfingolipidosis cerebral infantil y en la forma infantil tardía de idiocia familiar amaurótica. Denominada también **Tay, mancha de.**

**MANCHA ROJO VINO** *(port-wine stain)* V. **nevus flammeus.**

**MANCHAS ROSAS** *(rose spots)* Máculas eritematosas pequeñas localizadas en la porción superior del abdomen y parte anterior del tórax y características de las fiebres tífica y paratífica. Duran dos o tres días.

**MANDÍBULA** *(mandible)* Hueso grande que constituye el maxilar inferior. Contiene los dientes inferiores y consta de una porción horizontal, un cuerpo y dos ramas perpendiculares que se unen con el cuerpo formando ángulos casi rectos. El cuerpo de la mandíbula es curvo, con forma parecida a la de una herradura, y posee dos superficies y dos bordes. La superficie externa presenta la sínfisis mentoniana, que es el punto donde se unen las dos mitades mandibulares en el feto. En la parte superior de la rama se encuentran la apófisis coronoides anterior y el cóndilo posterior, separados por la hendidura mandibular. El borde superior de la mandíbula contiene los alvéolos de los 16 dientes inferiores. En el borde inferior se observa la huella de la arteria facial. La mandíbula y sus ramas sirven de inserción a varios músculos, como el masetero, el temporal, el pterigoideo externo, el digástrico, el borla del mentón, el geniogloso, el genihioideo y el milohioideo. Denominada también **maxilar inferior.** Consultar la voz **maxilar.**

**MANDIBULAR, REFLEJO** *(jaw reflex)* Reflejo patológico producido al·golpear suavemente el mentón con un martillo de goma mientras la boca está medio abierta y los músculos masticadores relajados. La contracción clónica de éstos implica lesión del área de la corteza cerebral que gobierna la actividad motora del V par craneal.

**MANGANESO (Mn)** *(manganese [Mn]))* Elemento metálico abundante que se encuentra en cantidades traza en los tejidos corporales. Su número atómico es 25 y su peso atómico, 54,938.

**MANGUITO DE PRESIÓN** *(cuff)* Cámara elástica inflable que se coloca alrededor del brazo y que se infla de aire para limitar la circulación arterial durante la toma de la tensión arterial.

**MANGUITO, PRUEBA DEL** *(tourniquet test)* Prueba de fragilidad capilar, consistente en aplicar un manguito de esfigmomanómetro durante cinco minutos en el brazo, inflado a una presión intermedia entre la sistólica y la diastólica. Luego se cuenta el número de petequias producidas en la zona, registrándose el resultado como negativo (no hay petequias) o hasta positivo en grado + 4 (petequias confluyentes).

**MANÍA** *(mania)* Trastorno del humor caracterizado por un estado emocional expresivo con excitación extrema, hiperactividad, agitación, logorrea, fuga de ideas, gran actividad psicomotora, incapacidad de mantener la atención y, en ocasiones, un comportamiento violento, agresivo o autodestructivo. Se observa en los trastornos afectivos mayores, especialmente en la fase maníaca de la enfermedad bipolar, así como en ciertas enfermedades mentales orgánicas como el delirio y la demencia. Entre los distintos tipos de manía destacan la **Bell, manía de; manía puerperal; manía transitoria.**

**MANÍA HISTÉRICA** *(hysterical mania)* Alteración del humor caracterizada por síntomas de histeria y manía.

**MANÍA PUERPERAL** *(puerperal mania)* Trastorno raro y agudo del humor que aparece algunas veces en mujeres después del parto y que se caracteriza por una reacción maníaca grave. V. también **manía.**

**MANÍA TRANSITORIA** *(transitory mania)* Trastorno de la conducta caracterizado por la repentina aparición de reaciones maníacas de corta duración, generalmente de una hora a pocos días. V. también **manía.**

**-MANÍACO** *(-maniac)* **1.** Sufijo que significa «persona afecta de psicosis»: *cleptomaníaco, narcomaníaco, toxicomaníaco.* **2.** Sufijo que significa «persona que manifiesta un interés excesivo y aberrante por algo»: *ergomaníaco, ninfomaníaco, opiomaníaco.*

**MANIACODEPRESIVO** *(maniac depressive)* Persona que presentas los síntomas de la enfermedad bipolar.

**MANIOBRA** *(maneuver)* **1.**·Manipulación o procedimiento. **2.** (Obstetricia). Manipulación del feto para facilitar su expulsión.

**MANIPULACIÓN** *(manipulation)* Empleo de las manos en procedimientos terapéuticos o diagnósticos, como la palpación, la reducción de una luxación, la modificación de la posición del feto o diversos tratamientos en fisioterapia y traumatología. V. también **masaje.**

**MANIPULACIÓN ESPINAL** *(espinal manipulation)* Movimientos pasivos y forzados de flexión, extensión y rotación de los segmentos vertebrales que desplazan los elementos articulares de los márgenes habituales de movilidad hasta los límites anatómicos. La manipulación espinal puede practicarse eficazmente para combatir luxaciones sacroilíacas, tirones musculares y adherencias.

**MANITOL** *(mannitol)* Diuretico osmótico.

INDICACIONES: Se utiliza para favorecer la diuresis, disminuir la presión intraocular o intracraneal, aumentar la excreción de venenos y otras sustancias tóxicas y valorar la función renal.

CONTRAINDICACIONES: Edema pulmonar, deshidratación o hipersensibilidad conocida a este fármaco.

EFECTOS SECUNDARIOS: Los más graves son edema pulmonar, insuficiencia cardiaca, hiponatremia, cefalea, vómitos y confusión.

**MANO** *(hand)* Porción de la extremidad superior distal al antebrazo. Es la parte más flexible del esqueleto y está constituida por un total de 27 huesos, 8 de los cuales forman el carpo, 5 el metacarpo y 14 las falanges.

**MANO EN GARRA** *(clahand)* Mano que se fija en posición de flexión forzada.

**MANÓMETRO** *(manometer)* Dispositivo para medir la presión de un líquido constituido por un tubo marcado con una escala que contiene un fluido relativamente incompresible. El nivel del fluido en el tubo varía con la presión de la sustancia que se mide. Entre los tipos de manómetro destacan el manómetro aneroide y el esfingomanómetro.

**MANTA DE HIPOTERMIA** *(hypothermia blanket)* Cobertor utilizado para conservar el calor del cuerpo en enfermos que sufren hipotermia.

**MANTOUX, PRUEBA DE** *(Mantoux test)* Prueba cutánea de tuberculina que consiste en la inyección intradérmica de un derivado proteico purificado del bacilo tuberculoso. Se considera que la reacción es positiva cuando aparece una zona enrojecida, elevada y endurecida de 8 a 10 mm a las 24-72 horas tras la inyección. Esta prueba constituye el método más fiable para valorar la sensibilidad a la tuberculina. V. también **tuberculina, prueba de la.**

**MANUBRIO** *(manubrium)* Uno de los tres huesos del esternón, de forma cuadrangular, que se estrecha caudalmente en su articulación con el extremo superior del cuerpo esternal. En el manubrio se insertan los músculos pectoral mayor y esternocleidomastoideo. Consultar la voz **apófisis xifoides.**

**MANUBRIOESTERNAL, ARTICULACIÓN** *(manubrioesternal articulation)* Conexión fibrocartilaginosa entre el manubrio y el cuerpo del esternón que suele cerrarse a los 25 años de edad. Consultar la voz **xifisternal, articulación.**

**MAO** *(MAO)* Abreviatura de la **monoaminooxidasa.**

**MAO, INHIBIDOR DE LA** *(MAO inhibitor)* V. **monoaminooxidasa, inhibidor de la.**

**«MAP», UNIDAD** *(map unit)* (Genética). Unidad arbitraria de medida que se utiliza para designar la distancia entre los genes en un cromosoma. Se calcula a partir del porcentaje de recombinación que se produce entre genes específicos de forma que un 1 % de sobrecruzamientos representa una unidad en un mapa genético o aproximadamente el número de nuevas combinaciones que pueden detectarse. Esta forma de medición solamente es precisa en distancias pequeñas, ya que los sobrecruzamientos dobles no aparecen como nuevas recombinaciones. V. también **morgan.**

**MAPPING** *(mapping)*(Genética). Localización de las posiciones relativas de los genes en un cromosoma mediante el análisis de la recombinación genética. Las distancias entre los genes en un grupo determinado se expresan en unidades «map» o «morgan».

**MAPROTILINA, CLORHIDRATO DE** *(maprotiline hydrochloride)* Fármaco antidepresivo similar a los tricíclicos.

INDICACIONES: Tratamiento de la depresión mental.

CONTRAINDICACIONES: Debe utilizarse con precaución en aquellas situaciones en que estén contraindicados los anticolinérgicos y en los pacientes con crisis convulsivas o enfermedades cardiovasculares. Su administración está totalmente prescrita cuando el paciente está recibiendo simultáneamente inhibidores de la monoaminooxidasa, ha sufrido un infarto de miocardio recientemente o presenta hipersensibilidad a este fármaco.

EFECTOS SECUNDARIOS: Los más graves son sedación y efectos colaterales anticolinérgicos. Pueden producirse también diversas reacciones gastrointestinales, cardiovasculares y neurológicas con posibles convulsiones. Este fármaco, al igual que los tricíclicos, presenta múltiples interacciones medicamentosas.

**MARASMO** *(marasmus)* Estado de malnutrición y emaciación extremos que se produce sobre todo en niños pequeños y que se caracteriza por atrofia progresiva de los tejidos subcutáneos y los músculos. Se debe a una falta de ingestión de calorías y proteínas. Suele observarse en los niños que presentan problemas importantes de crecimiento y desarrollo y en la inanición. Con menor frecuencia el marasmo se debe a una incapacidad de asimilar o utilizar las proteínas como consecuencia de un defecto metabólico. En la asistencia de un niño marásmico es fundamental restablecer el equilibrio hidroelectrolítico e ir añadiendo de forma lenta y gradual los distintos alimentos según su tolerancia. Junto con ello hay que estimular adecuadamente el desarrollo mental. Lo ideal es que una sola persona se encargue de la asistencia de estos niños, ya que se encuentran en una situación de grave deprivación emocional. V. también **kwashiorkor.**

**MARCADO, COMPUESTO** *(labeled compound)* Sustancia química en la que una parte de la molécula está marcada con un radionucleótido con el fin de poder seguir los cambios que experimenta el compuesto o sus fragmentos a lo largo de los procesos físicos, químicos o biológicos.

**MARCADOR** *(tracer)* **1.** Se aplica al isótopo radiactivo utilizado en técnicas de diagnóstico radiológico para estudiar un proceso biológico. Una vez introducido en el cuerpo, se une a una sustancia específica y se le sigue con un scanner o fluoroscopio conforme va pasando por los diversos órganos y sistemas. Entre los marcadores cabe citar el yodo radiactivo ($^{131}$I), y el carbono radiactivo ($^{14}$C). **2.** Aparato mecánico que registra gráficamente la secuencia de movimientos de un objeto o una parte del organismo. **3.** (Radiología e Inmunología). Sustancia con gran afinidad por un órgano, tejido, célula o microorganismo en los que se deposita y fija.

**MARCADOR DEPOT, MÉTODO DEL** *(tracer depot method)*(Medicina nuclear). Técnica utilizada para determinar el flujo sanguíneo local de la piel o un músculo. Se basa en la velocidad con que un marcador radiactivo depositado en el tejido en cuestión es llevado por difusión a los capilares y arrastrado por la circulación sanguínea local. Si el flujo de sangre está disminuido o ausente, como en la piel muerta, el marcador no es eliminado de la zona.

**MARCADOR GENÉTICO** *(genetic marker)* Cualquier gen específico responsable de la expresión de un carácter genético reconocible con facilidad, que puede usarse en los estudios familiares y de población o en el análisis de enlaces. Denominado también gen marcador.

**MARCAJE** *(label)* Proceso por el cual se deposita y fija una sustancia en un órgano, tejido, célula o microorganismo.

**MARCAPASO** *(pacemarker)* Aparato eléctrico que produce una contracción miocárdica mediante la estimu-

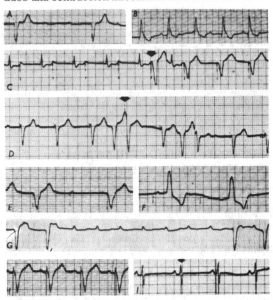

MARCAPASO. Trazados de electrocardiogramas correspondientes a varios casos de bloqueo cardiaco y tratados con la utilización de un marcapaso. A) Bloqueo cardiaco completo. B) Marcapaso asincrónico, donde el estímulo no tiene relación con la onda P. C) Ritmo competitivo, con cinco series de despolarizaciones conducidas (a la izquierda) que se alternan con las series del marcapaso (a la derecha). La flecha señala un producto de sumación que se obtiene por un latido del marcapaso entre dos despolarizaciones conducidas. D) Ritmo competitivo provocado por extrasístoles. La flecha indica un estímulo de marcapaso que llega en el período vulnerable posterior a una extrasístole. E) Marcapaso intermitente. El segundo estímulo de la izquierda no logra la despolarización. F) Fracaso total del marcapaso. G) Período prolongado de asistolia durante la interrupción del estímulo del marcapaso. H) Bloqueo cardiaco corregido por marcapaso. Relación constante entre la onda P y el estímulo. I) Restablecimiento de conducción normal con estímulo sincrónico, que llega (flecha) durante el período refractario absoluto.

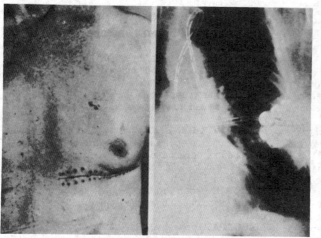
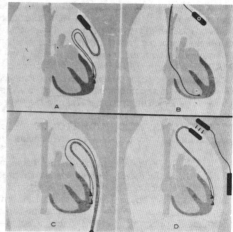

**MARCAPASO.** Las fotografías corresponden a un paciente al que se le ha implantado un marcapaso, con electrodo en el miocardio y el generador de impulsos en el tejido subcutáneo, detrás del borde lateral del músculo pectoral mayor. En los esquemas que aparecen a la derecha se representan distintos sistemas de marcapaso y la correspondiente ubicación del generador de impulsos. A) con electrodos miocárdicos bipolares y generador de impulsos en los tejidos subcutáneos de la pared torácica. B) con electrodo endocárdico unipolar y generador de impulso en los tejidos subcutáneos de la pared torácica. C) con electrodo sensible en aurícula izquierda y generador de impulsos sincrónico. D) implantación parcial con bobina externa.

lación eléctrica del músculo cardiaco. Puede ser permanente, emitiendo el estímulo a una frecuencia constante y fijada previamente, o de demanda, produciéndose el estímulo cuando el corazón no se contrae espontáneamente en una frecuencia mínima. Denominado también **marcapaso cardiaco**.

**MARCUS GUNN, SIGNO PUPILAR DE** (*Marcus Gunn pupil sign*) Dilatación paradójica de las pupilas como respuesta a estímulos visuales aferentes. En una habitación oscura se desplaza un rayo luminoso de un ojo a otro. Cuando se ilumina el ojo normal, la reacción pupilar consensual provoca miosis, pero cuando la luz se desplaza al otro ojo, la reacción directa a la luz es más débil que la consensual y por ello se dilatan las dos pupilas.

**MARCHA** (*gait*) Manera o estilo de caminar, incluyendo el ritmo, la cadencia y la velocidad.

**MARCHA, DETERMINANTE DE LA** (*gait determinant*) Cualquiera de los factores anatómicos cinéticos que controlan la locomoción de un individuo en el proceso de caminar. Algunos investigadores han considerado que los principales determinantes de la marcha son la rotación pélvica, la basculación pélvica, la flexión de las rodillas y las caderas, la interacción de la rodilla y el tobillo, y el desplazamiento pélvico lateral. Tales descripciones suelen tener valor para analizar y corregir la marcha patológica de individuos con enfermedades ortopédicas, deformaciones o anomalías óseas.

**MARCHA, REFLEJO DE LA** (*dance reflex*) Respuesta normal del recién nacido al ser sostenido en posición erecta con las plantas de los pies en contacto con una superficie dura que simula la marcha por la flexión y extensión recíproca de las piernas. El reflejo desaparece a las tres o cuatro semanas de edad y es sustituido por los movimientos voluntarios.

**MARCHA CON MULETAS** (*crutch gait*) Marcha que realiza una persona apoyándose alternativamente en una o ambas piernas y en las muletas. El tipo de marcha que se selecciona y se aprende depende de la capacidad física y funcional del paciente y del diagnóstico. En la marcha con tres puntos de apoyo, el peso se carga en la pierna sana y en las muletas. El apoyo y la carga en la pierna afecta es normal, hasta llegar progresivamente a cargar todo el peso en ella. La marcha con cuatro puntos de apoyo proporciona estabilidad, pero requiere cargar el peso en ambas piernas; se utiliza cada pierna alternativamente con cada muleta. En la marcha con dos puntos de apoyo se utiliza cada muleta con la pierna del lado opuesto. Los pacientes parapléjicos con férulas de sostén utilizan con frecuencia marchas en péndulo; apoyan el peso en las extremidades con férula, sitúan las muletas un paso hacia delante y a continuación se balancean hasta ese punto o un paso más adelante.

**MARCHA DE ÁNADE** (*compensated gluteal gait*) Forma de andar producida por parálisis de los músculos glúteos de un lado y que se reconoce por apoyar el cuerpo en la cadera sana durante la marcha. Existe un movimiento lateral del tronco dando una imagen de marcha de pato. La falta de función de los glúteos es suplida por los músculos erector de la espina dorsal y cuadrado lumbar.

**MARCHA EN DORSIFLEXIÓN** (*dorsiflexor gait*) Marcha patológica producida por la debilidad de los músculos dorsiflexores del tobillo. Se caracteriza por la caída del pie durante todo el ciclo de la marcha y una flexión excesiva de la rodilla y la cadera para que no arrastre la extremidad afecta al dar el paso. La planta del pie afectada choca enérgicamente contra el suelo en el momento del golpe de talón por la incapacidad de los músculos dorsiflexores para decelerar el peso corporal al contactar el talón con el suelo. Consultar la voz **Trendelemburg, marcha de.**

**MARCHA GEMELAR** *(gastrocnemius gait)* Trastorno de la marcha debido a paresia de los gemelos. Se caracteriza por descenso de la pelvis en el lado afecto al final de la fase inicial en el ciclo de la marcha, junto con retraso o enlentecimiento del movimiento pélvico hacia delante.

**MARCHA GLÚTEA** *(gluteal gait)* V. **Trendelemburg, marcha de.**

**MARCHA GLÚTEA NO COMPENSADA** *(uncompensated gluteal gait)* V. **Trendelemburg, marcha de.**

**MARCHI, MÉTODO DE** *(Marchi's method)* Método de tinción que sirve para demostrar la presencia de fibras nerviosas degeneradas. En primer lugar, la muestra de tejido se fija en una solución de dicromato potásico que evita la tinción de las fibras nerviosas normales con ácido ósmico y a continuación se aplica este ácido como tinción definitiva de las fibras nerviosas degeneradas.

**MARCHIAFAVA-MICHELI, ENFERMEDAD DE** *(Marchiafava-Micheli disease)* Enfermedad rara de etiología desconocida que se caracteriza por hemoglobinuria episódica y que se produce con frecuencia por la noche.

**MAREO** *(motion sickness)* Anomalía causada por movimientos erráticos o rítmicos en cualquier combinación de direcciones, por ejemplo, en el interior de un barco o en un automóvil. Los casos intensos se caracterizan por náuseas, vómitos, vértigo y cefalea; las manifestaciones leves pueden consistir en cefalea y molestia general. En la profilaxis se usan diversos antihistamínicos.

**MARFAN, SÍNDROME DE** *(Marfan's syndrome)* Trastorno caracterizado por elongación de los huesos que en general se acompaña de anomalías oculares y del sistema cardiovascular. Se hereda como carácter autosómico dominante. Esta enfermedad produce trastornos musculoesqueléticos importantes con defectos del desarrollo muscular, hiperlaxitud ligamentosa, hipermovilidad articular y elongación ósea. En el síndrome de Marfan producen además alteraciones patológicas del sistema cardiovascular con fragmentación de las fibras elásticas de la capa media de la aorta que puede provocar la formación de aneurismas. Las anomalías oculares asociadas son diversas, destacando la luxación del cristalino. Aproximadamente la mitad de los pacientes afectados presentan alteraciones cardiacas y oculares. Este trastorno se da en una proporción igual en hombres y mujeres y los pacientes muestran unas extremidades muy alargadas y una gran altura. Los metacarpianos, metatarsianos y falanges son muy largos, lo que hace que las manos tengan aspecto de araña. En la enfermedad de Marfan suele haber también asimetría craneal, pectum excavatum y un grado variable de cifoescoliosis. La gran laxitud ligamentosa y la hipermovilidad articular de estos pacientes se pone de manifiesto en la exploración radiográfica y determina en muchos casos pie valgus y genu recurvatum. El síndrome de Marfan no tiene tratamiento y únicamente pueden aplicarse medidas sintomáticas a los problemas asociados. Las deformidades esqueléticas, como la cifoescoliosis, pueden tratarse con medidas ortopédicas o quirúrgicas. Denominado también **aracnodactilia.**

**MARIE-STRÜMPELL, ENFERMEDAD DE** *(Marie-Strümpell disease)* V. **espondilitis anquilosante.**

**MARIHUANA** *(marijuana)* V. **cannabis.**

**MARIPOSA** *(butterfly bandage)* Tira adhesiva estrecha con sus extremos más anchos en forma de ala que se utiliza para aproximar los bordes de una herida superficial mientras dura la cicatrización. En algunos casos se emplea como sustitutivo de una sutura.

**MARISCO, INTOXICACIÓN POR** *(shellfish poisoning)* Trastorno neurológico tóxico debido a la ingestión de almejas o mejillones que se han alimentado de protozoos venenosos. Los síntomas característicos aparecen a los pocos minutos e incluyen náuseas, mareos, vómitos, sensación de hormigueo perioral y finalmente parálisis de las extremidades, que en algunos casos se acompaña también de parálisis respiratoria. La saxitoxina, el agente causal, no es destruido por el cocinado; sin embargo, la gravedad de la enfermedad disminuye si el agua empleada en el mismo no se consume. El tratamiento consiste en la inyección de metilsulfato de prostigmina junto con oxígeno y respiración artificial.

**MARMÓREA, ENFERMEDAD** *(marble bones)* V. **osteopetrosis.**

**MARMÓREOS, HUESOS** *(ivory bones)*. V **osteopetrosis.**

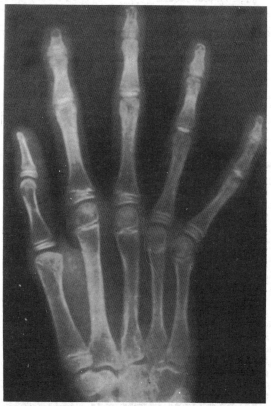

**MARFÁN, síndrome de.** Radiografía de la mano con aracnodactilia de un niño de 13 años aquejado de este síndrome.

**MARSELLA, FIEBRE DE** *(Marseilles fever)* Enfermedad endémica de las regiones mediterráneas, África, Crimea y la India, producida por *Rickettsia conorii* y transmitida por una pulga del perro *(Rhipicephalus sanguineus)*. Los síntomas característicos de esta enfermedad son escalofríos, fiebre y aparición de una úlcera cubierta por una costra negra en el punto de picadura de la pulga; al cabo de 2 a 4 días aparece una erupción cutánea. Denominada también **botonosa, fiebre; Conor, enfermedad de; Kenia, fiebre de; escaronodular, fiebre.**

**MARSUPIALIZACIÓN** *(marsupialize)* Formación quirúrgica de una bolsa para tratar un quiste cuando su simple extirpación no resultaría eficaz, como en el caso de los quistes pancreáticos o pilonidales. Bajo anestesia general o local, el saco quístico se escinde y se vacía y a continuación sus bordes se suturan a los tejidos adyacentes dejando un drenaje. Las secreciones disminuyen en un período de varios meses y en muchos casos llegan a desaparecer.

**MARTILLO** *(malleus)* Uno de los tres huesecillos del oído medio que presenta una cabeza, un cuello y tres apófisis. Está conectado con la membrana timpánica y transmite las vibraciones sonoras al yunque, que se comunica a su vez con el estribo. Consultar las voces **yunque; estribo.** V. también **oído medio.**

**MARTILLO, CABEZA DEL** *(caput mallei)* Extremo superior del hueso martillo que se articula con el yunque.

**MARTORELL, ENFERMEDAD DE** *(Martorell's disease)* V. **cayado aórtico, síndrome del.**

**MARTORELL, SÍNDROME DE** *(Martorell's syndrome)* V. **Takayasu, arteritis de.**

**MASA** *(mass)* 1. Propiedad física de la materia que le confiere su peso e inercia. 2. (Farmacología). Mezcla de la que se forman las píldoras. 3. Agregado de células que constituye una formación, como por ejemplo un tumor. Consultar la voz **peso.** V. también **inercia.**

**MASA, REFLEJO EN** *(mass reflex)* Reflejo anormal que se observa en pacientes con transección de la medula espinal y que se caracteriza por una descarga nerviosa amplia que provoca espasmos de los músculos flexores, incontinencia de orina y heces, priapismo, hiperextensión y sudoración profusa.

OBSERVACIONES: El reflejo en masa puede desencadenarse por el rascado u otro estímulo doloroso cutáneo, la distensión vesical o intestinal, el frío, el mantenimiento prolongado de la posición de sentado o la tensión emocional. Los espasmos musculares son a veces tan violentos que producen la caída del paciente de la cama.

ACTUACIÓN: Los medicamentos que reducen los reflejos en masa son el diacepam, la dantralina, el clordiacepóxido y el meprobamato. También son útiles los baños calientes y los ejercicios practicados en el agua. En ocasiones hay que practicar una cordotomía, rizotomía, transacción de nervios periféricos o tenotomía.

**MASA CELULAR INTERNA** *(inner cell mass)* Grupo de células localizado en el blastocito de los mamíferos placentarios, a partir del cual se desarrolla el embrión. V. también **trofoblasto.**

**MASA DE CÉLULAS INTERMEDIAS** *(intermediate cell mass)* V. **nefrotomo.**

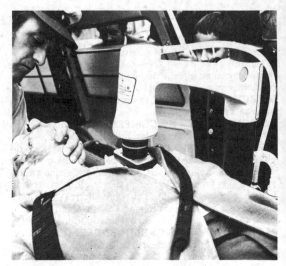

MASAJE CARDIACO. En caso de parada cardiaca, el aparato portátil que aparece en la fotografía puede proveer los primeros auxilios, administrando autónomamente un masaje cardiaco continuado y el oxígeno necesario para la supervivencia del paciente hasta que sea ingresado en el hospital.

**MASAJE** *(massage)* Manipulación de los tejidos blandos del organismo por frotación, presión, golpeteo, etc., utilizada para activar la circulación, mejorar el tono muscular y favorecer la relajación del paciente. Se realiza con las manos o con algún medio mecánico, como por ejemplo un vibrador. El masaje suele aplicarse en la espalda, rodillas, codos y talones. El procedimiento se realiza colocando al paciente en decúbito prono o lateral, en una posición confortable y tras aplicar una crema o loción humidificante en la zona que va a amasarse. Entre los tipos de masaje destacan el **masaje cardiaco**, la **flagelación**, la **fricción** y la **vibración**.

**MASAJE CARDIACO** *(cardiac massage)* Compresión rítmica y repetida del corazón que se aplica directamente en el curso de una operación quirúrgica o a través de la pared torácica intacta para tratar de mantener la circulación en caso de parada cardiaca o fibrilación ventricular. V. también **reanimación cardiopulmonar.**

**MASAJE DE ROZAMIEMTO** *(effleurage)* Técnica de masaje en la que se usan contactos prolongados, ligeros o firmes, generalmente sobre la columna vertebral y la espalda. El rozamiento con las yemas de los dedos es una técnica de masaje ligero que se aplica de forma circular sobre una parte del cuerpo o a lo largo de la espalda o de una extremidad.

**MASCARILLA** *(mask)* Cubierta que se lleva sobre la nariz y la boca para evitar la inhalación de materiales tóxicos o para controlar el aporte de oxígeno y gases anestésicos, o (en el personal sanitario) para proteger al paciente, durante los procedimientos asépticos, de organismos patógenos que se exhalan desde el tracto respiratorio.

**MASCARILLA DE OXÍGENO** *(oxygen mask)* Dispositivo utilizado para administrar oxígeno. Está construida de forma que se fija cómodamente sobre la boca y nariz, y puede mantenerse en posición con una cinta o con la mano. Lleva incorporadas unas válvulas, inspiratoria y espiratoria, que permiten inhalar o insuflar oxígeno al aparato respiratorio y exhalar el dióxido de carbono al exterior. El oxígeno fluye a la velocidad prescrita a través de un catéter que termina en la mascarilla; a menudo, entre el catéter y la mascarilla se interpone una bolsa de goma blanda que permite bombear el oxígeno de forma manual.

**MASCULINIZACIÓN** *(masculinization)* V. **virilismo suprarrenal; virilización.**

**MASCULINO** *(male)* **1.** Relativo al sexo que está dotado de órganos para fecundar. **2.** Se aplica al varón.

**MÁSER ÓPTICO** *(optical maser)* V. **láser.**

**MASETERO** *(masseter)* Músculo grueso y rectangular localizado en la mejilla cuya función es cerrar la mandíbula. Es uno de los cuatro músculos de la masticación y comprende una porción superficial y otra profunda, ambas originadas en el arco cigomático e insertas en la mandíbula. La porción profunda es la más pequeña y muscular de las dos partes. El masetero está inervado por el nervio maseterino de la división mandibular del nervio trigémino.

**MASOQUISMO** *(masochism)* Placer o gratificación que se obtiene mediante el sufrimiento, sometiéndose a cualquier tipo de violencia física, mental o emocional. Esta violencia puede ser infligida por otra persona o por el propio sujeto. Consultar la voz **sadismo.**

**MASOQUISTA** *(masochist)* Persona que obtiene placer o gratificación por la realización de actos masoquistas. V. también **masoquismo.**

**MASTALGIA** *(mastalgia)* Dolor localizado en la mama producido por congestión o «agrietamiento» durante la lactancia, infección, enfermedad fibroquística —especialmente durante la menstruación o antes de la misma— o cáncer avanzado. Los estadios iniciales del cáncer de mama rara vez se acompañan de dolor.

**MASTECTOMÍA** *(mastectomy)* Extirpación quirúrgica de una o de las dos mamas con objeto de eliminar un tumor maligno. En la mastectomía simple sólo se extirpa tejido mamario, mientras que en la mastectomía radical se extirpan además algunos músculos del tórax junto con la mama y todos los ganglios axilares. En la mastectomía radical

modificada se conservan los grandes músculos torácicos que mueven el brazo. Bajo anestesia general, se toma una muestra para biopsia del tejido tumoral si no se había realizado ya el estudio anatomopatológico. Si en la muestra se observan signos de malignidad, se extirpan en una sola pieza el tumor y los tejidos adyacentes. Tras la extirpación se deja en la herida un tubo de drenaje. En el posoperatorio hay que inspeccionar la herida por si presentara hinchazón o hemorragia excesiva y hacer que la paciente inspire profundamente y tosa a intervalos regulares. El brazo afectado debe colocarse con la mano elevada y los dedos hacia arriba o descansando sobre una almohada de forma que la mano se encuentre más elevada que el antebrazo, y el brazo por encima del nivel del corazón. A las 24 horas, y a intervalos regulares, pueden empezar a practicarse movimientos de la mano y la muñeca con flexión y extensión del codo. Hasta el décimo día no debe realizarse ningún movimiento de rotación externa o abducción del brazo. Para reducir el edema de la extremidad superior, se recomienda la aplicación de un vendaje elástico y, más tarde, una manga elástica con gradiente de presión. Cuando la herida se ha cicatrizado totalmente, se adapta una prótesis. V. también mastectomía radical; **mastectomía radical modificada; mastectomía simple.**

**MASTECTOMÍA RADICAL** *(radical mastectomy)* Resección quirúrgica de toda la mama, los músculos pectorales, los ganglios linfáticos axilares y toda la grasa, fascia y tejidos adyacentes. Su indicación es el tratamiento del cáncer de mama. Antes de la intervención, además de los cuidados preoperatorios habituales, el personal médico debe atenuar el miedo de la paciente a esta enfermedad, a la intervención quirúrgica y a la pérdida de la mama. En estas mujeres se produce una perturbación importante de su propia imagen, y es característico que la consideren como una pérdida de su feminidad. El período posoperatorio es física y emocionalmente doloroso; la mejor forma de preparar a la paciente es dándole antes de la intervención explicaciones realistas, pero que, a la vez le sirvan de apoyo. El edema homolateral del brazo es la norma, ya que durante la intervención se resecan todas las estructuras linfáticas axilares que drenan la linfa de este miembro. Si no se realizan respiraciones pro-

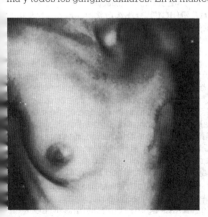

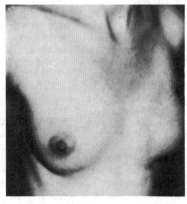

**MASTECTOMÍA.** Aspecto posoperatorio de una mastectomía, con reconstrucción de la mama extirpada mediante el método del colgajo lateral de Bohmert.

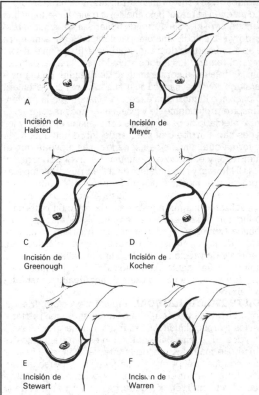

**A** Incisión de Halsted

**B** Incisión de Meyer

**C** Incisión de Greenough

**D** Incisión de Kocher

**E** Incisión de Stewart

**F** Incisión de Warren

**MASTECTOMÍA RADICAL. Los tipos de incisión que se muestran en el dibujo están destinados a suprimir toda la mama, un amplio sector de piel alrededor de la masa tumoral, los músculos pectorales y los ganglios axilares (mastectomía radical). Su elección depende del criterio del cirujano, en función de la situación del tumor en el interior de la mama.**

fundas y se facilita la tos, es posible que aparezcan atelectasias. La incisión causa dolor, aunque las molestias suelen ceder progresivamente en pocos días; la inflamación dolorosa es un signo patológico. Habitualmente se coloca un vendaje compresivo, que se mantiene hasta que disminuyan la hemorragia y el drenaje. El drenaje se mantiene en la herida durante varios días. La enferma puede mostrarse angustiada, deprimida, enfadada o inhibida, o puede manifestar su desesperanza. Además de las medidas posoperatorias habituales, es necesario mantener elevado el brazo del mismo lado de la intervención por encima de la aurícula derecha. Asimismo controlar el color, la sensibilidad y el movimiento de los dedos; vigilar el estado de los injertos cuando se hayan realizado, y reforzar el vendaje compresivo siempre que sea necesario. En el período posoperatorio tardío se comienza la movilización de todas las extremidades, y se enseña a la enferma a incrementar de forma gradual los ejercicios de brazo y hombro. En el contacto con la enferma, la pérdida de la mama debe abordarse con franqueza, ya que evitar el hecho no ayuda a la paciente. Se debe alentar a estas mu-

jeres para que lentamente se vayan haciendo cargo de su propio cuidado, proceso que se continúa cuando la enferma reasume gradualmente sus actividades normales. Al dar el alta, se aconseja a la paciente que se duche diariamente, que se aplique una crema, que puede ser a base de aceite de coco, en la incisión y se le enseña el autoexamen de mama para que lo realice mensualmente. También se debe informar a la mujer de que nunca tiene que realizar extracciones de sangre ni aplicar inyecciones IV en el brazo afecto; asimismo, la determinación de la tensión arterial y la administración de vacunas y otras inyecciones es mejor realizarlas en el otro brazo. A veces es necesario continuar el tratamiento con quimioterapia y radioterapia después de la intervención. La recuperación completa depende en gran medida del apoyo que reciba la enferma antes y después de la intervención. Consultar las voces **mastectomía radical modificada; mastectomía simple.**

**MASTECTOMÍA RADICAL MODIFICADA** (modified radical mastectomy) Intervención quirúrgica en la que se elimina por completo una mama con el pectoral menor subyacente y algunos de los ganglios linfáticos vecinos. No se extirpa el pectoral mayor. La operación se realiza para el tratamiento de neoplasias malignas precoces y bien localizadas de la mama. Parece ser tan curativa como la mastectomía radical más extensa, cuando el tumor cumple esos requisitos. La atención de la paciente antes y después de la mastectomía radical modificada es similar a la empleada para la mastectomía radical. Consultar las voces **mastectomía radical; mastectomía simple.**

**MASTECTOMÍA SIMPLE** (simple mastectomy) Intervención quirúrgica que consiste en la extirpación completa de mama, dejando intactos los músculos subyacentes y los ganglios linfáticos adyacentes. Este procedimiento puede realizarse para extirpar pequeñas neoplasias malignas de la mama o como medida paliativa para eliminar un carcinoma ulcerado avanzado. En el posoperatorio, el proceso de recuperación de la mastectomía simple es menos incómodo y más rápido que el de la mastectomía radical o radical modificada, pero exige una asistencia similar. Consultar también las voces **mastectomía radical; mastectomía radical modificada.**

**MASTECTOMÍA SUBCUTÁNEA** (subcutaneous mastectomy) Intervención quirúrgica que consiste en la extirpación de todo el tejido mamario dejando intactos la piel, la aréola y el pezón. Tampoco se extirpan los ganglios linfáticos adyacentes ni los músculos pectoral mayor ni pectoral menor. Está indicada en mujeres con un gran riesgo de desarrollar cáncer de mama. Tras la operación se realiza una reconstrucción mamaria con la colaboración de un cirujano plástico mediante la introducción de una prótesis para restablecer el contorno normal de las mamas.

**MASTICACIÓN** (mastication) Trituración, desgarramiento y fragmentación mecánica del alimento sólido por la acción de los dientes y los músculos masticadores, acompañada de insalivación. V. también **bolo; digestión.**

**MASTITIS** (mastitis) Trastorno inflamatorio de la mama debido generalmente a una infección por estreptococos o estafilococos. La **mastitis aguda,** particularmente frecuente en los dos primeros meses de la lactancia, se caracteriza por dolor, hinchazón, enrojecimiento, linfadenopatía axilar, fiebre y malestar general. Si no se trata o se trata inadecuadamente, puede formarse un absceso. El tratamiento de elección consiste en la administración de antibióticos acompañada de reposo, analgesia y aplicación de compresas calientes. Por lo general puede mantenerse la lactancia. La **mastitis tuberculosa crónica** es rara y cuando se produce corresponde a una extensión de una lesión tuberculosa pulmonar o de las costillas situadas por debajo de la mama.

**MASTITIS CRÓNICA** (chronic mastitis) V. **mastitis.**

**MASTITIS PUERPERAL** (puerperal mastitis) Forma de mastitis aguda en una madre lactante.

**MASTITIS QUÍSTICA CRÓNICA** (chronic cystic mastitis) V. **fibroquística, enfermedad.**

**MASTITIS TUBERCULOSA CRÓNICA** (chronic tuberculous mastitis) Infección rara de la mama, secundaria a la extensión hematógena de la tuberculosis de las costillas subyacentes. La enfermedad se caracteriza por la existencia de múltiples tractos sinuosos y la localización de la infección en cualquier otra región de la economía.

**MASTO-** (masto-, mast-) Prefijo que significa «perteneciente o relativo a la mama»: mastocondroma, mastólogo, mastoplasia.

**MASTOCITO** (mast cell) Constituyente celular del tejido conjuntivo que contiene grandes gránulos basófilos portadores de heparina, serotonina, bradiquina e histamina. Esas sustancias son liberadas por los mastocitos en respuesta a las lesiones e infecciones.

**MASTOCITOSIS** (mastocytosis) Sobreproducción local o sistemática de mastocitos que, en casos raros, pueden infiltrar el hígado, bazo, huesos, sistema gastrointestinal y

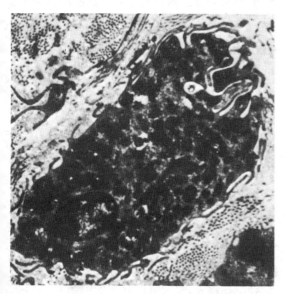

MASTOCITO. Vista microscópica aumentada de un mastocito en el que pueden apreciarse los gránulos basófilos que contienen las sustancias que se liberan ante determinadas infecciones.

piel. La mastocitosis sistémica puede preceder a la leucemia mastocítica.

**MASTOIDECTOMÍA** (mastoidectomy) Extirpación quirúrgica de una porción de la apófisis mastoides del hueso temporal que se realiza para tratar una otitis media supurativa crónica o una mastoiditis cuando los antibióticos sistémicos resultan ineficaces. El abordaje se efectúa a través del conducto auditivo o por detrás de la oreja. En la mastoidectomía simple se extirpan, bajo anestesia general, las células óseas infectadas y se practica una incisión en el tímpano para drenar el oído medio. A continuación se instilan en el oído antibióticos tópicos. En el procedimiento radical se extirpan el tímpano y la mayor parte de las estructuras del oído medio; el estribo se deja intacto, de forma que puede utilizarse una prótesis auditiva. La apertura de la trompa de Eustaquio se tapona. En el procedimiento radical modificado se respetan el tímpano y las estructuras del oído medio y el paciente oye mejor que si se practica la mastoidectomía radical. En el posoperatorio hay que comprobar con frecuencia el estado de los apósitos por si presentaran signos de hemorragia. La aparición de rigidez de nuca o desorientación puede marcar el comienzo de una meningitis. Es frecuente que exista vértigo, que puede durar varios días, casi siempre por extensión de una infección del oído medio, que se caracteriza por otalgia, fiebre, cefalea y malestar general. La infección es difícil de tratar y con frecuencia hay que administrar antibióticos por vía IV durante varios días. La mastoiditis afecta sobre todo a los niños.

**MASTOIDITIS** (mastoiditis) Infección de uno de los huesos mastoides, casi siempre por extensión de una infección del oído medio; se caracteriza por dolor de oídos, fiebre, dolor de cabeza y malestar general. El tratamiento de la infección es difícil y a menudo son necesarios antibióticos administrados por vía intravenosa durante varios días. Los niños son afectados con cierta frecuencia. Una pérdida residual de la audición puede seguir a la infección.

**MASTURBACIÓN** (masturbation) Actividad sexual que se caracteriza por la estimulación del pene o el clítoris, generalmente hasta la consecución del orgasmo, por medios distintos del coito. La mayoría de las personas la practican al menos de forma ocasional y se considera un fenómeno normal e inocuo. Denominada también, en el hombre, **onanismo.**

**MATERIA** (matter) **1.** Lo que tiene una masa y ocupa un espacio. **2.** Cualquier sustancia no identificada por sus constituyentes, como la materia gris, el pus o el suero exudados de una herida.

**MATERIA GRIS** (grey matter) V. **sustancia gris.**

**MATERNOINFANTIL, SERVICIOS DE SALUD** (maternal and child health) Conjunto de medios y programas organizados para prestar servicios médicos y sociales a las madres y sus hijos. Incluyen servicios prenatales, posnatales, planificación familiar y pediatría.

**MATRIZ** (matrix) **1.** Sustancia intercelular. **2.** Sustancia básica a partir de la cual se desarrolla un órgano específico o un tipo de tejido. **3.** Molde utilizado en odontología para conformar una superficie dentaria. **4.** V. **útero.**

**MAXILAR** (maxilla) Hueso de la cara constituido por un

cuerpo piramidal y cuatro apófisis: cigomática, frontal, alveolar y palatina.

**-MAXILAR** *(-maxilla)* Sufijo que significa «relativo al maxilar superior o a los huesos que lo componen»: *intermaxilar, submaxilar, supermaxilar.*

**MAXILAR, ARTERIA** *(maxillary artery)* Rama terminal par de la arteria carótida externa que se origina en el cuello de la mandíbula, cerca de la glándula parótida, y se divide a su vez en otras ramas que irrigan las estructuras profundas de la cara.

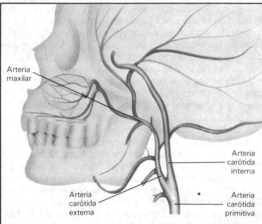

**MAXILAR, arteria. Descripción anatómica de las ramificaciones de las arterias carótidas en la parte inferior del cráneo.**

**MAXILAR, VENA** *(maxillary vein)* Vena profunda par de la cara que acompaña a la arteria maxilar y discurre entre el cóndilo mandibular y el ligamento esfenomandibular. Cada una de las venas maxilares se forma por la confluencia de los vasos del plexo venoso pterigoideo y se une a la vena temporal superficial para constituir la vena retromandibular. Las venas maxilares son tributarias de las venas yugular interna y yugular externa.

**MAXILAR INFERIOR, HUESO** *(inferior maxillary bone)* V. **mandíbula.**

**MAXILOMANDIBULAR, FIJACIÓN** *(maxillomandibular fixation)* Estabilización de una fractura de la cara o la mandíbula mediante la unión temporal del maxilar superior e inferior por alambres, bandas elásticas o férulas metálicas. V. también **banda elástica, fijación con; nasomandibular, fijación.**

**MÁXIMO IMPULSO, PUNTO DE** *(point of maximum impulse)* Punto situado en el quinto espacio intercostal del tórax justamente por dentro de la línea medioclavicular izquierda.

**MAYER, REFLEJO DE** *(Mayer's reflex)* Reflejo normal que se provoca flexionando la articulación metacarpofalángica del dedo anular de la mano de un sujeto, estando la mano relajada con el pulgar en abducción. La respuesta normal es la aducción y aposición del pulgar. Este reflejo falta en las enfermedades del sistema piramidal.

**MAY-HEGGLIN, ANOMALÍA DE** *(May-Hegglin anomaly)* Trastorno hematológico caracterizado por leucopenia, plaquetas gigantes y cuerpos de Doehle. Suele ser benigno pero puede asociarse con un trastorno de la coagulación. Consultar la voz **Pelger-Huët, anomalía de.**

**McARDLE, ENFERMEDAD DE** *(McArdle's disease)* Enfermedad metabólica hereditaria que se caracteriza por el acúmulo en el músculo esquelético de cantidades anormalmente grandes de glucógeno. Es más leve que otras enfermedades por almacenamiento de glucógeno y se caracteriza sólo por debilidad muscular y aparición de espasmos tras el ejercicio. No tiene tratamiento conocido.

**McBURNEY, PUNTO DE** *(McBurney's point)* Zona de extraordinaria sensibilidad en la apendicitis aguda situada en la localización normal del apéndice, aproximadamente 5 cm por debajo de la espina ilíaca anterosuperior derecha en una línea situada entre la misma y el ombligo.

**McBURNEY, SIGNO DE** *(McBurney's sign)* Reacción dolorosa del paciente, que se produce cuando se palpa el punto de McBurney. Esta reacción es típica de la apendicitis.

**McBURRAY, SIGNO DE** *(McBurray's sign)* Sonido audible que se oye cuando se rota la tibia sobre el fémur y que indica afectación de las estructuras meniscales.

**MEATO** *(meatus)* Abertura u orificio de cualquier conducto del cuerpo, como el meato auditivo externo que se extiende desde el oído medio hasta la membrana timpánica.

**MEATORRAFIA** *(meatorrhaphy)* Suturación del extremo seccionado de la uretra al glande del pene tras la cirugía realizada para aumentar el tamaño del meato uretral.

**MEATOSCOPIA** *(meatoscopy)* Examen visual de cualquier tipo de meato, especialmente la uretra, que por lo general se realiza con ayuda de un espéculo.

**MEBENDAZOL** *(mebendazole)* Agente antihelmíntico.
INDICACIONES: Tratamiento de las infestaciones por distintos gusanos.
CONTRAINDICACIONES: Embarazo o hipersensibilidad conocida a este fármaco.
EFECTOS SECUNDARIOS: Los más graves son dolor abdominal y diarrea.

**MECAMILAMINA, CLORHIDRATO DE** *(mecamylamine hydrochloride)* Agente bloqueante ganglionar.

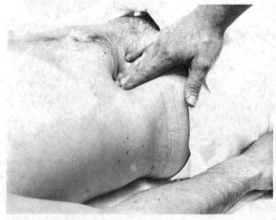

**MCBURNEY, punto de. Punto medio de la línea que une el ombligo y la espina ilíaca anterosuperior derecha. La palpación dolorosa a este nivel es característica de la apendicitis aguda.**

INDICACIONES: Tratamiento de la enfermedad cardiaca hipertensiva.

CONTRAINDICACIONES: Insuficiencia coronaria o cerebrovascular; infarto de miocardio reciente, uremia, pielonefritis, glaucoma e hipersensibilidad conocida a este fármaco.

EFECTOS SECUNDARIOS: Los más graves son hipotensión ortostática, íleo paralítico, retención urinaria y cicloplejía. La incidencia de efectos colaterales es muy alta, ya que este fármaco reduce toda la actividad del sistema nervioso autónomo.

**MECÁNICA CORPORAL** *(body mechanics)* Rama de la fisiología que estudia las acciones musculares y las funciones de los músculos para mantener la postura del cuerpo.

**MECÁNICA CUÁNTICA** *(quantum mechanics)* V. **cuantos, teoría de los.**

**MECANO-** *(mechano-)* Prefijo que significa «mecánico»: *mecanocito, mecanoterapia, mecanotermia.*

**MECANORRECEPTOR** *(mechanoreceptor)* Terminación nerviosa sensorial que responde a estímulos mecánicos como el tacto, la presión, el sonido y las contracciones musculares. V. también **propioceptor.**

**MECKEL, DIVERTÍCULO DE** *(Meckel's diverticulum)* Formación sacular anómala que protrusa la pared del íleon a unos 30 - 90 cm del esfínter ileocecal. Es congénito y se debe al cierre incompleto del saco vitelino. Afecta al 1-2 % de la población. Este divertículo suele ser asintomático pero a veces provoca signos de apendicitis en la lactancia, hemorragia indolora y súbita, por lo general en la infancia, y síntomas de obstrucción intestinal. Los divertículos sintomáticos suelen tratarse quirúrgicamente. La resección quirúrgica también se recomienda cuando los divertículos son asintomáticos, para evitar complicaciones tales como diverticulitis, obstrucción y pérdida de sangre. Muchos divertículos de Meckel se descubren de forma casual en intervenciones quirúrgicas realizadas por otras causas y en exploraciones necrópsicas.

**MECLICINA, CLORHIDRATO DE** *(meclizine hydrochloride)* Agente antihistamínico.

INDICACIONES: Prevención y tratamiento del mareo del viajero.

CONTRAINDICACIONES: Este fármaco no debe administrarse a recién nacidos ni madres lactantes. Los antecedentes de asma o hipersensibilidad conocida a este fármaco proscriben totalmente su empleo.

EFECTOS SECUNDARIOS: Los más graves son adormecimiento, erupciones cutáneas, reacciones de hipersensibilidad, sequedad de boca, taquicardia y nerviosismo.

**MECLOFENAMATO SÓDICO** *(meclofenamate sodium)* Agente antiinflamatorio.

INDICACIONES: Tratamiento de la artritis reumatoide y la osteoartritis.

CONTRAINDICACIONES: Hipersensibilidad conocida a la aspirina o a los antiinflamatorios no esteroides. Debe utilizarse con precaución en pacientes que padecen enfermedades del conducto gastrointestinal superior o insuficiencia renal.

EFECTOS SECUNDARIOS: Los más graves son trastornos gastrointestinales, úlceras pépticas, vértigo, erupciones

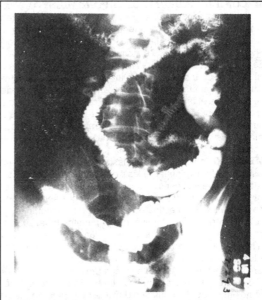

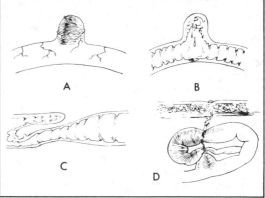

MECKEL, divertículo de. Arriba, radiografía con contraste de bario donde se descubre un divertículo de Meckel. Abajo, formas de presentación patológicas del divertículo de Meckel: A, diverticulitis; B, úlcera péptica dentro del divertículo; C, invaginación; D, vólvulo del intestino delgado sobre cinta fibrosa procedente del divertículo hasta el ombligo.

cutáneas y acúfenos. Este fármaco presenta interacciones con muchos otros.

**MECLORETAMINA, CLORHIDRATO DE** *(mechlorethamine hydrochloride)* Agente alquilante antineoplásico.

INDICACIONES: Tratamiento de diversas neoplasias.

CONTRAINDICACIONES: Depresión de la medula ósea, embarazo, infección o hipersensibilidad conocida a este fármaco.

EFECTOS SECUNDARIOS: Los más graves son depresión de la medula ósea e inflamación local por extravasación en el punto de la inyección. También pueden aparecer vómitos, náuseas y alopecia.

**MECOCEFALIA** *(mecocephaly)* V. **escafocefalia.**

**MECONIAL, SÍNDROME DE TAPONAMIENTO** (meconium plug syndrome)Obstrucción del intestino grueso en
el recién nacido producida por la impactación de meconio espeso que puede llenar la totalidad del colon y parte del íleo terminal. Los síntomas son falta de expulsión
de meconio en las primeras 24-48 horas posteriores al nacimiento y, cuando el bloqueo intestinal es completo, distensión abdominal y vómitos. Con enema de bario, puede
descubrirse el tapón y casi siempre desalojarse de la pared intestinal; en muchos casos, para conseguir su expulsión es necesario administrar varios enemas salinos
suaves. Este trastorno puede ser indicativo de enfermedad de Hirschsprung o fibrosis quística.
**MECONIO** (meconium)Material que se acumula en el intestino del feto y contituye las primeras heces del recién
nacido. Tiene una consistencia espesa y pegajosa, un color verduzco o negro y está compuesto por secreciones
de las glándulas intestinales, algo de líquido amniótico y
detritus intrauterinos tales como pigmentos biliares, ácidos grasos, células epiteliales, moco, lanugo y sangre. Con
la ingestión de leche natural o biberón y el funcionamiento
adecuado del conducto gastrointestinal, el color, consistencia y frecuencia de las heces cambia al cabo de 3 o 4
días de instaurarse la alimentación. La presencia de meconio en el líquido amniótico durante el trabajo del parto
puede ser indicativa de sufrimiento fetal.
**MEDI-** Prefijo que significa «medio»: medicinérea, medio-
tarsal.
**MEDIO** (mean) **1.** Que ocupa una posición intermedia entre dos extremos de un conjunto de valores o datos.
**2.** Media aritmética: Valor que se obtiene dividiendo el
total de un conjunto de valores por su número. **3.** Media
geométrica: Cifra que se encuentra entre el primero y el
último de un conjunto de valores organizados en progresión geométrica.
**MEDIAL** (medial) **1.** Situado u orientado hacia la línea
media del cuerpo. **2.** Perteneciente a la túnica media
de la pared de un vaso sanguíneo. Denominada también
**mesial.**
**MEDIANA ANTEBRAQUIAL, VENA** (median antebrachial vein)Una de las venas superficiales de la extremidad superior que drena el plexo venoso de la superficie
palmar de la mano. Asciende por la cara cubital del antebrazo y al final de su trayecto se une a la vena cubital
interna. En muchas personas se divide en dos vasos, uno
que se une a la vena basílica y otro a la vena cefálica en
situación distal al codo. Una de las venas del complejo
cubital interno suele anastomosarse con las venas profundas del antebrazo. La anastomosis mantiene fija la vena
superficial y constituye un punto muy práctico para realizar venopunciones. Consultar las voces **basílica, vena;
cefálica, vena; digital dorsal, vena.**
**MEDIANO, NERVIO** (median nerve)Una de las ramas
terminales del plexo braquial que se extiende a lo largo
de las porciones radiales del antebrazo y la mano e inerva diversos músculos y la piel de esas regiones. Se origina en el plexo braquial mediante dos grandes raíces, una
del cordón externo y otra del medio. Estas raíces se unen
para formar el tronco del nervio mediano que discurre
por toda la longitud del brazo acompañando a la arteria

braquial. En el antebrazo se introduce entre las dos cabezas del músculo pronador redondo y atraviesa el ligamento anular anterior del carpo en la palma de la mano,
donde sólo está cubierto por la piel y la aponeurosis palmar. Al abandonar el ligamento aumenta de grosor y se
aplana, dividiéndose en varias ramas digitales y musculares. Por lo general no da ninguna rama por encima del
codo pero, en algunas personas, el nervio del músculo
pronador redondo se origina a ese nivel. Da algunas ramas articulares hacia la articulación del codo y otras musculares hacia el antebrazo además del nervio interóseo
anterior, la rama plamar, la rama muscular de la mano,
los nervios digitales palmares primero, segundo y tercero y los nervios propios de los dedos. Consultar las voces **musculo-cutáneo, nervio; radial, nervio; cubital,
nervio.**
**MEDIASTÍNICO ANTERIOR, GANGLIO** (anterior mediastinal node)Componente ganglionar de uno de los tres
grupos de ganglios viscerales del sistema linfático del tórax, que drena la linfa procedente de los ganglios del
timo, pericardio y esternón. Se encuentran situados por
delante de los troncos venosos braquicefálicos y de los
troncos arteriales procedentes del cayado de la aorta. Los
vasos eferentes de los ganglios forman los troncos bron-
comediastínicos derecho e izquierdo. Consultar la voz **mediastínico posterior, ganglio.** V. también **linfa; linfático,
sistema; linfáticos, ganglios.**
**MEDIASTÍNICO POSTERIOR, GANGLIO** (posterior mediastinal node)Perteneciente a uno de los tres grupos de
ganglios viscerales torácicos comunicados con la porción
del sistema linfático encargada del territorio del esófago, el pericardio, el diafragma y la superficie convexa del
hígado. La mayoría de los vasos eferentes de los ganglios
mediastínicos posteriores desembocan en el conducto torácico pero algunos se unen a los ganglios traqueobronquiales.
**MEDIASTINO** (mediastinum)Porción de la cavidadd torácica en la mitad del tórax entre los sacos pleurales que
contiene los pulmones. Se extiende desde el esternón hasta la columna vertebral y contiene todas las vísceras torácicas excepto los pulmones. Se encuentra incluido en
una gruesa extensión de la fascia subserosa torácica y está
dividido en una posción craneal y otra caudal por un plano que se extiende desde el ánguno external hasta el borde caudal de la cuarta vértebra torácica. La porción
caudal se divide en el mediastino anterior, por delante
del pericardio, el mediastino medio, que contiene el pericardio y el mediastino posterior por detrás del mismo.
**MEDIASTINO ANTERIOR** (anterior mediastinum)Parte
caudal del mediastino, situada en el centro del tórax, limitada anteriormente por el esternón y parte de las costillas desde la cuarta hasta la séptima y posteriormente
por el pericardio parietal, que se prolonga hacia abajo
hasta el diafragma. Contiene algunos ganglios linfáticos
y vasos y una delgada capa de fascia subserosa, separada de la fascia endotorácica por una hendidura aponeurótica. Consultar las voces **mediastino medio; mediastino
posterior; mediastino superior.**
**MEDIASTINO MEDIO** (middle mediastinum)Porción más
amplia del mediastino que contiene el corazón, la aorta

**Localización común de los tumores y quistes mediastínicos.**

| Mediastino anterior | Mediastino superior | Mediastino posterior | Mediastino medio |
|---|---|---|---|
| Timoma | Timoma | Tumor neurógeno | Quiste pericárdico |
| Teratodermoide | Linfoma | Quiste entérico | Quiste broncógeno |
| Carcinoma | Adenoma tiroideo | | Linfoma |
| Linfangioma | Adenoma paratiroideo | | |
| Hemangioma | | | |
| Lipoma | | | |

ascendente, la mitad inferior de la vena cava superior, el tronco pulmonar y los nervios frénicos. Es una de las tres porciones caudales del mediastino. Consultar las voces **mediastino anterior; mediastino posterior; mediastino superior.**

**MEDIASTINO POSTERIOR** (*posterior mediastinum*) Porción caudal de forma irregular del mediastino, paralela a la columna vertebral. Limitada por delante con el pericardio, por debajo con el diafragma, por detrás con la columna vertebral desde la cuarta a la doceava vértebra torácica y a los lados con las pleuras mediastínicas. Contiene la bifurcación de la tráquea, los dos bronquios principales, el esófago, el conducto torácico, numerosos ganglios linfáticos grandes y varios vasos como la porción torácica del arco aórtico. Consultar también las voces **mediastino anterior, mediastino medio; mediastino superior.**

**MEDIASTINO SUPERIOR** (*superior mediastinum*) Porción craneal del mediastino en la mitad del tórax que contiene la tráquea, el arco aórtico y el origen de los músculos esternohioideo y esternotiroideo. El mediastino superior está limitado por la apertura superior del tórax, el plano del límite superior del pericardio, el manubrio esternal, las cuatro vértebras torácicas superiores y, lateralmente por el cara mediastínica de las pleuras parietales. Consultar las voces **mediastino anterior; mediastino medio; mediastino posterior.**

**MEDICACIÓN** (*medication*) **1.** Fármaco u otra sustancia que se utiliza como medicina. **2.** Administración de una medicina.

**MEDICACIÓN POR INSTILACIÓN RECTAL** (*rectal instillation medication*) Instilación de supositorios, cremas o geles medicamentosos en el recto. Algunas enfermedades tratadas por este método son el estreñimiento, el prurito anal y las hemorroides. El enfermo se encuentra en decúbito lateral, con la pierna inferior extendida y la superior flexionada. La enfermera o el médico desenvuelven el supositorio y, con un guante elevan la nalga superior, exponiendo el ano. El supositorio puede estar autolubricado, y si no lo está, conviene hacerlo con un lubricante hidrosoluble. Entonces se inserta suavemente en el esfínter anal. Ocasionalmente, también se administran fármacos mediante un enema medicamentoso. V. también **enema.**

**MEDICACIÓN PREANESTÉSICA** (*premedication*) **1.** Sedantes, tranquilizantes, hipnóticos o anticolinérgicos que se administran antes de la anestesia. Los más usados son el pentobarbital, el secobarbital, el fenobarbital, la morfina, la esopolamina y la atropina. La elección depen-

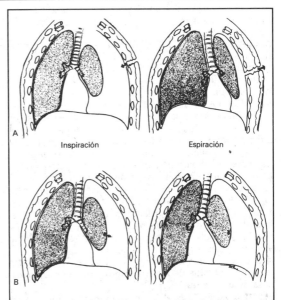

**MEDIASTINO. Funcionalismo atípico del mediastino durante los movimientos de inspiración y espiración en caso de (A) abertura pleurocutánea: el mediastino se aleja del hemitórax afectado durante la inspiración y se acerca durante la espiración. En caso de (B) neumotórax a tensión, el volumen de aire que abandona el pulmón afectado durante la inspiración se acumula en el espacio pleural y el mediastino se aleja del lado afectado.**

de de la edad y el estado físico del paciente y de la técnica quirúrgica que se vaya a emplear. **2.** Administración de los fármacos citados.

**MEDICACIÓN SISTÉMICA** (*systemic remedy*) Sustancia medicinal que se administra por vía oral, parenteral o rectal y se absorbe a la circulación general para tratar una alteración de la salud. Muchas medicaciones que se adminsitran local o regionalmente se absorben en mayor o menor medida sistémicamente. La medicación sistémica puede tener varios efectos locales pero lo que se persigue con ella es tratar la totalidad del organismo.

**MEDICINA** (*medicine*) **1.** Fármaco o medicamento para tratar una enfermedad. **2.** Arte y ciencia del diagnóstico, tratamiento y prevención de las enfermedades y del mantenimiento de la salud. **3.** Arte o técnica de tratar enfermedades sin cirugía. La medicina se divide en dos ramas principales: la medicina académica y la clínica.

**MEDICINA COMUNITARIA** *(community medicine)* Rama de la medicina que se ocupa de la salud de los miembros de una comuidad, municipio o región. Su función es el diagnóstico precoz de las enfermedades, el reconocimiento de peligros ambientales y ocupacionales y la prevención de las enfermedades.

**MEDICINA DE URGENCIA** *(emergency medicine)* Rama de la medicina dedicada al diagnóstico y tratamiento de los traumatismos y enfermedades súbitas. Se estabiliza la situación del paciente, que después pasa al cuidado del médico de cabecera o de un especialista. Esta especialidad exige una amplia formación multidisciplinaria, en la fisiología y patología de todos los sistemas corporales.

**MEDICINA EXPERIMENTAL** *(experimental medicine)* Rama de la medicina en que se valoran nuevos fármacos o tratamientos en el laboratorio a fin de comprobar su seguridad y eficacia; se utilizan a tal efecto animales o, en ciertos casos, sujetos humanos.

**MEDICIMA FAMILIAR** *(family-centered care)* **1.** Asistencia sanitaria primaria que incluye la valoración del estado de salud de toda la familia, la identificación de factores potenciales o reales capaces de influir en la salud de sus miembros y la puesta en marcha de las acciones necesarias para mantener o mejorar la salud de la unidad familiar. **2.** Rama de la medicina encargada del diagnóstico y tratamiento de los problemas sanitarios de las personas de cualquier sexo y edad. Los especialistas en medicina de familia se llaman también médicos de cabecera, médicos de familia o, antiguamente, médicos generales y suelen constituir el primer escalón de la asistencia sanitaria, remitiendo los problemas complicados a los especialistas correspondientes. Denominada también **medicina de familia; medicina general; medicina de cabecera.**

**MEDICINA FORENSE** *(forensic medicine)* Rama de la medicina que estudia los aspecto legales de la atención sanitaria.

**MEDICINA INTERNA** *(internal medicine)* Rama de la medicina encargada del estudio de la fisiología y patología de los órganos internos; así como de su diagnóstico y tratamiento.

**MEDICINA PREVENTIVA** *(preventive care)* Forma de atención sanitaria enfocada hacia la prevención de la enfermedad y el mantenimiento de la salud, por medio de diagnóstico precoz, descubrimiento de los individuos de alto riesgo, asesoramiento y otras medidas dirigidas a evitar la enfermedad. Algunos ejemplos de medicina preventiva son las pruebas de screening, la educación sanitaria y las campañas de Vacunación.

**MEDICINA PSICOSOMÁTICA** *(psychosomatic medicine)* Rama de la medicina que se ocupa de las interrelaciones entre las reacciones mentales y emocionales y los procesos somáticos, en particular la forma en que los conflictos intrapsíquicos influyen en los síntomas físicos. Mantiene que el cuerpo y la mente son una entidad inseparable, y que en el estudio y tratamiento de las enfermedades es necesario utilizar técnicas tanto fisiológicas como psicológicas.

**MEDICINA SOCIAL** *(social medicine)* Abordaje de la prevención y tratamiento de las enfermedades que se basa en la valoración de factores tales como herencia, ambiente, estructuras sociales y valores culturales.

**MEDICINA TORÁCICA** *(thoracic medicine)* Rama de la medicina encargada del diagnóstico y tratamiento de los procesos concernientes a los órganos y estructuras del tórax, especialmetne los pulmones.

**MEDICINA, TRATAMIENTO** *(medicinal treatment)* Terapéutica de algunas enfermedades que se basa fundamentalmente en la administración de agentes farmacológicos.

**MEDICIÓN** *(measurement)* Determinación expresada numéricamente de la extensión o cantidad de una sustancia, energía o tiempo.

**MÉDICO** *(physician)* Profesional de la salud que ha alcanzado el grado de licenciado en medicina y cirugía tras completar el plan de estudios específicos de una facultad de medicina.

**MÉDICO DE CABECERA** *(primary physician)* **1.** Médico que suele atender a una persona determinada; es el médico que ve primero al paciente cada vez que éste tiene un problema de salud. **2.** Médico de familia o médico general. V. también **medicina familiar.**

**MEDIO** *(medium)* **1.** Sustancia a través de la cual algo se

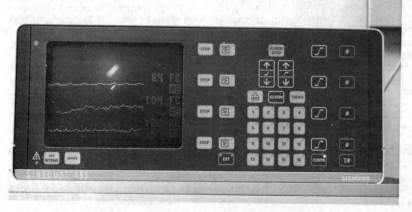

MEDICINA DE URGENCIA. La aplicación de la moderna tecnología electrónica ha supuesto avances definitivos para la medicina de urgencia. En la foto, monitor de control cardiaco.

desplaza o actúa. Un medio de contraste es una sustancia que posee distinta densidad que los tejidos corporales, lo que permite la comparación visual de determinadas estructuras cuando se emplea con técnicas de representación de imagen como la radiología. Un medio de cultivo es una sustancia que constituye un ambiente nutritivo para el crecimiento de microorganimos o células. Un medio de dispersión es la sustancia en que se dispersa un coloide. Un medio refractario es, en el organismo humano, el conjunto de tejidos y líquidos transparentes del ojo que permiten la refracción de la luz. **2.** Entorno, atmósfera o contexto. Entre los tipos de medios figuran el **medio externo** y el **medio interno**.

**MEDIO DE CONTRASTE RADIACTIVO** (*radioactive contrast media*) Solución o coloide que contiene materiales de número atómico elevado, y que se utilizan para la visualización de tejidos blandos en la radiología disgnóstica. Los radiofármacos de aplicación disgnóstica indican su situación en el organismo por la emisión de radiación g.

**MEDIO EXTERNO** (*milieu extérieur*) Ambiente externo o físico de un organismo que incluyendo el contexto social, especialmente el hogar, el colegio y las instalaciones recreativas que juegan un papel dominante en el desarrollo de la personalidad.

**MEDIO INTERNO** (*milieu intérieur*) Según un concepto básico en fisiología propuesto por Claude Bernard, los organismos pluricelulares existen en un medio interno o acuoso compuesto de sangre, linfa y líquido intersticial, que baña todas las células y proporciona el terreno para el intercambio de nutrientes y material de desecho. Todos los procesos fundamentales necesarios para el mantenimiento y la vida de los tejidos dependen de la estabilidad y el equilibrio de este medio.

**MEDIO REFRACTANTE** (*refracting medium*) V. **medio**.

**MEDIOCLAVICULAR, LÍNEA** (*midclavicular line*) (Anatomía). Línea imaginaria que se extiende por el tronco hacia abajo desde el punto medio de la clavícula, dividiendo en dos partes cada lado de la pared anterior del tórax. La línea medioclavicular izquierda es un marcador importante para describir la localización de diversos fenómenos cardiacos entre los cuales se incluye el punto de impulso máximo.

**MEDITACIÓN** (*meditation*) Estado de consciencia en el que el individuo elimina la atención hacia los estímulos ambientales de forma que la mente se centra solamente en una cosa, generando un estado de relajación y alivio del estrés.

**MEDITERRÁNEA, FIEBRE** (*Mediterranean fever*) V. **brucelosis**.

**MEDLARS** (*MEDLARS*) Abreviatura del Medical Literature Analysis and Retrieval System, servicio informatizado de recuperación de literatura de la National Library of Medicine en Bethesda, Maryland. Las referencias se encuentran en 15 bases de datos, como MEDLINE, TOXLINE, CHEMLINE, RTECS, CANCERLIT y EPIPEPSYLINE.

**MEDLINE** (*MEDLINE*) Base de datos de la National Library of Medicine, con aproximadamente 600.000 referencias de artículos de las revistas que se publican en la actualidad y en los dos años anteriores.

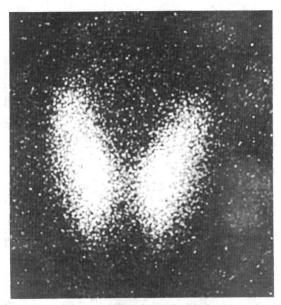

MEDIO DE CONTRASTE RADIACTIVO. Radiación gamma registrada por gammacámara de una tiroides normal en el curso de una gammagrafía tiroidea.

**MEDRISONA** (*medrysone*) Glucocorticoide oftálmico. INDICACIONES: Tratamiento de diversas enfermedades inflamatorias del ojo.
CONTRAINDICACIONES: Infecciones víricas, fúngicas o tuberculosas del ojo o hipersensibilidad conocida a este fármaco.
EFECTOS SECUNDARIOS: Los más graves son agravación del glaucoma, lesión del nervio óptico y exacerbación de infecciones víricas o fúngicas del ojo.

**MADROXIPROGESTERONA, ACETATO DE** (*madroxyprogesterone acetate*) Progestina.
INDICACIÓN: Tratamiento de los trastornos menstruales debidos a desequilibrio hormonal.
CONTRAINDICACIONES: Embarazo conocido o sospechado, tromboflebitis, embolismo, accidentes cerebrovasculares, disfunción hepática, cáncer de mama o genitales, hemorragias vaginales anormales, abortos diferidos o hipersensibilidad conocida a este fármaco.
EFECTOS SECUNDARIOS: Los más graves son tromboflebitis, embolismo pulmonar, accidentes cerebrovasculares, hepatitis y trombosis cerebral.

**MEDULA** (*medulla*) **1.** Porción más interna de una estructura u órgano, como la medula espinal. **2.** V. **medula ósea**.

**MEDULA AMARILLA** (*yellow marrow*) V. **medula ósea**.

**MEDULA ESPINAL** (*spinal cord*) Estructura larga, casi cilíndrica, que se aloja en el canal vertebral y se extiende desde el foramen magno de la base del cráneo hasta la parte superior de la región lumbar. Constituye un componente fundamental del sistema nervioso central y tiene un diámetro de aproximadamente 1 cm, una longitud media de 42 a 45 cm y un peso de 30 g. Conduce impul-

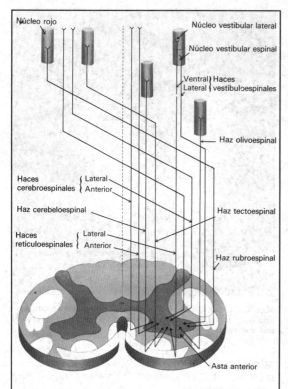

Núcleo rojo

Núcleo vestibular lateral

Núcleo vestibular espinal

Ventral ⎫ Haces
Lateral ⎬ vestibuloespinales

Haz olivoespinal

Haces
cerebroespinales ⎨ Lateral
Anterior

Haz cerebeloespinal

Haz tectoespinal

Haces
reticuloespinales ⎨ Lateral
Anterior

Haz rubroespinal

Asta anterior

**MEDULA ESPINAL. Localización en el asta anterior de la medula espinal de distintas estructuras nerviosas que ejercen influencia combinada sobre la actividad motora y su correspondencia con los núcleos cerebrales.**

sos sensoriales y motores en dirección al cerebro y procedentes del mismo y controla un gran número de reflejos. En ella se originan 31 pares de nervios espinales: 8 cervicales, 12 torácicos, 5 lumbares, 5 sacros y 1 coxígeo. Tiene un núcleo interno de materia gris constituido especialmente por células nerviosas y va envuelta en tres membranas protectoras o meninges: la duramadre, la aracnoides y la piamadre. La medula espinal es una prolongación del tronco del encéfalo y termina caudalmente entre la decimosegunda vértebra torácica y la tercera lumbar, casi siempre cerca del disco que separa la primera y la segunda vértebras lumbares. Hasta el tercer mes de vida fetal, la medula ocupa toda la longitud del canal vertebral y posteriormente éste se alarga más de prisa que aquélla. Alrededor del sexto mes fetal, el extremo caudal de la medula sólo llega hasta la parte superior del sacro y en el momento del nacimiento no supera la tercera vértebra lumbar. Como el sistema nervioso central, se origina en el ectodermo y se desarrolla a partir de la porción caudal de la placa neural embrionaria.

**MEDULA ESPINAL, COMPRESIÓN DE LA** (*spinal cord compression*) Trastorno casi siempre grave debido a cualquier agente causal que determine un aumento de pre-

sión sobre la medula espinal. Los síntomas varían desde una sensación temporal de hormigueo en una extremidad hasta una cuadriplejía permanente, según la causa, gravedad y localización de la presión. Los agentes etiológicos más importantes son fracturas vertebrales, luxaciones, tumores, hemorragias y edema. V. también **hernia de disco; espondilolistesis.**

**MEDULA ESPINAL, CONDUCTO CENTRAL DE LA** (*central canal of spinal cord*) Conducto que recorre toda la longitud de la medula espinal y que contiene la mayor parte del líquido cefalorraquídeo del individuo, que por término medio alcanza 140 mililitros. Se encuentra en el centro de la medula, entre las comisuras grises ventral y dorsal, y se extiende en su parte superior hacia el interior del bulbo raquídeo, donde desemboca en el cuarto ventrículo cerebral. La parte inferior del conducto llega hasta el «filum terminale» tras constituir una dilatación triangular, fusiforme, de unos 10 mm de longitud en el cono medular. El líquido cefalorraquídeo fluye hacia el canal desde el cuarto ventrículo cerebral y hacia el espacio subaracnoideo que rodea la medula espinal y el cerebro. Cuando se produce una hemorragia subaracnoidea pueden formarse coágulos sanguíneos que bloquean el drenaje del líquido cefalorraquídeo desde el espacio subaracnoideo. La punción lumbar, que se realiza casi siempre para obtener muestras de líquido cefalorraquídeo con fines diagnósticos, consiste en extraer líquido del espacio subaracnoideo que rodea la medula espinal y no del conducto central. V. también **punción lumbar.**

**MEDULA ESPINAL, LESIÓN DE LA** (*spinal cord injury*) Cualquier agresión traumática de la medula espinal que suele acompañarse de una afectación musculoesquelética importante. Las lesiones más frecuentes de la medula espinal se deben a fracturas y luxaciones vertebrales que suelen producirse en accidentes de tráfico u otros impactos violentos. Estos traumatismos pueden determinar distintos grados de paraplejía y cuadriplejía. Las lesiones de las estructuras espinales por debajo de la primera vértebra torácica pueden producir paraplejía, y por encima de ella, cuadriplejía. Cuando la medula espinal sufre una transección completa, se produce una pérdida permanente de las funciones motoras y sensoriales activadas por las neuronas situadas por debajo del nivel de lesión. Las lesiones medulares producen un estado de shock espinal caracterizado por parálisis fláccida y pérdida completa de las sensaciones cutáneas en el momento del traumatismo. Al cabo de unas cuatro semanas los músculos afectados presentan espasticidad y las sensaciones cutáneas se recuperan algo. Las pérdidas motoras y sensoriales que se mantienen al cabo de algunas semanas después de la lesión suelen ser ya permanentes. Estos pacientes presentan complicaciones musculoesqueléticas y es fundamental evitar la aparición de úlcera de decúbito y tratar si es preciso la pérdida del control de los esfínteres vesical y anal. Por otra parte, el tratamiento de estos enfermos es muy variable e incluye ejercicios ortopédicos, técnicas ambulatorias y psicoterapia.

**MEDULA ESPINAL, TUMOR DE LA** (*spinal cord tumor*) Neoplasia medular que en un 50 % es de localización extramedular, en un 25 % intramedular y en el resto extradural. Los síntomas suelen desarrollarse lentamente y pueden progresar desde una parestesia unilateral, un dolor sordo o lacinante, la debilidad de una o las dos piernas con pérdida de los reflejos tendinosos profundos y en los casos avanzados monoplejía, hemiplejía o paraplejía. A veces, se altera la función del sistema nervioso autónomo, produciendo sequedad, frialdad y un color azulado de la piel de las extremidades inferiores, que a veces muestran una sudoración profusa. El diagnóstico se hace por técnicas radiográficas y mielográficas. Aproximadamente un 30 % de los tumores medulares son meningiomas circunscritos y encapsulados y el 25 % schwannomas que suelen asentar en la región torácica. Alrededor de un 20 % son gliomas y el resto lipomas congénitos, tumores epidermoides y lesiones metastáticas. La dura es resistente a la invasión, pero un gran número de tumores extradurales son lesiones metastáticas de cánceres primarios de la próstata, el pulmón, la mama, el tiroides y el conducto gastrointestinal. La mayoría de los tumores extradurales, extramedulares y no metastáticos se extirpan quirúrgicamente, mientras que los intramedulares se enuclean cuando es posible. Los inoperables se tratan con radioterapia y quimioterapia. Estos pueden originarse a cualquier edad pero aparecen con mayor frecuencia en la primera década de la vida con una proporción de 1 a 4 con respecto a las neoplasias cerebrales.

**MEDULA ÓSEA** *(bone marrow)* Sustancia blanda especializada que rellena los espacios del hueso esponjoso de las epífisis La **medula amarilla,** grasa, se encuentra en el hueso compacto de la mayoría de las epífisis del adulto, mientras que la **medula roja** se encuentra en muchos huesos del lactante y del niño y en el tejido óseo esponjoso de las epífisis proximales del húmero y fémur, en el esternón, costillas y cuerpos vertebrales en el adulto. Está formada por tejido mieloide y es esencial para la fabricación y maduración de las células sanguíneas. V. **hematopoyesis.**

**MEDULA ROJA** *(red marrow)* Sustancia vascular roja formada por tejido conectivo y vasos sanguíneos que contienen eritrocitos primitivos, macrófagos, megacariocitos y células grasas. Se encuentra en las cavidades de un gran número de huesos, incluyendo los cortos y planos, los cuerpos vertebrales, el esternón, las costillas y los extremos articulares de los huesos largos. La medula roja elabora y libera leucocitos y eritrocitos a la corriente sanguínea. Consultar la voz **medula amarilla.**

**MEDULAR** *(medullary)* **1.** Perteneciente o relativo a la medula espinal. **2.** Perteneciente o relativo a la medula ósea.

**MEDULOBLASTOMA** *(medulloblastoma)* Neoplasia maligna escasamente diferenciada compuesta por células muy apretadas de origen espongioblástico y neuroblástico. Este tumor suele originarse en el cerebelo, aparece con máxima frecuencia entre los 5 y los 9 años de edad y su incidencia es mayor en niños. Aunque los meduloblastomas son extraordinariamente radiosensibles, su crecimiento es rápido y esa modalidad terapéutica sólo prolonga la vida del paciente durante uno o dos años.

**MEDULOEPITELIOMA** *(medullepithelioma)* V. **neurocitoma.**

**MEDUSA, PICADURA DE** *(jellyfish sting)* Herida causada por contacto cutáneo con una medusa, animal marino con cuerpo en forma de campana y numeros y largos tentáculos que contienen las estructuras irritantes. En la mayoría de los casos se produce una roncha roja y blanda sobre la zona de piel afecta. En algunos casos, dependiendo de la sensibilidad del sujeto y de la especie de medusa, se pueden producir dolor intenso localizado, náuseas, mareo, abundante lagrimeo, rinorrea, espasmo muscular, transpiración y disnea. El tratamiento comprende la extracción cuidadosa de los tentáculos y la aplicación de una compresa de alcohol, amoníaco o solución de Dakin. Se puede administrar gluconato cálcico para controlar el espasmo muscular.

**MEFENÁMICO, ÁCIDO** *(mefenamic acid)* Agente antiinflamatorio no esteroideo y analgésico.
INDICACIONES: Tratamiento del dolor leve o moderado.
CONTRAINDICACIONES: Úlceras o inflamaciones gastrointestinales, trastornos de la función renal o hipersensibilidad conocida a este fármaco. Debe utilizarse con precaución en los pacientes asmáticos.
EFECTOS SECUNDARIOS: Los más frecuentes son dispepsia y diarrea. Ocasionalmente se producen otros síntomas gastrointestinales, vértigo, adormecimiento o erupciones cutáneas. En casos raros aparecen discrasias sanguíneas graves.

**MEFENESINA** *(mephenesin)* Relajante de la musculatura esquelética.
INDICACIONES: Alivio del espasmo muscular.
CONTRAINDICACIONES: No existen contraindicaciones conocidas.
EFECTOS SECUNDARIOS: Nistagmo vertical, diplopía, lasitud y astenia. La administración del fármaco después de las comidas o junto con leche o zumo de fruta puede evitar los problemas gastrointestinales, como las náuseas y los vómitos.

**MEFENITOÍNA** *(mephenytoin)* Fármaco anticonvulsivante.
INDICACIONES: Control de las convulsiones en la epilepsia cuando no son eficaces los fármacos menos tóxicos.
CONTRAINDICACIONES: No suele recomendarse durante el embarazo. Hipersensibilidad conocida al fármaco o a cualquier hidantoína.
EFECTOS SECUNDARIOS: Exantema morbiliforme, fiebre, hepatotoxicidad y diversas discrasias hematológicas. La alta incidencia de efectos secundarios limita la utilidad de este medicamento.

**MEFLOQUINA** *(mefloquine)* Fármaco antipalúdico eficaz en la profilaxis y tratamiento de las formas falciparum y vivax resistentes a la cloroquina.

**MEFOBARBITAL** *(mephobarbital)* Fármaco anticonvulsivo y sedante.
INDICACIONES: Tratamiento de la ansiedad, tensión nerviosa, insomnio y epilepsia.
CONTRAINDICACIONES: Porfiria e hipersensibilidad conocida al fármaco o a los barbitúricos.
EFECTOS SECUNDARIOS: Dependencia, deficiencia de vitamina D, excitación paradójica, exantema cutáneo y trastornos gastrointestinales.

**MEGA-, MEGALO-, MEGO-** Prefijos que significan

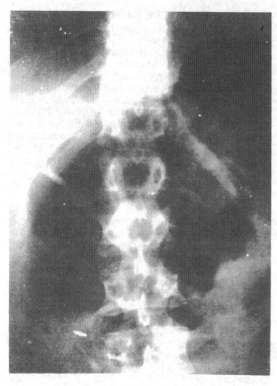

**MEGACOLON.** Radiografía abdominal de un paciente con un cuadro de megacolon tóxico, con distensión masiva del colon derecho por aire. Para esta enfermedad, se considera que una distensión del ciego superior a 14 cm. es indicadora de perforación inminente.

«grande o gigante»: *megacardio, megacoco.*

**MEGALOCITO** *(megalocyte)* Hematíe de tamaño superior al normal, cuyo diámetro alcanza 15-16 $\mu$, con elevado contenido de hemoglobina, que aparece en ciertos procesos patológicos. También denominado **macrocito.**

**MEGACARIOCITO** *(megacaryocyte)* Célula extraordinariamente grande de la medula ósea que mide entre 35 y 160 $\mu$ de diámetro y posee un núcleo multilobulado. Los megacariocitos son esenciales para la producción y proliferación de plaquetas en la medula ósea y normalmente no aparecen en la sangre circulante. V. también **plaqueta.**

**MEGACOLON** *(megacolon)* Dilatación masiva del colon que puede ser de naturaleza congénita o adquirida. El **megacolon congénito** (enfermedad de Hirschsprung) se debe a la ausencia de ganglios autónomos en la pared del músculo liso del colon. El megacolon tóxico es una grave complicación de la colitis ulcerosa y puede dar lugar a perforación del colon, septicemia y muerte. Las formas tóxica y congénita del megacolon suelen tratarse quirúrgicamente. El megacolon adquirido se debe al rechazo crónico de la defecación, típico en los niños psicóticos o afectos de retraso mental. El colon se dilata por el acúmulo de heces impactadas. Esta forma de megacolon se trata con laxantes, enemas y tratamiento psiquiátrico. V. también **Hirschsprung, enfermedad de.**

**MEGACOLON CONGÉNITO** *(congenital megacolon)* V. **Hirschsprung, enfermedad de.**

**MEGADACTILIA** *(megadactily)* Dedos grandes por malformación congénita o por acromegalia. Puede presentarse en los dedos de las manos o de los pies. También denominada **macrodactilia.**

**MEGADOSIS** *(megadose)* Dosis que supera con creces la normalmente prescrita o recomendada.

**MEGAESÓFAGO** *(megaesophagus)* Dilatación anómala de los segmentos inferiores del esófago por distensión debida a la falta de relajación del esfínter cardial, que impide el paso de los alimentos al estómago. V. también **acalasia.**

**MEGALENCEFALIA** *(megalencephaly)* Trastorno caracterizado por un crecimiento patológico del cerebro. En algunos casos la hiperplasia cerebral generalizada se asocia con retraso mental o algún trastorno funcional del cerebro, como la epilepsia. Denominada también **macroencefalia; macroencefálico.**

**-MEGALIA** *(-megaly)* Sufijo que significa «ensanchamiento de una parte del cuerpo»: *cardiomegalia, dactilomegalia, gastromegalia.*

**MEGALOBLASTO** *(megaloblast)* Eritrocito inmaduro, nucleado y de gran tamaño que se acumula en la medula ósea y aparece en la sangre circulante en muchas anemias debidas a deficiencia de vitamina $B_{12}$, ácido fólico o factor intrínseco.

**MEGALOCEFALIA** *(megalocephaly)* V. **macrocefalia.**

**MEGALOMANÍA** *(megalomania)* Trastorno mental caracterizado por delirios de grandeza según los cuales el paciente se considera una persona de gran importancia, poder, fama o riqueza. V. también **manía.**

**MEGALOURÉTER** *(megaloureter)* Trastorno caracterizado por una gran dilatación de uno o de los dos uréteres debida a una alteración del peristaltismo del músculo liso. El tratamiento puede realizarse mediante resección quirúrgica.

**MEGAVEJIGA** *(megalocystis)* Trastorno que se da sobre todo en niñas y se caracteriza por un aumento de tamaño de la vejiga urinaria con adelgazamiento de su pared. La reducción del tamaño de la vejiga o la desviación del flujo de orina a través del íleon son dos formas de corregir este trastorno que pueden realizarse quirúrgicamente.

**MEGESTROL, ACETATO DE** *(megestrol acetate)* Agente progestacional antineoplásico.

INDICACIONES: Tratamiento del cáncer de endometrio y, como aplicación más frecuente, terapéutica paliativa del cáncer avanzado de endometrio y mama.

CONTRAINDICACIONES: Hipersensibilidad a este fármaco.

EFECTOS SECUNDARIOS: No se conocen reacciones adversas graves.

**MEIBOMIO, GLÁNDULA DE** *(Meibomian gland)* Cualquiera de las distintas glándulas sebáceas que secretan sebo y se localizan en el margen posterior de ambos párpados. Están incluidas en la lámina tarsal palpebral. Denominada también **tarsal, glándula; palpebral, glándula.**

**MEIBOMIO, QUISTE DE** *(Meibomian cyst)* V. **chalación.**

**MEIGS, SÍNDROME DE** *(Meigs' syndrome)* Ascitis e hidrotórax asociados con fibroma ovárico u otro tumor pélvico.

**MEIOCITO** *(meiocyte)* Cualquier célula que esté expe-, rimentando meiosis.

**MEIOGÉNICO** *(meiogenic)* Productor o causante de meiosis.

**MEIOSIS** *(meiosis)* División de una célula sexual en su proceso de maduración para dar lugar primero a dos y después a cuatro gametos, cada uno de cuyos núcleos reciben la mitad del número de cromosomas presentes en las células somáticas de la especie. Denominada también **división meiótica.**

**MEISSNER, CORPÚSCULO DE** *(Meissner's corpuscle)* V. **táctil, corpúsculo.**

**MEISSNER, CORPÚSCULO TÁCTIL DE** *(tactile corpuscle of Meissner)* V. **Wagner-Meissner, corpúsculo de.**

**MEJILLA** *(cheek)* Prominencia carnosa situada a ambos lados de la cara entre el ojo, la mandíbula, la nariz y la boca.

**MELANCOLÍA** *(melancholia)* **1.** Tristeza extrema. **2.** Obsoleto, el principal trastorno afectivo depresivo.

**MELANCOLÍA INVOLUTIVA** *(involutional melancholia)* Estado depresivo que sucede durante el climaterio. El trastorno comienza gradualmente y se caracteriza por pesimismo, irritabilidad, insomnio, pérdida de apetito, ansiedad y aumento de la actividad motora que oscila entre simple intranquilidad y agitación extrema. En las raras ocasiones en las que es necesario tratamiento se pueden emplear antidepresivos, terapéutica electroconvulsiva y diferentes formas de psicoterapia. V. también **depresión.**

**MELANINA** *(melanin)* Pigmento negro o marrón oscuro que se produce de forma natural en el cabello, piel, iris y coroides ocular. V. también **melanocito.**

**MELANO-** Prefijo que significa «negro»: *melanodermia, melanoleucoderma, melanóforo.*

**MELANOCITO** *(melanocyte)* Célula capaz de producir melanina. Los melanocitos se distribuyen en la capa basal de la epidermis y forman el pigmento melanina a partir del aminoácido tiroxina. Seguidamente los gránulos de melanina son transferidos a las células basales adyacentes y al cabello. La hormona estimulante de los melanocitos originada en la hipófisis controla la cantidad de melanina producida.

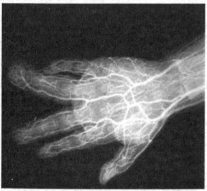
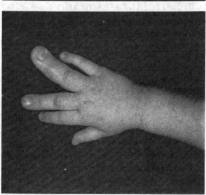

MEGADACTILIA. Fotografía y arteriografía correspondientes a un mismo caso de megadactilia por malformación congénita, con exagerado crecimiento del dedo anular de la mano derecha. Este tipo de malformaciones pueden afectar también a los dedos de los pies.

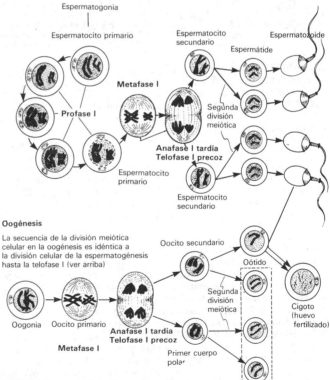

MEIOSIS. Esquema de las divisiones meióticas en la oogénesis y en las espermatogénesis, con indicación del proceso y de las fases de maduración hasta la génesis del óvulo maduro y de los **espermatozoides** respectivamente. Nótese que a dos divisiones celulares sucesivas, corresponde sólo una de los cromosomas. Se atribuye a la meiosis, en efecto, la función de mantener constante el número de cromosomas en las especies.

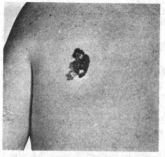

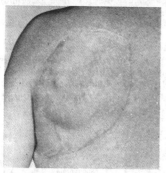

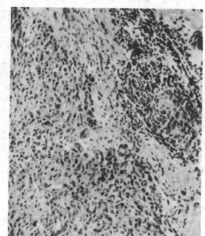

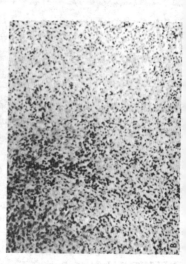

**MELANOMA.** Fotografías de la izquierda: extirpación de un melanoma junto a una amplia zona de piel circundante, con reconstrucción a través de injertos de grosor parcial tomados de la piel de la nalga y el muslo. La fotografía interior fue hecha dos años después de la operación. Encima de estas líneas, inmunoterapia por tratamiento con BCG de melanoma maligno. En la primera fotografía hay ausencia de linfocitos y monocitos entre las células tumorales de las metástasis subcutáneas, mientras que en la segunda se observa una intensa infiltración después de seis semanas de tratamiento con inyecciones de BCG en otros nódulos de melanoma.

**MELANODERMIA** *(melanoderma)* Oscurecimiento anómalo de la piel producido por un aumento de los depósitos de melanina o sales de hierro o plata.

**MELANOMA** *(melanoma)* Tumor perteneciente a un grupo de neoplasias malignas que asientan preferentemente en la piel, y que están compuestas por melanocitos. La mayoría de los melanomas se desarrollan a partir de un nevus pigmentado en un período de varios meses o años y son mucho más frecuentes en personas de piel poco pigmentada y ojos claros. Siempre que se observe una mancha negra o marrón con un contorno irregular, salida del pigmento en forma de radiaciones fuera de los límites de la lesión, una tonalidad roja, negra y azulada cuando se observa de cerca o una superficie nodular, hay que pensar en el posible diagnóstico de melanoma y realizar una biopsia. El pronóstico depende del tipo de melanoma, su tamaño y profundidad, su localización y la edad y estado del paciente. Entre los distintos tipos de melanoma destacan el **melanoma amelanótico**, el **melanoma cutáneo primario**, el **melanoma diseminado superficial**, el **melanoma juvenil benigno**, el **melanoma lentigo maligno**, el **melanoma nodular** y el **melanoma no pigmentado**.

**MELANOMA COROIDEO MALIGNO** *(choroidal malignant melanoma)* Tumor de la capa coroides que crece en el humor vítreo y provoca el desprendimiento y degeneración de la retina suprayacente. Tiene una forma típica de montículo o champiñón y puede romper la esclera y encontrarse debajo de la conjuntiva.

**MELANOMA CUTÁNEO PRIMARIO** *(primary cutaneous melanoma)* Melanoma primario de la piel.

**MELANOMA JUVENIL BENIGNO** *(benign juvenile melanoma)* Pápula benigna de color rosado o fucsia, de superficie escamosa y que habitualmente asienta en la mejilla; se produce con mayor frecuencia en niños entre los 9 y los 13 años de edad, y puede confundirse con un melanoma maligno. También llamado **Spitz, nevus de.**

**MELANOMA NODULAR** *(nodular melanoma)* Melanoma uniformemente pigmentado, habitualmente negruzco y nodular y, en ocasiones, rodeado por un halo irregular de piel pálida no pigmentada. La lesión está siempre elevada y puede tener forma de cúpula o polipoide. Se encuentra con mayor frecuencia en adultos.

**MELANOMA SUPERFICIAL DISEMINADO** *(superficial spreading melanoma)* Melanoma que crece hacia fuera extendiéndose en la superficie del órgano o tejido afectado y se localiza con mayor frecuencia en la mujer en torno a la menopausia. Se trata de una lesión elevada, palpable, por lo general pigmentada de forma poco uniforme y que posee un contorno irregular poco delimitado.

**MELANOSIS PUSTULAR NEONATAL** *(neonatal pustular melanosis)* Alteración cutánea transitoria propia del recién nacido, caracterizada por la presencia de vesículas que evolucionan a pústulas. Las lesiones contienen neutrófilos y en menor grado eosinófilos, como en el eritema tóxico del neonato. Desaparece en el plazo de 72 horas, dejando unas manchas oscuras que van desapareciendo gradualmente antes de los tres meses de edad.

**MELANOTRIQUIA LINGUAL** *(melanotrichia linguae)* V. **glositis parasitaria.**

**MELASMA** *(melasma)* V. **cloasma.**

**MELATONINA** *(melatonin)* La única hormona secretada en la corriente sanguínea por la glándula pineal. Tiene un ritmo diurno muy marcado, de forma que sus niveles sanguíneos son varias veces superiores por la noche que durante el día. Esta hormona parece inhibir numerosas funciones endocrinas, como las de las hormonas gonadotropas, y disminuir la pigmentación de la piel. Administrada en inyección, la melatonina exógena produce adormecimiento. Cuando la glándula pineal se destruye o se lesiona por calcificación o formación tumoral su secreción disminuye. Cuando esta disminución es intensa se produce pubertad precoz especialmente en varones, diabetes insípida, hipogonadismo y atrofia óptica.

**MELENA** *(melena)* Heces anormales de color negro y muy adherentes que contiene sangre degradada y alterada. Por lo general se deben a una hemorragia en el conducto gastrointestinal superior y suelen ser un signo de úlcera péptica o de enfermedad del intestino delgado. V. también **hemorragia gastrointestinal.**

**MELFALAN** *(melphalan)* Agente alquilante antineoplásico.
INDICACIONES: Tratamiento de algunas enfermedades neoplásicas malignas como el mieloma múltiple.
CONTRAINDICACIONES: Embarazo, exposición reciente a otras medicaciones antineoplásicas o radiaciones e hipersensibilidad conocida a este fármaco.
EFECTOS SECUNDARIOS: Los más graves son depresión de la medula ósea, náuseas y vómitos.

**MELIOIDOSIS** *(melioidosis)* Infección rara del hombre producida por el bacilo gramnegativo *Malleomyces pseu-.domallei.* La melioidosis aguda tiene una evolución fulminante y se caracteriza por neumonía, empiema, absceso pulmonar, septicemia y afectación hepática o esplénica. La melioidosis crónica se asocia con osteomielitis, abscesos múltiples en los órganos internos y desarrollo de fístulas en los abscesos. Esta enfermedad se da sobre todo en China y en el sureste asiático y se adquiere por contacto directo con animales infectados. La transmisión directa de una persona a otra es muy rara. El tratamiento a base de cloranfenicol, sulfonamida o tetraciclina durante varios meses suele ser eficaz.

**MELLA** *(nick)* (Genética). Fisura o división en una rama de ADN, que puede hacerse con la enzima desoxirribonucleasa o con bromuro de etilo.

**MEMBRANA** *(membrane)* Capa fina de tejido que recubre una superficie, reviste una cavidad o divide un espacio, como la membrana abdominal que recubre la pared abdominal y la membrana de Descemet situada entre la sustancia propia y el endotelio de la córnea.

**MEMBRANA ALVEOLOCAPILAR** *(alveolo-capillary membrane)* Estructura del tejido pulmonar a través de la cual se produce la difusión de las moléculas de oxígeno y dióxido de carbono durante el proceso de la respiración.

**MEMBRANA ANAL** *(anal membrane)* V. **membrana cloacal.**

**MEMBRANA ATLANTO-OCCIPITAL POSTERIOR** *(posterior atlanto-occipital membrane)* Cubierta fibrosa, ancha y fina, par, que forma parte de la articulación atlanto-occipital entre el atlas y el hueso occipital y que presenta un orificio por el que pasan la arteria vertebral y el nervio suboccipital. Denominada también ligamento atlanto-occipital posterior.

**MEMBRANA BASAL** *(basement membrane)* Capa frágil y acelular de tejido que asegura los demás planos su-

prayacentes de epitelio estratificado. Es la más profunda, contiene fibras de reticulina que se tiñen selectivamente con compuestos de plata.

**MEMBRANA BASILAR** *(basilar membrane)* Estructura celular que forma el suelo del conducto coclear y que se apoya en las proyecciones óseas y fibrosas de la pared coclear. Proporciona la base fibrosa para el órgano espiral de Corti.

**MEMBRANA CELULAR** *(cell membrane)* Cubierta externa de las células que en algunos casos presenta pequeñas proyecciones o microvellosidades, y que contiene el citoplasma celular. Es una estructura fina y delicada, apenas visible con el microscopio óptico; sólo puede estudiarse en detalle utilizando el microscopio electrónico. Controla el intercambio de materiales entre la célula y su entorno en virtud de varios procesos como la ósmosis, fagocitosis, pinocitosis y secreción. Denominada también **membrana citoplasmática.**

**MEMBRANA CITOPLASMÁTICA** *(plasma membrane)* V. **membrana celular.**

**MEMBRANA CLOACAL** *(cloacal membrane)* Tejido fino que separa las partes interna y externa de la cloaca en el embrión. Está compuesta por endodermo y ectodermo. Con el desarrollo del tubo digestivo se rompe y reabsorbe para que el canal anal se continúe con el recto. Denominada también **membrana anal.**

**MEMBRANA DE LA FERTILIZACIÓN** *(fertilization membrane)* Membrana viscosa que rodea al óvulo fertilizado e impide la penetración de espermatozoides adicionales. Está formada por gránulos del citoplasma del óvulo fertilizado, que se adhieren a la membrana vitelina.

**MEMBRANA GERMINAL** *(germinal membrane)* V. **blastodermo.**

**MEMBRANA MUCOSA** *(mucous membrane)* Cualquiera de las cuatro clases principales de láminas hísticas fi-

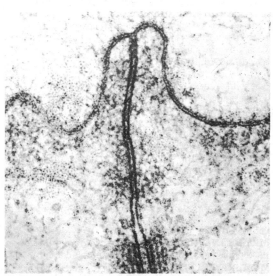

MEMBRANA CELULAR. Zona de contacto entre las membranas de dos células de la epidermis de una larva de rana.

nas que cubren o tapizan las diversas partes del cuerpo. Las mucosas tapizan las cavidades o canales que desembocan en el exterior, como la boca, el tubo digestivo, las vías respiratorias y el tracto genitourinario. Están compuestas de una capa superficial epitelial que cubre una capa más profunda de tejido conectivo y protege las estructuras subyacentes, segrega moco y absorbe el agua, las sales y otros solutos. Consultar las voces **membrana serosa; membrana sinovial; piel.**

**MEMBRANA OBTURATRIZ** *(obturator membrane)* Membrana fibrosa que cubre el agujero obturador de cada lado de la pelvis.

**MEMBRANA PERINEAL UROGENITAL INFERIOR** *(Colles' fascia)* Hoja profunda, lisa y fuerte, de tejido elástico amarillento de la aponeurosis perineal superficial que constituye una estructura diferenciada de la región urogenital. Por delante se continúa con la capa profunda de la fascia transversal y rellena un surco situado entre el escroto y el muslo o entre los labios mayores y el muslo; por dentro se une a la aponeurosis perineal superficial para formar el dartos del escroto o la gruesa vaina de los labios mayores; por fuera se inserta en la rama del isquion y la rama inferior del pubis; por detrás se dirige a la fosa isquiorrectal y se adhiere a la aponeurosis perineal. En la región anal se une a la capa superficial profunda de la aponeurosis perineal.

**MEMBRANA SEROSA** *(serous membrane)* Una de las múltiples cubiertas finas de tejido que recubren las cavidades cerradas del cuerpo, como la pleura que recubre la cavidad torácica, el peritoneo que recubre la cavidad peritoneal y el pericardio que recubre el saco que encierra el corazón. Entre las capas viscerales de membrana serosa que revisten diversos órganos y las capas parietales que revisten la cavidad en la que se encuentran incluidos dichos órganos, existe un espacio potencial humedecido con un líquido seroso; este líquido reduce la fricción de las estructuras cubiertas por la membrana serosa, como los pulmones, que se mueven contra las paredes del tórax en la respiración. Consultar también las voces **membrana mucosa; membrana sinovial.**

**MEMBRANA SINOVIAL** *(synovial membrane)* Capa interna de la cápsula articular que rodea una articulación que se mueve libremente. La membrana sinovial está laxamente unida a la cápsula fibrosa externa. Secreta en la articulación un líquido espeso que normalmente sirve como lubricante pero que puede acumularse en cantidades patológicas cuando la articulación se lesiona, provocando dolor. V.**bolsa sinovial; vaina sinovial.**

**MEMBRANA TIMPÁNICA** *(tympanic membrane)* Membrana fina y semitransparente del oído medio que transmite las vibraciones sonoras al oído interno a través de la cadena de huesecillos. Es de forma oval, con un diámetro vertical de unos 10 mm. Separa la cavidad timpánica del fondo del conducto auditivo externo. Denominada también **tímpano.**

**MEMBRANA VITELINA** *(vitelline membrane)* Membrana citoplasmática delicada que rodea el óvulo.

**MEMBRANA VÍTREA** *(vitreous membrane)* Membrana que recubre la cavidad posterior del ojo y rodea al cuerpo vítreo.

**MEMBRANAS, DESPRENDIMIENTO DE LAS** *(strip membranes)* (Obstetricia). Procedimiento por el cual el explorador libera las membranas del saco amniótico de las paredes del segmento uterino inferior en una pequeña zona que rodea el orificio cervical. Tiene por objeto estimular el trabajo del parto, pero no se recomienda su práctica sistemática ya que puede provocar una infección o una hemorragia.

**MEMORIA** *(memory)* **1.** Facultad mental que permite retener y recordar, mediante procesos asociativos inconscientes, sensaciones experimentadas previamente, así como ideas, conceptos y cualquier información aprendida de forma consciente. **2.** Reservorio de todas las experiencias y conocimientos pasados que puede recordarse a voluntad. Entre los distintos tipos de memoria destacan la memoria activa, la memoria anterógrada, la memoria cinestésica, la memoria a largo plazo, la memoria a corto plazo y la memoria visual. V. también **amnesia.**

**MEMORIA, CÉLULA DE** *(memory cell)* V. **linfocito.**

**MEMORIA A CORTO PLAZO** *(short-term memory)* Memoria de acontecimientos recientes.

**MEMORIA A LARGO PLAZO** *(long-term memory)* Capacidad de recordar sensaciones, acontecimientos, ideas y otras informaciones durante largos períodos de tiempo sin esfuerzo aparente.

**MEMORIA ANTERÓGRADA** *(anterograde memory)* Capacidad para recordar hechos antiguos pero no los ocurridos recientemente. Consultar la voz **amnesia anterógrada.** Denominada también **memoria senil.**

**MEMORIA OCULAR** *(eye memory)* V. **memoria visual.**

**MEMORIA SENIL** *(senile memory)* V. **memoria anterógrada.**

**MEMORIA SUBCONSCIENTE** *(subconscious memory)* Pensamiento, sensación o sentimiento que la mente consciente no puede recordar inmediatamente.

**MEMORIA VISUAL** *(visual memory)* Capacidad de crear una imagen eidética de las experiencias visuales. Denominada también **memoria ocular.**

**MENADIOL, DIFOSFATO SÓDICO DE** *(menadiol sodium diphosphate)* Análogo hidrosoluble de la vitamina K. V. **menadiona.**

**MENADIONA** *(menadione)* Análogo de la vitamina K.
INDICACIONES: Tratamiento de la deficiencia de vitamina K y la hipoprotrombinemia (de tipo no hereditario).
CONTRAINDICACIONES: No está indicada en el embarazo, en la sobredosificación de anticoagulantes ni para contrarrestar los efectos de la heparina. Hipersensibilidad conocida a este fármaco.
EFECTOS SECUNDARIOS: Los más graves son kernicterus en el recién nacido y anemia hemolítica en los sujetos con deficiencia de glucosa-6-fosfato dehidrogenasa. También pueden aparecer molestias gastrointestinales, erupciones cutáneas y cefalea.

**MENADIONA, BISULFITO SÓDICO DE** *(menadione sodium bisulfite)* Análogo hidrosoluble de la vitamina K. V. **menadiona.**

**MENAFTONA** *(menaphthone)* V. **menadiona.**

**MENARQUIA** *(menarche)* Primera menstruación, que marca el comienzo de la función menstrual cíclica. Suele producirse entre los 9 y los 17 años de edad.

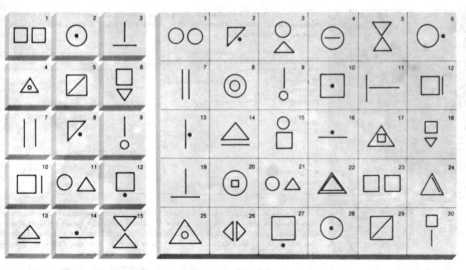

MEMORIA. Test para examinar la memoria de retención. Los dibujos de la izquierda, quince en total, son presentados al sujeto por separado, y éste debe dibujarlos en hoja aparte. El procedimiento se repite cinco veces, después de lo cual el sujeto debe reconocer los signos entre los otros treinta que se le presentan a continuación.

**-MENCIA** *(-mentia)* Sufijo que indica relación con la mente: *demencia, moramencia, seudodemencia.*

**MENDEL, LEYES DE** *(Mendel's laws)* Principios básicos de la herencia basados en los experimentos de reproducción de guisantes realizados en el siglo XIX por el monje austriaco Gregorio Mendel. Se trata de dos leyes, la primera, denominada ley de la segregación, y la segunda, ley de la transmisión independiente. Según la primera, cada característica de una especie está representada en las células somáticas por un par de unidades, actualmente conocidas como genes, que se separan durante la meiosis de forma que cada gameto recibe sólo un gen para cada carácter. En cualquier cruce monohíbrido, la posibilidad de que se exprese genotípicamente un determinado carácter dominante es de 3:1, mientras que la proporción de dominantes puros con respecto a dominantes híbridos y recesivos puros es de 1:2:1. Según la segunda ley, los miembros de una pareja de genes de distintos cromosomas se segregan independientemente de los demás pares durante la meiosis, de forma que los gametos presentan todas las combinaciones posibles de factores. Los genes contenidos en el mismo cromosoma se segregan en bloque según la cantidad de sobrecruzamientos que se produzcan, descubrimiento que se hizo después de Mendel. V. también **cromosoma; gen dominante; gen recesivo; meiosis; sobrecruzamiento.**

**MENDELEVIO (Mv)** *(mendelevium [Mv])* Elemento artificial del grupo de los actínidos. Su número atómico es 101 y el peso atómico de su isótopo más estable, 256. Es el noveno elemento transuránico.

**MENDELISMO** *(Mendelism)* Concepto de la herencia derivado de la aplicación de las leyes de Mendel.

**MENDELSON, SÍNDROME DE** *(Mendelson's syndrome)* Trastorno respiratorio producido por la espiración de contenido gástrico ácido en los pulmones y que provoca una neumonía química. Puede producirse en personas que vomiten en estado de ebriedad, de estupor posanestésico o de inconsciencia, como por ejemplo tras una crisis convulsiva.

**MÉNÉTRIER, ENFERMEDAD DE** *(Ménétrier's disease)* V. **gastritis hipertrófica gigante.**

**-MENIA** Sufijo que significa «relativo a la actividad menstrual»: *catamenia, iscomenia, pausimenia.*

**MÉNIÈRE, ENFERMEDAD DE** *(Ménière's disease)* Enfermedad crónica del oído interno caracterizada por presentar episodios recidivantes de vértigo, sordera nerviosa unilateral progresiva y acúfenos. Denominada también **vértigo laberíntico paroxístico.**

OBSERVACIONES: No se conoce la causa, aunque en algunos casos esta enfermedad aparece tras infecciones del oído medio o traumatismos cefálicos. Puede acompañarse de náuseas, vómitos o sudoración profusa. Las crisis duran desde unos cuantos minutos a varias horas.

ACTUACIÓN: El tratamiento consiste en la administración de una dieta pobre en sal y fármacos específicos como el dimenhidrinato, la difenhidramina o el sulfato de atropina. En los casos graves puede ser necesaria la cirugía del nervio laberíntico o vestibular, o la laberintectomía ultrasónica.

**MENINGHEMATOMA** Hematoma de las meninges.

**MENINGEORRAFIA** *(meningeorraphy)* Sutura de una membrana, especialmente de las meninges espinales.

**MENINGES** *(meninges)* Las tres membranas que envuelven el cerebro y la medula espinal denominadas duramadre, piamadre y aracnoides. La piamadre y la aracnoides se inflaman en el curso de las meningitis bacterianas, que pueden dar lugar a complicaciones graves capaces de poner en peligro la vida del paciente si se llega a la sepsis meningocócica.

**MENINGIOMA** *(meningioma)* Tumor fibroblástico mesenquimal de las membranas que envuelven el cerebro y la medula espinal. Suelen crecer lentamente, por lo general son vascularizados y asientan casi siempre cerca del seno transversal longitudinal superior y los senos cavernosos de la duramadre del cerebro. Pueden ser nodulares, aplanados o difusos y tienden a invadir el cráneo produciendo erosiones óseas y compresión del tejido ce-

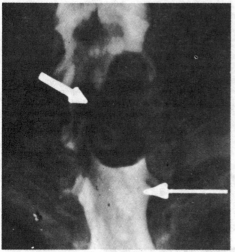

**MENINGIOMA. La flecha superior señala el borde medial de la masa del meningioma intradural extramedular que impidie el paso al contraste radiológico de una mielografía.**

| Etiología | Células | Tipo celular | Proteínas | Glucosa | Tensión | Aspecto | Germen |
|---|---|---|---|---|---|---|---|
| Meningitis bacteriana | ↑↑↑ | polinucleares | ↑↑↑ | ↑↑ | ↑ | purulento | bacteria |
| Meningitis vírica | ↑↑ | linfocitos | normales o ↑ | normal o ↑ | ↑ | claro | no |
| Meningitis tuberculosa | ↑↑ | linfocitos | ↑↑ | ↓ | ↑ | claro | bacilo de Koch |
| Meningismo | — | — | — | — | ↑ | claro | no |
| Tumor endocraneal | ↑ | — | ↑ | — | ↑ | claro | no |
| Meningosis | ↑↑ | blastos | 6 | — | ↑ | variable | no |

**MENINGITIS. Cuadro sinóptico para el diagnóstico diferencial de la meningitis de otros cuadros clínicos a través del análisis del líquido cefalorraquídeo. Abajo, extracción de líquido cefalorraquídeo del espacio subaracnoideo que rodea la médula espinal mediante una punción lumbar, con fines diagnósticos.**

rebral. Los meningiomas suelen afectar al adulto y en algunos casos aparecen tras un traumatismo cefálico.

**MENINGIOMA ANGIOBLÁSTICO** *(angioblastic meningioma)* Tumor de los vasos sanguíneos de las meninges que recubren la medula o el cerebro.

**MENINGISMO** *(meningism)* Trastorno caracterizado por irritación del cerebro y la medula espinal y por síntomas similares a los de la meningitis. Sin embargo, en el meningismo no existe una verdadera inflamación de las meninges.

**MENINGITIS** *(meningitis)* Cualquier infección o inflamación de las membranas que recubren el cerebro y la medula espinal. Suele ser purulenta y se extiende al líquido contenido en el espacio subaracnoideo. Consultar la voz **encefalitis**.

OBSERVACIONES: Se caracteriza por cefalea intensa, vómitos y dolores y rigidez de nuca. Los agentes causales más frecuentes son las bacterias *Streptococcus pneumoniae, Neisseria meningitides* y *Haemophilus influenzae*. La meningitis aséptica puede estar producida por otros tipos de bacterias, por irritación química, neoplasias o virus. Muchas de esas enfermedades son benignas y autolimitadas, como las meningitis producidas por coxsaquivirus o ecovirus. Otras son más graves, como las debidas a arbovirus, herpesvirus o virus de la poliomielitis. Las levaduras como *Candida* y los hongos como *Cryptococcus* pueden producir una meningitis grave y a veces fatal. La meningitis tuberculosa, sistemáticamente fatal si no se trata, puede provocar diversas alteraciones neurológicas, incluso con las mejores terapéuticas disponibles.

ACTUACIÓN: La meningitis bacteriana debe tratarse inmediatamente con antibióticos específicos para el germen causal por vía intravenosa o intratecal. Para las infecciones víricas de las meninges no existe ningún tratamiento específico exceptuando el arabinósido de adenosina, que se recomienda cuando el agente causal es el herpes simple. Los medicamentos antifúngicos como la anfotericina B por vía intravenosa o intratecal administrados durante varias semanas pueden evitar la muerte por meningitis

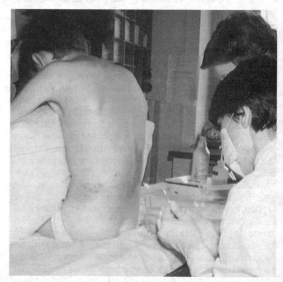

fúngica, pero en muchos casos quedan secuelas neurológicas graves.

**MENINGITIS ASÉPTICA** *(aseptic meningitis)* Inflamación de las meninges producida por virus como los coxsackie, el virus de la polio no paralítico, los virus ECHO y el de la parotiditis. Esta enfermedad es particularmente frecuente en los niños a finales del verano y comienzos del otoño. En aproximadamente un tercio de los casos no puede demostrarse ningún agente patógeno pero el análisis del líquido cefalorraquídeo pone de manifiesto un número elevado de leucocitos con una concentración de glucosa normal y sin bacterias. Los síntomas varían según el agente causal y pueden incluir fiebre, cefalea, rigidez de nuca y columna, náuseas y erupción cutánea. No existe ningún tratamiento específico y las medidas terapéuticas de sostén se dirigen a mantener la hidratación y controlar la fiebre. Por lo general, el paciente se recupera completamente sin complicaciones ni secuelas.

**MENINGITIS BACTERIANA** (*bacterial meningitis*) V. **meningitis.**

**MENINGO-** Prefijo que significa «relativo a las membranas que recubren el cerebro o la medula espinal o a otras membranas»: *meningocele, meningococo, meningopatía.*

**MENINGOCELE** (*meningocele*) Protrusión sacular de las meninges cerebrales o espinales a través de un defecto congénito en el cráneo o la columna vertebral. Forma un quiste herniado que se llena de líquido cefalorraquídeo pero no contiene tejido nervioso. Esta anomalía se denomina meningocele craneal o meningocele espinal dependiendo de dónde se localice el defecto; puede repararse fácilmente por medios quirúrgicos. V. también **mielomeningocele; tubo neural.**

**MENINGOCOCEMIA** (*meningococcemia*) V. **Montañas Rocosas, fiebre de las.**

**MENINGOCOCO** (*meningococcus*) Diplococo gramnegativo no móvil del género *Neisseria meningitidis* que se aísla con frecuencia en la nasofaringe de sujetos portadores asintomáticos y puede producir septicemia o meningitis cerebrospinal epidémica. Las infecciones meningocócicas no son muy contagiosas; sin embargo, en condiciones de hacinamiento, como sucede en los campamentos militares, etc., se concentran los portadores y se reducen las defensas individuales frente al microorganismo. Las lesiones hemorrágicas constituyen una importante clave diagnóstica y las extensiones de dichas lesiones o de las muestras de líquido cefalorraquídeo deben estudiarse rápidamente, ya que los meningococos son frágiles y se lisan fácilmente. Es fundamental el tratamiento precoz con antibióticos como la penicilina G para conseguir la curación del paciente. Existen varias vacunas antimeningocócicas. V. también **meningitis.**

**MENINGOENCEFALITIS SIFILÍTICA** (*syphilitic meningoencephalitis*) V. **parálisis general progresiva.**

**MENINGOENCEFALOCELE** (*meningoencefalocele*) Quiste sacular que contiene tejido cerebral, meníngeo y líquido cefalorraquídeo y que hace protrusión a través de un defecto craneal congénito. Este quiste puede contener o no porciones del sistema ventricular y con frecuencia se asocia con alteraciones cerebrales. V. también **tubo neural, defectos del.**

**MENINGOMIELOCELE** (*meningomielocele*) V. **mielomeningocele.**

**MENISCO** (*meniscus*) **1.** Interfase entre un líquido y el aire. **2.** Lente con una cara convexa y otra cóncava. **3.** Cartílago curvado y fibroso que se encuentra en las rodillas y otras articulaciones.

**MENISCO DISCOIDE** (*discoid meniscus*) Trastorno caracterizado porque el menisco de la rodilla tiene una forma discoide en vez de semilunar. Suele afectarse el menisco externo, aunque en algunos casos también lo hace el interno. Es una anomalía del desarrollo que no produce síntomas en el lactante ni en el niño pequeño y que se diagnostica generalmente entre los 6 y 8 años de edad. El niño suele presentar un ruido en la rodilla o nota un desplazamiento anómalo de la misma con el movimiento. Estos síntomas suelen asociarse con un traumatismo local

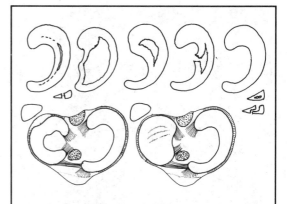

**MENISCO DISCOIDE. Distintos tipos de lesiones en el menisco interno, producto de esfuerzos de rotación y traumatismos. El dibujo situado en el lado inferior derecho representa un menisco externo discoide congénito.**

pero también se producen sin ninguna historia previa de este tipo. En la exploración se pone de manifiesto el ruido, casi siempre cuando se extiende la rodilla desde una posición previa de flexión, durante los últimos 15°-20°. La extirpación quirúrgica del menisco no suele estar justificada en el tratamiento de este trastorno benigno.

**MENISCOCISTOSIS** (*meniscocystosis*) V. **anemia falciforme.**

**MENISQUECTOMÍA** (*meniscectomy*) Extirpación quirúrgica de uno de los cartílagos semilunares de la articulación de la rodilla que ha sufrido torsión y produce dolor crónico e inestabilidad o bloqueo articulares. Bajo anestesia espinal o general, se libera y extirpa el cartílago lesionado y se aplica un vendaje elástico de compresión. Tras la cirugía, el paciente permanece con la pierna elevada para que se reduzca el edema y practica ejercicios para mantener la fuerza muscular. Aproximadamente al cuarto día del posoperatorio se le permite caminar con muletas y alrededor de decimosegundo día la deambulación es completa.

**MENKE, SÍNDROME DE** (*Menke's kinky hair syndrome*) Trastorno familiar en el cual se afecta la absorción normal de cobre en el intestino y que se caracteriza por escasez y fragilidad del cabello. Los lactantes que sufren este síndrome presentan degeneración cerebral, retraso del crecimiento y muerte precoz. Las lesiones irreversibles pueden evitarse con el diagnóstico precoz y la administración intravenosa de cobre.

**MENO-** Prefijo que significa «relativo a la menstruación»: *menolipsis, menopausia, menorrea.*

**MENOMETRORRAGIA** (*menometrorrhagia*) Hemorragia menstrual y uterina excesiva producida por causas distintas de la propia menstruación. Se trata de una combinación de metrorragia y menorragia que puede ser un signo de malignidad urogenital, especialmente cáncer del cuello del útero.

**MENOPAUSIA** (*menopause*) En sentido estricto el término se refiere a la interrupción de las menstruaciones, pero por lo general se utiliza para definir el período de

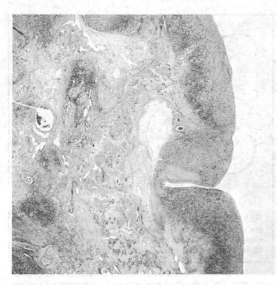

**MENOPAUSIA. El corte histológico muestra un ovario de una mujer anciana, donde puede observarse la ausencia de oocitos primarios y de folículos.**

climaterio femenino. Las menstruaciones se detienen de forma natural al ir declinando la producción hormonal cíclica, entre los 45 y los 60 años de edad, pero a veces se interrumpe antes como resultado de alguna enfermedad o la extirpación quirúrgica del útero o ambos ovarios. Al ir disminuyendo la producción de estrógenos ováricos y gonadotropinas hipofisarias, la ovulación y la menstruación van haciéndose menos frecuentes y llegan a desaparecer. Este proceso no es continuo, sino ondulante, como reflejo de las fluctuaciones en los niveles decrecientes de hormonas circulantes. El síntoma casi universal de la menopausia es el acaloramiento con enrojecimiento facial súbito; este síntoma puede controlarse con estrógenos pero rara vez es tan intenso como para precisar tratamiento y normalmente desaparece con el tiempo sin ninguna terapéutica hormonal. En ocasiones se producen durante la menopausia hemorragias irregulares abundantes, por lo general asociadas con miomas (fibromas) u otra patología uterina. Los estrógenos administrados en grandes dosis parenterales pueden ser eficaces, pero a veces la hemorragia no se controla más que con una histerectomía. En otro tiempo se pensaba de forma injustificada que durante la menopausia la mujer sufría emocional y psicológicamente de forma intensa; sin embargo, la aparición de este tipo de síntomas simultáneamente con la interrupción de las menstruaciones es rara y no puede atribuirse a la menopausia.

**MENORRAGIA** (menorrhagia) Períodos menstruales anormalmente intensos o prolongados. La mayoría de las mujeres experimentan menorragias en algún momento de la vida. Si la anomalía se hace crónica, puede provocar anemia por pérdida de sangre excesiva y recurrente. La hemorragia anormal después de la menopausia siempre justifica la investigación para descartar procesos malig-

nos. La menorragia constituye una complicación relativamente frecuente de los miomas uterinos benignos; puede ser lo suficientemente intensa o refractaria al tratamiento como para precisar histerectomía. Denominada también **hipermenorrea.** Consultar las voces **metrorragia; oligomenorrea.**

**MENOSTASIS** (menostasis) Anomalía consistente en que el producto de la menstruación no puede salir del útero o de la vagina, por estenosis u oclusión del cérvix o del introito vaginal. El himen imperforado constituye una causa rara de menostasis.

**MENOTROFINAS** (menotropins) Preparación de hormonas gonadotróficas procedentes de la orina de mujeres posmenopáusicas.

INDICACIONES: Se usa junto con la gonadotrofina coriónica para inducir la ovulación.

CONTRAINDICACIONES: Niveles elevados de gonadotrofinas en orina, disfunción tiroidea o adrenal, tumor hipofisiario, hemorragia anormal, quistes ováricos, embarazo o hipersensibilidad conocida al fármaco.

EFECTOS SECUNDARIOS: Entre las acciones adversas más importantes figuran el síndrome de hiperestimulación ovárica, hemoperitoneo, tromboembolismo arterial, gestación múltiple y posibles defectos congénitos.

**MENSTRUACIÓN** (mestruation) Eliminación periódica a través de la vagina de secreción sanguinolenta que contiene restos tisulares procedentes del desprendimiento del endometrio del útero no grávido. Su duración aproximada es de 4-5 días y se repite normalmente cada 4 semanas durante la vida reproductiva de la mujer no gestante. Algunos tipos de menstruación son: anovular, retrógrada y vicariante.

**MENT-** Prefijo que significa «mente»: mental, mentalidad.

**MENTAL** (mental) 1. Relacionado con o característico de la mente o la psique. 2. Que existe en la mente; que se realiza o consigue con la mente. Relacionado con un trastorno de la mente.

**MENTAL, ENFERMEDAD** (mental illness) V. **mental, trastorno.**

**MENTAL, ESTADO** (mental status) Grado de competencia mostrado por una persona en el funcionamiento intelectual, emocional, psicológico y de la personalidad, y medido mediante pruebas psicológicas con referencia a una norma estadística. V. también **mental, examen del estado.**

**MENTAL, EXAMEN DEL ESTADO** (mental status examination) Procedimiento diagnóstico para determinar el estado mental de una persona. El entrevistador plantea ciertas preguntas de forma cuidadosamente estandarizada y evalúa las respuestas verbales y las reacciones del comportamiento.

**MENTAL, TRASTORNO** (mental disorder) Cualquier anomalía del equilibrio emocional manifestada por comportamiento mal adaptado y funcionamiento anormal. Puede deberse a factores genéticos, físicos, químicos, biológicos, psicológicos o sociales y culturales.

**MENTAL ORGÁNICO, TRASTORNO** (organic mental disorder) Alteración psicológica o del comportamiento asociada con disfunción cerebral transitoria o permanente causada por un trastorno del funcionamiento fisiológico del tejido cerebral, como puede suceder en la arteriosclerosis, intoxicación por plomo y otros muchos procesos patológicos.

**MENTALIDAD** *(mentality)* **1.** Potencia funcional y capacidad de la mente. **2.** Carácter intelectual.

**MENTALIZACIÓN** *(mentation)* Cualquier actividad mental, incluyendo procesos conscientes e inconscientes.

**MENTE** *(mind)* **1.** Parte del cerebro donde asienta la actividad mental y permite conocer, razonar, comprender, recordar, pensar, sentir, reaccionar y adaptarse al medio ambiente y a los diferentes estímulos externos e internos. **2.** Totalidad de procesos conscientes e inconscientes del individuo que influyen y dirigen el comportamiento mental y físico. **3.** Facultad de entender o comprender, en contraste con las emociones y los deseos. V. también **cerebro; psique.**

**MENTOL** *(menthol)* Antipruriginoso tópico con efecto refrescante que alivia el prurito. Forma parte de gran número de cremas y pomadas tópicas.

**MENTÓN** *(mentum)* Barbilla, especialmente la del feto.

**MENTONIANO** *(mental)* Relacionado con el mentón.

**MEPENZOLATO, BROMURO DE** *(mepenzolate bromide)* Agente anticolinérgico.
INDICACIONES: Tratamiento de la hipermotilidad gastrointestinal y como complemento en la terapia de la úlcera péptica.
CONTRAINDICACIONES: Glaucoma de ángulo cerrado, asma, obstrucción ulcerosa grave o hipersensibilidad conocida al fármaco.
EFECTOS SECUNDARIOS: Visión borrosa, anomalías del sistema nervioso central, taquicardia, sequedad de boca, disminución de la sudoración e hipersensibilidad.

**MEPERIDINA, CLORHIDRATO DE** *(meperidine hydrochloride)* Analgésico narcótico.
INDICACIONES: Tratamiento del dolor entre moderado e intenso; como medicación preoperatoria para aliviar el dolor y la ansiedad.
CONTRAINDICACIONES: Debe utilizarse con precaución en numerosas situaciones, incluyendo los traumatismos craneales, el asma, la insuficiencia hepática o renal y la inestabilidad cardiovascular. No puede usarse al mismo tiempo que los inhibidores de la monoaminooxidasa ni en los pacientes con hipersensibilidad conocida.
EFECTOS SECUNDARIOS: Somnolencia, inestabilidad, náuseas, estreñimiento, sudoración, depresión respiratoria y circulatoria y adicción.

**MEPREDNISONA** *(meprednisone)* Fármaco glucocorticoide.
INDICACIONES: Los glucocorticoides se prescriben para el tratamiento de gran número de procesos inflamatorios.
CONTRAINDICACIONES: Infecciones micóticas sistémicas e hipersensibilidad conocida al fármaco. Debe usarse con precaución en gran número de situaciones.
EFECTOS SECUNDARIOS: Trastornos gastrointestinales, endocrinos, neurológicos y del equilibrio hidroiónico.

**MEPROBAMATO** *(meprobamate)* Fármaco sedante.
INDICACIONES: Tratamiento de la ansiedad y la tensión y como relajante muscular.
CONTRAINDICACIONES: Porfiria intermitente o hipersensibilidad conocida a este fármaco o a otros químicamente relacionados (tibamato, mebutamato y carisoprodol).
EFECTOS SECUNDARIOS: Exacerbación de la porfiria intermitente, intensificación de los efectos de otros depresores del sistema nervioso central y diversas reacciones alérgicas. También son comunes la somnolencia y la ataxia.

**mEq** *(mEq)* Abreviatura de miliequivalente.

**MERALGIA** *(meralgia)* Dolor en el muslo.

**MERALGIA PARESTÉSICA** *(meralgia paresthetica)* Anomalía caracterizada por dolor, parestesia y entumecimiento en la superficie lateral del muslo a nivel de la región inervada por el nervio femorocutáneo externo. Se debe a isquemia del nervio al ser presionado por el ligamento inguinal.

**MERCAPTOMERÍN SÓDICO** *(mercaptomerin sodium)* Diurético que se usa rara vez, puesto que se dispone de otros con menos efectos secundarios.

**MERCAPTOPURINA** *(mercaptopurine)* Fármaco antineoplásico e inmunosupresor.
INDICACIONES: Tratamiento de diversas enfermedades neoplásicas malignas, incluyendo la leucemia linfocítica aguda.
CONTRAINDICACIONES: Hipersensibilidad conocida.
EFECTOS SECUNDARIOS: Depresión de la medula ósea y trastornos gastrointestinales agudos, incluyendo náuseas, vómitos, diarrea y estomatitis.

**MERCURIAL** *(mercurial)* **1.** Relacionado con el mercurio, en particular cualquier medicamento que contenga mercurio elemental. **2.** Se dice de cualquier efecto secundario relacionado con la administración de un medicamento mercurial, como el temblor debido a intoxicación por mercurio.

**MERCURIO (Hg)** *(mercury [Hg])* Elemento metálico. Su número atómico es 80 y su peso atómico, 200,6. Es el único metal común líquido a temperatura ambiente. En la naturaleza se encuentra casi exclusivamente en forma de sulfuro (cinabrio). Se usa para la fabricación de termómetros, barómetros y otros instrumentos de medición. Forma parte de gran número de sustancias tóxicas. El aire, la tierra y el agua se han contaminado en muchas áreas del mundo con el mercurio, debido al empleo de combustibles fósiles que contienen el elemento, y dado el mayor uso del mercurio en la industria y en la agricultura. Las principales formas tóxicas de este metal son el vapor de mercurio, las sales mercúricas y los mercuriales orgánicos. El mercurio elemental sólo es ligeramente tóxico cuando se ingiere, debido a que se absorbe mal. Sin embargo, sus vapores se absorben con facilidad a través de los pulmones y llegan al cerebro antes de ser oxidados. Los riñones retienen el mercurio durante más tiempo que cualquiera de los demás tejidos corporales.

**MERCURIO, INTOXICACIÓN POR** *(mercury poisoning)* Estado tóxico causado por la ingestión o la inhalación de mercurio o de sus derivados. La forma crónica debida a inhalación de vapores o polvos de compuestos mercuriales o a ingestión repetida de cantidades muy pequeñas se caracteriza por irritabilidad, salivación excesiva, pérdida de los dientes, lesiones gingivales, balbuceos, temblor y vértigo. Los síntomas de la intoxicación mercurial aguda aparecen antes de 30 minutos e incluyen sabor metálico en la boca, sed, náuseas, vómitos, dolor abdominal intenso, diarrea sanguinolenta e insuficiencia renal que puede conducir a la muerte. La presencia de mercurio en el organismo se determina mediante una prueba urinaria. El tratamiento puede incluir lavado gástrico con leche y clara de huevo o bicarbonato sódico, quelación con BAL (British anti-lewisite) y fluidoterapia. El mercurio libre, por ejemplo el de los termómetros, no se absorbe en el tracto gastrointestinal, pero es muy volátil, y los vapores pueden penetrar a través de las mascarillas ordinarias y producir intoxicación por inhalación. Los derivados mercuriales se encuentran en los fungicidas y en ciertos antisépticos y pigmentos; se utilizan ampliamente en la industria. En algunas zonas se han identificado desechos industriales que contienen mercurio y el consumo de animales marinos de aguas contaminadas con este elemento ha provocado problemas sanitarios graves. V. **Minamata, enfermedad de.**

**MERERGASIA** *(merergasia)* Anomalía mental leve caracterizada por ligera inestabilidad emocional y cierta ansiedad.

**MERETOXILINA PROCAÍNA** *(merethoxylline procaine)* Fármaco diurético.
INDICACIONES: Tratamiento del edema.
CONTRAINDICACIONES: Nefritis, colitis ulcerosa, deshidratación e hipersensibilidad conocida al mercurio, a la procaína o a la teofilina.
EFECTOS SECUNDARIOS: Entre los más importantes figuran el fracaso renal y la colitis hemorrágica tras el uso prolongado y la fibrilación ventricular en caso de administración IV. También pueden aparecer síntomas gastrointestinales, exantemas, otras manifestaciones alérgicas y trastornos electrolíticos.

**-MERIA** Sufijo que significa «parte»: *platimeria, polimeria.*
**MERO-** Prefijo que significa «parte»: *meroacrania, merocito, meropía.*
**-MERO** *(-mer)* Sufijo que significa «parte, porción»: *isómero, monómero.*

**MEROBLÁSTICO** *(meroblastic)* Relacionado con un huevo que contiene gran cantidad de vitelo y en el que las divisiones se limitan a una parte del citoplasma. Consultar la voz **holoblástico.**

**MEROMELIA** *(meromelia)* Designación general para la ausencia congénita de cualquier parte o miembro. Se usa en referencia a procesos como la adactilia, la hemimelia o la focomelia. Consultar la voz **amelia.**

**MEROZOITO** *(merozoite)* Organismo producido por segmentación de un esquizonte durante la fase reproductora asexual del ciclo vital de un esporozoario, específicamente el parásito productor de la malaria *Plasmodium.* Los merozqitos pueden continuar la fase asexual del ciclo vital, transformándose en trofozoitos y repitiendo el proceso de esquizogonia, o diferenciarse en gametos machos y hembras, y pasar a la fase sexual. V. también **plasmodium.**

**MERSALIL** *(mersalyl)* Fármaco diurético.
INDICACIONES: Tratamiento del edema.
CONTRAINDICACIONES: Nefritis, colitis ulcerosa, des-

hidratación, enfermedad hepática importante e hipersensibilidad conocida al mercurio.
EFECTOS SECUNDARIOS: Entre los más graves figuran la insuficiencia renal y la colitis hemorrágica después del uso prolongado. También pueden aparecer síntomas gastrointestinales, exantemas y otras reacciones alérgicas y trastornos electrolíticos.
NOTA: No debe administrarse por vía subcutánea.

**MESCALINA** *(mescaline)* Alcaloide psicoactivo tóxico derivado de un aceite alcalino incoloro existente en los brotes del cactus *Lophophora williamsii.* Íntimamente relacionada con la adrenalina desde el punto de vista químico, la mescalina causa palpitaciones, diaforesis, dilatación pupilar y ansiedad. Cuando se toma en forma de cápsulas o disuelta en una bebida, produce alucinaciones visuales, como formas coloreadas y distorsiones espaciales, pero en general no induce desorientación. Los indios norteamericanos utilizaban la mescalina en sus ceremonias para producir euforia y sensación de éxtasis. Denominada también **peyote.**

**MESENCÉFALO** *(mesencephalon)* Una de las tres partes del tronco cerebral, situada inmediatamente por debajo del cerebro y por encima del puente. Se compone fundamentalmente de sustancia blanca, con algo de sustancia gris alrededor del acueducto cerebral. Dentro de la formación reticular del mesencéfalo existe un núcleo rojo que contiene las terminaciones de las fibras procedentes del cerebelo y del lóbulo frontal de la corteza. La parte ventral del mesencéfalo está formada por los cuerpos cuadrigéminos. Los pedúnculos cerebrales son dos masas retorcidas de sustancia blanca que se extienden desde el puente hasta la superficie inferior de los hemisferios. En la profundidad del mesencéfalo se encuentran los núcleos de los pares craneales tercero y cuarto y de la parte anterior del quinto par. El mesencéfalo contiene también los núcleos que intervienen en ciertos reflejos auditivos y visuales.

**MESENQUIMOMA** *(mensenchymoma)* Neoplasia mesenquimatosa mixta compuesta por dos o más elementos celulares no asociados normalmente y por tejido fibroso. V. también **mesenquimoma benigno; mesenquimoma maligno.**

**MESENQUIMOMA BENIGNO** *(benign mesenchymoma)* Neoplasia benigna que tiene dos o más elementos mesenquimales definidos reconocibles, además de tejido fibroso.

**MESENQUIMOMA MALIGNO** *(malignant mesenchymoma)* Sarcoma que contiene dos o más elementos celulares pero no elementos fibrosos; sarcoma de células mixtas.

**MESENTÉRICA INFERIOR, VENA** *(inferior mesenteric vein)* Vena de la porción inferior del cuerpo que recoge la sangre procedente del recto, colon sigmoide y colon descendente. Comienza en el recto como vena rectal superior, asciende a través de la pelvis menor y continúa hacia arriba como vena mesentérica. Pasa por detrás del páncreas y desemboca en la vena esplénica. En ella desembocan las venas sigmoideas procedentes del colon sigmoide y del íleon y la vena cólica izquierda procedente del colon descendente y la flexura cólica izquierda. Consultar la voz **mesentérica superior, vena.**

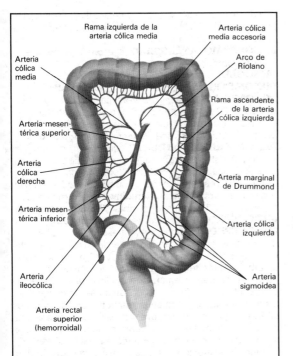

Rama izquierda de la arteria cólica media

Arteria cólica media accesoria

Arteria cólica media

Arco de Riolano

Rama ascendente de la arteria cólica izquierda

Arteria mesentérica superior

Arteria cólica derecha

Arteria marginal de Drummond

Arteria mesentérica inferior

Arteria cólica izquierda

Arteria ileocólica

Arteria sigmoidea

Arteria rectal superior (hemorroidal)

**MESENTÉRICA SUPERIOR, arteria. Ramificaciones de las arterias mesentéricas superior e inferior y correspondencia anatómica con las zonas irrigadas.**

**MESENTÉRICA INTERNA, ARTERIA** (interior mesenteric artery) Rama visceral de la aorta abdominal, que nace justo por encima de su división en ilíacas primitivas y que irriga la mitad izquierda del colon transverso, la totalidad del colon descendente, el sigmoide y la mayor parte del recto. Tiene ramas cólica izquierda, sigmoideas y hemorroidal superior.

**MESENTÉRICA SUPERIOR, ARTERIA** (superior mesenteric artery) Rama visceral de la aorta abdominal que se origina caudalmente a la arteria celíaca y se divide en 5 ramas que irrigan la mayor parte del intestino delgado y una porción del colon. Dichas ramas son la pancreaticoduodenal inferior, la intestinal, la ileocólica, la cólica derecha y la cólica media.

**MESENTÉRICA SUPERIOR, VENA** (superior mesenteric vein) Tributaria de la vena porta que drena la sangre del intestino delgado, el ciego y el colon ascendente y transverso. Se origina en la fosa ilíaca derecha, asciende entre las dos capas mesentéricas y se une con la vena esplénica para constituir la porta, por detrás del cuello del páncreas. Las tributarias de la vena mesentérica superior son la intestinal, la ileocólica, la cólica derecha, la cólica media, la gastroepiploica y la pancreaticoduodenal.

**MESENTÉRICO, GANGLIO** (mesenteric node) Cualquiera de los tres grupos de ganglios linfáticos mesentéricos superiores, que reciben la linfa de las diversas porciones del intestino. Entre las capas del mesenterio existen una media de 125 ganglios mesentéricos, que forman tres grupos distintos. El primero está situado cerca de la pared del intestino delgado, entre las ramas terminales de la arteria mesentérica superior. El segundo se localiza en relación con las asas y las ramas primeras de la arteria. El tercero está situado alrededor del tronco de la arteria. Los ganglios mesentéricos reciben aferentes del yeyuno, el íleon, el ciego, el apéndice, el colon ascendente y el transverso. Sus eferentes van a los ganglios preaórticos. Consultar las voces **ileocólico, ganglio; mesocólico, ganglio**.

**MESENTÉRICO SUPERIOR, GANGLIO** (superior mesenteric node) Ganglio perteneciente a uno de los tres grupos de ganglios linfáticos viscerales que se asocian con las vísceras abdominales y pélvicas. Los ganglios mesentéricos superiores están en relación con las ramas de la arteria mesentérica superior y se dividen en mesentéricos, ileocólicos y mesocólicos. Consultar también las voces **gástricos, ganglios; mesentéricos inferiores, ganglios linfáticos**.

**MESENTÉRICOS INFERIORES, GANGLIOS LINFÁTICOS** (inferior mesenteric nodes) Ganglios de los tres grupos linfáticos viscerales encargados del drenaje de las vísceras abdominales y pélvicas. Los ganglios mesentéricos inferiores están relacionados con las ramas de la arteria mesentérica inferior y se dividen en un grupo de pequeños nódulos a lo largo de las ramas de las arterias cólica y sigmoidea, otro grupo en el mesocolon sigmoide y un grupo pararrectal en contacto con la capa muscular de este tramo digestivo. Los ganglios mesentéricos inferiores drenan el colon descendente, las porciones ilíaca y sigmoidea del colon y la parte superior del recto. Sus eferentes van a parar a los ganglios preaórticos. Consultar las voces **gástricos, ganglios linfáticos; mesentérico superior, ganglio**.

**MESENTERIO PROPIO** (mesentery proper) Amplio pliegue del peritoneo en forma de abanico que conecta el yeyuno y el íleon con la pared dorsal del abdomen. La raíz del mesenterio propio mide unos 15 cm de longitud y está conectada a ciertas estructuras ventrales respecto a la columna vertebral. El borde intestinal tiene unos 6 m de largo y se separa para incluir el intestino. La porción craneal del mesenterio es estrecha, pero se ensancha hasta alrededor de 20 cm y suspende el intestino delgado, así como diversos nervios y arterias. Consultar las voces **mesocolon sigmoide; mesocolon transverso**.

**MESIAL** (mesial) V. **medial**.

**MESO- 1.** Prefijo que significa «medio»: mesocardio, mesociego, mesodermo. **2.** Prefijo que significa «inactivo o sin efecto sobre la luz polarizada»: mesomerismo, mesón.

**MESOCÓLICO, GANGLIO** (mesocolic node) Cualquiera de los tres grupos de ganglios linfáticos mesentéricos superiores, situados entre las capas del mesocolon transverso, cerca del colon transverso. Están mejor desarrollados junto a las flexuras cólicas derecha e izquierda y reciben aferentes del yeyuno, íleon, ciego, apéndice, colon ascendente y colon transverso. Sus eferentes van a los ganglios preaórticos. Consultar la voz **mesentérico, ganglio**.

**MESOCOLON SIGMOIDE** (sigmoid mesocolon) Pliegue

del peritoneo que comunica el colon sigmoide con la pared pélvica formando una línea de inserción curva cuyo extremo superior se localiza a nivel de la división de la arteria ilíaca primitiva izquierda. Este pliegue se continúa con el mesocolon ilíaco y termina en el plano medio sobre el recto al nivel de la tercera vértebra sacra. Entre las dos capas del pliegue se encuentran los vasos sigmoideos y rectales superiores.

**MESOCOLON TRANSVERSO** (*transverse mesocolon*) Gran repliegue peritoneal que pone en comunicación el colon transverso con la pared posterior del abdomen. Se continúa con el epiplón mayor a lo largo de la cara anterior del colon transverso y entre sus capas conduce los vasos que abastecen el colon transverso. Sus dos capas divergen a partir del borde anterior del páncreas. Consultar la voz **mesocolon sigmoide**.

**MESOCOLOPEXIA** (*mesocolopexy*) Suspensión o fijación del mesocolon.

**MESODERMO** (*mesoderm*) (Embriología). Capa celular intermedia de las tres que forman el embrión en desarrollo. Está situada entre el ectodermo y el endodermo. De ella derivan los huesos, el tejido conectivo, los músculos, la sangre, los tejidos vascular y linfático, la pleura, el pericardio y el peritoneo.

**MESODERMO INTERMEDIO** (*intermediate mesoderm*) V. **nefrotomo**.

**MESOGLÍA** (*mesoglia*) V. **microglía**.

**MESOMETRITIS** (*mesometritis*) V. **miometritis**.

**MESOMORFO** (*mesomorph*) Persona cuyo físico está caracterizado por predominio de los tejidos muscular, óseo o conectivo, que derivan de la capa mesodérmica del embrión. Consultar las voces **ectomorfo; endomorfo**.

**MESONÉFRICO, CONDUCTO** (*mesonephric duct*) (Embriología). Estructura que en el varón da lugar a los conductos del sistema reproductor (epidídimos, conductos deferentes, vesícula seminal, conducto eyaculador), y en la hembra persiste en forma rudimentaria como conducto de Gartner. Denominado también **Wolff, conducto de**.

**MESONEFRONA** (*mesonephron*) V. **mesonefros**.

**MESONEFROS** (*mesonephros, mesonephron*) El segundo tipo de órgano excretor que se desarrolla en el embrión de los vertebrados. Está compuesto por una serie de túbulos retorcidos que nacen del cordón nefrogénico, caudal al pronefros; en un extremo forman el glomérulo y en el otro conectan con el conducto excretor mesonéfrico. El órgano es el riñón permanente en los animales inferiores, pero en el hombre y otros mamíferos sólo funciona durante el desarrollo embrionario precoz, y es sustituido más tarde por el metanefros, aunque el sistema de conductos es retenido y se incorpora al sistema reproductor masculino. Denominado también **Wolff, cuerpo de**. V. también **metanefros; pronefros**.

**MESORIDACINA, BESILATO DE** (*mesoridazine besylate*) Tranquilizante fenotiacínico.

INDICACIONES: Tratamiento de trastornos psicóticos, de problemas de comportamiento en pacientes con deficiencia mental y del alcoholismo.

CONTRAINDICACIONES: Enfermedad de Parkinson, administración simultánea de depresores del sistema nervioso central. Disfunción hepática o renal, hipotensión severa e hipersensibilidad conocida al fármaco o a otras fenotiacinas.

EFECTOS SECUNDARIOS: Entre los más importantes figuran hipotensión, toxicidad hepática, diversas anomalías extrapiramidales, discinesia tardía persistente, discrasias hematológicas y reacciones de hipersensibilidad.

**MESOSALPINX** (*mesosalpinx*) Borde libre del ligamento ancho en el que están situadas las trompas uterinas.

**MESOTELIOMA** (*mesothelioma*) Tumor maligno raro del mesotelio pleural o peritoneal, relacionado con la exposición al asbesto. Se compone de células fusiformes o de tejido fibroso y puede formar gruesas láminas que cubren las vísceras. El pronóstico es malo. Denominado también **celotelioma**.

**MESTRANOL** (*mestranol*) Estrógeno que se usa en combinación fija con un progestágeno como anticonceptivo oral. No se comercializa aislado.

**META- 1.** Prefijo que significa «cambio o intercambio»: *metábasis, metalaxis, metamorfosis*. **2.** Prefijo que significa «después o a continuación»: *metaquímico, metaneumónico, metapsíquico*. **3.** Prefijo que significa «posición 1,

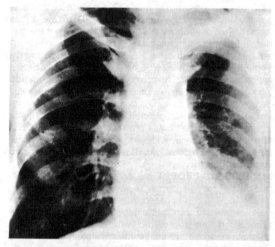
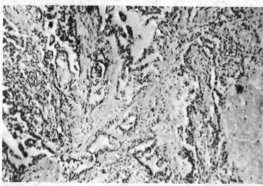

MESOTELIOMA. Infiltración de un mesotelioma pleural a todo el pulmón izquierdo y corte histológico del tejido tumoral de la pleura.

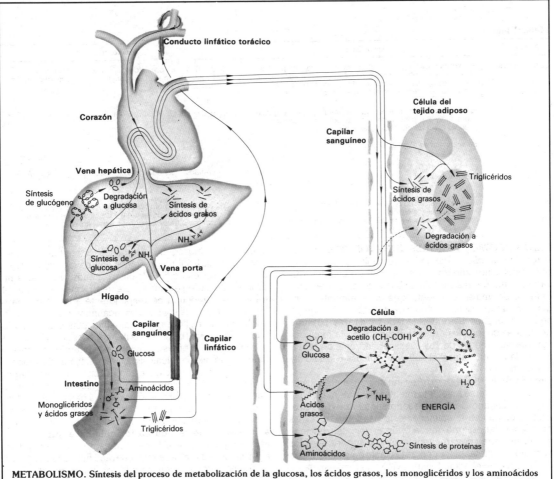

**METABOLISMO. Síntesis del proceso de metabolización de la glucosa, los ácidos grasos, los monoglicéridos y los aminoácidos (producidos en la digestión de los hidratos de carbono, las grasas y las proteínas, respectivamente) y su utilización en función de las necesidades de energía del organismo.**

3 en un derivado de benceno»: *metacetona, metacloruro, metacresol.*

**METABÓLICA, TASA** *(metabolic rate)* Cantidad de energía liberada o consumida por unidad de tiempo. La energía es almacenada por el organismo en forma de fosfatos (trifosfato de adenosina, monofosfato de adenosina y difosfato de adenosina), así como en forma de proteínas, grasas y carbohidratos complejos. V. también **metabolismo basal.**

**METABÓLICO** *(metabolic)* Relacionado con el metabolismo.

**METABÓLICO, TRASTORNO** *(metabolic disorder)* Cualquier disfunción fisiopatológica que conduzca a la pérdida del control metabólico del mantenimiento del medio interno del organismo.

**METABOLISMO** *(metabolism)* Conjunto de procesos químicos que tienen lugar en los órganos vivos y conducen al crecimiento, la generación de la energía, la eliminación de los desechos y otras funciones fisiológicas, como las relacionadas con la distribución de nutrientes por la sangre despues de la digestión. El metabolismo tiene lugar en dos fases: anabolismo o fase constructiva, en la que los compuestos más simples, como los aminoácidos, se convierten en compuestos macromoleculares, como las proteínas, y el catabolismo o fase destructiva, en la que las macromoléculas como el glucógeno se convierten en compuestos más simples como el ácido pirúvico. El ejercicio, el aumento de la temperatura corporal, la actividad hormonal y la digestión pueden incrementar el metabolismo basal correspondiente a una situación de reposo completo físico y mental. La tasa metabólica suele expresarse en calorías, como el calor liberado en el curso del metabolismo. V. también **anabolismo; catabolismo; metabolismo ácido-base; metabolismo basal.**

**Metabolismo.**

| Alimento | Anabolismo | Catabolismo |
|---|---|---|
| Carbohidratos | El exceso transitorio es transformado en glucógeno por las células hepáticas en presencia de insulina; se almacena en el hígado y en los músculos esqueléticos hasta que es necesario, y después vuelve a ser transformado en glucosa | Son oxidados en presencia de insulina para producir energía (4,1 kcal por gramo) y productos de desecho (dióxido de carbono y agua) |
|  | El exceso real por encima de los requerimientos energéticos del cuerpo es convertido en tejido adiposo; se almacena en los diversos depósitos grasos del cuerpo | $C_6 H_{12} O_6 + 6 O_2 \rightarrow$ Energía $+ 6 CO_2 O$ |
| Grasas | Se acumulan en el tejido adiposo; son almacenadas en los depósitos grasos del cuerpo | Ácidos grasos             Glicerol<br>↓ (Betaoxidación)       ↓ (Glucólisis)<br>AcetilCoA ⇄ Cetonas<br>↓ (Tejidos; ciclo del ácido cítrico)   AcetilCoA<br>Energía (9,3 kcal por gramo)<br>$+ CO_2 + H_2O$ |
| Proteínas | El exceso transitorio se almacena en el hígado y en los músculos esqueléticos<br>Son transformadas en proteínas de los tejidos, proteínas sanguíneas, enzimas y hormonas | Son examinadas por el hígado con formación de amoníaco (que es convertido en urea) y de cetoácidos (que son oxidados o transformados en glucosa o en grasas) |

**METABOLISMO, ERRORES INNATOS DEL** (inborn error of metabolism) Anomalías metabólicas provocadas por defectos hereditarios en las síntesis de una determinada enzima u otras proteínas. Los enfermos presentan defectos de una sola proteína, que generalmente da lugar a un cuadro clínico amplio característico del rasgo genético en cuestión. Las enfermedades son raras. Los tipos de errores congénitos del metabolismo son la fenilcetonuria, la enfermedad de Tay-Sachs, el síndrome de Lesch-Nayan, la galactosemia y el déficit de glucosa-6-fosfato deshidrogenasa.

OBSERVACIONES: Los errores innatos del metabolismo pueden detectarse en el feto mientras éste se halla en el útero, examinando las células sanguíneas y de descamación obtenidas en la amniocentesis y la fetoscopia. Las pruebas de laboratorio que se realizan después del nacimiento muestran con frecuencia niveles superiores a los normales de metabolitos concretos tanto en sangre como en orina (como el ácido fenilpirúvico y la fenilalanina en la fenilcetonuria, y la galactosa en la galactosemia). Los valores son más altos en los portadores homocigotos que en los heterocigotos. Los estigmas físicos de los diversos defectos tan sólo se manifiestan en los portadores homocigotos.

INTERVENCIÓN: El tratamiento de algunos errores congénitos del metabolismo puede iniciarse retirando de la dieta los precursores de los metabolitos que no son degradables en el organismo, para evitar su acumulación, como es el caso de la supresión de la fenilalanina en la fenilcetonuria y de la galactosa en la galactosemia; estas medidas son eficaces para evitar la aparición de síntomas si se toman muy precozmente. No hay tratamiento posible cuando los errores congénitos del metabolismo dan lugar a la producción de metabolitos no degradables de origen endógeno, como sucede en las mucopolisacaridosis.

**METABOLISMO ÁCIDO-BASE** (acid-base metabolism) Conjunto de procesos metabólicos que mantienen el equilibrio de los ácidos y las bases, esencial en la regulación de la composición de los líquidos corporales. Los ácidos liberan iones hidrógeno y las bases los captan; el número de iones hidrógeno presentes en una solución depende de si ésta es ácida, alcalina o neutra. Los iones hidrógeno se miden en una escala de pH que va del 1 al 14 siendo el 7 la lectura correspondiente a la neutralidad. Por encima de 7 la solución es alcalina y por debajo ácida. La sangre es ligeramente alcalina, con un pH situado entre 7,35 y 7,45. Los sistemas metabólicos tampón del organismo mantienen este equilibrio y, cuando se alteran, aparece acidosis o alcalosis. La acidosis puede responder entre otras causas a diarrea, vómitos, uremia, diabetes mellitus y la acción de ciertos fármacos. La alcalosis puede deberse a la ingestión excesiva de fármacos alcalinos, pérdida de cloro en vómitos gástricos y la acción de determinados medicamentos diuréticos. V. también **acidosis; alcalosis; equilibrio ácido-base; pH**.

METABOLISMO BASAL (basal metabolism) Cantidad de energía necesaria para mantener las funciones esenciales, como la respiración, circulación, temperatura, peristalsis y tono muscular, determinada cuando el sujeto está despierto y en reposo total, no ha comido en 14 o 18 horas y el medio es cómodo y cálido. Se expresa como índice metabólico basal, en función de las calorías consumidas por hora, metro cuadrado de superficie corporal.

**METABOLISMO BASAL, ÍNDICE DE** (basal metabolic rate) Cantidad de energía utilizada por unidad de tiempo, en ayuno y en reposo, para mantener las funciones vitales. El índice, determinado por la cantidad de oxígeno utilizada, se expresa en calorías consumidas por hora y metro cuadrado de superficie corporal o por kilogramo de peso corporal.

**METABOLISMO DE LA GRASA** (fat metabolism) Proceso bioquímico por el cual las células del organismo degradan y elaboran los lípidos. Las grasas aportan más energía que los carbohidratos: el catabolismo de un gramo de grasa origina 9 Kcal, mientras que el catabolismo de un gramo de carbohidrato no aporta más que 4,1 Kcal. El catabolismo de las grasas comprende un conjunto de reacciones químicas cuyos últimos estadios son similares a las reacciones finales del catabolismo de los carbohidratos.

Antes de que puedan producirse estas reacciones finales, las grasas deben hidrolizarse en ácidos grasos y glicerol. La conversión del glicerol da lugar a un compuesto que puede entrar en el ciclo del ácido cítrico. El catabolismo de los ácidos grasos continúa por la betaoxidación para producir acetil-CoA, que penetra también en el ciclo del ácido cítrico. El organismo sintetiza grasas a partir de los ácidos grasos y el glicerol o a partir de los compuestos derivados del exceso de glucosa o aminoácidos. El anabolismo de la grasa también incluye la síntesis de compuestos complejos, como los fosfolípidos, que constituyen un componente fundamental de las membranas celulares. El organismo sólo puede sintetizar ácidos grasos saturados; los no saturados únicamente se obtienen de la dieta. Ciertas hormonas como la insulina, la hormona del crecimiento, la hormona adrenocorticotropa y los glucocorticoides controlan el metabolismo de las grasas. El catabolismo de las mismas guarda una relación inversa con la tasa de catabolismo de los carbohidratos y en algunas enfermedades, como la diabetes mellitus, la secreción de dichas hormonas aumenta para contrarrestar la disminución del catabolismo de los carbohidratos.

**METABOLISMO PROTEICO** (*protein metabolism*) Conjunto de procesos mediante los cuales las proteínas de los alimentos son transformadas por el organismo en proteínas tisulares y éstas a su vez catabolizadas para obtener energía. Las proteínas de los alimentos se transforman en aminoácidos que pasan a la sangre y de ésta a las células, donde son empleados para sintetizar nuevas proteínas. Los aminoácidos innecesarios son transformados por las enzimas hepáticas en cetoácidos y urea. Los cetoácidos pueden entrar en el ciclo del ácido cítrico de Krebs y dar lugar a la producción de energía, o convertirse en glucosa o grasa de depósito. La urea se elimina por la orina y el sudor. La hormona del crecimiento y los andrógenos estimulan la síntesis proteica y las hormonas corticosuprarrenales favorecen la destrucción de las proteínas corporales. Entre las enfermedades que alteran el metabolismo proteico figuran la homocistinuria, enfermedades hepáticas, enfermedad de la orina con olor a jarabe de arce y fenilcetonuria.

**METABOLITO** (*metabolite*) Sustancia producida por acción metabólica o necesaria para un proceso metabólico. El metabolito esencial es el necesario para un proceso metabólico vital.

**METACARPIANA PALMAR, ARTERIA** (*palmar metacarpal artery*) Cualquiera de las diferentes arterias que se originan en el arco palmar profundo y que irrigan los dedos.

**METACARPIANO, CABEZA DEL** (*caput ossis metacarpalis*) Parte prominente del metacarpiano que se articula con la falange proximal del mismo dedo.

**METACARPIANO, PRIMER** (*fisrt metacarpial bone*) Metacarpiano del pulgar.

**METACARPO** (*metacarpus*) Porción media de la mano compuesta por cinco huesos largos, numerados desde el I al V empezando por el del pulgar. Cada metacarpiano se compone de un cuerpo y de dos extremidades.

**METACÉNTRICO** (*metacentric*) Relacionado con un cromosoma en el que el centrómero está localizado cerca del centro, de modo que los brazos de las cromátides tienen aproximadamente la misma longitud. Consultar las voces **acrocéntrico; submetacéntrico; telocéntrico.**

**METACICLINA, CLORHIDRATO DE** (*methacycline hydrochloride*) Antibiótico tetraciclínico.
INDICACIONES: Se emplea para el tratamiento de diversas infecciones.
CONTRAINDICACIONES: Disfunción renal o hepática, embarazo, hipersensibilidad conocida al fármaco o a otras tetraciclinas; no se emplea en niños jóvenes.
EFECTOS SECUNDARIOS: Entre los más importantes figuran trastornos gastrointestinales, fototoxicidad, suprainfecciones potencialmente graves y reacciones de hipersensibilidad. Los niños expuestos al fármaco en útero o antes de los 8 años de edad pueden desarrollar trastornos en la coloración de los dientes.

**METACUALONA** (*methaqualone*) Fármaco sedantehipnótico.
INDICACIONES: Tratamiento de la ansiedad y el insomnio.
CONTRAINDICACIONES: No se administra a los niños ni a las mujeres embarazadas. Hipersensibilidad conocida al fármaco.
EFECTOS SECUNDARIOS: Entre los más importantes figuran molestias gastrointestinales, cuadro de resaca, neuropatía periférica, pérdida de la inhibición y dependencia.

**METADILACINA** (*methadilazine*) Fármaco antihistamínico fenotiacínico.
INDICACIONES: Se utiliza para aliviar el prurito.
CONTRAINDICACIONES: Asma, glaucoma e hipersensibilidad conocida a este fármaco o a otras fenotiacinas. No se utiliza en los recién nacidos ni durante la lactancia.
EFECTOS SECUNDARIOS: Entre los más importantes figuran depresión de la medula ósea y anomalías extrapiramidales. Son frecuentes la sequedad de boca y la sedación.

**METADONA** (*methadone*) Analgésico narcótico sintético.
INDICACIONES: Alivio del dolor intenso. Se emplea en los programas de detoxificación y terapia de los pacientes adictos a los opiáceos.
CONTRAINDICACIONES: Debe emplearse con precaución en traumatismos craneales, asma, disfunción renal o hepática, inestabilidad cardiovascular o en casos de hipersensibilidad conocida al fármaco.
EFECTOS SECUNDARIOS: Entre los más importantes figuran somnolencia, inestabilidad, náuseas, estreñimiento, depresión respiratoria y circulatoria y adicción.

**METADONA, CLORHIDRATO DE** (*methadone hydrochloride*) Analgésico narcótico utilizado para la anestesia o como sustituto de la heroína, permitiendo suprimirla sin que aparezca el síndrome de abstinencia agudo. La metadona no produce narcosis, sedación ni euforia marcada. No debe administrarse a las embarazadas ni a pacientes con enfermedad hepática.

**METAESCOPOLAMINA, BROMURO DE** (*methascopolamine bromide*) Fármaco anticolinérgico.
INDICACIONES: Se usa en el tratamiento de la hipermotilidad del tracto gastrointestinal y como complemento en la terapia de la úlcera péptica.
CONTRAINDICACIONES: Glaucoma de ángulo cerrado,

asma, obstrucción del tracto genitourinario o del gastrointestinal, colitis ulcerosa grave e hipersensibilidad conocida.

EFECTOS SECUNDARIOS: Visión borrosa, anomalías del sistema nervioso central, taquicardia, sequedad de boca, disminución de la sudoración y reacciones de hipersensibilidad.

**METAFASE** (metaphase) Segundo de los cuatro estadios de la división nuclear en la mitosis y en cada una de las dos divisiones de la meiosis, durante el cual los cromosomas se disponen en el plano ecuatorial del huso para formar la placa ecuatorial con los centrómeros unidos a las fibras del huso en preparación para la separación. V. también **anafase; interfase; meiosis; mitosis; profase; telofase.**

**METAFISIS** (metaphysis) Región del hueso en la que se unen la diáfisis y la epífisis.

**METAGÉNESIS** (metagenesis) Alternancia regular de la reproducción sexual y asexual dentro de la misma especie.

**METAHEMOGLOBINA** (methemoglobin) Forma de hemoglobina en la que el hierro ha sido oxidado desde el estado ferroso al férrico. No puede transportar el oxígeno y, por tanto, no contribuye a la capacidad de la sangre para transportar ese gas. V. también **hemoglobina.**

**METAL** (metal) Cualquier elemento que conduce el calor y la electricidad, es maleable y dúctil, y en una solución genera iones de carga positiva (cationes).

**METAL PESADO** (heavy metal) Elemento metálico cuyo peso específico es 5 veces o más superior al agua. Los metales pesados son el cadmio, cerio, cromo, cobalto, cobre, galio, oro, hierro, plomo, manganeso, mercurio, níquel, platino, plata, telurio, talio, estaño, uranio, vanadio y cinc. La dieta normal incluye pequeñas cantidades de muchos de estos elementos, que resultan necesarios para el hombre; sin embargo, una cantidad grande de cualquiera de ellos produce intoxicación.

**METALENESTRIL** (methallenestril) Estrógeno.

INDICACIONES: Tratamiento de las irregularidades del ciclo menstrual y los síntomas menopáusicos y para evitar el embarazo.

CONTRAINDICACIONES: Tromboflebitis, disfunción hepática, hemorragia vaginal inusual o hipersensibilidad conocida al fármaco.

EFECTOS SECUNDARIOS: Entre los más importantes figuran tromboflebitis, porfiria, embolismo e icteria.

**METALES DE TIERRAS RARAS** (rare-earth metal) V. **tierras raras, elementos de.**

**METALES PESADOS, INTOXICACIÓN POR** (heavy metal poisoning) Intoxicación producida por la ingestión, inhalación o absorción de cualquiera de los metales pesados tóxicos. Entre las intoxicaciones por metales pesados destacan las producidas por antimonio, arsénico, cadmio, plomo y mercurio.

**METÁLICO, ELEMENTO** (metal) Elemento químico carazterizado por ser buen conductor del calor y la electricidad, maleable y dúctil, y por formar iones con carga positiva (cationes) en una solución.

**METAMIELOCITO** (metamyelocyte) Estadio en desarrollo de la serie granulocítica de los leucocitos. Ocupa un lugar intermedio entre el mielocito y el granulocito maduro. V. también **leucocito; mieloblasto; mielocito.**

**METAMORFOPSIA** (metamorphopsia) Defecto de la visión debido a enfermedad de la retina y caracterizado porque los objetos se ven con forma distorsionada.

**METAMORFOSIS** (metamorphosis) Cambio en la forma o la estructura, especialmente desde un estadio a otro, como la transición desde la fase de larva a la de adulto.

**METAMPIRONA** (methampyrone) V. **dipirona.**

**METANDROSTENOLONA** (methandrostenolone) Andrógeno.

INDICACIONES: Se prescribe sobre todo para el tratamiento de la osteoporosis.

CONTRAINDICACIONES: Cáncer de mama masculino o de próstata, enfermedades cardiacas, renales o hepáticas, nefrosis, embarazo e hipersensibilidad conocida al fármaco.

EFECTOS SECUNDARIOS: Entre los más importantes figuran diversos efectos endocrinos, dependiendo de la edad del paciente. En las mujeres se observan hirsutismo y masculinización y no son infrecuentes las náuseas ni la icteria.

**METANEFRINA** (metanephrine) Uno de los dos principales metabolitos urinarios de la epinefrina y norepinefrina (el otro es el ácido vanililmandélico). En condiciones normales, la eliminación de metanefrina durante 24 horas es inferior a 1,3 mg.

**METANEFROGÉNICO** (metanephrogenic) Capaz de formar el metanefros o riñón fetal.

**METANEFRÓN** (metanephron) V. **metanefros.**

**METANEFROS** (metanephros, metanephron) El tercer órgano excretor que se desarrolla en el embrión de los vertebrados. Consiste en una estructura compleja de túbulos secretores y colectores, formada posteriormente al mesonefros, a partir del extremo caudal del cordón nefrogénico y el conducto mesonéfrico. En la mayoría de los mamíferos existe una utilización funcional limitada del riñón metanéfrico durante la vida fetal, puesto que los materiales de desecho son transferidos a través de la placenta hacia la madre para su eliminación. V. también **mesonefros; pronefros; riñón.**

**METANFETAMINA, CLORHIDRATO DE** (methamphetamine hydrochloride) Fármaco estimulante central.

INDICACIONES: Se prescribe en el tratamiento de la narcolepsia y al hipercinesia y para disminuir el apetito en la obesidad exógena.

CONTRAINDICACIONES: Glaucoma, arteriosclerosis, enfermedad cardiovascular, hipertensión, hipertiroidismo, antecedentes de abuso de fármacos, utilización concomitante de inhibidores de la monoaminooxidasa o hipersensibilidad conocida al fármaco.

EFECTOS SECUNDARIOS: Entre los más importantes figuran diversas manifestaciones de excitación del sistema nervioso central, aumento de la presión arterial, arritmias y otras anomalías cardiovasculares, náuseas y dependencia.

**METANOL** (methanol) Líquido tóxico, incoloro y transparente, destilado de una mezcla a base de madera, agua, alcohol y éter. Es muy utilizado como disolvente y para la producción de formaldehído. La ingestión de metanol paraliza el nervio óptico y puede causar la muerte.

**METANOL, RESIDUO EXTRAÍBLE CON** *(methanol-extractable residue)* Sustancia inmunoterapéutica preparada a partir de la fracción extraída con metanol de la BCG (bacilo Calmette-Guérin). Se usa para evitar o retrasar las recidivas del melanoma maligno estadio II después de la cirugía y para prolongar las remisiones inducidas con fármacos en la leucemia mielocítica aguda.

**METANTELINA, BROMURO DE** *(methantheline bromide)* Fármaco anticolinérgico.
INDICACIONES: Se prescribe para el tratamiento de la úlcera péptica y otros muchos trastornos gastrointestinales.
CONTRAINDICACIONES: Glaucoma de ángulo cerrado, asma, obstrucción del tracto genitourinario o del tracto gastrointestinal, colitis ulcerosa grave e hipersensibilidad conocida al fármaco.
EFECTOS SECUNDARIOS: Entre los más importantes figuran visión borrosa, trastornos del sistema nervioso central, taquicardia, sequedad de boca, disminución de la sudoración y reacciones de hipersensibilidad.

**METAPIRILENO, CLORHIDRATO DE** *(methapyrilene hydrochloride)* Fármaco antihistamínico.
INDICACIONES: Se utiliza en el tratamiento de diversas reacciones de hipersensibilidad, incluyendo rinitis, dermatitis y prurito.
CONTRAINDICACIONES: Asma e hipersensibilidad conocida al fármaco. No debe emplearse en los recién nacidos ni durante la lactancia.
EFECTOS SECUNDARIOS: Entre los más importantes figuran exantema cutáneo, reacciones de hipersensibilidad y taquicardia. Pueden producirse somnolencia y sequedad de boca.

**METAPLASIA** *(metaplasia)* Transformación de las células de tejidos normales en otras anormales, como respuesta a una tensión o lesión crónica.

**METAPLASIA MIELOIDE** *(myeloid metaplasia)* Trastorno caracterizado por el desarrollo de tejido medular en sitios anormales. Son datos característicos la anemia, la esplenomegalia, la presencia de células sanguíneas inmaduras en la circulación y la producción de hematopoyesis en el hígado y el bazo. La metaplasia mieloide puede ser secundaria a carcinoma, leucemia, policitemia vera o tuberculosis. La forma primaria se conoce también como **metaplasia mieloide agnogénica.**

**METAPLASIA MIELOIDE POSPOLICITÉMICA** *(postpolycythemic myeloid metaplasia)* Evolución frecuente de la policitemia vera en sus etapas tardías que se caracteriza por anemia y esclerosis de la medula ósea. La producción de hematíes tiene lugar únicamente en tejidos extramedulares, como el hígado y el bazo. Este trastorno se complica con frecuencia con la aparición de una leucemia, especialmente cuando el paciente ha sido tratado con radiaciones ionizantes. V. también **metaplasia mieloide; policitemia.**

**METAPROTERENOL, SULFATO DE** *(metaproterenol sulfate)* Fármaco broncodilatador.
INDICACIONES: Tratamiento del asma bronquial.
CONTRAINDICACIONES: Arritmias con taquicardia e hipersensibilidad conocida al fármaco.

EFECTOS SECUNDARIOS: Entre los más importantes figuran taquicardia, hipertensión y parada cardiaca.

**METARAMINOL, BITARTRATO DE** *(metaraminol bitartrate)* Fármaco adrenérgico vasopresor.
INDICACIONES: Se usa para el tratamiento de la hipotensión y el shock.
CONTRAINDICACIONES: Hipersensibilidad conocida al fármaco. No se emplea con el ciclopropano ni con el halotano, ni como fármaco único para la hipotensión hipovolémica.
EFECTOS SECUNDARIOS: Entre los más importantes figuran arritmias cardiacas, necrosis hística en el punto de inyección, hipertensión, temblor y náuseas.

**METARBITAL** *(metharbital)* Fármaco anticonvulsivante.
INDICACIONES: Tratamiento de la epilepsia.
CONTRAINDICACIONES: Porfiria e hipersensibilidad conocida a los barbitúricos. Debe usarse con precaución durante el embarazo o en caso de insuficiencia hepática.
EFECTOS SECUNDARIOS: Entre los más importantes figuran ataxia, irritabilidad en los niños y confusión en los ancianos.

**METÁSTASIS** *(metastasis)* **1.** Proceso por el que las células tumorales se diseminan hacia partes distantes del organismo. Puesto que los tumores malignos no tienen cápsula, las células pueden escapar, convertirse en émbolos y ser transportadas por la circulación linfática o la

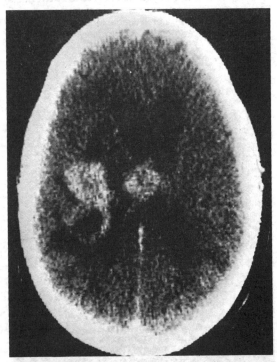

METÁSTASIS. Tomografía con contraste radiológico a nivel de la fosa posterior del cerebro con múltiples metástasis. Estos tumores pueden dar lugar a estados confusionales más o menos profundos.

sanguínea, para implantarse en los ganglios y en otros órganos distantes del tumor primario. **2.** Tumor que se desarrolla de esta forma.

**METASUXIMIDA** (*methsuximide*) Fármaco anticonvulsivante.

INDICACIONES: Se utiliza para el tratamiento del pequeño mal refractario.

CONTRAINDICACIONES: Hipersensibilidad conocida a este fármaco o a cualquier succinimida.

EFECTOS SECUNDARIOS: Entre los más importantes figuran discrasias hematológicas, daño hepático y renal y lupus eritematoso sistémico.

**METATÁLAMO** (*metathalamus*) Una de las cinco partes del diencéfalo. Se compone del cuerpo geniculado interno y externo. El cuerpo geniculado interno actúa como estación intermedia para los impulsos nerviosos entre el pedúnculo inferior y la corteza auditiva. El externo forma un abombamiento oval en el extremo posterior del tálamo que recibe los extremos terminales de las fibras del tracto óptico. Consultar las voces **epitálamo; hipotálamo; subtálamo.**

**METATARSALGIA** (*metatarsalgia*) Dolor alrededor de los huesos metatarsianos, causado por una anomalía del pie o por recalcificación de las cabezas degeneradas de esos huesos. Denominado también **Morton, dedo de; Morton, neuroma de; Morton, pie de.**

**METATARSIANA POR TENSIÓN, FRACTURA** (*metatarsal stress fracture*) Rotura de un metatarsiano debida a una marcha o carrera prolongada. Muchas veces resulta difícil diagnosticarla en las radiografías.

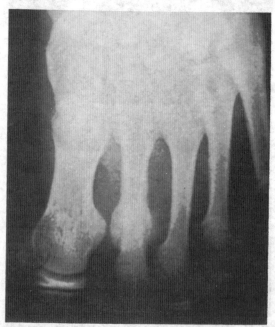

**METATARSIANA POR TENSIÓN, fractura.** Fractura del primer metatarsiano por esfuerzo prolongado en un individuo con trastornos de la osificación.

**METATARSIANO** (*metatarsal*) **1.** Relacionado con el metatarso del pie. **2.** Cualquiera de los cinco huesos que forman el metatarso.

**METATARSO** (*metatarsus*) Parte del pie compuesta por cinco huesos, numerados del I al V a partir del lado interno. Cada metartarsiano tiene un cuerpo largo y fino, un extremo proximal en forma de cuña, un extremo distal convexo y unos lados planos y con surcos para inserción de ligamentos. Se articulan proximalmente con el tarso y distalmente con la primera hilera de falanges.

**METAXALONA** (*metaxalone*) Fármaco relajante de la musculatura esquelética.

INDICACIONES: Se emplea como complemento en el tratamiento del espasmo de la musculatura esquelética.

CONTRAINDICACIONES: Afectación importante de la función renal o de la hepática, susceptibilidad a la anemia hemolítica por fármacos e hipersensibilidad conocida a este fármaco.

EFECTOS SECUNDARIOS: Entre los más importantes figuran anemia hemolítica, leucopenia y disfunción hepática. Pueden producirse trastornos gastrointestinales, sensación de inestabilidad y nerviosismo.

**METAZOLAMIDA** (*methazolamide*) Fármaco inhibidor de la anhidrasa carbónica.

INDICACIONES: Tratamiento del glaucoma.

CONTRAINDICACIONES: Hiponatremia, hipocaliemia, enfermedad de Addison, obstrucción pulmonar importante, insuficiencia adrenocortical e hipersensibilidad conocida al fármaco.

EFECTOS SECUNDARIOS: Entre los más importantes figuran somnolencia, parestesias, reacciones de hipersensibilidad y acidosis.

**METCHNIKOFF, TEORÍA DE** (*Metchnikoff theory*) Teoría de principios de siglo del biólogo ruso Metchnikoff que afirmaba que las células vivas eran capaces de ingerir microorganismos. Su teoría resultó correcta, como pudo comprobarse en el proceso de la fagocitosis y en la ingestión de microbios por los leucocitos.

**METENAMINA** (*methenamine*) Fármaco antibacteriano urinario.

INDICACIONES: Se utiliza para el tratamiento de las infecciones del tracto urinario.

CONTRAINDICACIONES: Disfunción hepática o renal e hipersensibilidad conocida a este fármaco o al ácido mandélico.

EFECTOS SECUNDARIOS: Entre los más importantes figuran exantemas y trastornos gastrointestinales.

**METEORISMO** (*meteorism*) Acúmulo de gas en el abdomen o el intestino.

**METEOROTROPISMO** (*meteorotropism*) Reacción frente a influencias meteorológicas, que puede manifestarse por diversos fenómenos biológicos, como episodios de artritis y anginas, e incluso muerte súbita.

**METHOTREXATE** (*methotrexate*) Fármaco antimetabolito antineoplásico.

INDICACIONES: Se utiliza en el tratamiento de la psoriasis grave y de diversas enfermedades malignas.

CONTRAINDICACIONES: Discrasias hematológicas, insuficiencia renal o hepática graves e hipersensibilidad conocida.

EFECTOS SECUNDARIOS: Entre los más importantes figuran diarrea, estomatitis ulcerosa, depresión de la medula ósea, hepatotoxicidad y exantemas cutáneos.

**METICILINA SÓDICA** (methicillin sodium) Antibiótico penicilínico resistente a la penicilinasa.
INDICACIONES: Se utiliza sobre todo en el tratamiento de las infecciones graves por estafilococos productores de penicilinasa.
CONTRAINDICACIONES: Hipersensibilidad conocida a este fármaco o a cualquier penicilina.
EFECTOS SECUNDARIOS: Entre los más importantes figuran flebitis en el punto de inyección, nefritis y reacciones alérgicas.

**METICLOTIACIDA** (methyclothiazide) Fármaco diurético e hipotensor.
INDICACIONES: Se emplea para el tratamiento de la hipertensión y el edema.
CONTRAINDICACIONES: Anemia e hipersensibilidad conocida a este fármaco, a otras tiacidas o a los derivados sulfonamídicos.
EFECTOS SECUNDARIOS: Entre los más importantes figuran hipocaliemia, hiperglucemia, hiperuricemia y reacciones de hipersensibilidad.

**METILBENCETONIO, CLORHIDRATO DE** (methylbenzethonium chloride) Fármaco antiinfeccioso tópico.
INDICACIONES: Prevención y tratamiento del exantema del pañal y de otras dermatosis.
CONTRAINDICACIONES: La única contraindicación consiste en la hipersensibilidad conocida al fármaco.
EFECTOS SECUNDARIOS: No se han descrito reacciones adversas. Puede inducir irritación cutánea local.

**METILCELULOSA** (methylcellulose) Laxante aumentador del volumen de las heces.
INDICACIONES: Se utiliza para corregir el estreñimiento.
CONTRAINDICACIONES: Apendicitis, abdomen agudo quirúrgico, adherencias, obstrucción o ulceración intestinal e hipersensibilidad conocida.
EFECTOS SECUNDARIOS: Los más importantes son obstrucción intestinal e impactación fecal, si se ingiere una cantidad insuficiente de líquidos.

**METILDOPA** (methyldopa) Fármaco hipotensor.
INDICACIONES: Se usa para disminuir la hipertensión arterial.
CONTRAINDICACIONES: Disfunción hepática o hipersensibilidad conocida.
EFECTOS SECUNDARIOS: Entre los más importantes figuran toxicidad hepática y discrasias hematológicas. Son posibles sedación, sequedad de boca, taponamiento nasal e hipotensión postural.

**METILENO, AZUL DE** (methylene blue) Sustancia cristalina de color verde azulado, que se usa como colorante histológico y como indicador de laboratorio. También se emplea en el tratamiento de la intoxicación por cianuro y de la metahemoglobinemia.

**METILERGONOVINA, MALEATO DE** (methylergonovine maleate) Alcaloide ergotamínico sintético.
INDICACIONES: Se usa como oxitócico para prevenir o tratar la atonía, la hemorragia o la subinvolución uterina después del parto.
CONTRAINDICACIONES: No debe utilizarse durante el embarazo ni por vía IV, excepto en situaciones que pongan en peligro la vida de la paciente. Está contraindicado en casos de hipertensión, toxemia o hipersensibilidad conocida frente a los ergotamínicos.
EFECTOS SECUNDARIOS: Entre los más importantes figuran convulsiones, hipertensión, náuseas, visión borrosa, cefaleas e incluso muerte. Los efectos secundarios son más frecuentes tras la administración IV.

**METILFENIDATO, CLORHIDRATO DE** (methylphenidate hydrochloride) Fármaco estimulante del sistema nervioso central.
INDICACIONES: Tratamiento de la hipercinesia en los niños y de la narcolepsia en los adultos.
CONTRAINDICACIONES: Glaucoma, ansiedad importante, tensión, depresión mental e hipersensibilidad conocida. El fármaco no se usa en los niños de menos de 6 años de edad.
EFECTOS SECUNDARIOS: Entre los más importantes figuran nerviosismo, insomnio y anorexia. Pueden producirse taquicardia y reacciones de hipersensibilidad.

**METÍLICO, ALCOHOL** (methyl alcohol) V. **metanol**..

**METILO, SALICILATO DE** (methyl salicylate) Fármaco de acción balsámica, analgésica y suavizante.
INDICACIONES: Se emplea por vía tópica para aliviar dolores menores de los músculos y las articulaciones.
CONTRAINDICACIONES: No se recomienda en los niños. Hipersensibilidad conocida a los salicilatos.
EFECTOS SECUNDARIOS: Anomalías cutáneas leves y posible intoxicación sistémica por absorción del fármaco a través de la piel.

**METILPREDNISOLONA** (methylprednisolone) Fármaco glucocorticoide.
INDICACIONES: Tratamiento de estados inflamatorios, incluidas fiebre reumática y artritis reumatoide.
CONTRAINDICACIONES: Infecciones micóticas e hipersensibilidad conocida. El uso tópico está contraindicado en presencia de infecciones virales o micóticas de la piel, si existen trastornos de la circulación y en pacientes con hipersensibilidad conocida.
EFECTOS SECUNDARIOS: La administración sistémica del fármaco puede provocar trastornos gastrointestinales, endocrinos, neurológicos y del equilibrio hidroiónico. La vía tópica puede ocasionar anomalías cutáneas.

**METILROSANILINA, CLORURO DE** (methylrosaniline chloride) V. **violeta de genciana**.

**METILTESTOSTERONA** (methyltestosterone) Fármaco andrógeno.
INDICACIONES: Tratamiento de la deficiencia de testosterona, osteoporosis y cáncer de mama en la mujer; también se usa para estimular el desarrollo, el aumento de peso y la producción de hematíes.
CONTRAINDICACIONES: Cáncer de próstata o de mama en el varón, enfermedades cardiacas renales o hepáticas, hipercalcemia, embarazo conocido o sospechado, lactancia o hipersensibilidad conocida.
EFECTOS SECUNDARIOS: Entre los más importantes figuran hipercalcemia, edema, masculinización irreversible en las mujeres e ictericia.

**METIMAZOL** (methimazole) Fármaco inhibidor de la síntesis de hormonas tiroideas.

INDICACIONES: Se utiliza para el tratamiento del hipertiroidismo, durante la preparación para la tiroidectomía subtotal o para la terapia con yodo radiactivo.

CONTRAINDICACIONES: Hipersensibilidad conocida.

EFECTOS SECUNDARIOS: Entre los más importantes figuran discrasias hematológicas (sobre todo granulocitopenia) y reacciones de hipersensibilidad que recuerdan el lupus eritematoso. Son frecuentes los exantemas cutáneos, prurito y molestias gastrointestinales.

**METIPRILON** (methyprylon) Fármaco sedante e hipnótico.

INDICACIONES: Tratamiento del insomnio.

CONTRAINDICACIONES: No se utiliza en los niños menores de 3 meses. Hipersensibilidad conocida.

EFECTOS SECUNDARIOS: Entre los más importantes figuran dependencia física y excitación paradójica. También son posibles la inestabilidad, cefalea, exantemas y molestias gastrointestinales.

**METIROSINA** (metyrosine) Fármaco hipotensor.

INDICACIONES: Tratamiento del feocromocitoma.

CONTRAINDICACIONES: Hipersensibilidad conocida.

EFECTOS SECUNDARIOS: Entre los más importantes figuran reacciones extrapiramidales, incluyendo temblor, salivación y cristaluria. Es frecuente la sedación y pueden aparecer diarreas y ansiedad.

**METISERGIDA, MALEATO DE** (methysergide maleate) Fármaco vasoconstrictor.

INDICACIONES: Se utiliza como tratamiento sintomático de la jaqueca.

CONTRAINDICACIONES: Embarazo, infecciones graves, disfunción hepática o renal, enfermedad cardiovascular o pulmonar e hipersensibilidad conocida.

EFECTOS SECUNDARIOS: Entre los más importantes figuran fibrosis retroperitoneal, alucinaciones, disminución del recuento de leucocitos, trastornos pulmonares y cardiacos, anemia hemolítica, calambres en las piernas y dolor en el tórax, abdomen, espalda, manos o pies.

**METIXENO, CLORHIDRATO DE** (methixene hydrochloride) Fármaco anticolinérgico.

INDICACIONES: Se usa para el tratamiento de la hipermotilidad o los espasmos del tracto gastrointestinal.

CONTRAINDICACIONES: Glaucoma de ángulo cerrado, asma, obstrucción del tracto genitourinario o del gastrointestinal, colitis ulcerosa grave e hipersensibilidad conocida.

EFECTOS SECUNDARIOS: Entre los más importantes figuran visión borrosa, anomalías del sistema nervioso central, taquicardia, sequedad de boca, disminución de la sudoración y reacciones de hipersensibilidad.

**METOCARBAMOL** (methocarbamol) Fármaco relajante de la musculatura esquelética.

INDICACIONES: Se usa para el tratamiento del espasmo de la musculatura esquelética.

CONTRAINDICACIONES: Disfunción renal, depresión del sistema nervioso central e hipersensibilidad conocida.

EFECTOS SECUNDARIOS: Entre los más importantes figuran hipotensión y taquicardia. También pueden producirse somnolencia, inestabilidad, vértigo y náuseas.

**METOCLOPRAMIDA, CLORHIDRATO DE** (metoclopramide hydrochloride) Fármaco estimulante gastrointestinal.

INDICACIONES: Se prescribe para estimular la motilidad y aumentar el tono de las contracciones gástricas y del tracto intestinal alto.

CONTRAINDICACIONES: Epilepsia, administración simultánea de fármacos capaces de originar reacciones extrapiramidales, feocromocitoma, hemorragia, obstrucción o perforación gastrointestinal e hipersensibilidad conocida.

EFECTOS SECUNDARIOS: Entre los más importantes figuran reacciones extrapiramidales, habitualmente en los niños, y molestias gastrointestinales. También pueden aparecer somnolencia y reacciones alérgicas con exantema.

**METOCURINA, YODURO DE** (metocurine iodide) Bloqueante neuromuscular muy potente. Denominado también yoduro de dimetiltubocurarina.

INDICACIONES: Se administra para producir parálisis fláccida, como complemento de la anestesia, para reducir el espasmo muscular en el tétanos y para facilitar la ventilación controlada.

CONTRAINDICACIONES: Asma e hipersensibilidad conocida a este fármaco o a los yoduros. Sólo debe ser administrado por personal médico que cuente con equipo para mantener la ventilación mecánica asistida.

EFECTOS SECUNDARIOS: Hipotensión, depresión respiratoria o circulatoria y broncospasmo.

**MÉTODO** (method) Técnica o procedimiento para producir un efecto deseado.

**MÉTODO CIENTÍFICO** (scientific method) Método sistemático y ordenado de recopilación de datos y resolución de problemas. El enfoque básico es el planteamiento de la hipótesis. El método experimental se utiliza para ayudar a demostrar o descartar una hipótesis. Se observan los resultados del experimento y se sacan conclusiones a partir de dichos resultados.

**METODOLOGÍA** (methodology) **1.** Sistema de principios o métodos empleados en cualquier disciplina, como la educación, la investigación, el diagnóstico o el tratamiento. **2.** Sección de una propuesta de investigación en la que se describen los métodos que serán utilizados. En la metodología se discuten el diseño de la investigación, la población a estudiar y los instrumentos o métodos que serán empleados.

**METOHEXITAL SÓDICO** (methohexital sodium) Fármaco barbitúrico intravenoso.

INDICACIONES: Se utiliza para inducir la anestesia en intervenciones quirúrgicas cortas, como suplemento de otros anestésicos.

CONTRAINDICACIONES: Porfiria, estado asmático e hipersensibilidad conocida a este fármaco o a cualquier barbitúrico.

EFECTOS SECUNDARIOS: Entre los más importantes figuran depresión respiratoria, exantemas cutáneos y disfunción cardiovascular.

**METOLAZONA** (metolazone) Fármaco diurético e hipotensor.

INDICACIONES: Tratamiento de la hipertensión arterial y del edema.

CONTRAINDICACIONES: Anuria e hipersensibilidad conocida a este fármaco, a las tiacidas o a las sulfamidas.

EFECTOS SECUNDARIOS: Entre los más importantes figuran hipocaliemia, hiperglucemia, hiperuremia y diversas reacciones alérgicas.

**METÓPICO** *(metopic)* Relacionado con la frente.

**METOPO-** Prefijo que indica relación con la frente: *metopodinia, metópago, metopoplastia.*

**METOPROLOL, TARTRATO DE** *(metoprolol tartrate)* Fármaco antiadrenérgico (betarreceptor).
INDICACIONES: Tratamiento de la hipertensión.
CONTRAINDICACIONES: Bradicardia, shock cardiogénico, insuficiencia cardiaca franca, enfermedad broncospástica e hipersensibilidad conocida.
EFECTOS SECUNDARIOS: Entre los más importantes figuran bradicardia, fatiga, broncospasmo y molestias gastrointestinales.

**METOTRIMEPRACINA** *(methotrimeprazine)* Analgésico fenotiacínico.
INDICACIONES: Se emplea para aliviar el dolor entre moderado e intenso en los pacientes encamados.
CONTRAINDICACIONES: Administración simultánea de hipotensores, hipotensión, enfermedad renal o hepática e hipersensibilidad conocida a este fármaco o a otras fenotiacinas.
EFECTOS SECUNDARIOS: Hipotensión ortostática, inestabilidad, sequedad de boca y confusión mental.

**METOXALENO** *(methoxalen)* Fármaco que favorece la pigmentación.
INDICACIONES: Se emplea por vía tópica para aumentar la pigmentación o para obtener la repigmentación en el vitíligo.
CONTRAINDICACIONES: Insuficiencia hepática, empleo concomitante de algún fármaco que pueda causar fotosensibilización, e hipersensibilidad conocida.
EFECTOS SECUNDARIOS: Entre los más importantes figuran anomalías del sistema nervioso central y producción de quemaduras. También pueden producirse molestias gastrointestinales y reacciones alérgicas.

**METOXAMINA, CLORHIDRATO DE** *(methoxamine hydrochloride)* Fármaco adrenérgico que actúa como vasoconstrictor.
INDICACIONES: Se usa durante la anestesia para mantener la presión sanguínea y en el tratamiento de la taquicardia supraventricular paroxística.
CONTRAINDICACIONES: No se recomienda como vasoconstrictor con los anestésicos locales. La hipersensibilidad conocida contraindica su uso.
EFECTOS SECUNDARIOS: Entre los más importantes figuran hipertensión, cefalea intensa y vómitos.

**METOXIFENAMINA, CLORHIDRATO DE** *(methoxyphenamine hydrochloride)* Fármaco betaadrenérgico.
INDICACIONES: Se usa en el tratamiento del asma bronquial y en las reacciones de hipersensibilidad.
CONTRAINDICACIONES: Arritmias cardiacas, administración simultánea de inhibidores de la monoaminooxidasa, enfermedad arterial coronaria e hipersensibilidad conocida.
EFECTOS SECUNDARIOS: Entre los más importantes figuran taquicardia y otras arritmias cardiacas.

**METRALGIA** *(metralgia)* Hipersensibilidad o dolor en el útero. Denominada también **metrodinia**.

**MÉTRICO, SISTEMA** *(metric system)* Sistema decimal de medida basado en el metro como unidad de longitud, el gramo como unidad de peso o masa, y el litro como unidad de volumen.

**-METRIO** Sufijo que indica relación con el útero: endometrio, parametrio, miometrio.

**METRITIS** *(metritis)* Inflamación de las paredes del útero. Denominada también **uteritis**. Entre los tipos de metritis figuran la **endometritis** y la **parametritis**. V. también **metritis puerperal**.

**METRITIS PUERPERAL** *(puerperal metritis)* V. **puerperal, fiebre**.

**METRO (m)** *(meter [m])* Unidad de longitud en el sistema métrico decimal. En principio se definió como la diezmillonésima parte del cuadrante del meridiano terrestre. En la actualidad se compara con la longitud de onda de la luz de cadmio.

**METRO-** *(metro-, metra-)* Prefijo que indica relación con el útero: *metrocele, metrofibroma, metromalacoma*.

**-METRO** *(-meter)* Sufijo que indica un instrumento medidor: *anestesímetro, ionómetro, escopómetro*.

**METRODINIA** *(metrodynia)* Hipersensibilidad o dolor del útero. Denominada también **metralgia**.

**METRONIDAZOL** *(metronidazole)* Fármaco antimicrobiano.
INDICACIONES: Tratamiento de la amebiasis, la tricomoniasis y ciertas infecciones bacterianas.
CONTRAINDICACIONES: Primer trimestre del embarazo, discrasias hematológicas, enfermedad orgánica, trastornos del sistema nervioso central e hipersensibilidad conocida.
EFECTOS SECUNDARIOS: Entre los más importantes figuran molestias gastrointestinales, inestabilidad, neutropenia y trastornos neurológicos. Con frecuencia aparece sabor metálico en la boca.

**-METROPÍA** Sufijo que indica relación con la refracción ocular: *alometropía, antimetropía, isometropía*.

**METRORRAGIA** *(metrorrhagia)* Hemorragia uterina no relacionada con la menstruación. Puede deberse a lesiones del útero y a veces constituye un signo de neoplasia maligna urogenital, especialmente cáncer cervical.

**METZENBAUM, TIJERAS DE** *(Metzenbaum scissors)* V. **tijeras**.

**MeV** *(MeV, mev)* Abreviatura de megaelectronvoltio. Equivalente a $3,82 \times 10^{-14}$ calorías o $1,6 \times 10^{-6}$ ergios.

**MEVALONATOQUINASA** *(mevalonate kinase)* Enzima existente en el hígado y en la levadura que cataliza la transferencia de un grupo fosfato desde el trifosfato de adenosina para producir difosfato de adenosima y 5-fosfomevalonato.

**MEYNET, NÓDULO DE** *(Meynet's node)* Cualquiera de los numerosos nódulos que pueden desarrollarse dentro de las cápsulas, alrededor de las articulaciones y en los tendones afectos por enfermedades reumáticas, especialmente en los niños.

**MEZCLA** *(mixture)* **1.** Sustancia compuesta por ingredientes no combinados químicamente y que no se encuentran necesariamente en una proporción fija. **2.** (Farmacología). Líquido que contiene uno o más medicamentos en suspensión. Las proporciones entre los ingredientes son específicas para cada mezcla. Denominada también **mixture**. Consultar las voces **compuesto; solución**.

**Mg** *(Mg)* Símbolo químico del **magnesio**.

**MIALGIA** *(myalgia)* Dolor muscular difuso acompañado generalmente por malestar que aparece en enfermedades infecciosas como la brucelosis, dengue, gripe, leptospirosis, sarampión, paludismo, fiebre recurrente, fiebre reumática, salmonelosis, fiebres hemorrágicas transmitidas por garrapatas, toxoplasmosis, triquinosis, tularemia y poliomielitis. Existen mialgias en la arteriosclerosis obliterante, la fibrositis, la fibromiositis, el síndrome de Guillain-Barré, el hiperparatiroidismo, la hipoglucemia, el hipotiroidismo, los tumores musculares, la mioglobinuria, la miositis y la acidosis tubular renal. Entre los diversos fármacos capaces de causar mialgias figuran la anfotericina B, la carbenoxolona, la cloroquina, el clofibrato y los corticosteroides. V. también **mialgia epidémica**.

**MIALGIA EPIDÉMICA** *(epidemic myalgia)* Enfermedad producida por virus coxsackie que se caracteriza por un dolor epigástrico o torácico agudo de comienzo brusco, con fiebre que dura algunos días seguida de recuperación espontánea y completa del paciente. Denominada también **Bornholm, enfermedad de; miositis epidémica; pleurodinia epidémica**.

**MIASIS** *(myiasis)* Infección o infestación del cuerpo por larvas de moscas producida habitualmente a través de una herida o una úlcera, aunque rara vez se produce a través de la piel intacta.

**MIASMA** *(miasma)* Atmósfera o entorno insano, contaminado, como un pantano o ciénaga con materia orgánica podrida.

**MIASTENIA** *(myasthenia)* Condición caracterizada por debilidad anormal de un músculo o grupo muscular que puede constituir el resultado de un trastorno mioneural sistémico, como en la miastenia gravis, o de insuficiencia circulatoria local, como en la claudicación intermitente.

**MIASTENIA GRAVIS** *(myasthenia gravis)* Enfermedad caracterizada por fatigabilidad crónica y debilidad de los músculos, especialmente de la cara y la faringe, a consecuencia de un defecto en la conducción de los impulsos nerviosos a nivel de la unión mioneural.

OBSERVACIONES: La fatigabilidad muscular de la miastenia gravis está causada por incapacidad de los receptores de la unión mioneural para despolarizarse, debido a una deficiencia de acetilcolina; por tanto, el diagnóstico puede establecerse mediante administración de un fármaco anticolinesterásico que mejorará la fuerza muscular y el vigor. El comienzo de los síntomas suele ser gradual, con ptosis de los párpados superiores, diplopía y paresia de los músculos faciales. La debilidad puede extenderse después a otros músculos inervados por los pares craneales, especialmente a los músculos respiratorios. El ejercicio muscular agrava los síntomas, que de forma típica varían a lo largo del día. La enfermedad es más frecuente en las mujeres jóvenes que en las mayores, y en los varones por encima de los 60 años.

ACTUACIÓN: Se administran fármacos anticolinesterásicos. El test de Tensilon se usa para determinar la dosis de mantenimiento óptima. Los fármacos empleados con más frecuencia son la neostigmina y la piridostigmina.

ACTUACIÓN DE LA ENFERMERA: Se limita la actividad física y se aconseja el reposo en cama. Los fármacos anticolinesterásicos suelen administrarse antes de las comidas y es necesario vigilar la posible aparición de efectos secundarios tóxicos. Las crisis miasténicas pueden requerir asistencia respiratoria urgente. Quizás sea necesario modificar la dieta del paciente si está afectada la capacidad de masticación y deglución.

**MIASTENIA GRAVIS, CRISIS DE** *(mhyasthenia gravis, crisis of)* Exacerbación aguda de la debilidad muscular que caracteriza a la enfermedad provocada por infección, intervención quirúrgica, estrés emocional o una dosis excesiva o insuficiente de medicación anticolinesterásica.

OBSERVACIONES: Los signos y síntomas típicos incluyen dificultad respiratoria que progresa hasta períodos de apnea, cansancio extremo, aumento de la debilidad muscular, disfagia, disartria y fiebre. El paciente puede mostrarse angustiado, inquieto, irritable, incapaz de mover las mandíbulas o de elevar uno o ambos párpados. Si la crisis está causada por toxicidad de la medicación anticolinesterásica, pueden existir anorexia, náuseas, vómitos, retortijones abdominales, diarrea, salivación excesiva, sudoración, lagrimeo, visión borrosa, vértigo, calambres musculares y espasmo, así como debilidad general, disartria y dificultad respiratoria.

ACTUACIÓN: El tratamiento inicial se dirige a mantener la permeabilidad de la vía aérea. Se administra oxígeno con ventilación asistida o controlada, puede realizarse una traqueotomía y quizás esté indicada la broncoscopia. La cabecera de la cama se eleva 30 grados. Los fármacos anticolinérgicos pueden suspenderse o disminuirse y a veces se usan para diferenciar el tipo de crisis. Se aspiran las secreciones respiratorias y la saliva y se vigilan cuidadosamente la presión, el pulso y la respiración. Se ausculta el tórax y la temperatura rectal se toma cada 2 a 4 horas; pueden ser necesarias medidas de refrigeración. Posiblemente deban emplearse líquidos parenterales, antibióticos, alimentación por sonda nasogástrica e inserción de una sonda permanente con drenaje por gravedad. El paciente es cambiado de postura cada 2 horas y recibe cuidados de la boca y la piel cada 2 a 4 horas; los labios se mantienen bien lubricados y los decúbitos se evitan utilizando un colchón de aire y manteniendo la piel seca en todo momento. Si los párpados están paralizados, pueden cubrirse los ojos; las legañas se eliminan siempre que sea necesario y debe usarse un colirio suavizante. Para permitir la comunicación del paciente, se le suministra material de escritura y se procurará que siempre tenga a mano el pulsador del timbre. Cuando cede la crisis aguda, puede pasarse a una dieta blanda, aunque el paciente quizás requiera ayuda para comer. Se ofrecen nutrientes entre las comidas principales y se aconseja una ingesta diaria de líquidos de hasta 2.000 ml. En los períodos de máximo efecto de la medicación se planean algunas actividades, según tolerancia. Varias veces al día se realizan ejercicios activos o pasivos de todas las extremidades, pero se mantienen los períodos de reposo en cama para evitar la fatiga y la recidiva.

ACTUACIÓN DE LA ENFERMERA: Antes del alta, se instruye al paciente en la importancia de tomar la medicación prescrita, con leche y galletas o pan, a las horas indicadas, y de comunicar los efectos secundarios tóxicos y los síntomas de enfermedad progresiva o recidivante. Se le indica la necesidad de mantener una dieta regular, de hacer ejercicio de acuerdo con la tolerancia, de reposar y de evitar las infecciones y la exposición a temperaturas calientes o frías, así como de no consumir alcohol ni tabaco. La enfermera contribuye a planear una pauta que conserve la energía para las actividades esenciales, de forma que el paciente pueda llevar una vida relativamente independiente.

**MICCIÓN** *(micturition)* Acto de evacuar la orina.

**MICCIÓN, REFLEJO DE** *(micturition reflex)* Reacción normal frente al aumento de presión en la vejiga que conduce a la contracción de la pared vesical y relajación del esfínter uretral. La inhibición voluntaria evita normalmente la incontinencia y la micción se produce al suspender esta inhibición.

**MICCIÓN FRECUENTE** *(urinary frequency)* Frecuencia superior a la normal de la necesidad de vaciar la vejiga de la orina, sin que se acompañe de aumento de la cantidad total diaria eliminada. Es característica de los procesos inflamatorios de la vejiga u otras anomalías estructurales. Junto con urgencia miccional y escozor al orinar es un signo de infección urinaria. La infección requiere el diagnóstico bacteriológico preciso y la medicación antibacteriana específica. Las anomalías estructurales se corrigen quirúrgicamente. V. también **cistitis; cistocele.**

**MICCIÓN INTERMITENTE** *(urinary hesitancy)* Disminución de la fuerza con que sale la orina unida a dificultad para la micción. Suele deberse a obstrucción o constricción de la vejiga; en hombres puede ser indicativa de prostatismo y en mujeres de estenosis del meato uretral. Pueden producirla también el frío, estrés y factores psicógenos y neurógenos diversos.

**MICELIO** *(mycelium)* Masa de filamentos ramificados y entremezclados, como las que forman la mayoría de los hongos. Denominado también **hifa.**

**MICETISMO** *(mycetismus)* Intoxicación por setas.

**MICETO-** *(myceto-)* V. **mico-.**

**MICETOMA** *(mycetoma)* Infección micótica grave que afecta a la piel, el tejido subcutáneo, la fascia y el hueso. El pie de Madura es un tipo de micetoma.

**MICO-** *(myco-, myc-)* Prefijo que indica relación con los hongos: *micobacteriosis, micohemia, micófago.*

**MICOBACTERIA** *(mycobacteria)* Microorganismo acidorresistente perteneciente al género *Mycobacterium.*

**MICOBACTERIOSIS** *(mycobacteriosis)* Enfermedad similar a la tuberculosis causada por micobacterias distintas a *Mycobacterium tuberculosis.*

**MICOFENÓLICO, ÁCIDO** *(mycophenolic acid)* Antibiótico cristalino bacteriostático y fungistático obtenido de *Penicillium brevi compactum* y de otras especies relacionadas.

**MICOLOGÍA** *(mycology)* Estudio de los hongos y de las enfermedades micóticas.

**MICOMIRINGITIS** *(mycomyringitis)* V. **miringomicosis.**

**MICONAZOL, NITRATO DE** *(miconazole nitrate)* Fármaco antifúngico.
INDICACIONES: Se usa por vía tópica en el tratamiento de ciertas infecciones micóticas de la piel y vagina, y por vía parenteral para combatir las micosis sistémicas.
CONTRAINDICACIONES: Hipersensibilidad conocida.
EFECTOS SECUNDARIOS: Entre los más importantes de la aplicación tópica o vaginal figuran irritación, ardor y maceración de la piel. Cuando se usa por vía sistémica puede provocar náuseas, prurito, flebitis y anemia.

**MICOSIS** *(mycosis)* Cualquier enfermedad causada por un hongo. Entre los diversos tipos figuran el pie de atleta, la candidiasis y la coccidioimicosis.

**MICOSIS FUNGOIDES** *(mycosis fungoides)* Enfermedad cutánea maligna rara, linfomatosa y crónica, que recuerda al eccema o a un tumor cutáneo, seguido por la formación de microabscesos en la epidermis y lesiones que simulan a las de la enfermedad de Hodgkin en los ganglios linfáticos y en las vísceras. Algunos autores la consideran una entidad distinta y otros una manifestación cutánea de un linfoma maligno.

**MICRA** *(μ) (micron [u, mu])* **1.** Unidad métrica de longitud igual a la millonésima parte de un metro. **2.** (Química física). Partícula coloidal con diámetro comprendido entre 0,2 y 10 micras.

**MICRO-** *(micro-, micr-)* Prefijo que significa «pequeño»: *microadenopatía, microanálisis, microglosia.*

**MICROAEROTONÓMETRO** *(microaerotonometer)* Instrumento para medir el volumen de gases en la sangre.

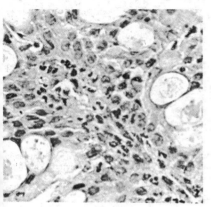
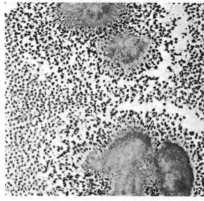

**MICOSIS.** Microfotografías de dos tipos de micosis. A la izquierda, actinomicosis cérvicofacial en muestra obtenida por punción. En la otra fotografía, acumulación de esporas en el epitelio de la mucosa nasal en un caso de rinosporidosis.

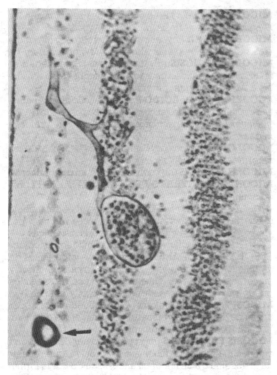

MICROANEURISMA. Los capilares de trazado tortuoso pueden, enrollándose sobre sí mismos, originar un microaneurisma retiniano como el que se muestra en este corte transversal. La flecha señala una microangiopatía capilar en la retina.

**MICROANEURISMA** *(microaneurysm)* Aneurisma microscópico característico de la púrpura trombótica.

**MICROANGIOPATÍA** *(microangiopathy)* Enfermedad de los vasos sanguíneos pequeños, como la microangiopatía diabética, en la que está engrosada la membrana basal de los capilares, y la microangiopatía trombótica, caracterizada por la formación de trombos en las arteriolas y en los capilares.

**-MICROBIANO** *(-microbic)* Sufijo que indica relación con los microbios: *amicrobiano, monomicrobiano, polimicrobiano.*

**MICROBIO** *(microbe)* Microorganismo patógeno.

**-MICROBIO** *(-microbe)* Sufijo que significa «pequeño organismo vivo»: *aeromicrobio, inframicrobio, ultramicrobio.*

**MICROBIOLOGÍA** *(microbiology)* Rama de la biología que estudia los microorganismos, incluyendo las algas, bacterias, virus, protozoos, hongos y rickettsias.

**MICROBRAQUIA** *(microbrachia)* Defecto del desarrollo caracterizado por brazos anormalmente cortos.

**MICROCEFALIA** *(microcephaly, microcephalia, microcephalism)* Anomalía congénita caracterizada por tamaño anormalmente pequeño de la cabeza en relación con el resto del cuerpo y por subdesarrollo del cerebro que conduce a cierto grado de retraso mental. La cabeza se encuentra más de dos desviaciones estándar por debajo del tamaño (circunferencia) medio para la edad, el sexo, la raza y el período de gestación, y presenta una frente estrecha e inclinada hacia atrás, un occipucio aplanado y un vértex puntiagudo. Las características faciales son en general normales. El trastorno puede tener su origen en un desorden autosómico recesivo, una anomalía cromosómica, un estímulo tóxico, como irradiación, agentes químicos o infección materna durante el desarrollo prenatal, o un traumatismo, especialmente durante el tercer

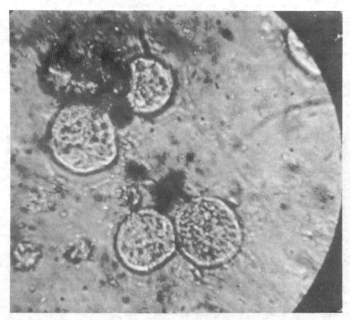

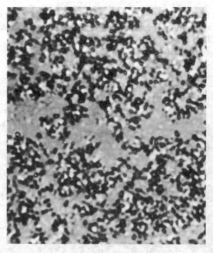

MICROBIO. Encima de estas líneas, concentración de microbios (diplococos). A la izquierda, microfotografía del aspecto de una gota de agua corriente con acumulaciones microbianas (círculos y manchas oscuras).

MICROFALO. Evolución de un microfalo congénito en respuesta a la aplicación local de un preparado de testosterona (hormona masculina) después de tres meses de tratamiento.

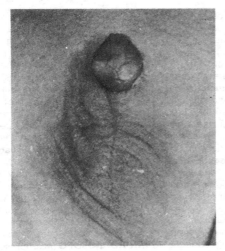
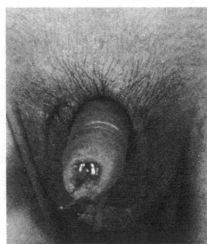

trimestre de embarazo o la primera infancia. No existe tratamiento y sólo pueden ofrecerse soporte y docencia para que los padres aprendan a cuidar al niño afectado de daño cerebral.

**MICROCENTRO** *(microcentrum)* V. **centrosoma.**

**MICROCIRCULACIÓN** *(microcirculation)* Flujo de sangre a través de los vasos menores del cuerpo, cuyo diámetro es de 100 $\mu$ o menos.

**MICROCIRCUNVOLUCIÓN** *(microgyrus)* Circunvolución cerebral subdesarrollada.

**MICROCÍTICO** *(microcytic)* Que tiene un tamaño inferior al normal, como los eritrocitos en la anemia microcítica.

**MICROCIRUGÍA** *(microsurgery)* Cirugía en la que se aplica la microdisección y micromanipulación de los tejidos.

**MICROCITO** *(microcyte)* Eritrocito anormalmente pequeño, con un volumen corpuscular medio inferior a 80 $\mu^3$, que se encuentra con frecuencia en la anemia ferropénica y en otros tipos de anemia.

**MICROCITOSIS** *(microcytosis)* Trastorno hematológico caracterizado por hematíes con un tamaño inferior al normal. La microcitosis y la hipocromatosis son habituales en la anemia ferropénica.

**MICRODACTILIA** *(microdactyly)* Defecto del desarrollo caracterizado por cortedad anormal de los dedos de las manos y los pies. Suele asociarse con anomalías óseas y musculares, como la miositis osificante progresiva.

**MICROELEMENTO** *(microelement)* V. **micronutriente.**

**MICROENCAPSULACIÓN** *(microencapsulation)* Técnica de laboratorio utilizada para el bioanálisis de hormonas, en la que se encapsulan ciertos anticuerpos dentro de una membrana perforada. Los anticuerpos no pueden salir, pero las hormonas que se unen a ellos pueden penetrar. De esta forma es posible medir la cantidad de hormona presente en la muestra. La técnica se usa para encapsular enzimas inestables y preparar ciertos fármacos de liberación retrasada.

**MICROENCÉFALO** *(micrencephalon)* Cerebro anormalmente pequeño. V. también **microcefalia.**

**MICRÓFAGO** *(microphage)* Neutrófilo capaz de ingerir pequeñas partículas como bacterias. Consultar la voz **macrófago.**

**MICROFALO** *(microphallus)* Pene anormalmente pequeño. Cuando se observa en el recién nacido deben buscarse otros signos de genitales ambiguos. Denominado también **micropene.**

**MICROFILARIA** *(microfilaria)* Forma prelarvaria de cualquier helminto filariásico. Ciertos insectos hematófagos ingieren esas formas al picar a un huésped infectado y las microfilarias se desarrollan después en el cuerpo del insecto para transformarse en larvas infecciosas. V. también **dracontiasis; filariasis; loiasis; oncocerquiasis; Wuchereria.**

**MICROFILM** *(microfilm)* Tira de película de 16 o 35 mm que contiene reproducciones fotográficas de libros y documentos médicos o bibliográficos en tamaño reducido.

**MICROFLUOROMETRÍA** *(microfluorometry)* V. **citofotometría.**

**MICROFTALMOS, MICROFTALMIA** *(microphthalmos, microphthalmia)* Anomalía del desarrollo caracterizada por pequeñez anormal de uno o ambos ojos. Cuando aparece en ausencia de otros defectos oculares se llama microftalmos puro o nanoftalmos.

**MICROGAMETO** *(microgamete)* Pequeño gameto masculino móvil de ciertos talófitos y esporozoos, específicamente el parásito palúdico *Plasmodium.* Corresponde al espermio de los animales superiores y se conjuga con el gameto femenino no móvil y de mayor tamaño. V. también **macrogameto.**

**MICROGAMETOCITO** *(microgametocyte)* Merozoito agrandado que experimenta meiosis para formar el gameto masculino maduro durante la fase sexual del ciclo vital de ciertos talófitos y esporozoos, específicamente el parásito palúdico *Plasmodium.* Los microgametocitos se encuentran en los hematíes de la persona infectada, pero deben ser ingeridos por un mosquito *Anopheles* hembra para completar el proceso de maduración y transformarse en microgametos.

**MICROGENITALISMO, MICROGENITALIA** *(microge-*

*nitalia)* Trastorno caracterizado por genitales externos anormalmente pequeños.

**MICROGIRIA** *(microgyria)* Trastorno del desarrollo del cerebro en el que las circunvoluciones son anormalmente pequeñas, originando una malformación estructural de la corteza. La anomalía suele asociarse con retraso mental y defectos físicos. Denominada también **polimicrogiria**.

**MICROGLÍA** *(microglia)* Pequeñas células intersticiales migratorias que forman parte del sistema nervioso central. Adoptan diversas formas y presentan finas prolongaciones ramificadas. Las células microgliales actúan como fagocitos que recogen los productos de desecho del tejido nervioso. Denominadas también **Hortega, células de; mesoglía**.

**MICROGNATIA** *(micrognathia)* Subdesarrollo de los maxilares, especialmente del inferior. Consultar la voz **macrognatia**.

**MICROGOTERO** *(microdrip)* (Terapia Intravenosa). Aparato para el suministro de cantidades pequeñas y medidas de soluciones IV, con una tasa de flujo específica. Suele consistir en un tubo de plástico diseñado para permitir el paso de pequeñas gotas de solución hacia el tubo intravenoso primario, a través de una carcasa de plástico transparente. El microgotero suele usarse para suministrar pequeños volúmenes de solución durante un largo período de tiempo. 60 microgotas corresponden a 1 ml de solución. Consultar la voz **macrogotero**.

**MICROGRAMO** *(μgm) (microgram, [mgm, μgm])* Unidad de medida de masa igual a la millonésima parte $(10^{-6})$ de un gramo. V. también **gramo**.

**MICROLITO** *(microlith)* Pequeña masa redondeada de materia mineral o cálculo calcificado.

**MICROLITRO** *(μl) (microliter [μl])* Unidad de volumen igual a la millonésima parte de un litro.

**MICRÓMETRO** *(micrometer)* **1.** Instrumento usado para medir pequeños ángulos o distancias en los objetos que se observan a través de un microscopio o telescopio. **2.** Unidad de medida que generalmente se conoce como *micra*, y que equivale a la milésima parte $(10^{-3})$ de un milímetro.

**MICRONÚCLEO** *(micronucleus)* **1.** Núcleo pequeño o diminuto. **2.** (En los protozoos). El menor de los dos núcleos de cada célula; durante la reproducción sexual actúa en oposición al macronúcleo, que gobierna el metabolismo y el crecimiento de la célula. **3.** V. **nucléolo**.

**MICRONUTRIENTE** *(micronutrient)* Sustancia orgánica, bien una vitamina o un elemento químico como el cinc o el yodo, del que sólo se requieren pequeñas cantidades para los procesos fisiológicos normales del cuerpo.

**MICROOHMIO** *(microhm)* Unidad de resistencia eléctrica igual a la millonésima parte de un ohmio.

**MICROORGANISMO** *(microorganism)* Cualquier organismo diminuto, habitualmente microscópico, capaz de realizar los procesos vitales. Puede ser patógeno. Entre los diversos tipos figuran las **bacterias, hongos, protozoos y virus**.

**MICROPENE** *(micropenis)* V. **microfalo**.

**MICROPLASIA** *(microplasia)* V. **enanismo**.

**MICROPODIA** *(micropodia)* Anomalía del desarrollo caracterizada por pequeñez anormal de los pies. Suele asociarse con otras malformaciones congénitas o con otros trastornos óseos y esqueléticos.

**MICROPRÓSOPO** *(microprosopus)* Feto con la cara anormalmente pequeña.

**MICROPSIA** *(micropsia)* Trastorno de la visión caracterizado porque el individuo percibe los objetos de menor tamaño de lo que realmente son.

**MICROQUEIRIA, MICROQUIRIA** *(microcheiria, microchiria)* Defecto del desarrollo caracterizado por pequeñez anormal de las manos. Suele asociarse con otras malformaciones congénitas o con trastornos óseos y musculares.

**MICROSCOPIA** *(microscopy)* Técnica para la observación por medio del microscopio. Entre los diversos tipos figuran la **microscopia de campo oscuro**, la **microscopia electrónica** y la **microscopia de fluorescencia**.

**MICROSCOPIA DE CAMPO OSCURO** *(darkfield microscopy)* Examen con un microscopio de campo oscuro en el que la muestra es iluminada con una fuente de luz periférica. Los organismos y las muestras preparadas se observan en esta técnica como imágenes relucientes sobre un fondo oscuro. Se utiliza fundamentalmente para identificar la espiroqueta productora de la sífilis.

**MICROSCOPIA DE FLUORESCENCIA** *(fluorescent microscopy)* Examen realizado mediante un microscopio dotado de una fuente de luz ultravioleta que se emplea para estudiar diversos especímenes, como tejidos o microorganismos, teñidos con un colorante fluorescente. Denominada también **microscopia ultravioleta**. V. también **anticuerpos fluorescentes, prueba de**.

**MICROSCOPIA DEL FONDO OCULAR** *(fundus microscopy)* Examen de la base del interior del ojo mediante un instrumento que combina un oftalmoscopio y una lente de alta ampliación para observar las estructuras diminutas existentes en la córnea y el iris.

**MICROSCOPIA ELECTRÓNICA** *(electron microscopy)* Técnica que utiliza un microscopio electrónico, en el que el rayo de electrones es enfocado por una lente electromagnética y dirigido a una muestra extremadamente fina. Los electrones eferentes son enfocados y dirigidos por una segunda lente a una pantalla fluorescente. La imagen obtenida ofrece gran ampliación y buena resolución, pero es bidimensional debido a la finura de la muestra. Deno-

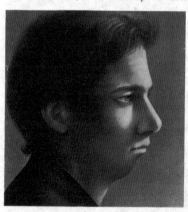

**MICROGNATISMO. Imagen típica de micrognatismo donde se pone de manifiesto el reducido desarrollo del maxilar inferior.**

minada también **microscopia electrónica de transmisión**. Consultar las voces **microscopia electrónica de transmisión y barrido.**

**MICROSCOPIA ELECTRÓNICA DE BARRIDO** (*scanning electron microscopy*) Técnica que utiliza el microscopio electrónico de barrido, en el que se usa un haz de electrones en lugar de luz visible, moviéndolo por toda la superficie de la muestra. El número de electrones emergentes de la muestra es proporcional a la forma, densidad y otras propiedades de la misma. Estos electrones son recogidos, acelerados y dirigidos a un escintilador. Los fotones así creados se transforman en una señal eléctrica que modula un haz de electrones en un tubo de rayos catódicos, haz que a su vez modula el haz de barrido de la superficie de la muestra. La imagen es menos precisa que la conseguida con un microscopio electrónico convencional, pero se obtiene en tres dimensiones. Consultar las voces **microscopio electrónico; microscopia electrónica de transmisión y barrido.**

**MICROSCOPIA ELECTRÓNICA DE TRANSMISIÓN Y BARRIDO** (*transmission scanning electron microscopy*) Técnica en la que se utiliza un microscopio electrónico de barrido y transmisión en que el número atómico de la porción de muestra que se barre se determina y utiliza para modular un haz de electrones en un tubo de rayos catódicos y en el haz con que se barre la muestra. La imagen obtenida es clara, tridimensional y ampliada. Consultar las voces **microscopio electrónico; microscopio electrónico de barrido.**

**MICROSCOPIA ULTRAVIOLETA** (*ultraviolet microscopy*) V. **microscopia de fluorescencia.**

**MICROSCÓPICO** (*microscopic*) Visible al microscopio.

**MICROSCOPIO ACÚSTICO** (*acoustic microscope*) Microscopio en el cual el objeto que va a visualizarse es explorado mediante ondas sonoras y su imagen se reconstruye con ondas luminosas. Los microscopios acústicos producen una excelente resolución de los objetos estudiados que permite un examen muy preciso de las células y tejidos sin necesidad de teñir ni alterar la muestra.

**MICROSCOPIO DE CAMPO OSCURO** (*darkfield microscope*) Microscopio con un condensador y un diafragma especiales que dispersa la luz alrededor del objeto observado, el cual aparece brillante sobre un fondo oscuro, lo que facilita su estudio.

**MICROSCOPIO DE FASE** (*phase microscope*) Microscopio equipado de un condensador especial y un objetivo que contiene un anillo que permite que el observador capte pequeñas diferencias en los índices de refracción como diferencias en la intensidad de imagen o el grado de contraste. El microscopio de fase se utiliza principalmente para el examen de muestras transparentes tales como células y tejidos vivos o no teñidos.

**MICROSCOPIO DE HENDIDURA** (*slit lamp microscope*) Microscopio utilizado para la exploración oftálmica que permite al explorador examinar el endotelio de la superficie posterior de la córnea sobre una banda proyectada de luz que tiene forma de una hendidura.

**MICROSCOPIO DE RAYOS X** (*x-ray microscope*) Microscopio que produce imágenes radiográficas y las registra en películas de grano fino o las proyecta aumenta-

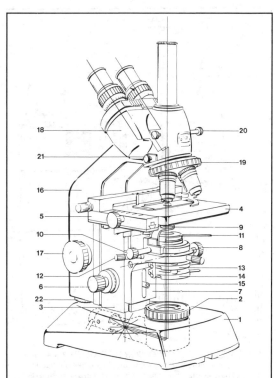

MICROSCOPIO DE CAMPO OSCURO. Microscopio binocular de campo oscuro. 1, base. 2, diafragma de campo. 3, soporte. 4, portaobjetos con movimientos de traslación (5 y 6). 7 y 8, dispositivo para el desplazamiento del condensador (9 y 10). 11, diafragma de abertura. 12, tornillos de centrado. 13, lente auxiliar de campo. 14, portafiltros. 15, accionador del espejo. 16, brazo del soporte. 17, movimiento macrométrico. 18, caja binocular. 19, portaobjetivos. 20, mando de exclusión del prisma. 21, alojamiento de accesorios. 22, bloqueo de seguridad.

das. Las imágenes obtenidas con estos microscopios pueden examinarse en un microscopio de luz a grandes aumentos.

**MICROSCOPIO ELECTRÓNICO** (*electron microscope*) Instrumento similar al microscopio óptico que barre las superficies celulares con un rayo de electrones, en lugar de utilizar luz visible, creando una imagen que puede fotografiarse u observarse en una pantalla fluorescente. Se emplea para estudiar cortes de tejido muy finos. Su resolución y capacidad de ampliación es 1.000 veces superior a la del microscopio óptico. Consultar la voz **microscopio electrónico de barrido.**

**MICROSCOPIO ELECTRÓNICO DE BARRIDO** (*scanning electron microscope*) Instrumento similar a un microscopio electrónico en el que para «barrer» la superficie de la muestra se utiliza un haz de electrones en lugar de luz visible. Difiere de un microscopio electrónico convencional en que la imagen de la muestra aparece tridimensional en una pantalla de televisión. Consultar las voces

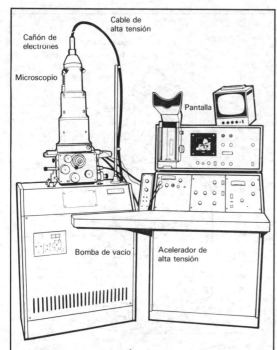

Cable de alta tensión

Cañón de electrones

Microscopio

Pantalla

Bomba de vacío

Acelerador de alta tensión

**MICROSCOPIO ELECTRÓNICO DE BARRIDO. Este aparato proyecta sobre una doble pantalla la imagen obtenida mediante el barrido que un haz de electrones realiza en la superficie del objeto a estudiar.**

**microscopio electrónico; microscopio electrónico de barrido y transmisión.**

**MICROSCOPIO ELECTRÓNICO DE BARRIDO Y TRANSMISIÓN** (*transmission scanning electron microscope*) Instrumento óptico que proporciona una imagen tridimensional ampliada, con excelente resolución y ajuste en una pantalla de televisión. Combina las ventajas del microscopio electrónico y el de barrido. Consultar las voces **microscopio electrónico; microscopio electrónico de barrido**.

**MICROSCOPIO ELECTRÓNICO DE TRANSMISIÓN** (*transmission electron microscopy*) V. **microscopio electrónico**.

**MICROSCOPIO ESTEREOSCÓPICO** (*stereoscopic microscope*) Microscopio que produce imágenes tridimensionales por estar provisto de oculares y objetivos dobles. La imagen tridimensional se crea porque los sistemas ópticos dobles poseen vías luminosas independientes. Denominado también **Greenough, microscopio de**.

**MICROSCOPIO OPERATORIO** (*operating microscope*) Microscopio binocular utilizado en cirugía delicada, en especial en la cirugía del ojo y del oído. El modelo estandarizado tiene un sistema de aproximación motorizado que se maneja por un pedal de pie y cambia con rapidez la ampliación del campo visual. El que se incorpora a la cabeza del cirujano tiene oculares intercambiables que permiten diferentes ampliaciones.

**MICROSOMÍA** (*microsomia*) Condición caracterizada por presentar un cuerpo anormalmente pequeño pero bien formado, con proporciones normales entre las partes.

**MICROSPORUM** (*Microsporum*) Género de dermatofitos de la familia de las Moniliáceas. La especie tipo es la *M. audouinii* que produce la *tinea capitis* epidémica en niños.

**MICRÓTOMO** (*microtome*) Instrumento utilizado para cortar muestras de tejido incluidas en bloques de parafina. Los cortes, extremadamente finos, se destinan al estudio microscópico.

**MICROVELLOSIDADES** (*microvilli*) Proyecciones delgadas similares a los pelos que se extienden desde la superficie de muchas células. Son visibles con el microscopio electrónico.

**MIDRIASIS** (*mydriasis*) Dilatación de la pupila ocular por contracción del músculo dilatador del iris. Al disminuir la luz o bajo la acción de ciertos fármacos, el músculo dilatador tracciona el iris hacia fuera, agrandando la pupila.

**MIDRIÁTICO CICLOPLÉJICO, AGENTE** (*mydriatic cycloplegic agent*) Uno de los preparados oftalmicofarmacéuticos que dilata la pupila y paraliza los músculos de acomodación oculares. Estos medicamentos son utilizados en el diagnóstico oftalmoscópico y en el examen refractario del ojo, antes y después de distintas operaciones de cirugía ocular, en algunas pruebas de glaucoma, y en el tratamiento de la uveítis anterior y de algunos tipos de glaucoma. Pueden manifestarse visión borrosa, sed, rubor, fiebre y exantemas. En los niños y en las personas de edad se producen, aunque son más bien raros, ataxia, somnolencia, delirio y alucinaciones. Entre estos medicamentos pueden mencionarse la atropina, el ciclopentolato, la homatropina, la escopolamina y la tropicamida; se preparan en solución para su aplicación oftálmica tópica.

**MIELACÉFALO** (*myelacephalus*) Monstruo fetal, habitualmente un gemelo monocigótico separado, cuya forma apenas es reconocible; masa amorfa ligeramente diferenciada.

**MIELATELIA** (*myelatelia*) Cualquier defecto del desarrollo que afecte a la medula espinal.

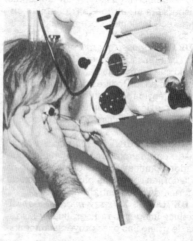

**MICROSCOPIO OPERATORIO. Aplicación del microscopio operatorio en la diagnosis de trastornos de la audición.**

**MIELAUXA** *(myelauxe)* Anomalía del desarrollo caracterizada por hipertrofia de la medula espinal.

**MIELENCÉFALO** *(myeleencephalon)* Parte más inferior del encéfalo primitivo embrionario a partir de la cual se desarrolla el bulbo raquídeo.

**-MIELIA** *(-myelia)* Sufijo que significa «condición de la medula espinal»: *atelomielia, hidromielia, siringomielia.*

**MIELINA** *(myelin)* Sustancia que constituye las vainas de las fibras nerviosas a lo largo del cuerpo. Se compone en gran parte de lípidos que proporcionan a las fibras un color blanco cremoso.

**MIELÍNICO** *(myelinic)* Relacionado con la mielina.

**MIELINIZACIÓN** *(myelinization)* Desarrollo de la vaina de mielina alrededor de una fibra nerviosa.

**MIELINOGÉNESIS** *(myelinogenesis)* V. **mielinización.**

**MIELINÓLISIS** *(myelinolysis)* Proceso patológico que disuelve las vainas de mielina alrededor de ciertas fibras nerviosas, como las del puente en los individuos alcohólicos y desnutridos, que sufren mielinólisis pontina central.

**MIELITIS** *(myelitis)* Trastorno caracterizado por inflamación de la medula espinal con disfunción motora o sensorial consiguiente. Entre las diversas clases de mielitis figuran la **mielitis transversa aguda,** la **leucomielitis** y la **poliomielitis.**

**MIELITIS TRANSVERSA AGUDA** *(acute transverse myelitis)* Enfermedad caracterizada por la inflamación de la medula espinal en todo su espesor que afecta tanto a las vías sensitivas como a las motoras. Es la forma más destructiva de mielitis y puede desarrollarse rápidamente acompañándose de necrosis y trastornos neurológicos que habitualmente persisten tras la recuperación del enfermo. Los casos en que aparecen reflejos espásticos poco después del comienzo de la enfermedad son los que tienen más posibilidades de recuperación. Este cuadro puede responder a diversas causas, como esclerosis múltiple aguda, sarampión, neumonía e ingestión de determinados agentes tóxicos, entre los que figuran monóxido de carbono, plomo y arsénico. Estas sustancias tóxicas pueden destruir toda la sección de la medula espinal, incluyendo las vainas mielínicas, los axones y las neuronas, y determinar también hemorragia y necrosis.

OBSERVACIONES: La enfermedad comienza rápidamente con disfunciones sensitivas y motoras localizadas por debajo del nivel de la lesión. A los dos días de evolución, el paciente desarrolla parálisis fláccida en una o las dos piernas tras presentar dolor y pérdida sensitiva. La lesión medular grave resultante puede dar lugar a shock con hipotensión e hipotermia. También es frecuente la pérdida de los reflejos y la función esfinteriana. El diagnóstico suele basarse en el comienzo rápido de la paraplejía, pero hay que destacar la existencia de un tumor medular e identificar cualquier infección subyacente asociada.

ACTUACIÓN: No existe ningún tratamiento eficaz y el pronóstico respecto a la curación completa es sombrío. Cualquier infección subyacente que se identifique debe tratarse debidamente. Algunos pacientes con mielitis inducida por esclerosis múltiple o por diversas infecciones han sido tratados con esteroides pero los resultados de esta modalidad terapéutica no son concluyentes.

ACTUACIÓN DE LA ENFERMERA: Es fundamental la comprobación frecuente de los signos vitales y la vigilancia constante para descubrir cualquier signo de shock espinal, como por ejemplo hipotensión o sudoración profusa. Las sondas de Foley deben manejarse meticulosamente para evitar la producción de infecciones urinarias. El cuidado adecuado de la piel permite prevenir las infecciones y úlceras de decúbito. Para evitar las contracturas, la enfermera debe ayudar al paciente en la realización de ejercicios de movilización, comprobando previamente si su posición es correcta. También es importante, para aquellos pacientes que sufren paraplejía, la fisioterapia, el entrenamiento de los esfínteres intestinal y vesical, el apoyo emocional y las instrucciones debidas durante todo el período de rehabilitación.

**MIELOBLASTEMIA** *(myeloblastemia)* V. **mieloblastosis.**

**MIELOBLASTO** *(myeloblast)* Uno de los precursores más precoces de los leucocitos granulocíticos. El citoplasma aparece azul claro, escaso y no granular cuando se observa por microscopio en extensión sanguínea teñida. El núcleo contiene material cromatínico distinto, en hebras, junto con varios nucléolos. En ciertas leucemias se encuentra aumento marcado de mieloblastos en la medula ósea y en la sangre periférica. Consultar las voces **megaloblasto; mielocito; normoblasto.** V. también **leucemia mielocítica.**

**MIELOBLASTOMATOSIS** *(myeloblastomatosis)* Grupos localizados de mieloblastos anormales en la circulación periférica.

**MIELOBLASTOSIS** *(myeloblastosis)* Presencia anormal de mieloblastos en la circulación.

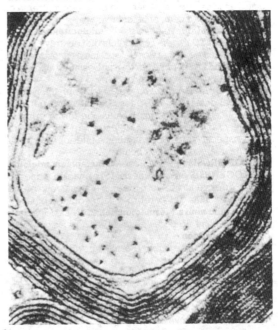

**MIELINA.** Estructura en capas de la vaina de mielina que recubre el axón o núcleo de la fibra nerviosa, vista al microscopio electrónico.

**MIELOCELE** *(myelocele)* Protrusión en forma de saco de la medula espinal a través de un defecto congénito en la columna vetebral. V. también **mielomeningocele; tubo neural, defecto del**.

**MIELOCISTOCELE** *(myelocystocele)* Protrusión de un tumor quístico que contiene sustancia de la medula espinal a través de un defecto en la columna vertebral. V. también **espina bífida; mielomeningocele; tubo neural, defecto del**.

**MIELOCISTOMENINGOCELE** *(myelocystomeningocele)* Protrusión de un tumor quístico que contiene sustancia de la medula espinal y meninges, a través de un defecto en la columna vertebral. V. también **espina bífida; mielomeningocele; tubo neural, defecto del**.

**MIELOCITEMIA** *(myelocythemia)* Presencia anormal de mielocitos en la sangre circulante, como en la leucemia mielocítica.

**MIELOCITO** *(myelocyte)* Leucocito inmaduro que se encuentra normalmente en la medula ósea. Constituye el primer estadio madurativo de los leucocitos granulocíticos. Cuando se tiñe y se examina al microscopio, se observan en el citoplasma los gránulos típicos de la serie granulocítica. El material nuclear del mielocito es más denso que el del mieloblasto pero carece de una membrana definible. La célula es plana y contiene un número progresivo de gránulos conforme avanza el proceso de maduración. Estos elementos sólo aparecen en la sangre circulante de pacientes con ciertas formas de leucemia. Consultar la voz **mieloblasto**. V. también **leucemia mielocítica**.

**MIELOCITOMA** *(myelocytoma)* Grupo localizado de mielocitos en la sangre periférica que puede encontrarse en pacientes con leucemia mielocítica.

**MIELOCITOSIS** *(myelocytosis)* V. **mielocitemia**.

**MIELOCLASTO** *(myeloclast)* Célula que destruye las vainas de mielina de los nervios del sistema nervioso central.

**MIELODIASTASIS** *(myelodiastasis)* Desintegración y necrosis de la medula espinal.

**MIELODISPLASIA** *(myelodysplasia)* Designación general para el desarrollo defectuoso de cualquier parte de la medula espinal. El término se usa de forma primaria para describir anomalías sin defectos superficiales groseros, especialmente en el segmento inferior y de forma específica la espina bífida oculta.

**MIELOFIBROSIS** *(myelofibrosis)* V. **metaplasia mieloide**.

**MIELOGÉNESIS** *(myelogenesis)* **1.** Formación y diferenciación del sistema nervioso durante el desarrollo prenatal, en particular del cerebro y la medula espinal. V. también **tubo neural, formación del. 2.** Desarrollo de la vaina de mielina alrededor de las fibras nerviosas. V. también **mielinización**.

**MIELOGENIA** *(myelogeny)* Formación y diferenciación de las vainas mielínicas de las fibras nerviosas durante el desarrollo prenatal del sistema nervioso central.

**MIELÓGENO** *(myelogenous)* Relacionado con las células producidas en la medula ósea o con el tejido del que se originan tales células.

**MIELOGRAFÍA** *(myelography)* Proceso radiográfico por el que se visualizan y fotografían la medula espinal y el espacio subaracnoideo espinal, tras introducir un medio de contraste como el aire o una sustancia radioopaca no

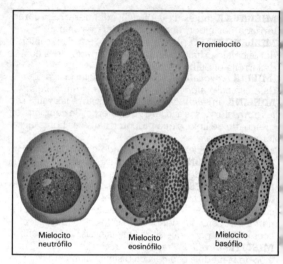

**MIELOCITO. Aspecto de un promielocito y de mielocitos neutrófilo, eosinófilo y basófilo en una fase temprana del proceso de maduración.**

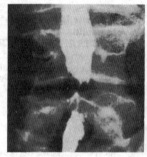

**MIELOGRAMA. El contraste radioopaco muestra anomalías en el espacio subaracnoideo entre la cuarta y la quinta vértebra lumbar.**

absorbible. Se usa para identificar y estudiar las lesiones espinales causadas por traumatismos o enfermedades.

**MIELOGRAMA** *(myelogram)* **1.** Radiografía tomada tras la inyección de un contraste radioopaco en el espacio subaracnoideo para visualizar posibles distorsiones de la medula espinal, las raíces nerviosas espinales y el espacio subaracnoideo. **2.** Representación gráfica del recuento de los diferentes tipos de células en una preparación teñida de medula ósea.

**MIELOIDE** *(myeloid)* **1.** Relacionado con la medula espinal. **2.** Relacionado con las formas mielocíticas que no proceden necesariamente de la medula ósea.

**MIELOIDOSIS** *(myeloidosis)* Anomalía caracterizada por hiperplasia general del tejido mieloide. V. también **Hodgkin, enfermedad de; mieloma múltiple**.

**MIELOMA** *(myeloma)* Neoplasia osteolítica compuesta por una profusión de células típicas de la medula ósea. Puede desarrollarse de modo simultáneo en numerosos puntos, causando áreas extensas de destrucción ósea focal. El tumor, que suele tener un color rojo grisáceo, es más frecuente en costillas, vértebras, huesos pélvicos y cráneo. Son frecuentes el dolor intenso y las fracturas espontáneas. El tumor tiene carácter radiosensible y las lesiones locales son curables. Entre los tipos de mieloma figuran el **mieloma de células gigantes**, el **mieloma endotelial,** el **mieloma extramedular** y el **mieloma múltiple**.

**-MIELOMA** *(-myeloma)* Sufijo que significa «tumor en la medula ósea»: *globomieloma, linfomieloma, orquiomieloma.*

**MIELOMA DE CÉLULAS GIGANTES** *(giant cell myeloma)* Tumor óseo de células gigantes multinucleadas parecidas a los osteoclastos, diseminadas en una matriz de células fusiformes. Puede ser benigno o maligno, y causar dolor, incapacidad funcional y, en ciertos casos, fracturas patológicas.

**MIELOMA DE CÉLULAS PLASMÁTICAS** *(plasma cell myeloma)* V. **mieloma múltiple**.

**MIELOMA ENDOTELIAL** *(endothelial myeloma)* Mieloma maligno que se desarrolla en la medula y asienta con mayor frecuencia en los huesos largos. Se acompaña típicamente de dolor, fiebre y leucocitosis. Denominado también **Ewing, tumor de**.

**MIELOMA EXTRAMEDULAR** *(extramedullary myeloma)* Tumor de células plasmáticas que se produce fuera de la medula ósea y suele afectar órganos viscerales o las mucosas nasofaríngea y oral.

**MIELOMA MÚLTIPLE** *(multiple myeloma)* Neoplasia maligna de la medula ósea. El tumor, compuesto de células plasmáticas, destruye el tejido óseo especialmente en los huesos planos, causando dolor, fracturas y deformidades esqueléticas, como curvadura espinal. Son características la presencia de proteínas anormales en plasma y orina, la anemia, la pérdida de peso, las complicaciones pulmonares secundarias a fracturas costales y la insuficiencia renal. Denominado también mieloma de células plasmáticas.

**MIELOMALACIA** *(myelomalacia)* Ablandamiento anormal de la medula espinal causado fundamentalmente por suministro inadecuado de sangre.

**MIELOMATOSIS** *(myelomatosis)* V. **mieloma múltiple**.

**MIELOMENINGOCELE** *(myelomeningocele)* Defecto del desarrollo del sistema nervioso central en el que un saco herniario que contiene parte de la medula espinal, sus meninges y líquido cefalorraquídeo, protrusa a través de una hendidura congénita en la columna vertebral. El trastorno está causado de forma primaria por falta de cierre del tubo neural durante el desarrollo embrionario, aunque en algunos casos puede deberse a reapertura del tubo por aumento anormal de la presión del líquido cefalorraquídeo. Denominado también **meningomielocele**. V. también **espina bífida; tubo neural, defecto del**.

OBSERVACIONES: El defecto, que se encuentra en aproximadamente dos de cada 1.000 nacidos vivos, se diagnostica con facilidad en el momento del nacimiento. Aunque la abertura puede estar localizada en cualquier punto a lo largo de la columna vertebral, de forma característica ocurre en las regiones lumbar, dorsal baja o sacra, y se extiende a lo largo de 3 a 6 segmentos vertebrales. La estructura a modo de saco puede estar cubierta por una capa fina de piel o por una membrana que se rompe con facilidad, aumentando el riesgo de infección meníngea. La gravedad de la disfunción neurológica guarda relación directa con la cuantía de tejido neural afecto, que puede calcularse aproximadamente por el grado de transiluminación de la masa. De modo habitual, la malformación se acompaña por grados variables de parálisis de las extremidades inferiores, defectos musculoesqueléticos, como pie zambo, flexión y deformidades articulares o displasia de cadera, y por disfunción esfinteriana anal y vesical, que puede conducir a trastornos genitourinarios graves. La hidrocefalia, relacionada frecuentemente con la malformación de Arnold-Chiari, es la anomalía asociada más frecuentemente con el mielomeningocele, y se encuentra aproximadamente en el 90 % de los casos cuando la lesión espinal está localizada en la región lumbosacra. En la mayoría de los pacientes, la hidrocefalia es aparente al nacer, aunque puede desarrollarse poco tiempo después. Los procedimientos diagnósticos complementarios incluyen estudio radiológico de la columna, el cráneo y el tórax, para determinar la extensión del defecto vertebral y la presencia de otras malformaciones en diversos sistemas orgánicos, la tomografía axial computarizada del cerebro para establecer el tamaño ventricular y la presencia de cualquier anomalía

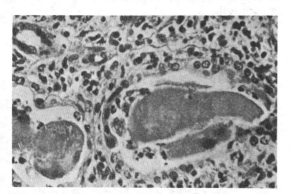

MIELOMA. Nefrosis de mieloma, corte histológico.

MIELOMENINGOCELE. A la derecha, cistografía en un caso de mielomeningocele.

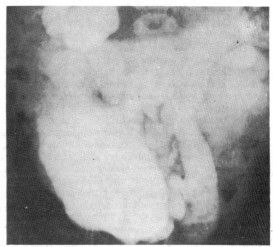

congénita estructural, y los exámenes de laboratorio, especialmente el análisis de orina, el cultivo de orina, la determinación del nitrógeno ureico en sangre y el aclaramiento de creatinina.

ACTUACIÓN: Los cuidados de apoyo y la cirugía son los únicos tratamientos para el mielomeningocele y requieren un trabajo en equipo, con participación de especialistas en neurología, neurocirugía, urología, pediatría, ortopedia, rehabilitación y fisioterapia, así como quidados intensivos de enfermería. El tratamiento inicial comprende la prevención de las infecciones y la evaluación de la afectación neurológica. La reparación quirúrgica inmediata es esencial si existe fuga de líquido cefalorraquídeo. Sin embargo, la intervención quirúrgica puede no ser apropiada si la afectación neurológica es extensa, si la lesión está infectada o si los demás problemas, como la hidrocefalia, son graves. Cuando se recomienda la reparación quirúrgica del defecto vertebral, los problemas asociados se controlan mediante medidas apropiadas, incluyendo procedimientos de cortocircuito para corregir la hidrocefalia, terapia antibiótica para reducir la incidencia de meningitis, infecciones urinarias y neumonía, escayolas, férulas, tracción y técnicas quirúrgicas para corregir las deformidades de la cadera, la rodilla y los pies, y prevención y tratamiento de las complicaciones renales. Aunque el avance en las técnicas quirúrgicas y en otras modalidades terapéuticas ha aumentado de modo significativo la tasa de supervivencia, estos procedimientos no alteran la importante incapacidad física, la deformidad, el retraso mental ni las infecciones urinarias y pulmonares padecidas por estos niños durante toda la vida, así como tampoco la carga económica y emocional para la familia. El pronóstico está determinado por la gravedad de la afectación neurológica y el número de anomalías asociadas. Con cuidados correctos y mantenimiento a largo plazo, la mayoría de los niños pueden sobrevivir. La muerte precoz suele deberse a infección del sistema nervioso central o a hidrocefalia, mientras que la mortalidad en la niñez tardía está causada por infección del tracto urinario, insuficiencia renal, complicaciones del cortocircuito o enfermedad pulmonar.

ACTUACIÓN DE LA ENFERMERA: El cuidado del niño con defecto espinal comprende objetivos inmediatos y a largo plazo. El cuidado inmediato se centra en la prevención del trauma o la infección local, mediante manipulación cuidadosa del lactante, aplicación de apósitos estériles al saco membranoso, evitar la contaminación fecal y la rotura de las áreas cutáneas sensibles, y mantener la temperatura corporal, la nutrición adecuada, la hidratación correcta y el equilibrio electrolítico. Se realizan ejercicios suaves para prevenir o minimizar la deformidad de las caderas y las extremidades inferiores. Una función importante de la enfermera radica en conseguir que los padres participen en el cuidado del lactante tan pronto como sea posible, y en enseñarles los procedimientos esenciales para el cuidado domiciliario correcto, incluyendo la detección de los signos de posibles complicaciones. La enfermera ayuda también a los padres en el tratamiento a largo plazo, planeando actividades apropiadas para la edad y las limitaciones físicas del niño.

**MIELÓMERO** (*myelomere*) Cualquiera de los segmentos embrionarios del cerebro o la medula espinal durante el desarrollo prenatal.

**MIELOPATÍA** (*myelopathy*) Cualquier enfermedad de la médula espinal o de los tejidos mielopoyéticos.

**MIELOPOYESIS** (*myelopoiesis*) Formación y desarrollo de la medula ósea o de las células que proceden de ella. Un tipo de mielopoyesis es la extramedular.

**MIELOPOYESIS ECTÓPICA** (*ectopic myelopoiesis*) V. **mielopoyesis extramedular.**

**MIELOPOYESIS EXTRAMEDULAR** (*extramedular myelopoiesis*) Formación y desarrollo de tejido mieloide fuera de la medula ósea. Denominado también **mielopoyesis ectópica.**

**MIELOQUISTE** (*myelocyst*) Quiste benigno formado a partir de los canales medulares rudimentarios que dan lugar al canal vertebral durante el desarrollo embrionario.

**MIELORRADICULODISPLASIA** (*myeloradiculodysplasia*) Cualquier anomalía del desarrollo de la medula espinal y de las raíces nerviosas espinales. V. también **mielomeningocele; tubo neural, defecto del.**

**MIELOSIS ALEUCÉMICA** (*aleukemic myelosis*) V. **metaplasia mieloide.**

**MIELOSQUISIS** (*myeloschisis*) Defecto del desarrollo caracterizado por presentar la medula espinal hendida y fracaso de la fusión de la placa neural para formar un tubo neural completo. V. también **espina bífida; mielomeningocele; raquiosquisis; tubo neural, defecto del; tubo neural, formación del.**

**MIELOSUPRESIÓN** (*myelosuppression*) Inhibición del proceso de producción de células sanguíneas y de plaquetas en la médula ósea.

**MIEMBRO** (*limb*) **1.** Apéndice o extremidad del cuerpo, como una pierna o brazo. **2.** Rama de un órgano.

**MIEMBRO FANTASMA, SÍNDROME DEL** (*phantom limb syndrome*) Fenómeno frecuente tras la amputación de un miembro que se caracteriza por la sensación de percepciones o molestias en la extremidad amputada. En algunas personas persiste un dolor intenso. V. también **seudoestesia.**

**MIESTESIA** (*myesthesia*) Percepción de cualquier sensación en un músculo, como el tacto, la dirección, la propiocepción, la contracción, la relajación o la extensión.

**MIGRAÑA** (*migraine*) V. **jaqueca.**

**MIIASIS** (*myasis*) Infección o infestación del organismo por larvas de moscas, a través de una herida o úlcera y, más raramente, a través de la piel intacta.

**MIKULICZ, SÍNDROME DE** (*Mikulicz's syndrome*) Hipertrofia bilateral de las glándulas salivales y lagrimales que se observa en diversas enfermedades, incluyendo la leucemia, tuberculosis y sarcoidosis.

**MILIAMPERIO (ma)** (*milliampere [ma]*) Unidad de corriente eléctrica igual a la milésima parte de un amperio.

**MILIAR** (*miliary*) Que se caracteriza por la aparición de lesiones muy pequeñas, similares a semillas de mijo, por ejemplo, en la tuberculosis miliar, con formación de tubérculos diminutos distribuidos por todo el cuerpo.

**MILIARIA** (*miliaria*) Vesículas diminutas y pápulas, frecuentemente con eritema adyacente, causadas por oclusión de los conductos sudoríparos durante la exposición

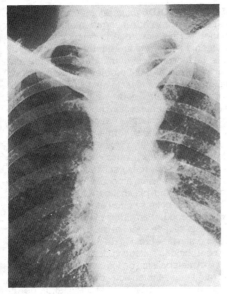

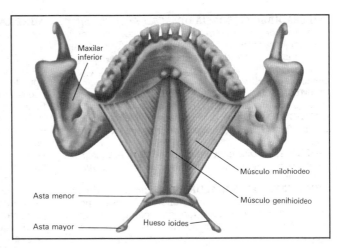

MILOHIOIDEO. Localización del músculo milohioideo en el suelo de la boca.

MILIAR, TUBERCULOSIS. Radiografía correspondiente a una tuberculosis miliar. Obsérvese la siembra de finos nódulos semejantes a semillas de mijo en los campos pulmonares.

al calor y a un alto grado de humedad. La presión retrógrada puede hacer que el sudor escape hacia los tejidos adyacentes produciendo prurito y hormigueo. Como medidas preventivas y terapéuticas se utilizan un ambiente frío, ventilación, baños coloidales y polvos de talco.

**MILICULOMBIO (mC)** *(millicoulomb [mC])* Unidad de carga eléctrica que equivale a la milésima parte de un culombio.

**MILICURIO (mCi)** *(millicurie [mCi, mc])* Unidad de radiactividad que equivale a la milésima parte de un curio o a $3,70 \times 10^7$ desintegraciones por segundo.

**MILIEQUIVALENTE (mEq)** *(milliequivalent [mEq])* Número de gramos de soluto disueltos en un mililitro de una solución normal.

**MILIGRAMO (mg)** *(milligram [mg])* Unidad métrica de peso que equivale a la milésima parte $(10^{-3})$ de un gramo.

**MILILITRO (ml)** *(milliliter [ml])* Unidad métrica de volumen que equivale a la milésima parte $(10^{-3})$ de un litro.

**MILÍMETRO (mm)** *(millimeter [mm])* Unidad métrica de longitud que equivale a la milésima parte $(10^{-3})$ de un metro.

**MILIMOL** *(millimole [mmol])* Unidad métrica de masa que equivale a la milésima parte $(10^{-3})$ de un mol.

**MILIO** *(milia)* Pequeño quiste blanquecino de la epidermis causado por obstrucción de los folículos pilosos y las glándulas sudoríparas ecrinas. Estos quistes se observan a veces en los lactantes recién nacidos y suelen desaparecer al cabo de unas pocas semanas. Otro tipo aparece con frecuencia en el rostro de mujeres de mediana edad. Los milios pueden tratarse con un limpiador abrasivo o mediante inicisión y drenaje. Consultar la voz **miliaria**.

**MILIO NEONATAL** *(milia neonatorum)* Cualquiera de los diminutos quistes epidérmicos consistentes en detritos queratinosos que aparecen en la cara y a veces en el tronco del recién nacido. Son eliminados por la descamación normal de la piel al cabo de pocas semanas y no dejan cicatrices.

**MILIOSMOL** *(milliosmol)* Indica la concentración de un ion en una solución, expresada en miligramos por litro dividido por el peso atómico. V. **osmol; osmolaridad**.

**MILIRAD** *(millirad)* La milésima parte $(10^{-3})$ de un rad; unidad para medir la dosis absorbida de radiación ionizante.

**MILIROENTGEN (mR)** *(milliroentgen [mR, mr])* Unidad de radiación que equivale a la milésima parte $(10^{-3})$ de un roentgen.

**MILISEGUNDO** *(millisecond)* Milésima parte de un segundo.

**MILIVOLTIO (mV)** *(millivolt [mV, mv])* Unidad de fuerza electromotriz que equivale a la milésima parte de un voltio.

**MILOHIOIDEO** *(mylohyoideus)* Cualquiera de los dos músculos triangulares planos que forman el suelo de la cavidad oral. Uno de los cuatro músculos suprahioideos situado inmediatamente por encima del digástrico, que se origina en toda la longitud de la línea milohioidea del maxilar inferior y se inserta en el hueso hioides. Está inervado por el nervio milohioideo y su acción consiste en elevar el hueso hioides y la lengua. Denominado también músculo milohioides. Consultar las voces **digástrico; estilohioideo; geniohioideo**.

**MILWAUKEE, BRACE** *(Milwaukee brace)* Aparato ortopédico que ayuda a inmovilizar el torso y el cuello en el tratamiento de la corrección de la escoliosis, lordosis o cifosis. Suele construirse con soportes de fibra de vidrio y metal, fuertes pero ligeros, recubiertos de goma para proteger contra la abrasión. Puede emplearse en el tratamiento de pacientes ortopédicos encamados o ambulatorios y generalmente se conecta a soportes cervicales, costales y coxofemorales, con barras rígidas de metal que mantienen el tronco y el cuello erectos, a la vez que controlan la flexión cervical y los movimientos de las caderas.

**MILLER-ABBOTT, SONDA DE** *(Miller-Abbott tube)* Catéter largo de pequeño calibre y luz doble, usado en la intubación para descompresión intestinal. Tiene varias aberturas a lo largo de la punta y un balón por encima de ésta. Consultar la voz **Harris, tubo de**. V. también **intubación gástrica**.

**-MIMESIS** Sufijo que significa «simulación, imitación»: *necromimesis, neuromimesis, patomimesis*.

**-MIMÉTICO** *(-mimetic)* Sufijo que indica «simulación de algún efecto»: *andromimético, neuromimético, vagomimético*.

**-MIMIA** Sufijo que indica capacidad para expresar los pensamientos mediante gestos: *macromimia, paramimia, patomimia*.

**MINAMATA, ENFERMEDAD DE** *(Minamata disease)* Grave trastorno neurológico degenerativo causado por la ingestión de cereales calentados con compuestos alquílicos de mercurio, o de alimentos marinos procedentes de aguas contaminadas con desechos industriales que contienen sales de mercurio solubles. Se observó primeramente entre la población japonesa de la bahía de Minamata. El mercurio atraviesa la barrera placentaria, causando una forma congénita de la enfermedad. Los síntomas probablemente tarden en aparecer varias semanas o meses; incluyen parestesias de la boca y extremidades, visión en túnel, trastornos del habla, la audición, la coordinación muscular y la concentración, debilidad, inestabilidad emocional y estupor. La ingestión continuada provoca daño serio de los túbulos renales y corrosión del tracto gastrointestinal. Los casos agudos pueden evolucionar hacia el coma y la muerte. V. también **mercurio, intoxicación por**.

**MINERAL** *(mineral)* **1.** Sustancia inorgánica existente en la corteza terrestre que tiene una composición química característica y, en general, una estructura cristalina. **2.** (Nutrición). Los minerales suelen denominarse por el nombre del metal, no metal, radical o fosfato que contengan y no por el nombre del compuesto; en general se ingieren en forma de compuestos, como el cloruro sódico (sal de mesa), y no como elementos libres. Los minerales juegan un papel fundamental en la regulación de numerosas funciones orgánicas.

**MINERALES, DEFICIENCIA DE** *(mineral deficiency)* Incapacidad de utilizar uno o más de los elementos minerales esenciales en la nutrición humana debido a un defecto genético, a malabsorción o a la carencia de ese mineral en la dieta. Los síntomas y manifestaciones varían dependiendo de la función específica del elemento dentro de la economía del organismo. Los minerales forman parte de todos los líquidos y tejidos corporales y tienen gran importancia en los procesos fisiológicos. Actúan como catalizadores en la respuesta nerviosa, la contracción muscular y el metabolismo de los nutrientes, regulan el equilibrio electrolítico y la producción de hormonas, y proporcionan fortaleza a las estructuras esqueléticas. Todas las deficiencias minerales se tratan mediante adición del elemento específico a la dieta, en forma de suplementos o como alimentos que lo contengan.

**MINERALIZACIÓN** *(mineralization)* Adición de cualquier mineral al cuerpo.

**MINERALOCORTICOIDE** *(mineralocorticoid)* Hormona segregada por la corteza adrenal que mantiene el volumen sanguíneo normal, favorece la retención de sodio y agua y aumenta la excreción urinaria de potasio e hidrogeniones. La aldosterona, el mineralocorticoide más potente con respecto al balance electrolítico, y la corticosterona, que tiene acción tanto glucocorticoide como mineralocorticoide, actúan sobre el túbulo distal del riñón para aumentar la reabsorción de sodio hacia el plasma. La secreción de aldosterona es estimulada por la angiotensina, polipéptido que se forma por la acción de la renina, liberada por las células yuxtaglomerulares del riñón cuando disminuyen los niveles séricos de sodio. La hipersecreción de aldosterona causa expansión del fluido extracelular, hipertensión, hipocaliemia, alcalosis y ligero aumento del sodio plasmático. La hiposecreción provoca hipotensión, colapso circulatorio, hipercaliemia y pérdida grave de sodio; sin aldosterona, un adulto puede segregar hasta 25 g de sodio al día. Los traumatismos y el estrés aumentan la secreción de mineralocorticoides. Los mineralocorticoides sintéticos desoxicorticosterona, que no influye el metabolismo de los carbohidratos, y fluorocortisona, que tiene también actividad glucocorticoide, se usan para tratar el síndrome adrenogenital, la pérdida de sal y la intensa deficiencia corticoide característica de la enfermedad de Addison. V. también **glucocorticoide**.

**MINILAPAROTOMÍA PÉLVICA** *(pelvic minilaparotomy)* Intervención quirúrgica que consiste en practicar una pequeña incisión suprapúbica en la región abdominal inferior, casi siempre con el fin de realizar una esterilización tubárica, pero también para el diagnóstico y tratamiento de determinados trastornos, como quistes ováricos, endometriosis e infertilidad. Puede ser una alternativa de la laparoscopia y en algunos casos se practica sin necesidad de ingreso de la paciente. Consultar la voz **laparoscopia**. V. también **esterilización**.
MÉTODO: Se administra anestesia local, regional o general y se coloca a la paciente en posición supina preparando la pared abdominal con solución antiséptica y cubriéndola con paños estériles. Una vez se ha realizado la exploración pélvica se introduce en el útero un dispositivo provisto de un mango largo fijado al cuello; el mango queda fuera de la vagina y sirve para manipular el útero durante la intervención. Seguidamente se practica una incisión de unos cuantos centímetros de longitud, por lo general en dirección transversa, a nivel del pliegue suprapúbico de la piel, en la línea media, profundizando a través de la grasa y la aponeurosis, entre los músculos rectos del abdomen hasta llegar a la cavidad peritoneal. Se ligan los vasos sangrantes y se sitúa en la incisión un pequeño retractor. El tamaño de la incisión sólo permite la palpación intraperitoneal con uno o, a lo sumo, con dos dedos. Tras colocar pequeñas compresas para retirar el intestino del campo operatorio, se exponen, inspeccionan y palpan las distintas estructuras pélvicas. Para su visualización puede emplearse un laparoscopio. Si se va a realizar una ligadura tubárica, se acercan sucesivamente a la incisión las trompas y se practica la esterilización. Una vez asegurada la hemostasia, cada estructura se devuel-

ve a su posición anatómica y la incisión se cierra por planos. Por último se aplica un pequeño apósito estéril sobre la herida y se retiran los instrumentos vaginales.
CRITERIOS IMPORTANTES: Como en la minilaparotomía se penetra en el abdomen bajo visión directa, se reduce en gran medida el riesgo de lesión con el trocar inherente a la laparoscopia. La minilaparotomía puede realizarse cuando existen adherencias pelvianas u otras anomalías que contraindica la laparoscopia. En muchos casos la minilaparotomía resulta un procedimiento más rápido y barato que la laparoscopia. Sin embargo la incisión, aunque pequeña, es considerablemente mayor que la que se realiza en la laparoscopia y por tanto este procedimiento es más rechazable desde el punto de vista estético y resulta más dolorosa en el posoperatorio. Esta intervención puede realizarse sin ingresar a la paciente, aunque en algunos casos se aconseja una breve hospitalización posoperatoria.
**MINIMIZACIÓN** *(minimization)* (Psicología) Distorsión cognitiva en la que se quita importancia a los efectos de la propia conducta.
**MÍNIMO (min)** *(minim [min])* Unidad de capacidad equivalente a 0,06 ml (originalmente una gota de agua). En el sistema farmacéutico, un dracma es igual a 60 mínimos.
**MINNESOTA MULTIPHASIC PERSONALITY INVENTORY (MMPI)** *(Minnesota Multiphasic Personality Inventory [MMPI])* Prueba psicológica con 550 enunciados a interpretar por el sujeto, que se utiliza clínicamente para la evaluación de la personalidad y para detectar diversos trastornos como la depresión y la esquizofrenia.
**MINOCICLINA, CLORHIDRATO DE** *(minocycline hydrochloride)* Antibiótico tetraciclínico activo contra las bacterias, rickettsias y otros microorganismos.
INDICACIONES: Tratamiento de diversas infecciones.
CONTRAINDICACIONES: Debe usarse con precaución en presencia de insuficiencia renal o hepática. Hipersensibilidad conocida a este fármaco o a otras tetraciclinas.
EFECTOS SECUNDARIOS: Entre los más importantes figuran los trastornos gastrointestinales, fototoxicidad, toxicidad vestibular, sobreinfecciones potencialmente graves y diversas reacciones alérgicas. El empleo durante el embarazo o en niños menores de 8 años puede conducir a discoloración de los dientes.
**MINOXIDIL** *(minoxidil)* Fármaco vasodilatador.
INDICACIONES: Tratamiento de la hipertensión grave y refractaria.
CONTRAINDICACIONES: Feocromocitoma o hipersensibilidad conocida.
EFECTOS SECUNDARIOS: Entre los más importantes figuran taquicardia, derrame pericárdico, taponamiento cardiaco, retención de sal y agua e hirsutismo. También pueden producirse trastornos gastrointestinales.
**MINUSVALÍA MENTAL** *(mental handicap)* Cualquier defecto mental producido por anomalía congénita traumática o enfermedad que afecte al funcionamiento intelectual normal e impida que el individuo participe normalmente en las actividades apropiadas para su edad. V. también **retraso mental**.
**MINUSVÁLIDO** *(handicapped)* V. **disminuido**.
**MIOCARDIO** *(myocardium)* Capa media de la pared car-

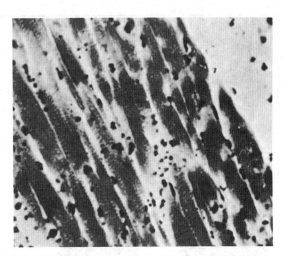

MIOCARDIO. Fibras musculares cardiacas, relativamente intactas tras un infarto. Se observan estriaciones transversales netamente diferenciadas.

diaca, gruesa y contráctil, que constituye la mayor parte de la misma y está formada por células musculares de disposición y constitución peculiares. El miocardio contiene una cantidad mínima de otros tejidos, excepto vasos sanguíneos, y su interior está cubierto por el endocardio. El tejido contráctil del miocardio se compone de fibras con las características estriaciones transversales del tejido muscular. Las fibras, que tienen un diámetro que supone aproximadamente la tercera parte que el de las del músculo esquelético y contiene más sarcoplasma, se ramifican frecuentemente y están interconectadas para formar una red continua, excepto en los puntos donde los haces y las láminas se conectan a sus orígenes e inserciones en el trígono fibroso del corazón. Los haces de fibras miocárdicas son espirales; las fibras musculares individuales contienen fibrillas más concentradas en la periferia de cada fibra. La parte central de la fibra contiene los núcleos y muchos de ellos contienen también un sarcoplasma concentrado rico en sarcomas. Las fibras musculares miocárdicas contienen además discos intercalares característicos. El microscopio electrónico revela que estos discos constituyen los límites celulares y pueden cruzar toda una fibra en línea recta o adoptar una configuración en escalones. El músculo miocárdico contiene menos tejido conectivo que el músculo esquelético. Las fibras del tejido conectivo están cubiertas por una delicada red fibrilar con pocos elementos elásticos. Las fibras colágenas discurren entre los haces musculares y los vasos sanguíneos asociados. Las fibras especialmente modificadas del músculo miocárdico constituyen el sistema de conducción del corazón, incluyendo el nódulo sinoauricular, el nódulo auriculoventricular, el fascículo auriculoventricular y las fibras de Purkinje. La mayoría de las fibras miocárdicas intervienen en la contracción del corazón. La contracción implica la acción de iones cálcicos y sódicos, y un complejo proceso electroquímico todavía no perfectamente conocido. Los defectos en la cinética del calcio intra-

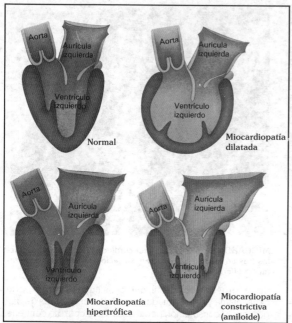

Normal

Miocardiopatía
dilatada

Miocardiopatía
hipertrófica

Miocardiopatía
constrictiva
(amiloide)

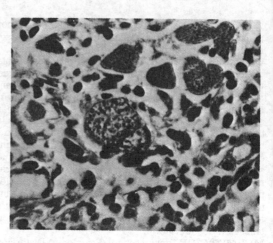

**MIOCARDITIS.** Necrosis de fibras miocárdicas e infiltración de leucocitos. En el centro de la fotografía aparece una fibra miocárdica parasitada.

**MIOCARDIOPATÍA.** Los cuatro dibujos de la izquierda representan esquemáticamente las alteraciones sufridas por ventrículo y aurícula izquierdos en tres tipos de miocardiopatía, en comparación con un corazón normal.

celular pueden causar disfunción miocárdica en los pacientes con insuficiencia cardiaca. Los procesos metabólicos del miocardio son casi exclusivamente aerobios y suministran constantemente, al músculo cardiaco, enlaces fosfato de alta energía para sus funciones mecánicas y químicas. El corazón usa ácidos grasos libres como combustible predominante, así como cantidades importantes de glucosa, lactato, piruvato y cuerpos cetónicos, y pequeñas cantidades de aminoácidos. Muchas reacciones enzimáticas fundamentales del corazón, como el ciclo del ácido cítrico y la fosforilación oxidativa, tienen lugar en los sarcosomas miocárdicos altamente concentrados. Los principales procesos anaerobios de glucólisis ocurren en el sarcoplasma. El proceso de fosforilación oxidativa produce trifosfato de adenosina, la fuente de energía inmediata para la contracción miocárdica. El oxígeno, que afecta de modo significativo a la contractibilidad, es el nutriente metabólico más importante para el miocardio, que consume entre 6,5 y 10,0 ml/100 g de tejido por minuto. Sin este suministro de oxígeno, las contracciones miocárdicas disminuyen al cabo de pocos minutos. La presión ventricular y la frecuencia cardiaca determinan el consumo de oxígeno por el miocardio. El corazón extrae normalmente alrededor del 70 % del oxígeno que le llega por las arterias coronarias. Esto deja sólo un 30 % en la sangre del seno coronario, y limita la cantidad de oxígeno adicional que puede extraer el corazón de su suministro sanguíneo. En la insuficiencia cardiaca debida a hipertensión, enfermedad valvular o aterosclerosis coronaria, suele mantenerse normal el consumo de oxígeno del miocardio por gramo de tejido, pero el consumo de oxígeno total por minuto aumenta con frecuencia de forma significativa, debido a que el peso del corazón se eleva en tales

enfermedades. El consumo de oxígeno por el miocardio aumenta en el hipertiroidismo y disminuye en el hipotiroidismo. En caso de anemia, el consumo total de oxígeno por el miocardio puede aumentar de modo significativo debido a la elevación de las demandas hemodinámicas oroginadas por el trastorno.

**MIOCARDIO ATURDIDO** *(stunned myocardium)* Presencia de una función contráctil miocárdica, bioquímica y microvascularización alteradas, en ausencia de necrosis miocárdica masiva en los minutos o días que siguen a una isquemia de corta duración.

**MIOCARDIOPATÍA** *(myocardiopathy)* Cualquier enfermedad del miocardio.

**MIOCARDITIS** *(myocarditis)* Enfermedad inflamatoria del miocardio causada por infección viral, bacteriana o micótica, enfermedad del suero, fiebre reumática, agentes químicos o por una enfermedad del colágeno subyacente. La forma más frecuente de miocarditis es la viral aguda, que tiene carácter autolimitado aunque puede conducir a la insuficiencia cardiaca aguda. El tratamiento incluye tratamiento etiológico, analgesia, oxígeno, agentes antiinflamatorios, vigilancia constante y reposo para prevenir el shock o la insuficiencia cardiaca.

**MIOCLONIA** *(myoclonus)* Espasmo de un músculo o un grupo muscular.

**MIODIASTASIS** *(myodiastasis)* Anomalía caracterizada por separación de los fascículos musculares.

**MIOEDEMA** *(myoedema)* Edema muscular. Consultar la voz **mixedema**.

**MIOGELOSIS** *(myogelosis)* Anomalía caracterizada por áreas endurecidas o nódulos dentro de los músculos, especialmente de los glúteos. No tiene consecuencias importantes y no requiere tratamiento.

**MIOGLOBINA** *(myoglobin)* Compuesto globínico ferroso consistente en una molécula hemo que contiene una molécula de hierro unida a una sola cadena de globina. La mioglobina se encuentra en el músculo y es responsable del color rojo de este tejido y de su capacidad para almacenar oxígeno.

**MIOGLOBINURIA** *(myoglobinuria)* Presencia de mioglobina en orina.

**MIOMA** *(myoma)* Tumor benigno y frecuente del músculo uterino. Suele presentarse en mujeres de más de 30 años, especialmente en las de raza negra que no han tenido embarazos. Pueden aparecer menorragia, dolor de espalda, estreñimiento, dismenorrea, dispareunia y otros síntomas, dependiendo del tamaño, la localización y la tasa de crecimiento del tumor. Un mioma grande puede comprimir el uréter y originar su obstrucción. El mioma puede asociarse con esterilidad si bloquea la trompa de Falopio, con aborto si dificulta el crecimiento fetal o con dificultades del parto y hemorragias si se encuentra cerca del cérvix. Denominado también **fibroma**.

**MIOMA ESTRIOCELULAR** *(myoma striocellulare)* V. **rabdomioma**.

**MIOMA PREVIO** *(myoma previum)* V. **leiomioma uterino**.

**MIOMENINGOCELE** *(myomeningocele)* Protrusión anómala en forma de saco correspondiente a una porción de las meninges a nivel de la columna vertebral. Se debe al cierre defectuoso del tubo neural en el primer trimestre de vida intrauterina. Generalmente el saco forma protrusión a nivel de la columna lumbosacra y, con menor frecuencia, en la zona del sacro, la columna torácica o la cervical. Según el nivel donde se produzca el meningocele, pueden aparecer defectos neurológicos permanentes, desde incontinencia de esfínteres hasta parálisis. Pueden asociarse al problema cianosis, ulceración, pie zambo y contracturas de la rodilla. Alrededor del 90 %

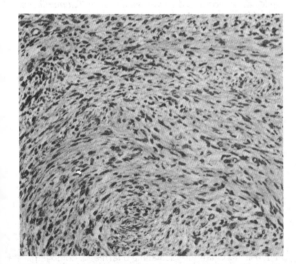

**MIOMA.** Corte tumoral donde se pone de manifiesto la disposición regular de fibrocitos y fibroblastos característica del mioma.

de los pacientes desarrollan una hidrocefalia. Otros pueden presentar síndrome de Arnold-Chiari, curvatura espinal y retraso mental. Consultar las voces **espina bífida; meningocele.**.

OBSERVACIONES: Es fácilmente detectable y en un examen rutinario puede diferenciarse bien del meningocele. El saco del miomeningocele, al contrario de lo que ocurre en el meningocele, no produce transluminación. Las funciones motora y sensorial pueden valorarse mediante examen neurológico. Mediante amniocentesis puede determinarse la existencia de un miomeningocele antes del nacimiento, siendo una prueba recomendable en todas las mujeres con antecedentes de hijos con defectos del tubo neural.

ACTUACIÓN: Se realiza cierre quirúrgico, asociado a medidas encaminadas a prevenir problemas asociados. En ocasiones es necesario realizar un shunt para solucionar la hidrocefalia. Mediante cirugía se puede restituir el tejido meníngeo a su lugar, pero generalmente no es posible corregir los problemas neurológicos ya establecidos. Son frecuentes la incontinencia urinaria y fecal.

ACTUACIÓN DE LA ENFERMERA: El tratamiento requiere de la colaboración conjunta de enfermeras, neurocirujanos, ortopédicos, urólogos, asistentes sociales y padres. Debe proporcionarse a los padres el adecuado apoyo emocional para asimilar el diagnóstico y aceptar la necesidad de la intervención quirúrgica y los problemas posoperatorios. El paciente debe ser tratado con sumo cuidado, procurando no presionar sobre el miomeningocele al sostenerle en brazos y acostándole siempre boca abajo. Se medirá a diario la circunferencia cefálica y se hará una cura cuidadosa de las lesiones dérmicas, nalgas y genitales, en evitación de infecciones. Los supone-

**MIÓMERO** *(myomere)* V. **miotoma**.

**MIOMETRIO** *(myometrium)* Capa muscular de la pared uterina. Sus fibras discurren en sentido horinzontal, vertical y diagonal.

**MIOMETRITIS** *(myometritis)* Inflamación o infección del miometrio uterino.

**MIONECROSIS** *(myonecrosis)* Muerte o necrosis de las fibras musculares. La forma progresiva o mionecrosis clostridial la originan las bacterias anaerobias del género *Clostridium*. Aparece en infecciones de heridas profundas, acompañándose de dolor, reblandecimiento del tejido, exudado seroso de color oscuro y rápida acumulación de gas en el interior del tejido muscular afectado. El músculo adopta una coloración verde oscura. El tratamiento consiste en desbridamiento de la herida, administración IV de penicilina y oxigenoterapia hiperbárica al objeto de destruir los microorganismos anaerobios y estimular la cicatrización.

**MIONECROSIS PROGRESIVA** *(progressive myonecrosis)* V. **mionecrosis**.

**MIONEURAL** *(myoneural)* Relativo a un músculo y su correspondiente nervio, especialmente las terminaciones nerviosas musculares.

**MIONEURAL, UNIÓN** *(myoneural junction)* V. **neuromuscular, unión**.

**MIOPATÍA** *(myopathy)* Estado anormal del músculo esquelético caracterizado por debilidad, consunción y cam-

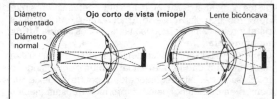

Diámetro aumentado
Diámetro normal

Ojo corto de vista (miope)

Lente bicóncava

**MIOPÍA. La miopía puede originarse por la elongación del globo ocular. Se muestra a la derecha el funcionamiento teórico de la corrección óptica.**

bios histológicos, como ocurre en las distrofias musculares. Se diferencia de las alteraciones musculares provocadas por disfunción nerviosa. El diagnóstico específico se realiza mediante pruebas serológicas enzimáticas, electromiografía y biopsia muscular. V. también **distrofia muscular**.

**MIOPATÍA MIOTÓNICA** (myotonic myopathy) Síndrome caracterizado por aumento del tono de la musculatura esquelética y disminución de la relajación consecutiva a la contracción. Entre sus tipos se encuentran la **miotonía congénita** y la **distrofia muscular miotónica**.

**MIOPATÍA OCULAR** (ocular myopathy) Debilidad progresiva y lenta de los músculos oculares, caracterizada por disminución de la movilidad del ojo y descenso del párpado superior. Puede ser unilateral o bilateral, y puede estar ocasionada por lesión del nervio motor ocular común, por tumor intracraneal o por enfermedad neuromuscular.

**MIOPE** (myope) Individuo afectado de miopía.

**MIOPÍA** (myopia) Dificultad para la visión a distancia debida a la elongación del globo ocular o a un defecto de la refracción de modo que los rayos luminosos paralelos se focalizan en la parte anterior de la retina. Algunos tipos de miopía son la **miopía corneal**, la **miopía crónica** y la **miopía patológica**. V. también **ambliopía**.

**MIOPÍA CROMÁTICA** (chromic myopia) Tipo de ceguera al color caracterizada por la posibilidad de distinguir los colores sólo cuando los objetos se hallan cerca del ojo.

**MIOPÍA DE CURVATURA** (curvature myopia) Alteración de la visión cercana debida a defectos de refracción asociados a una curvatura excesiva de la córnea.

**MIOPÍA ÍNDICE** (index myopia) Tipo de miopía producida por una variación en el índice de refracción del medio ocular.

**MIOPÍA PATOLÓGICA** (pathologic myopia) Tipo de alteración progresiva de la visión cercana caracterizada por alteraciones en el fondo del ojo, estafiloma posterior y déficit de la agudeza corregida.

**MIOQUINASA** (myokinase) V. **adenilatoquinasa**.

**MIORRAFIA** (myorraphy) Sutura de una herida en un músculo.

**MIORREXIS** (myorrhexis) Solución de continuidad en un músculo.

**MIOSARCOMA** (myosarcoma) Tumor maligno del tejido muscular.

**MIOSINA** (myosin) Proteína que constituye aproximadamente la mitad de la cantidad total del componente proteico muscular. La interacción de la miosina con la actina es esencial para la contracción del músculo.

**MIOSIS** (miosis) **1.** Contracción del esfínter del iris que disminuye el diámetro de la pupila. Ciertos fármacos y el estímulo del reflejo pupilar por un aumento de la luz producen miosis. **2.** Anomalía caracterizada por constricción excesiva del esfínter del iris con pupilas muy pequeñas, puntiformes. Consultar la voz **midriasis**.

**MIOSITIS** (myositis) Inflamación de un músculo, generalmente de contracción voluntaria. Sus causas son: infección, traumatismo e infestación por parásitos. Entre los tipos de miositis se encuentran: **miositis epidémica; miositis intersticial; miositis traumática; polimiositis**. Denominada también **miitis**. Consultar la voz **fibrositis**.

**MIOSITIS ANAEROBIA** (anaerobic myositis) V. **gangrena gaseosa**.

**MIOSITIS EPIDÉMICA** (epidemic myositis) V. **pleurodinia epidémica**.

**MIOSITIS FIBROSA** (myositis fibrosa) Inflamación muscular poco frecuente caracterizada por la formación anormal de tejido conjuntivo. Denominada también **miositis intersticial**. V. también **miositis**.

**MIOSITIS MÚLTIPLE** (multiple myositis) V. **polimiositis**.

**MIOSITIS OSIFICANTE** (myositis ossificans) Enfermedad hereditaria poco frecuente en la que el músculo es reemplazado por hueso. Comienza en la infancia con rigidez de cuello y espalda y progresa hacia la columna, tronco y miembros. Puede prevenirse mediante la administración de difosforatos, pero no tiene curación una vez instaurada la osificación. Durante el curso de la enfermedad, el metabolismo del calcio y el fósforo se conservan normales. Consultar la voz **miositis**.

**MIOSITIS PURULENTA** (myositis purulenta) Infección bacteriana del tejido muscular. Puede dar lugar a la formación de uno o varios abscesos.

**MIOSITIS TRAUMÁTICA** (traumatic myositis) Inflamación de los músculos debida a una herida.

**MIOSITIS TRIQUINOSA** (myositis trichinosa) Inflamación de los músculos debida a parasitación por *Trichinella spiralis*. V. también **triquinosis**.

**MIOSTASIS** (myostasis) Estado patológico de debilitamiento muscular caracterizado porque las fibras musculares no varían su longitud en estado de relajación. En el músculo normal se alcanza una gran fuerza de contracción gracias a la mayor longitud que tiene el músculo en reposo; en la miostasis, la longitud en reposo es menor de lo normal y en consecuencia la contractibilidad muscular se reduce.

**MIOSTROMA** (myostroma) Organización estructural del tejido muscular.

**MIOTÁTICO, REFLEJO** (myotatic reflex) V. **tendinoso profundo, reflejo**.

**MIOTENOTOMÍA** (myotenotomy) Sección quirúrgica parcial o total de un músculo a nivel de su tendón principal.

**MIOTERAPIA** (myotherapy) Técnica de ejercicios musculares correctivos que consiste en ejercer presión sobre los dedos y articulaciones para aliviar el dolor o los espasmos.

**MIÓTICO** (miotic) **1.** Relacionado con, o perteneciente a, la miosis. **2.** Cualquier sustancia o fármaco, como la pilocarpina, que cause constricción de la pupila ocular. Estos agentes se usan en el tratamiento del glaucoma.

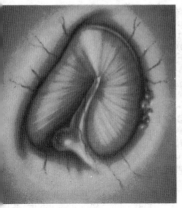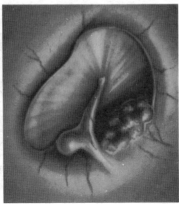

MIRINGITIS. Imágenes otoscópicas de una infección de la membrana timpánica por miringitis granulosa y aspecto del tímpano sano tras el tratamiento.

**MIOTOMA** *(myotome)* **1.** Placa muscular de un somito embrionario a partir de la cual se desarrolla un músculo voluntario. Denominado también **miómero. 2.** Grupo de músculos inervado por un segmento espinal único.

**MIOTOMÍA** *(myotomy)* Sección de un músculo que se practica con el objeto de acceder a los tejidos subyacentes o de eliminar la constricción de un esfínter, como en la esofagitis grave o la estenosis pilórica. V. también **cirugía abdominal.**

**MIOTÓNICO, MÚSCULO** *(myotonic muscle)* Cualquiera de los numerosos músculos del tronco derivados de los miotomas. Se dividen en músculos profundos de la espalda y músculos toracoabdominales.

**MIÓTOMO** *(myotome)* **1.** Instrumento utilizado para cortar o disecar un músculo. **2.** Instrumento mediante el cual se efectúan cortes histológicos.

**MIOTONÍA** *(myotonia)* Estado en que no existe relajación tras la contracción de un músculo o grupo muscular.

**MIOTONÍA ATRÓFICA** *(myotonia atrophica)* V. **distrofia muscular miotónica.**

**MIOTONÍA CONGÉNITA** *(myotonia congenita)* Forma poco frecuente, leve y no progresiva de miopatía miotónica que se manifiesta en los primeros años de vida. Produce hipertrofia y rigidez muscular. Denominada también **Thomsen, enfermedad de.**

**MIRACIDIO** *(miracidium)* Larva ciliada de un tremátodo parásito que nace del huevo y sólo puede sobrevivir si penetra y se desarrolla en un huésped intermediario, por lo general un caracol, donde se transforma en esporocito y produce más larvas.

**MIRADA** *(gaze)* Fijación de la vista en una dirección. Con visión normal hay seis posiciones básicas de mirada determinadas por los músculos extrínsecos del ojo.

**MIRINGE** *(myringa)* V. **membrana timpánica.**

**MIRINGECTOMÍA** *(myringectomy)* Excisión de la membrana timpánica.

**MIRINGITIS** *(myringitis)* Inflamación o infección de la membrana timpánica.

**MIRINGITIS BULLOSA** *(bullous myringitis)* Trastorno inflamatorio del oído caracterizado por la formación de vesículas llenas de líquido en la membrana timpánica y dolor intenso de aparición brusca. Este trastorno suele asociarse con la otitis media bacteriana. Su tratamiento consiste en la administración de antibióticos y analgésicos y el drenaje quirúrgico de las vesículas. V. también **otitis media.**

**MIRINGITIS INFECCIOSA** *(infectious myringitis)* Inflamación de la membrana timpánica producida por infección vírica o bacteriana, caracterizada por la formación de vesículas dolorosas en el tímpano. Denominada también **miringitis bullosa.**

**MIRINGO-** *(myringo-)* Prefijo que significa «relativo a la membrana timpánica»: *miringodectomía, miringoplastia, miringoscopio.*

**MIRINGOMICOSIS** *(myringomycosis)* Infección micótica de la membrana timpánica. Denominada también **micomiringitis.**

**MIRINGOPLASTIA** *(miringoplasty)* Reparación quirúrgica de las perforaciones del tímpano mediante injerto de tejido, con el fin de corregir la pérdida de audición. Se realiza con anestesia general o local. Se amplían los orificios del tímpano y sobre ellos se sutura el tejido a injertar. Se aplica antibioterapia tópica y se cubre con una capa esponjosa de gelatina absorbible para mantener el injerto en su lugar. Tras la intervención debe mantenerse el oído externo bien limpio y seco. Los detritus son eliminados por aspiración suave doce días después de la intervención quirúrgica. V. también **miringotomía.**

**MIRINGOTOMÍA** *(myringotomy)* Incisión quirúrgica del tímpano realizada con el objeto de disminuir la presión y eliminar el pus del oído medio. Se administran antibióticos antes y después de la intervención. Por aspiración se toman muestras del líquido supurado para realizar cultivo. Pueden instilarse gotas óticas para facilitar el drenaje. No deben usarse taponamientos de algodón; el oído debe drenar libremente. Hay que mantener el oído externo limpio y seco, cuidando de manipularlo con las manos limpias para evitar infecciones. Si el dolor aumenta puede ser necesaria una nueva intervención. Debe prestarse atención a la aparición de cefaleas intensas o desorientación. V. también **miringoplastia.**

**MIRTIFORME, MÚSCULO** *(depressor septi)* Uno de los tres músculos de la nariz. Se origina en el maxilar superior y se inserta en el tabique y la cara posterior del ala nasal. Se encuentra entre la membrana mucosa y la estructura muscular del labio y es un antagonista directo de los otros músculos de la nariz. Está inervado por las ra-

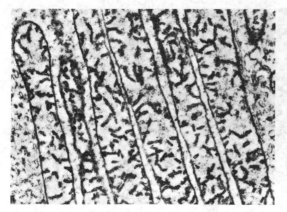

**MITOCONDRIA. Microfotografía de un espermatocito de insecto: mitocondrias filamentosas de forma rectilínea.**

mas bucales del nervio facial y sirve para contraer el orificio nasal. Consultar la voz **nariz, músculo de la**.

**MISCIBLE** *(miscible)* Capaz de mezclarse con otra sustancia. Consultar la voz **inmiscible**.

**MISO**- Prefijo que significa «odio o aversión»: *misocainia, misoginia, misopedia.*

**MISOFOBIA** *(mysophobia)* Reacción de ansiedad ante la más mínima señal de suciedad o miedo irracional a ensuciarse o contaminarse.

**MISOGAMIA** *(misogamy)* Aversión al matrimonio.

**MISOGINIA** *(misoginy)* Aversión a las mujeres.

**MISOPEDIA** *(misopedia)* Aversión a los niños.

**MISTICISMO RELIGIOSO** *(religiosity)* Síntoma psiquiátrico caracterizado por demostrar piedad exagerada.

**MITOCONDRIA** *(mitochondrion)* Orgánulo citoplasmático pequeño en forma de bastón, de filamento o de gránulo, que interviene en la respiración y el metabolismo celulares y se encuentra en número variable en el interior de las células de la mayoría de los seres vivos, a excepción de las bacterias, virus y algas cianofíceas; tampoco se hallan en los hematíes maduros. Se compone de dos membranas dobles. Las mitocondrias proporcionan la principal fuente de energía celular mediante la síntesis de ATP en la fosforilación oxidativa. También contienen las enzimas que intervienen en el transporte de electrones y en los ciclos de ácido cítrico y de los ácidos grasos. Las mitocondrias pueden autorreplicarse, ya que disponen de su propio ADN, ARN polimerasa, ARN de transferencia y ribosomas.

**MITOGENESIA** *(mitogenesia)* Formación resultante de la mitosis.

**MITOGÉNESIS** *(mitogenesis)* Inducción de la mitosis en una célula.

**MITOGÉNICO, FACTOR** *(mitogenic factor)* Tipo de linfocina liberada por los linfocitos T activados que estimula la producción de linfocitos normales no sensibilizados.

**MITÓGENO** *(mitogen)* Agente que desencadena la mitosis.

**MITOLACTOL** *(mitolactol)* Fármaco antineoplásico utilizado actualmente para fines de investigación en diversas

neoplasias, incluyendo la enfermedad de Hodgkin. Puede usarse en combinación con la doxorrubicina. Denominado también **dibromodulcitol**.

**MITOMA** *(mitome)* Formación reticular situada dentro de citoplasma y el nucleoplasma de la célula. V. también **cariomitoma**.

**MITOMICINA** *(mitomycin)* Antibiótico antineoplásico INDICACIONES: Tratamiento de diversas enfermedades neoplásicas malignas.
CONTRAINDICACIONES: Deficiencia de la coagulación, trombocitopenia e hipersensibilidad conocida.
EFECTOS SECUNDARIOS: El más importante es la depresión de la medula ósea. Se presentan con frecuencia trastornos gastrointestinales, alopecia y reacciones cutáneas.

**MITOSIS** *(mitosis)* Tipo de división celular que determina la formación de dos células hijas genéticamente idénticas, con el número diploide de cromosomas característico de la especie. Consiste en la división del núcleo a través de cuatro estadios (profase, metafase, anafase y telofase), durante los cuales las dos cromátides se separan y emigran hacia extremos opuestos de la célula, seguida por la división del citoplasma. Mediante este proceso el organismo produce nuevas células, con lo cual se verifica el crecimiento y la reparación de los tejidos lesionados. Entre los distintos tipos de mitosis figuran la **heterotípica**, la **homeotípica**, la **multipolar** y la **patológica**. Denominada también **división indirecta**. Consutar la voz **meiosis**. V. también **interfase**.

**MITOSIS HETEROTÍPICA** *(heterotypic mitosis)* División de cromosomas bivalentes, como la que se produce en la primera división meiótica de las células germinales en la gametogénesis; división de reducción. Consultar la voz **mitosis homeotípica**.

**MITOSIS HOMEOTÍPICA** *(homeotypic mitosis)* División equitativa de los cromosomas, como la que sufren las células germinales en la segunda división meiótica de la gametogénesis. Consultar la voz **mitosis heterotípica**.

**MITOSIS MULTICÉNTRICA** *(multicentric mitosis)* V. **mitosis multipolar**.

**MITOSIS MULTIPOLAR** *(multipolar mitosis)* División celular en la que el huso tiene tres o más polos y conduce a la formación de un número correspondiente de células hijas. Denominada también **mitosis multicéntrica; mitosis pluripolar**. V. también **trisomía**.

**MITOSIS PATOLÓGICA** *(pathologic mitosis)* Cualquier división celular atípica, asimétrica o multipolar que dé lugar a un número desigual de cromosomas en los núcleos de las células hijas. Es indicativa de malignidad.

**MITOSIS PLURIPOLAR** *(pluripolar mitosis)* V. **mitosis multipolar**.

**MITOTANO** *(mitotane)* Fármaco antineoplásico que destruye las células adrenocorticales normales y neoplásicas.
INDICACIONES: Se usa en el tratamiento del carcinoma de la corteza adrenal.
CONTRAINDICACIONES: La única contraindicación consiste en la hipersensibilidad conocida al fármaco.
EFECTOS SECUNDARIOS: Entre los más importantes figuran las molestias gastrointestinales, letargia e insuficiencia adrenal.

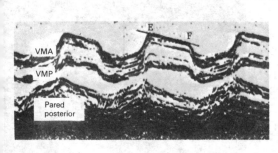

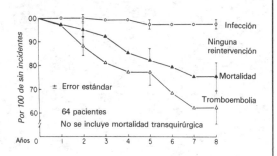

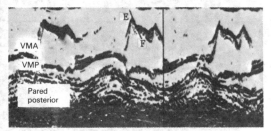

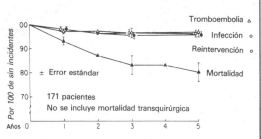

MITRAL, válvula. A la izquierda, registros de ecocardiografías en un caso de válvula mitral normal (arriba) y en otro de estenosis mitral (abajo). Los gráficos de la derecha muestran las incidencias sufridas por los pacientes a los que se les implantó una válvula mitral artificial de Starr-Edwards, de diferente modelo estructural.

**MITÓTICO, ÍNDICE** (mitotic index) Número de células por cada mil que experimentan mitosis durante un determinado tiempo. La relación se usa sobre todo para estimar la tasa de crecimiento de los tejidos.

**MITRAL** (mitral) **1.** Relativo a la válvula mitral del corazón. **2.** Con forma de mitra.

**MITRAL, VÁLVULA** (mitral valve) Una de las cuatro válvulas del corazón, situada entre la aurícula izquierda y el ventrículo izquierdo; es la única que posee dos valvas en lugar de tres. Permite que la sangre fluya desde la aurícula izquierda hacia el ventrículo izquierdo e impide el flujo en sentido contrario. La contracción ventricular durante la sístole fuerza la sangre contra la válvula, cerrando las dos valvas y asegurando el flujo de sangre desde los ventrículos hacia la arteria pulmonar y la aorta. La valva ventral de la válvula mitral es más larga que la valva dorsal. Denominada también **auriculoventricular izquierda, válvula; bicúspide, válvula.** Consultar las voces **semilunar, válvula; tricúspide, válvula.**

**MITRAMICINA** (mithramycin) Fármaco antineoplásico. INDICACIONES: Se utiliza sobre todo para el tratamiento de los tumores malignos de testículo. También se emplea en el tratamiento de la hipercalcemia. CONTRAINDICACIONES: Trastornos de la coagulación, trombocitopenia, disfunción renal o hepática, depresión de la medula ósea e hipersensibilidad conocida. EFECTOS SECUNDARIOS: Entre los más importantes figuran la trombocitopenia y los defectos de la coagulación. Son frecuentes las náuseas y la estomatitis.

**MITRIDATISMO** (mithridatism) V. **taquifilaxia.**

**MITTELSCHMERZ** (mittelschmerz) Dolor abdominal en la región ovárica durante la ovulación. Es útil para identificar el período fértil del ciclo.

**MIXEDEMA** (myxedema) La forma más grave de hipotiroidismo. Se caracteriza por sudoración de manos, cara, pies y zona periorbitaria. Puede desembocar en coma y muerte consecutiva.

**MIXO-** (myxo-) Prefijo que significa «relativo a las sustancias mucoides»: *mixoma, mixoblastoma, mixocito.*

**MIXOFIBROMA** (myxofibroma) Tumor fibroso que contiene tejido mixomatoso.

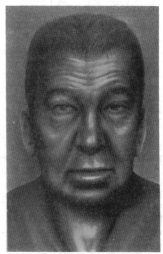

MIXEDEMA. Cuadro clínico de mixedema por hipotiroidismo en un paciente adulto.

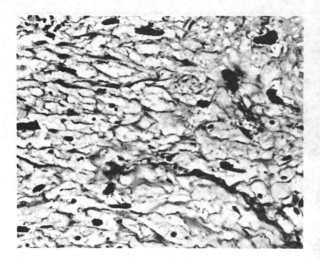

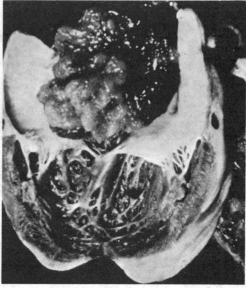

MIXOMA. Fibras reticulares características (arriba).

MIXOMA AURICULAR. Tumor de gran tamaño en la aurícula izquierda (derecha).

**MIXOMA** *(myxoma)* Neoplasia de tejido conjuntivo constituida por células estrelladas incluidas en una matriz mucosa cruzada por finas fibras reticulares. Pueden crecer hasta alcanzar enormes dimensiones: algunas superan los 30 cm de diámetro. Su aspecto es pálido, grisáceo, blando y gelatinoso, y su localización, subepidérmica, ósea, en tracto genitourinario y zona retroperitoneal.

**-MIXOMA** Sufijo que significa «tumor blando formado por tejido conjuntivo primitivo»: *adenomixoma, gliomixoma, lipomixoma.*

**MIXOMA AURICULAR** *(atrial myxoma)* Tumor gelatinoso pediculado benigno que se origina en el tabique interauricular del corazón. Puede producir palpitaciones, neuritis diseminada, náuseas, pérdida de peso, fatiga, disnea, fiebre y, en ocasiones, pérdida brusca de la conciencia por obstrucción del flujo sanguíneo a través del corazón.

**MIXOMA ENCONDROMATOSO** *(enchondromatous myxoma)* Tumor del tejido conjuntivo caracterizado por la presencia de cartílago entre las células del mismo. V. también **mixoma**.

**MIXOMA ERÉCTIL** *(erectile myxoma)* Angioma que contiene zonas de tejido mixomatoso.

**MIXOMA FIBROSO** *(myxoma fibrosum)* Denominado también **mixofibroma**.

**MIXOMA LIPOMATOSO** *(lipomatous myxoma)* Tumor que contiene tejido graso y que se origina en el tejido conjuntivo.

**MIXOMA ODONTOGÉNICO** *(odontogenic myxoma)* Tumor mandibular poco frecuente que puede desarrollarse a partir del mesénquima de la pulpa dentaria.

**MIXOMA QUÍSTICO** *(cystic myxoma)* Tumor del tejido conjuntivo que presenta una degeneración quística.

**MIXOMA SARCOMATOSO** *(myxoma sarcomatosum)* V. **mixosarcoma**.

**MIXOPOYESIS** *(myxopoiesis)* Producción de moco.

**MIXOSARCOMA** *(myxosarcoma)* Sarcoma que contiene tejido mixomatoso. V., también **mixoma sarcomatoso**.

**MIXOVIRUS** *(myxovirus)* Virus ARN de tamaño medio. Se dividen en ortomixovirus y paramixovirus. Suelen transmitirse con las secreciones del aparato respiratorio de un huésped infectado. Algunos de ellos son los productores de influenza, parainfluenza y parotiditis.

**MIXTO, TUMOR** *(mixed tumor)* Neoformación compuesta por más de un tipo de tejido, especialmente un tumor embrionario complejo de origen local.

**MIXTURE** V. **mezcla**.

**ml** *(ml)* Abreviatura de **mililitro**.

**mm** *(mm)* Abreviatura de **milímetro**.

**mmol** *(mmol)* Abreviatura de **milimol**.

**Mn** *(Mn)* Símbolo del **manganeso**.

**-MNESIA** Sufijo que significa memoria: *amnesia, ecmnesia, logamnesia.*

**-MNÉSICO** *(-mnestic)* Sufijo relativo a la memoria: *amnésico, anamnésico, catamnésico.*

**MOBITZ I, BLOQUEO CARDIACO** *(Mobitz I heart block)* Bloqueo auriculoventricular (AV) parcial o de segundo grado en el que el intervalo PR aumenta progresivamente hasta que no se produce la propagación de un impulso auricular y falta el latido ventricular correspondiente. Después de la pausa, el intervalo PR se acorta hasta quedar dentro de límites normales. Los síntomas incluyen fatiga, vahídos y, en algunos casos, síncopes. El bloqueo Mobitz I está causado con frecuencia por conducción anormal del impulso cardiaco en la unión AV proximal al fascículo de His y puede ser desencadenado por aumento del tono vagal espontáneo, debido a presión del seno carotídeo o consecutivo a terapia digitálica. Puede constituir una complicación del infarto de miocardio inferior, pero generalmente es una anomalía transitoria que no requiere tratamiento. V., también **Wenckebach, bloqueo cardiaco de**.

**MOBITZ II, BLOQUEO CARDIACO** *(Mobitz II heart block)* Bloqueo auriculoventricular parcial o de segundo grado caracterizado por la interrupción súbita de la conducción de un impulso auricular y falta periódica de un latido, sin alargamiento del intervalo PR. Puede estar causado por infarto de miocardio anterior, miocarditis, toxicidad por fármacos, anomalías electrolíticas, nódulos reumatoides y diversas enfermedades degenerativas. Son frecuentes los síncopes repentinos, con el paciente en postura erecta o en decúbito, que puede tener carácter transitorio o progresar bruscamente al bloqueo completo. A largo plazo requiere implantación de marcapaso.

**MOCO** *(mucus)* Secreción viscosa de las glándulas y las membranas mucosas que contiene mucina, leucocitos, agua, sales inorgánicas y células exfoliadas.

**MODA** *(mode)* Valor o término, en un conjunto de datos estadísticos, que aparece con más frecuencia que otros valores o términos.

**MODELAMIENTO** *(modeling)* Técnica usada en terapia del comportamiento mediante la cual el individuo aprende una respuesta dada al observar cómo se realiza.

**MODELO** *(model)* (Investigación de enfermería) Representación simbólica de las interrelaciones que presenta un fenómeno dentro de un sistema o proceso. Se presenta como un sistema conceptual o teoría que explica un fenómeno y que permite realizar predicciones.

**MODEM** *(MODEM)* Abreviatura de modulate-demodulate. Dispositivo para transformar series de números binarios en tonos audibles y viceversa, lo que permite transmitirlas a otro ordenador por vía telefónica. Las velocidades habituales de transferencia de datos son de 1.200 a 2.400 baudios.

**MOELLER, GLOSITIS DE** *(Moeller's glossitis)* Tipo de glositis crónica caracterizada por ardor o dolor de la lengua y aumento de la sensibilidad a los alimentos calientes o especiados. Denominada también **glosodinia exfoliativa**. V. también **glositis**.

**MOFETA** *(damp)* Atmósfera irrespirable y nociva que se forma en las cuevas y las minas y cuya inhalación puede llegar a ocasionar la muerte. La **mofeta negra** se produce al ser absorbido el oxígeno disponible por las vetas de carbón. La **mofeta explosiva** está compuesta de metano y otros hidrocarburos gaseosos explosivos. La **mofeta blanca** es el monóxido de carbono.

**MOL** *(mole, mol)* Unidad estándar usada para medir la cantidad de una sustancia. El mol es la cantidad de una sustancia que contiene el mismo número de partículas elementales (átomos, electrones, iones, moléculas, etc.) que los átomos existentes en 0,012 kg de $^{12}$C.

**MOLA HIDATÍDICA** *(hydatid mole)* Masa neoplásica intrauterina parecida a un acúmulo de granos de uva formada por vellosidades coriales hipertróficas. Los embarazos molares son propios de mujeres de menos de 20 años y más de 40. Las manifestaciones características son náuseas, sangrado uterino, anemia, hipertiroidismo, útero mayor de lo que correspondería a la edad gestacional, ausencia de latido fetal, edema e hipertensión. El diagnóstico se hace mediante ecografía, amniografía y determinaciones seriadas de la gonadotropina coriónica. Suele descubrirse en el curso de una amenaza de aborto cuando la mola no es expulsada espontáneamente, hay que estimular la evacuación con oxitocina y, unos días después del aborto, hacer un legrado. Hay que evitar el embarazo durante al menos un año y determinar periódicamente la gonadotropina coriónica para evitar la posibilidad de aparición de un coriocarcinoma.

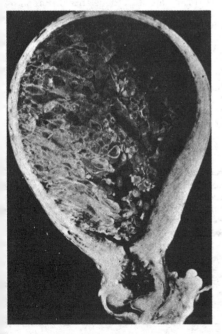
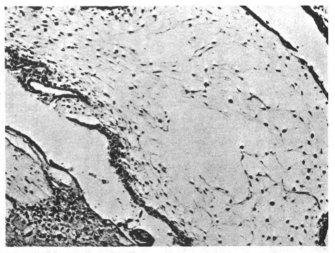

MOLA HIDATÍDICA. Izquierda: la masa tumoral de la mola hidatídica con la forma característica en «racimo de uvas» invade totalmente el útero. Sobre estas líneas, aspecto histológico de las vellosidades coriales enquistadas. El 80 % de los casos de molas hidatídicas, son tumores benignos y el pronóstico es favorable.

**MOLA INVASIVA** (*invasive mole*) V. **corioadenoma destruens**.

**MOLA METASTATIZANTE** (*metastasizing mole*) V. **corioadenoma destruens**.

**MOLA QUÍSTICA** (*cystic mole*) V. **mola hidatídica**.

**MOLA VESICULAR** (*vesicular mole*) V. **mola hidatídica**.

**MOLAR** (*molar*) **1.** Cualquiera de las 12 muelas, seis en cada arcada dentaria, tres de ellas localizadas detrás de los premolares. La corona de cada molar es casi cúbica, convexa en sus superficies bucal y lingual y aplanada en las superficies de contacto. Está coronada por cuatro o cinco cúspides, separadas por depresiones en cruz, y tiene un gran cuello redondeado. Los molares superiores presentan tres raíces, dos bucales y otra lingual. Las raíces del tercer molar superior están más o menos fundidas. Los molares inferiores son de mayor tamaño que los superiores y tienen dos raíces, una anterior casi vertical y otra posterior dirigida hacia atrás. Las raíces del tercer molar inferior tienden a fundirse. **2.** Relacionado con la molécula-gramo de una sustancia.

**MOLAR, SOLUCIÓN** (*molar solution*) Solución que contiene un mol de soluto por litro de solución.

**MOLDE** (*mold*) Modelo hueco utilizado para dar forma a una prótesis.

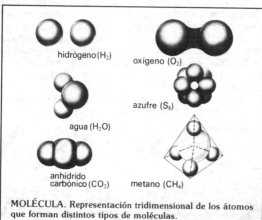

hidrógeno (H₂)

oxígeno (O₂)

azufre (S₈)

agua (H₂O)

anhídrido carbónico (CO₂)

metano (CH₄)

**MOLÉCULA. Representación tridimensional de los átomos que forman distintos tipos de moléculas.**

**MOLDEADO CEFÁLICO** (*molding*) Proceso natural por el que la cabeza del niño se moldea durante el parto, al ser comprimida a través del canal por las fuerzas que tienden a expulsarlo. La cabeza adopta con frecuencia una forma bastante alargada y los huesos del cráneo pueden superponerse un poco en la línea de sutura. El diámetro biparietal puede disminuir hasta en 0,5 cm sin que se produzca daño intracraneal. La mayoría de los cambios originados por el moldeado se resuelven durante los primeros días de vida. Consultar la voz **caput succedaneum**. V. también **cefalohematoma**.

**MOLÉCULA** (*molecule*) La unidad más pequeña de un compuesto que conserva las propiedades fisicoquímicas del mismo. La molécula se compone de dos o más átomos químicamente combinados. V. también **átomo; compuesto**.

**MOLIBDENO (Mo)** (*molybdenum [Mo]*) Elemento quími-

co metálico de color grisáceo. Su número atómico es 42 y su peso atómico, 95,94. Es venenoso si se ingiere en grandes cantidades.

**MOLINDONA, CLORHIDRATO DE** (*molindone hydrochloride*) Fármaco antipsicótico.

INDICACIONES: Se usa en el tratamiento de la esquizofrenia.

CONTRAINDICACIONES: Depresión grave del sistema nervioso central o hipersensibilidad conocida al fármaco.

EFECTOS SECUNDARIOS: Entre los más importantes figuran las reacciones extrapiramidales, hipotensión, sedación y otras acciones características de los antipsicóticos fenotiacínicos.

**MOLINERO, ENFERMEDAD DEL** (*grinder's disease*) V. **asma del molinero**.

**MOLLUSCUM** (*molluscum*) Cualquier lesión cutánea de nódulos o masas redondeadas y blandas. V. también **molluscum contagioso**.

**MOLLUSCUM CONTAGIOSO** (*molluscum cotagiosum*) Enfermedad de la piel y las mucosas causada por un poxvirus que se encuentra en todo el mundo. Se caracteriza por pápulas blancas diseminadas. No se afectan las palmas de las manos ni las plantas de los pies. Es más frecuente en los niños y en los adultos con trastornos de la respuesta inmunitaria. Se transmite de persona a persona por contacto directo o indirecto y tiene una duración de hasta 3 años, aunque las lesiones individuales sólo persisten 6 a 8 semanas. El diagnóstico se establece con facilidad mediante microscopia electrónica. El legrado o la desecación química o eléctrica ayudan a eliminar las lesiones, pero éstas también acaban resolviéndose espontáneamente sin dejar cicatrices.

**MOMIFICACIÓN** (*mummification*) Estado de deshidratación intensa como el que se produce en la gangrena seca o el que experimenta un feto muerto dentro del útero.

**MÖNCKEBERG, ARTERIOSCLEROSIS DE** (*Mönckeberg's arteriosclerosis*) Forma de arteriosclerosis caracterizada por extensos depósitos cálcicos en la media arterial con poca obstrucción de la luz. Denominada también arteriosclerosis de la media.

**MONGOLISMO** (*mongolism*) V. **Down, síndrome de**.

**MONILIA** (*Monilia*) V. **Candida albicans**.

**MONILIASIS** (*moniliasis*) V. **candidiasis**.

**MONITOR** (*monitor*) Instrumento mecánico que proporciona una señal visual o audible o un registro gráfico de alguna función particular, como un monitor cardiaco o un monitor fetal.

**MONITOR DE PRESIÓN ARTERIAL** (*blood pressure monitor*) Dispositivo que mide automáticamente la presión arterial y registra la información de manera continuada. El control automático de la presión arterial es útil durante la cirugía o en cuidados intensivos.

**MONITOR ELECTRÓNICO FETAL** (*electronic fetal monitor*) Aparato que permite la vigilancia de la frecuencia cardiaca fetal y las contracciones uterinas maternas. Puede aplicarse externamente, en cuyo caso el corazón fetal se detecta mediante un transductor ultrasónico sobre el abdomen, y las contracciones uterinas con un sensor de presión también aplicado al abdomen. La monitorización interna de la frecuencia cardiaca fetal se obtiene a tra-

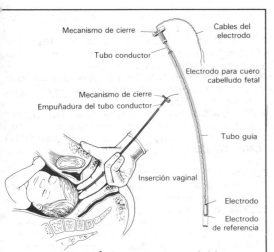

Mecanismo de cierre

Cables del electrodo

Tubo conductor

Electrodo para cuero cabelludo fetal

Mecanismo de cierre
Empuñadura del tubo conductor

Tubo guía

Inserción vaginal

Electrodo

Electrodo de referencia

**MONITOR ELECTRÓNICO FETAL. Esquema del aparato e inserción, a través de la vagina, del electrodo en el cuero cabelludo del feto para la monitorización interna.**

vés de un electrodo pinzado al cuero cabelludo del feto; a amplitud, frecuencia y duración de las contracciones uterinas se detectan con un catéter intrauterino.

**MONITOR HOLTER** (Holter monitor) Aparato para realizar registros electrocardiográficos prolongados por medio de un sistema de registro portátil mientras el paciente realiza sus actividades diarias normales. Se puede llevar un diario de actividades a fin de comparar los acontecimientos del día con el trazado del ECG.

**MONITORIZACIÓN AMBULATORIA DE LA PRESIÓN ARTERIAL (MAPA)** (ambulatory blood pressure monitoring [ABPM]) Dispositivo que permite registrar la tensión arterial en un paciente en condiciones de vida y trabajo normales.

**MONITORIZACIÓN CARDIACA** (cardiac monitoring) Comprobación continua del funcionamiento del corazón mediante un instrumento electrónico que recoge una lectura electrocardiográfica en un osciloscopio. Cada contracción ventricular del corazón produce una luz destellante o un sonido audible. El indicador suele estar integrado dentro de un sistema de alarma que se pone en marcha cuando la frecuencia del pulso se sale de unos límites predeterminados. Este procedimiento suele practicarse en las unidades de cuidados intensivos, aunque existen algunos aparatos aplicables a pacientes ambulatorios. V. también **electrocardiografía**.

**MONOAMINA** (monoamine) Amina que contiene un grupo amínico.

**MONOAMINOOXIDASA (MAO)** (monoamine oxidase [MAO]) Enzima que cataliza la oxidación de las aminas. Denominada también **aminooxidasa**. V. también **monoaminooxidasa, inhibidor de la**.

**MONOAMINOOXIDASA (MAO), INHIBIDOR DE LA** (monoamine oxidase [MAO] inhibitor) Cualquiera de los componentes del grupo de sustancias químicamente heterogéneas que se usan principalmente para el tratamiento de la depresión. Ejercen también un efecto ansiolítico, en especial sobre la ansiedad relacionada con las fobias. Los inhibidores de la MAO interaccionan con otros muchos fármacos y con alimentos que contienen gran cantidad del aminoácido tirosina. La ingestión de este tipo de alimentos por parte de pacientes tratados con inhibidores de la MAO puede causar un episodio grave de hipersensibilidad, con cefaleas, palpitaciones y náuseas. Entre dichos alimentos se incluye el queso, el vino tinto, los arenques ahumados o en salmuera, la cerveza y el yogurt. Entre los fármacos capaces de interaccionar con los inhibidores de la MAO figuran la dopamina, la meperidina y los simpaticomiméticos de acción indirecta, uno de los cuales, la efedrina, forma parte de numerosos preparados utilizados habitualmente para combatir el resfriado.

**MONOBENZONA** (monbenzone) Fármaco despigmentador.
INDICACIONES: Se usa en el tratamiento de las anomalías de la pigmentación cutánea, como el vitíligo diseminado. No debe emplearse en formaciones de carácter trivial, como las pecas.
CONTRAINDICACIONES: Hipersensibilidad al fármaco.
EFECTOS SECUNDARIOS: El más importante consiste en la hipopigmentación excesiva e irreversible. Son comunes la irritación y las reacciones alérgicas de la piel.

**MONOBLASTO** (monoblast) Monocito inmaduro de gran tamaño. Ciertas leucemias se caracterizan por gran aumento de la producción de monoblastos en la medula y presencia anormal de estos elementos en la sangre periférica. Consultar la voz **megaloblasto; mieloblasto**. V. también **leucocito; medula ósea**.

**MONOCÉFALO** (mocephalus) V. **sincéfalo**.

**MONOCIGÓTICO** (monozygotic [MZ]) Relacionado con un solo óvulo fertilizado o cigoto, como ocurre en los gemelos idénticos. Consultar la voz **dicigótico**.

**MONOCITO** (monocyte) Leucocito mononuclear grande, de 13 $\mu$ a 25 $\mu$ de diámetro, con núcleo ovoide o arriñonado, que contiene material cromatínico lineal suelto; presenta un citoplasma azul grisáceo, lleno de pequeños gránulos rojizos y azurófilos. V. también **monocitosis**.

**MONOCITOSIS** (monocytosis) Aumento de la proporción de leucocitos monocíticos en la circulación.

**MONOCLONAL** (monoclonal) Relativo a células u organismos idénticos derivados de una sola célula.

**MONOFÁSICO** (monophasic) Que tiene una fase, parte, aspecto o estadio.

**MONOHÍBRIDO** (monohybrid) Perteneciente a un individuo, organismo o cepa heterocigoto para un único carácter específico.

**MONOHÍBRIDO, CRUZAMIENTO** (monohibrid cross) Apareamiento de dos individuos, organismos o cepas que tienen pares de genes distintos únicamente para un carácter específico, o en los que sólo es objeto de estudio una característica o locus genético particular.

**MONÓMERO** (monomer) Molécula que se repite a sí misma para formar un polímero, como las moléculas de monómero fibrina, que se polimerizan para formar fibrina durante el proceso de coagulación sanguínea.

**MONONEUROPATÍA** (mononeuropathy) Enfermedad o trastorno que afecta a un solo tronco nervioso. Algunas

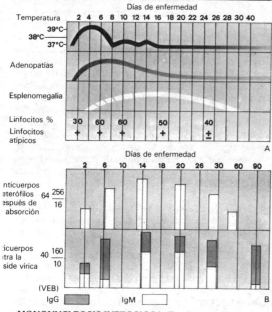

**MONONUCLEOSIS INFECCIOSA. En el esquema A, evolución clínica y hematológica en el curso de la enfermedad. En el esquema B, evolución serológica simultánea.**

causas comunes de trastornos que afectan a un solo tronco nervioso son la descarga eléctrica, la radiación y los huesos fracturados, que pueden comprimir o lacerar las fibras nerviosas. Las escayolas y torniquetes demasiado apretados pueden dañar un nervio por compresión o por isquemia.

**MONONEUROPATÍA MÚLTIPLE** *(multiple mononeuropathy)* Anomalía caracterizada por disfunción de varios troncos nerviosos individuales. Puede deberse a diversas enfermedades, como angiopatía necrotizante, uremia, diabetes mellitus y ciertos trastornos inmunológicos inflamatorios.

**MONÓNFALO** *(monomphalus)* Cualquiera de los dos gemelos unidos por el ombligo. Denominado también **onfalópago**.

**MONONUCLEOSIS** *(mononucleosis)* **1.** Aumento anormal en el número de leucocitos mononucleares de la sangre. **2.** V. **mononucleosis infecciosa**.

**MONONUCLEOSIS INFECCIOSA** *(infectious mononucleosis)* Infección aguda causada por el herpesvirus de Epstein-Barr. Se caracteriza por fiebre, dolor de garganta, inflamación de los ganglios linfáticos, linfocitos atípicos, esplenomegalia, hepatomegalia, anormalidad de la función hepática y equimosis. La transmisión se realiza por las gotitas de saliva; la infectividad no es muy grande ni predictible y afecta fundamentalmente a los jóvenes. En la infancia, la enfermedad es leve y por lo general pasa inadvertida; en personas mayores, los síntomas suelen ser más patentes. El tratamiento es sintomático, con reposo en cama para prevenir complicaciones mayores del hígado o el bazo, analgésicos y gárgaras salinas. V. **Epstein-Barr, virus de; vírica, infección**.

**MONOPLOIDE** *(monoploid, monoploidic)* V. **haploide**.

**MONÓPODO** *(monopus)* Feto o individuo con ausencia congénita de un pie o una pierna.

**MONOPRÓTICO, ÁCIDO** *(monobasic acid)* Ácido que sólo tiene un átomo de hidrógeno sustituible, como el ácido clorhídrico (CLH).

**MONORQUIDIA** *(monorchism)* Anomalía caracterizada por el descenso de un solo testículo al escroto. Denominado también monorquidismo. V. también **criptorquidia**.

**MONÓRQUIDO** *(monorchid)* Varón afectado de monorquidismo.

**MONOSOMA** *(monosome)* **1.** Cromosoma sexual al que falta su pareja correspondiente. **2.** Cromosoma sin pareja que se presenta en la monosomía.

**MONOSOMÍA** *(monosomy)* Aberración cromosómica caracterizada por ausencia de un cromosoma en el complemento diploide normal; por lo que se refiere al hombre, la célula monosómica contiene 45 cromosomas y se designa 2n-1, como ocurre en el síndrome de Turner XO. Consultar la voz **trisomía**.

**MONOSOMÍA X** *(monosomy X)* V. **Turner, síndrome de**.

**MONOTROPÍA** *(monotropy)* Término propuesto por J. Bowlby para describir el fenómeno en el que una madre parece capaz de establecer lazos afectivos sólo con un hijo a la vez. Este concepto ha sido utilizado por Marshall Klaus y John Kennell en sus estudios sobre la unión maternofilial en madres de gemelos. Cuando uno de los gemelos es llevado al hogar y el otro queda en el hospital, es frecuente que la madre no sienta como suyo al niño dado de alta más tarde. El hijo que llega al hogar en segundo lugar tiene muchas más probabilidades de no desarrollarse normalmente, ser descuidado o recibir malos tratos. También se sabe que las enfermeras de las unidades de cuidados intensivos para recién nacidos y de los hogares adoptivos establecen lazos sólo con un niño durante un determinado período de tiempo. La monotropía puede explicar la tendencia común entre las madres a vestir del mismo modo a los dos hijos gemelos, como si realmente quisieran convertirlo en uno.

**MONOVULAR** *(monovular, mono-ovular)* V. **univitelino**.

**MONOVULATORIO** *(monovulatory)* Que de modo habitual sólo libera un óvulo durante cada ciclo ovárico. Consultar la voz **diovulatorio**.

**MONÓXIDO DE CARBONO** *(carbon monoxide)* Gas tóxico inodoro e incoloro producido por la combustión del carbono o de carburantes orgánicos con un aporte limitado de oxígeno. El monóxido de carbono se combina de forma irreversible con la hemoglobina, impidiendo la formación de oxihemoglobina y reduciendo el aporte de oxígeno a los tejidos.

**MONÓXIDO DE CARBONO, INTOXICACIÓN POR** *(carbon monoxide poisoning)* Cuadro tóxico debido a la inhalación y absorción pulmonar del gas monóxido de carbono que desplaza el oxígeno de los hematíes e impide su transporte a través de la sangre hasta las células del organismo. A medida que aumentan los niveles de monóxido de carbono en sangre, el paciente presenta típicamente cefalea, disnea, adormecimiento, confusión, coloración rojo cereza de la piel, inconsciencia y apnea. El origen más frecuente del monóxido de carbono en los casos de intoxicación son los humos de combustión de los automóviles. El tratamiento consiste en retirar a la víctima del ambiente tóxico y poner en marcha medidas de reanimación con administración de oxígeno.

**MONRO, FORAMEN DE** *(foramen of Monro)* Comunicación entre el tercer ventrículo y los ventrículos laterales del cerebro.

**MONSTRUO** *(monster)* Feto con malformaciones groseras y en general no viable. Entre los distintos tipos figuran el **monstruo compuesto** y el **monstruo doble**.

**MONSTRUO COMPUESTO** *(compound monster)* Feto con una duplicación de órganos o partes anatómicas no desarrolladas por completo.

**MONSTRUO DOBLE** *(double monster)* Feto que se ha desarrollado de un óvulo único pero posee dos cabezas, dos troncos y múltiples extremidades. Denominado también **monstruo gemelar**.

**MONSTRUO GEMELAR** *(twin monster)* V. **monstruo doble**.

**MONSTRUOSIDAD** *(monstrosity)* Estado o condición caracterizado por presentar graves defectos congénitos.

**MONTAÑAS ROCOSAS, FIEBRE DE LAS** *(Rocky Mountain spotted fever)* Grave enfermedad infecciosa transmitida por las garrapatas y con reservorio en los osos, de especial incidencia en zonas templadas del norte y sur de América. La produce la *Rickettsia rickettsii*. Se caracteriza por escalofríos, fiebre, intenso dolor de cabeza, mialgias, confusión mental y erupción cutánea. Las primeras máculas eritematosas aparecen en los tobillos y las muñecas, extendiéndose rápidamente a las extremidades, tronco, cara, palmas de las manos y plantas de los pies. Son frecuentes las lesiones hemorrágicas, la constipación y la distensión abdominal. El diagnóstico se basa en la clínica y en los datos de laboratorio, incluyendo detección de anticuerpos por inmunofluorescencia, prueba de fijación de complemento y prueba de Weil-Felix. El tratamiento debe instaurarse precozmente a base de cloramfenicol o tetraciclinas. Más del 20 % de los pacientes que no reciben tratamiento mueren. Así mismo, deben extremarse los cuidados para evitar la aparición de úlceras de decúbito y neumonía hipostática o por aspiración. La recuperación de la enfermedad se acompaña de inmunidad a la misma. La profilaxis consiste en el uso de insecticidas, ropas protectoras, inspección regular del cuerpo y cuidadosa eliminación de las garrapatas de los perros y la leña, así como vacunación de aquellas personas especialmente expuestas. Debe cuidarse de no aplastar las garrapatas, dado que la infección podría producirse a través de pequeñas excoriaciones de la piel. Denominada también fiebre montañosa; fiebre de las garrapatas de los montes y fiebre manchada. Consultar las voces **meningococemia; rickettsiosis variloide; sarampión; tifus; tifus exantemático**.

**MONTE DE VENUS** *(mos veneris)* Almohadilla de tejido graso y piel gruesa que se sitúa por encima de la sínfisis del pubis en la mujer.

**MONTEGGIA, FRACTURA DE** *(Monteggia's fracture)* Fractura del tercio proximal de la mitad del cúbito, asociada con luxación radial o rotura del ligamento anular, que provoca angulación o acabalgamiento de los fragmentos cubitales.

**MONTERCAUX, FRACTURA DE** *(Montercaux fracture)* Fractura del cuello del peroné asociada con diástasis de la muesca maleolar.

**MONTGOMERY, GLÁNDULA DE** *(gland of Montgomery)* V. **areolar, glándula**.

**MONTGOMERY, TUBÉRCULO DE** *(Montgomery's tubercle)* Cualquiera de las glándulas sebáceas de las areolas mamarias. La substancia sebácea segregada hacia la piel de cada areola sirve para lubricar y proteger la mama frente a la infección y los traumatismos durante la lactancia.

**MOORE, FRACTURA DE** *(Moore's fracture)* Fractura distal del radio con luxación asociada de la cabeza cubital, que origina aprisionamiento de la apófisis estiloides debajo del ligamento de la muñeca.

**MOPP** *(MOPP)* Abreviatura de una combinación farmacológica utilizada en el tratamiento del cáncer, que con-

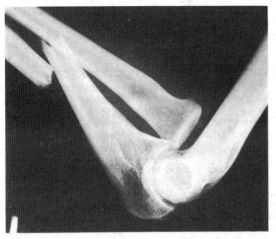

MONTEGGIA, fractura de. Fractura del tercio proximal del cúbito con angulación anterior.

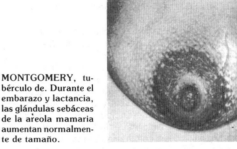

MONTGOMERY, tubérculo de. Durante el embarazo y lactancia, las glándulas sebáceas de la areola mamaria aumentan normalmente de tamaño.

tiene tres antineoplásicos: Mustargen (mecloretamina), Oncovin (sulfato de vincristina) y Matulane (clorhidrato de procarbacina), y prednisona (un glucocorticoide). El MOPP se emplea para el tratamiento de la enfermedad de Hodgkin.

**MOQUILLO** *(distemper)* Enfermedad vírica de los animales caracterizada por rinitis, fiebre y pérdida del apetito.

**MÓRBIDO** *(morbid)* Relativo a una situación patológica o anormal, tanto física como mental.

**MORBILIDAD** *(morbility)* (Estadística). **1.** Frecuencia con la que se produce una enfermedad o anomalía; se calcula dividiendo el número total de personas de un grupo por el número de las afectadas por la enfermedad o anomalía. **2.** Frecuencia con la que se produce una enfermedad en una determinada población o área.

**MORBILIFORME** *(morbilliform)* Se aplica a cualquier anomalía similar al exantema eritematoso maculopapular del sarampión.

**MORDEDURA DE GATO, FIEBRE POR** *(cat-bite fever)* V. **arañazo de gato, fiebre por.**

**MORDEDURA HUMANA** *(human bite)* Herida causada por la dentadura humana. Como en la misma suele haber bacterias, es frecuente que se produzca infección grave. Hay que lavar la herida con un antiséptico y aclararla bien. La herida se examina periódicamente y, si es necesario, se administra antibioterapia apropiada.

**MORDISCO DE RATA, FIEBRE POR** *(ratbite fever)* Cualquiera de las infecciones transmitidas al hombre por el mordisco de rata o ratón, y que se caracteriza por fiebre, cefalea, malestar general, náuseas, vómitos y rash. En Estados Unidos, la enfermedad es provocada por *Streptobacillus moniliformis*, y se caracteriza por la presencia de rash en palmas y plantas, artralgias, cicatrización rápida de la herida y una duración de dos semanas. En el Extremo Oriente, la fiebre por el mordisco de rata está originada por *Spirillum minus*, y cursa con rash asimétrico en las extremidades, ausencia de sintomatología articular, fiebre recidivante, inflamación en el lugar de la herida, linfadenopatía regional y duración de 4 a 8 semanas. La recidiva es frecuente. El tratamiento con penicilina por vía IM es eficaz para las dos formas de la enfermedad. La fiebre por mordisco de rata que resulta de la infección producida por *Streptobacillus moniliformis* se denomina también **Haverhill, fiebre de.**

**MORFEA** *(morphea)* Esclerodermia localizada consistente en manchas de piel lisa, seca, rígida y de color amarillento o marfil. Es más común en las mujeres y rara vez evoluciona hacia una forma generalizada de esclerosis.

**MORFINA, SULFATO DE** *(morphine sulfate)* Analgésico narcótico.
INDICACIONES: Se utiliza para disminuir el dolor.
CONTRAINDICACIONES: Dependencia o hipersensibilidad conocida al fármaco.
EFECTOS SECUNDARIOS: Entre los más importantes figuran aumento de la presión intracraneal, trastornos cardiovasculares, depresión respiratoria y dependencia.

**MORFOGÉNESIS, MORFOGENIA** *(morphogenesis, morphogeny)* Desarrollo y diferenciación de la estructura y la forma de un organismo; específicamente, los cambios que ocurren en las células y tejidos durante el

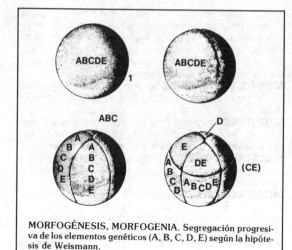

**MORFOGÉNESIS, MORFOGENIA.** Segregación progresiva de los elementos genéticos (A, B, C, D, E) según la hipótesis de Weismann.

desarrollo embrionario.

**MORFOGENÉTICO, MORFOGÉNICO** *(morphogenetic, morphogenic)* (Embriología). Relativo a una sustancia u hormona que actúa como factor de diferenciación.

**MORFOGENIA** *(morphogeny)* V. **morfogénesis.**

**MORFOLOGÍA** *(morphology)* Estudio de la forma y el tamaño físicos de un espécimen, planta o animal.

**MORGAGNI, GLÓBULO DE** *(Morgagni's globule)* Esfera diminuta opaca que puede formarse entre el cristalino del ojo y su cápsula, especialmente en caso de cataratas.

**MORGAGNI, TUBÉRCULO DE** *(Morgagni's tubercle)* Cualquiera de los pequeños nódulos blandos existentes en la superficie de la areola mamaria. Los abultamientos están producidos por grandes glándulas sebáceas situadas inmediatamente debajo de la superficie de la areola. Segregan una sustancia bacteriostática lubricante durante el embarazo y la lactancia.

**MORGAN** *(morgan)* (Genética). Unidad de medida utilizada en la representación gráfica (mapping) de las distancias relativas entre los genes de un cromosoma. Recibe su nombre del biólogo Thomas Hunt Morgan y se basa en el valor de sobrecruzamiento total, de forma que un morgan es igual al 100 % de sobrecruzamiento, y un centimorgan es igual a una recombinación del 1 %. El centimorgan equivale a una unidad mapa.

**MORIBUNDO, ASITENCIA EMOCIONAL DEL** *(emotional care of the dying patient)* Apoyo continuado y compasivo que se ofrece para contribuir a que el paciente terminal y su familia acepten la muerte inminente.
MÉTODO: El profesional que presta apoyo emocional a los pacientes terminales favorece la expresión de las angustias, experiencias y sentimientos personales relacionados con la muerte y establece una relación de empatía con el enfermo y con la familia. El paciente necesita una atención realista, sin medidas extremas, pero no es necesario responder todas sus preguntas y la decisión de informarle del pronóstico corresponde al médico y a la familia. Para evitar informaciones contradictorias, es indispensable saber lo que el médico, otros profesionales

sanitarios y los familiares le dicen al paciente sobre su evolución. El enfermo terminal quizás no exprese sus miedos si cree que los demás son incapaces de hablar de la muerte. La ayuda eficaz requiere una relación exenta de prejuicios con los familiares, una comprensión de sus problemas y un esfuerzo para ayudarlos en el proceso del duelo. El paciente necesita alivio del dolor, cuidado solícito y atención continuada durante todos los estadios de la agonía, que en los casos característicos incluye un período de negación, seguido por ira, intento de pacto, depresión y, finalmente, aceptación. Cuando el paciente niega el pronóstico y no quiere seguir las instrucciones, no se debe interferir con los mecanismos de negación ni apoyarlos, sino dedicar tiempo al enfermo y favorecer el autocuidado. Durante el estadio de ira, que se manifiesta con frecuencia por la negativa a comer y a recibir atención, lenguaje grosero y críticas negativas sobre el personal sanitario, no se permiten las formas de comportamiento que podrían ser físicamente perjudiciales, pero se le anima a verbalizar la cólera. Durante el período en el que el enfermo intenta establecer pactos, como «Si pudiese vivir hasta...», se reconoce que es necesario tiempo para aceptar la muerte, y que al paciente quizás le guste hablar sobre los hechos y las personas de la vida pasada. Cuando aparece la depresión, caracterizada por apatía, insomnio, falta de concentración, pérdida de apetito y fatiga, resultan inadecuados los esfuerzos para animar al paciente o interrumpir su llanto; quizás desee ver sólo a la persona más amada. En el estadio final de aceptación, el paciente suele experimentar menos dolores y molestias, parece apaciguado y carente de afecto emocional y aprecia la atención de sus familiares y amigos íntimos. La enfermera juega un papel fundamental en la prestación de soporte emocional para el paciente hospitalizado terminal y puede ayudar a que reciba los cuidados posibles, si desea morir en su hogar. Puede enseñar los métodos de atención necesarios a domicilio, contribuir a que la familia comprenda que el paciente necesita vivir lo más normalmente y durante el mayor tiempo posible, y poner en contacto a los familiares con los servicios de asistencia social

ACTUACIÓN DE LA ENFERMERA: El soporte emocional, prestado con sensibilidad y adecuado para la fase de la agonía, puede contribuir a que el paciente llegue con más rapidez al estadio de aceptación. La familia suele pasar por fases similares. Por tanto, el apoyo y el consejo de una persona experta pueden elevar mucho la calidad de vida del paciente y de sus familiares.

**MORIA** (moria) Estado mental caracterizado por pérdida del sentido ético, procacidad, conducta extravagante y tendencia a bromear, asociado a lesiones del lóbulo frontal.

**«MORIR CON DIGNIDAD»** («death with dignity») Concepto filosófico según el cual debe permitirse que un paciente con una enfermedad terminal muera de forma natural, en lugar de llevar una vida vegetativa en coma, innecesariamente prolongada mediante sistemas mecánicos de apoyo.

**MORO, REFLEJO DE** (Moro reflex) Reflejo masivo normal en el lactante joven provocado por un ruido súbito o por un golpe sobre la mesa en la que se apoya el niño; consiste en flexión de las piernas, movimiento de abrazo y en general llanto breve. Denominado también reflejo de alarma.

**MORONISMO, MOROSIS** (moronism, moronity) Deficiencia mental.

**MORQUIO, ENFERMEDAD DE** (Morquio's disease) Mucopolisacaridosis familiar que provoca anomalías del desarrollo musculoesquelético en la niñez. Se pueden presentar enanismo, cifosis, agrandamiento del esternón y genum valgum. La enfermedad se hace patente cuando, al aprender a caminar, el niño muestra una marcha anormal anadeante.

**MORRUATO SÓDICO** (morrhuate sodium) Fármaco esclerosante.

INDICACIONES: Venas varicosas.

CONTRAINDICACIONES: No se emplea si las venas profundas están ocluidas, inflamadas o infectadas. La hipersensibilidad conocida al fármaco prohíbe su uso.

EFECTOS SECUNDARIOS: Entre los más importantes figuran las reacciones alérgicas, incluyendo la anafilaxis.

**MORTALIDAD** (mortality) Número de muertes por unidad de población en cualquier región, grupo de edad o enfermedad específica; generalmente se expresa como muertes por 1.000, por 10.000 o por 100.000 habitantes.

**MORTALIDAD ESTANDARIZADA, TASA DE** (standardized death rate) Número de muertes por 1.000 habitantes de una determinada población durante un año. Esta tasa se ajusta para evitar la distorsión por el componente de edad de la población. Para determinarla se utiliza la población estándar.

**MORTALIDAD INFANTIL** (infant mortality) Tasa estadística referida al número de niños muertos en el primer año de vida por 1.000 nacidos vivos. Se aplica en un área geográfica específica o una institución determinada, durante un período de tiempo dado. La mortalidad neonatal supone el 70 % de la mortalidad infantil.

**MORTALIDAD NEONATAL** (neonatal mortality) Tasa estadística de las muertes ocurridas dentro de los 28 primeros días que siguen al nacimiento, expresada como el

Tasa de mortalidad infantil en U.S.A. en 1969 y 1976.

| Edad y causa de muerte | 1969 | 1976 |
|---|---|---|
| Edad | | |
| Total de menos de 1 año | 20,7 | 16,5 |
| Menos de 28 días | 15,4 | 12,1 |
| Entre 28 días y 11 meses | 5,4 | 4,4 |
| Causa de muerte | | |
| Malformaciones congénitas | 3,2 | 2,9 |
| Asfixia del recién nacido (no especificada) | 2,7 | 1,5 |
| Gripe y neumonía | 2,1 | 0,9 |
| Lesiones del parto | 0,7 | 0,6 |
| Algunas enfermedades gastrointestinales | 0,3 | 0,3 |
| Otras enfermedades infantiles | 5,8 | 5,3 |
| Otras causas | 3,4 | 3,7 |

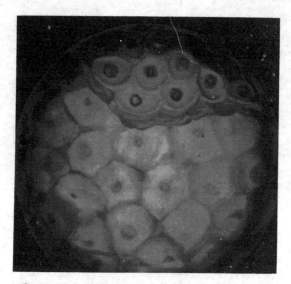

**MÓRULA. Estadios iniciales del desarrollo del embrión humano. Concentración de células (estadio de *mórula*).**

número de tales fallecimientos por 1.000 nacidos vivos, considerada dentro de un área geográfica o una institución en un determinado período de tiempo.

**MORTALIDAD PERINATAL** *(perinatal mortality)* Valoración estadística de las muertes fetales y neonatales, incluyendo los abortos tardíos desde la 28.ª semana de gestación y las muertes producidas finalizada la cuarta semana después del nacimiento. La mortalidad perinatal suele expresarse como el número de muertos por 1.000 nacidos vivos en un programa o área geográfica específica y en un determinado período de tiempo.

**MORTALIDAD POR CASOS, TASA DE** *(case fatality rate)* Número de muertes producidas por una determinada enfermedad expresado como porcentaje del número total de casos de la enfermedad.

**MORTERO** *(mortar)* Recipiente en forma de copa utilizado para triturar diferentes materiales, por ejemplo en la preparación de medicamentos.

**MORTINATO** *(stillborn)* **1.** Feto que nace muerto. **2.** Perteneciente o relativo a un feto que nace muerto.

**MORTON, DEDO DE** *(Morton's toe)* V. **metatarsalgia**.

**MORTON, NEURALGIA PLANTAR DE** *(Morton's plantar neuralgia)* Intenso dolor perforante que afecta a las ramas nerviosas anastomóticas entre los nervios plantares interno y externo.

**MORTON, NEUROMA DE** *(Morton's neuroma)* V. **metatarsalgia**.

**MORTON, PIE DE** *(Morton's foot)* V. metatarsalgia.

**MÓRULA** *(morula)* Masa esférica maciza de células procedente de la división del óvulo fertilizado en los primeros estadios del desarrollo embrionario. Representa una fase intermedia entre el cigoto y el blastocisto, y está compuesta por blastómeros uniformes en cuanto a tamaño, fórma y potencialidad fisiológica.

**-MÓRULA** Sufijo que significa «grupo de blastómeros formados por división de un óvulo fertilizado»: *anfimórula, arquimórula, seudomórula.*

**MOSAICISMO** *(mosaicism)* (Genética). Condición en la que un individuo o un organismo desarrollado a partir de un solo cigoto tiene dos o más poblaciones celulares con distinta constitución genética. Por lo que se refiere al ser humano, suele consistir en una variación del número de cromosomas de las células, que puede afectar a un autosoma particular, como en el síndrome de Down, o a los cromosomas sexuales, como en los síndromes de Turner y Klinefelter. V. también **mosaico; mosaico de cromosomas sexuales**.

**MOSAICO** *(mosaic)* **1.** (Genética). Individuo u organismo procedente de un solo cigoto que tiene dos o más poblaciones celulares con respecto a la constitución genética. Tal condición se debe a mutación, sobrecruzamiento o, como ocurre con más frecuencia en el hombre, por la no disyunción de los cromosomas durante la embriogénesis precoz, lo que causa una variación del número de cromosomas en las células. El tipo de aberración cromosómica y su relación dependen de que la no disyunción se produzca en las primeras o en las últimas divisiones mitóticas del cigoto. Puesto que las células monosómicas no son viables, excepto en condiciones de monosomía X, la mayoría de los mosaicismos en el ser humano representan una mezcla de células normales y trisómicas, con independencia de que participe un autosoma o un cromosoma sexual. El grado de afectación clínica depende del tipo de tejido que contiene la anomalía y puede variar desde la normalidad casi total hasta la manifestación completa de un síndrome como el de Down o el de Turner. Consultar la voz **quimera**. V. también **monosomía; mosaicismo de los cromosomas sexuales; trisomía. 2.** (Embriología). Óvulo fertilizado que experimenta una división determinada. V. también **desarrollo en mosaico**.

**MOSAICO, HUESO** *(mosaic bone)* Tejido óseo que parece formado por cementación de numerosas piezas de pequeño tamaño, según muestra el examen microscópico de una placa radiográfica del hueso afecto. El trastorno es característico de la enfermedad de Paget del hueso.

**MOSAICO DE CROMOSOMAS SEXUALES** *(sex chromosome mosaic)* Individuo u organismo cuyas células contienen números cromosómicos variables que afectan a los cromosomas X o Y. Estas variaciones se observan en la mayoría de los síndromes que se asocian con aberraciones de los cromosomas sexuales, sobre todo el síndrome de Turner, y pueden deberse a la falta de disyunción de los cromosomas durante la segunda división meiótica de la gametogénesis o algún error en la distribución de los cromosomas durante la división celular del huevo fertilizado. Estos mosaicos suelen presentar anomalías sexuales pero, debido a las hormonas sexuales, el fenotipo global es uniforme y no mosaico en lo referente a las características externas, como se observa en algunos insectos y otros animales. V. también **intersexualidad**.

**MÖSBAUER, ESPECTRÓMETRO DE** *(Mösbauer spectrometer)* Instrumento capaz de detectar pequeños cambios entre un núcleo atómico y el medio que lo rodea, como los causados por las variaciones de temperatura, presión o estado químico. Se usa en la investigación química y física, con posibilidad de aplicación en medicina.

**MOSCA** *(fly)* Insecto del orden Dípteros, alguna de cuyas especies transmiten determinados arbovirus al hombre.

**MOSCA TSE-TSÉ** *(tsetse fly)* Insecto del género *Glosina*. Habita en África y es el vector de la tripanosomiasis.

**MOSCAS VOLANTES** *(floater)* Una o más manchas que parecen flotar delante del ojo, causadas por la sombra que producen en la retina los detritos del vítreo. La mayoría de las veces la afección tiene carácter benigno y se debe a restos de una red de vasos sanguíneos que existían antes del nacimiento en la cavidad vítrea. El comienzo súbito de varias moscas volantes puede indicar una afectación seria. La hemorragia en el humor vítreo puede originar un gran número de sombras grandes y pequeñas y color rojizo de la visión. La causa radica con frecuencia en algún traumatismo, pero la hemorragia intraocular espontánea se encuentra en la diabetes mellitus grave, la hipertensión o el aumento de presión intracraneal. El cáncer, el desprendimiento de retina, la oclusión de un vaso retiniano y otras enfermedades puramente oculares también pueden causar hemorragias en la cavidad vítrea. La inflamación de la retina por coriorretinitis puede inducir la entrada de células inflamatorias en el humor vítreo. Los detritos inflamatorios pueden formar masas que alteran la visión normal. El desprendimiento retiniano origina también aparición súbita de moscas volantes y disminución del campo de visión cuando los hematíes y el pigmento pasan al humor vítreo. El examen oftalmológico cuidadoso a través de una pupila bien dilatada se recomienda en todos los casos en que aparezcan «moscas volantes», ya que es posible tratar las causas en los estadios precoces y generalmente puede evitarse la pérdida de visión.

**MOSQUITO, PICADURA DE** *(mosquito bite)* Picadura producida por artrópodos hematófagos de la subfamilia Culícidos, que puede provocar una reacción alérgica sistémica en el individuo hipersensible, una infección o, más frecuentemente, un habón pruriginoso. Los mosquitos, que son atraídos hacia sus huéspedes por la humedad, el dióxido de carbono, los estrógenos, el sudor o el calor, actúan como vectores de gran número de enfermedades infecciosas.

**MOSTAZA NITROGENADA** *(nitrogen mustard)* V. **mecloretamina, clorhidrato de**.

**MOTILIDAD GÁSTRICA** *(gastric motility)* Movimientos peristálticos espontáneos del estómago que facilitan la digestión, el desplazamiento de los alimentos y su salida a través del píloro hacia el duodeno. La motilidad gástrica excesiva produce dolor que suele tratarse con antiespasmódicos. La motilidad inferior a la normal es común durante el parto, después de la anestesia general y como efecto secundario de algunos hipnóticos sedantes.

**MOTIVACIÓN** *(motivation)* Necesidades, intereses, recuerdos u otros incentivos conscientes o inconscientes que inician o mantienen un comportamiento particular.

**MOTIVACIÓN FISIOLÓGICA** *(physiological motivation)* Necesidad corporal, como la ingestión de alimentos o agua, que inicia una conducta dirigida a su satisfacción.

Denominada también **motivación orgánica**.

**MOTIVACIÓN ORGÁNICA** *(organic motivation)* V. **motivación fisiológica**.

**MOTIVACIÓN SOCIAL** *(social motivation)* Incentivo o impulso debido a una influencia sociocultural que dirige el comportamiento hacia un determinado objetivo. Consultar también la voz **motivación fisiológica**.

**MOTONEURONA** *(motor neurone)* Una de las diferentes células nerviosas eferentes que transmite impulsos nerviosos desde el cerebro o la médula espinal al tejido muscular o glandular.

**MOTOR** *(motor)* Relacionado con un músculo, nervio o centro cerebral que produce o controla el movimiento.

**MOTOR, NERVIO** *(motor nerve)* Nervio formado por fibras eferentes que conducen impulsos desde el cerebro o la medula espinal hacia un músculo u otro órgano. Consultar la voz **sensorial, nervio**. V. también **nervioso, sistema**.

**MOTOR, PUNTO** *(motor point)* Punto en el que la estimulación eléctrica origina contracción de un músculo. V. también **motor, nervio; nervioso, sistema**.

**MOTOR OCULAR COMÚN, NERVIO** *(oculomotor nerve)* Cualquiera de los dos nervios craneales que, mediante la inervación de determinados músculos extrínsecos, son esenciales para los movimientos del ojo. Pasan a través de la fisura orbitaria y conectan con el cerebro en el III núcleo.

**MOTOR OCULAR EXTERNO, NERVIO** *(abducens nerve)* Sexto par craneal que se origina en el puente o protuberancia del tronco del encéfalo. Es un nervio motor que controla el movimiento del músculo recto externo del ojo. Penetra en la órbita por la hendidura esfenoidal.

**MOTORA, ÁREA** *(motor area)* Porción de la corteza ce-

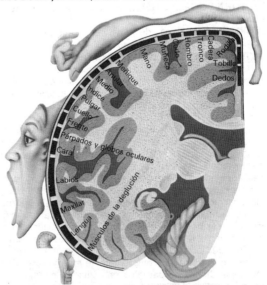

MOTORA, área. Homúnculo de Penfield: el tamaño de cada uno de los miembros representados en el dibujo es proporcional al tamaño del área del hemisferio cerebral que los controla. Los movimientos más finos son los más controlados.

rebral que incluye la circunvolución precentral y la parte posterior de la frontal, y que causa la contracción de los músculos voluntarios al ser estimulada con electrodos. Corresponde a las áreas IV y VI de Brodmann, y desde el punto de vista histológico se caracteriza por ausencia de la capa granulosa en la corteza. Contiene las células piramidales gigantes de Betz en la capa V. La actividad voluntaria normal requiere una serie de asociaciones entre el área motora y las otras partes de la corteza; la eliminación del área motora de un hemisferio cerebral causa parálisis de los músculos voluntarios, especialmente en el lado opuesto del cuerpo. Las diversas partes del área motora se asocian con diferentes estructuras corporales, como el miembro inferior, la cara, la boca y la mano. Las partes relacionadas con movimientos más delicados y complicados, como los de la mano, son mayores que las que participan en movimientos más generales.

**MOTORA, CRISIS** (*motor seizure*) Trastorno transitorio de la función cerebral causado por descargas neuronales anómalas originadas inicialmente en un área motora localizada de la corteza cerebral. Las manifestaciones dependen del punto donde se produzca la actividad eléctrica anormal, como las contracciones tónicas del pulgar, debidas a descargas excesivas en el área motora de la corteza que controla el primer dedo de la mano o los movimientos masticatorios por descarga en la parte inferior de la cintilla motora que controla la masticación. El trastorno puede extenderse y terminar en una serie de movimientos clónicos o en una convulsión generalizada. Denominada también **motora focal, crisis**.

**MOTORA, FIBRA** (*motor fiber*) Cualquiera de las fibras de las raíces espinales que transmiten impulsos a las fibras musculares.

**MOTORA FOCAL, CRISIS** (*focal motore seizure*) V. **motora, crisis**.

**MÓVIL** (*motile*) Capaz de movimiento, aunque sea de tipo inconsciente o involuntario.

**MOVILIDAD FÍSICA, TRASTORNO DE LA** (*mobility, impaired physical*) Diagnóstico de enfermería aceptado por la Fourth National Conference on the Classification of Nursing Diagnoses. La causa puede radicar en la disminución de las fuerzas del individuo, presencia de dolor o molestias, trastorno de la cognición o la percepción, depresión o ansiedad acusada, o anomalía de la función neuromuscular o musculoesquelética. Las características definitorias incluyen incapacidad para obtener un nivel funcional de movilidad en el medio ambiente, negativa a moverse, gama limitada de movimientos en los miembros o extremidades, disminución de la fuerza o el control del sistema musculoesquelético, capacidad anormal o trastorno para coordinar los movimientos, o cualquiera del gran número de restricciones del movimiento impuestas, como la tracción o el reposo en cama necesario desde el punto de vista médico. Se ha sugerido graduar la limitación de la movilidad entre «0» (completamente independiente) y «4» (dependiente; no participa en actividad alguna).

**MOVIMIENTO ACTIVO** (*active movement*) Acción muscular en una articulación como consecuencia del esfuerzo voluntario del sujeto, sin ninguna ayuda externa. Consultar la voz **movimiento pasivo**.

**MOVIMIENTO ANGULAR** (*angular movement*) Una de las cuatro clases fundamentales de movimiento de las diversas articulaciones del esqueleto, en la que el ángulo entre dos huesos adyacentes disminuye, como en la flexión, o aumenta, como en la extensión. Consultar las voces **circunducción; deslizamiento; rotación**.

**MOVIMIENTO CIRCULAR** (*circus movement*) **1.** Movimiento de giro o saltos anormales e involuntarios provocados por alteración de los mecanismos neurológicos que controlan la postura del cuerpo, como los pedúnculos cerebrales o el aparato vestibular. **2.** Paso circular anormal provocado por lesiones cerebrales o de los centros nerviosos basales. **3.** Mecanismo asociado a la onda excitadora de la aurícula cardiaca y al flúter o la fibrilación auricular. La onda realiza un movimiento circular que se caracteriza por un intervalo entre el tejido refractario y el excitador y hace que al ventrículo llegue tan sólo una parte de los impulsos de conducción.

**MOVIMIENTO CORPORAL** (*body movement*) Desplazamiento de la totalidad o parte del cuerpo, especialmente a nivel de una o varias articulaciones. Entre los distintos tipos de movimientos corporales se encuentran la abducción, la aducción, la extensión, la flexión y la rotación.

**MOVIMIENTO PASIVO** (*passive movement*) Desplazamiento de una parte o la totalidad del organismo por una fuerza externa sin acción ni resistencia voluntaria por parte del individuo. Consultar la voz **movimiento activo**.

**MOVIMIENTO PRECORDIAL** (*precordial movement*) Cualquier movimiento localizado en la parte de la pared anterior del tórax que cubre el corazón. Algunos de los tipos de movimientos precordiales son el latido de la punta, el latido del ventrículo izquierdo y el latido del ventrículo derecho.

**MOVIMIENTOS OCULARES NO RÁPIDOS** (*nonrapid eye movement*) V. **sueño**.

**MOVIMIENTOS OCULARES RÁPIDOS (REM)** (*rapid eye movement [REM]*) V. **sueño**.

**MOXIBUSTIÓN** (*moxibustion*) Método utilizado para producir analgesia o alterar la función de un sistema corporal mediante la ignición de hierbas, madera de ajenjo u otros materiales de combustión lenta, que se mantiene lo más cerca posible de la piel sin causar dolor ni quemaduras. Se usa en conjunción con la acupuntura.

**mR, mr** (*mR, mr*) Abreviatura de **miliroentgen**.

**MSH** (*MSH*) Abreviatura de *melanocite-stimulating hormone* (hormona estimuladora de los melanocitos).

**mμ, μ** (*mu, u*) Símbolo de **micra**.

**MUCINA** (*mucin*) Mucopolisacárido componente principal del moco. Existe en la mayoría de las glándulas secretoras de moco y es el lubricante que protege las superficies corporales frente a la fricción o la erosión.

**MUCOCUTÁNEO** (*mucocutaneus*) Relacionado con las mucosas y la piel.

**MUCOCUTÁNEO ADENOPÁTICO, SÍNDROME** (*mucocutaneous lymph node syndrome*) Enfermedad febril aguda que afecta sobre todo a los niños pequeños y se caracteriza por presentar inflamación de la mucosa oral, «lengua aframbuesada», adenopatías cervicales, exantema polimorfo del tronco y edema, eritema y descamación de la piel de las extremidades. También son frecuentes las artralgias, diarrea, otitis, neumonía, fotofobia, meningitis y alteraciones electrocardiográficas. Se desconoce la causa. No se han descubierto factores ambientales ni geográficos y no está demostrada la transmisión persona a persona. El tratamiento incluye grandes dosis de aspirina, que pueden usarse durante un período prolongado de tiempo, y cuidados sintomáticos. Denominado también **Kawasaki, enfermedad de**.

**MUCOIDE** *(mucoid)* **1.** Similar al moco; denominado también **mixoide**. **2.** Cualquiera de las proteínas similares al moco derivadas de una fuente animal. Los mucoides difieren de las mucinas por su solubilidad; son precipitados por el ácido acético. Entre los distintos tipos figuran los coloides y los ovomucoides.

**MUCOLÍTICO** *(mucolytic)* Capaz de disolver el moco.

**MUCOMEMBRANOSO** *(mucomembranous)* Relacionado con las mucosas, como las del intestino delgado o la vejiga.

**MUCOPOLISACARIDOSIS (MPS)** *(mucopolysaccharidosis [MPS])* Cualquiera de los diferentes trastornos genéticos caracterizados por el acúmulo de mucopolisacáridos en los tejidos y cuyos síntomas son específicos para cada tipo. Se numeran desde el MPS I al MPS VII, y cada tipo tiene un epónimo específico. En todos ellos existen deformidad esquelética pronunciada, especialmente en la cara, retraso mental y físico y disminución de la esperanza de vida. Pueden detectarse antes del nacimiento mediante estudio de las células fetales presentes en el líquido amniótico. Después del parto, el diagnóstico se establece mediante análisis de orina, examen radiológico e historia familiar. No existe tratamiento eficaz. Entre las diversas formas figuran **Hunter, síndrome de (MPS II); Hurler, síndrome de (MPS I)**.

**MUCOPOLISACARIDOSIS LIGADA AL CROMOSOMA** *(X-linked mucopolysaccharidosis)* V. **Hunter, síndrome de**.

**MUCOPROTEÍNA** *(mucoprotein)* Sustancia proteica presente en el tejido conectivo y de soporte que contiene mucopolisacáridos como grupos prostéticos y es relativamente resistente a la desnaturalización.

**MUCOPURULENTO** *(mucopurulent)* Que se caracteriza por una combinación de moco y pus.

**MUCORMICOSIS** *(zygomycosis)* Micosis aguda de curso a menudo fulminante y algunas veces fatal, producida por una clase de hongo acuático que afecta sobre todo a pacientes con enfermedades debilitantes crónicas y sobre todo con diabetes mellitus no controlada. Comienza típicamente con fiebre y dolor y secreción de la nariz y de los senos paranasales. Evoluciona invadiendo el ojo y las vías respiratorias inferiores. El hongo puede penetrar en los vasos sanguíneos y diseminarse al cerebro y otros órganos. Su trasmisión es por inhalación. El diagnóstico se confirma por biopsia y examen microscópico del esputo. El tratamiento consiste en controlar la diabetes mellitus en caso de que exista, desbridar bien las lesiones craneofaciales y administrar anfotericina B por vía IV. Consultar la voz **ficomicosis**.

**MUCOSITIS** *(mucositis)* Cualquier inflamación de una membrana mucosa, como la de la boca o la de la garganta.

**MUCOSO** *(mucous)* Relacionado con la secreción de moco.

**MUCOVISCIDOSIS** *(mucoviscidosis)* V. **fibrosis quística**.

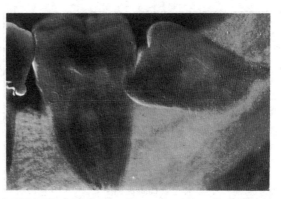

MUELA DEL JUICIO. Las molestias que ocasionan las muelas del juicio son provocadas, fundamentalmente, por la falta de espacio en el maxilar.

**MUCH, GRÁNULOS DE** *(Much's granules)* Gránulos y bastoncillos hallados en el esputo de pacientes tuberculosos que se tiñen con el colorante de Gram pero no con los métodos habituales para bacilos acidorresistentes.

**MUELA DEL JUICIO** *(wisdom tooth)* Última muela de cada cuadrante, maxilar y mandibular. Estos terceros molares, que son los últimos en erupcionar, generalmente entre 17 y los 21 años de edad, suelen provocar problemas importantes, como dolor e infecciones, y en muchos casos hay que extraerlos. V. también **molar**.

**MUERMO** *(glanders)* Infección producida por el bacilo *Pseudomonas mallei* que se transmite al hombre a través del caballo y otros animales domésticos. Se caracteriza por una inflamación purulenta de las membranas mucosas junto con el desarrollo de nódulos cutáneos que se ulceran. Si no se trata con antibióticos, la infección puede extenderse a los huesos, hígado, sistema nervioso central y otros tejidos y producir la muerte del paciente.

**MUERTE** *(death)* **1.** *Muerte aparente*: interrupción de la vida indicada por la ausencia de latido cardiaco o de respiración. **2.** *Muerte legal:* ausencia total de actividad en el cerebro y en el resto del sistema nervioso central, el sistema circulatorio y respiratorio observada y declarada por un médico. V. también **muerte súbita del recién nacido, síndrome de la**.

**MUERTE ASISTIDA** *(assisted death)* Forma de eutanasia en la cual una persona ayuda a otra a conseguir su objetivo de morir prematuramente. Puede ser considerada como homicidio o suicidio por las autoridades, y la persona que presta ayuda puede ser considerada responsable de la muerte. Suelen ser pacientes en estado terminal.

**MUERTE CELULAR** *(cell death)* **1.** Imposibilidad última de una célula de mantener las funciones vitales esenciales. **2.** Momento en el proceso de la muerte en el cual se interrumpen las funciones vitales a nivel celular.

**MUERTE CEREBRAL** *(brain death)* Forma irreversible de pérdida de conciencia que se caracteriza por una desaparición completa de la función cerebral con mantenimiento de la contracción cardiaca. La definición legal de la muerte cerebral varía de unos países a otros. Los criterios clínicos habituales para diagnosticarla son ausen-

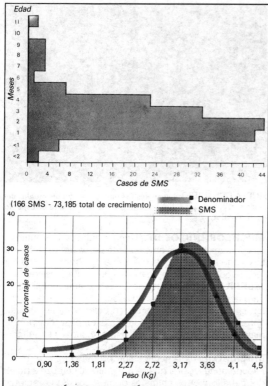

MUERTE SÚBITA DEL RECIÉN NACIDO, síndrome de la.
El gráfico superior muestra la alta incidencia del síndrome en los lactantes entre 1 y 5 meses de edad. Debajo, peso al nacer de los afectados por el síndrome en relación al de otros niños nacidos en el mismo período.

cia de actividad refleja, movimientos y respiración. Las pupilas se encuentran dilatadas y fijas. Como la hipotermia, la anestesia y ciertas intoxicaciones medicamentosas y envenenamientos pueden producir una depresión fisiológica profunda muy similar a la muerte cerebral, para poder diagnosticar ésta es imprescindible evaluar la actividad eléctrica del cerebro y demostrar que no existe en dos electroencefalogramas realizados con un intervalo de tiempo de 12 a 24 horas. Consultar las voces **coma; estupor; sueño.**

**MUERTE GENÉTICA** *(genetic death)* **1.** Muerte de un organismo a consecuencia de su constitución genética defectuosa. **2.** Eliminación de un gen o genotipo en el pool genético de una población o de un determinado grupo familiar, a causa de esterilidad, imposibilidad del individuo o del organismo para reproducirse, o muerte antes de alcanzar la madurez sexual.

**MUERTE NEONATAL** *(neonatal death)* Fallecimiento de un recién nacido en los 28 primeros días después del nacimiento. Se considera muerte neonatal precoz la ocurrida durante los primeros 7 días de vida. Consultar la voz **muerte perinatal.**

**MUERTE PERINATAL** *(perinatal death)* **1.** Muerte de un feto de más de 1.000 g de peso y de 28 o más semanas de gestación. **2.** Muerte de un recién nacido entre el nacimiento y el final del período neonatal.

**MUERTE SÚBITA** *(sudden death)* Muerte inesperada que sucede dentro de la primera hora tras la aparición de los síntomas de una enfermedad.

**MUERTE SÚBITA DEL RECIÉN NACIDO, SÍNDROME DE LA** *(sudden infant death syndrome)* Muerte inesperada y repentina de un lactante aparentemente normal y sano que se produce durante el sueño sin signos físicos ni necrópticos de enfermedad. Es la causa más frecuente de muerte en los niños entre las dos semanas y el primer año de edad, con una incidencia de 1 cada 300 o 350 nacidos vivos. Su etiología es desconocida pero se han propuesto múltiples causas tales como la falta de biotina en la dieta, anomalías en el sistema de los opioides endógenos, sofocación mecánica, defecto de las defensas de la mucosa respiratoria, apnea prolongada, un virus desconocido, anomalías anatómicas de la laringe y alteraciones de las inmunoglobulinas. Se da más en niños de 10 a 14 semanas de edad, especialmente prematuros, con mayor frecuencia en varones que en hembras, durante los meses de invierno y en lactantes que recientemente han sufrido una enfermedad leve, como por ejemplo una infección respiratoria alta. También es más común en hijos nacidos de madres de menos de 20 años que tenían como mínimo un hijo con anterioridad, que precisaron cuidados prenatales en el tercer trimestre, fumadoras, anémicas o drogadictas. El síndrome no es contagioso ni hereditario, aunque existe un riesgo superior a la media de que incida en la misma familia, quizá como expresión de la influencia de factores poligénicos. No existe acuerdo sobre el valor de los sistemas de monitorización en el hogar para los lactantes con riesgo.

**MUESTRA** *(sample)* (Investigación) Grupo o porción de la población que puede ser utilizado para demostrar las características de la totalidad.

**MUESTRA SESGADA** *(biased sample)* (Investigación) Muestra de un grupo en el que no están igualmente equilibrados u objetivamente representados todos los factores o participantes del mismo.

**MUESTREO ALEATORIO** *(random sampling)* Método de muestreo para un estudio en el que cada individuo tiene las mismas posibilidades de ser seleccionado.

**MUGUET** *(thrush)* Candidiasis de los tejidos de la boca.

**MUJER GOLPEADA, SÍNDROME DE LA** *(battered woman syndrome)* Episodios repetidos de agresión física a una mujer por parte del hombre con el que vive, que con frecuencia provoca lesiones físicas y psíquicas importantes. Esta violencia suele seguir un patrón predecible, y los episodios violentos generalmente aparecen después de discusiones y acusaciones verbales, y se acompañan asimismo de humillación verbal. Son provocados por cualquier causa (cuidado de la casa, dinero, comportamiento o cuidado de los hijos), y, con el tiempo, aumentan en frecuencia y gravedad. La mayoría de las mujeres golpeadas refieren que esperaban que las agresiones terminaran, pero, desgraciadamente, los estudios al efecto demuestran que cuanto más persiste la mujer en la relación, mayores probabilidades hay de que sea lesionada con gravedad. Progresivamente, son cada vez menores las provocaciones necesarias para producir la agresión. El abuso del alcohol aumenta la gravedad del problema. Sin embargo, otras drogas no producen este efecto, sino que es más probable que el hombre se muestre violento cuando sus efectos desaparecen. Las agresiones físicas se producen por ciclos. La primera fase se caracteriza por un aumento de irritabilidad del varón, que se muestra nervioso y tenso. Aumentan las humillaciones verbales, los insultos y las críticas, y comienza la violencia física leve (empujones o bofetadas). La segunda fase es la de actividad violenta aguda. Al aumentar la tensión, la mujer es incapaz de aplacar al hombre, y puede intentar discutir o defenderse. Entonces el hombre utiliza estos actos como justificación para su enfado y la agrede, con frecuencia diciendo que la está «enseñando». La tercera etapa se caracteriza por las disculpas y los remordimientos por parte del hombre, que promete cambiar. Se sucede un período de calma hasta que de nuevo comienza la escalada de tensión. El síndrome de la mujer golpeada tiene lugar a todos los niveles socioeconómicos, y de la mitad a las tres cuartas partes de estos abusos se producen por parte de los amantes o maridos. Los hombres más dispuestos a golpear a sus esposas son los que crecieron en hogares en los que el padre abusaba de la madre, lo cual no sucede en aquellos que se desarrollaron en hogares tranquilos. Las actitudes personales y culturales también inciden sobre la frecuencia de los malos tratos a la mujer. El comportamiento agresivo constituye una parte normal del patrón social masculino en la mayoría de las culturas, y la agresión física puede utilizarse como método para resolver un conflicto. Las pruebas psicológicas indican que el perfil típico de la personalidad de la mujer maltratada corresponde a una persona reservada, inhibida, deprimida y angustiada, con muy poca autoestimación, poca integración de su propia imagen, y generalmente incapaz de enfrentarse a las exigencias de la vida. Los padres de estas mujeres generalmente tienden a exigirles sumisión, no son afectivos y restringen socialmente su independencia, impidiendo la ampliación de los contactos sociales que normalmente tiene lugar en la adolescencia. Las víctimas del síndrome de la mujer golpeada con frecuencia tienen miedo de abandonar al hombre y la situación; el cambio, la soledad y lo desconocido se perciben con mayor pánico que los malos tratos. Las enfermeras se encuentran en una excelente posición para ofrecer ayuda a estas mujeres de diversas formas, como puede ser animándolas a hablar sobre la situación, lo cual puede llevarlas a admitir que se sienten demasiado avergonzadas como para comentarlo, incluso con sus padres. Entonces es posible abordar la situación con realismo. Aunque la mujer desea escuchar de la enfermera que las agresiones no se repetirán, ésta deberá decirle que lo habitual es que los abusos continúen y se hagan más graves. Se puede remitir a la mujer al departamento de asistencia social o a agencias de comunidades especiales, como las asociaciones de mujeres maltratadas o algún teléfono de un servicio de asesoría jurídica o de otro tipo. Proporcionar consuelo y consejo a una mujer golpeada requiere con frecuencia mucha paciencia, porque

habitualmente presentan un carácter ambivalente de comportamiento con respecto a su situación, y pueden estar confundidas hastal el punto de pensar que merecen las agresiones que sufren. Se debe llevar un archivo que documente la extensión del problema, incluyendo el tipo de abuso, las lesiones observadas y un resumen de incidentes similares e ingresos previos.

**MULETA** *(crutch)* Bastón metálico o de madera, que en su variante más habitual alcanza desde el suelo hasta casi la axila y sirve para ayudar a caminar. Tiene una superficie redondeada y almohadillada que se encaja debajo del brazo y un asidero en forma de travesaño que se agarra con la mano para sostener el peso del cuerpo. Es importante enseñar a utilizar las muletas de manera segura. Existen muletas axilares y muletas de antebrazo.

**MULTIFACTORIAL** *(multifactorial)* Relacionado con cualquier tipo de trastorno o enfermedad debida a la interacción de un gran número de factores, específicamente a la interacción de varios genes, generalmente poligenes, con o sin participación de factores ambientales. Muchos trastornos, como la espina bífida, los defectos del tubo neural y la enfermedad de Hirschsprung, se consideran de origen multifactorial.

**MULTÍPARA** *(multipara)* Mujer que ha dado a luz más de un hijo viable.

**MULTIPENNIFORME** *(multipenniform)* Se dice de cualquier estructura corporal cuya forma recuerde a un conjunto de plumas, especialmente los fascículos musculares que convergen en varios tendones.

**MULTIVALENTE** *(multivalent)* **1.** (Química). Elemento capaz de combinarse con tres o más átomos univalentes. **2.** (Inmunología). Capaz de actuar contra más de una cepa de microorganismos. Consultar la voz **valencia**.

**MÜLLER, CONDUCTO DE** *(Müllerian duct)* Cada uno de los dos conductos embrionarios que dan lugar en las hembras a las trompas de Falopio, útero y vagina, y que se atrofian en los varones.

**MÜLLER, MANIOBRA DE** *(Müller's maneuver)* Esfuerzo inspiratorio contra la glotis o contra la vía aérea cerrada. El esfuerzo disminuye las presiones intrapulmonar e intratorácica y expande el gas pulmonar.

**MUNCHAUSEN, SÍNDROME DE** *(Munchausen's syndrome)* Fenómeno inusual caracterizado por petición repetida de tratamiento y hospitalización para una enfermedad aguda imaginaria. El individuo puede presentar de forma lógica y convincente los síntomas y la historia de una enfermedad real. Los síntomas suelen resolverse con tratamiento, pero el sujeto quizás busque nueva terapia para otra enfermedad imaginaria.

**MUÑECA** *(wrist)* V. **carpo**.

**MUÑECA, ARTICULACIÓN DE LA** *(wrist joint)* V. **radiocarpiana, articulación**.

**MUÑÓN** *(strump)* En una amputación, porción de la extremidad proximal al fragmento amputado.

**MURCHISON, FIEBRE DE** *(Murchison fever)* V. **Pel-Ebstein, fiebre de**.

**MURMULLO PANSISTÓLICO** *(pansystolic murmur)* V. **murmullo sistólico**.

**MURMULLO RESPIRATORIO** *(breath sound)* Sonido que emiten el aire y el dióxido de carbono al entrar y salir del sistema repiratorio y que se ausculta con un estetoscopio. El murmullo vesicular y el sonido respiratorio traqueal son normales. La disminución del murmullo respiratorio puede ser indicativa de una obstrucción de las vías aéreas, colapso de una parte o la totalidad del pulmón, engrosamiento de las pleuras, enfisema u otra enfermedad pulmonar obstructiva crónica.

**MURMULLO TRAQUEAL** (tracheal breath sound) Sonido respiratorio que normalmente se oye al auscultar la tráquea. Inspiración y espiración son igualmente estrepitosas; el ruido de espiración se oye durante la mayor parte de la espiración, mientras que el de inspiración se detiene abruptamente en el pico de la inspiración, dejando una pausa hasta que comienza a oírse el de la espiración. Consultar la voz **murmullo vesicular**.

**MURMULLO VESICULAR** (vesicular breath sound) Sonido de carácter ligeramente sibilante que se ausculta con el estetoscopio en la periferia pulmonar y tiene típicamente un tono más alto durante la inspiración para desaparecer rápidamente con la espiración.

**MURRAY VALLEY, ENCEFALITIS DE** (Murray Valley encephalitis) Enfermedad inflamatoria aguda del cerebro en otro tiempo epidémica en el Murray Valley de Australia, caracterizada por convulsiones, rigidez muscular, fiebre alta, confusión mental y coma. Se considera idéntica a la enfermedad X australiana, causada por un virus neurotrópico similar al del herpes.

**MUSCARÍNICO** (muscarinic) Que estimula el receptor parasimpático posganglionar.

**MUSCULAR** (muscular) Relativo al músculo.

**MUSCULAR, TUMOR** (muscular tumor) V. **mioma**.

**MÚSCULO** (muscle) Tejido compuesto por fibras contráctiles encargado de mover diferentes partes y órganos del cuerpo. Las fibras musculares son irritables, conductoras y elásticas y tienen una abundante vascularización. Existen dos tipos básicos de músculo: el estriado y el liso. El músculo estriado, que forma todos los músculos ésqueléticos (aparte del miocardio), es largo y de contracción voluntaria; responde con gran rapidez a los estímulos y se paraliza al interrumpirse su inervación. El músculo liso, que forma la musculatura visceral, es corto y de contracción involuntaria; reacciona con lentitud a los estímulos y no pierde por completo su tono si se interrumpe la inervación. El miocardio se clasifica a veces como una tercera clase de músculo (cardiaco), pero básicamente se trata de músculo estriado que no se contrae con tanta rapidez

como los del resto del cuerpo y que no se paraliza por completo si pierde sus estímulos neurales.

**MUSCULOCUTÁNEO, NERVIO** (musculocutaneous nerve) Una de las ramas terminales del plexo braquial. Se forma a cada lado por división del cordón lateral del plexo en dos ramas. Atraviesa el músculo coracobraquial y cruza hasta el lado externo del brazo, donde perfora la fascia profunda inmediatamente por encima del codo, y continúa hacia el antebrazo como nervio cutáneo antebraquial externo. Las diversas ramas y filetes inervan distintas estructuras, como el bíceps, el traquial anterior, el húmero y la piel del antebrazo. Las ramas del nervio musculocutáneo son la coracobraquial, las musculares, el filete para la articulación del codo, el filete para el húmero, el nervio cutáneo antebraquial externo, la rama anterior y la rama dorsal. Consultar las voces **cubital, nervio; mediano, nervio; radial, nervio**.

**MUSCULOESPIRAL, NERVIO** (musculospiral nerve) V. **radial, nervio**.

**MUSCULOESQUELÉTICO** (musculoskeletal) Relacionado con los músculos y el esqueleto.

**MUSCULOESQUELÉTICO, EVALUACIÓN DEL SISTEMA** (musculoskeletal system assessment) Evaluación del estado y el funcionamiento de los músculos, articulaciones y huesos del paciente y de los factores que pudieran contribuir a las anomalías de esas estructuras corporales. MÉTODO: Se interroga al paciente sobre la presencia de dolor y edema en los músculos, articulaciones y huesos, falta de fuerza en las extremidades, limitación de los movimientos y las actividades, inestabilidad, fatigabilidad, insomnio, anorexia, pérdida de peso y sensación de frustración. Se observan el aspecto general del individuo, la edad, la presión arterial, el pulso, la respiración, el alineamiento corporal, la capacidad o incapacidad para moverse, la marcha, la necesidad de ayuda para caminar, la fuerza al agarrar, el límite de los movimientos y la rotación interna y externa de las extremidades. Se anota la presencia de contracturas, deformidades, parálisis, contusiones, laceraciones, heridas, pie equino, mano péndula, muletas, férulas, escayolas, prótesis, bastón, andador, decúbitos, alergias, exantemas cutáneos y zonas de tensión. Se determina si el paciente puede realizar las actividades de la vida diaria, es capaz de sentarse, darse la vuelta en la cama y usar un estribo para sujetarse, si presenta estreñimiento y si puede valerse por sí mismo o depende de otras personas. Entre las enfermedades o trastor-

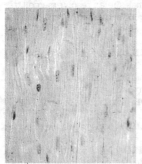
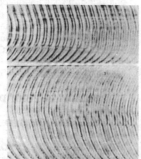
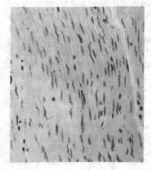

MÚSCULO. Vistos al microscopio óptico, cortes histológicos de fibras musculares: de izquierda a derecha, músculo liso, estriado esquelético y estriado cardiaco.

MÚSCULO.

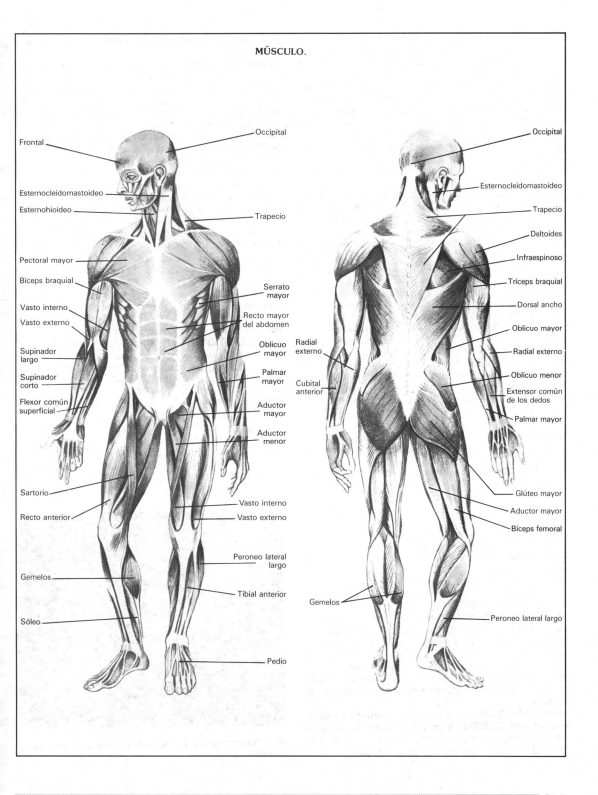

nos simultáneos investigados figuran las lesiones de la medula espinal, los defectos neurales, accidente cerebrovascular, artritis reumatoide, osteoartritis, bursitis, polineuritis, esclerosis múltiple, distrofia muscular, miastenia gravis, fracturas, rotura de discos, enfermedad de Ménière y laberintitis. Se determina si el paciente ha sido sometido previamente a cirugía ortopédica o espinal y si ha sufrido poliomielitis, hemiplejía, parálisis cerebral, parkinsonismo, accidente cerebrovascular, ataxia, sífilis, hiperparatiroidismo, osteoporosis, raquitismo, osteomalacia, tuberculosis, alcoholismo o trastornos de la visión o la audición. Se determinan los antecedentes familiares de carcinoma, diabetes y tuberculosis, la participación del paciente en actividades laborales o recreativas peligrosas, la historia de accidentes previos y el uso de tabaco o de medicamentos como esteroides, sedantes, tranquilizantes, analgésicos, antipalúdicos, ácido acetilsalicílico e indometacina. Entre los datos de laboratorio tienen importancia las determinaciones de calcio y fósforo en suero y orina y de fosfatasa alcalina en suero. Entre los procedimientos diagnósticos posiblemente necesarios figuran el estudio radiológico de los huesos, artrografía, mielograma, arteriografía, artroscopia, biopsias óseas o musculares, incisión y drenaje articulares y electromiograma.
ACTUACIÓN DE LA ENFERMERA: La enfermera realiza la entrevista para obtener datos subjetivos, establece las observaciones necesarias sobre el paciente y reúne información sobre trastornos previos o actuales, historia familiar, antecedentes médicos y sociales y resultado de los estudios de laboratorio y los procedimientos diagnósticos.
CRITERIOS IMPORTANTES: La evaluación meticulosa del sistema musculoesquelético del paciente tiene valor para el diagnóstico, planeamiento de la terapia y predicción del pronóstico.

**MUSICOTERAPIA** *(music therapy)* Forma de psicoterapia complementaria en la que se usa la música como medio de recreación y comunicación, especialmente con los niños autistas y como instrumento a pacientes deprimidos y psicóticos.

**MUSLO** *(thigh)* Porción de la extremidad inferior comprendida entre la cadera y la rodilla.

**MUTACIÓN** *(mutation)* Alteración del material genético ocurrida de forma espontánea o por inducción que modifica la expresión original del gen. Los genes son unidades estables, pero, cuando experimentan una mutación, ésta se transmite a las generaciones futuras.

**MUTACIÓN ÁMBAR** *(amber mutation)* (Genética molecular). Alteración genética en la que se interrumpe una cadena polipeptídica de forma prematura porque el triplete normal de nucleótidos que codifica el siguiente aminoácido de la cadena se convierte en UAG, secuencia de uracilo-adenina-guanina, que señala el final de la cadena. Denominada también **mutación ocre; mutación sin sentido**.

**MUTACIÓN OCRE** *(ochre mutation)* V. **mutación ámbar**.

**MUTACIÓN SILENTE** *(silent mutation)* (Genética molecular). Alteración en una secuencia de nucleótidos que no produce modificación en los aminoácidos.

**MUTACIÓN SIN SENTIDO** *(nonsense mutation)* V. **mutación ámbar**.

**MUTACIÓN SUPRESORA** *(suppressor mutation)* (Genética molecular). Mutación que restablece parcial o completamente una función perdida por una mutación primaria producida en un locus genético diferente.

**MUTACISMO** *(mutacism)* Uso incorrecto del sonido «m».

**MUTAGÉNESIS** *(mutagenesis)* Inducción u ocurrencia de una mutación genética. V. también **teratogénesis**.

**MUTÁGENO** *(mutagen)* Cualquier agente ambiental químico o físico que induzca una mutación genética o aumente la tasa de mutaciones.

**MUTISMO** *(mutism)* Negativa o incapacidad de hablar. Puede constituir una respuesta inconsciente a conflictos emocionales y se observa más frecuentemente en sujetos catatónicos, estuporosos, histéricos o deprimidos. Un tipo de mutismo es el **mutismo acinético**.

**MUTISMO ACINÉTICO** *(akinetic mutism)* Estado producido por una alteración neurológica o psicológica, en el cual una persona rehúsa moverse o hacer sonidos o es incapaz de ello.

**MUTÓN** *(muton)* (Genética molecular). El segmento más pequeño de ADN cuya alteración puede conducir a una mutación.

**Mv** *(Mv)* Símbolo químico del **mendelevio**.

**MYCOBACTERIUM** *(Mycobacterium)* Género de bacterias acidorresistentes, en forma de bacilo, que incluye dos especies patógenas significativas: *Mycobacterium leprae*, causante de la lepra, y *M. tuberculosis*, que produce la tuberculosis.

**MYCOPLASMA** *(Mycoplasma)* Género de organismos ultramicroscópicos carentes de pared celular rígida y considerados como los seres más pequeños capaces de vida independiente. Algunos son saprófitos, otros parásitos y un gran número de ellos patógenos. Una especie causa neumonía, traqueobronquitis, faringitis y miringitis bullosa. Denominado también PPLO (pleuropneumonia-like organism).

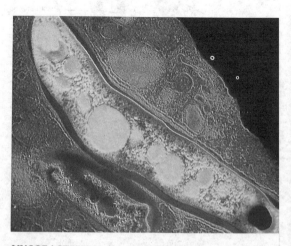

MYCOBACTERIUM. Bacilo de Koch, causante de la tuberculosis.

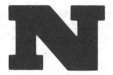

**NABOTH, GLÁNDULA DE** (*Nabothian gland*) Cualquiera de las abundantes y pequeñas glándulas secretoras de moco del cuello uterino.

**NABOTH, QUISTE DE** (*Nabothian cyst*) Quiste formado en una glándula de Naboth del cuello uterino. Hallazgo frecuente en el examen ginecológico rutinario de cualquier mujer en edad fértil, especialmente en multíparas. Su aspecto es blanco nacarado y firme. Raramente tiene significado patológico.

**NACIDO EN CONDICIONES NO ASÉPTICAS** (*born out of asepsis*) Recién nacido cuyo parto no ha tenido lugar en una unidad obstétrica hospitalaria. Dependiendo de las normas de la institución, pueden incluirse en esta denominación los niños que han nacido en camino del hospital o en el propio hospital pero antes de llegar a la sala de partos, incluso en la sala de dilatación.
OBSERVACIONES: En la valoración inicial hay que comprobar la respiración, características del llanto, color de la piel, frecuencia cardiaca, tono muscular, reflejos, temperatura, estado del cordón o muñón umbilical, capacidad de succión, presencia de meconio, existencia o no de malformaciones congénitas, erupciones cutáneas o signos de sepsis como ictericia, anorexia, vómitos, diarrea, irritabilidad o letargias, llanto fuerte e hipertermia o hipotermia.
ACTUACIÓN: Se cubren las etapas normales de la asistencia del recién nacido. Se practican mediciones de los perímetros cefálico y torácico, se determina el peso y el niño se mantiene en ambiente cálido hasta que su temperatura axilar alcance los 36,5 °C. Por lo general se administran vitamina K (oral) y nitrato de plata (instilación ocular) y cuando la temperatura es superior a 36,5 °C y se ha estabilizado puede dársele un baño. En muchos hospitales, estos niños ingresan en un nido especial aislado del resto de los recién nacidos para evitar el contagio en caso de que desarrollaran una infección.
ACTUACIÓN DE LA ENFERMERA: La asistencia diaria a este tipo de recién nacidos es la misma que se presta a cualquier otro, pero además hay que observarlos estrechamente por si desarrollan signos de sepsis. Los padres deben hacerse cargo del niño cuanto antes, una vez instruidos sobre las medidas que deben tomar en casa después del alta.

**NACIDO VIVO** (*live birth*) Se aplica al niño que en el momento del nacimiento, sea cual sea la duración de su gestación, presenta cualquier signo de vida, como respiración, latido cardiaco, pulsación umbilical o movimiento de los músculos involuntarios. Un nacido vivo no siempre es viable.

**NACIMIENTO** (*birth*) El acontecimiento de nacer, la llegada al mundo de una persona desde el útero materno.

**NACIMIENTO PRETÉRMINO** (*preterm birth*) Todo nacimiento que tiene lugar antes de la trigesimoséptima semana de gestación.

**NACIMIENTOS, TASA NETA DE** (*refined birth rate*) Relación entre los nacimientos totales y la población femenina, considerada durante un período de un año.

**NACIMIENTOS, TASA REAL DE** (*true birth rate*) Relación entre el número total de nacimientos y la población femenina en edad de tener hijos, comprendida entre los 15 y los 45 años.

**NADADOR, PRURITO DEL** (*swimmer's itch*) Dermatitis alérgica producida por sensibilidad a cercarias de esquistosoma que mueren bajo la piel y producen eritema, urticaria y una erupción papular que dura uno o dos días. El tratamiento suele realizarse con antihistamínicos orales y lociones antipruriginosas. V. también **esquistosomiasis; faringoconjuntival, fiebre**.

**NADIR** (*nadir*) Punto más bajo, como el del recuento sanguíneo después de haber sido deprimido por la quimioterapia.

**NADOLOL** (*nadolol*) Agente bloqueante beta adrenérgico.
INDICACIONES: Tratamiento a largo plazo de la angina de pecho y la hipertensión.
CONTRAINDICACIONES: Asma bronquial, bradicardia sinusal y bloqueo superior a primer grado, shock cardiogénico, insuficiencia cardiaca evidente, hipersensibilidad conocida al medicamento.
EFECTOS SECUNDARIOS: Entre los más graves figuran broncoespasmo, bradicardia, fallo cardiaco, arritmia, ocultación de signos de hipoglucemia en diabéticos, fatiga y letargia. Otros posibles consisten en alteraciones gastrointestinales, erupciones y reacciones alérgicas.

**NAEGELI, LEUCEMIA DE** (*Naegeli's leukemia*) V. **leucemia monocítica**.

**NAFAZOLINA, CLORHIDRATO DE** (*naphazoline hydrochloride*) Vasoconstrictor adrenérgico.
INDICACIONES: Tratamiento de la congestión nasal, vasoconstrictor oftálmico.
CONTRAINDICACIONES: Glaucoma, hipersensibilidad conocida al fármaco, sensibilidad anormal a los medicamentos simpaticomiméticos.
EFECTOS SECUNDARIOS: Los asociados a la absorción sistémica, incluyendo sedación y efectos cardiovasculares. También pueden manifestarse irritación mucosa o congestión de rebote.

**NAFCILINA SÓDICA** (*nafcillin sodium*) Antibacteriano.
INDICACIONES: Tratamiento de infecciones causadas por estafilococos productores de penicilinasa.
CONTRAINDICACIONES: Hipersensibilidad conocida al medicamento o a otras penicilinas.
EFECTOS SECUNDARIOS: Se encuentran diferentes reacciones de hipersensibilidad, náuseas y vómitos.

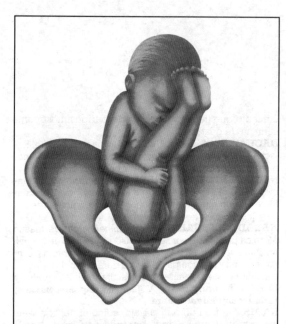

**NALGAS, presentación de.** También llamada presentación podálica, puede ser de nalgas completas, nalgas y pies o nalgas francas. En el dibujo se muestra la posición intrauterina del feto en la presentación de nalgas francas o nalgas puras.

**NAFTALENO, INTOXICACIÓN POR** (*naphthalene poisoning*) Envenenamiento por ingestión de naftaleno o paradiclorobenzeno. Aparecen náuseas, vómitos, cefalea, dolor abdominal, espasmos y convulsiones. El tratamiento consiste en provocar el vómito, realizar un lavado de estómago y administrar purgantes salinos y bicarbonato sódico. Pueden ser necesarias la transfusión sanguínea y la fluidoterapia. El diazepán es útil para contrarrestar las contracciones involuntarias. El naftaleno y el paradiclorobenzeno son ingredientes comunes de las bolas de naftalina; el paradiclorobenzeno también se usa como insecticida agrícola.

**NAFTOL, INTOXICACIÓN POR** (*napthol poisoning*) V. **fenol, intoxicación por**.

**NAFTOL ALCANFORADO** (*naphthol camphor*) Mezcla espesa de dos partes de alcanfor y una parte de betanaftol, utilizada como antiséptico de uso externo.

**NÄGELE, OBLICUIDAD DE** (*Nägele's obliquity*) V. **asinclitismo**.

**NÄGELE, REGLA DE** (*Nägele's rule*) Método utilizado para calcular la fecha de parto basado en el promedio de duración del embarazo. Se sustraen tres meses al día en que comienza la última regla y a la fecha resultante se le añaden siete días.

**NAGER, DISOSTOSIS ACROFACIAL DE** (*Nager's acrofacial dysostosis*) Anomalía congénita caracterizada por deformidades de los miembros, tales como sinostosis radioulnar, hipoplasia y ausencia del radio o de los pulgares. Consultar las voces **disostosis cleidocraneal; disostosis craneofacial; disostosis mandibulofacial**.

**NALGAS** (*nates*) Protuberancia carnosa en la porción inferior del tronco constituida por grasa y músculos; glúteos.

**NALGAS, PRESENTACIÓN DE** (*breech presentation*) Posición intrauterina del feto en la cual se presentan las nalgas o los pies y que comprende aproximadamente el 3 % de los partos. Entre las presentaciones de nalgas se encuentran las nalgas completas, las nalgas de pies y las nalgas francas.

**NALGAS FRANCAS** (*frank breech*) Posición intrauterina del feto en la que las nalgas se presentan en la entrada pélvica materna, las piernas están rectas delante del cuerpo y los pies se encuentran al nivel de los hombros. Los niños nacidos en esta posición tienden a mantener los pies cerca de la cabeza durante algunos días después del parto.

**NALIDÍXICO, ÁCIDO** (*nalidixic acid*) Antibacteriano.
INDICACIONES: Tratamiento en determinadas infecciones del tracto urinario.
CONTRAINDICACIONES: Insuficiencia hepática y renal, antecedentes de episodios convulsivos y alergia conocida al medicamento.
EFECTOS SECUNDARIOS: Entre los más graves figuran alteraciones neurológicas leves, trastornos gastrointestinales y anemia hemolítica con déficit de glucosa-6-fosfato dehidrogenasa. Pueden aparecer convulsiones y aumento de la presión intracraneal.

**NALOXONA, CLORHIDRATO DE** (*naloxone hydrochloride*) Antagonista de los narcóticos.
INDICACIONES: Intoxicación narcótica aguda. Se utiliza para contrarrestar la depresión producida por los narcóticos.
CONTRAINDICACIONES: Hipersensibilidad al fármaco.
EFECTOS SECUNDARIOS: Entre los más graves figuran los propios del síndrome de abstinencia cuando se administra a pacientes con dependencia de los narcóticos.

**NANDA** (*NANDA*) Abreviatura de North American Nursing Diagnosis Association. V. Apéndice.

**NANDROLONA, DECANOATO DE** (*nandrolone decanoate*) Andrógeno.
INDICACIONES: Se prescribe en el tratamiento de la deficiencia de testosterona, osteoporosis y cáncer de mama en la mujer. Estimula el crecimiento, el aumento de peso y la producción de glóbulos rojos.
CONTRAINDICACIONES: Cáncer de mama en el varón, cáncer de próstata, enfermedades hepáticas, embarazo o sospecha de embarazo, hipersensibilidad conocida al fármaco.
EFECTOS SECUNDARIOS: Entre los más importantes se encuentran los trastornos endocrinos, dependientes de la edad del paciente, así como hirsutismo, acné, toxicidad hepática y desequilibrios electrolíticos.

**NANDROLONA, FENPROPIONATO DE** (*nandrolone phenpropionate*) Esteroide anabolizante con propiedades androgénicas.
INDICACIONES: Osteoporosis, ciertas anemias y cánceres metastáticos de mama. En general, en tratamientos encaminados a economizar proteínas en situaciones diversas.
CONTRAINDICACIONES: Carcinoma de mama en hombres y algunas mujeres, embarazo, nefrosis y alergia conocida al medicamento.

EFECTOS SECUNDARIOS: Entre los más graves figuran hirsutismo, acné, alteraciones endocrinas diversas dependiendo del sexo y la edad del paciente, masculinización, disfunción hepática, hipercalcemia en las mujeres con cáncer de mama y retención hidrosalina.

**NANISMO** *(nanism)* Pequeñez anormal o subdesarrollo corporal; enanismo. Entre los diversos tipos destacan el nanismo mulibrey, el nanismo de Paltauf, el nanismo hipofisario, el nanismo renal, el nanismo senil y el nanismo sintomático.

**NANOCEFALIA** *(nanocephaly)* Defecto del desarrollo caracterizado por la anormal pequeñez de la cabeza.

**NANOCORMIA** *(nanocormia)* Pequeñez del tronco, que resulta anormalmente desproporcionado en relación con la cabeza y los miembros.

**NANOCURIO** *(nanocurie)* Unidad de radiación igual a una billonésima de curio.

**NANOFTALMOS** *(nanophtalmos)* Nanoftalmia. Estado en que uno o los dos ojos es anormalmente pequeño. No se asocia a otros defectos oculares. V. también **microftalmos**.

**NANOGRAMO (ng)** *(nanogram)* Unidad de peso igual a una billonésima de gramo.

**NANOMELIA** *(nanomelia)* Anomalía del desarrollo caracterizada por la pequeñez de los miembros en relación con el tamaño de la cabeza y el tronco.

**NANÓMETRO** *(nanometer)* Unidad de longitud igual a una billonésima de metro.

**NANOSOMO** *(nanosomus)* Dícese de la persona de muy baja estatura; enano.

**NANUKAYAMI** *(nanukayami)* Enfermedad infecciosa aguda causada por un serotipo de la espiroqueta *Leptospira*, oriunda del Japón. V. también **leptospirosis**.

**NAPALM** *(napalm)* Abreviatura de palmitato de naftenato, una forma de gasolina gelificada que se usa como arma de guerra.

**NAPROXENO** *(naproxen)* Antiinflamatorio no esteroideo. INDICACIONES: Alivio de los síntomas inflamatorios de la artritis. CONTRAINDICACIONES: Funcionalismo renal alterado, enfermedad gastrointestinal, hipersensibilidad conocida al medicamento, a la aspirina o a los antiinflamatorios no esteroideos en general.

**NARCISISMO** *(narcissism)* **1.** Exagerado interés por uno mismo, especialmente por el propio cuerpo y los atributos sexuales; autoerotismo. **2.** (Psicoanálisis). Autointerés sexual normal en la fase fálica del desarrollo psicosexual, debido a la adquisición de la libido por el yo infantil. En el adulto se considera anormal, representando una fijación o regresión al citado estadio de desarrollo. Consultar la voz **egoísmo**.

**NARCOANESTESIA** *(narcoanesthesia)* V. **anestesia basal**.

**NARCOLEPSIA** *(narcolepsy)* Síndrome caracterizado por ataques repentinos de sueño, catalepsia, sueño paralizante y alucinaciones visuales y auditivas al comienzo del sueño. Comienza en la adolescencia o primera juventud. Su causa es desconocida. No se asocia a lesiones cerebrales identificables. Las personas que la padecen experimentan un incontrolable deseo de dormir gran número de horas al día. Los episodios pueden durar desde algu-

nos minutos hasta varias horas. Al despertar puede aparecer una momentánea pérdida del tono muscular (cataplexia). El diagnóstico no es fácil porque no siempre aparecen juntos los cuatro síntomas descritos. El EEG y otras pruebas cerebrales ayudan a diferenciar el proceso de la encefalitis o la presencia de una masa intracraneal. Se administran anfetaminas y otras drogas estimulantes para prevenir los ataques.

**NARCOLÉPTICO** *(narcoleptic)* **1.** Relativo a un estado o sustancia que causa un incontrolable deseo de dormir. **2.** Droga narcoléptica. **3.** Persona que sufre de narcolepsia.

**NARCOSIS** *(narcosis)* Estado de insensibilidad o estupor producido por fármacos o sustancias narcóticas. V. también **narcótico**.

**NARCÓTICO** *(narcotic)* (Farmacología). **1.** Relativo a una sustancia que produce insensibilidad o estupor. **2.** Fármaco narcótico. Los analgésicos narcóticos, derivados naturales del opio o producidos sintéticamente, alteran la percepción del dolor, induciendo euforia, lentitud mental y sueño profundo, depresión de la respiración y del reflejo de la tos, constricción de las pupilas y espasmo del músculo liso, con disminución del peristaltismo, emesis y náuseas. Su utilización repetida puede producir dependencia física y psicológica. Entre los fármacos narcóticos de uso común como analgésicos figuran el tartrato de butorfanol, el clorhidrato de hidromorfina, el sulfato de morfina, el lactato de pentazocina y el clorhidrato de meperidina. Actúan uniéndose a los receptores opiáceos del sistema nervioso central; mientras que los antagonistas de los narcóticos, como el clorhidrato de naloxona —utilizado en el tratamiento de la sobredosis de narcóticos—, aparentemente desplazan a los opiáceos de los citados receptores.

**NARCÓTICO, ANALGÉSICO** *(narcotic analgesic)* V. **analgésico**.

**NARCÓTICO, ANTAGONISTA** *(narcotic antagonist)* Medicamento usado fundamentalmente en el tratamiento de la depresión respiratoria producida por narcóticos. Los más corrientes son la nalorfina, el levalorfán y la naloxona, todos ellos de administración parenteral. V. también **fármaco antagonista**.

**NARCÓTICO, ANTITUSIVO** *(narcotic antitussive)* V. **antitusígeno**.

**NARES** *(nares, sing. naris)* Par de orificios anteriores y posteriores de la nariz, que permiten el paso de aire de la nariz a la faringe y los pulmones.

**NARIZ** *(nose)* Estructura que hace protrusión en la parte anterior del cráneo y sirve como vía de paso para el aire que entra y sale de los pulmones. Calienta el aire, lo humidifica y filtra las impurezas que pueden irritar la mucosa de las vías respiratorias. También actúa como órgano del olfato y como órgano anejo en la fonación. Consta de una porción interna y de una porción externa. Esta última, que hace protrusión desde la cara, es considerablemente más pequeña que la interna, la cual se sitúa sobre el techo de la boca. La porción interior hueca está separada por un tabique en dos cavidades, derecha e izquierda. Cada cavidad está dividida en los meatos superior, medio e inferior por la proyección de las crestas etmoidales. La porción externa de la nariz está perforada por las dos ventanas de la nariz y la interna por las coanas. Los pares de senos que drenan en la nariz son los frontales, maxilares, etmoidales y esfenoidales. Está tapizada por una membrana mucosa íntimamente unida al periostio. La mucosa se continúa con la piel a través de las ventanas y con la mucosa de la nasofaringe a través de las coanas. En la mucosa se encuentran las células olfatorias que conectan con los nervios olfativos.

**NARIZ, ALAS DE LA** (ala nasi) Paredes cartilaginosas convexas externas del orificio de la nariz.

**NARIZ, CELDILLAS AÉREAS DE LA** (air cells of the nose) V. **seno nasal**.

**NARIZ, MÚSCULO DE LA** (nasalis) Músculo propio de la nariz constituido por dos partes: alar (músculo dilatador propio del ala de la nariz) y transversa (músculo transverso o triangular de la nariz). Está inervado por ramas bucales del nervio facial.

**NASAL** (nasal) Relativo a la nariz o a la cavidad nasal.

**NASION** (nasion) **1.** Punto de referencia antropométrica de la frente, donde el plano medio sagital interseca una línea horizontal tangencial al punto más elevado del surco palpebral. **2.** Punto medio en la sutura frontonasal.

**NASO-, NAS-** Prefijos que significan «relativo a la nariz»: nasociliar, nasolabial.

**NASOFARINGE** (nasopharynx) Región de la garganta situada detrás de la nariz y que se extiende desde las coanas hasta el paladar blando. En la pared posterior, en oposición a las coanas, se localizan las amígdalas faríngeas. El aumento de tamaño de aquéllas por inflamación

Arterias etmoidales anteriores — Arteria etmoidal posterior
Nervio esfenopalatino
Nervio nasal externo
Arteria esfenopalatina
Nervio nasal posterior

Célula ciliada típica | Célula basal | Célula calciforme | Célula prismática no ciliada

NASOFARINGE. Arriba, aspecto de la cavidad nasofaríngea. Abajo, corte del epitelio nasal con sus distintos tipos de células.

puede provocar el bloqueo completo del paso de aire desde la nariz a la garganta. Consultar las voces **laringofaringe; orofaringe**. V. también **amígdala**.

**NASOFARÍNGEO, CÁNCER** (nasopharingeal cancer) Neoplasia maligna de la nasofaringe. Dependiendo de la localización del tumor aparecerán obstrucción nasal, otitis media, pérdida de audición, lesión neurológica sensorial o motora, destrucción ósea del cráneo o linfadenopatías cervicales profundas. El diagnóstico se realiza mediante nasofaringoscopia, biopsia y examen radiológico del cráneo con estudio tomográfico. Los hallazgos más comunes son células estrelladas y carcinomas indiferenciados. Es particularmente frecuente en el sur de China. El riesgo de aparición se ve aumentado por la exposición a polvo de níquel, cromo, madera y cuero, así como aceite de isopropilo. En pacientes chinos se han encontrado elevadas titulaciones de anticuerpos contra el virus de Epstein-Barr. Existe, además, evidencia de predisposición genética, con presencia de un antígeno de histocompatibilidad asociado al proceso y aparición de varios casos en una misma familia. El tratamiento más eficaz consiste en radioterapia; también se utilizan la adriamicina y el 5-fluorouracilo.

**NASOFARINGOSCOPIA** (nasopharingoscopy) Técnica de examen físico consistente en la visualización de la nariz y garganta mediante el laringoscopio, un dispositivo de fibras ópticas provisto de un flash y un dilatador de las fosas nasales.

**NASOLABIAL, REFLEJO** (nasolabial reflex) Movimiento repentino de la cabeza hacia atrás, arqueando la espalda, con extensión y estiramiento de los brazos, que tiene lugar en los niños en respuesta al contacto de la punta de la nariz con un pincel. Desaparece a los cinco meses de vida.

**NASOLAGRIMAL** (nasolacrimal) Relativo a la cavidad nasal y asociado a los conductos lacrimales.

**NASOLAGRIMAL, CONDUCTO** (nasolacrimal duct) Conducto que lleva las lágrimas del lagrimal a la cavidad nasal.

**NASOMANDIBULAR, FIJACIÓN** (nasomandibular fixation) Tipo de fijación maxilomandibular usada para estabilizar fracturas de la mandíbula mediante férulas maxilomandibulares conectadas con un alambre a través de un orificio realizado en la espina nasal anterior del hueso maxilar. Se usa sobre todo en pacientes sin piezas dentarias. V. también **maxilomandibular, fijación**.

**NATALIDAD, CONTROL DE LA** (birth control) Utilización de fármacos, dispositivos o prácticas diversas para impedir o retrasar el embarazo. V. también **planificación familiar**.

**NATALIDAD, ÍNDICE DE** (bith rate) Proporción entre el número de nacimientos, en una región dada durante un determinado período, y la población total de dicha región, expresada, por lo general, como el número de nacimientos por 1.000 habitantes.

**NATALIDAD BRUTA, TASA DE** (crude birth rate) Número de nacimientos por cada 1.000 habitantes en una población durante un año.

**NATAMICINA** (natamycin) Fungicida de uso oftálmico. Denominada también pimaricina.

**INDICACIONES:** Tratamiento de las queratitis, blefaritis y conjuntivitis micóticas.

**CONTRAINDICACIONES:** Sensibilidad conocida.

**EFECTOS SECUNDARIOS:** No se han descrito, salvo un caso de quemosis conjuntival hiperémica.

**NATURALEZA O AMBIENTE** *(nature versus nurture)* Expresión con la que se alude a la larga controversia sobre la influencia de la naturaleza frente al medio ambiente en el desarrollo de la personalidad. La naturaleza está representada por los instintos y factores genéticos, y el ambiente por las influencias sociales.

**NATRIURESIS** *(natriuresis)* Excreción urinaria de cantidades anormalmente grandes de sodio. Aparece al administrar diuréticos natriuréticos y en diversos trastornos endocrinos y metabólicos.

**NATRIURÉTICO** *(natriuretic)* **1.** Relativo al proceso de natriuresis. **2.** Sustancia que inhibe la reabsorción de sodio en los riñones, lo que produce la mayor eliminación urinaria del mismo.

**NATURÓPATA** *(naturopath)* Persona que practica la **naturopatía**.

**NATUROPATÍA** *(naturopathy)* Método terapéutico basado en una alimentación natural, ejercicio regular y supresión de cualquier tipo de medicamentos. Sus partidarios sostienen que la enfermedad puede curarse por el funcionalismo natural del organismo.

**NAUHEIM, TRATAMIENTO DE** *(Nauheim bath)* Baño de agua con burbujas de dióxido de carbono, seguido de una serie de ejercicios sistematizados. Usado en el tratamiento de problemas cardiacos.

**NÁUSEA** *(nausea)* Sensación previa al vómito. Las causas más frecuentes son el mareo en barco u otro medio de transporte, fases tempranas del embarazo, dolor intenso, estrés emocional, enfermedades de la vesícula biliar, intoxicación alimentaria y diversos enterovirus.

**NAUSEOSO, REFLEJO** *(gag reflex)* Reflejo normal provocado al tocar el paladar blando o la faringe posterior. La respuesta consiste en elevación del paladar, retracción de la lengua y contracción de los músculos faríngeos. Este reflejo se usa para probar la integridad de los nervios vago y glosofaríngeo. Denominado también **faríngeo, reflejo**.

**NAVAJA, POSICIÓN EN** *(jackknife position)* Posición anatómica en la que el enfermo está recostado sobre la espalda, semisentado y con los muslos flexionados sobre el abdomen. Útil para explorar la uretra en el hombre.

**NAVAJA, REFLEJO DE** *(clasp-knife reflex)* Signo anormal en el que un miembro espástico resiste el movimiento pasivo y bruscamente cede, de forma similar a lo que ocurre con la hoja de una navaja. Indica una lesión de la vía piramidal.

**NEBULIZACIÓN CALENTADA** *(heated nebulization)* Método de terapia de inhalación en el cual se utiliza un dispositivo calentador con un nebulizador, que produce un aerosol con un mayor contenido de agua que el atomizador frío. El vapor puede administrarse a través de una mascarilla o en una tienda. Este tipo de nebulizadores se emplean mucho en el crup del lactante.

**NEBULIZADOR** *(nebulizer)* Aparato utilizado para vaporizar o dispersar un líquido en partículas muy finas. Se uti-

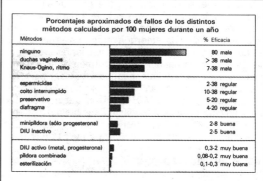

| Porcentajes aproximados de fallos de los distintos métodos calculados por 100 mujeres durante un año | |
|---|---|
| Métodos | % Eficacia |
| ninguno | 80 mala |
| duchas vaginales | > 38 mala |
| Knaus-Ogino, ritmo | 7-38 mala |
| espermicidas | 2-38 regular |
| coito interrumpido | 10-38 regular |
| preservativo | 5-20 regular |
| diafragma | 4-20 regular |
| minipíldora (sólo progesterona) | 2-8 buena |
| DIU inactivo | 2-5 buena |
| DIU activo (metal, progesterona) | 0,3-2 muy buena |
| píldora combinada | 0,08-0,2 muy buena |
| esterilización | 0,1-0,3 muy buena |

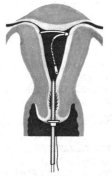

**NATALIDAD, control de.** Arriba, eficacia teórica atribuida a los distintos métodos anticonceptivos. El dispositivo intra-uterino (D.I.U.) es tal vez el método anticonceptivo no hormonal (y reversible) que tiene una eficacia más elevada. Su implantación en la cavidad uterina (dibujo a la derecha), debe realizarse después de las correspondientes exploraciones y bajo estricto control ginecológico.

liza a menudo para administrar medicamentos por vía intranasal. Denominado también **atomizador**.

**NEBULIZAR** *(nebulize)* Vaporizar o dispersar un líquido en partículas muy finas mediante un atomizador.

**NECATOR** *(Necator)* Género de nemátodos, parásitos intestinales que producen la uncinariasis.

**NECESIDADES HUMANAS BÁSICAS** *(human basic needs)* Requisitos fisiológicos, psicológicos y sociales fundamentales del hombre para mantener su equilibrio interno y con su entorno. Las necesidades humanas básicas son comunes a todos los seres humanos sanos o enfermos, pero, como cada persona posee características particulares, estas necesidades variarán de un individuo a otro influenciadas por la fisiología (funcionamiento de los órganos), por la biología (constitución genética, sexo, edad), estado psicológico y factores socio-culturales-político-económicos, ya que a veces la percepción de una necesidad es el resultado de un aprendizaje y de unas normas culturas. Para satisfacer las necesidades humanas básicas, cada persona posee una gran variedad de respuestas. La elección de una de éstas proviene de experiencias aprendidas y de los valores culturas de su medio. Todas las Necesidades Humanas Básicas están en relación, es decir que la no satisfacción de una de ellas puede comprometer seriamente a las otras. Las Necesidades Humanas Básicas han sido objeto de estudio por diversos autores. En Enfermería, la jerarquía de necesidades de Maslow tiene especial importancia para decidir la prioridad de éstas. Maslow considera cinco niveles de necesidades, unidos entre ellos según una estructura jerárquica por orden de fuerza y de prioridad, esto es, cuando las necesidades inferiores, como las fisiológicas, que son las preponderantes, estén satisfechas, emergen otras nuevas como las de seguridad física y psicológica; satisfechas éstas aparecen las de amor y pertenencia; posteriormente, las de estima (autoestima y reconocimiento de los demás) y por último las de autorrealización, summum de una personalidad bien desarrollada y madura. V. Henderson identifica en el ser humano catorce necesidades fundamentales, que encajan perfectamente en la jerarquía de Maslow, aunque puede variar el orden de importancia, ya que su prioridad es una cuestión de diferencias individuales.

**NECROBIOSIS LIPOÍDICA** (*necrobiosis lipoidica*) Enfermedad de la piel caracterizada por la presencia de placas delgadas y brillantes, de coloración que oscila entre el amarillo y el rojo, localizadas en las espinillas o los antebrazos. Dichas placas pueden sufrir ulceraciones y aparecer cubiertas de telangiectasias y costras. Se suele asociar a la diabetes mellitus. Es más frecuente en mujeres. El tratamiento consiste en el adecuado control de la diabetes y en la aplicación tópica de corticosteroides.

**NECROFILIA** (*necrophilia*) **1.** Atracción morbosa hacia los cuerpos muertos. **2.** Deseo sexual dirigido a un cadáver.

**NECROFOBIA** (*necrophobia*) Miedo patológico a la muerte y a los muertos.

**NECRÓLISIS** (*necrolysis*) Desintegración o exfoliación de tejido muerto. Consultar la voz **necrosis**.

**NECRÓLISIS EPIDÉRMICA TÓXICA** (*toxic epidermal necrolysis*) Dermopatía poco frecuente consistente en eritema epidérmico, necrosis superficial y erosiones cutáneas. Afecta principalmente a adultos. Da a la piel un aspecto escaldado, con escaras descamativas. Se desconoce su causa, aunque pudiera deberse a un efecto tóxico o a una reacción de hipersensibilidad. Suele asociarse a reacciones medicamentosas, especialmente a butazonas, sulfonamidas, penicilinas, barbitúricos e hidantoínas. Pueden participar otras sustancias, incluidos gases tóxicos presentes en el aire, como el monóxido de carbono. También puede ser indicativa de una respuesta inmune o asociarse a estrés fisiológico intenso.

OBSERVACIONES: Los signos precoces consisten en: inflamación de las mucosas, fiebre, malestar general, sensación de quemazón en la conjuntiva y sensibilidad extrema de la piel. El segundo paso incluye la formación de vesículas de abrasión. Por último aparecen necrolisis y descamación. Conforme va progresando la enfermedad se van formando ampollas grandes y fláccidas que al romperse dejan amplias zonas denudadas de piel. Hay una pérdida asociada de líquido y electrólitos tisulares, que produce complicaciones sistémicas importantes, tales como edema pulmonar, bronconeumonía, hemorragia gastrointestinal y esofágica, sepsis, shock, insuficiencia renal y coagulación intravascular diseminada. Todo lo anterior explica la elevada mortalidad de esta enfermedad, aproximadamente el 30 % de los casos, en especial entre los pacientes de edad más avanzada. La confirmación diagnóstica se basa en los datos clínicos de la tercera fase de la enfermedad, especialmente la denudación de la piel

con el más ligero frotamiento de las zonas de eritema; además se realiza cultivo bacteriológico con tinción Gram de las lesiones a fin de determinar si existe infección. La presencia de leucocitosis, desequilibrio hidroelectrolítico albuminuria y niveles elevados de transaminasas son característicos y ayudan a confirmar el diagnóstico. Debe hacerse diagnóstico diferencial con el eritema multiforme mediante biopsia exfoliativa y citología.

ACTUACIÓN: El tratamiento consiste en la administración IV de líquidos al objeto de reinstaurar el equilibrio hidroelectrolítico. Deben hacerse frecuentes análisis de laboratorio para determinar el hematócrito, hemoglobina proteínas séricas, electrólitos y gases.

ACTUACIÓN DE LA ENFERMERA: El cuidado de los pacientes con esta enfermedad requiere la vigilancia permanente de sus constantes vitales, presión venosa central y volumen de orina. Cualquier signo de insuficiencia renal, como una disminución del volumen de orina o la presencia de hemorragia, debe ser tomado en consideración Es importante detectar y tratar precozmente cualquier infección. Deben tomarse precauciones ante una posible elevación de la temperatura. Las lesiones oculares son frecuentes, por lo que debe extremarse el cuidado de los ojos para eliminar los exudados. Pueden ser necesarios los antibióticos y el aislamiento como medidas profilácticas para evitar infecciones. Deben evitarse las prendas ajustadas y tapar lo menos posible al enfermo para evitar las fricciones que producen la descamación de la piel Puede ser de utilidad el uso de una «cama flotante», así como la administración de analgésicos si se considera necesario. También es importante proporcionar el adecuado apoyo emocional al paciente y su familia.

**NECROPSIA** (*necropsy*) V. **autopsia**.

**NECROSCOPIA** (*necroscopy*) V. **autopsia**.

**NECROSIS** (*necrosis*) Muerte de una porción de tejido consecutiva a enfermedad o lesión. En la necrosis por coagulación se forman trombos que bloquean el flujo sanguíneo, produciéndose la necrosis en los tejidos distales al trombo. En la necrosis gangrenosa, la isquemia se com

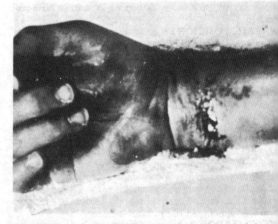

**NECROSIS GANGRENOSA.** Fractura abierta y luxación de la muñeca seguidas de necrosis gangrenosa en el antebrazo.

bina con la acción de determinadas bacterias produciéndose un proceso de putrefacción. V. también **gangrena**.

**NECROSIS GANGRENOSA** *(gangrenous necrosis)* V. **necrosis**.

**NECROSIS TUBULAR AGUDA (NTA)** *(acute tubular necrosis [ATN])* Insuficiencia aguda de los túbulos renales. El trastorno se debe a la interrupción del flujo sanguíneo de los túbulos dando lugar a una isquemia.

**NEFELOMETRÍA** *(turbidimetry)* Medida de la turbidez de una suspensión o solución mediante comparación con soluciones de turbidez conocida o mediante un espectrofotómetro que cuantifica la cantidad de luz que atraviesa el líquido.

**NEFELÓMETRO** *(nephelometer)* Aparato utilizado para medir la concentración de un sólido suspendido en un líquido o gas. Se usa, por ejemplo, para determinar el número de bacterias presentes en una muestra. V. también **nefelometría**.

**NEFRECTOMÍA** *(nephrectomy)* Resección quirúrgica de un riñón con el fin de extirpar un tumor, drenar un absceso o tratar la hidronefrosis. Antes de la intervención quirúrgica se aumenta la ingesta de líquidos para favorecer la eliminación de los productos de desecho por vía renal. Se determina el grupo sanguíneo por si es necesaria una transfusión. La operación se realiza con anestesia general, accediendo al riñón desde el flanco o mediante incisión toracoabdominal. Si se abre la cavidad torácica, se inserta un tubo en el pecho que se conecta a una máquina de drenaje. Se aplicará hemostasia local en la zona que circunda a la incisión, evitando que el peso del paciente descanse sobre ese lado. La enfermera debe vigilar el pulso, la sudoración, la posible agitación del paciente y las variaciones de la presión sanguínea. Cada hora se medirá la orina excretada, y se llevará control del líquido ingerido y del peso corporal. La respiración profunda se ve dificultada debido a la proximidad de la incisión al diafragma, de modo que periódicamente habrá que aplicar presión positiva al respirador para permitir la evacuación de secreciones. Debe vigilarse la aparición de respiración superficial y de signos de neumotórax, que pueden aparecer si se incide accidentalmente en la pleura durante la intervención.

**NEFRITIS** *(nephritis)* Amplio grupo de enfermedades renales caracterizadas por inflamación y alteración de la función renal. Diversos tipos de nefritis son la **glomerulonefritis; nefritis intersticial; nefritis lipomatosa; nefritis tubulointersticial**.

**NEFRITIS INTERSTICIAL** *(interstitial nephritis)* Inflamación del intersticio hístico del riñón, incluyendo los túbulos. Puede ser aguda o crónica. La **nefritis intersticial aguda** se debe a una reacción inmunológica frente a ciertos medicamentos, como sulfonamida y meticilina. Aparecen fracaso renal agudo, fiebre, erupción y proteinuria. En la mayoría de casos, al retirar el medicamento lesivo, el riñón recupera su funcionalismo. La **nefritis intersticial crónica** es un síndrome de inflamación intersticial y cambios estructurales, asociado a veces a obstrucción ureteral, pielonefritis, exposición renal a una toxina, rechazo a un trasplante y algunas enfermedades sistémicas. Se manifiesta con fracaso renal, náuseas, vómitos, pérdida de peso, fatiga y anemia; pueden existir acidosis e hipercaliemia. Hay que vigilar atentamente los signos de desequilibrio electrolítico, deshidratación e hipovolemia, especialmente si los vómitos son frecuentes. Habrá que realizar reposición IV de líquido y electrólitos. El tratamiento va dirigido a la corrección del proceso causal. Si es debida a una obstrucción de las vías urinarias, la desobstrucción suele ir seguida de una rápida recuperación; mientras que en otros casos pueden ser necesarios la hemodiálisis y el trasplante.

**NEFRITIS INTERSTICIAL CRÓNICA** *(chronic interstitial nephritis)* V. **nefritis intersticial**.

**NEFRITIS LIPOMATOSA** *(lipomatous nephritis)* Trastorno raro caracterizado porque las nefronas renales son sustituidas por tejido graso. Puede evolucionar a insuficiencia renal. Denominada también **lipoma difuso renal**.

**NEFRITIS TUBULOINTERSTICIAL INFECCIOSA** *(infective tubulointerstitial nephritis)* Inflamación aguda de los riñones producida por *Escherichia coli* u otros agentes patógenos. El proceso se caracteriza por escalofríos, fiebre, náuseas y vómitos, dolor en los flancos, disuria, proteinuria y hematuria. Puede haber un aumento de tamaño del riñón y destrucción parcial de la corteza renal. La infección suele ser de tipo bacteriano y producida por cateterismo urinario, aunque puede aparecer en cualquier situación en que exista estasis de orina.

**NEFRO-** *(nephro-, nephr-)* Prefijo que significa «relativo a los riñones»: *nefroblastoma, nefrograma, nefrorragia*.

**NEFROANGIOSCLEROSIS** *(nephroangiosclerosis)* Necrosis de las arteriolas renales asociada a hipertensión. Aparece en un número limitado de hipertensos de edades comprendidas entre los 30 y los 50 años. Los síntomas precoces de la enfermedad son cefalea, visión borrosa y presión diastólica superior a 120 mm Hg. El examen de la retina pone de manifiesto la existencia de hemorragias, exudado vascular y papiledema. El corazón está aumentado de tamaño, especialmente el ventrículo izquierdo. En la orina aparecen proteínas y células sanguíneas. Si no se trata, puede aparecer insuficiencia cardiaca y renal. El tratamiento consiste en aplicar una serie de medidas encaminadas a disminuir la presión arterial, mediante dieta y medicación antihipertensivas. Cuando las medidas preventivas fracasan, debe recurrirse a la hemodiálisis. Denominada también **hipertensión maligna**.

**NEFROBLASTOMA** *(nephroblastoma)* V. **Wilms, tumor de**.

**NEFROCALCINOSIS** *(nephrocalcinosis)* Estado patológico de los riñones en que se producen depósitos de calcio en zonas de inflamación o cambios degenerativos del parénquima. Aparecen infección, hematuria, cólico anal y disminución del funcionalismo renal.

**NEFRÓGENO** *(nephrogenous)* Relativo a la formación y desarrollo de los riñones.

**NEFROLITIASIS** *(nephrolithiasis)* Trastorno caracterizado por la presencia de cálculos en el riñón. V. también **cálculo urinario**.

**NEFROLÍTICO** *(nephrolytic)* Relativo a la destrucción de la estructura renal y alteración consiguiente de su función.

**NEFROLITO** *(nephrolith)* Cálculo de origen renal que puede ocasionar patología ureteral.

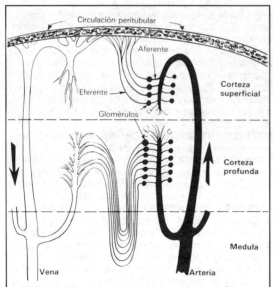

**NEFRONA.** El esquema superior muestra el circuito de aporte sanguíneo a las nefronas en distintos niveles de la corteza renal. Alrededor del 85 % del flujo sanguíneo renal corresponde a las nefronas superficiales, cuyo glomérulo es rico en renina. Las nefronas de la corteza profunda tienen poca renina y largas asas de Henle que llegan hasta la medula renal. Bajo estas líneas, detalle de las características estructurales y funcionales de una nefrona tipo, donde el mecanismo productor de renina está localizado en la unión íntima de la arteriola aferente, el túbulo y el glomérulo.

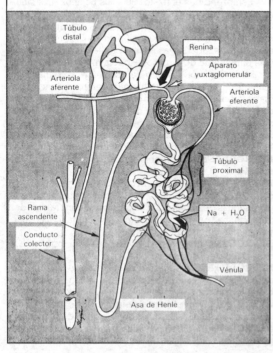

**NEFROLOGÍA** *(nephrology)* Estudio de la anatomía, fisiología y patología renales.

**-NEFROMA** *(-nephroma)* Sufijo que significa «tumor renal o de la zona del riñón»: *epinefroma, paranefroma.*

**NEFRÓMERO** *(nephromere)* V. **nefrotomo.**

**NEFRONA** *(nephron)* Unidad estructural y funcional del riñón, de aspecto microscópico semejante a un embudo, con un largo conducto y dos secciones incurvadas. Cada riñón posee alrededor de 1,25 millones de nefronas, cada una constituida por el glomérulo renal, el asa de Henle y los túbulos renales. Cada glomérulo está formado por un conglomerado de capilares en forma de ovillo cubiertos por la cápsula de Bowman. Tanto los glomérulos como las porciones curvas de los túbulos renales se localizan en la corteza renal. La medula renal está constituida por las asas de Henle y los tubos colectores. La orina se forma en los glomérulos y en los túbulos renales por un proceso combinado de filtración, reabsorción y secreción. V. también **riñón.**

**NEFRONOPTISIS** *(nephronophthisis)* V. **quística medular, enfermedad.**

**NEFRONOPTISIS JUVENIL FAMILIAR** *(familial juvenile nephronophthisis)* V. **quística medular, enfermedad.**

**NEFROPATÍA** *(nephropathy)* Cualquier trastorno o enfermedad del riñón, incluyendo procesos inflamatorios, degenerativos y escleróticos.

**NEFROPEXIA** *(nephropexy)* Intervención quirúrgica encaminada a fijar un riñón flotante o ptósico.

**NEFROPTOSIS** *(nephroptosis)* Caída o desplazamiento hacia abajo de un riñón.

**NEFRORRAFIA** *(nephrorrhaphy)* Intervención quirúrgica encaminada a fijar un riñón flotante en su lugar anatómico.

**NEFROSCLEROSIS** *(nephrosclerosis)* V. **nefroangiosclerosis.**

**NEFROSIS** *(nephrosis)* V. **nefrótico, síndrome.**

**NEFROSTOMA** *(nephrostoma, nephrostome)* Abertura en forma de embudo con cilios de los tubos excretores que desembocan en el celoma en las fases iniciales del desarrollo embrionario de los vertebrados.

**NEFRÓTICO, SÍNDROME** *(nephrotic syndrome)* Anomalía renal caracterizada por acentuada proteinuria, hipoalbuminemia y edema. Se debe a enfermedad glomerular, trombosis de la vena renal o complicación de enfermedades sistémicas diversas, como diabetes mellitus, amiloidosis, lupus eritematoso diseminado y mieloma múltiple. En la forma grave se presenta con anorexia, debilidad, proteinuria, hipoalbuminemia y edema. El tratamiento y el pronóstico dependen de la causa subyacente. La respuesta a los corticoides suele ser buena en los casos de síndrome nefrótico primario. También se utilizan diuréticos para disminuir el edema. Puede ser necesaria la diálisis. Denominado también **nefrosis.**

**NEFROTOMÍA** *(nephrotomy)* Incisión quirúrgica del riñón.

**NEFROTOMO** *(nephrotome)* Segmento de tejido embrionario renal originado del mesómero mesodérmico, que en los vertebrados da lugar al cordón nefrogénico. Denominado también **mesodermo intermedio; nefrómero.** V. también **mesonefros; metanefros; pronefros.**

**NEFROTÓXICO** *(nephrotoxic)* Se aplica al agente que es tóxico o lesivo para el riñón.

**NEFROTOXINA** *(nephrotoxin)* Toxina con acción lesiva específica sobre el riñón.

**NEFROURETEROLITIASIS** *(nephroureterolithyasis)* Presencia de cálculos en riñones y uréteres.

**NEGACIÓN** *(denial)* Mecanismo de defensa inconsciente por el cual se evitan los conflictos emocionales y la ansiedad mediante el rechazo de determinados pensamientos, sentimientos, deseos, impulsos o hechos internos que resultan intolerables en el plano consciente.

**NEGATIVISMO** *(negativism)* Actitud del comportamiento caracterizada por oposición, resistencia, rechazo a la cooperación incluso frente a los argumentos más razonables y tendencia a actuar en una línea opuesta. La respuesta puede ser pasiva, con inmovilidad y adopción de posturas rígidas, como en la esquizofrenia catatónica, o bien activa, dando lugar a actos impulsivos.

**NEGATIVO** *(negative)* **1.** Que indica que una sustancia o reacción no está presente en una determinada prueba de laboratorio. **2.** Se aplica cuando en la exploración física no está presente determinado signo, siendo por lo general indicativo de la inexistencia de patología.

**NEGATIVO FALSO** *(false negative)* Resultado incorrecto de una prueba diagnóstica o un determinado procedimiento que indica falsamente la ausencia de un dato, una condición o una enfermedad. La tasa de obtención de resultados negativos falsos varía con la precisión diagnóstica y la especificidad de la prueba o procedimiento. Al aumentar la precisión y especificidad de una prueba disminuye la tasa de resultados negativos falsos. Se sabe que determinadas pruebas dan resultados negativos falsos con una determinada frecuencia y en cualquier prueba se produce una pequeña cantidad de ellos por simple azar. Los resultados negativos falsos son más frecuentes que los positivos falsos, ya que es más fácil que la persona que realiza la prueba deje de observar un dato por el que imagine haber visto algo que realmente no existe.

**NEGLIGENCIA** *(negligencie)* (Derecho) Acto que una persona prudente no habría realizado, u omisión de una tarea que una persona prudente habría realizado, con

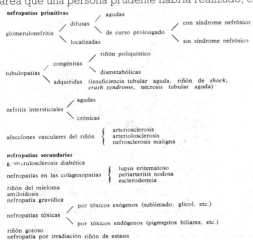

resultado de lesión o daño a otra persona.

**NEGRA, FIEBRE** *(black fever)* V. **kala-azar**.

**NEISSERIA GONORRHOEAE** *(Neisseria gonorrhoeae)* Bacteria gramnegativa, inmóvil, del grupo de los diplococos, que puede observarse al microscopio en el interior del citoplasma de los neutrófilos agrupada por parejas. Es el agente causal de la gonorrea. Denominada también **gonococo**.

**NEISSERIA MENINGITIDIS** *(Neisseria meningitidis)* V. **meningococo**.

**NELSON, SÍNDROME DE** *(Nelson's syndrome)* Trastorno endocrino consecutivo a la adrenalectomía por enfermedad de Cushing. Se caracteriza por un intenso aumento de la secreción de ACTH y MSH por la hipófisis. El tratamiento consiste en la irradiación de la hipófisis y, en algunos casos, hipofisectomía. V. también **Cushing, enfermedad de**.

**NEMATODO** *(nematode)* Parásito animal, del fillum Nemátodos, que incluye a los gusanos cilíndricos como *Ancyclostoma duodenale, Ascaris lumbricoides, Enterobius vermicularis, Necator americanus, Strongyloides stercoralis* y otras muchas especies

**NEMOTECNIA** *(mnemonics)* Sistema de entrenamiento de la memoria mediante la vinculación de un concepto o imagen nueva con una establecida previamente en la memoria, como la asociación de los números de la combinación de una cerradura con un cumpleaños o con un número de teléfono.

**NEOANTÍGENO** *(neoantigen)* Nuevo antígeno específico que se desarrolla en una célula infectada por virus oncogénicos, especialmente por SV40.

**NEOBLÁSTICO** *(neoblastic)* Relativo a un tejido nuevo o que se desarrolla en él.

**NEOCONDUCTISMO** *(neobehaviorism)* Escuela psicológica basada en los principios generales del conductismo, pero con mayor amplitud y flexibilidad conceptuales. Pone especial énfasis en la investigación empírica y la analítica de laboratorio aplicadas al estudio de la conducta y de fenómenos subjetivos que no pueden observarse directamente ni medirse, tales como las fantasías, el amor, la empatía, la verdad y la personalidad. V. también **conductismo**.

**NEOLOGISMO** *(neologism)* (Psiquiatría). Palabra inventada por un paciente psicótico que sólo tiene significado para él.

**NEOMICINA, SULFATO DE** *(neomycin sulfate)* Antibiótico aminoglucósido.

INDICACIONES: Tratamiento de infecciones intestinales, coma hepático y tratamiento tópico de las enfermedades de la piel.

CONTRAINDICACIONES: Disfunción renal, obstrucción intestinal o sensibilidad conocida al medicamento o a cualquier antibiótico aminoglucósido.

EFECTOS SECUNDARIOS: Entre los más graves figuran náuseas, vómitos, diarrea, malabsorción o superinfecciones. El tratamiento prolongado en pacientes con disfunción renal puede dar lugar a efectos tóxicos sistémicos. Pueden aparecer fenómenos de hipersensibilidad con la aplicación tópica del medicamento.

**NEÓN (Ne)** *(neon)* Elemento gaseoso, inerte, incoloro e

inodoro. Su número atómico es 10 y su peso atómico, 20,2. No forma compuestos. Se encuentra en la atmósfera en la proporción de 18 pp millón. Algunos minerales y meteoritos contienen trazas de neón. La preparación para uso comercial se realiza mediante la destilación fraccionada de aire licuado. Es un excelente conductor de la electricidad, que ioniza al gas produciendo la emisión de luz de color rojo anaranjado, característica que lo hace muy útil en señales y anuncios luminosos.

**NEONATAL, ESCALA DE VALORACIÓN DEL COMPORTAMIENTO** (*Neonatal Behavior Assessment Scale*) Sistema utilizado para evaluar el grado de madurez motriz, irritabilidad e interacción general del recién nacido con las demás personas. Se usa como patrón tanto del comportamiento como del estado neurológico del recién 'nacido. Permite proporcionar a los padres información sobre las características individuales de su hijo, e incluso algunos investigadores sostienen que faculta para hacer predicciones sobre las futuras relaciones entre el hijo y los padres.

**NEONATAL, PERÍODO** (*neonatal period*) Intervalo de tiempo comprendido entre el nacimiento y los 28 días siguientes. Es el período de mayor riesgo para el recién nacido; aproximadamente el 65 % de las muertes ocurridas durante el primer año de vida tienen lugar en este período.

**NEONATO** (*neonate*) Se aplica al niño recién nacido hasta la cuarta semana después del nacimiento.

**NEONATO PRETÉRMINO** (*preterm infant*) V. **recién nacido prematuro**.

**NEONATOLOGÍA** (*neonatology*) Rama de la Medicina dedicada al estudio de la patología, diagnóstico y tratamiento de los procesos del recién nacido.

**NEOPLASIA** (*neoplasm*) Crecimiento anormal de un tejido nuevo, benigno o maligno.

**NEOPLASIA HÍSTICA** (*histoid neoplasm*) Crecimiento hístico que se asemeja al tejido en el que asienta. Consultar la voz **neoplasia organoide**.

**NEOPLASIA MALIGNA** (*malignant neoplasm*) Tumor que tiende a crecer, invadir y metastatizar. Por lo general tiene una forma irregular y está compuesto por células poco diferenciadas. Si no se trata, acaba por provocar la muerte del paciente. El grado de malignidad de una determinada neoplasia varía con el tipo de tumor y con el estado del paciente.

**NEOPLASIA ORGANOIDE** (*organoid neoplasm*) Crecimiento celular que se asemeja a un órgano del cuerpo. Consultar la voz **neoplasia hística**.

**NEOSTIGMINA, BROMURO DE** (*neostigmine bromide*) Agente colinérgico.
INDICACIONES: Tratamiento de la miastenia gravis.
CONTRAINDICACIONES: Obstrucción intestinal, infección urinaria o hipersensibilidad conocida al medicamento u otros bromuros.
EFECTOS SECUNDARIOS: Entre los más graves se encuentran la depresión respiratoria, hiperperistaltismo y retortijones.

**NEOTENIA** (*neoteny*) Consecución de la madurez sexual durante el estado embrionario, como en ciertos anfibios, especialmente salamandras.

| Incidencia del cáncer en los principales órganos afectados y supervivencia a los 5 años | | | |
|---|---|---|---|
| Por 100.000 | Hombres | Mujeres | Supervivencia en % |
| Total casos | 192,5 | 109,9 | |
| Boca | 4,8 | 0,8 | 44 |
| Colon y recto | 7,4 | 12,8 | 48 |
| Pulmón y bronquios | 18,7 | 4,8 | 10 |
| Laringe | 8,6 | 6,3 | 53 |
| Tiroides | 3 | 4,6 | 83 |
| Mama | | 15,8 | 68 |
| Utero | | 10,3 | 81 |
| Cervix | | 8,2 | 58 |
| Esófago | 10,2 | 4,1 | 4 |
| Piel | 1 | 1,3 | 68 |
| Estómago | 15,9 | 16,8 | 13 |
| Próstata | 9,7 | | 63 |
| Leucemia | 2,8 | 4,1 | 46 |

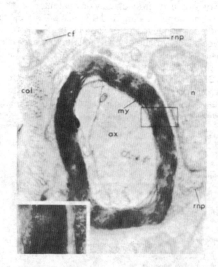

**NERVIO.** Corte transversal de una fibra nerviosa donde pueden apreciarse las diversas estructuras que la forman: axón *(ax)*, partículas rnp, fibra C *(Cf)*, colágena *(col)* y núcleo de la célula de Schwann *(n)*. En el recuadro, detalle de la vaina de mielina *(my)*.

**NEPTUNIO, Np** *(neptunium)* Elemento metálico transuránico. Su número atómico es 93 y su peso atómico, 237. Aunque se considera un elemento creado artificialmente por el hombre, se han hallado trazas de neptunio natural en algunas menas de uranio.

**NERVIO** *(nerve)* Cualquiera de los numerosos haces de fibras que parten del sistema nervioso central y que conectan el cerebro y la medula espinal con otras partes del cuerpo. Los nervios transmiten impulsos aferentes desde los receptores de los órganos hasta el cerebro y la medula e impulsos eferentes a los órganos efectores periféricos. Cada nervio está constituido por un epineurio que envuelve un fascículo de fibras nerviosas, el cual está rodeado a su vez por una vaina de tejido conjuntivo. Las fibras nerviosas, microscópicas, consideradas individualmente, constan de una matriz citoplásmica con elementos de inclusión y está envuelta por el neurilema. Dentro del neurilema hay fibras nerviosas, envueltas también en una vaina de mielina, derivadas de las células neurilemales. V. también **axón; dendrita; neuroglía; neurona**.

**NERVIOSA, CRISIS** *(nervous breakdown)* Cualquier estado mental que interfiera de modo evidente en el normal funcionalismo de la persona.

**NERVIOSO, IMPULSO** *(nerve impulse)* V. **impulso**.

**NERVIOSO, SISTEMA** *(nervous system)* Conjunto de estructuras orgánicas que activan, coordinan y controlan todos los movimientos y funciones del organismo. Se divide en sistema nervioso central y sistema nervioso periférico. El primero lo forman el encéfalo y la medula espinal, el segundo lo constituyen los nervios craneales y espinales. La combinación de los diversos elementos de los dos subsistemas establece la inervación de las vísceras y miembros mediante fibras aferentes y eferentes. Las aferentes conducen impulsos al sistema nervioso central; las eferentes llevan los impulsos motores del SNC a los músculos y demás órganos. Las fibras somáticas están asociadas a huesos, músculos y piel. Las fibras viscerales se asocian a los órganos internos, vasos sanguíneos y mucosas. Las diversas funciones del sistema nervioso son coordinadas mediante una compleja estructura constituida por neuronas, axones, dendritas y ganglios. Consultar las voces **parasimpático, sistema nervioso; simpático, sistema nervioso; visceral, sistema nervioso**.

**NERVIOSO CENTRAL, FÁRMACOS DEPRESORES DEL SISTEMA** *(central nervous system depressants)* Cualquier fármaco que disminuya la función del sistema nervioso central (SNC), como los barbitúricos y los hipnóticos, y que pueda producir tolerancia, dependencia física y consumo compulsivo. El consumo compulsivo de barbitúricos, benzodiacepinas y otros fármacos relacionados varía mucho de unas poblaciones a otras pero se considera que es superior al de los opiáceos. Los depresores del sistema nervioso central, particularmente las benzodiacepinas, son los fármacos más prescritos en todo el mundo. Estas sustancias deprimen los centros del SNC estabilizando las membranas neuronales, disminuyendo la cantidad de neurotransmisores liberados por el impulso nervioso y, por lo general, deprimiendo la capacidad de respuesta postsináptica y el movimiento iónico. El alcohol afecta más al SNC que a ningún otro sistema corporal y sus efectos son proporcionales a su concentración en sangre. Los depresores del sistema nervioso central elevan el umbral convulsivo y pueden producir dependencia física en un período de tiempo relativamente corto. Todos los fármacos depresores son susceptibles de abuso y últimamente se viene notando en algunas poblaciones de adolescentes y preadolescentes un aumento marcado en el empleo de este tipo de fármacos conseguidos de forma ilegal. Los más consumidos son los barbitúricos de acción corta, especialmente el pentobarbital, el secobarbital, la glutetimida, el metitrilón y la metacualona. El síndrome de abstinencia que sufren los individuos que han consumido grandes dosis de depresores del SNC durante períodos prolongados puede ser fatal y su tratamiento consiste en la sustitución del pentobarbital administrado por vía oral para producir un nivel de estabilización con posterior reducción gradual de la dosis durante un período de 10 días a 3 semanas.

**NERVIOSO CENTRAL, FÁRMACOS ESTIMULANTES DEL SISTEMA** *(central nervous system stimulants)* Sustancias que aceleran la actividad del sistema nervioso central (SNC) aumentando la tasa de descarga neuronal o bloqueando la acción de los neurotransmisores inhibidores. Son muchos los compuestos naturales y sintéticos que estimulan el SNC, pero sólo algunos de ellos se utilizan con fines terapéuticos. La cafeína, un potente estimulante del SNC, se emplea para mantener la vigilia mental y combatir la depresión respiratoria, pero puede producir náuseas, nerviosismo, temblor, taquicardia, extrasístoles, diuresis y escotomas. Las anfetaminas, aminas simpaticomiméticas con actividad estimulante del SNC, se utilizan en el tratamiento de la narcolepsia y la obesidad, pero pueden provocar drogodependencia y causar vértigo, inquietud, taquicardia, hipertensión, cefalea, sequedad de boca, síntomas gastrointestinales, urticaria y una sensación de sabor desagradable. El síndrome de hiperquinesia infantil se trata con diversas anfetaminas, sobre todo metilfenidato y deanol-acetamidobenzoato, un precursor de la acetilcolina. El doxapram, el etamivan y la niketamida se utilizan para estimular el centro respiratorio y restablecer el nivel de conciencia después de la anestesia o el tratamiento de la intoxicación aguda por sedantes o hipnóticos. El flurotil se utiliza en psiquiatría, en el tratamiento electroconvulsivo.

**NERVIOSO CENTRAL, SÍNDROME DEL SISTEMA** *(central nervous system syndrome)* Conjunto de signos y síntomas neurológicos y emocionales debidos a la radiación masiva de todo el cuerpo. En este síndrome se producen histeria y desorientación con agresividad que dura de 24 a 48 horas antes de producirse la muerte del paciente.

**NERVIOSO CENTRAL, SISTEMA (SNC)** *(central nervous system)* Una de las dos divisiones principales del sistema nervioso del organismo constituido por el encéfalo y la medula espinal. El sistema nervioso central procesa la información que intercambia con el sistema nervioso periférico y constituye la principal red de coordinación y control de todo el organismo. El encéfalo dirige gran número de sensaciones y funciones, como el sueño, la actividad sexual, el movimiento muscular, el hambre, la sed, la memoria y las emociones. La medula espinal contiene varios tipos de fibras nerviosas procedentes del encéfalo y actúa como una terminal de conexión y desconexión del sistema nervioso periférico. Los doce pares craneales emergen directamente del encéfalo. Los nervios sensoriales y motores del sistema periférico abandonan la medula espinal por separado entre las vértebras, pero se unen para formar los 31 pares de nervios espinales que contienen fibras sensoriales y motoras. Un tercio de las células cerebrales —más de 10 billones— corresponden a las neuronas, mientras que las demás constituyen la neuroglía. Las neuronas y la neuroglía forman la sustancia cerebral blanda y gelatinosa contenida en el cráneo que le sirve de protección. Fluyendo a través de las diversas cavidades del SNC como los ventrículos cerebrales, los espacios subaracnoideos del cerebro y la medula espinal y el conducto central de esta última se encuentra el líquido cefalorraquídeo, que sirve para proteger las estructuras circundantes e influye en la tasa de respiración celular modificando su contenido de dióxido de carbono. El cerebro y la medula espinal están compuestos por sustancia gris y sustancia blanca. Consultar la voz **periférico, sistema nervioso**. V. **cerebro; medula espinal**.

**NERVIOSO CENTRAL, TUMOR DEL SISTEMA** (central nervous system tumor) Neoplasia del cerebro o la medula espinal que, de forma característica, no se disemina más allá del eje cerebroespinal aunque localmente puede ser muy invasivo y tener grandes efectos sobre las funciones orgánicas. Las neoplasias intracraneales son casi cuatro veces más frecuentes que las originadas en la medula espinal. Del 20 al 40 % de los tumores cerebrales son lesiones metastáticas de un cáncer primario de mama, pulmón, conducto gastrointestinal o riñón o de un melanoma. V. también **cerebral, tumor; medula espinal, tumor de la**.

**NEUMATOCELE** (pneumatocele) Cavidad de paredes delgadas situada en el parénquima pulmonar que se origina por la obstrucción parcial de las vías aéreas.

**NEUMOCISTOSIS** (pneumocystosis) Infección por el parásito Pneumocystis Carinii, habitualmente en enfermos con SIDA, lactantes, individuos inmunodeprimidos o debilitados, particularmente con linfomas. Se caracteriza por fiebre, tos, taquipnea y, con frecuencia, cianosis. El diagnóstico es difícil de establecer y generalmente requiere broncoscopia y técnicas especiales de tinción. La mortalidad se aproxima al 100% en los pacientes no tratados.

**NEUMOCÓCICO** (pneumococcal) Perteneciente o relativo a las bacterias del género Pneumococcus.

**NEUMOCOCO** (pneumococcus) Bacteria diplocócica grampositiva de la especie Diplococcus pneumoniae que es el agente causal más frecuente de la neumonía bacteriana. Se conocen más de 85 subtipos de neumococos. V. también **neumonía; neumonía lobular**.

**NEUMOCONIOSIS** (pneumoconiosis) Cualquier enfermedad pulmonar producida por la inhalación crónica de polvo, generalmente de origen mineral y de carácter ocupacional o ambiental. Entre las neumoconiosis destacan la antracosis, la asbestosis y la silicosis.

**NEUMOCONIOSIS DEL CAFETERO** (coffee worker's lung) Enfermedad respiratoria producida por una reacción alérgica al café molido. V. también **polvo orgánico**.

**NEUMOCONIOSIS DEL MINERO** (coal worker's pneumoconiosis) V. **antracosis**.

**NEUMOENCEFALOGRAFÍA** (pneumoencephalography) Procedimiento de visualización radiográfica del espacio ventricular, las cisternas basales y el espacio subaracnoideo situado sobre los hemisferios cerebrales. Se inyecta aire, helio u oxígeno en el espacio subaracnoideo lumbar mediante una punción lumbar y se va extrayendo intermitentemente líquido cefalorraquídeo. V. también **encefalografía; ventriculografía**.

**NEUMOENCEFALOGRAMA** (pneumoencephalogram) Radiografía del cerebro tomada durante la neumoencefalografía.

**NEUMOGÁSTRICO, NERVIO** (pneumogastric nerve) V. **vago, nervio**.

**NEUMOHEMOTÓRAX** (pneumohemothorax) Acumulación de aire y sangre en la cavidad pleural.

**NEUMOMEDIASTINO** (pneumomediastinum) Presencia de aire o gas en los tejidos mediastínicos que en el lactante puede determinar la formación de un neumotórax o un neumoperitoneo, sobre todo cuando simultáneamente padece un síndrome de distrés respiratorio o una neumonitis por aspiración. En los niños mayores, el neumomediastino puede estar provocado por bronquitis, asma aguda, tos ferina, fibrosis quística o rotura bronquial por tos o traumatismo.

**NEUMONECTOMÍA** (pneumonectomy) Extirpación quirúrgica total o parcial de un pulmón.

**NEUMONÍA** (pneumonia) Inflamación aguda de los pulmones, en general causada por la inhalación de neumococos de la especie Diplococcus pneumoniae, que hace que los alvéolos y bronquiolos pulmonares se taponen con exudados fibrosos. La neumonía puede deberse a otras bacterias, así como virus, rickettsias y hongos, pero en el 85 % de los casos la causa es una infección neumocócica. OBSERVACIONES: La neumonía se caracteriza por escalofríos intensos con fiebre elevada (que puede alcanzar los 40 °C), cefalea y dolor torácico. La inflamación del lóbulo inferior del pulmón derecho puede provocar un dolor difícil de diferenciar del de la apendicitis. Un signo diagnóstico de la infección neumocócica es la aparición de hematíes en los espacios alveolares por lesión histolítica de su pared que provoca la eliminación de un esputo de color herrumboso. A medida que la enfermedad progresa, el esputo se va haciendo más espeso y purulento y el paciente sufre crisis de tos dolorosas. La respiración suele ser dificultosa, superficial y rápida y puede producir dolor. El pulso se acelera y alcanza hasta 120 latidos por minuto o más. Otros signos posibles son sudoración profusa y cianosis, a los que a veces se añaden alteraciones gastrointestinales y formación de vesículas de herpes simple en la región facial. En los niños, la neumonía puede provocar convulsiones. A medida que los alvéolos van llenándose de exudado, la zona afecta del lóbulo va aumentando su consistencia y se consolida. En la auscultación se detecta un tipo de estertor muy peculiar. Hay que practicar radiografías para valorar el grado de consolidación y análisis de esputo y hemocultivos para identificar el agente causal.

**Clínica de las neumonías.**

| Neumocócica | No neumocócica (atípica) |
| --- | --- |
| 1. Inicio brusco | 1. Inicio lento |
| 2. Escalofrío y fiebre alta | 2. Ambiente epidémico |
| 3. Dolor pleural | 3. Mialgias y confusión |
| 4. Tos y expectoración sucia | 4. Disnea |
| 5. Condensación lobar alveolar | 5. Imagen intrsticial o bilateral difusa |
| 6. Leucocitosis y formas jóvenes | 6. Erupción cutánea, diarreas |

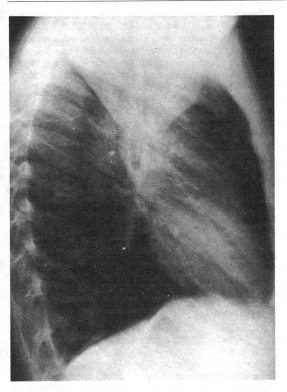

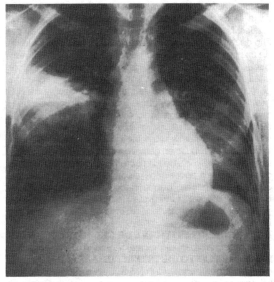

NEUMONÍA. A la izquierda, proyección lateral donde se aprecia una condensación neumónica neumocócica apical. Bajo estas líneas, paciente con síntomas de neumonía: tos, dolor intenso en lado derecho del tórax, fiebre y malestar general. En la radiografía se aprecia la condensación en el lóbulo medio derecho extendiéndose hasta el lóbulo inferior izquierdo.

ACTUACIÓN: El tratamiento de la neumonía consiste en reposo en cama y administración de líquidos, antibióticos, analgésicos y, en caso necesario, oxígeno. El antibiótico prescrito debe ser específico para la bacteria identificada en el cultivo de esputo o el hemocultivo. Por lo general la neumonía neumocócica responde a la penicilina G cristalina, que se administra por vía IM hasta que la temperatura del paciente se mantiene normal durante dos días. El dolor torácico se trata con analgésicos. Hay que administrar oxígeno mediante una tienda, mascarilla o catéter intranasal siempre que el paciente presente cianosis, debilidad extrema o delirio; la cantidad de oxígeno a administrar se determina mediante gasometrías seriadas. Este tratamiento suele complementarse con expectorantes, drenaje postural y aspiración bronquial. Durante la fase aguda de la enfermedad, una vez completado el tratamiento y en la revisión practicada a las cuatro o seis semanas, hay que realizar radiografías de tórax. La neumonía leve no suele precisar hospitalización.

**NEUMONÍA ALÉRGICA EXTRÍNSECA** (extrinsic allergic pneumonia) V. **neumonía difusa por hipersensibilidad**.

**NEUMONÍA ATÍPICA PRIMARIA** (primary atypical pneumonia) V. **neumonía micoplásmica**.

**NEUMONÍA DIFUSA POR HIPERSENSIBILIDAD** (diffuse hypersensitivity pneumonia) Reacción inflamatoria mediada inmunológicamente que afecta a los pulmones y está producida por la exposición a un alérgeno derivado de un hongo, excrementos de pájaros, proteínas porcinas o bovinas, polvo de madera o pieles, o por una reacción adversa a diferentes fármacos, como la clorpropamida, hidroclorotiacida, mecamilamina, mefenesina, methotrexate, nitrofurantoína, ácido paraaminosalicílico o penicilina. Se caracteriza por tos, fiebre, disnea, malestar general, edema pulmonar e infiltración de los alvéolos con eosinófilos y células mononucleares grandes. Denominada también **alveolitis alérgica; neumonía alérgica extrínseca; neumonitis intersticial alérgica; neumonitis por hipersensibilidad**.

**NEUMONÍA EOSINOFÍLICA** *(eosinophilic pneumonia)* Inflamación pulmonar caracterizada por la infiltración de los alvéolos con eosinófilos y grandes células mononucleares junto con edema pulmonar, fiebre, sudores nocturnos, tos, disnea y pérdida de peso. Puede deberse a una reacción de hipersensibilidad frente a esporas de hongos, fibras vegetales, polvo de madera, heces de pájaros, proteínas porcinas, bovinas o procedentes del pescado, *Bacillus subtilis*, ciertas enzimas de detergentes y algunos fármacos. El tratamiento consiste en eliminar el alérgeno agresor y aplicar medidas sintomáticas y de sostén.

**NEUMONÍA INTERSTICIAL** *(interstitial pneumonia)* Inflamación crónica, difusa, de los pulmones en su porción distal a los bronquiolos, caracterizada por depósito de colágeno y fibrosis de las paredes alveolares y presencia de grandes células mononucleares en los espacios intersticiales. Los síntomas son: disnea progresiva, dedos en palillo de tambor, cianosis y fiebre. Puede ser el resultado de una reacción de hipersensibilidad al busulfán, clorambucil, hexametonio o methotrexate. También puede ser una reacción autoinmune, dado que a menudo se acompaña de celiaquía, artritis reumatoide, síndrome de Sjögren y esclerosis sistémica. La radiología pulmonar muestra sombras y moteado semejantes a una bronconeumonía. En estadios sucesivos aparecen bronquiectasias, dilatación bronquial y retracción pulmonar. El tratamiento consiste en reposo en cama, oxigenoterapia y corticosteroides. La mayoría de los pacientes mueren en un plazo de seis meses a pocos años, a consecuencia de fallo cardiaco o respiratorio. Denominada también **alveolitis fibrosante difusa; neumonía intersticial de células gigantes; Hamman-Rich, síndrome de**. Consultar la voz **bronconeumonía**.

**NEUMONÍA INTERSTICIAL DE CÉLULAS GIGANTES** *(giant cell interstitial pneumonia)* V. **neumonía intersticial**.

**NEUMONÍA LINFOIDE INTERSTICIAL (NLI)** *(lymphoid intersticial pneumony [LIP])* Neumonía de los lóbulos inferiores, con extensa infiltración alveolar por linfocitos maduros, células plasmáticas e histiocitos. Se asocia a SIDA, disproteinemia y síndrome de Sjögren.

**NEUMONÍA LOBAR** *(lobar pneumonia)* Infección grave de uno o más de los cinco lóbulos pulmonares principales que de no tratarse, evoluciona hacia la consolidación del tejido pulmonar. Los síntomas de esta enfermedad son fiebre, escalofríos, tos, esputos herrumbrosos, respiración rápida y superficial, cianosis, náuseas, vómitos y pleuresía. El agente causal más frecuente es el *Streptococcus pneumoniae* pero también pueden aislarse *Klebsiella pneumoniae*, *Haemophilus influenzae* y otros estreptococos. Si el diagnóstico se hace precozmente, el tratamiento antibiótico adecuado resulta extraordinariamente eficaz. La neumonía lobar puede dar lugar a ciertas complicaciones como abscesos pulmonares, atelectasias, empiema, pericarditis y derrame pleural. V. **bronconeumonía**.

**NEUMONÍA MICOPLÁSMICA** *(mycoplasma pneumonia)* Enfermedad contagiosa de los niños y los adultos jóvenes causada por *Mycoplasma pneumoniae*. Se caracteriza por un período de incubación de 9 a 12 días, seguido por síntomas de infección respiratoria alta, tos seca y fiebre. Denominada también **Eaton, neumonía por el agente de; neumonía atípica primaria; neumonía vírica**. V. también **aglutininas frías**.

OBSERVACIONES: Frecuentemente se auscultan sonidos respiratorios ásperos o disminuidos y estertores inspiratorios finos. Los infiltrados pulmonares visibles en las radiografías de tórax pueden recordar a la neumonía bacteriana o viral, y a veces persisten durante tres semanas en los casos sin tratamiento. La neumonía da lugar en raras ocasiones a complicaciones como sinusitis, pleuresía, polineuritis, miocarditis o síndrome de Stevens-Johnson. En los adultos no tratados son comunes la tos prolongada, la debilidad y el malestar general. El diagnóstico puede sugerirse por la exploración física, el curso clínico y el aumento de crioaglutinina, y se confirma mediante una prueba de fijación del complemento. El pronóstico es favorable.

ACTUACIÓN: Se recomiendan la administración de eritromicina o de tetraciclina, el reposo en cama, una dieta rica en proteínas y una ingesta adecuada de fluidos. Tiene importancia proteger del contacto con los pacientes a los lactantes y a las personas en las que una enfermedad respiratoria supondría un peligro particular.

**NEUMONÍA POR ASPIRACIÓN** *(aspiration pneumonia)* Trastorno inflamatorio de pulmones y bronquios producido por la inhalación de vómito gástrico ácido. V. también **aspiración de vómito; neumonía**.

OBSERVACIONES: La neumonía por aspiración se produce sobre todo durante la anestesia y la recuperación de la misma, durante las crisis de intoxicación alcohólica aguda y en otros trastornos caracterizados por vómitos y disminución del nivel de conciencia.

ACTUACIÓN: El tratamiento consiste en aspirar inmediatamente los bronquios y administrar oxígeno al 100 % bajo presión. Puede ser necesario hacer ventilación artificial continuada. Por lo general se administran corticosteroides para disminuir la inflamación y se practican cultivos de esputo con regularidad para diagnosticar cualquier infección bacteriana que pudiera producirse y tratarla con el antibiótico adecuado. Mientras el paciente necesite oxígeno, hay que realizar análisis frecuentes de los niveles de gases en sangre.

ACTUACIÓN DE LA ENFERMERA: Hay que controlar cuidadosamente la frecuencia del pulso, la amplitud y ritmo respiratorio, el nivel de conciencia y el color de la piel. La neumonía por aspiración se complica frecuentemente con infecciones pulmonares e insuficiencia respiratoria. Este tipo de neumonía puede evitarse colocando adecuadamente a los pacientes inconscientes, con la cabeza baja y vueltos hacia un lado, sin olvidar el mantenimiento de una vía aérea permeable. Mientras resulte necesario, se deja un catéter de intubación y se eliminan las secreciones mediante aspiración.

**NEUMONÍA VÍRICA** *(viral pneumonia)* Infección pulmonar producida por un virus.

**NEUMONITIS** *(pneumonitis)* Inflamación del pulmón. Puede estar producida por virus o deberse a una reacción de hipersensibilidad en sujetos con alergia a productos químicos o polvos orgánicos como bacterias, excrementos de pájaros u hongos. Por lo general se trata de una inflamación intersticial, granulomatosa y fibrosante del pulmón que afecta particularmente a los bronquiolos y los alvéolos. El síntoma más frecuente es la tos seca. El tratamiento depende de la causa, pero en todos los casos hay que eliminar cualquier agente agresor que pueda existir y administrar corticosteroides para reducir la inflamación. Consultar la voz **neumonía**.

**NEUMONITIS INTERSTICIAL ALÉRGICA** *(allergic interstitial pneumonitis)* V. **bagazosis**.

**NEUMONITIS POR HIPERSENSIBILIDAD** *(hypersensitivity pneumonitis)* V. **alveolitis alérgica**.

**NEUMOPATÍA PROFESIONAL** *(occupational lung disease)* Cualquiera de los procesos patológicos del pulmón causados por la inhalación de polvos, humos, gases o vapores en el ambiente laboral.

**NEUMOPERITONEO** *(pneumoperitoneum)* Presencia de aire o gas en la cavidad peritoneal del abdomen. Puede ser espontáneo como en el caso de ruptura de un órgano hueco que contenga gas, o inducido con fines diagnósticos o terapéuticos.

**NEUMOTACÓMETRO** *(pneumotachometer)* Dispositivo que mide el flujo de los gases respiratorios.

**NEUMOTÓRAX** *(pneumothorax)* Colección de aire o gas en el espacio pleural que hace que el pulmón se colapse. El neumotórax puede deberse a la existencia de una herida abierta en el tórax que facilite la entrada de aire, la rotura de una vesícula enfisematosa de la superficie pulmonar o a un golpe brusco de tos; sin embargo, en algunos casos se produce espontáneamente sin causa aparente.

OBSERVACIONES: La aparición del neumotórax se acompaña de un dolor torácico brusco y agudo acompañado de respiración dificultosa y rápida, interrupción de los movimientos torácicos normales en el lado afectado, taquicardia, pulso débil, hipotensión, diaforesis, elevación de la temperatura, palidez, vértigo y ansiedad.

ACTUACIÓN: Hay que tranquilizar al paciente y colocarle en posición de semi Fowler, prescribiéndole reposo en cama. A menos que esté contraindicado, se le administra oxígeno a través de una cánula nasal y se aspira inmediatamente el aire contenido en el espacio pleural. Para ello se introduce un tubo a través de la pared torácica que se conecta con un sistema de drenaje sellado con agua; este tubo no se retira hasta que deja de salir aire por el sistema de drenaje sumergido en el agua y se demuestra radiográficamente que el pulmón está totalmente expandido. El dolor puede controlarse mediante la administración de analgésicos, pero hay que evitar el empleo de depresores respiratorios. En algunos casos hay que utilizar un sistema de respiración con presión positiva intermitente. El paciente debe aprender a cambiar de posición, toser, respirar profundamente y realizar ejercicios pasivos evitando hacer cualquier movimiento brusco o estirarse.

**NEURAL** *(neural)* Relativo a las células nerviosas y sus

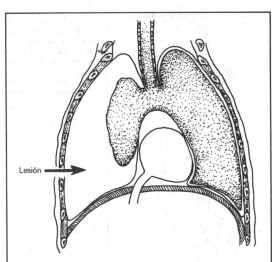

**NEUMOTÓRAX.** Arriba, colapso pulmonar por introducción de aire en el espacio pleural a través de una herida abierta en el tórax. Abajo, radiografía de un neumotórax espontáneo con colapso pulmonar derecho y enfisema subcutáneo y mediastínico.

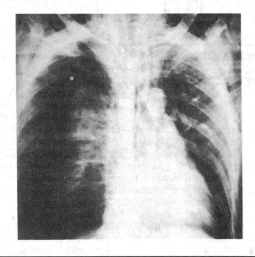

procesos.

**NEURAL, CONDUCTO** *(neural groove)* Depresión longitudinal situada entre ambos pliegues neurales, consecuencia de la invaginación de la placa neural durante el desarrollo embrionario. Estadio previo al tubo neural. Denominado también **medular, canal**. V. también **tubo neural, formación del**.

**NEURAL, PLIEGUE** *(neural fold)* Cualquiera de las dos elevaciones longitudinales resultantes de la invaginación de la placa neural en la fase inicial del desarrollo embrionario. Se unen para formar el canal neural y más tarde el tubo neural. Denominado también **medular, pliegue**. V. también **tubo neural, formación del**.

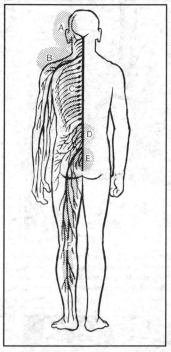

NEURALGIA. Localización en el cuerpo humano de algunas de las neuralgias más habituales: A, facial; B, cervical y braquial; C, intercostal; D, lumbar (lumbago); E, lumbosacral; F, ciática.

**NEURALGIA** *(neuralgia)* Intenso dolor «en puñalada» debido a lesión o patología del sistema nervioso.

**NEURALGIA CRANEAL JAQUECOSA** *(migrainous cranial neuralgia)* Variante de la jaqueca caracterizada por episodios muy seguidos de intensa cefalea unilateral pulsátil, frecuentemente acompañada de dilatación de los vasos sanguíneos temporales, enrojecimiento, sudoración, lagrimeo, congestión nasal o rinorrea, ptosis y edema facial. Los episodios suelen aparecer agrupados en un espacio de varios días o semanas y pueden ir seguidos por un período de remisión relativamente largo. El ataque típico comienza bruscamente sin síntoma prodrómico con sensación urente en la órbita o la sien, y el intenso dolor irradiado puede durar una o dos horas. La inyección subcutánea de difosfato de histamina produce en estos pacientes síntomas idénticos a los de la crisis espontánea. El dolor puede mejorar con los antihistamínicos, y los preparados de tartrato de ergotamina son útiles a veces si se administran al comienzo de la crisis. Denominada también **cefalea histamínica; Horton, cefalea de**. V. también **jaqueca**.

**NEURALGIA DEL TRIGÉMINO** *(trigeminal neuralgia)* Estado morboso del nervio trigémino consistente en accesos paroxísticos de dolor lacerante irradiado a lo largo del recorrido de una rama del nervio, desde la mandíbula. Se debe a degeneración nerviosa o presión sobre el nervio y pueden afectarse cualquiera de las tres ramas del nervio. La neuralgia de la primera rama produce dolor alrededor de los ojos y en la frente; la de la segunda rama, del labio superior, nariz y mejillas; la de la tercera rama, dolor perilingual y del labio inferior. El dolor puede aparecer en ráfagas momentáneas que duran segundos o de forma paroxística mantenida durante horas. Denominada también **prosopalgia; tic doloroso**.

**NEURALGIA GENICULADA** *(geniculate neuralgia)* Lesión inflamatoria grave y debilitante del ganglio geniculado del nervio facial, caracterizada por dolor, pérdida del sentido del gusto, parálisis facial y disminución de la salivación y la lagrimación. A veces sigue a la infección por herpes zóster. V. también **Ramsay Hunt, síndrome de**.

**NEURALGIA HERPÉTICA** *(herpetic neuralgia)* Forma de neuralgia con dolor intratable desarrollada en zonas donde ha existido una erupción previa de herpes zóster.

**NEURASTENIA** *(neurasthenia)* **1.** Estado patológico caracterizado por agotamiento nervioso y una vaga sensación de fatiga seguida a menudo de depresión. **2.** (Psiquiatría). Período de recuperación de un episodio de esquizofrenia en que el paciente se muestra apático y aparentemente incapaz de cumplir con sus actividades cotidianas.

**NEURECTOMÍA** *(neurectomy)* Escisión quirúrgica de un segmento nervioso.

**NEURENTÉRICO, CANAL** *(neurenteric canal)* Canal situado entre las partes posterior del tubo neural y el arquenterio durante el desarrollo embrionario de los animales inferiores. Se corresponde con la notocorda. Denominado también **arquentérico, canal; blastopórico, canal; Braun, canal de**.

**NEURILEMA** *(neurilemma, neurolemma)* Capa de células compuesta por una o más células de Schwann que envuelve a las vainas mielínicas segmentadas de las fibras nerviosas periféricas. Cada fibra nerviosa mielinizada tiene una célula de neurilema por cada segmento comprendido entre dos nódulos de Ranvier. El núcleo de la célula es un grueso óvalo incluido en una pequeña depresión de la mielina. Las fibras nerviosas del cerebro y de la medula espinal no están envueltas por neurilema. Denominada también **neurolema; Schwann, vaina de**.

**NEURILEMOMA** *(neurilemoma)* V. **schwannoma**.

**NEURILEMOMA ACÚSTICO** *(acoustic neurilemoma)* V. **neurinoma acústico**.

**NEURINOMA** *(neurinoma)* **1.** Tumor de una vaina nerviosa. Suele ser benigno, aunque puede malignizarse. Un ejemplo característico es el **neurinoma acústico**. V. también **schwannoma**. **2.** Neuroma.

**NEURINOMA ACÚSTICO** *(acoustic neuroma)* Tumor benigno que se desarrolla en el octavo par craneal (acústico) y crece desde el conducto auditivo interno hacia el ángulo pontocerebeloso. Dependiendo de su localización y tamaño, puede provocar vértigo, sordera progresiva, cefalea, hormigueo facial, papiledema y marcha inestable. Los estadios más avanzados presentan paresia y trastornos de dicción y de la deglución. Puede ser unilateral o bilateral. Denominado también **neurilemoma acústico; neurofibroma acústico; neuroma acústico**.

**NEURITIS** *(neuritis)* Inflamación de un nervio. Los síntomas son neuralgia, hiperestesia, anestesia, atrofia muscular y reflejos defectuosos.

**NEURITIS ÓPTICA** *(optic neuritis)* Inflamación, degeneración o desmielinización del nervio óptico por causas diversas. La ceguera es el síntoma cardinal.

**NEURITIS PARENQUIMATOSA** (*parenchymatous neuritis*) Cualquier inflamación que afecte a la sustancia, axones o mielina del nervio. Denominada también **neuritis axial; neuritis central**. V. también **neuritis**.

**NEURITIS PERIFÉRICA MÚLTIPLE** (*multiple peripheral neuritis*) Inflamación o degeneración diseminada aguda o subaguda de nervios periféricos con distribución simétrica, que inicialmente se caracteriza por parestesias en las extremidades, sensaciones de calor y de frío y febrícula. Más adelante aparecen dolor, paresia, disminución de los reflejos y en algunos casos parálisis fláccida. Puede deberse a la ingestión de sustancias tóxicas, como el antimonio, arsénico, monóxido de carbono, cobre, plomo, mercurio, nitrobenzol, fosfatos orgánicos y talio, o a diversos fármacos, como la difenilhidantoína, isoniacida, nitrofurantoína, talidomida y vincristina. También puede acompañar al alcoholismo, arteriosclerosis, beriberi, enfermedad gastrointestinal crónica, diabetes, lepra, pelagra, porfiria, artritis reumatoide, lupus eritematoso sistémico y gran número de enfermedades infecciosas. El tratamiento se basa en la eliminación del agente tóxico o el control de la enfermedad subyacente, junto con reposo y analgésicos. El síndrome de Guillain-Barré aparece a veces tras la vacunación contra la gripe. Denominada también **polineuritis periférica**. V. también **Guillain-Barré, síndrome de**.

**NEUROAPRAXIA** (*neurapraxia*) Interrupción de la conducción nerviosa sin que exista solución de continuidad en el axón.

**NEUROBLASTO** (*neuroblast*) Célula embrionaria cuyo desarrollo da lugar a la neurona; célula nerviosa inmadura.

**NEUROBLASTOMA** (*neuroblastoma*) Tumor maligno constituido por ectodermo derivado de la placa neural embrionaria. Puede originarse en cualquier parte del sistema nervioso simpático, pero se da sobre todo en la medula adrenal de niños pequeños. Metastatiza rápidamente, afectando ganglios linfáticos, hígado, pulmones y hueso. Los síntomas y signos son: masa abdominal, sufrimiento respiratorio y anemia, según el lugar de asiento del tumor primario y la localización de las metástasis. La lesión de las glándulas suprarrenales y su consiguiente actividad hormonal alterada producen irritabilidad, rubor, sudoración, hipertensión y taquicardia. Siempre que no haya metástasis puede tratarse quirúrgicamente mediante irradiación profunda y quimioterapia. Puede haber remisiones espontáneas si el tumor no llega a madurar y da lugar a un ganglioneuroma benigno. Un tipo de neuroblastoma es el **Pepper, síndrome de**.

**NEUROCELE** (*neurocoele, neurocele, neurocoel*) Conjunto de cavidades del sistema nervioso central del hombre y otros vertebrados. Está constituido por los ventrículos cerebrales y el conducto central de la medula espinal, originada a partir del tubo neural embrionario. Denominado también **neural, conducto**.

**NEUROCENTRO** (*neurocentrum*) Mesodermo embrionario a partir del cual se desarrollan las vértebras. V. también **esclerotoma**.

**NEUROCIRUGÍA** (*neurosurgery*) Cirugía que interviene el cerebro, medula espinal y nervios periféricos. Se utiliza para tratar una herida, eliminar un tumor o cuerpo extraño, aliviar la presión en las hemorragias intracraneales, escindir un absceso, tratar el parkinsonismo o aliviar el dolor. Siempre va precedida de radiología craneal, ventriculograma o arteriografía; también pueden ser útiles el electroencefalograma, la punción lumbar y la gammagrafía cerebral. Debe determinarse el grupo sanguíneo. Si existe edema cerebral se administran corticoides; para reducir la presión intracraneal se administra urea. Pueden necesitarse narcóticos e hipnóticos. No es necesario aplicar enemas. Se usa anestesia local o general suave, a veces combinada con hipotermia. Tras la cirugía deben controlarse los signos vitales, cambios en el estado de conciencia, modo de hablar y fuerza muscular. La salida de líquido amarillento por la herida puede corresponder a una pérdida de líquido cefalorraquídeo. Es fundamental la utilización de medidas técnicas de esterilización. Entre las variedades de cirugía cerebral figuran la craneotomía, lobotomía e hipofisectomía. Se realiza cirugía de la medula para corregir un defecto, extirpar un tumor, reparar un disco intervertebral roto o aliviar el dolor. Las medidas preoperatorias son las ya citadas. Después de la operación debe cuidarse que el paciente mantenga la columna derecha en la cama y que ésta sea confortable pero dura. Entre los tipos de cirugía medular figuran la fusión y la laminectomía. La cirugía de los nervios periféricos se utiliza para extirpar un tumor, aliviar el dolor o recanalizar un nervio lesionado. Se usa anestesia local. Debe vigilarse que después de la intervención se recupere la sensibilidad de la zona. Una intervención de este tipo lo constituye la **simpatectomía**.

**NEUROCITOMA** (*neurocytoma*) Tumor constituido por células nerviosas indiferenciadas de origen ganglionar. Denominado también **neuroma**.

**NEURODERMATITIS** (*neurodermatitis*) Trastorno cutáneo inespecífico que cursa con prurito y aparece en sujetos angustiados. En las zonas expuestas del cuerpo, sobre todo antebrazos y frente, aparecen excoriaciones y liquenificaciones. Se aplica incorrectamente a **dermatitis atópica**.

**NEURODERMO** (*neuroderm*) V. **neuroectodermo**.

**NEUROECTODERMO** (*neuroectoderm*) Porción del ectodermo embrionario de la que se originan los sistemas nerviosos central y periférico y algunas células gliales

**NEUROEPITELIAL, TUMOR** (*neuroepithelial tumor*) V. **neuroepitelioma**.

**NEUROEPITELIOMA** (*neuroepithelioma*) Neoplasia poco frecuente del neuroepitelio de un nervio sensitivo. Denominado también **neuroepitelial, tumor**.

**NEUROFIBROMA** (*neurofibroma*) Tumor fibroso del tejido nervioso debido a anormal proliferación de células de Schwann. Gran número de estos tumores en el sistema nervioso periférico van asociados a la presencia de anomalías en otros tejidos.

**NEUROFIBROMA ACÚSTICO** (*acoustic neurofibroma*) V. **neurinoma acústico**.

**NEUROFIBROMATOSIS** (*neurofibromatosis*) Enfermedad hereditaria transmitida con carácter autosómico dominante y caracterizada por la presencia de numerosos neurofibromas en nervios y piel, manchas color café con leche en la piel y desarrollo anómalo de músculos, huesos y vísceras. Pueden desarrollarse múltiples tumores blandos, grandes y pedunculados, tal como mostraba el «hombre elefante». Las alteraciones óseas pueden dar lugar a deformidades esqueléticas, sobre todo curvatura de la columna. Pueden desarrollarse en el tracto gastrointestinal, en la vesícula, glándulas endocrinas y nervios craneales. La frecuencia de aparición es de un caso por cada 2.500 o 3.000 nacimientos. A veces se asocia con meningocele, espina bífida o epilepsia. Denominado también **neuroma múltiple; neuromatosis; Von Recklinghausen, enfermedad de**.

**NEUROGÉNESIS** *(neurogenesis)* Desarrollo del tejido nervioso.

**NEUROGÉNICA, FRACTURA** *(neurogenic fracture)* Fractura resultante de la destrucción del nervio propio del hueso en cuestión.

**NEUROGLÍA** *(neuroglia)* Uno de los dos tipos principales de células del sistema nervioso. Cumple las funciones menos especializadas del mismo. Entre los tipos de neuroglía se encuentran los *astrocitos, oligodendroglía* y *microglía*. Consultar la voz **neurona**.

**NEUROHIPÓFISIS** *(neurohypophysis)* Lóbulo posterior de la hipófisis, donde se almacenan la hormona antidiurética (ADH) y la oxitocina elaboradas en el hipotálamo. La liberación de ambas sustancias al torrente sanguíneo está regulada por vía nerviosa. La neurohipófisis libera ADH por estimulación del hipotálamo debida a un aumento de la presión osmótica del líquido extracelular. Actúa a nivel de los túbulos distal y colector del riñón haciéndolos más permeables al agua y reduciendo así el volumen de orina. La neurohipófisis libera también oxitocina bajo la influencia del hipotálamo. Esta hormona produce contracciones en el útero grávido y activa la secreción de leche. La liberación de oxitocina es estimulada por la succión del recién nacido sobre los pezones. Denominada también **pituitaria posterior, glándula**. Consultar la voz **adenohipófisis**.

**NEUROHORMONAL, REGULACIÓN** *(neurohormonal regulation)* Regulación de la función de un órgano por efecto combinado de actividad nerviosa y hormonal.

**NEUROLEMA** *(neurolemma)* V. **neurilema**.

**NEUROLEPSIS** *(neurolepsis)* Alteración del estado de conciencia, como el producido por un agente neuroléptico, caracterizado por pasividad, actividad motora disminuida, desaparición de la ansiedad e indiferencia por el entorno. Puede aparecer sueño, pero es posible despertar a la persona y ésta responde a las preguntas. Los fármacos que la producen pueden administrarse en combinación con un analgésico narcótico para producir analgesia neuroléptica o con un anestésico para inducir anestesia neuroléptica.

**NEUROLEPTOANESTESIA** *(neuroleptanesthesia)* Forma de anestesia provocada por la administración de un agente neuroléptico, un analgésico narcótico y óxido nitroso con oxígeno. La inducción a la anestesia es lenta, pero la recuperación de la conciencia es rápida en cuanto se deja de administrar el óxido nitroso.

**NEUROLÉPTICO** *(neuroleptic)* **1.** Relativo a la neurolepsis. **2.** Droga que produce neurolepsis, como el droperidol, derivado butirofenónico.

**NEUROLEPTOANALGESIA** *(neuroleptanalgesia)* Forma de analgesia provocada por la administración simultánea de un agente neuroléptico y un analgésico. Se ven reducidas la ansiedad, la actividad motora y la sensibilidad al dolor; la persona se muestra tranquila e indiferente al entorno. Puede aparecer sueño, pero el paciente no queda inconsciente y puede responder si se le despierta. Cuando además se administra óxido nitroso se habla de neuroleptanestesia, que también se logra administrando conjuntamente droperidol y fentanil.

**NEUROLOGÍA** *(neurology)* Rama de la medicina que estudia la patología del sistema nervioso.

**NEUROLÓGICA, EVALUACIÓN** *(neurologic assessment)* Evaluación del estado y síntomas neurológicos de un paciente.

MÉTODO: Si el paciente está orientado y alerta, se le interroga acerca de la existencia de debilidad, cefaleas, dolor, temblores, nerviosismo, irritabilidad o somnolencia. Se recoge la información haciendo alusión a las lagunas o pérdida de memoria, períodos de confusión, alucinaciones y episodios de pérdida de conciencia. Deben anotarse el aspecto general del paciente, la expresión de la cara, el nivel de atención, las respuestas a los estímulos verbales y dolorosos, el estado emocional, la coordinación, el equilibrio, el grado de raciocinio y la capacidad para seguir instrucciones. Igualmente se reseñará si el paciente está desorientado, estuporoso o comatoso, señalando los signos que evidencien tales estados. Deben observarse el color y la temperatura cutáneas, el tamaño de las pupilas, su reacción a la luz y si aparecen iguales la frecuencia, ritmo y calidad de la respiración, los movimientos del pecho y los ruidos respiratorios. Se tomará el pulso; hay que examinar oídos y nariz por si hubiera que drenar; debe medirse la fuerza con que aprieta una mano y evaluar los movimientos voluntarios e involuntarios de las extremidades. Se mide la cantidad de orina para comprobar si existe poliuria. Habrá que observar atentamente el modo de hablar del paciente, en busca de afasia o disartria. Se reseñarán también enfermedades intercurrentes si las hay, tales como hipertensión, cáncer y coartación de aorta; enfermedades pasadas que puedan tener relación con traumatismos craneoencefálicos; disturbios emocionales, sensoriales o motores; pérdida de conciencia y tratamientos médicos o quirúrgicos a que haya sido sometido con anterioridad. También hay que investigar el patrón de sueño, la ingesta de medicamentos, los cambios de personalidad, relaciones con la familia y los amigos, así como hacer una breve reseña de las enfermedades mentales, tumores o muertes repentinas de la familia. Para confirmar el diagnóstico pueden solicitarse punción lumbar, analítica sanguínea completa, mieolograma, ecoencefalograma, gammagrafía cerebral, tomografía computarizada y determinación de la glucosa, líquidos y electrólitos.

ACTUACIÓN DE LA ENFERMERA: Debe enfocarse la entrevista a la obtención de datos subjetivos. La enfermera examinará al paciente y recogerá los antecedentes oportunos y se hará cargo de la comprobación de los resultados de la analítica.

CRITERIOS IMPORTANTES: La evaluación neurológica cuidadosa supone una importante ayuda para el neurólogo a la hora de establecer el diagnóstico y el tratamiento correspondiente.

**NEUROLÓGICO, EXAMEN** *(neurologic examination)* Exa-

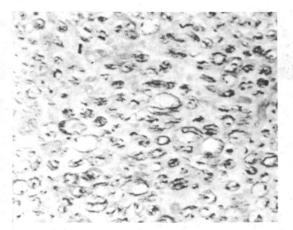

NEUROMA. Corte histológico transversal de un neuroma en proceso de tratamiento.

men sistemático del sistema nervioso, incluyendo una evaluación del estado mental, del funcionalismo de los pares craneales, la actividad sensorial y motora neuromuscular, los reflejos, la propiocepción y las funciones cerebelosas.

**NEURÓLOGO** (neurologist) Especialista en neurología.

**NEUROMA** (neuroma) Neoplasia benigna constituida por neuronas y fibras nerviosas que se desarrolla sobre un nervio. Puede ser muy blando o duro; su tamaño varía entre 1 y 15 o más cm. Suele haber dolor intermitente que irradia a la periferia del nervio afectado, pero en ocasiones el dolor puede ser continuo. Entre los distintos tipos cabe citar el acústico, quístico, falso, múltiple, mielínico, cutáneo, traumático y nevoide.

**-NEUROMA** Sufijo que significa «tumor constituido por células y fibras nerviosas»: angiomioneuroma, mioneuroma.

**NEUROMA ACÚSTICO** (acoustic neurinoma) V. **neurinoma acústico**.

**NEUROMA AMIELÍNICO** (amyelinic neuroma) Tumor que contiene sólo fibras nerviosas amielínicas.

**NEUROMA CUTÁNEO** (neuroma cutis) Neoplasia de la piel constituida por tejido nervioso y extremadamente sensible a los estímulos dolorosos.

**NEUROMA DE AMPUTACIÓN** (amputation neuroma) Forma de neuroma traumático que aparece cerca del muñón después de la amputación de una extremidad.

**NEUROMA FALSO** (false neuroma) **1.** Neoplasia que no contiene elementos nerviosos. **2.** Neuroma quístico.

**NEUROMA FASCICULAR** (fascicular neuroma) Neoplasia compuesta por fibras nerviosas mielinizadas. Denominado también **neuroma medulado**.

**NEUROMA GANGLIONAR** (ganglionar neuroma) Tumor compuesto por células nerviosas.

**NEUROMA MALIGNO** (malignant neuroma) V. **neurosarcoma**.

**NEUROMA MEDULADO** (medullated neuroma) V. **neuroma fascicular**.

**NEUROMA MIELÍNICO** (myelinic neuroma) Neuroma compuesto por fibras nerviosas mielinizadas.

**NEUROMA MÚLTIPLE** (multiple neuroma) V. **neuromatosis**.

**NEUROMA NEVOIDE** (nevoid neuroma) Tumor nervioso que contiene un gran número de pequeños vasos sanguíneos. Denominado también **neuroma telangiectodes**.

**NEUROMA PLANTAR** (plantar neuroma) Neuroma localizado en la planta del pie.

**NEUROMA PLEXIFORME** (plexiform neuroma) Neoplasia constituida por haces de nervios enroscados. V. también **Verneuil, neuroma de**.

**NEUROMA QUÍSTICO** (cystic neuroma) Neoplasia del tejido nervioso que ha degenerado y ha sufrido una transformación quística. Denominado también **neuroma falso**.

**NEUROMA TELANGIECTODES** (neuroma telangiectodes) V. **neuroma nevoide**.

**NEUROMA TRAUMÁTICO** (traumatic neuroma) Maraña de elementos nerviosos y tejido fibroso debida a la proliferación de las células de Schwann y fibroblastos a consecuencia de la lesión grave de un nervio.

**NEUROMA VERDADERO** (true neuroma) Cualquier neoplasia constituida por tejido nervioso.

**NEUROMATOSIS** (neuromatosis) Enfermedad neoplásica caracterizada por la presencia de numerosos neuromas. Denominada también **neuroma múltiple**. V. también **neurofibromatosis**.

**NEUROMIELITIS** (neuromyelitis) Inflamación de la medula espinal y nervios periféricos.

**NEUROMUSCULAR** (neuromuscular) Relativo a nervios y músculos.

**NEUROMUSCULAR, HUSO** (neuromuscular spindle) Cualquiera de los pequeños haces de delicadas fibras musculares rodeados por una cápsula donde terminan las fibras nerviosas sensoriales. Su longitud oscila entre 0,8 y 5 mm. Cada uno recibe cuatro fibras nerviosas mielinizadas que al perforar la cápsula pierden su vaina. Las fibras nerviosas finalizan en axones que abrazan a las fibras intrafusales con diversos engrosamientos o discos ovoideos en su extremo.

**NEUROMUSCULAR, TRANSMISIÓN** (neuromyal transmission) Paso del impulso nervioso desde una neurona motora a una fibra muscular a través de la unión mioneural.

**NEUROMUSCULAR, UNIÓN** (neuromuscular junction) Área de contacto entre el extremo de una larga fibra nerviosa mielinizada y una fibra de músculo esquelético. Denominada también **mioneural, unión**. V. también **mielina; nervio; placa motora**.

**NEURONA** (neuron, neurone) Célula básica del sistema nervioso. Contiene un núcleo y varias prolongaciones citoplásmicas. Se clasifican de acuerdo a la dirección en que dirigen sus impulsos y conforme al número de prolongaciones que poseen. Las neuronas sensoriales transmiten los impulsos nerviosos a la medula espinal y el cerebro. Las motoras llevan los impulsos desde el cerebro y la medula a los músculos y glándulas. Las neuronas multipolares poseen un axón y varias dendritas, caso de la mayoría de las presentes en el sistema nervioso central. Las bipolares, en menor número, sólo tienen un axón y una dendrita. Las unipolares son estructuras embrionarias originalmente bipolares; pero que han fundido axón y dendrita en una fibra única que, después de separarse del cuerpo celular, vuel-

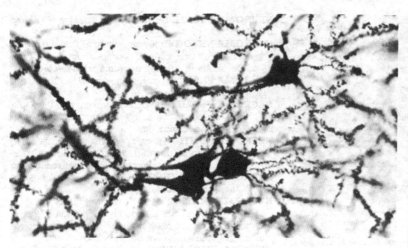

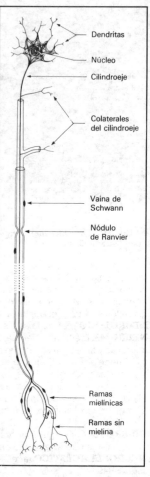

NEURONA. Arriba, vista al microscopio de neuronas piramidales de la corteza cerebral. Se distinguen perfectamente el cuerpo celular (en negro) y las prolongaciones neuríticas y dendríticas. A la derecha, esquema de una neurona motora somática. Debajo de estas líneas, detalle de la sección de una fibra nerviosa a nivel de la estrangulación de Ranvier (6): (1) neurita, (2) vaina mielínica, (3) cápsula de Schwann y (4) núcleo de la misma, (5) líquido intersticial, (7) y (8) vainas conectivas.

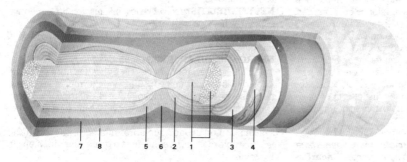

ve a bifurcarse en dos ramas. Su color es ligeramente grisáceo. Como conductoras de impulsos nerviosos, las neuronas funcionan de acuerdo a un proceso electroquímico en el que están implicados los iones de sodio y potasio y los cambios eléctricos de potencial del líquido intra y extracelular de la neurona.

**NEURONA MOTORA, MOTONEURONA** *(motor neuron, motoneuron)* Tipo de célula nerviosa que transmite impulsos desde el cerebro o desde la medula espinal hasta el tejido muscular o glandular. De acuerdo con su localización, las neuronas motoras pueden ser periféricas o centrales.

**NEURONITIS** *(neuronitis)* Inflamación de un nervio o célula nerviosa, especialmente las células de las raíces espinales.

**NEUROPATÍA** *(neuropathy)* Inflamación y degeneración de los nervios periféricos, como la que tiene lugar en la intoxicación por plomo.

**NEUROPATÍA HIPERTRÓFICA INTERSTICIAL** *(interstitial hipertrophic neuropathy)* V. **Dejerine-Sottas, enfermedad de**.

**NEUROPATÍA POR COMPRESIÓN** *(compression neuropathy)* Alteración de las raíces nerviosas o de los nervios periféricos por presión mecánica o traumatismo local que se caracteriza por parestesias, debilidad o parálisis. Los nervios que se ven afectados con mayor frecuencia son el cubital, radial o ciático poplíteo. Consultar la voz **neuritis**. V. también **parestesia**.

**NEUROPÁTICA DE LA ARTICULACIÓN, ENFERMEDAD** *(neuropathic joint disease)* Enfermedad crónica, progresiva y degenerativa de una o varias articulaciones, caracterizada por hinchazón, inestabilidad de la articulación, hemorragia, calor y cambios atróficos e hipertróficos en el hueso. Por lo general el dolor es menor de lo que cabría esperar a la luz de la apariencia de la articulación contemplada con rayos X. La enfermedad tiene su origen en desórdenes neurológicos subyacentes como la tabes dorsal de la sífilis, neuropatía diabética, lepra o ausencia congénita o depresión de la sensación de dolor. La identificación temprana de la enfermedad y la protección profiláctica de la articulación pueden evitar algunos daños posteriores. La reconstrucción quirúrgica no suele ser muy efectiva, ya que el grado de curación es bajo. La amputación es necesaria en ocasiones. Denominada también **Charcot, articulación de**.

**NEUROPLEJÍA** *(neuroplegia)* Parálisis nerviosa debida a enfermedad, lesión o efecto de drogas neurolépticas, administradas al objeto de provocar neuroleptoanalgesia o neuroleptoanestesia..

**NEUROPORO** *(neuropore)* Abertura en cada extremo del tubo neural durante el desarrollo embrionario. El cierre de tales aberturas conforme el tubo va creciendo suele ocurrir en un momento muy preciso, lo que permite marcar el paso del estadio XI al XII en la secuencia de desarrollo embrionario humano. Los neuroporos son el anterior y posterior. V. también **estadio; tubo neural, formación del**.

**NEUROPORO ANTERIOR** *(anterior neuropore)* Abertura del tubo neural primitivo en la parte anterior del prosencéfalo. Se cierra en el estadio de 20 somitas, lo que indica el final del horizonte XI en el mapa anatómico numérico del desarrollo embrionario humano. Consultar la voz **neuroporo posterior**. V. también **horizonte**.

**NEUROPORO POSTERIOR** *(posterior neuropore)* Abertura del extremo posterior del tubo neural del embrión. Se cierra aproximadamente en el estadio de 25 somitas. Consultar también la voz **neuroporo anterior**.

**NEUROPRAXIA** *(neuropraxia)* Lesión grave de un nervio con integridad del mismo, pero que no transmite impulsos.

**NEUROSARCOMA** *(neurosarcoma)* Neoplasia maligna constituida por tejido nervioso, conjuntivo y vascular. Denominado también **neuroma maligno**.

**NEUROSÍFILIS** *(neurosifilis)* Infección del SNC por microorganismos productores de sífilis, con invasión de meninges y sistema cerebrovascular. Si el cerebro se ve afectado, puede aparecer paresia general; si lo es la medula, el resultado puede ser la tabes dorsal. V. también **sífilis; Treponema pallidum**.

**NEUROSIS** *(neurosis)* **1.** Respuesta ineficaz a la ansiedad o los conflictos internos utilizando mecanismos defensivos inconscientes. **2.** Trastorno emocional distinto de la psicosis. V. también **neurótico, proceso; neurótico, trastorno**.

**NEUROSIS DE ANSIEDAD** *(anxiety neurosis)* Trastorno neurótico que se caracteriza por una ansiedad persistente. Los síntomas van desde una tensión crónica leve, con sensación de timidez, fatiga, aprensión e indecisión, hasta estados más intensos de inquietud e irritabilidad, que pueden llevar a actos agresivos o a desorientación. En los casos extremos, las alteraciones emocionales abrumadoras se acompañan de reacciones físicas, entre las que figuran temor, tensión muscular permanente, taquicardia, disnea, hipertensión, respiración profunda y sudoración abundante. Entre los signos físicos figuran cambios de coloración cutánea, náuseas, vómitos, diarrea, inquietud, inmovilidad, insomnio y variaciones del apetito, todos ellos sin causa orgánica subyacente. Estos síntomas de ansiedad pueden controlarse con medicamentos como los tranquilizantes, pero el tratamiento de elección es la psicoterapia, la cual, en ocasiones, cura la neurosis.

**NEUROSIS DE COMBATE** *(combat neurosis)* V. **fatiga de combate**.

**NEUROSIS DE CONVERSIÓN** *(conversion disorder)* Neurosis en la que los conflictos emocionales reprimidos se transforman en síntomas sensitivos, motores o viscerales, como ceguera, anestesia, hipoestesia, hiperestesia, parestesia, contracciones musculares involuntarias (temblores y tics), parálisis, afonía, mutismo, alucinaciones, catalepsia, sofocos y dificultad respiratoria; estas manifestaciones no tienen causa orgánica subyacente. El sujeto está convencido de que está enfermo, a pesar de lo cual no da ninguna importancia a sus síntomas. La causa de esta alteración puede ser un deseo, consciente o inconsciente, de evitar una situación desagradable o una responsabilidad no deseada, u obtener la simpatía ajena o algún otro beneficio derivado de la enfermedad. El tratamiento es la psicoterapia. Denominada también **conversión, reacción de; histeria de conversión**.

**NEUROSIS DEL CARÁCTER** *(character neurosis)* V. **carácter, trastorno del**.

**NEUROSIS FÓBICA** *(phobic neurosis)* V. **fobia**.

**NEUROSIS HIPOCONDRÍACA** *(hypochondriacal neurosis)* V. **hipocondría**.

**NEUROSIS HISTÉRICA** *(hysterical neurosis)* Forma de neurosis en la que la extrema excitabilidad y ansiedad que presenta el enfermo como consecuencia de un conflicto emocional subyacente se convierten en síntomas físicos sin que exista ninguna base orgánica, o en estados de alteración de la conciencia o la identidad. Tipos de neurosis histérica son la **neurosis de conversión** y el **disociativo, trastorno**.

**NEUROSIS OBSESIVO-COMPULSIVA** *(obsessive-compulsive neurosis)* Proceso neurótico caracterizado por la incapacidad de resistir o detener la intrusión de pensamientos o ideas persistentes, irracionales e incontrolables, o temores contrarios a la forma de ser de la persona. Suele aparecer después de la adolescencia, originándose temor, sentimientos de culpa y anticipación del castigo. El tratamiento se puede basar en psicoterapia para descubrir los temores básicos y para ayudar al enfermo a distinguir los peligros objetivos de los imaginados. Denominada también **psicastenia**.

**NEUROSIS PROFESIONAL** *(occupational neurosis)* Trastorno neurótico en el que se producen diferentes síntomas con el fin de evitar las actividades requeridas por el trabajo, como el calambre muscular en el escribiente. Los síntomas no están causados por el trabajo, sino que son expresión del conflicto neurótico.

**NEUROSIS TRAUMÁTICA** *(compensation neurosis)* Proceso inconsciente que prolonga los síntomas de una lesión o enfermedad para obtener una indemnización. Denominada también neurosis de indemnización o neurosis de reivindicación. Consultar la voz **simulación**.

**NEUROTENDINOSO, HUSO** *(neurotendinous spinle)* Cápsula que contiene fibras tendinosas alargadas. Se localiza sobre todo cerca de las uniones de tendones y músculos. Lo perforan una o más fibras nerviosas, tras lo cual pierden sus vainas medulares, mientras que los axones se subdividen y van a terminar entre las fibras tendinosas en forma de discos irregulares o varicosidades. Denominado también **Golgi, órgano de**.

**NEURÓTICA, ENFERMEDAD** *(neurotic illnes)* V. **neurótico, trastorno**.

**-NEURÓTICO** *(-neurotic)* **1.** Sufijo que significa «relativo a una situación anómala de los nervios»: *angioneurótico, apo-neurótico, vasoneurótico.* **2.** Sufijo que significa «relativo a la neurosis»: *hiperneurótico, psiconeurótico.*

**NEURÓTICO** *(neurotic)* **1.** Relativo a la neurosis o a un trastorno neurótico. **2.** Persona afectada de neurosis. **3.** Persona emocionalmente inestable.

**NEURÓTICO, PROCESO** *(neurotic process)* (Psicología). Proceso en que los conflictos inconscientes conducen a la vivencia consciente de ansiedad. Frente a ella aparecen mecanismos defensivos, disturbios de la personalidad y síntomas neuróticos.

**NEURÓTICO, TRASTORNO** *(neurotic disorder)* Trastorno mental caracterizado por cansancio mental, alteraciones de la personalidad, estado intenso de ansiedad, pensamientos obsesivos y actos compulsivos, que produce sentimientos de sufrimiento y angustia desproporcionados a la realidad de la situación. Aunque pueden comprometerse seriamente las aptitudes mentales del individuo afectado, por lo general se conserva la percepción de la realidad, aunque distorsionada, y el comportamiento y actitudes sociales permanecen dentro de unos límites aceptables. No existe sustrato orgánico que la justifique. Es de larga duración, no debe considerarse como una reacción pasajera al estrés y puede requerir tratamiento. Algunos tipos de trastornos neuróticos son la **neurosis de ansiedad; neurosis obsesiva-compulsiva; psicosexual, trastorno; psicosomática, enfermedad.** V. también **neurosis; neurótico, proceso.**

**NEUROTÓXICO** *(neurotoxic)* Agente que posee un efecto tóxico sobre los nervios y células nerviosas, como la ingestión de plomo sobre los nervios periféricos.

**NEUROTOXINA** *(neurotoxin)* Toxina que actúa directamente sobre los tejidos del SNC, desplazándose a lo largo de los axones de los nervios motores del cerebro. Es segregada por determinados moluscos, peces y serpientes. Puede ser producida por algunas bacterias o ser el producto de desintegración de aquéllas.

**NEUROTRANSMISOR** *(neurotransmitter)* Sustancia química que modifica o provoca impulsos nerviosos en una sinapsis. Son liberados por la estructura presináptica «saltando» hasta la neurona postsináptica. Cada vesícula sináptica almacena unas 10.000 moléculas de neurotransmisor. Cuando el impulso nervioso llega a la región postsináptica se liberan cientos de moléculas que se unen a los receptores específicos de la sinapsis. Se produce entonces una difusión de potasio y sodio que genera un cambio en el potencial de acción de membrana. Los neurotransmisores estimuladores disminuyen la negatividad de los potenciales de la membrana postsináptica, mientras que los inhibidores aumentan tales potenciales. Entre los diversos tipos figuran la **acetilcolina; gamma-aminobutírico, ácido; norepinefrina.**

**NEURULA** *(neurula)* Embrión que se halla en una fase temprana del desarrollo, cuando el sistema nervioso empieza a diferenciarse. Representa un tercer estadio del desarrollo embrionario, consecutivo a los de mórula y blastocisto en el hombre y animales superiores, y el de blástula y gástrula en animales inferiores. Tiene lugar en el hombre unos 19 a 26 días después de la concepción.

**NEURULACIÓN** *(neurulation)* Desarrollo de la placa neu-

ral y el proceso consecutivo al cierre de la misma originando el tubo neural durante el desarrollo embrionario. V. también **tubo neural, formación del.**

**NEUTRALIZACIÓN** *(neutralization)* Reacción en la cual se combinan un ácido y una base para producir una solución que no es ni ácida ni básica. Los productos usuales de neutralización son la sal y el agua.

**NEUTRO** *(neutral)* **1.** Situación equidistante de dos propiedades o cualidades. **2.** (Electricidad). Estado en el que no existe carga positiva ni negativa. **3.** (Química). Sustancia que no presenta características de alcalinidad ni acidez. V. también **ácido; base; pH.**

**NEUTRÓFILO** *(neutrophil)* Leucocito polimorfonuclear que se tiñe con facilidad con colorantes neutros. Su núcleo, que se tiñe de azul oscuro, contiene de tres a cinco lóbulos conectados por delgados filamentos de cromatina; su citoplasma contiene finos gránulos apenas visibles. Son los leucocitos circulantes, esenciales para la realización de la fagocitosis y proteolisis, procesos en los que se eliminan y destruyen las bacterias, restos celulares y partículas sólidas. Su aumento es la forma más frecuente de leucocitosis y puede ser el resultado de un gran número de fenómenos patológicos, como infección aguda, intoxicación, hemorragia y enfermedad neoplásica maligna. V. también **basófilo; eosinófilo; granulocito; leucocito polimorfonuclear.**

**NEUTRÓN** *(neutron)* (Física). Partícula elemental que forma parte de los núcleos de todos los elementos, excepto el hidrógeno. No tiene carga eléctrica y es aproximadamente del mismo tamaño que el protón.

**NEUTRONES, ANÁLISIS POR ACTIVACIÓN CON** *(neutron activation analysis)* Análisis de los elementos de una muestra mediante la exposición de ésta a irradiación con neutrones para convertir gran parte de los elementos en una forma radiactiva en la que se puedan identificar por medición de sus emisiones de radiación. El método es aplicable, con limitaciones, a estudios en el hombre y en animales.

**NEUTROPENIA** *(neutropenia)* Disminución anormal del número de neutrófilos en la sangre. La disminución puede ser relativa o absoluta. Se relaciona con leucemia aguda, infección, artritis reumatoide, deficiencia de vitamina $B_{12}$ y esplenomegalia crónica. Consultar la voz **leucopenia.** V. también **neutrófilo.**

**NEVUS** *(nevus)* Mancha cutánea pigmentada y congénita que suele ser benigna, si bien, en raras ocasiones, puede malignizarse. Un cambio en el color, tamaño o textura, o una hemorragia o picor en un nevus requiere investigación. Denominado también **lunar.** V. también **nevus azul; nevus de la unión; nevus flammeus.**

**NEVUS AZUL** *(blue nevus)* Nódulo cutáneo de color azul acero, claramente circunscrito y por lo general benigno, con un diámetro comprendido entre 2 y 7 mm. Asienta en la cara o en las extremidades superiores, crece muy lentamente y persiste durante toda la vida del sujeto. El nevus azul nodular que se encuentra en las nalgas o en la región sacrococcígea se maligniza en algún caso. Ante cualquier cambio brusco en el tamaño de estas formaciones, hay que solicitar urgentemente asistencia quirúrgica con toma de biopsia. El color oscuro se debe a la presencia

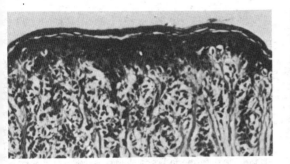

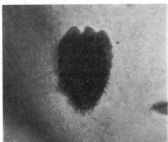

NEVUS. Nevus flammeus congénito de carácter benigno en la piel de la cara. A la izquierda, corte histológico de nevus dermoepidérmico en el que se pueden apreciar los nódulos de células névicas.

de melanocitos grandes, densamente confluentes en la profundidad de la dermis del nevus. Consultar la voz **melanoma**.

**NEVUS DE LA UNIÓN** *(junction nevus)* Mancha cutánea marrón, sin pelos, lisa o ligeramente elevada, que tiene su origen en las células pigmentadas de la unión dermoepidérmica. Puede darse en cualquier parte de la superficie corporal. Todos los de las palmas de las manos y plantas de los pies, así como los de la primera infancia, son de este tipo. La malignización puede evidenciarse por aumento de tamaño, dureza u oscurecimiento, hemorragia o por aparición de decoloración satélite a su alrededor. Se deben extirpar los que presenten estos cambios y los localizados en zonas expuestas a traumatismos.

**NEVUS FLAMMEUS** *(nevus flammeus)* Hemangioma capilar plano que existe ya en el momento del nacimiento y que varía en color desde el rojo pálido al púrpura intenso. Se localiza con mayor frecuencia en el occipucio y rara vez causa problemas. Si asienta en otra parte del cuerpo, tiende a ser de color más oscuro y, a diferencia de las lesiones en el cuero cabelludo, no regresa espontáneamente. Se dan con mayor frecuencia en la cara. La intensidad del color depende de si están afectados los vasos dérmicos superficiales, intermedios o profundos. En la cara, la lesión se mantiene y desarrolla una superficie nodular verrugosa gruesa. Suele ser unilateral y sigue la distribución de un nervio cutáneo. Se sospecha la presencia de un síndrome de Sturge-Weber cuando la lesión se localiza en la mitad de la cara. El tratamiento no suele ser satisfactorio. Se utilizan cremas cosméticas para cubrir la lesión y, en ocasiones, se practica electrodisección o crioterapia, en especial, para mejorar la apariencia de superficie verrugosa. El tratamiento con láser resulta prometedor, pero en la actualidad no pasa de ser meramente experimental.

**NEVUS TELANGIECTÁSICO** *(telangiectatic nevus)* Estado de la piel frecuente en los recién nacidos, caracterizado por la presencia de zonas de dilatación capilar con intensa coloración rosada en el cuello, por debajo del occipucio, por encima de las cejas y en el puente de la nariz. Hacia los dos o tres años desaparecen definitivamente. Denominado también **nevus flammeus**.

**NEZELOF, SÍNDROME DE** *(Nezelof's syndrome)* Proceso anormal caracterizado por ausencia de función de las células T, deficiente función de las B, niveles de inmunoglobulinas totalmente normales y producción de anticuerpos escasa o no específica. La causa es desconocida. Afecta tanto a los varones como a las hembras de una mis-

ma familia, lo que indica la posibilidad de un trastorno genético transmitido como un carácter autosómico recesivo, pero no todos los individuos que padecen esta enfermedad tienen historia familiar positiva. Puede estar causado por una disfunción citogénica de las células con capacidad de diferenciarse en otros tipos celulares, lo que da lugar a deficiencias de las células T y B. Otra teoría supone que el trastorno está causado por un deficiente desarrollo del timo y la consiguiente inhibición del desarrollo de células T. Por último, también se afirma que la enfermedad resulta del fallo en la producción o secreción de factores humorales tímicos, en especial la timosina.

OBSERVACIONES: Causa infecciones progresivamente graves, recurrentes y, con el tiempo, fatales. Los signos que suelen aparecer en lactantes o niños hasta los cuatro años de edad comprenden la neumonía recidivante, otitis media, infecciones micóticas crónicas, infecciones del tracto respiratorio superior, diarrea y hepatosplenomegalia. También puede haber hipertrofia de ganglios linfáticos y de las amígdalas. Estas estructuras también pueden estar totalmente ausentes en lactantes afectados por la enfermedad. Los enfermos pueden desarrolllar asimismo tendencia a la producción de neoplasias malignas. La infección puede causar sepsis, que es la causa común de muerte. Síntomas que también suelen sugerir el síndrome son la pérdida de peso y la falta de apetito. La evidencia diagnóstica definitiva comprende el defecto en la inmunidad de células T y B, a pesar de un número normal de células B circulantes, un aumento moderado o alto en el número de células T, una deficiencia o aumento en una o más inmunoglobulinas, una prueba de Schick no reactiva después de inmunización con DTP, una reducida o ausente reacción de anticuerpos después de inmunización con un antígeno específico, imagen del timo no visible en la radiografía de tórax, zonas timo-dependientes con estructura linfoide anormal y una disminución en el número de linfocitos en la sangre.

ACTUACIÓN: El tratamiento inicial de apoyo puede comprender inyecciones mensuales de gammaglobulina o infusiones de plasma fresco y el intenso uso de antibióticos para luchar contra la infección. Las infusiones de plasma son especialmente beneficiosas si el enfermo no puede producir inmunoglobulinas específicas. El trasplante de timo fetal a menudo puede restablecer temporalmente la función inmunitaria mediada por células, relacionada con las células T. Se requieren trasplantes repetidos para mantener la inmunidad. La inmunidad mediada por células puede ser restablecida sólo en parte con tratamiento con factor transfer o inyecciones repetidas de timosina. Se han utilizado trasplantes de medula ósea histocompatible, pero es incompleta la valoración efectiva de este método.

ACTUACIÓN DE LA ENFERMERA: La función de la enfermera en el tratamiento es esencialmente de apoyo. La zona donde se inyecta la gammaglobulina, una masa muscular grande, se amasa después de la inyección, y se van rotando los puntos de inyección para evitar daño en los tejidos. En este sentido, dosis mayores de 1,5 ml se dividen en más de un punto de inyección.

**Ni** *(Ni)* Símbolo químico del **níquel**.

**NIACINA** *(niacin)* Vitamina del complejo B, blanca, cristalina e hidrosoluble que suele estar presente en diferentes plantas y tejidos animales como nicotinamida. Actúa como un coenzima necesario para la descomposición y utilización de todos los nutrientes principales y es esencial para la piel, el normal funcionamiento del tracto gastrointestinal, el mantenimiento del sistema nervioso y la síntesis de las hormonas sexuales. También puede ser efectiva en la mejoría de la circulación y en la reducción de los niveles elevados de colesterol en sangre. Alimentos ricos tanto en niacina como en su precursor el triptófano, son: carnes, aves, pescado, hígado, riñón, huevos, nueces, cacahuetes, mantequilla, levadura de cerveza y trigo. Los síntomas de deficiencia comprenden debilidad muscular, astenia, pérdida del apetito, diferentes erupciones cutáneas, halitosis, estomatitis, insomnio, irritabilidad, náuseas, vómitos, cefaleas recidivantes, encías frágiles, tensión y depresión. La deficiencia grave da lugar a pelagra. La vitamina no se almacena en el organismo y se elimina cualquier exceso de ingestión con la dieta. Denominada también **nicotínico, ácido**. V. también **pelagra**.

**NIACINAMIDA** *(niacinamide)* Vitamina del complejo B. Estrechamente relacionada con la niacina, pero sin acción vasodilatadora. Denominada también **nicotinamida.**

**NICOTINA** *(nicotine)* Sustancia incolora, de acción tóxica rápida, que se encuentra en el tabaco y es una de las principales responsables de sus efectos nocivos. Se emplea en agricultura como insecticida y en veterinaria como parasiticida. Su ingestión en gran cantidad provoca salivación, náuseas, vómitos, diarrea, dolor de cabeza, vértigo, disminución de la frecuencia cardiaca y, en los casos agudos, parálisis de los músculos respiratorios. El tratamiento comprende la práctica de lavado gástrico con una solución débil de permanganato potásico, seguido de la administración de carbón activado y la institución, si es necesario, de ventilación artificial y administración de oxígeno. Para controlar las convulsiones se utiliza fenobarbital, para la hipotensión, efedrina, y para los síntomas viscerales, agentes bloqueantes del sistema vegetativo.

**NICOTINA, INTOXICACIÓN POR** *(nicotine poisoning)* Estado tóxico debido a la ingestión de nicotina. Se caracteriza por la estimulación del sistema nervioso central y vegetativo, produciéndose posteriormente la depresión de ambos sistemas. En los casos de desenlace fatal, la muerte tiene lugar por insuficiencia respiratoria.

**NICOTINAMIDA** *(nicotinamide)* V. **niacinamida**.

**NICOTÍNICO, ÁCIDO** *(nicotinic acid)* V. **niacina**.

**NICOTINÍLICO, ALCOHOL** *(nicotinyl alcohol)* Alcohol que, en forma de tartrato, se emplea como vasodilatador en el tratamiento de la insuficiencia vascular periférica, espasmos vasculares, úlceras varicosas y de decúbito, sabañones, síndrome de Ménière y vértigos.

**NICTALOPÍA** *(nyctalopia)* Visión imperfecta durante la noche o con luz escasa. Se asocia con deficiencia de vitamina A y degeneración pigmentaria de la retina. Denominada también **ceguera noctura**.

**NICTOFOBIA** *(nyctophobia)* Reacción de ansiedad caracterizada por un temor irracional y obsesivo a la oscuridad.

**NICTURIA** *(nocturia)* Emisión de orina más frecuente durante la noche que durante el día. Aunque puede ser un síntoma de enfermedad renal, suele darse en ausencia de enfermedad en personas que beben excesivas cantidades de líquido, en especial alcohol o café, antes de acostarse, o en aquellos afectados de enfermedad prostática. Puede presentarse en enfermos de edad con exceso de líquidos, que son movilizados durante la noche debido a la posición de decúbito. Consultar la voz **eneuresis**.

**NIDO** *(nidus)* Punto de origen, foco o núcleo de un proceso patológico.

**NIEBLA** *(nebula)* **1.** Ligera opacidad corneal que raramente impide la visión y que sólo puede apreciarse mediante iluminación oblicua. **2.** Turbidez de la orina. **3.** Solución oleosa que se aplica con nebulizador.

**NIEMANN-PICK, ENFERMEDAD DE** *(Niemann-Pick disease)* Trastorno hereditario del metabolismo lipídico en el que se produce un acúmulo de esfingomielina en la médula ósea, bazo y ganglios linfáticos. Comienza en la infancia o en la niñez y se caracteriza por aumento del tamaño del hígado y bazo, anemia, adenopatías y deterioro mental y físico. No existe tratamiento eficaz contra ella, y los niños afectos suelen fallecer transcurridos unos años desde la aparición de los síntomas.

**NIFEDIPINO** *(nifedipine)* Bloqueante de los canales del calcio.

INDICACIONES: Angina vasoespástica y angina de esfuerzo.

CONTRAINDICACIONES: Hipersensibilidad al fármaco.

EFECTOS SECUNDARIOS: Hipotensión, edemas, palpitaciones.

**NIGHTINGALE, FLORENCE** *(Nightingale, Florence)* (1820-1910) Fundadora de la enfermería moderna. Tras un limitado tiempo de formación en enfermería, en 1853 se convirtió en superintendente de un hospital de Londres. Su éxito en la reorganización del mismo hizo que el gobierno inglés solicitara sus servicios para una misión en Crimea, donde los británicos estaban en guerra con Rusia. Llegó, junto con 38 enfermeras y se encontraron con 5.000 heridos que carecían de alimentos, de condiciones higiénicas adecuadas y de material sanitario. Trabajando muchas horas en los pabellones hospitalarios y enviando cartas a Inglaterra, consiguió que el gobierno actuara y obtuvo dinero y material para poner orden al caos existente. Tras su vuelta a Londres, en 1856, fundó una escuela de formación de enfermeras en el St. Thomas' Hospital, cuyas graduadas se convirtieron en supervisoras de los hospitales más importantes de Gran Bretaña. El Compromiso Nightingale resume sus ideales y ha inspirado a miles de enfermeras.

**NIKETAMIDA** *(nikethamide)* Estimulante del sistema nervioso central.
INDICACIONES: Depresión de los sistemas nervioso central y respiratorio.
CONTRAINDICACIONES: Hipersensibilidad conocida al medicamento.
EFECTOS SECUNDARIOS: Entre los más graves a altas dosis figuran la taquicardia, hipertensión, espasmo muscular y convulsiones. Ardor y picor.

**NIKOLSKY, SIGNO DE** *(Nikolsky's sign)* Fácil separación de la epidermis de la capa celular basal por fricción de áreas cutáneas en apariencia normales. Se da en el pénfigo y en algunas otras enfermedades vesiculosas.

**NILIDRINA, CLORHIDRATO DE** *(nylidrin hydrochloride)* Vasodilatador periférico.
INDICACIONES: Enfermedad vascular periférica y trastornos circulatorios del oído interno.
CONTRAINDICACIONES: Cardiopatía aguda, taquicardia paroxística, tirotoxicosis, angina de pecho progresiva o hipersensibilidad conocida al medicamento.
EFECTOS SECUNDARIOS: El más grave es la hipotensión, con mareos, taquicardia, náuseas y debilidad.

**NINFÓMANA** *(nymphomaniac)* Mujer que presenta las características de la ninfomanía.

**NINFOMANÍA** *(nymphomania)* Trastorno psicosexual de la mujer caracterizado por un deseo insaciable de satisfacción sexual. Suele ser consecuencia de un conflicto no conocido que concierne a la personalidad de la enferma. Consultar la voz **satiriasis.** V. también **psicosexual, trastorno.**

**NIÑO** *(child)* Persona joven de cualquier sexo en el período comprendido entre el nacimiento y la adolescencia.

**NIÑO A TÉRMINO** *(term infant)* Dícese del niño que nace entre el final de la semana 37 y el principio de la 43 de la gestación, con independencia de su peso al nacer. Suelen medir de 48 a 53 cm, de cabeza a talón, y su peso oscila entre 2.700 y 4 kg. También denominado **feto a término.**

**NIÑO AZUL** *(blue baby)* Recién nacido que presenta desde el momento del nacimiento cianosis producida por una cardiopatía congénita, como transposición de los grandes vasos o tetralogía de Fallot, o por expansión incompleta de los pulmones (atelectasia congénita). La tetralogía de Fallot es la cardiopatía congénita más frecuente y se caracteriza por la existencia de una comunicación interventricular importante, estenosis pulmonar, hipertrofia del ventrículo derecho y acabalgamiento de la aorta. Los efectos de esta malformación guardan relación con el tamaño de la comunicación. Los niños afectos de esta cardiopatía suelen ponerse en cuclillas para combatir su disnea. En la transposición de los grandes vasos, la aorta se origina en el ventrículo derecho y la arteria pulmonar en el ventrículo izquierdo, de tal forma que existen dos vías paralelas e independientes de circulación y la sangre no se oxigena. Las cardiopatías cianóticas se diagnostican por

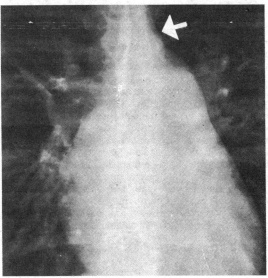

NIÑO AZUL. Arriba, la prominencia de la aorta (flecha) indica el defecto del tabique interauricular y la posibilidad de una cardiopatía congénita. Abajo: esquemas de la transposición de los grandes vasos, defecto del *ostium primum* combinado con insuficiencia mitral, y comunicación interventricular.

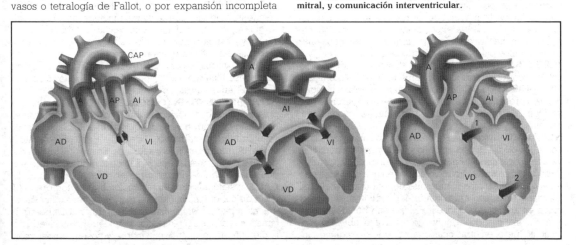

cateterismo cardiaco, angiocardiografía o ecocardiografía y se corrigen mediante cirugía, preferiblemente en la primera infancia. V. también **cardiopatía congénita; Fallot, tetralogía de**.

**NIÑO, MALTRATO Y ABUSO DEL** *(child abuse)* Maltrato físico, sexual o emocional de un niño que puede ser manifiesto o encubierto y que suele determinar lesiones físicas o psíquicas permanentes, trastornos mentales y en algunos casos la muerte. Se da sobre todo con niños de menos de 3 años de edad y responde a múltiples factores de naturaleza compleja que afectan tanto a los padres como al propio niño y entre los que destacan diversas circunstancias ambientales como las condiciones socioeconómicas deprimidas, el escaso apoyo físico y emocional de la familia y cualquier cambio o crisis vital importante, especialmente los debidos a fracasos matrimoniales. Los padres que presentan mayor riesgo de abuso de sus hijos se caracterizan por ciertos trastornos psicológicos, como sensación de insatisfacción, dificultad en las relaciones interpersonales, expectativas poco realistas con respecto a sus hijos e infancia desgraciada. Los factores predisponentes en el propio niño son su nivel de actividad, el orden de su nacimiento entre los hermanos, su sensibilidad con respecto a las necesidades de los padres y la necesidad de una atención especial como consecuencia de alguna enfermedad, anomalía o nacimiento prematuro. La identificación de este tipo de niños es una responsabilidad fundamental de toda persona que trabaje en el campo de la sanidad. La observación de marcas físicas en el cuerpo del niño tales como quemaduras, hematomas, cicatrices y signos de distrés emocional, así como un desarrollo y crecimiento insuficientes, son signos frecuentes de abandono o abuso.

**NIOBIO (Nb)** *(niobium. [Nb])* Elemento metálico gris plateado. Su número atómico es 41 y su peso atómico, 92,906. Denominado antiguamente **columbio**.

**NÍQUEL (Ni)** *(nickel. [Ni])* Elemento metálico blanco plateado. Su número atómico es 28 y su peso atómico, 58,71. Produce alergia en un gran número de personas: los casos de dermatitis alérgica de contacto a que da lugar suponen una proporción más elevada que todos los demás metales juntos. La mayoría de los mismos se producen como consecuencia de la exposición a joyas, monedas, hebillas y broches. El carbonilo de níquel, puede ocasionar graves daños pulmonares cuando se inhala.

**NIRIDAZOL** *(niridazole)* Antiesquistosomiásico disponible sólo en centros dedicados al control de la esquistosomiasis.

**NISSL, CUERPOS DE** *(Nissl body)* Grandes estructuras granulares presentes en el citoplasma de las neuronas que se tiñen con colorantes básicos y contienen ribonucleoproteína.

**NISTAGMO** *(nystagmus)* Movimiento involuntario y rítmico de los ojos. Las oscilaciones pueden ser horizontales, verticales, rotatorias o mixtas. El nistagmo rítmico, caracterizado por movimientos más rápidos en una dirección que en la opuesta, es más común que el pendular, en el cual las oscilaciones son aproximadamente de la misma velocidad en ambas direcciones. El nistagmo rítmico sucede normalmente cuando un individuo observa un objeto en movimiento, pero, en otras ocasiones, puede ser signo de in-

toxicación por barbitúricos o de enfermedad vascular o neurológica laberíntico-vestibular. El nistagmo laberíntico-vestibular, que suele ser rotatorio, se acompaña habitualmente de vértigos y náuseas. El vertical se considera patognomónico de enfermedad del tallo cerebral, y constituye un signo de esclerosis múltiple cuando sólo se produce en la abducción del ojo. El nistagmo de vaivén, en el que uno de los ojos se desplaza hacia arriba y el otro hacia abajo, se puede observar en la hemianopsia bilateral. El pendular se produce en el albinismo, en diferentes enfermedades de la retina y en los mineros después de muchos años de trabajo en la oscuridad; en estos últimos, los movimientos del ojo son muy rápidos, aumentan cuando se dirige la mirada hacia arriba y se suelen asociar con vértigos, temblor de la cabeza y fotofobia. La electronistagmografía, utilizada en el diagnóstico de enfermedad vestibular y en la valoración de enfermos con vértigos, pérdida de audición o tinnitus, registra cambios en el campo eléctrico alrededor de los ojos cuando se induce nistagmo al irrigar con agua fría o caliente el canal auditivo externo; esta prueba produce nistagmo en las personas normales y no lo produce o está disminuido en enfermos con afectación del laberinto. Denominado también **nistaxis**.

**NISTAGMO PENDULAR** *(pendular nystagmus)* Movimiento involuntario ondulante del globo ocular.

**NISTATINA** *(nystatin)* Antibiótico antifúngico.

INDICACIONES: Infecciones micóticas del tracto gastrointestinal, vagina y piel.

CONTRAINDICACIONES: Hipersensibilidad conocida al medicamento.

EFECTOS SECUNDARIOS: No se conocen reacciones graves; pueden producirse trastorno gastrointestinal y reacciones cutáneas, leves en ambos casos.

**NITRATO DE PLATA** *(silver nitrate)* Antiinfeccioso tópico. En solución al 1% sirve para prevención de la oftalmia gonocócica en el recién nacido.

**NÍTRICO, ÁCIDO** *(nitric acid)* Líquido incoloro y muy corrosivo que puede desprender vapores sofocantes de dióxido de nitrógeno cuando se expone al aire. Vestigios de ácido nítrico se encuentran en el agua de lluvia durante una tormenta. Preparado comercialmente, es un poderoso agente oxidante que se utiliza en fotograbación y metalurgia, en la fabricación de explosivos, fertilizantes, colorantes y medicamentos, y, en ocasiones, como agente cauterizante para la extirpación de verrugas.

**NITRITO** *(nitrite)* Éster o sal de ácido nítrico que se utiliza como vasodilatador y antiespasmódico. Entre los más utilizados están los nitritos de amilo, etilo, potásico y sódico.

**NITROBENCENO, INTOXICACIÓN POR** *(nitrobenzene poisoning)* Proceso tóxico causado por la absorción en el organismo de nitrobenceno, líquido amarillo claro, aceitoso, utilizado en la fabricación de anilina, tintes de zapatos, jabón, perfume y aromas artificiales. Es muy tóxico, en especial sus vapores. La exposición en la industria suele ser por inhalación de vapores o por absorción a través de la piel. Los síntomas de la intoxicación aguda comprenden dolor de cabeza, somnolencia, náuseas, ataxia, cianosis y, en casos extremos, insuficiencia respiratoria. Deben quitarse los vestidos contaminados y proceder a un lavado de la piel, en primer lugar con vinagre y posteriormente con agua y jabón. Pueden ser necesarios la administración de oxígeno, la transfusión de sangre y, en casos graves, hemodiálisis. La ingestión se trata con lavado gástrico con ácido acético débil seguido por la administración de petrolato, un catártico salino, oxígeno y, si es necesario, transfusión de sangre. La exposición crónica puede originar dolor de cabeza, fatiga, pérdida del apetito y anemia.

**NITROFURANO** (*nitrofuran*) Componente de un grupo de agentes antimicrobianos sintéticos utilizado para el tratamiento de las infecciones causadas por protozoos o por determinadas bacterias grampositivas o gramnegativas. No se conoce el mecanismo exacto por el que los nitrofuranos ejercen su acción antimicrobiana. Tres de estos agentes son de utilización común. La nitrofurazona se usa por vía tópica para el tratamiento de heridas e infecciones superficiales, en especial en quemaduras. No se observa toxicidad sistémica cuando se administra por vía tópica, aunque se pueden producir reacciones cutáneas alérgicas. La furazolidona se emplea para el tratamiento de la diarrea y enteritis bacteriana y protozoaria. La nitrofurantoína se utiliza para el tratamiento de las infecciones del tracto urinario causadas por *Escherichia coli* y otros patógenos entéricos de las vías urinarias. La administración sistémica de los nitrofuranos produce gran cantidad de efectos secundarios, siendo los más comunes las náuseas y la diarrea. Los efectos secundarios graves comprenden polineuropatías y numerosas reacciones de hipersensibilidad, como neumonitis y discrasias sanguíneas. Pueden causar anemia hemolítica en personas con deficiencia de glucosa-6-fosfato dehidrogenasa.

**NITROFURANTOÍNA** (*nitrofurantoine*) Antibacteriano urinario.
INDICACIONES: Determinadas infecciones del tracto urinario.
CONTRAINDICACIONES: Disfunción renal o hipersensibilidad conocida al medicamento. No se debe administrar a niños de edades inferiores a un mes o a mujeres embarazadas o en período de lactación.
EFECTOS SECUNDARIOS: Entre los más importantes se encuentran la neumonitis por hipersensibilidad, que puede evolucionar a fibrosis, neurotoxicidad y anemia hemolítica en personas con deficiencia de glucosa-6-fosfato-dehidrogenasa. Son frecuentes las alteraciones gastrointestinales y la fiebre.

**NITROFURAZONA** (*nitrofurazone*) Antibacteriano tópico.
INDICACIONES: En la profilaxis y tratamiento de la infección en quemaduras de segundo y tercer grado y en las infecciones de piel y mucosas.
CONTRAINDICACIONES: Hipersensibilidad conocida al medicamento.
EFECTOS SECUNDARIOS: Entre los más importantes se encuentran las reacciones alérgicas graves y las sobreinfecciones.

**NITRÓGENO (N)** (*nitrogen [N]*) Elemento gaseoso cuyo número atómico es 7 y su peso atómico, 14,008. Constituye alrededor del 78 % del contenido gaseoso de la atmósfera, entra en la composición de todas las proteínas y es componente principal de la mayoría de las sustancias orgánicas. Se encuentra en compuestos minerales, como el nitrato de Chile, y es el decimoséptimo elemento más abundante en

la corteza terrestre. Los compuestos de nitrógeno son constituyentes esenciales de todos los organismos vivos, proteínas y ácidos nucleicos. Forma una serie de óxidos y ácidos oxidados, el más importante de los cuales es el ácido nítrico. También se une con el hidrógeno y con elementos metálicos para formar amoníaco y nitratos respectivamente. Es esencial para la síntesis de las proteínas que el organismo necesita. En la naturaleza, sigue un ciclo que comienza en su estado como gas atmosférico. Pasa después al interior de las bacterias fijadoras de nitrógeno, a las plantas, a los animales y al hombre, y por los desechos nitrogenados excretados, como la urea, se deposita en el suelo, donde las bacterias desnitrificantes destruyen los compuestos nitrogenados y liberan nitrógeno gaseoso. En un período de 24 horas y en una persona sana, el nitrógeno excretado por la orina, heces y perspiración, junto con el retenido en las estructuras dérmicas, como la piel y el pelo, iguala al nitrógeno consumido con la alimentación. El proceso del metabolismo proteico influye en este equilibrio. Así, cuando el catabolismo proteico excede al anabolismo, la cantidad de nitrógeno eliminado con la orina supera al nitrógeno ingerido con la alimentación, lo que produce un balance negativo o un estado de desgaste de los tejidos. Un balance positivo se produce en el organismo cuando el nitrógeno ingerido con los alimentos es superior al eliminado por la orina. Los procesos que suelen asociarse con un balance de nitrógeno positivo son aquellos en los que el anabolismo proteico es más rápido que el catabolismo, como en procesos asociados con el crecimiento, embarazo y convalecencia de enfermedades con desgaste de los tejidos. El nitrógeno es un componente del óxido nitroso o gas hilarante, que, en ocasiones, se utiliza como anestésico. El óxido nitroso es un gas incoloro, no inflamable y de gusto dulzón. Si en una anestesia se inspira una mezcla de óxido nitroso y oxígeno, durante la primera hora se pueden eliminar 3 l de nitrógeno de los pulmones y de los tejidos. Si se desea conseguir concentraciones elevadas de oxígeno y óxido nitroso, se toman las debidas precauciones para dar salida al nitrógeno del circuito del respirador. El óxido nitroso actúa con rapidez y permite una pronta recuperación de la anestesia, pero no se considera útil para cirugía prolongada o para la que requiere una relajación muscular profunda. Se debe administrar con oxígeno o aire para prevenir la anoxia. El nitrógeno es también un componente del dióxido de nitrógeno, que es irritante para los pulmones y puede producir edema pulmonar. El dióxido de nitrógeno se puede liberar del forraje conservado en silos y producir síntomas de daño pulmonar en el personal que trabaja en los mismos. Algunos estudios indican que se producen variaciones medibles en la función pulmonar cuando personas sanas se exponen a concentraciones de dióxido de nitrógeno de 2 a 3 partes por millón. El nitrógeno también es componente de los ácidos nítrico y nitroso. Los nitratos orgánicos o ésteres polialcohólicos del ácido nítrico, como la nitroglicerina, y los nitritos orgánicos o ésteres del ácido nítrico, como el nitrito de amilo, son vasodilatadores efectivos, utilizados a menudo en el tratamiento de la angina de pecho, si bien no se conoce todavía con exactitud su mecanismo de acción.

**NITRÓGENO, FIJACIÓN DE** (*nitrogen fixation*) Proceso

por el cual el nitrógeno libre en la atmósfera se transforma por medios biológicos o químicos en amoníaco u otras formas utilizables por vegetales y animales. La fijación biológica de nitrógeno constituye el proceso más importante y es llevado a cabo por microorganismos del suelo, con forma de vida independiente o en estrecha asociación con las raíces de determinados vegetales. En contraste, la fijación química de nitrógeno, tal como se utiliza en la industria, requiere temperaturas y presiones extremadamente elevadas.

**NITRÓGENO UREICO EN SANGRE (NUS)** *(blood urea nitrogen [BUN])* Cantidad de sustancias nitrogenadas presentes en la sangre en forma de urea. Se trata de un índice tosco de la función renal que aumenta en la insuficiencia de este órgano, shock, hemorragia gastrointestinal, diabetes mellitus y algunos tumores. Los niveles de nitrógeno ureico en sangre disminuyen en las hepatopatías, malnutrición y embarazo normal. V. también **azoemia**.

**NITROGLICERINA** *(nitroglycerin)* Vasodilatador coronario.
INDICACIONES: Prevención o tratamiento de la angina de pecho.
CONTRAINDICACIONES: Hipersensibilidad conocida al medicamento.
EFECTOS SECUNDARIOS: Entre los principales se encuentran la hipotensión, sofoco, cefalea y síncope.

**NITROMERSOL** *(nitromersol)* Antiséptico mercurial orgánico que no tiene una acción germicida muy efectiva. En ocasiones, se utiliza para desinfectar instrumental quirúrgico y como antiséptico de piel y mucosas.

**NITROPRUSIATO SÓDICO** *(sodium nitroprusside [SNP])* Vasodilatador.
INDICACIONES: Se utiliza sobre todo en el tratamiento de urgencia de las crisis hipertensivas y en la insuficiencia cardiaca.
CONTRAINDICACIONES: Ciertas formas compensatorias de hipertensión o hipersensibilidad conocida a este fármaco.
EFECTOS SECUNDARIOS: Los más graves son una caída rápida de la tensión arterial y síntomas de intoxicación por cianuro (el cianuro se produce a partir del nitroprusiato). También pueden producirse espasmos musculares.

**NITROSO-** Prefijo que indica la presencia del grupo - N:O = *nitrosobacteria, nitrososustitución*.

**NITROSO (N$_2$O), ÓXIDO** *(nitrous oxide)* Gas utilizado como anestésico en operaciones estomatológicas, cirugía y partos. Proporciona una anestesia ligera y se administra en diferentes concentraciones mezclado con oxígeno. Por sí solo no produce una anestesia lo suficientemente profunda como para permitir su uso en cirugía mayor, por lo cual se complementa con otros anestésicos. Se suele utilizar para la inducción de la anestesia, precedido por la administración de un barbitúrico o un analgésico narcótico. No es explosivo ni inflamable y la recuperación es rápida. No se administra a enfermos con hipoxemia, enfermedad respiratoria u oclusión intestinal.

**NITROSOUREA** *(nitrosourea)* Componente del grupo de fármacos alquilantes utilizado como antineoplásico en la quimioterapia de tumores cerebrales, mieloma múltiple, enfermedad de Hodgkin, leucemias crónicas, linfomas, mie-

lomas y cánceres de mama y ovario. Ha sido menos eficaz en el tratamiento de cánceres de pulmón, cabeza, cuello y tracto gastrointestinal. Igual que otros agentes alquilantes, tiene efectos tóxicos graves, entre los que se encuentra la depresión de la medula ósea. Casi siempre se producen náuseas y vómitos. No se ha establecido su seguridad de uso durante el embarazo, y los estudios en animales, en general, han mostrado teratogenicidad y embriotoxicidad. La carmustina y la lomustina son ejemplos típicos de este grupo. V. también **alquilante**.

**N$_2$O** *(N$_2$O)* Fórmula del óxido nitroso.

**NO CONDICIONADA RESPUESTA** *(unconditioned response)* Reacción espontánea y natural frente a un estímulo; no relacionada con el aprendizaje o el condicionamiento de conducta. Denominada también reflejo instintivo, reflejo innato, reflejo no condicionado.

**NO DISYUNCIÓN** *(nondisjunction)* Falta de separación de pares homólogos de cromosomas durante la primera división meiótica o de las dos cromátidas de un cromosoma durante la anafase de la mitosis o segunda división meiótica. El resultado es un número anormal de cromosomas en las células hijas. Consultar la voz **disyunción.** V. también **monosomía; trisomía**.

**NO INVASIVA, TÉCNICA** *(noninvasive)* Técnica diagnóstica o terapéutica que no requiere la incisión de la piel o la penetración en el interior de una cavidad u órgano, por ejemplo el acto de tomar la presión arterial por auscultación con un estetoscopio y un esfignomanómetro.

**NOCARDIOSIS** *(nocardiosis)* Infección por *Nocardia asteroides*, bacteria aerobia grampositiva del grupo de los actinomicetos, caracterizada por neumonía, a menudo con cavitación, y por abscesos crónicos cerebrales y en el tejido subcutáneo. El organismo penetra por vía respiratoria y se difunde por la sangre, en especial en el síndrome de Cushing. El drenaje quirúrgico de los abscesos y el tratamiento con sulfonamida durante 12 a 18 meses cura entre el 50 y 60 % de los casos tratados.

**NOCIVO** *(noxious)* Dañino, lesivo o que afecta negativamente a la salud.

**NOCTAMBULISMO** *(noctambulation)* V. **sonambulismo**.

**NODO** *(node)* Pequeña masa redondeada.

**NODO AURICULOVENTRICULAR (AV)** *(atrioventricular [AV] node)* Zona especializada del miocardio que recibe el impulso cardiaco del nodo sinoauricular y lo conduce hacia el haz de His y de ahí a las paredes de los ventrículos por sus ramas derecha e izquierda. Está localizado en la pared septal de la aurícula derecha.

**NODO PRIMITIVO** *(primitive node)* Prominencia formada por un acúmulo de células en el extremo cefálico de la línea primitiva, que aparece en fases precoces del desarrollo embrionario del hombre y animales superiores. Está formado por células mesodérmicas que dan lugar a la notocorda, y equivale al labio dorsal del blastoporo de los animales inferiores. Denominado también **Hensen, nódulo de**.

**NODO SINOAURICULAR** *(sinoatrial [SA] node)* Nódulo de células musculares cardiacas modificadas que genera impulsos que se desplazan a través de las fibras de las dos aurículas provocando su contracción. Se localizan en la pared de la aurícula derecha del corazón, cerca de la de-

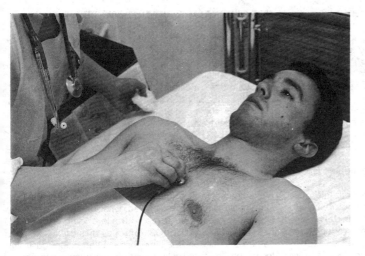

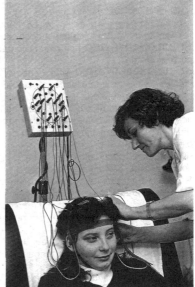

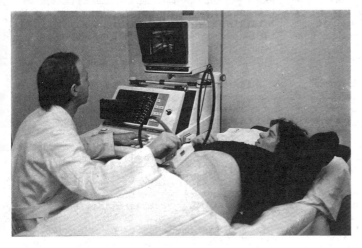

NO INVASIVA, técnica. Los procedimientos empleados en la exploración diagnóstica que no requieren incisión de la piel o introducción en el organismo de cuerpos extraños son denominados *técnicas no invasivas:* se consideran tales la electrocardiografía (arriba, izquierda), la electroencefalografía (arriba, derecha), la ecografía (abajo, izquierda).

sembocadura de la vena cava superior. Las células marcapaso especializadas del nódulo tienen un ritmo intrínseco, independiente de cualquier impulso procedente del cerebro y la medula espinal. Las células fusiformes alargadas que constituyen el nodo sinoauricular tienen un abundante sarcoplasma pero contienen muy pocas fibrillas estriadas. Están irregularmente agrupadas y en los límites del nodo se mezclan con la musculatura auricular. Normalmente el nodo produce impulsos rítmicos, a razón de 70-75 latidos por minuto. Si en un momento dado deja de producir un impulso, la función del marcapaso pasa a otro componente excitable del sistema de conducción cardiaco, como el nodo auriculoventricular o las fibras de Purkinje. Ciertas hormonas y diversos impulsos autonómicos pueden afectar al nodo sinoauricular haciendo que emita impulsos más de prisa, tal como sucede en la actividad física intensa. Durante un período vital de 70 años, el nodo sinoauricular emite aproximadamente 2 billones de impulsos. La implantación quirúrgica de un marcapaso artificial es una intervención que se realiza con frecuencia cuando existen defectos a este nivel y más de 150.000 personas llevan una vida activa siendo portadoras de un marcapaso permanente. Denominado también **Keith-Flack, nodo de; marcapaso**. Consultar también las voces **nodo auriculoventricular; Purkinje, red de.**

**NODULAR** *(nodular)* Relativo a una eminencia pequeña o vegetación.

**NÓDULO** *(nodule)* **1.** Nodo pequeño. **2.** Estructura de pequeño tamaño, semejante a un nodo.

**NÓDULO DE ORDEÑADOR** *(milker's nodule)* Papiloma liso de color rojo parduzco que aparece en los dedos o la palma de la mano, que comienza como una mácula y pasa por una fase vesicular hasta convertirse en nódulo. La enfermedad es contagiada por las lesiones pustulosas de la ubre de una vaca infectada con poxvirus. No es necesario el tratamiento, puesto que después de la infección primaria se produce inmunidad.

**NÓDULO DE UNA CUERDA VOCAL** *(vocal cord nodu-*

*le)* Pequeña tumoración inflamatoria o fibrosa que se desarrolla en las cuerdas vocales de las personas que están forzando constantemente la voz. Denominado nódulo de los cantantes y nódulo de los maestros. V. **corditis**.

**NÓDULO LINFÁTICO** *(lymphatic nodule)* V. **Malpigio, corpúsculo de**.

**NÓDULO SUBCUTÁNEO** *(subcutaneous nodule)* Tumoración pequeña y sólida situada por debajo de la piel que puede detectarse mediante el tacto. Los más frecuentes son los nódulos de Ashoff, que se dan en la fiebre reumática. En la fiebre tifoidea se forman nódulos subcutáneos diminutos por infiltración perivascular de células mononucleares.

**-NOIA** Sufijo que significa «condición de la mente»: *hipernoia, hiponoia, paranoia*.

**NOMA** *(noma)* Proceso agudo y ulceronecrotizante que afecta a las membranas mucosas de la boca o genitales. Se observa con mayor frecuencia en niños con deficiente nutrición e higiene. Se extiende con rapidez produciendo destrucción dolorosa del hueso y tejidos blandos, que se acompaña de olor pútrido. Se han señalado las fusoespiroquetas como organismos responsables. La curación puede llegar a producirse, pero a menudo deja defectos desfigurantes. Denominada también **estomatitis gangrenosa**.

**-NOMA** Sufijo que significa «gangrena invasiva»: *müllerianoma, pelidnoma*.

**NOMBRE GENÉRICO** *(generic name)* Nombre oficial no registrado asignado a un fármaco. Un determinado fármaco es aprobado por su nombre genérico y todos los fabricantes lo relacionan también por dicho nombre. Sin embargo, el fármaco suele comercializarse bajo una marca registrada elegida por el fabricante.

**NOMENCLATURA** *(nomenclature)* Método sistemático y uniforme para asignar nombres, utilizado en las disciplinas científicas para hacer clasificaciones, y evitar ambigüedades en los nombres, como la nomenclatura binomial en biología o la nomenclatura química.

**NÓMINA ANATÓMICA** *(Nomina Anatomica)* Nomenclatura anatómica internacional establecida por el Congreso Internacional de Anatomistas.

**NOMO-** Prefijo que significa «relativo a la costumbre o la ley»: *nomogénesis, nomograma, nomotópico*.

**NOMOGRAMA** *(nomogram)* **1.** Representación gráfica, por uno o varios sistemas, de una relación numérica. **2.** Gráfica en la que se representan un número de variables de forma que el valor de una variable dependiente se puede calcular sobre la línea adecuada cuando se conocen los de las otras variables.

**NOONAN, SÍNDROME DE** *(Noonan's syndrome)* Trastorno hipergonadotrópico, que se presenta sólo en hombres, caracterizado por estatura baja, implantación baja de las orejas, pterigión colli y cúbito valgo. La función testicular puede ser normal, pero suele estar disminuida la fertilidad. El número y la morfología de los cromosomas son normales. La causa es desconocida. V. **Turner, síndrome de**.

**NORADRENALINA** *(norepinephrine)* Hormona adrenérgica que actúa aumentando la presión arterial por vasoconstricción pero no afecta al gasto cardiaco. Se sintetiza en la medula adrenal.

**NORADRENALINA, BITARTRATO DE** *(norepinephrine bitartrate)* Vasoconstrictor adrenérgico.
INDICACIONES: Paro cardiaco y determinadas situaciones de hipotensión aguda.
CONTRAINDICACIONES: Hipovolemia, trombosis vascular o hipersensibilidad conocida al medicamento. No se utiliza cuando se anestesia con ciclopropano o halotano.
EFECTOS SECUNDARIOS: Entre los más graves figuran la necrosis local en el punto de inyección, bradicardia, cefalea e hipertensión.

**NORETINDRONA** *(norethindrone)* Progestágeno.
INDICACIONES: Hemorragia uterina patológica y endometriosis; es un componente de los medicamentos anticonceptivos orales.
CONTRAINDICACIONES: Tromboflebitis, disfunción hepática, hemorragia vaginal no habitual, cáncer de mama, aborto fallido o hipersensibilidad conocida al medicamento. No es recomendable su uso durante el embarazo.
EFECTOS SECUNDARIOS: Entre los más graves figuran hemorragia incoercible, amenorrea, alteraciones gastrointestinales, cambios en las mamas y masculinización del feto hembra.

**NORETINDRONA, ACETATO DE, Y ETINIL ESTRADIOL** *(norethindrone acetate and ethinyl estradiol)* Anticonceptivo oral.
INDICACIONES: Prevención del embarazo, endometriosis e hipermenorrea.
CONTRAINDICACIONES: Tromboflebitis, enfermedad cardiovascular, cáncer de mama o de órgano reproductor, hemorragia vaginal no habitual, enfermedad de la vesícula biliar, tumor hepático o hipersensibilidad conocida al medicamento. No se administra a mujeres mayores de 40 años o durante la lactancia, embarazo o sospecha de embarazo. Se administra con precaución en fumadoras.
EFECTOS SECUNDARIOS: Entre los más graves figuran tromboflebitis, fibroma uterino, porfiria, embolismo, ictericia y accidente vascular cerebral.

**NORFLOXACINA** *(norfloxacin)* Fármaco antibacteriano oral.
INDICACIONES: Infecciones del tracto urinario.
CONTRAINDICACIONES: No se recomienda en niños ni embarazadas. No debe usarse junto con nitrofurantoína.
EFECTOS SECUNDARIOS: náuseas, vértigo y cefaleas.

**NORGESTREL** *(norgestrel)* Progestágeno.
INDICACIONES: Solo o en combinación con estrógeno, como anticonceptivo.
CONTRAINDICACIONES: Tromboflebitis, disfunción hepática, hemorragia vaginal no habitual, cáncer de mama, aborto fallido o hipersensibilidad conocida al medicamento.
EFECTOS SECUNDARIOS: Entre los más graves figuran amenorrea, hemorragia por disfunción uterina, cambios en las mamas y masculinización del feto hembra.

**NORMA BASILAR** *(norma basalis)* Superficie inferior de la base del cráneo sin tener en cuenta la mandíbula. Está formada por los huesos palatinos, vómer, apófisis pterigoides y parte del esfenoides y de los temporales.

**NORMAL** *(normal)* **1.** Relativo a un ejemplo estándar, medio o típico de una serie de objetos o valores. **2.** Solución química en la que un litro contiene un gramo de una sustancia o el equivalente en iones hidrógeno sustituibles.

**NORMOBLASTO** (*normoblast*) Célula nucleada que es el precursor normal del eritrocito circulante adulto. Las etapas de desarrollo comprenden el pronormoblasto, normoblasto basófilo, normoblasto policromático y normoblasto ortocromático. Después de la expulsión del núcleo del normoblasto, al eritrocito inmaduro resultante se le conoce como reticulocito. V. también **reticulocito**.

**NORMOCITO** (*normocyte*) Hematíe adulto normal con un volumen medio de $7\mu$ de diámetro. Consultar las voces **macrocito; microcito**.

**NORMOCRÓMICO** (*normochromic*) Célula de la sangre que presenta un color normal, habitualmente porque contiene una cantidad adecuada de hemoglobina. Consultar la voz **hipocrómico**.

**NORMOTENSIVO** (*normotensive*) Relativo a un estado en el que se observa presión arterial normal.

**NORTRIPTILINA, CLORHIDRATO DE** (*nortriptyline hydrochloride*) Antidepresivo tricíclico.
INDICACIONES: Depresión mental.
CONTRAINDICACIONES: Administración simultánea de inhibidores de la monoaminooxidasa, infarto de miocardio reciente, o hipersensibilidad conocida al medicamento o a otros fármacos tricíclicos. Se utiliza con precaución en enfermos que presentan trastornos convulsivos o enfermedad cardiovascular.
EFECTOS SECUNDARIOS: Entre los más graves figuran la sedación y reacciones gastrointestinales, cardiovasculares y neurológicas. Interacciona con otros muchos medicamentos.

**NOSO-** Prefijo que significa «relativo a la enfermedad»: *nosoctonografía, nosogenia, nosofobia*.

**ÑOSOCOMIAL** (*nosocomial*) Perteneciente o relativo a un hospital.

**NOSOCOMIAL, INFECCIÓN** (*nosocomial infection*) Infección adquirida durante hospitalización, a menudo causada por *Candida albicans*, *Escherichia coli*, virus de la hepatitis, virus herpes zóster, *Pseudomonas* o *Staphylococcus*.

**NOSOLOGÍA** (*nosology*) Ciencia que estudia las enfermedades.

**NOTO-** Prefijo que significa «perteneciente o relativo a la espalda»: *notocorda, notogénesis, notomielitis*.

**NOTOCORDA** (*notochord*) Prolongación de tejido mesodérmico que se origina en el nodo primitivo y se extiende a lo largo de la superficie dorsal del embrión en desarrollo, por debajo del tubo neural, formando el eje esquelético longitudinal inicial de todos los vertebrados. En el hombre y otros animales vertebrados es sustituida por vértebras, aunque persiste un resto que forma parte del núcleo pulposo de los discos invertebrales. V. también **tubo neural**.

**NOTOCORDIAL, CONDUCTO** (*notochordal canal*) En el embrión, conducto que se extiende desde la parte posterior del tubo medular al arquenterio. Atraviesa la esplacnopleura de forma que existe una conexión temporal entre el saco endoérmico y el amnios.

**NOTOGENIA** (*notogenesis*) Formación de la notocorda.

**NOTOMELO** (*notomelus*) Malformación congénita en la que uno o más miembros accesorios nacen de la espalda.

**NOVOBIOCINA** (*novobiocin*) Antibiótico producido por el crecimiento del *Streptomyces niveus* y del de otras especies. Antiguamente utilizado en el tratamiento de infecciones por cocos y otros microorganismos grampositivos. A causa de su toxicidad carece en la actualidad de indicaciones válidas para su empleo terapéutico.

**Np** (*Np*) Símbolo químico del **neptunio**.

**N-PROPÍLICO, ALCOHOL** (*N-propyl alcohol*) Líquido incoloro utilizado como disolvente de resinas.

**NUBE DEL REVELADO** (*developmental fog*) (Radiología) Radiografía deslustrada, como lavada, con falta de contraste. Sus causas son el calor, el tiempo de exposición y la concentración del revelador.

**NUCA** (*nucha*) Parte posterior del cuello.

**NUCAL, LIGAMENTO** (*ligamentum nuchae*) Membrana fibrosa que alcanza la protuberancia occipital externa y la línea cervical media hasta la apófisis espinosa de la VII vértebra cervical. Una banda fibrosa del ligamento se une al tubérculo posterior del atlas y a la apófisis espinosa de las vértebras cervicales, formando un tabique entre los músculos vertebrales de cada lado.

**NUCLEICO, ÁCIDO** (*nucleic acid*) Polímero de elevado peso molecular compuesto de nucleótidos; cada nucleótido consta de una purina o base pirimidínica, de una ribosa o desoxirribosa y de un grupo fosfato. Son los encargados de la transmisión y determinación de las características genéticas. Son ácidos nucleicos el desoxirribonucleico y el ribonucleico. V. también **nucleótido**.

**NUCLEICO INFECCIOSO, ÁCIDO** (*infectious nucleic acid*) ADN, o con mayor frecuencia ARN vírico capaz de infectar el ácido nucleico de una célula induciéndola a la producción de nuevos virus.

**NÚCLEO** (*nucleus*) **1.** Corpúsculo, generalmente redondeado, de bordes definidos y rodeado de protoplasma, que constituye la parte esencial de la célula. Contiene los códigos genéticos para el mantenimiento de los sistemas de vida del organismo y para la regulación del crecimiento y la reproducción. **2.** Grupo de células nerviosas del sistema nervioso central que tienen una función común, como las encargadas de los sentidos del oído u olfato. **3.** Centro de un átomo alrededor del cual rotan los electrones. **4.** Elemento central en un compuesto químico orgánico.

**NÚCLEO DE SEGMENTACIÓN** (*segmentation nucleus*) Núcleo del cigoto resultante de la fusión de los pronúcleos masculino y femenino en el óvulo fertilizado. Es el estadio final de la fertilización que inicia la primera división del cigoto.

**NÚCLEO GERMINAL** (*germinal nucleus*) V. **pronúcleo**.

**NÚCLEO PULPOSO** (*nucleus pulpous*) Parte central de cada disco intervertebral, formada por una sustancia elástica pulposa que pierde parte de su elasticidad con la edad. En personas mayores, puede comprimirse bruscamente por un ejercicio no habitual o por un traumatismo y salirse a través del fibrocartílago anular, lo que causa una hernia de disco y un dolor muy agudo.

**NUCLEOCITOPLÁSMICO** (*nucleocytoplasmic*) Perteneciente o relativo al núcleo y al citoplasma de una célula.

**NUCLEOCITOPLÁSMICO, COCIENTE** (*nucleocytoplasmic ratio*) Relación entre los volúmenes del núcleo y citoplasma de una célula. Suele ser constante para un tipo específico de célula y su aumento suele indicar neoplasia

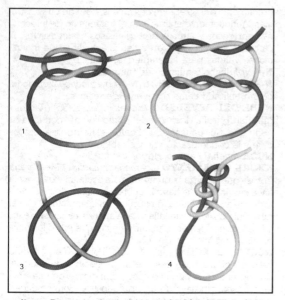

NUDO. Distintos tipos de nudos utilizados en cirugía. 1, nudo marino. 2, nudo quirúrgico. 3, nudo corredizo. 4, doble nudo anclado.

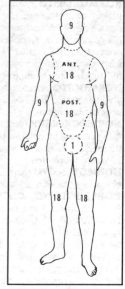

NUEVES, regla de los. La asignación a cada segmento corporal de un valor múltiplo de nueve permite evaluar de un modo rápido, aunque aproximado, la superficie afectada en caso de quemaduras (valor porcentual).

maligna. Denominado también **carioplásmico, cociente; nucleoplásmico, cociente**.

**NUCLEOHISTONA** *(nucleohistone)* Nucleoproteína que consta de ácido desoxirribonucleico y una histona. Es el constituyente básico de la cromatina en el núcleo celular.

**NUCLÉOLO** *(nucleolus)* Estructura pequeña y densa situada en el interior del núcleo celular, compuesta en gran parte de ácido ribonucleico. Es esencial en la formación de los ribosomas, los cuales sintetizan las proteínas celulares.

**NUCLÉOLO FALSO** *(false nucleolus)* V. **cariosoma**.

**NUCLEOPLASMA** *(nucleoplasm)* Protoplasma del núcleo. Denominado también **cariioplasma.** Consultar la voz **citoplasma**.

**NUCLEOPLÁSMICO, COCIENTE** *(nucleoplasmic ratio)* V. **nucleocitoplásmico, cociente**.

**NUCLEOQUILEMA** *(nucleochylema)* Sustancia fundamental del núcleo celular.

**NUCLEOQUIMO** *(nucleochyme)* V. **cariolinfa**.

**NUCLEOSIDOMONOFOSFATOQUINASA** *(nucleoside monophosphate kinase)* Enzima hepática que cataliza la transferencia de un grupo fosfato desde el adenosintrifosfato, con la producción de adenosindifosfato y un nucleósido difosfato.

**NUCLEOSOMA** *(nucleosome)* Unidad nucleoproteica constituida por histonas, que forma un complejo con el ácido desoxirribonucleico y que aparece como estructuras semejantes a las cuentas de un rosario a distintos intervalos a lo largo del cromosoma.

**NUCLEÓTIDO** *(nucleotide)* Uno de los compuestos en los que se divide el ácido nucleico por acción de la nucleasa. Consta de un grupo fosfato, una pentosa y una base nitrogenada. Cadenas de estas estructuras forman las moléculas de ácido desoxirribonucleico, esencial para la vida.

**NÚCLIDO** *(nuclide)* Especie de átomo caracterizado por el número de protones y neutrones, contenido energético y masa de su núcleo, capaz de existir durante un tiempo medible, en general mayor de $10^{10}$ seg, como por ejemplo un radionúclido.

**NUDO** *(knot)* (Cirugía). Entrelazamiento de los extremos de una ligadura o sutura de forma que se mantenga en posición sin resbalar o desatarse. Los extremos de la sutura se pasan dos veces uno alrededor del otro antes de tensarlos y, para conseguir una estabilidad adicional, se pueden volver a cruzar los cabos para hacer un nudo simple sobre el primero. Existen múltiples tipos de nudos, algunos de los cuales están entrelazados.

**NUEVES, REGLA DE LOS** *(rule of nines)* Fórmula que se aplica para evaluar la superficie corporal afectada por quemaduras. Se asigna el 9 % a la cabeza y a cada brazo, el 18 % a cada pierna y parte anterior y posterior del tronco y un 1 % al periné.

**NULA, CÉLULA** *(null cell)* Linfocito que se produce en la médula ósea y carece de los característicos marcadores de superficie de los linfocitos B y T. Representa una proporción pequeña dentro de la población de linfocitos. Estimulada por la presencia de anticuerpos, puede aparentemente atacar ciertas dianas celulares de forma directa. Se les conoce como linfocitos «asesinos» o células K. V. también **citotoxina; inmunoglobulina.**

**NULÍPARA** *(nullipara)* Mujer que no ha parido nunca.

**NÚMERO ATÓMICO** *(atomic number)* Número de protones en el núcleo de todos los átomos de un elemento en particular. El número atómico es igual al número de electrones y su disposición determina las características típicas del átomo con excepción de su peso atómico y su radiactividad. V. también **átomo; electrón; protón**.

**NUS** *(BUN)* Abreviatura del nitrógeno ureico en sangre.

**NUTACIÓN** *(nutation)* Movimiento oscilatorio, en especial movimiento oscilatorio involuntario, como el que se produce en algunos trastornos neurológicos.

**NUTRI-** Prefijo que significa «perteneciente o relativo a la alimentación»: *nutriceptor, nutriente, nutritivo.*

**Principales alimentos y su composición.**

| Contenido en 100 g de cantidad comestible | Calorías | Agua g | Proteínas g | Grasas g | Azúcares g | Contenido en 100 g de cantidad comestible | Calorías | Agua g | Proteínas g | Grasas g | Azúcares g |
|---|---|---|---|---|---|---|---|---|---|---|---|
| *Frutas-zumos* | | | | | | *Grasas y aceites* | | | | | |
| Albaricoques frescos | 51 | 85 | 0,9 | 0,2 | 13,9 | Aceite de oliva y similares | 900 | 0 | 0 | 100 | 0 |
| Cerezas frescas | 60 | 83 | 1,1 | 0,5 | 15 | Mahonesa | 720 | 16 | 1,5 | 78 | 3 |
| Fresas frescas | 41 | 90 | 0,8 | 0,6 | 9 | Tocino | 815 | 8 | 3 | 85 | 0 |
| Manzana fresca | 58 | 84 | 0,3 | 0,4 | 16 | | | | | | |
| Naranja fresca | 45 | 87 | 1,2 | 0,2 | 12 | *Carnes* | | | | | |
| Plátano fresco | 94 | 73 | 1,2 | 0,4 | 24 | | | | | | |
| Uvas frescas | 74 | 81 | 0,8 | 0,4 | 21 | Carnero | 230 | 64 | 18 | 18 | 0 |
| | | | | | | Cerdo, chuletas | 336 | 53 | 15 | 29,4 | 0 |
| *Hortalizas* | | | | | | Cerdo, hígado | 130 | 72 | 20 | 5 | 2 |
| | | | | | | Jamón crudo | 340 | 53 | 15 | 31 | 0 |
| Alcachofa fresca | 51 | 83 | 3 | 0,2 | 14 | Jamón, tocino | 780 | 8 | 4 | 85 | 0,5 |
| Col fresca | 25 | 92 | 1,6 | 0,1 | 7 | Conejo | 175 | 68 | 21 | 5 | 0 |
| Guisantes frescos | 72 | 92 | 6,5 | 0,3 | 12 | Ternera magra | 231 | | 32 | 11 | 0 |
| Judías blandas secas | 350 | 10 | 22 | 1,5 | 66,5 | Ternera, chuleta | 156 | 70 | 19 | 8 | 0 |
| Judías verdes frescas | 35 | 89 | 2,4 | 0,2 | 6,5 | Ternera, hígado | 136 | 71 | 19 | 5 | 4 |
| Lentejas secas | 357 | 10 | 25 | 1 | 60 | Vaca asada semigrasa | 340 | 53 | 15,5 | 31 | 0 |
| Patatas frescas | 85 | 78 | 2 | 0,1 | 19,5 | Vaca cocida | 110 | 70 | 20 | 9 | 0 |
| Tomate fresco | 23 | 94 | 1 | 0,3 | 4,5 | | | | | | |
| Tomate en puré | 217 | 69 | 221 | 0,4 | 24,5 | *Aves* | | | | | |
| Zanahoria fresca | 30 | 89 | 1 | 0,2 | 10 | | | | | | |
| | | | | | | Gallina | 111 | 75 | 12,6 | 3 | 0 |
| *Frutos secos* | | | | | | Pollo asado | 194 | 66 | 20 | 13 | 0 |
| | | | | | | Pollo, hígado | 136 | 70 | 22 | 4 | 0 |
| Almendras | 640 | 5 | 18,6 | 54 | 21,5 | | | | | | |
| Avellanas | 671 | 6 | 13 | 61 | 21 | *Embutidos* | | | | | |
| Castañas frescas | 213 | 48 | 3,4 | 2 | 47 | | | | | | |
| Nueces | 702 | 3 | 15 | 64 | 18 | Morcilla | 370 | 47 | 15 | 35 | 0 |
| | | | | | | Queso de cerdo | 243 | 62 | 15 | 20 | 0 |
| *Cereales y harinas* | | | | | | Salchicha de cerdo | 446 | 42 | 11 | 45 | 0 |
| | | | | | | Salchichón | 427 | 31 | 24 | 37 | 0 |
| Arroz | 363 | 12 | 8 | 0,5 | 80 | | | | | | |
| Harina de arroz | 354 | 12 | 7,5 | 0,5 | 80 | *Pescados* | | | | | |
| Harina de trigo | 370 | 12 | 11 | 1 | 76 | | | | | | |
| Maíz, sémola | 356 | 12 | 8 | 1 | 78 | Atún (conserva) | 217 | 58 | 28 | 12 | 0 |
| Pan blanco | 260 | 36 | 8,5 | 2 | 52 | Bacalao fresco | 70 | 83 | 17 | 0,5 | 0 |
| Pan negro | 262 | 37 | 9,5 | 3,5 | 49 | Langosta fresca | 86 | 79 | 16 | 2 | 1 |
| Pastas secas | 360 | 11 | 13 | 1,5 | 74 | Salmón fresco | 203 | 66 | 22 | 12 | 0 |
| | | | | | | Sardinas en aceite | 331 | 47 | 21 | 27 | 1 |
| *Azúcares y dulces* | | | | | | *Varios* | | | | | |
| | | | | | | | | | | | |
| Azúcar refinado | 387 | 0 | 0 | 0 | 100 | Huevo (unidad) | 85 | 40 | 7 | 6,5 | 0,4 |
| Caramelos | 428 | 7 | 2 | 12 | 78 | Leche fresca de vaca | 71 | 87,2 | 3,3 | 4,1 | 4,6 |
| Confituras corrientes | 288 | 28 | 0,6 | 9 | 71 | Leche cond. azuc. | 327 | 27 | 8,1 | 8,4 | 54,8 |
| Chocolate lacteado | 542 | 1 | 6 | 34 | 54 | Gelatina seca | 343 | 13 | 85 | 0,1 | 0 |
| Miel de abeja | 319 | 20 | 0,3 | 0 | 80 | Setas | 42 | 90 | 3,5 | 0,4 | 7 |

**NUTRICIA DEL HÚMERO, ARTERIA** *(nutrient artery of the humerus)* Cualquiera de las dos ramas de la arteria humeral profunda. Nace en la proximidad de la mitad del brazo y penetra en el canal nutricio del húmero.

**NUTRICIÓN** *(nutrition)* **1.** Alimentación. **2.** Conjunto de procesos implicados en la ingesta de nutrientes y en su utilización y asimilación para el funcionamiento del propio organismo y para el mantenimiento de la salud. **3.** Estudio de los alimentos en relación al crecimiento y mantenimiento de los organismos vivos.

**NUTRICIÓN HISTOTROFA** *(histotrophic nutrition)* V. **embriotrofo.**

**NUTRICIÓN INFERIOR A LAS NECESIDADES ORGÁNICAS** *(nutrition, alteration in: less than body requirements)* La etiología del proceso es la incapacidad, basada en factores psicológicos, biológicos o económicos, para ingerir o digerir los alimentos o para absorber los nutrientes en cantidad suficiente para el mantenimiento de la salud normal. Las características del proceso pueden comprender pérdida de peso, ingestión de menos alimentos que los recomendados, evidencia o comunicación de falta de alimen-

to, pérdida de interés por la comida, aversión a comer, alteración en el sabor de los alimentos, sensación de plenitud inmediatamente después de comer pequeñas cantidades, dolor abdominal sin otra explicación, úlceras en la mucosa bucal, diarrea o esteatorrea, palidez, debilidad y caída del cabello.

**NUTRICIÓN PARENTERAL** *(parenteral nutrition)* Administración de nutrientes por vía diferente al conducto alimenticio, como la subcutánea, intravenosa (IV), intramuscular (IM) e intradérmica. Los líquidos parenterales suelen constar de suero fisiológico con glucosa, aminoácidos, electrólitos, vitaminas y medicamentos. No son nutricionalmente completos pero mantienen el equilibrio líquido y de los electrólitos durante el período posoperatorio inmediato y en otros procesos, como shock, coma, malnutrición e insuficiencia renal y hepática crónica. V. también **nutrición parenteral completa.**

**NUTRICIÓN PARENTERAL COMPLETA** *(total parenteral nutrition)* Administración de una solución hipertónica constituida por glucosa, proteínas hidrolizadas, minerales y vitaminas mediante un catéter insertado en la vena cava superior. Dada la magnitud del flujo sanguíneo se logra una rápida dilución de la solución que permite mantener cubiertos indefinidamente los requerimientos nutricionales. Se utiliza este procedimiento en estado de coma, malabsorción grave, quemaduras extensas, fístulas gastrointestinales y otras situaciones en que no puede proporcionarse alimentación oral adecuada a las necesidades nutritivas. Debe observarse una estricta asepsia, pues la infección es una complicación grave de esta técnica terapéutica. No se perfundirán otras soluciones a través del catéter. Denominada también **sobrealimentación.**

**NUTRICIÓN PEDIÁTRICA** *(pediatric nutrition)* Mantenimiento de una dieta adecuada y bien equilibrada constituida por los nutrientes esenciales y con la riqueza calórica adecuada, imprescindible para promover el crecimiento y cubrir los requerimientos fisiológicos del niño en las distintas fases de su desarrollo. Las necesidades nutricionales varían considerablemente con la edad, nivel de actividad y condiciones ambientales del niño y están en relación directa con la tasa de crecimiento. En el período prenatal, el crecimiento depende totalmente de la adecuación de la nutrición materna. Durante la lactancia la necesidad de calorías, especialmente en forma de proteínas, es mayor que en cualquier otro período posnatal debido al rápido incremento de altura y peso corporal que experimenta el niño. Durante la edad preescolar y los primeros años escolares, el crecimiento no es uniforme sino que se producen «estirones» con amplias fluctuaciones en el consumo de calorías y en el apetito. Por lo general el niño gasta un 55 % de la energía en su mantenimiento metabólico, el 25 % en su actividad física, el 12 % en el crecimiento y el 8 % en la función excretora. Durante la fase de aceleración del crecimiento que tiene lugar en la adolescencia, los requerimientos nutricionales aumentan aunque los hábitos alimentarios suelen verse influidos por los factores emocionales, la presión del ambiente y los caprichos dietéticos. La nutrición inadecuada, especialmente durante los períodos críticos del crecimiento, determinan retrasos del crecimiento o aparición de ciertas enfermedades como anemia ferropénica o escorbuto por deficiencia de vitamina C. Un problema especial lo constituye la sobrealimentación en los primeros años de vida que puede provocar obesidad o hipervitaminosis.

**NUTRICIÓN POTENCIALMENTE SUPERIOR A LAS NECESIDADES ORGÁNICAS** *(nutrition, alteration in: potential for more than body requirements)* La etiología del proceso puede ser una predisposición hereditaria o familiar al sobrepeso, una ingesta excesiva de calorías durante la adolescencia y otros períodos de crecimiento rápido, embarazos frecuentes y poco espaciados, disfunción psicológica con respecto a la alimentación, o el hecho de pertenecer a un grupo socioeconómico bajo. Las características del problema pueden comprender el uso de alimentos sólidos como parte significativa de la dieta antes de la edad de cinco meses, la utilización de la comida como un medio de gratificación, la observación de un aumento en el peso basal al inicio de cada embarazo, o modelos anómalos de alimentación, como comer en respuesta a sugestiones externas tales como situaciones sociales o la hora del día. Las características críticas que deben estar presentes para poder hacer el diagnóstico comprenden: la observación o información de obsesidad en uno o ambos padres y aumento rápido de los porcentajes en las determinaciones del peso del lactante o del niño en comparación a otros de la misma edad.

**NUTRICIÓN SUPERIOR A LAS NECESIDADES ORGÁNICAS** *(nutrition, alteration in: more than body requirements)* La etiología del proceso es una ingestión excesiva de alimentos en relación a las necesidades metabólicas del organismo. Las características del proceso comprenden sobrepeso, actividad sedentaria y hábitos alimenticios anormales, como comer en respuesta a sugestiones internas distintas al hambre.

**NUTRICIONALES, CUIDADOS** *(nutritional care)* Sustancias, procedimientos y medios necesarios para asegurar la ingesta y asimilación de los alimentos, en especial en el enfermo hospitalizado.

MÉTODO: Dependiendo del proceso del enfermo, los requerimientos nutritivos pueden proporcionarse mediante comidas regulares con menús seleccionados de la dieta ordenada, mediante alimentación por sonda o por hiperalimentación parenteral. Se ayuda a los enfermos que no son capaces de comer por sí solos y se registra y comunica la ingestión anómala de alimentos. Cuando está indicado, se ofrecen entre comidas alimentos suplementarios y líquidos. La valoración de la nutrición comprende la observación del apetito del enfermo, alimentos preferidos, talla, peso, mediciones de la cabeza, brazos, abdomen y grosor del pliegue cutáneo, coloración y turgencia de la piel, y el estado de la boca, ojos y cabello. Se toma nota de cualquier lesión cutánea, aumento de tamaño del tiroides, caries dentales, falta de piezas dentarias, dentaduras mal ajustadas, problemas gingivales, náuseas, vómitos, deshidratación, diarrea o estreñimiento.

ACTUACIÓN DE LA ENFERMERA: La enfermera comprueba que los alimentos se presentan de forma atractiva, ofrece al enfermo que se enjuague la boca antes y después de las comidas y, cuando es necesario, le ayuda a comer para mantener una ingesta adecuada. Si está indicado, como en los enfermos obesos y en aquellos con trastornos que requieren una dieta muy restrictiva, la enfermera limita la ingesta de alimentos según lo ordenado. La alimentación por sonda se administra según las órdenes establecidas. Una evidente buena salud, un peso normal y la ausencia de síntomas gastrointestinales suelen indicar que se están satisfaciendo las necesidades nutritivas de la persona.

**NUTRIENTE** *(nutrient)* Sustancia que porporciona alimentación y afecta a los procesos nutritivos y metabólicos del organismo.

**NUTRIENTE SECUNDARIO** *(secondary nutrient)* Sustancia que actúa como estimulante activando la flora del conducto gastrointestinal para que ésta sintetice otros nutrientes.

**NUTRIENTES ESENCIALES** *(essential nutrient)* Carbohidratos, proteínas, grasas, inhibidores y vitaminas necesarios para el crecimiento, la función y el mantenimiento normal del organismo. Proceden de los alimentos ya que la mayoría de ellos no son sintetizados por el cuerpo en las cantidades necesarias para la conservación de la salud.

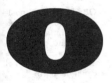

**O** (*O*) Símbolo químico del **oxígeno**.

**O₂** (*O₂*) Símbolo de la molécula de **oxígeno**.

**OB-** Prefijo que significa «contra, delante de»: *obdormición, obducción, obtuso*.

**OBESIDAD** (*obesity*) Aumento anormal en la proporción de células grasas en el tejido subcutáneo del organismo. Puede ser exógena o endógena.

**OBESIDAD ENDÓGENA** (*endogenous obesity*) Obesidad producida por disfunción de los sistemas endocrino o metabólico. Consultar la voz **obesidad exógena**. V. también **obesidad**.

**OBESIDAD EXÓGENA** (*exogenous obesity*) Obesidad debida a una ingesta calórica superior a la necesaria para cubrir las necesidades metabólicas del organismo. Consultar la voz **obesidad endógena**. V. también **obesidad**.

**OBJETIVO** (*objective*) **1.** Finalidad. **2.** Relativo a un fenómeno o hallazgo clínico observable y no subjetivo. En cuidados profesionales de la salud, un hallazgo objetivo se

Obesidad en la mujer

Obesidad en el hombre

**OBESIDAD. Distinta localización anatómica del exceso de grasa en el hombre y en la mujer.**

suele describir como un signo, en comparación al síntoma, que es un hallazgo subjetivo.

**OBLICUO MAYOR DEL ABDOMEN** (*obliquus externus abdominis*) Músculo par, el mayor y más superficial de los cinco músculos anterolaterales del abdomen. Es ancho, delgado y tiene forma de cuadrilátero irregular. Se origina por arriba en las ocho últimas costillas mediante digitaciones que se entrecruzan con las del serrato mayor y dorsal mayor, y por abajo, mediante la aponeurosis abdominal, en la cresta ilíaca y línea blanca. Está inervado por ramas del octavo al duodécimo nervios intercostales y por los abdominogenitales. Actúa comprimiendo el contenido abdominal y contribuye a la micción, defecación, emesis, parto y espiración forzada. La contracción conjunta de ambos músculos produce la flexión de la columna vertebral, llevando el pubis hacia la apófisis xifoides. La contracción unilateral produce la flexión lateral de la columna, así como su rotación, llevando el hombro del mismo lado hacia delante.

**OBLICUO MENOR DEL ABDOMEN** (*obliquus internus abdominis*) Cualquiera de los dos músculos anterolaterales del abdomen, situados bajo el oblicuo mayor del abdomen en la parte ventral y lateral de la pared abdominal. Más pequeño y delgado que el oblicuo mayor del abdomen, tiene su origen en el ligamento inguinal, la cresta ilíaca y la parte inferior de la aponeurosis lumbar. Se inserta en las tres o cuatro últimas costillas y en la línea blanca. Actúa comprimiendo el contenido abdominal y colabora en la micción, defecación, emesis, parto y espiración forzada. La contracción conjunta de ambos músculos sirve para flexionar la columna vertebral, llevando los cartílagos costales hacia el pubis. La contracción unilateral produce la flexión lateral y la rotación de la columna vertebral, llevando el hombro del lado contralateral hacia abajo. Consultar la voz **oblicuo mayor del abdomen**.

**OBLITERACIÓN** (*obliteration*) Eliminación o pérdida de la función de una parte del organismo por medios quirúrgicos, patológicos o degenerativos.

**OBNUBILACIÓN MENTAL** (*Clouding of conciosness*) Estado mental en el que un paciente está confuso y no sabe si está totalmente consciente o no.

**OBSESIÓN** (*obsession*) Idea, temor o impulso que se apodera del ánimo del paciente, dominándolo por completo y provocando un estado de ansiedad o angustia. V. también **compulsión**.

**OBSESIVO-COMPULSIVA, REACCIÓN** (*obsessive-compulsive reaction*) V. **neurosis obsesivo-compulsiva**.

**OBSESIVO-COMPULSIVO** (*obsessive-compulsive*) **1.** Caracterizado por o relativo a la tendencia a realizar actos repetitivos o rituales, habitualmente como un medio de liberar tensión o de aliviar la ansiedad. **2.** Se aplica

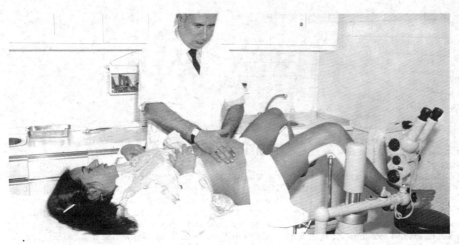

OBSTÉTRICA, posición. La posición obstétrica permite explorar el aparato genital femenino y, en caso de embarazo, también el canal del parto.

a la persona que tiene una neurosis obsesivo-compulsiva.

**OBSTÉTRICA, LESIÓN** (*birth injury*) Traumatismo sufrido por un recién nacido en el curso del parto. Entre este tipo de lesiones figuran la parálisis de Bell, la parálisis cerebral y la parálisis de Erb.

**OBSTÉTRICA, POSICIÓN** (*obstetrical position*) Posición en decúbito supino, con piernas en flexión y muslos en abducción y flexión. V. **decúbito lateral, posición en**.

**OBSTETRICIA** (*obstetrics*) Rama de la medicina que trata del embarazo y del parto, y del estudio de la función fisiológica y patológica del sistema reproductor de la mujer, así como de los cuidados de la madre y del feto durante el embarazo, parto y puerperio.

**OBSTÉTRICO, TRAUMATISMO** (*birth trauma*) Cualquier lesión física sufrida por el feto en el proceso del parto.

**OBSTIPACIÓN** (*obstipation*) **1.** Proceso de estreñimiento severo y persistente causado por obstrucción intestinal. **2.** Obstrucción.

**OBSTRUCCIÓN AÉREA** (*airway obstruction*) Alteración del sistema respiratorio que se caracteriza por un impedimento mecánico al paso del oxígeno o a la absorción del mismo por parte del pulmón, como ocurre en el broncospasmo, atragantamiento, crup laríngeo, laringospasmo, broncopatía obstructiva crónica, bocio, tumores o neumotórax.

OBSERVACIONES: Si la obstrucción es pequeña, como en el caso de sinusitis o faringitis, la persona es capaz de respirar aunque no de forma normal; pero si la obstrucción es aguda, suele asirse el cuello y jadear, ponerse cianótica y perder el sentido.

ACTUACIÓN: La obstrucción aguda de las vías aéreas requiere una intervención rápida para salvar la vida del paciente.Los bolos de comida, acumulaciones de moco o cuerpos extraños pueden retirarse de forma manual, mediante aspiración o por medio de la maniobra de Heimlich. La obstrucción de la vía aérea por reacciones inflamatorias o alérgicas se trata con fármacos broncodilatadores, corticosteroides, intubación y administración de oxígeno. Si la obstrucción no se elimina en pocos minutos de forma mecánica o farmacológica, puede ser necesaria la traqueotomía de urgencia.

ACTUACIÓN DE LA ENFERMERA: El paciente suele estar asustado y se resiste a la asistencia médica. Debe identificarse la causa de la obstrucción, si es posible, y pedir asistencia médica. La persona más capacitada comenzará las maniobras de urgencia, como la retirada de la obstrucción si es posible, la administración de oxígeno y la reanimación cardiopulmonar si es necesaria. V. también **aspiración; Heimlich, maniobra de; reanimación cardiopulmonar.**

**OBSTRUCCIÓN BILIAR** (*biliary obstruction*) Bloqueo de las vías biliares, fundamentalmente de los conductos hepático común, cístico o colédoco, producido por uno o más cálculos que impiden el drenaje de la bilis, lo que da lugar a una reacción inflamatoria. Otras causas menos frecuentes de obstrucción biliar son los quistes del colédoco, tumores pancreáticos y duodenales, enfermedad de Crohn, pancreatitis, equinococosis, ascaridiasis y colangitis esclerosante. Los cálculos, constituidos principalmente por colesterol, pigmento biliar y calcio, pueden formarse en la vesícula y en el conducto hepático en personas de cualquier sexo y a cualquier edad, pero son más frecuentes en mujeres de mediana edad. La formación de cálculos biliares se ve favorecida cuando aumenta la cantidad de colesterol en sangre, como sucede en la obesidad, diabetes, hipotiroidismo, estasis biliar e inflamación del sistema biliar. La colelitiasis puede ser asintomática hasta que se aloja un cálculo en el conducto biliar, pero el paciente puede tener una historia previa de indigestión y molestias tras la ingesta de alimentos grasos.

OBSERVACIONES: La obstrucción biliar se caracteriza por dolor epigástrico grave que suele irradiarse a la espalda y al hombro, náuseas, vómitos y diaforesis profunda. El paciente deshidratado puede presentar escalofríos, fiebre, ictericia, heces blanquecinas, orina oscura y concentrada, desequilibrio electrolítico y tendencia a la hemorragia, ya que la ausencia de bilis impide la síntesis y absorción de la vitamina K, liposoluble.

ACTUACIÓN: Se coloca al paciente en la cama en posición de Fowler intermedia, se suele practicar aspiración nasogástrica intermitente y se le administran líquidos con electrólitos y vitaminas liposolubles junto con analgésicos.

También pueden añadirse antibióticos, anticolinérgicos y antiespasmódicos y solicitar una colecistografía o una ecografía. Hay que comprobar la presión arterial, temperatura, pulso y frecuencia respiratoria, así como ayudar al paciente a moverse, toser y practicar respiraciones profundas a intervalos de dos a cuatro horas. La ingestión y eliminación de líquidos debe controlarse cuidadosamente anotando el color y los caracteres de las excretas. Al retirar la sonda nasogástrica se administra al paciente una dieta líquida pobre en grasas que va sustituyéndose progresivamente por una dieta blanda o normal según sus tolerancias; a menos que existan contraindicaciones para ello, hay que forzar la ingestión de 2.500 ml de líquido. La colecistectomía suele ser el tratamiento definitivo pero, en la mayoría de los casos, la intervención se pospone hasta que el estado del paciente se ha estabilizado y corregido la deficiencia de protrombina (por malabsorción de la vitamina K).

OTRAS CONSIDERACIONES: El paciente puede tener mucho dolor, ya que la obstrucción produce cólico biliar. Hay que insistir en la importancia de que siga una dieta pobre en grasas y consulte en caso de reaparición de los síntomas si se da de alta antes de la operación. El paciente sometido a una colecistectomía precisa normalmente una asistencia intensiva durante varios días. V. **colecistectomía**.

**OBSTRUCCIÓN GASTROINTESTINAL** (*gastrointestinal obstruction*) Bloqueo del contenido intestinal debido a causas mecánicas o a falta de motilidad. La obstrucción mecánica puede estar causada por adherencias consecutivas a intervenciones quirúrgicas o enfermedad intestinal inflamatoria, hernia estrangulada, impactación fecal, tumor, invaginación o vólvulo. La falta de motilidad puede seguir a la anestesia, la cirugía abdominal o la oclusión de una arteria mesentérica. Los síntomas dependen de la causa de la obstrucción, pero generalmente incluyen vómitos,

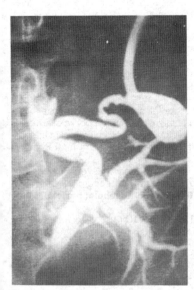

**OBSTRUCCIÓN BILIAR. Obstrucción del conducto colédoco por un cálculo (parte inferior de la colangiografía) que provoca dilatación ostensible del árbol biliar.**

dolor abdominal y distensión del abdomen. Pueden aparecer deshidratación y postración. De modo característico, los borborigmos están disminuidos o faltan y destaca la defensa abdominal. Puede aplicarse un enema opaco, pero en estos casos nunca se administra bario por vía oral, puesto que podría aumentar la obstrucción. El objetivo del tratamiento consiste en resolver la obstrucción de la forma más rápida y menos peligrosa posible. Se inserta una sonda en el intestino delgado para aspirar el contenido y aliviar la distensión. Durante estos procedimientos, se vigila el equilibrio hidroiónico. Puede ser necesaria la intervención quirúrgica. Conviene explicar al paciente que los analgésicos pueden agravar la situación al disminuir la motilidad del tracto gastrointestinal, y que no deben utilizarse en la fase aguda, antes de elucidar la localización y la extensión del bloqueo.

**OBSTRUCCIÓN INTESTINAL** (*intestinal obstruction*) Cualquier impedimento al paso del contenido intestinal a través de su luz. La causa más frecuente es el bloqueo mecánico debido a adherencias, heces impactadas, tumor intestinal, hernia, invaginación, vólvulo o constricción por inflamación intestinal. Puede también deberse a íleo paralítico. La obstrucción del intestino delgado produce intenso dolor, vómitos fecales, deshidratación y descenso de la presión arterial. La obstrucción del colon causa menos dolor, distensión abdominal acentuada y estreñimiento. El examen radiológico confirma la obstrucción y revela su causa. El tratamiento consiste en la evacuación del contenido intestinal mediante sonda intestinal. A veces se requiere la intervención quirúrgica. Debe controlarse el equilibrio hidroelectrolítico. Si se administran analgésicos, no deben ser narcóticos, ya que contribuirían a disminuir la ya reducida motilidad intestinal. Denominada también **íleo**. V. también **hernia; intususcepción; vólvulo**.

**OBSTRUCCIÓN POR CUERPO EXTRAÑO** (*foreign body obstruction*) Trastorno de la función normal o estado patológico causado por la presencia de un objeto en un orificio, conducto u órgano del cuerpo. La mayoría de los casos ocurren en niños que inhalan o degluten objetos extraños o los introducen en algún orificio corporal. En los adultos, los grandes bolos de alimentos ingeridos de prisa se alojan con frecuencia en el esófago, causando tos, atragantamiento y, si existe obstrucción de la vía aérea, asfixia. Los golpes fuertes en la espalda entre las escápulas, o la maniobra de Heimlich, pueden desalojar el bolo. Los cuerpos extraños esofágicos producen habitualmente una reacción inmediata, pero en los niños existe a veces un largo período asintomático antes de que se hagan evidentes los signos de obstrucción o infección. Los cuerpos extraños laríngeos suelen causar ronquera, sibilancias, una especie de chasquido palpable y disnea; si se trata de un objeto aguzado, por ejemplo un hueso de pollo, puede perforar la laringe y provocar tumefacción e infección. Los objetos pueden extraerse de la laringe utilizando unas pinzas a través de un laringoscopio directo, bajo anestesia local o general, con el paciente en posición de Trendelenburg. La presencia de un cuerpo extraño en la tráquea puede causar sibilancias, tos y disnea; los objetos pequeños pueden alojarse en un bron-

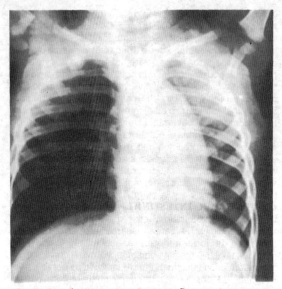

**OBSTRUCCIÓN POR CUERPO EXTRAÑO. La amplia zona radiotransparente es indicativa de la obstrucción del bronquio derecho (con retención de aire) por un cuerpo extraño.**

quio, originando tos seguida con frecuencia de un período asintomático, antes de que aparezcan los signos de obstrucción e inflamación; los cuerpos extraños de origen vegetal producen síntomas inflamatorios más precoces y graves que otros objetos. Suelen emplearse un broncoscopio con pinzas adecuadas y anestesia general para extraer los cuerpos extraños bronquiales, pero puede ser necesaria la toracotomía si el objeto se encuentra en la periferia de un pulmón. Los objetos que a veces se introducen los niños en los orificios nasales, pueden causar obstrucción local, molestias leves o infección, y es posible extraerlos con pinzas o mediante aspiración nasal. Las agujas y alfileres ingeridos por los niños pasan con frecuencia à través del esófago y el estómago sin incidentes, pero pueden clavarse en el duodeno y requerir extracción mediante una sonda nasogástrica con un imán o por laparotomía; los laxantes están contraindicados y si aparecen hipersensibilidad, rigidez, dolor, náuseas o vómitos, es necesaria la cirugía inmediata. Las monedas, canicas e imperdibles cerrados suelen pasar a través del tracto digestivo sin presentar ningún problema; pero los bezoares de pelos, fibras vegetales o concreciones de laca, que se encuentran a veces en el estómago de pacientes con retraso mental o trastornos emocionales, pueden originar anorexia, náuseas y vómitos. Es posible fragmentarlos utilizando un endoscopio y eliminarlos mediante lavado; puede ser necesaria la cirugía.

**OBTUNDIR** (obtund) **1.** Aliviar el dolor. **2.** Volverse insensible a un estímulo desagradable o doloroso reduciendo el nivel de consciencia, lo que se consigue con anestesia o con un potente analgésico narcótico.

**OBTURADOR** (obturator) Disco o placa natural o artificial que cierra una abertura, como la prótesis implantada pa-

ra cubrir la hendidura en el cielo de la boca en una fisura del paladar.

**OBTURADOR, MÚSCULO** (obturator muscle) Músculo de la pelvis y parte superior de la pierna que actúa rotando la pierna lateralmente.

**OBTURADOR EXTERNO** (obturator externus) Músculo plano y de forma triangular que cubre la superficie externa de la pared anterior de la pelvis. Tiene su origen en varias estructuras pélvicas, que comprenden las ramas del pubis y las correspondientes a cada isquion, y se inserta en la fosa intertrocantérea del fémur. Está inervado por una rama del nervio obturador, formado por fibras procedentes del tercero y cuarto nervios lumbares, y su contracción produce la rotación del muslo hacia fuera. Consultar la voz **obturador interno**.

**OBTURADOR INTERNO** (obturator internus) Músculo que cubre una amplia área de la parte más inferior de la pelvis, donde rodea al agujero obturador. Tiene su origen en las ramas superior e inferior del pubis, en el isquion y en la membrana obturatriz, y se inserta en el trocánter mayor del fémur. Está inervado por una rama especial del plexo sacro, formada por fibras del tronco lumbosacro y del primero y segundo nervios sacros. Produce la rotación lateral del muslo y, cuando está flexionado, la extensión y abducción del muslo. Consultar las voces.**obturador externo**.

**OCCIPITAL** (occipital) **1.** Perteneciente o relativo al occipucio. **2.** Situado en la proximidad del hueso occipital, como el lóbulo occipital del cerebro.

**OCCIPITAL, ARTERIA** (occipital artery) Una de las dos ramas tortuosas de la arteria carótida externa, que se divide en seis ramas e irriga zonas de la cabeza y cuero cabelludo. Cada porción terminal en el vértice del cráneo se acompaña del nervio occipital mayor.

**OCCIPITAL, HUESO** (occipital bone) Hueso de la parte posterior del cráneo, perforado por una gran abertura denominada foramen magnum, que comunica con el canal vertebral. Su superficie interna se divide en cuatro fosas. Se articula con los dos huesos parietales, los dos temporales, el esfenoides y el atlas.

**OCCIPITAL, LÓBULO** (occipital lobe) Uno de los cinco lóbulos de cada hemisferio cerebral, que ocupa una porción piramidal relativamente pequeña del polo occipital. Colocado debajo del hueso occipital, presenta tres superficies: medial, lateral e inferior. La cara medial está limitada anteriormente por el surco parietooccipital y la escotadura preoccipital y está dividida por la cisura calcarina posterior en la cuña y en la circunvolución lingual. La cara lateral está dividida por la cisura lateral en las circunvoluciones occipitales superior e inferior. La cara inferior está limitada por una línea transversa imaginaria trazada a través de la escotadura preoccipital. Consultar las voces **central, lóbulo; frontal, lóbulo; parietal, lóbulo; temporal, lóbulo**.

**OCCIPITAL MENOR, NERVIO** (lesser occipital nerve) Nervio par que se origina en el segundo nervio cervical, rodea el músculo esternocleidomastoideo y asciende hasta detrás del oído e inerva la piel de la zona. Se comunica con los nervios occipital mayor y auricular mayor y con la rama auricular posterior del nervio facial.

**OCCIPITOATLANTOIDEA, ARTICULACIÓN** *(atlanto-occipital joint)* Una de las dos articulaciones condíleas constituidas por el atlas de la columna vertebral y el hueso occipital del cráneo. Incluye dos cápsulas articulares, dos membranas y dos ligamentos laterales. Permite movimientos de flexión, extensión y rotación de la cabeza.

**OCCIPITOATLANTOIDEO ANTERIOR, LIGAMENTO** *(anterior atlanto-occipital membrane)* Una de las dos anchas láminas de fibras densamente entrelazadas que forman parte de la articulación occipitoatlantoidea entre el atlas y el hueso occipital. Se continúa con dos cápsulas articulares y está reforzada anteriormente por un fuerte cordón redondo que une la base del hueso occipital con el arco anterior del atlas.

**OCCIPITOAXIAL, LIGAMENTO** *(occipitoaxial ligament)* V. **atlantoaxoideo posterior, ligamento**.

**OCCIPITOBREGMÁTICO** *(occipitobregmatic)* Relativo al occipucio y al bregma.

**OCCIPITOFRONTAL** *(occipitofrontal)* Relativo al occipucio y al hueso frontal del cráneo.

**OCCIPITOFRONTAL, MÚSCULO** *(occipitofrontalis)* Uno de los dos músculos, delgados y anchos, que cubren la parte superior del cráneo, formados por una porción occipital y otra frontal, ambas conectadas por una extensa aponeurosis. La porción frontal se origina en la gálea aponeurótica y se inserta en la piel de la ceja y de la nariz. La porción occipital se origina en la línea nucal superior del hueso occipital y se inserta en la gálea aponeurótica. Está inervado por el facial. Mueve el cuero cabelludo y eleva las cejas. Consultar la voz **temporoparietal, músculo**.

**OCCIPITOODONTOIDEO MEDIO, LIGAMENTO** *(apical dental ligament)* Ligamento que une el axis con el occipital. Se extiende desde la punta de la apófisis odontoides del axis hasta el borde anterior del agujero occipital, se encuentra entre los dos ligamentos occipitoodontoideos laterales y se fusiona con el ligamento occipitoatlantoideo anterior. Se considera un disco intervertebral rudimentario y contiene restos de la notocorda embrionaria.

**OCCIPUCIO** *(occiput)* Parte posterior de la cabeza. Denominado también **occipucio craneal**.

**OCCIPUCIO CRANEAL** *(occiput cranii)* V. **occipucio**.

**OCENA** *(ozena)* Proceso nasal caracterizado por atrofia de los cornetes y membranas mucosas. Los síntomas comprenden la formación de costras y secreciones nasales con olor fétido. Puede seguir a la inflamación crónica de la mucosa nasal.

**OCLUSIÓN** *(occlusion)* Bloqueo en un canal, vaso o conducto del organismo.

**OCLUSIVO, TRAUMATISMO** *(occlusal trauma)* Lesión de una pieza dentaria y estructuras circundantes causada por una oclusión anómala.

**OCRONOSIS** *(ochronosis)* Proceso caracterizado por el depósito de pigmento de color pardonegruzco en el tejido conectivo y cartilaginoso, causado a menudo por alcaptonuria o intoxicación con fenol. Se pueden advertir máculas azuladas en la esclerótica, dedos, orejas, nariz, genitales, mucosa bucal y axilas. La orina puede ser de color oscuro. V. también **alcaptonuria**.

**OCULAR** *(ocular)* **1.** Perteneciente o relativo al ojo. **2.** Lente de un instrumento óptico, en general la más próxima al ojo.

**OCULO-** Prefijo que significa «perteneciente o relativo al ojo»: *oculofacial, oculomicosis, oculopatía*.

**OCULÓGIRA, CRISIS** *(oculogyric crisis)* Paroxismo en el que los ojos se mantienen en una posición fija, habitualmente arriba y en un lado, durante algunos minutos o varias horas, que suele suceder en enfermos posencefalíticos con signos de parkinsonismo. En algunos casos, los ojos se mantienen abajo o a un lado y puede haber espasmo o cierre de los párpados. Se puede desencadenar por estrés emocional y·los enfermos que padecen este trastorno presentan con frecuencia síntomas psiquiátricos.

**OCUPACIÓN** *(occupancy)* Cociente entre la media del censo hospitalario diario y el número medio de camas ocupadas durante el período que se estudia.

**ODINO-** *(odyno-)* Prefijo que significa «dolor»: *odinolisis, odinofagia, odinopoyético*.

**ODINOFAGIA** *(odynophagia)* Dolor fuerte, urente y opresivo que se produce al deglutir, causado por irritación de la mucosa o por un trastorno muscular del esófago, como reflujo gastroesofágico, infección bacteriana o micótica, tumor, acalasia o irritación química.

**-ODONCIA** *(-odontia)* Sufijo que significa «forma, condición o tratamiento de los dientes»: *periodoncia, prostodoncia, radiodoncia*.

**ODONTALGIA** *(odontalgia)* Dolor de dientes.

**ODONTECTOMÍA** *(odontectomy)* Extracción de un diente.

**ODONTIASIS** *(odontiasis)* Trastorno producido por la dentición.

**-ODÓNTICO** *(-odontic)* **1.** Sufijo que significa «perteneciente al tamaño del diente»: *isodóntico, macrodóntico, mesodóntico*. **2.** Sufijo que significa «perteneciente al tipo de tratamiento dental»: *gerodóntico, ortodóntico, pedodóntico*.

**ODONTITIS** *(odontitis)* Aumento anormal del tamaño de un diente, que suele ser consecuencia de la inflamación de los odontoblastos (células responsables de la formación de dentina) más que del diente maduro o erupcionado. Puede estar causada por infección, tumor o traumatismo.

**ODONTOGÉNESIS** *(odontogenesis)* Origen y formación de los dientes.

**ODONTOGÉNESIS IMPERFECTA** *(odontogenesis imperfecta)* V. **dentinogénesis imperfecta**.

**ODONTOGÉNICO** *(odontogenic)* **1.** Que da lugar a la formación de dientes. **2.** Que se desarrolla en tejidos formadores de dientes.

**ODONTOIDEO, LIGAMENTO** *(odontoid ligament)* V. **alar, ligamento**.

**ODONTOIDES, VÉRTEBRA** *(odontoid vertebra)* V. **axis; eje**.

**ODONTOLOGÍA** *(dentistry)* Ciencia cuyo objetivo es la prevención y tratamiento de las enfermedades y trastornos de los dientes·y las estructuras circundantes de la cavidad oral. Entre sus competencias destacan la reparación y restauración de los dientes con sustitución de los mismos en caso necesario. Además de la odontología general existen otras subespecialidades que exigen una formación adicional: endodoncia, patología oral, cirugía

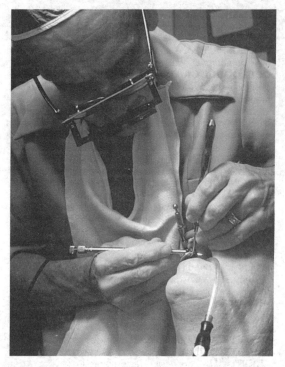

**ODONTOLOGÍA.** La limpieza periódica de la dentadura por el odontólogo, es una de las medidas profilácticas a realizar para prevenir la caries.

oral, ortodoncia, odontopediatría, periodoncia, protesiología y odontología de salud pública.

**ODONTÓLOGO** *(odontologist)* Médico especialista en el tratamiento de las enfermedades de los dientes.

**ODONTOMA** *(odontoma)* Anomalía de los dientes con aparición de un tumor sólido, como las perlas de esmalte y el odontoma complejo o compuesto.

**ODONTOPEDIATRÍA** *(pedodontics)* Subespecialidad de la odontología dedicada al diagnóstico y tratamiento de los problemas dentales de los niños.

**ODORÍFERO** *(odoriferous)* Relativo a algo que produce olor, sobre todo si es intenso o desagradable.

**OFLOXACINO** *(ofloxacin)* Antibiótico del tipo de las carboxifluoroquinolonas.

**OFTALMÍA** *(ophthalmia)* Inflamación grave de la conjuntiva o de las partes más profundas del ojo. Cabe mencionar la **oftalmía del recién nacido**, la **oftalmía simpática**, y el **tracoma**.

**OFTALMÍA DEL RECIÉN NACIDO** *(ophthalmia neonatorum)* Conjuntivitis y queratitis gonocócica purulenta del recién nacido, que es consecuencia de la exposición de los ojos a las secreciones infectadas de la madre cuando el niño pasa a través de la vagina en el parto. La infección ha sido ampliamente erradicada por la profilaxis rutinaria consistente en la instilación tópica de una solución de nitrato de plata al 1 % o la aplicación de una pomada antibiótica en el saco conjuntival del recién nacido. Cuando es necesario, el tratamiento antibiótico por vía IV, administrado en el hospital durante varios días, es eficaz y suele permitir la recuperación total.

**OFTALMÍA EGIPCIA** *(Egyptian ophthalmia)* V. **tracoma**.

**OFTALMÍA METASTÁTICA** *(metastatic ophtalmia)* V. **oftalmía simpática**.

**OFTALMÍA MIGRATORIA** *(migratory ophthalmia)* V. **oftalmía simpática**.

**OFTALMÍA SIMPÁTICA** *(sympathetic ophtalmia)* Inflamación granulomatosa del tracto uveal de ambos ojos que se produce tras la lesión de la úvea de uno de ellos. En el tratamiento de esta oftalmía resultan útiles los corticosteroides pero en algunos casos hay que proceder a la enucleación quirúrgica del ojo inicialmente lesionado para conservar la visión del sano. Denominada también **oftalmía metastática; oftalmía migratoria**.

**OFTÁLMICO** *(ophthalmic)* Perteneciente o relativo al ojo.

**OFTALMITIS** *(ophtalmitis)* Inflamación del ojo.

**OFTALMODINIA** *(ophtalmodynia)* Dolor ocular.

**OFTALMOLOGÍA** *(ophthalmology)* Rama de la medicina que trata del estudio de la fisiología, anatomía y patología del ojo, así como del diagnóstico y tratamiento de sus trastornos.

**OFTALMOPLEJÍA** *(ophthalmoplegia)* Proceso anormal caracterizado por parálisis de los nervios motores del ojo. La forma bilateral de comienzo rápido se asocia con miastenia grave aguda, deficiencia aguda de tiamina, botulismo y polineuropatía craneal inflamatoria aguda. Estos trastornos son potencialmente muy destructivos y requieren atención rápida. En algunos enfermos con oftalmoplejía miopática, puede ser evidente la presencia de alteraciones estructurales y bioquímicas en músculos de las extremidades. También se asocia con distrofia ocular.

**OFTALMOSCOPIA** *(ophthalmoscopy)* Técnica de utilización de un oftalmoscopio para la exploración del ojo.

**OFTALMOSCOPIO** *(ophthalmoscope)* Instrumento utilizado para explorar el interior del ojo. Consta de una fuente de luz, un espejo con un único orificio a través del cual el explorador puede mirar y un dial con varias lentes de diferentes potencias. Las lentes se seleccionan para permitir la visualización de las estructuras del ojo a cualquier profundidad. Si el enfermo o el explorador utilizan normalmente lentes de corrección, puede ser necesaria su utilización durante la exploración.

**OFTALMOSCOPIO BINOCULAR** *(binocular ophthalmoscope)* Oftalmoscopio que posee dos piezas oculares y que permite realizar una exploración estereoscópica del ojo.

**OFTALMOSCOPIO INDIRECTO** *(indirect opthalmoscope)* Oftalmoscopio provisto de una lente biconvexa que produce una imagen directa invertida.

**OGDEN, PLACA DE** *(Ogden plate)* Placa alargada de metal con orificios que alojan bandas circulares. Se usa para fijar fracturas de huesos largos junto con dispositivos intramedulares como clavos o prótesis.

**OH** *(OH)* Símbolo del grupo **hidróxilo**.

**OHMIO** *(ohm)* Unidad de medida de resistencia eléctrica. Un ohmio es la resistencia de un conductor en el que un potencial eléctrico de un voltio produce una corriente de un amperio.

**OÍDO** *(ear)* Órgano de la audición. Para su estudio suele dividirse en oído interno, oído medio y oído externo.

**OÍDO, HUESECILLOS DEL** *(auditory ossicles)* Denominados yunque, martillo y estribo, son tres pequeños huesos situados en el oído medio que se articulan entre sí y con la membrana timpánica. Las ondas sonoras se transmiten a través de ellos cuando vibra el tímpano.

**OÍDO EXTERNO** *(external ear)* Estructura externa del oído constituida por la oreja y el conducto auditivo externo. Las ondas sonoras son conducidas a través del oído externo hasta el oído medio. Consultar las voces **oído interno; oído medio**.

**OÍDO INTERNO** *(internal ear)* Compleja estructura interna del oído que comunica directamente con el nervio acústico. Transmite las vibraciones sonoras desde el oído medio a través del líquido de los conductos semicirculares (órgano del equilibrio), que se unen al vestíbulo, conectado con la cóclea (órgano de la audición). Consta de dos partes: el laberinto óseo y el laberinto membranoso. Denominado también **laberinto**.

**OÍDO MEDIO** *(middle ear)* Cavidad timpánica y huesecillos auditivos contenidos dentro de un espacio irregular en el hueso temporal. Está separado del oído externo por la membrana timpánica. La trompa auditiva o trompa de Eustaquio permite el paso de aire desde la faringe posterior hasta el oído medio.

**OJAL** *(buttonhole)* Pequeño orificio en la pared de una estructura o una cavidad del cuerpo.

**OJO** *(eye)* Órgano par contenido en una órbita ósea en la porción frontal del cráneo, incluido en la grasa orbitaria y conectado con el fascículo óptico procedente del cerebro; se encarga de la función visual. Con el ojo se asocian ciertas estructuras accesorias como músculos, fascias, párpados, pestañas, conjuntivas y glándulas lagrimales. El bulbo ocular está compuesto por segmentos de dos esferas, casi paralelos, que constituyen la túnica externa y una de las tres capas fibrosas que envuelven dos cavidades internas separadas por el cristalino. La cavidad anterior al cristalino, de menor tamaño, está dividida por el iris en dos cámaras, ambas llenas de humor acuoso. La cámara posterior es mayor que la anterior y contiene al cuerpo vítreo, de consistencia gelatinosa, que está dividido por el conducto hialoideo. La túnica externa del bulbo, la esclerocórnea, está constituida anteriormente por la córnea, transparente, que constituye una sexta parte del total de la túnica, y en la parte posterior por la esclera, opaca, que constituye las 5/6 restantes. La túnica pigmentada vascular intermedia, denominada úvea, está constituida por la coroides, el cuerpo ciliar y el iris. La túnica interna, formada por tejido nervioso, corresponde a la retina. Los rayos luminosos que pasan a través del cristalino, inciden sobre la capa de conos y bastones retinianos que crean impulsos que son transmitidos por el nervio óptico al cerebro. Los diámetros transversal y anteroposterior del bulbo ocular son ligeramente mayores que el diámetro vertical. El ojo suele ser algo mayor en el hombre que en la mujer.

**OJO ADAPTADO A LA OSCURIDAD** *(dark-adapted eye)* Ojo con la pupila dilatada, lo que aumenta su sensibilidad en la penumbra.

**OJO BIZCO** *(squinting eye)* Ojo de la persona con estrabismo que no puede enfocar con el ojo fijo. V. también **estrabismo**.

**OJO DE GALLO** *(corn)* Masa formada por células de la capa córnea de la epidermis que aparece sobre las eminencias óseas a consecuencia de la presión y el roce crónicos. Su forma cónica origina compresión de la dermis subyacente, que se vuelve delgada y sensible. Puede reblandecerse y macerar a causa del sudor. El tratamiento consiste en evitar la presión mecánica sobre el callo y eliminar el exceso de queratina por medios mecánicos o químicos. Denominado también clavo. Consultar la voz **callo**.

**OJO EXCITADOR** *(exciting eye)* (Relativo a la oftalmía simpática). Ojo infectado por el contralateral por simpa-

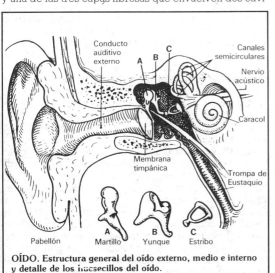

OÍDO. Estructura general del oído externo, medio e interno y detalle de los huesecillos del oído.

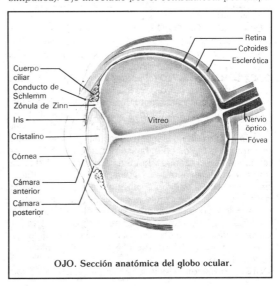

OJO. Sección anatómica del globo ocular.

tía o por metástasis a través de la corriente sanguínea o los vasos linfáticos.

**OJOS DE GATO, SÍNDROME DE** *(cat-eye syndrome)* Anomalía congénita autosómica poco frecuente que se caracteriza por la existencia de un pequeño cromosoma 22 adicional. Los pacientes tienen pupilas verticales como las de los gatos, que se acompañan con frecuencia de atresia anal, anomalías cardiacas y retraso mental grave.

**OJOS DE MUÑECA, REFLEJO DE** *(doll's eye reflex)* Respuesta normal del recién nacido, que mantiene los ojos en una posición fija cuando se le desplaza la cabeza a la derecha o la izquierda. Desaparece al ir desarrollándose la fijación ocular.

**OLEANDOMICINA** *(oleandomycin)* V. **troleandomicina**.

**OLÉCRANON** *(olecranon)* Apófisis del extremo superior del cúbito que forma el saliente del codo y se aloja en la fosa olecraniana del húmero cuando el antebrazo está extendido.

**OLEICO, ÁCIDO** *(oleic acid)* Ácido graso monoinsaturado, líquido e incoloro, que forma parte de casi todas las grasas naturales. Se utiliza en la fabricación de jabones, cosméticos, pomadas, lubricantes y aditivos alimenticios.

**OLEÓMETRO** *(oleometer)* Dispositivo para la determinación de la pureza de los aceites.

**OLEOVITAMINA** *(oleovitamin)* Preparado de aceite de hígado de pescado o de aceite vegetal comestible que contiene una o más vitaminas liposolubles o sus derivados.

**OLEOVITAMINA A** *(oleovitamin A)* Preparado oleoso, habitualmente aceite de hígado de pescado solo o diluido con aceite vegetal comestible, que contiene la forma natural o sintética de vitamina A. V. también **vitamina A**.

**OLEOVITAMINA D$_2$** *(oleovitamin D$_2$)* V. **calciferol**.

**OLFACIÓN** *(olfaction)* Acto de oler.

**OLFATO** *(smell)* Sentido que permite percibir los olores a través de la estimulación de los nervios olfatorios.

**OLFATORIO** *(olfactory)* Relativo al sentido del olfato.

**OLFATORIO, AGUJERO** *(olfactory foramen)* Cualquiera de las diferentes aberturas presentes en la lámina cribiforme del hueso etmoides.

**OLFATORIO, CENTRO** *(olfactory center)* Parte del cerebro responsable de la apreciación subjetiva de los olores. Formado por un grupo de neuronas localizadas cerca de la unión de los lóbulos temporal y parietal.

**OLFATORIO, NERVIO** *(olfactory nerve)* Uno de los dos nervios relacionados con el sentido del olfato. Es el I par craneal y está constituido por numerosos y finos filetes que se ramifican en la membrana mucosa del área olfatoria. Sus fibras no son meduladas, se reúnen en fascículos que forman un plexo bajo la membrana mucosa y se originan en surcos o canales en el hueso etmoides. Las fibras se introducen en el cráneo y forman sinapsis con las dendritas de las células mitrales. La zona en la que se originan está situada en la parte más superior de la membrana mucosa que cubre el cornete nasal superior. Las terminaciones sensoriales olfatorias son células epiteliales modificadas y las menos especializadas de los órganos de los sentidos. Conectan con el bulbo y tracto olfatorios, que son componentes del área cerebral relacionada con el sentido del olfato.

**OLIGO-** Prefijo que significa «poco, pequeño»: *oligodactilia, oligodontia, oligofrenia*.

**OLIGODACTILIA** *(oligodactyly)* Anomalía congénita caracterizada por la ausencia de uno o más dedos de la mano o del pie.

**OLIGODENDROBLASTOMA** *(oligodendroblastoma)* V. **oligodendroglioma**.

**OLIGODENDROGLIA** *(oligodendroglia)* Células del sistema nervioso central que producen mielina.

**OLIGODENDROGLIOMA** *(oligodendroglioma)* Tumor cerebral poco frecuente formado por células ectodérmicas no neurales que forman parte del tejido conectivo de sostén alrededor de las células nerviosas. El tumor, una masa sólida de color rojo grisáceo de bordes bien definidos, puede crecer hasta alcanzar un gran tamaño. Se da con mayor frecuencia en las zonas frontal, parietal y paraventricular, pero también puede producirse en el cerebelo. Denominado también **oligodendroblastoma**.

**OLIGODONTIA** *(oligodontia)* Defecto dental determinado genéticamente y caracterizado por el desarrollo de un número de dientes inferior al normal.

**OLIGOFRENIA** *(oligophrenia)* Deficiencia o debilidad mental.

**OLIGOHEMIA** *(oligemia)* Situación de hipovolemia o disminución del volumen intravascular circulante.

**OLIGOHIDRAMNIOS** *(oligohydramnios)* Cantidad anormalmente pequeña o ausencia de líquido amniótico.

**OLIGOMEGANEFRONIA** *(oligomeganephronia)* Hipoplasia renal congénita asociada con insuficiencia renal crónica en niños. Se caracteriza por una disminución del número de nefronas funcionantes e hipertrofia de otros elementos renales sin presencia de tejido aberrante. Denominada también **hipoplasia renal oligomeganefrónica**.

**OLIGOMENORREA** *(oligomenorrhea)* Menstruación escasa o poco frecuente.

**OLIGOPNEA** *(oligopnea)* V. **bradipnea; hipopnea**.

**OLIGOSPERMIA** *(oligospermia)* Secreción insuficiente de semen. Consultar la voz **azoospermia**.

**OLIGURIA** *(oliguria)* Disminución de la capacidad de formación y eliminación de orina de forma que los productos finales del metabolismo no pueden ser excretados eficientemente. Suele estar causada por desequilibrio en los electrólitos o líquidos orgánicos o por obstrucción del tracto urinario. Consultar la voz **anuria**.

**OLIVOPONTOCEREBELAR** *(olivopontocerebellar)* Relativo a la oliva, pedúnculos medios y cerebelo.

**OLOR** *(odor)* Impresión olfativa que produce un cuerpo oloroso. El sentido del olfato se activa cuando las moléculas de una sustancia difundida por el aire estimulan el I par craneal.

**OLOR CORPORAL** *(body odor)* Olor fétido asociado con la transpiración rancia. La sudoración recién secretada es inodora, pero cuando se expone a la atmósfera y a la actividad bacteriana de la superficie cutánea, sufre alteraciones químicas que conducen a la producción de olor. El olor corporal común puede eliminarse generalmente mediante lavados con agua y jabón. Ciertos olores corporales pueden deberse también a secreciones producidas en distintas enfermedades de la piel, cáncer, micosis, hemorroides, leucemias y úlcera. V. también **bromhidrosis**.

**OLLIER, DISCONDROPLASIA DE** (*Ollier's dyschondroplasia*) Trastorno poco frecuente del desarrollo óseo en el que el tejido epifisario responsable del crecimiento se extiende a través de los huesos, lo que da lugar a crecimiento irregular y anormal, y, con el tiempo, a deformaciones. Los huesos largos y el íleon son los que se afectan con mayor frecuencia. Pueden ser necesarios procedimientos ortopédicos para corregir las deformaciones, pero la invalidez es el pronóstico habitual. Un tipo de discondroplasia es la **exostosis múltiple hereditaria**. Denominada también **encondromatosis múltiple**.

**OLLIER, ENFERMEDAD DE** (*Ollier's disease*) V. **encondromatosis**.

**OMBLIGO** (*navel*) Depresión abdominal que se corresponde con el punto de inserción del cordón umbilical en el feto. Interrumpe la línea alba entre el espacio infraesternal y la sínfisis púbica, aproximadamente a la altura del espacio entre L III y L IV.

**OMNÍVORO** (*omnivorous*) Que se alimenta tanto de plantas como de animales.

**OMO-** Prefijo que significa «perteneciente o relativo al hombro»: omoclavicular, omodinia, omohioideo.

**OMOFAGIA** (*omophagia*) Ingesta de alimentos crudos, principalmente pescado o carne.

**OMÓPLATO** (*shoulder blade*) V. **escápula**.

**OMS** (*OMS*) Abreviatura de **Organización Mundial de la Salud**.

**ONANISMO** (*onanism*) V. **masturbación**.

**ONCO-** Prefijo que segnifica «tumor o masa».

**ONCOCERCOSIS** (*onchocerciasis*) Forma de filariasis común en América Central y del Sur y en África, caracterizada por nódulos subcutáneos, erupción pruriginosa y lesiones oculares. Se transmite por las picaduras de moscas negras que depositan microfilarias bajo la piel. Las microfilarias emigran al tejido subcutáneo y a los ojos y el desarrollo de los gusanos adultos produce nódulos fibrosos a su alrededor. Las reacciones de hipersensibilidad a las microfilarias muertas comprenden prurito intenso, erupción semejante a celulitis, liquenificación, despigmentación y, raras veces, elefantiasis. La afectación de los ojos puede comprender queratitis, iridociclitis y, en raras ocasiones, ceguera por coroidorretinitis. El diagnóstico se hace por la demostración de la presencia de microfilarias en la biopsia cutánea o en el ojo mediante la lámpara de hendidura. El tratamiento consta de la administración de dietilcarbamacina para las microfilarias y de la incisión quirúrgica de los nódulos para extraer las formas adultas. Las ropas protectoras y el control de las moscas negras con DDT son las mejores medidas preventivas.

**ONCOGÉNESIS** (*oncogenesis*) Proceso que inicia y promueve el desarrollo de una neoplasia. Consultar las voces **carcinogénico; sarcomagénesis**.

**ONCOGÉNICO, VIRUS** (*oncogenic virus*) Virus que es capaz de causar el desarrollo de una enfermedad neoplásica maligna. Se han identificado más de un centenar de virus oncogénicos. Se han inoculado en el laboratorio y han crecido en todos los grupos principales de animales, incluidos los primates. Se piensa que la mayoría, en especial los «virus lentos» (como el que causa el kuru),

**Demostración de virus oncógenos en diversos tumores humanos**

| Tipo de tumor | Virus asociado | Datos demostrativos |
|---|---|---|
| Linfomas | EBV | Antígenos virales, secuencias de genes virales, |
| | Herpesvirus DNA | Anticuerpo sérico, virus en células cultivadas |
| Leucemias | Virus RNA de tipo C | Antígenos relacionados con virus de murinos y de primates, secuencias de genes virales, transcriptasa inversa, virus en células tumorales cultivadas |
| Sarcomas | Virus RNA de tipo C | Antígenos relacionados con virus de murinos y de primates, secuencias de genes virales, virus observados en cultivo de liposarcoma, antígenos de tumores comunes |
| Carcinoma de mama | Virus RNA de tipo B | Antígenos relacionados con virus de tumores mamarios de murinos y primates, secuencia de genes virales, anticuerpo sérico |
| Carcinoma renal | Virus RNA de tipo C | Antígenos tumorales, partículas de tipo viral, transcriptasa inversa |
| Melanoma | Virus RNA de tipo C | Antígenos de tumores comunes, secuencias de genes relacionadas con virus de melanoma de ratón |

producen cáncer en el hombre, pero todavía no se ha comprobado.

**ONCOLOGÍA** (*oncology*) Rama de la medicina que trata del estudio de los tumores.

**ONCÓLOGO** (*oncologist*) Médico especializado en el estudio y tratamiento de las enfermedades neoplásicas, en especial el cáncer.

**ONCOVIRUS** (*ncovirus*) Miembro de una familia de virus asociados con la producción de leucemia y sarcoma en animales y, probablemente, en el hombre.

**ONDA** (*wave*) Alteración resultante de la propagación de un movimiento a través de un medio sin que se modifiquen permanentemente los constituyentes de éste. Las ondas electromagnéticas como la luz, los rayos X y las ondas radiofónicas pueden desplazarse a través del vacío, mientras que las ondas sonoras sólo pueden transmitirse a través de la materia. V. también **luz; radiación electromagnética; rayos X; sonido**.

**ONDA, LONGITUD DE** (*wavelength*) Distancia entre un punto determinado en un ciclo de una onda y el punto correspondiente en el ciclo siguiente. Los colores puros son producidos por luz de una longitud de onda específica. La longitud de onda de las ondas electromagnéticas determina muchas características de la transmisión de la radio y la televisión.

**ONDA CEREBRAL** (*brain wave*) Cualquiera de los diversos patrones del impulso eléctrico rítmico producidos en diferentes partes del cerebro. La mayor parte de los patrones, identificados por las letras griegas α, β,

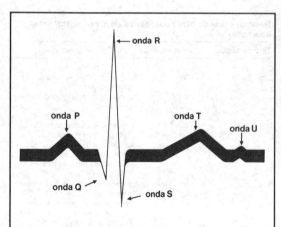

ONDA P. ONDA R. Detalle de un registro de electrocardiograma normal. El complejo QRS está situado entre la onda P (despolarización auricular y la onda T (repolarización). La onda U corresponde a una diástole ventricular prematura.

δ, τ, κ, θ, son similares en todas las personas normales y relativamente estables en cada individuo.

**ONDA DEL PULSO** *(pulse wave)* Cambio de la presión arterial local, producido por el paso de la sangre desde el ventrículo izquierdo a la aorta.

**ONDA EN CAÑÓN** *(cannon wave)* Onda «a» muy manifiesta en el pulso yugular típica del bloqueo cardiaco completo y de las extrasístoles ventriculares. Se debe a la contracción de la aurícula derecha tras haberse cerrado la válvula tricúspide por la contracción del ventrículo derecho.

**ONDA P** *(P wave)* Componente del ciclo cardiaco que aparece en el electrocardiograma en forma de U invertida y situada entre la onda T y el complejo QRS. Representa la despolarización auricular durante la cual se contrae la aurícula, y se impulsa la sangre al ventrículo desde la vena cava superior y las venas pulmonares.

**ONDAS F** *(f waves)* (Cardiología) Ondas que representan la fibrilación o el flúter auricular.

**ONDINA, MALDICIÓN DE** *(Ondine's curse)* Epónimo para la apnea debida a pérdida del control automático de la respiración. Hace referencia a un síndrome que se presenta en enfermos con marcada sensibilidad a la retención de dióxido de carbono. Un defecto en la susceptibilidad de los quimiorreceptores centrales al dióxido de carbono produce en el enfermo hipercapnia e hipoxemia, a pesar de ser capaz de respirar voluntariamente. Puede dar lugar al síndrome de Pickwick o al síndrome de sueño-apnea, y puede ser una causa del síndrome de muerte súbita en el lactante. Se puede producir como consecuencia de sobredosis de medicamentos, como los opiáceos; después de poliomielitis o encefalitis bulbar; o después de cirugía con afectación del tallo cerebral o de los segmentos superiores de la medula cervical, como en la cordotomía cervical para el dolor intratable por otros medios.

**ONDULANTE, FIEBRE** *(undulant fever)* V. **brucelosis**.

**ONFALITIS** *(omphalitis)* Inflamación del muñón umbilical, caracterizado por enrojecimiento, hinchazón y exudado purulento en los casos graves.

**ONFALOANGIÓPAGO** *(omphaloangiopagus)* V. **alantoidonagiópagos**.

**ONFALOCELE** *(omphalocele)* Herniación congénita de vísceras intraabdominales a través de un defecto en la pared que rodea al ombligo. El defecto se suele cerrar quirúrgicamente poco después del nacimiento.

**ONFALODÍDIMO** *(omphalodidymus)* V. **gastrodídimo**.

**ONFALOGÉNESIS** *(omphalogenesis)* Formación del ombligo o saco onfaloentérico durante el desarrollo embrionario.

**ONFALOMESENTÉRICA, ARTERIA** *(omphalomesenteric artery)* V. **vitelina, arteria**.

**ONFALOMESENTÉRICA, VENA** *(omphalomesenteric vein)* V. **vitelina, vena**.

**ONFALOMESENTÉRICO, CONDUCTO** *(omphalomesenteric duct)* V. **vitelino, conducto**.

**ONFALÓPAGO** *(omphalopagus)* V. **monónfalo**.

**ONFALOSITO** *(omphalosite)* Miembro parásito subdesarrollado en gemelos asimétricos unidos por los vasos del cordón umbilical. No tiene corazón, obtiene el aporte de sangre por la placenta del autósito y es incapaz de vivir independientemente después del nacimiento.

**ONIC-, ONICO-** *(onych-, onycho-)* Prefijo que significa «perteneciente o relativo a las uñas»: *onicogenia, onicogriposis, onicopatología*.

**ONICODISTROFIA** *(onychodystrophy)* Trastorno caracterizado por la coloración anormal o malformación de las uñas de los dedos de las manos o de los pies.

**ONICOGRIPOSIS** *(onychogryphosis)* Incurvación y engrosamiento anormal de las uñas de manos y pies, que adquieren el aspecto de ganchos.

**ONICÓLISIS** *(onycholysis)* Desprendimiento de la uña de su lecho. Comienza en el borde libre y se asocia con psoriasis, dermatitis de la mano, infección micótica, infección por *Pseudomonas* y otros muchos procesos.

**ONICOMICOSIS** *(onychomycosis)* Infección micótica de las uñas.

**ONIQUIA** *(onychia)* Inflamación de la matriz de la uña. Consultar la voz **paroniquia**.

**ONÍRICO, ESTADO** *(dream state)* Alteración de la conciencia en la cual una persona no reconoce su propio entorno y reacciona de forma contraria a su conducta habitual, por ejemplo huyendo o desarrollando una actitud agresiva o violenta. Se observa en sujetos epilépsicos y en ciertas neurosis.

**ONTOGÉNESIS** *(ontogenesis)* V. **ontogenia**.

**ONTOGENÉTICO, ONTOGÉNICO** *(ontogenetic, ontogenic)* **1.** Relativo a la ontogenia o adquirido durante la misma. **2.** Se aplica a la asociación basada en características morfológicas visibles y no necesariamente indicativas de una relación evolutiva natural.

**ONTOGENIA** *(ontogeny)* Historia de la vida de un organismo desde el óvulo hasta el momento del nacimiento. Consultar la voz **filogenia**.

**OO-** Prefijo que significa «perteneciente o relativo al huevo u óvulo»: *ooblasto, oocitasa, oótide*.

**OOBLASTO** *(ooblast)* Célula germinal primordial a partir de la cual se desarrolla el óvulo maduro.

**OOCENTRO** *(oocenter)* V. **ovocentro**.

**OOCIESIS** *(oocyesis)* Embarazo ectópico ovárico.

**OOCINESIS, OOCINESIA** *(ookinesis)* Fenómeno mitótico que sucede en el núcleo de la célula del óvulo durante la maduración y fertilización. V. también **oogénesis**.

**OOCINETO** *(ookineto)* Cigoto alargado y móvil que se forma por la fertilización del macrogameto durante la fase reproductora sexual de un esporozoo, específicamente el *Plasmodium* de la malaria. Atraviesa el revestimiento del estómago del mosquito *Anopheles* hembra y se adhiere a la pared externa, donde forma un oocisto y da lugar a esporozoitos.

**OOCISTO** *(oocyst)* Fase en el desarrollo de cualquier esporozoo en la que después de la fertilización se produce un cigoto que desarrolla alrededor del mismo una pared quística que lo encierra. Oocistos de los parásitos de la malaria se encuentran en los estómagos de los mosquitos infectados. Los del toxoplasma se eliminan con las heces de gatos infectados. Consultar la voz **oocito**.

**OOCITINA** *(oocytin)* Sustancia de los espermatozoides que estimula la formación de la membrana de fertilización después de la penetración de un óvulo.

**OOCITO** *(oocyte)* Óvulo primordial o no desarrollado completamente.

**OOFORALGIA** *(oophoralgia)* Dolor ovárico.

**OOFORECTOMÍA** *(oophorectomy)* Extirpación quirúrgica de uno o ambos ovarios, realizada para resecar un quiste o tumor, escindir un absceso, tratar una endometriosis o, en el cáncer de mama, anular la fuente de estrógenos que estimula algunos tipos de cáncer. Si se extirpan ambos ovarios, se produce esterilidad y se induce la menopausia de forma brusca; en la mujer premenopáusica, se puede dejar un ovario o parte de un ovario a menos que exista un proceso maligno. La intervención suele asociarse a histerectomía. Salvo que haya un proceso maligno, se

pueden administrar estrógenos para tratar los efectos secundarios desagradables del comienzo brusco de la menopausia. Denominado también **ovariectomía**.

**OOFORITIS** *(oophoritis)* Proceso inflamatorio de uno o ambos ovarios, que suele coincidir con salpingitis.

**OOFORO-** *(oophoro-, oophor-)* Prefijo que significa «perteneciente o relativo al ovario»: *ooforocistosis, ooforógeno, ooforoma*.

**OOFOROSALPINGECTOMÍA** *(oophorosalpingectomy)* Extirpación quirúrgica de uno o ambos ovarios y las correspondientes trompas, realizada para extraer un quiste o tumor, escindir un absceso o tratar una endometriosis. En el procedimiento bilateral, la enferma queda estéril y se induce la menopausia. Se utiliza anestesia general. El tratamiento con estrógenos se puede establecer después de la extirpación bilateral, a menos que exista un proceso maligno, con el fin de paliar los efectos secundarios desagradables del comienzo brusco de la menopausia.

**OOGAMA** *(oogamy)* **1.** Reproducción sexual mediante la fertilización de un gameto hembra, grande e inmóvil, por un gameto masculino más pequeño y muy móvil, como sucede en ciertas algas y en el *Plasmodium* de la malaria. **2.** Heterogamia. Consultar la voz **isogamia**.

**OOGÉNESIS** *(oogenesis)* Proceso de crecimiento y maduración de los gametos femeninos u óvulos. El desarrollo se inicia durante la vida intrauterina cuando las células germinales primordiales en el epitelio del córtex ovárico fetal dan lugar a la oogonia precursora. Para el momento del nacimiento, la oogonia se ha multiplicado y desarrollado en oocitos primarios, cada uno rodeado de una capa de células epiteliales que juntas forman el folículo primordial. Entran en la profase de la primera división meiótica y permanecen estabilizados en este estado hasta que se alcanza la madurez sexual. Entonces, en intervalos mensuales, uno o, en ocasiones, dos de los oocitos primarios son estimulados simultáneamente por las hormonas de la hipófisis anterior y por la maduración de los folículos, para continuar la división meiótica, formando un oocito secundario mayor y un cuerpo polar primario no funcional. La segunda división meiótica comienza alrededor del momento de la ovulación y permanece estabilizada en la profase hasta que la fertilización estimula la terminación del proceso, dando lugar a un gran óvulo maduro u oótide y a uno o tres cuerpos polares secundarios más pequeños que pronto se desintegran. La oótide contiene un pronúcleo con el número haploide de cromosomas maternos que se fusionará con el pronúcleo del espermatozoo para formar el cigoto. Si no se produce la fertilización, el óvulo se desintegra y se elimina con la menstruación. Las mujeres nacen con el número total de oocitos primarios que funcionarán a lo largo de la vida reproductora. Sólo una parte de éstos sobreviven hasta la pubertad y sólo ovulará un pequeño porcentaje. Los folículos que contienen los oocitos primarios se encuentran en diferentes fases de desarrollo en el ovario de la mujer sexualmente madura. La formación del óvulo y del espermatozoo difiere considerablemente en el número y tamaño de los gametos que resultan de la gametogénesis, en el número total de gametos producidos en la vida

OOCITO. Sección del ovario que muestra un oocito en el interior de un folículo ovárico secundario.

y en la secuencia de tiempo para el inicio de las divisiones meióticas y la totalización del ciclo. Denominada también **ovogénesis**. Consultar la voz **espermatogénesis**. V. también **meiosis; ovulación**.

**OOGONIA** (oogonium) Célula precursora a partir de la cual se desarrolla un oocito en el feto durante la vida intrauterina. Se deriva de las células germinales primordiales, se multiplica con rapidez durante la gestación y, cercano ya el momento del nacimiento, entra en la profase de la primera división meiótica para formar el oocito primario. Denominado también **ovogonia**. V. **oogénesis**.

**OOLEMA** (oolemma) V. **pelúcida, zona**.

**OOPLASMA** (ooplasm) Citoplasma del óvulo, que incluye el vitelo en los animales inferiores. Denominado también **ovoplasma**.

**OOSPERMA** (oosperm) Óvulo fecundado. Célula resultante de la unión de los pronúcleos del espermatozoo y el óvulo; cigoto.

**OOTECA-** (ootheco-) V. **ooforo-**.

**OÓTIDE** (ootid) Óvulo maduro después de la penetración del espermatozoo y terminación de la segunda división meiótica, pero antes de la fusión de los pronúcleos para formar el cigoto. Es una de las cuatro células resultantes de la oogénesis (las otras tres son los cuerpos polares secundarios no funcionantes) y se corresponde a las cuatro células espermátides derivadas de la espermatogénesis. V. también **meiosis; oogénesis**.

**-OPE** Sufijo que significa «persona que tiene un defecto en el ojo»: miope, hipermétrope.

**OPÉRCULO** (operculum) Cubierta a modo de tapadera, como el tapón mucoso que bloquea el cérvix del útero grávido o el opérculo temporal del hemisferio temporal cerebral que cubre la ínsula como una prolongación de la superficie superior del lóbulo temporal.

**OPERÓN** (operon) (Biología molecular). Unidad funcional genética que controla la formación de un ARN mensajero. Consta de un gen operador y dos o más genes estructurales localizados en secuencia en la posición cis en un cromosoma. V. también **gen operador; gen regulador**.

**-OPÍA** (-opia) Sufijo que significa «proceso visual especificado»: miopía, monopía, senopía. V. también **-opsia**.

**OPIÁCEO** (opiate) Medicamento narcótico que contiene opio, derivados del opio o cualquiera de los diferentes fármacos semisintéticos o sintéticos de actividad similar.

**-ÓPICO** (-opic) Sufijo que significa «tipo de visión o defecto visual»: ciclópico, hemeralópico, nictalópico.

**OPIO** (opium) Secreción lechosa de las cápsulas verdes de las plantas Papaver somniferum y Papaver album que produce un 9,5 % o más de morfina anhidra. Es un analgésico narcótico, hipnótico y astringente. Contiene varios alcaloides, como codeína, morfina y papaverina. V. también **codeína; morfina, sulfato de; opio, tintura de; papaverina, clorhidrato de; paregórico**.

**OPIO, TINTURA DE** (opium tincture) Analgésico y antidiarreico.

INDICACIONES: Hiperactividad intestinal, espasmos y diarrea.

CONTRAINDICACIONES: Dependencia del medicamento, presencia de sustancia tóxica en las heces o hipersensibilidad conocida al fármaco.

EFECTOS SECUNDARIOS: Entre los más graves figuran dependencia del medicamento, megacolon tóxico y depresión del sistema nervioso central.

**OPISTHORCHIS SINENSIS** (Opisthorchis sinensis) V. **Clonorchis sinensis**.

**OPISTO-** (opistho-) Prefijo que significa «detrás o relativo a la espalda»: opistogástrico, opistoporeia, opistótonos.

**OPISTORQUIASIS** (opisthorchiasis) Infección causada por trematodos del género Opisthorchis, común en Filipinas, India, Tailandia y Laos. Los síntomas y los signos son similares a los causados por Clonorchis sinensis. El carcinoma de los conductos biliares intrahepáticos puede ser una complicación tardía. El tratamiento no es satisfactorio. La enfermedad se previene evitando comer pescado de agua dulce crudo o mal cocinado.

**OPISTÓTONOS** (opisthotonos) Forma de espasmo tetánico de los músculos de la nuca y el dorso, en el cual el cuerpo forma un arco apoyado por el occipucio y los talones.

**OPORTUNISTA, INFECCIÓN** (opportunistic infection) **1.** Infección causada por un microorganismo normalmente no patógeno en un huésped cuya resistencia ha disminuido por trastornos tales como diabetes mellitus, cáncer o procedimientos quirúrgicos, como aspiración de líquido cefalorraquídeo o cateterismo cardiaco o urinario. **2.** Infección no habitual causada por un agente patógeno común, como meningitis u otitis media.

**OPPENHEIM, ENFERMEDAD DE** (Oppenheim's disease) Enfermedad congénita poco frecuente de los lactantes, caracterizada por músculos fláccidos, atónicos, en especial en las piernas, y ausencia o extremada lentitud de los reflejos profundos. El lactante parece paralizado durante los primeros meses de vida y alrededor de un tercio de los enfermos no sobrevive al año. Denominada también **amiotonía congénita**.

**OPPENHEIM, REFLEJO DE** (Oppenheim's reflex) Variante del reflejo de Babinski, producido por la percusión fuerte de arriba hacia abajo de las capas anterior y medial de la tibia y caracterizado por la extensión del pie y de los dedos. Es un signo de enfermedad del sistema piramidal. Consultar las voces **Chaddock, reflejo de; Gordon, reflejo de**. V. también **Babinski, reflejo de**.

**-OPSIA** V. **-opía**.

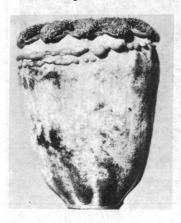

OPIO. Coagulación del opio en la parte superior de una cápsula de *Papaver somniferum*.

**OPSONINA** *(opsonin)* Anticuerpo o producto de desintegración del complemento que, al unirse a sustancias extrañas, microorganismos u otros antígenos, estimula su fagocitosis por los leucocitos y otros macrófagos.

**OPSONIZACIÓN** *(opsonization)* Proceso por el cual las opsoninas confieren a las bacterias mayor susceptibilidad a la fagocitosis por los leucocitos.

**OPTI-** V. **opto-**.

**ÓPTICA** *(optics)* **1.** (Física). Ciencia que estudia la radiación electromagnética de longitudes de onda inferiores a las ondas de la radio pero mayores que las de los rayos X. **2.** (Fisiología). Campo de estudio que trata de la visión y del proceso por el cual las funciones del ojo y del cerebro se integran en la percepción de formas, imágenes, movimientos, relaciones espaciales y colores.

**ÓPTICA, ACÚSTICA** *(acousto-optics)* Campo de la física que estudia la generación de ondas luminosas a partir de ondas sonoras de elevada frecuencia. Los conocimientos obtenidos con este tipo de estudios se aplican principalmente a la transmisión de información mediante dispositivos opticoacústicos.

**ÓPTICA POR FIBROSCOPIO** *(fiberoptics)* Proceso técnico mediante el cual puede visualizarse una cavidad o un órgano interno utilizando fibra de plástico o fibra óptica para transmitir la luz a través de un tubo especialmente diseñado y obtener una imagen ampliada.

**ÓPTICO** *(optic)* **1.** Perteneciente o relativo a los ojos a la visión. **2.** *(optician)* Persona experta en óptica que prepara y adapta gafas y lentes de contacto por prescripción médica.

**-ÓPTICO** *(-optic)* Sufijo que significa «perteneciente a la visión»: *bióptico, panóptico, preóptico*.

**OPTICO-** *(optico-)* V. **opto-**.

**ÓPTICO, NERVIO** *(optic nerve)* Uno de los dos nervios craneales que consta fundamentalmente de gruesas fibras mielinizadas, se origina en la capa gangliónica de la retina, atraviesa el tálamo y conecta con la corteza visual. En el quiasma óptico, las fibras de la mitad interna o nasal de la retina cruzan en el tracto óptico al lado contrario. Las fibras restantes, es decir, las de la mitad temporal o externa de cada retina, no cruzan y pasan a la corteza visual del mismo lado. La corteza visual interviene en la percepción de la luz y de la sombra y en la percepción de los objetos. Las radiaciones ópticas conducen impulsos desde los cuerpos geniculados en los hemisferios cerebrales a las capas corticales de la visión. Está dividido en porciones a lo largo de su trayecto por el bulbo, órbita, conducto óptico y cavidad craneal. La porción intraocular tiene alrededor de 1 mm de longitud y contiene fibras desmielinizadas que se mielinizan después de su paso por la lámina cribosa. La porción orbital, con un diámetro de casi 3,5 mm y una longitud de alrededor de 25 mm, está rodeada por vainas derivadas de la duramadre, aracnoides y piamadre. La porción del nervio correspondiente al conducto óptico se sitúa por encima de la arteria oftálmica, y las tres vainas están unidas entre sí, al nervio y al periostio del hueso, asegurando y evitando que el nervio sea forzado hacia atrás y hacia delante dentro del foramen. La porción intracraneal descansa sobre la parte anterior del seno craneal en estrecha proximidad

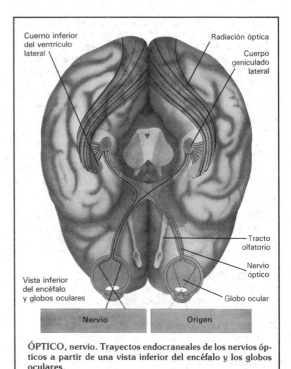

Vista inferior del encéfalo y globos oculares

Cuerno inferior del ventrículo lateral · Radiación óptica · Cuerpo geniculado lateral · Tracto olfatorio · Nervio óptico · Globo ocular

| Nervio | Origen |
|--------|--------|

ÓPTICO, nervio. Trayectos endocraneales de los nervios ópticos a partir de una vista inferior del encéfalo y los globos oculares.

a la arteria carótida interna. El nervio óptico constituye el II par craneal y se desarrolla a partir de un divertículo de la porción lateral del encéfalo anterior. Por esto, sus fibras se corresponden más con un tracto de fibras cerebrales que con los otros nervios craneales.

**ÓPTICO, VALORACIÓN DEL SISTEMA** *(optic system assessment)* Valoración de los ojos y la visión del enfermo y trastornos o lesiones actuales y pasados que puedan ser responsables de alteraciones en el sistema óptico. MÉTODO: Se interroga al enfermo para determinar si la visión es borrosa, doble, está disminuida o ausente en uno o ambos ojos o disminuye periféricamente por la noche o con luz intensa. Se pregunta si se ven halos o luces y si el enfermo tropieza con objetos no familiares, si es incapaz de distinguir objetos demasiado próximos o demasiado lejanos, si siente que los ojos le lloran, escuecen, duelen o se fatigan, y si ha sufrido una lesión en el ojo, cara o cabeza. Se observan el estado general del enfermo, signos vitales, tipo de gafas o lentes de contacto utilizado, cantidad de lagrimeo, parpadeo, tendencia a restregarse los ojos y agudeza visual. Se registra la presencia de conjuntivitis, supuración, hemorragia óptica, edema o ptosis palpebral, exoftalmos, estrabismo, nistagmo, edema de la esclerótica, chalazión, laceraciones, contusiones o existencia de cuerpos extraños en el ojo. Se anotan los signos de envejecimiento, glaucoma, cataratas, desprendimiento de retina, así como la existencia de esclerosis múltiple, diabetes mellitus, miastenia grave, gonorrea, disfunción tiroidea, problemas de senos o traumatismo o tumores cerebrales. Se investigan los antecedentes del enfermo sobre tratamientos u operaciones previas del ojo, traumatismo craneal o facial, arteriosclerosis, glomerulonefritis, degeneración retiniana, episodios de coma, tratamiento con oxígeno y abuso de medicamentos, así como la historia familiar de glaucoma o diabetes. También se investiga la posibilidad de que el enfermo tenga un trabajo o entretenimiento peligroso, anotando las precauciones útiles tomadas, abuse del alcohol o utilice medicamentos, en especial antibióticos, antieméticos, mióticos, midriásicos y acetazolamida. Las ayudas diagnósticas para la evaluación comprenden una prueba de campos visuales, radiografías de la órbita y cráneo, exploración oftalmoscópica, tonometría, tomografía axial computarizada cerebral y estudios microscópicos de raspado conjuntival.

CRITERIOS IMPORTANTES: Una detenida valoración de los ojos, visión y determinados aspectos de la historia médica, familiar y social del enfermo constituye una importante ayuda para establecer el diagnóstico de un trastorno del sistema óptico.

**OPTOCINÉTICA** (optokinetic) Relativo al movimiento del globo ocular en respuesta al movimiento de objetos a través del campo visual, como ocurre en el nistagmo optocinético.

**OPTOMETRÍA** (optometry) Técnica para la medición de la agudeza visual y selección de lentes para corregir los defectos visuales. V. también **óptico**.

**OPTOMETRISTA** (optometrist) Persona que practica la optometría. V. también **óptico; optometría**.

**ORAL** (oral) Perteneciente o relativo a la boca. Consultar las voces **bucal; parenteral**.

**ORAL, CÁNCER** (oral cancer) Neoplasia maligna del labio o de la boca que se presenta en una media de edad de 60 años y con una frecuencia ocho veces mayor en hombres que en mujeres. Factores predisponentes en la etiología de la enfermedad son: alcoholismo, consumo de tabaco excesivo, higiene oral deficiente, dentaduras mal encajadas, sífilis, síndrome de Plummer-Vinson, hábito de mascar nuez de areca y, en el cáncer de labio, sobreexposición al sol y al viento y fumar en pipa. El primer signo puede ser la presencia de lesiones premalignas, como leucoplasia, eritroplasia o úlcera dolorosa y crónica. Las medidas diagnósticas comprenden la exploración digital, biopsia, citología exfoliativa, radiografía de la mandíbula y del tórax para detectar la existencia de metástasis pulmonares. Casi todos los tumores orales son carcinomas epidermoides; los adenocracinomas son ocasionales y los sarcomas y lesiones metastásicas de otras localizaciones son poco frecuentes. Las lesiones primarias pequeñas se pueden tratar por extirpación o irradiación, y los tumores orales más extensos por cirugía con limpieza de los ganglios linfáticos afectados y radioterapia pre o posoperatoria. Entre los agentes quimioterápicos administrados paliativamente en las lesiones inoperables o recidivantes se encuentran el methotrexate, 5-fluoracilo, bleomicina y adriamicina.

**ORAL, CARÁCTER** (oral character) (Psicoanálisis). Tipo de personalidad que presenta modelos de comportamiento basados en la fase oral de la infancia y caracterizada por optimismo, autoconfianza, desenfado y generosidad, que representan los aspectos agradables de la etapa, o pesimismo, futilidad, ansiedad y sadismo como manifestaciones de las frustraciones o conflictos que se producen durante el período mencionado.

**ORAL, FASE** (oral stage) (Psicoanálisis). Fase inicial del desarrollo psicosexual, que se produce en los primeros 12 a 18 meses de vida, cuando la experiencia de la alimentación y otras actividades orales son la fuente predominante de estimulación y de placer. Las vivencias acontecidas durante esta fase determinan en gran parte actitudes posteriores en relación a la alimentación, amor, aceptación y rechazo social, y otros muchos aspectos de las relaciones interpersonales y modelos de conducta. Las experiencias agradables relacionadas con la lactación pueden dar lugar a erotismo oral en la vida adulta, y las desagradables pueden conducir a agresividad extrema, a hábitos como fumar y comer en exceso o comportamiento locuaz con matices de sarcasmo, y pueden constituir una influencia decisiva o un determinante fundamental en trastornos de adicción. V. también **desarrollo psicosexual**.

**ORBICULAR DE LOS LABIOS, MÚSCULO** (orbicularis oris) Músculo situado alrededor de la boca y formado en parte por fibras procedentes de otros músculos de la cara, como el buccinador, que se insertan en los labios, y en parte por fibras propias para los labios. Está inervado por ramas bucales del nervio facial y sirve para cerrar y fruncir los labios.

**ORBICULAR DE LOS PÁRPADOS, MÚSCULO** (orbicularis oculi) Músculo del párpado que comprende a los músculos palpebral, orbital y lagrimal. Se origina en la zona nasal del hueso frontal, en la apófisis ascendente del maxilar superior, enfrente del canal lagrimal, y en la cara anterior del ligamento palpebral medial. El músculo palpebral actúa cerrando suavemente el párpado y el orbital lo hace de forma más enérgica, como al pestañear. Denominado también orbicular de los ojos. Consultar **elevador del párpado superior, músculo; superciliar, músculo.**.

**ORBICULAR-PUPILAR, REFLEJO** (orbicularis pupillary reflex) Fenómeno normal desencadenado por el cierre enérgico de los párpados o al intentar cerrarlos mientras se mantienen separados, de lo que resulta primero contracción y después dilatación de la pupila.

**ÓRBITA** (orbit) Cualquiera de las cavidades óseas de forma cónica situadas en el cráneo, que alojan a los globos oculares y estructuras afines, como los músculos, nervios y vasos sanguíneos del ojo. Las paredes laterales de las órbitas son aproximadamente paralelas una a la otra y a la línea media, pero las laterales son ampliamente divergentes. El techo está formado por la lámina orbital del hueso frontal y el ala menor del hueso esfenoides. La fóvea troclear del cielo de la órbita aloja a la polea cartilaginosa del oblicuo mayor o superior del ojo, y la fosa lagrimal a la glándula lagrimal. La hendidura orbital superior, situada entre el techo y la pared lateral, da paso a varios nervios, como el oculomotor, el troclear y la división oftálmica del trigémino. Las aberturas que comunican con cada órbita son: foramen óptico, hendiduras orbitarias superior e inferior, foramen supraorbitario, canal infraorbitario, foramen etmoidales anterior y posterior, foramen cigomático y el canal para el conducto nasolagrimal.

**ORBITARIA, HENDIDURA** *(orbital aperture)* Abertura que comunica el interior del cráneo con la órbita del ojo.

**ORCIPRENALINA, SULFATO DE** *(orciprenaline sulfate)* V. **metaproterenol, sulfate de**.

**ORDEÑO** *(milking)* Técnica empleada para exprimir el contenido de un conducto o tubo, para comprobar la sensibilidad dolorosa a la palpación o para obtener una muestra para estudio.

**OREJA EN COLIFLOR** *(cauliflower ear)* Deformación y engrosamiento de la oreja producido por traumatismos repetidos como los que sufren los boxeadores. Mediante cirugía plástica puede restablecerse en algunos casos el aspecto normal de la oreja.

**OREXIA** *(orexis)* Apetito.

**OREXÍGENO** *(orexigenic)* Sustancia que aumenta o estimula el apetito.

**OREXIMANÍA** *(oreximania)* Proceso caracterizado por un gran aumento del apetito y excesiva ingestión de alimentos como consecuencia de un temor irreal o exagerado a adelgazar. Consultar la voz **anorexia nerviosa**.

**ORFENADRINA, CITRATO DE** *(orphenadrine citrate)* Relajante musculoesquelético con acción anticolinérgica y antihistamínica.
INDICACIONES: Contracturas musculares graves.
CONTRAINDICACIONES: Miastenia gravis, las propias de las sustancias anticolinérgicas e hipersensibilidad.
EFECTOS SECUNDARIOS: Entre los más importantes figuran los asociados con la acción anticolinérgica, como sequedad de boca y taquicardia, y reacciones alérgicas.

**ORFENADRINA, CLORHIDRATO DE** *(orphenadrine hydrochloride)* Anticolinérgico y antihistamínico.
INDICACIONES: Parkinson.
CONTRAINDICACIONES: Miastenia gravis u otros procesos que contraindican el uso de anticolinérgicos e hipersensibilidad conocida àl medicamento.
EFECTOS SECUNDARIOS: Entre los más importantes figuran los correspondientes a la acción anticolinérgica y las reacciones alérgicas.

**ORGÁNICO** *(organic)* 1. Compuesto químico que contiene carbono. Consultar la voz **inorgánico**. 2. Perteneciente o relativo a un órgano.

**ORGÁNICO CEREBRAL, SÍNDROME** *(organic brain syndrome)* V. **mental orgánico, trastorno**.

**ORGANISMO** *(organism)* Todo ser vivo animal o vegetal capaz de desempeñar funciones a través de órganos u oránulos mutuamente dependientes.

**ORGANIZACIÓN MUNDIAL DE LA SALUD (OMS)** *(World Health Organization)* Departamento de las Naciones Unidas afiliado con la Organización de Alimentación y Agricultura, el Departamento Internacional de Energía Atómica, la Organización Internacional del Trabajo, la Organización Panamericana de Salud y la UNESCO. La OMS se encarga fundamentalmente de los problemas sanitarios mundiales o regionales pero, en situaciones de urgencia, puede también prestar asistencia local si se le solicita. Entre sus funciones se encuentran la asistencia técnica, el estímulo de la investigación epidemiológica de las enfermedades, el establecimiento de regulaciones sa-

nitarias, la promoción de la cooperación entre las sociedades científicas y de profesionales de la salud y la información y asesoría sobre temas sanitarios. Sus órganos directivos radican en Ginebra, Suiza.

**ORGANIZADOR** *(organizer)* (Embriología). Región del embrión que induce la diferenciación morfológica de otra parte del mismo. Aquellas zonas que son formadas y a su vez inducen el desarrollo de otras se clasifican como organizadores de segundo grado, tercer grado, y de este modo es como la estructura del embrión va creciendo en complejidad. Algunos tipos de organizadores son el **organizador nucleolar** y el **organizador primario**.

**ORGANIZADOR NUCLEOLAR** *(nucleolar organizer)* Parte del núcleo de la célula formada de heterocromatina que es responsable de la formación del nucléolo.

**ORGANIZADOR PRIMARIO** *(primary organizer)* Porción del labio dorsal del blastoporo que se autodiferencia e induce la formación de la placa neural, la cual da lugar al eje principal del embrión.

**ÓRGANO** *(organ)* Parte estructural de un sistema del organismo que está constituido por tejidos y células que le permiten realizar una función determinada, como el hígado, bazo, los órganos digestivos, los reproductores o los de los sentidos. Cada uno de los órganos pares puede funcionar independientemente del otro. El hígado, páncreas, bazo y cerebro pueden mantener una función normal o casi normal con más del 30 % del órgano lesionado, destruido o extirpado.

**ORGANOFOSFATOS** *(organophosphates)* Productos químicos anticolinesterásicos utilizados en ciertos pesticidas y medicamentos. Actúan provocando la inhibición irreversible de la colinesterasa.

**ORGANOGÉNESIS** *(organogenesis)* (Embriología). Formación y diferenciación de órganos y sistemas orgánicos durante el desarrollo embrionario. En el hombre, el período se extiende aproximadamente desde el final de la segunda semana hasta la octava semana de gestación. Durante este tiempo el embrión experimenta una diferenciación y crecimiento rápidos y es muy vulnerable a los peligros ambientales y a los efectos de las sustancias tóxicas. Cualquier interferencia con el proceso secuencial correspondiente a la organogénesis produce una detención del desarrollo y da lugar a una o más anomalías congénitas. Denominada también **organogenia**. V. también **desarrollo embriológico; desarrollo prenatal**.

**ORGANOGENIA** *(organogeny)* V. **organogénesis**.

**ORGANOIDE** *(organoid)* 1. Que se asemeja a un órgano. 2. Se aplica a la estructura que se parece a un órgano en apariencia o función. 3. V. **organulo**.

**ORGANOIDE, TUMOR** *(organoid tumor)* V. **teratoma**.

**ORGANOTERAPIA** *(organotherapy)* Tratamiento de la enfermedad mediante la administración de glándulas endocrinas animales o de sus extractos. Las sustancias derivadas de órganos animales se utilizan con frecuencia, al contrario que las glándulas en su totalidad. Denominada también **Brown-Séquard, tratamiento de**.

**ORGANOTÍPICO, CRECIMIENTO** *(organotypic growth)* Reproducción controlada de células, como sucede en el crecimiento normal de tejidos y órganos. Consultar la voz **histiotípico, crecimiento**.

**ORGÁNULO** (*organelle*) **1.** Cualquiera de las diferentes estructuras organizadas y funcionales existentes en el interior de la mayoría de las células, como las mitocondrias, el aparato de Golgi, el retículo endoplásmico, los lisosomas y los centriolos. **2.** Cualquiera de los diminutos órganos de los protozoos asociados con la locomoción, metabolismo y otros procesos.

**ORGASMO** (*orgasm*) Clímax sexual; serie de fuertes contracciones involuntarias de los músculos de los genitales sentidas como extraordinariamente placenteras y desencadenadas por excitación sexual de intensidad crítica.

**ORI GENE** (*ori gene*) (Genética molecular). Lugar o región en que se inicia la replicación del ADN.

**ORIENTACIÓN** (*orientation*) (Genética molecular). Inserción de un fragmento de material genético en un vector, de tal forma que la colocación del fragmento está en la misma dirección que el mapa genético del vector (orientación n) o en la dirección opuesta (orientación u).

**ORIENTACIÓN PERSONAL** (*personal orientation*) Proceso evolutivo continuo por el cual una persona determina y evalúa las relaciones que parecen existir entre sí mismo y los demás.

**ORIFICIO** (*orifice*) Entrada o salida de una cavidad orgánica. Denominado también **ostium**.

**ORIFICIO CERVICAL** (*cervical os.*) V. **1. orificio cervical externo**. **2. orificio cervical interno**.

**ORIFICIO CERVICAL EXTERNO** (*external cervical os*) Desembocadura externa del útero que conduce a la cavidad del cuello (endocérvix). Limitada por el labio anterior y el posterior, está situada en el centro de la extremidad redondeada del cuello que se proyecta en la cavidad vaginal. Consultar la voz **orificio cervical interno**.

**ORIFICIO CERVICAL INTERNO** (*internal cervical os*) Abertura interna del útero que se corresponde con la delgada constricción del mismo (istmo) a nivel de la porción media de su cuerpo. Separa el cuerpo uterino del cuello del útero. Consultar la voz **orificio cervical externo**.

**ORIFICIO EPIPLOICO** (*epiploic foramen*) Comunicación entre la cavidad peritoneal y la trascavidad de los epiplones. Está recubierto de peritoneo y mide aproximadamente 3 cm de diámetro. Está limitado, ventralmente, por el borde derecho libre del epiplón menor, dorsalmente, por el peritoneo posterior que tapiza la vena cava, inferiormente, por el peritoneo que salta hasta el dorso del duodeno, y superiormente, por el lóbulo hepático caudado recubierto por peritoneo.

**ORIFICIO ESPÚREO DEL CANAL FACIAL** (*spurious aperture of facial canal*) Orificio situado en la porción petrosa del hueso temporal por donde discurren el nervio petroso mayor y una rama de la arteria meníngea media.

**ORIFICIO EXTERNO DEL CONDUCTO TIMPÁNICO** (*external aperture of tympanic canaliculus*) Abertura inferior del conducto timpánico de Jacobson sobre la superficie inferior de la porción petrosa del hueso temporal.

**ORIFICIO LAGRIMAL** (*punctum lacrimale*) Pequeña abertura situada en el borde de cada párpado que da salida al conducto lagrimal. Por él salen las lágrimas que provienen de las glándulas lagrimales a través del conducto lagrimal hasta la conjuntiva. La obstrucción de estos orificios por moco o suciedad provoca irritación y molestias.

**ORIFICIO PILÓRICO** (*pyloric orifice*) Apertura del estómago al duodeno que está situada a la derecha de la línea media y a nivel del borde superior del primer cuerpo vertebral lumbar. El orificio está limitado en la cara gástrica por el esfínter duodenopilórico circular.

**ORIFICIO PUNTIFORME, PRUEBA DEL** (*pinhole test*) Prueba que sirve para explorar la disminución de la agudeza visual y distinguir los errores de refracción de las enfermedades orgánicas. Los primeros pueden corregirse

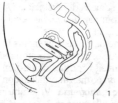 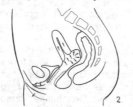 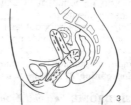 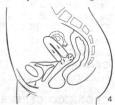

**ORGASMO. Pelvis femenina: 1.** Fase de excitación: se produce una elevación uterina, alargamiento de la vagina, aumento de tamaño de los labios menores y separación y elevación de los labios mayores. **2.** Fase de meseta: se incrementan los signos anteriores y se eleva el clítoris, se abre el cuello uterino, se expande el fondo de la vagina y aparece la plataforma orgásmica. **3.** Fase orgásmica: se mantienen los signos anteriores y se producen contracciones uterinas, de la plataforma orgásmica y del esfínter anal. **4.** Fase de resolución: remiten todos los signos.

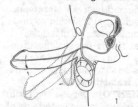 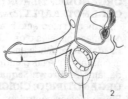 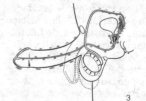 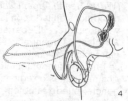

**ORGASMO. Pelvis masculina: 1.** Fase de excitación: erección del pene, ligera elevación testicular, engrosamiento del escroto. **2.** Fase de meseta: secreción glandular, engrosamiento del pene, elevación y aumento del tamaño testicular. **3.** Fase orgásmica: contracciones del pene, de los órganos accesorios (eyaculación) y del esfínter anal. **4.** Fase de resolución: remiten todos los signos.

con gafas y no constituyen ningún peligro a nivel general. La pérdida de agudeza visual debida a una enfermedad orgánica es grave, ya que puede ser indicativa de una enfermedad sistémica, sobre todo neurológica, y constituir el primer signo de una ceguera evitable. Esta prueba es fácil de realizar: se hacen varios orificios diminutos en una tarjeta y el paciente selecciona uno y mira a su través con un solo ojo sin utilizar gafas. Si de esta forma mejora su agudeza visual, el defecto se considera de refracción, y en caso contrario, orgánico. Ello se debe a que, mirando a través del orificio, se bloquean las ondas luminosas periféricas, que son las más distorsionadas por los defectos de refracción.

**ORIFICIOS NASALES** (anterior nares) Parte final de las fosas nasales que se abren por delante en la cavidad nasal y permiten el paso del aire. Son unas aberturas de forma ovalada que miden, aproximadamente, 1,5 cm de delante atrás y 1 cm de diámetro. Los orificios nasales se comunican con las fosas nasales.

**ORINA** (urine) Líquido excretado por los riñones, conducido por los uréteres, almacenado en la vejiga y eliminado a través de la uretra. La orina normal es clara, de color pajizo, levemente ácido y con un característico olor a urea. Su densidad oscila entre 1.005 y 1.030. Sus constituyentes normales son agua, urea, cloruro sódico y cloruro potásico, fosfatos, ácido úrico, sales orgánicas y urobilina. Los constituyentes anormales indicativos de enfermedad son, entre otros, los cuerpos cetónicos, proteínas, bacterias; sangre, glucosa, pus y cristales. V. también **bacteriuria; cetoaciduria; glucosuria; hematuria; proteinuria**.

**ORINA, ANÁLISIS DE** (urinalysis) Examen físico, microscópico o químico de la orina. El examen físico de la muestra consiste en apreciación de la turbidez, color y pH. Mediante centrifugación se obtiene el sedimento urinario, que es examinado al microscopio en busca de eritrocitos, cristales, pus o bacterias. En el examen químico se incluyen la determinación y medida de una serie de sustancias como cetonas, azúcar, proteínas y sangre.

**ORNITHODORUS** (Ornithodoros) Género de garrapatas, alguna de cuyas especies son vectores para las *Spirochaetas* productoras de fiebres recurrentes.

**ORNITINA** (ornithine) Aminoácido que forma parte de las proteínas y que se produce durante el ciclo de la urea como sustancia intermediaria importante.

**ORNITOSIS** (ornithosis) V. **psitacosis**.

**ORO- 1.** Prefijo que significa «perteneciente o relativo a la boca»: orolingual, oromaxilar, orofaringe. **2.** Prefijo que significa «parte líquida de la sangre o suero»: orodiagnóstico, orosina, oroterapia. También **-orro**.

**ORO (Au)** (gold [Au]) Elemento químico metálico blando y amarillento que se encuentra en la naturaleza en forma libre y en el compuesto $AuAgTe_4$. Su número atómico es 79 y su peso atómico, 197. Ha sido muy apreciado desde la más remota antigüedad y se ha utilizado en la fabricación de monedas y en todo tipo de ornamentaciones. Por lo general se endurece aleándolo con pequeñas cantidades de níquel o cobre. Es muy resistente a la oxidación pero puede disolverse en agua recia y en cianuro potásico acuoso. El sulfuro de oro se utiliza con frecuencia en el tratamiento (crisoterapia) de la artritis reumatoide, pe-

ro produce toxicidad grave en aproximadamente el 10 % de los casos y más o menos leve en el 25-50 %. V. también **crisoterapia**.

**ORO 198** (gold 198) Agente antineoplásico.
INDICACIONES: Tratamiento de cánceres de próstata, de cuello del útero y de vejiga y reducción del acúmulo de líquidos secundario al cáncer.
CONTRAINDICACIONES: Tumores ulcerativos, embarazo, lactancia o heridas quirúrgicas no cicatrizadas. No debe administrarse a pacientes de menos de 18 años.
EFECTOS SECUNDARIOS: El más grave es la enfermedad por radiación.

**ORO, COMPUESTO DE** (gold compound) Fármaco que contiene sales de oro y que generalmente se administra con otros medicamentos en el tratamiento de la artritis reumatoide. El oro es potencialmente tóxico y sólo puede administrarse bajo la supervisión de un especialista en crisoterapia. Las reacciones tóxicas que produce van desde una dermatosis leve hasta una intoxicación letal. Se han empleado varios radioisótopos del oro en técnicas de radiología diagnóstica y en el tratamiento de diversas enfermedades neoplásicas malignas.

**ORO, TIOMALATO SÓDICO DE** (gold sodium thiomalate) Agente antirreumático.
INDICACIONES: Artritis reumatoide.
CONTRAINDICACIONES: Debilitación intensa, lupus eritematoso sistémico, enfermedades renales y hepáticas, discrasias sanguíneas, síndrome de Sjögren (en la artritis reumatoide) o hipersensibilidad conocida a este fármaco u otras sales de oro o metales pesados.
EFECTOS SECUNDARIOS: Los más graves son diversas discrasias sanguíneas, lesiones renales y reacciones alérgicas. También pueden producirse dermatitis, estomatitis y lesiones de las membranas mucosas.

**ORO, TRATAMIENTO CON** (gold therapy) V. **crisoterapia**.

**OROFARINGE** (oropharynx) Una de las tres divisiones anatómicas de la faringe. Se extiende detrás de la boca desde el paladar blando hasta el nivel del hueso hioides y contiene las amígdalas palatinas y las linguales. Con-

**OROYA, FIEBRE DE** (Oroya fever) V. **bartonelosis**.

**ORQUIDECTOMÍA** (orchidectomy) Procedimiento quirúrgico para la extirpación de uno o ambos testículos. Puede estar indicada por enfermedad grave, lesión o como control del cáncer de próstata por anulación de una fuente de hormonas androgénicas. Denominada también **orquiectomía**.

**ORQUIDO-** (orchido-) V. **orquio-**.

**ORQUIECTOMÍA** (orchiectomy) V. **orquidectomía**.

**ORQUIO-, ORQUI-** (orchio-, orchi-) Prefijos que significan «perteneciente o relativo a los testículos»: orquiocatabasis, orquiopatía, orquioscirro.

**ORQUIOPEXIA** (orchiopexy) Intervención para movilizar un testículo que no ha descendido, llevarlo al escroto y fijarlo de tal forma que no vuelva a retraerse. En ocasiones, se hace una sutura a la parte inferior del escroto y se fija a la cara interior del muslo. La enfermera debe tener la precaución de no alterar la tensión de la unión.

**ORQUITIS** (orchitis) Inflamación de uno o ambos testículos, caracterizada por tumefacción y dolor y que suele estar producida por paperas, sífilis o tuberculosis. El tratamiento sintomático comprende sujeción y elevación del escroto, aplicación de compresas frías y administración de analgésicos.

**ORTESIS** *(orthosis)* Sistema de fuerzas diseñado para controlar, corregir o compensar una deformidad ósea, las fuerzas deformantes o la ausencia de fuerza en el cuerpo. A menudo requiere el uso de correctores especiales.

**ORTIGAS, ERUPCIÓN POR** *(nettle rash)* Erupción fina, urticariante, debida al contacto con las hojas de ortiga. Se caracteriza por pinchazos y picor que duran desde unos minutos a varias horas.

**ORTOBÓRICO, ÁCIDO** *(orthoboric acid)* V. **bórico, ácido**.

**ORTODONCIA** *(orthodontics)* Especialidad de la estomatología encargada del diagnóstico y tratamiento de los defectos de oclusión e irregularidades de la dentadura.

**ORTODRÓMICA, CONDUCCIÓN** *(orthodromic conduction)* Conducción del impulso nervioso en la dirección normal, desde una sinapsis o un receptor, a lo largo del axón, hasta su terminación con despolarización.

**ORTOGÉNESIS** *(orthogenesis)* Teoría que preconiza que la evolución está controlada por factores intrínsecos en el organismo y progresa según un curso predeterminado, en vez de hacerlo en varias direcciones como consecuencia de la selección natural y otros factores ambientales.

**ORTOGÉNICO** *(orthogenic)* **1.** Perteneciente o relativo a la ortogénesis; ortogenético. **2.** Perteneciente o relativo al tratamiento y rehabilitación de niños que están trastornados mental o emocionalmente. V. también **ortopsiquiatría**.

**ORTOLANI, PRUEBA DE** *(Ortolani's test)* Procedimiento para valorar la estabilidad de las articulaciones de la cadera en recién nacidos y lactantes. Se coloca al niño sobre su espalda, las caderas y las rodillas flexionadas en ángulo rectos y en abducción hasta que las caras laterales tocan la mesa. Los dedos del explorador están extendidos a lo largo de la cara externa de los muslos, con

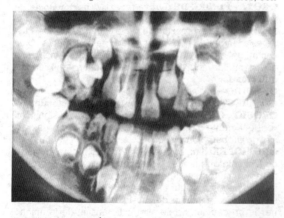

ORTOPANTOGRAFÍA. Panorámica de la boca de un niño: en los alvéolos se alojan ya los dientes definitivos, que sustituirán a los de leche.

los pulgares sujetando la cara interna de las rodillas. Se intentan las rotaciones interna y externa y se valora la simetría de la movilidad. Se puede sentir un click o un chasquido (signo de Ortolani) si la articulación es inestable, porque la cabeza del fémur sale del acetábulo bajo la presión de las manos del explorador durante la rotación y abducción.

**ORTOMIXOVIRUS** *(orthomyxovirus)* Miembro de una familia de virus que comprende varios microorganismos responsables de la infección gripal del hombre.

**ORTOPANTOGRAFÍA** *(orthopantogram)* Radiografía que muestra una visión panorámica de todos los dientes, hueso alveolar y otras estructuras contiguas y que se toma desde fuera de la boca.

**ORTOPEDA** *(orthopod)* **ortopedista**.

**ORTOPEDIA** *(orthopedics)* Rama de la medicina dedicada al estudio y tratamiento del esqueleto, sus articulaciones, músculos y estructuras asociadas.

**ORTOPEDISTA** *(orthopedist)* Especialista en ortopedia. Denominado también (informal) **ortopeda**.

**ORTOPNEA** *(orthopnea)* Proceso anormal en el que una persona debe sentarse o permanecer de pie para respirar profunda o confortablemente. Se produce en un gran número de trastornos cardiológicos y respiratorios, como asma, edema pulmonar, enfisema, neumonía y angina de pecho. V. también **disnea**.

**ORTOPSIQUIATRÍA** *(orthopsychiatry)* Rama de la psiquiatría especializada en la corrección de trastornos del comportamiento y procesos mentales incipientes y rayando en lo patológico, en especial en niños, y en el perfeccionamiento de técnicas preventivas para mantener la salud mental y el desarrollo emocional. V. también **higiene mental**.

**ORTÓPTICA** *(orthoptic)* **1.** Relativo a la visión binocular normal. **2.** Relativo al procedimiento o técnica para corregir los ejes visuales de los ojos coordinados inadecuadamente para la visión binocular.

**ORTÓPTICA, EXPLORACIÓN** *(orthoptic examination)* Exploración oftalmológica de la función binocular de los ojos. Un instrumento estereoscópico presenta una imagen ligeramente diferente a cada ojo. El explorador advierte el grado en el que las imágenes son combinadas por el proceso normal de fusión. Si la persona tiene diplopía, las imágenes se ven separadas, y si padece ambliopía de supresión, sólo se ve una imagen. El entrenamiento estereoscópico puede mejorar la visión binocular.

**ORTOSIS** *(orthosis)* Sistema de fuerzas diseñado para controlar, corregir o compensar una deformación ósea, fuerzas deformantes o ausencia de fuerzas orgánicas. Suele requerir el uso de abrazaderas especiales.

**ORTOSTÁTICO** *(orthostatic)* Perteneciente a una posición erecta o de pie.

**ORTÓTONOS** *(orthotonos)* Postura rígida y recta de todo el cuerpo causada por una contracción tetánica, que suele ser debida a intoxicación por estricnina o a infección tetánica. El cuello y el resto del cuerpo están en extensión, pero no tan marcada como en el opistótonos. Consultar la voz **emprostótonos**.

**ORZUELO** *(hordeolum)* Furúnculo que aparece en el borde del párpado por infección de la glándula sebácea de una pestaña. El tratamiento consiste en la aplicación de compresas calientes y la administración de antibióticos tópicamente; a veces es necesario escindirlo y drenarlo. Consultar la voz **chalazion**.

**OS** *(os)* **1.** V. **hueso**. **2.** Boca u orificio.

**Os** *(Os)* Símbolo químico del **osmio**.

**-OSA** *(-ose)* Sufijo aplicado a los carbohidratos: *celulosa, lactosa, glucosa*.

**OSCILOSCOPIO DE RAYOS CATÓDICOS** *(cathode ray oscilloscope)* Instrumento que reproduce visualmente las variaciones eléctricas por medio de la pantalla fluorescente de un tubo de rayos catódicos. Los osciloscopios tienen muchas aplicaciones en medicina, como por ejemplo la representación de las ondas cerebrales y los latidos cardiacos con fines de control y diagnóstico.

**ÓSEO** *(osseus)* Que está formado o es semejante al hueso.

**OSFÉRESIS** *(ospheresis)* Olfación, sentido del olfato.

**OSGOOD-SCHLATTER, ENFERMEDAD DE** *(Osgood-Schlatter disease)* Inflamación o separación parcial del tubérculo tibial causada por una irritación crónica que suele ser secundaria al uso excesivo del músculo cuadríceps. Se presenta fundamentalmente en jóvenes atléticos y musculosos y se caracteriza por tumefacción y dolorimiento del tubérculo tibial, que aumenta con el ejercicio o con cualquier actividad que extienda la pierna. El tratamiento consiste fundamentalmente en la prevención de nueva irritación durante el proceso de curación y puede ser necesaria la inmovilización total de la rodilla con una escayola. La falta de unión residual de un fragmento proximal puede requerir extirpación quirúrgica. Denominada también **Schlatter, enfermedad de; Schlatter-Osgood, enfermedad de**.

**OSIFICACIÓN** *(ossification)* Desarrollo del hueso.

**OSIFICACIÓN HETEROTÓPICA** *(heterotopic ossification)* Tumoración ósea no maligna que suele producirse después de una fractura y que a veces se confunde con determinados tumores en las radiografías. Denominada también **miositis osificante**.

**OSIFICACIÓN INTRACARTILAGINOSA** *(intracartilaginous ossification)* Osificación precedida por la formación de bandas de cartílago, como la que forma los huesos de los miembros.

**OSIFICACIÓN INTRAMEMBRANOSA** *(intramembranous ossification)* Osificación precedida por la formación de una membrana, como sucede inicialmente en la formación de la bóveda y partes laterales del cráneo.

**-OSIS 1.** Sufijo que significa «acción, proceso o resultado especificado»: *cigosis, homeosis, narcosis*. **2.** Sufijo que significa «proceso patológico»: *calcicosis, psitacosis, varicosis*.

**OSLER, ENFERMEDAD DE** *(Osler's disease)* V. **Osler-Rendu-Weber, síndrome de**.

**OSLER, NÓDULOS DE** *(Osler's nodes)* Nódulos subcutáneos blandos y rojizos del tejido blando de los dedos de las manos o pies que se presentan en la endocarditis bacteriana subaguda y que suelen durar sólo uno o dos días.

**OSLER-RENDU-WEBER, SÍNDROME DE** *(Osler-Rendu-Weber syndrome)* Anomalía vascular, heredada como rasgo autosómico dominante, caracterizada por telangiectasia hemorrágica de la piel y mucosas. Se encuentran pe-

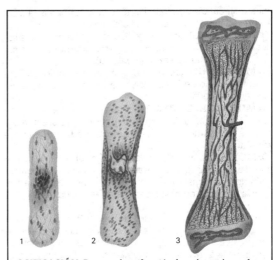

**OSIFICACIÓN. Proceso de osificación de un hueso largo. Las células mesenquimales del esbozo cartilaginoso (1) inician el proceso de calcificación del cartílago para formar el hueso compacto (2). La penetración de capilares sanguíneos y la constitución del cartílago seriado contribuirán, finalmente, al crecimiento del hueso en longitud (3).**

queñas lesiones rojovioláceas en los labios, mucosa oral y nasal, lengua y puntas de los dedos de manos y pies. Los vasos finos y dilatados pueden sangrar espontáneamente como consecuencia de pequeños traumatismos, anomalía que se hace progresivamente más grave. La hemorragia de las lesiones superficiales suele ser abundante y puede dar lugar a anemia grave. No se conoce tratamiento específico, pero las lesiones hemorrágicas accesibles pueden ser tratadas con presión y hemostáticos tópicos. Las transfusiones pueden estar indicadas en la hemorragia aguda y la anemia ferropénica puede requerir tratamiento continuado. Denominado también **telangiectasia hemorrágica hereditaria**.

**OSMESTESIA** *(osmethesia)* Capacidad para percibir y distinguir los olores; sentido del olfato.

**OSMIO (Os)** *(osmium [Os])* Elemento metálico pesado, grisáceo y de olor picante. Su número atómico es 76 y su peso atómico, 190,2. Se utiliza para fabricar aleaciones de máxima dureza; es muy tóxico.

**OSMO- 1.** Prefijo que significa «perteneciente o relativo a los olores»: *osmoscopio, osmofobia, osmodisforia, osmonosología*. **2.** Prefijo que significa «perteneciente a un impulso o a la ósmosis»: *osmofílico, osmosología, osmotaxis*.

**OSMOL** *(osmole)* Cantidad de una sustancia en solución en forma de moléculas, iones o ambas a la vez (habitualmente expresada en gramos) que tiene la misma presión osmótica que un mol de una sustancia ideal no electrólito.

**OSMOLALIDAD** *(osmolality)* Presión osmótica de una solución espresada en osmoles o miliosmoles por kilo de agua. Consultar la voz **osmolaridad**.

**OSMOLAR** *(osmolar)* Perteneciente o relativo a las características osmóticas de una solución de una o más sustancias moleculares, sustancias iónicas o ambas a la vez, expresadas en osmoles o miliosmoles.

**OSMOLARIDAD** *(osmolarity)* Presión osmótica de una solución expresada en osmoles o miliosmoles por kilo de solución. Consultar la voz **osmolalidad**.

**OSMOMETRÍA** *(osmometry)* Campo de estudio que trata el fenómeno de la ósmosis y la determinación de las fuerzas osmóticas.

**OSMORRECEPTORES** *(osmoceptors)* Receptores situados en el hipotálamo que responden a la presión osmótica, regulando así la producción de hormona antidiurética.

**ÓSMOSIS** *(osmosis)* Movimiento de un solvente puro, como el agua, desde una solución que tiene una concentración de soluto más baja a otra que la tiene más alta y a través de una membrana semipermeable, es decir, permeable al solvente pero no al soluto. La tasa de ósmosis depende de la concentración del soluto, temperatura de la solución, carga eléctrica del soluto y diferencia entre las presiones osmóticas ejercidas por las soluciones. El movimiento a través de la membrana continúa hasta que se equilibran las concentraciones de las soluciones.

**-OSO** *(-ous)* Sufijo que se utiliza para designar la valencia menor entre dos posibles de un compuesto químico.

**OSQUEO-** *(oscheo-)* Prefijo que significa «perteneciente o relativo al escroto»: *osqueocele, osqueolito, osqueoma*.

**OSTEALGIA** *(ostealgia)* Dolor relacionado con un proceso anormal en un hueso, como osteomielitis.

**OSTEÍTIS** *(osteitis)* Inflamación de un hueso, causada por infección, degeneración o traumatismo. Características del proceso son: tumefacción, dolor a la presión o contacto, dolor sordo y enrojecimiento de la piel situada por encima del hueso afectado. Algunos tipos de osteítis son la **osteítis deformante** y la **osteítis fibroquística**. V. también **osteomielitis; Paget, enfermedad de**.

**OSTEÍTIS DEFORMANTE** *(osteitis deformans)* V. **Paget, enfermedad de**.

**OSTEÍTIS FIBROQUÍSTICA** *(osteitis fibrosa cystica)* Proceso inflamatorio degenerativo en el que el hueso normal es sustituido por cavidades quísticas y tejido fibroso. Se suele asociar con hiperparatiroidismo.

**OSTEÍTIS FIBROSA DISEMINADA** *(osteitis fibrosa disseminata)* V. **Albright, síndrome de**.

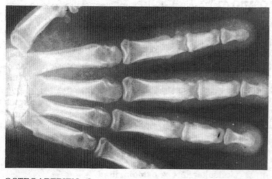

OSTEOARTRITIS. Osteoartritis generalizada primaria afectando a las articulaciones interfalángicas.

**OSTEMBRIÓN** *(ostembryon)* V. **litopedion**.

**OSTEMIA** *(ostemia)* Acumulación anormal de sangre en el hueso.

**OSTEOANAGÉNESIS** *(osteoanagenesis)* Regeneración o formación de tejido óseo.

**OSTEOARTRITIS** *(osteoarthritis)* Forma de artritis en la que una o más articulaciones sufren cambios degenerativos, que comprenden esclerosis ósea subcondral, pérdida de cartílago articular y proliferación de hueso y cartílago en la articulación con formación de osteofitos y posterior inflamación de la membrana sinovial de la articulación. Es la forma más frecuente de artritis; su causa es desconocida, pero pueden estar implicados factores químicos, mecánicos, genéticos, metabólicos y endocrinos. La tensión emocional a menudo agrava el proceso. Suele comenzar con dolor después del ejercicio o de poner en juego la articulación. Eventualmente, pueden presentarse rigidez, dolor a la palpación, crepitación, aumento de tamaño y deformación, subluxación y derrame sinovial. La afectación de la cadera, rodilla o columna vertebral produce mayor incapacidad que la de otras zonas. El tratamiento comprende reposo de las articulaciones afectadas, calor y medicamentos antiinflamatorios. Los corticosteroides sistémicos están contraindicados, pero las inyecciones intraarticulares pueden producir mejoría. En ocasiones, es necesario el tratamiento quirúrgico, que puede reducir el dolor y, en general, mejora la función de la articulación. Algunos de los procedimientos quirúrgicos utilizados en el tratamiento de la osteoartritis avanzada son: colocación de prótesis de cadera, desbridamiento articular, fusión y laminectomía descompresora.

**OSTEOARTRITIS EROSIVA** *(erosive osteoarthritis)* V. **Kellgren, síndrome de**.

**OSTEOARTROPATÍA HIPERTRÓFICA SECUNDARIA** *(secondary hypertrophic osteoarthropathy)* V. **dedos en palillo de tambor**.

**OSTEOBLASTO** *(osteoblast)* Célula que se origina en el mesénquima embrionario y, durante el desarrollo inicial del esqueleto, se diferencia a partir del fibroblasto para intervenir en la formación de tejido óseo. Sintetiza el colágeno y las glucoproteínas para formar la matriz ósea y, con el crecimiento, se transforma en osteocito. Denominado también **osteoplasto**. V. también **osificación**.

**OSTEOBLASTOMA** *(osteoblastoma)* Tumor pequeño, benigno, muy vascularizado y con escaso componente óseo y fibroso, que se da con mayor frecuencia en vértebras, fémur, tibia o huesos de las extremidades superiores de niños y adultos jóvenes. La lesión produce dolor, erosión y reabsorción ósea. Cuando es posible, la extirpación es el tratamiento de elección. Denominado también **sarcoma osteoide**.

**OSTEOCITO** *(osteocyte)* Célula ósea; osteoblasto maduro que se ha englobado en la matriz del hueso. Ocupa una pequeña cavidad y envía prolongaciones protoplásmicas que se anastomosan con las de otros osteoblastos para formar un sistema de canalículos en la matriz ósea.

**OSTEOCLASTIA** *(osteoclasia)* **1.** Destrucción y absorción de tejido óseo por los osteoclastos, como sucede durante el crecimiento o la curación de fracturas. **2.** Degeneración de hueso por enfermedad. V. también **osteólisis**.

**Diferencias principales entre la artritis reumatoide y la osteoartritis.**

| | Artritis reumatoide | Osteoartritis |
| --- | --- | --- |
| Edad de comienzo | Décadas tercera y cuarta | Décadas quinta y sexta |
| Peso | Normal o bajo | Generalmente excesivo |
| Manifestaciones generales | Existentes | Nulas |
| Articulaciones afectadas | Cualquiera | Principalmente rodillas y falanges periféricas |
| Aspecto de articulación | Hinchazón de tejido blando | Hinchazón ósea |
| Deformidades especiales | Articulaciones digitales fusiformes, desviación cubital | Nódulos de Heberden |
| Nódulos subcutáneos | Existentes en 20 % | Nunca presentes |
| Rayos X | Osteoporosis, erosiones | Osteosclerosis |
| Líquido articular | Aumento de células, mucina pobre | Pocas células, mucina normal |
| Factor reumatoide | Generalmente presente | Generalmente ausente |
| Recuento sanguíneo | Anemia, leucocitosis | Normal |
| Valor de eritrosedimentación | Notablemente elevada | Normal |
| Curso | A menudo progresivo | Lento estacionario |
| Terminación | Anquilosis y deformidad, amiloidosis | Sin anquilosis ni amiloidosis |

**OSTEOCLÁSTICO** (*osteoclastic*) **1.** Relativo a la naturaleza de los osteoclastos. **2.** Destructivo para el hueso.

**OSTEOCLASTO** (*osteoclast*) **1.** Célula gigante multinucleada que actúa en el desarrollo y en períodos de crecimiento o reparación, como la destrucción y resorción de tejido óseo. Durante la curación de fracturas o en ciertos procesos patológicos, los osteoclastos excavan túneles a través del tejido que los rodea, por acción enzimática. Se activan en presencia de la hormona paratiroidea y de una linfocina producida por los linfocitos en enfermedades como el mieloma múltiple y los linfomas malignos. Denominado también **osteófago**. V. también **osificación**. **2.** Instrumento quirúrgico utilizado en la fracturación o refracturación de huesos con fines terapéuticos, como la corrección de una deformación.

**OSTEOCLASTOMA** (*osteoclastoma*) Tumor óseo de células gigantes que se presenta con mayor frecuencia en los extremos de los huesos largos y que aparece como una masa envuelta por una delgada capa de hueso perióstico neoformado. Puede ser benigno, pero por lo común es maligno. Produce dolor local, pérdida de función y, en algunos casos, debilidad seguida de fracturas patológicas.

**OSTEOCONDRITIS** (*osteochondrosis*) Enfermedad de la epífisis o del centro formador del hueso que comienza con la necrosis y fragmentación del tejido y sigue con la reparación y regeneración.

**OSTEOCONDRODISTROFIA** (*osteochondrodystrophy*) V. **Morquio, enfermedad de**.

**OSTEOCONDRODISTROFIA FAMILIAR** (*familial osteochondrodystrophy*) V. **Morquio, enfermedad de**.

**OSTEOCONDROMA** (*osteochondroma*) Tumor benigno formado de hueso y cartílago.

**OSTEOCONDROSIS** (*osteochondrosis*) Enfermedad que afecta a los centros de osificación del hueso en niños; se caracteriza inicialmente por degeneración y necrosis, seguidas de regeneración y recalcificación. Los tipos de osteocondrosis comprenden la **Legg-Calvé-Perthes, enfermedad de; Osgood-Schlatter, enfermedad de; Scheuermann, enfermedad de**.

**OSTEÓCOPO** (*osteocope*) Forma dolorosa de afectación ósea sifilítica.

**OSTEODENSITÓMETRO** (*osteodensitometer*) Aparato que mide la densidad ósea.

**OSTEODIÁSTASIS** (*osteodiastasis*) Separación anormal de los huesos.

**OSTEODINIA** (*osteodynia*) Dolor óseo.

**OSTEODISTROFIA** (*osteodystrophy*) Defecto generalizado en el desarrollo óseo, que suele estar asociado con alteraciones en el metabolismo del calcio y fósforo e insuficiencia renal, como en la osteodistrofia renal.

**OSTEÓFAGO** (*osteophage*) V. **osteoclasto**.

**OSTEÓFITO** (*osteophyte*) Deformidad ósea que aparece en las proximidades de la zona articular.

**OSTEOGÉNESIS, OSTEOGENIA** (*osteogenesis, osteogeny*) Origen y desarrollo del tejido óseo. V. también **osificación**.

**OSTEOGÉNESIS ESTIMULADA ELÉCTRICAMENTE** (*electrically stimulated osteogenesis*) Proceso de regeneración ósea inducido mediante la implantación quirúrgica de electrodos que conducen corriente eléctrica especialmente hacia la zona de una fractura no consolidada. Su eficacia se basa en las diferencias de potencial eléctrico dentro del tejido óseo. El hueso viable no lesionado es electronegativo en la región metafisiaria y sobre el callo de fractura, y electropositivo en la diáfisis y en otras regiones menos activas. La estimulación eléctrica de las fracturas puede acelerar la osteogénesis, con formación más rápida de hueso en el área del electrodo negativo. No se conoce el mecanismo exacto por el que la electricidad induce osteogénesis, pero los datos de investigación indican que, cuando se implantan cátodos en el punto de fractura y se aplica un potencial eléctrico inferior a un voltio, se consume oxígeno y se producen iones hidroxilo en la zona, con lo que disminuye la presión de oxígeno de los tejidos locales y aumenta la alcalinidad. La baja presión hística de oxígeno estimula la formación ósea, que sigue una vía metabólica predominantemente anaerobia. El estudio de uniones donde se está formando hueso demuestra la existencia de un pH alcalino en la zona de células hipertróficas de la placa ósea en desarrollo, cuando comienza la calcificación. La estimulación eléctrica de la osteogénesis puede obtenerse mediante un aparato que transmite electricidad a la zona de fractura, a través de varios cátodos implantados quirúrgicamente. Los cátodos se insertan en el espacio de la fractura, con ayuda del intensificador de imágenes o de otras técnicas radiológicas. Otros métodos para aplicar corriente eléctrica al hueso fracturado requieren intervenciones quirúrgicas abiertas e implantación de electrodos. La técnica percutánea permite la inserción de cátodos bajo anestesia local y en general produce menos dolor posoperatorio que la cirugía a ciclo abierto. El número y la posición de los cátodos varían dependiendo del hueso afecto. En general se usan dos cátodos para las fracturas no consolidadas de huesos pequeños, como el maléolo interno o el escafoides del carpo. En la clavícula y en los huesos del antebrazo se emplean tres o más cátodos. Para el tratamiento de los huesos largos, como tibia, fémur y húmero, se utilizan cuatro cátodos. Éstos se insertan habitualmente desde puntos opuestos. Cuando se usan cuatro cátodos, se colocan dos por encima del foco de fractura y otros dos por debajo, con las puntas situadas directamente en el espacio de la fractura no consolidada. De modo habitual, los pacientes abandonan el hospital al día siguiente de la intervención y la estimulación eléctrica se mantiene durante el período de cicatrización mediante una fuente de energía portátil sujeta a la piel sobre la zona de la fractura. La osteogénesis se vigila radiográficamente, y tras unas 12 semanas, se extraen los cátodos y el miembro afecto se coloca en una escayola para soporte de peso. El empleo de clavos como cátodos para la osteogénesis estimulada eléctricamente está contraindicado en el tratamiento de fracturas patológicas por tumores benignos o malignos y en el de anomalías congénitas como la seudoartrosis congénita y la osteogénesis imperfecta. También está contraindicado en presencia de infección sistémica activa, osteomielitis clínicamente activa, hipersensibilidad conocida del paciente al cromo o al níquel con los que se fabrican los clavos, o seudoartrosis sinovial, a menos que antes de insertar los clavos se extirpe la cavidad llena de líquido en el punto de fractura. La frecuencia con que tiene éxito el método disminuye significativamente en las fracturas sin consolidar reducidas cuando la hendidura existente es mayor que la mitad del diámetro del hueso afecto.

**OSTEOGÉNESIS IMPERFECTA** (*osteogenesis imperfecta*) Trastorno genético que comprende un desarrollo anómalo del tejido conectivo. Se hereda con carácter autosómico dominante y se caracteriza por huesos anormalmente quebradizos y frágiles que se fracturan con facilidad por los traumatismos más ligeros. Denominada también **hipoplasia del mesénquima; osteopsatirosis**. OBSERVACIONES: En su forma más grave, puede ser evidente en el nacimiento, conociéndose entonces como osteogénesis imperfecta congénita. El recién nacido presenta fracturas múltiples que se han producido en el útero y, con frecuencia, deformaciones graves, como consecuencia de la formación y mineralización imperfectas del hueso. La mayoría de los lactantes mueren poco después del nacimiento, aunque unos pocos sobreviven como enanos deformes con desarrollo mental normal si no se ha producido traumatismo craneal. Si la enfermedad tiene un comienzo más tardío, se denomina osteogénesis imperfecta tardía y suele ser de una evolución más leve. En general, los síntomas comienzan cuando el niño empieza a andar, pero se hacen menos graves con la edad y la tendencia a las fracturas disminuye y, a menudo, desaparece después de la pubertad. Otras manifestaciones del proceso son: escleróticas azules, piel translúcida, hiperextensibilidad de ligamentos, hipoplasia de los dientes, epistaxis recidivantes, diaforesis excesiva, hiperpirexia leve y tendencia a magullarse con facilidad y a desarrollar otosclerosis con pérdida de audición. La expresión de la enfermedad puede ser muy amplia, de forma que el número y extensión de los hallazgos patológicos puede oscilar desde afectación mínima a grave. ACTUACIÓN: No existe tratamiento curativo. Las medidas terapéuticas son fundamentalmente de mantenimiento; se deben tomar las máximas precauciones en los enfermos sometidos a manipulación, en especial lactantes con afectación grave, para prevenir las fracturas. En muchos niños, la administración oral de óxido de magnesio puede disminuir la tasa de fracturas, así como la diaforesis, hiperpirexia y estreñimiento asociados con la enfermedad. ACTUACIÓN DE LA ENFERMERA: La función primordial de la enfermera es informar a los padres sobre la enfermedad, en especial la extensión de las limitaciones del niño, y ayudarlos al planteamiento de las actividades adecuadas que facilitarán un crecimiento y desarrollo óptimos y, al mismo tiempo, protegerán al niño de daños. El consejo genético también es parte de los objetivos de cuidado a largo plazo.

**OSTEOGENIA** (*osteogeny*) V. **osteogénesis**.

**OSTEOGÉNICO, OSTEÓGENO** (*osteogenic, osteogenous*) Compuesto de u originado de un tejido que participa en el desarrollo, crecimiento o reparación de hueso.

**OSTEOIDE** (*osteoid*) Que pertenece, es o se asemeja al hueso.

**OSTEOLIPOMA** (*osteolipoma*) Tumor graso con elementos óseos.

**OSTEÓLISIS** (*osteolysis*) Degeneración y disolución de hueso, causada por enfermedad, infección o isquemia. Suele afectar a los huesos distales de manos y pies, como en la acroosteolisis, y se observa en trastornos que afectan a los vasos sanguíneos, como en la enfermedad de Raynaud, esclerodermia y lupus eritematoso sistémico.

**OSTEOMA** (*osteoma*) Tumor del tejido óseo.

**-OSTEOMA** Sufijo que significa «tumor compuesto de tejido óseo, en general benigno»: *endosteoma, miosteoma, periosteoma*.

**OSTEOMA OSTEOIDE** (*osteoid osteoma*) V. **osteoblastoma**.

**OSTEOMALACIA** (*osteomalacia*) Proceso anormal del hueso laminar, caracterizado por pérdida de calcificación de la matriz, que da lugar a un reblandecimiento del hueso, y que se acompaña de debilidad, fracturas, dolor, anorexia y pérdida de peso. Es consecuencia de una cantidad inadecuada de calcio y fósforo disponible en la sangre para la mineralización de los huesos. Esta deficiencia puede estar causada por una dieta pobre en estos minerales o en vitamina D, o por una falta de exposición a la luz solar, y por consiguiente una incapacidad para sintetizar vitamina D, o por un trastorno metabólico que produce una malabsorción. Es resultado y también complicación de numerosos procesos y enfermedades. El tratamiento suele comprender la administración de las vitaminas y minerales necesarios y la terapéutica adecuada para el trastorno fundamental. V. también **hiperparatiroidismo; Paget, enfermedad de; raquitismo**.

**OSTEOMESOPICNOSIS** *(osteomesopyknosis)* Enfermedad genética de carácter autosómico que se caracteriza por la osteosclerosis de la columna vertebral, de la pelvis y de las zonas proximales de los huesos largos.

**OSTEOMIELITIS** *(osteomyelitis)* Infección local o general de hueso y medula ósea, que suele estar causada por bacterias introducidas por traumatismo o cirugía, por extensión directa de una infección próxima o transmitida por vía hemática. Los estafilococos son los microorganismos responsables más frecuentes.
OBSERVACIONES: Los huesos largos en los niños y las vértebras en los adultos son las localizaciones más comunes de la infección resultante de diseminación hematógena. Sugiere el diagnóstico la existencia de dolor óseo persistente, grave y progresivo, que aumenta con la palpación y con el movimiento, así como la existencia de espasmos de los músculos regionales y fiebre. La supuración a través de fístulas puede acompañar a la osteomielitis postraumática o a la causada por infección contigua. El diagnóstico específico y la selección del tratamiento dependen del examen bacteriológico del hueso, tejido o pus.
ACTUACIÓN: El tratamiento comprende el reposo en cama y la administración de antibióticos por vía parenteral durante varias semanas. La cirugía puede ser necesaria para extirpar el hueso y tejido necróticos, para cerrar cavidades, para extraer prótesis infectadas o para colocar prótesis con el fin de estabilizar las zonas afectadas. La osteomielitis crónica puede persistir durante años con exacerbaciones y remisiones a pesar del tratamiento.
OBSERVACIONES COMPLEMENTARIAS: Cualquier drenaje lleva aparejada la necesidad de disponer de las precauciones normales frente a la contaminación. Puede ser necesario igualmente el reposo absoluto de la zona afectada, con una cuidadosa colocación mediante almohadones y sacos de arena para conseguir un buen alineamiento. Durante la fase inicial de la infección, el dolor es extremadamente grave y es esencial realizar con una gran suavidad el movimiento y manipulación de la zona afectada.

**OSTEOMIOLODISPLASIA** *(osteomyelodysplasia)* Pérdida de tejido óseo por absorción de los minerales. Asociado generalmente a leucopenia y febrícula. Puede deberse a un exceso de hormona paratiroidea.

**OSTEONA** *(osteon)* Unidad estructural básica de hueso compacto, que consta del conducto haversiano y sus anillos concéntricos de 4 a 20 laminillas. La mayoría de las unidades discurren a lo largo del eje del hueso.

**OSTEONECROSIS** *(osteonecrosis)* Destrucción y muerte de tejido óseo, como consecuencia de isquemia, infección, enfermedad neoplásica maligna o traumatismo.

**OSTEÓPATA** *(osteopath)* Médico especializado en osteopatía.

**OSTEOPATÍA** *(osteopathy)* Término general utilizado para designar las afecciones óseas.

**OSTEOPEDION** *(osteopedion)* V. **litopedion**

**OSTEOPETROSIS** *(osteopetrosis)* Trastorno hereditario caracterizado por un aumento generalizado de la densidad ósea, probablemente causado por una insuficiente resorción ósea como consecuencia de una deficiencia de osteoclastos. En su forma más grave, transmitida como proceso autosómico recesivo, existe obliteración de la cavidad de la medula ósea, lo que produce anemia grave, deformaciones marcadas del cráneo y compresión de los nervios craneales, que puede dar lugar a sordera y ceguera y conducir a muerte precoz. La forma benigna más leve, transmitida como carácter autosómico dominante, se caracteriza por estatura baja, huesos frágiles que se fracturan con facilidad y propensión a desarrollar osteomielitis.

**OSTEOPLASTO** *(osteoplast)* V. **osteoblasto**.

**OSTEOPOIQUILIA** *(osteopoikilosis)* Proceso hereditario de los huesos, transmitido como carácter autosómico dominante, caracterizado por múltiples zonas de densa calcificación por todo el tejido óseo, lo que produce una apariencia moteada en la exploración radiográfica. Es un proceso benigno, a menudo sin síntomas y de causa desconocida.

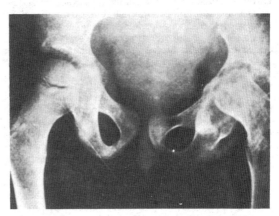

OSTEOPOROSIS. Osteoporosis de la pelvis y del fémur por tuberculosis.

**OSTEOPOROSIS** *(osteoporosis)* Proceso caracterizado por rarefacción anormal del hueso, que sucede con mayor frecuencia en mujeres posmenopáusicas, en personas sedentarias o inmovilizadas y en enfermos en tratamiento prolongado con corticosteroides. Puede causar dolor, en especial en la parte inferior de la espalda, fracturas patológicas, pérdida de estatura y diferentes deformaciones. Puede ser idiopática o secundaria a otros trastornos, como tirotoxicosis o desmineralización ósea producida por hiperparatiroidismo. El tratamiento con estrógenos se suele utilizar para la prevención y control evolutivo de la osteoporosis posmenopáusica, pero el uso de esta hormona lleva aparejado el riesgo de cáncer de endometrio.

**OSTEOPSATIROSIS** *(osteopsathyrosis)* V. **osteogénesis imperfecta**.

**OSTEOSARCOMA** *(osteosarcoma)* Tumor óseo maligno formado por células anaplásicas derivadas del mesénquima. Denominado también **sarcoma osteogénico**.

**OSTEOSCLEROSIS** *(osteosclerosis)* Aumento anormal en la densidad del tejido óseo. Se produce en una variedad de situaciones patológicas, a menudo se asocia con isquemia, infección crónica y formación tumoral, y puede estar producido por deficiente resorción ósea como consecuencia de alguna anomalía en relación con los osteoclastos. V. también **acondroplasia; osteopetrosis; osteopoiquilia**.

**OSTEOSÍNTESIS** *(osteosynthesis)* Fijación quirúrgica de un hueso mediante medios mecánicos internos. Se realiza generalmente en la reparación de fracturas.

**OSTEOTOMÍA** *(osteotomy)* Sección o corte de un hueso.

**OSTEOTRIPSIA** *(osteotripsy)* Método de tratamiento de las callosidades o para la reducción percutánea de cualquier prominencia ósea.

**OSTIUM** *(ostium)* V. **orificio**.

**OSTIUM PRIMUM** *(ostium primum defect)* V. **comunicación interauricular**.

**OSTIUM SECUNDUM** *(ostium secundum defect)* V. **comunicación interauricular**.

**OSTOMÍA** *(ostomy)* Procedimiento quirúrgico en el que se hace una abertura para permitir el paso de orina desde la vejiga o de heces desde el intestino hasta una incisión o estoma creado quirúrgicamente en la pared del abdomen. Puede realizarse para corregir un defecto anatómico o para mejorar una obstrucción en el tracto urinario o intestinal.

**OSTOMÍA, CUIDADOS DE LA** *(ostomy care)* Tratamiento y mantenimiento de un enfermo con una abertura quirúrgica en la vejiga, íleon o colon para el paso temporal o permanente de orina o heces, e indicado por la existencia de carcinoma, obstrucción intestinal, traumatismo o ulceración grave distal al punto de extirpación. En muchos casos, el orificio se cubre en el quirófano con una bolsa. MÉTODO: El enfermo con una colostomía o una ileostomía es ayudado a aceptar el estoma y el cambio en la imagen corporal que con frecuencia produce aflicción o, en algunos casos, negación. La bolsa se cambia siempre que sea necesario, y se observan el carácter, color y cantidad del drenaje; la secreción mucosa del estoma suele comenzar dentro de las 48 horas que siguen a la intervención, y el drenaje fecal, en 72 horas. El estoma se inspecciona periódicamente en cuanto a color, hemorragia, constricción, retracción e infección, y se mide cada dos días para determinar el tamaño del dispositivo permanente que se utilizará tan pronto como el estado del orificio lo permita. Cada vez que se cambia el dispositivo temporal o permanente, se lava con jabón y agua la piel de alrededor del estoma, se aclara totalmente y se seca con una toalla limpia. Si la piel está irritada o excoriada, se extiende sobre la zona una pomada epitelizante antes de volver a colocar el dispositivo. Se puede utilizar una sustancia adhesiva para mantener el dispositivo herméticamente cerrado, y para controlar el olor se añaden a la bolsa unas gotas de desodorante, aspirina o preparados de bismuto o clorofila. La dieta se planea según el tipo de ostomía; la ileostomía requiere una dieta rica en sodio y potasio, como plátanos, zumos de naranja y limón, melaza y cola, y se advierte sobre la necesidad de evitar los alimentos fritos y muy sazonados, nueces, pasas, otras frutas dife-

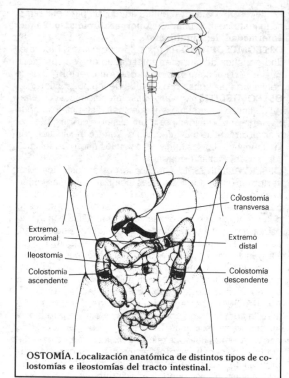

**OSTOMÍA.** Localización anatómica de distintos tipos de colostomías e ileostomías del tracto intestinal.

rentes del plátano y cualquier otro que produzca gas o cause diarrea. Están contraindicados los alimentos que producen gas, como el repollo, habas, bróculi, coliflor y cereales, y los que causan olores molestos, como cebollas, huevos y pescado, y condimentos fuertes; en muchos enfermos se prescribe una dieta baja en residuos. Se mantiene cuidadosamente la ingesta líquida.

ACTUACIÓN DE LA ENFERMERA: Antes del alta, utilizando el material que el enfermo dispondrá en su casa, se revisa con éste cada paso en el cuidado del estoma y de la piel que lo rodea. Se proporciona la dieta adecuada, insistiendo en la necesidad de comer con regularidad alimentos apropiados, de masticar despacio y de evitar la comida excesivamente caliente o muy fría. Se insta al enfermo a establecer un ritmo de evacuación y a comunicar los signos de infección de la herida u obstrucción, como náuseas, vómitos, disminución del drenaje del estoma, distensión abdominal y espasmos. También se le anima a que desarrolle una actividad diaria normal. La capacidad del enfermo para adaptarse a los procedimientos e instrumental de la ostomía está en gran parte relacionada con los cuidados recibidos durante los días que siguieron a la cirugía. Un planteamiento positivo de la realidad, el apoyo emocional y la total enseñanza de las medidas para el autocuidado del enfermo son aspectos esenciales de los cuidados profesionales en la ostomía.

**OSTOMÍA, IRRIGACIÓN DE LA** *(ostomy irrigation)* Procedimiento para la limpieza, estimulación y regulación de la evacuación de un orificio corporal creado artificialmente. Los líquidos utilizados comprenden agua corriente y soluciones salinas o con medicamentos. El instrumental necesario consta de las cabezas del irrigador adecuadamente ajustadas al tamaño del estoma, catéteres, bolsas de drenaje que permiten la inserción del catéter, el depósito irrigador y los protectores para evitar las fugas.

**OTALGIA** *(earache)* Dolor de oído que puede tener carácter punzante, sordo, urente, intermitente o continuo. Su causa no siempre consiste en una enfermedad ótica, puesto que las infecciones y otros trastornos de la nariz, cavidad oral, laringe y articulación temporomandibular también pueden producir dolor referido en el oído. Denominada también **otodinia**.

**OTELO, SÍNDROME DE** *(Othello syndrome)* Proceso psicopatológico caracterizado por la sospecha de infidelidad de la esposa y por celos patológicos.

**-OTIA** Sufijo que significa «(estado de la) oreja»: *melotia, microtia, sinotia*.

**ÓTICO** *(otic)* Perteneciente o relativo al oído. Denominado también **auricular**.

**-ÓTICO** *(-otic)* **1.** Sufijo que significa «perteneciente a una zona del oído»: *entótico, epitótico, proótico*. **2.** Sufijo que significa «perteneciente a una zona o hueso especialmente relacionado con el oído»: *opistótico, parótico, periótico, basiótico, proótico*. **3.** Sufijo que significa «perteneciente a una acción o estado que se especifica»: *amniótico, biótico, osmótico*. **4.** Sufijo que significa «perteneciente a un estado patológico»: *antracótico, micótico, neurótico*.

**OTITIS** *(otitis)* Inflamación o infección del oído. Tipos de otitis son la **otitis externa**, la **otitis interna** y la **otitis media**.

**OTITIS EXTERNA.** Sólo cuando gérmenes muy virulentos se encuentran con un débil mecanismo de defensa en el epitelio, se produce la otitis (C).

**OTITIS MEDIA.** Evolución de la sintomatología en distintas fases de una otitis media aguda (abajo).

**OTITIS EXTERNA** *(otitis externa)* Inflamación o infección del conducto externo o del pabellón auricular del oído externo. Las principales causas son: alergia, bacterias, hongos, virus y traumatismo. Es frecuente la alergia al níquel o cromo de los pendientes, a sustancias químicas de los sprays del cabello, cosméticos, audífonos y medicamentos, en especial sulfamidas y neomicina. Los microorganismos bacterianos más comunes son: *Staphylococcus aureus, Pseudomonas aeruginosa* y *Streptococcus pyogenes*. Los virus del herpes simple y del herpes zóster también son agentes etiológicos frecuentes. El oído externo también puede ser afectado por eccema, psoriasis y dermatitis seborreica. Las abrasiones del conducto auditivo se pueden infectar y la práctica excesiva de la natación puede eliminar el cerumen protector, remover los lípidos de la piel y dar lugar a infección secundaria. La prevalencia es mayor con tiempo caliente y húmedo. La foliculitis es particularmente dolorosa en el meato auditivo externo y constituye un riesgo laboral común en enfermeras, debido a la irritación producida por los auriculares del estetoscopio. El tratamiento comprende los analgésicos orales, limpieza local completa, antibióticos tópicos para tratar la infección o corticosteroides tópicos para reducir la inflamación. La prevención comprende medidas para evitar traumatismos y reducir la maceración de la piel.

**OTITIS INTERNA** *(otitis interna)* V. **laberintitis**.

**OTITIS MEDIA** *(otitis media)* Inflamación o infección del oído medio, proceso común en la infancia. La otitis media aguda suele estar producida por el *Haemophilus influenzae* o el *Streptococcus pneumoniae*, mientras que la forma crónica suele ser causada por bacterias gramnegativas, como *Proteus, Klebsiella* y *Pseudomonas*. También pueden ser factores etiológicos la alergia, *Mycoplasma* y diferentes virus. A menudo, la otitis media va precedida por una infección de vías respiratorias superiores.

OBSERVACIONES: Los microorganismos penetran en el oído medio a través del conducto de Eustaquio. El pequeño diámetro y la orientación horizontal del conducto en los niños los predispone a la infección. La obstrucción del conducto de Eustaquio y la acumulación de exudado pueden aumentar la presión en el oído medio, lo que da paso a la infección del hueso mastoides o a la rotura de la membrana del tímpano. Los síntomas de otitis media aguda comprenden la sensación de cuerpo extraño en el oído, disminución de la audición, dolor y fiebre. Con frecuen-

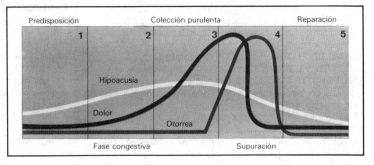

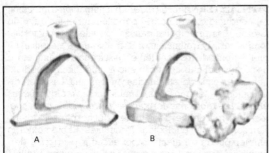

OTOSCLEROSIS. En (B) puede apreciarse la osificación anómala que afecta al estribo, proceso que puede producir sordera por anquilosis de dicho hueso. En (A), estribo normal.

cia sólo se afecta un oído. El epitelio escamoso puede crecer en el oído medio a través de una rotura en la membrana del tímpano, y, si infecciones repetidas mantienen la abertura, se pueden producir un colesteatoma y sordera. La producida por neumococos se puede propagar a las meninges.
ACTUACIÓN: El diagnóstico de seguridad del microorganismo responsable es importante para la elección del tratamiento antibiótico eficaz. El tratamiento también comprende analgésicos, calor local, descongestionantes nasales, aspiración con aguja de las secreciones almacenadas detrás de la membrana timpánica y miringotomía.
ACTUACIÓN DE LA ENFERMERA: Se enseña a los padres a reconocer y a vigilar los signos iniciales de aviso de la otitis media. Se suele recomendar el uso de vaporizadores y descongestionantes durante la infección de vías respiratorias superiores como profilaxis frente a la otitis media.
**OTOCEFALIA** (otocephaly) Malformación congénita caracterizada por la ausencia del maxilar inferior, defectuosa formación de la boca y unión o aproximación de las orejas en la cara anterior del cuello. V. también **agnato-cefalia**.
**OTOCÉFALO** (otocephalus) Feto con otocefalia.
**OTODINIA** (otodynia) V. **otalgia**.
**OTOLITO** (otolith) **1.** Cálculo presente en el oído medio. **2.** Cristales de carbonato cálcico unidos a las células ciliadas del oído interno y que actúan como receptores de orientación gravitatoria.
**OTOLITO-ESTÁTICO, REFLEJO** (otolith-righting reflex) Respuesta involuntaria en los recién nacidos en los que la inclinación del cuerpo, cuando el lactante está en posición erecta, produce que la cabeza vuelva a la posición erguida. Su ausencia puede indicar lesión del sistema nervioso central.
**OTONEURALGIA** (otoneuralgia) V. **otalgia**.
**OTOÑAL, FIEBRE** (autumn fever) V. **leptospirosis**.
**OTOPLASTIA** (otoplasty) Procedimiento común en cirugía plástica reconstructora en el que, por razones estéticas, se extirpan algunos cartílagos de las orejas para llevar el pabellón auricular más cerca de la cabeza.
**OTORREA** (otorrhea) Exudación del oído externo. Puede ser serosa, sanguinolenta, purulenta o contener líquido cefalorraquídeo.

**OTORRINOLARINGOLOGÍA** (otolaryngology) Rama de la medicina que se ocupa del diagnóstico y tratamiento de las enfermedades de los oídos, nariz y garganta, y las estructuras adyacentes de la cabeza y del cuello.
**OTOSCLEROSIS** (otosclerosis) Proceso hereditario de causa desconocida en el que se produce una osificación irregular en el laberinto óseo del oído interno, en especial del estribo, lo que causa tinnitus y después sordera. La sordera se suele advertir por primera vez entre los 11 y 30 años de edad. Las mujeres se afectan en una proporción dos veces más elevada que los hombres. Puede empeorar con el embarazo. La estribectomía suele tener éxito en el restablecimiento permanente de la audición.
**OTOSCOPIO** (otoscope) Instrumento utilizado para la exploración del oído externo, el tímpano y, a través de éste, los huesecillos del oído medio. Consta de una luz, unas lentes de ampliación y de un dispositivo para la insuflación.
**OTOTÓXICO** (ototoxic) Dícese de la sustancia que tiene un efecto perjudicial sobre el VIII par craneal o sobre los órganos de la audición y el equilibrio. Fármacos ototóxicos comunes son los antibióticos aminoglucósidos, aspirina, furosemida y quinina.
**OTTO, PELVIS DE** (Otto pelvis) Luxación de cadera en la que existe un desplazamiento central gradual del fémur.
**OUABAÍNA** (ouabain) Cardiotónico.
INDICACIONES: Insuficiencia cardiaca congestiva y ciertas arritmias auriculares.
CONTRAINDICACIONES: Arritmias o hipersensibilidad conocida al medicamento.
EFECTOS SECUNDARIOS: Entre los más importantes figuran las náuseas, vómitos, trastornos visuales y arritmias.
**OVALOCITOSIS** (ovalocytosis) V. **eliptocitosis**.
**OVÁRICA, ARTERIA** (ovarian artery) Rama fina de la aorta abdominal que nace caudalmente a las arterias renales e irriga el ovario. Consultar la voz **espermática, arteria**.
**OVÁRICA, VENA** (ovarian vein) Una de las dos venas que surgen del plexo pampiniforme en el ligamento ancho, cerca del ovario y de las trompas. Las ramas venosas de cada plexo se dirigen hacia arriba y se unen para formar una sola vena en cada lado. La vena ovárica derecha se abre en la vena cava inferior, y la izquierda en la vena renal. En algunas personas, las venas ováricas están provistas de válvulas y, en general, se dilatan durante el embarazo. Consultar la voz **espermática, vena**.
**OVÁRICO** (ovarian) Relativo al ovario.
**OVARIECTOMÍA** (ovariectomy) V. **ooforectomía**.
**OVARIO** (ovary) Una de las dos gónadas femeninas que se encuentran a ambos lados de la parte inferior del abdomen, junto al útero, en un repliegue del ligamento ancho. En la ovulación, bajo la estimulación de las hormonas gonadotrópicas, hormona foliculoestimulante (FSH) y hormona luteinizante (LH), un óvulo es expulsado de un folículo situado en la superficie del ovario. El folículo ovárico maduro secreta estrógenos y progesterona, hormonas que regulan el ciclo menstrual por un sistema de retroalimentación negativo en el que un aumento en el estrógeno disminuye la secreción de FSH por la hipófisis, y un aumento de progesterona disminuye la secreción de LH. En con-

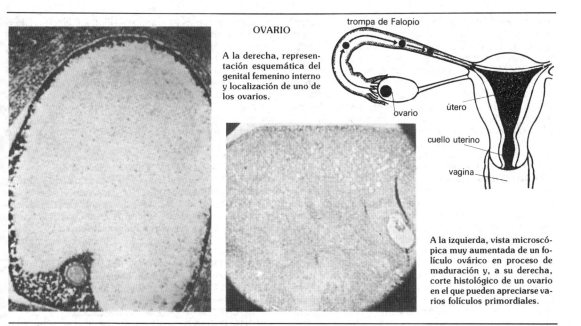

OVARIO

A la derecha, representación esquemática del genital femenino interno y localización de uno de los ovarios.

trompa de Falopio

ovario

útero

cuello uterino

vagina

A la izquierda, vista microscópica muy aumentada de un folículo ovárico en proceso de maduración y, a su derecha, corte histológico de un ovario en el que pueden apreciarse varios folículos primordiales.

diciones normales, cada ovario es compacto y liso y se asemeja a una almendra en cuanto a tamaño y forma. Los ovarios son homólogos a los testículos.

**OVARIO, CÁNCER DE** (ovarian cancer) Enfermedad neoplásica maligna del ovario, que se produce con mayor frecuencia en mujeres de edades comprendidas entre 40 y 60 años, y en ocasiones en adolescentes. Los factores de riesgo en adultos son: historia de infertilidad, nuliparidad o paridad baja, aborto espontáneo reiterado, parto retrasado, historia familiar de cáncer de ovario y síndrome de Peutz-Jeghers. Los tumores de ovario suelen estar avanzados antes de que aparezcan los síntomas. Las exploraciones ginecológicas anuales a partir de los 40 años contribuyen de forma significativa al diagnóstico precoz y a la posibilidad de tratamiento curativo. Las características de la enfermedad según progresa son: distensión y malestar abdominal, hemorragia vaginal anormal, pérdida de peso, disuria o frecuencia anormal en la micción, estreñimiento y masa ovárica palpable, en especial en la mujer posmenopáusica. La ultrasonogragría y la tomografía axial computarizada son útiles en el diagnóstico, pero la laparotomía y la exploración quirúrgica son necesarias para determinar la extensión y la naturaleza del tumor. En muchos casos, el cáncer se propaga sobre la superficie del peritoneo y, en un período precoz de la evolución de la lesión, las células tumorales inva-

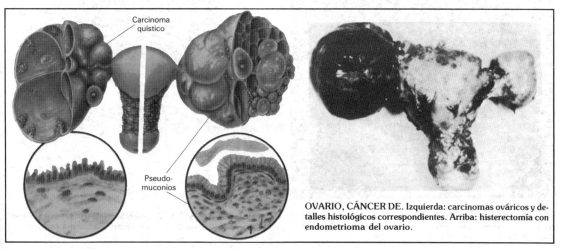

Carcinoma quístico

Pseudo-muconios

OVARIO, CÁNCER DE. Izquierda: carcinomas ováricos y detalles histológicos correspondientes. Arriba: histerectomía con endometrioma del ovario.

den los vasos linfáticos infradiafragmáticos y los ganglios paraaórticos. Muchos tipos de tumores pueden tener su origen en el ovario. Alrededor del 85 % son de origen epitelial, siendo los tumores papilares los más frecuentes, seguidos por los productores de mucina, endometroides e indiferenciados. La cirugía recomendada para el cáncer de ovario es la histerectomía abdominal total y salpingoovariectomía bilateral con omentectomía. La radioterapia posoperatoria se utiliza para control del tumor residual, y los agentes antineoplásicos para tratar las lesiones metastáticas. Entre los quimioterápicos efectivos se encuentran: clorambucil, ciclofosfamida, fluorouracilo, hexametilmelamina, melfalen y tiotepa.

**OVARIO POLIQUÍSTICO** *(polycystic ovary)* Trastorno caracterizado por ciclos anovulatorios, amenorrea, hirsutismo e infertilidad. Se debe a un desequilibrio endocrino con aumento de los niveles de testosterona, estrógenos y hormona luteinizante (LH) y disminución de la secreción de hormona estimulante del folículo (FSH). El nivel elevado de LH propio de esta enfermedad puede deberse a una mayor sensibilidad de la hipófisis al estímulo de la hormona liberadora o a la estimulación excesiva de la glándula suprarrenal. El ovario poliquístico también puede asociarse con diversos problemas del eje hipotálamohipófisis-ovario, con producción extragonadal de andrógenos o con tumores productores de andrógenos. Este trastorno se transmite como carácter autosómico dominante o dominante ligado al cromosoma X. La producción disminuida pero constante de FSH produce desarrollo parcial y continuado de folículos ováricos, pudiendo desarrollarse numerosos quistes foliculares de 2 a 6 mm de diámetro. El ovario afectado suele tener un tamaño doble del normal y está recubierto por una cápsula lisa de color blanco perla. El nivel elevado de estrógenos propio de este trastorno determina un mayor riesgo de cáncer de mama y de endometrio. Dependiendo de la gravedad de los síntomas y de si la paciente desea o no quedar embarazada, el tratamiento se hace con supresión de la estimulación hormonal del ovario mediante la administración de hormonas femeninas o resecando parte de uno o los dos ovarios.

**OVI-** V. **ovo-**.

**OVIDUCTO** *(oviduct)* V. **Falopio, trompa de**.

**OVÍFERO** *(oviferous)* Que lleva o es capaz de producir huevos u óvulos.

**OVÍPARO** *(oviparous)* Dícese de los animales cuyas hembras ponen huevos que se desarrollan fuera del cuerpo. Consultar las voces **ovovivíparo; vivíparo**.

**OVO-, OVI-** Prefijo que significa «relativo a un huevo o a un óvulo»: *ovoglobulina, ovoplasma, ovotestis*.

**OVOCENTRO** *(ovocenter)* Centrosoma de un óvulo fertilizado. Denominado también **oocentro**.

**OVOFLAVINA** *(ovoflavin)* Riboflavina obtenida de la yema de huevo.

**OVOGÉNESIS** *(ovogenesis)* V. **oogénesis**.

**OVOGLOBULINA** *(ovoglobulin)* Globulina obtenida de la clara de huevo.

**OVOGONIA** *(ovogonium)* V. **oogonia**.

**OVOMUCINA** *(ovomucin)* Glucoproteína obtenida de la clara de huevo.

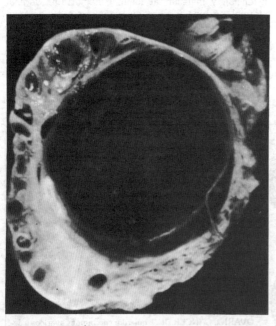

**OVARIO POLIQUÍSTICO. Fotografía de un ovario con varios quistes funcionales foliculares, uno de mayor tamaño y otros muchos en la zona subcortical.**

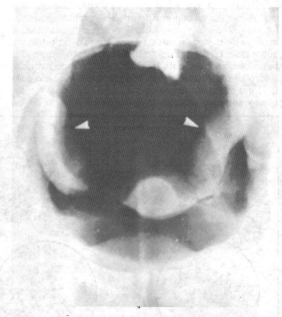

**OVARIO POLIQUÍSTICO. Radiografía con contraste que evidencia ambos ovarios agrandados, simétricos y de forma ovoidea.**

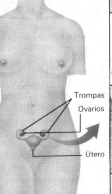

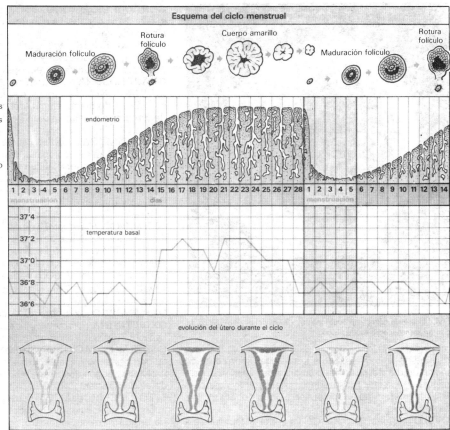

**Esquema del ciclo menstrual**

Maduración folículo — Rotura folículo — Cuerpo amarillo — Maduración folículo — Rotura folículo

Trompas
Ovarios
Útero

endometrio

menstruación — días — menstruación

temperatura basal

37'4 · 37'2 · 37'0 · 36'8 · 36'6

evolución del útero durante el ciclo

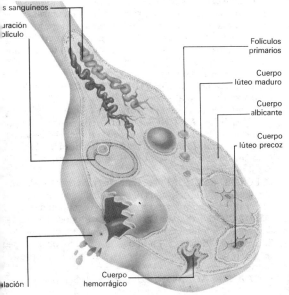

s sanguíneos
uración
olículo
Folículos primarios
Cuerpo lúteo maduro
Cuerpo albicante
Cuerpo lúteo precoz
Cuerpo hemorrágico

**OVULACIÓN. Arriba a la izquierda, localización anatómica del útero y de los ovarios en la mujer. Abajo a la izquierda, estructura de un ovario visto en sección: se puede apreciar la secuencia de maduración de un óvulo y la ovulación. Sobre estas líneas se pone en relación la maduración de los folículos y la ovulación con la proliferación endometrial durante el ciclo, con la curva de temperatura de la mujer y las variaciones morfológicas del útero.**

**OVOMUCOIDE** (*ovomucoid*) Relativo a una glucoproteína similar a la mucina obtenida de la clara de huevo.
**OVOPLASMA** (*ovoplasm*) V. **ooplasma**.
**OVOTESTÍCULO** (*ovotestis*) Gónada que contiene tejido ovárico y testicular; gónada hermafrodita.
**OVOVITELINA** (*ovovitellin*) V. **vitelina**.
**OVOVIVÍPARO** (*ovoviviparous*) Dícese de los animales que se reproducen por huevos que maduran dentro de su cuerpo, como algunos reptiles y peces. Consultar las voces **ovíparo; vivíparo**.
**OVULACIÓN** (*ovulation*) Expulsión de un óvulo del ovario por rotura espontánea de un folículo maduro dentro del ciclo ovárico y como consecuencia de la función en-

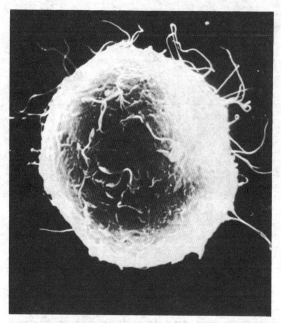

ÓVULO. Fotografía de un óvulo maduro fuera del ovario, realizada con un microscopio electrónico.

docrina de la hipófisis. Suele tener lugar sobre el decimocuarto día después del comienzo del último período menstrual y, a menudo, produce dolor breve y agudo en la parte inferior del abdomen, en el lado del ovario que ha ovulado.

**ÓVULO** *(ovum)* **1.** Huevo. **2.** Célula germinal femenina expulsada del ovario en la ovulación.

**OXACEPÁN** *(oxazepam)* Tranquilizante menor.
INDICACIONES: Ansiedad y tensión nerviosa.
CONTRAINDICACIONES: Glaucoma agudo de ángulo cerrado, trastornos psicóticos o hipersensibilidad conocida al medicamento.
EFECTOS SECUNDARIOS: Entre los más graves figuran los síntomas de retirada como consecuencia de la discontinuación del tratamiento. Son frecuentes los mareos y la astenia.

**OXACILINA SÓDICA** *(oxacillin sodium)* Antibiótico penicilínico resistente a la penicilinasa.
INDICACIONES: Infecciones graves causadas por estafilococos productores de penicilinasa.
CONTRAINDICACIONES: Hipersensibilidad conocida al medicamento o a cualquier otra penicilina.
EFECTOS SECUNDARIOS: Entre los más importantes figuran la anafilaxia y otras reacciones alérgicas menos graves, trastornos gastrointestinales y prurito anal y vulvar.

**OXALÚRICO, ÁCIDO** *(oxaluric acid)* Compuesto derivado del ácido úrico o del ácido parabónico que existe en la orina normal.

**OXAMNIQUINA** *(oxamniquine)* Antiesquistosomiásico.
INDICACIONES: Infección causada por *Schistosoma mansoni*.

CONTRAINDICACIONES: Insuficiencia renal, insuficiencia cardiaca congestiva o hipersensibilidad conocida al medicamento.
EFECTOS SECUNDARIOS: Entre los más graves figuran los mareos, somnolencia y convulsiones, en especial en enfermos con historia de epilepsia.

**OXANDROLONA** *(oxandrolone)* Andrógeno.
INDICACIONES: Deficiencia de testosterona, osteoporosis, cáncer de mama en mujeres y para la estimulación del crecimiento, aumento de peso y producción de hematíes.
CONTRAINDICACIONES: Cáncer de mama o de próstata en hombres; hepatopatía, embarazo o sospecha de embarazo, o hipersensibilidad conocida al medicamento.
EFECTOS SECUNDARIOS: Entre los más graves figuran hirsutismo, acné, toxicidad hepática, desequilibrio electrolítico y diferentes efectos endocrinos en algunos enfermos.

**OXAZEPAM** *(oxazepam)* Tranquilizante menor.
INDICACIONES: Alivio de la ansiedad y tensión nerviosa.
CONTRAINDICACIONES: Glaucoma de ángulo agudo, desórdenes psicóticos e hipersensibilidad al fármaco.
EFECTOS SECUNDARIOS: Vértigo y fatiga.

**-OXIA** Sufijo que significa «estado de la oxigenación»: *anoxia, astenoxia, hipoxia*.

**OXIBENCENO** *(oxybenzene)* V. **carbólico, ácido**.

**OXIBUTININA** *(oxybutynin chloride)* Anticolinérgico.
INDICACIONES: Vejiga neurógena.
CONTRAINDICACIONES: Glaucoma, obstrucción de los aparatos gastrointestinal o urinario, colitis ulcerosa, íleo paralítico, megacolon tóxico o hipersensibilidad conocida al medicamento.
EFECTOS SECUNDARIOS: Entre los más importantes figuran la disminución de la sudoración, retención urinaria, visión borrosa, taquicardia y reacciones alérgicas graves.

**OXICEFALIA** *(oxycephaly)* Malformación congénita del cráneo en la que el cierre prematuro de las suturas coronal y sagital da lugar a un crecimiento acelerado de la cabeza hacia arriba, lo que le confiere una apariencia alargada y estrecha, con el extremo superior en forma puntiaguda o cónica. El índice cefálico es mayor de 75. V. también **craneoestenosis**.

**OXICODONA, CLORHIDRATO DE** *(oxycodone hydrochloride)* Analgésico narcótico.
INDICACIONES: Dolor moderado o grave.
CONTRAINDICACIONES: Se utiliza con precaución en numerosas situaciones, entre las que se incluyen lesiones cefálicas, asma, función renal o hepática disminuida o estado cardiovascular inestable. Hipersensibilidad conocida al medicamento.
EFECTOS SECUNDARIOS: Entre los más graves figuran somnolencia, mareos, náuseas, estreñimiento, depresión respiratoria y circulatoria y adicción al medicamento.

**OXIDACIÓN** *(oxidation)* **1.** (Química). Proceso en el que aumenta el contenido de oxígeno de un compuesto. **2.** (Química). Reacción en la que la valencia positiva de un compuesto o de un radical aumenta debido a la pérdida de electrones.

**OXIDANTE, AGENTE** *(oxidizing agent)* Compuesto que

cede oxígeno con facilidad y extrae hidrógeno de otro compuesto. En las reacciones químicas, actúa como aceptor de electrones, por lo que aumenta la valencia del elemento que los cede.

**OXIFENBUTAZONA** *(oxyphenbutazone)* Antiinflamatorio y antirreumático no esteroideo.
INDICACIONES: Artritis, bursitis y otros procesos inflamatorios.
CONTRAINDICACIONES: Deterioro de la función renal o hepática, antecedentes de úlcera gástrica, discrasia sanguínea, estomatitis, hipertensión, edema o hipersensibilidad al medicamento o a derivados de la fenilbutazona.
EFECTOS SECUNDARIOS: Entre los más graves figuran la retención de líquidos y las discrasias sanguíneas; son frecuentes la irritación gastrointestinal y las náuseas; interacciona con otros muchos medicamentos.

**OXIFENCICLIMINA, CLORHIDRATO DE** *(oxyphencyclimine hydrochloride)* Anticolinérgico.
INDICACIONES: Úlcera péptica.
CONTRAINDICACIONES: Glaucoma, obstrucción de los aparatos gastrointestinal o urinario, colitis ulcerosa, íleo paralítico, megacolon tóxico o hipersensibilidad conocida al medicamento o a otros anticolinérgicos.
EFECTOS SECUNDARIOS: Entre los más importantes figuran la disminución de la sudoración, retención urinaria, depresión respiratoria o circulatoria y reacciones graves de hipersensibilidad.

**OXIFENONIO, BROMURO DE** *(oxyphenonium bromide)* Anticolinérgico.
INDICACIONES: Úlcera péptica.
CONTRAINDICACIONES: Glaucoma, obstrucción del tracto gastrointestinal o urinario, colitis ulcerosa, íleo paralítico, megacolon tóxico o hipersensibilidad conocida al medicamento o a otros anticolinérgicos.
EFECTOS SECUNDARIOS: Entre los más importantes figuran la disminución de la sudoración, retención urinaria, taquicardia, visión borrosa y reacciones graves de hipersensibilidad.

**OXIGENACIÓN** *(oxygenation)* Proceso que consiste en la combinación o tratamiento con oxígeno.

**OXIGENADOR DE MEMBRANA EXTRACORPÓREA (OMEC)** *(extracorporeal membrane oxygenator [ECMO])* Dispositivo que oxigena la sangre fuera del organismo, devolviéndola de nuevo al sistema circulatorio. La técnica se usa como soporte para un sistema respiratorio dañado.

**OXÍGENO (O)** *(Oxygen [O])* Gas incoloro, inodoro e insípido esencial para la respiración del hombre. En anestesia, actúa como un transportador gaseoso para la liberación de los agentes anestésicos en los tejidos del organismo. Se administra por mascarilla a flujo y concentración adecuados al estado físico del enfermo, al procedimiento quirúrgico y al anestésico utilizado. En terapéutica respiratoria, se administra para aumentar la cantidad de oxígeno.
OBSERVACIONES: La sobredosis puede producir toxicidad irreversible en personas con alteraciones pulmonares, en especial cuando existe retención crónica de dióxido de carbono. La administración prolongada de altas concentraciones de oxígeno puede producir un daño

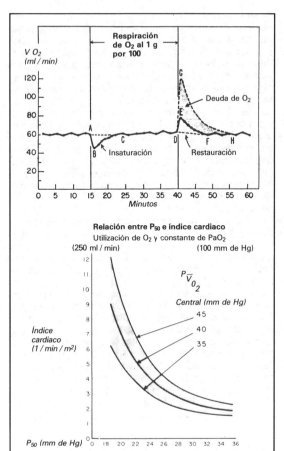

**OXÍGENO. Gráfico superior: fenómeno llamado «deuda de oxígeno», que muestra la duplicación de la utilización de oxígeno, por oxidación de lactato tras un período de anoxía seguido de respiración normal de oxígeno. Gráfico inferior: efecto de la curva de disociación de oxihemoglobina sobre el índice cardiaco.**

irreversible en los ojos de los lactantes. El oxígeno propiamente dicho no es inflamable o explosivo, pero se debe evitar durante su administración cualquier tipo de llama o chispa eléctrica, porque una atmósfera rica en oxígeno favorece el fuego y la explosión.

**OXÍGENO, TRANSPORTE DE** *(oxygen transport)* Proceso por el que el oxígeno se combina en los pulmones con la hemoglobina de los hematíes circulantes desoxigenados y es conducido a los tejidos periféricos. Este proceso es posible por la capacidad de la hemoglobina para combinarse con grandes cantidades de oxígeno cuando éste se halla en una concentración elevada, como sucede en los pulmones, y para liberar dicho oxígeno cuando la concentración es baja, como ocurre en los tejidos periféricos. V. también **hemoglobina**.

**OXIGENOTERAPIA** *(oxygen therapy)* Procedimiento en el cual se administra oxígeno a una persona con el fin de mejorar la hipoxia.

MÉTODO: La selección de uno de los diferentes métodos de administrar oxígeno depende del estado del enfermo y de la causa de la hipoxia. Las cantidades bajas o moderadas de oxígeno se pueden administrar a los enfermos posoperados mediante una cánula o catéter nasal. Las concentraciones bajas, medidas con exactitud, pueden conseguirse por una mascarilla tipo Venturi, y se administran a los enfermos pulmonares obstructivos crónicos. Si la hipoxia es consecuencia de un deterioro de la función cardiaca, se puede lograr la liberación de una concentración elevada de oxígeno por una mascarilla que impide total o parcialmente la reinspiración del aire espirado. La humidificación del oxígeno y la administración simultánea de medicamentos en aerosol se consiguen mediante una variedad de dispositivos, como un Croupette, mascarilla de aerosoles o pieza en T.

FUNDAMENTO: Se puede utilizar en el tratamiento de cualquier situación que dé lugar a hipoxia. Aunque existen varios tipos de hipoxia, todos producen hipoxemia. La administración de oxígeno puede mejorar la hipotensión, arritmias cardiacas, taquipnea, dolor de cabeza, desorientación, náuseas y la agitación característica de la hipoxia, así como restablecer la capacidad de las células del organismo para desempeñar una función metabólica normal.

ACTUACIÓN DE LA ENFERMERA: Es importante observar cuidadosamente las necesidades de oxígeno del enfermo y su respuesta al tratamiento. La concentración de oxígeno recibida por el enfermo no debe deducirse del flujo y concentración del gas: una persona cuya respiración es rápida y superficial recibe más oxígeno que otra respirando lenta y profundamente. Muchas situaciones clínicas precisan frecuentes valoraciones de laboratorio de

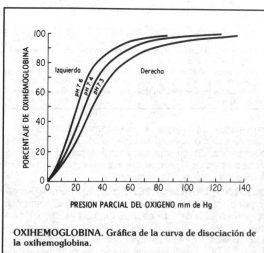

**OXIHEMOGLOBINA. Gráfica de la curva de disociación de la oxihemoglobina.**

las concentraciones de los gases en sangre arterial. El conocimiento del equipo utilizado y de la situación del enfermo permite a la enfermera proporcionar los cuidados útiles y eficaces para el paciente sometido a tratamiento con oxígeno.

**OXIHEMOGLOBINA** (*oxyhemoglobin*) Producto de la combinación de la hemoglobina con el oxígeno. Es un complejo con enlace débil que se disocia con facilidad cuando existe una concentración baja de oxígeno.

**OXIMETAZOLINA, CLORHIDRATO DE** (*oxymetazoline hydrochloride*) Descongestionante nasal.
INDICACIONES: Congestión nasal.
CONTRAINDICACIONES: Hipertiroidismo, diabetes, uso de inhibidores de la monoaminooxidasa en un período de 14 días o hipersensibilidad conocida al medicamento.
EFECTOS SECUNDARIOS: Entre los más graves figuran la congestión de rebote, estimulación del sistema nervioso central y, en niños, un síndrome semejante a un shock grave con coma, hipotensión y bradicardia.

**OXIMETOLONA** (*oxymetholone*) Andrógeno.
INDICACIONES: Deficiencia de testosterona, osteoporosis y cáncer de mama en la mujer; también en la estimulación del crecimiento, ganancia de peso y producción de hematíes.
CONTRAINDICACIONES: Cáncer de mama en el hombre, cáncer de próstata, hepatopatía, embarazo o sospecha de embarazo.
EFECTOS SECUNDARIOS: Entre los más graves figuran el hirsutismo, acné, toxicidad hepática, desequilibrio electrolítico y, dependiendo de la edad del enfermo, diferentes efectos endocrinos.

**OXIMORFONA, CLORHIDRATO DE** (*oxymorphone hydrochloride*) Analgésico narcótico.
INDICACIONES: Reducción del dolor moderado o grave, como medicación preoperatoria y en el mantenimiento de la anestesia.
CONTRAINDICACIONES: Dependencia al medicamento o hipersensibilidad conocida.
EFECTOS SECUNDARIOS: Entre los más graves figuran la dependencia al fármaco y la depresión circulatoria o respiratoria.

**OXIOPÍA** (*oxyopia*) Agudeza no habitual de la visión. Una persona con visión normal situada de pie a 6 m de la tabla visual de Snellen puede leer la séptima línea de letras, mientras que el oxiope puede leer letras más pequeñas a la misma distancia.

**OXITETRACICLINA** (*oxytetracycline*) Antibiótico del grupo de las tetraciclinas.
INDICACIONES: Infecciones bacterianas y por rickettsias.
CONTRAINDICACIONES: Embarazo, primera infancia o hipersensibilidad conocida al medicamento o a otras tetraciclinas; se utiliza con precaución en enfermos con disfunción renal o hepática.
EFECTOS SECUNDARIOS: Entre los más graves figuran los trastornos gastrointestinales, fototoxicidad, sobreinfecciones potencialmente graves y diferentes reacciones de hipersensibilidad; la decoloración de los dientes se puede producir en niños expuestos al medicamento en el útero o antes de los ocho años de edad.

**OXITETRACICLINA CÁLCICA** (*oxytetracycline calcium*) Antibiótico del grupo de las tetraciclinas.

**OXITÓCICO** (*oxytocic*) **1.** Relativo a una sustancia que es similar a la hormona oxitocina. **2.** Cualquiera de los numerosos medicamentos que estimulan la contracción del músculo liso del útero. Su administración puede iniciar e intensificar la contracción uterina rítmica en cualquier momento, pero se requieren dosis relativamente altas para que se produzca esta respuesta en la primera fase del embarazo. Estos medicamentos suelen utilizarse para comenzar el parto a término, y los más comunes son la oxitocina, ciertas prostaglandinas y los alcaloides del cornezuelo de centeno. Se utilizan para inducir o aumentar las contracciones del parto, controlar la hemorragia posparto, corregir la atonía uterina posparto, producir contracciones uterinas después de cesárea u otra cirugía uterina e inducir aborto terapéutico. Su empleo en la inducción del parto está sometido a numerosas controversias. Algunos organismos han señalado que la oxitocina no está indicada para la terminación electiva del embarazo, y que debe usarse sólo en casos en los que la continuación del embarazo constituya un riesgo mayor para la madre o para el feto que el riesgo del parto inducido por el medicamento. Estos medicamentos se utilizan con precaución máxima en parturientas con hipotensión grave e hipertensión, placenta previa parcial, desproporción cefalopélvica o gran multiparidad. El riesgo de utilizar estos agentes es mucho mayor en madres que han sufrido cirugía uterina, sepsis o traumatismo recientes. El efecto secundario más grave es la contracción tetánica mantenida del útero, que da lugar a hipoxia fetal o a la rotura del útero.

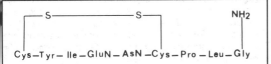

**OXITOCINA.** Es una hormona formada y almacenada en la glándula pituitaria cuya acción estimula la contracción del músculo liso, ocasionando por ejemplo, fuertes contracciones del útero. El esquema muestra su composición química.

**OXITOCINA** *(oxytocin)* Oxitócico.
INDICACIONES: Inducción o intensificación de las contracciones del parto y contracción uterina para control de la hemorragia posparto.
CONTRAINDICACIONES: Desproporción cefalopélvica, posición fetal desfavorable o hipersensibilidad conocida al medicamento.
EFECTOS SECUNDARIOS: Entre los más graves figuran la contracción tetánica, ictericia, rotura uterina y anoxia fetal.
**OXITOCINA, PRUEBA DE PROVOCACIÓN CON** *(oxytocin challenge test)* Prueba para la valoración de la función intrauterina del feto y de la placenta. Se realiza para evaluar la capacidad del feto para tolerar la continuación del embarazo o la tensión anticipada del parto. Se inicia la administración de una infusión IV diluida de oxitocina, monitorizada por un contador de goteo o regulada por una bomba de infusión. La actividad uterina se monitoriza con un tocodinamómetro y la frecuencia cardiaca fetal con un sensor ultrasónico. La cantidad de solución perfundida se aumenta tanto como sea necesario para producir la contracción uterina durante 30 a 40 seg tres veces cada diez minutos. Se observan las variaciones de la frecuencia cardiaca fetal y su relación con las contracciones uterinas.

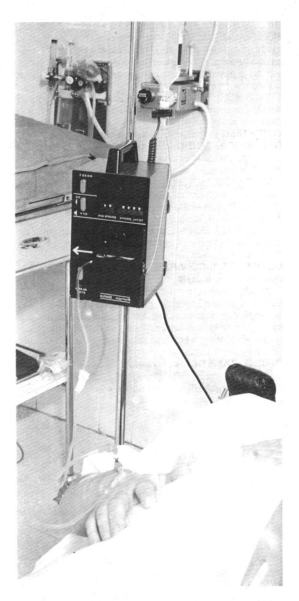

OXITOCINA, prueba de provocación. La fotografía muestra una bomba de perfusión, utilizada durante el parto para administrar dosis muy precisas de oxitocina y regular correctamente la frecuencia, intensidad y duración de las contracciones uterinas.

Las desaceleraciones de la frecuencia cardiaca fetal en determinados patrones que se repiten pueden indicar sufrimiento del feto. La cuarta parte de los niños diagnosticados por este método de sufrimiento fetal son normales, por lo que se recomiendan otras pruebas antes de realizar una cesárea de urgencia o la inducción del parto.
**OXITRIFILINA** *(oxitriphylline)* Broncodilatador.

INDICACIONES: Asma bronquial, bronquitis y enfisema.
CONTRAINDICACIONES: Hipersensibilidad conocida al medicamento o a otros derivados de las xantinas. Se utiliza con precaución en enfermos con úlcera o con enfermedad coronaria, en los que la estimulación cardiaca puede ser peligrosa.
EFECTOS SECUNDARIOS: Entre los más graves figuran las molestias gastrointestinales, palpitaciones, nerviosismo e insomnio.

**OXIURIASIS** (oxyuriasis) V. **enterobiasis**.

**OXOLÍNICO, ÁCIDO** (oxolinic acid) Antibacteriano.
INDICACIONES: Infecciones del tracto urinario causadas por microorganismos gramnegativos.
CONTRAINDICACIONES: Antecedentes de trastornos convulsivos o hipersensibilidad conocida al medicamento. No se administra a lactantes o a mujeres embarazadas o en período de lactación.
EFECTOS ADVERSOS: Entre los más graves figuran la estimulación del sistema nervioso central, insomnio y molestias gastrointestinales.

**OXYURIS VERMICULARIS** (Oxyuris vermicularis) V. **Enterobius vermicularis**.

**OZONO** (ozone) Forma del oxígeno caracterizada por formar moléculas triatómicas. Se forma cuando el oxígeno se carga eléctricamente, como puede suceder en una tormenta con aparato eléctrico. Tiene un olor sofocante parecido al del cloro y se utiliza como agente desinfectante, blanqueador y oxidante.

**OZONO, CAPA DE** (ozone shield) Capa de ozono que se halla en la alta atmósfera, entre los 32.000 y 64.000 m por encima de la superficie de la tierra, a la que protege de la excesiva radiación ultravioleta. Algunos expertos han advertido que la fabricación de diferentes productos químicos, como los clorofluorocarbonados utilizados como propelentes en sprays, y los efectos producidos por los aviones a reacción volando a gran altura, destruyen esta capa protectora permitiendo que cantidades excesivas de radiación ultravioleta penetren en la atmósfera de la tierra, elevando el riesgo a padecer cáncer de piel y otros graves problemas de salud. Algunos expertos en química y en temas de salud han anunciado que un riesgo adicional lo constituye la conversión del óxido nitroso de los fertilizantes en nitrógeno, que se desprende a la atmósfera y reacciona desfavorablemente con la capa de ozono. Otros expertos afirman que el agotamiento de la capa de ozono por los clorofluorocarbonados puede compensarse por la liberación de dióxido de carbono en la atmósfera a partir de la combustión de derivados del petróleo. Algunos estudios indican que la concentración de ozono ha aumentado de hecho en un 6 % desde que comenzó su estudio hace ya más de 50 años. La capa de ozono está implicada también en ciertos problemas de salud que afectan a algunos viajeros en los aviones. V. también **ozono, enfermedad por**.

**OZONO, ENFERMEDAD POR** (ozone sickness) Proceso anormal causado por la inhalación de ozono, que puede filtrarse en los aviones a alturas por encima de 13.000 m. Se caracteriza por dolor de cabeza, dolores torácicos, escozor de ojos y somnolencia. No se conoce con exactitud el motivo y la forma en que el ozono causa este proceso. Tiene mayor incidencia a principios de año y sucede más a menudo sobre el océano Pacífico.

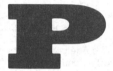

**P** *(P)* **1.** Abreviatura para indicar la presión parcial de un gas. V. **presión parcial. 2.** Símbolo químico del **fósforo**.
**P₁** *(P₁)* (Genética). Símbolo de **generación parental**.
**PO₂** *(PO₂)* Símbolo de la **presión parcial arterial de oxígeno**.

**P, SUSTANCIA** *(P substance)* Neurotransmisor sintetizado por el organismo que actúa estimulando la vasodilatación y la contracción de la musculatura intestinal y otros músculos lisos. También interviene en la secreción saliva, la diuresis y la natriuresis y afecta la función del sistema nervioso central y periférico. Se ha aislado de ciertas células de los conductos gastrointestinal y biliar.

**PACIENTE** *(patient)* **1.** Individuo receptor de un servicio sanitario. **2.** Individuo enfermo u hospitalizado.

**PACIENTE COMPROMETIDO** *(compromised host)* Paciente con una capacidad de resistencia a la infección inferior a la normal debido a tratamiento inmunodepresor, alteración inmunológica, anemia grave o enfermedad intercurrente, como neoplasia con metástasis, caquexia o malnutrición grave.

**PACIENTE INGRESADO** *(inpatient)* Dícese del paciente que ha sido admitido en un hospital u otra institución sanitaria para una estancia de, al menos, una noche.

**PACINI, CORPÚSCULOS DE** *(Pacini's corpuscles)* Órganos sensitivos terminales semejantes a diminutos bulbos blancos, cada uno unido a la terminación de una fibra nerviosa en el tejido subcutáneo, submucoso y subseroso de diferentes partes del organismo, en especial la palma de la mano, planta del pie, órganos genitales, articulaciones y páncreas. Tienen un diámetro de alrededor de 3 mm, contienen numerosas capas concéntricas rodeando a un núcleo central y al corte se asemejan a una cebolla. Consultar las voces **Golgi-Mazzoni, corpúsculos de; Krause, corpúsculos de**.

**PACÓMETRO** *(pachometer)* V. **paquímetro**.

**PADRASTRO** *(hangnail)* Fragmento de epidermis parcialmente desconectada de la cutícula o pliegue ungueal. El desgarro de este fragmento de piel produce una úlcera enrojecida y dolorosa que se infecta fácilmente. Cuando existe una clara inflamación, pueden aplicarse un ungüento antibiótico y un vendaje protector.

**PADRE-HIJO, RELACION** *(parent-child relationship)* V. **madre-hijo, unión**.

**PAGET, ENFERMEDAD DE** *(Paget's disease)* Enfermedad del hueso, de carácter no metabólico, frecuente y de causa desconocida. Suele afectar a personas de edad media y ancianos, y se caracteriza por presentar un alto grado de destrucción ósea y una reconstrucción desorganizada del tejido.

OBSERVACIONES: La mayoría de los casos son asintomáticos o sintomáticos leves; no obstante, el dolor óseo puede ser el primer síntoma. Las tibias en sable, la cifosis y las fracturas se deben al hueso anormal y blando existente en este proceso. Hallazgos adicionales debidos al aumento de vascularización son el aumento del perímetro craneal, dolor de cabeza y elevación de la temperatura en las zonas afectadas. La fosfatasa alcalina del suero suele estar muy elevada y aumenta la eliminación de calcio e hidroxiprolina por la orina. Es característica la imagen radiográfica de zonas de densidad ósea disminuida alternadas con otras de densidad aumentada. La gammagrafía ósea ayuda a localizar las regiones de enfermedad

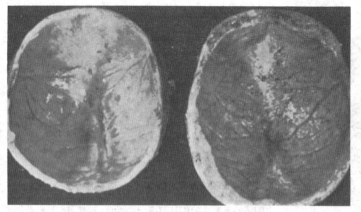
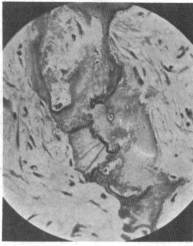

PAGET, enfermedad de. Sobre estas líneas, espesor anormal de la bóveda craneana en comparación con un cráneo normal. A la derecha, aspecto histológico: reconstrucción desorganizada del tejido óseo.

activa. Las complicaciones comprenden fracturas, litiasis renal si el enfermo está inmovilizado, insuficiencia cardiaca, sordera o ceguera debidas a la presión del hueso neoformado y osteosarcoma.

ACTUACIÓN: No es necesario el tratamiento en los casos leves. Es recomendable, a menos que el enfermo esté inmovilizado, una dieta rica en proteínas y calcio. La administración parenteral de calcitonina sintética puede ayudar temporalmente al enfermo. Los difosfonatos y la mitramicina también son efectivos pero requieren estrecha vigilancia por sus efectos secundarios.

OBSERVACIONES COMPLEMENTARIAS: Si es posible, se evita la inmovilización del enfermo para prevenir la hipercalcemia y la litiasis renal. La observación precoz de signos y síntomas neurológicos puede ayudar a evitar lesiones nerviosas irreversibles. Denominada también **osteítis deformante**.

**-PAGO** *(-pagus)* Sufijo que significa «monstruo gemelar unido»: *craneópago, pirópago, toracópago*.

**PAGOFAGIA** *(pagophagia)* Proceso anormal caracterizado por el deseo de comer grandes cantidades de hierro. Se asocia con un aporte deficiente de hierro en la dieta.

**PALADAR** *(palate)* Estructura que forma el cielo de la boca. Se divide en paladar duro y paladar blando.

**PALADAR, ARCO DEL** *(palatine arch)* Estructura muscular con forma de bóveda que forma el paladar blando entre la boca y la nasofaringe. Una abertura en el arco conecta la boca con la orofaringe; la úvula está suspendida de la mitad del borde posterior del arco.

**PALADAR BLANDO** *(soft palate)* Estructura compuesta por una membrana mucosa, fibras musculares y glándulas mucosas suspendidas del borde superior del paladar duro y que, con el mismo, forman el techo de la boca.

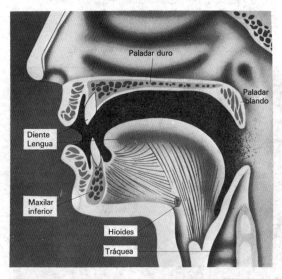

PALADAR. Corte de la cavidad bucal que muestra las distintas estructuras anatómicas que forman el paladar duro o arcada palatina y el paladar blando o velo del paladar.

Cuando el paladar blando se eleva, como sucede en la deglución y en la succión, separa totalmente la cavidad nasal y la nasofaringe de la porción posterior de la cavidad oral y la porción oral faríngea. El borde posterior del paladar blando pende como una cortina entre la boca y la faringe y suspendida de su extremo posterior se encuentra una estructura cónica y péndula denominada úvula palatina. Desde la misma surgen dos estructuras curvas en forma de arco que constituyen los pilares musculomembranosos de las fauces. Consultar también la voz **paladar duro**.

**PALADAR DURO** *(hard palate)* Porción ósea del techo de la boca que se continúa en la región posterior con el paladar blando y limita anterior y lateralmente con las arcadas alveolares y las encías. La apófisis palatina del maxilar y la porción horizontal del hueso palatino constituyen el soporte óseo del paladar duro, que está recubierto por el periostio y la membrana mucosa oral. Presenta un rafe lineal a lo largo de su línea media que termina por delante en una pequeña papila que corresponde al canal incisivo. A ambos lados y por delante del rafe, la membrana mucosa es gruesa, de color pálido y presenta arrugas. En la parte posterior, la membrana mucosa es fina, lisa y más oscura. El paladar duro está compuesto por epitelio escamoso y posee numerosas glándulas palatinas situadas entre la mucosa y la superficie ósea. Consultar la voz **paladar blando**

**PALADIO (Pd)** *(palladium [Pd])* Elemento metálico duro y plateado. Su número atómico es 46, y su peso atómico, 106,4. Es brillante y muy resistente a la corrosión; se utiliza en la fabricación de instrumentos quirúrgicos de alta calidad, en empastes y puentes dentales y en aparatos de ortodoncia.

**PALANCA** *(lever)* (Fisiología). Cualquiera de los huesos y articulaciones que actúan como una palanca, por lo que la fuerza aplicada a un extremo del hueso para levantar un peso tiende a rotar el hueso en la dirección opuesta a la fuerza. Los componentes básicos de la palanca son el fulcro, el brazo de aplicación de la fuerza, la resistencia y la potencia. Las palancas de primer grado, como la cadera, tienen el fulcro entre la resistencia y la fuerza aplicada o potencia. En las palancas de tercer grado, como las de las articulaciones de los miembros inferiores y superiores del cuerpo, la potencia se ejerce entre el fulcro y la resistencia. El cuerpo contiene pocas palancas de segundo grado cuyo brazo de fuerza sea mayor que el brazo de resistencia. Los músculos del cuerpo producen la fuerza que mueve la palanca. El cuerpo utiliza las palancas de tercer grado para conseguir velocidad y las de primer grado para obtener fuerza o velocidad, dependiendo de la fuerza aplicada. El momento de la fuerza producida por el peso de cualquier parte del cuerpo que participe en una palanca puede determinarse si se conoce el centro de gravedad de la parte implicada. Existen tablas mediante las cuales es posible obtener dicho centro de gravedad para las diferentes estructuras orgánicas.

**PALATINA, AMÍGDALA** *(palatine tonsil)* Una de las dos masas de tejido linfático, en forma de almendra, existentes entre los arcos palatoglótico y palatofaríngeo, a ambos lados de las fauces. Se hallan cubiertas por una membrana mucosa y contienen numerosos folículos linfáticos y criptas.

**PALATINAS, RUGOSIDADES** *(palatine ridge)* Cualquiera de las rugosidades transversas que en número de cuatro a seis se hallan en la cara anterior del paladar duro.

**PALATINA, SUTURA** *(palatine suture)* Cualquiera de las delgadas líneas onduladas que marcan la articulación de las apófisis palatinas que forman el paladar duro. V. también **palatina transversa, sutura**.

**PALATINA TRANSVERSA, SUTURA** *(transverse palatine suture)* Línea de unión entre el borde posterior de la apófisis palatina de ambos maxilares superiores y el borde anterior de la lámina horizontal de ambos palatinos.

**PALATINO** *(palatal)* **1.** Relativo al paladar. **2.** Relativo a la superficie lingual de un diente del maxilar superior.

**PALATINO, HUESO** *(palatine bone)* Uno de los dos huesos del cráneo que forman la parte posterior del paladar duro, parte de la cavidad nasal y el suelo de la órbita del ojo. Tiene forma de L y consta de una sección horizontal, otra vertical y tres apófisis.

**PALATITIS** *(palatitis)* Inflamación del paladar duro.

**PALATOGLOSO** *(palatoglossal)* Relativo al paladar y a la lengua.

**PALATOMAXILAR** *(palatomaxillary)* Relativo al paladar y al maxilar.

**PALATONASAL** *(palatonasal)* Relativo al paladar y a la nariz.

**PALEO-** Prefijo que significa «antiguo»: *paleocerebelar, paleogénesis, paleoestriado*.

**PALEOGÉNESIS** *(paleogenesis)* V. **palingénesis**.

**PALEOGENÉTICO** *(paleogenetic)* **1.** Estructura de un organismo o especie que se originó en una generación anterior. **2.** Referente al desarrollo de un determinado carácter o estructura.

**PALIAR** *(palliate)* Calmar o aliviar.

**PALIATIVO, TRATAMIENTO** *(palliative treatment)* Terapéutica dirigida a aliviar o reducir la intensidad de una serie de síntomas desagradables, pero no a producir curación. Algunos tipos de tratamiento paliativo consisten en el empleo de narcóticos para aliviar el dolor en un enfermo con cáncer avanzado, la realización de una colostomía para eludir un proceso obstructivo inoperable del intestino y el desbridamiento de tejido necrótico en un enfermo con metástasis.

**PALIDEZ** *(pallor)* Ausencia de color en la piel.

**PALILALIA** *(palilalia)* Proceso anormal caracterizado por la repetición progresivamente más rápida de la misma palabra o frase.

**PALIN-, PALI-** Prefijo que significa «de nuevo»: *palindromia, palinestesia, palingénesis*.

**PALINDROMA** *(palindrome)* (Genética). Segmento de ADN en el cual secuencias de bases idénticas o casi idénticas se hallan en direcciones opuestas.

**PALINGÉNESIS** *(palingenesis)* **1.** Regeneración de una parte perdida. **2.** Transmisión hereditaria de características estructurales ancestrales, por lo general anómalas, a las generaciones sucesivas. Denominada también **paleogénesis**.

**PALIO** *(pallium)* V. **corteza cerebral**.

**PALMA** *(palm)* Parte inferior de la mano, entre la muñeca y las bases de los dedos, estando la mano horizontal con el pulgar en posición medial.

**PALMA-MENTÓN, REFLEJO** *(palm-chin reflex)* V. **palmomentoniano, reflejo**.

**PALMAR, PLIEGUE** *(palmar crease)* Surco normal que atraviesa la palma de la mano.

**PALMAR, REFLEJO** *(palmar reflex)* Reflejo por el que se flexionan los dedos de la mano cuando se estimula con cosquilleo la palma de ésta.

**PALMAR MAYOR, MÚSCULO** *(flexor carpi radialis)* Músculo superficial y fino del antebrazo, situado sobre la superficie cubital del pronador redondo. Procede del epicóndilo interno, la fascia del antebrazo y varios septos intermusculares, y se inserta mediante un tendón largo en la base del segundo metacarpiano. Algunas fibras se extienden a la base del tercer metacarpiano. Está inervado por una rama del nervio mediano que contiene fibras de las raíces cervicales sexta y séptima; su función consiste en flexionar y contribuir a la abducción de la mano. Consultar las voces **cubital anterior, músculo; palmar menor, músculo**.

**PALMAR MENOR, MÚSCULO** *(palmaris longus)* Músculo largo, superficial y fusiforme del antebrazo, situado en posición medial respecto del flexor radial del carpo. Se origina en el epicóndilo medial del húmero por un tendón que va desde el septo intermuscular y los músculos adyacentes hasta la fascia antebraquial. Se inserta por un tendón largo y delgado en el retinaculum flexor y en la aponeurosis palmar. Se suele encontrar una prolongación tendinosa del músculo extendiéndose hacia la muñeca. Está inervado por una rama del nervio mediano, que contiene fibras del sexto y séptimo nervios cervicales, y produce la flexión de la mano. Consultar las voces **cubital anterior, músculo; palmar mayor, músculo**.

**PALMATURA** *(palmature)* Proceso anormal en el cual los dedos están unidos. También denominada **sindactilia**.

**PALMEO** *(clapping)* (Masaje). Técnica de percusión del cuerpo del enfermo mediante una rápida serie de golpes que se realizan con las palmas de la mano ahuecadas para estimular la circulación y refrescar la piel. Se utiliza para confortar a enfermos que llevan largo tiempo encamados y se suele hacer en el momento del baño diario.

**PALMITÍLICO, ALCOHOL** *(palmityl alcohol)* V. **cetílico, alcohol**.

**PALMOMENTONIANO, REFLEJO** *(palmomentonial reflex)* Signo neurológico anormal desencadenado por el rascado de la palma de la mano en la base de la muñeca, que produce la contracción de los músculos de la barbilla y ángulo de la boca del mismo lado que la mano estimulada. En ocasiones se presenta en individuos normales, pero un reflejo exagerado se observa en enfermedades del tracto piramidal, tetania latente, aumento de la presión intracraneal y paresia facial central. Denominado también **palma-mentón, reflejo**.

**PALPABLE** *(palpable)* Perceptible por palpación.

**PALPACIÓN** *(palpation)* Técnica utilizada en la exploración física en la que el explorador palpa la textura, tamaño, consistencia y localización de ciertas partes del organismo con las manos.

**PALPACIÓN-PERCUSIÓN** *(palpatory percussion)* Téc-

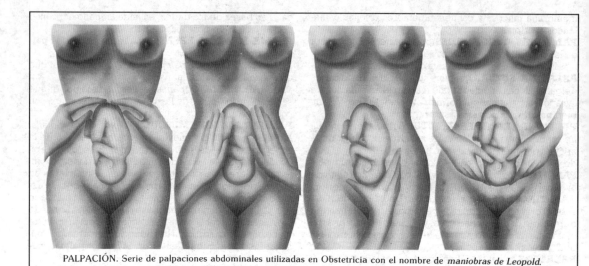

PALPACIÓN. Serie de palpaciones abdominales utilizadas en Obstetricia con el nombre de *maniobras de Leopold.*

nica de la exploración física en la que las vibraciones producidas por la percusión son valoradas por la suave presión ejercida por la palma del explorador.

**PÁLPEBRA** *(palpebra)* V. **párpado**.

**PÁLPEBRA SUPERIOR** *(palpebra superior)* Párpado superior, mayor y más movible que el inferior y provisto de un músculo elevador.

**PALPEBRADO** *(palpebrate)* Que tiene párpados.

**PALPEBRAL, GLÁNDULA** *(palpebral gland)* V. **Meibomio, glándula de**

**PALPITACIÓN** *(palpitation)* Latido rápido del corazón asociado a respuestas emocionales normales o ciertos trastornos cardiacos. Algunas personas pueden presentar palpitaciones sin evidencia de cardiopatía, mientras que otras con trastornos cardiacos graves pueden no presentar palpitaciones anormales asociadas. En algunos enfermos aparecen palpitaciones después de recibir medicación digitálica, debido a que los fármacos aumentan la fuerza de contracción del corazón.

**PALTAUF, ENANISMO DE** *(Paltauf's nanism)* Enanismo asociado con una producción o crecimiento excesivo de tejido linfoide.

**PALTAUF, ENANO DE** *(Paltauf's dwarf)* V. **enano hipofisiario**.

**PALUDISMO** *(malaria)* Enfermedad infecciosa grave producida por cuatro especies del género protozoario *Plasmodium* que se caracteriza por escalofríos, fiebre, anemia, aumento de tamaño del bazo y tendencia recidivante. Esta enfermedad se transmite por la picadura del mosquito *Anopheles* infectado. El paludismo también puede transmitirse por transfusión de sangre contaminada o por el empleo de una aguja hipodérmica infectada. Aunque la enfermedad endémica se limita en gran medida a las regiones tropicales de Sudamérica y América central, África y Asia, los movimientos de población de unos países a otros hacen que aparezcan casos nuevos en los países occidentales. Los parásitos penetran en los eritrocitos del huésped humano donde maduran, se reproducen y rompen la membrana periódicamente. A intervalos regulares se producen crisis palúdicas que coinciden con el desarrollo de una nueva generación de parásitos en el organismo. Como el ciclo vital del parásito varía según las especies, los patrones clínicos de la fiebre y los escalofríos son también variables, al igual que lo son la evolución y gravedad de la enfermedad. Los episodios palúdicos suelen durar de una a cuatro semanas y la frecuencia de las crisis va disminuyendo progresivamente a medida que la enfermedad evoluciona. Las recidivas son frecuentes y la enfermedad puede persistir durante años. El diagnóstico se hace mediante la determinación de *Plasmodium* en una extensión de sangre. Es más fácil detectar el parásito en la sangre durante un episodio agudo. Hay que identificar exactamente la especie de *Plasmodium*, ya que el tratamiento y el pronóstico varían con las distintas cepas. El fármaco de elección es la cloroquina por vía oral o intramuscular, pero existen cepas de *Plasmodium* resistentes que deben tratarse con una combinación de quinina, pirimetamina y una sulfonamida o sulfona. Los fármacos antipalúdicos modernos pueden suprimir los síntomas o curar totalmente el paludismo. La cefalea, náuseas, dolores musculares y fiebre elevada se combaten con aplicación de compresas frías, aspirina y líquidos. Mediante el empleo de insecticidas y la destrucción del hábitat natural del *Anopheles* se ha logrado eliminar la enfermedad de la mayoría de las partes del mundo en las que era endémica. Sin embargo, no ha sido posible su total erradicación y han surgido mosquitos resistentes a los insecticidas y protozoos resistentes a los fármacos. La profilaxis con medicamentos antipalúdicos sigue siendo fundamental cuando van a visitarse regiones endémicas. También es recomendable el empleo de velos y productos repelentes de los mosquitos. V. también anopheles; **biduoterciana, fiebre; paludismo falciparum**.

**PALUDISMO FALCIPARUM** *(falciparum malaria)* Es la forma más grave de paludismo, producida por el protozoo *Plasmodium falciparum*. Se caracteriza por síntomas sistémicos extraordinariamente graves, confusión mental, aumento de tamaño del bazo, edema, síntomas gastrointestinales y anemia. No dura tanto como otras formas de paludismo y, si el tratamiento se instaura inmediatamente, su evolución puede ser leve y la recuperación del enfermo completa. Las recidivas son raras pero el paciente puede morir por deshidratación y anemia. El tratamiento habitual es la administración de cloroquina pero, cuando se sabe que el paciente ha contraído el paludismo en una zona en que existen *P. falciparum* resistentes a la misma, el tratamiento de elección es una combinación de quinina, piremetamina y una sulfona o sulfonamida.

**PAMPINIFORME** *(pampiniform)* Que tiene la forma de pámpano o pimpollo de la vid, como el plexo pampiniforme.

**PAMPINIFORME, CUERPO** *(pampiniform body)* V. **epoóforo**.

**PANACEA** *(panacea)* **1.** Remedio universal. **2.** Nombre antiguo aplicado a diferentes hierbas o pociones líquidas con propiedades curativas.

**PANADIZO** *(felon)* Absceso supurado en la falange distal de un dedo.

**PANARTERITIS** *(panarteritis)* Inflamación que afecta a todas las capas tisulares de una arteria.

**PANARTRITIS** *(panarthritis)* Proceso anormal caracterizado por la inflamación de múltiples articulaciones del cuerpo.

**PANCARDITIS** *(pancarditis)* Proceso anormal caracterizado por la inflamación del corazón en su totalidad; es decir: endocardio, miocardio y pericardio.

**PANCITOPENIA** *(pancytopenia)* Proceso anormal caracterizado por una marcada reducción en el número de todas las células de la sangre: hematíes, leucocitos y plaquetas. V. también **anemia; aplasia**.

**PANCOAST, SÍNDROME DE** *(Pancoast's syndrome)* **1.** Combinación de diferentes signos asociados con un tumor en el vértice del pulmón. Los signos comprenden dolor neurítico en el brazo, imagen radiográfica anormal en el vértice del pulmón, atrofia de los músculos del brazo y mano y síndrome de Horner. Los signos están producidos por los efectos lesivos del tumor sobre el plexo braquial. **2.** Proceso anormal causado por osteólisis en la parte posterior de una o más costillas, que en ocasiones afecta a las vértebras relacionadas con ellas.

**PANCOLECTOMÍA** *(pancolectomy)* Extirpación de la totalidad del colon, que requiere también ileostomía.

**PÁNCREAS** *(pancreas)* Glándula fusiforme de color gris rojizo, que se extiende transversalmente a la pared abdominal posterior en las regiones epigástrica e hipocondrial y secreta diferentes sustancias, tales como enzimas digestivas, insulina y glucagón. Se divide en cabeza, cuerpo y cola. La cabeza de la glándula, separada del cuerpo por un pequeño estrechamiento, está envuelta en la curva del duodeno. El extremo, que se adelgaza progresivamente, forma la cola. En los adultos, el páncreas tiene una longitud aproximada de 13 cm y pesa más en el hombre que en la mujer. La glándula está compuesta de tejido exocrino y endocrino, y contiene un conducto principal que recorre el órgano en toda su longitud y en el que drenan conductos más pequeños para terminar desaguando en el duodeno, en la papila duodenal mayor, en el mismo lugar en que se produce la salida del conducto biliar común. Alrededor de un millón de islotes celulares de Langerhans están incluidos entre las unidades exocrinas del páncreas. Las células beta de los islotes segregan insulina, que interviene en el control del metabolismo de los carbohidratos. Las células alfa de los islotes

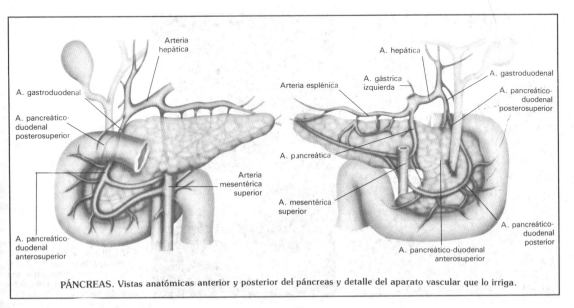

PÁNCREAS. Vistas anatómicas anterior y posterior del páncreas y detalle del aparato vascular que lo irriga.

segregan glucagón, que contrarresta la acción de la insulina. Las unidades acinares del páncreas, por su parte, segregan enzimas digestivas.

**PÁNCREAS, CÁNCER DE** *(pancreatic cancer)* Enfermedad neoplásica maligna del páncreas, caracterizada por anorexia, flatulencia, debilidad, pérdida rápida de peso, dolor en epigastrio o espalda, ictericia, prurito, masa abdominal palpable, comienzo reciente de diabetes y heces color arcilla, si los conductos pancreáticos están obstruidos. Los tumores de células insulares que secretan insulina producen hipoglucemia, en especial por la mañana. Las lesiones de células insulares no funcionales producen gastrina, lo que causa síntomas de úlcera péptica o, en algunos casos, diarrea aguda e hipopotasemia y aclorhidria, resultado de la producción de secretina por la lesión. Los procedimientos diagnósticos comprenden estudios radiográficos con bario del estómago y duodeno, colangiografía transhepática, valoración de laboratorio de la función hepática, arteriografía celíaca y tomografía axial computarizada. La laparotomía exploradora suele ser necesaria para el diagnótico definitivo. Alrededor del 90 % de los tumores pancreáticos son adenocarcinomas y 2/3 se producen en la cabeza del páncreas. La mayoría de los tumores no son resecables en el momento del diagnóstico, pero los cánceres localizados en el páncreas pueden tratarse con pancreatectomía parcial y extirpación del conducto biliar común, duodeno y parte distal del estómago. Las lesiones de células insulares funcionantes pueden ser extirpadas o tratadas con estreptozotocina, antibiótico tóxico para las células beta del páncreas. La gastrectomía total se recomienda en los tumores de células insulares no funcionantes que se acompañan de enfermedad ulcerosa. La radioterapia o quimioterapia con 5-fluorouracilo o mitomicina C son tratamientos paliativos, pero el cáncer de páncreas tiene mal pronóstico: pocas personas viven más de un año después del diagnóstico. Es tres o cuatro veces más frecuente en hombres que en mujeres. Aunque infrecuente, está aumentando su incidencia en las zonas industrializadas. Las personas que fuman más de 10-20 cigarrillos al día, las que tienen diabetes mellitus o las expuestas a compuestos bifenilpoliclorados presentan un riesgo aumentado de desarrollar cáncer pancreático.

**PANCREATECTOMÍA** *(pancreatectomy)* Extirpación quirúrgica total o parcial del páncreas, realizada para eliminar un quiste o tumor, tratar una pancreatitis o reparar un traumatismo. La resección se hace bajo anestesia general; el tracto gastrointestinal se reconstruye habitualmente con una anastomosis entre el conducto biliar común y el yeyuno superior. Se dejan drenajes en la herida. Después de la cirugía se da al enfermo una dieta pobre en azúcar y grasa. Si se extirpa todo el páncreas, se desarrolla un tipo inestable de diabetes que requiere un tratamiento exacto en cuanto a dieta y dosificación de insulina. Una complicación frecuente es la formación de una fístula en el conducto pancreaticobiliar, que permite a las enzimas digestivas entrar en contacto con los tejidos adyacentes.

**PANCREÁTICA, ENZIMA** *(pancreatic enzyme)* Cualquiera de las enzimas secretadas por el páncreas en el proceso de la digestión. Las más importantes son la tripsina, quimotripsina, esteapsina y amilopsina. V. también **pancreático, jugo**.

**PANCREÁTICA, INSUFICIENCIA** *(pancreatic insufficiency)* Proceso caracterizado por la producción y secreción deficiente de hormonas o enzimas pancreáticas y que suele ser secundario a una enfermedad que destruye el tejido pancreático. Es frecuente la existencia de malabsorción, anorexia, dolor mal localizado en parte superior del abdomen o epigastrio, malestar y grave pérdida de

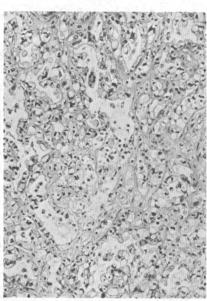
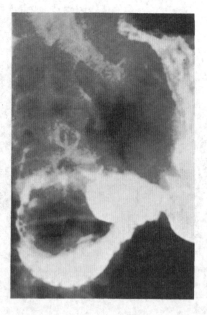

PÁNCREAS, cancer de. Adenocarcinoma de la cabeza del páncreas en una radiografía por contraste, y, a la izquierda, detalle histológico.

peso. La pancreatitis inducida por el alcohol es la forma más común del proceso. En el tratamiento se recomiendan los cuidados de mantenimiento, medidas específicas contra la causa del proceso y reposición o aumento de las sustancias ausentes o deficitarias.

**-PANCREÁTICO** *(-pancreatic)* Sufijo que hace referencia al páncreas u órganos adyacentes: *hepatopancreático, lienopancreático, esplenopancreático.*

**PANCREÁTICO, CONDUCTO** *(pancreatic duct)* Principal conducto secretor del páncreas. Denominado también **Wirsung, conducto de**.

**PANCREÁTICO, DIVERTÍCULO** *(pancreatic diverticulum)* Uno de los dos sacos membranosos derivados del duodeno embrionario. Estos dos divertículos forman posteriormente el páncreas y sus conductos.

**PANCREÁTICO, JUGO** *(pancreati juice)* Secreción líquida del páncreas producida por la estimulación de los alimentos en el duodeno. Contiene agua, proteínas, sales inorgánicas y enzimas. Es esencial en la hidrólisis de las proteínas en sus componentes aminoácidos, en la reducción de las grasas de la dieta a glicerol y ácidos grasos y en la conversión de los almidones en monosacáridos.

**PANCREÁTICO ACCESORIO, CONDUCTO** *(accessory pancreatic duct)* Pequeño conducto inconstante, que desemboca en el conducto pancreático o en el duodeno, cerca de la desembocadura del colédoco.

**PANCREATICOESPLÉNICO, GANGLIO** *(pancreaticolienal node)* Ganglio de uno de los tres grupos de ganglios linfáticos asociados con las ramas de las vísceras abdominales y pélvicas, que son irrigadas por ramas de la arteria celíaca. Los ganglios pancreaticoesplénicos acompañan a la arteria esplénica a lo largo de la cara posterior y borde superior del páncreas. Sus aferentes, que se originan en el estómago, bazo y páncreas, constituyen el grupo celíaco de ganglios preaórticos. Denominado también **esplénico, ganglio**. Consultar las voces **gástrico, ganglio; hepático, ganglio**.

**PANCREATINA** *(pancreatin)* Concentrado de enzimas pancreáticas de cerdo o buey.
INDICACIONES: Como ayuda a la digestión en la sustitución de enzimas pancreáticas endógenas en la fibrosis quística y después de pancreatectomía.
CONTRAINDICACIONES: Hipersensibilidad conocida al medicamento o a las proteínas de cerdo o buey.
EFECTOS SECUNDARIOS: No se conocen reacciones adversas graves; en dosis altas puede producir náuseas o diarrea.

**PANCREATITIS** *(pancreatitis)* Proceso inflamatorio del páncreas que puede ser agudo o crónico. La pancreatitis aguda es generalmente consecuencia de una lesión en el sistema biliar, producida por alcohol, traumatismo, infecciones o ciertos medicamentos. Se caracteriza por dolor abdominal grave irradiado a la espalda, fiebre, anorexia, náuseas y vómitos. Si el conducto biliar común está obstruido, puede haber ictericia. El desarrollo de seudoquistes o abscesos en el tejido pancreático es una complicación grave. El tratamiento comprende la aspiración nasogástrica para extraer las secreciones gástricas. Para prevenir cualquier estimulación pancreática, no se ingieren alimentos por vía oral. Se administran líquidos y

electrólitos por vía IV, así como analgésicos no morfínicos para calmar el dolor. La pancreatitis aguda se asocia con una mortalidad del 50 %. Las causas de pancreatitis crónica son similares a las de la forma aguda. Cuando la causa es el abuso del alcohol, puede haber calcificación y cicatrización de los conductos pancreáticos más pequeños. Hay dolor abdominal, náuseas y vómitos, así como esteatorrea y creatorrea debidas a la disminución en la producción de enzimas pancreáticas. La producción de insulina puede estar disminuida y algunos pacientes desarrollan diabetes mellitus. El tratamiento comprende analgésicos para el dolor y pancreatectomía subtotal cuando el dolor es intratable. Se administra extracto pancreático por vía oral para sustituir la carencia de enzimas; son esenciales los suplementos de vitaminas. Ambas formas de pancreatitis se diagnostican por la historia clínica, exploración física, estudios radiológicos, endoscopia y determinación en el laboratorio de la cantidad de enzimas pancreáticas en sangre.

**PANCREATODUODENECTOMÍA** *(pancreatoduodenectomy)* Procedimiento quirúrgico en el cual se extirpan la cabeza del páncreas y el asa duodenal que la rodea. La intervención se realiza para extirpar masas periampollares que se producen en ciertas formas de cáncer del sistema biliar.

**PANCREATOGRAFÍA** *(pancreatography)* Visualización del páncreas o de sus conductos por medio de rayos X y un contraste inyectado en los conductos durante una intervención quirúrgica o por endoscopia, o bien por medio de ultrasonografía, tomografía axial computarizada o gammagrafía.

**PANCREATOLITO** *(pancreatolith)* Piedra o cálculo en el páncreas.

**PANCRELIPASA** *(pancrelipase)* Concentrado de enzimas pancreáticas obtenidas del cerdo.
INDICACIONES: Como ayuda a la digestión en sustitución de las enzimas pancreáticas endógenas en la fibrosis quística, pancreatitis crónica y después de una pancreatectomía.
CONTRAINDICACIONES: Hipersensibilidad conocida al medicamento o a las proteínas de cerdo.
EFECTOS SECUNDARIOS: No se conocen reacciones adversas graves: en dosis altas puede producir náuseas y diarrea.

**PANCURONIO, BROMURO DE** *(pancuronium bromide)* Relajante musculosquelético.
INDICACIONES: Adyuvante a la anestesia y ventilación mecánica.
CONTRAINDICACIONES: Se utiliza con precaución en enfermos de miastenia grave, enfermedad renal y hepática y en el embarazo; la hipersensibilidad conocida al medicamento o a otros bromuros prohíbe su uso.
EFECTOS SECUNDARIOS: Los más graves son la relajación muscular prolongada y la depresión respiratoria.

**PANDEMIA** *(pandemia)* Enfermedad extendida a muchos países o que afecta a casi todos los habitantes de un lugar.

**PANDÉMICA** *(pandemic)* Dícese de la enfermedad que afecta a casi toda la población de una región o de un país.

**PANDIASTÓLICO** *(pandiastolic)* Relativo a toda la diástole. Se dice también **holodiastólico**.

**PANENCEFALITIS** (*panencephalitis*) Inflamación total del cerebro caracterizada por un comienzo insidioso, una evolución progresiva con deterioro de las funciones motora y mental, y evidencia de etiología vírica. La panencefalitis esclerosante subaguda es una enfermedad infantil poco frecuente que se supone está producida por un virus del sarampión latente «lento» que sigue a la recuperación de una infección previa. La mayoría de los enfermos son menores de 11 años, y se afectan mucho más los niños que las niñas. La enfermedad produce ataxia, mioclonía, atrofia, ceguera cortical y deterioro mental. En ocasiones se administran medicamentos antivíricos, inmunosupresores e inductores del interferón, pero la enfermedad suele ser fatal. Los estudios microscópicos post mortem del tejido cerebral suelen mostrar cuerpos de inclusión intracelulares semejantes a las nucleocápsidas de los paramixovirus. La panencefalitis rubeólica, enfermedad poco frecuente de los adolescentes, sigue un curso crónico progresivo caracterizado por deterioro motor y mental y, en ocasiones, se asemeja a una parálisis juvenil. No se encuentran cuerpos de inclusión en las células cerebrales, pero la patología es similar a la mineralización que se observa en la rubéola congénita infantil y existen anticuerpos antivíricos.

**PANENCEFALITIS ESCLEROSANTE SUBAGUDA** (*subacute sclerosing panencephalitis*) Infección por virus lentos poco frecuente producida por el virus del sarampión y caracterizada por la inflamación del tejido cerebral, con alteraciones de la personalidad, crisis convulsivas, ceguera, demencia, fiebre y, finalmente, muerte. Este trastorno afecta a niños y adolescentes que padecieron el sarampión a una edad muy temprana. No se conoce ningún tratamiento eficaz.

**PANENCEFALITIS RUBEÓLICA** (*rubella panencephalitis*) V. **panencefalitis**.

**PANENDOSCOPIO** (*panendoscope*) Cistoscopio que permite una visión amplia del interior de la vejiga de la orina.

**PANESTESIA** (*panesthesia*) Conjunto de sensaciones experimentadas por un individuo en un momento dado. Consultar la voz **quinestesia**.

**PANFOBIA, PANTOFOBIA** (*panphobia, panophobia, pantophobia*) Temor o ansiedad ante cualquier estímulo.

**PANGÉNESIS** (*pangenesis*) Teoría darwinista según la cual cada célula y cada partícula de un progenitor se reproduce en la progenie.

**PANHIPOPITUITARISMO** (*panhypopituitarism*) Insuficiencia generalizada de hormonas hipofisarias a consecuencia de una lesión o deficiencia de la glándula. El panhipopituitarismo prepuberal, trastorno poco frecuente, se caracteriza por enanismo con proporciones corporales normales, desarrollo sexual subnormal y función tiroidea y adrenal insuficiente. Con frecuencia existe diabetes insípida; puede haber hemianopsia bitemporal o ceguera completa; a menudo la piel es amarillenta y arrugada, pero la inteligencia no suele estar afectada. El estudio radiográfico muestra retraso en la fusión de las epífisis, calcificación suprasellar y, con frecuencia, destrucción de la silla turca. Se trata con cortisona, hormonas tiroideas y sexuales, y, si está disponible, hormona humana del crecimiento. Signos característicos del pan-

hipopituitarismo pospubertal son: incapacidad para la lactación, amenorrea, debilidad, intolerancia al frío, letargia, pérdida de la líbido y del vello axilar y pubiano. Puede haber bradicardia o hipertensión, y la progresión del trastorno conduce al arrugamiento prematuro de la piel y atrofia tiroidea y adrenal. El tratamiento consiste en la administración de ACTH, hormona estimulante del tiroides y hormonas de los órganos diana. Denominado también **caquexia hipofisaria; caquexia pituitaria; Simonds, enfermedad de**.

**PANHIPOPITUITARISMO POSPUBERAL** (*postpuberal panhypopituitarism*) Insuficiencia hipofisaria producida por necrosis posparto de la hipófisis debida a una trombosis vascular de la glándula durante el parto o después del mismo. Este trastorno se caracteriza inicialmente por debilidad, letargia, falta de producción de leche, amenorrea, pérdida de la líbido e intolerancia al frío, y se acompaña de caída del vello axilar y pubiano, bradicardia, hipotensión, formación prematura de arrugas en la piel y atrofia de las glándulas tiroides y suprarrenal. El tratamiento consiste en la administración de ACTH, hormona estimulante del tiroides u hormonas suprarrenales, tiroidea y sexuales. También se llama **caquexia hipofisaria; Simmonds, enfermedad de**.

**PANHIPOPITUITARISMO PREPUBERAL** (*prepuberal panhypopituitarism*) Deficiencia de hormonas hipofisarias en la infancia, a causa de lesión glandular que suele deberse a existencia de un quiste suprasellar o craneofaringioma. Se caracteriza por enanismo con proporciones corporales normales, desarrollo sexual insuficiente, alteración de la función renal y tiroidea y piel amarilla y arrugada. Es frecuente que aparezca diabetes insípida; en ocasiones hay hemianopsia bitemporal o ceguera total, pero la inteligencia suele ser normal. Las radiografías muestran fusión de las epífisis, calcificación suprasellar y, a menudo, destrucción de la silla turca. El tratamiento consiste en administrar cortisona, tiroxina, gonadotropinas y, si es posible, hormona humana del crecimiento.

**PANHISTERECTOMÍA** (*panhysterectomy*) Extirpación quirúrgica total del útero, cérvix, trompas de Falopio y ovarios. V. también **histerectomía**.

**PÁNICO** (*panic*) Miedo intenso, súbito e irresistible que produce terror y cambios psicológicos inmediatos que dan lugar a pérdida de movimiento o sensibilidad; comportamiento histérico.

**PÁNICO HETEROSEXUAL** (*heterosexual panic*) Crisis aguda de ansiedad que determina un deseo irrefrenable de actividad heterosexual en respuesta a impulsos homosexuales inconscientes o latentes.

**PÁNICO HOMOSEXUAL** (*homosexual panic*) Ataque agudo de ansiedad a consecuencia de conflictos inconscientes en relación con la identidad sexual y el miedo a ser homosexual.

**PANICULITIS** (*panniculitis*) Inflamación crónica de la grasa subcutánea en la que la piel aparece endurecida, sobre todo en el abdomen y en el tórax. En las zonas afectadas aparecen masas subcutáneas induradas.

**PANÍCULO** (*panniculus*) Capa membranosa, como las múltiples láminas de fascias que cubren diferentes estructuras en el organismo.

**PANNUS** *(pannus)* Ganglio linfático inflamado no supurante.

**PANOFTALMITIS** *(panophthalmitis)* Inflamación total del ojo producida habitualmente por microorganismos piógenos virulentos, como cepas de meningococos, neumococos, estreptococos, bacilos del ántrax y *Clostridium*. Los síntomas iniciales son dolor, fiebre, cefalea, somnolencia, edema y tumefacción. Cuando la infección progresa, el iris aparece borroso y grisáceo, el humor acuoso se vuelve turbio y se forman precipitados sobre la cara posterior de la córnea. El tratamiento se basa en la administración intensiva de antibióticos sistémicos y locales; puede ser necesaria la evisceración del globo o excisión del ojo, pero esta última se halla contraindicada si los tejidos circundantes se encuentran infectados.

**PANOGRAFÍA** *(panography)* Método de tomografía que visualiza las superficies curvas del cuerpo a cualquier profundidad.

**PANSISTÓLICO** *(pansystolic)* Perteneciente o relativo a toda la sístole. Denominado también **holosistólico.**

**PANTALONES ANTISHOCK** *(shock trousers)* Pantalones neumáticos cuyo objetivo es contrarrestar la hipotensión debida a hipovolemia por hemorragia interna o externa. Estos pantalones pueden estar contraindicados en los pacientes con edema pulmonar, shock cardiogénico, aumento de la presión intracraneal o evisceraciones.

**PANTANOS, FIEBRE DE LOS** *(flood fever)* V. **tifus.**

**PANTENOL** *(panthenol)* Alcohol que en el organismo se convierte en ácido pantoténico, vitamina del complejo B.

**PANTÓGRAFO** *(pantograph)* Instrumento para la copia de planos, dibujos, etc., a la escala deseada.

**PANTORRILLA** *(calf)* Masa carnosa situada en el dorso de la pierna por debajo de la rodilla y formada principalmente por los gemelos.

**PANTOTÉNICO, ÁCIDO** *(pantothenic acid)* Compuesto que forma parte del complejo vitamínico B. Está ampliamente distribuido en tejidos vegetales y animales y es un elemento importante en la nutrición del hombre.

**PANTOTENÍLICO, ALCOHOL** *(pantothenyl alcohol)* V. **pantenol.**

**PAPAÍNA** *(papain)* Enzima obtenida del fruto del árbol *Carica papaya*. Se ha utilizado para el desbridamiento enzimático de heridas y para favorecer la curación de las mismas.

**PAPANICOLAOU, PRUEBA DE** *(Papanicolaou test)* Método simple para el examen de células exfoliativas teñidas. Se utiliza con mayor frecuencia para detectar cáncer de cérvix, pero también puede emplearse para muestras de tejido de cualquier órgano. Se suele obtener un frotis durante la exploración ginecológica de rutina. La técnica permite el diagnóstico precoz del cáncer y ha contribuido a disminuir la tasa de mortalidad del cáncer de cérvix. Los hallazgos se suelen informar y agrupar en los siguientes tipos: tipo I, sólo células normales; tipo II, células atípicas compatibles con inflamación; tipo III, displasia leve; tipo IV, displasia grave, sospecha de malignidad; tipo V, células cancerosas.

**PAPAVERINA, CLORHIDRATO DE** *(papaverine hydrochloride)* Relajante del músculo liso.
INDICACIONES: Espasmos cardiovasculares o viscerales.

CONTRAINDICACIONES: Bloqueo completo auriculoventricular o hipersensibilidad conocida al medicamento.
EFECTOS SECUNDARIOS: El más grave es la ictericia.

**PAPEL DE TORNASOL** *(litmus paper)* Papel absorbente impregnado de contraste azulado que se utiliza para determinar el pH. Las sustancias o soluciones ácidas hacen virar el color azul del tornasol al rojo, mientras que las alcalinas no modifican su color.

**PAPERAS** *(mumps)* Enfermedad viral aguda caracterizada por hinchazón de las glándulas parótidas y debida a un paramixovirus. Suele afectar a los niños de edades comprendidas entre 5 y 15 años, pero puede encontrarse a cualquier edad. En los adultos tiene a veces carácter grave. La inmunidad pasiva proporcionada por los anticuerpos maternos suele evitar la enfermedad en los lactantes menores de un año. La incidencia es mayor al final del invierno y al comienzo de la primavera. El paramixovirus vive en la saliva del individuo afecto y es transmitido mediante gotitas respiratorias o por contacto directo. El virus se encuentra en la saliva desde 6 días antes hasta 9 días después del comienzo de la hinchazón parotídea. Se piensa que el período de máximo contagio corresponde a las 48 horas anteriores al comienzo de la tumefacción parotídea. El pronóstico es bueno, pero a veces se producen complicaciones, como artritis, pancreatitis, miocarditis, ooforitis y nefritis. Alrededor de la mitad de los varones con orquitis sufren cierta atrofia testicular, pero la esterilidad es rara debido a que el trastorno suele tener carácter unilateral. También denominada **parotiditis.**
OBSERVACIONES: Los síntomas comunes de la parotiditis suelen durar unas 24 horas e incluyen anorexia, cefaleas, malestar general y febrícula. Más adelante aparecen otalgia, tumefacción parotídea y fiebre entre 38 y 40°C. El paciente experimenta dolor al masticar o beber líquidos ácidos. También pueden afectarse otras glándulas salivales. Son posibles las complicaciones, como la epididimoorquitis y la meningitis. Alrededor del 25 % de los varones puspuberales que contraen la enfermedad sufren epididimoorquitis con hinchazón e hipersensibilidad testiculares, que pueden persistir durante varias semanas. La meningitis aparece en el 10 % de los pacientes y resulta 3-5 veces más común en los varones que en las hembras. El diagnóstico de parotiditis suele basarse en los síntomas típicos, especialmente en la tumefacción de las parótidas. Cuando no existe hinchazón glandular, el diagnóstico puede confirmarse mediante determinación de anticuerpos.
ACTUACIÓN: El tratamiento incluye en general aislamiento respiratorio del paciente y administración de analgésicos antipiréticos y líquidos en cantidad adecuada para prevenir la deshidratación por fiebre y anorexia. Pueden administrarse fluidos intravenosos cuando el paciente es incapaz de deglutir a consecuencia de la parotiditis intensa.
ACTUACIÓN DE LA ENFERMERA: El paciente guardará cama y pueden usarse antipiréticos y compresas templadas para disminuir la fiebre. Conviene que beba líquidos abundantes y evite los alimentos especiados, así como los que requieren mucha masticación. Durante la

fase aguda de la enfermedad debe prestarse especial atención a cualquier signo de afectación del sistema nervioso central, como rigidez de nuca o alteración de la conciencia. La parotiditis infecciosa es una enfermedad de declaración obligatoria. Se aconseja la inmunización con virus vivo atenuado a los 15 meses de edad y también para los individuos susceptibles, especialmente para los varones pre o pospuberales. La inmunización dentro de las 24 horas siguientes al contacto puede evitar la enfermedad o minimizar sus efectos.

**PAPILA** *(papilla)* Pequeña elevación que forma un tejido como la papilas conoides de la lengua y las papilas del corion que se extienden desde las fibras de colágeno, los vasos capilares y, en ocasiones, desde los nervios de la dermis.

**PAPILA CIRCUNVALADA** *(circumvallate papilla)* V. **papila**.

**PAPILA CÓNICA** *(conical papilla)* V. **papila**.

**PAPILA DENTAL** *(dental papilla)* V. **papila**.

**PAPILA FILIFORME** *(filiform papilla)* V. **papila**.

**PAPILA FUNGIFORME** *(fungiform papilla)* V. **papila**.

**PAPILA GINGIVAL** *(gingival papilla)* V. **papila**.

**PAPILA LAGRIMAL** *(lacrimal papilla)* Pequeña elevación cónica en el borde interno del párpado en cuyo vértrice se encuentran los puntos lagrimales.

**PAPILA LINGUAL** *(lingual papilla)* V. **papila**.

**PAPILA MAMARIA** *(mamary papilla)* V. **pezón**.

**PAPILA ÓPTICA** *(optic papilla)* V. **disco óptico**.

**PAPILA RENAL** *(renal papilla)* V. **papila**.

**PAPILADO** *(papillate)* Marcado por papilas o prominencias semejantes a pezones.

**PAPILAR** *(papillary)* Relativo a las papilas.

**PAPILAR, CONDUCTO** *(papillary duct)* Cualquiera de los miles de túbulos colectores renales que descienden a través de la medula renal y se juntan para formar los conductos comunes que se abren en las papilas renales. V. también **riñón**.

**PAPILAR, MÚSCULO** *(papillary muscle)* Cualquiera de las proyecciones musculares redondeadas o cónicas unidas a las cuerdas tendinosas en los ventrículos del corazón. Los músculos papilares varían en número pero los dos principales son el músculo papilar anterior y el músculo papilar posterior. Están relacionados con las válvulas auriculoventriculares, a las que ayudan a abrirse y cerrarse. Consultar las voces **cuerda tendinosa; trabéculas carnosas**.

**PAPILAR, TUMOR** *(papillary tumor)* V. **papiloma**.

**PAPILEDEMA** *(papilledema)* Tumefacción del disco óptico, visible en la exploración oftalmoscópica del fondo de ojo, causada por un aumento de la presión intracraneal. Las cubiertas meníngeas que rodean los nervios ópticos desde el disco óptico se continúan con las meninges cerebrales; por lo cual un aumento de la presión intracraneal se transmite desde el cerebro al disco óptico produciendo un edema de papila.

**PAPILIFORME** *(papilliform)* Que tiene forma de papila.

**PAPILITIS** *(papillitis)* **1.** Proceso anormal caracterizado por la inflamación de una papila, como la papila lagrimal. **2.** Proceso anormal caracterizado por la inflamación de una papila renal.

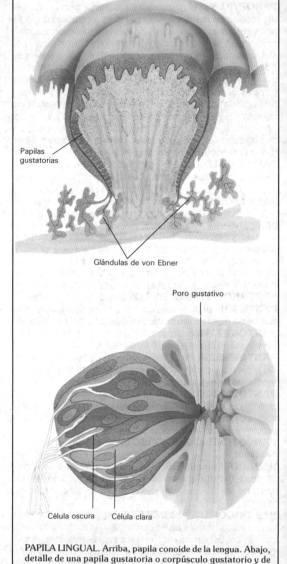

Papilas gustatorias

Glándulas de von Ebner

Poro gustativo

Célula oscura     Célula clara

PAPILA LINGUAL. Arriba, papila conoide de la lengua. Abajo, detalle de una papila gustatoria o corpúsculo gustatorio y de sus conexiones nerviosas.

**PAPILITIS LINGUAL CRÓNICA** *(chronic lingual papillitis)* Enfermedad inflamatoria de la lengua que a veces se extiende a la mucosa bucal y el paladar y que se caracteriza por la presencia de manchas rojizas dispersas e irregulares, adelgazamiento de las papilas linguales, dolor urente intenso y descamación del tejido epidérmico. El proceso afecta a individuos de edad media, especialmente mujeres, y evoluciona en forma de crisis que alterna con períodos de remisión que pueden durar semanas o meses. Denominada también **Moeller, glositis de**.

**PAPILOFLEBITIS** *(papillophlebitis)* Obstrucción inflamatoria de una vena de la retina.

**PAPILOMA** *(papilloma)* Neoplasia epitelial benigna caracterizada por un tumor con ramificaciones o lobulillar. Tipos de papilomas son: **papiloma de células basales, papiloma en cresta de gallo, papiloma fibroepitelial, papiloma hirsutoide del pene, papiloma intracanalicular, papiloma intraquístico** y **papiloma velloso.** Denominado también **papilar, tumor**.

**PAPILOMA CUTÁNEO** *(cutaneous papilloma)* Pequeño sobrecrecimiento de la piel de color marrón o sin coloración especial, que aparece con mayor frecuencia en el cuello de personas ancianas.

**PAPILOMA DE CÉLULAS BASALES** *(basal cell papilloma)* Neoformación epidérmica benigna que se caracteriza por la presencia de varias lesiones ovales amarillentas o marrones y que habitualmente aparece en edades medias de la vida. Denominado también **acantoma de células basales; queratosis seborreica; verruga seborreica.**

**PAPILOMA EN CRESTA DE GALLO** *(cockscomb papilloma)* Pequeña lesión rojiza y benigna que protrusa del cérvix uterino durante el embarazo y desaparece tras el alumbramiento.

**PAPILOMA FIBROEPITELIAL** *(fibroepithelial papilloma)* Tumor epitelial benigno que contiene abundante cantidad de tejido fibroso. Denominado también **fibropapiloma.**

**PAPILOMA HIRSUTOIDE DEL PENE** *(hirsutoid papilloma of the penis)* Alteración caracterizada por acúmulos de pequeñas pápulas blancas en el surco coronal del glande peneano. Denominado también **pene, pápulas perladas del.**

**PAPILOMA INTRACANALICULAR** *(intracanalicular papilloma)* Crecimiento benigno de ciertas glándulas, especialmente de la mama.

**PAPILOMA INTRAQUÍSTICO** *(intracystic papilloma)* Tumor epitelial benigno formado con un adenoma quístico.

**PAPILOMA VELLOSO** *(villous papilloma)* Tumor benigno con prolongaciones largas y finas que suele asentar en la vejiga urinaria, la mama o un ventrículo cerebral.

**PAPILOMATOSIS** *(papillomatosis)* Proceso anormal caracterizado por el desarrollo difuso de papilomas.

**PAPILOMAVIRUS** *(papillomavirus)* Virus que produce las verrugas en el hombre.

**PAPILORRETINITIS** *(papilloretinitis)* Oclusión inflamatoria de la vena de la retina.

**PAPILLA DE BARIO** *(barium meal)* Ingestión de sulfato de bario, medio de contrastre radiológico para la exploración radiográfica del esófago, el estómago y el tubo intestinal que permite el diagnóstico de procesos como la disfagia, la úlcera péptica y las fístulas. El movimiento del bario a través del tracto gastrointestinal se sigue mediante fluoroscopia o por rayos X. Antes de realizar la prueba, el enfermo debe mantenerse en ayunas al menos durante ocho horas.

**PAPIRÁCEO** *(papyraceous)* Semejante al papel.

**PAPOVIRUS** *(papovirus)* Grupo de pequeños virus de ADN, algunos de los cuales pueden ser potencialmente cancerígenos. La verruga del hombre está producida por un tipo de papovirus, pero es muy raro que se malignice. Tipos de papovirus son el papovirus papiloma, papovirus polioma y papovirus SV-40.

**PAPPATACI** *(pappataci)* V. **flebótoma, fiebre**.

**PAPPUS** *(pappus)* Primer crecimiento de la barba, caracterizado por pelos lanuginosos.

**PÁPULA** *(papule)* Lesión cutánea pequeña, sólida, acuminada y con un diámetro menor a un centímetro, como las lesiones del líquen plano y del acné no pustuloso. Consultar la voz **mácula**.

**PAPULACIÓN** *(papulation)* Desarrollo de pápulas.

**PAPULOSCAMOSA, ENFERMEDAD** *(papular scaling disease)* Grupo de trastornos cutáneos en los que existen lesiones escamosas acuminadas y secas. Algunos tipos de enfermedades papuloscamosas son el **líquen plano,** la **pitiriasis rosada** y la **psoriasis**.

**PAQUELIN, CAUTERIO DE** *(Paquelin's cautery)* Instrumento cauterizante que consta de un asa de platino a través de la cual pasa un hidrocarburo caliente.

**PAQUI-** *(pachy-)* Prefijo que significa «grueso»: *paquiacria, paquicefalia, paquimucosa*.

**PAQUICEFALIA** *(pachycephaly)* Engrosamiento anormal del cráneo, como en la acromegalia.

**PAQUIDACTILIA** *(pachydactyly)* Engrosamiento anormal de los dedos de manos o pies.

**PAQUÍMETRO** *(pachymeter)* Instrumento utilizado para medir el grosor, en especial de una estructura delgada, como una membrana o tejido. Denominado también **pacómetro**.

**PAQUINEMA** *(pachynema)* Disposición de la cromatina en la mitosis en forma de espirema grueso.

**PAQUIONIQUIA CONGÉNITA** *(pachyonichia congenita)* Deformación congénita caracterizada por engrosamiento y elevación anormal de las uñas de manos y pies e hiperqueratosis de las palmas de las manos y plantas de los pies. También existe atrofia de las papilas linguales, lo que produce un revestimiento blanquecino de la superficie de la lengua.

**PAQUITENA** *(pachytene)* Tercera fase de la primera profase meiótica de la gametogénesis, en la que los pares de cromosomas homólogos forman tétradas. Los pares bivalentes se hacen cortos y gruesos, y se entrelazan de tal forma que se hacen visibles cuatro cromátides. V. también **cigotena; diacinesis; diplotena; leptotena**.

**PAR** *(par)* Pareja de órganos iguales o simétricos; específicamente, par de nervios craneales, como cualquiera de los pares craneales.

**PARA-** *(para-, par-)* Prefijo que significa «cerca, de parte de, junto a»: *parabacteria, paraumbilical, paraapendicitis*.

**-PARA 1.** Sufijo que significa «mujer que ha parido en un número de embarazos especificado»: *bípara, nulípara, unípara*. **2.** Sufijo que significa «hembra de cualquier especie que produce un número o tipo de huevos o descendientes»: *ninfípara, ovovivípara, vivípara*.

**PARAAMINOBENZOICO, ÁCIDO** *(para-amino-benzoic acid)* Sustancia que suele presentarse en asociación con el complejo de la vitamina B. Se encuentra en cereales, huevos, leche y carne, y existe en cantidades detectables en la sangre, orina, líquido cefalorraquídeo y sudor. Es ampliamente utilizado como protector contra el sol, debido a que se combina parcialmente con los constituyentes de la capa córnea y resiste la eliminación por el agua y el sudor. Es un antagonista de las sulfonamidas y puede ser un agente efectivo para el tratamiento de la esclerodermia, dermatomiositis y pénfigo.

**PARAAMINOSALICÍLICO, ÁCIDO (PAS)** *(para-amino-salicylic acid)* Agente bacteriostático.
INDICACIONES: Tuberculosis pulmonar y extrapulmonar.
CONTRAINDICACIONES: Hipersensibilidad conocida al medicamento.
EFECTOS SECUNDARIOS: Entre los más graves figuran náuseas, vómitos, diarrea y dolor abdominal; también se pueden producir fiebre, erupciones cutáneas y otros tipos de reacciones de hipersensibilidad, bocio, hipopotasemia y acidosis.

**PARACENTESIS** *(paracentesis)* Procedimiento por el cual se extrae líquido de una cavidad orgánica. Se hace una incisión en la piel a través de la cual se introduce un trocar hueco, una cánula o catéter para permitir la salida del líquido al dispositivo colector. Se realiza con mayor frecuencia para extraer la excesiva acumulación de líquido ascítico en el abdomen.

**PARACOCCIDIOIDOMICOSIS** *(paracoccidioidomycosis)* Infección crónica, en ocasiones fatal, producida por el hongo *Paracoccidioides brasiliensis* y caracterizada por úlceras de la cavidad oral, laringe y nariz, supuración de adenopatías, tos, disnea, pérdida de peso y lesiones cutáneas, genitales e intestinales. Se produce únicamente en México y América Central y del Sur, y se adquiere por la inhalación de las esporas del hongo. El diagnóstico se hace por el examen microscópico de una muestra obtenida de una lesión. El tratamiento requiere administración de sulfonamidas durante varios años o, en casos graves, anfotericina B por vía IV seguida por sulfonamidas orales. Denominada también **blastomicosis sudamericana; granuloma paracoccidioideo**. Consultar la voz **blastomicosis norteamericana**.

**PARADA CARDIACA** *(cardiac arrest)* Interrupción brusca del gasto cardiaco y la circulación eficaz, casi siempre causada por fibrilación ventricular y, en algunos casos, por asistolia ventricular. Cuando se produce, se interrumpen el aporte de oxígeno y la eliminación de dióxido de carbono, el metabolismo de las células de los tejidos pasa a ser anaerobio y se produce acidosis metabólica y res-

piratoria. Para evitar la lesión del corazón, pulmones, riñón y cerebro, es necesario iniciar inmediatamente las medidas de reanimación cardiopulmonar. Denominada también **parada cardiopulmonar**.

**PARADA CARDIOPULMONAR** *(cardiopulmonary arrest)* V. **parada cardiaca**.

**PARADICLOROBENCENO, INTOXICACIÓN POR** *(paradichlorobenzene poisoning)* V. **naftaleno, intoxicación por**.

**PARADIDIMAL** *(paradidimal)* **1.** Perteneciente al paradídimo. **2.** Estructura situada al lado de los testículos.

**PARADÍDIMO** *(paradidymis)* Estructura rudimentaria en el hombre. Situada en el cordón espermático del epidídimo, consta de restos de la parte caudal de los túbulos mesonéfricos embrionarios. Una estructura rudimentaria similar, el paroóforon, se encuentra en la mujer. Denominado también **Giraldes, órgano de**.

**PARAFARÍNGEO, ABSCESO** *(parapharyngeal abscess)* Infección supurante de los tejidos adyacentes a la faringe, habitualmente como complicación de faringitis o amigdalitis. Se puede extender a la vena yugular produciendo tromboflebitis y émbolos sépticos. Puede ser necesario el uso de antibióticos sistémicos y drenaje quirúrgico. Consultar las voces **periamigdalino, absceso; retrofaríngeo, absceso**. V. también **amigdalitis**.

**PARAFILIA** *(paraphilia)* Perversión o desviación sexual. Proceso en el cual el instinto sexual se manifiesta de una forma socialmente prohibida o no aceptada, o biológicamente indeseable, como el uso de un objeto inanimado para la estimulación sexual, actividad sexual con otra persona que implique sufrimiento real o simulado o humillación, o relaciones sexuales con alguien que no consiente en ellas. Algunos tipos de parafilia son el exhibicionismo, el fetichismo, la pedofilia, el travestismo, la escopofilia y la zoofilia.

**PARAFIMOSIS** *(paraphimosis)* Proceso caracterizado por la incapacidad del prepucio para volver a su posición normal después de haber sido retraído hasta detrás del glande. Producido por estrechamiento o inflamación del prepucio, puede dar lugar a gangrena. La circuncisión es a veces necesaria. Consultar la voz **fimosis**.

**PARAFINA, MÉTODO DE LA** *(paraffin method)* (Patología quirúrgica). Método utilizado para preparar un fragmento seccionado de tejido con vistas a su examen

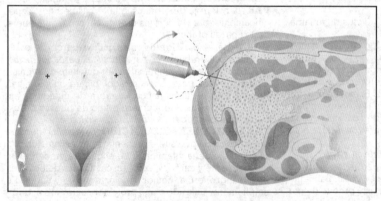

PARACENTESIS. Ilustración de la técnica de punción transperitoneal con indicación de los puntos abdominales más indicados para efectuarla.

anatomopatológico. El tejido se fija, se deshidrata y se incluye en parafina formando un bloque que se secciona con ayuda de un microtomo en finos cortes de 8 $\mu$ de grosor. Este método, más utilizado que el de la sección de muestras congeladas, es lento y por tanto no tiene aplicación en las técnicas de biopsia prequirúrgica.

**PARAFRASIA** (*parafhrasia*) Lenguaje incoherente, ininteligible y aparentemente incomprensible. Un psicoterapeuta puede llegar a interpretarlo y tener sentido.

**PARAGANGLIO** (*paraganglion*) Cualquiera de los pequeños grupos de células cromafines relacionados con los ganglios del tronco nervioso simpático y situados por fuera de la medula adrenal, con mayor frecuencia cerca de los ganglios simpáticos emplazados a lo largo de la aorta y sus ramas. También están conectados con los ganglios de los plexos celíaco, renal, suprarrenal, aórtico e hipogástrico. Secretan las hormonas adrenalina y noradrenalina. Denominado también **cromafín, cuerpo.**

**PARAGONIMIASIS** (*paragonimiasis*) Infección crónica por la duela pulmonar *Paragonimus westermani*, frecuente en Asia. Se caracteriza por hemoptisis, bronquitis y, en ocasiones, aparición de masas abdominales, dolor y diarrea, o afectación cerebral con parálisis, patología ocular o convulsiones. Se adquiere por la ingesta de quistes en cangrejos de agua dulce, que son los huéspedes intermediarios. La cocción adecuada de los mariscos previene la enfermedad. El tratamiento habitual es la administración por vía oral de bitionol.

**PARAINFLUENZA, VIRUS** (*parainfluenza virus*) Mixovirus con cuatro serotipos que produce infecciones respiratorias en lactantes y niños pequeños y, con menor frecuencia, en adultos. Los tipos 1 y 2 pueden producir laringotraqueobronquitis o crup; el tipo 3 causa crup, traqueobronquitis, bronquiolitis y bronconeumonía en niños; los tipos 1, 3 y 4 se asocian con faringitis y resfriado común. Consultar la voz **influenza.**

**PARALAJE BINOCULAR** (*binocular parallex*) Diferencia angular existente entre las líneas de visión de dos objetos situados a distancias diferentes de los ojos, que determina en gran medida la percepción de profundidad, cercanía o lejanía.

**PARALDEHÍDO** (*paraldehyde*) Líquido incoloro, muy aromático, que se obtiene por polimerización de acetaldehído con una pequeña cantidad de ácido sulfúrico. Se utiliza como disolvente y puede administrarse por vía oral, IV, IM o rectal para inducir estados hipnóticos o sedación.

**PARÁLISIS** (*paralysis*) Proceso anormal caracterizado por la pérdida de función muscular o de sensibilidad. Puede estar producida por diversas causas, como traumatismo, enfermedad e intoxicación. Se puede clasificar de acuerdo con la etiología, tono muscular, distribución o parte del cuerpo afectada. V. también **parálisis espástica; parálisis fláccida.**

**PARÁLISIS AGITANTE** (*paralysis agitans*) V. **Parkinson, enfermedad de.**

**PARÁLISIS AGUDA DEL NERVIO RADIAL** (*acute radial nerve palsy*) Tipo de mononeuropatía caracterizada por la lesión del nervio radial y la consiguiente debilitación de los músculos del antebrazo. Puede responder a una compresión excesiva del nervio radial contra una su-

perficie dura en individuos que han perdido la sensibilidad como consecuencia de la ingestión de alcohol o sedantes. También puede deberse a la compresión repetida del nervio por un peso, como por ejemplo la cabeza de un compañero de cama. Una vez eliminada la causa de la compresión, la recuperación es completa.

**PARÁLISIS BULBAR** (*bulbar paralysis*) Trastorno neurológico degenerativo caracterizado por parálisis progresiva de los labios, lengua, boca, faringe y laringe. Se produce en personas de más de 50 años de edad, en la esclerosis múltiple y la esclerosis lateral amiotrófica.

**PARÁLISIS CEREBRAL** (*cerebral palsy*) Trastorno de la función motora producido por una lesión o defecto cerebral no progresivo y permanente, presente en el nacimiento o que acaece poco después del mismo. El déficit neurológico puede dar lugar a hemiplejía espástica, monoplejía, diplejía o cuadriplejía, atetosis o ataxia, crisis convulsivas, parestesias, distintos grados de retraso mental y trastornos de la palabra, la visión y la audición. La parálisis cerebral suele producirse en relación con partos prematuros o anormales con asfixia neonatal que produce lesión del sistema nervioso. Poco después del nacimiento se observan alteraciones en la respiración, la succión, la deglución y la capacidad de respuesta, pero la rigidez y torpeza de los movimientos pueden pasar inadvertidas durante varios meses. El niño generalmente tarda en aprender a caminar y cuando lo hace presenta una típica marcha en tijera. La afectación de los brazos es escasa, pero suele haber espasticidad de los dedos. Los reflejos tendinosos profundos son exagerados y puede presentar bradilalia, retraso en la adquisición del control de los esfínteres y movimientos atetósicos de cara y manos. La identificación precoz del trastorno facilita el tratamiento de estos niños y la iniciación de un programa de ejercicios y entrenamiento. El tratamiento debe individualizarse y puede comprender empleo de muletas, corrección quirúrgica de las deformidades, logoterapia y diversos fármacos como relajantes musculares y anticonvulsivos. Denominado también **Little, enfermedad de.**

**PARÁLISIS DE LA NEURONA MOTORA** (*motor neuron paralysis*) Lesión de la medula espinal que afecta a las neuronas motoras y provoca diversos grados de trastorno funcional, dependiendo de la localización.

**PARÁLISIS DE LA NEURONA MOTORA INFERIOR** (*lower motor neuron paralysis*) Lesión de la medula espinal en la cual se afectan bien los cuerpos celulares, bien los axones, o ambas partes, de las motoneuronas inferiores que se localizan en las astas anteriores de la medula y los nervios espinales y periféricos. Si se produce la transección total de la medula, se pierde totalmente el control muscular voluntario. En la transección parcial se producen distintos grados de pérdida funcional dependiendo de las áreas inervadas por los nervios afectados. En la parálisis de la neurona motora inferior, los arcos reflejos se lesionan permanentemente, con lo que se produce una disminución del tono muscular con flaccidez, disminución o ausencia de los reflejos normales, ausencia de reflejos patológicos, contracciones locales de algunos grupos musculares y atrofia progresiva de los músculos atónicos. Consultar la voz **parálisis de la neurona motora superior.**

**PARÁLISIS DE LA NEURONA MOTORA SUPERIOR** (*uper motor neuron paralysis*) Lesión o traumatismo del cerebro o de la medula espinal que produce daño del cuerpo o axón (o de ambos) de la neurona motora superior, que se extiende desde los centros cerebrales hasta las células de la medula. Las manifestaciones clínicas consisten en disminución del tono muscular, espasticidad de los músculos afectados, con o sin atrofia, hiperactividad de los reflejos profundos, disminución o ausencia de los reflejos superficiales, presencia de reflejos patológicos, como el de Babinski y el de Hoffmann, y ausencia de contractibilidad de un grupo muscular. Consultar la voz **parálisis de la neurona motora inferior.**

**PARÁLISIS DE LOS MÚSCULOS EXTRAOCULARES** (*extraocular muscle palsy*) Trastorno caracterizado por la parálisis de los músculos extrínsecos del ojo, como los rectos superior, inferior interno y externo y los oblicuos superior e inferior.

**PARÁLISIS DEL PLEXO BRAQUIAL** (*brachial plexus paralysis*) V. **Erb, parálisis de.**

**PARÁLISIS ESPÁSTICA** (*spastic paralysis*) Trastorno caracterizado por la contracción involuntaria de uno o más músculos con pérdida de función muscular. Consultar también la voz **parálisis fláccida.**

**PARÁLISIS FACIAL** (*facial paralysis*) Trastorno caracterizado por la pérdida parcial o total de las funciones de los músculos faciales. Puede deberse a una enfermedad o a un traumatismo. El grado de parálisis depende de los nervios afectados. Las lesiones cerebrales producidas por encima del núcleo del facial no suelen bloquear la inervación de los músculos de la frente. Por su parte, la lesión del núcleo o nervio facial o sus neuronas periféricas paraliza todos los músculos faciales ipsilaterales. V. también **Bell, parálisis de.**

**PARÁLISIS FLÁCCIDA** (*flaccid paralysis*) Trastorno caracterizado por disminución o pérdida del tono muscular. Puede deberse a enfermedad o traumatismo de los nervios correspondientes a los músculos afectos. Consultar la voz **parálisis espástica.**

**PARÁLISIS GENERAL PROGRESIVA (PGP)** (*general paralysis*) Trastorno mental orgánico debido a infección sifilítica crónica y caracterizado por degeneración de las neuronas corticales, demencia progresiva, temblor, anomalías del habla, debilidad muscular y, finalmente, parálisis generalizada. Suele acompañarse por períodos de exaltación y megalomanía. Para el tratamiento se emplean generalmente grandes dosis de penicilina, sin las cuales la evolución conduce de forma casi invariable a deterioro progresivo y muerte. Denominada también **demencia paralítica; demencia parética; meningoencefalitis sifilítica; tabes cerebral.**

**PARÁLISIS INFANTIL** (*infantile paralysis*) V. **poliomielitis.**

**PARÁLISIS LABIOGLOSOLARÍNGEA** (*labioglossolaryngeal paralysis*) V. **parálisis bulbar.**

**PARÁLISIS OCULAR** (*gaze palsy*) Incapacidad parcial o completa para mover los ojos en todas las direcciones. La denominación específica de la parálisis suele basarse en el movimiento que falta; por ejemplo, parálisis ocular lateral derecha.

**PARÁLISIS PERIÓDICA HIPERCALIÉMICA** (*hyperkalemic periodic paralysis*) V. **adinamia episódica hereditaria.**

**PARÁLISIS POR COMPRESIÓN DEL NERVIO CUBITAL** (*tardy ulnar nerve palsy*) Trastorno caracterizado por la atrofia del primer músculo interóseo dorsal que determina una gran dificultad para realizar manipulaciones finas. Puede deberse a lesiones del nervio cubital a nivel del codo y suele darse en individuos que tienen un canal cubital estrecho o que se apoyan durante mucho tiempo en los codos. Entre los signos y síntomas de este trastorno destacan el adormecimiento del dedo meñique y de la mitad contigua de las falanges proximal y media del dedo anular y del borde cubital de la mano. El tratamien-

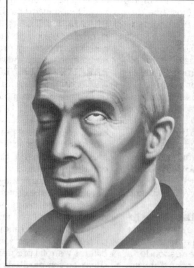
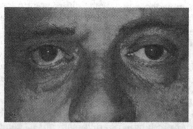
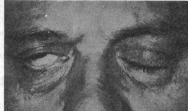

PARÁLISIS FACIAL. En el dibujo, aspecto general de una parálisis facial del lado derecho, el párpado no puede cerrarse completamente. A la derecha, en la fotografía superior, se puede observar a un paciente afecto de parálisis facial derecha. Al cerrar los ojos —abajo— el párpado del lado afecto no cierra, mientras el ojo gira hacia arriba.

to consiste en evitar la progresión de la lesión del nervio cubital. A veces se aconseja la utilización de un cojín en forma de rueda para apoyar el codo y disminuir así la presión sobre el nervio cubital. Los casos graves se tratan mediante procedimientos quirúrgicos consistentes en la movilización del nervio, situándolo por delante del epicóndilo interno.

**PARÁLISIS POR COMPRESIÓN DEL NERVIO PERONEAL** *(tardy peroneal nerve palsy)* Forma de mononeuropatía caracterizada por la compresión excesiva del nervio peroneal en la zona en que cruza la cabeza del peroné. Este tipo de compresión puede darse cuando el sujeto se queda dormido con las piernas cruzadas.

**PARÁLISIS POR GARRAPATAS** *(tick paralysis)* Trastorno producido por varias especies de garrapatas. Tiene carácter reversible y progresivo. Se debe a una neurotoxina que provoca debilidad muscular, incoordinación motora y parálisis. Antes de que los síntomas aparezcan, la garrapata ha debido permanecer varios días en el huésped. Cuando se arranca la garrapata, se produce la rápida recuperación. Puede acaecer la muerte por parálisis bulbar o respiratoria, por lo que en pacientes con tales síntomas debe buscarse la existencia de garrapatas, especialmente en el cuero cabelludo.

**PARÁLISIS UNILATERAL** *(unilateral paralysis)* V. **hemiplejía.**

**-PARALÍTICO** *(-paralytic)* Sufijo que significa «relativo a la parálisis»: *antiparalítico, aparalítico, subparalítico.*

**PARALIZACIÓN DEL CORAZÓN** *(cardiac standstill)* Interrupción completa de las contracciones del corazón que produce insuficiencia circulatoria, pérdida de conciencia, parada respiratoria y muerte. En los casos de paralización cardiaca hay que practicar inmediatamente reanimación cardiopulmonar, masaje cardiaco abierto o estimulación del corazón con corriente eléctrica. La causa puede ser un infarto de miocardio, una alteración crónica del sistema de conducción del miocardio y ciertas enfermedades sistémicas o trastornos metabólicos. Denominada también **parada cardiaca.**

**PARAMÉDICO, PERSONAL** *(paramedical personnel)* Personal que tiene alguna relación indirecta o secundaria con el ejercicio de la medicina.

**PARAMESONÉFRICO, CONDUCTO** *(paramesonephric duct)* Uno de los dos conductos embrionarios que desarrollan el útero y las trompas. Denominado también **Müller, conducto de.**

**PARAMETADIONA** *(paramethadiona)* Anticonvulsivante. INDICACIONES: Prevención de las convulsiones en la epilepsia tipo pequeño mal. CONTRAINDICACIONES: Discrasias sanguíneas, deterioro renal o hepático grave o hipersensibilidad conocida al medicamento. EFECTOS SECUNDARIOS: Entre los más graves figuran la dermatitis exfoliativa, discrasias sanguíneas y hepatitis; también pueden suceder sedación, hemeralopía y neutropenia moderada.

**PARAMETASONA, ACETATO DE** *(paramethasone acetate)* Glucocorticoide. INDICACIONES: Procesos de carácter inflamatorio y alérgico.

CONTRAINDICACIONES: Infección fúngica sistémica o hipersensibilidad conocida al medicamento. EFECTOS SECUNDARIOS: Entre los más graves figuran alteraciones gastrointestinales, endocrinas y neurológicas y desequilibrio líquido y electrolítico.

**PARAMETRIO** *(parametrium)* Extensión lateral del tejido conectivo subseroso del útero en el ligamento ancho. Consultar las voces **endometrio; miometrio.**

**PARAMETRITIS** *(parametritis)* Proceso inflamatorio de las estructuras que rodean al útero. V. también **pélvica, enfermedad inflamatoria.**

**PARÁMETRO** *(parameter)* **1.** Valor o constante utilizada para medir o describir una serie de datos que representan una función fisiológica o sistema, como el uso de la relación ácido-base de la sangre como parámetro para evaluar la función del sistema respiratorio de un enfermo. **2.** Valor estadístico de un grupo de población.

**PARAMIXOVIRUS** *(paramyxovirus)* Miembro de una familia de virus que comprende los microorganismos que producen parainfluenza, sarampión, parotiditis y algunas infecciones respiratorias.

**PARAMNESIA** *(paramnesia)* **1.** Alteración de la memoria en la que se cree recordar acontecimientos y circunstancias que no han ocurrido en la realidad. **2.** Proceso en el cual se recuerdan palabras y se utilizan sin comprender su significado.

**PARANASAL** *(paranasal)* Situado cerca o al lado de la nariz, como los senos paranasales.

**PARANGI** *(parangi)* V. **pian.**

**PARANOIA** *(paranoia)* (Psiquiatría). Trastorno caracterizado por un sistema elaborado de ideación con delirios de persecución y grandeza que suelen centrarse en torno a un tema personal importante para el individuo que lo padece. El sistema de delirios se desarrolla lenta y progresivamente en un período que va de meses a años, haciéndose intrincado, lógico y muy organizado, por lo que puede llegar a resultar en extremo convincente. La persona aparece perfectamente normal en su conducta, conversación, patrones de pensamiento y respuestas emocionales, aparte de los delirios. Los síntomas asociados comprenden suspicacia, retraimiento, obstinación, resentimiento, frialdad, hostilidad, agresividad, actitudes dominantes o megalómanas y expectativas no realistas. Los factores causantes son fundamentalmente de naturaleza psicosocial, como desarrollo social inadecuado durante la infancia, deficiente desarrollo de las relaciones interpersonales, mala adaptación sexual, sin que influyan alteraciones genéticas o bioquímicas. Las personas afectadas son muy resistentes a los métodos disponibles de tratamiento, aunque la psicoterapia individual o de grupo y la terapia de conducta pueden ser útiles en las fases iniciales. Entre los diferentes tipos de paranoia se incluyen la **paranoia aguda; paranoia alcohólica; paranoia alucinante.** Consultar la voz **esquizofrenia paranoide.**

**PARANOIA AGUDA** *(acute paranoid disorder)* Trastorno psicopatológico caracterizado por un sistema delirante persecutorio de comienzo rápido, desarrollo progresivo y duración leve que normalmente es inferior a 6 meses. Este trastorno, que rara vez se hace crónico, se observa sobre todo en personas que han experimentado modificaciones drásticas en su ambiente tales como emigrantes, refugiados, presos, reclutas militares y, en una forma menos grave, las personas que abandonan su domicilio familiar por primera vez.

**PARANOIA ALCOHÓLICA** (alcoholic paranoia) Paranoia asociada a alcoholismo crónico.

**PARANOIA ALUCINATORIA** (paranoia hallucinatoria) V. **paranoia alucinatoria aguda.**

**PARANOIA ALUCINATORIA AGUDA** (acute hallucinatory paranoia) Forma de paranoia en la cual se combinan las alucinaciones con los delirios sistematizados. Denominada también **paranoia alucinatoria.**

**PARANOIA HEBOIDE** (heboid paranoia) V. **esquizofrenia paranoide.**

**PARANOIA LITIGANTE** (litigious paranoia) Forma de paranoia caracterizada porque el paciente busca pruebas o justificaciones legales para demostrar sus delirios sistematizados.

**PARANOIA QUERULANTE** (querulous paranoia) Forma de paranoia que se caracteriza por un disgusto extremo y quejas constantes (habitualmente sobre actitudes despreciativas imaginadas en otras personas). También llamada **paranoia querulans.**

**PARANOICO** (paranoiac) 1. Persona aquejada de paranoia o que muestra las características de este trastorno. 2. Relativo a la paranoia.

**PARANOIDE** (paranoid) 1. Perteneciente a o que se asemeja a la paranoia. 2. Persona que presenta un trastorno paranoide.

**PARANOIDE, ESTADO** (paranoid state) Proceso mental anormal transitorio caracterizado por procesamiento ilógico del pensamiento y sospecha y desconfianza generalizadas, con tendencia hacia ideas persecutorias o delirios.

**PARANOIDE, IDEACIÓN** (paranoid ideation) Creencia o sospecha exagerada, habitualmente infundada, por parte de una persona que imagina que está siendo acosada, perseguida o tratada injustamente.

**PARANOIDE, REACCIÓN** (paranoid reaction) Proceso psicopatológico senil, caracterizado por la formación progresiva de delirios, habitualmente de naturaleza persecutoria y con frecuencia acompañados de alucinaciones relacionadas. Otras manifestaciones de degeneración senil, como pérdida de memoria y confusión, no suelen acompañar a la reacción, y el individuo mantiene la orientación temporal, espacial y personal.

**PARANOIDE, TRASTORNO** (paranoid disorder) Grupo de trastornos mentales caracterizados por un deterioro del sentido de la realidad y delirios persistentes. Entre los trastornos paranoides se encuentra el trastorno paranoide compartido.

**PARANOIDE COMPARTIDO, TRASTORNO** (shared paranoid disorder) Trastorno psicopatológico caracterizado por la aparición de manifestaciones idénticas del mismo trastorno mental en dos personas estrechamente relacionadas.

**PARANOIDE DE LA PERSONALIDAD, TRASTORNO** (paranoid personality disorder) Trastorno caracterizado por una extrema suspicacia y desconfianza hacia los demás hasta el punto de que se les reprochan las equivocaciones y fallos propios, y se llega a extremos aberrantes para probar la validez de prejuicios, actitudes o predisposiciones. Los síntomas comprenden hipersensibilidad, rigidez, hostilidad, obstinación, envidia, autoestimación exagerada, argumentatividad extrema, tirantez y falta de sentimientos pasivos, afectivos o delicados. Se diagnostica con más frecuencia en hombres que en mujeres. La desorganización de la personalidad es menos grave que en la esquizofrenia paranoide.

**PARANUCLEAR, CUERPO** (paranuclear body) V. **centrosoma.**

**PARAPERTUSSIS** (parapertussis) Infección respiratoria bacteriana aguda producida por Bordetella parapertussis, y que presenta una sintomatología muy semejante a la de la pertussis. Suele ser más leve que ésta, aunque en ocasiones puede ser fatal. Es posible la infección simultánea con ambos microorganismos, B. parapertussis y B. pertussis. Se dispone de vacuna antiparapertussis, la cual puede administrarse en combinación con la vacuna antipertussis.

**PARAPLASMA** (paraplasm) 1. V. **hialoplasma.** 2. Crecimiento anormal o malformación.

**PARAPLÁSTICO** (paraplastic) Deforme o mal formado.

**PARAPLEJÍA** (paraplegia) Proceso caracterizado por la pérdida de movilidad y sensibilidad en las extremidades inferiores. Puede afectar o no a los músculos dorsales y del abdomen, y producir parálisis completa o incompleta. La incidencia es doble en el hombre que en la mujer, y mayor en edades comprendidas entre 16 y 35 años. Alrededor del 50 % de las aproximadamente 11.000 lesiones de medula espinal comunicadas cada año en Estados Unidos producen paraplejía. Tales lesiones suelen producirse como consecuencia de accidentes de tráfico, accidentes deportivos, caídas y heridas por armas de fuego. Con menor frecuencia es el resultado de lesiones no traumáticas, como escoliosis y espina bífida.
OBSERVACIONES: Los signos y síntomas pueden aparecer inmediatamente después del traumatismo y comprenden la pérdida de sensibilidad, movimiento y reflejos por debajo del nivel de la lesión. Dependiendo de la altura de la lesión y de si la afectación de la medula espinal es completa o incompleta, el enfermo puede perder el control de la vejiga de la orina y del intestino y desarrollar disfunciones sexuales. La lesión parcial de la medula espinal no suele inhibir la sensibilidad perianal, la flexión voluntaria del pie o el control de esfínteres. La lesión completa de la medula espinal anula la sensibilidad y el control de los músculos voluntarios y suele producir pérdida permanente de función muscular distal a la lesión. El diagnóstico se basa en la historia clínica, exploración neurológica y radiológica. Se realizan diferentes pruebas de laboratorio, como recuento sanguíneo completo, tiempo de protrombina, electrólitos y análisis sistemático de orina. ACTUACIÓN: El tratamiento de la paraplejía tiene como finalidad restablecer el alineamiento de la columna vertebral, estabilizar la zona medular lesionada, descomprimir las estructuras neurológicas afectadas y rehabilitar al enfermo tan rápidamente como sea posible. En el sitio del accidente, cuando se sospecha lesión de medula espinal, el paciente no debe ser movido hasta ser sujetado e inmovilizado en un tablero. Esta estabilización ayuda a pre-

venir el daño permanente de las estructuras medulares lesionadas. Se suele colocar una sonda de Foley para asegurar la misión ininterrumpida de orina. Se puede practicar laminectomía si hay fragmentos óseos que compriman la medula espinal. Es aconsejable administrar medicamentos para mejorar los espasmos musculares asociados con la disfunción de las neuronas motoras superiores.

ACTUACIÓN DE LA ENFERMERA: Los cuidados profesionales en casos de paraplejía comprenden la posición adecuada y mantenimiento del enfermo en una estructura de Stryker, los cuidados de la herida después de la laminectomía, cuidados del catéter y de la piel y control cuidadoso de la ingesta y la diuresis. Cuando el enfermo parapléjico pasa de la cama a la silla de ruedas, la enfermera vigila cualquier signo de hipotensión ortostática. Se utilizan ligaduras especiales y medias antiembolismo para ayudar al enfermo a adaptarse al paso desde la cama a la silla de ruedas. También se pueden administrar una dieta que aumente el volumen de las heces y supositorios para prevenir el estreñimiento. La intervención del psicólogo puede beneficiar al enfermo y a la familia durante el período de rehabilitación, en especial si el paciente desarrolla problemas psicológicos relacionados con la dificultad de adaptación a la paraplejía. La valoración fiable de la parálisis no suele ser posible hasta un año después de la lesión.

**PARAPRAXIA** (parapraxia) **1.** Realización anormal de acciones intencionales, como ejecutar un movimiento cuando se intenta hacer otro. **2.** Falta de memoria con tendencia a extraviar cosas.

**PARAPSICOLOGÍA** (parapsychology) Rama de la psicología encargada del estudio de determinados fenómenos físicos, como clarividencia, percepción extrasensorial y telepatía, que escapan del campo de lo normal.

**PARAPSORIASIS** (parapsoriasis) Grupo de enfermedades crónicas de la piel de características similares a la psoriasis y que presentan erupciones maculopapulosas, eritematosas y escamosas sin síntomas sistémicos. Es resistente a todo tratamiento.

**PARAQUAT, INTOXICACIÓN POR** (paraquat poisoning) Proceso tóxico producido por la ingestión de dicloruro de paraquat, pesticida de elevada toxicidad. Varios días después de la ingestión suelen aparecer fibrosis pulmonar progresiva y lesión esofágica, renal y hepática. Una vez que la fibrosis comienza, la muerte es inevitable, en general en tres semanas. No se conoce el mecanismo de acción del veneno. Con mayor frecuencia, la intoxicación es consecuencia de exposición laboral accidental.

**PARASIMPÁTICO** (parasympathetic) Relativo a la división craneosacra del sistema nervioso autónomo, formado por los nervios oculomotor, facial, glosofaríngeo, vago y nervios pélvicos. Las acciones de la división parasimpática están mediadas por la liberación de acetilcolina y comprenden fundamentalmente la protección, conservación y restablecimiento de los recursos del organismo. Las fibras parasimpáticas preganglionares, que salen del hipotálamo, de otras áreas cerebrales y de los segmentos sacros de la medula espinal, forman sinapsis cerca o en las paredes de los órganos que van a inervar. Las reacciones a la estimulación parasimpática son muy localizadas y tienden a contrarrestar los efectos adrenérgicos de los nervios simpáticos. Las fibras parasimpáticas retardan el ritmo cardiaco, estimulan la peristalsis, facilitan la secreción lagrimal, salival y digestiva, inducen la formación de bilis y la liberación de insulina, dilatan los vasos sanguíneos periféricos y viscerales, contraen la pupila, el esófago y los bronquiolos y relajan los esfínteres durante la micción y defecación. Las fibras parasimpáticas posganglionares se extienden hasta el útero, vagina, trompas y ovarios en las mujeres, y a la próstata, vesículas seminales y genitales externos en los hombres, inervando los vasos sanguíneos de los órganos pélvicos en ambos sexos; la estimulación de estos nervios produce vasodilatación en el clítoris y labios menores y erección del pene.

**PARASIMPÁTICO, SISTEMA NERVIOSO** (parasympathetic nervous system) V. **autónomo, sistema nervioso.**

**PARASIMPATICOLÍTICO** (parasympatholytic) V. **anticolinérgico.**

**PARASIMPATICOLÍTICO, MEDICAMENTO** (parasympatholytic drug) V. **anticolinérgico.**

**PARASIMPATICOMIMÉTICO** (parasympathomimetic) **1.** Relativo a una sustancia que produce efectos similares a los causados por la estimulación de un nervio parasimpático. **2.** Agente cuyos efectos imitan aquellos resultantes de la estimulación de nervios parasimpáticos, en especial los efectos producidos por la acetilcolina. Los fármacos parasimpaticomiméticos comprenden el cloruro de betanecol, bromuro de neostigmina, metilsulfato de neostigmina y bromuro de piridostigmina, utilizados en el tratamiento de la miastenia grave, en la retención urinaria posoperatoria aguda y posparto, no obstructivas, y para revertir o antagonizar la acción de relajantes musculares no despolarizantes. Se dice también **colinérgico.**

**PARASIMPATICOMIMÉTICO, MEDICAMENTO** (parasympathomimetic drug) V. **colinérgico.**

**PARASÍSTOLE** (parasystole) Ritmo cardiaco ectópico independiente. Los intervalos interectópicos son múltiplos exactos de un denominador común que refleja la protección del foco parasistólico.

**PARASITEMIA** (parasitemia) Presencia de parásitos en la sangre. Consultar **bacteriemia; micetemia; viremia.**

**PARÁSITO** (parasite) **1.** Organismo que vive en el interior de otro o sobre él y se alimenta del mismo. Parásito facultativo es aquel que, aunque parasita y puede desarrollarse en un determinado huésped, es capaz de vivir independientemente de él. Parásito estricto es el que depende totalmente de su huésped para sobrevivir. **2.** En un monstruo gemelar, el menos completo de los fetos, que se nutre del más completo.

**PARÁSITO ESTRICTO** (obligate parasite) V. **parásito.**

**PARATHIÓN, INTOXICACIÓN POR** (parathion poisoning) Proceso tóxico producido por la ingestión, inhalación o absorción a través de la piel de parathión, insecticida organofosforado altamente tóxico. Los síntomas comprenden náuseas, vómitos, espasmos abdominales, confusión, dolor de cabeza, falta de control muscular, convulsiones y disnea. El tratamiento requiere una estrecha observación y la administración inmediata por vía IV de atropina, seguida por cloruro de pralidoxima y oxígeno.

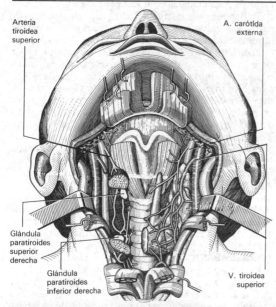

Arteria tiroidea superior

A. carótida externa

Glándula paratiroides superior derecha

Glándula paratiroides inferior derecha

V. tiroidea superior

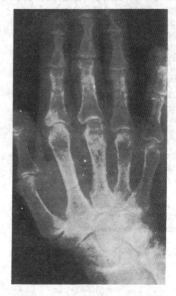

**PARATIROIDES, glándula.** En el esquema de la izquierda se muestra la interconexión entre glándulas paratiroides y tiroides. En las radiografías, desmineralización ósea por hiperparatiroidismo. La radiografía de cráneo de la derecha corresponde al restablecimiento de la mineralización normal.

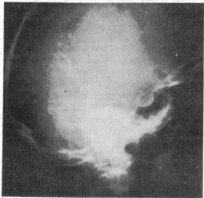

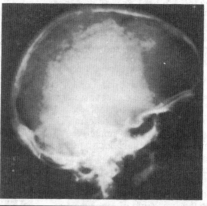

**PARATIFOIDEA, FIEBRE** (paratyphoid fever) Infección bacteriana producida por cualquier especie de *Salmonella* distinta de *S. typhi*, y caracterizada por síntomas que asemejan a la fiebre tifoidea, aunque algo más leves. V también **manchas rosas; salmonelosis; Salmonella; tifoidea, fiebre.**

**PARATIROIDES, GLÁNDULA** (parathyroid gland) Cada una de las glándulas endocrinas, habitualmente en número de cuatro, unidas a las superficies dorsales de los lóbulos laterales de la glándula tiroides. Secretan la hormona paratiroidea, que ayuda a mantener la concentración de calcio en sangre, y aseguran la normalidad de la transmisión neuromuscular, coagulación de la sangre y permeabilidad de la membrana celular. Cada una de las glándulas paratiroides tiene la apariencia de un disco oval parduzco rojizo y mide alrededor de 6 mm de largo por 4 mm de ancho. Se dividen, según su localización, en su-

periores e inferiores. Las superiores, habitualmente en número de dos, suelen estar situadas, una a cada lado, en el borde caudal del cartílago cricoides, junto a la unión de la faringe y el esófago. Las inferiores, también habitualmente en número de dos, pueden estar situadas en el borde caudal de los lóbulos laterales de la glándula tiroides, inmediatamente por debajo de la glándula o adyacentes a una de las venas tiroideas inferiores. Estas glándulas están constituidas por columnas intercomunicantes de células enlazadas por tejido conectivo con un rico aporte de capilares. La hipofunción paratiroidea suele producir tetania, que se puede tratar mediante la administración de sales de calcio o la administración de extractos paratiroideos.

**PARATIROIDINA** (parathyroid) Hormona paratiroidea bovina.

INDICACIONES: Regulación de los niveles sanguíneos de

calcio, en especial en el tratamiento del hipoparatiroidismo con tetania.

CONTRAINDICACIONES: Hipercalcemia, tetania no causada por hipoparatiroidismo, hipercalciuria o hipersensibilidad conocida al medicamento.

EFECTOS SECUNDARIOS: Entre los más graves figuran la hipercalcemia y las reacciones alérgicas.

**PARAURETRAL, CONDUCTO** (paraurethral duct) Uno de los dos conductos que drenan las glándulas bulbouretrales en el vestíbulo de la vagina. Denominado también **Skene, conducto de.**

**PARAVACUNA** (paravaccinia) V. **nódulo de ordeñador.**

**PARCHE, PRUEBA DEL** (patch test) Prueba cutánea para identificar alérgenos, especialmente los productores de dermatitis de contacto. La sustancia sospechosa (alimento, polen, piel de animal, etc.) se aplica a una pequeña placa adhesiva que se coloca sobre la piel del paciente. Simultáneamente se aplica otra placa sin ninguna sustancia, que sirve como control. Después de un determinado período (por lo general de 24 a 48 horas) ambas placas se retiran, y si la piel situada bajo la placa problema aparece roja e hinchada y la zona control sigue normal, la prueba se considera positiva y el sujeto es probablemente alérgico a la sustancia probada. Consultar las voces **Prausnitz-Küstner, prueba de; radioalergoabsorción, prueba de.**

**PARED** (wall) Estructura limitante dentro del organismo, como la pared de las cavidades abdominal, torácica o pélvica o la pared de una célula.

**PARED ARTERIAL** (arterial wall) Estructura fibrosa de los numerosos vasos que transportan sangre oxigenada desde el corazón hacia las estructuras del organismo y de las arterias pulmonares que llevan sangre venosa del corazón a los pulmones. Las arterias, al igual que las venas, son tubos cilíndricos cuyas cubiertas o túnicas están constituidas por capas de distinta estructura. La túnica interna (íntima) está compuesta por una membrana de endotelio, una capa subendotelial de tejido conjuntivo muy delicado y una membrana elástica interna. El endotelio de la cubierta interna está compuesto a su vez por una capa única de células y es una continuación del endotelio de los capilares y el endocardio del corazón. La túnica media comprende una gran parte de la pared arterial y está compuesta por células musculares lisas y tejido conjuntivo elástico. La cubierta externa está formada por tejido conjuntivo areolar con un fino entramado de fibras colágenas y elásticas. La mayor parte de las arterias del organismo son de mediano calibre y tienen un diámetro de aproximadamente 4 mm. La túnica muscular está bien desarrollada y el flujo sanguíneo de las zonas irrigadas por cada arteria está controlado por nervios pertenecientes al sistema simpático. Mientras que la cubierta media de las arterias más pequeñas es casi totalmente muscular, las de mayor calibre tienen un componente elástico más importante. El grosor de la túnica externa (adventicia) varía con la localización de la arteria. En las zonas protegidas, como las cavidades abdominal y craneal, la adventicia es muy fina, mientras que en las localizaciones más expuestas, como las extremidades, es mucho más gruesa. Las arterias de mayor calibre tienen una íntima

de mayor grosor, que en las personas de cierta edad puede contener placas ateroscleróticas de colesterol y sales cálcicas u otros depósitos patológicos.

**PARED CELULAR** (cell wall) Estructura que recubre y protege la membrana celular de algunos tipos de células, como ocurre en los vegetales y ciertas bacterias. La de las células vegetales está compuesta de celulosa.

**PAREGÓRICO** (paregoric) Tintura alcanforada de opio.

INDICACIONES: En el tratamiento de la diarrea y como analgésico.

CONTRAINDICACIONES: Hipersensibilidad conocida al medicamento o a cualquier derivado del opio.

EFECTOS SECUNDARIOS: No suele haber reacciones adversas; en ocasiones, se producen alteraciones gastrointestinales, como estreñimiento.

**PARÉNQUIMA** (parenchyma) Tejido propio de un órgano distinto del soporte o tejido conectivo.

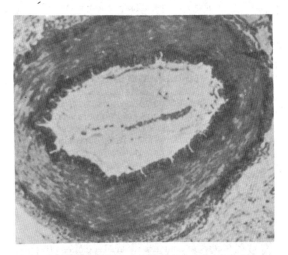

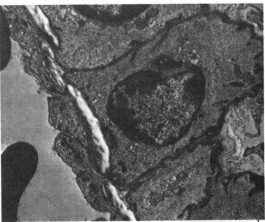

PARED ARTERIAL. Arriba, membranas elásticas interna y externa en una arteria muscular normal. Abajo, detalle de la pared de una pequeña arteria miocárdica.

**PARENTERAL** (*parenteral*) Efectuado por vía distinta de la digestiva o intestinal.

**PARES CRANEALES** (*craneal nerves*) Doce pares de nervios que salen de la cavidad craneal a través de diferentes agujeros del cráneo. Se denominan mediante números romanos: (I) olfatorio, (II) óptico, (III) oculomotor, (IV) ocular interno o patético, (V) trigémino, (VI) ocular externo, (VII) facial, (VIII) acústico, (IX) glosofaríngeo, (X) vago, (XI) accesorio o espinal y (XII) hipofisario.

**PARESIA** (*paresis*) **1.** Parálisis ligera o parcial relacionada en algunos casos con neuritis local. **2.** Manifestación tardía de la neurosífilis, caracterizada por parálisis generalizada, incoordinación temblorosa, convulsiones transitorias, pupilas de Argyll Robertson y demencia progresiva causada por degeneración de neuronas corticales. La paresia resultante de la sífilis no tratada suele desarrollarse entre los 30 y 50 años, pero puede suceder en una edad temprana en enfermos de sífilis congénita.

**PARESTESIA** (*paresthesia*) Cualquier sensación subjetiva experimentada como entumecimiento, hormigueo o sensación de pinchazos. Cuando aparece en las extremidades se suele llamar acroparestesia.

**PAREUNIA** (*pareunia*) V. **coito**.

**PARGILINA, CLORHIDRATO DE** (*pargyline hydrochloride*) Inhibidor de la monoaminooxidasa (MAO) que se utiliza como agente antihipertensor.

INDICACIONES: Tratamiento de la hipertensión.

CONTRAINDICACIONES: Al igual que sucede con todos los inhibidores de la MAO, su uso está contraindicado en caso de feocromocitoma, hipertensión maligna, hipertiroidismo, insuficiencia renal, administración simultánea de fármacos simpaticomiméticos, ingestión de alimentos ricos en tiramina y bebidas alcohólicas e hipersensibilidad. No debe administrarse a niños de menos de 12 años.

EFECTOS SECUNDARIOS: Los más graves son hepatotoxicidad, hipotensión ortostática, hiperexcitabilidad, estreñimiento y sequedad de boca. Los inhibidores de la MAO producen gran número de interacciones adversas con otros fármacos.

**PARIDAD** (*parity*) **1.** (Obstetricia). Clasificación de una mujer por el número de hijos nacidos vivos y fetos muertos de más de 28 semanas de gestación que ha tenido. Por lo general la paridad se anota junto con el número total de embarazos y se representa por la letra «P». Una mujer (P4) y (Gr5) ha tenido cuatro partos con gestaciones de más de 28 semanas y un aborto antes de la 28.ª semana. Actualmente se utiliza un sistema más completo en el cual se anotan el número total de embarazos, a continuación el número de partos a término, el de hijos prematuros, el de abortos antes de la 28.ª semana de gestación y el de hijos que viven en el momento del interrogatorio. **2.** (Epidemiología). Clasificación de una mujer por el número de hijos nacidos vivos que ha tenido.

**PARIETAL** (*parietal*) **1.** Relativo a la pared externa de una cavidad. **2.** Relativo al hueso parietal del cráneo, como el lóbulo parietal del cerebro.

**PARIETAL, GANGLIO LINFÁTICO** (*parietal lymph node*) Cualquiera de los múltiples ganglios pequeños que filtran la linfa conducida por los vasos linfáticos de las paredes del tórax, asociados con los vasos sanguíneos de gran calibre del abdomen y la pelvis. Los ganglios linfáticos parietales del tórax son los esternales, intercostales y diafragmáticos, y los del abdomen y la pelvis son los ilíacos comunes, epigástricos, ilíacos externos, circunflejos ilíacos, ilíacos internos, lumbares y sacros. V. también **linfacoma; linfático, ganglio; linfático, sistema**.

**PARIETAL, HUESO** (*parietal bone*) Hueso par que constituye las paredes laterales del cráneo. Cada hueso presenta dos superficies, cuatro bordes y cuatro ángulos, y se articula con el parietal opuesto, el occipital, el frontal, el temporal y el esfenoides.

**PARIETO-OCCIPITAL** (*parieto-occipital*) Relativo a los huesos o lóbulos parietal y occipital.

**PARINAUD, SÍNDROME DE** (*Parinaud's syndrome*) Término que suele utilizarse para describir un tipo de conjuntivitis, por lo general unilateral y folicular, que se acompaña de aumento de tamaño e hipersensibilidad de los ganglios linfáticos preauriculares.

**PARKINSON, ENFERMEDAD DE** (*Parkinson's disease*) Trastorno neurológico degenerativo, lentamente progresivo, que se caracteriza por temblor en reposo, movimientos típicos de los dedos como si el enfermo estuviera contando monedas, ausencia de expresión facial, marcha característica, flexión anterior del tronco y rigidez y debilidad muscular. Por lo general se trata de una enfermedad idiopática que afecta a personas de más de 60 años de edad, aunque puede darse en sujetos más jóvenes, especialmente tras una encefalitis aguda o una intoxicación por dióxido de carbono, algún metal u otras sustancias. Las alteraciones anatomopatológicas típicas son destrucción de las neuronas de los ganglios basales con pérdida de las células pigmentadas de la sustancia negra y depleción de dopamina en el núcleo caudado, putamen y núcleo pálido, estructuras del neoestriado que normalmente contienen altos niveles de neurotransmisor. Los signos y síntomas de la enfermedad de Parkinson son sialorrea, aumento del apetito, intolerancia al calor, piel grasa, inestabilidad emocional y trastornos del juicio que aumentan con la fatiga, excitación y frustración. La inteligencia rara vez se deteriora. El tratamiento paliativo y sintomático se dirige a corregir el desequilibrio entre la dopamina deplecionada y la acetilcolina abundante en el núcleo estriado, ya que la primera inhibe la actividad colinérgica excitadora en esta zona del cerebro. Puede utilizarse la levodopa, pero muchos pacientes experimentan efectos colaterales, como náuseas, vómitos, insomnio, hipotensión ortostática y confusión mental. La carbidopa-levodopa limita el metabolismo periférico de la levodopa y de esta forma produce pocos efectos indeseables. Los fármacos anticolinérgicos pueden utilizarse como agentes terapéuticos aunque con frecuencia producen ataxia, visión borrosa, estreñimiento, sequedad de boca, trastornos mentales, bradilalia y urgencia o retención urinaria. El clorhidrato de amantadina, fármaco antivírico o con actividad antiparkinsoniana, en algunos pacientes tiene una eficacia terapéutica inferior a los tres meses. En casos aislados se producen efectos indeseables, como confusión mental, trastornos visuales y crisis convulsivas. Los pacientes afectados de enfermedad de Parkinson deben continuar tra-

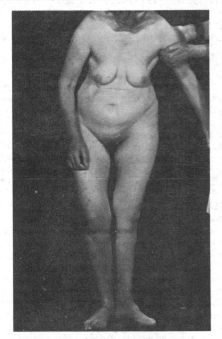

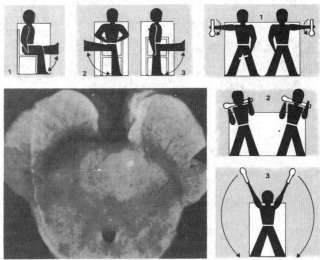

**PARKINSON, enfermedad de.** Los enfermos de Parkinson presentan una característica inclinación hacia adelante de la parte superior del cuerpo. En las fases tempranas de desarrollo de la enfermedad, debe procurarse que realice ejercicios como los que se muestran en los dibujos. En el centro, pérdida unilateral de la pigmentación de la sustancia negra o *locus niger*, causante de la enfermedad.

bajando y mantener su actividad todo el tiempo posible; para evitar la inclinación hacia delante de la columna, deben dormir en decúbito prono sobre un colchón duro y pasear con las manos detrás de la espalda. El temblor de las manos es menos aparente si el paciente las apoya. Algunos casos pueden tratarse quirúrgicamente con técnica de cauterización, extirpación e inyección de alcohol o nitrógeno líquido que destruyan porciones del núcleo pálido para mejorar la rigidez talámica y aliviar así el temblor. Denominada también **parálisis agitante**.

**PARKINSONISMO** (*parkinsonism*) Trastorno neurológico caracterizado por dolor, rigidez muscular, hipocinesia, marcha lenta y rígida, dificultad en la masticación, deglución y fonación, producida por diversas lesiones del sistema motor extrapiramidal. Los signos y síntomas del parkinsonismo recuerdan los de la enfermedad de Parkinson idiopática y pueden desarrollarse en el curso o el período de recuperación de una encefalitis aguda, así como en la sífilis, el paludismo y la poliomielitis. Es frecuente en los pacientes tratados con fármacos antipsicóticos. V. también **Parkinson, enfermedad de**.

**PAROMOMICINA, SULFATO DE** (*paromomycin sulfate*) Antibiótico aminoglucósido antiamebiano.
INDICACIONES: Tratamiento de la amebiasis intestinal.
CONTRAINDICACIONES: Inflamación intestinal, obstrucción intestinal o hipersensibilidad conocida a este fármaco.
EFECTOS SECUNDARIOS: Los más graves son trastornos gastrointestinales y diarrea.

**PARONIQUIA** (*paronychia*) Infección del pliegue de piel situado en los márgenes ungueales. El tratamiento consiste en aplicación de compresas calientes, antibióticos y, en algunos casos, extirpación quirúrgica y drenaje. Consultar la voz **oniquia**.

**PAROOFORITIS** (*paroophoritis*) **1.** Inflamación del paro-óforon. **2.** Inflamación de los tejidos que rodean el ovario.

**PAROÓFORON** (*paroophoron*) Pequeño resto rudimentario del mesonefros constituido por varios túbulos rudimentarios que se encuentran en el ligamento ancho entre el epoóforon y el útero. Esta estructura es más patente en las niñas de corta edad. Consultar la voz **epoóforon**.

**PAROSMIA** (*parosmia*) Cualquier disfunción o alteración relacionada con el sentido del olfato.

**PARÓTIDA, GLÁNDULA** (*parotid gland*) Glándula sali-

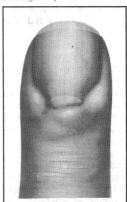

**PARONIQUIA.** Esta infección característica de los tejidos que rodean la uña es llamada también «panadizo».

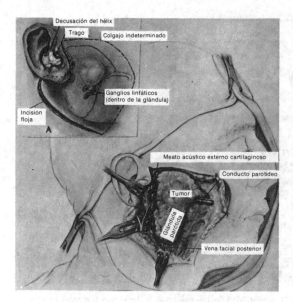

Decusación del hélix
Trago
Colgajo indeterminado
Ganglios linfáticos (dentro de la glándula)
Incisión floja
A
Meato acústico externo cartilaginoso
Conducto parotídeo
Tumor
Glándula parótida
Vena facial posterior

PARÓTIDA, glándula. Incisión (arriba) y acceso quirúrgico (abajo) a través de la piel de la mejilla de los tumores localizados en las glándulas parótidas y estructuras adyacentes.

val par de gran tamaño situada a ambos lados de la cara justamente por debajo y por delante del oído externo. La porción principal de la glándula es superficial, tiene forma cuadrilátera y algo aplanada y se encuentra entre la rama mandibular, la apófisis mastoides y el músculo esternocleidomastoideo. Es ancha en su porción superior y llega casi al arco cigomático. Va haciéndose cada vez más delgada a medida que se acerca al ángulo mandibular. El resto de la glándula tiene forma de cuña y se extiende en profundidad hacia la pared faríngea. Está incluida en una cápsula que se continúa con la fascia cervical profunda. El conducto parotídeo se origina en la porción anterior de la glándula y desemboca en el interior de la mejilla frente al segundo molar superior. Consultar las voces **sublingual, glándula; submandibular, glándula**. V. también **salival, glándula**.

**PAROTÍDEO, CONDUCTO** (parotid duct) Canal tubular de aproximadamente 7 cm de longitud que se extiende desde la porción anterior de la glándula parótida hasta la boca. Cruza el músculo masetero tras abandonar la parótida, perfora el buccinador, sigue un breve trayecto oblicuo hacia delante entre este músculo y la membrana mucosa de la boca y desemboca en la superficie oral de la mejilla a través de una pequeña abertura frente al segundo molar superior. En el punto en que cruza el músculo masetero recibe el conducto de la porción accesoria de la glándula parótida. El conducto parotídeo, de pared gruesa, tiene un diámetro aproximado de 4 mm a lo largo de casi toda su longitud, pero se estrecha considerablemente en la zona de su desembocadura en la boca. Denominado también **Stensen, conducto de**. V. también **parótida, glándula**.

**PAROTIDITIS** Inflamación aguda o crónica de la glándula parótida. **V. paperas**.

**PAROVARIO** (parovarium) V. **epoóforon**.

**PAROXISMO** (paroxysm) **1.** Aumento de los síntomas marcado y por lo general episódico. **2.** Convulsión, crisis convulsiva o espasmo.

**PÁRPADO** (eyelid) Pliegue móvil de piel fina situado sobre el ojo, provisto de pestañas y glándulas ciliares de Moll y glándulas de Meibomio que se disponen en el borde palpebral. Está formado por tejido conjuntivo laxo que contiene una fina lámina de tejido fibroso recubierto por una membrana mucosa. Los músculos orbiculares y el nervio oculomotor (motor ocular común, III par) controlan la apertura y cierre de los párpados. Los párpados superior e inferior están separados por la hendidura palpebral.

**PART-** Prefijo que significa «relativo al nacimiento»: parturienta, partera.

**PARTENOGÉNESIS** (parthenogenesis) Tipo de reproducción no sexual caracterizada por el desarrollo de un nuevo organismo a partir de un óvulo no fertilizado, tal como se observa en numerosos animales inferiores. La iniciación del desarrollo del óvulo no fertilizado puede inducirse artificialmente por estimulación mecánica o química.

**PARTO** (labor) Proceso comprendido entre el comienzo de la dilatación del cuello uterino y la expulsión de la placenta. Comprende cinco tiempos fundamentales respecto al feto, que se efectuan del mismo modo en cualquiera de las presentaciones: 1) reducción, 2) encajamiento, 3) descenso con rotación interna, 4) desprendimiento y 5) rotación externa.

**PARTO, ASISTENCIA DEL** (intrapartal care) Asistencia prestada a la mujer embarazada desde el comienzo del parto hasta la finalización del tercer período del mismo con la expulsión de la placenta.

MÉTODO: Se observan los signos y síntomas propios del parto. Las contracciones uterinas aumentan en número, frecuencia e intensidad. La presión ejercida por la pre-

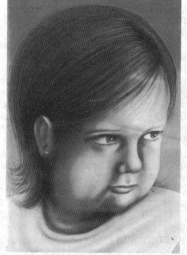

**PAROTIDITIS. La infección producida por el virus de la parotiditis, que suele afectar a los niños, puede tener para los adultos carácter más grave.**

sentación fetal causa dilatación y borramiento del cuello provocando una hemorragia. Se realiza un examen físico de la madre; se recoge la orina, midiéndola regularmente y determinando la presencia de cuerpos cetónicos, proteínas y glucosa. Se determinan la posición, actitud y presentación del feto por palpación abdominal. De vez en cuando se vigila el progreso de la dilatación cervical mediante tacto vaginal. Se toma nota de las características de color, aspecto y cantidad de líquido amniótico una vez rota la bolsa. Se cuentan los latidos del feto, anotando las variaciones en la frecuencia cardiaca en relación con la periodicidad e intensidad de las contracciones. V. también **nacimiento, urgencias del**.

ACTUACIÓN DE LA ENFERMERA: La enfermera debe proporcionar apoyo emocional durante el parto, contribuir a la comodidad física de la madre y mantener la asepsia. El progreso del parto suele ser monitorizado, de modo que las constantes del feto y de la madre son continuamente controladas. Tras la expulsión del niño, debe vigilarse a la madre para evitar hemorragias; y valorar la indicación de practicar un masaje del fondo uterino para estimular su contracción. Debe examinarse y pesarse la placenta, comprobando por su integridad que no quedan restos en el útero. En ciertos establecimientos sanitarios, en lugar de separar al niño rápidamente, se le deposita unos minutos sobre el abdomen de la madre. La madre y el niño deben permanecer en observación en la sala de partos durante un breve período de tiempo.

CRITERIOS IMPORTANTES: Varios son los signos de alerta durante el parto: contracciones uterinas demasiado fuertes y rápidas o continuadas, variación evidente de la frecuencia cardiaca del feto, movimientos fetales repentinos y exagerados, dolor abdominal continuo con aumento de la elevación del fundus, sangrado vaginal, protrusión del cordón umbilical, exceso de líquido amniótico, líquido amniótico conteniendo meconio, elevación del pulso, temperatura o presión arterial maternos. Todo lo anterior debe ser tomado en consideración a la hora de prestar la adecuada asistencia durante el parto, si bien lo normal es que, con un feto y una madre sanos, todo se desarrolle sin complicaciones.

**PARTO, ASISTENTE DEL** *(labor coach)* Persona que ayuda a la mujer en el parto, atendiendo a sus necesidades emocionales y orientándola en la utilización adecuada de las técnicas de respiración, concentración, masajes y posición corporal aprendidas en el programa de preparación para el parto. Su principal labor es minimizar la necesidad de utilizar analgésicos o anestesia. Suele desempeñar esta tarea el padre del niño o un familiar, pero también puede ayudar una enfermera entrenada.

**PARTO, FECHA ESPERADA DEL** *(expected date of confinement [EDC])* Fecha en que se calcula tendrá lugar el parto de una mujer embarazada. El embarazo dura aproximadamente 266 días o 38 semanas desde el día de la fertilización, pero clínicamente se considera qué dura 280 días o 40 semanas, 10 meses lunares o 9 $1/_3$ meses de calendario desde el primer día del último período menstrual. La fecha esperada del parto suele calcularse contando 9 $1/_3$ meses de calendario, pero si la mujer sabe con certeza el día en que se produjo la fertilización, la fecha pro-

ble del parto puede calcularse contando 38 semanas a partir de ese día. Si no se tiene un dispositivo o calendario especial, otra forma de calcular la fecha probable del parto es restar tres meses al primer día del último período menstrual y a continuación añadir 7 días y un año; así, si el primer día del último período menstrual de una mujer fue el 18 de julio de 1984, restando 3 meses y añadiendo 7 días y un año se concluye que la fecha probable de su parto será el 25 de abril de 1985. Puesto que los meses difieren en cuanto a su longitud, esta forma de cálculo puede ser ligeramente imprecisa, pero da una aproximación muy aceptable y ese pequeño error realmente carece de significación clínica si se tiene en cuenta la variabilidad de la duración real de los embarazos normales. Es importante que la embarazada sepa que la fecha probable del parto no es más que una estimación y es muy posible que tenga lugar en las dos semanas anteriores o unos días después de lo esperado.

**PARTO, INDUCCIÓN DEL** *(induction of labor)* Práctica obstétrica en la que el parto se inicia de forma artificial mediante una amniotomía o la administración de oxitócicos. Está indicado por causas maternas o fetales. La inducción electiva se realiza por conveniencia de la madre o el obstetra, y con frecuencia para evitar que el parto se realice fuera del hospital cuando se juzga inminente y se espera que sea anormalmente rápido. Las inducciones electivas son menos frecuentes en la actualidad. Las condiciones previas que deben concurrir son la gestación a término, peso fetal mayor o igual a 2.500 gramos, cuello uterino casi dilatado, presentación del vértice y encajamiento de la presentación en la pelvis. Los errores de estimación de la edad gestacional y el peso del feto pueden dar lugar al parto de un feto inmaduro o de bajo peso inesperado. La inducción indicada se realiza cuando se juzga que el riesgo de esta intervención es menor que el de continuar el embarazo, como sucede en la rotura prematura de las membranas, la diabetes materna grave y la preeclampsia intratable. En la inducción quirúrgica se realiza previamente la amniorrexis, frecuentemente con desprendimiento de las membranas y la dilatación digital del cuello; muchas veces se realiza conjuntamente con la inducción medicamentosa. Ésta se consigue con la administración de pitocín, casi siempre en infusión IV, que se controla con un equipo de microgoteo o una bomba de infusión. Se comienza con dosis muy bajas de pitocín, aumentándolas gradualmente hasta lograr la estabilización del parto eficaz. Este fármaco puede administrarse también por vía sublingual, subcutánea o IM, aunque estas vías son menos controlables y se consideran menos seguras que la IV. En la actualidad se estás empezando a utilizar prostaglandinas para inducir el parto, especialmente en los abortos terapéuticos del segundo trimestre. En la inducción con pitocín IV se utiliza una segunda solución sin medicación que sirve para mantener la vía venosa cuando se interrumpe la administración de pitocín. Durante el parto se instituyen la monitorización electrónica fetal y uterina para evitar la hiperestimulación de las contracciones y el sufrimiento fetal. Idealmente, el objetivo a perseguir es que en el parto inducido se reproduzcan las condiciones del parto normal, aunque en la práctica no siempre es posible, ya que generalmente las contracciones son más prolongadas e intensas. Además de la inmadurez fetal no esperada, las complicaciones del parto inducido son el prolapso del cordón después de la amniorrexis, parto complicado, contracciones uterinas tetánicas, rotura del útero, desprendimiento de la placenta, hipotensión materno-fetal, intoxicación acuosa, atonía uterina posparto, hemorragia, asfixia, hipoxia o muerte fetal. Si la inducción no da lugar a un parto eficaz, con frecuencia es necesario realizar una cesárea para evitar las secuelas que pueden producir las intervenciones llevadas a cabo en la inducción. Por esta razón, habitualmente se recomienda que la inducción del parto no se realice a menos que se cuente con los medios adecuados para terminarlo y evitar así la morbididad materna o fetal grave.

**PARTO, INDUCCIÓN ELECTIVA DEL** (*elective induction of labor*) V. **parto, inducción del**.

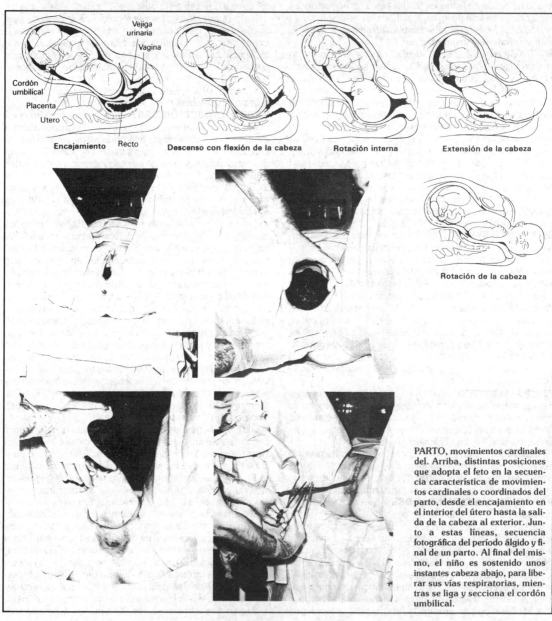

Encajamiento — Vejiga urinaria, Vagina, Cordón umbilical, Placenta, Útero, Recto

Descenso con flexión de la cabeza

Rotación interna

Extensión de la cabeza

Rotación de la cabeza

PARTO, movimientos cardinales del. Arriba, distintas posiciones que adopta el feto en la secuencia característica de movimientos cardinales o coordinados del parto, desde el encajamiento en el interior del útero hasta la salida de la cabeza al exterior. Junto a estas líneas, secuencia fotográfica del período álgido y final de un parto. Al final del mismo, el niño es sostenido unos instantes cabeza abajo, para liberar sus vías respiratorias, mientras se liga y secciona el cordón umbilical.

**PARTO, INDUCCIÓN MÉDICA DEL TRABAJO DEL** (*medical induction of labor*) V. **parto, inducción del**.

**PARTO, MECANISMO DEL TRABAJO DEL** (*mechanism of labor*) V. **parto, movimientos cardinales del**.

**PARTO, MOVIMIENTOS CARDINALES DEL** (*cardinal movements of labor*) Secuencia característica de posiciones que asume el feto en su descenso a través de la pelvis durante el trabajo del parto y el parto mismo y que pueden describirse como encajamiento, flexión, descenso, rotación interna, extensión y rotación externa. El canal del parto es un cilindro curvo en el cual la cabeza debe penetrar en dirección transversa inclinada hacia abajo, pero para salir debe tomar una dirección anteroposterior más anterior. Cuando la presentación es de vértice, para penetrar en el estrecho superior, la cabeza debe flexionarse, contactando la barbilla con el tórax. Al proseguir el descenso, la cabeza se extiende para poder girar hacia delante y adaptarse bajo la sínfisis. El estrecho superior tiene forma más o menos de corazón y la cabeza fetal penetra en el mismo oblicuamente; sin embargo, el estrecho inferior tiene aproximadamente forma de diamante y la cabeza, para salir, tiene que mirar hacia atrás, por lo cual sufre una rotación interna. En la salida de la cabeza, los hombros permanecen durante cierto período de tiempo en el plano oblicuo y la cabeza sufre una rotación externa para que el diámetro máximo de los hombros salga a través del diámetro anteroposterior o mayor del estrecho inferior.

**PARTO, PERÍODO EXPULSIVO DEL** (*expulsive stage of labor*) Segunda fase del parto durante la cual las contracciones uterinas se acompañan de un reflejo que obliga a la madre a empujar. Comienza tras la dilatación completa del cuello y continúa hasta la expulsión total del recién nacido.

**PARTO, TRAUMA DEL** (*birth trauma*) Shock psíquico que, según ciertas teorías psiquiátricas, sufre el niño durante el parto.

**PARTO ABDOMINAL** (*abdominal delivery*) Parto en el cual se extrae el feto a través de una incisión quirúrgica practicada en el abdomen. La intervención realizada corresponde a cualquiera de los distintos tipos de cesárea.

**PARTO ANORMAL** (*abnormal labor*) V. **distocia**.

**PARTO CON FÓRCEPS** (*forceps delivery*) Operación obstétrica en la que se usa el fórceps para extraer al niño. Se realiza con el fin de superar la distocia, para extraer con rapidez a un feto que experimenta sufrimiento o, más frecuentemente, para acortar el parto normal. Es habitual la anestesia local o regional, así como la episiotomía. Las condiciones que se requieren para realizar un parto con fórceps incluyen dilatación completa del cérvix, encajamiento de la cabeza fetal y conocimiento seguro de la posición de la cabeza. Las hojas del instrumento se introducen en la vagina de una en una y se aplican de modo simétrico en los lados opuestos de la cabeza del niño; los mangos se juntan para que la cabeza quede firmemente sujeta entre las hojas; si es necesario, la cabeza se gira a la posición occipitoanterior u occipitoposterior y se aplica tracción para extraerla a través del canal del parto. Cuando ha salido la cabeza, se quitan los fórceps y se completa el parto manualmente. El instrumento produce marcas en la cabeza y la frente del niño; a menos que la aplicación haya sido imperfecta, esas marcas tienen carácter superficial y desaparecen en pocos días. Puesto que la cesárea se realiza ahora con más frecuencia que antes, son frecuentes los partos con fórceps traumáticos. Entre los tipos de parto con fórceps figuran los fórceps altos, los fórceps bajos y los fórceps medios. Consultar la voz **fórceps de prueba**. V. también **fórceps obstétricos**.

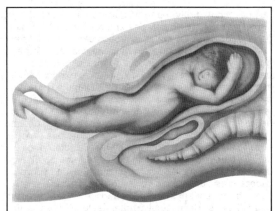

PARTO DE NALGAS. Presentación de nalgas de pies. Los partos de nalgas en general pueden plantear algunos problemas.

**PARTO CON LA COLABORACIÓN DEL MARIDO** (*husband-coached childbirth*) V. **Bradley, método de**.

**PARTO DE FETO MUERTO** (*stillbirth*) **1.** Parto de un feto muerto antes o durante el parto. **2.** Parto de un feto que, muerto con peso superior a 1.000 g, lógicamente debería haber vivido.

**PARTO DE NALGAS** (*breech birth*) Parto en el cual el feto presenta en primer lugar los pies, las rodillas o las nalgas. Suele plantear ciertos problemas: el cuerpo puede salir fácilmente, pero a veces la cabeza queda atrapada en el cuello incompletamente dilatado, ya que el tamaño de la cabeza fetal suele ser mayor que el del cuerpo. V. también **parto de nalgas asistido; versión y extracción**.

**PARTO DE NALGAS ASISTIDO** (*assisted breech birth*) Operación obstétrica que consiste en permitir el parto de nalgas o pies espontáneo hasta alcanzar el nivel del ombligo y a continuación extraerlo manualmente.

**PARTO DE URGENCIA** (*emergency childbirth*) Parto que se produce accidental o precipitadamente, en el hospital o fuera de él, sin la preparación ni los procedimientos obstétricos habituales. Entre los signos y síntomas de parto inminente figuran el aumento del vertido sanguinolento, las contracciones fuertes y frecuentes, el deseo de empujar por parte de la embarazada o la sensación de que va a defecar, el abombamiento visible de la bolsa de aguas o la coronación de la cabeza del niño en el introito vaginal.

MÉTODO: Si hay tiempo suficiente para ello, se prepara el equipo, pero sin retrasar el parto por tales preparativos. Entre el material útil se incluyen guantes estériles, paños, jeringa de pera, mantas para recibir al niño, tijeras, dos pinzas Kelly, pinza o ligadura para el cordón y una batea para la placenta. Se exploran los signos vitales de la madre y se auscultan los tonos cardiacos del feto si se dispone del tiempo y el equipo necesario. Se tranquiliza a la madre informándola de que los partos de urgencia suelen ser simples, y de que se le explicará todo lo que vaya sucediendo. A pesar de su impulso para empujar y parir con rapidez, se le indica que debe hacerlo lentamente, sin empujar y soplando con fuerza a través de los labios entreabiertos cuando sienta el deseo de empujar. Cuando sale la cabeza, se le proporciona soporte pero dejándola rotar espontáneamente. Se comprueba inmediatamente si el cordón umbilical rodea o no el cuello. Si es así, se intenta deslizarlo con suavidad sobre la cabeza; si está demasiado apretado, se pinza rápidamente con dos pinzas Kelly separadas unos 5 o 7 cm, se corta entre ellas y se deshace el arrollamiento del cordón umbilical del cuello. Si el niño no nace inmediatamente, se aspiran el moco y el líquido de la nariz y de la boca, utilizando una jeringa de pera. Los hombros se extraen uno tras otro, guiando la cabeza hacia abajo para que salga el anterior (superior) por debajo de la sínfisis del pubis, y después hacia arriba para que salga el posterior (inferior) sobre el periné. Si la membrana del saco amniótico («bolsa de las aguas») está intacta, se rompe tras el cuello del niño y se separa de la cara para que pueda respirar. Si es necesario, pueden aspirarse los orificios nasales, la nasofaringe y la boca con la jeringa, teniendo cuidado de no provocar bradicardia por estímulo del vago, al colocar la punta de la jeringa en la parte posterior de la faringe. Se mantiene caliente al niño y se le sostiene con la cabeza más baja que el tórax; puede depositarse sobre el abdomen de la madre, en contacto con su piel. De esta forma es posible colocarlo, observarlo y calentarlo, mientras que la enfermera u otro ayudante lo cubre a él y a la madre con una manta o paño seco, y le proporciona la atención urgente que necesite durante la tercera etapa del parto (alumbramiento placentario). No es necesario cortar el cordón inmediatamente, ni que la placenta sea expulsada rápidamente. Cuando se desee, puede cortarse el cordón pinzándolo en dos lugares suficientemente separados del niño y seccionando entre las pinzas con unas tijeras estériles. La pinza del cordón puede colocarse más adelante. Si es posible, se establece la puntuación Apgar, primero a los cinco minutos y después a los diez. La placenta está a punto de ser expulsada cuando se ve avanzar el cordón algunos centímetros, el útero se hace más firme, se eleva el abdomen y aparece en la vagina un pequeño chorro de sangre roja brillante. La madre puede ayudar empujando. La placenta se extrae lentamente de la vagina, con cuidado, de forma que todas las membranas salgan con ella. La placenta y las membranas se reservan para evaluación posterior. Se da masaje al útero para asegurar una buena contracción y se coloca al niño sobre el pecho de la madre, si ésta lo desea. Se palpa con frecuencia el útero y se le aplica masaje si es necesario. Se observan la temperatura, color, actividad y respiración del niño, mientras permanece con su madre. Tras la expulsión de la placenta se enjuaga el área perineal con agua templada estéril, se seca con un paño limpio y

se aplican una bolsa de hielo y una compresa sanitaria o una toalla pequeña, de forma que la madre pueda sostenerlas manteniendo unidas las piernas.

ACTUACIÓN DE LA ENFERMERA: Casi todos los partos son normales y no constituyen verdaderas urgencias médicas. Si la mujer está sana y no sangra, si sus signos vitales se conservan normales y si no hay anomalías de los tonos cardiacos del niño, no existe causa inmediata de alarma, aunque se trate de un parto inminente. La atención de urgencia se encamina a conseguir que el niño respire bien y se mantenga caliente, a evitar las hemorragias en la madre y a respetar su intimidad. La enfermera probablemente sea quien deba evaluar inicialmente la situación y decidir si puede intentarse el transporte de la mujer o preparar el parto de urgencia. Si la embarazada dice que el niño va a nacer, es aconsejable creerla y actuar en consecuencia. Durante el parto y el alumbramiento, se procurará que la mujer conserve la calma y la confianza, y que se encuentre bien atendida.

**PARTO DETENIDO** (*arrested labor*) Interrupción del proceso del parto que puede deberse a una obstrucción pélvica o a falta de contracciones uterinas.

**PARTO ESPONTÁNEO** (*spontaneous delivery*) Parto vaginal que se produce sin la asistencia mecánica del fórceps o la ventosa obstétrica.

**PARTO ESPONTÁNEO, TRABAJO DEL** (*spontaneous labor*) Trabajo del parto que comienza y progresa sin estimulación mecánica ni farmacológica.

**PARTO FALSO** (*false labor*) V. **Braxton Hicks, contracción de**.

**PARTO NATURAL** (*natural childbirth*) Parto realizado con poca o ninguna atención médica. Se considera la manera óptima de parir y de nacer, más segura para el niño y más satisfactoria para la madre. Son requisitos necesarios una gestación normal, cierta preparación emocional y física y un apoyo constante a la madre durante las diversas fases del parto. V. también **Lamaze, método de**.

**PARTO PRECIPITADO** (*precipitate delivery*) Parto que ocurre con tal rapidez o en tal situación que no permite llevar a cabo los preparativos habituales.

**PARTO PREMATURO** (*premature labor*) Parto que se produce antes de que el feto alcance entre 2.000 y 2.500 g o antes de la 37.ª o 38.ª semana de gestación. No existe un parámetro único, de peso fetal o de edad gestacional, que se aplique universalmente para determinar la prematuridad; los criterios aplicados, de los muchos que existen, son dictados por las autoridades sanitarias. El 75 % de la mortalidad fetal se asocia con prematuridad. Puede aparecer espontáneamente o ser inducido yatrogénicamente. La incidencia es inversamente proporcional a la edad, al peso y al nivel socioeconómico de la madre. Es más frecuente en mujeres de raza negra, en aquellas embarazadas que no gozan de atención prenatal adecuada o cuya historia obstétrica es anormal, en las fumadoras y en las que siguen una dieta baja en proteínas o calorías. Entre los factores predisponentes figuran la infección materna, el escaso aumento de peso, el sangrado uterino, la gestación múltiple, el polihidramnios, las anomalías uterinas, la insuficiencia cervical, la rotura prematura de las membranas y el retraso del crecimiento intrauterino. Se desconoce la etiología del parto prematuro, si bien en ciertos casos existen varios factores de riesgo. Si el parto prematuro constituye en sí mismo un riesgo para el feto, puede ser inhibido; sin embargo, es difícil determinar en qué casos puede ser esto beneficioso para el embarazo. Los medicamentos utilizados para detener el parto prematuro no siempre son eficaces. En ocasiones se induce un parto prematuro porque se determina erróneamente la edad o el estado fetales; estos casos constituyen el 15 % de los ingresos en las unidades neonatales de cuidados intensivos. Denominado también **parto pretérmino**.

**PARTO PREPARADO** *(prepared childbirth)* V. **parto natural**.

**PARTO PRETÉRMINO** *(preterm labor)* V. **parto prematuro**.

**PARTO, PRÓDROMOS DEL** *(prodromal labor)* Período precoz del parto, anterior a la aparición de contracciones uterinas lo suficientemente vigorosas y frecuentes como para que se dilate el cérvix.

**PÁRULIS** *(gumboil)* Absceso de la encía y el periostio alveolar debido a una lesión, infección o caries dental. La región gingival aparece típicamente enrojecida, hinchada y dolorosa. El absceso puede romperse espontáneamente pero a veces tiene que ser escindido. El tratamiento consiste en la administración de antibióticos y colutorios.

**PARVOVIRUS HUMANO (PVH)** *(human parvovirus [HPV])* Virión pequeño de cadena única que se ha asociado con diversas enfermedades, incluído el eritema infeccioso y las crisis aplásicas de las anemias hemolíticas crónicas.

**PASCAL, PRINCIPIO DE** *(Pascal's principle)* (Física). Ley que establece que la presión ejercida sobre un líquido contenido en un recipiente se transmite de manera uniforme en todas las direcciones.

**PASIVIDAD** *(passivity)* Estado mental de sumisión, dependencia o inactividad, como forma de mala adaptación.

**PASTEUR, LOUIS** *(Pasteur, Louis [1822-1895])* Químico francés que propuso la teoría germinal de la infección y desarrolló el proceso de pasteurización para eliminar los organismos patógenos de la leche. Desarrolló diversas vacunas y fue pionero en el estudio de la estereoquímica al separar los isómeros en imagen especular.

**PASTEURELLA** *(Pasteurella)* Género de bacilos o cocobacilos gramnegativos que incluye varias especies patógenas para el hombre y los animales domésticos. Las infecciones por *Pasteurella* pueden transmitirse al hombre mediante mordeduras de animales.

**PASTEURIZACIÓN** *(pasteurization)* Proceso por el cual se aplica calor, habitualmente a la leche o al queso, durante un período determinado de tiempo con el fin de destruir las bacterias patógenas o retrasar su desarrollo.

**PATAU, SÍNDROME DE** *(Patau's syndrome)* Conjunto de anomalías congénitas debidas a la trisomía 13 que afectan a aproximadamente a uno de cada cinco mil nacidos vivos. Los recién nacidos afectos son de muy pequeño tamaño, tienen tendencia a sufrir crisis de apnea y presentan retraso mental grave junto con numerosas anomalías físicas, como paladar hendido, labio leporino, sordera y malformaciones cardiovasculares y cerebrales. Aproximadamente un 70 % de ellos mueren antes de llegar a los 6 meses de edad y menos del 20 % sobreviven más de un año. Denominado también **trisomía D, síndrome de la**.

**PATELECTOMÍA** *(patellectomy)* Extirpación quirúrgica de la rótula.

**PATERNA, FIGURA** *(parent fugure)* Padre o sustituto del padre que cuida al niño proporcionándole los requerimientos físicos, sociales y emocionales necesarios para un crecimiento y desarrollo normales.

**PATERNA, IMAGEN** *(parent image)* Concepto conscien-

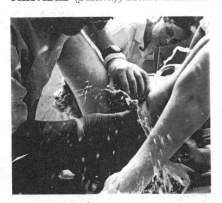

PARTO ESPONTÁNEO. Momento de la ruptura de la bolsa de las aguas, auténtica barrera de defensa del feto contra las infecciones.

PARTO PREMATURO. Cuidados que se prodigan a un niño nacido en un parto prematuro, en una incubadora.

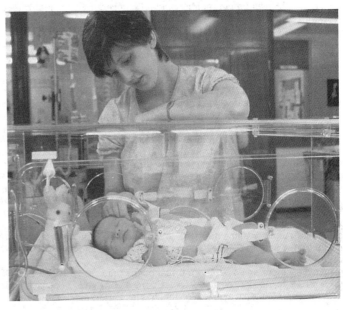

te e inconsciente que se forma un niño en relación con los papeles y características de la personalidad del padre y de la madre. V. también **imagen primordial; imago**.

**PATERNOFILIAL, VINCULACIÓN AFECTIVA** *(bonding)* Proceso de unión que se produce entre el recién nacido y sus padres, especialmente la madre, de gran importancia en la formación de los lazos afectivos que posteriormente influirán sobre el desarrollo físico y psicológico del niño. El proceso es recíproco y suele iniciarse inmediatamente después del parto, cuando se coloca al recién nacido desnudo sobre el abdomen de la madre de forma que ambos puedan tocarse entre sí y empiecen a interrelacionarse. El recién nacido mantiene un estado vigil y reactivo durante aproximadamente 30 o 60 min después del parto y se expresa llorando, succionando, abrazando, aprehendiendo y siguiendo con los ojos, lo que a su vez estimula la expresión de los instintos paternales. Especialmente importante para iniciar esta unión es el contacto ocular, el disfrute con el niño, las palabras suaves y otros contactos afectivos que comienzan a crear lazos emocionales positivos. Otro elemento esencial es el grado de contacto que se produce entre los padres y el recién nacido, especialmente importante en el caso de prematuros y niños de riesgo elevado. Los nuevos conceptos en los procedimientos del parto normal y especialmente de las tendencias actuales hacia un parto más natural, que permiten la participación del padre e incluso su asistencia al nacimiento, y la intervención de los padres en los cuidados de los recién nacidos prematuros enfermos ayudan al establecimiento de relaciones padreshijo más fuertes. Durante el proceso de unión inicial los padres suelen presentar rasgos específicos de conducta. La madre se preocupa más de tocar físicamente y coger al niño entre sus brazos, mientras que el padre tiende más bien a establecer una relación de afecto, preocupación e interés visual en el recién nacido. En la segunda o tercera semana de vida se constituye un patrón definitivo de comportamiento con ciclos de atención y desatención en el curso de cada encuentro de los padres con el niño. En el punto máximo de la fase de atención, el recién nacido se fija también en el padre y está muy atento; a continuación hay un corto período de deceleración de la excitación del niño, que pierde conexión con el padre. Esta fase de desatención impide que el recién nacido se vea sobrecargado por un exceso de estímulos y ningún tipo de incentivo verbal o visual consigue atraer de nuevo su atención. El reconocimiento de esos ciclos y especialmente la aceptación del hecho de que la fase de desatención no constituye una forma de rechazo estimula y desarrolla los instintos paternales. La valoración del proceso de enlazamiento afectivo es una función importante de la enfermera que requiere experiencia en cuanto a capacidad de observación y diálogo. La enfermera debe observar las reacciones de la madre, especialmente mientras alimenta, baña y sostiene al recién nacido, para detectar signos potenciales de trastorno o retraso del desarrollo del instinto maternal. Quizás las acciones más importantes para lograr una buena unión entre padre e hijo son el contacto ocular cara a cara y el abrazar estrechamente al niño. Son muchas las variables

que determinan el desarrollo de la unión entre los padres y el hijo y los instintos paternos, tales como la fantasía de los padres con respecto al hijo, las condiciones que han rodeado el embarazo, las modificaciones que han tenido que establecerse en el tipo de vida de la familia al añadirse un nuevo miembro totalmente dependiente y la propia infancia de los padres. Como la unión afectiva entre padres e hijo es un proceso recíproco, la enfermera también puede instruir a los primeros sobre las formas de potenciar distintos comportamientos en el desarrollo del niño, especialmente durante el primer año de su vida, lo que a su vez potenciará su capacidad de respuesta y creará unos lazos más estrechos. Los padres que tienen unas expectativas realistas sobre las futuras capacidades de su hijo promoverán en él confianza y seguridad. Esto y especialmente el contacto precoz entre los padres y el recién nacido, sobre todo en el período natal, reduce el riesgo posterior de abandono o malos tratos del niño. Aunque el desarrollo de estos lazos afectivos se considera en principio una respuesta emocional, algunos autores piensan que podría existir una cierta interacción bioquímica y hormonal en la madre capaz de estimular dicha respuesta, pero los estudios realizados no han dado resultados concluyentes hasta el momento.

**PATERSON-KELLY, SÍNDROME DE** *(Paterson-Kelly syndrome)* Trastorno del sistema digestivo que se asocia con anemia ferropénica y se caracteriza por el desarrollo de membranas esofágicas que en la porción superior del esófago dificultan la deglución de los alimentos sólidos. Estas membranas pueden romperse fácilmente en el curso de la esofagoscopia y la alimentación por sonda, sangrando profusamente. Cuando la concentración de hemoglobina mejora, desaparecen. Denominado también **Plummer-Vinson, síndrome de**.

**PATÉTICO, NERVIO** *(trochlear nerve)* Cuarto nervio craneal, que sale por la parte dorsal caudal de la lámina cuadrigémina; inerva el músculo oblicuo mayor del ojo.

**-PATÍA** *(-pathy)* **1.** Sufijo que significa «trastorno o enfermedad»: *ginecopatía, nefropatía, psicopatía*. **2.** Sufijo que significa «tratamiento de un trastorno»: *homeopatía, osteopatía*.

**-PÁTICO** *(-pathetic)* **1.** Sufijo que significa «relativo a las emociones»: *antipático, apopático, simpático*. **2.** Sufijo que significa «relativo a una enfermedad o una parte afectada del organismo»: *angiopático, encefalopático, hemopático*. **3.** Sufijo que significa «relativo a una forma o sistema de tratamiento»: *homeopático, naturopático, fisiopático*.

**PATOGÉNESIS** *(pathogenesis)* Origen o causa de una enfermedad o trastorno.

**PATÓGENO** *(pathogen)* Cualquier microorganismo capaz de producir una enfermedad.

**PATOGNOMÓNICO** *(pathognomonic)* (Referido a un signo o a un síntoma). Específico de una enfermedad o trastorno, como las manchas de Koplik que aparecen en las mucosas oral y lingual y son indicativas de sarampión.

**PATOGNOMÓNICO, SÍNTOMA** *(pathognomonic sympton)* V. **síntoma**.

**PATOLOGÍA** *(pathology)* Estudio de las características, causas y efectos de la enfermedad tales como se reflejan en la estructura y función del organismo.

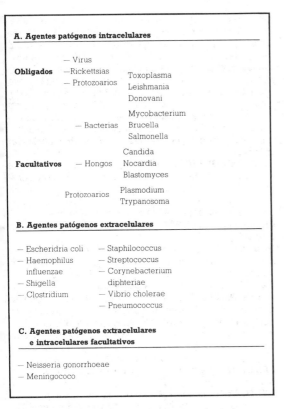

**A. Agentes patógenos intracelulares**

**Obligados**
— Virus
— Rickettsias
— Protozoarios — Toxoplasma
Leishmania
Donovani

— Bacterias — Mycobacterium
Brucella
Salmonella

**Facultativos** — Hongos — Candida
Nocardia
Blastomyces

Protozoarios — Plasmodium
Trypanosoma

**B. Agentes patógenos extracelulares**

— Escheridria coli
— Haemophilus influenzae
— Shigella
— Clostridium

— Staphilococcus
— Streptococcus
— Corynebacterium diphteriae
— Vibrio cholerae
— Pneumococcus

**C. Agentes patógenos extracelulares e intracelulares facultativos**

— Neisseria gonorrhoeae
— Meningococo

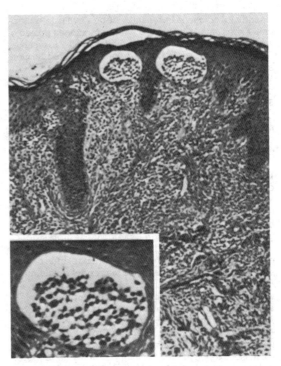

**PAUTRIER, microabsceso de.** Espacio intraepidérmico lleno de células linfoides atípicas en un caso de micosis fungoide. Detalle en el recuadro.

**PATOLOGÍA CLÍNICA** (clinical pathology) Parte de la patología que estudia el aspecto clínico de las enfermedades.

**PATOLOGÍA NECRÓPSICA** (autopsy pathology) Estudio de la enfermedad mediante el examen del cuerpo después de la muerte. Los órganos y tejidos se describen en primer lugar por su aspecto en el momento de la disección necrópsica, y luego se realiza el examen microscópico de pequeñas muestras representativas tomadas por su valor diagnóstico.

**PATOLOGÍA PERQUIRÚRGICA** (surgical pathology) Estudio de la enfermedad mediante el examen de muestras de tejidos obtenidas en el curso de intervenciones quirúrgicas. El patólogo perquirúrgico puede examinar las muestras durante la intervención para determinar cómo debe modificarse o completarse ésta. Se utilizan diversas técnicas. En primer lugar se comprueba el aspecto de la muestra, a continuación se preparan secciones de tejidos por congelación o inclusión en parafina y finalmente se estudian al microscopio.

**PATÓLOGO** (pathologist) Médico especializado en el estudio de las enfermedades, que por lo general presta sus servicios en un hospital, facultad de medicina o instituto o laboratorio de investigación. El patólogo suele especializarse en anatomía patológica clínica o quirúrgica o en estudios necrópsicos. También denominado **anatomopatólogo** o **histopatólogo**.

**PATRÓN** (template) (Genética). Cadena de ADN que sirve de molde para la síntesis del RNA mensajero, que contiene la misma secuencia de ácidos nucleicos que aquélla y lleva el código para la síntesis de proteínas.

**PAUL, TUBO DE** (Paul's tube) Tubo de vidrio de gran calibre con un reborde saliente. Se utiliza para realizar enterostomías.

**PAUTRIER, MICROABSCESO DE** (Pautrier microabscess) Acúmulo de células mononucleares con una gran afinidad por la tinción a nivel de la epidermis, típico de los linfomas malignos de la piel y especialmente de la micosis fungoides. V. también **micosis fungoides**.

**PAUWEL, FRACTURA DE** (Pauwel's fracture) Fractura del cuello proximal del fémur con diversos grados de angulación.

**PAVOR** (pavor) Reacción frente a un estímulo atemorizante que se caracteriza por un terror desproporcionado.

**PAYR, PINZA DE** (Payr's clamp) Pinza utilizada en cirugía gastrointestinal.

**Pb** (Pb) Símbolo químico del **plomo**.

**PCO$_2$** (Pco$_2$) Símbolo de presión parcial del dióxido de carbono. V. **presión parcial**.

**Pd** (Pd) Símbolo químico del **paladio**.

**PECA** (freckle) Mácula parda de la piel que se debe habitualmente a exposición a la luz solar. Existe una tendencia congénita; son más frecuentes entre los individuos pelirrojos. Las pecas son inofensivas en sí mismas, pero los individuos que las presentan deben evitar la exposición excesiva a la luz solar o emplear lociones protectoras, puesto que tienen tendencia al desarrollo de lesiones actínicas más graves. También denominada **efélide**. Consultar la voz **léntigo**.

**PECHO** (*breast*) **1.** Cara anterior del tórax. **2.** Glándula mamaria.

**PECTINA** (*pectin*) Sustancia gelatinosa que se encuentra en la fruta y algunos vegetales y se utiliza como agente solidificante en la preparación de confituras y mermeladas y como emulsionante y estabilizante de muchos alimentos. También se añade a las dietas de volumen prescritas para combatir el estreñimiento.

**PECTÍNEO** (*pectineus*) El más anterior de los cinco músculos femorales internos. Se origina en la línea pectínea y se inserta en una línea nudosa que recorre el fémur extendiéndose distal y caudalmente desde el trocánter menor hasta la línea áspera. Este músculo está inervado por una rama del nervio femoral que contiene fibras de los nervios lumbares segundo, tercero y cuarto; su función es la flexión, aducción y rotación interna del muslo. Consultar también las voces **aductor mayor del muslo, músculo; aductor mediano, músculo; aductor menor del muslo, músculo; recto interno del muslo, músculo.**

**PECTOR-** Prefijo que significa «relativo al pecho»: *pectoralgia, pectoriloquia, pectorofonía.*

**PECTORAL EXTERNO, NERVIO** (*lateral pectoral nerve*) Una de las dos ramas del plexo braquial que inerva los músculos pectorales. Se sitúa por fuera de la arteria axilar y parte del cordón externo del plexo o de las divisiones anteriores de los troncos superior y medio. Pasa sobre la primera porción de la arteria y venas axilares, envía una rama al nervio pectoral inferior, atraviesa la aponeurosis clavipectoral y termina en las porciones clavicular y externocostal craneal del pectoral mayor. Consultar la voz **pectoral interno, nervio**.

**PECTORAL INTERNO, NERVIO** (*medial pectoral nerve*) Rama del plexo braquial que, junto con el pectoral externo, inerva los músculos pectorales. Se origina en el cordón medio del plexo, por dentro de la arteria axilar, discurre entre ésta y la vena axilar y se une al nervio pectoral externo formando un asa en torno a la arteria antes de profundizar en el músculo pectoral menor. Esta asa se ramifica para inervar los músculos pectorales mayor y menor. Consultar la voz **pectoral externo, nervio**.

**PECTORAL MAYOR, MÚSCULO** (*pectoralis major*) Gran músculo de la pared torácica superior que actúa sobre la articulación del hombro. De gran grosor y en forma de abanico, se origina en la clavícula, el esternón y los cartílagos de la segunda, tercera, cuarta, quinta y sexta costillas y en la aponeurosis del músculo oblicuo externo del abdomen. Se inserta mediante un amplio tendón plano en la cresta del tubérculo mayor del húmero. Está inervado por los nervios pectorales interno y externo del plexo braquial, que contienen fibras de las raíces cervicales quinta, sexta, séptima y octava, así como por fibras del primer nervio torácico. El músculo pectoral mayor produce flexión, aducción y rotación interna del brazo a nivel de la articulación del hombro.

**PECTORAL MENOR, MÚSCULO** (*pectoralis minor*) Mús-

culo fino de forma triangular situado sobre la pared torácica superior por debajo del pectoral mayor. Su base se origina en las superficies superiores externas de la tercera, cuarta y quinta costillas. Se inserta como un tendón plano en la apófisis coracoides de la escápula. Está inervado por el nervio pectoral interno del plexo braquial, que contiene fibras de la octava raíz cervical y la primera torácica y su función es rotar la escápula, dirigiéndola hacia abajo y hacia delante y, elevar la tercera, cuarta y quinta costillas en la inspiración forzada. Consultar también las voces **pectoral mayor, músculo; subclavio, músculo**.

**PECTORILOQUIA** (*pectoriloquy*) Fenómeno por el que los sonidos vocales, y también el cuchicheo, son transmitidos claramente a través de las estructuras pulmonares, siendo audibles con el estetoscopio. Con frecuencia es un signo de consolidación pulmonar.

**PECTUS EXCAVATUM** (*pectus excavatum*) V. **tórax en embudo**.

**PEDAGOGÍA** (*pedagogy*) Arte y ciencia de enseñar a los niños, basada en la creencia de que el objetivo de la educación es la transmisión de conocimientos.

**PEDEROSIS** (*pederosis*) V. **pedofilia**.

**PEDIA, ARTERIA** (*dorsalis pedis artery*) Prolongación de la arteria tibial anterior que comienza en la articulación del tobillo, se divide en cinco ramas e inerva diversos músculos del pie y los dedos. Sus ramas son las arterias dorsal del tarso, tarsiana interna, dorsal del metatarso, primera interósea dorsal del pie y plantar profunda.

**PEDIATRA** (*pediatrician*) Médico especializado en pediatría.

**PEDIATRÍA** (*pediatrics*) Rama de la medicina que estudia el desarrollo y la asistencia sanitaria de los niños. Está dividida en numerosas especialidades que se ocupan de las distintas enfermedades infantiles, su prevención y su tratamiento.

**-PÉDICO** (*-pedic*) **1.** Sufijo que significa «relativo a los niños o su tratamiento»: *gimnopédico, ortopédico*. **2.** Sufijo que significa «relativo a los pies»: *artrosteopédico, talipédico, velocipédico*.

**PEDICULICIDA** (*pediculicide*) Fármaco que destruye los piojos.

**PEDÍCULO EMBRIONARIO** (*body stalk*) Porción elongada del embrión que se une al corion. Al principio se extiende desde el extremo posterior del embrión hasta el corion, pero posteriormente se desplaza hacia la región medioventral y constituye el cordón umbilical, que se irá alargando. A medida que el embrión se desarrolla y el amnios se expande, el cordón umbilical acaba por incluir el pedículo embrionario y el saco vitelino.

**PEDICULOSIS** (*pediculosis*) Infestación por piojos, parásitos hematófagos. La **pediculosis capitis** es la infestación del cuero cabelludo por piojos. La **pediculosis corporis** supone la infestación de la piel del cuerpo y la **pediculosis palpebrae**, la de los párpados y las pestañas. Finalmente, la **pediculosis pubis** es la infestación del bello púbico por este parásito. V. también **piojo**.

OBSERVACIONES: La infestación por piojos produce intenso picor que con frecuencia determina la excoriación de la piel y la producción de infecciones bacterianas se-

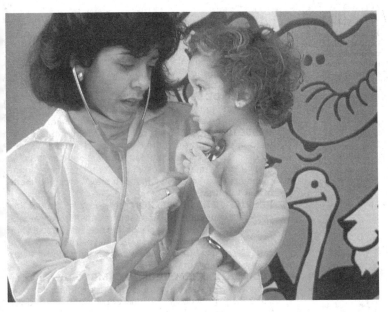

PEDIATRA. Revisión pediátrica de una niña.

PEDICULOSIS. Apariencia externa de algunos parásitos del hombre y su lugar de parasitación preferente (abajo).

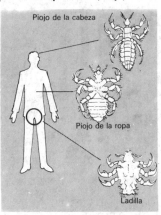

Piojo de la cabeza

Piojo de la ropa

Ladilla

cundarias. Por lo general, sólo pueden verse los huevos de los piojos. Los piojos del cuerpo depositan sus huevos en los pliegues de los vestidos mientras que los del cuero cabelludo lo hacen en el cabello. La pediculosis se transmite por contacto directo con personas, ropa o asientos de inodoros infectados. Los piojos corporales pueden transmitir ciertas enfermedades, como la fiebre recurrente, el tifus y la fiebre de las trincheras.
ACTUACIÓN: El tratamiento consiste en la aplicación tópica de lindane al 1 % en forma de champú, loción o crema, o malation al 0,5 % en loción. Tras aplicar el pediculicida, hay que eliminar los huevos del cabello con un peine de púas finas. En la pediculosis de las pestañas hay que aplicar un ungüento oftálmico a base de fisostigmina al 0,25 %. La infestación puede prevenirse en parte evitando el contacto con el parásito y lavando y planchando toda la ropa contaminada.
**PEDICULUS PUBIS** (Pediculus pubis) V. **piojo del pubis**.
**PEDODONCIA** (pedodontics) Campo de la odontología dedicado al diagnóstico y tratamiento de los problemas dentales que afectan a los niños.
**PEDOFILIA** (pedophilia, paedophilia) **1.** Interés sexual por los niños. **2.** (Psiquiatría). Trastorno psicosexual caracterizado porque la forma exclusiva o preferida de conseguir excitación y gratificación sexual de un sujeto es la fantasía o actividad sexual con niños prepuberales. Puede ser heterosexual u homosexual. Denominada también **pederosis**. V. también **parafilia**.
**PEDOGÉNESIS** (pedogenesis, paedogenesis) Producción de descendencia a través de formas jóvenes o larvas de animales, con frecuencia por partenogénesis.
**PEDÚNCULO** (peduncle) Conexión en forma de callo, como el pedúnculo pineal o el pedúnculo de un injerto.
**PEDÚNCULO CEREBRAL, PIE DEL** (crus cerebri) Parte anterior del pedúnculo cerebral, formada por las fibras de las vías descendentes procedentes de la corteza y que constituyen los fascículos longitudinales de la protuberancia.
**PEGAMENTO, ASPIRACIÓN DE** (glue sniffing) Forma de drogadicción que consiste en la inhalación de los vapores del tolueno, compuesto orgánico volátil que se utiliza como disolvente en la fabricación de determinados pegamentos. El pegamento se introduce en una bolsa de plástico que a continuación se aplica a la boca y la nariz. De esta forma se producen intoxicación y vértigo; la exposición profesional o accidental prolongada o el empleo repetido de estos pegamentos en trabajos recreativos puede afectar a diversos sistemas orgánicos. Algunos individuos han muerto por asfixia debido al empleo de bolsas de plástico.
**PEL-** (pell-) Prefijo que significa «relativo a la piel»: pelagra, película, pelicular.
**PELAGRA** (pellagra) Enfermedad producida por deficiencia de niacina o triptófano o por un defecto metabólico que interfiere con la conversión del precursor triptófano en niacina. Se observa con frecuencia en sujetos cuya dieta está constituida fundamentalmente por maíz, vegetal que carece de triptófano. Se caracteriza por una dermatitis descamativa, que afecta especialmente a la piel expuesta al sol, junto con glositis, inflamación de las membranas mucosas, diarrea y trastornos mentales tales como depresión, confusión, desorientación, alucinaciones y delirio. El tratamiento y la profilaxis consisten en la administración de miosina y triptófano, por lo general junto con otras vitaminas —particularmente tiamina y riboflavina—, y una dieta bien equilibrada que contenga alimentos ricos en sustancias nutritivas, como huevos, leche, hígado y carne. Entre los distintos tipos de pelagra destacan la **pelagra sin pelagra** y la **pelagra tifoidea**. Consultar también la voz **kwashiorkor**.

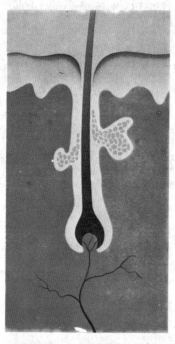

PELO. Folículo piloso. El bulbo situado en el extremo inferior, en la dermis, es el responsable del crecimiento del pelo.

**PELAGRA INFANTIL** *(infantile pellagra)* V. **kwashiorkor**.

**PELAGRA SIN PELAGRA** *(pellagra sine pellagra)* Forma de pelagra que no presenta la dermatitis característica.

**PELAGRA TIFOIDEA** *(typhoid pellagra)* Forma de pelagra en la que los síntomas incluyen elevación permanente de la temperatura.

**PEL-EBSTEIN, FIEBRE DE** *(Pel-Ebstein fever)* Fiebre recidivante que se produce en ciclos de varios días o semanas y es típica de la enfermedad de Hodgkin o de los linfomas malignos. Denominada también **Murchison, fiebre de**.

**PELGER-HUËT, ANOMALÍA DE** *(Pelger-Huët anomaly)* Trastorno hereditario caracterizado por la presencia de granulocitos con material nuclear extraordinariamente tosco y núcleos en forma de pesa o cacahuete. V. también **banda**.

**PELO** *(hair)* Filamento de queratina constituido por una raíz y un tallo que se forma en un folículo especializado de la epidermis. El desarrollo del pelo atraviesa dos estadios: el **anagénico** o fase de crecimiento activo y el **telogénico** o fase de reposo. El pelo del cuero cabelludo, denominado cabello, crece por término medio 1 mm cada 3 días, mientras que las pestañas y el vello corporal lo hacen con más lentitud. La extracción del pelo no detiene su producción. V. también **hirsutismo; lanugo**.

**PELO INCARCERADO** *(ingrown hair)* Dícese del pelo que encuentra dificultades para asomar a la superficie a través del conducto folicular normal, de modo que se retrae y vuelve a introducirse en la piel. A partir de ahí actúa como un cuerpo extraño, produciendo inflamación y supuración.

**PELOTEO** *(ballottement)* Técnica de palpación de una estructura flotante agitándola suavemente y percibiendo el rebote. El peloteo del feto en el útero es un signo objetivo de embarazo. Cuando en la gestación a término puede peloteo la cabeza fetal, se dice que el feto no está encajado, para diferenciarlo de la cabeza fija o encajada, que no puede sacarse con facilidad de la pelvis.

**PELOTEO DE LA CABEZA FETAL** *(ballottable head)* Movimiento de peloteo de la cabeza fetal que no ha descendido ni se ha encajado en la pelvis ósea materna.

**PELUCIDA, ZONA** *(zona pellucida)* Membrana gruesa, transparente, no celular, que encierra el óvulo de los mamíferos. Es producida por éste durante su desarrollo en el ovario y se mantiene casi hasta el momento de la implantación. También se llama **oolema**. V. también **membrana vitelina**.

**PÉLVICA, CLASIFICACIÓN** *(pelvic classification)* Proceso de evaluación de las relaciones anatómicas y espaciales de los huesos de la pelvis que suele llevarse a cabo para valorar la adecuación de las estructuras pélvicas. El sistema de clasificación más utilizado es el de Caldwell-Moloy.

**PÉLVICA, ENFERMEDAD INFLAMATORIA** *(pelvic inflammatory disease)* Cualquier trastorno inflamatorio de los órganos pélvicos femeninos, especialmente los debidos a infecciones bacterianas.

OBSERVACIONES: Las características de esta enfermedad son fiebre, flujo vaginal de olor desagradable, lumbalgia, hemorragia uterina anormal, dolor en el coito e hipersensibilidad o dolor localizado en el útero, ovario o la trompa afectados, en la exploración pélvica bimanual. Si ya se ha desarrollado un absceso, puede palparse una masa blanda, dolorosa y llena de líquido.

ACTUACIÓN: Hay que determinar y tratar la causa del proceso inflamatorio. En primer lugar se obtiene una muestra de moco para identificación bacteriológica y pruebas de sensibilidad a antibióticos. En algunos casos resultan útiles las exploraciones ecocardiográficas para visualizar abscesos o dilatación por líquido de las trompas de Falopio. Por lo general se aconseja reposo en cama y se prescriben antibióticos, pero en muchos casos hay que intervenir quirúrgicamente. En la enfermedad inflamatoria pélvica fulminante puede estar indicada la histerectomía para evitar una septicemia fatal. Si la causa es una infección por gonococos o clamidias, hay que tratar también con antibióticos al compañero o compañeros sexuales de la paciente.

CONSIDERACIONES ADICIONALES: Es fundamental completar el ciclo terapéutico con antibióticos, ya que el tratamiento insuficiente puede conducir a la cronificación de la enfermedad o a la formación de un absceso. Si éste ya se ha desarrollado, la enfermedad inflamatoria pélvica puede hacerse crónica y recidivante. La modalidad grave de este trastorno suele ser muy dolorosa y el paciente se encuentra en muchos casos postrada y precisa analgesia narcótica. La enfermedad inflamatoria pélvica recidivante o grave suele provocar la cicatrización de las trompas de Falopio, con obstrucción de las mismas e infertilidad.

**PÉLVICA, EXPLORACIÓN** *(pelvic examination)* Procedimiento diagnóstico realizado para explorar físicamente los genitales externos e internos por inspección, palpación, percusión y auscultación. Debe practicarse con regularidad durante toda la vida de la mujer, por lo general con intervalos de uno a tres años.

MÉTODO: La mujer vacía la vejiga, se desnuda y se acuesta en la camilla de exploración en una postura que sea lo más cómoda posible, en posición de litotomía dorsal con los pies en los estribos de la camilla y las nalgas muy cerca de su extremo inferior. La enfermera la cubre con una toalla. La exploración de las mamas y la palpación abdominal suelen realizarse antes de la exploración pélvica propiamente dicha. Hay que prestar particular atención a la región suprapúbica, para detectar cualquier masa que se extienda desde la pelvis por encima de la sínfisis, y a las ingles, para detectar la presencia de ganglios o hernias. En caso de palparse una masa, puede delimitarse mediante percusión. Si se sospecha la existencia de un embarazo, hay que intentar la palpación y percusión del útero y la auscultación de los tonos cardiacos fetales. A continuación el explorador se sitúa en la parte inferior de la camilla entre las piernas de la paciente, separa los labios mayores para inspeccionar el clítoris, el orificio uretral, los labios menores y el vestíbulo vaginal y comprueba si existen zonas hinchadas, coloraciones anormales, lesiones, cicatrices, quistes, flujo vaginal o hemorragias. Las glándulas y conductos de Skene y Bartholino se palpan y exprimen para valorar cualquier secreción y tomar muestras para cultivo, en caso necesario. A continuación se comprueba el tono de la musculatura perineal y paravaginal y se pide a la paciente que haga esfuerzos abdominales para descartar la presencia de cistocele, rectocele o un mayor o menor grado de descenso uterino. Como la gelatina lubricante interfiere con los estudios citológicos y bacteriológicos, no suele utilizarse para la exploración con espéculo. Éste se calienta, se lubrica con agua templada y se introduce gradualmente en la vagina. El explorador debe tener cuidado para dirigir el espéculo a lo largo del ángulo vaginal, que es de aproximadamente 45° con respecto al eje de la mesa cuando la mujer se encuentra en decúbito. A veces es preciso desplazarlo ligeramente de un lado a otro para poder despegar las rugosidades vaginales. Tras avisar a la paciente de que puede notar una sensación de tensión, se abren suavemente las valvas del espéculo y se ajusta su posición para retirar los pliegues vaginales que pueden interferir con la visión del cuello. El explorador observa el color y estado del epitelio vaginal y la posición, tamaño y calidad de su superficie. Antes de la prueba de Papanicolau se toman muestras para bacteriología; para dicha prueba se realizan raspados del endocérvix y el cérvix y se toma una muestra de secreción vaginal que se extiende cuidadosamente con el aplicador sobre portas de vidrio previamente marcados. Estos portas se fijan inmediatamente. A continuación se cierra el espéculo, se rota ligeramente, se extrae de la vagina, se aclara y se introduce en una solución germicida. Seguidamente se procede a la exploración bimanual, para lo cual el médico introduce suave y lentamente en la vagina dos dedos enguantados y bien lubricados mientras que con la otra mano aplica presión a la región abdominal inferior en va-

rias direcciones para poder desplazar el útero, las trompas y los ovarios hacia posiciones favorables para su exploración. A este respecto se valoran el tamaño, forma, posición, movilidad y consistencia de los distintos órganos y tejidos y se comprueba si existe algún tipo de molestia o dolor. Por último se practica la exploración rectal o rectovaginal. Antes de la introducción de un dedo en el ano, se aplica una presión lateral al esfínter y se pide a la paciente que realice un pequeño esfuerzo abdominal para relajar la musculatura y de esa forma causar menos molestias.

CRITERIOS IMPORTANTES: Mediante exploración pélvica pueden diagnosticarse numerosas enfermedades y trastornos de la región. Además pueden obtenerse cómodamente muestras para estudios citológicos y bacteriológicos. La exploración pélvica no puede realizarse satisfactoriamente sin la cooperación de la paciente y tampoco cuando existe falta de relajación, obesidad, fibrosis importante, hipersensibilidad pélvica o un flujo vaginal abundante.

**PÉLVICA, INCLINACIÓN** (pelvic tilt) Uno de los cinco determinantes cinemáticos fundamentales de la marcha que consiste en el descenso de la pelvis hacia el lado de balanceo de la extremidad inferior durante la locomoción. Mediante la acción de la articulación de la cadera, la pelvis se inclina lateralmente y hacia abajo, acercando la extremidad inferior en la fase de estabilización de la marcha y separando la extremidad contralateral en la fase de balanceo. La articulación de la rodilla de la extremidad que no soporta el peso del·cuerpo se flexiona durante la fase de balanceo para que la pelvis pueda inclinarse, con lo cual se reduce al mínimo el desplazamiento vertical del centro de gravedad del organismo, conservando así la energía durante la locomoción. La valoración de la inclinación pélvica constituye un factor importante en el diagnóstico y tratamiento de diversas enfermedades ortopédicas, deformidades y trastornos óseos y en el análisis y la corrección de marchas patológicas. Consultar las voces **pélvica, rotación; rodilla-cadera, flexión; rodilla-tobillo, interacción**.

**PÉLVICA ROTACIÓN** (pelvic rotation) Uno de los cinco determinantes cinemáticos fundamentales de la marcha que consiste en la rotación alternativa de la pelvis a la derecha y a la izquierda del eje central del cuerpo. La rotación pélvica habitual de la articulación de la cadera en la mayoría de las personas sanas es de aproximadamente cuatro grados a cada lado del eje central. Se produce durante la fase de estabilización de la marcha y comprende un movimiento circular de dentro a fuera. Si se considera la locomoción normal un movimiento sinusoidal progresivo, la rotación pélvica sirve para reducir al mínimo el desplazamiento vertical del centro de gravedad del organismo durante la marcha. El análisis de la rotación pélvica es un factor importante en el diagnóstico de diversas enfermedades ortopédicas, deformidades y trastornos óseos y en la corrección de alteraciones de la marcha. Consultar también las voces **pélvica, inclinación; rodilla-cadera, flexión; rodilla-tobillo, interacción**.

**PÉLVICO** (pelvic) Relativo a la pelvis.

**PÉLVICO EXTERNO, DESPLAZAMIENTO** (lateral pel-

*vic displacement)* Uno de los cinco determinantes cinemáticos de la marcha que ayuda a sincronizar los movimientos rítmicos al caminar. Está producido por la inclinación horizontal de la pelvis o por una aproximación relativa de la cadera. Suele ser un factor importante en el diagnóstico y tratamiento de varias enfermedades ortopédicas y deformidades y en el análisis y corrección de las marchas disfuncionales.

**PELVIFEMORAL** *(pelvifemoral)* Relativo a las estructuras de la articulación de la cadera, especialmente los músculos y la región que rodean la pelvis ósea y la cabeza del fémur, que constituyen la cintura pelviana.

**PELVIMETRÍA** *(pelvimetry)* Proceso de medición de las dimensiones del canal óseo del parto. Entre los tipos de pelvimetría destacan la **pelvimetría clínica** y la **pelvimetría radiográfica**.

**PELVIMETRÍA CLÍNICA** *(clinical pelvimetry)* Método utilizado para la medición del tamaño del canal del parto. Se realiza mediante la palpación sistemática de protuberancias óseas específicas de la pelvis y la estimación de la distancia existente entre ellas y se expresa como «adecuado», «límite» o «no adecuado». Con este método sólo se tiene una idea aproximada del tamaño, puesto que los diámetros pélvicos internos son inaccesibles a la palpación. Las matronas y los obstetras lo utilizan durante la primera visita de la mujer embarazada. Consultar la voz **pelvimetría radiográfica**.

**PELVIMETRÍA RADIOGRÁFICA** *(X-ray pelvimetry)* Exploración radiológica que se utiliza para determinar las dimensiones de la pelvis ósea de una mujer embarazada y, cuando es posible, el diámetro biparietal del feto. Esta técnica se realiza cuando no se sabe con certeza si la cabeza del feto podrá pasar sin problemas a través de la pelvis de la madre durante el trabajo del parto. Las imágenes de la pelvis y el feto se proyectan radiográficamente en una película y una vez revelada ésta se determinan sus dimensiones. De esta forma, una vez corregidas las distorsiones, pueden calcularse las verdaderas medidas del canal del parto y la cabeza fetal. Muchas veces no puede establecerse con precisión la relación cefalopélvica a partir de las radiografías porque la cabeza fetal se encuentra en tal posición que no puede visualizarse el diámetro biparietal. Como los grados menores de desproporción cefalopélvica suelen compensarse durante el trabajo del parto mediante la modelación de la calota fetal y como las desproporciones importantes pueden detectarse mediante pelvimetría clínica sin necesidad de utili-

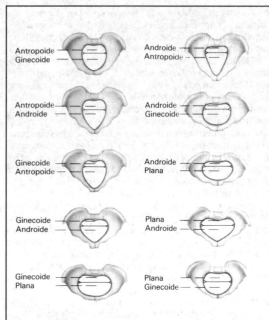

zar técnicas radiográficas, el valor de éstas suele cuestionarse, más aún si se tiene en cuenta el riesgo que implica la exposición a la radiación. Además, otras técnicas diagnósticas, entre ellas la ultrasonografía, suelen dar la información necesaria con un riesgo aparentemente menor. Consultar la voz **pelvimetría clínica**.

**PELVIS** *(pelvis)* Porción inferior del tronco compuesta por cuatro huesos: los dos innominados, lateralmente, y el sacro y el coxis en la parte posterior. Un plano oblicuo que atraviesa el sacro y la sínfisis del pubis divide la pelvis en una porción falsa o mayor y otra verdadera o menor. La pelvis mayor corresponde a la porción ancha de la cavidad situada craneal y ventralmente con respecto al reborde pélvico. La pelvis menor se sitúa distalmente al reborde pélvico y sus paredes óseas son más completas que las de la pelvis mayor. Los estrechos superior e inferior de la pelvis tienen tres diámetros importantes: anteroposterior, oblicuo y transverso. La pelvis femenina suele ser menos pesada pero más amplia y circular que la masculina.

**PELVIS, ARTICULACIÓN DE LA** *(articulation of the pelvis)* Cualquiera de las conexiones entre los huesos de la pelvis en las que intervienen cuatro grupos de ligamentos: el primero une el sacro con el ilion (lig. sacroilíacos); el segundo, el sacro con el isquión (lig. sacrociáticos); el tercero, el sacro con el coxis (lig. sacrococcígeos); y el cuarto, los dos pubis izquierdo y derecho (lig. pubianos).

**PELVIS ANDROIDE** *(android pelvis)* Tipo de pelvis cuya estructura es característica del varón. No es rara en las mujeres. Los huesos son gruesos y pesados y el estre-

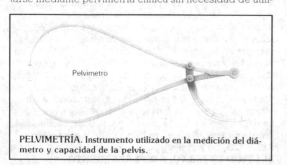

**PELVIMETRÍA. Instrumento utilizado en la medición del diámetro y capacidad de la pelvis.**

cho superior tiene forma de corazón. El sacro está inclinado hacia delante, las paredes laterales son convergentes y el arco púbico es pequeño. Los diámetros del plano medio y del estrecho inferior son más pequeños que en la pelvis ginecoide normal, por lo que el parto vaginal puede verse dificultado, a menos que la pelvis, globalmente, sea amplia y el feto pequeño.

**PELVIS ANTROPOIDE** *(anthropoid pelvis)* Pelvis cuyo estrecho superior es de forma ovalada; el diámetro anteroposterior es mucho mayor que el transversal.

**PELVIS GINECOIDE** *(gynecoid pelvis)* Tipo de pelvis característico de la mujer normal que se asocia con la menor incidencia de desproporción fetopélvica. El estrecho superior es casi redondo, el sacro es paralelo a la cara posterior de la sínfisis del pubis, las paredes laterales son rectas y las espinas isquiáticas son romas y no invaden el espacio de la pelvis verdadera. Es el tipo pélvico ideal desde el punto de vista obstétrico.

**PELVIS PLATIPELOIDE** *(platypelloid pelvis)* Tipo raro de pelvis caracterizado porque el estrecho superior tiene forma redondeada, como el tipo ginecoide en la sección anterior; es aplanada con un extremo plano y grueso en su sección posterior. El sacro está excavado y se inclina hacia atrás. En el plano medio el diámetro transversal es mucho más ancho que el anteroposterior, que está muy acortado. En las mujeres que presentan este tipo de pelvis rara vez es posible el parto vaginal.

**PELVIS RENAL** *(renal pelvis)* Estructura anatómica en forma de embudo que drena la orina del riñón al uréter.

**PEMOLINA** *(pemoline)* Estimulante del sistema nervioso central.
INDICACIONES: Tratamiento del déficit de atención en el niño.

CONTRAINDICACIONES: Hipersensibilidad conocida a este fármaco.
EFECTOS SECUNDARIOS: Algunos de los más graves son insomnio, trastornos gastrointestinales, erupciones cutáneas, convulsiones y alucinaciones.

**PENDIENTE, FASE DE MÁXIMA** *(phase of maximum slope)* Momento en el trabajo del parto en el cual la dilatación cervical y el descenso fetal son rápidos. V. **Friedman, curva de**.

**PENE** *(penis)* Órgano reproductor externo del hombre, homólogo del clítoris femenino. Está inserto mediante ligamentos a las porciones frontal y lateral del arco pubiano y está compuesto por tres masas cilíndricas de tejido cavernoso cubierto de piel. Los cuerpos cavernosos del pene rodean una masa media, denominada cuerpo esponjoso, que contiene la mayor parte de la uretra. La aponeurosis subcutánea del pene se continúa directamente con la del escroto, que contiene los testículos.

**PENE, CÁNCER DE** *(penile cancer)* Neoplasia maligna rara del pene, que se produce en hombres no circuncisos y se asocia con infecciones por herpesvirus genital y una mala higiene personal. La leucoplasia o las pápulas planas de la blanitis xerótica obliterante pueden ser lesiones malignas y las pápulas dolorosas, rojizas y aterciopeladas de la eritroplasia de Queyrat se consideran ya un carcinoma in situ de las células escamosas. El cáncer de pene suele manifestarse como una masa localizada o una úlcera sangrante y metastatiza en un momento precoz de su evolución. El tratamiento quirúrgico consiste en la amputación parcial o total del pene con extirpación de los ganglios inguinales y el tejido adyacente en caso necesario. En el preoperatorio y el posoperatorio suele administrarse radioterapia. En algunos

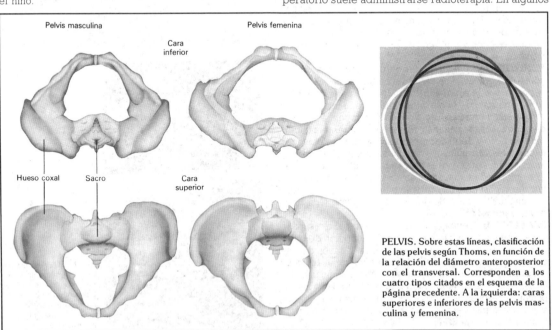

Pelvis masculina          Pelvis femenina

Cara inferior

Hueso coxal     Sacro          Cara superior

**PELVIS.** Sobre estas líneas, clasificación de las pelvis según Thoms, en función de la relación del diámetro anteroposterior con el transversal. Corresponden a los cuatro tipos citados en el esquema de la página precedente. A la izquierda: caras superiores e inferiores de las pelvis masculina y femenina.

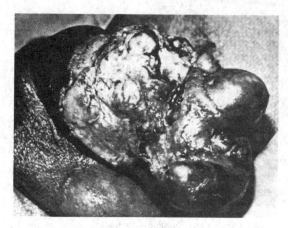

PENE, cáncer de. Carcinoma fungiforme de células escamosas en el glande.

casos se emplean citostáticos, particularmente en caso de que exista afectación metastásica de otros órganos.

**PENE, PÁPULAS PERLADAS DEL** *(pearly penile papules)* V. **papiloma hirsutoide del pene**.

**PENETRANCIA** *(penetrance)* (Genética). Factor variable que modifica los patrones básicos de la herencia. Lo que porta el gen es la regularidad con que un carácter heredado se manifiesta en la persona. Si un gen siempre produce su efecto en el fenotipo se dice que es totalmente penetrante. La acondroplasia, por ejemplo, se debe a un gen totalmente penetrante: si este gen existe, siempre existe acondroplasia. Si un gen produce su efecto en una frecuencia inferior al 100 % no es totalmente penetrante. El retinoblastoma se desarrolla en el 90 % de los niños portadores del gen y por tanto en un 10 % éste no es penetrante.

**PÉNFIGO** *(pemphigus)* Enfermedad grave y poco frecuente de la piel y las membranas mucosas que se caracteriza por la aparición de bullas de pared delgada sobre una zona de la piel o una membrana mucosa aparentemente normales. Estas bullas se rompen fácilmente dejando zonas erosionadas. El paciente experimenta pérdida de peso y debilidad progresiva y sufre infecciones importantes. El tratamiento con corticosteroides y otros fármacos inmunosupresores ha cambiado el pronóstico de esta enfermedad, que antes era casi sistemáticamente fatal y hoy constituye un problema controlable compatible con una vida normal. Se desconoce su causa. Consultar la voz **penfigoide**.

**PENFIGOIDE** *(pemphigoid)* Enfermedad bullosa similar al pénfigo y que se caracteriza por la aparición de bulla de pared gruesa sobre una base urticarial, o bien de máculas eritematosas. Las lesiones orales son raras. En algunos casos puede asociarse con un tumor maligno interno. Ocasionalmente la enfermedad puede remitir de forma espontánea después de varios años. El tratamiento suele consistir en la administración de corticosteroides por vía oral. Consultar la voz **pénfigo**.

**PENFLURIDOL** *(penfluridol)* Fármaco antipsicótico en fase de investigación, químicamente similar a la **pimocida**.

**-PENIA** Sufijo que significa «deficiencia»: *glicopenia, lipopenia, tiropenia*.

**PENICILAMINA (D-PINICILAMINA)** *(penicillamine [D-penicillamine])* Agente quelante.

INDICACIONES: Se utiliza para unirse y eliminar metales de la sangre en el tratamiento de la intoxicación por metales pesados (especialmente el plomo), de la cistinuria y de la enfermedad de Wilson. También se utiliza como tratamiento paliativo de la esclerosis y la artritis reumatoide cuando fracasan otros tipos de medicaciones.

CONTRAINDICACIONES: Hipersensibilidad conocida a este fármaco o anemia aplásica por pernicilamina. No debe administrarse durante el embarazo ni cuando exista disfunción renal.

EFECTOS SECUNDARIOS: Los más graves son fiebre y erupciones cutáneas y discrasias sanguíneas. La administración a largo plazo de estos fármacos se ha asociado con depresión grave de la médula ósea y trastornos inmuno-

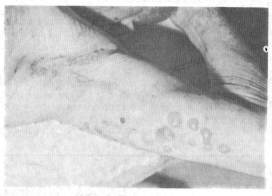

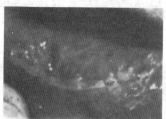

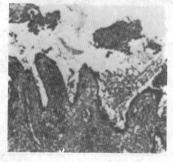

PÉNFIGO. Arriba: típicas ampollas circulares de contenido seroso. Debajo: pénfigo bucal. Lesiones ampollosas y aspecto histológico de las mismas.

**Antibióticos de elección en urgencias según tinción Gram**

| Tipo de bacterias identificadas en el frotis teñido con Gram | Fuente | Elección inicial de antibióticos |
|---|---|---|
| Cocos grampositivos en racimos (estafilococos) | Cualquier fuente | Nafcilina y penicilina o cefalotina; prescribir gentamicina o lincomicina en caso de alergia a eritromicina |
| Cocos grampositivos en cadenas (estreptococos) | Cualquier fuente | Penicilina G |
| Bastoncillos grampositivos | Cualquier fuente | Penicilina G, casi siempre con tetraciclina |
| Bastoncillos gramnegativos | Vías respiratorias inferiores | Gentamicina o kanamicina |
| | Vías urinarias | |
| | Heridas quirúrgicas (abdominales) | |
| | Heridas quirúrgicas (tórax) | Ampicilina y gentamicina |
| | Septicemia | Ampicilina o cefalosporina y gentamicina o kanamicina |
| | Abscesos profundos | Lo mismo que en septicemia. Tratar con un solo agente y si no con varios o bien drenar además |
| Flora mixta —gérmenes grampositivos y gramnegativos | Mordedura humana | Penicilina y tetraciclina |
| | Septicemia | Penicilina y gentamicina, o penicilina y cloranfenicol o clindamicina |
| | Celulitis grave o peritonitis después de cirugía abdominal | |

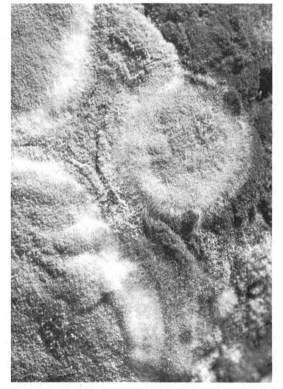

Penicilina

Area en la que difieren las diversas penicilinas

PENICILINA. Las penicilinas (arriba: fórmula química común) se obtienen a partir del cultivo del hongo *Penicillium notatum* (fotografía inferior) y especies afines, aunque pueden producirse también semisintéticamente. Su espectro de aplicación en el tratamiento de las infecciones bacterianas es muy amplio (ver cuadro) y pueden considerarse como uno de los medicamentos más utilizados por la medicina actual.

lógicos. La D-penicilamina es menos tóxica que la L-penicilamina y gran parte de la toxicidad de este fármaco se debe al empleo de formas L o DL.

**PENICÍLICO, ÁCIDO** *(penicillic acid)* Compuesto antibiótico aislado de diversas especies del hongo *Penicilium*

**PENICILINA** *(penicillin)* Cualquier componente de un grupo de antibióticos derivados de cultivos de especies del hongo *Penicillium* o producidos semisintéticamente. Diversas penicilinas administradas por vía oral o parenteral en el tratamiento de infecciones bacterianas ejercen su acción antimicrobiana inhibiendo la biosíntesis de los mucopéptidos de la pared celular durante la multiplicación activa de los microorganismos. La penicilina G (bencilpenicilina), agente terapéutico muy utilizado para tratar las infecciones meningocócicas, neumocócicas y estreptocócicas, la sífilis y diversas otras enfermedades, se absorbe rápidamente cuando se administra por vía IM o subcutánea pero es inactivado por el ácido gástrico e hidrolizado por la penicilinasa producida por la mayoría de las cepas de *Staphylococcus aureus*. La penicilina V (feneticilina) también es activa contra los cocos grampositivos con excepción de los estafilococos productores de penicilinasa; como es resistente al ácido gástrico, resulta eficaz por vía oral. Las penicilinas resistentes a la acción de la penicilinasa (beta-lactamasa) son la cloxacilina, la dicloxacilina, la meticilina, la nafcilina y la oxacilina. La ampicilina, la carbenicilina y la etacilina son penicilinas de ampio espectro, activas contra microorganismos gramnegativos, como *Escherichia coli*, *Haemophilus influenzae*, *Neisseria gonorrhoeae*, *Proteus mirabilis* y algunas especies de *Pseudomonas*. La penicilina produce con relativa frecuencia reacciones de hipersensibilidad que pueden aparecer sin que haya existido una exposición previa al fármaco, probablemente como consecuencia de un contacto que ha pasado inadvertido con un alimento u otra sustancia que contenía trazas del antibiótico. Las reacciones de hipersensibilidad más frecuentes son erupciones cutáneas, fiebre y broncospasmo, siendo menos frecuentes la vasculitis, la enfermedad del suero y la der-

matitis exfoliativa. En algunos pacientes se produce un eritema multiforme grave acompañado de cefalea, fiebre, artralgia y conjuntivitis (síndrome de Stevens-Johnson); la inyección de penicilina es la causa más frecuente de shock anafiláctico.

**PENICILINA G** *(penicillin G)* Agente antibacteriano. INDICACIONES: Tratamiento de numerosas infecciones.

CONTRAINDICACIONES: Hipersensibilidad conocida a este fármaco o a cualquier penicilina.

EFECTOS SECUNDARIOS: Los más graves consisten en reacciones alérgicas que pueden ir desde erupciones cutáneas leves hasta un shock anafiláctico gravísimo. Con frecuencia se producen náuseas y diarrea.

**PENICILINA G BENZATINA** (penicillin G benzathine) Forma «depot» de penicilina de larga acción.

INDICACIONES: Tratamiento de la faringitis y piodermia producidas por estreptococos beta-hemolíticos del grupo A y las infecciones sifilíticas localizadas fuera del sistema nervioso central. Se administra por inyección IM profunda para conseguir concentraciones constantes en el plasma y retardar la absorción sistémica a partir del depósito muscular en un período de 12 horas o varios días.

CONTRAINDICACIONES: Hipersensibilidad a este fármaco u otras penicilinas.

EFECTOS SECUNDARIOS: El más grave es la anafilaxis y los más frecuentes son erupciones maculopapulares o urticariales, fiebre, broncospasmo, vasculitis, enfermedad del suero y dermatitis exfoliativa.

**PENICILINA RESISTENTE A LA PENICILINASA** (penicillinase-resistant penicillin) Una de las penicilinas semisintéticas obtenidas del Penicillium, un género de hongos. Entre estos fármacos se encuentran la cloxacilina sódica, la dicloxacilina sódica, la meticilina sódica, la nafcilina sódica y la oxacilina sódica, que no son inactivadas por el enzima penicilinasa (beta-lactamasa) producido por ciertas cepas de estafilococos. Estos antibióticos resistentes se utilizan para tratar las infecciones producidas por microorganismos que elaboran la enzima.

**PENICILINA V** (penicillin V) Agente antibacteriano.

INDICACIONES: Tratamiento de las infecciones susceptibles.

CONTRAINDICACIONES: Hipersensibilidad conocida a este fármaco o a cualquier penicilina.

EFECTOS SECUNDARIOS: Los más graves son la anafilaxia y la urticaria.

**PENICILINA V POTÁSICA** (potassium penicillin V) V. **penicilina V**.

**PENICILINASA** (penicillinase) Enzima elaborada por determinadas bacterias, incluidas varias cepas de estafilococos. Inactiva la penicilina y por tanto crea resistencia a la misma. En el tratamiento de las reacciones adversas a la penicilina se utiliza un preparado purificador de la penicilinasa obtenido de cultivos de Bacillus cereus saprófitos, portadores de esporas.

**PENICILINASA, ESTAFILOCOCOS PRODUCTORES DE** (penicillinase-producing staphylococci) Cepas de microorganismos estafilocócicos que elaboran penicilinasa (beta-lactamasa), enzima inactivadora de la penicilina, y que por tanto resisten a la acción bactericida del antibiótico.

**PENICILIOSIS** (penicilliosis) Infección pulmonar producida por hongos del género Penicillium.

**PENICILLIUM** (Penicillium) Género de hongos, algunas de cuyas especies se han tratado de relacionar con diferentes enfermedades humanas. La penicilina G se obtiene del Penicillium chrysogenum y el P. notatum.

**PENIFORME** (penniform) Que tiene aspecto o forma de pluma; se aplica especialmente a los fascículos musculares cuya morfología está relacionada con la gama de movimientos y la potencia de los músculos. Los fascículos peniformes convergen sobre un extremo de determinados tendones. Los músculos con mayor número de fascículos tienen una mayor potencia pero una menor gama de movimientos que los que poseen menos.

**PENSAMIENTO** (thinking) Proceso cognitivo de formación de imágenes o conceptos mentales.

**PENSAMIENTO, TRANSMISIÓN DEL** (thought transference) V. **telepatía**.

**PENSAMIENTO ABSTRACTO** (abstract thinking) Estadio final en el desarrollo de los procesos del pensamiento cognitivo en el niño. Durante esta fase, el pensamiento se caracteriza por su adaptabilidad, flexibilidad y por el empleo de abstracciones y generalizaciones. La resolución de problemas se lleva a cabo extrayendo conclusiones lógicas a partir de un grupo dado de observaciones, por ejemplo estableciendo hipótesis y comprobándolas posteriormente. Este tipo de pensamiento aparece aproximadamente a los 12-15 años de edad, por lo general cuando el niño ha recibido un cierto grado de educación. Consultar las voces **pensamiento concreto; pensamiento sincrético**.

**PENSAMIENTO CONCRETO** (concrete thinking) Estadio del desarrollo de los procesos mentales cognoscitivos del niño. El pensamiento va haciéndose lógico y coherente, por lo cual el niño es capaz de clasificar, ordenar y organizar hechos, pero es incapaz de generalizar o hacer abstracciones. La resolución de problemas se realiza de una forma concreta y sistematizada sobre lo percibido, ajustándose al significado literal de las palabras, como la palabra «caballo» aplicada a un animal determinado y no a los caballos en general. Suele darse entre los 7 y los 11 años, precedido por un pensamiento sincrético y seguido por un pensamiento abstracto.

**PENSAMIENTO SINCRÉTICO** (syncretic thinking) Estadio en el desarrollo de los procesos del pensamiento cognitivo del niño, durante el cual las ideas se basan, exclusivamente, en lo que el niño percibe y experimenta sin que exista capacidad de razonar más allá de lo observable ni de hacer deducciones ni generalizaciones. A través de juegos imaginativos, preguntas, relación con los demás y el uso creciente del lenguaje y los símbolos para representar objetos, el niño comienza a aprender a hacer asociaciones de ideas y a elaborar conceptos. En la clasificación de Piaget, este estadio se produce entre los 2 y los 7 años de edad y va precedido por la fase sensorimotora, que consiste en la progresión desde la actividad refleja hasta la conducta repetitiva e imitativa. Consultar también las voces **pensamiento abstracto; pensamiento concreto**.

**PENTAERITRITOL, TETRANITRATO DE** (pentaerythritol tetranitrate) Vasodilatador coronario.

INDICACIONES: Tratamiento de la angina de pecho.

CONTRAINDICACIONES: Hipersensibilidad conocida a este fármaco.

EFECTOS SECUNDARIOS: Los más graves son reacciones alérgicas e hipotensión. También pueden aparecer cefaleas y crisis de enrojecimiento facial súbito.

**PENTAMIDINA** *(pentamidine)* Agente antiprotozoario que se prescribe para el tratamiento de la neumonía causada por *Pneumocystis carinii*, en pacientes con SIDA.

**PENTAZOCINA, CLORHIDRATO DE** *(pentazocine hydrochloride)* Analgésico.

INDICACIONES: Tratamiento del dolor moderado o grave.

CONTRAINDICACIONES: Hipersensibilidad conocida a este fármaco. Debe utilizarse con precaución en pacientes con traumatismos cefálicos o historia de drogadicción.

EFECTOS SECUNDARIOS: Son frecuentes las náuseas y el vértigo. Otros problemas menores son estreñimiento, euforia y adormecimiento. Las dosis elevadas pueden producir depresión respiratoria y circulatoria. Este fármaco puede desencadenar síntomas agudos de abstinencia en los individuos dependientes.

**PENTAZOCINA, LACTATO DE** *(pentazocine lactate)* V. **pentazocina, clorhidrato de**.

**PENTILENETETRAZOL** *(pentylenetetrazol)* Estimulante del sistema nervioso central.

INDICACIONES: Se utiliza como agente analéptico para estimular los centros respiratorio, vagal y vasomotor del cerebro y aumentar el flujo cerebral, especialmente en los pacientes geriátricos.

CONTRAINDICACIONES: Epilepsia y bajo umbral convulsivo.

EFECTOS SECUNDARIOS: Los más graves son convulsiones, confusión y anorexia.

**PENTOBARBITAL** *(pentobarbital)* Agente sedante e hipnótico.

INDICACIONES: Se emplea como sedante preoperatorio, en el tratamiento del insomnio y en el control de los trastornos convulsivos agudos.

CONTRAINDICACIONES: Porfiria o hipersensibilidad conocida a este fármaco u otros barbitúricos. Debe utilizarse con precaución cuando existen trastornos de la función hepática o historia de dependencia de hipnóticos o sedantes.

EFECTOS SECUNDARIOS: Los más graves son depresión respiratoria o circulatoria, excitación paradójica, ictericia y diversas reacciones de hipersensibilidad. También pueden producirse náuseas y síntomas de resaca.

**PENTOBARBITAL SÓDICO** *(pentobarbital sodium)* Fármaco sedante-hipnótico.

INDICACIONES: Tratamiento del insomnio.

CONTRAINDICACIONES: Hipersensibilidad conocida a los barbitúricos o adicción previa a los sedantes e hipnóticos.

EFECTOS SECUNDARIOS: Los más graves son los atri-

buibles a la depresión de diversos sistemas orgánicos y la dependencia física, que determina síntomas de abstinencia cuando se suspende el tratamiento.

**PENTOSURIA** *(pentosuria)* Trastorno raro caracterizado por la presencia de pentosa en la orina, debido a un error metabólico transmitido genéticamente.

**PEPPER, SÍNDROME DE** *(Pepper syndrome)* Neuroblastoma de la glándula suprarrenal derecha que por lo general metastatiza en el hígado.

**PEPSINA** *(pepsin)* Enzima secretada en el estómago que cataliza la hidrólisis de las proteínas. Ciertos preparados de pepsina obtenidos de extractos gástricos de cerdo y de buey se utilizan como aceleradores digestivos. V. también **enzima; hidrólisis**.

**PEPSINÓGENO** *(pepsinogen)* Sustancia cimogénica segregada por células principales del píloro y del estómago. Se convierte en pepsina en presencia del ácido clorhídrico producido en el estómago.

**PEPSINURIA** *(pepsinuria)* Presencia de la enzima pepsina en la orina.

**PÉPTICO** *(peptic)* Perteneciente o relativo a la digestión o los enzimas y secreciones esenciales para la misma.

**PÉPTIDO** *(peptide)* Compuesto constituido por dos o más aminoácidos unidos por enlaces peptídicos. V. también **aminoácido; polipéptido; proteína**.

**PEQUEÑO MAL, CRISIS DE** *(petit mal seizure)* Crisis epiléptica caracterizada por una pérdida brusca y momentánea de la conciencia que ocasionalmente se acompaña de mioclonos del cuello o las extremidades superiores, ligeras muecas simétricas de la cara o pérdida del tono muscular. Estas crisis suelen repetirse varias veces al día sin presentar ninguna aura previa y suelen ser más frecuentes en los niños y adolescentes, especialmente en el momento de la pubertad. El paciente que sufre una crisis típica presenta inexpresión facial e interrumpe cualquier actividad motora voluntaria; con la recuperación rápida de la conciencia suele seguir la conversación en el momento en que la interrumpió, sin darse cuenta de lo que ha sucedido. Durante las crisis y entre las mismas, el electroencefalograma presenta espigas de tres ciclos por segundo, así como descargas de ondas. Los fármacos anticonvulsivos que se utilizan para prevenir la aparición de crisis de pequeño mal son el clonacepam, la etosuximida, la metuximida, la parametadiona, la fensuximida, la trimetadiona y el ácido valproico. V. también **epilepsia**.

**PER OS** *(per os)* Por la boca.

**PERBORATO SÓDICO** *(sodium perborate)* Antiséptico liberador de oxígeno que se utiliza en el tratamiento de la gingivitis ulcerosa necrosante y en otras clases de inflamaciones gingivales. Blanquea los dientes.

**PERCENTIL** *(percentile)* La centésima parte de una distribución estadística.

**PERCEPCIÓN** *(perception)* **1.** Reconocimiento e interpretación consciente de los estímulos sensoriales a través de asociaciones inconscientes, especialmente la memoria. Sirve como base del conocimiento, aprendizaje o motivación de una determinada acción o reacción. **2.** Resultado o producto final de la acción de percibir. Entre los distintos tipos de percepción destacan la **percepción estereognóstica,** la **percepción facial** y la **percepción profunda**.

Pentobarbital sódico

**PERCEPCIÓN, DEFECTO DE LA** (perceptual defect)
Cualquier trastorno perteneciente a un grupo de disfunciones del sistema nervioso central que interfieren con el reconocimiento mental consciente de los estímulos sensoriales. Estas enfermedades se deben a lesiones localizadas en puntos específicos de la corteza cerebral, determinadas por cualquier enfermedad o traumatismo que afecte al cerebro, a cualquier edad o estadio del desarrollo. La alteración de la actividad mental, de los procesos cognitivos y de las respuestas emocionales puede ser difusa, como la que se produce en los trastornos mentales orgánicos (las psicosis, el delirio y la demencia y en el déficit de atención del niño), o puede manifestarse focalmente (como en la afasia, la apraxia, la epilepsia, los trastornos de la memoria, los trastornos cerebrovasculares y diversas neoplasias intracraneales).

**PERCEPCIÓN ESTEREOGNÓSICA** (stereognostic perception) Capacidad de reconocer objetos por el sentido del tacto.

**PERCEPCIÓN EXTRASENSORIAL** (extrasensory perception) Conciencia o conocimientos adquiridos sin utilizar los sentidos físicos. V. también **clarividencia; parapsicología; telepatía**.

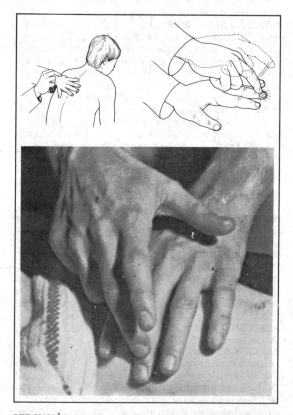

**PERCUSIÓN.** Las diferencias de sonido que pueden percibirse a través de esta técnica de exploración permiten descubrir eventuales alteraciones patológicas.

**PERCEPCIÓN FACIAL** (facial perception) Capacidad de juzgar la distancia y dirección de los objetos a través de la sensación captada por la piel de la cara. Este fenómeno suelen experimentarlo los ciegos y, rara vez, los videntes en ambiente oscuro.

**PERCEPCIÓN PROFUNDA** (depth perception) Capacidad de juzgar la profundidad o distancia relativa de los objetos en el espacio y orientar la propia posición en relación a ellos. La visión binocular es esencial para la percepción profunda.

**PERCEPTIVIDAD** (perceptivity) Capacidad de recibir impresiones sensoriales.

**PERCIBIR** (percept) Recibir las impresiones exteriores mediante el empleo de los sentidos.

**PERCLOROMETANO** (perchloromethane) V. **carbono, tetracloruro de**.

**PERCOLACIÓN** (percolation) **1.** Acto de filtrar cualquier líquido a través de un medio poroso. **2.** (Farmacología). Eliminación de las porciones solubles de un fármaco no refinado haciendo pasar un solvente líquido a su través.

**PERCUSIÓN** (percussion) Técnica incluida en la exploración física que se utiliza para valorar el tamaño, límites y consistencia de algún órgano interno, descubrir la presencia de líquido y valorar su cantidad en una determinada cavidad. La percusión inmediata directa se realiza golpeando directamente con los dedos sobre la superficie corporal, mientras que la percusión indirecta, mediata o digital se lleva a cabo golpeando con un dedo sobre una mano u otro dedo contralateral apoyado directamente sobre el órgano a explorar. V. también **plexímetro**.

**PERCUSIÓN AUSCULTATORIA** (auscultatory percussion) V. **auscultación; percusión**.

**PERCUSIÓN DIGITAL** (finger percussion) V. **percusión**.

**PERCUSIÓN INDIRECTA** (indirect percussion) V. **percusión**.

**PERCUSIÓN INMEDIATA** (immediate percussion) V. **percusión**.

**PERCUSOR** (percussor) Pequeño dispositivo diagnóstico en forma de martillo que se utiliza para golpear ligeramente las superficies corporales en la percusión. Denominado también **plexor**. V. también **percusión**.

**PERCUTÁNEO** (percutaneous) Procedimiento que se realiza a través de la piel, como la aspiración de un líquido de un espacio situado bajo la piel con la ayuda de una aguja, un catéter y una jeringa, o la instilación de un líquido en una cavidad o espacio por medios similares.

**PÉREZ, REFLEJO DE** (Pérez reflex) Respuesta normal del lactante que, cuando se le sujeta en posición prona y se le presiona con un dedo sobre la columna vertebral desde el sacro hasta el cuello, llora, flexiona las extremidades y eleva la cabeza y la pelvis. La persistencia de este reflejo después de los 6 meses de edad puede indicar lesión cerebral.

**PERFENACINA** (perphenazine) Agente antipsicótico.
INDICACIONES: Tratamiento de los trastornos psicóticos y control de las náuseas y vómitos intensos en el adulto.
CONTRAINDICACIONES: Enfermedad de Parkinson; administración simultánea de depresores del sistema nervioso; disfunción hepática o renal; hipotensión grave; hipersensibilidad conocida a cualquier fenotiazina.

EFECTOS SECUNDARIOS: Los más graves son hipotensión, toxicidad hepática, diversas reacciones extrapiramidales, discrasias sanguíneas e hipersensibilidad.

**PERFIL DE PREDISPOSICIÓN** *(proneness profile)* Método de selección que consiste en evaluar la probabilidad de que aparezcan alteraciones del desarrollo en los primeros años de la infancia. Lo ideal es que se inicie en el período prenatal y continúe después del parto. Algunas de las variables que parecen ser importantes para la selección de los niños de alto riesgo son el estado de salud de la madre y el hijo en el período perinatal, especialmente las complicaciones del embarazo, el parto, el período neonatal y el puerperio; las características de la madre —particularmente temperamento, nivel educativo, posición y sentimientos que el niño le inspira—; las características del niño, incluyendo viveza, modelo de conducta y respuesta a los estímulos y comportamiento de ambos cuando están juntos. Hay que considerar tres aspectos: características del niño, incluyendo adaptación y respuestas al medio, capacidad de proporcionar sugerencias interpretables y comparación de su desarrollo con el normal; características de la persona que atiende al niño, tales como adaptación a él, sensibilidad a las sugerencias que plantea y técnicas de alivio del estrés; y medio ambiente adecuado en cuanto a salud y seguridad.

**PERFLOXACINO** *(perfloxacin)* Antibiótico del tipo de las carboxifluoroquinolonas.

**PERFUSIÓN** *(perfusion)* **1.** Paso de un líquido a través de un órgano o área determinada del cuerpo. **2.** Medida terapéutica con la que se introduce un fármaco a través del torrente sanguíneo.

**PERFUSIÓN ESOFÁGICA ÁCIDA, PRUEBA DE LA** *(acid perfusion test)* Prueba para demostrar la sensibilidad del esófago al ácido que, en caso de dar un resultado positivo, apunta al diagnóstico de una esofagitis por reflujo. La prueba se realiza administrando alternativamente un goteo de ácido clorhídrico 0,1 N y otro de suero salino normal en el esófago a través de una sonda nasoesofágica sin decirle al paciente qué solución se le está administrando. Se considera que la respuesta es positiva cuando se provoca dolor con el ácido pero no con el suero salino. Otro método alternativo es comparar la respuesta del esófago a la administración de un contraste de bario ácido con otro de bario neutro. Si existe sensibilidad al ácido, puede observarse radioscópicamente la aparición de un espasmo esofágico al administrar el bario ácido y no con el bario neutro. Denominada también **Bernstein, prueba de**.

**PERFUSIÓN TISULAR; ALTERACIÓN EN LOS TERRITORIOS CEREBRAL, CARDIOPULMONAR, RENAL, GASTROINTESTINAL Y PERIFÉRICO** *(tissue perfusion, alteration in: cerebral, cardiopulmonary, renal, gastrointestinal, peripheral)* La etiología puede deberse a interrupción de la circulación venosa o arterial propia de la zona afectada, hipovolemia o hipervolemia, o cualquier situación que provoque un anormal intercambio de líquidos y nutrientes entre las células y el torrente circulatorio. Los signos característicos son frialdad de la extremidad afectada, palidez con la extremidad elevada, pulsos arteriales disminuidos, cambios en la presión arterial tomada en

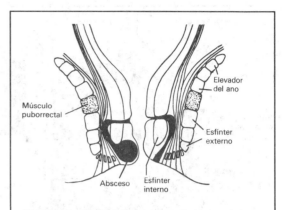

**PERIANAL, absceso.** La infección producida por el absceso perianal se localiza en la parte exterior del ano y tiene su raíz en la región media del conducto anal (a la izquierda, en el dibujo). Un foco de infección crónico puede crear una fístula interesfinteriana (derecha).

la extremidad afectada. Son comunes la claudicación, gangrena, uñas quebradizas, úlceras tórpidas o heridas, piel brillante y alopecia.

**PERFUSIONISTA** *(perfusionist)* Profesional sanitario que interviene en la realización de procedimientos que implican circulación extracorpórea.

**PERIAMIGDALINO, ABSCESO** *(peritonsillar abscess)* Infección de los tejidos situados entre la amígdala y la faringe que se produce por lo general después de una amigdalitis folicular aguda. Los síntomas son disfagia, dolor irradiado al oído y fiebre, que se acompañan de enrojecimiento e hinchazón de la amígdala y la zona adyacente del paladar blando. El tratamiento consiste en irrigación con suero salino caliente, administración de penicilina y, si no se produce la rotura espontánea del absceso, drenaje y aspiración del mismo y en algunos casos amigdalectomía. Consultar las voces **parafaríngeo, absceso; retrofaríngeo, absceso**. V. también **amigdalitis**.

**PERIANAL, ABSCESO** *(perianal abscess)* Infección subcutánea focal y purulenta en la región del ano. El tratamiento consiste en aplicación de compresas calientes, administración de antibióticos y, en algunos casos, incisión quirúrgica y drenaje del absceso. Si se descubre que la causa de la formación de abscesos perianales recidivantes es una fístula rectal o un trayecto sinusal, casi siempre se opta por su extirpación quirúrgica.

**PERIAPICAL, ABSCESO** *(periapical abscess)* Infección localizada alrededor de la raíz de un diente, casi siempre por extensión de una caries dental. El absceso puede alcanzar un hueso vecino, provocando una osteomielitis, o, lo que es más frecuente, puede extenderse a los tejidos blandos, provocando una celulitis y un flemón. En algunos casos se asocia con fiebre, malestar general y náuseas. El tratamiento consiste en perforar la pulpa dentaria para facilitar el drenaje y disminuir el dolor y, a continuación, administrar antibióticos y realizar la endodoncia o la extracción de la pieza en cuestión.

**PERIAPICAL, INFECCIÓN** *(periapical infection)* Infec-

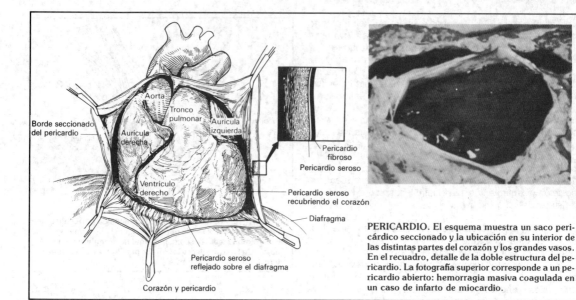

PERICARDIO. El esquema muestra un saco pericárdico seccionado y la ubicación en su interior de las distintas partes del corazón y los grandes vasos. En el recuadro, detalle de la doble estructura del pericardio. La fotografía superior corresponde a un pericardio abierto: hemorragia masiva coagulada en un caso de infarto de miocardio.

ción en torno a la raíz de un diente que por lo general se acompaña de odontalgia.

**PERIARTERITIS** (*periarteritis*) Trastorno inflamatorio de la cubierta externa de una o más arterias y de los tejidos circundantes. Entre los distintos tipos de periarteritis destacan la **periarteritis nodosa** y la **periarteritis sifilítica**.

**PERIARTERITIS GOMOSA** (*periarteritis gummosa*) V. **periarteritis sifilítica**.

**PERIARTERITIS NODOSA** (*periarteritis nodosa*) Enfermedad progresiva, polimorfa, del tejido conjuntivo que se caracteriza por la aparición de numerosos nódulos palpables y sensibles de gran tamaño que forman racimos a lo largo de las arterias de mediano calibre, localizándose particularmente cerca de los puntos de bifurcación. Esta enfermedad produce oclusiones vasculares que determinan isquemia regional, hemorragia, necrosis y dolor. Sus signos precoces son taquicardia, fiebre, pérdida de peso y dolor visceral. Es frecuente la afectación del pulmón, riñón e intestino, aunque pueden afectarse también otros sistemas y órganos. La periarteritis nodosa se trata con corticosteroides a los que se añaden a veces agentes citotóxicos. La tasa de supervivencia a los cuatro años de haberse realizado el diagnóstico es de aproximadamente el 50 %.

**PERIARTERITIS SIFILÍTICA** (*syphilitic periarteritis*) Trastorno inflamatorio de la capa externa de una o más arterias que se produce en la sífilis terciaria y se caracteriza por la aparición de lesiones perivasculares gomosas blandas infiltradas con linfocitos y células plasmáticas. Denominada también **periarteritis gomosa**. V. también **aortitis sifilítica**.

**PERICÁRDICA, ARTERIA** (*pericardial artery*) Cualquiera de las varias ramas pequeñas de la aorta torácica que irrigan la superficie dorsal del pericardio.

**PERICARDIO** (*pericardium*) Saco fibroseroso que rodea el corazón y las raíces de los grandes vasos. Está constituido por el pericardio seroso y el pericardio fibroso. El primero consta de una capa parietal que recubre el interior del pericardio fibroso y otra visceral que se adhiere a la superficie del corazón. Entre estas dos capas, se encuentra el espacio pericárdico con una pequeña cantidad de líquido pericárdico que lubrica las superficies opuestas del espacio y permite que el corazón se mueva fácilmente durante la contracción. Ciertas lesiones o enfermedades pueden provocar la exudación de líquido en el espacio pericárdico, produciendo una gran separación entre el pericardio externo y el corazón. El pericardio fibroso, que constituye el saco más externo, está constituido por un tejido fibroso, blanco y fuerte, recubierto por la capa parietal del pericardio fibroso; se adapta laxamente a la superficie cardiaca y fija los grandes vasos sanguíneos que parten del extremo superior del corazón, pero no del corazón mismo. Es relativamente elástico y protege la víscera cardiaca y las membranas serosas. Si se acumula pus o líquido pericárdico en el espacio pericárdico, el pericardio fibroso no puede distenderse, con lo que se origina un rápido aumento de presión en torno al corazón.

**PERICARDIOCENTESIS** (*pericardiocentesis*) Procedimiento dirigido a extraer líquido del espacio pericárdico, entre las membranas serosas, por punción quirúrgica y aspiración del saco pericárdico.

**PERICARDITIS** (*pericarditis*) Inflamación del pericardio por traumatismo, neoplasia maligna, infección, uremia, infarto de miocardio, colagenosis o por causas idiopáticas. OBSERVACIONES: Esta enfermedad presenta dos fases, si el tratamiento no logra detener la progresión de la primera de ellas a la segunda, que es extraordinariamente grave. La primera fase se caracteriza por fiebre, dolor subesternal irradiado a un hombro o al cuello, disnea y tos seca no productiva. En la exploración se palpa un pulso rápido y enérgico y se auscultan un roce pericárdico y un latido cardiaco amortiguado sobre el vértice. El paciente va desarrollando ansiedad, cansancio y ortopnea progresiva. Durante la segunda fase, se forma dentro del pericardio un derrame serofibrinoso que limita la actividad cardiaca; los tonos cardiacos se auscultan amortiguados, débiles y distantes. A veces, sobre la zona precordial del tórax se observa una protrusión. Si el derrame es purulento por deberse a una infección bacteriana, el paciente presenta también fiebre elevada, sudoración, escalofríos y postración.

ACTUACIÓN: El paciente debe mantenerse en cama elevando la cabecera de ésta 45° para disminuir la disnea. En algunos casos es preciso reducir la temperatura por técnicas de hipotermia. Pueden prescribirse antibióticos, antifúngicos y analgésicos junto con oxígeno y líquidos parenterales. Es necesario evaluar los signos vitales y auscultar el tórax con frecuencia. La pericardiocentesis o pericardiotomía sirve para extraer el líquido acumulado o establecer el diagnóstico.

CONSIDERACIONES ADICIONALES: Estos pacientes precisan un gran apoyo emocional. Durante la convalecencia es muy importante el reposo y evitar el cansancio y la exposición a cualquier infección de las vías respiratorias superiores. El paciente debe conocer los síntomas de una posible recidiva, como fiebre, dolor torácico y disnea, para ponerlos inmediatamente en conocimiento de un médico.

**PERICARDITIS ADHESIVA** (adhesive pericarditis) Enfermedad caracterizada por la formación de adherencias entre las capas visceral y parietal del pericardio o entre el pericardio y el mediastino, el diafragma o la pared torácica. Las adherencias formadas entre las dos capas del pericardio pueden obstruir completamente la cavidad pericárdica. La pericarditis adhesiva puede afectar gravemente los movimientos normales del corazón.

**PERICOLANGITIS** (pericholangitis) Trastorno inflamatorio de los tejidos que rodean los conductos biliares del hígado. La pericolangitis es una complicación de la colitis ulcerosa y se caracteriza por fiebre recidivante, escalofríos, ictericia y, posiblemente, hipertensión portal. El tratamiento de la colitis ulcerosa tiene poco efecto sobre la hepatopatía. V. también **colitis ulcerosa**.

**PERIFERIA** (peripheral) Relativo a la zona externa, la superficie o la región circundante de un órgano u otra estructura.

**PERIFÉRICO, SISTEMA NERVIOSO** (peripheral nervous system) Conjunto de ganglios y nervios motores y sensoriales situados fuera del cerebro y la medula espinal. Este sistema consta de 12 pares de nervios craneales, 31 pares de nervios espinales y sus ramas correspondientes. Los nervios periféricos sensoriales o aferentes transmiten la información al sistema nervioso central, mientras que los nervios periféricos motores o eferentes transmiten los impulsos procedentes del cerebro; por lo general, ambos tipos de nervios siguen un trayecto común, pero se separan a nivel medular en una raíz sensorial posterior y otra motora anterior. Las fibras que inervan la superficie corporal se denominan somáticas, mientras que las que inervan los órganos internos se denominan viscerales. El sistema autónomo comprende los nervios periféricos que intervienen en la regulación de las funciones cardiovasculares, respiratorias, endocrinas y otros procesos automáticos. Los nervios de la división simpática o toracolumbar del sistema autónomo secretan noradrenalina y producen vasoconstricción periférica, aceleración del ritmo cardiaco, dilatación de las arterias coronarias, broncodilatación e inhibición del peristaltismo. Los nervios parasimpáticos que constituyen la división craneosacra del sistema autónomo secretan acetilcolina y producen vasodilatación periférica, inhibición cardiaca y broncoconstricción y estimulan el peristaltismo.

**PERIFOLICULITIS** (perifolliculitis) Inflamación de los tejidos que rodean un folículo piloso. Consultar la voz **foliculitis**.

**PERILINFA** (perilymph) Líquido claro que separa el laberinto óseo del laberinto membranoso en el oído interno. Consultar la voz **endolinfa**.

**PERIMETRIO** (perimetrium) Membrana serosa que recubre el útero.

**PERIMISIO EXTERNO** (external perimysium) V. **epimisio**.

**PERINATAL** (perinatal) Relativo al tiempo y al proceso del nacimiento.

**PERINATOLOGÍA** (perinatology) Rama de la medicina encargada del estudio de la anatomía y fisiología de la madre y el recién nacido y del diagnóstico y tratamiento de las enfermedades que les afectan durante el embarazo, el parto y el puerperio.

**PERINATÓLOGO** (perinatologist) Médico especializado en perinatología.

**PERINÉ** (perineum) Parte del cuerpo situada por detrás del arco púbico y el ligamento subpubiano inferior, por delante del extremo superior del coxis y por fuera de las ramas inferiores del pubis, el isquion y los ligamentos sacrociáticos mayores. El periné sujeta y rodea las porciones distales de los conductos urogenital y gastrointestinal. En la mujer, el cuerpo perineal fibroso central, situado entre la vagina y el ano, es mayor que en el hombre; el músculo bulboesponjoso, un esfínter que rodea el orificio vaginal y cubre el clítoris, no existe en el periné masculino. En ambos sexos, los músculos perineales están inervados por la rama perineal del nervio pudendo.

**PERINEORRAFIA** (perineorrhaphy) Intervención quirúr-

---

### Clasificación de las pericarditis infecciosas

| Por bacterias piógenas | Por bacilo tuberculoso |
|---|---|
| neumococo | |
| estreptococo | |
| estafilococo | **Por hongos** |
| meningococo | actinomices |
| haemophilus | coccidios |
| colibacilos | histoplasmas |
| salmonella | |
| brucella | |
| pasteurella | **Por protozoos** |
| otros | toxoplasma |
| | ameba |
| | tripanosoma |
| **Por virus** | |
| influenza | **Otros** |
| coxsackie | |
| parotiditis | |

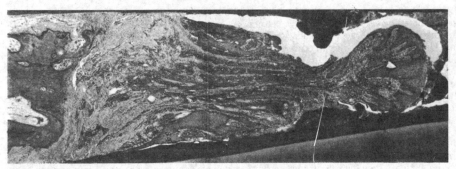

**PERISTALTISMO.** Alternancia de contracciones y relajaciones del tracto intestinal (abajo).

gica consistente en la sutura de una incisión, desgarro o defecto perineal.

**PERINEOTOMÍA** *(perineotomy)* Incisión quirúrgica practicada en el periné. V. también **episiotomía**.

**PERIÓDICO** *(periodic)* (Referido a un acontecimiento o fenómeno). Que se produce a intervalos regulares o irregulares.

**PERÍODO** *(stadium, pl. stadia)* Fase específica de una enfermedad.

**PERIODONCIA** *(periodontics)* Rama de la odontología que estudia el diagnóstico, tratamiento y prevención de las enfermedades periodontales.

**PERIODONTAL** *(periodontal)* Relativo a la zona que rodea un diente, como el periodonto.

**PERIODONTAL, ENFERMEDAD** *(periodontal disease)* Enfermedad de los tejidos que rodean un diente, como por ejemplo la inflamación de la membrana periodontal o el ligamento periodontal.

**PERIODONTITIS** *(periodontitis)* Inflamación del periodonto que incluye el ligamento periodontal, las encías y el hueso alveolar. V. también **periodontal; periodontal, enfermedad; periodoncia**.

**PERIODONTOCLASIA** *(periodontoclasia)* Pérdida de los dientes permanentes.

**PERIORAL** *(circumoral)* Que pertenece al área de la cara que rodea la boca.

**PERIÓRBITA** *(periorbita)* Periostio de la órbita ocular. Se continúa con la duramadre y la cubierta del nervio óptico y presenta una prolongación en el margen orbitario que forma el tabique orbital. La periórbita se encuentra laxamente unida a los huesos de la órbita, de los cuales puede separarse fácilmente.

**PERIOSTIO** *(periosteum)* Membrana vascular fibrosa que recubre los huesos a excepción de sus extremos. Está constituida por una capa externa de tejido colágeno que contiene un número escaso de células grasas y una capa interna de fibras elásticas finas. El periostio está perforado por los vasos sanguíneos y nervios que irrigan e inervan el hueso subyacente. Se trata de una membrana gruesa y muy vascularizada en los huesos jóvenes, pero fina y menos vascular en etapas posteriores de la vida.

**PERISTALTISMO** *(peristalsis)* Contracciones coordinadas, rítmicas y seriadas del músculo liso que fuerzan el desplazamiento de los alimentos a través del conducto digestivo, la bilis a través del conducto biliar y la orina a través de los uréteres.

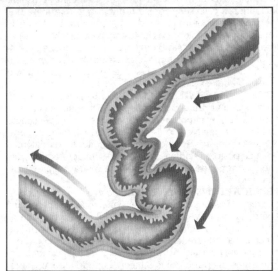

**PERITONEO** *(peritoneum)* Amplia membrana serosa que recubre toda la pared abdominal y se refleja en las vísceras intraabdominales. Se divide en peritoneo parietal y visceral. En el hombre, el peritoneo es un saco membranoso cerrado, mientras que, en la mujer, está perforado por los extremos libres de las trompas uterinas. La superficie libre del peritoneo es un mesotelio liso lubricado por un líquido seroso que permite el fácil deslizamiento de las vísceras entre sí y contra la pared abdominal. El mesenterio del peritoneo es una prolongación de la membrana principal que suspende el intestino delgado. Otras partes del peritoneo son el mesocolon transverso, el epiplón mayor y el epiplón menor.

**PERITONEO PARIETAL** *(parietal peritoneum)* Porción de la membrana serosa mayor del organismo, que recubre la pared abdominal. V. también **cavidad peritoneal**.

**PERITONEO VISCERAL** *(visceral peritoneum)* Una de las dos porciones de la mayor membrana serosa del organismo que recubre las vísceras. La superficie libre del peritoneo visceral es una capa lisa de mesotelio que exuda un líquido seroso para lubricar las vísceras y permitir que se deslicen libremente contra la pared de la cavidad abdominal. La superficie fija de la membrana se comunica con las vísceras y la pared abdominal mediante una fascia subserosa.

**PERITONEOSCOPIO** *(peritoneoscope)* V. **laparoscopio**.

**PERITONEOSTOMÍA LUMBAR SUBARACNOIDEA** *(lumbar subarachnoid peritoneostomy)* Intervención quirúrgica dirigida a drenar líquido cefalorraquídeo cuando existe hidrocefalia, por lo general en el recién nacido. Respeta el riñón pero es algo menos eficaz que la ureterostomía subaracnoidea lumbar. Este procedimiento puede llevarse a cabo también cuando se necesita preparar un shunt lumbar. En primer lugar se practica una laminectomía lumbar y a continuación se hace pasar un tubo de polietileno al espacio subaracnoideo, contorneando el flanco, hasta el peritoneo. Con esta intervención se corrige la hidrocefalia de tipo comunicante.

**PERITONITIS** *(peritonitis)* Inflamación del peritoneo, producida por bacterias o sustancias irritantes introducidas en la cavidad abdominal, a través de una herida penetrante o por la perforación de un órgano del aparato gastrointestinal o reproductor. La causa más frecuente es la rotura del apéndice vermiforme, pero otras causas a tener en cuenta son las perforaciones de divertículos intestinales, úlceras pépticas, vesículas gangrenosas, obstrucciones gangrenosas del intestino delgado o hernias incarceradas y la rotura del bazo, el hígado, un quiste de ovario o una trompa de Falopio, sobre todo en el embarazo ectópico. En algunos casos la peritonitis es secundaria a la liberación de enzimas pancreáticas, bilis o jugos digestivos del conducto gastrointestinal superior y se han comunicado casos de peritonitis posoperatoria producida por el talco de los guantes quirúrgicos. Las bacterias que se aíslan con mayor frecuencia en la peritonitis son *Escherichia coli, Bacteroides, Fusobacterium* y estreptococos anaerobios y aerobios; *Klebsiella* y *Proteus* son poco frecuentes y *Clostridium, Staphylococcus aureus* y gonococos resultan raros. En algunos casos de peritonitis en niñas, se han aislado neumococos que probablemente han entrado en la cavidad abdominal a través de la vagina y las trompas de Falopio.

OBSERVACIONES: Los síntomas y signos característicos de la peritonitis son distensión y rigidez de la pared abdominal, con dolor e hipersensibilidad a la percusión, disminución o ausencia de los ruidos intestinales, náuseas, vómitos y taquicardia. El paciente presenta escalofríos y fiebre, respira rápida y superficialmente y presenta ansiedad, deshidratación e incapacidad para defecar. En algunos casos elimina materia fecal por el vómito. Por lo general existe leucocitosis, desequilibrio electrolítico e hipovolemia y el cuadro puede desembocar en shock e insuficiencia cardiaca.

ACTUACIÓN: El paciente debe acostarse en la cama en posición de semi-Fowles con las rodillas flexionadas para facilitar la respiración y la localización del pus en la parte inferior del abdomen. Se le administran oxígeno, líquidos parenterales con electrólitos, grandes dosis de antibióticos y eméticos y se le introduce una sonda nasogástrica o nasointestinal para realizar aspiraciones intermitentes. También se coloca un catéter en vena y, en algunos casos, una sonda rectal. Hay que medir la ingestión y eliminación de líquidos y comprobar el carácter, color, olor y cantidad de drenaje. Cada hora, o cada dos horas, se determinan la presión arterial, el pulso apical y la frecuencia respiratoria y se estimulan la tos y la respiración profunda del paciente. Cada 2-4 horas se comprueban la temperatura rectal, los sonidos intestinales y el grado de distensión abdominal. El dolor se controla con

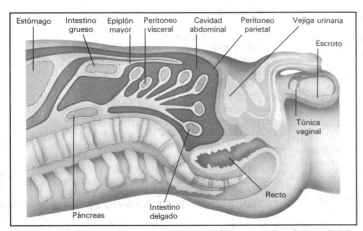

PERITONEO. Disposición de la cavidad peritoneal (zonas sombreadas) en el abdomen masculino.

PERITONITIS. El cuadro de la derecha indica las causas más frecuentes de la infección del peritoneo y la localización anatómica de algunas de ellas figura en el esquema superior.

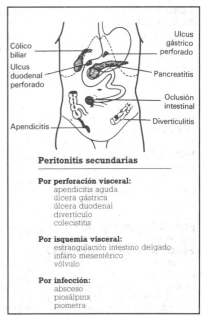

**Peritonitis secundarias**

**Por perforación visceral:**
apendicitis aguda
úlcera gástrica
úlcera duodenal
divertículo
colecistitis

**Por isquemia visceral:**
estrangulación intestino delgado
infarto mesentérico
vólvulo

**Por infección:**
absceso
piosálpinx
piometra

analgésicos; si el paciente sufre deshidratación, hay que combatir con las medidas adecuadas la sequedad y agrietamiento de los labios. Hay que reparar la perforación o rotura responsable de la infección. La cirugía se pospone hasta que el estado del paciente se ha estabilizado. En los casos que responden a los antibióticos, cuando se retira la sonda nasogástrica y se restablecen los ruidos intestinales, se prescribe una dieta líquida que se va modificando de forma gradual para adaptarse finalmente al trastorno causante de la peritonitis.

**PERITONITIS ADHESIVA** (adhesive peritonitis) Inflamación del peritoneo caracterizada por la formación de adherencias entre superficies serosas adyacentes. Este trastorno puede acompañarse de exudación de suero, fibrina, células y pus junto con dolor e hipersensibilidad abdominal, vómitos, estreñimiento y fiebre.

**PERITONSILAR** (peritonsillar) Relativo a la región que rodea a las amígdalas.

**PERIUMBILICAL** (periumbilical) Relativo a la región que rodea al ombligo.

**PERIUNGUEAL** (periungual) Relativo a la zona que rodea las uñas de los dedos de las manos o de los pies.

**PERIVITELINO, ESPACIO** (perivitelline space) Espacio comprendido entre el óvulo y la zona pelúcida en los mamíferos. En él se liberan los cuerpos polares en el momento de la maduración. En algunos mamíferos, este espacio está lleno de líquido y separa la membrana de fertilización de la membrana vitelina que rodea al óvulo tras la penetración del espermatozoide.

**PERNICIOSO** (pernicious) Potencialmente lesivo, destructivo o mortal, salvo que se trate.

**PERNIO** (pernio) V. **sabañón**.

**PEROBRAQUIO** (perobrachius) Feto o individuo que tiene los brazos deformados.

**PEROCORMO** (perocormus) V. **perosomo**.

**PERODACTILIA** (perodactyly, perodactylia) Anomalía congénita caracterizada por una deformidad de los dedos que consiste principalmente en la ausencia completa o parcial de uno o más de ellos.

**PERODÁCTILO** (perodactylus) Feto o individuo que tiene una deformidad de los dedos de las manos o los pies, especialmente la ausencia de uno o más de aquéllos.

**PEROESPLACNIA** (perosplanchnia) Anomalía congénita caracterizada por malformación de las vísceras.

**PEROMELIA** (peromelia) Anomalía congénita caracterizada por la malformación de una extremidad o más.

**PERONÉ** (fibula) Hueso de la pierna situado por fuera de la tibia y más pequeño que ella. En proporción con su longitud, es el más fino de todos los huesos largos. Presenta tres bordes y tres superficies, que sirven como puntos de inserción para varios músculos, incluyendo los peroneales largo y corto y el sóleo largo.

**PERONÉ, CABEZA DEL** (caput fibulae) Epífisis superior del peroné.

**PERONEO CORTO, MÚSCULO** (peroneus brevis) El menor de los dos músculos laterales de la pierna, que se encuentra bajo el peroneo largo. Se origina en el peroné y se inserta en el quinto metatarsiano. Está inervado por una rama del nervio peroneal superficial y contiene fibras de la cuarta y quinta raíces lumbares y la primera sacra. Pro-

**Clasificación general de los tests**

| | | |
|---|---|---|
| Cuestionarios e inventarios | De intereses | — cuestionario de Strong<br>— cuestionario de Kuder |
| | De actitud | |
| | De personalidad propiamente dicha | — M.M.P.I.<br>— cuestionarios de Guilford<br>— cuestionarios de Catell |
| | De adaptación | — cuestionario Cornell Index<br>— cuestionario de Bell |
| Tests Proyectivos | Tests objetivos de personalidad | — Laberintos de Porteus<br>— Perseverancia de Catell<br>— tests de nivel de aspiración |
| | Test de Rorschach | |
| | T.A.T. de Murray | C.A.T. de Bellak<br>Pata Negra de Corman |
| | Test de frustración de Rosenzweig | |
| | Test de Szondi | |
| | Test del Mosaico de Lowenfeld | |
| | Test de la Aldea | |

duce pronación y flexión plantar del pie. Consultar también la voz **peroneo largo, músculo**.

**PERONEO LARGO, MÚSCULO** (peroneus longus) El más superficial de los músculos laterales de la pierna. Se origina en la cabeza y el cuerpo del peroné, converge hacia un largo tendón que cruza la planta del pie y se inserta en el primer hueso metacarpiano y en el cuneiforme interno. Está inervado por una rama del nervio peroneal y contiene fibras de las raíces lumbares cuarta y quinta y la primera sacra. Consultar también la voz **peroneo corto, músculo**.

**PERONIA** (peronia) Malformación congénita o anomalía del desarrollo.

**PEROPUS** (peropus) Feto o individuo con pies malformados.

**PEROQUIRO** (perochirus) Feto o individuo que tiene las manos malformadas.

**PEROSOMO** (perosomus) Feto o sujeto con una malformación corporal grave, especialmente del tronco. También se llama **perocormo**.

**PERÓXIDO** (peroxide) V. **hidrógeno, peróxido de**.

**PERSONALIDAD** (personality) **1.** Conjunto de rasgos del comportamiento y de actitudes por las cuales una persona puede ser reconocida como individuo. **2.** Patrón de conducta con el que evoluciona cada persona, tanto consciente como inconscientemente. Sirve como medio de adaptación a un ambiente en particular.

**PERSONALIDAD, TEST DE** (personality test) Cualquiera de los diversos tests estandarizados que se utilizan en la evaluación de diversas facetas de la estructura de la personalidad, el estado emocional y los rasgos del comportamiento. Consultar también las voces **aptitud, test de; inteligencia, test de; psicológico, test**.

**PERSONALIDAD, TRASTORNO DE LA** (personality disorder) Trastorno perteneciente a un gran grupo de enfermedades mentales caracterizadas por patrones de conducta rígida, inflexible y desadaptada, que disminuye la capacidad del sujeto para integrarse en la sociedad al limitar en gran medida su potencial adaptativo. Estos trastornos suelen reconocerse ya durante la infancia o la adolescencia y tienden a progresar durante la vida adulta. Entre los trastornos de la personalidad destacan el trastorno antisocial de la personalidad, el trastorno histriónico de la personalidad, el trastorno paranoide de la personalidad, el trastorno pasivo-agresivo de la personalidad y el trastorno esquizoide de la personalidad.

**PERSONALIDAD, TRASTORNO HISTRIÓNICO DE LA** (histrionic personality disorder) Trastorno caracterizado por un comportamiento dramático, reactivo, muy exagerado y egocéntrico que origina una alteración grave de las relaciones interpersonales y puede dar lugar a trastornos psicosomáticos, depresión, alcoholismo y toxicomanía. Los síntomas son excitabilidad emocional con explosiones de enfado o rabia, necesidad anormal de actividad y excitación, hiperreactividad ante acontecimientos nimios, acciones amenazantes y agresivas, egocentrismo, irreflexión, inconsistencia y necesidad constante de reafirmación debida a sus sentimientos de falta de apoyo y dependencia. Los demás consideran a estos sujetos arrogantes, exigentes, superficiales, egocéntricos e indulgentes consigo mismos. Es más frecuente en mujeres. El tratamiento es la psicoterapia, de distinto tipo según el paciente y la gravedad del trastorno. V. también **personalidad, trastornos narcisistas de la**.

**PERSONALIDAD, TRASTORNO MÚLTIPLE DE LA** (multiple personality disorder) Trastorno disociativo caracterizado por la existencia de dos o más personalidades claramente diferenciadas dentro del mismo individuo, cualquiera de las cuales puede predominar en un momento concreto. Cada personalidad es una unidad compleja, con procesos de pensamiento y emociones, patrones de comportamiento y relaciones sociales bien desarrollados y separados. Las diversas personalidades suelen ser muy distintas unas de otras y cada una de ellas puede conocer o no la existencia de las demás. Con frecuencia existen interrelaciones complejas entre las personalidades, con funcionamiento de una a nivel consciente y de otras a nivel subconsciente. La transición desde una personalidad a otra suele resultar brusca y asociarse con estrés psicosocial. El dominio de una personalidad particular puede durar desde algunos minutos hasta varios días. El trastorno, diagnosticado más frecuentemente en mujeres adolescentes o en adultos jóvenes, se debe de forma primaria a conflictos intrapsíquicos con asiento tan profundo, que la única solución consiste en separar las partes conflictivas de la psique en distintos sistemas de personalidad autónomos. Los ejemplos clásicos son extremadamente raros; ciertos pacientes esquizofrénicos presentan varios síntomas, pero no la entidad completa. El tratamiento puede incluir hipnosis o medicación psicotrópica y psicoterapia a largo plazo para descubrir los conflictos emocionales que determinaron el desarrollo y el mantenimiento de las diversas personalidades. V. también **neurosis histérica**.

**PERSONALIDAD, TRASTORNO NARCISISTA DE LA** (narcissistic personality disorder) Situación caracterizada por un exagerado sentido de la propia importancia y originalidad, por una anormal necesidad de atención y admiración, por fantasías megalómanas acerca de uno mismo y dificultades consiguientes en las relaciones interpersonales, lo que suele suponer una actitud explotadora hacia los demás y una incapacidad para profundizar dichas relaciones. Entre los síntomas figuran depresión, egocentrismo, importancia exagerada de la propia personalidad, falta de consideración hacia los demás, incoherencia, preocupación excesiva por el aspecto físico e hipocondría, asociado todo ello a trastornos y enfermedades de carácter psicosomático. El tratamiento se basa en la psicoterapia, con las variaciones técnicas que aconsejen el caso individual y la gravedad de los trastornos. V. también **personalidad, trastorno histriónico de la**.

**PERSONALIDAD AGRESIVA** (aggressive personality) Tipo de personalidad que presenta patrones de conducta caracterizados por irritabilidad, impulsos destructores, rabietas o violencia como respuesta a la frustración.

**PERSONALIDAD ANTISOCIAL** (antisocial personality) La que caracteriza a una persona que muestra actitudes y comportamientos claramente contrarios a las costumbres, normas y principios morales aceptados por la sociedad. Denominada también **personalidad psicopática; personalidad sociopática**. V. también **personalidad antisocial patológica**.

**PERSONALIDAD COMPULSIVA, ALTERACIÓN DE** (compulsive personality disorder) Enfermedad en la que una preocupación irracional por el orden, reglas, rituales y detalles interfiere la conducta cotidiana normal. Se caracteriza por una devoción excesiva al trabajo, adhesión patológica a un sistema de conducta y una persistente y compulsiva obediencia a rituales específicos. La persona no puede tomar decisiones ante lo imprevisto y no obtiene placer de la vida cotidiana. El tratamiento es la psicoterapia, con desensibilización para reducir o reencauzar la ansiedad.

**PERSONALIDAD ANTISOCIAL PATOLÓGICA** (antisocial personality disorder) Afección caracterizada por patrones repetidos de conducta que carecen de normas morales y éticas y llevan a la persona a un conflicto continuo con la sociedad. Entre los síntomas figuran la agresividad, insensibilidad, impulsividad, irresponsabilidad, hostilidad, nivel de frustración bajo, inmadurez emocional acentuada y escasa capacidad de juicio. La persona que sufre este trastorno desprecia los derechos de los demás, es incapaz de manifestar lealtad hacia los otros y hacia los valores sociales, de sentirse culpable o de aprender por la experiencia, no responde al castigo y tiende a racionalizar su conducta o a censurarla en los otros. El trastorno se manifiesta generalmente antes de la edad adulta y a menudo persiste durante toda la vida. Las influencias negativas del ambiente, los defectos biológicos y los conflictos inconscientes resultantes de unas relaciones familiares anormales, pueden contribuir a la aparición del trastorno. Muchos sujetos con esta enfermedad consiguen desenvolverse en sociedad a pesar de sus frecuentes problemas con las autoridades; con todo, gran número de ellos son enviados a prisión por los tribunales. Denominada también **personalidad sociopática** V. **psicopatía**.

**PERSONALIDAD ASTÉNICA** (asthenic personality) Personalidad caracterizada por escasa energía, falta de entusiasmo e hipersensibilidad a las tensiones físicas y emocionales. Las personas que poseen este tipo de personalidad se fatigan fácilmente, son autocompasivas y tienden a delegar en otros todo tipo de dificultades físicas y emocionales que se les presenten.

**PERSONALIDAD CICLOTÍMICA** (*cyclothymic personality*) Personalidad caracterizada por variaciones extremas en el humor, que fluctúa desde el júbilo a la depresión.

**PERSONALIDAD COMPULSIVA** (*compulsive personality*) Forma de carácter con patrón de adhesión crónica y obsesiva a una conducta rígida. La personalidad suele ser excesivamente consciente, inhibida, inflexible, con una capacidad extraordinaria de trabajo y falta de capacidad de relajación y relación con los demás. Sigue pautas de conducta repetitivas como chascar los dedos, cruzar las piernas, golpear con la punta del pie o seguir el dibujo de la acera. Suele conducir a una vida emocional pobre, dominada por el orden, la limpieza, la puntualidad, las reglas y los sistemas.

**PERSONALIDAD DIVIDIDA** (*split personality*) V. **personalidad múltiple**.

**PERSONALIDAD ESQUIZOIDE** (*schizoid personality*) Personalidad funcional pero mal ajustada que se caracteriza por una conducta de extremada timidez, hipersensibilidad, introversión, aislamiento y evitación de las relaciones interpersonales estrechas. V. también **esquizofrenia**.

**PERSONALIDAD ESQUIZOTÍPICA, TRASTORNO DE** (*schizotypal personality disorder*) Trastorno caracterizado por anomalías del pensamiento, la percepción, el lenguaje y la conducta, que no son suficientemente graves como para cumplir los criterios clínicos de la esquizofrenia. Los síntomas más llamativos son el pensamiento mágico, la tendencia a la superstición, la clarividencia, la telepatía y las fantasías extrañas; junto con ello hay ideas referenciales, ilusiones recidivantes, como el sentir la presencia de una fuerza o una persona que no existen realmente, aislamiento social, patrones de lenguaje peculiares con ideas que se expresan de forma poco clara o palabras que se emplean sin su sentido real y ansiedad o hipersensibilidad exagerada frente a críticas reales o imaginarias. V. también **esquizofrenia**.

**PERSONALIDAD HISTÉRICA** (*hysterical personality*) V. **personalidad histriónica**.

**PERSONALIDAD HISTRIÓNICA** (*histrionic personality*) Personalidad caracterizada por modelos de conducta y actitudes hiperreactivas, inestabilidad emocional, hiperdramatismo y egocentrismo, que busca, consciente o inconscientemente, atraer la atención de los demás. Denominada también **personalidad histérica**. V. también **personalidad, trastorno histriónico de la**.

**PERSONALIDAD INADECUADA** (*inadequate personality*) Personalidad que se caracteriza por falta de dinamismo, inmadurez emocional, inestabilidad social, indecisión y dificultades para ejercer un rol determinado, falta de motivación, ineptitud en las relaciones interpersonales e incapacidad para adaptarse o reaccionar con eficacia ante situaciones nuevas o generadoras de tensión.

**PERSONALIDAD MÚLTIPLE** (*multiple personality*) Anomalía caracterizada por fragmentación de la organización de la personalidad. El sujeto presenta dos o más subpersonalidades distintas.

**PERSONALIDAD NARCISISTA** (*narcissistic personality*) Personalidad caracterizada por conductas y actitudes indicativas de un exagerado amor por uno mismo. La persona que la posee se encuentra centrada y absorbida en sí misma; hay una acusada tendencia hacia la irrealidad en lo referente a las propias virtudes y objetivos, y el comportamiento oscila entre la idealización y la devaluación de los demás y, en general, se anteponen los propios derechos en las relaciones interpersonales. Consultar la voz **narcisismo**.

**PERSONALIDAD OBSESIVA** (*obsessional personality*) Tipo de personalidad en la que pensamientos persistentes, no deseados, irracionales e incontrolables, conducen a acciones compulsivas. Los pensamientos pueden constar sólo de palabras, ideas o deseos simples, imágenes, meditaciones o, con mayor frecuencia, sucesión de ideas referentes al pasado o a acontecimientos anticipados y acciones futuras. El individuo con personalidad obsesiva es puntual, ordenado, meticuloso y digno de confianza, está dominado por sentimientos de insuficiencia, inseguridad y culpa, y es muy vulnerable a la amenaza, inquietud, indecisión, escrupulosidad y ansiedad excesivas.

**PERSONALIDAD OBSESIVO-COMPULSIVA** (*obsessive-compulsive personality*) Tipo de personalidad en la que existe una necesidad incontrolable de realizar determinados actos o rituales. Esta conducta se manifiesta de muchas formas y puede oscilar desde hábitos personales moderadamente estilizados, como repetir ciertas palabras o frases antes de realizar un acto particular, hasta actos compulsivos más graves, como lavarse continuamente las manos o cambiar de vestido. La persona con este tipo de personalidad suele ser ordenada, meticulosa, puntual, digna de confianza y escrupulosa, aunque con tendencia a ser rígida, obstinada y pedante. Cuando los actos o rituales se vuelven irracionales o exagerados, reducen la flexibilidad de comportamiento o interfieren con la vida diaria en sociedad, convirtiéndose en reacciones neuróticas.

**PERSONALIDAD PARANOIDE** (*paranoid personality*) Personalidad caracterizada por delirios paranoides.

**PERSONALIDAD PASIVO-AGRESIVA** (*passive-aggressive personality*) Personalidad caracterizada por pasividad y pulsiones de agresividad que se caracteriza porque determinadas acciones o actitudes se expresan de forma indirecta y no violenta, mediante obstruccionismo, falta de resolución, ineficacia, terquedad, etc. Consultar las voces **personalidad agresiva; personalidad pasivo-dependiente**.

**PERSONALIDAD PASIVO-DEPENDIENTE** (*passive-dependent personality*) Personalidad caracterizada por inseguridad, indecisión y tendencia a buscar el apoyo de los demás. Consultar las voces **personalidad agresiva; personalidad pasivo-agresiva**.

**PERSONALIDAD PSICOPÁTICA** (*psychopathic personality*) Inmadurez psico-emocional con trastornos acusados del juicio y tendencia al comportamiento impulsivo. V. **personalidad antisocial**.

**PERSONALIDAD SOCIOPÁTICA** (*sociopathic personality*) V. **personalidad antisocial**.

**PERSPIRACIÓN** (*perspiration*) **1.** Acto o proceso de perspirar; excreción de líquido por las glándulas sudoríparas a través de los poros cutáneos. **2.** Líquido excretado por las glándulas sudoríparas. Está compuesto por agua, clo-

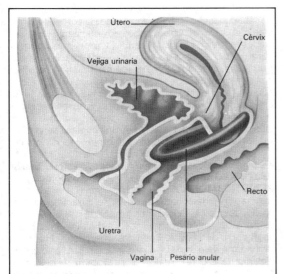

Útero

Cérvix

Vejiga urinaria

Recto

Uretra

Vagina   Pesario anular

**PESARIO.** Este dispositivo se utiliza básicamente para mantener el útero en posición en los casos de prolapso, cuando no está aconsejada la intervención quirúrgica.

ruro sódico, fosfato, urea; amonio y otros productos de desecho. La perspiración sirve como mecanismo de excreción y de regulación de la temperatura corporal. El aumento de la perspiración suele responder a causas orgánicas o a una tensión emocional excesiva. Entre los tipos de perspiración destacan la **perspiración sensible** y la **perspiración insensible**. V. **diaforesis, sudor**.

**PERSPIRACIÓN INSENSIBLE** (insensible perspiration) Pérdida de líquido por evaporación, como ocurre durante la respiración. Continuamente, además, una pequeña cantidad de sudor se está produciendo y evaporando inadvertidamente a través de las glándulas sudoríparas de la piel. V. **sudoración**.

**PERSPIRACIÓN SENSIBLE** (sensible perspiration) Pérdida de líquido de la superficie corporal como consecuencia de la actividad secretora de las glándulas sudoríparas en cantidad suficiente para ser observada. Consultar también la voz **perspiración insensible**.

**PERTHES, ENFERMEDAD DE** (Perthes' disease) Osteocondrosis de la cabeza del fémur en niños, que se caracteriza inicialmente por necrosis o degeneración epifisaria seguidas de regeneración o recalcificación. También se llama **coxa plana**.

**PERTUSIS** (pertussis) V. **tos ferina**.

**PESADILLA** (nightmare) Sueño, de desarrollo durante la fase de movimientos oculares rápidos, en el cual se producen sentimientos angustiosos y terroríficos que suelen despertar al durmiente. Consultar la voz **terror nocturno**.

**PESARIO** (pessary) Dispositivo que se introduce en la vagina para tratar el prolapso uterino, la retroversión uterina o la insuficiencia cervical. Se utiliza cuando la paciente, por su edad avanzada o su estado general malo, no puede someterse a una intervención quirúrgica. Para que el epitelio vaginal se engrose y tenga más resistencia a la irri-

tación del pesario, suele prescribirse una crema vaginal con estrógenos. Los pesarios se utilizan también en mujeres más jóvenes para valorar la retroversión uterina sintomática: si el dolor pélvico mejora con la anteversión del útero al colocar el pesario y reaparece al restablecerse la retroversión una vez se retira éste, se demuestra que la retroversión es la causa del dolor y cabe esperar que la suspensión quirúrgica del útero mejore la situación a largo plazo. El pesario se utiliza también en el tratamiento de la inencia cervical en el embarazo, en cuyo caso sostiene el útero en posición anterior de forma que la presión intraabdominal e intrauterina provoca una menor tensión a nivel del cuello. El pesario debe retirarse diariamente para su limpieza, ya que de otro modo puede provocar irritaciones graves e infecciones vaginales. El pesario de Smith-Hodge es un rectángulo de alambre, cubierto de goma o de vinilo, que se adapta entre el hueso púbico y el fondo del saco vaginal posterior para sostener el útero y mantener el cuello en posición posterior. El pesario de Gellhorn es un dispositivo no flexible, de lucita, en forma de ojal. Tiene un canal que permite el drenaje de las secreciones vaginales. Su extremo mayor se sitúa en la profundidad de la vagina y el menor protrusa por el introito. El pesario en forma de rueda es de goma flexible, se mantiene permanentemente inflado y sostiene el útero mediante el bloqueo del canal vaginal. El pesario inflable tiene también forma de rueda es de goma inflable a la que se une un pedúnculo flexible con una válvula de goma. Se introduce desinflado y se infla con un bulbo similar al del esingomanómetro, desinflándose de nuevo cuando se desea retirarlo. El pesario en panal de abeja tiene forma de cubo y es de goma blanda. En cada una de sus caras presenta una depresión cónica que actúa como sistema de vacío cuando el dispositivo se encuentra en el interior de la vagina. El pesario tipo diafragma es un diafragma anticonceptivo que se utiliza como mecanismo de sostén uterovaginal.

**PESARIO EN PANAL DE ABEJA** (bee-cell pessary) V. **pesario**.

**PESARIO INFLABLE** (inflatable pessary) V. **pesario**.

**PESO** (weight) Atracción ejercida sobre un cuerpo por la fuerza de gravedad de la Tierra. En la superficie terrestre, la masa y el peso de un cuerpo coinciden. A medida que dicho cuerpo se mueve y se aleja de la Tierra, el peso disminuye mientras la masa permanece constante. En el espacio, un cuerpo tiene masa pero no peso. El peso se mide a veces en unidades de fuerza, como newtons o pondios, pero por lo general se expresa en kilogramos. V. también **masa**.

**PESO AL NACER** (birth weight) Determinación del peso del niño en el momento del nacimiento. El 97 % de los recién nacidos pesan entre 2.500 g y 4.500 g. Los niños cuyo peso es menor de 2.500 g a término se consideran pequeños para su edad gestacional, y los que pesan más de 4.500 g, grandes para su edad gestacional; estos últimos son con frecuencia hijos de madres diabéticas.

**PESO ATÓMICO** (atomic weight) Masa relativa de un átomo, tomando como base el peso de un átomo de carbono-12.

**PESO ESPECÍFICO** (specific gravity) Relación entre la

densidad de una sustancia y la de otra que se acepta como referencia. La referencia que se emplea para líquidos y sólidos es el agua, y de esta forma un líquido o sólido cuyo peso específico es cuatro, tiene una densidad cuatro veces superior a la del agua. En el caso de los gases se emplea como referencia el hidrógeno. V. también **densidad; masa**.

**PESO MOLECULAR** (*molecular weight*) Peso de la molécula de un compuesto, obtenido mediante la suma de los pesos atómicos de los átomos que forman dicha molécula. V. también **átomo; molécula; peso atómico**.

**PESO MOLECULAR-GRAMO** (*gam-molecular weight*) Peso molecular de una sustancia expresado en gramos. V. también **mol; peso molecular**.

**PESTAÑA** (*eyelash*) Uno de los cilios que crecen formando filas dobles o triples a lo largo de los bordes libres de los párpados por delante de una fila de glándulas ciliares de Moll, las cuales se encuentran a su vez delante de otra fila de glándulas de Meibomio.

**PESTE** (*plague*) Enfermedad infecciosa producida por la picadura de una mosca infectada por una rata portadora del bacilo *Yersinia pestis*. Es principalmente una enfermedad infecciosa de las ratas y, de hecho, la mosca sólo pica al sujeto humano cuando su huésped preferido ha sucumbido a la propia peste en una epizootia; por tanto, las epidemias de peste aparecen siempre tras epizootias de ratas. Los tipos de peste son la **peste bubónica**, la **peste neumónica** y la **peste septicémica**. V. también **Yersinia pestis**.

**PESTE BUBÓNICA** (*bubonic plague*) Forma muy frecuente de peste caracterizada por la aparición de grandes adenopatías dolorosas en axilas, ingles o cuello, fiebre casi siempre superior a 39 °C, postración con pulso rápido y difícilmente palpable, hipotensión, delirio y hemorragias cutáneas por lesión de los vasos sanguíneos superficiales. Los síntomas se deben a la liberación de una endotoxina del bacilo *Yersinia pestis* que se introduce en el organismo humano a través de la picadura de una pulga que ha mordido previamente a una rata infectada. La inoculación con vacuna contra la peste confiere una inmunidad parcial, y la infección, inmunidad de por vida. El

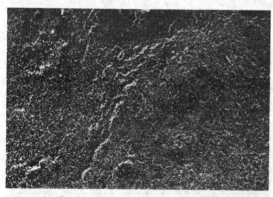

**PESTE BUBÓNICA.** Aspecto histológico de un corte de ganglio linfático en un caso de peste bubónica: necrosis hemorrágica completa de los tejidos.

tratamiento incluye antibióticos, medidas de sostén, drenaje quirúrgico de las adenopatías, aislamiento y precauciones extremas para impedir la propagación de la enfermedad. Se dan las condiciones favorables para la propagación de una peste epidémica cuando conviven una gran población de ratas infectadas con una población humana no inmunizada en un clima cálido y húmedo. La mejoría de las condiciones sanitarias y la erradicación de las ratas y las pulgas de las ratas pueden evitar la aparición de brotes de peste. La infección humana se ve favorecida cuando se matan las ratas pero no las pulgas. Denominada también **peste negra**. Consultar las voces **peste neumónica; peste septicémica**. V. también **bubón**.

**PESTE NEGRA** (*black plague*) V. **peste bubónica**.

**PESTE NEUMÓNICA** (*pneumonic plague*) Forma muy virulenta y rápidamente fatal de peste caracterizada por bronconeumonía. Existen dos formas: la peste neumónica primaria, que corresponde a la afectación pulmonar en el curso de la peste bubónica, y la peste neumónica secundaria, que se debe a la inhalación de partículas infectadas del esputo de una persona afectada de peste neumónica. Consultar también las voces **peste bubónica; peste septicémica**. V. también **peste; Yersinia pestis**.

**PESTE SELVÁTICA** (*sylvatic plague*) Enfermedad endémica de los roedores salvajes producida por *Yersinia pestis*. Se transmite al hombre por la picadura de una pulga infectada. Se da en todos los continentes, excepto en Australia. V. también **peste bubónica**.

**PESTE SEPTICÉMICA** (*septicemic plague*) Forma rápidamente fatal de peste bubónica en la cual se produce una septicemia con meningitis antes de que tengan tiempo de formarse los bubones. Consultar también la voz **peste bubónica; peste neumónica**. V. también **peste; Yersinia pestis**.

**PESTICIDAS, INTOXICACIÓN POR** (*pesticide poisoning*) Trastorno tóxico producido por la ingestión o inhalación de sustancias plaguicidas. Entre los distintos tipos de intoxicación por pesticidas destacan la intoxicación por malation y la intoxicación por palation. V. también **herbicidas, intoxicación por; insecticidas, intoxicación por; raticidas, intoxicación por**.

**PETEQUIA** (*petechiae*) Mancha muy pequeña de color rojo o púrpura que aparece en la piel y corresponde a una hemorragia diminuta localizada en la dermis o las capas submucosas. No desaparece por vitropresión. Consultar también la voz **equimosis**.

**PETEQUIAL, FIEBRE** (*petechial fever*) Cualquier proceso febril que se acompañe de la aparición de pequeñas petequias en la piel, como sucede, por ejemplo, en la fase tardía de la fiebre tifoidea.

**PETRI, PLACA DE** (*Petri dish*) [Richard Julius Petri, bacteriólogo alemán, n. 1852] Placa de cristal circular poco profunda que contiene medios de cultivos sólidos.

**PETRISSAGE** (*pétrissage*) Técnica de masaje en la que la piel se levanta y presiona suavemente. Favorece la circulación y relaja los músculos.

**PETRÓLEO, INTOXICACIÓN POR DESTILADO DE** (*petroleum distillate poisoning*) Trastorno tóxico producido por la ingestión de cualquier producto destilado del petróleo, como fuel-oil, aceite lubricante, pe-

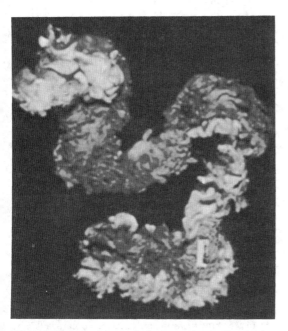

**PEUTZ-JEGHERS, síndrome de.** Segmento de colon invadido por múltiples pólipos.

gamentos utilizados en la construcción de maquetas y diversos solventes. Se caracteriza por náuseas, vómitos, dolor torácico, vértigo y depresión intensa del sistema nervioso central. Si se aspiran estas sustancias, pueden producirse neumonitis graves o fatales, y, por tanto, está contraindicada la inducción del vómito. Se recomiendan el lavado gástrico con agua, la administración de un catártico salino y, en caso necesario, también de oxígeno.

**PEUTZ-JEGHERS, SÍNDROME DE** *(Peutz-Jeghers syndrome)* Trastorno hereditario que se transmite como rasgo autosómico dominante y consiste en una pigmentación mucocutánea anómala casi siempre localizada en los labios y la mucosa oral. Si se produce obstrucción o hemorragia intestinales, puede estar indicada la extirpación quirúrgica de los pólipos.

**PEYER, PLACAS DE** *(Peyer's patches)* Grupos de ganglios linfáticos situados en el íleon terminal, cerca de su unión con el colon, frente a la unión del mesenterio. En ciertas enfermedades infecciosas, como la fiebre tifoidea, se ulceran y aumentan de tamaño.

**PEYOTE** *(peyote)* Cactus del que se obtiene la mescalina, una droga alucinógena.

**PEYRONIE, ENFERMEDAD DE** *(Peyronie's disease)* Enfermedad de causa desconocida que conduce a la induración fibrosa de los cuerpos cavernosos del pene. Existe una forma de esta enfermedad que se asocia con contractura palmar de Dupuytren. El síntoma principal es la erección dolorosa y el tratamiento paliativo consiste en radioterapia e inyecciones intestinales de corticoides.

**PEZÓN** *(nipple)* Pequeña estructura cilíndrica y pigmentada que se proyecta justo por debajo del centro de cada mama. Su extremo tiene alrededor de 20 diminutas aberturas para los ductus lactíferos. La piel del pezón está rodeada por la piel más pigmentada de la areola. La intensidad de la pigmentación del pezón y de la areola en nulíparas varía desde el rosado al marrón, dependiendo de la constitución individual. En el embarazo, la piel del pezón se oscurece, pero pierde algo de su pigmentación cuando se completa la lactancia. Su estimulación en hombres y mujeres ocasiona su erección a través de la contracción de los haces de músculo liso radiado de la areola que lo rodea. En las mujeres, aumenta algo de tamaño y se vuelve más sensible después de la pubertad.

**PEZÓN, CÁNCER DE** *(nipple cancer)* Neoplasia maligna del pezón y areola que suele asociarse con carcinoma de estructuras más profundas de la mama. Representa sólo un pequeño porcentaje de los cánceres de mama y suele iniciarse en el pezón para extenderse después a la areola. Denominado también **pezón, enfermedad de Paget del**.

**PEZÓN, ENFERMEDAD DE PAGET DEL** *(Paget's disease of the nipple)* V. **pezón, cáncer de**.

**PEZÓN, EXUDACIÓN DEL** *(nipple discharge)* Exudación espontánea de material que puede ser normal, como el calostro en el embarazo, o constituir un signo de enfermedad endocrinológica, neoplásica o infecciosa.

**PEZÓN, PROTECTOR DEL** *(nipple shield)* Dispositivo para proteger los pezones de la mujer en el período de lactancia. Suele estar hecho de látex blando, con una anchura de 4 o 5 cm, y tiene un pequeño saliente en un lado con el cual la madre puede sujetárselo. El lactante mama del pezón en el centro del protector. Se suele utilizar con mayor frecuencia para conseguir que pezones doloridos o agrietados curen mientras se mantiene la lactación.

**PG** *(PG)* Abreviatura de **prostaglandina**.

**pH** *(pH)* Escala que representa la acidez o alcalinidad relativas de una solución en la cual 7.0 es el valor neutro, por debajo de 7.0 se encuentran los valores ácidos y, por

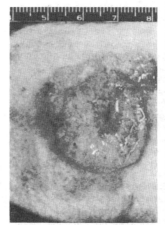
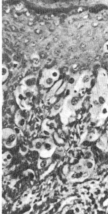

**PEZÓN, cáncer de.** Neoplasia maligna muy avanzada: pezón destruido y corte de los tejidos mamarios invadidos por células tumorales.

encima de 7.0, los alcalinos. El valor numérico del pH indica la concentración relativa de átomos de hidrógeno presentes en la solución, tomando como punto de referencia una solución estándar, y es igual al logaritmo negativo de la concentración de iones hidrógeno expresado en moles por litro. V. también **ácido; equilibrio ácido-base**.

**PIAMADRE** *(pia mater)* La más interna de las tres meninges que recubren el cerebro y la medula espinal. Está estrechamente unida a las estructuras óseas y tiene una rica irrigación sanguínea que se encarga de nutrir al tejido nervioso. La piamadre craneal recubre la superficie del cerebro y profundiza en las cisuras y los surcos de los hemisferios cerebrales; se extiende en la cisura transversal formando la tela coroidea del tercer ventrículo, junto con el epéndimo para formar los plexos coroideos del tercer ventrículo y los ventrículos laterales, y pasa sobre el techo del cuarto ventrículo para formar también su tela coroidea y su plexo coroideo. La piamadre espinal es más gruesa, más dura y menos vascularizada que la craneal y consta a su vez de dos capas. La externa está compuesta por fibras colágenas longitudinales que se concentran a lo largo de la cisura medial anterior, constituyendo la *linea splendens*. La capa interna recubre estrechamente la totalidad de la medula espinal, y al final de la misma se prolonga en el *filum terminale*. La piamadre forma también el ligamento denticulado que se extiende a lo largo de toda la medula espinal, a ambos lados, entre las raíces nerviosas espinales dorsales y ventrales. Consultar también las voces **aracnoides; duramadre**.

**PIC** *(ICP)* Abreviatura de presión intracraneal.

**PIAN** *(yaws)* Infección no venérea producida por la espiroqueta *Treponema pertenue*, que se transmite por contacto directo y se caracteriza por la aparición de lesiones ulcerosas crónicas en cualquier punto del organismo, con eventual destrucción del hueso y otros tejidos, que, de no tratarse, provoca invalidez en el paciente. Se da en países tropicales en los que las condiciones sanitarias son pobres y responde bien a la penicilina G. En esta enfermedad pueden ser positivas todas las pruebas serológicas de la sífilis; además, el pian puede proteger contra la misma. Consultar también las voces **pinta; sífilis**.

**PICA** *(pica)* Impulso que lleva a ingerir sustancias que no son comestibles, como excrementos, tiza, cal, pegamento, almidón o cabellos. Este apetito desordenado puede aparecer en algunos estados de deficiencias nutricionales, en el embarazo y en ciertos trastornos mentales.

**PICADURA** *(sting)* Lesión producida por la penetración de la piel por una estructura punzante que suele determinar también la exposición a una sustancia química irritante, como el veneno de un insecto u otro animal. Cuando existe hipersensibilidad, el animal es muy venenoso o el sujeto recibe picaduras múltiples, puede desarrollarse un shock anafiláctico.

**PICK, ENFERMEDAD DE** *(Pick's disease)* Forma de demencia presenil que aparece en personas de mediana edad. Este trastorno afecta sobre todo a los lóbulos frontal y temporal del cerebro y produce típicamente una conducta neurótica con desintegración lenta del intelecto, la personalidad y las emociones y degeneración de las capacidades cognitivas. V. también **demencia**.

**PICKWICK, SÍNDROME DE** *(Pickwickian syndrome)* Trastorno caracterizado por obesidad, disminución de la función pulmonar, somnolencia y policitemia.

**PÍCNICO** *(pyknic)* Hábito somático que se caracteriza por miembros cortos y redondeados, cara llena, cuello corto y tendencia a la obesidad. Consultar las voces **asténico, hábito; atlético, hábito**. V. también **endomorfo**.

**PICO** *(peak)* Cantidad de un fármaco en sangre que representa la concentración más elevada durante un ciclo de administración del fármaco.

**PICOGRAMO (pg)** *(picogram [pg])* Unidad de medida equivalente a la billonésima parte de un gramo.

**PICORNAVIRUS** *(picornavirus)* Integrante de un grupo de pequeños virus RNA que incluye los enterovirus, los rinovirus y los agentes causales de la encefalomiocarditis y la enfermedad pie-boca.

**PICOSEGUNDO (PS)** *(picosecond [ps])* Unidad de medida equivalente a la billonésima parte de un segundo.

**PICROTOXINA** *(picrotoxin)* Estimulante del sistema nervioso central obtenido de las semillas de la *Anamirta cocculus*, que antiguamente se utilizaba como antídoto de la intoxicación aguda por barbitúricos.

**PIE** *(foot)* Extremidad distal del miembro inferior compuesta por el tarso, metatarso y falanges.

**PIE CAÍDO** *(footdrop)* Trastorno neuromuscular de la pierna y el pie caracterizado por incapacidad para la flexión dorsal o la versión del pie y debido a daño del nervio peroneal.

**PIE CAVO** *(pes cavus)* Deformidad del pie caracterizada por un arco excesivamente elevado, con hiperextensión de los dedos a nivel de las articulaciones metatarsofalángicas, flexión de las interfalángicas y acortamiento del tendón de Aquiles. Este trastorno puede estar ya presente en el momento del nacimiento o aparecer posteriormente, como consecuencia de contracturas o desequilibrios en la musculatura del pie, como sucede en las enfermedades neuromusculares, como la ataxia de Friedreich o la atrofia muscular peroneal. En los casos graves está indicado el tratamiento quirúrgico, especialmente en el niño, pero, en las formas leves, el dolor debido a la excesiva presión bajo las cabezas metatarsianas puede combatirse mediante la aplicación de plantillas ortopédicas de goma o suela en los zapatos.

**PIE DE ATLETA** *(athlete's foot)* V. **tiña**.

**PIE DE INMERSIÓN** *(immersion foot)* Enfermedad del pie que se caracteriza por lesiones musculares, nerviosas, cutáneas y de los vasos sanguíneos, provocadas por una exposición prolongada a la humedad o por la inmersión prolongada en agua fría. V. también **congelación**.

**PIE DE MARCHA** *(march foot)* Trastorno del pie por un sobreesfuerzo, como por ejemplo en una marcha prolongada. La parte anterior del pie se hincha y presenta dolor; puede existir fracturas de uno o más metatarsianos.

**PIE EN GARRA** *(clawfoot)* V. **pie cavo**.

**PIE HENDIDO** *(cleft foot)* Anomalía en la que la división entre el tercer y cuarto dedos se extiende hasta el metatarso del pie.

**PIE PLANO** *(flatfoot)* Anomalía relativamente común caracterizada por aplanamiento del arco del pie.

**PIE ZAMBO** *(clubfoot)* Malformación congénita del pie

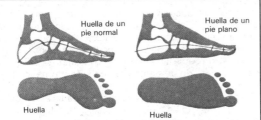

PIE PLANO. Anomalía congénita o adquirida con desaparición de la curvadura de la bóveda plantar que produce fatiga y dolor al andar. Se corrige por medio de plantillas especiales.

que se caracteriza por una desviación uni o bilateral de los metatarsianos. El 95 % de los casos son **equinovaros**, con desviación interna y flexión plantar del pie, y un porcentaje pequeño es **calcaneovalgo**, con desviación externa y dorsiflexión. El tratamiento depende de la extensión y rigidez de la malformación: las férulas y enyesados pueden corregir completamente el defecto durante la infancia; de lo contrario, es necesaria la cirugía en varias etapas. V. también **Denis Browne, férula de**.

**PIEDMONT, FRACTURA DE** (Piedmont fracture) Fractura oblicua de la porción distal del radio, cuyos fragmentos se impactan en el cúbito.

**PIEDRA** (stone) V. **cálculo**.

**PIEL** (skin) Membrana cutánea resistente y flexible que recubre toda la superficie corporal. Es el mayor órgano del cuerpo humano, mide de 1,6 a 1,9 m² y pesa unos 2 Kg. Es una cubierta a prueba de agua que proporciona así mismo protección contra parásitos, bacterias y virus e interviene en la regulación de la temperatura del organismo. Está compuesta por cinco capas de células denominadas según su función, textura o posición. La más profunda es el estrato basal, que se fija en las capas más superficiales de los tejidos subyacentes y da lugar a la

formación de nuevas células que van sustituyendo a las que se pierden por abrasión en la capa más externa. Las células de cada una de las capas van emigrando hacia la superficie a la vez que maduran. Por encima del estrato basal se encuentra el estrato espinoso, cuyas células son poligonales y presentan en su superficie finas espículas. Al ir emigrando hacia la siguiente capa, el estrato granuloso, se van aplanando y se disponen paralelamente a la superficie de la piel. Sobre esta capa se encuentra una banda clara y fina de tejido homogéneo denominado estrato lúcido. En esta capa no pueden observarse los límites intercelulares. La capa más externa o estrato córneo está compuesta por placas escamosas de células muertas que contienen queratina. Esta capa es gruesa en algunas zonas del organismo sometidas a abrasión y fina en otras no protegidas. El color de la piel varía según la cantidad de melanina presente en la epidermis. La diferencia en la cantidad de melanina de las distintas personas viene determinada por factores genéticos que explican las distintas coloraciones cutáneas que se observan en unas y otras razas. Los rayos solares ultravioletas estimulan la producción de melanina, que los absorbe y simultáneamente tiñe la piel. Una modificación de la piel, la membrana mucosa, recubre diversas porciones del cuerpo, como la vagina, la vejiga, los pulmones, el intestino, la nariz y la boca. Esta membrana no tiene la capa queratinizada propia de la parte externa de la piel, y además secreta moco, que lubrica y protege las estructuras que recubre. La piel ayuda a enfriar el organismo cuando la temperatura ambiente se eleva, irradiando calor por aumento del flujo sanguíneo en su superficie y potenciando la evaporación del sudor. Cuando la temperatura disminuye, los vasos sanguíneos se contraen y la producción de sudor se frena.

**PIEL-, PIELO-** (pyelo-, pyel-) Prefijo que significa «perteneciente a la pelvis renal»: **pielocaliectasia, pielocistitis, pielografía**.

**PIEL, CÁNCER DE** (skin cancer) Neoplasia cutánea pro-

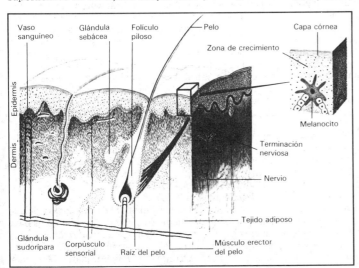

PIEL. Sección de las distintas capas de la piel y detalle de la epidermis.

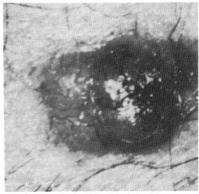

PIEL, cáncer de. Carcinoma de células basales: evaginación de tumor ulceroso de aspecto perlado.

ducida por las radiaciones ionizantes, ciertos defectos genéticos o carcinógenos químicos, como los arsenicales, el petróleo, los productos derivados del alquitrán y los humos de algunos metales fundidos, y por la exposición excesiva a la acción de los rayos solares. El cáncer cutáneo, la neoplasia maligna más frecuente y con más posibilidades de curación, constituye también la lesión secundaria más común en los pacientes que presentan ya un cáncer en otra localización. Los factores de riesgo son la piel clara y ciertas enfermedades como la xerodermia pigmentosa, el vitíligo, la queratitis seborreica senil, la enfermedad de Bowen, la dermatitis por radiación y el síndrome hereditario de nevus de células basales. Los cánceres cutáneos más frecuentes son el carcinoma de células basales y el carcinoma de células escamosas. Los adenocarcinomas, originados en las glándulas sebáceas o sudoríparas, son raros. El carcinoma de células basales —que típicamente se manifiesta por lesiones elevadas, duras, rojizas, con una superficie perlada— no metastatiza, a diferencia de lo que sucede con los tumores de células escamosas, que pueden tomar una forma exofítica, friable y muy ulcerada o manifestarse por una erosión que no cicatriza. El diagnóstico definitivo se efectúa mediante biopsia incisional o excisional, siendo esta última a la vez el único tratamiento necesario para las lesiones pequeñas. La cirugía está indicada cuando las lesiones son grandes, hay invasión de hueso o cartílago o afectación ganglionar; sin embargo, en las lesiones faciales de menor tamaño suele recomendarse la radioterapia, al igual que en los tumores cutáneos con márgenes mal delimitados. Sin embargo, como existe la posibilidad de carcinogénesis tardía, para el tratamiento de los pacientes jóvenes se recomienda la cirugía. En el tratamiento de los cánceres cutáneos recidivantes puede emplearse la aplicación tópica de cloruro de zinc y en la queratosis actínica premaligna refractaria y los carcinomas de células basales superficiales se aconseja la aplicación de 5-fluorouracilo tópico. Algunos autores recomiendan un método inmunoterapéutico basado en la inducción de hipersensibilidad tardía, que se lleva a cabo pincelando las lesiones con una crema que contiene dinitroclorobenceno y trietileno-inmuno-benzoquinona. A pesar de su curabilidad, el cáncer de piel produce muchas muertes, ya que los pacientes no siempre solicitan tratamiento. Las lesiones producidas por los rayos actínicos son fácilmente evitables mediante la aplicación de un filtro solar que contenga ácido paraaminobenzoico.

**PIEL, PREPARACIÓN DE LA** (skin prep) Procedimiento para limpiar la piel con un antiséptico antes de una intervención quirúrgica o venopunción. Su objetivo es destruir las bacterias y microorganismos patológicos y reducir así el riesgo de infección. Para realizar este procedimiento existen varios dispositivos, casi siempre de plástico, que se llenan de un determinado antiséptico y llevan acoplado un aplicador. El antiséptico se aplica haciendo movimientos circulares sobre la piel con el dispositivo. Los antisépticos más utilizados son el yodo, la yodo-povidona y el alcohol etílico, cada uno de los cuales tiene sus propias ventajas y desventajas. El yodo destruye las bacterias, hongos y virus protozoos, y no resulta caro, pero, además de teñir la piel, puede producir

quemaduras y grietas cutáneas, así como reacciones alérgicas. La yodo-povidona, constituida por complejos hidrosolubles de yodo y compuestos orgánicos, es menos irritante que las tinturas y soluciones de yodo y no tiñe la piel tanto como éstas. Sin embargo, es menos eficaz, puede absorberse a través de la piel cuando se utiliza durante un período de tiempo prolongado y produce también reacciones alérgicas. El alcohol etílico, que no es eficaz contra los microorganismos formadores de esporas, los virus y el bacilo tuberculoso, está compuesto por alcohol y etanol; es eficaz como solvente graso y, cuando se emplea a concentraciones del 70 al 80 %, actúa como germicida. Está indicado en pacientes alérgicos al yodo; sus principales desventajas son que se evapora rápidamente, es inflamable y explosivo y tiene un efecto secante intenso. Para realizar una venopunción, el punto elegido debe contactar con el antiséptico durante aproximadamente un minuto. El antiséptico debe extenderse en un diámetro de unos 5 cm.

**PIEL ESCALDADA, SÍNDROME DE LA** (scalded skin syndrome) V. **necrolisis epidérmica tóxica**.

**PIEL LAMPIÑA** (glabrous skin) Piel lisa y sin vello.

**PIEL SECA** (dry skin) Epidermis que carece de humedad o grasa y suele presentar en su superficie líneas con escamas y prurito. Entre sus causas destacan los baños demasiado frecuentes, la escasa humedad ambiental, la disminución de la producción de grasa con la edad y la ictiosis. El tratamiento consiste en disminuir la frecuencia de los baños, aumentar la humedad y aplicar aceites, emolientes como la lanolina y la glicerina y ungüentos hidrófilos. Denominada también **xerosis**.

**PIELITIS** (pyelitis) Inflamación de la pelvis renal. V. **pielonefritis**.

**PIELOGRAFÍA** (pyelogram) Radiografía de los riñones y uréteres. La pielografía IV (PIV), realizada después de inyectar un medio de contraste radioopaco, permite visualizar el tamaño y localización de los riñones, el contorno de los uréteres y la vejiga, el llenado de las pelvis renales y la permeabilidad del tracto urinario, así como la posible existencia de quistes o tumores en el interior del parénquima renal. La preparación para la PIV consiste en hacer una limpieza intestinal, suprimir la ingesta de líquidos durante 8 horas y realizar pruebas de sensibilidad al yodo del contraste radioopaco; en las personas con hipersensibilidad conocida no se realiza la prueba, para evitar una reacción anafiláctica. Cuando se inyecta el contraste, los enfermos pueden experimentar una sensación de calor y un gusto salado. Las pielografías retrógradas, que permiten visualizar el llenado de las estructuras colectoras renales, se realizan después de inyectar el medio de contraste a través de los uréteres, por medio de catéteres introducidos en la vejiga urinaria mediante cistoscopia a través de la uretra.

**PIELOGRAFÍA INTRAVENOSA** (intravenous pyelography) Técnica radiológica para el estudio morfológico y valoración de la función del aparato urinario. Previa administración de un medio de contraste, y cuando éste es eliminado de la sangre por filtración glomerular, se realizan radiografías seriadas que permiten visualizar los cálices, pelvis renal, uréteres y vejiga urinaria. Mediante esta técnica se pueden diagnosticar tumores, quistes, cálculos y gran cantidad de alteraciones morfológicas y funcionales. El día anterior a la exploración se suele administrar un laxante o un enema, dado que la localización retroperitoneal de los riñones y la presencia de gas o materia fecal en el intestino pueden dificultar la visualización de las vías urinarias. A partir de la medianoche precedente a la prueba, se suspende la ingesta con el fin de inducir una deshidratación moderada que permita la concentración del medio de contraste en el sistema colector. También se puede pedir al enfermo que orine inmediatamente antes de la inyección del contraste, con el objeto de evitar su dilución en la vejiga. Denominada también **urografía descendente; urografía excretora**.

**PIELOGRAFÍA RETRÓGRADA** (retrograde pyelography) **1.** Técnica radiológica para el examen de las estructuras colectoras del riñón, especialmente utilizada para la localización de obstrucciones del tracto urinario. Se introduce un contraste radioopaco a través de un catéter en los uréteres y cálices de las pelvis renales. A veces pueden aparecer anafilaxia debido a hipersensibilidad al contraste yodado, e infección o traumatismo consecutivos al cateterismo. **2.** Técnica radiológica utilizada para el examen de las estructuras del sistema colector de los riñones, que no depende de la función renal. Se introduce un catéter a través de la vejiga y la uretra y se inyecta en cada uréter y riñón un medio de contraste, visualizado posteriormente mediante rayos X o pantalla fluoroscópica. Esta prueba es útil para localizar cualquier tipo de obstrucción en el conducto urinario. Pueden derivarse infecciones y traumatismos como consecuencia de la manipulación requerida para efectuar la inserción del catéter.

**PIELOLITOTOMÍA** (pyelolithotomy) Intervención quirúrgica en la que se extraen los cálculos renales localizados en la pelvis del uréter.

**PIELONEFRITIS** (pyelonephritis) Infección piógena difusa de la pelvis y el parénquima renal. La pielonefritis aguda suele ser consecuencia de una infección ascendente del tracto urinario inferior. En las mujeres, el agente infeccioso más frecuente es *Escherichia coli*, que contamina el meato urinario, aunque la infección también puede extenderse a los riñones desde otros puntos del organismo. El inicio de la pielonefritis aguda es rápido, y se caracteriza por fiebre, escalofríos, dolor en el costado, náuseas y polaquiuria. El análisis de orina revela la presencia de bacterias y leucocitos. El tratamiento antibiótico se debe mantener durante 10-14 días. Las recidivas o reinfecciones son frecuentes. La pielonefritis crónica se desarrolla lentamente después de una infección bacteriana renal y puede acabar produciendo una insuficiencia renal. La mayoría de los casos se asocian a alguna forma de obstrucción, como un cálculo o una constricción ureteral. El tratamiento consiste en la retirada de la causa de obstrucción y en la administración de un tratamiento antibiótico a largo plazo.

**PIELONEFRITIS CRÓNICA** (chronic pyelonephritis) V. **pielonefritis**.

**PIERNAS INQUIETAS, SÍNDROME DE LAS** (restless legs syndrome) Trastorno benigno de etiología descono-

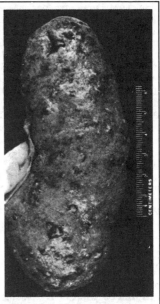

PIELONEFRITIS. Junto a estas líneas, pielonefritis aguda: la superficie cortical del riñón afectado presenta múltiples abscesos. Debajo, aspecto histológico característico con invasión del parénquima renal por neutrófilos.

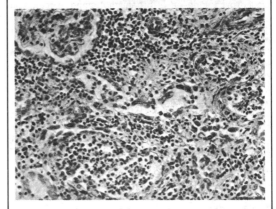

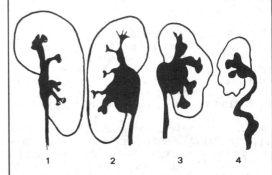

PIELONEFRITIS. Tipos: 1, pielectasia inicial. 2, cicatriz calicial. 3, ectasia avanzada del cáliz con atrofia cortical moderada. 4, pielonefritis atrófica.

cida que se caracteriza por una sensación irritante de dificultad, cansancio y picor profundo en los muslos, y especialmente en la parte inferior. Se acompaña de contracciones y, a veces, de dolor. Sólo se alivia andando o moviendo las piernas. Este trastorno puede estar asociado a diversas alteraciones psiquiátricas, probablemente como forma de una hipercinesia extrapiramidal. También llamado **Ekbom, síndrome de; Wittmaack-Ekbom, síndrome de**.

**PIERRE ROBIN, SÍNDROME DE** *(Pierre Robin syndrome)* Complejo sindrómico de anomalías congénitas que incluye micrognatia, paladar hendido, labio leporino, otras anomalías craneofaciales y defectos oculares y auditivos. La inteligencia suele ser normal. Mediante cirugía plástica se consigue una reparación estética satisfactoria, pero con frecuencia hay que emplear también logoterapia, ortodoncia y psicoterapia.

**PIES Y NALGAS, PRESENTACIÓN DE** *(footling breech)* Posición intrauterina del feto en la cual uno o ambos pies se encuentran plegados bajo las nalgas en la entrada de la pelvis materna.

**PIGMALIONISMO** *(pygmalianism)* Psicopatía sexual en la que el individuo orienta sus fantasías eróticas hacia un objeto que ha creado.

**PIGMENTO** *(pigment)* **1.** Cualquier material colorante orgánico producido en el organismo, como la melanina. **2.** Cualquier preparado medicinal coloreado que se aplique a la superficie cutánea.

**PIGMEO** *(pygmy, pigmy)* Persona de estatura muy baja con proporción entre las diversas partes del cuerpo; enano primitivo.

**PIGOAMORFO** *(pygoamorphus)* Gemelos asimétricos soldados en los que el miembro parásito está representado por una masa amorfa indiferenciada adherida a la región sacra del otro gemelo.

**PIGODÍDIMO** *(pygodidymus)* **1.** Malformación fetal que consiste en pelvis y caderas dobles. **2.** Gemelos soldados por la región cefalotorácica, pero separados por la pelvis.

**PIGOMELO** *(pygomelus)* Malformación fetal que consiste en la presencia de uno o varios miembros supernumerarios insertos en las nalgas.

**PIGÓPAGO** *(pygopagus)* Monstruo fetal que está formado por dos gemelos formados casi totalmente y unidos por la región sacra.

**PÍLDORA** *(pill)* V. **tableta**.

**PILE-** *(pyle-)* Prefijo que significa «relacionado con la vena porta»: *pilenfraxia, pileflebectasia, pileflebitis*.

**PILIFORME** *(piliform)* Con forma de pelo.

**PILO-** Prefijo que significa «que se parece al pelo o está compuesto de pelo»: *piloquístico, pilomotor, piloso*.

**PILOCARPINA** *(pilocarpine)* Agente colinérgico tópico para uso oftálmico.
INDICACIONES: Se utiliza para inducir miosis y disminuir la presión intraocular en las formas crónicas de glaucoma de ángulo abierto y en el glaucoma de ángulo cerrado.
CONTRAINDICACIONES: Debe utilizarse con precaución cuando existen asma, queratitis, conjuntivitis e iritis. Está contraindicada en los pacientes con hipersensibilidad conocida.

REACCIONES SECUNDARIAS: Las más graves son disnea, sibilancias, temblores musculares, diaforesis e hiperptialismo. Pueden aparecer también visión borrosa, dolor ocular y cefalea.

**PILOCARPINA, CLORHIDRATO DE** *(pilocarpine hydrochloride)* Agente colinérgico oftálmico.
INDICACIONES: Se utiliza como agente miótico en el tratamiento del glaucoma primario de ángulo abierto y el glaucoma agudo de ángulo cerrado.
CONTRAINDICACIONES: Hipersensibilidad conocida a este fármaco.
EFECTOS SECUNDARIOS: Los más graves son espasmo ciliar con dolor y reacciones alérgicas.

**PILOCARPINA y EPINEFRINA** *(pilocarpine and epinephrine)* Combinación medicamentosa fija que se utiliza en el tratamiento del glaucoma y que contiene un agente colinérgico (clorhidrato de pilocarpina) y un vasoconstrictor adrenérgico (bitartrato de adrenalina).

**PILOCARPINA y FISOSTIGMINA** *(pilocarpine and physostigmine)* Combinación medicamentosa fija que se utiliza en el tratamiento del glaucoma y que contiene un agente colinérgico (clorhidrato de pilocarpina) y un inhibidor de la colinesterasa de corta acción (salicilato de fisostigmina). Ambos ingredientes reducen la presión intraocular.

**PILOERECCIÓN** *(piloerection)* V. **pilomotor, reflejo**.

**PILOMOTOR, REFLEJO** *(pilomotor reflex)* Erección del vello cutáneo en respuesta a una temperatura ambiental baja, un estímulo emocional o la irritación de la piel. Esta reacción normal desaparece por debajo del nivel de las

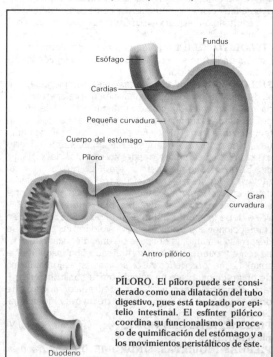

Fundus
Esófago
Cardias
Pequeña curvadura
Cuerpo del estómago
Píloro
Gran curvadura
Antro pilórico
Duodeno

**PÍLORO. El píloro puede ser considerado como una dilatación del tubo digestivo, pues está tapizado por epitelio intestinal. El esfínter pilórico coordina su funcionalismo al proceso de quimificación del estómago y a los movimientos peristálticos de éste.**

lesiones medulares y puede exagerarse en el lado afecto en la hemiplejía. También se llama **carne de gallina; horripilación; piloerección.**

**PILONIDAL** *(pilonidal)* Relativo al crecimiento de vello en un quiste o en otra estructura interna.

**PÍLORO** *(pylorus)* Porción tubular del estómago que forma un ángulo a la derecha y conecta el estómago con el duodeno. La situación más frecuente es a unos 3 cm a la derecha del eje sagital. Se distingue por el engrosamiento del esfínter pilórico, y está tapizado por epitelio intestinal, a diferencia del epitelio gástrico que tapiza el cuerpo del estómago.

**PILOROESPASMO** *(pylorospasm)* Espasmo del esfínter pilórico del estómago, como el que se produce en la estenosis pilórica.

**PILOROMIOTOMÍA** *(pyloromyotomy)* Incisión de la musculatura longitudinal y circular del píloro que deja la mucosa intacta pero que separa las fibras musculares.

**PILOROPLASTIA** *(pyloroplasty)* Técnica quirúrgica que se realiza para aliviar la estenosis pilórica producida por la úlcera gástrica crónica. Antes de la intervención es necesario corregir los desequilibrios de líquidos y electrólitos; para ello se administran soluciones de cloruro sódico y cloruro potásico con vistas a corregir las pérdidas iónicas producidas por los vómitos; que es una característica peculiar de la enfermedad. Bajo anestesia general se procede a la dilatación del orificio. Suele acompañarse de una vagotomía como tratamiento de la úlcera.

**PILOSEBÁCEO** *(pilosebaceous)* Perteneciente o relativo a un folículo piloso y su glándula sebácea.

**PIMARICINA** *(pimaricin)* V. **natamicina.**

**PIMOZIDA** *(pimozide)* Agente neuroléptico oral.
INDICACIONES: Tics motores y fónicos asociados a la enfermedad de Tourette.
CONTRAINDICACIONES: Prolongación congénita del intervalo QT, historia de arritmias cardiacas.
EFECTOS SECUNDARIOS: discinesias, constipación, alteraciones visuales y cambios en el ECG.

**PINDOLOL** *(pindolol)* Bloqueante beta-adrenérgico con actividad simpaticomimética.
INDICACIONES: En el tratamiento de la hipertensión.
CONTRAINDICACIONES: Asma, fallo cardiaco, bloqueo AV de 2°, 3° grado, o en bradicardias severas. Debe usarse con precaución en la diabetes.
EFECTOS SECUNDARIOS: Bradicardia, hipotensión. Agrava el broncoespamo.

**PINEAL, GLÁNDULA** *(pineal gland)* Estructura coniforme situada entre los tubérculos cuadrigéminos superiores, el pulvinar y el rodete del cuerpo calloso. Aún no se ha establecido cuál es su función exacta. Puede secretar la hormona melatonina.

**PINEAL, TUMOR** *(pineal tumor)* Neoplasia del cuerpo pineal. V. también **pinealoma.**

**PINEALOCITOMA** *(pinealocytoma)* V. **pinealoma.**

**PINEALOMA** *(pinealoma)* Neoplasia rara del cuerpo pineal del cerebro caracterizada por hidrocefalia, alteraciones pupilares, trastornos de la marcha, cefalea, náuseas y vómitos. También se llama **pinealocitoma.**

**PINKUS, ENFERMEDAD DE** *(Pinkus disease)* V. **liquen nítido.**

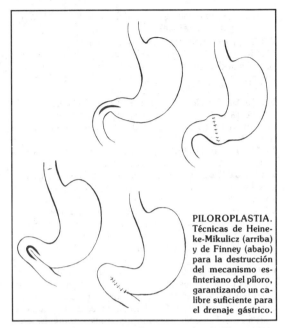

PILOROPLASTIA. Técnicas de Heineke-Mikulicz (arriba) y de Finney (abajo) para la destrucción del mecanismo esfinteriano del píloro, garantizando un calibre suficiente para el drenaje gástrico.

**PINOCITOSIS** *(pinocytosis)* Proceso de captación de líquido extracelular por parte de una célula. La membrana celular desarrolla una indentación sacular que se llena de líquido extracelular; a continuación se cierra sobre ella y forma una vesícula o vacuola intracelular.

**PINTA** *(pinta)* Infección de la piel producida por *Treponema carateum,* un microorganismo frecuente en Sudamérica y América Central. La bacteria penetra en el organismo a través de una erosión cutánea. Es imprescindible una exposición prolongada y un contacto estrecho. La lesión primaria es una pápula de crecimiento lento con adenopatía regional seguida, al cabo de 1-12 meses, por una erupción generalizada constituida por máculas rojas o azuladas que a veces se pigmentan. El diagnóstico se basa en pruebas serológicas y en el examen con microscopio de campo oscuro de extensiones de las lesiones cutáneas. Esta enfermedad responde a la penicilina G y su mayor complicación es la repercusión social, determinada por el moteado cicatrizal que

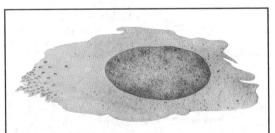

PINOCITOSIS. La membrana celular, cerrándose sobre las invaginaciones de su superficie, fagocita las diminutas gotas de líquido extracelular.

desfigura permanentemente la piel del paciente. También se llama **pinto, mal del**.

**PINTO, MAL DEL** (mal del pinto) V. **pinta**.

**PINZA** (clamp) Instrumento con puntas dentadas y aros para los dedos que se utiliza para agarrar, sostener, unir, sujetar o comprimir un órgano o un vaso. En cirugía suele utilizarse para hacer hemostasia.

**PINZA DE BALA** (bullet forceps) Tipo de pinza con hojas aserradas, curvas y finas, diseñada para extraer objetos extraños, como por ejemplo balas, de la base de una herida punzante.

**PINZA DEPILADORA** (epilating forceps) Pequeña pinza de resorte que se utiliza para eliminar el vello.

**PINZA DESLIZANTE** (slide clamp) Dispositivo, casi siempre de plástico, que se utiliza para regular el flujo de una solución intravenosa. Tiene una abertura graduada, a través de la cual se hace pasar el catéter intravenoso; al empujar el tubo hacia el extremo estrecho de la abertura, se contrae su luz y se reduce la tasa de flujo de la solución intravenosa. Deslizando el extremo ancho de la abertura sobre el tubo aumenta la tasa de flujo.

**PINZAS ARTERIALES** (artery forceps) Cualquier pinza utilizada para aprehender, comprimir y sujetar el extremo de una arteria durante su ligadura. Este tipo de pinzas suele tener un cierre automático y se manejan como unas tijeras. Denominadas también **pinzas hemostáticas**.

**PINZAS AURALES** (aural forceps) Pinzas con extremos finos y curvados que se utilizan en la cirugía otológica.

**PINZAS BULLDOG** (bulldog forceps) Pinzas cortas de resorte que sirven para hacer hemostasia en una arteria o una vena. Sus brazos pueden almohadillarse para no lesionar el tejido vascular.

**PINZAS DE APÓSITO** (dressing forceps) Tipo de pinzas con hojas estrechas y dientes romos que se utilizan para realizar curas, retirar tubos de drenaje o extraer fragmentos de tejido necrótico.

**PINZAS DE COCODRILO** (alligator forceps) **1.** Pinzas con dientes fuertes y doble mordaza empleadas en cirugía ortopédica. **2.** Pinzas con mangos angulados, finos y largos, y dientes que encajan entre sí.

**PINZAS DE DIENTES DE RATÓN** (mouse-tooth forceps) Tipo de pinzas para paños que tienen uno o más dientes finos y aguzados en la punta de cada quijada. Estos dientes finos encajan entre sí.

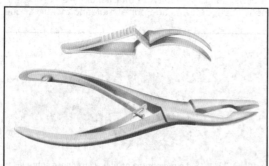

**PINZAS BULLDOG** (arriba) y **PINZAS DE COCODRILO** (abajo).

**PINZAS DE LITOTOMÍA** (lithotomy forceps) Pinzas que se utilizan para la extracción de cálculos, por lo general de las vías urinarias.

**PINZAS DE MOSQUITO** (mosquito forceps) V. **Halsted, pinzas de**.

**PINZAS DE PEDÍCULO** (pedicle clamp) Pinzas quirúrgicas de cierre automático que se utilizan en cirugía para comprimir vasos sanguíneos o pedículos de tumores.

**PINZAS DE PUNCIÓN** (punch forceps) Instrumento quirúrgico utilizado para obtener una porción de tejido denso o resistente, como el hueso y el cartílago. Los extremos de las hojas del instrumento están perforados para albergar el tejido que se va a extraer. Existen diversas variantes del instrumento, con hojas y puntas especialmente diseñadas para las diferentes necesidades quirúrgicas.

**PINZAS DE SECCIÓN ÓSEA** (bone-cutting forceps) Pinzas que tienen unos mangos largos con una articulación única o doble y hojas muy fuertes.

**PINZAS DE SECUESTRO** (sequestrum forceps) Pinzas con unos dientes pequeños muy potentes que se utilizan para extraer fragmentos de hueso necrótico, separados del tejido circundante.

**PINZAS DE TENÁCULO** (forceps tenaculum) V. **tenáculo**.

**PINZAS HEMOSTÁTICAS** (hemostatic forceps) V. **pinzas arteriales**.

**PIO-** (pyo-) **1.** Prefijo que significa «relativo al pus»: piocalix, piocele, piocito. **2.** Prefijo que significa «perteneciente o relativo a la grasa»: pionemia, piortopnea, pioscopia.

**PIODERMIA** (pyoderma) Dícese de cualquier enfermedad purulenta de la piel, como el impétigo. También denominada **piodermitis**.

**PIÓGENO** (pyogenic) **1.** Que produce pus. **2.** Nombre de los microbios ordinarios de la supuración.

**PIOJO** (louse) Insecto parasitario de pequeño tamaño y carente de alas que actúa como portador de ciertas enfermedades, como la fiebre recurrente y el tifus. Estos parásitos asientan con frecuencia en la piel y pueden producir un intenso prurito. V. también **pediculosis**.

**PIOJO, PICADURA DE** (louse bite) Herida diminuta por punción producida por la picadura de un piojo, a través de la cual pueden transmitirse enfermedades como el tifus, la fiebre de las trincheras y la fiebre recurrente. El rascado de la zona afecta favorece la aparición de infecciones secundarias. Los piojos de la cabeza y el cuerpo son los más frecuentes y parasitan comúnmente a la población escolar. Los procedimientos terapéuticos y profilácticos, frente a la diseminación de la infestación, son los lavados y baños frecuentes con aplicación de un insecticida y la desinfectación con éste de las ropas y la lencería de cama. V. también **pediculosis**.

**PIOJO DEL PUBIS** (crab louse) Tipo de piojo, llamado también Phithirus pubis, que infecta el vello de la región genital y suele transmitirse por contacto venéreo. Denominado también **Pediculus pubis**. V. también **pediculosis**.

**PIOMIOSITIS GONOCÓCICA** (gonococcal pyomyositis) Trastorno inflamatorio agudo de los músculos, producido por infección con Neisseria gonorrhoeae, que se caracteriza por una forma rara de gonorrea que debe diferenciarse del sarcoma. El diagnóstico se hace por aislamiento de los diplococos gonocócicos en el interior del absceso tras tomar una muestra para cultivo bacteriano en el curso de una intervención exploradora. Después de establecido el diagnóstico se descubre que el paciente sufre una infección asintomática en los órganos urogenitales. El tratamiento antibiótico, casi siempre con ampicilina, resulta rápidamente eficaz en la curación de esta infección.

**PIORREA** (pyorrhea) **1.** Descarga de pus. **2.** Inflamación purulenta de los tejidos que rodean los dientes.

**PIOSALPINX** (pyosalpinx) Acumulación de pus en la trompa de Falopio. V. también **salpingitis.**

**PIPER, FÓRCEPS DE** (Piper forceps) V. **fórceps obstétricos.**

**PIPERACETACINA** (piperacetazine) Tranquilizante fenotiazínico.
INDICACIONES: Tratamiento de los trastornos psicóticos.
CONTRAINDICACIONES: Enfermedad de Parkinson, administración concomitante de agentes depresores del sistema nervioso central, disfunción hepática o renal, hipotensión grave o hipersensibilidad conocida a otros fármacos fenotiazínicos.
EFECTOS SECUNDARIOS: Los más graves son hipotensión, toxicidad hepática, discrasias sanguíneas, reacciones de hipersensibilidad y diversas alteraciones extrapiramidales, tales como disquinesia tardía posterapéutica.

**PIPERAZINA, CITRATO DE** (piperazine citrate) Agente antihelmíntico.
INDICACIONES: Infestaciones por lombrices o gusanos redondos.
CONTRAINDICACIONES: Alteraciones funcionales hepáticas o renales, trastornos convulsivos o hipersensibilidad conocida a este fármaco.
EFECTOS SECUNDARIOS: Los más graves, casi siempre debidos a sobredosificación, son dolores abdominales, diarrea, vértigo, visión borrosa y fiebre.

**PIPETA** (pipette) Tubo de vidrio calibrado, transparente y abierto por ambos extremos, que se utiliza para medir o transferir pequeñas cantidades de un líquido o un gas.

**PIPOBROMAN** (pipobroman) Agente antineoplásico.
INDICACIONES: Tratamiento de la policitemia vera y la leucemia granulocítica crónica.
CONTRAINDICACIONES: Depresión de la medula ósea o hipersensibilidad conocida a este fármaco.
EFECTOS SECUNDARIOS: Los más graves son náuseas, dolores abdominales y fiebre.

**PIRAMIDAL 1.** (cuneate) Que tiene aspecto de pirámide. Se utiliza para denominar algunas células del sistema nervioso central. **2.** (proceros) Uno de los tres músculos nasales. Se origina en la fascia del nasal y en el cartílago nasal lateral y se inserta en la piel del entrecejo; es un pequeño músculo en forma de pirámide, inervado por las ramas bucales del facial. Sus acciones son llevar hacia abajo las cejas y fruncir la nariz.

**PIRAMIDAL, MÚSCULO** (pyramidalis) Músculo par situado en la cara anterolateral del abdomen y que está contenido en la porción inferior de la vaina de los rectos abdominales. Es un músculo triangular y pequeño que se origina en el pubis y se inserta en la línea alba. Está inervado por una rama del duodécimo nervio torácico y su función es tensar la línea alba. Consultar las voces **obli-**

cuo externo abdominal, músculo; oblicuo interno abdominal, músculo; recto abdominal, músculo; transverso abdominal, músculo.

**PIRAMIDAL DE LA PELVIS, MÚSCULO** (piriformis) Músculo plano, de forma piramidal, que se dispone casi paralelamente al reborde posterior del músculo glúteo mediano. Se encuentra en parte dentro de la pelvis y en parte detrás de la articulación de la cadera. Se origina en el sacro, el orificio ciático mayor y el ligamento sacrotuberoso y se inserta mediante un tendón redondeado en el trocánter mayor del fémur. Está inervado por ramas de los nervios sacros primero y segundo y produce rotación externa y abducción del muslo, facilitando así su extensión. Consultar también las voces **obturador externo, músculo; obturador interno, músculo.**

**PIRANTEL, PAMOATO DE** (pyrantel pamoate) Antihelmíntico.
INDICACIONES: Tratamiento de las infestaciones producidas por ascárides o lombrices intestinales.
CONTRAINDICACIONES: Hipersensibilidad conocida al fármaco.
EFECTOS SECUNDARIOS: Entre los más graves figuran las náuseas, los espasmos abdominales, la diarrea, el vértigo y el eritema cutáneo.

**PIRAZINAMIDA** (pyrazinamide) Antimicrobiano.
INDICACIONES: Se utiliza en la quimioterapia combinada para el tratamiento de la tuberculosis.
CONTRAINDICACIONES: Hepatopatía grave o hipersensibilidad conocida al fármaco.
EFECTOS SECUNDARIOS: Entre los más graves figuran la hepatotoxicidad y la hiperuricemia.

**PIRETO-** (pyreto-) Prefijo que significa «perteneciente o relativo a la fiebre»: piretógeno, piretografía, piretoterapia.

**PIRETRINA y PIPERONIL BUTOXIDO** (pyrethrin and piperonyl butoxide) Combinación fija escabicida y pediculicida.
INDICACIONES: Tratamiento de las infestaciones producidas por piojos en cabeza, cuerpo y pubis.
CONTRAINDICACIONES: Hipersensibilidad conocida a la ambrosía o al fármaco.
EFECTOS SECUNDARIOS: Entre los más graves figuran la irritación cutánea y de las membranas mucosas.

**PIREXIA** (pyrexia) V. **fiebre.**

**-PIREXIA** (-pyrexia) Sufijo que significa «estado febril»: apirexia, electropirexia, fisiopirexia.

**PIRIDOSTIGMINA, BROMURO DE** (pyridostigmine bromide) Colinérgico.
INDICACIONES: Tratamiento de la miastenia gravis y como antagonista de los relajantes musculares no despolarizantes.
CONTRAINDICACIONES: Obstrucción intestinal o urinaria o hipersensibilidad conocida al fármaco o a otros medicamentos anticolinesterásicos.
EFECTOS SECUNDARIOS: Entre los más graves figuran las náuseas, la diarrea, los espasmos abdominales, los calambres musculares y la debilidad.

**PIRIDOXALFOSFATO** (pyridoxal phosphate) Enzima que actúa con el fosfato de piridoxamina y las transaminasas para catalizar la transferencia reversible de un grupo amino desde un aminoácido alfa a un cetoácido alfa, espe-

**PIRIDOXALFOSFATO. Estructura química de la molécula de esta enzima.**

cialmente el ácido alfa-cetoglutámico. Este proceso es esencial para el metabolismo.

**PIRIDOXAMINA, FOSFATO** (*pyridoxamine phosphate*) Enzima que participa con el piridoxalfosfato y las transaminasas en la transferencia reversible de un grupo amino desde un aminoácido alfa a un cetoácido alfa, especialmente el ácido alfa-cetoglutámico. Estas transferencias son esenciales para el metabolismo.

**PIRIDOXINA** (*pyridoxine*) Vitamina liposoluble, blanca y cristalina, que forma parte del complejo B y se deriva de la piridina. En el organismo es convertida a piridoxal y piridoxamina para su síntesis. Actúa como coenzima esencial para la síntesis y fraccionamiento de los aminoácidos, la conversión del triptófano en niacina, la separación de glucógeno en glucosa-1-fosfato, la producción de anticuerpos, la formación del grupo hemo de la hemoglobina, la formación de hormonas importantes en la función cerebral, la absorción adecuada de la vitamina $B_{12}$, la producción de ácido clorhídrico y magnesio y el mantenimiento del balance de sodio y potasio, que regula los líquidos orgánicos y la función de los sistemas nervioso y musculoesquelético. Las fuentes dietéticas más ricas en piridoxina son las carnes, especialmente las vísceras, los granos integrales de cereal, las semillas de soja, los cacahuetes, el germen de trigo y la levadura de cerveza; la leche y los vegetales verdes aportan cantidades menores. Los síntomas más frecuentes del déficit de piridoxina son la dermatitis seborreica alrededor de los ojos, nariz, boca y detrás de los pabellones auriculares, la queilosis, la glositis y la estomatitis, el nerviosismo, la depresión, la neuropatía periférica y la linfopenia, que provoca convulsiones en los niños y anemia en los adultos. El tratamiento y profilaxis consiste en la administración de la vitamina y de una dieta rica en alimentos que la contengan. Diversos fármacos interfieren con su acción, especialmente la isoniazida y la penicilamina, por lo que deben hacerse aportes extraordinarios de piridoxina durante el tratamiento con estos medicamentos. Las necesidades de piridoxina aumentan durante la gestación, la lactancia, la exposición a radiaciones, la insuficiencia cardiaca, la edad y en el empleo de anticonceptivos orales. La vitamina no se considera tóxica. También llamada vitamina $B_6$.

**PIRIDOXINA, CLORHIDRATO** (*pyridoxine hydrochloride*) V. **vitamina $B_6$**.

**PIRILAMINA, MALEATO** (*pyrilamine maleate*) Antihistamínico.

INDICACIONES: Tratamiento de diversas reacciones de hipersensibilidad, como la rinitis, el eritema cutáneo y el prurito.

CONTRAINDICACIONES: Asma o hipersensibilidad conocida al fármaco. No debe administrarse a recién nacidos o madres lactantes.

EFECTOS SECUNDARIOS: Entre los más graves figuran

la somnolencia, el eritema cutáneo, las reacciones de hipersensibilidad, la sequedad de boca y la taquicardia.

**PIRIMETAMINA** (*pyrimethamine*) Antimalárico.

INDICACIONES: Tratamiento de la malaria y la toxoplasmosis.

CONTRAINDICACIONES: Carece.

EFECTOS SECUNDARIOS: Entre los más graves figuran, principalmente con grandes dosis, la anemia megaloblástica, la glositis atrófica, la leucopenia y las convulsiones.

**PIRIMIDINA** (*pyrimidine*) Compuesto orgánico de nitrógeno heterocíclico que se encuentra en ácidos nucleicos y en muchos fármacos, como los antivíricos aciclovir, rabavirin y trifluridina.

**PIRIVINIO, PAMOATO DE** (*pyrivinium pamoate*) Antihelmíntico.

INDICACIONES: Tratamiento de la infestación por lombrices.

CONTRAINDICACIONES: Hipersensibilidad conocida al fármaco.

EFECTOS SECUNDARIOS: Entre los más graves figuran las náuseas, los espasmos, la diarrea y las reacciones de hipersensibilidad.

**PIRO-** (*pyro-*) Prefijo que significa «relativo al fuego o al calor, o producido por el calor»: *pirocatequina, pirodextrina, piromanía.*

**PIRÓGENO** (*pyrogen*) Dícese de cualquier sustancia o agente que tiende a provocar un aumento de la temperatura corporal, como algunas toxinas bacterianas. V. también **fiebre**.

**PIROLAGNIA** (*pyrolagnia*) Estimulación o gratificación sexual que se produce contemplando o encendiendo fuegos.

**PIROMANÍA** (*pyromania*) Neurosis compulsiva que se caracteriza por una necesidad incontrolable de encender fuego. El proceso se registra principalmente en varones y habitualmente se asocia a intoxicación alcohólica, frustraciones personales crónicas, resentimiento hacia figuras autoritarias o algún otro trastorno psicológico o psicosexual. Estos enfermos experimentan una tensión creciente antes de encender el fuego y una intensa gratificación mientras lo contemplan; algunas veces también obtienen satisfacción de la destrucción resultante, aunque muchos de ellos muestran signos de depresión, ansiedad y culpabilidad ante la posibilidad de ser aprehendidos. El tratamiento consiste en realizar psicoterapia para des-

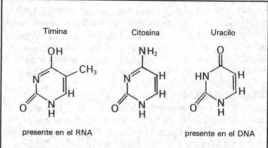

**PIRIMIDINA. Estructura química molecular de las pirimidinas presentes en los ácidos nucleicos (timina y uracilo).**

cubrir los problemas emocionales causales y la institucionalización para la protección de la persona y de la sociedad.

**PIROMANIACO** *(pyromaniac)* **1.** Dícese de la persona que presenta características de piromanía. **2.** Que pertenece a o muestra signos de piromanía.

**PIROSIS** *(heartburn)* Sensación dolorosa de quemazón localizada en el esófago, inmediatamente por detrás del esternón. Suele deberse al reflujo del contenido gástrico en el esófago, pero también puede responder a hiperacidez gástrica o a la presencia de una úlcera péptica. Los antiácidos mejoran los síntomas, pero no curan la enfermedad de base. V. también **hernia hiatal**.

**PIRQUET, PRUEBA DE** *(Pirquet test)* Prueba cutánea de la tuberculina que consiste en practicar una pequeña erosión en la piel y depositar tuberculina sobre la misma. También se llama prueba de Von Pirquet. V. también **tuberculina, prueba de la**.

**PIRROL** *(pyrrole)* Líquido incoloro que se produce de forma natural en muchos compuestos del organismo.

**PIRUVATOQUINASA** *(pyruvate kinase)* Enzima esencial para la glucólisis anaerobia en los eritrocitos. Cataliza la transferencia de un grupo fosfato desde el adenosintrifosfato para producir adenosindifosfato.

**PIRUVATOQUINASA, DEFICIENCIA DE** *(pyruvate kinase deficiency)* Enfermedad hemolítica congénita que se transmite de forma autosómica recesiva. El estado homocigoto se caracteriza por hemólisis crónica grave, mientras que la heterocigota puede cursar con anemia leve o grave, aunque habitualmente sea asintomática y no tenga trascendencia clínica.

**PIRÚVICO, ÁCIDO** *(pyruvic acid)* Compuesto formado como producto final de la glucólisis, que es la etapa anaerobia del metabolismo de la glucosa. La exposición al oxígeno y a la acetilcoenzima A en la entrada del ciclo de Krebs del ácido cítrico lo transforma en ácido cítrico.

**PISIFORME, HUESO** *(pisiform bone)* Hueso pequeño, esferoideo situado en la fila proximal de los huesos del carpo. Se articula con el triangular y se inserta en el ligamento flexor y los músculos cubital anterior y abductor del meñique.

**PITIRIASIS ALBA** *(pityriasis alba)* Dermatosis idiopática frecuente caracterizada por la aparición de placas redondas u ovales de hipopigmentación con finas escamas. Las lesiones se encuentran muy bien delimitadas, a veces se acompañan de prurito y afectan al niño y al adolescente. Pueden tender a reaparecer, pero lo más frecuente es que desaparezcan espontáneamente. El tratamiento consiste en la aplicación de cremas lubricantes, corticosteroides tópicos y, con menor frecuencia, cremas de alquitrán. Consultar también la voz **pitiriasis rosada**.

**PITIRIASIS ROSADA** *(pityriasis rosea)* Enfermedad cutánea autolimitada que se caracteriza por la aparición de una erupción macular, rosada, ligeramente descamativa, que se distribuye por el tronco y otras zonas de piel no expuestas. Una característica típica es la **placa inicial**, una lesión mayor y más descamativa que precede en varios días a la aparición de la erupción difusa. Las lesiones más pequeñas tienden a disponerse con el eje mayor paralelo a las líneas normales de estructura de la piel. El único

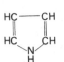

PIRROL. Estructura química de la molécula de pirrol.

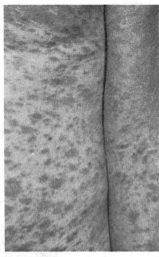

**PITIRIASIS ROSADA.** Distribución característica de las pápulas en el tronco y las extremidades.

síntoma es un leve prurito. Esta enfermedad dura de 4 a 8 semanas y rara vez recidiva. Es poco frecuente, aparentemente no contagiosa y se desconoce su causa.

**PITUITARIA POSTERIOR, GLÁNDULA** *(posterior pituitary gland)* V. **neurohipófisis**.

**PIURIA** *(pyuria)* Presencia de leucocitos en la orina, que constituye habitualmente un signo de infección urinaria. V. también **bacteriuria**.

**PIVOTE, ARTICULACIÓN EN** *(pivot joint)* Articulación sinovial cuyo único movimiento es la rotación. Está constituida por una estructura en forma de pivote que puede girar dentro de un anillo compuesto por hueso y ligamento. Un ejemplo es la articulación radiocubital proximal, en la cual la cabeza del radio rota dentro del anillo constituido por la hendidura radial del cúbito y el ligamento anular. También se llama **trocoide, articulación en.** Consultar también las voces **deslizante, articulación; troclear, articulación**. V. también **condílea, articulación**.

**PK, PRUEBA** *(PK test)* Abreviatura para designar la **Prausnitz-Küstner, prueba de**.

**PLACA** *(plaque)* **1.** Lesión plana, a veces elevada, localizada en la piel o en cualquier otro órgano. **2.** Lesión arteriosclerótica. **3.** Se denomina placa dental a una película fina que se deposita sobre la superficie dentaria y está constituida por mucina y material coloidal procedente de la saliva invadida secundariamente por bacterias.

**PLACA BACTERIANA** *(bacterial plaque)* Fina película compuesta de microorganismos que se pega a los dientes y con frecuencia provoca caries e infecciones gingivales. La mucina secretada por las glándulas salivales también forma parte de la placa; pueden variar el grosor y consistencia, dependiendo del metabolismo del individuo, la higiene dental, la dieta y diversos estados ambientales. También denominada **placa dental**.

**PLACA CORIÓNICA** *(chorionic plate)* Parte de la placenta fetal que da lugar a las vellosidades coriónicas, que a su vez se adhieren al útero durante la etapa precoz de formación placentaria.

**PLACA DENTAL** *(dental plaque)* V. **placa bacteriana**.

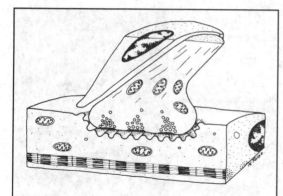

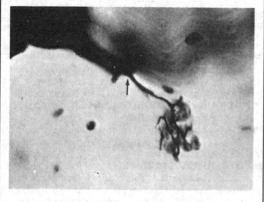

**PLACA MOTORA TERMINAL. Arriba, esquema de una placa motora, muy aumentada. Debajo, microfotografía electrónica de fibra terminal que, al nivel indicado por la flecha, pierde su vaina de mielina y se ramifica.**

**PLACA ECUATORIAL** (equatorial plate) Configuración aplanada formada por los cromosomas en el centro del huso acromático durante la metafase de la mitosis y la meiosis.

**PLACA MOTORA TERMINAL** (motor end plate) Banda ancha de fibras terminales de los nervios motores de los músculos voluntarios. Los nervios motores procedentes de los pares craneales y las raíces espinales entran en las vainas de las fibras musculares estriadas, pierden sus vainas de mielina y se ramifican como las raíces de un árbol. Al formar la placa motora terminal, el neurilema de la fibra nerviosa emerge con el sarcolema del músculo y el axón establece conexiones (sinapsis) con las fibras musculares.

**PLACA NEURAL** (neural plate) Gruesa capa de ectodermo ubicada en el eje longitudinal central del embrión en desarrollo. A partir de ella se desarrollan el tubo neural y, posteriormente, el cerebro, la medula espinal y otras estructuras del sistema nervioso. V. también **tubo neural, formación del**.

**PLACA PALATINA** (biteplate) Dispositivo utilizado en odontología como medio diagnóstico o terapéutico en prótesis u ortodoncia. Se fabrica con alambre y plástico y se adapta al paladar, pudiendo también utilizarse para corregir problemas de la articulación temporomandibular o como férula en la restauración de toda la dentadura.

**PLACEBO** (placebo) Sustancia inactiva, como por ejemplo suero salino, agua destilada, azúcar o una dosis inferior a la eficaz de una sustancia inocua, como una vitamina hidrosoluble, y que se prescribe como si fuera una dosis eficaz de un medicamento necesario. El placebo se utiliza en los estudios farmacológicos experimentales para comparar sus efectos con los del fármaco que se está estudiando. También se emplea en aquellos pacientes a los que no puede administrarse la medicación que solicitan o que simplemente no la necesitan. En algunos casos, los placebos resultan eficaces y producen efectos colaterales como si se tratara del verdadero medicamento. El beneficio que produce al paciente el placebo debe valorarse junto con los problemas éticos, morales y legales que plantea su administración.

**PLACEBO, EFECTO** (placebo effect) Alteración física o emocional que produce la administración de una sustancia y que no corresponde a ninguna propiedad especial de la misma. La alteración suele ser beneficiosa y refleja las expectativas del paciente y a veces las de la persona que la administra.

**-PLACENTA** (-placenta) Sufijo que significa «perteneciente o relacionado con la placenta»: ectoplacenta, hemiplacenta, subplacenta.

**PLACENTA** (placenta) Órgano fetal muy vascularizado a través del cual el feto absorbe oxígeno, nutrientes y otras sustancias y excreta dióxido de carbono y productos de desecho. Comienza a formarse aproximadamente el octavo día de la gestación, al contactar el blastocisto con la pared uterina y adherirse a la misma. El blastocisto queda rodeado por una capa externa del sincitiotrofoblasto y otra interna del citotrofoblasto. El trofoblasto es capaz de digerir las células endometriales provocando una pequeña erosión en la pared uterina, en la cual anida el embrión. Bajo la influencia de la progesterona, secretada en cantidades crecientes por el cuerpo lúteo y el ovario, el embrión y la placenta continúan desarrollándose. La placenta, por su parte, secreta una hormona, la gonadotropina coriónica, que aparece en la sangre y la orina de la madre. La capa trofoblástica continúa infiltrando los tejidos maternos con proyecciones digitiformes denominadas vellosidades coriónicas, entre las cuales aparecen lagunas sanguíneas dentro del tejido erosionado. La sangre materna fluye en dichas lagunas que rodean las vellosidades y de esta forma los nutrientes, gases y otras sustancias penetran en la circulación fetal por difusión, presión hidrostática y ósmosis. En el tercer mes del embarazo, la placenta secreta grandes cantidades de progesterona, suficientes para relevar la función del cuerpo glúteo. A término, la placenta normal pesa aproximadamente de la quinta a la séptima parte del peso del niño. La superficie materna está lobulada y dividida en cotiledones y presenta una superficie rugosa, de color rojo oscuro similar al del tejido hepático. Por su parte, la superficie fetal es lisa y brillante y está recubierta por las membranas fetales, presentando las marcas de los grandes vasos sanguíneos, que por debajo de las membranas

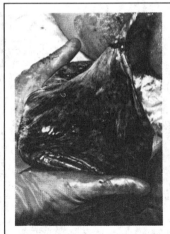

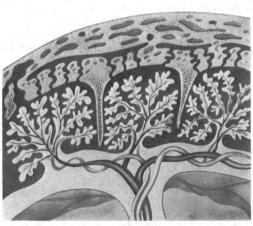

PLACENTA. A la izquierda, expulsión de la placenta en el último estadio del parto. El corte esquemático de la estructura placentaria muestra el notable desarrollo de las vellosidades coriales en el interior de las lagunas sanguíneas (zonas sombreadas) y su conexión con las arterias y la vena umbilical (parte inferior del dibujo).

PLACENTA PREVIA. Abajo, clasificación de los tipos de placenta previa según su presentación: A, central. B, lateral. C, marginal. D, baja.

se extienden en forma de abanico desde el cordón umbilical situado centralmente. El tercero y último estadio del parto corresponde al tiempo transcurrido entre la expulsión del feto y la de la placenta.

**PLACENTA PREVIA** (*placenta previa*) Implantación anormal de la placenta en el límite del orificio interno del cuello uterino o cubriéndolo. Es la causa más frecuente de hemorragia indolora en el tercer trimestre del embarazo. Su etiología es desconocida y su incidencia aumenta al aumentar la paridad desde aproximadamente un caso cada 1.500 primíparas hasta una de cada 20 grandes multíparas. Incluso una dilatación mínima del orificio interno puede provocar una separación local de la placenta suficientemente importante como para determinar una hemorragia. Si ésta es intensa, hay que practicar una cesárea inmediata para detener la hemorragia y salvar la vida de la madre sea cual sea el estadio de madurez fetal. Antes de la hemorragia, la placenta previa puede diagnosticarse por ecografía y tratarse con reposo absoluto en cama y observación estrecha de la embarazada. No obstante, incluso con el reposo puede producirse una hemorragia masiva sin previo aviso. Cuando existe sospecha de placenta previa, está contraindicada la exploración vaginal de la paciente, ya que la palpación puede provocar la separación placentaria y desencadenar una hemorragia. En

**PLACENTA PREVIA CENTRAL** (*central placenta previa*) Placenta previa con implantación en el segmento inferior del útero que cubre totalmente el orificio interno del cuello uterino. Durante el trabajo del parto, al ir dilatándose el cuello, la placenta se va separando gradualmente de los vasos sanguíneos subyacentes de la superficie uterina, dando lugar a una hemorragia que suele comenzar de forma lenta e indolora y progresa hasta poner en peligro la vida del niño y de la madre. Generalmente se realiza una cesárea para salvar a ambos. El diagnóstico puede hacerse antes de que se produzca la hemorragia mediante visualización ultrasónica o palpación digital en las exploraciones prenatales sistemáticas.

**PLACENTA PREVIA MARGINAL** (*marginal placenta previa*) Placenta previa que se implanta en el segmento

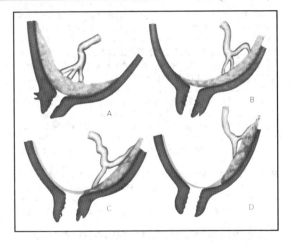

uterino inferior, cuyo margen contacta con el orificio interno del cuello del útero. Durante el trabajo del parto, al irse dilatando el cuello, la separación del borde placentario de la superficie uterina puede provocar hemorragia; ésta es a veces tan escasa, que no plantea ningún problema clínico, pero en algunos casos puede ser intensa, si bien la presión ejercida por la presentación suele ser suficiente para actuar como taponamiento. La placenta previa marginal puede diagnosticarse por ecografía y por lo general no constituye una indicación de cesárea. V. también **placenta previa**.

**PLACENTA PREVIA PARCIAL** (*partial placenta previa*) Placenta previa implantada en el segmento uterino inferior que cubre parcialmente el orificio interno del cuello del útero. A media que éste se va dilatando en el trabajo del parto, la porción de placenta que lo cubre se desprende, con lo que empiezan a sangrar los espacios vellosos de la pared uterina. Dependiendo del grado de desprendimiento, la hemorragia puede ser escasa o grave, y en algunos casos llega a poner en peligro la vida de la madre y del niño. En algunas situaciones, cuando la presión de la presentación del feto no es suficiente para taponar el punto sangrante, la hemorragia sólo puede interrumpirse mediante una cesárea. El diagnóstico de la placente previa parcial puede hacerse antes de producirse la hemorragia, mediante visualización ultrasónica o palpación digital en el curso de una exploración prenatal. V. también **placenta previa**.

**PLACENTA VELAMENTOSA** (battledore placenta) Placenta en la cual el cordón umbilical se inserta en su periferia.

**PLACER, PRINCIPIO DEL** (pleasure principle) (Psicoanálisis). Necesidad de gratificación inmediata de los impulsos instintivos. Consultar también la voz **realidad, principio de la**.

**PLAFON, FRACTURA DE** (Plafon fracture) Fractura que afecta al contrafuerte del maléolo de un hueso.

**PLAGIOCEFALIA** (plagiocephaly) Malformación congénita del cráneo que se caracteriza por el cierre prematuro o irregular de las suturas coronal o lambdoidea, con crecimiento asimétrico de la cabeza, de tal forma que su máxima longitud no sigue la línea media, sino una línea diagonal. V. También **craneoestenosis**.

**PLAN DE CUIDADOS DE ENFERMERÍA** (nursing care plan) Plan realizado por un profesional basado en la valoración y el diagnóstico de enfermería. Tiene cuatro fases: identificación de los problemas de cuidados y constatación del enfoque enfermero para resolverlos; determinación de los objetivos; indicación de las acciones específicas que reflejen el criterio de enfermería y obtengan los propósitos especificados; evaluación de la respuesta del paciente a los cuidados, y reelaboración del plan si es preciso.

**PLANCTON** (plankton) Partículas casi microscópicas de vida animal y vegetal existentes en lagos y océanos. Constituyen la alimentación básica de los animales acuáticos.

**PLANIFICACIÓN FAMILAR** (family planning) V. **anticoncepción**.

**PLANIFICACIÓN FAMILIAR, MÉTODO DE LA OVULACIÓN EN** (ovulation method of family planning) Método natural de planificación familiar que utiliza la observación de los cambios en las características y cantidad del moco cervical como medio de determinar el momento de la ovulación durante el ciclo menstrual. Dado que el embarazo se produce con la fertilización de un óvulo expulsado del ovario en la ovulación, el método se utiliza para aumentar o disminuir la posibilidad de embarazo de la mujer, favoreciendo o evitando la inseminación por medios naturales o artificiales durante el período fértil asociado con la ovulación. Los cambios cíclicos en las hormonas gonadotrópicas, en especial los estrógenos, producen variaciones en la cantidad y características del moco cervical. En los primeros días después de la menstruación, el cérvix secreta moco espeso y escaso. Estos «días secos» son «días seguros» e indican que aún faltan varios días para que se produzca la ovulación. Posteriormente, la cantidad de moco aumenta; éste es blanco perlado y pegajoso, haciéndose más claro y menos viscoso según se aproxima la ovulación; estos «días húmedos» son «días inseguros». Durante e inmediatamente después de la ovu-

lación, el moco es claro, resbaladizo y elástico y se asemeja a la clara de un huevo crudo. El día en el cual este signo es más evidente, es el «día punta», probablemente el día que precede a la ovulación. Los cuatro días que siguen al «día punta» son «inseguros»: la fertilización puede producirse. Al término de los cuatro días, el moco se vuelve de nuevo blanco perlado y pegajoso y disminuye progresivamente en cantidad hasta que sobreviene la menstruación para comenzar un nuevo ciclo. La instrucción pormenorizada por un consejero de planificación familiar y una fuerte automotivación de la pareja son esenciales para la efectividad de este método. Durante el primer ciclo, puede ser necesaria la abstinencia para permitir la observación del moco sin la adición de semen o, si se utiliza, de espuma, crema o gelatina anticonceptiva, que pueden ser motivo de confusión. La comprobación diaria del moco es necesaria incluso después de varios ciclos, porque la amplitud de los períodos «seguros» e «inseguros» y el momento de la ovulación varían de ciclo a ciclo, como también lo hacen de una mujer a otra. Después del parto y durante la lactancia, el método no es efectivo hasta que las menstruaciones se hacen regulares. La efectividad del método en la identificación de los días más fértiles del ciclo aumenta por la utilización del método de la temperatura basal corporal. Este método combinado se denomina método sintotermal de planificación. Los defensores del método ovulatorio afirman los beneficios del bajo costo, naturalidad y efectividad. Los detractores hacen hincapié en su limitado margen de aplicación, manifestando que requiere una profunda instrucción y automotivación y que su efectividad está limitada por la capacidad de quien lo emplea para observar correcta y diligentemente las variaciones en el moco cervical. La abstinencia puede ser necesaria durante un período de hasta diez días para una mujer cuyos ciclos menstruales sean largos o de duración irregular. Denominado también **planificación familiar, método del moco cervical en**.

**PLANIFICACIÓN FAMILIAR, MÉTODO DE LA TEMPERATURA BASAL EN** (basal body temperature method of family planning) Método natural de planificación familiar que se basa en la identificación del período fértil del ciclo menstrual caracterizado por el aumento de la temperatura basal de 0,3 a 0,6°C, mediado por la progesterona que se produce en la ovulación. La tasa y patrón del incremento varían mucho de una mujer a otra, e incluso de un ciclo a otro en la misma mujer, aunque en menor medida. Previamente, durante varios ciclos, la mujer observa y anota con cuidado los cambios de temperatura a la misma hora por la mañana, antes de realizar cualquier actividad. Se debe tomar la temperatura oral o rectal, siempre por el mismo método. Cualquier actividad, como la conversación, levantarse, fumar un cigarrillo, comer o incluso cualquier movimiento en la cama, puede alterar la temperatura, así como otros muchos factores, como las infecciones, estrés, haber dormido mal, tomar medicación o cambios de la temperatura ambiental. Si existe cualquiera de estos factores, es necesario que la mujer lo anote. Se considera que el período fértil se mantiene durante cinco días desde la subida de la tempera-

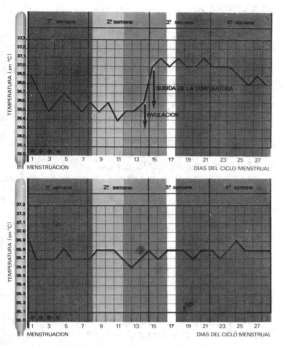

**PLANIFICACIÓN FAMILIAR, método de la temperatura basal en.** La curva bifásica del gráfico superior señala la ligera subida de la temperatura basal en los días siguientes a la ovulación (período fértil). La curva monofásica del gráfico inferior indica que no se ha producido ovulación.

tura por encima de la línea basal; en este tiempo la temperatura puede aumentar con suavidad o bruscamente, alcanzando una meseta en la que se mantiene durante tres o cuatro días. Los días siguientes se consideran un período «seguro» de infertilidad. Es necesario mantener la abstinencia los seis días antes del primer día de la ovulación anotado durante los seis meses precedentes y hasta el quinto día después del aumento de la temperatura en el ciclo en cuestión. Otra forma de calcular el posible comienzo de los días fértiles es restar 19 días al ciclo menstrual completo más corto de los seis meses precedentes. El método de la temperatura basal, combinado con el método de Ogino de la ovulación, es más efectivo que si ambos se utilizan por separado. Consultar las voces **planificación familiar, método del calendario en; planificación familiar, método de la ovulación en.**

**PLANIFICACIÓN FAMILIAR, MÉTODO DEL CALENDARIO EN** *(calendar method of family planning)* Método natural de planificación familiar que consiste en identificar el período fértil del ciclo menstrual de una mujer examinando los últimos seis ciclos registrados en un calendario. Si la longitud de los ciclos varía, hay que registrar doce. Se admite que la ovulación se produce 14 días antes del comienzo de la menstruación y que durante los cuatro días antes de la fecha esperada o habitual de la ovulación, el día de la misma y los 3 días siguientes pue-

de producirse la fertilización. Durante el período fértil es obligada la abstinencia. En una mujer con ciclos regulares, el período de abstinencia se extiende desde el decimoctavo hasta el undécimo día antes del primero del siguiente período menstrual. Sin embargo, si los ciclos son variables, hay que añadir el número de días de variación entre los ciclos más corto y más largo al período de abstinencia, considerando el primero y el último día de la posible ovulación como «peligrosos». Así, pues, si la menstruación se produce cada 24-30 días, la abstinencia debe extenderse desde el sexto hasta el decimonoveno día del ciclo. El método del calendario es más eficaz combinado con el de la temperatura. Denominado también **método del ritmo.** Consultar las voces **planificación familiar, método de la ovulación en; planificación familiar, método de la temperatura basal en; planificación familiar, método sintotérmico.**

**PLANIFICACIÓN FAMILIAR, MÉTODO DEL MOCO CERVICAL EN** *(cervical mucus method of family planning)* V. **planificación familiar, método de la ovulación en.**

**PLANIFICACIÓN FAMILIAR, MÉTODO NATURAL DE** *(natural family planning method)* Uno de los múltiples métodos de planificación familiar que no utilizan medicación o dispositivos mecánicos para evitar el embarazo. También se usa para conocer el momento de la ovulación con objeto de aumentar la posibilidad de fecundación, cuando ha de realizarse inseminación artificial o fertilización in vitro. Es necesaria la adecuada información, instrucción y cooperación de la pareja, así como la observación diligente de las fechas y pautas del método.

**PLANIFICACIÓN FAMILIAR, MÉTODO SINTOTÉRMICO EN** *(symptothermal method of family planning)* Método natural de planificación familiar que incorpora los métodos de la ovulación y la temperatura basal; es más eficaz que cualquiera de ellos por separado y exige menos días de abstinencia, ya que permite identificar con mayor precisión el período fértil del ciclo menstrual.

**PLANO CARDINAL SAGITAL** *(cardinal sagittal plane)* Plano que divide el cuerpo en una porción izquierda y otra derecha. Denominado también **plano sagital medio.**

**PLANO DE SEGMENTACIÓN** *(cleavage plane)* **1.** Área de un óvulo fertilizado en la que tiene lugar la división; eje a lo largo del cual se produce la división celular. **2.** Cualquier plano del cuerpo en el que puedan separarse órganos o estructuras con lesiones mínimas para los tejidos circundantes.

**PLANO FRONTAL** *(frontal plane)* Cualquiera de los planos verticales que pasan a través del cuerpo, desde la cabeza hasta los pies, perpendiculares a los planos sagitales, y que dividen el cuerpo en una porción anterior y otra posterior. Consultar las voces **plano medio; plano transverso.**

**PLANO FRONTAL CARDINAL** *(cardinal frontal plane)* Plano que divide el cuerpo en una porción anterior y otra posterior. Denominado también **plano vertical.**

**PLANO HORIZONTAL CARDINAL** *(cardinal horizontal plane)* Plano que divide el cuerpo en una porción inferior y otra superior. Denominado también **plano transverso.**

**PLANO MEDIO** *(median plane)* Plano vertical que divide el organismo en una mitad derecha y otra izquierda y pasa aproximadamente a través de la sutura sagital del cráneo. Consultar las voces **plano frontal; plano sagital; plano transverso**.

**PLANO SAGITAL** (sagittal plane) Plano anteroposterior o sección paralela al plano medio del cuerpo. Consultar las voces **plano frontal; plano medio; plano transverso**.

**PLANO SAGITAL MEDIO** (midsagittal plane) V. **plano cardinal sagital**.

**PLANO TRANSVERSO** (transverse plane) Cada uno de los planos que cortan perpendicularmente al plano sagital y al frontal, dividiendo al cuerpo en porción craneal y caudal. Consultar las voces **plano frontal; plano medio; plano sagital**.

**PLANO VERTICAL** (vertical plane) V. **plano frontal cardinal**.

**PLANOS DE LA ANESTESIA** (planes of anesthesia) V. **Guedel, signos de**.

**PLANTAR, REFLEJO** (plantar reflex) Respuesta normal que se provoca presionando firmemente la superficie externa de la planta del pie, desde el talón hasta los dedos, y que se caracteriza por la flexión de éstos. Consultar también la voz **Babinski, reflejo de**.

**PLANTAR DELGADO, MÚSCULO** (plantaris) Uno de los tres músculos superficiales situados en el dorso de la pierna, entre el sóleo y los gemelos. El músculo delgado plantar es pequeño y se origina en la porción distal de la línea áspera del fémur y en el ligamento poplíteo oblicuo de la articulación de la rodilla. Tiene un pequeño vientre fusiforme que termina en un tendón largo y fino que se inserta en el calcáneo. El músculo plantar delgado está inervado por una rama del nervio tibial que contiene fibras de los nervios lumbares cuarto y quinto y el primero sacro. Flexiona el pie y la pierna.

**PLANTÍGRADO** (plantigrade) Perteneciente o relativo a la marcha humana; que anda sobre la planta de los pies tocando el suelo con el talón.

**PLAQUETA** (platelet) El menor de los elementos formes de la sangre. Tiene forma de disco y no contiene hemoglobina; es esencial para la coagulación de la sangre y su cifra alcanza normalmente de 200.000 a 300.000 por mm³. V. también **trombocitopenia; trombocitosis**.

**PLAQUETOFÉRESIS** (plateletpheresis) Eliminación de las plaquetas de la sangre extraída, procediendo a la infusión en el donante del resto de la sangre.

**-PLASIA** Sufijo que significa «formación o desarrollo»: aloplasia, anosteoplasia, cacoplasia.

**PLASMA** (plasma) Porción líquida, acuosa e incolora de la linfa y la sangre en la que se encuentran suspendidos los leucocitos, los hematíes y las plaquetas. No contiene células y está constituido por agua, electrólitos, proteínas, glucosa, grasas, bilirrubina y gases. Es esencial para el transporte de los elementos celulares de la sangre a través de la circulación, los nutrientes, el mantenimiento del equilibrio ácido-base del organismo y el transporte de productos de desecho procedentes de los tejidos. El plasma y el líquido intersticial tienen un contenido y concentración de proteínas muy similar, y por tanto el plasma es importante para mantener la presión osmótica y el intercambio hidroelectrolítico entre los capilares y los tejidos. Consultar también la voz **suero**.

**-PLASMA 1.** Sufijo que significa «parte líquida del citoplasma o protoplasma»: ectoplasma, hidroplasma, ovoplasma. **2.** Sufijo que significa «sustancia celular o tisular»: dentoplasma, mitoplasma, sitoplasma.

**PLASMA DE VARIOS DONANTES** (pooled plasma) Componente líquido de la sangre total, obtenido de varios donantes y almacenado para preparar diversos productos

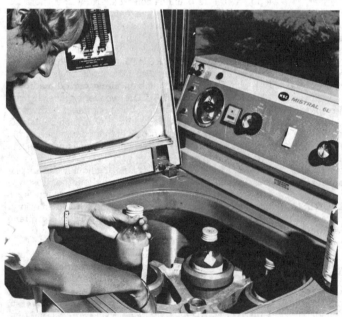

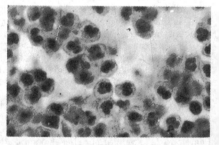

**PLAQUETA.** Estas minúsculas partículas presentes en el plasma sanguíneo en gran número contienen trombinógeno, sustancia que con la ayuda de las sales de calcio, creará la trombina, elemento decisivo en el proceso de coagulación de la sangre.

**PLASMA.** La moderna tecnología aplicada a la medicina suministra aparatos que mediante un proceso de centrifugación logran descomponer la sangre, separando el plasma de los elementos formes y de las partículas. En la fotografía se aprecia claramente, en la botella ya centrifugada, el suero (color claro) que flota sobre los otros elementos (color oscuro).

plasmáticos o para ser utilizado directamente como expansor del plasma cuando no se dispone de sangre total o ésta se halla contraindicada. Resulta útil en cirugía y en el tratamiento de la hipovolemia por su estabilidad y su posible conservación en forma desecada-congelada. Se obtiene del banco de sangre o se prepara directamente de los donantes por plasmaféresis. Se trata de un líquido claro, incoloro o ligeramente amarillento. Del volumen total de la sangre normal, un 55-65 % corresponde al plasma.

**PLASMA GERMINAL** *(germ plasm)* **1.** Protoplasma de las células germinales que contiene el material hereditario y reproductor básico; suma total del ADN en una célula u organismo particular. August Weismann dio ese nombre a la sustancia para indicar el material que se origina en la célula germinal, produce nuevos organismos, transmite las características hereditarias y pasa en continuidad directa a las células germinales de las generaciones siguientes. **2.** Células germinales en cualquier estadio de desarrollo junto con los tejidos de las que proceden. Consultar la voz **somatoplasma**.

**PLASMA SANGUÍNEO** *(blood plasma)* Porción líquida de la sangre una vez eliminados los elementos formes y las partículas. Representa aproximadamente el 50 % del volumen total de la sangre y contiene glucosa, proteínas, aminoácidos y otros materiales nutritivos, así como urea y otros productos de degradación, así como hormonas, enzimas, vitaminas y minerales. Consultar la voz **suero**. V. También **sangre; proteína plasmática**.

**PLASMAFÉRESIS** *(plasmapheresis)* Eliminación del plasma de la sangre extraída mediante centrifugación, con reconstitución del resto de elementos celulares en una solución isotónica y reinfusión de ésta en el donante.

**PLASMÁTICA, CÉLULA** *(plasma cell)* Célula linfoide o linfocitoide que se localiza en la medula ósea y el tejido conjuntivo y aparece a veces en la sangre periférica. Posee un nucleo excéntrico con material cromatínico de gran afinidad tintorial que se distribuye según un patrón que recuerda los radios de una rueda o una esfera de reloj. Las células plasmáticas intervienen en el mecanismo inmunológico y se producen en grandes cantidades en el mieloma múltiple. V. también **mieloma múltiple**.

**PLASMÁTICAS, TUMOR DE CÉLULAS** *(plasma cell tumor)* V. **plasmocitoma**.

**PLÁSMIDE** *(plasmid)* (Bacteriología). Cualquier tipo de inclusión intracelular que posea una función genética, especialmente una molécula de DNA separada del cromosoma bacteriano, que determina rasgos no esenciales para la viabilidad del organismo, pero que de algún modo modifica su capacidad de adaptación. Un ejemplo es el factor R (resistencia): una bacteria que contenga este factor puede resistir numerosos fármacos antibacterianos que actúan de muy distintas maneras. Los plásmides pueden pasar de una bacteria a otra y se replican en las ulteriores generaciones de la bacteria que los contiene.

**PLASMIDOTROFOBLASTO** *(plasmidotrophoblast)* V. **sincitiotrofoblasto**.

**PLASMINA** *(plasmin)* V. **fibrinolisina**.

**PLASMINÓGENO** *(plasminogen)* V. **fibrinógeno**.

**PLASMO-** Prefijo que significa «perteneciente o relativo al plasma o a la sustancia de una célula»: *plasmocito, plas-*

*mobio, plasmosoma*.

**PLASMOCITOMA** *(plasmacytoma)* Neoplasia focal constituida por células plasmáticas. Puede desarrollarse en la medula ósea, como sucede en el mieloma múltiple, o fuera de la misma, en determinadas vísceras y en la mucosa de las regiones nasal, oral y faríngea. También se llama **plasmáticas, tumor de células**.

**PLASMOCITOMA MÚLTIPLE DEL HUESO** *(multiple plasmacytoma of bone)* V. **mieloma múltiple**.

**PLASMODIUM** *(Plasmodium)* Género de protozoo, algunas de cuyas especies producen el paludismo, que se transmite al hombre por la picadura de un mosquito *Anopheles* infectado. El *Plasmodium falciparum* produce el paludismo falciparum, que es la forma más grave de la enfermedad; el *P. malariae* produce el paludismo cuartano, el *P. ovale* el paludismo terciano leve con formación de hematíes ovales, y el *P. vivax* el paludismo terciano común. V. también **Anopheles; paludismo**.

**PLASMOSOMA** *(plasmosome)* Nucléolo verdadero de una célula diferenciado de los cariosomas nucleares.

**PLAST-** Prefijo que significa «formado»: *plastidogenético, plastodinamia, plastogamia*.

**-PLASTIA 1.** Sufijo que significa «relativo a la formación o desarrollo de células o tejidos»: *anoplastia, macroplastia, mastoplastia*. También se llama **-plasia. 2.** *(-plasty)* Sufijo que significa «cirugía plástica en una determinada parte del cuerpo o por una técnica específica»: *broncoplastia, cervicoplastia, uveoplastia*.

**PLASTIA EN S** *(S-plasty)* Técnica de cirugía plástica en la cual se practica una incisión en forma de S en vez de en línea recta para reducir la tensión y mejorar la cicatrización en las zonas de piel laxa.

**PLASTIA EN Y** *(Y-plasty)* Método de revisión quirúrgica de una cicatriz que consiste en practicar una incisión en forma de Y para reducir las contracturas del tejido fibroso. V. también **plastia en Z**.

**PLASTIA EN Z** *(Z-plasty)* Método de revisión quirúrgica de una cicatriz o cierre de una herida que consiste en la realización de una incisión en forma de Z para reducir las contracturas de la piel adyacente. V. también **plastia en Y**.

**-PLÁSTICO** *(-plastic)* Sufijo que significa «relativo al desarrollo de algo que se especifica»: *entoplástico, hemoplástico, rinoplástico*.

**-PLASTO** *(-plast)* Sufijo que significa «célula primitiva»: *condroplasto, gimnoplasto, osteoplasto*.

**PLATA (Ag)** *(silver [Ag])* Metal precioso de color blanquecino que se encuentra principalmente como compuesto azufrado. Su número atómico es 47 y su peso atómico, 107,88. Es bastante blando y suele alearse con pequeñas cantidades de cobre para aumentar su estabilidad. La plata se disuelve fácilmente en ácido nítrico y se utiliza mucho en la preparación de emulsiones fotográficas. Con frecuencia se asocian pequeñas cantidades con los minerales de cinc, cobre y plomo, y se utiliza mucho como componente de las amalgamas en la preparación de obturaciones dentales y en la fabricación de múltiples medicamentos, especialmente antisépticos y astringentes. Algunos antisépticos que contienen plata son la proteína-plata suave y la proteína-plata fuerte, preparados en los cuales la plata toma forma coloidal en presencia de una proteína. La proteína-plata suave contiene no menos de un 19 % y no más de un 23 % de plata, mientras que la proteína-plata fuerte contiene no menos de un 7,5 % y no más de un 8,5 %. Ambos preparados se utilizan externamente como antisépticos pero no tienen propiedades irritantes. El nitrato de plata también se usa externamente como antiséptico y astringente, especialmente en la prevención de la oftalmía neonatal. El nitrato de plata, una sal ionizable, se utiliza en el tratamiento de la tricomoniasis y de la candidiasis vaginal.

**PLATA, INTOXICACIÓN POR SALES DE** (*silver salts poisoning*) Trastorno tóxico producido por la ingestión de nitrato de plata que se caracteriza por alteración del color de los labios, vómitos, dolor abdominal, vértigo y convulsiones. El tratamiento consiste en practicar un lavado gástrico con agua salina y administrar demulcentes y fluidoterapia. En algunos casos hay que administrar también agentes anticonvulsivos y antihipotensivos.

**PLATA, NITRATO DE** (*silver nitrate*) Agente antiinfeccioso tópico.
INDICACIONES: Prevención de la oftalmía gonocócica en el recién nacido. También se emplea en la preparación de apósitos húmedos.
CONTRAINDICACIONES: Hipersensibilidad conocida a este fármaco.
EFECTOS SECUNDARIOS: Los más graves son inflamación local intensa, quemaduras y argiria.

**PLATA, SULFACIAZINA DE** (*silver sulfadiazine*) Agente antimicrobiano tópico.
INDICACIONES: Prevención o tratamiento de las infecciones producidas en las quemaduras de segundo y tercer grado.
CONTRAINDICACIONES: Hipersensibilidad conocida a este fármaco, a la plata o a las sulfonamidas. No debe administrarse en las últimas semanas de embarazo ni a recién nacidos o prematuros.
EFECTOS SECUNDARIOS: Los más graves son erupciones cutáneas.

**PLATELMINTOS** (*Platyhelminthes*) Gusanos planos parasitarios que incluyen la subclase Cestoda de tenias y la clase Trematoda de duelas.

**PLATINO (Pt)** (*platinum [Pt]*) Elemento metálico blando de color blanco plateado. Su número atómico es 78 y su peso atómico, 195,09. El platino se utiliza en joyería y en la fabricación de aparatos químicos que deben tolerar altas temperaturas.

**PLEIOTROPÍA** (*pleiotropy*) (Genética). Factor variable que modifica los patrones básicos de la herencia. Es la manifestación múltiple, diferente y aparentemente no relacionada de una enfermedad en particular, como el grupo de síntomas que caracterizan el síndrome de Marfan (aneurisma aórtico, luxación del cristalino, deforminades esqueléticas y aracnodactilia y que pueden concurrir en mayor o menor número en un enfermo.

**-PLÉJICO** (*-plegic*) **1.** Sufijo que significa «perteneciente o relativo a una forma específica de parálisis»: *cicloplejico, ganglionoplejico, faringoplejico*. **2.** Sufijo que significa «persona afecta de una forma específica de parálisis»: *diplejico, oftalmoplejico, psicoplejico*.

**PLETISMOGRAFÍA DE IMPEDANCIA** (*impedance plethysmography*) Técnica que se utiliza para detectar las oclusiones vasculares, y en la que se determinan los cambios volumétricos del miembro mediante la detección de cambios de su circunferencia, indicados por los de la impedancia eléctrica de unos tubos de silastic rellenos de mercurio que se colocan en un manguito de presión. El método se basa en el principio de que cualquier cambio circunferencial en un segmento de un miembro es directamente proporcional al cambio de volumen, lo cual a su vez refleja la oclusión del flujo venoso o arterial. Sin embargo, esta técnica no indica con suficiente exactitud la presencia o ausencia de obstrucciones parciales de los principales vasos.

**PLETISMÓGRAFO** (*plethysmograph*) Instrumento que sirve para medir y registrar cambios en el tamaño y volumen de las extremidades y órganos, midiendo las modificaciones en sus volúmenes sanguíneos.

**PLETISMOGRAMA** (*plethysmogram*) Trazado obtenido con un pletismógrafo.

**PLÉTORA** (*plethora*) Término aplicado a la coloración rojo oscuro del recién nacido producida por una proporción alta de eritrocitos por volumen de sangre.

**PLEUR-, PLEURO-** Prefijo que significa «perteneciente o relativo a la pleura»: *pleurocentro, pleurografía, pleuropulmonar*.

**PLEURA** (*pleura*) Membrana serosa fina que recubre los pulmones y está compuesta por una capa única de células mesoteliales aplanadas, dispuestas sobre una membrana delicada de tejido conjuntivo. Por debajo de esta membrana se encuentra un estroma de tejido colágeno que contiene fibras elásticas amarillas. La pleura se divide en una capa visceral, que recubre el pulmón y profundiza en las fisuras interlobares, y otra parietal, que recubre la pared torácica y el diafragma y se refleja sobre las estructuras mediastínicas. Las pleuras parietal y visceral están separadas entre sí por una pequeña cantidad de líquido que actúa como lubricante al expandirse y contraerse los pulmones durante la respiración. V. también **cavidad pleural; pleural, espacio**.

**PLEURAL, ESPACIO** (*pleural space*) Espacio virtual situado entre las capas visceral y parietal de las pleuras. Este espacio contiene una pequeña cantidad de líquido que actúa como lubricante permitiendo el deslizamiento suave de las pleuras, una sobre la otra, al expandirse y contraerse los pulmones con la respiración.

**PLEURESÍA** (*pleurisy*) Inflamación de la pleura parietal de los pulmones caracterizada por disnea y dolor punzante, que determina la restricción de la respiración normal con espasmo muscular del hemitórax afecto. En la auscultación puede detectarse un roce. La pleuresía simple sin exudado apreciable se denomina fibrinosa o seca; la presencia de un derrame pleural es indicativa de una inflamación importante con cantidades considerables de exudado en los espacios pleurales. Las causas más frecuentes de pleuresía son el carcinoma bronquial, los abscesos pulmonares o de la pared torácica, la neumonía, el infarto de pulmón y la tuberculosis. La pleuresía puede conducir a la formación de adherencias permanentes entre las pleuras y las superficies adyacentes, y su tratamiento consiste en combatir el dolor y la enfermedad de ba-

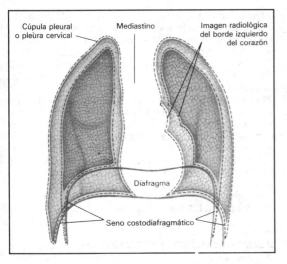

**PLEURA.** Diferencias en forma y tamaño de la cavidad pleural (líneas punteadas) durante los movimientos de espiración e inspiración.

se. V. también **derrame pleural; edema pulmonar; pleurodinia**.

**PLEURESÍA ADHESIVA** (adhesive pleurisy) Inflamación de la pleura con exudación, que produce obliteración del espacio pleural por fusión de la hoja pleural visceral que cubre los pulmones con la hoja parietal que reviste internamente las paredes de la cavidad torácica.

**PLEURODINIA** (pleurodynia) **1.** Inflamación aguda de los músculos intercostales e inserción muscular del diafragma en la pared torácica. Se caracteriza por un dolor intenso, de aparición brusca, con fiebre, cefalea y anorexia. Estos síntomas se agravan con los movimientos y la respiración. Los pulmones no se afectan y no existen tos ni derrame pleural. **2.** V. **pleurodinia epidémica**.

**PLEURODINIA EPIDÉMICA** (epidemic pleurodynia) Infección producida por un coxsackievirus que afecta principalmente a los niños. Se caracteriza por dolor intermitente intenso localizado en el abdomen o la parte inferior del tórax, con fiebre, cefalea, dolor de garganta, malestar general y mialgias importantes. Los síntomas pueden permanecer durante semanas o desaparecer al cabo de unos cuantos días para reaparecer posteriormente. El tratamiento es sintomático y por lo general los pacientes se recuperan totalmente. V. también **Bornholm, enfermedad de; Coxsackie virus**.

**PLEURONEUMONÍA** (pleuropneumonia) **1.** Combinación de pleuresía y neumonía. **2.** Infección del ganado vacuno que provoca inflamación de la pleura y los pulmones y cuyo agente etiológico es un micoplasma. V. también **micoplasma**.

**PLEUROTÓTONOS** (pleurothotonos) Contracción involuntaria, intensa y prolongada, de los músculos de un lado del cuello que obliga al enfermo a inclinarse hacia el mismo. Puede asociarse con tétanos o intoxicación por estricnina. Consultar también las voces **emprostótonos; opistótonos; ortótonos**.

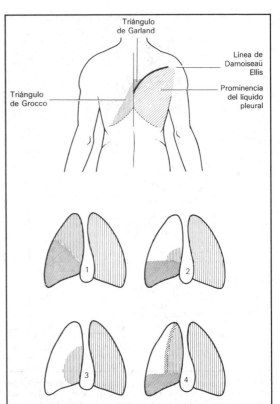

**PLEURESÍA.** Arriba: pleuritis exudativa, áreas de prominencia y subprominencia del líquido pleural. Debajo, morfologías radiológicas esquematizadas de: 1, pleuritis fibrinosa. 2, hidroneumotórax y hemoneumotórax traumático, pleuritis evacuada parcialmente mediante toracocentesis. 3, neumotórax. 4, empiema crónico. Abajo: alteraciones pleurales del hemitórax izquierdo.

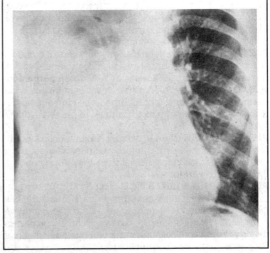

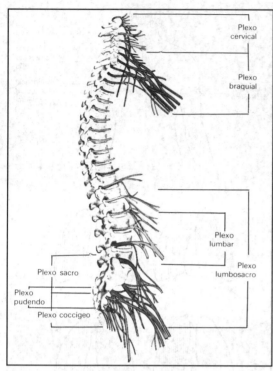

Plexo cervical

Plexo braquial

Plexo lumbar

Plexo lumbosacro

Plexo sacro

Plexo pudendo

Plexo coccigeo

**PLEXO.** El esquema muestra la disposición general anatómica de la parte fundamental de los principales plexos nerviosos del ser humano alrededor de la columna vertebral, con detalle del origen de los 31 pares de nervios raquídeos y ramificaciones posteriores.

**PLEXECTOMÍA COROIDE** (*choroid plexectomy*) Técnica quirúrgica por la que se reduce la producción de líquido cefalorraquídeo en los ventrículos cerebrales y que está indicada en la hidrocefalia, habitualmente en el recién nacido. Permite entrar por vía transcortical en los ventrículos laterales para coagular o escindir los plexos coroideos y estudiar las posibilidades de corrección de la hidrocefalia de tipo comunicante.

**PLEXÍMETRO** (*pleximeter*) Sistema mediador, como un percusor o un dedo sobre el que se aplican pequeños golpes en la técnica de la percusión. V. también **percusión**.

**PLEXO** (*plexus*) Red de nervios, vasos sanguíneos o vasos linfáticos entrecruzados. El organismo contiene numerosos plexos, como el plexo braquial, el plexo cardiaco y el plexo solar.

**PLEXO BASILAR** (*basilar plexus*) Plexo venoso situado sobre el canal basilar del hueso occipital. Conecta con los senos petrosos y cavernosos y con los plexos venosos del conducto vertebral.

**PLEXO CAPILAR LINFÁTICO** (*lymphatic capillary plexus*) Una de las numerosas redes de capilares linfáticos que recogen linfa del líquido intercelular y constituyen el origen del sistema linfático. Los vasos linfáticos parten de los plexos capilares, que varían en cuanto a su tamaño y su número en las distintas regiones y órganos del cuerpo. Las redes capilares no contienen válvulas linfáticas, a diferencia de los vasos. Los plexos son especialmente abundantes en la dermis de la piel, pero también se encuentran en muchas otras zonas, como las membranas mucosas de los sistemas respiratorio y digestivo, testículos, ovarios, hígado, riñones y corazón. V. también **linfático, sistema**.

**PLEXO CARDIACO** (*cardiac plexus*) Cualquiera de los diferentes complejos nerviosos situados cerca del arco aórtico. Contienen fibras nerviosas simpáticas y parasimpáticas que se alejan de su origen, acompañan a las arterias coronarias derecha e izquierda y penetran en el corazón. Algunas de las fibras de estos plexos terminan en el nodo sinoauricular, mientras que otras lo hacen en el nodo auriculoventricular y en el miocardio de las aurículas.

**PLEXO CAROTÍDEO** (*carotid plexus*) Uno de los tres plexos nerviosos que guardan relación con las arterias carótidas.

**PLEXO CAROTÍDEO EXTERNO** (*external carotid plexus*) Red de nervios que rodean la arteria carótida externa, constituidos a partir de las fibras carótidas externas procedentes del ganglio simpático cervical superior y que llevan fibras simpáticas asociadas con ramas de la arteria carótida externa.

**PLEXO CAROTÍDEO INTERNO** (*internal carotid plexus*) Red de nervios que rodean la carótida interna.

**PLEXO CELÍACO** (*celiac plexus*) V. **plexo solar**.

**PLEXO CERVICAL** (*cervical plexus*) Red de nervios formada por las divisiones ventrales primarias de los cuatro primeros nervios cervicales. Cada uno de los nervios cervicales, con excepción del primero, da una rama superior y otra inferior que se unen para formar tres asas. El plexo se localiza frente a la cara craneal de las cuatro primeras vértebras cervicales, en situación ventrolateral con respecto al músculo elevador de la escápula y el escaleno medio y por debajo del esternocleidomastoideo. Se comunica con ciertos pares craneales y numerosas ramas musculares y cutáneas.

**PLEXO COROIDEO** (*choroid plexus*) Cada una de las masas formadas por finos vasos sanguíneos que se encuentran en el tercer ventrículo, los ventrículos laterales y el cuarto ventrículo cerebrales. El plexo coroideo del tercer ventrículo está situado en parte en el techo de la comisura anterior de este ventrículo, y yace por encima del orificio intraventricular. El plexo coroideo del ventrículo lateral se continúa con el tercer ventrículo y se extiende desde el orificio interventricular, a través del cuerpo del ventrículo, hasta el extremo rostral del cuerno inferior. Los plexos coroideos del cuarto ventrículo, situados uno a cada lado, constituyen un ovillo elongado de vasos sanguíneos que se extiende a través del techo del ventrículo.

**PLEXO LUMBAR** (*lumbar plexus*) Red de nervios constituida por las ramas ventrales de los tres primeros nervios lumbares y la mayor parte del cuarto. Se localiza en la parte interna de la pared abdominal posterior, por detrás del músculo psoas mayor o entre sus fibras y por delante de las apófisis transversas de las vértebras lumbares. El plexo se forma por el desdoblamiento de varios nervios lumbares. El primer nervio lumbar se bifur-

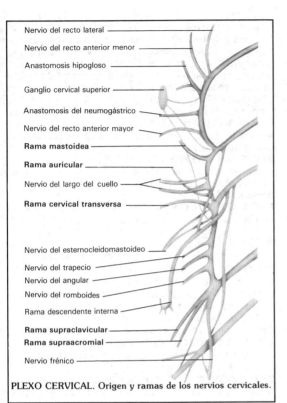

Nervio del recto lateral

Nervio del recto anterior menor

Anastomosis hipogloso

Ganglio cervical superior

Anastomosis del neumogástrico

Nervio del recto anterior mayor

**Rama mastoidea**

**Rama auricular**

Nervio del largo del cuello

**Rama cervical transversa**

Nervio del esternocleidomastoideo

Nervio del trapecio

Nervio del angular

Nervio del romboides

Rama descendente interna

**Rama supraclavicular**

**Rama supraacromial**

Nervio frénico

**PLEXO CERVICAL. Origen y ramas de los nervios cervicales.**

ca en una rama craneal y otra, caudal. La craneal forma los nervios iliohipogástrico e ilioinguinal. La caudal se une con una rama de la segunda raíz lumbar para formar el nervio genitofemoral. El resto del segundo nervio, junto con las raíces tercera y cuarta, se desdobla en una pequeña sección ventral y otra mayor, dorsal. Sus porciones ventrales se unen para formar el nervio obturador. Las porciones dorsales de los nervios segundo y tercero se dividen en dos ramas más pequeñas que forman el nervio femorocutáneo externo y dos mayores que se unen a la porción dorsal del cuarto nervio lumbar para formar el nervio femoral. Parte del cuarto nervio lumbar se une con el quinto en el tronco lumbosacro. Las ramas del plexo lumbar son los nervios iliohipogástrico, ilioinguinal, genitofemoral, femorocutáneo externo, obturador accesorio y femoral. Los tres primeros inervan la porción caudal de la pared abdominal. Los restantes inervan la cara anterior del muslo y la porción media de la pierna. El obturador accesorio sólo se encuentra en el 20 % de los sujetos y proviene de los nervios lumbar tercero y cuarto. Consultar la voz **plexo sacro.**

**PLEXO LUMBOSACRO** *(lumbosacral plexus)* Unión de todas las divisiones ventrales primarias de los nervios lumbares, sacros y coxígeos. Los plexos lumbar y sacro inervan la extremidad inferior. Los nervios sacros inervan también el periné a través del plexo pudendo y el área coxígea a través del plexo coxígeo. V. también **plexo lumbar; plexo sacro.**

**PLEXO PTERIGOIDEO** *(pterygoid plexus)* Extensa red de venas situada entre los músculos temporal y pterigoideo lateral, que se extiende entre las estructuras circundantes en la fosa infratemporal. Recibe sangre desoxigenada de diversas venas tributarias que se corresponden con ramas de la arteria maxilar; comunica con el seno cavernoso a través del foramen de Vesalio y con la vena facial a través de las venas facial profunda y angular. Consultar la voz **maxilar, vena**.

**PLEXO PUDENDO** *(pudendal plexus)* Red de nervios motores y sensitivos formados por las ramas anteriores de los nervios sacros segundo y tercero y todas las ramas del cuarto nervio sacro. Con frecuencia se considera parte del plexo sacro. El plexo pudendo yace en el hueco posterior de la pelvis, sobre la cara ventral del músculo piriforme. Sus ramas son viscerales, musculares y pudendas. Las ramas viscerales surgen de los nervios sacros segundo, tercero y cuarto, e inervan la vejiga, la próstata, las vesículas seminales, el útero, los genitales externos y parte del tracto gastrointestinal. Las ramas musculares nacen del cuarto nervio sacro, y algunas veces también del tercero y el quinto, e inervan el elevador del ano, el esfínter del ano y el músculo coccígeo. El nervio pudendo surge de los nervios sacros segundo, tercero y cuarto, y se divide en cinco ramas que inervan las estructuras genitales y la región pélvica. Consultar las voces **lumbar, plexo; sacro, plexo**.

**PLEXO SACRO** *(sacral plexus)* Red de nervios sensitivos y motores constituida por el tronco lumbosacro, desde el cuarto y quinto nervios lumbares y el primero, segundo y tercero sacros. Convergen en la porción caudal del agujero ciático mayor y se unen formando una banda ancha y gruesa, que continúa hacia el muslo como nervio ciático. El plexo se sitúa posterior y lateral a la pared de la pelvis, entre los vasos piriforme e ilíaco interno, incluido en la fascia subserosa de la pelvis. Los nervios que lo constituyen, salvo el tercero sacro, se dividen en porciones ventral y dorsal, divisiones a partir de las cuales surgen ramas constitutivas del nervio del femoral cuadrado y del

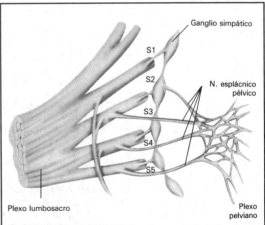

Ganglio simpático

S1

S2

N. esplácnico pélvico

S3

S4

S5

Plexo lumbosacro

Plexo pelviano

**PLEXO LUMBOSACRO. Origen y ramas principales de los nervios lumbares, sacros y coccígeos.**

gemelo inferior, del nervio del obturador interno y el gemelo superior, del nervio del músculo piriforme, nervio
glúteo superior, nervio glúteo inferior, nervio cutáneo posterior del muslo, nervio perforante y nervio pudendo. Consultar la voz **plexo lumbar**.

**PLEXO SOLAR** *(solar plexus)* Red densa de fibras y ganglios nerviosos que rodean las raíces de la arteria celíaca y la mesentérica superior a nivel de la primera vértebra
lumbar. Es uno de los grandes plexos autónomos del organismo, en el cual se combinan las fibras nerviosas de
los sistemas simpático y parasimpático. La porción más
densa del plexo solar se encuentra entre las glándulas
suprarrenales, sobre la superficie ventral de los pilares
diafragmáticos y sobre la aorta abdominal. Las fibras parasimpáticas preganglionares llegan al plexo junto con los
nervios vagos anterior y posterior. Por su parte, las fibras
simpáticas preganglionares llegan por los nervios esplácnicos mayor y menor. Los plexos secundarios que emergen del plexo solar son el plexo aórtico abdominal, el
hepático, el mesentérico inferior, el frénico, el renal, el espermático, el gástrico superior, el esplénico, el hipogástrico superior, el mesentérico superior y el suprarrenal.

**PLEXOR** *(plexor)* V. **percusor**.

**PLICACIÓN, PLICATURA** *(plication)* Cualquier operación consistente en el plegamiento, acortamiento o disminución del tamaño de un músculo o de un órgano hueco mediante la formación de pliegues.

**PLIEGUE** *(plica)* Reborde de tejido, como son el pliegue
transversal del recto y los pliegues circulares del intestino delgado.

**PLIEGUE CUTÁNEO DEL TRÍCEPS** *(triceps skinfold)*
Grosor de un pliegue de la piel cerca del músculo tríceps. Se mide para determinar la cantidad de grasa subcutánea, como indicador del nivel de nutrición.

**PLIMMER, CUERPOS DE** *(Plimmer's bodies)* Pequeños
cuerpos redondos y encapsulados que se observan en algunas neoplasias y que antiguamente se consideraba que
eran parásitos causantes de las mismas. También se llaman **Behla, cuerpos de**.

**PLOIDIA** *(ploidy)* Número de dotaciones cromosómicas
completas que contiene un núcleo celular.

**PLOMO (Pb)** *(lead [Pb])* Elemento químico metálico blanco, dúctil y maleable, de color azul grisáceo. Su número
atómico es 82 y su peso atómico, 207,19. En forma metálica, se utiliza como pantalla protectora frente a los rayos
X. Es venenoso, por lo cual se ha sustituido progresivamente como pigmento en pinturas y tintes.

**PLOMO, INTOXICACIÓN POR** *(lead poisoning)* Intoxicación producida por la ingestión o inhalación de plomo
o compuestos de plomo. Se han estudiado diferentes casos de niños intoxicados por ingerir o absorber pinturas
de juguetes con contenido de plomo. También se da en
la ingestión de las sales de plomo contenidas en el agua
que pasa por cañerías fabricadas con este elemento o de
sales de plomo presentes en ciertos alimentos y vinos, por
el uso de recipientes recubiertos con tintes de plomo y
por la utilización de gasolina con plomo para la limpieza.
En la industria es común la inhalación de humos de plomo. La forma aguda se caracteriza por una sensación de
quemadura en la boca y esófago, dolores, cólicos, estre-

ñimiento o diarrea, alteraciones mentales y parálisis de
las extremidades, seguidos, en los casos graves, por convulsiones y colapso muscular. La intoxicación crónica se
caracteriza por gran irritabilidad, anorexia y anemia, y
puede progresar a la forma aguda. En la ingestión accidental, el tratamiento comienza por un lavado gástrico con
magnesio o sulfato sódico. Todos los casos requieren la
administración de líquidos por vía IV, quelantes intramusculares del tipo del edetato sódico-cálcico o, en los casos graves, BAL. En los niños intoxicados, la encefalopatía
puede anticiparse.

**PLUMMER, ENFERMEDAD DE** *(Plummer's disease)* Bocio caracterizado por la aparición de un nódulo o adenoma hiperfuncionante con tirotoxicosis. También se llama
**bocio nodular tóxico**.

**PLUMMER-VINSON, SÍNDROME DE** *(Plummer-Vinson
syndrome)* Trastorno raro asociado con anemia ferropénica grave caracterizada por disfagia debida a la formación de membranas esofágicas a nivel del cartílago
cricoides. También se llama **disfagia sideropénica**.

**PLUTONIO (Pu)** *(plutonium [Pu])* Elemento metálico transuránico artificial de número atómico 94 y peso atómico
242. Se trata de un producto de desecho, altamente tóxico, de las plantas de energía nuclear, que se empezó utilizando en la fabricación de armas nucleares.

**Pm** *(Pm)* Símbolo del **prometio**.

**PNEUMOCYSTIS CARINII** *(Pneumocystis Carinii)* Microorganismo que produce la neumocistosis, un tipo de neumonitis de células intersticiales.

**PNEUMOCYSTIS, NEUMONÍA POR** *(Pneumocystis pneumonia)* Neumonía de células plasmáticas intersticiales
en la que los alveolos adquieren un aspecto similar a un
panal de abejas con material acidófilo. Los pacientes
pueden tener o no fiebre, pero generalmente están débiles, disneicos y cianóticos.

**Po** *(Po)* Símbolo del **polonio**.

**Po$_2$** *(Po$_2$)* Símbolo de «presión parcial de oxígeno». V. **presión parcial**.

**POBLACIÓN** *(population)* **1.** (Genética). Grupo de individuos, organismos o plantas que se cruzan entre sí y se
caracterizan por su continuidad genética a lo largo de varias generaciones. **2.** Grupo de sujetos que ocupan colectivamente una localidad geográfica en particular.
**3.** Cualquier grupo que se distinga por un rasgo o situación en particular. **4.** Cualquier grupo en el cual se estudie alguna característica variable y del cual puedan
extraerse diversas muestras con fines estadísticos.

**POBLACIÓN, CRECIMIENTO CERO** *(zero population
growth)* Situación en la que durante un determinado año
no se ha producido un aumento de población porque el
número de nacimientos ha igualado al de defunciones.

**POBLACIÓN DE RIESGO** *(population at risk)* Grupo de
personas que comparten las características de su vulnerabilidad frente a un fenómeno particular.

**PODÁLICO** *(podalic)* Perteneciente a los pies.

**PODIATRIA** *(podiatry)* Diagnóstico y tratamiento de las
enfermedades y trastornos de los pies. V. **podología**.

**PODÓFILO** *(podophyllum)* Rizoma y raíces desecados
del *Podophyllum peltatum*, del que se obtiene una resina cáustica que se utiliza en la eliminación de verrugas.

**PODOFILOTOXINA** *(podophyllotoxin)* Integrante de un grupo de sustancias obtenidas de las raíces del *Podophyllum peltatum*, una especie vegetal frecuente denominada también mandrágora. La podofilina, un preparado resinoso de la podofilotoxina, se utiliza en el tratamiento tópico del condiloma acuminado. Se están estudiando varios derivados semisintéticos de la podofilotoxina que poseen efectos antineoplásicos, entre ellos la capacidad de inhibición de las mitosis. Las podofilotoxinas no deben utilizarse al comienzo del embarazo.

**PODOLOGÍA** *(chiropody)* Estudio de las enfermedades menores de los pies y su tratamiento.

**PODÓLOGO** *(chiropodist)* Especialista que se dedica al diagnóstico y tratamiento de enfermedades y otros procesos que afectan a los pies.

**POIQUILO-** *(poikilo-)* Prefijo que significa «variado o irregular»: *poiquilocarinosis, poiquilodermia, poiquilotimia.*

**POIQUILOCITOSIS** *(poikilocytosis)* Grado anormal de variación en la forma de los eritrocitos sanguíneos. Consultar también las voces **macrocitosis; microcitosis**.

**POIQUILODERMIA ATRÓFICA VASCULAR** *(poikiloderma atrophicans vasculare)* Trastorno cutáneo caracterizado por hiperpigmentación o hipopigmentación, talangiectasia y atrofia de la epidermis. Puede ser simétrica o moteada, localizada o diseminada. Suele ser permanente.

**POLAQUIURIA** *(pollakiuria)* Trastorno caracterizado por una frecuencia miccional elevada.

**POLARIDAD** *(polarity)* **1.** Existencia o manifestación de cualidades, tendencias o emociones opuestas, tales como placer y dolor, amor y odio, fuerza y debilidad, dependencia e independencia, masculinidad y feminidad. El concepto de polaridad es fundamental en numerosos enfoques psicoterapéuticos. **2.** (Física). Distinción entre una carga eléctrica negativa y otra positiva.

**POLIAMINA** *(polyamine)* Cualquier compuesto que contenga dos o más grupos amino.

**POLIARTERITIS** *(polyarteritis)* Trastorno inflamatorio que afecta a varias arterias.

**POLIARTERITIS NODOSA** *(polyarteritis nodosa)* Colagenosis grave y de mecanismo patogénico mal conocido, que se caracteriza por la inflamación y necrosis de numerosas arterias de pequeño y mediano calibre, con isquemia de los tejidos irrigados por ellas. Puede afectarse cualquier órgano o sistema. La enfermedad afecta a personas de ambos sexos entre los 20 y los 50 años de edad y su causa es desconocida, aunque se sospecha la posible influencia de factores inmunológicos. La poliarteritis nodosa puede tener un curso agudo y rápidamente fatal o crónico y caquectizante. Se caracteriza por fiebre, dolor abdominal, pérdida de peso, neuropatía y, si se afectan los riñones, hipertensión, edema y uremia. Algunos síntomas pueden hacer pensar en una enfermedad gastrointestinal o cardiaca. El diagnóstico se basa en los signos clínicos, las pruebas analíticas y las biopsias de las zonas afectas. La mortalidad es elevada, sobre todo cuando existe afectación renal. El tratamiento agresivo se hace con dosis masivas de corticosteroides; en algunos casos se han empleado experimentalmente, con cierto éxito, los inmunosupresores. La fisioterapia ayuda al paciente a

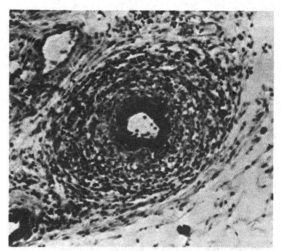

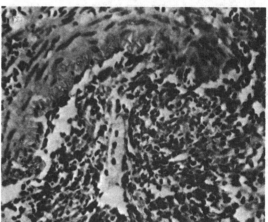

**POLIARTERITIS NODOSA. Aspecto de los tejidos afectados de una arteria: arriba, necrosis de la íntima e infiltrado inflamatorio en las paredes; abajo, detalle del infiltrado de neutrófilos y células mononucleares.**

mantener el tono muscular y evitar o retardar el carácter incapacitante de la evolución.

**POLIARTRITIS BLENORRÁGICA MIGRATORIA** *(migratory gonorrheal polyarthritis)* V. **poliartritis migratoria**.

**POLIARTRITIS MIGRATORIA** *(migratory polyarthritis)* Artritis que afecta progresivamente a varias articulaciones y acaba asentándose en una o más de ellas, aparecida en pacientes con gonorrea algunos días o semanas después del comienzo de la uretritis. El enfermo suele experimentar fiebre moderada y poliartralgia migratoria durante 1 a 5 días, con signos variables de inflamación. En los episodios más prolongados, las zonas de afectación artrítica iniciales pueden mejorar conforme se afectan nuevas áreas, pero las articulaciones con participación persistente suelen mostrar inflamación y tumefacción intensas. La afectación es más frecuente en las articulaciones grandes; la piel puede descamarse tras ceder la tumefacción. En general, el tratamiento con penicilina o tetraciclina proporciona cierta respuesta al cabo de 24 a 72 horas. Denominada también **poliartritis blenorrágica migratoria**.

**POLICITEMIA** *(polycythemia)* Aumento del número de eritrocitos en sangre periférica por encima de las cifras normales. Puede ser secundaria a una enfermedad pulmonar o cardiaca o a la estancia prolongada en zonas de altitud elevada. Consultar también la voz **leucemia**. V. también **eritrocitosis**.

**POLICITEMIA VERA (PV)** *(polycythemia rubra vera [PV])* Trastorno de etiología desconocida caracterizado por un incremento en el recuento de hematíes, hematócrito, hemoglobina, leucocitos, plaquetas y volumen sanguíneo total. La piel y mucosas adquieren un color amarronado o plomizo. El paciente desarrolla hepatomegalia, esplenomegalia, hipertensión y síntomas neurológicos. Se asocia a un defecto del cromosoma F.

**POLICLONAL** *(polyclonal)* **1.** Perteneciente o relativo a un grupo de células u organismos idénticos derivados de varias células también idénticas. **2.** Perteneciente o relativo a varias células u organismos idénticos (clono) derivados de una sola célula.

**POLICONDRITIS RECURRENTE** *(relapsing polychondritis)* Enfermedad rara de etiología desconocida que da lugar a la inflamación y destrucción del cartílago, que es sustituido por tejido fibroso. Se cree que puede estar implicado algún mecanismo autoinmunitario en su etiología. Los cartílagos más afectados son los auriculares y nasales, se da con mayor frecuencia en personas de mediana edad y se caracteriza por episodios de inflamación, que se acompañan de fiebre, artralgias y epiescleritis.

**POLICROMASIA** *(polychromasia)* V. **policromatofilia**.

**POLICROMATOFILIA** *(polychromatophilia)* Tendencia anormal de una célula, en particular de un eritrocito, a teñirse con distintas tinciones de laboratorio. También se llama **policromasia**.

**POLICROMATÓFILO** *(polychromatophile)* Cualquier célula que pueda teñirse con contrastes distintos.

**POLIDACTILIA** *(polydactyly)* Anomalía congénita caracterizada por la presencia de un número superior al normal de dedos en las manos o los pies. Este trastorno suele heredarse como característica autosómica dominante. También se llama **hiperdactilia**.

**POLIDIPSIA** *(polydipsia)* Sed excesiva producida por distintos trastornos, como la diabetes mellitus, en la cual la elevada concentración de glucosa en la sangre aumenta, por un mecanismo osmótico, la excreción de líquidos por la orina, con la consiguiente hipovolemia y sed. En la diabetes insípida, la deficiencia de hormona antidiurética hipofisaria conduce a la excreción de grandes cantidades de orina diluida, con reducción del volumen de líquidos orgánicos y polidipsia. En la diabetes insípida nefrógena también se produce una abundante excreción de orina, con la consiguiente polidipsia. Otras formas de poliuria de origen renal se acompañan igualmente de aumento de la sed.

**POLIDIPSIA COMPULSIVA** *(compulsive polydipsia)* Deseo urgente y neurótico de beber cantidades excesivas de líquido. El origen es psicológico y no está causado por disfunción orgánica ni privación física. Los casos extremos pueden acabar en muerte por intoxicación acuosa o alteración hidroelectrolítica. V. también **polidipsia**.

**POLIÉSTER DE SACAROSA** *(sucrose polyester)* Grasa sintética no absorbible que, añadida a la dieta, reduce los niveles plasmáticos de colesterol aumentando su excreción por las heces. Se elabora de tal forma que tenga la textura, sabor y consistencia de la margarina o el aceite vegetal, pero no añade calorías a la dieta.

**POLIESTRADIOL, FOSFATO DE** *(polyestradiol phosphate)* Compuesto estrogénico antineoplásico.
INDICACIONES: Tratamiento del cáncer de próstata.
CONTRAINDICACIONES: Cáncer de mama en el varón, neoplasias dependientes de los estrógenos, tromboflebitis o hipersensibilidad conocida a este fármaco.
EFECTOS SECUNDARIOS: Los más graves son pérdida de la libido, impotencia, ginecomastia, retención de líquidos y edema y, en casos raros, ictericia colestásica.

**POLIFAGIA** *(polyphagia)* V. **bulimia**.

**POLIGEN** *(polygene)* Gen perteneciente a un grupo de genes no alélicos que ejercen individualmente un pequeño efecto pero que, en conjunto, interaccionan de forma acumulativa para producir una característica en particular, por lo general, de naturaleza cuantitativa, como el tamaño, el peso, la pigmentación cutánea o el grado de inteligencia. También se llama **gen acumulativo; gen múltiple; múltiple, factor**. V. también **herencia multifactorial**.

**POLIHÍBRIDO** *(polyhybrid)* (Genética). Perteneciente o relativo a un individuo, organismo o cepa que es heterocigoto para más de tres rasgos específicos, se deriva de progenitores que difieren en más de tres pares genéticos específicos o es heterocigoto para más de tres características o loci genéticos en particular.

**POLIHIDRAMNIOS** *(polyhidramnios)* V. **hidramnios**.

**POLILÉPTICA, FIEBRE** *(polyleptic fever)* Fiebre que se produce en paroxismos, como la que se da en la viruela o en la fiebre recurrente.

**POLILÉPTICO** *(polyleptic)* Referente a una enfermedad o trastorno caracterizado por numerosas remisiones y exacerbaciones.

**POLIMIALGIA ARTERÍTICA** *(polymyalgia arteritica)* V. **polimialgia reumática**.

**POLIMIALGIA REUMÁTICA** *(polymyalgia rheumatica)* Enfermedad inflamatoria episódica y crónica que afecta a las grandes arterias y suele diagnosticarse en personas de más de 60 años de edad. La polimialgia reumática y la arteritis craneal se consideran como una misma enfermedad con distintas sintomatologías. La polimialgia reumática afecta principalmente a los músculos y se caracteriza por dolor y rigidez del cuello, los hombros o la espalda, generalmente más intensos cuando el paciente se levanta por la mañana. También puede haber una intensa cefalea, como en la arteritis craneal, que afecta a las regiones de las arterias temporal y occipital. Las complicaciones más graves son insuficiencia arterial, oclusión coronaria, accidente cerebrovascular o ceguera. Por lo general, los pacientes con polimialgia reumática o arteritis craneal tienen una gran elevación de la velocidad de sedimentación; las dos formas de enfermedad pueden seguir una evolución autolimitada; por otra parte, los corticosteroides resultan muy eficaces, reduciendo la inflamación y acelerando la resolución del proceso. Las dos formas son probablemente de naturaleza autoinmune. También se llama **polimialgia arterítica; arteritis temporal.**

**POLIMICROGIRIA** *(polymicrogyria)* V. **microgiria**.

**POLIMIOSITIS** *(polymyositis)* Inflamación de muchos músculos que por lo general se acompaña de deformidad, edema, insomnio, dolor, sudoración y tensión. Algunas formas de polimiositis se asocian con una neoplasia maligna. V. también **dermatomiositis**.

**POLIMIXINA** *(polymyxin)* Antibiótico.

INDICACIONES: Se emplea tópicamente y de forma sistémica en el tratamiento de las infecciones por bacterias gramnegativas.

CONTRAINDICACIONES: Hipersensibilidad a este fármaco. Debe utilizarse con gran precaución en los pacientes con insuficiencia renal.

EFECTOS SECUNDARIOS: Los más graves se producen cuando el fármaco se utiliza por vía sistémica y son la nefrotoxicidad y diversas alteraciones neurológicas, como bloqueo de la unión neuromuscular. También puede producirse dolor o flebitis en el punto de la inyección. Con la aplicación tópica se produce a veces irritación y reacciones alérgicas de la piel o las mucosas.

**POLIMIXINA B, SULFATO DE** *(polymyxina B sulfate)* Antibiótico.

INDICACIONES: Tratamiento de las infecciones producidas por microorganismos sensibles a este fármaco.

CONTRAINDICACIONES: Hipersensibilidad conocida a este fármaco. Por vía sistémica, debe utilizarse con gran precaución en los pacientes con insuficiencia renal.

EFECTOS SECUNDARIOS: Cuando se administra por vía sistémica, los más graves son la nefrotoxicidad, la neurotoxicidad y la fiebre medicamentosa. La aplicación tópica puede producir reacciones alérgicas.

**POLIMORFISMO** *(polymorphism)* **1.** Estado o capacidad de existir o producirse en varias formas distintas. **2.** Estado o capacidad de aparecer en distintas formas en los diferentes estadios del desarrollo. Entre los distintos tipos de polimorfismo, destacan el polimorfismo equilibrado y el polimorfismo genético.

**POLIMORFISMO EQUILIBRADO** *(balanced polymorphism)* Persistencia en una población de proporciones equilibradas de individuos homocigotos y heterocigotos para un carácter genético específico, que se mantiene de generación en generación merced a la selección natural. Consultar la voz **polimorfismo genético**. V. también **Hardy-Weimberg, ley de**.

**POLIMORFISMO GENÉTICO** *(genetic polymorphism)* Establecimiento dentro de una población de organismos de dos o más variantes genéticas discontinuas de un carácter específico, en proporciones tales que no pueden ser mantenidos simplemente por mutación, como el rasgo drepanocítico, el factor Rh y los grupos sanguíneos. Consultar la voz **polimorfismo equilibrado**.

**POLIMORFO** *(polymorphus)* Que adopta varias formas distintas, posiblemente por cambio estructural o morfológico en distintos estadios.

**POLIMORFONUCLEAR** *(polymorphonuclear)* Que posee un núcleo con varios lóbulos o segmentos comunicados entre sí por finos filamentos.

**POLINEURALGIA** *(polyneuralgia)* Neuralgia que afecta a varios nervios al mismo tiempo.

**POLINEURITIS** *(polyneuritis)* Inflamación que afecta a varios nervios.

**POLINEURITIS FEBRIL AGUDA** *(acute febrile polyneuritis)* V. **Guillain-Barré, síndrome de**.

**POLINEURITIS IDIOPÁTICA AGUDA** *(acute idiopathic polyneuritis)* V. **Guillain-Barré, síndrome de**.

**POLINEURITIS INFECCIOSA** *(infectious polyneuritis)* V. **Guillain-Barré, síndrome de**.

**POLINEURITIS PERIFÉRICA** *(peripheral polyneuritis)* V. **neuritis periférica múltiple**.

**POLINOSIS** *(pollinosis)* V. **heno, fiebre del**.

**POLIOENCEFALITIS** *(polioencephalitis)* Inflamación de la sustancia gris del cerebro producida por la infección del mismo por un poliovirus.

**POLIOENCEFALITIS HEMORRÁGICA SUPERIOR** *(superior hemorrhagic polioencephalitis)* V. **Wernicke, encefalopatía de**.

**POLIOENCEFALOMIELITIS** *(polioencephalomyelitis)* Inflamación de la sustancia gris del cerebro y la medula espinal producida por la infección por un poliovirus.

**POLIOMIELITIS** *(poliomyelitis)* Enfermedad infecciosa producida por uno de los tres poliovirus. Esta enfermedad adopta una forma asintomática, otra leve y una tercera paralítica. En la susceptibilidad al virus y en la evolución de la enfermedad influyen varios factores: la afectación grave es más frecuente en niños que en niñas; el estrés aumenta la susceptibilidad; la forma paralítica se da más en mujeres embarazadas que en otras y la gravedad de la infección aumenta con la edad. La poliomielitis se transmite de persona a persona con contaminación fetal o secreciones orofaríngeas. V. **poliovirus**.

OBSERVACIONES: La infección asintomática no se asocia con ningún síntoma clínico, pero confiere inmunidad. La poliomielitis abortiva dura sólo algunas horas y se caracteriza por síntomas poco importantes, como fiebre, malestar, cefalea, náuseas y vómitos y ligeras molestias abdominales. La poliomielitis no paralítica tiene una evolución más prolongada y se caracteriza por irritación meníngea, con dolor y rigidez de la espalda junto con todos los signos de la poliomielitis abortiva. La poliomielitis paralítica comienza como poliomielitis abortiva; al cabo de un tiempo los síntomas desaparecen y durante algunos días el paciente parece encontrarse bien, pero poco después reaparecen el malestar, la cefalea y la fiebre, a los que se añaden dolor, debilidad y parálisis. Esta última alcanza su nivel máximo al cabo de una semana. En la poliomielitis espinal, la replicación del virus se produce en las células del asta anterior, que experimentan inflamación, hinchazón y, en los casos graves, destrucción neuronal. Los músculos que más se afectan son los proximales de las extremidades. La poliomielitis bulbar se debe a la multiplicación del virus en el tronco del encéfalo. En muchos casos la poliomielitis bulbar y espinal afectan simultáneamente al mismo paciente.

CONSIDERACIONES ADICIONALES: Cuanto más rápi-

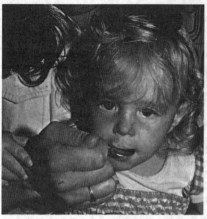

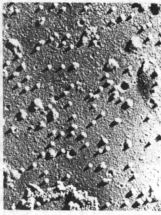

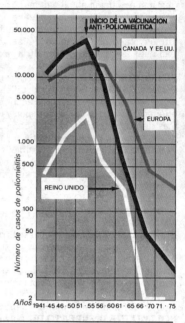

POLIOMIELITIS. Derecha, gráfico: la vacunación antipoliomielítica masiva se inicia después de que en 1953 Salk y colaboradores perfeccionen su vacuna a base de virus muertos. Posteriormente, Sabin y colaboradores logran obtener una vacuna a base de virus vivos, que en 1961 ha sido ya aplicada a más de 100 millones de personas en todo el mundo, produciéndose un espectacular descenso en el número de casos de poliomielitis registrados anualmente. Arriba, izquierda: actualmente, la vacuna puede ser administrada con una cucharilla directamente, o bien impregnando un terrón de azúcar. Arriba, centro: microfotografía de un cultivo de virus de la poliomielitis.

damente se restablece la función, mejor es el pronóstico. El dolor y el espasmo muscular del período agudo hacen que el paciente trate de permanecer inmóvil y ello potencia la tendencia a la deformidad. Por eso es muy importante que el enfermo realice ejercicios y participe activamente en el programa de rehabilitación. La poliomielitis, que es una enfermedad no erradicada por el momento, puede evitarse mediante inmunización. Antiguamente, cuando la poliomielitis era epidémica, se producía sobre todo en el verano; actualmente, los pocos casos que aparecen son esporádicos más que estacionales.

**POLIOPIA** *(polyopia)* Defecto visual en el que se perciben muchas imágenes de un único objeto; visión múltiple. El defecto puede afectar a uno o a ambos ojos.

**POLIOSIS** *(poliosis)* Despigmentación del cabello del cuero cabelludo, las pestañas, las cejas, el bigote y la barba o el vello corporal. Este trastorno puede ser hereditario y generalizado o adquirido y localizado en forma de placas. La poliosis localizada adquirida suele acompañar a la alopecia areata.

**POLIOVIRUS** *(poliovirus)* Agente causal de la poliomielitis. Existen tres tipos serológicamente distintos de este virus ARN de pequeño tamaño y la infección o la inmunización con un tipo no protege contra los otros.

**POLIPÉPTIDO** *(polypeptide)* Cadena de aminoácidos unidos por puentes peptídicos.

**POLIPLOIDE** *(polyploid)* Perteneciente o relativo a un individuo, organismo, cepa o célula que posee más de dos dotaciones completas de cromosomas normales para la célula somática. El múltiplo del número haploide característico de la especie se denota por el prefijo adecuado, como, por ejemplo, triploide, tetraploide, pentaploide, hexaploide, heptaploide, octaploide, etc. La poliploidía es rara en los animales y hace que se produzcan organismos de aspecto anormal y por lo general infértiles; sin embargo, es frecuente en los vegetales, que suelen ser de mayor tamaño, con células también mayores y más resistentes que aquellos otros que poseen el número diploide normal. Consultar también la voz **aneuploide**.

**POLIPLOIDÍA** *(polyploidy)* Estado o condición de poseer más de dos dotaciones completas de cromosomas.

**PÓLIPO** *(polyp)* Pequeño crecimiento de aspecto tumoral que sobresale de una mucosa superficial.

**PÓLIPO CERVICAL** *(cervical polyp)* Tumoración del tejido epitelial columnar que aparece en el canal endocervical y por lo general está unido a su pared por un pedículo muy delgado. No suele dar síntomas, pero, cuando los pólipos son múltiples o presentan abrasiones, pueden producir hemorragias, especialmente durante el coito. Son más frecuentes en las mujeres de más de 40 años de edad y su etiología es desconocida. El tratamiento de los pólipos sintomáticos es la extirpación quirúrgica por simple torsión, que consiste en hacer girar el pólipo sobre su pedículo tirando ligeramente de él hasta que se desprenda. Con esta técnica, la hemorragia es escasa y, por lo general, la curación rápida. El pólipo extirpado debe enviarse al laboratorio de anatomía patológica. En la misma visita de la paciente, si se sospecha de esta patología, puede realizarse una biopsia de endometrio y una toma de muestra para citología.

**PÓLIPO CUTÁNEO** *(cutaneous tag)* Consultar la voz **papiloma cutáneo.**

**PÓLIPO ENDOMETRIAL** *(endometrial polyp)* Tumoración pedunculada del endometrio, generalmente benigna. Constituye una causa frecuente de hemorragia vaginal en las mujeres perimenopáusicas y suele asociarse con otras anomalías uterinas, como la hiperplasia endometrial o los fibromas. Pueden crecer mucho y prolapsarse a través del cuello. El tratamiento consiste en la dilatación quirúrgica del cuello y legrado.

**POLIPOSIS** (*polyposis*) Trastorno caracterizado por la presencia de numerosos pólipos en una región.

**POLIQUÍSTICA INFANTIL, ENFERMEDAD** (*childhood polycystic disease*) V. **poliquistosis renal**.

**POLIQUISTOSIS RENAL** (*polycystic kidney disease*) Trastorno caracterizado por aumento de tamaño de los riñones, que contienen múltiples quistes. Esta enfermedad adopta tres formas: la poliquistosis infantil es frecuente y puede diferenciarse de la del adulto o de la congénita por rasgos genéticos, morfológicos y clínicos. Los niños afectos suelen morir en el plazo de unos pocos años por hipertensión portal o insuficiencia hepática y renal. Con la realización de un cortocircuito porto-cava, puede prolongarse su vida hasta la segunda década. La poliquistosis del adulto puede ser unilateral, bilateral, adquirida o congénita y se caracteriza por dolor en los flancos e hipertensión arterial. Evoluciona hacia la insuficiencia renal, con uremia y muerte. La poliquistosis congénita es una aplasia congénita rara del riñón que afecta a la totalidad de uno o los dos órganos o sólo a un pequeño segmento. La aplasia bilateral grave determina la muerte del niño poco después del nacimiento. Parece ser que la aplasia menor no produce ninguna disfunción y puede quedar sin diagnosticar durante toda la vida del sujeto.

**POLIRRADICULITIS** (*polyradiculitis*) Inflamación de muchas raíces nerviosas, como la que se observa en el síndrome de Guillain-Barré.

**POLIRRIBOSOMA** (*polyribosome*) V. **polisoma**.

**POLISACÁRIDO** (*polysaccharide*) Carbohidrato que contiene tres o más moléculas de carbohidratos simples.

**POLISOMA** (*polysome*) (Genética). Grupo de ribosomas unidos entre sí por una molécula de ARN mensajero que contiene el código genético. Esta estructura se encuentra en el citoplasma durante la síntesis proteica. También se llama **ergosoma; polirribosoma**. V **traslación**.

**POLISOMIA** (*polysomy*) Presencia de un cromosoma, al menos por triplicado, en una célula somática por otra parte diploide, como resultado de la falta de disyunción cromosómica durante la división meiótica en la maduración de los gametos. El cromosoma puede duplicarse tres veces (trisomía), cuatro veces (tetrasomía) o más. Los varones con síndrome de Klinefelter pueden tener el genotipo XXXY o XXXXY en vez del habitual XXY propio del síndrome; en las mujeres polisómicas con tres, cuatro o cinco cromosomas X se observa con mayor frecuencia retraso mental.

**POLITIAZIDA** (*polythiazide*) Agente diurético y antihipertensivo.

INDICACIONES: Tratamiento de la hipertensión y el edema.

CONTRAINDICACIONES: Anuria o hipersensibilidad conocida a este fármaco, otras tiazidas o derivados de las sulfonamidas.

EFECTOS SECUNDARIOS: Los más graves son hipokaliemia, hiperglucemia, hiperuricemia y diversas reacciones de hipersensibilidad.

**POLIURIA** (*polyuria*) Excreción de una cantidad anormalmente grande de orina. La poliuria puede deberse a diabetes insípida, diabetes mellitus, administración de diuréticos, ingestión excesiva de líquidos, hipercalcemia, etc.

**POLIVINILO, CLORURO DE** (*polyvinyl chloride*) Material termoplástico sintético de uso frecuente.

**POLO** (*polus*) Cualquiera de los extremos opuestos de un eje; la designación anatómica oficial de la extremidad de un órgano.

**POLO** (*pole*) **1.** (Biología). Extremo de un eje imaginario trazado a través de las porciones dispuestas simétricamente de una célula, un órgano, un huevo o un núcleo. **2.** (Anatomía). Punto de una célula nerviosa en el cual se origina una dendrita.

**POLO ANIMAL** (*animal pole*) Parte activa, formadora del protoplasma del huevo, que contiene el núcleo y la masa de citoplasma y en la cual se forman los cuerpos polares. En los mamíferos es también el lugar donde la masa de células internas origina el ectodermo.

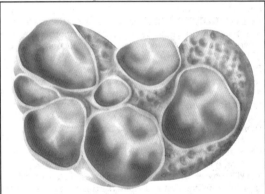

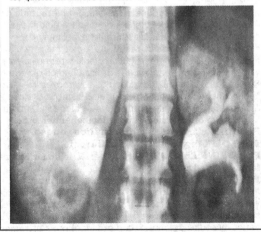

POLIQUISTOSIS RENAL. Arriba, sección de la masa del aglomerado de macroquistes. Abajo: el medio de contraste hace opaco el parénquima renal activo poniendo de manifiesto los quistes en ambos riñones.

**POLO VEGETATIVO** (*vegetal pole*) Porción relativamente inactiva del protoplasma ovular donde se sitúa el vitelo nutritivo. Generalmente se encuentra en el polo opuesto del polo animal. También se llama **polo antigerminativo**. Consultar también la voz **polo animal**.

**POLOS RENALES** (*poloes of kidney*) Cualquiera de los extremos del eje longitudinal del riñón.

**POLONIO (Po)** (*polonium [Po]*) Elemento radiactivo que corresponde a uno de los productos de desintegración del uranio; su número atómico, es 84 y su peso atómico aproximadamente, 210.

**POLUCIÓN NOCTURNA** (*nocturnal emission*) Emisión involuntaria de semen durante el sueño. Suele estar relacionada con un ensueño erótico.

**POLVO ÁCIDO** (*acid dust*) Acumulación de partículas de polvo de gran acidez. Tales sustancias se acumulan en la atmósfera y son responsables de gran parte de la contaminación que afecta a las grandes zonas metropolitanas. Muchas enfermedades respiratorias, como el cáncer de pulmón o el asma, pueden deberse a dicho polvo o ser agravadas por él.

**POLVO INORGÁNICO** (*inorganic dust*) Partículas secas, finamente pulverizadas, de una sustancia inorgánica, que al ser inhaladas provocan procesos morbosos en los pulmones.

**POLVO ORGÁNICO** (*organic dust*) Partículas desecadas de plantas, animales, hongos o bacterias lo suficientemente pequeñas para ser transportadas por el viento. Muchas clases de polvos orgánicos producen diferentes trastornos respiratorios al ser inhalados.

**POMADA** (*ointment*) Preparado semisólido de aplicación tópica que suele contener un medicamento. Se utiliza como analgésico local, anestésico, antiinfeccioso, astringente, despigmentante, irritante y queratolítico.

**POMP** (*pomp*) Acrónimo de un régimen de poliquimioterapia que, utilizado en el tratamiento del cáncer, comprende tres agentes antineoplásicos —la mercaptopurina, el sulfato de vincristina y el metatrexate— que se complementan con prednisona.

**POMPE, ENFERMEDAD DE** (*Pompe's disease*) Forma de enfermedad por almacenamiento de glucógeno muscular en la cual se produce un acúmulo generalizado de este compuesto por deficiencia de maltasa ácida (alfa-1, 4-glucosidasa). Suele ser fatal durante la lactancia por causar insuficiencia cardiaca respiratoria. Los niños con enfermedad de Pompe presentan hipotonía y retraso mental y rara vez sobreviven después de los 20 años de edad. En el adulto, la debilidad muscular es progresiva, pero la enfermedad no tiene carácter fatal. También se llama enfermedad por almacenamiento de glucógeno, tipo II. V. **glucógeno, enfermedad por almacenamiento de**.

**PÓMULO** (*cheekbone*) V. **cigomático, hueso**.

**PONFÓLIX** (*pompholyx*) V. **dishidrosis**.

**PONTIAC, FIEBRE DE** (*Pontiac fever*) V. **legionarios, enfermedad de los**.

**POPLÍTEA, ARTERIA** (*popliteal artery*) Prolongación de la arteria femoral que se extiende desde su origen a nivel del músculo aductor mayor del muslo, atraviesa la fosa poplítea en la rodilla, se divide en ocho ramas e inerva varios músculos del muslo, la pierna y el pie. Sus ramas son las arterias articular superoexterna, articular superointerna, articular media, gemelas, articular inferoexterna, articular inferointerna y cutánea.

**POPLÍTEO, GANGLIO** (*popliteal node*) Ganglio perteneciente a uno de los grupos ganglionares de la pierna. Existen aproximadamente siete ganglios poplíteos pequeños incluidos en la grasa de la fosa poplítea situada en la parte posterior de la rodilla. Uno de estos ganglios se encuentra situado en la porción terminal de la vena safena y drena la región circundante. Otro se encuentra entre la arteria poplítea y la superficie posterior de la rodilla y drena dicha región. Los otros ganglios poplíteos se localizan entre los vasos poplíteos y reciben los troncos aferentes que acompañan a los vasos tibiales anterior y posterior. La mayoría de los eferentes de los ganglios poplíteos discurren junto con los vasos femorales y se dirigen a los ganglios inguinales profundos.

**PORFIRIA** (*porphyria*) Grupo de enfermedades hereditarias que se caracterizan por la producción anormalmente elevada de sustancias denominadas porfirinas. La porfiria se divide en dos formas fundamentales: la porfiria eritropoyética, caracterizada por la producción de grandes cantidades de porfirina en los tejidos hematopoyéticos de la medula ósea, y la porfiria hepática, en la cual se producen grandes cantidades de porfirinas en el hígado. Los signos clínicos comunes a las dos formas son fotosensibilidad, dolor abdominal y neuropatía.

**PORFIRIA AGUDA INTERMITENTE (PAI)** (*acute intermittent porphyria [AIP]*) Porfiria caracterizada por ataques agudos de disfunción neurológica que pueden desencadenarse a partir de factores ambientales o endógenos.

**PORFIRIA VARIEGATA** (*variegate porphyria*) Forma rara de porfiria hepática caracterizada por lesiones cutáneas y fotosensibilidad. Puede ser congénita o adquirida; la forma congénita es más grave y se caracteriza por crisis de dolor abdominal agudo junto con ciertas complicaciones neurológicas. V. también **porfiria**.

**PORFIRINA** (*porphyrin*) Cualquier derivado pirrólico libre de hierro o magnesio. Se encuentra en numerosos tejidos de animales y vegetales.

**PORFOBILINÓGENO** (*porphobilinogen*) Sustancia que aparece en la orina de personas afectas de porfiria. V. también **porfiria**.

**POROSIS** (*porosis*) Trastorno por el que el tejido óseo pierde densidad, en particular, su tejido conectivo de soporte, como en la osteoporosis.

**PORRO** (*reefer*) V. **Cannabis**.

**PORTA, SISTEMA** (*portal system*) Red de venas que drenan la sangre de la porción abdominal del tubo digestivo, el bazo, el páncreas y la vesícula biliar y conduce sangre desde estas vísceras en dirección al hígado.

**PORTA, VENA** (*portal vein*) Vena que se ramifica como una arteria dentro del hígado y desemboca en un sistema de sinusoides similares a capilares que conducen la sangre hacia la vena cava inferior a través de las venas hepáticas. La vena porta, que mide unos 8 cm de longitud, se forma a nivel de la segunda vértebra lumbar mediante la unión de las venas mesentérica superior y esplénica; pasa por detrás del duodeno y asciende a través

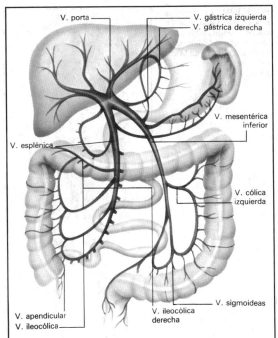

**PORTA, vena. Esquema de las tributarias de la vena porta, órganos de los que éstas provienen y ramificaciones de la porta en el interior de los lóbulos hepáticos.**

del epiplón menor hasta el hilio del hígado, donde se divide en una rama derecha y otra izquierda. Está rodeada por el plexo nervioso hepático y va acompañada por numerosos vasos linfáticos y algunos ganglios. La rama derecha de la vena porta, que discurre junto con las ramas correspondientes de la arteria hepática, penetra en el lóbulo derecho del hígado, mientras que la izquierda penetra en el izquierdo. Las tributarias de la vena porta son la esplénica, la mesentérica superior, la coronaria, la pilórica, la cística y la paraumbilical.

**PORTA-CAVA, ANASTOMOSIS** *(porta-cava, anastomosis)* Conexión venosa entre el sistema portal y el sistema de la cava, que puede ser espontánea o terapéutica. En los casos de hipertensión portal en que se producen hemorragias, se deriva quirúrgicamente la sangre portal al sistema de la cava.

**PORTAAGUJAS** *(needle holder)* Pinza quirúrgica utilizada para sujetar y hacer pasar la aguja de sutura a través del tejido.

**PORTADOR** *(carrier)* **1.** Persona o animal que alberga y disemina a otros un agente patógeno, pero sin enfermar él mismo. **2.** Individuo cuyos cromosomas tienen un gen recesivo.

**PORTADOR ACTIVO** *(active carrier)* Persona sin signos ni síntomas de una enfermedad infecciosa, pero que alberga el microorganismo que la causa.

**PORTADOR CRÓNICO** *(chronic carrier)* Individuo que actúa como huésped de organismos patógenos durante

un período largo de tiempo sin que aparezcan en él signos objetivos de enfermedad.

**PORTADOR PASIVO** *(passive carrier)* **1.** Persona sana, cuyo cuerpo alberga organismos causales de una enfermedad infecciosa, aunque no haya contraído la enfermedad y se mantenga asintomática. **2.** Persona portadora de un gen asociado a un rasgo hereditario, a pesar de que éste no se manifieste.

**PORTER-SILBER, REACCIÓN DE** *(Porter-Silber reaction)* Reacción que indica la cantidad de 17-hidroxi-corticosteroides excretados por día en la orina. Se utiliza para valorar la función adrenocortical.

**PORTOENTEROSTOMÍA** *(portoenterostomy)* Procedimiento para corregir la atresia biliar, en el que se anastomosa el yeyuno, mediante un asa en Y de Roux, con la región del hilio hepático para establecer un flujo de bilis desde los conductos biliares hasta el intestino.

**POSCARGA** *(afterload)* Carga o resistencia contra la que el ventrículo izquierdo debe proyectar el volumen de sangre de cada contracción.

**POSCARGA** *(afterloading)* (Radioterapia). Técnica que consiste en colocar en el paciente un aplicador o aguja inertes en el curso de una intervención quirúrgica, que se cargan posteriormente con la fuente radiactiva en condiciones controladas.

**POSCARGADOR REMOTO** *(remote afterloading)* (Radioterapia). Técnica en la que se coloca un aplicador, como un molde acrílico del área que se va a irradiar, en una estructura interna o superficial del enfermo, y después

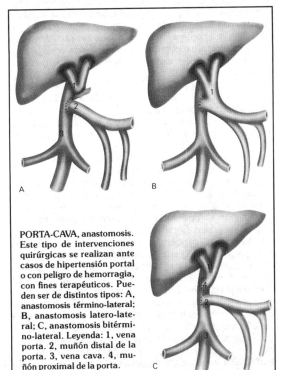

**PORTA-CAVA, anastomosis.** Este tipo de intervenciones quirúrgicas se realizan ante casos de hipertensión portal o con peligro de hemorragia, con fines terapéuticos. Pueden ser de distintos tipos: A, anastomosis término-lateral; B, anastomosis latero-lateral; C, anastomosis bitérmino-lateral. Leyenda: 1, vena porta. 2, muñón distal de la porta. 3, vena cava. 4, muñón proximal de la porta.

se carga a partir de una fuente segura con un radioisótopo de gran actividad. El molde o aplicador contiene estrías para la inserción de tubos de nylon, en cada uno de los cuales puede colocarse el material radiactivo. La poscarga remota se utiliza para el tratamiernto de tumores cefálicos, cervicales, vaginales y del cérvix uterino.

**POSCOITAL** *(poscoital)* Relativo al momento posterior a una relación sexual.

**POSCOMISUROTOMIA, SÍNDROME DE** *(postcommissurotomy syndrome)* Trastorno de etiología desconocida que se produce a las pocas semanas de haberse realizado una intervención valvular cardiaca y se caracteriza por episodios intermitentes de dolor y fiebre que pueden durar semanas o meses y se resuelven espontáneamente.

**POSCONMOCIONAL, SÍNDROME** *(postconcussional syndrome)* Trastorno que aparece después de un traumatismo cefálico y que se caracteriza por vértigo, mala concentración, cefalea, hipersensibilidad y ansiedad. Por lo general, se resuelve sin tratamiento.

**POSGASTRECTOMÍA, CUIDADOS DE** *(postgastrectomy care)* Asistencia que recibe el paciente al que se ha extirpado la totalidad o parte del estómago. El drenaje de la sonda nasogástrica pasa normalmente de una coloración rojo brillante a un tono oscuro en las primeras 24 horas. Si la sonda se bloquea, hay que tomar las medidas oportunas inmediatamente, ya que la distensión gástrica fuerza los puntos de sutura. La administración de los analgésicos adecuados favorece la respiración profunda y la tos, ya que la incisión profunda se encuentra muy cerca del diafragma. Cuando reaparecen los sonidos intestinales y el paciente retiene una pequeña cantidad de agua administrada por la sonda, ésta puede retirarse y empiezan a administrarse pequeñas cantidades de comida blanda una vez cada hora según la tolerancia. La aparición de fiebre o disnea indica filtración de líquidos orales en torno a la anastomosis. La dieta se va cambiando lentamente hasta conseguir una alimentación normal a base de 5 o 6 comidas secas poco copiosas al día. Entre estas comidas se administran líquidos una vez cada hora. La complicación más frecuente de la gastrectomía es el síndrome del vaciamiento rápido, con sensación de plenitud, vértigo, sudoración, palpitaciones y naúseas que aparecen de 5 a 30 minutos después de la ingesta, al entrar los alimentos en el intestino delgado. Estos síntomas pueden evitarse administrando comidas secas poco copiosas, sedantes y antiespasmódicos y recomendando al paciente que coma estando en posición de decúbito; no obstante, a veces las molestias persisten hasta un año después de la intervención. Otras complicaciones posibles son la úlcera péptica marginal por contacto de los ácidos gástricos con un punto de sutura; el síndrome del asa aferente con bloqueo de un asa duodenal y reflujo de jugo pancreático y biliar en el estómago, deficiencia de vitamina $B_{12}$ y ácido fólico, reducción de la absorción de calcio y vitamina D e hiperinsulinismo funcional por paso directo de los carbohidratos al intestino delgado, que hace que se libere bruscamente insulina en la corriente sanguínea produciéndose una hipoglucemia al cabo de dos horas.

**POSICIÓN** *(position)* Cualquiera de las numerosas posturas del organismo, como la posición anatómica, la posición

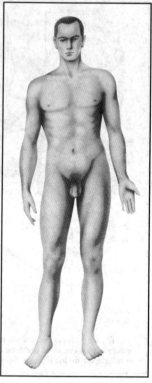

**POSICIÓN.** La posición anatómica es una posición convencional: en bipedestación, con rotación lateral de la cabeza y un brazo en rotación externa (supinación).

en decúbito lateral o la posición de semi-Fowler.

**POSINFARTO DE MIOCARDIO, SÍNDROME** *(postmyocardial infarction syndrome)* Trastorno que puede aparecer días o semanas después de un infarto agudo de miocardio. Se caracteriza por fiebre, pericarditis con un roce característico, pleuresía, derrame pleural y dolor articular. Suele recidivar y a veces provoca una intensa ansiedad, con depresión y temor a que se produzca una nueva crisis cardiaca. El tratamiento consiste en la administración de antiinflamatorios.

**POSINFECCIOSO** *(postinfectious)* Que se produce después de una infección.

**POSITIVO** *(positive)* **1.** (Relativo a una prueba analítica). Que indica la presencia de una sustancia o reacción. **2.** (Relativo a un signo). En la exploración física, que indica la presencia de un determinado hallazgo, casi siempre correspondiente a una alteración patológica. **3.** (Relativo a una sustancia). Que tiende a poseer o que posee una carga química positiva.

**POSITIVO, FALSO** *(false positive)* Resultado de una prueba que indica erróneamente la presencia de una enfermedad u otra condición que se trata de poner de manifiesto.

**POSITRÓN** *(positron)* Electrón positivo o partícula cargada positivamente emitida desde núcleos radiactivos con déficit de neutrones.

**POSMADURO** *(postmature)* **1.** Desarrollado o madurado en exceso. **2.** Perteneciente o relativo al recién nacido posmaduro. V. también **dismadurez.**

**POSMASTECTOMÍA, EJERCICIOS DE** (*postmastectomy exercises*) Ejercicios esenciales para evitar el acortamiento de los músculos y la contractura articular que se producen tras la mastectomía.
MÉTODO: La mujer debe flexionar y extender los dedos del brazo afectado y efectuar ejercicios de pronación y supinación del antebrazo nada más regresar a su habitación tras la recuperación de la anestesia y la intervención quirúrgica. El primer día del posoperatorio debe presionar con la mano una pelota de goma. El cepillado de dientes y el cabello constituye un ejercicio muy eficaz, si bien existen otras técnicas fisioterapéuticas específicas. Cuando se realizan adecuadamente todos estos ejercicios, se reestablece la motilidad normal en toda su amplitud y la paciente puede extender totalmente y de forma simétrica sus dos brazos sobre la cabeza. Por otra parte, la paciente se beneficia mucho de tener que cumplir un programa obligatorio de ejercicios durante el difícil período de adaptación que sigue a la mastectomía. Muchas actividades de la vida cotidiana, como colocar objetos en estanterías altas, colgar ropas en perchas y los trabajos de jardinería, constituyen un buen ejercicio.
**POSMENOPÁUSICO** (*postmenopausal*) **1.** Perteneciente o relativo al período de la vida que sigue a la menopausia. **2.** Que se encuentra en el período de la posmenopausia.
**POSPARTO** (*postpartum*) Después del parto.
**POSPARTO, CUIDADOS** (*postpartal care*) Cuidados de la madre y el recién nacido durante los primeros días del puerperio. V. también **intraparto del recién nacido, cuidados**.
MÉTODO: Hay que observar los cambios físicos y fisiológicos de la involución uterina para detectar cualquier desviación de la normalidad. Tras el parto, el útero se contrae haciendo que disminuya la hemorragia de la zona de implantación placentaria y su fondo puede palparse por debajo del ombligo. Durante los primeros días, los loquios cambian de color y consistencia. Durante una semana se eliminan loquios rojos, a continuación loquios serosos de color fresa y, finalmente, loquios blancos, claros y adherentes. La pared abdominal es blanda, pero el tono muscular va recobrándose con el tiempo y la práctica de ejercicios. Al tercer día se establece la lactancia.
CRITERIOS IMPORTANTES: Durante las primeras horas y días después del parto, es importante favorecer el contacto frecuente madre-hijo. Muchas madres necesitan tiempo y contacto con el niño, para aprender a atenderle y desarrollar sus sentimientos amorosos. A medida que la madre se da al niño obtiene satisfacción; si se impide esa interrelación de donación por parte de la madre y obtención por parte del niño, ambos se frustran. Los principales problemas del puerperio son la toxemia, la hemorragia y la infección, pero ninguno de ellos es muy frecuente y en gran medida pueden evitarse. Más comunes son el agotamiento físico, la ingurgitación mamaria, la depresión psicológica y la tromboflebitis superficial, que tampoco son muy habituales.
**POSPERFUSIÓN, SÍNDROME** (*post-perfusion syndrome*) Infección por citomegalovirus que se produce entre dos y cuatro semanas después de la transfusión de sangre fresca contaminada con el virus. Se caracteriza por fiebre prolongada, hepatitis, erupción cutánea, linfocitosis atípica y, en algunos casos, ictericia. Hasta el momento no se dispone de ningún tratamiento específico.
**POSPERICARDIOTOMÍA, SÍNDROME** (*postpericardiotomy syndrome*) Trastorno que se produce, a veces, algunos días o semanas después de la pericardiotomía y que se caracteriza por síntomas de pericarditis, con frecuencia sin fiebre. Parece tratarse de una respuesta autoinmune frente a las células musculares lesionadas del miocardio y el pericardio. V. también **pericarditis**.
**POSPRANDIAL** (*postprandial*) Después de una comida.
**POSPUBERTAD** (*postpuberty, postpubescence*) Período de aproximadamente uno o dos años que sigue a la pubertad, caracterizado porque el crecimiento esquelético disminuye y se establecen las funciones fisiológicas de los órganos reproductores.
**POST-,** Prefijo que significa «después o detrás»: *postaborto, postcerebelar, postdiastólico*.
**POSTERIOR** (*posterior*) Perteneciente, relativo a o situado en la parte posterior de una estructura, como la superficie dorsal del cuerpo humano.
**POSTERIOR COMÚN, LIGAMENTO** (*posterior common ligament*) V. **longitudinal posterior, ligamento**.
**POSTERO-** Prefijo que significa «perteneciente o relativo a la parte posterior»: *posteroanterior, posteromedio, posterosuperior*.
**POSTICTAL** (*postictal*) Perteneciente o relativo al período que sigue a una crisis convulsiva.
**POST-MORTEM** (*post-mortem*) Después de la muerte.
**POSTOPERATORIO** (*postoperative*) Perteneciente o relativo al período de tiempo que sigue a una intervención quirúrgica. Comienza cuando el paciente sale de la anestesia y continúa durante todo el tiempo necesario para que desaparezcan los efectos agudos de los anestésicos empleados o de los procedimientos quirúrgicos realizados.
**POSTOPERATORIOS, CUIDADOS** (*postoperative care*) Asistencia que recibe el paciente después de una intervención quirúrgica. V. también **preoperatorios, cuidados**.
MÉTODO: Cuando el paciente sale del quirófano, se le aplica un apósito estéril sobre la incisión. A continuación se comprueban la permeabilidad y las conexiones de todos los tubos de drenaje y la tasa de flujo de todas las incisiones parenterales. El paciente debe estar limpio antes de abandonar la zona quirúrgica. Cuatro personas le transfieren lenta y cuidadosamente a una cama postoperatoria manteniendo la rectitud del cuerpo y protegiendo las extremidades. Cuando está indicado, se introduce un tubo de respiración oral o nasal o se aspira el tubo endotraqueal utilizado durante la intervención. La respiración puede mantenerse con un respirador de presión positiva intermitente; si la respiración no se restablece, hay que ponerlo en conocimiento del anestesiólogo. Cada 15 minutos, si no se da otra orden, se comprueban la presión arterial, la respiración y el pulso, y a intervalos similares se valoran el nivel de conciencia, los reflejos y movimientos de las extremidades. Se inspeccionan también las zonas de la incisión, los tubos de drenaje y el punto en que se ha practicado la infusión intravenosa. No se administra nada por vía oral y se siguen las instrucciones

recibidas en cuanto a medicación, administración de sangre o componentes sanguíneos, oxígeno y respiración con presión positiva intermitente. Se mide la ingestión y eliminación de líquidos. El dolor se controla mediante narcóticos a razón de un cuarto, un tercio o medias dosis hasta que el paciente reacciona totalmente. Éste debe mantenerse caliente, seco y en la posición adecuada para encontrarse cómodo y que su ventilación sea óptima; si es preciso, se limitan mecánicamente los movimientos de sus extremidades. Al primer signo de vómito se le gira la cabeza hacia un lado y se aplica aspiración. Para que la boca y la lengua se mantengan húmedas, hay que practicar medidas de higiene oral cada hora o dos horas. Los sonidos respiratorios se comprueban mediante auscultación torácica cada 30 minutos y cuando el paciente se encuentra reactivo se le anima a cambiar de posición, toser y respirar profundamente cada hora o dos horas. A intervalos de 1 a 4 horas se comprueba la temperatura rectal o axilar. Cuando el paciente se encuentra totalmente despierto, es capaz de mover bien las extremidades y presenta signos vitales estables durante una hora, puede recibir analgésicos y pasar a su habitación siempre que los tubos de drenaje funcionen bien, los apósitos no pongan de manifiesto signos de hemorragia y el anestesiólogo apruebe el desplazamiento. Es fundamental informar a la familia sobre el progreso del paciente y las expectativas cara al período postoperatorio. Ya en la habitación, se comprueban con frecuencia la permeabilidad de las vías aéreas, la frecuencia, profundidad y características de la respiración, el pulso, la presión arterial, la temperatura, el color de la piel, el nivel de conciencia y el estado de los apósitos y tubos de drenaje. Si la respiración es ruidosa, se ayuda al paciente a toser. La palpación de un pulso rápido, débil y filiforme puede indicar la existencia de una hemorragia anómala, especialmente si concurren otros signos de shock inminente, como hipotensión o disminución de la conciencia. Es muy importante examinar con frecuencia el estado de los apósitos y poner inmediatamente en conocimiento del médico la presencia de un drenaje excesivo. El paciente debe adoptar una posición cómoda que facilite la respiración, con la cabeza ligeramente elevada, excepto si se ha administrado anestesia espinal y en el postoperatorio de las intervenciones neuroquirúrgicas y de ciertos tipos de cirugía ocular. En algunos casos se conecta un monitor cardiaco.

ACTUACIÓN DE LA ENFERMERA: El personal de enfermería del área de reanimación procede a los cuidados posoperatorios inmediatos, y la enfermera clínica supervisa el posterior traslado del paciente, le proporciona soporte emocional e informa a la familia. Debe prestarse especial atención a la prevención de traumatismos posoperatorios, pues puede ocurrir que pacientes en estado de confusión o delirio se caigan de la cama.

CRITERIOS IMPORTANTES: Con unos cuidados postoperatorios meticulosos se evitan las caídas, las infecciones y otras complicaciones y se favorecen la cicatrización de las heridas y el restablecimiento del enfermo.

**POSTRACIÓN** (*postration*) Situación de agotamiento e incapacidad para continuar con la actividad habitual.

**POSTRAUMÁTICO** (*post-traumatic*) Relativo a las consecuencias emocionales, mentales o fisiológicas que aparecen después de una lesión o enfermedad grave.

**POSTSINÁPTICO** (*postsynaptic*) **1.** Situado después de una sinapsis. **2.** Que se produce después de haber cruzado una sinapsis.

**POSTSINÁPTICO, ELEMENTO** (*postsynaptic element*) Cualquier estructura neurológica, como una neurona, situada distalmente a una sinapsis.

**POSTURA** (*posture*) Posición del cuerpo con respecto al espacio circundante. La postura está determinada y mantenida por la coordinación de los diversos músculos que movilizan las extremidades, por los mecanismos propioceptivos y por el sentido del equilibrio.

**POSTURAL DE CONTACTO INICIAL, ESTADIO** (*initial contact stance stage*) Dentro de la secuencia de movimientos que se realizan en la marcha, momento en que el pie toca el suelo y la pierna se prepara para recibir el peso del cuerpo. Es un momento preciso, útil de observar para el diagnóstico de ciertas anomalías ortopédicas; observación que puede asociarse con estudios electromiográficos de los músculos que intervienen en esta actividad, pretibial y glúteo mayor.

**POTASIO (K)** (*potassium [K]*) Elemento metálico alcalino, séptimo en orden de abundancia en la corteza terrestre. Su número atómico es 19 y su peso atómico, 39,10. Se encuentra en una gran variedad de piedras de silicato y en su forma elemental se oxida fácilmente y es muy reactivo. Las sales de potasio son imprescindibles para la vida de todas las plantas y animales. El potasio constituye el catión intracelular más importante del organismo e interviene en la regulación de la excitabilidad neuromuscular y en la contracción muscular. Las fuentes de potasio en la dieta son los cereales enteros, la carne, las legumbres, las frutas y los vegetales. La ingestión diaria media recomendable para el adulto es de 2 a 4 g. El potasio tiene una gran importancia en la formación del glucógeno, la síntesis proteica y la corrección de los desequilibrios del metabolismo ácido-base, especialmente en asociación con las acciones del sodio y los iones de hidrógeno. La mayor parte del potasio de la dieta es absorbido en el conducto gastrointestinal, y, en situación de homeostasis, la cantidad que se excreta por la orina es esencialmente igual a la que se ingiere. Las sales de potasio tienen una gran importancia como agentes terapéuticos, pero son extraordinariamente peligrosas si se utilizan mal. Los riñones desempeñan una función crucial en el control de su excreción y absorción. La aldosterona estimula la reabsorción de sodio y la excreción de potasio por los riñones; el mecanismo de adaptación extrarrenal comprende la absorción de potasio por los tejidos, especialmente el muscular y el hepático. Las concentraciones intracelulares de potasio e hidrógeno son superiores que las extracelulares y, cuando las concentraciones de iones hidrógeno-extracelulares aumentan, tal como sucede en la acidosis, los iones potasio salen de la célula y pasan al líquido extracelular. Cuando la concentración extracelular de iones hidrógeno disminuye, como sucede en la alcalosis, los iones potasio pasan del líquido extracelular al intracelular. La acidosis extracelular produce hipercaliemia, mientras que la alcalosis extracelular produce hipocaliemia. La depleción de potasio del organismo se produce sobre todo por un aumento de excreción a través del riñón, el conducto gastrointestinal o, con menor frecuencia, a través de la piel. El aumento de la excreción renal puede deberse a la administración de diuréticos o grandes dosis de fármacos aniónicos o a ciertos trastornos renales. El aumento de la excreción gastrointestinal de potasio se da cuando hay pérdida de líquidos a ese nivel por vómitos, diarrea, drenaje quirúrgico o empleo crónico de laxantes. La pérdida de potasio a través de la piel es rara, pero puede atribuirse al aumento de la transpiración cuando se realiza un ejercicio intenso en un ambiente caluroso.

**POTASIO, CLORURO DE** *(potassium chloride) (KCL)* Agente utilizado para aportar electrólitos.
INDICACIONES: Tratamiento de la hipocaliemia de diversas causas y de la intoxicación por digital.
CONTRAINDICACIONES: Hipercaliemia, administración concomitante de espironolactona o triamterene, hipersensibilidad conocida a este fármaco.
EFECTOS SECUNDARIOS: Los más graves son hipercaliemia y, cuando se administra por vía oral, ulceración del intestino delgado.

**POTASIO, HIDRÓXIDO DE (KOH)** *(potassium hydroxide [KOH])* Compuesto blanco, soluble y muy cáustico. En ocasiones se utiliza en solución como agente escarótico en las mordeduras de animales rabiosos; posee además muchas aplicaciones analíticas como agente alcalinizante, por ejemplo en la preparación de muestras clínicas para la detección microscópica de hongos

**POTASIO, YODURO DE** *(potassium iodide)* Agente broncodilatador.
INDICACIONES: Tratamiento de la bronquitis, las bronquiectasias y el asma.
CONTRAINDICACIONES: Bronquitis aguda, embarazo conocido o sospechado, o hipersensibilidad conocida a este fármaco o a cualquier yoduro.
EFECTOS SECUNDARIOS: Los más graves son reacciones de hipersensibilidad, bocio, mixedema, trastornos gastrointestinales y lesiones cutáneas.

**POTENCIA** *(potency)* (Embriología). Gama de posibilidades ontogénicas que posee una célula embrionaria o una parte del embrión independientemente de que el estímulo para el crecimiento o la diferenciación sea natural, artificial o experimental. V. también **competencia**.

**POTENCIACIÓN** *(potentiation)* Acción sinérgica que se expresa de modo que el efecto de dos fármacos suministrados simultáneamente es mayor que el de los mismos administrados por separado.

**POTENCIAL** *(potential)* Expresión de la energía que participa en la transferencia de una carga eléctrica.

**POTENCIAL DE ACCIÓN** *(action potential)* Impulso eléctrico consistente en una serie autopropagante de polarizaciones y despolarizaciones que atraviesa las membranas celulares de una fibra nerviosa durante la transmisión de un impulso nervioso y las de una célula muscular durante la contracción u otra actividad de dicha célula.

**POTENCIAL EVOCADO** *(evoked potential)* Trazado de una onda cerebral medida en distintos puntos de la superficie de la cabeza. Esta onda, a diferencia de las re-

flejadas en un electroencefalograma, es provocada por un estímulo específico que puede originarse en las áreas visual, auditiva o somatosensorial, normalmente evocadas por la estimulación del sistema nervioso. La actividad y función del sistema pueden controlarse durante una intervención quirúrgica estando el paciente inconsciente, de forma que el cirujano puede evitar la lesión de los nervios durante los procedimientos operatorios. Los potenciales evocados se utilizan también para diagnosticar la esclerosis múltiple y diversos trastornos de la audición y la vista. Son tipos de potenciales evocados el **potencial evocado auditivo del tronco del encéfalo**, el **potencial evocado somato-sensorial** y el **potencial evocado visual**.

**POTENCIAL EVOCADO AUDITIVO DEL TRONCO DEL ENCÉFALO** *(brainstem auditory evoked potential)* Potencial evocado de la máxima fiabilidad para predecir si existe lesión cerebral durante una intervención quirúrgica en la región del nervio auditivo. Se emite un sonido similar a un chasquido y se observan las ondas electroencefalográficas de la región auditiva del cerebro del paciente. El cese o la ausencia de actividad eléctrica pueden indicar lesión o destrucción.

**POTENCIAL EVOCADO SOMATOSENSORIAL** *(somatosensory evoked potential [SEP])* Potencial evocado que se provoca mediante estimulación dolorosa y táctil repetida. Es el menos fiable de los potenciales evocados que actualmente se estudian como índices de la función neurológica durante la cirugía.

**POTENCIAL EVOCADO VISUAL** *(visual evoked potential)* Potencial evocado que se provoca encendiendo y apagando repetidamente una luz. Las ondas producidas son demasiado variables para considerarse como un índice de predicción fiable de lesión del tejido nervioso. En los lactantes de alto riesgo se controla la función visual mediante estos potenciales.

**POTT, ENFERMEDAD DE** *(Pott's disease)* Tuberculosis vertebral. Aunque esta forma de tuberculosis es rara, si no se trata precozmente, conduce a la destrucción ósea con cifosis marcada.

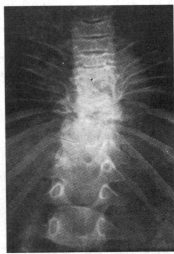

**POTT, enfermedad de.** Destrucción ósea progresiva de cuerpos vertebrales con deformidad cifótica.

**POTT, FRACTURA DE** *(Pott's fracture)* Fractura del peroné, cerca del tobillo, que suele acompañarse de fractura maleolar de la tibia o rotura del ligamento lateral interno. También se llama **Dupuytren, fractura de**.

**POVIDONA YODADA** *(povidone-iodine)* Antiséptico microbicida.

INDICACIONES: Desinfección de heridas, lavado quirúrgico preoperatorio, infecciones vaginales, quemaduras.

CONTRAINDICACIONES : Hipersensibilidad al yodo.

EFECTOS SECUNDARIOS: Irritación local.

**POWASSAN, INFECCIÓN POR VIRUS DE** *(Powassan virus infection)* Forma rara de encefalitis producida por un arbovirus transmitido por garrapata.

**POXVIRUS** *(poxvirus)* Miembro de una familia de virus que incluye los agentes causantes del *molluscum contagiosum*, la varicela y la viruela.

**Pr** *(Pr)* Símbolo del **praseodimio.**

**PR, INTERVALO** *(PR interval)* Parte del ciclo cardiaco, que en el ECG se ve como una curva en forma de U invertida que comienza en la onda P y se continúa con una línea dirigida hacia abajo (onda Q) que termina invirtiéndose y formando un pico (onda R). Representa el intervalo de tiempo necesario para que se produzca la despolarización auricular y el impulso del nodo sinoauricular alcance los ventrículos y provoque su contracción.

**PRADER-WILLI, SÍNDROME DE** *(Prader-Willi syndrome)* Trastorno metabólico caracterizado por hipotonía congénita, hiperfagia, obesidad, retraso mental y desarrollo tardío de diabetes melitus. Este síndrome se asocia con una hiposecreción de hormonas gonadotropas hipofisarias.

**PRAGMÁTICO** *(pragmatic)* Relativo a la creencia de que las ideas son valiosas únicamente por sus consecuencias.

**PRALIDOXIMA, CLORURO DE** *(pralidoxime chloride)* Reactivador de la colinesterasa.

INDICACIONES: Como antídoto en la intoxicación por organofosforados o por sobredosis en el tratamiento de la miastenia gravis.

CONTRAINDICACIONES: Hipersensibilidad probada al fármaco.

EFECTOS SECUNDARIOS: Entre los más graves figuran inestabilidad, taquicardia, hiperventilación y debilidad

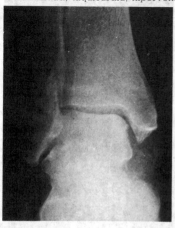

POTT, fractura de. Fractura del maléolo medio del peroné debida a contusión violenta. Se trata de una fractura altamente inestable.

muscular. Es más frecuente que aparezcan cuando el fármaco se inyecta demasiado rápidamente.

**PRANDIAL** *(prandial)* Perteneciente o relativo a la ingestión de alimento; se usa para definir la relación de un determinado fenómeno con el momento de la ingesta. Son ejemplo de este significado los términos posprandial y preprandial.

**PRASEODIMIO (Pr)** *(praseodymium [Pr])* Elemento perteneciente al grupo de las tierras metálicas raras. Su número atómico es 59 y tiene un peso atómico de 140,91.

**PRAUSNITZ-KÜSTNER, PRUEBA DE** *(Prausnitz-Küstner [PK] test)* Prueba cutánea que consiste en transferir una respuesta alérgica en una persona no alérgica que actúa como sustituto para identificar el alérgeno al cual existe hipersensibilidad. Una vez descartadas la hepatitis y otras enfermedades serodependientes en el enfermo alérgico, se inyectan pequeñas cantidades de su suero en varias localizaciones intradérmicas del sujeto no alérgico (que suele ser un pariente del enfermo). Pasadas 24 a 48 horas, los antígenos sospechosos se aplican en esos mismos sitios. Si aparece una reacción de hipersensibilidad cutánea (ronchas y enrojecimiento), el antígeno aplicado es el causante de la reacción alérgica en el enfermo. La prueba de Prausnitz-Küstner sólo se hace cuando no se pueden realizar pruebas cutáneas directas en el individuo alérgico. Denominada también **transferencia pasiva, prueba de,** y **PK, prueba.** Consultar las voces **parche, prueba de** y **radioalergoabsorción, prueba de.** V. también **anafilaxia.**

**PRAXIS** *(praxis)* Concepto que define acciones y conductas manifiestas, o la realización de una acción para la exclusión del pensamiento metafísico.

**PRAZEPAM** *(prazepam)* Ansiolítico derivado de las benzodiacepinas.

INDICACIONES: Trastornos de ansiedad, alivio a corto plazo de los síntomas provocados por la ansiedad.

CONTRAINDICACIONES: hipersensibilidad a las benzodiacepinas, glaucoma de ángulo estrecho.

EFECTOS SECUNDARIOS: Confusión, temblores, diaforesis.

**PRAZOSÍN, CLORHIDRATO DE** *(prazosin hydrochloride)* Antihipertensivo.

INDICACIONES: Tratamiento de la hipertensión.

CONTRAINDICACIONES: Hipersensibilidad probada al fármaco.

EFECTOS SECUNDARIOS: Entre los más graves figuran taquicardia, desvanecimiento, somnolencia, angina, sensación vertiginosa y disminución brusca de la tensión arterial tras la primera dosis.

**PREAÓRTICO, GANGLIO** *(preaortic node)* Ganglio perteneciente a uno de los tres grupos de ganglios lumbares que drenan las vísceras abdominales irrigadas por el tronco celíaco y las arterias mesentéricas superior e inferior. Se disponen por delante de la aorta y se dividen en ganglios del tronco celíaco, de la mesentérica superior y de la mesentérica inferior. La mayor parte de los linfáticos eferentes de los ganglios preaórticos se unen para formar el tronco lumbar, que termina en el conducto torácico. Consultar las voces **aórtico lateral, ganglio; lumbares, ganglios linfáticos.**

**PRECARGA** *(preload)* Estiramiento inicial de la fibra miocárdica al final de la diástole. La presión y el volumen telediastólico reflejan este parámetro.

**PRECAUCIONES UNIVERSALES** *(universal precautions)* Conjunto de normas y actuaciones encaminadas a prevenir determinadas enfermedades como el SIDA y la hepatitis B. Incluyen recomendaciones específicas sobre el uso de guantes, mascarillas y gafas protectoras.

**PRECIPITACIÓN ÁCIDA** *(aciol precipitation)* Precipitación húmeda, en forma de lluvia o nieve, ácida, originada por el vertido a la atmósfera de agentes contaminantes procedentes de la industria, de los tubos de escape de los motores de explosión y de otras fuentes. La precipitación ácida, con un pH de 5,6 o superior, es responsable, según diversas autoridades, de numerosas afecciones en el hombre, de la mortalidad de los peces y de la destrucción de los bosques. También denominada **lluvia ácida**.

**PRECIPITADO** *(precipitate)* **1.** Sustancia separada del líquido en el que se hallaba disuelta. **2.** Que ocurre rápida e inesperadamente.

**PRECIPITINA** *(precipitin)* Anticuerpo que, cuando se combina con un antígeno soluble determinado, da lugar a la formación de un complejo insoluble.

**PRECLÍNICO** *(preclinical)* Fase de una enfermedad en la que no se puede establecer un diagnóstico claro, por no haberse manifestado los síntomas adecuados.

**PRECONSCIENTE** *(preconscious)* **1.** Que es anterior al desarrollo de la conciencia de uno mismo. **2.** (Psiquiatría). Función mental en la que los pensamientos, las ideas, las emociones y los recuerdos no inmediatamente conscientes pueden ser llevados al sistema consciente, generalmente por medio de asociaciones, sin resistencia ni represión intrapsíquicas. **3.** Fenómenos mentales que pueden ser evocados pero no son conscientes habitualmente.

**PRECORDIAL** *(precordial)* Perteneciente o relativo al precordio, región que comprende el área que queda sobre el corazón y la porción inferior del tórax.

**PRECOZ** *(precocius)* Perteneciente o relativo a un desarrollo físico o mental prematuro.

**PRECURSOR** *(precursor)* Rasgo pronóstico.

**PREDISPOSICIÓN** *(predisposition)* Estado de ser particularmente susceptible.

**PREDNISOLONA** *(prednisolone)* Glucocorticoide.
INDICACIONES: Se utiliza como antiinflamatorio.
CONTRAINDICACIONES: La micosis y la hipersensibilidad probada contraindican el uso sistémico. No se debe administrar tópicamente en caso de micosis o infección vírica cutánea, circulación alterada e hipersensibilidad probada.
EFECTOS SECUNDARIOS: Entre los más graves figuran trastornos gastrointestinales, endocrinos, nerviosos e hidroelectrolíticos que pueden aparecer tras la administración sistémica. La administración tópica puede provocar reacciones de hipersensibilidad de distintos tipos.

**PREDNISONA** *(prednisone)* Glucocorticoide.
INDICACIONES: Se usa como antiinflamatorio.
CONTRAINDICACIONES: Micosis e infecciones víricas cutáneas, circulación alterada e hipersensibilidad probada al fármaco.
EFECTOS SECUNDARIOS: Entre los más graves figuran

**Toxemias gravídicas**

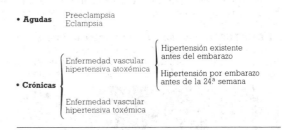

trastornos gastrointestinales, endocrinos, nerviosos e hidroelectrolíticos que pueden aparecer tras la administración sistémica. La administración tópica puede provocar reacciones de hipersensibilidad de distintos tipos.

**PREECLAMPSIA** *(preeclampsia)* Trastorno del embarazo caracterizado por la aparición de hipertensión aguda después de la 24.ª semana de la gestación. La tríada clásica se compone de hipertensión, proteinuria y edema. A pesar de que se ha investigado durante cien años la etiología, ésta continúa siendo desconocida. Aparece del 5 al 7 % de los embarazos; es más frecuente en primigestas. Se clasifica en leve y grave. Se habla de preeclampsia leve cuando aparecen, después de la 24.ª semana de gestación, uno o más de los siguientes signos: tensión sistólica de 140 mm de Hg o más, o elevación de 30 mm o más por encima de la tensión sistólica habitual de la mujer; tensión diastólica de 90 mm de Hg o más, o elevación de 15 mm de Hg o más por encima de la tensión diastólica habitual de la mujer; proteinuria y edema. Se denomina preeclampsia grave cuando aparece uno o más de los siguientes signos: tensión sistólica de 160 mm de Hg o más, o tensión diastólica de 110 mm de Hg o más, obtenidas en, al menos, dos ocasiones separadas por 6 horas y realizando la medición estando la mujer acostada; proteinuria en 24 horas de, al menos, 3,5 g; oliguria de menos de 400 ml en 24 horas; trastornos oculares o cerebrovasculares; cianosis y edema pulmonar. La preeclampsia provoca alteraciones metabólicas, como balance nitrogenado negativo, aumento de la irritabilidad del sistema nervioso central, reflejos hiperactivos, compromiso de la función renal, hemoconcentración y desequilibrio hidroelectrolítico. Algunas de las complicaciones son el desprendimiento placentario prematuro, hipofibrinogenemia, hemólisis, hemorragia cerebral, lesiones oculares, edema pulmonar, lesiones hepatocelulares, malnutrición fetal y bajo peso al nacimiento. La complicación más grave es la eclampsia, que puede causar la muerte a la madre y al feto. La vida saludable, entendiendo por tal una dieta rica en proteínas, calorías y nutrientes esenciales, y reposo y ejercicio adecuados, reduce la incidencia de preeclampsia. El tratamiento consiste en reposo, sedación, sulfato de magnesio y antihipertensivos. En último extremo, si hay riesgo de que aparezca eclampsia, se debe inducir el parto o practicar la cesárea. V. también **eclampsia**. Denominada también **toxemia del embarazo**.

**PREEXCITACIÓN** *(preexcitation)* Activación del miocardio ventricular a través de una vía accesoria.

**PREGNANDIOL** *(pregnandiol)* Compuesto cristalino, biológicamente inactivo, que aparece en la orina de las embarazadas o de las mujeres que se encuentran en la fase secretora del ciclo.

**PREMATURO** *(premature)* **1.** Que no está maduro o completamente desarrollado. **2.** Que aparece antes del momento adecuado o habitual. **3.** Perteneciente o relativo a un niño nacido antes de la 37.ª semana de gestación.

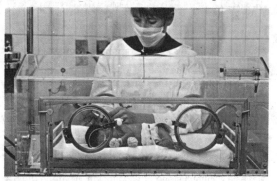

**PREMATURO. La utilización de incubadoras en el tratamiento de niños prematuros permite aumentar en un 300 % sus expectativas de supervivencia.**

**PREMEDICACIÓN** *(premedication)* Cualquier medicación sedante, tranquilizante, hipnótica o anticolinérgica administrada antes de la anestesia.

**PREMENÁRQUICO** *(premenarchal)* Relativo al período previo al comienzo de la menstruación.

**PREMENOPÁUSICO** *(premenopausal)* Perteneciente o relativo a la etapa de la vida que precede a la menopausia.

**PREMENSTRUAL** *(premenstrual)* Relativo al período previo al comienzo de la menstruación.

**PREMOLAR** *(premolar)* Cualquiera de los ocho dientes, cuatro de cada arcada dental, situados por detrás y a los lados de los caninos. Aparecen en la infancia y perduran hasta la vejez. Son menores y más cortos que los caninos. La corona es más amplia en sentido transversal que en sentido anteroposterior y está provista de dos tubérculos. El cuello es ovalado; la raíz suele ser única y aplanada, con un surco anterior y otro posterior. Los premolares superiores son mayores que los inferiores. Denominado también **bicúspide.** Consultar las voces **canino; incisivo; molar.**

**PREMONITORIO** *(premonitory)* Término utilizado para describir los síntomas o signos menores previos a un problema importante de salud.

**PRENATAL** *(prenatal)* Que es anterior al nacimiento, que aparece o existe antes del nacimiento; se aplica tanto a la atención a la embarazada como al crecimiento y desarrollo del feto. Se dice también **antenatal**.

**PRENATAL, ASISTENCIA** *(antepartal care)* Asistencia a la mujer gestante durante el tiempo de la gestación.
MÉTODO: Se hace la historia médica, quirúrgica, ginecológica, obstétrica, social y familiar, insistiendo especialmente en el descubrimiento de enfermedades familiares o transmisibles. Se lleva a cabo una exploración física, ins-

peccionando y valorando el estado de la piel, tiroides, corazón, mamas, abdomen, pulmones y órganos pelvianos. Durante la exploración de la vagina se hace un examen de la vagina, realizando un frotis para la prueba de Papanicolaou y la investigación de *Neisseria gonorrhoeae, Candida albicans* y *Trichomonas vaginalis.* La toma de la presión arterial, el control del peso, el análisis de orina para investigar la existencia de glucosuria y albuminuria, la medida de la altura del fondo uterino y la auscultación del corazón fetal se hacen habitualmente con intervalos de un mes e incluso con mayor frecuencia. Se realizan análisis de laboratorio para averiguar el tipo de sangre y el factor Rh, el hematócrito y la cifra de hemoglobina. Se hace una prueba serológica de sífilis y pueden llevarse también a cabo diversos estudios diagnósticos para descubrir posibles infecciones víricas. Si se sospecha la existencia de ciertas anomalías fetales, puede hacerse una amniocentesis.
CRITERIOS IMPORTANTES: El objetivo principal de la asistencia prenatal es conseguir que la madre se encuentre sana y emocional y físicamente en condiciones de parir un niño normal. Este objetivo tiende cada vez más a incluir la satisfacción de la madre y del padre por el propio nacimiento y a intervenir obstétricamente lo menos posible. La información, el apoyo emocional, una buena alimentación y la observación cuidadosa ayudan a las madres a que los períodos intraparto y posparto del ciclo de la maternidad sean sanos y felices.
ACTUACIÓN DE LA ENFERMERA: Se invita a los padres a que discutan los distintos aspectos y problemas referentes al embarazo, conozcan los procesos fisiológicos e indiquen si observan una disminución de la actividad fetal, así como a que tomen clases de preparación para el parto y proyecten lo relativo a las necesidades, cuidados y atención del niño.

**PREOPERATORIO** *(preoperative)* Perteneciente o relativo al período que precede a una intervención quirúrgica. Comienza con la primera medida preparatoria para la cirugía, como, por ejemplo, la interrupción de la ingesta de alimento, sólido o líquido, 12 horas antes de la hora programada para la intervención. Termina con la inducción de la anestesia quirúrgica en el quirófano.

**PREOPERATORIOS, CUIDADOS** *(preoperative care)* Preparación y manejo del paciente que va a ser intervenido quirúrgicamente.
MÉTODO: Se deben observar y consignar el estado nutricional e higiénico del paciente, su historia médica y quirúrgica, alergias, tratamientos que está siguiendo, taras físicas, signos de infección y hábitos de eliminación. Hay que asegurarse de que el paciente entiende los procedimientos operatorios, preoperatorios y posoperatorios a los que va a ser sometido, de que es capaz de expresar sus preocupaciones y de que la familia está informada. Se comprobará que el paciente ha firmado el documento de consentimiento por escrito, que ha cumplido las instrucciones preoperatorias del médico, que la identificación es correcta, que está de acuerdo en recibir transfusiones de sangre si son necesarias y que entiende el funcionamiento del timbre y la finalidad de las barras que hay a los lados de la cama. Se registrarán la tensión arte-

rial, la temperatura, el pulso y la respiración, comunicando al médico cualquier anomalía que se encuentre. El facultativo también será informado si existe alguna alteración en el electrocardiograma, la radiografía de tórax o los análisis de laboratorio. Una vez determinado el grupo sanguíneo del paciente, se decidirá el número de unidades sanguíneas que deben reservarse para el caso de que haya que transfundir sangre. Cuando sea necesario, se aplicará un enema, se completará la preparación intestinal, se introducirá una sonda nasogástrica o un catéter provisional y se administrarán líquidos por vía parenteral. Antes de acostarse, el paciente se duchará empleando un jabón antibacteriano; no debe tomar nada después de medianoche a menos que así se le indique. Una vez administrada la medicación preoperatoria, se levantan las barandillas de la cama. Antes de dirigirse al quirófano, el paciente debe evacuar y quitarse la dentadura postiza, las lentes de contacto o los objetos de valor para que sean guardados. La enfermera debe encargarse de instruir al paciente y llevar a cabo las maniobras preoperatorias, completando la explicación de la operación; además, proporcionará apoyo emocional e información al paciente, respondiendo a sus preguntas con la mayor sinceridad posible sin recurrir a frases tópicas para calmar la ansiedad, y asegurándole que se administrarán antiálgicos para aliviar el dolor posoperatorio. Dependiendo del tipo de intervención, la enfermera enseñará al paciente a darse la vuelta en la cama, a respirar hondo, a toser y a comprimir la herida quirúrgica mientras lo hace. Además, informará al paciente y a su familia de la marcha del posoperatorio, ya sea en reanimación o en la unidad de cuidados intensivos.

CRITERIOS IMPORTANTES: Cuando el paciente está bien preparado, física y psíquicamente, para la intervención, experimenta menos ansiedad y tiene más probabilidades de recuperarse sin complicaciones.

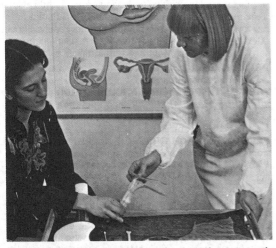

**PRENATAL ASISTENCIA. La asistencia prenatal tiene como objetivo instruir y preparar a la madre para un mejor desarrollo de la gestación, del parto y de los cuidados necesarios del recién nacido.**

**PREPARACIÓN DE LA PIEL** *(skin prep)* Procedimiento para la limpieza de la piel con un antiséptico antes de un procedimiento quirúrgico o de una punción.

**PREPARACIÓN PSICOLÓGICA PARA EL PARTO** *(psychophysical preparation for childbirth)* Programa que prepara a la mujer para el parto enseñándole la fisiología del proceso, ejercicios que mejoran el tono muscular y la resistencia física y diversas técnicas de respiración y relajación que le permitan controlarse y la conforten durante la dilatación y el parto. Existen diversos métodos de preparación psicofísica para el parto. El objetivo de todos ellos es disminuir el miedo y el dolor de la madre, disminuir o eliminar el empleo de la analgesia y la anestesia durante el parto y aumentar la participación y cooperación de la madre, todo lo cual hace que las intervenciones obstétricas sean menos frecuentes. Los métodos de preparación psicofísica para el parto son el **Bradley, método de; Lamaze, método de; Read, método de.**

**PREPARACIÓN PSICOPROFILÁCTICA PARA EL PARTO** *(psychoprophylactic preparation for childbirth)* Sistema de educación prenatal para dar a luz utilizando el método de Lamaze de parto natural.

**PREPRANDIAL** *(preprandial)* Aplícase a todo aquello que precede a la ingesta de alimentos.

**PREPUBERTAD** *(prepuberty)* Período inmediatamente anterior a la pubertad que dura unos dos años y se caracteriza por aparición de cambios físicos preliminares, como la aceleración del crecimiento y la aparición de los caracteres sexuales secundarios, que llevan a la madurez sexual.

**PREPUCIO** *(foreskin)* Pliegue de piel que cubre el extremo del pene. Su eliminación se conoce como circuncisión. Puede dificultar la micción en los lactantes.

**PRESBIACUSIA** *(presbycusis)* Pérdida normal de la agudeza auditiva, de la inteligibilidad del lenguaje, del umbral de audición y del tono, asociado al envejecimiento.

**PRESBICARDIA** *(presbycardia)* Trastorno cardíaco que suele afectar a individuos ancianos en asociación con insuficiencia cardíaca, cuando aparecen ciertas complicaciones, como una enfermedad cardiaca, fiebre, anemia, hipertiroidismo leve y administración excesiva de líquidos. Puede acompañarse de disminución de la elasticidad del miocardio y de fibrosis valvular, pero no se conoce el fundamento de estas alteraciones ni de la pigmentación cardiaca que aparece.

**PRESBICIA** *(presbyopia)* Dificultad en la visión de cerca que se debe a pérdida de la elasticidad del cristalino. Afecta a personas ancianas.

**PRESCRIBIR** *(precribe)* Recetar un fármaco, un tratamiento o un procedimiento.

**PRESCRIPCIÓN** *(prescription)* Receta de un medicamento, medio o instrumento terapéutico prescrita por una persona autorizada y recibida por otra persona autorizada para dispensar o realizar la orden. Suele ser escrita e incluye el nombre y la dirección del paciente, la fecha, el medicamento prescrito, la dirección del farmacéutico o encargado de dispensarlo, la firma del prescriptor y, en ciertos casos, el número de identificación.

**PRESENIL** *(presenile)* Presencia de signos de envejecimiento a una edad temprana o media.

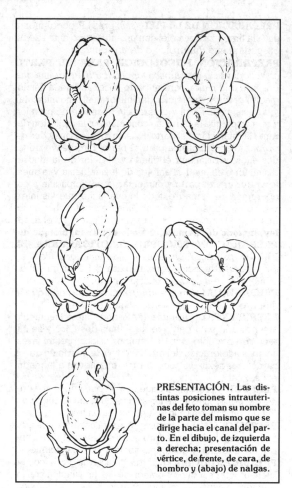

PRESENTACIÓN. Las distintas posiciones intrauterinas del feto toman su nombre de la parte del mismo que se dirige hacia el canal del parto. En el dibujo, de izquierda a derecha; presentación de vértice, de frente, de cara, de hombro y (abajo) de nalgas.

**PRESENTACIÓN** (*presentation*) Posición intrauterina del feto definida por la parte del mismo que se dirige hacia el canal del parto. Denominada también **fetal, posición**.

**PRESERVATIVO** (*condom*) Funda flexible y blanda que cubre el pene y evita que el semen se introduzca en la vagina durante el acto sexual. Se utiliza para evitar el contagio de infecciones y para prevenir el embarazo.

**PRESINÁPTICO** (*presynaptic*) Que está situado antes de una sinapsis.

**PRESIÓN** (*pressure*) Fuerza o carga aplicada a una superficie por un líquido o un objeto.

**PRESIÓN ARTERIAL** (*arterial pressure*) Fuerza ejercida por la sangre circulante sobre las paredes de las arterias. El nivel de la presión arterial en un determinado individuo es el producto del gasto cardiaco por la resistencia vascular sistémica. Varios factores extrínsecos e intrínsecos sirven para regular y mantener la presión arterial en unos márgenes razonablemente constantes. Entre los factores extrínsecos se encuentran la estimulación neurológica, las catecolaminas, las prostaglandinas y otras hormonas, y entre los intrínsecos destacan los quimiorre-

ceptores y los barorreceptores presentes en las paredes arteriales, que actúan produciendo vasoconstricción o vasodilatación. La presión arterial suele medirse con un esfigmomanómetro y un estetoscopio; sus cifras se alteran en situaciones de estrés, hipervolemia, hipovolemia, y con la administración de distintos fármacos. Denominada también **tensión arterial**.

**PRESIÓN ARTERIAL MEDIA** (*mean arterial pressure*) Media aritmética de la presión sanguínea en la porción arterial de la circulación.

**PRESIÓN ATMOSFÉRICA** (*atmospheric pressure*) Presión ejercida por el peso de la atmósfera. La presión atmosférica a nivel del mar es de aproximadamente 760 mm de Hg por cm². Al aumentar la altitud va disminuyendo, y en la cima del Everest, a unos 9.000 m de altura, es de 220 mm de Hg por cm². Denominada también **presión barométrica.**

**PRESIÓN BAROMÉTRICA** (*barometric pressure*) V. **presión atmosférica.**

**PRESIÓN DE ENCLAVAMIENTO** (*wedge pressure*) Presión capilar en la aurícula izquierda que se determina midiendo la presión en un catéter cardiaco enclavado en el segmento más distal de la arteria pulmonar.

**PRESIÓN DE OXÍGENO** (*oxygen tension*) Fuerza con la cual las moléculas de oxígeno disueltas en la sangre tratan constantemente de escapar de ella, y que se expresa como presión parcial ($PO_2$).

**PRESIÓN DE PERFUSIÓN CEREBRAL (PPC)** (*cerebral perfusion pressure [CPP]*) Determinación del flujo sanguíneo que recibe el cerebro. Se calcula restando la presión intracraneal a la presión arterial media sistémica.

**PRESIÓN DEL PULSO** (*pulse pressure*) Diferencia entre las presiones sistólica y diastólica, que normalmente es de 30 a 40 mm de Hg.

**PRESIÓN ESPIRATORIA FINAL POSITIVA (PEFP)** (*positive end expiratory pressure [PEEP]*) (Terapia respiratoria) Es la presión positiva en la vía aérea añadida al final de la espiración. Se utiliza para aliviar la dificultad respiratoria secundaria a prematuridad, pancreatitis, shock, edema pulmonar, cirugía y otras enfermedades que cursan con hipoxemia. Mantiene expandidos los alveolos.

**PRESIÓN HIDROSTÁTICA** (*hydrostatic pressure*) Presión ejercida por un líquido.

**PRESIÓN INSPIRATORIA MÁXIMA (PIM)** (*maximum inspiratory pressure [MIP]*) Presión máxima que existe dentro de los alveolos pulmonares durante la fase inspiratoria de la respiración.

**PRESIÓN INTRACRANEAL** (*intracranial pressure*) Presión que se produce en el interior del cráneo.

**PRESIÓN INTRAOCULAR** (*intraocular pressure*) Presión interna del ojo, regulada por la resistencia al flujo de humor acuoso a través de la fina malla trabecular (trabeculum), cuyas aberturas varían de tamaño con la contracción o relajación de los músculos del cuerpo ciliar. En personas mayores, la malla trabecular puede esclerosarse y obstruirse, impidiendo la salida normal del humor acuoso, lo que origina un aumento de la presión intraocular. V. también **glaucoma.**

**PRESIÓN NEGATIVA** (*negative pressure*) Presión menor a la atmosférica, como la existente en una campana de vacío, a alturas sobre el nivel del mar o en una cámara hipobárica. Algunos respiradores artificiales tienen un ciclo de presión negativa que facilita la espiración en los pacientes con respiración asistida.

**PRESIÓN OSMÓTICA** *(osmotic pressure)* **1.** Presión ejercida sobre una membrana semipermeable que separa una solución de un solvente, siendo la membrana impermeable para los solutos de la solución y permeable para el solvente. **2.** Presión ejercida sobre una membrana semipermeable por una solución que contiene uno o más solutos que no pueden atravesar la membrana, la cual sólo es permeable al solvente que la rodea.

**PRESIÓN PARCIAL** *(partial pressure)* Presión ejercida por cualquier gas aislado en una mezcla de gases.

**PRESIÓN PARCIAL DE ANHÍDRIDO CARBÓNICO** *(partial pressure of carbon dioxide)* Porción de la presión gaseosa sanguínea total ejercida por el anhídrido carbónico. Las presiones normales de anhídrido carbónico en sangre arterial oscilan entre 35 y 45 mm Hg; en sangre venosa, entre 40 y 45 mm Hg.

**PRESIÓN POR FRÍO, PRUEBA DE LA** *(cold pressor test)* Prueba basada en el hecho de que la inmersión de una mano en agua fría durante un minuto provoca hipertensión. Un aumento excesivo o un retraso en la recuperación de la tensión normal indica que el paciente es proclive a la hipertensión.

**PRESIÓN POSITIVA** *(positive pressure)* **1.** Presión atmosférica superior a la ambiental. **2.** (Fisioterapia). Cualquier técnica mediante la cual se haga pasar a las vías respiratorias aire o gas a una presión superior a la ambiental. Las técnicas de presión positiva y de fisioterapia respiratoria se realizan con un dispositivo regulador del flujo y un sistema de paso. Puede ser una cánula, una pieza oral, un tubo endotraqueal o un tubo de traqueostomía.

**PRESIÓN POSITIVA CONTINUA DE LAS VÍAS RESPIRATORIAS (CPAP)** *(continuous positive airway pressure [CPAP])* (Terapia respiratoria) Ventilación asistida por un flujo de aire liberado a una presión constante a lo largo del ciclo respiratorio. Se utiliza en pacientes que pueden iniciar sus propias respiraciones pero que no son capaces de mantener niveles adecuados de oxigenación arterial sin asistencia. La presión positiva continua se puede administar mediante un respirador conectado a un tubo endotraqueal o mediante mascarilla facial o simplemente nasal.

**PRESIÓN RETRÓGRADA** *(back pressure)* Presión que se produce en un vaso o una cavidad por la acumulación de líquido. Esta presión aumenta y se extiende retrógradamente si no se restituye el mecanismo normal de drenaje o de paso del líquido.

**PRESIÓN SANGUÍNEA (PS)** *(blood pressure [BP])* Presión ejercida por el volumen circulante de la sangre sobre las paredes de las arterias, venas y cámaras cardiacas. La presión sanguínea global se mantiene mediante la compleja interacción de los mecanismos homeostásicos orgánicos, moderados por el volumen de la sangre, la luz de las arterias y las arteriolas y la fuerza de la contracción cardiaca. La presión en la aorta y las grandes arterias en el adulto joven y sano es de aproximadamente 120 mm de Hg durante la sístole y de 80 mm de Hg durante la diás-

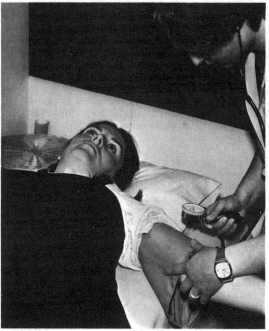

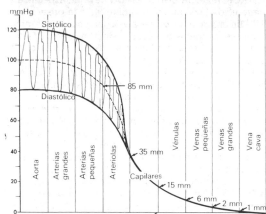

**PRESIÓN SANGUÍNEA. Arriba,** medición de la presión sanguínea arterial mediante esfigmomanómetro, estetoscopio y manguito de presión. **Debajo,** gradiente teórico de la presión en las distintas vías de circulación de la sangre.

tole. La del pulso es de aproximadamente 40 mm de Hg. MÉTODO: La **presión sanguínea arterial,** que es la de mayor importancia, suele medirse por auscultación utilizando un esfigmomanómetro aneroide o uno de mercurio, un estetoscopio y un manguito de presión. El manguito se coloca alrededor del brazo y se insufla hasta una presión superior a la sistólica del sujeto, ocluyendo la arteria. A continuación se coloca el diafragma del estetoscopio sobre la arteria humeral en el espacio antecubital (flexura del codo) y se libera lentamente la presión del manguito. No se oye ningún sonido hasta que la presión del manguito disminuye por debajo del nivel de la presión sistólica de la arteria, momento en el cual comienza a oírse el pulso. A medida que la presión del manguito continúa disminuyendo lentamente, sigue oyéndose el pulso, al principio con más fuerza y después de forma sorda y apagada. Estos sonidos, llamados tonos de Korotkoff, se deben a la turbulencia de la sangre que fluye a través del vaso que se ha ocluido, a medida que la presión arterial disminuye hasta alcanzar el nivel diastólico. Cuando la presión en el manguito es inferior a la presión diastólica, deja de oírse el pulso. De esa forma, la presión en el manguito a la cual se oye por primera vez el tono cardiaco corresponde a la presión sanguínea sistólica, que es la presión existente en las grandes arterias durante la sístole, y la presión en el manguito en la cual dejan de oírse los tonos es la presión diastólica existente en las arterias durante la diástole. Otro método consiste en sustituir la auscultación por la palpación para determinar la presión sistólica: se anota la presión a la cual se palpa por primera vez el pulso en la flexura o región anterior del codo; de otro modo, utilizando un manómetro de mercurio u otro dispositivo similar unido a un oscilógrafo, puede controlarse directamente la presión arterial a través de una cánula introducida en la arteria. También denominada **tensión arterial (TA)**.

ACTUACIÓN DE LA ENFERMERA: Hay que especificar la periodicidad con que se debe controlarse la presión arterial a un enfermo. La primera vez que ésta se determina, se hace en ambos brazos; una diferencia importante y persistente entre las dos lecturas indica la existencia de una oclusión vascular en aquel que dé valores inferiores. CRITERIOS IMPORTANTES: Cualquier factor que aumente la resistencia periférica o el gasto cardiaco influye sobre la presión arterial. Por ejemplo, las emociones fuertes actúan en los dos sentidos y, por tanto, es importante tratar de realizar una determinación de la presión arterial cuando el paciente se encuentre en reposo. El aumento de las resistencias periféricas eleva normalmente la presión diastólica, y el aumento del gasto cardiaco suele elevar la sistólica. La presión sanguínea aumenta con la edad debido a la menor distendibilidad de las arterias.

**PRESIÓN VENOSA** (venous pressure) Fuerza ejercida por la sangre circulante sobre la pared de la vena, que en los vasos periféricos normalmente es de 60 a 120 mm de agua; se eleva en la insuficiencia cardiaca congestiva, la pericarditis aguda o crónica constrictiva y en las obstrucciones venosas producidas por la presencia de un coágulo o por la acción de una presión externa sobre una vena. Los síntomas que indican un aumento de la presión venosa son la distensión mantenida de las venas del dorso de la mano cuando ésta se eleva por encima del hueco esternal y la distensión de las venas del cuello cuando el sujeto se acuesta con la cabeza elevada de 30 a 45°. La presión venosa central, que normalmente es de 40 a 100 mm de agua, se determina introduciendo un catéter en una vena principal hasta llegar, a través de la vena cava superior, a la aurícula derecha. El catéter va conectado mediante una llave de tres vías a un manómetro de

agua y a la vez se conecta un goteo de suero glucosado al 5 % que se deja fluir lentamente en la vena. Antes de realizar una lectura, se abre la llave y se llena el manómetro con una solución intravenosa; a continuación se gira la llave hacia la abertura venosa y se deja que se estabilice el nivel de líquido en el manómetro, que fluctúa con cada respiración. Se considera como resultado válido el nivel más alto de la columna de líquido y, cuando se ha registrado se gira la llave a la posición de infusión para que ésta continúe.

**PRESIÓN VENOSA CENTRAL, MONITOR PARA CONTROL DE LA** (central venous pressure [CVP] monitor) Dispositivo utilizado para medir y registrar la presión venosa por medio de un catéter introducido en la corriente sanguínea y un manómetro de presión. Evalúa la función del ventrículo derecho, la presión de llenado de la aurícula derecha y la capacidad de los vasos sanguíneos.

**PRESISTÓLICO** (presystolic) Perteneciente o relativo al período que precede a la sístole.

**PRESOR** (pressor) Aplícase a sustancias que tienden a incrementar la tensión arterial.

**PRETIBIAL, FIEBRE** (pretibial fever) Infección aguda causada por Leptospira autumnalis, que se caracteriza por cefalea, escalofríos, fiebre, esplenomegalia, mialgia, leucopenia y rash en la superficie anterior de las piernas. Denominada también **Fort Bragg, fiebre de**.

**PREVALENCIA** (prevalence) (Epidemiología). Número de casos nuevos de una enfermedad o de veces que ha aparecido un caso durante un período de tiempo determinado. Se expresa como una razón en la cual el número de casos es el numerador y la población con riesgo el denominador. V. también **tasa**.

**PREVENCIÓN** (prevention) (Enfermería). Cualquier acto dirigido a prevenir la enfermedad y promover la salud, cuyo objetivo es evitar la necesidad de atención primaria, secundaria o terciaria. Incluye la evaluación y la promoción del potencial de salud; la administración de las medidas prescritas, como puede ser la inmunización; la educación sanitaria; el diagnóstico precoz y el tratamiento; el diagnóstico de las limitaciones funcionales y de las posibilidades de rehabilitación.

**PREVENCIÓN PRIMARIA** (primary prevention) Programa de actividades destinadas a la mejora del bienestar general. Incluye protección específica frente a determinadas enfermedades, como la inmunización frente al sarampión.

**PREVENCIÓN SECUNDARIA** (secondary prevention) Nivel de prevención que se centra en el diagnóstico precoz, la utilización de servicios de consulta y el rápido inicio del tratamiento para detener una enfermedad.

**PREVENCIÓN TERCIARIA** (tertiary prevention) Nivel de medicina preventiva que se ocupa de la rehabilitación y de la recuperación de un paciente al estado de mayor utilidad con el mínimo riesgo de recurrencia de una enfermedad física o mental.

**PREVENTIVO, TRATAMIENTO** (preventive treatment) Procedimiento, medida o programa planeado para prevenir la aparición de una enfermedad o el agravamiento de un trastorno leve. Muchas enfermedades son prevenidas mediante vacunas, medidas antisépticas, abandono de hábitos nocivos como el tabaco, ejercicio regular, dieta y descanso adecuados, corrección de anomalías congénitas y campañas de detección de signos preclínicos de enfermedad.

**PREVITAMINA** (previtamin) V. **provitamina.**

**PRIAPISMO** (priapism) Anomalía del pene que consiste en una erección prolongada o constante que no se asocia con la excitación sexual y suele ser dolorosa. Se debe a lesión peneana o del sistema nervioso central. A veces aparece en casos de leucemia aguda.

**PRIAPITIS** (priapitis) Inflamación del pene.

**PRIAPUS** (priapus) V. **pene.**

**PRILOCAÍNA, CLORHIDRATO DE** (prilocaine hydrochloride) Anestésico local de la familia de las amidas, que se usa en la anestesia por bloqueo nervioso, en la epidural y en la regional. Su toxicidad es aproximadamente la mitad que la de la lidocaína, pero puede producir metahemoglobinemia, por lo que no debe usarse en enfermos hipóxicos.

**PRIMAQUINA, FOSFATO DE** (primaquine phosphate) Antipalúdico.

INDICACIONES: Paludismo.

CONTRAINDICACIONES: Lupus eritematoso, artritis reumatoide, asociación con depresores medulares o hemolíticos e hipersensibilidad probada.

EFECTOS SECUNDARIOS: Entre los más graves figuran anemia hemolítica, agranulocitosis y molestias abdominales.

**PRIMARIO** (primary) 1. Que es el primero por orden de tiempo, lugar, desarrollo o importancia. 2. Que no tiene origen o causa; se aplica específicamente al estado primitivo o de comienzo de los síntomas de enfermedad, como en los términos infección primaria o tumor primario. 3. (Química). Dícese del compuesto primero y más simple de una serie, formado por la sustitución de uno o más átomos, o un grupo de ellos, en la molécula, como ocurre en los radicales amino o carboxilo. Consultar las voces **secundario** y **terciario.**

**PRIMER CUNEIFORME, CUÑA** (medial cuneiform bone) El mayor de los tres huesos cuneiformes del pie situados en la cara interna del tarso entre el escafoides y el primer metatarsiano. Sirve como inserción para varios ligamentos, los tendones del músculo tibial anterior y el músculo peroneo largo. Se articula con el escafoides, la segunda cuña y el primero y segundo metatarsianos.

**PRIMER RADIAL EXTERNO, MÚSCULO** (extensor carpi radialis longus) Uno de los siete músculos superficiales de la parte posterior del antebrazo. Se encuentra por encima del segundo radial externo y se origina del reborde supracondíleo del húmero, el tabique intermuscular y el tendón común de los músculos extensores del antebrazo. Se inserta en la superficie dorsal del segundo hueso metacarpiano. Está inervado por una rama del nervio radial que contiene fibras de los nervios cervicales VI y VII y su función es extender e inclinar la mano en dirección radial (abducción). Consultar las voces **cubital posterior, músculo; extensor propio del meñique, músculo; segundo radial externo, músculo.**

**PRIMIDIONA** (primidone) Anticonvulsivante.

INDICACIONES: Trastornos convulsivos.

CONTRAINDICACIONES: Porfiria e hipersensibilidad probada a este fármaco o al fenobarbital.

EFECTOS SECUNDARIOS: El más grave, y raro, es la anemia megaloblástica. Es frecuente que aparezcan somnolencia, ataxia e inestabilidad. Pueden aparecer otros efectos secundarios similares a los del fenobarbital.

**PRIMIGESTA** (primigravida) Mujer embarazada por primera vez.

**PRIMÍPARA** (primipara) Mujer que ha parido por primera vez.

**PRIMITIVA, LÍNEA** (primitive streak) Área densa situada en la región central posterior del disco embrionario, formada por los movimientos morfogenéticos de una masa de células que proliferan rápidamente y se diseminan entre el ectodermo y endodermo, dando lugar al mesodermo. Esta estructura, similar a una hendidura, marca el eje cefalocaudal a lo largo del cual se desarrolla el embrión y equivale al blastoporo de los animales inferiores.

**PRIMITIVO** (primitive) 1. Que no está desarrollado; indiferenciado; rudimentario; que está poco o nada evolucionado. 2. Perteneciente o relativo al embrión; que se ha formado al principio del desarrollo; que existe en una forma precoz o simple.

**PRIMITIVO, PLIEGUE** (primitive fold) V. **elevación primitiva.**

**PRIMITIVO, REFLEJO** (primitive reflex) Reflejo que aparece normalmente en neonatos o fetos. Su presencia en un adulto indica un trastorno nervioso importante. Algunos reflejos primitivos son el reflejo de prensión, el reflejo de Moro y el reflejo de succión.

**PRIMORDIAL** (primordial) 1. Aplícase a un estado primitivo o nada desarrollado; concretamente, se llama así a las células o tejidos en etapas precoces del desarrollo embrionario. 2. Que es el primero o el original; primitivo.

**PRIMORDIO** (primordium) Primer esbozo reconocible de un órgano, tejido o estructura que aparece en el desarrollo embrionario; blastema; rudimento.

**PRINCIPAL, CÉLULA** (chief cell) 1. Denominada también célula cimógena, es uno de los tipos de células epiteliales columnares o cuboidales que recubren las glándulas gástricas y secretan pepsina y factor extrínseco, este último necesario para la absorción de la vitamina $B_{12}$ y el desarrollo normal de los hematíes. La ausencia de factor intrínseco produce anemia. 2. Célula epitelioide con citoplasma pálido y un gran núcleo que contiene un nucléolo prominente que forma cordones y constituye la sustancia principal del cuerpo pineal. 3. Células epiteliales poliédricas de las glándulas paratiroides que poseen un citoplasma pálido y un núcleo vesicular.

**PRINCIPIO** (principle) 1. Verdad general o regla de actuación establecida. 2. Elemento principal que precede a todo lo demás. 3. Ley en la que se basan o derivan las demás.

**PRINZMETAL, ANGINA DE** (Prinzmetal's angina) Forma de angor pectoris que aparece en reposo y se asocia con elevación del segmento ST en el electrocardiograma.

**-PRIVA** (-priva) Sufijo que significa «pérdida o privación de algo determinado». Por ejemplo, calciopriva, hormonopriva, parapriva.

**PROACELERINA** (proacelerin) V. **factor V.**

**PROBABILIDAD** *(probability)* **1.** Medida de la posibilidad que existe de que ocurra algo. **2.** Cociente matemático entre el número de veces que ocurre algo y el número total de hechos posibles.

**PROBENECID** *(probenecid)* Uricosúrico.

INDICACIONES: Gota; prolongación de la acción de la penicilina y de las cefalosporinas.

CONTRAINDICACIONES: Cálculos renales de ácido úrico, discrasias sanguíneas e hipersensibilidad probada al fármaco. No se debe iniciar el tratamiento durante el ataque agudo de gota, pero tampoco interrumpirlo si sobreviene un episodio agudo a lo largo del mismo. No debe administrarse a niños menores de dos años.

EFECTOS SECUNDARIOS: Entre los más graves figuran trastornos gastrointestinales, cefalea, poliuria y reacciones alérgicas leves. Interacciona con muchos fármacos.

**PROCAÍNA, CLORHIDRATO DE** *(procaine hydrochloride)* Anestésico local del grupo de los ésteres.

INDICACIONES: Anestesia local por infiltración o inyección y anestesia caudal, epidural y otras técnicas anestésicas regionales. No se usa como anestésico tópico.

CONTRAINDICACIONES: Hipersensibilidad probada a los anestésicos del grupo de los ésteres. No debe aplicarse en tejidos inflamados o infectados ni administrarse en grandes dosis a enfermos con bloqueo cardiaco.

EFECTOS SECUNDARIOS: Entre los más graves figuran reacciones nerviosas y cardiovasculares graves debidas a administración intravascular accidental. También pueden aparecer reacciones alérgicas.

**PROCAINAMIDA, CLORHIDRATO DE** *(procainamide hydrochloride)* Antiarrítmico.

INDICACIONES: Arritmias cardiacas.

CONTRAINDICACIONES: Miastenia gravis, bloqueo cardiaco e hipersensibilidad probada al fármaco, a la procaína y a otros anestésicos locales similares.

EFECTOS SECUNDARIOS: Entre los más graves figuran trastornos gastrointestinales, reacciones de hipersensibilidad, agranulocitosis y un síndrome parecido al lupus eritematoso.

**PROCARBAZINA, CLORHIDRATO DE** *(procarbazine hydrochloride)* Antineoplásico.

INDICACIONES: Varias neoplasias, entre ellas la enfermedad de Hodgkin.

CONTRAINDICACIONES: Depresión medular e hipersensibilidad probada al fármaco.

EFECTOS SECUNDARIOS: Depresión medular y trastornos digestivos, particularmente náuseas y vómitos.

**PROCARIOCITO** *(prokaryocyte, procaryocyte)* Célula que no tiene núcleo verdadero; su material nuclear está esparcido en el citoplasma. Son organismos procariocíticos las bacterias, los virus, las rickettsias, las clamidias, los mycoplasmas, los actinomicetos y algunas algas. Consultar la voz **eucariocito**.

**PROCARION** *(prokaryon, procaryon)* **1.** Elementos nucleares que no están englobados por una membrana, sino diseminados por el citoplasma, como ocurre en las bacterias, virus y otros organismos unicelulares. **2.** Organismo que contiene dichos elementos nucleares libres. Consultar la voz **eucarion**.

**PROCARIONTE** *(prokaryonte, procaryonte)* Organismo que no tiene un núcleo verdadero limitado por membrana nuclear; esta característica es propia de seres inferiores, como las bacterias, los virus y las algas cianofíceas. Los elementos nucleares están dispersos en el citoplasma y la división es por bipartición. Consultar **eucarionte**.

**PROCARIOSIS** *(prokaryosis, procaryosis)* Ausencia de núcleo verdadero rodeado de membrana nuclear, como la que se da en bacterias y virus. Consultar la voz **eucariosis**.

**PROCARIOTA** *(cytode)* Tipo de célula primitiva, como la bacteriana, que consiste en una masa protoplásmica sin núcleo.

**PROCESO** *(process)* **1.** Serie de acontecimientos relacionados entre sí que se suceden consecutivamente desde un estado o situación determinados hasta la conclusión o resolución. **2.** Crecimiento natural que sobresale de un hueso o de otra parte.

**PROCLORPERAZINA** *(prochlorperazine)* Antipsicótico y antiemético fenotiazínico.

INDICACIONES: Psicosis, náuseas y vómitos.

CONTRAINDICACIONES: Enfermedad de Parkinson, asociación con depresores del sistema nervioso central, disfunción renal o hepática, hipotensión grave e hipersensibilidad probada a cualquier fenotiazina.

EFECTOS SECUNDARIOS: Entre los más graves figuran toxicidad hepática, trastornos extrapiramidales, discrasias sanguíneas y reacciones de hipersensibilidad.

**PROCLORPERAZINA, MALEATO DE** *(prochlorperazine maleate)* V. **proclorperazina**.

**PROCONVERTINA** *(proconvertin)* V. **factor VII**.

**PROCROMOSOMA** *(prochromosome)* V. **cariosoma**.

**PROCICLIDINA, CLORHIDRATO DE** *(procyclidine hydrochloride)* Anticolinérgico.

INDICACIONES: Parkinsonismo.

CONTRAINDICACIONES: Glaucoma de ángulo cerrado, asma, obstrucción digestiva o de las vías urinarias, colitis ulcerosa grave e hipersensibilidad probada.

EFECTOS SECUNDARIOS: Entre los más graves figuran visión borrosa, efectos sobre el sistema nervioso central, taquicardia, sequedad de boca, disminución de la sudoración y reacciones de hipersensibilidad.

**PROCTITIS** *(proctitis)* Inflamación del recto y el ano causada por infección, traumatismo, fármacos, alergia o radiación. Puede ser aguda o crónica; se acompaña de malestar rectal, sensación de ganas de defecar e incapacidad para hacerlo. Las heces pueden contener pus, moco o sangre; también puede haber tenesmo. Denominada también **rectitis**.

**PROCTOCELE** *(proctocele)* V. **rectocele**.

**PROCTODEO** *(proctodeum, proctodaeum)* Invaginación del ectodermo situada detrás del septo urorrectal que da lugar al ano y al conducto anal cuando se rompe la membrana cloacal. Consultar la voz **estomodeo**.

**PROCTODINIA** *(proctodynia)* Dolor en o alrededor del ano.

**PROCTOLOGÍA** *(proctology)* Rama de la medicina que se ocupa de los trastornos del colon, el recto y el ano.

**PROCTOSCOPIO** *(proctoscope)* Instrumento que sirve para examinar el recto y la porción distal del colon. Consta de una luz adaptada a un tubo o espéculo.

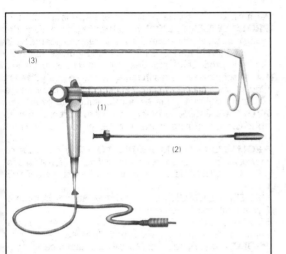

**PROCTOSCOPIO.** Consta de (1) un tubo metálico provisto de fuente luminosa, (2), un mandril con punta especial para facilitar la introducción del instrumento por el canal rectal y (3) pinzas para tomas de biopsia.

**PRÓDROMO** (prodrome) **1.** Signo precoz de una enfermedad o alteración que está comenzando a manifestarse. **2.** Primera fase de una alteración o enfermedad.

**PROFASE** (prophase) Primera de las cuatro fases de la división nuclear de la mitosis y de cada una de las dos de la meiosis. En la mitosis, los cromosomas se van haciendo progresivamente más cortos y más gruesos hasta constituir estructuras dobles, alargadas e individualizadas, compuestas por dos cromátides unidas por un centrómero; el núcleo y la membrana nuclear desaparecen, se forman el huso acromático y los cuerpos polares, y los cromosomas comienzan a emigrar hacia el plano ecuatorial del huso. En la primera división meiótica, la profase es compleja y se subdivide en cinco estadios: leptoteno, cigoteno, paquiteno, diploteno y diacinesis. En la segunda división meiótica, la profase es igual a la de la mitosis. V. también **anafase; interfase; meiosis; metafase; mitosis; telofase.**

**PROFIBRINOLISINA** (profibrinolysin) V. **fibrinógeno.**

**PROFILÁCTICO** (prophylactic) **1.** Que previene de una enfermedad. **2.** Aplícase a un agente capaz de prevenir la extensión de una enfermedad.

**PROFILÁCTICO, TRATAMIENTO** (prophylactic treatment) V. **preventivo, tratamiento.**

**PROFILAXIS** (prophylaxis) Prevención o protección de la enfermedad, generalmente mediante un agente biológico, químico o mecánico capaz de destruir los organismos infecciosos o impedir su entrada en el organismo.

**PROFUNDA, VENA** (deep vein) Cualquiera de las numerosas venas sistémicas que acompañan a las arterias y que por lo general van incluidas en una cubierta común a ambas. Las arterias de mayor calibre, como la axilar, la femoral, la poplítea y la subclavia, suelen ir acompañadas de una sola vena profunda. Las venas profundas que acompañan a las arterias de menor calibre, como la bra-

quial, la peroneal y la radial, suelen discurrir en parejas a ambos lados de la arteria. Diversas estructuras, como el cráneo, la columna vertebral y el hígado, tienen una vascularización de venas y arterias que no guardan una relación tan estrecha.

**PROFUNDA SUPERIOR, ARTERIA** (superior profunda artery) V. **braquial profunda, arteria.**

**PROGENIE** (progeny) **1.** Descendencia; individuo u organismo procedente de un determinado apareamiento. **2.** Descendientes de un ancestro común o conocido.

**PROGENITIVO** (progenitive) Que puede tener descendencia; reproductivo.

**PROGENITOR** (progenitor) **1.** Padre o ancestro. **2.** Aquel o aquello que precede o da origen; precursor.

**PROGERIA** (progeria) Trastorno congénito caracterizado por envejecimiento prematuro y aparición de canas y arrugas durante la infancia, acompañadas de baja estatura, ausencia de vello facial y pubiano y actitud y hábitos propios de un anciano. Las personas afectadas suelen morir antes de los 20 años. Consultar la voz **infantilismo.**

**PROGESTACIONAL** (progestational) Perteneciente o relativo a un fármaco cuyos efectos son similares a los de la progesterona, la hormona producida por el cuerpo lúteo y la corteza adrenal en la fase luteínica del ciclo menstrual, durante la cual el útero se prepara para recibir el huevo fecundado. En el tratamiento de la amenorrea secundaria y de las hemorragias uterinas se utilizan preparados, naturales y sintéticos, de progesterona y su derivado medroxiprogesterona. Algunos gestágenos, como la norentidrona y el norgestrel, forman parte de los anticonceptivos orales. Hoy día no se considera adecuado el uso de gestágenos para evitar el aborto habitual y tratar la amenaza de aborto.

**PROGESTÁGENO** (progestagen) V. **progestógeno.**

**PROGESTERONA** (progesterone)) Hormona progestacional natural. La progesterona es una hormona destinada

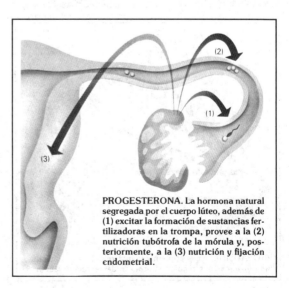

**PROGESTERONA.** La hormona natural segregada por el cuerpo lúteo, además de (1) excitar la formación de sustancias fertilizadoras en la trompa, provee a la (2) nutrición tubótrofa de la mórula y, posteriormente, a la (3) nutrición y fijación endometrial.

a favorecer el desarrollo del embarazo, produciendo en el aparato genital aquellas reacciones directamente ligadas al desarrollo del huevo.

INDICACIONES: Trastornos menstruales, infertilidad por disfunción de la fase luteínica y abortos espontáneos de repetición.

CONTRAINDICACIONES: Tromboflebitis, disfunción hepática, cáncer de mama, aborto frustrado.

EFECTOS SECUNDARIOS: Entre los más graves figuran el dolor en el punto de inyección, efectos catabólicos y alteraciones electrolíticas.

**PROGESTÓGENO, PROGESTÁGENO** (*progestogen, progestagen*) Hormona progestacional, natural o sintética.

**PROGLÓTIDE** (*proglottid*) Segmento de los gusanos que contiene órganos reproductores masculinos y femeninos y transporta los huevos.

**PROGNATISMO** (*prognathism*) Configuración facial anormal. Uno o ambos maxilares sobresalen hacia delante.

**PROGRESIVO** (*progressive*) Se aplica al curso de una enfermedad en la cual los signos y síntomas característicos van agravándose y haciéndose más evidentes; por ejemplo, la *atrofia muscular progresiva*.

**PROLACTINA (PRL)** (*prolactin [PRL]*) Hormona producida en la hipófisis anterior que se libera en la corriente sanguínea de ésta. La prolactina, junto con los estrógenos, la progesterona, la tiroxina, la insulina, la hormona del crecimiento, los glucocorticoides y el lactógeno placentario humano, estimula el crecimiento y el desarrollo de las glándulas mamarias. Después del parto, la prolactina y los glucocorticoides son esenciales para la iniciación y el mantenimiento de la secreción láctea. La síntesis y la liberación de prolactina son estimuladas, a través del sistema nervioso central, por la succión del pezón por parte del niño. Cuando desaparece la succión natural o mecánica, disminuye la secreción de prolactina y cesa la producción de leche. Denominada también **leuteotropina; lacteógeno; hormona lacteogénica**.

**PROLAPSO** (*prolapse*) Caída, hundimiento o deslizamiento de un órgano desde su posición o localización corpo-

ral normal; un tipo de prolapso es el prolapso uterino.

**PROLIFERATIVA, FASE** (*proliferative phase*) Fase del ciclo menstrual que sigue a la menstruación. Debido a la influencia de la hormona hipofisaria foliculoestimulante, el ovario produce cantidades crecientes de estrógenos; éstos hacen que el revestimiento uterino se vuelva denso y ricamente vascularizado, preparándolo así para la fase secretora del ciclo, que es la que sigue a la ovulación.

**PROLIFERACIÓN** (*proliferation*) Reproducción o multiplicación de formas similares. Se aplica a células y a quistes.

**PROMETAZINA, CLORHIDRATO DE** (*promethazine hydrochloride*) Antiemético y antihistamínico fenotiazínico.

INDICACIONES: Náuseas, rinitis, prurito y erupciones cutáneas.

CONTRAINDICACIONES: Hipersensibilidad probada al fármaco u otras fenotiazinas.

EFECTOS SECUNDARIOS: Los más frecuentes son somnolencia, hipotensión y sequedad de boca.

**PROMETIO** (*promethium [Pm]*) Tierra metálica rara; es radiactivo. Número atómico 61 y peso atómico 147.

**PROMIELOCITO** (*promyelocyte*) Célula mononuclear de gran tamaño que no aparece normalmente en sangre periférica. Tiene un solo núcleo, regular y simétrico, y algunos gránulos citoplasmáticos indiferenciados. Es la célula intermedia entre el mieloblasto y el mielocito, y su presencia es signo de leucemia.

**PROMOTOR** (*promoter*) (Genética molecular). Secuencia de ADN que estimula la transcripción en ARN del código genético.

**PRONACION** (*pronation*) **1.** Colocación en posición prona, que es aquella en la cual la cara ventral del cuerpo mira hacia abajo. **2.** En el miembro superior, rotación del antebrazo de forma que la palma mire hacia abajo y hacia atrás. **3.** En el pie, rotación hacia fuera acompañada de descenso del borde medial.

**PRONADOR, REFLEJO** (*pronator reflex*) Reflejo desencadenado por el golpeteo del extremo distal del radio o del cúbito con la mano en posición vertical; consiste en la pronación del antebrazo al realizar la maniobra referida. Las lesiones del sistema piramidal por encima de la sexta raíz cervical pueden dar lugar a hiperactividad de este reflejo.

**PRONADOR REDONDO** (*pronator teres*) Músculo superficial del antebrazo que se origina en los extremos proximales del radio y el cúbito. El haz humeral es más superficial y voluminoso; se origina cerca de la epitróclea, en el tendón común a los músculos del antebrazo, en algunos septos intermusculares y en la fascia antebraquial. El haz cubital se origina en la apófisis coronoides del cúbito. Las fibras de ambas porciones cruzan oblicuamente el antebrazo y terminan en un tendón plano que se inserta en el radio. Recibe inervación de una rama del nervio mediano que contiene fibras de los nervios cervicales sexto y séptimo; su acción es la pronación del antebrazo.

**PRONÉFRICO, CONDUCTO** (*pronephric duct*) Cualquiera de los dos conductos que unen los túbulos de los pronefros con la cloaca, en el embrión vertebrado en estadio precoz del desarrollo embrionario. Después se transfor-

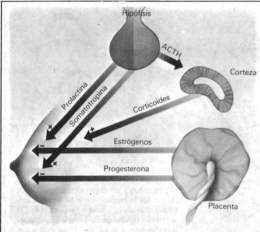

PROLACTINA. En el esquema se interrelacionan las distintas hormonas que regulan el proceso de secreción láctea.

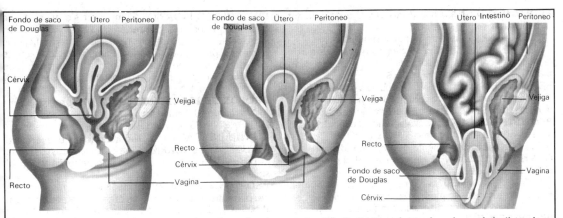

**PROLAPSO. Grados de prolapso uterino. A**, prolapso de primer grado: el cuello del útero desciende en la cavidad pélvica, la cara anterior de la vagina se desplaza hacia la vulva y queda afectada también la zona posterior de la vejiga. **B**, prolapso de segundo grado: el cuello del útero, muy descendido, asoma por el plano vulvar con la vagina totalmente exteroflexionada. La pared anterior del recto y la cavidad de Douglas están afectadas. **C**, prolapso de tercer grado: el útero sale del plano perineal, la vagina está completamente invertida y el descenso de estos órganos ha arrastrado la pared posterior de la vejiga y la anterior del recto. Pueden producirse hernias por estrangulamiento de las asas intestinales.

man en conductos mesonéfricos funcionales. Denominado también **arquinéfrico, conducto**.

**PRONEFROS, PRONEFRON** (*pronephros, pronephron*) Órgano excretor primario del embrión de los vertebrados. Está constituido por una serie de túbulos pronéfricos que parten de la porción anterior del nefrotomo y terminan en la cloaca a través del conducto pronéfrico. En el hombre y otros mamíferos, esta estructura es afuncional y constituye únicamente el primero de los tres sistemas excretores que aparecen sucesivamente, y de delante atrás, desapareciendo al formarse el mesonefros. Es funcionante en algunos peces primitivos, como las lampreas, y sirve de riñón provisional en ciertos peces y anfibios. Denominado también **arquinefron**.

**PRONO** (*prone*) Relativo a la posición horizontal mirando hacia abajo.

**PRONÓSTICO** (*prognosis*) Predicción del resultado de una enfermedad basándose en el estado de la persona y el curso habitual del trastorno en circunstancias similares.

**PRONÚCLEO** (*pronucleus*) Núcleo del óvulo o del espermatozoide una vez producida la fecundación y antes de la fusión de los cromosomas de ambos para constituir el núcleo del huevo. El pronúcleo contiene un número haploide de cromosomas, es mayor que el núcleo normal y tiene un aspecto difuminado. El pronúcleo femenino del huevo maduro no se forma hasta que penetra en él un espermatozoide y se completa la segunda división meiótica con la formación del corpúsculo polar. En este momento el núcleo pierde su membrana, quedando libres los cromosomas, de forma que puedan combinarse con los del pronúcleo masculino, que se encuentran en la cabeza del espermatozoide.

**PROPANOLOL, CLORHIDRATO DE** (*propanolol hydrochloride*) Bloqueante beta-adrenérgico.
INDICACIONES: Angina de pecho, arritmias cardiacas e hipertensión.

CONTRAINDICACIONES: Asma, algunas arritmias, insuficiencia cardiaca congestiva, asociación con inhibidores de la monoaminooxidasa e hipersensibilidad probada al fármaco.
EFECTOS SECUNDARIOS. Entre los más graves figuran insuficiencia cardiaca, bloqueo cardiaco, aumento de la resistencia en la vía aérea, aumento de la respuesta hipoglucémica, trastornos gastrointestinales y reacciones de hipersensibilidad. En algunos pacientes aparece síndrome de abstinencia.

**PROPANTELINA, BROMURO DE** (*propantheline bromide*) Anticolinérgico.
INDICACIONES: Coadyuvante en el tratamiento de la úlcera péptica.
CONTRAINDICACIONES: Glaucoma de ángulo cerrado, asma, obstrucción de las vías urinarias o del tubo digestivo, colitis ulcerosa grave e hipersensibilidad probada.
EFECTOS SECUNDARIOS: Entre los más graves figuran visión borrosa, efectos sobre el sistema nervioso central, taquicardia, sequedad de boca, disminución de la sudoración y reacciones de hipersensibilidad.

**PROPARACAÍNA, CLORHIDRATO DE** (*proparacaine hydrochloride*) Anestésico tópico de acción rápida perteneciente al grupo de las amidas y que se emplea en manipulaciones oftalmológicas. Se usa en tonometría y gonioscopia, para extraer cuerpos extraños oculares, y en otras maniobras ópticas menores, así como en el preoperatorio de la cirugía ocular mayor. Una gota proporciona 15 min de anestesia local. No debe administrarse a personas con enfermedad cardiaca, hipertiroidismo o alergias múltiples. Hay que advertir al paciente que no se toque los ojos hasta que el anestésico se haya eliminado. Puede provocar efectos secundarios oculares, pero es raro que produzca reacciones sistémicas. Denominado también **proximetacaína**.

**PROPILFÓRMICO, ÁCIDO** (*propylformic acid*) V. **butírico, ácido**.

**PROPILHEXEDRINA** (*propylhexedrine*) Vasoconstrictor adrenérgico.
INDICACIONES: Alivio de la congestión nasal.
CONTRAINDICACIONES: Asociación con inhibidores de la monoaminooxidasa e hipersensibilidad probada al fármaco o a otros simpaticomiméticos.
EFECTOS SECUNDARIOS: Entre los más graves figuran efectos simpaticomiméticos sistémicos. Pueden aparecer irritación de la mucosa nasal y efecto de rebote.
**PROPILTIOURACILO** (*propylthiouracilo*) Inhibidor de la síntesis de hormona tiroidea.
INDICACIONES: Tratamiento del hipertiroidismo.
CONTRAINDICACIONES: Hipersensibilidad probada al fármaco.
EFECTOS SECUNDARIOS: Entre los más graves figuran molestias gastrointestinales, prurito y erupciones. En raras ocasiones aparece discrasia sanguínea.
**PROPIOCEPCIÓN** (*propioception*) Percepción de sensaciones procedentes del propio organismo, relativas a la posición espacial y a los movimientos musculares, que se originan en receptores sensoriales activados por esos estímulos. Consultar las voces **exteroceptivo** e **interoceptivo**.
**PROPIOCEPTIVO, REFLEJO** (*proprioceptive reflex*) Reflejo desencadenado por estimulación de los receptores propioceptivos; un ejemplo es el aumento del volumen y la frecuencia respiratorias durante el ejercicio, reacción en la que intervienen receptores musculares y articulares.
**PROPIOCEPTOR** (*propioceptor*) Terminación nerviosa sensitiva, como las localizadas en músculos, tendones, articulaciones y aparato vestibular, que responde a estímulos originados en el propio organismo y relativos a movimientos y posición espacial. Consultar las voces **exteroceptor** e **interoceptor**. V. También **mecanorreceptor**.
**PROPIONIBACTERIUM** (*propionibacterium*) Bacterias no móviles anaerobias y grampositivas, que están en la piel de las personas y en el tracto intestinal de personas y animales, y en productos lácteos.
**PROPIONICOACIDEMIA** (*propionicacidemia*) Anomalía metabólica hereditaria rara causada por la incapacidad de metabolizar los aminoácidos treonina, isoleucina y metionina, que se caracteriza por letargia y retraso mental y del crecimiento. El acúmulo de ácido propiónico da lugar a acidosis. Es difícil realizar una dieta exenta de estos aminoácidos, pero es el único tratamiento posible.
**PROPOSITUS** (*propositus*) Persona a la cual se le hace un árbol genealógico como los que se emplean para descubrir el tipo de herencia de una enfermedad familiar o un rasgo físico.
**PROPOXIFENO** (*propoxyphene*) Analgésico narcótico con efectos centrales.
INDICACIONES: Alivio del dolor leve o moderado.
CONTRAINDICACIONES: Asociación con fármacos sedantes o antidepresivos, abuso habitual de alcohol u otras drogas e hipersensibilidad probada al fármaco, a la aspirina, a la fenacetina y a la cafeína. No es conveniente administrarlo a individuos con tendencias suicidas, predisposición al alcoholismo o a la toxicomanía, ni a mujeres embarazadas (puede aparecer síndrome de abstinencia en el neonato).

EFECTOS SECUNDARIOS: Entre los más graves figuran disfunción hepática y depresión grave del sistema nervioso central, que aparecen en caso de sobredosificación o interacción con otro fármaco. En un reducido número de individuos pueden aparecer, tras la administración de una dosis normal, náuseas, inestabilidad, sedación y vómitos.
**PROPOXIFENO, CLORHIDRATO DE** (*propoxyphene hydrochloride*)) Analgésico.
INDICACIONES: Alivio del dolor leve o moderado.
CONTRAINDICACIONES: Hipersensibilidad al fármaco.
EFECTOS SECUNDARIOS: Entre los más graves figuran depresión respiratoria, excitación paradójica y convulsiones.
**PROPTOSIS** (*proptosis*) Abombamiento, prominencia o desplazamiento anterior de un órgano o región corporal.
**PROSECTOR** (*prosector*) Persona que, bajo la supervisión de un anatomopatólogo, lleva a cabo disecciones macroscópicas y prepara muestras de autopsias.
**PROSENCÉFALO** (*prosencephalon*) Porción del cerebro que comprende el diencéfalo y el telencéfalo. Procede de la porción anterior de las tres vesículas primitivas del tubo neural embrionario. En él se encuentran varias estructuras, como el tálamo y el hipotálamo, que controlan funciones orgánicas importantes e intervienen en la conciencia, el apetito y las emociones. Denominado también **cerebro anterior**. Consultar la voz **mesencéfalo**.
**PROSOPALGIA** (*prosopalgia*) V. **neuralgia del trigémino**.
**-PROSOPIA** Sufijo que significa «estado de la cara». Por ejemplo, *ateloprosopia, lipoprosopia, esquizoprosopia*.
**PROSOPLEJÍA** V. **parálisis facial**.
**PROSOPOSTERNODÍDIMO** (*prosoposternodidymus*) Monstruo fetal formado por dos gemelos siameses unidos lateralmente por la cabeza de uno y el esternón del otro.
**PROSOPOTORACÓFAGO** (*prosopothoracophagus*) Gemelos siameses simétricos unidos lateralmente por el tórax de uno y la cabeza del otro, en un plano frontal.
**PROSPECTO** (*package insert*) Hoja impresa que debe ir incluida en las cajas de medicamento. En ella, el fabricante debe describir las características del medicamento, así como su composición, nombre genérico, indicaciones, contraindicaciones, advertencias, precauciones, efectos secundarios, formas de presentación, dosificación y vías de administración.
**PROSTACICLINA (PGI2)** (*prostacyclin [PGI2]*) Producto biológicamente activo del metabolismo del ácido araquidónico. Potente inhibidor de la agregación plaquetaria.
**PROSTAGLANDINA (PG)** (*prostaglandin [PG]*) Uno de los ácidos grasos, con potente acción hormonal, que, aun en cantidades mínimas, actúan localmente sobre los órganos diana. Se produce en cantidades muy pequeñas y tiene gran variedad de efectos importantes. Admnistrada mediante nebulizador, tabletas o soluciones orales o IV, produce cambios en el tono vasomotor, la permeabilidad capilar, el tono de la musculatura lisa, la agregación plaquetaria, la función endocrina y exocrina y los sistemas nervioso central y autónomo. Algunos de los usos farmacológicos de las prostaglandinas son la interrupción del embarazo y el tratamiento del asma y la hiperacidez gástrica.

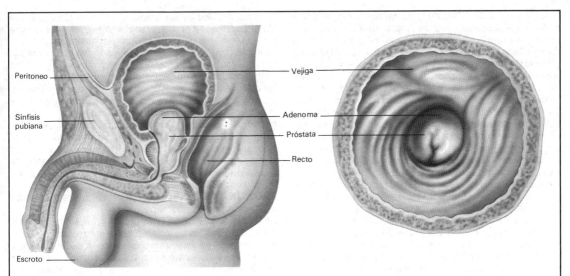

**PRÓSTATA.** Hipertrofia prostática a causa de un adenoma localizado en la pared posterior de la uretra. Izquierda: sección media de la pelvis. Derecha: sección transversal de la vejiga.

**PRÓSTATA** *(prostate)* Glándula masculina que se dispone alrededor del cuello de la vejiga y de la uretra y elabora una secreción que licua el semen coagulado. Es una estructura dura, del tamaño de una castaña, compuesta por tejido muscular y glandular. Está situada en la cavidad pelviana, bajo la parte inferior de la sínfisis pubiana y delante del recto, a través del cual puede ser tactada, especialmente cuando su tamaño aumenta. Los dos conductos eyaculadores desembocan en una depresión situada en el borde superior, la cual divide la cara posterior en un lóbulo medio y una porción inferior que es más grande. Es recorrida por un seno de 6 mm de largo, dirigido hacia arriba y hacia atrás y situado detrás del lóbulo medio, que forma parte de la uretra. Las caras laterales, que son prominentes, están cubiertas por un plexo venoso y por la parte anterior del elevador del ano. La parte anterior de la glándula, situada por delante de la uretra, está compuesta por tejido muscular denso. En la mayoría de los hombres, la uretra se dispone a lo largo de la unión entre la parte anterior y el tercio medio de la próstata. Los conductos eyaculadores atraviesan oblicuamente la parte posterior de la glándula. La secreción prostática contiene fosfatasa alcalina, ácido cítrico y varias enzimas proteolíticas.

**PROSTATECTOMÍA** *(prostatectomy)* Extirpación quirúrgica de una parte de la próstata, como la que se hace en los casos de hipertrofia benigna, o de toda la glándula, que es la que se hace en enfermos con tumores malignos. Se introduce una sonda urinaria, se determina el grupo sanguíneo y se realizan pruebas cruzadas por si es necesario transfundir sangre. Pueden emplearse anestesia general o raquianestesia. Entre las técnicas operatorias, la más empleada es la transuretral, insertando un resectoscopio y raspando porciones de tejido prostático a través de un pequeño orificio en la uretra; otras técni-

cas son la suprapúbica y la retropúbica. El abordaje perineal se emplea para obtener biopsias cuando se sospecha un cáncer precoz y para extraer cálculos. Cuando se emplea una técnica suprapúbica, hay que dejar un catéter intravesical introducido a través de la pared abdominal. Las técnicas suprapúbica y perineal obligan a dejar drenajes. En los días siguientes a la intervención suele aparecer hematuria; el primer día suele ser franca, ge-

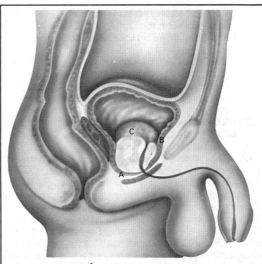

**PROSTATECTOMÍA.** Principales técnicas quirúrgicas empleadas en la prostatectomía: A, acceso perineal con una incisión entre el conducto anal y el escroto. B, vía retropúbica, a través de la pared anterior de la vejiga. C, vía suprapúbica o transvesical.

neralmente venosa, y fácil de controlar hinchando un poco el balón de la sonda. Si es de origen arterial, la sangre es de color rojo brillante, con muchos coágulos y viscosidad elevada; puede dar lugar a un shock hemorrágico, y por tanto hay que transfundir sangre e intervenir. Las sondas deben estar conectadas a un sistema cerrado de drenaje, bien constante, bien intermitente. Es necesario usar una técnica aséptica para colocar catéteres, tubos y bolsas y cambiar los apósitos. Hay que asegurarse de que la sonda está bien colocada y tener en cuenta que el dolor puede deberse a bloqueo o torsión de los drenajes. Se debe evitar la extracción o movimiento accidentales de los catéteres. La obstrucción de un catéter y la irritación que causa el balón pueden dar lugar a espasmo vesical; éste debe prevenirse con fármacos antiespasmódicos, que no deben administrarse a individuos que padezcan enfermedad cardiaca grave o glaucoma. La enfermera debe observar si el paciente elimina cantidades adecuadas de orina una vez retirada la sonda. Las complicaciones de la prostatectomía son la estenosis uretral (especialmente cuando se aborda por vía transuretral), la incontinencia urinaria y la impotencia.

**PROSTÁTICO** *(prostatic)* Perteneciente o relativo a la próstata.

**PROSTATITIS** *(prostatitis)* Inflamación, aguda o crónica, de la próstata, generalmente de origen infeccioso. El paciente se queja de escozor, urgencia y frecuencia excesiva en la micción. El tratamiento consiste en administrar antibióticos y líquidos, tomar baños de asiento y reposo en cama. Consultar la voz **hipertrofia prostática benigna**.

**PROTACTINIO (PA)** *(Protactinium [pa])* Elemento radioactivo. Su número atómico es 91 y su peso atómico 145.

**PROTAMINA, SULFATO DE** *(protamine sulfate)* Antagonista de la heparina.

INDICACIONES: Reducir o contrarrestar el efecto anticoagulante de la heparina.

CONTRAINDICACIONES: Hipersensibilidad probada al fármaco.

EFECTOS SECUNDARIOS: Entre los más graves figuran hipotensión, disnea y bradicardia. Cuando la dosis es mayor de lo necesario para neutralizar la heparina, aparecen los efectos tóxicos y anticoagulantes propios de la protamina.

**PROTANOPÍA** *(protanopia)* V. **daltonismo**.

**PROTEASA** *(protease)* Enzima que cataliza la hidrólisis proteica. V. también **proteolítico**.

**PROTEÍNA** *(protein)* Compuesto nitrogenado natural de carácter orgánico complejo, constituido por muchos aminoácidos, que contiene carbon, hidrógeno, nitrógeno, oxígeno, a menudo azufre y, algunas veces, fósforo, hierro, yodo u otros componentes esenciales de las células vivas. Hay veintidós aminoácidos necesarios para el crecimiento, el desarrollo y el mantenimiento de la salud. El organismo es capaz de sintetizar catorce de esos aminoácidos, denominados no esenciales; los otros ocho, llamados esenciales, tienen que formar parte de la dieta. Las proteínas son el principal elemento plástico de músculos, sangre, piel, pelo, uñas y órganos internos. Necesarias en la síntesis de hormonas, enzimas y anticuerpos, constituyen una fuente de calor y energía y son un elemento esencial pa-

ra la eliminación de los productos de desecho. Algunos alimentos ricos en proteínas son la carne, las aves, el pescado, los huevos, la leche y el queso, que se denominan proteínas completas porque contienen los ocho aminoácidos esenciales. Las nueces, las legumbres, incluso los garbanzos, soja y guisantes secos, son también buenas fuentes, pero incompletas, pues no contienen todos los aminoácidos esenciales. La deficiencia proteica provoca anomalías del crecimiento y el desarrollo de los niños y conduce al kwashiorkor y al marasmo; en los adultos da lugar a pérdida de fuerza y resistencia, debilidad, depresión, susceptibilidad a la infección, mala cicatrización y recuperación lenta de las enfermedades. La ingesta excesiva de proteínas puede originar desequilibrio de los líquidos orgánicos.

**PROTEÍNA BACTERIANA** *(bacterial protein)* Proteína producida por una bacteria.

**PROTEÍNA C-REACTIVA (PCR)** *(C-reactive protein [CRP])* Proteína no detectable en el suero normal, pero que aparece en numerosas situaciones de inflamación aguda y cuando existe necrosis. La proteína C-reactiva aparece en el suero antes de que empiece a elevarse la velocidad de sedimentación glomerular, a menudo entre las 24 y las 48 horas siguientes al comienzo de la inflamación. Aparece 24 horas después de producirse un infarto de miocardio, su concentración comienza a descender tres días después y es nula pasadas dos semanas. La vigilancia de la fiebre reumática aguda se realiza mediante determinaciones seriadas de PCR, ya que la concentración sérica de la proteína es el indicador más sensible de la actividad reumática. También se asocian a una elevación sérica de la proteína C-reactiva las infecciones bacterianas y la enfermedad neoplásica diseminada. La PCR desaparece cuando el proceso inflamatorio es inhibido por los salicilatos o los esteroides. Denominada también proteína C-reactiva del suero.

**PROTEÍNA CONJUGADA** *(complex protein)* Proteína formada por un grupo proteico unido a otra molécula de carácter diferente, como es el caso de la glucoproteína, nucleoproteína o hemoglobina.

**PROTEÍNA PLASMÁTICA** *(plasma protein)* Cualquiera de las diversas proteínas, como la albúmina, el fibrinógeno, la protrombina y las gammaglobulinas, que constituyen aproximadamente el 6-7 % del plasma sanguíneo. Esas sustancias colaboran en el mantenimiento del equilibrio hídrico, influyendo sobre la presión osmótica; además, aumentan la viscosidad de la sangre y ayudan a mantener la presión arterial. El fibrinógeno y la protrombina son esenciales para la coagulación sanguínea, y las gammaglobulinas para la inmunorregulación. Todas las proteínas plasmáticas, con excepción de las gammaglobulinas, son sintetizadas en el hígado. V. También **suero**.

**PROTEÍNA SIMPLE** *(simple protein)* Proteína de la que, por hidrólisis sólo se obtienen aminoácidos. Entre estas proteínas se encuentran las albúminas y las globulinas.

**PROTEINEMIA** *(proteinemia)* Concentración de proteínas en sangre.

**PROTEINOSIS ALVEOLAR** *(alveolar proteinosis)* Enfermedad caracterizada por el depósito de proteínas plasmáticas, lipoproteínas y otros componentes sanguíneos dentro de los alveolos pulmonares.

**PROTEINURIA** *(proteinuria)* Presencia de cantidades excesivas de proteína, generalmente albúmina, en la orina. Un adulto sano elimina menos de 250 mg de proteína al día. La proteinuria persistente suele ser signo de enfermedad renal o complicación renal de un trastorno de otro origen, como la hipertensión y la insuficiencia cardiaca. También puede deberse a ejercicio forzado o a fiebre. Denominada también **albuminuria**.

**PROTEINURIA ORTOSTÁTICA** *(orthostatic proteinuria)* Presencia de proteínas en la orina de algunas personas, en especial jóvenes, que han estado de pie. Desaparece al recostarse y no tiene significación patológica. Denominada también **albuminuria ortostática**.

**PROTEINURIA POSTURAL** *(postural proteinuria)* V. **proteinuria ortostática**.

**PROTEOCINASA** *(protein kinase)* Proteína que cataliza la liberación de un grupo fosfato del adenosín trifosfato para formar una fosfoproteína.

**PROTEOLÍPIDO** *(proteolipid)* Tipo de lipoproteína en la que el material lipídico constituye más de la mitad de la molécula. Es insoluble en agua y aparece principalmente en el cerebro.

**PROTEOLISIS** *(proteolysis)* Proceso que consiste en la lisis de una molécula proteica mediante la adición de agua. Hay muchas enzimas capaces de catalizarla. También el calor y los ácidos minerales pueden inducir la proteolisis.

**PROTEOLÍTICO** *(proteolytic)* Perteneciente o relativo a cualquier sustancia que favorezca la lisis proteica.

**PROTÉSICO DENTAL** *(prosthodontics)* Profesional dedicado a la construcción de prótesis y aparatos artificiales para reemplazar piezas dentales.

**PRÓTESIS** *(prosthesis)* **1.** Sustitución de una parte del cuerpo por un objeto artificial. **2.** Instrumento diseñado y colocado con el fin de mejorar una función, como, por ejemplo, los audífonos. V. También **prótesis maxilofacial; Starr-Edwards, prótesis de**.

**PRÓTESIS DE RODILLA** *(knee replacement)* La colocación quirúrgica de una prótesis articular se realiza con el fin de aliviar el dolor y restablecer el movimiento de una rodilla gravemente afectada por osteoartritis, artritis reumatoide o traumatismo. Bajo anestesia general, se extirpan las superficies lesionadas y se introduce una pieza metálica doble en las cavidades medulares del fémur y de la tibia. En el posoperatorio, se coloca la rodilla en extensión máxima, generalmente con un yeso. Posteriormente, se prescriben ejercicios progresivos y baños de remolino como fisioterapia. Las posibles complicaciones comprenden la infección, embolismo graso, parálisis del nervio ciático poplíteo externo, desprendimiento de la prótesis y contracturas en flexión. Para prevenir las contracturas, el enfermo debe ser advertido de que mantenga la pierna extendida en la cama; un rollo de mantas a lo largo del fémur previene la rotación externa. La movilidad y grado de movimiento de la articulación aumenta lentamente. V. También **artroplastia; cirugía plástica; osteoartritis**.

**PRÓTESIS DENTAL MÓVIL** *(denture)* Diente o grupo de dientes artificiales que no están fijos ni implantados permanentemente. Consultar la voz **puente fijo**.

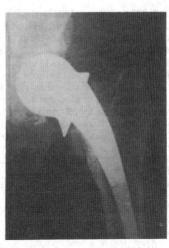

**PRÓTESIS.** Prótesis de metal en la cabeza del fémur izquierdo, una vez insertada.

**PRÓTESIS MAXILOFACIAL** *(maxillofacial prosthesis)* Sustitutivo protésico de parte o la totalidad del maxilar superior, nariz o mejilla. Se aplica cuando la reparación quirúrgica resulta insuficiente.

**PROTÉTICA** *(prosthetics)* Rama de la cirugía relacionada con el diseño, construcción y aplicación de miembros artificiales u otros sistemas para reemplazar la función de una región corporal ausente.

**PROTEUS** *(Proteus)* Género de bacilos gramnegativos, móviles, a menudo causantes de infecciones nosocomiales, que aparecen normalmente en las heces, el agua y el suelo. Pueden causar infección urinaria, pielonefritis, infecciones de heridas, diarrea, bacteriemia y shock endotóxico. Algunas especies son sensibles a la penicilina y la mayoría responde a los aminoglucósidos.

**PROTOCOLO** *(protocol)* Programa en el que se especifican por escrito los procedimientos que deben seguirse en el examen de un paciente, en una investigación o en la atención a una enfermedad determinada.

**PROTÓN** *(proton)* Partícula cargada positivamente que es un componente fundamental del núcleo de todos los átomos. El número de protones del núcleo de un átomo es igual al número atómico del elemento. Consultar las voces **electrón** y **neutrón**. V. También **peso atómico**.

**PROTOPLASTO** *(protoplast)* **1.** (Biología). Protoplasma de una célula que no está rodeado de membrana. **2.** Ser primero u original.

**PROTOPORFIRIA** *(protoporphyria)* Aumento de la eliminación fecal de protoporfirina.

**PROTOPORFIRINA** *(protoporphyrin)* Porfirina que se combina con hierro y proteínas para constituir una categoría importante de moléculas orgánicas en la cual se incluyen la catalasa, la hemoglobina y la mioglobina.

**PROTOQUILOL, CLORHIDRATO DE** *(protokylol hydrochloride)* Broncodilatador adrenérgico.
INDICACIONES: Asma, enfisema, bronquiectasias y fibrosis pulmonar.
CONTRAINDICACIONES: Arritmia, insuficiencia coronaria e hipersensibilidad probada al fármaco o a otros simpaticomiméticos.

EFECTOS SECUNDARIOS: Entre los más graves figuran taquicardia, palpitaciones, inestabilidad, temblor, insomnio y trastornos nerviosos centrales.

**PROTOSTOMA** *(protostoma)* V. **blastoporo**.

**PROTOZOOS** *(protozoa)* Microorganismos unicelulares pertenecientes al género Protozoos, la forma más simple de vida animal. Son más complejos que las bacterias, pues constituyen una unidad que contiene orgánulos que llevan a cabo funciones como la locomoción, la nutrición, la excreción, la respiración y la unión a otros objetos u organismos. Hay unos 30 protozoos patógenos para el hombre.

**PROTOZOOS, INFECCIÓN POR** *(protozoal infection)* Enfermedad causada por organismos unicelulares del género Protozoos. Algunas de las infecciones por protozoos son la disentería amebiana, el kala-azar y la malaria.

**PROTRIPTILINA, CLORHIDRATO DE** *(protiptyline hydrochloride)* Antidepresivo tricíclico.

INDICACIONES: Depresión.

CONTRAINDICACIONES: Asociación con inhibidores de la monoaminooxidasa, infarto de miocardio reciente e hipersensibilidad probada a cualquier fármaco tricíclico. Debe usarse con precaución en situaciones en que estén contraindicados los anticolinérgicos, en los trastornos convulsivos y en casos de enfermedad cardiovascular.

EFECTOS SECUNDARIOS: Entre los más graves figuran sedación y efectos anticolinérgicos. Pueden aparecer reacciones gastrointestinales, cardiovasculares y nerviosas.

**PROTROMBINA** *(prothrombin)* Proteína plasmática precursora de la trombina; la transformación de protrombina en trombina, primer paso de la formación del coágulo, ocurre cuando la primera está en presencia de calcio y tromboplastina. Es sintetizada en el hígado, siempre que exista una cantidad adecuada de vitamina K. Denominada también **factor II**. V. También **coagulación sanguínea.**

**PROTROMBINA, TIEMPO DE (TP)** *(prothrombin time [PT])* Prueba que sirve para detectar ciertos efectos de la coagulación debidos a deficiencia de los factores V, VII o X. Se añaden tromboplastina y calcio a una muestra del plasma problema y, simultáneamente, a otra de plasma normal, que se utiliza como control, y se observa el tiempo que tarda en formarse el coágulo en cada una de ellas. La trombina se forma a partir de la protrombina, en presencia de cantidades adecuadas de calcio, tromboplastina y factores tisulares de coagulación esenciales; por tanto, si el tiempo de protrombina es más largo de lo normal, es porque hay una deficiencia de alguno de estos factores, como ocurre en las enfermedades hepáticas, en la deficiencia de vitamina K y en los pacientes tratados con anticoagulantes cumarínicos. Consultar la voz **tromboplastina parcial, tiempo de**. V. También **coagulación sanguínea**

**PROTUBERANCIA** *(pontes)* También se llama puente de Varolius. Prominencia situada en la superficie anterior del tronco del encéfalo, entre el bulbo raquídeo y los pedúnculos cerebrales. La protuberancia está constituida por sustancia blanca, presenta algunos núcleos en su interior y se divide en una porción anterior y otra posterior. La anterior está constituida por fibras transversales separadas por haces longitudinales y pequeños núcleos y la pos-

terior incluye la calota, que es una prolongación de la formación reticular de la medula. La calota contiene los núcleos de los nervios oculomotor externo y facial, los núcleos sensoriales y el núcleo motor del trigémino y el de la división coclear del octavo par; también alberga la oliva superior y los núcleos de la división del octavo par.

**PROVIRUS** *(provirus)* Fase de replicación vírica en la que la información genética del virus se ha integrado en el genoma de la célula huésped.

**PROVITAMINA** *(provitamin)* Precursor de una vitamina; sustancia presente en ciertos alimentos que el organismo es capaz de transformar en una vitamina.

**PROXEMIA** *(proxemics)* Estudio de las distancias espaciales entre las personas y su efecto sobre el comportamiento interpersonal, especialmente en relación con la densidad de población, la situación de las personas dentro de un área y la posibilidad de intimidad.

**PROXIMAL** *(proximal)* Más cercano a un determinado punto de referencia, que suele ser el tronco, que otras partes corporales. Las articulaciones interfalángicas proximales son las más próximas a la mano.

**PROXIMETACAÍNA** *(proxymetacaine)* V. **proparacaína, clorhidrato de**.

**PROYECCIÓN** *(projection)* **1.** Protuberancia; cualquier cosa que sobresalga o haga prominencia. **2.** Acto de percibir una idea o pensamiento como una realidad objetiva. **3.** (Psicología). Mecanismo inconsciente de defensa por el cual un individuo atribuye a otra persona las ideas o conductas propias que rechaza.

**PROYECTIVO, TEST** *(projective test)* Tipo de test diagnóstico, psicológico o de personalidad, que emplea estímulos no estructurados o ambiguos, como manchas de tinta, series de dibujos, diseños abstractos o frases incompletas, para provocar respuestas que reflejen una proyección de los diversos aspectos de la personalidad del sujeto. V. También **Rorschach, test de**.

**PRUEBA, TEST** *(test)* **1.** Examen o ensayo encaminado a determinar un valor o establecer un principio. **2.** Reacción química o reactivo que posee significación clínica.

**PRURIGO** *(prurigo)* Componente de un grupo de procesos inflamatorios crónicos de la piel que se caracterizan por prurito intenso de localización múltiple, y pequeñas pápulas redondeadas coronadas por vesículas diminutas. Más tarde, como consecuencia del rascado repetido, se producen costras y aparece un proceso de liquenificación. Algunas causas del prurigo son las alergias, los fármacos, las anomalías endocrinas, los procesos malignos y los parásitos. El tratamiento específico depende de la causa subyacente, y el tratamiento sintomático es el mismo que para el prurito. Una forma leve de la enfermedad es la llamada **prurigo mitis**, y las formas más graves se denominan **prurigo agrio** y **prurigo ferox**. V. También **prurito.**

**PRURITO** *(itch)* **1.** Sensación, habitualmente en la piel, que incita a rascarse. **2.** Molesta sensación de picor en una zona de la piel que hace desear rascarse y que puede estar ocasionada por una dermatitis, una picadura de mosquito o una reacción alérgica. **3.** Estado pruriginoso de la piel causado por la infestación parasitaria del ácaro *Sarcoptes scabiei*.

**PSAMOMA** *(psammoma)* Neoplasia que contiene peque-

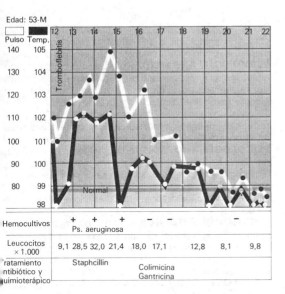

**PSEUDOMONAS. Evolución de una septicemia posoperatoria por *Pseudomonas aeruginosa* en un caso de tromboflebitis en un diabético.**

ños gránulos calcificados (cuerpos de psamoma) y se produce en las meninges, los plexos coroideos, la glándula pineal y los ovarios.

**-PSELAFESIA** (*-pselaphesia*) Sufijo que significa «estado del sentido del tacto»: *apselafesia, hiperpselafesia, hipopselafesia*.

**PSEUDO** V. **seudo**.

**PSEUDOMONAS** (*Pseudomonas*) Género de bacterias gramnegativas que incluye especies que viven libres en el agua y en el suelo y algunos patógenos oportunistas, como *Pseudomonas aeruginosa*, que se puede aislar en heridas, quemaduras e infecciones del tracto urinario. Los pseudomonadales son notables por sus pigmentos fluorescentes y su resistencia a los desinfectantes y antibióticos.

**PSICO-** (*psycho-, psych-*) Prefijo que significa «relativo a la mente»: *psicoauditoría, psicodinámica, psicolepsia*.

**PSICOANÁLISIS** (*psychoanalysis*) Rama de la psiquiatría fundada por Sigmund Freud y que se dedica al estudio de la psicología del desarrollo y del comportamiento humano. A partir de un método sistematizado de investigación de los procesos mentales, se desarrolló un sistema de psicoterapia basado en los conceptos de una inconsciencia dinámica, utilizando técnicas como la asociación libre, la interpretación de los sueños y el análisis de los mecanismos de defensa, especialmente la resistencia y la transferencia. Con estas técnicas se investigan las emociones y comportamientos para determinar la influencia de los impulsos reprimidos sobre el inconsciente. El tratamiento consiste en ayudar al individuo a conocer la existencia de conflictos emocionales reprimidos, analizar su origen y, a través del proceso de penetración en uno mismo, llevarlos al área consciente, para alterar las conductas irracionales y de maladaptación. V. también **desarrollo psicosexual**.

**PSICOANALISTA** (*psychoanalyst*) Dícese del que realiza la psicoterapia, habitualmente un psiquiatra que tiene conocimientos específicos de psicoanálisis y aplica las técnicas de la teoría psicoanalítica. El primer requisito para la formación de estos profesionales es que el propio psicoanalista se someta al psicoanálisis.

**PSICOANALÍTICO** (*psychoanalytic*) **1.** Que pertenece al psicoanálisis. **2.** Dícese del acto de utilizar las técnicas o principios del psicoanálisis.

**PSICOASTENIA** (*psychasthenia*) V. **neurosis obsesivo-compulsiva**.

**PSICOBIOLOGÍA** (*psychobiology*) **1.** Estudio del desarrollo y función de la personalidad en términos de interacción entre el cuerpo y la mente. **2.** Escuela de psiquiatría fundada por Adolf Meyer que centra su interés en la experiencia vital total, incluyendo los factores biológicos, emocionales y socioculturales para estudiar el perfil psicológico o estado mental de un individuo. Los trastornos mentales se interpretan como reacciones adaptativas dinámicas del individuo a la tensión o los conflictos, poniendo poco o ningún énfasis en los factores inconscientes. También llamada **biopsicología**.

**PSICOCINÉTICA** (*psychokinetics*) Estudio de la psicocinesia.

**PSICOCIRUGÍA** (*psychosurgery*) Sección quirúrgica de ciertas vías nerviosas cerebrales que se realiza para el tratamiento de casos seleccionados de ansiedad, agitación o neurosis obsesivas crónicas y refractarias a los demás tratamientos, y que sólo debe realizarse cuando son graves y estos tratamientos —como la psicoterapia, los fármacos y el electroshock— han fracasado. La intervención consiste en una lobotomía prefrontal limitada (en la que se cortan las fibras de interconexión de la región frontal) o una tractotomía bifrontal modificada (en la que se seccionan ciertos tractos nerviosos del tronco cerebral). La operación se realiza con una anestesia general ligera y en el posoperatorio es necesario vigilar la aparición de signos de pérdida del líquido cefalorraquídeo. Es inevitable que se produzca una alteración importante en la personalidad, así como que se afecten diversas funciones cognoscitivas y afectivas, dependiendo de la localización de la lesión inducida, la extensión de la destrucción del tejido nervioso y la edad, el sexo y el estado del enfermo. En la mayoría de los casos, los fármacos psicoterapéuticos modernos han sustituido a la psicocirugía.

**PSICODÉLICO** (*psychedelic*) **1.** Que describe un estado mental caracterizado por alteración de la percepción sensorial y alucinaciones, acompañadas de euforia o miedo. Habitualmente este estado se halla producido por la ingestión deliberada de fármacos y otras sustancias conocidas por producir este efecto. **2.** Dícese de un fármaco o sustancia que provoca este estado, como la mescalina o el psilocibin.

**PSICODRAMA** (*psychodrama*) Forma de terapia de grupo creada por J. L. Moreno en la cual los individuos exponen sus problemas emocionales por medio de la dramatización y la interpretación.

**PSICOFARMACOLOGÍA** (*psychopharmacology*) Estudio científico de los efectos de los fármacos en el tratamiento de los trastornos mentales.

**PSICOFILAXIS** *(psychophylaxis)* V. **Higiene mental**.

**PSICOFÍSICA** *(psychophysics)* Rama de la psicología que se ocupa de las relaciones entre los estímulos físicos y las respuestas sensoriales.

**PSICOFISIOLOGÍA** *(psychophysiology)* **1.** Estudio de la fisiología en función de sus relaciones con diversos aspectos de la función psicológica o comportamental. V. También **psicofisiológico, trastorno. 2.** Estudio de la actividad mental mediante la exploración y la observación física.

**PSICOFISIOLÓGICO** *(psychophysiologic)* **1.** Que pertenece a la psicofisiología. **2.** Que presenta síntomas físicos de origen psicógeno; psicosomático.

**PSICOFISIOLÓGICO, TRASTORNO** *(psychophysiological disorder)* Gran grupo de trastornos mentales que se caracteriza por la alteración de un órgano o sistema controlado por el sistema nervioso autónomo, como la úlcera péptica, que puede estar causada o agravarse por factores emocionales, del tipo tensión o ansiedad. Los trastornos se denominan y clasifican en función del órgano implicado, como el cardiovascular, el respiratorio, el musculoesquelético y el gastrointestinal. También llamado **psicosomática, enfermedad; psicosomática, reacción**.

**PSICOGENIA** *(psychogenesis)* **1.** Desarrollo de la mente o de una función o proceso mental **2.** Desarrollo o producción de un síntoma o enfermedad física a partir de fuentes psíquicas o mentales en lugar de factores orgánicos. **3.** Desarrollo de estados emocionales, tanto normales como anormales, a partir de la interacción de fuerzas psicológicas conscientes e inconscientes.

**PSICOGÉNICO** *(psychogenic)* **1.** Dícese de lo que se origina en la mente. **2.** Dícese de cualquier síntoma físico, proceso morboso o estado emocional que sea de origen psicológico en lugar de físico. V. **psicosomático**.

**PSICOLOGÍA** *(psychology)* **1.** Estudio del comportamiento y de las funciones y procesos de la mente, especialmente en relación con el medio ambiente. **2.** Profesión que trata de las aplicaciones prácticas del conocimiento, la experiencia y las técnicas sobre la comprensión, la prevención o la solución de los problemas individuales o sociales, especialmente en relación con la interacción que existe entre el individuo y el medio físico y social que le rodea. **3.** Características y aptitudes mentales, motivacionales y comportamentales de un individuo o un grupo de individuos. Las ramas de la psicología son la psicología analíti-ca, la psicología animal, el conductismo, la psicología clínica, la psicología cognoscitiva, la psicología experimental, la psicología humanista y la psicología social.

**PSICOLOGÍA ANALÍTICA** Análisis del psiquismo de acuerdo con la concepción de Carl Gustav Jung. Difiere del psicoanálisis de Sigmund Freud en que destaca un inconsciente racial o colectivo y un factor místico, religioso, en el desarrollo del inconsciente personal, y en que reduce al mínimo la importancia de la influencia sexual en el desarrollo emocional y psicológico temprano.

**PSICOLOGÍA ANORMAL** *(abnormal psychology)* Estudio de los trastornos mentales y de la conducta desadaptada, incluyendo las neurosis y las psicosis, y también de aquellos fenómenos normales que no se comprenden totalmente, como los sueños y las alteraciones del estado de consciencia.

**PSICOLOGÍA APLICADA** *(applied psychology)* Cualquier rama de la psicología que tenga un enfoque y unos objetivos más prácticos que teóricos, como la psicología clínica, la psicología infantil, la psicología industrial y la psicología educacional.

**PSICOLOGÍA CLÍNICA** *(clinical psychology)* Rama de la psicología que trata del diagnóstico, tratamiento y prevención de las alteraciones de la personalidad y la conducta.

**PSICOLOGÍA COGNOSCITIVA** *(cognitive psychology)* Rama de la psicología que trata de la recepción e interpretación de las sensaciones del mundo externo por la mente humana.

**PSICOLOGÍA COMPARADA** *(comparative psychology)* **1.** Estudio comparado de la conducta humana en relación con los animales. **2.** Estudio comparado de las diferencias psicológicas y conductuales entre varias personas.

**PSICOLOGÍA CONDUCTISTA** *(behavioristic psychology)* V. **conductismo**.

**PSICOLOGÍA CONSTITUCIONAL** *(constitutional psychology)* Estudio de la relación entre el carácter y la morfología y el funcionamiento orgánicos.

**PSICOLOGÍA DE LA FORMA** V. **Gestalt, psicología de la**.

**PSICOLOGÍA EDUCATIVA** *(educational psychology)* Aplicación de las pruebas, técnicas y principios psicológicos a los problemas docentes; por ejemplo, para determinar los métodos de enseñanza más eficaces, evaluar el

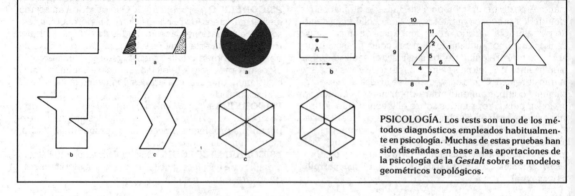

**PSICOLOGÍA.** Los tests son uno de los métodos diagnósticos empleados habitualmente en psicología. Muchas de estas pruebas han sido diseñadas en base a las aportaciones de la psicología de la *Gestalt* sobre los modelos geométricos topológicos.

progreso del alumno y seleccionar los estudiantes para programas especializados.

**PSICOLOGÍA EXPERIMENTAL** *(experimental psychology)* Estudio de los procesos y fenómenos mentales mediante la observación en un ambiente controlado y utilizando diversas pruebas, manipulaciones y experimentos.

**PSICOLOGÍA FISIOLÓGICA** *(physiologic psychology)* Estudio de la interrelación de los procesos psicológicos y fisiológicos; especialmente los efectos de un cambio de lo normal a lo patológico.

**PSICOLOGÍA GESTÁLTICA** V. **Gestalt, psicología de la**.

**PSICOLOGÍA HÓRMICA** *(hormic psychology)* Escuela basada en el principio de que el comportamiento humano tiene siempre un propósito y se dirige a un objetivo.

**PSICOLOGÍA HUMANÍSTICA** *(humanistic psychology)* Rama de la psicología que considera que los intentos del hombre por desarrollar y preservar una personalidad íntegra y armoniosa son la motivación principal del comportamiento humano. V. también **autorrealización**.

**PSICOLOGÍA INDIVIDUAL** *(individual psychology)* Sistema modificado de psicoanálisis desarrollado por Alfred Adler, en el cual se recogen el estudio de los comportamientos de inadaptación y los trastornos de personalidad, como resultado de un conflicto entre el deseo de dominar y los sentimientos de inferioridad. V. también **complejo de inferioridad**.

**PSICOLOGÍA INDUSTRIAL** *(industrial psychology)* Aplicación de los principios y las técnicas psicológicas a los problemas del mundo de la industria y de los negocios, incluyendo la selección de personal, la motivación de los trabajadores y el desarrollo de programas de entrenamiento.

**PSICOLOGÍA INFANTIL** *(child psychology)* Estudio del desarrollo mental, emocional y comportamental del lactante y el niño.

**PSICOLOGÍA PROFUNDA** *(depth psychology)* Enfoque de la psicología que insiste en el estudio de la personalidad y la conducta en relación con la motivación inconsciente. V. también **psicoanálisis**.

**PSICOLOGÍA SOCIAL** *(social psychology)* Estudio de los efectos que tienen los miembros de un grupo sobre la conducta, actitudes y creencias del individuo.

**PSICOLÓGICO, TEST** *(psychological test)* Grupo de tests estandarizados, diseñados para medir o valorar características psicológicas del individuo, como la capacidad intelectual, la motivación, la percepción, el rol, el sistema de valores, el nivel de ansiedad o depresión, los mecanismos de adaptación y la integración general de la personalidad.

**PSICÓLOGO** *(psychologist)* Especialista en el estudio de la psicología y en la aplicación de sus métodos y técnicas para el tratamiento de los problemas psíquicos.

**PSICOMETRÍA** *(psychometrics)* Desarrollo, realización o interpretación de puebas psicológicas y de inteligencia.

**PSICOMOTORA CRISIS** *(psychomotor seizure)* Alteración temporal de la conciencia que con frecuencia se asocia a enfermedades del lóbulo temporal y se caracteriza por síntomas psíquicos, pérdida de juicio, conductas automáticas y actos anormales. No se producen convulsiones aparentes, pero puede existir una pérdida de concien-

cia o amnesia del episodio. Durante la convulsión, el individuo puede parecer obnubilado, intoxicado o violento; a veces se cometen actos asociales o incluso crímenes, aunque las actividades normales, como conducir un coche, escribir a máquina o comer, se pueden mantener a un nivel automático. Existen síntomas psíquicos, como alucinaciones visuales y auditivas y sentimiento de irrealidad, que en ocasiones se acompañan de sintomatología visceral, como dolor torácico, paro respiratorio transitorio, taquicardia y molestias gastrointestinales; también pueden existir sensaciones anormales del gusto y el olfato.

**PSICONEUROSIS** *(psychoneurosis)* V. **neurosis**.

**PSICONEURÓTICO** *(psychoneurotic)* V. **neurótico**.

**PSICONEURÓTICO, TRASTORNO** *(psychoneurotic disorder)* V. **neurótico, trastorno**.

**PSICÓPATA** *(psychopath)* Persona que tiene un trastorno antisocial de la personalidad.

**PSICÓPATA SEXUAL** *(sexual psychopath)* Individuo cuya conducta sexual es claramente pervertida, antisocial o criminal. V. también **personalidad antisocial**.

**PSICOPATÍA** *(psychopathy)* Enfermedad de la mente, congénita o adquirida, que no se asocia necesariamente con una inteligencia inferior a la normal.

**PSICOPATÍA SEXUAL** *(psychopathia sexualis)* Trastorno mental que se caracteriza por perversiones sexuales.

**PSICOPÁTICO** *(psychopathic)* Que pertenece a una conducta antisocial. También llamado **sociopático**. V. también **personalidad antisocial**.

**PSICOPATOLOGÍA** *(psychopathology)* **1**. Estudio de las causas, procesos y manifestaciones de los trastornos mentales. **2**. Manifestación comportamental de cualquier trastorno mental.

**PSICOPATÓLOGO** *(psychopathologist)* Persona especializada en el estudio y tratamiento de los trastornos mentales.

**PSICOPROFILAXIS** *(psychophaylaxis)* V. **higiene mental**.

**PSICOQUINESIA** *(psychokinesia)* **1**. Conducta impulsiva y maníaca producida por inhibiciones deficientes o defectuosas. **2**. (Parapsicología). Psicocinesia, influencia directa de la mente o la voluntad sobre la materia inanimada, que da lugar a la producción de movimientos en objetos sin la intervención de los sentidos o fuerzas físicas.

**PSICOSEXUAL** *(psychosexual)* Que pertenece a los aspectos emocionales y psicológicos del sexo. V. también **desarrollo psicosexual; psicosexual, trastorno**.

**PSICOSEXUAL, DISFUNCIÓN** *(psychosexual dysfunction)* Componente de un gran grupo de alteraciones o trastornos sexuales provocados por problemas emocionales o psicológicos.

**PSICOSEXUAL, TRASTORNO** *(psychosexual disorder)* Estado que se caracteriza por actitudes, deseos o actividades sexuales anormales y que se produce por causas psicológicas y no orgánicas. V. también **parafilia; psicosexual, disfunción**.

**PSICOSÍNTESIS** *(psychosynthesis)* Forma de psicoterapia centrada en tres niveles del inconsciente (inferior, medio y superior). El objetivo es la recreación o integración de la personalidad.

**PSICOSIS** (*psychosis*) Trastorno mental grave de origen orgánico o emocional que se caracteriza por una alteración o desorganización extrema de la personalidad, y que se acompaña con frecuencia de depresión grave, agitación, conducta regresiva, ilusiones, delirios y alucinaciones, que alteran de tal forma la percepción, la línea de pensamiento, las respuestas emocionales y la orientación personal, que el individuo pierde el contacto con la realidad, es incapaz de realizar una actividad social normal y habitualmente requiere hospitalización. Entre los tipos de psicosis pueden mencionarse la psicosis alcohólica, la psicosis bipolar, la psicosis de Korsakoff, la paranoia, la esquizofrenia y la psicosis senil. V. también **afectivo mayor, trastorno; mental orgánico, trastorno.**

**PSICOSIS AGUDA** (*acute psychosis*) Uno de los varios trastornos en los cuales disminuye y se altera la capacidad para procesar la información. La causa del trastorno en particular puede ser una anomalía fisiológica conocida, pero en otros casos no puede descubrirse ninguna alteración fisiológica a pesar de existir un claro defecto funcional. El delirio y el síndrome cerebral agudo se asocian con una fisiopatología conocida en el cerebro y se caracterizan por desorientación, alteraciones de la memoria y períodos de disminución del nivel de conciencia. La psicosis funcional aguda tiene una fisiopatología desconocida y se acompaña de diversos signos y síntomas que progresan desde el insomnio y la agitación hasta la aparición de delirios paranoides o megalomaníacos, euforia patológica, labilidad emocional y alucinaciones. En la psicosis aguda de cualquier tipo, el diagnóstico y el tratamiento deben ser rápidos. La alteración del juicio y la confusión que sufre el enfermo tienen efectos desastrosos sobre todos los aspectos de su vida. Por lo general se consigue la remisión con medicación antipsicótica y psicoterapia.

**PSICOSIS ALCOHÓLICA** (*alcoholic psychosis*) Conjunto de trastornos mentales causados por lesión o disfunción cerebral a consecuencia del abuso alcohólico, y dentro de los cuales se incluyen delirium tremens, psicosis de Korsakoff y alucinosis aguda.

**PSICOSIS INVOLUTIVA** (*involutional psychosis*) V. **melancolía involutiva.**

**PSICOSIS MANÍACO-DEPRESIVA** (*maniac-depressive psychosis*) V. **bipolar, enfermedad.**

**PSICOSIS POLINEURÍTICA** (*polyneuritic psychosis*) V. **Korsakoff, psicosis de.**

**PSICOSIS SENIL** (*senile psychosis*) Trastorno mental orgánico propio del envejecimiento. Se debe a la atrofia generalizada del cerebro sin signos de afectación cerebrovascular. Los síntomas más importantes son pérdida de memoria, alteración del juicio, disminución de los valores morales y estéticos, afectación del pensamiento abstracto, períodos de confusión, fabulación e irritabilidad, todo ello en un grado mayor o menor. Este trastorno, de naturaleza irreversible, es más frecuente en la mujer que en el hombre, sigue un curso gradual y progresivo y puede ser una forma tardía de la enfermedad de Alzheimer. Aunque se desconoce la causa exacta del deterioro cerebral que se produce con el envejecimiento, se están estudiando diversas teorías sobre fenómenos de autoin-

munidad, infecciones lentas y deficiencias colinérgicas También se llama **demencia degenerativa primaria.** V también **demencia multiinfarto.**

**PSICOSIS SITUACIONAL** (*situational psychosis*) (Psiquiatría). Episodio psicótico que se produce como consecuencia de un conjunto específico de circunstancias externas.

**PSICOSOCIAL, VALORACIÓN** (*psychosocial assessment*) Valoración del estado y la función mental y social de la persona. Los parámetros que se determinan son la autoestima y la imagen que tiene la persona de sí misma, los objetivos, los valores, las creencias y las relaciones.

**PSICOSOMÁTICA, ENFERMEDAD** (*psychosomatic illness*) V. **psicofisiológico, trastorno.**

**PSICOSOMÁTICA, REACCIÓN** (*psychosomatic reaction*) V. **psicofisiológico, trastorno.**

**PSICOSOMÁTICO** (*psychosomatic*) **1.** Que pertenece a la medicina psicosomática. **2.** Que se relaciona, caracteriza o resulta de la interacción de la mente o la psique con el organismo. **3.** Expresión de un conflicto emocional a través de sintomatología física. V. también **psicógeno; psicofisiológico, trastorno.**

**PSICOTERAPEUTA** (*psychotherapist*) Dícese de la persona que practica la psicoterapia, y que puede ser psiquiatra, psicólogo, enfermera psiquiátrica, asistente social psiquiátrico u otro profesional formado para esta actividad. Los requerimientos específicos para la formación y educación difieren mucho en contenido, extensión y duración, dependiendo de la forma de psicoterapia que se vaya a practicar. Los procedimientos de capacitación y las delimitaciones de la práctica varían de un estado a otro. Consultar la voz **psicoanalista.**

**PSICOTERAPÉUTICA** (*psychotherapeutics*) Tratamiento de los trastornos de la personalidad por medio de la psicoterapia.

**PSICOTERAPIA** (*psychotherapy*) Término que abarca diversos métodos de tratamiento de las alteraciones mentales y emocionales por medio de técnicas psicológicas en lugar de métodos físicos. Entre estas técnicas, que se utilizan de forma individual o en grupo, se encuentran el reforzamiento, la persuasión, la sugestión, el reaseguramiento, el apoyo y la catarsis. Algunos de los objetivos de la psicoterapia son cambiar los patrones comportamentales de maladaptación, mejorar las relaciones interpersonales, resolver los conflictos internos que provocan problemas personales, modificar convicciones erróneas sobre uno mismo y el medio y fomentar un sentido definido de autoidentidad para promover el crecimiento individual, de tal forma que se permita una existencia más llena y con más sentido. Tipos de psicoterapia son la psicoterapia del comportamiento, la psicoterapia de grupo, la terapia humanística-existencial, la terapia interpersonal y el psicoanálisis.

**PSICOTERAPIA AUXILIAR** (*adjunctive psychotherapy*) Forma de psicoterapia que tiene por objeto mejorar el estado físico y mental de una persona sin tratar de resolver sus problemas emocionales básicos. Algunos tipos de psicoterapia auxiliar son la musicoterapia, la terapia ocupacional y la ludoterapia.

**PSICOTERAPIA BREVE** (*brief psychotherapy*) (Psiquiatría). Tratamiento dirigido a la resolución activa de problemas de personalidad o de conducta, más que al análisis especulativo del inconsciente. Por lo general se concentra en un problema o síntoma específico y se limita a un número determinado de sesiones con el terapeuta.

**PSICOTERAPIA DE APOYO** *(supportive psychoterapy)* Forma de psicoterapia que trata de crear un medio eficaz de comunicación entre el psicoterapeuta y una persona emocionalmente trastornada, más que producir la interiorización psicológica de sus conflictos. A través de ciertas medidas de apoyo, tales como la reafirmación, el reforzamiento de las defensas, la dirección, la sugestión y la persuasión, el terapeuta participa directamente en la solución de los problemas específicos del paciente. Consultar también la voz **terapia no dirigida.**

**PSICOTERAPIA ROGERIANA** *(client-centered therapy)* Método no direccional de psicoterapia individual o de grupo desarrollada por Carl Rogers, en la cual la función del psicoterapeuta es escuchar, reflejar y repetir las palabras del paciente sin juzgarlas ni interpretarlas. La meta es conseguir que el paciente se dé cuenta de sus actitudes, sentimientos y conducta y los comprenda.

**PSICÓTICA, REACCIÓN** *(psychotic reaction)* V. **psicosis.**

**PSICÓTICO** *(psychotic)* **1.** Que pertenece a la psicosis. **2.** Dícese de la persona que muestra características de psicosis.

**PSICÓTICO, TRASTORNO** *(psychotic disorder)* V. **psicosis.**

**PSICOTROPO, PSICOTRÓPICO** *(psychotropic)* Que ejerce un efecto sobre la mente o modifica la actividad mental.

**PSILOCIBINA** *(psilocybin)* Droga psicodélica que es un ingrediente activo de diversas setas mexicanas alucinógenas, del género *Psilocybe mexicana.* Puede producir alteración del humor y de la conciencia, y no tiene ninguna aplicación médica.

**PSIQUE** *(psyche)* **1.** Aspecto de la mente que engloba los procesos conscientes e inconscientes. **2.** Entidad vital mental o espiritual del individuo, en oposición al cuerpo o soma. **3.** (Psicoanálisis). Componentes totales del ello, el yo y el superyo, incluyendo todos los aspectos conscientes e inconscientes. Consultar la voz **soma.**

**PSIQUIATRÍA** *(psychiatry)* Rama de la ciencia médica que se ocupa de las causas, tratamiento y prevención de los trastornos mentales, emocionales y comportamentales. Algunas ramas de la psiquiatría son la **psiquiatría comunitaria,** la **psiquiatría descriptiva,** la **psiquiatría dinámica,** la **psiquiatría existencial** y la **psiquiatría forense.**

**PSIQUIATRÍA BIOLÓGICA** *(biologic psychiatry)* Escuela de psiquiatría que destaca las causas físicas, químicas y neurológicas de las enfermedades mentales y emocionales y preconiza tratamientos acordes con dicha naturaleza.

**PSIQUIATRÍA COMUNITARIA** *(community psychiatry)* Rama de la psiquiatría que se ocupa del desarrollo de un programa adecuado y coordinado de salud mental entre los residentes en una zona específica.

**PSIQUIATRÍA DESCRIPTIVA** *(descriptive psychiatry)* Estudio de la conducta externa, fácilmente observable. Consultar la voz **psiquiatría dinámica.**

**PSIQUIATRÍA DINÁMICA** *(dynamic psychiatry)* Estudio de los factores motivacionales, emocionales y biológicos que determinan el comportamiento humano.

**PSIQUIATRÍA EXISTENCIAL** *(existential psychiatry)* Escuela de psiquiatría basada en la filosofía del existencialismo, que defiende un enfoque analítico y global de los trastornos mentales que se consideran desviaciones de la estructura total de la existencia de un sujeto, más que el resultado de un determinado factor biológico o cultural.

**PSIQUIATRÍA FORENSE** *(forensic psychiatry)* Rama de la psiquiatría que aplica sus conocimientos con fines legales.

**PSIQUIATRÍA INFANTIL** *(infant psychiatry)* Rama de la psiquiatría especializada en el diagnóstico, etiología y tratamiento de los cuadros psicopatológicos de los niños. Dichos cuadros se asocian a hipersensibilidad táctil y trastornos homeostásicos de aparición precoz; incluyen pobreza de la vinculación paternofilial, autismo infantil, depresión anaclítica, reacciones de aversión, ansiedad persistente ante la separación, signos precoces de agresividad, hiperactividad, vómitos cíclicos y alteraciones del sueño, apetito y excreción.

**PSIQUIATRÍA SOCIAL** *(social psychiatry)* Rama de la psiquiatría encargada del estudio de las influencias sociales sobre el desarrollo y evolución de las enfermedades mentales. Desde el punto de vista terapéutico, la psiquiatría social utiliza el medio ambiente y otros enfoques situacionales.

**PSIQUIÁTRICO, TRASTORNO** *(psychiatric disorder)* V. **mental, trastorno.**

**PSÍQUICO, TRAUMA** *(psychic trauma)* Shock o lesión emocional o situación de tensión que produce una impresión duradera, especialmente en el subconsciente. Las sesiones de psicoterapia, en las que la persona puede expresar sus sentimientos, contribuyen a aliviar el trauma psíquico.

**PSITACOSIS** *(psittacosis)* Enfermedad infecciosa provocada por la bacteria *Chlamydia psittaci* y que se caracteriza por una sintomatología respiratoria de tipo neumónico. Es transmitida al hombre por pájaros infectados, especialmente los loros. Las manifestaciones clínicas de la enfermedad son muy variables, y pueden ser similares a numerosas enfermedades infecciosas; casi siempre aparecen fiebre, tos, anorexia y cefaleas graves. Es muy sugerente la historia de exposición a pájaros, porque las clamidias son difíciles de aislar y cultivar. El diagnóstico se confirma detectando un aumento del título de anticuerpos en suero. El tratamiento debe hacerse con tetraciclina y es necesario mantenerlo de 10 a 14 días después de la desaparición de la fiebre. Es aconsejable el aislamiento. V. también **Chlamydia.**

**PSOAS MAYOR** *(psoas major)* Músculo abdominal largo que se origina en los procesos transversos y fibrocartílagos de las vértebras lumbares, así como en las caras laterales de los cuerpos vertebrales de las vértebras torácicas inferiores y lumbares. En el interior de la pelvis y al pasar bajo el ligamento inguinal, se une al músculo ilíaco para formar el iliopsoas profundo; se inserta en el trocánter menor. Su acción es provocar la flexión y rotación lateral del muslo y la flexión ventral y lateral de la columna.

**PSOAS MENOR** *(psoas minor)* Músculo largo y delgado de la pelvis, situado ventralmente al psoas mayor. En condiciones normales, falta en muchas personas. Se origina

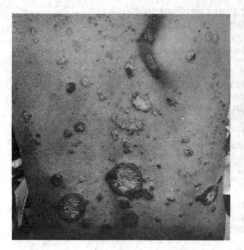

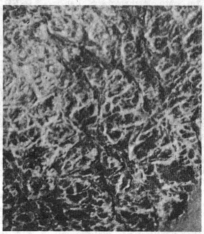

**PSORIASIS.** Distribución generalizada de placas de psoriasis de dimensiones variables y detalle del aspecto característico de una placa extensa.

**PSORIASIS.** Abajo: aspecto histológico con paraqueratosis, hiperqueratosis, hipogranulosis, alargamiento de los surcos interpapilares y, en el recuadro, detalle de la infiltración de neutrófilos en el estrato córneo (microabcesos de Munro).

en los cuerpos vertebrales de la duodécima vértebra dorsal y en la primera lumbar, y en el disco intervertebral situado entre ellos; termina en un tendón largo y plano que se inserta en la línea pectínea de la pelvis y en la fascia ilíaca. El psoas menor está inervado por una rama del primer nervio lumbar y su función es la flexión de la columna.

**PSOR-** Prefijo que significa «relativo al picor»: *psora, psorocomium, psorus.*

**PSORIASIS** *(psoriasis)* Enfermedad frecuente, crónica y hereditaria de la piel que se caracteriza por la presencia de áreas circunscritas rojizas y cubiertas de escamas gruesas, secas, plateadas y adherentes que se producen por un desarrollo excesivo de las células epiteliales. Es típica la evolución en forma de exacerbaciones y remisiones alternas. Las lesiones pueden localizarse en cualquier región del cuerpo, aunque son más frecuentes en las superficies de extensión, las prominencias óseas, la calota, los oídos, los genitales y la región perianal. A veces se acompaña de artritis, especialmente de las articulaciones distales pequeñas. El tratamiento consiste en la administración de corticosteroides tópicos e intralesionales, luz ultravioleta, baños de brea, cremas y champús, metotrexate y fotocromoterapia. Los subtipos de la psoriasis son la **psoriasis en gota** y la **psoriasis pustulosa.** V. también **fotoquimioterapia; artritis psoriásica.**

**PSORIASIS EN GOTA** *(gottate psoriasis)* Forma aguda de psoriasis que se caracteriza por la aparición de placas rojas, descamadas, en forma de lágrima, que miden de 3 a 10 mm y se distribuyen por todo el cuerpo. Esta reacción puede ser precipitada en sujetos sensibles por una faringitis estreptocócica u otra infección respiratoria superior. Para evitar el desarrollo de una forma más grave de psoriasis, es fundamental prescribir el tratamiento adecuado. Consultar la voz **psoriasis pustulosa.** V. también **psoriasis.**

**PSORIASIS PUSTULOSA** *(pustular psoriasis)* Forma grave de psoriasis que consiste en la formación de áreas de color rojo brillante y pústulas estériles distribuidas por todo el organismo. Cada pocos días se producen brotes le-

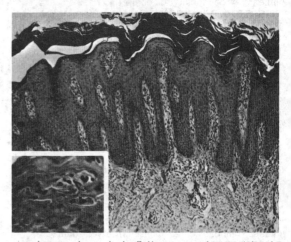

sionales que duran de 4 a 7 días, agrupados en ciclos de semanas o meses. Las recidivas son inevitables, y la sintomatología general consiste en fiebre, leucocitosis e hipoalbuminemia. En casos raros se producen hipovolemia e insuficiencia renal. A veces es necesario hospitalizar a estos enfermos para realizar reposición de líquidos, tratamiento con esteroides y sedación. Consultar la voz **psoriasis en gota.** V. también **psoriasis.**

**TP** *(PT)* Abreviatura de **protrombina, tiempo de.**

**Pt** *(Pt)* Símbolo del **platino.**

**PTERIGIUM** *(pterygium)* Área gruesa, triangular y pequeña de tejido pálido que se extiende medialmente desde el borde nasal de la córnea al canto interno del ojo.

**-PTERIGIUM** *(-pterygium)* Sufijo que significa «anomalía (específica) de la conjuntiva»: *loxopterigium, pimelopterigium, simbleparopterigium.*

**PTERIGOIDEO LATERAL** *(pterygoideus lateralis)* Uno de los cuatro músculos de la masticación. Se extiende casi horizontalmente desde la fosa infratemporal y el cóndilo mandibular, y es un músculo corto, grueso y algo cónico que se origina mediante dos cabezas en el ala mayor del esfenoides, la cresta infratemporal y la apófisis peterigoides lateral. Se inserta en el cóndilo de la mandíbula y en el disco articular de la articulación temporomandibular. El pterigoideo lateral está inervado por el nervio pterigoideo lateral y su función es la apertura de las mandíbulas y los movimientos hacia delante y hacia los lados. También llamado músculo pterigoideo externo.

**PTERIGOIDEO MEDIAL** (*pterygoideus medialis*) Uno de los cuatro músculos de la masticación que se origina en el proceso piramidal del hueso palatino y de la tuberosidad del maxilar; se inserta en la cara medial de la rama del maxilar; está inervado por el nervio pterigoideo medial y su función es cerrar la mandíbula. También llamado músculo pterigoideo interno.

**PTEROILGLUTÁMICO, ÁCIDO** (*pteroylglutamic acid*) V. **fólico, ácido**.

**PTIALINA** (*ptyalin*) Enzima que digiere el almidón y que se encuentra en la saliva. También llamada **amilasa**.

**PTIALISMO** (*ptyalism*) Salivación excesiva, como sucede a veces en los primeros meses del embarazo. También llamado **hiperptialismo**.

**PTIALO-** (*ptyalo-*) Prefijo que significa «relativo a la saliva»: *ptialocele, ptialógeno, ptialografía*.

**-PTISIS** (*-ptysis*) Sufijo que significa «expulsión de materia»: *albuminoptisis, hemoptisis, plasmoptisis*.

**PTOSIS** (*ptosis*) Descenso del párpado superior producido por una debilidad congénita o adquirida del músculo elevador o por parálisis del tercer par craneal. La ptosis parcial y la miosis pueden ser provocadas por una enfermedad hematológica rara que afecta a la porción simpática del sistema nervioso autónomo. Puede tratarse quirúrgicamente acortando el músculo elevador.

**-PTOSIS** Sufijo que significa «prolapso de un órgano»: *esofagoptosis, hepatoptosis, uvuloptosis*.

**PTOSIS RENAL** (*ptotic kidney*) Riñón situado en posición anormal, habitualmente en la pelvis, sobre el promontorio sacro y por detrás del peritoneo. La ptosis renal puede ser congénita o secundaria a un traumatismo y habitualmente es asintomática, aunque en el embarazo se puede producir una obstrucción del flujo urinario.

**Pu** (*Pu*) Símbolo del **plutonio**.

**PUBARQUÍA** (*pubarche*) Comienzo de la pubertad, que está marcado por la aparición de los caracteres sexuales secundarios.

**PUBERTAD** (*puberty*) Período de la vida en el que comienza la capacidad de reproducción.

**PUBERTAD PRECOZ** (*precocious puberty*) Desarrollo anormalmente precoz de la madurez sexual. Se caracteriza por la ovulación en las niñas antes de los 8 años y la producción de esperma maduro en el niño antes de los 10 años.

**PUBERÚLICO, ÁCIDO** (*puberulic acid*) Antibiótico aislado del hongo *Penicillium puberulum* que impide la reproducción de las bacterias grampositivas.

**PÚBICO, HUESO** (*pubic bone*) V. **pubis**.

**PUBIS** (*pubis*) Hueso par que, con el isquion y el ilion, forma el hueso de la pelvis; cada pubis se une con el del otro lado a nivel de la sínfisis púbica. Este hueso forma la quinta parte del acetábulo y se puede dividir en cuerpo, rama superior y rama inferior. La cara externa del pubis es rugosa y sirve de inserción de los músculos aductor largo, obturador externo, aductor corto y de la porción proximal del gracilis (músculo recto interno del muslo). La cara interna del pubis es lisa y forma parte de la pared anterior de la pelvis, prestando inserción al elevador del ano y al músculo obturador interno, y de inserción de los ligamentos puboprostáticos y de unas cuantas fibras musculares de la vejiga. La cresta púbica presta inserción al recto abdominal, al piramidal y al tendón conjunto o ligamento de Henle. La porción lateral de la rama superior del pubis tiene tres caras, la superior, la inferior y la dorsal. La cara superior contiene la línea ileopectínea, y la rama inferior presta inserción al músculo recto anterior del muslo, una porción del obturador externo, el aductor corto, el aductor largo y el obturador interno, así como al constrictor uretral. Consultar las voces **ilíaco**; **isquion**.

**PUDENDA** (*pudendum*) Genitales externos, especialmente de la mujer. En ésta comprende el monte de Venus, los labios mayores, los labios menores, el vestíbulo vaginal y las glándulas vestibulares. En el hombre comprende el pene, el escroto y los testículos.

**PUDENDO, CANAL** (*pudendal canal*) V. **Alcock, conducto de**.

**PUDENDO, NERVIO** (*pudendal nerve*) Una de las ramas del plexo pudendo, que surge de los nervios sacros segundo, tercero y cuarto, pasa entre los músculos piriforme y coccígeo y abandona la pelvis a través del orificio ciático mayor. Atraviesa la espina del isquion y vuelve a entrar en la pelvis a través del orificio ciático menor. Acompaña a los vasos pudendos internos a través del túnel fascial a lo largo de la pared lateral de la fosa isquiorectal, y se divide en dos ramas terminales cerca del diafragma urogenital. Las ramas del nervio pudendo son el nervio rectal inferior, el nervio perineal y el nervio dorsal del pene o del clítoris. V. también **plexo pudendo**.

**PUENTE FIJO** (*fixed bridgework*) Aparato dental con dientes artificiales que se fija permanentemente en la arcada superior o en la inferior.

**PUER-** Prefijo que significa «niño»: *puericultura, puerilismo, puerperio*.

**PUERICULTURA** (*puericulture*) Especialidad que trata de la crianza y educación de los niños.

**PUERIL** (*puerile*) Que pertenece a los niños o a la infancia; juvenil.

**PUERPERAL** (*puerperal*) **1.** Que pertenece al período inmediatamente posterior al parto. **2.** Dícese de la mujer (puérpera) que acaba de dar a luz.

**PUERPERAL, FIEBRE** (*puerperal fever*) Síndrome asociado a una infección bacteriana sistémica y septicemia que se produce después del parto, habitualmente como consecuencia de realizar una técnica obstétrica no estéril. Se caracteriza por endometritis, fiebre, taquicardia, hiperestesia uterina y loquios fétidos; si no se trata, aparecen postración, insuficiencia renal, shock bacteriémico y muerte. El organismo causal más frecuente es el estreptococo hemolítico. La fiebre puerperal era poco conocida antes de que se comenzara a practicar la obstetricia hospitalaria, al principio del siglo XIX; entonces se convirtió en una

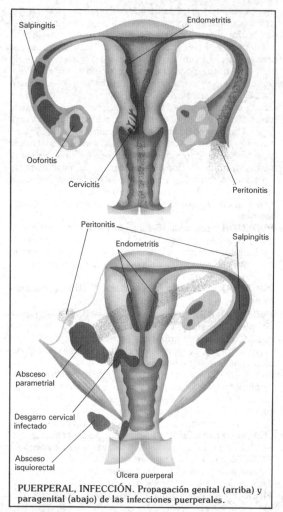

**PUERPERAL, INFECCIÓN.** Propagación genital (arriba) y paragenital (abajo) de las infecciones puerperales.

ticamente. Este trabajo fue ignorado o desacreditado durante casi medio siglo, porque los médicos se negaban a creer que ellos pudieran ser los agentes de transmisión de las infecciones. Al final del siglo XIX, después del descubrimiento de los microbios por Pasteur, Semmelweis fue rehabilitado póstumamente. Las técnicas estériles se instituyeron gradualmente, pero sólo en la cuarta década del siglo XIX dejó de constituir la fiebre puerperal la primera causa de mortalidad materna. La infección uterina posparto no es rara, aunque puede tratarse con eficacia mediante la administración parenteral de dosis masivas de antibióticos antes de que se generalice.

**PUERPERIO** *(puerperium)* Tiempo que sigue al parto y que dura aproximadamente seis semanas. Durante el mismo regresan los cambios anatómicos y fisiológicos producidos por la gestación y la mujer se ajusta a las responsabilidades nuevas o más amplias de la maternidad y de la vida de no gestante.

**PULEX** *(Pulex)* Género de pulgas, algunas de cuyas especies son agentes transmisores de enfermedades producidas por artrópodos, como la peste y el tifus epidémico.

**PULGA** *(flea)* Insecto hematófago áptero, perteneciente al orden sifonápteros. Algunas especies transmiten arbovirus a los seres humanos, actuando como huéspedes o vectores.

**PULGA, PICADURA DE** *(flea bite)* Pequeña herida punzante producida por una pulga. Ciertas especies de pulgas transmiten la peste, el tifus murino y, probablemente, la tularemia.

**PULGAR** *(thumb)* El primero y más corto de los dedos de la mano. Algunos anatómicos lo clasifican aparte del resto de los dedos por tener un metacarpiano y sólo dos falanges. El metacarpiano del pulgar se articula con el trapecio del carpo y es movido por los músculos de la eminencia tenar, que ocupan la parte radial de la palma de la mano, y por el músculo aductor mediano, el extensor corto del pulgar y el extensor largo. Los músculos de la eminencia tenar incluyen el separador mediano, el oponente del pulgar, el flexor corto del pulgar y el abductor del pulgar. Entre los nervios que inervan a los citados músculos, hay ramas del nervio radial, la rama profunda palmar del nervio cubital y una rama del nervio mediano. El metacarpiano del pulgar, como los del resto de los dedos, se osifica a partir de un centro en la diáfisis del hueso y otro en su extremo distal. La osificación se inicia a la mitad de la octava o novena semana de vida fetal. Alrededor del tercer año de vida, la extremidad basal del metacarpiano del pulgar comienza a osificarse a partir de centros diafisarios de las falanges y centros de las epífisis proximales. La osificación de la diáfisis de las falanges comienza alrededor de la semana 18.º de la vida fetal.

**PULMO-** *(pulmo-, pulmon-)* Prefijo que significa «perteneciente al pulmón»: *pulmografía, pulmolito, pulmómetro.*

**PULMÓN** *(lung)* Órgano par esponjoso y ligero situado en el tórax, que constituye el componente principal del aparato respiratorio. En los dos pulmones, extraordinariamente elásticos, radican los mecanismos fundamentales con que cuenta el organismo para inspirar aire, del cual extrae el oxígeno, que oxigena el sistema sanguíneo ar-

complicación endémica y con frecuencia epidémica, que provocó miles de muertes entre las madres y los niños recién nacidos. Tasas de mortalidad materna del 20 % y superiores no eran raras en países en los cuales los partos se hacían en medios hospitalarios. Ignaz Philipp Semmelweis, en Viena, observó que las mujeres atendidas por comadronas contraían la enfermedad con frecuencia mucho menor que las atendidas por médicos y estudiantes. Aquéllas no realizaban exploraciones vaginales frecuentes durante el parto ni participaban en las autopsias. Aunque todavía no se había elaborado la teoría etiológica infecciosa de la enfermedad, Semmelweis dedujo que el organismo causal se transmitía por medio de los médicos y estudiantes, desde los cadáveres infectados, a las mujeres de parto en las salas de maternidad. Instituyendo un procedimiento que exigía la desinfección de las manos y del instrumental quirúrgico del personal obstétrico, la mortalidad materna en su clínica se redujo drás-

terial, y para exhalar el dióxido de carbono contenido en el sistema venoso. Los pulmones comprenden varios lóbulos de superficie lisa y brillante: tres en el pulmón derecho y dos en el izquierdo. Cada pulmón posee una cubierta serosa externa, una capa subserosa de tejido areolar y el parénquima. La cubierta serosa corresponde a la pleura visceral, fina; el tejido areolar subseroso contiene gran número de fibras elásticas y reviste toda la superficie del órgano. El parénquima está constituido por lobulillos secundarios que se dividen en lobulillos primarios, cada uno de los cuales comprende vasos sanguíneos, linfáticos, nervios y un conducto alveolar que se comunica con los espacios aéreos. El color de los pulmones en el momento del nacimiento es blanquecino o rosado y se va oscureciendo con el paso del tiempo. Ello se debe al acúmulo de gránulos de carbón que se depositan en el tejido areolar cerca de la superficie pulmonar. Estos depósitos aumentan con la edad y son más abundantes en el hombre que en la mujer. Los pulmones del hombre suelen ser más pesados que los de la mujer y por lo general tienen una mayor capacidad. La cantidad de aire que pueden exhalar los pulmones tras una inspiración máxima es de 3.700 cc por término medio. El pulmón tiene forma cónica y presenta un vértice, una base, tres bordes y dos superficies. El vértice es redondeado y se extiende hacia la raíz del cuello unos 4 cm por encima de la primera costilla. La base pulmonar es ancha y cóncava, reposa sobre la superficie convexa del diafragma y se desplaza con el mismo hacia arriba durante la espiración y hacia abajo durante la inspiración. Las superficies pulmonares son parcialmente cóncavas y presentan una impresión cardiaca donde se aloja el corazón. Las arterias bronquiales aportan sangre con sustancias nutritivas para los pulmones y se originan en la cara anterior de la aorta torácica o en las arterias intercostales aórticas. La vena bronquial se forma en la raíz del pulmón. La mayoría de la sangre transportada por las arterias bronquiales es drenada por las venas pulmonares.

## PULMÓN, CÁNCER DE (lung cancer) Neoplasia maligna pulmonar atribuible en el 75 % de los casos al hábito de fumar. Otros factores predisponentes son la exposición al asbesto, acronitrilo, arsénico, berilio, cromo, éter de clorometilo, productos derivados del carbón, radiaciones ionizantes, óxido de hierro, gas mostaza, níquel, petróleo, uranio y cloruro de vinilo. El cáncer de pulmón suele desarrollarse sobre pulmones con cicatrices o afectos de enfermedades crónicas y, por lo general, cuando se detecta se encuentra en un estado muy avanzado, a veces incluso con metástasis cerebral. Los síntomas del cáncer de pulmón son tos persistente, disnea, esputo purulento o teñido de sangre, dolor torácico y crisis repetidas de bronquitis o neumonía. Los procedimientos diagnósticos utilizados son radiografías, fluoroscopia, tomografías, broncografía, angiografía, estudios citológicos del esputo, lavados o cepillados bronquiales y biopsia con aguja. El 30 % de todos los tumores malignos de pulmón son carcinomas epidermoides y un porcentaje igual adenocarcinomas; un 25 % son carcinomas de células de avena y el 15 % restante cánceres anaplásicos de células grandes. Los tumores epidermoides permanecen más tiempo loca-

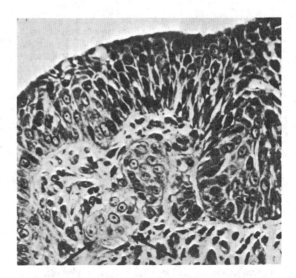

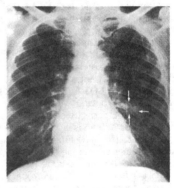

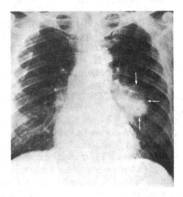

**PULMÓN, cáncer de.** La fotografía superior muestra un carcinoma bronquial inducido experimentalmente en un animal mediante el consumo masivo de tabaco. Junto a estas líneas, dos radiografías del crecimiento y evolución de un carcinoma broncogénico en el pulmón izquierdo. Una gran mayoría de casos de cáncer de pulmón son atribuibles al hábito del tabaco.

lizados en el tórax, pero otras neoplasias pulmonares tienden a metastatizar a distancia más precozmente. Los carcinomas de células de avena suelen invadir la medula ósea y los cánceres anaplásicos metastatizan con frecuencia en los ganglios mediastínicos y la mucosa gastrointestinal. El tratamiento más eficaz es la cirugía, pero sólo la mitad de los casos son operables en el momento del diagnóstico y cerca de un 50 % de ellos no son resecables. La toracotomía está contraindicada si se encuentran metástasis en los ganglios linfáticos escalenos o contralaterales. Para tratar las lesiones localizadas y los tumores intratorácicos irresecables, se emplea la radioterapia, que está indicada también como medida paliativa en las lesiones metastásicas. Puede administrarse junto con quimioterapia en el posoperatorio, para destruir las células tumorales residuales. En algunos casos tratados con agentes quimioterapéuticos, como la ciclofosfamida, procarbacina, methrotexate, clorhidrato de doxorrubicina y bleomicina, se consigue obtener remisiones y curación. La quimioterapia está especialmente indicada en el carcinoma de células de avena. Algunos autores recomiendan la administración de vacuna del bacilo de Calmette-Guérin en el posoperatorio de algunos casos diagnosticados muy precozmente.

**PULMÓN DE ACERO** (*iron lung*) V. **Drinker, respirador de**.

**PULMÓN DE GRANJERO** (*farmer's lung*) Trastorno respiratorio producido por la inhalación de actinomicetos u otros polvos orgánicos del heno mohoso. Se trata de una forma de neumonitis por hipersensibilidad que afecta a sujetos que han desarrollado anticuerpos frente a las esporas de los hongos. Se caracteriza por tos, disnea, cianosis, taquicardia, náuseas, escalofríos y fiebre. El tratamiento consiste en la administración de cromolín sódico y un corticosteroide.

**PULMÓN DE LOS ASPIRADORES DE HORMONA HIPOFISARIA** (*pituitary snuff lung*) Tipo de neumonitis de hipersensibilidad que se produce en algunas personas que inhalan extractos hipofisarios. Los antígenos que provocan la reacción de hipersensibilidad se encuentran en las proteínas séricas de la vaca y el cerdo y en el tejido hipofisario. Los síntomas de la forma aguda son escalofríos, tos, fiebre, disnea, anorexia, náuseas y vómitos. La forma crónica se caracteriza por fatiga, tos crónica, pérdida de peso y disnea de ejercicio.

**PULMÓN DE LOS CRIADORES DE PÁJAROS** (*bird breeder's lung*) V. **pulmón de los criadores de palomas**.

**PULMÓN DE LOS CRIADORES DE PALOMAS** (*pigeon breeder's lung*) Trastorno respiratorio producido por una reacción de hipersensibilidad adquirida frente a los antígenos vehiculados en los excrementos de los pájaros.

**PULMÓN DE LOS CULTIVADORES DE SETAS** (*mushroom worker's lung*) Forma de neumonitis causada por hipersensibilidad, común entre los operarios de las plantas de cultivo de setas. Los antígenos que provocan las reacciones de hipersensibilidad son hongos de los géneros *Micropolyspora* y *Thermoactinomyces*. Las esporas de estos hongos se encuentran en el mantillo utilizado para cultivar las setas. Los síntomas de la forma aguda de la enfermedad incluyen escalofríos, tos, fiebre, disnea, anorexia, náuseas y vómitos. La forma crónica se caracteriza por cansancio, tos crónica, pérdida de peso y disnea de esfuerzo.

**PULMÓN DE LOS TRABAJADORES DE LA MALTA** (*malt worker's lung*) Trastorno respiratorio que se adquiere por exposición a partículas cargadas de hongos de cebada o malta mohosas. Se trata de una enfermedad profesional. V. también **polvo orgánico**.

**PULMÓN DEL QUESERO** (*cheesewasher's lung*) Enfermedad pulmonar producida por una reacción alérgica frente a los hongos del queso. Con la evitación del agente causal se asegura la prevención de esta enfermedad, que no precisa ningún otro tratamiento.

**PULMÓN DEL TRABAJADOR DEL CORCHO** (*cork's worker lung*) Enfermedad causada por una reacción alérgica al polvo del corcho. Denominado también **suberosis**. V. también **polvo orgánico**.

**PULMÓN HEMORRÁGICO** (*hemorrhagic lung*) V. **atelectasia congestiva**.

**PULMÓN HÚMEDO** (*wet lung*) Condición anómala de los pulmones caracterizada por una tos persistente y estertores en la base del órgano. Tiene lugar en trabajadores expuestos a agentes irritantes de los pulmones, como el amoníaco, cloro, dióxido de azufre, ácidos orgánicos volátiles, polvos y vapores químicos corrosivos. El tratamiento consiste en alejar a la persona afectada de la fuente de exposición y disponer la terapia adecuada para un posible edema pulmonar. Consultar la voz **edema pulmonar**. V. también **derrame pleural; pleuresía**.

**PULMÓN NEGRO** (*black lung*) V. **antracosis**.

**PULMÓN NEGRO, ENFERMEDAD CON** (*black lung disease*) V. **neumoconiosis**.

**PULMÓN RÍGIDO** (*stiff lung*) V. **atelectasia congestiva**.

**PULMONAR** (*pulmonary*) Que pertenece a los pulmones o al sistema respiratorio.

**-PULMONAR** (*-pulmonic*) Sufijo que significa «relativo al pulmón»: *apulmonar, gastropulmonar, intrapulmonar*.

**PULMONAR, ENFERMEDAD** (*pulmonary disease*) Trastorno del sistema respiratorio que se caracteriza por tos, dolor torácico, disnea, hemoptisis, producción de esputos, estridor y sibilantes. Otros síntomas menos frecuentes son la ansiedad, el dolor en hombro y brazo, la hiperestesia en la pantorrilla, el eritema nodoso, el enrojecimiento facial, la cefalea, la ronquera, el dolor articular y la somnolencia. Las técnicas diagnósticas utilizadas en las enfermedades pulmonares son la broncoscopia, la citología, la serología y los análisis bioquímicos de las secreciones bronquiales, la laparoscopia, las pruebas de función pulmonar y la radiología. Las enfermedades pulmonares pueden ser obstructivas o restrictivas. Las obstructivas son el resultado de la presencia de un obstáculo en la vía aérea que impide el flujo de aire, especialmente durante la espiración. Algunos ejemplos son el broncoespasmo, el edema de la mucosa bronquial, la pérdida de elasticidad pulmonar o las secreciones bronquiales viscosas. Las enfermedades obstructivas se caracterizan por un descenso del flujo espiratorio y un aumento de la capacidad pulmonar total. Algunas enfermedades obstructivas agudas son el asma, la bronquitis y la bronquiolitis; la combinación de enfisema y bronquitis constituye un proceso crónico. Los enfermos con enfermedades obstructivas pueden presentar insuficiencia respiratoria aguda producida por cualquier causa desencadenante, como una infección o una anestesia general. Las enfermedades respiratorias restrictivas están provocadas por procesos que limitan la expansión pulmonar, produciendo una re-

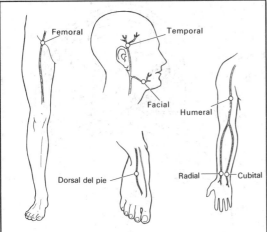

**PULSO. Registros gráficos correspondientes a distintos tipos de pulsos, algunos de ellos determinados por anomalías cardiacas.**

ducción real del volumen del aire inspirado, como sucede en el fibrotórax, las enfermedades neuromusculares, la cifosis, la escoliosis, la espondilitis o la resección quirúrgica del tejido pulmonar. La característica de las enfermedades restrictivas es el descenso de la capacidad vital forzada y de la capacidad pulmonar total, con aumento del trabajo respiratorio e intercambio insuficiente de gases. Los procesos restrictivos agudos son las causas pulmonares más frecuentes de insuficiencia respiratoria.

**PULMONAR, TUMOR** (*pulmonary sulcus tumor*) Neoplasia destructiva e invasiva que se desarrolla en el vértice pulmonar e infiltra las costillas, las vértebras y el plexo braquial.

**PULMONAR, VÁLVULA** (*pulmonary valve*) Estructura cardiaca compuesta por tres valvas semilunares que se cierran durante la diástole cardiaca para evitar el reflujo de sangre desde la arteria pulmonar al ventrículo derecho. Las valvas están separadas por senos que recuerdan unos pocillos finos cuando se cierran y llenan de sangre. Las valvas crecen a partir del endotelio de la arteria pulmonar, y, cuando se colapsan por el flujo de la sangre ventricular, abren la válvula y permiten que la sangre desoxigenada penetre a través de la arteria pulmonar hacia los pulmones. También llamadas válvulas semilunares. Consultar las voces **aórtica, válvula; mitral, válvula; tricúspide, válvula**.

**PULMONAR, VENA** (*pulmonary vein*) Par de venas de gran diámetro que vehiculan la sangre oxigenada desde cada pulmón a la aurícula cardiaca izquierda. Las venas pulmonares derechas pasan dorsalmente con respecto a la aurícula derecha y la vena cava superior. Las venas pulmonares izquierdas discurren ventralmente a la aorta torácica descendente. Consultar la voz **tronco pulmonar**.

**PULMONAR DERECHA, ARTERIA** (*right pulmonary artery*) La más larga y gruesa de las dos arterias que conducen la sangre del corazón a los pulmones. Nace del tronco pulmonar y se dirige al lado derecho por detrás

de la aorta para bifurcarse en la base del pulmón derecho.

**PULMONAR IZQUIERDA, ARTERIA** (*left pulmonary artery*) Arteria que recoge la sangre venosa del corazón y la lleva a los pulmones. Parte del tronco pulmonar y se dirige al pulmón izquierdo, presentando más ramificaciones que la arteria pulmonar derecha. En el feto es más larga e importante que la derecha porque proporciona el ductus arterioso, pero en el adulto es más corta.

**PULMONAR OBSTRUCTIVA CRÓNICA, ENFERMEDAD (EPOC)** (*chronic obstructive pulmonary disease*) Proceso progresivo e irreversible que se caracteriza por disminución de la capacidad ventilatoria de los pulmones. El enfermo se queja de disnea de esfuerzo, dificultad de inspiración o espiración profunda, y, a veces, también presenta tos crónica. Este proceso puede ser consecuencia de bronquitis crónica, enfisema pulmonar, asma o bronquiolitis crónica, y se agrava con el consumo del tabaco.

**PULPA** (*pulp*) Tejido suave y esponjoso, como el que se encuentra en el bazo, la cámara pulposa del diente o las falanges distales de los dedos de manos y pies.

**PULPITIS** (*pulpitis*) Inflamación o infección de la pulpa dental. También llamada **caries**.

**PULSÁTIL** (*throb*) Dícese de un tipo de dolor profundo y palpitante.

**PULSIÓN** (*drive*) Necesidad compulsiva básica. Una pulsión primaria es algo innato relacionado con los procesos psicológicos. Una pulsión secundaria es la que se desarrolla durante el período de crecimiento e incita y dirige la conducta.

**PULSO** (*pulse*) **1.** Respiración o movimiento vibratorio rítmico. **2.** Onda electromagnética breve. **3.** Expansión y contracción repetida y regular de una arteria, producida por las ondas de presión provocadas por la eyección de sangre del ventrículo izquierdo durante la sístole cardiaca. El fenómeno se detecta con facilidad en las arterias superficiales, como la radial o la carótida, y se corresponde con cada latido del corazón. El número normal de latidos por minuto en el adulto varía entre 50 y 100, produciéndose fluctuaciones con el ejercicio, el dolor, la enfermedad y las reacciones emocionales.

**PULSO, PUNTO DE** (*pulse point*) Cada uno de los lugares situados en la superficie del cuerpo donde se pueden palpar con facilidad las pulsaciones arteriales. El punto de pulso más habitual es el de la arteria radial, en la muñeca. Otros son el de la arteria temporal, por delante del pabellón auricular, el de la arteria carótida primitiva, por debajo del cartílago tiroides, y el de la arteria facial, en el borde inferior de la mandíbula.

**PULSO ABDOMINAL** (*abdominal pulse*) Pulso de la aorta abdominal.

**PULSO ALTERNANTE** (*bounding pulse*) Pulso que a la palpación se nota lleno y elástico debido a una fuerza de contracción cardiaca superior a la normal o a la existencia de un volumen aumentado de sangre circulante en las estructuras elásticas del sistema vascular.

**PULSO ANACROTO** (*anacrotic pulse*) Pulso caracterizado (en el trazado esfigmográfico) por un descenso transitorio de amplitud en la curva de la elevación primaria. Se observa en la estenosis aórtica.

**PULSO ANADÍCROTO** (*anadicrotic pulse*) Pulso caracterizado (en el trazado esfigmográfico) por dos descensos transitorios de amplitud en la curva de la elevación primaria.

**PULSO BIGÉMINO** *(bigeminal pulse)* Pulso anómalo consistente en la sucesión de dos latidos cercanos seguidos por una pausa durante la cual no puede cogerse el pulso.

**PULSO BISFERIENS** *(bisferious pulse)* Pulso arterial que tiene dos picos palpables, siendo el segundo ligeramente más fuerte que el primero.

**PULSO CAPILAR** *(capillary pulse)* V. **Quincke, pulso de**.

**PULSO CAROTÍDEO** *(carotid pulse)* Pulso de la arteria carótida que se palpa ejerciendo una suave presión digital en la hendidura situada entre la faringe y el músculo esternocleidomastoideo del cuello.

**PULSO CUADRIGÉMINO** *(quadrigeminal pulse)* Pulso en el cual se produce una pausa por cada cuatro latidos.

**PULSO DÍCROTO** *(dicrotic pulse)* Pulso arterial con dos pulsos separados, por lo general el segundo más débil que el primero.

**PULSO DORSAL DEL PIE** *(dorsalis pedis pulse)* Pulso de la arteria pedia palpable entre el primero y el segundo huesos metatarsianos, en la parte superior del pie. Se detecta en aproximadamente el 90 % de las personas.

**PULSO EN MARTILLO DE AGUA** *(water-hammer pulse)* Pulso asociado a regurgitación aórtica. Se caracteriza por un impulso lleno y enérgico que se colapsa inmediatamente provocando una sensación de sacudida.

**PULSO FEMORAL** *(femoral pulse)* Pulso de la arteria femoral que se palpa en la ingle.

**PULSO FILIFORME** *(thready pulse)* Pulso anormalmente débil y rápido; la arteria no se nota llena y es difícil contar las pulsaciones. Es característico de la hipovolemia propia de las hemorragias intensas.

**PULSO LLENO** *(full pulse)* Pulso de gran volumen y baja presión.

**PULSO PARADÓJICO** *(pulsus paradoxus)* Disminución anormal de la presión sistólica y de la amplitud de la onda y el pulso durante la inspiración. El descenso normal de la presión es inferior a 100 mm de Hg, y una caída excesiva puede ser un signo de taponamiento cardiaco en la pericarditis aguda.

**PULSO PARVUS ET TARDUS** *(pulsus parvus et tardus)* Pulso débil y de baja tensión que sube y baja lentamente. Aparece en la estenosis aórtica.

**PULSO POPLÍTEO** *(popliteal pulse)* Pulso de la arteria poplítea que se palpa por detrás de la rodilla estando el paciente en decúbito prono con la articulación flexionada.

**PULSO RADIAL** *(radial pulse)* Pulso que se palpa en la arteria radial a nivel de la muñeca y sobre el radio. El pulso radial es uno de los que se utilizan con más frecuencia, por la facilidad que supone su exploración.

**PULSO SALTÓN** *(bounding pulse)* Pulso que, mediante palpación, se percibe lleno y elástico por un aumento del empuje de la contracción cardiaca o aumento del volumen de sangre circulante en las estructuras elásticas del sistema vascular.

**PULSO TARDUS** *(pulsus tardus)* Pulso cuya amplitud asciende y desciende gradualmente.

**PULSO TIBIAL POSTERIOR** *(posterior tibialis pulse)* Pulso de la arteria tibial posterior que se palpa en la cara

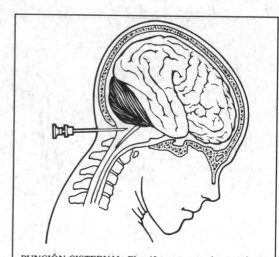

PUNCIÓN CISTERNAL. El gráfico muestra el punto de inserción, entre el hueso occipital y el atlas, para la toma de muestras de líquido cefalorraquídeo.

interna del tobillo justamente por detrás de la prominencia ósea del mismo.

**PULSO TRICROTO** *(tricrotic pulse)* Pulso anormal que en el esfigmograma presenta tres picos, representativos de la onda de presión debida a la sístole seguida de dos elevaciones secundarias en la diástole.

**PULSO TRIGÉMINO** *(trigeminal pulse)* Pulso anormal caracterizado por tres latidos consecutivos y un intervalo.

**PULSO VENOSO** *(venous pulse)* Pulso de una vena que suele palparse en las yugulares interna o externa del cuello. La palpación del pulso en la vena yugular sirve para valorar la morfología de la onda de presión, especialmente en las personas con trastornos de la conducción cardiaca o arritmias.

**PUNCIÓN CISTERNAL** *(cisternal puncture)* Inserción de una aguja en la cisterna cerebelomedular para extraer el líquido cefalorraquídeo y examinarlo.

**PUNCIÓN LUMBAR** *(lumbar puncture)* Introducción de una aguja hueca y un trocar en el espacio subaracnoideo utilizando una técnica aséptica estricta. La punción lumbar se realiza con varias finalidades diagnósticas y terapéuticas. Entre las indicaciones diagnósticas se encuentran la medición de la presión del líquido cefalorraquídeo (LCR), la obtención de LCR para análisis de laboratorio, la evaluación del conducto para comprobar la presión de un tumor y la inyección de aire, oxígeno o sustancias radioopacas para la visualización radiográfica de las estructuras del sistema nervioso espinal, meninges y cerebro. Entre las indicaciones terapéuticas destacan la extracción de sangre o pus del espacio subaracnoideo, la inyección de suero o fármacos, la extracción de LCR para reducir la presión intracraneal, la introducción de un anestésico local para inducir anestesia espinal y la colocación de una pequeña cantidad de sangre del paciente en el espacio subaracnoideo para formar un coágulo que selle la duramadre, y evite la filtración de LCR en el espacio epidural. MÉTODO: Se limpia la piel que cubre la zona correspon-

diente al espacio intervertebral entre la tercera y cuarta vértebras lumbares. Se cubre el dorso del paciente con un paño estéril fenestrado, situando el orificio sobre el lugar de la punción, y se introduce la aguja a través del espacio intervertebral hasta llegar al espacio subaracnoideo, momento en el cual se extrae el trocar. Si la aguja se ha situado correctamente, fluyen algunas gotas de LCR. Dependiendo de la indicación del procedimiento, se siguen diversas técnicas. La presión del LCR puede medirse utilizando un manómetro conectado a un cáteter; también puede extraerse líquido para su examen visual y su análisis químico o bacteriológico en el laboratorio. CRITERIOS IMPORTANTES: La punción lumbar está contraindicada si el procedimiento no va a contribuir al diagnóstico o tratamiento de una enfermedad, cuando se sospecha la presencia de un tumor intracraneal y existen signos de aumento de la presión intracraneal, y cuando en la zona de la punción se observa alguna lesión infecciosa. Tampoco debe realizarse una punción lumbar si se proyecta practicar en un futuro inmediato una encefalografía o una mielografía, puesto que en ese caso habría que repetir la punción. Aproximadamente un 25 % de los pacientes, tras el procedimiento, presentan filtración de LCR, cefaleas, náuseas, vómitos, disuria, infección o signos de irritación meníngea.
ACTUACIÓN DE LA ENFERMERA: La enfermera debe obtener el consentimiento del paciente para que se le practique la punción lumbar. Es aconsejable administrar un sedante media hora antes del procedimiento y explicar al paciente en qué va a consistir. Se sitúa al enfermo en decúbito lateral, con la espalda lo más cerca posible del borde de la cama, con las piernas flexionadas sobre el abdomen, flexionando al máximo la columna vertebral para conseguir que el espacio intervertebral sea lo más amplio posible. Si el individuo es velludo, se le rasura. Después del procedimiento, la enfermera debe vigilar la aparición de dolor, cambios en el estado mental, salida de líquido cefalorraquídeo, fiebre o retención urinaria. Se mantiene al pacientes en cama de 4 a 6 horas, a ser posible en posición prona.

**PUNNETT, CUADRO DE** (*Punnett square*) Diagrama gráfico en forma de tablero, que se utiliza para representar proporciones genéticas y en el cual se muestran todas las posibles combinaciones de gametos masculinos y femeninos, cuando se cruzan uno o más pares de alelos independientes. Las letras que representan los gametos masculinos se colocan a lo largo del eje Y, y las que representan los gametos femeninos, a lo largo del eje X, de tal forma que los resultados de los diversos cruces ocupan los cuadrados en una disposición geométrica. V. también **árbol genealógico**.

**PUPILA** (*pupil*) Abertura circular del iris que está ligeramente desviada hacia el lado nasal del centro del iris. La pupila se encuentra detrás de la cámara anterior del ojo y de la córnea y delante del cristalino. Su diámetro cambia con la contracción y relajación de las fibras musculares del iris como respuesta a los cambios lumínicos, estados emocionales y otros estímulos. La pupila es la ventana del ojo a través de la cual pasa la luz al cristalino y la retina. V. también **dilatador pupilar, músculo; esfínter pupilar**.

**PUPILA TÓNICA** V. **Adie, síndrome de**.

**PUPILAR; REFLEJO** (*pupillary reflex*) 1. V. **fotomotor, reflejo**. 2. V. **acomodación, reflejo de**.

**PUPILO-** (*pupillo-, pupill-*) Prefijo que significa «perteneciente a la pupila»: *pupilómetro, pupiloplejía*.

**PUPILOCUTÁNEO, REFLEJO** (*pupillary-skin reflex*) V. **cilioespinal, reflejo**.

**PUR-** Prefijo que significa «relativo al pus»: *púrico, puriforme, purohepatitis*.

**PURGA** (*purge*) 1. Evacuación del intestino con un catártico. 2. Catártico.

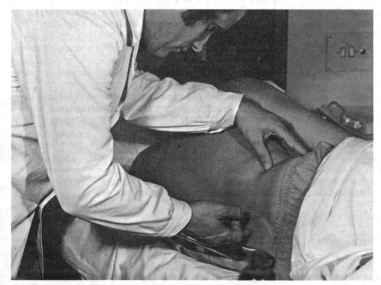

PUNCIÓN LUMBAR. Esta fotografía ilustra la posición que debe adoptar el paciente al serle practicada la punción lumbar con fines terapéuticos o diagnósticos: en decúbito lateral y lo más cerca posible del borde de la cama, flexionando las piernas y la columna para conseguir que el espacio intervertebral entre la tercera y cuarta vértebras lumbares sea lo más amplio posible.

**PURGANTE** *(coprogogue)* V. **catártico**.

**PURINA** *(purine)* Componente de un gran grupo de compuestos nitrogenados. Las purinas son productos terminales de la digestión de ciertas proteínas de la dieta, aunque algunas se sintetizan en el organismo. Las purinas también se encuentran en muchos fármacos y otras sustancias, como la cafeína, la teofilina y diversos diuréticos, relajantes musculares y estimulantes miocárdicos. La hiperuricemia aparece en algunas personas como consecuencia de la incapacidad para metabolizar y excretar las purinas. En estos casos es necesario instituir una dieta pobre en purinas o eliminarlas totalmente de la alimentación. Son alimentos ricos en purinas las anchoas y sardinas, el hígado, los riñones y otras carnes, las legumbres y la volatería. Los alimentos que contienen menos purinas son los vegetales distintos de las legumbres, los huevos, la fruta, el queso, las nueces, el azúcar y la gelatina.

**PURKINJE, RED DE** *(Purkinje's network)* Compleja red de fibras musculares que se extiende por los ventrículos derecho e izquierdo del corazón y transporta los impulsos que contraen estas cámaras simultáneamente. Las fibras de Purkinje se ramifican a partir de fibras musculares, extendiéndose por el ventrículo derecho y continuándose con el músculo ventricular izquierdo. Las fibras que conectan con las de Purkinje comienzan en el nodo atrioventricular (AV) de la aurícula derecha, a nivel de la parte inferior del tabique interauricular. Los impulsos generados en el nodo sinoatrial (SA) viajan a través de las fibras musculares de ambas aurículas, comenzando la contracción auricular. Cuando el impulso proveniente de la aurícula derecha penetra en el nodo AV, se retrasa y permite que la contracción auricular se complete antes de que comience la ventricular. La velocidad de los impulsos aumenta después de abandonar el nodo AV y distribuirse por las fibras de Purkinje. Éstas, que sólo se pueden identificar al microscopio, tienen un diámetro mayor que el músculo cardiaco normal, y contienen un número relativamente más pequeño de miofibrillas periféricas. Presentan un sarcoplasma abundante y núcleos centrales de mayor tamaño que las fibras musculares cardiacas normales.

**PURPUR-** Prefijo que significa «púrpura»: *purpurífero, purpuríparo, purpurógeno*.

**PÚRPURA** *(purpura)* Trastorno hemorrágico que se caracteriza por la presencia de hemorragias en los tejidos, especialmente bajo la piel o las membranas mucosas, y que produce equimosis o petequias. Los dos tipos principales de púrpura son la púrpura trombocitopénica y la púrpura no trombocitopénica.

**PÚRPURA ANAFILACTOIDE** *(anaphylactoid purpura)* V. **Henoch-Schönlein, púrpura de**.

**PÚRPURA TROMBOCITOPÉNICA** *(thrombocytopenic purpura)* Trastorno hemorrágico caracterizado por un intenso descenso del número de plaquetas, que da lugar a la producción de cardenales, petequias y hemorragias intrahísticas. Puede deberse a múltiples causas, incluyendo infecciones, tóxicos y sensibilidad a ciertos medicamentos. Hasta hace poco se llamaba púrpura trombocitopénica idiopática, diagnóstico al que se llegaba por exclusión de otros posibles. Hoy se la considera producto de una respuesta autoinmune. Existen dos tipos clínicos: forma aguda y crónica. La aguda suele darse en niños entre 2 y 6 años de edad, es benigna y por lo general hay recuperación completa en el plazo de seis semanas. La crónica suele darse en adultos de entre 20 y 50 años; la recuperación espontánea es poco frecuente y suele ser necesario administrar corticoides y, a veces, realizar esplenectomía. Consultar la voz **coagulación intravascular diseminada**. V. también **diátesis hemorrágica**.

**PÚRPURA TROMBOCITOPÉNICA IDIOPÁTICA (PTI)** *(idiopathic thrombocytopenic purpura [ITP])* Síndrome hemorrágico cutáneo y de otros órganos producido por un déficit de plaquetas. La PTI aguda es una enfermedad infantil que puede aparecer después de una infección vírica, dura de unas semanas a unos meses y habitualmente no deja secuelas. La PTI crónica, más frecuente en adolescentes y adultos, comienza de forma más insidiosa y dura más tiempo. En estos enfermos se han descubierto anticuerpos contra las plaquetas; la enfermedad puede transmitirse al feto si la madre la contrae durante la gestación. El tratamiento consiste en la administración de corticosteroides y la esplenectomía. V. también **púrpura trombocitopénica; trombocitopenia**.

**PÚRPURA TROMBOCITOPÉNICA IDIOPÁTICA CRÓNICA** *(chronic idiopathic thrombocytopenic purpura)* V. **púrpura trombocitopénica idiopática**.

**PÚRPURA TROMBÓTICA TROMBOCITOPÉNICA** *(thrombotic thrombocytopenic purpura)* Enfermedad caracterizada por trombocitopenia, anemia hemolítica y anomalías neurológicas. Se acompaña de púrpura generalizada, junto con depósito de microtrombos en los capilares y pequeñas arterias. Existe una forma crónica y otra aguda y fulminante de desenlace fatal en pocas semanas. El tratamiento consiste en corticoides y esplenectomía. Consultar la voz **coagulación intravascular diseminada**. V. también **púrpura trombocitopénica**.

**PÚRPURA VISUAL** *(visual purple)* V. **rodopsina**.

**PUS** *(pus)* Líquido de exudado, cremoso, viscoso y de color amarillo pálido o verde-amarillento que se produce en la necrosis con licuefacción. Se compone principalmente de leucocitos polinucleares. La causa más frecuente es la infección bacteriana, y el carácter del pus, como su olor, consistencia, cantidad o color, puede tener una gran importancia diagnóstica.

**PÚSTULA** *(pustule)* Excrecencia pequeña y circunscrita de la piel que contiene líquido, habitualmente purulento.

**PÚSTULA MALIGNA** *(malignant pustule)* V. **ántrax**.

**PUTAMEN** *(putamen)* Parte del núcleo lentiforme que se sitúa por fuera del globo pálido.

**PTV** *(CVP)* Abreviatura de presión venosa central.

**Q, FIEBRE** *(Q fever)* Enfermedad febril aguda, habitualmente de origen respiratorio y que está provocada por una rickettsia, *Coxiella burnettii (Rickettsia burnettii)*. La enfermedad se transmite a través de animales domésticos infectados, tanto por inhalación de la rickettsia a partir de las pieles, como bebiendo leche contaminada o a través de la picadura de una garrapata previamente parásita del animal infectado. El comienzo es brusco y la fiebre intensa puede persistir durante 3 semanas o más. La enfermedad es especialmente frecuente entre las personas que trabajan con ovejas, cabras y vacas. El tratamiento con tetraciclina suele dar resultado en 36 a 48 horas. Las personas habitualmente expuestas a animales domésticos deben ser vacunadas contra la fiebre Q.

**Q, ONDA** *(Q wave)* Componente del ciclo cardiaco que aparece en el electrocardiograma como una onda negativa y aguda que comienza al final de la onda P y se encuentra antes del ascenso de la onda R. Representa la primera parte del complejo QRS.

**q. d.** *(q. d.)* (Prescripciones). Abreviatura de *quaque die*, término latino que significa «cada día».

**-QUECIA** *(-chezia)* Sufijo que significa «relativo a la defecación o desecho de sustancias extrañas»: *disquecia, hematoquecia, pioquecia.*

**QUECKENSTEDT, PRUEBA** *(Queckenstedt's test)* Prueba que se realiza para determinar una obstrucción del canal medular y en la que las grandes venas de cada lado del cuello se comprimen alternativamente. La presión del líquido cefalorraquídeo se mide con un manómetro conectado a la aguja o al catéter de punción lumbar. En condiciones normales, la oclusión de las venas cervicales provoca un aumento inmediato de la presión del líquido cefalorraquídeo; si el canal vertebral está bloqueado, no se produce este aumento. Cuando se sospecha un aumento de la presión intracraneal, esta prueba se halla contraindicada. V. también **vertebral, canal**.

**QUEENSLAND, FIEBRE DE** V. **Q, fiebre**.

**QUEENSLAND, TIFUS POR GARRAPATAS DE** *(Queensland tick typhus)* Infección provocada por *Rickettsia australis*, que se produce en Australia y es transmitida por garrapatas; tiene un cierto parecido con el cuadro leve de la fiebre de las Montañas Rocosas. El tratamiento consiste en la administración de cloramfenicol o tetraciclinas. La profilaxis consiste en evitar los mordiscos de las garrapatas y en retirar con rapidez aquellas que estén adheridas. Consultar las voces **botonosa, fiebre; Montañas Rocosas, fiebre de las; rickettsiosis del norte de Asia transmitida por garrapatas**.

**-QUEILIA** *(-cheilia)* Sufijo que significa «relativo a los labios»: *ateloqueilia, diqueilia, xeroqueilia.* También- **quilia**.

**QUEILITIS** *(cheilitis)* Trastorno de los labios que se caracteriza por inflamación y cuarteamiento de la piel. Responde a diversas causas, como exposición excesiva a la luz del sol, sensibilidad alérgica a los cosméticos y deficiencias vitamínicas. V. también **queilosis**.

**QUEILOCARCINOMA** *(cheilocarcinoma)* Tumor epitelial maligno del labio.

**QUEILOPLASTIA** *(cheiloplasty)* Corrección quirúrgica de un defecto labial.

**QUEILORRAFIA** *(cheilorrhaphy)* Procedimiento quirúrgico en el cual se sutura el labio para reparar, por ejemplo, una laceración labial o un labio leporino.

**QUEILOSIS** *(cheilosis)* Trastorno de los labios y la boca caracterizado por la aparición de escamas y fisuras debidas a una deficiencia de riboflavina en la dieta.

**QUEIR-, QUEIRO-** *(cheir-, cheiro-)* Prefijo que significa «relativo a la mano»: *queiragra, queiromegalia, queiroplastia.*

**QUEIRALGIA** *(cheiralgia)* Dolor en la mano, especialmente el asociado con la artritis.

**QUEIROMEGALIA** *(cheiromegaly)* Tamaño anormalmente grande de las manos.

**QUEIROPLASTIA** *(cheiroplasty)* Intervención de cirugía plástica de la mano.

**QUEL-** *(kel-)* Prefijo que significa «perteneciente o relativo a un tumor»: *quelectomía, queloide, queloplastia.*

**QUELACIÓN** *(chelation)* Reacción química en la que se produce un complejo molecular anular con un metal, quedando éste firmemente ligado y secuestrado en el complejo. V. también **quelante, agente**.

**QUELANTE, AGENTE** *(chelanting agent)* Sustancia que produce quelación. Los agentes quelantes se utilizan en el tratamiento de las intoxicaciones por metales. V. también **quelación**.

**QUELAR** *(chelate)* **1.** (Un ion metálico y dos o más grupos polares de una sola molécula). Formar un puente, creando así un complejo anular. **2.** (Medicina). Formar cualquier compuesto de iones de hierro dispuestos en formaciones anulares con grupos polares de moléculas aisladas. Esta técnica se utiliza especialmente en el tratamiento quimioterapéutico del envenenamiento por metales.

**QUELOIDE** *(keloid, cheloid)* Excesivo crecimiento de tejido cicatrizal colágeno en una herida cutánea. El nuevo tejido es prominente, redondeado y duro, con márgenes irregulares, como si emitieran seudópodos. Las mujeres jóvenes y las personas de raza negra son especialmente susceptibles a la formación de queloides. Con los años, la mayoría se aplanan y se hacen menos aparentes. Los tipos de tratamiento comprenden el dióxido de

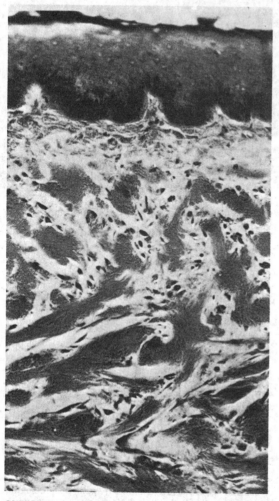

QUELOIDE. Corte histológico en el que destacan las amplias franjas entrelazadas de colágeno compacto por debajo del epitelio regenerado.

carbono sólido, nitrógeno líquido, inyecciones de corticosteroides en la misma lesión, radiación y cirugía. El tratamiento puede empeorar el proceso y debe ser realizado por personal experimentado.

**QUELOIDOSIS** *(keloidosis)* Formación habitual o múltiple de queloides.

**QUELLUNG, REACCIÓN DE** *(Quellung reaction)* Consiste en el hinchamiento de la cápsula de una bacteria que se observa en el laboratorio cuando el organismo se expone a un antisuero específico. Este fenómeno se utiliza para identificar los géneros, especies o subespecies de las bacterias que provocan enfermedades, como *Haemophilus influenzae, Neisseria meningitides* y muchos tipos de estreptococos.

**QUEMADOS, CENTRO DE** *(burn center)* Unidad de asistencia sanitaria diseñada para atender a los pacientes que han sufrido quemaduras graves.

**QUEMADURA** *(burn)* Lesión de los tejidos del cuerpo producida por calor, electricidad, sustancias químicas o gases, cuya extensión viene determinada por el grado de exposición de las células al agente y por la naturaleza de éste. El tratamiento de las quemaduras consiste en control del dolor, asepsia cuidadosa, prevención de la infección, mantenimiento del equilibrio hidroelectrolítico del organismo y una buena nutrición. Las quemaduras graves de cualquier etiología pueden producir shock, cuyo tratamiento es prioritario. V. también **electrocución; quemadura química; quemadura térmica**.

**QUEMADURA ELÉCTRICA** *(electrical burn)* Lesión tisular que se debe a temperaturas de hasta 5.000 °C generada por una corriente eléctrica. El punto de contacto con la piel se quema, y además pueden lesionarse los tejidos subcutáneos y musculares. Si la quemadura es grave, puede producirse fracaso circulatorio y respiratorio, que es necesario tratar antes que la lesión en sí misma. Una vez que el paciente es transportado con rapidez a un centro médico, se usan la ventilación artificial y la reanimación cardiaca.

**QUEMADURA POR ÁCIDO** *(acid burn)* Lesión de los tejidos producida por la exposición a un ácido fuerte. La gravedad de la quemadura viene determinada por la clase de ácido y por la duración y extensión de la exposición. El tratamiento de urgencia incluye el lavado de la zona afecta con grandes cantidades de agua y neutralización del agente causal con una solución diluida de bicarbonato sódico.

**QUEMADURA POR ÁLCALIS** *(alkali burn)* Lesión tisular causada por exposición a un compuesto alcalino como la lejía. El tratamiento consiste en lavar el área lesionada con agua en abundancia para eliminar el agente y aplicar vinagre u otra sustancia débilmente ácida diluida en agua para neutralizar el ácido restante y causar menores molestias. Conviene llevar a la víctima a un centro médico siempre que la quemadura no sea pequeña y superficial. Consultar la voz **quemadura por ácido**.

**QUEMADURA POR FRICCIÓN** *(friction burn)* Lesión tisular causada por abrasión de la piel. V. **abrasión.**

**QUEMADURA QUÍMICA** *(chemical burn)* Lesión tisular producida por la exposición a una sustancia ácida o alcalina fuerte como el fenol, creosol, gas de mostaza o fósforo. El tratamiento de urgencia de estas quemaduras consiste en lavar la superficie lesionada con grandes cantidades de agua para eliminar el agente químico y, cuando la lesión es algo más profunda, transportar inmediatamente al paciente a un centro médico. V. también **quemadura por álcalis**.

**QUEMADURA RESPIRATORIA** *(respiratory burn)* Lesión del tejido del aparato respiratorio como consecuencia de inhalación de un gas caliente o partículas ardientes, como puede suceder en un incendio o una explosión. Es necesario hospitalizar inmediatamente al enfermo y realizar oxigenoterapia.

**QUEMADURA TÉRMICA** *(thermal burn)* Lesión hística, generalmente cutánea, producida por la exposición al calor. V. también **quemadura**.

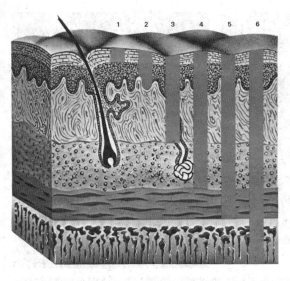

**QUEMADURAS.** Arriba, niveles de piel implicados en quemaduras de distinta profundidad: **1**, epidermis. **2**, epidermis y dermis. **3**, tejido subcutáneo. **4**, tejido muscular. **5** y **6**, tejido muscular y óseo. Abajo: una complicación muy corriente de los pacientes que presentan quemaduras es la neumonía por inhalación de productos de combustión irritantes.

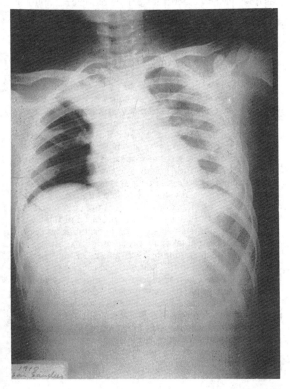

## Clasificación etiológica

— Quemaduras térmicas:  Gases calientes . . . . . . . . {Fuego / Vapor}

Líquidos calientes
Sólidos calientes

— Quemaduras químicas o causticaciones: . . . . . . . . {Ácidos / Álcalis}

— Quemaduras eléctricas.

— Quemaduras por radiación: . . . . . . . . Solares
F.R.
U.V.
R.X.
. . . .
Radiación atómica

— Congelaciones.

## Profundidad

| | | |
|---|---|---|
| 1er grado . . . . . . . . . . . . . . . . . | Epidérmicas . . . . . . . . . . . . . . | A |
| 2º grado sup. . . . . . . . . . . . . | Dérmicas superficiales . . . . . | AB a |
| 2º grado prof. . . . . . . . . . . . | Dérmicas profundas . . . . . . . . | AB b |
| 3er grado . . . . . . . . . . . . . . . . | De espesor total . . . . . . . . . . | B |

## Extensión

— La palma de la mano (con los dedos) del accidentado, representa aproximadamente 1 % de S.C.

— Regla de los «9» de Wallace:

| | | |
|---|---|---|
| Cabeza y cuello: . . . . . . . . . . | 9% | . . . . 9 |
| Extr. superior: . . . . . . . . . . . . | 9% | . . . . 18 |
| Extr. inferior: . . . . . . . . . . . . | 18% | . . . . 36 |
| Tronco anterior: . . . . . . . . . . | 18% | . . . . 18 |
| Tronco posterior: . . . . . . . . . | 18% | . . . . 18 |
| Periné: . . . . . . . . . . . . . . . . . . | 1% | 1 |

— Esquemas de Lundt y Browder.

## Primeros auxilios

OBJETIVOS:

— Combatir el schock.
— Evitar la contaminación.
— Sedar al paciente.
— Detectar complicaciones (inhalación) y lesiones asociadas.
— Asignar lugar de tratamiento idóneo.

## Clasificación de las quemaduras según criterios de selección para traslado.

I.— **Quemaduras menores:**
Tratamiento ambulatorio. Eventual ingreso para injerto.

II.— **Quemaduras moderadas:**
Hospital Comarcal o Clínica con personal quirúrgico entrenado en quemaduras. En su ausencia, Hospital General con Servicio de Cirugía Plástica y Quemados.

III.— **Quemaduras críticas:**
Hospital General con Servicio de Quemados.

## Factores pronósticos

I.— Profundidad.

II.— Extensión.

III.— Localización: Áreas críticas.

IV.— Lesiones asociadas.

V.— Salud previa.

VI.— Edad.

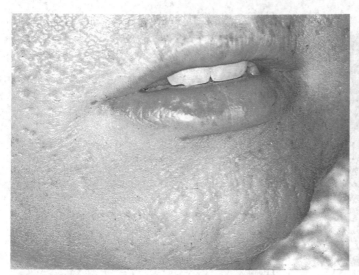 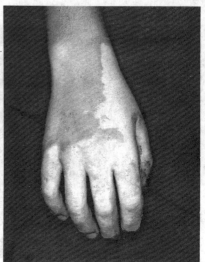

QUEMADURAS. La exposición solar prolongada suele producir quemaduras de primer grado, clínicamente poco importantes. Sin embargo, la reverberación solar puede llegar a producir lesiones de segundo grado como las que aparecen en la fotografía de la izquierda. La presencia de elementos epiteliales indemnes facilita la regeneración del tejido destruido por las quemaduras de segundo grado (fotografía de la derecha).

**QUEMADURAS, TRATAMIENTO DE LAS** (burn therapy) Terapéutica de los pacientes quemados por acción del fuego, líquidos calientes, explosivos, agentes químicos o por corriente eléctrica. Las quemaduras de primer grado son superficiales, afectando sólo a la epidermis. Las de segundo grado afectan a la epidermis y al corion. Las quemaduras de tercer grado se extienden a la totalidad de las capas cutáneas. Las quemaduras de segundo grado que cubren más del 30 % de la superficie corporal y las quemaduras de tercer grado que afectan a la cara y las extremidades o a más del 10 % de la superficie corporal, se consideran críticas. En las primeras 48 horas de evolución de una quemadura grave se produce una pérdida rápida de líquido vascular, cloruro sódico y proteínas, que pasan a la zona afectada y producen edema local, formación de ampollas, hipovolemia, hipoproteinemia, hiponatremia, hipocaliemia, hipotensión y oliguria. La fase hipovolémica inicial da paso a un desplazamiento de líquido en dirección opuesta que produce aumento de la diuresis y del volumen sanguíneo y disminución de los electrólitos séricos. Las complicaciones potenciales de las quemaduras graves son colapso circulatorio, lesión renal, atonía gástrica, íleo paralítico, infecciones, shock séptico, neumonía y úlceras de estrés (úlcera de Curling), que se caracterizan por hematemesis y peritonitis.
MÉTODO: Hay que registrar la extensión de la quemadura, su causa, el momento en que se produjo, la edad y peso del paciente y sus antecedentes previos de alergias y otras enfermedades preexistentes. Si existe distrés respiratorio, debe realizarse una intubación endotraqueal o una traqueotomía. Hay que obtener muestras para análisis de orina, determinación del grupo sanguíneo, el nivel de nitrógeno ureico en sangre, el hematócrito, el tiempo de protrombina, los niveles de electrólitos y ga-

ses en sangre y para cultivos de exudado nasal, faríngeo, de la herida y de heces. Se administran las dosis prescritas de líquidos y electrólitos por vía parenteral, antibióticos, profilaxis antitetánica y analgésicos, pero sin usar en exceso sedantes y medicamentos contra el dolor, para evitar la depresión respiratoria y el enmascaramiento de los síntomas. En algunos casos es aconsejable la colocación de una sonda urinaria, una sonda nasogástrica y un catéter para control de la presión venosa central. El tratamiento local de la quemadura puede hacerse por el método cerrado, pero casi siempre se utiliza el método abierto, que consiste en limpiar la herida y exponerla al aire, manteniendo la temperatura del paciente con mantas colocadas sobre una rejilla protectora o con estufas o lámparas. En el método cerrado se aplica una crema, ungüento o solución germicida o bacteriostática sobre la quemadura y se cubre la herida con un apósito. Puede emplearse un heteroinjerto porcino para tapar la herida de forma temporal, con lo que se evita la pérdida de líquido y se reduce el riesgo de infección, pero este tipo de injertos se secan en uno o dos días y pueden producir tirantez y dolor. Recientemente se están creando sistemas de cobertura cutánea artificial muy prometedores para el tratamiento de las quemaduras graves. Durante la fase aguda de la quemadura, hay que comprobar la presión arterial, el pulso, la frecuencia respiratoria y la presión cerebrovascular del paciente cada 30-60 minutos y la temperatura rectal cada 2-4 horas. Cada 2 horas se valora también su higiene oral y se le ayuda a cambiar de posición, toser y realizar respiraciones profundas. Cada 60 minutos se evalúa su sistema sensorial. Si se recomienda la ingestión de líquidos por vía oral, deben administrarse zumos y bebidas carbonatadas, pero no agua ni helados. Es imprescindible llevar un control de la ingestión de lí-

**Requerimiento de nitrógeno en el tratamiento de las quemaduras**

| Período posquemadura | Cantidad aproximada de nitrógeno para equilibrio en gramos por metro cuadrado |
|---|---|
| 7 a 17 días | 20 a 25 |
| 3 a 40 días | 13 a 16 |
| 60 a 70 días | 3 a 9 |
| 90 a 100 días | 3 a 7 |

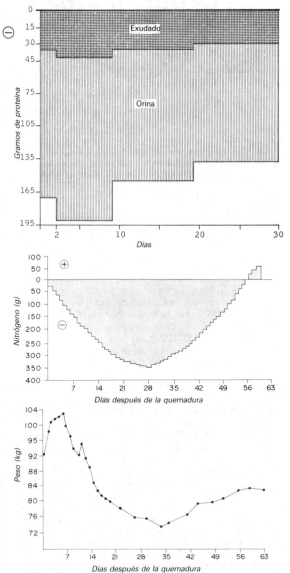

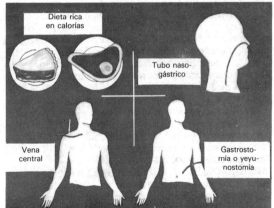

**QUEMADURAS, tratamiento de las.** Además de las lesiones localizadas, de mayor o menor importancia, los quemados presentan alteraciones patológicas generalizadas que obligan, en cada caso, al establecimiento de una terapéutica diferente de acuerdo con el orden de prioridad de los problemas que se van presentando. Los esquemas de la izquierda reflejan la evolución característica de las pérdidas de proteínas, nitrógeno y peso corporal de los pacientes con quemaduras, así como los valores aproximados de nitrógeno necesarios para restablecer el equilibrio en las distintas fases del tratamiento, y los distintos métodos de alimentación que a tal efecto pueden utilizarse.

quidos y la diuresis de forma que, si un niño excreta menos de 1 ml/kg de orina o un adulto menos de 0,5 ml/kg, puede estar indicada la administración de un diurético o la infusión de una mayor cantidad de líquidos intravenosos. En algunos casos se prescriben transfusiones de sangre, esteroides y antipiréticos pero, la aspirina está contraindicada. Hay que evitar cuidadosamente el enfriamiento excesivo del paciente y su exposición a infecciones de las vías respiratorias superiores y de la herida. Las extremidades quemadas deben mantenerse en posición elevada, evitando las contracturas con la ayuda de sujeciones firmes para mantener bien alineadas las zonas afectas; pueden mantenerse los pies con una férula formando un ángulo de 90° con los tobillos cuando se han producido quemaduras en las extremidades inferiores; y cuando la lesión asienta en el dorso de la mano, es aconsejable que el paciente sujete una pelota. En las quemaduras del brazo, axila o tórax hay que sujetar la extremidad superior del lado afecto formando un ángulo de 90° con respecto al cuerpo y ligeramente por encima de la altura del hombro.

Si se producen costras constrictoras que interfieran con la circulación o la respiración, está indicado realizar una incisión lineal en la escara. Hay que pesar al paciente diariamente a la misma hora y en la misma báscula y, después del período agudo inicial, se recomienda la ingestión de una dieta adecuada, rica en calorías y proteínas; para estimular el apetito del paciente deben ofrecérsele alimentos en poca cantidad y con frecuencia, y que contengan sus alimentos preferidos y bebidas ricas en potasio. En algunos casos hay que asociar vitaminas. Antes de las curas puede administrarse un tranquilizante, pero después de la fase aguda casi nunca es necesario prescribir narcóticos para combatir el dolor. Conviene que el paciente se ponga de pie unos cuantos minutos cada hora o cada dos horas. Por lo general puede caminar al cabo de 7 a 10 días, pero la convalecencia puede ser prolongada. Los pacientes quemados suelen mostrarse atemorizados y desorientados al principio, pero al cabo de unos cuantos días pueden mostrarse agresivos, deprimidos o rebeldes y es preciso prestarles un gran apoyo emocional para conseguir su cooperación con las medidas terapéuticas y rehabilitadoras. En algunos casos hay que realizar intervenciones importantes de cirugía plástica con injertos cutáneos repetidos para restablecer la función y el aspecto físico de este tipo de pacientes.

ACTUACIÓN DE LA ENFERMERA: El paciente quemado precisa una atención intensiva y prolongada para evitar las complicaciones y la aparición de contracturas que desfiguren su aspecto físico. La enfermera debe administrar los líquidos parenterales y la medicación y realizar las curas controlando estrechamente al paciente, limitando sus molestias físicas, prestándole apoyo emocional, facilitándole distracciones y animando a la familia a visitar al enfermo con regularidad y participar en su asistencia.

CRITERIOS IMPORTANTES: La evolución de los pacientes que han sufrido quemaduras graves depende en gran medida de la asistencia detallada y casi continua que precisan durante la fase aguda del tratamiento. La cicatrización puede dejar como secuelas disfunciones residuales. A ese respecto, es fundamental animar al paciente a que participe plenamente en el programa de fisioterapia y a que siga los tratamientos. Aunque es esencial la protección contra las infecciones, no se debe aislar al paciente a menos que sea imprescindible.

**QUEMODIFERENCIACIÓN** (chemodifferentiation) Etapa del desarrollo embrionario que precede y controla la especialización y diferenciación de las células en órganos rudimentarios.

**QUEMOSIS** (chemosis) Edema de la membrana mucosa que recubre el globo ocular y los párpados, casi siempre debido a un traumatismo local o una infección. También puede presentarse en la conjuntivitis aguda y, con menor frecuencia, en la obstrucción del fluido linfático normal del ojo, producido, por ejemplo, por un tumor orbitario. Finalmente, este trastorno puede verse también en ciertas enfermedades sistémicas, como el edema angioneurótico, la anemia y la enfermedad de Bright. Denominada también **edema conjuntival**.

**QUENGLE, CILINDRO** (Quengle cast) Cilindro ortopédico dividido en dos secciones que se utiliza para la inmovilización de las extremidades inferiores desde el pie o el tobillo hasta la parte inferior de la rodilla o el muslo, justo por encima de ésta. Las dos partes del cilindro están unidas por bisagras especiales a nivel de la rodilla, y en disposición medial y lateral. El cilindro de Quengle se utiliza para la corrección gradual de las contracturas rotulianas.

**QUERA-** (kera-) Prefijo que significa «cuerno»: queracele, querafilocele.

**QUERAT-** (kerat-, kerato-) **1.** Prefijo que significa «cornificado»: queratolisis, queratoma, queratonosis. **2.** Prefijo

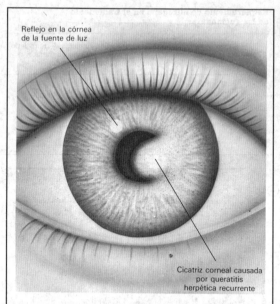

Reflejo en la córnea de la fuente de luz

Cicatriz corneal causada por queratitis herpética recurrente

**QUERATITIS.** Las inflamaciones de la córnea, además de la pérdida o disminución de la transparencia, pueden determinar infiltraciones que suelen dejar una cicatriz indeleble.

que significa «córnea, corneal»: queratoiritis, queratoleucoma, queratoma.

**QUERATECTOMÍA** (keratectomy) Extirpación quirúrgica de una parte de la córnea para extirpar una lesión pequeña y superficial que no justifica un trasplante corneal. Se utiliza anestesia local. Se extirpa la cicatriz y se inyecta un antibiótico bajo la conjuntiva. Se aplican un esteroide tópico y un vendaje ligeramente compresivo que se cambia todos los días. El epitelio corneal crece con rapidez rellenando la pequeña área quirúrgica en unas 60 horas.

**QUERÁTICO** (keratic) **1.** Perteneciente o relativo a la queratina. **2.** Perteneciente o relativo a la córnea.

**QUERÁTICO, PRECIPITADO** (keratic precipitate) Grupo de células inflamatorias depositadas sobre la superficie endotelial de la córnea después de un traumatismo o inflamación, que, en ocasiones, oscurece la visión.

**QUERATITIS** (keratitis) Inflamación de la córnea. Los tipos de queratitis comprenden: **queratitis dendrítica, queratitis intersticial, queratoconjuntivitis seca** y **tracoma**. Consultar la voz **queratopatía**.

**QUERATITIS DENDRÍTICA** (dendritic keratitis) Infección grave del ojo caracterizada por laceración de la superficie de la córnea, que recuerda un árbol con nudos en los extremos de las ramas. Estos pacientes suelen presentar fotofobia y sensación de cuerpo extraño intraocular, con dolor y conjuntivitis. El tratamiento consiste en la aplicación de hidoxuridina, desbridación química con tintura de yodo y extirpación quirúrgica de la capa de células corneales afectadas. La afección no tratada puede conducir a la cicatrización permanente de la córnea, con afectación de la visión o incluso ceguera.

**QUERATITIS DISCIFORME** (disciform keratitis) Trastorno inflamatorio del ojo que suele aparecer en la evolución de un episodio de queratitis dendrítica y se atribuye a una respuesta inmunológica frente a la infección ocular por herpes simple. Este trastorno se caracteriza por la formación de opacidades en forma de disco en la córnea, que se acompañan de inflamación del iris. V. también **herpes simple; virus**.

**QUERATITIS INTERSTICIAL** *(interstitial keratitis)* Inflamación poco frecuente en los estratos de la córnea cuyo primer síntoma es una borrosidad difusa. Los vasos sanguíneos pueden crecer provocando opacidades permanentes. La producen la sífilis, la tuberculosis, la lepra y la hipersensibilidad vascular. El tratamiento es el específico de cada proceso etiológico.

**QUERATOACANTOMA** *(keratoacanthoma)* Pápula cutánea benigna, de color carne, de crecimiento rápido y con un clavo central de queratina. Es más común en manos y brazos. Desaparece espontáneamente en cuatro a seis semanas, dejando una cicatriz ligeramente hundida. Suele ser necesaria la biopsia para su diferenciación del carcinoma epidermoide.

**QUERATOCONJUNTIVITIS** *(keratoconjunctivitis)* Inflamación de la córnea y de la conjuntiva. Los tipos de queratoconjuntivitis comprenden la conjuntivitis eccematosa, la queratoconjuntivitis epidémica y la queratoconjuntivitis seca.

**QUERATOCONJUNTIVITIS FLICTENULAR** *(phlyctenular keratoconjunctivitis)* Trastono inflamatorio de la córnea caracterizado por la aparición de nódulos ulcerantes diminutos. Se suele diagnosticar en niños y aparece como respuesta a distintos alérgenos de la tuberculina, los gonococos, *Candida albicans*, o diversos parásitos. Un factor favorecedor es la deficiencia vitamínica. Este trastorno responde a los corticosteroides tópicos, pero pueden quedar como secuela cicatrices corneales. También se llama **flictenulosis**. V. también **conjuntivitis eccematosa**.

**QUERATOCONJUNTIVITIS SECA** *(keratoconjunctivitis sicca)* Sequedad de la córnea debida a una deficiencia de secreción lagrimal en la cual la superficie corneal aparece edematosa y áspera, con la sensación de cuerpo extraño e irritación. Se puede asociar con eritema multi-

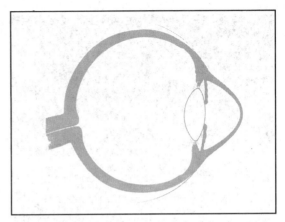

QUERATOCONO. La córnea cónica, generalmente bilateral, es una malformación congénita heredada como un rasgo autosómico recesivo, pero se desconoce su etiología.

forme, síndrome de Sjögren, tracoma y deficiencia de vitamina A. Las lágrimas artificiales de metilcelulosa pueden proporcionar alguna mejoría.

**QUERATOCONO** *(keratoconus)* Protrusión no inflamatoria de la parte central de la córnea. Más frecuente en mujeres, puede causar astigmatismo marcado; las lentes de contacto suelen restablecer la agudeza visual. La causa es desconocida.

**QUERATOMALACIA** *(keratomalacia)* Proceso caracterizado por xerosis y ulceración de la córnea a consecuencia de una grave deficiencia de vitamina A. Se produce secundariamente a enfermedades que afectan la absorción y almacenamiento de la vitamina A, como colitis ulcerosa, síndrome celíaco, fibrosis quística o esprue. También presentan riesgo los lactantes y niños que toman preparados diluidos, los mal alimentados o los que son alérgicos a la leche total y se los alimenta con leche desnatada, que es una fuente pobre de vitamina A. Los síntomas iniciales comprenden ceguera nocturna, fotofobia, hinchazón y enrojecimiento de los párpados, y sequedad, rugosidad, dolor y arrugamiento de la conjuntiva. En la deficiencia avanzada, aparecen las manchas de Bitot, la córnea se vuelve edematosa, deslustrada y brumosa y, sin el tratamiento adecuado, con el tiempo se ablanda y se perfora, causando ceguera. El tratamiento se basa en el aporte de vitamina A determinado por la gravedad del proceso, aunque la administración diaria prolongada de grandes dosis, en especial en lactantes, puede ocasionar hipervitaminosis. Una dieta adecuada que contenga leche total y alimentos ricos en vitamina A o carotenos previene su aparición. V. también **vitamina A.**

**QUERATOMICOSIS LINGUAL** *(keratomicosis linguae)* V. **glositis parasitaria**.

**QUERATOPATÍA** *(keratopathy)* Enfermedad no inflamatoria de la córnea. Consultar la voz **queratitis**.

**QUERATOPLASTIA** *(keratoplasty)* Técnica quirúrgica oftalmológica en la cual se extirpa una porción opacificada de la córnea.

**QUERATOSIS** *(keratosis)* Proceso cutáneo en el que hay

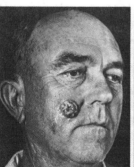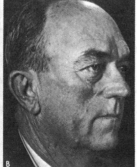

QUERATOACANTOMA. Puede realizarse tratamiento quirúrgico de esta lesión, que no exige la extirpación radical dado su carácter benigno. La segunda fotografía se realizó un año después de la operación.

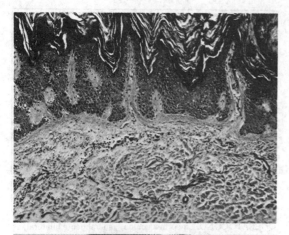

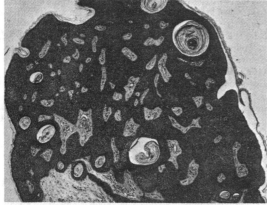

QUERATOSIS SEBORREICA. Arriba, queratosis seborreica de tipo hiperqueratótico con hiperplasia epidérmica papilar. Abajo, queratosis seborreica de tipo acantótico perfectamente delimitada.

un crecimiento excesivo y engrosamiento del epitelio cornificado. Tipos de queratosis son la **queratosis actínica** y la **queratosis seborreica**.

**QUERATOSIS ACTÍNICA** (actinic keratosis) Engrosamiento localizado y de desarrollo lento de las capas externas de la piel como resultado de una exposición crónica excesiva a la luz solar. El tratamiento de esta lesión, potencialmente maligna, incluye la extirpación quirúrgica, la crioterapia y la quimioterapia tópica. Denominada también **queratosis senil**.

**QUERATOSIS FOLICULAR** (keratosis folicularis) Trastorno cutáneo hereditario y poco frecuente caracterizado por prominencias córneas que tienden a unirse para formar manchas marrones o negras, costrosas y verrugosas. Estas vegetaciones se pueden extender ampliamente, ulcerar y recubrirse con un exudado purulento. El tratamiento comprende la administración de dosis elevadas de vitamina A por vía oral, crema ácida de vitamina A y corticosteroides orales o tópicos. Denominada también **Darier, enfermedad de**.

**QUERATOSIS SEBORREICA** (seborrheic keratosis) Lesión cutánea verrugosa benigna, bien circunscrita, ligeramente elevada. De color más o menos negruzco, asienta en la cara, el cuello, el tórax o la parte superior de la espalda. Las máculas están cubiertas por una costra grasa que se despega fácilmente dejando una base rojiza. Es frecuente el picor. Estas lesiones se tratan con raspado o electrodesecación o con crioterapia bajo anestesia local.

**QUERATOSIS SENIL** (senile keratosis) V. **queratosis actínica**.

**QUERATOTOMÍA RADIAL** (radial keratotomy) Técnica quirúrgica en la que se realiza una serie de pequeñas incisiones en la córnea que hacen que se abombe ligeramente. La técnica se realiza bajo anestesia local y sólo requiere unos 30 minutos. No es necesaria la hospitalización y se utiliza para corregir la miopía.

**QUERIÓN** (kerion) Granuloma pustuloso que se produce como una reacción inmune a una infección micótica superficial en relación con la Tinea capitis del cuero cabelludo. Cura sin tratamiento en un corto período de tiempo.

**QUERNÍCTERO** (kernicterus) Acumulación tóxica anormal de bilirrubina en los tejidos cerebrales debida a hiperbilirrubinemia. V. también **hiperbilirrubinemia del neonato**.

**QUEROSENO, INTOXICACIÓN POR** (kerosene poisoning) Proceso tóxico causado por la ingestión de queroseno o por la inhalación de sus vapores. Los síntomas que siguen a la ingestión comprenden somnolencia, fiebre, taquicardia, temblores y, en caso de aspiración, neumonía grave. No produce vómito. El tratamiento para la ingestión suele constar de la administración de 25 o 50 g de aceite vegetal para prevenir la absorción del queroseno en el estómago y lavado gástrico con grandes cantidades de agua, solución de bicarbonato sódico al 3 % o salina normal. El tratamiento para la intoxicación por inhalación comprende aire fresco, oxígeno y asistencia respiratoria, si es necesaria.

**QUERUBISMO** (cherubism) Trastorno caracterizado por aumento de tamaño bilateral y progresivo del ángulo mandibular, especialmente en niños. En algunos casos aumenta el tamaño de toda la mandíbula y los ojos giran hacia arriba, lo que hace que el paciente tenga aspecto de querubín. Esta enfermedad suele regresar durante la vida adulta.

**QUEYRAT, ERITROPLASIA DE** (erythroplasia of Queyrat) Lesión premaligna del glande o la corona del pene. Es un placa rojiza, bien circunscrita, que asienta en la piel y suele tratarse quirúrgicamente.

**QUIASMA** (chiasm) **1.** Cruce de dos líneas o vías, como el de los nervios ópticos en el quiasma óptico. **2.** (Genética). Cruce de dos cromátides en la profase de la meiosis.

**-QUILIA** (-chylia) Sufijo que significa «condición o estado de los jugos digestivos»: disquilia, euquilia, poliquilia.

**QUILO** (chyle) Líquido turbio formado por los productos de digestión que pasan al intestino delgado. Está formado principalmente por grasas emulsionadas y se filtra a través de los pliegues intestinales, denominados lácteos, y hacia el sistema linfático, que lo transporta a la circulación venosa a través del conducto torácico en el cuello.

**QUILO-** *(chylo-, chyl-, chyli-)* Prefijo que significa «perteneciente al quilo»: *quiloquiste, quilofónico, quilosis*.

**QUILOIDE** *(chyloid)* Similar al quilo que rellena los pliegues del intestino delgado durante la digestión de alimentos grasos.

**QUILOMICRÓN** *(chylomicron)* Lipoproteína de mayor tamaño entre todas las existentes en el organismo. Está formado principalmente por triglicéridos y tiene pequeñas cantidades de colesterol, fosfolípidos y proteínas. Se sintetizan en el tracto gastrointestinal y transportan los compuestos de glicerina provenientes de la dieta desde la mucosa intestinal a través del conducto torácico al plasma, y finalmente, a los lugares de utilización de la economía. Las partículas restantes de quilomicrones son extraídas por el hígado.

**QUILOTÓRAX** *(chylotorax)* Efusión de quilo del conducto torácico en la cavidad pleural. La causa más frecuente es la lesión traumática del cuello o la presencia de un tumor que invade el conducto torácico. El tratamiento debe dirigirse a la reparación de esta estructura.

**QUILURIA** *(chyluria)* Aspecto lechoso de la orina por la presencia de quilo.

**QUIMERA** *(chimera)* Organismo portador de poblaciones celulares de cigotos distintos de especies iguales o diferentes. Puede ser un fenómeno natural, como el injerto de medula ósea. Consultar la voz **mosaico**.

**QUIMERA DE ADN** *(DNA chimera)* (Genética molecular). Molécula recombinante de ADN compuesta de segmentos de distintos orígenes.

**-QUIMIA** *(-chymia)* Sufijo que significa «estado del alimento parcialmente digerido en el duodeno»: *aquimia, iscoquimia, oligoquimia*.

**QUÍMICA, ACCIÓN** *(chemical action)* Proceso por el cual reaccionan entre sí elementos y compuestos naturales para producir una alteración química o un compuesto distinto, como sucede con el hidrógeno y el oxígeno, que se combinan para producir agua.

**QUÍMICA ELECTROANALÍTICA** *(electroanalytical chemistry)* Rama de la química dedicada al análisis de sustancias que utiliza la corriente eléctrica para producir cambios característicos y reproducibles en el material estudiado.

**QUÍMICA ESTRUCTURAL** *(structural chemistry)* Ciencia que trata de la estructura molecular de las sustancias químicas.

**QUÍMICA FARMACÉUTICA** *(pharmaceutical chemistry)* Ciencia que trata de la composición y preparados de los agentes químicos que se utilizan en el diagnóstico y tratamiento médicos.

**QUÍMICA FÍSICA** *(physical chemistry)* Ciencia natural que trata de la relación entre las propiedades químicas y físicas de la materia.

**QUÍMICA FISIOLÓGICA** *(physiological chemistry)* V. **bioquímica**.

**QUÍMICA INORGÁNICA** *(inorganic chemistry)* Ciencia que estudia las propiedades y reacciones de los elementos y compuestos que no contienen carbono.

**QUÍMICA ORGÁNICA** *(organic chemistry)* Rama de la química que trata de la composición, propiedades y reacciones de los compuestos químicos que contienen carbono.

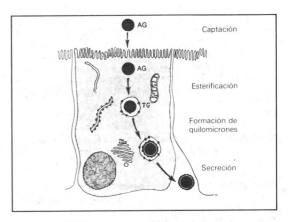

**QUILOMICRÓN. Síntesis de quilomicrones durante el proceso de absorción de las grasas en el tracto gastrointestinal.**

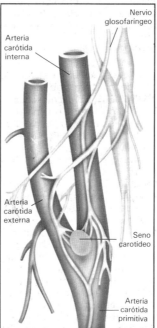

**QUIMIORRECEPTOR. El seno o cuerpo carotídeo es un conjunto de células nerviosas terminales sensibles a los estímulos químicos.**

**QUÍMICA SINTÉTICA** *(synthetic chemistry)* Ciencia que trata de la formación de compuestos químicos a partir de sustancias más sencillas.

**QUÍMICO, AGENTE** *(chemical agent)* Cualquier principio activo o sustancia química capaz de producir un efecto en el organismo mediante su interacción con distintas sustancias orgánicas, como la aspirina, que produce un efecto analgésico.

**QUIMIOCAUTERIZACIÓN** *(chemocautery)* V. **cauterización química**.

**QUIMIOCIRUGÍA** *(chemosurgery)* Extirpación de un tejido maligno, infectado o gangrenoso mediante la aplicación de agentes químicos. Se utiliza con éxito en la extirpación de cánceres de piel.

**QUIMIORRECEPTOR** *(chemoreceptor)* Célula nerviosa

sensorial activada por estímulos químicos, como el quimiorreceptor carotídeo, sensible a la $PCO_2$ de la sangre, que informa al centro respiratorio cerebral para que aumente o disminuya la tasa respiratoria.

**QUIMIORREFLEJO** *(chemoreflex)* Reflejo iniciado por la estimulación de receptores químicos, como los cuerpos carotídeos y aórticos, que responden a los cambios en el contenido de dióxido de carbono, ion hidrógeno y oxígeno en la sangre. V. también **quimiorreceptor**.

**QUIMIOSTATO** *(chemostat)* Dispositivo que asegura una tasa constante de división celular en una determinada población bacteriana mediante el mantenimiento de un ambiente estable.

**QUIMIOTAXIS** *(chemotaxis)* Respuesta que supone un movimiento positivo, hacia un estímulo químico, o negativo, alejándose del mismo.

**QUIMIOTERAPIA** *(chemotherapy)* Término que indica el empleo de productos químicos para destruir selectivamente las células cancerosas. Actúan dañando la capacidad de replicación celular.

**QUIMIOTERAPIA ADYUVANTE** *(adjuvant chemotherapy)* Empleo de fármacos antineoplásicos, tras la extirpación quirúrgica del tumor, cuando existe riesgo de que queden células cancerígenas indetectables.

**QUIMIOTERAPIA RADIOACTIVA** *(radioactive chemotherapy)* Administración oral o parenteral de un radioisótopo, como el yodo 131 ($^{131}I$) en el tratamiento del hipertiroidismo o el cáncer de tiroides, el fósforo 32 ($^{32}P$) en la leucemia o la policitemia vera o el oro 198 ($^{198}Au$) en el cáncer de pulmón o la ascitis peritoneal debida a la diseminación de un carcinoma.

MÉTODO: Antes de administrar el isótopo, se le explica al paciente el procedimiento y las razones por las que debe permanecer aislado durante la vida media del fármaco radiactivo (8,1 días en el caso del $^{131}I$, 14 para el $^{32}P$ y 2,7 para el $^{198}Au$). La habitación en la cual el paciente va a permanecer aislado debe disponer de un baño privado y recipientes especiales para depositar las ropas contaminadas y las excretas. En la puerta de la habitación hay que colgar un cartel que avise sobre el peligro de la radiactividad y el personal que atiende al enfermo debe llevar un dispositivo de control de la exposición a la radiación; por supuesto, ninguna embarazada debe atender a este tipo de pacientes. Sólo deben utilizarse platos, vasos, cubiertos y demás utensilios desechables. La orina excretada por una persona tratada con $^{131}I$, recogida directamente o a través de una sonda, debe introducirse en un recipiente recubierto de plomo y enviarse así al laboratorio para determinar el nivel de radioisótopos. Las heces, esputos y vómitos se depositan en el inodoro y se descontaminan con una solución saturada de yoduro potásico antes de tirar de la cadena. Si se produce contaminación cutánea con las excretas, hay que aclarar la zona con agua corriente durante dos minutos y lavarla seguidamente con agua y jabón durante otros tres. Las ropas del paciente y la lencería de cama deben manejarse con guantes de goma, depositarse en bolsas de plástico y no retirarse de la habitación hasta someterse a un control con un contador Geiger-Muller. En todo paciente tratado con $^{131}I$ hay que vigilar la aparición

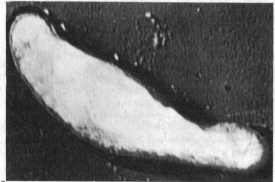

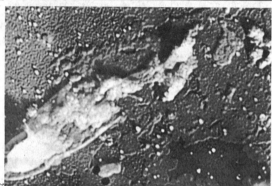

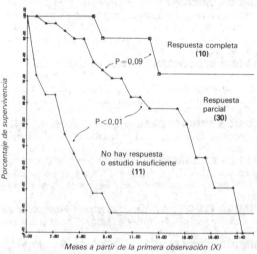

**QUIMIOTERAPIA.** Las fotografías superiores muestran dos fases sucesivas de las alteraciones producidas por el tratamiento quimioterápico sobre el bacilo de la tuberculosis. El gráfico situado sobre estas líneas corresponde a las curvas de supervivencia de un grupo de pacientes con cáncer de mama sometidos a tratamiento por quimioterapia, y puede observarse la significativa diferencia para el porcentaje de supervivencia que se establece entre el grupo de pacientes que dieron una respuesta completa al tratamiento y el grupo que dio tan sólo una respuesta parcial.

de rigidez de cuello, exoftalmia, tos productiva transitoria, hipoparatiroidismo, hipotiroidismo e hipertiroidismo. Todas las precauciones reseñadas en el caso del [131]I son aplicables al [32]P, pero, como los rayos beta emitidos por este radioisótopo son absorbidos por el cuerpo del paciente, no existe peligro de exposición externa. Si el [32]P se administra por vía intravenosa o se inyecta en una cavidad del organismo, no hay que tomar ninguna precaución especial en lo referente al desecho de las excretas; la ropa y las sábanas o apósitos contaminados con secreciones de heridas deben introducirse en un recipiente recubierto de plomo; otro tanto puede decirse de los vómitos en el caso de un paciente tratado por vía oral. Cuando se maneje oro radiactivo, que emite rayos gamma y beta, hay que tomar medidas especiales. Una vez inyectado el [198]Au en la cavidad corporal, hay que cambiar la posición del paciente con una sábana cada 15 minutos durante dos horas para facilitar la extensión del radioisótopo. Las ropas y apósitos contaminados con secreciones de heridas deben quemarse inmediatamente y el resto de la ropa que ha estado en contacto con el paciente debe introducirse en recipientes especiales. Los pacientes tratados con [198]Au suelen encontrarse en situación terminal y en caso de fallecimiento hay que poner una señal especial en el cadáver para alertar al personal que lo maneje hasta su inhumación.

**QUIMO** (chyme) Contenido viscoso y semilíquido del estómago durante la digestión de la comida. Posteriormente pasa a través del píloro al duodeno, donde se produce el resto de la digestión.

**QUIMÓGRAFO** (actigraph) (Fisiología). Instrumento que registra los cambios de actividad de una sustancia u organismo y produce un gráfico del proceso, como por ejemplo el electrocardiógrafo, que registra la actividad cardiaca.

**QUIMOSINA** (chymosin) V. **renina**.

**QUIMOTRIPSINA** (chymotrypsin) **1.** Enzima proteolítica producida por el páncreas que cataliza la hidrólisis de la caseína y la gelatina. **2.** Polvo amarillento cristalino preparado a partir de un extracto de páncreas de buey utilizado para el tratamiento de alteraciones digestivas en las que existe una falta relativa o absoluta de enzimas.

**QUIMOTRIPSINÓGENO** (chymotrypsinogen) Sustancia producida por el páncreas, precursor de la enzima quimotripsina. La conversión a quimotripsina se produce por medio de la tripsina.

**-QUINA** Sufijo que se utiliza para denominar compuestos medicinales antimaláricos derivados de la quinina: aminoquina, diodoquina, floraquina.

**QUINACRINA, CLORHIDRATO DE** (quinacrine hydrochloride) Antihelmíntico y antimalárico.
INDICACIONES: Tratamiento de la giardiasis, de la cestodiasis y de la malaria.
CONTRAINDICACIONES: Gestación, administración concomitante de primaquina o hipersensibilidad conocida al fármaco. Debe utilizarse con precaución en enfermos con historia de psicosis y en los mayores de 60 años.
EFECTOS SECUNDARIOS: Entre los más graves figuran la psoriasis grave, la anemia aplásica, la necrosis hepática aguda, las náuseas, los vómitos y la ictericia.

**QUINASA BACTERIANA** (bacterial kinase) **1.** Quinasa de origen bacteriano. **2.** Enzima bacteriana que activa el plasminógeno, precursor de la plasmina.

**QUINASA TISULAR** (tissue kinase) V. **fibrinoquinasa**.

**QUINCKE, PULSO DE** (Quincke's pulse) Palidez y enrojecimiento alternativo y anormal de la piel que puede observarse con distintas maniobras, como presionando una uña y observando que la sangre del lecho ungueal aparece y desaparece. Esta pulsación es característica de la insuficiencia aórtica y de otros procesos patológicos, aunque también puede producirse en individuos normales. Antiguamente se pensaba que estaba producida por la pulsación de los capilares, aunque estudios recientes han demostrado que se produce por la pulsación de los plexos arteriolar y venoso subpapilares. También llamado **pulso capilar**.

**QUINESTESIA** (cenesthesia) Sentido general de la existencia que se forma por el agregado de todos los estímulos y reacciones diversas que percibe y produce el organismo en un momento dado y que permite que el individuo tenga la sensación de salud o enfermedad.

**QUINETAZONA** (quinethazone) Diurético y antihipertensivo.
INDICACIONES: Tratamiento de la hipertensión y el edema.
CONTRAINDICACIONES: Hipersensibilidad conocida al fármaco, a otras tiacidas o a los derivados sulfonamídicos.
EFECTOS SECUNDARIOS: Entre los más graves figuran la hipocaliemia, la hiperglucemia y las reacciones de hipersensibilidad.

**QUINIDINA** (quinidine) Fármaco antiarrítmico. También llamado gluconato de quinidina.
INDICACIONES: Tratamiento de ciertas arritmias cardiacas.
CONTRAINDICACIONES: Hipersensibilidad conocida al fármaco. Está contraindicado en algunas arritmias, especialmente en las que se asocian a bloqueos cardiacos.
EFECTOS SECUNDARIOS: Entre los más graves figuran las arritmias cardiacas, la hipertensión y el cinchonismo. Raras veces se pueden producir reacciones fatales de hipersensibilidad, como la anafilaxia y la trombocitopenia. La diarrea, las náuseas y los vómitos son frecuentes.

**QUINIDINA, GLUCONATO DE** (quinidine gluconate) V. **quinidina**.

**QUININA** (quinine) Alcaloide blanco, amargo y cristali-

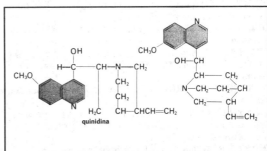

QUINIDINA y QUININA. Estructuras químicas de estos alcaloides.

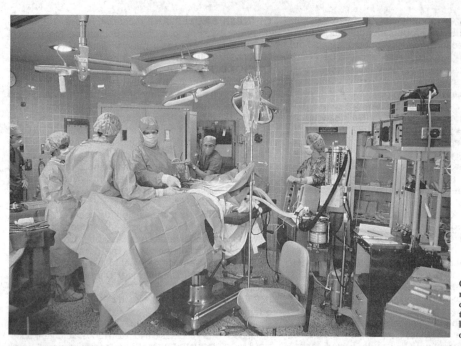

QUIRÓFANO. Vista general de un quirófano.

QUIROPRÁCTICA. El masaje cervical que aplica la quiropráctica está indicado para aliviar los dolores reumáticos o vertebrales.

no que se obtiene de la corteza de la cinchona y se utiliza como antimalárico.

**QUININA, DICLORHIDRATO DE** (quinine dihydrochloride) Antimalárico. V. **quinina, sulfato de**.

**QUININA, SULFATO DE** (quinine sulfate) Antimalárico con propiedades antipiréticas, analgésicas y relajantes musculares.

INDICACIONES: Tratamiento de la malaria y los calambres nocturnos de las piernas.

CONTRAINDICACIONES: Déficit de glucosa-6-fosfato deshidrogenasa y ciertas arritmias.

EFECTOS SECUNDARIOS: Entre los más graves figuran los síntomas de cinchonismo o la hipersensibilidad al fármaco, que induce tinitus, cefaleas y alteraciones visuales, auditivas y gastrointestinales. También se pueden producir hemólisis, discrasias sanguíneas y diversas reacciones de hipersensibilidad.

**QUINT-** Prefijo que significa «quinto o cinco veces»: quintaesencia, quintípara, quíntuple.

**QUINTA ENFERMEDAD** (fifth disease) V. **eritema infeccioso**.

**QUINTANA** (quintan) Que se repite cada cinco días o en intervalos de 4 días. V. también **trincheras, fiebre de las**.

**QUINTANA, FIEBRE** (quintana fever) V. **trincheras, fiebre de las**.

**QUINTILLIZO** (quintuplet) Componente de un parto quíntuple, producto de una gestación de cinco fetos. V. también **Hellin-Zeleny, ley de**.

**QUINTO PAR** (fifth nerve) V. **trigémino, nervio**.

**-QUIRIA** (-chiria) **1.** Sufijo que significa «proceso que afecta a las manos»: acefaloquiria, ateloquiria, diquiria. **2.** Sufijo

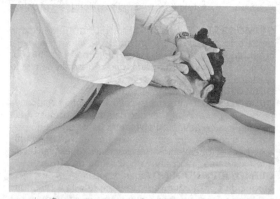

que significa «proceso que afecta a los estímulos y su percepción»: aloquiria, disquiria, sinquiria.

**QUIRO-, QUIR-** (chiro-, chir-) V. **queir-, queiro-**.

**QUIRÓFANO** (operating room) Sala en la cual se realizan los procedimientos quirúrgicos que requieren anestesia.

**QUIROPRÁCTICA** (chiropractic) Sistema terapéutico basado en la teoría de que la salud está determinada en general por el estado del sistema nervioso. En la mayoría de los casos, los tratamientos consisten en manipulaciones mecánicas de la columna vertebral. Algunas veces, se emplea la radiología en el diagnóstico y se utiliza la fisioterapia y determinadas dietas como adyuvantes de la manipulación espinal. No se administran fármacos ni se aplican técnicas quirúrgicas, bases principales del tratamiento médico tradicional.

**QUIRÚRGICA, ÁREA** *(surgical suite)* Conjunto de una o más salas de quirófano e instalaciones adjuntas. P. ej. sala de lavado, sala de esterilización o área de reanimación.
**QUIRÚRGICO, TRATAMIENTO** *(surgical treatment)* V. **tratamiento**.

**QUISTE** *(cyst)* Saco cerrado situado en el interior o debajo de la piel, revestido de epitelio y que contiene líquido o materia semisólida, como un **quiste sebáceo**.

**QUISTE DE OVARIO** *(ovarian cyst)* Saco globular lleno de sustancia líquida o semisólida que se desarrolla en el ovario. Puede ser pasajero o fisiológico o patológico. Tipos de quiste de ovario son el **quiste de cuerpo lúteo**, el **quiste de chocolate** y el **quiste dermoide**.

**QUISTE DERMOIDE** *(dermoid cyst)* Tumor derivado de los tejidos embrionarios, constituido por una pared fibrosa cubierta con epitelio y una cavidad que contiene materia grasa y con frecuencia pelos, dientes, fragmentos de hueso y cartílago. Más del 10 % de todos los tumores ováricos son quistes dermoides. Por lo general son benignos pero, si se rompen, pueden producir una peritonitis granulomatosa.

**QUISTE DERMOIDE DE IMPLANTACIÓN** *(implantation dermoide cyst)* Tumor derivado de tejidos embrionarios provocado por una lesión que produce la invaginación de parte del ectodermo.

**QUISTE DERMOIDE DE INCLUSIÓN** *(inclusion dermoid cyst)* Tumor derivado de tejidos embrionarios y provocado por la inclusión de tejido extraño en una hendidura que se cierra durante el desarrollo.

**QUISTE DERMOIDE TIROIDEO** *(thyroid dermoid cyst)* Tumor derivado de tejidos embrionarios que se cree se han desarrollado en la glándula tiroides o en el conducto tirogloso.

**QUISTE DERMOIDE TUBÁRICO** *(tubal dermoid cyst)* Tumor derivado del tejido embrionario que se desarrolla en un oviducto.

**QUISTE EPIDERMOIDE** *(epidermoid cyst)* Formación subcutánea, fluctuante, benigna, muy frecuente, recubierta por epitelio queratinizado y rellena de un material de consistencia caseosa, compuesto por sebo y detritus epiteliales. Es desplazable pero se encuentra fijo a la piel por los restos del conducto de una glándula sebácea. Se infecta con frecuencia. Su tratamiento consiste en la extirpación quirúrgica. Denominado también **quiste sebáceo**.

**QUISTE HIDATÍDICO** *(hydatidic cyst)* Quiste hepático que contiene larvas de la tenia *Echinococcus granulosus*; los huevos llegan al hígado desde el intestino por la circulación portal. Los síntomas son hepatomegalia y dolor sordo en el cuadrante superior derecho del abdomen. El diagnóstico se hace mediante pruebas radiológicas. No existe tratamiento médico, hay que extirpar el quiste. Consultar la voz **mola hidatídica**.

**QUISTE PILONIDAL** *(pilonidal cyst)* Quiste situado en la línea media de la porción superior del pliegue glúteo que se forma durante el desarrollo embriológico por inclusión de una pequeña cantidad de tejido endotelial debajo de la piel. Estos quistes se diagnostican a veces en el momento del nacimiento por su aspecto típico de depresión, a veces con un pelo, en la línea media de la espalda a nivel de la región sacrocoxígea. Por lo general no plantean problemas, pero a veces desarrollan un trayecto fistuloso al comienzo de la vida adulta; este trayecto comunica con la piel y puede infectarse secundariamente. También puede desarrollarse una fístula desde el quiste hasta el conducto espinal. Si un quiste se infecta o inflama, debe extirparse cerrándose quirúrgicamente el espacio después de tratar la infección o la inflamación.

**QUISTE PILOSO** *(pilar cyst)* Quiste epidermoide del cuero cabelludo. Su contenido queratinizado es más espeso y menos parecido al queso que el de los quistes epidermoides de otras localizaciones. Se origina en la porción media del epitelio de un folículo piloso y su tratamiento es la extirpación quirúrgica. También se llama **quiste sebáceo**.

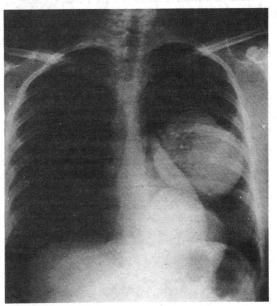

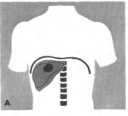
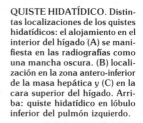
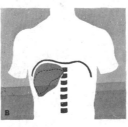
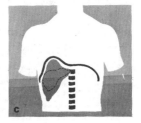

QUISTE HIDATÍDICO. Distintas localizaciones de los quistes hidatídicos: el alojamiento en el interior del hígado (A) se manifiesta en las radiografías como una mancha oscura. (B) localización en la zona antero-inferior de la masa hepática y (C) en la cara superior del hígado. Arriba: quiste hidatídico en lóbulo inferior del pulmón izquierdo.

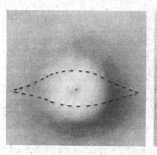 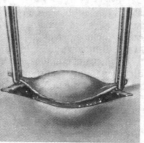 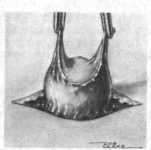

**QUISTE SEBÁCEO.** Método de incisión elíptica utilizado en la extirpación quirúrgica de los quistes sebáceos.

**QUISTE SEBÁCEO** *(sebaceous cyst)* Nombre inadecuado que se aplica al quiste epidermoide o piloso.

**QUÍSTICA MEDULAR, ENFERMEDAD** *(medullary cystic disease)* Enfermedad familiar crónica del riñón caracterizada por un desarrollo lento de uremia. Aparece en niños pequeños o adolescentes que eliminan volúmenes de orina con cantidades de sodio superiores a lo normal. El tratamiento habitual es la hemodiálisis cuando la uremia ha progresado y ha alcanzado una gravedad considerable.

**QUÍSTICO, TUMOR** *(cystic tumor)* Tumor formado por una cubierta membranosa con cavidades o sacos que contienen una materia semisólida o líquida.

**QRS, COMPLEJO** *(QRS complex)* Componente del ciclo cardiaco que aparece en el electrocardiograma como una onda V invertida, puntiaguda y estrecha precedida de la onda P, menos alta y más corta y seguida del segmento ST. Representa la despolarización ventricular, en la cual el impulso es conducido a través del fascículo de His y las fibras de Purkinje y provoca la contracción ventricular.

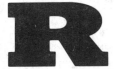

**R, FACTOR** *(R factor)* Episoma bacteriano responsable de la resistencia a ciertos antibióticos. Se transmite a la progenie bacteriana por conjugación. La porción del episoma implicada en la replicación y transmisión se denomina factor de transferencia de la resistencia.

**Ra** *(Ra)* Símbolo del **radio**.

**RABDO-, RABDI-** *(rhabdo-, rhabdi-)* Prefijo que significa «en forma de bastoncillo» o «relativo o perteneciente a un bastoncillo»: *rabdocito, rabdomioma, rabdosarcoma*.

**RABDOMIOMA** *(rhabdomyoma)* Tumor del músculo estriado que puede localizarse en útero, vagina, faringe o lengua, o bien en el corazón, en forma de nódulos neoplásicos congénitos.

**RABDOMIOSARCOMA** *(rhabdomyosarcoma)* Tumor muy maligno, derivado de las células primitivas del músculo estriado; de localización preferente en cabeza y cuello, tracto genitourinario, extremidades, paredes del organismo y retroperitoneo. En algunos casos se manifiesta a raíz de un traumatismo. Los síntomas de inicio dependen de la localización del tumor y son indicativos de destrucción tisular en el órgano en cuestión; pueden ser disfagia, hemorragia vaginal, hematuria y obstrucción del flujo urinario. Los procedimientos diagnósticos incluyen la radiología con contraste de bario, angiografía y tomografía. El rabdomiosarcoma embrionario se localiza en cabeza, cuello y tronco en niños pequeños. El alveolar suele localizarse en las extremidades en adolescentes. El pleomórfico es más frecuente en adultos, localizándose en las piernas. Rara vez es posible la excisión quirúrgica, dado que el tumor suele carecer de cápsula y tiende a diseminarse. Puede ser necesaria la amputación del miembro afectado. Las posibilidades de supervivencia aumentan con el uso de radio y quimioterapia, combinando actinomicina D, adriamicina, ciclofosfamida y vincristina.

**RABDOMIOSARCOMA ALVEOLAR JUVENIL** *(juvenile alveolar rhabdomyosarcoma)* Tumor maligno de músculo estriado, crecimiento rápido y pronóstico funesto que se presenta en niños y adolescentes, principalmente en las extremidades.

**RABDOVIRUS** *(rhabdovirus)* Virus helicoidal de ARN, componente de un grupo de virus, el más representativo de los cuales es el de la rabia.

**RABIA** *(rabies)* Enfermedad vírica habitualmente mortal que afecta al sistema nervioso central y se transmite de los animales a las personas a través de la sangre o de tejidos infectados y, más frecuentemente, por medio de la saliva.
OBSERVACIONES: Los reservorios del virus son principalmente los animales salvajes, como la mofeta, el murciélago, el zorro, el perro, el mapache y el gato; casi nunca afecta a los roedores. Después de la introducción en el organismo humano, generalmente a través del mordisco de un animal infectado, el virus llega al cerebro a través de las vías nerviosas, y posteriormente a otros órganos. El período de incubación oscila entre los 10 días y un año, y se continúa con un período prodrómico que se caracteriza por fiebre, malestar general, cefalea, parestesias y mialgias. Después de unos cuantos días aparece una encefalitis grave con delirio, espasmos musculares dolorosos y agonizantes, convulsiones, parálisis, coma y muerte.
ACTUACIÓN: En el ser humano se han descrito muy pocos casos no mortales; la supervivencia en estas ocasiones se ha atribuido a que se realizaron tratamientos de apoyo muy intensos. No hay tratamiento posible una vez que el virus ha alcanzado el tejido del sistema nervioso central. El tratamiento local de las heridas infectadas por los animales rabiosos puede evitar la enfermedad; éstas deben limpiarse con agua, jabón y un desinfectante. La herida profunda debe cauterizarse e inyectar directamente en la base de la herida la inmunoglobulina antirrábica. Inmediatamente se comienza una serie de inyecciones subcutáneas con la vacuna. Es necesario poner todos los

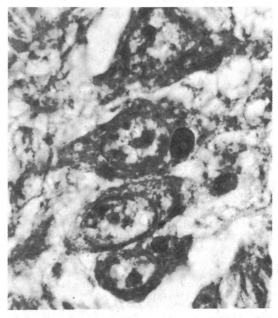

RABIA. Corpúsculos de Negri, característicos de esta enfermedad, en las células piramidales del cerebro de un perro afectado.

**Tratamiento específico de la rabia**

| Naturaleza de la exposición | Estado del animal agresor (haya o no sido vacunado) | | Tratamiento recomendado |
| --- | --- | --- | --- |
| | Al tiempo de la exposición | Durante el período de observación de 10 días | |
| Sin lesiones; sólo contacto indirecto Lamidas: | Rabioso | | Ninguno |
|   Piel intacta | Rabioso | | Ninguno |
|   Piel con erosiones, y mucosa intacta o con erosiones | Sano | Signos clínicos de rabia o rabia comprobada (laboratorio) | Comenzar la vacuna a los primeros signos de rabia en el animal que mordió |
| | Signos sospechosos de rabia | Sano | Comenzar la vacuna inmediatamente; interrumpir el tratamiento si el animal es normal cinco días después de la exposición |
| | Rabioso, escapado, muerto o desconocido | | Comenzar la vacuna inmediatamente |
| Mordeduras:   Exposición | Sano | Signos clínicos de rabia o rabia comprobada (laboratorio) | Comenzar la vacuna a los primeros signos de rabia en el animal agresor |
| | Signos sospechosos de rabia | Sano | Comenzar la vacuna inmediatamente; interrumpir el tratamiento si el animal es normal cinco días después de la exposición |
| | Rabioso, escapado, muerto o desconocido | — | Comenzar la vacuna inmediatamente |
| | Salvaje (lobo, chacal, zorro, murciélago, etc.) | — | Suero inmediatamente, seguido de una serie de una serie de vacunas |
| Exposición grave (mordeduras múltiples o en cara, cabeza, dedos o cuello) | Sano | Signos clínicos de rabia o rabia comprobada (laboratorio) | Inmediatamente suero, seguido de vacuna al primer signo de rabia en el animal en observación |
| | Signos sospechosos de rabia | Sano | Suero inmediatamente, seguido de vacuna; la vacuna puede interrumpirse si el animal sigue normal cinco días después de la exposición |
| | Rabioso, escapado, muerto o desconocido | — | — |
| | Salvaje (lobo, chacal, zorro, murciélago, etc.) | — | Suero inmediatamente seguido de vacuna |

medios posibles para localizar y examinar al animal mordedor, si se sospecha que es rabioso; no se le debe sacrificar de inmediato, sino que conviene aislarlo y mantenerlo en observación. Si se mantiene sano en los siguientes 10 días ,no hay peligro de que se desarrolle la rabia por el mordisco. También es posible examinar el tejido cerebral del animal al microscopio o con técnicas de determinación de anticuerpos fluorescentes.
ACTUACIÓN DE LA ENFERMERA: La infección por el virus de la rabia puede erradicarse mediante la inmunización profiláctica de los animales domésticos, la adopción de medidas estrictas para el control de éstos y la eliminación de animales salvajes que actúan como reservorios de la infección. La enfermera debe promover el cumplimiento de estas medidas y educar a la población sobre la necesidad de evitar los contactos con animales salvajes y la importancia de requerir de inmediato los primeros auxilios después de la mordedura de un animal.
**RACEMOSO** (racemose) Término que significa «en raci-

mo de uvas», y que se utiliza para describir una estructura en la que múltiples ramas terminan en formas nodulares de tipo quístico.
**RACIONAL** (rational) **1.** Que pertenece a una medida, método o procedimiento basado en la razón. **2.** Que pertenece a un método terapéutico que se basa en la comprensión de la causa y de los mecanismos de una enfermedad específica, y en los potenciales efectos de los fármacos o técnicas empleadas en su tratamiento. **3.** Mentalmente sano; que es capaz de razonar o comportarse normalmente.
**RACIONAL, TRATAMIENTO** (rational treatment) V. **tratamiento**.
**RAD** (rad) Dosis de radiación absorbida; unidad básica de dosis absorbida de radiaciones ionizantes. Un rad es igual a la absorción de 100 ergios de energía de radiación por gramo de materia. V. también **rem**.
**RADI-** Prefijo que significa «raíz»: radiciforme, radicotomía, radiectomía.

**RADIACIÓN** *(radiation)* **1.** Emisión de energía, rayos u ondas. **2.** (Medicina). Empleo de sustancias radiactivas para el diagnóstico o tratamiento de las enfermedades.

**RADIACIÓN, ENFERMEDAD POR** *(radiation sickness)* Trastorno que se produce por la exposición a las radiaciones ionizantes. La gravedad de la enfermedad está determinada por el volumen de la radiación, el tiempo de exposición y el área corporal afectada. La exposición moderada puede provocar cefaleas, náuseas, vómitos, anorexia y diarrea; la exposición durante un período prolongado puede dar lugar a esterilidad, lesiones fetales en las mujeres gestantes, leucemia y otras formas de cáncer, alopecia y cataratas.

**RADIACIÓN, ESCAPE DE** *(leakage radiation)* Radiación, fuga del rayo primario emitida a través de la carcasa del equipo de radioterapia.

**RADIACIÓN, EXPOSICIÓN A LA** *(radiation exposure)* Determinación de la ionización producida en el aire por los rayos X o gamma. Es la suma de las cargas eléctricas de todos los iones de un mismo signo que se producen cuando se liberan electrones, por medio de los fotones, en un volumen de aire en completo reposo, dividido por la masa del aire en el elemento volumen. La unidad de exposición es el roentgen.

**RADIACIÓN, EXPOSICIÓN AGUDA A LA** *(acute radiation exposure)* Exposición de leve duración a una radia-

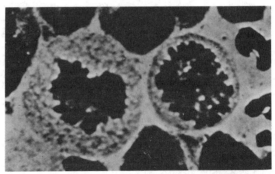

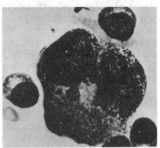

**RADIACIÓN, exposición aguda a la.** Alteraciones sufridas por tejidos de medula ósea expuestos a radiaciones ionizantes: arriba, mitosis celulares bloqueadas y células inmaduras. Debajo, macrohemoistioblastos polinucleados.

ción ionizante intensa, que por lo general se produce como resultado de un accidente en una instalación industrial, una planta de energía nuclear o un vehículo de transporte de material radiactivo, aunque también se afectan las personas que se encuentran en la proximidad del círculo de acción de una bomba atómica que ha hecho explosión. La exposición de la totalidad del cuerpo aproximadamente a 10.000 rads produce un deterioro neurológico y cardiovascular irreversible que resulta fatal en el plazo de 24 horas. Una dosis de entre 500 y 1.200 rads destruye la mucosa gastrointestinal, produce diarreas sanguinolentas y puede dar lugar a la muerte del sujeto en varios días. Una dosis de 200 a 500 rads puede producir también la muerte del sujeto como consecuencia del efecto destructor de las radiaciones sobre los órganos hematopoyéticos, pero por lo general se considera que la dosis fatal son 600 rads. V. también **radiación, exposición a la**.

**RADIACIÓN, SÍNDROME DE** *(radiation syndrome)* V. **radiación, enfermedad por**.

**RADIACIÓN BLANDA** *(soft radiation)* Radiación de baja energía y escaso poder penetrante.

**RADIACIÓN CÓSMICA** *(cosmic radiation)* Partículas de alta energía y gran poder de penetración, procedentes del espacio exterior, que alcanzan la Tierra como radiación ambiental normal. Los rayos están parcialmente constituidos por núcleos atómicos de alta energía.

**RADIACIÓN ELECTROMAGNÉTICA** *(electromagnetic radiation)* Conjunto de radiaciones eléctricas y magnéticas, consideradas como un espectro continuo de energía, desde aquellas con longitudes de onda más cortas [rayos gamma; longitud de onda 0,0011 angstrôms (Å)] hasta las de longitudes de onda más largas (ondas de radio largas; longitud de onda superior al millón de kilómetros). La par-

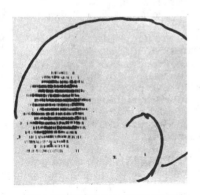

**RADIACIÓN.** La tonalidad e intensidad de la radiación emitida por los isótopos inoculados permite la localización de tumores en el cerebro (arriba), en las glándulas (abajo, glándula tiroides), así como en las restantes zonas del organismo.

te visible del espectro electromagnético está comprendida entre 3.800 y 7.600 Å. La radiación ultravioleta sigue al extremo inferior del espectro visible (luz violeta), y tiene una longitud de onda menor de 4.000 Å; los rayos X poseen una longitud de onda mucho más corta (desde 0,05 hasta unos pocos centenares de Å). La radiación infrarroja está situada inmediatamente antes del extremo superior del espectro visible (luz roja), y su longitud de onda es de 7.000 Å o más.

**RADIACIÓN GAMMA** *(gamma radiation)* Emisión electromagnética de fotones de alta frecuencia procedente de la desintegración de ciertos elementos radiactivos o de las reacciones nucleares. Los rayos gamma son más penetrantes que los alfa y los beta, pero tienen menos potencia ionizante y no experimentan desviación en presencia de campos magnéticos. La longitud de onda de los rayos gamma emitidos por sustancias radiactivas es característica de cada radioisótopo y oscila entre aproximadamente $4 \times 10^{-10}$ y $5 \times 10^{-13}$ m. Los generadores de alto voltaje pueden producir rayos X con longitud de onda mucho más corta que la de la mayoría de los rayos gamma. La profundidad a que penetran los rayos gamma depende de su longitud de onda y energía. Los rayos gamma y otras formas de radiación pueden lesionar, distorsionar o destruir las células y tejidos del cuerpo, especialmente los núcleos celulares, pero la radiación controlada se usa para el diagnóstico y tratamiento de diversas enfermedades. La radiación gamma puede atravesar capas de aire de varios miles de metros de espesor y capas de varios centímetros de tejidos blandos y de hueso. Normalmente, el 60 % de la dosis de radiación gamma que penetra en un tejido sale del mismo. La radiación constituye una forma importante de terapia para el tratamiento del cáncer cutáneo y de las neoplasias internas. El efecto ionizante de la radiación afecta a todas las células del organismo, pero son más susceptibles los elementos jóvenes en crecimiento y división. La radioterapia pretende destruir los núcleos de las células cancerosas en división rápida, bombardeándolos con dosis selectivas de rayos que respetan el tejido normal. Cualquier célula puede sufrir lesiones si es irradiada mientras se divide, y la lesión experimentada por las células y tejidos es básicamente la misma, con independencia del tipo de radiación. La radiación no tiene aplicación práctica en la esterilización normal, aunque para esterilizar los vehículos espaciales se emplean tanto el calor como los rayos gamma. Entre las células especialmente sensibles a la radiación figuran las linfoides, las de la medula ósea, las que tapizan el conducto alimentario y las de los testículos y ovarios. La exposición de todo el cuerpo a dosis apreciables de radiación puede causar un trastorno conocido como enfermedad aguda por radiación. V. también **ultravioleta, radiación.**

**RADIACIÓN INFRARROJA** *(infrared radiation)* Radiación electromagnética en la cual la longitud de onda es mayor que la de las ondas luminosas visibles, pero menor que la de las ondas de radio. La radiación infrarroja es percibida por la piel en forma de calor.

**RADIACIÓN IONIZANTE** *(ionizing radiation)* Las ondas electromagnéticas de alta energía (como los rayos X y

## Tipos de radiación ionizante

| Tipo | Descripción |
| --- | --- |
| Partícula alfa | Núcleo de helio |
| Partícula beta | Electrón negativo |
| Positrón | Electrón positivo |
| Protón | Núcleos de hidrógeno |
| Neutrón | Neutrón |
| Rayos gamma | Radiación electromagnética |
| Rayos X | Radiación electromagnética |

gamma) y los rayos constituidos por partículas (como partículas alfa, rayos beta, electrones, neutrones, positrones, protones y núcleos pesados) en su trayectoria, disocian a las sustancias en iones. La distribución espacial de la ionización depende del tipo de radiación, poder de penetración, localización de la fuente de emisión y naturaleza del material irradiado. Los rayos X de alta energía tienen gran capacidad de penetración, mientras que la mayoría de las partículas beta penetran sólo unos pocos milímetros y la penetración de las alfa no llega al milímetro, pero todas producen una intensa ionización a lo largo de sus trayectos. Afectan directamente a los organismos vivos al destruir células o retrasar su desarrollo. Sus efectos indirectos comprenden la producción de mutaciones en los genes y alteraciones cromosómicas. Las estructuras orgánicas que contienen elementos con pesos atómicos relativamente altos, como el calcio de huesos y dientes, absorben dosis mucho más elevadas de una radiación dada que las estructuras blandas.

**RADIACIÓN MITOGENÉTICA** *(mitogenetic radiation, mitogenic radiation)* Fuerza o energía específica que se supone emitida por las células en división. Puede estimular, a su vez, el proceso de mitosis en otras células. Denominada también **Gurvich, radiación de.**

**RADICIÓN SOLAR** *(solar radiation)* Emisión y difusión de los rayos solares. La exposición excesiva a la misma puede producir quemaduras solares, queratosis, cáncer de piel y lesiones de fotosensibilidad.

**RADIACIÓN ULTRAVIOLETA** *(ultraviolet radiation)* Serie de ondas electromagnéticas que abarcan desde el violeta hasta el extremo del espectro luminoso de menor longitud de onda, donde empieza el espectro de los rayos X. Las radiaciones ultravioletas se sitúan en una longitud de onda comprendida entre 320 y 380 milimicrones; las radiaciones medias, entre 320 y 280 milimicrones; las de menor longitud de onda, entre 280 y 10 milimicrones. Alrededor del 5 % de la radiación solar corresponde a rayos ultravioletas, si bien una pequeña cantidad de energía alcanza el corazón debido a que es absorbida por el oxígeno y el ozono atmosféricos. Los vidrios de las ventanas absorben estas radiaciones. Las fuentes artificiales de luz ultravioleta son el arco de carbono, el arco de hierro y el arco de vapor de mercurio. Para obtener una máxima penetración se utilizan en lugar de cristal, cuarzo o fluorita, materiales con los que se fabrican las lentes y prismas utilizados en terapia con rayos ultravioletas. En medicina, su aplicación se produce en el tratamiento del raquitismo y de las enfermedades de la piel. Al exponer la piel a estas radiaciones se activan los precursores de la vitamina D, presentes en la leche y otros alimentos. Producen también fluorescencia y fosforescencia, lo que resulta útil en la iluminación y clasificación de minerales.

**RADIACTIVIDAD** (*radioactivity*) Emisión de radiación corpuscular o electromagnética como consecuencia de la desintegración nuclear. La radiactividad natural es una propiedad que poseen todos los elementos químicos con número atómico superior a 83; la radiactividad artificial o inducida es creada por el hombre mediante el bombardeo de isótopos naturales con partículas subatómicas o niveles altos de radiación $\gamma$ o X.

**RADIACTIVO** (*radioactive*) Que emite radiación como consecuencia de la desintegración del núcleo de un átomo.

**RADIALERGOABSORCIÓN, PRUEBA DE (PRAA)** (*radioallergosorbent test [RAST]*) Prueba en la que se utiliza una técnica de radioinmunoensayo para identificar y cuantificar la cantidad de IGE presente en el suero, que se ha mezclado con alguno de los componentes de una batería de 45 alérgenos conocidos. Si existe una alergia atópica a una sustancia dada, se produce una reacción antígeno-anticuerpo con producción característica de conjunción y grumos. La prueba constituye un método in vitro para demostrar la presencia de reacciones alérgicas. Consultar la voz **Prausnitz-Küstner, prueba de**.

**RADIADA, ZONA** (*zona radiate*) Zona pelúcida que tiene un aspecto estriado producido por la existencia de canales radiantes dentro de la membrana. También se llama zona estriada.

**RADIADO** (*radiate*) Que diverge o se extiende a partir de un punto común.

**RADIADO, LIGAMENTO** (*radiate ligament*) Ligamento que conecta la cabeza de una costilla con una vértebra y el disco intervertebral asociado. Cada uno de los 24 ligamentos radiados está formado por tres fascículos delgados insertados en la cabeza de la costilla. El fascículo superior se inserta en la vértebra superior, el fascículo inferior en la vértebra inferior y el medio en el disco situado entre ambas. Los ligamentos radiados de las costillas 10, 11 y 12 sólo tienen dos fascículos.

**RADIAL, ARTERIA** (*radial artery*) Arteria del antebrazo que se origina en la bifurcación de la arteria humeral y da 12 ramas para el antebrazo, la muñeca y la mano. En el antebrazo transcurre desde el cuello del radio a la porción anterior de la apófisis estiloides; en la muñeca va desde la apófisis estiloides al carpo, y en la mano, desde el carpo, a través de la palma, hasta el dedo meñique. En el antebrazo, las ramas de la arteria radial son la radial recurrente, la muscular, la carpiana palmar y la palmar superficial; en la muñeca da las ramas carpiana dorsal y la primera metacarpiana dorsal. En la mano se originan en ella la arteria principal del pulgar, la arteria colateral externa del índice, el arco palmar profundo, las arterias interóseas palmares, las ramas perforantes y la arteria radial recurrente anterior.

**RADIAL, NERVIO** (*radial nerve*) Rama de mayor tamaño del plexo braquial que se origina a cada lado del cuello como continuación del cordón posterior. Inerva la piel del brazo y antebrazo y los músculos extensores. Atraviesa el tendón del gran dorsal por debajo de la arteria axilar,

pasa por el borde inferior del redondo mayor y se enrosca alrededor de la porción medial del húmero para penetrar en el tríceps entre las cabezas medial y larga de este músculo. Discurre hacia abajo por el brazo, manteniendo la disposición espiral, pegado al húmero, a nivel del surco que separa los orígenes de las cabezas medial y larga del tríceps y acompañado de la arteria braquial profunda. En la cara lateral del brazo penetra en el tabique intermuscular lateral; corre entre el músculo braquial y el braquiorradial y se divide en ramas superficiales y profundas. Las ramas del nervio radial son las musculares mediales, el nervio cutáneo braquial posterior, las ramas musculares posteriores, el nervio cutáneo antebraquial posterior, las ramas musculares laterales, la rama superficial y la rama profunda. También llamado **cubital, nervio; mediano, nervio; musculocutáneo, nervio**.

**RADIAL RECURRENTE, ARTERIA** (*radial recurrent artery*) Rama de la arteria radial que se origina inmediatamente después del codo, asciende entre las ramas del nervio radial e irriga diversos músculos del brazo y el codo.

**RADIAL, REFLEJO** (*radial reflex*) Reflejo normal que se obtiene percutiendo sobre el radio distal, y cuya respuesta es la flexión del antebrazo. También puede producirse la flexión de los dedos cuando el reflejo es hiperactivo.

**RADICAL** (*radical*) 1. Grupo de átomos que interactúan entre sí y forman un componente de una sustancia. El grupo tiende a permanecer unido cuando una reacción química lo extrae de un compuesto y lo une a otro. En la naturaleza no existen radicales libres. 2. Dícese de un tratamiento drástico, como la resección quirúrgica de un órgano, un miembro o alguna otra parte del organismo.

**RADICAL, TRATAMIENTO** (*radical therapy*) 1. Tratamiento que pretende la curación, en contraposición con el paliativo. 2. Tratamiento definitivo o extenso; contrario al conservador, como la mastectomía radical, opuesta a la mastectomía simple o parcial.

**RADICULITIS** (*radiculitis*) Inflamación de la raíz de un nervio raquídeo que produce dolor e hiperestesia.

**RADIO (Ra)** (*radium [Ra]*) Elemento metálico radiactivo del grupo de los alcalinotérreos. Su número atómico es 88, y existen cuatro isótopos naturales con diferentes pesos atómicos: 223, 224, 226 y 228. El isótopo con peso atómico 226 es el más abundante, y está formado por la desintegración del uranio$^{238}$, tiene una vida media de 1.620 años y se desintegra mediante emisión $\alpha$ para formar radón$^{222}$. El radio se encuentra en los minerales de uranio, carnotita y pechblenda, que contienen alrededor de $3 \times 10^{-7}$ g de radio por g de uranio. Las sales de radio se han utilizado extensamente como fuentes de radiación en el tratamiento del cáncer.

**RADIO** (*radius*) Uno de los huesos del antebrazo que está dispuesto paralelamente al cúbito. Su extremidad proximal es pequeña y forma parte de la articulación del codo. El extremo distal es grande y forma parte de la articulación de la muñeca. El radio recibe la inserción de diversos músculos, y se articula con el húmero, el cúbito, el escafoides y el semilunar.

**RADIO-** Prefijo que significa «relativo a la radiación, a veces específicamente a la emisión de energía radiante, o perteneciente o relativo al radio (hueso del antebrazo)»: *radiactivo, radiobiología, radiohumeral.*

**RADIO, CABEZA DEL** *(caput raddi)* Parte prominente del radio que se articula con el cóndilo del húmero.

**RADIOBIOLOGÍA** *(radiobiology)* Rama de las ciencias naturales que estudia los efectos de las radiaciones sobre los sistemas biológicos.

**RADIOCARPIANA, ARTICULACIÓN** *(radiocarpal articulation)* Articulación condílea de la muñeca que conecta el radio y la cara distal de un disco articular formado por el escafoides, el semilunar y el triangular. La articulación posee cuatro ligamentos y permite todos los movimientos excepto el de rotación.

**RADIOCUBITAL, ARTICULACIÓN** *(radioulnar articulation)* Articulación del radio con el cúbito formada por una articulación proximal, una articulación distal y tres grupos de ligamentos.

**RADIOCUBITAL DISTAL, ARTICULACIÓN** *(distal radioulnar articulation)* Articulación en forma de pivote entre la cabeza del cúbito y la hendidura cubital del extremo inferior del radio, en la que intervienen dos ligamentos. Permite la rotación del extremo distal del radio en torno a un eje que pasa a través del centro de la cabeza del cúbito. Denominada también **radiocubital inferior, articulación**. V. la voz **radiocubital proximal, articulación**.

**RADIOCUBITAL INFERIOR, ARTICULACIÓN** *(inferior radioulnar joint)* V. **radiocubital distal, articulación**.

**RADIOCUBITAL PROXIMAL, ARTICULACIÓN** *(proximal radioulnar articulation)* Articulación trocoide constituida por la circunferencia de la cabeza del radio y el anillo formado por la cavidad sigmoidea menor del cúbito y el ligamento anular. Permite movimientos de pronación y supinación, durante los cuales la cabeza del radio experimenta una rotación. Denominada también **radiocubital superior, articulación**. Consultar la voz **radiocubital distal, articulación**.

**RADIOCUBITAL SUPERIOR, ARTICULACIÓN** *(superior radioulnar joint)* V. **radiocubital proximal, articulación**.

**RADIOFARMACÉUTICO** *(radiopharmacist)* Profesional especializado y responsable de la formulación y dispensa de los marcadores radiactivos prescritos por el médico y de los aspectos clínicos de la radiofarmacología. Estos profesionales deben recibir una formación adecuada sobre técnicas de trazadores radiactivos, sobre seguridad en la manipulación de los materiales radiactivos, sobre la preparación y control de calidad de los fármacos para uso humano y sobre los principios básicos de la medicina nuclear. Algunos estados exigen que los medicamentos radiactivos sólo sean dispensados por farmacéuticos licenciados; en otros se reconoce a los especialistas radiofarmacéuticos, que no necesariamente tienen que estar graduados en una facultad de farmacia.

**RADIOFÁRMACO** *(radiopharmaceutical)* Medicamento que muestra una desintegración espontánea de núcleos inestables con la emisión de partículas nucleares o fotones. Algunos tipos de radiofármacos son los radiofármacos diagnósticos, los radiofármacos de investigación y los radiofármacos terapéuticos.

**RADIOFÁRMACO TERAPÉUTICO** *(therapeutic radiopharmaceutical)* Droga radiactiva administrada a un paciente con objeto de que libere radiaciones en los tejidos internos del organismo; como el $^{131}I$, utilizado en el tratamiento de los pacientes hipertiroideos; el $^{137}Ce$, $^{912}Ir$, $^{226}Ra$, y $^{90}St$, aplicados en el tratamiento de las neoplasias malignas.

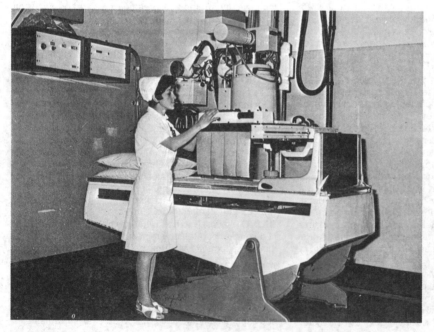

RADIOGRAFÍA. Las modernas instalaciones de rayos X permiten practicar radiografías con el paciente en posición horizontal y realizar exámenes radiográficos estratificados en diversos órganos.

**RADIOGRAFÍA** *(radiography)* Producción de contornos de imágenes en una emulsión fotográfica a través de la acción de radiaciones ionizantes. La imagen es el resultado de la diferente captación de la radiación a su paso a través del objeto que se radiografía.

**RADIOINMUNOENSAYO (RIE)** *(radioimmunoassay [RIA])* Técnica radiológica que se utiliza para determinar la concentración de un antígeno, un anticuerpo o alguna proteína en el suero. Para ello se inyecta una sustancia marcada radiactivamente que se sabe que reacciona de cierta manera con la supuesta proteína, y se mide cualquier reacción que se produzca.

**RADIOISÓTOPO** *(radioisotope)* Isótopo radiactivo de un elemento que se utiliza con propósitos diagnósticos y terapéuticos.

**RADIOISÓTOPO DIAGNÓSTICO** *(diagnostic radiopharmaceutical)* Fármaco radiactivo que se administra a un paciente como trazador diagnóstico para diferenciar estructuras anatómicas o funciones bioquímicas o fisiológicas normales y anormales. La mayoría de los trazadores radiactivos indican su posición en el organismo mediante la emisión de rayos gamma. Controlando las emisiones con un detector externo de rayos gamma, puede inferirse la concentración del trazador en los distintos órganos a la vez que se obtienen imágenes de baja resolución de los mismos. Los trazadores preparados con tritio, carbono 14 o fósforo 32 que no emiten rayos gamma se utilizan para analizar las concentraciones del isótopo en un producto metabólico terminal, en sangre, orina, aire expirado o en algunos casos en muestras de biopsia. Cuando se administra glucosa que contiene $^{14}C$, el control de la concentración de $^{14}CO_2$ en el aire expirado del paciente puede explicar la absorción del compuesto, su metabolismo y su eliminación como producto metabólico terminal.

**RADIOLOGÍA** *(radiology)* Rama de la medicina que trata del estudio de las sustancias radiactivas y de los procedimientos diagnósticos y terapéuticos mediante la utilización de diversas fuentes de energía radiante.

**RADIONÚCLIDO** *(radionuclide)* **1.** Isótopo (o núclido) que sufre desintegración radiactiva. **2.** Cualquiera de los isótopos radiactivos del cobalto, yodo, fósforo y otros elementos utilizados en medicina nuclear.

**RADIOOPACO** *(radiopaque)* Que no permite el paso de rayos X u otra energía radiante a través suyo. Los huesos son relativamente radioopacos, y en la radiografía aparecen como áreas blancas. El plomo es muy radioopaco.

**RADIOQUÍMICA** *(radiochemistry)* Rama de la química que estudia las propiedades y comportamientos de los materiales radiactivos y el empleo de los radionúclidos en el estudio de los problemas químicos y biológicos.

**RADIORRESISTENCIA** *(radioresistance)* Resistencia relativa de células, tejidos, órganos, organismos, compuestos químicos o cualquier otra sustancia a los efectos de la radiación. Consultar la voz **radiosensibilidad**.

**RADIORRESISTENTE** *(radioresistant)* Que no sufre cambios o está protegido frente a las lesiones producidas por las emisiones radiactivas, como los rayos X, las partículas α o los rayos γ. Consultar la voz **radiosensible**. V. también **radiactividad**.

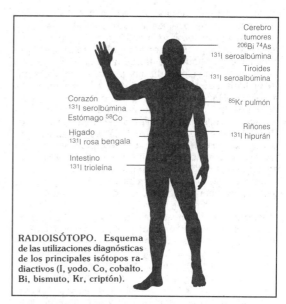

Cerebro
tumores
$^{206}Bi$ $^{74}As$
$^{131}I$ seroalbúmina

Tiroides
$^{131}I$ seroalbúmina

Corazón
$^{131}I$ serolbúmina
Estómago $^{58}Co$

Hígado
$^{131}I$ rosa bengala

Intestino
$^{131}I$ trioleína

$^{85}Kr$ pulmón

Riñones
$^{131}I$ hipurán

**RADIOISÓTOPO. Esquema de las utilizaciones diagnósticas de los principales isótopos radiactivos (I, yodo. Co, cobalto. Bi, bismuto, Kr, criptón).**

**RADIOSENSIBILIDAD** *(radiosensitivity)* Susceptibilidad relativa de células, tejidos, órganos, organismos o cualquier otra sustancia viva a los efectos de la radiación. Las células de los sistemas dotados de autorrenovación, como las criptas intestinales, son las más radiosensibles. Las que se dividen de forma regular, pero sufren un proceso de maduración entre las divisiones, como las espermatogonias y los espermatocitos, ocupan el segundo lugar en cuanto a radiosensibilidad. Las células con ciclos vitales largos, y que habitualmente no sufren mitosis a menos que exista un estímulo adecuado, son las menos radiosensibles, y entre éstas se encuentran las del hígado, el riñón y el tiroides. Las células menos sensibles son las que se encuentran en estados posmitóticos fijos y han perdido su capacidad de división, como las neuronas. El tejido conectivo y los vasos sanguíneos tienen una radiosensibilidad intermedia; las células parenquimatosas se afectan con dosis moderadas de radiación que no lesionan los tejidos conectivos.

**RADIOSENSIBLE** *(radiosensitive)* Que es susceptible de sufrir cambios o de reaccionar frente a las emisiones radiactivas, como los rayos X, las partículas α o los rayos γ. Consultar las voces **radiorresistente, radiactividad**.

**RADIOTERAPIA** *(radiotherapy)* Tratamiento de enfermedades neoplásicas utilizando rayos X o γ, que habitualmente se obtienen de una fuente de cobalto, y cuyo fin es detener la proliferación de células malignas disminuyendo la tasa de mitosis o alterando la síntesis de ADN.
MÉTODO: Antes de comenzar la radioterapia, es necesario explicar al enfermo la técnica, su propósito, su duración, su condición de indolora y la necesidad de mantenerse completamente quieto durante la sesión de irradiación. Asimismo deben exponerse, ante las preguntas específicas del enfermo, las posibles secuelas, como el eritema, el edema, la descamación, la hiperpigmentación, la atrofia, el prurito o el dolor cutáneo, la alteración del

gusto, la anorexia, las náuseas, los vómitos, la cefalea, la pérdida del cabello, el mal estado general, la taquicardia y el aumento de susceptibilidad a las infecciones. Antes de comenzar el tratamiento, se debe realizar una visita preliminar, para que el enfermo pueda ver el equipo y la sala en la que estará durante el tratamiento y pueda ir familiarizándose con ella. Desde la posición en que se le coloca, el enfermo debe ser capaz de comunicarse con el radioterapeuta, que se encuentra en una dependencia adyacente. Antes del tratamiento se completan las medidas de higiene diaria; al volver de la sesión de radioterapia, el paciente debe ser colocado en un medio no infeccioso, o, si es necesario, en aislamiento preventivo; no se permiten las visitas de amigos, familiares, ni de otros enfermos o miembros del hospital portadores de infecciones, especialmente del tracto respiratorio superior. Después de la sesión, y en períodos de 4 horas, se aplica el tratamiento cutáneo necesario, aunque no deben borrarse las marcas de tinta realizadas por el radiólogo para delimitar el foco del tratamiento ni mojarse con agua la zona tratada; el aceite mineral estéril, la lanolina o la vaselina pueden ser útiles, aunque el radiólogo debe aprobar su empleo. El paciente debe llevar ropas anchas y descansar en un colchón de aire, una almohada de espuma o gel o una piel de carnero; para elevar la sábana y la manta, se utiliza un estribo o una rejilla de cama. Deben evitarse los cosméticos, así como los desodorantes axilares cuando se ha irradiado el área axilar. Si se produce alopecia, el enfermo puede llevar una peluca, un pañuelo, una gorra o un peluquín. Son convenientes los suplementos ricos en proteínas, las gelatinas suaves y los helados; el enfermo puede comer cuando lo desee, aunque las comidas escasas y blandas, en número aproximado de seis al día, se toleran mejor que las pautas normales de alimentación. Antes y después de cada comida es conveniente guardar un tiempo de reposo. Los antieméticos y vitaminas se administran según sean necesarios, y cuando la alimentación del enfermo es muy pobre, puede ser aconsejable colocar una sonda de alimentación o usar la nutrición parenteral total. La higiene oral se realiza con un cepillo de cerdas suaves y un colutorio diluido, o, cuando sea necesario, con torundas de espuma o de esponja y un enjuagado con solución salina. La ingesta de líquidos debe mantenerse en 2.000 a 3.000 ml al día siempre que no esté contraindicada. Al preparar al enfermo para darle de alta, se le instruye para que mantenga las prácticas hospitalarias en cuanto al cuidado de la piel, la higiene oral, la ingesta de líquidos y las dietas ricas en proteínas y sustancias nutritivas, pero que evite comer inmediatamente antes y después de la sesión de radioterapia. También se le informa de que no debe llevar ropas que le opriman, exponerse a temperaturas extremas o luz solar excesiva, ni bañarse en la bañera o ducharse hasta que se le permita; es importante insistir en que debe comunicar al médico cualquier síntoma de infección, incapacidad para comer, diarrea, cefalea creciente y fatiga, así como enrojecimiento progresivo, inflamación, prurito o dolor en el lugar de la radioterapia.
ACTUACIÓN DE LA ENFERMERA: La enfermera informa al paciente sobre la radioterapia, le asiste durante el

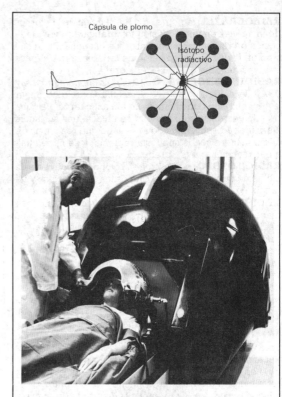

Cápsula de plomo
Isótopo radiactivo

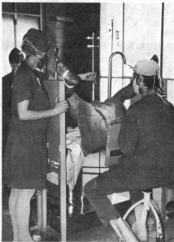

**RADIOTERAPIA.** La cápsula de plomo (fotografía superior) se emplea en el tratamiento radioterapéutico de los tumores cerebrales. El plomo es un material altamente radioopaco que sirve de barrera protectora contra las radiaciones que pueden llegar a afectar al personal sanitario (fotografía inferior, radioterapia posoperatoria de un tumor maligno de vagina).

tratamiento y le instruye en el caso de que deba proseguir el tratamiento cuando sea dado de alta.
CRITERIOS IMPORTANTES: La radioterapia puede controlar o detener el desarrollo de una serie de tumores, así como paliar algunas neoplasias inoperables; el mantenimiento de una nutrición adecuada y el cuidado meticuloso de la piel permiten evitar al enfermo los efectos

secundarios más graves de la radioterapia.

**RADIOTERAPIA DE SUPERFICIE** *(surface therapy)* Forma de radioterapia que se administra situando una o más fuentes radiactivas sobre una zona de la superficie corporal o en sus proximidades. La disposición resultante de las fuentes de radiación se denomina aplicador o placa de superficie.

**RADIOTERAPIA EXTERNA** *(external radiation therapy [ERT])* Aplicación terapéutica de la radiación ionizante mediante el haz externo de un aparato de rayos X de kilovoltaje, un máquina de megavoltaje de cobalto 60, un acelerador lineal de supervoltaje, un ciclotrón o un betatrón. Se utiliza sobre todo en el tratamiento del cáncer, pero también para tratar queloides y algunos trastornos dermatológicos y combatir el rechazo fisiológico de los órganos trasplantados.

**RADIOTERAPIA INFRARROJA** *(infrared therapy)* Tratamiento por exposición a radiaciones infrarrojas de diversa longitud de onda. Las botellas de agua caliente y las almohadillas calefactoras de todo tipo emiten radiaciones infrarrojas de onda larga; las luces incandescentes emiten radiaciones de onda corta. El tratamiento infrarrojo se utiliza para aliviar el dolor y estimular la circulación sanguínea.

**RADIOTERAPIA PROFUNDA** *(deep X-ray therapy)* Tratamiento de ciertas neoplasias internas, como el tumor de Wilms del riñón, la enfermedad de Hodgkin y otros tipos de cáncer, con radiaciones ionizantes procedentes de una fuente externa. La dosis a administrar se determina teniendo en cuenta la radiosensibilidad, el tamaño, el tipo anatomopatológico y el grado de diferenciación del tumor, así como la tolerancia del tejido circundante normal a la irradiación y el estado general del paciente. Suele producir náuseas, malestar general, diarrea y reacciones cutáneas como eritema, prurito, sensación de quemazón, vesiculaciones o descamación, pero con las técnicas modernas el rayo se dirige exactamente al punto que se desee, evitándose la irradiación colateral y protegiéndose mucho más la piel de esta manera. Como las células tumorales son hipóxicas y se erradican con una mayor eficacia cuando están bien oxigenadas, se recomienda que el paciente respire oxígeno hiperbárico u oxígeno atmosférico con dióxido de carbono al 5 % durante este tipo de tratamiento.

**RADIOYODO** *(radioiodine)* Isótopo radiactivo del yodo que se utiliza en radioterapia. Su principal indicación es el tratamiento de algunos procesos tiroideos y el diagnóstico radiológico utilizando diversas técnicas de exploración. La forma más habitual es el $^{131}$I. También denominado **yodo radiactivo**.

**RADÓN (Rn)** *(radon [Rn])* Elemento radiactivo, gaseoso y no metálico. Su número atómico es 86 y su peso atómico, 222. El radón se utiliza en el tratamiento radioterápico del cáncer.

**RAFE** *(raphe, rhaphe)* Línea de unión de las mitades de diversas partes simétricas, como el rafe abdominal de la línea alba o el rafe peneano, que aparece como una estría oscura y estrecha situada en la cara inferior del pene.

**-(R)RAFIA** *(-[r]rhaphy)* Sufijo que significa «sutura»: *quisticorrafia, meningorrafia, osteorrafia.*

**RÁGADES** *(rhagades)* Excoriaciones de la piel consecutivas a una pérdida de elasticidad, especialmente frecuentes alrededor de la boca. V. también **queilosis**.

**-(R)RAGIA** *(-[r]rhage)* Sufijo que significa «ruptura con salida excesiva de un líquido»: *hemorragia, linforragia, fleborragia.*

**RAÍZ** *(root)* Parte de un órgano enterrada en las estructuras tisulares que la rodean; así, por ejemplo, la raíz de los dientes, cubierta por el cementum. Denominada también **radix**.

**RAMI-** Prefijo que significa «rama»: *ramicotomía, ramificación, ramisección.*

**RAMO** *(ramus)* Estructura pequeña y ramificada que se origina de otra de mayor tamaño y se divide en dos o más partes, como la rama de un nervio, o una arteria, o la rama del pubis.

**RAMSAY HUNT, SÍNDROME DE** *(Ramsay Hunt's syndrome)* Alteración neurológica que se produce por la invasión del ganglio del séptimo par craneal y el ganglio geniculado por el virus varicela-zóster, y que se caracteriza por dolor de oído intenso, parálisis facial, vértigos, sordera y, con frecuencia, encefalitis generalizada leve. El vértigo puede durar días o semanas, aunque habitualmente se resuelve por sí mismo. La parálisis facial puede ser permanente, y la pérdida de audición, que rara vez es definitiva, puede ser total o parcial. El tratamiento se realiza con corticosteroides. También llamado **herpes zóster oticus**.

**RANITIDINA** *(ranitidine)* Antagonista de los receptores H$^2$ de la histamina.
INDICACIONES: Tratamiento de la úlcera gastroduodenal y de los trastornos de hipersecreción gástrica.
CONTRAINDICACIONES: Hipersensibilidad conocida al fármaco; sólo debe utilizarse en el embarazo y la lactancia si se considera esencial.
EFECTOS SECUNDARIOS: Cefalea, rash cutáneo.

**RÁNULA** *(ranula)* Quiste situado debajo de la lengua y producido por una obtrucción de un conducto salival o una glándula mucosa.

**RAPTO** *(raptus)* **1.** Estado de intensa excitación emocional o mental, que se caracteriza con frecuencia por una actividad o comportamiento incontrolables resultante de un impulso irresistible; éxtasis. **2.** Convulsión o ataque brusco o violento. Los tipos de raptos son el **rapto hemorrágico**, el **rapto maníaco** y el **rapto melancólico**.

**RAPTO HEMORRÁGICO** *(raptus haemorrhagicus)* Hemorragia brusca y masiva.

**RAPTO MANÍACO** *(raptus maniacus)* Ataque brusco y violento de manía. V. también **manía**.

**RAPTO MELANCÓLICO** *(raptus melancholicus)* Crisis de agitación o frenesí extremos que se produce en el curso de una depresión.

**RAQUIÓFAGO** *(rachiopagus)* Gemelos simétricos unidos por la espalda a lo largo de la columna vertebral.

**RAQUIOSQUISIS** *(rachioschisis)* V. **espina bífida**.

**RAQUIOSQUISIS TOTAL** *(complete rachischisis)* Fisura congénita completa de la columna vertebral, producida por la falta de cierre del tubo neural embrionario. Se caracteriza por parálisis fláccida y disminución de la sensibilidad. Se acompaña de otras malformaciones, como

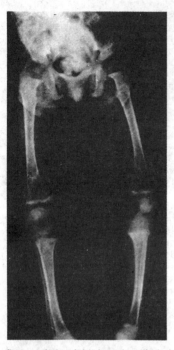

RAQUITISMO. Cuadro característico de raquitismo infantil: mineralización ósea escasa, hipotrofia coxofemoral, deformaciones curvas de fémur y tibia, rodillas tumefactas, alteraciones graves de los núcleos de osificación.

fisura palatina, labio leporino e hidrocefalia. Suele ser mortal. Denominada también **holoraquisquisis**. V. también **espina bífida**.

**RAQUÍTICO** (rachitic) **1.** Que pertenece al raquitismo. **2.** Que recuerda o sugiere el estado de raquitismo.

**RAQUITIS** (rachitis) **1.** Raquitismo. **2.** Enfermedad inflamatoria de la columna vertebral.

**RAQUITISMO** (rickets) Estado patológico producido por deficiencia de vitamina D, calcio y fósforo. Aparece sobre todo en la infancia, dando lugar a la anómala formación del hueso. Entre los síntomas figuran: huesos blandos que producen deformidades como piernas zambas y genu varo, engrosamiento nodular de los extremos y bordes de los huesos, dolor muscular, engrosamiento craneal, deformidades torácicas, curvatura de la columna, engrosamiento de hígado y bazo, sudoración profusa y dolor generalizado en todo el cuerpo. La profilaxis y el tratamiento consisten en una dieta rica en calcio, fósforo y vitamina D, así como abundante exposición al sol. Entre los tipos se incluyen: raquitismo del adulto, raquitismo celíaco, raquitismo renal, raquitismo por resistencia a la vitamina D. V. también **osteodistrofia; osteomalacia; vitamina D**.

**RAQUITISMO AGUDO** (acute rickets) V. **escorbuto infantil**.

**RAQUITISMO CELÍACO** (celiac rickets) Retraso del crecimiento y aparición de deformidades óseas como consecuencia de malabsorción de grasas y calcio. V. **celíaca, enfermedad; raquitismo**.

**RAQUITISMO DEL ADULTO** (adult rickets) Enfermedad similar al raquitismo y que afecta al adulto. V. también **osteomalacia; raquitismo**.

**RAQUITISMO HIPOFOSFATÉMICO** (hypophosphatemic rickets) Enfermedad familiar rara en la que existe una alteración de la reabsorción de fosfato en los riñones y una absorción deficiente de calcio en el intestino delgado; estos dos factores provocan osteomalacia, retraso del crecimiento, deformidades esqueléticas y dolor. El tratamiento consiste en la administración de fosfato y vitamina D por vía oral.

**RAQUITISMO RENAL** (renal rickets) Trastorno que se caracteriza por la presencia de cambios raquíticos en el esqueleto y está provocado por una nefritis crónica.

**RAQUITISMO RESISTENTE A LA VITAMINA D** (vitamin D resistant rickets) Enfermedad clínicamente similar al raquitismo pero resistente al tratamiento con grandes dosis de vitamina D. Se debe a un defecto congénito de la reabsorción tubular renal del fosfato y por lo general afecta al varón. V. también **raquitismo**.

**RASGO** (trait) **1.** Modo de conducta o aspecto físico propio de un individuo o cultura y que permite distinguirlo de otros. **2.** Cualquier característica determinada genéticamente que se transmite asociada a un genotipo específico. La manifestación del rasgo en el fenotipo puede realizarse de modo dominante o recesivo. La transmisión hereditaria se establece según la relación 1:2:1 según sea un rasgo propio de genotipo homocigótico dominante, homocigótico recesivo o heterocigótico, respectivamente. En medicina sirve para denotar el carácter heterocigótico de un trastorno recesivo, como el rasgo de células en hoz. V. también **Mendel, leyes de; recesivo**.

**RASH** (rash) Erupción cutánea. Los tipos de rash son el rash en mariposa, el rash en pañal, el rash medicamentoso y el rash de calor.

**RASHKIND, TÉCNICA DE** (Rashkind procedure) Agrandamiento de la abertura del tabique interauricular que se realiza para mejorar la oxigenación sanguínea y aliviar la insuficiencia cardiaca congestiva en recién nacidos con ciertas cardiopatías congénitas. La técnica permite que se realice una mezcla mayor entre la sangre oxigenada que proviene de los pulmones y la sangre sistémica, sin correr los riesgos de la cirugía, y mantiene al niño con vida hasta los dos o tres años de edad, cuando ya puede realizarse un cortocircuito para permitir el paso de sangre sistémica a los pulmones. Antes de la intervención se realiza un cateterismo cardiaco para localizar el defecto con exactitud. En la operación, y bajo anestesia general, se pasa un catéter, provisto de un balón terminal deshinchado, a través del foramen oval hacia la aurícula izquierda. Se infla el balón y se tira del catéter a través del septo, con lo cual se ensancha la abertura. Después de la intervención, se mantiene al niño en estrecha observación por si aparecen dificultades respiratorias, signos de hipoxia o disminución del gasto cardiaco. Es conveniente administrar oxígeno humidificado y vigilar cuidadosamente el equilibrio de líquidos y electrólitos. También llamada septostomía de balón.

**RASMUSSEN, ANEURISMA DE** (Rasmussen's aneurysm) Dilatación localizada de un vaso sanguíneo en una cavidad tuberculosa, que puede producir una hemorragia cuando se rompe.

**RAST** (RAST) V. **radialergoabsorción, prueba de**.

**RATHKE, BOLSA DE** *(Rathke's pouch)* Depresión que se forma en el techo de la boca del embrión alrededor de la cuarta semana de gestación. Las paredes del divertículo originan el lóbulo anterior de la hipófisis.

**RATHKE, TUMOR EN BOLSA DE TABACO DE** *(Rathke's pouch tumor)* V. **craneofaringioma**.

**RAUWOLFIA** *(rauwolfia)* Raíces secas de *Rauwolfia serpentina* que proporcionan los extratos para ciertos agentes hipotensores y fármacos alcaloides tranquilizantes, como la reserpina.

**RAUWOLFIA, ALCALOIDE DE** *(rauwolfia alkaloid)* Cada uno de los más de veinte alcaloides derivados de la raíz del arbusto trepador *Rauwolfia serpentina*, originario de la India y áreas circundantes. Aunque antiguamente se utilizaba como agente antipsicótico, actualmente su uso se limita al tratamiento de la hipertensión.

**RAUWOLFIA SERPENTINA** *(rauwolfia serpentina)* Raíz seca proveniente de la *Rauwolfia serpentina* y que se utiliza como antihipertensivo.

INDICACIONES: Tratamiento de la hipertensión moderada.

CONTRAINDICACIONES: Depresión mental, úlcera péptica, colitis ulcerosa, tratamiento electroconvulsivante o hipersensibilidad conocida al fármaco.

EFECTOS SECUNDARIOS: Entre los más graves figuran los parkinsonismos, el glaucoma, las arritmias cardiacas y las hemorragias gastrointestinales.

**RAYNAUD, ENFERMEDAD DE** *(Raynand's disease)* Asfixia, síncope o gangrena local de las extremidades.

**RAYNAUD, SIGNO DE** *(Raynaud's sign)* V. **acrocianosis**.

**RAYO** *(ray)* Haz de radiación, como el calor o la luz que surgen de una fuente.

**RAYOS X** *(X ray)* Radiaciones electromagnéticas con una longitud de onda más corta que la luz visible. Los rayos X se producen cuando una corriente de electrones, que se desplaza a gran velocidad, choca con determinados

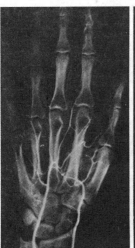
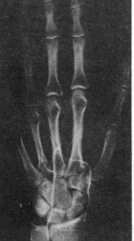

**RAYNAUD, signo de.** Agravamiento del espasmo vascular en la mano de un paciente afecto, después de mantenerla en agua helada durante 30 segundos.

materiales, sobre todo metales pesados, como el tungsteno. Estos rayos pueden penetrar la mayoría de las sustancias y se utilizan para investigar la integridad de determinadas estructuras, destruir tejidos enfermos con fines terapéuticos y tomar imágenes fotográficas útiles para el diagnóstico de algunos trastornos.

**RAYOS GAMMA** *(gamma ray)* Radiación electromagnética de longitud de onda corta, emitida por el núcleo de un átomo durante una reacción nuclear. Están compuestos de fotones de alta energía, carecen de masa y carga eléctrica y se desplazan a la velocidad de la luz. De modo habitual se combinan con rayos beta.

**RAZA** *(race)* Grupo de personas genéticamente relacionadas que presentan ciertas características físicas.

**RAZOXANE** *(razoxane)* Antineoplásico experimental que se está estudiando para el tratamiento de ciertos tumores malignos.

**Rb** *(Rb)* Símbolo del **rubidio**.

**Re** *(Re)* Símbolo del **renio**.

**REACCIÓN** *(reaction)* Respuesta en oposición a una sustancia, tratamiento u otro estímulo, como la reacción antígeno-anticuerpo en inmunología, la reacción de hipersensibilidad en la alergia o las reacciones nocivas en farmacología.

**REACCIÓN ADVERSA** *(adverse reaction)* Cualquier efecto nocivo o no intencional de una medicación, de una prueba diagnóstica o de una actuación con fines terapéuticos.

**REACTIVO** *(reagent)* Sustancia química que se sabe que reacciona de forma específica. Se utiliza para detectar o sintetizar otra sustancia en una reacción química.

**READ, MÉTODO DE** *(Read method)* Método de preparación psicológica para el parto diseñado por Grantly Dick-Read. Fue el primer programa de «parto natural», término acuñado por el médico mencionado. Básicamente, Read mantenía que el nacimiento es un proceso fisiológico normal, y que el dolor del parto es de origen psicológico (síndrome de dolor por tensión y miedo). Combatía el miedo de las mujeres mediante información sobre el proceso fisiológico, estimulando una actitud positiva de acogida, corrigiendo las informaciones falsas y realizando visitas al hospital antes del nacimiento. Para disminuir la tensión, desarrolló una serie de ejercicios respiratorios que deben realizarse durante las diversas etapas del parto. Para favorecer la relajación y una función física óptima durante el parto y en la recuperación después del mismo, incorporó una serie de ejercicios físicos que debían realizarse regularmente durante las clases y en la práctica en casa durante el embarazo. El método de Read durante el parto puede describirse de la siguiente forma: en la primera y segunda etapa de la dilatación, antes de que el cuello haya alcanzado los 7 cm, las contracciones se producen cada 2 a 5 minutos, y durante 30 a 40 segundos. La madre yace en decúbito lateral con las rodillas dobladas. Durante las contracciones se practica la respiración abdominal, y las manos se colocan sobre el abdomen inferior. La respiración es suave y lenta, inspirando por la nariz y espirando por la boca. La pared abdominal se eleva con cada inspiración, que la mujer puede sentir en las manos. La frecuencia respiratoria no debe supe-

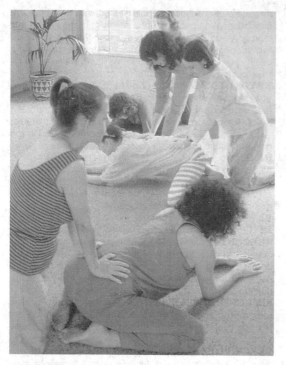

READ, método de. Este método de preparación psicológica al parto incorpora una serie de ejercicios físicos para favorecer la relajación, la preparación física y la recuperación postparto.

rar las 6 respiraciones en 30 segundos, o 12 a 18 en cada contracción. En la última parte de la dilatación, después de alcanzar los 7 cm de dilatación cervical, las contracciones tienen una frecuencia de 1,5 a 2 minutos, y duran de 40 a 60 segundos. En esta etapa, durante las contracciones se practica la respiración costal o diafragmática. La mujer mantiene las manos colocadas en el costado, sobre las costillas. La respiración es más superficial, y las manos permiten percibir el movimiento de las costillas. La inspiración se sigue realizando por la nariz y la espiración por la boca, aunque, a diferencia de la fase anterior, la pared abdominal no oscila con las respiraciones. La frecuencia respiratoria no debe superar las 6 inspiraciones en 30 segundos, o las 12-18 en la contracción. Al final de la primera etapa del parto, ya próxima la dilatación completa, las contracciones se hacen muy intensas, se producen cada 1,5 a 2 minutos y duran de 60 a 90 segundos. La madre está en decúbito supino y con las rodillas dobladas, y ahora durante las contracciones se realiza una respiración jadeante. La mujer coloca una mano en el esternón, que asciende y desciende al ritmo del jadeo. Éste se mantiene durante toda la parte final de la primera etapa del parto, hasta que se alcanza la dilatación completa y se incrementa la necesidad de empujar, ya que el jadeo ayuda a la mujer a no ceder a esta urgencia. Durante la segunda etapa del parto, o expulsiva, que tiene lugar después de la dilatación completa del cuello uteri-

no, las contracciones se producen cada 1,5 a 2 minutos durante 60 a 90 segundos y se acompañan de una necesidad imperiosa de empujar. La mujer se encuentra en decúbito supino, con la cabeza y los hombros ligeramente levantados. Se la ayuda a mantener las piernas levantadas, que sujeta con las manos por la parte inferior de los muslos, de tal forma que éstos reposen sobre el abdomen y se hallen separados. Cuando comienza cada contracción, levanta la cabeza, hace una inspiración profunda, pega la mandíbula al tórax, retiene el aire y empuja hacia abajo. Con frecuencia, en cada contracción la mujer necesita expulsar el aire, volver a tomarlo y empujar de nuevo 2 o 3 veces. A lo largo de todo el parto se la ayuda a entender lo que está ocurriendo y a participar y aceptar la experiencia como anticipo del nacimiento de su hijo. Actualmente, muchas autoridades que recomiendan el método de Read, desaconsejan, sin embargo, que la mujer permanezca durante el parto en decúbito supino, porque esta posición provoca con frecuencia una hipotensión supina, ya que el peso del útero ocluye la vena cava y disminuye el volumen de retorno venoso al corazón, reduciendo así el gasto cardiaco. Como consecuencia, se produce una hipotensión materna, que da lugar a una disminución de la perfusión placentaria y un aporte inadecuado de oxígeno para el feto. Actualmente, las mujeres que practican el método de Read pasan la mayor parte del parto en decúbito lateral o en posición semisentada, con las rodillas, la espalda y la cabeza bien apoyadas. Consultar las voces **Bradley, método de; Lamaze, método de**.

**READTROUGH** (readthrough) (Genética molecular). Transcripción del ARN más allá de la terminación normal de la secuencia de la plantilla de ADN, provocada por un fracaso ocasional de la polimerasa del ARN para responder a la señal de punto final.

**REAGINA** (reagin) 1. Anticuerpo asociado a la atopia humana, como el asma o la fiebre del heno. Se adhiere a los mastocitos y basófilos y sensibiliza la piel y otros tejidos. En las reacciones de antígeno-anticuerpo dispara la liberación de histamina y otros mediadores que provocan síntomas de atopia. 2. Sustancia inespecífica, similar a un anticuerpo, que se encuentra en el suero de individuos con sífilis. Puede combinarse con un antígeno preparado, como un extracto lipídico de tejido normal, fenómeno que constituye la base de las pruebas serológicas de la sífilis.

**REAGINAS, TRASTORNO MEDIADO POR** (reagin-mediated disorder) Reacción de hipersensibilidad, como la fiebre del heno o la respuesta alérgica a la picadura de un insecto, producida por anticuerpos reagínicos (inmunoglobulinas IgE) que se unen al antígeno exógeno en la superficie de mastocitos y basófilos, provocando la desgranulación y liberación de histamina, bradicimina, serotonina y otras aminas vasoactivas. Una dosis inicial sensibilizante del antígeno induce la formación de anticuerpos IgE específicos, y su unión a los mastocitos y basófilos da lugar a hipersensibilidad cuando se produce la exposición a una dosis subsiguiente del antígeno. Las reacciones oscilan desde un simple eritema con pápula en la piel hasta el shock anafiláctico, que amenaza la vida del enfermo, dependiendo de la cantidad y vía de entrada de la dosis sensibilizante y provocadora, de la cantidad y distribución de los anticuerpos IgE, de la capacidad de respuesta del huésped, del tiempo de exposición al alérgeno y de los tejidos en que se produce la reacción antígeno-anticuerpo. La abundancia de mastocitos en la piel, la nariz y los pulmones hace que éstas sean las áreas más susceptibles a las reacciones mediadas por la IgE. Los alérgenos que provocan estas reacciones son las esporas de las plantas, los pólenes, las caspas de animales, las picaduras de insectos, las proteínas séricas, los alimentos y ciertos fármacos. V. también **alergia; heno, fiebre del**.

**REALIDAD, PRINCIPIO DE** *(reality principle)* Conocimiento de las demandas del medio ambiente y de la necesidad de un ajuste de la conducta para subvenir a estas demandas, expresado primariamente por la renuncia a la gratificación inmediata de los placeres instintivos para obtener objetivos futuros y a largo plazo. El psicoanálisis mantiene que esta función la realiza el yo.

**REALIDAD, PRUEBA DE LA** *(reality testing)* Proceso de estudio de los aspectos físicos y sociales del medio ambiente del individuo, para diferenciar entre la realidad externa y el mundo imaginativo interno, y para comportarse de una forma tal que se demuestre un conocimiento de las normas y costumbres aceptadas. La distorsión de la realidad es indicativa de una alteración de la función del yo, que puede llevar a la psicosis.

**REANIMACIÓN** *(resuscitation)* Proceso de mantenimiento de las funciones vitales de una persona en insuficiencia respiratoria o cardiaca.

**REANIMACIÓN BOCA A BOCA** *(mouth-to-mouth resuscitation)* Método de reanimación que suele combinarse con el masaje cardiaco. La nariz del paciente se cierra pinzando los orificios nasales, y, con la cabeza en extensión, el reanimador insufla el aire a través de la boca del paciente hacia sus pulmones.

**REANIMACIÓN BOCA A NARIZ** *(mouth-to-nose resuscitation)* Método de respiración artificial en el cual se ocluye la boca del paciente —generalmente con una mano del reanimador— y se le insufla aire a través de la nariz.

**REANIMACIÓN CARDIACA** *(cardiac resuscitation)* V. **reanimación cardiopulmonar**.

**REANIMACIÓN CARDIOPULMONAR** *(cardiopulmonary resuscitation)* Procedimiento básico de emergencia, para mantener la vida de un paciente, que comprende respiración artificial y masaje cardiaco manual externo. Está indicado en casos de parada cardiaca para establecer una circulación y ventilación eficaces a fin de evitar la lesión irreversible del cerebro como consecuencia de la anoxia. El masaje cardiaco externo comprime el corazón entre la porción inferior del esternón y la columna vertebral torácica. Durante las compresiones, se fuerza el paso de la sangre hacia la circulación sistémica y pulmonar y, al liberar la presión, el corazón vuelve a llenarse de sangre venosa. Junto con el masaje cardiaco se practica simultáneamente respiración boca a boca o cualquier forma mecánica de ventilación para oxigenar la sangre que se está bombeando a través del sistema circulatorio. MÉTODO: La reanimación cardiopulmonar básica no pre-

cisa ningún equipo especial, aunque pueden emplearse algunos dispositivos mecánicos. Pueden realizarla una o dos personas y comprende tres acciones interrelacionadas: apertura de las vías aéreas, restablecimiento de la respiración y restablecimiento de la circulación. Cuando el paciente es un adulto, el procedimiento se realiza del siguiente modo: 1) Se coloca al paciente sobre una superficie plana y dura que puede ser una tabla o incluso el suelo. No hay que retrasar la puesta en marcha del procedimiento mientras se espera disponer del medio de apoyo adecuado. 2) Se examina cuidadosamente al paciente y, si no responde, se le golpea en el hombro o se le pellizca el lóbulo de la oreja. El socorrista pregunta en voz alta: «¿Puede usted oírme?», «¿Se encuentra usted bien?». Si no obtiene ninguna resppuesta, se admite que el paciente está inconsciente. 3) El socorrista establece una vía aérea permeable y la mantiene. Estando el paciente en posición supina, los músculos relajados hacen que la lengua caiga hacia atrás en el interior de la garganta, bloqueando el paso del aire. Ello puede evitarse con la inclinación hacia atrás de la cabeza que se consigue pasando una mano por detrás del cuello del paciente y elevándolo mientras que con la otra mano se aplica presión sobre su región frontal. De esta forma se extiende el cuello y la lengua se eleva, dejando libre la garganta. Cuando se sospecha una posible lesión de la columna cervical, no hay que hiperextender el cuello; en ese caso se eleva el maxilar inferior colocando los dedos tras los ángulos mandibulares por delante de los lóbulos de las orejas y tirando de la mandíbula hacia delante. Si es posible, se intuba al paciente; en caso contrario, se mantiene fija la cabeza, bien inclinada hacia atrás o con la mandíbula elevada durante todo el procedimiento de reanimación del paciente. 4) El socorrista valora la necesidad de respiración artificial mirando, escuchando y sintiendo los signos característicos del intercambio gaseoso o los esfuerzos respiratorios. Si no se produce intercambio espontáneo y no se ha practicado una traqueotomía, se comienza inmediatamente la respiración artificial convencional; si el paciente está traqueotomizado, se inicia la respiración a través del traqueostoma. 5) Para comenzar la respiración artificial, el socorrista ocluye los orificios nasales con los dedos índice y pulgar. Seguidamente sella con su boca la boca del paciente y practica cuatro respiraciones de fuerza y volumen progresivamente crecientes después de las cuales se separa y deja que el paciente exhale el aire pasivamente. Mientras tanto, observa el descenso del tórax y a continuación insufla otra serie de respiraciones repitiendo el ciclo cada cinco segundos mientras persiste la deficiencia respiratoria. En algunos casos está indicada la respiración boca a nariz. Si el tórax no se expande, se corrige la posición de la cabeza y vuelve a intentarse la ventilación. Si en este segundo intento tampoco se tiene éxito, hay que pensar en la existencia de una obstrucción de las vías aéreas. V. también **Heimlich, maniobra de**. 6) El socorrista toma el pulso al paciente y comprueba si presenta parada cardiaca. Si el pulso es impalpable o insuficiente, palpa la arteria carótida durante cinco segundos inmediatamente después de haber realizado las cuatro respiraciones. Si no se encuentra el pulso carotí

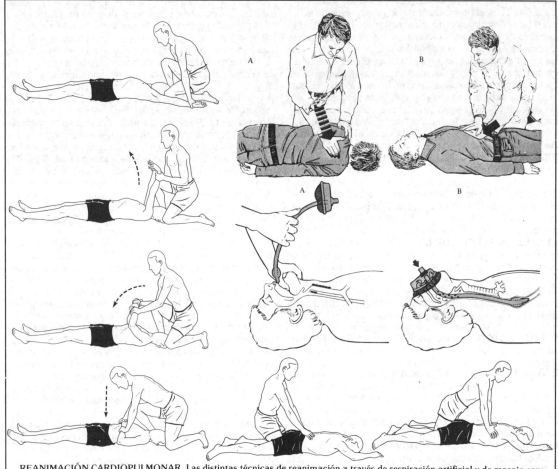

**REANIMACIÓN CARDIOPULMONAR. Las distintas técnicas de reanimación a través de respiración artificial y de masaje cardiaco externo ilustradas en este cuadro y detalladas en el texto tienen un punto en común: exigen del socorrista una realización correcta e ininterrumpida que garantice el mantenimiento de las constantes vitales del paciente mientras no se le pueda facilitar ayuda médica cualificada.**

deo o éste es dudodo, es necesario instaurar la compresión cardiaca externa. 7) Para practicar el masaje externo, el socorrista se coloca al lado del paciente y le descubre el tórax para identificar la apófisis xifoides y determinar así la localización correcta de las manos. Los dedos medio e índice de una mano se colocan sobre el hueco de la apófisis xifoides y el talón de la otra mano se apoya sobre el esternón directamente junto a esos dedos. Los dedos de esta segunda mano se extienden hacia arriba y hacia fuera de las costillas, la primera mano se coloca sobre la segunda y los dedos de ambas se entrelazan. Con los brazos rectos, el socorrista se mueve hacia atrás y hacia delante sobre sus caderas ejerciendo sobre el esternón del paciente una presión suficiente para desplazarlo de 4 a 6 cm. Es muy importante mantener una buena po-

sición para no deprimir la apófisis xifoides, con el riesgo consiguiente de provocar lesiones internas importantes. Después de cada compresión se espera un tiempo igual al que ha durado aquélla, pero sin desplazar las manos de su posición sobre el tórax. El ciclo se repite a razón de 80 compresiones por minuto y 15 por cada dos respiraciones. Puede mantenerse el ritmo adecuado contando «uno, dos y tres» hasta 15. Si se hallan dos socorristas, uno de ellos aplica las compresiones y el otro las respiraciones, en cuyo caso se mantiene una proporción de 5 a 1 con una frecuencia de 60 compresiones por minuto. Hay que comprobar con frecuencia la eficacia de la reanimación cardiopulmonar, palpando la carótida para ver si se ha recuperado el latido cardiaco espontáneo y viendo si la piel vuelve a adquirir una tonalidad rosada, las pupilas se contraen y se restablece la respiración. Si el socorrista que está realizando la compresión se cansa, puede disminuir algo el ritmo o alternarse con el compañero. La técnica empleada con los lactantes y los niños de menos de 8 años de edad es parecida a la de los adultos con las siguientes excepciones: en los lactantes no se hiperextiende el cuello, ya que los tejidos del cuello y los cartílagos blandos pueden ocluir las vías aéreas si la inclinación es excesiva; basta situar una mano por detrás de los hombros del niño para conseguir la inclinación adecuada. El socorrista debe cubrir con su boca la nariz y boca del niño y comprobar el pulso en la arteria humeral. En el caso de los lactantes, la compresión del esternón se realiza únicamente con las puntas de los dedos índice y medio de una mano, y en los niños de corta edad no se emplea más que el talón de una mano. Como los ventrículos cardiacos en los lactantes y niños pequeños se encuentran en una posición más alta dentro de la cavidad torácica que en los adultos, la presión esternal puede aplicarse en la zona media del esternón profundizando sólo de 1 a 3 cm en el caso de los lactantes y de 2,5 a 4 cuando se trata de un niño pequeño. La tasa de compresión cardiaca en los lactantes debe ser de 100/min intercalando respiraciones lo más rápidamente posible cada 5 compresiones (aproximadamente una cada tres segundos); en el caso de los niños, la frecuencia de las compresiones debe ser de 80 por minuto con una ventilación cada 4 segundos. El niño necesita menos aire que el adulto y en el caso del lactante sólo hay que insuflarle el aire contenido en las mejillas..

CRITERIOS IMPORTANTES: Si se pretende que la reanimación cardiopulmonar sea eficaz, hay que seguir estas normas: 1) No interrumpir la reanimación durante un período superior a 5 segundos excepto en el momento de la intubación endotraqueal o cuando hay que desplazar al paciente. En esos casos la interrupción no debe exceder los 15 segundos. 2) Las compresiones deben ser uniformes, regulares e ininterrumpidas. 3) El paciente debe estar estabilizado antes de su transporte. 4) Hay que liberar totalmente la presión ejercida sobre el tórax después de cada compresión, aunque la palma de la mano permanezca en contacto con la pared torácica. 5) Los hombros del socorrista se sitúan directamente por encima del esternón del paciente para conseguir un empuje más eficaz. 6) El esternón se deprime hasta la profundidad necesaria, teniendo en cuenta la edad y tamaño del paciente. 7) No hay que comprimir la apófisis xifoides, ya que existe el peligro de lesionar el hígado. 8) No hay que combatir la distensión gástrica a menos que sea tan intensa que interfiera con la ventilación. La reanimación cardiopulmonar sólo está indicada en los casos de parada cardiaca súbita. Incluso cuando las medidas de reanimación se ponen en marcha lo antes posible y todos sus pasos se realizan correctamente, existen algunos casos, como cuando el paciente padece un enfisema grave o ha sufrido una lesión torácica por aplastamiento, en los cuales no se tiene éxito. Por otra parte, las medidas de reanimación correctamente realizadas pueden provocar fracturas costales en algunos pacientes. Otras complicaciones son fractura del esternón, separación del cartílago costocon-

dral, hematoma hepático, contusiones pulmonares y embolismo graso. El peligro de complicaciones se reduce cuando la técnica es adecuada. Un masaje cardiaco externo bien realizado puede conseguir una presión sanguínea sistólica máxima en las arterias carótidas superior a 100 mm de Hg; sin latido cardiaco, la presión diastólica es 0 y por tanto la presión media durante la reanimación cardiopulmonar suele ser de aproximadamente 40 mm de Hg y el flujo de sangre arterial de alrededor del 25-35 % del normal. Esas cifras expresan la necesidad de actuar inmediatamente y sin abandonar los esfuerzos durante el salvamento, pero también indican que, cuando la reanimación se lleva a cabo adecuadamente y de forma cuidadosamente controlada, consigue salvar muchas vidas. La reanimación cardiopulmonar constituye un tratamiento provisional mientras no pueda contarse con medidas definitivas más sofisticadas, pero una vez iniciada debe mantenerse hasta que se produzca una de estas circunstancias: la respiración y circulación espontánea se restablezcan; otra persona se haga cargo de las medidas de reanimación básicas o avanzadas; un médico asuma la responsabilidad del paciente; el paciente ingrese en un centro médico o el socorrista sea físicamente incapaz de continuar.

ACTUACIÓN DE LA ENFERMERA: La reanimación cardiopulmonar se considera un procedimiento de emergencia y es fundamental conocer los principios, procedimientos, requerimientos y complicaciones de esta maniobra. En el hospital, las medidas de reanimación cardiopulmonar expuestas se complementan con otras adicionales. En primer lugar, la enfermera valora la gravedad de la urgencia y la indicación de iniciar las medidas de reanimación. También está preparada para tomar decisiones inmediatas en caso necesario mientras llega el equipo médico. Si no es ella la que personalmente tiene que realizar la reanimación, se encarga de preparar todo lo necesario para el tratamiento definitivo, incluyendo en el equipo un electrocardiógrafo, un desfibrilador, un sistema de traqueotomía, oxígeno y un aparato de aspiración. También debe preparar adrenalina. Mientras se mantienen las medidas de reanimación, debe tratar de localizar una vía para instaurar una infusión intravenosa y aplicar los electrodos del electrocardiógrafo. En el hospital, la decisión de interrumpir las medidas de reanimación debe tomarla un médico.

**REAPROXIMACIÓN** (*reaproximate*) Operación consistente en volver a unir tejidos separados por traumatismos o intervenciones quirúrgicas, de forma que se restituyan las relaciones anatómicas.

**REASIGNACIÓN SEXUAL** (*sexual reassignment*) Cambio de identidad sexual de una persona por medios legales, quirúrgicos, hormonales o sociales. También denominado **cambio de sexo**.

**REBORDE PÉLVICO** (*pelvic brim*) Extremo superior curvo de los huesos de la cadera que se extiende desde la espina ilíaca anterosuperior de un lado, pasando por el sacro, hasta la cresta del otro lado. Por debajo de este reborde se encuentra la pelvis.

**REBOSAMIENTO** (*overflow*) Desbordamiento o eliminación excesiva de un líquido como la orina, saliva o bilis.

**REBOTE** *(rebound)* **1.** Recuperación de la enfermedad. **2.** Contracción brusca de un músculo que se produce después de un período de relajación, y que se observa con frecuencia en aquellos trastornos en los que se pierden los reflejos inhibidores.

**RECAPITULACIÓN, TEORÍA DE LA** *(recapitulation theory)* Teoría formulada por el naturalista alemán Ernst Heinrich Haeckel, que sostiene que, durante el desarrollo embriológico un organismo pasa a través de diversas etapas que recuerdan la forma estructural de diversos tipos ancestrales de la especie que aparecieron durante la evolución de una forma inferior a otra superior de vida. Se resume en la afirmación «la ontogenia recapitula la filogenia». También llamada ley biológica y ley de Haeckel.

**RECEPTOR** *(receiver)* (Teoría de la comunicación). Persona o personas a las que se manda un mensaje.

**RECESIVO** *(recessive)* Que pertenece a, o describe un gen cuyo efector está enmascarado o escondido si existe un gen dominante en el mismo locus. Si ambos genes son recesivos y determinan el mismo rasgo, éste se expresa en el individuo. V. también **dominante**.

**RECESO** *(recess)* Cavidad pequeña y poco profunda, como el receso epitimpánico de la cavidad timpánica del oído interno o el receso retrocecal que existe a modo de un pequeño bolsillo detrás del ciego.

**RECESO EPITIMPÁNICO** *(epitympanic recess)* Una de las dos zonas de la cavidad timpánica (la otra es la propia cavidad). Se sitúa por encima de la membrana timpánica y contiene la mitad superior del martillo y gran parte del yunque.

**RECIDIVA** *(relapse)* Reaparición de los síntomas de una enfermedad que parecía haberse recuperado.

**RECIÉN NACIDO** *(newborn)* Que acaba de nacer o nacido hace poco tiempo, en un plazo no mayor de 4 a 8 días; neonato.

**RECIÉN NACIDO, ASISTENCIA INTRAPARTO DEL** *(newborn intrapartal care)* Asistencia al recién nacido en la sala de partos durante el tiempo que sigue al nacimiento y antes de que la madre y el niño sean trasladados a la unidad de posparto.

MÉTODO: Se practica aspiración de la boca y nasofaringe. Según sea la costumbre del servicio de maternidad, se coloca al bebé sobe el abdomen de la madre, cubriéndolo con una manta caliente, o bien es la enfermera quien lo toma en sus brazos, abrigándolo. Se evalúa el estado del bebé mediante el test de Apgar en el momento de nacer y a los cinco y diez minutos. Se manipula al bebé cuidadosamente, evitando exponerlo a la luz intensa, y se estimula el contacto madre-hijo.

ACTUACIÓN DE LA ENFERMERA: La enfermera suele ser la primera persona que observa y examina al bebé. La mayoría de los recién nacidos son sanos y normales; si se observa un funcionalismo anormal, puede ser necesaria la instauración de medidas de urgencia, que comprenden aspiración traqueal y administración de oxígeno por ventilador o mascarilla. Si no hay problemas, la enfermera puede instilar gotas de nitrato de plata en los sacos conjuntivales de los ojos, cortar y ligar el cordón umbilical, administrar una inyección de vitamina K, obtener las huellas de los pies para identificación y poner los pañales y arropar al bebé. Si éste necesita ser trasladado al nido o precisa de cuidados especiales, la enfermera acompaña al recién nacido y actúa como enlace entre la madre y el nido.

IMPORTANTE: La mayoría de los niños nacidos al término son sanos y no necesitan intervención médica. La hemorragia del cordón umbilical, la dificultad respiratoria,

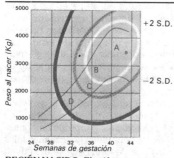

RECIÉN NACIDO. El gráfico superior indica la incidencia de la mortalidad neonatal en relación al peso al nacer y a la edad de gestación. Las dos líneas más finas (−2 y +2 S.D.) señalan los límites normales para cada grupo, y la zona A el peso (de 3 a 4 Kg.) y la edad de supervivencia (de 39 a 42 semanas de gestación) óptimos, fuera de los cuales la mortalidad aumenta en cualquier dirección. el cuadro situado a la derecha relaciona de forma esquemática la postura y el tono muscular pasivo del feto entre las 28 y las 40 semanas de edad gestacional.

| Edad gestacional | 28 Sem. | 30 Sem. | 32 Sem. | 34 Sem. | 36 Sém. | 38 Sem. | 40 Sem. |
|---|---|---|---|---|---|---|---|
| Postura | Completamente hipotónico | Comienzo de le flexión del muslo en la cadera | Flexión más fuerte | Posición de rana | Flexión de las cuatro extremidades | Hipertónico | Muy hipertónico |
| Maniobra del talón a la oreja | | | | | | | |
| Ángulo poplíteo | 150° | 130° | 110° | 100° | 100° | 90° | 80° |
| Ángulo de flexión-dorsal del pie | | | 40-50° | | 20-30° | Alcanzado prematuramente a las 40 semanas / Limite completo | 40° |
| Signo de bufanda | Signo de bufanda completo sin ninguna resistencia | | Signo de bufanda más limitado | | El codo sobrepasa ligeramente la línea media | El codo no alcanza la línea media | |
| Retorno a la flexión del antebrazo | Ausente / Las extremidades superiores muy hipotónicas quedan extendidas | | Ausente / La flexión de los antebrazos empieza a aparecer cuando se despierta | Presente pero débil, inhibida | Presente, brusca, inhibida | Presente, muy fuerte, no inhibida | |

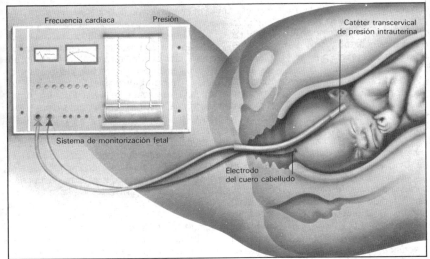

RECIÉN NACIDO, asisten-
cia intraparto del. El esquema muestra distintos com-
ponentes de un sistema de
monitorización fetal que proporciona datos sobre la frecuencia cardiaca y las
contracciones uterinas durante el parto.

RECIÉN NACIDO DE BA-
JO PESO. Porcentajes de
problemas con pronóstico de
moderado a grave en niños
supervivientes con pesos al
nacer iguales o inferiores a
1.500 g.

el ano imperforado, una disfunción endocrina y otros diferentes procesos patológicos pueden producirse, pero
si un bebé tiene buen color, está alerta, puede llorar y
mamar, orinar, defecar y responder al ruido y a la luz,
la enfermera puede indicar a la madre que el bebé es,
casi con seguridad, sano y normal.
**RECIÉN NACIDO DE ALTO RIESGO** (high-risk infant)
Neonato que tiene un riesgo de morbilidad o mortalidad
por encima de la media. Este estado no depende del peso o la talla en el momento del nacimiento ni de la edad
gestacional; la causa puede ser cualquier circunstancia
que altere el parto o impida que el crecimiento y desarrollo extrauterinos sean adecuados. V. **neonatal, período.**
**RECIÉN NACIDO DE BAJO PESO** (low-birth-weight
[LBW] infant) Recién nacido de peso inferior a 2.500 g, sea
cual sea su edad gestacional. Estos niños tienen un mayor riesgo de sufrir hipoxia durante el parto, hipoglucemia tras el mismo y retraso de crecimiento en la infancia,
especialmente si la anomalía ponderal se debe a insuficiencia placentaria prolongada o a drogadicción o desnutrición maternas. Muchos recién nacidos de bajo peso
no presentan problemas y se desarrollan normalmente,
su pequeño tamaño es genético o idiopático o el factor causante del mismo es leve o de breve duración.
**RECIÉN NACIDO GRANDE PARA LA EDAD DE GES-
TACIÓN** (large-for-gestational-age [LGA] infant) Niño con
crecimiento fetal acelerado cuyo tamaño y peso al nacer
supera el percentil noventa en la tabla de recién nacidos
con tamaño y peso ajustados a la edad de gestación, tanto si son prematuros, como a término o posmaduros. Entre los factores que aceleran el crecimiento intrauterino
se encuentran los genéticos, la diabetes mellitus materna y el síndrome de Beckwith. Los hijos de madres diabéticas suelen ser obesos, pletóricos, con una piel muy
sonrosada y mejillas rojas y brillantes. El principal problema para el recién nacido GEG pretérmino es el no re-
conocerlo como neonato de alto riesgo con un sistema
orgánico inmaduro, pues puede aparecer un síndrome de

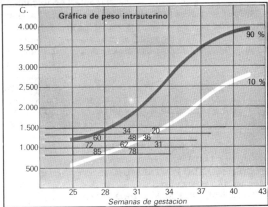

Gráfica de peso intrauterino

sufrimiento respiratorio. El síndrome de Beckwith se caracteriza por gigantismo, macroglosia y visceromegalia.
**RECIÉN NACIDO GRIS, SÍNDROME DEL** (gray baby
syndrome) Trastorno tóxico que afecta al recién nacido,
especialmente al prematuro, debido a una reacción frente
al cloramfenicol. Como los mecanismos del organismo para la detoxificación y excreción de los fármacos no están
maduros, el recién nacido tiene una capacidad limitada
para conjugar y eliminar el cloramfenicol. La denominación de este trastorno viene dada por la cianosis característica de color ceniza que presentan los niños afectados,
acompañada de distensión abdominal, hipotermia, vómitos, insuficiencia respiratoria y colapso vascular. Este síndrome, que si se mantiene la administración del fármaco
es fatal, puede combatirse evitando el empleo de cloramfenicol en las últimas fases del embarazo y en el parto (ya
que atraviesa fácilmente la barrera placentaria), así como en las madres lactantes.
**RECIÉN NACIDO PEQUEÑO PARA SU EDAD GESTA-
CIONAL** (small-for-gestational-age [SGA] infant) Recién nacido cuyo peso y tamaño en el momento del nacimiento

se encuentran por debajo del percentil 10, independientemente de si el parto se ha producido o no a término. La causa puede ser genética o por un retraso en el crecimiento intrauterino que determine una baja estatura (como el enanismo y la malnutrición debida a insuficiencia placentaria) y ciertos agentes infecciosos como el citomegalovirus, el virus de la rubeola y el *Toxoplasma gondii*. Otros factores a tener en cuenta son el hábito de fumar por parte de la madre durante el embarazo, su adicción al alcohol o la heroína y el tratamiento con metadona. La asfixia puede ser un riesgo importante durante el parto, cuando la causa es una insuficiencia placentaria. El recién nacido presenta un índice de Apgar bajo, sufre acidosis durante el trabajo del parto y tiene tendencia a presentar hipoglucemia las primeras horas o días de vida. Con una nutrición adecuada y una ingesta calórica suficiente, algunos de estos niños presentan una aceleración compensatoria del crecimiento. Consultar también la voz **recién nacido grande para la edad de gestación**.

**RECIÉN NACIDO POSMADURO** (*postmature infant*) Niño nacido después de la 42.ª semana de gestación que presenta signos de insuficiencia placentaria. Típicamente, tiene una piel seca y descamada, con uñas largas y pliegues de piel en los muslos y a veces en los brazos y en las nalgas. Estos niños sufren con frecuencia hipoglucemia e hipocaliemia; su aspecto es como si hubieran perdido peso intraútero. El niño posmaduro debe ser alimentado precozmente y hay que controlar de cerca y corregir si es preciso sus niveles de potasio en sangre para evitar la aparición de crisis convulsivas y lesión neurológica. Este síndrome debe prevenirse induciendo el parto cuando la gestación se acerca a las 42 semanas. Durante el parto pueden utilizarse técnicas de monitorización electrónica del feto y de la madre a fin de prever los problemas que acompañan a este síndrome.

**RECIÉN NACIDO POSTÉRMINO** (*post-term infant*) V. **recién nacido posmaduro**.

**RECIÉN NACIDO PREMATURO** (*premature infant*) Cualquier neonato nacido antes de la 37.ª semana de gestación, independientemente del peso registrado en el momento del nacimiento. Dado que la edad gestacional exacta es difícil de determinar, el peso insuficiente es un criterio significativo para la identificación de los neonatos de alto riesgo con sistemas orgánicos incompletamente desarrollados. Entre los factores predisponentes asociados con prematuridad figuran el embarazo múltiple, la toxemia, las enfermedades crónicas, las infecciones agudas, la sensibilización por incompatibilidad sanguínea y cualquier traumatismo grave que altere el desarrollo fetal normal. En la mayoría de los casos la etiología es desconocida. La incidencia de prematuridad es mayor en mujeres de niveles socioeconómicos bajos, en las cuales la mala nutrición y la falta de atención médica prenatal actúan como desencadenantes. Los neonatos prematuros suelen ser pequeños y delgados, con la cabeza desproporcionadamente grande en relación con el tamaño corporal, y pesan menos de 2.500 g. La piel es de color rosa vivo, lisa, brillante, translúcida, y a través de ella se ven los vasos subyacentes. Las piernas y los brazos están extendidos, a diferencia de lo que ocurre en los neonatos a

término, cuyos miembros están flexionados. La grasa subcutánea es escasa, el cabello ralo, los pliegues palmares y plantares poco abundantes y el cartílago auricular poco desarrollado. En los varones, el escroto tiene pocos pliegues y los testículos pueden no haber descendido; en las niñas, los labios están separados y el clítoris es prominente. Algunos de los problemas más frecuentes de los prematuros son las alteraciones de la temperatura corporal, escalofríos, apnea, distrés respiratorio, sepsis, reflejos de succión y de deglución deprimidos, capacidad gástrica pequeña, baja tolerancia digestiva que puede dar lugar a enterocolitis necrotizante, función renal inmadura, disfunción hepática, a menudo asociada con hiperbilirrubinemia, sistemas enzimáticos incompletos y tendencia a los desequilibrios metabólicos, como la hipoglucemia y la hipocalcemia. La gravedad de las complicaciones y la tasa de supervivencia dependen de la madurez anatómica y fisiológica de los sistemas orgánicos en el momento del nacimiento, de la presencia de alteraciones acompañantes distintas de la prematuridad y la calidad de la atención posnatal. La supervivencia aumenta año tras año gracias al tratamiento en unidades neonatales de cuidados intensivos. Cada vez son más los neonatos muy prematuros que llegan a desarrollarse normalmente; aquellos que no padecen convulsiones ni episodios de apnea en los primeros días, quedarán libres de las secuelas, físicas o nerviosas, de la prematuridad.

ACTUACIÓN DE LA ENFERMERA: Los principales problemas de la enfermera en relación con los prematuros son la estabilización de la temperatura corporal, proporcionar una temperatura ambiente neutra; el mantenimiento de la respiración; la prevención de la infección; la administración de una alimentación y nutrición adecuadas y la conservación de la energía. Son funciones importantes de la enfermera comprometer a los padres en la atención al niño, explicarles los procedimientos terapéuticos y facilitar el contacto del neonato con la familia.

**RECKLINGHAUSEN, CANAL DE** (*Recklinghausen's canal*) Pequeño espacio linfático que se encuentra en los tejidos conectivos del organismo.

**RECKLINGHAUSEN, ENFERMEDAD DE** (*Recklinghausen's disease*) V. **neurofibromatosis**.

**RECKLINGHAUSEN, TUMOR DE** (*Recklinghausen's tumor*) Tumor benigno del músculo liso que contiene tejido conectivo y elementos epiteliales. Se produce en la pared de la trompa o en la pared uterina posterior.

**RECOGIDA OBJETIVA DE DATOS** (*objective data collection*) Proceso en el cual los datos relativos al problema del enfermo se obtienen por un observador mediante examen físico directo, que comprende observación, palpación y auscultación, y por análisis de laboratorio y estudios radiológicos y de otro tipo.

**RECOMBINACIÓN** (*recombination*) (Genética). Formación de nuevas combinaciones y distribuciones de genes en los cromosomas como resultado de la variación independiente de genes no unidos, el entrecruzamiento de genes unidos o el entrecruzamiento intracistrónico de nucleótidos.

**RECOMBINADO** (*recombinant*) Célula u organismo que resulta de la recombinación de genes en la molécu-

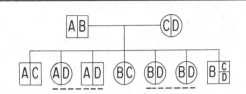

RECOMBINACIÓN. Es un fenómeno genético infrecuente que se produce como excepción a la regla de que para una región genética dada (haplotipos A, B, C y D) habrá sólo cuatro genotipos entre los niños de una misma familia (AC, AD, BC, BD) y la cuarta parte de los pares de hermano y hermano serán idénticos con respecto a la región genética específica. En el esquema de esta familia hipotética hay dos pares de dichos hermanos (AD-AD y BD-BD), sin embargo en el séptimo miembro se contradice la regla de que cada hijo hereda un haplotipo completo del padre y otro de la madre, y se produce la recombinación.

la de ADN, independientemente de si se ha producido de forma natural o artificial.

**RECÓN** *(recon)* (Genética molecular). Unidad genética más pequeña capaz de recombinarse. Se piensa que es un triplete de nucleótidos.

**RECONSTRUCTOR ESPACIAL DINÁMICO** *(dynamic spatial reconstructor)* Instrumento radiográfico utilizado con fines de investigación que permite el examen visual de imágenes tridimensionales del cuerpo humano, en movimiento y desde cualquier dirección.

**RECRUDECIMIENTO** *(recrudescence)* Reaparición de los síntomas de una enfermedad después de un período libre de síntomas.

**RECTAL, REFLEJO** *(rectal reflex)* Respuesta normal (de defecación) a la acumulación de heces en el recto. También llamado **reflejo de defecación.**

**RECTITIS** *(rectitis)* V. **proctitis**.

**RECTO** *(rectum)* Porción del intestino grueso de unos 12 cm de longitud que constituye la continuación del sigma descendente y es proximal al canal anal. Se inicia en la curva sacrococcígea y termina en el canal anal. Habitualmente contiene tres pliegues semilunares transversos: el primero, situado proximalmente en el lado derecho, el segundo, que se extiende medialmente desde el lado izquierdo, y el tercero y mayor, que se dirige en dirección caudal. Los pliegues tienen unos 12 mm de ancho, solapándose cuando el intestino está lleno.

**RECTO, CÁNCER DE** *(rectal cancer)* V. **colorrectal, cáncer**.

**RECTO ABDOMINAL** *(rectus abdominis)* Uno de los dos músculos anterolaterales del abdomen, que se extienden a lo largo de toda la cara ventral de éste. Están separados por la línea alba, y se originan en sendos tendones laterales provenientes del pubis que se entrelazan entre sí mediante un tendón medial. Se insertan en las costillas quinta, sexta y séptima. Están inervados por ramas de los nervios intercostales séptimo a duodécimo, y su función es flexionar la columna vertebral, tensar la pared abdominal anterior y contribuir a la prensa abdominal.

**RECTO FEMORAL** *(rectus femoris)* Músculo fusiforme situado en la cara anterior del muslo y que forma parte de los cuatro haces musculares que componen el cuádriceps femoral. Se origina en un tendón anterior que proviene de la espina ilíaca y un tendón posterior que surge del ala del acetábulo. Los dos tendones se unen para formar una aponeurosis gruesa y ancha que se extiende hacia abajo sobre el muslo, en el centro del cuádriceps. La aponeurosis se estrecha caudalmente para formar un tendón plano que se inserta en la base de la rótula. El recto femoral está inervado por ramas del nervio femoral, que contiene fibras de los nervios lumbares segundo, tercero y cuarto, y su función es la flexión de la pierna.

**RECTO INTERNO DEL MUSLO, MÚSCULO** *(gracilis)* El más superficial de los cinco músculos femorales internos. Se trata de un músculo fino, aplanado, ancho en su porción proximal y estrecho en su porción distal, que se origina en una fina aponeurosis fija en la cara inferior de la sínfisis del pubis y en la mitad superior del arco púbico, se incurva en torno al cóndilo interno de la tibia y se inserta en el cuerpo tibial en posición distal al cóndilo. Está inervado por una rama del nervio obturador que contiene fibras de las raíces lumbares tercera y cuarta y su función es la aducción del muslo y flexionar la pierna colaborando en la rotación interna de ésta una vez se ha flexionado.

**RECTOCELE** *(rectocele)* Protrusión en la vagina del recto y la pared vaginal posterior. Este trastorno, que se produce por debilidad de los músculos vaginales y del suelo de la pelvis por partos, vejez o intervenciones quirúrgicas, puede reflejar una debilidad congénita de la pa-

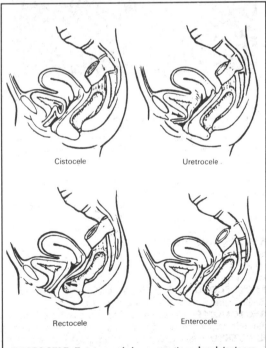

Cistocele

Uretrocele

Rectocele

Enterocele

**RECTOCELE. Esquemas de los cuatro tipos de relajaciones de los músculos pelvianos más habituales con indicación (flechas) de las zonas de protrusión máxima.**

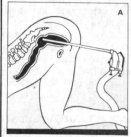
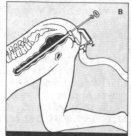

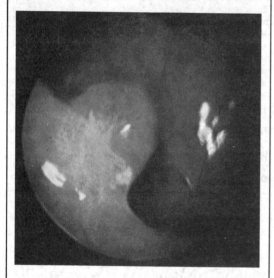

**RECTOSCOPIA.** Mediante un proctoscopio (consultar esta voz) o un rectoscopio es posible examinar las cavidades del recto (arriba, izquierda) y del colon (arriba derecha), analizar las posibles lesiones y, con unas pinzas especiales, extraer muestras para biopsia. Abajo, visión directa mediante rectoscopio de un pólipo velloso pediculado en el colon sigmoide.

red y, si es grave, dar lugar a dispaurenia y dificultad para la evacuación intestinal. La cirugía reconstructora es útil, y debe combinarse con cualquier otra reparación perineal, pélvica o vaginal que sea necesaria. También llamado **proctocele**. Consultar la voz **sistocele**.

**RECTOS, MÚSCULOS** (rectus muscle) Músculos que tienen una forma relativamente recta, como el recto abdominal, el recto anterior mayor de la cabeza y el recto lateral de la cabeza.

**RECTOSCOPIA** Método de examen directo del recto y de la S ilíaca mediante el rectoscopio.

**RECTOSIGMA** (rectosigmoid) Porción anatómica que incluye la región inferior del sigma y la superior del recto.

**RECUENTO** (count) Cómputo del número de objetos o elementos por unidad de medida. Algunos tipos de recuentos son el recuento de Addis, el recuento de bacterias, el recuento sanguíneo y el recuento de plaquetas.

**RECUENTO SANGUÍNEO** (blood count) Cómputo del número de células por milímetro cúbico ($mm^3$) o microlitro ($\mu l$) realizado con distintos objetivos diagnósticos. Las cifras de hematíes que se consideran normales son aproximadamente 4,5 y 5 millones de hematíes respectivamente para mujeres y hombres. Por su parte, las cifras normales de leucocitos varían entre 5.000 y 10.000 por $mm^3$. A efectos diagnósticos, también es importante el número relativo de los distintos tipos de leucocitos, que se informa como porcentaje del recuento total de leucocitos. V. también **anemia; plaqueta**.

**RECUENTO SANGUÍNEO COMPLETO** (complete blood count) Determinación cuantitativa de los elementos formes de la sangre. Es una de las pruebas de laboratorio más útiles y practicadas. Puede hacerse manualmente, tiñendo la extensión de sangre en una cámara y contando los glóbulos rojos y blancos al microscopio, o usando un contador electrónico. Las plaquetas son más pequeñas y, por lo tanto, más difíciles de contar en un aparato y su recuento se realiza manualmente. El examen microscópico de la sangre se utiliza con el objeto de estudiar la morfología de los elementos formes y descubrir alteraciones en la misma. Los diferentes tipos de glóbulos blancos se representan como porcentajes del total; a esto se lo denomina fórmula leucocitaria. Muchos aparatos de contaje celular dan también el hematócrito o la hemoglobina, incluyéndose en el informe del recuento sanguíneo.

**RECUERDO AFECTIVO** (affect memory) Sensación emocional particular que reaparece siempre que se recuerda una experiencia significativa.

**RECUPERACIÓN, REFLEJO DE** (righting reflex) Cualquier reflejo que tienda a devolver a un animal a su posición corporal normal después de haber sido alterada. Los receptores implicados: son ojos, laberinto, músculos.

**RECURRENTE, FIEBRE** (relapsing fever) Conjunto de enfermedades infecciosas agudas que se caracterizan por episodios febriles recurrentes y están provocadas por diversas cepas de la espiroqueta *Borrelia*. La enfermedad se transmite por piojos y garrapatas, y se observa con frecuencia durante las guerras y las épocas de hambre. Han aparecido en diversos estados del Oeste de Estados Unidos, aunque son más frecuentes en América del Sur, Asia y África. El primer episodio suele comenzar con una fiebre alta brusca (40 a 40,5° C), acompañada de escalofríos, cefalea, dolores neuromusculares y náuseas. En el tronco y las extremidades aparece un rash, y la ictericia es

| hematíes | 250.000 | × 2 |
|---|---|---|
| leucocitos | 500.000 | × 100 |
| cilindros | 5.000 | |

**RECUENTO.** Recuento de Addis: datos de la orina recogida durante 12 horas después de dieta seca.

frecuente durante las etapas precoces. Cada ataque dura de dos a tres días, y culmina con una crisis de fiebre alta, sudoración profusa y aumento de la frecuencia cardiorrespiratoria. Luego aparecen una caída brusca de la temperatura y un retorno de la tensión arterial a niveles normales. Las recidivas se producen típicamente después de que el enfermo se mantiene durante 7 a 10 días con temperatura normal, aunque eventualmente se produce una recuperación completa. En la enfermedad transmitida por el piojo se producen a veces varias recidivas sucesivas menos graves. Para hacer el diagnóstico, es necesario observar la presencia de la espiroqueta en la extensión de sangre obtenida durante un ataque. El tratamiento se realiza con penicilina benzatina, tetraciclinas o cloramfenicol. Los antibióticos pueden dar lugar a una reacción de Herxheimer, por lo que deben suspenderse durante las crisis febriles. El reposo en cama, los baños con esponja y la aspirina alivian los síntomas. Para destruir los vectores, es necesario realizar una desinfección cuidadosa de las ropas y de la cama. También llamada fiebre africana por garrapata, fiebre del hambre, fiebre recurrente, fiebre espirilar y fiebre del piojo.

**RECURVATUM** *(recurvatum)* Angulación hacia atrás de la rodilla provocada por debilidad del cuádriceps.

**RECHAZO** *(rejection)* **1.** (Medicina). Respuesta inmunológica frente a organismos o sustancias que el sistema reconoce como extraños, incluidos los trasplantes o injertos. **2.** (Psiquiatría). Acto de excluir o negar frente a otra persona el padecimiento de una afección.

**REDÓN** *(redon)* Unidad más pequeña de la molécula de ADN capaz de recombinarse; puede estar formada por un solo par de desoxirribonucleótidos. Consultar las voces **cistrón; mutón.**

**REDONDO, MÚSCULO** *(teres)* Músculo cilíndrico y largo. Hay dos: el mayor y el menor.

**REDONDO MAYOR, MÚSCULO** *(teres major)* Grueso músculo del hombro. Se origina en el borde axilar de la escápula y el septo fibroso que separa el redondo mayor, el menor y el infraespinoso. Está inervado por una rama del nervio subescapular que, procedente del plexo braquial, contiene fibras de los nervios cervicales V y VI. Realiza rotación interna y aducción, con extensión del brazo hacia atrás o retroversión. Consultar la voz **redondo menor, músculo.**

**REDONDO MENOR, MÚSCULO** *(teres minor)* Músculo cilíndrico y largo de la espalda. Se origina lateral al músculo infraespinoso, en la superficie dorsal de la escápula, de dos láminas aponeuróticas que lo separan del redondo mayor y del infraespinoso. Se inserta en el troquíter del húmero. Está inervado por una rama del nervio circunflejo, que contiene fibras del V nervio cervical. Su función es la rotación interna y aducción del brazo. Consultar la voz **redondo mayor, músculo.**

**REDUCCIÓN** *(reduction)* **1.** También llamada hidrogenación. Adición de hidrógeno a una sustancia. **2.** Extracción de oxígeno de una sustancia. **3.** Disminución de la valencia de la porción electronegativa de un compuesto. **4.** Adición de uno a más electrones a una molécula o átomo de una sustancia. **5.** Conversión de datos, como la que se realiza con datos de intervalo a una escala ordinal o

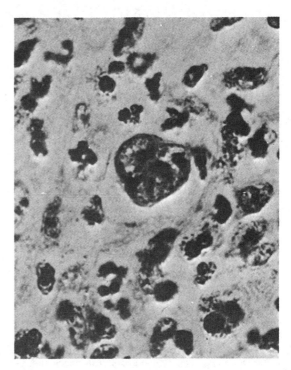

REED-STERNBERG, célula de. Aspecto histológico de esta célula de gran tamaño, polinucleada o con núcleo multilobulado y polípode con nucléolos «en ojo de lechuza». Su presencia es condición necesaria en el diagnóstico histológico de la enfermedad de Hodgkin.

nominal de medida. **6.** (Cirugía). Restitución de la continuidad de una región después de un desplazamiento, como la reducción de una fractura ósea alineando los fragmentos fracturarios o de una hernia restituyendo el intestino a su posición normal. V. también **fractura; hernia; invaginación; tracción.**

**REED-STERNBERG, CÉLULA DE** *(Reed-Sternberg cell)* Célula reticuloendotelial anormal, de gran tamaño, que presenta un núcleo múltiple y aparece en el sistema linfático en la enfermedad de Hodgkin. El número y proporción de células de Reed-Sternberg identificadas son la base de la clasificación histopatológica de esta enfermedad.

**REENTRADA** *(reentry)* *(Cardiología)* Reactivación del tejido miocárdico por segunda vez con el mismo impulso. Es uno de los mecanismos arritmógenos más frecuentes.

**REFLEJA, ACCIÓN** *(reflex action)* Función o movimiento involuntario de un órgano o parte del cuerpo en respuesta a un estímulo concreto. La función o acción se produce inmediatamente, sin que medien la voluntad o la conciencia.

**REFLUJO** *(reflux)* Flujo retrógrado o retorno anormal de un líquido. Distintos tipos de reflujo son el **reflujo gastroesofágico,** el **reflujo hepatoyugular** y el **reflujo vesicoureteral.**

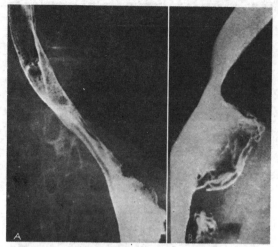

REFLUJO GASTROESOFÁGICO. Dos radiografías (A, antero-posterior y B, en supinación oblicua con elevación del lado izquierdo) de un reflujo gastroesofágico debido a la baja situación del diafragma y a la ausencia de la válvula hiatal, con enfisema en pulmón izquierdo a consecuencia de una neumectomía.

**REFLUJO GASTROESOFÁGICO** (gastroesophageal reflux) Desplazamiento retrógrado del contenido del estómago hacia el esófago, a menudo debido a incompetencia del esfínter esofágico inferior. El jugo gástrico es ácido y por tanto produce dolor urente en el esófago. Los episodios repetidos de reflujo pueden causar esofagitis, estenosis esofágica péptica o úlcera esofágica. En los casos sin complicaciones, el tratamiento se basa en elevación de la cabecera de la cama, evitación de los alimentos que estimulan la secreción de ácido y administración periódica de alcalinos. En los casos complicados, puede obtenerse alivio con la reparación quirúrgica. V. también **ardor; esofagitis; hernia hiatal.**

**REFLUJO HEPATOYUGULAR** (hepatojugular reflux) Aumento de la presión venosa yugular que se observa cuando se aplica presión sobre el abdomen durante un intervalo de tiempo comprendido entre los 30 y 60 segundos; es característico de la insuficiencia cardiaca derecha.

**REFLUJO VESICOURETERAL** (vesicoureteral reflux) Flujo retrógrado anormal de la orina desde la vejiga al uréter como consecuencia de un defecto congénito, la obstrucción de la vía de salida de la vejiga o una infección de las vías urinarias inferiores. El reflujo aumenta la presión hidrostática en los uréteres y riñones. El trastorno se caracteriza por dolor abdominal o en el flanco, enuresis, piuria, hematuria, proteinuria y bacteriuria junto con infecciones urinarias persistentes o recurrentes. El diagnóstico se hace por cistoscopia y cistouretrografía. La obstrucción o implantación defectuosa del uréter en la vejiga puede corregirse quirúrgicamente y las infecciones urinarias determinadas por estos trastornos se tratan con medicación antibacteriana, antisépticos urinarios y analgésicos.

**REFORZAMIENTO** (reinforcement) (Psicología). Proceso en el cual se fortalece una respuesta por medio del miedo al castigo o la anticipación de la recompensa.

**REFRACCIÓN** (refraction) **1.** Cambio de dirección de la energía al pasar de un medio a otro de diferente densidad. **2.** Examen que permite determinar y corregir los errores de refracción del ojo.

**REFRACTARIO, PERÍODO** (refractory period) Intervalo que sigue a la excitación de una neurona o a la contracción de la fibra muscular. Durante el mismo se produce la repolarización de la membrana celular. Este período está dividido en dos fases: el período refractario absoluto y el período refractario relativo. Durante el absoluto, la célula es incapaz de responder a ningún estímulo, independientemente de su potencia, a causa de su total despolarización. Durante la fase refractaria relativa, al ir produciéndose la repolarización, un estímulo que tenga una intensidad superior al umbral habitual puede dar lugar a una respuesta, aunque no se haya alcanzado el potencial de reposo normal.

**REFRACTARIO RELATIVO, PERÍODO** (relative refractory period) V. **refractario, período**.

**REFSUM, SÍNDROME DE** (Refsum's syndrome) Enfermedad hereditaria rara del metabolismo de los líquidos en la que existe una falta de síntesis de ácido fitánico. El síndrome se caracteriza por ataxia, anomalías óseas y cutáneas, neuropatía periférica y retinitis pigmentaria. Deben evitarse los alimentos que contengan ácido fitánico para eludir un deterioro progresivo.

**REGALIZ** (liquorice, licorice) Raíz desecada de textura gomosa que se obtiene de la planta leguminosa Glycyrhiza glabra. Tiene un sabor dulce, es astringente y se utiliza como aromatizante en la preparación de medicamentos, sobre todo jarabes y laxantes, golosinas y tabaco.

**REGIONAL** (regional) Perteneciente o relativo a un área geográfica, como un centro médico regional, o a una parte del organismo, como la anestesia regional.

**REGIONALIZACIÓN** (regionalization) (Planificación sanitaria). Organización de un sistema para la atención sanitaria dentro de cada región que evita la costosa duplicación de servicios y asegura la disponibilidad de los servicios esenciales. Los hospitales se clasifican en centros de salud primarios, secundarios y terciarios, dependiendo de su dotación y personal, de la población que atienden, del número de camas y de otros criterios.

**REGLA** (menses) Flujo normal de sangre y decidua que se produce durante la menstruación. El primer día de la regla corresponde al primer día del ciclo menstrual.

**REGRESIÓN** (regression) **1.** Movimiento de retirada o retroceso en trastornos, signos o síntomas. **2.** Retorno a una forma más primitiva y temprana de comportamiento. **3.** (En el desarrollo físico). Tendencia a aproximarse más a los valores medios de la población que a los valores de los padres, como un niño que alcanza talla más próxima a la media que a la de los padres, sean éstos altos o bajos.

**REGURGITACIÓN** (rumination) **1.** Reflujo de pequeñas cantidades de alimentos no digeridos después de cada comida. Común en los niños, puede ser síntoma de haber comido demasiado, muy de prisa o haber deglutido aire. Posee escasa significación clínica. Si es copiosa, puede indicar la existencia de un proceso más grave, como reacción alérgica intestinal, enfermedad infecciosa, obstrucción intestinal o enfermedad metabólica. V. también **vómito**. **2.** Retorno de alimento tragado a la boca. **3.** Flujo retrógrado de sangre a través de una válvula cardiaca defectuosa, que se denomina en función de la válvula afectada, como la regurgitación aórtica.

**REHABILITACIÓN** *(rehabilitation)* Restitución de un individuo o un órgano a la normalidad después de una enfermedad incapacitante, una lesión o un período de adicción o encarcelamiento.

**REHABILITACIÓN, CENTRO DE** *(rehabilitation center)* Institución que proporciona tratamiento y formación para la rehabilitación. En estos centros se realiza terapia ocupacional, terapia física, formación vocacional y formación especial, como por ejemplo terapia del lenguaje. V. también **rehabilitación**.

**REHFUSS, TUBO GÁSTRICO DE** *(Rehfuss stomach tube)* Tubo gástrico especial que está provisto de una jeringa graduada y se utiliza para la extracción de muestras del contenido del estómago después de una comida de prueba.

**-(R)REICO** *(-[r]rheic)* Sufijo que significa «relativo o perteneciente a la salida de líquido»: *criptorreico, diarreico, piorreico.*

**REIFENSTEIN, SÍNDROME DE** *(Reifenstein's syndrome)* Hipogonadismo masculino de etiología desconocida que se caracteriza por azoospermia, mal descenso testicular, ginecomastia, déficit de testosterona y títulos elevados de gonadotropina. Este trastorno parece heredarse como un factor recesivo ligado al cromosoma X, aunque no se han identificado las posibles anomalías cromosómicas responsables.

**REITER, SÍNDROME DE** *(Reiter's syndrome)* Trastorno artrítico que afecta a varones adultos, y que se cree producido por un mixovirus o una infección por *Mycoplasma*. El síndrome afecta la mayoría de las veces a los tobillos, los pies y las articulaciones sacroilíacas, y habitualmente se asocia a conjuntivitis y uretritis. El comienzo puede ser en forma de una diarrea inexplicada y fiebre baja, seguido de conjuntivitis a las 2 o 4 semanas. En las palmas o plantas pueden aparecer lesiones que se transforman en úlceras superficiales. La artritis suele persistir

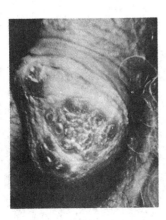

**REITER, síndrome de. Balanitis producida por este síndrome. Dada la similitud de las lesiones ulcerosas superficiales, debe realizarse diagnóstico diferencial con la psoriasis.**

cuando la conjuntivitis y la uretritis, desapare aunque puede hacerlo de forma episódica. El tratamiento consiste en la administración de tetraciclina para tratar la infección y de fenilbutazona para aliviar el dolor y la inflamación articular. Generalmente se espera la recuperación, aunque en algunos casos aparecen artritis recidivantes que pueden mantenerse durante varios años.

**RELACIÓN** *(rapport)* Sensación de reciprocidad y entendimiento; armonía, acuerdo, confidencia y respeto que subyace en una relación entre dos personas, nexo que es esencial entre el terapeuta y el enfermo en psicoterapia.

**RELACIÓN POSITIVA** *(positive relationship)* Relación directa entre dos variantes: cuando una aumenta, cabe esperar que la otra aumente también. Se llama asimismo relación directa.

**RELAJACIÓN** *(relaxation)* **1.** Reducción de la tensión, como cuando un músculo se relaja entre las contracciones. **2.** Disminución del dolor.

**RELAJANTE MUSCULAR** *(muscle relaxant)* Agente quimioterapéutico que reduce la contractibilidad de las fibras musculares. Los derivados del curare y la succinilcolina compiten con la acetilcolina y bloquean la transmisión neural en la unión mioneural. Estos fármacos se usan durante la anestesia, en el control de los pacientes sometidos a ventilación mecánica, en la terapia de shock y para reducir las contracciones musculares durante las convulsiones inducidas farmacológica o eléctricamente. El sulfato de quinina prescrito para prevenir y tratar los calambres nocturnos de las piernas reduce la tensión muscular aumentando el período refractario de las fibras musculares y disminuyendo la excitabilidad de la placa motora terminal. Varios fármacos que disminuyen los espasmos musculares actúan a diversos niveles en el sistema nervioso central: el baclofán inhibe los reflejos monosinápticos y polisinápticos a nivel espinal; la ciclobenzaprina actúa de forma primaria en el tronco encefálico; la clorzoxazona inhibe los arcos multisinápticos en la medula espinal y en las áreas subcorticales del cerebro y las benzodiacepinas reducen la tensión muscular, actuando en especial sobre los mecanismos neuronales reticulares que controlan el tono muscular. El dantroleno actúa directamente sobre los músculos disminuyendo la contracción, y al parecer produce un efecto por interferencia con la liberación de calcio desde el retículo sarcoplásmico.

**REM** *(rem)* Equivalente humano al roentgen. Dosis de radiación ionizante que produce en el hombre un roentgen de radiación X o $\gamma$.

**REM** *(REM)* Abreviatura de movimientos oculares rápidos. V. **sueño**.

**REMISIÓN** *(remission)* Desaparición parcial o total de los signos y síntomas clínicos de una enfermedad crónica o maligna. La remisión puede ser espontánea o secundaria al tratamiento. En algunos casos es completa y la enfermedad se considera curada.

**REMITENTE, FIEBRE** *(remittent fever)* Variaciones diurnas de temperatura elevada con exacerbaciones y remisiones, pero sin que se produzca nunca el retorno a la normalidad.

**REMODELACIÓN VENTRICULAR** *(ventricular remodeling)* Dilatación progresiva del miocardio ventricular, hipertrofia excéntrica y distorsión de la geometría ventricular izquierda que persiste en el miocardio no infartado después de la cicatrización de un infarto.

**RENAL** *(renal)* Que pertenece al riñón.

**RENAL, ARTERIA** *(renal artery)* Rama visceral par de la aorta abdominal que se origina caudalmente a la arteria mesentérica superior y a nivel del disco intervertebral que separa los cuerpos vertebrales lumbares primero y segundo. Las arterias renales proporcionan la vascularización al riñón, a las glándulas suprarrenales y a los uréteres.

**RENAL, ENFERMEDAD** *(kidney disease)* Proceso o trastorno infeccioso, inflamatorio, obstructivo, vascular o neoplásico del riñón. En la enfermedad renal, son característicos la hematuria, proteinuria persistente, piuria, edema, disuria y dolor en los flancos. Los síntomas específicos varían con el tipo de enfermedad, por ejemplo: la hematuria con dolor intenso de tipo cólico sugiere obstrucción por cálculo renal; la hematuria sin dolor puede indicar carcinoma renal; la proteinuria suele ser signo de enfermedad glomerular o de la unidad de filtración del riñón; la piuria indica infección; y el edema es característico del síndrome nefrótico. El diagnóstico se hace después de haber realizado las pruebas de laboratorio y otros procedimientos, como urografía excretora, pielografía intravenosa, pruebas de determinación de la tasa de filtración glomerular, biopsia y exploración con ultrasonidos. El tratamiento depende del tipo de enfermedad diagnosticada. Algunas formas de enfermedad avanzada pueden conducir a insuficiencia renal, coma y muerte si no se establece la hemodiálisis. V. también **glomerulonefritis; litiasis urinaria; nefrótico, síndrome**.

**RENDÚ-OSLER-WEBER, SÍNDROME DE** *(Rendu-Osler-Weber syndrome)* V. **Osler-Weber-Rendu, síndrome de**.

**RENINA** *(renin)* Enzima proteolítica producida y almacenada en el aparato yuxtaglomerular que rodea a cada arteriola en su entrada al glomérulo. Actúa sobre la tensión arterial catalizando la conversión de angiotensinógeno en angiotensina.

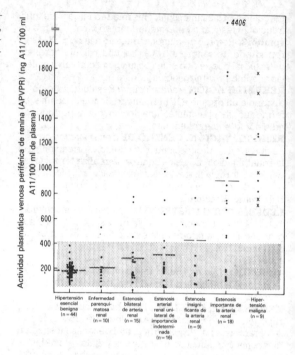

**RENINA.** Arriba: el gráfico superior relaciona la actividad plasmática venosa periférica de renina con una amplia variedad de enfermedades hipertensivas en un grupo de pacientes (los contraseñados con una —x— padecen lesiones arteriales renales oclusivas). Debajo, el otro gráfico muestra la proporción venosa renal de renina en un grupo de pacientes con arterias renales normales.

---

**Tres criterios, con base en cuatro cifras de renina, para prever la curación de la hipertensión renovascular**

**Muestras**

A) Renina plasmática periférica y excreción urinaria de sodio en 24 horas en el paciente ambulatorio bajo condiciones estables (esto es, no en el día en que se hace arteriografía o estudio de renina en vena renal)

B) Muestras simultáneas en paciente supino:

Renina en vena renal de riñón que se sospecha trastornado (V)
Renina en vena renal del riñón contralateral (V)
Renina en vena o arteria periféricas (A)

**Criterios para prever la curación** — **Interpretación**

1. Actividad elevada de renina en plasma periférico
en relación a la excreción urinaria de sodio . . . . . . . . . . . . . . . Hipersecreción de renina
2. Riñón contralateral: $(V-A)=0$ . . . . . . . . . . . . . . . . . . . . . El riñón contralateral es normal

3. Riñón que se sospecha trastornado:
$(V-A)/A = 0,48$ . . . . . . . . . . . . . . . . . . . Secreción unilateral de renina
o
$(V-A)/ > 0,48$ . . . . . . . . . . . . . . . . . . . Reducción del riego sanguíneo renal

**RENIO (Re)** *(rhenium)* Elemento metálico frágil y pesado. Su número atómico es 75 y su peso atómico, 186,2. Tiene un punto de fusión muy alto y se usa en los termómetros para medición de altas temperaturas.

**REOVIRUS** *(reovirus)* Uno de los tres virus ARN de doble hélice, que se encuentra en los tractos respiratorio y gastrointestinal de individuos sanos y enfermos. Los reovirus se han implicado en algunos casos de enfermedades del tracto respiratorio alto y en gastroenteritis infantiles.

**REPLICACIÓN** *(replication)* **1.** Proceso de duplicación, reproducción o copia; literalmente, copia de una parte para formar un duplicado. **2.** (Investigación). Repetición exacta de un experimento para confirmar los hallazgos iniciales. **3.** (Genética). Duplicación de las hélices de polinucleótidos de ADN o síntesis de ADN. El proceso implica el despliegue de la molécula de doble hélice para formar dos hélices simples.

**REPLICADOR** *(replicator)* (Genética). Segmento de la molécula de ADN que inicia y controla la replicación de las hélices de polinucleótidos.

**REPLICÓN** *(replicon)* (Genética). Unidad de replicación; segmento de la molécula de ADN que sufre el proceso de replicación. La unidad está regulada por una sección de la molécula, denominada regulador, que controla la replicación y la coordina con la división celular.

**REPOLARIZACIÓN** *(repolarization)* *(Cardiología)* Proceso por el cual la célula recupera su potencial de reposo. Abarca los períodos refractarios eficaz y relativo. Se mide por el intervalo QT.

**REPOSICIÓN** *(replacement)* Sustitución de una parte o una sustancia por una estructura o sustancia similar, como la reposición de un miembro amputado por una prótesis o de sangre perdida con sangre de donante.

**REPOSO, CÉLULA EN** *(resting cell)* Célula no sometida a división. V. también **interfase**.

**REPRESENTACIÓN ESTÁTICA** *(static imaging)* (Medicina nuclear). Procedimiento diagnóstico consistente en administrar una sustancia radiactiva a un paciente para visualizar un órgano interno o una función del organismo. Seguidamente se obtiene una imagen o un grupo de imágenes de la distribución de la radiactividad.

**REPRESENTACIÓN FUNCIONAL DE UNA IMAGEN** *(functional imaging)* (Medicina nuclear). Técnica diagnóstica en la que una serie de imágenes radiográficas o gammagráficas de la distribución de un trazador radiactivo delinean uno o más procesos fisiológicos.

**REPRESIÓN** *(repression)* **1.** Acto de refrenar, inhibir o suspender. **2.** (Psicoanálisis). Mecanismo de defensa inconsciente por medio del cual los pensamientos, sentimientos, ideas, impulsos o recuerdos inaceptables, especialmente los que conciernen a algún hecho traumático del pasado, se expulsan del sistema consciente a causa de su asociación a dolor o culpabilidad o por su contenido desagradable, y se sumergen en el inconsciente, donde permanecen ocultos pero operantes y dinámicos. Estos conflictos emocionales reprimidos son fuente de ansiedad que puede producir diversos trastornos. Consultar la voz **supresión**.

**REPRESOR** *(repressor)* (Genética molecular). Proteína que se une a una secuencia de nucleótidos que regula un gen adyacente. El represor, cuando se une, bloquea la transcripción del gen.

**REPRODUCCIÓN** *(reproduction)* **1.** Proceso por el cual los animales y las plantas dan lugar a descendientes; procreación; suma total de fenómenos celulares y genéticos implicados en la transmisión de vida orgánica desde un organismo a generaciones sucesivas, similares a los padres, de tal forma que se mantenga la perpetuación y continuación de la especie. En los humanos, las células germinales —el espermatozoo en el varón y el óvulo en la mujer, que son producidos por los testículos y los ovarios— se unen durante la fertilización para formar un nuevo individuo. **2.** Creación de una estructura, situación o fenómenos similares; duplicación; replicación. **3.** (Psicología). Recuerdo de una idea, impresión antigua o algo previamente aprendido. Los tipos de reproducción son la reproducción asexual, la reproducción citogénica, la reproducción sexual, la reproducción somática y la reproducción unisexual. V. también **espermatogénesis; fertilización; gestación; ovogénesis**.

**REPRODUCCIÓN ASEXUAL** *(asexual reproduction)* Tipo de reproducción que se encuentra en multitud de plantas y animales inferiores y que consiste en que los nuevos organismos se forman sin unión de los gametos, como en el caso de la gemación, la fisión y la formación de esporas.

**REPRODUCCIÓN UNICELULAR** *(unicellular reproduction)* Formación de un nuevo organismo a partir de un ovocito no fecundado; partenogénesis.

**REPRODUCTOR FEMENINO, EXPLORACIÓN DEL APARATO** *(female reproductive system assessment)* Examen del aparato genital y las mamas de la paciente, en el cual se incluye un amplio historial sobre todo tipo de anomalías pasadas y presentes que pudieran tener importancia respecto al trastorno ginecológico actual. V. también **pélvica, exploración**.

MÉTODO: Se interroga a la paciente para determinar si existen dolor abdominal bajo, espasmos, hemorragia vaginal, prurito, edema, enrojecimiento o flujo, y, en este último caso, valorar las características de dicho flujo en cuanto a aspecto (mucoide, acuoso, espumoso o espeso) y coloración (blanca, amarilla, verdosa, sanguinolenta o parda). Se le pregunta si experimenta dolor en la realización del coito, y dolor o ardor con la micción. Se anotan las observaciones sobre aspecto general, signos vitales, peso, simetría de las mamas, textura y presencia de masas en las mismas, el color del pezón y la salida de exudado seroso (sanguinolento o purulento) por los pezones. Se explora el abdomen en cuanto a contorno, simetría, estrías de distensión, cicatrices, lesiones, pulsaciones y ondas peristálticas visibles, y se ausculta en busca de sonidos intestinales. Se presta especial atención a la presencia de edema o enrojecimiento de los genitales externos, el cérvix y el periné, de nódulos o lesiones en los labios mayores, al tamaño del orificio uretral, y a la presencia o ausencia de himen, apéndices himenales, cicatrices y excoriaciones perineales, así como a la presencia de exudado sanguinolento, purulento o maloliente. La secreción mucoide normal se distingue de la descarga espesa, blanca y caseosa típica de la moniliasis, del líquido acuoso, espumoso y amarillo verdoso característico de la tricomoniasis, y del exudado espeso, amarillo verdoso, pardo o sanguinolento propio de la infección del tracto genital alto. Se solicita asimismo información acerca de la edad de la paciente cuando sobrevino la primera regla, la duración, intervalo y regularidad de los ciclos, la cuantía y el carácter del flujo, la fecha del último período menstrual y los síntomas asociados, como dolor y menorragia. Se interroga sobre la evolución y las complicaciones de cada parto, el tipo de parto, la incidencia de abortos, la fecha de la menopausia y los síntomas relacionados, como sofocos y sequedad de la mucosa vaginal. Se determina si la paciente sufre enfermedades venéreas, estreñimiento, hemorroides, hipotiroidismo o hipertiroidismo, síndrome de Stein-Leventhal, hipertensión o discrasias hematológicas, y si tiene antecedentes de intervenciones ginecológicas o de otro tipo de cirugía abdominal, o de alguna enfermedad especialmente grave (sobre todo las relacionadas con el sistema endocrino). Se anotan otra serie de datos, como consumo de tabaco, actividad sexual, empleo de anticonceptivos orales o de dispositivos intrauterinos, antecedentes de terapia estrogénica e historia familiar de

enfermedades ginecológicas. Las pruebas diagnósticas indicadas por la historia pueden incluir exploración bimanual, prueba de Papanicolaou, registro de la temperatura basal, cultivo del exudado vaginal, biopsia con sacabocados, biopsia endometrial, dilatación y legrado, conización con criocauterio, laparoscopia, ecografía e insuflación tubárica. Entre los estudios de laboratorio que pueden realizarse figuran las determinaciones de gonadotrofina coriónica humana, hormonas luteinizante y foliculoestimulante, 17-cetosteroides y corticosteroides, y las pruebas para enfermedades venéreas y de función tiroidea, como el metabolismo basal y la medición del yodo ligado a proteínas.

ACTUACIÓN DE LA ENFERMERA: La enfermera realiza la entrevista, anota las observaciones de la paciente, recoge la información basal pertinente y recibe los resultados de las pruebas complementarias.

CRITERIOS IMPORTANTES: Una exploración cuidadosa del sistema reproductor de la paciente es esencial para establecer el diagnóstico.

**REPRODUCTOR MASCULINO, EVALUACIÓN DEL SISTEMA** (*male reproductive system assessment*) Examen del estado de los genitales de un paciente, que incluye el historial y los antecedentes y signos actuales de infecciones y trastornos genitourinarios.

MÉTODO: En primer lugar se le explica al paciente el procedimiento que va a seguirse asegurándole respeto y reserva absolutos a su intimidad. En el interrogatorio se insiste particularmente en el número de hijos del paciente, su actividad sexual, la presencia o no de nicturia, urgencia, polaquiuria, disuria, secreciones uretrales, hernias, úlceras genitales, molestias o dolores inguinales, lumbalgia o pesadez de piernas. Se pregunta sobre los posibles antecedentes de epididimitis, uretritis inespecífica, gonorrea, herpes genital, hidrocele, orquitis, prostatitis, sífilis y varicocele. El explorador, mientras inspecciona los genitales del paciente, utiliza guantes de goma para protegerse de una posible infección. En primer lugar se procede al examen del pene y se comprueba la presen-

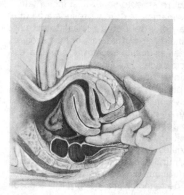

REPRODUCTOR FEMENINO, exploración del aparato. Arriba, estructura general esquemática del aparato genital femenino. Abajo, exploración ginecológica: tacto vaginal e interrogatorio de la paciente.

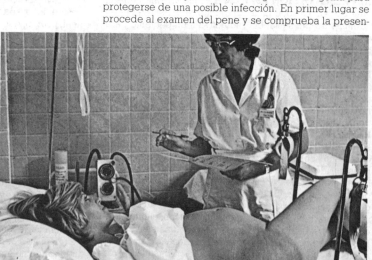

cia de inflamaciones o algún tipo de lesiones, como vesículas herpéticas, chancro sifilítico o cicatrices. También se observa si existen anomalías como hipospadias o epispadias debidos a la falta de cierre de la uretra, elongación del prepucio con constricción del meato urinario o hinchazón del glande por tensión y retracción del prepucio. Seguidamente se inspecciona el orificio uretral para comprobar si presenta o no una secreción purulenta o sanguinolenta y se observa el escroto, particularmente en lo referente a su simetría y forma; en los hombres ancianos o debilitados, el escroto puede aparecer elongado y plano. Hay que palpar los testículos, los epidídimos y los cordones espermáticos por si presentan nodulaciones, varicosidades, masas, etc. La presencia de líquido en los testículos puede diagnosticarse por transiluminación. Para poner de manifiesto una hernia, se solicita al paciente que tosa o haga fuerza con la pared abdominal; para determinar si la vejiga urinaria se encuentra distendida, hay que palpar el abdomen por encima de la sínfisis del pubis. También hay que palpar los ganglios linfáticos inguinales y comprobar la cantidad y distribución del vello púbico. La próstata puede examinarse estando el paciente en posición tórax-rodillas de Sims o posición de litotomía, pero, si es posible, es preferible que se incline en ángulo recto sobre una mesa mientras el explorador, provisto de un guante de goma bien lubricado, palpa mediante tacto rectal los lóbulos y surco medio de la glándula. Hay que comprobar si la próstata tiene una consistencia firme y una superficie lisa normal o presenta algún cambio de tamaño o de consistencia o algún nódulo localizado que haga pensar en una neoplasia. Los hallazgos de la exploración se registran según una esfera de reloj imaginaria en la cual la sínfisis del pubis se encuentra representada a las 12 horas. Cuando están indicados otros estudios, puede prepararse una extensión de la primera orina emitida tras aplicar un masaje prostático. Las pruebas enzimáticas que demuestran un nivel elevado de fosfatasa ácida en el suero hacen pensar en el diagnóstico de un cáncer de próstata, pero esto no se confirma más que por biopsia. La muestra para biopsia puede obtenerse por punción perineal, transuretral o transrectal, pero el método más preciso es la biopsia perineal abierta, que permite identificar la lesión sospechosa y obtener múltiples muestras. También pueden practicarse estudios analíticos de las secreciones del pene. Con una extensión en la que se haya realizado la tinción de Gram, puede confirmarse o descartarse por lo general el diagnóstico de la gonorrea y, si el resultado es equívoco, puede realizarse una técnica de anticuerpos fluorescentes. A veces hay que realizar cultivos para determinar si una uretritis inespecífica está producida por *Escherichia coli*, *Pseudomonas*, *Staphylococcus*, *Streptococcus* o microorganismos de otros géneros patógenos. La sífilis puede diagnosticarse por la prueba serológica VDRL, pero el método diagnóstico más sensible y específico es el de absorción de anticuerpos fluorescentes antitreponema. Si el paciente presenta un problema de infertilidad, hay que realizar exámenes de múltiples muestras de semen; las muestras, obtenidas después de 3 días de abstinencia, se inspeccionan en el laboratorio para ver si el

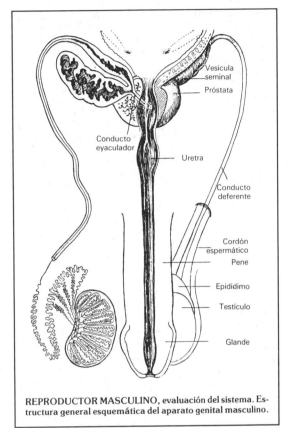

**REPRODUCTOR MASCULINO, evaluación del sistema.** Estructura general esquemática del aparato genital masculino.

volumen de la eyaculación se aproxima más o menos al valor medio de 3,5 ml, si el semen tiene un pH de 7,7 y si el recuento de espermatozoides es de alrededor de 60 a 150 millones por ml.

ACTUACIÓN DE LA ENFERMERA: La enfermera colabora en el interrogatorio y exploración del paciente, registra el resultado de las pruebas de laboratorio e invita al paciente a comunicar a su compañero o compañeros sexuales cualquier enfermedad infecciosa que se le diagnostique. La enfermera debe tener en cuenta que con frecuencia el enfermo se muestra reticente a explicar sus síntomas o a referir su actividad sexual, debiendo actuar con tacto y discreción.

CRITERIOS IMPORTANTES: Con una evaluación cuidadosa del sistema reproductor masculino, puede establecerse el diagnóstico y planificarse el tratamiento del caso y además se consigue calmar en mayor o menor grado la ansiedad del paciente. Esta evaluación sirve también como medida de salud pública al estimular la comunicación de las enfermedades de transmisión sexual a los contactos del paciente y a las autoridades sanitarias correspondientes.

**REPULSIÓN** (*repulsion*) **1.** Acto de repeler o desunir; fuerza que separa dos cuerpos o cosas. **2.** (Genética). Situación en la herencia ligada en la cual los alelos de dos o más genes mutantes se localizan en cromosomas homólogos, de forma que cada cromosoma del par porta uno o más mutantes y genes de tipo salvaje, que se localizan suficientemente cerca para heredarse juntos. V. también **transconfiguración**.

**RES IPSA LOQUITUR** (res ipsa loquitur) (Latín literal). «La cosa habla por sí misma». Concepto legal importante en muchos casos de negligencia. Describe una situación en la cual se produjo una lesión cuando el demandado era el único responsable y la lesión no se hubiera producido si se hubiera puesto mayor celo. Ejemplos claros de res ipsa loquitur son la gasa olvidada en el abdomen después de una intervención quirúrgica abdominal, o la amputación errónea de una extremidad.

**RESCINAMINA** (rescinnamine) Alcaloide antihipertensivo.
INDICACIONES: Tratamiento de la hipertensión leve.
CONTRAINDICACIONES: Depresión mental, tratamiento electroconvulsivante o hipersensibilidad conocida al fármaco.
EFECTOS SECUNDARIOS: Entre los más graves figuran los trastornos gastrointestinales, cardiovasculares y del sistema nervioso central.

**RESECAR** (resect) Extraer un tejido del organismo por medio de cirugía. La resección de un órgano puede ser parcial o completa.

**RESECCIÓN** (resection) Quitar una porción significativa de un órgano o estructura. Un tipo de resección es la **resección en cuña**.

**RESECCIÓN EN CUÑA** (wedge resection) Excisión quirúrgica de parte de un órgano, como por ejemplo de una porción de un ovario que contiene un quiste. El segmento excindido puede tener forma de cuña.

**RESECCIÓN SEGMENTARIA** (segmental resection) Procedimiento quirúrgico consistente en la extirpación de una parte de un órgano, una glándula u otra estructura orgánica. Un ejemplo sería la resección segmentaria de una parte de un ovario con objeto de disminuir la secreción hormonal del mismo al reducir la cantidad de tejido secretor.

**RESERPINA** (reserpine) Antihipertensivo.
INDICACIONES: Tratamiento de hipertensión.
CONTRAINDICACIONES: Depresión mental, úlcera péptica, colitis ulcerosa o hipersensibilidad conocida al fármaco.
EFECTOS SECUNDARIOS: Entre los más graves figuran la depresión mental, las reacciones extrapiramidales, la impotencia, el agravamiento de la úlcera péptica y la excitación paroxística.

**RESERVA** (reserve) Capacidad potencial para mantener las funciones vitales del organismo en homeostasia ajustándose a un aumento de las necesidades, como la reserva cardiaca, la reserva pulmonar y la reserva alcalina. V. también **homeostasis**.

**RESERVORIO DE INFECCIÓN** (reservoir of infection) Fuente continua de una enfermedad infecciosa. Tanto las personas como los animales y las plantas pueden actuar como tales.

**RESFRIADO COMÚN** (cold) Infección vírica de las vías respiratorias superiores. Suele estar producido por un ri-

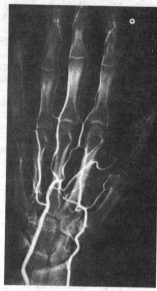

**RESERPINA.** A este paciente afecto de espasmo vascular (ver la ilustración correspondiente a «RAYNAUD, signo de») se le ha administrado una inyección intraarterial de reserpina, que disminuye el espasmo mediante el bloqueo simpático.

novirus. Se caracteriza por rinitis, lagrimeo, febrícula y malestar general. El tratamiento es sintomático, con descanso, analgésicos menores, descongestivos de la mucosa y aumento de la ingestión de líquidos.

**RESIDENTE** (resident) Médico que se encuentra en el período de formación hospitalaria de posgraduado. La duración de la residencia varía en función de la especialidad.

**RESINA DE INTERCAMBIO ANIÓNICO** (anion exchange resin) Cualquiera de los polímeros orgánicos simples de elevado peso molecular que intercambian aniones con otros iones de una solución. Las resinas de intercambio aniónico se utilizan como antiácido en el tratamiento de las úlceras. Consultar la voz **resina de intercambio catiónico**.

**RESINA DE INTERCAMBIO CATIÓNICO** (cation exchange resin) Sustancia perteneciente a un grupo de polímeros orgánicos insolubles de alto peso molecular que intercambian sus cationes por otros iones en solución. Se utilizan sobre todo para restringir la absorción intestinal de sodio en los pacientes con edema. Consultar la voz **resina de intercambio aniónico**.

**RESISTENCIA ARTERIOLAR PULMONAR** (pulmonary arteriolar resistance) Presión perdida por unidad de flujo sanguíneo entre la arteria pulmonar y la vena pulmonar.

**RESISTENCIA VASCULAR PULMONAR** (pulmonary vascular resistance) Presión perdida de presión por unidad de flujo sanguíneo desde la arteria pulmonar al ventrículo izquierdo.

**RESONANCIA** (resonance) Eco u otro sonido producido por percusión de un órgano o cavidad del organismo durante la exploración física.

**RESONANCIA MAGNÉTICA NUCLEAR** (nuclear magnetic resonance) Espectro emitido por sustancias fosforescentes en los tejidos orgánicos, medido y registrado en aparatos de resonancia magnética nuclear.

**RESORCINOL, PRUEBA DE** *(resorcinol test)* V. **Boas, prueba de**.

**RESPIRACIÓN** *(respiration)* Proceso de intercambio molecular de oxígeno y dióxido de carbono en el sistema pulmonar. La frecuencia varía con la edad y el estado de la persona. Algunos tipos de respiración son la respiración de Biot, la respiración de Cheyne-Stokes y la respiración de Kussmaul.

**RESPIRACIÓN, DIFICULTAD EN LA** *(laboured breathing)* Trastorno caracterizado por un incremento del esfuerzo al respirar, lo que supone la utilización de los músculos accesorios de la respiración, así como la producción de estridor, silbidos y aleteo nasal.

**RESPIRACIÓN ABDOMINAL** *(abdominal breathing)* Respiración en la que el diafragma y los músculos abdominales realizan la mayor parte del trabajo respiratorio.

**RESPIRACIÓN ARTIFICIAL** *(artificial respiration)* Procedimiento para obtener la respiración por medios manuales o mecánicos cuando se ha interrumpido la respiración fisiológica normal. La ventilación eficaz de los pulmones puede fallar en situaciones de obstrucción bronquial por edema de la pared, presencia de un cuerpo extraño, aumento de las secreciones, debilidad neuromuscular, estado asmático, agotamiento, depresión farmacológica o traumatismos de la pared torácica. Antes de intentar instaurar la respiración artificial hay que comprobar la permeabilidad de las vías aéreas y eliminar cualquier obstrucción; también hay que palpar el pulso para valorar la indicación de practicar además reanimación cardiaca o ambas (reanimación cardiorrespiratoria). V. también **reanimación; reanimación cardiopulmonar; ventilador**.

**RESPIRACIÓN CON PRESIÓN POSITIVA CONTINUA** *(continuous positive airway pressure)* (Terapéutica respiratoria). Ventilación asistida mediante aire mantenido a una presión constante durante todo el ciclo respiratorio. Se usa en pacientes que pueden iniciar la respiración pero son incapaces de mantener sin ayuda unos niveles adecuados de oxígeno arterial. Se administra por sonda traqueal, sonda nasal o cúpula. El sufrimiento respiratorio del neonato se trata con este método. Denominada también **ventilación con presión positiva continua**.

**RESPIRACIÓN CON PRESIÓN POSITIVA INTERMITENTE** *(intermittent positive pressure breathing)* Tipo de respiración asistida o controlada producida por un ventilador que introduce flujo de aire con presión positiva en las vías aéreas de una persona hasta que se alcanza una presión determinada. Una válvula permite que se produzca la espiración pasiva y el ciclo comienza de nuevo cuando la inspiración desencadena el flujo de aire.

MÉTODO: El uso de un ventilador con presión positiva intermitente comprende los esfuerzos combinados del médico, el fisioterapeuta y la enfermera. Se deben individualizar las indicaciones sobre presión y volumen a administrar, empleo de nebulizadores u otros accesorios. El fisioterapeuta comprueba y conecta el equipo al enfermo. La enfermera observa que el enfermo cierra los labios alrededor de la boquilla e impide que el aire escape por la nariz o por la boca durante la inspiración, es decir, que la ventilación se está produciendo correctamente.

CRITERIOS IMPORTANTES: El empleo de la unidad de ventilación con presión positiva intermitente puede mejorar en gran medida la ventilación. Permite fluidificar las secreciones y humidificar las vías aéreas, consiguiendo un mayor confort y mejor intercambio de gases. El enfermo debe tener la seguridad de que la máquina cortará automáticamente el flujo de aire al final de la inspiración, y el estímulo para relajarse y permitir que sus pulmones sean totalmente llenados por la máquina. Se advertirá al enfermo que no manipule los controles.

**RESPIRACIÓN NEONATAL** *(neonatal breathing)* Respi-

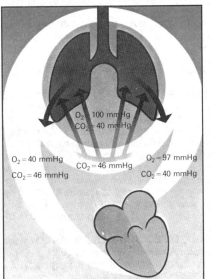

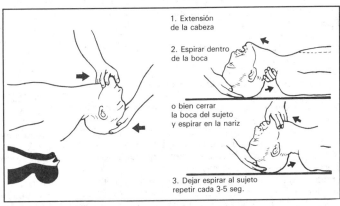

**RESPIRACIÓN ARTIFICIAL.** Sobre estas líneas, colocación de la cabeza del accidentado en la posición correcta para asegurar la permeabilidad de las vías aéreas, eliminando cualquier obstrucción, y principales fases del método «boca a boca» de respiración artificial.

**RESPIRACIÓN.** Esquema de los intercambios de oxígeno ($O_2$) y de anhídrido carbónico ($CO_2$) y del transporte sanguíneo en la circulación pulmonar, mediante la acción de las presiones parciales en las distintas venas, arterias y capilares.

ración en los recién nacidos. Comienza tras la eliminación del líquido de los pulmones por compresión mecánica del tórax durante el parto y reabsorción a través de los alvéolos hacia la corriente sanguínea y los vasos linfáticos. Cuando el aire entra en los pulmones, el pecho y los pulmones vuelven al estado de reposo, por lo que son necesarias varias inspiraciones forzadas para mantener insuflados los pulmones. El impulso necesario para respirar se origina por cambios en la presión de los gases en sangre, por el reflejo de Hering-Breuer, por la temperatura y por estímulos tactiles. Ciertos movimientos respiratorios irregulares que acompañan a los períodos de sueño con movimientos oculares rápidos, aparecen ya en la decimotercera semana de gestación. En el momento del nacimiento, los quimiorreceptores centrales y periféricos experimentan una gran activación, de modo que el recién nacido resulta muy sensible al dióxido de carbono durante las primeras semanas de vida. Sin embargo, el control del ritmo respiratorio no se desarrolla de forma completa inmediatamente después del nacimiento.

**RESPIRACIÓN PERIÓDICA** (*periodic breathing*) V. **Cheyne-Stokes, respiración de**.

**RESPIRACIÓN SIBILANTE** (*wheeze*) Tipo de roncus caracterizado por un tono dotado de cierta cualidad musical. Está producido por el paso de aire a gran velocidad a través de una vía respiratoria cuyo calibre se ha reducido, y puede percibirse tanto en la inspiración como en la espiración. Se asocia con asma y bronquitis crónica. La respiración sibilantes unilateral es característica del carcinoma broncogénico, presencia de cuerpos extraños y lesiones estenosantes inflamatorias. Cuando su origen es asmático, está originada por una obstrucción en tráquea y bronquios. V. también **estertor; roncus**.

**RESPIRACIÓN SUPERFICIAL** (*shallow breathing*) Tipo de respiración caracterizado por inspiraciones y espiraciones lentas, poco profundas y generalmente ineficaces. Suele estar causada por medicamentos e indica depresión de los centros respiratorios bulbares.

**RESPIRADOR** (*respirator*) Aparato que se utiliza para modificar el aire inspirado o mejorar la ventilación pulmonar. V. también **ventilador de respiración con presión positiva intermitente**.

**RESPIRATORIA, VALORACIÓN** (*respiratory assessment*) Estudio del estado y función del sistema respiratorio de un paciente.

MÉTODO: Se pregunta al enfermo si existen tos, sibilantes, respiraciones cortas, cansancio fácil, o si experimenta dolor abdominal o torácico, escalofríos, fiebre, sudoración excesiva, mareos o hinchazón de manos y pies. Deben anotarse, si existen signos de confusión, ansiedad, intranquilidad, aleteo nasal, cianosis de labios, encías, lóbulos auriculares o uñas, dedos en palillo de tambor, fiebre, anorexia o tendencia a sentarse tieso erguido. Se observa cuidadosamente la respiración del enfermo, comprobando si existen respiración lenta, rápida o regular, superficial o de Cheyne-Stokes, hiperventilación, fase respiratoria larga o períodos de apnea o retracciones de las áreas supraesternal, supraclavicular, subesternal o intercostal durante la respiración. Debe recogerse la presencia de taquicardia, bradicar-

dia o arritmia sinusal, o los signos de insuficiencia cardiaca congestiva, como estertores, roncus, edema, hepatoesplenomegalia, distensión abdominal o dolor. El tórax se explora buscando la presencia de escoliosis, cifosis, tórax en barril o embudo, o diferencia en la altura de los hombros, y se palpa para detectar si existen signos de expansión torácica, desviación traqueal, crepitaciones o frémito. En la percusión se estudia la presencia de resonancia, hiperresonancia, timpanismo o sonidos apagados o sordos; los estertores, roncus, sibilantes, roces y broncofonía y la disminución o ausencia de sonidos respiratorios se detectan por auscultación. Otras informaciones complementarias incluyen las alergias, la exposición reciente a infecciones, las inmunizaciones, la exposición a agentes irritantes ambientales, las enfermedades e intervenciones quirúrgicas previas del árbol respiratorio, las enfermedades crónicas previas, la medicación actual, el hábito de tabaquismo y la historia familiar. Otras ayudas diagnósticas útiles son la radiografía de tórax, el análisis de sangre, el electrocardiograma, las pruebas de función pulmonar, la broncoscopia, las determinaciones de gases y electrólitos, el estudio del esputo, los cultivos faríngeos o nasofaríngeos, los lavados gástricos, las tomografías pulmonares y las biopsias.

ACTUACIÓN DE LA ENFERMERA: La enfermera es la encargada de recoger la información complementaria de la historia clínica y los resultados de las pruebas diagnósticas, y puede incluso realizar la exploración. En un servicio de respiratorio, una enfermera puede tener gran número de responsabilidades, como la interpretación de los datos del trazado electrocardiográfico, la colocación y ajuste de un respirador, la valoración de la medicación y la obtención de muestras de sangre para el laboratorio.

CRITERIOS IMPORTANTES: El estudio exacto y exhaustivo de la función pulmonar es un componente esencial de la exploración física, imprescindible para el diagnóstico o el tratamiento de las enfermedades del aparato respiratorio.

**RESPIRATORIA MÁXIMA, CAPACIDAD** (*maximal breathing capacity*) Cantidad de gas intercambiado por minuto cuando la frecuencia y la profundidad respiratorias son máximas.

**RESPIRATORIO** (*respiratory*) Que pertenece a la respiración.

**RESPIRATORIO, APARATO** (*respiratory tract*) Complejo de órganos y estructuras que realizan la ventilación pulmonar del organismo y el intercambio de oxígeno y dióxido de carbono entre el aire ambiental y la sangre que circula a través de los pulmones. El tracto respiratorio calienta el aire que pasa a los pulmones y permite la función del habla proporcionando aire a la laringe y a las cuerdas vocales. Cada 24 horas pasan unos quince metros cúbicos de aire a través del aparato respiratorio en el adulto, que tiene una frecuencia respiratoria de 12 a 18 respiraciones por minuto. El aparato respiratorio se divide en superior e inferior.

**RESPIRATORIO, INFECCIÓN DEL APARATO** (*respiratory tract infection*) Cualquier enfermedad infecciosa del aparato respiratorio superior o inferior. Las del superior son el catarro común, la faringitis, la rinitis, la sinusitis y

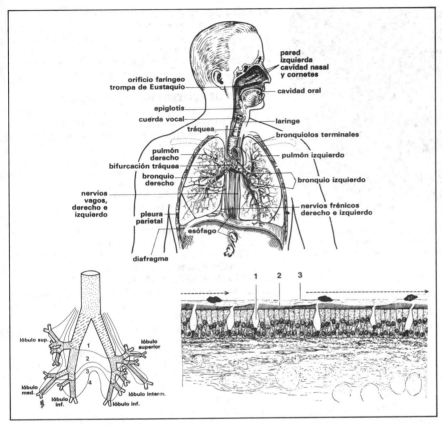

RESPIRATORIO, aparato. El esquema superior muestra la estructura general del aparato respiratorio. Debajo, a la izquierda, subdivisión dicotómica del árbol respiratorio en los cuatro primeros órdenes de bronquios. A la derecha, corte esquemático del epitelio traqueobronquial, recubierto de una capa de moco (3) producido por las glándulas mucosas (1), y formado básicamente por células cilíndricas provistas de filamentos ciliares (2) de compleja estructura y dotados de movimiento rítmico en dirección a la laringe, lo que facilita la expectoración de los corpúsculos extraños cuyo tamaño no sea inferior a dos micras (pues llegarían a alcanzar los alvéolos pulmonares) ni superior (serían retenidos en el tracto nasofaríngeo) a diez.

la amigdalitis. Las infecciones más frecuentes del aparato respiratorio inferior son la bronquitis, la bronquiolitis, la neumonía y la traqueítis.

**RESPIRATORIO, SISTEMA** *(respiratory system)* V. **respiratorio, aparato.**

**RESPIRATORIO, TRATAMIENTO** *(respiratory therapy)* Cualquier tratamiento que mantenga o mejore la función respiratoria de los pulmones.

**RESPIRATORIO SINCITIAL, VIRUS** *(respiratory syncytial virus)* Miembro de un subgrupo de mixovirus que en el cultivo de tejidos provoca la formación de células gigantes o de sincitios. Es un agente común de epidemias de bronquiolitis aguda, de bronconeumonía y del catarro común en niños pequeños, de la bronquitis aguda esporádica y de las infecciones respiratorias superiores leves en los adultos. Los síntomas de la infección por este virus incluyen fiebre, tos y mal estado general. A veces se producen casos fatales en los niños. La invasión sistémica por el virus no se produce nunca, y la invasión bacteriana secundaria es rara. El tratamiento consiste en reposo y administración de aspirina y descongestionantes nasales. No existe vacuna preventiva eficaz. V. también **bronconeumonía; bronquiolitis; bronquitis; catarro común; rinovirus.**

**RESUCITADOR** *(resucitator)* Aparato que bombea aire en los pulmones. Está formado por una máscara bien ajustada a la nariz y a la boca, un reservorio para el aire y una bomba de funcionamiento manual o eléctrico. Con frecuencia se añade oxígeno al aire del reservorio.

**RESULTADO EVOLUTIVO** *(Gutcome)* Situación del enfermo al final del tratamiento o de un proceso patológico. Comprende el grado de bienestar y la necesidad de continuar los cuidados, medicación, apoyo, consejo o educación.

**RETE** *(rete)* Red, especialmente de arterias o venas.

**RETENCIÓN** *(retention)* **1.** Resistencia al movimiento o desplazamiento. **2.** Capacidad del aparato digestivo para mantener los alimentos y líquidos. **3.** Incapacidad de orinar o defecar. **4.** Capacidad de la mente para mantener información previamente adquirida por medio de la lectura, la observación u otros procesos

**RETENCIÓN URINARIA** *(retention of urine)* Acumulación anormal e involuntaria de orina en la vejiga como consecuencia de la pérdida del tono muscular vesical, por disfunciones neurológicas o lesiones vesicales, obstrucción de la uretra o por la administración de un analgésico narcótico, especialmente la morfina.

**RETENEDOR** *(bitegage)* Dispositivo protésico dental que ayuda a mantener una oclusión adecuada entre los dientes maxilares y mandibulares.

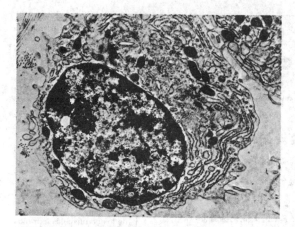

**RETÍCULO ENDOPLÁSMICO. Aspecto al microscopio electrónico de un retículo endoplásmico muy desarrollado. Estos orgánulos del citoplasma celular fueron descritos por vez primera hacia 1945.**

**RETICULAR** *(reticular)* (Tejidos o superficies). Que tiene un patrón o estructura venosa en forma de red.

**RETICULAR, FORMACIÓN** *(reticular formation)* Acúmulo pequeño y denso de neuronas alojado en el tronco cerebral. Controla la respiración, la frecuencia cardiaca, la tensión arterial, el nivel de conciencia y otras funciones vitales. La formación reticular vigila constantemente el estado del organismo por medio de las conexiones con los tractos sensitivo y motor. Ciertas células nerviosas de la formación reticular regulan el flujo del ácido clorhídrico en el estómago; otras controlan la deglución, los movimientos de la lengua, de la cara y de los ojos.

**RETICUL-** Prefijo que significa «en forma de»: *reticulación, reticulocito, reticulópodo.*

**RETICULAR ACTIVADOR, SISTEMA** *(reticular activating system)* Sistema más funcional que morfológico, cerebral, esencial para el estado de alerta, la atención, la concentración y la introspección. Parece que guarda relación con el sistema una red de fibras nerviosas provenientes del tálamo, el hipotálamo, el tronco cerebral y la corteza cerebral.

**RETÍCULO ENDOPLÁSMICO** *(endoplasmic reticulum)* Extensa red de túbulos rodeados de membrana presentes en el citoplasma celular. Este orgánulo ultramicroscópico, que sólo puede observarse con detalle al microscopio electrónico, se denomina granular o rugoso cuando presenta ribosomas fijados a su superficie y agranular o liso en caso contrario. Su función es sintetizar proteínas y lípidos y transportarlos al interior de la célula.

**RETÍCULO ENDOPLÁSMICO AGRANULAR** *(agranular endoplasmic reticulum)* V. **retículo endoplásmico.**

**RETÍCULO ENDOPLÁSMICO RUGOSO** *(granular endoplasmic reticulum)* V. **retículo endoplásmico.**

**RETÍCULO SARCOPLÁSMICO** *(sarcoplasmic reticulum)* Red de túbulos y sacos en los músculos esqueléticos, que desempeñan un importante papel en la contracción y relajación, por liberación y almacenamiento de iones de calcio. Es análogo al retículo endoplásmico de otras células.

**RETICULOCITO** *(reticulocyte)* Eritrocito inmaduro que se caracteriza por presentar una estructura de sus fibras y partículas en forma de malla en el lugar que anteriormente ocupaba el núcleo. Los reticulocitos constituyen, en condiciones normales, menos de 11% de los eritrocitos circulantes; una proporción mayor refleja un aumento de la eritropoyesis.

**RETICULOENDOTELIAL, SISTEMA (SRE)** *(reticuloendothelial system [RES])* Sistema, más funcional que anatómico, del organismo implicado principalmente en la defensa frente a las infecciones y en la distribución de los productos provenientes de la destrucción celular. Está compuesto por macrófagos, células de Kupffer del hígado y células reticulares del pulmón, la medula ósea, el bazo y los ganglios linfáticos. Algunos trastornos de este sistema son el granuloma eosinófilo, la enfermedad de Gaucher, el síndrome de Hand-Schüller-Christian y la enfermedad de Niemann-Pick.

**RETICULOENDOTELIOSIS** *(reticuloendotheliosis)* Trastorno que se caracteriza por un aumento del crecimiento y proliferación de las células del sistema reticuloendotelial. V. **reticuloendotelial, sistema.**

**RETICULOENDOTELIOSIS LEUCÉMICA** *(leukemic reticuloendotheliosis)* V. **leucemia de células vellosas.**

**RETICULOSARCOMA** *(reticulosarcoma)* V. **linfoma maligno indiferenciado.**

**RETINA** *(retina)* Delicada membrana de tejido nervioso del ojo compuesta por diez capas, y que se continúa con el nervio óptico; recibe las imágenes de los objetos externos y transmite los impulsos visuales a través del nervio óptico al cerebro. La retina es lisa y semitransparente, y contiene rodopsina, que le da una tonalidad púrpura. Se opacifica y nubla cuando se expone a la luz solar directa. Se desarrolla a partir de la papila óptica embrionaria en la octava semana de gestación, y está compuesta por la capa pigmentaria externa y nueve capas de la retina propiamente dicha. Éstas, comenzando por la más interna, son la membrana limitante interna, el estrato óptico,

**Sistema linfocitario mononuclear**

| | |
|---|---|
| Monoblastos Promonocitos Células madre | **Medula ósea** |
| Monocitos | **Sangre** |
| Macrófagos | **Tejidos** |
| | • Macrófagos (medula ósea) |
| | • Macrófagos fijos y libres (bazo y ganglios linfáticos) |
| | • Macrófagos pleurales (pleuras y peritoneo) |
| | • Macrófagos alveolares (pulmón) |
| | • Células de Kupffer (hígado) |
| Otras | |
| • Linfocitos | |
| • Fibroblastos | |
| • Células endoteliales | |

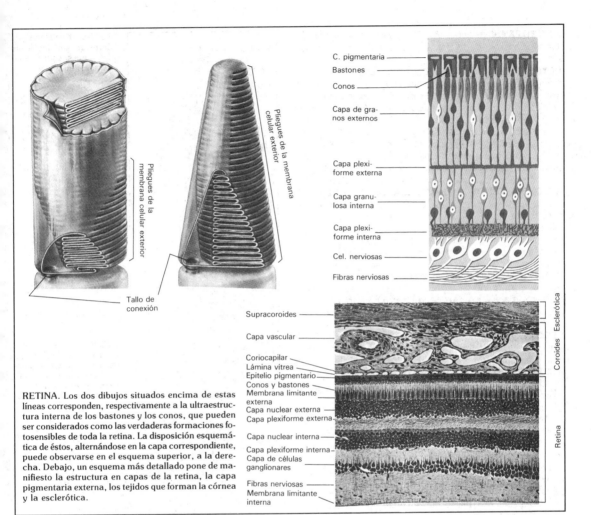

C. pigmentaria

Bastones

Conos

Capa de granos externos

Capa plexiforme externa

Capa granulosa interna

Capa plexiforme interna

Cel. nerviosas

Fibras nerviosas

Supracoroides

Capa vascular

Coriocapilar
Lámina vítrea
Epitelio pigmentario
Conos y bastones
Membrana limitante externa
Capa nuclear externa
Capa plexiforme externa

Capa nuclear interna
Capa plexiforme interna
Capa de células ganglionares

Fibras nerviosas
Membrana limitante interna

Esclerótica

Coroides

Retina

Pliegues de la membrana celular exterior

Pliegues de la membrana celular exterior

Tallo de conexión

**RETINA.** Los dos dibujos situados encima de estas líneas corresponden, respectivamente a la ultraestructura interna de los bastones y los conos, que pueden ser considerados como las verdaderas formaciones fotosensibles de toda la retina. La disposición esquemática de éstos, alternándose en la capa correspondiente, puede observarse en el esquema superior, a la derecha. Debajo, un esquema más detallado pone de manifiesto la estructura en capas de la retina, la capa pigmentaria externa, los tejidos que forman la córnea y la esclerótica.

la capa de células ganglionares, la capa plexiforme interna, la capa nuclear interna, la capa plexiforme externa, la capa nuclear externa, la membrana limitante externa y la capa de conos y bastones. La superficie externa de la retina está en contacto con la coroides, mientras que la interna lo está con el humor vítreo. La retina es más fina por delante, donde se extiende casi hasta el cuerpo ciliar, y más gruesa en la región posterior, excepto en un punto que está situado en el centro de la cara posterior. Las fibras nerviosas terminan ventralmente en la ora serrata a nivel del cuerpo ciliar, aunque la membrana de la retina se extiende sobre la región posterior de los procesos ciliares y el iris. V. también **disco óptico; Jacob, membrana de; mácula**.

**RETINÁCULO** (retinaculum) **1.** Estructura que contiene un órgano o tejido. **2.** Instrumento que se utiliza para retirar tejido durante las intervenciones quirúrgicas.

**RETINAL** (retinal) Aldehído que constituye la forma previa de la vitamina A y que es producido por la deshidra-

tación encimática del retinol. V. también **vitamina A**.

**RETINENO** (retinene) Dícese de cada uno de los dos pigmentos carotenoides localizados en los bastones de la retina.

**RETINITIS** (retinitis) Inflamación de la retina.

**RETINOBLASTOMA** (retinoblastoma) Neoplasia congénita, hereditaria originada a partir de las células germinales de la retina. Tiene carácter maligno. Se manifiesta en la infancia. Los síntomas son: disminución de la visión, estrabismo, desprendimiento de retina y reflejo pupilar anormal. Crece rápidamente, pudiendo dar metástasis a distancia e invadir el cerebro. El tratamiento consiste en la resección, lo más rápida posible, del ojo y del nervio óptico, seguida de radiación y quimioterapia.

**RETINOCOROIDITIS** (retinochoroiditis) Inflamación de la retina y de la capa coroides del ojo.

**RETINOL** (retinol) Forma cis-trans de la vitamina A. Se encuentra en la retina de los mamíferos. Denominada también **vitamina A$_1$**.

**RETINOPATÍA** *(retinopathy)* Enfermedad ocular no inflamatoria provocada por una alteración en los vasos sanguíneos retinianos.

**RETINOPATÍA DIABÉTICA** *(diabetic retinopathy)* Trastorno de los vasos sanguíneos retinianos caracterizado por microaneurismas capilares, hemorragias, exudados y formación de vasos nuevos y tejido conjuntivo. Se da sobre todo en pacientes con diabetes de larga evolución mal controlada. Las hemorragias repetidas pueden determinar opacidades permanentes del humor vítreo que, en algunos casos, conducen a la ceguera. Ciertos casos se tratan mediante fotocoagulación con rayo laser de los vasos retinianos lesionados para evitar su hemorragia.

**RETORNO VENOSO, ANOMALÍA TOTAL DEL** *(total anomalous venous return)* Anomalía cardiaca congénita poco frecuente en la cual las venas pulmonares se abocan directamente a la aurícula derecha o a varias venas que drenan en la aurícula derecha, en vez de llevar sangre a la aurícula izquierda. Las manifestaciones clínicas consisten en cianosis, congestión pulmonar y fallo cardiaco. Está indicada la cirugía correctora, generalmente pasado el primer año de vida, aunque puede ser necesario hacerla antes si aparecen obstrucción de las venas pulmonares o insuficiencia cardiaca congestiva grave. V. también **cardiopatía congénita**.

**RETORTIJÓN** *(gripes)* Dolor intenso, generalmente de carácter espasmódico, de la región abdominal producido por un trastorno intestinal.

**RETRACCIÓN INTERCOSTAL** *(retraction of the chest)* Hundimiento de los tejidos blandos del tórax entre el cartílago y los huesos de las costillas. Acontece en los esfuerzos inspiratorios. La retracción se inicia en los espacios intercostales. Si el esfuerzo inspiratorio para insuflar los pulmones resulta muy grande, puede apreciarse la retracción también a nivel supra e infraclavicular. En los niños se presenta ante esfuerzos inspiratorios mínimos, debido a la extrema flexibilidad del tórax infantil. Consultar la voz **intercostal, abombamiento**.

**RETRACCIÓN NEGATIVA** *(negative feedback)* (Fisiología). Disminución de la respuesta a un estímulo, como ocurre con la secreción de la hormona foliculoestimulante, que disminuye cuando se incrementan los estrógenos en sangre.

**RETRACTOR** *(retractor)* Instrumento utilizado en cirugía para mantener separados los bordes de un tejido con objeto de permitir el acceso a la estructura anatómica subyacente. Cabe citar el retractor de abrazadera y el retractor de doble punta de Richardson.

**RETRASADO** *(retarded)* Desarrollo físico, intelectual, social o emocional anormalmente lento.

**RETRASO MENTAL** *(mental retardation)* Trastorno caracterizado por función intelectual inferior a la media, con déficits o anomalías en la capacidad de aprendizaje y adaptación social. Las causas pueden ser genéticas, biológicas, psicosociales o socioculturales. El trastorno, dos veces más frecuente entre los varones, se clasifica de acuerdo con el cociente intelectual: límite (CI 71-84), leve (CI 50-70), moderado (CI 35-49), grave (CI 20-34) y profundo (CI inferior a 20). El tratamiento se basa en programas educativos y de entrenamiento, específicos para el nivel

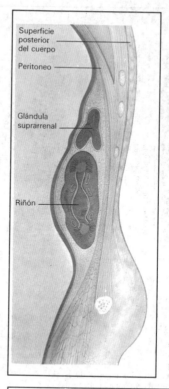

RETROPERITONEAL. Corte esquemático de distintos órganos situados detrás del peritoneo.

*(labels:)* Superficie posterior del cuerpo · Peritoneo · Glándula suprarrenal · Riñón

RETROVERSIÓN. Corte esquemático de la retroversión uterina, anomalía que afecta a una cuarta parte de las mujeres normales, en distintos grados.

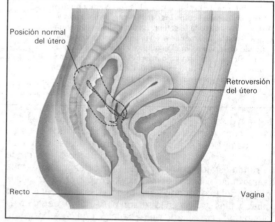

*(labels:)* Posición normal del útero · Retroversión del útero · Recto · Vagina

de retraso. El interés se centra en las medidas preventivas, como el consejo genético, la amniocentesis y la atención sanitaria para las embarazadas y para los recién nacidos, especialmente entre los grupos de mayor riesgo. V. también **Down, síndrome de; fenilcetonuria; Hurler, síndrome de; Tay-Sachs, enfermedad de**.

**RETRO-** Prefijo que significa «trasero o localizado detrás»: *retronasal, retroperitoneal, retroversión*.

**RETROALIMENTACIÓN** *(feedback)* (Teoría de la comunicación). Información producida por un receptor y recibida por un emisor, que informa al emisor sobre la reacción del receptor frente al mensaje. La retroalimentación es una parte cíclica del proceso de comunicación, que regula y modifica el contenido de los mensajes. El concepto es ampliamente utilizado en bioquímica, fisiología y neurología, entre otras disciplinas seleccionadas en la medicina.

**RETROALIMENTACIÓN POSITIVA** *(positive feedback)* (Fisiología). Aumento de una función en respuesta de un estímulo, tal como sucede con la micción, que aumenta una vez ha comenzado el flujo de orina, o con la contracción uterina, que se hace más frecuente y potente cuando comienza el trabajo del parto.

**RETROCRUZAMIENTO** *(backcross)* (Genética). **1.** Cruce de un descendiente híbrido de primera generación con uno de los padres o con un genotipo idéntico al paterno. **2.** Organismo o raza producido con este cruce.

**RETROFARÍNGEO, ABSCESO** *(retropharyngeal abscess)* Colección de pus en los tejidos posteriores de la faringe, acompañada de dificultad de salivación, fiebre y dolor. Puede aparecer obstrucción de las vías respiratorias. El tratamiento consiste en antibioterapia parenteral y drenaje quirúrgico. Puede requerirse la traqueotomía. Consultar la voz **parafaríngeo, absceso; peritonsilar, absceso**.

**RETROFLEXIÓN** *(retroflexión)* Posición anómala de un órgano en que éste se inclina hacia atrás, plegándose sobre sí mismo.

**RETROGNATIA** *(retrognathia)* Alteración en la que uno o los dos maxilares retroceden respecto al plano frontal de la frente.

**RETRÓGRADO** *(retrograde)* **1.** Que se mueve hacia atrás; que se mueve en dirección opuesta a la considerada como normal. **2.** Que degenera; que regresa a un estadio previo o a una situación peor. **3.** Catabólico.

**RETROGRESIÓN** *(retrogression)* Regreso a un estado menos complejo, a una situación de adaptación del comportamiento; degeneración; deterioro. V. también **regresión**.

**RETROPERITONEAL** *(retroperitoneal)* Relativo o perteneciente a los órganos íntimamente anclados a la pared abdominal y parcialmente cubiertos por el peritoneo, antes que a los suspendidos por una membrana.

**RETROPLACENTARIO** *(retroplacental)* Situado detrás de la placenta.

**RETROUTERINO** *(retrouterine)* Situado detrás del útero.

**RETROVERSIÓN** *(retroversion)* Posición anómala de un órgano que se inclina hacia atrás, mediante flexión u otra distorsión. En aproximadamente la cuarta parte de las mujeres normales, el útero aparece retrovertido. La retroversión uterina se clasifica como de primer, segundo o tercer grado, dependiendo de la angulación en relación con la vagina. No necesita tratamiento. Consultar la voz anteversión. V. también **anteroflexión; retroflexión**

**RETROVIRUS** *(retrovirus)* Miembro de una familia de virus, entre los que se cuentan los oncovirus.

**RETZIUS, CUERPO DE** *(body of Retzius)* Masa de protoplasma que contiene gránulos pigmentados y que se sitúa en el extremo inferior de las células ciliadas del órgano de Corti del oído interno.

**REUMÁTICA, FIEBRE** *(rheumatic fever)* Enfermedad inflamatoria que puede aparecer tras una infección del tracto respiratorio por estreptococos A betahemolíticos mal tratada. Suele darse en niños en edad escolar. La afectación puede ser cerebral, cardiaca, articular, cutánea o subcutánea. V. también **reumática, cardiopatía**.
OBSERVACIONES: El comienzo suele ser repentino, siguiendo a un período asintomático de 1 a 5 semanas después de una inflamación de la garganta o de escarlatina. Los síntomas iniciales son: fiebre, dolor articular, epista-

**Criterios de Jones para el diagnóstico de la fiebre reumática**

| Manifestaciones mayores | Manifestaciones menores |
|---|---|
| Carditis | Clínicas |
| Poliartritis | Fiebre reumática previa o cardiopatía reumática previa |
| | Artralgia |
| Corea | Fiebre |
| Eritema marginado | De laboratorio |
| | Reacciones en fase aguda |
| Nódulos subcutáneos | Velocidad de sedimentación de hematíes, proteína C-reactiva, leucocitosis |
| | Intervalo PR prolongado |

**Datos en pro de la infección estreptocócica**

Aumento del título de anticuerpos estreptocócicos ASO (antiestreptolisina O)

Otros anticuerpos

Cultivo de garganta positivo para estreptococos de grupos A

Fiebre escarlatina reciente

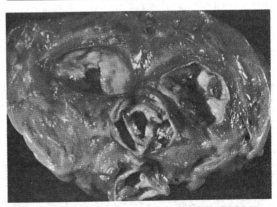

REUMÁTICA, fiebre. Gran deformación, fibrosis y estenosis en una triple valvulitis debida a fiebre reumática.

xis, dolor abdominal, vómitos. El síntoma más característico es poliartritis migratoria con afectación de numerosas articulaciones y carditis, que produce palpitaciones, dolor torácico y, en casos graves, insuficiencia cardiaca. A veces puede aparecer corea de Sydenham como único signo de fiebre reumática, manifestándose inicialmente por torpeza en los movimientos y tendencia a dejar caer los objetos. Conforme el corea va progresando, van apareciendo movimientos irregulares, con participación de la lengua y músculos faciales, que acaban incapacitando al individuo. También pueden aparecer eritema marginado transitorio con lesiones circulares y nódulos subcutáneos en varias articulaciones y tendones, columna y parte posterior de la cabeza. No existe prueba diagnóstica específica, aunque la aparición de anticuerpos séricos antiestreptocócicos es un signo diagnóstico positivo. Los sujetos afectados pueden presentar también leucocitosis, anemia discreta y proteinuria. La proteína C reactiva se encuentra anormalmente elevada en sangre Son frecuentes los episodios recurrentes. Salvo en el caso de la carditis, la enfermedad no suele dejar secuelas. Los casos leves duran de 3 a 4 semanas. Los casos asociados a artritis y carditis pueden durar entre 2 y 3 meses.
ACTUACIÓN: Debe guardarse reposo en cama con suspensión de cualquier actividad. Se suministra penicilina, incluso si el cultivo de exudado faríngeo es negativo. Dependiendo de la gravedad de la carditis y artritis asociadas, se administrarán esteroides y salicilatos.
ACTUACIÓN DE LA ENFERMERA: Debe prestarse atención a los signos de toxicidad asociados a la administración de salicilatos y esteroides. Se administrarán grandes cantidades de líquido. Hay que vigilar la adopción de posturas que disminuyan los dolores articulares. Conviene proporcionar a lo largo del proceso, el adecuado apoyo emocional y ocupacional al paciente.

**REUMÁTICO** (rheumatic) Relativo o perteneciente al reumatismo.

**REUMATISMO** (rheumatism) **1.** (Uso no técnico). Aplícase a los diversos procesos inflamatorios de las bolsas y ligamentos articulares, de las articulaciones mismas y de los músculos, caracterizados por dolor, limitación del funcionamiento normal y degeneración estructural de una o varias partes del sistema musculoesquelético. **2.** (Uso no técnico). Síndrome constituido por dolor, limitación del movimiento y degeneración estructural de elementos del sistema musculoesquelético que aparecen en gota, artritis reumatoide, lupus eritematoso diseminado, espondilitis anquilosante y muchas otras enfermedades.

**REUMATISMO DEL DESIERTO** (desert rheumatism) Forma de coccidioidomicosis caracterizada por dolor óseo y articular.

**REUMATOIDE, FACTOR** (rheumatoid factor) Anticuerpo antiglobulina frecuentemente encontrado en el suero de pacientes diagnosticados de artritis reumatoide. Está presente en aproximadamente el 70 % de casos, aunque también aparece en enfermedades tan distintas como la tuberculosis, las infecciones parasitarias, la leucemia y los trastornos de tejido conjuntivo.

**REUMATOLOGÍA** (rheumatology) Estudio de los trastornos caracterizados por inflamación, degeneración o alteración metabólica del tejido conectivo y estructuras relacionadas. Tales procesos suelen denominarse «reumatismos» de un modo genérico.

**REUMATÓLOGO** (rheumatologist) Dícese del especialista en reumatología.

**REVASCULARIZACIÓN** (revascularization) Restablecimiento por medios quirúrgicos del flujo sanguíneo a un órgano o tejido.

**REVERDIN, AGÚJA DE** (Reverdin's needle) Aguja quirúrgica cuyo ojo puede abrirse y cerrarse mediante un pasador.

**REYE, SÍNDROME DE** (Reye's syndrome) Combinación de encefalopatía aguda e infiltración grasa de los órganos internos, consecutiva a infección vírica aguda. Se ha asociado a la influenza B, la varicela, los enterovirus y el virus de Epstein-Barr. Suele afectar a sujetos de menos de 18 años. Produce una erupción exantematosa, vómitos y estado confusional, aproximadamente una semana después del comienzo de la infección vírica. En el período último de la enfermedad puede aparecer desorientación externa seguida de coma, ataques y parada respiratoria. Las pruebas de laboratorio revelan cantidades de GOT y GPT superiores a lo normal, así como hiperbilirrubinemia y amoníaco en sangre. La biopsia hepática pone de manifiesto degeneración grasa y confirma el diagnóstico. La mortalidad oscila entre el 20 y el 80 % de los casos, dependiendo de la gravedad de los síntomas. Se desconoce su causa y no existe tratamiento específico. Pueden administrarse insulina, antibióticos y manitol. Deben vigilarse frecuentemente los gases sanguíneos, el pH de la sangre y la presión sanguínea. El éxito en el tratamiento del cuadro depende de una intensa vigilancia de las funciones vitales y de la corrección precoz de cualquier desequilibrio.

**Rh** (Rh) Símbolo químico del **rohdio**.

**-RH-** (-rh-) Para prefijos y sufijos que contienen la partícula rh. V. **-(r)rh**, como **-(r)rhaquia,** etc.

**Rh, FACTOR** (Rh factor) Sustancia antigénica presente en los eritrocitos de la mayoría de las personas. La persona que lo posee es denominada Rh+ (Rh positivo); aquella que no lo tiene se dice que es Rh— (Rh negativo). Si una persona Rh— recibe sangre de un donante Rh+ puede producirse una anemia hemolítica. Los niños Rh+ pueden ser expuestos a los anticuerpos antifactor Rh generados por la madre Rh—, dando lugar a eritroblastosis fetal. Las transfusiones y las pruebas cruzadas se hacen con arreglo al Rh+ y la clasificación ABO. Fue inicialmente aislado en la sangre de una especie de monos, los rhesus. Está presente en las células de la serie roja del 85 % de las personas.

**Rh, INCOMPATIBILIDAD** (Rh incompatibility) (Hematología). Falta de compatibilidad entre dos grupos sanguíneos, que son antigénicamente distintos, en cuanto que uno posee el factor Rh y el otro no. V. también **Rh, factor**.

**Rh NEGATIVO** (Rh negative) V. **Rh, factor**.

**RHEO-** Prefijo que significa «relativo o perteneciente a la corriente o flujo eléctrico»: rheobase, rheoscopio, rheotaxis.

**RHESUS, FACTOR** (Rhesus factor) V. **Rh, factor**.

**RIBOFLAVINA** (riboflavin) Pigmento hidrosoluble, cris-

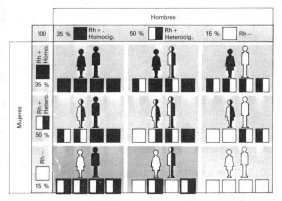

Hombres

| 100 | 35 % | Rh +. Homocig. | 50 % | Rh + Heterocig. | 15 % | Rh− |

Mujeres

Rh +. Homo. — 35 %

Rh + Hetero. — 50 %

Rh − — 15 %

**Rh, factor.** Arriba, herencia del factor. Rh. El rayado oblicuo señala los matrimonios que pueden dar lugar a inmunización, y el vertical, los hijos que siendo Rh + de una madre Rh−, pueden padecer la enfermedad. Debajo, principales antígenos en los grupos sanguíneos humanos.

**Antígenos de los grupos sanguíneos humanos**

| Familia | Nombres y frecuencias de los antígenos | | | | |
|---|---|---|---|---|---|
| ABO ... | A (0,45) | B (0,14) | H (0,54) | | |
| MNS | M (0,79) | N (0,71) | S (0,55) | s (0,88) | U (muy común) |
| P ..... | P₁ (0,70) | P₂ (0,30) | | | |
| Rh ..... | D (0,84) | C (0,70) | c (0,80) | E (0,30) | e (0,97) |
| | f (4,65) | G (0,85) | Cw (0,01) | Cx (raro) | Ew (raro) |
| | V (raro) | VS (raro) | | | |
| | RhA (0,85) | RhB (0,85) | RhC (0,85) | RhD (0,85) | rhi (0,70) |
| Hr ..... | Hr (muy mún) | Hro (muy mún) | hrs (0,97) | | |
| Luteran | Luᵃ (0,08) | Luᵇ (0,998) | | | |
| Kell .... | K (0,10) | k (0,997) | Kpᵃ (0,02) | Kpᵇ(0,998) | Ku (muy común) |
| Lewis | Leᵃ (0,21) | Leᵇ (0,74) | | | |
| Duffy | Fyᵃ (0,65) | Fyᵇ (0,84) | | | |
| Kidd ... | Jkᵃ (0,77) | Jkᵇ (0,73) | | | |

talino, de color amarillo; uno de los componentes termoestables del complejo vitamínico B. Se combina con flavoproteínas específicas, actuando como coenzima en el proceso de oxidación de los carbohidratos, grasas y proteínas. Es importante para la prevención de algunos trastornos visuales, especialmente cataratas. Se encuentra en pequeñas cantidades en el hígado y los riñones, pero no se almacena en cantidad considerable en el organismo, debiendo ingerirse con la dieta diaria. Las fuentes son la carne, la leche, el queso, los huevos, los vegetales, los cereales integrales y las legumbres. La deficiencia de riboflavina produce queilosis, inflamación local, descamación, glositis, fotofobia, opacidad corneal, proliferación de los vasos corneales, dermatosis seborreica en nariz, bo-

Riboflavina

$CH_2-C-C-C-CH_2OH$ con OH OH OH, H H H

$CH_3-C=C-N-C-N-C=O$

$CH_3-C-C-N-C-C-N-H$

H

ca, nuca, orejas y escroto; temblores, vértigos, mareos, edemas, dificultad para la micción y prurito vaginal. No se han descrito efectos tóxicos de la riboflavina. Denominada también vitamina $B_2$. V. también **arriboflavinosis**.

**RIBONUCLEICO, ÁCIDO (RNA)** *(ribonucleic acid [RNA])* Ácido nucleico localizado tanto en el núcleo como en el citoplasma celulares, que transmite la información genética del núcleo al citoplasma. En el citoplasma cumple la función de ensamblaje de las proteínas. V. también **desoxirribonucleico, ácido**.

**RIBOSOMA** *(ribosoma)* Organela citoplasmática compuesta por ácido ribonucleico y proteínas que interviene en la síntesis de las proteínas celulares. Interactúa con el RNA mensajero y el RNA de transferencia para combinar unidades de aminoácidos formando cadenas polipeptídicas de acuerdo con la secuencia determinada por el código genético. Los ribosomas pueden ser estructuras únicas o agrupadas en polisomas o bien estar adheridos al retículo endoplásmico.

**RICKETTSIA** *(rickettsia)* Microorganismo del género *Rickettsia*. Son pequeñas, redondas y de carácter parasitario, viviendo en el interior de piojos, pulgas, moscas y ácaros. Se transmiten a los humanos por picadura de los insectos citados. Son responsables de gran número de las peores epidemias de la historia de la humanidad. Las distintas especies se agrupan de acuerdo con las características comunes de las enfermedades que producen: el grupo que produce fiebre con manchas cutáneas incluye la fiebre de las Montañas Rocosas, rickettsiosis variloide y otras; el grupo tífico incluye el tifus endémico y epidémico; el grupo tsutsugamushi incluye el tifus exantemático; un grupo heterogéneo incluye la fiebre Q y la fiebre de las trincheras. Las enfermedades producidas por rickettsias son raras en los países donde los insectos

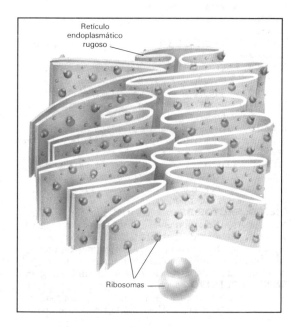

Retículo endoplasmático rugoso

Ribosomas

**RIBOSOMA.** A la derecha, representación figurada de los ribosomas adheridos al retículo endoplasmático y detalle de su estructura.

y las poblaciones migratorias están bajo adecuado control sanitario. El tratamiento suele consistir en la administración de tetraciclinas o cloranfenicol.

**RICKETTSIOSIS** (*rickettsiosis*) Grupo de enfermedades infecciosas causadas por microorganismos del género *Rickettsia*. Entre los diversos tipos se cuentan las fiebres manchadas (fiebre botonosa, rickettsiosis varioloide, fiebre de la Montañas Rocosas), los tifus (tifus epidémico, tifus murino, tifus exantemático) y un grupo heterogéneo (fiebre Q, fiebre de las trincheras). V. también **rickettsia**.

**RICKETTSIOSIS DEL NORTE DE ASIA TRANSMITIDA POR GARRAPATAS** (*North Asian tick-borne rickettsiosis*) Infección, adquirida en el hemisferio oriental, producida por la *Rickettsia siberica*. Transmitida por garrapatas, se asemeja a la fiebre maculosa de las Montañas Rocosas. Los hallazgos habituales comprenden una erupción maculopapulosa generalizada que afecta a las palmas de las manos y plantas de los pies, fiebre e hipertrofia de ganglios linfáticos. Rara vez es fatal y responde con rapidez al tratamiento con cloranfenicol. No se dispone de vacuna.

**RICKETTSIOSIS VARIOLOIDE** (*rickettsial pox*) Infección aguda, leve, causada por *Rickettsia acari*, transmitida a los humanos a través de los ácaros. Se caracteriza por la formación inicial de una pápula, seguida de escalofríos, fiebre, cefalea, malestar general, mialgias y erupción cutánea semejante a la de la varicela. Alrededor de una semana después del comienzo de la enfermedad aparecen discretas lesiones maculopapulares en cualquier parte del organismo, salvo palmas y plantas. Las lesiones se van haciendo vesiculares, se secan y dejan costras. La recuperación se logra con el uso de cloranfenicol y tetraciclina. La profilaxis se encamina a la eliminación de los reservorios de ácaros. Consultar las voces **varicela; viruela**. V. también **rickettsia**.

**RIE** (*RIA*) V. **radioinmunoensayo**.

**RIEDEL, LÓBULO DE** (*Riedel's struma*) V. **tiroiditis fibrosa**.

**RIEDEL, TIROIDITIS DE** (*Riedel's thyroiditis*) V. **tiroiditis fibrosa**.

**RIEDER, LEUCEMIA DE** (*Rieder leukemia*) Neoplasia maligna del tejido hematopoyético, caracterizada por la presencia en sangre de gran número de mieloblastos atípicos con citoplasma inmaduro y núcleo dentado y lobulado, relativamente maduro.

**RIESGO** (*at risk*) Estado de vulnerabilidad de un individuo o una población frente a una enfermedad o lesión en particular. Los factores que determinan el riesgo pueden ser ambientales o fisiológicos. Un ejemplo de factor ambiental es la exposición a sustancias y organismos nocivos, y un ejemplo de factor fisiológico, la predisposición genética a una enfermedad.

**RIESGO, FACTOR DE** (*risk factor*) Factor que produce en una persona o grupo una vulnerabilidad particular a un suceso no deseado, desagradable o morboso. Así, la inmunosupresión aumenta la incidencia y gravedad de las infecciones, y el uso del tabaco incrementa el riesgo de desarrollar una enfermedad respiratoria o cardiovascular.

**RIESGO RELATIVO** (*relative risk*) Valoración del grado o incidencia de efectos adversos que pueden esperarse en presencia de un factor o hecho concreto, en comparación con los factores adversos esperados en ausencia de este factor o hecho.

**RIFAMPICINA** (*rifampicine*) Antibacteriano.
INDICACIONES: Tratamiento de la tuberculosis.
CONTRAINDICACIONES: Trastornos hepáticos o hipersensibilidad conocida al medicamento.
EFECTOS SECUNDARIOS: Entre los más graves figuran toxicidad hepática y un síndrome semejante a la gripe. Trastornos gastrointestinales, dolores y calambres, decoloración de la orina, saliva y sudor. Presenta interacciones con otros medicamentos.

**RIGIDEZ** (*rigidity*) Aplícase al estado de dureza o inflexibilidad.

**RIGIDEZ EN RUEDA DENTADA** (*cogwheel rigidity*) Rigidez que se caracteriza por ceder a intervalos cuando se tira de un músculo de forma pasiva.

**RÍGIDO** (*rigidus*) Dícese de la deformidad caracterizada por la limitación del movimiento; especialmente dorsiflexión del dedo gordo del pie. Produce dolor y puede llevar a cambios degenerativos de las articulaciones involucradas.

**RIGOR** (*rigor*) **1.** Estado de rigidez tisular, como por ejemplo el rigor mortis. **2.** Violento ataque convulsivo, asociado a escalofríos y fiebre.

**RIGOR MORTIS** (*rigor mortis*) Rigidez muscular característica de los cadáveres.

**RIMA GLOTIDIS** (*rima glottidis*) V. **glotis**.

**RIN-** (*rhin-*) V. **rino**.

**RINENCÉFALO** (*rhinencephalon*) Porción de cada hemisferio cerebral que contiene el sistema límbico, asociado a las emociones. Se desarrolla en el embrión a partir de una cresta longitudinal situada en la extremidad anterior del hemisferio cerebral. La porción anterior de dicha cresta da lugar al lóbulo olfatorio; la parte caudal origina el lóbulo piriforme. En el adulto, la parte caudal del lóbulo piriforme queda incluida dentro del hipocampo. V. también **límbico, sistema**.

**RINGER, LACTATO DE** (*Ringer's lactate*) Expansor líquido y electrolítico.
INDICACIONES: Corrección de la depleción de volumen extracelular.
CONTRAINDICACIONES: Insuficiencia renal, insuficiencia cardiaca congestiva e hipoproteinemia.
EFECTOS SECUNDARIOS: Entre los más graves figuran sobrecarga de líquido y de sodio, que puede dar lugar a edema pulmonar y periférico.

**-(R)RINIA** Sufijo que significa «estado de la nariz»: *arrinia, birrinia, microrrinia*.

**RINITIS** (*rhinitis*) Inflamación de la mucosa de la nariz, acompañada de hinchazón y secreción. Puede complicarse con sinusitis. Puede ser aguda, alérgica, atrófica o vasomotora.

**RINITIS AGUDA** (*acute rhinitis*) V. **coriza**.

**RINITIS ALÉRGICA** (*allergic rhinitis*) Inflamación de las vías nasales, de modo habitual asociada con rinorrea acuosa y prurito oculonasal. Se debe a una reacción de hipersensibilidad local frente al polvo doméstico, caspa animal o algún otro alérgeno, habitualmente el polen. El trastorno puede tener carácter estacional, por ejemplo la fiebre del heno, o continuo, como en la alergia al polvo o a los

**Obstruccion nasal: posibilidades etiológicas**

| | Serosa | Mucosa | Purulenta | Sanguinolenta |
|---|---|---|---|---|
| *Anterior*<br>Unilateral | | | Sinusitis<br>Cuerpos extraños<br>Rinitis sépticas<br>Rinitis específicas | Tumor maligno |
| Bilateral | Rinitis alérgica<br>o vasomotora | Rinitis<br>catarral | Rinitis sobreinfectadas<br>Rinitis específicas<br>Sinusitis:<br>Maxilar<br>Etmoidal<br>Frontal | |
| *Posterior* | | Rinofaringitis<br>crónica | Sinusitis posteriores:<br>Etmoidal<br>Esfenoidal | Tumores malignos |

RINOSCOPIA. Inspección de los conductos nasales por vía anterior, con introducción del rinoscopio por los orificios nasales.

animales. El tratamiento incluye la administración local, sistémica o tópica de antihistamínicos, evitar el alérgeno y la hiposensibilización mediante inyecciones de alérgeno diluido, a dosis gradualmente progresivas.

**RINITIS VASOMOTORA** *(vasomotor rhinitis)* Rinitis crónica y obstrucción nasal sin que exista alergia ni infección. Se caracteriza por rinorrea, estornudos e ingurgitación vascular de las membranas mucosas de la nariz. Las molestias disminuyen con el empleo de un vaporizador o humidificador junto con vasoconstrictores sistémicos. Hay que evitar las gotas y sprays nasales, ya que su empleo continuo puede provocar una mayor vasodilatación de la membrana mucosa, con la agravación de los síntomas. La rinitis vasomotora es muy frecuente en el embarazo.

**RINNE, PRUEBA AUDITIVA DE** *(Rinne tuning fork test)* Método de evaluación de agudeza auditiva, útil para distinguir la pérdida de oído conductiva de la sensorial. Se realiza con diapasones de 256, 512 y 1.024 ciclos, tapando en cada ocasión el oído contrario al que se comprueba. El vástago del diapasón se coloca alternativamente a un centímetro del meato auditivo externo del oído y en el mastoides hasta que se deja de oír el sonido en cada una de las posiciones. La persona con audición normal percibe el sonido por más tiempo cuando la conducción es aérea que cuando es por vía ósea. En el caso de pérdida sensorio-neurológica, el sonido se oye más tiempo por conducción aérea, pero la percepción tanto por aire como a través del hueso está disminuida.

**RINOFIMA** *(rhinophyma)* Tipo de rosácea en que existe hiperplasia sebácea, rubor, vascularización prominente, hinchazón y alteración de la mucosa de la nariz. El tratamiento consiste en abrasión, electrocirugía y cirugía plástica. V. también **rosácea**.

**RINOLARINGITIS** *(rhinolaryngitis)* Inflamación de las mucosas de la nariz y la garganta.

**RINOPATÍA** *(rhinopathy)* Cualquier enfermedad o malformación de la nariz.

**RINOPLASTIA** *(rhinoplasty)* Procedimiento utilizado en cirugía plástica mediante el cual se transforma la configuración de la nariz. Se hace remoción de hueso o cartílago, se injerta tejido de otra parte del cuerpo o se coloca un material sintético para variar la configuración. Se realiza bajo anestesia local. En el posoperatorio debe estarse atento a cualquier dificultad respiratoria que pueda presentarse, manteniendo al paciente en posición de Fowler. Debe practicarse con frecuencia higiene de la boca, aplicando compresas frías para aliviar el dolor y el ede-

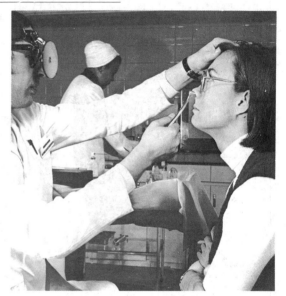

ma. Edema y discoloración periorbitaria duran varios días.

**RINORRAGIA** *(rhinorrhagia)* Sangrado profuso por la nariz.

**RINORREA** *(rhinorrhea)* **1.** Secreción de una fina mucosidad nasal. **2.** Flujo de líquido cefalorraquídeo por la nariz tras una lesión craneal.

**RINOSCOPIA** *(rhinoscopy)* Examen de los conductos nasales con objeto de inspeccionar la mucosa y detectar la inflamación, deformidades, asimetrías —como la desviación del septum—. La inspección puede ser por vía anterior, introduciendo el rinoscopio por los orificios nasales, o por vía posterior, a través de la rinofaringe.

**RINOSCOPIO** *(rhinoscope)* Instrumento utilizado para el examen de los conductos nasales a través de los orificios nasales externos, o a través de las coanas, en la nasofaringe.

**RINOSPORIDIOSIS** *(rhinosporidiosis)* Infección producida por el hongo *Rhinosporidium seeberi*, caracterizada por la presencia de pólipos carnosos de coloración rojiza en la mucosa nasal, conjuntiva, nasofaringe y paladar blando. Puede adquirirse al nadar o bañarse en aguas contaminadas. El tratamiento más efectivo es la electrocauterización.

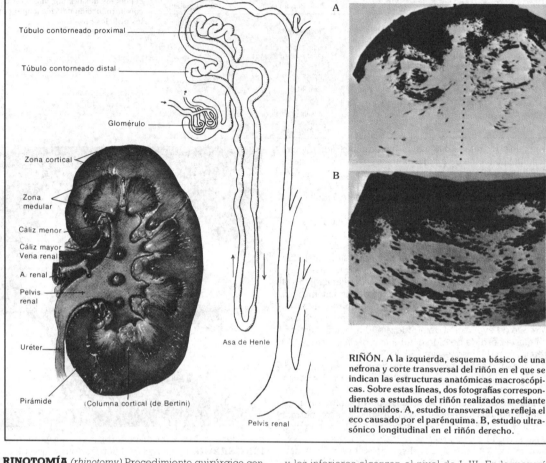

Túbulo contorneado proximal

Túbulo contorneado distal

Glomérulo

Zona cortical

Zona medular

Cáliz menor

Cáliz mayor
Vena renal

A. renal

Pelvis renal

Uréter

Pirámide

(Columna cortical (de Bertini)

Asa de Henle

Pelvis renal

A

B

RIÑÓN. A la izquierda, esquema básico de una nefrona y corte transversal del riñón en el que se indican las estructuras anatómicas macroscópicas. Sobre estas líneas, dos fotografías correspondientes a estudios del riñón realizados mediante ultrasonidos. A, estudio transversal que refleja el eco causado por el parénquima. B, estudio ultrasónico longitudinal en el riñón derecho.

**RINOTOMÍA** *(rhinotomy)* Procedimiento quirúrgico consistente en practicar una incisión en un lado de la nariz, con objeto de drenar el pus acumulado a partir de un absceso o una infección sinusítica. Se realiza bajo anestesia local, levantando la piel y la capa mucosa nasales para permitir la completa visualización de los conductos nasales con objeto de practicar cirugía radical de los senos.

**RINOVIRUS** *(rhinovirus)* Cada uno de los aproximadamente 100 serotipos distintos de virus ARN causantes del 40 % de las enfermedades respiratorias agudas. La infección se caracteriza por garganta seca, áspera, congestión nasal, malestar general, cefalea y febrícula. Hay secreción nasal dos o tres días. En los niños puede aparecer también tos. El tratamiento es inespecífico, incluyendo reposo, analgésicos, antihistamínicos y descongestivos nasales. Suele haber recuperación total. Consultar la voz **adenovirus**. V. también **catarro común**.

**RIÑÓN** *(kidney)* Cada uno de los dos órganos urinarios en forma de judía que se localizan en la parte dorsal del abdomen, a ambos lados de la columna vertebral. Sus polos superiores se sitúan a nivel del borde craneal de D XII,

y los inferiores alcanzan el nivel de L III. En la mayoría de las personas, el riñón derecho es más caudal que el izquierdo. Tienen alrededor de 11 cm de largo, 6 cm de ancho y 2,5 cm de grosor. En los hombres, cada uno pesa entre 125 y 170 g; en las mujeres, entre 115 y 155 g. En el recién nacido, son casi tres veces mayores que en el adulto, en proporción al peso corporal. Producen y eliminan orina por medio de una compleja red de filtración y el sistema de reabsorción consta de más de dos millones de nefronas, cada una de las cuales se compone de glomérulos y túbulos renales que filtran la sangre bajo alta presión, extrayendo del plasma la urea, sales y otros materiales de desecho solubles, y devolviendo a la sangre el filtrado purificado. Más de 1.200 l de sangre pasan a través de los riñones cada día, entrando y saliendo por las arterias y venas renales respectivamente. Toda la sangre del organismo pasa a través de los riñones alrededor de 20 veces cada hora, pero casi sólo un quinto del plasma es filtrado por las nefronas durante este período de tiempo. Extraen de la sangre el agua que forma la orina y devuelven el agua filtrada al plasma, ayudando de este modo a mantener el equilibrio hídrico del organismo. Las hormonas, en especial la antidiurética (ADH), producida en la neurohipófisis, controlan la función renal de regulación del contenido de agua del organismo. La ADH alcanza los túbulos renales con la sangre y estimula la reabsorción de agua desde el filtrado a la sangre. Si la ingesta de agua es insuficiente para compensar las pérdidas por transpiración y respiración, el cerebro detecta el cambio producido en la concentración de la sangre y la hipófisis posterior libera más hormona antidiurética, y, de este modo, se reduce la pérdida de agua en la orina. Si la sangre está demasiado diluida, la hipófisis reduce la secreción de ADH, lo que produce un gran flujo de orina diluida con el fin de restablecer el equilibrio hídrico.

**RIÑÓN, CÁNCER DE** *(kidney cancer)* Neoplasia maligna del parénquima o pelvis renal. Los factores que se asocian con una incidencia elevada de la enfermedad son: exposición a hidrocarburos aromáticos o huino de tabaco y el uso de fármacos que contienen fenacetina. Un largo período asintomático puede preceder al comienzo de los síntomas característicos, que comprenden hematuria, dolor en los flancos, fiebre y el descubrimiento de una masa palpable. Los procedimientos diagnósticos comprenden el análisis de orina, urografía excretora, nefrotomografía, ultrasonografía, arteriografía renal y estudios microscópico y citológico de las células de la pelvis renal. El adenocarcinoma del parénquima supone el 80 % de los tumores renales, que es dos veces más frecuente en los hombres que en las mujeres; los carcinomas de células transicionales o de células escamosas de la pelvis renal suponen alrededor del 15 % y son tan frecuentes en los hombres como en las mujeres. Para los tumores del parénquima se suele recomendar la nefrectomía radical con limpieza ganglionar, y en los tumores operables de la pelvis renal la nefroureterectomía. La radioterapia se puede utilizar pre y posoperatoriamente, y como tratamiento paliativo en los tumores inoperables. Los quimioterápicos que pueden inducir remisiones temporales son la ciclosfosfamida, bleomicina, hidroxiurea y vinblastina. V. también **Wilms, tumor de**.

**RIÑÓN ANULAR** *(pancake kidney)* Anomalía congénita en la cual los riñones están fusionados en un sola masa en la pelvis. El riñón fusionado tiene dos sistemas colectores y dos uréteres y con frecuencia se obstruye debido a su posición anormal. Puede funcionar normalmente o requerir corrección quirúrgica.

**RIÑÓN ARTIFICIAL** *(artificial kidney)* Aparato utilizado para eliminar de la sangre, que se hace circular fuera del organismo, aquellas sustancias que habitualmente se excretan por la orina. Por lo general está compuesto por un sistema de tubos o catéteres que permiten el paso de la sangre del paciente a través de una unidad de membrana para hemodiálisis y un sistema de dializado. V. también **diálisis peritoneal; hemodiálisis**.

**RIÑÓN EN ESPONJA** *(medullary sponge kidney)* Defecto congénito del riñón que provoca la dilatación quística de los túbulos colectores. Las personas afectas de este trastorno suelen sufrir litiasis renal o infecciones urinarias como consecuencia de la estasis de la orina. El riñón en esponja se diagnostica por técnicas urográficas y su tratamiento consiste en la administración de fármacos que acidifiquen la orina y una dieta pobre en calcio y rica en líquidos para evitar en lo posible la formación de cálculos.

**RIÑÓN FLOTANTE** *(floating kidney)* Riñón no fijo en la localización anatómica usual, debido a traumatismo o mala colocación congénita.

**RIÑÓN PÉLVICO** *(pelvic kidney)* V. **ptosis renal**.

**RÍO GRANDE, FIEBRE DE** *(Rio Grande fever)* V. **abortiva, fiebre**.

**RISA SARDÓNICA** *(risus sardonicus)* Sonrisa torcida, artificial, producida por espasmo de los músculos faciales, como ocurre en el tétanos.

**RISORIO** *(risorius)* Uno de los doce músculos de la boca. Nace de la fascia que cubre al masetero y se inserta en la piel de la comisura bucal. Está inervado por las ramas mandibular y bucal del nervio facial. Su función es producir la retracción de la comisura bucal, produciendo la sonrisa.

**RISSER, MOLDE DE** *(Risser cast)* Aparato ortopédico que sirve para sujetar todo el tronco hasta la barbilla. A veces puede extenderse más allá de las caderas, llegando a las rodillas. Se realiza en yeso de París o fibra de vidrio. Se usa para inmovilizar el tronco en el tratamiento de la escoliosis, tanto en el período preoperatorio como en el posoperatorio y también para mantener la corrección ya realizada. Consultar las voces **corsé; corsé articulado**.

**RITGEN, MANIOBRA DE** *(Ritgen maneuver)* Procedimiento obstétrico para controlar el parto de cabeza. Consiste en aplicar una presión hacia arriba desde la región coccígea para extender la cabeza para el parto real.

**RITIDOPLASTIA** *(rhytidoplasty)* Procedimiento reconstructivo de cirugía plástica en que se estira la piel de la

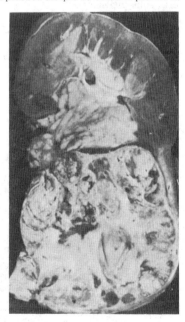

RIÑÓN, cáncer de. Adenocarcinoma del parénquima renal, muy extendido. El corte transversal muestra las necrosis del tejido renal.

cara, dándole un aspecto terso y firme, eliminando las arrugas. Consiste en practicar una incisión en la zona de comienzo del cabello, estirar la piel y cortar la sobrante. Los bordes de la piel vuelven a suturarse en el nacimiento del cabello. Debe llevarse un vendaje compresivo durante 24 a 48 horas. A menudo es necesaria la administración de analgésicos en el posoperatorio. Los puntos de sutura se retiran varios días después de la intervención.

**RITIDOSIS** *(rhitidosis)* Arrugamiento, especialmente de la córnea.

**RITMO** *(rhythm)* Relación en cuanto al tiempo de un impulso con los impulsos siguientes medidos; movimiento o regularidad de acción.

**RITMO, MÉTODO DEL** *(rhythm method)* V. **planificación familiar, método natural de**.

**RITMO RESPIRATORIO** *(respiratory rhythm)* Ciclo oscilante y regular de espiraciones e inspiraciones que es controlado por los impulsos neuronales transmitidos desde el centro respiratorio del encéfalo a los músculos respiratorios del tórax. El patrón normal de respiración puede alterarse por una fase espiratoria prolongada en las enfermedades obstructivas de las vías aéreas, como el asma, la bronquitis crónica y el enfisema, o por la respiración de Cheyne-Stokes en enfermos con hipertensión endocraneal o insuficiencia cardiaca. V. también **apnea; Biot, respiración de; Hering-Breuer, reflejos de; hiperventilación; hipoventilación; taquipnea**.

**RITODRINA, HIDROCLORURO DE** *(ritodrine hydrochloride)* Agente beta simpaticomimético.

INDICACIONES: Interrupción de las contracciones uterinas en el embarazo que todavía no ha llegado a término.

CONTRAINDICACIONES: No debe administrarse antes de la 20ª semana de gestación. Hipersensibilidad conocida al medicamento.

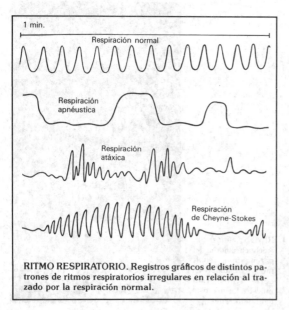

RITMO RESPIRATORIO. Registros gráficos de distintos patrones de ritmos respiratorios irregulares en relación al trazado por la respiración normal.

EFECTOS SECUNDARIOS: Entre los más graves figuran: taquicardia, cefalea, náuseas y alteraciones de la presión sanguínea. En administración conjunta con corticoides, puede producirse edema pulmonar y muerte; tal asociación se suele utilizar para prevenir el distrés respiratorio en el neonato prematuro.

**RITTER, ENFERMEDAD DE** *(Ritter's disease)* Infección estafilocócica, poco frecuente, propia de los recién nacidos. Se inicia con manchas rojas alrededor de la boca y la barbilla, que gradualmente se van extendiendo a todo el cuerpo, experimentando luego exfoliación. También pueden aparecer vesículas y costras amarillas. Su curso suele ser fatal, a no ser que se trate con los antibióticos adecuados, previa realización de antibiograma. Consultar la voz **necrolisis epidérmica tóxica**.

**RITUAL COMPULSIVO** *(compulsive ritual)* Serie de actos que una persona cree debe llevar a la práctica aunque reconozca que son inútiles. La falta de cumplimiento de los mismos produce tensión y ansiedad en el sujeto. V. también **neurosis obsesivo compulsiva**.

**RIVINUS, CONDUCTO DE** *(duct of Rivinus)* Uno de los conductos sublinguales menores. Consultar la voz **Bartholin, conducto de**.

**RIZOTOMÍA** *(rhizotomy)* Extirpación quirúrgica de la raíz dorsal de un nervio raquídeo para aliviar el dolor.

**Rn** *(Rn)* Símbolo químico del **radón**.

**RNA** *(RNA)* Abreviatura de **ribonucleico, ácido**.

**RNA, ENLACE DEL** *(RNA splicing)* (Genética molecular). Proceso por el cual los pares de bases que interrumpen la continuidad de la información genética en el ADN son tomados de los precursores del RNA mensajero.

**RNA DE TRANSFERENCIA (RNAt)** *(transfer RNA [RNAt])* (Genética molecular). Tipo de RNA que transfiere el código genético de un RNA mensajero para producir un aminoácido determinado. Existen al menos 20 tipos diferentes de RNAt, cada uno de los cuales es capaz de combinarse covalentemente con un aminoácido específico y unirse con un triplete nucleótido de RNA mensajero. Denominado también RNA adaptador.

**RNA NUCLEOTIDILTRANSFERASA** *(RNA nucleotidyltransferase)* V. **RNA polimerasa**.

**RNA POLIMERASA** *(RNA polymerase)* (Genética molecular). Enzima que cataliza el acoplamiento de ribonucleótidos trifosfátidos en el RNA, usando como matriz un filamento de ADN. Denominada también **RNA nucleotidiltransferasa**.

**RNAt** *(RNAt)* Abreviatura de **RNA de transferencia**.

**ROBERTSON, TRANSLOCACIÓN DE** *(Robertsonian translocation)* Intercambio de los brazos completos de un cromosoma, a partir de una rotura en el centrómero, entre dos cromosomas acrocéntricos no homólogos. Se realiza con la finalidad de formar un gran cromosoma metacéntrico y un cromosoma muy pequeño que contiene una porción de material genético que acaba perdiéndose a través de sucesivas divisiones celulares, dando lugar a la reducción del número total de cromosomas.

**ROCE** *(friction rub)* Sonido seco, crujiente, que se oye con el fonendoscopio durante la auscultación. Constituye un dato normal cuando se ausculta en las áreas hepática y esplénica. El roce pericárdico en la zona precordial sugiere la existencia de pericarditis. En las enfermedades cardiacas o respiratorias puede auscultarse un roce pleural sobre los pulmones.

**ROCE PLEUROPERICÁRDICO** (*pleuropericardial rub*) Sonido tosco de fricción que se ausculta en los pulmones al final de la inspiración y al principio de la espiración. Se debe al rozamiento mutuo de las superficies pleurales visceral y parietal. Este sonido no se afecta por la tos y es indicativo de una enfermedad pleural primaria de naturaleza inflamatoria, neoplásica o traumática, o secundaria a una infección o neoplasia. V. también **estertor; Kussmaul, respiración de; roncus; sibilancia**.

**ROCOSA, FIEBRE** (*rock fever*) V. **brucelosis**.

**RODILLA** (*knee*) Compleja articulación que une el muslo con la pierna. Consta de tres articulaciones condíleas, 12 ligamentos, 13 bolsas serosas y la rótula. Dos de las articulaciones condíleas se sitúan entre los cóndilos del fémur y el correspondiente menisco y los cóndilos de la tibia. La tercera articulación condílea es parcialmente artroidial y se sitúa entre la rótula y el fémur. El movimiento de esta articulación no es un simple movimiento de deslizamiento, porque las superficies articulares de los huesos que la componen no están adaptadas las unas a las otras. Los principales ligamentos de la rodilla son los siguientes: rotuliano, poplíteo oblicuo, poplíteo arqueado, lateral externo, lateral interno, cruzado anterior, cruzado posterior, transverso y coronario. La articulación consta, asimismo, de una cápsula, dos meniscos, uno interno y otro externo, y las bolsas serosas, cuatro anteriores, cuatro laterales y cinco mediales. La mayor es la prerrotuliana, situada entre el ligamento rotuliano y la piel. La rodilla está relativamente desprotegida por los músculos que la rodean y suele sufrir golpes, paradas súbitas y torsiones, en especial en deportistas. La rotura de ligamentos es muy frecuente en atletas y produce una variedad de signos y síntomas, como derrame articular, diferentes grados de edema, cambios en la forma de la articulación, dolor a la palpación, crepitación, inestabilidad y posible equimosis. La exploración radiográfica puede revelar diferentes grados de desplazamiento debido a las roturas de los ligamentos, pero éstas no son visibles radiográficamente. Las roturas de ligamentos son una forma de esguince y se tratan según el grado del traumatismo. Las roturas leves, que sólo afectan a unas pocas fibras, no suelen precisar tratamiento y curan con el tiempo. Las moderadas requieren tratamiento de protección con reposo, que es esencial para la curación. Para controlar la tumefacción, se puede realizar una aspiración abundante de líquido articular y compresión de la articulación. Las lesiones deportivas de este tipo se suelen puncionar o tratar con férulas. A menudo es necesaria la intervención quirúrgica para reparar las roturas graves, y en el posoperatorio se prescriben ejercicios para fortalecer las estructuras articulares. Las roturas de menisco son lesiones deportivas muy comunes que pueden causar intensos dolores, cojera y edema, y reducen notablemente el movimiento. Pueden ser necesarias la intervención quirúrgica y, en su caso, la meniscectomía. Diferentes procesos reumatológicos, como la artritis, afectan con frecuencia a la rodilla, en especial en personas de edad, precisando tratamiento continuado.

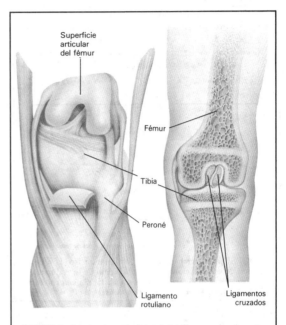

**RODILLA.** Aspecto esquemático de los ligamentos musculares y estructuras óseas que participan activamente en la compleja articulación de la rodilla.

**RODILLA, ARTICULACIÓN DE LA** (*knee joint*) Articulación compleja que consta de tres articulaciones en una, las condíleas, que articulan el fémur con la tibia, y la tercera, parcialmente artroidial, que articula la rótula con el fémur. Permite, junto con sus ligamentos, la flexión, extensión y, en determinadas posiciones, la rotación interna y externa. Es una localización común de esguince y luxación.

**RODILLA-CADERA, FLEXIÓN** (*knee-hip flexion*) Uno de los cinco principales determinantes cinéticos de la marcha, que permite el paso alternante del peso corporal sobre cada una de las extremidades que lo soportan al caminar. La flexión rodilla-cadera se produce durante las fases de posición y balanceo del ciclo. La rodilla se inmoviliza en extensión cuando el talón de la pierna golpea en el suelo. La flexión de la cadera está sincronizada con estos movimientos, que ayudan a reducir al máximo el desplazamiento vertical del centro de gravedad corporal al andar. A menudo constituye un factor en el diagnóstico y tratamiento de diferentes enfermedades reumatológicas, deformaciones y procesos patológicos, así como en el análisis y corrección de las alteraciones de la marcha. Consultar las voces **rodilla-tobillo, interacción; pelvis, desplazamiento lateral de la; pelvis, rotación de la**

**RODILLA-TOBILLO, INTERACCIÓN** (*knee-ankle interaction*) Uno de los cinco principales determinantes cinéticos de la marcha, que ayuda a minimizar el desplazamiento del centro de gravedad del cuerpo al andar. La rodilla y el pie trabajan simultáneamente para des-

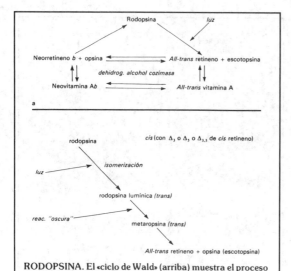

**RODOPSINA.** El «ciclo de Wald» (arriba) muestra el proceso químico de constitución y descomposición de la rodopsina. Las primeras modificaciones de esta sustancia se producen (abajo) al ponerse en contacto con la luz.

cender al centro de gravedad del cuerpo. Cuando el talón del pie está en contacto con el suelo, el pie se dorsiflexiona y se extiende totalmente la rodilla, de forma que la pierna se estira hasta su máxima longitud manteniendo el centro de gravedad en su situación más baja. La flexión plantar del pie con el comienzo de la flexión de la rodilla mantiene el centro de gravedad en su progresión hacia delante a casi el mismo nivel, ayudando también a minimizar el desplazamiento vertical de aquél. Suele ser un factor a considerar en el diagnóstico y tratamiento de diversas enfermedades reumatológicas, deformaciones y procesos patológicos, así como en el análisis y corrección de las alteraciones de la marcha. Consultar las voces **pelvis, desplazamiento lateral de la; pelvis, rotación de la; rodilla-cadera, flexión.**

**RODILLA-TÓRAX, POSICIÓN DE** (knee-chest position) V. **genupectoral, posición.**

**RODILLOS** (rouleaux) Agregado de células rojas semejando un apilamiento de monedas o fichas del juego de damas. Puede deberse a la presencia de proteínas anormales, como en el mieloma múltiple o la macroglobulinemia, aunque lo más frecuente es que se trate de un artefacto microscópico. Consultar la voz **hemaglutinación.**

**RODIO, Rh** (rhodium) Elemento metálico de color blanco grisáceo. Su número atómico es 45 y su peso atómico, 102,91. Se utiliza para dar un baño lustroso y endurecedor a otros metales y para la fabricación de espejos.

**RODO-** (rhodo-) Prefijo que significa «rojo»: rodocito, rodopsina, rodotoxina.

**RODOPSINA** (rhodopsin) Pigmento purpúreo presente en los bastones retinianos, constituido por una proteína —opsina— y un derivado de la vitamina A —retinol—. Proporciona un color purpúreo a los segmentos exteriores de los bastones y sirve para adaptar el ojo a la luz de baja densidad. La sustancia se descompone cuando se

pone en contacto con la luz, y este cambio químico pone en marcha la conducción del impulso nervioso. Los breves períodos de oscuridad permiten a la opsina y el retinol reconstituir la rodopsina, lo que explica los cortos plazos de adaptación a cambios de luz, cuando se pasa de un ambiente iluminado a otro oscuro o viceversa. El cerrar los ojos es un reflejo natural que permite igualmente la reconstitución de la rodopsina. Consultar la voz **iodopsina.**

**ROENTGEN** (roentgen) Cantidad de radiación X o gamma que crea una unión electrostática de iones en un ml de aire a 0° C y 760 mm de presión. En radioterapia o radiodiagnóstico, es la unidad de dosis emitida.

**ROENTGEN, RAYOS** (roentgen ray) V. **rayos X.**

**ROENTGENOLOGÍA** (roentgenology) Rama científica que estudia la aplicación diagnóstica y terapéutica de los rayos X. V. también **radiología; rayos X; roentgen.**

**ROJA, FIEBRE** (red fever) V. **dengue.**

**ROJA, HEPATIZACIÓN** (red hepatization) V. **hepatización.**

**ROJA DEL CONGO, FIEBRE** (Congolian red fever) V. **tifus murino.**

**ROJO CARMÍN** (carmine dye) Sustancia de color rojo por la mezcla de alúmina y un extracto de cochinilla que se utiliza para realizar tinciones histológicas.

**ROJO ESCARLATA** (scarlet red) Tintura utilizada para colorear las preparaciones farmacéuticas.

**ROKITANSKY, ENFERMEDAD DE** (Rokitansky's disease) V. **Budd-Chiari, síndrome de.**

**ROLANDO, CISURA DE** (fissure of Rolando) V. **surco central.**

**ROLANDO, FRACTURA DE** (Rolando's fracture) Fractura de la base del primer metacarpiano.

**ROMADIZO** (snuffles) Secreción nasal del lactante típica de la sífilis congénita. V. **sífilis.**

**ROMBERG, SIGNO DE** (Romberg sign) Signo indicativo de pérdida de la posición espacial. El paciente pierde el equilibrio estando de pie, con los pies juntos y los ojos cerrados.

**ROMBOIDES MAYOR, MÚSCULO** (rhomboideus major) Músculo de la porción superior de la espalda, inferior y paralelo al romboides menor. Nace en las apófisis espinosas de D III, D IV y D V, insertándose en la mitad inferior del borde medio de la escápula. Está inervado por el nervio dorsal de la escápula, procedente del plexo braquial. Junto con el romboides menor, lleva la escápula hacia la columna vetebral, a la vez que la mantiene ligeramente elevada.

**ROMBOIDES MENOR, MÚSCULO** (rhomboideus minor) Músculo de la porción superior de la espalda, superior y paralelo al romboides mayor. Se origina en el ligamento cervical posterior y las apófisis espinosas de C VII y D I. Se inserta en la parte superior del borde medio de la raíz de la escápula. Está inervado por el nervio dorsal de la escápula que, procedente del plexo braquial, contiene fibras del quinto nervio cervical. Junto con el romboides mayor, lleva la escápula hacia la columna vertebral a la vez que la mantiene ligeramente elevada.

**RONCUS** (rhonchi) Sonidos anormales que se escuchan en la auscultación de una vía respiratoria obstruida por

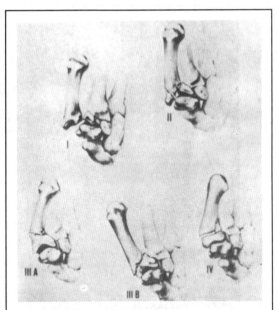

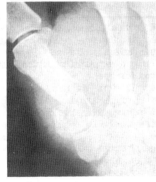

ROLANDO, fractura de. Distintos tipos de fractura de la base del pulgar: I, fractura de Bennett. II, fractura de Rolando. III A, III B y IV, diversas fracturas de la metáfisis. La radiografía muestra una fractura de la base del primer metacarpiano, sin subluxación ni afectación de la superficie articular.

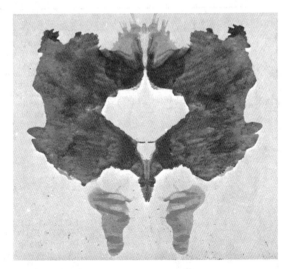

RORSCHACH, prueba de. Arriba, una de las diez láminas de que consta esta prueba, de valiosa ayuda en el psicodiagnóstico clínico de los trastornos mentales y en el análisis de la personalidad.

secreción espesa, espasmo muscular, neoplasia o presión externa. Son especialmente audibles durante la espiración, y se aclaran con la tos. Pueden ser sibilantes o broncos. Los sibilantes son agudos y proceden de los bronquios de pequeño calibre; se oyen en el asma, por ejemplo. Los broncos, de tono más bajo, se oyen procedentes de bronquios mayores, como en la traqueobronquitis.

**RORSCHACH, PRUEBA DE** (Rorschach test) Prueba proyectiva para evaluación de la personalidad ideada por el psiquiatra suizo Hermann Rorschach. La forman diez figuras de manchas de tinta, cinco en blanco y negro, tres en negro y rojo y dos multicolores. Frente a ellas, el sujeto estudiado debe responder describiendo las imágenes y emociones que las manchas suscitan en él. Las respuestas se evalúan en función de que el sujeto se haya fijado en el conjunto de la mancha o sólo en una parte, y según sean el color, las sombras o la localización de los elementos que destaque especialmente. También influye el gra-

do de complejidad de las respuestas. Se tienen en cuenta la actitud y reacciones generales del sujeto mientras se le pasan las láminas. La prueba va encaminada a calibrar el grado de integración de los elementos intelectuales y emocionales en la percepción del entorno por parte del sujeto. V. también **Holtzman, técnica de las manchas de tinta de.**

**ROSA, FIEBRE** (rose fever) Inadecuada denominación que se aplica a la rinitis alérgica estacional causada por el polen, especialmente el del césped, conducido por el aire cuando las rosas están en floración. Las rosas no son las productoras de las reacciones alérgicas primaverales y estivales; su polen no se dispersa por el aire, sino que es llevado de flor en flor por los insectos.

**ROSÁCEA** (rosacea) Forma crónica de acné que aparece en los adultos de cualquier edad, asociada a telangiectasias de la nariz, frente y mejillas. Denominada también **acné rosácea.** V. también **rinofima.**

**ROSENMÜLLER, ÓRGANO DE** (Rosenmüller's organ) V. **epoóforo.**

**ROSENTHAL, FACTOR DE** V. **factor XI.**

**ROSENTHAL, SÍNDROME DE** (Rosenthal syndrome) V. **hemofilia C.**

**ROSÉOLA** (roseola) **1.** Cualquier erupción cutánea de coloración rosada. **2.** V. **roséola del lactante.**

**ROSÉOLA DEL LACTANTE** (roseola infantum) Enfermedad benigna, presumiblemente vírica, endémica. Afecta a bebés y niños pequeños. Se caracteriza por fiebre de comienzo abrupto, elevada y mantenida, faringitis leve y engrosamiento de los ganglios linfáticos. Pueden aparecer convulsiones febriles. Después de cuatro o cinco días, la fiebre desaparece repentinamente, surgiendo una erupción maculopapular rosada en cuello, tronco y muslos; puede durar desde pocas horas a dos días. El diagnóstico se basa en la presencia de fiebre elevada, con

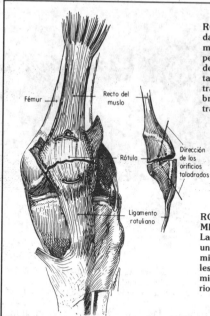

RÓTULA. A la izquierda, localización anatómica de la rótula y aspecto anterior y posterior de la misma. Junto a estas líneas, esquèmas del tratamiento por alambrado de la fractura transversa de la rótula.

Fémur

Recto del muslo

Rótula

Dirección de los orificios taladrados

Ligamento rotuliano

ROTURA DEL LIGAMENTO ROTULIANO. La radiografía muestra un evidente desplazamiento de la rótula. La lesión requiere tratamiento quirúrgico y ulterior inmovilización.

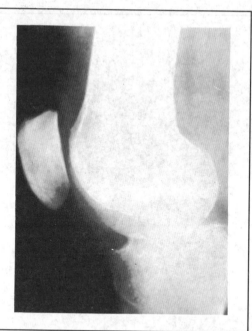

signos de enfermedad leve y erupción. Pueden quedar secuelas como resultado de las convulsiones. No existe tratamiento específico o vacuna. Se administran aspirina o paracetamol para controlar la fiebre. Pueden prescribirse medicamentos anticonvulsivantes. Denominada también **exantema súbito; Zahorsky, enfermedad de**.

**ROSTRAL** (rostral) Con apariencia de rostro.

**ROSVSING, SIGNO DE** (Rosvsing's sign) Indicativo de apendicitis aguda. Al ejercer presión en el cuadrante inferior izquierdo del abdomen, se produce dolor reflejo en el cuadrante inferior derecho. V. también **apendicitis**.

**ROTACIÓN** (rotation) 1. Vuelta alrededor de un eje. 2. Uno de los cuatro tipos de movimiento que pueden realizar las articulaciones. El giro de un hueso puede realizarse alrededor del eje longitudinal que constituye otro hueso; así ocurre con el axis. El hueso gira a veces sobre su propio eje longitudinal, como pasa con el húmero. En otras ocasiones la rotación puede no ser exactamente alineada al eje de giro, como pasa con la rotación asimétrica del radio sobre el cúbito.

**ROTACIÓN CON FÓRCEPS** (forceps rotation) Operación obstétrica en la cual se utilizan los fórceps para girar la cabeza del niño, cuando ésta se halla detenida en posición transversa o posterior dentro del canal del parto. Entre los tipos de rotación con fórceps figuran la rotación de Kielland y la de Scanzoni. Consultar las voces **parto con fórceps; rotación manual**.

**ROTACIÓN EXTERNA** (lateral rotation) Movimiento giratorio que se aleja de la línea media del cuerpo. Consultar la voz **rotación interna**. V. también **rotación**.

**ROTACIÓN INTERNA** (medial rotation) Rotación dirigida hacia la línea media del cuerpo. Consultar la voz **rotación externa**. V. también **rotación**.

**ROTACIÓN MANUAL** (manual rotation) Maniobra obstétrica que consiste en girar manualmente la cabeza del feto desde una posición transversa a otra anteroposterior dentro del canal del parto, para facilitar su expulsión. Consultar la voz **rotación con fórceps**.

**ROTACISMO** (rhotacism) Trastorno del habla caracterizado por un defecto en la pronunciación de las palabras que contienen el sonido «r», por el excesivo uso de dicho sonido o por su sustitución por otro. Consultar las voces **lalación; lambdacismo**.

**ROTÁMETRO** (rotameter) Instrumento que funciona mediante una válvula con aguja situada en una máquina de gases anestésicos, que mide los gases a través de la velocidad de flujo, según su viscosidad y densidad.

**ROTAVIRUS** (rotavirus) Molécula de ARN de doble cadena con aspecto de una rueda diminuta, con una capa externa o llanta, y una capa interna de radios. Es uno de los responsables de la gastroenteritis aguda con diarrea.

**ROTOR, SÍNDROME DE** (Rotor syndrome) Hepatopatía poco frecuente de carácter hereditario autosómico recesivo. Es similar al síndrome de Dubin-Johnson, del cual se diferencia por el normal funcionamiento de la vesícula biliar y la normal pigmentación del hígado. V. también **Dubin-Johnson, síndrome de**.

**RÓTULA** (patella) Hueso plano y triangular, situado por delante de la articulación de la rodilla, que presenta un vértice puntiagudo en el cual se inserta el ligamento rotuliano. La superficie anterior, convexa, del hueso presenta perforaciones para el paso de los vasos nutritivos y la recubre una expansión del tendón del músculo cuadríceps crural.

**ROTULIANO, LIGAMENTO** (patellar ligament) Porción central del tendón común del músculo cuadríceps crural.

Se trata de una banda ligamentosa plana y potente, de unos 8 cm de longitud, que se inserta proximalmente en el vértice y los bordes adjuntos de la rótula y distalmente en la tuberosidad tibial. Sus fibras superficiales se continúan sobre la cara anterior de la rótula con las del tendón del cuadríceps crural.

**ROTULIANO, REFLEJO** *(patellar reflex)* Reflejo tendinoso profundo que se provoca mediante un golpe agudo sobre el tendón, inmediatamente por debajo de la rótula, y que por lo general se caracteriza por la contracción del músculo cuadríceps con extensión de la pierna y la rodilla. Este reflejo es hiperactivo en las enfermedades de las vías piramidales por encima del nivel de la segunda vértebra lumbar. V. también **tendinoso profundo, reflejo**.

**ROZADURA** *(chafing)* Irritación superficial de la piel por fricción.

**Ru** *(Ru)* Símbolo del **rutenio**.

**RUB-** Prefijo que significa «rojo»: *rubor, rubeosis, ruber*.

**RUBEFACIENTE** *(rubefacient)* **1.** Dícese de cualquier sustancia o agente que aumente la coloración rojiza de la piel. **2.** Dícese del aumento de la coloración rojiza de la piel.

**RUBÉOLA** *(rubella)* Enfermedad contagiosa, de origen vírico, caracterizada por fiebre, síntomas de enfermedad del tracto respiratorio superior, engrosamiento de los ganglios linfáticos, artralgias y erupción difusa, fina y roja de tipo maculopapular. El virus causante se disemina por las gotitas de saliva. El período de incubación oscila entre 12 y 23 días. Denominada también sarampión alemán, sarampión de los tres días. Consultar las voces **escarlatina; sarampión**.

OBSERVACIONES: Los síntomas no suelen durar más de dos o tres días, salvo la artralgia, que puede durar más o ser recurrente. La primera infección confiere inmunidad de por vida. Si la contagiada es una mujer embarazada en el primer trimestre de gestación, pueden producirse anomalías fetales, como deformidad cardiaca, cataratas, sordera y retraso mental. El niño expuesto al virus durante la gestación puede ser portador del mismo incluso 30 meses después del nacimiento. Las complicaciones de la rubéola posnatal suelen ser poco frecuentes.

ACTUACIÓN: Por sí misma, la enfermedad es benigna y no requiere tratamiento específico. Existe una vacuna de gérmenes atenuados que debe administrarse a todos los niños, en prevención de epidemias y para proteger a las mujeres embarazadas, y se recomienda que se evite el embarazo durante al menos tres meses después de haber recibido la vacuna. Muy rara vez se produce la infección a partir de un sujeto recientemente vacunado. Puede administrarse suero conteniendo inmunoglobulina antirrubeólica a las mujeres embarazadas para prevenir la infección fetal; las gammaglobulinas inespecíficas no suelen servir como protectores del feto.

OBSERVACIONES COMPLEMENTARIAS: Tras la vacunación es corriente la aparición de artralgia pasajera. Las mujeres con niños o que por razón de trabajo se relacionen con ellos deben someterse a una prueba de inmunidad a la rubéola y ser vacunadas si aquélla resulta negativa. La única evidencia de inmunidad es la demostración de anticuerpos en sangre. La erupción y el malestar general de la rubéola recuerdan a los de la escarlatina, algunos casos de mononucleosis infecciosa y ciertas reacciones alérgicas a medicamentos; esto hace que algunas personas piensen que pasaron la rubéola cuando no fue realmente así.

**RUBESCENTE** *(rubescent)* Dícese de la coloración rojiza.

**RUBIDIO (Rb)** *(rubidium [Rb])* Elemento metálico blando del grupo de los metales alcalinos. Su número atómico es de 37 y su peso atómico, 85,47. Ligeramente radiactivo; se usa en barridos radioisotópicos.

**RUBIN, PRUEBA DE** *(Rubin's test)* Prueba utilizada en el estudio de la etiología de la infertilidad para evaluar la permeabilidad de las trompas de Falopio. Se introduce dióxido de carbono a presión en las trompas mediante una cánula insertada en el cérvix. El $CO_2$ se inyecta mediante una jeringa conectada a un manómetro y se le hace pasar a presiones superiores a 200 mm Hg. Si las trompas son permeables, el gas entra en la cavidad abdominal y la presión baja a menos de 180 mm Hg. La entrada de gas en la cavidad abdominal puede detectarse mediante un fonendoscopio. La paciente puede quejarse de dolor abdominal debido a irritación diafragmática; la exploración radiológica muestra la presencia de gas bajo el diafragma. Si las trompas están obstruidas, el gas no sale a la ca-

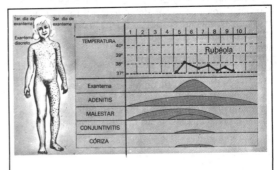

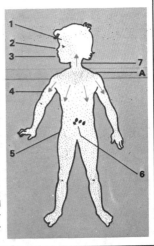

RUBÉOLA. Arriba, esquema del desarrollo y distribución de los síntomas característicos de esta enfermedad. Abajo, localización y proceso de desarrollo de dichos síntomas. Desde (A), comienzo de la erupción: 1 fiebre; 2, catarro; 3, posibilidad de vómitos; 4, generalización del exantema; 5, fluorescencias regulares; 6 y 7, ganglios.

vidad abdominal y la presión inicial se mantiene. Pueden realizarse radiografías para observar la peristalsis tubárica, cualquier defecto en el sistema, espasmo tubárico u obstrucción parcial. Tras la realización de la prueba, la paciente debe reposar durante unas tres horas. Pueden aparecer vértigos, náuseas, calambres dolorosos y vómitos; la postura de Trendelemberg, en posición genupectoral o con la pelvis más alta que la cabeza, obliga al gas a permanecer en el abdomen y alivia los síntomas al contrarrestar la irritación diafragmática.

**RUBIVIRUS** (rubivirus) Virus de la familia de los togavirus, entre los cuales se cuenta el virus de la rubéola.

**RUBOR** (flare) **1.** Color rojo azulado de la piel que aparece en la periferia de una lesión urticarial y se observa en las reacciones de hipersensibilidad inmediata. **2.** Enrojecimiento cutáneo progresivo que se extiende desde una lesión infecciosa o desde el punto principal de la reacción frente a un agente irritante. **3.** Enrojecimiento del rostro producido por un sentimiento de vergüenza. **4.** Eritema difuso de la cara y el cuello de breve duración que por lo general se debe a la dilatación de los pequeños vasos sanguíneos superficiales en respuesta al calor o a una emoción súbita.

**RUMIACIÓN** (rumination) Regurgitación habitual y sin esfuerzo de pequeñas cantidades de alimentos no digeridos después de cada comida. Se produce sobre todo en lactantes. Puede ser síntoma de sobralimentación, de comer demasiado rápido o tragar mucho aire.

**RUDIMENTARIO** (rudiment) Dícese del órgano o tejido incompletamente desarrollado.

**RUFFINI, CORPÚSCULOS DE** (Ruffini's corpuscles) Terminaciones del tejido subcutáneo de los dedos humanos en forma ovalada; se ubican principalmente en la unión del corion y el tejido subcutáneo. Están constituidos por una amalgama de tejido conjuntivo que envuelve fibras nerviosas con múltiples ramas que terminan en pequeños botones. Consultar las voces **Golgi-Mazzoni, corpúsculos de; Paccini, corpúsculos de**.

**RUBRICITO** (rubricyte) V. **normoblasto**.

**RUGA** (ruga) Pliegue o arruga, como las del estómago, presente en la mucosa de un órgano.

**RUPTURA** (rupture) **1.** Solución de continuidad en un órgano o tejido, incluyendo las situaciones en que otro órgano o tejido hace prótrusión a través de la abertura. V. también **hernia**. **2.** Acción generadora de solución de continuidad.

**RUSSELL, CUERPOS DE** (Russell's bodies) Inclusiones mucoproteínicas de las células globulares del plasma halladas en el cáncer. Contienen gammaglobulinas de superficie, derivadas probablemente de la condensación de secreciones celulares internas.

**RUSSELL, ENANO DE** (Russell dwarf) Persona afecta del síndrome de Russell, alteración congénita en la cual a la pequeña estatura, se asocian malformaciones de la cabeza, cara y esqueleto y retraso mental en grado variable.

**RUSSELL, TRACCIÓN DE** (Russell traction) Mecanismo ortopédico, uni o bilateral, que combina suspensión y tracción con objeto de inmovilizar, colocar en su lugar y alinear las extremidades inferiores en el tratamiento de las fracturas de fémur y caderas, así como en las contracturas de rodilla y otros procesos morbosos de rodillas y caderas. Se aplica mediante tracción por adhesión a la piel sirviéndose de un cabestrillo sobre el cual descansa el peso de las extremidades objeto del tratamiento. A menudo se combina con un chaleco que facilita la inmovilización del paciente.

**RUTENIO (Ru)** (ruthenium [Ru]) Elemento metálico pesado y quebradizo. Su número atómico es 44 y su peso atómico, 101,07.

**RUTINA** (rutin) Bioflavonoide obtenido del alforfón y utilizado en el tratamiento de la fragilidad capilar. Tiene acción farmacológica similar a la de la vitamina P.

**S** *(S)* **1.** Símbolo para la saturación de la hemoglobina. **2.** Símbolo del azufre.

**S₁** *(S₁)* Primer tono cardiaco dentro del ciclo normal, consecuencia de la sístole ventricular. Se asocia al cierre de las válvulas mitral y tricúspide y es sincrónico con el pulso apical. Auscultado en el ápex, es alto y prolongado, y más bajo que el segundo tono (S₂), al que precede.

**S₂** *(S₂)* Segundo tono cardiaco dentro del ciclo normal. Se asocia al cierre de las válvulas aórticas y pulmonar, justo antes de la diástole ventricular. Auscultado en la base del corazón, es más alto que el primero.

**S₃** *(S₃)* Tercer tono cardiaco dentro del ciclo normal. Generalmente sólo es audible en niños y jóvenes adultos físicamente activos. En personas mayores resulta un hallazgo patológico que suele indicar insuficiencia cardiaca. Se oye colocando la campana del fonendoscopio ligeramente por encima del ápex con el paciente acostado en decúbito lateral izquierdo.

**S₄** *(S₄)* Cuarto tono del ciclo cardiaco. Ocurre al final de la diástole con la contracción de las aurículas. No suele oírse en los sujetos normales; indica un aumento anormal de la resistencia al llenado ventricular, como acontece en la cardiopatía hipertensiva, coronariopatía, miocardiopatía y estenosis aórtica.

**S, ONDA** *(S wave)* Componente del ciclo cardiaco que se ve en el electrocardiograma como una línea curva con un claro desnivel hacia abajo desde la cúspide de la onda R hasta el comienzo de la curva positiva de la onda T. Representa la fase final del complejo QRS.

**SABANILLA** *(drape)* Pequeña sábana de tela o papel que se utiliza para cubrir parcial o totalmente el cuerpo de una persona durante su exploración física o la aplicación de un tratamiento. También denominada **talla**.

**SABAÑÓN** *(chilblain)* Enrojecimiento e hinchazón de la piel por excesiva exposición al frío, que produce sensación de quemazón y picor y puede evolucionar a la formación de ampollas y úlceras similares a las provocadas por una quemadura térmica. El tratamiento consiste en protección contra el frío y los traumatismos, calentamiento suave y evitación del tabaco.

**SABIN, VACUNA DE** *(Sabine vaccine)* V. **vacuna de la poliomielitis**.

**SABIN-FELDMAN, PRUEBA DE** *(Sabin-Feldman dye test)* Prueba diagnóstica de toxoplasmosis. Depende de la presencia de anticuerpos específicos que bloquean la captación de metileno azul por el citoplasma de los toxoplasmas.

**SABURRA** *(sordes)* Suciedad o residuos, especialmente las costras formadas por alimentos, microorganismos y células epiteliales, que se acumulan en los dientes y labios durante una enfermedad febril.

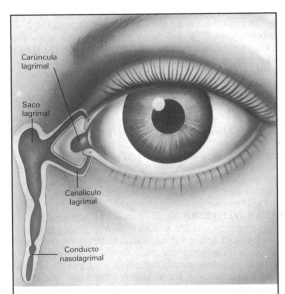

**SACO LAGRIMAL. Vista anterior de la región ocular izquierda con detalle del aparato lagrimal abierto e indicación de sus diferentes partes.**

**SACÁRIDO** *(saccharide)* Integrante del grupo de los carbohidratos, entre los cuales se cuentan todos los azúcares y almidones. La mayoría de los carbohidratos son sacáridos. V. también **azúcar; carbohidrato**.

**SACARINA** *(saccharin)* Sustancia blanca, cristalina, mucho más dulce que el azúcar, del cual se utiliza como sustitutivo.

**SACAROMICES** *(Saccharomyces)* Hongo utilizado como levadura por pasteleros y panaderos. También puede ejercer acción patógena, produciendo enfermedades tales como bronquitis, moniliasis y faringitis.

**SACAROMICOSIS** *(saccharomycosis)* Infección producida por hongos o levaduras del género *Candida* o *Cryptococo*.

**SACAROSA** *(sucrose)* Azúcar derivado de la caña de azúcar y la remolacha azucarera.

**SACO** *(sac)* Bolsa u órgano en forma de bolsa, como el saco abdominal del embrión, del que surge la cavidad abdominal.

**SACO AMNIÓTICO** *(amniotic sac)* Bolsa de paredes finas que envuelve al feto y al líquido amniótico durante el embarazo; su capacidad a término es de 4 a 5 l. Su pared se extiende desde los márgenes de la placenta. Tanto el amnios como el corion y la decidua que constituyen la pared poseen varias capas celulares. Se encuentran adheridos íntimamente, pero no unidos entre sí y a la pared del útero. El saco intacto y el líquido amniótico proporcionan el equilibrio de presión hidrostática dentro del útero y ejercen un efecto uniforme de transmisión de las contracciones uterinas hasta el cérvix en la fase de dilatación del parto. V. también **amnios; corion; decidua**.

**SACO LAGRIMAL** *(lacrimal sac)* Extremo dilatado del conducto lagrimonasal. Se halla situado en un profundo surco formado por el unguis y la apófisis ascendente del maxilar superior. Tiene forma oval y una longitud de 13 cm. Su extremo superior es cerrado y redondeado y el inferior se continúa con el conducto lagrimonasal. En él se acumulan las lágrimas segregadas por las glándulas lagrimales.

**SACO VITELINO** *(yolk sac)* Estructura que se desarrolla en la masa celular interna del embrión y se expande para formar una vesícula con una porción gruesa que constituirá el intestino primitivo y otra fina que crece en la cavidad del corion. Las células del mesodermo extraembrionario se diferencian para desarrollar el endotelio, el plasma sanguíneo primitivo y la hemoglobina. Tras aportar las sustancias primitivas necesarias para el embrión, el saco vitelino suele desaparecer durante la séptima semana de embarazo.

**SACRA, VÉRTEBRA** *(sacral vertebra)* Cada uno de los cinco segmentos de la columna vertebral que en el adulto se fusionan dando lugar al hueso sacro. El borde anterior de la S I se introduce en la pelvis. Los cuerpos de las otras vértebras sacras son menores que el de la primera y presentan un engrosamiento y una curvatura anteriores constitutivos del promontorio, superficie anterior del sacro. La rudimentaria apófisis espinosa de la S I asoma por encima de la cresta sacra, y la apófisis transversa de la vértebra constituye los tubérculos posterointernos. El hiato del extremo caudal del conducto sacro se desarrolla a partir del crecimiento incompleto de la apófisis espinosa de las dos últimas vértebras sacras. La abertura resultante es utilizada por los anestesistas para inyectar al practicar la analgesia caudal. Consultar las voces **cervical, vértebra; coccígea, vértebra; dorsal, vértebra; lumbar, vértebra**. V. también **sacro; vértebra**.

**SACRA MEDIA, ARTERIA** *(middle sacral artery)* Pequeña rama visceral de la aorta abdominal que desciende hacia las vértebras lumbares cuarta y quinta, el sacro y el cóccix. Parece que las ramas diminutas irrigan la superficie posterior del recto.

**SACRAL** *(sacral)* Relativo o perteneciente al sacro.

**SACRO** *(sacrum)* Hueso ancho, triangular, situado en la porción dorsal de la pelvis, introducido a modo de cuña entre los dos huesos de las caderas. Su base se articula con la última vértebra lumbar y su ápex con el cóccix. Diversos músculos se insertan en su cresta. Es más corto y ancho en la mujer que en el hombre.

**SACROESPINAL** *(sacrospinalis)* Ancho músculo de la espalda, que se divide en tres haces: lateral ileocostal, intermediario largo y medial espinal. Se origina en la fascia toracolumbar y forma un tendón ancho y grueso que se inserta en el sacro, el íleon y las vértebras lumbares, extendiéndose hasta las costillas y algunas vértebras cervicales. Es inervado por las ramas dorsales de los nervios espinales. Produce la flexión y extensión de la columna y de la cabeza. También denominado **erector spinal**.

**SACROILÍACA, ARTICULACIÓN** *(sacroiliac articulation)* Articulación inmóvil de la pelvis, formada por la unión de cada lado del sacro con un hueso ilíaco.

**SACROS, GANGLIOS LINFÁTICOS** *(sacral node)* Siete grupos de ganglios linfáticos del abdomen y pelvis, situados detrás del sacro. Se ubican en relación con las arterias sacras media y lateral. Reciben la linfa del recto y pared posterior de la pelvis. Consultar la voz **lumbares, ganglios linfáticos**. V. también **linfa; linfático, ganglio; sistema linfático**.

**SÁCULO** *(saccule)* Bolsa o saco pequeños, como los sáculos aéreos del pulmón.

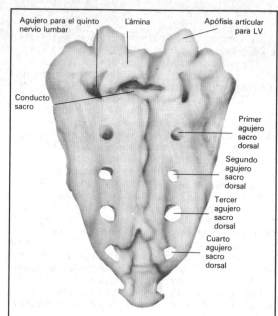

SACRO. El hueso sacro está constituido por cinco vértebras soldadas entre sí y sin articulación. El coxis, que correspondería a la cola de los animales, está formado también por 3-4 vértebras soldadas.

**SAINT LOUIS, ENCEFALITIS DE** *(St. Louis encephalitis)* Infección por arbovirus del cerebro, que se transmite de los pájaros al hombre por la picadura de un mosquito infectado. Se diagnostica sobre todo en el centro y el sur de Estados Unidos y se caracteriza por cefalea, malestar general, fiebre, rigidez de nuca, delirio y convulsión. A veces deja secuelas, como trastornos visuales y del lenguaje, alteraciones de la marcha y modificaciones de la personalidad. La convalecencia puede ser prolongada y algunos pacientes mueren. V. también **encefalitis**.

**SAL** *(salt)* **1.** Compuesto formado por la reacción química entre un ácido y una base. Las sales suelen estar compuestas de un metal y un no metal. Algunas contienen grupos de átomos que se comportan químicamente como metales o no metales. **2.** Cloruro sódico (sal de mesa). **3.** Sustancia utilizada como purgante; por ejemplo, el sulfato de magnesio.

**SALA DE PARTOS, PARITORIO** *(delivery room)* Unidad hospitalaria utilizada para partos obstétricos y reanimación del neonato.

**SALA DE REANIMACIÓN (REA)** *(recovery room [R.R., RR])* Área adyacente a los quirófanos en la cual se mantiene a los enfermos quirúrgicos mientras persiste el efecto de la anestesia y antes de retornar a las habitaciones. Mientras el enfermo recobra la conciencia, se vigilan cuidadosamente los signos vitales y la adecuación de la ventilación. Esta dependencia tiene equipo y personal especial.

**SALES BILIARES** *(bile salts)* Mezcla de sales de sodio de los ácidos biliares y de los ácidos cólico y quenodesoxicólico sintetizados por el hígado a partir del colesterol. Su baja tensión superficial contribuye a la emulsión de las grasas en el intestino.

**SALICILANILIDA** *(salicylanilide)* Fungicida de uso tópico utilizado en el tratamiento de la tiña de la cabeza, debida al *Microsporum audouini*. Se aplica al cuero cabelludo en solución al 3 o 5 %.

**SALICILATO** *(salicylate)* Medicamento derivado del ácido salicílico. Ejerce acción antipirética, analgésica y antiinflamatoria. El más importante entre los diversos salicilatos existentes es el ácido acetil salicílico o aspirina. También el salicilato sódico se ha empleado de modo sistémico y ejerce acciones semejantes. Muchas de las acciones de la aspirina son debidas a la capacidad de ésta para inhibir la ciclooxigenasa, una enzima limitante de la producción de prostaglandinas. La aspirina se usa en una gran variedad de situaciones. La dosis analgésica usual carece prácticamente de efectos secundarios, aunque con su uso repetido pueden aparecer hemorragias gastrointestinales o úlceras gástricas. Su consumo en grandes dosis y por mucho tiempo puede alterar seriamente los mecanismos hemostáticos. Algunos individuos pueden presentar reacciones alérgicas asmatiformes. Debido a la accesibilidad de la aspirina en el mercado farmacéutico, no son infrecuentes las sobredosis intencionadas. Los síntomas de intoxicación por salicilatos son: tinnitus, trastornos gastrointestinales, respiración anormal, desequilibrio ácido-base y trastornos del SNC. Se han registrado casos fatales por la ingesta de dosis tan pequeñas como 10 g en adultos o 4 ml de metilsalicilato en niños. Al contrario que la aspirina y el salicilato sódico, que suelen ser de uso sistémico, el metilsalicilato suele aplicarse tópicamente en forma de linimentos y ungüentos frente a las irritaciones de la piel. El metilsalicilato puede ser absorbido a través de la piel en cantidad suficiente para producir toxicidad sistémica. El ácido salicílico es demasiado irritante para su uso sistémico, empleándose como agente queratolítico, para, por ejemplo, eliminar verrugas.

**SALICILATO, INTOXICACIÓN POR** *(salicylate poisoning)* Estado de envenenamiento debido a la ingestión de un salicilato, generalmente aspirina o aceite de gualteria. Se caracteriza por respiración agitada, vómitos, dolor de cabeza, irritabilidad, cetosis, hipoglucemia y, en casos graves, convulsiones y parada respiratoria. El tratamiento consiste en la inducción del vómito, lavado gástrico con carbono activado, administración de un catártico salino, infusión IV de bicarbonato sódico, inyección de vitamina K, si existe hemorragia, y corrección de la deshidratación, la hipoglucemia y la hipokaliemia. Está contraindicado el bicarbonato per os.

**SALICILATO DE ALCANFOR** *(camphor salicylate)* Sustancia cristalina que se forma por la fusión de 84 partes de alcanfor y 65 de ácido salicílico y se utiliza tópicamente en ungüentos para la piel y por vía interna para combatir la diarrea.

**SALICILATO SÓDICO** *(sodium salicylate)* Agente analgésico, antipirético y antirreumático.
INDICACIONES: Tratamiento del dolor y la fiebre.
CONTRAINDICACIONES: Hemorragia o ulceración gastrointestinal; hipersensibilidad conocida a este fármaco u otros salicilatos. No debe administrarse al recién nacido.
EFECTOS SECUNDARIOS: Los más graves son hemorragias gastrointestinales e intoxicación por sobredosificación. Puede haber dolor abdominal, náuseas y vómitos.

**SALICÍLICO, ÁCIDO** *(salicylic acid)* Agente queratolítico.
INDICACIONES: Tratamiento de alteraciones hiperqueratósicas de la piel y como coadyuvante de los tratamientos antimicóticos.
CONTRAINDICACIONES: Diabetes, alteraciones circulatorias o hipersensibilidad conocida al medicamento.
EFECTOS SECUNDARIOS: Entre los más graves figuran inflamación cutánea y salicilismo.

**SALICÍLICO, ácido. Estructura química del ácido salicílico.**

**SALINA, SOLUCIÓN** *(saline solution)* Solución que contiene cloruro sódico. Dependiendo del uso a que se destine, puede ser hipo, iso o hipertónica en relación con los líquidos orgánicos.

**SALIVA** *(saliva)* Líquido claro y viscoso secretado por las glándulas salivales y mucosas de la boca. Contiene agua, mucina, sales orgánicas y ptialina, una enzima digestiva. Sirve para mantener húmeda la cavidad bucal, iniciar la digestión del almidón y facilitar la masticación y deglución de los alimentos.

**SALIVAL, CONDUCTO** *(salivary duct)* Cada uno de los conductos a través de los cuales pasa la saliva. Entre los mismos se cuentan: **Bartholin, conducto de; parotídeo, conducto; Rivinus, conducto de; submandibular**.

**SALIVAL, GLÁNDULA** *(salivary gland)* Cada uno de los

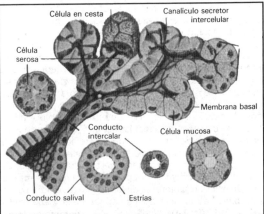

SALIVAL, glándula. Esquema de las ramificaciones terminales de una glándula salival submandibular.

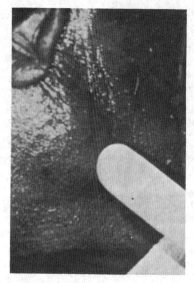
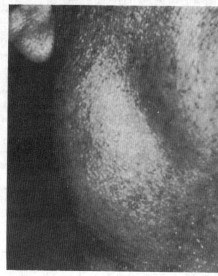
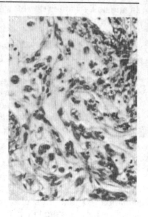

SALIVALES, cáncer de las glándulas. Adenomas pleomórficos de la parótida y aspecto histológico de las tiras de células mioepiteliales características.

tres pares de glándulas que vierten su secreción al interior de la boca, iniciando el proceso de digestión. Son las parótidas, las submandibulares y las sublinguales. Constituyen estructuras racemosas integradas por numerosos lóbulos subdivididos en otros más pequeños, unidos por un denso tejido conjuntivo, vasos y conductos. Los conductos se ramifican dentro de cada lóbulo finalizando en los alvéolos. Un tipo de alvéolo secreta líquido viscoso rico en mucina. Otro tipo secreta líquido seroso. Los lóbulos de las glándulas salivales están ricamente irrigados e inervados por finos plexos nerviosos. Cada hilio glandular contiene un ganglio de Langley, formado por células nerviosas.

**SALIVALES, CÁNCER DE LAS GLÁNDULAS** (*salivary gland cancer*) Neoplasia maligna de las glándulas salivales, generalmente de las parótidas. Alrededor del 75 % de los tumores de estas glándulas son benignos, de lento crecimiento, indoloros y de consistencia quística y móvil. En contraste, los tumores malignos son de crecimiento rápido, duros, fijos y con frecuencia dolorosos. Pueden aparecer además trismus y parálisis facial. El diagnóstico se realiza mediante radiología con estudios sialográficos y mandibulares, así como radiografías de tórax para detectar metástasis y estudio citológico de la saliva tomada del conducto de Stenon. No es recomendable la biopsia. Los tipos más comunes son: neoplasia mucoepidermoide, adenoide quístico, carcinoma sólido y carcinoma de células escamosas. El tratamiento consiste en la extirpación quirúrgica del lóbulo o parotidectomía total con disección de los linfáticos cervicales si el proceso está muy avanzado. Se administra radioterapia en los casos de recidiva o inoperables. La quimioterapia se aplica como paliativo.

**SALK, VACUNA DE** (*Salk vaccine*) V. **vacuna de la poliomielitis**.

**SALMONELOSIS** (*salmonellosis*) Forma de gastroenteri-

**Tumores epiteliales de glándulas salivales**

| | |
|---|---|
| 1. Carcinomas | Carcinoma epidermoide |
| | Carcinoma pleomórfico |
| | Carcinoma indiferenciado |
| | Adenocarcinoma |
| | Carcinoma quístico |

| | | |
|---|---|---|
| 2. Adenomas | Adenoma monomórfico | Adenolinfoma |
| | | Adenoma de célula basal |
| | | Adenoma tubular |
| | | Linfadenoma |
| | Adenoma pleomórfico | |

3. Tumores de célula acinosa

tis causada por la ingesta de alimentos contaminados con *Salmonella*. Tiene un período de incubación de 6 a 48 horas, seguido de cólico abdominal y diarrea acuosa sanguinolenta. Suele haber náuseas y vómitos. Los signos abdominales pueden hacer pensar en apendicitis aguda o colecistitis. Los síntomas duran de dos a cinco días, pero la diarrea y la fiebre pueden persistir durante dos o más semanas. Existe peligro de deshidratación. No hay tratamiento específico. Los antibióticos pueden retrasar la eliminación de salmonelas por las heces y no son recomendables. La profilaxis se realiza con la adecuada higiene de las manos y una correcta conservación y preparación de los alimentos.

**SALMONELLA** (*Salmonella*) Género bacteriano móvil, gramnegativo y con forma de bastón. Incluye las bacterias causantes de la fiebre tifoidea, paratifoidea y algunas formas de gastroenteritis. V. también **salmonelosis**.

**SALOL CAMFOR** (*salol camphor*) Mezcla oleosa, clara, de dos partes de canfor y tres de fenilsalicilato, usada como antiséptico local.

**SALÓNICA, FIEBRE DE** (*Salonica fever*) V. **trincheras, fiebre de las**.

**SALPINGECTOMÍA** (*salpingectomy*) Extirpación quirúrgica de una o las dos trompas de Falopio, con objeto de eliminar un quiste o un tumor, escindir un absceso o realizar esterilización. A menudo se acompaña de histerectomía y ovariectomía. Se realiza con anestesia general o bloqueo espinal. En el posoperatorio, la paciente debe evitar flexionar bruscamente los muslos y las rodillas. La aparición de dolor en la parte baja de la espalda o de hematuria u orina turbia hace sospechar que durante la intervención se lesionó un uréter.

**SALPINGITIS** (*salpingitis*) Inflamación o infección de las trompas de Falopio. V. también **pélvica, enfermedad inflamatoria**.

**SALPINGO-** Prefijo que significa «relativo o perteneciente a una trompa, especialmente de Falopio»: *salpingocele, salpingolisis, salpingoplastia*.

**SALPINGOSTOMÍA** (*salpingostomia*) Realización de una abertura artificial en una trompa de Falopio, con objeto de restablecer la permeabilidad de la trompa fibrosada por infección o inflamación crónica, o para drenar un absceso o una colección líquida. Puede usarse anestesia general o local e insertarse una prótesis para mantener la permeabilidad de la trompa y dirigir el óvulo por la ruta adecuada para ser fertilizado. En el posoperatorio, la paciente evitará las flexiones bruscas de las piernas. La aparición de dolor en la parte baja de la espalda o de hematuria u orina turbia hace sospechar que durante la intervención se lesionó un uréter.

**SALPINX** (*salpinx*) Trompa o conducto tubárico, como el salpinx auditivo y el salpinx uterino.

**SALTACIÓN** (*saltation*) (Genética). Mutación que produce una diferencia significativa entre los padres y el descendiente o una abrupta variación en las características de la especie.

**SALTER, FRACTURA DE** (*Salter fracture*) V. **fractura epifisaria**.

**SALUD** (*health*) Situación de bienestar físico, mental y social con ausencia de enfermedad y de otras circunstancias anormales. No es una definición estática, sino que la homeostasis se deriva de un cambio constante y de un conjunto de mecanismos de adaptación al estrés. V. también **homeostasis**.

**SALUD, EVALUACIÓN DEL ESTADO DE** (*health assessment*) Valoración de la salud de un sujeto mediante la realización de una historia clínica y una exploración física a la que pueden añadirse diversas pruebas analíticas para confirmar la impresión clínica del explorador o descartar la presencia de disfunciones. Una parte importante de la evaluación del estado de salud es el asesoramiento y educación respecto a determinados aspectos de la anatomía, la fisiología y la fisiopatología y la extensión y promoción de hábitos de vida saludables.

**SALUD, EXPLORACIÓN SELECTIVA DE** (*health screening*) Programa dirigido a evaluar el estado sanitario de una determinada persona. En el proceso puede demostrarse que esta persona padece una determinada enfermedad o trastorno o tiene un riesgo superior al normal de padecerlo. En estas exploraciones selectivas se realizan una historia clínica personal y familiar y un examen físico junto con pruebas analíticas o exámenes radiológicos, y a veces todo ello se complementa con consejos de salud y educación sanitaria, solicitud de informes a otros profesionales, etc.

**SALUD ACTUAL** (*present health*) (Historia clínica). Relato cronológico sucinto de los cambios que ha experimentado recientemente el estado de salud del paciente y de las circunstancias o síntomas que le han llevado a buscar atención médica.

**SALUD MENTAL** (*mental health*) Estado relativo de la mente en el cual una persona sana es capaz de hacer frente de modo aceptable a las tensiones de la vida diaria.

**SALUD PÚBLICA** (*public health*) Campo de la medicina que se ocupa de la salud física y mental de la comunidad, especialmente en áreas como la calidad y el suministro de agua, la eliminación de residuos, la polución atmosférica, las campañas antitabaco, y la seguridad de los alimentos.

**SAMARIO (Sm)** (*samarium*) Elemento metálico, muy raro. Su número atómico es 62 y su peso atómico, 150,35.

**SAN JOAQUÍN, FIEBRE DE** (*San Joaquin fever*) Primer estadio de la coccidioidomicosis.

**SANDHOFF, ENFERMEDAD DE** (*Sandhoff's disease*) Variante de la enfermedad de Tay-Sachs en la cual existe defecto de hexosaminidasas A y B. Su curso es más rápido y afecta a la población de modo más generalizado que la enfermedad de Tay-Sachs. Denominada también **gangliosidosis tipo II**. V. también **Tay-Sachs, enfermedad de**.

**SANGRAR** (*bleed*) **1**. Perder sangre de los vasos sanguíneos. La sangre puede fluir externamente a través de un orificio o una rotura en la piel o internamente hacia una cavidad, un órgano o el espacio intersticial. Hay que observar el color, cantidad y origen de la sangre. **2**. Provocar la salida de sangre de una vena o arteria.

**SANGRE** (*blood*) Fluido bombeado por el corazón a través del sistema arterial, venoso y capilar. Consta de un líquido amarillento claro denominado plasma y distintos tipos celulares o elementos formes con diversas funciones. La principal función de la sangre es transportar oxígeno y sustancias nutritivas a las células y eliminar de ellas el dióxido de carbono y otros productos de desecho para su detoxificación y eliminación. El adulto normal tiene un volumen total de sangre del 7-8 % de su peso corporal, lo que en el hombre es aproximadamente equivalente a 70 ml/kg de peso corporal y en la mujer a 65 ml/kg. Se desplaza aproximadamente a una velocidad de 30 cm/seg con un tiempo de circulación completa de 20 seg. Consultar la voz **linfa**. V. también **eritrocito; hematíe; leucocito; plaqueta; plasma**.

**SANGRE, ANÁLISIS DE** (*blood test*) Cualquier análisis que se realice para determinar algún aspecto de los caracteres o propiedades de la sangre.

**SANGRE, BANCO DE** (*bank blood*) Sangre no coagulada proveniente de donantes y almacenada en unidades de 500 ml en condiciones de refrigeración. Se almacena con la fecha y la identificación del grupo al que pertenece, y su plazo de utilización es de 21 días. La sangre de banco puede transfundirse directamente después de realizar las pruebas cruzadas con la sangre del receptor, o utilizarse para la extracción y preparación de cualquiera de sus diversos componentes. V. también **hematíes, concentrado de; plasma de varios donantes; sangre completa**.

**SANGRE, SUSTITUTOS DE LA** (*blood substitute*) Sustancias que se utilizan para reemplazar la sangre circulante o aumentar su volumen. En el tratamiento de diversas enfermedades se administran con frecuencia plasma, albúmina sérica humana, concentrados de hematíes, plaquetas, leucocitos y concentrados de factores de la coagulación en vez de transfundir sangre total. Las sustancias que suelen emplearse en solución para expandir el volumen sanguíneo son, entre otras, el dextrano, las soluciones de albúmina o la fracción proteica plasmática. Las emulsiones de perfluoro de carbono que se están ensayando actualmente como sustitutos sanguíneos son capaces de transportar oxígeno a los tejidos, poseen una vida media larga sin necesidad de refrigeración y no inducen reacciones antígeno-anticuerpo.

**SANGRE CALIENTE, ANIMALES DE** (*warm-blooded*) Animales que tienen una temperatura corporal relativamente elevada y constante, independientemente de la temperatura ambiental, como por ejemplo el ser humano, otros mamíferos y los pájaros. En el organismo de estos animales se produce calor por catabolismo de los alimentos y por el trabajo realizado por los tejidos corporales. Por otra parte, el organismo pierde calor por evaporación, conducción y convección. Aproximadamente el 80 % del calor corporal se pierde a través de la piel y el resto a través de las membranas mucosas en los sistemas respiratorio, digestivo y urinario. El sujeto humano sano tiene por término medio una temperatura de 37 °C. La tolerancia del organismo a los cambios de temperatura es muy pequeña y una modificación significativa en la misma puede tener consecuencias importantes e incluso fatales. El mecanismo de control de la temperatura en el cuerpo humano está constituido por neuronas receptoras térmicas situadas en la porción anterior del hipotálamo, más de dos millones de glándulas sudoríparas y una red enorme de vasos sanguíneos cutáneos. La pérdida de calor se reduce por disminución de la secreción y evaporación del sudor y vasoconstricción de los vasos sanguíneos. Contrariamente, el organismo aumenta su temperatura merced a los escalofríos que incrementan el trabajo de los tejidos y por tanto el catabolismo. La fiebre, que eleva la temperatura corporal interna, modifica temporalmente el control termostático del hipotálamo por acción de los pirógenos químicos introducidos por las bacterias y los virus y por acción de las prostaglandinas, que pueden liberar también pirógenos. Los mecanismos de control de temperatura del organismo permiten restablecer los niveles normales de calor durante los episodios febriles.

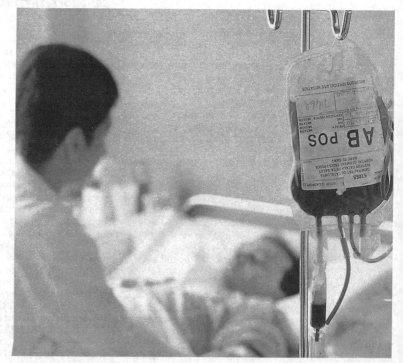

**SANGRE TOTAL.** Se denomina «sangre total» a aquella que no ha sufrido modificación alguna salvo la adición de anticoagulante. Es la que se utiliza para las transfusiones.

**SANGRE HEMOLIZADA** *(laked blood)* Sangre clara, roja y homogénea propia de la hemólisis de los eritrocitos, como sucede en caso de envenenamiento.

**SANGRE TOTAL** *(whole blood)* Sangre sin otra modificación que la adición de un anticoagulante; se utiliza para transfusión. De la sangre total pueden separarse diversos componentes y factores que se emplean para tratar deficiencias específicas de diversas enfermedades.

**SANGRÍA, TIEMPO DE** *(bleeding time)* Tiempo necesario para que se detenga el flujo de sangre tras practicar una pequeña herida. Una prueba del tiempo de sangría es el método de Ivy, que consiste en insuflar un manguito de presión arterial situado en la extremidad superior hasta 40 mm de Hg y practicar una pequeña herida con una lanceta en la superficie anterior del brazo. Se obtienen tiempos de sangría prolongados en la uremia, trastornos de la función plaquetaria y tras la ingestión de aspirina u otros medicamentos antiinflamatorios. El tiempo de sangría de Ivy normal es de 2 a 6 min. V. también **hemostasis.**

**SANGUÍNEA, CÉLULA** *(blood cell)* Cualquiera de los elementos formes de la sangre, que comprenden hematíes o eritrocitos (glóbulos rojos), leucocitos (glóbulos blancos) y plaquetas (trombocitos). En conjunto, constituyen alrededor del 50 % del volumen total de la sangre. V. también **eritrocito; leucocito; plaqueta.**

**SANGUÍNEO** *(sanguineous)* Dícese de lo relativo a la sangre.

**SANITARIA, EDUCACIÓN** *(health education)* Programa educativo dirigido a la población general que intenta mejorar, mantener y salvaguardar la salud de una comunidad.

**SANITARIA, POLÍTICA** *(health policy)* **1.** Conjunto de decisiones respecto a la consecución de un objetivo en asistencia sanitaria y a la planificación para conseguir dicho objetivo, como por ejemplo el desarrollo y potenciación de un programa de vacunación de la población a fin de evitar una epidemia. **2.** Campo de estudio y práctica en el cual se determinan las prioridades y valores de la distribución de los recursos sanitarios.

**SANITARIO, PROFESIONAL** *(health professional)* Persona que ha realizado estudios en una determinada área dentro del campo sanitario, como un ATS, una enfermera, un fisioterapeuta o un médico.

**SANITARIOS, RECURSOS** *(health resources)* Conjunto de medios humanos y materiales que pueden utilizarse en la asistencia y servicios sanitarios.

**SAN VITO, BAILE DE** *(Saint Vitu's dance)* Trastorno nervioso motor caracterizado por movimientos irregulares, espasmódicos e involuntarios de los músculos de las extremidades y de la cara. Históricamente esta enfermedad fue confundida con los síntomas de una manía danzante que, según se dice, se curó con una peregrinación al santuario de San Vito.

**SAPONINA** *(saponin)* Material jabonoso que se encuentra en algunas plantas, especialmente la jabonera y ciertas lilas. Se utiliza en medicamentos emolientes para proporcionarles una textura jabonosa.

**SARAMPIÓN** *(measles)* Enfermedad vírica aguda muy contagiosa que afecta a las vías respiratorias y se caracteriza por la aparición de una erupción cutánea maculo-

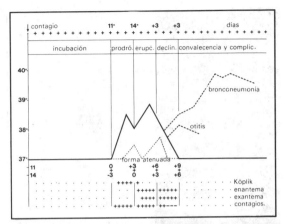

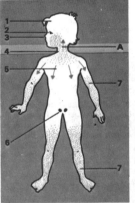
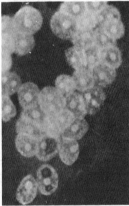

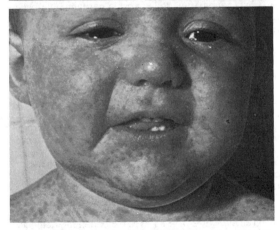

SARAMPIÓN. (De arriba a abajo.) Gráficos de temperatura en la forma simple, complicada y atenuada de esta enfermedad. Localización y desarrollo de los síntomas desde (A), comienzo de la erupción: 1, fiebre; 2, conjuntivitis; 3, resfriado; 4, tos; 5, problemas bronquiales; 6, ganglios; 7, exantema. Al lado, aspecto al microscopio de células vivas contaminadas por el virus. Debajo, niño con el típico exantema del sarampión.

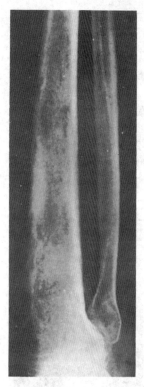
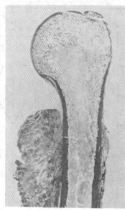
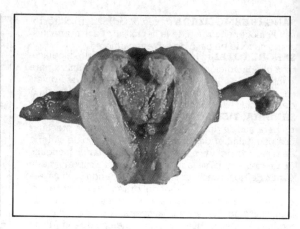

**SARCOMA.** Sobre estas líneas, a la izquierda, corte holóptico que muestra un sarcoma fusocelular periostiogénico en el húmero y, a la derecha, pieza de histerectomía con carcinosarcoma uterino de tipo sarcoma mesodérmico.

**SARCOMA.** La radiografía de la izquierda muestra una imagen lateral de la tibia en la que se puede observar la destrucción del tejido óseo en el tercio superior de la diáfisis, debida a un sarcoma de células del retículo. La transparencia moteada característica se aprecia a nivel de la corteza pero también en el hueso esponjoso. El sarcoma es una neoplasia maligna que suele afectar preferentemente a las extremidades inferiores.

papular muy extensa. Afecta sobre todo a niños pequeños que no han sido vacunados. El sarampión está producido por un paramixovirus y se transmite por contacto directo por gotitas que parten de la nariz, la garganta y la boca de las personas infectadas, por lo general en la fase prodrómica de la enfermedad. Es rara la transmisión indirecta a través de personas sanas u objetos contaminados. El diagnóstico se confirma por la identificación de manchas de Koplik en la mucosa oral y el cultivo virológico o examen serológico de muestras. V. también **rubéola**.

OBSERVACIONES: Tras un período de incubación de 7 a 14 días, sigue una fase prodrómica caracterizada por fiebre, malestar general, coriza, tos, conjuntivitis, fotofobia, anorexia y manchas de Koplik, de carácter patognomónico, que aparecen uno o dos días antes del comienzo de la erupción. También se producen faringitis e inflamación de la mucosa laríngea y traqueobronquial, con fiebre que puede ser muy elevada y leucopenia granulocítica. Las pápulas características comienzan en forma de manchas irregulares de color rosado o pardusco distribuidas en torno a la línea de inserción del cabello, orejas y cuello; en un plazo de 24 a 48 horas se extienden rápidamente al tronco y extremidades, adquiriendo carácter maculopapular. Al cabo de 3 a 5 días la fiebre desaparece, las lesiones se aplanan, adquieren de nuevo un color pardusco y comienzan a desaparecer dejando una descamación fina especialmente en las zonas más afectadas.

ACTUACIÓN: El tratamiento consiste en reposo en cama,

administración de antipiréticos y antibióticos para controlar la infección bacteriana secundaria y, en caso necesario, aplicación de loción de calamina, solución de almidón de maíz o agua fría para tratar el picor. Las medidas preventivas son inmunización activa con vacuna del virus del sarampión después de los 12 meses de edad; la inmunización pasiva con inmunoglobulina se recomienda para sujetos no vacunados expuestos a la enfermedad. El sarampión confiere inmunidad de por vida.

ACTUACIÓN DE LA ENFERMERA: El paciente requiere descanso, aislamiento y tranquilidad mientras persistan la fiebre y la erupción. Para tratar la fiebre y los síntomas respiratorios, se administrarán aspirina, líquidos y antitusígenos. Se mantendrá la habitación en penumbra, y se prestará atención especial a la limpieza de los ojos y de la piel, sobre todo en los casos de erupción papular severa. La enfermera instruirá a los padres acerca de los cuidados del enfermo en los casos cuya gravedad no requiera hospitalización. La enfermedad es normalmente benigna y raramenté mortal. Las complicaciones más frecuentes son otitis media, neumonía, bronquiolitis, laringotraqueítis y ocasionalmente encefalitis o apendicitis. La más grave, aunque infrecuente, es la panencefalitis, que tiene lugar varios años después de la enfermedad aguda.

**SARCO-** Prefijo que significa «relativo o perteneciente a la carne»: *sarcoadenoma, sarcoide, sarcolito*.

**-SARCO** (*-sarc*) Sufijo que significa «tipo específico de carne»: *ectosarco, endosarco, perisarco*.

**SARCOIDOSIS** (*sarcoidosis*) Enfermedad crónica de etiología desconocida caracterizada por la formación de tubérculos de tejido epitelioide no necrotizado. Los lugares de asiento suelen ser pulmones, hígado, bazo, piel, mucosas y glándulas salivales y lagrimales, con implicación de ganglios linfáticos. Suele acompañarse de disminución de la reactividad a la tuberculina. Las lesiones desaparecen en meses o años, pero progresan la diseminación de la inflamación granulomatosa y la fibrosis. Denominada también **Boeck, sarcoide de**.

**SARCOIDOSIS CARDIACA** (*sarcoidosis cordis*) Forma de sarcoidosis en la cual las lesiones granulomatosas se desarrollan en el miocardio, variando el número y tamaño de las mismas. Los casos leves con pocos infiltrados son asintomáticos. En los casos graves, el miocardio puede verse infiltrado por multitud de tumores y producirse insuficiencia cardiaca. V. también **sarcoidosis**.

**SARCOIDOSIS MUSCULAR** (*muscular sarcoidosis*) Sarcoidosis de los músculos esqueléticos con inflamación intersticial, fibrosis, atrofia y daño de las fibras musculares, conforme aparecen tubérculos sarcoideos dentro de las células musculares normales. V. también **sarcoidosis**.

**SARCOLEMA** (*sarcolemma*) Membrana que recubre las fibras musculares cardiacas, lisas y estriadas.

**SARCOMA** (*sarcoma*) Neoplasia maligna poco frecuente del tejido blando. Se desarrolla en los tejidos fibroso, graso, muscular, sinovial, vascular o nervioso. Suele iniciarse como una hinchazón dolorosa. Aproximadamente el 40 % de las veces se localiza en las extremidades inferiores, el 20 % en las superiores, el 20 % en el tronco y el resto en la cabeza, cuello o retroperitoneo. Está compuesto por paquetes celulares incluidos en una matriz homogénea. Tiende a ser vascular y muy invasivo. Aunque no es probable que los traumatismos tengan que ver en su etiología, pueden desarrollarse sobre las escaras de quemaduras o radiaciones. Los pequeños se extirpan quirúrgicamente y luego se aplica radioterapia, pero los grandes de las extremidades requieren amputación seguida de irradiación combinada con quimioterapia.

**SARCOMA ALVEOLAR DE PARTES BLANDAS** (*alveolar soft part sarcoma*) Tumor del tejido subcutáneo o fibromuscular formado por numerosas células grandes redondeadas o poligonales inmersas en una matriz reticular de tejido conectivo.

**SARCOMA AMIELOBLÁSTICO** (*ameloblastic sarcoma*) Tumor odontogénico maligno que se caracteriza por la proliferación de tejido epitelial y mesenquimal sin formación de dentina o esmalte.

**SARCOMA BOTRIOIDES** (*sarcoma botryoides*) Tumor derivado de células de músculo estriado. Aparece sobre todo en niños pequeños. Se caracteriza por dolor, edema, masa poliploide en forma de uva en la parte superior de la vagina o en el cuello uterino o cuello de la vejiga urinaria. V. también **rabdomiosarcoma**.

**SARCOMA DE CÉLULAS MIXTAS** (*mixed cell sarcoma*) Tumor compuesto por dos o más elementos celulares, aparte del tejido fibroso. Denominado también **mesenquimoma maligno**.

**SARCOMA GRANULOCÍTICO** (*granulocitic sarcoma*) V. **cloroma**.

**SARCOMA HEMORRÁGICO MÚLTIPLE IDIOPÁTICO** (*multiple idiopathic hemorrhagic sarcoma*) V. **Kaposi, sarcoma de**.

**SARCOMA HEMORRÁGICO PIGMENTARIO MÚLTIPLE IDIOPÁTICO** (*idiopathic multiple pigmented hemorrhagic sarcoma*) V. **Kaposi, sarcoma de**.

**SARCOMA OSTEOGÉNICO** (*osteogenic sarcoma*) V. **osteosarcoma**.

**SARCOMA SINOVIAL** (*synovial sarcoma*) Tumor maligno compuesto por sinovioblastos que aparece como una zona hinchada blanda y suele metastatizar por vía sanguínea al pulmón antes de ser diagnosticado.

**SARCOMA TELANGIECTÁSICO** (*telangiectatic sarcoma*) Tumor maligno de células mesodérmicas con una red vascular inusualmente abundante.

**SARCOMAGÉNESIS** (*sarcomagenesis*) Proceso de iniciación y desarrollo de un sarcoma. Consultar las voces **carcinogénesis; oncogénesis; tumorigénesis**.

**SARCOPTES SCABIEI** (*Sarcoptes scabiei*) Género al que pertenece el ácaro causante de la sarna.

**SARNA** (*scabies*) Enfermedad contagiosa producida por un ácaro, *Sarcoptes scabiei*, caracterizada por intenso picor de la piel y excoriaciones consecutivas al rascado. El ácaro se transmite por contacto directo o a través de utensilios contaminados con huevecillos. La sensibilización comienza a los dos o tres meses de la infección, apareciendo prurito y erupción papular entre los dedos de las manos, la superficie de flexión de las muñecas y los muslos. Puede existir una infección bacteriana secundaria. El diagnóstico se hace por detección de los ácaros adultos, larvas o huevos en los surcos donde se alojan. Se trata con ungüento de azufre, benzilbenzoato u otros sarnicidas de uso tópico. Los antihistamínicos orales y los salicilatos reducen el prurito.

**SARNICIDA** (*scabicide*) Amplio grupo de medicamentos que destruyen el ácaro causante de la sarna, *Sarcoptes scabiei*. Se aplican tópicamente en loción o crema y son potencialmente tóxicos e irritantes a la piel. Deben usarse con precaución en los niños. Algunos tipos son el crotamitón y el lindane.

**SARPULLIDO** (*prickly heat*) V. **miliaria**.

**SARRO** V. **tártaro**.

**SARTORIO** (*sartorius*) El músculo más largo del cuerpo. Se extiende desde la pelvis a la pantorilla. Es un músculo delgado que comienza en la espina ilíaca anterosuperior, pasa oblicuo a través de la cara anteroproximal del muslo de fuera adentro, y va a insertarse en la tibia. Lo inervan ramas del nervio crural. Actúa flexionando el muslo y rotándolo hacia fuera, flexionando también la pierna y rotándola hacia dentro. Consultar la voz **cuádriceps**.

**SATÉLITE, VENA** (*vena comes*) Una de las venas profundas que, por parejas, acompañan a las arterias pequeñas a ambos lados de las mismas. Las dos venas y la arteria se encuentran incluidas en una cubierta única. Algunas de las arterias que poseen venas satélites son la braquial, la cubital y la tibial.

**SATIRIASIS** (*satyriasis*) Deseo sexual excesivo e incontrolable en el varón. De origen psicológico o fisiológico. Denominada también satiromanía. Consultar la voz **ninfomanía**.

**SATIROMANÍA** *(satyromania)* V. **satiriasis**.

**SATURADA, SOLUCIÓN** *(saturated solution)* Solución en la cual el solvente contiene la máxima cantidad de soluto que puede aceptar.

**SATURN-** Prefijo que significa «plomo»: *saturnino, saturnismo, saturnoterapia.*

**SATURNISMO** *(plumbism)* Intoxicación crónica por plomo causada por la absorción de plomo o sales de plomo.

**SAUNA** *(sauna bath)* Baño de vapor. Se usa para inducir la sudoración, seguida de una ducha fría al final. Denominada también **baño finlandés**.

**SAUR-** Prefijo que significa «reptil»: *sauriasis, sauridermia, sauroide.*

**SAYRE, CORSÉ DE** *(Sayre's jacket)* Adminículo ortopédico utilizado en el tratamiento de ciertas anomalías de la columna.

**Sb** *(Sb)* Símbolo del **antimonio**.

**Sc** *(Sc)* Símbolo del **escandio**.

**SC** Abreviatura de subcutánea.

**SCANDIO (Sc)** *(scandium [Sc])* Elemento metálico de color grisáceo. Su número atómico es 21 y su peso atómico, 44,956.

**SCANZONI, ROTACIÓN DE** *(Scanzoni rotation)* Intervención obstétrica consistente en aplicar fórceps al feto cuando todavía está alto en la pelvis. Se tira de la cabeza hacia arriba y se gira hacia el occipucio. Se quita el fórceps y vuelve a actuarse con él para acabar el parto por tracción axial. No suele realizarse en la actualidad: la cesárea es menos peligrosa para el niño y la madre. V. también **fórceps obstétricos**.

**-SCAPULA** Sufijo que significa «omóplato o parte de él»: *mesoscápula, prescápula, proscápula.*

**SCHEUERMANN, ENFERMEDAD DE** *(Scheuermann's disease)* Anomalía esquelética consistente en cifosis que se desarrolla en la pubertad a consecuencia de deformidad en cuña de una o varias vértebras. Se desconoce la etiología, aunque se especula con que se deba a infección, proceso inflamatorio, necrosis aséptica, deterioro discal, desgaste mecánico, circulación inadecuada durante la etapa del crecimiento o trastornos del crecimiento epifisario, consecutivos a protrusión del disco intervertebral a través de unas placas cartilaginosas insuficientes. El hallazgo más característico es la presencia de cuerpos vertebrales en forma de cuña, observables radiológicamente; estos cuerpos producen la excesiva curvatura. Se presenta sobre todo entre los 12 y 16 años, coincidiendo con el comienzo de la pubertad, siendo más frecuente en niñas que en varones. El comienzo es insidioso. A menudo se asocia a una historia de ejercicio físico desacostumbrado. La forma de comienzo suele caracterizarse por alteración postural y dolor en el área afectada. El dolor se extiende a veces a toda la columna. La cifosis suele ser dorsal. Si se diagnostica en su comienzo, hay posibilidad de corrección de la postura; de otro modo, aquélla queda fijada en el plazo de 6 a 9 meses. El tratamiento más eficaz es la inmovilización con corsé de yeso o de Milwaukee. Debe ser permanente durante 10 a 12 meses, con inmovilización adicional nocturna durante otros tantos meses. Se complementa con un programa de ejercicios a rea-

lizar cuando la inmovilización termina. En los adultos, el dolor persistente en el tórax puede indicar una alteración degenerativa secundaria al proceso, siendo necesaria la artrodesis para aliviar los síntomas. Denominada también **epifisitis vertebral del adolescente; cifosis juvenil**.

**SCHICK, PRUEBA DE** *(Schick test)* Prueba cutánea que tiene por objeto la determinación de la inmunidad a la difteria, mediante inyección intradérmica de toxina diftérica. La reacción positiva, indicativa de susceptibilidad, consiste en hinchazón y rubor en la zona de la inyección. Una reacción negativa es indicativa de inmunidad.

**SCHILDER, ENFERMEDAD DE** *(Schilder's disease)* Epónimo de un grupo de enfermedades neurológicas graves y progresivas de comienzo en la infancia. Caracterizadas todas ellas por desmielinización de la sustancia blanca del cerebro, con espasticidad muscular, neuritis óptica, afasia, sordera, insuficiencia adrenal y demencia. Muchos de los síntomas recuerdan a la esclerosis múltiple. No se conoce tratamiento. La causa puede ser genética o vírica.

**SCHILLER, PRUEBA DE** *(Schiller's test)* Procedimiento para detectar zonas de epitelio anormal en la vagina o cuello cervical, con objeto de elegir áreas de biopsia para la detección del cáncer. Se impregnan la vagina y el cérvix con una solución acuosa de yodo o yoduro potásico. El epitelio normal, debido a su contenido en glucógeno, adquiere una coloración castaña; mientras que el epitelio anormal no se tiñe. No es específica de malignidad, ya que también los procesos inflamatorios, las ulceraciones y las lesiones queratósicas pueden rechazar la tintura.

**SCHILLING, HEMOGRAMA DE.** V. **desviación a la izquierda**.

**SCHILLING, LEUCEMIA DE** *(Schilling's leukemia)* V. **leucemia monocítica**.

**SCHILLING, PRUEBA DE** *(Schilling test)* Prueba diagnóstica de anemia perniciosa en la cual la vitamina $B_{12}$ marcada con cobalto radiactivo se administra oralmente, midiéndose luego la absorción gastrointestinal mediante la determinación de la radiactividad contenida en la orina de 24 horas. En la anemia perniciosa, la capacidad de captación de la vitamina $B_{12}$ está disminuida, de modo que también lo estará la excreción urinaria de sustancia radiactiva.

**SCHIÖTZ, TONÓMETRO DE** *(Schiötz tonometer)* Instrumento utilizado para medir la presión intraocular observando la profundidad del hundimiento corneal producido por la aplicación del émbolo del aparato.

**SCHISTOSOMA** *(Schistosoma)* Género de trematodos sanguíneos que producen enfermedades urinarias, gastrointestinales o hepáticas. El huésped intermediario es el caracol y los moluscos acuáticos. *Schistosoma hematobium*, ampliamente difundida en África y Oriente Medio, afecta a la vesícula biliar y los órganos pélvicos, produciendo dolor, micción frecuente y hematuria. *S. japonicum*, propio de Japón, Filipinas y este de Asia, produce ulceraciones gastrointestinales y fibrosis hepática. *S. mansoni*, encontrado en África, Oriente Medio, Caribe y Sudámerica, provoca síntomas semejantes a los originados por el *japonicum*. V. también **esquistosomiasis**.

**SCHIZOTRYPANUM CRUZI** *(Schizotrypanum cruzi)* V. **Chagas, enfermedad de**.

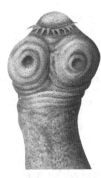

SCOLEX. Aspecto del órgano cefálico de la *taenia solium*. Pueden apreciarse la doble fila de ganchos y los órganos de succión.

SEBÁCEA, glándula. Aspecto esquemático de la estructura de una glándula sebácea del cuero cabelludo.

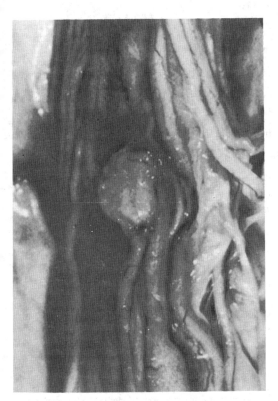

SCHWANNOMA. Tumor de células de Schwann localizado en las raíces de los nervios raquídeos.

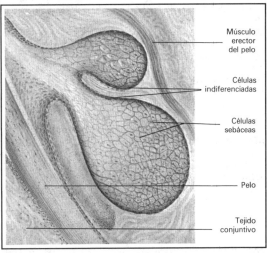

Músculo erector del pelo

Células indiferenciadas

Células sebáceas

Pelo

Tejido conjuntivo

**SCHLATTER, ENFERMEDAD DE** *(Schlatter's disease)* V. **Osgood-Schlatter, enfermedad de**.

**SCHLATTER-OSGOOD, ENFERMEDAD DE** *(Schlatter-Osgood's disease)* V. **Osgood-Schlatter, enfermedad de**.

**SCHLEMM, CANAL DE** *(canal of Schlemm)* Vena diminuta en el ángulo de la cámara anterior del ojo, que comunica este espacio con las vellosidades pectíneas, drena el humor acuoso y lo conduce a la corriente sanguínea.

**SCHNEIDERIAN, CARCINOMA DE** *(Schneiderian carcinoma)* Neoplasia maligna epitelial de la mucosa nasal y los senos paranasales.

**SCHÖNLEIN-HENOCH, PÚRPURA DE** *(Schönlein-Henoch purpura)* V. **Henoch-Schönlein, púrpura de**.

**SCHULTZ-CARLTON, FENÓMENO DE** *(Schultz-Carlton phenomenon)* Reacción cutánea frente a la inyección intradérmica de antisuero de escarlatina en una persona que presenta una erupción escarlatiniforme. En los casos positivos, la erupción se blanquea.

**SCHULTZE, MECANISMO DE** *(Schultze's mechanism)* Parto de una placenta con presentación de las superficies fetales.

**SCHWANN, TUMOR DE CÉLULAS DE** *(Schwann-cell tumor)* V. **schwannoma**.

**SCHWANN, VAINA DE** *(Schwann's scheath)* V. **neurilema**.

**SCHWANNOMA** *(schwannoma)* Tumor benigno, solitario, encapsulado que se origina en el neurilema (cubierta de Schwann) de los nervios periféricos, craneales o autónomos. También se llama **Schwann, tumor de células de; neurilenoma**.

**SCHWARTZ, CAMA DE** *(Schwartz bed)* V. **cama para hiperextensión**.

**SCHWARTZMAN-SANARELLI, FENÓMENO DE** *(Schwartzman-Sanarelli phenomenon)* Fenómeno que se induce experimentalmente para investigar la función de la coagulación en las nefropatías. Cuando a un animal se le inyecta dos veces una endotoxina bacteriana, desarrolla un fenómeno de coagulación intravascular diseminada masiva con trombosis de los vasos renales en los riñones.

**SCOLEX** *(scolex)* Segmento u órgano cefálico de una tenia adulta que posee ganchos, hendiduras o estructuras de succión que le permiten fijarse a la pared intestinal.

**SCRIBNER, SHUNT DE** *(Scribner shunt)* Tipo de cortocircuito arteriovenoso que se utiliza en la hemodiálisis y que consiste en una cnexión especial de tubo fuera del organismo.

**SDRA** *(ARDS)* Abreviatura de síndrome de dificultad respiratoria del adulto.

**Se** *(Se)* Símbolo del **selenio**.

**SEBÁCEA, GLÁNDULA** *(sebaceous gland)* Uno de los

muchos pequeños órganos saculares situados en la dermis. Están distribuidos por la totalidad del cuerpo y guardan una estrecha asociación con todos los tipos de folículos pilosos, si bien son especialmente abundantes en el cuero cabelludo, la cara, el ano, la nariz, la boca y el oído externo. No existen en las palmas de las manos ni en las plantas de los pies. Cada glándula posee un único conducto que emerge desde un ovillo de alvéolos ovales. Cada alvéolo está compuesto por una membrana basal transparente que incluye células epiteliales. Las más externas son pequeñas y poliédricas y se continúan con las que recubren el conducto. El resto del alvéolo está constituido por células mayores que contienen lípidos excepto en el centro, donde los elementos celulares desintegrados dejan una cavidad rellena de detritus y una masa de sebo cutáneo. Los conductos de la mayoría de las glándulas sebáceas desembocan en los folículos pilosos, pero algunos lo hacen en la superficie libre de la piel (como, por ejemplo, en los labios menores y en los márgenes libres de los labios). El sebo secretado por estas glándulas impide la evaporación del sudor y ayuda a mantener el calor corporal. Las glándulas sebáceas de la nariz y la cara son grandes, están lobuladas y con frecuencia se encuentran hinchadas por el acúmulo de secreción. Consultar también la voz **sudorípara, glándula**.

**SEBÁCEO** (*sebaceous*) Graso, oleaginoso; por lo general, relativo a las glándulas secretoras de grasa de la piel o a sus secreciones.

**SEBO** (*sebum*) Secreción normal de las glándulas sebáceas de la piel compuesta por queratina, grasa y detritus celulares. Combinado con el sudor, el sebo forma una película ácida, húmeda y oleaginosa y tiene una leve acción antibacteriana y antifúngica que protege la piel de la desecación.

**SEBORREA** (*seborrhea*) Conjunto de trastornos cutáneos caracterizados por la hiperproducción de sebo, que determina la formación de un exceso de grasa o escamas secas. V. también **blefaritis seborreica; dermatitis seborreica**.

**SECKEL, SÍNDROME DE** (*Seckel's syndrome*) V. **enano con cabeza de pájaro**.

**SECOBARBITAL** (*secobarbital*) Sedante e hipnótico.
INDICACIONES: Tratamiento del insomnio y de las convulsiones.
CONTRAINDICACIONES: Alteraciones funcionales hepáticas o hipersensibilidad conocida a este fármaco o a cualquier otro barbitúrico.
EFECTOS SECUNDARIOS: Los más graves son depresión respiratoria y del sistema nervioso central, reacciones de hipersensibilidad y excitación paradójica. El polietilenglicol, que se utiliza como diluyente en los preparados inyectables del secobarbital, puede provocar lesión renal.

**SECRECIÓN INADECUADA DE HORMONA ANTIDIURÉTICA, SÍNDROME DE** (*syndrome of inappropriate antidiuretic hormone secretion*) Trastorno caracterizado por la liberación excesiva de hormona antidiurética (ADH) que determina un desequilibrio de los líquidos y electrólitos del organismo. Se debe a numerosas disfunciones tales como la capacidad del cuerpo para producir y secretar orina diluida, retención acuosa, aumento del volumen extracelular e hiponatremia. Se desarrolla en asociación con enfermedades que afectan a los osmorreceptores del hipotálamo. La causa más común es el carcinoma de células de avena del pulmón, que comprende aproximadamente el 80 % de los casos. Otras etiologías menos frecuentes son alteraciones del sistema nervioso central tales como tumores cerebrales, lupus eritematoso, enfermedades pulmonares como la neumonía, tumores malignos del páncreas y la próstata y reacciones patológicas frente a diversos fármacos como la clorpropamida, el sulfato de vincristina, la carbamazepina y el clofibrato. El pronóstico depende de la enfermedad de base y de la respuesta del paciente al tratamiento.
OBSERVACIONES: Los signos y síntomas más frecuentes son aumento de peso a pesar de que existe anorexia, vómitos, náuseas, debilidad muscular e irritabilidad. En algunos pacientes puede haber coma y convulsiones. La mayoría del agua libre que se retiene en este síndrome es intracelular y es raro que exista edema, a no ser que el volumen de agua en exceso supere los cuatro miliosmoles. El diagnóstico se confirma cuando la osmolaridad urinaria supera los 150 miliosmoles/kg de agua y la sérica es inferior a 280 miliosmoles/kg de agua. La osmolaridad urinaria normal es 1,5 veces la del suero. Otros datos significativos son las concentraciones de nitrógeno ureico, creatinina y albúmina inferiores a la normal y los niveles de sodio en orina superiores a la normal.
ACTUACIÓN: El tratamiento del síndrome suele consistir en restricción de la ingesta de agua y, en algunos casos, administración de suero salino normal para aumentar el nivel de sodio en suero cuando la intoxicación acuosa es intensa. También puede administrarse furosemida para controlar la sobrecarga circulatoria y ciertos medicamentos tales como el clorhidrato de demeclociclina y el litio para bloquear la respuesta normal a la ADH. Otras alternativas para extirpar o destruir las neoplasias que pueden ser la causa subyacente de este síndrome son la cirugía y la quimioterapia.
ACTUACIÓN DE LA ENFERMERA: La enfermera debe prestar atención a la aparición de signos de hiponatremia, cambios de peso y balance hídrico. Debe advertir al paciente de la necesidad de limitar la ingesta de líquidos, para prevenir una posible congestión cardiaca.

**SECRECIÓN INTERNA, GLÁNDULA DE** (*ductless gland*) Glándula carente de conducto excretor, como por ejemplo una glándula endocrina, que segrega las hormonas hacia la sangre o la linfa, como la hipófisis, los paratiroides o las gónadas.

**SECRECIONES RESPIRATORIAS, TÉCNICAS DE DRENAJE DE LAS** (*cupping and vibrating*) Procedimientos para facilitar la expulsión del moco y fluidos de los pulmones, utilizando las técnicas clínicas de percusión y vibración para movilizar las secreciones.
MÉTODO: La percusión se practica golpeando de forma rítmica los segmentos afectados de los pulmones o los bronquios con las manos formando una copa. Se empieza con un golpeteo suave y se va aumentando la intensidad tanto como pueda tolerar el paciente. La vibración se realiza colocando las manos sobre la zona afectada y golpeando en dirección a los hombros hasta provocar sobre el

**Composición de las secreciones de tubo digestivo**

| | Volumen (ml/24 horas) | Na (meq/l) | K (meq/l) | Cl (meq/l) | HCO₃ (meq/l) |
|---|---|---|---|---|---|
| Boca (saliva) | 1 500 (500-2 000) | 10 (2-10) | 26 (20-30) | 10 (8-18) | 30 |
| Estómago | 1 500 (100-4 000) | 60 (9-116) | 10 (0-32) | 130 (8-154) | |
| Duodeno | (100-2 000) | 140 | 5 | 80 | |
| Ileon | 3 000 (100-9 000) | 140 (80-150) | 5 (2-8) | 104 (43-137) | 30 |
| Colon | | 60 | 30 | 40 | |
| Páncreas | (100-800) | 140 (113-185) | 5 (3-7) | 75 (54-95) | 115 |
| Bilis | (50-800) | 145 (131-164) | 5 (3-12) | 100 (89-180) | |

tórax del paciente una sensación similar a la tiritona que acompaña a la fiebre.

ACTUACIÓN DE LA ENFERMERA: Nunca debe realizarse el golpeteo sobre el tejido mamario. Tras practicar el drenaje postural con el paciente cabeza abajo mediante percusión y vibración, se le ayuda a colocarse en una postura que le permita toser y se le indica que respire profundamente al menos tres veces y que tosa al menos dos. CRITERIOS IMPORTANTES: Resulta difícil eliminar la mucosidad espesa de los bronquios, bronquiolos y alvéolos. La percusión y la vibración unidas al drenaje postural pueden facilitar enormemente la salida de las secreciones. El paciente puede respirar con mayor profundidad y menor esfuerzo y disminuye el riesgo de atelectasia y de neumonía.

**SECRETAR** (to secrete) Verter una sustancia en una cavidad, como un vaso o un órgano, o sobre la superficie de la piel, como en el caso de una glándula.

**SECRETINA** (secretin) Hormona digestiva producida por ciertas células que recubren el duodeno y el yeyuno cuando los alimentos ácidos parcialmente digeridos penetran en el intestino procedentes del estómago. Estimula la secreción, por parte del páncreas, de un líquido rico en sales pero pobre en enzimas y tiene un efecto estimulante limitado sobre la producción de bilis. V. **páncreas.**

**SECRETINA, PRUEBA DE LA** (secretin test) Prueba de función pancreática que se realiza con técnicas de estimulación con la hormona secretina y consiste en medir el volumen y concentración de bicarbonato de las secreciones pancreáticas. Un volumen inferior al normal debe hacer pensar en una neoplasia maligna obstructiva. La reducción en los niveles de bicarbonato y amilasa suele ser característica de pancreatitis crónica.

**SECRETOR, CONDUCTO** (secretory duct) (De una glándula). Pequeño conducto que tiene una porción secretora que se une a un conducto excretor.

**SECRETORA, FASE** (secretory phase) Fase del ciclo menstrual tras la liberación del óvulo del folículo ovárico maduro. El cuerpo lúteo, estimulado por la hormona luteinizante (LH), se desarrolla a partir del folículo roto y secreta progesterona, la cual estimula el desarrollo de las glándulas y arterias del endometrio, haciendo que éste

se engrose y adquiera un aspecto esponjoso. Cuando hay una respuesta positiva frente al aumento de los niveles de progesterona en la sangre, disminuye la secreción de LH de la hipófisis. Si no se forma un embrión y falta por tanto la secreción de gonadotropina coriónica, la fase secretora se interrumpe, el cuerpo lúteo involuciona, los niveles de progesterona caen y se produce la menstruación. También se llama fase lútea. V. **proliferativa, fase.**

**SECUELA** (sequela) Cualquier trastorno que se produzca como resultado de una enfermedad, una terapéutica o una lesión, como la parálisis que se produce como consecuencia de la poliomielitis, la sordera que aparece tras la administración de un fármaco ototóxico o las cicatrices a que dan lugar algunas laceraciones.

**SECUENCIA DE ACUERDO** (consensus sequence) (Genética molecular). Lugar de una cadena de nucleótidos de RNA a cuyo nivel se realizan la introducción y enlace de una secuencia de RNA procedente de otra fuente. Denominada también secuencia de consenso.

**SECUENCIA REGULADORA** (regulatory sequence) (Genética molecular). Serie de nucleótidos de ADN que regula la expresión de un gen.

**SECUENCIA TERMINAL** (termination sequence) (Genética molecular). Segmento de ADN al final de una unidad. Es transcrito como RNA mensajero a partir de un ADN patrón.

**SECUESTRO** (sequestrum) Fragmento de hueso muerto que se encuentra parcial o totalmente separado del hueso sano circundante o adyacente.

**SECUESTRO PRIMARIO** (primary sequestrum) Pieza de hueso necrótico que se separa completamente del hueso sano durante el proceso de necrosis. Consultar la voz **secuestro secundario.**

**SECUESTRO SECUNDARIO** (secondary sequestrum) Fragmento de hueso muerto que se separa parcialmente del hueso sano durante el proceso de la necrosis pero que puede recuperar su posición original. Consultar también la voz **secuestro primario.**

**SECUNDARIO** (secondary) 1. Segundo en importancia o en incidencia o perteneciente al segundo orden de complejidad o desarrollo, como la educación secundaria o un servicio de asistencia sanitaria secundario. 2. Proceso patológico que sigue a otro iniciado anteriormente, como una infección secundaria a la inflamación de un órgano o tejido.

**SECUNDIGRÁVIDA** (secundigravida) Mujer que se encuentra embarazada por segunda vez.

**SECUNDINAS** (secundines) La placenta, el cordón umbilical y las membranas del posparto.

**SED** (thirst) Sensación en virtud de la cual se necesita beber agua. Se experimenta a nivel de boca y garganta.

**SEDACIÓN** (sedation) Estado inducido de tranquilidad, calma o sueño por medio de un sedante, un hipnótico, etc.

**SEDACIÓN CONSCIENTE** (conscious sedation) V. **anestesia vigil**.

**SEDANTE** (sedative) **1.** Perteneciente o relativo a una sustancia, procedimiento o medida que tienen efecto tranquilizador. **2.** Agente que disminuye la actividad funcional, la irritabilidad y la excitación. Algunos sedantes tienen un efecto general sobre todos los órganos, mientras que otros actúan principalmente sobre el corazón, el estómago, los intestinos, los troncos nerviosos, el sistema respiratorio y el sistema vasomotor. Los barbitúricos y los sedantes no barbitúricos, como el carbromal, el clorhidrato de cloral, el etinamato, el furacepam, la glutetimida y diversos tranquilizantes menores, se utilizan para inducir el sueño, reducir el dolor, facilitar la inducción de la anestesia y tratar los trastornos convulsivos, los estados de ansiedad y el síndrome de colon irritable. V. también **sedante-hipnótico, agente**.

**SEDANTE-HIPNÓTICO, AGENTE** (sedative-hypnotic) Fármaco que disminuye de forma reversible la actividad del sistema nervioso central y se utiliza principalmente para inducir el sueño y calmar la ansiedad. Los barbitúricos y muchos sedantes-hipnóticos no barbitúricos con diversas propiedades químicas y farmacológicas comparten la capacidad de disminuir la actividad de todos los tejidos excitables, pero el centro de vigilia del tronco cerebral es especialmente sensible a sus efectos. En el tratamiento del insomnio, los trastornos convulsivos agudos, los estados de ansiedad y la inducción de la anestesia, se utilizan diversos sedantes-hipnóticos y tranquilizantes menores con efectos similares. Aunque los agentes sedantes-hipnóticos tienen un efecto soporífero, pueden interferir con el sueño REM (de movimientos oculares rápidos), que se asocia con la actividad onírica; cuando se administran a pacientes febriles, pueden tener una acción paradójica y producir excitación más que relajación. Además, en algunos casos interfieren con la regulación térmica, depримen el consumo de oxígeno en diversos tejidos, provocan náuseas y erupciones cutáneas y en los pacientes ancianos pueden producir vértigo, confusión y ataxia. Los fármacos pertenecientes a este grupo determinan con frecuencia dependencia física y psicológica, cuyo tratamiento consiste en la reducción gradual de la dosis, ya que su suspensión brusca produce trastornos graves, como por ejemplo convulsiones. Las reacciones agudas por sobredosificación pueden tratarse con agentes eméticos, carbón activado, lavado gástrico y mantenimiento de la permeabilidad de las vías aéreas. Entre los agentes sedantes-hipnóticos no barbitúricos destacan el hidrato de cloral, el etclorvinol, el etinamato, la glutetimida, la meta-

cualona, el paraldehído, los tranquilizantes menores (clordiacepóxido, flurazepam, diazepam), la difenhidramina y el meprobamato. V. también **barbitúrico**.

**SEDIMENTO** (sediment) Depósito de material insoluble que se sitúa en el fondo de un líquido.

**SEGMENTACIÓN** (segmentation) **1.** Proceso de división en segmentos o partes similares, como sucede en la formación de los somites o las metámeras. **2.** División del cigoto en blastómeros.

**SEGMENTACIÓN DETERMINADA** (determinate cleavage) División mitótica del huevo fertilizado en blastómeros, cada uno de los cuales está destinado a formar una parte específica del embrión. Si esas células se aíslan, son incapaces de producir un embrión individual completo y la lesión o destrucción de cualquiera de ellas conduce a la aparición de un organismo malformado. Consultar la voz **división indeterminada**. V. también **desarrollo en mosaico**.

**SEGMENTACIÓN HOLOBLÁSTICA** (equal cleavage) División mitótica del huevo fertilizado en blastómeros de tamaño idéntico, como la que se produce en el hombre y en la mayoría de los mamíferos.

**SEGMENTACIÓN PARCIAL** (partial cleavage) División mitótica en blastómeros de una parte de un huevo fertilizado; la parte dividida suele ser la porción citoplásmica activada que rodea el núcleo; división restringida. V. también **meroblástico**.

**SEGREGACIÓN** (segregation) (Genética). Principio que establece que los pares de cromosomas portadores de genes derivados de los dos progenitores se separan durante la meiosis. V. también **dominancia**.

**SEGREGACIÓN, LEY DE** (law of segregation) V. **Mendel, leyes de**.

**SEGUNDO RADIAL EXTERNO, MÚSCULO** (extensor carpi radialis brevis) Uno de los siete músculos superficiales de la parte posterior del antebrazo. Se encuentra por debajo del primer radial externo y se origina en el epicóndilo del húmero, el ligamento lateral externo de la articulación del codo y diversos tabiques intermusculares. Se inserta en la superficie dorsal del tercer hueso metacarpiano. Está inervado por una rama del nervio radial que contiene fibras de los nervios cervicales VI y VII y su función es la extensión de la mano. Consultar las voces **cubital posterior, músculo; extensor propio del meñique, músculo; primer radial externo, músculo**.

**SELECCIÓN** (selection) (Genética). Proceso por el cual diversos factores o mecanismos determinan y modifican la capacidad reproductora de un genotipo dentro de una población específica, influyendo así sobre los cambios de la evolución. Entre los distintos tipos de selección destacan la **selección artificial** y la **selección natural**.

**SELECCIÓN ARTIFICIAL** (artificial selection) Proceso por el cual se determinan los genotipos de sucesivas generaciones de plantas y animales mediante reproducción controlada. Consultar la voz **selección natural**.

**SELECCIÓN NATURAL** (natural selection) Proceso de evolución natural por el cual los organismos mejor adaptados al medio tienden a sobrevivir y reproducirse, mientras que los menos capacitados se extinguen. Consultar la voz **selección artificial**.

**SELENIO (Se)** *(selenium [Se])* Elemento metaloide del grupo del azufre. Su peso atómico es 78,96 y su número atómico, 34. El selenio se encuentra principalmente en combinación con el hierro, el cobre, el plomo y el níquel y en forma de selenuros metálicos. Una de las principales formas de obtención comercial es la que se realiza a partir del polvo producido por la combustión de piritas en la elaboración del ácido sulfúrico. El selenio se encuentra como oligoelemento en los alimentos y se está investigando cuáles son los requerimientos diarios necesarios para los distintos grupos de edad. Los expertos en dietética aconsejan la ingestión de 0,04 mg de selenio en niños de 6 meses de edad y de 0,05 a 0,2 en los adultos. Aunque la deficiencia de este elemento puede producir problemas hepáticos y degeneraciones musculares en algunos animales, aún no se conoce cuáles son sus consecuencias en el hombre. Los expertos consideran que cualquier ingesta de este u otros elementos traza en los alimentos es inocua o eficaz dentro de los márgenes recomendados; sin embargo, el consumo de cantidades mayores o menores en períodos largos de tiempo aumenta el riesgo de toxicidad o deficiencia marginal, respectivamente. El polvo insoluble, de color naranja brillante, del sulfuro de selenio se utiliza externamente en el control de la dermatitis seborreica, la caspa y otras formas de dermatosis. El sulfuro de selenio, en forma de loción, se emplea en algunos champús terapéuticos que contienen el principio activo al 2,5 % en un vehículo detergente. Los efectos secundarios de estos champús son conjuntivitis si penetran en los ojos, aumento de la sequedad o la grasa del cabello y tinción anaranjada de las canas. La eficacia anticaspa del sulfuro de selenio se atribuye a su actividad antimitótica y su adherencia residual al cabello después del lavado. La piel normal absorbe muy poco el compuesto pero, cuando existen lesiones o inflamaciones, la absorción es rápida. El contacto cutáneo prolongado con estos preparados puede producir quemaduras químicas y dermatitis venenata.

**SELENIO, SULFURO DE** *(selenium sulfide)* Agente antifúngico y antiseborreico.
INDICACIONES: Caspa y dermatitis seborreica del cuero cabelludo.
CONTRAINDICACIONES: Inflamación aguda del cuero cabelludo o hipersensibilidad conocida a este fármaco.
EFECTOS SECUNDARIOS: Los más graves son dermatitis tras un contacto cutáneo prolongado o queratitis por contacto accidental con la conjuntiva.

**SELLADO EPIDURAL** *(epidural blood patch)* Forma de reparación de un desgarro u orificio de la duramadre que recubre la medula espinal. Este tipo de lesiones suelen ser el resultado de un fallo técnico de la punción lumbar o la anestesia espinal y permiten la salida de líquido cefalorraquídeo, determinando cefalea espinal. Para sellar el desgarro se inyectan en el espacio epidural de 10 a 15 ml de sangre del paciente. Con ello se forma un coágulo que cubre el orificio, evitando así que se pierda más líquido. Se utiliza para tratar la cefalea espinal.

**SELLO** *(cachet)* Cápsula lenticular comestible que contiene una dosis de un medicamento.

**SEMEN** *(semen)* Secreción espesa y blanquecina de los órganos reproductores del varón que se exterioriza por la uretra en la eyaculación. Consta de varios constituyentes, incluidos los espermatozoides en su plasma nutritivo y las secreciones de la próstata, las vesículas seminales y diversas otras glándulas. También se llama **líquido seminal; esperma**.

**SEMIAHOGAMIENTO** *(near-drowning)* Estado patológico en que la persona ha sobrevivido a circunstancias que generalmente producen ahogamiento. Debe realizarse inmediatamente reanimación cardiopulmonar. Siempre está indicada la hospitalización. La vuelta al estado consciente no significa necesariamente la recuperación.

**SEMICIRCULAR, CANAL** *(semicircular canal)* Cualquiera de los tres arcos huecos llenos de líquido del laberinto óseo del oído interno en los que radica el sentido del equilibrio. Los canales posterior, superior y lateral, cuyo diámetro es de aproximadamente 0,8 mm, desembocan en la cóclea. El canal posterior es más largo.

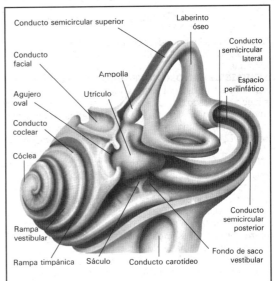

SEMICIRCULAR, canal. Esquema del oído interno que muestra la interrelación de los canales semicirculares posterior, superior y lateral en el laberinto óseo y su desembocadura en la cóclea.

**SEMICIRCULAR, CONDUCTO** *(semicircular duct)* Uno de los tres conductos que constituyen el laberinto membranoso del oído interno. V. también **laberinto membranoso**.

**SEMICOMA** *(semicoma)* V. **coma**.

**SEMI-FOWLER, POSICIÓN DE** *(semi-Fowler's position)* Colocación del paciente en posición inclinada con la mitad superior del cuerpo levantada mediante la elevación de la cabecera de la cama.

**SEMIINCONSCIENTE** *(semiconscious)* Estado de consciencia deteriorado, con obnubilación, estupor o hipersomnio, del cual el paciente puede salir sólo si se le estimula enérgicamente.

**SEMILUNAR, HUESO** *(lunate bone)* Hueso del carpo situado en el centro de la fila proximal entre el escafoides y el triangular. Se articula con otros cinco huesos: proximalmente con el radio, distalmente con el grande y el ganchoso, lateralmente con el escafoides y medialmente con el triangular.

**SEMILUNAR, LÍNEA** (*linea semilunaris*) Línea ligeramente curvada de la pared abdominal, paralela a la línea media que marca el borde externo del músculo recto abdominal.

**SEMILUNAR, PLIEGUE** (*plica semilunaris*) Pliegue en forma de semiluna de la conjuntiva que se extiende hacia fuera a través de las carúnculas lagrimales. Tiene un borde libre cóncavo dirigido hacia la córnea. En algunos individuos contiene fibras musculares lisas.

**SEMILUNAR, VÁLVULA** (*semilunar valve*) Válvula cuyas cúspides tienen forma de media luna, como la aórtica y la pulmonar. También se llama válvula bicúspide.

**SEMILLA DE PLÁNTAGO** (*plantago seed*) Laxante de volumen.

INDICACIONES: Tratamiento del estreñimiento.

CONTRAINDICACIONES: Síntomas de apendicitis, obstrucción intestinal o ulceración gastrointestinal.

EFECTOS SECUNDARIOS: Los más graves son obstrucción intestinal y reacciones alérgicas.

**SEMIMEMBRANOSO, MÚSCULO** (*semimembranosus*) Uno de los tres músculos femorales posteriores que está situado en el lado dorsal medial del muslo; se origina en un tendón grueso unido a la tuberosidad isquiática y se inserta en la hendidura horizontal del cóndilo interno de la tibia. El tendón de inserción tiene algunas fibras dirigidas hacia fuera y hacia arriba que se insertan en el cóndilo externo del fémur y forman parte del ligamento poplíteo oblicuo situado por detrás de la rodilla. El tendón de inserción constituye uno de los dos existentes en la región interna de la corva. Este músculo está inervado por varias ramas de la porción tibial del nervio ciático que contienen fibras de la quinta raíz lumbar y de las dos primeras sacras. Su función es la flexión de la pierna y su rotación interna tras la flexión y extensión del muslo.

**SEMINAL, CONDUCTO** (*seminal duct*) Cualquier conducto por el que pase el semen, como el conducto eferente o el eyaculador.

**SEMINAL, LÍQUIDO** (*seminal fluid*) V. **semen**.

**SEMINOMA** (*seminoma*) Tumor maligno de los testículos. Es el tumor testicular más frecuente.

**SEMITENDINOSO, MÚSCULO** (*semitendinosus*) Uno de los tres músculos femorales posteriores del muslo cuya característica principal es la gran longitud de su tendón de inserción. Se trata de un músculo fusiforme que, localizado en la porción posterior y medial del muslo, se origina en la tuberosidad del isquion. Termina en una posición justamente distal a la mitad del muslo, en un tendón largo y redondeado que se incurva en torno al cóndilo interno de la tibia y se inserta en la misma. Este músculo está inervado por ramas de la porción tibial del nervio ciático que contienen fibras de la quinta raíz lumbar y las dos primeras sacras. Su función es flexionar la pierna y rotarla internamente tras la flexión y extensión del muslo.

**SEMUSTINE** (*semustine*) Agente antineoplásico.

INDICACIONES: Tratamiento del carcinoma pulmonar de Lewis y otros carcinomas.

CONTRAINDICACIONES: Mielosupresión aguda o hipersensibilidad conocida a este fármaco. No se debe administrar durante el embarazo ni la lactancia.

EFECTOS SECUNDARIOS: Los más graves son depresión tardía de la medula ósea y trombocitopenia.

**SENESCENTE** (*senescent*) Que está envejeciendo o ha envejecido. V. también **senil**.

**SENGSTAKEN-BLAKEMORE, SONDA DE** (*Sengstaken-Blakemore tube*) Catéter grueso que posee una triple luz y dos balones y que se utiliza para, taponando los balones, producir presión y de esta forma detener la hemorragia por varices esofágicas. Uno de los balones unido al tubo se introduce en el estómago y se infla en su inte-

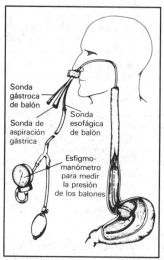

Sonda gástroca de balón

Sonda de aspiración gástrica

Sonda esofágica de balón

Esfigmomanómetro para medir la presión de los balones

**SENGSTAKEN-BLAKEMORE, sonda de. Esta sonda es utilizada en la contención de la hemorragia producida por varices esofágicas. El dibujo describe esquemáticamente sus partes, modo de aplicación y funcionamiento.**

rior para que ejerza presión sobre el cardias. El otro, más largo y estrecho, igualmente fijo, ejerce presión sobre las paredes del esófago. El tercer tubo se utiliza para extraer el contenido gástrico. V. también **sonda**.

**SENIL** (*senile*) Perteneciente o relativo a, o característico de la edad adulta o el proceso del envejecimiento; el término hace referencia especialmente al deterioro físico o mental que se produce con el paso de los años.

**SENO ACCESORIO DE LA NARIZ** (*accessory sinus of the nose*) V. **seno nasal**.

**SENO CAROTÍDEO** (*carotid sinus*) Dilatación de la pared arterial en la bifurcación de la arteria carótida primitiva. Contiene terminaciones nerviosas sensoriales del nervio vago que responden a los cambios de presión sanguínea.

**SENO CAROTÍDEO, REFLEJO DEL** (*carotid sinus reflex*) Disminución de la frecuencia cardiaca como reacción refleja frente a la presión ejercida sobre la arteria carótida o en su interior, a nivel de la bifurcación. El reflejo comienza en el seno de la arteria carótida interna. V. también **seno carotídeo, síndrome del**.

**SENO CAROTÍDEO, SÍNDROME DEL** (*carotid sinus syndrome*) Pérdida temporal de conciencia que a veces se acompaña de convulsiones y que se debe a la excesiva intensidad del reflejo del seno carotídeo que se estimula cuando aumenta la presión en uno o los dos senos carotídeos.

**SENO CAVERNOSO** *(cavernous sinus)* Cualquiera de los dos canales venosos bilaterales de forma irregular situados entre el hueso esfenoides del cráneo y la duramadre. Forma parte de los cinco senos venosos anteroinferiores que drenan la sangre de la duramadre a la vena yugular. Como el resto de los senos anteroinferiores, no posee válvulas. Lo atraviesan el nervio oculomotor común, el troclear, el oculomotor externo, el oftálmico y las divisiones maxilares del trigémino, así como la arteria carótida interna. Al seno cavernoso abocan las venas oftálmicas superior e inferior, algunas de las venas cerebrales y el seno esfenoparietal. Este seno se une con el del lado opuesto a través de los senos cavernosos y drena en el seno petroso inferior y de ahí en la yugular interna.

**SENO CAVERNOSO, SÍNDROME DEL** *(cavernous sinus syndrome)* Trastorno caracterizado por edema de la conjuntiva, párpado superior y raíz nasal, con parálisis de los pares craneales tercero, cuarto y sexto. Se debe a la trombosis del seno cavernoso.

**SENO CAVERNOSO, TROMBOSIS DEL** *(cavernous sinus thrombosis)* Síndrome, casi siempre secundario a infecciones en la proximidad del ojo o la nariz, que se caracteriza por edema orbitario, congestión venosa del ojo y parálisis de los nervios que inervan los músculos extraoculares. La infección puede extenderse afectando al líquido cefalorraquídeo y las meninges. El tratamiento consiste en la administración de antibióticos y, en algunos casos, anticoagulantes. Como medida de prevención, hay que evitar extirpar granos y otras lesiones cutáneas en la zona de la nariz y la parte central de la cara.

**SENO CORONARIO** *(coronary sinus)* Conducto venoso amplio, de 2,25 cm de largo, que se encuentra en el surco coronario o auriculoventricular y está cubierto por fibras musculares de la aurícula izquierda. A través de una válvula semilunar, recibe la sangre de cinco venas coronarias: la coronaria mayor, coronaria menor, interventricular inferior, vena del ventrículo izquierdo y oblicua de la aurícula izquierda.

**SENO DÉRMICO CONGÉNITO** *(congenital dermal sinus)* Conducto presente en el momento del nacimiento que se extiende desde la superficie corporal hasta el conducto raquídeo pasando entre los cuerpos de dos vértebras lumbares adyacentes.

**SENO ESFENOIDAL** *(sphenoidal sinus)* Cavidad par labrada en el hueso esfenoides, que está recubierta de una membrana mucosa que se continúa con la de la cavidad nasal. Los senos esfenoidales tienen una forma más o menos esferoidea, con un diámetro de unos 2 cm; su forma y tamaño varían en cada individuo. Cuando el seno esfenoidal es grande, puede llegar hasta las raíces de las apófisis pterigoides, las alas mayores del esfenoides o el hueso occipital. Las cavidades sinusales son muy pequeñas en el momento del nacimiento y se desarrollan mucho tras la pubertad.

**SENO ESFENOIDAL, ABERTURA DEL** *(aperture of sphenoid sinus)* Orificio redondeado situado entre el seno esfenoidal y la cavidad nasal, justamente por encima del cornete nasal superior.

**SENO FRONTAL** *(frontal sinus)* Una de las dos pequeñas cavidades existentes en el hueso frontal del cráneo que comunican con la cavidad nasal. Los senos frontales rara vez son simétricos y están situados detrás de los arcos superciliares. Cada uno mide aproximadamente 3 cm de alto, 2,5 cm de ancho y 2,5 cm de fondo, y ambos están tapizados por una mucosa que se continúa con la de la cavidad nasal. Un seno frontal grande puede proyectarse sobre la mayor parte de la órbita. Estos senos desaguan en la parte anterior del meato medio, a través del

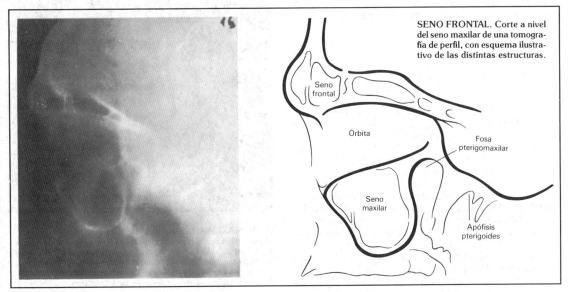

SENO FRONTAL. Corte a nivel del seno maxilar de una tomografía de perfil, con esquema ilustrativo de las distintas estructuras.

Seno frontal

Órbita

Fosa pterigomaxilar

Seno maxilar

Apófisis pterigoides

conducto frontonasal. Faltan en el recién nacido, aparecen bien desarrollados a los 7-8 años y alcanzan su tamaño final después de la pubertad. Consultar las voces **etmoidales, celdillas; seno esfenoidal; seno maxilar**.

**SENO FRONTAL, ABERTURA DEL** *(aperture of frontal sinus)* Desembocadura externa del seno frontal en la cavidad nasal.

**SENO LONGITUDINAL INFERIOR** *(inferior sagital sinus)* Cualquiera de los seis conductos o senos venosos de la duramadre posterior que drenan la sangre del cerebro para llevarla a la vena yugular. Es un seno cilíndrico contenido en la porción posterior del borde libre de la hoz del cerebro; va aumentando de tamaño conforme avanza hacia la parte posterior y finaliza en el seno recto. Recibe sangre desoxigenada de venas diversas procedentes de la hoz del cerebro y, en algunos sujetos, de unas cuantas venas de los hemisferios cerebrales.

**SENO MAXILAR** *(maxillary sinus)* Estructura par que forma una cavidad piramidal a ambos lados del cuerpo del maxilar y está formada por celdillas aéreas. El vértice de cada uno de los senos llega al arco cigomático, y su suelo, constituido por la apófisis alveolar, suele situarse de uno a 10 mm por debajo del suelo de la cavidad nasal. En el adulto, el volumen del seno es, por término medio, de 15 cm$^3$. La membrana mucosa se continúa con la de la cavidad nasal. Una abertura situada en la pared interna del seno lo comunica con el meato medio. En el cuarto mes de la gestación aparece una hendidura profunda en la superficie interna del hueso maxilar del embrión, que constituirá el esbozo del seno y que no alcanzará su tamaño definitivo hasta después de la segunda dentición. Consultar las voces **seno esfenoidal; seno etmoidal.**

**SENO NASAL** *(nasal sinus)* Cualquiera de las numerosas cavidades localizadas en diversos huesos del cráneo, cubiertas de mucosa ciliada que se continúa con la de la cavidad nasal. La membrana mucosa es muy sensible, se irrita fácilmente y produce inflamación y bloqueo de los senos. Se dividen en senos frontales, etmoidales, esfenoidales y maxilares.

**SENO OCCIPITAL** *(occipital sinus)* El más pequeño de los senos craneales y uno de los seis canales venosos asociados con la duramadre. Se localiza en el borde de la fascia cerebelosa, discurre alrededor del foramen magnum por varios canales de pequeño calibre, comunica con los plexos venosos vertebrales posterior e interno, y termina en la confluencia de los senos.

**SENO PARANASAL** *(paranasal sinus)* Una de las cavidades aéreas en los diferentes huesos situados alrededor de la nariz, como el seno frontal emplazado en el hueso del mismo nombre, en la profundidad de la parte medial del arco superciliar, y el seno maxilar, situado en el maxilar superior, entre la órbita, la cavidad nasal y los dientes superiores. Consultar la voz **seno occipital**.

**SENO PILONIDAL** *(pilonidal sinus)* V. **fístula pilonidal**.

**SENO RECTO** *(straight sinus)* Uno de los seis canales venosos posterosuperiores de la duramadre que drenan sangre del cerebro en dirección a la vena yugular interna. No posee válvulas y se localiza en la unión de la hoz del cerebro con el tentorio del cerebelo. Tiene una sección triangular y aumenta progresivamente de tamaño de de-

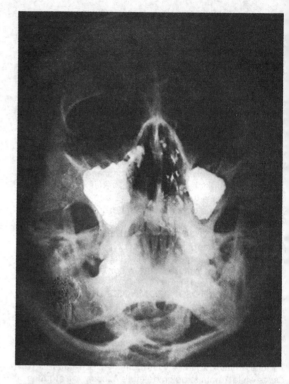

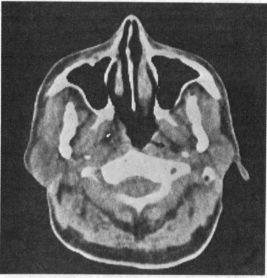

**SENO MAXILAR. Arriba:** el medio de contraste inyectado al paciente en los senos maxilares aparece claramente reflejado en esta radiografía. Los senos maxilares, completamente rellenos por el contraste (tono más claro), no muestran patología proliferativa alguna. **Abajo:** en esta tomografía axial computadorizada, en cambio, los senos maxilares se destacan perfectamente, en color negro.

lante hacia atrás, desde el extremo del seno sagital inferior hasta el seno transverso del lado opuesto. En él abocan el seno sagital inferior, la vena cerebral mayor y las venas cerebelosas superiores.

**SENO SAGITAL SUPERIOR** *(superior sagital sinus)* Uno de los 6 canales venosos que, situados en la parte posterior de la duramadre, drenan sangre del cerebro y la conducen a la vena yugular interna. No posee válvulas y presenta una sección triangular. Discurre posteriormente a través de una hendidura situada en el hueso frontal y pasa a lo largo del borde convexo de la hoz del cerebro hacia la protuberancia occipital, donde normalmente continúa como seno transversal derecho. El seno sagital superior recibe sangre de las venas cerebrales superiores, las diploicas y, cerca de la extremidad posterior de la sutura sagital, las emisarias anastomosantes del pericráneo y las venas de la duramadre. También se anastomosa con venas de la nariz, el cuero cabelludo y el diploe. Consultar las voces **seno recto; seno sagital inferior; seno trasversal**.

**SENO TRANSVERSAL** *(transverse sinus)* Par de grandes canales venosos del grupo posterosuperior de los senos que drenan la duramadre. Cada uno de ellos comienza en la protuberancia occipital interna y uno, generalmente el derecho, es continuación directa del seno longitudinal superior, mientras que el otro lo es del seno recto. Ambos se curvan ligeramente en la base de la porción petrosa del hueso temporal y dentro del margen de la tienda del cerebelo. Al abandonar la tienda, pasan a ser el seno sigmoideo, que se curva por debajo y medialmente al agujero rasgado posterior, terminando en la vena yugular interna. Su tamaño es variable y distinto de uno a otro; el mayor suele estar formado por el seno longitudinal superior. Cada uno recibe sangre del seno petroso superior, situado en la base del hueso temporal. Se anastomosan con las venas pericraneales a través de las venas emisarias condílea y mastoidea; reciben también algunas de las venas cerebelosas y cerebrales inferiores.

**SENO UROGENITAL** *(urogenital sinus)* Una de las cavidades formadas tras la división de la cloaca en el embrión; a ella se abren el uréter, los conductos mesonéfrico y paramesonéfrico y la vejiga. También da lugar al vestíbulo, la uretra y parte de la vagina y de la uretra masculina.

**SENO VENOSO** *(venous sinus)* Uno de los muchos senos que recogen sangre de la duramadre y la drenan hacia la vena yugular interna. Cada seno está formado por la separación de las dos capas de la duramadre; la capa externa del seno está constituida por tejido fibroso y la interna por endotelio, que se continúa con el de las venas.

**SENO VENOSO, DEFECTO DEL** *(sinus venosus defect)* V. **comunicación interauricular**.

**SENSIBILIDAD** *(sensitivity)* **1.** Capacidad de sentir, transmitir o reaccionar frente a un estímulo. **2.** Susceptibilidad a una sustancia, como un fármaco o un antígeno. V. también **alergia; hipersensibilidad**.

**SENSIBILIDAD A LOS ANTIBIÓTICOS, PRUEBAS DE** *(antibiotic sensitivity tests)* Método de laboratorio para establecer la sensibilidad de las infecciones bacterianas al tratamiento con antibióticos. Después de haber aislado el germen infectante a partir de una muestra clínica, se cultiva y se prueba frente a varios antibióticos, frecuentemente en dos grupos, grampositivos y gramnegativos. Si el crecimiento del germen es inhibido por la acción del fármaco, se considera sensible a ese antibiótico. Si el germen no es sensible al antibiótico en cuestión, se considera resistente al fármaco. V. también **Gram, tinción de**.

**SENSIBILIDAD PROFUNDA** *(deep sensation)* Percepción del dolor, la presión o la tensión en las capas profundas de la piel, músculos, tendones o articulaciones. Esas sensaciones son conducidas al cerebro a través de la medula espinal.

**SENSIBILIDAD SUPERFICIAL** *(superficial sensation)* Percepción de sensaciones en las capas superficiales de la piel como respuesta al tacto, la presión, la temperatura y el dolor. Esas sensaciones son conducidas al cerebro a través del sistema espinotalámico.

**SENSIBILINA** *(sensibiline)* Sustancia que se forma en el organismo como reacción a la primera inyección de una proteína en una reacción anafiláctica.

**SENSIBILISINA** *(sensibilisine)* Anticuerpo específico producido en el organismo y presente en la sangre, causado por una sustancia sensibilizante, el sensibilinógeno.

**SENSIBILIZACIÓN** *(sensitization)* **1.** Reacción adquirida que se caracteriza por el desarrollo de anticuerpos específicos en respuesta a un antígeno. Se produce deliberadamente en la inmunización mediante la inyección de un germen patógeno que se ha alterado de tal modo que no puede ya producir la enfermedad pero que sigue siendo capaz de estimular la formación de anticuerpos específicos contra la misma. Las reacciones alérgicas son reacciones de hipersensibilidad que se deben a una sensibilización excesiva frente a una proteína extraña. **2.** Método fotodinámico de destruir microorganismos mediante la utilización de sustancias en solución como contrastes fluorescentes que absorben la luz y emiten energía a longitudes de onda destructoras para el microorganismo.

**SENSIBILIZACIÓN AUTOERITROCÍTICA** *(autoerythrocyte sensitization)* Proceso raro caracterizado por aparición espontánea de vesículas hemorrágicas y dolorosas en las caras anteriores de brazos y piernas, como consecuencia de un proceso de hipersensibilidad del enfermo contra sus propios eritrocitos. La anemia hemolítica autoinmune, que constituye un caso extremo de hipersensibilidad frente a antígenos de superficie eritrocitaria, puede provocar hemólisis fulminante, fiebre, dolor abdominal, hiperbilirrubinemia, trombosis y shock. Denominada también **Gardner-Diamond, síndrome de**.

**SENSORIAL, ÁREA** *(sensory area)* Región del córtex cerebral que recibe impulsos de los nervios sensitivos, incluido el lóbulo talámico, nucleico y parietal.

**SENSORIO** *(sensorium)*. **1.** Conjunto de las funciones sensitivas. **2.** Parte del cerebro en la que radican las funciones sensitivas.

**SENTIDO** *(sense)* Facultad mediante la cual son percibidos los estímulos y se distinguen y evalúan situaciones fuera y dentro del cuerpo. Los sentidos principales son: vista, oído, olfato, gusto y tacto. Otros sentidos son las sensaciones de hambre, sed, dolor y temperatura.

**SENTIDO ESPECIAL** *(special sense)* Sentido de la vista, el olfato, el gusto o el oído.

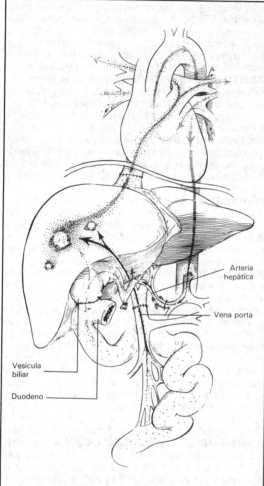

SEPSIS. Posibilidades de infección bacteriana en el hígado a través de la vena porta o del aparato biliar, en el curso de un teórico posoperatorio.

Arteria hepática

Vena porta

Vesícula biliar

Duodeno

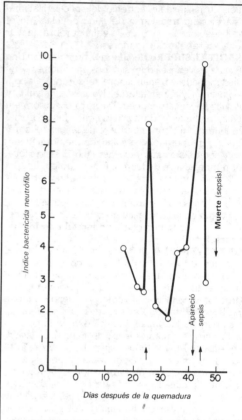

*Índice bactericida neutrófilo*

Muerte (sepsis)

Apareció sepsis

*Días después de la quemadura*

SEPTICEMIA. El gráfico pone de manifiesto que la causa de la muerte de este paciente afecto de graves quemaduras se relaciona por una parte con la aparición de septicemia generalizada y por la otra con una anomalía específica de la función antibacteriana de los neutrófilos. En efecto, el límite normal del índice bactericida de los neutrófilos se sitúa entre 0,5 y 2, y en este caso el ciclo de variación de dicho índice bactericida se encuentra muy por encima de tales valores, pudiendo inferirse de ello una relativa incapacidad de los neutrófilos para destruir las bacterias invasoras.

**SEPSIS** *(sepsis)* Infección. Contaminación. Consultar también la voz **asepsia**.

**SEPT- 1.** Prefijo que significa «perteneciente o relativo al tabique nasal»: *septectomía, septómetro, septotomía*. **2.** Prefijo que significa «siete»: *septigrávida, septíparo, septivalente*.

**SEPTAL DEFECTO** *(septal defect)* Defecto, por lo general congénito, de la pared que separa dos cámaras cardiacas. Dependiendo del tamaño y localización del defecto, se mezclan cantidades variables de sangre desoxigenada, con lo que disminuye la cantidad de oxígeno transportado por la sangre a los tejidos periféricos. Entre los tipos de defectos septales destacan la **comunicación interauricular** y la **comunicación interventricular**.

**SÉPTICA, FIEBRE** *(septic fever)* Elevación de la temperatura corporal asociada con infección por microorganis-

mos patógenos en respuesta a una toxina secretada por un microorganismo.

**SEPTICEMIA** *(septicemia)* Infección sistémica caracterizada por la aparición de patógenos en sangre circulante procedente de una infección localizada en cualquier parte del organismo. Se diagnostica por hemocultivo y debe tratarse enérgicamente con antibióticos. Típicamente, la septicemia produce fiebre, escalofríos, postración, dolor, cefalea, náuseas o diarrea. Consultar también la voz **bacteriemia**. V. también **shock séptico**.

**-SEPTICEMIA** Sufijo que significa «trastorno de la sangre producido por microorganismos virulentos»: *hemorragiosepticemia, piosepticemia, estreptosepticemia*.

**-SÉPTICO** *(-septic)* **1.** Sufijo que significa «corrupción o decadencia»: *aséptico, coliséptico, uroséptico*. **2.** Que es causado por microbios o por las toxinas que segregan.

**SEPTO** (*septum*) Tabique, como el tabique interauricular que separa las aurículas cardiacas.

**SEPTOSTOMÍA** (*septostomy*) Creación de una apertura en un tabique mediante cirugía.

**SEPTOSTOMÍA POR CATÉTER CON BALÓN HINCHABLE TERMINAL** (*balloon septostomy*) V. **Rashkind, técnica de**.

**SERO-** (*sero-*) Prefijo que significa «perteneciente o relativo al suero sanguíneo»: *serocultivo, serogénesis, serodiagnóstico*.

**SEROALBÚMINA HUMANA NORMAL** (*normal human serum albumin*) Preparación isotónica de seroalbúmina humana para el tratamiento de hiproteinemia, hipovolemia y amenaza de shock o shock ya establecido.

**SEROALBÚMINA MARCADA CON** [125]**I** (*iodinated* [125]*I serum albumin*) Solución isotónica tamponada y estéril que contiene suero humano normal marcado con yodo radiactivo y ajustada de forma que no proporcione una radiactividad mayor a un milicurio por ml en pruebas diagnósticas de volumen de sangre y gasto cardiaco.

**SEROCONVERSIÓN** (*seroconversion*) Modificación de las pruebas serológicas de negativo a positivo a medida que aparecen anticuerpos como respuesta a una infección o vacuna.

**SEROLOGÍA** (*serology*) Rama de la bioquímica clínica que estudia el suero en busca de signos de infección mediante la evaluación de reacciones antígeno-anticuerpo in vitro.

**SEROSA** (*serosa*) Cualquier membrana serosa, como la túnica serosa que recubre las paredes de las cavidades orgánicas y secreta un exudado acuoso.

**SEROSANGUÍNEA** (*serosanguineous*) (Relativo a una secreción). Que es clara y roja y está compuesta de suero y sangre.

**SEROTONINA** (*serotonin*) Derivado natural del triptófano que se encuentra en las plaquetas y en las células cerebrales e intestinales. Se libera cuando se lesionan las paredes de los vasos sanguíneos y actúa como un potente vasoconstrictor. La serotonina del tejido intestinal estimula la contracción del músculo liso. En el sistema nervioso central, actúa como neurotransmisor. La dietilamida del ácido lisérgico (LSD) interfiere con la acción de la serotonina en el cerebro.

**SERPENTINA** Alcaloide de la Rauwolfia.

**SERPIENTE, MORDEDURA DE** (*snakebite*) Herida producida en un tejido por la penetración de los dientes de una serpiente. Las mordeduras que no son venenosas se tratan como cualquier herida punzante, pero las producidas por especies venenosas o no identificadas precisan un tratamiento inmediato. El paciente debe permanecer en un ambiente tranquilo y, para retrasar la absorción del veneno, se le aplica un torniquete constrictivo y una bolsa de hielo sobre la zona de la herida. Es aconsejable practicar una incisión cutánea y aplicar vacío sobre la herida para favorecer la hemorragia y la eliminación de la sustancia tóxica. Se dispone de algunos antídotos específicos contra el veneno de ciertas especies de serpientes y las medidas terapéuticas generales consisten en la administración de analgésicos y sedantes, antibióticos y profilaxis antitetánica para evitar las infecciones ocasionadas por agentes patógenos presentes en la boca de la serpiente.

**SERRATIA** (*Serratia*) Género de bacilo gramnegativo capaz de producir infecciones tales como bacteriemia, neumonía e infecciones urinarias. La *Serratia* se adquiere con frecuencia en el marco hospitalario. V. también **nosocomial, infección**.

**SERRATO ANTERIOR, MÚSCULO** (*serratus anterior*) Músculo fino de la pared torácica que se extiende desde las costillas, por debajo del brazo, hasta la escápula. Se origina en la superficie externa y el borde superior de las primeras 8 o 9 costillas, se inserta en el ángulo interno, el borde vertebral y el ángulo inferior de la escápula y está inervado por el nervio torácico largo del plexo braquial, que contiene fibras de las raíces cervicales quinta, sexta y séptima. Su función es la rotación de la escápula y la elevación del hombro, que se producen por ejemplo en la flexión y abducción completas del brazo. Consultar también las voces **pectoral mayor, músculo; pectoral menor, músculo; subclavio, músculo**.

**SERTOLI-LEYDIG, CÉLULA TUMORAL DE** (*Sertoli-Leydig cell tumor*) V. **arrenoblastoma**.

**SERVICIOS BÁSICOS DE SALUD** (*basic health services*) Grado mínimo de asistencia sanitaria considerado como necesario para mantener una sanidad y una protección adecuadas contra la enfermedad.

**SESAMOIDEO, HUESO** (*sesamoid bone*) Cualquiera de las numerosas masas óseas pequeñas y redondeadas que se encuentran incluidas en ciertos tendones que sufren compresión y tensión. El mayor hueso sesamoideo es la

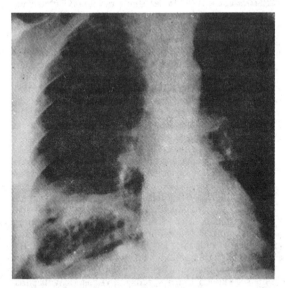

**SERRATIA.** En situaciones clínicas de hospitalización se está observando una creciente incidencia de las infecciones producidas por este bacilo. La radiografía muestra un gran absceso pulmonar, a resultas de infección por *serratia marcescens*, en el lóbulo inferior derecho de un paciente que había recibido tratamiento continuado con corticosteroides y antibióticos de amplio espectro durante el preparatorio en el hospital.

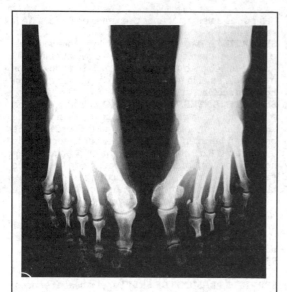

**SESAMOIDEO, hueso.** Se denominan de este modo, por su similitud con los granos de sésamo, unas pequeñas masas óseas incluidas en tendones o cápsulas articulares, principalmente de las manos y los pies.

rótula que se encuentra incluida en el tendón del cuádriceps femoral a nivel de la rodilla.

**SESIL** *(sessile)* **1.** (Biología). Unido por una base más que por un tallo o pedúnculo. **2.** Conectado permanentemente.

**SESIÓN CLÍNICA** *(grand rounds)* Conferencia formal en la que una persona experta presenta un caso clínico con finalidad docente. En la presentación suelen utilizarse gráficos, tablas, diapositivas, cintas y otras demostraciones; muchas veces se cuenta con la presencia del paciente.

**SESIÓN CLÍNICO-PATOLÓGICA** *(clinical patological conference)* Reunión en la cual se presenta un caso clínico y el proceso de diagnóstico efectuado, seguido del informe del anatomopatólogo y un discusión final sobre las incidencias diagnósticas y terapéuticas del caso.

**SETA** *(mushroom)* Cuerpo fructífero de los hongos de la clase Basidomicetos, especialmente los del orden Agaricales, comestibles, conocidos comúnmente como setas de campo o setas de los prados. Aunque las setas contienen algunas proteínas y minerales, se componen en gran parte de agua y poseen un valor nutritivo limitado. El envenamiento está causado por la ingestión de setas del género *Amanita*, en particular *A. muscaria* y *A. phalloides*. Los síntomas causados por los péptidos tóxicos pueden aparecer al cabo de pocos minutos de la ingestión, y consisten en dolor abdominal intenso, vómitos, náuseas, salivación, sudoración, diarrea, sed y, a veces, convulsiones. Pueden producirse lesiones graves del hígado, riñones y sistema nervioso central. Algunas setas, especialmente *Psilocibe mexicana*, contienen sustancias alucinógenas.

**SETAS, INTOXICACIÓN POR** *(mushroom poisoning)* Estado tóxico causado por la ingestión de ciertas setas, especialmente dos especies del género *Amanita*. La mus-

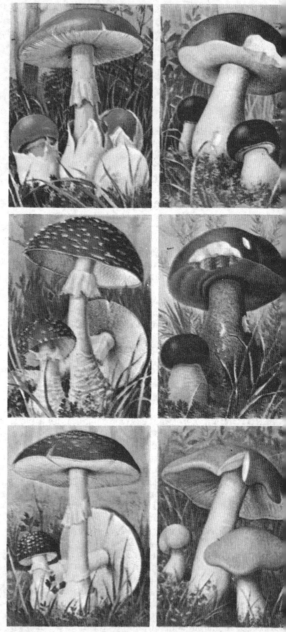

**SETAS, intoxicación por.** El parecido entre el aspecto exterior de las especies de setas comestibles y las venenosas es el causante, en la mayoría de los casos, de las intoxicaciones. Sobre estas líneas, de izquierda a derecha y de arriba a abajo: *amanita caesarea*, comestible; *boletus edulis*, comestible; *agaricus arvensis*, comestible; *amanita muscaria*, venenosa; *boletus erythropus*, comestible; *amanita verna*, muy venenoso; *amanita pantherina*, venenoso; *entoloma lividum*, venenoso; *morchella esculenta*, comestible.

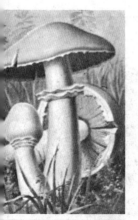

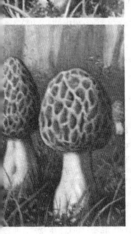

## Setas comestibles y venenosas

| Especies no comestibles | Características morfológicas y hábitat | Especies comestibles | Características |
|---|---|---|---|
| *Amanita muscaria* (amanita matamoscas, oronja falsa) | Sombrerillo escarlata, anaranjado si se decolora, con escamas blancas; láminas blancas; base del pie engrosada, con resaltos concéntricos. Común en los bosques de coníferas. | *Amanita caesarea* (oronja) | Sombrerillo, al principio convexo, y luego plano, sin escamas; láminas y pie amarillento. En bosques calcáreos no muy húmedos. |
| *Amanita pantherina* (amanita pantera) | Sombrerillo pardo terroso, con pequeñas escamas blancas; pie corto y blanco, con anillo y volva en forma de resaltos anulares. Hayedos arenosos. | *Amanita spissa* (amanità de pie grueso) | Sombrerillo gris pardo, con placas farinosas, blancas; pie largo, hinchado en su base; anillo membranoso; sin volva. En bosques. |
| *Amanita verna* (oronja blanca) | Sombrerillo blanco; plano en el adulto; pie largo y fino, con su base hinchada envuelta en la volva. Lugares soleados con agua en el subsuelo. Es mortal. | *Amanita ovoidea* (amanita ovoide) | Sombrerillo blanquecino, acampanado en el adulto; borde con jirones algodonosos; pie grueso, al igual que la base, sin volva. Bosques meridionales de pinos, robles y encinas. |
| *Amanita phalloides* (oronja verde) | Sombrerillo verde oliváceo. Láminas blancas; pie más claro que el sombrerillo, a veces casi blanco; una gran volva. En bosques de hoja caduca y suelo calcáreo. Mortal. | *Amanita rubescens* (amanita rojiza) | Sombrerillo pardusco o terroso; carne blanca, que enrojece al ser cortada; sin volva. En bosques de hoja caduca. Raro en España. |
| *Boletus piperatus* boleto picante) | Sombrero pardo rojizo o pardo amarillento, convexo; parte inferior de color ocre; carne blanda y picante. En los bordes de los caminos de los bosques de coníferas. | *Boletus luridus* (boleto cetrino) | Sombrerillo de color variable, generalmente terroso; parte inferior de color amarillo sucio, que se torna vinoso, al ser cortada en la zona de contacto con el cuerpo del hongo. |
| *B. calopus* (pie rojo amargo) | Sombrerillo irregular, de superficie cuarteada en los ejemplares adultos; pie globoso, de color rosado; himenio apretado, amarillo, con finos túbulos. En bosques de suelo arenoso. | *B. subtomentosus* (boleto subtomentoso) | Sombrerillo acampanado, de superficie cuarteada en los ejemplares adultos; pie amarillo; himenio con tubos grandes y color amarillo. En bosques de hoja caduca. |
| *B. satanas* (boleto del diablo) | Sombrerillo blanquecino y mate, de gran tamaño (10 a 40 cm); tubos casi libres, primero amarillos, luego rojizos; pie muy grueso, a menudo esferoideo; carne blanca o amarillo claro, que azulea al aire, maloliente. En bosques secos, robledales, brezales, etc. | *B. erythropus* (pie rojo) | Sombrerillo de color ocre; himenio de color rojo ladrillo; pie robusto hinchado en la base; carne amarilla que azulea al aire. En bosques de hoja caduca con suelo ácido. |
| *Rhodophyllus sinuatus* (seta engañosa) | Sombrerillo gris perla a amarillento; láminas al principio color crema y después rosadas; pie blanco, a veces curvo; sin anillo. En bosques de hoja caduca, claros y secos. | *Agaricus campestris* (champiñón silvestre) | Sombrerillo blanco; láminas al principio rosadas y después de color chocolate; pie recto; con anillo. En pastos, formando «corros de brujas». |
| *Inocybe patouillardii* (bruja) | Sombrerillo blanco que pasa a pardo pálido sucio, con el borde hendido; láminas al principio blancas, luego gris oliva; el pie es de grosor uniforme. En bosques de suelo calcáreo. | *Hygrophorus niveus* (higróforo níveo) | Sombrerillo blanco de marfil; superficie viscosa; láminas blancas; el pie se estrecha en la base. En pastos y prados. |
| *Lepiota helveola* (lepiota de carne rojiza) | Sombrerillo al principio claviforme, después en forma de paraguas; 2 a 5 cm de diámetro; carne que enrojece al ser cortada; pie delgado y normalmente curvo. En prados y jardines. | *Lepiota procera* (apagavelas) | Sombrerillo de color pardusco, escamoso, en forma de paraguas; 10 a 20 cm de diámetro; carne coriácea en los ejemplares viejos; pie muy alto y esbelto. En bosques arenosos. |
| *Lactarius torminosus* (níscalo falso) | Sombrerillo rosado, con zonas rojizas; carne firme y blanca; látex blanco, de sabor acre y picante. En bosques de suelo encharcado. | *Lactarius deliciosus* (níscalo) | Sombrerillo zonado de rojo anaranjado y rojo ladrillo; carne de color zanahoria en la superficie, con látex rojizo. En pinares. |

carina de *Amanita muscarina* produce intoxicación al cabo de pocos minutos o hasta las dos horas. Los síntomas incluyen lagrimación, salivación, sudoración, vómitos, dificultad respiratoria, espasmos abdominales, diarrea y, en los casos graves, convulsiones y fracaso circulatorio. Para el tratamiento suele emplearse la atropina. La faloidina de *A. phalloides* y de *A. verna* es mucho más tóxica, aunque de acción más lenta; produce síntomas similares, además de lesión hepática, insuficiencia renal y muerte en el 30-50 % de los casos. El tratamiento incluye lavado gástrico con una solución débil de ácido tánico o de permanganato potásico, seguido por un purgante salino. Los cuidados intensivos y la hemodiálisis pueden reducir la mortalidad. En algunos individuos, el consumo de alcohol complica la intoxicación por setas y la combinación de ambos tiene el efecto del disulfiram.

**SEUDOALELO** *(pseudoallele)* (Genética). Componente de un par o más de genes estrechamente unidos en un cromosoma que parece funcionar como miembro único de un par de alelos, pero que ocupa un locus distinto y próximo al correspondiente en los cromosomas homólogos. Algunos pares de genes producen un efecto mutante en el estado diploide cuando se localizan en cromosomas homólogos, pero son capaces de separse mediante entrecruzamiento durante la meiosis para producir un efecto de tipo salvaje cuando se recombinan en cualquiera de los homólogos.

**SEUDOANOREXIA** *(pseudoanorexia)* Estado en el cual un individuo come secretamente mientras afirma pérdida de apetito y ser incapaz de comer. También llamada **anorexia falsa**.

**SEUDOCIESIS** *(pseudocyesis)* Trastorno en el que una mujer cree que está embarazada cuando en realidad no lo está. El origen puede ser psicógeno o bien ser secundario a un tumor o a una disfunción endocrina.

**SEUDOCOXALGIA** *(pseudocoxalgia)* V. **Perther, enfermedad de**.

**SEUDOEFEDRINA, CLORHIDRATO DE** *(pseudoephedrine hydrochloride)* Adrenérgico que actúa como vasoconstrictor y broncodilatador.

INDICACIONES: Alivio de la congestión nasal y de la trompa de Eustaquio.

CONTRAINDICACIONES: Hipersensibilidad conocida al fármaco. Debe prescribirse con precaución en los enfermos con hipertensión, glaucoma, cardiopatía, diabetes o retención urinaria.

EFECTOS SECUNDARIOS: Entre los más graves figuran la estimulación del sistema nervioso central, la cefalea y la taquicardia.

**SEUDOEFEDRINA, SULFATO DE** *(pseudoephedrine sulfate)* V. **seudoefedrina, clorhidrato de**.

**SEUDOESTESIA** *(pseudoesthesia)* Sensación experimentada sin que medie estímulo externo alguno, o sensación que no se corresponde con el estímulo causal, como el dolor del miembro fantasma.

**SEUDOGEN** *(pseudogene)* (Genética molecular). Secuencia de nucleótidos que se parece a un gen y puede derivar de uno de éstos, aunque no tiene función genética.

**SEUDOGLOTIS** Espacio entre las cuerdas vocales falsas.

**SEUDOGOTA** *(pseudogout)* V. **condrocalcinosis**.

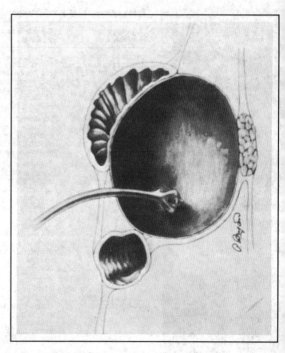

SEUDOQUISTE. Vista lateral del drenaje colocado en el interior de un seudoquiste pancreático.

**SEUDOHERMAFRODITISMO** *(pseudohermaphroditism)* Estado en el cual la persona muestra los caracteres somáticos de ambos sexos, aunque posee genotipo de varón o de hembra. V. también **hermafroditismo**.

**SEUDOICTERICIA** *(pseudojaundice)* Coloración amarillenta de la piel que no está provocada por hiperbilirrubinemia. La ingestión excesiva de carótenos constituye una forma de seudoictericia.

**SEUDOMONADAL** *(pseudomonad)* Bacteria del género *Pseudomonas*.

**SEUDONUCLÉOLO** *(chromatin nucleolus)* V. **cariosoma**.

**SEUDOPARÁLISIS ESPÁSTICA** *(spastic pseudoparalysis)* V. **Creutzfeldt-Jakob, enfermedad de**.

**SEUDOQUISTE** *(pseudocyst)* Espacio o cavidad que contiene gas o líquido sin poseer membrana limitante. Los seudoquistes se producen con mayor frecuencia después de una pancreatitis, cuando los jugos digestivos rompen los conductos normales del páncreas y se acumulan en espacios limitados por fibroblastos y las superficies de los órganos adyacentes. La sintomatología se debe al desplazamiento de estructuras abdominales, o a la formación de atelectasias en la base del pulmón izquierdo. La ecografía y el TAC son útiles para el diagnóstico; el tratamiento de elección es quirúrgico. V. también **pancreatitis**.

**SEUDORRUBÉOLA** *(pseudorubella)* V. **roséola del lactante**.

**SEUDOSCLEREMA** *(pseudosclerema)* V. **adiponecrosis subcutánea neonatal**.

**SEUDOTUMOR** *(pseudotumor)* Falso tumor. Un tipo es el **seudotumor cerebral**.

**SEUDOTUMOR CEREBRAL** *(pseudotumor cerebri)* Proceso que se caracteriza por un aumento de la presión intracraneal, cefaleas, vómitos y edema papilar, pero sin que existan signos neurológicos, con la excepción de una parálisis ocasional del sexto par craneal (VI par). También llamado hipertensión intracraneal benigna.

**SEUDOTUMOR ORBITARIO** *(orbital pseudotumor)* Reacción inflamatoria específica de los tejidos orbitarios del ojo, caracterizada por exoftalmos y congestión edematosa de los párpados. La etiología es desconocida.

**SEUDOXANTOMA ELÁSTICO** *(pseudoxanthoma elasticum)* V. **Grönblad-Strandberg, síndrome de**.

**SEX-** Prefijo que significa «seis»: *sextano, sexivalente, sexdigitado*.

**SEXISMO** *(sexism)* Teoría que defiende que un sexo es superior a otro y que el superior tiene unos derechos, prerrogativas y privilegios mayores que los del sexo inferior. El sexismo determina discriminación en todas las áreas de la vida y actúa como un factor limitante en el desarrollo educacional, profesional y psicológico de la persona.

**SEXO** *(sex)* **1.** Clasificación de los hombres o mujeres, teniendo en cuenta numerosos criterios, entre ellos las características anatómicas y cromosómicas. **2.** Coito.

**SEXO, FUNCIÓN DE** *(gender role)* Expresión de la identidad de género de una persona; imagen que una persona presenta tanto a sí misma como a los demás y que muestra su masculinidad o feminidad.

**SEXO, IDENTIDAD DE** *(gender identity)* Sentido o conciencia del género al que se pertenece. El proceso comienza en la primera infancia, continúa durante la niñez y se refuerza durante la adolescencia.

**SEXO, INFLUIDO POR EL** *(sex-influenced)* Perteneciente o relativo a un rasgo o trastorno genético autosómico, como la gota, que en un sexo se expresa fenotípicamente tanto en los homocigotos como en los heterocigotos, mientras que en el otro el efecto fenotípico sólo se produce en los homocigotos.

**SEXO, LIGADO AL** *(sex-linked)* Relativo a los genes o a las características o trastornos que transmiten. Estos genes se encuentran en los cromosomas sexuales y específicamente en el cromosoma X. V. también **cromosoma X, herencia ligada al; cromosoma Y, herencia ligada al**.

**SEXO, LIMITADO POR EL** *(sex-limited)* Perteneciente o relativo a un rasgo o trastorno genético autosómico que se expresa fenotípicamente sólo en un sexo, aunque los genes correspondientes puedan estar presentes en los dos. Esos rasgos o trastornos se ven influidos típicamente por las condiciones hormonales o ambientales.

**SEXO, TRASTORNO DE LA IDENTIDAD DE** *(gender identity disorder)* Anomalía caracterizada por sensación persistente de molestia o impropiedad en relación con el sexo anatómico propio. De forma típica, comienza en la niñez y se manifiesta en la adolescencia o la vida adulta por asexualidad, homosexualidad, trasvestismo o transexualismo.

**SEXO, TRASTORNO LIGADO AL** *(sex-linked disorder)* Cualquier enfermedad o trastorno determinado por los cromosomas sexuales. Puede consistir en una desviación del número de cromosomas X o Y, como sucede en el síndrome de Turner y el síndrome de Kleinfelter, que casi siempre se deben a una falta de disyunción durante la meiosis. Estas aberraciones en el número de cromosomas sexuales no producen los graves efectos clínicos que se asocian con las aberraciones autosómicas y que por lo general se acompañan de un cierto grado de deficiencia mental. Otros trastornos ligados al cromosoma X son transmitidos por defectos genéticos únicos vehiculados en el cromosoma X. Los mutantes dominantes ligados al cromosoma X, como el raquitismo hipofosfatémico resistente a la vitamina D, son raros y los varones se afectan más gravemente que las hembras. En los patrones de herencia, los trastornos dominantes ligados al cromosoma X son transmitidos por los varones afectados a todas sus hijas pero a ninguno de sus hijos, por las hembras heterocigotas afectadas a la mitad de su prole independientemente del sexo y por las hembras homocigotas afectadas a toda su prole. Los mutantes recesivos ligados al cromosoma X son más frecuentes y a ellos se deben rasgos y trastornos tales como la ceguera para los colores, el albinismo ocular, los tipos sanguíneos Xg, la hemofilia, la distrofia muscular de Duchenne y los errores congénitos del metabolismo. Estos trastornos son siempre transmitidos por las hembras de forma que se afectan predominantemente los varones, ya que sólo tienen un cromosoma X y todos sus genes, sean recesivos o dominantes, se expresan. Los varones afectados nunca transmiten la enfermedad a sus hijos, pero todas sus hijas son portadoras y por tanto pueden transmitir el rasgo a la mitad de sus hijos varones. En ocasiones, las hembras heterocigotas respecto a algún trastorno recesivo ligado al cromosoma X presentan cierto grado de expresión de la enfermedad, pero nunca tan grave como la que se da en los varones afectados. No existen rasgos ni trastornos clínicamente significativos que se asocien con los genes del cromosoma Y, cuya única función conocida es poner en marcha el desarrollo de las características masculinas.

**SEXOLOGÍA** *(Sexology)* Rama de la medicina que estudia los problemas y la patología relacionada con la sexualidad, en los aspectos fisiopatológicos y psicosomáticos y su tratamiento.

**SEXTA ENFERMEDAD** *(sixth disease)* V. **roséola del lactante**.

**SEXUAL** *(sexual)* Perteneciente o relativo al sexo.

**SEXUAL, ACTO** *(sexual intercourse)* V. **coito**.

**SEXUAL, ENFERMEDAD DE TRANSMISIÓN (ETS)** *(sexually transmitted disease)* V. **venérea, enfermedad**.

**SEXUAL, FACTOR** *(sex factor)* V. **factor F**.

**SEXUAL, REFLEJO** *(sexual reflex)* (En el varón). Reflejo por el cual el estímulo táctil o cerebral provoca erección del pene, priapismo o eyaculación. También se llama reflejo genital.

**SEXUAL MASCULINA, DISFUNCIÓN** *(male sexual dysfunction)* Capacidad alterada o inadecuada de un varón para llevar una vida sexual satisfactoria. Los síntomas, que suelen ser de origen psicológico, incluyen dificultades en el comienzo y mantenimiento de la erección, eyaculación precoz, incapacidad de eyacular e incluso pérdida del deseo sexual. El hombre suele encubrir su

**Enfermedades de transmisión sexual (E.T.S.)**

| Enfermedad | Agente causal | Tratamiento |
|---|---|---|
| • Gonococia | *Neisseria gonorrhoeae* | Penicilina |
| • Sífilis a) adquirida | *Treponema pallidum* | Penicilina G benzatina |
|       b) congénita | *Treponema pallidum* | Penicilina G benzatina |
| • Infección genital inespecífica | *Clamydia trachomatis, Mycoplasma hominis,* otros. | Penicilina, Oxitetraciclina |
| • Balanitis, balanopostitis | Por complicación de otras E.T.S., dermatitis de contacto, dermatitis seborreica, líquen plano, sobreinfección. | Según agente causal |
| • Vulvitis | Mala higiene; contaminación fecal o urinaria; alergia a ropas, jabones o medicamentos; pediculosis; micosis; trichomonas. | Según agente causal |
| • Tricomoniasis | *Trichomonas vaginalis* | Metronidazol |
| • Proctitis | Puede ser específica o inespecífica. | Según agente causal |
| • Chancroide | *Haemophilus ducreyi* | Sulfamidas |
| • Linfogranuloma benigno (linfogranuloma venéreo, linfogranuloma inguinal, linfopatía venérea) | *Clamydia* | Tetraciclina |
| • Granuloma inguinal | *Donovania granulomatis* | Tetraciclina Estreptomicina |
| • Verrugas genitales (condiloma acuminado, verrugas húmedas) | Virus, mala higiene | Aplicación local de queratolítico, termocauterización |
| • Herpes genital | Herpes virus | No existe |

**Disfunciones sexuales**

I. **Trastornos de la adecuación sexual**
    a) en el hombre  — Impotencia
                  — Eyaculación precoz
                  — Eyaculación retardada
                  — Inapetencia sexual
                  — anhedonia
    b) en la mujer  — Frigidez (disfunción sexual general)
                  — Disfunción orgásmica
                  — Dispareunia
                  — Vaginismo

II. **Trastornos del rol o género**  — Transexualismo
                  — Otros trastornos de identidad

III. **Trastornos de elección del**  — Zoofilia
    **objeto sexual**         — Fetichismo
                  — Paidofilia
                  — Homosexualidad

IV. **Trastornos de la situación**  — Exhibicionismo
    **sexual**              — Voyeurismo
                  — Sadismo
                  — Masoquismo
                  — Sadomasoquismo

verdadero problema y acude al médico con el pretexto, por ejemplo, de un presunto trastorno prostático. V. **sexualidad**.

**SEXUAL SECUNDARIO, CARÁCTER** (*secondary sex characteristic*) Cualquier carácter físico de madurez sexual secundario a la estimulación hormonal que se desarrolla durante la maduración del individuo. Algunos de estos caracteres son la distribución adulta del pelo y el desarrollo del pene o las mamas.

**SEXUALIDAD** (*sexuality*) **1.** Suma de atributos físicos, funcionales y psicológicos que se expresan por la identidad y conducta sexual de un sujeto en relación o no con los objetos sexuales o con la procreación. **2.** Características genitales que distinguen al varón de la hembra.

**SGOT** (*SGOT*) Abreviatura de **transaminasa glutámico-oxaloacética sérica**.

**SHIGELLA** (*Shigella*) Género de bacteria patógena grampositiva que produce gastroenteritis y disentería bacteriana. Es el caso de la *Shigella dysenteriae*. V. también **shigellosis**.

**SHIGELLOSIS** (*shigellosis*) Infección bacteriana aguda del intestino, caracterizada por diarrea, dolor abdominal y fiebre, que se transmite por contacto mano-boca con las heces de individuos afectados por una especie patógena de bacterias del género *Shigella*. Estos microorganismos pueden estar presentes en las heces de personas asintomáticas durante varios meses y transmitirse por contacto con insectos, alimentos y objetos contaminados, especialmente en zonas pobres y muy pobladas. En los países desarrollados, esta enfermedad se produce en brotes aislados, mientras que en las regiones más subdesarrolladas es endémica. Es particularmente frecuente y, por lo general, mucho más grave en los niños. El diagnóstico se hace aislando e identificando la *Shigella* en una muestra de heces. La posibilidad de que estos microorganismos sean resistentes a los antibióticos es muy elevada, por lo cual el tratamiento de elección de la shigellosis es de sostén y el objetivo más importante es evitar la deshidratación. Si la enfermedad es muy grave o la posibilidad de que siga transmitiéndose es elevada, se administran agentes antimicrobianos. Es fundamental tomar medidas de aislamiento e higiene estricta.

**SHIRODKAR, OPERACIÓN DE** (*Shirodkar's operation*) Intervención quirúrgica, también denominada cerclaje, que consiste en cerrar el canal cervical uterino con una sutura incluida en el cuello rodeando todo el conducto. Se utiliza para corregir la insuficiencia cervical cuando por su causa se han producido abortos. Con anestesia espinal o general, se introduce bajo la mucosa del cuello una sutura de material no absorbible de 5 mm de espesor con la que se cierra el conducto. Esta sutura puede dejarse fija permanentemente, en cuyo caso los partos posteriores tienen que realizarse por cesárea; sin embargo, en ocasiones el cerclaje es temporal, para lo cual se dejan expuestos en la vagina los extremos de la sutura con el propósito de poder eliminarla antes del parto vaginal. En el posoperatorio pueden producirse infecciones o fístulas vaginales. Si el parto comienza sin que se haya retirado la sutura, se retira inmediatamente ésta o se extrae el feto por cesárea, ya que de otro modo puede producirse la rotura del útero.

**SHOCK** *(shock)* Estado fisiológico anormal que constituye la primera fase de la reacción del organismo frente a una lesión traumática. Los signos clínicos más frecuentes del shock son reducción del gasto cardiaco, insuficiencia circulatoria, taquicardia, hipotensión, inquietud, palidez y disminución de la diuresis. El shock es frecuente tras lesiones tisulares intensas y puede ser primario, secundario o hemorrágico. V. también **shock cardiogénico; shock hipovolémico**.

**SHOCK ANAFILÁCTICO** *(anaphylactic shock)* Reacción de hipersensibilidad grave, y a veces fatal, a una sustancia sensibilizante, como un medicamento, vacuna, determinados alimentos, suero, alérgeno, veneno de insectos o ciertas sustancias químicas. Esta situación puede aparecer pocos segundos después del momento de exposición al factor sensibilizante y generalmente se presenta con dificultad respiratoria y colapso vascular. Cuanto más rápidamente aparece la reacción atípica generalizada en el sujeto tras la exposición, más grave suele ser el shock acompañante. El alérgeno causal llega a la circulación general y desencadena una respuesta humoral incompleta que le permite combinarse con la IgE y producir la liberación de histamina. También participan en la reacción la IgG y la IgM, que dan lugar a la liberación de fracciones del complemento que estimulan todavía más la acción de la histamina.

OBSERVACIONES: El shock anafiláctico puede producirse segundos o minutos después de la exposición a un alérgeno. Los primeros síntomas son ansiedad intensa, debilidad, sudoración y disnea. Otros síntomas pueden consistir en hipotensión, shock, disritmias cardiacas, congestión respiratoria, edema laríngeo, náuseas y diarrea.

ACTUACIÓN: Si el enfermo está consciente y su tensión es normal, el tratamiento exige la inyección inmediata de adrenalina por vía IM o SC, realizando un enérgico masaje en el sitio de la inyección para lograr una distribución más rápida del fármaco. Si el enfermo está inconsciente, la adrenalina se administra por vía IV. Se mantiene permeable la vía aérea y se controla cuidadosamente al enfermo para descubrir signos de edema de laringe que obliguen a colocar un tubo endotraqueal o a realizar una traqueotomía seguida de oxigenoterapia. Entre los signos de edema de laringe figuran el estridor, ronquera y disnea. En caso de paro cardiaco puede ser necesaria la realización de un masaje cardiaco externo, ventilación asistida y administrar bicarbonato sódico.

ACTUACIÓN DE LA ENFERMERA: La asistencia de los enfermos que han sufrido un shock anafiláctico exige la realización del tratamiento urgente adecuado, así como

**Diagnóstico y tratamiento de urgencia del shock anafiláctico**

| | |
|---|---|
| — **Sensibilización previa por** | — Suero antidiftérico |
| | - Suero antitetánico |
| | -- Penicilina |
| | — Procaína |
| | — Contrastes iodados |
| | — Barbitúricos |
| — **Sintomatología** | — Aparición brusca |
| | — Urticaria |
| | — Disnea |
| | — Cianosis |
| | — Hipotensión |
| | — Sudor frío |
| | — Angustia |
| | — Inconsciencia |
| | — Muerte |
| — **Tratamiento** | — Inyección IM adrenalina |
| | — Inyección IV prednisona |
| | — Inyección IV antihistamínicos |
| | — Administración $O_2$ |
| | — Mantener cabeza baja y piernas levantadas |
| | — Traqueotomía en caso de edema de glotis |

su vigilancia estrecha para descubrir una hipotensión o una disminución de la volemia; frecuentemente se prescriben expansores de volumen, como plasma, solución salina y albúmina. Después de la urgencia, se administran, según prescripción, otros medicamentos, como adrenalina SC, corticosteroides y difenhidramina IV; se controlan la presión arterial, la presión venosa central y la diuresis. A los enfermos con alergias alimentarias productoras de shock anafiláctico se les recomienda que eviten los alérgenos causales; a los enfermos alérgicos a la picadura de insectos se les indica que lleven equipos de tratamiento anafiláctico de urgencia cuando salgan al campo. Estos equipos contienen adrenalina y antihistamínicos.

**SHOCK BACTERIÉMICO** *(bacteremic shock)* V. **shock séptico**.

**SHOCK CARDIOGÉNICO** *(cardiogenic shock)* Trastorno que casi siempre se caracteriza por un gasto cardiaco bajo y cuya causa más frecuente es un infarto agudo de miocardio con insuficiencia cardiaca congestiva. El shock cardiogénico es difícil de diagnosticar dadas las complejas variaciones hemodinámicas que presentan los individuos afectados. Aunque la disminución del gasto cardiaco es un signo frecuente, algunos pacientes pueden presentar un gasto normal o incluso superior al normal. Para decidir el tratamiento, es fundamental realizar una rápida determinación del volumen sanguíneo. El shock cardiogénico tiene una evolución fatal en aproximadamente el 80 % de los casos y para salvar al enfermo es imprescindible que el tratamiento sea inmediato. Dependiendo de los signos, las medidas terapéuticas pueden incluir administración de líquidos, diuréticos o fármacos vasoactivos y la aplicación de diversos dispositivos, como por ejemplo un catéter con marcapasos. Algunos casos raros pueden abordarse quirúrgicamente.

**SHOCK HEMORRÁGICO** *(hemorrhagic shock)* Estado de postración y colapso físico debido a la pérdida brusca y rápida de cantidades importantes de sangre. Las lesiones traumáticas graves suelen producir grandes hemorragias que a su vez determinan la disminución de la presión arterial en el paciente. La muerte se produce en un período de tiempo relativamente corto, a menos que se restablezca rápidamente el volumen sanguíneo normal mediante transfusiones. El shock hemorrágico suele asociarse con shock secundario. Consultar la voz **shock primario**.

**SHOCK HIPOGLUCÉMICO, TRATAMIENTO POR** *(hypoglycemic shock treatment)* V. **shock insulínico, tratamiento mediante**.

**SHOCK HIPOVOLÉMICO** *(hypovolemic shock)* Estado de colapso físico y postración provocado por pérdida masiva de sangre, alteración circulatoria y perfusión inadecuada de los tejidos. La pérdida de 1/5 del volumen sanguíneo total puede dar lugar a este estado. Los signos más frecuentes son hipotensión, pulso débil, piel fría y húmeda, taquicardia, taquipnea y disminución de la diuresis. Las pérdidas asociadas de sangre pueden provenir del tracto gastrointestinal, de hemorragias internas, de hemorragias externas o de un descenso excesivo del volumen plasmático y los líquidos orgánicos. Los procesos que pueden causar el shock hipovolémico son deshidratación por sudoración excesiva, diarrea grave o vómitos incoercibles, obstrucción intestinal, peritonitis, pancreatitis aguda y quemaduras graves, que producen una gran pérdida de líquidos. Otros trastornos asociados son la acidosis metabólica por acumulación de ácido láctico, las lesiones renales y cerebrales irreversibles y la coagulación intravascular diseminada. El tratamiento de este proceso se centra en la reposición de sangre y líquidos lo más rápidamente posible, identificando el lugar de la hemorragia que permita su control. Si no se realiza un tratamiento rápido y agresivo, puede conducir a la muerte del enfermo. Consultar la voz **shock cardiogénico**.

**SHOCK INSULÍNICO** *(insulin shock)* Shock hipoglucémico ocasionado por una sobredosis de insulina, una disminución en la ingesta de alimentos o exceso de ejercicio. Se caracteriza por sudoración, temblor, escalofríos, nerviosismo, irritabilidad, hambre, alucinaciones, entumecimiento y palidez. Si no se trata, evoluciona hacia convulsiones, coma y muerte. El tratamiento requiere la administración de glucosa. Consultar la voz **cetoacidosis**.

**SHOCK INSULÍNICO, TRATAMIENTO MEDIANTE** *(insulin-shock treatment)* Inyección de una dosis elevada de insulina productora de convulsiones. Se utiliza como medida terapéutica en ciertas psicosis, sobre todo la esquizofrenia. Con mayor frecuencia que el shock insulínico, se utiliza la terapia electroconvulsiva, especialmente en los casos de psicosis maniacodepresiva. Denominado también **shock hipoglucémico, tratamiento por**.

**SHOCK PRIMARIO** *(primary shock)* Estado de colapso comparable al desvanecimiento. Puede deberse al miedo o a un dolor leve, como el que provoca el pinchazo de una vena. Suele ser leve, autolimitado y de corta duración. Si se produce una lesión grave, puede prolongarse y dar paso a un shock secundario. Consultar la voz **shock hemorrágico**.

**SHOCK PULMONAR** *(lung shock)* Lesión pulmonar que se produce en los estadios iniciales del shock y se caracteriza por distrés respiratorio agudo, atelectasia y edema pulmonar. Los vasos pulmonares pueden obstruirse por acúmulo de hematíes y plaquetas, con lo que se producen anoxia y lesión de las células epiteliales de los alvéolos y los capilares. Con frecuencia aparece líquido en los alvéolos y disminuye el surfactante lo cual origina colapso alveolar e hipoxia general de los tejidos.

**SHOCK SECUNDARIO** *(secondary shock)* Estado de postración y colapso físico producido por numerosos agentes patológicos y traumáticos. Se desarrolla durante un cierto período de tiempo tras una lesión tisular grave y puede surgir junto con el shock primario, acompañándose de diversos signos como debilidad, inquietud, disminución de la temperatura corporal, hipotensión, sudoración fría y reducción de la diuresis. La presión arterial va disminuyendo progresivamente y el paciente puede morir en poco tiempo a menos que se instauren las medidas terapéuticas adecuadas. El shock secundario suele asociarse con golpe de calor, lesiones por aplastamiento, infarto de miocardio, intoxicaciones, infecciones fulminantes, quemaduras, etc. La anatomía patológica pone de manifiesto alteraciones de los capilares, que aparecen dilatados e ingurgitados; en las membranas serosas se observan hemorragias petequiales, los tejidos blandos se edematizan y los órganos vitales sufren alteraciones degenerativas. Consultar también las voces **shock hemorrágico; shock primario**.

**SHOCK SÉPTICO** *(septic shock)* Forma de shock que se produce en la septicemia por la liberación de endotoxinas procedentes de ciertas bacterias en la corriente sanguínea. Las endotoxinas determinan una disminución de las resistencias vasculares, con caída drástica de la presión arterial. También puede haber fiebre, taquicardia, aumento de la frecuencia respiratoria y confusión o coma. El shock séptico va precedido por signos de infección grave, localizada casi siempre en los sistemas genitourinario o gastrointestinal. El agente causal suele ser un gramnegativo. Su tratamiento consiste en la administración de antibióticos, vasopresores y líquidos intravenosos expansores de volumen. En algunos casos se puede disponer de una antitoxina eficaz. También se llama **shock bacteriémico**. Un tipo de shock séptico es el **shock tóxico, síndrome del.**

**SHOCK TÓXICO, SÍNDROME DEL** *(toxic shock syndrome)* Enfermedad aguda causada por gérmenes de la familia *Staphilococcus aureus*, fago grupo I, que produce una toxina única, la enterotoxina F. Aunque es especialmente frecuente en mujeres que usan tampones muy absorbentes durante la menstruación, también se ha observado en niños y hombres.

OBSERVACIONES: El comienzo del síndrome se caracteriza por fiebre elevada de comienzo brusco, cefalea, dolor de garganta con hinchazón de las mucosas, diarrea, náuseas y eritrodermia. Pueden aparecer insuficiencia renal, disfunción hepática, confusión e hipotensión refractaria, a las que en ocasiones sigue la muerte. Es probable que existan formas leves del síndrome que, al no haber sido descritas, no se diagnostican como tales. No parece haber factores estacionales o geográficos que favorezcan la aparición de la enfermedad, ni tampoco evidencia de contagio sexual o entre personas que viven juntas. En la mayoría de los casos están ausentes la bacteriemia o la

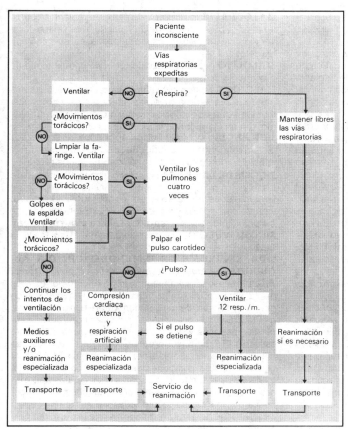

| Shock hipovolémico | Hemorragia<br>Heridas (con hemorragia)<br>Quemaduras<br>Síndrome de aplastamiento<br>Deshidratación |
|---|---|
| Shock cardiogénico | Embolia pulmonar<br>Taponamiento cardiaco<br>Neumotórax a presión<br>Infarto de miocardio<br>Miocarditis<br>Insuficiencia miocárdica con gasto elevado<br>Fístula arteriovenosa<br>Inflamación intensa |
| Shock neurógeno | Efectos vasovagales<br>Parálisis vasoconstrictora |
| Shock séptico | Inflamación (S. Vasógeno)<br>Endotoxina<br>Exotoxina |

**SHOCK.** El cuadro situado sobre estas líneas describe las clases de shock en función de sus causas directas. El esquema de la izquierda, elaborado por la OMS, resume gráficamente las decisiones de asistencia vital que deben tomarse ante un shock producido por paro cardiopulmonar. Los dibujos (abajo) ilustran el proceso causal en el caso de shock hemorrágico (pérdida de cantidades importantes de sangre) y por insuficiencia circulatoria y disminución de la presión arterial (por acumulación de sangre en ciertas partes del cuerpo).

infección local detectable. Puede realizarse cultivo de *Staphilococcus aureus* a partir de muestras de faringe, fosas nasales y cuello cervical, si bien los drásticos efectos se deben más bien a la toxina liberada por el organismo que a la infección en sí misma.

ACTUACIÓN: En los casos graves es necesario administrar grandes cantidades de líquido IV, realizar respiración asistida y dar vasopresores. El diagnóstico precoz y el tratamiento rápido aumentan las tasas de supervivencia y disminuyen la morbilidad y la posibilidad de la recurrencia.

ACTUACIÓN DE LA ENFERMERA: La incidencia de la enfermedad se asocia de modo significativo con el uso de tampones muy absorbentes, si bien se han descrito unos cuantos casos en relación con mujeres que nunca usaron tampones, ni siquiera de absorción media. Debe recomendarse a las mujeres no utilizar tampones demasiado absorbentes y poner en conocimiento del médico cualquier enfermedad que durante la menstruación se acompañe de náuseas, diarrea y fiebre. La recurrencia es probable; después del diagnóstico de shock tóxico grave, es frecuente la aparición de una forma atenuada del proceso en otro período menstrual. Debe indicarse a las mujeres que hayan padecido la enfermedad que durante unos meses se abstengan de utilizar tampones.

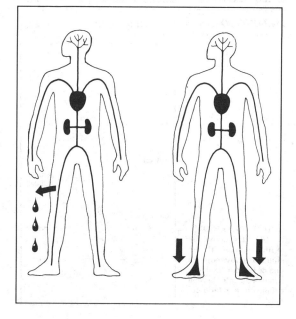

**SHUNT** *(shunt)* Tubo o dispositivo implantado en el organismo para derivar un líquido orgánico desde una cavidad o un vaso hasta otro.

**SHUNT VENTRICULOAURICULAR** *(ventriculoatrial shunt)* Vía creada quirúrgicamente mediante un tubo de plástico con·válvulas de una sola dirección. Se implanta entre un ventrículo cerebral y la aurícula derecha del corazón para drenar el exceso de líquido cefalorraquídeo del cerebro en la hidrocefalia.

**SHUNT VENTRICULOPERITONEAL** *(ventriculoperitoneal shunt)* Vía creada quirúrgicamente mediante un tubo de plástico y válvulas de una sola dirección entre un ventrículo cerebral y el peritoneo para drenar el exceso de líquido cefalorraquídeo del cerebro en la hidrocefalia.

**SHUNT VENTRICULOPLEURAL** *(ventriculopleural shunt)* Intervención quirúrgica dirigida a desviar el líquido cefalorraquídeo de los ventrículos cerebrales en la hidrocefalia; puede realizarse en el recién nacido. En este procedimiento se deriva el líquido cefalorraquídeo desde el ventrículo lateral hasta la cavidad pleural. La técnica sirve para corregir ambos tipos de hidrocefalia, obstructiva y comunicante.

**SHY-DRAGER, SÍNDROME DE** *(Shy-Drager syndrome)* Trastorno neurológico progresivo muy raro que afecta a sujetos adultos jóvenes y de mediana edad. Se caracteriza por hipotensión ortostática, incontinencia vesical o intestinal, atrofia del iris, anhidrosis, temblor, rigidez, incoordinación, ataxia y atrofia muscular. El tratamiento es farmacológico y su objetivo es controlar los síntomas motores y mantener la presión arterial adecuada. Con el empleo de medidas antigravedad, puede evitarse el acúmulo de sangre en las extremidades inferiores. V. también **hipotensión ortostática.**

**Si** *(Si)* Símbolo del **silicio.**

**SIALADENITIS** *(sialadenitis)* Inflamación de una o más glándulas salivales.

**SIALOGOGO** *(sialogogue)* Cualquier producto que estimule la secreción de la saliva.

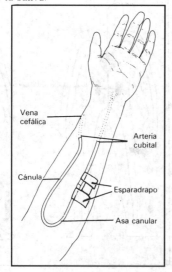

**SHUNT ARTERIOVE-NOSO. Esquema de la implantación de un shunt arteriovenoso en una de las extremidades superiores, entre la vena cefálica y la arteria cubital.**

Vena cefálica

Arteria cubital

Cánula

Esparadrapo

Asa canular

**SIALOGRAFÍA** *(sialography)* Técnica radiológica consistente en la presentación de una glándula salival tras la inyección de una sustancia radioopaca en su conducto excretor.

**SIALOLITO** *(sialolith)* Cálculo formado en una glándula o conducto salival.

**SIALORREA** *(sialorrhea)* Flujo exagerado de saliva que puede ir asociado a diversas alteraciones, como inflamación aguda de la boca, retraso mental, mercurialismo, dentición, alcoholismo o malnutrición.

**SIBILANCIA** *(wheeze)* Forma de roncus caracterizada por un tono musical agudo. Se produce al pasar aire a una velocidad elevada a través de una vía estrecha.

**SICOSIS DE LA BARBA** *(sycosis barbae)* Inflamación de los folículos pilosos de la piel en zonas rasuradas. El tratamiento consiste en espaciar los afeitados, administrar antibióticos tópicos y sistemáticos y extraer diariamente los pelos infectados. También se llama **sicosis vulgar.**

**SICOSIS VULGAR** *(sycosis vulgaris)* V. **sicosis de la barba**

**SIDA, SÍNDROME DE INMUNODEFICIENCIA ADQUIRIDA** *(adquired immuno deficiency syndrome, AIDS)* Proceso infectoinmunitario producido por el virus de la inmunodeficiencia humana (VIH), caracterizado por la aparición de una inmunodepresión progresivamente grave que ocasiona infecciones oportunistas, neoplasias malignas y alteraciones neurológicas. El agente causal, VIH, identificado en 1983, en un retrovirus que muestra especial afinidad por los linfocitos T4 y afecta también a otros componentes del sistema inmunitario, monocitos y macrófagos, así como a las células dendríticas tisulares. El VIH presenta una gran complejidad genética por lo que sus propiedades varían de una cepa a otra. Dispone de genes reguladores que le permiten permanecer latente en la célula infectada o replicarse a un ritmo más o menos rápido. El SIDA fue descrito como entidad clínica diferenciada en 1981 en EE.UU. y hoy se estima entre 5 y 10 millones el número de personas infectadas. La tasa de infección parece que tiende a disminuir en algunos países desarrollados y a aumentar en los no desarrollados. La OMS considera que en el año 2000 pueden existir de 30 a 40 millones de adultos afectados. El contagio requiere la transmisión de sustancias corporales que contengan células infectadas, siendo las únicas vías de transmisión evidenciadas epidemiológicamente la parenteral y la sexual, a través de la sangre o plasma, semen y secreciones vaginales. Existen distintos grupos de riesgo: varones homosexuales o bisexuales, adictos a drogas administradas por vía parenteral (ADVP), hemofílicos y personas transfundidas (los análisis serológicos de la sangre y hemoderivados han reducido el riesgo de infección, pudiendo llegar a eliminarlo si se realizan de forma sistemática), compañeros sexuales de pacientes afectados de SIDA o con riesgo de contraerlo (prostitutas y personas promiscuas) e hijos de madres enfermas de SIDA, que resultan contagiados durante la gestación o en el parto. Tras la infección por VIH y durante un espacio de tiempo variable el paciente permanece asintomático y seronegativo, pasando posteriormente a seropositivo durante un período que puede durar varios años, hasta la aparición de la enfermedad. Esta puede manifestarse como complejo relacionado con el SIDA (CRS), cuadro clínico que suele incluir linfadenopatía generalizada, fiebre, diarrea, pérdida de peso, anemia, leucopenia y alteraciones inmunológicas, entre otras manifestaciones, con ausencia de infecciones oportunistas y sarcoma de Kaposi, o bien como SIDA bien caracterizado, con algunos de los síntomas y signos descritos así como infecciones oportunistas, sarcoma de Kaposi u otras neoplasias secundarias, y afectación neurológica. El diagnóstico se basa en las manifestaciones clínicas y en la demostración de anticuerpos anti-VIH, para lo que existen dos métodos, el ELISA, enzimoinmunoanálisis en fase sólida, y el Western blot, inmunoelectroforesis. El pronóstico del SIDA, hoy por hoy, es funesto, aunque se han registrado supervivencias prolongadas en pacientes que no presentaban infecciones oportunistas. La zidovudina (AZT) es un inhibidor eficaz de la replicación del virus por inhibición de la transcriptasa inversa produciendo una mejoría inmunológica transitoria y logrando alargar la supervivencia de los pacientes de 6 meses a 2-3 años con mejoría, así mismo, de su calidad de vida. Se espera conseguir una vacuna eficaz en el plazo de 5-10 años. La prevención constituye el principal recurso terapéutico: no compartir agujas ni jeringas, abstenerse de relaciones sexuales con personas de los grupos de riesgo elevado, uso de preservativos, prevención de la transmisión perinatal (el embarazo está desaconsejado en mujeres portadoras). Los profesionales sanitarios, médicos, odontólogos y personal de enfermería, deben utilizar guantes al examinar o practicar curas a todos los pacientes si puede producirse contacto con heridas, sangre o mucosas, manejar con la debida precaución los líquidos corporales y muestras para análisis y protegerse de las infecciones oportunistas. Los pinchazos accidentales con agujas de inyección son potencialmente peligrosos. Las superficies contaminadas con sangre u otros líquidos corporales deben desinfectarse con los agentes utilizados habitualmente, y el instrumental clínico lavado y esterilizado preferiblemente en autoclave.

## Complejo relacionado con el SIDA (CRS)

Paciente que presenta dos o más síntomas, y dos o más valores anormales en pruebas de laboratorio de entre los citados a continuación:

### A) Signos y/o síntomas clínicos:

*Deben de persistir durante 3 meses, sin causa conocida.*

– Linfadenopatías en 2 o más localizaciones, aparte de la localización inguinal
– Pérdida de peso superior al 10 % del corporal habitual
– Fiebre de 38°C o superior, ya sea intermitente o continua
– Diarrea persistente
– Malestar, astenia y fatiga
– Sudoración nocturna intensa

### B) Pruebas de laboratorio:

– Disminución de los linfocitos T auxiliares («helper» o T4) a menos de 400/mm$^3$
– Disminución del cociente T auxiliares/T supresores (T4/T8) por debajo de 1
– Anemia o leucopenia, o trombocitopenia, o linfopenia
– Hipergammaglobulinemia
– Disminución de la respuesta blastogénica de los linfocitos a mutágenos (fitohemaglutinina)
– Alergia cutánea a antígenos
– Aumento de los niveles de inmunocomplejos circulantes

**SIDEROSIS** *(siderosis)* **1.** Variedad de neumoconiosis producida por la inhalación de polvo o partículas de hierro. **2.** Coloración de cualquier tejido debida a la presencia de un exceso de hierro. **3.** Aumento en las cantidades de hierro en la sangre.

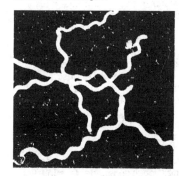

**SÍFILIS.** Microfotografía de la espiroqueta *Treponema pallidum*, el agente causal de la sífilis.

## Clasificación de la infección por VIH

GRUPO I:    Infección aguda (seroconversión)
GRUPO II:   Seropositivos asintomáticos
GRUPO III:  Seropositivos. Linfadenopatía persistente generalizada
GRUPO IV:   Seropositivos (con independencia del estado de linfadenopatía)

a) Uno o más de los siguientes:
   Fiebre de 1 mes o más de duración
   Pérdida de peso de más del 10 %
   Diarrea durante al menos 1 mes sin enfermedad concurrente

b) Alteración neurológica:
   Demencia, neuropatía periférica, mielopatía

c) Una o más enfermedades infecciosas con al menos moderada indicación de defecto de la inmunidad celular:
   (i) *Pneumocystis carinii*, cryptosporidiasis crónica, toxoplasmosis, strongyloidiasis extraintestinal, candidiasis esofágica, pulmonar o bronquial, cryptococosis, histoplasmosis, *Mycobacterium avium* o *Micobacterium kansasii*, infección por citomegalovirus, leucoencefalopatía multifocal progresiva, infección crónica por herpes simple (mucocutánea o diseminada).
   (ii) Leucoplasia oral, herpes Zoster, candidiasis oral, bacteriemia recurrente por salmonella, nocardiasis, tuberculosis.

d) Cáncer secundario:
   Sarcoma de Kaposi, linfoma no Hodgkiniano, linfoma cerebral primario

e) Otras alteraciones:
   Otros síntomas constitucionales u otras neoplasias

**SÍFILIS** *(syphilis)* Infección venérea, producida por la espiroqueta *Treponema pallidum*, que normalmente se transmite por contacto sexual y se caracteriza por distintos estadios o efectos en un período de años. Puede afectarse cualquier órgano o sistema. La espiroqueta es capaz de atravesar la placenta humana provocando sífilis congénita.
OBSERVACIONES: El primer estadio (sífilis primaria) se caracteriza por la aparición de una pequeña pústula indolora en la piel o en una membrana mucosa, de 10 a 90 días después de la exposición. La lesión puede aparecer en cualquier lugar del cuerpo que haya estado en contacto con el agente causal procedente de otra persona in-

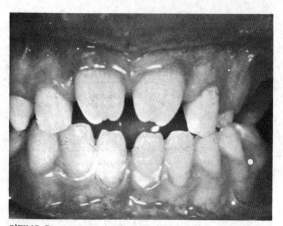

**SÍFILIS. Dientes en tonel característicos de la sífilis congénita. Con la queratitis parenquimatosa y la sordera laberíntica constituyen la tríada de Hutchinson, patognomónica de la enfermedad.**

fectada, pero por lo general se asienta en la región anogenital. Rápidamente evoluciona a la formación de una úlcera indolora que no sangra y se denomina chancro; por él se exterioriza un exudado lleno de espiroquetas. Este chancro pasa a veces inadvertido por el propio paciente y resulta extraordinariamente contagioso. Cura espontáneamente en un período de 10 a 40 días dando la falsa impresión de que el proceso no ha tenido importancia. El segundo estadio (sífilis secundaria) se produce unos dos meses después, cuando las espiroquetas aumentan en número y se diseminan por todo el organismo. Este estadio se caracteriza por malestar general, anorexia, náuseas, fiebre, cefalea, alopecia, dolor óseo o articular o la aparición de una erupción morbiliforme que no es pruriginosa, con úlceras blanquecinas planas en la boca y la garganta o pápulas condiliformes en las áreas húmedas de la piel. La enfermedad sigue siendo muy contagiosa en este estadio y puede contagiarse por el beso. Los síntomas suelen mantenerse durante un período de tres semanas a tres meses, pero a veces reaparecen al cabo de los años. El tercer estadio (sífilis terciaria) puede tardar en desarrollarse de 3 a 15 años o más. Se caracteriza por la aparición de tumoraciones blandas, con consistencia como de caucho, denominadas gomas, las cuales se ulceran y curan por cicatrización. Estas lesiones pueden desarrollarse en cualquier localización de la superficie corporal, así como en el ojo, el hígado, los pulmones, el estómago o los órganos de la reproducción. La sífilis terciaria puede ser indolora, pasando inadvertida, con excepción de los gomas; en ocasiones, sin embargo, se acompaña de un dolor intensísimo. La ulceración de los gomas determina la aparición de perforaciones en zonas del paladar, el tabique nasal o la laringe. Pueden lesionarse varios tejidos y estructuras del cuerpo tales como el sistema nervioso central, el miocardio y las válvulas del corazón, produciendo incapacidades físicas o mentales y muerte prematura. La sífilis congénita debida a la infección prenatal puede conducir al nacimiento de un niño deformado o ciego. En algunos casos, el recién nacido

parece normal hasta que, al cabo de algunas semanas, comienza a presentar lesiones cutáneas localizadas particularmente en las palmas de las manos y las plantas de los pies y en la región genital. Estas lesiones se acompañan de alteraciones visuales o auditivas, progeria y trastornos del crecimiento y desarrollo. El diagnóstico de la sífilis se hace por microscopía de campo oscuro de muestras de líquido obtenido de las lesiones primarias o secundarias, análisis bacteriológico de muestras de sangre o estudio del líquido cefalorraquídeo. Debido al lento desarrollo de la enfermedad durante sus períodos iniciales, las diversas pruebas serológicas existentes, incluida la de Wasserman, no siempre son precisas hasta transcurridos varios meses después del contagio. En algunos casos hay que repetir los análisis y hacer comprobaciones con más de una prueba. En muchas ocasiones, el único dato con que cuenta el clínico es que su paciente le cuenta que ha tenido una exposición a la sífilis.
ACTUACIÓN. En los períodos primario o secundario se suele administrar penicilina benzatina o un equivalente en una dosis única de 2,4 millones de unidades o con dos dosis de 1,2 millones por vía intramuscular. El objetivo es mantener la penicilina en la corriente sanguínea durante varios días, ya que *Treponema pallidum* se divide por término medio una vez cada 33 horas y el antibiótico tiene su máxima eficacia durante la fase de división celular. En la sífilis terciaria se administran dosis mayores de penicilina, de entre 7,2 y 9 millones de unidades, en un período de dos a tres semanas. A los recién nacidos pequeños con sífilis congénita se les suele administrar 50.000 unidades/kg IM. El tratamiento de la madre infectada con penicilina durante los primeros 4 meses de embarazo suele evitar el desarrollo de la sífilis congénita en el feto, mientras que, cuando el tratamiento antibiótico se administra en etapas más tardías de la gestación, por lo general se elimina la infección pero no siempre se protege al feto.
V. también **chancro; dientes de Hutchinson.**
ACTUACIÓN DE LA ENFERMERA: La enfermera debe tener especial cuidado y tomar las medidas de asepsia necesarias en la manipulación de fluidos procedentes de lesiones sifilíticas para análisis en el laboratorio, puesto que puede contagiarse por cualquier herida o erosión en la piel. Debe instruir al paciente acerca del carácter extremadamente contagioso de su enfermedad y de la necesidad de seguir el tratamiento antibiótico de modo estricto, así como de informar del posible contagio a todas las personas con las que haya mantenido contacto sexual. La enfermera debe actuar con tacto y paciencia, tranquilizando al paciente para lograr su cooperación, lo que facilitará el tratamiento y la curación del proceso. En muchos países, la sífilis es una enfermedad de declaración obligatoria.
**SIGMOIDE** (*sigmoid*) **1.** Perteneciente o relativo a la forma de S. **2.** Colon sigmoide.
**SIGMOIDECTOMÍA** (*sigmoidectomy*) Extirpación de la flexura sigmoide del colon que suele realizarse para eliminar un tumor maligno. Un gran porcentaje de los cánceres del intestino grueso asientan en el colon sigmoide.
**SIGMOIDOSCOPIO** (*sigmoidoscope*) Instrumento que se utiliza para examinar la luz del colon y está constituido por

un tubo y una fuente luminosa que permiten visualizar directamente la membrana mucosa que recubre el órgano. Consultar también la voz **proctoscopio**.

**SIGNO** *(sign)* Hallazgo objetivo percibido por un explorador, como fiebre, una erupción, disminución de los sonidos respiratorios cuando existe derrame pleural, etc. Muchos signos se acompañan de síntomas, como el eritema y la erupción maculopapular, que suelen asociarse con prurito. Consultar también la voz **síntoma**.

**SIGNOS VITALES** *(vital signs)* Determinación de la frecuencia del pulso, la frecuencia respiratoria y la temperatura corporal. Aunque no se considera estrictamente un signo vital, también se incluye la presión arterial. Las anomalías de los signos vitales tienen una gran importancia para el diagnóstico de ciertas enfermedades y su modificación se utiliza para evaluar la evolución del paciente. V. **presión arterial; pulso; respiración; temperatura**.

**SILICIO (Si)** *(silicon [Si])* Elemento no metálico, segundo en abundancia después del oxígeno. Tanto su número atómico como su peso atómico, son 14. Se encuentra en la naturaleza en forma de dióxido de sílice y constituyendo silicatos. Éstos se emplean como detergentes, inhibidores de la corrosión, adhesivos y selladores. El silicio elemental se utiliza en metalurgia y en la fabricación de transistores y otros componentes electrónicos. Aproximadamente el 60 % de las rocas de la corteza terrestre contienen silicio y en muchos trabajos de minería se producen polvos de este material. La inhalación prolongada de los mismos puede producir silicosis, que aumenta la susceptibilidad a otras enfermedades pulmonares.

**SILICONA** *(silicone)* Cualquier polímero orgánico del silicio que se utilice en medicina como aditivo, lubricante o sustitutivo del caucho, especialmente en la fabricación de dispositivos protésicos.

**SILICOSIS** *(silicosis)* Trastorno pulmonar producido por la inhalación continua y durante largo tiempo de polvo de un compuesto inorgánico, como el dióxido de silicio que se encuentra en las arenas, cuarzos y muchas otras piedras. La silicosis se caracteriza por el desarrollo de fibrosis nodular en los pulmones, y en los casos avanzados provoca una intensa disnea. Su incidencia es máxima en los trabajadores industriales expuestos al polvo de silicio en procesos de fabricación, obreros que trabajan con cerámica, arena o piedra y en los mineros. V. también **polvo inorgánico; pulmonar obstructiva crónica, enfermedad**.

**SILICOSIS DE CUARZO** *(quartz silicosis)* V. **silicosis**.

**SILOS, ENFERMEDAD DE LOS TRABAJADORES DE LOS** *(silo filler's disease)* Trastorno respiratorio agudo y raro que se da en agricultores que inhalan óxido de nitrógeno cuando trabajan en espacios cerrados, mal ventilados y en los que existe forraje fermentado, como es el caso de los silos. Varias horas después de la exposición aparecen típicamente síntomas de insuficiencia respiratoria y edema pulmonar, que con frecuencia obligan a hospitalizar al paciente para su observación y tratamiento. Esta enfermedad rara vez es fatal.

**SILVER, ENANO DE** *(Silver dwarf)* Persona que padece el síndrome de Silver, un trastorno congénito caracterizado por estatura corta, simetría lateral, diversas anomalías de la cara, la cabeza y el esqueleto y pubertad precoz.

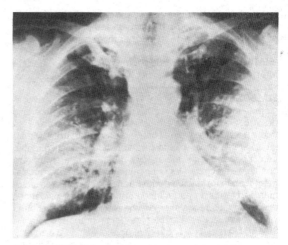

SILICOSIS. Radiografía de una silicosis nodular, en la que pueden apreciarse múltiples nódulos difusos en ambos campos pulmonares.

**SILVIO, ACUEDUCTO DE** *(aqueduct of Sylvius)* V. **acueducto cerebral**.

**SILVIO, CISURA DE** *(lateral cerebral sulcus)* Cisura cerebral profunda que marca las divisiones de los lóbulos temporal, frontal y parietal.

**SILLA DE MONTAR, ARTICULACIÓN EN** *(saddle joint)* Articulación sinovial en la cual las superficies articulares de los huesos son recíprocamente concavoconvexas. Un tipo de articulación así no permite la rotación axial, pero sí la flexión, extensión, aducción y abducción. Un ejemplo es la articulación carpometarcarpiana del pulgar. Denominada también articulatio sellaris.

**SILLA DE RUEDAS** *(wheelchair)* Silla móvil equipada con grandes ruedas y dotada de freno. Siempre que se prevea un uso continuado de dicha silla, el terapeuta puede prescribir una serie de detalles individualizados para la misma de acuerdo con las características del paciente, como son tamaño, conducción con una u otra mano, tipo de frenos, altura del apoyo para los brazos, cojines especiales para los asientos, etc.

**SILLA TURCA** *(sella turcica)* Depresión transversal que cruza la línea media en la superficie superior del cuerpo del esfenoides y contiene la glándula hipófisis.

**SILLA TURCA VACÍA, SÍNDROME DE LA** *(empty-sella syndrome)* Aumento de tamaño de la silla turca sin que exista un tumor hipofisario; la hipófisis puede ser más pequeña de lo normal o incluso faltar. Algunos pacientes presentan síntomas de desequilibrio hormonal, pero otros no muestran signo alguno de hipopituitarismo ni otras alteraciones endocrinas. Es particularmente frecuente en mujeres obesas, de mediana edad y multíparas. El diagnóstico puede hacerse por tomografía axial computarizada, radiología de cráneo o neumoencefalografía.

**SIMBIOSIS** *(symbiosis)* **1.** (Biología). Forma de vida caracterizada por la estrecha relación de organismos de diferentes especies, por lo general con el resultado de un mutuo beneficio. **2.** (Psiquiatría) **a**. Estado en el cual dos personas mentalmente alteradas dependen emocionalmente la una de la otra. **b**. Incapacidad patológica de un niño para separarse de su madre emocionalmente y a veces físicamente.

**-SIMBOLIA** *(-symbolia)* Sufijo que significa «capacidad de interpretar símbolos»: *asimbolia, disimbolia, estreptosimbolia.*

**SIMBOLISMO** *(symbolism)* **1**. Representación o evocación de una idea, una acción o un objeto mediante el uso de otro. Se manifiesta en los sistemas de escritura, lenguaje poético o metáforas oníricas. **2**. (Psiquiatría). Mecanismo mental inconsciente característico del pensamiento humano, por el cual una imagen mental oculta algún otro conflicto emocional. Este mecanismo es un factor fundamental en la formación de los sueños y en diversos síntomas derivados de padecimientos neuróticos y psicóticos tales como las reacciones de conversión, las obsesiones y las convulsiones. También se llama simbolización.

**SÍMBOLO** *(symbol)* **1**. Imagen, objeto, acción u otro estímulo que representa alguna otra cosa en virtud de una asociación consciente, una convención u otra relación. **2**. Objeto, forma de conducta o sentimiento que oculta un conflicto emocional reprimido a través de una asociación inconsciente más que por una relación objetiva; se manifiesta en los sueños y las neurosis.

**SIMELIA** *(symmelia)* Anomalía caracterizada por la fusión de las extremidades inferiores, con o sin pies. Son tipos de simelia la simelia apodial, la simelia dipodial, la simelia monopodial y la simelia tripodálica.

**SIMELIA APODIAL** *(apodial symmelia)* V. **sirenomelia**.

**SIMELIA TRIPODÁLICA** *(tripodial symmelia)* Anomalía fetal caracterizada por la fusión de los pies y la presencia de uno extra.

**SIMELO** *(symmelus)* Feto malformado que presenta simelia.

**SIMETICONA** *(simethicone)* Agente antiflatulento.
INDICACIONES: Disminución del exceso de gas en el conducto gastrointestinal.
CONTRAINDICACIONES: No existen contraindicaciones conocidas.
EFECTOS SECUNDARIOS: Tampoco se conocen efectos secundarios.

**SIMIL-** Prefijo que significa «parecido»: *similar, similitud.*

**SIMIO, LÍNEA DE** *(simian line)* V. **simio, pliegue de**.

**SIMIO, PLIEGUE DE** *(simian crease)* Pliegue único que atraviesa la palma de la mano y se forma por fusión de los pliegues palmares proximal y distal; se observa en ciertos trastornos congénitos, como el síndrome de Down. También se llama **simio, línea de**.

**SIMIO, VIRUS 40 DEL** *(simian virus 40)* Virus vacuolante que se aísla en el tejido renal del mono Rhesus.

**SIMMONDS, ENFERMEDAD DE** *(Simmonds' disease)* V. **panhipopituitarismo pospuberal**.

**SIMPATECTOMÍA** *(sympathectomy)* Interrupción quirúrgica de parte de las vías nerviosas simpáticas que se realiza para combatir el dolor crónico en enfermedades vasculares tales como la arteriosclerosis, la claudicación, la enfermedad de Buerger y el fenómeno de Raynaud. La vaina que recubre una arteria lleva las fibras nerviosas simpáticas que controlan la constricción de la misma.

La extirpación de esa vaina hace que el vaso se relaje y se expanda y permite el paso de una mayor cantidad de sangre. La intervención puede realizarse también mediante un injerto vascular para aumentar el flujo de sangre a través de la zona del injerto. En el preoperatorio, el médico puede comprobar el efecto de la cirugía inyectando alcohol en los ganglios simpáticos o interrumpiendo temporalmente los impulsos nerviosos simpáticos. Los nervios discurren a lo largo de la columna vertebral y puede llegarse a ellos a nivel de la espalda o del cuello con anestesia local. En el posoperatorio hay que controlar la idoneidad de la circulación en la extremidad afectada. Mediante una arteriografía, se comprueba la ampliación de la vía circulatoria.

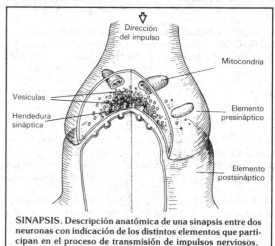

**SINAPSIS. Descripción anatómica de una sinapsis entre dos neuronas con indicación de los distintos elementos que participan en el proceso de transmisión de impulsos nerviosos.**

**SIMPÁTICO, SISTEMA NERVIOSO** *(sympathetic nervous system)* V. **autónomo, sistema nervioso**.

**SIMPATICOMIMÉTICO** *(sympathomimetic)* Dícese del agente farmacológico que simula los efectos de la estimulación de los órganos y estructuras por el sistema nervioso simpático, ocupando los receptores adrenérgicos y actuando como un agonista o aumentando la liberación del neurotransmisor noradrenalina en las terminaciones nerviosas posganglionares. Diversos agentes simpaticomiméticos se utilizan com descongestionantes de la mucosa nasal y ocular, como broncodilatadores en el tratamiento del asma, la bronquitis, las bronquiectasias y el enfisema y como vasopresores y estimulantes cardiacos en el tratamiento de la hipotensión aguda y el shock; también se utilizan para mantener la presión arterial normal durante las intervenciones que se realizan con anestesia espinal. Dentro de este grupo de fármacos se encuentran la ciclopentamina, la dobutamina, la propamina, la efedrina, el isoproterenol, el levarterenol, el metaraminol, el metaproterenol, la mefentermina, la metoxonina, la metoxifenamina, la nafazolina, la fenilefrina, la fenilpropanolamina, la propilhexedrina, el protoquilol, la pseudoefedrina, el sulfato de terbutalina, la tetrahidrozolina, el tuaminoheptano, la xilmetazolina y la adrenalina, un isómero sintético de la hormona secretada por la medula suprarrenal. Los efectos adversos de los fármacos simpaticomiméticos son nerviosismo, cefalea intensa, ansiedad, vértigo, náuseas, vómitos, dilatación pupilar, glucosuria y disuria. Denominado también **adrenérgico**.

**SIMPATOLÍTICO** *(sympatholytic)* V. **antiadrenérgico**.

**SIMPODIO** *(sympodia)* Anomalía congénita del desarrollo caracterizada por la fusión congénita de las extremidades inferiores. V. también **sirenomelia**.

**SIMPSON, FÓRCEPS DE** *(Simpson forceps)* V. **fórceps obstétricos**.

**SIMS, POSICIÓN DE** *(Sims' position)* Posición en la cual el paciente se acuesta sobre el lado izquierdo y dobla la rodilla y el muslo derechos hacia el tórax.

**SIMULACIÓN** *(malingering)* Reproducción voluntaria y deliberada de los síntomas de una enfermedad o lesión para obtener alguna finalidad deseada de forma inconsciente.

**SIN-** Prefijo que significa «hueso, cavidad»: *sinografía, sinusoide, sinusotomía*.

**SIN PULSO, ENFERMEDAD** *(pulseless disease)* V. **Takayasu, arteritis de**.

**SIN SENTIDO** *(antisense)* (Genética molecular). Cadena de ADN que contiene la misma secuencia de nucleótidos que el RNA mensajero (mRNA).

**SINADELFO** *(synadelphus)* Monstruo fetal gemelar siamés con una sola cabeza y un solo tronco pero con ocho extremidades. También se llama **cefalotoracoiliópago**.

**SINAPSIS** *(synapse)* **1.** Región que rodea el punto de contacto entre dos neuronas o entre una neurona y un órgano efector a través del cual se transmiten los impulsos nerviosos mediante la acción de un neurotransmisor como la acetilcolina o la noradrenalina. Cuando un impulso alcanza el punto terminal de una neurona, provoca la liberación del neurotransmisor, que difunde a través del espacio existente entre las dos células para contactar con los receptores de la otra neurona, músculo o glándula, desencadenando alteraciones eléctricas que o bien inhiben o bien propagan la transmisión del impulso. Las sinapsis están polarizadas de forma que los impulsos nerviosos se desplazan en una sola dirección; también son susceptibles a la fatiga, la deficiencia de oxígeno, los anestésicos u otros agentes químicos. Son tipos de sinapsis la axoaxónica, la axodendrítica, la axodendrosomática, la axosomática y la dendrodentrítica. **2.** Emparejamiento de los cromosomas homólogos durante el comienzo de la profase mitótica para formar cromosomas dobles o bivalentes.

**SINAPSIS AXOAXÓNICA** *(axoaxonic synapse)* Tipo de sinapsis en la cual el axón de una neurona contacta con el de otra.

**SINAPSIS AXODENDRÍTICA** *(axodendritic synapse)* Tipo de sinapsis en la cual el axón de una neurona se pone en contacto con las dendritas de otra.

**SINAPSIS AXODENDROSOMÁTICA** *(axodendrosomatic synapse)* Tipo de sinapsis en la cual el axón de una neurona se pone en contacto con las dendritas y el cuerpo celular de otra.

**SINAPSIS AXOSOMÁTICA** *(axosomatic synapse)* Tipo de sinapsis en la cual el axón de una neurona se pone en contacto con el cuerpo celular de otra.

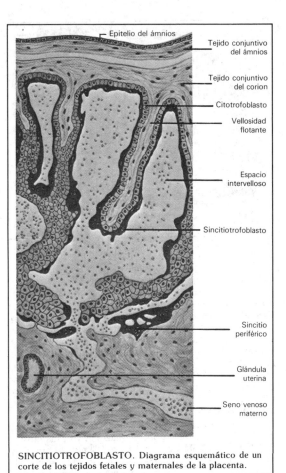

SINCITIOTROFOBLASTO. Diagrama esquemático de un corte de los tejidos fetales y maternales de la placenta.

**SINAPSIS DENDRODENDRÍTICA** *(dendrodendritic synapse)* Tipo de sinapsis en la cual entran en contacto dos dendritas de diferentes neuronas.

**SINÁPTICA, TRANSMISIÓN** *(synaptic transmission)* Paso de un impulso nervioso a través de una sinapsis desde una fibra nerviosa hasta otra por medio de un neurotransmisor.

**SINÁPTICA, UNIÓN** *(synaptic junction)* Conjunto formado por las membranas de la neurona presináptica y la célula receptora postsináptica y el espacio sináptico. V. también **sinapsis**.

**SINARTROSIS** *(synarthrosis)* V. **fibrosa, articulación**.

**SINCÉFALO** *(syncephalus)* Monstruo gemelar siamés que posee una sola cabeza y dos cuerpos. V. también **monocéfalo**.

**SINCITIOTROFOBLASTO** *(syncytiotrophoblast)* Capa sincitial externa del trofoblasto de las primeras fases del embrión del mamífero que erosiona la pared uterina durante la implantación y da lugar a la aparición de las vellosidades placentarias. Consultar también la voz **citotrofoblasto**.

**SINCLITISMO** *(synclitism)* **1.** (Obstetricia). Situación en

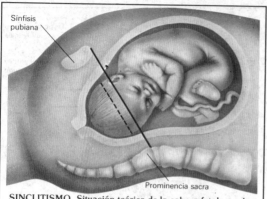

SINCLITISMO. Situación teórica de la cabeza fetal en relación a la sínfisis pubiana y al sacro de la madre.

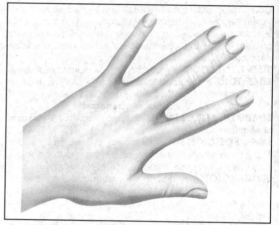

la cual la sutura sagital de la cabeza fetal se encuentra alineada con el diámetro transversal de la pelvis, equidistante de la sínfisis del pubis y el sacro de la madre. Esta posición suele encontrarse en el período final del embarazo o al comienzo del trabajo del parto al ir descendiendo la cabeza fetal por el estrecho superior de la pelvis. A medida que progresa el trabajo del parto, se desarrolla un asinclitismo posterior, y al descender más la cabeza, se hace evidente un asinclitismo anterior debido a la forma de la pelvis verdadera por debajo del estrecho superior. **2.** (Hematología). Proceso normal consistente en que el núcleo y el citoplasma de las células sanguíneas maduran simultáneamente y a la misma tasa.

**SINCONDROSIS** (synchondrosis) Articulación cartilaginosa situada entre dos huesos fijos, como la sincondrosis del cráneo, la sínfisis del pubis, el esternón y el manubrio.

**SINCOPAL, CRISIS** (syncopal attack) Cualquier episodio de pérdida de conciencia o desvanecimiento, especialmente cuando se asocia con una sensación de dolor intenso o temor. Muchos individuos, especialmente varones, sufren este tipo de episodios durante crisis de tos, como consecuencia de una alteración súbita asociada de la presión arterial. Estas crisis pueden producirse también en relación con diversos trastornos cardiovasculares.

**SÍNCOPE** (syncope) Pérdida de conciencia de poca duración debida a un episodio de hipoxia cerebral transitoria. Por lo general, va precedido por una sensación de mareo y con frecuencia puede evitarse si el sujeto se acuesta o se sienta con la cabeza entre las piernas. Puede deberse a numerosos factores distintos, como estrés emocional, estimulación vagal, acúmulo de sangre en las piernas, diaforesis o cambio brusco en la temperatura ambiental o posición del cuerpo.

**SINCORIAL** (synchorial) Perteneciente o relativo a múltiples fetos que comparten una placenta común en la monocigotidad.

**SINDACTILIA, SINDACTILISMO** (syndactyly) Anomalía congénita caracterizada por la fusión de los dedos de las manos o los pies. Su gravedad es variable, pudiendo ir desde la aparición de membranas incompletas de piel hasta la unión absoluta con fusión de huesos y uñas.

**SINDACTILIA, SINDACTILISMO.** Fusión de las membranas entre dos dedos de la mano, con independencia de huesos y uñas.

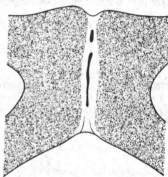

SÍNFISIS PÚBICA. Detalle de la articulación cartilaginosa de la sínfisis pública.

**SINDÁCTILO** (syndactylus) Dícese de la persona que presenta una membrana entre los dedos de las manos o los pies.

**SINDESMO-** (syndesmo-) Prefijo que significa «perteneciente o relativo al tejido conjuntivo o, particularmente, a los ligamentos»: sindesmocorial, sindesmografía, sindesmoma.

**SINDESMOSIS** (syndesmosis) Articulación fibrosa caracterizada por la unión de los huesos por medio de ligamentos interóseos, como la articulación tibioperoneal. Consultar también las voces **gonfosis; sutura.**

**SÍNDROME** (syndrome) Complejo de signos y síntomas resultantes de una causa común o que aparecen en combinación como expresión del cuadro clínico de una enfermedad o de una alteración hereditaria.

**SÍNDROME DE RESTAURANTE CHINO** (Chinese restaurant syndrome) Síndrome formado por sensación de hormigueo y quemazón en la cara, tensión facial, cefaleas y dolor torácico, que aparecen inmediatamente después de consumir alimentos con glutamato monosódico, utilizado con frecuencia en la cocina china.

**SINEQUIA** (synechia) Adherencia, especialmente del iris o la córnea, con el cristalino del ojo. Puede ser consecuencia de un glaucoma, una catarata, un proceso inflamatorio, como la uveítis o la queratitis, o una complicación asociada con una intervención quirúrgica o un traumatismo ocular. Las sinequias dificultan o impiden el flujo de líquido acuoso entre las cámaras anterior y posterior del ojo y pueden conducir rápidamente a la ceguera. El tratamiento inmediato consiste en dilatar las pupilas con un agente midriático para, a continuación, atacar la causa subyacente.

**SINERGIA** *(synergy)* Proceso por el cual dos órganos, sustancias o agentes funcionan simultáneamente para potenciar mutuamente sus efectos. También denominada **sinergismo**.

**SINERGISMO** *(synergism)* V. **sinergia**.

**SINERGISTA** *(synergist)* Órgano, agente o sustancia que aumenta la actividad de otro órgano, agente o sustancia.

**SINFALANGIA** *(symphalangia)* **1.** Trastorno, por lo general hereditario, caracterizado por anquilosis de los dedos de las manos o de los pies. **2.** Anomalía congénita caracterizada por la formación de membranas de mayor o menor tamaño entre los dedos de las manos o de los pies. Con frecuencia se acompaña de otros defectos en los mismos. Denominada también sinfalangismo. V. también **sindactilia**.

**SÍNFISIS** *(symphysis)* Línea de unión; especialmente articulación cartilaginosa en la cual las superficies óseas adyacentes están firmemente unidas por fibrocartílago.

**SÍNFISIS PÚBICA** *(pubic symphysis)* Articulación interpúbica de la pelvis dotada de muy poco movimiento y formada por los dos huesos púbicos separados por un disco de fibrocartílago y unidos por dos ligamentos.

**SINFOCÉFALO** *(symphocephalus)* Fetos gemelos unidos por la cabeza. El término suele utilizarse para describir a los fetos que presentan grados diversos de esta anomalía. V. también **cefalotoracópago; craneópago; sincéfalo**.

**SINOFTALMIA** *(synophthalmia)* V. **ciclopia**.

**SINOSTOSIS** *(synostosis)* Articulación de dos huesos mediante la osificación de los tejidos de conexión.

**SINOTIA** *(synotia)* Malformación congénita caracterizada por la unión o aproximación de las orejas por delante del cuello, que con frecuencia se acompaña de ausencia o desarrollo defectuoso de la mandíbula. Consultar también la voz **agnatia**. V. también **otocefalia**.

**SINOVIA** *(synovia)* Líquido transparente y viscoso que recuerda a la clara del huevo. Secretado por las membranas sinoviales, actúa como lubricante de numerosas articulaciones, bolsas articulares y tendones. Denominada también **sinovial, líquido**.

**SINOVIAL, ARTICULACIÓN** *(synovial joint)* Articulación que se mueve libremente y se caracteriza porque las superficies óseas contiguas están cubiertas por cartílago articular y unidas por ligamentos cubiertos a su vez de membrana sinovial. Son tipos de articulación sinovial la **articulación en bisagra, articulación condiloide, articulación deslizante, articulación esférica, articulación en silla de montar** y **articulación uniaxial**. Consultar también las voces **articulación cartilaginosa, articulación fibrosa**.

**SINOVIAL, LÍQUIDO** *(synovial fluid)* Líquido claro y viscoso secretado en las bolsas y vainas tendinosas en las articulaciones. Contiene mucina, albúmina, grasa y sales minerales y sirve para lubricar las articulaciones.

**SINOVITIS** *(synovitis)* Trastorno inflamatorio de la membrana sinovial de una articulación como resultado de una herida aséptica o una lesión traumática, como un esguin-

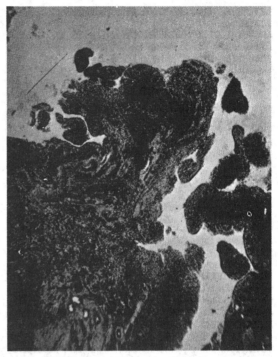

SINOVITIS. Inflamación de la cápsula sinovial con bandas filamentosas y acumulación de líquido.

ce o un tirón intenso. La articulación más afectada es la rodilla. Se acumula líquido alrededor de la cápsula, y la articulación se hincha y presenta dolor y limitación de la movilidad. En la mayoría de los casos, la lesión desaparece y el líquido se reabsorbe sin intervención médica ni quirúrgica.

**SINQUILIA, SINQUELIA** *(synchillia, synchellia)* Anomalía congénita caracterizada por la fusión completa o parcial de los labios: atresia de la boca.

**SINTENIA** *(synteny)* (Genética). Presencia de dos o más genes en el mismo cromosoma que pueden o no trasmitirse unidos, pero que parecen distribuirse independientemente durante la meiosis. Este término se utiliza sobre todo en genética humana, en la cual resultan más difíciles de determinar los patrones de herencia.

**-SÍNTESIS** *(-synthesis)* Sufijo que significa «reunión o formación de»: *narcosíntesis, psicosíntesis, velosíntesis*.

**SINTÉTICO** *(synthetic)* **1.** Perteneciente o relativo a una sustancia que es producida por un proceso o un material artificial. **2.** Perteneciente o relativo a la síntesis.

**SÍNTOMA** *(symptom)* Índice subjetivo de una enfermedad o un cambio de estado tal como lo percibe el paciente. Muchos síntomas se acompañan de signos objetivos, como el prurito, que con frecuencia se asocia con eritema y erupción maculopapular de la piel. Ciertos síntomas pueden confirmarse objetivamente, como el adormecimiento de una parte del cuerpo, que se expresa con una falta de respuesta a la punción en la exploración.

**SÍNTOMA CONSTITUCIONAL** (*constitutional symptom*) V. **síntoma**.

**SÍNTOMA DE PRESENTACIÓN** (*presenting symptom*) V. **síntoma**.

**SINUSITIS** (*sinusitis*) Inflamación de uno o más de los senos paranasales. Puede ser una complicación de una infección de las vías respiratorias superiores o tener un origen dental, o bien tratarse de una alergia, una alteración atmosférica, como sucede en los viajes por avión o en la inmersión acuática, o un defecto estructural de la nariz. Al inflamarse las membranas nasales, las desembocaduras de los senos en el interior de la nariz se obstruyen, acumulándose secreciones sinusales que producen presión, dolor, cefalea, fiebre e hipersensibilidad local. Las complicaciones a tener en cuenta son la trombosis del seno cavernoso, y la diseminación de la infección al hueso, al cerebro o a las meninges. El tratamiento consiste en la realización de inhalaciones, la administración de descongestivos nasales, analgésicos y, cuando existe infección, antibióticos. En la sinusitis crónica pueden practicarse intervenciones quirúrgicas dirigidas a mejorar el drenaje.

**SIRENOMELIA** (*sirenomelia*) Anomalía congénita caracterizada por la fusión completa de las extremidades inferiores, con ausencia de pies. También se llama **simelia apodial**.

**SIRENOMELO** (*sirenomelus*) Feto que presenta sirenomelia. También se llama **feto sireniforme**.

**SIRIASIS** (*siriasis*) Golpe de calor. V. también **hiperpirexia por calor**.

**SIRINGO-** (*syring-*) Prefijo que significa «perteneciente o relativo a un tubo o una fístula»: *siringobulbia, siringocistoma, siringomielitis*.

**SIRINGOMIELIA** (*syringomyelia*) Afección de la medula espinal, caracterizada por la formación de una cavidad vecina al conducto ependimal, que se manifiesta por atrofia muscular, termoparestesia, analgesia con conservación de la sensibilidad táctil y trastornos tróficos.

**SIRINGOMIELOCELE** (*syringomyelocele*) Protrusión hernial de la medula espinal a través de un defecto congénito de la columna vertebral. Se caracteriza por un gran aumento del volumen de líquido cefalorraquídeo en las cavidades centrales de la medula, de forma que el tejido medular constituye un saco de pared fina situado muy cerca de la membrana de la cavidad. V. también **mielomeningocele; espina bífida**.

**-SIS** Sufijo que significa «acción, proceso o resultado de»: *centesis, génesis, estasis*.

**SISTEMA** (*system*) Colección o reunión de partes que, unificadas, constituyen un todo. Los sistemas fisiológicos como el cardiovascular o el reproductor, constan de estructuras que intervienen específicamente en procesos esenciales para una función vital del organismo.

**SISTEMA INTERNACIONAL DE UNIDADES** (*International System of Units*) Sistema utilizado para la estandarización en la medida de determinadas sustancias, tales como antibióticos, vitaminas, enzimas y hormonas. Una unidad internacional de una sustancia dada es la cantidad de dicha sustancia que produce un efecto biológico determinado. Cada U.I. de una sustancia tiene la misma potencia y acción que otra unidad de la misma sustancia.

**SISTÉMICA, VENA** (*systemic vein*) Una de las venas que drenan sangre desoxigenada de la mayor parte del cuerpo. Las venas sistémicas se originan de capilares distribuidos por los tejidos corporales y convergen en troncos que aumentan de tamaño al ir acercándose al corazón. Son mayores y más numerosas que las arterias; sus paredes son más finas y se colapsan cuando se vacían. Las venas sistémicas se dividen, según su localización, en profundas, superficiales y senos venosos. Son grupos de venas sistémicas las coronarias, la vena cava superior y sus tributarias en la parte superior del cuerpo y la vena cava inferior y las suyas en la porción inferior del mismo.

**SISTÉMICO** (*systemic*) Perteneciente o relativo a todo el organismo más que a una zona localizada o a una porción regional del mismo.

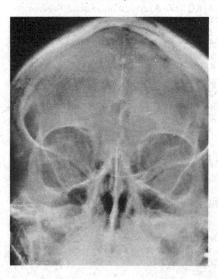

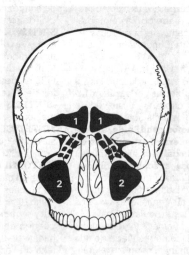

SINUSITIS. El diagrama de la izquierda muestra la localización anatómica de los senos frontales y maxilares, cavidades paranasales cuya infección se conoce como sinusitis. La radiografía de un paciente con sinusitis por inflamación de los frontales, indica una considerable opacidad en dicha zona, por engrosamiento de la mucosa o acúmulo de líquido.

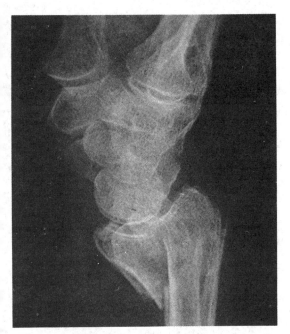

**SMITH, fractura de.** Desde el punto de vista clínico y radiológico se considera esta fractura de la muñeca como la inversa de la fractura de Colles. La fractura de Smith puede implicar a la superficie articular del radio.

**SÍSTOLE** *(systole)* Contracción normal del corazón, especialmente de los ventrículos, en virtud de la cual pasa sangre a las arterias aorta y pulmonar. La sístole viene marcada por el primer tono cardiaco en la auscultación, el latido palpable del ápice y el pulso periférico. En la sístole se suelen describir tres fases: período de preeyección, de eyección y de relajación.

**-SÍSTOLE** *(-systole)* Sufijo que significa «tipos y localizaciones de la determinación de la presión arterial máxima»: *disístole, histerosístole, taquisístole.*

**SÍSTOLE ABORTADA** *(aborted systole)* Contracción del corazón generalmente prematura y que no se acompaña de un pulso periférico.

**SITO-** Prefijo que significa «relativo o perteneciente a los alimentos»: *sitomanía, sitofobia, sitoterapia.*

**SITOSTEROL** *(sitosterol)* Mezcla de esteroles derivados de las plantas que se utiliza para tratar la hiperbetalipoproteinemia y la hipercolesterolemia que no responden a las medidas dietéticas. Su empleo es objeto de controversia, ya que esta mezcla tiene una acción dispersante que tiende a producir alteración de los movimientos intestinales, determinando diarreas o interferencias con la absorción de otros medicamentos administrados simultáneamente. No se recomienda su empleo en el embarazo.

**SITUACIONAL, CRISIS** *(situational crisis)* (Psiquiatría). Crisis que se origina bruscamente como respuesta a un fenómeno externo o un conflicto relativo a una circunstancia específica. Los síntomas suelen ser transitorios y el episodio, por lo general, es de breve duración.

**SITUS** *(situs)* Posición o localización normal de un órgano o parte del organismo.

**SJÖGREN-LARSSON, SÍNDROME DE** *(Sjögren-Larsson syndrome)* Trastorno congénito que se hereda como rasgo autosómico recesivo y se caracteriza por ictiosis, deficiencia mental y parálisis espástica.

**SKENE, CONDUCTO DE** *(Skene's duct)* V. **parauretral, conducto.**

**SKENE, GLÁNDULAS DE** *(Skene's glands)* Las mayores glándulas que desembocan en la uretra femenina, y cuyos conductos se abren justamente por dentro del orificio uretral.

**SKILLERN, FRACTURA DE** *(Skiller's fracture)* Fractura abierta de la porción distal del radio que se asocia con otra fractura en tallo verde de la porción distal del cúbito.

**Sm** *(Sm)* Símbolo del **samario.**

**SMITH, FRACTURA DE** *(Smith fracture)* Fractura de la muñeca, inversa a la de Colles, con desplazamiento del fragmento hacia delante.

**SMITH-HODGE, PESARIO DE** *(Smith-Hodge pesary)* V. **pesario.**

**SMITH-PETERSEN, CLAVO DE** *(Smith-Petersen nail)* Clavo de acero inoxidable de tres caras que se utiliza en cirugía ortopédica, en fracturas de fémur, para unir el cuello femoral a la cabeza. Se introduce bajo la prominencia del trocánter mayor y se hace pasar a través de la porción fracturada a la cabeza del fémur. V. también **clavo.**

**Sn** *(Sn)* Símbolo del **estaño.**

**SNC** *(CNS)* Abreviatura del sistema nervioso central.

**SNELLEN, CARTEL DE** *(Snellen chart)* Uno de los distintos carteles que se utilizan para probar la agudeza vi-

**SNELLEN, cartel de.** Distintos carteles como éste son utilizados en oftalmología para la determinación de la agudeza visual, que se establece mediante el tratamiento de los resultados individuales por medio de métodos estadísticos.

200 ft. or 61 m.

E

100 ft. or 30.5 m.

C B

70 ft. or 21.75 m.

D L N

50 ft. or 15.24 m.

P T E R

40 ft. or 12.19 m.

F Z B D E

30 ft. or 9.14 m.

O F L C T G

20 ft. or 6.10 m.

A P E O R F D Z

15 ft. or 4.57 m.

N P R T V Z B D F H K O

10 ft. or 3.05 m.

V Z Y A C E G L N P R T

SNELLEN CHART

sual. Representa letras, números y símbolos de tamaño decreciente.

**SNELLEN, PRUEBA DE** (*Snellen test*) Prueba de agudeza visual que se realiza con la ayuda del cartel de Snellen. La persona que se somete a la prueba se coloca a una distancia de 6-7 m del cartel y trata de leer el mayor número de símbolos posibles siguiendo cada línea de arriba abajo. Los resultados se registran en forma de fracción, comparando los valores obtenidos por el paciente con unos índices de normalidad estadística.

**SNOWDEN-PENCER, TIJERAS DE** (*Snowden-Pencer scissors*) V. **tijeras**.

**SOBREALIMENTACIÓN** (*hyperalimentation*) **1.** Ingestión o administración de nutrientes en cantidad superior a la óptima y a los requerimientos dictados por el apetito. V. **nutrición parenteral completa**.

**SOBRECARGA** (*overload*) (Fisiología). Cualquier factor o influencia que someta al organismo a una tensión superior a sus límites naturales y debilite su salud.

**SOBRECRUZAMIENTO** (*crossing over*) Intercambio de fragmentos de las cromátides entre los pares homólogos de cromosomas durante la profase de la primera división meiótica. Tiene lugar mediante la formación de quiasmas y da lugar a la recombinación de genes.

**SOBREDOSIS** (*overdose*) Consumo excesivo de un fármaco o sustancia de abuso, lo que ocasiona reacciones adversas que varían desde la manía al coma o la muerte.

**SOBREINFECCIÓN** (*superinfection*) Infección que surge en el curso de un tratamiento antimicrobiano que se prescribe para combatir otra infección. Por lo general, se debe a un cambio en la flora normal que favorece la replicación de algunos organismos disminuyendo la vitalidad y el número de aquellos con los que compite; tal es el caso de las levaduras, que crecen extraordinariamente cuando se prescribe penicilina para combatir una infección bacteriana.

**SOBREPESO** (*overweight*) Peso corporal superior al normal teniendo en cuenta la talla, constitución y edad del individuo.

**SOCIALIZACIÓN** (*socialization*) Proceso por el cual un individuo aprende a vivir de acuerdo con las expectativas y normas de un grupo o sociedad, adquiriendo sus creencias, hábitos, valores y formas de conducta aceptadas mediante mecanismos de imitación, interacción familiar e integración en un sistema educativo.

**SOCIÓPATA** (*sociopath*) V. **psicópata**.

**SOCIOPÁTICO** (*sociopatic*) V. **psicopático**.

**SODA** (*soda*) Compuesto de sodio, particularmente bicarbonato sódico, carbonato sódico o hidróxido sódico.

**SODEMIA.** Presencia de sodio o de sales de sodio en la sangre.

**SODIO (Na)** (*sodium [Na]*) Metal blanco y grisáceo del grupo de los alcalinos. Su número atómico es 11 y su peso atómico, 22,99. Es uno de los elementos más importantes del organismo y sus iones intervienen en el equilibrio ácido-base y en el del agua, en la transmisión de los impulsos nerviosos y en la contracción muscular. La ingestión recomendada de sodio por día es de 250 a 750 mg para los niños de 6 meses a un año de edad, de 900 a 2.700 mg para los de 11 años o más y de 1.100 a 3.300 mg para

### Principales causas de hipernatremia

**I. Mayor aporte de sodio que de agua**

**II. Pérdida de agua, con función renal normal y poca ingesta de agua**
- Diaforesis excesiva
- Diarreas
- Alteración de los mecanismos de la sed

**III. Depleción renal de agua**
- Diabetes insípida
- Acción de diuréticos (yatrógena), insuficiencia renal crónica
- Fase de recuperación de insuficiencia renal aguda
- Hipocaliemia
- Hipercalcemia

### Principales causas de hiponatremia

**I. Depleción de sodio superior a la depleción de agua**

**II. Reposición de sodio insuficiente en relación a la reposición de agua**

**III. Por dilución de sodio**
- Insuficiencia renal (neoplasias, infecciones pulmonares, meningitis)
- Insuficiencia suprarrenal o hipofisaria
- Insuficiencia cardiaca congestiva
- Cirrosis
- Síndrome nefrótico
- Glomerulonefritis aguda
- Hiponatremia osmótica

los adultos. El sodio es un importante componente de los más de 8 l de secreciones producidas por el organismo cada día, entre las cuales se encuentran la saliva, los jugos gástrico e intestinal, la bilis y el líquido pancreático. La secreción diaria total de sodio en esos líquidos es de 1.200 a 1.400 mEq por término medio. Un adulto de 70 kg de peso tiene unas reservas corporales de 2.800 a 3.000 mEq. El sodio se encuentra también combinado con el cloro, que es el anión extracelular más importante del organismo. Por su parte, el sodio es el principal electrólito en el líquido intersticial y su interacción con el potasio, el principal electrólito intracelular, es fundamental para la supervivencia. Una disminución en la concentración de sodio del líquido intersticial hace que disminuya inmediatamente su presión osmótica, quedando hipotónico con respecto al líquido intracelular. El riñón es el principal regulador de los niveles de sodio en los líquidos orgánicos e impide su excreción por la orina cuando el organismo necesita ahorrarlo. Cuando aumenta la temperatura del cuerpo, por ejemplo por fiebre, se pierde sodio a través del sudor y se diluye el restante mediante la ingestión de cantidades adicionales de agua. Para evitar complicaciones graves en esta circunstancia hay que aportar el sodio depleccionado. Las sales de sodio, como el bicarbonato sódico, se utilizan mucho en la preparación de medicamentos. El bicarbonato sódico tiene una acción inmediata y rápida en el estómago, pero si se ingiere en exceso penetra rápidamente en el intestino, por lo que su acción es más corta que la de otros antiácidos. Además, es muy eficaz para alcalinizar la orina y forma parte de muchas soluciones utilizadas en irrigaciones, enjuagues y enemas. Por último, el sodio es también importante en el transporte de iones a través de la membrana citoplasmática.

**SODOKU** *Sodoku, ratbite fever)* Infección aguda, transmitida al hombre por la mordedura de ratón infectado, provocada por la espiroqueta *mursu muris*. El cuadro clínico consta de fiebre elevada, que dura de 4 a 7 días, en ciclos recurrentes y sucesivos hasta un número de 5 o 6 con marcada tendencia a recidivar. El tratamiento de elección es con penicilina.

**SODOMÍA** *(sodomy)* **1.** Relaciones sexuales no naturales. **2.** Coito anal entre dos hombres. **3.** Relación sexual con un animal.

**SOFOCACIÓN** *(choking)* Proceso en el cual se bloquean las vías respiratorias por constricción del cuello, obstrucción traqueal o inflamación de la laringe. Se caracteriza por la presencia de tos brusca y rubefacción facial que rápidamente pasa a cianosis. La persona no puede respirar y se agarra la garganta. El tratamiento debe ser de urgencia y consiste en la extirpación de la materia obstructiva y la reanimación si es necesario. V. también **Heimlich, maniobra de**.

**SOFOCO** *(hot flash)* Sensación pasajera de calor que experimentan algunas mujeres menopáusicas o posmenopáusicas. Se debe a trastornos vasomotores autónomos que acompañan a los cambios de la actividad neurohormonal de ovarios, hipotálamo e hipófisis. No se conoce el mecanismo exacto. La mayoría de las mujeres menopáusicas no los padecen; la frecuencia, duración e intensidad de los mismos varían además ampliamente. Aunque no existe alteración física alguna, el síntoma es muy molesto e incluso, en determinadas y raras ocasiones, incapacitante. Los sofocos se alivian si se administran estrógenos cíclicamente.

**-SOL** Sufijo que significa «solución coloidal»: *electrosol, nitromersol, plastisol*.

**SOLEO** *(soleus)* Uno de los tres músculos posteriores superficiales de la pierna. Se trata de un músculo plano y ancho que se encuentra justamente por debajo de los gemelos y se origina mediante fibras tendinosas en la cabeza del peroné, la línea poplítea y el borde interno de la tibia. En la parte media de la pierna, sus fibras se mezclan con las de los gemelos para formar el tendón del calcáneo, que se inserta en el hueso del mismo nombre. Está inervado por una rama del nervio tibial que contiene fibras de la primera y segunda raíces sacras. Sirve para flexionar el pie.

**SOLAR-** Prefijo que significa «perteneciente o relativo al sol»: *solario, solarización, solarizar*.

**SOLUBILIDAD BILIAR, PRUEBA DE LA** *(bile solubility test)* Prueba bacteriológica utilizada para establecer el diagnóstico diferencial de las infecciones neumocócicas y estreptocócicas. Se coloca en dos tubos caldo de cultivo de cada uno de los microorganismos y a continuación se añade a uno de ellos bilis bovina y al otro sal. Los neumococos se disuelven en la bilis bovina produciendo una solución clara, mientras que los estreptococos no se disuelven y producen una solución turbia. El tubo con sal se utiliza como testigo.

**-SOLUBLE** Sufijo que significa «que puede disolverse»: *acetosoluble, hidrosoluble, liposoluble*.

**SOLUCIÓN** *(solution)* Mezcla de dos o más sustancias disueltas en otras. Las moléculas de cada una de ellas se dispersan de forma homogénea y no sufren ninguna modificación química. La solución puede hallarse en estado gaseoso, líquido o sólido. V. también **soluto; solvente**.

**SOLUTO** *(solute)* Sustancia disuelta en una solución.

**SOLVENTE** *(solvent)* Cualquier líquido en el cual pueda disolverse otra sustancia. De manera informal, este término se utiliza para describir líquidos orgánicos como el benceno, el tetracloruro de carbono y otros derivados volátiles del petróleo que, cuando se inhalan, pueden producir intoxicación y lesión de las membranas mucosas de la nariz y la garganta y los tejidos del riñón, el hígado y el cerebro. La exposición repetida y prolongada a estas sustancias puede determinar adicción, afectación cerebral, ceguera y otras complicaciones graves, algunas de ellas fatales.

**SOLVENTE VOLÁTIL** *(volatile solvent)* Líquido de fácil evaporación capaz de disolver una sustancia.

**SOMA** *(soma)* **1.** El cuerpo como algo distinto de la mente o la psique. **2.** El cuerpo con exclusión de las células germinales. **3.** El cuerpo de una célula.

**-SOMA** Sufijo que significa «cuerpo o porción de un cuerpo»: *histerosoma, microsoma, prosoma*.

**SOMA-, SOMATO-** Prefijo que significa «perteneciente o relativo al cuerpo»: *somatoceptor, somatogénico, somatopleural*.

**-SOMATIA** Sufijo que significa «relativo al organismo, especialmente a su tamaño»: *diplosomatia, macrosomatia, microsomatia*.

**SOMÁTICA, CÉLULA** *(somatic cell)* Cualquier célula del organismo que posea una dotación cromosómica diploide, a diferencia de las células germinales, que sólo contienen el número haploide. Consultar también la voz **germinal, célula**.

**SOMÁTICO** *(somatic)* Perteneciente al organismo. Consultar también la voz **psíquico**. V. también **psicosomático**.

**-SOMÁTICO** *(-somatic)* **1.** Sufijo que significa «que causa efectos sobre el organismo»: *exosomático, neurosomático, psicosomático*. **2.** Sufijo que significa «relativo a un tipo de organismo humano»: *eurisomático, leptosomático*.

**SOMATIZACIÓN** *(somatization disorder)* Trastorno caracterizado por múltiples síntomas físicos recidivantes que no responden a ninguna causa orgánica. Es frecuente en adolescentes y adultos jóvenes y afecta particularmente a la mujer. Los síntomas varían de unos individuos a otros y dependen del conflicto emocional subyacente. Entre los más comunes figuran alteraciones gastrointestinales, parálisis, ceguera funcional, trastornos cardiopulmonares, menstruación dolorosa o irregular, indiferencia sexual y dispareunia. Si el trastorno de base no se trata, el paciente puede desarrollar una hipocondría. También se llama **Briquet, síndrome de**.

**SOMATOFORME, TRASTORNO** *(somatoform disorder)* Perteneciente a un grupo de trastornos neuróticos caracterizados por síntomas que hacen pensar en enfermedades físicas pero que no responden a ninguna causa orgánica ni a ninguna disfunción fisiológica. Los síntomas suelen ser las manifestaciones físicas de algún factor o conflicto intrapsíquico no resuelto. Entre los trastornos somatoformes destacan la hipocondría, la somatización y la conversión.

**SOMATOGÉNESIS** *(somatogenesis)* **1.** (Embriología). Desarrollo del cuerpo a partir del plasma germinal. **2.** Desarrollo de una enfermedad física o un conjunto de síntomas de causa fisiopatológica orgánica. Consultar también la voz **psicogénesis**.

**SOMATOMEGALIA** *(somatomegaly)* Trastorno caracterizado por un tamaño excesivo del cuerpo como consecuencia de la secreción excesiva de somatotropina o de la secreción inadecuada de somatostatina.

**SOMATOPLASMA** *(somatoplasm)* Material protoplásmico no reproductor de las células corporales distinto del material reproductor de las germinales. Consultar también la voz **plasma germinal**.

**SOMATOPLEURA** *(somatopleure)* Capa de tejido que forma la pared del embrión en sus etapas iniciales de desarrollo. Consta de una capa externa de ectodermo recubierta de un mesodermo somático y se continúa por fuera del embrión constituyendo el amnios y el corion. Consultar también la voz **esplacnopleura**.

**SOMATOPLÁCNICO** *(somatoplachnic)* Perteneciente o relativo al tronco y los órganos viscerales.

**SOMATOSTATINA** *(somatostatin)* Hormona que, producida en el hipotálamo, inhibe el factor estimulante de la liberación de somatotropina de la hipófisis anterior. También inhibe la liberación de ciertas hormonas, como la tirotropina, la adrenocorticotropina, el glucagón, la insulina y la colecistoquinina, y ciertas enzimas, como la pepsina, la renina, la secretina y la gastrina. También se llama hormona inhibidora de la liberación de hormona del crecimiento.

**SOMATOTROPINA** *(somatotropin)* V. **hormona del crecimiento**.

**-SOMIA** Sufijo que significa «referente a la posesión de un cuerpo»: *agenosomia, diplosomia, microsomia*.

**SOMITE** *(somite)* Una de las diversas masas segmentadas de tejido mesodérmico que, en parejas, se sitúan a lo largo del tubo neural durante los estadios iniciales del desarrollo embrionario de los vertebrados. Estas estructuras dan lugar a las vértebras y se diferencian en distintos tejidos, como el músculo voluntario, los huesos, el tejido conjuntivo y las capas dérmicas de la piel. El somite que primero aparece se sitúa en la futura región occipital; a continuación van formándose los siguientes en dirección caudal hasta completarse el número total de 36 a 38.

**SOMN-, SOMNI-** Prefijo que significa «perteneciente o relativo al sueño»: *somnifaciente, somnífero, somnipatía*.

**-SOMNIA** Sufijo que significa «relativo al sueño»: *asomnia, hiposomnia, hipersomnia*.

**SOMNOLENCIA** *(somnolent)* Estado de sueño o adormecimiento.

**-SOMO** *(-somus)* Sufijo que significa «monstruo fetal que posee un cuerpo»: *disomo, hemisomo, pleurosomo*.

**SON-** Prefijo que significa «perteneciente o relativo al sonido»: *sonar, sonómetro, sonometría*.

**SONAMBULISMO** *(somnambulism)* **1.** También llamado noctambulismo. Trastorno que se produce durante las fases 3 o 4 del sueño, con movimientos oculares más rápidos, y se caracteriza por una actividad motora compleja que suele culminar en que el sujeto se levanta de la cama y camina por la casa sin recordar posteriormente el

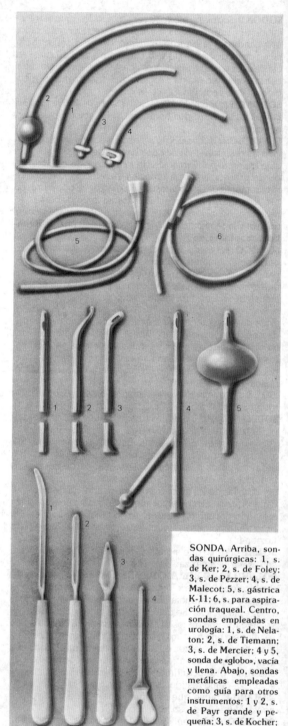

SONDA. Arriba, sondas quirúrgicas: 1, s. de Ker; 2, s. de Foley; 3, s. de Pezzer; 4, s. de Malecot; 5, s. gástrica K-11; 6, s. para aspiración traqueal. Centro, sondas empleadas en urología: 1, s. de Nelaton; 2, s. de Tiemann; 3, s. de Mercier; 4 y 5, sonda de «globo», vacía y llena. Abajo, sondas metálicas empleadas como guía para otros instrumentos: 1 y 2, s. de Payr grande y pequeña; 3, s. de Kocher; 4, s. acanalada.

episodio. Los períodos de sonambulismo, que duran de varios minutos a media hora o más, se dan sobre todo en niños, más en varones, y guardan cierta relación con la fatiga, el estrés o la ingestión de sedantes o hipnóticos. Otros factores predisponentes son las enfermedades convulsivas, las infecciones del sistema nervioso central y los traumatismos cefálicos, pero la causa subyacente más frecuente es la ansiedad. En el adulto, este trastorno es más raro y se considera una reacción disociativa. **2.** Estado hipnótico que se caracteriza porque la persona mantiene la actividad de todos sus sentidos pero no recuerda posteriormente el episodio.

**SONDA** (sound) Instrumento utilizado para comprobar la permeabilidad de un conducto, localizar la abertura de una cavidad o canal, valorar su profundidad u observar su contenido. Mediante una sonda se determina por ejemplo la profundidad del útero, se detecta la presencia de cálculos vesicales y con mayor frecuencia se coloca correctamente un catéter urinario en la uretra a través del meato uterino.

**SONDA DE AUTORRETENCIÓN** (self-retaining catheter) Sonda urinaria que tiene una doble luz. Por un canal fluye la orina desde la vejiga hacia una bolsa colectora; el otro posee un balón en el extremo vesical y un diafragma en el opuesto; se inyectan varios centímetros de aire o agua estéril a través del diafragma para llenar el balón vesical y sostener la sonda en su lugar. Para retirarla se extrae el aire o el agua a través del diafragma o se deja que salgan separando éste de las sondas.

**SONDA DE BOLA** (acorn-tipped catheter) Catéter flexible con la punta en forma de bellota que se utiliza en diversos procedimientos diagnósticos, sobre todo en urología.

**SONDA ELÁSTICA** (elastic bougie) Sonda flexible que puede introducirse a través de conductos angulados o tortuosos.

**SONDA FILIFORME** (filiform bougie) Sonda extremadamente fina utilizada para pasar a través de una estructura estrecha, como un tracto sinusal.

**SONDA NASOGÁSTRICA** (nasogastric tube) Tubo que se hace pasar hasta el estómago a través de la nariz.

**SONDA PROSTÁTICA** (prostatic catheter) Catéter de unos 6,5 cm de longitud con un extremo en ángulo. Se usa para sondar a los varones cuya uretra está obstruida por efecto de un aumento de tamaño de la próstata.

**SONDAJE VESICAL EN EL HOMBRE** (male catheterization) Extracción de la orina mediante sonda o catéter introducido en la vejiga, a través del meato urinario y de la uretra.

MÉTODO: Las sondas pueden ser de goma blanda (sonda de Nelaton) o semirrígidas o rígidas, de metal o de vidrio, de forma cilíndrica o rectas, con punta conoolivar y con una curva o acodadura a lo largo. El enfermo se sitúa en decúbito supino, con el tronco ligeramente incorporado y piernas flexionadas. Se efectúa una limpieza del glande y un lavado de la uretra con un trozo de gasa empapado en líquido antiséptico, sin olvidar el lavado del prepucio y del surco balano-prepucial; a continuación se inyecta líquido antiséptico en la uretra mediante una jeringa. Se lubrica la sonda y se coge con el índice y el pulgar de la mano derecha, a unos 6-7 cm de la punta, manteniendo con la otra mano el pene en posición vertical; se entreabre el meato urinario y se introduce la sonda lentamente, manteniendo el pene estirado con objeto de salvar la curva fisiológica de la uretra. La sensación de falta de resistencia es indicativa de entrada en la uretra. En casos de estrechez uretral o hipertrofia prostática, se requieren procedimientos especiales utilizando bujías, o, en los prostáticos, una sonda de calibre 19-20, semirrígida.

ACTUACIÓN DE LA ENFERMERA: La enfermera deberá tranquilizar al paciente, procurando que esté relajado, lo que facilitará el procedimiento, pues el sondaje suele ser incómodo y violento para el hombre.

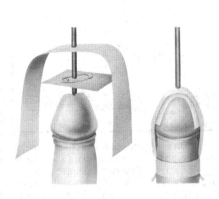

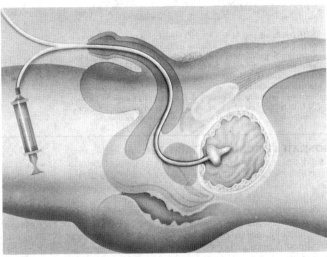

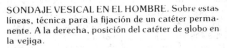
SONDAJE VESICAL EN EL HOMBRE. Sobre estas líneas, técnica para la fijación de un catéter permanente. A la derecha, posición del catéter de globo en la vejiga.

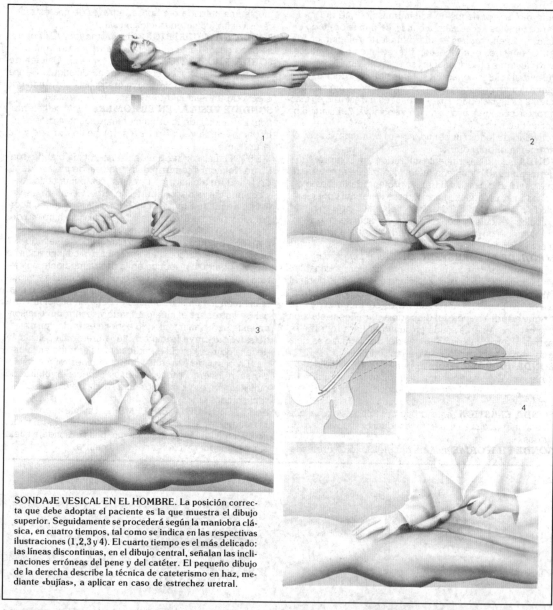

**SONDAJE VESICAL EN EL HOMBRE. La posición correcta** que debe adoptar el paciente es la que muestra el dibujo superior. Seguidamente se procederá según la maniobra clásica, en cuatro tiempos, tal como se indica en las respectivas ilustraciones (1, 2, 3 y 4). El cuarto tiempo es el más delicado: las líneas discontinuas, en el dibujo central, señalan las inclinaciones erróneas del pene y del catéter. El pequeño dibujo de la derecha describe la técnica de cateterismo en haz, mediante «bujías», a aplicar en caso de estrechez uretral.

**SONDAJE VESICAL EN LA MUJER** (*female catheterization*) Extracción de la orina mediante un catéter introducido en la vejiga a través del meato urinario y la uretra. Se usa para aliviar la distensión, si no es posible la micción voluntaria (p. ej., en caso de traumatismo o cirugía), como preparación para la anestesia y durante la misma, si se necesita una muestra de orina vesical, o para instilar medicamentos en la vejiga. Puede usarse una sonda recta o con balón. En el caso de la sonda recta, suele usarse una de French del tamaño 12 o 16.

MÉTODO: Se prepara el equipo estéril necesario, incluyendo torundas de algodón, recipiente para recoger la orina, varilla para sujetar las torundas, desinfectante para limpiar el meato y el área perineal adyacente, guantes, lubricante para la punta del catéter y un paño estéril. Muchas veces se utiliza un equipo estéril desechable, ya preparado, y sólo hay que seleccionar por separado la sonda. La paciente es colocada de espaldas, con las rodillas flexionadas y las piernas en abducción y se cubre con el paño estéril. Se enfoca sobre el periné una luz brillante. La enfermera procede al lavado y secado de sus manos, y abre con cuidado la bandeja o el equipo de sondaje sin tocar la superficie interna de la envoltura ni el contenido. La persona encargada del sondaje debe utilizar guantes estériles y la bandeja se sitúa entre las piernas de la paciente. El paño estéril pequeño del equipo se coloca sobre la paciente, de forma que la ventana permita el acceso al meato urinario. Con el pulgar y el índice se separan los labios y se retraen los tejidos, para descubrir el meato. Se limpia la zona desde delante hacia atrás, utilizando una torunda para cada movimiento. La torunda se desecha antes de iniciar el siguiente movimiento de limpieza; se emplean tres o más movimientos, y mientras se limpia el área se comprueba la posición del meato. Se separan los labios, se coge la sonda aproximadamente a 4 cm de la punta, se lubrica ésta y el extremo se coloca en la batea. Mientras se distrae la atención de la paciente, se introduce el catéter aproximadamente 7,5 cm, hasta que comienza a fluir la orina. Cuando se detiene el flujo, se aplica masaje suave a la vejiga para vaciarla completamente y después se extrae la sonda con lentitud. Se pasa con suavidad una esponja estéril sobre el meato, para eliminar posibles restos de lubricante y secar la zona. Se mide la cantidad de orina y se anotan el olor, el color y la presencia de cualquier precipitado anormal. Es frecuente tomar una muestra para cultivo bacteriológico y antibiograma, que es tapada, marcada y enviada al laboratorio.

CRITERIOS IMPORTANTES: El sondaje predispone a la infección del tracto urinario, sobre todo si la maniobra produce traumas. Es esencial mantener las condiciones de asepsia, así como realizar las manipulaciones pertinentes con suavidad y cuidado. Si la vejiga está distendida, pueden vaciarse los primeros 1.000 cc, se pinza el catéter y se consulta al médico, puesto que la extracción de un volumen mayor de una sola vez podría causar daño a la vejiga, escalofríos y shock. Ciertos estados, como la vulvectomía radical, la tumefacción posoperatoria o las anomalías estructurales, pueden dificultar la localización del meato urinario. La elección del tipo de sonda y de su tamaño depende de la indicación del sondaje, la edad de la paciente y del estado general, condiciones y tamaño de la uretra.

ACTUACIÓN DE LA ENFERMERA: El sondaje suele ser ordenado por el médico para una paciente individual, aunque a veces se establecen normas generales sobre los casos en que debe realizarse. Muchas pacientes sienten un miedo justificado al sondaje; una explicación cuidadosa del procedimiento puede aliviar ese temor. La inspiración profunda consigue a veces que se abra un poco el meato, revelando su presencia. La respiración rápida y superficial puede disminuir la molestia momentánea que acompaña con frecuencia a la inserción de la sonda en la vejiga. Siempre es preferible la micción voluntaria y la enfermera debe animar a la paciente a intentarla. Se hace necesaria una vigilancia estrecha para descubrir posibles signos de infección. Si una mujer va a ser sondada más de dos veces, generalmente se prefiere usar una sonda permanente.

**SONOGRAFÍA** (sonography) V. **ultrasonografía**.

**SONOGRAMA** (sonogram) V. **ultrasonografía**.

**SOPLO** (murmur) Sonido de tono bajo, similar a un murmullo, por ejemplo un soplo cardiaco.

**SOPLO ANFÓRICO** (amphoric breath sound) Sonido anormal de timbre hueco que se ausculta con el fonendoscopio. Indica una cavidad que se abre a un bronquio o un neumotórax.

**SOPLO BRONQUIAL** (bronchial breath sound) Sonido anómalo que se ausculta con el estetoscopio en los campos pulmonares e indica consolidación por neumonía o compresión. La espiración y la inspiración producen sonidos fuertes, de alta frecuencia e igual duración.

**SOPLO CARDIACO** (heart murmur) Sonido cardiaco anómalo que se oye en la auscultación del corazón y se debe al flujo de sangre a través de una cámara o una válvula o al cierre o apertura valvular. Los soplos se clasifican según el momento en que aparecen durante el ciclo cardiaco, su duración y su intensidad según escala de I a V. Por ejemplo, un soplo de tono moderado que se oye al comienzo de la sístole y finaliza justamente antes de la diástole puede describirse como pansistólico III/V. También hay que señalar la zona del corazón en que se ausculta el soplo (foco) y sus posibles irradiaciones. Por lo general, muchos soplos sistólicos son benignos y carecen de significación, pero algunos expresan alteraciones fisiopatológicas cardiacas. La mayoría de los soplos diastólicos son patológicos.

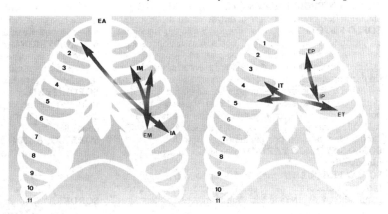

SOPLO CARDIACO. Propagación de los soplos en el corazón izquierdo (1) y derecho (2). EA, estenosis aórtica; IM, insuficiencia mitral; EM, estenosis mitral; IA, insuficiencia aórtica; EP, estenosis pulmonar; IP, insuficiencia pulmonar; ET, estenosis tricúspide; IT, insuficiencia tricúspide.

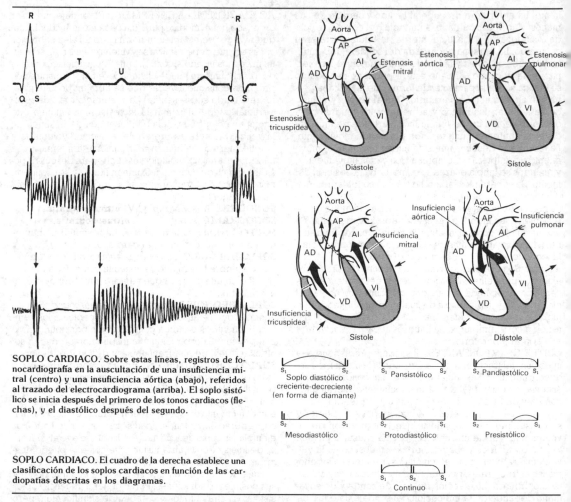

**SOPLO CARDIACO.** Sobre estas líneas, registros de fonocardiografía en la auscultación de una insuficiencia mitral (centro) y una insuficiencia aórtica (abajo), referidos al trazado del electrocardiograma (arriba). El soplo sistólico se inicia después del primero de los tonos cardiacos (flechas), y el diastólico después del segundo.

**SOPLO CARDIACO.** El cuadro de la derecha establece una clasificación de los soplos cardiacos en función de las cardiopatías descritas en los diagramas.

**SOPLO DE EYECCIÓN** (ejection murmur) V. **soplo sistólico**.

**SOPLO EN FUELLE** (bellows murmur) Sonido de soplo similar al que produce el aire al entrar y salir en un fuelle.

**SOPLO SISTÓLICO** (systolic murmur) Soplo cardiaco que se produce durante la sístole. Los soplos sistólicos suelen tener menos significación que los diastólicos y se auscultan en muchas personas que no presentan signo alguno de cardiopatía. Entre los soplos sistólicos se incluyen los de eyección, que con frecuencia se auscultan en el embarazo o en sujetos con anemia, tirotoxicosis o estenosis aórtica o pulmonar, los pansistólicos, que se auscultan en la insuficiencia mitral o tricúspide, y los sistólicos tardíos, producidos también por insuficiencia mitral.

**SOPLO SISTÓLICO TARDÍO** (late systolic murmur) V. **soplo sistólico**.

**SOPLO TRAQUEAL** (tracheal breath sound) Sonido respiratorio que normalmente se oye al auscultar la tráquea. Inspiración y espiración son igualmente estrepitosas; el ruido de espiración se oye durante la mayor parte de la espiración, mientras que el de inspiración se detiene abruptamente en el final de la inspiración, dejando una pausa hasta que comienza a oírse el de la espiración. Consultar la voz **murmullo vesicular**.

**SOPLO UTERINO** (souffle) Sonido que se ausculta sobre el útero de la embarazada. Coincide con el pulso materno y se debe al paso de la sangre circulante a través de las grandes arterias uterinas.

**SOPORÍFERO** (soporific) **1.** Perteneciente a una sustancia, trastorno o procedimiento que produce sueño. **2.** Fármaco que produce sueño. V. también **hipnótico; sedante**.

**SÓRBICO, ÁCIDO** (sorbic acid) Compuesto que se produce de forma natural en las bayas de los serbales silvestres. También puede sintetizarse del acetaldehído. Se utiliza en la fabricación de fungicidas, conservantes alimentarios, lubricantes y plastificantes.

**SORDERA** (deafness) Trastorno caracterizado por la pérdida completa o parcial de la audición. En el estudio de una sordera se exploran los oídos del paciente para detectar supuración, costras, acumulación de cerumen o anomalías estructurales. Puede ser temporal o permanente, congénita o adquirida durante la infancia, adolescencia o vida adulta. Debe tenerse en cuenta el factor envejecimiento y realizarse una valoración psicosocial para averiguar si el individuo se adapta a su sordera o si reacciona con temor, ansiedad, frustración, depresión, enfado u hostilidad. Se determinan el grado de afectación y la causa de la misma. V. también **sordera de conducción; sordera neurosensorial**.

OBSERVACIONES: Existen numerosos trastornos y enfermedades que pueden dar lugar a sordera. Al principio, la persona que padece una pérdida de audición leve puede no darse cuenta de ello y negarlo o disimularlo a medida que el problema se intensifica. El reconocimiento, diagnóstico y tratamiento precoces pueden ayudar a evitar una afectación mayor, con la frustración y el peligro que conllevan. Los ancianos con pérdida de audición suelen tener tanto una sordera sensorial como de conducción; tienen dificultad para oír los sonidos agudos y para distinguir fonemas como la «s» o la «f». Es útil hablar con claridad y despacio, permitiendo a la persona que lea en los labios, pero sin gritar. Las personas con una pérdida brusca suelen consultar; en ellas son frecuentes la confusión, el miedo e incluso el pánico. Hablan alto y pronuncian mal. Aparecen nuevos peligros, pues no pueden oír los timbres, silbidos ni sirenas y no han aprendido ninguna técnica para adaptarse a esta amenaza a su seguridad. Los sordos de nacimiento necesitan un entrenamiento en el lenguaje antes de alcanzar la edad escolar. La mayoría de los niños afectos presentan además trastornos de la percepción visual y son más dependientes y menos maduros emocional y socialmente; les resulta más difícil aprender a leer y escribir.

ACTUACIÓN: El tratamiento de la sordera depende de la causa. La simple extracción del cerumen impactado en el conducto auditivo externo mejora de forma significativa la audición. Pueden ser útiles los audífonos, los amplificadores del sonido o la lectura de los labios. Tiene gran utilidad la terapéutica del lenguaje para enseñar a hablar a una persona o ayudarla a conservar su capacidad de hablar.

ACTUACIÓN DE LA ENFERMERA: En la atención de una persona sorda hospitalizada para el tratamiento de otro problema deben tenerse en cuenta una serie de detalles importantes para la comunicación. A un paciente que lee los labios debe hablársele despacio, pronunciando con claridad, utilizando frases sencillas y repitiendo las que no haya entendido; no se debe gritar. Hay que situarse de modo que los labios sean perfectamente visibles para él. Si el paciente utiliza un audífono, deben revisarse su colocación y su funcionamiento antes de comenzar a hablar y debe modularse la voz a un tono que no le resulte molesto. Si la persona que padece sordera utiliza un lenguaje de signos, hay que contar con la colaboración de un intérprete. En los sordos recientes suele emplearse la escritura. Conviene que el paciente esté en un ambiente tranquilo, ya que la hospitalización aumenta la tensión impuesta por la sordera. Debe animarse al paciente a que se exprese y se comunique con sus amigos y parientes y cuando sea posible se le explicarán gráficamente los métodos de tratamiento. Cuando se da de alta a un sordo reciente se le debe comentar la existencia de clases de lectura labial o de lenguaje por signos, de las organizaciones para sordos y de los amplificadores de sonidos o las luces intermitentes para el teléfono o el timbre de la puerta. Es preciso destacar la importancia de que disponga de un ambiente seguro, de la perseverancia en el régimen terapéutico prescrito y en acudir a las citas ambulatorias. Si se le prescribe un audífono, hay que enseñarle el modo de utilizarlo y cuidarlo.

**SORDERA DE CONDUCCIÓN** (*conductive hearing loss*)
Forma de sordera en la cual se altera la conducción del sonido hasta el aparato neurosensorial del oído interno por un trastorno en el oído externo o medio. La sensibilidad al sonido está disminuida, pero la claridad (interpretación del sonido) se conserva. Si el volumen del sonido aumenta, la audición es normal.

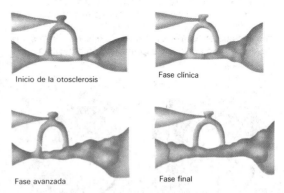

Inicio de la otosclerosis

Fase clínica

Fase avanzada

Fase final

**SORDERA. Mediante auriculares especiales es posible hacer llegar a los oídos toda clase de ruidos. En el proceso de desarrollo de la otosclerosis, la pérdida de audición no es perceptible hasta la fase clínica. En la fase final, el estribo queda inmóvil.**

**SORDERA NEUROSENSORIAL** *(sensorioneural hearing loss)* Forma de pérdida auditiva en la cual el sonido es conducido normalmente a través del oído externo y medio pero, debido a un efecto a nivel del oído interno, se distorsiona, con lo cual se dificulta su discriminación. La amplificación del sonido con una prótesis auditiva resulta útil en algunos casos de sordera neurosensorial, pero muchos pacientes sufren intolerancia a los ruidos fuertes y no se benefician de dichos aparatos. Consultar también la voz **sordera de conducción**.

**SORDO** *(deaf)* Que no puede oír o que presenta dificultades en la audición.

**SORDOMUDO** *(deaf-mute)* Persona que no puede oír ni hablar debido a un trastorno en el cerebro o en los órganos de la audición o del habla.

**SORRIN, OPERACIÓN DE** *(Sorrin's operation)* Técnica quirúrgica para el tratamiento de un absceso periodontal, utilizada especialmente cuando la encía marginal tiene un aspecto sano y no ofrece acceso al absceso.

**SOSA CÁLCICA** *(soda lime [SL])* Compuesto químico que se utiliza para absorber el dióxido de carbono exhalado en un sistema de anestesia con respiración en circuito cerrado.

**SOSTÉN, TRATAMIENTO DE** *(supportive treatment)* V. **tratamiento**.

**SOVP (SOAP)** (en un registro médico orientado hacia un problema) Abreviatura para subjetivo, objetivo, valoración y plan, las cuatro partes de un resumen escrito del problema sanitario.

**SPITZ, NEVUS DE** *(Spitz nevus)* V. **melanoma juvenil benigno**.

**SPOROTRICHUM** *(Sporotrichum)* Género de hongos que habitan en el suelo y que antiguamente se consideraban los agentes de la esporotricosis.

**SPOROZOA** *(Sporozoa)* Clase de parásito perteneciente a los protozoos que se caracteriza por la ausencia de todo órgano externo de locomoción. En esta clase se incluyen los géneros *Toxoplasma* y *Plasmodium*.

**Sr** *(Sr)* Símbolo del **estroncio**.

**SRE** *(SRE)* Abreviatura del sistema reticuloendotelial.

**ST, SEGMENTO** *(ST segment)* Componente del ciclo cardiaco que se representa en el electrocardiograma como una curva breve y gradual, cóncava hacia arriba, que sigue al complejo QRS y precede a la onda T. Corresponde al intervalo entre la despolarización completa.

**STANDARD** *(standard)* **1.** Evaluación que sirve como base de comparación para valorar fenómenos o sustancias similares, como por ejemplo un standard para la preparación de un fármaco o para la práctica de una profesión. **2.** Preparación farmacéutica o sustancia química de cantidad, ingredientes y potencia conocidos que se utiliza para determinar los constituyentes o potencia de otro preparado. **3.** Valor, potencia, calidad o ingredientes conocidos.

**STAPHYLOCOCCUS** *(Staphylococcus)* Género de bacteria grampositiva, esférica y no móvil, algunas de cuyas especies se encuentran normalmente en la piel y en la garganta. Otras producen infecciones purulentas graves o una enterotoxina que puede ocasionar náuseas, vómitos y diarrea. En los hospitales se originan a veces infecciones estafilocócicas que ponen en peligro la vida de muchos pacientes. *Staphylococcus aureus* es una especie que produce con frecuencia abscesos, endocarditis, impétigo, osteomielitis, neumonía y septicemia. *S. epidermidis*, antiguamente llamado *S. albus*, produce en ocasiones endocarditis en pacientes portadores de prótesis intracardiacas. V. también **estafilocócica, infección**.

**STARR-EDWARDS, PRÓTESIS DE** *(Starr-Edwards prosthesis)* Válvula cardiaca artificial. Se trata de un dispositivo en forma de balón que, dentro de una estructura hueca, obstruye la abertura valvular y evita el flujo retrógrado de la sangre. V. también **prótesis**.

**STEARNS, DEMENCIA ALCOHÓLICA DE** *(Stearns' alcoholic amentia)* Forma de locura provocada por el alcohol que se caracteriza por un trastorno emocional de naturaleza menos grave que el delirium tremens, pero de mayor duración y con una mayor obnubilación mental y una amnesia más importante.

**STEELE-RICHARDSON-OLSZEWSKI, SÍNDROME DE** *(Steele-Richardson-Olszewski syndrome)* Trastorno neurológico progresivo raro, de etiología desconocida, que se produce hacia la mitad de la vida y afecta con mayor frecuencia al hombre. Se caracteriza por parálisis de los músculos oculares, ataxia, rigidez de cuello y tronco, parálisis pseudobulbar y facies parkinsoniana. También son frecuentes la demencia y las respuestas emocionales inadecuadas. El tratamiento consiste en la administración de levodopa, un fármaco antiparkinsoniano, para controlar los síntomas extrapiramidales. V. también **Parkinson, enfermedad de**.

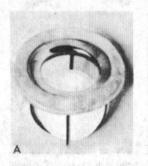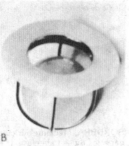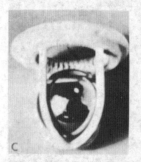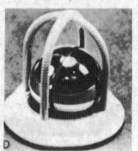

STARR-EDWARDS, prótesis de. Modelos sucesivos, paulatinamente perfeccionados, de las válvulas de «esfera cautiva» de Starr-Edwards.

**-STENIA** *(-stenia)* Sufijo que significa «potencia o fuerza»: *angiostenia, eustenia, hipostenia* .

**STENSEN, CONDUCTO DE** *(Stensen's duct)* V. **parotídeo, conducto.**

**STENT, MASA DE** *(Stents mass)* Compuesto utilizado en la preparación de impresiones dentales y moldes clínicos.

**-STERNIA** Sufijo que significa «trastorno del esternón»: *asternia, coilosternia, esquistosternia.*

**STEVENS-JOHNSON, SÍNDROME** *(Stevens-Johnson syndrome)* Enfermedad inflamatoria grave, a veces fatal, que afecta al niño y al adulto joven. Se caracteriza por un comienzo agudo con aparición de fiebre, bullas cutáneas y úlceras en las membranas mucosas de los labios, los ojos, la boca, las vías nasales y los genitales. Todo ello se acompaña con frecuencia de neumonía, dolor articular y postración. Este síndrome puede corresponder a una reacción alérgica frente a determinados fármacos o aparecer después de un embarazo, una infección por herpesvirus I u otra enfermedad. En algunas ocasiones se da en sujetos afectos de neoplasias malignas o sometidos a radioterapia. El tratamiento consiste en reposo en cama y administración de antibióticos para tratar la neumonía, glucocorticoides, analgésicos, enjuagues orales y sedantes.

**STH** Abreviatura de *somatotropic hormone* (hormona del crecimiento, somatotropa).

**STIEDA, FRACTURA DE** *(Stieda's fracture)* Fractura del cóndilo interno del fémur.

**-STILO** *(-style)* Sufijo que significa «hueso unido a una estructura interna»: *cefalostilo, sarcostilo, cigostilo.*

**STILL, ENFERMEDAD DE** *(Still's disease)* Forma de artritis reumatoide que por lo general afecta a las grandes articulaciones en niños de menos de 16 años de edad. Como el crecimiento óseo del niño tiene lugar en las placas epifisarias de las epífisis distales, si esas estructuras se lesionan, el desarrollo esquelético puede verse afectado. El tratamiento consiste en reposo y administración de analgésicos y antiinflamatorios. El índice de recuperación en esta forma juvenil es mejor que en la forma convencional de artritis reumatoide del adulto.

**-STOMA** Sufijo que significa «boca»: *hipostoma, metastoma, tetrastoma.*

**-STOMÍA** *(-stomy)* Sufijo que significa «apertura quirúrgica»: *gastrostomía, lobostomía, traqueostomía.*

**STOKES-ADAMS, SÍNDROME DE** *(Stokes-Adams syndrome)* V. **Adams-Stokes, crisis de.**

**STRAPPING** *(strapping)* Aplicación de tiras superpuestas de esparadrapo a una extremidad o zona del cuerpo para ejercer presión y mantener una estructura en su lugar. Se utiliza en el tratamiento de distensiones, esguinces, luxaciones y determinadas fracturas.

**STREPTOBACILLUS** *(Streptobacillus)* Género de bacteria en forma de collar que puede producir fiebre por mordedura de rata en el hombre.

**STREPTOCOCCUS** *(Streptococcus)* Género de cocos grampositivos no móviles que se clasifican por sus tipos serológicos (grupos Lancefield de la A a la T), por su acción hemolítica (alfa, beta y gamma) cuando se cultivan en agar sangre y por su forma de relación con los virus bacterianos (fagos de los tipos 1 al 86). Muchas especies de estreptococos producen enfermedades en el hombre.

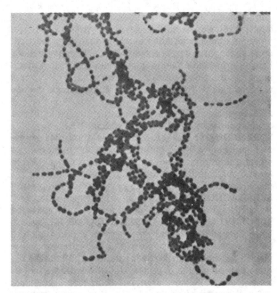

STREPTOCOCCUS. Este género de bacterias se caracteriza por la ramificación de sus colonias en cadenas o racimos.

*Streptococcus fecalis*, un enterococo del grupo D resistente a la penicilina y habitante normal del conducto gastrointestinal, puede producir infecciones urinarias o endocarditis. *S. pneumoniae*, antes llamado *Diplococcus pneumoniae*, es el agente causal del 90 % de los casos de neumonía bacteriana en los países occidentales. *S. pyogenes* pertenece al grupo A y puede producir amigdalitis, infecciones respiratorias o cutáneas. Algunas cepas de *Streptococcus* beta-hemolíticos producen fiebre reumática y glomerulonefritis. *S. viridians*, perteneciente a la flora normal de la boca, es el agente causal más frecuente de la endocarditis bacteriana, y suele penetrar en la corriente sanguínea en el curso de intervenciones dentales.

**STRONGYLOIDES** *(Strongyloides)* Género de nematodo intestinal parasitario. Una especie del *Strongyloides (S. stercolaris)* produce la estrongiloidiasis.

**STRYKER, CAMA DE** *(Stryker wedge frame)* Lecho ortopédico que facilita la rotación del paciente según sea necesario adoptar la posición supina o la prona. Al igual que el lecho de Foster, se utiliza en la inmovilización de los pacientes con inestabilidad de la columna, en el tratamiento posoperatorio de las fusiones vertebrales múltiples y en la terapéutica de las quemaduras graves. No se recomienda cuando hay que aplicar tracción en las extremidades inferiores.

**STUART-POWER, FACTOR** *(Stuart-Power factor)* V. **factor X.**

**STURGE-WEBER, SÍNDROME DE** *(Sturge-Weber, syndrome)* Enfermedad neurocutánea congénita caracterizada por la aparición de un hemangioma capilar de color rojo vino localizado sobre un dermatoma sensorial correspondiente a una rama del nervio trigémino de la cara. En la exploración radiológica del cráneo se observan calcificaciones intracraneales. El paciente puede presentar atrofia de la corteza cerebral, crisis convulsivas generalizadas o localizadas, angioma de la coroides, glaucoma secundario, atrofia óptica y otros angiomas cutáneos. Esta enfermedad no tiene tratamiento conocido y únicamente se aplican medidas de sostén, incluyendo agentes anticonvulsivos. También se llama **angiomatosis encefalotrigeminal**.

**SUB-** Prefijo que significa «bajo, casi, cerca o moderadamente»: *subagudo, subdental, subácido*.

**SUBAGUDO** *(subacute)* **1.** Menos que agudo. **2.** Perteneciente o relativo a una enfermedad u otro trastorno que afecta a una persona sin alterarla clínicamente. El trastorno o enfermedad en cuestión puede descubrirse por medio de un dato analítico o una exploración radiológica.

**SUBARACNOIDEO** *(subarachnoid)* Que está situado por debajo de la aracnoides y por encima de la piamadre.

**SUBCLAVIA, SÍNDROME DEL ROBO DE LA** *(subclavian steal syndrome)* Síndrome vascular producido por la existencia de una oclusión de la arteria subclavia en situación proximal al origen de la arteria vertebral. Este bloqueo determina una inversión del gradiente normal de presión sanguínea en la arteria vertebral con disminución del flujo distalmente a la oclusión. El paciente presenta episodios de parálisis fláccida del brazo, dolor en las regiones mastoidea y occipital y disminución o ausencia del pulso radial en el lado afecto. Un signo característico que se da en algunos casos es que la determinación de la presión arterial en los dos brazos produce valores muy diferentes.

**SUBCLAVIA, VENA** *(subclavian vein)* Prolongación de la vena axilar que se extiende por el borde interno de la primera costilla en dirección al extremo esternal de la clavícula, donde se une con la vena yugular interna para formar la vena braquiocefálica. Suele tener un par de válvulas situadas cerca de su unión con la yugular interna. Recibe sangre desoxigenada de la vena yugular externa y, en el lado izquierdo, a nivel de su unión con la yugular interna, recibe linfa del conducto torácico. En el lado derecho recibe linfa del conducto linfático derecho.

**SUBCLAVIA DERECHA, ARTERIA** *(right subclavian artery)* Gruesa arteria que nace del tronco braquiocefálico. Posee varias ramas importantes: axilar, torácica vertebral y arterias torácicas internas, así como los troncos cervical y costocervical, que irrigan la parte derecha de la porción superior del cuerpo.

**SUBCLAVIA IZQUIERDA, ARTERIA** *(left subclavian artery)* Arteria que nace en el arco aórtico, detrás de la carótida primitiva, a nivel de la cuarta vértebra torácica, asciende hacia la base del cuello, rodea por fuera al músculo escaleno anterior, da seis ramas principales que irrigan la columna vertebral, la medula espinal, el oído y el cerebro y, por fin, al alcanzar la primera costilla, forma la arteria axilar. Consultar la voz **subclavia derecha, arteria**.

**SUBCLAVIO** *(subclavian)* Que está situado bajo la clavícula, como la vena subclavia.

**SUBCLAVIO, MÚSCULO** *(subclavius)* Músculo corto, pequeño y cilíndrico de la pared torácica que se sitúa entre la clavícula y la primera costilla. Se origina en un tendón grueso y breve en la zona de unión de la primera costilla y su cartílago y se inserta en la hendidura situada sobre la superficie clavicular interna entre los ligamentos costoclavicular y conoide. Está inervado por un nervio especial procedente del tronco lateral del plexo braquial que contiene fibras de las raíces cervicales quinta y sexta. Su acción es tirar del hombro hacia abajo y hacia delante. Consultar también las voces **pectoral mayor, músculo; pectoral menor, músculo; serrato anterior, músculo**.

**SUBCLÍNICO** *(subclinical)* Perteneciente o relativo a una enfermedad o trastorno, tan leve, que no llega a producir síntomas.

**SUBCONSCIENTE** *(subconscious)* Imperfecta o parcialmente consciente.

**SUBCUTÁNEA, PRUEBA** *(subcutaneous test)* V. **intradérmica, prueba**.

**SUBCUTÁNEO** *(subcutaneous)* Que está por debajo de la piel.

**SUBDURAL** *(subdural)* Que está situado bajo la duramadre y por encima de la aracnoides.

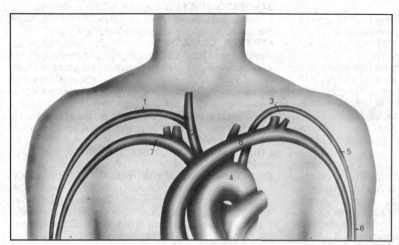

**SUBCLAVIA IZQUIERDA, arteria.** La arteria subclavia derecha (1) nace del tronco braquiocefálico (2) y la suclavia izquierda (3), del cayado aórtico (4). Ambas recorren la base de las cavidades supraclaviculares, apoyándose en la primera costilla, y continuando a partir de ésta como arterias axilares (5) y luego como arterias humerales (6). Delante de las arterias se encuentran las venas subclavias derecha (7) e izquierda (8).

**SUBEROSIS** *(suberosis)* V. **pulmón del trabajador del corcho**.

**SUBESCAPULAR, INFERIOR NERVIO** *(inferior subscapular nerve)* Uno de los dos pequeños nervios situados en lados opuestos de la espalda y que nacen del fascículo posterior del plexo braquial. Inerva el músculo subescapular y finaliza en el redondo mayor.

**SUBESCAPULAR SUPERIOR, NERVIO** *(superior subescapular nerve)* Uno de los dos pequeños nervios situados en los dos lados opuestos del cuerpo y que se originan en la rama posterior del plexo braquial. Inerva la porción superior del músculo subescapular.

**SUBFRÉNICO** *(subphrenic)* Relativo al área situada por debajo del diafragma.

**SUBINVOLUCIÓN** *(subinvolution)* Falta de involución del útero o retraso de la misma durante el período posparto. Puede deberse a retención de fragmentos placentarios, fibromiomas uterinos o infección. Clínicamente se caracteriza por una hemorragia puerperal más abundante y prolongada que la normal, y en la exploración pélvica se halla un útero más blando y de mayor tamaño de lo que correspondería. El tratamiento consiste en la administración de ergotamina por vía oral durante dos o tres días y, si existe infección, antibióticos. También hay que valorar los niveles de hemoglobina o hematócrito y adminitrar hierro en caso necesario. Al cabo de dos semanas se revisa a la paciente.

**SUBJETIVO** *(subjetive)* Que el individuo lo percibe como algo no modificable por las circunstancias externas y que no suele ser evaluado por normas objetivas.

**SUBLIMACIÓN** *(sublimation)* **1.** Mecanismo de defensa por el cual un impulso instintivo inaceptable se desvía inconscientemente de forma que pueda expresarse por medios personal y socialmente aceptables. **2.** (Psicoanálisis). Proceso de desviación de ciertos componentes del impulso sexual hacia un objetivo no sexual socialmente aceptable.

**SUBLIMAR** *(to sublimate)* Desviar la energía y los impulsos instintivos de su objetivo inmediato hacia otro que pueda expresarse en términos sociales, morales o estéticos aceptables para la propia persona y su entorno.

**SUBLIMINAL** *(subliminal)* Que se produce por debajo del umbral de percepción sensorial o fuera de los márgenes de captación consciente.

**SUBLIMINAL, ESTADO** *(subliminal self)* Nivel de actividad mental en el que un individuo bajo condiciones de vigilia normales puede actuar sin consciencia.

**SUBLINGUAL** *(sublingual)* Que está situado por debajo de la lengua.

**SUBLINGUAL, ADMINISTRACIÓN DE UN MEDICAMENTO POR VÍA** *(sublingual administration of a medication)* Administración de un medicamento, generalmente en forma de tableta, situándolo por debajo de la lengua hasta su disolución.

**SUBLINGUAL, CONDUCTO** *(sublingual duct)* V. **Bartholin, conducto de**.

**SUBLINGUAL, GLÁNDULA** *(sublingual gland)* Glándula salival, par, de pequeño tamaño situada bajo la membrana mucosa del suelo de la boca por debajo de la lengua. Se trata de una estructura en forma de almendra que pe-

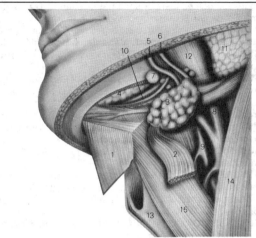

SUBMANDIBULAR, glándula. Esquema de la estructura interna de la región submandibular: 1, músculo milohioideo; 2, vientre anterior del músculo digástrico; 3, glándula submandibular; 4, glándula sublingual; 5, arteria maxilar; 6, vena maxilar; 7, ganglios linfáticos; 8, vena yugular externa; 9, arteria carótida primitiva; 10, nervio lingual; 11, glándula parótida; 12, músculo masetero; 13, cartílago tiroides; 14, músculo esternocleidomastoideo; 15, músculo esternohioideo.

sa unos 2 g y guarda relación con el músculo milohioideo por debajo, con la glándula submaxilar por detrás, con la mandíbula por fuera, y por dentro con el músculo genioglioso, del que la separan el nervio lingual y el conducto submaxilar. Tiene de 8 a 20 conductos, algunos de los cuales se unen para formar el conducto sublingual. Esta glándula segrega saliva mucosa procedente de sus alvéolos. Consultar también las voces **parótida, glándula; submandibular, glándula**.

**SUBLUXACIÓN** *(subluxation)* Luxación parcial.

**SUBMANDIBULAR, CONDUCTO** *(submandibular duct)* Conducto a través del cual secreta saliva la glándula submandibular. También se llama **submaxilar, conducto**.

**SUBMANDIBULAR, GLÁNDULA** *(submandibular gland)* Glándula salival, par, del tamaño de una nuez, situada en el triángulo submandibular, extendiéndose anteriormente hasta el músculo digástrico y por detrás hasta el ligamento estilomandibular. Este ligamento se encuentra entre la glándula submandibular y la parótida. La glándula submandibular se extiende, por arriba, bajo el borde inferior de la mandíbula y emite una prolongación profunda hacia delante, por encima del músculo milohioideo. La porción superior de la parte superficial de la glándula contacta en parte con la depresión submandibular de la superficie interna de la mandíbula y en parte con el músculo pterigoideo interno. Su porción interior está recubierta por la piel, la fascia superficial, el músculo cutáneo del cuello y la fascia cervical profunda. El conducto submandibular mide aproximadamente 5 cm de longitud y se origina en la superficie profunda de la glándula; discurre entre la glándula sublingual y el músculo genioglioso y desemboca en una pequeña papila situada al lado del frenillo lingual. Segrega moco y un líquido seroso más claro que colabora en el proceso digestivo. Consultar **parótida, glándula; sublingual, glándula, salival, glándula**.

**SUBMAXILAR, CONDUCTO** (submaxillary duct) V. **submandibular, conducto**.

**SUBMETACÉNTRICO** (submetacentric) Perteneciente a un cromosoma cuyo centrómero se localiza aproximadamente a mitad de camino entre el centro y uno de los extremos, de forma que los brazos de las cromátides son de diferente longitud. Consultar también las voces **acrocéntrico; metacéntrico; telocéntrico**.

**SUBMUCOSO** (submucous) Que está por debajo de una membrana mucosa.

**SUBORBITARIO, CANAL** (inferior orbital fissure) Ranura en la pared inferolateral de la órbita, por donde pasan los nervios infraorbitario y cigomático y los vasos infraorbitarios.

**SUBTÁLAMO** (subthalamus) Porción del diencéfalo que sirve como centro de interrelación de los impulsos ópticos y vestibulares que se dirigen hacia el núcleo pálido. Se trata de una zona de transición situada entre el tálamo y el techo del mesencéfalo, que se localiza entre el pedúnculo cerebral y la región mamilar. Alberga las prolongaciones del núcleo rojo y la sustancia negra, junto con masas fibrosas de los campos de Forel. Consultar también las voces **epitálamo; hipotálamo; metatálamo; tálamo**.

**SUBUNGUEAL** (subungual) Que está situado bajo una uña.

**SUCCÍNICO, ÁCIDO** (succinic acid) Compuesto que se encuentra en ciertos quistes hidatídicos, en los líquenes, el ámbar y algunos fósiles. Comercialmente se obtiene por fermentación del tartrato amónico y se utiliza en la fabricación de lacas y pinturas. Antiguamente se empleaba en el tratamiento de la cetoacidosis diabética.

**SUCCINILCOLINA, CLORURO DE** (succinilcholine, chloride) Relajante del músculo esquelético.
INDICACIONES: Se utiliza como fármaco adjunto de la anestesia o para reducir las contracciones musculares convulsivas inducidas farmacológica o eléctricamente.
CONTRAINDICACIONES: Hipersensibilidad conocida. Debe administrarse con precaución a los pacientes con niveles bajos de colinesterasa, miastenia gravis o insuficiencia renal
EFECTOS SECUNDARIOS: Los más graves son arritmias cardiacas y depresión respiratoria intensa.

**SUCCIÓN, REFLEJO DE** (sucking reflex) Movimiento involuntario de succión que se da en la región perioral del recién nacido como respuesta a determinados estímulos. Este reflejo se mantiene durante toda la lactancia y a veces se desencadena espontáneamente sin estímulo, particularmente durante el sueño.

**SUCCIÓN DEL PULGAR** (thumb-sucking) Hábito de chuparse el pulgar para proporcionarse una gratificación oral. Es normal en niños pequeños, especialmente cuando están hambrientos o cansados; desempeña el papel de proporcionar una satisfacción y un placer primitivos. Alcanza su culmen cuando el niño tiene entre 18 y 20 meses y suele desaparecer conforme el pequeño se desarrolla y madura. Su persistencia más allá de los cuatro o seis años puede producir maldesarrollo de la dentición y deformación del hueso del dedo. La succión excesiva, especialmente en niños mayorcitos, es indicativa de trastornos emocionales.

**SUCCIONAR** (to suck) **1.** Extraer una sustancia líquida o semilíquida con la boca mediante la creación de un vacío parcial con movimientos linguales o bucales. **2.** Sostener sobre la lengua y disolver mediante movimientos linguales y por la acción de la saliva. **3.** Extraer un líquido con la boca, especialmente leche de la mama o de un biberón.

**SUDO-** Prefijo que significa «relativo al sudor»: sudograma, sudoqueratosis, sudorrea.

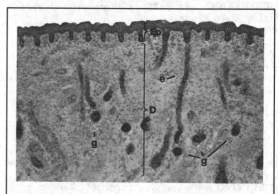

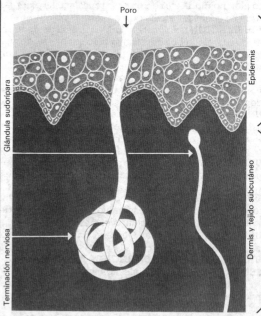

**SUDORÍPARA, glándula.** Representación esquemática de una glándula sudorípara y, arriba, corte transversal de la piel, al microscopio óptico, en el que pueden observarse los cuerpos glandulares (g), inmersos en la dermis (D), y los canales excretores (e) por los que llega hasta la epidermis (Ep) la secreción.

**SUDOR, PRUEBA DEL** *(sweat test)* Método para evaluar la excreción de sodio y cloro de las glándulas sudoríparas que se realiza para descartar el diagnóstico de la fibrosis quística. Las glándulas sudoríparas son estimuladas con un fármaco, como la pilocarpina, y el sudor producido se analiza. Las glándulas exocrinas de los pacientes con fibrosis quística producen concentraciones de sodio y cloro de tres a seis veces superiores a la normal. Los niveles de cloro por encima de 60 mEq/l se consideran patognomónicos de esta enfermedad. La prueba del sudor es muy fiable y, aunque puede resultar útil a cualquier edad, suele realizarse en niños desde las dos semanas hasta el primer año de edad. V. también **fibrosis quística**.

**SUDORACIÓN** *(sweating)* V. **diaforesis**.

**SUDORÍPARA, GLÁNDULA** *(sudoriferous gland)* Una de los aproximadamente tres millones de estructuras diminutas que producen el sudor y se encuentran incluidas en la dermis. La cantidad media de sudor secretada en 24 horas varía de 700 a 900 g. La mayoría de estas glándulas son ecrinas y producen un sudor constituido por cloruro sódico, productos de desecho tales como urea y ácido láctico y productos de degradación del ajo, las especias y otras sustancias. Las glándulas sudoríparas apocrinas, asociadas con el vello grueso de las axilas y la región púbica, son mayores y secretan un líquido mucho más espeso. Cada glándula sudorípara consta de un tubo único con un cuerpo muy enroscado en la profundidad y un conducto excretor. En las capas superficiales de la dermis, el conducto es recto, y en las más profundas, ondulado. En la dermis gruesa de las palmas de las manos y las plantas de los pies adopta una forma espirilada. El número de glándulas por centímetro cuadrado de piel varía en las distintas partes del cuerpo, siendo muy elevado en las palmas de las manos y las plantas de los pies y escaso en el cuello y la espalda; no existen glándulas sudoríparas en las porciones más profundas del conducto auditivo externo, el prepucio y el glande. Consultar la voz **sebácea, glándula**.

**SUDORÍPARO** *(sudorific)* Perteneciente o relativo a una sustancia o circunstancia, como el calor o la tensión emocional, que favorecen la sudoración. Las glándulas sudoríparas son estimuladas por los fármacos colinérgicos. La pilocarpina, un alcaloide, es un potente fármaco sudoríparo pero se utiliza muy poco con este fin en la medicina moderna. Denominado también **diaforético**.

**SUEÑO** *(sleep)* Estado caracterizado por reducción del nivel de conciencia, disminución de la actividad de los músculos esqueléticos y depresión de la actividad metabólica. En las personas normales, el sueño suele seguir un patrón que presenta cuatro estadios observables y progresivos, que pueden registrarse mediante un electroencefalograma: en el estadio 1 las ondas cerebrales son de

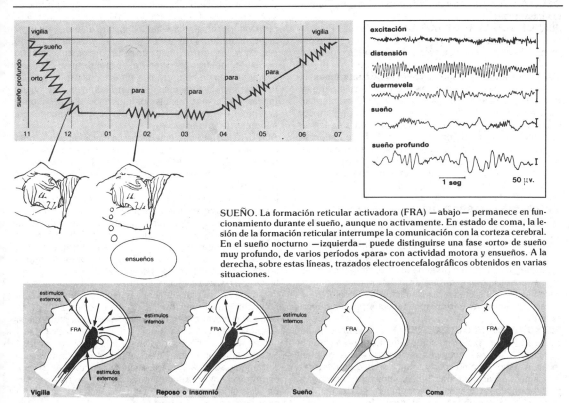

SUEÑO. La formación reticular activadora (FRA) —abajo— permanece en funcionamiento durante el sueño, aunque no activamente. En estado de coma, la lesión de la formación reticular interrumpe la comunicación con la corteza cerebral. En el sueño nocturno —izquierda— puede distinguirse una fase «orto» de sueño muy profundo, de varios períodos «para» con actividad motora y ensueños. A la derecha, sobre estas líneas, trazados electroencefalográficos obtenidos en varias situaciones.

tipo theta; en el estadio 2 aparecen las características espigas del sueño, y en los estadios 3 y 4 las ondas theta son sustituidas por las delta. Estos cuatro estadios comprenden tres cuartas partes del período de sueño típico y constituyen en conjunto el sueño de movimientos oculares no rápidos (NREM). El resto del tiempo suele estar ocupado por el sueño de movimientos oculares rápidos (REM) y puede detectarse situando unos electrodos sobre la piel en torno a los ojos de forma que pueden transmitirse a un equipo de registro las pequeñísimas descargas eléctricas procedentes de las contracciones de los músculos oculares. Durante el período de sueño normal alternan intervalos de sueño REM, que duran de unos cuantos minutos a media hora, con otros más largos de sueño no REM. La actividad onírica se produce durante los intervalos REM. Los patrones individuales de sueño suelen modificarse a lo largo de la vida, al igual que sucede con los requerimientos diarios, que de 20 horas al día en la lactancia se reducen a apenas 6 horas al día en la vejez. Los lactantes presentan intervalos REM al comienzo del período de sueño, mientras que en el adulto el sueño REM suele aparecer después de los cuatro estadios de sueño no REM.

**SUEÑO, ENFERMEDAD DEL** (sleeping sickness) V. **tripanosomiasis africana**.

**SUEÑO DE ÁFRICA OCCIDENTAL, ENFERMEDAD DEL** (West African sleeping sickness) V. **tripanosomiasis gambiense**.

**SUEÑOS, ANÁLISIS DE LOS** (dream analysis) Proceso por el cual se aborda el subconsciente de un sujeto mediante el examen del contenido de sus sueños, generalmente por el método de la asociación libre.

**SUERO** (serum) **1.** V. también **coagulación sanguínea**. Líquido claro, poco espeso y pegajoso que forma parte de la sangre. Al igual que el plasma, no contiene células sanguíneas ni plaquetas, pero, a diferencia de él, tampoco contiene fibrinógeno. El fibrinógeno presente en la sangre total es consumido en el proceso de la coagulación, separándose el suero, tal como puede verse dejando en reposo un tubo con sangre coagulada. **2.** Vacuna o toxoide preparado a partir del suero de donante hiperinmune y que se utiliza como agente profiláctico contra una determinada infección o envenamiento.

**SUERO, ENFERMEDAD DEL** (serum sickness) Trastorno inmunológico que puede producirse de 2 a 3 semanas después de la administración de un antisuero. Se debe a la reacción de un anticuerpo con un antígeno presente en el suero de un donante y se caracteriza por fiebre, esplenomegalia, aumento de tamaño de los ganglios linfáticos, erupción cutánea y dolor articular. El tratamiento es sintomático y de sostén y puede incluir corticosteroides. V. también **antígeno-anticuerpo, reacción; Arthus, reaccion de**.

**SUERO ANTILINFOCÍTICO (SAL)** (antilymphocyte serum [ALS]) Suero prescrito como inmunosupresor para la disminución de las reacciones de rechazo en los trasplantes de órganos y como coadyuvante de la quimioterapia en las neoplasias malignas. Sus efectos parecen prometedores en algunos casos de leucemias y en los trasplantes renales. Se acompaña de algunos efectos adversos,

como enfermedad del suero grave, infecciones generalizadas, anafilaxis y glomerulonefritis provocada por reacciones antígeno-anticuerpo.

**SUERO EQUINO** (horse serum) Suero inmune, por lo general antitoxina tetánica, obtenido de la sangre de caballo. Antes de administrarse a un enfermo suele hacerse una prueba cutánea debido a que gran número de personas son sensibles al suero de caballo; por esto suele preferirse la inmunoglobulina de suero humano.

**SUERO GLUCOSALINO** (dextrose and sodium chloride injection) Líquido nutritivo que se utiliza también para aportar electrólitos. Está comercializado para uso parenteral en diversas concentraciones.

**SUERO INMUNE** (inmune serum) V. **antisuero**.

**SUERO MONOVALENTE** (univalent antiserum) V. **suero**.

**SUFRIMIENTO RESPIRATORIO AGUDO, SÍNDROME DE** (acute respiratory distress syndrome) Trastorno sobreagudo caracterizado por insuficiencia respiratoria tras aspiración de un cuerpo extraño, cirugía con circulación extracorpórea, sepsis por gérmenes gramnegativos, transfusiones sanguíneas repetidas, toxicidad por oxígeno, traumatismos, neumonía u otra infección respiratoria. También puede aparecer en enfermedades tales como el síndrome de Guillain-Barré, distrofia muscular, miastenia gravis, enfisema, asma o poliomielitis. Denominado también pulmón de shock o pulmón húmedo.

OBSERVACIONES: Los síntomas y signos del síndrome de sufrimiento respiratorio agudo son disnea, respiración rápida y superficial, oxigenación insuficiente de la sangre arterial, aumento de la $PCO_2$ arterial y disminución del pH. Entre las alteraciones que se producen en los pulmones se encuentran la lesión de las membranas capilares y la aparición de hemorragias, filtraciones capilares, edema intersticial, afectación del intercambio gaseoso y anomalías de la tasa ventilación-perfusión. Esas secuelas conducen a la disminución de la elasticidad pulmonar con aumento de la disnea.

ACTUACIÓN: El paciente necesita casi siempre ventilación mecánica mediante un dispositivo de presión espiratoria final positiva. El tratamiento consiste en establecer una vía aérea base y eliminar la causa. Hay que tener particular prudencia en la administración de oxígeno en aquellos pacientes con bronconeumopatía crónica obstructiva que tienen niveles elevados de $PCO_2$, ya que, al disminuir el esfuerzo respiratorio, puede disminuir de forma brusca la $PCO_2$. En estos pacientes también está indicada la terapéutica con presión positiva intermitente a intervalos de pocas horas, modificada de tal forma que se administre un flujo bajo de oxígeno a fin de facilitar la ventilación y reducir los niveles de $PCO_2$. También estás indicadan la aspiración de las vías respiratorias, la humectación ultrasónica, el drenaje postural y la fisioterapia respiratoria. Cuando no puede mantenerse la respiración y hay signos que indican que la $PCO_2$ está aumentando, es necesario instaurar la respiración mecánica con un respirador. En el tratamiento del síndrome de sufrimiento respiratorio agudo se utiliza mucho la presión espiratoria final positiva. La administración de sedantes en estos enfermos debe ser muy prudente, ya que depримen el centro respiratorio.

ACTUACIÓN DE LA ENFERMERA: El paciente exige una atención meticulosa por parte del personal de enfermería, cuya responsabilidad es tranquilizar al enfermo y vigilarlo estrictamente para comprobar que no se desarrollen alteraciones en la función respiratoria, con signos indicativos de hipercapnia, particularmente confusión, enrojecimiento facial y alteraciones de la conducta que incluyen agresividad. El aumento de la hipoxia se caracteriza por taquicardia y aumento de la presión arterial y las resistencias periféricas. La insuficiencia respiratoria fulminante se acompaña de disminución de la presión arterial y cianosis. Si se va a utilizar presión espiratoria final positiva, la enfermera debe comprobar que no se produzca una desaparición brusca de los sonidos respiratorios con signos de aumento de la insuficiencia, lo que indicaría que se ha producido un neumotórax. Hay que poner mucho cuidado al desconectar el ventilador a este tipo de pacientes, debiendo usarse un sistema de ventilación obligada intermitente. Mientras sea necesario, hay que mantener la humectación adecuada, la fisioterapia respiratoria, las técnicas estériles de aspiración, la hiperinsuflación pulmonar intermitente y los cambios posturales. Otras pruebas que deben realizarse con frecuencia son la determinación del peso del paciente y la obtención de radiografía de tórax y cultivos bacteriológicos de las secreciones. Durante todo el tratamiento, hay que controlar cuidadosamente la ventilación del paciente mediante gasometrías y espirometrías.

**SUFRIMIENTO RESPIRATORIO DEL ADULTO, SÍNDROME DE** (adult respiratory distress syndrome [ARDS]) Conjunto de síntomas que incluyen disminución de la adaptabilidad de los tejidos pulmonares, edema pulmonar e hipoxia aguda. Puede estar producido por shock, traumatismo torácico, aspiración, embolismo graso o neumonía vírica masiva y suele caracterizarse por la aparición de una membrana hialina uniforme que reviste el epitelio alveolar. Esta membrana interfiere con la producción de surfactante pulmonar e impide el intercambio de oxígeno y dióxido de carbono. El trastorno es similar al síndrome de distrés (sufrimiento) respiratorio del recién nacido. El tratamiento incluye oxigenoterapia, compresión espiratoria positiva, restricción de líquidos, diuréticos y corticosteroides. Las complicaciones de este síndrome son la toxicidad por oxígeno y la sepsis pulmonar.

**SUGESTIÓN** (suggestion) **1.** Proceso por el cual un pensamiento o idea conduce a otro, como en el caso de la asociación de ideas. **2.** Empleo de la persuasión, la exhortación u otro mecanismo para introducir una idea, un pensamiento, una actitud o una creencia en la mente de otra persona como medio de influir o alterar su conducta o su estado mental. V. también **hipnosis**. **3.** Idea, creencia o actitud implantada en la mente de otro. Consultar también la voz **autosugestión**.

**SUICIDA** (suicide) **1.** Perteneciente, relativo o tendente a la autodestrucción. **2.** Persona que comete o intenta el suicidio. Los signos precoces del intento de suicidio son depresión, sentimientos de culpa, tensión y agitación, insomnio, pérdida de peso y apetito, abandono del aspecto personal y amenazas directas o indirectas de cometer suicidio.

**Suicidio**
**Distribución porcentual según sexo, edad y causas.**

*Sexo*

| | |
|---|---|
| varones | 30,7 % |
| hembras | 69,2 % |

*Edad (años)*

| | |
|---|---|
| hasta 15 | 6,4 % |
| de 16 a 20 | 23,0 % |
| de 21 a 30 | 37,1 % |
| de 31 a 40 | 7,6 % |
| de 41 a 50 | 16,6 % |
| de 51 a 60 | 5,0 % |
| de 61 a 70 | 2,5 % |
| de 71 a 80 | 1,2 % |
| a partir de 80 | — |

*Estado civil*

| | |
|---|---|
| célibes | 55,1 % |
| casados | 39,8 % |
| viudos | 2,5 % |
| separados | 2,5 % |

*Causas*

**Motivación suicida**

| | |
|---|---|
| delirante | 3,9 % |
| depresión | 15,4 % |
| chantaje | 15,4 % |
| llamada de auxilio | 19,2 % |
| disgustos amorosos | 17,9 % |
| problemas familiares | 17,9 % |
| enfermedad somática | 3,9 % |
| no aclarado | 6,4 % |

**Distribución según diagnóstico**

| | |
|---|---|
| neurosis | 34,6 % |
| reacción vivencial anormal | 15,4 % |
| depresión endógena | 14,1 % |
| depresión reactiva | 12,8 % |
| psicopatías | 7,8 % |
| alcoholismo y toxicomanías | 6,4 % |
| epilepsia-oligofrenia-demencia | 6,4 % |
| esquizofrenia | 1,3 % |
| otros | 1,3 % |

**Intentos de suicidio**

*Número de tentativas anteriores a la actual*

| | |
|---|---|
| un intento | 16,6 % |
| dos intentos | 6,4 % |
| tres intentos | 9 % |
| cuatro intentos | 3,9 % |
| cinco intentos | 2,6 % |

Datos obtenidos del informe de Hospital Clínico Universitario de Madrid.

**SUICIDIO PSÍQUICO** (psychic suicide) Poner fin a la propia vida sin utilizar medios o agentes físicos; así, el anciano que se queda viudo después de muchos años de matrimonio puede deprimirse con tanta intensidad, que llega a perder «las ganas de vivir».

**SUICIDIOLOGÍA** (suicidology) Estudio de la prevención y las causas del suicidio.

**SUJECIÓN** (restraint) Cualquiera de los numerosos dispositivos que se utilizan para conseguir la inmovilización de los enfermos, especialmente en los niños sometidos a

**SUJETO** (subject). Persona, individuo innominado, sometido a exploración, observación, experimentación o tratamiento.

tracciones. Algunos tipos de sujeción están especialmente diseñados, como cabestrillos, chaquetas o pañales. Las sujeciones implican con frecuencia un cierto grado de trauma emocional para el enfermo, por lo que deben utilizarse con cuidado. Por otra parte, cuando se ajustan demasiado, pueden producir irritación cutánea; por el contrario, las que están demasiado flojas no sirven para su propósito. En el curso de cualquier tratamiento, las sujeciones se retiran habitualmente cada cuatro horas para comprobar la integridad cutánea y realizar los cuidados necesarios de la piel, como el masaje del área afectada con una torunda empapada en alcohol.

**SULFACETAMIDA SÓDICA** *(sulfacetamide sodium)* Antibacteriano del grupo de las sulfonamidas.
INDICACIONES: Profilaxis de la infección tras las lesiones corneales y en el tratamiento de algunas formas de conjuntivitis bacteriana aguda.
CONTRAINDICACIONES: Hipersensibilidad conocida a este fármaco.
EFECTOS SECUNDARIOS: Los más graves son reacciones alérgicas e irritación local.

**SULFACITINA** *(sulfacytine)* Antibacteriano del grupo de las sulfonamidas.
INDICACIONES: Tratamiento de las infecciones, sobre todo de las vías urinarias.
CONTRAINDICACIONES: Porfiria, obstrucción de las vías urinarias o hipersensibilidad a otras sulfonamidas.
EFECTOS SECUNDARIOS: Los más graves son cristaluria, reacciones alérgicas importantes, fotosensibilidad y discrasias sanguíneas.

**SULFACLORPIRIDACINA** *(sulfachlorpyridazine)* Antibacteriano del grupo de las sulfonamidas.
INDICACIONES: Tratamiento de las infecciones, sobre todo de las vías urinarias.
CONTRAINDICACIONES: Porfiria, obstrucción de las vías urinarias o hipersensibilidad a ésta u otras sulfonamidas.
EFECTOS SECUNDARIOS: Los más graves son cristaluria, reacciones alérgicas importantes, fotosensibilidad y discrasias sanguíneas.

**SULFADIACINA** *(sufadiazine)* Antibacteriano del grupo de las sulfonamidas.
INDICACIONES: Tratamiento de las infecciones, sobre todo de las vías urinarias.
CONTRAINDICACIONES: Porfiria, obstrucción de las vías urinarias o hipersensibilidad a ésta u otras sulfonamidas.
EFECTOS SECUNDARIOS: Los más graves son cristaluria, reacciones alérgicas importantes, fotosensibilidad y discrasias sanguíneas.

**SULFAMETAZINA** *(sulfamethazine)* Antibacteriano del grupo de las sulfonamidas; salicilazosulfapuridina.
INDICACIONES: Tratamiento de ciertas infecciones, especialmente de las vías urinarias.
CONTRAINDICACIONES: Porfiria, obstrucción de las vías urinarias e hipersensibilidad conocida a este fármaco u otras sulfonamidas.
EFECTOS SECUNDARIOS: Los más graves son cristaluria, discrasias sanguíneas y reacciones de hipersensibilidad importantes.

**SULFAMETIZOL** *(sulfamethizole)* Antibacteriano del grupo de las sulfonamidas.

INDICACIONES: Tratamiento de ciertas infecciones, especialmente de las vías urinarias.
CONTRAINDICACIONES: Porfiria, obstrucción de las vías urinarias e hipersensibilidad conocida a este fármaco u otras sulfonamidas.
EFECTOS SECUNDARIOS: Los más graves son cristaluria, discrasias sanguíneas y reacciones de hipersensibilidad importantes.

**SULFAMETO** *(sulfameter)* Antibacteriano de larga acción del grupo de las sulfonamidas.
INDICACIONES: Tratamiento de las infecciones urinarias.
CONTRAINDICACIONES: Porfiria, obstrucción de las vías urinarias o hipersensibilidad conocida a este fármaco u otras sulfonamidas. No debe administrarse a niños de menos de 12 años.
EFECTOS SECUNDARIOS: Los más graves son cristaluria, discrasia sanguínea y reacciones de hipersensibilidad importantes, incluido el síndrome de Stevens-Johnson.

**SULFAMETOXAZOL** *(sulfamethoxazole)* Antibacteriano del grupo de las sulfonamidas.
INDICACIONES: Tratamiento de ciertas infecciones, especialmente de las vías urinarias.
CONTRAINDICACIONES: No debe administrarse durante el tercer trimestre del embarazo, la lactancia o a niños de menos de dos meses de edad. Hipersensibilidad conocida a este fármaco u otras sulfonamidas.
EFECTOS SECUNDARIOS: Los más graves son cristaluria, erupciones cutáneas, fiebre y otras reacciones alérgicas.

**SULFAMETOXAZOL Y TRIMETOPRIM** *(sulfamethoxazole and trimethoprim)* Combinación antibacteriana fija.
INDICACIONES: Tratamiento de las infecciones urinarias, la otitis media y la shigellosis.
CONTRAINDICACIONES: Debe utilizarse con precaución en pacientes con afectación de las funciones hepática o renal, posible deficiencia de ácido fólico o hipersensibilidad conocida a cualquiera de estos dos fármacos u otras sulfonamidas. No se recomienda para lactantes de menos de dos meses de edad o en el tercer trimestre del embarazo.
EFECTOS SECUNDARIOS: Los más graves son cristaluria, erupciones cutáneas, fiebre y otras reacciones alérgicas.

**SULFAMETOXIPIRIDACINA** *(sulfamethoxypyridazine)* Antibacteriano de larga duración del grupo de las sulfonamidas.
INDICACIONES: Tratamiento de ciertas infecciones de las vías urinarias.
CONTRAINDICACIONES: Obstrucción de las vías urinarias, porfiria o hipersensibilidad conocida a este fármaco u otras sulfonamidas.
EFECTOS SECUNDARIOS: Los más graves son cristaluria, discrasia sanguínea y reacciones de hipersensibilidad importantes.

**SULFAMÍLICO, ÁCIDO** *(sulfamilic acid)* Compuesto cristalino blanco rojizo que se utiliza en la síntesis de las sulfonamidas y como reactivo para detectar fenol, materias fecales en el agua, albúmina, aldehídos y glucosa.

**SULFAMIDA** *(sulfamide)* Grupo de compuestos derivados de la sulfonamida, de importante valor terapéutico en el tratamiento de algunas infecciones.

**SULFAPIRIDINA** *(sulfapyridine)* Antibacteriano del grupo de las sulfonamidas.
INDICACIONES: Tratamiento de la dermatitis hepatiforme.
CONTRAINDICACIONES: Porfiria, obstrucción de las vías urinarias e hipersensibilidad conocida a las sulfonamidas.
EFECTOS SECUNDARIOS: Los más graves son cristaluria, discrasias sanguíneas y reacciones alérgicas graves.
**SULFASALACINA** *(sulfasalazine)* Una sulfonamida; también se denomina salicilazosulfapiridina.
INDICACIONES: Tratamiento de la colitis ulcerosa.
CONTRAINDICACIONES: Obstrucción urinaria, porfiria o hipersensibilidad conocida a este fármaco, a otras sulfonamidas o a los salicilatos. No debe administrarse durante el último trimestre del embarazo.
EFECTOS SECUNDARIOS: Los más graves son cristaluria, discrasias sanguíneas y reacciones de hipersensibilidad importantes. Son frecuentes los síntomas gastrointestinales y la anorexia.

**Espectro antimicrobiano de las sulfamidas**

| 1. **Gérmenes Gram+** | • Estreptococo |
| | • Estafilococo |
| | • Neumococo |
| | • *Corynebacterium diphteriae* |
| | • *Bacillus anthracis* |
| | • *Clostridium Welchii* |
| 2. **Gérmenes Gram—** | • Gonococo |
| | • Meningococo |
| | • *Haemophilus ducreyi* |
| | • *Klebsiella pneumoniae* |
| | • *Pasteurella pestis* |
| | • Bacilos disentéricos |
| 3. **Otros** | • *Vibrio cholerae* |
| | • Actinomicetos |
| | • Ciertos virus |
| | • Plasmodia |

**SULFATIAZOL** *(sulfathiazole)* Antibacteriano del grupo de las sulfonamidas que ya no suele utilizarse.
**SULFATO** *(sulfate)* Sal del ácido sulfúrico. Por lo general, se trata de una combinación de un metal con el ácido sulfúrico. El cuerpo posee numerosos sulfatos naturales tales como el sulfato de sodio, el de calcio o el de potasio.
**SULFATO DE TOBRAMICINA** *(tobramycin sulfate)* Antibiótico aminoglucósido.
INDICACIONES: Tratamiento de las infecciones graves.
CONTRAINDICACIONES: Disfunción renal, diuréticos potentes, hipersensibilidad conocida al medicamento u otros antibióticos aminoglucósidos.
EFECTOS SECUNDARIOS: Entre los más graves figuran ototoxicidad y nefrotoxicidad.
**SULFATO SÓDICO** *(sodium sulfate)* Catártico salino.
INDICACIONES: Se utiliza para conseguir la evacuación rápida y completa del intestino y, en menores dosis, como laxante convencional.
CONTRAINDICACIONES: Insuficiencia cardiaca congestiva; hipovolemia; hipersensibilidad a este fármaco. No se recomienda su administración frecuente.

EFECTOS SECUNDARIOS: Los más graves son deshidratación, hipovolemia y desequilibrio hidroelectrolítico.
**SULFHEMOGLOBINA** *(sulfhemoglobin)* Forma de hemoglobina que contiene una molécula de azufre que, unida de forma irreversible, impide la unión del oxígeno. Se encuentra en la sangre en cantidades traza.
**SULFINPIRAZONA** *(sulfinpyrazone)* Fármaco uricosúrico.
INDICACIONES: Tratamiento de la gota crónica.
CONTRAINDICACIONES: Úlcera péptica, colitis infecciosa, disfunción renal o hipersensibilidad conocida a este fármaco o a la fenilbutazona. No suele administrarse durante las crisis agudas de gota.
EFECTOS SECUNDARIOS: Los más graves son úlceras gastrointestinales, discrasias sanguíneas y dermatitis.
**SULFISOXAZOL** *(sulfisoxazole)* Antibacteriano del grupo de las sulfonamidas.
INDICACIONES: Tratamiento de las infecciones de las vías urinarias.
CONTRAINDICACIONES: Porfiria, obstrucción de las vías urinarias o hipersensibilidad conocida a este fármaco o a otras sulfonamidas. No debe administrarse durante el tercer trimestre del embarazo ni a niños de menos de dos meses de edad.
EFECTOS SECUNDARIOS: Los más graves son cristaluria, discrasia sanguínea y reacciones de hipersensibilidad importantes.
**SULFO-** Prefijo con el cual se denominan ciertos compuestos químicos que contienen azufre divalente o el grupo $SO_2OH$: *sulfonamida, sulfometano, sulfofenol.*
**SULFOACETAMIDA** *(sulfoacetamide)* Antibacteriano tópico.
INDICACIONES: Se prescribe sobre todo para la prevención de infecciones tras las lesiones corneales y en el tratamiento de la conjuntivitis bacteriana.
CONTRAINDICACIONES: Hipersensibilidad conocida a ésta o a otras sulfonamidas.
EFECTOS SECUNDARIOS: El único conocido es la hipersensibilidad.
**SULFONAMIDA** *(sulfonamide)* Sustancia perteneciente a un gran grupo de fármacos sintéticos bacteriostáticos que son eficaces en el tratamiento de las infecciones producidas por muchos microorganismos gramnegativos y grampositivos. Actúa impidiendo el normal crecimiento, desarrollo y multiplicación de las bacterias, pero no destruye los organismos maduros. Bacteriostáticas más que bactericidas, algunas son de corta acción, otras de acción intermedia y finalmente otras de larga acción, dependiendo de la velocidad con que se excretan. Se utilizan para el tratamiento de numerosas infecciones urinarias. Antiguamente se empleaban para tratar las infecciones endémicas por gramnegativos, incluidas las producidas por especies de *Shigella* y como «preparación intestinal» antes y después de las intervenciones quirúrgicas del intestino. Algunas personas son hipersensibles a las sulfonamidas y éstas deben administrarse con precaución siempre que existen alteraciones de la función hepática o renal. Están contraindicadas en el último trimestre del embarazo y en los lactantes de corta edad, ya que a veces producen retraso mental. Otros efectos secundarios son anemia hemolítica, agranulocitosis, trombocitopenia

o anemia aplástica y fiebre medicamentosa e ictericia, todo lo cual aparece con mayor frecuencia cuando se emplean sulfonamidas de larga acción durante más de 10 días. Las dosis varían con el medicamento en particular, la edad, alteración metabólica, excreción, el peso y el estado del paciente. La mayoría de las sulfonamidas se administran por vía oral.

**SULFONILUREA** *(sulfonylurea)* Fármaco antidiabético oral que estimula la producción pancreática de insulina. La hipersensibilidad a las sulfonamidas es una compensación para su empleo y el consumo de alcohol es incompatible con todas las sulfonilureas. No se ha establecido la inocuidad de estos medicamentos durante el embarazo, por lo que el medicamento de elección en la embarazada diabética es la insulina. La aspirina u otros salicilatos administrados simultáneamente intensifican el efecto hipoglucémico de las sulfonilureas.

**SULFOSALICÍLICO, ÁCIDO** *(sulfosalicylic acid)* Sustancia cristalina blanca o ligeramente rosada, muy hidrosoluble, que se utiliza como reactivo en análisis de albúmina y como compuesto intermedio en la fabricación de contrastes y sulfactantes.

**-SULFÚRICO** *(-sulfuric)* Sufijo que significa «compuestos que contienen azufre, especialmente en sus valencias superiores»: *hidrosulfúrico, persulfúrico, tiosulfúrico*.

**SULFÚRICO, ÁCIDO** *(sulfuric acid)* Líquido claro, incoloro, aceitoso, muy corrosivo que, cuando se mezcla con agua, genera un intenso calor. Es una sustancia extraordinariamente tóxica que produce quemaduras cutáneas intensas, ceguera cuando entra en contacto con los ojos, lesiones pulmonares graves si se inhalan sus vapores y la muerte cuando se ingiere. En la industria se utiliza en la fabricación de fertilizantes, pinturas, cola y otros ácidos, así como en la purificación del petróleo y en el grabado de metales. Las soluciones débiles de ácido sulfúrico se utilizan en el tratamiento de la hipoacidez gástrica y en la diarrea grave. Antiguamente se denominaba aceite de vitriolo.

**SULINDAC** *(sulindac)* Agente antiinflamatorio.
INDICACIONES: Tratamiento de la artritis y la espondilitis anquilosante.
CONTRAINDICACIONES: Embarazo, lactancia o hipersensibilidad conocida a este fármaco, la aspirina u otros fármacos antiinflamatorios no esteroideos. Debe utilizarse con precaución en pacientes con enfermedades de las vías gastrointestinales superiores o afectación de la función renal.
EFECTOS SECUNDARIOS: Los más graves son trastornos gastrointestinales, úlcera péptica, vértigo, acúfenos y erupciones cutáneas. Este fármaco interacciona con muchos otros.

**SULKOWITCH, PRUEBA DE** *(Sulkowitch's test)* Examen de la orina para detectar la presencia de calcio. Un reactivo que contiene ácido oxálico, oxalato amónico y ácido glacial, al mezclarse con la orina, hace que el calcio se precipite. V. también **hipercalciuria**.

**SUMACIÓN** *(summation)* **1.** Efecto o acción acumulativa; agregado total; totalidad. **2.** (Neurología). Acumulación de la concentración de un neurotransmisor en una sinapsis, bien por aumento de la frecuencia de los impulsos nerviosos en cada fibra (sumación temporal), bien por aumento del número de fibras estimuladas (sumación espacial), de forma que se supera el umbral de la neurona postsináptica y se transmite el impulso.

**SUMACIÓN TEMPORAL** *(temporal summation)* V. **sumación**.

**SUPER-** Prefijo que significa «por encima o en exceso»: *superfunción, supernumerario, superfetación*.

**SUPERCILIAR, MÚSCULO** *(corrugator supercilii)* Uno de los tres músculos del párpado. Se origina en el extremo interno del arco superciliar y se inserta en la piel de la ceja. Recibe inervación de las ramas temporal y cigomática del nervio facial. Su acción consiste en llevar la ceja hacia abajo y hacia dentro, frunciendo el entrecejo.

**SUPEREGO** *(superego)* (Psicoanálisis). Parte de la psique que funciona principalmente en el subconsciente y se desarrolla al incorporar al ego las normas de los padres y la sociedad. El superego posee dos partes: la conciencia y el ideal del yo.

**SUPERFECUNDACIÓN** *(superfecundation)* La fertilización de dos o más óvulos liberados durante un ciclo menstrual por espermatozoides del mismo o de distintos machos durante actos sexuales independientes.

**SUPERFETACIÓN** *(superfetation)* Fertilización de un segundo óvulo tras el comienzo de un embarazo. Determina la presencia de dos fetos de distinto grado de madurez desarrollándose en el útero simultáneamente. También denominada **superimpregnación**.

**SUPERFICIAL** *(superficial)* **1.** Perteneciente o relativo a la piel u otra superficie. **2.** No grave ni peligroso.

**SUPERFICIAL, REFLEJO** *(superficial reflex)* Cualquier reflejo neural iniciado por estimulación de la piel. Son reflejos superficiales el abdominal y el cremastérico. Consultar también la voz **tendinoso profundo, reflejo**.

**SUPERFICIAL, VENA** *(superficial vein)* Una de las numerosas venas que discurren entre la fascia subcutánea y la piel justamente por debajo de la misma. Consultar también la voz **profunda, vena**.

**SUPERIMPREGNACIÓN** *(superimpregnation)* V. **superfetación**.

**SUPERIOR** *(superior)* Que está situado encima u orientado hacia un lugar superior, como por ejemplo la cabeza, que es superior al torso. También denominado cefálico. Consultar tambien la voz **inferior**.

**SUPINACIÓN** *(supination)* **1.** Posición de acostado sobre la espalda, boca arriba. **2.** Uno de los distintos tipos de rotación que pueden realizar ciertas articulaciones esqueléticas tales como el codo y la muñeca, que permiten situar hacia arriba la palma de la mano. Consultar también la voz **pronación**.

**SUPINADOR LARGO, MÚSCULO** *(brachioradialis)* Músculo más superficial de la cara radial del antebrazo. Se origina en el reborde supracondilar externo del húmero y en el tabique intermuscular lateral y se inserta mediante un tendón plano en el apófisis estiloides del radio. Está inervado por una rama del nervio radial que contiene fibras de los nervios cervicales quinto y sexto y actúa flexionando el antebrazo.

**SUPINO** *(supine)* Que reposa horizontalmente sobre la espalda. Consultar también la voz **prono**.

**SUPOSITORIO** *(suppository)* Masa con medicamentos, que se funde fácilmente, destinada a su inserción en el recto, la uretra o la vagina. La manteca de cacao, la gelatina glicerinada y los polietilenoglicoles de alto peso molecular son vehículos comunes para los supositorios, que tienen forma cónica o de huso para introducción en la vagina, y de lápiz para inserción en la uretra. Los fármacos administrados en forma de supositorio rectal se absorben hacia la circulación sistémica, y esta vía es especialmente útil en niños pequeños y pacientes no cooperadores y en aquellos casos en los que existen vómitos.

**SUPRA-** Prefijo latino que significa «posición superior, por encima, o sobre»: *suprabucal, supradural, suprarrenalismo.*

**SUPRACLAVICULAR, NERVIO** *(supraclavicular nerve)* Rama cutánea par del plexo cervical que se origina en las raíces cervicales tercera y cuarta, fundamentalmente en esta última. Emerge del borde posterior del músculo esternocleidomastoideo y cruza el triángulo posterior del cuello por debajo de la aponeurosis profunda. Cerca de la clavícula perfora la aponeurosis y el músculo cutáneo del cuello y se divide en tres grupos: anterior, medio y posterior. El grupo anterior inerva la piel de la región infraclavicular, el medio la piel que recubre los músculos pectoral mayor y deltoides y el posterior la piel de las porciones craneal y dorsal del hombro.

**SUPRACOMPENSACIÓN** *(overcompensation)* Intento exagerado para superar un déficit físico o psicológico o imaginario. El intento puede ser consciente o inconsciente. V. también **compensación**.

**SUPRAESCAPULAR, NERVIO** *(suprascapular nerve)* Rama par de las divisiones del plexo braquial. Se origina en el tronco superior, se dirige a la hendidura escapular y a la fosa supraespinosa y da ramas para el músculo supraespinoso, la articulación del hombro, el músculo intraespinoso y la escápula.

**SUPRAESPINAL, LIGAMENTO** *(supraspinal ligament)* Ligamento que une los ápices de las apófisis espinosas desde la séptima vértebra cervical hasta el sacro. Entre dichas apófisis se continúa con los ligamentos interespinosos; desde la séptima vértebra cervical prosigue hacia arriba hasta la protuberancia occipital externa y la línea nucal media, constituyendo el ligamento de la nuca.

**SUPRAPÚBICO** *(suprapubic)* Localizado por encima de la sínfisis del pubis.

**SUPRARRENAL** *(suprarenal)* Situado por encima del riñón, como la glándula suprarrenal.

**SUPRARRENAL, GLÁNDULA** *(adrenal gland)* Cada uno de los dos órganos secretores situados encima de los riñones. Cada glándula consta de dos partes con funciones independientes: la corteza y la medula. La corteza suprarrenal, en respuesta a la hormona adrenocorticotropa (ACTH) secretada por la hipófisis anterior, secreta cortisol y andrógenos. Los andrógenos suprarrenales sirven como precursores que son convertidos por el hígado en testosterona y estrógenos. La renina producida en el riñón controla la secreción de aldosterona por parte de la corteza suprarrenal. La medula suprarrenal produce las catecolaminas adrenalina y noradrenalina.

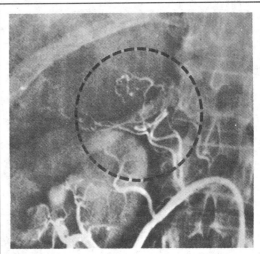

SUPRARRENAL, glándula. Arterias suprarrenales evidenciadas por inyección de contraste en la arteria renal.

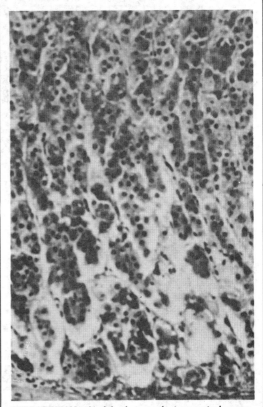

SUPRARRENAL, glándula. Aspecto al microscopio de un corte histológico de la región cortical.

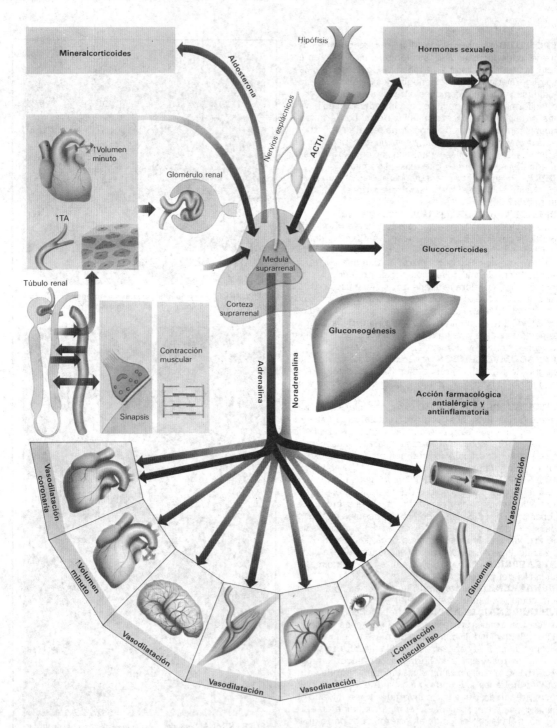

SUPRARRENAL, glándula. Esquema del funcionalismo general de las glándulas suprarrenales con indicación de la influencia en los procesos orgánicos de los productos de la corteza suprarrenal y de las dos hormonas segregadas por la médula.

**SUPRARRENAL FEMINIZANTE, TUMOR** *(feminizing adrenal tumor)* Neoplasia rara de la corteza adrenal, caracterizada en los varones por ginecomastia, hipertensión, pigmentación difusa, nivel alto de estrógenos en la orina y pérdida de potencia. Es frecuente la atrofia testicular, pero la próstata y el pene suelen ser de tamaño normal. El tumor puede ser de tamaño suficiente para permitir su palpación o para diagnosticarlo mediante urografía intravenosa o arteriografía. En la mayoría de los casos se trata de un carcinoma. El tratamiento incluye resección quirúrgica y quimioterapia con mitotane. En las mujeres, estos tumores, extraordinariamente raros, cursan con pubertad precoz.

**SUPRARRENAL MEDIA, ARTERIA** *(middle suprarenal artery)* Una de las dos pequeñas ramas viscerales de la aorta abdominal que nacen a cada lado de la arteria mesentérica superior e irrigan la glándula suprarrenal.

**SUPRESIÓN** *(supression)* (Psicoanálisis). Inhibición o esfuerzo consciente para anular pensamientos, deseos, impulsos, sensaciones o actos inaceptables o dolorosos. Consultar también la voz **represión**.

**SUPRESIÓN, SÍNDROME DE** *(deletion syndrome)* V. **Deleción, síndrome de**.

**SUPRESOR** *(supressant)* Dícese del agente que suprime o diluye una actividad física o mental, como una medicación que produce una conducta hiperquinética o la actividad excretora o secretora de una glándula.

**SUPURAR** *(to suppurate)* Producir materia purulenta.

**SURAMINA SÓDICA** *(suramin sodium)* Agente antitripanosomiásico y antifilariásico que se utiliza fundamentalmente para el tratamiento y la profilaxis de la tripanosomiasis africana.

**SURCO** *(sulcus)* Hendidura estrecha, depresión o canal en la superficie de un órgano, como el surco que separa las circunvoluciones de los hemisferios cerebrales. Aunque el surco no suele ser tan profundo como la fisura o cisura, en la terminología anatómica los términos *surco* y *fisura* suelen utilizarse como sinónimos.

**SURCO BASILAR** *(basilar sulcus)* Surco que aloja la arteria basilar en la línea de la protuberancia.

**SURCO CALCARINO** *(calcarine sulcus)* V. **fisura calcarina**.

**SURCO CENTRAL** *(central sulcus)* Hendidura que separa los lóbulos frontales cerebrales de los parietales. Denominado también **Rolando, fisura de**.

**SURCO CENTRAL DEL CEREBRO** *(sulcus centralis cerebri)* V. **Rolando, fisura de**.

**SURCO COLATERAL** *(collateral fissure)* Surco situado entre las circunvoluciones del hipocampo y temporoccipital del cerebro.

**SURCO DEL CÍNGULO** *(cingulate sulcus)* V. **fisura callosa marginal**.

**SURCO INTRAPARIETAL** *(intraparietal sulcus)* Hendidura irregular en la superficie del lóbulo cerebral parietal que marca la división del lóbulo parietal superior e inferior.

**SURCO PARIETO-OCCIPITAL** *(parieto-occipital sulcus)* Hendidura situada en cada uno de los hemisferios cerebrales que marca la división de los lóbulos parietal y occipital.

**SURCO PRIMARIO** *(primary fisssure)* Cisura que señala la división entre los lóbulos cerebrales anterior y posterior.

**SURCO PULMONAR** *(sulcus pulmonalis)* Depresión existente a cada lado de los cuerpos vertebrales donde se acomoda la porción posterior del pulmón.

**SURCO TERMINAL DE LA AURÍCULA DERECHA** *(terminal sulcus of right atrium)* Hendidura externa de la aurícula derecha que se extiende desde el orificio de la vena cava superior hasta el orificio de la vena cava inferior.

**SURFACTANTE** *(surfactant)* **1.** Agente, como un jabón o detergente, que se disuelve en agua para reducir su tensión superficial o la tensión en la interfase entre el agua y otro líquido. **2.** Ciertas lipoproteínas que reducen la tensión superficial de los líquidos pulmonares permitiendo el intercambio de gases en los alvéolos y contribuyendo a la elasticidad del tejido pulmonar. V. también **alvéolo; atelectasia**.

**SURFACTANTE PULMONAR** *(pulmonary surfactant)* Agente surfactante que se encuentra en los pulmones y reduce la tensión superficial del líquido situado en la superficie de las células del tracto respiratorio inferior, incrementando la elasticidad del alvéolo y los bronquiolos y facilitando por tanto el intercambio de gas en el pulmón.

**SUSCEPTIBILIDAD** *(susceptibility)* Estado o condición que hace más vulnerable de lo normal a una enfermedad o trastorno.

**SUSPENSIÓN** *(suspension)* **1.** Líquido en el cual se dispersan partículas sólidas sin llegar a disolverse; la dispersión se mantiene mediante remoción o agitación. Si se deja en reposo, las partículas sólidas se sedimentan en el fondo del recipiente. **2.** Tratamiento que se utiliza sobre todo en ciertas enfermedades vertebrales, consistente en colgar al paciente por la barbilla y los hombros. **3.** Interrupción transitoria de un dolor o un proceso vital.

**SUSPENSIÓN DE INSULINA-CINC DE ACCIÓN RÁPIDA** *(prompt insulin zinc suspension)* Insulina no cristalina semilenta de acción rápida que se usa en el tratamiento de la diabetes mellitus cuando se requiere una respuesta rápida, intensa y de corta duración. Solamente la inyección de insulina es un poco más rápida. V. también **insulina de acción rápida**.

**SUSPENSIÓN DE INSULINA-PROTAMINA-CINC** *(protamine zinc insulin suspension)* Insulina de acción prolongada que se libera lentamente a velocidad uniforme. Algunos pacientes pueden ser tratados con sólo una inyección diaria, pero, para controlar adecuadamente la glucemia, es necesario combinarla con insulina común.

**SUSPENSIÓN DE LA EXTREMIDAD INFERIOR** *(lower extremity suspension)* Procedimiento ortopédico que se utiliza en el tratamiento de las fracturas óseas y la corrección de las anomalías ortopédicas de las extremidades inferiores. Se emplea un equipo con férulas metálicas, ruedas y poleas para liberar el peso de la extremidad inferior afectada sin ejercer tracción sobre la misma. La suspensión de la extremidad inferior puede ser unilateral o bilateral y se utiliza para controlar el edema posoperatorio, postraumático o posreducción. Consultar las voces **suspensión de la extremidad superior; suspensión en hiperextensión; suspensión equilibrada**.

**SUSPENSIÓN DE LA EXTREMIDAD SUPERIOR** (upper extremity suspension) Procedimiento ortopédico aplicado para el tratamiento de las fracturas y la corrección de anomalías de los miembros superiores. Consiste en la utilización de un equipo de tracción provisto de poleas y cuerdas mediante el cual se descarga de peso la extremidad afectada. Suele ser de aplicación unilateral, aunque puede utilizarse bilateralmente en el período posoperatorio o después de la reducción manual para controlar el edema. Consultar las voces **suspensión de la extremidad inferior; suspensión en hiperextensión; suspensión equilibrada**.

**SUSPENSIÓN EN HIPEREXTENSIÓN** (hyperextension suspension) Procedimiento ortopédico usado para mantener en posición los músculos de la cadera tras una intervención quirúrgica de la misma. Para llevarla a cabo es necesario un equipo de tracción, que incluye marcos metálicos, cuerdas y poleas. Su objetivo es aliviar el peso de las extremidades inferiores y colocar los músculos de la cadera en la posición adecuada sin aplicar tracción sobre el miembro inferior afecto. Las cuerdas van unidas mediante anillas a unas fundas que envuelven todo el miembro inferior. Consultar las voces **suspensión de la extremidad inferior; suspensión de la extremidad superior; suspensión equilibrada**.

**SUSPENSIÓN EQUILIBRADA** (balanced suspension) Sistema de entablillados, cuerdas, cabestrillos, poleas y pesos para suspender las extremidades inferiores que se utiliza como coadyuvante de la cicatrización y recuperación de fracturas o intervenciones quirúrgicas.

**SUSTANCIA BLANCA** (white substance) Tejido que rodea la sustancia gris de la medula espinal y que está constituido por numerosas fibras nerviosas mielinizadas y no mielinizadas incluidas en una red esponjosa de neuroglia. La sustancia blanca se subdivide en cada mitad de la medula espinal en tres columnas: la anterior, la posterior y la lateral, cada una de las cuales se subdivide a su vez en vías con funciones estrechamente relacionadas. La columna anterior consta de dos vías ascendentes y cinco descendentes. La posterior tiene dos ascendentes anchas, una descendente estrecha y una intersegmentaria, y la lateral tiene seis ascendentes y cuatro descendentes. V. también **medula espinal**.

**SUSTANCIA CEREBELOSA CORTICAL** (cortical substance of cerebellum) V. **corteza de cerebelo**.

**SUSTANCIA FUNDAMENTAL** (ground substance) V. **matriz**.

**SUSTANCIA GRIS** (gray substance) Tejido gris que constituye el núcleo interno de la medula espinal y que se dispone en dos grandes masas laterales comunicadas entre sí en la línea media por una estrecha comisura. Cada porción lateral de sustancia gris se extiende hacia fuera constituyendo las astas posterior y anterior de la medula espinal. Estas astas están constituidas fundamentalmente por los cuerpos celulares de las interneuronas y los de las motoneuronas. La cantidad de sustancia gris varía en gran medida en los distintos niveles de la medula y su forma es también característica en cada nivel. En la región torácica es pequeña en comparación con la sustancia blanca circundante, mientras que en las regiones cervical y lumbar es mayor. En el cono medular su proporción respecto a la sustancia blanca es máxima. Los núcleos incluidos en la sustancia gris de la medula espinal funcionan como centros que rigen todos los reflejos espinales. Denominada también **materia gris**. Consultar la voz **sustancia blanca**. V. también **medula espinal**.

**SUSTANCIA TRANSMISORA** (transmitter substance) V. **neurotransmisor**.

**SUTILAINS** (sutilains) Enzima proteolítica.
INDICACIONES: Desbridación de ciertas heridas y quemaduras de segundo y tercer grado.
CONTRAINDICACIONES: Heridas que se comunican con grandes cavidades del cuerpo, que contienen nervios o tejidos nerviosos expuestos o úlceras neoplásicas fungoides. No debe administrarse durante el embarazo.
EFECTOS SECUNDARIOS: Los más graves son hemorragias, parestesias y dermatitis.

**SUTURA** (suture) **1.** Borde o articulación, como la que existe entre los huesos del cráneo. **2.** Costura quirúrgica que se realiza para reparar una incisión, una herida o una rasgadura. **3.** Material utilizado para realizar cosidos quirúrgicos, como por ejemplo la seda absorbible o no absorbible, el catgut, el alambre o ciertos materiales sintéticos.

**SUTURA CON PUNTOS ENCADENADOS** (chain stitch suture) Sutura quirúrgica continua que se realiza fijando cada una de las asas por medio de la siguiente.

**SUTURA CORONAL** (coronal suture) Sutura transversal que se forma entre el hueso frontal y ambos huesos parietales.

**SUTURA DE SEDA** (silk suture) Material de sutura trenzado, fino y negro que suele emplearse para cerrar incisiones, heridas y cortes cutáneos. No es absorbido por los tejidos y debe retirarse al cabo de unos 7 días.

**SUTURA DENTADA** (sutura dentata) Articulación fibrosa fija que corresponde a un tipo de sutura verdadera en la cual se encajan prolongaciones dentiformes a lo largo de los márgenes de los huesos del cráneo, que se unen entre sí. Consultar también las voces **sutura limbosa; sutura serrada**.

**SUTURA EN BOTÓN** (button suture) Técnica de sutura que se realiza haciendo pasar el hilo a través de una serie de botones colocados sobre la superficie de la piel. Tiene como finalidad evitar que la sutura corte la piel.

**SUTURA ESCAMOSA** (sutura squamosa) Articulación fibrosa fija correspondiente a un tipo de sutura falsa en la cual se unen, por sus bordes superpuestos y biselados, ciertos huesos del cráneo tales como el temporal y el parietal. Consultar también la voz **sutura plana**.

**SUTURA FALSA** (false suture) Articulación fibrosa inmóvil en determinados huesos del cráneo unidos por superficies articulares burdas. La sutura plana y la sutura escamosa son dos tipos de suturas falsas. Consultar la voz **sutura verdadera**.

**SUTURA LIMBOSA** (sutura limbosa) Articulación fibrosa fija correspondiente a un tipo de sutura verdadera en la cual los bordes biselados y serrados de ciertos huesos que se unen entre sí, tales como el parietal y el temporal, se superponen y se encajan. Consultar también las voces **sutura dentada; sutura serrada**.

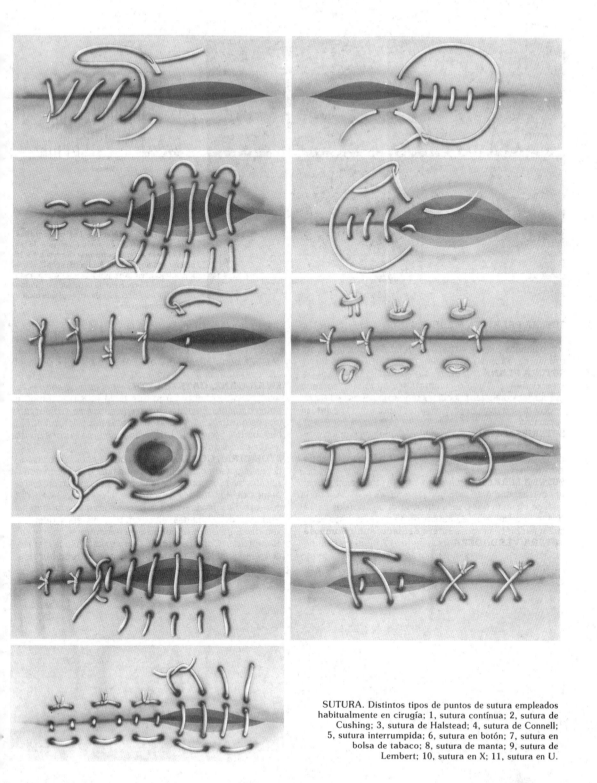

SUTURA. Distintos tipos de puntos de sutura empleados habitualmente en cirugía; 1, sutura contínua; 2, sutura de Cushing; 3, sutura de Halstead; 4, sutura de Connell; 5, sutura interrumpida; 6, sutura en botón; 7, sutura en bolsa de tabaco; 8, sutura de manta; 9, sutura de Lembert; 10, sutura en X; 11, sutura en U.

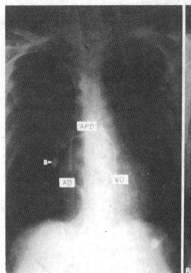 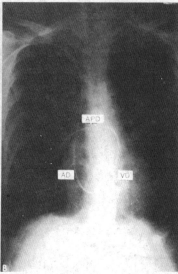

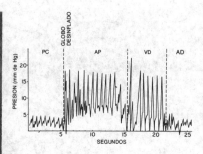

SWAN-GANZ, catéter de. Las radiografías muestran el catéter en posición en una de las ramas de la arteria pulmonar derecha. En la primera radiografía, la flecha (B) señala el balón inflado; en la segunda, en cambio, está desinflado. El registro de la presión obtenido mediante este procedimiento es el que indica el gráfico superior.

**SUTURA PALATINA MEDIA** *(median palatine suture)* Línea de unión de las porciones horizontales de los dos huesos palatinos que se extienden desde ambos lados del cráneo para formar la porción posterior del paladar.

**SUTURA PLANA** *(sutura plana)* Articulación fibrosa correspondiente al tipo de sutura falsa en la cual se unen los bordes contiguos poco finos de ciertos huesos del cráneo, como los maxilares. Consultar también la voz **sutura escamosa**.

**SUTURA SAGITAL** *(sagital suture)* Conexión o unión dentada entre los huesos parietales del cráneo, siguiendo la línea media desde la sutura coronaria a la porción superior de la sutura lambdoidea.

**SUTURA SERRADA** *(sutura serrata)* Articulación fibrosa fija correspondiente a un tipo de sutura verdadera en la cual se encajan dos o más huesos por sus bordes serrados, que recuerdan a una sierra de dientes finos. Consultar también las voces **sutura dentada; sutura limbosa**.

**SUTURA VERDADERA** *(true suture)* Articulación inmóvil del cráneo en la cual los bordes de los huesos se ensamblan mediante una serie de dientes. Los tres tipos de sutura son la serrata, la dentada y la límbica.

**SUTURAR** *(to suture)* Coser entre sí bordes seccionados o rotos de un tejido con un material quirúrgico de sutura, como la seda absorbible o no absorbible, el catgut, el alambre o un material sintético.

**SWAN-GANZ, CATÉTER DE** *(Swan-Ganz catheter)* Catéter cardiaco fino y largo que lleva en su extremo un balón diminuto. Se utiliza durante la anestesia en intervenciones quirúrgicas a corazón abierto para determinar la función del ventrículo izquierdo midiendo la presión de la aurícula izquierda.

**SYDENHAM, COREA DE** *(Sydenham's chorea)* Forma de corea asociada con la fiebre reumática que por lo general afecta a los niños. La causa es una infección estrogénica de los tejidos vasculares y perivasculares del cerebro. Los movimientos coreicos aumentan durante las primeras dos semanas, alcanzan una meseta y después van disminuyendo. El niño suele encontrarse bien a las 10 semanas. Con el ejercicio físico excesivo o las tensiones emocionales, la enfermedad puede reagudizarse. También se llama **corea minor; corea reumática.**

**T** Abreviatura de tumor en el sistema TNM de clasificación de neoplasias malignas.

**T₃** $(T_3)$ Símbolo de la triyodotironina.

**T₄** $(T_4)$ Símbolo de la tiroxina.

**T, CÉLULAS** *(T cell)* Linfocitos circulantes de pequeño tamaño producidos por la medula ósea y que maduran en el timo o por acción de la timosina secretada por éste. Su vida media es de varios años. Desempeñan diversas funciones, fundamentalmente de respuesta inmunitaria inmediata, como en el caso del rechazo de transplantes y la hipersensibilidad retardada. Uno de sus tipos, las células colaboradoras, influye sobre la producción de anticuerpos de las células B, mientras que las células T supresoras inhiben la actividad de las células B. Consultar la voz **B, células**.

**T, FRACTURA EN** *(T fracture)* Fractura intercondílea en la cual las líneas de fractura adoptan la forma de T.

**T, ONDA** *(T wave)* Componente del ciclo cardiaco que en el electrocardiograma aparece como una curva en forma de U invertida, corta, a la que sigue el segmento ST. Es representativa de la repolarización, la última fase del ciclo cardiaco en que el corazón se recupera de la contracción y se prepara para reiniciar un nuevo ciclo con la despolarización de las aurículas, representada por la onda P.

**T, VENDAJE EN** *(T bandage)* Vendaje en forma de T, que se aplica en el perineo y la cabeza.

**T SUPRESORA, CÉLULA** *(suppressor T cell)* V. también **T, células**.

**Ta** *(Ta)* Símbolo químico del **tantalio**.

**TA** Iniciales de tensión arterial.

**TABACO** *(tobacco)* Planta cuyas hojas secas se fuman, mascan y aspiran. V. **nicotina**.

**TABAQUERA ANATÓMICA** *(anatomical snuffbox)* Pequeña depresión en forma de copa situada en el dorso de la mano, cerca de la muñeca y formada por los tendones del extensor largo y el extensor corto del pulgar, que se pone de manifiesto cuando se realiza la abducción y extensión del pulgar y la extensión de la muñeca.

**TABES CEREBRAL** *(cerebral tabes)* V. **parálisis general**.

**TABES DORSAL** *(tabes dorsalis)* Trastorno caracterizado por la lenta degeneración de parte del organismo o su totalidad y la pérdida progresiva de los reflejos periféricos. Afecta a las columnas y las raíces posteriores de la medula espinal y, en algunas personas, destruye las grandes articulaciones de las extremidades afectadas. Con frecuencia se acompaña de incontinencia e impotencia sexual y de dolores súbitos e intensos en el abdomen y las extremidades. Se desconoce su etiología. En algunos estudios se ha comprobado que aproximadamente un 10 % de los sujetos con sífilis tardía y un 40 % de los que padecen neurosífilis clínica presentan tabes dorsal.

**TABIQUE NASAL** *(nasal septum)* Pared que divide las fosas nasales. Está formado por hueso y cartílago recubiertos de mucosa.

**TABIQUE NASAL, DESVIACIÓN DEL** *(deviated septum)* Desplazamiento de la porción media de la cavidad nasal, frecuente en la población adulta. El tabique nasal se desplaza más comúnmente hacia la izquierda durante el crecimiento normal, pero esta deflexión puede verse agravada por un golpe en la nariz o cualquier otro traumatismo. La desviación grave del tabique puede obstruir de forma importante las vías nasales y ocasionar la producción de infecciones, sinusitis, dificultad respiratoria, cefaleas o epistaxis recurrentes. Puede corregirse por diversos procedimientos quirúrgicos, como la rinoplastia o la septoplastia. En el posoperatorio de estos pacientes hay que tomar diversas medidas, las más importantes de las cuales son el taponamiento nasal, la administración de sedantes y la colocación de bolsas de hielo en torno a la zona afecta para reducir el edema.

**TABIQUE URORRECTAL** *(urorectal septum)* Cordón mesodérmico cubierto de endodermo que en el embrión divide la cloaca en seno urogenital y recto. Denominado también tabique cloacal.

**TACO-** *(tacho-)* Prefijo que significa «perteneciente o relativo a la velocidad»: *tacograma, tacografía, tacógrafo.*

**TACT-** Prefijo que significa «relativo al tacto»: *táctil, tactilidad, tactómetro.*

**-TÁCTICO** *(-tactic)* Sufijo que significa «que presenta una orientación o movimiento controlado por un determinado agente»: *quimiotáctico, eosinotáctico, termotáctico.*

**TÁCTIL** *(tactile)* Perteneciente o relativo al sentido del tacto.

**TACTO COMBINADO** *(conjoined manipulation)* Exploración utilizada en ginecología que consiste en introducir dos dedos de una mano en la vagina palpando externamente el abdomen con la otra.

**TAKAYASU, ARTERITIS DE** *(Takayasu's arteritis)* Trastorno caracterizado por la oclusión progresiva del tronco braquiocefálico y las arterias subclavia izquierda y carótida primitiva izquierda, por encima del origen del cayado aórtico. Son signos de esta enfermedad la ausencia de pulso en los dos brazos y en las carótidas, paraplejía y ceguera transitorias y atrofia de los músculos faciales. Denominada también **arteritis braquiocefálica; Martorell, síndrome de**.

**TÁLAMO** *(thalamus)* Órgano par, ancho, ovalado, constitutivo de la mayor parte de las paredes laterales del tercer ventrículo cerebral y parte del diencéfalo. Envía impulsos sensoriales a la corteza cerebral. Mide entre 1 y 1,5 cm de ancho. Lo constituyen numerosos núcleos dispuestos en posición anterior, lateral, intralaminar, medial y posterior. Caudalmente se extiende hasta el tercer ventrículo, con sus caras interna y superior expuestas en el mismo y las caras inferior y externa orientadas hacia otras estructuras. Está formado fundamentalmente por sustancia gris y transmite, desde los receptores apropiados, sensaciones de tacto, dolor y temperatura. Participa también en la asociación de impulsos sensoriales a los sentimientos de bienestar o desagrado, en los mecanismos encargados de producir movimientos reflejos complejos y en el mecanismo del despertar. Consultar las voces **epitálamo; hipotálamo; subtálamo.**

**TALASEMIA** *(thalassemia)* Anemia hemolítica caracterizada por presentar hematíes microcíticos, hipocrómicos y de corta vida media, debido a deficiencia en la síntesis de la hemoglobina. Las personas de origen mediterráneo se ven afectadas con especial frecuencia. Se transmite genéticamente como carácter autosómico recesivo. Se presenta en dos formas clínicas: Talasemia major (forma homozigótica), de aparición en la infancia en forma de anemia con fiebre, detención del crecimiento y esplenomegalia, más las ya citadas alteraciones celulares demostrables por observación microscópica. Son necesarias las transfusiones frecuentes para mantener la adecuada oxigenación sanguínea. Los eritrocitos se destruyen rápidamente liberando grandes cantidades de hierro que se deposita en la piel, la cual toma un aspecto broncíneo y pecoso. También se producen depósitos de hierro en el corazón, hígado y páncreas, que se tornan fibróticos y disfuncionales. El bazo puede aumentar tanto de tamaño, que los movimientos respiratorios se vean dificultados y las vísceras abdominales comprimidas. Frecuentemente aparecen cefalea, dolor abdominal y anorexia. Es incurable. El niño, raramente puede vivir sin transfusiones, por lo que no pueden evitarse los masivos efectos morbosos del hierro depositado en los tejidos. La talasemia minor (forma heterozigótica) se caracteriza sólo por presentar una ligera anemia y cambios mínimos en los hematíes. Los pacientes y sus familiares deben ser puestos al corriente de los efectos contraproducentes de las transfusiones, del pronóstico y evolución de la enfermedad y de la conveniencia de recurrir al consejo genético. Denominada también **Cooley, anemia de**. V. también **hemocromatosis, hemosiderosis**.

**TALASEMIA FALCIFORME** *(sickle cell thalassemia)* Trastorno hematológico heterozigótico que se da en sujetos que heredan los genes de la anemia falciforme y los de la talasemia. Existe una forma leve y otra grave, dependiendo del grado de supresión de la síntesis de cadenas beta por la acción talasémica. En la forma leve, la síntesis sólo se suprime parcialmente y los hematíes pueden contener de un 25 a un 35 % de hemoglobina A normal junto con una concentración algo mayor de hemoglobina S. La evolución clínica es relativamente leve. Cuando la síntesis de cadenas beta se suprime totalmente, como sucede en la forma grave, los hematíes tienen sólo hemoglobina S y la evolución clínica de la enfermedad puede ser tan grave como la de la anemia falciforme homozigótica. V. también **hemoglobina, variante de; hemoglobinopatía**.

**TALASO-** *(thalasso-)* Prefijo que significa «relativo o perteneciente al mar»: *talasofobia, talasoterapia.*

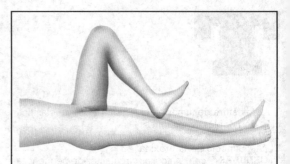

**TALÓN-RODILLA, PRUEBA DE. El dibujo evidencia la maniobra que una persona que no tenga alterada la coordinación de sus movimientos debe ser capaz de realizar sin titubeos.**

**TALBUTAL** *(talbutal)* Bartitúrico hipnótico sedante.
INDICACIONES: Se utiliza como hipnótico en el tratamiento del insomnio.
CONTRAINDICACIONES: Adicción previa a los hipnótico-sedantes, porfiria, disfunciones hepáticas o hipersensibilidad conocida a este fármaco y otros barbitúricos.
EFECTOS SECUNDARIOS: Los más graves son depresión respiratoria, dependencia física y psíquica, reacciones alérgicas y porfiria.

**TALIDOMIDA** *(thalidomide)* Sedante hipnótico, retirado del mercado por sus efectos teratógenos, especialmente focomelia, al ingerirlo durante el embarazo.

**TALIO (Tl)** *(thallium)* Elemento metálico, blando, blanco azulado, que posee algunas propiedades de los no metales. Su número atómico es 81; su peso atómico, 204,37. Muchos de los compuestos que lo contienen son en extremo tóxicos. El sulfato de talio se utiliza como raticida.

**TALIO, INTOXICACIÓN POR** *(tallium poisoning)* Envenenamiento debido a la ingestión o absorción cutánea de sales de talio, especialmente sulfato de talio. Los síntomas típicos son: dolor abdominal, vómitos, diarrea sanguinolenta, temblor, delirio y alopecia. El tratamiento consiste en lavado gástrico, quelación con azul de Prusia y laxantes. Puede ser necesaria la medicación antihipotensiva y anticonvulsivante. El talio se utilizaba como raticida, en pirotecnia y en algunos cosméticos capilares hasta que, comprobada su extrema toxicidad para usos domésticos, se retiró en 1965.

**TALIPES** *(talipes)* Deformidad del pie, habitualmente congénita, en la que el pie está torcido y relativamente fijo en una posición anormal.

**TALLA** *(drape)* Trozo de tela o de papel, del tamaño de una sábana de una cama pequeña, que cubre todo o parte del cuerpo de una persona durante una exploración o tratamiento.

**TALO-** Prefijo que significa «perteneciente o relativo al tobillo»: *talocalcaneal, talocrural, taloperoneal.*

**TALÓN** *(heel)* Parte posterior del pie formada por el hueso mayor del tarso, denominado calcáneo.

**TALÓN DE CORREDOR** *(jogger's heel)* Proceso doloroso, común entre corredores de fondo, caracterizado por contusión, bursitis, fascitis o espolón calcáneo, debido al traumatismo reiterado y fuerte de golpear el talón contra el suelo. Para evitar la aparición o la recurrencia de este proceso, es recomendable una cuidadosa selección del calzado adecuado y no correr sobre superficies duras. Para su tratamiento pueden estar indicados el reposo, calor y medicación con corticosteroides o aspirina.

**TALÓN-RODILLA, PRUEBA DE** *(heel-knee test)* Método utilizado para valorar la coordinación de movimientos de las extremidades. En esta prueba, el paciente, en posición de decúbito prono, tiene que tocarse la rodilla y la pierna con el talón contralateral.

**TALÓN-TIBIA, PRUEBA DE** *(heel-shin test)* Método para valorar la coordinación de movimientos de las extremidades. En esta prueba, el paciente, en posición de decúbito prono, tiene que pasar la rodilla de una pierna lentamente a lo largo de la cresta tibial contralateral, desde la rodilla al tobillo.

**TALLA** *(height, size)* **1.** Estatura o medidas del hombre. **2.** Paño estéril que circunscribe el campo operatorio en las intervenciones quirúrgicas.

**TALLO ÓPTICO** *(optic stalk)* Cualquiera de las dos finas estructuras embrionarias que dan lugar al nervio óptico. En el embrión, se desarrolla durante la segunda semana y une la vesícula óptica a la pared del cerebro. Su formación se completa durante la séptima semana de embarazo, cuando se cierra la fisura coroidal, y más tarde se convierte en el nervio óptico al llenar las fibras nerviosas la cavidad del tallo. La mayoría de las fibras son centrípetas y crecen hacia atrás en el interior del tallo, desde las células nerviosas de la retina. Son pocas las fibras que se desarrollan en el tallo desde el cerebro. Alrededor de la décima semana después del nacimiento, las fibras del nervio óptico se rodean de vainas de mielina. Consultar la voz **fosa óptica**.

**TALLO VITELINO** *(yolk stalk)* Conducto estrecho que comunica el saco vitelino con el intestino medio del embrión durante los estadios iniciales del desarrollo prenatal. Se une a la región del futuro íleon y suele obliterarse totalmente, aunque a veces permanece algún resto en forma de divertículo. Denominado también **conducto onfalomesentérico; conducto umbilical; conducto vitelino**. V. también **Meckel, divertículo de**.

**TAMOXIFENO** *(tamoxifen)* Antiestrógeno no esteroideo que se emplea en el tratamiento paliativo del cáncer de mama avanzado en mujeres posmenopáusicas cuando el tumor es dependiente de los estrógenos.

**TAMPÓN** *(buffer)* **1.** Sustancia o grupo de sustancias que absorben iones hidrógeno cuando se añade una base al sistema y que liberan estos mismos iones cuando se añade un ácido, de forma que reducen al mínimo los cambios de pH en los sistemas químicos. Entre las funciones que realizan los tampones en el organismo se encuentran el mantenimiento del equilibrio ácido-base de la sangre y del pH adecuado en los túbulos renales. V. también **tampones sanguíneos; pH**. **2.** Cilindro de algodón, esponja u otro material absorbente que se utiliza para controlar una hemorragia o absorber secreciones en cavidades o conductos o para mantener en buena posición órganos desplazados.

**TAMPÓN SANGUÍNEO, SISTEMA** *(blood buffers)* Sistema de tampones, compuesto principalmente por dióxido de carbono disuelto y iones bicarbonato, que sirve para mantener el pH adecuado de la sangre. V. también **tampón; pH**.

**TANATO-** *(thanato-)* Prefijo que significa «muerte»: *tanatobiológico, tanatognomónico, tanatología*.

**TANATOLOGÍA** *(thanatology)* Estudio de la muerte y aspectos relativos a la misma.

**TANGIER, ENFERMEDAD DE** *(Tangier disease)* Rara deficiencia familiar de lipoproteínas de densidad elevada, caracterizada por una disminución del nivel de colesterol en sangre y una coloración anómala, anaranjada o amarillenta, de las amígdalas y la faringe. También puede haber aumento de tamaño de los ganglios linfáticos, el hígado y el bazo, atrofia muscular y neuropatía periférica. No se conoce ningún tratamiento específico.

**TANINA** *(tannin)* Sustancia perteneciente a un grupo de astringentes obtenidos de las plantas que se utilizan para el curtido del cuero. El ácido tánico, una mezcla de taninas, se utiliza en el tratamiento de las quemaduras.

**TANTALIO (Ta)** *(tantalium)* Elemento metálico plateado de número atómico 73 y peso atómico 180,95. Es relativamente inerte y se utiliza en la fabricación de prótesis, como placas craneales y suturas de alambre.

**TAPÓN** *(plug)* Masa de células tisulares, moco u otra sustancia que bloquea una abertura o vía normal del organismo.

**TAPÓN DE CERA** Secreción cérea de las glándulas sebáceas y sudoríparas del conducto auditivo, que en ocasiones se espesa, formando un tapón.

**TAPÓN MUCOSO** *(mucous plug)* (Obstetricia). Colección de moco espeso en el cérvix uterino, expulsada con fre-

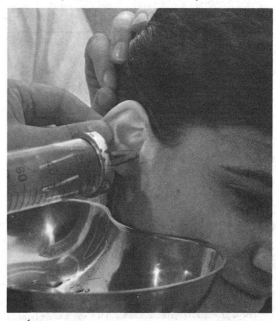

TAPÓN DE CERA. El especialista introducirá agua tibia a una presión no elevada pero constante en el oído del paciente, para poder extraer el cerumen que impide la audición.

cuencia al comienzo de la dilatación, inmediatamente antes de iniciarse el parto o en sus primeras horas. El tapón puede ser seco y firme, con la misma forma que el canal endocervical, pero más frecuentemente es semifluido y mucoide, con hilos de sangre.

**TAPONAMIENTO** *(tamponade)* Interrupción del flujo de sangre a un órgano o una parte del organismo mediante presión, por ejemplo con un tampón o un vendaje compresivo, o mediante la compresión de un vaso sanguíneo por acumulación de líquido, como en el caso del taponamiento cardiaco.

**TAPONAMIENTO CARDIACO** *(cardiac tamponade)* Compresión del corazón producida por la acumulación en el saco pericárdico de líquido o sangre procedente de la rotura de un vaso sanguíneo del miocardio, debida, por ejemplo, a una herida penetrante.

OBSERVACIONES: Entre otros, aparecen los siguientes signos: distensión de las venas del cuello, hipotensión, disminución de los tonos cardiacos, taquipnea, debilidad o ausencia de los pulsos periféricos o disminución brusca de los mismos durante la inspiración (pulso paradójico), elevación de la presión cerebrovascular, reducción de la presión en la aurícula izquierda y roce pericárdico. El paciente, que suele encontrarse angustiado e inquieto, prefiere permanecer de pie o inclinado hacia delante y la coloración de su piel puede ser pálida, grisácea o cianótica. En el electrocardiograma se observa por lo general una disminución del voltaje cardiaco y en la radiografía de tórax un aumento de tamaño de la sombra del corazón (corazón en botella de agua).

ACTUACIÓN: El paciente debe guardar reposo en cama con la cabeza elevada 45°. Junto a su cabecera deben estar preparados un desfibrilador y los fármacos

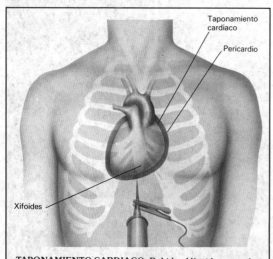

TAPONAMIENTO CARDIACO. Debido al líquido acumulado en el pericardio, el corazón queda bloqueado. La técnica de la punción pericárdica se utiliza para drenar el líquido que se haya producido (pericardiocentesis). La aguja suele estar conectada al ECG para valorar el momento en que ha desaparecido todo el líquido.

necesarios para una emergencia. Cada 15-30 minutos deben comprobarse la presión sanguínea, la frecuencia respiratoria, el pulso apical y las presiones cerebrovascular, auricular y pulmonar en cuña. Cada 30 minutos se realiza una auscultación para valorar el pulso paradójico y se toman los pulsos periféricos. Por lo general se realiza un electrocardiograma de 12 derivaciones y cuando es posible se conecta un monitor y se comprueba el ritmo cada hora. Hay que administrar los fármacos cardiotónicos, antiarrítmicos y analgésicos necesarios. La aspiración de líquido o sangre del saco pericárdico (pericardiocentesis) constituye un medio diagnóstico y terapéutico. Si está indicado intervenir quirúrgicamente, hay que preparar al paciente para la operación y ligar en su caso el vaso o vasos sangrantes.

ACTUACIÓN DE LA ENFERMERA: El paciente que sufre un taponamiento cardiaco grave suele ingresar en una unidad de cuidados intensivos, donde a veces se le coloca un drenaje en el saco pericárdico. La tos y la respiración profunda resultan dolorosas y la recuperación puede ser larga y dificultosa, por lo que el paciente precisa una asistencia física y emocional muy importante.

**TAPONAMIENTO PERICÁRDICO** *(pericardial tamponade)* V. **taponamiento cardiaco.**

**TAQUI-** Prefijo que significa «acelerado o rápido»: *taquicardia, taquipnea, taquisistolia.*

**TAQUICARDIA** *(tachycardia)* Trastorno circulatorio consistente en la contracción del miocardio con una frecuencia de 100 a 150 latidos por minuto. La frecuencia cardiaca se acelera normalmente en respuesta a la fiebre, el ejercicio o la excitación nerviosa. La taquicardia patológica acompaña a la anoxia, como la que se da por ejemplo en la anemia, la insuficiencia cardiaca congestiva, la hemorragia o el shock. A medida que el músculo cardiaco va recibiendo una cantidad insuficiente de oxígeno y no puede mantener el ritmo acelerado, se desarrolla una bradicardia. La taquicardia actúa también aumentando la cantidad de oxígeno aportado a las células del organismo al incrementar el volumen de sangre que circula por los vasos.

**TAQUIFILAXIA** *(tachyphylaxis)* **1.** (Farmacología). Fenómeno por el cual la administración repetida de ciertos fármacos provoca una marcada disminución de su eficacia. **2.** (Inmunología). Desarrollo rápido de inmunidad frente a una toxina como consecuencia de una exposición previa, como por ejemplo tras la inyección sucesiva de pequeñas cantidades de la misma.

**TAQUIPNEA** *(tachypnea)* Aceleración anómala de la frecuencia respiratoria, que se observa por ejemplo con la hiperpirexia.

**TARSAL** *(tarsal)* Perteneciente o relativo al tarso o huesos del tobillo.

**TARSAL, GLÁNDULA** *(tarsal gland)* Una de las numerosas glándulas sebáceas modificadas que asientan en las superficies internas de los párpados. Aproximadamente 30 glándulas tarsales, de aspecto semejante a un collar de perlas diminutas, revisten el borde del párpado superior y en número algo menor el inferior. Están incluidas en hendiduras labradas en las superficies internas de los tarsos. Sus conductos desembocan mediante orificios di-

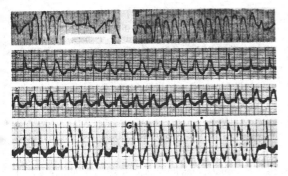

**TAQUICARDIA. Trazados electrocardiográficos en los que se aprecia una taquicardia ventricular.**

minutos en los bordes libres de los párpados. Cada glándula está constituida por un único folículo recto con ramificaciones laterales. Los folículos descansan en una membrana basal y están recubiertos de epitelio estratificado en su porción superior y de células poliédricas en las porciones más profundas y en los divertículos laterales. La infección bacteriana aguda localizada de una glándula tarsal constituye un orzuelo. Denominada también **Meibomo, glándula de**. Consultar también la voz **ciliar, glándula**.

**TARSIANO, HUESO** (tarsal bone) Cualquiera de los siete huesos que constituyen el tarso del pie y que son el astrágalo, el calcáneo, el cuboides, el navicular y los tres cuneiformes.

**TARSO-** Prefijo que significa «perteneciente o relativo al borde del pie o del párpado»: tarsoclasia, tarsomalacia, tarsometatarsiano.

**TARSO** (tarsus) **1.** Articulación entre la pierna y el pie. **2.** También denominado lámina tarsal. Cualquiera de las láminas de cartílago de unos 2,5 cm de longitud que constituyen los párpados. Cada párpado está conformado por una lámina tarsal. Las láminas tarsales superiores son semilunares, miden unos 10 mm de anchura y sirven de inserción, en su parte anterior, al músculo elevador del párpado superior. Las láminas tarsales inferiores son finas, elípticas y su diámetro vertical mide aproximadamente 5 mm. Los márgenes libres de las láminas son gruesos y rectos, los orbitarios se unen al contorno de la órbita mediante el septo orbitario y los ángulos externos se unen a los huesos zigomáticos por los rafes palpebrales externos. Los ángulos internos de las dos láminas de cada lado terminan en el lago lagrimal y se insertan en la apófisis frontal del maxilar por medio del ligamento palpebral medio.

**TARSOMETATARSIANO** (tarsometatarsal) Perteneciente o relativo a los huesos metatarsianos del pie y al tarso, especialmente a la articulación de los primeros con los huesos cuneiforme y cuboideos.

**TARTAMUDEO** (stuttering) Disfunción del lenguaje caracterizada por enunciación espasmódica de palabras con vacilaciones exageradas, tropiezos, repetición de las mismas sílabas y prolongación de los sonidos. Puede deberse a enfermedad cerebelosa, neuromuscular o a una lesión de los órganos de la articulación, pero la mayoría de los casos son de de causa emocional o psicológica.

**TARTÁRICO, ÁCIDO** (tartaric acid) Polvo incoloro o blanco que se encuentra en varias plantas y que se prepara comercialmente a partir del anhídrido maleico y el peróxido de hidrógeno. Se utiliza en la preparación de levaduras y de ciertas bebidas y sustancias eméticas.

**TÁRTARO** (tartar) Depósito duro y arenoso, compuesto por materia orgánica, fosfatos y carbonatos, que se acumula en los dientes y las encías. El acúmulo excesivo de tártaro puede provocar enfermedades gingivales y otros problemas dentales. Denominado también sarro. V. también **gingivitis; piorrea**.

**TASA** (rate) Proporción numérica que se utiliza con frecuencia en la compilación de datos concernientes a la prevalencia y la incidencia de determinados hechos, en la cual el número de apariciones reales figura en el numerador y el número de apariciones posibles en el denominador; por ejemplo, cuando una persona de cada quince suspende un examen, se dice que la tasa de fracasos es de 1/15 (o «uno entre quince»). Las tasas estándar se establecen en unidades convencionales de población, como la mortalidad neonatal por 1.000 o la mortalidad materna por 100.000.

**TATUAJE** (tatoo) Coloración permanente de la piel obtenida mediante la introducción de un pigmento extraño. Puede producirse accidentalmente, por ejemplo por la penetración bajo la piel de un fragmento de mina de un lápiz de grafito. Los tatuajes pequeños pueden eliminarse quirúrgicamente. Las áreas pigmentadas extensas se tratan preferiblemente por dermoabrasión.

**-TAXIS 1.** Sufijo que significa «disposición»: biotaxis, heterotaxis, homotaxis. **2.** Sufijo que significa «movimiento de un organismo en respuesta a un estímulo»: quimiotaxis.

**TAXONOMÍA** (taxonomy) Sistema de clasificación de organismos basado en las reacciones naturales y en la asignación de un nombre apropiado a cada uno.

**TAY, MANCHA DE** (Tay's spot) V. **mancha rojo cereza**.

**TAYLOR, APARATO DE** (Taylor brace) Soporte de acero almohadillado para la columna vertebral. Denominado también **Taylor, férula de**.

**TAYLOR, FÉRULA DE** (Taylor splint) V. **Taylor, aparato de**.

**TAY-SACHS, ENFERMEDAD DE** (Tay-Sachs disease) Enfermedad degenerativa hereditaria consistente en un trastorno del metabolismo de los lípidos debido a una deficiencia en la secreción de la enzima hexosaminidasa A, lo que da lugar a la acumulación de esfingolípidos en el cerebro. Se transmite con carácter autosómico recesivo. Predomina en familias de judíos del este de Europa, especialmente entre judíos askenazis. Se caracteriza por retraso mental y físico progresivos y muerte precoz. Los primeros síntomas suelen aparecer hacia los seis meses de edad, a partir de los cuales ya no progresa el aprendizaje, y se observa una pérdida de las habilidades adquiridas hasta entonces. Pasado el primer año aparecen convulsiones y atrofia del nervio óptico, con ceguera y una mancha rojo cereza en cada retina, espasticidad, demencia y parálisis. La mayoría de los niños mueren entre los dos y los cuatro años de edad. No existe tratamiento específico, solamente sintomático y paliativo. Puede diagnosticarse intraútero por amniocentesis. Denominada también **esfingolipidosis cerebral infantil; gangliosidosis tipo I; idiocia amaurótica familiar; Sachs, enfermedad de**. V. también **Sandhoff, enfermedad de**.

**Tb** *(Tb)* Símbolo químico del **terbio**.

**TB** *(TB)* Abreviatura de **tuberculosis**.

**Tc** *(Tc)* Símbolo químico del **tecnecio**.

**Te** *(Te)* Símbolo químico del **teluro**.

**TEBESIO, VENA DE** *(smallest cardiac vein)* Uno de los pequeños vasos que drenan sangre desoxigenada del miocardio. Algunos de ellos desembocan en los ventrículos. Consultar la voz **cardiaca anterior, vena**.

**TEC-** *(thec-)* Prefijo que significa «relativo o perteneciente a una vaina»: *tecal, tecitis, tecoma*.

**TECA** *(theca)* Vaina o cápsula, como la que envuelve el corazón, el pericardio.

**TECA, TUMOR DE CÉLULAS DE LA** *(theca cell tumor)* Tumor fibroide benigno, poco frecuente, del ovario. Está compuesto por células de la teca y suele contener células granulosas (foliculares). Tiene el aspecto de masas sólidas con trazos amarillos de grasa. Frecuentemente se asocia a una excesiva producción de estrógenos y tiende hacia la degeneración quística. Denominado también **tecoma**.

**-TECIO** *(-thecium)* Sufijo que significa «saco»: *epitecio, peritecio*.

**TECNECIO (Tc)** *(technetium [Tc])* Elemento metálico radiactivo. Su número atómico es 43, su peso atómico, 99. Fue el primer elemento obtenido artificialmente, aunque también se encuentra en forma natural. Sus isótopos se utilizan en técnicas radioisotópicas aplicadas a diversos órganos, como el hígado y el bazo. Denominado también **masurio**.

**-TECNIA** *(-techny)* Sufijo que significa «arte o mecánica propia de un área específica»: *odontotecnia, zootecnia*. V. también **-técnico**.

**TÉCNICA** *(technique, technic)* Método aplicado al desarrollo de un proceso, como el propio de la aplicación de un test psicológico, un examen físico, una operación quirúrgica o cualquier actividad que requiera una secuencia ordenada de ejecución.

**-TÉCNICA** *(-technique)* Sufijo que significa «procedimiento de realización»: *yatrotécnica, microtécnica*.

**-TÉCNICO** *(-technics)* Sufijo que significa «relativo al arte o mecánica de»: *balneotécnico, mnemotécnico, psicotécnico*. V. también **-tecnia.**

**TÉCNICO DENTAL** *(dental technician)* Persona que realiza las prótesis y aparatos de ortodoncia prescritos por un dentista. Los tipos de prótesis dental que realizan estos técnicos son dentaduras completas o parciales, coronas, puentes y otras restauraciones en las piezas dentarias. Denominado también **protésico dental**.

**TECNO-** *(thechno-)* Prefijo que significa «arte»: *tecnopsicología, tecnobiología; tecnocausis*.

**TECOMA** *(thecoma)* V. **teca, tumor de células de la**.

**TECTO-** Prefijo que significa «en forma de arruga»: *tectocefálico, tectorial, tectum*.

**TEFRI, TEFRO-** *(tephr-)* Prefijo que significa «de coloración grisácea»: *tefromalacia, tefromielitis, tefrilómetro*.

**TEGUMENTARIO, SISTEMA** *(integumentary system)* La piel y sus anejos, pelo, uñas y glándulas sebáceas y sudoríparas. V. también **tegumento**.

**TEGUMENTARIO, VALORACIÓN DEL SISTEMA** *(integumentary system assessment)* Evaluación de las anomalías y estado general de los tegumentos de un paciente y de los factores que contribuyen a la existencia de alteraciones dermatológicas.

MÉTODO: La enfermera pregunta al paciente por la existencia de picor, dolor, erupciones, ampollas o manchas; si la piel es normalmente seca, grasa, delgada, rugosa, desigual o hinchada; si la siente caliente o fría, si se le descama, cambia de color o tiene manchas. Deben observarse la turgencia, elasticidad, temperatura, limpieza, olor, humedad y color de la piel. Se reseñarán la cianosis de los labios, del área perioral, de las membranas mucosas, de los lóbulos de las orejas y del lecho ungueal, la ictericia de la conjuntiva ocular, la palidez de la conjuntiva, la distribución de los pigmentos y, en fin, todo cuanto pueda ser digno de resaltar. Las uñas se examinan para detectar si son quebradizas, presentan rayas o tienen forma anómala: de cucharilla (cóncavas) o en vidrio de reloj; también hay que mirar los tejidos adyacentes, fijándose en si los dedos tienen forma de palillo de tambor. Deben reseñarse la existencia y características de máculas, pápulas, vesículas, pústulas, ampollas, úlceras, escaras, queloides, petequias, lipomas, costras, flictenas, excoriaciones, chancros, etc. Debe investigarse si el paciente ha tenido contacto con parásitos, si es alérgico a alimentos o medicamentos, así como a alérgenos externos presentes en los cosméticos, jabones, medicaciones tópicas o plantas. También se hará una historia de las alergias familiares. Hay que determinar los cosméticos, medicamentos, medidas higiénicas y prácticas sexuales corrientes del paciente. Las pruebas diagnósticas de ayuda para la evaluación de los tegumentos son el cultivo de piel y de sus áreas lesionadas, biopsia, dermorreacciones, hemocultivo y pruebas para determinación de lupus eritematoso.

ACTUACIÓN DE LA ENFERMERA: La enfermera debe dirigir la entrevista obteniendo aquellos datos que puedan ser de utilidad, anotar las observaciones pertinentes y enlazar la información sobre los antecedentes con los resultados diagnósticos de las diversas pruebas que se realicen.

CRITERIOS IMPORTANTES: Una adecuada inspección y evaluación de los tegumentos del paciente es una valiosa ayuda para el diagnóstico de las enfermedades dermatológicas.

**TEGUMENTO** *(integument)* Envoltura, cubierta, piel.

**TEJIDO** *(tissue)* Conjunto de células similares que actúan conjuntamente en la realización de una función concreta.

**TEJIDO CONECTIVO, ENFERMEDAD MIXTA DEL** *(mixed connective tissue disease)* Enfermedad sistémica caracterizada por síntomas combinados de diversas colagenosis, como sinovitis, polimiositis, esclerodermia y lupus eritematoso sistémico. El trastorno cursa con alta concentración de anticuerpos contra las ribonucleoproteínas y puede producir artralgias, inflamación de los músculos, artritis no deformante, tumefacción de las manos, hipomotilidad esofágica y descenso de la capacidad de

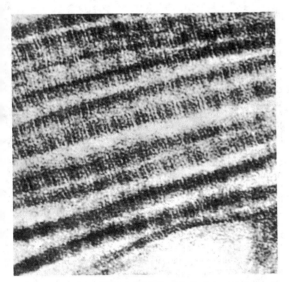

**TEJIDO CONECTIVO, ENFERMEDAD MIXTA DEL.** Imagen microscópica donde se aprecian con detalle las fibras colágenas que componen el tejido conectivo. En este caso su morfología es normal.

difusión pulmonar. El tratamiento incluye con frecuencia la administración de corticosteroides. Son comunes las recidivas cuando se suspenden los esteroides.

**TELANGIECTASIA** *(telangiectasia)* Dilatación permanente de grupos de capilares y vénulas superficiales. Las causas más frecuentes son: lesión por radiación, rosácea, dermatosis atrófica, niveles elevados de estrógenos y enfermedades del colágeno. V. también **Osler-Rendu-Weber, síndrome de.**

**TELANGIECTASIA HEMORRÁGICA HEREDITARIA** *(hereditary hemorrhagic telangiectasia)* V. **Osler-Rendu-Weber, síndrome de.**

**TELARQUIA** *(thelarche)* Comienzo del desarrollo de las mamas en la pubertad femenina. Suele preceder ligeramente al comienzo de la pubertad propiamente dicha, iniciándose en el período de crecimiento rápido que tiene lugar entre los 9 y los 13 años. Se habla de **telarquia prematura** cuando ésta no se acompaña de otros signos de maduración sexual. Consultar la voz **menarquia**.

**TELARQUIA PREMATURA** *(premature thelarche)* V. **telarquia.**

**TELEMETRÍA** *(telemetry)* Transmisión electrónica de datos entre puntos distantes.

**TELEPATÍA** *(telephaty)* Transmisión del pensamiento de una persona a otra sin intervención de los sentidos. V. también **parapsicología; percepción extrasensorial.**

**TELEQUINESIA** *(telekinesis)* Concepto de parapsicología según el cual uno puede controlar los acontecimientos externos, como el movimiento de un objeto sólido, mediante el poder de la mente.

**TELOCÉNTRICO** *(telocentric)* Relativo al cromosoma en que el centrómero se localiza al final de aquél, de modo que la cromátide aparece como un filamento delgado. Consultar las voces **acrocéntrico; metacéntrico; subme-**

tacéntrico.

**TELOFASE** *(telophase)* Última fase de la mitosis y de las dos divisiones de la meiosis. Los cromosomas producidos en la anafase se unen por los polos del eje de división haciéndose largos y delgados, la membrana nuclear se organiza alrededor de ellos, reaparece el nucléolo y el citoplasma comienza a dividirse. V. también **anafase; interfase; meiosis; metafase; mitosis; profase.**

**TELURIO (Te)** *(tellurium [Te])* Elemento que presenta propiedades de los metales y de los no metales. Su número atómico es 52; su peso atómico, 127,60.

**TEMAZEPAM** *(temazepam)* Agente hipnótico derivado de las benzodiacepinas.
INDICACIONES: Tratamiento del insomnio transitorio o intermitente.
CONTRAINDICACIONES: Embarazo y lactancia. No recomendado en menores de 18 años.
EFECTOS SECUNDARIOS: Confusión, euforia, palpitaciones, anorexia, ataxia, alucinaciones, nistagmus horizontal.

**TEMBLOR** *(tremor)* Movimientos involuntarios rítmicos debidos a la contracción y relajación alternativas de grupos musculares antagonistas. Aparece en sujetos de edad, en algunas familias y pacientes con diversos trastornos neurodegenerativos. El temblor senil se caracteriza por movimientos finos, rápidos, que afectan a las manos, junto a balanceo rítmico de la cabeza y aumento del temblor al realizar movimientos voluntarios. El temblor familiar, que puede ser hereditario, y el temblor asociado a esclerosis múltiple también aumentan con los movimientos voluntarios y se intensifican con la ansiedad, excitación y la toma de conciencia de los mismos. El temblor de la enfermedad de Graves, del alcoholismo, el envenenamiento por mercurio y otras toxicosis suele ser menos rítmico. El debido a la intoxicación por plomo afecta frecuentemente a los labios. El temblor propio de la enfermedad de Parkinson, característicamente fino, rápido y continuo, a veces desaparece con los movimientos voluntarios. Entre los diversos tipos cabe citar además el **temblor continuo** y el **temblor intencional.**

**TEMBLOR CONTINUO** *(continuous tremor)* Movimientos involuntarios finos y rítmicos que aparecen durante el reposo y desaparecen al realizar movimientos voluntarios. Los movimientos de los dedos como si se contaran monedas y el temblor de la enfermedad de Parkinson son temblores continuos típicos. Consultar la voz **temblor intencional.** V. también **temblor.**

**TEMBLOR EN REPOSO** *(resting tremor)* V. **temblor pasivo.**

**TEMBLOR ESENCIAL** *(essential tremor)* Agitación involuntaria y fina de manos, cabeza y cara que se produce especialmente con los movimientos rutinarios del cuerpo. Es un trastorno familiar que se hereda como carácter autosómico dominante y aparece durante la adolescencia o mediana edad, progresando lentamente. Se desconoce la causa exacta, pero se cree que radica en el sistema nervioso central. Se ve agravado por la actividad y las emociones y en algunos pacientes puede reducirse con la administración de alcohol y sedantes suaves, como el propranolol y el diacepam. Denominado también **temblor familiar.** Consultar la voz **parkinsonismo.**

**TEMBLOR ESENCIAL HEREDITARIO** *(hereditary essential tremor)* V. **temblor esencial**.

**TEMBLOR FAMILIAR** *(familial tremor)* V. **temblor esencial**.

**TEMBLOR HEREDOFAMILIAR** *(heredofamilial tremor)* V. **temblor esencial**.

**TEMBLOR INTENCIONAL** *(intentional tremor)* Movimientos involuntarios, rítmicos, finos, que tienden a aumentar durante la realización de movimientos voluntarios. Consultar la voz **temblor continuo**. V. también **temblor**.

**TEMBLOR PASIVO** *(passive tremor)* Temblor involuntario que se produce durante el reposo y constituye uno de los signos de la enfermedad de Parkinson. También denominado **temblor estático**.

**TEMBLOR-TENSIÓN-DOLOR, SÍNDROME DE** *(fear-tension-pain syndrome)* Concepto formulado por Grantly Dick-Read, para explicar el dolor que normalmente se produce de forma esperada en el parto. Según este concepto, las actitudes culturales erróneas inducen ansiedad antes del parto y temor durante el mismo, lo cual provoca tensión muscular y psicológica que interfiere con los procesos naturales de la dilatación y la expulsión y produce dolor. Este autor recomienda un método de educación, ejercicio y apoyo emocional y físico durante el parto para contrarrestar este síndrome ya acuñado bajo el término de «parto natural» para describir el parto en el cual la mujer, bien entrenada, alegre, bien dispuesta y con una actitud tranquila y cooperativa, participa en esta experiencia natural. Los elementos de su método de preparación psicofísica del parto se han incorporado en la mayoría de las técnicas psicoprofilácticas del parto natural. V. también **Bradley, método de; Lamaze, método de**.

**TEMPERATURA** *(temperature)* **1.** Medida relativa del calor o frío. **2.** (Fisiología). Medición del calor asociado al metabolismo del cuerpo humano. Suele mantenerse constante, a unos 37° C, gracias a mecanismos de termorregulación que equilibran las pérdidas y ganancias de calor.

**TEMPERATURA BASAL** *(basal temperature)* Temperatura del individuo sano inmediatamente después de, al menos, ocho horas de sueño tranquilo y un ayuno de 14 a 16 horas.

**TEMPERATURA CORPORAL** *(body temperature)* Nivel de calor producido y mantenido por los procesos metabólicos. Las modificaciones en la temperatura corporal constituyen un índice importante de enfermedades y de otras anomalías. En el organismo se genera calor merced al metabolismo de los alimentos y se pierde por la super-

ficie corporal mediante los mecanismos de radiación, convección y evaporación de la sudoración. La producción y pérdida de calor son reguladas y controladas en el hipotálamo y el tronco del encéfalo. La fiebre suele deberse a un aumento de la generación de calor, pero algunos trastornos, como la insuficiencia cardiaca congestiva, producen ligeras elevaciones de la temperatura orgánica por disminución de la pérdida de calor. También contribuyen a la disminución de la pérdida de calor la reducción de la actividad cardiaca, la disminución de la tasa de flujo sanguíneo a la piel y el efecto aislante del edema. Las enfermedades del hipotálamo o la interferencia con otros centros reguladores pueden producir temperaturas orgánicas anormalmente bajas. La temperatura corporal normal del adulto, medida en la boca, es de 37° C. Las temperaturas orales comprendidas entre 35,8° C y 37,2° C son compatibles con un buen estado de salud, dependiendo de la actividad física de la persona, la temperatura ambiente y la temperatura corporal normal del sujeto en particular. La temperatura axilar suele ser 1,8° C inferior a la oral, y la rectal, de 0,9° C a 1,8° C superior. La temperatura varía algunas décimas a lo largo del día, registrándose valores mínimos en las primeras horas de la mañana y máximos entre las 18 y las 22 horas. Esta variación diurna puede ser particularmente manifiesta cuando existe fiebre. Mientras que la temperatura del adulto, tanto normal como anormal, suele variar dentro de unos límites relativamente estrechos, la temperatura de los niños responde de forma más espectacular y rápida frente a la enfermedad, las modificaciones de la temperatura ambiente y los niveles de actividad física.

**TEMPORAL, ARTERIA** *(temporal artery)* Cada una de las tres arterias laterales de la cabeza: temporal superficial, temporal media y temporal profunda.

**TEMPORAL, FRACTURA DEL HUESO** *(temporal bone fracture)* Se caracteriza por sangrado del oído. Puede producir disminución de la capacidad auditiva, parálisis facial e infección de la cavidad timpánica, que puede desembocar en meningitis.

**TEMPORAL, HUESO** *(temporal bone)* Hueso par, ancho, que constituye parte de la porción inferior del cráneo. Contiene numerosas cavidades y espacios asociados con el oído, tales como la cavidad timpánica y el conducto tubárico. Cada hueso temporal consta de tres porciones: escamosa, petrosa y timpánica.

**TEMPORAL, MÚSCULO** *(temporalis)* Uno de los cuatro músculos masticatorios. Es ancho y se origina en la fosa

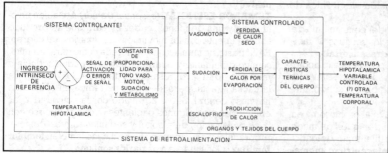

**TEMPERATURA CORPORAL.** Esquema de la regulación de la temperatura interna del organismo.

y fascia temporales. Se inserta en la apófisis coronoides del maxilar inferior, próximo a la última muela. Lo inervan los nervios temporales profundos. Cierra y retrae la mandíbula. Consultar las voces **masetero; pterigoideo externo; pterigoideo interno**.

**TEMPORAL MEDIA, ARTERIA** (*middle temporal artery*) Una de las ramas de la arteria temporal superficial a cada lado de la cabeza. Nace inmediatamente por encima del arco cigomático, atraviesa la fascia temporal, se ramifica en el hueso temporal y se anastomosa con las ramas temporales profundas de la arteria maxilar. Consultar las voces **temporal profunda, arteria; temporal superficial, arteria**.

**TEMPORAL PROFUNDA, ARTERIA** (*deep temporal artery*) Una de las ramas de la arteria maxilar que discurre por la parte lateral de la cabeza. Se ramifica en una porción anterior y otra posterior, que se originan entre el músculo temporal y el pericráneo e irrigan el propio músculo temporal anastomosándose con la arteria temporal media. La rama anterior se conecta con la arteria lagrimal por medio de pequeñas ramas que perforan el hueso cigomático y el ala mayor del esfenoides. Consultar las voces **temporal media, arteria; temporal superficial, arteria**.

**TEMPORAL SUPERFICIAL, ARTERIA** (*superficial temporal artery*) Arteria par que discurre por la región lateral de la cabeza y puede palparse fácilmente por delante de la oreja. Con frecuencia se utiliza para tomar el pulso. Es la menor de las dos ramas terminales de la carótida externa y se origina en el parénquima de la glándula parótida. Cruza la apófisis cigomática del hueso temporal y, aproximadamente 5 cm por encima de la misma, se divide en una rama frontal y otra parietal. Consultar también las voces **temporal media, arteria; temporal profunda, arteria**.

**TEMPOROMANDIBULAR, ARTICULACIÓN** (*temporomandibular joint*) Unión articular par, entre el hueso mandibular y el temporal. Las superficies articulares son, por un lado, la cavidad glenoidea y el tubérculo articular del temporal, y por otro, la cabeza del cóndilo de la mandíbula. La articulación consta de un menisco.

**TEMPOROPARIETAL, MÚSCULO** (*temporoparietalis*) Músculo par, ancho y fino del cuero cabelludo. Se divide en tres partes: temporal anterior, parietal superior y una parte triangular comprendida entre las anteriores, que se origina en la región del músculo auricular superior y se inserta en la aponeurosis epicraneana. Se le considera parte de los músculos auriculares posterior y superior. Actúa en combinación con el occipitofrontal arrugando la frente, abriendo los ojos y elevando las orejas. Lo inervan ramas del nervio facial. Consultar la voz **occipitofrontal**.

**TENÁCULO** (*tenaculum*) Aparato de brazos largos usado para agarrar, inmovilizar o sujetar un órgano. Cabe citar el tenáculo abdominal, de largos brazos y garfios cortos; el fórceps en tenaza, de garfios largos, utilizado en cirugía obstétrica; y el tenáculo uterino o cervical, con pequeñas púas, que se usa para tirar del cérvix.

**TENÁCULO UTERINO** (*uterine tenaculum*) V. **tenáculo**.

**TENAR** (*thenar*) **1.** Se aplica a la eminencia del pulgar. **2.** Relativo o perteneciente a la palma de la mano.

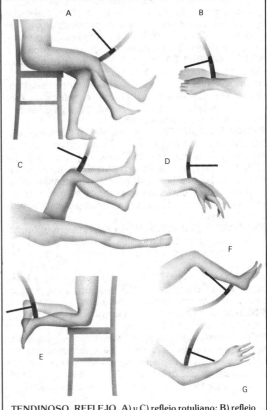

TENDINOSO, REFLEJO. A) y C) reflejo rotuliano; B) reflejo perióstico del radio; D) reflejo de los extensores; E) y F) reflejo aquíleo; G) reflejo bicipital.

**TENDINITIS** (*tendinitis, tendonitis*) Proceso inflamatorio de un tendón, debido generalmente a una tensión externa. El tratamiento consiste en reposo, inyecciones de corticoides y colocación de una férula.

**TENDINOSO, REFLEJO** (*tendon reflex*) V. **tendinoso profundo, reflejo**.

**TENDINOSO PROFUNDO, REFLEJO** (*deep tendon reflex*) Contracción brusca de un músculo en respuesta a un estiramiento súbito, que se induce golpeando el tendón de inserción muscular con el dedo o el mango de un martillo; la ausencia de este reflejo puede deberse a la lesión del músculo, del nervio periférico, de las raíces nerviosas o de la medula espinal a ese nivel, y su hiperactividad expresa afectación de las vías piramidales por encima del nivel del arco reflejo que se está explorando. Por su parte, la hiperactividad generalizada de todos los reflejos tendinosos profundos puede deberse a hipertiroidismo. Entre los distintos reflejos tendinosos profundos se encuentran el reflejo del tendón de Aquiles, el reflejo del bíceps, el reflejo braquiorradial, el reflejo patelar y el reflejo del tríceps.

**TENDÓN** (*tendon*) Banda fibrosa blanca y brillante que une un músculo a un hueso. Excepto en los puntos de inserción, los tendones están constituidos por un delicado tejido conjuntivo fibroelástico. Los más gruesos poseen un septo interno, unos cuantos vasos sanguíneos y nervios esterognósicos. Son muy resistentes y flexibles, aunque inelásticos. Los hay de diferentes longitudes y grosores.

**TENDÓN CONJUNTO** *(inguinal falx)* Porción terminal de la aponeurosis común de los músculos oblicuo menor y transverso del abdomen. Se inserta en la cresta del pubis, justo bajo el anillo inguinal superficial, reforzando esta porción de la pared abdominal. La anchura y resistencia del tendón conjunto son variables.

**TENDÓN DE AQUILES** *(tendo calcaneus)* Tendón común de los músculos gemelos y sóleo. Es el más grueso y resistente de todos los tendones. Comienza próximo a la mitad de la parte posterior de la pierna. En el adulto mide unos 15 cm. Se adelgaza a unos 4 cm por encima del talón para volver a ensancharse antes de su inserción en la tuberosidad del calcáneo. Denominado también **tendón del calcáneo**.

**TENDONES ISQUIOSURALES** *(hamstring tendon)* Tendones de los músculos isquiosurales del dorso del muslo. El tendón externo y los dos internos unen estos músculos con la rodilla.

**TENESMO** *(tenesmus)* Deseo continuo, doloroso e ineficaz de orinar o defecar, producido de ordinario por una irritación del cuello vesical o del ano.

**TENIA-** *(tenia-, taenia-)* Prefijo que significa «en forma de cinta»: *teniasis, tenífugo, tenioide*.

**TENIA** *(tapeworm)* Gusano platelminto intestinal parasitario, perteneciente a la clase *Cestoda*, que posee un escólex y un cuerpo compuesto por numerosos segmentos en forma de cadena de anillos. El hombre suele adquirir estos gusanos mediante la ingestión de carne mal coci-

nada de huéspedes intermedios contaminados con la forma larvaria del parásito. En el conducto digestivo humano, el gusano alcanza el estadio adulto, compuesto por una cabeza que se fija a la pared intestinal, también denominada escólex, y numerosos segmentos hermafroditas o proglótides, cada uno de los cuales es capaz de producir huevos. Entre los distintos tipos de tenia se encuentran *Diphyllobotrium latum, Taenia saginata* y *tenia solium.*

**TENIA DE LA VACA** *(beef tapeworm)* V. **Taenia saginata**.

**TENIA DE LA VACA, INFESTACIÓN POR LA** *(beef tapeworm infection)* Infección provocada por el platelminto *Taenia saginata*, transmitida a los humanos al comer carne contaminada. El gusano adulto puede vivir durante años en el intestino del hombre sin provocar síntoma

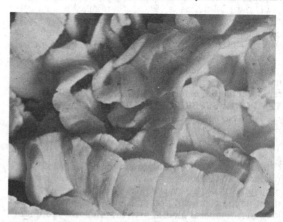

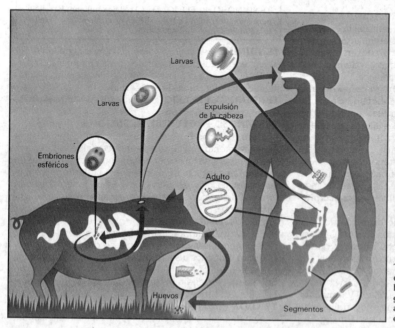

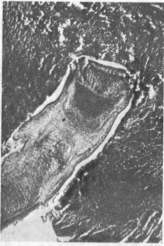

TENIA DEL CERDO. A la izquierda, el dibujo muestra el ciclo de infestación del hombre a partir del cerdo. Arriba, fotografía a gran aumento de un individuo adulto de Tenia Solium. Abajo, detalle del escólex de una tenia saginata.

Larvas

Larvas

Embriones esféricos

Expulsión de la cabeza

Adulto

Huevos

Segmentos

alguno. La infestación es rara en los países más desarrollados, en los cuales la carne se inspecciona cuidadosamente antes de permitir su consumo, pero es frecuente en muchas regiones del mundo. V. **teniasis**.

**TENIA DEL CERDO** *(pork tapeworm)* V. **tenia solium**.

**TENIA DEL CERDO, INFECCIÓN POR** *(pork tapeworm infection)* Infección intestinal o de los tejidos producida por la larva o la forma adulta de *Taenia solium*. Esta tenia tiene la característica exclusiva de que suele utilizar al hombre como huésped intermedio para sus larvas y huésped definitivo para el gusano adulto. El hombre suele infectarse con el gusano adulto tras la ingestión de carne de cerdo contaminada mal cocinada. La infección es relativamente frecuente en Sudamérica, Asia y Rusia. V. también **cisticercosis; tenias, infección por**.

**TENIA DEL PESCADO, INFECCIÓN POR LA** *(fish tapeworm infection)* Infección causada por la tenia *Diphyllobothrium latum*. El hombre se contagia al comer peces de agua dulce crudos o poco cocinados. Esta infección es común en las zonas templadas del mundo. V. también **Diphyllobothrium; tenias, infección por**

**TENIA SAGINATA** *(tenia saginata)* Especie de tenia que vive en los tejidos del ganado vacuno durante su estado larvario e infecta el intestino humano en su fase adulta. Puede alcanzar una longitud de 3,5 m a más de 7 m y es la especie de tenia que infecta con mayor frecuencia al hombre.

**TENIA SOLIUM** *(taenia solium)* Especie de tenia que suele habitar en los tejidos del cerdo durante su estadio larvario e infecta el intestino humano en su fase adulta. En raras ocasiones, el hombre es un huésped intermedio, y en tal caso puede sufrir la infestación larvaria en los tejidos muscular y cerebral. Denominada también **tenia del cerdo**. V. también **cisticercosis; tenia**.

**TENIAS, INFECCIÓN POR** *(tapeworm infection)* Infección intestinal producida por gusanos parasitarios platelmintos como consecuencia de la ingestión de carne cruda o poco cocinada infestada con tenias o sus larvas. Las tenias viven durante su estadio larvario en uno o más huéspedes intermedios, vertebrados, y crecen hasta alcanzar el estadio adulto en el intestino del hombre. El paciente no suele presentar signos de infección intestinal, aunque en ocasiones se producen diarrea, dolor epigástrico y pérdida de peso. El diagnóstico se hace por el descubrimiento de huevos o porciones del gusano adulto en las heces. Para facilitar la excreción del parásito se emplean fármacos como la niclosamida y la quinacrina. Es fundamental tomar medidas de seguridad para eliminar completamente las materias fecales de los pacientes afectados a fin de evitar la transmisión de larvas o huevos a otras personas o huéspedes animales. Ciertas especies de tenias pueden infectar al hombre durante la fase larvaria, produciéndose una infestación grave, con frecuencia de carácter quístico. Denominada también **cestodiasis**. V. también **cisticercosis; teniasis**.

**TENIASIS** *(theniasis)* Infección por un gusano del género *Taenia*. V. también **tenia**.

**TENISTA, CODO DE** *(tennis elbow)* V. **epicondilitis humeral externa**.

**TENO-** Prefijo que significa «relativo o perteneciente a un tendón»: *tenodesis, tenodinia, tenomiotomía*.

**TENON, CÁPSULA DE** *(fascia bulbi)* Saco membranoso fino que envuelve el globo ocular desde el nervio óptico hasta la región ciliar y permite su libre movilidad. Posee una superficie interna lisa perforada por vasos y nervios que se funde con la cubierta de nervio óptico y la esclera. La porción inferior de la membrana se engrosa, dando lugar al ligamento suspensorio que se une al arco cigomático y a los huesos lagrimales.

**TENOSINOVITIS** *(tenosynovitis)* Inflamación de la vaina de un tendón por depósitos de calcio, irritación o traumatismos reiterados, niveles de colesterol en sangre elevados, artritis reumatoide, gota o gonorrea. A veces puede oírse un crujido con el movimiento del tendón. En los casos que no se asocian a enfermedad sistémica, suele lograrse la recuperación con el reposo. Las inyecciones locales de corticosteroides pueden servir de alivio; si la situación no mejora, se hace necesaria la cirugía.

**TENOTOMÍA** *(tenotomy)* Sección total o parcial de un tendón con objeto de corregir un desequilibrio muscular; así en la corrección del estrabismo o en el pie zambo.

**TENSIOACTIVO, SURFACTANTE** *(surfactant)* **1.** Agente que se disuelve en agua, como un detergente, para reducir su tensión superficial o la tensión en la interfase entre el agua y otro líquido. **2.** Ciertas lipoproteínas que reducen la tensión superficial de los líquidos pulmonares, permitiendo el intercambio de gases en los alveolos y contribuyendo a la elasticidad pulmonar.

**TENSIÓN** *(tension)* **1.** Acción de tender y estirar para mantener tirante. **2.** Se aplica a la situación de estar tirante o bajo presión. **3.** Situación resultante del estrés físico y psíquico, caracterizada por un aumento del tono muscular, de la frecuencia respiratoria y cardiaca, así como un estado emocional de irritación, ansiedad y desasosiego. V. también **estrés**.

**TENSIÓN ARTERIAL** V. **presión arterial; presión sanguínea**.

**TENSIÓN ARTERIAL ELEVADA** *(high blood pressure)* V. **hipertensión**.

**TENSIÓN DE DIÓXIDO DE CARBONO** *(carbon dioxide tension)* Presión parcial del dióxido de carbono expresada como $PpCO_2$, que es proporcional a su porcentaje en la sangre de los pulmones. Se expresa cuantitativamente en mm de Hg. La $PpCO_2$ alveolar refleja directamente el intercambio gaseoso pulmonar en relación al flujo sanguíneo. Una tasa elevada de ventilación hace que disminuya la $PpCO_2$ alveolar, mientras que en caso contrario aumenta la tensión de dióxido de carbono en el alvéolo y en la sangre. La $PpCO_2$ se cuantifica mediante electrodos de vidrio en muestras de sangre arterial. Los valores normales de tensión de dióxido de carbono arterial y alveolar son de 37 a 43 mm de Hg. V. también **carbono, dióxido de; hipercapnia; hiperventilación; hipoventilación**.

**TENSIÓN PREMENSTRUAL** *(premenstrual tension)* Síndrome caracterizado por tensión nerviosa, irritabilidad, aumento de peso, edema, cefalea, mastalgia, disforia y falta de coordinación, que aparece en los días previos al comienzo de la menstruación. Hay varias teorías que intentan explicar la etiología del síndrome, atribuyéndola a deficiencia nutricional, a estrés, a desequilibrio endocrino o a trastornos emocionales diversos, pero ninguna de ellas ha sido comprobada.

**TENSIÓN SUPERFICIAL** *(surface tension)* Tendencia de un líquido a reducir al mínimo el área de su superficie por atracción intermolecular. Esta propiedad hace que los líquidos suban en el interior de un tubo capilar, afecta al intercambio de gases en los alvéolos pulmonares y altera la capacidad de diversos líquidos para mojar otras superficies.

**TENSOR** *(tensor)* Músculo encargado de estirar una estructura, como el músculo tensor de la fascia lata. Consultar las voces **abductor; aductor; depresor; esfínter.**

**TENSOR DE LA FASCIA LATA** *(tensor fasciae latae)* Uno de los diez músculos de la región glútea. Se origina en la espina ilíaca anterosuperior y en la profundidad de la fascia lata. Se inserta en la cintilla iliotibial de la fascia lata. Lo inerva una rama del nervio glúteo superior, que contiene fibras de los nervios lumbares IV y V y nervio sacro I. Es flexor, abductor y rotador de la articulación coxofemoral y flexor, extensor y rotador de la rodilla.

**TENTORIO** *(tentorium)* Parte del cuerpo con aspecto de tienda, como el del cerebelo, que soporta los lóbulos occipitales y cubre a aquél.

**TEOFILINA** *(theophylline)* Broncodilatador.
INDICACIONES: Relajación del músculo liso de los bronquios en el tratamiento del espasmo bronquial asmático y de otras causas.
CONTRAINDICACIONES: Hipertensión, cardiopatía, hepatopatía, enfermedad renal o tratamiento simultáneo con xantinas.
EFECTOS SECUNDARIOS: Entre los más graves se encuentran reacciones de hipersensibilidad, hemorragia gastrointestinal, palpitaciones y vértigos.

**TEOTERAPIA** *(theotherapy)* Aproximación terapéutica a la prevención, diagnóstico y tratamiento de una enfermedad basada en la aplicación de creencias religiosas o espirituales.

**TERAMORFO** *(teramorphous)* Relativo a la naturaleza o características de un monstruo, **teratomorfo.**

**TERAPEUTA OCUPACIONAL** *(occupational therapist)* Persona que practica la terapia ocupacional.

**TERAPÉUTICA OCUPACIONAL** *(occupational therapy)* Planificación de la actividades físicas y mentales con fines médicos.

**TERAPÉUTICO** *(therapeutic)* **1.** Curativo. **2.** Relativo al tratamiento médico.

**-TERAPÉUTICO** *(-therapeutic)* Sufijo que significa «perteneciente o relativo al tratamiento médico».

**TERAPÉUTICO, ÍNDICE** *(therapeutic index)* Diferencia entre las concentraciones terapéutica mínima y tóxica mínima de un fármaco.

**-TERAPIA** *(-therapy)* **1.** Sufijo que significa «tratamiento médico de una enfermedad»: *quimioterapia, hipnoterapia, cinesiterapia.* **2.** Sufijo que significa «tratamiento médico de una zona o enfermedad del organismo»: *cardioterapia, sarcoterapia, uroterapia.*

**TERAPIA** *(therapy)* Tratamiento de una enfermedad o proceso morboso; así, la terapia por inhalación, consistente en la administración de medicamentos diversos a pacientes con problemas respiratorios.

**TERAPIA AMBIENTAL** *(milieu therapy)* Tipo de psicoterapia en la cual se usa el medio ambiente para tratar los trastornos mentales y del comportamiento. Se emplea sobre todo en un hospital o en otro tipo de institución donde el conjunto ambiental actúa como una comunidad terapéutica. El interés se centra en proporcionar un contexto físico agradable, actividades estructuradas y un medio social estable, donde se favorecen el desarrollo personal y la modificación del comportamiento a través de la integración paciente-grupo, el soporte y la comprensión del personal médico, y una actitud humanística total. Las actividades diarias individuales y las diversas formas de tratamiento, como el farmacológico, la terapia ocupacional y el entrenamiento de la sensibilidad, se determinan de acuerdo con las necesidades interpersonales y emocionales del paciente.

**TERAPIA AVERSIVA** *(aversion therapy)* Forma de tratamiento conductual en la cual se utilizan estímulos de castigo, desagradables o dolorosos, como corrientes eléctricas o fármacos que inducen náuseas, para suprimir conductas indeseables. La técnica se utiliza en el tratamiento de procesos como la drogodependencia, alcoholismo, bulimia, tabaquismo y diversas desviaciones sexuales.

**TERAPIA DE AFIRMACIÓN** *(assertive training)* Técnica psicoterápica de la conducta, orientada a dotar a los pacientes de seguridad y confianza en sí mismos en las relaciones interpersonales. Se centra directamente en la sincera autoafirmación de sentimientos y creencias, tanto positivos como negativos. La técnica se aprende desarrollándola en sesiones terapéuticas, normalmente en grupo y llevándola posteriormente a la práctica de la vida real.

**TERAPIA DE FAMILIA** *(family therapy)* (Psiquiatría). Enfoque terapéutico de un paciente en el seno de su familia que consiste en reunir a todos los familiares inmediatos, generalmente con una pareja de terapeutas, varón y mujer, a fin de descubrir la dinámica de la situación, especialmente en lo que se refiere a los factores que afectan al sujeto sintomático.

**TERAPIA DE GRUPO** *(group therapy)* Aplicación de técnicas psicoterapéuticas en un pequeño grupo de personas con trastornos emocionales que, bajo la dirección de un psicoterapeuta, tratan sobre sus problemas en un intento de promover el crecimiento psicológico individual y la modificación favorable de la personalidad de cada uno de los pacientes. Con esta técnica se pueden tratar un mayor número de personas en un período de tiempo más breve que con las terapias individuales y es un método muy utilizado en clínicas, instituciones y en la práctica privada. Es particularmente eficaz en el tratamiento de diversas adicciones. Un tipo de terapia de grupo es el psicodrama.

**TERAPIA DE RELAJACIÓN** *(relaxation therapy)* Tratamiento en el cual se pide a los enfermos que realicen ejercicios de respiración y relajación y se concentren en una situación placentera cuando se aplica un estímulo nocivo. La terapia de relajación, parte integral del método de preparación al parto de Lamaze, también se utiliza para aliviar diversos tipos de dolor y manifestaciones físicas del estrés. En este programa terapéutico se pueden incluir diversos ejercicios de yoga y ciertos aspectos de la hipnoterapia, y pueden utilizarse técnicas de biorretroacción para demostrar las acciones que inducen la relajación. Algunos enfermos a través de la terapia de relajación, aprenden a relajar, a voluntad los músculos tensos, a abortar los ataques de migraña o a reducir la tensión arterial. V. también **Lamaze, método de**.

**TERAPIA DIRIGIDA** (*directive therapy*) Enfoque psicoterapéutico que consiste en que el psicoterapeuta dirige el tratamiento haciendo preguntas al paciente y elaborando interpretaciones. Consultar la voz **terapia no dirigida**. V. también **psicoanálisis**.

**TERAPIA ELECTROCONVULSIVA** (*electroconvulsive therapy*) Inducción de una crisis convulsiva breve mediante el paso de una corriente eléctrica a través del cerebro, que se utiliza como tratamiento para los trastornos afectivos, especialmente en los casos resistentes a los psicofármacos. El sujeto se coloca cómodamente en decúbito supino, con los miembros algo sujetos y con un depresor lingual almohadillado entre los dientes, tras premedicación con succinilcolina para prevenir las fracturas. Se aplica pasta conductora a la piel, en ambos lados de la frente, donde se colocan los electrodos, y se administra corriente de 70 a 130 v durante 0,1 a 0,5 s. El paciente pierde la conciencia y experimenta contracciones tónicas durante aproximadamente 10 s, seguidas por un período algo más largo de convulsiones clónicas con apnea; al despertarse, no recuerda lo sucedido. La terapia electroconvulsiva suele usarse tres veces a la semana durante dos meses, sobre todo para el tratamiento de la depresión aguda. Denominada también **electroshock, tratamiento de**.

**TERAPIA EMOTIVO-RACIONAL (RET)** (*rational emotive therapy [RET]*) Forma de psicoterapia creada por Albert Ellis que se centra en la reorganización de las funciones cognoscitivas emocionales del sujeto, en la redefinición de los problemas y en un cambio de sus actitudes para desarrollar unos patrones de comportamiento más eficaces y adecuados. Se puede realizar individualmente o por grupos.

**TERAPIA EXISTENCIAL** (*existential therapy*) Tipo de psicoterapia que defiende el desarrollo de un sentido de autodirección mediante la elección, conciencia y aceptación de la responsabilidad individual.

**TERAPIA HUMANÍSTICA EXISTENCIAL** (*humanistic existential therapy*) Tipo de psicoterapia que intenta alcanzar la autoconcienciación y el desarrollo personal enfatizando la realidad y analizando y modificando los modelos de conducta para realizar las potencialidades del individuo. Se puede combinar con terapia de grupo, pues de esta manera se conocen aspectos diferentes de los problemas. Algunos tipos de psicoterapia humanística existencial son la terapéutica existencial y la terapéutica gestáltica.

**TERAPIA INTERPERSONAL** (*interpersonal therapy*) Tipo de psicoterapia que contempla como factores básicos en la conducta maladaptada la falta de comunicación, las interacciones y las interrelaciones personales. Un tipo de terapia interpersonal es el análisis transaccional.

**TERAPIA NO DIRIGIDA** (*nondirective therapy*) Planteamiento psicoterapéutico en el cual el psicoterapeuta se abstiene de dar consejos mientras el enfermo es ayudado a identificar conflictos y a clarificar y conocer sus sensaciones y significaciones. Consultar la voz **terapia dirigida**.

**TERAPIA RECREATIVA** (*recreational therapy*) Forma de psicoterapia adyuvante en la cual se utilizan los juegos u otras actividades en grupo para modificar conductas de maladaptación, para despertar intereses sociales o para mejorar la capacidad de comunicación en individuos deprimidos o inhibidos.

**TERAPIA SITUACIONAL** (*situational therapy*) (Psiquiatría). Tipo de psicoterapia en la cual el medio ambiente forma parte del programa terapéutico.

**TERAS** (*teras*) Feto deforme en alto grado; monstruo.

**TERATISMO** (*teratism*) Cualquier anomalía congénita o del desarrollo debida a factores hereditarios o ambientales, o a una combinación de ambos. Cualquier situación que lleve a la formación de un feto monstruoso. Entre los diferentes tipos figuran: atrésico, ceásmico, ectópico, ectrogénico, hipergenético, sinfísico. Denominado también **teratosis**.

**TERATISMO ATRÉSICO** (*atresic teratism*) Anomalía congénita que consiste en la falta de formación de cualquiera de las aberturas normales del organismo, como boca, orificios nasales, ano o vagina.

**TERATISMO CEÁSMICO** (*ceasmic teratism*) Anomalía congénita producida por la detención del desarrollo, que hace que partes del organismo que deberían fundirse permanezcan en su estado embrionario fisurado, como es el caso del paladar hendido.

**TERATISMO ECTÓPICO** (*ectopic teratism*) Anomalía congénita caracterizada por la situación anómala de una o más estructuras: dextrocardia, dientes palatinos, trasposición de grandes vasos.

**TERATISMO ECTROGÉNICO** (*ectrogenic teratism*) Anomalía congénita debida a fracaso del desarrollo, con ausencia de una o varias estructuras u órganos.

**TERATISMO HIPERGENÉTICO** (*hypergenetic teratism*) Anomalía congénita que consiste en un crecimiento excesivo de una parte del cuerpo o de todo él, como ocurre en el gigantismo.

**TERATISMO SINFÍSICO** (*symphisic teratism*) Anomalía congénita caracterizada por la fusión de partes u órganos que normalmente están separados, como por ejemplo en el riñón en herradura, o por su cierre prematuro, como en la craneoestenosis.

**TERATO-** Prefijo que significa «monstruo»: *teratoblastoma*, *teratogénesis*, *teratoma*.

**TERATOGÉNESIS** (*teratogenesis*) Desarrollo de defectos físicos en el embrión.

**TERATOGENIA** (*teratogeny*) V. **teratogénesis**.

**TERATÓGENO** (*teratogen*) Se aplica a la sustancia, agente o proceso que interfiere con el normal desarrollo prenatal, produciendo anomalías fetales. Puede ejercer una acción directa o indirecta sobre el organismo en desarrollo y afectar estructuras como la placenta o algún sistema o aparato maternos. El tipo y amplitud del defecto vienen determinados por el agente teratógeno específico y su forma de acción, el proceso embriológico afectado, la predisposición genética y el estadio de desarrollo en el momento de la exposición al teratógeno. El período de mayor susceptibilidad fetal al efecto teratógeno se da entre las semanas tercera y duodécima de la gestación, cuando tiene lugar la diferenciación de los principales órganos y sistemas. La susceptibilidad disminuye en los últimos períodos del desarrollo, caracterizados por crecimiento y maduración. Entre los agentes químicos teratógenos conocidos cabe citar: talidomida, agentes alquilantes y alcohol; entre los infecciosos: el virus de la rubéola y los citomegalovirus; entre las radiaciones ionizantes, sobre todo los rayos X; y entre los factores ambientales: la edad y estado general de salud maternos y los traumatismos intrauterinos.

**TERATOIDE** (teratoid) Relativo o perteneciente a un anormal desarrollo físico; semejante a un monstruo.

**TERATOIDE, TUMOR** (teratoid tumor) V. **quiste dermoide**.

**TERATOLOGÍA** (teratology) Estudio de las causas y efectos de las malformaciones y los desarrollos anormales.

**TERATOLOGISTA** (teratologist) Especialista en el estudio de la teratología.

**TERATOMA** (teratoma) Tumor constituido por diversos tipos de tejido, ninguno de los cuales suele aparecer normalmente junto a los otros o en el lugar de asiento del tumor. Los más comunes son los de ovarios y testículos.

**TERATOSIS** (teratosis) V. **teratismo**.

**TERBIO (Tr)** (terbium [Tr]) Elemento metálico poco abundante. Su número atómico es 65 y su peso atómico, 158,924.

**TERBUTALINA, SULFATO DE** (terbutaline sulfate) Estimulante beta adrenérgico.

INDICACIONES: Como broncodilatador en el tratamiento del asma, bronquitis y enfisema. Como relajante uterino en el parto prematuro.

CONTRAINDICACIONES: Arritmia cardiaca o sensibilidad conocida al medicamento.

EFECTOS SECUNDARIOS: Entre los más graves figuran vértigos y palpitaciones. Son frecuentes el nerviosismo y el temblor.

**TERCER HUESO CUNEIFORME** (third cuneiform bone) V. **cuneiforme externo, hueso**.

**TERCER TONO CARDIACO FISIOLÓGICO** (physiologic third heart sound) Tono cardiaco de baja frecuencia que se ausculta al comienzo de la diástole en algunos niños o adultos jóvenes sanos. No tiene significación clínica y por lo general desaparece con la edad. Este mismo tono, auscultado en una persona mayor afecta de una cardiopatía, constituye un signo patológico denominado **galope ventricular**. V. también **galope**.

**TERCI-** (terti-) Prefijo que significa «tercero»: terciario, tercigrávida, tercípara.

**TERCIANA** (tertian) Denominación que se aplica en el caso de ciertas fiebres, como la malaria, en que la fiebre se presenta cada tres días. V. también **malaria**.

**TERIO-** (therio-) Prefijo que significa «relativo a los animales»: terioterapia, teriotomía, teriomimia.

**-TERMIA** Sufijo que significa «estado de la temperatura corporal»: monotermia, normotermia, pantotermia.

**TÉRMICA, FIEBRE** (thermic fever) V. **hiperpirexia térmica**.

**TÉRMICO** (thermal, thermic) Relativo o perteneciente a la producción, aplicación o mantenimiento de calor.

**TERMINAL** (terminal) Dícese de la estructura o proceso

TERATOMA. Imagen radiográfica donde se aprecia un teratoma mediastínico.

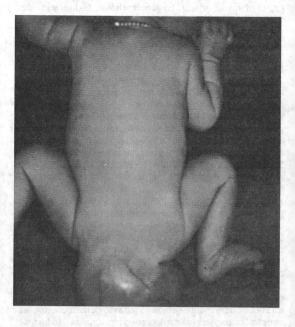

TERATOMA. Teratoma sacrococcígeo de un lactante.

que se aproxima a su fin, como un bronquiolo terminal o una enfermedad terminal.

**TERMINAL, NERVIO** *(terminal nerve)* Pequeño nervio que se origina en un hemisferio cerebral en la región del trígono olfatorio, clasificado por la mayoría de los anatomistas como parte del nervio olfatorio o I par craneal. Transcurre a lo largo del tracto olfatorio atravesando el hueso etmoides. La mayoría de sus filetes forman una rama única que atraviesa la membrana próxima al borde anterosuperior del tabique nasal, comunicándose en la cavidad nasal con la rama oftálmica del nervio trigémino.

**TERMISTOR** *(thermistor)* Tipo de termómetro utilizado para medir variaciones mínimas de temperatura. Su resistencia varía con la temperatura ambiente, registrando los más pequeños cambios. V. también **temperatura; termómetro**.

**TERMOCAUTERIO** *(thermocautery)* Utensilio metálico utilizado para destruir un tejido previo calentamiento de aquél mediante llama, vapor de hidrocarburo o corriente eléctrica. V. también **Paquelin, cauterio de**.

**TERMOCOAGULACIÓN** *(thermocoagulation)* Utilización de corrientes eléctricas de alta frecuencia para destruir tejido mediante la coagulación por calor.

**TERMODILUCIÓN** *(thermodilution)* Método de estudio del gasto cardiaco en el que se inyecta en la corriente sanguínea una pequeña cantidad de líquido frío, p. ej. suero fisiológico.

**TERMOGÉNESIS** *(thermogenesis)* Producción de calor, referido especialmente a las células del organismo.

**TERMOGRAFÍA** *(thermography)* Técnica utilizada para la captación y registro en placa de las zonas frías y calientes del organismo, por medio de un detector de rayos infrarrojos. Se usa para observar el flujo de sangre en los miembros y detectar los tumores de mama.

**TERMOLÁBIL** *(thermolabile)* Denominación que se aplica a lo que se destruye fácilmente por el calor. Consultar la voz **termostable**.

**TERMÓMETRO** *(thermometer)* Instrumento utilizado para medir la temperatura. Consiste en un tubo cerrado de vidrio, marcado en grados centígrados o grados Fahrenheit, que contiene un líquido fácilmente dilatable, ya sea mercurio o alcohol. El líquido asciende o desciende en el tubo según se expande o contrae por acción de los cambios de temperatura.

**TERMÓMETRO DE AIRE** *(air thermometer)* Termómetro que utiliza aire como medio expansor. V. también **termómetro**.

**TERMÓMETRO DE SUPERFICIE** *(surface thermometer)* Dispositivo que detecta o indica la temperatura de la superficie de cualquier parte del organismo.

**TERMÓMETRO ELECTRÓNICO** *(electronic thermometer)* Termómetro que mide con rapidez la temperatura por medios electrónicos.

**TERMOPENETRACIÓN** *(thermopenetration)* Utilización terapéutica de técnicas diatérmicas para aumentar el calor en el interior del organismo. Denominada también **transtermia**.

**TERMORRADIOTERÁPIA** *(thermoradiotherapy)* Procedimiento terapéutico consistente en aplicar radiaciones ionizantes a una parte del cuerpo en que se ha incrementado artificialmente la temperatura. El objetivo es aumentar la radiosensibilidad de la parte del cuerpo que se trata.

**TERMORREGULACIÓN NEONATAL** *(neonatal thermoregulation)* Regulación de la temperatura corporal de un recién nacido, sobre la cual influyen fenómenos de evaporación, conducción, radiación y convección.

MÉTODO: Inmediatamente después de nacer se debe envolver al niño en una toalla seca para evitar la pérdida de calor por evaporación. La pérdida de calor por conducción se previene tapando al niño con una manta y calentando todo el equipo con que vaya a ser examinado, manipulado o cubierto. La pérdida de calor por radiación se evita colocando al niño en estrecho contacto con la madre, piel con piel, bajo un foco de calor y sobre una superficie templada. La pérdida de calor corporal por convección se previene evitando las corrientes de aire, los sistemas de aire acondicionado y las bajas temperaturas ambientales. Las cunas de los recién nacidos tienen paredes altas al objeto de evitar las corrientes de aire.

CRITERIOS IMPORTANTES: La temperatura axilar normal oscila entre 36,5 y 37° C, siendo la rectal un grado más elevada.

ACTUACIÓN DE LA ENFERMERA: Debe cubrirse bien al niño para evitar la pérdida de calor corporal. Como la cabeza del recién nacido es muy grande en relación al cuerpo, es la superficie a través de la cual puede perder mayor cantidad de calor: debe cubrírsele con un gorro o una toalla. Debe colocarse además un foco de calor en la proximidad de la mesa de partos.

**TERMOSTABLE** *(thermostable)* Denominación que se aplica a aquello que es resistente a los cambios de temperatura.

**TERMOSTATO** *(thermostat)* Aparato utilizado para el control automático de los sistemas de calefacción o refrigeración.

**TERMOTERAPIA** *(thermotherapy)* Tratamiento de una enfermedad por aplicación de calor. Puede administrarse como calor seco mediante lámparas, máquinas de diatermia, mantas eléctricas o bolsas de agua. Los apósitos o compresas calientes se usan en el tratamiento de las infecciones locales, para relajar los músculos y aliviar el dolor en pacientes con problemas motores y para estimular la circulación en los trastornos vasculares periféricos, como la tromboflebitis.

**TERROR NOCTURNO** Trastorno del sueño que se produce en niños pequeños y se caracteriza porque el niño se despierta llorando aterrorizado. V. también **pesadilla**.

**TESTICULAR** *(testicular)* Relativo o perteneciente al testículo.

**TESTICULAR, TORSIÓN** *(torsion of the testis)* Rotación axial del cordón espermático que impide el flujo de sangre al testículo, epidídimo y estructuras anejas. La isquemia mantenida por más de seis horas da lugar a gangrena de los testículos. La pérdida parcial de circulación puede producir atrofia. Algunos testículos están anatómicamente predispuestos a la torsión debido a la presencia inadecuada de tejido conjuntivo, pero la situación puede deberse a traumatismo con inflamación intensa. Es más frecuente en el izquierdo que en el derecho y especialmente durante el primer año de vida y en la pubertad.

En la mayoría de los casos es necesaria la corrección quirúrgica, que, de realizarse en un plazo máximo de cinco horas, puede hacer que el testículo se salve.

**TESTICULAR, VENA** *(testicular vein)* Cualquiera de las dos venas que, procedentes de un plexo venoso, constituyen parte del contenido del cordón espermático. Las venas de cada plexo comienzan a partir de pequeñas venas posteriores a los testículos, ascienden a lo largo de los cordones espermáticos, por delante del conducto deferente, y pasan a través del conducto inguinal, para acabar uniéndose y dar lugar a una sola vena. La derecha desemboca en la vena cava inferior; la izquierda, en la renal izquierda. Ambas contienen válvulas. Consultar la voz **ováricas, venas**.

**TESTÍCULO** *(testis)* Par de gónadas masculinas productoras de semen. En el adulto están suspendidos en el interior del escroto por los cordones espermáticos. En el feto se localizan en el interior de la cavidad abdominal, retroperitonealmente. Antes del nacimiento descienden al escroto y durante el desarrollo se van cubriendo con capas hísticas derivadas de las capas serosa, muscular y fibrosa de la pared abdominal. Las cubiertas testiculares son la piel y la túnica dartos del escroto, la fascia espermática externa, la fascia cremastérica, la fascia espermática interna y la túnica vaginal. Cada testículo tiene forma oval, mide unos 4 cm de largo, 2,5 cm de ancho y pesa alrededor de 12 g. En el escroto están situados oblicuamente, con el polo craneal dirigido hacia delante y ligeramente hacia fuera, y el polo caudal dirigido hacia atrás y ligeramente hacia dentro. El borde anterior, las superficies laterales y las extremidades del órgano son convexas, libres y lisas, cubiertas por la túnica vaginal. El epidídimo, de tortuoso recorrido, se localiza en el borde posterior de los testículos, mide unos 4 m de largo y conecta con el conducto deferente, por donde salen los espermatozoides en la eyaculación. Cada testículo contiene varios cientos de lóbulos cónicos o piramidales constituidos por los delgados tubos seminíferos, cada uno de unos 75 mm de largo, en los que se forman los espermatozoides. Al principio de la vida, los túbulos son de color pálido, pero luego van tornándose amarillentos, debido al depósito de grasa. Los túbulos seminíferos convergen para formar la red testicular que da lugar a los conductillos eferentes de la cabeza del epidídimo. Los testículos, que se forman en la región lumbar, pueden quedar retenidos en la cavidad abdominal, en el conducto inguinal o en el anillo inguinal posterior. Un hombre en el cual no haya descendido ninguno de los dos testículos será estéril, pero no necesariamente impotente. Los testes están irrigados por la arteria testicular, rama de la aorta, la deferencial, procedente de la vesical caudal, y la funicular o espermática externa, rama de la epigástrica caudal. Las venas forman en el cordón espermático un denso plexo, el plexo venoso pampiniforme. La inervación corre a cargo del plexo espermático, constituido por ramas nerviosas procedentes del plexo celíaco. Consultar la voz **ovario**. V. también **escroto**.

**TESTÍCULO, CÁNCER DE** *(testicular cancer)* Neoplasia maligna de los testículos. De especial incidencia entre los 20 y 35 años. A menudo se afecta un testículo que no descendió. En muchos casos el tumor se detecta debido a una lesión del testículo, si bien no se consideran los traumatismos como factor etiológico. En fase inicial, es asintomático, pudiendo darse metástasis en pulmones e hígado (por diseminación linfática) antes de que sea descubierta la lesión primaria. En los estadios finales pueden aparecer síntomas pulmonares, obstrucción ureteral, ginecomastia y masa abdominal palpable. El diagnóstico consiste en transiluminación del escroto, urografía de excreción, linfangiografía y observación de los niveles sanguíneos o séricos de hormona luteinizante. Se afecta más frecuentemente el testículo derecho. El tipo más frecuente y benigno es el seminoma, que representa el 40 % de los tumores de testículo. Los carcinomas embrionarios son muy malignos y representan entre el 15 y el 20 % de estos tumores. También aparecen teratocarcinomas y coriocarcinomas. El tratamiento del seminoma suele consistir en excisión quirúrgica y radioterapia. En los otros tipos se suele utilizar quimioterapia combinada, lo que eleva notablemente las posibilidades de supervivencia de los pacientes. Algunas de las drogas utilizadas son: actinomicina D, bleomicina, cis-platino, ciclofosfamida, metotrexate y vincristina.

**TESTÍCULO, CONDUCTO DEL** *(testicular duct)* V. **deferente, conducto**.

**TESTÍCULOS NO DESCENDIDOS** *(undescended testis)* V. **criptorquidia; monorquidia**.

**TESTOLACTONA** *(testolactone)* Antineoplásico semejante a los andrógenos.
INDICACIONES: Tratamiento del cáncer de mama.
CONTRAINDICACIONES: Embarazo, lactancia o hipersensibilidad conocida al medicamento.
EFECTOS SECUNDARIOS: Entre los más graves figuran la hipercalcemia y neuropatías periféricas.

**TESTOSTERONA** *(testosterone)* Hormona androgénica de producción natural.

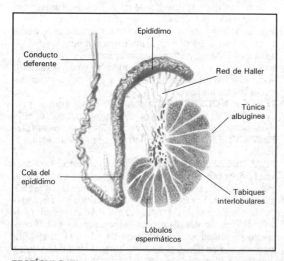

Epidídimo

Conducto deferente

Red de Haller

Túnica albugínea

Cola del epidídimo

Tabiques interlobulares

Lóbulos espermáticos

**TESTÍCULO. El corte en sección de un testículo muestra las diferentes estructuras del mismo, así como la localización del epidídimo y del conducto deferente.**

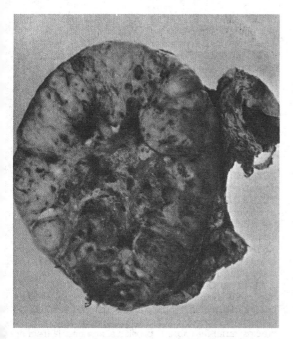

**TESTÍCULO, CÁNCER DE. Macrofotografía de un testículo carcinomatoso: puede apreciarse la desestructuración morfológica del mismo.**

INDICACIONES: En casos de insuficiencia androgénica, cáncer de mama en la mujer y para la estimulación del crecimiento, ganancia de peso y producción de eritrocitos.
CONTRAINDICACIONES: Cáncer de mama en el hombre, cáncer de próstata, hepatopatía, embarazo o sospecha del mismo, hipersensibilidad conocida al medicamento.
EFECTOS SECUNDARIOS: Entre los más graves figuran retención hidrosalina, masculinización, acné y eritrocitemia.

**TESTOSTERONA, CICLOPENTILPROPIONATO DE** *(testosterone cyclopentylpropionate)* V. **testosterona, cipionato de**.

**TESTOSTERONA, CIPIONATO DE** *(testosterone cypionate)* Testosterona de acción sostenida.

**TESTOSTERONA, DERIVADOS DE LA** *(testosterone derivative)* V. **esteroide anabólico**.

**TESTOSTERONA, ENANTATO DE** *(testosterone enanthate)* Testosterona de acción sostenida.

**TESTOSTERONA, PROPIONATO DE** *(testosterone propionate)* Andrógeno que se administra por vía intramuscular. V. también **testosterona**.

**TETANIA** *(tetany)* Estado consistente en la presencia de convulsiones, calambres, fibrilación muscular y flexión intensa de tobillos y muñecas. Puede acompañarse de estridor. Se debe a anomalías en el metabolismo del calcio, que pueden asociarse a déficit de vitamina D, hipoparatiroidismo, alcalosis o ingestión de sales alcalinas. Entre sus tipos se encuentran la tetania duradera, la latente, la tetania por hiperventilación, la gravídica, la epidémica y la de la lactancia. Consultar la voz **tétanos**.

**TETÁNICA, ANTITOXINA** *(tetanus antitoxin [TAT])* Suero con inmunidad al tétanos que neutraliza las exotoxinas en la infección tetánica.
INDICACIONES: Inmunización de corta duración contra el tétanos después de posible exposición al bacilo.
CONTRAINDICACIONES: No debe administrarse si se dispone de una inmunoglobulina antitetánica más efectiva o se conoce la existencia de hipersensibilidad al suero de caballo.
EFECTOS SECUNDARIOS: Reacciones alérgicas e inflamación y dolor en el lugar de la inyección.

**-TETÁNICO** *(-tetanic)* Sufijo que significa «relativo a la producción de tétanos o tetania»: *antitetánico, postetánico, subtetánico*.

**TETÁNICO, TOXOIDE** *(tetanus toxoid)* Agente de inmunización activa preparado a partir de toxinas tetánicas detoxificadas que produce una respuesta antigénica en el organismo, procurando inmunidad permanente frente a la infección por *C. tetani*.
INDICACIONES: Inmunización activa contra el tétanos.
CONTRAINDICACIONES: Inmunosupresión o infección aguda.
EFECTOS SECUNDARIOS: Los más graves son las reacciones de hipersensibilidad. Pueden aparecer dolor e inflamación en el lugar de la inyección.

**TETANO-** Prefijo que significa «relativo o perteneciente al tétanos»: *tetanolisina, tetanómetro, tetanofílico*.

**TÉTANOS** *(tetanus)* Infección aguda, potencialmente fatal, del sistema nervioso central producida por una exotoxina, la tetanospasmina, elaborada por un bacilo anaerobio, *Clostridium tetani*. En todo el mundo mueren anualmente más de 50.000 personas por tétanos. La toxina es neurotóxica y una de las más letales que se conocen. *C. tetani* infecta sólo las heridas que tienen tejidos muertos. El bacilo reside habitualmente en la superficie de la tierra y en el tracto intestinal de vacas y caballos, por lo cual los establos y tierras fertilizadas con estiércol están muy contaminados.
OBSERVACIONES: El bacilo puede entrar en el organismo a través de una herida incisa, lacerante o una quemadura; a través del útero en un aborto séptico o en sepsis posparto, o a través del corte del cordón umbilical en el recién nacido. En todos los casos citados, el tejido de la zona está necrosado, lo que constituye el medio idóneo para la multiplicación de *C. tetani*. Existen dos formas clínicas: una con un comienzo abrupto, elevada mortalidad y período de incubación corto (de 3 a 21 días); otra con síntomas menos intensos, menor mortalidad y un período de incubación más largo (de 4 a 5 semanas). Las heridas que con mayor facilidad dan lugar a una infección mortal son las de la cara, cabeza y cuello, ya que el bacilo llega rápidamente al cerebro. La enfermedad se caracteriza por irritabilidad, cefalea, fiebre y espasmos dolorosos de los músculos, con contractura de la mandíbula, risa sardónica, opistótonos y espasmo laríngeo; a veces, todos los músculos del cuerpo pueden encontrarse en espasmo tónico. Los nervios motores transmiten los impulsos desde la zona infectada del sistema nervioso central a los mús-

culos. No existen lesiones anatomopatológicas apreciables en la autopsia; el líquido cefalorraquídeo es normal.

ACTUACIÓN: Para la profilaxis, es esencial el lavado y desbridamiento de la herida lo antes posible. Se inyectará una dosis de toxoide tetánico a las personas ya inmunizadas; a las no inmunizadas se les administrarán gammaglobulina antitetánica y una serie de tres inyecciones de toxoide tetánico. Las personas que recibieron una adecuada inmunización en los últimos cinco años no requieren nueva inmunización. Una vez instaurada la infección, el tratamiento consiste en mantener abiertas las vías respiratorias, administrar antitoxinas lo antes posible, sedación, control de los espasmos musculares y mantenimiento del equilibrio hidroelectrolítico. Se pueden administrar benzodiazepinas para reducir la hipertonicidad. Se da también penicilina G. Pueden ser necesarias la traqueotomía y la administración de oxígeno si se produce espasmo laríngeo.

ACTUACIÓN DE LA ENFERMERA: La enfermera debe promover la inmunización activa de la población. La vacuna resulta segura y efectiva. No es recomendable, sin embargo, administrar toxoide tetánico indiscriminadamente más veces de lo necesario.

**TÉTANOS Y DIFTERIA, TOXOIDES DE** *(tetanus and diphteria toxoids)* Agente de inmunización activa contra tétanos y difteria que produce una respuesta antigénica a tales enfermedades.

INDICACIONES: Inmunización contra tétanos y difteria en niños menores de siete años cuando están contraindicadas la vacuna pertussis corriente y la vacuna antitetánica trivalente.

CONTRAINDICACIONES: Inmunosupresión, uso simultáneo de corticoides o infección aguda.

EFECTOS SECUNDARIOS: Entre los más graves figuran: reacciones alérgicas e inflamación local en la zona de la inyección.

**TETRACICLINA** *(tetracycline)* Antibiótico de amplio espectro.

INDICACIONES: Tratamiento de diversas infecciones bacterianas y por rickettsias.

CONTRAINDICACIONES: Disfunción hepática evidente, insuficiencia renal, hipersensibilidad conocida al medicamento. No debe usarse en la segunda mitad de la gestación ni en los niños menores de ocho años, ya que puede producir coloración amarilla de los dientes de forma permanente.

EFECTOS SECUNDARIOS: Entre los más graves figuran: toxicidad renal, hepatotoxicidad, trastornos gastrointestinales graves, enterocolitis, lesiones inflamatorias con desmesurado crecimiento de monilias en la zona anogenital, anemia hemolítica, trombocitopenia, eosinofilia y erupciones cutáneas.

**TETRACICLINA, CLORHIDRATO DE** *(tetracycline hydrochloride)* Antibiótico de la familia de las tetraciclinas.

INDICACIONES: Tratamiento de diversas infecciones.

CONTRAINDICACIONES: Hipersensibilidad conocida al medicamento o a otras tetraciclinas. Embarazo. No debe administrarse a niños menores de ocho años, ya que puede producir decoloración dentaria. Debe administrarse con precaución en caso de disfunción renal o hepática.

EFECTOS SECUNDARIOS: Entre los más graves figuran: sobreinfecciones potenciales, reacciones alérgicas diversas, fototoxicidad y trastornos gastrointestinales.

**TETRACLOROETILENO** *(tetrachloroethylene)* Antihelmíntico.

INDICACIONES: Tratamiento de la infestación por anquilostomas.

CONTRAINDICACIONES: Degeneración hepática o hipersensibilidad conocida al medicamento. No se recomienda su uso en niños pequeños o gravemente enfermos.

EFECTOS SECUNDARIOS: Entre los más graves se cuentan: náuseas, vómitos, toxicidad hepática y contracturas abdominales.

**TETRACLOROMETANO** *(tetrachloromethane)* V. **carbono, tetracloruro de**.

**TÉTRADA** *(tetrad)* (Genética). Grupo de cuatro cromátides en un par de cromosomas homólogos durante la primera parte de la profase meiótica en la gametogénesis. Se forma por dos divisiones meióticas.

**TETRAHIDROCANNABINOL (THC)** *(tetrahydrocannabinol)* Principio activo de la planta *Cannabis sativa*. Se presenta como dos isómeros psicomiméticos. La citada planta se utiliza para la preparación de marihuana, hashish, banga y ganja. Es un antagonista adrenérgico que se metaboliza rápidamente. Produce aumento de la frecuencia del pulso, enrojecimiento conjuntival, sensación de euforia y efectos variables sobre la presión sanguínea, la frecuencia respiratoria y la dilatación pupilar. Afecta a la memoria, conocimiento y percepción; disminuye la capacidad de coordinación motora y provoca apetito. El propanolol bloquea los efectos periféricos de THC, pero no los efectos psíquicos. La sobredosis puede tratarse administrando sedantes barbitúricos o diazepam parenteralmente.

**TETRAHIDROZOLINA, CLORHIDRATO DE** *(tetrahydrozoline hydrochloride)* Adrenérgico vasoconstrictor.

INDICACIONES: Se prescribe para el tratamiento de la congestión nasal y como vasoconstrictor oftálmico.

CONTRAINDICACIONES: Glaucoma o hipersensibilidad conocida al fármaco o a otros vasoconstrictores. Se utiliza con precaución en pacientes afectados de enfermedades cardiovasculares.

EFECTOS SECUNDARIOS: Entre los más graves se encuentran la irritación de la mucosa, congestión nasal y efectos asociados con la absorción sistémica, entre los cuales se incluyen la sedación y alteraciones de la función cardiovascular.

**TETRAPLEJIA** *(tetraplegia)* Trastorno caracterizado por la parálisis de los brazos, piernas y tronco por debajo del nivel de la lesión asociada de la medula espinal. Puede estar ocasionado por una lesión de la medula espinal, especialmente en la zona comprendida entre la quinta y la séptima vértebras cervicales. Las causas más comunes son los accidentes de tráfico y deportivos. Denominada también cuadriplejia.

**TETRAPLOIDE (4n)** *(tetraploid [4n])* Relativo a la especie, organismo, célula o individuo que posee el cuádruple del número haploide normal. En los seres humanos, el número tetraploide es 92; es extremadamente raro hallarlo, a no ser en algunos abortos. Consultar las voces **diploide; haploide; triploide**. V. también **poliploide**.

**TETRAPLOIDÍA** *(tetraploidy)* Condición en la cual existen cuatro juegos completos de cromosomas.
**TETRAYODOTIRONINA** *(tetraiodothyronine)* V. **tiroxina**.
**TETRO-** V. **tetra-**.
**Th** *(Th)* Símbolo químico del **torio**.
**THEDEN, VENDAJE DE** *(Theden's bandage)* Vendaje circular aplicado por debajo de la herida que se continúa más arriba con una compresa, utilizado para detener la hemorragia. Denominado también vendaje de Gega.
**THETA, ONDA** *(theta wave)* Uno de los cuatro tipos de ondas cerebrales, caracterizado por una frecuencia relativamente baja (entre 4 y 7 Hz) y corta amplitud de onda (10 microvoltios). Son las ondas del sueño de los lóbulos temporales y se registran en el electroencefalograma cuando el sujeto está despierto pero relajado y somnoliento. Denominada también **theta, ritmo**. Consultar las voces **alfa, onda; beta, onda; delta, onda**.
**THETA, RITMO** *(theta rhytm)* V. **theta, onda**.
**THIRY, FÍSTULA DE** *(Thiry's fistula)* Comunicación artificial de un segmento intestinal con la superficie abdominal en un animal de experimentación, realizada quirúrgicamente al objeto de estudiar las secreciones internas. La continuidad del tubo intestinal se restablece anastomosando las porciones seccionadas, conservándose las conexiones nerviosas y vasculares de los segmentos aislados. Uno de los extremos del segmento aislado se cierra y el otro se aboca a una abertura realizada en la piel del abdomen.
**THIRY-VELLA, FÍSTULA DE** *(Thiry-Vella fistula)* Comunicación artificial de un asa intestinal con la superficie del abdomen realizada quirúrgicamente en un animal de experimentación al objeto de estudiar las secreciones intestinales. La continuidad del tubo intestinal se restablece anastomosando las porciones seccionadas, conservándose las conexiones vasculares y uniones mesentéricas de las asas aisladas. El final del asa aislada se aboca a dos aberturas realizadas en la piel del abdomen formando un asa interna cerrada.
**THOMAS, FÉRULA DE** *(Thomas splint)* **1.** Férula rígida a base de barras de acero curvadas que se adaptan al miembro tratado mediante escayola o vendaje rígido. **2.** Denominada también férula en anillo de Thomas. Férula metálica rígida que en un extremo termina en un anillo ajustable a la cadera y por el otro alcanza hasta el pie. Se utiliza en el tratamiento de las fracturas de la pierna, combinada con un sistema de tracción y suspensión, al objeto de inmovilizar el fémur.
**THOMSEN, ENFERMEDAD DE** *(Thomsen's disease)* V. **miotonía congénita**.
**THRILL** *(thrill)* Vibración fina o estremecimiento en el lugar de asiento de un aneurisma o en la región precordial, indicativo de la presencia de un soplo orgánico de grado cuatro o más. Consultar la voz **soplo**.
**Ti** *(Ti)* Símbolo químico del **titanio**.
**TIABENDAZOL** *(thiabendazole)* Antihelmíntico.
INDICACIONES: Tratamiento de infestación por diversos tipos de gusanos.
CONTRAINDICACIONES: Hipersensibilidad conocida al medicamento.
EFECTOS SECUNDARIOS: Entre los más graves figuran:

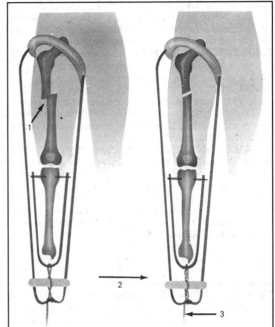

**THOMAS, FÉRULA DE.** En el dibujo puede apreciarse el tipo de tracción aplicable a este tipo de férula, y su utilidad práctica.

anorexia, trastornos gastrointestinales graves, vértigos e hipotensión.
**TIAMINA** *(thiamine, thiamin)* Compuesto perteneciente al complejo vitamínico B, cristalino, hidrosoluble, esencial para el metabolismo normal y perfecto funcionamiento de los sistemas cardiovascular y nervioso. Combinada con el ácido pirúvico, da lugar a la enzima necesaria para la transformación de los carbohidratos en glucosa. Son fuentes ricas en tiamina la carne de cerdo, los vegetales, las legumbres, el maíz, las yemas de huevo, el arroz integral, la levadura, el germen de grano, las nueces y las bayas. No se almacena en el organismo, por lo que debe reponerse diariamente. Su déficit afecta al sistema nervioso, circulación y aparato gastrointestinal. Entre los síntomas se incluyen: irritabilidad, trastornos emocionales, pérdida de apetito, neuritis múltiple, aumento de la frecuencia cardiaca, disnea, motilidad intestinal reducida e irregularidades cardiacas. La deficiencia grave produce beriberi. No son conocidos efectos tóxicos por su ingesta.
**TIBAMATO** *(tybamate)* Tranquilizante menor.
INDICACIONES: Reducción de la ansiedad y la tensión en trastornos psiconeuróticos.
CONTRAINDICACIONES: Porfiria aguda intermitente o hipersensibilidad conocida al medicamento o compuestos semejantes, como el carisoprodol, mebutamato o meprobamato.
**TIBIA** *(tibia)* El segundo hueso más largo del cuerpo, localizado en la cara interna de la pierna. Se articula con el fémur proximalmente, formando la articulación de la

rodilla. Por su lado externo se articula con el peroné y distalmente con el talón. Sirve de asiento a los ligamentos de la rótula y a varios músculos, incluyendo el poplíteo y el flexor largo de los dedos.

**TIBIA, TUBEROSIDAD DE LA** (*tuberosity of the tibia*) Amplia elevación oblonga, en el extremo proximal de la tibia a la que se fija el ligamento rotuliano.

**TIBIAL, TORSIÓN** (*tibial torsion*) Giro hacia dentro o hacia fuera de la tibia sobre su eje longitudinal, como en la pronación debida a la contracción del pronador redondo y pronador cuadrado o la supinación debida a la contracción del músculo supinador.

**TIBIAL ANTERIOR, ARTERIA** (*anterior tibial artery*) Una de las dos ramas de la arteria poplítea, que arranca del hueso poplíteo, dividiéndose en seis ramas y regando varios músculos de la pierna y del pie. Sus seis ramas son la recurrente tibial posterior, peronea, recurrente tibial anterior, muscular, maleolar anteroexterna y maleolar anterointerna. Consultar la voz **tibial posterior, arteria**.

**TIBIAL ANTERIOR, GANGLIO** (*anterior tibial node*) Uno de los pequeños ganglios linfáticos del miembro inferior, situado en la membrana interósea, cerca de la parte proximal de los vasos tibiales anteriores. Consultar las voces **inguinal, ganglio; poplíteo, ganglio**.

**TIBIAL ANTERIOR, MÚSCULO** (*tibialis anterior*) Uno de los músculos crurales anteriores de la pierna, situado en la cara externa de la tibia. Es grueso, muy carnoso en su porción proximal y tendinoso en la porción distal. Se origina en la tibia, peroné y membrana interósea. Se inserta en la primera cuña y el primer metatarsiano. Está inervado por una rama del nervio peroneo profundo, que contiene ramas de los nervios sacros V y lumbares IV y V. Realiza la flexión dorsal y supinación del pie. Consultar la voz **extensor largo de los dedos del pie, músculo**.

**TIBIAL POSTERIOR, ARTERIA** (*posterior tibial artery*) Una de las ramas de la arteria poplítea, que se origina en el borde distal del músculo poplíteo, pasa por detrás de la tibia, se divide en ocho ramas e inerva diversos músculos de la pierna, los pies y los dedos. Sus 8 ramas son la peronea, la plantar interna, la plantar externa, la maleolar interna, la calcánea interna, la maleolar interna posterior, la muscular y la nutricia (tibial). Consultar también la voz **tibial anterior, arteria**.

**TIBIO** (*tepid*) Moderadamente caliente al tacto.

**TIC** (*tic*) V. **espasmo mímico**.

**TIC DOLOROSO** (*tic douloureux*) V. **neuralgia del trigémino**.

**TICARCILINA** (*ticarcillin*) Antibiótico.
INDICACIONES: Septicemia, infecciones de la piel, de los tejidos blandos y respiratorias causadas por gramnegativos y grampositivos.
CONTRAINDICACIONES: Alergia a la penicilina.
EFECTOS SECUNDARIOS: Reacciones anafilácticas, trombocitopenia, leucopenia, neutropenia, eosinofilia, irritación venosa y flebitis.

**TIERRAS RARAS** (*rare-earth element*) Elementos metálicos que tienen un número atómico que oscila entre 57 y 71, ambos incluidos. Están relacionados entre sí y se clasifican en tres grupos: el grupo del cerio, que son el lantano, el cerio, el praseodimio, el neodimio, el prometio y el samario; el grupo del terbio, que son el europio, el gadolinio y el terbio, y el grupo del ytrio, que son el disprosio, el olmio, el erbio, el tulio, el ytrio, el yterbio y el lutecio.

**TIETILPERAZINA, MALEATO DE** (*thiethylperazine maleate*) Fenotiazina antiemética.
INDICACIONES: Control de náuseas y vómitos.
CONTRAINDICACIONES: Enfermedad de Parkinson, trastornos del sistema nervioso central, hepatopatía o insuficiencia renal, hipotensión intensa, hipersensibilidad conocida al medicamento.
EFECTOS SECUNDARIOS: Entre los más graves figuran: hipotensión, hepatotoxicidad, diversas reacciones extrapiramidales, discrasia sanguínea y reacciones de hipersensibilidad.

**TIETZE, SÍNDROME DE** (*Tietze's syndrome*) **1.** Trastorno caracterizado por inflamación no supurativa de uno o más cartílagos costales, que produce dolor irradiado al cuello, hombros o brazos y se asemeja al dolor de la arteriopatía coronaria. El dolor puede acompañarse de infecciones respiratorias crónicas; si aquél resulta insoportable, se realizarán infiltraciones con procaína e hidrocortisona. **2.** Albinismo, con excepción de los ojos, que tienen pigmentación normal, acompañado de sordomudez e hipoplasia de las cejas.

**TIFENAMIL, CLORHIDRATO DE** (*thiphenamil hidrochloride*) Agente anticolinérgico.
INDICACIONES: Tratamiento del dolor gastrointestinal debido a hipermotilidad y espasmos.
CONTRAINDICACIONES: Glaucoma de ángulo cerrado, asma, obstrucción genitourinaria o intestinal, colitis ulcerosa e hipersensibilidad conocida al medicamento.
EFECTOS SECUNDARIOS: Entre los más graves figuran: visión borrosa, alteraciones del sistema nervioso central, taquicardia, lengua seca, disminución de la sudoración y reacciones de hipersensibilidad.

**TIFOIDEA, FIEBRE** (*typhoid fever*) Infección bacteriana producida por *Salmonella typhi*, transmitida por leche contaminada, agua o alimentos; se caracteriza por cefalea, delirio, tos, diarrea acuosa, erupción cutánea y fiebre elevada. Consultar las voces **cólera; paratifoidea, fiebre; salmonelosis**. Denominada también fiebre entérica.
OBSERVACIONES: El período de incubación viene a ser de unos 60 días. Se aprecian unas manchas rosadas papulares en la piel del abdomen. Se acompaña de esplenomegalia y leucopenia. El diagnóstico se hace mediante cultivo bacteriológico de sangre y heces y al apreciarse un alto título de aglutininas en el test de Widal. Es una enfermedad grave que puede resultar fatal. Entre las complicaciones figuran: hemorragia intestinal o perforación y tromboflebitis. La diseminación de la enfermedad tiene lugar a través de los alimentos, leche o aguas contaminadas con heces humanas. Los pacientes restablecidos continúan siendo portadores.
ACTUACIÓN: Se trata eficazmente con cloramfenicol, ampicilina, amoxicilina y trimetoprim-sulfametoxazol. La administración prolongada de antibióticos o la colecistectomía pueden suprimir la situación de portador. La vacuna proporciona cierta protección, pero son necesarias dosis anuales de recuerdo.

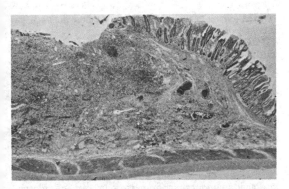

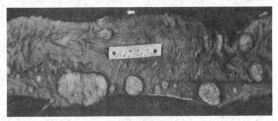

**TIFOIDEA, FIEBRE.** Arriba detalle microscópico de un folículo linfoide afectado. Abajo, íleon terminal donde se aprecian folículos linfoides diseminados de notable tamaño.

ACTUACIÓN DE LA ENFERMERA: Para disminuir la temperatura, es preferible recurrir a los baños mejor que a los salicilatos, ya que éstos pueden producir hipotermia e hipotensión. Está contraindicado el uso de laxantes y enemas debido al peligro de perforación intestinal. Para la prevención es básica la adecuada eliminación de las aguas negras y la vigilancia de los manipuladores de alimentos.

**-TIFOIDEO** (-typhoid) **1.** Sufijo que significa «forma de tifus»: *broncotifoideo, meningotifoideo, nefrotifoideo.* **2.** Sufijo que significa «de o parecido al tifus»: *antitifoideo, paratifoideo, postifoideo.*

**TIFUS** (typhus) Grupo de enfermedades infecciosas agudas debidas a varias especies de *Rickettsia*. Se suele transmitir de los roedores al hombre a través de vectores como pulgas, moscas y ácaros. Se caracteriza por cefalea, escalofríos, fiebre, malestar general y erupción maculopapular. Entre los diferentes tipos se encuentran el epidémico, el murino y el exantemático. V. también **Brill-Zinsser, enfermedad de**.

**TIFUS CLÁSICO** (classic typhus) V. **tifus epidémico**.

**TIFUS DE LA RATA** (rat typhus) V. **tifus murino**.

**TIFUS DE LOS MATORRALES** (scrub typhus) Enfermedad aguda febril que se diagnostica en Asia, India, el norte de Australia y las islas del Pacífico Occidental. El agente causal son varias cepas del género *Rickettsia tsutsugamushi* y es transmitido al hombre a partir de roedores infectados por la picadura de una pulga. La evolución clínica puede ser leve o grave y se caracteriza por la aparición de una pápula necrótica o una escara negra en el lugar de la lesión, producida por la picadura de un pequeño

arácnido. Por lo general, la lesión local se acompaña de adenopatías regionales dolorosas con fiebre, cefalea, dolor ocular, mialgias y una erupción generalizada. En los casos graves se afectan también el miocardio y el sistema nervioso central. La reacción de Weil-Felix y la prueba de anticuerpos fluorescentes indirectos resultan útiles para el diagnóstico. El tratamiento con antibióticos de amplio espectro, como el cloramfenicol, la doxiciclina o la tetraciclina ha reducido la mortalidad a casi cero. Esta enfermedad no se transmite de persona a persona. No se dispone de una vacuna eficaz y son frecuentes los segundos ataques por las diferencias antigénicas que existen entre las distintas cepas de rickettsias. Las medidas profilácticas consisten en evitar las zonas en que existen pulgas infestadas, reducir la población de roedores, destruir la vegetación de matorrales y utilizar repelentes de insectos. Consultar también las voces **Montañas Rocosas, fiebre de las; Q, fiebre; tifus**.

**TIFUS DEL NORTE DE ASIA TRANSMITIDO POR GARRAPATAS** (North Asian tick typhus) V. **tifus siberiano por garrapatas**.

**TIFUS ENDÉMICO** (endemic typhus) Infección rickettsial transmitida por la picadura de pulgas de ratas infectadas por *Rickettsia typhi*. Es endémica en muchas regiones del mundo y tiene una evolución similar a la del tifus epidémico pero es menos grave. La fiebre y la erupción cutánea duran entre 10 y 14 días; deja inmunidad permanente. El tratamiento consiste en reposo y una ingesta adecuada de líquidos y tetraciclinas. Las personas que viven en zonas endémicas o proyectan viajar a una de esas zonas, deben vacunarse. Denominado también **tifus murino**. Consultar las voces **Brill-Zinsser, enfermedad de; tifus epidémico**.

**TIFUS EPIDÉMICO** (epidemic typhus) Infección grave de curso agudo producida por rickettsias y caracterizada por fiebre elevada prolongada, cefaleas y una erupción maculopapular oscura que cubre la mayor parte del cuerpo. El microorganismo causal, *Rickettsia prowazekii*, pasa indirectamente al hombre como resultado de la picadura de un piojo; el agente patógeno se encuentra en las heces del piojo y penetra en los tejidos cuando el paciente se rasca la zona de la picadura. Tras un período de incubación de 10 días a dos semanas, aparece una cefalea intensa, con fiebre que alcanza los 40° C, y a continuación se manifiesta la erupción. Se pueden presentar complicaciones como colapso vascular, insuficiencia renal, neumonía y gangrena. En los pacientes ancianos, la mortalidad es elevada. El tratamiento consiste en la administración de cloramfenicol o tetraciclina, aspirina y medidas sintomáticas y de sostén. V. **rickettsia; tifus**.

**TIFUS EUROPEO** (European typhus) V. **tifus epidémico**.

**TIFUS MURINO** (murine typhus) Infección aguda causada por *Rickettsia typhi* y transmitida por la picadura de una pulga infectada. Se caracteriza por cefaleas, escalofríos, fiebre, mialgias y exantema. Tras el período de incubación, variable entre 8 y 16 días, aparece la fiebre, que dura unos 12 días. Hacia el quinto día, se desarrolla un exantema maculopapular de color rojo oscuro, sobre todo en el tronco, que persiste durante 4 a 8 días. La recuperación suele ser rápida y completa, pero se han producido fallecimientos en pacientes ancianos o debilitados. La reacción de Weil-Felix y las pruebas de fijación del complemento ayudan al diagnóstico. Para el tratamiento suelen emplearse el cloramfenicol o la tetraciclina. La prevención se basa en la eliminación de los roedores, que son los huéspedes naturales del microorganismo, y el uso de insecticidas apropiados para controlar las pulgas. Denominado también **tifus endémico; tifus transmitido por pulgas; tifus de las ratas**. Consultar las voces **tifus epidémico; Montañas Rocosas, fiebre de las**.

**TIFUS POR ÁCAROS** (*mite typhus*) V. **tifus de los matorrales**.

**TIFUS RECIDIVANTE** (*recrudescent typhus*) V. **Brill-Zinsser, enfermedad de**.

**TIFUS SIBERIANO POR GARRAPATAS** (*Siberian tick typhus*) Enfermedad febril aguda y leve que se diagnostica en Asia y está producida por la *Rickettsia siberica*, transmitida por garrapatas. Se caracteriza por una erupción maculopapular difusa con cefalea, inflamación conjuntival y la aparición de una pequeña úlcera o escara en el punto de la picadura. Cuando se trata con cloramfenicol o tetraciclina, tiene un excelente pronóstico. V. también **rickettsia; tifus**.

**TIFUS TRANSMITIDO POR PIOJOS** (*louse-borne typhus*) V. **tifus epidémico**.

**TIFUS TRANSMITIDO POR PULGAS** (*flea-borne typhus*) V. **tifus endémico**.

**TIFUS TROPICAL** (*tropical tiphus*) V. **tifus de los matorrales**.

**TIGM-** (*thigm-*) Prefijo que significa «relativo o perteneciente al tacto»: *tigmestesia, tigmocito, tigmotrópico*.

**TIJERA** (*scissors*) Instrumento agudo compuesto por dos cuchillas cortantes, enfrentadas, que se mantienen unidas mediante un tornillo central sobre el cual giran. Poseen unos mangos circulares y unas hojas rectas o curvas. Las tijeras de disección más utilizadas son las de **Mayo** rectas, para cortar suturas, las de **Snowden-Pencer**, para cortar tejidos delicados y profundos, las de **Mayo** largas y curvas, para seccionar tejidos gruesos, duros y profundos, las de **Metzenbaum** curvas y cortas, para cortar tejidos superficiales y delicados, y las de **Metzenbaum** largas, curvas y romas, para cortar tejidos profundos delicados.

**TIJERA DE VENDAJE** (*bandage shears*) Tijera fuerte utilizada para cortar los vendajes. Las hojas de este instrumento están anguladas con respecto al mango, y la hoja inferior es de punta roma para permitir su introducción entre el vendaje y la piel sin lesionar al enfermo.

**TILOXAPOL** (*tyloxapol*) Fluidificante del tracto respiratorio prescrito en las bronquitis, enfisema, absceso pulmonar, bronquiectasias o atelectasias.

**TIMEROSAL** (*thimerosal*) Antiinfeccioso.
INDICACIONES: Antiséptico tópico y oftálmico y desinfectante de la piel en el pre y posoperatorio.
CONTRAINDICACIONES: Administración simultánea de permanganato, ácidos fuertes, sales o metales pesados, o hipersensibilidad conocida al medicamento.
EFECTOS SECUNDARIOS: Entre los más graves se cuentan: erupción eritematosa vesicular y papular en el lugar de aplicación.

**-TIMIA** (*-thymia*) Sufijo que significa «mente»: *anfitimia, baritimia, poiquilotimia*.

**TÍMICO** (*thymic*) Relativo o perteneciente al timo.

**TIMO-** (*thymo-*) **1**. Prefijo que significa «relativo o perteneciente al timo»: *timocito, timolisis, timoma*. **2**. Prefijo que significa «relativo o perteneciente al espíritu o la mente»: *timogénico, timopatía, timopsique*.

**TIMO** (*thymus*) Glándula única localizada en el mediastino, que se extiende superiormente hacia el cuello, hasta el borde inferior de la glándula tiroides, e inferiormente hasta el cuarto cartílago costal. En un principio se la consideró como un vestigio estructural de menor importancia, pero investigaciones posteriores han demostrado que es el órgano central del sistema linfático. Se piensa que su actividad endocrina depende de la hormona timosina, compuesta por péptidos biológicamente activos de importancia básica para la maduración y desarrollo del sistema inmunitario. Las células T, encargadas de la respuesta inmunitaria mediata, se desarrollan en esta glándula antes de emigrar hacia los ganglios linfáticos y el bazo. Consta de dos lóbulos laterales íntimamente unidos por tejido conjuntivo, que también constituye la cápsula que envuelve a todo el órgano. Por encima de la glándula está el esternón. Por debajo transcurren los grandes vasos de la porción superior del pericardio. Los dos lóbulos son de distinto tamaño y en muchos individuos el lóbulo derecho se superpone al izquierdo. Mide unos 5 cm de largo, 4 cm de ancho y 6 mm de grueso. Los lóbulos se componen a su vez de numerosos lobulillos, cuyo diámetro oscila entre 0,5 y 2 mm. Los lóbulos están separados por un delicado tejido conjuntivo. Cada uno se compone de una densa corteza celular y una medula central densa. Las corticales están fundamentalmente consitituidas por pequeños linfocitos incluidos en trama reticular con relativamente pocas células reticulares. Las medulas contienen bastantes menos linfocitos que las cortezas y están constituidas por tejido reticular con mayor cantidad de células reticulares. Se desarrolla en el embrión a partir del tercer arco branquial y va aumentando de tamaño hasta alcanzar un peso de entre 12 y 14 g antes del nacimiento. En relación al resto del organismo, alcanza su mayor tamaño hacia los dos años de edad. Alrededor de la pubertad pesa unos 35 g, después va involucionando lentamente con la desaparición progresiva de linfocitos y la compresión del tejido reticular. El tejido graso va reemplazando al tejido tímico original, si bien el tejido reticular y la cápsula pueden persistir. Con la edad, su coloración va cambiando del rosa grisáceo al amarillo; en los ancianos, su aspecto puede ser el de pequeños islotes de tejido tímico cubiertos de grasa y rodeados de una cápsula amarillenta. La involución normal del timo puede verse acelerada por la inanición o una enfermedad aguda. Está irrigado por arterias derivadas de las tiroideas inferior y superior y la torácica interna. Las venas desembocan en la vena braquiocefálica izquierda y en las venas tiroideas. Sus linfáticos acaban en el mediastino anterior, en los ganglios traqueobronquiales y esternales. Está inervado por finos nervios procedentes del vago y el simpático. A la cápsula le llegan ramas del hipogloso y el nervio frénico, que no penetran en la glándula.

**TIMOL** *(thymol)* Fenol cristalizable de la esencia de tomillo, usado como antibacteriano y fungicida, ingrediente común en algunas fórmulas magistrales para el tratamiento de hemorroides, acné y tiña. También se usa como estabilizante en diversos preparados farmacéuticos.

**TIMOLOL, MALEATO DE** *(timolol maleate)* Agente bloqueante de los receptores beta adrenérgicos.
INDICACIONES: Reducción de la presión intraocular en el glaucoma.
CONTRAINDICACIONES: Hipersensibilidad conocida al medicamento. Debe usarse con precaución en pacientes que presenten contraindicaciones para el uso sistémico de beta bloqueantes.
EFECTOS SECUNDARIOS: Visión borrosa e irritación del ojo.

**TIMOMA** *(thymoma)* Tumor, usualmente benigno, del timo que puede asociarse con miastenia gravis o eritropoyesis anormal o excesiva.

**TIMOSINA** *(thymosin)* **1.** Hormona inmunológica secretada por el timo. Existe en grandes cantidades en niños pequeños y disminuye a lo largo de la vida. **2.** Droga derivada de extracto de timo bovino utilizada como inmunomodulador en tratamientos experimentales de determinadas enfermedades, como el lupus eritematoso diseminado y la artritis reumatoide.

**TIMPÁNICO** *(tympanic)* Relativo o perteneciente a una estructura que resuena cuando es golpeada; así, en el abdomen timpánico se produce una resonancia de tambor al percutir debido a la distensión del intestino por gases.

**TIMPÁNICO, REFLEJO** *(tympanic reflex)* Reflejo de un rayo de luz sobre el tímpano. En un oído normal se aprecia un reflejo brillante, cuyo vértice es el final del martillo y la base el borde anterior del tímpano. Cuando hay trastornos del oído medio o del tímpano, este reflejo o destello está alterado.

**TÍMPANO** *(tympanum)* Membrana delgada, fibrosa, de forma cónica, que separa el conducto auditivo externo y la cavidad timpánica. Vibra con el sonido, transmitiendo la vibración a la cadena de huesecillos.

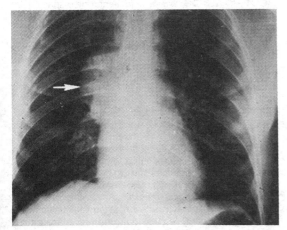

**TIMOMA. Imagen radiográfica de un timoma del mediastino anterior.**

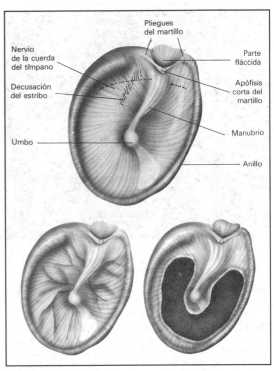

**TÍMPANO. Arriba, tímpano normal y descripción de sus características más destacables. Abajo a la izquierda, tímpano inflamado por una otitis, y a la derecha, membrana timpánica perforada y destruida.**

**TIMPANOPLASTIA** *(tympanoplasty)* Cualquier procedimiento quirúrgico del tímpano o los huesecillos del oído medio encaminado a devolver la audición perdida en pacientes con sordera de conducción. Pueden ser operaciones destinadas a reconstruir el tímpano roto, eliminar la otosclerosis, la luxación del yunque o la necrosis de uno de los huesecillos del oído medio. V. también **miringoplastia**.

**TINCIÓN** *(stain)* Pigmento, contraste o sustancia que se utiliza para imprimir color a los tejidos u objetos microscópicos a fin de facilitar su exploración e identificación. Entre los distintos tipos de tinciones destacan la ácidoalcohol resistente, la tinción de Gram y la tinción de Wright.

**TINEL, SIGNO DE** *(Tinel's sign)* Signo indicativo de irritabilidad de un nervio, que produce sensación de hormigueo a la percusión del nervio lesionado. Es frecuente en el síndrome del túnel del carpo y se estimula golpeando el nervio mediano en la cara palmar de la muñeca.

**TINNITUS** *(tinnitus)* Zumbido de uno de los dos oídos. Puede ser indicativo de traumatismo acústico, síndrome de Menière, otosclerosis, presbiacusia o debido a un tapón de cerumen que ocluye el conducto auditivo externo.

**TINTURA** *(paint)* Solución o suspensión de uno o más medicamentos que se aplican a la piel, en general sobre am-

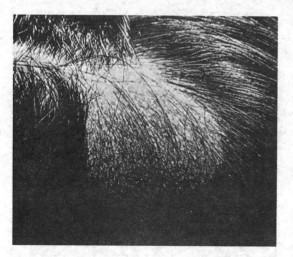

**TIÑA TONSURANTE. La tiña del cuero cabelludo suele dar lugar a este tipo de alopecias de forma redondeada.**

plias zonas. Entre los distintos tipos de tinturas, se encuentran las antisépticas, germicidas y esporicidas. V. también **Castellani, tintura de**.

**TIÑA** *(tinea)* Grupo de enfermedades de la piel producidas por hongos. Se caracteriza por picor, descamación y, a veces, lesiones dolorosas. Es un término general referido a infecciones de etiología diversa y localización varia; cada uno de los tipos se designa añadiendo un término específico. El diagnóstico se realiza por comprobación de la presencia de hongos en una muestra o por cultivo.

**TIÑA CORPORAL** *(tinea corporis)* Infección por hongos que afecta a las partes del cuerpo desprovistas de pelo. Tiene especial incidencia en países de clima húmedo y caliente. Se debe a *Trichophyton* o *Microsporum*. Se trata con fungicidas tópicos, como el miconazol; en los casos graves se administra griseofulvina por vía general.

**TIÑA CRURAL O INGUINAL** *(tinea cruris)* Afección fúngica de la cara interna de los muslos, ingles y genitales, producida por el hongo *Epidermophyton floccosum* o algunas especies de *Trichophyton*, caracterizada por placas pardas eccematosas. Se trata con fungicidas tópicos, tipo miconazol y clotrimazol.

**TIÑA PODAL** *(tinnea pedis)* Infección fúngica crónica, superficial, localizada en el pie, especialmente en la piel existente entre los dedos y en las plantas. Está difundida por todo el mundo. La producen *Tricophyton mentagrophytes*, *T. rubrum* y *Epidermophyton floccosum*. Son más susceptibles los adultos. El uso de zapatos que dificultan la transpiración facilita la infección. Se puede prevenir secándose bien los pies y aplicando polvos de talco entre los dedos. El tratamiento más efectivo es la griseofulvina, aunque también se usan el miconazol y el tolnaftato. Es frecuente la recurrencia.

**TIÑA TONSURANTE** *(tinnea capitis)* Enfermedad por hongos caracterizada por presentar áreas circulares de lesión de uno a seis cm de diámetro en la cabeza, con eritema, alopecia y costras. El diagnóstico se hace por ilu-

minación fluoroscópica del cabello infectado mediante lámpara de Wood, por examen microscópico o por cultivo de los hongos. El tratamiento consiste en griseofulvina per os durante tres a seis semanas.

**TIÑA UNGULAR** *(tinnea inguium)* Infección superficial de las uñas producida por el hongo *Tricophyton* y, a veces, por *Candida albicans*. Es más frecuente en los dedos de los pies. Produce destrucción progresiva de la uña. La griseofulvina es el tratamiento de elección, que debe aplicarse hasta la completa recuperación de la uña.

**TIÑA VERSICOLOR** *(tinnea versicolor)* Infección fúngica de la piel caracterizada por placas descamativas pálidas en la porción superior del tronco y brazos, con prurito y falta de bronceado. En personas de piel oscura, las lesiones son depigmentadas. Se aprecia con la lámpara de Wood de rayos fluorescentes. El tratamiento consiste en la aplicación local de sulfuro de selenio por las noches, que se quita con la ducha matutina. Aun después del tratamiento, las placas pueden permanecer durante más de un año.

**TIO-** *(thio-)* Prefijo para designar la presencia de sulfuro: *tioarsenito*, *tiocarbamida*, *tiocianato*.

**TIOAMIDA, DERIVADOS DE LA** *(thioamide derivative)* Grupo de drogas antitiroideas prescritas para el tratamiento del hipertiroidismo. Actúan inhibiendo la síntesis de la hormona tiroidea. Las principales son el propiltiouracilo, el metimazol, el metiltiouricil y el carbamizol. Entre los efectos secundarios no deseables se cuentan: agranulocitosis, hipersensibilidad y prurito leve transitorio. Como la agranulocitosis se instaura muy rápidamente, el recuento de células de la serie blanca no es útil para el diagnóstico de la citada complicación. Debe indicarse al paciente que comunique inmediatamente la aparición de dolor de garganta y fiebre, que pueden ser los primeros indicadores del comienzo de la agranulocitosis. La interrupción del tratamiento antes de que se produzca una seria deplección de granulocitos suele bastar para la completa recuperación. Su utilización durante el embarazo puede dar lugar a hipotiroidismo, bocio y cretinismo fetales.

**TIÓCTICO, ÁCIDO** *(thioctic acid)* Factor de oxidación del piruvato que se encuentra en el hígado y la levadura, utilizado en medios de cultivo bacterianos.

**TIOGUANINA** *(thioguanine)* Antineoplásico.

INDICACIONES: Tratamiento de diversas neoplasias malignas, incluyendo las leucemias agudas.

CONTRAINDICACIONES: Hipersensibilidad o resistencia conocidas al medicamento. No debe administrarse a mujeres embarazadas.

EFECTOS SECUNDARIOS: Entre los más graves figuran: depresión de la medula ósea, trastornos gastrointestinales y estomatitis.

**TIOPENTAL SÓDICO** *(thiopental sodium)* Barbitúrico de corta acción muy potente, utilizado como anestésico general en las intervenciones quirúrgicas de duración prevista inferior a los 15 minutos. También se usa como inductor en otros tipos de anestesia, por su carácter hipnótico, y como coadyuvante en la anestesia local. Se administra por vía IV en los adultos; en los niños puede administrarse por vía rectal. Induce el sueño en menos de un minuto después de su administración, al deprimir el SNC. No posee propiedades analgésicas. Es un potente depresor de las funciones respiratoria y cardiaca y puede crear dependencia. V. también **barbitúricos**.

**TIORIDAZINA, CLORHIDRATO DE** *(thioridazine hydrochloride)* Fenotiazina de uso antipsicótico.
INDICACIONES: Tratamiento de las psicosis.
CONTRAINDICACIONES: Enfermedad de Parkinson, administración simultánea con depresores del SNC, disfunción hepática o renal, hipotensión intensa, hipersensibilidad conocida al medicamento.
EFECTOS SECUNDARIOS: Entre los más graves se cuentan: hipotensión, hepatotoxicidad, reacciones extrapiramidales, discrasia sanguínea y reacciones de hipersensibilidad.

**TIOTEPA** *(thiotepa)* Agente alquilante antineoplásico.
INDICACIONES: Tratamiento de diversas neoplasias malignas, incluyendo el adenocarcinoma de mama y ovario.
CONTRAINDICACIONES: Aplasia medular, embarazo, disfunción hepática y renal, hipersensibilidad conocida al medicamento.
EFECTOS SECUNDARIOS: Entre los más graves figuran: aplasia medular, anorexia, náuseas y cefalea.

**TIOTIXENO** *(thiothixene)* Tioxanteno utilizado como antipsicótico.
INDICACIONES: Tratamiento de trastornos psicóticos.
CONTRAINDICACIONES: Enfermedad de Parkinson, administración simultánea de depresores del SNC, disfunción hepática y renal, hipotensión intensa e hipersensibilidad conocida al medicamento.
EFECTOS SECUNDARIOS: Entre los más graves figuran: hipotensión, hepatotoxicidad, reacciones extrapiramidales, discrasia sanguínea y reacciones de hipersensibilidad.

**TIOURACILO** *(thiouracil)* Compuesto químico derivado de la tiourea que inhibe la formación de tiroxina en la glándula tiroides y se usa para el tratamiento del hipertiroidismo.

**TIOXANTINA, DERIVADOS DE LA** *(thioxantine derivative)* Grupo de medicamentos antipsicóticos, semejantes a las fenotiazinas en cuanto a indicaciones, acción y efectos secundarios.

**-TIPO** *(-type)* Sufijo que significa «forma o clase representativa»: *lisotipo, serotipo, somatotipo*.

**TIRAMINA** *(tyramine)* Aminoácido sintetizado en el organismo a partir del ácido esencial tirosina. Estimula la liberación de catecolaminas adrenalina y noradrenalina. Las personas que estén tomando inhibidores de la monoaminooxidasa deben abstenerse de ingerir alimentos y bebidas que contengan tiramina, tales como cerveza, vino, judías, algunos quesos (Brie, Cheddar, Camembert, Stilton), vino de Chianti, hígado de pollo, cafeína, chocolate, bebidas de cola, hígado, arenques, té, yogurt, levaduras. V. también **adrenalina; amina; catecolamina; epinefrina; noradrenalina; norepinefrina; vasoconstricción**.

**TIRANTE** *(brace)* Dispositivo ortopédico, a veces articulado, que se utiliza para sujetar y sostener cualquier parte móvil del organismo en su posición correcta, permitiendo el mantenimiento de su función. Consultar la voz **férula**.

**TIREOTROPINA** *(thyrotropin)* V. **hormona estimulante**

**del tiroides**.

**TIREOTROPINA, FACTOR LIBERADOR DE** *(thyrotropin releasing factor)* Sustancia química secretada por la eminencia media del hipotálamo que regula la secreción de hormona estimulante del tiroides por el lóbulo anterior de la hipófisis.

**TIREOTROPINA (SISTÉMICA)** *(thyrotropin [systemic])* Preparado a base de hormona estimulante del tiroides de origen bovino que aumenta la captación de yodo radiactivo por el tiroides y la secreción de tiroxina.
INDICACIONES: Se utiliza en pruebas diagnósticas y para aumentar la captación de $^{131}$I en el tratamiento del cáncer de tiroides.
CONTRAINDICACIONES: Trombosis coronaria e hipersensibilidad conocida al medicamento, enfermedad de Addison e infarto de miocardio.
EFECTOS SECUNDARIOS: Entre los más graves figuran: síntomas de hipertiroidismo, reacciones alérgicas, hipotensión y arritmias.

**TIRO-** *(thyro-)* Prefijo que significa «relativo o perteneciente al tiroides»: *tiroactivo, tiroidectomía, tiroiditis*.

**TIROCALCITONINA** *(thyrocalcitonin)* V. **calcitonina**.

**TIROGLOBULINA** *(thyroglobulin)* Extracto purificado de tiroides porcino. V. también **tiroidea, hormona**.

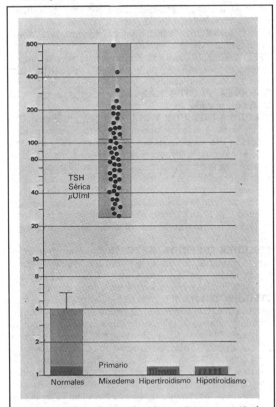

TIREOTROPINA. Gráfico que relaciona la concentración de la hormona con diferentes enfermedades tiroideas.

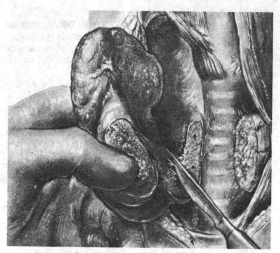

**TIROIDECTOMÍA. Momento de la extirpación de la glándula tiroideas, en la que ésta ha sido totalmente desvascularizada y se procede a su *exéresis*.**

INDICACIONES: Tratamiento del cretinismo, mixedema, bocio y otras situaciones de hipotiroidismo.
CONTRAINDICACIONES: Hipopituitarismo o hipersensibilidad conocida al medicamento.
EFECTOS SECUNDARIOS: Entre los más graves figuran: temblores, nerviosismo, palpitaciones, taquicardia; arritmias a dosis excesivas.

**TIROIDEA, PROTUBERANCIA** (laryngeal prominence) V. **Adán, bocado de**.

**TIROIDEA INFERIOR, VENA** (inferior thyroid vein) Una de las pocas venas que nacen del plexo venoso tiroideo medio, sobre esta glándula y por delante de la tráquea, bajo el músculo esternotiroideo. La vena izquierda desciende desde este plexo hasta unirse con el tronco venoso braquiocefálico izquierdo; la vena derecha desciende oblicuamente para desembocar en el tronco de su lado, en su unión con la vena cava superior. Las venas tiroideas inferiores poseen válvulas en sus terminaciones respectivas. Son receptoras de las venas esofágica, traqueal y laríngea inferior.

**TIROIDEA SUPERIOR, ARTERIA** (superior thyroid artery) Arteria par que discurre por el cuello y por lo general se origina en la arteria carótida externa; irriga la glándula tiroidea y varios músculos de la cabeza.

**TIROIDECTOMÍA** (thyroidectomy) Extirpación quirúrgica de la glándula tiroides, al objeto de eliminar bocios coloidales, tumores o un hipertiroidismo que no responde al tratamiento con yodo y drogas antitiroideas. Se procede a extirpar todo el tejido excepto una porción comprendida entre un 5 a un 10 % de la glándula; después de la intervención suele haber una regeneración y el tiroides puede volver a su funcionalismo normal. En caso de cáncer se quita la totalidad de la glándula junto con las estructuras adyacentes, practicando cirugía radical del cuello. Antes de la intervención debe reducirse la tasa de metabolismo basal hasta niveles de normalidad mediante la administración de yodo y drogas antitiroideas. Si existe tumor, habrá que realizar un estudio anatomopatológico de un corte congelado del mismo. Si se encuentran células malignas, habrá que extirpar la mayor parte de la glándula o toda ella. Después de la cirugía, el paciente se encuentra más cómodo en posición de Fowler con inhalaciones continuas para fluidificar las secreciones. Puede ser necesario el drenaje oral. Debe tenerse disponible un equipo de traqueotomía y oxígeno en la habitación. En el posoperatorio hay que atender a signos tales como la hemorragia, dificultad respiratoria debida al edema de glotis, fibrilación muscular tetánica por escisión accidental de una glándula paratiroides y tormenta tiroidea.

**TIROIDES, CÁNCER DE** (thyroid cancer) Neoplasia de la glándula tiroides, caracterizada por crecimiento lento y curso clínico más lento y prolongado que el de otras neoplasias malignas. El efecto carcinógeno de la exposición a radiaciones ionizantes se ha comprobado por la elevada incidencia de cáncer de tiroides en los supervivientes de explosiones atómicas y en individuos que han sido tratados con radioterapia por aumento del tamaño del timo en la infancia o por acné u otros trastornos cutáneos de la adolescencia. Puede ir precedido de bocio y adenoma folicular. El primer signo de cáncer puede ser el aumento de tamaño de la glándula, un nódulo palpable, ronquera, disfagia, disnea o dolor a la presión. Las medidas diagnósticas incluyen examen con rayos X, transiluminación de la glándula, barrido con radioisótopos, biopsia por punción y examen con ultrasonidos. Más de la mitad corresponde a carcinomas papilares, alrededor de un tercio son carcinomas foliculares y el resto carcinomas anaplásicos de crecimiento rápido muy invasivos, carcinomas medulares que segregan calcitonina y lesiones metastáticas procedentes de tumores primarios de mama, riñones y pulmones. Suele realizarse tiroidectomía subtotal o total con excisión de los ganglios linfáticos pe-

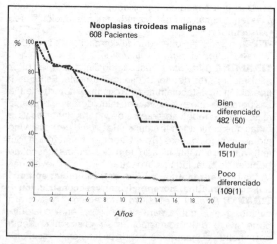

**TIROIDES, CÁNCER DE. El gráfico indica la supervivencia en años de pacientes afectos de neoplasia tiroidea.**

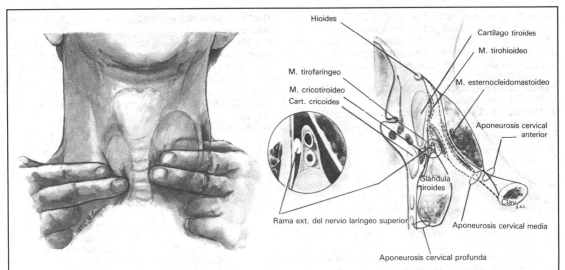

Hioides

Cartílago tiroides

M. tirohioideo

M. tirofaríngeo

M. esternocleidomastoideo

M. cricotiroideo
Cart. cricoides

Aponeurosis cervical
anterior

Glándula
tiroides

Clav.

Rama ext. del nervio laríngeo superior

Aponeurosis cervical media

Aponeurosis cervical profunda

**TIROIDES, GLÁNDULA. Demostración práctica de la exploración del tiroides. Mediante los dedos índice, medio y pulgar, se puede abarcar toda la glándula y apreciar su volumen y consistencia. A la derecha esquema de la localización y relaciones anatómicas del tiroides.**

riglandulares. En el posoperatorio se puede administrar yodo radiactivo; se usan con frecuencia dosis elevadas de tiroxina para suprimir el efecto de la TSH (hormona estimulante del tiroides) en un intento de hacer regresar el tumor residual dependiente de la TSH. En pacientes con cáncer metastático que no respondan al tratamiento convencional, pueden ser útiles determinados agentes quimioterápicos, en especial la adriamicina. Es dos veces más frecuente en mujeres que en hombres; se diagnostica sobre todo entre los 30 y 50 años, aunque puede darse en niños y ancianos.

**TIROIDES, GLÁNDULA** *(thyroid gland)* Órgano muy vascularizado situado en la parte anterior del cuello. Pesa unos 30 g y consta de dos lóbulos comunicados por un istmo intermedio. Es más grande en las mujeres que en los hombres; aumenta de tamaño durante el embarazo. Segrega la hormona tiroxina, que es vertida al torrente sanguíneo. Es esencial para el crecimiento normal durante la infancia; su extirpación reduce el proceso oxidativo provocando una disminución del metabolismo basal característica del hipotiroidismo. Los ápices o vértices de los lóbulos piramidales de la glándula se orientan craneal y lateralmente en relación a la porción inferior del cartílago tiroides. La base de la glándula se sitúa a la altura del quinto o sexto anillo traqueal. Cada lóbulo mide unos 5 cm de longitud, 3 de anchura y 2 de grueso. La superficie externa es convexa y está cubierta por la piel y los músculos esternocleidomastoideo, omohioideo, esternohioideo y esternotiroideo. La fascia profunda constituye una cápsula que envuelve la glándula. Es activado por la tirotropina secretada por la hipófisis y requiere yodo para elaborar la tiroxina. Sus arterias son muy grandes y forman numerosas anastomosis. Consultar la voz **paratiroides, glándula**.

**-TIROIDISMO** *(-thyroidism)* V. **-tireosis**.

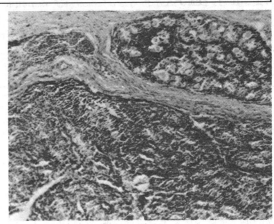

**TIROIDITIS FIBROSA. Microfotografía que muestra una gran fibrosis de los folículos tiroideos.**

**TIROIDITIS** *(thyroiditis)* Inflamación de la glándula tiroides. La forma aguda, producida por estafilococos o estreptococos, se caracteriza por supuración y abscesos. Puede evolucionar hacia una forma subaguda. La subaguda se caracteriza por la presencia de fiebre, debilidad, dolor de garganta y glándula aumentada de tamaño y dolorosa que contiene granulomas compuestos por masas coloidales rodeadas de células gigantes y mononucleares. La forma crónica (enfermedad de Hashimoto) se caracteriza por infiltración de linfocitos y células plasmáticas en la glándula y un aumento de tamaño difuso; parece transmitirse de forma hereditaria como carácter dominante y se asocia a diversos procesos autoinmunitarios. Otra forma de tiroiditis crónica es la tiroiditis de Riedel, fibrosis progresiva de un lóbulo que, en determinados casos, afecta a los dos, así como a la tráquea y músculos, nervios y vasos circundantes. La tiroiditis por radiación suele aparecer de 7 a 10 días después del tratamiento del hipertiroidismo con $^{131}$I.

**TIROIDITIS DE CÉLULAS GIGANTES** (*giant cell thyroiditis*) V. **De Quervain, tiroiditis de**.

**TIROIDITIS FIBROSA** (*fibrous thyroiditis*) Trastorno caracterizado por fibrosis lentamente progresiva de un tiroides aumentado de tamaño, con sustitución del tejido tiroideo normal por tejido fibroso denso. La glándula acaba fijándose a la tráquea, músculos, nervios y vasos adyacentes por medio de ese tejido fibroso. La enfermedad es más frecuente en las mujeres y suele aparecer después de los 40 años. Los síntomas incluyen sensación de atragantamiento, disnea, disfagia e hipotiroidismo, aunque la glándula funciona con normalidad en algunos pacientes. Para el tratamiento se emplea la excisión quirúrgica, con administración preoperatoria de hormona tiroidea, si es necesaria. Denominada también **tiroiditis leñosa; Riedel, lóbulo de; Riedel, tiroiditis de**.

**TIROIDITIS GRANULOMATOSA** (*granulomatous thyroiditis*) V. **De Quervain, tiroiditis de**.

**TIROIDITIS LEÑOSA** (*ligneous thyroiditis*) V. **tiroiditis fibrosa**.

**TIROIDITIS LINFOCÍTICA** (*lymphocytic thyroiditis*) V. **Hashimoto, enfermedad de**.

**TIROIDITIS SUBAGUDA** (*subacute thyroiditis*) V. **De Quervain, tiroiditis de**.

**TIROMA** (*tyroma*) Crecimiento nodular de consistencia caseosa.

**TIROMATOSIS** (*tyromatosis*) Proceso de degeneración y caseificación de un tejido necrótico hasta convertirse en una masa amorfa.

**TIRONINA** (*thyronine*) V. **hormona tiroidea**.

**TIROSINA** (*tyrosine*) Aminoácido sintetizado en el cuerpo a partir del ácido esencial fenilalanina. Se encuentra en la mayoría de las proteínas; es precursor de la melanina y diversas hormonas, incluyendo adrenalina y tiroxina. V. también **aminoácido; hormona; melanina**.

**TIROSINEMIA** (*tyrosinemia*) **1.** Estado morboso benigno y transitorio propio del recién nacido, especialmente prematuro, consistente en un exceso de tirosina en sangre y orina. Se debe a una anomalía del metabolismo de los aminoácidos, por lo general un desarrollo inadecuado de las enzimas necesarias para metabolizar la tirosina. Se controla mediante dieta y tratamiento con vitamina C. El defecto metabólico suele desaparecer espontáneamente. Denominada también **tirosinemia neonatal**. **2.** Trastorno hereditario consistente en un error del metabolismo de la tirosina. Se transmite como carácter autosómico recesivo, se debe a deficiencia enzimática y da lugar a fracaso hepático, corrosis hepática, tubulopatías que pueden conducir a insuficiencia renal y glucosuria, aminoaciduria generalizada y retraso mental. El tratamiento consiste en dieta con escaso contenido en tirosina y fenilalanina y dosis elevadas de vitamina C.

**TIROSINEMIA HEREDITARIA** (*hereditary tyrosinemia*) V. **tirosinemia**.

**TIROSINEMIA NEONATAL** (*neonatal tyrosinemia*) V. **tirosinemia**.

**TIROSINOSIS** (*tyrosinosis*) Estado resultante de un defecto en el metabolismo de los aminoácidos caracterizado por la excreción de una excesiva cantidad de ácido parahidroxifenilpirúvico, producto intermedio de la tirosina, en la orina. V. también **tirosinemia**.

**TIROTOXICOSIS** (*thyrotoxicosis*) V. **Graves, enfermedad de**.

**TIROXINA LIBRE** (*free thyroxine*) Cantidad de la hormona tiroidea tiroxina ($T_4$), no ligada y activa, que circula con la sangre y que se mide por pruebas de laboratorio especiales. V. también **tiroxina libre, índice de**.

**TIROXINA LIBRE, ÍNDICE DE** (*free thyroxine index*) Cantidad de tiroxina ($T_4$) no unida y fisiológicamente activa en suero, determinada por análisis directo o, más frecuentemente, calculada sobre la base de una prueba de captación in vitro. Con esta prueba se mide la captación (por resina o carbón) de triyodotironina ($T_3$) marcada; puesto que la $T_3$ es fijada con menos fuerza por el suero, se utiliza en lugar de la $T_4$. Después se obtiene el índice de $T_4$ libre multiplicando la captación de $T_3$ por la concentración total de $T_4$ en suero.

**TIROXINA ($T_4$)** (*thyroxine*) Hormona de la glándula tiroides, derivada de la tirosina, que ejerce influencia sobre el metabolismo basal. Denominada también **tetrayodotironina**.

**TISIS** (*phthisis*) Enfermedad caquectizante que afecta a todo o parte del cuerpo, como la tuberculosis pulmonar.

**TISULAR, DETERMINACIÓN DEL TIPO** (*tissue typing*) Serie de pruebas encaminadas a conocer la compatibilidad de tejido de un donante con los del receptor antes de realizar un trasplante. Se realiza identificando y comparando una amplia serie de antígenos leucocitarios humanos (HLA) en las células del organismo.

**TISULAR, RESPUESTA** (*tissue response*) Cualquier reacción o respuesta de un tejido vivo frente a enfermedad, toxina u otros estímulos externos. Algunos tipos de respuestas tisulares son la respuesta inmunitaria, la inflamación y la necrosis.

**TITANIO (Ti)** (*titanium [Ti]*) Elemento metálico grisáceo y quebradizo. Su número atómico es 22, su peso atómico, 47,90. Se utiliza en la fabricación de prótesis ortopédicas. El dióxido de titanio es un ingrediente activo de numerosos ungüentos y lociones.

**TITUBEO** (*titubation*) Inestabilidad postural caracterizada por paso tambaleante y a tropezones y balanceo de la cabeza o tronco estando parado.

**Tl** (*Tl*) Símbolo químico del **talio**.

**Tm** (*Tm*) Símbolo químico del **tulio**.

**TNM** (*TNM*) Sistema para clasificar las neoplasias malignas.

**TOBILLO** (*ankle*) **1.** Articulación de la tibia con el astrágalo y los maléolos. **2.** Parte de la pierna donde se encuentra esta articulación.

**TOBILLO, REFLEJO DEL** (*ankle reflex*) V. **aquíleo, reflejo**.

**TOBRUK, YESO DE** (*Tobruk plaster*) Férula de escayola con cintas para tracción cutánea que, saliendo por unas aberturas en el yeso, se anudan a una férula de Thomas. Cubre e inmoviliza la pierna desde el pie hasta la ingle.

**TOCODINAMÓMETRO** *(tocodinamometer)* Aparato electrónico para la monitorización y registro de las contracciones del parto. Consta de un transductor de presión que se aplica al fondo del útero por medio de una campana, la cual se conecta a una máquina registradora de la duración de las contracciones y el intervalo entre ellas. También se indica la intensidad relativa de las contracciones, aunque no pueden cuantificarse. Forma parte del sistema de monitorización externa del parto. V. también **monitor electrónico fetal**.

**TOCOFEROLES** *(tocopherol)* Grupo de compuestos fenólicos líquidos, liposolubles, de color amarillo pálido, con actividad de vitamina E. Son termostables y resistentes a los ácidos, pero no a los álcalis, la luz ultravioleta y el oxígeno. Son poderosos antioxidantes. Se encuentran en diversos aceites vegetales y semillas (especialmente trigo y algodón), así como en los aceites de hígado de pescado. La forma más activa es el alfatocoferol. V. también **vitamina E**.

**TOCÓLOGO** *(obstetrician)* Médico especializado en obstetricia.

**TODD, PARÁLISIS DE** *(Todd's paralysis)* Parálisis postepiléptica transitoria de un brazo o de una pierna.

**TODO O NADA, LEY DEL** *(all or none law)* Principio según el cual, cuando el músculo cardiaco recibe un estímulo por encima del umbral de contracción, se contrae al máximo, con independencia de la intensidad del estímulo, no contrayéndose en absoluto si la intensidad del mismo no alcanza el umbral de contracción. También se aplica a las fibras aisladas de músculo o de nervio, aunque el grado de respuesta, cuando se estimula un músculo entero o un tronco nervioso,depende del número de fibras estimuladas.

**TOFO** *(tophus)* Cálculo con contenido en urato sódico, que se desarrolla en el tejido fibroso periarticular. Típico de los pacientes con gota.

**TOGAVIRUS** *(togavirus)* Familia de virus entre los cuales se cuentan los productores de encefalitis, dengue, fiebre amarilla y rubéola.

**TOLAZAMIDA** *(tolazamide)* Sulfonilurea y antidiabético. INDICACIONES: Tratamiento de la diabetes mellitus estable del adulto. CONTRAINDICACIONES: Diabetes inestable, alteración de la función renal, hepática o tiroidea; embarazo o hipersensibilidad conocida a las sulfonilureas. EFECTOS SECUNDARIOS: Entre los más graves figuran hipoglucemia y reacciones cutáneas.

**TOLAZOLINA, CLORHIDRATO DE** *(tolazoline hydrochloride)* Vasodilatador periférico. INDICACIONES: Tratamiento de los trastornos vasculares periféricos por espasticidad. CONTRAINDICACIONES: Arteriopatía coronaria, accidente vascular cerebral agudo, hipersensibilidad conocida al medicamento. EFECTOS SECUNDARIOS: Entre los más graves figuran: arritmia cardiaca, hipertensión, exacerbación de úlcera péptica y respuesta paradójica en extremidades con lesión grave.

**TOLBUTAMIDA** *(tolbutamide)* Sulfonilurea antidiabética de uso oral. INDICACIONES: Tratamiento de la diabetes mellitus estable del adulto. CONTRAINDICACIONES: Diabetes inestable, alteración de la función renal, hepática o tiroidea; embarazo, hipersensibilidad conocida al medicamento u otras sulfonilureas. EFECTOS SECUNDARIOS: Entre los más graves figuran: hipoglucemia y reacciones cutáneas. Pueden aparecer discrasias sanguíneas.

**TOLERANCIA** *(tolerance)* Capacidad para resistir los efectos potencialmente dolorosos, molestos o lesivos de ciertos medicamentos, a nivel fisiológico o psicológico.

**TOLERANCIA A LA GLUCOSA, PRUEBA DE** *(glucose tolerance test)* Prueba de la capacidad del organismo de metabolizar carbohidratos mediante la administración de una dosis estándar de glucosa y la medición de sus niveles en sangre y orina a intervalos regulares. El paciente ingiere una dieta rica en carbohidratos los tres días anteriores a la prueba y se mantiene en ayunas desde la noche anterior. A la mañana siguiente se determina una glucemia en ayunas y a continuación se pide al paciente que beba una dosis de glucosa de 100 g. Seguidamente se toman muestras de sangre y orina periódicamente durante aproximadamente seis horas. Esta prueba se utiliza en el diagnóstico de la diabetes y otras enfermedades que afectan al metabolismo de los carbohidratos.

**TOLERANCIA AL TRABAJO** *(work tolerance)* Tipo y cantidad de trabajo que puede o debe realizar una persona afectada de una enfermedad física o mental.

**TOLMETÍN SÓDICO** *(tolmetin sodium)* Agente antiinflamatorio no esteroideo. INDICACIONES: Tratamiento de la artritis reumatoide. CONTRAINDICACIONES: Alteración de la función renal, enfermedad gastrointestinal o hipersensibilidad conocida al medicamento o a la aspirina u otros agentes antiinflamatorios no esteroideos. EFECTOS SECUNDARIOS: Entre los más graves figuran: úlcera péptica, molestias gastrointestinales diversas, vértigos, erupciones cutáneas y tinnitus. Interactúa con otros muchos medicamentos.

**TOLNAFTATO** *(tolnaftate)* Antimicótico. INDICACIONES: Tratamiento de micosis superficiales de la piel. CONTRAINDICACIONES: Hipersensibilidad conocida al medicamento. EFECTOS SECUNDARIOS: Entre los más graves figuran: reacciones de hipersensibilidad y ligeras irritaciones de la piel.

**-TOMÍA** *(-tomy)* Sufijo que significa «incisión quirúrgica»: *cistotomía, oncotomía, flebotomía*.

**-TÓMICO** *(-tomic)* Sufijo que significa «relativo a incisiones o secciones de un tejido»: *dermatómico, flebotómico, somatómico*.

**-TOMO** *(-tome)* Sufijo que significa «instrumento cortante»: *labotomo, neurotomo, tirotomo*.

**TOMOGRAFÍA** *(tomography)* Técnica radiológica consistente en la obtención de una imagen que representa en detalle la sección de una estructura u órgano a un determinado nivel. Tiene valor diagnóstico para la detección de tumores u otras lesiones que ocupan espacio; especialmente en cerebro, hígado, páncreas y vesícula biliar.

**TOMOGRAFÍA AXIAL COMPUTARIZADA (TAC)** *(computerized axial tomography)* (Radiología). Técnica en la cual se utilizan un tubo de rayos X, dos detectores de radiación, un impresor, una máquina de escribir y un ordenador con un disco magnético para visualizar cortes del cuerpo. El procedimiento es indoloro, no invasivo y no requiere preparación especial. Mediante el mismo pueden detectarse masas tumorales, infartos cerebrales, desplazamientos óseos y acumulaciones de líquido.

**TOMOGRAFÍA DE EMISIÓN DE POSITRONES** *(positron emission tomography)* Técnica radiográfica computarizada que emplea sustancias radiactivas para examinar el estado metabólico de diversas estructuras orgánicas. El paciente inhala o recibe por inyección un compuesto bioquímico, como la glucosa, marcado con una sustancia radiactiva que emite partículas con carga positiva o positrones, los cuales se combinan con los electrones cargados negativamente que se encuentran en las células del organismo; como consecuencia de esta combinación se emiten rayos gamma. El circuito electrónico y los conmutadores del dispositivo tomográfico detectan los rayos gamma y los convierten en imágenes coloreadas que indican la intensidad de la actividad metabólica del órgano en cuestión. Las sustancias radiactivas utilizadas en esta técnica son de vida media muy corta, por lo cual los pacientes estudiados sufren una exposición pequeña a la radiación. En el campo de la investigación, estas técnicas se utilizan para el estudio del flujo sanguíneo y el metabolismo del corazón y los vasos sanguíneos. La tomografía de emisión de positrones está teniendo también una aplicación cada vez mayor en el estudio y diagnóstico del cáncer y de la actividad bioquímica del cerebro.

**-TONÍA 1.** Sufijo que significa «tono de una calidad determinada o en una región del cuerpo»: *angiotonía, hemotonía, vasotonía, hipotonía*. **2.** Sufijo que significa «situación de control motor»: *arteriotonía, neurotonía, vagotonía*.

**TONICIDAD** *(tonicity)* Cualidad de poseer tono.

**-TÓNICO** *(-tonic)* **1.** Sufijo que significa «calidad de la con-

tractura muscular o tono»: *hipertónico, miotónico, normotónico*. **2.** Sufijo que significa «solución con una concentración relativa»: *hipertónica, hipotónica, isotónica*.

**TÓNICO CERVICAL, REFLEJO** *(tonic neck reflex)* Respuesta normal en los recién nacidos consistente en la extensión del brazo y la pierna del lado del cuerpo hacia el cual se gira rápidamente la cabeza, con el niño en posición de decúbito supino y flexión de los miembros del lado opuesto. Impide que el niño gire antes de haber alcanzado el óptimo desarrollo neurológico y motor. Desaparece hacia los tres o cuatro meses de edad, para ser reemplazado por la posición simétrica de ambos lados del cuerpo. La ausencia o permanencia del reflejo puede indicar lesión del sistema nervioso central. Denominado también reflejo tónico cervical asimétrico.

**TÓNICO SIMÉTRICO DEL CUELLO, REFLEJO** *(symmetric tonic neck reflex)* Respuesta normal del lactante que asume la posición reptante extendiendo los brazos y doblando las rodillas cuando se le extienden la cabeza y el cuello. Este reflejo desaparece una vez el niño alcanza el desarrollo neurológico y muscular necesario para realizar movimientos independientes de las extremidades y comienza a andar «a gatas».

**TONO** *(tonus)* **1.** Situación de equilibrio tensional en los tejidos del organismo, especialmente los músculos. La contracción parcial o la alternancia entre contracción y relajación de las fibras vecinas de un grupo muscular sitúan al órgano en una posición funcional, neutra, exenta de fatiga. El mantenimiento del tono es básico para ciertas funciones corporales, como conservar la columna erecta, los ojos abiertos y las fauces cerradas. **2.** Situación en que las estructuras del organismo están fuertes y sanas.

**TONO-** Prefijo que significa «tensión»: *tonoclónico, tonoscilógrafo, tonoplástico*.

**TONO CARDIACO** *(heart sound)* Ruido producido en el corazón durante el ciclo cardiaco que puede auscultarse sobre la región precordial y que a veces expresa alteraciones de la estructura o la función del corazón. La auscultación cardiaca debe realizarse sistemáticamente desde la punta a la base del corazón o en sentido inverso, primero con el diafragma del estetoscopio y después

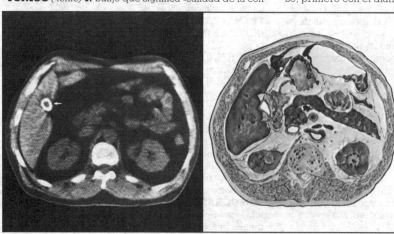

TOMOGRAFÍA COMPUTARIZADA. Imagen de una sección transversal del abdomen donde se aprecia (a la derecha) un gran cálculo contenido en la vesícula biliar. La imagen revela que éste está constituido por diferentes sustancias: posee una periferia de distinta densidad a la del núcleo.

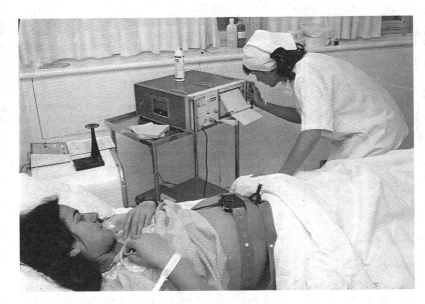

**TONO CARDIACO FETAL.** Las características del tono cardiaco fetal pueden controlarse mediante el cardiotocógrafo.

con la campana. El primer tono cardiaco ($S_1$) es un ruido sordo y prolongado que se debe al cierre de las válvulas mitral y tricúspide y marca el comienzo de la sístole ventricular; el sonido de la válvula mitral es más fuerte en la punta del corazón y el de la tricúspide en el IV espacio intercostal izquierdo. El segundo tono cardiaco ($S_2$) es un ruido agudo y breve y se produce por el cierre de las válvulas aórtica y pulmonar al comienzo de la diástole ventricular; el cierre de la válvula aórtica se oye mejor en el lado derecho y el de la válvula pulmonar en el lado izquierdo sobre el II espacio intercostal. A veces se oye un tercer tono ($S_3$), débil y de baja frecuencia, que se atribuye a las vibraciones de las paredes ventriculares distendidas bruscamente por la entrada de la sangre procedente de las aurículas. $S_3$ se oye sobre todo en la punta del corazón con la campana del estetoscopio y se denomina galope ventricular o diastólico; puede ser normal en niños, adolescentes y adultos muy delgados, pero a veces es un signo de insuficiencia cardiaca congestiva o hipertensión con insuficiencia ventricular izquierda. Existe un cuarto tono cardiaco ($S_4$) que puede auscultarse en la punta del corazón durante la espiración y que se debe a las vibraciones auriculares después de la contracción. $S_4$, que se denomina galope auricular o presistólico, suele ser un signo patológico de infarto de miocardio o insuficiencia cardiaca inminente por otra causa. El cierre asincrónico de las válvulas cardiacas determina a veces el desdoblamiento de los tonos cardiacos. El desdoblamiento de $S_1$ se produce en el bloqueo de rama derecha, la estenosis mitral y la disfunción de la válvula tricúspide asociada con hipertensión pulmonar. $S_2$ se desdobla en la inspiración normal, pero también en defectos septales, estenosis pulmonar u otros problemas mecánicos. En diversas enfermedades se auscultan soplos endocárdicos periódicos breves. El soplo típico de la insuficiencia mitral se oye mejor en la punta cardiaca, el de la insufi-

ciencia tricúspide sobre el apéndice xifoides y el de la estenosis pulmonar en el II espacio intercostal, cerca del esternón. Los soplos sistólicos y diastólicos que se auscultan mejor en la unión del segundo cartílago costal con el esternón, son sugestivos de problemas del orificio aórtico, y en la estenosis mitral puede oírse un soplo presistólico en la zona precordial. El fonocardiograma registrado simultáneamente con el electrocardiograma pone de manifiesto las relaciones entre los tonos cardiacos y los fenómenos eléctricos. $S_1$ comienza a mitad del complejo QRS; durante este intervalo se cierran las válvulas mitral y tricúspide, se abren las válvulas pulmonar y aórtica y comienza la expulsión de sangre del ventrículo derecho. La eyección ventricular izquierda se produce entre $S_1$ y $S_2$, comienza inmediatamente después de la onda T y viene marcada por el cierre de la válvula aórtica seguido por el cierre de la válvula pulmonar y la apertura de la tricúspide y de la mitral. $S_3$ se produce entre las ondas T y P del ECG, al final de la fase de llenado rápido de los ventrículos, y $S_4$ comienza en la cima de la onda P, durante las vibraciones auriculares.

**TONO CARDIACO FETAL** *(fetal heart tones [fht])* Pulsación del corazón fetal que se oye a través del abdomen materno durante el embarazo. La frecuencia, usualmente entre 120 y 160 latidos por minuto, tiende a subir transitoriamente con los movimientos fetales o inmediatamente después.

**TONOMETRÍA** *(tonometry)* Medición de la presión intraocular determinando la resistencia del globo ocular a la aplicación de una fuerza sobre el mismo. Hay varios tipos de tonómetro. El de aire a presión consiste en la aplicación de presión mediante aire comprimido. El tonómetro de aplanamiento registra la presión necesaria para producir un hundimiento de la córnea.

**TONÓMETRO** *(tonometer)* Instrumento utilizado para la medición de presión, especialmente la intraocular.

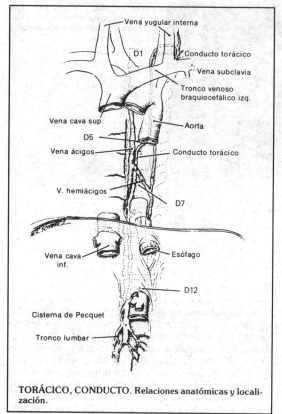

Vena yugular interna

D1

Conducto torácico

Vena subclavia

Tronco venoso
braquiocefálico izq.

Vena cava sup.

Aorta

D5

Vena ácigos

Conducto torácico

V. hemiácigos

D7

Vena cava
inf.

Esófago

D12

Cisterna de Pecquet

Tronco lumbar

**TORÁCICO, CONDUCTO. Relaciones anatómicas y localización.**

**TONSILECTOMÍA** (tonsillectomy) V. **amigdalectomía**.
**-TOPIA** Sufijo que significa «emplazamiento de un órgano en el cuerpo»: heterotopia, normotopia.
**TÓPICO** (topical) **1.** Relativo o perteneciente a la superficie o una parte determinada del cuerpo. **2.** Relativo o perteneciente a un medicamento o tratamiento de aplicación local.
**TOPO-** Prefijo que significa «lugar»: topognosis, toponarcosis, topoparestesia.
**TORÁCICA, CAJA** (thoracic cage) Estructura ósea que rodea los órganos y partes blandas del tórax. Consiste en doce vértebras torácicas, doce pares de costillas y el esternón.
**TORÁCICO** (thoracic) Relativo o perteneciente al tórax.
**-TORÁCICO** (-thoracic) Sufijo que significa «relativo, referido a o perteneciente al tórax»: abdominotorácico.
**TORÁCICO, CONDUCTO** (thoracic duct) Tronco común de todos los vasos linfáticos del organismo, excepto los correspondientes al lado derecho de la cara, cuello y tórax, brazo derecho, pulmón derecho, parte derecha del corazón y cara diafragmática del hígado. En el adulto mide entre 38 y 45 cm de largo y entre 3 y 5 mm de diámetro. Comienza en la parte alta del abdomen, en la cisterna de Pecquet, anterior a L II, ingresa en el tórax a través del hiato diafragmático de la aorta y asciende hasta el cuello por el mediastino posterior, entre la aorta y la vena ácigos. En el cuello pasa por encima de la clavícula y se abre en la unión de la yugular interna izquierda y las venas subclavias izquierdas. Posee varias válvulas, incluyendo dos de ellas a nivel de su desembocadura en el sistema venoso, que impiden el reflujo de sangre al sistema linfático. V. también **linfático, sistema**.
**TORÁCICO LARGO, NERVIO** (long thoracic nerve) Rama supraclavicular par de las raíces del plexo braquial. Se origina de los nervios cervicales quinto, sexto y séptimo. Las fibras de los nervios cervicales quinto y sexto se unen inmediatamente después de haber perforado el músculo escaleno medio y contactan con las fibras de la séptima raíz cervical a nivel de la primera costilla. Consultar la voz **frénico, nervio**.
**TORÁCICOS, NERVIOS** (thoracic nerves) Los doce nervios espinales de cada lado del tórax, incluyendo los 11 intercostales y uno subcostal. Fundamentalmente se distribuyen por las paredes torácica y abdominal. No constituyen plexo, sino que siguen trayectos independientes, distintos a los de otros nervios espinales. Los dos primeros intercostales inervan tórax y brazos; los cuatro siguientes, sólo tórax, y los cinco restantes inervan las paredes de tórax y abdomen. Cada nervio torácico subcostal inerva la pared abdominal y la piel de las nalgas. La porción torácica del tronco simpático contiene una serie de ganglios que a menudo se reúnen en una masa única que se corresponde aproximadamente con los nervios espinales. Las raíces de cada ganglio están inervadas por cada nervio torácico. El primer ganglio torácico, mayor que los demás, es alargado; se localiza en el extremo interno del primer espacio intercostal y suele unirse al ganglio cervical inferior constituyendo el ganglio estrellado. Desde el segundo al décimo, los ganglios se localizan próximos a los discos intervertebrales, asociados al correspondiente nervio torácico pero algo más bajos que éste. En la mayoría de los sujetos, el último ganglio torácico se localiza en el cuerpo de D XII y, por su conexión a los nervios torácicos XI y XII, desempeña un papel doble como ganglio único. V. también **nervioso autónomo, sistema**.
**TORÁCICOS VISCERALES, GANGLIOS** (thoracic visceral node) Tres grupos linfáticos que forman parte de la porción del sistema linfático que drena ciertas estructuras internas del tórax, como el timo, pericardio, esófago, tráquea, pulmones y bronquios. Incluyen los ganglios mediastínicos anteriores, posteriores y traqueobronquiales.
**TORACOCENTESIS** (thoracocentesis) Perforación quirúrgica de la pared torácica y el espacio pleural mediante una aguja al objeto de aspirar líquido con finalidad diagnóstica o terapéutica o para tomar una muestra para biopsia. Suele realizarse con anestesia local con el paciente en posición vertical. Puede usarse como tratamiento en el derrame pleural que, por ejemplo, aparece asociado a carcinoma broncogénico. Las muestras de líquido se analizan luego para determinar la presencia de eritrocitos, células blancas, proteínas, glucosa y amilasa; pueden hacerse cultivos para observar la presencia de microorganismos.
**TORACODORSAL, NERVIO** (thoracodorsal nerve) Rama del plexo braquial que normalmente nace entre los dos nervios subescapulares. Recorre la pared posterior de la

axila y termina en ramas que inervan el músculo dorsal ancho.

**TORACOTOMÍA** *(thoracotomy)* Apertura quirúrgica de la cavidad torácica.

**TÓRAX** *(thorax)* Caja oseocartilaginosa que contiene los órganos encargados de la respiración y circulación y que cubre parte de los órganos abdominales. La constituyen en su parte anterior el esternón y los cartílagos costales, y dorsalmente las doce vértebras dorsales y las caras dorsales de las doce costillas. El tórax de la mujer tiene menos capacidad, un esternón más corto y costillas más móviles que el del hombre.

**TÓRAX EN EMBUDO** *(funnel chest)* Anomalía esquelética del tórax caracterizada por la depresión del esternón. La deformidad puede no interferir con la respiración.

**TÓRAX EN QUILLA** *(pigeon breast)* Trastorno estructural congénito caracterizado por una proyección anterior marcada de la apófisis xifoides y la porción inferior del esternón, con alargamiento de los cartílagos costales. Puede producir complicaciones cardiorrespiratorias, pero rara vez está justificada su corrección quirúrgica.

**TÓRAX EN TONEL** *(barrel chest)* Tórax redondeado y grande, considerado normal en algunos individuos bajos y gordos y en los que viven en regiones de gran altitud y consecuentemente desarrollan un aumento de la capacidad vital. Sin embargo, el tórax en tonel también puede ser signo de enfisema pulmonar.

**TÓRAX INESTABLE** *(flail chest)* Trastorno caracterizado por la presencia de múltiples fracturas costales que causan inestabilidad de una parte de la pared torácica y respiración paradójica; el pulmón subyacente se contrae durante la inspiración y se expande durante la espiración. En ausencia de tratamiento, la anomalía conduce a hipoxia.

OBSERVACIONES: El tórax inestable se caracteriza por dolor agudo, expansión torácica desigual, respiración rápida y superficial y disminución del murmullo vesicular. Pueden existir taquicardia y cianosis, y entre las complicaciones potenciales figuran atelectasia, neumotórax, hemotórax, taponamiento cardiaco, shock y parada respiratoria

TRATAMIENTO: El tratamiento de elección consiste en la estabilización interna de la pared torácica mediante el empleo de un respirador volumétrico y una sonda endotraqueal o de traqueostomía con manguito. Si el paciente respira con el ventilador automático, pueden prescribirse un sedante y un relajante muscular para obtener el control ventilatorio. Quizás sea necesaria la inserción de drenajes torácicos para eliminar el aire o los fluidos que impidan la expansión del pulmón afecto. También puede ser necesaria una sonda nasogástrica para suministrar alimentos y líquidos. La tracción se usa con menos frecuencia para tratar el tórax inestable, pero puede aplicarse conectando un alambre de acero a las costillas o al esternón, bajo anestesia local, y conectando el otro extremo a un sistema de polea y peso.

ACTUACIÓN DE LA ENFERMERA: El paciente con tórax inestable suele requerir un largo período de tratamiento, con cambios frecuentes de postura, escrupulosa atención a la permeabilidad y la limpieza de la sonda endotraqueal

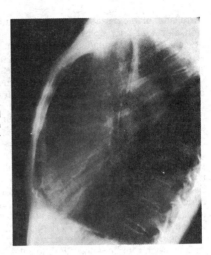

TORAX EN BARRIL. En el enfisema pulmonar, la hiperinsuflación a la que están sometidos los pulmones hace que las costillas se horizontalicen y el tórax adquiera esta forma característica.

o de traqueostomía, cuidado de la piel, higiene oral y soporte emocional; se instaura igualmente un programa de movimientos pasivos para las extremidades. Es aconsejable explicar al paciente todos los procedimientos a los cuales se le someta y debe proporcionársele material de escritura para que pueda comunicarse.

**TORCH** *(TORCH)* Siglas para designar la toxoplasmosis, rubéola, citomegalovirus y herpes simple, grupo de agentes que pueden infectar al recién nacido o al feto produciendo un conjunto de efectos morbosos conocido como **TORCH, síndrome**.

**TORCH, SÍNDROME** *(TORCH syndrome)* Infección del feto o del recién nacido producida por agentes TORCH. Las consecuencias de un embarazo complicado por infección TORCH pueden ser aborto, nacimiento prematuro, retraso del desarrollo intrauterino o muerte fetal.

OBSERVACIONES: En el parto o en los primeros días después del nacimiento, los signos clínicos que puede presentar el niño infectado son: fiebre, letargia, falta de apetito, petequias, púrpura, hepatosplenomegalia, neumonía, ictericia, anemia hemolítica o de otro tipo, encefalitis, microcefalia, hidrocefalia, calcificaciones intracraneales, déficit auditivo, coriorretinitis y microftalmia. Además, cada uno de los agentes TORCH se asocia a algunas otras anomalías, como respuesta inmunitaria anormal, cataratas, glaucoma, vesículas, úlceras y malformaciones cardiacas congénitas.

ACTUACIÓN: Antes de quedar embarazada, la mujer debe someterse a una prueba para detectar si es inmune a la rubéola; de no serlo, debe vacunarse. No existen vacunas que confieran adecuada inmunidad frente a los otros virus, pero habrá que realizar pruebas serológicas para determinar la presencia o no de anticuerpos frente a aquéllos. En el 90 % de los casos la toxoplasmosis durante el embarazo pasa inadvertida, sin síntomas. Si se sospecha la infección, hay que realizar una prueba serológica los títulos elevados y en aumento son indicativos de infección reciente. En el 35 % de los casos se produce infección transplacentaria. Si se contrae en el primer trimestre, antes de que la placenta esté plenamente desarrollada, el feto puede quedar preservado; si la infección afecta al feto, aparecerán anomalías congénitas graves de entre las citadas en el síndrome. Si el feto se ve afectado después del primer trimestre, generalmente sufrirá enfermedad leve o nacerá asintomático. El tratamiento suele consistir en sulfadiazona, pirimetamina y ácido folínico. La infección por citomegalovirus durante el embarazo suele ser asintomática. Si se sospecha la infección, se realizarán pruebas serológicas para comprobar la infección primaria; los niños nacidos de madres infectadas durante el comienzo del embarazo desarrollarán con más probabilidad anomalías congénitas graves que si la infección se debe a una reactivación de una infección antigua. No existe tratamiento específico. No se ha comprobado la existencia de contagio entre recién nacidos. La infección transplacentaria por virus de la rubéola durante las primeras ocho semanas de embarazo causa anomalías en el 85 % de los fetos. El riesgo es menor a partir de la semana 24, después de la cual, según parece, no surgen efectos teratógenos. El de la rubéola es el único virus TORCH que da lugar a síntomas, por lo cual se puede detectar con más facilidad. La infección durante el primer trimestre puede ser una indicación de aborto terapéutico. No existe tratamiento, pero resultan muy útiles las medidas profilácticas previas al embarazo: determinación de títulos de anticuerpos e inmunización en caso de ser necesaria. La infección por herpes virus durante el embarazo raramente se transmite al feto. De ocurrir infección primaria durante el embarazo, puede a veces sobrevenir aborto espontáneo o parto prematuro. En el recién nacido, la infección suele ser sistémica y compromete la vida. El mecanismo de infección más frecuente es a partir de un foco genital activo durante el parto vaginal o como resultado de un examen ginecológico o la colocación de un catéter intrauterino o un electrodo fetal durante el parto. No existe tratamiento: si la madre presenta infección herpética genital, no debe realizarse la monitorización interna durante el parto, ni anestesia regional, y el niño será extraído mediante cesárea. Las infecciones TORCH producidas por otros agentes son asintomáticas durante el embarazo y se manifiestan por la presencia del síndrome clínico después del nacimiento. No se conoce tratamiento para los defectos congénitos que pueden aparecer.

OBSERVACIONES COMPLEMENTARIAS: Los recién nacidos afectos de síndrome TORCH se consideran fuentes potenciales de infección. Se recomienda la vacunación contra la rubéola. Sólo el 10 % de los casos de síndrome TORCH pueden asociarse a un agente conocido (toxoplasmosis, rubéola, citomegalovirus o herpes); el 90 % restante son el resultado de «otras» infecciones, por lo que debe recomendarse a las mujeres embarazadas que eviten el contacto con enfermos contagiosos.

**TORIO (Th)** (thorium) Elemento metálico pesado, gris, radiactivo. Su número atómico es 90; su peso atómico, 232,04. Se utiliza en procedimientos radiográficos y radioterapia.

**TORMENTA TIROIDEA** (thyroid storm) Crisis propia del hipertiroidismo no controlado debida a la liberación al torrente sanguíneo de grandes cantidades de hormonas tiroideas. Puede producirse espontáneamente o ser precipitada por una infección, estrés o una tiroidectomía realizada en un paciente inadecuadamente preparado con drogas antitiroideas. Los signos característicos son fiebre de hasta 40° C, pulso rápido, distrés respiratorio agudo, aprensión, inquietud, irritabilidad y postración. El paciente puede entrar en coma y morir por parada cardiaca.

**TORNIQUETE** (tourniquet) Aparato utilizado en el control de la hemorragia. Consiste en una ancha banda constrictora aplicada en el extremo proximal de la zona de hemorragia. Su uso es una medida drástica y sólo debe recurrirse al mismo en el caso de hemorragias que comprometan la vida o cuando otras medidas hayan demostrado ser ineficaces. V. también **hemorragia**.

**TORNIQUETE ROTATORIO** (rotating tourniquet) Cualquiera de los cuatro elementos constrictores utilizados en orden rotatorio al objeto de remansar la sangre en las extremidades para aliviar la congestión pulmonar en el tratamiento del edema de pulmón.

MÉTODO: Se aplican los torniquetes en la porción superior de tres extremidades simultáneamente. Cada cinco minutos, y siempre en el mismo orden, se aplica un torniquete en la extremidad no constreñida a la vez que se afloja uno de los otros tres. Gracias a la rotación de los torniquetes, se obtiene una constricción de los vasos sanguíneos de cada extremidad por espacio de 45 minutos en cada hora que se aplica el procedimiento. Contraindicada en pacientes en estado de shock o en extremidades en las cuales se esté efectuando fluidoterapia parenteral. El paciente será colocado en posición de Fowler. Debe vigilarse que no se ocluyan los pulsos periféricos, tales como el braquial, radial, poplíteo y pedio. Hay que controlar cada 15 minutos la presión sanguínea, la frecuencia respiratoria y los pulsos apical y periféricos. Cada 30 minutos debe auscultarse el pecho para detectar posibles sonidos respiratorios anómalos. Conviene vigilar la aparición de signos de flebotrombosis y embolismo pulmonar, dando cuenta inmediatamente al médico si la coloración de una extremidad no vuelve a la normalidad tras aflojar el torniquete.

ACTUACIÓN DE LA ENFERMERA: La aplicación de los torniquetes debe ir acompañada de un diagrama horario indicativo del orden y momento en que deben aflojarse los torniquetes. La enfermera explicará al paciente los objetivos del procedimiento y permanecerá junto a él proporcionándole el necesario apoyo emocional.

CRITERIOS IMPORTANTES: Aunque su uso puede ser beneficioso en algunas situaciones, en la actualidad su utilización se halla bastante restringida gracias al uso de diuréticos y vasodilatadores.

**TORR** (torr) Unidad de presión equivalente a 1 mm Hg, presión necesaria para elevar 1 mm una columna de mercurio.

**TORSADES DE POINTES** (torsades de pointes) Tipo de taquicardia ventricular con aspecto espiral y complejos electrocardiográficos que parecen positivos al principio y después negativos. Se precipita por un intervalo QT largo inducido a menudo por fármacos, pero que puede ser el resultado de hipocaliemia o de bradicardia profunda.

**TORSIÓN** (torsion) Proceso por el cual se gira o separa algo de su posición original. Puede ser positiva o negativa.

**TORSIÓN, PAR DE** (torque) Momento de fuerzas que tiende a producir rotación o torsión, como las fuerzas debidas a la contracción de los músculos femorales, que rotan el muslo hacia dentro.

**TORTÍCOLIS** (torticollis) Situación anormal consistente en la inclinación de la cabeza hacia un lado debido a contractura muscular del cuello. Puede ser congénita o adquirida. El tratamiento puede ir desde la aplicación de calor local a la cirugía, dependiendo de la gravedad y la causa. V. también **tortícolis espasmódica**.

**TORTÍCOLIS ESPASMÓDICA** (spasmodic torticollis) Forma de tortícolis que se caracteriza por episodios de espasmo de los músculos del cuello. Este trastorno suele ser de naturaleza transitoria y en la exploración no suele descubrirse ninguna causa física. En algunos casos, la etiología del espasmo es una situación de estrés intenso.

**TÓRULA HISTOLÍTICA** (torula histolytica) V. **Cryptococcus neoformans**.

**TORULOPSOSIS** (torulopsosis) Infección debida a la levadura *Torulopsis glabrata*, habitante normal de la orofaringe, tracto gastrointestinal y piel, que causa enfermedad en pacientes gravemente debilitados, con función inmunitaria comprometida o, en algunos casos, en pacientes con catéter urinario mantenido durante mucho tiempo. La infección sistémica suele tratarse con anfotericina B o fluorocisteína.

**TORULOSIS** (torulosis) V. **cryptococcosis**.

**TORUNDA** (pledget) Pequeña compresa plana, hecha de algodón, gasa o cualquier material sintético similar, que se utiliza para secar la piel, absorber un drenaje o limpiar una superficie pequeña.

**TOS** (cough) Expulsión súbita y sonora de aire procedente de los pulmones, precedida de inspiración. Con la glotis parcialmente cerrada, los músculos accesorios de la espiración se contraen y expelen el aire a través de las vías respiratorias. Es un mecanismo de defensa fundamental que sirve para eliminar agentes irritantes y secreciones de los pulmones, bronquios y tráquea, así como para evitar la aspiración de materiales extraños. Es además un síntoma frecuente de enfermedad torácica y laríngea. La tos crónica puede deberse a tuberculosis, cáncer de pulmón, bronquiectasias o bronquitis. La otitis media, la irritación subdiafragmática, la insuficiencia cardiaca congestiva y la enfermedad mitral pueden originar graves episodios de tos recurrentes. El reflejo de toser puede inducirse voluntariamente y ser parcialmente reprimido. El centro de la tos, que está en el bulbo, responde al estímulo transmitido por los nervios glosofaríngeo y vago. El estímulo que inicia el reflejo es cualquier irritación química o mecánica de la faringe, la laringe o el árbol traqueobronquial. La tos es un mecanismo de limpieza de secreciones que permite eliminar los desechos acumulados; cuando no sucede así, por debilidad o por inhibición de la tos debida al dolor, es necesario enseñar y ayudar al paciente a toser eficazmente y a hacer ejercicios de respiración profunda. Las personas con tos crónica se sentirán aliviadas si pueden respirar en un ambiente con menos agentes irritantes y humedad suficiente. La medicación es útil para dilatar los bronquios, fluidificar las secreciones y favorecer la expectoración.

Es necesario hacer reposo e ingerir abundantes líquidos. Cuando no se acompaña de moco y congestión, pueden prescribirse medicamentos antitusivos.

**TOS FERINA** (pertussis) Enfermedad respiratoria aguda muy contagiosa que se caracteriza por accesos de tos paroxísticos que terminan en una inspiración sibilante muy sonora. Afecta sobre todo a lactantes y niños de menos de 4 años de edad que no han sido inmunizados. El agente causal, *Bordetella pertussis*, es un cocobacilo pequeño, no móvil, gramnegativo. Otro microorganismo similar, *B. parapertussis*, produce una forma menos grave de la enfermedad denominada parapertussis.

OBSERVACIONES: La transmisión se produce directamente por contacto o inhalación de partículas infecciosas, casi siempre diseminadas a través de la tos y el estornudo e indirectamente por objetos contaminados recientemente. El diagnóstico se hace mediante la identificación positiva del microorganismo en las secreciones nasofaríngeas. Los estadios iniciales de la enfermedad son difíciles de distinguir de la bronquitis o la gripe, pero puede hacerse un diagnóstico precoz preciso mediante una técnica de tinción de anticuerpos fluorescentes específicos de la *B. pertussis*. El período de incubación es por término medio de 7 a 14 días, seguidos de un período de estado de 6 a 8 semanas que se dividen en tres fases distintas: una primera catarral, una segunda paroxística y finalmente una fase de convalecencia. El comienzo de la fase catarral es gradual y empieza por lo general con coriza, estornudos, tos seca, febrícula, apatía, irritabilidad y anorexia. La tos se hace paroxística al cabo de 10 a 14 días y se produce en forma de una serie de accesos rápidos y cortos durante la espiración, seguidos por una inhalación profunda, sibilante y de tono alto. Por lo general, no hay fiebre y la frecuencia respiratoria entre los paroxismos de tos es normal. Cuando el paciente sufre estos accesos, presenta un enrojecimiento o cianosis facial marcados, con distensión venosa, protrusión ocular y lingual y una expresión facial de intensa ansiedad. Durante los paroxismos o después de los mismos, que suelen producirse de 4 a 5 veces al día en los casos leves y hasta de 40 a 50 en los graves, se eliminan grandes cantidades de moco viscoso. Después de la tos, el niño suele vomitar por acúmulo o impactación de moco. Este estadio dura de 4 a 6 semanas, siendo los accesos más frecuentes e intensos durante la primera o las dos primeras semanas, para declinar después gradualmente y desaparecer. Durante la fase de convalecencia es frecuente la existencia de una tos persistente. Durante un período de hasta 2 años después del ataque inicial, las infecciones respiratorias pueden acompañarse de tos paroxística.

ACTUACIÓN: El tratamiento de rutina consiste en reposo en cama, administración de una dieta rica y cantidades adecuadas de líquidos. Puede prescribirse eritromicina o algún otro agente antibacteriano para reducir la capacidad de contagio de la enfermedad o controlar las infecciones secundarias. En los casos en que los paroxismos son graves o prolongados o existe deshidratación u otras complicaciones, puede ser necesaria la hospitalización. En algunos casos hay que administrar oxígeno para combatir la disnea y la cianosis. Cuando los vómitos interfieren con la nutrición adecuada, hay que optar por el tratamiento intravenoso. La intubación rara vez es necesaria, pero cuando el moco espeso no puede aspirarse fácilmente de las vías respiratorias, puede salvar la vida del niño. Se dispone de una inmunoglobulina específica, pero su eficacia no ha sido comprobada totalmente y no se recomienda su administración. Sí se aconseja la inmunización activa con vacuna pertussis, por lo general en combinación con toxoides de difteria y tétanos en una serie de 3 inyecciones. Un episodio de la enfermedad suele conferir inmunidad, aunque se han producido algunos segundos ataques, generalmente leves.

ACTUACIÓN DE LA ENFERMERA: Cuando el paciente es un lactante que presenta paroxismos de tos graves, pueden estar indicadas la administración de oxígeno, la aspiración y la intubación. Hay que tranquilizar al niño y protegerle del contacto con cualquier irritante respiratorio, como el polvo, humo, etc. El estímulo excesivo, el ruido o la excitación pueden desencadenar también los paroxismos de tos. Es conveniente que el paciente reciba una buena dieta y una cantidad adecuada de líquidos en tomas pequeñas y frecuentes. Las complicaciones más comunes de esta enfermedad son bronconeumonía, atelectasia, bronquiectasia, enfisema, otitis media, convulsiones, hemorragias (hemorragia subaracnoidea, subconjuntival y epistaxis), pérdida de peso, deshidratación, hernia, prolapso rectal y asfixia, especialmente en el lactante.

**TOS NO PRODUCTIVA** (nonproductive cough) Brusca expulsión de aire de los pulmones que puede estar producida por irritación o inflamación y no consigue la eliminación de secreciones del tracto respiratorio. Los expectorantes, como cloruro de amonio, carbonato de amonio, yoduro sódico, yoduro potásico, ipecacuana e hidrato de terpina, aumentan las secreciones del tracto respiratorio, produciendo tos productiva al administrarse a enfermos con infecciones respiratorias. Si es necesario suprimir la tos, se pueden prescribir antitusígenos que deprimen el reflejo de la tos, como codeína o dextrometorfan. La aspiración intratraqueal puede ser necesaria cuando las secreciones producen dificultad respiratoria grave y la tos es improductiva. Consultar la voz **tos productiva**.

**TOS PRODUCTIVA** (productive cough) Expulsión brusca y ruidosa del aire contenido en los pulmones que ayuda a eliminar el esputo de las vías respiratorias y permite que éstas se limpien, favoreciendo el acceso del oxígeno a los alvéolos. La tos es estimulada por la irritación o inflamación de las vías respiratorias, casi siempre causada por infección. La respiración profunda, contrayendo el diafragma y los músculos intercostales, y la espiración forzada favorecen la tos productiva en los pacientes con infección respiratoria. Los agentes mucolíticos licuan el moco y favorecen la expectoración. Los anticolinérgicos, como la atropina, disminuyen las secreciones del aparato respiratorio. V. también **tos no productiva**.

**-TOXEMIA** Sufijo que significa «sustancia tóxica en la sangre»: ectotoxemia, gonotoxemia, ofiotoxemia.

**TOXEMIA** (toxemia) **1.** Presencia de toxinas en la corriente sanguínea. Denominada también intoxicación de la sangre. **2.** V. **preeclampsia**.

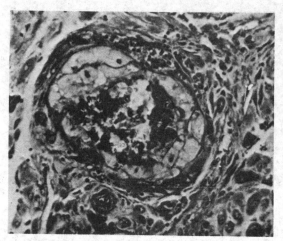

TOXEMIA. La toxemia cursa con cambios en las arterias espirales, con necrosis y acumulación de macrófagos y otras células inflamatorias en la pared vascular.

**TOXEMIA DEL EMBARAZO** (toxemia of pregnancy) V. **preeclampsia**.

**-TOXIA** Sufijo que significa «situación resultante de la presencia de un tóxico en una región determinada del cuerpo»: neurotoxia, tirotoxia, urotoxia.

**TOXICIDAD** (toxicity) Grado de virulencia de una toxina o sustancia venenosa.

**TOXICO-, TOXO-** Prefijos que significan «veneno»: toxicodendrol, toxicomucina, toxicosozina.

**TÓXICO** (toxic) **1.** Relativo o perteneciente a un veneno. **2.** Aplícase al proceso de evolución grave y progresiva.

**-TÓXICO** (-toxic) Sufijo que significa «relativo o perteneciente a un tóxico»: cardiotóxico, hematotóxico, espermatotóxico.

**TOXICOLOGÍA** (toxicology) Estudio científico de los tóxicos, su detección, efectos y métodos de tratamiento de los mismos.

**TOXICÓLOGO** (toxicologist) Especialista en toxicología.

**TOXIINFECCIÓN ALIMENTARIA** (bacterial food poisoning) Proceso tóxico secundario a la ingestión de alimentos contaminados por ciertas bacterias. La gastroenteritis infecciosa aguda provocada por diversas especies de Salmonella se caracteriza por la presencia de fiebre, escalofríos, náuseas, vómitos, diarreas y malestar general, que comienzan de 8 a 48 horas después de la ingestión y se mantienen durante varios días. La infección por estafilococos, habitualmente S. aureus, provoca una sintomatología similar, aunque mucho más precoz y que raramente dura más de unas cuantas horas. La toxiinfección alimentaria provocada por la neurotoxina del Clostridium botulinum se caracteriza por la presencia de síntomas gastrointestinales, alteraciones visuales, debilidad o parálisis muscular y, en los casos graves, fracaso respiratorio. V. también **botulismo**.

**TOXINA** (toxin) Veneno o tóxico, generalmente producida por una planta o microorganismo. V. también **endotoxina; exotoxina**.

**-TOXINA** *(-toxin)* Sufijo que significa «veneno, tóxico»: *cinotoxina, hipnotoxina, zootoxina.*

**TOXO-** V. **toxico-**.

**TOXOCARIASIS** *(toxocariasis)* Infección debida a la larva del *Toxocara canis*, parásito común de perros y gatos. La ingestión de huevos viables, presentes en la tierra, produce la diseminación de pequeñas larvas por todo el organismo, dando lugar a síntomas respiratorios, hepatomegalia, erupción cutánea, eosinofilia y lesiones oculares retardadas. Los niños están especialmente expuestos a la infección al llevarse a la boca objetos o sustancias del suelo. El tratamiento medicamentoso resulta poco efectivo; suele haber restablecimiento espontáneo sin tratamiento. La administración regular de antiparasitarios a los animales domésticos previene la infección. Denominada también **larva migrans migratoria.**

**TOXOGENINA** *(toxogenin)* Sustancia de existencia hipotética, que se desarrollaría en la sangre de los animales sensibilizados por la acción de un antígeno inyectado, que si bien sería de carácter inactivo y no tóxico, produciría anafilaxia por una nueva inyección de antígeno, a una dosis menor de la necesaria para provocarla en un animal sano. También denominada **anafilactina, sensibilina.**

**TOXOIDE** *(toxoid)* Toxina que ha sido tratada con productos químicos o calor al objeto de disminuir su efecto tóxico pero que conserva su poder antigénico. Se administra para producir inmunidad estimulando la producción de anticuerpos por el organismo. V. también **toxina; vacuna**.

**TOXOIDE DIFTÉRICO** *(diphtheria toxoid)* Agente inmunizante activo.

INDICACIONES: Inmunización contra la difteria.

CONTRAINDICACIONES: Tratamiento inmunosupresor, infección activa o trastornos neurológicos.

EFECTOS SECUNDARIOS: El más grave es la anafilaxia.

**TOXOIDES DIFTÉRICO Y TETÁNICO** *(diphtheria and tetanus toxoids)* Agente inmunizante activo.

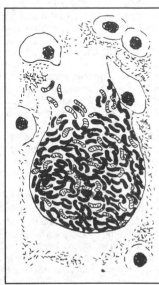

**TOXOPLASMOSIS.**
Seudoquistes en el sistema nervioso central producidos por *Toxoplasma gondii*, protozoo de gran virulencia y resistencia.

INDICACIONES: Inmunización contra la difteria y el tétanos.

CONTRAINDICACIONES: Inmunosupresión, infección aguda o administración simultánea de corticosteroides.

EFECTOS SECUNDARIOS: La reacción secundaria más grave es la anafilaxia.

**TOXOIDES DIFTÉRICO Y TETÁNICO Y VACUNA ANTI-PERTUSSIS** *(diphtheria and tetanus toxoids and pertussis vaccine)* Agente inmunizante activo.

INDICACIONES: Inmunización sistemática de los niños de menos de 6 años de edad contra la difteria, el tétanos y la tos ferina.

CONTRAINDICACIONES: Tratamientos inmunosupresores, infecciones activas o trastornos neurológicos.

EFECTOS SECUNDARIOS: El más grave es la anafilaxia.

**TOXOPLASMA** *(Toxoplasma)* Género de protozoo del que sólo se conoce una especie, *Toxoplasma gondii*, parásito intracelular de gatos y otros huéspedes que produce toxoplasmosis en el hombre.

**TOXOPLASMOSIS** *(toxoplasmosis)* Infección relativamente frecuente debida a un protozoo intracelular parasitario, el *Toxoplasma gondii*; se caracteriza en la forma congénita por la participación cerebral y hepática, con calcificaciones, convulsiones, ceguera, microcefalia o hidrocefalia y retraso mental. La forma adquirida se caracteriza por erupción, linfadenopatías, fiebre, malestar general, trastornos del sistema nervioso central, miocarditis y neumonitis.

OBSERVACIONES: Los gatos se infectan al comer pájaros y ratones contaminados. A los hombres llegan los quistes a través de las heces de gato o al comer carne mal cocida. La transmisión transplacentaria tiene lugar sólo durante la infección aguda de la madre, pero la enfermedad es muy grave en el feto, especialmente en los que presentan compromiso del sistema inmunitario. El diagnóstico se realiza demostrando los elevados títulos de anticuerpos o por pruebas con anticuerpos inmunofluorescentes. La infección confiere inmunidad.

ACTUACIÓN: Se recomienda el uso combinado de sulfonamidas con pirimetamina, lo que posiblemente reduce la gravedad de la infección en el feto.

ACTUACIÓN DE LA ENFERMERA: Toda la carne debe cocinarse al menos a 60° C al objeto de matar los parásitos. Las mujeres embarazadas que no están inmunizadas no deben tocar a los gatos, acercarse a sus heces ni manipular las camas de los mismos.

**TP.** Abreviatura de tuberculosis pulmonar.

**TRABAJO** *(travail)* **1.** Actividad mental o física, acompañada de estrés. **2.** (Obstetricia). Esfuerzo realizado durante el parto.

**TRABÉCULA** *(trabecula)* Cada uno de los tabiques que se extienden desde la envoltura de un órgano parenquimatoso a la sustancia de éste, formando la parte esencial del estroma.

**TRABÉCULAS CARNOSAS** *(trabecula carnea)* Bandas y fibras musculares irregulares que se proyectan desde las caras internas de los ventrículos, excepto en el cono arterial del ventrículo derecho. Algunas son anillos de músculo que circundan toda la pared ventricular; otras son cortas proyecciones en las cavidades ventriculares, mien-

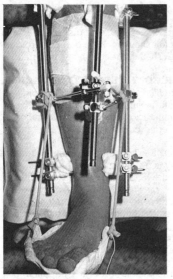

TRACCIÓN. La fotografía muestra un armazón metálico de tracción utilizado en ortopedia para el tratamiento de fracturas y para la corrección de deformidades óseas.

tras que otras constituyen los músculos papilares. Consultar la voz **cuerda tendinosa**. V. también **corazón; ventrículo derecho; ventrículo izquierdo**.

**TRACCIÓN** (traction) **1.** (Ortopedia). Sistema utilizado para colocar una extremidad, hueso o grupo muscular bajo tensión mediante un juego de pesas y poleas, alineando e inmovilizando la zona o aliviando la presión existente sobre ella. **2.** Proceso de extracción de un cuerpo alojado en una cavidad; así, por ejemplo, la tracción ejercida mediante fórceps obstétricos para ayudar en el parto.

**TRACCIÓN 90-90** (90-90 traction) Mecanismo ortopédico, de uso pediátrico, que combina la tracción esquelética y la suspensión mediante una férula que inmoviliza en la posición adecuada la pierna en el tratamiento de la fractura desplazada de fémur. Se usa unilateralmente aplicando a la otra pierna tracción de Buck o de Russell. El clavo utilizado en este tipo de tracción esquelética se inserta en la rodilla y se engancha a un sistema elevador mediante una polea que conecta con una estructura de tracción situada por encima de la cabeza y movida por un peso fijado a los pies de la cama. La polea fijada a los pies de la cama permite a su vez el anclaje de sistemas ortopédicos auxiliares. Puede asociarse al uso de un chaleco o corsé que inmoviliza al paciente. Una variación de este tipo de sistema se utiliza en adultos para tratar los dolores lumbares.

**TRACCIÓN, SISTEMA DE** (traction frame) Aparato ortopédico que soporta las poleas, cuerdas y pesas mediante las cuales se ejerce tracción sobre una zona del cuerpo. Se usa en el tratamiento de las fracturas y dislocaciones, procesos morbosos del sistema musculosquelético y corrección de deformidades ortopédicas, así como en la inmovilización general de zonas específicas. Los principales componentes del sistema de tracción son elementos metálicos que se enganchan a la cama y sujetan una barra metálica que pasa por encima de la cabeza. Como elementos adicionales, pueden añadirse barras trapezoidales que permiten al paciente cambiar de posición o realizar

ejercicios musculares agarrándose a ellas. Todo el sistema es desmontable.

**TRACCIÓN AXIAL** (axis traction) **1.** Tracción de la cabeza del feto con los fórceps en dirección de una línea de menor resistencia, siguiendo el eje de Carus a través del canal del parto. **2.** Cualquier dispositivo mecánico acoplado al fórceps obstétrico para facilitar la tracción en la dirección adecuada.

**TRACCIÓN CUTÁNEA** (skin traction) Cualquiera de los dos tipos básicos de tracción que se utilizan en ortopedia para el tratamiento de fracturas en la corrección de anomalías óseas. Se trata de un sistema de tracción que se aplica sobre la estructura afectada mediante correas unidas de algún modo a la piel circundante. Entre los tipos de tracción cutánea destacan la **tracción cutánea adhesiva** y la **tracción cutánea no adhesiva**. Consultar también la voz **tracción esquelética**.

**TRACCIÓN CUTÁNEA ADHESIVA** (adhesive skin traction) Tipo de tracción cutánea que se realiza aplicando pesas terapéuticas de tracción con soportes adhesivos que se adhieren a la piel sobre la estructura afecta, especialmente en huesos fracturados. La tracción cutánea adhesiva se utiliza sólo cuando está indicada una tracción continua y cuando no hay problemas importantes en la piel de la zona afecta. Los soportes adhesivos utilizados para fijar el sistema de tracción a la zona corporal deseada extienden la fuerza sobre una amplia superficie de piel disminuyendo la vulnerabilidad del paciente a la lesión cutánea. V. **tracción cutánea no adhesiva**.

**TRACCIÓN CUTÁNEA NO ADHESIVA** (nonadhesive skin traction) Tracción cutánea en la cual la tensión terapéutica de los pesos de tracción se aplica con correas protegidas que no inciden en la piel que cubre la estructura orgánica afectada. Se puede quitar con facilidad, lo que facilita el cuidado de la piel, y suele utilizarse cuando no es necesaria una tracción continua. Las correas extienden la tensión de la tracción sobre una amplia área de la superficie cutánea, lo que disminuye la vulnerabilidad del enfermo a un trastorno cutáneo. Consultar la voz **tracción cutánea adhesiva**.

**TRACCIÓN DE TIPO IV, MARCO DE** (I.V.-type traction frame) Soporte de metal para sujetar el equipo de tracción que consiste en dos barras metálicas verticales, una a cada extremo de la cama, sobre las cuales se apoya una tercera. Las barras verticales están fijadas a otras horizontales que encajan en unas aberturas existentes en las esquinas de la cama.

**TRACCIÓN EQUILIBRADA** (balanced traction) Sistema de suspensión equilibrada que aporta una tracción concreta en el tratamiento de fracturas de las extremidades inferiores o en diversas intervenciones que interesan a las piernas.

**TRACCIÓN ESQUELÉTICA** (skeletal traction) Uno de los dos tipos básicos de tracción que se utilizan en ortopedia para el tratamiento de fracturas y la corrección de anomalías óseas. La tracción esquelética se aplica a la estructura afectada mediante la inserción de un alambre o un clavo metálico y se une a un sistema de poleas. Suele utilizarse en casos en que está indicada una tracción continua para inmovilizar, mantener y alinear adecuadamente

**TRACCIÓN.** A la izquierda, aparato de Duke para tracción de la cabeza. A la derecha, tracción cervical mediante cuatro tornillos insertos en la pared craneal externa.

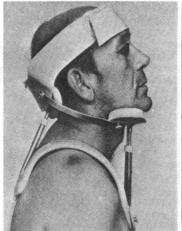
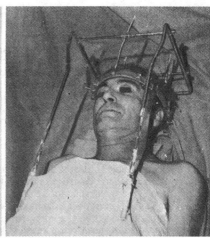

un hueso fracturado durante el proceso de consolidación. La infección del trayecto del clavo es una de las complicaciones que pueden surgir y es fundamental vigilar cuidadosamente los puntos de inserción. Algunos signos característicos de esta complicación son eritema, drenaje purulento, olor desagradable, deslizamiento del clavo, fiebre y dolor. Las infecciones superficiales suelen tratarse con antibióticos, pero en las profundas casi siempre hay que retirar además el clavo. Consultar también la voz **tracción cutánea**.

**TRACCIÓN ORTOPÉDICA** *(orthopedic traction)* Procedimiento en el cual se mantiene a un enfermo en un dispositivo, unido por cuerdas y poleas a una serie de pesos que ejercen una fuerza de tracción sobre una extremidad u otra parte del cuerpo mientras se ejerce contratracción. Se suele aplicar para reducir e inmovilizar fracturas, pero también para vencer contracturas musculares, para el estiramiento de adherencias, para corregir ciertas deformaciones y para ayudar a la desaparición de contracturas artríticas. Se puede aplicar directamente a la piel uniendo el sistema peso-polea-cuerda a bandas adhesivas de tela o goma espuma o a una férula fijada a la extremidad afectada; la tracción lateral del brazo es un tipo de tracción cutánea utilizada para alinear un húmero fracturado después de una reducción abierta. La tracción esquelética se ejerce directamente sobre un hueso, en el cual se insertan un alambre o un pasador bajo anestesia en la reducción abierta de una fractura; los extremos del pasador que sobresalen a través de la piel o a ambos lados del hueso se cubren con corcho y se unen a un prolongador o estribo metálico con forma de U al cual se ata la cuerda de tracción. La tracción esquelética o cutánea aplicada a una extremidad inferior por un aparato de suspensión equilibrada, como la férula de Thomas y la fijación de Pearson, permite al enfermo moverse con mayor libertad en la cama, ya que la pierna está equilibrada con contratracción y cualquier laxitud en la tracción causada por los movimientos del enfermo se compensa por el sistema de suspensión. La tracción de Bryant, para el tratamiento de las fracturas del fémur en niños pequeños, utiliza un sistema de suspensión que permite mantener las piernas del niño en ángulo recto con el cuerpo. Para aliviar el dolor de la parte inferior de la espalda se utiliza la aplicación de tracción mediante un corsé pequeño que se fija sobre las crestas ilíacas y la pelvis, y para aliviar el dolor de cuello se emplea un collarín cervical para la aplicación de tracción; también se puede utilizar tracción cervical cuando se sospecha la existencia de una fractura de columna cervical. V. los dispositivos y tipos específicos de tracción.

MÉTODO: Para mantener constante la tensión necesaria, las cuerdas de tracción se mantienen tirantes, sin obstáculo para girar sobre las poleas y firmemente atadas a los pesos que cuelgan libres lejos de la cama y separados del suelo. La contratracción se mantiene por elevación de la cama del enfermo bajo la parte del cuerpo a la cual se aplica la tracción, de forma que se ejerce una tensión en la dirección opuesta; se puede aplicar al enfermo un dispositivo de fijación torácico con tracción lateral del brazo para ejercer contratracción en el caso de que ésta sea necesaria. Durante las fases iniciales de la tracción, se comprueba cada dos horas el estado de la extremidad afectada en cuanto a pulso distal, color, temperatura, movimiento, sensibilidad y sudoración. La presión arterial, temperatura, pulso y respiración se registran cada cuatro horas hasta la estabilización. Se controla el dolor y se coloca al enfermo según lo ordenado. Si el enfermo está en suspensión equilibrada, se mantienen la abducción de la pierna y un ángulo de 20° entre el muslo y la cama; la férula de la pantorrilla deja libre el talón. En el niño sometido a tracción de Bryant, se utiliza una fuerte fijación para evitar que se dé la vuelta, y las nalgas del niño se elevan ligeramente sobre el colchón.

ACTUACIÓN DE LA ENFERMERA: Las ropas de cama se cambian sólo cuando es necesario, y cuando es preciso se utiliza un colchón de agua. Cada dos horas se insta al enfermo a que tosa y respire profundamente; se da masaje en las prominencias óseas, pero se evita frotar vigorosamente. Se aplica una loción a la piel y se inspecciona periódicamente la presencia de signos de enrojecimiento, abrasiones, ampollas, sequedad, prurito, excoriación y áreas de presión; se pone especial atención en los puntos de inserción del pasador en el enfermo sometido a tracción esquelética. Se observa al enfermo cada cuatro horas en lo referente a signos neurológicos, como parestesias, adormecimiento, pérdida de sensibilidad o movimiento, a tromboflebitis en la extremidad afectada y en cuanto a trombosis pulmonar o embolismo graso, puesto de manifiesto por disminución de los ruidos respiratorios, fiebre, taquipnea, sudoración, palidez, expectoración hemoptoica o purulenta y taquicardia. Se practica higiene oral cada cuatro horas y, a menos que esté contraindicada, se aconseja una ingesta diaria de 2.500 a 3.000 ml de líquidos. Cuando mejora el proceso del enfermo, se le cambia de posición cada cuatro horas; si el tipo de tracción lo permite y si las extremidades superiores no están afectadas, se añade un trapecio a la cama. Se enseña al enfermo a realizar una serie de ejercicios de movilización con las extremidades sanas, dorsiflexión y flexión plantar de los tobillos, y ejercicios isométricos, como contracción de glúteos y abdominales. Se sirve una dieta rica en proteínas y pobre en carbohidratos, y se puede prescribir un tratamiento con vitaminas y hierro. El enfermo inmovilizado utiliza una cuña plana para efectuar las deposiciones, y suele precisar un reblandecedor de las heces o un laxante suave. El paciente en tracción suele requerir abundantes cuidados físicos y apoyo emocional. Se le anima a que exponga sus sentimientos y preocupaciones sobre su prolongada hospitalización y ausencia del trabajo o escuela.

CRITERIOS IMPORTANTES: El adulto joven o el adolescente en tracción para tratamiento de una fractura suele recuperarse sin complicaciones, pero los cuidados profesionales de la enfermera son necesarios para evitar la formación de úlceras de decúbito, la infección, el estreñimiento y otras secuelas de la inmovilidad.

**TRACOMA** (trachoma) Enfermedad infecciosa crónica que afecta al ojo, producida por la bacteria *Clamydia trachomatis*. Se caracteriza inicialmente por inflamación, dolor, fotofobia y lagrimeo. Si no se trata, se forman folículos en los párpados superiores que van agrandándose hasta invadir la córnea, pudiendo producir ceguera. Suelen ser tratamientos efectivos la tetraciclina, eritromicina y sulfonamidas de uso tópico. Los párpados afectados pueden ser reparados quirúrgicamente. Es una causa importante de ceguera, especialmente en los países cálidos y secos, deprimidos económicamente, donde es una enfermedad endémica. La acción profiláctica debe realizarse informando a la población sobre la importancia de mantener una adecuada higiene y mediante las condiciones de abastecimiento de agua aconsejables. Denominada también **conjuntivitis granular; oftalmia egipcia.**

**TRACTO** (tract) Estructura anatómica que cumple la función de conducto, como es el caso del tracto digestivo y el respiratorio.

**TRACTO PIRAMIDAL** (pyramidal tract) Vía compuesta de grupos de fibras nerviosas situada en la sustancia blanca de la medula y a través de la cual se conducen los impulsos motores a las neuronas del asta anterior de la médula desde el lado opuesto del cerebro. Estas fibras

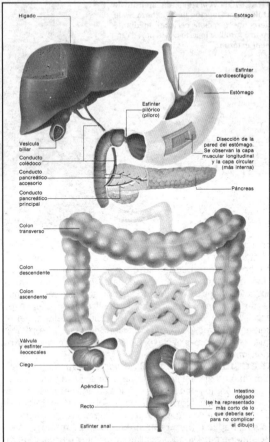

TRACTO. Descripción anatómica del tracto digestivo, en el que se aprecian también diversos órganos que participan en la función digestiva.

descendentes, cuyos cuerpos celulares se encuentran en la corteza precentral, regulan la actividad voluntaria y refleja de los músculos a través de las neuronas del asta anterior. También denominado **vía piramidal.**

**TRACTO UVEAL** (uveal tract) V. **úvea**.

**TRADUCCIÓN** (translation) (Genética molecular). Proceso por el cual la información genética contenida en los nucleótidos del ARN mensajero dirige la secuencia de aminoácidos en la síntesis de un determinado polipéptido.

**TRADUCCIÓN POR MELLA** (nick translation) Método de laboratorio para marcado del ADN mediante la enzima ADN-polimerasa.

**TRAGO** (tragus) Prolongación del cartílago de la oreja hacia la abertura del conducto auditivo externo.

**TRANCE** (trance) **1.** Estado de somnolencia caracterizado por la total o parcial abolición de la conciencia y pérdida o disminución de la actividad motriz, como ocurre en la hipnosis, formas disociativas de neurosis histérica y diversos estados catalépticos. **2.** Estado de aturdimiento o perplejidad; estupor. **3.** Estado de aislamiento del entorno, como el que tiene lugar en la concentración profunda o en los sueños diurnos. Entre los tipos de trance cabe citar el alcohólico, el mortal, el hipnótico, el histérico y el inducido.

**TRANCE INDUCIDO** *(induced trance)* Estado de somnambulismo producido por la neurosis histérica o el hipnotismo.

**TRANILCIPROMINA, SULFATO DE** *(tranylcypromine sulfate)* Inhibidor de la monoaminooxidasa (IMAO) con efecto antidepresivo.
INDICACIONES: Tratamiento de la depresión.
CONTRAINDICACIONES: Cardiopatía, esquizofrenia paranoide, disfunción hepática, alcoholismo, feocromocitoma o hipersensibilidad conocida al medicamento. No debe administrarse a menores de 16 años.
EFECTOS SECUNDARIOS: Entre los más graves figuran: episodios de hipertensión grave que pueden desencadenarse por ingesta de alimentos con alto contenido en tiramina o por administración simultánea de medicamentos simpaticomiméticos. Entre los más corrientes cabe citar: cefalea, vértigo, sequedad de boca, visión borrosa e hipertensión ortostática.

**TRANQUILIZANTE** *(tranquilizer)* Medicamento prescrito al objeto de calmar la ansiedad o la agitación y que, idealmente, no produce disminución del nivel de conciencia. Los tranquilizantes mayores, como los derivados de la fenotiazina, butirofenona y tioxantina, se usan en el tratamiento de las psicosis. Los tranquilizantes menores se prescriben para el tratamiento de la ansiedad, irritabilidad y tensión en las psiconeurosis; entre ellos se cuentan el clorodiazepóxido, el diazepam y la hidroxicina. Tienden a producir somnolencia y pueden crear hábito físico y psíquico. V. también **antipsicótico**.

**TRANS-** Prefijo que significa «al otro lado»: *transabdominal, transferasa, transplacentario*.

**TRANS, CONFIGURACIÓN** *(trans configuration, trans arrangement, trans position)* **1.** Presencia del alelo dominante de un par de genes y el alelo recesivo de otro par en el mismo cromosoma. **2.** Presencia de al menos un gen mutante y un gen aberrante de un par de seudoalelos en cada cromosoma de un par homólogo.

**TRANSACCIONAL, ANÁLISIS** *(transactional analysis)* Tipo de psicoterapia desarrollada por Eric Berne, basada en la teoría de la existencia de tres yo distintos, cohesivos y organizados, presentes simultáneamente en un individuo, cada uno de los cuales representaría al niño, al adulto y al padre respectivamente. Las relaciones entre personas serían transacciones con origen en uno de los yo del emisor y destino en otro de los yo del receptor, con el consiguiente juego de transacciones cruzadas a que ello da lugar. Las transacciones se deben a una necesidad de reconocimiento y contacto denominada «frotamientos» («strokes»). Las transacciones se realizan en seis niveles de «estructura temporal» («time structure»): retirada, rituales, pasatiempos, juegos, actividades e intimidad. La manera en que una persona estructura su tiempo refleja los conflictos internos y los patrones de conducta utilizados para manejarlos. El objetivo de la terapia es desarrollar la capacidad decisoria del yo adulto en oposición al yo infantil y paternal.

**TRANSAMINASA** *(transaminase)* Enzima que cataliza la transferencia de un grupo amino desde un alfa-aminoácido a un alfacetoácido, utilizando fosfato de piridoxal y piridoxamina como coenzimas. La transaminasa glutamicooxalacética (GOT) está presente normalmente en la sangre y diversos tejidos, especialmente corazón e hígado; se libera por lesión celular y la elevación de su nivel en sangre es indicativa de hepatopatía o infarto de miocardio. La transaminasa glutámico-pirúvica (GPT) es un constituyente normal del suero y diversos tejidos, especialmente el hígado; también se libera por lesión tisular y está muy elevada en pacientes con hepatopatía. Denominada también **aminotransferasa**.

**TRANSAMINASA GLUTÁMICO-OXALACÉTICA (GOT)** *(glutamic-oxaloacetic transaminase [GOT])* Enzima normalmente presente en el suero y en ciertos tejidos, especialmente en el corazón y el hígado. Esta enzima interviene en la transferencia intermolecular de grupos amino en el miocardio y sus niveles pueden aumentar en el infarto de miocardio y en las lesiones hepáticas. Consultar la voz **transaminasa glutámico-pirúvica**.

**TRANSAMINASA GLUTÁMICO-OXALACÉTICA SÉRICA (GOT)** *(serum glutamic oxaloacetic transaminase [SGOT])* Enzima catalítica que existe en varias partes del cuerpo, especialmente el corazón, el hígado y el tejido muscular. Sus niveles séricos aumentan en el infarto de miocardio, las hepatopatías agudas, la administración de determinados fármacos y en cualquier enfermedad o trastorno en que se produzca una lesión celular grave. V. también **transaminasa**.

**TRANSAMINASA GLUTÁMICO-PIRÚVICA (GPT)** *(glutamic-pyruvic transaminase)* Enzima normalmente presente en el suero y los tejidos del organismo, especialmente en el hígado. Puede aumentar en las lesiones hepáticas agudas. Consultar la voz **transaminasa glutámico-oxalacética**.

**TRANSAMINASA GLUTÁMICO-PIRÚVICA SÉRICA (GPT)** *(serum glutamic pyruvic transaminase [SGPT])* Enzima catalítica que se encuentra normalmente en grandes concentraciones en el hígado. El aumento de sus niveles en el suero indica lesión hepática. V. también **transaminasa**.

**TRANSCRIPCIÓN** *(transcription)* (Genética molecular). Proceso por el cual se forma RNA a partir de un patrón de ADN durante la síntesis de una proteína.

**TRANSDUCCIÓN** *(transduction)* (Genética molecular). Método de recombinación genética por el cual el ADN es transferido de una célula a otra mediante un vector vírico. Existen diversos tipos de bacteriófagos que transducen material genético de una especie bacteriana a otra.

**TRANSFECCIÓN** *(transfection)* (Genética molecular). Proceso por el cual una célula es infectada con ADN o RNA aislado de un virus o un vector vírico. La transfección aguda es una infección de corta duración.

**TRANSFERENCIA** *(transference)* **1.** Traspaso de síntomas de una parte del cuerpo a otra, como ocurre en los trastornos conversivos. **2.** (Psiquiatría). Mecanismo de defensa inconsciente por el cual los sentimientos y actitudes originalmente asociados a figuras relevantes de la primera infancia se atribuyen a otras personas en las situaciones interpersonales normales. **3.** (Psicoanálisis y Psicoterapia). Sentimientos de un paciente por el analista, al que aquél atribuye o asigna cualidades, actitudes y sentimientos de una o varias personas relevantes en su desarrollo emocional, generalmente figuras pertenecientes a la infancia. El fenómeno se utiliza como vía para el conocimiento de los problemas emocionales del paciente y sus orígenes. V. también **distorsión paratáxica**.

**TRANSFERENCIA, FACTOR DE** (transfer factor) Extracto de leucocitos que transfiere hipersensibilidad retardada de una persona a otra. Se ha estudiado por su posible utilización en el tratamiento de la candidiasis crónica mucocutánea y en el síndrome de Wiskott-Aldrich y como un sistema para transferir inmunidad antitumoral en pacientes con diversos tipos de cáncer.

**TRANSFERENCIA PASIVA, PRUEBA DE** (passive transfer test) V. **Prausnitz-Küstner, prueba de**.

**TRANSFERRINA** (transferrina) Proteína de la cual existen trazos en sangre, esencial para el transporte del hierro. Su principal función es llevar el hierro del intestino a la corriente sanguínea, haciéndolo utilizable por los normoblastos de la medula ósea. También puede tomar parte en intercambios con ferritina, hemosiderina y otras formas de hierro en diversos tejidos. V. también **hemosiderina; hierro, transporte del**.

**TRANSFORMACIÓN** (transformation) (Genética molecular). Proceso por el cual genes exógenos se integran en cromosomas en una forma reconocible por el aparato replicativo y transcripcional de la célula huésped. La transformación es un fenómeno raro en la mayoría de las poblaciones celulares.

**TRANSFORMACIÓN DEL CRECIMIENTO, FACTOR DE (TGH)** (transforming growth Factor) Proteína o grupo de proteínas producidas por las células de un tumor que, al ser inoculadas en un cultivo celular normal, producen un aumento desordenado y anormal del número de células del cultivo.

**TRANSFUSIÓN** (transfusion) Introducción en la corriente sanguínea de sangre completa o componentes de la misma, como plasma, plaquetas o eritrocitos. La sangre completa puede transfundirse al receptor directamente desde el donante, una vez comprobados el grupo ABO y subgrupos antigénicos de ambos, pero lo más frecuente es recoger la sangre del donante y almacenarla en un banco de sangre hasta su utilización. V. también **transfusión de sangre**.

**TRANSFUSIÓN, EQUIPO DE** (straight-line blood set) Sistema compuesto por un tubo, una pinza, una cámara de goteo y un filtro, todo ello de plástico. En algunos equipos, el filtro se encuentra en el interior del recipiente de goteo, mientras que en otros se halla separado. En este último caso puede ser llenado comprimiendo el recipiente de goteo adjunto, pero nunca el propio recipiente, ya que este último podría romperse. Con respecto a la primera modalidad mencionada, su llenado se consigue comprimiendo la parte que contiene el filtro y el recipiente de goteo. Antes de la transfusión, el filtro debe ser golpeado con los dedos para eliminar así cualquier burbuja de aire que pudiera contener. Consultar también **goteo, equipo para; inyección intravenosa, equipo para; transfusión**

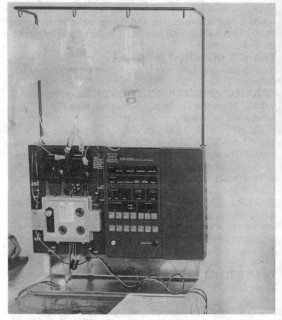

**TRANSFUSIÓN.** Pueden transfundirse diferentes componentes de la sangre, dependiendo de las necesidades del enfermo. En la fotografía se aprecia una máquina separadora de células, que permitirá desglosar la sangre en sus distintos componentes.

rápida con filtro para los microorganismos, sistema de; **Y, sistema en**.

**TRANSFUSIÓN DE GRANULOCITOS** (granulocyte transfusion) Administración de leucocitos especialmente preparados para tratar los estados de granulocitopenia grave y, de forma profiláctica, para prevenir infecciones importantes en pacientes leucémicos que estén recibiendo quimioterapia anticancerosa. Tiene los mismos riesgos que la transfusión sanguínea.

**TRANSFUSIÓN DE SANGRE** (blood transfusion) Administración de sangre total o de alguno de sus componentes, como por ejemplo hematíes concentrados, para compensar una pérdida de sangre por traumatismo, intervención quirúrgica o enfermedad.

MÉTODO: La sangre que va a ser transfundida se obtiene de un donante o donantes sanos cuyo grupo sanguíneo ABO y los subgrupos antigénicos coincidan con los del receptor y cuyo nivel de hemoglobina se considere adecuado (superior a 13,5 g/100 ml para hombres y superior a 12,5 g/100 ml para mujeres). La donación de 500 ml de sangre que se extrae al donante, se recoge en una bolsa de plástico que contiene citrato y dextrosa o citrato y fosfato. Estas unidades sólo pueden almacenarse refrigeradas durante un período de tres semanas, ya que después de este tiempo los leucocitos, las plaquetas y el 20-30 % de los hematíes pierden su viabilidad, y los niveles de factores de la coagulación V y VIII disminuyen mucho. La sangre se extrae del refrigerador como máximo unos 30 minutos antes de su transfusión y se somete a las comprobaciones pertinentes según las normas del hospital. Se prepara el equipo necesario, se comprueba la permeabilidad de los catéteres con solución salina normal y se prepara el punto de venopunción en el paciente. Durante la transfusión hay que vigilar la posición de la extremidad y observar el punto de venopunción por si aparecieran signos de eritema, hinchazón o filtración. Si aparecen signos de reacción sistémica, se interrumpe la transfusión. Si los grupos del donante y del receptor no son idénticos, puede producirse una reacción hemolítica aguda que se caracteriza por escalofríos, fiebre, cefalea, dolor lumbar, hipotensión, hematuria y náuseas. La sobrecarga circulatoria puede producir disnea, congestión pulmonar y esputo espumoso. La presencia de bacterias o determinados antígenos leucocitarios o plaquetarios en la sangre transfundida ocasiona a veces reacciones pirógenas consistentes en fiebre, escalofríos y palpitaciones. Las reacciones alérgicas frente a las proteínas séricas de la sangre transfundida pueden ser urticaria, edema laríngeo y sibilancias asmáticas. Después de haber finalizado la transfusión se aplica presión sobre el punto de venopunción y se coloca un apósito o venda. Hay que observar al paciente durante una hora para comprobar que no se produce reacción alguna.

ACTUACIÓN DE LA ENFERMERA: La enfermera prepara el equipo necesario y el punto de la venopunción, observa al paciente durante la transfusión y después de ésta y le instruye para que informe de cualquier síntoma en relación con el procedimiento.

CRITERIOS IMPORTANTES: Deben tomarse las medidas posibles para evitar las reacciones, cuya incidencia estimada es del 2 al 3 % de los pacientes transfundidos. Las reacciones hemolíticas agudas pueden ser fatales; a veces se produce hemólisis tardía, caracterizada por ictericia y anemia, semanas o meses después de la transfusión. Si la sangre se administra a presión tras una hemorragia, puede producirse un embolismo gaseoso; las transfusiones importantes producen en ciertos casos hipercaliemia, trombocitopenia y toxicidad por amonio y citrato. La transfusión de sangre puede ser vehículo de transmisión de hepatitis vírica y enfermedades por citomegalovirus, pero en la mayoría de los casos el sujeto transfundido no sufre ninguna complicación. V. también **sangre, sustitutos de la**.

**TRANSFUSIÓN RÁPIDA CON FILTRO PARA LOS MICROAGREGADOS, SISTEMA DE** (microaggregate recipient set) Sistema compuesto de componentes de plástico para el suministro IV de grandes volúmenes de sangre total almacenada o de concentrado de hematíes. Los componentes del sistema incluyen tubos de plástico, pinza de rodillo y filtro especial para evitar que los microagregados o los hematíes deteriorados de la sangre almacenada entren en el sistema circulatorio del paciente. Los tubos tienen una luz mayor que los de la mayoría de sistemas intravenosos y, por tanto, permiten suministrar la sangre con más rapidez.

**TRANSFUSIONAL, REACCIÓN** (transfusion reaction) Respuesta sistémica del organismo a la administración de sangre incompatible con la del receptor. Las causas pueden ser incompatibilidad eritrocitaria, sensibilidad alér-

gica a los leucocitos, plaquetas u otros componentes proteínicos del plasma o de la sangre transfundidos, o al potasio o citrato utilizados como conservantes de la sangre durante su almacenaje.

OBSERVACIONES: La reacción más corriente es fiebre; la urticaria aparece con relativa frecuencia. Con menor frecuencia pueden aparecer asma, colapso vascular y fracaso renal. Puede producirse una reacción de hemólisis eritrocitaria, que requiere un diagnóstico y tratamiento precoces. Los síntomas comienzan al poco de iniciarse la transfusión, antes de haber transfundido 50 ml, e incluyen cefalea pulsátil, dolor lumbar intenso y repentino, disnea y agotamiento. Los signos objetivables son rubor facial seguido de cianosis, distensión de las venas del cuello, pulso rápido y filiforme, diaforesis y piel húmeda. En el plazo de una hora puede instaurarse shock profundo seguido de muerte.

ACTUACIÓN: La administración de antihistamínicos es beneficiosa en la urticaria, pero no disminuye la fiebre. Cuando se sospecha hemólisis, debe interrumpirse inmediatamente la transfusión y utilizar la vía de infusión para administrar una solución normal terapéutica. Con la sangre restante se hará una prueba cruzada utilizando una muestra de sangre fresca del receptor. Hay que realizar la prueba de Coomb directa e indirecta para detectar la presencia de anticuerpos hemolíticos y se tomará una muestra de orina para detectar la existencia de hemoglobina. El tratamiento inmediato consiste en manitol IV y una solución al 5 % de dextrosa en agua, con objeto de mantener el flujo urinario en más de 100 ml/hora. En presencia de oliguria, hay que sospechar el fracaso renal agudo y obrar en consecuencia. La hipovolemia se corrige con expansores del plasma, debiendo evitarse la administración de sangre completa, si ello es posible.

ACTUACIÓN DE LA ENFERMERA: Es fundamental asegurarse de que los tipos sanguíneos de receptor y donante no son incompatibles. Debe preguntarse al receptor sobre anteriores transfusiones y la posible aparición de reacciones indeseables. Durante la transfusión debe vigilarse la aparición de signos de reacción transfusional y preguntar al paciente sobre la sintomatología subjetiva que pueda presentarse. Debe hacerse un control rutinario de temperatura para detectar la aparición de reacción febril, que puede controlarse mediante medicamentos antipiréticos.

**TRANSILUMINACIÓN** (transillumination) **1.** Paso de luz a través de una sustancia sólida o líquida. **2.** Paso de luz a través de estructuras corporales al objeto de examinar una estructura interpuesta entre el observador y el foco luminoso. Se llama diafanoscopio al instrumento que se introduce en una cavidad orgánica para transiluminar los tejidos.

**TRANSLOCACIÓN** (translocation) (Genética). Redisposición del material genético dentro del mismo cromosoma o transferencia de un segmento de un cromosoma a otro no homólogo. En las translocaciones simples se transfiere el segmento final de un cromosoma al extremo de otro cromosoma no homólogo, produciéndose ruptura en sólo uno de los dos cromosomas. La translocación en la cual se transfiere material genético del centro de un cromosoma al centro de otro es más compleja y supone al menos tres rupturas en los cromosomas implicados. Una translocación de esta clase puede conllevar serios trastornos genéticos, tales como el síndrome de Down, debido a la translocación 14/21, o la leucemia granulocítica crónica, en la cual parte del brazo largo del cromosoma 22 se transloca al brazo corto del cromosoma 9. Entre los distintos tipos de translocación están la **translocación equilibrada** y la **translocación recíproca**.

**TRANSLOCACIÓN EQUILIBRADA** (*balanced translocation*) Transferencias de segmentos entre cromosomas no homólogos de tal forma que se producen cambios en la configuración pero no en el número total de los cromosomas, por lo que cada célula o gameto contiene sólo la cantidad normal del material genético haploide o diploide. V. también **translocación**.

**TRANSLOCACIÓN RECÍPROCA** (*reciprocal translocation*) Intercambio mutuo de material genético entre dos cromosomas no homólogos.

**TRANSMISIBLE** (*communicable*) Contagioso, comunicable de forma directa o indirecta, como sucede en gran número de enfermedades infecciosas.

**TRANSMISIBLE, ENFERMEDAD** (*communicable disease*) Tipo de enfermedad que se contagia de una persona o animal a otra mediante contacto directo (excretas y otras secreciones corporales) o indirecto (objetos como vasos, juguetes y agua; o vectores como garrapatas, mosquitos y otros insectos). En el control de estas enfermedades es importante identificar el agente causal, evitar su propagación en el ambiente, proteger a otras personas contra la contaminación y tratar a la persona infectada. Es obligatorio comunicar estas enfermedades a las autoridades sanitarias. Están causadas por bacterias, clamidias, hongos, parásitos, rickettsias y virus. También denominada **enfermedad contagiosa.**

**TRANSMISIÓN DOBLE** (*duplex transmission*) Paso de un impulso nervioso en ambas direcciones a lo largo de una fibra nerviosa.

**TRANSMISIÓN EFÁPTICA** (*ephaptic transmission*) Paso de un impulso nervioso desde una fibra nerviosa hacia otra a través de la membrana celular, por medios eléctricos, sin concurrir la acción de un neurotransmisor, como en el caso de la sinapsis. El mecanismo de transmisión efáptica puede influir en las crisis epilépticas debido a la densidad neuronal del cerebro. Consultar la voz **transmisión sináptica**.

**TRANSMISIÓN HORIZONTAL** (*horizontal transmission*) Transmisión de un agente infeccioso de una persona a otra o a un grupo de ellas, generalmente a través de material contaminado, como el esputo o las heces.

**TRANSMISIÓN SINÁPTICA** (*synaptic transmission*) Paso de un impulso nervioso a través de una sinapsis desde una fibra nerviosa a otra mediante un neurotransmisor.

**TRANSMISIÓN TRANSOVÁRICA** (*transovarial transmission*) Transferencia de patogenicidad a través de generaciones sucesivas por invasión del ovario e infección del huevo, como ocurre con los artrópodos, sobre todo con garrapatas y ácaros.

**TRANSMISIÓN VERTICAL** (*vertical transmission*) Transferencia de una enfermedad, un trastorno o un carácter de una generación a la siguiente, bien genética o bien congénitamente, como por ejemplo la transmisión de una infección a través de la leche materna o de la placenta.

**TRANSMURAL** (*transmural*) Perteneciente a todo el espesor de la pared de un órgano.

**TRANSPLACENTARIO** (*transplacental*) Se aplica al paso a través de la placenta, especialmente en relación con el intercambio de elementos nutritivos, productos de desecho y otras sustancias, entre el feto y la madre.

**TRANSPORTE ACTIVO** (*active transport*) Movimiento de sustancias a través de la membrana de una célula por medio de una actividad química que consume energía y permite que dicha célula admita moléculas mayores que las que en otras circunstancias podrían penetrar en ella. El transporte activo se lleva a cabo por medio de moléculas transportadoras situadas en el interior de la célula que se unen a las moléculas que van a penetrar, giran en torno a ellas y las desconectan y liberan de la pared celular facilitando su penetración. La entrada de grandes moléculas en el proceso del transporte activo trastorna el equilibrio y el medio interno de la célula, la cual compensa este desequilibrio liberando sustancias a través de su membrana. Este proceso permite, por ejemplo, la absorción de la glucosa y otras sustancias necesarias para el mantenimiento de la vida y la salud. Ciertas enzimas realizan una importante función en el transporte activo. Consultar las voces **ósmosis; transporte pasivo**.

**TRANSPORTE PASIVO** (*passive transport*) Movimiento de pequeñas moléculas a través de la membrana celular por difusión. El transporte pasivo se produce cuando las sustancias químicas situadas fuera de la célula se concentran y comienzan a desplazarse hacia el interior de ésta modificando el equilibrio intracelular. El transporte pasivo es esencial en diversos procesos del metabolismo, como la absorción de productos digestivos por parte de las células que recubren la pared intestinal. Consultar las voces **ósmosis; transporte activo**.

**TRANSPOSICIÓN** (*transposition*) **1.** Anomalía que tiene lugar durante el desarrollo embrionario, por la cual parte de la porción izquierda del cuerpo se localiza en la derecha o viceversa. **2.** Intercambio de material genético de un cromosoma a otro en algún momento del proceso reproductor, que a menudo da lugar a una anomalía congénita.

**TRANSPOSICIÓN DE LOS GRANDES VASOS** (*transposition of the great vessels*) Anomalía congénita en la cual la arteria pulmonar nace del ventrículo izquierdo y la aorta del derecho, por lo que existe comunicación entre la circulación sistémica y la pulmonar. Si no existen defectos asociados, como conducto arterioso persistente o comunicación septal, que permitan la mezcla de sangre oxigenada con la no oxigenada, la vida resulta imposible. La gravedad de la situación depende del tipo y tamaño de los defectos asociados. Los primeros síntomas consisten en cianosis e hipoxia, especialmente en niños con pequeñas alteraciones de tabique, si bien la cardiomegalia es generalmente evidente a las pocas semanas del nacimiento. Rápidamente se desarrollan signos de insuficiencia cardiaca congestiva, en especial en niños con grandes defectos de tabique. El diagnóstico definitivo se basa en el

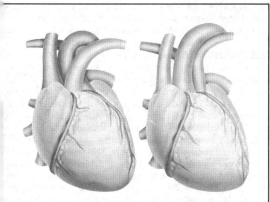

**TRANSPOSICIÓN DE LOS GRANDES VASOS. Dibujo comparativo de dos corazones. El de la izquierda presenta una morfología normal, mientras el de la derecha presenta una aorta que nace del ventrículo derecho.**

cateterismo cardiaco. La corrección quirúrgica de los defectos debe posponerse, si ello es posible, hasta después de los seis meses de edad, cuando el niño está ya en condiciones de tolerar la intervención. Los procedimientos quirúrgicos paliativos, como la septotomía, pueden realizarse inmediatamente, al objeto de disminuir la resistencia vascular pulmonar y prevenir la insuficiencia cardiaca congestiva.

**TRANSTERMIA** (transthermia) V. **termopenetración**.

**TRANSURETRAL** (transurethral) Se aplica a lo que está o va a través de la uretra, como la prostatectomía transuretral.

**TRANSVERSA, SITUACIÓN** (transverse lie) Presentación anormal del feto en la cual el eje longitudinal del cuerpo se halla perpendicular con respecto a la madre; si no se produce o se realiza artificialmente la versión espontánea, es imposible el parto por vía vaginal.

**TRANSVERSALES DEL RECTO, PLIEGUES** (plicae transversales recti) Pliegues semilunares del recto que sirven para soportar el peso de las heces. También se llaman **Houston, válvulas de**. V. también **recto**.

**TRANSVERSO** (transverse) Se denomina así lo que forma ángulo recto con un eje, como los planos que cortan el eje del cuerpo en sus porciones superior e inferior formando ángulo recto con los planos sagital y frontal.

**TRANSVERSO DE LA ARTICULACIÓN ATLANTOODONTOIDEA** (transverse ligament of the atlas) Porción transversal del ligamento cruciforme del atlas, que sujeta la apófisis odontoides. Divide la abertura circular del atlas en porción anterior y posterior. La posterior conduce a la médula espinal y sus cubiertas; la anterior contiene la apófisis odontoides.

**TRANSVERSO DEL ABDOMEN, MÚSCULO** (transversus abdominis) Par de músculos abdominales anterolaterales, inferiores al oblicuo interno del abdomen. Tienen origen en la cara interna de las costillas VII a XII, y en la fascia lumbar, cresta ilíaca y ligamento inguinal. Se insertan en la vaina del músculo recto. Están inervados por ramas de los nervios intercostales VII a XII.y nervios ab-

dominogenital mayor y menor. Su función es la constricción abdominal y, en consecuencia, la compresión del contenido del abdomen, facilitando la micción, defecación, emesis, parto y espiración forzada.

**TRAPECIO** (trapezium) Hueso del carpo. Presenta un profundo surco en su cara palmar entre el escafoides y el primer metacarpiano. La superficie externa es rugosa y sirve para la inserción de ligamentos. Por el citado surco pasa el tendón del músculo palmar mayor. El oponente del pulgar y el abductor del meñique se originan en su cara palmar. Se articula con el escafoides en situación proximal, con el primer metacarpiano en posición distal y con el trapezoides y segundo metacarpiano en posición medial.

**TRAPECIO, MÚSCULO** (trapecius) Grueso músculo triangular de los hombros y parte superior de la espalda. Se origina en el occipital, ligamento cervical posterior y apófisis espinosa de la C VII y todas las vértebras dorsales. Está inervado por los nervios cervicales III y IV y el espinal accesorio. Hace rotar la escápula, eleva el hombro y separa y flexiona el brazo.

**TRAPEZOIDE, HUESO** (trapezoid bone) El más pequeño de los huesos del carpo, localizado en la fila distal de huesos carpianos, entre el trapecio y el hueso grande. Tiene forma de cuña, con la extremidad más ancha dirigida hacia la cara superior y la más estrecha hacia la inferior de la palma de la mano. Se articula con el escafoides en posición proximal, distalmente con el segundo metacarpiano, lateralmente con el trapecio y medialmente con el hueso grande.

**TRÁQUEA** (trachea) Tubo cilíndrico situado en el cuello y formado por cartílago y membranas, que se extiende desde la faringe a nivel de C VI hasta D V, donde se divide en dos bronquios. Lleva el aire a los pulmones. Mide unos 11 cm de longitud y 2 cm de anchura. La cara anterior está cubierta por el istmo del tiroides y algunas otras estructuras, como los músculos esternotiroideo y esternohioideo. Dorsalmente, la tráquea está en contacto con el esófago. V. también **bronquio principal**.

**TRAQUEÍTIS** (tracheitis) Afección inflamatoria de la tráquea. Puede ser aguda o crónica, resultante de infección, alergia o irritación física.

**TRAQUEOBRONQUITIS** (tracheobronchitis) Inflamación de la tráquea y los bronquios; forma frecuente de infección respiratoria.

**TRAQUEOMALACIA** (tracheomalacia) Desgaste de la tráquea causado, habitualmente, por la excesiva presión ejercida por un tubo endotraqueal.

**TRAQUEOSTOMÍA** (tracheostomy) Abertura realizada en la tráquea, en la cual se inserta un tubo. Es una intervención quirúrgica indicada cuando la faringe está obstruida por un cuerpo extraño, tumor o edema; tiene por objeto restablecer la permeabilidad de las vías respiratorias. En caso de urgencia, la operación puede realizarse en el lugar del accidente. En el quirófano se utiliza anestesia general o local. Se coloca el cuello del paciente en hiperextensión, se practica una pequeña incisión debajo de la nuez o bocado de Adán, perforando el tejido fibroso de la tráquea, y se introduce un tubo mientras se mantiene abierto el orificio mediante una pinza mosquito. Tras

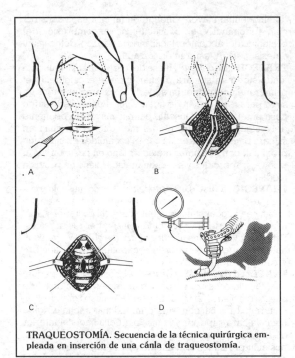

**TRAQUEOSTOMÍA.** Secuencia de la técnica quirúrgica empleada en inserción de una cánla de traqueostomía.

la traqueostomía se ausculta el tórax para comprobar si hay signos de congestión pulmonar; deben observarse las mucosas y las puntas de los dedos para descartar la presencia de cianosis, en cuyo caso hay que administrar oxígeno, mediante tienda o directamente a través del tubo. Debe mantenerse en posición el tubo de secreciones, aspirando frecuentemente mediante un catéter que se introducirá unos 10 o 12 cm. Se hace rotar el catéter y se aplica una aspiración intermitente durante no más de 5 segundos. Se anima al paciente a que tosa para facilitar la eliminación de secreciones. Debe sujetarse bien el tubo para evitar que se desplace con la tos. Si el tubo saliera despedido, habrá que mantener abierto el orificio mediante un dilatador hasta que se inserte otro. Se recomienda una ingesta de líquido superior a 3.000 ml diarios. Debe mantenerse limpia y seca la zona de traqueostomía, cambiando con frecuencia el apósito protector y manteniendo una adecuada higiene de la boca. Como el paciente no puede hablar, se le proporcionaran papel y lápiz o una «pizarra mágica» al objeto de facilitarle la comunicación. Las complicaciones son neumotórax y enfisema mediastínico. Si se realizó la traqueostomía como técnica de urgencia, deberá suturarse una vez que desaparezca la causa que dificultaba la respiración. Si la traqueostomía es permanente, como en el caso de una laringotomía, debe enseñarse al paciente a realizar sus propios cuidados. Consultar la voz **traqueotomía**.

**TRAQUEOSTOMÍA, CUIDADOS DE LA** (tracheostomy care) Asistencia requerida por el paciente traqueostomizado, que consiste en el cuidado aséptico de la herida, aspiración estéril de las secreciones, humidificación, permeabilidad de la vía aérea, y prevención de las complicaciones (lesiones en las cuerdas vocales, regurgitación gástrica, oclusión del tubo endotraqueal y riesgo de infección). Consultar la voz **traqueostomía**.

**TRAQUEOTOMÍA** (tracheotomy) Incisión realizada en la tráquea a través del cuello por debajo de la laringe, al objeto de permitir el acceso de aire dificultado por un cuerpo extraño, un tumor o edema de glotis. Puede realizarse como medida de urgencia en el lugar del accidente o como una intervención quirúrgica en regla, en el quirófano, formando parte de una traqueostomía. Si es posible, debe usarse anestesia general o local. Se coloca el cuello del paciente en hiperextensión y se practica una incisión por debajo del bocado de Adán. Se realiza una pequeña abertura en el tejido fibroso de la tráquea y se dilata para permitir la entrada de aire. En caso de urgencia, puede usarse como dilatador cualquier instrumento, incluso el cuerpo de un bolígrafo al cual se le haya quitado la carga. Inmediatamente debe trasladarse al paciente al hospital. Si persiste el bloqueo, debe insertarse un tubo de traqueostomía; en caso contrario, se cierra la incisión una vez restablecida la respiración normal. Después de la intervención debe vigilarse la aparición de síntomas de insuficiencia respiratoria recurrente y cianosis. Consultar la voz **traqueostomía**.

**TRASPLANTE** (transplant) **1.** Transferencia de un órgano o tejido de una persona a otra o de una zona del cuerpo a otra distinta, al objeto de reemplazar una estructura enferma o restaurar una función orgánica. Las estructuras trasplantadas más frecuentes son la piel y los riñones; también cartílago, hueso, córnea, segmentos de vasos y tendones, y últimamente, aunque con menor frecuencia, corazón e hígado. Los donantes preferidos son los gemelos idénticos o personas que tienen los mismos grupos sanguíneos y características inmunológicas. El éxito del trasplante depende de la existencia o no de rechazo del tejido del donante por parte del receptor. Bajo anestesia local o general, se prepara el lugar de asiento del receptor y se coloca la estructura del donante que va a ser trasplantada; durante la intervención se cuida de mantener la oxigenación e irrigación de la misma hasta que la circulación normal pueda ser restablecida en el receptor. Después de la intervención debe atenderse a los signos de fracaso circulatorio en el área de nueva implantación. Puede administrarse suero antilinfocítico con esteroides para suprimir la producción de anticuerpos contra el tejido extraño. Los signos de rechazo consisten en fiebre, dolor y pérdida de la función del órgano, lo cual suele acontecer en los primeros 4 a 10 días después de realizado el trasplante. Puede formarse un absceso si la reacción de rechazo no es atajada a tiempo. Antes de prender firmemente, deben transcurrir varias semanas. Un rechazo retardado puede presentarse varios meses después o incluso un año más tarde de realizada la intervención. **2.** Relativo o perteneciente a un tejido u órgano que es trasplantado o a los fenómenos asociados al proceso. Denominado también **injerto**.

**TRASUDADO** (transudate) Se aplica al líquido que atraviesa una membrana hasta el espacio intercelular, sin acompañarse de fenómenos inflamatorios. Es acuoso y con escaso contenido en células sanguíneas o proteínas. V también **edema**.

**TRATAMIENTO** *(treatment)* Cuidado y atenciones prestadas a un paciente al objeto de combatir, mejorar o prevenir una enfermedad, trastorno morboso o lesión traumática. El tratamiento activo está encaminado a la curación; el paliativo trata de aliviar los dolores u otros síntomas; el profiláctico intenta prevenir la instauración de la enfermedad; el causal se dirige a atajar la etiología del proceso; el conservador evita los procedimientos y técnicas radicales o intervencionistas; el empírico se vale de procedimientos cuya eficacia está probada por la experiencia; el racional se basa en el conocimiento del proceso morboso y el modo en el cual actúan las medidas terapéuticas empleadas. Puede ser farmacológico, utilizando medicamentos; quirúrgico, aplicando técnicas de esa índole; o tratamiento de apoyo, ayudando al mantenimiento del paciente. Puede ir dirigido específicamente a atajar el proceso morboso o a tratar sólo los síntomas sin actuar sobre la causa.

**TRAUMÁTICA, FIEBRE** *(traumatic fever)* Elevación de la temperatura corporal secundaria a un traumatismo mecánico, especialmente una lesión por aplastamiento. Puede durar de uno a dos días y ayudar a resistir la infección consecutiva, mientras que la elevación de la temperatura de la herida acelera la cicatrización.

**TRAUMATISMO** *(trauma)* **1.** Lesión física producida por una acción violenta o por la introducción en el organismo de una sustancia tóxica. **2.** Lesión o daño psíquico resultante de un grave shock emocional.

**TRAUMATO-** Prefijo que significa «relativo o perteneciente a un traumatismo, lesión o herida»: *traumatogénico, traumatopnea, traumatopira*.

---

### Atención primaria del paciente politraumatizado

**I. Mantenimiento de las vías aéreas, respiración y circulación**
(ABC, Airway Breathing, circulation)

**IIa Respira**

— Evaluación de los signos vitales

— Evaluación de la estabilidad del paciente

— Administración de oxígeno si es necesario 6-8 veces×min.

— Infusión IV de suero fisiológico o solución de Ringer

— Control de las hemorragias

— Colocación de férulas en las fracturas

— Colocación de una tabla bajo la espalda

— Traslado urgente

**IIb No respira**

— Reanimación cardiopulmonar (RCP)

— Transporte urgente

**IIc (en ruta)**

— Administración de suero fisiológico o solución de Ringer

— Control de las hemorragias

— Colocación de una tabla bajo la espalda

— RCP si es necesaria

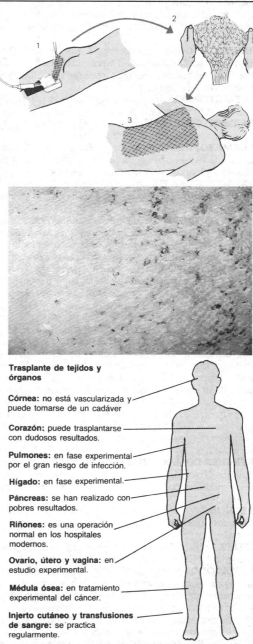

**Trasplante de tejidos y órganos**

**Córnea:** no está vascularizada y puede tomarse de un cadáver

**Corazón:** puede trasplantarse con dudosos resultados.

**Pulmones:** en fase experimental por el gran riesgo de infección.

**Hígado:** en fase experimental.

**Páncreas:** se han realizado con pobres resultados.

**Riñones:** es una operación normal en los hospitales modernos.

**Ovario, útero y vagina:** en estudio experimental.

**Médula ósea:** en tratamiento experimental del cáncer.

**Injerto cutáneo y transfusiones de sangre:** se practica regularmente.

TRASPLANTE. Arriba, esquema que muestra las distintas secuencias de un trasplante de piel. Se toma piel del muslo (1), se perfora para aumentar su superficie (2) y se cubre el área quemada con el injerto (3). En el centro, fotografía que permite apreciar el aspecto de un injerto en malla ya epitelizado. Abajo, algunos órganos susceptibles de trasplante y expectativas de éxito del mismo.

**TRAUMATOFILIA** *(traumatophilia)* Actitud psicológica por la cual el individuo obtiene placer inconscientemente de las lesiones traumáticas y de las intervenciones quirúrgicas.

**TRAUMATOLOGÍA** *(traumatology)* **1.** Estudio de las heridas y lesiones. **2.** Especialidad quirúrgica encargada del tratamiento de heridas, lesiones, fracturas y disfunciones consecutivas a las mismas.

**TRAUMATOPATÍA** *(traumatophaty)* Situación patológica resultante de una lesión o herida.

**TRAUMATOPIREXIA** *(traumatopyrexy)* Elevación de temperatura resultante de un traumatismo.

**TRAUMATOPNEA** *(traumatopnea)* Asfixia parcial debida a herida penetrante del tórax con entrada de aire en el espacio pleural, presionando los pulmones.

**TRAUMATOTERAPIA** *(traumatotherapy)* Tratamiento médico, quirúrgico y psicológico de las heridas, lesiones y disfunciones debidas a un traumatismo.

**TRAUMATOTROPISMO** *(traumatotropism)* Tendencia de un tejido lesionado a atraer microorganismos favoreciendo su crecimiento, lo que provoca frecuentemente infecciones tras un traumatismo, especialmente quemaduras.

**TRAZADOR ISOTÓPICO** *(isotopic tracer)* Isótopo o mezcla artificial de isótopos de un elemento que se incorpora a una muestra para permitir observar el curso del elemento, solo o en combinación, a través de un proceso químico, físico o biológico. Las determinaciones se pueden hacer midiendo la radiactividad o la cantidad de isótopo.

**TRAZADORES, ESTUDIO IN VIVO CON** *(in vivo tracer study)* (Medicina nuclear). Procedimiento diagnóstico en el cual una serie de escintigramas, previa administración de un trazador radiactivo, demuestran la normalidad o anormalidad de estructuras y procesos orgánicos cuando el trazador pasa a través del organismo del enfermo. El registro gráfico de un estudio con trazador radiactivo, como un angiocardiograma escintigráfico o gammagráfico, muestra el paso del trazador a través de la circulación central.

**TREACHER COLLIN, SÍNDROME DE** *(Treacher Collin's syndrome)* Trastorno hereditario caracterizado por disostosis mandibulofacial. V. también **Pierre Robin, síndrome de**.

**TRECHONA** *(Trechona)* Género de arañas, de la familia *Dipluridae*, cuya picadura es tóxica e irritante para el hombre.

**-TREMA** Sufijo que significa «agujero, orificio, abertura»: *gontrema, helicotrema, peritrema*.

**TREMATODOS** *(trematode)* Gusanos platelmintos de la clase *Trematoda*, algunos de los cuales parasitan al hombre, produciendo infección del hígado, pulmones e intestino. Entre las diferentes especies pertenecientes a este grupo se encuentran los causantes de la clonorquiasis, fascioliasis, paragonimiasis y esquistosomiasis.

**TRENDELENBURG, MARCHA DE** *(Trendelenburg gait)* Forma de marcha anormal asociada a debilidad del glúteo mediano. Se caracteriza por el descenso de la parte de la pelvis afectada al apoyar el talón del lado sano, acompañándose de protusión de la cadera del lado afecto. Los pasos son cortos y existe una desviación lateral de todo el tronco hacia el lado sano. Es una de las alteraciones de la marcha más corrientes. Denominada también **marcha glútea no compensada**. Consultar la voz **marcha glútea compensada**.

**TRENDELENBURG, OPERACIÓN DE** *(Trendelenburg operation)* Intervención que consiste en ligar las venas varicosas cuyas válvulas resultan inefectivas, al objeto de extirpar las porciones venosas dilatadas que puedan ser asiento de trombosis. Se realiza bajo anestesia general; se liga la vena safena a nivel de la ingle, donde se une con la vena femoral. Se introduce un aparato de alambre, «stripper», en la luz de la vena, desde la ingle al tobillo, y luego se tira de él junto con la vena. Las incisiones para introducir el «stripper» pueden realizarse a distintos niveles de la pierna. La hemorragia es mínima. Después de la intervención se aplica un vendaje compresivo desde el pie al muslo y se elevan los pies de la cama unos 15 cm para mantener las piernas por encima del corazón. Se debe aconsejar al paciente que ande, pero que no permanezca parado de pie. La aparición de cianosis en los dedos de los pies indica que el vendaje comprime demasiado. Hasta 7 días después de la operación, se mantendrá un vendaje elástico; luego ya pueden quitarse los puntos de sutura. Entre las complicaciones pueden darse hemorragia, infección, lesión nerviosa y trombosis.

**TRENDELENBURG, POSICIÓN DE** *(Trendelenburg position)* Posición en que la cabeza está hacia abajo y el cuerpo y las piernas en un plano inclinado. Se utiliza en cirugía pélvica para desplazar los órganos abdominales hacia arriba, fuera de la pelvis, o para aumentar el flujo sanguíneo al cerebro en la hipotensión y el shock.

**TRENDELENBURG, PRUEBA DE** *(Trendelenburg test)* Prueba para calibrar la competencia de las válvulas venosas en una persona que sufre de varices. Se pone al sujeto con la cabeza hacia abajo y las piernas elevadas hasta que se produce el vaciado de las venas y luego se le hace permanecer de pie para observar cómo vuelven a llenarse. Si las válvulas son incompetentes, las venas se van llenando desde arriba; si son normales, no existe reflujo sanguíneo y las venas se llenan desde abajo.

**TREONINA** *(Tr)* *(threonina [Thr])* Aminoácido esencial necesario para el crecimiento en los niños y para el mantenimiento del balance nitrogenado en los adultos.

**TRÉPANO** *(trephine)* Instrumento en forma de sierra circular utilizado para taladrar hueso, generalmente del cráneo.

**TREPONEMA** *(Treponema)* Género de espiroquetas, entre las cuales se cuentan algunas patógenas para el hombre, como las causantes de la sífilis.

**TREPONEMA PALLIDUM** *(Treponema pallidum)* Espiroqueta móvil y delgada causante de la sífilis.

**TREPONEMATOSIS** *(treponematosis)* Cualquiera de las enfermedades causadas por espiroquetas del género *Treponema*. Todas se tratan eficazmente con penicilina, a menudo con una sola dosis intramuscular. Entre los tipos se cuentan el bejel, el mal de pinto, la sífilis y la frambesia.

**-TRESIA** Sufijo que significa «perforación»: *atresia, proctotresia, esfenotresia*.

**TRETINOÍNA** *(tretinoin)* Medicamento queratolítico.
INDICACIONES: Tratamiento del acné.
CONTRAINDICACIONES: Hipersensibilidad conocida.

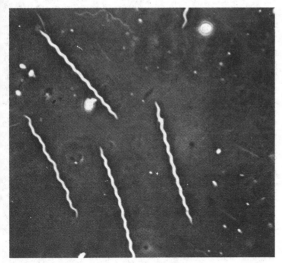

**TREPONEMA. Microfotografía en la que se distinguen abundantes treponemas pallidum, agente causal de la sífilis.**

EFECTOS SECUNDARIOS: Entre los más graves figuran enrojecimiento de la piel, edema, formación de costras y ampollas.

**TRIACETILOLEANDOMICINA** (*triacetyloleandomycin*) V. **troleandomicina**.

**TRIACETINA** (*triacetin*) Antimicótico.
INDICACIONES: Tratamiento de las micosis superficiales de la piel, incluido el pie de atleta.
CONTRAINDICACIONES: No se conocen.
EFECTOS SECUNDARIOS: No se conocen.

**TRIAMCINOLONA** (*triamcinolone*) Glucocorticoide.
INDICACIONES: Agente antiinflamatorio.
CONTRAINDICACIONES: Infecciones por hongos o hipersensibilidad conocida al medicamento desaconsejan su utilización sistémica. El uso tópico está contraindicado en infecciones víricas, por hongos y en caso de hipersensibilidad conocida al medicamento.
EFECTOS SECUNDARIOS: Entre los más graves, debidos a la administración sistémica del medicamento, figuran: trastornos gastrointestinales, endocrinos, neurológicos y desequilibrio hidroelectrolítico. En la aplicación tópica, pueden aparecer diversas reacciones cutáneas.

**TRIAMTERENE** (*triamterene*) Diurético conservador del potasio.
INDICACIONES: Se utiliza, solo o en asociación con otros diuréticos, en el tratamiento del edema, hipertensión e insuficiencia cardiaca congestiva.
CONTRAINDICACIONES: Anuria, disfunción renal o hepática graves, hipercaliemia e hipersensibilidad conocida al medicamento.
EFECTOS SECUNDARIOS: Entre los más graves figuran: trastornos del equilibrio hidroelectrolítico, especialmente hipercaliemia. También pueden aparecer trastornos gastrointestinales.

**TRIANGULAR, HUESO** (*triangular bone*) Hueso piramidal del carpo, situado en la hilera proximal del mismo,

en la porción cubital de la muñeca. Se articula lateralmente con el semilunar, anteriormente con el pisiforme, distalmente con el ganchoso y con el disco articular triangular que lo separa del extremo inferior del cúbito. Denominado también **cuneiforme, hueso**.

**TRIANGULAR DE LA NARIZ, MÚSCULO** (*compressor naris*) Porción transversal del músculo de la nariz que deprime el cartílago nasal y dirige el ala hacia el tabique. Consultar la voz **dilatador propio del ala de la nariz, músculo**.

**TRIAZOLAM** (*triazolam*) Agente hipnótico benzodiacepínico.
INDICACIONES: Tratamiento a corto plazo del insomnio.
CONTRAINDICACIONES: Hipersensibilidad a las benzodiacepinas. No debe usarse en el embarazo, la lactancia ni en menores de 18 años.
EFECTOS SECUNDARIOS: Amnesia, reacción paradójica, taquicardia, confusión y alteraciones visuales.

**TRIBROMOETANOL** (*tribromoethanol*) Medicamento hipnótico administrado por vía rectal al objeto de inducir la anestesia. Denominado también tribromoetílico, alcohol.

**TRICARBOXÍLICO, CICLO DEL ÁCIDO** (*tricarboxylic acid cycle*) V. **Krebs, ciclo del ácido cítrico de**.

**TRÍCEPS** (*triceps*) V. **tríceps braquial**.

**TRÍCEPS, REFLEJO DEL** (*triceps reflex*) Reflejo tendinoso profundo que se obtiene al golpear sobre el tendón proximal del tríceps en el codo, con el antebrazo en posición relajada. La respuesta consiste en la extensión del antebrazo.

**TRÍCEPS BRAQUIAL** (*triceps brachii*) Músculo que se extiende a todo lo largo de la cara dorsal del húmero. Tiene una larga cabeza en su porción proximal, otra lateral y una tercera medial. La más larga se origina en la escápula a partir de un tendón delgado; la lateral se origina en la cara posterior del húmero, borde externo del mismo y tabique intermuscular externo; la cabeza medial o interna se origina en la cara posterior del cuerpo humeral, porción media del cuerpo humeral y a todo lo largo del tabique intermuscular medio. Las tres partes del músculo convergen en un largo tendón que se inserta en el olécranon. Está inervado por ramas del nervio radial y fibras procedentes de los nervios cervicales VII y VIII. Extiende el antebrazo y aproxima el brazo. Consultar la voz **bíceps braquial, músculo**.

**TRICLOROETILENO** (*trichloroethylene*) Anestésico general, administrable mediante mascarilla junto con $N_2O_2$; utilizado en odontología, cirugía menor y comienzo del parto. A causa de su cardiotoxicidad, no se utiliza en anestesia profunda; incluso en anestesia ligera pueden presentarse arritmias, reversibles al suprimir el anestésico y administrar oxígeno. No debe administrarse en circuitos de reinhalación con sosa cálcica, pues se generan gases muy tóxicos. No se ha descrito el grado de seguridad que supone utilizarlo al principio del embarazo.

**TRICLOROMETIAZIDA** (*trichloromethiazide*) Tiazida diurética y antihipertensiva.
INDICACIONES: Tratamiento de la hipertensión y el edema.
CONTRAINDICACIONES: Anuria o hipersensibilidad co-

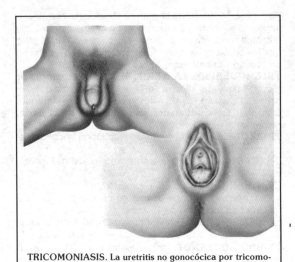

**TRICOMONIASIS. La uretritis no gonocócica por tricomonas produce una secreción característica tanto en el hombre como en la mujer.**

nocida al medicamento, a las tiazidas en general o a las sulfonamidas.

EFECTOS SECUNDARIOS: Entre los más graves se cuentan: hipocaliemia, hiperuricemia y reacciones de hipersensibilidad diversas.

**TRICOBASALIOMA HIALÍNICO** (*trichobasalioma hyalinicum*) V. **cilindroma**.

**TRICOEPITELIOMA** (*trichoepitelioma*) Nódulo cutáneo benigno derivado de las células basales o de los folículos del fino cabello fetal. Es un situación heredada y suele presentarse como crecimientos múltiples. Denominado también **acantoma adenoide quístico; epitelioma adenoide quístico**.

**TRICOIDE** (*trichoid*) Semejante al pelo.

**TRICOLEGIA** (*trichologia*) Trastorno en el que la persona tira y arranca su propio pelo. Se ve en el delirio.

**TRICOMONIASIS** (*trichomoniasis*) Infección vaginal producida por el protozoo *Trichomonas vaginalis*, caracterizada por picor, irritación y frotis maloliente, de coloración amarillo-verdosa. En las infecciones crónicas desaparecen los síntomas, aunque el agente sigue presente. En el hombre, la infección suele ser asintomática, aunque puede manifestarse por una uretritis persistente o recidivante. La infección se transmite por contacto sexual y, más raramente, por fómites o en el momento del nacimiento al pasar por el canal vaginal. El diagnóstico se basa en el examen microscópico del flujo vaginal. El tratamiento consiste en la administración de metronidazol por vía oral. Es frecuente la reinfección si no se trata simultáneamente a la pareja sexual.

**TRICOMONICIDA** (*trichomonicide*) Agente destructivo de *Tricomonas vaginalis*, parásito protozoario flagelado que produce un tipo de vaginitis refractaria, cistitis y uretritis. El metronidazol se usa en el tratamiento de las mujeres con tricomoniasis y de sus parejas, aunque sean asintomáticos.

**TRICOSTRONGILIASIS** (*trichostrongyliasis*) Infestación

por *Trichostrongylus*, género de gusano nematodo. Denominada también tricostrongilosis. V. también **nematode**.

**TRICOTILOMANÍA** (*trichotilomania*) Hábito morboso de arrancarse el propio pelo, generalmente en estado de delirio.

**TRICURIASIS** (*trichuriasis*) Infestación por gusanos del género *Trichuris*. Suele ser asintomática, pero la infestación masiva puede producir náuseas, dolor abdominal, diarrea y anemia con prolapso rectal. Es frecuente en zonas tropicales con inadecuadas medidas sanitarias. Los huevos se transmiten por las heces. La contaminación de las manos, comida y agua da lugar a la ingestión de los huevos, que acantonan en el intestino, donde penetran hasta dos tercios del grosor de la mucosa. Los gusanos viven entre 15 y 20 años. El tratamiento consiste en la administración de mebendazol; la prevención se basa en la adecuada higiene personal y la eliminación de los residuos fecales.

**TRICÚSPIDE** (*tricuspid*) **1.** Relativo o perteneciente a tres puntas o cúspides. **2.** Relativo o perteneciente a la válvula tricúspide del corazón.

**TRICÚSPIDE, VÁLVULA** (*tricuspid valve*) Válvula cardiaca situada entre la aurícula y el ventrículo derecho; tiene tres cúspides o puntas, que se denominan anterior, posterior y medial. La anterior es la más ancha, y la posterior, la menor. Están formadas por tejido fibroso duro y se hallan ancladas en los músculos papilares del ventrículo derecho y en varias cuerdas tendinosas. Cuando los ventrículos se relajan durante la diástole, la válvula tricúspide se abre permitiendo la entrada de sangre a los ventrículos. En la sístole se producen la contracción ventricular y la consiguiente eyección de sangre, mientras que la válvula tricúspide y la mitral permanecen cerradas impidiendo el reflujo. Denominada también **auriculoventricular derecha, válvula**. Consultar las voces **mitral, válvula; semilunar, válvula**. V. también **cardiaca, válvula; cúspide valvular**.

**TRICHOMONAS VAGINALIS** (*Trichomonas vaginalis*) Protozoo parasitario móvil que produce vaginitis con flujo abundante y maloliente y prurito. V. también **tricomoniasis**.

**TRICHOPHYTON** (*Trychophyton*) Género de hongos que infecta la piel, el pelo y las uñas. Consultar también **dermatófito; dermatomicosis**.

**TRICHOSTRONGYLUS** (*Trichostrongylus*) Género de gusanos nematodos, algunas de cuyas especies parasitan al hombre, como *Trichostrongylus orientalis*. V. también **tricostrongiliasis**.

**TRICHURIS** (*Trichuris*) Género de gusanos parasitarios, una de cuyas especies, *Trichuris trichuria*, infecta el tracto intestinal del hombre. Los adultos, de entre 30 y 50 mm de longitud, tienen forma flagelada con un espesamiento en uno de los extremos. V. también **tricuriasis**.

**TRIDIHEXETIL, CLORURO DE** (*tridihexethyl chloride*) Anticolinérgico.

INDICACIONES: Tratamiento de los espasmos musculares intestinales.

CONTRAINDICACIONES: Glaucoma de ángulo cerrado, asma, obstrucción urinaria o intestinal, colitis ulcerosa grave o hipersensibilidad conocida al medicamento.

EFECTOS SECUNDARIOS: Entre los más graves se cuentan: visión borrosa, taquicardia, sequedad de boca, disminución de la sudoración e hipersensibilidad.

**TRIETANOLAMINA, POLIPÉPTIDO OLEOCONDENSADO DE** (*triethanolamine poly peptide oleate-condensate*) Agente cerumenolítico ·utilizado para reducir la producción de cera de los oídos. Se aplica en forma de solución en glicol propileno. Entre los posibles efectos secundarios, cabe citar la dermatitis de contacto grave.

**TRIFLUOPERAZINA, CLOHIDRATO DE** (*trifluoperazine hydrochloride*) Tranquilizante fenotiazínico.
INDICACIONES: Tratamiento de los trastornos psicóticos y antiemético.
CONTRAINDICACIONES: Enfermedad de Parkinson, administración simultánea de depresores del sistema nervioso central, disfunción hepática o renal, hipotensión grave o hipersensibilidad conocida al medicamento.
EFECTOS SECUNDARIOS: Entre los más graves figuran: hipotensión, hepatotoxicidad, reacciones extrapiramidales diversas, discrasia sanguínea y reacciones de hipersensibilidad.

**TRIFLUOROTIMIDINA** (*trifluorothymidine*) Antivírico.
INDICACIONES: Tratamiento de la queratoconjuntivitis, queratitis herpética y otras formas de queratitis producidas por herpes simple.
CONTRAINDICACIONES: Hipersensibilidad conocida al medicamento.
EFECTOS SECUNDARIOS: Entre los más graves figuran: reacciones de hipersensibilidad, edema y aumento de la presión intraocular.

**TRIFLUPROMAZINA, CLORHIDRATO DE** (*triflupromazine hydrochloride*) Tranquilizante fenotiazínico.
INDICACIONES: Tratamiento de los trastornos psicóticos y control de la emesis grave.
CONTRAINDICACIONES: Enfermedad de Parkinson, administración simultánea de depresores del sistema nervioso central, disfunción hepática o renal, hipotensión intensa, hipersensibilidad conocida al medicamento o a otras fenotiazinas.
EFECTOS SECUNDARIOS: Entre los más graves figuran: hipotensión, hepatotoxicidad, reacciones extrapiramidales diversas, discrasia sanguínea y reacciones de hipersensibilidad.

**TRIFLURIDINA** (*trifluridine*) Agente antivírico de uso oftálmico, en experimentación.
INDICACIONES: Se ha utilizado para el tratamiento de la queratoconjuntivitis por herpes virus I y de la queratitis.
CONTRAINDICACIONES: Hipersensibilidad conocida al medicamento.
EFECTOS SECUNDARIOS: Entre los más graves figuran: queratopatía epitelial y reacciones alérgicas. También pueden aparecer quemazón y pinchazos, así como edema parpebral.

**TRIGEMINISMO** (*trigeminism*) Arritmia cardiaca caracterizada por la existencia de tres latidos sucesivos rápidos.

**TRIGÉMINO, NERVIO** (*trigeminal nerve*) Pareja de nervios craneales, esenciales para la función de masticación, sensibilidad general de la cara e inervación muscular del oblicuo mayor del ojo. Posee ramas sensoriales, motoras y raíces intermedias conectadas a tres áreas cerebrales.

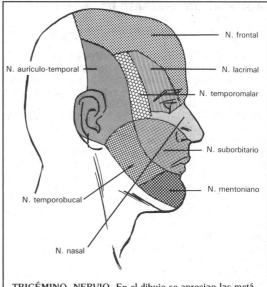

TRIGÉMINO, NERVIO. En el dibujo se aprecian las metámeras cutáneas de inervación sensitiva del trigémino.

**TRIGLICÉRIDO** (*triglyceride*) Compuesto formado por glicerol y un ácido graso (oleico, palmítico o esteárico). Los triglicéridos forman parte de la mayoría de las grasas animales y vegetales y son los principales lípidos sanguíneos; circulan unidos a una proteína formando lipoproteínas de alta y baja densidad. La cantidad total de triglicéridos y la cantidad y proporción de los diversos tipos de lipoproteínas tienen importancia en el diagnóstico y tratamiento de diversas enfermedades, entre ellas la diabetes, hipertensión y cardiopatías. La cantidad normal de triglicéridos en sangre viene a ser de 200 a 300 mg/100 ml.

**TRIGONITIS** (*trigonitis*) Inflamación del trígono vesical, acompañada a menudo de uretritis.

**TRÍGONO** (*trigone*) **1.** Triángulo. **2.** La primera de las tres cúspides de cada molar superior.

**TRIHEXIFENIDIL, CLORHIDRATO DE** (*trihexyphenidyl hydrochloride*) Agente anticolinérgico.
INDICACIONES: Tratamiento de la enfermedad de Parkinson y control de las reacciones extrapiramidales yatrógenas.
CONTRAINDICACIONES: Glaucoma de ángulo cerrado, asma, obstrucción intestinal o urinaria, colitis ulcerosa grave o hipersensibilidad conocida al medicamento.
EFECTOS SECUNDARIOS: Entre los más graves figuran: visión borrosa, trastornos del sistema nervioso central, taquicardia, sequedad de boca, disminución de la sudoración y reacciones de hipersensibilidad.

**TRIHÍBRIDO** (*trihybrid*) (Genética). Perteneciente o relativo a un organismo o especie que es heterozigótico para tres caracteres específicos o que es descendiente de padres que difieren en tres pares de genes específicos.

**TRIHÍDRICO, ALCOHOL** (*trihydric alcohol*) Alcohol que contiene tres grupos hidroxilo.

**TRIMEPRAZINA, TARTRATO DE** (*trimeprazine tartrate*) Antipruriginoso.
INDICACIONES: Tratamiento de las reacciones de hipersensibilidad de la piel.
CONTRAINDICACIONES: Coma, depresión de la medula ósea, lactancia, hipersensibilidad conocida al medicamento. No debe administrarse a niños menores de seis meses de edad o a pacientes que estén tomando grandes cantidades de depresores del SNC.
EFECTOS SECUNDARIOS: Entre los más graves figuran: excitabilidad paradójica, trastornos parkinsonianos, hepatitis y trastornos gastrointestinales.

**TRIMESTRE** (*trimester*) Cada uno de los tres períodos de tres meses de que consta el embarazo. El primero se cuenta desde el primer día del último período menstrual hasta el final de la duodécima semana. El segundo abarca desde el cuarto mes hasta la semana veintiocho. El tercero comienza en la semana veintiocho y finaliza con el parto.

**TRIMETADIONA** (*trimethadione*) Anticonvulsivo.
INDICACIONES: Tratamiento de las crisis de pequeño mal en la epilepsia.
CONTRAINDICACIONES: Insuficiencia renal o hepática grave, discrasias sanguíneas o hipersensibilidad conocida al medicamento.
EFECTOS SECUNDARIOS: Entre los más graves figuran: dermatitis exfoliativa, discrasias sanguíneas, anemia aplástica. Pueden aparecer también sedación y hemeralopía.

**TRIMETILENO** (*trimethylene*) V. **ciclopropano**.

**TRIMETOBENZAMIDA, CLORHIDRATO DE** (*trimethobenzamide hydrochloride*) Antiemético.
INDICACIONES: Alivio de las náuseas y vómitos.
CONTRAINDICACIONES: Síndrome de Reye o hipersensibilidad conocida al medicamento.
EFECTOS SECUNDARIOS: Entre los más graves, cuando se administran grandes dosis, figuran: somnolencia, diarrea, reacciones alérgicas y extrapiramidales. A las dosis terapéuticas, no suelen aparecer efectos secundarios.

**TRIMIPRAMINA, MALEATO DE** (*trimipramine maleate*) Antidepresivo.
INDICACIONES: Tratamiento de la ansiedad, depresión e insomnio.
CONTRAINDICACIONES: Uso simultáneo de inhibidores de la monoaminooxidasa o antes de catorce días de haberlos administrado. Hipersensibilidad conocida al medicamento. No debe administrarse durante la recuperación de un infarto de miocardio o a pacientes esquizofrénicos. No es recomendable su empleo en niños.
EFECTOS SECUNDARIOS: Entre los más graves figuran: taquicardia, convulsiones, parkinsonismo, visión borrosa, hipotensión y agravación del glaucoma.

**TRINCHERAS, FIEBRE DE LAS** (*trench fever*) Infección autolimitada, causada por *Rochalimaea quintana*, rickettsia transmitida por los piojos. Se caracteriza por debilidad, fiebre, erupción cutánea y dolores en las piernas. Fue muy frecuente durante la Primera Guerra Mundial; hoy día es rara.

**TRIPANOSOMA** (*trypanosome*) Organismo protozoario flagelado del género *Trypanosoma*. V. también **tripanosomiasis**.

**TRIPANOSOMA** (*Trypanosoma*) Género de organismos parasitarios, varias de cuyas especies producen enfermedades importantes en el hombre. La mayoría pasan parte de su ciclo vital en insectos, que los transmiten con sus picaduras. V. **tripanosomiasis**.

**TRIPANOSOMAS, INFECCIÓN POR** (*trypanosomal infection*) V. **tripanosomiasis**.

**TRIPANOSOMIASIS** (*trypanosomiasis*) Infección producida por *Trypanosoma*. Los tipos de tripanosomiasis son la **tripanosomiasis africana** y la **Chagas, enfermedad de**.

**TRIPANOSOMIASIS AFRICANA** (*African trypanosomiasis*) Enfermedad producida por *Trypanosoma brucei gambiense* o *Trypanosoma brucei rhodesiense*, que se transmiten al hombre por la picadura de la mosca tsetsé. La tripanosomiasis africana sólo se da en las zonas tropicales de África donde se encuentra este tipo de mosca. La enfermedad evoluciona en tres fases: una localizada en el punto de invasión del microorganismo, otra sistémica caracterizada por fiebre, escalofríos, cefalea, anemia, edema de las manos y pies y aumento de tamaño de los ganglios linfáticos, y una tercera neurológica en la cual predominan síntomas de afectación del sistema nervioso central, como letargia, cefalea, convulsiones y coma. La enfermedad es fatal a menos que se trate, aunque pueden transcurrir muchos años antes de que su evolución alcance la fase neurológica. La **tripanosomiasis gambiense** y la **tripanosomiasis rodesiana** son tipos de tripanosomiasis africana. Denominada también **sueño, enfermedad del**. V. también **tripanosomiasis**.

**TRIPANOSOMIASIS AMERICANA** (*American trypanosomiasis*) V. **Chagas, enfermedad de**.

**TRIPANOSOMIASIS BRASILEÑA** (*Brazilian trypanosomiasis*) V. **Chagas, enfermedad de**.

**TRIPANOSOMIASIS GAMBIENSE** (*Gambian trypanosomiasis*) Forma de tripanosomiasis africana, generalmente crónica, causada por el protozoo *Trypanosoma gambiense brucei*. El individuo afecto puede presentar síntomas relativamente leves durante meses o años, antes de que aparezcan las manifestaciones neurológicas del estadio terminal. Denominada también **sueño de África Occidental, enfermedad del**. V. también **tripanosomiasis africana**.

**TRIPANOSOMIASIS RODESIANA** (*Rhodesian trypanosomiasis*) Forma aguda de tripanosomiasis africana, causada por el parásito *Trypanosoma brucei rhodesiense*. Puede progresar rápidamente causando encefalitis, coma y muerte en sólo unas pocas semanas. Consultar la voz **tripanosomiasis gambiense**. V. también **tripanosomiasis africana**.

**TRIPANOSOMIASIS SUDAMERICANA** (*South American trypanosomiasis*) V. **Chagas, enfermedad de**.

**TRIPANOSOMICIDA** (*trypanosomicide*) Agente destructor de los tripanosomas, especialmente de las especies transmitidas al hombre por los insectos en diversas regiones de África y América Central y del Sur. Son compuestos de arsénico. Se utilizan en el tratamiento de la enfermedad del sueño, producida por *Trypanosoma gambiense*, y la enfermedad de Chagas, producida por *T. cruzi*.

**TRIPELENAMINA, CLORHIDRATO DE** (*tripelenamine hydrochloride*) Antihistamínico.

INDICACIONES: Tratamiento de la rinitis y las reacciones de hipersensibilidad de la piel.

CONTRAINDICACIONES: Asma, glaucoma, dificultad para la micción, administración simultánea de inhibidores de la monoaminooxidasa. No debe administrarse a prematuros o recién nacidos ni a madres en período de lactación.

EFECTOS SECUNDARIOS: Entre los más graves figuran: sedación, taquicardia y trastornos gastrointestinales.

**TRIPLE X, SÍNDROME DE LA** (triple X syndrome) V. **XXX, síndrome**.

**TRIPLETE** (triplet) **1.** Cada uno de los tres vástagos producto de un mismo embarazo. V. también **Hellin-Zeleny, ley de. 2.** (Genética). Unidad constituida por tres bases consecutivas en una cadena de polinucleótidos de ADN o RNA que codifica para un determinado aminoácido. V. también **codón; genético, código**.

**TRIPLOIDE (3n)** (triploid) Relativo a un individuo, organismo o especie que posee tres juegos de cromosomas, el triple del número haploide normal. En el hombre, el número es 69; se encuentra en raras ocasiones en fetos abortivos. Los que llegan al nacimiento presentan múltiples y graves malformaciones y suelen vivir apenas unas horas. Consultar las voces **diploide; haploide; tetraploide**. V. también **poliploide**.

**TRIPLOIDÍA** (triploidy) Estado relativo a la presencia de tres juegos completos de cromosomas en un mismo organismo, individuo o célula.

**TRIPLOIDINA, CLORHIDRATO DE** (triploidine hydrochloride) Antihistamínico.

INDICACIONES: Tratamiento de diversas reacciones de hipersensibilidad, incluida rinitis, erupciones cutáneas y prurito.

CONTRAINDICACIONES: Asma o hipersensibilidad conocida al medicamento. No debe administrarse a recién nacidos ni a madres en período de lactación.

EFECTOS SECUNDARIOS: Somnolencia, erupción cutánea, reacciones de hipersensibilidad, sequedad de boca y taquicardia.

**-TRIPSIA** (-tripsy) Sufijo que significa «escisión de una parte del cuerpo mediante un instrumento quirúrgico»: biotripsia, litotripsia, sarcotripsia.

**TRIPSINA CRISTALIZADA** (trypsin crystallized) Enzima proteolítica procedente del páncreas de buey, utilizada como agente desbridante de heridas y úlceras.

**-TRIPSIS** Sufijo que significa «frotamiento, fricción fuerte, trituración»: anatripsis, entripsis, sintripsis.

**TRIPTÓFANO** (tryptophan) Aminoácido esencial para el crecimiento normal de los niños y el equilibrio en el balance de nitrógeno de los adultos. Es el precursor de diversas sustancias, entre ellas la serotonina y la niacina. Alrededor del 50 % de los requerimientos diarios de triftófano se obtienen a través del metabolismo de la niacina. El resto deriva de las proteínas de la dieta, especialmente legumbres, granos y semillas. V. también **aminoácido; metabolismo proteico**.

**-TRIQUIA** (-trichia) **1.** Sufijo que significa «estado patológico del pelo»: leucotriquia, melanotriquia, esclerotriquia. **2.** Sufijo que significa «relativo al desarrollo del pelo»: glosotriquia, politriquia. V. también **-tricosis**.

**TRIQUIASIS** (trichiasis) Anormal inversión de las pestañas que produce irritación del ojo. Suele acompañarse de infección o inflamación. Consultar la voz **ectropion**.

**TRIQUINOSIS** (trichinosis) Infestación por el nematodo Trichinella spiralis, parásito transmitido al comer carne de cerdo cruda o mal cocinada. Los síntomas iniciales consisten en dolor abdominal, náuseas, fiebre y diarrea; luego aparecen dolor muscular, hipersensibilidad, fatiga y eosinofilia. Las infecciones ligeras pueden ser asintomáticas.

OBSERVACIONES: Las larvas enquistadas en la carne de cerdo maduran en el intestino del huésped y los gusanos maduros depositan sus huevos en las paredes intestinales. Las larvas penetran en la mucosa intestinal y de allí se diseminan a otras partes del organismo a través de la corriente sanguínea y los vasos linfáticos, para invadir en última instancia los músculos esqueléticos, especialmente el diafragma y los músculos torácicos, donde se enquis-

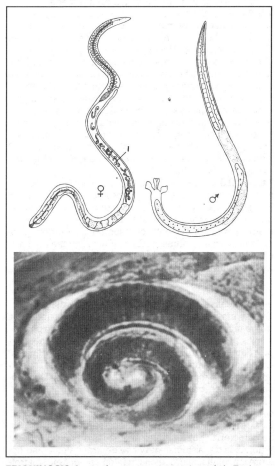

TRIQUINOSIS. Izquierda, aspecto macroscópico de la Trichinella: gracias a la sección pueden verse las larvas en el interior de la hembra. Derecha, detalle de un quiste de la Trichinella, localizado siempre en un músculo.

tan. La infestación cerebral o cardiaca puede producir la muerte. El diagnóstico se realiza mediante pruebas serológicas, de sensibilidad cutánea y examen microscópico de muestras obtenidas mediante biopsia muscular.

ACTUACIÓN: No existe tratamiento específico. Pueden aliviar los síntomas los analgésicos, el tiabendazol y los corticosteroides. Después de dos o tres meses, se ha producido un total enquistamiento de las larvas y desaparecen los síntomas.

ACTUACIÓN DE LA ENFERMERA: La prevención requiere cocinar la carne de cerdo a más de 100º C durante 35 minutos. El congelamiento a −20º C durante 20 días también mata las larvas. No deben comerse carne de cerdo o derivados crudos; incluso los ahumados o carnes en salazón pueden contener larvas. Es obligatoria la inspección de las carnes por el veterinario antes de proceder a su comercialización.

**TRISMUS** (*trismus*) Espasmo tónico prolongado de los músculos de la mandíbula. V. también **tétanos**.

**TRISOMÍA** (*trisomy*) Alteración caracterizada por la presencia de un cromosoma extra en un determinado par cromosómico. En el hombre, las células trisómicas contienen 47 cromosomas y se designan $2n + 1$. El cromosoma adicional puede unirse a cualquiera de los pares homólogos normales, aunque la mayoría de las trisomías humanas se dan en los pequeños cromosomas, como los del grupo E o G, o los cromosomas sexuales. La trisomía parcial aparece cuando sólo una porción cromosómica es la que se une a otra. En nomenclatura genética, las trisomías se indican por el grupo cariotípico o cromosómico exacto en el cual se produce la adición; así se habla de trisomía 13 o trisomía D. Consultar la voz **monosomía**. V. también **trisomía, síndrome de**.

**TRISOMÍA 8** (*trisomy 8*) Anomalía cromosómica consistente en la presencia de un cromosoma extra en posición 8 dentro del grupo C. Los sujetos que la presentan son delgados, de estatura normal, tienen una gran cabeza asimétrica, frente prominente, ojos hundidos, grandes y prominentes orejas y gruesos labios. Existe retraso mental y motor en grado variable, de ligero a grave; el habla es lenta y gutural. Pueden aparecer anomalías esqueléticas y articulares, tales como camptodactilia; los surcos palmares y plantares son inusualmente pronunciados, lo que es significativo desde el punto de vista del diagnóstico. La mayoría de las trisomías 8 son un mosaico, pueden no dar manifestaciones clínicas o sólo leves, o bien son trisomías parciales, con ausencia de parte del cromosoma 8, y dan lugar a diversos grados de anomalías clínicas. En general, es una trisomía menos grave que la 13 o la 18. La tasa de mortalidad asociada es pequeña. Denominada también **trisomía C, síndrome de la**.

**TRISOMÍA 13** (*trisomy 13*) Anomalía cromosómica consistente en la presencia de un cromosoma extra en el grupo D, en posición 13, aunque puede ser también 14 o 15. Se caracteriza por múltiples anomalías del axis corporal y defectos del sistemas nervioso central, tales como holopresencefalia, microcefalia, mielomeningocele, microftalmos y paladar hendido con labio leporino. Se acompaña de retraso mental grave, polidactilia, sordera, convulsiones y anomalías cardiacas, viscerales y genitales. La ma-

yoría de los niños afectados no sobreviven más allá de los seis meses. Denominada también **Patau, síndrome de; trisomía D, síndrome de la; trisomía 13-15**.

**TRISOMÍA 13-15** (*trisomy 13-15*) V. **trisomía 13**.

**TRISOMÍA 16-18** (*trisomy 16-18*) V. **trisomía 18**.

**TRISOMÍA 18** (*trisomy 18*) Anomalía cromosómica consistente en la presencia de un cromosoma extra en posición 18. Se caracteriza por retraso mental grave y múltiples deformidades, tales como escafocefalia u otras anomalías del cráneo, micrognatia, facies anormal con orejas de implantación baja y occipucio prominente, labio leporino y paladar hendido, puños cerrados con dedos montados, sobre todo el índice sobre el anular, pies zambos y sindactilia. También son corrientes los defectos del tabique interventricular, la persistencia del conducto arterioso, defectos del tabique interauricular y anomalías renales. Se presenta sobre todo en mujeres, en una proporción 3:1 con respecto a los hombres. La supervivencia más allá de unos meses es infrecuente. Denominada también **Edward, síndrome de; trisomía 16-18; trisomía E, síndrome de la**.

**TRISOMÍA 21** (*trisomy 21*) V. **Down, síndrome de**.

**TRISOMÍA 22** (*trisomy 22*) Anomalía cromosómica consistente en la presencia de un cromosoma extra en posición 22 en el grupo G. Se caracteriza por retraso mental y diversas anomalías del desarrollo. Entre los defectos más corrientes figuran: microcefalia, micrognatia, hipotonía, hipertelorismo, orejas anormales con colgajo preauricular o fístulas, cardiopatía congénita. En la trisomía 22 parcial, el cromosoma extra es mucho menor que el par normal y produce coloboma del iris o atresia anal, o ambas, así como algunas otras anomalías.

**TRISOMÍA, SÍNDROME DE** (*trisomy syndrome*) Estado morboso debido a la presencia de un cromosoma extra en un par de cromosomas homólogos, ya sean autosomas o cromosomas sexuales, o por translocación de una porción de un cromosoma en otro. La mayoría de las trisomías se producen por la no disyunción de los cromosomas durante la división celular. Las que van asociadas a cromosomas autosómicos son más graves que las ligadas a cromosomas sexuales. Las trisomías más corrientes, con manifestaciones clínicas bien definidas, son las 8, 13, 18, 21 y 22.

**TRISOMÍA C, SÍNDROME DE LA** (*trisomy C syndrome*) V. **trisomía 8**.

**TRISOMÍA D, SÍNDROME DE LA** (*trisomy D syndrome*) V. **Patau, síndrome de**.

**TRISOMÍA E, SÍNDROME DE LA** (*trisomy E syndrome*) V. **Edward, síndrome de**.

**TRISOMÍA G, SÍNDROME DE LA** (*trisomy G syndrome*) V. **Down, síndrome de**.

**TRIYODOTIRONINA (T₃)** (*triiodothyronine*) Hormona reguladora del crecimiento y desarrollo, controladora del metabolismo y la temperatura corporal y que, mediante un sistema de retroalimentación negativa, inhibe la secreción de tirotropina por la hipófisis. Se produce principalmente a partir del metabolismo de la tiroxina en los tejidos periféricos, aunque también se almacena y sintetiza en la glándula tiroides como residuo aminoacídico de la proteína tiroglobulina. En el plasma, circula ligada a una globulina y a una prealbúmina, proteínas que protegen a la hormona de ser metabolizada y excretada durante los dos días de vida media que posee, hasta su metabolización en el hígado. Actúa fundamentalmente sirviendo de complemento a la tiroxina en el control de la síntesis proteica. Forma parte de diversos medicamentos, como el liotrix y la liotironina sódica, utilizados en el tratamiento del hipotiroidismo y el bocio simple.

**TROCÁNTER** *(trochanter)* Cada una de las dos protuberancias óseas del extremo proximal del fémur, que sirven para la inserción de diversos músculos. Se denominan trocánter mayor y menor.

**TROCÁNTER MAYOR** *(greater trochanter)* Gran proyección del fémur en la cual se insertan diversos músculos, como el glúteo mediano, el glúteo mayor y el obturador interno. El trocánter mayor se proyecta desde el ángulo constituido por el cuello y el cuerpo del fémur.

**TROCÁNTER MENOR** *(lesser trochanter)* Protuberancia cónica en la base del cuello del fémur, donde se inserta el tendón del músculo psoas mayor. Consultar la voz **trocánter mayor**.

**TROCAR** *(trocar)* Instrumento quirúrgico en forma de punzón introducido en una vaina o cánula. Se utiliza para perforar una cavidad orgánica y extraer líquido o instilar medicación, o para servir de guía en la colocación de un catéter. Una vez cumplida su función, se retira dejando en su lugar el catéter, tubo o instrumento en cuestión. V. también **cánula**.

**TROCISCO** *(troche)* Pastilla medicamentosa confeccionada con azúcar o con esencia de frutas, que se deja disolver en la boca. Su forma puede ser redonda, oval, oblonga, etc.

**TRÓCLEA** *(trochlea)* Superficie lisa articular sobre la cual se desliza otra.

**TRÓCLEA DE LA FALANGE** *(caput phalangis)* Cabeza situada en el extremo distal de las falanges proximal y media.

**TROCLEAR, ARTICULACIÓN** *(hinge joint)* Articulación sinovial entre dos superficies articulares cuyas formas se adaptan perfectamente, de manera que se pueden realizar movimientos muy amplios en un plano determinado que no suele coincidir con el del eje del hueso proximal. Las articulaciones interfalángicas son trocleares. Consultar la voz **trocoide, articulación en**.

**TROCOIDE, ARTICULACIÓN EN** *(trochoid joint)* V. **pivote, articulación en**.

**-TROFIA** *(-trophy)* Sufijo que significa «estado de nutrición o crecimiento»: *citotrofia, embriotrofia, lipotrofia*.

**-TRÓFICO** *(-trophic)* Sufijo que significa «referente a un tipo de nutrición o requerimiento nutricional»: *condrotrófico, lipotrófico, viscerotrófico*.

**TROFO-** *(tropho-, troph-)* Prefijo que significa «relativo a la comida o al alimento»: *trofoblasto, trofoedema, trofoneurosis*.

**-TROFO** *(-troph)* **1.** Sufijo que significa «lo que alimenta a un embrión»: *embriótrofo, hemótrofo, histótrofo*. **2.** Sufijo que significa «organismo que obtiene alimentos de una fuente (específica)»: *autótrofo, metátrofo, protótrofo*.

**TROFOBLÁSTICO, CÁNCER** *(trophoblastic cancer)* Neoplasia maligna del útero derivada del epitelio coriónico, caracterizada por la producción de grandes cantidades de gonadotropina coriónica humana (HCG). Puede constituirse como una mola hidatiforme invasiva (corioadenoma destruens) formada por las vellosidades coriónicas muy aumentadas de tamaño, o como un coriocarcinoma uterino maligno que crece a partir de epitelio coriónico no velloso. La mitad de los casos de coriocarcinoma van precedidos de un embarazo molar y el 25 % de un aborto, el 22,5 % de un embarazo normal y el 2,5 % de un embarazo ectópico. La mola hidatiforme invade el miometrio y a menudo forma nódulos extrauterinos que pueden dar metástasis a distancia. El coriocarcinoma forma un tumor nodular, hemorrágico, rojo oscuro dentro o sobre la pared uterina, y produce metástasis precoces en pulmones, cerebro, hígado, huesos, vagina o vulva. Los síntomas de comienzo son: hemorragia vaginal y flujo hediondo abundante; tos persistente o hemoptisis, cuando está afectado el pulmón. Conforme va progresando el proceso, aparecen hemorragias frecuentes, debilidad y emaciación. Las pruebas diagnósticas incluyen determinación de HCG

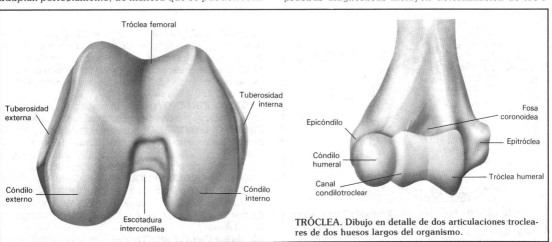

TRÓCLEA. Dibujo en detalle de dos articulaciones trocleares de dos huesos largos del organismo.

en sangre, que estará elevada, y examen histológico de muestra obtenida mediante legrado. En la mayoría de los casos está indicada la histerectomía, aunque la cirugía no elimina la posibilidad de recidíva. En gran número de casos, la quimioterapia resulta eficaz. Se recomienda la administración de un solo agente quimioterápico, metotrexate o actinomicina D, en las pacientes de bajo riesgo, es decir, aquellas en que la enfermedad empezó a desarrollarse menos de cuatro meses antes, y también en las que presentan invasión pulmonar o vaginal. El tratamiento de las pacientes de alto riesgo, es decir, aquellas en que la enfermedad es más antigua y presentan metástasis hepáticas y cerebrales, debe individualizarse. En general consistirá en radioterapia combinada con metotrexate, actinomicina D y clorambucil. V. también **coriocarcinoma**.

**TROFOBLASTO** (trophoblast) Capa de tejido constitutiva de la pared del blastocisto de la placenta de los mamíferos en el comienzo del desarrollo embrionario. Sirve para la implantación del blastocisto en la pared uterina y para aportar elementos nutritivos al embrión. En la implantación, las células se diferencian en dos capas: el citotrofoblasto, más profundo, que da lugar al corion, y el sincitiotrofoblasto, que da lugar a la capa superficial de la placenta. Denominado también **trofoectodermo**.

**TROFOBLASTO SINCITIAL** (syncytial trophoblast) V. **sincitiotrofoblasto**.

**TROFOECTODERMO** (trophectoderm) V. **trofoblasto**.

**TROFOZOITO** (trophozoite) Protozoo móvil, como una ameba. Entre las enfermedades en que aparecen trofozoitos como agentes causales, cabe citar: disentería amebina, malaria y vaginitis tricomoniásica.

**TROLEANDOMICINA** (troleandomycin) Antibiótico macrólido.

INDICACIONES: Tratamiento de determinadas infecciones.

CONTRAINDICACIONES: Hipersensibilidad conocida al medicamento.

EFECTOS SECUNDARIOS: Entre los más graves figuran: trastornos gastrointestinales, reacciones alérgicas, desde leves hasta anafilaxia y hepatotoxicidad.

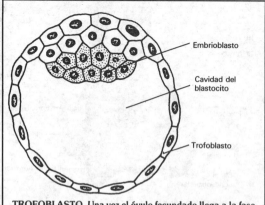

Embrioblasto

Cavidad del blastocito

Trofoblasto

**TROFOBLASTO.** Una vez el óvulo fecundado llega a la fase de blástula, el blastocisto se diferencia en trofoblasto y embrioblasto.

**TROMBASTENIA** (thrombasthenia) Enfermedad hemorrágica poco frecuente consistente en un defecto en la hemostasia mediada por las plaquetas, debida a una anomalía de la superficie de la membrana de las mismas. Las plaquetas no se agregan, no se forman coágulos y se produce una hemorragia, de origen mucoso frecuentemente. La transfusión plaquetaria suele ser eficaz para detener la hemorragia. Es una enfermedad congénita, heredada como carácter autosómico recesivo.

**TROMBECTOMÍA** (thrombectomy) Eliminación de un trombo de un vaso sanguíneo mediante cirugía de urgencia al objeto de restaurar la circulación del área afectada. Previamente debe administrarse medicación anticoagulante y realizar un arteriograma para localizar el trombo. Bajo anestesia general, se practica una incisión longitudinal en el vaso y se extrae el trombo. En el posoperatorio debe mantenerse la presión sanguínea al mismo nivel que la existente antes de la intervención, para evitar nuevas trombosis. Consultar la voz **embolectomía**.

**TROMBICULOSIS** (trombiculosis) Infestación por ácaros del género Trombicula, algunos de los cuales son vectores del tifus.

**TROMBINA** (thrombin) Enzima formada en el plasma durante el proceso de coagulación a partir de la protrombina, calcio y tromboplastina. Induce el paso de fibrinógeno a fibrina, esencial para la formación del coágulo. V. también **coágulo sanguíneo**.

**TROMBO-** (thrombo-) Prefijo que significa «relativo o perteneciente a un coágulo o trombo»: tromboarteritis, trombolisis, trombocitis.

**TROMBO** (thrombus) Agregación de plaquetas, fibrina, factores de coagulación y elementos celulares de la sangre en el interior de una vena o arteria, que a veces produce oclusión de la luz vascular. Entre los tipos de trombos se cuentan: **trombo agónico; trombo blanco; trombo hialino; trombo laminado; trombo marasmático; trombo parasitario**. Denominado también **coágulo sanguíneo**. Consultar la voz **émbolo**.

**TROMBO AGÓNICO** (agonal thrombus) Agregación de plaquetas, fibrina, factores de la coagulación y elementos formes de la sangre que se forma en el corazón tras la muerte.

**TROMBO BLANCO** (white thrombus) **1.** Agregación de plaquetas, fibrina, factores de la coagulación y elementos celulares, a excepción de los hematíes (o bien el número de éstos es escaso). **2.** Trombo constituido principalmente por leucocitos. **3.** Trombo constituido principalmente por plaquetas y fibrina.

**TROMBO HIALINO** (hyaline thrombus) Masa translúcida e incolora formada por eritrocitos hemolizados.

**TROMBO LAMINADO** (laminated thrombus) Tipo de trombo compuesto de plaquetas, fibrina, factores de la coagulación y elementos celulares dispuestos en capas y formados aparentemente en diferentes épocas.

**TROMBO MARASMÁTICO** (marasmic thrombus) Agregación de plaquetas, fibrina, factores de la coagulación y elementos celulares que se produce en los lactantes afectos de marasmo. Suele ser un fenómeno terminal en la caquexia.

**TROMBO OBLITERANTE** (ball thrombus) Masa redon-

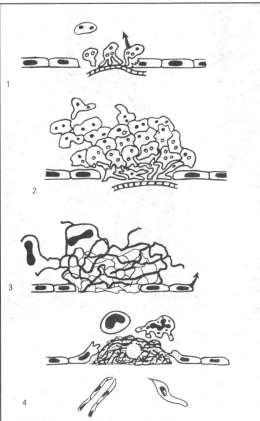

**TROMBO.** Esquema de la secuencia de formación de un trombo: 1) lesión del endotelio, contacto de las células sanguíneas con el tejido conectivo subendotelial e inicio de la agregación plaquetaria. 2) la gran afluencia de plaquetas origina el coágulo primario. 3) Aparición de mallas de fibrina y formación del coágulo secundario. 4) Retracción del coágulo, organización del mismo y regeneración endotelial.

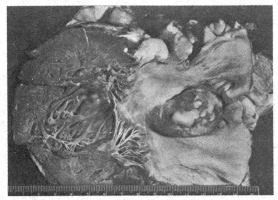

**TROMBO.** Fotografía de un gran trombo formado en el interior de la aurícula izquierda.

deada y coagulada de sangre que contiene plaquetas, fibrina y fragmentos celulares, y que puede obstruir un vaso sanguíneo o un orificio.

**TROMBO PARASITARIO** *(parasitic thrombus)* Agregación de cuerpos y esporas de parásitos palúdicos, formada en los vasos cerebrales, en el paludismo de localización cerebral.

**TROMBOANGEÍTIS OBLITERANTE** *(thromboangiitis obliterans)* Estado de oclusión vascular, generalmente en una pierna o pie, debido a inflamación y trombosis de las arterias de pequeño y mediano calibre. Los signos precoces son: calor, tumefacción, hormigueo y entumecimiento distales al área de la lesión. Si la enfermedad progresa, pueden aparecer flebitis y gangrena. A menudo desaparece el pulso en el miembro afectado. El objetivo del tratamiento se enfoca a eliminar todos los factores que disminuyen o dificultan la irrigación sanguínea, tales como el tabaco, y a utilizar todos los medios posibles para aumentar el riesgo de la extremidad afectada. Si se llega a la gangrena con infección y extensa destrucción tisular, puede ser necesaria la amputación. Afecta a los hombres 75 veces más que a las mujeres; la mayoría de los casos se dan entre fumadores de edades comprendidas entre 20 y 40 años. Denominada también **Buerger, enfermedad de**.

**TROMBOCITEMIA ESENCIAL** *(essential thrombocythemia)* V. **trombocitosis**.

**TROMBOCITO** *(thrombocyte)* V. **plaqueta**.

**TROMBOCITOPATÍA** *(thrombocytopathy)* Se aplica a cualquier alteración morbosa del mecanismo de coagulación de la sangre debida a anomalías o disfunción plaquetarias. Entre los diferentes tipos se encuentran: **trombocitopenia; trombocitosis**.

**TROMBOCITOPENIA** *(thrombocytopenia)* Situación hematológica anormal en que el número de plaquetas está disminuido, debido a destrucción de tejido eritrocítico en la medula ósea por ciertas enfermedades neoplásicas o por respuesta inmunológica a un medicamento. La disminución puede afectar a la producción de plaquetas, a su vida media, o bien haber aumento del gasto de las mismas asociado a esplenomegalia. Es la causa más frecuente de trastornos hemorrágicos. La hemorragia se origina generalmente en pequeños capilares. El tratamiento requiere un diagnóstico previo lo más específico posible. Debe suspenderse la ingesta de todo tipo de fármacos, ya que algunos de ellos pueden provocar el trastorno. Pueden administrarse corticoides y suelen ser necesarias las transfusiones.

**TROMBOCITOSIS** *(thrombocytosis)* Aumento anormal del número de plaquetas. La forma benigna o trombocitosis secundaria es asintomática y suele ser consecutiva a esplenectomía, enfermedad inflamatoria, anemia hemolítica, hemorragia o deficiencia de hierro, como respuesta al ejercicio o debida al tratamiento con vincristina. También puede asociarse a carcinomas o fases avanzadas de la enfermedad de Hodgkin u otros linfomas. La trombocitemia esencial se caracteriza por episodios de sangrado espontáneo alternando con otros de trombosis. Las plaquetas pueden superar la cifra de $1.000.000/mm^3$. Consultar la voz **trombocitopenia**. V. también **policitemia**.

**TROMBOCITOSIS BENIGNA** *(benign thrombocytosis)* V. **trombocitosis**.

**TROMBOCITOSIS SECUNDARIA** *(secondary thrombocytosis)* V. **trombocitosis**.

**TROMBOEMBOLISMO** *(thromboembolism)* Estado morboso en que se produce el bloqueo de un vaso sanguíneo por un émbolo arrastrado por la corriente sanguínea desde su punto de formación. El área irrigada por el vaso obstruido se torna fría, entumecida, cianótica y parestésica. El tratamiento consiste en reposo en cama, aplicación de calor húmedo y medicación anticoagulante en prevención de nuevos trombos accesorios. Puede estar indicada la embolectomía, en especial si son la aorta o la ilíaca primitiva las arterias obstruidas. Un émbolo en los pulmones produce un repentino y violento dolor torácico o abdominal, disnea, tos intensa, fiebre y hemoptisis. La obstrucción de la arteria pulmonar o alguna de sus ramas puede ser rápidamente fatal. El embolismo en las pequeñas arterias pulmonares puede diagnosticarse mediante radiografías y otras técnicas radiológicas, entre ellas angiografía y barrido pulmonar.

**TROMBOFLEBITIS** *(thrombophlebitis)* Inflamación de una vena, acompañada a menudo de un trombo. Suele deberse a traumatismo vascular, hipercoagulación sanguínea, infección, irritación química, estasis circulatoria posoperatoria, posición de pie o sentado prolongada, inmovilidad o cateterismo intravenoso mantenido durante un largo período. Denominada también **flebitis**.

OBSERVACIONES: La tromboflebitis de una vena superficial suele ser evidente; los vasos aparecen duros y tensos, como una cuerda, extremadamente sensibles a la presión; el área circundante está eritematosa y caliente al tacto, el resto del miembro puede aparecer pálido, frío e hinchado. La tromboflebitis de venas profundas se caracteriza por dolor hiriente y hormigueo, especialmente en el talón, cuando el paciente anda o flexiona el pie dorsalmente (signo de Homan).

ACTUACIÓN: La tromboflebitis de una vena del brazo o de una mano causada por la irritación debida a cateterismo se trata quitando el catéter, manteniendo el brazo elevado y aplicando calor húmedo. Cuando el proceso se da en una vena de una pierna, el paciente debe guardar reposo en cama en una posición cómoda que no dificulte el retorno venoso. Las piernas deben estar elevadas, pero no mediante almohadas ni permitiendo doblar las rodillas, sino elevando las patas de la cama. Se administrarán anticoagulantes y estreptoquinasa, y se aplicará calor húmedo en la zona. Hay que comprobar cada cuatro horas el pulso, temperatura, presión sanguínea, respiración, circulación de la extremidad afectada, estado de la piel y pulsos en todas las extremidades. Puede ser útil un aparato Doppler de ultrasonidos. El paciente debe permanecer abrigado y seco; hay que ayudarle a darse la vuelta, toser y respirar profundamente cada dos horas; se auscultará el tórax cada cuatro horas para comprobar los ruidos ventilatorios. Se mantendrá una observación constante de signos posibles de embolismo pulmonar, infarto de miocardio, accidente cerebrovascular agudo o disminución de la función renal. El miembro afectado debe cubrirse con una armadura que mantenga levantada la ropa, no

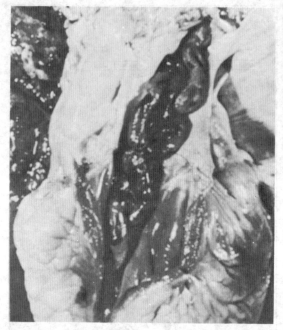

**TROMBOEMBOLISMO.** Émbolo localizado en el ventrículo derecho y que probablemente proviene, dadas sus características, de alguna otra parte del torrente sanguíneo.

debe lavarse ni dársele masajes y hay que medir y anotar su tamaño diariamente. Con las extremidades sanas se realizarán ejercicios activos y pasivos moderados. Debe evitarse el estreñimiento; durante la fase aguda debe ayudarse al paciente a utilizar la cuña. Si se ha de realizar flebografía, se explicará al paciente que se le va a inyectar en vena un contraste antes de someterle al estudio radiológico. Cuando la inflamación vaya cediendo, el paciente alternará el ejercicio moderado con el reposo en cama, dando paseos de diez minutos cada hora. Se evitará el aumento de peso; cuando esté sentado, deberá mantener las piernas en alto, flexionar los músculos de las pantorrillas y contraer el cuádriceps diez minutos cada hora y evitar cruzar las piernas y cualquier otra postura que pueda entorpecer la circulación.

ACTUACIÓN DE LA ENFERMERA: La tromboflebitis es una complicación frecuente y a menudo inevitable en los pacientes hospitalizados. Los cuidados diarios de la enfermera pueden ser muy útiles en cuanto a su prevención; así, deberá aconsejarse la deambulación precoz después del parto y de intervenciones quirúrgicas, realizar tablas de ejercicios para pacientes encamados, emplear la técnica adecuada en los cateterismos y promover las medidas oportunas para evitar el estasis circulatorio.

**TROMBOFLEBITIS MIGRATORIA** *(migratory thrombophlebitis)* Trastorno caracterizado por aparición de trombosis múltiples tanto en las venas superficiales como en las profundas. Puede asociarse con enfermedades malignas, especialmente con el carcinoma de páncreas, y muchas veces precede en varios meses a los demás signos del cáncer. El embolismo pulmonar es raro en estos pacientes. Denominada también tromboflebitis migrans. V. también **tromboflebitis**.

**TROMBOFLEBITIS PURULENTA** *(thrombophlebitis purulenta)* Inflamación de una vena asociada a la formación de un trombo blando y purulento que infiltra la pared vascular.

**TROMBOLÍTICO** *(thrombolytic)* Relativo a la disolución de coágulos sanguíneos.

**TROMBOPLASTINA** *(thromboplastin)* Sustancia compleja que inicia el proceso de coagulación transformando la protrombina en trombina en presencia de iones de calcio. V. también **coagulación sanguínea**.

**TROMBOPLASTINA PARCIAL, TIEMPO DE** *(partial thromboplastin time)* Prueba para detectar defectos de coagulación del sistema intrínseco, añadiendo tromboplastina parcial activada a una muestra de plasma problema y a otra control, de plasma normal. El tiempo necesario para la formación de un coágulo en el plasma problema se compara con el determinado en el plasma normal. Cuando este tiempo es prolongado, hay que pensar que existe una anomalía en uno o más factores del sistema intrínseco. Si está indicado, pueden identificarse las anomalías específicas exponiendo el plasma problema a una serie de muestras de plasma con deficiencias conocidas de factores y observando la coagulación, que sólo se produce si el plasma problema posee el factor de coagulación que falta. El tiempo parcial de tromboplastina es una de las pruebas básicas utilizadas para medir la actividad de factores específicos y diagnosticar la hemofilia. También puede emplearse para controlar la actividad de la heparina, un fármaco anticoagulante. Consultar la voz **protrombina, tiempo de**. V. también **hemostasis**.

**TROMBOSIS** *(thrombosis)* Situación vascular anormal en que se desarrolla un trombo en el interior de un vaso sanguíneo. V. también **coagulación sanguínea**.

**TROMBOSIS CEREBRAL** *(cerebral thrombosis)* Coagulación de la sangre en el interior de cualquier vaso cerebral, como por ejemplo la arteria cerebral media o la arteria cerebral ascendente.

**TROMBOSIS CORONARIA** *(coronary thrombosis)* Formación de un trombo que obstruye una arteria coronaria, pudiendo producir un infarto de miocardio y la muerte. Suele ocurrir en un segmento arterial con lesiones ateroscleróticas que, según muchos autores, favorecen la formación de un trombo.

**TROMBOSIS VENOSA** *(venous thrombosis)* Trastorno caracterizado por la presencia de un coágulo en una vena sin que la pared de ésta se encuentre inflamada. Si la oclusión venosa es importante, pueden aparecer dolor, hinchazón y fenómenos inflamatorios. Denominada también flebotrombosis. Consultar la voz **tromboflebitis**.

**TROMETAMINA** *(tromethamine)* Agente alcalinizante. INDICACIONES: Corrección de la acidosis. CONTRAINDICACIONES: Anuria o uremia. No debe administrarse durante el embarazo, excepto en situaciones en que haya compromiso vital. EFECTOS SECUNDARIOS: Hipoglucemia, depresión respiratoria y lesión hística en el lugar de la inyección.

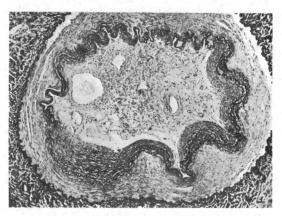

TROMBOSIS. Microfotografía de la sección de una arteria totalmente trombosada. Se advierte una íntima engrosada y un intento de repermeabilización de la luz arterial.

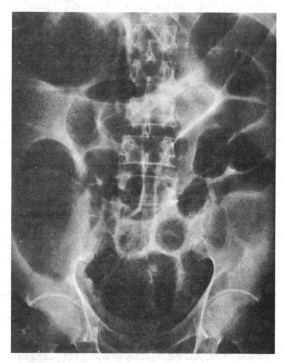

TROMBOSIS VENOSA. Trombosis de la vena mesentérica. En la radiografía se observa un segmento de intestino delgado con luz estrechada y pared engrosada.

**TROMPA AUDITIVA** *(auditory tube)* V. **Eustaquio, trompa de**.

**TROMPA UTERINA** *(uterine tube)* V. **Falopio, trompa de**.

**-TRON** Sufijo que significa «tubo de vacío»: *dinatrón, magnetrón, tiratrón*.

**TRONCO ARTERIOSO** *(truncus arteriosus)* Tronco arterial embrionario que, inicialmente, se origina en ambos ventrículos y luego se divide en el tronco aórtico y el pulmonar, separados por el tabique bulbar.

**TRONCO BRAQUIOCEFÁLICO** *(bracheocephalic trunk)* V. **braquiocefálico, tronco**.

**TRONCO PULMONAR** *(pulmonary trunk)* Vaso corto y ancho que lleva la sangre venosa desde el ventrículo derecho cardiaco al pulmón. Tiene aproximadamente 5 cm de longitud y 3 cm de diámetro, y asciende oblicuamente, dividiéndose en una rama derecha y una izquierda.

**TRONCO SIMPÁTICO** *(sympathetic trunk)* Cadena par de ganglios que se extiende por la parte lateral de la columna vertebral desde la base del cráneo hasta el cóccix. Forma parte del sistema nervioso simpático y está constituido por una serie de ganglios comunicados por cordones que contienen diversos tipos de fibras. El extremo craneal del tronco está constituido por el ganglio cervical superior desde el nervio carotídeo interno de la cabeza. En algunos individuos, los extremos caudales de los dos troncos emergen en un ganglio único a nivel del cóccix. Es frecuente la interconexión de los troncos pero rara vez se produce por encima del quinto nervio lumbar. Además de los ganglios, los troncos contienen las fibras preganglionares, que son pequeñas y mielinizadas, las fibras posganglionares, que en su mayor parte son no mielinizadas, algunas fibras aferentes mielinizadas y algunas también aferentes no mielinizadas. Los ganglios centrales de cada tronco tienen una estructura irregular, con diámetros que varían de 1 a 10 mm. Cada tronco simpático distribuye ramas con fibras posganglionares a los plexos autónomos, los nervios que acompañan a las arterias y los nervios espinales.

**TRONCO TIROCERVICAL** *(thyrocervical trunk)* Par de ramas arteriales cortas y gruesas que nacen de la primera porción de las arterias subclavias, cerca del borde interno del escaleno, e irrigan numerosos músculos y huesos de la cabeza, cuello y espalda. Cada una se divide en tres ramas: tiroidea inferior, cervical transversa y arteria suprascapular.

**TRONCO VENOSO BRAQUIOCEFÁLICO DERECHO** *(right brachiocephalic vein)* Vaso de unos 2,5 cm de longitud que comienza en la base del cuello, en la unión de la yugular interna y la vena subclavia, al lado derecho, y desciende verticalmente desde el extremo esternal de la clavícula hasta unirse con el tronco braquiocefálico izquierdo, formando la vena cava superior. Al igual que el izquierdo, recibe numerosas tributarias, tales como la vena vertebral, las torácicas internas y la vena tiroidea inferior. Consultar la voz **tronco venoso braquiocefálico izquierdo**.

**TRONCO VENOSO BRAQUIOCEFÁLICO IZQUIERDO** *(left brachiocephalic vein)* Vaso venoso de 6 cm de longitud que parte de la unión de la yugular interna y las venas subclavias del lado izquierdo y atraviesa de forma oblicua el tórax para unirse al tronco braquiocefálico derecho y formar la vena cava superior. El izquierdo es más largo que el derecho y recibe varias ramas, como la vena vertebral, la torácica interna y la tiroidea inferior. Consultar la voz **tronco venoso braquiocefálico derecho**.

**-TROPÍA** Sufijo que significa «desviación en el eje visual»: *ciclotropía, parectropía, talantropía*.

**TROPICAMIDA** *(tropicamide)* Medicamento anticolinérgico de acción midriásica.
INDICACIONES: Se usa como cicloplejico y midriático para diagnósticos oftalmológicos.
CONTRAINDICACIONES: Glaucoma o hipersensibilidad conocida al medicamento.
EFECTOS SECUNDARIOS: Fotofobia y taquicardia.

**-TROPO** *(-trope)* Sufijo que significa «influyente o influido por»: *gonadotropo, heliotropo, reotropo*.

**TROPOMIOSINA** *(tropomyosin)* Componente proteico de los filamentos del sarcómero que, junto con la troponina, regula las interacciones de la actina y la miosina en las contracciones musculares.

**TROPONINA** *(troponin)* Proteína de la ultraestructura celular miocárdica que modula la interacción entre las moléculas de actina y miosina.

**TROUSSEAU, SIGNO DE** *(Trousseau's sign)* Prueba diagnóstica de la tetania latente consistente en inducir espasmos del carpo al inflar el manguito de un esfigmomanómetro alrededor del brazo a una presión superior a la sistólica durante tres minutos. Resulta positiva en la hipocalcemia e hipomagnesemia.

**TRYPANOSOMA BRUCEI GAMBIENSE** *(Trypanosoma brucei gambiense)* V. **tripanosomiasis gambiense**.

**TRYPANOSOMA BRUCEI RHODESIENSE** *(Trypanosoma brucei rhodesiense)* V. **tripanosomiasis rodesiana**.

**TRYPANOSOMA CRUZI** *(Trypanosoma cruzi)* V. **Chagas, enfermedad de**.

**TSH** *(TSH)* Abreviatura de **hormona estimulante del tiroides** *(thyroid stimulating hormone)*.

**TSH, FACTOR DE LIBERACIÓN DE** *(TSH relaising factor)* V. **hormona liberadora de tirotropina**.

**TAUMINOHEPTANO** *(tuaminoheptane)* Vasoconstrictor adrenérgico.
INDICACIONES: Reducción de la congestión nasal.
CONTRAINDICACIONES: Uso simultáneo de inhibidores de la monoaminooxidasa o antidepresivos tricíclicos o hipersensibilidad conocida al medicamento.
EFECTOS SECUNDARIOS: Inflamación de la mucosa nasal, palpitaciones, náuseas y estimulación del sistema nervioso central.

**TUBERCULINA, DERIVADO PROTEÍNICO PURIFICADO DE (PPD)** *(tuberculin purified protein derivative)* Solución que contiene una fracción proteínica purificada del cultivo de cepas de *Mycobacterium tuberculosis*. Se utiliza como ayuda diagnóstica de la tuberculosis, para la prueba de Mantoux y en forma desecada. V. también **Mantoux, prueba de**.

**TUBERCULINA, PRUEBA DE LA** *(tuberculin test)* Prueba para determinar la infección tuberculosa actual o pasada. Se basa en la reacción cutánea positiva estimulada por diversos medios. Se introduce en la piel un derivado proteínico purificado (PPD) de bacilos tuberculosos, denominado tuberculina. Si se produce una pápula rojiza o un nódulo duro en el lugar de inyección, significa que la persona es sensible a la tuberculina y que la prueba es positiva. Sin embargo, una prueba de tuberculina negativa no permite descartar la existencia de tuberculosis antigua o activa. A menudo se necesitan cultivos de esputo y de jugo gástrico y pruebas radiológicas para confirmar

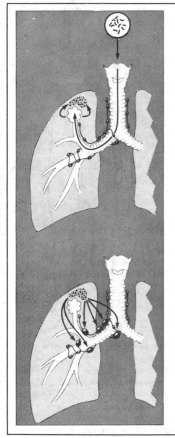

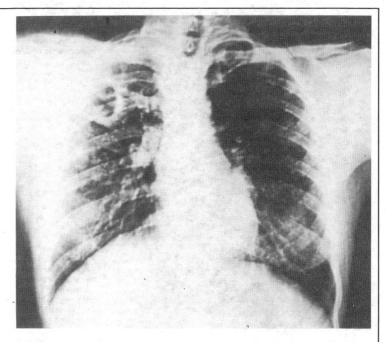

TUBERCULOSIS. Radiografía de tórax en la que aparece, en el vértice pulmonar derecho una típica caverna tuberculosa.

TUBERCULOSIS. El paciente afecto de esta enfermedad con asentamiento pulmonar suele tener los ganglios linfáticos paratraqueales y bronquiales invadidos por el bacilo de Koch.

el diagnóstico de tuberculosis. Entre los tipos de prueba de tuberculina, se incluyen: **Heaf, prueba de; Mantoux, prueba de; Pirquet, prueba de**.

**TUBÉRCULO** (*tubercle*) **1.** Nódulo o pequeña eminencia, como los presentes en los huesos. **2.** Elevación de la piel en forma papular, como los tubérculos de Morgagni de las areolas mamarias. **3.** Masa redondeada de color gris translúcido formada por pequeñas células esféricas y rodeada de tejido conectivo, producto de la infección por *Mycobacterium tuberculosis*.

**TUBERCULOMA** (*tuberculoma*) Crecimiento tumoral de tejido tuberculoso en el sistema nervioso central, caracterizado por síntomas de expansión cerebral, cerebelar o masa espinal. El tratamiento consiste en la administración de medicamentos antimicrobianos para resolver el crecimiento primario y prevenir la meningitis.

**TUBERCULOSIS (TB)** (*tuberculosis*) Infección granulomatosa crónica producida por un bacilo acidorresistente, *Mycobacterium tuberculosis*, que se transmite a través de gotitas de saliva y afecta a los pulmones, si bien pueden darse otras vías de contagio y lugares de infección. OBSERVACIONES: Los síntomas iniciales son cansancio, dolor torácico vago, pleuresía, anorexia, fiebre y pérdida de peso. Conforme progresa la enfermedad, aparecen sudoración nocturna, expectoración de esputos purulentos, hemoptisis y disnea. El tejido pulmonar reacciona produciendo células antibacilo que dan lugar a la formación de tubérculos. Si no se trata, los tubérculos aumentan de tamaño y confluyen formando otros más grandes, que se caseifican en el interior de los pulmones. La hemoptisis es el resultado de la diseminación cavitaria. El examen físico pone de manifiesto estertores apicales, soplo bronquial anfórico, disminución de los movimientos respiratorios y, en casos avanzados, cianosis. El examen de laboratorio muestra leucocitosis y velocidad de sedimentación aumentada. Tiene valor diagnóstico el estudio microscópico del esputo teñido con carbol fucsina. El cultivo es lento y requiere oscuridad, cuidadoso control de la temperatura e inoculación en medios especiales. El microorganismo causal no produce endotoxinas o hemolisinas, pero sí hay liberación de tuberculina, sustancia tóxica, cuando los bacilos se desintegran. La tuberculina no produce ningún efecto en personas que no han sufrido infección previa tuberculosa, pero, inyectada en la piel en personas que tienen o han tenido TB, produce una erupción papular característica; es lo que constituye la prueba de la tuberculina, en la cual se emplea un derivado proteínico purificado (PPD). La radiología pone de mani-

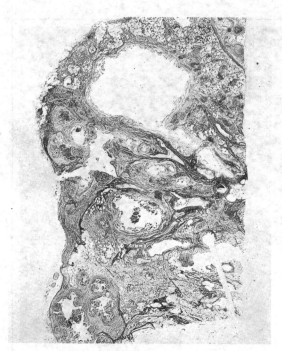

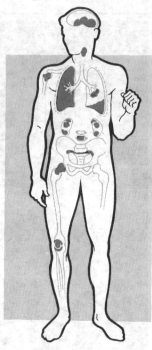

**TUBERCULOSIS PUL-MONAR.** Corte de un pulmón en el que se distingue una gran caverna con bronquio de drenaje.

**TUBERCULOSIS.** Zonas del organismo en las que suele presentarse la tuberculosis primaria, y que son también afectadas por la diseminación tuberculosa.

fiesto infiltrados pulmonares, linfadenopatías mediastínicas, caseificación, efusión pleural y calcificación. La TB puede diseminarse desde los pulmones por vía linfática y sanguínea, produciendo la denominada infección miliar, caracterizada por la presencia de pequeños tubérculos en hígado, bazo y otros órganos.
ACTUACIÓN: El bacilo suele ser sensible a la isoniazida, ácido paraaminosalicílico, estreptomicina, rifampicina, dihidroestreptomicina, radiaciones ultravioleta y calor. Se utiliza una combinación medicamentosa bajo control regular de las funciones renal, hepática, de los oídos y ojos, al objeto de detectar los signos precoces de toxicidad, lo cual es de especial importancia, ya que el tratamiento suele prolongarse más de un año. El paciente es hospitalizado generalmente durante las primeras semanas de tratamiento para limitar en lo posible la diseminación de la enfermedad, proporcionar descanso y alimentación adecuados y asegurar el perfecto ajuste al tratamiento farmacológico y la existencia o no de efectos tóxicos. Una vez que el bacilo desaparece del esputo, la enfermedad deja de ser infecciosa. La atención del paciente extrahospitalario consiste en la continuidad del tratamiento farmacológico, la evaluación de los posibles efectos tóxicos, los análisis periódicos de esputo y la insistencia en la necesidad de perseverar en el tratamiento. Periódicamente se realizan pruebas de PPD a las personas que se hallan en contacto con el paciente. Las personas con elevado riesgo de infección deben ser tratadas aunque no se llegue a un diagnóstico positivo.
ACTUACIÓN DE LA ENFERMERA: Antes de dejar el hospital, debe informarse al paciente de lo siguiente: medidas para prevenir la diseminación de la enfermedad,

características de una dieta equilibrada, nombre, dosis, acción y efectos secundarios de los medicamentos, conveniencia de tomarlos de forma regular e ininterrumpida y cuándo y dónde obtener nueva medicación. Debe hacerse hincapié en el hecho de que la tos, pérdida de peso, sudoración nocturna y hemoptisis son signos precoces que deben ser puestos rápidamente en conocimiento del médico. V. también **tuberculina, prueba de la**.
**TUBERCULOSIS MILIAR** (*miliary tuberculosis*) Diseminación extensa por el torrente sanguíneo de los bacilos tuberculosos. En los niños se asocia con fiebre alta, sudoración nocturna y, con frecuencia, meningitis, derrame pleural o peritonitis. Los adultos pueden sufrir un cuadro similar pero de comienzo menos súbito y precedido a veces por semanas o meses de síntomas inespecíficos, como pérdida de peso, debilidad y febrícula. La radiografía de tórax puede descubrir múltiples opacidades pequeñas, similares a granos de mijo. Se afectan con frecuencia el hígado, el bazo, la medula ósea y las meninges. La prueba tuberculínica puede ser negativa y el diagnóstico se establece por biopsia del tejido u órgano afectado. La terapia combinada con isoniazida y rifampicina, o con isoniazida y estreptomicina, suele tener éxito si el diagnóstico no se retrasa. La coexistencia de meningitis tuberculosa hace el pronóstico menos favorable. V. también **Mycobacterium; tuberculosis**.
**TUBERCULOSIS PRIMARIA** (*primary tuberculosis*) Forma infantil de la tuberculosis, que suele aparecer en pulmones, faringe posterior o, más raramente, la piel. Los niños son menos resistentes a la enfermedad y, por tanto, más fáciles de infectar y especialmente vulnerables a una extensión rápida de la infección. La enfermedad infantil,

que suele ser breve y benigna, se caracteriza por linfadenopatía regional, calcificación de los tubérculos e inmunidad residual. La prueba de la tuberculina se potiviza para toda la vida. V. también **tuberculosis**.

**TUBERCULOSIS PULMONAR (TP)***(pulmonary tuberculosis)* V. **tuberculosis**.

**TUBEROSIDAD** *(tuberosity)* Elevación o protuberancia ósea.

**TUBO BUCOFARÍNGEO** *(oral airway)* Dispositivo tubular curvo de goma, plástico o metal que se coloca en la orofaringe durante la anestesia general para mantener libre el paso de aire y evitar que la lengua caiga hacia atrás y obstruya la tráquea. No se retira hasta que el enfermo comienza a recobrar la conciencia, así como los reflejos faríngeos, de la tos y de la deglución.

**TUBO DE DRENAJE** *(drainage tube)* Catéter de gran calibre utilizado para la evacuación de aire o líquidos de una cavidad o herida..El tubo puede conectarse a un dispositivo de aspiración o abocar simplemente en un receptáculo vaciándose por la acción de la gravedad.

**TUBO DE ENSAYO** *(test tube)* Tubo abierto en uno de sus extremos y hecho de material transparente. Se usa para el crecimiento de muestras bacterianas, en el análisis de reacciones químicas y muchos otros trabajos de laboratorio.

**TUBO DE RESPIRACIÓN** *(breathing tube)* Dispositivo que se introduce en la tráquea a través de la boca o de la nariz para asegurar una vía aérea permeable para mantener una respiración adecuada en el paciente en el curso de ventilación artificial o asistida. V. también **extubación; intubación**.

**TUBO EN T** *(T-tube)* Aparato tubular en forma de T que, insertado en una cavidad o herida, facilita el drenaje.

**TUBO ENDOTRAQUEAL** *(endotracheal tube)* Catéter de gran calibre que se introduce en la tráquea a través de la boca o de la nariz hasta un punto situado por encima de la bifurcación de los bronquios principales. Se utiliza para aportar oxígeno a presión cuando hay que controlar totalmente la ventilación y en los procedimientos de anestesia general.

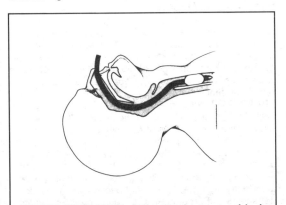

**TUBO NASOTRAQUEAL. Colocación exacta en que debe de quedar el tubo nasotraqueal en el interior de la parte alta del conducto respiratorio para que cumpla una función correcta.**

**TUBO NASOTRAQUEAL** *(nasotracheal tube)* Catéter insertado en la tráquea a través de la cavidad nasal y la faringe. Suele utilizarse para administrar oxígeno o para la aplicación de otras terapias respiratorias.

**TUBO NEURAL** *(neural tube)* Tubo longitudinal que recorre el eje central del embrión en desarrollo y da lugar al cerebro, la medula espinal y otras estructuras del SNC. Está formado por tejido ectodérmico y se origina a partir de la fusión de los pliegues neurales, resultantes de la invaginación de la placa neural. El cierre defectuoso del tubo neural da lugar a una serie de anomalías neurológicas congénitas. V. también **tubo neural, anomalías del; tubo neural, formación del**.

**TUBO NEURAL, ANOMALÍAS DEL** *(neural tube defect)* Malformaciones congénitas de diversos tipos que afectan al cráneo y columna vertebral y son consecuencia del cierre defectuoso del tubo neural durante el desarrollo embrionario. Suele deberse a un aumento exagerado de la presión del líquido cefalorraquídeo durante el primer trimestre y puede localizarse en un punto o afectar a toda la longitud del tubo, como acontece en la holorraquisquisis. La gravedad de la deformidad depende del grado de afectación neural; los estados más graves son la craneosquisis completa, la ausencia de cráneo y el defectuoso desarrollo del cerebro. Otras malformaciones posibles son el meningoencefalocele y el meningocele craneal. Estos defectos suelen acompañarse de otros trastornos físicos y mentales graves. Se afecta sobre todo la región occipital, pero también puede haber deformidad frontal o basal. La mayoría de las malformaciones son debidas a fusión incompleta de una o más láminas de la columna vertebral, variando el grado de protrusión de tejido nervioso. Entre las anomalías se incluyen raquisquisis, espina bífida, mielocele, mielomeningocele y meningocele. En todos los casos citados existe riesgo de rotura del saco nervioso que hace protrusión, con infección consecutiva de las meninges. A menudo se requiere intervención quirúrgica inmediata. La mayoría de las malformaciones pueden determinarse antes del nacimiento por ecografía del útero y detectando la presencia de elevadas concentraciones de alfa fetoproteína en el líquido amniótico. Tales pruebas diagnósticas se realizan entre las semanas 14 y 16 del embarazo.

**TUBO NEURAL, FORMACIÓN DEL** *(neural tube formation)* Conjunto de procesos y estadios involucrados en el curso del desarrollo embrionario del tubo neural, que conduce a la formación del cerebro, medula espinal y otras estructuras del SNC. El tubo primitivo se origina a partir de una gruesa capa ectodérmica que se extiende longitudinalmente por toda la línea dorsal del embrión, desde el área de la vena primitiva hacia la extremidad cefálica. Este tejido, que constituye la placa neural, crece rápidamente, aumenta su grosor y se vuelve estriado. Crece más en el centro que en los bordes, dando lugar a la invaginación de sus células y la formación de un canal, el canal neural, delimitado lateralmente por los pliegues neurales. Progresivamente, el canal neural se va haciendo más profundo y los pliegues más gruesos, hasta que llegan a encontrarse y unirse, transformando el canal en tubo. El cierre del tubo neural se inicia en su punto medio, progresando simultáneamente hacia la porción caudal y la cefálica. En esta última, el tubo se expande, dando lugar a una gran vesícula con tres subdivisiones: prosencéfalo, mesencéfalo y rombencéfalo. El epitelio de la pared del tubo se transforma, generando los diversos tejidos del sistema nervioso. La porción caudal del tubo da lugar a la medula espinal. A lo largo de la superficie del tubo neural existe una delgada capa de ectodermo; estas células primordiales emigran durante el desarrollo embrionario formando los ganglios espinales y craneales y determinados elementos del sistema nervioso vegetativo. El cierre defectuoso del tubo neural se traduce en anomalías congénitas de diversa índole.

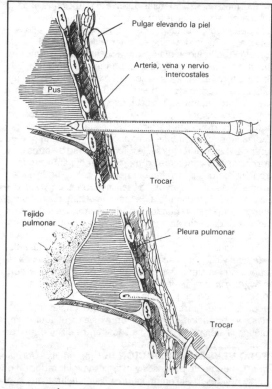

Pulgar elevando la piel

Arteria, vena y nervio intercostales

Pus

Trocar

Tejido pulmonar

Pleura pulmonar

Trocar

**TUBO TORÁCICO.** Esquema de la maniobra de drenaje quirúrgico de un empiema pulmonar a través de un tubo torácico.

**TUBO TORÁCICO** (chest tube) Catéter que se introduce en la cavidad torácica a través de la pared del tórax para extraer aire o líquido. Se utiliza habitualmente tras la cirugía torácica y como tratamiento del colapso pulmonar.
**TUBOALVEOLAR COMPUESTA, GLÁNDULA** (compound tuboalveolar gland) Una de la muchas glándulas pluricelulares que cuenta con más de un conducto secretor y contiene partes en forma de tubo y en forma de saco, como las glándulas salivales.
**TUBOCURARINA, CLORURO DE** (tubocurarine chloride) Relajante musculoesquelético.

INDICACIONES: Se utiliza como coadyuvante de la anestesia y en terapia electroconvulsiva; también para el diagnóstico de la miastenia gravis.
CONTRAINDICACIONES: Asma o hipersensibilidad conocida al medicamento.
EFECTOS SECUNDARIOS: Hipotensión, broncoespasmo (en asmáticos) y reacciones alérgicas. Hay muchos medicamentos que incrementan su acción.
**TUBULAR RAMIFICADA, GLÁNDULA** (branched tubular gland) Glándula multicelular con un conducto excretor que se origina en dos o más ramas secretoras en forma de tubo, como por ejemplo algunas glándulas gástricas.
**TUBULAR SIMPLE, GLÁNDULA** (simple tubular gland) Una de las múltiples glándulas multicelulares que poseen sólo un conducto en forma de tubo, como algunas de las que se encuentran en el epitelio intestinal.
**TÚBULO** (tubule) Tubo pequeño, como por ejemplo los colectores de los riñones, los seminíferos y las asas de Henle, situados entre el túbulo contorneado proximal y el distal de los riñones.
**TÚBULO COLECTOR** (collecting tubule) Cualquiera de los túbulos rectos del riñón que conducen la orina a la pelvis renal. Se comunican por el extremo proximal con los túbulos contorneados distales de la corteza renal, atraviesan la medula, se agrupan y drenan en la pelvis renal. Desempeñan un importante papel en el balance hidrosalino al permitir el paso de agua. Están regulados por la hormona antidiurética, cuya presencia los hace permeables al agua.
**TÚBULO MESONÉFRICO** (mesonephric tubule) Cualquiera de los túbulos renales embrionarios que forman el mesonefros. Actúan como estructuras excretoras durante el desarrollo embrionario precoz del hombre y de otros mamíferos, pero más adelante se incorporan al sistema reproductor. En los varones dan lugar a los dúctulos eferentes y aberrantes de los testículos, al apéndice del epidídimo y a los paradídimos, y en las hembras al epoóforon, paraóforon y apéndices vesiculares. Todas esas estructuras tienen carácter rudimentario, excepto los dúctulos eferentes testiculares.
**TÚBULO PRONÉFRICO** (pronephric tubule) Cualquiera de las unidades excretoras del pronefros, distribuidas segmentariamente, que aparecen en el embrión vertebrado en estadio precoz del desarrollo. Desembocan en el conducto pronéfrico y se comunican con el celoma por medio de un nefrostoma. En el hombre y los vertebrados superiores son sólo esbozos, pero en los animales superiores son funcionales.
**TULAREMIA** (tularemia) Enfermedad infecciosa de los animales producida por el bacilo *Francisella (Pasteurella) tularensis.* Se transmite directamente o por insectos que actúan como vectores. En los seres humanos se caracteriza por fiebre, cefalea, lesiones ulcerativas de la piel, con ganglios linfáticos aumentados de tamaño, infección ocular, ulceraciones gastrointestinales o neumonía, dependiendo del lugar de entrada del bacilo y de la respuesta del huésped. El tratamiento consiste en estreptomicina, cloramfenicol y tetraciclina. Confiere inmunidad de por vida. Existe vacuna.
**TULIO (Tm)** (thulium [Tm]) Elemento metálico natural po-

co abundante. Su número atómico es 69; su peso atómico, 168,93. Se utiliza en aparatos de radiología portátiles por su capacidad para producir rayos X.

**-TUMESCENCIA** *(-tumescence)* Sufijo que significa «hinchazón»: *detumescencia, intumescencia.*

**TUMOR** *(tumor)* **1.** Hinchazón o aumento de tamaño propio de los procesos inflamatorios. **2.** Crecimiento hístico caracterizado por proliferación celular descontrolada y progresiva. Puede ser localizado o invasivo, benigno o maligno. Puede dársele nombre en función del lugar de asiento, de su composición celular o de la persona que lo describió por vez primera.

**TUMOR BENIGNO** *(benign neoplasm)* Tumor localizado, de forma característica, que tiene cápsula fibrosa, potencial limitado de crecimiento, forma regular y células bien diferenciadas. Un tumor benigno no invade los tejidos circundantes ni da metástasis a distancia. Puede provocar dolor sólo a la presión, y habitualmente no recidiva después de la extirpación quirúrgica. Algunos tipos de tumores benignos son: adenoma, fibroma, hemangioma y lipoma. V. también **neoplasia maligna**.

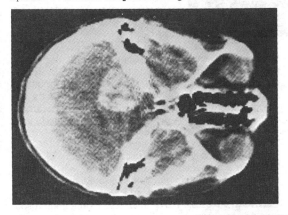

TUMOR. Tomografía axial computarizada (T.A.C.) de cráneo en la que se aprecia una imagen más clara, densa y redondeada, indicativa de un tumor intracraneal.

**TUMOR BLANCO** *(tumor albus)* Tumoración blanquecina de localización en un tubérculo óseo o en una articulación.

**TUMOR ESTENOSANTE** *(napkin-ring tumor)* Tumor que circunda una estructura tubular del organismo y dificulta su función al constreñirla, disminuyendo su luz en grado variable. Característico del cáncer rectal.

**TUMOR FANTASMA** *(phantom tumor)* Hinchazón que recuerda a un tumor y que puede deberse a una contracción muscular o a la distensión gaseosa del intestino.

**TUMOR MALIGNO** *(malignant tumor)* Neoplasia que se caracteriza por invadir los tejidos circundantes, metastatizar a puntos distantes del organismo y contener células anaplásicas. Los tumores malignos conducen a la muerte del paciente si no entran en remisión o son tratados.

**TUMOR MUCOSO** *(mucous tumor)* V. **mixoma**.

**TUMOR PERLADO** *(pearly tumor)* V. **colesteatoma**.

**TUMORICIDA** *(tumoricide)* Sustancia capaz de destruir un tumor.

**TUMORIGÉNESIS** *(tumorigenesis)* Proceso de desarrollo de un tumor. Consultar las voces **carcinogénesis; oncogénesis; sarcomagénesis**.

**TÚNEL DEL TARSO, SÍNDROME DEL** *(tarsal tunnel syndrome)* Tipo de mononeuropatía caracterizada por dolor y adormecimiento de la planta del pie. Puede deberse a fracturas del tobillo con compresión del nervio tibial posterior y se corrige mediante tratamiento ortopédico o quirúrgico.

**TUNGSTENO (W)** *(tungsten [W])* Elemento metálico. Su número atómico es 74; su peso atómico, 183,85. Es el metal que posee un punto de fusión más elevado.

**TURBANTE, TUMOR EN** *(turban tumor)* Neoplasia benigna consistente en la presencia de múltiples nódulos rosados o marrones cubriendo el cuero cabelludo; puede también presentarse en tronco y extremidades. Tiene incidencia familiar y, tras la extirpación quirúrgica, suele recidivar.

**TURGENCIA** *(turgor)* Se aplica a la elasticidad normal de

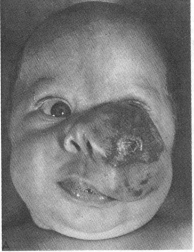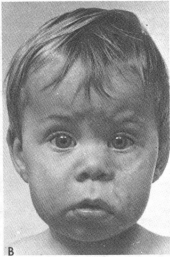

TUMOR. Izquierda, un hemangioma puede causar una deformación facial tan espectacular como la de la fotografía. Derecha, el mismo niño tras la intervención quirúrgica y la exéresis del tumor.

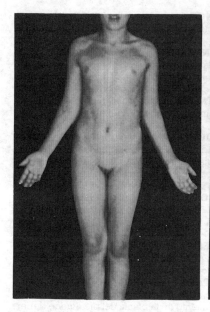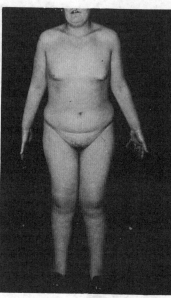

TURNER, síndrome de. Ambas fotografías muestran a dos pacientes afectas del síndrome, apreciándose las alteraciones características del mismo.

la piel debida a la presión celular y del líquido intersticial. La deshidratación produce una disminución de la turgencia de la piel, que se manifiesta por laxitud cutánea al pellizcarla y lento regreso a su posición normal al soltarla. El edema y la ascitis dan lugar a aumento de la turgencia, que se aprecia por la brillantez y tersura de la piel, que resulta difícil de pellizcar. La evaluación de la turgencia de la piel forma parte del examen físico rutinario.

**TURGENTE** *(turgid)* Se aplica a la calidad de dureza, consistencia y congestión debida al acúmulo de líquido.

**TURNER, SIGNO DE** *(Turner's sign)* V. **Grey-Turner, signo de**.

**TURNER, SÍNDROME DE** *(Turner's syndrome)* Anomalía cromosómica presente en una de cada 3.000 niñas nacidas vivas. Se caracteriza por la ausencia de un cromosoma X, insuficiencia ovárica congénita, hipoplasia genital, anomalías cardiovasculares, enanismo, metacarpianos cortos, tórax «en escudo», vagina, útero y mamas hipodesarrolladas. Son frecuentes la desorientación espacial y grados moderados de trastornos del aprendizaje. El tratamiento consiste en terapia hormonal (estrógenos, andrógenos y hormona del crecimiento) y, a veces, corrección quirúrgica de las anomalías cardiovasculares y de la membrana de la piel del cuello. Denominado también **Bonnevie-Ullrich, síndrome de**.

**TURRICEFALIA** *(turricephaly)* V. **oxicefalia**.

**TUSÍCULA.** Tos ligera de escasa importancia.

**TUSIVO.** Perteneciente o relativo a la tos.

**-TUSO** *(-tuse)* **1.** Sufijo que significa «embotado»: obtuso. **2.** Sufijo que significa «golpeado»: contuso.

**TZANCK, PRUEBA DE** *(Tzanck test)* Examen microscópico de una muestra de piel al objeto de diagnosticar ciertas enfermedades vesiculares. La muestra se toma de la base de una vesícula y se tiñe con Giemsa o tinción de Wright. La presencia de células multinucleadas es característica de herpesvirus o varicela. También puede identificarse el pénfigo.

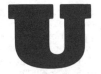

**U** *(U)* Símbolo químico del **uranio**.

**u** *(u)* Símbolo empleado en ocasiones para designar la **micra**, cuyo símbolo propio es en realidad $\mu$; así, por ejemplo, se escribe u/ml, en vez de $\mu$/ml.

**UCI** *(ICU)* Abreviatura de **unidad de cuidados intensivos**. Denominada también UVI.

**UI** *(UI)* Abreviatura de unidad internacional.

**UICC** *(UICC)* Abreviatura de Unión Internacional contra el Cáncer.

**ÚLCERA** *(ulcer)* Lesión en forma de cráter, circunscrita, que afecta a piel o mucosas. Consecutiva a la necrosis que acompaña a ciertos procesos inflamatorios, infecciosos o malignos.

**ÚLCERA CANCEROSA** *(cancer-ulcer)* Ulceración carcinomatosa.

**ÚLCERA DE DECÚBITO** *(decubitus ulcer)* Inflamación o llaga en la piel que recubre una prominencia ósea. Se debe a la hipoxia isquémica de los tejidos como consecuencia de la presión prolongada sobre la zona. Afecta sobre todo a pacientes ancianos, debilitados o caquécticos y se divide en varios estadios de gravedad. Estadio I: la piel aparece enrojecida; haciendo desaparecer la presión y aplicando un suave masaje, la coloración cutánea no se normaliza. Estadio II: se observan ampollas con desprendimiento de la piel y erosiones, aunque las lesiones son aún superficiales. Estadio III: aparecen roturas cutáneas con pérdida de la piel en todo su grosor; el tejido subcutáneo puede afectarse también y a veces se observa una secreción serosa o sanguinolenta. Estadio IV: formación de una úlcera crateriforme con destrucción de todo el grosor de la piel y los tejidos subcutáneos, quedando expuestas la aponeurosis, el tejido conjuntivo, el hueso o el músculo subyacente. La prevención de las úlceras de decúbito es un aspecto fundamental de la asistencia de determinados pacientes y hay que planificar el tratamiento teniendo en cuenta la localización y extensión de las lesiones. También denominada **escara por decúbito**.

OBSERVACIONES: Este tipo de úlceras se forman con mayor frecuencia en la piel que recubre los hombros, codos, sacro, caderas, rodillas, tobillos y talones. Tienen tendencia a profundizar, extenderse e infectarse.

ACTUACIÓN DE LA ENFERMERA: Las acciones profilácticas encaminadas a prevenir la aparición de úlceras de decúbito consisten en mantener seca la piel, cambiar de posición al paciente al menos cada dos horas, mantener las sábanas secas y sin arrugas, levantar al paciente sin deslizarlo sobre la cama, aplicar un suave masaje sobre las prominencias óseas con una sustancia lubricante al menos una vez cada 4 horas y utilizar dispositivos especiales, como almohadillas, colchones, aparatos de flotación, etc., para distribuir el peso del paciente en una zona corporal más amplia. También es importante prescribir una dieta rica en proteínas, vitaminas y minerales y mantener una limpieza cuidadosa de la piel. El tratamiento de los estadios I y II incluye todas las medidas preventivas más el lavado de las úlceras con agua y jabón, peróxido de hidrógeno o salino normal tres veces al día. La lesión debe secarse por exposición al aire y la luz solar o con una lámpara de calor durante 15 minutos al menos cada 4 horas con un vigilancia estricta para evitar las quemaduras. A veces se administra simultáneamente oxígeno local. El paciente debe colocarse de tal forma que la úlcera no tenga que soportar ninguna presión. Las lesiones se cubren con un apósito estéril al que se añade gel de hidróxido de aluminio y magnesio, polvo de karaya, tintura de benzoína o yodo-povidona. Si el preparado resulta eficaz al cabo de 48 horas, se continúa usando y, si no, se cambia por otro. Las úlceras de las estadios III y IV precisan, además de todos los cuidados descritos, la observación del carácter y cantidad de la secreción y la irrigación con peróxido de hidrógeno y agua al menos una vez cada 8 horas. En algunos casos es imprescindible también su incisión y desbridamiento. Los apósitos deben cambiarse al menos cada 8 horas y a veces resultan útiles las aplicaciones locales de azúcares granulados, enzimas proteolíticas, gel de hidróxido de aluminio y magnesio o yodo-povidona.

**ÚLCERA DE ESTASIS** *(stasis ulcer)* Lesión necrótica crateriforme de la piel de las extremidades inferiores que se produce cuando existe un estado de congestión venosa crónica. La úlcera suele asociarse con dermatitis por estasis y venas varicosas. Su cicatrización es lenta, debiendo evitarse por todos los medios el que se irrite o infecte. No hay que utilizar ningún agente potencialmente sensibilizante; se aconseja reposo en cama, elevación de las extremidades con aplicación de vendajes compresivos, antibióticos, compresas con solución de Burow, pasta de Unna y, en caso necesario, injertos cutáneos y cirugía para mejorar el flujo venoso. Denominada también **úlcera varicosa**.

**ÚLCERA DE ESTRÉS** *(stress ulcer)* Úlcera gástrica o duodenal que se desarrolla en un individuo previamente sano sometido a una situación de estrés intenso, como una intervención quirúrgica urgente. V. también **Curling, úlcera de**.

**ÚLCERA DE PRESIÓN** *(pressure sore)* V. **úlcera de decúbito**.

**ÚLCERA DEL CANAL** *(channel ulcer)* Tipo raro de úlcera péptica que asienta en el canal pilórico entre el estómago y el duodeno. V. también **úlcera péptica**.

**ÚLCERA DUODENAL** *(duodenal ulcer)* Úlcera del duodeno. El tipo más común es la úlcera péptica. V. también **úlcera péptica**.

U
Z

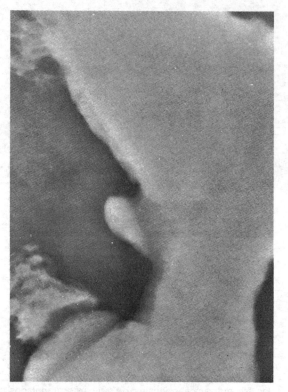

**ÚLCERA GÁSTRICA** (*gastric ulcer*) Erosión circunscrita de la mucosa gástrica que atraviesa la muscularis mucosae, puede penetrar la capa muscular y perforar la pared del estómago. Tiende a recidivar con el estrés y se caracteriza por episodios de dolor urente, flatulencia y náuseas, especialmente cuando el estómago se encuentra vacío o después de ingerir ciertos alimentos. De forma característica, los alcalinos y la leche alivian con rapidez el dolor. El tratamiento incluye medicación para disminuir la acidez y la motilidad del estómago y aliviar el estrés sintomático. En caso de hemorragia o perforación, puede ser necesaria la resección quirúrgica de parte del estómago. Denominada también **úlcera péptica**. V. **úlcera péptica**.

**ÚLCERA PÉPTICA** (*peptic ulcer*) Zona erosionada, claramente circunscrita en la membrana mucosa del estómago o del duodeno o en cualquier otra parte del sistema gastrointestinal, expuesta a la acción de los jugos gástricos ricos en ácido y pepsina.

OBSERVACIONES: Las úlceras pépticas pueden ser agudas o crónicas. Las lesiones agudas son casi siempre múltiples y superficiales, pueden ser totalmente asintomáticas y por lo general curan sin dejar cicatrices ni otras secuelas. Las úlceras crónicas son auténticas úlceras profundas, aisladas, persistentes y sintomáticas; la pared muscular del órgano no se regenera y se forma una cicatriz que marca la localización de la úlcera, si bien la mucosa puede cicatrizar completamente. Las úlceras pépticas se deben a la acción de diversos factores mal conocidos, tales como una excesiva secreción de ácido gástrico, inadecuada protección .de la membrana mucosa, es-

**ÚLCERA GÁSTRICA.** Imagen radiográfica de un estómago repleto de contraste de bario, en el que aparece, en su curvadura menor, un gran nicho ulceroso.

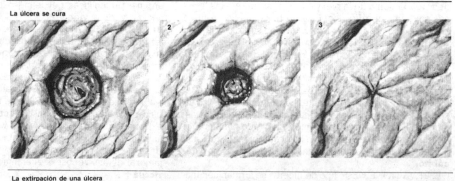

La úlcera se cura

**ÚLCERA PÉPTICA.** Los tres dibujos superiores muestran el proceso de cicatrización de una úlcera péptica de la mucosa gástrica de un paciente sometido a tratamiento médico. En los tres dibujos inferiores se aprecia la técnica quirúrgica para el tratamiento de una úlcera péptica.

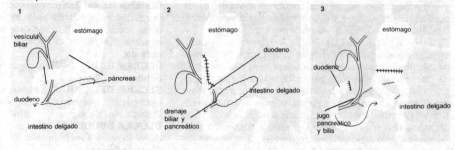

La extirpación de una úlcera

trés, herencia e ingestión de determinados fármacos, como los corticosteroides y ciertos antihipertensivos y antiinflamatorios. Típicamente, las úlceras pépticas se caracterizan por un dolor epigástrico que no se irradia a la espalda, no se agrava con los cambios de posición y tiene un ciclo que corresponde al ritmo diurno de la acidez gástrica.

ACTUACIÓN: La administración de antiácidos y una dieta blanda, en tomas frecuentes y poco copiosas, producen una mejoría sintomática. Si se conoce la causa subyacente, debe tratarse. La cimetidina es un nuevo fármaco muy eficaz que bloquea la formación de ácido gástrico, pero conlleva efectos secundarios graves. Los medicamentos anticolinérgicos pueden disminuir la motilidad gástrica y aliviar el dolor en algunos pacientes. Cuando se produce hemorragia por perforación del músculo y erosión de los vasos sanguíneos, hay que optar a veces por la resección quirúrgica de la zona lesionada. El diagnóstico y la evaluación de las úlceras pépticas se realiza mediante estudios radiográficos seriados con medio de contraste, endoscopia y análisis del contenido del estómago y el duodeno. Es importante llegar a un diagnóstico definitivo, ya que los signos precoces del cáncer de duodeno y estómago son similares a los de la úlcera péptica.

ACTUACIÓN DE LA ENFERMERA: Hay que tranquilizar al paciente asegurándole que, en la mayoría de los casos, las úlceras cicatrizan completamente y que el dolor puede controlarse con medidas simples. Es imprescindible explicarle el uso correcto de los antiácidos y demás medicamentos prescritos. Por lo general, se le recomienda que tome comida con frecuencia, en poca cantidad, a base de alimentos no irritantes. En muchos casos, aunque no siempre, los alimentos grasos, muy especiados, pesados o fibrosos intensifican el dolor. Debe desaconsejarse el consumo de tabaco y alcohol.

**ÚLCERA PÉPTICA MARGINAL** (*marginal peptic ulcer*) Úlcera que se desarrolla en el posoperatorio tras la anastomosis quirúrgica del estómago y el yeyuno. V. también **úlcera péptica**.

**ÚLCERA PILÓRICA** (*pyloric ulcer*) V. **úlcera péptica**.

**ÚLCERA RODENTE** (*rodent ulcer*) Ulceración serpiginosa de desarrollo lento que asienta en un carcinoma de células basales de la piel.

**ÚLCERA SERPIGINOSA** (*serpent ulcer*) Ulceración de la piel que cicatriza en una zona y se extiende por otra.

**ÚLCERA TRÓFICA** (*trophic ulcer*) Úlcera de decúbito producida por lesión en una parte del cuerpo afecta de enfermedad, insuficiencia vascular o pérdida de fibras nerviosas aferentes. Puede ser indolora o asociarse a neuralgia intensa. V. también **úlcera de decúbito**.

**ÚLCERA VARICOSA** (*varicous ulcer*) V. **úlcera de estasis**.

**ÚLCERA VENÉREA** (*venereal sore*) V. **chancro**.

**ULO- 1.** Prefijo que significa «relativo a una escara o cicatriz»: *ulodermatitis, uloide, ulotomía*. **2.** Prefijo que significa «perteneciente a las encías»: *ulorragia, ulotripsis*.

**ULOCARCINOMA** (*ulocarcinoma*) Neoplasia maligna de las encías.

**ULTRA-** Prefijo que significa «más allá»: *ultrasonido, ultravirus*.

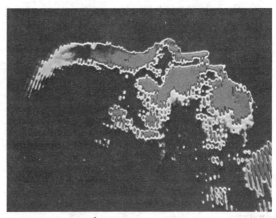

ULTRASONOGRAFÍA. Imagen del perfil de la cabeza de un feto en el seno materno obtenida por ecografía. Esta técnica permite diagnosticar precozmente, y de manera incruenta, cualquier anomalía del feto.

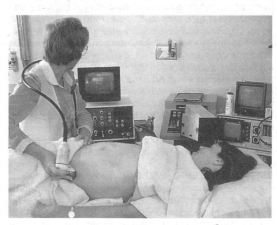

ULTRASONOGRAFÍA. Realización de una ecografía en una mujer gestante. En el monitor el médico podrá ver el feto, la placenta y las posibles alteraciones que presenten ambos.

**ULTRACENTRIFUGADORA** (*ultracentrifuge*) Centrifugadora de alta velocidad cuya rotación es lo suficientemente rápida para producir sedimentación de virus incluso en el plasma sanguíneo. Se utiliza para multitud de análisis bioquímicos, incluidos la medición y separación de algunas proteínas y virus. En combinación con el microscopio, puede estudiarse el sedimento.

**ULTRAMICROSCOPIA** (*ultramicroscopy*) V. **microscopia de fondo negro**.

**ULTRASONIDO** (*ultrasound*) Ondas sonoras de frecuencia muy elevada, por encima de 20.000 vibraciones/segundo. Tiene numerosas aplicaciones médicas, entre ellas la monitorización fetal, la obtención de imágenes de los órganos internos del organismo y la limpieza dental y del instrumental quirúrgico.

**ULTRASONOGRAFÍA** (*ultrasonography*) Sistema de representación de las estructuras internas del organismo mediante la reflexión de ondas de sonido de alta frecuencia. Es útil en diversas situaciones, especialmente el diagnóstico de anomalías fetales, tiempo de gestación, cálculos, anomalías cardiacas y tumores. Denominada también **ecografía**.

**ULTRAVIOLETA** *(ultraviolet)* Radiación electromagnética invisible para el hombre y situada en el extremo del espectro óptico de más baja frecuencia. De modo natural, procede del sol; broncea y quema la piel y transforma los precursores cutáneos en vitamina D. Las lámparas de luz ultravioleta se usan en el tratamiento de infecciones, psoriasis y otras alteraciones de la piel. V. **angstrom; espectro; luz; radiación**.

**UMBILICAL** *(umbilical)* **1.** Relativo o perteneciente al ombligo. **2.** Relativo o perteneciente al cordón del mismo nombre.

**UMBILICAL, CONDUCTO** *(umbilical duct)* V. **vitelino, conducto**.

**UMBILICAL, VENA** *(umbilical vein)* Par de vasos embrionarios que devuelven la sangre de la placenta y se unen formando un tronco único en el tallo corporal. En el embrión permanecen separadas un corto espacio, desembocando en el seno venoso. El desarrollo del hígado fetal se asocia a la unión de ambas venas y del seno venoso, de modo que la vena umbilical derecha desaparece. La izquierda permanece unida a la placenta, incluida junto a dos arterias en el cordón umbilical. Tras el nacimiento, tanto la vena como el conducto venoso se atrofian, dando lugar respectivamente al ligamento redondo del hígado y al cordón fibroso de Arancio.

**UMBILICAL EXTERNO, PLIEGUE** *(lateral umbilical fold)* Pliegue peritoneal producido por una protrusión ligera de la arteria epigástrica inferior y el ligamento interfoveolar. Se halla por fuera del pliegue umbilical interno, a 3 cm de éste.

**UMBILICAL MEDIO, PLIEGUE** *(middle umbilical fold)* Pliegue del peritoneo sobre los restos del uraco, dentro del abdomen. Aproximadamente 3 cm por fuera del pliegue umbilical medio, se encuentra el pliegue externo. El pliegue umbilical medio está situado entre el interno y el externo.

**UMBRAL** *(threshold)* Punto en que un estímulo es suficiente para provocar una respuesta; así, el umbral de dolor es el nivel de intensidad en el cual una persona toma conciencia del mismo.

**UNCIFORME, HUESO** *(unciform bone)* V. **ganchoso, hueso**.

**UNDECICLÉNICO, ÁCIDO** *(undecyclenic acid)* Antimicótico.
INDICACIONES: Tratamiento del pie de atleta y la tiña.
CONTRAINDICACIONES: Hipersensibilidad conocida al medicamento. No debe aplicarse sobre mucosas ni ojos.
EFECTOS SECUNDARIOS: Irritación cutánea y reacciones de hipersensibilidad.

**UNGUIS, HUESO** *(lacrimal bone)* Uno de los huesos más frágiles y pequeños de la cara, que se localiza en la parte anterior de la pared interna de la órbita. Se une con el maxilar superior para formar la fosa lagrimal, que aloja al conducto lagrimal.

**UNIDAD CORONARIA** *(coronary care unit)* Servicio hospitalario especialmente equipado para tratar enfermos con trastornos cardiacos agudos y graves, como el infarto de miocardio. Está dotado de equipos de monitorización y reanimación, así como de personal especialmente adiestrado y entrenado en el diagnóstico y tratamiento de las urgencias cardiacas mediante técnicas de reanimación cardiopulmonar, administración de antiarrítmicos y otras medidas terapéuticas.

**UNIDAD DE ATENCIÓN AL USUARIO** Órgano encargado de facilitar la información a los pacientes o familiares sobre la organización del centro de salud, servicios disponibles, horario de funcionamiento y todas aquellas actividades que pueden ayudar, facilitar y mejorar su estancia en el centro. Recoge los problemas derivados de la relación del usuario con el centro sanitario.

**UNIDAD DE CUIDADOS INTENSIVOS (UCI)** *(intensive care unit [ICU])* Unidad hospitalaria en la que se ingresan durante el tiempo necesario aquellos pacientes que requieren una estrecha vigilancia. Una UCI posee dispositivos y equipos de vigilancia sofisticados, y su personal está entrenado para administrar los cuidados especiales que requieren este tipo de pacientes.

**UNIDAD DE CUIDADOS INTENSIVOS NEONATALES** *(neonatal intensive care unit)* Unidad hospitalaria con sofisticados equipos tecnológicos para la vigilancia y asistencia de los recién nacidos con problemas graves. El personal que la atiende, neonatólogos y enfermeras, posee una formación especializada.

**UNIDAD DE DÍA** *(halfway house)* Sistema terapéutico especializado que generalmente se aplica a pacientes psiquiátricos que no precisan una hospitalización completa, sino sólo una cierta asistencia, por lo que pueden disponer de tiempo libre para hacer vida independiente.

**UNIDAD MOTORA** *(motor unit)* Estructura funcional compuesta por una neurona motora y las fibras musculares a las que inerva.

**UNIDOSIS** *(unit dose)* Método de preparación de los medicamentos en el que la farmacia prepara dosis individuales de fármacos para los pacientes. Se entregan a la unidad en que está ingresado el enfermo en paquetes individuales etiquetados para que sean administrados por el personal de enfermería según el programa prescrito.

**UNIVALENTE** *(univalent)* Se aplica a los elementos químicos cada uno de cuyos átomos tiene capacidad para atraer o desplazar un átomo de hidrógeno. V. **valencia**.

**UNIVITELINO** *(uniovular)* Se denomina al gemelo monocigótico, desarrollado a partir de un solo óvulo, en contraste con los gemelos dicigóticos, desarrollados a partir de dos óvulos distintos.

**UNNA, BOTA DE PASTA DE** *(Unna's paste boot)* Apósito para úlceras varicosas formado por una mezcla pastosa de gelatina, glicerina y óxido de cinc que se aplica bajo un vendaje espiral y nuevas capas alternantes de pasta y venda, hasta obtener una bota rígida.

**UNTURA** *(unction)* V. **pomada**.

**UÑA** *(nail)* Estructura plana y flexible, de consistencia córnea, ubicada en la punta de los dedos de pies y manos. Cada uña se compone de raíz, cuerpo y borde libre. La raíz une la uña al dedo introduciéndose en un pliegue de la piel cerca del corion.

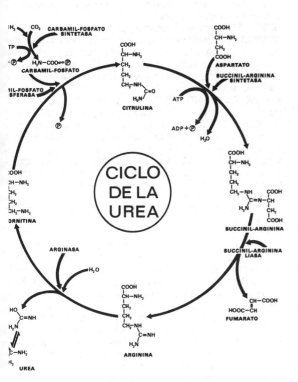

UREA. Esquema del ciclo de la urea.

**UÑA INCARNADA** *(ingrown toenail)* Uña, con mayor frecuencia del pie, cuyo borde libre crece presionando hacia la piel del dedo y provoca una reacción inflamatoria. Puede desarrollarse tejido de granulación y aparecer una infección secundaria. El tratamiento consiste en el uso de zapatos amplios, recorte adecuado de la uña y procedimientos quirúrgicos diversos encaminados a reducir el tamaño o los bordes de la uña, o bien eliminarla completamente.

**URANIO (U)** *(uranium [U])* Elemento metálico radiactivo. Su número atómico es 92; su peso atómico, 283,03. Es el elemento natural más pesado. Sus isótopos se utilizan en las plantas de energía atómica para obtener los neutrones necesarios para las reacciones nucleares generadoras de energía.

**URANO-** Prefijo que significa «relativo al paladar»: *uranoplejía, uranoplastia, uranorrafia*.

**URATO** *(urate)* Sal del ácido úrico, normalmente presente en la orina. V. también **gota; úrico, ácido**.

**UREA** *(urea)* Diamida del ácido carbónico. Es uno de los productos terminales del catabolismo de las proteínas, que se elimina por la orina. Tiene aplicación terapéutica como diurético osmótico y queratolítico local.
INDICACIONES: Reducción de la presión cerebroespinal e intraocular. En uso tópico, como agente queratolítico.

CONTRAINDICACIONES: Disfunción renal grave, hemorragia intracraneal, deshidratación grave o hepatopatía.
EFECTOS SECUNDARIOS: Dolor y necrosis en el lugar de la inyección, cefalea, trastornos gastrointestinales y vértigos. En uso tópico, no se han descrito reacciones importantes.

**-UREA** Sufijo que significa «compuesto que contiene urea»: *glicolilurea, fenilurea, solurea*.

**UREMIA** *(uremia)* **1.** Presencia de cantidades excesivas de urea y otros productos nitrogenados en la sangre. **2.** Estado morboso consistente en la presencia excesiva de los citados productos en la sangre, como ocurre en la insuficiencia renal. Denominada también **azoemia**.

**URÉTER** *(ureter)* Túbulo par, de unos 30 cm de longitud,

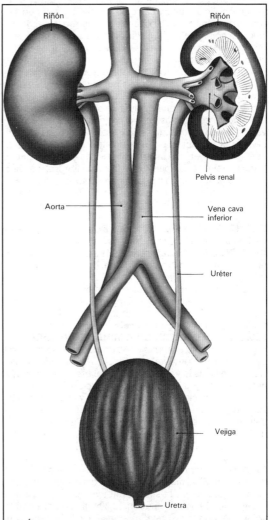

URÉTER. Trayecto y relaciones anatómicas de ambos uréteres.

que conduce la orina desde los riñones a la vejiga. Tiene gruesas paredes cuyo diámetro varía a lo largo de su trayecto, desde 1 mm a 1 cm, y se divide en una porción abdominal y otra pélvica. La primera discurre por debajo del peritoneo, en la cara interna del músculo psoas mayor y se introduce en la cavidad pélvica por encima de la terminación de la arteria ilíaca primitiva o el origen de la arteria ilíaca externa. En los hombres, la porción pélvica del uréter corre caudalmente a lo largo de la pared externa de la cavidad pélvica y alcanza el ángulo externo de la vejiga de la orina ventralmente a la punta de la vesícula seminal. En las mujeres, la porción pélvica del uréter constituye el ligamento posterior de la fosa ovárica y discurre medial y ventralmente a lo largo de la porción superior de la vagina. Entra en la vejiga a través de un túnel oblicuo que actúa como válvula para impedir el reflujo de orina al uréter cuando se contrae la vejiga. En su unión con los riñones, los uréteres adoptan una forma de embudo y constituyen las pelvis renales, que se ramifican dando los cálices, cada uno de los cuales contiene una papila renal. La orina que fluye por los túbulos renales se recoge en la papila, pasa por los cálices y la pelvis y, a través de los uréteres, llega a la vejiga. Las aberturas de los uréteres en la vejiga se sitúan a ambos lados del trígono, separados unos 2 cm cuando la vejiga está vacía y unos 5 cm cuando está distendida. La orina es bombeada por los movimientos peristálticos de los uréteres, que se producen con una frecuencia de tres por minuto. Cada uréter está compuesto de una capa fibrosa, una muscular y una mucosa; lo irrigan ramas arteriales de la arteria vesical inferior, ilíaca interna, testicular y renal. Están inervados por ramas de los plexos testicular, pélvico y mesentérico inferior.

**URETERITIS** *(ureteritis)* Afección inflamatoria del uréter debida a infección o irritación por un cálculo.

**URETEROCELE** *(ureterocele)* Prolapso de la porción terminal del uréter dentro de la vejiga. Puede producir obstrucción del flujo urinario, hidronefrosis e insuficiencia renal. La cistoscopia y la pielografía ponen de manifiesto la existencia de un uréter prolapsado. La corrección quirúrgica se realiza para prevenir la lesión permanente del riñón. Consultar la voz **cistocele**.

**URETEROSTOMÍA LUMBAR SUBARACNOIDEA** *(lumbar subarachnoid ureterostomy)* Procedimiento quirúrgico que consiste en drenar el exceso de líquido cefalorraquídeo hacia la vejiga a través del uréter, en la hidrocefalia, por lo general en el recién nacido. En primer lugar se realizan una laminectomía lumbar y una nefrectomía izquierda y a continuación se hace pasar un tubo de polietileno desde el espacio subaracnoideo lumbar a través de los músculos paraespinales hasta el uréter libre. Esta intervención se realiza para corregir la hidrocefalia comunicante.

**URETRA** *(urethra)* Estructura tubular que drena la orina de la vejiga. En la mujer mide unos 3 cm de largo y termina directamente en la sínfisis púbica, por encima de la vagina. En el hombre mide unos 20 cm, comienza en la vejiga, perfora la próstata, atraviesa dos bandas de tejido conjuntivo que unen los huesos del pubis y termina en el meato uretral del pene. Además de servir de conducto urinario, permite el paso del semen durante la eyaculación. V. también **uréter**.

**URETRAL** *(urethral)* Relativo o perteneciente a la uretra.

**URETRITIS** *(urethritis)* Inflamación de la uretra caracterizada por disuria, debida generalmente a infección vesical o renal. Una vez realizado el cultivo de orina, se trata con sulfonamidas u otros antibacterianos. V. también **uretritis no gonocócica**.

**URETRITIS INESPECÍFICA** *(nonspecific urethritis)* Inflamación de la uretra que no es causada por una infección específica. El inicio de los síntomas se suele asociar con las relaciones sexuales. En la mujer se manifiesta generalmente como una afección crónica. El proceso se advierte por supuración uretral en los hombres y por enrojecimiento de la mucosa uretral en las mujeres. El tratamiento con antibióticos no suele tener éxito. V. también **uretritis no gonocócica**.

**URETRITIS NO GONOCÓCICA** *(nongonococcal urethritis)* Infección de la uretra en el hombre caracterizada por disuria leve y supuración por el pene, escasa o moderada, que puede ser blanca o clara, poco espesa o mucoide, o, con menos frecuencia, purulenta. La infección suele estar causada por el parásito intracelular *Chlamydia trachomatis*. El diagnóstico se hace por exclusión de la uretritis gonocócica, mediante examen microscópico y cultivo bacteriológico del exudado. Si no se trata, pueden producirse estenosis uretral, epididimitis, proctitis e inflamación crónica de la uretra. Las mujeres expuestas al exudado durante el coito pueden desarrollar una erosión hipertrófica del cérvix y moco cervical purulento. En el parto, el niño que pasa a través del cérvix y de la vagina de una madre infectada con *C. trachomatis* puede desarrollar conjuntivitis e infección nasofaríngea en los primeros días después del nacimiento y neumonía al tercer o cuarto mes. La mayoría de los casos se tratan con éxito con tetraciclina o eritromicina. Los contactos sexuales se tratan siempre, sean o no sintomáticos. Supone alrededor del 50 % de todos los casos de uretritis.

**URETRO-** *(urethro-)* Prefijo que significa «relativo o perteneciente a la uretra»: *uretrocele, uretrocistitis, uretropraxis*.

**URETROCELE** *(urethrocele)* (En mujeres). Herniación de la uretra caracterizada por la protrusión de un segmento de uretra y tejido conjuntivo circundante en la pared anterior de la vagina. Puede ser ligero y palparse solamente con la paciente en posición de decúbito prono, o bien ser visualmente evidente al haber protrusión en el introito. Un cistocele muy grande puede producir incontinencia, infección urinaria y dispareunia. Puede ser congénito, o adquirido, secundario a obesidad, parto o tono muscular disminuido. El tratamiento consiste en la corrección quirúrgica.

**URGENCIA** *(emergency)* Situación grave que se plantea súbitamente y amenaza la vida o la salud de una persona o de un grupo de individuos, como las catástrofes naturales o una enfermedad aguda.

**URGENCIA, ENFERMERÍA DE** *(emergency nursing)* Actuación de la enfermera destinada a prevenir daños graves inminentes o la muerte y a descubrir las lesiones más importantes. Entre los procedimientos empleados, figuran el mantenimiento de las constantes vitales, la reanimación cardiopulmonar y el control de las hemorragias.

**URGENCIA, TEORÍA DE LA** *(emergency theory)* (Fisiología). Teoría según la cual, cuando el individuo se enfrenta a una situación de urgencia, el sistema nervioso simpático estimula a la medula adrenal para liberar adrenalina que aumenta la frecuencia cardiaca, eleva la presión arterial, reduce el flujo de sangre hacia las vísceras y moviliza la glucosa sanguínea, preparando al cuerpo para alejarse del peligro o para la lucha por la supervivencia.

**URGENCIAS, SALA DE** *(emergency room)* Área del hospital especialmente diseñada para recibir y tratar inicialmente a los pacientes con traumatismos o problemas médicos agudos, como hemorragias, intoxicaciones, fracturas, ataques cardiacos e insuficiencia respiratoria. También denominada **departamento** o **servicio de urgencias.**

**-URIA 1.** Sufijo que significa «presencia de una sustancia en la orina»: *amoniuria, calciuria, enzimuria* . **2.** Sufijo que significa «estado relativo a la orina»: *poliuria, paruria, piuria.*

**URICOSURIA** *(uricaciduria)* Contenido de ácido úrico en la orina superior a lo normal. A menudo se asocia a cálculos o gota.

**URICO-** Prefijo que significa «relativo o perteneciente al ácido úrico»: *uricocolia, uricosuria, uricotélico.*

**ÚRICO, ÁCIDO** *(uric acid)* Producto del metabolismo proteico presente en la sangre y excretado por la orina. V. también **gota; hígado; orina; purina; riñón**.

**URINARIA, INFECCIÓN** *(urinary tract infection)* Infección de uno o más componentes del aparato urinario. La mayoría se deben a gérmenes gramnegativos, y, entre ellos, las bacterias más corrientes son *Escherichia coli* o especies del género *Klebsiella, Proteus, Pseudomonas* o *Enterobacter.* Es más frecuente en mujeres que en hombres y puede ser asintomática. La infección se caracteriza por micción frecuente, escozor, dolor y, si es grave, hematuria macroscópica y pus en la orina. El diagnóstico se realiza mediante examen físico del paciente, cultivo bacteriológico de una muestra de orina y técnicas radiológicas diversas, como pielografía retrógrada y cistoscopia. El tratamiento consiste en la administración de agentes antibacterianos, analgésicos y antisépticos urinarios. Entre los distintos tipos se encuentran la cistitis, la pielonefritis y la uretritis.

**URINARIO** *(urinary)* Relativo a la orina.

**URINARIO, APARATO** *(urinary tract)* Conjunto de órganos que participan en la secreción y eliminación de orina.

**URINARIO, EVALUACIÓN DEL APARATO** *(urinary system assessment)* Evaluación del estado y función de los riñones, vejiga, uréteres y uretra, con investigación de los posibles trastornos del aparato.

MÉTODO: En la historia clínica se reflejará la existencia de disuria, la frecuencia de micción, si hay prurito, intermitencia miccional, nicturia, incontinencia, cefalea, dolor lumbar o sed. Mediante cateterización, se valoran el color, olor y cantidad de orina excretada. También se deben reseñar las constantes vitales del paciente, la presencia de distensión vesical, el estado de la piel, las alteraciones neurológicas, la presencia de espasmos vesicales y,

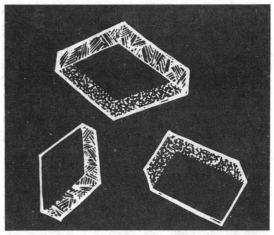

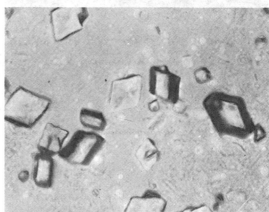

ÚRICO, ácido. Los cristales de ácido úrico en la orina pueden presentar estas formas características. Su presencia no es patognomónica de que exista patología alguna, aunque puede ser idicativa de una posible futura alteración.

si existe, la calidad, duración y localización del dolor. Hay que determinar si existen hipertensión, diabetes, enfermedad venérea, flujo vaginal o uretral, así como historia previa de cistitis, pielonefritis, cálculos renales, prostatectomía, cirugía renal, trasplante renal o infección venérea. Debe preguntarse sobre las costumbres sexuales, el consumo de bebidas excitantes, como café, té, refrescos de cola o alcohol, el uso de jabones perfumados o sprays para la higiene femenina y medicación previa. Debe señalarse la existencia de historia familiar de riñón poliquístico, hipertensión, diabetes o cáncer, así como el resultado de las pruebas de laboratorio tras el análisis de orina, lo que incluye determinación de eritrocitos, proteínas, azúcares, cetonas y creatinina. Otros procedimientos diagnósticos son cistoscopia, urografía, angiografía, estudio radiológico de los riñones, uréteres y vejiga.

ACTUACIÓN DE LA ENFERMERA: La enfermera recogerá los datos objetivos y los antecedentes del paciente,

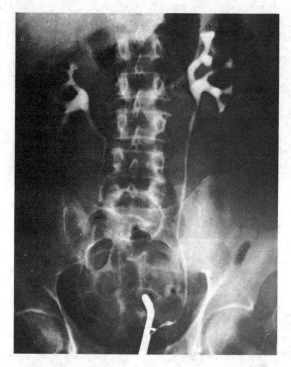

**UROGRAFÍA.** Esta técnica permite visualizar el correcto funcionamiento de los riñones. En este caso se trata de una pieloureterografía retrógrada.

junto con los resultados de las pruebas de laboratorio. CRITERIOS IMPORTANTES: La realización de una buena historia clínica, con evaluación adecuada del aparato urinario, es de gran ayuda al urólogo a la hora de realizar el diagnóstico.

**URINOMA** (urinoma) Quiste lleno de orina.

**URINÓMETRO** (urinometer) Aparato para determinar la densidad de la orina.

**URO-** (uro-, ur-, urono-) Prefijo que significa «relativo o perteneciente al aparato urinario, la orina o la micción»: uropatía, urocrisia.

**UROBILINA** (urobilin) Pigmento oscuro formado por la oxidación del urobilinógeno, que aparece en las heces y en la orina.

**UROBILINÓGENO** (urobilinogen) Compuesto incoloro formado en el intestino por destrucción bacteriana de la bilirrubina. Algunos de sus derivados se eliminan con las heces y otros son reabsorbidos y reexcretados por la bilis o la orina. V. también **urobilina**.

**UROGENITAL** (urogenital) Relativo o perteneciente al aparato reproductor y urinario. Denominado también **genitourinario**.

**UROGENITAL, APARATO** (urogenital system) Conjunto de órganos genitales y urinarios y estructuras asociadas que durante el desarrollo fetal da lugar a los riñones, uréteres, vejiga, uretra y las estructuras genitales del hombre y la mujer: ovarios, trompas de Falopio, útero, clítoris y vagina, en la mujer; testículos, pene, vesículas seminales y próstata, en el hombre. Denominado también **genitourinario, aparato**.

**UROGRAFÍA** (urography) Conjunto de técnicas radiológicas empleadas en el examen del aparato urinario. Se inyecta un contraste radioopaco y se toman radiografías según va siendo excretado el líquido. Entre los distintos tipos se encuentran: **pielografía intravenosa, pielografía retrógrada, urografía cistoscópica**.

**UROGRAFÍA CISTOSCÓPICA** (cystoscopic urography) Consultar la voz **cistoscopia retrógrada**.

**UROGRAFÍA DESCENDENTE** (descending urography) V. **pielografía intravenosa**.

**UROGRAFÍA EXCRETORA** (excretory urography) V. **pielografía intravenosa**.

**UROGRAFÍA INTRAVENOSA** (intravenous urography) V. **pielografía intravenosa**.

**UROGRAFÍA RETRÓGRADA** (retrograde urography) V. **pielografía retrógrada**.

**UROGRAMA** (urogram) Imagen radiológica del aparato urinario, obtenida mediante urografía.

**UROLITIASIS** (urolithiasis) V. **cálculo urinario**.

**UROLOGÍA** (urology) Rama de la medicina encargada del estudio de la anatomía, fisiología, patología y tratamiento de las enfermedades del aparato urinario masculino y femenino y del aparato genital masculino.

**URÓLOGO** (urologist) Médico especializado en **urología**.

**UROPATÍA** (uropathy) Enfermedad del aparato urinario.

**UROPORFIRIA** (uroporphyria) Enfermedad genética poco frecuente consistente en excesiva excreción de uroporfirina por la orina, dermatitis vesicular, fotosensibilidad, esplenomegalia y anemia hemolítica. La dermatitis se trata con cremas de corticoides; puede ser necesaria la esplenectomía. La mayoría de los pacientes mueren por complicaciones hematológicas antes de alcanzar una edad mediana. V. también **porfiria**.

**UROPORFIRINA** (uroporphyrin) Porfirina excretada normalmente por la orina en pequeñas cantidades. V. también **uroporfiria**.

**UROQUINASA** (urokinase) Enzima producida en el riñón y excretada por la orina. Es un potente activador del sistema fibrinolítico. Se administra en el tratamiento del embolismo pulmonar.

**URTICARIA** (urticaria) Erupción cutánea con prurito caracterizada por anillos de tamaño y forma variables, eritematosos en los bordes y pálidos en el centro. Se debe a liberación local de histamina u otra sustancia vasoactiva. Suele ser de origen alérgico. En los casos crónicos, es difícil descubrir el agente causal. Los tipos más frecuentes son debidos a medicamentos, picaduras de insectos y exposición al frío o al sol.

**URTICARIA COLINÉRGICA** (cholinergic urticaria) Reacción vascular anormal de la piel, habitualmente transitoria, que se asocia con frecuencia a hiperptialismo y que se da en individuos susceptibles a situaciones de tensión, ejercicio intenso o temperaturas ambientales altas. El proceso se caracteriza por la presencia de pequeñas pápulas pálidas y pruriginosas rodeadas por áreas enrojecidas; está provocado por la acción de la acetilcolina sobre los mastocitos.

**URTICARIA PIGMENTOSA** *(urticaria pigmentosa)* Forma poco frecuente de mastocitosis caracterizada por lesiones pigmentadas de la piel que se inician como urticaria por irritación química o física. Aunque la duración del proceso no se puede predecir, el pronóstico suele ser bueno. El tratamiento es sintomático y consiste en antihistamínicos para aliviar el prurito. V. también **mastocitosis**.

**URUSIOL** *(urushiol)* Resina tóxica, presente en la savia de algunas plantas del género *Rhus*, que produce numerosos casos de dermatitis de contacto.

**UTA** *(uta)* Forma leve de leishmaniosis americana, propia de los Andes en Perú y Argentina, causada por *Leishmania peruana*. V. también **leishmaniosis; leishmaniosis americana**.

**UTERINA, ANTEFLEXIÓN** *(uterine anteflexion)* Posición anormal del útero, que aparece inclinado hacia delante.

**UTERINA, ANTEVERSIÓN** *(uterine anteversion)* Posición del útero en la cual éste está dirigido hacia delante. Los grados ligeros de anteversión no tienen relevancia clínica. El diagnóstico se realiza observando la posición del cuello cervical en el saco vaginal posterior mediante examen con el espéculo. La anteversión ligera es la posición normal del útero; en este caso, el cuello cervical está en medio del fondo de la vagina.

**UTERINA, RETROFLEXIÓN** *(uterine retroflexion)* Posición del útero en la cual el cuerpo del mismo está vencido hacia atrás. Carece de trascendencia clínica y no influye sobre el embarazo y la gestación. El diagnóstico se realiza observando la localización del cuello cervical en el fondo del saco vaginal anterior en el examen con el espéculo.

**UTERINA, RETROVERSIÓN** *(uterine retroversion)* Posición del útero en que el cuerpo del mismo se desvía de la línea media hacia atrás. Los grados leves no tienen trascendencia clínica. La retroversión acentuada puede acompañarse de molestias pélvicas vagas y persistentes y dispareunia. Puede dificultar el uso y disminuir la eficacia del diafragma anticonceptivo. Consultar la voz **uterina, anteversión**. V. también **uterina, retroflexión**.

**UTERITIS** *(uteritis)* V. **metritis**.

**ÚTERO** *(uterus)* Órgano reproductor de la mujer, de aspecto piriforme. En él tienen lugar la implantación del óvulo fecundado y el desarrollo del feto. Si no hay embarazo, se produce mensualmente la descamación de la decidua. La cara anterior se relaciona con la parte superior de la vejiga, de la que está separada por un repliegue peritoneal, el fondo de saco vesicouterino. Su cara posterior, cubierta también por peritoneo, es adyacente al sigma y

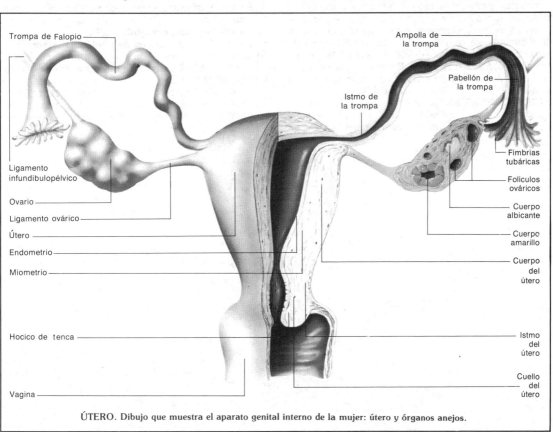

Trompa de Falopio

Ampolla de la trompa

Istmo de la trompa

Pabellón de la trompa

Fimbrias tubáricas

Folículos ováricos

Cuerpo albicante

Cuerpo amarillo

Cuerpo del útero

Ligamento infundibulopélvico

Ovario

Ligamento ovárico

Útero

Endometrio

Miometrio

Hocico de tenca

Istmo del útero

Cuello del útero

Vagina

ÚTERO. Dibujo que muestra el aparato genital interno de la mujer: útero y órganos anejos.

algunas asas del intestino delgado. Consta de tres capas: endometrio, miometrio y parametrio. El endometrio tapiza la cavidad uterina; durante el embarazo se engrosa y aumenta su vascularización, igual que ocurre en la segunda mitad del ciclo menstrual, bajo la influencia hormonal de la progesterona. El miometrio es la capa muscular del órgano; sus fibras envuelven al útero lateral, vertical y oblicuamente. Inmediatamente después del parto, las fibras musculares experimentan una fuerte contracción que actúa como ligadura natural de las arterias, evitando la hemorragia. El parametrio es la más externa de las capas del útero; está formado por tejido conjuntivo seroso y se extiende en sentido lateral entre las dos hojas de los ligamentos anchos. En la mujer adulta mide unos 7,5 cm de largo, 5 cm de ancho en el fondo y pesa aproximadamente 40 g. Durante el embarazo se produce una hipertrofia celular que le permite aumentar varias veces de tamaño. Consta de dos partes: cuerpo y cuello. El cuerpo abarca desde el fondo hasta el cuello, inmediatamente por encima del istmo. Su cavidad es virtual. El cuello tiene una porción vaginal y otra supravaginal. Los principales ligamentos del útero son los anchos, que se extienden lateralmente desde los lados del istmo del cuello a la pared lateral y al suelo de la pelvis o el ligamento redondo, que se extiende desde el ángulo de la trompa, a través del ligamento ancho y el conducto inguinal, para terminar en los labios mayores; el ligamento cardinal, que cruza desde el cuello hasta los músculos del techo pélvico; y el ligamento uterosacro, que va desde el cuello hasta el sacro rodeando el fondo de saco de Douglas. De esta forma, el cuerpo uterino está libre en la cavidad peritoneal, a la cual se ancla sólo por los ligamentos del cuello.

**ÚTERO, CÁNCER DE** (uterine cancer) Proceso neoplásico maligno del útero. Puede afectar al cuello o al endometrio. V. también **cervical, cáncer; endometrial, cáncer**.

**UTEROGLOBULINA** (uteroglobulin) V. **blastoquinina**.

**UTEROVESICAL** (uterovesical) V. **vesicouterino**.

**UTRÍCULO** (utricle) Saco, en la parte superior del vestíbulo membranoso, que representa la confluencia de los conductos semicirculares. Lo inervan ramas del nervio acústico. Consultar la voz **sáculo**.

**UTRÍCULO PROSTÁTICO** (prostatic utricle) Porción de la uretra masculina que constituye un fondo de saco de unos seis milímetros por detrás del lóbulo medio de la próstata. Está compuesto de tejido fibroso, fibras musculares y mucosa; en su superficie interna desembocan gran número de pequeñas glándulas. Deriva de los conductos paremesonéfricos atrofiados y es homólogo del útero femenino. V. también **próstata**.

**UTRICULOSACULAR, CONDUCTO** (utriculosacular duct) Conducto que comunica el utrículo con otro conducto endolinfático del laberinto membranoso.

**ÚVEA** (uvea) Túnica situada bajo la esclerótica. Incluye el iris, el cuerpo ciliar y la coroides. Denominada también **tracto uveal**.

**UVEÍTIS** (uveitis) Inflamación del tracto uveal. Se caracteriza por pupila deformada, inflamación pericorneal, pus en la cámara anterior del ojo, depósitos opacos en la córnea, dolor y lagrimeo. Puede deberse a alergia, infección, traumatismo, diabetes, enfermedad del colágeno y dermopatías. Una complicación grave es el glaucoma. V. también **coriorretinitis; coroiditis; iritis**.

**UVI** Abreviatura de **unidad de vigilancia intensiva.**

**ÚVULA** (uvula) Pequeña eminencia carnosa que cuelga del borde posterior del paladar blando, en la línea media.

**ÚVULA BÍFIDA** (cleft uvula) Malformación congénita que consiste en la división de la úvula en dos mitades, debida a la falta de unión de los pilares palatinos posteriores.

**UVULITIS** (uvulitis) Inflamación de la úvula. Suele deberse a alergia o infección.

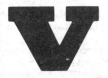

**VACIAMIENTO GÁSTRICO RÁPIDO, SÍNDROME DE** *(dumping syndrome)* Cuadro caracterizado por sudoración profusa, náuseas, debilidad y desvanecimiento que aparece en algunos pacientes sometidos a gastrectomía subtotal. Los síntomas comienzan al poco tiempo de comer, cuando el contenido del estómago se vacía con rapidez excesiva hacia el duodeno. Una dieta rica en proteínas y calorías, con comidas poco copiosas y frecuentes, evita las molestias y proporciona una nutrición adecuada. V. también **gastrectomía**.

**VACUNA** *(vaccine)* **1.** Suspensión de microorganismos atenuados o muertos que se administran por vía intradérmica, intramuscular, oral o subcutánea para inducir inmunidad activa frente a una enfermedad infecciosa. Los virus y rickettsias que se utilizan en la preparación de determinadas vacunas se cultivan en embriones de aves, tejido cerebral de conejo o tejido renal de mono y suelen inactivarse por adición de formalina, fenol o beta-propiolactona. Las bacterias de las distintas vacunas se inactivan por medio de calor o por adición de acetona, formalina o fenol. Las vacunas pueden utilizarse aisladamente o en combinación. **2.** Enfermedad infecciosa del ganado bovino producida por un pox-virus que puede ser transmitido al hombre por contacto directo o por inoculación deliberada como método de protección contra la viruela. En el punto de la infección se desarrolla una pústula, por lo general acompañada de malestar general y fiebre

que dura algunos días. Al cabo de dos semanas la pústula se convierte en una costra que llega a desprenderse dejando una cicatriz. Pueden aparecer lesiones satélites y diseminación del virus a otras localizaciones por el rascado. Los individuos con eccema u otras enfermedades cutáneas preexistentes pueden sufrir una vacuna diseminada. En raras ocasiones, después de la vacuna se produce un encefalitis grave. Consultar también la voz **viruela**. V. también **vacunación**.

**-VACUNA** *(-vaccine)* Sufijo que significa «preparado que contiene microorganismos para producir inmunidad frente a una enfermedad»: *autovacuna, enterovacuna, heterovacuna*.

**VACUNA ANTICÓLERA** *(cholera vaccine)* Agente de inmunización activa.
INDICACIONES: Inmunización activa frente al cólera.
CONTRAINDICACIONES: Inmunosupresión, infección aguda, administración concomitante de corticosteroides o hipersensibilidad conocida al medicamento.
EFECTOS SECUNDARIOS: Anafilaxia.

**VACUNA ANTIGRIPAL** *(influenza virus vaccine)* Agente de inmunización activa.
INDICACIONES: Inmunización contra la gripe.
CONTRAINDICACIONES: Infección aguda o alergia a los huevos.
EFECTOS SECUNDARIOS: Entre los más graves se cuentan el shock anafiláctico y el síndrome de Guillain-Barré.

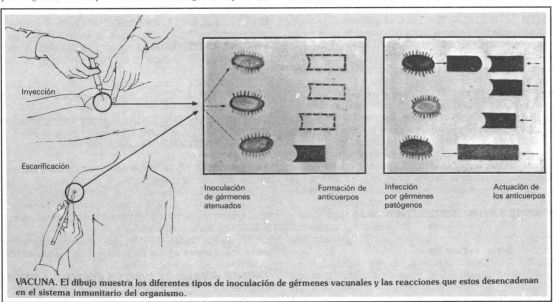

**VACUNA.** El dibujo muestra los diferentes tipos de inoculación de gérmenes vacunales y las reacciones que estos desencadenan en el sistema inmunitario del organismo.

**VACUNA ANTIMENINGOCÓCICA** *(meningococcal polysaccharide vaccine)* Cualquiera de los agentes inmunizantes activos contra los meningococos de los grupos A y C.

INDICACIONES: Inmunización contra la meningitis meningocócica.

EFECTOS SECUNDARIOS: El más grave es la anafilaxia.

**VACUNA ANTINEUMOCÓCICA** *(pneumococcal vaccine)* Agente inmunizante activo que contiene antígenos de los 14 tipos de *Pneumococcus* responsables del 90 % de los casos de neumonía neumocócica.

INDICACIONES: Debe administrarse a las personas de más de 2 años de edad que tengan un alto riesgo de desarrollar neumonías neumocócidas graves.

CONTRAINDICACIONES: Embarazo, niños pequeños (menos de dos años de edad) o hipersensibilidad conocida a esta vacuna.

EFECTOS SECUNDARIOS: Los más graves son inflamación en el punto de la inyección, fiebre y reacciones de hipersensibilidad.

**VACUNA ANTIPAROTIDITIS DE VIRUS VIVOS** *(mumps virus vaccine live)* Preparado inmunizante activo.

INDICACIONES: Inmunización contra la parotiditis.

CONTRAINDICACIONES: Inmunosupresión, empleo simultáneo de corticosteroides, infección aguda, embarazo e hipersensibilidad conocida a las proteínas aviares, a la neomicina o a la vacuna como tal.

EFECTOS SECUNDARIOS: Entre los más importantes figuran fiebre, parotitis y reacciones alérgicas.

**VACUNA ANTIPERTUSSIS** *(pertussis vaccine)* Agente inmunizante activo.

INDICACIONES: Inmunización contra la tos ferina cuando está contraindicada la vacuna triple contra la difteria, el tétanos y la tos ferina.

CONTRAINDICACIONES: Trombocitopenia o hipersensibilidad conocida a la vacuna.

EFECTOS SECUNDARIOS: Los más graves son reacciones alérgicas importantes, dolor e induración en el punto de la inyección y fiebre.

**VACUNA ANTIPOLIOMIELÍTICA** *(poliovirus vaccine)* Vacuna preparada con poliovirus para conferir inmunidad frente a los mismos. Existe una forma trivalente de virus vivos que se recomienda para todos los niños de menos de 10 años de edad que no tengan contraindicaciones específicas. La vacuna de poliovirus inactivados se recomienda para los lactantes y niños inmunodeficientes y para los adultos no vacunados. La primera se denomina vacuna de Sabin y la segunda de Salk; esta última se administra por vía subcutánea. En casos muy raros, tras la administración de la vacuna trivalente se produce una parálisis posvacunal; esta reacción no se ha observado nunca con la vacuna de poliovirus inactivados.

**VACUNA ANTIPOLIOMIELÍTICA ORAL** *(oral poliovirus vaccine)* Preparado de poliovirus vivos atenuados que confiere inmunidad frente a la poliomielitis. Denominada también **Sabin, vacuna de**.

INDICACIONES: Inmunización frente a la poliomielitis.

CONTRAINDICACIONES: Inmunodepresión, uso concomitante de corticosteroides, cáncer, alteraciones de las inmunoglobulinas o infección aguda.

EFECTOS SECUNDARIOS: Son poco frecuentes. Han ocurrido casos de parálisis inducida por la vacuna, pero son muy raros.

**VACUNA ANTIRRÁBICA** *(rabies vaccine)* Suspensión estéril de virus de la rabia muertos, preparados a partir del embrión de pato. También llamada DEV.

INDICACIONES: Inmunización frente a la rabia.

CONTRAINDICACIONES: Historia de reacciones alérgicas al huevo de pollo o pato o a las proteínas.

EFECTOS SECUNDARIOS: Entre los más graves figuran las reacciones de hipersensibilidad y el dolor e inflamación en el lugar de la inyección.

**VACUNA ANTIRRUBEÓLICA** *(rubella virus vaccine)* Suspensión de virus atenuados de rubéola.

INDICACIONES: Inmunización contra la rubéola.

CONTRAINDICACIONES: Sistema inmunitario deprimido, fiebre, infección aguda, tuberculosis no tratada o hipersensibilidad a las proteínas animales (en las que se hace el cultivo). No debe administrarse a mujeres embarazadas ni antes de tres meses tras la administración de plasma, sangre completa o suero con inmunoglobulinas. Debe evitarse el embarazo durante los tres meses siguientes a su administración.

EFECTOS SECUNDARIOS: Entre los más graves figuran las reacciones de hipersensibilidad.

**VACUNA ANTITETÁNICA** V. **tetánico, toxoide** y **tétanos** y **difteria, toxoides.**

**VACUNA ANTITÍFICA** *(typhus vaccine)* Cada una de las tres vacunas preparadas con distintos tipos de rickettsias que prestan inmunidad frente al tifus epidémico, el tifus murino y la enfermedad de Brill-Zinser.

INDICACIONES: Inmunización frente a los tres tipos de tifus citados.

CONTRAINDICACIONES: Infección aguda, enfermedad debilitante, uso simultáneo de corticoides e hipersensibilidad conocida al medicamento.

EFECTOS SECUNDARIOS: Anafilaxia y reacciones alérgicas diversas. Dolor en el lugar de la inyección.

**VACUNA ANTITIFOIDEA** *(typhoid vaccine)* Vacuna bacteriana preparada con cepas inactivas y secas de *Salmonella typhi*.

INDICACIONES: Inmunización contra la fiebre tifoidea.

CONTRAINDICACIONES: Infección aguda y uso simultáneo de corticosteroides.

EFECTOS SECUNDARIOS: Anafilaxia y dolor e inflamación en el lugar de la inyección.

**VACUNA ANTITUBERCULOSA** *(tuberculosis vaccine)* V. **BCG, vacuna**.

**VACUNA ANTIVARIÓLICA** *(smallpox vaccine)* Vacuna preparada con virus de viruela desecados.

INDICACIONES: Inmunización contra la viruela.

CONTRAINDICACIONES: Inmunosupresión, eccema u otros trastornos dermatológicos, embarazo o hipersensibilidad conocida a este fármaco.

EFECTOS SECUNDARIOS: Los más graves son la infección secundaria en el sitio de la inyección, reacciones de hipersensibilidad, y encefalitis.

**VACUNA BIVALENTE CONTRA RUBÉOLA Y PAROTIDITIS** *(rubella and mumps virus vaccine)* Suspensión de virus vivos de rubéola y parotiditis.

INDICACIONES: Inmunización contra la rubéola y la parotiditis.

CONTRAINDICACIONES: Infección aguda o hipersensibilidad conocida a la yema de huevo. No debe administrarse a pacientes con inmunodeficiencia ni a mujeres embarazadas. Tampoco debe administrarse antres de tres meses tras la administración de plasma, sangre completa o suero con inmunoglobulinas. Debe evitarse el embarazo durante los tres meses siguientes a su administración.

EFECTOS SECUNDARIOS: Entre los más graves figuran reacciones de hipersensibilidad, de intensidad variable.

**VACUNA BIVALENTE CONTRA RUBÉOLA Y SARAMPIÓN** (*measles and rubella virus vaccine live*) Agente inmunizante activo.

INDICACIONES: Inmunización contra la rubéola y el sarampión.

CONTRAINDICACIONES: Inmunosupresión, administración concomitante de corticosteroides, tuberculosis, embarazo conocido o sospechado, hipersensibilidad a la neomicina, neoplasias del sistema linfático o de la medula ósea o infección activa. No debe administrarse en los tres primeros meses tras la transfusión de sangre total, plasma o inmunoglobulina, o en el primer mes tras la inmunización con otras vacunas de virus vivos, exceptuada la de la parotiditis.

EFECTOS SECUNDARIOS: El más grave es la anafilaxia.

**VACUNA TRIVALENTE CONTRA PAROTIDITIS, RUBÉOLA Y SARAMPIÓN** (*measles, mumps, and rubella virus vaccine live*) Agente inmunizante activo.

INDICACIONES: Inmunización simultánea contra la parotiditis, la rubéola y el sarampión.

CONTRAINDICACIONES: Inmunosupresión, administración concomitante de corticosteroides, tuberculosis, hipersensibilidad a la neomicina, neoplasias del sistema linfático o de la medula ósea, embarazo conocido o sospechado o infecciones agudas. No debe administrarse en los tres primeros meses tras la administración de sangre total, plasma o inmunoglobulina, ni durante el primer mes tras la inmunización con otras vacunas de virus vivos.

EFECTOS SECUNDARIOS: El más grave es la anafilaxia.

**VACUNACIÓN** (*vaccination*) Inyección de microorganismos atenuados, como bacterias, virus o ricketsias, que se administra para inducir inmunidad o reducir los efectos de ciertas enfermedades infecciosas. Las primeras vacunaciones se administraron para inmunizar contra la viruela. Actualmente contamos con preparados contra numerosas enfermedades, como la fiebre tifoidea y el sarampión.

**VACUOLA** (*vacuole*) **1.** Espacio claro o cavidad dentro de una célula. **2.** Pequeño espacio dentro del organismo, limitado por una membrana que contiene grasa, secreciones o detritus celulares.

**VADEMECUM** (*vade mecum*) Compendio de farmacología.

**VAGAL** (*vagal*) Perteneciente o relativo al nervio vago.

**VAGINA** (*vagina*) Parte del aparato genital femenino que forma un canal desde el orificio vestibular hasta el cuello del útero. Se encuentra por detrás de la vejiga y por delante del recto. En la mujer adulta, la pared vaginal anterior mide unos 7 cm de longitud y la posterior unos 9 cm. El canal es realmente un espacio virtual cuyas paredes generalmente contactan entre sí. Su anchura va aumentando desde el vestíbulo hacia arriba y posteriormente vuelve a estrecharse en el extremo superior formando una cúpula curva en torno al cuello. Está recubierta de mu-

## CALENDARIO DE VACUNACIÓN

| Vacunación | Abreviatura | Indicación | Características | Vía | Primovacunación | Revacunación |
|---|---|---|---|---|---|---|
| Antipoliomielitis oral (Sabin) | PVO | Todos los niños | Polio-virus I (monovalente) o I, II y III (trivalente) atenuados | Oral | 1ª dosis: 3 meses (tipos I, II, III) 2ª dosis: 5 meses (tipos I, II, III) 3ª dosis: 7 meses (tipos I, II, III) | 18 meses (tipos I, II, III) 5 años (tipos I, II, III) |
| Antidiftérica, antitosferina y antitetánica | DPT, Triple, Trivalente | Todos (precaución en afecciones neurológicas o alérgicas muy activas) | Mezcla de B. perfussis inactivado y toxoides tetánico y diftérico, con alumbre o hidróxido de aluminio | Subcutánea o intramuscular | 1ª dosis: 3 meses 2ª dosis: 5 meses 3ª dosis: 7 meses | 18 meses 5 años (solo DT) 15 años (solo T) |
| Antisarampión | | Todos los niños | Virus del sarampión atenuados (cepas Edmondston, Beckenham, Schwarz) | Subcutánea | 1ª dosis: 12 meses | No |
| Antirubeólica | | Todos los niños, especialmente las hembras | Virus rubeólico atenuado (HPV-77) | Subcutánea | 12 meses asociada a sarampión y parotiditis. Además niñas a 12 años | ? |
| Antiparotiditis | | Todos los niños, especialmente los varones | Virus parotídico atenuado | Subcutánea | 12 meses asociada a sarampión y rubeola | ? |
| Antivariólica | | Donde sea obligatoria | Virus vacunal de preferencia Liofilizado | Cutánea (escarificación) | 1ª dosis: 24 meses | Cada 5-7 años donde sea obligada |

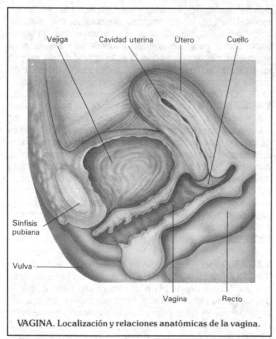

Vejiga · Cavidad uterina · Útero · Cuello

Sínfisis pubiana

Vulva

Vagina · Recto

**VAGINA. Localización y relaciones anatómicas de la vagina.**

cosa que se sitúa por encima de una capa de tejido eréctil y músculo. La membrana mucosa vaginal forma dos columnas longitudinales a lo largo de las cuales se observan numerosas arrugas transversales. La cubierta muscular consta de una capa longitudinal externa muy fuerte y otra interna circular. El extremo inferior de la vagina está rodeado por el tejido eréctil del bulbo vestibular y el músculo bulbocavernoso. La capa muscular está muy vascularizada. Los músculos de la vagina se hallan inervados por el nervio pudendo e irrigados por la arteria vaginal.

**VAGINA, CÁNCER DE** (*vaginal cancer*) Neoplasia ma-

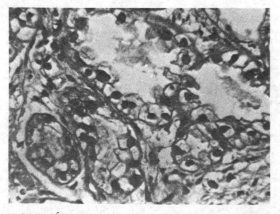

**VAGINA, CÁNCER DE. Microfotografía de una adenocarcinoma de células claras de la vagina. Se aprecia la existencia de células tumorales vacuoladas.**

ligna de la vagina que rara vez constituye una neoplasia primaria. Con mayor frecuencia corresponde a una lesión secundaria o a la extensión de un cáncer vulvar, cervical, endometrial u ovárico. El adenocarcinoma de células claras aparece en mujeres jóvenes que en su vida intrauterina sufrieron una exposición al dietil estilbestrol administrado a su madre como profilaxis del aborto; sin embargo, la mayoría de los cánceres primarios de vagina afectan a mujeres por encima de los 50 años de edad. Un factor predisponente es el carcinoma de cuello. Ciertas lesiones, como la leucemia vaginal, la eritematosis, la erosión o la granulación de las mucosas, pueden ocultar un carcinoma in situ. Los síntomas de las lesiones invasivas son hemorragia posmenopáusica, secreción purulenta, dolor y disuria. Los medios diagnósticos más utilizados son las citologías cervicales, endocervicales y vaginales con la técnica de Papanicolau, la colposcopia, la biopsia y la prueba de Schiller con yodo, en la cual las células malignas no toman la coloración marrón oscura de las células normales. El 90 % de los cánceres de vagina son carcinomas de células escamosas; otros son adenocarcinomas indiferenciados o de células claras, melanomas malignos y sarcomas. Dependiendo de la edad y estado de la paciente y de la localización y extensión de la lesión, el tratamiento puede ser irradiación o vaginectomía e histerectomía radical, con resección de los ganglios linfáticos. También pueden emplearse la criocirugía, la aplicación tópica de 5-fluorouracilo y el dinitroclorobenceno (DNCB); la quimioterapia no suele ser eficaz.

**VAGINAL, FLUJO** (*vaginal discharge*) Cualquier secreción vaginal. Normalmente, la vagina produce una secreción clara de color blanquecino cuya cantidad varía durante la etapa fértil de la vida varía mucho de unas mujeres a otras, al igual que en cada mujer en los distintos momentos del ciclo menstrual. Antes de la menarquía y tras la menopausia, la secreción suele ser más escasa que durante los años fértiles. En condiciones normales está compuesta fundamentalmente por secreciones de las glándulas endocervicales, pero cuando existen trastornos inflamatorios vaginales y cervicales aumenta su cantidad y se modifican sus características, pudiendo aparecer prurito localizado en el periné y los genitales externos.

**VAGINAL, ADMINISTRACIÓN DE MEDICACIÓN** (*vaginal instillation of medication*) Aplicación de un medicamento en forma de crema, óvulo o gel en la vagina para tratar una infección local vaginal o cervical o algún otro trastorno localizado.

**VAGINISMO** (*vaginismus*) Reacción genital psicofisiológica de la mujer, que se caracteriza por una intensa contracción de la musculatura perineal y paravaginal, que cierra fuertemente el introito vaginal. Se produce como respuesta defensiva por temor a la introducción en el coito o en una exploración pélvica. El vaginismo se considera un síntoma anormal cuando se produce en ausencia de lesiones genitales o cuando interfiere con el deseo de la mujer de participar en una relación sexual o permitir una exploración clínica; puede ser una respuesta fisiológica normal si existen alteraciones genitales dolorosas o frente a una intromisión forzada o prematura. El vaginismo anómalo es poco frecuente y por lo general puede conseguir-

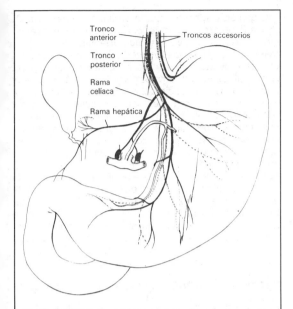

**VAGO, NERVIO.** En el dibujo pueden apreciarse las ramificaciones y la distribución anatómica de los nervios vagos a nivel del estómago, duodeno y vías biliares.

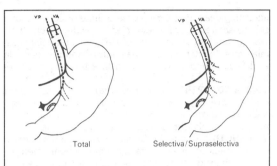

**VAGOTOMÍA.** Izquierda, vagotomía total o de ambos troncos vagales antes de su ramificación a nivel del cardias. Derecha, vagotomía supraselectiva o selectiva de las ramas vagales que inervan la zona donde existe la úlcera péptica.

se una buena adaptación sexual mediante medidas educativas y de sostén encaminadas a mejorar la respuesta y participación sexuales. En algunos casos este trastorno constituye una manifestación de enfermedades mentales y exige una valoración y un tratamiento psiquiátricos. Algunos factores que se asocian con el vaginismo son conflictos de la identidad sexual, antecedentes de violación o incesto o una intensa represión de la sexualidad en la infancia o la adolescencia.

**VAGINITIS** *(vaginitis)* Inflamación de los tejidos vaginales.

**VAGO, NERVIO** *(vagus nerve)* Par craneal esencial para el lenguaje y la deglución, muy relacionado con la sensibilidad y la función de muchas partes del organismo. Los nervios vagos se comunican a través de trece ramas cervicales y se conectan con cuatro áreas cerebrales. Consultar también **neumogástrico, nervio.**

**VAGOTOMÍA** *(vagotomy)* Sección de ciertas ramas del nervio vago mediante una intervención quirúrgica gástrica para reducir la cantidad de ácido secretado por el estómago y disminuir así las posibilidades de recurrencia de una úlcera péptica. Estando el paciente bajo anestesia general, se realiza una gastrectomía y se seccionan las ramas adecuadas del nervio vago. Como que esta intervención disminuye el peristaltismo, para asegurar el vaciamiento gástrico se realiza una piloroplastia o una anastomosis del estómago con el yeyuno. V. también **anastomosis; gastrectomía; piloroplastia; úlcera gástrica; vago, nervio.**

**VAGOTONÍA** *(vagotonus)* Aumento anormal de la actividad y los efectos de la estimulación del nervio vago que se caracteriza sobre todo por bradicardia con disminu-

ción del gasto cardiaco y tendencia al desvanecimiento y al síncope. Puede provocarse vagotonía en el recién nacido. Esto también ocurre en algunas mujeres tras un tratamiento quirúrgico o manipulación simple del cuello uterino.

**VAGOVAGAL, REFLEJO** *(vagovagal reflex)* Estimulación refleja del nervio vago que se provoca por la irritación de la laringe o la tráquea y produce una disminución de la frecuencia cardiaca.

**VAHÍDO** *(swoon)* Desvanecimiento pasajero.

**VAINA** *(sheath)* Estructura tubular que rodea un órgano o cualquier otra parte del cuerpo, como la vaina del músculo recto del abdomen o la vaina de Schwann, que recubre diversas fibras nerviosas.

**VAINA DE MIELINA** *(myelin sheath)* Lámina grasa segmentada compuesta de mielina que rodea a los axones de gran número de nervios. En los nervios periféricos mielinizados, las vainas se componen de células de Schwann. Las vainas mielínicas alrededor de las fibras nerviosas centrales están compuestas de oligodendroglia. Su contenido lipídico proporciona a estas cubiertas un aspecto blanquecino. En los nervios periféricos las vainas están

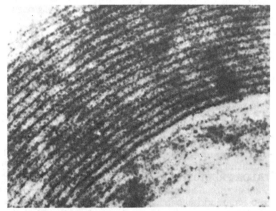

**VAINA DE MIELINA.** Secciones transversales y longitudinal del axón de una célula nerviosa, donde se aprecia claramente la función protectora de la vaina de mielina.

interrumpidas cada 1-2 cm por los nódulos de Ranvier, que sólo se encuentran rara vez en las fibras del sistema nervioso central. El grosor habitual de la vaina mielínica oscila entre 2 y 10 micras. Varias enfermedades, como la esclerosis múltiple, pueden destruir estas cubiertas mielínicas.

**VAINA SINOVIAL** *(synovial sheath)* Saco membranoso que recubre el tendón de un músculo y facilita el deslizamiento del mismo a través de un túnel fibroso u óseo, como por ejemplo el retináculo flexor de la muñeca.

**VALENCIA** *(valence)* **1.** (Química). Expresión numérica de la capacidad de combinación química de un elemento con átomos de hidrógeno o su equivalente. Una valencia negativa indica el número de átomos de hidrógeno con los que puede combinarse un átomo de un elemento químico mientras que una valencia positiva indica el número de átomos de hidrógeno que puede desplazar un átomo de un elemento químico. Se considera que un elemento es univalente (o monovalente) si cada uno de sus átomos sólo puede reaccionar con un átomo de hidrógeno o su equivalente; bivalente (o divalente) si cada átomo puede reaccionar con dos átomos de hidrógeno o su equivalente; trivalente si cada átomo puede reaccionar con tres de hidrógeno, y multivalente (o polivalente) si cada átomo puede reaccionar con muchos átomos de hidrógeno. **2.** (Inmunología). Expresión del número de receptores capaces de fijar antígenos de una molécula de un determinado anticuerpo o el número de receptores capaces de fijar anticuerpos de un determinado antígeno. La mayoría de las moléculas de anticuerpo y las pertenecientes a las clases de inmunoglobulinas IgG, IgA o IgE tienen dos receptores capaces de fijar antígenos. La mayoría de las moléculas antigénicas grandes son multivalentes.

**VALÉRICO, ÁCIDO** *(valeric acid)* Ácido orgánico de olor penetrante que se encuentra en las raíces de *Valeriana officinalis*. Se prepara comercialmente y se utiliza en la fabricación de perfumes, aromatizantes, lubricantes y algunos fármacos.

**VALGUS** *(valgus)* Posición anormal caracterizada porque una parte de una extremidad se encuentra doblada o torcida hacia afuera, alejándose de la línea media. Consultar también la voz **varus**. V. también **hallu valgus**.

**VALINA** *(valine)* Aminoácido esencial producido en el cuerpo por la digestión de proteínas. Es necesario para el crecimiento óptimo del lactante y el equilibrio del nitrógeno del adulto.

**VALOR P** *(P value)* (Investigación). Probabilidad estadística asociada a la aparición de un hallazgo dado en función sólo del azar, en comparación con la distribución conocida de posibles hallazgos, y considerando los tipos de datos, técnica de análisis y número de observaciones. El valor P puede expresarse en decimales: $P < 0,01$ significa que la probabilidad de que el fenómeno que se está estudiando aparezca es menor del 1 %.

**VALOR PREDICTIVO** *(predictive validity)* Validez de una prueba o de un instrumento de medida, que se establece comparando su capacidad para predecir los resultados, analizando los mismos datos mediante otra prueba o instrumento.

**VALORACIÓN** *(assessment)* (Medicina y enfermería) **1.**

Evaluación y apercibimiento de una circunstancia. **2.** Procedimiento a través del cual se realiza una evaluación. **3.** (en un historial médico orientado por problemas) Evaluación de la enfermedad o de una circunstancia determinada por parte del explorador, basada en el relato subjetivo de los síntomas y de la evolución de la enfermedad por el paciente, junto con los hallazgos objetivos detectados por el explorador, incluídos los datos de pruebas de laboratorio, de la exploración física y de la historia médica en sí. **4.** (en el proceso de enfermería de cinco fases) Modalidad de actuación de enfermería que comprende la recogida, comprobación y comunicación de la información relativa al paciente. El personal de enfermería recibe la información a partir de la interrelación verbal con el enfermo, con la familia de éste y otras personas allegadas; examina las fuentes habituales de información; comprueba sistemáticamente los síntomas y los signos; determina la capacidad del paciente para llevar a cabo las actividades relativas a sus cuidados personales; valora el entorno del enfermo e identifica las reacciones del personal de plantilla frente al paciente y su entorno.

**VALPROICO, ÁCIDO** *(valproic acid)* Agente anticonvulsivo.

INDICACIONES: Prevención de ciertos tipos de crisis convulsivas.

CONTRAINDICACIONES: No debe utilizarse durante el embarazo o la lactancia. La hipersensibilidad conocida a este fármaco contraindica su empleo.

EFECTOS SECUNDARIOS: Entre los más graves destacan las alteraciones de la función plaquetaria y la hepatotoxicidad. Son frecuentes los trastornos gastrointestinales y en algunos casos se produce alopecia, erupciones cutáneas, cefalea e insomnio.

**VALSALVA, MANIOBRA DE** *(Valsalva manouver)* Esfuerzo espiratorio forzado contra una vía aérea cerrada que se produce, por ejemplo, cuando un individuo sostiene el aliento y tensa sus músculos en un esfuerzo intenso dirigido a desplazar un objeto pesado o cambiar de posición en la cama.

**VALSALVA, PRUEBA DE** *(Valsalva's test)* Método para probar la permeabilidad de las trompas de Eustaquio. Consiste en realizar un esfuerzo espiratorio forzado manteniendo bien cerrados la boca y los orificios nasales; si las trompas de Eustaquio son permeables penetrará aire en las cavidades del oído medio y el sujeto percibirá un sonido peculiar. V. también **Valsalva, maniobra de**.

**VÁLVULA** *(valve)* Estructura natural o dispositivo artificial situado en un vaso o una vía que impide el reflujo del contenido líquido que pasa a través del mismo. Las válvulas venosas son pliegues membranosos que se oponen al reflujo de sangre.

**VÁLVULA MITRAL, PROLAPSO DE LA (PVM)** *(mitral valve prolapse [MVP])* Protrusión de una o ambas cúspides de la válvula mitral, hacia la aurícula izquierda, durante la sístole ventricular con cierre incompleto de la válvula y reflujo de sangre. Los pacientes están asintomáticos, aunque algunos pueden experimentar dolor torácico, palpitaciones, fatiga o disnea.

**VALVULAR DE PELOTA, ACCIÓN** *(ball-valve action)*

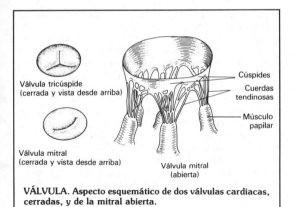

Válvula tricúspide
(cerrada y vista desde arriba)

Cúspides

Cuerdas
tendinosas

Músculo
papilar

Válvula mitral
(cerrada y vista desde arriba)

Válvula mitral
(abierta)

**VÁLVULA. Aspecto esquemático de dos válvulas cardiacas, cerradas, y de la mitral abierta.**

Apertura y cierre intermitente de un orificio mediante una esfera flotante que actúa como válvula. Este mecanismo valvular puede encontrarse en los cálculos renales, los biliares y los coágulos sanguíneos.

**VALVULITIS** *(valvulitis)* Trastorno inflamatorio de una válvula, especialmente una válvula cardiaca. Las alteraciones inflamatorias de las válvulas aórtica, mitral y tricúspide del corazón se producen casi siempre como consecuencia de la fiebre reumática y con menor frecuencia después de una endocarditis bacteriana o una sífilis. Las válvulas infectadas degeneran, sus valvas se vuelven rígidas y se calcifican, con lo que se produce una estenosis con obstrucción del flujo sanguíneo.

**VALVULOPLASTIA** *(valvuloplasty)* Reparación quirúrgica de una válvula cardiaca.

**VALVULOTOMÍA** *(valvotomy)* Incisión realizada en una válvula del corazón para corregir un defecto y permitir una apertura y cierre adecuados.

**VALLE, FIEBRE DEL** *(valley fever)* V. **coccidiomicosis.**

**VALLÉCULA** *(vallecula)* (Anatomía). Hendidura o canal sobre la superficie de cualquier órgano o estructura.

**VALLÉCULA EPIGLÓTICA** *(vallecula epiglóttica)* Hendidura situada entre los pliegues glosofaríngeos a cada lado de la orofaringe posterior.

**VAN BOGAERT, ENFERMEDAD DE** *(Van Bogaert's disease)* Enfermedad familiar rara del metabolismo de los lípidos caracterizada por el depósito de colesterol en el sistema nervioso, la sangre y el tejido conjuntivo. Se caracteriza por ataxia progresiva y demencia, arteriosclerosis prematura, cataratas y xantomas tendinosos. No existe ningún tratamiento eficaz.

**VAN DEN BERGH, PRUEBA DE** *(Van den Bergh's test)* Prueba que sirve para detectar la presencia de bilirrubina en el suero sanguíneo. Se obtiene una muestra de sangre estando el paciente en ayunas desde la noche anterior y el suero diluido se mezcla con el reactivo diazo. Cuando existe bilirrubina, la mezcla adquiere una coloración azul violeta, de intensidad proporcional a la cantidad de pigmento presente. Los niveles normales de bilirrubina total varían entre 0,2 y 1,4 mg por 100 ml de suero, y aproximadamente un 15 % de esa cantidad corresponde a la bilirrubina conjugada, también denominada directa.

**VANADIO (V)** *(vanadium [V])* Elemento metálico de color gris de número atómico 23 y peso atómico 50,942. La absorción de compuestos de vanadio produce una enfermedad denominada vanadiumismo, caracterizada por anemia, conjuntivitis, neumonitis e irritación de las vías respiratorias.

**VANCOMICINA, CLORHIDRATO DE** *(vancomycin hydrochloride)* Antibiótico.
INDICACIONES: Tratamiento de las infecciones producidas por microorganismos susceptibles a la vancomicina.
CONTRAINDICACIONES: Administración concomitante de fármacos neurotóxicos, nefrotóxicos u ototóxicos con hipersensibilidad conocida a este fármaco.
EFECTOS SECUNDARIOS: Los más graves son anafilaxia, vértigo y tinnitus.

**VANILILMANDÉLICO, ÁCIDO** *(vanillylmandelic acid [VMA])* Metabolito urinario de la adrenalina y de la noradrenalina. El feocromocitoma de la medula suprarrenal se caracteriza por una producción de este compuesto superior a la normal.

**VAPOR ÁCIDO** *(acid mist)* Vapor que contiene una gran concentración de ácido o partículas de cualquier compuesto químico tóxico, como el tetracloruro de carbono o el tetracloruro de silicona. Dichos agentes químicos se utilizan en la industria y se almacenan en tanques que a veces vierten su contenido en zonas urbanizadas, lo cual resulta particularmente peligroso cuando la sustancia tóxica se mezcla con la niebla. La inhalación de vapor ácido puede irritar las membranas mucosas, los ojos y las vías respiratorias, amenazando seriamente el equilibrio bioquímico del organismo.

**VARIABLE DEPENDIENTE** *(dependent variable)* (Investigación). Valor medio para conocer el efecto de una o más de una variables independientes. V **variable independiente.**

**VARIABLE EXPERIMENTAL** *(experimental variable)* V. **variable independiente.**

**VARIABLE INDEPENDIENTE** *(independent variable)* (Investigación). Variable que controla el investigador y que se evalúa por su efecto mensurable sobre la variable o variables dependientes, como en el estudio del efecto de las atenciones de la enfermera sobre los vómitos posoperatorios; esta actuación es la variable independiente, y se estudia por su efecto sobre la incidencia de los vómitos en el posoperatorio. Denominada también **variable experimental** y **variable predictiva.**

**VARIABLE PREDICTIVA** *(predictor variable)* V. **variable independiente.**

**VARIANZA** *(variance)* (Estadística). Representación numérica de la dispersión de los datos con respecto a la media en una determinada muestra.

**VARIANZA, ANÁLISIS DE** *(analysis of variance [ANOVA])* Conjunto de métodos estadísticos utilizados para determinar diferencias atribuibles sólo al azar entre dos o más grupos de puntuaciones.

**VARICELA** *(chickenpox)* Enfermedad vírica aguda muy contagiosa producida por un herpes virus denominado varicela zóster. Afecta sobre todo a niños pequeños y se caracteriza por la aparición de una erupción vesicular pruriginosa en la piel. Se transmite por contacto directo con lesiones cutáneas o, con mayor frecuencia, por las go-

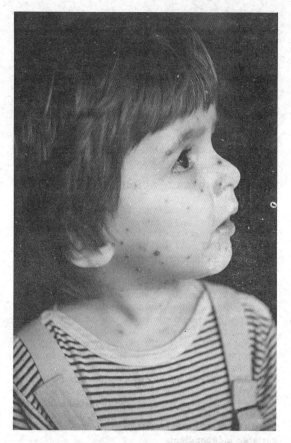

**VARICELA.** Fotografía de un niño afecto de varicela en su fase de escarificación.

titas que se desprenden de las vías respiratorias de las personas afectadas, generalmente en el período prodrómico en los primeros estadios de la erupción. El líquido vesicular y las secreciones tienen capacidad contagiosa hasta que las lesiones se secan totalmente. La transmisión indirecta a través de portadores sanos u objetos es rara. El diagnóstico suele hacerse por los datos de la exploración física y el aspecto típico de las lesiones. El virus se identifica por cultivo del líquido vesicular.

OBSERVACIONES: El período de incubación dura por término medio de dos a tres semanas, al cabo de las cuales el paciente empieza a presentar febrícula, cefalea leve, malestar general y anorexia, de 24 a 36 horas antes de aparecer la erupción cutánea. El período prodrómico suele ser leve en el niño, pero a veces es grave en el adulto. La erupción, muy pruriginosa, comienza en forma de máculas y progresa en un día o dos hasta formar pápulas y finalmente vesículas rodeadas por un halo eritematoso y con un contenido líquido claro. En 24-48 horas, este líquido se enturbia, las vesículas se umbilican, se erosionan fácilmente y acaban por formar costras. Las lesiones de la varicela erupcionan en brotes, de forma que coexisten los tres estadios simultáneamente. En primer lugar aparecen en la espalda y el tórax y a continuación se extienden a la cara, cuello y extremidades, sin llegar a afectar casi nunca las palmas de las manos ni las plantas de los pies. En los casos más graves se observan vesículas laríngeas o traqueales que pueden producir disnea o disfagia. Otros síntomas de esta enfermedad son fiebre prolongada, linfadenopatía e irritabilidad externa como consecuencia del prurito. En total, el período sintomático dura de unos cuantos días a dos semanas.

ACTUACIÓN: El tratamiento de rutina se limita a reposo en cama, administración de antipiréticos para reducir la fiebre, aplicación de agentes antipruriginosos tópicos, como compresas húmedas, loción de calamina, etc., o antihistamínicos orales para combatir el prurito. Las vesículas infectadas pueden tratarse con una pomada de neomicina-bacitracina y, si la infección bacteriana secundaria es importante, está indicado el tratamiento antibiótico por vía sistémica. Las personas susceptibles con riesgo de sufrir una enfermedad grave si se exponen a la infección, pueden recibir protección pasiva con inmunoglobulina antizóster, pero hasta el momento no se dispone de un preparado del virus para la inmunización activa. Los recién nacidos cuya madre sufre una varicela a los pocos días del parto, tienen un riesgo particularmente alto de contraer una forma grave de la enfermedad. Un único episodio de varicela confiere inmunidad permanente, aunque pueden producirse ataques repetidos de herpes zóster, sobre todo en personas ancianas o debilitadas, por reactivación del virus. El virus herpes zóster, como todos los herpes virus, se mantiene en estado latente en ciertas raíces nerviosas sensitivas después de la infección primaria

ACTUACIÓN DE LA ENFERMERA: En el niño suele tener un curso benigno y pocos casos requieren hospitalización; sin embargo, puede ser una enfermedad importante o incluso fatal en pacientes inmunodeficientes, como los sometidos a quimioterapia o radioterapia para tratar una enfermedad maligna, los que han recibido un trasplante y aquellos que padecen defectos congénitos o adquiridos de la inmunidad celular o que reciben altas dosis de esteroides. Las complicaciones más frecuentes de la varicela son las infecciones bacterianas secundarias, abscesos, celulitis, neumonía y sepsis y la varicela hemorrágica (hemorragias diminutas en las propias vesículas o la piel circundante). Otras complicaciones menos frecuentes son las encefalitis, síndrome de Reye, trombocitopenia y hepatitis.

**VARICELA ZÓSTER, VIRUS** (*varicella zoster virus [VZV]*) Miembro de la familia de los virus herpes que produce la varicela y el herpes zóster. El virus puede aislarse del líquido vesicular de las lesiones de varicela y es muy contagioso, pudiendo diseminarse por contacto directo o a través de gotitas. Las costras secas de las lesiones cutáneas no contienen partículas virales activas. El herpes zóster se produce por la reactivación del virus latente de la varicela, por lo general varios años después de la infección inicial. No existe ninguna prueba sencilla que permita cuantificar los anticuerpos frente a este virus; sin embargo, la inmunoglobulina antizóster, que se obtiene de pacientes convalecientes de la enfermedad, impide el desarrollo de la varicela en niños susceptibles cuando se inyecta en los tres días que siguen a la exposición. No obstante, la naturaleza transitoria de esta protección y la escasez relativa de la globulina hacen que su empleo se reserve para los niños sometidos a tratamientos inmunosupresores o afectos de alguna inmunodeficiencia. V. también **herpes zóster; varicela**.

**VARICES ESOFÁGICAS** *(esophageal varices)* Conjunto de venas longitudinales y tortuosas situadas en el extremo inferior del esófago que aparecen aumentadas de tamaño e hinchadas y cuya causa es la hipertensión portal. Esos vasos son especialmente susceptibles a la ulceración y la hemorragia.

**VARICOCELE** *(varicocele)* Dilatación del plexo venoso pampiniforme del cordón espermático. El varicocele provoca una hinchazón blanda, elástica y dolorosa del testículo. Es más frecuente en hombres de 15 a 25 años de edad y su incidencia es mayor en el cordón espermático izquierdo que en el derecho. Por lo general, se hace más evidente y produce más dolor cuando el paciente se encuentra de pie. Consultar también las voces **varicocele de ovario; varicocele uteroovárico**.

**VARICOCELE DE OVARIO** *(ovarian varicocele)* Dilatación varicosa de las venas del ligamento ancho del útero. Denominado también **varicocele pélvico**.

**VARICOCELE PÉLVICO** *(pelvic varicocele)* V. **varicocele de ovario**.

**VARICOCELE UTEROOVÁRICO** *(utero-ovarian varicocele)* Inflamación de las venas del plexo pampiniforme de la pelvis femenina. Consultar las voces **varicocele; varicocele de ovario**.

**VARICOSA, VENA** *(varicose vein)* Vena dilatada de curso tortuoso, con incompetencia valvular. Sus causas más importantes son los defectos congénitos de las válvulas, la tromboflebitis, el embarazo y la obesidad. Las venas varicosas son frecuentes y afectan particularmente a la mujer. Las venas safenas de las piernas son las que más se afectan y los casos no complicados responden bien a la elevación de las piernas y al empleo de medias elásticas. En los casos graves hay que recurrir a la cirugía. La inyección de soluciones esclerosantes sirve como profilaxis o tratamiento del síndrome posflebítico.

**VARICOSIDAD** *(varicosity)* **1.** Trastorno que afecta a una vena y que se caracteriza por hinchazón y tortuosidad. **2.** Vena varicosa.

**VARICOSIS** *(varicosis)* Trastorno frecuente caracterizado por la presencia de una o más venas varicosas anormalmente dilatadas y de curso tortuoso localizadas generalmente en las piernas o en la parte inferior del tronco; normalmente, se produce entre los 30 y los 60 años de edad. La varicosis puede estar determinada por defectos congénitos de las válvulas o de las paredes venosas o por congestión y aumento de la presión intraluminal por defectos posturales, permanencia prolongada en posición erecta, embarazo, tumores abdominales o enfermedades sistémicas crónicas. Los síntomas más importantes son dolor y espasmos musculares, con sensación de pesadez en las piernas. Antes de que el trastorno produzca molestias,

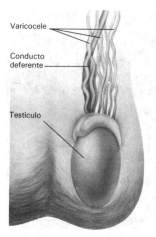

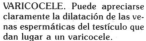

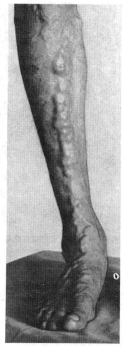

VARICOCELE. Puede apreciarse claramente la dilatación de las venas espermáticas del testículo que dan lugar a un varicocele.

VARIZ. Imagen altamente significativa del aspecto que pueden presentar las piernas de algunos individuos que padecen alteraciones del retorno venoso de las extremidades inferiores.

suele ser evidente la dilatación de las venas superficiales. Las venas varicosas pueden tratarse por medios conservadores mediante la elevación periódica de la extremidad afectada o el empleo de vendajes o medias elásticas. En los casos más graves, siempre que los vasos profundos puedan mantener el retorno de la sangre venosa, puede estar indicada la ligadura de la vena por encima de la variz, con extirpación de la porción distal del vaso.

**VARICOSO** *(varicose)* **1.** (Relativo a una vena). Que presenta varicosidades. **2.** Que presenta una distensión anormal y permanente, como la distensión venosa que se observa en algunos sujetos.

**VARIEGATA** *(variegate)* Que presenta características variables, especialmente en lo referente al color.

**VARIOLOIDE** *(varioloid)* **1.** Que recuerda a la viruela. **2.** Forma leve de viruela que se da en personas vacunadas o que han padecido previamente la enfermedad.

**VARIZ** *(varix)* **1.** Vena tortuosa y dilatada. **2.** Arteria tortuosa y elongada o vaso linfático distendido y retorcido.

**VARUS** *(varus)* Posición anormal que se caracteriza porque una porción de una extremidad, como por ejemplo el talón o el pie, se encuentra girada hacia la línea media. Consultar también la voz **valgus**.

**VASCULAR** *(vascular)* Perteneciente o relativo a un vaso sanguíneo.

**VASCULAR PERIFÉRICA, ENFERMEDAD** *(peripheral vascular disease)* Cualquier trastorno que afecte a los vasos sanguíneos y a los linfáticos. Los distintos tipos y grados de enfermedad vascular periférica se caracterizan por diversos signos y síntomas, como entumecimiento, do-

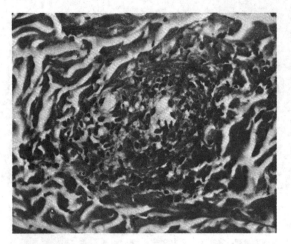

**VASCULITIS NECROTIZANTE. Imagen microscópica de una vénula cuya pared presenta una necrosis fibrinoide y una extensa infiltración por neutrófilos y células linfoides.**

lor, palidez, hipertensión y disminución del pulso arterial. Entre los factores etiológicos más importantes destacan la obesidad, el hábito de fumar, el estrés, las profesiones sedentarias y numerosos trastornos metabólicos. La enfermedad vascular periférica, que se acompaña de endocarditis bacteriana, puede ocasionar la formación de émbolos en las arteriolas terminales, con infartos gangrenosos en distintas porciones distales del organismo, como la punta de la nariz, la oreja y los dedos de las manos y los pies. El tratamiento de los casos graves exige a veces la amputación de las regiones gangrenadas. Las vasculopatías periféricas más leves pueden tratarse mediante la eliminación de los agentes causales, especialmente el hábito de fumar, y la administración de diversos fármacos, como salicilatos y anticoagulantes. Algunas formas de enfermedad vascular periférica son la **arteriosclerosis** y la **aterosclerosis**.

**VASCULARIZACIÓN** (*vascularization*) Proceso por el cual se desarrollan capilares proliferantes en los tejidos orgánicos. Puede ser natural o inducido por técnicas quirúrgicas.

**VASCULITIS** (*vasculitis*) Trastorno inflamatorio de los vasos sanguíneos característico de ciertas enfermedades sistémicas y reacciones alérgicas. Entre las vasculitis destacan la **vasculitis alérgica**, la **vasculitis hialinizante segmentada** y la **vasculitis necrotizante**.

**VASCULITIS ALÉRGICA** (*allergic vasculitis*) Trastorno inflamatorio de los vasos sanguíneos inducido por algún alérgeno. A veces se produce inflamación intravascular diseminada en los pacientes tratados con yoduros, penicilina, sulfamidas o tioureas. La vasculitis alérgica cutánea se caracteriza por prurito, malestar general, febrícula y presencia de pápulas, vesículas, habones urticariales o pequeñas úlceras en la piel.

**VASCULITIS HIALINIZANTE SEGMENTADA** (*segmented hyalinizing vasculitis*) Trastorno inflamatorio crónico y recidivante de los vasos sanguíneos de las piernas, que se asocia con la aparición de lesiones cutáneas nodulares o purpúricas que pueden ulcerarse dejando cicatrices. También se llama **livedo vasculítica**.

**VASCULITIS NECROTIZANTE** (*necrotizing vasculitis*) Proceso inflamatorio de los vasos sanguíneos, caracterizado por necrosis, fibrosis y proliferación de la capa interior de la pared vascular, lo que da lugar en algunos casos a oclusión e infarto. Puede asociarse a la artritis reumatoide, siendo común en el lupus eritematoso diseminado, en la periarteritis nodosa y en la esclerosis sistémica progresiva. Se trata con corticoides.

**VASECTOMÍA** (*vasectomy*) Procedimiento quirúrgico de esterilización masculina que consiste en la extirpación bilateral de una porción del conducto deferente. En la mayoría de los casos se realiza en régimen ambulatorio bajo anestesia local. Este procedimiento también se practica de forma sistemática antes de la extirpación de la próstata, para evitar la inflamación de los testículos y epidídimos. No afecta a la potencia sexual.

**VASO** (*vessel*) Cualquiera de los muchos túbulos distribuidos por todo el organismo que conducen líquidos como sangre o linfa. Los principales tipos de vasos son las arterias, las venas y los linfáticos.

**VASO-** Prefijo que significa «relativo a un vaso o conducto»: *vasoconstrictor, vasodilatador, vasoganglionar*.

**VASO DEFERENTE** (*vas deferens*) Extensión del epidídimo testicular que asciende desde el escroto y se une con la vesícula seminal para formar el conducto eyaculador. Contiene tejido conjuntivo fibroso, vasos sanguíneos, nervios y linfáticos. Atraviesa el canal inguinal formando parte del cordón espermático. Se extiende desde el escroto hasta la cavidad abdominal y pasa por encima, y después por detrás, de la superficie vesical, donde se ensancha, adquiere un curso tortuoso y se une con la ampolla de la vesícula seminal. En la vasectomía se secciona

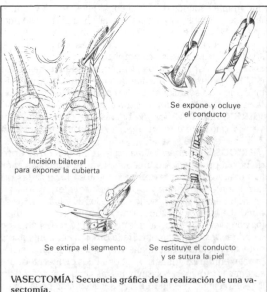

Incisión bilateral para exponer la cubierta

Se expone y ocluye el conducto

Se extirpa el segmento

Se restituye el conducto y se sutura la piel

**VASECTOMÍA. Secuencia gráfica de la realización de una vasectomía.**

el conducto deferente y se esteriliza al hombre interrumpiendo el camino de los espermatozoides desde el epidídimo hasta el exterior.

**VASO QUILÍFERO** *(lacteal gland)* Capilar linfático central de las vellosidades del intestino delgado. Drena en los vasos linfáticos de la submucosa y transporta el quilo. Denominado también vaso lácteo.

**VASO SANGUÍNEO** *(blood vessel)* Cualquiera de los componentes de la red vascular que transportan sangre. Entre los distintos tipos de vasos sanguíneos se encuentran las arterias, las arteriolas, las capilares, las venas y las vénulas.

**VASOACTIVO** *(vasoactive)* Que tiende a producir vasodilatación o vasoconstricción.

**VASOCONSTRICCIÓN** *(vasoconstriction)* Estrechamiento de la luz de un vaso sanguíneo, especialmente de las arteriolas y venas de los reservorios sanguíneos de la piel y de las vísceras abdominales. Tiene lugar por diversos mecanismos, que en conjunto controlan la presión sanguínea y la distribución de sangre por todo el organismo. La vasoconstricción depende de la estimulación del centro vasomotor de la medula, cuyos impulsos se desplazan a lo largo de las fibras nerviosas simpáticas y contraen las capas de músculo liso de las arterias, las arteriolas, las vénulas y las venas, provocando su constricción. La vasoconstricción también puede inducirse mediante reflejos vasomotores de presión, químicos e isquémicos medulares y mediante impulsos vasomotores procedentes de la corteza cerebral y del hipotálamo. Consultar también la voz **vasodilatación**.

**VASOCONSTRICTOR** *(vasoconstrictor)* **1.** Perteneciente o relativo a un proceso, trastorno o sustancia que produce la constricción de los vasos sanguíneos. **2.** Agente que produce vasoconstricción. El frío, el miedo, el estrés y la nicotina figuran entre los vasoconstrictores exógenos más comunes. La adrenalina y la noradrenalina endógenas provocan la contracción de los vasos sanguíneos estimulando los receptores adrenérgicos de los nervios simpáticos periféricos. Otros vasoconstrictores endógenos son la angiotensina, que se forma en la sangre por acción de la renina, y la hormona antidiurética, secretada por la hipófisis. Los fármacos simpaticomiméticos adrenérgicos producen un cierto grado de vasoconstricción y algunos de ellos se utilizan para mantener la presión arterial durante la anestesia y en el tratamiento de la hipotensión grave provocada por una hemorragia, un infarto de miocardio, una septicemia, una reacción medicamentosa o tras la simpatectomía. Entre los agentes terapéuticos figuran el clorhidrato de metoxamina, el bitartrato de metaraminol y el levarterenol (noradrenalina).

**VASODILATACIÓN** *(vasodilatation)* Ensanchamiento o distensión de los vasos sanguíneos, particularmente de las arteriolas, producido casi siempre por impulsos nerviosos o por la acción de determinados fármacos que provocan relajación del músculo liso de las paredes de los vasos sanguíneos. Consultar también la voz **vasoconstricción**.

**VASODILATADOR** *(vasodilator)* **1.** Nervio o agente que produce dilatación de los vasos sanguíneos. **2.** Perteneciente o relativo a la relajación del músculo liso del sistema vascular. **3.** Que produce dilatación de los vasos sanguíneos. Los vasodilatadores son una adquisición reciente muy importante en el tratamiento de la insuficiencia cardiaca, y, entre ellos, los más conocidos son la hidralazina, la nitroglicerina, el nitroprusiato y el trimetafán. Estos fármacos han demostrado su utilidad en el tratamiento de la insuficiencia cardiaca aguda secundaria al infarto de miocardio, insuficiencia mitral grave o miocardiopatía.

**VASOMOTOR** *(vasomotor)* Perteneciente o relativo a los nervios y músculos que controlan el calibre de la luz de los vasos sanguíneos. Las fibras circulares de los músculos de las arterias pueden contraerse, produciendo vasoconstricción, o relajarse, produciendo vasodilatación.

**VASOMOTOR, SISTEMA** *(vasomotor system)* Parte del sistema nervioso que controla la constricción y dilatación de los vasos sanguíneos. V. también **vasoconstricción; vasodilatación**.

**VASOPRESINA** *(vasopressin)* V. **hormona antidiurética**.

**VASOVASOSTOMÍA** *(vasovasostomy)* Intervención quirúrgica cuyo objetivo es restablecer la función de los dos vasos deferentes que han sido seccionados y ligados previamente en una vasectomía anterior. Este procedimiento se realiza cuando el hombre quiere recuperar la fertilidad. En la mayoría de los casos se consigue repermeabilizar los conductos, pero no siempre se restaura la fertilidad, probablemente por la formación de anticuerpos circulantes que alteran la actividad normal de los espermatozoides. Aparentemente, estos anticuerpos se forman tras la vasectomía, al no poderse excretar los espermatozoides a través de las vías urogenitales.

**VASTO EXTERNO, MÚSCULO** *(vastus lateralis)* El mayor de los cuatro músculos del cuádriceps crural, situado en la cara externa del muslo. Constituye una masa muscular grande y densa que se origina en una ancha aponeurosis insertada en la línea intertrocantérea del fémur, el trocánter mayor, el labio externo de la tuberosidad glútea y el labio externo de la línea áspera. Las fibras de este

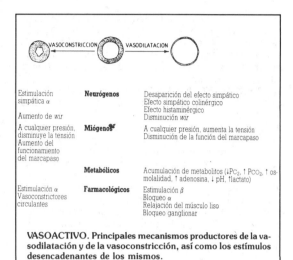

| | | |
|---|---|---|
| Estimulación simpática α | **Neurógenos** | Desaparición del efecto simpático |
| | | Efecto simpático colinérgico |
| Aumento de *wir* | | Efecto histaminérgico |
| | | Disminución *wir* |
| A cualquier presión, disminuye la tensión | **Miógenos** | A cualquier presión, aumenta la tensión |
| Aumento del funcionamiento del marcapaso | | Disminución de la función del marcapaso |
| | **Metabólicos** | Acumulación de metabolitos ($\downarrow PC_2$, $\uparrow PCO_2$, $\uparrow$ osmolalidad, $\uparrow$ adenosina, $\downarrow$ pH, $\uparrow$lactato) |
| Estimulación α Vasoconstrictores circulantes | **Farmacológicos** | Estimulación β |
| | | Bloqueo α |
| | | Relajación del músculo liso |
| | | Bloqueo ganglionar |

**VASOACTIVO. Principales mecanismos productores de la vasodilatación y de la vasoconstricción, así como los estímulos desencadenantes de los mismos.**

músculo se aplanan para formar una potente aponeurosis que converge constituyendo un tendón plano que se inserta en la rótula. Está inervado por ramas del nervio femoral que contienen fibras de las raíces lumbares segunda, tercera y cuarta, y su acción es colaborar en la extensión de la pierna.

**VASTO INTERNO, MÚSCULO** (*vastus medialis*) Uno de los cuatro músculos del cuádriceps crural, situado en la porción interna del muslo. Se origina en la línea intertrocantérea del fémur, la línea áspera, la línea supracondilar interna, los tendones de los músculos aductor mediano y aductor mayor del muslo y el tabique intermuscular interno. Se extiende hasta la cara anteroinferior del muslo, insertándose mediante una aponeurosis en la rótula y el tendón del cuádriceps crural. Una expansión de esta aponeurosis llega a la cápsula de la articulación de la rodilla. Está inervado por ramas del nervio femoral que contienen fibras de las raíces lumbares segunda, tercera y cuarta, y, junto con las demás porciones del cuádriceps crural, su acción es extender la pierna. Consultar también la voz **vasto externo, músculo**.

**VDRL, PRUEBA** (*VDLR test*) Prueba serológica de floculación para el diagnóstico de la sífilis, que es también positiva en otras enfermedades por treponemas como el pian. Puede dar resultados falsos positivos y negativos y, de hecho, cualquier resultado positivo debe confirmarse por otra prueba más definitiva. Recibe su nombre de las iniciales del término Venereal Disease Research Laboratory test (Laboratorio de Investigaciones de Enfermedades Venéreas).

**VECTOCARDIOGRAFÍA** (*vectocardiography*) Método de registro de la magnitud y dirección de las fuerzas eléctricas que actúan en el corazón mediante los ejes de la onda P, del complejo QRS y de la onda T, monitorizando de forma continua cada vector.

**VECTOCARDIOGRAMA** (*vectocardiogram*) Registro gráfico de la dirección y magnitud de las fuerzas eléctricas propias de la actividad durante un ciclo cardiaco. Se elabora mediante el registro simultáneo de tres derivaciones estándar, empleando un osciloscopio.

**VECTOR** (*vector*) **1.** Cantidad que tiene una dirección y una magnitud y que suele representarse por una flecha recta cuya longitud corresponde a la magnitud y cuya cabeza corresponde a la dirección. **2.** Portador capaz de transmitir una enfermedad. Los vectores biológicos suelen ser artrópodos en los cuales el organismo infectante completa parte de su ciclo vital.

**VECTOR BIOLÓGICO** (*biological vector*) V. **vector**.

**VEGETACIÓN** (*vegetation*) Formación anormal de tejido que crece en las profundidades de una válvula y que está compuesta de fibrina, plaquetas y bacterias.

**VEGETACIÓN ADENOIDAL** (*adenoidal vegetation*) Hipertrofia del tejido adenoide de la nasofaringe.

**VEGETARIANISMO** (*vegetarianism*) Teoría o práctica de limitar la dieta a sustancias alimenticias de origen vegetal.

**VEGETARIANO** (*vegetarian*) Persona cuya dieta se limita a alimentos de origen vegetal, incluyendo frutas, cereales y frutos secos.

**VEGETARIANO ESTRICTO** (*strict vegetarian*) Vegetariano que renuncia a la ingestión de cualquier alimento

de origen animal. Las dietas vegetarianas estrictas, a menos que se planifiquen muy bien, son deficientes en muchos factores nutritivos esenciales. También se llama vegetariano puro.

**VEGETATIVO** (*vegetative*) **1.** Perteneciente o relativo a la nutrición y el crecimiento. **2.** Perteneciente o relativo al reino vegetal. **3.** Que denota una función involuntaria, como las producidas por el sistema nervioso parasimpático. **4.** En reposo, no activo; relativo al estadio del ciclo celular en que la célula no se replica. **5.** (Psiquiatría). Que presenta pasividad y desconexión emocional, lo cual es típico de la esquizofrenia y de la fase depresiva del trastorno bipolar.

**VEGETATIVO, ESTADO** (*vegetative state*) Estado físico en el cual un paciente previamente comatoso parece despertarse, pero es incapaz de comunicarse o responder a estímulos. Los ojos pueden estar abiertos pero el paciente permanece inmóvil y es necesario alimentarlo y asearlo.

**VEGETATIVO, SISTEMA NERVIOSO** (*vegetative nervous system*) V. **sistema nervioso autónomo**.

**VEHÍCULO** (*vehicle*) **1.** Sustancia inerte con la cual se mezcla una medicación para facilitar su cuantificación y administración o aplicación. **2.** Cualquier líquido o estructura orgánica que conduzca pasivamente un estímulo.

**VEILLON, TUBO DE** (*Veillon's tube*) Tubo transparente cuyos extremos están cerrados por un tapón de algodón y otro de corcho que pueden retirarse. Se utiliza en la preparación de cultivos bacteriológicos.

**VEILLONELLA** (*Veillonella*) Género de bacteria anaerobia gramnegativa que normalmente se encuentra presente en el conducto digestivo y en la boca.

**VEJIGA** (*bladder*) **1.** Saco membranoso que sirve como receptáculo para cualquier secreción. **2.** Vejiga urinaria.

**VEJIGA, CÁNCER DE** (*bladder cancer*) Neoplasia maligna más frecuente de las vías urinarias. Se caracteriza por la formación de un tumor único o múltiple que tiende

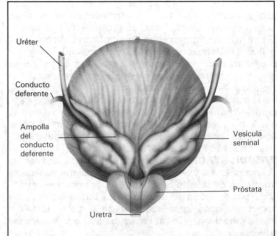

**VEJIGA.** Descripción anatómica de la parte posterior de la vejiga y su relación con otros órganos del aparato genital masculino.

a recidivar de forma cada vez más agresiva. Las neoplasias malignas de la vejiga son 2,3 veces más frecuentes en el hombre que en la mujer; su incidencia es mayor en las zonas urbanas que en las rurales y tiende a aumentar. El riesgo se incrementa con el hábito de fumar y la exposición a ciertos carcinógenos, como los tintes de anilina, el uso de beta-naftilamina y las mezclas de hidrocarburos aromáticos o bencidina y sus sales, utilizadas con profusión en la industria química, en pintura y plásticos, en la industria del caucho, textil, petroquímica y de la madera, así como en laboratorios médicos. Otros factores predisponentes son las infecciones crónicas de las vías urinarias, los cálculos renales y la esquistosomiasis; en Egipto, donde las infestaciones por *Schistosoma haematobium* son extraordinariamente comunes, constituye el tipo más frecuente de cáncer. Entre los síntomas precoces de esta afectación figuran hematuria, micción frecuente, disuria y cistitis. El diagnóstico se realiza con ayuda de exploraciones tales como análisis de orina, urografía excretora, cistoscopia y biopsia transuretral. La mayoría de las neoplasias malignas de vejiga son carcinomas de células transicionales, y un pequeño porcentaje, carcinomas de células escamosas o adenocarcinomas. Las lesiones superficiales o múltiples pueden tratarse mediante fulguración o resección transuretral. Si el tumor se encuentra en la bóveda vesical o en la pared lateral de la vejiga, puede practicarse una sección segmentaria, pero, si existe una lesión invasiva en el trígono, casi siempre se opta por una cistectomía total. En estos pacientes se construye un conducto para transferir la orina al colon, a una vejiga rectal o a un estoma abdominal. En el preoperatorio o como medida paliativa en lesiones inoperables puede administrarse radioterapia externa. En el tratamiento de pequeños tumores localizados en la pared vesical se utiliza también radioterapia interna, que consiste en la introducción de radioisótopos a través de un catéter tipo balón o la implantación de agujas de radón. Los fármacos que suelen utilizarse cómo quimioterapia paliativa son el 5-fluorouracilo y la adriamicina. V. también **cistectomía**.

**VEJIGA ARREFLÉXICA** *(nonreflex bladder)* V. **vejiga fláccida**.

**VEJIGA ATÓNICA** *(atonic bladder)* V. **vejiga fláccida**.

**VEJIGA AUTOMÁTICA** *(automatic bladder)* V. **vejiga espástica**.

**VEJIGA AUTÓNOMA** *(autonomous bladder)* V. **vejiga fláccida**.

**VEJIGA DE LA ORINA** *(urinary bladder)* Saco membranoso situado en la pelvis. En él se almacena la orina que se elimina a través de la uretra. Llega a la vejiga a través de los uréteres procedente de los riñones.

**VEJIGA ESPÁSTICA** *(spastic bladder)* Forma de vejiga neurógena producida por una lesión de la medula espinal por encima del centro reflejo de la micción. Se caracteriza por pérdida del control y las sensaciones vesicales, incontinencia y micción automática, interrumpida e incompleta. Aunque la causa más frecuente es un traumatismo, también puede deberse a un tumor o a esclerosis múltiple. También se llama **vejiga automática; vejiga refleja**. Consultar también la voz **vejiga fláccida**.

**VEJIGA FLÁCCIDA** *(flaccid bladder)* Forma de vejiga

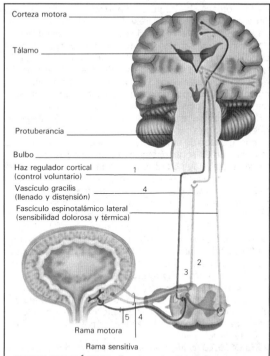

**VEJIGA NEURÓGENA.** Localización de lesiones nerviosas que ocasionan diferentes alteraciones de la función vesical: 1) la lesión a este nivel ocasiona una vejiga neurógena; 2) lesión transversal completa de la médula que ocasiona una vejiga automática refleja; 3) lesión de las dos ramas del arco reflejo que produce una vejiga neurógena autónoma; 4) lesión de la rama sensitiva del arco reflejo inferior origen de la vejiga paralítica sensitiva; 5) lesión de la neurona motora inferior o de fibras motoras origen de la vejiga paralítica motora.

neurógena causada por interrupción del arco reflejo asociado con el reflejo de la micción en la medula espinal. Se caracteriza por llenado continuo y a veces excesivo de la vejiga, ausencia de sensibilidad vesical e incapacidad de orinar voluntariamente. La mayoría de las veces se debe a un traumatismo. Es posible vaciar la vejiga presionando sobre ella. Denominada también **vejiga arrefléxica, vejiga atónica, vejiga autónoma**. Consultar la voz **vejiga espástica**.

**VEJIGA NEURÓGENA** *(neurogenic bladder)* Anomalía en el funcionamiento de la vejiga urinaria por lesión del sistema nervioso. El tratamiento está encaminado a la recuperación del vaciado completo de la vejiga, previniendo así infecciones, al control de la incontinencia y a la preservación de la función renal. Entre los diferentes tipos figuran **la vejiga espástica** y la **vejiga fláccida**. Denominada también **vejiga neuropática**.

**VEJIGA NEUROPÁTICA** *(neuropathic bladder)* V. **vejiga neurógena**.

**VEJIGA REFLEJA** *(reflex bladder)* V. **vejiga espástica**.

**VELOCIDAD DE SEDIMENTACIÓN GLOBULAR (VSG)** *(erythrocyte sedimentation rate)* Tasa de sedimentación de los hematíes en un tubo en el cual se ha introducido sangre no coagulada, expresada en milímetros por hora. La sangre obtenida se mezcla con un anticoagulante y se deja sedimentar en una columna de vidrio calibrada. Al cabo de una hora se mide el fragmento de columna de eritrocitos que ha sedimentado en el interior del tubo. La elevación de la velocidad de sedimentación no es específica de ninguna enfermedad, sino que indica la presencia de inflamación. Ésta provoca una alteración de las proteínas sanguíneas que hace que los hematíes se agreguen y tiendan a sedimentar a una velocidad que corresponde al grado de inflamación. La evaluación seriada de la velocidad de sedimentación eritrocitaria resulta útil para controlar la actividad inflamatoria de las enfermedades reumáticas y, cuando se realiza además un recuento leucocitario, puede servir para el diagnóstico de una infección. Ciertos trastornos inflamatorios, como el embarazo, también se caracterizan por una elevada velocidad de sedimentación. Se utilizan dos métodos. El de Wintrobe se efectúa en tubo de 10 cm y el de Westergen en uno de 200 mm. Las cifras obtenidas son superiores en la mujer con ambos métodos, pero varían con el método empleado. V. también **inflamación**.

**VELPEAU, VENDAJE DE** *(Velpeau's bandage)* Vendaje con el cual se inmovilizan el codo y el hombro sujetando el brazo contra el costado y el antebrazo flexionado sobre el pecho. La palma de la mano reposa sobre la clavícula del lado opuesto.

**VELLOSIDAD** *(villus)* Una de la múltiples y diminutas proyecciones, apenas visibles a simple vista, que se agrupan recubriendo la totalidad de la superficie mucosa del intestino delgado. Sirven para difundir y transportar líquidos y sustancias nutritivas. Su tamaño es bastante irregular, siendo más largas en algunas porciones del intestino que en otras y aplanándose cuando el intestino se distiende. Cada vellosidad posee un núcleo de tejido conjuntivo reticular y areolar muy delicado recubierto de epitelio y por el que discurren diversos capilares, y cuenta por lo general con un solo conducto lacteal linfático que se llena de quilo lechoso y blanquecino durante la ingestión de los alimentos grasos.

**VENA** *(vein)* Uno de los numerosos vasos que conducen sangre desde los capilares hasta el corazón y forman parte del sistema venoso pulmonar, la red venosa sistémica o el complejo venoso portal. La mayoría de las venas del organismo son venas sistémicas que conducen sangre desde de la totalidad del organismo, con excepción de los pulmones, hasta la aurícula derecha del corazón. Las venas presentan tres capas de tejidos distintos homólogas con las del corazón. La túnica adventicia externa de las venas se corresponde con el epicardio, la túnica media con el miocardio y la íntima con el endocardio. Las venas profundas discurren a través de las porciones más internas del organismo y las superficiales cerca de la superficie, donde muchas de ellas se transparentan a través de la piel. Las venas tienen una pared más fina y son menos elásticas que las arterias y, cuando se seccionan, se colapsan. También contienen válvulas semilunares a intervalos variables. Consultar también la voz **arteria**. V. también **porta, vena; pulmonar, vena; sistémica, vena**.

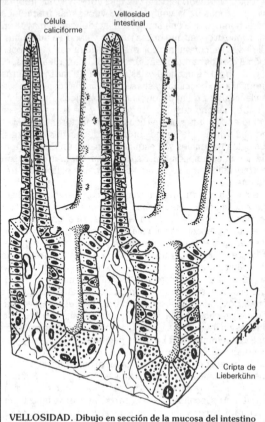

Célula caliciforme

Vellosidad intestinal

Cripta de Lieberkühn

**VELLOSIDAD.** Dibujo en sección de la mucosa del intestino delgado donde pueden advertirse algunas vellosidades.

**VENDA DE CUATRO COLAS** *(four-tailed bandage)* Trozo estrecho de tela con dos tiras en cada extremo para vendar una articulación, como el codo o la rodilla, o una estructura prominente, como la nariz o el mentón.

**VENDA ELÁSTICA** *(elastic bandage)* Venda de tejido elástico que proporciona soporte y permite el movimiento.

**VENDA EN CORBATA** *(cravat bandage)* Venda triangular, doblada a lo largo. Puede utilizarse para vendajes circulares, en ocho, o espirales para reducir la hemorragia o sujetar férulas.

**VENDA ENROLLABLE** *(roller bandage)* Tira larga, de anchura variable y materiales diversos, que se aplica circularmente a una herida, comprimiéndola.

**VENDAJE** *(bandage)* **1.** Banda o rollo de tejido o de otro material que se puede colocar de múltiples formas en diversas partes del cuerpo con la misión de proteger, mantener una compresión o inmovilizar un miembro u otra región. Denominado también **venda**. **2.** Acción de colocar una venda .

**VENDAJE ABDOMINAL** *(abdominal bandage)* Amplio vendaje de sujeción que suele utilizarse en el posoperatorio de intervenciones quirúrgicas abdominales.

**VENDAJE CIRCULAR** *(circular bandage)* Vendaje colo-

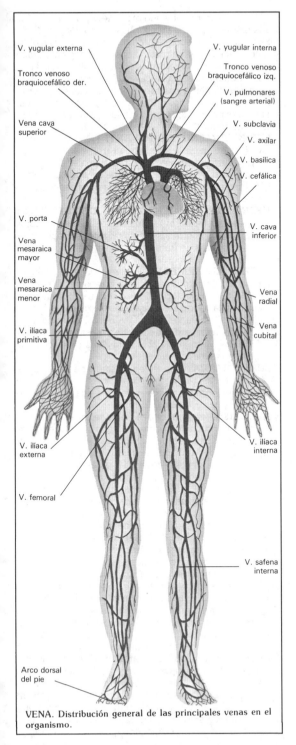

**VENA.** Distribución general de las principales venas en el organismo.

V. yugular externa

V. yugular interna

Tronco venoso braquiocefálico der.

Tronco venoso braquiocefálico izq.

V. pulmonares (sangre arterial)

Vena cava superior

V. subclavia

V. axilar

V. basílica

V. cefálica

V. porta

V. cava inferior

Vena mesaraica mayor

Vena mesaraica menor

Vena radial

Vena cubital

V. ilíaca primitiva

V. ilíaca interna

V. ilíaca externa

V. femoral

V. safena interna

Arco dorsal del pie

cado alrededor de una parte lesionada, habitualmente una extremidad.

**VENDAJE COMPRESIVO** *(pressure bandage)* Vendaje colocado con objeto de detener una hemorragia, prevenir un edema o proporcionar sostén a venas varicosas.

**VENDAJE CRUCIAL** *(crucial bandage)* V. **vendaje en T**.

**VENDAJE DE TOBILLO** *(ankle bandage)* Vendaje en forma de ocho, que pasa bajo la planta del pie y rodea el tobillo. El talón puede cubrirse o dejarse descubierto, aunque es preferible cubrirlo, ya que así se evita el «edema de ventana».

**VENDAJE EN CAPELLINA** *(capeline bandage)* Vendaje en forma de casquete que se utiliza para proteger la cabeza, el hombro o un muñón.

**VENDAJE EN ESPIGA** *(spica bandage)* Vendaje en forma de ocho que suele hacerse cubriendo cada vuelta con la siguiente en forma de V. Puede utilizarse como medio de sujeción, para aplicar presión o para fijar un apósito en el tórax, las extremidades o la pelvis.

**VENDAJE EN ESPIRAL** *(oblique bandage)* Vendaje circular que se aplica formando una espiral en las torceduras inclinadas, habitualmente en un miembro.

**VENDAJE EN GUANTE** *(gauntlet bandage)* Vendaje con forma de guante que cubre la mano y los dedos.

**VENDAJE EN OCHO** *(figure-of-eight bandage)* Vendaje en el cual las vueltas sucesivas se cruzan unas sobre otras en forma de ocho. V. también **vendaje**.

**VENDAJE ESPIRAL INVERSO** *(spiral reverse bandage)* Vendaje espiral que se pliega sobre sí mismo para adaptarlo al contorno corporal con mayor seguridad.

**VENDAJE INVERTIDO** *(reversed bandage)* Venda enrollada que se dobla sobre sí misma con media vuelta,

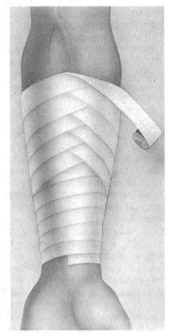

**VENDAJE.** En el dibujo pueden apreciarse dos tipos de vendaje muy utilizados. En la parte más cercana a la muñeca el vendaje espiral, y en la parte más cercana al codo el vendaje espiral invertido.

de modo que quede uniformemente adaptada al contorno de una extremidad. V. también **venda enrollable**.

**VENDAJE RECURRENTE** *(recurrent bandage)* Vendaje que da varias vueltas sobre sí mismo, y que se suele aplicar a la cabeza o a un miembro amputado.

**VENDAJE TRIANGULAR** *(triangular bandage)* Trozo de tela cortada en forma de triángulo. Puede utilizarse como cabestrillo, apósito o compresa para controlar una hemorragia.

**VENENO** *(poison)* Cualquier sustancia que afecte a la salud o destruya la vida cuando se inhala, se ingiere o se absorbe en cantidades relativamente pequeñas. Algunos toxicólogos sugieren que, dependiendo de las dosis en que se utilizan, todas las sustancias son venenosas. Muchos expertos piensan que es imposible clasificar una sustancia química como tóxica o inocua y que el problema real radica en el riesgo asociado con el empleo de cualquier sustancia; por ejemplo, el riesgo elevado de un fármaco vital para un paciente no podría ser aceptado en un aditivo alimentario. Clínicamente, los venenos se dividen en los que responden a tratamientos específicos o antídotos y aquellos para los que no existe ninguna terapéutica específica. Los investigadores siguen sintetizando antitoxinas eficaces para los venenos, pero existen relativamente pocos antídotos verdaderamente útiles y el tratamiento de los sujetos envenenados se basa principalmente en la eliminación del agente tóxico del organismo antes de que pueda absorberse. El aspecto fundamental del tratamiento es el mantenimiento de la respiración y la circulación. Algunas sustancias que pueden ser venenosas son las savias de ciertos vegetales, algunas toxinas bacterianas, venenos de animales, corrosivos, compuestos de metales pesados, gases, diversas sustancias volátiles y no volátiles, productos químicos industriales y numerosos fármacos. Los efectos tóxicos de los venenos pueden ser reversibles o irreversibles, en función de la capacidad del organismo de vencer la acción del veneno. Los venenos que alteran el sistema nervioso central tienen efectos irreversibles, ya que las neuronas cerebrales no pueden regenerarse. Los efectos tóxicos de las sustancias químicas pueden dividirse en locales y sistémicos. Los locales, como los producidos por la ingestión de sustancias cáusticas y la inhalación de agentes irritantes, se producen en el punto del primer contacto entre el sistema biológico y la sustancia tóxica. Los efectos sistémicos dependen de la absorción y distribución del agente agresor. La toxicidad sistémica suele afectar al sistema nervioso central, pero también afecta al sistema circulatorio, la sangre y el sistema hematopoyético, la piel y distintas vísceras, como el hígado, los riñones y los pulmones. Los músculos y los huesos suelen escapar a los efectos de la toxicidad sistémica. Las mordeduras de serpientes pueden tratarse con antídotos específicos, toxoide antitetánico y antibióticos de amplio espectro. En el tratamiento de las reacciones cutáneas tóxicas producidas por plantas venenosas se suelen emplear antihistamínicos y antipiréticos tópicos; las savias de esas plantas pueden producir reacciones graves por contacto cutáneo o por ingestión. Es fundamental el tratar inmediatamente cualquier caso de intoxicación aguda por sustancias químicas tóxicas; para ello, casi siempre hay que proceder al lavado gástrico y a la provocación del vómito. La mayoría de los efectos tóxicos de los fármacos se producen poco después de su administración, pero algunos tienen una acción carcinógena que tarda de 15 a 45 años en desarrollarse totalmente. La carcinogénesis química es un proceso complejo en el que intervienen la conversión de carcinógenos secundarios en carcinógenos primarios y el posible desarrollo de tumores por reacción entre el agente tóxico y el ácido desoxirribonucleico.

**VENENO, INMUNOTERAPIA ANTI-** *(venom inmunotherapy)* Reducción de la sensibilidad frente a la mordedura o picadura de insectos u otros animales venenosos mediante la administración seriada de cantidades gradualmente crecientes de la sustancia antigénica específica secretada por el animal en cuestión.

**VENENO, TRATAMIENTO CON EXTRACTOS DE** *(venom-extract theraphy)* Administración de antivenenos como profilaxis contra los efectos tóxicos de las picaduras o mordeduras de determinadas serpientes, arañas u otros animales venenosos.

**VENÉREA, ENFERMEDAD** *(venereal disease)* Cualquier enfermedad contagiosa adquirida por contacto sexual o genital. Entre las enfermedades venéreas destacan el chancroide, la gonorrea, el granuloma inguinal, el herpes simple HSV 2, el linfogranuloma venéreo y la sífilis. También denominada **enfermedad de transmisión sexual.**

**VENÉREO** *(venereal)* Relacionado con o producido por un contacto sexual o genital.

**VENEREOLOGÍA** *(venereology)* Estudio de las enfermedades venéreas.

**VENO-** Prefijo que significa «relativo a una vena»: *venoclisis, venopresor, venovenostomía.*

**VENOCLISIS** *(venipuncture)* Técnica que consiste en puncionar transcutáneamente una vena con una aguja de acero unida a una jeringa o un catéter, o con un estilete rígido y agudo, o una cánula con un catéter de plástico flexible en su interior. El objeto del procedimiento es extraer una muestra de sangre, realizar una flebotomía, administrar una medicación o una infusión intravenosa o inyectar una sustancia radioopaca para explorar radiológicamente una parte o sistema del organismo.

MÉTODO: Las fases específicas de la venopunción varían de acuerdo con la finalidad de la misma y con el equipo que se va a emplear, pero en la mayoría de los casos pueden resumirse así: se selecciona la vena, generalmente de la cara externa del antebrazo, el dorso de la mano o la fosa antecubital, y a continuación se palpa y se dilata con un torniquete situado en posición proximal a la zona de punción elegida. La zona se limpia y se inmoviliza la vena aplicando tracción sobre la piel adyacente. La aguja o estilete se sostiene formando un ángulo de 30º cuando se va a realizar una venopunción directa y se apunta en dirección al flujo de sangre avanzando directamente con la punta de la aguja a través de la piel hacia el interior de la vena. La aguja suele introducirse con el bisel hacia arriba pero, si hay que utilizar una de gran calibre en una vena pequeña, es preferible poner el bisel hacia abajo, ya que así es más difícil perforar la pared venosa posterior. Una vez se ha puncionado la piel, al atravesar el

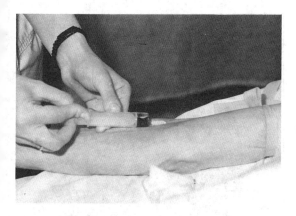

**VENOCLISIS.** Descripción de la técnica de la punción venosa utilizada para la administración de determinados fármacos, así como para la extracción de sangre para análisis.

tejido celular subcutáneo disminuye la resistencia, que vuelve a aumentar ligeramente y de forma brusca al contactar la punta de la aguja con la pared venosa. En este momento hay que avanzar con mucha precaución sosteniendo fija la aguja y haciendo que casi sobresalga a través de la piel. Con una pequeña presión adicional hacia arriba, puede mantenerse la punta de la aguja en el interior de la vena al ir avanzado por su luz. La sangre refluye hacia el interior de la aguja o el catéter y normalmente se nota que la punta se encuentra dentro de la vena. Si faltan esos signos, hay que deducir que no se ha entrado en la vena y, generalmente, lo mejor es extraer la aguja, aplicar presión sobre el sitio de la punción y comenzar de nuevo con otro equipo.

ACTUACIÓN DE LA ENFERMERA: Para manejar otros dispositivos, como las agujas «en mariposa», ciertos catéteres intravenosos y las agujas de punción múltiple, hay que tener experiencia tanto para la inserción adecuada como para la posterior estabilización de la aguja. Sobre la zona de inserción se aplica un apósito estéril con un ungüento antimicrobiano. El agente limpiador empleado para preparar la zona de punción puede ser yodo, yodopovidona o alcohol etílico. Si se va a usar un preparado de yodo, hay que interrogar previamente al sujeto sobre si ha tenido alguna reacción alérgica previa a este desinfectante. A veces resulta útil pedir al paciente que cierre fuertemente el puño.

**VENOGRAFÍA** (venography) V. **flebografía**.

**VENOGRAMA** (venogram) V. **flebograma**.

**VENOSECCIÓN** (venosection) V. **flebotomía**.

**VENOSO** (venous) Perteneciente o relativo a una vena.

**-VENOSO** (-venous) Sufijo que significa «perteneciente o relativo a las venas»: endovenoso, linfovenoso, perivenoso.

**VENOSO, CONDUCTO** (ductus venosus) Vaso sanguíneo del feto que pasa a través del hígado y comunica la vena umbilical con la cava inferior. Antes del parto conduce sangre oxigenada desde la placenta hacia la circulación fetal. Se oblitera poco después del nacimiento, conforme ʻe establece la circulación pulmonar y se colapsan los va-

sos del cordón umbilical. Su vestigio constituye en el adulto el ligamento venoso hepático o cordón fibroso de Arancio. Denominado también **Arancio, conducto de; ductus venosus**. V. **arterioso, conducto; foramen oval**.

**VENOTOMÍA** (cutdown) Incisión en una vena para la inserción de un catéter de infusión IV de polietileno. Se practica cuando no es posible conseguir una vía de infusión mediante venopunción y en las técnicas de hiperalimentación, para administrar soluciones muy concentradas por medio del catéter hasta la vena cava superior. Se limpia la piel antes del procedimiento; se sutura la incisión y al finalizar se coloca un apósito estéril. Consultar las voces **hiperalimentación; venopunción**.

**VENTANA** (window) Abertura creada quirúrgicamente en la superficie de una estructura o comunicación anatómica entre distintas cámaras de un órgano o en su superficie.

**VENTILACIÓN** (ventilation) Proceso por el cual los gases entran y salen de los pulmones. Consultar también la voz **respiración**.

**VENTILACIÓN ASISTIDA** (controlled ventilation) Uso de un ventilador de presión positiva intermitente o cualquier otro aparato respirador automático en sustitución de la respiración espontánea. Algunos aparatos miden el volumen espirado, nebulizan medicamentos o líquidos en el aire, ejercen una presión negativa al final de la espiración o llevan determinados sistemas de alarma.

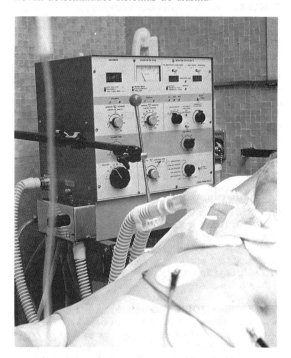

**VENTILACIÓN ASISTIDA.** Durante una intervención quirúrgica o cuando el estado del enfermo lo requiera, éste debe ser conectado a un aparato de ventilación asistida para poder ser mantenido con vida.

**VENTILACIÓN CON PRESIÓN POSITIVA CONTINUA** *(continuous positive pressure breathing)* V. **respiración con presión positiva continua**.

**VENTILACIÓN DE ALTA FRECUENCIA (VAF)** *(high-frequency ventilation [HFV])* Técnica para proporcionar soporte ventilatorio a los pacientes, trabajando a una frecuencia de 60 respiraciones por minuto o superior.

**VENTILACIÓN OBLIGADA INTERMITENTE (VOI)** *(intermittent mandatory ventilation [IMV])* Método de respiración en el que se deja que el paciente respire de forma libre pero fijando antes unas respiraciones obligadas.

**VENTILADOR** *(ventilator)* Cualquiera de los diversos dispositivos que se utilizan en terapéutica respiratoria para las técnicas de respiración asistida.

**VENTILADOR DE RESPIRACIÓN CON PRESIÓN POSITIVA INTERMITENTE** *(intermittent positive pressure breathing unit)* Ventilador que libera presión intermitente para proporcionar un flujo de aire a los pulmones a una presión predeterminada. Al alcanzarse la presión, el flujo se detiene, la presión se libera y el enfermo espira. Se utiliza para prevenir atelectasias posoperatorias, conseguir la expansión total de los pulmones, mejorar la oxigenación y administrar medicamentos nebulizados en las vías respiratorias.

**VENTILAR** *(ventilate)* **1.** Aportar aire fresco. **2.** Hacer llegar a los pulmones aire atmosférico para oxigenar o airear la sangre de los capilares pulmonares.

**VENTRAL** *(ventral)* Perteneciente o relativo a una posición situada hacia el vientre del cuerpo; hacia delante; anterior. Consultar también la voz **dorsal**.

**VENTRICULAR, BIGEMINISMO** *(ventricular bigeminy)* Arritmia en la que uno de cada dos latidos se produce por un latido ventricular ectópico.

**VENTRÍCULO** *(ventricle)* Cavidad pequeña, como los ventrículos cerebrales, llenos de líquido cefalorraquídeo, o los ventrículos izquierdo y derecho del corazón. ·

**VENTRÍCULO, ORIFICIO LATERAL DEL CUARTO** *(lateral aperture of the fourth ventricle)* Orificio situado en el extremo de la depresión lateral que forman el cuarto ventrículo y el espacio subaracnoideo.

**VENTRÍCULO, ORIFICIO MEDIAL DEL CUARTO** *(median aperture of the fourth ventricle)* Comunicación entre la porción interior del techo del cuarto ventrículo y el espacio subaracnoideo.

**VENTRÍCULO DERECHO** *(right ventricle)* Cámara cardiaca de gruesas paredes que bombea la sangre recibida desde la aurícula derecha hacia las arterias pulmonares, con objeto de oxigenar los pulmones. Es más pequeño y redondeado que el izquierdo, cónico y alargado. Las cuerdas tendinosas de la válvula tricúspide del ventrículo derecho son más finas que las correspondientes al ventrículo izquierdo. V. también **corazón**.

**VENTRÍCULO IZQUIERDO** *(left ventricle)* Cámara cardiaca de paredes gruesas que bombea sangre hacia la aorta, arterias, arteriolas y capilares sistémicos. Sus paredes son tres veces más gruesas que las del ventrículo derecho. Posee una válvula denominada mitral, con dos valvas para controlar el flujo sanguíneo de la aurícula izquierda. Ocupa la mitad de la superficie diafragmática del corazón, es más largo y cónico que el ventrículo de-

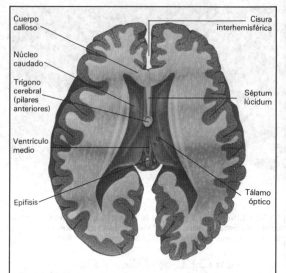

**VENTRÍCULO.** Sección transversal del cerebro, con ablación de cuerpo calloso, trígono y plexos coroideos para poner de manifiesto los ventrículos laterales y el ventrículo medio.

recho y se estrecha caudalmente para formar el ápex. Las cuerdas tendinosas son más gruesas y fuertes y menos numerosas que las correspondientes del ventrículo derecho. V. también **corazón**.

**VENTRÍCULO IZQUIERDO, VENA POSTERIOR DEL** *(posterior vein of left ventricle)* Una de las cinco tributarias del seno coronario que drena sangre del lecho papilar del miocardio. Discurre a lo largo de la superficie diafragmática del ventrículo izquierdo acompañando a la rama circunfleja de la coronaria izquierda. En algunos sujetos desemboca en la vena cardiaca mayor. Consultar también las voces **cardiaca mayor, vena; cardiaca media, vena; cardiaca menor, vena**.

**VENTRICULOCISTERNOSTOMÍA** *(ventriculocisternostomy)* Intervención quirúrgica para tratar la hidrocefalia. Consiste en crear una abertura a través de la cual drene el líquido cefalorraquídeo desde los ventrículos cerebrales hacia la cisterna magna.

**VENTRICULOGRAFÍA** *(ventriculography)* **1.** Exploración radiográfica de la cabeza tras la inyección de aire u otro medio de contraste en los ventrículos cerebrales. **2.** Exploración quirúrgica de un ventrículo del corazón tras la inyección de un medio de contraste radioopaco.

**VENTRICULOSTOMÍA DEL TERCER VENTRÍCULO** *(third ventriculostomy)* Procedimiento quirúrgico para el drenaje del líquido cefalorraquídeo a la cisterna quiasmática del espacio subaracnoideo, utilizado en recién nacidos hidrocéfalos. No se realiza con frecuencia; se practica cuando no es posible realizar el método de Torkildsen. Consiste en abrir un orificio en la pared anterior del suelo del tercer ventrículo que lo comunique con la cisterna interpeduncular. La finalidad es, como queda indicado, corregir la hidrocefalia de tipo obstructivo.

**VENTRICULOURETEROSTOMÍA** *(ventriculoureteros-*

*Labels on figure:* Cuerpo calloso — Núcleo caudado — Trígono cerebral (pilares anteriores) — Ventrículo medio — Epífisis — Cisura interhemisférica — Séptum lúcidum — Tálamo óptico

*tomy*) Intervención quirúrgica cuyo objetivo es desviar el líquido cefalorraquídeo hacia la circulación general como forma de tratamiento de la hidrocefalia, por lo general del recién nacido. En este procedimiento se hace pasar un tubo de polietileno desde el ventrículo lateral, subcutáneamente, a lo largo de la espina dorsal hasta la duodécima costilla. El tubo se inserta en un uréter a través de los músculos paraespinales. Este método, que se utiliza muy poco, constituye una alternativa de la auriculoventriculostomía, especialmente cuando la función del líquido cefalorraquídeo incluye los espacios subaracnoideos basilar y cerebral, la fosa posterior y los espacios subaracnoideos espinales. Con él se corrige la hidrocefalia obstructiva.

**VENTURI, MASCARILLA DE** *(Venturi mask)* Mascarilla facial de terapia respiratoria diseñada para permitir que el aire de entrada se mezcle con el oxígeno suministrado a través de un flujo a una concentración fija.

**VÉNULA** *(venule)* Cualquiera de los pequeños vasos sanguíneos que llevan sangre procedente de los plexos capilares y se anastomosan para formar las venas.

**VERMICIDA** *(vermicide)* Agente que destruye los gusanos, especialmente los intestinales. Consultar las voces **antihelmíntico; vermífugo**.

**VERMÍFUGO** *(vermifuge)* Agente que produce la evacuación de los gusanos intestinales.

**VERMIS** *(vermis)* **1.** Gusano. **2.** Estructura que recuerda un gusano, como el lóbulo medio del cerebelo.

**VERNEUIL, NEUROMA DE** *(Verneuil's neuroma)* V. **neu-**

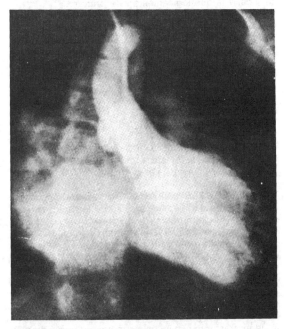

**VENTRICULOGRAFÍA.** Imagen radiográfica contrastada en la que aparece un ventrículo izquierdo anormalmente estrechado, lo que origina una alteración en la salida de la sangre, originando un remolino.

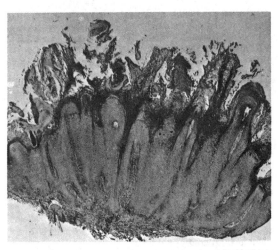

**VERRUGA.** Imagen microscópica de una verruga vulgar: se advierten hiperqueratosis, hipergranulosis e hiperplasia epidérmica granular.

**roma plexiforme**.

**VÉRNIX CASEOSA** *(vernix caseosa)* Sustancia de color blanco grisáceo, similar al queso, constituida por secreciones de las glándulas sebáceas, lanugo y células epiteliales descamadas. Recubre la piel del feto y del recién nacido. Actúa como elemento protector durante la vida uterina y se piensa que tiene un efecto aislante contra la pérdida de calor.

**VERRUGA** *(verruca)* Lesión cutánea exocítica de superficie rugosa y papilomatosa. Puede tratarse con ácido salicílico, cantaridina, electrodesecación, dióxido de carbono sólido y nitrógeno líquido. Causada por un papovirus contagioso común.

**VERRUGA ACUMINADA** *(acuminate wart)* V. **condiloma acuminado**.

**VERRUGA EN MOSAICO** *(mosaic wart)* Grupo de verrugas plantares contiguas.

**VERRUGA PLANA** *(verruca plana)* Pequeña verruga ligeramente elevada, lisa, de color tostado o rojizo, que a veces forma grupos y se localiza en la cara, el cuello, el dorso de las manos, las muñecas y las rodillas, especialmente en los niños.

**VERRUGA PLANTAR** *(plantar wart)* Lesión verrugosa dolorosa localizada en la planta del pie, sobre todo en puntos de presión, como las cabezas de los metatarsianos y el talón. Está producida por el virus de la verruga común y aparece como una lesión blanda con un núcleo central rodeado por un anillo duro y hiperqueratósico que recuerda a un callo.

**VERRUGA SEBORREICA** *(seborrheic wart)* V. **queratosis seborreica**.

**VERRUGA SENIL** *(senile wart)* V. **queratosis actínica**.

**VERRUGA VENÉREA** *(venereal wart)* V. **condiloma acuminado**.

**VERSIÓN EXTERNA** *(external version)* Procedimiento obstétrico que sirve para hacer girar al feto, generalmente desde una presentación de nalgas a una de vértice, mediante la manipulación externa del mismo a través de la pared abdominal. Consultar la voz **versión; extracción**.

**VERSIÓN PODÁLICA INTERNA Y EXTRACCIÓN DE PIES** (*internal podalic version and total breech extraction*) V. **versión y extracción**.

**VERSIÓN Y EXTRACCIÓN** (*version and extraction*) Procedimiento obstétrico que consiste en cambiar la posición de un feto en presentación de cabeza para extraer en primer lugar los pies. Se realiza introduciendo profundamente la mano en el útero, tomando los pies del feto y tirando de ellos para extraerlo. Este procedimiento se considera anticuado y arriesgado y ha sido sustituido por la cesárea, aunque en algunos casos siga utilizándose para extraer el segundo gemelo. También se llama versión podálica interna y extracción total de nalgas. Consultar la voz **versión externa**.

**-VERSO** (*-verse*) **1.** Sufijo que significa «invertir»: *reverso, sacrotransverso, transverso*. **2.** Sufijo que significa «girar, cambiar»: *inverso, reverso*.

**VÉRTEBRA** (*vertebra*) Cualquiera de los 33 huesos de la columna vertebral, que está constituida por siete vértebras cervicales, doce torácicas, cinco lumbares, cinco sacras y cuatro coccígeas. Las vértebras, con excepción de la primera y segunda cervicales, se parecen mucho entre sí y están constituidas por un cuerpo, un arco, una apófisis espinosa donde se insertan músculos y un par de pedículos y apófisis. La primera vértebra cervical se denomina atlas y no posee cuerpo; la segunda se denomina axis y forma el cilindro sobre el cual rota el atlas. El cuerpo del axis tiene una apófisis ósea muy potente.

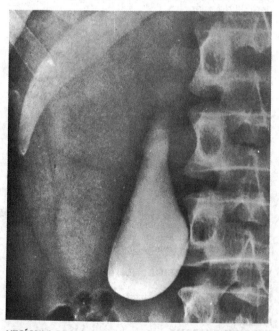

VESÍCULA BILIAR. En esta colecistografía oral se aprecia el tamaño y la forma de una vesícula biliar normal.

**-VERTEBRAL** Sufijo que significa «perteneciente o relativo a las vétebras o a la columna vertebral»: *paravertebral, pelvivertebral, subvertebral*.

**VERTEBRAL, ARTERIA** (*vertebral artery*) Arteria par que se origina en la subclavia, en la profundidad del cuello, desde las superficies subclavias craneal y dorsal. Cada una de las arterias cervicales se divide en dos ramas cervicales y cinco craneales que irrigan los músculos profundos del cuello, la medula espinal, las meninges espinales y el cerebelo. Las ramas cervicales son la espinal y la muscular, y las craneales, la meníngea, la espinal posterior, la espinal anterior, la cerebelosa y la medular.

**VERTEBRAL, CANAL** (*spinal canal*) Cavidad situada dentro de la columna vertebral.

**VERTEBRAL, CUERPO** (*vertebral body*) Porción central de una vértebra capaz de soportar peso. Desde sus superficies basolaterales, se proyectan los pedículos del arco.

**VERTEBRAL LONGITUDINAL ANTERIOR, LIGAMENTO** (*anterior longitudinal ligament*) Ligamento potente y ancho que une las caras anteriores de los cuerpos vertebrales. Se extiende desde el occipital y el tubérculo anterior del atlas hasta el sacro.

**VERTEBRO-** Prefijo que significa «relativo a la columna vertebral o a una vértebra»: *vertebrocostal, vertebrodimo, vertebroesternal*.

**VÉRTICE, PRESENTACIÓN DE** (*vertex presentation*) (Obstetricia). Presentación fetal en la cual el vértice de la cabeza del feto es la porción más próxima al orificio cervical y la que lógicamente sale primero.

**VÉRTIGO LABERÍNTICO PAROXÍSTICO** (*paroxysmal labyrinthine vertigo*) V. **Ménière, enfermedad de**.

**VÉRTIGO POSTURAL** (*postural vertigo*) V. **cupulolitiasis**.

**VESICAL, REFLEJO** (*vesicle reflex*) Sensación de necesidad de orinar cuando la vejiga se encuentra moderadamente distendida. V. también **micción, reflejo de**.

**VESICO-** Prefijo que significa «perteneciente a la vejiga urinaria o a una ampolla»: *vesicocavernoso, vesicosigmoide, vesicouretral*.

**VESICOUTERINO** (*vesicouterine*) Perteneciente o relativo a la vejiga y al útero. También se llama **uterovesical**.

**VESÍCULA** (*bleb*) Lesión de la piel consistente en una pequeña colección de líquido seroso contenida entre los espacios intercelulares de la epidermis y recubierta por una fina membrana.

**VESÍCULA BILIAR** (*gallbladder*) Saco excretor, con forma de pera, situado en una fosa sobre la superficie visceral del lóbulo derecho del hígado. Sirve como reservorio para la bilis. Mide unos 8 cm de longitud y unos 2,5 cm de ancho en su parte más gruesa, y contiene alrededor de 32 ml de bilis. Durante la digestión de las grasas, la vesícula se contrae expulsando la bilis hacia el duodeno a través de los conductos cístico y colédoco. La vesícula biliar se divide en fondo, cuerpo y cuello y está cubierta por el peritoneo. La obstrucción del sistema biliar por cálculos puede provocar ictericia y dolor. Se trata de un trastorno común en las mujeres obesas de mediana edad y puede requerir extirpación quirúrgica.

**VESÍCULA BILIAR, CÁNCER DE** (*gallbladder cancer*) Neoplasia maligna del reservorio biliar caracterizada por

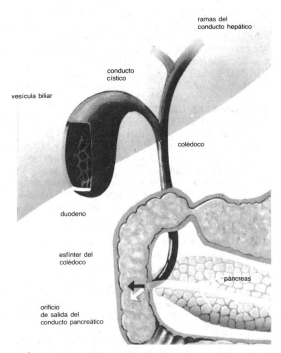

ramas del
conducto hepático

conducto
cístico

vesícula biliar

colédoco

duodeno

esfínter del
colédoco

páncreas

orificio
de salida del
conducto pancreático

**VESÍCULA BILIAR. Descripción de las relaciones anatómicas de la vesícula biliar.**

anorexia, vómitos, pérdida de peso, dolor progresivo en hipocondrio derecho y finalmente ictericia. Los tumores de la vesícula son predominantemente adenocarcinomas; se asocian a menudo con cálculos biliares, resultan 3-4 veces más comunes en los mujeres que en los hombres y rara vez aparecen antes de los 40 años de edad. La exploración física revela una vesícula hiperplásica en aproximadamente la mitad de los casos. El estudio radiológico puede contribuir al diagnóstico, pero la obstrucción del conducto biliar por el cáncer, o la incapacidad de la vesícula para concentrar el contraste, impiden con frecuencia la visualización de la lesión y el diagnóstico suele establecerse mediante laparotomía. La extirpación completa de la vesícula puede ser curativa, aunque quizás sea necesaria una hepatectomía parcial, puesto que el hígado constituye una localización frecuente de las metástasis precoces. La cirugía está contraindicada en casos con metástasis a distancia, que muchas veces se localizan en los pulmones, huesos y glándulas adrenales. La radioterapia puede ser paliativa y la quimioterapia ineficaz.

**VESÍCULA BILIAR EN FRESA** *(strawberry gallbladder)* Vesícula biliar pequeña, de color amarillo y con numerosos depósitos dispersos en su membrana mucosa, de color rojo. Es característica de la colesterolosis.

**VESÍCULA GERMINAL** *(germinal vesicle)* Núcleo de un oocito maduro antes de la fertilización. Es mucho mayor que el núcleo de otras células e inicia la división meiótica después de la fertilización. V. también **oogénesis; óvulo**.

**VESÍCULA SEMINAL** *(seminal vesicle)* Cualquiera de las dos estructuras glandulares de tipo sacular que se sitúan por detrás de la vejiga urinaria en el varón y actúan como parte del sistema reproductor. Producen un líquido que se añade a la secreción de los testículos y de otras glándulas para formar el semen.

**VESÍCULA UMBILICAL** *(umbilical vesicle)* Porción del saco vitelino que se comunica con el intestino por medio del conducto onfalomesentérico.

**VESICULITIS** *(vesiculitis)* Inflamación de cualquier vesícula, particularmente las vesículas seminales.

**VESICULITIS SEMINAL** *(seminal vesiculitis)* Inflamación de una vesícula seminal.

**VESTIBULAR** *(vestibular)* Perteneciente o relativo a un vestíbulo, como la porción vestibular de la boca, que se encuentra entre las mejillas y los dientes.

**VESTIBULAR, GLÁNDULA** *(vestibular gland)* Una de las cuatro estructuras glandulares pequeñas, situadas dos a cada lado del orificio vaginal. De estas cuatro glándulas, dos son las vestibulares mayores y otras dos las vestibulares menores. Todas ellas segregan una sustancia lubricante. Consultar también las voces **Bertholin, glándula de; Cowper glándula de**.

**VESTIBULAR MAYOR, GLÁNDULA** *(glandula vestibularis major)* V. **Bartholin, glándula de**.

**VESTÍBULO** *(vestibule)* Espacio o cavidad que sirve como entrada a una vía.

**VESTIBULOCOCLEAR, NERVIO** *(vestibulocochlear nerve)* V. **acústico, nervio**.

**VESTIGIO** *(vestige)* Órgano o estructura orgánica imperfectamente desarrollada y relativamente inútil que tuvo un función vital en un estadio más precoz o una forma más primitiva de vida.

**VÍA** *(pathway)* **1.** Red de neuronas que constituyen una ruta de transmisión para los impulsos nerviosos procedentes de cualquier parte del organismo en dirección a la medula espinal y la corteza cerebral o del sistema nervioso central en dirección a los músculos y órganos. Las vías nerviosas del organismo son las sensoriales somáticas y las motoras somáticas. **2.** Cadena de reacciones químicas que produce varios compuestos en una secuencia crítica, como por ejemplo la vía de Embden-Meyerhof.

**VÍA DE ADMINISTRACIÓN** *(route of administration)* (De un medicamento). Cada una de las diversas maneras en que puede ser administrado un medicamento, ya sea intramuscular, intranasal, intravenosa, por vía oral, rectal, subcutánea, sublingual, tópica o vaginal. Algunos medicamentos sólo pueden administrarse por una vía determinada.

**VÍA ESPINAL** *(spinal tract)* Cualquiera de las vías ascendentes o descendentes por las que discurren los impulsos nerviosos sensoriales o motores en la sustancia blanca de la medula. Existen 22 vías distintas en los núcleos dorsal, ventral y lateral de la medula. Las vías ascendentes conducen los impulsos en dirección al cerebro, en tanto que las descendentes conducen los impulsos procedentes del mismo. Las cuatro vías ascendentes más importantes son la espinotalámica externa, la espinotalámica anterior, los fascículos grácil y cuneiforme y la espinocerebelosa; las cuatro descendentes más importantes son la corticoespinal externa, la corticoespinal anterior, la reticuloespinal externa y la reticuloespinal interna. Los estímulos sensoriales que se transmiten a través de las vías espinales son el tacto, la presión, la propiocepción, la temperatura y el dolor. La actividad motora refleja y voluntaria está regulada por estímulos nerviosos motores que, procedentes del cerebro y del tronco del encéfalo, se dirigen a las membranas motoras de la medula espinal.

**VÍA PIRAMIDAL** V. **tracto piramidal.**

**VÍA VISUAL** (visual patway) Vía a través de la cual se transmite una sensación visual de la retina al cerebro. Está constituida por un nervio óptico, las fibras del mismo que discurren a través del quiasma óptico o a sus lados en dirección al cuerpo geniculado lateral del tálamo y un fascículo óptico que termina en el lóbulo occipital. Cada nervio sólo lleva fibras de una única retina. El quiasma óptico contiene fibras de las porciones nasales de las dos retinas que se cruzan dirigiéndose al lado opuesto del cerebro. Las fibras de la porción temporal de cada ojo saltan el quiasma óptico y se dirigen al cuerpo geniculado lateral del mismo lado del cerebro; de ahí pasan al lóbulo occipital. De esta forma, los fascículos ópticos, el lóbulo

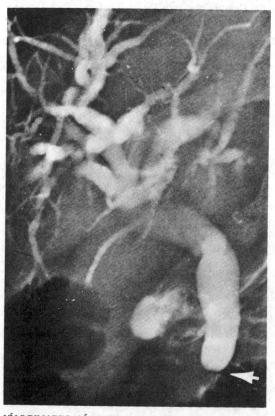

**VÍAS BILIARES, CÁNCER DE.** Imagen de una colangiografía en la que se advierte una obstrucción al paso de contraste del colédoco al duodeno, sugestiva de un cáncer de la ampolla de Vater (ampuloma).

occipital, los cuerpos geniculados laterales del tálamo y el quiasma óptico contienen todos ellos fibras de los dos ojos. Si se destruyera el fascículo óptico derecho, la persona perdería parte de la visón en los dos ojos (los campos nasal derecho y temporal izquierdo).

**VIABLE** (viable) Capaz de desarrollarse, crecer y mantener la vida; así, el feto humano normal es viable a partir de la 28.ª semana de gestación.

**VÍAS BILIARES, CÁNCER DE** (biliary tract cancer) Neoplasia maligna, relativamente rara, originada en un conducto biliar extrahepático que afecta con una frecuencia ligeramente mayor al hombre que a la mujer y que se caracteriza por ictericia progresiva, prurito, pérdida de peso y, en sus últimos estadios, dolor intenso. La colangiografía transhepática, con toma de radiografías tras la introducción de un medio de contraste en el colédoco y en el conducto pancreático, son los medios de identificación y determinación del lugar de la lesión. Los resultados de los estudios analíticos indican la existencia de una obstrucción biliar extrahepática y consisten en elevación de los niveles de fosfatasa alcalina sérica y de bilirrubina en sangre. Si el tumor está en la ampolla de Vater, puede detectarse sangre oculta en las heces. El tumor es un adenocarcinoma que puede ser papilar, plano o ulcerado. Por lo general, es inoperable si se localiza en el conducto hepático o biliar común, pero las lesiones periampulares pueden tratarse mediante pancreatoduodenectomía. En los casos de inoperabilidad, se realizan distintas intervenciones quirúrgicas paliativas para mejorar el flujo de bilis, que pueden acompañarse de irradiación paliativa, pre y posoperatoria. Con excepción del algunas remisiones raras inducidas con el 5-fluorouracilo, la quimioterapia no es eficaz en este tipo de lesiones.

**VÍAS RESPIRATORIAS ALTAS** (upper respiratory tract) Parte del aparato respiratorio constituida por la nariz, fosas nasales, senos etmoidales, senos frontales, senos esfenoidales y senos maxilares, laringe y tráquea. Lleva el aire a los pulmones, actuando como filtro, humidificador y calefactor del aire en cada inspiración. Es frecuente la infección e irritación de esta parte del aparato respiratorio, que en ocasiones puede descender a porciones más bajas, donde puede producir serias complicaciones. V. también **laringe; nariz; tráquea.**

**VÍAS RESPIRATORIAS INFERIORES** (lower respiratory tract) Una de las dos grandes regiones en que se divide el aparato respiratorio. Las vías respiratorias inferiores comprenden los bronquios izquierdo y derecho y los pulmones, donde se produce el intercambio del oxígeno y el dióxido de carbono durante el ciclo respiratorio. Los bronquios se dividen en bronquiolos de menor calibre dentro del tejido pulmonar; los bronquiolos se dividen a su vez en conductos alveolares, y éstos en sacos alveolares; finalmente, los sacos alveolares dan lugar a los alvéolos. Los sacos alveolares y los alvéolos constituyen una superficie pulmonar total de aproximadamente 80 m$^2$ para el intercambio de oxígeno y dióxido de carbono que se produce entre la superficie alveolar más interna y los diminutos capilares alveolares que rodean la pared alveolar externa. Las vías respiratorias inferiores son prolongación de las superiores y asiento común de infecciones, trastornos obstructivos y enfermedades neoplásicas. V. también **pulmón**.

**VIBRIO** *(vibrio)* Bacteria curva y móvil, como las pertenecientes al género *Vibrio*. Distintos miembros de este género producen el cólera y algunas otras formas de gastroenteritis epidémica.

**VIBRIO CHOLERAE** *(Vibrio cholerae)* Especie de bacilo móvil, en forma de coma, que produce el cólera.

**VIDA, ESPERANZA DE** *(expectation of life)* Número probable de años que una persona vivirá después de haber cumplido una determinada edad. Esta cifra se calcula teniendo en cuenta la tasa de mortalidad de un área geográfica específica y puede individualizarse teniendo en cuenta las especificaciones o raza de la persona en particular, su sexo, edad u otros factores demográficos.

**VIDA MEDIA BIOLÓGICA** *(biological half-live)* Tiempo que precisa el organismo para eliminar la mitad de la dosis administrada de cualquier sustancia mediante los procesos fisiológicos normales. El tiempo necesario es aproximadamente el mismo para los isótopos estables y radiactivos de un elemento específico. V. también **vida media; vida media eficaz**.

**VIDA MEDIA EFICAZ** *(effective half-life)* (Radioterapia). Tiempo necesario para que un elemento radiactivo disminuya a la mitad en el cuerpo de un animal, a consecuencia de la acción combinada de la degradación radiactiva y la eliminación biológica. Es igual al producto de la vida media biológica por la vida media radiactiva, dividido por la suma de ambos parámetros: $vme = (vmb \times vmr)/(vmb + vmr)$. V. también **vida media biológica**.

**VIDA MEDIA RADIOACTIVA** *(half-life, radioactive half-life)* Tiempo necesario para que una sustancia radiactiva pierda el 50 % de su actividad por desintegración. V. también **vida media biológica; vida media eficaz**.

**VIDARABINA** *(vidarabine)* Agente antivírico.
INDICACIONES: Se utiliza por vía sistémica para tratar la encefalitis por herpes simple y localmente para tratar la conjuntivitis y queratitis por herpesvirus I.
CONTRAINDICACIONES: Hipersensibilidad conocida a este fármaco. En el embarazo sólo debe utilizarse cuando los beneficios esperados superen los riesgos de teratogenicidad.
EFECTOS SECUNDARIOS: Los más graves de la administración sistémica son náuseas intensas y otros síntomas gastrointestinales, diversas alteraciones del sistema nervioso central y depresión de la medula ósea. En las aplicaciones oftálmicas tópicas, pueden aparecer irritación local, fotofobia y edema de la córnea.

**VIENTRE** *(belly)* V. **abdomen**.

**VIGOR HÍBRIDO** *(hybrid vigor)* V. **heterosis**.

**VIH** *(HIV)* Virus de la inmunodeficiencia humana.

**VILLOMA** *(villoma)* Neoplasia vellosa o papiloma que asienta principalmente en el recto.

**VINBLASTINA, SULFATO DE** *(vinblastine sulfate)* Agente antineoplásico.
INDICACIONES: Tratamiento de muchas enfermedades neoplásicas.
CONTRAINDICACIONES: Leucemia, infecciones bacterianas o hipersensibilidad conocida a este fármaco. No debe utilizarse durante el embarazo.

EFECTOS SECUNDARIOS: Los más graves son leucopenia y neurotoxicidad. También puede causar náuseas, diarrea, estomatitis y alopecia.

**VINCENT, ANGINA DE** *(Vincent's angina)* V. **gingivitis necrotizante aguda**.

**VINCENT, INFECCIÓN DE** *(Vincent's infection)* V. **gingivitis necrotizante aguda**.

**VINCRISTINA, SULFATO DE** *(vincristine sulfate)* Agente antineoplásico.
INDICACIONES: Tratamiento de muchas enfermedades neoplásicas.
CONTRAINDICACIONES: Hipersensibilidad conocida a este fármaco.
EFECTOS SECUNDARIOS: Los más graves son neurotoxicidad y leucopenia. También pueden producirse estreñimiento, dolor abdominal, alopecia e inflamación en el punto de la inyección.

**VIOLACIÓN** *(rape)* Agresión sexual, homo o heterosexual, cuya definición legal varía de un Estado a otro. La violación es un crimen violento o cometido bajo la amenaza de la violencia. Las víctimas deben recibir tratamiento médico y psicológico para ayudarles a superar el traumatismo sufrido.
OBSERVACIONES: Característicamente, la persona está asustada y se siente vulnerable, humillada y violentada como ser humano. En la exploración física general suele detectarse la presencia de cortes, erosiones y otras lesiones. La exploración pélvica o genital puede mostrar la presencia de lesiones traumáticas en los genitales internos, externos o en el ano.
ACTUACIÓN: Se realiza una exploración física cuidadosa y una historia clínica detallada. Se obtienen muestras según esté indicado; idealmente, se debe disponer de consejo psicológico inmediato para ofrecerlo a todas las víctimas de violación. En el caso de la mujer violada por un hombre, se debe realizar la prueba de embarazo y tratar las lesiones específicas. Si la prueba es positiva, se realiza la profilaxis contra la concepción si la mujer lo desea y las leyes lo permiten. Desde el principio, deben tomarse las medidas necesarias para proporcionar apoyo emocional a la víctima.
ACTUACIÓN DE LA ENFERMERA: Se asigna una enfermera a la víctima para acompañarla. Se asegura a ésta que la historia, la exploración y la declaración a la policía serán privadas. La persona puede estar decidida o no a presentar una denuncia, aunque en cualquier caso el médico debe comunicar el hecho a las autoridades. La víctima debe rellenar un formulario especial que autorice el envío de muestras a la autoridad judicial. En general, el papel de la enfermera y el resto del personal sanitario consiste exclusivamente en explorar, recoger y tratar las muestras que sean necesarias, y no en decidir si se ha producido o no violación. Antes de dar el alta a la víctima, se debe asegurar que vaya acompañada, ya que la depresión, el enfado, el sentimiento de culpabilidad y el miedo son frecuentes después de la violación.

**VIOLACIÓN, APOYO EN LA** *(rape counseling)* Apoyo que proporciona una persona adiestrada para ello a las víctimas de violación. Este apoyo debe comenzar idealmente en el momento en que se declara la agresión, como por ejemplo en la sala de urgencias del hospital. Inicialmente, el asistente ofrece un apoyo emocional a la víctima, aceptando a la persona sin prejuicios ni críticas. Se obtiene la respuesta de la persona al trauma de la violación, y se sientan tres premisas básicas: el asistente lamenta la producción de la violación, se alegra de que no se produjeran consecuencias más graves y no piensa que la víctima se equivocó o hizo algo incorrecto. Este personal asistencial puede proporcionar un servicio de apoyo moral, de asistencia legal y de enlace entre la víctima y las autoridades médicas, legales y judiciales. Esto implica permanecer con la víctima durante la exploración médica, la declaración ante la policía o el juez de guardia y durante todo el proceso penal.

**VIOMICINA, SULFATO DE** (*viomycin sulfate*) Antibiótico tuberculostático.
INDICACIONES: Tratamiento de la tuberculosis.
CONTRAINDICACIONES: Hipersensibilidad conocida a este fármaco.
EFECTOS SECUNDARIOS: Los más graves son nefrotoxicidad, ototoxicidad y diversas reacciones alérgicas.

**VIOSTEROL** (*viosterol*) Vitamina $D_2$ sintética en una base oleoginosa. V. también **calciferol; ergosterol**.

**VIREMIA** (*viremia*) Presencia de virus en la sangre. Consultar también las voces **bacteriemia; fungemia; parasitemia**.

**VÍRICA, INFECCIÓN** (*viral infection*) Cualquiera de las enfermedades producidas por uno de los aproximadamente 200 virus patógenos para el hombre. Algunas de ellas pertenecen al grupo de infecciones más contagiosas y peligrosas conocidas, mientras que otras son leves y transitorias y pasan prácticamente inadvertidas. Los signos de la infección reflejan la localización anatómica de las células lesionadas. Los virus se introducen en el organismo a través de una lesión cutánea, una transfusión sanguínea, gotitas procedentes de las vías respiratorias del enfermo o a través del conducto gastrointestinal. La patogenicidad del virus en particular depende de su rapidez de acción, las enzimas que libera, la parte del organismo que infecta y su actividad patógena. El proceso general de la infección vírica refleja el ciclo vital del virus. El primer paso en el ciclo, una vez el agente infeccioso penetra en el organismo, es su fijación a una célula susceptible y su absorción a la misma. A continuación el ácido nucleico del virus penetra en la célula parasitaria. En este momento, sin embargo, no produce sintomatología y no puede aislarse del material celular en su forma infecciosa. El virus comienza a madurar dentro de la célula y, con su propia información genética, empieza a reduplicarse utilizando la energía y las sustancias químicas de la célula parasitada. Tras un período variable de tiempo, aparecen masas de virus totalmente desarrollados capaces de sobrevivir fuera de las células hasta detectar otras susceptibles. En la infección por poliovirus, una célula parasitada puede producir más de cien mil partículas víricas en unas cuantas horas. Las técnicas utilizadas en la identificación de los virus y la inmunización se basan en el hecho fundamental de que los agentes víricos sólo pueden dividirse en el interior de células vivas, y por ello se emplean métodos de inoculación de animales susceptibles, cultivos tisulares y siembra en embrión de pollo. También resultan útiles, para el diagnóstico de la causa de una infección vírica, otros métodos diversos, como pruebas serológicas, estudio de anticuerpos con microscopía de fluorescencia, examen con microscopio electrónico y pruebas cutáneas. En muchas enfermedades víricas, como la parotiditis, la viruela y el sarampión, el primer ataque confiere inmunidad permanente, mientras que en otras la inmunidad sólo dura algún tiempo. El período de incubación de las infecciones víricas es breve, los virus no circulan en la corriente sanguínea, no se forman anticuerpos y la mayoría de las veces no se desarrolla inmunidad. La exposición a unas cuantas partículas víricas produce inmunidad frente a dicho virus y frente a otros muy relacionados. Algunos vectores pueden transmitir virus, pero sólo uno cada vez. No son bien conocidos otros mecanismos de resistencia natural frente a la infección vírica, pero la susceptibilidad a determinados virus es de algún modo específica de especie, y así, por ejemplo, la varicela, producida por el virus varicela-zóster, sólo afecta al ser humano. El organismo elabora pequeñas cantidades de una sustancia protectora denominada interferón, que es específica de célula y específica de especie, pero no específica del virus; esta sustancia puede actuar como agente antivírico de amplio espectro protegiendo al organismo de los efectos de muchas infecciones víricas al detener las síntesis de los ácidos nucleicos del virus dentro de la célula parasitada. V. también las distintas infecciones víricas específicas.

**VIRIL** (*virile*) **1.** Perteneciente o relativo a un varón adulto; masculino. **2.** Que posee o exhibe fuerza muscular, vigor o energía. **3.** Perteneciente o relativo a las funciones sexuales masculinas; capacidad de procreación.

**VIRILISMO** (*virilism*) **1.** V. **virilización**. **2.** Pseudohermafroditismo en una mujer. **3.** Desarrollo prematuro de características masculinas en el varón. Entre los distintos tipos de virilismo destacan el virilismo suprarrenal y el prosopopilar.

**VIRILISMO SUPRARRENAL** (*adrenal virilism*) Desarrollo en una mujer de caracteres sexuales secundarios masculinos, como consecuencia de la producción excesiva de hormonas andrógenas o debido a un tumor ovárico, como el arrenoblastoma, el tumor de células hiliares o el ginandroblastoma, que también las producen. Denominado también **masculinización; virilización**.

**VIRILIZACIÓN** (*virilization*) Proceso caracterizado por la adquisición de caracteres sexuales secundarios masculinos por una mujer, por lo general como resultado de una disfunción suprarrenal o de la administración de medicamentos hormonales. También se denomina **masculinización**. V. también **virilismo suprarrenal**.

**VIRION** (*virion*) Partícula vírica rudimentaria compuesta de un nucleoide central rodeado por una cubierta proteica o cápside. La nucleocápside completa con un núcleo de ácido nucleico puede constituir un virus completo, como los adenovirus y los picornavirus, o estar a su vez recubierta por una envoltura, como sucede en los herpesvirus y los mixovirus. Esta envoltura es una membrana que contiene lípidos, proteínas y carbohidratos y presenta en su superficie estructuras espiculares.

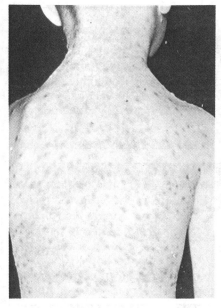

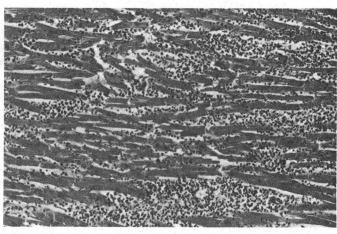

VÍRICA, INFECCIÓN. Microfotografía en la que puede apreciarse la infiltración difusa del miocardio por células redondas en un paciente afecto de endocarditis vírica.

VIRICA, INFECCIÓN. La varicela es una muestra característica de una infección vírica.

**VIROLOGÍA** *(virology)* Estudio de los virus y las enfermedades víricas.

**VIRÓLOGO** *(virologist)* Médico especializado en el estudio de los virus y de las enfermedades producidas por virus.

**VIRTUAL** *(virtual)* Dícese del espacio o cavidad cuyas paredes están en contacto, como el recto o la vagina.

**VIRUELA** *(smallpox)* Enfermedad vírica muy contagiosa que se caracteriza por fiebre, postración y aparición de una erupción vesículo-pustulosa. Es producida por dos especies de poxvirus: el *variola minor* (alastrim) o el *variola major*. Como el hombre es el único reservorio del virus, la inmunización a nivel mundial con una vacuna preparada con un viris de características parecidas a las de la viruela ha permitido erradicar eficazmente esta enfermedad y durante varios años no se ha comunicado ningún caso adquirido de forma natural.

**VIRULENCIA** *(virulence)* Capacidad de un microorganismo para producir una enfermedad.

**VIRULENTO** *(virulent)* Perteneciente o relativo a una enfermedad muy patógena o rápidamente progresiva.

**VIRUS** *(virus)* Microorganismo diminuto, mucho más pequeño que una bacteria, que, al no poseer una actividad metabólica independiente, sólo puede reproducirse dentro de una célula vegetal o animal viva. Consta de un núcleo de ácido nucleico (ADN o RNA) rodeado por una cubierta de proteína antigénica y a veces por otra lipoproteica. El virus tiene el código genético para su reproducción y el huésped le aporta la energía y los materiales necesarios para ella. Se han identificado más de 200 virus capaces de producir enfermedades en el ser humano. Algunos de los tipos de virus más comunes son los adenovirus, los arenavirus, los herpesvirus y los rinovirus. V. también **vírica, infección**.

## Clasificación de los virus

| | | |
|---|---|---|
| | **G. poxvirus** | V. de la viruela<br>V. vacunal<br>V. del alastrim<br>V. del molluscum contagiosum |
| **Virus ADN** | **G. herpesvirus** | V. del herpes simple<br>V. varicela-zóster<br>V. de Epstein-Barr<br>Citomegalovirus<br>V. de la mononucleosis infecciosa |
| | **G. adenovirus** | Virus de enfermedades respiratorias agudas (catarro, faringitis) |
| | **G. parovirus** | V. del papiloma |
| | **G. picornavirus** | Poliovirus<br>V. coxsackie<br>V. echo<br>Rinovirus |
| | **G. arbovirus** | V. encefalíticos<br>V. del dengue<br>V. de la fiebre amarilla |
| **Virus RNA** | **G. myxovirus** | V. gripales<br>V. parainfluenza<br>V. respiratorio sincitial<br>V. del sarampión<br>V. de la parotiditis<br>V. de la rubéola<br>V. de la rabia |
| | **G. coronavirus** | V. de enfermedades respiratorias de vías altas |
| | **G. arenavirus** | V. de Junin<br>V. de la fiebre hemorrágica<br>V. de la coriomeningitis linfocitaria |

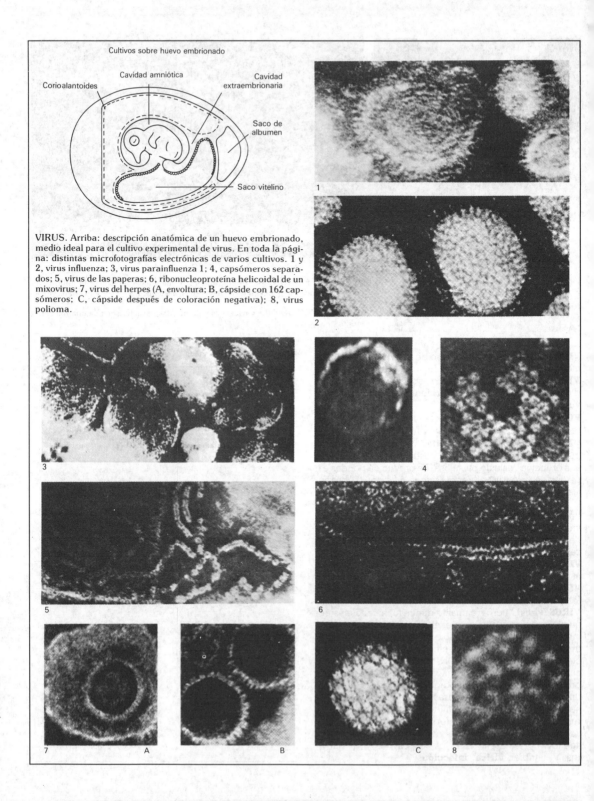

Cultivos sobre huevo embrionado

Cavidad amniótica

Corioalantoides

Cavidad extraembrionaria

Saco de albumen

Saco vitelino

VIRUS. Arriba: descripción anatómica de un huevo embrionado, medio ideal para el cultivo experimental de virus. En toda la página: distintas microfotografías electrónicas de varios cultivos. 1 y 2, virus influenza; 3, virus parainfluenza 1; 4, capsómeros separados; 5, virus de las paperas; 6, ribonucleoproteína helicoidal de un mixovirus; 7, virus del herpes (A, envoltura; B, cápside con 162 capsómeros; C, cápside después de coloración negativa); 8, virus polioma.

**VÍSCERA** *(viscus)* Cualquiera de los grandes órganos internos contenidos en las cavidades abdominal, torácica o pélvica del cuerpo.

**VISCERAL** *(visceral)* Perteneciente o relativo a las vísceras u órganos internos.

**VISCERAL, SISTEMA NERVIOSO** *(visceral nervous system)* Porción visceral del sistema nervioso periférico que comprende la totalidad de los nervios, fibras, ganglios y plexos a través de los cuales llegan los impulsos del sistema nervioso central a las vísceras, y los procedentes de las vísceras al sistema nervioso central. Contiene las fibras aferentes, que reciben estímulos y llevan impulsos hacia el sistema nervioso central, y las eferentes, que llevan impulsos de los centros correspondientes a los órganos efectores activos, como el músculo liso, el músculo cardiaco y las glándulas del organismo. V. también **autónomo, sistema nervioso**.

**VISCERO-** Prefijo que significa «perteneciente o relativo a los órganos del cuerpo»; *viscerocráneo, visceropleural, viscerosomático*.

**VISCOSO** *(viscid)* Que tiene consistencia pegajosa y espesa.

**VISIÓN CENTRAL** *(central vision)* Visión que se produce cuando las imágenes llegan a la mácula de la retina.

**VISIÓN DOBLE** *(double vision)* V. **diplopia**.

**VISIÓN FACIAL** *(facial vision)* V. **percepción facial**.

**VISIÓN NOCTURNA** *(night vision)* Capacidad de percibir objetos escasamente iluminados, gracias a un fenómeno fisicoquímico en el que intervienen los bastones de la retina, que contienen rodopsina, sustancia muy sensible a la luz y esencial para la conducción de impulsos ópticos ante una luz escasa. Es más aguda en la periferia de la retina debido a la concentración de bastones. Puede estar disminuida por deficiencia de vitamina A, que es un importante componente de la rodopsina.

**VISIÓN PERIFÉRICA** *(peripheral vision)* Capacidad de ver objetos que reflejan las ondas luminosas que inciden en zonas de la retina alejadas de la mácula.

**VISITA** *(visit)* Encuentro entre un médico y un paciente. En el hospital y en el domicilio del paciente, éste es visitado por el médico, mientras que en la clínica o consulta ambulatoria es el paciente quien visita al médico.

**VISTA, POSICIÓN CARDINAL DE LA** *(cardinal position of gaze)* (Oftalmología). Cualquiera de las posiciones que puede adoptar el ojo normal. Cada una de estas posiciones requiere la función de un músculo ocular específico y un par craneal. Las posiciones, los músculos y los nervios correspondientes son los siguientes: nasal recta: recto interno y tercer par craneal; nasal superior: oblicuo inferior y tercer par craneal; nasal inferior: oblicuo superior y cuarto par craneal; temporal recta: recto externo y sexto par craneal; temporal superior: recto superior y tercer par craneal; temporal inferior: recto inferior y tercer par craneal.

**VISTA CORTA** *(near-sightedness)* V. **miopía**.

**VITA-** Prefijo que significa «relativo a la vida»: *vitalicio, vital, vitascopio*.

**VITAMINA** *(vitamin)* Compuesto orgánico esencial, en pequeñas cantidades, para el normal funcionamiento fisiológico y metabólico del organismo. Con escasas excepciones, las vitaminas no pueden ser sintetizadas por el organismo y deben obtenerse de los suplementos proporcionados por la dieta. Ningún alimento contiene todas las vitaminas. Las enfermedades producidas por déficits vitamínicos se caracterizan por la presencia de síntomas específicos que por lo general remiten tras la administración de las vitaminas correspondientes. La clasificación de las vitaminas se realiza con arreglo a su solubilidad con respecto a las grasas y al agua, sus efectos psicológicos o sus estructuras químicas; se designan por medio de las letras del alfabeto o utilizando nombres específicos. Las vitaminas liposolubles son la A, la D, la E y la K; las vitaminas del complejo B y la vitamina C son, en cambio, hidrosolubles. Consultar también **avitaminosis; hipervitaminosis; oleovitamina; provitamina**, así como las distintas vitaminas específicas.

**VITAMINA A** *(vitamin A)* Alcohol terpénico, sólido, liposoluble, esencial para el crecimiento esquelético, el mantenimiento del epitelio mucoso normal y la agudeza visual. Se obtiene de distintos carotenoides, principalmente el caroteno, y se encuentra en los vegetales de hojas verdes, las frutas y verduras amarillas, el aceite de hígado de bacalao y otros pescados, el hígado, la leche, el queso, la mantequilla y la clara de huevo. La deficiencia de esta vitamina produce atrofia del tejido epitelial, con queratomalacia, xeroftalmia, ceguera nocturna y disminución de la resistencia de las membranas mucosas a las infecciones. Los síntomas de la hipervitaminosis A son irritabilidad, fatiga, letargia, molestias abdominales, dolores articulares, cefalea intensa de carácter pulsátil, insomnio, inquietud, sudores nocturnos, pérdida del vello corporal, uñas quebradizas y exoftalmia. También se llama **vitamina antiinfecciosa**. V. también **oleovitamina A**.

**VITAMINA ANTIESCORBÚTICA** *(antiscorbutic vitamine)* V. **ascórbico, ácido**.

**VITAMINA ANTIINFECCIOSA** *(anti-infection vitamin)* V. **vitamina A**.

**VITAMINA ANTIXEROFTÁLMICA** *(antixerophtalmic vitamin)* V. **vitamina A**.

**VITAMINA B$_1$** *(vitamin B$_1$)* V. **tiamina**.

**VITAMINA B$_2$** *(vitamin B$_2$)* V. **riboflavina**.

**VITAMINA B$_6$** *(vitamin B$_6$)* V. **piridoxina**.

**VITAMINA C** *(vitamin C)* V. **ascórbico, ácido**.

**VITAMINA D** *(vitamin D)* Vitamina liposoluble relacionada químicamente con los esteroides y esencial para la formación normal de huesos y dientes y la absorción de calcio y fósforo en el conducto gastrointestinal. Se encuentra presente en pequeñas cantidades en los alimentos naturales y sus requerimientos diarios se cubren normalmente mediante el enriquecimiento artificial de diversos nutrientes, especialmente la leche y los productos lácteos, y por la exposición a la luz solar. Los rayos ultravioleta activan una forma de colesterol presente en los aceites cutáneos y lo convierten en un tipo de vitamina D fácilmente absorbible. Los alimentos naturales que contienen vitamina D son de origen animal y entre ellos destacan ciertos pescados como el salmón, las sardinas y el arenque, carnes viscerales, aceite de hígado de bacalao y clara de huevo. La deficiencia de vitamina D produce raquitismo en los niños, y en los adultos osteomalacia, osteoporosis y osteodistrofia. La hipervitaminosis D produce un síndrome de toxicidad caracterizado por anorexia, vómitos, cefalea, somnolencia, diarrea y calcificación de los tejidos blandos del corazón, los vasos sanguíneos, los túbulos renales y los pulmones. El tratamiento consiste en suspender la administración de la vitamina e instaurar una dieta pobre en calcio hasta la desaparición de los síntomas. V. también **calciferol; vitamina D₃**.

**VITAMINA D₃** *(vitamin D₃)* Alcohol no saturado, cristalino, inodoro y blanco. De acción antirraquítica, constituye la forma predominante de la vitamina D de origen animal. Se encuentra en la mayoría de los aceites de hígado de pescado, la mantequilla, el tejido cerebral y la clara de huevo y se forma en la piel, los pelos y las plumas de los animales y pájaros expuestos a la luz solar o a los rayos ultravioleta. También se llama **colecalciferol; dehidrocolesterol activado**.

**VITAMINA E** *(vitamin E)* Cualquiera de las vitaminas liposolubles (o todas ellas) de la familia de los tocoferoles, esenciales para la reproducción normal, el desarrollo muscular, la resistencia eritrocitaria a la hemólisis y otras diversas funciones bioquímicas. Se trata de un agente antioxidante intracelular que interviene en el mantenimiento de la estabilidad de los ácidos grasos poliinsaturados y otras sustancias similares a las grasas, como la vitamina A y las hormonas de la hipófisis, las glándulas suprarrenales y las gonadas. La deficiencia de vitamina E determina degeneración muscular, anomalías del sistema vascular, anemia hemolítica, anemia megaloblástica, infertilidad, creatinuria y lesiones hepáticas y renales. Además guarda relación con el proceso del envejecimiento. Las fuentes dietéticas más ricas en vitamina E son el germen de trigo, las semillas de soja y de algodón, los cacahuetes, el aceite de maíz, la margarina, los frutos secos crudos, los huevos, la mantequilla, el hígado, las patatas y las hojas de muchos vegetales. Se almacena en el organismo durante largos períodos de tiempo, de forma que no es frecuente encontrar deficiencias importantes. Se considera una sustancia no tóxica excepto en los pacientes con hipotensión y cardiopatía reumática crónica. V. también **tocoferol**.

**VITAMINA H** *(vitamin H)* V. **biotina**.

**VITAMINA K** *(vitamin K)* Grupo de vitaminas hidrosolubles denominadas quinonas, esenciales para la síntesis de la protrombina en el hígado y de varias proteínas relacionadas que intervienen en el proceso de coagulación de la sangre. También influyen en los procesos de fosforilación y transporte de electrones. La vitamina K está ampliamente distribuida en los alimentos, sobre todo los vegetales de hoja verde, el hígado de cerdo, el yogur, la clara de huevo, la alfalfa, los aceites de hígado de pescado y ciertas melazas; es sintetizada por la flora bacteriana del conducto gastrointestinal. También puede sintetizarse artificialmente. La deficiencia de vitamina K produce hipoprotrombinemia, que se caracteriza por disminución de la coagulación sanguínea, con hemorragias; a veces se produce como consecuencia de una mala absorción de la vitamina a partir del conducto gastrointestinal o por alteraciones hepáticas que determinan una utilización escasa. Se emplea como fármaco para redu-

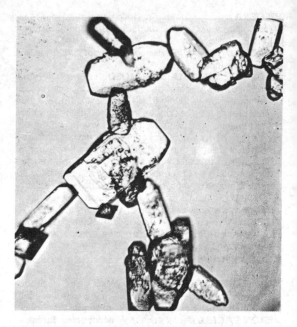

VITAMINA A. Aspecto al microscopio de una cadena de cristales de vitamina A.

cir el tiempo de coagulación en los pacientes con ictericia destructiva y en los estados hemorrágicos que se asocian con enfermedades intestinales y hepáticas; se administra profilácticamente al recién nacido para evitar la enfermedad hemorrágica del mismo. Una forma de esta vitamina se utiliza como agente protector para evitar la fermentación de los alimentos. La vitamina K natural se almacena en el organismo y no produce toxicidad, mientras que las dosis escesivas de vitamina K sintética pueden producir anemia en el recién nacido y hemólisis en los pacientes con deficiencia de glucosa-6-fosfato. V. también **menadiona; vitamina K₁; vitamina K₂**.

**VITAMINA K₁** *(vitamin K₁)* Vitamina liposoluble, viscosa y de color amarillo, que se encuentra en la naturaleza, sobre todo en la alfalfa, y se produce también sintéticamente. Se emplea como agente protrombinogénico. También se llama **filoquinona; fitonadiona**.

**VITAMINA K₂** *(vitamin K₂)* Vitamina cristalina, liposoluble, de color amarillo claro, menos saturada y con menor actividad biológica que la vitamina K₁. Se obtiene del pescado en descomposición y es sintetizada por diversas bacterias en el conducto gastrointestinal. V. también **vitamina K**.

**VITAMINA K₃** *(vitamin K₃)* V. **menadiona**.

**VITAMINA P** *(vitamin P)* V. **bioflavonoide**.

**VITAMINA P₂** *(vitamin P₂)* V. **calciferol**.

**VITAMÍNICA, DEFICIENCIA** *(vitamin deficiency)* Estado resultante de la falta de una o más vitaminas o de su no utilización. Los síntomas y manifestaciones de cada deficiencia varían dependiendo de la función específica de la vitamina.

**VITAMÍNICO B, COMPLEJO** *(vitamin B complex)* Grupo de vitaminas hidrosolubles que se distinguen unas de otras tanto por su estructura como por sus efectos biológicos. Todas ellas se encuentran en grandes cantidades en el hígado y la levadura y aparecen por separado y en combinación en gran número de alimentos. El calor y el cocinado prolongado, especialmente con agua, destruyen las vitaminas de este complejo.

**VITAMINOLOGÍA** *(vitaminology)* Estudio de las vitaminas, incluyendo sus estructuras, su forma y su función en el mantenimiento de la salud.

**VITELINA** *(vitellin)* Fosfolipoproteína que contiene lecitina y se encuentra en la clara del huevo. V. también **ovovitelina**.

**VITELINA, ARTERIA** *(vitelline artery)* Cualquiera de las arterias embrionarias que transportan sangre desde la aorta primitiva del embrión en sus primeras fases de desarrollo hasta el saco vitelino. También se llama **onfalomesentérica, arteria**.

**VITELINA, CIRCULACIÓN** *(vitelline circulation)* Circulación de sangre y sustancias nutritivas entre el embrión en desarrollo y el saco vitelino a través de las arterias y venas vitelinas. También se llama **onfalomesentérica, circulación**.

**VITELINA, VENA** *(vitelline vein)* Cualquiera de las venas embrionarias que transportan sangre desde el saco vitelino hasta el corazón primitivo del embrión en desarrollo. También se llama **onfalomesentérica, vena**.

**VITELINO, CONDUCTO** *(vitelline duct)* (Embriología). Canal estrecho que comunica el saco vitelino con el intestino. También se llama **umbilical, conducto**.

**VITELINO, SACO** *(amnion)* Conjunto de tres capas concéntricas, decidua, corion y amnios, que circundan al feto y contienen el líquido amniótico. También denominado **amnios** o **saco amniótico**.

**VITELO** *(yolk)* Material nutritivo, rico en grasas y proteínas, que se encuentra en el huevo y sirve para nutrir al embrión en desarrollo. La cantidad y distribución del vitelo dentro del huevo dependen de la especie animal de que se trate y del tipo de reproducción y desarrollo de la misma. En el ser humano y en la mayoría de los mamíferos, el vitelo, o bien falta, o se encuentra muy repartido por la célula, ya que el embrión absorbe directamente

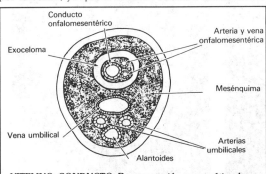

VITELINO, CONDUCTO. Representación esquemática de un corte transversal del conducto vitelino o cordón umbilical de un feto.

las sustancias nutritivas de la circulación materna a través de la placenta. V. también **deutoplasma**.

**VITELOGÉNESIS** *(vitellogenesis)* Formación o producción de vitelo.

**VITÍLIGO** *(vitiligo)* Enfermedad cutánea adquirida, benigna, de causa desconocida, que se caracteriza por la aparición de manchas irregulares de distintos tamaños que carecen totalmente de pigmentación, si bien con frecuencia presentan bordes hiperpigmentados. Se afectan sobre todo las zonas de piel expuestas a la luz. Durante el tratamiento con 8-metoxipsoraleno hay que ser extraordinariamente prudente con la exposición solar. Para cubrir las manchas se recomienda el empleo de cosméticos resistentes al agua. Consultar también la voz **albinismo**.

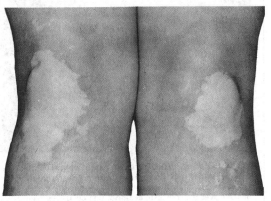

VITÍLIGO. Ausencia total de pigmentación en dos manchas de vitíligo muy localizadas. En la piel de las zonas circundantes se observa una pigmentación normal.

**VÍTREO, CUERPO** *(vitreous body)* V. **humor vítreo**.

**VIVÍPARO** *(viviparous)* Que pare hijos vivos en vez de poner huevos; son vivíparos la mayoría de los mamíferos y algunos peces y reptiles. Consultar también las voces **ovíparo; ovivíparo**.

**VOLAR** *(volar)* Perteneciente o relativo a la palma de la mano o la planta del pie.

**VOLAR, LIGAMENTO** *(volar ligament)* V. **anular anterior del carpo, ligamento**.

**VOLÁTIL** *(volatile)* (Relativo a un líquido). Que posee la característica de hervir a baja temperatura y evaporarse a temperatura ambiente.

**-VOLEMIA** Sufijo que significa «relativo al volumen de plasma del organismo»: *hipervolemia, hipovolemia, normovolemia*.

**VOLICIÓN** *(volition)* **1.** Acto, poder o estado de desear o elegir. **2.** Impulso consciente de realizar o no un determinado acto.

**VOLKMANN, CANAL DE** *(Volkmann's canal)* Cualquiera de los pequeños conductos que comunican los canales de Havers del tejido óseo. Consultar también la voz **Havers, canalículo de**. V. también **Havers, sistema de**.

**VOLKMANN, CONTRACTURA DE** *(Volkmann's contracture)* Contractura en flexión intensa y persistente del antebrazo y la mano por isquemia. Este trastorno puede aparecer como consecuencia de una lesión por presión

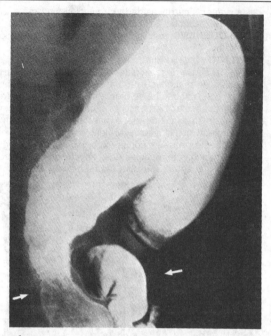
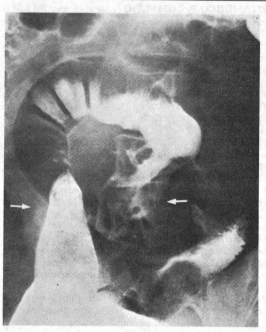

VÓLVULO. El tracto intestinal correspondiente al colon sigmoide es una de las más frecuentes localizaciones de los vólvulos intestinales. Las dos radiografías superiores muestran vólvulos subagudos del colon sigmoideo, que aparece alargado y algo dilatado. Las flechas señalan la aproximación entre ambos extremos del vólvulo. La radiografía inferior izquierda pone de manifiesto, también a través del contraste de bario, una obstrucción en la flexura hepática de un joven paciente, debida a invaginación. La fotografía inferior derecha, realizada durante una intervención quirúrgica, corresponde a una obstrucción intestinal por un vólvulo de sigma.

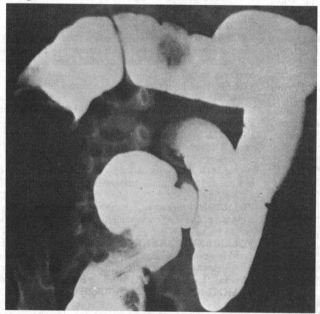
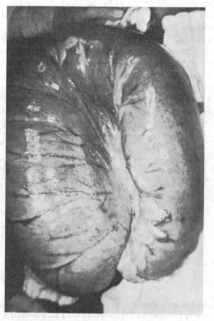

o aplastamiento en la región del codo o por la compresión de un vendaje o férula que incluya el codo. Sus secuelas son fibrosis permanente, degeneración muscular y mano en garra. También se llama **contractura isquémica**.

**VOLKMANN, FÉRULA DE** *(Volkmann's splint)* Férula que sostiene e inmoviliza la pierna; tiene una pieza para el pie que, unida a los dos lados del mismo, llega hasta la rodilla, permitiendo la deambulación.

**VOLTIO** *(volt)* Unidad de potencial eléctrico. En un circuito eléctrico, un voltio es la fuerza necesaria para hacer pasar un amperio de corriente a través de un ohmio de resistencia a la diferencia de potencial entre dos puntos de un campo eléctrico cuando las fuerzas del campo efectúan el trabajo de un julio para llevar una carga de un culombio de un punto al otro. V. también **amperio; circuito; corriente; ohmio; watio**.

**VOLUMEN CORPUSCULAR MEDIO (VCM)** *(mean corpuscular volume [MCV])* Evaluación del volumen medio de cada hematíe. Se obtiene dividiendo el hematócrito por el número total de hematíes. El VCM es de 92 micras$^3$.

**VOLUMEN CORRIENTE** *(tidal volume)* Cantidad de aire inhalado y espirado durante la ventilación normal. El volumen de reserva espiratoria más el volumen corriente constituyen la capacidad vital.

**VOLUMEN DE RESERVA INSPIRATORIA** *(inspiratory reserve volume)* Máximo volumen de gas que puede ser inspirado tras una inspiración normal.

**VOLUMEN ESPIRATORIO FORZADO** *(forced expiratory volume [FEV])* Volumen de aire que puede expulsarse en un segundo tras una inspiración completa.

**VOLUMEN RESIDUAL** *(residual volume)* Volumen de gas pulmonar al final de una espiración máxima.

**VÓLVULO** *(volvulus)* Giro del intestino sobre sí mismo, que causa obstrucción intestinal. Se debe con frecuencia a prolapso de un segmento de mesenterio, y las localizaciones más comunes corresponden al íleon, ciego o sigma. Si no se corrige, el intestino obstruido experimenta necrosis, se produce peritonitis y rotura del intestino y el paciente puede fallecer. El dolor intenso, las náuseas y vómitos, la ausencia de sonidos intestinales y un abdomen tenso y distendido sugieren el diagnóstico, que se confirma por examen radiológico. Consultar la voz **invaginación**.

**VÓLVULO NEONATAL** *(volvulus neonatorum)* Obstrucción intestinal en un recién nacido que se debe al giro del intestino sobre sí mismo por defecto en la rotación o falta de fijación del colon. Los síntomas típicos son distensión abdominal y regurgitación persistente, que con frecuencia se acompaña de vómitos fecales e interrupción de la defecación. El diagnóstico se confirma con una exploración radiológica con contraste de bario. Este trastorno tiene que tratarse inmediatamente mediante cirugía para evitar la necrosis y gangrena del segmento afectado.

**VÓMER** *(vomer)* Hueso que forma la porción posterior e inferior del tabique nasal. Posee dos superficies y cuatro bordes.

**VÓMER, ALA DEL** *(ala vomeris)* Expansión plana del vómer situada a ambos lados del borde superior de este hueso.

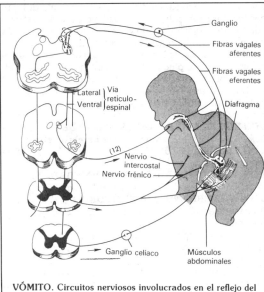

VÓMITO. Circuitos nerviosos involucrados en el reflejo del vómito.

**VÓMITO** *(vomit)* Material procedente del estómago que se expele al exterior a través del esófago.

**VÓMITO EN ESCOPETA** *(projectile vomiting)* Vómitos expulsivos extremadamente fuertes.

**VÓMITO EN POSOS DE CAFÉ** *(coffee ground vomitus)* Vómito compuesto de jugos gástricos y sangre negra que indica hemorragia lenta del tracto gastrointestinal superior. Consultar la voz **hematemesis**.

**VÓMITO INDUCIDO** *(induced vomiting)* Vómito producido por la administración de jarabe de ipecacuana, agua jabonosa o detergente líquido para el lavado de manos, o bien introduciendo un dedo o un instrumento romo en la garganta. El vómito puede estar médicamente indicado en casos de ingestión de productos tóxicos no cáusticos y también puede ser autoinducido, como en el caso de las personas que padecen bulimia.

**VÓMITO PERNICIOSO** *(pernicious vomiting)* Episodio grave de vómitos, con amenaza para la vida, que puede presentarse durante el embarazo.

**VÓMITO REFLEJO** *(reflex emesis)* Vómito o arcada que se produce al tocar la mucosa de la garganta o como consecuencia de otro estímulo nocivo.

**VÓMITO SECO** *(dry vomiting)* Náuseas y arcadas que no terminan en vómito.

**VÓMITOS DEL EMBARAZO** *(vomiting of pregnancy)* Vómitos que tienen lugar durante los primeros meses del embarazo. Existe una serie de factores que facilitan el trastorno, como son la lentitud del vaciamiento gástrico durante el embarazo o la relajación del cardias y del hiato diafragmático, lo que aumenta el riesgo de reflujo gástrico.

**VON ECONOMO, ENCEFALITIS DE** *(Von Economo's encephalitis)* V. **encefalitis epidémica**.

**VON GIERKE, ENFERMEDAD DE** *(Von Gierke's disea-*

*se)* Forma de enfermedad del almacenamiento del glucógeno caracterizada por el depósito de grandes cantidades de éste en el hígado y los riñones. Sus signos más importantes son hipoglucemia, cetoacidosis e hiperlipemia. En la biopsia de los órganos afectados se descubre la ausencia de la glucosa-6-fosfato deshidrogenasa (6-HPD), enzima necesaria para el metabolismo del glucógeno. Esta enfermedad no tiene tratamiento eficaz y por el momento los esfuerzos médicos se dirigen a evitar los episodios de hipoglucemia y cetoacidosis.

**VON HIPPEL-LINDAU, ENFERMEDAD DE** *(Von Hippel-Lindau's disease)* V. **angiomatosis cerebrorretiniana**.

**VON PIRQUET, PRUEBA DE** *(Von Pirquet test)* V. **Pirquet, prueba de**.

**VON RECKLINGHAUSEN, ENFERMEDAD DE** *(Von Recklinghausen's disease)* V. **neurofibromatosis**.

**VON WILLEBRAND, ENFERMEDAD DE** *(Von Willebrand's disease)* Trastorno hereditario que se caracteriza por una coagulación sanguínea muy lenta, con epixtasis y hemorragias gingivales espontáneas, como consecuencia de una deficiencia del factor VIII. Son frecuentes las hemorragias excesivas en el posparto, durante la menstruación y después de cualquier lesión traumática o quirúrgica. También se llama **angiohemofilia**. V. también **hemofilia; trombastenia**.

**-VORO** *(-vorous)* Sufijo que significa «perteneciente o relativo a la alimentación»: *leguminívoro, carnívoro, proteinívoro*.

**VOYEUR** *(voyeur)* Persona cuyo deseo sexual se ve gratificado por la práctica del **voyeurismo**.

**VOYEURISMO** *(voyeurism)* Trastorno sexual propio de la persona que obtiene excitación y gratificación sexual a través de la visión de los cuerpos desnudos y los órganos genitales de otros o por la observación de actos sexuales ajenos, especialmente desde un lugar secreto.

**VOZ ADENOIDAL** *(adenoidal speech)* Forma anormal de hablar debida a la hipertrofia del tejido adenoidal que normalmente existe en la nasofaringe de los niños. Suele caracterizarse por un tono nasal típico que puede corregirse al reducirse de forma natural el tamaño de las adenoides o con la extirpación quirúrgica de éstas.

**VOZ AFÓNICA** *(aphonic speech)* Voz anormal en la cual las vocalizaciones se emiten apenas como un susurro.

**VULVA** *(vulva)* V. **pudendum**.

**VULVAR** *(vulvar)* Perteneciente o relativo a la vulva.

**VULVAR, PRURITO** *(pruritus vulvae)* Comezón de los genitales externos en la mujer. Puede cronificarse y dar lugar a liquenificación, atrofia y a veces malignización. Algunas causas del prurito vulvar son la dermatitis de contacto, el liquen escleroso y atrófico, el prurito psicógeno, la tricomoniasis y la candiliasis vaginal. El tratamiento depende de la causa específica que lo provoque.

**VULVECTOMÍA** *(vulvectomy)* Extirpación quirúrgica de parte o la totalidad de los tejidos vulvares. Suele constituir el tratamiento de las enfermedades neoplásicas malignas de la vulva. En la vulvectomía simple se extirpa la piel de los labios menores, los labios mayores y el clítoris; en la vulvectomía radical, la totalidad de los labios mayores y menores, el clítoris, los tejidos circundantes y los ganglios linfáticos previos.

**VULVECTOMÍA RADICAL** *(radical vulvectomy)* V. **vulvectomía**.

**VULVECTOMÍA SIMPLE** *(simple vulvectomy)* V. **vulvectomía**.

**VULVOCRURAL** *(vulvocrural)* Perteneciente o relativo a la vulva y el muslo.

**VULVOVAGINAL** *(vulvovaginal)* Perteneciente o relativo a la vulva y la vagina.

**VULVOVAGINITIS MONILIÁSICA** *(monilial vulvovaginitis)* V. **candidiasis**.

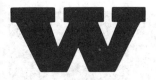

**W** *(W)\** Símbolo químico del **wolframio** o tungsteno.

**WAGNER-MEISSNER, CORPÚSCULO DE** *(Wagner-Meissner corpuscle)* Órgano sensorial con una cápsula de tejido conjuntivo y pequeñas placas apiladas que se localiza en el corion de las manos y de los pies, la parte anterior del brazo, la piel de los labios, la membrana mucosa de la lengua, la conjuntiva palpebral y la piel de las papilas mamarias. En cada cápsula oval, sólo penetra una fibra nerviosa que forma una espiral en su interior y termina como una masa globular. También se llama corpúsculo táctil de Meissner. Consultar también las voces **Golgi-Mazzoni, corpúsculo de; Krause, corpúsculo de**.

**WAGSTAFFE, FRACTURA DE** *(Wagstaffe's fracture)* Fractura que se caracteriza por la separación del maleolo interno.

**WALDENSTRÖM, ENFERMEDAD DE** *(Waldenström's disease)* V. **Perthes, enfermedad de**.

**WANGENSTEEN, APARATO DE** *(Wangensteen apparatus)* Sonda nasogastroduodenal con un aparato de aspiración que se utiliza para drenar y descomprimir de forma constante y suave el estómago o el duodeno. También puede emplearse para tratar la distensión abdominal que suele producirse en el posoperatorio o como complicación de algunos trastornos gastrointestinales, sobre todo la obstrucción intestinal. V. también **Wangensteen, tubo de**.

**WANGENSTEEN, TUBO DE** *(Wangensteen tube)* Catéter del aparato de Wangensteen.

**WARFARINA, INTOXICACIÓN POR** *(warfarin poisoning)* Trastorno tóxico causado por la warfarina, por la ingestión de un raticida de forma accidental o por sobre dosificación con el anticoagulante farmacológico. El tóxico se acumula en el organismo y produce epistaxis, equimosis, hematuria, melena y hemorragias internas. El tratamiento consiste en lavado gástrico, administración de catárticos, vitamina K y transfusiones de sangre. El objetivo de la terapéutica es eliminar el fármaco y restablecer la coagulación normal.

**WARFARINA SÓDICA** *(warfarin sodium)* Anticoagulante.
INDICACIONES: Profilaxis y tratamiento de la trombosis y la embolia.
CONTRAINDICACIONES: Hemorragia o hipersensibilidad conocida a este fármaco.
EFECTOS SECUNDARIOS: El más grave es la hemorragia. La warfarina interacciona con muchos otros medicamentos que aumentan o disminuyen sus efectos.

**WARTHIN, TUMOR DE** *(Warthin's tumor)* V. **adenocistoma linfomatoso papilar**.

**WASSERMANN, PRUEBA DE** *(Wassermann test)* Prueba sanguínea para el diagnóstico de la sífilis que se basa en una reacción de fijación del complemento.

**WATERHOUSE-FRIDERICHSEN, SÍNDROME DE** *(Waterhouse-Friderichsen syndrome)* Bacteriemia gravísima caracterizada por la aparición brusca de fiebre, cianosis, petequias y colapso por hemorragia suprarrenal bilateral masiva. Este síndrome tiene que tratarse inmediatamente en régimen de hospitalización en una unidad de cuidados intensivos. La terapéutica de urgencia incluye fármacos vasopresores, líquidos intravenosos, plasma y oxígeno; no deben administrarse sedantes ni narcóticos. El tratamiento específico de la bacteriemia consiste en un régimen intensivo de antibióticos por vía parenteral que debe mantenerse durante varios días una vez hayan desaparecido los síntomas. El paciente debe ser vigilado estrechamente y mantener una ingesta adecuada de líquidos y nutrientes.

**WATIO** *(watt)* Unidad de energía o trabajo eléctrico en el sistema metro/kilogramo/segundo. El watio es el producto del voltaje por el amperaje. Un watio de energía se consume cuando una corriente de un amperio fluye a través de una diferencia de potencial de un voltio. V. también **amperio; corriente; ohmio; voltio**.

**WEBER, PRUEBA DEL DIAPASÓN DE** *(Weber tuning fork test)* Método de evaluación de la agudeza auditiva utilizado especialmente para determinar si una audición defectuosa en un oído es debida a una pérdida conductiva ocasionada por un problema del oído medio o bien está ocasionada por una deficiencia sensorial resultante de un desorden en el oído interno o en el nervio auditivo. La prueba se realiza situando un diapasón de 256 vibraciones en el centro de la frente de la persona examinada o en los incisivos del maxilar superior. El sonido se percibe con igual intensidad si la audición de los dos oídos es normal. Si la persona padece una pérdida auditiva en uno de los oídos, el oído sano percibe el sonido con mayor intensidad. Cuando existe hipoacusia conductiva, el sonido es más intenso en el oído afecto debido a que no se oye el ruido de fondo transmitido por el aire y se reciben solamente las vibraciones conducidas por la cadena de huesecillos.

**WEGENER, GRANULOMATOSIS PULMONAR DE** *(pulmonary Wegener's granulomatosis)* Enfermedad rara y fatal que aparece en varones jóvenes o de mediana edad y se caracteriza por la presencia de lesiones granulomatosas en el tracto respiratorio, arteritis necrotizante focal y, finalmente, inflamación diseminada en todos los órganos. A veces se producen infartos pulmonares y glomerulonefritis.

**WEIL, ENFERMEDAD DE** *(Weil's disease)* V. **leptospirosis**.

**WEISS, SIGNO DE** *(Weiss' sign)* V. **Chvostek, signo de**.

**WENCKEBACH, BLOQUEO CARDIACO DE** *(Wenckebach heart block)* V. **Mobitz I, bloqueo cardiaco**.

**WENCKEBACH, PERÍODO** *(Wenckebach periodicity)* Tipo de bloqueo atrioventricular de segundo grado caracterizado por un alargamiento progresivo del intervalo PR, de lo que finalmente resulta una onda P no conductiva. En este punto, el intervalo PR se acorta y la secuencia se repite.

**WERDNIG-HOFFMANN, ENFERMEDAD DE** *(Werdnig-Hoffmann's disease)* Trastorno hereditario que se manifiesta en la infancia, caracterizado por atrofia progresiva del músculo esquelético como consecuencia de la degeneración de las células del asta anterior de la medula espinal y de los núcleos motores del tronco del encéfalo. Suele ocurrir en el primer año de vida y es ya aparente en el momento del nacimiento. Los síntomas incluyen hipotonía congénita, ausencia de reflejos extensores, parálisis fláccida, especialmente en tronco y miembros, dificultades en la lactación, fasciculaciones en la lengua y, a veces, en otros músculos y, frecuentemente, disfagia. El tratamiento es sintomático y la muerte se produce por lo general en la primera infancia, a menudo a consecuencia de complicaciones respiratorias. El trastorno se transmite como carácter autosómico recesivo y se da con mayor frecuencia entre hermanos que en generaciones sucesivas.

**WERHOLF, ENFERMEDAD DE** *(Werholf's disease)* V. **púrpura trombocitopénica**.

**WERNICKE, ENCEFALOPATÍA DE** *(Wernicke's encephalopathy)* Trastorno inflamatorio, hemorrágico y degenerativo caracterizado por la presencia de diversas lesiones en distintas regiones del cerebro, entre las cuales se incluyen el hipotálamo, los cuerpos mamilares y los tejidos que rodean los ventrículos y acueductos. El trastorno se caracteriza también por visión doble, movimientos oculares rápidos e involuntarios, falta de coordinación muscular y función mental disminuida en grado leve o grave. La encefalopatía de Wernicke es debida a una deficiencia de tiamina y se presenta en asociación con el alcoholismo crónico. También se da como complicación de enfermedades del tracto gastrointestinal y de la hiperemesis gravídica que originan malabsorción y malnutrición.

**WHARTON, GELATINA DE** *(Wharton's jelly)* Tejido gelatinoso que permanece dentro del cordón umbilical cuando el tallo corporal del embrión se mezcla con el saco vitelino.

**WHIPPLE, ENFERMEDAD DE** *(Whipple's disease)* Trastorno intestinal raro caracterizado por malabsorción intestinal grave, esteatorrea, anemia, pérdida de peso, artritis y artralgia. Las personas aquejadas de esta afección padecen una seria malnutrición y presentan dolor abdominal, dolor pectoral y tos no productiva crónica; el diagnóstico se realiza por biopsia del yeyuno. La penicilina y tetraciclina pueden aliviar los síntomas. V. también **malabsorción, síndrome de**.

**WIDAL, PRUEBA DE** *(Widal test)* Prueba de aglutinación que se utiliza en el diagnóstico de las infecciones salmonelósicas, como la fiebre tifoidea. Un aumento de cuatro veces por encima del valor normal en el título de aglutininas es muy sugestivo de infección activa. Tras la inmunización o después de una enfermedad, puede persistir un título elevado durante años.

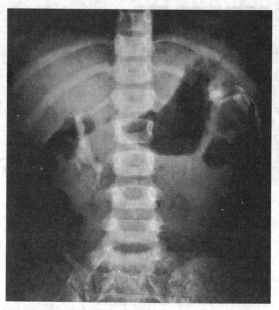

WILMS, tumor de. Pielografía intravenosa realizada a una paciente de corta edad donde destaca un tumor de Wilms en el lado izquierdo.

**WILMS, TUMOR DE** *(Wilms' tumor)* Neoplasia maligna del riñón que afecta a niños muy pequeños (antes de los 5 años de edad en el 75 % de los casos). El signo precoz más frecuente de este tumor maligno infantil es la hipertensión, seguida de la aparición de una masa palpable, dolor y hematuria. El diagnóstico puede establecerse casi siempre con la ayuda de una urografía excretora con tomografía. Este tumor, que histológicamente corresponde a un adenosarcoma embrionario, se encuentra bien encapsulado en los estadios iniciales, pero posteriormente puede extenderse hacia los ganglios linfáticos y la vena renal o la vena cava y metastatizar a los pulmones u otros órganos. Se recomienda la extirpación precoz de los tumores resecables por nefrectomía transperitoneal. En el preoperatorio o el posoperatorio se administra radioterapia que, en los casos inoperables, se emplea con fines paliativos. Resulta muy eficaz la quimioterapia cíclica con actinomicina-D y vincristina en combinación con la cirugía e irradiación.

**WILSON, ENFERMEDAD DE** *(Wilson's disease)* Trastorno hereditario raro del metabolismo del cobre que se caracteriza por la acumulación lenta del mismo en el hígado con posterior liberación y captación en otras partes del organismo. Al penetrar el cobre en los hematíes se produce anemia hemolítica. Por otra parte, el acúmulo de cobre en el cerebro destruye ciertos tejidos y ocasiona la aparición de temblores, rigidez muscular, disartria y demencia. La función renal disminuye y se produce cirrosis hepática. El tratamiento de la enfermedad de Wilson consiste en reducir la ingesta de cobre en la dieta y administrar agentes quelantes del cobre y penicilamina. También se llama **degeneración hepatolenticular**.

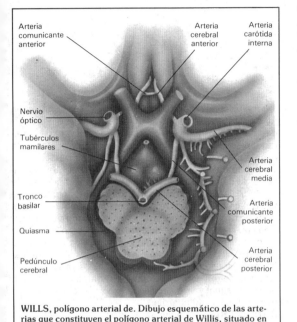

Arteria comunicante anterior

Arteria cerebral anterior

Arteria carótida interna

Nervio óptico

Tubérculos mamilares

Arteria cerebral media

Tronco basilar

Arteria comunicante posterior

Quiasma

Pedúnculo cerebral

Arteria cerebral posterior

WILLS, polígono arterial de. Dibujo esquemático de las arterias que constituyen el polígono arterial de Willis, situado en la base del cerebro.

**WILLIS, ENFERMEDAD DE** (Willis' disease) V. **diabetes mellitus**.

**WILLIS, POLÍGONO ARTERIAL DE** (arterial circle of Willis) Red anastomótica vascular heptagonal de la base del cerebro, constituida por las arterias cerebrales anteriores (2) y posteriores (2), ramas de las arterias carótidas internas y basilar respectivamente, comunicadas entre sí por las arterias comunicantes anterior (1) y posteriores (2). Los tres troncos arteriales, a cada lado, que irrigan cada uno de los dos hemisferios cerebrales se originan en este polígono y son la arteria cerebral anterior, la arteria cerebral media y la arteria cerebral posterior.

**WILMS, TUMOR DE** (Wilms'tumor) Neoplasia maligna del riñón, que aparece en niños pequeños, antes de los 5 años en el 75 % de los casos. El signo precoz más frecuente de este gran tumor es la hipertensión seguido de una masa palpable, dolor y hematuria. El tumor, un adenomiosarcoma embrionario, está bien encapsulado en las primeras fases, aunque más tarde se puede extender a los ganglios linfáticos y a la vena renal o cava y metastatizar en los pulmones o en otras localizaciones.

**WINCKEL, ENFERMEDAD DE** (Winckel's disease) V **hemoglobinuria**.

**WINSLOW, HIATO DE** V. **orificio epiploico**.

**WIRSUNG, CONDUCTO DE** (duct of Wirsung) V. **pancreático, conducto**.

**WISKOTT-ALDRICH, SÍNDROME DE** (Wiskott-Aldrich syndrome) Inmunodeficiencia que se hereda como rasgo recesivo ligado al cromosoma X y se caracteriza por trombocitopenia, eccema, alteración de la función de las células T y B y aumento de la susceptibilidad a las infecciones víricas, bacterianas y fúngicas, y al cáncer. El tratamiento consiste en la prescripción de los antibióticos adecuados para combatir las infecciones específicas y la administración de factor de transferencia de linfocitos activados para aumentar la resistencia a los procesos infecciosos y combatir el eccema.

**WITTMAACK-EKBOM, SÍNDROME DE** (Wittmaack-Ekbom syndrome) V. **piernas inquietas, síndrome de las**.

**WOLFF, CONDUCTO DE** (Wolffian duct) V. **mesonéfrico, conducto**.

**WOLFF, CUERPO DE** (Wolffian body) V. **mesonefros**.

**WOLFF-PARKINSON-WHITE, SÍNDROME DE** (Wolff-Parkinson-White syndrome) Trastorno de la conducción auriculoventricular caracterizado por la existencia de dos vías de conducción AV. Este síndrome suele identificarse por la onda delta característica que se produce en el electrocardiograma. V. también **Lown-Ganong-Levine, síndrome de**.

**WOLFRAMIO (W)** (wolfram [W]) V. **tungsteno**.

**WOOD, LUZ DE** (Wood's light) Luz ultravioleta que se utiliza para diagnosticar ciertas enfermedades cutáneas en el cuero cabelludo. La luz hace que los cabellos infectados por ciertos hongos, como el responsable de la tinea capitis, adquieran una fluorescencia brillante. Consultar también **Wood, vidrio de**.

**WOOD, VIDRIO DE** (Wood's glass) Filtro de óxido de níquel que impide el paso de todos los rayos luminosos excepto algunos violetas del espectro visible y longitudes de onda ultravioletas de aproximadamente 365 mm. Se utiliza en el diagnóstico de infecciones fúngicas del cuero cabelludo y el eritrasma, así como para descubrir porfirinas y materiales fluorescentes.

**WORMIANO, HUESO** (wormian bone) Uno de los varios huesos segmentados, muy pequeños, de superficie lisa y blandos al tacto, que suelen presentar los bordes dentados y se encuentran entre las suturas de los huesos craneales. Reciben su nombre del anatómico danés Claus Worm.

**WRIGHT, TINCIÓN DE** (Wright's stain) Tinción compuesta por azul de metileno y eosina, que se utiliza para teñir muestras de sangre para su estudio microscópico, en la realización de recuentos sanguíneos y, sobre todo, en la búsqueda de parásitos palúdicos.

**WUCHERERIA** (Wuchereria) Género de gusano filariásico que se encuentra en los climas tropicales. Wuchereria bancrofti, transmitido por los mosquitos, produce la elefantiasis. V. también **filariasis**.

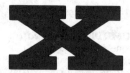

**XANTELASMA, XANTELASMA PALPEBRAL** *(xanthelasma, xanthelasma palpebrarum)*. V. **xantoma palpebrarum**.

**XANTELASMATOSIS** *(xanthelasmatosis)* Forma diseminada y generalizada de xantoma plano, que suele asociarse con enfermedades reticuloendoteliales, especialmente el mieloma múltiple.

**XANTEMIA** *(xanthemia)* V. **carotenemia**.

**XANTHELASMA PALPEBRARUM** *(xanthelasma palpebrarum)* V. **xantoma palpebrarum**.

**XANTINA** *(xanthine)* Producto colateral nitrogenado del metabolismo de las nucleoproteínas. Se encuentra en los músculos, el hígado, el bazo, el páncreas y la orina.

**XANTINAS, DERIVADO DE LAS** *(xanthine derivative)* Uno de los alcaloides estrechamente relacionados —cafeína, teobromina o teofilina— que se encuentran en vegetales ampliamente distribuidos en la naturaleza y que forman parte de distintas bebidas como el café, el té y los refrescos de cola. Los derivados de las xantinas, o metilxantinas, tienen propiedades farmacológicas comunes que consisten principalmente en la estimulación del sistema nervioso central, el aumento de la diuresis y la relajación de los músculos lisos. La teobromina es escasamente activa y rara vez se utiliza como medicamento; la teofilina, sin embargo, produce una estimulación del sistema nervioso central más peligrosa que la cafeína. Algunos experimentos han demostrado que esta última aumenta la capacidad para mantener un esfuerzo intelectual continuado, disminuye el tiempo de reacción y mejora la asociación de ideas. La cafeína y la teofilina también afectan al sistema circulatorio y, a la vez que dilatan los vasos sanguíneos sistémicos, aumentan las resistencias cerebrovasculares, con lo que se produce una disminución del flujo sanguíneo y de la tensión de oxígeno cerebrales. Algunos autores consideran que esta vasoconstricción explicaría por qué las bebidas que contienen derivados xantínicos producen mejoría en la cefalea hipertensiva. La acción miorrelajante de algunos de estos fármacos es particularmente importante en el tratamiento del asma. La teofilina es el tratamiento más eficaz a este respecto y aumenta en gran medida la capacidad vital. Las metilxantinas potencian la liberación de ciertas secreciones de distintos tejidos endocrinos y exocrinos, con excepción de los mastocitos y, posiblemente, algunos otros mediadores de la inflamación. La cafeína puede inducir alteraciones cromosómicas en células vegetales y animales en cultivo y aumenta mucho el índice de mutaciones en los microorganismos. Estos efectos guardan una relación aparente con el retraso de los mecanismos de reparación del ADN, pero sólo se producen en concentraciones muy superiores a las que se dan en las bebidas xantínicas como el café. En distintos trabajos publicados se ha llegado a conclusiones contradictorias respecto a si la ingestión diaria de más de 5 o 6 tazas de café aumenta o no la susceptibilidad al infarto de miocardio. Por otra parte, se sigue investigando para tratar de determinar el efecto de la cafeína en las embarazadas que beben grandes cantidades de café. Numerosos trabajos indican que el consumo de cafeína por cabeza en los Estados Unidos es de 200 mg/día, un 90 % de la cual, aproximadamente, a través del café. Una taza de café contiene aproximadamente 85 mg de cafeína y una taza de té unos 50 mg de teofilina. Una taza de cacao contiene aproximadamente 250 mg de teobromina y 5 mg de cafeína y una botella de 350 ml de un refresco de cola contiene más o menos 50 mg de cafeína. El consumo de bebidas xantínicas puede determinar problemas de insomnio, inquietud, irritación gastrointestinal y un estímulo excesivo del miocardio, con extrasistolia y taquicardia.

**XANTINURIA** *(xanthinuria)* . **1.** Presencia de cantidades excesivas de xantina en la orina. **2.** Trastorno raro del metabolismo de las purinas que determina la excreción de grandes cantidades de xantina por la orina como consecuencia de la falta de una enzima denominada xantinooxidasa, imprescindible para el metabolismo de las xantinas. Esta deficiencia hereditaria favorece la formación de cálculos renales de precipitado de xantina.

**XANTOCRÓMICO** *(xanthochromic)* Que tiene un color amarillo, como el líquido cefalorraquídeo cuando contiene sangre o bilis.

**XANTOGRANULOMA** *(xanthogranuloma)* Tumor o nódulo de tejido de granulación que contiene depósitos de lípidos. Un tipo de xantogranuloma es el xantogranuloma juvenil.

**XANTOGRANULOMA JUVENIL** *(juvenile xanthogranuloma)* Trastorno cutáneo caracterizado por grupos de pápulas o nódulos amarillos, rojos o marrones, sobre las superficies extensoras de brazos y piernas y, en algunos casos, sobre los globos oculares, meninges y tegumentos. Es típica su presentación en la infancia o primera infancia y suele desaparecer en pocos años.

**XANTOMA** *(xanthoma)* Placa, nódulo o tumor amarillo, fibroso, graso y de naturaleza benigna, que se desarrolla en la capa subcutánea de la piel, casi siempre cerca de los tendones. Esta lesión se caracteriza por el acúmulo intracelular de colesterol y ésteres de colesterol.

**XANTOMA CRANEOHIPOFISARIO** *(craniohypophyseal xanthoma)* Trastorno en el cual se forman depósitos de colesterol en los huesos, como sucede en la enfermedad de Hand-Schüller-Christian.

**XANTOMA DIABÉTICO** *(diabetic xanthoma)* Erupción de pápulas o placas amarillentas que aparecen en la piel de los diabéticos cuya afección está mal controlada. Desaparece cuando las funciones metabólicas se estabilizan.

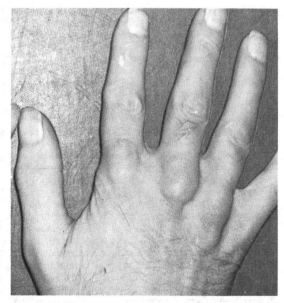

XANTOMA. El xantoma tendinoso de origen hereditario puede presentarse asociado a formas de xantoma cutáneo.

**XANTOMA DISEMINADO** *(xanthoma disseminatum)* Trastorno crónico y benigno que se caracteriza por la formación de pequeñas pápulas de color anaranjado o pardo en numerosas superficies corporales, especialmente en la membrana mucosa de la orofaringe, la laringe y los bronquios y en los pliegues y fisuras cutáneos. También se llama **xantoma múltiple**.

**XANTOMA ERUPTIVO** *(eruptive xanthoma)* Trastorno cutáneo que se acompaña de niveles elevados de triglicéridos en la sangre. Típicamente, aparecen pápulas elevadas de color pálido o lesiones eritematosas, en gran número y de forma brusca, sobre el tronco, piernas, brazos y nalgas.

**XANTOMA ESTRIADO PALMAR** *(xanthoma striatum palmare)* Placa plana o nódulo ligeramente elevado de color amarillo o anaranjado que asienta en las palmas de las manos formando grupos.

**XANTOMA MÚLTIPLE** *(xanthoma multiplex)* V. **xantoma diseminado**.

**XANTOMA PALPEBRARUM** *(xanthoma palpebrarum)* Mancha o placa blanda, de color amarillo, que suele asentar en los párpados formando grupos.

**XANTOMA PLANO** *(planar xanthoma)* Mácula plana o pápula ligeramente elevada, de color amarillo o anaranjado, que contiene células espumosas y aparece en forma arracimada en regiones localizadas, como los párpados, o en áreas más amplias distribuidas por todo el cuerpo, como en el xantoma plano generalizado o la xantelasmatosis. También denominado **xantelasma**.

**XANTOMA TENDINOSO** *(xanthoma tendinosum)* Pápula o nódulo redondeado, elevado o plano, de color amarillo o anaranjado, que forma grupos y suele asentar en los tendones, especialmente los extensores de las manos

y de los pies, en individuos con un enfermedad hereditaria del almacenamiento de los lípidos.

**XANTOMA TUBEROSO** *(xanthoma tuberosum)* Pápula redondeada, plana o elevada, de color amarillo o anaranjado, que forma grupos y asienta en la piel que recubre las articulaciones, sobre todo de los codos y de las muñecas, afectando casi siempre a personas que padecen una enfermedad hereditaria del almacenamiento de los lípidos, como la hiperlipoproteinemia. Las pápulas xantomatosas pueden verse también en la cirrosis biliar y el mixedema.

**XANTOMASARCOMA** *(xanthomasarcoma)* Sarcoma de células gigantes de las cubiertas tendinosas y las aponeurosis. Contiene células xantomatosas.

**XANTOMATOSIS** *(xanthomatosis)* Trastorno caracterizado por el depósito de material graso, de color amarillo, en la piel, órganos internos y sistema reticuloendotelial. Puede acompañarse de hiperlipoproteinemia, paraproteinemia, trastornos del almacenamiento de los lípidos y otras enfermedades del tejido adiposo. También denominada **xantosis**. V. también **lipemia; xantoma; xantoma palpebrarum**.

**XANTOMATOSIS HIPERCOLESTEROLÉMICA** *(hypercholesterolemic xanthomatosis)* V. **hipercolesterolemia familiar**.

**XANTOPSIA** *(xanthopsia)* Trastorno visual que se caracteriza porque el paciente percibe todos los objetos con una coloración amarillenta. Se asocia a veces con la ictericia o la toxicidad por digital.

**XANTOSIS** *(xanthosis)* **1.** Coloración amarillenta que se observa a veces en los tejidos degenerados de las enfermedades malignas. **2.** V. **xantomatosis**. **3.** Coloración amarillenta reversible de la piel que suele deberse a la ingestión de grandes cantidades de vegetales amarillos ricos en el pigmento caroteno. El fármaco antipalúdico quinacrina puede producir una alteración similar de la coloración de la piel cuando se ingiere durante un período prolongado de tiempo. La xantosis puede diferenciarse clínicamente de la ictericia porque en ésta se tiñen de amarillo las escleróticas, mientras que en aquélla mantienen su coloración normal. También denominada **carotenosis**. V. también **carotenemia**.

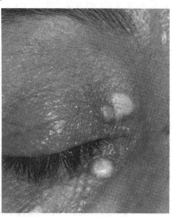

XANTOMA PALPEBRARUM. Disposición característica de los nódulos de xantoma en la superficie palpebral del ojo.

**XANTUREICO, ÁCIDO** *(xanthureic acid)* Metabolito del triptófano que aparece en la orina normal y alcanza niveles elevados en la deficiencia de vitamina $B_6$.

**Xe** *(Xe)* Símbolo del **xenon**.

**XENO-** Prefijo que significa «extraño o perteneciente a una materia ajena»: *xenodiagnóstico, xenógeno, xenología.*

**XENOFOBIA** *(xenophobia)* Trastorno nervioso caracterizado por un temor irracional e insistente provocado por la presencia de personas extranjeras o ambientes nuevos. V. también **fobia**.

**XENOGÉNESIS** *(xenogenesis)* **1.** Alteración de generaciones; heterogénesis. **2.** Producción teórica de una prole totalmente distinta de ambos progenitores.

**XENOINJERTO** *(xenograft)* V. **heteroinjerto**.

**XENON (Xe)** *(xenon [Xe])* Elemento no metálico, gaseoso e inerte. Su número atómico es 54, y su peso atómico, 131,30.

**XERODERMIA** *(xeroderma)* Trastorno cutáneo crónico caracterizado por aspereza y sequedad de la piel.

**XERODERMIA PIGMENTOSA** *(xeroderma pigmentosum)* Enfermedad cutánea hereditaria rara que se caracteriza por sensibilidad a la luz ultravioleta y que provoca la aparición de grietas, telangiectasias, queratosis, papilomas, carcinoma y posiblemente melanoma. La queratitis y los tumores que se forman en los párpados y la córnea pueden provocar ceguera. Los pacientes afectos deben evitar la exposición a la luz del sol.

**XEROFTALMIA** *(xerophthalmia)* Trastorno caracterizado por la existencia de unas córneas y áreas conjuntivales secas y sin brillo, habitualmente como resultado de un déficit de vitamina A, que se asocia a ceguera nocturna.

**XEROGRAFÍA** *(xerogram)* Imagen radiográfica que se obtiene mediante la técnica xerográfica.

**XERORRADIOGRAFÍA** *(xeroradiography)* Técnica radiológica diagnóstica que consiste en la producción de una imagen por medios eléctricos, en vez de químicos, y que permiten menores tiempos de exposición e irradiación que los rayos X convencionales. Se utiliza sobre todo para detectar tumores de mama.

**XEROSIS** *(xerosis)* V. **piel seca**.

**XEROSTOMÍA** *(xerostomia)* Sequedad de la boca provocada por el cese de secreción salivar. Es un síntoma de diversas enfermedades, como diabetes, infecciones agudas, histeria, síndrome Sjögren y parálisis facial.

**XIFI-, XIFO-** *(xipho-, xiphi-)* Prefijos que significan «relativo a la apófisis xifoides»: *xifódimo, xifoiditis, xifópago.*

**XIFOESTERNAL, ARTICULACIÓN** *(xiphisternal articulation)* Conexión cartilaginosa entre el apófisis xifoides y el cuerpo del esternón. Esta articulación suele osificarse en la pubertad. Consultar también la voz **manubrioesternal, articulación**.

**XIFOIDES, APÉNDICE** *(xiphoid appendix)* V. **apófisis xifoides**.

**XILITOL** *(xylitol)* Alcohol pentahidroxílico, cristalino y dulce, que se obtiene por la reducción de la xilosa y se utiliza como edulcorante artificial.

**XILO-** *(xylo-)* Prefijo que significa «relativo a la madera»: *xilocetosuria, xilosa, xilosuria.*

**XILOMETAZOLINA, CLORHIDRATO DE** *(xylometazoline hydrochloride)* Vasoconstrictor adrenérgico.

INDICACIONES: Tratamiento de la congestión nasal.
CONTRAINDICACIONES: Glaucoma, hipersensibilidad conocida a este fármaco o a cualquier otro simpaticomimético. Debe utilizarse con precaución en los pacientes con enfermedades cardiovasculares.
EFECTOS SECUNDARIOS: Los más graves son irritación de las mucosas, congestión nasal de rebote y los trastornos asociados con su absorción sistémica, como sudoración y alteraciones de la función cardiovascular.

**XO** *(XO)* (Genética). Designación de la presencia de un solo cromosoma sexual; falta el cromosoma X o el cromosoma Y, de forma que las células son monosómicas y sólo contienen 45 cromosomas. V. **Turner, síndrome de**.

**XX** *(XX)* (Genética). Designación del complemento cromosómico sexual normal de la hembra humana. También se llama **cromosoma X**.

**XXX, SÍNDROME** *(XXX syndrome)* Aberración de los cromosomas sexuales humanos que se caracteriza por la presencia de tres cromosomas X, y dos cuerpos de Barr en vez de dos cromosomas X como es lo normal, de forma que los pacientes tienen en sus células somáticas un total de 47 cromosomas. Este trastorno afecta a aproximadamente una de cada 1.000 niñas nacidas vivas y su configuración diagnóstica viene dada por la presencia del cuerpo de Barr supernumerario en las células. Las personas afectas no presentan manifestaciones clínicas importantes, aunque con frecuencia tienen un ligero retraso mental. Como existe una migración selectiva del cromosoma X durante la meiosis, la mitad de los hijos de una hembra con trisomía X son cromosómica y fenotípicamente normales.

**XXXX, XXXXX** *(XXXX, XXXXX)* (Genética). Designación de una dotación anómala de cromosomas sexuales que se da en ciertas mujeres que poseen cuatro o cinco cromosomas X en vez de dos, como es lo normal, de forma que cada célula somática tiene un total de 48 o 49 cromosomas. Aunque estas aberraciones no producen un fenotipo constante, el riesgo de anomalías congénitas y de retraso mental en el individuo afectado aumenta significativamente al aumentar el número de cromosomas X.

**XXXY, XXXXY, XXYY** *(XXXY, XXXXY, XXYY)* (Genética). Designación de una dotación anormal de cromosomas sexuales que afecta a varones que tienen más de un cromosoma X, con lo que cada una de sus células somáticas posee un total de 48, 49 o más cromosomas. Esta aberración es una variante del síndrome de Klinefelter, y, por lo general, cuanto más cromosomas hay mayor es el número de defectos congénitos y mayor la gravedad del retraso mental del individuo afectado. V. también **Klinefelter, síndrome de**.

**XXY, SÍNDROME** *(XXY syndrome)* V. **Klinefelter, síndrome de**.

**XY** *(XY)* (Genética). Designación de la dotación normal de cromosomas sexuales en el varón. V. también **cromosoma X; cromosoma Y**.

**XYY, SÍNDROME** *(XYY syndrome)* Manifestación fenotípica de un cromosoma Y adicional que tiene un efecto positivo sobre la talla y puede tener una acción negativa sobre el desarrollo mental y psicológico. V. también **trisomía**.

**Y** *(Y)* Símbolo químico del **ytrio**.

**Y, SISTEMA EN** *(Y-set)* Dispositivo de elementos de plástico que se utiliza para aportar líquidos por vía intravenosa a través de un catéter principal unido a un recipiente de goteo con filtro que posee a su vez dos tubos de plástico independientes que conducen los líquidos. Este sistema tiene también 3 pinzas, una para el catéter intravenoso principal y otra para cada uno de los dos tubos independientes. Suele utilizarse para transfundir concentrado de hematíes que debe diluirse previamente en solución salina para disminuir su viscosidad. Para este tipo de transfusiones, se conecta uno de los tubos al recipiente que contiene el concentrado de hematíes y el otro al recipiente que contiene la solución salina. Si la transfusión va a realizarse en un período prolongado de tiempo, hay que cambiar el sistema en Y cada 4 horas.

**YATRO-** *(iatro-)* Prefijo que significa «perteneciente al médico o al tratamiento»: *yatrogénico, yatrofísico, yatrotécnico*.

**YATROGÉNICO** *(iatrogenic)* Causado por el tratamiento o por técnicas diagnósticas. Una enfermedad yatrogénica es la provocada por el personal médico, por técnicas diagnósticas o terapéuticas o por la exposición al medio ambiente hospitalario.

**Yb** *(Yb)* Símbolo químico del **iterbio**.

**YERSINIA PESTIS** *(Yersinia pestis)* Bacilo gramnegativo, de pequeño tamaño, que produce la peste. El huésped primario es la rata, pero el microorganismo puede aislarse también en otros pequeños roedores. En ocasiones muy raras existen portadores asintomáticos humanos. *Yersinia pestis* es muy resistente y puede vivir durante largos períodos en cadáveres infectados, en el suelo o en el esputo. También se llama *Pasteurella pestis*. V. también **peste**.

**YESO** *(plaster)* Mezcla de sulfato cálcico calcinado y agua que se endurece al secarse, empleada en la construcción de térulas para la inmovilización de las fracturas óseas y otros procedimientos traumatológicos. También denominado **escayola**.

**YESO BIVALVO** *(bivalve cast)* Yeso utilizado para inmovilizar una parte del cuerpo a fin de favorecer la consolidación de una o más fracturas o para corregir o mantener la corrección de una deformidad ortopédica. Los yesos se parten en dos para controlar y detectar la presión en su interior, especialmente en aquellos pacientes que acusan disminución o pérdida de la sensibilidad en la porción del cuerpo afectada. Las zonas de piel sometidas a presión prolongada por un yeso pueden afectarse y los signos precoces de aumento de presión son casi imposibles de detectar. Se secciona en sus caras anterior y posterior para facilitar la inspección de la piel del paciente y, si se detectan zonas peligrosas de aumento de la presión, se abren «ventanas» para combatir el problema.

**YESO «EN CORSÉ» O «EN CHALECO»** *(body jacket)* Vendaje de escayola o material similar que incluye el tronco pero no la región cervical; puede o no llevar hombreras. Se utiliza para inmovilizar el tronco a fin de favorecer la curación de lesiones vertebrales y escoliosis y para la disposición e inmovilización posoperatorias tras las intervenciones de cirugía de columna.

**YESO TORACOPÉDICO BILATERAL** *(bilateral long leg spica cast)* Dispositivo ortopédico de escayola de París, fibra de vidrio u otro material que fija e inmoviliza el tronco en sentido craneal hasta la línea de los pezones, y las dos piernas en sentido caudal hasta los dedos de los pies. Una barra horizontal, dispuesta para asegurar la inmovilización, une ambas piernas a nivel del tobillo. Se utiliza para el tratamiento de las fracturas de cadera, fémur, acetábulo o pelvis y para corregir o mantener la corrección de las deformidades de cadera.

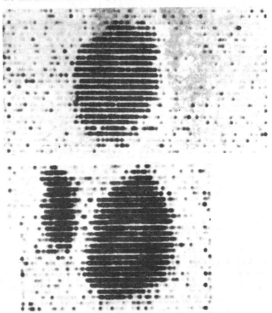

YODO RADIACTIVO. Estudio gammagráfico de la absorción de yodo radiactivo por un adenoma tiroideo (arriba). La comparación de la capacidad funcional de la glándula se establece (abajo) después de estimular con tirotropina.

**YEYUNO** *(jejunum)* Una de las tres porciones del intestino delgado, que se conecta proximalmente con el duodeno y distalmente con el íleon. Tiene un diámetro ligeramente mayor, un color más oscuro y una pared más gruesa que el íleon, así como gruesos pliegues circulares que no existen en la parte inferior de aquél. También los cilios son más largos que en el íleon. Consultar la voz **íleon**.

**YEYUNOILEÍTIS** *(jejunoileitis)* V. **Crohn, enfermedad de**.

**YEYUNOSTOMÍA** *(jejunostomy)* Técnica quirúrgica para crear una apertura artificial en el yeyuno a través de la pared abdominal.

**YO** *(self)* **1.** Esencia total de una persona; individuo. **2.** Cualidades afectivas, cognitivas y espirituales que distinguen a una persona de otra; individualidad. **3.** Conciencia de una persona de su propio ser o identidad; conciencia; ego. V. también **personalidad**.

**YODAR** *(iodize)* Tratar o impregnar con yodo o con yoduro. La sal de mesa se yoda para prevenir la presentación de bocio en aquellas áreas geográficas con insuficiencia de yodo en el agua potable. Como medio de contraste en radiología, se ha utilizado el aceite yodado, líquido viscoso con olor a ajo.

**YODO (I)** *(iodine)* Elemento químico no metálico del grupo de los halógenos. Su número atómico es 53, y su peso atómico, 128,90. Sólido de color azul oscuro, con el calentamiento se transforma en vapor violeta sin pasar por la fase líquida. En el organismo, alrededor del 80 % del yodo, que es un nutriente esencial, se localiza en el tiroides, en su mayor parte en forma de tiroglobulina. Su deficiencia causa bocio o cretinismo. Se encuentra en mariscos, sal yodada y algunos derivados lácteos. Los radioisótopos del yodo se utilizan en los estudios gammagráficos y en el tratamiento paliativo del cáncer de tiroides.

**YODO EXTRAÍBLE CON BUTANOL** *(butanol extractable iodine [BEI])* Yodo presente en la sangre que puede separarse de las proteínas plasmáticas mediante el solvente orgánico butanol. La determinación de este parámetro indica el nivel de hormona tiroidea en la sangre.

**YODO LIGADO A PROTEÍNAS (PBI)** *(protein-bound iodine [PBI])* Cantidad de yodo sérico unido fuertemente a las proteínas cuya cifra un índice indirecto de la concentración de tiroxina ($T_4$) circulante. Cuando el PBI es menor de 4 a 8 $\mu$/ml de suero, indica hipotiroidismo. Actualmente se hace con menos frecuencia porque se dispone de métodos más sensibles de cuantificación de la $T_4$.

**YODO RADIACTIVO** *(radioactive iodine)* Isótopo radiactivo del yodo que se utiliza como tratamiento en biología y en medicina.

**YODO RADIACTIVO, CAPTACIÓN DE** *(radioactive iodine uptake)* Absorción e incorporación por el tiroides de yodo radiactivo administrado por vía oral en dosis traza para realizar pruebas de función tiroidea, y en dosis más altas para el tratamiento del hipertiroidismo. El radioisótopo $^{131}$I se absorbe rápidamente en el estómago y se concentra en el tiroides. Esta glándula absorbe, en condiciones normales, del 5 al 35 % de la dosis traza, mientras que en el hipertiroidismo aumenta la captación. Es necesario hospitalizar durante algunos días a los enfermos que reciben dosis terapéuticas muy grandes. V. también **yodo radiactivo, prueba de excreción de**.

**YODO RADIACTIVO, EXCRECIÓN DE** *(radioactive iodine excretion)* Eliminación por el organismo de yodo radiactivo administrado en las pruebas de función tiroidea y en el tratamiento del hipertiroidismo. La mayoría del yo-

do radiactivo se excreta por la orina, aunque también se detectan pequeñas cantidades en esputo, respiración, heces y vómitos.

**YODO RADIACTIVO, PRUEBA DE EXCRECIÓN DE** *(radioactive iodine excretion test)* Método de estudio de la función tiroidea mediante la determinación de la cantidad de yodo radiactivo que aparece en orina después de administrar al paciente una dosis oral del radioisótopo $^{131}$I. En condiciones normales, se absorbe del 5 al 35 % de la dosis en el tiroides, mientras que esta absorción aumenta en el hipertiroidismo y disminuye en el hipotiroidismo; la cantidad excretada en orina es inversamente proporcional a la captación que realiza el tiroides. Después de la administración del trazador, se coloca una pantalla de centelleo sobre el cuello del enfermo, determinando la cantidad de yodo radiactivo acumulado en el tiroides a las 2, 6 y 24 horas; la cantidad excretada se mide en la orina recogida en las 24 horas siguientes a la administración de la dosis oral. La diarrea puede provocar valores bajos del yodo radiactivo en orina, mientras que la insuficiencia renal, al disminuir la excreción, puede dar lugar a cifras más altas. V. también **yodo radiactivo, captación de**.

**YODOCLORHIDROXIQUINOLEÍNA** *(iodochlorhydroxyquin)* Fármaco antiamebiano y antiinfeccioso tópico. INDICACIONES: En el tratamiento del eccema, pie de atleta y otras micosis. CONTRAINDICACIONES: Tuberculosis y procesos víricos cutáneos, o hipersensibilidad al fármaco o al yodo. EFECTOS SECUNDARIOS: El más grave es la irritación cutánea en sujetos con hipersensibilidad.

**YODODERMIA** *(iododerma)* Erupción cutánea causada por hipersensibilidad a la ingesta de yodo. Las lesiones pueden ser acneiformes, vesiculares o fungoides. El tratamiento requiere la exclusión del yodo de la dieta.

**YODOFORMO** *(iodoform)* Antiinfeccioso tópico utilizado como antiséptico.

**YODOPSINA** *(iodopsin)* Sustancia química fotosensible de los conos de la retina que reacciona junto con otros compuestos químicos e interviene en la visión del color. Cuando la yodopsina se expone a la luz, es más estable que la rodopsina, que se encuentra en los bastones de la retina. La visión en color, síntesis de los colores básicos rojo, verde y azul claro, está inducida por variaciones en los pigmentos de los diferentes tipos de conos durante un proceso fotoquímico en el que impulsos nerviosos codificados son enviados al cerebro para su análisis. El mecanismo de la visión en color sigue en investigación, y aún no se conoce con exactitud el papel de la yodopsina.

**YODURO SÓDICO** *(sodium iodide)* Suplemento de yodo. INDICACIONES: Tratamiento de la crisis tirotóxica, la tirotoxicosis neonatal y el hipertiroidismo antes de la tiroidectomía. CONTRAINDICACIONES: Hipercaliemia o hipersensibilidad conocida a este fármaco. EFECTOS SECUNDARIOS: Los más importantes son hinchazón de las glándulas salivales, sabor metálico, erupciones cutáneas y trastornos gastrointestinales. La intoxicación aguda puede provocar angioedema y edema pulmonar.

**YOGURT** *(yogourt)* Leche cuajada, semisólida y ligeramente ácida, que se prepara con leche total o descremada y sólidos lácteos, por fermentación con microorganismos del género *Lactobacillus*. El yogurt es rico en vitaminas del complejo B y constituye una buena fuente de proteínas. También establece, en el conducto gastrointestinal, un medio que inhibe el crecimiento de bacterias patógenas y favorece la absorción de minerales.

**YOUNG, REGLA DE** *(Young's rule)* Método para calcular la dosis adecúada de un fármaco para niños de 2 años o más mediante la siguiente fórmula: (edad en años) / (edad + 12) × dosis del adulto.

**YTERBIO (Yb)** *(ytterbium [Yb])*. Elemento metálico perteneciente a las tierras raras. Su número atómico es 70, y su peso atómico, 173,04.

**YTRIO (Y)** *(yttrium [Y])* Elemento metálico, de color grisáceo y que forma escamas. Su número atómico es 39, y su peso atómico, 88,905. Algunos isótopos radiactivos de ytrio han sido utilizados frecuentemente en el tratamiento del cáncer.

**YUGULAR EXTERNA, VENA** *(external jugular vein)* Cualquiera de los dos grandes vasos situados en el cuello que reciben la mayor parte de la sangre del exterior del cráneo y de las estructuras profundas de la cara. Cada una de ellas está constituida por la unión de la vena retromandibular y la vena auricular posterior y se origina en la glándula parótida a nivel del ángulo mandibular. Discurre perpendicularmente a lo largo del cuello y se une a la vena subclavia por dentro o por fuera del músculo escaleno anterior. Contiene dos pares de válvulas, el par inferior en la unión con la vena subclavia y el superior unos 4 cm por encima de la clavícula. Entre los dos grupos de válvulas existe un seno. Consultar la voz **yugular interna, vena**.

**YUGULAR INTERNA, VENA** *(internal jugular vein)* Vena principal del cuello que recoge la sangre de su lado del cerebro, cara y cuello. Se une con la subclavia de su lado para formar el tronco venoso braquiocefálico correspondiente. La izquierda es generalmente menor que la derecha. Cada una posee un par de válvulas localizadas aproximadamente 2,5 cm por encima de su terminación. El conducto torácico en el lado izquierdo y el conducto linfático derecho en este lado drenan hacia la unión de la yugular interna con las venas subclavias. Cada yugu-

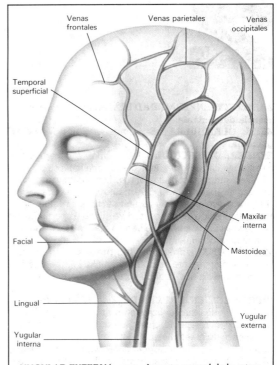

YUGULAR EXTERNA, vena. Aspecto general de la estructura y distribución de las principales venas del cráneo y de la cara, en una vista lateral.

lar se continúa con el seno transverso en la parte posterior del agujero rasgado posterior en la base del cráneo, donde, en algunas personas, la vena forma un bulbo yugular. Consultar la voz **yugular externa, vena**.

**YUNQUE** *(incus)* Uno de los tres huesecillos del oído medio, así denominado por su forma. Comunica las vibraciones del sonido entre el martillo y el estribo. Consultar las voces **estribo; martillo**. V. también **oído medio**.

**YUXTA-** *(juxta-)* Prefijo que significa «junto o cerca de»: *yuxtaglomerular, yuxtaarticular, yuxtaposición*.

# Z

**ZAHORSKY, ENFERMEDAD DE** *(Zahorsky's disease)* V. **roséola del lactante**.

**ZEISS, GLÁNDULAS DE** *(glands of Zeiss)* V. **ciliar, glándula**.

**ZENKER, DIVERTÍCULO DE** *(Zenker's diverticulum)* Herniación circunscrita de la membrana mucosa de la faringe en su unión con el esófago. Los alimentos pueden quedar atrapados en el divertículo y ser aspirados. El diagnóstico se confirma mediante estudios radiológicos. En la mayoría de los casos, el divertículo es pequeño, no produce alteraciones, no se llega a diagnosticar y no precisa ningún tratamiento.

**ZIDOVUDINA** *(zidovudine)* Inhibidor del VIH, denominado formalmente azidotimidina (AZT), que interfiere en la síntesis del ADN. El nombre comercial de la zidovudina es Retrovir.

**ZIEHL-NEELSEN, PRUEBA DE** *(Ziehl-Neelsen test)* Uno de los métodos más utilizados en tinción bacteriológica ácido-alcohol resistente, que se utiliza para el examen microscópico de muestras de esputo cuando se quiere descartar la presencia de *Mycobacterium tuberculosis*.

**ZINC (Zn)** *(zinc [Zn])* Metal cristalino, de color blanco azulado, que suele encontrarse en las minas de plomo. Su número atómico es 30, y su peso atómico, 65,38. En su forma pura tiene una gran ductilidad y puede obtenerse en grandes cantidades de minerales tales como la esfalerita, la zincita y la franklinita. Tiene numerosas aplicaciones comerciales, como la fabricación de cubiertas protectoras para el acero y placas de impresión. Constituye un nutriente esencial para el organismo y se utiliza en la preparación de numerosos fármacos, como el acetato de zinc, el óxido de zinc, el permanganato de zinc y el estearato de zinc. El acetato de zinc se utiliza como hemético y astringente; el óxido de zinc, como antiespasmódico por vía interna y tópicamente en ungüentos protectores. El permanganato de zinc tiene acción astringente y se emplea también en el tratamiento de la uretritis por inyección o irrigaciones en solución al 1:4.000. El estearato de zinc constituye un agente protector hidrofóbico muy empleado en el tratamiento del acné, el eccema y otras enfermedades cutáneas.

**ZINC, DEFICIENCIA DE** *(zinc deficiency)* Trastorno derivado de la presencia de cantidades insuficientes de zinc en la dieta. Se caracteriza por fatiga, somnolencia, disminución de la sensibilidad a los sabores y olores, anorexia, retraso del crecimiento y de la madurez sexual, cicatrización prolongada de las heridas y susceptibilidad a las infecciones y lesiones. Otros trastornos que puede determinar esta deficiencia son la cirrosis alcohólica y otras hepatopatías, las úlceras, el infarto de miocardio, la enfermedad de Hodgkin, el mongolismo y la fibrosis quística. La profilaxis y el tratamiento consisten en la administración de una dieta rica en proteínas con alto contenido en zinc que incluya carne, huevos, hígado, pescados, legumbres, frutos secos, margarina, leche y cereales completos.

**ZINC, GELATINA DE** *(zinc gelatin)* Protector tópico de las varices y otras lesiones de los miembros inferiores. Se prepara en forma de gel de óxido de zinc (10 %), gelatina (15 %), glicerina (40 %) y agua purificada (35 %). También puede obtenerse en forma de gasas impregnadas.

**ZINC, INTOXICACIÓN POR SALES DE** *(zinc salt poisoning)* Trastorno tóxico producido por la ingestión o inhalación de sales de zinc, cuyos síntomas son una sensación ardiente en la boca y la faringe, con vómitos, diarrea, dolor abdominal y torácico y, en los casos graves, shock y coma. El tratamiento consiste en lavado gástrico y administración de quelantes y líquidos. La inhalación de sales de zinc puede producir fiebre por humos metálicos, y el contacto cutáneo, ampollas.

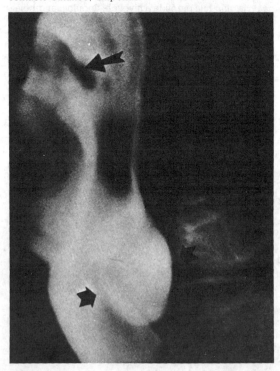

**ZENKER, divertículo de.** Las flechas inferiores señalan la posición del divertículo, desplazando el esófago hacia delante. La flecha superior muestra la epiglotis, que destaca entre el contraste de bario de la faringe.

**ZINC, ÓXIDO DE** *(zinc oxide)* Agente protector tópico que se utiliza en el tratamiento de numerosas irritaciones cutáneas menores.

**ZINC, SULFATO DE** *(zinc sulfate)* Agente astringente oftálmico que se administra en gotas para tratar la congestión nasal o la irritación ocular. Se aplica tópicamente en desodorantes y se administra por vía oral en tabletas para favorecer la cicatrización de las heridas y como suplemento dietético.

**ZINN, ZÓNULA DE** *(zonule of Zinn)* V. **zónula ciliar**.

**ZIRCONIO (Zr)** *(zirconium [Zr])* Elemento metálico tetravalente de color gris acero. Su número atómico es 40, y su peso atómico, 91,22. Se encuentra ampliamente distribuido en la naturaleza en formas combinadas, especialmente el zircon y la badeleyita. Suele extraerse de las arenas ricas en zircon por calentamiento con carbono y cloro, haciendo pasar, a través de un preparado de magnesio caliente o de sodio, el tetracloruro de zirconio volátil así obtenido, para conseguir una forma esponjosa del metal libre. Antiguamente se utilizaba un componente del dióxido de zirconio en la preparación de ciertos ungüentos destinados al tratamiento de las erupciones cutáneas por zumaque venenoso; en algunos individuos, estos preparados producían granulomas. Lo mismo sucedía en sujetos que utilizaban desodorantes a base de lactato sódico de zirconio. En la actualidad se ha abandonado el empleo de los compuestos de este metal en la fabricación de medicamentos tópicos, con excepción de hidroxicloruro de zirconilo, que sigue empleándose en la fabricación de antiperspirantes.

**Zn** *(Zn)* Símbolo del **zinc**.

**ZO-, ZOO-** Prefijos que significan «perteneciente o relativo a un animal»: *zoonosis, zoogonia, zooerastia*.

**-ZOITO** *(-zoite)* Sufijo que significa «organismo simple» de un tipo determinado: *merozoito, saprozoito, esporozoito*.

**ZOLLINGER-ELLISON, SÍNDROME DE** *(Zollinger-Ellison syndrome)* Trastorno caracterizado por la aparición de úlceras pépticas graves, con hipersecreción gástrica, elevación de los niveles de gastrina en suero y presencia de un gastrinoma pancreático o duodenal. Este síndrome no es muy frecuente pero tampoco es raro; puede aparecer en la primera infancia pero suele afectar más bien a personas de 20 a 50 años de edad. Dos tercios de los tumores son malignos. En algunos casos hay que practicar una gastrectomía, aunque la administración de cimetidina en grandes dosis controla la hipersecreción gástrica y favorece la cicatrización de las úlceras. V. también **úlcera péptica**.

**ZOMEPIRAC SÓDICO** *(zomepirac sodium)* Agente analgésico y antiinflamatorio.
INDICACIONES: Control del dolor leve o moderado.
CONTRAINDICACIONES: Hipersensibilidad conocida a este fármaco o a cualquier otro antiinflamatorio no esteroideo. Debe utilizarse con precaución en pacientes que padezcan enfermedades del conducto gastrointestinal superior. No debe administrarse durante el embarazo o la lactancia.
EFECTOS SECUNDARIOS: Los más graves son hemorragias gastrointestinales, palpitaciones, depresión y erupciones cutáneas.

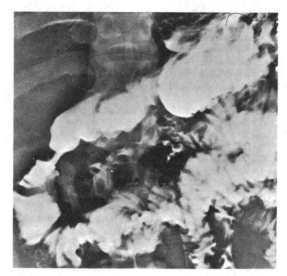

ZOLLINGER-ELLISON, síndrome de. La hipersecreción gástrica causa esta disposición del bario. Puede observarse una gran úlcera posbulbar asociada a dilatación y edema en el yeyuno.

**ZONA** *(zone)* Región con límites y características específicos, como la zona epigástrica, mesogástrica o hipogástrica del abdomen. También denominada **región**.

**ZONAL, TRATAMIENTO** *(zone therapy)* Tratamiento de un trastorno con estimulación mecánica y contrairritación de una zona en la misma región longitudinal en que se encuentra el órgano o la parte afectada.

**ZONDEK-ASCHHEIM, PRUEBA DE** *(Zondek-Aschheim test)* V. **Aschheim-Zondek, prueba de**.

**ZONESTESIA** *(zonesthesia)* Sensación de constricción dolorosa, como la de un vendaje demasiado apretado, experimentada especialmente alrededor de la cintura o el abdomen.

**ZÓNULA** *(zonula)* Zona pequeña.

**ZÓNULA CILIAR** *(zonula ciliaris)* Ligamento compuesto por fibrillas rectas que se irradian desde el cuerpo ciliar

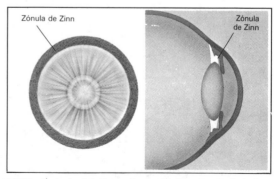

ZINN, zónula de. A la izquierda, el cristalino y la zónula de Zinn vistos por su cara anterior; a la derecha, visión lateral.

del ojo hasta el cristalino, manteniendo la posición de éste y relajándose mediante la contracción del músculo ciliar. La relajación del ligamento hace que el cristalino adopte una forma más compleja. También denominada **Zinn, zónula de**.

**ZOOERASTIA** (zooerastia) V. **bestialismo**.

**ZOOFILIA** (zoophilia) **1.** Afición anormal por los animales. **2.** (Psiquiatría). Trastorno psicosexual que se caracteriza porque el paciente obtiene excitación y gratificación sexuales del contacto con animales o como consecuencia de fantasías sobre actividades sexuales con animales. V. también **parafilia**.

**ZOOFOBIA** (zoophobia) Trastorno nervioso caracterizado por un temor persistente e irracional hacia los animales, particularmente los perros, las serpientes, los insectos y los ratones. Este trastorno afecta con mayor frecuencia a la mujer que al hombre, casi siempre comienza en la infancia y típicamente puede ponerse en relación con alguna experiencia atemorizante o desagradable en la que intervino un animal. El tratamiento consiste en psicoterapia para descubrir la causa de la reacción fóbica, junto con técnicas conductistas de desensibilización sistemática.

**ZOÓGENO** (zoogenous) Que se adquiere de los animales o se origina en ellos. V. también **zoonosis**.

**ZOOINJERTO** (zoograft) Trasplante de tejido de un animal a una persona, como por ejemplo la colocación de una válvula cardiaca de un cerdo en un paciente afecto de una cardiopatía valvular.

**ZOOMANÍA** (zoomania) Estado psicopatológico caracterizado por una afición y preocupación desmedidas por los animales.

**-ZOON** Sufijo que significa «ser vivo»: *dermatozoon, entozoon, hepatozoon*.

**ZOONOSIS** (zoonosis) Enfermedad de los animales que es transmisible al hombre a partir de su huésped animal primario. Entre las zoonosis destacan la zoonosis equina, la leptospirosis, la rabia y la fiebre amarilla.

**ZOOPARÁSITO** (zooparasite) Cualquier organismo animal parasitario, como los artrópodos, los protozoos y los gusanos.

**ZOOPATOLOGÍA** (zoopathology) Estudio de las enfermedades de los animales.

**ZOOPSIA** (zoopsia) Alucinación visual caracterizada por la visión de animales o insectos y que suele producirse en el delirium tremens.

**ZOOTOXINA** (zootoxin) Sustancia venenosa de un animal, como las serpientes, las arañas o los escorpiones.

**ZÓSTER** (zoster) V. **herpes zóster**.

**ZÓSTER GENICULADO** (geniculate zoster) V. **herpes zóster**.

**ZOSTERIFORME** (zosteriform) Que recuerda las lesiones propias de la infección por herpes zóster.

**Zr** (Zr) Símbolo químico del **zirconio**.

**ZUMEQUE VENENOSO** (poison ivy) Una de las especies de enredadera del género *Rhus*, que posee hojas brillantes de tres puntas. Es frecuente en Norteamérica y ocasiona en muchas personas una dermatitis alérgica de contacto. Produce una erupción vesicular localizada, con sensación de picor y quemazón, que responde a lociones antipruriginosas, aplicación de compresas frías y ungüentos o cremas tópicas de corticosteroides. En los casos graves se administran corticosteroides. En personas hipersensibles, puede administrarse un tratamiento profiláctico con antígeno de *Rhus* después del contacto y antes de que aparezcan los síntomas. Las reacciones se evitan a veces mediante un cuidadoso lavado de la piel expuesta después de un contacto sospechoso.

**ZURDERÍA** (left-handedness) Tendencia natural a utilizar la mano izquierda para realizar tareas manuales de precisión. Consultar las voces **dominancia cerebral; dominancia manual**.

**ZURDO** (left-handed) Individuo que utiliza la mano izquierda para las acciones en que la generalidad de las personas utilizan la derecha.

# ATLAS
# TABULAR
# DE
# ANATOMIA

# Atlas en forma de tablas de anatomía humana

## 1. Estructuras básicas y funciones del organismo

### Células

| Estructuras celulares | Funciones |
| --- | --- |
| Membrana citoplasmática | Sirve de frontera de la célula manteniendo su integridad; en la superficie exterior de la membrana citoplasmática hay moléculas proteicas que ejercen diversas funciones; por ejemplo, sirven de marcadores para identificar las células de cada individuo, las moléculas receptoras de ciertas hormonas y neurotransmisores, y proporcionan medios de comunicación entre las células; las moléculas receptoras para proteínas extrañas actúan produciendo inmunidad |
| Retículo endoplasmático (RE) | Sirve de sistema circulatorio propio de la célula |
| Aparato de Golgi | Sintetiza carbohidratos, los combina con proteínas y embala el producto en forma de glóbulos de glicoproteína |
| Mitocondrias | Catabolismo; síntesis de ATP; «central generadora» de la célula |
| Lisosomas | «Sistema digestivo» de la célula |
| Ribosomas | Sintetizan proteínas; «fábrica de proteínas» de la célula. |
| Núcleo | Gobierna la síntesis proteica desempeñando un papel esencial en otras actividades celulares, como transporte activo, metabolismo, crecimiento y herencia |
| Nucleolos | Desempeñan un papel esencial en la formación de ribosomas |

### Tejidos

| Tejido | Localización | Función |
| --- | --- | --- |
| **Epitelial** | | |
| Pavimentoso simple | Alveolos de los pulmones | Absorción por difusión de gases respiratorios entre aire alveolar y sangre |
| | Tapizado de vasos sanguíneos y linfáticos (llamado endotelio; clasificado como tejido conectivo por algunos histólogos) | Absorción por difusión; filtración, ósmosis |
| | Pleura parietal, pericardio, peritoneo (llamado mesotelio; clasificado como tejido conectivo por algunos histólogos) | Absorción por difusión; ósmosis; también secreción |
| Pavimento estratificado | Superficie del tapizado de la boca y del esófago | Protección |
| Cilíndrico simple | Superficie del tapizado del estómago, intestino y parte del tracto respiratorio (en el cilíndrico de pestañas vibrátiles) | Protección, secreción, absorción; movimiento del moco (por la columna ciliar) |

## Tejidos

| Tejidos | Localización | Función |
|---------|--------------|---------|
| **Muscular** | | |
| Esquelético (estriado voluntario) | Músculos de inserción ósea | Movimiento de los huesos |
| | Músculos extrínsecos del globo ocular | Movimientos oculares |
| | Tercio superior del esófago | Primera parte de la deglución |
| Visceral (no estriado involuntario o liso) | Paredes de las vísceras tubulares de los tractos digestivo, respiratorio y genitourinario | Movimiento de sustancias a lo largo de los sistemas respectivos |
| | Paredes de los vasos sanguíneos y grandes vasos linfáticos | Cambio de diámetro de los vasos sanguíneos, colaborando en la regulación de la presión arterial |
| | Conductos de las glándulas | Movimiento de sustancias a lo largo de conductos |
| | Músculos oculares intrínsecos (iris y cuerpo ciliar) | Cambio de diámetro de la pupila y de forma del cristalino |
| | Erectores del pelo | Erección del pelo («carne de gallina») |
| Cardiaco (estriado involuntario) | Paredes del corazón | Contracción del corazón |
| **Conectivo** o **conjuntivo** (el más ampliamente distribuido de todos los tejidos) | | |
| Tejido reticular | Bazo, ganglios linfáticos, medula ósea | Defensa contra microorganismos y sustancias nocivas por filtración de sangre y linfa a través de la malla reticular; fangocitosis por células reticulares; síntesis de fibras reticulares por células reticulares |
| Laxo (areolar) | Entre otros tejidos y órganos | Conjunción |
| | Aponeurosis superficial | Conjunción |
| Adiposo (graso) | Bajo la piel | Protección |
| | Almohadillado de ciertos puntos | Aislamiento |
| | | Sostén |
| | | Reserva nutritiva |
| Fibroso denso | Tendones | Conjunción flexible pero fuerte |
| | Ligamentos | |
| | Aponeurosis | |
| | Fascias profundas | |
| | Dermis | |
| | Cicatrices | |
| | Cápsula del riñón, etc. | |
| Hueso | Esqueleto | Soporte |
| | | Protección |
| Cartílago | | |
| Hialino | Parte del tabique nasal | Soporte firme pero flexible |
| | Cubierta de las superficies articulares de los huesos | |
| | Laringe | |
| | Anillos de tráquea y bronquios | |
| Fibroso | Discos intervertebrales | |
| | Sínfisis del pubis | |
| Elástico | Oído externo | |
| | Trompa de Eustaquio | |
| Hemopoyético | | |
| Mieloide (medula ósea) | Medula de los huesos | Formación de hematíes, granulocitos, plaquetas; también células reticulares y algunas otras células de tejido conjuntivo |
| Linfático | Ganglios linfáticos | Formación de linfocitos y monocitos |
| | Bazo | Formación de linfocitos y monocitos; también células plasmáticas y algunas otras células de tejido conjuntivo |
| | Amígdalas y adenoides | |
| | Timo | |
| Sangre | En los vasos sanguíneos | Transporte |
| | | Protección |
| **Nervioso** | Encéfalo | Irritabilidad |
| | Medula espinal | Conducción |
| | Nervios | |

**Huesos del esqueleto**

**ESQUELETO APENDICULAR** (126 huesos)

Huesos que están suspendidos del esqueleto axial; extremidades superiores e inferiores, incluidas cinturas escapular y pélvica

| Parte del cuerpo | Nombre del hueso | Número | Identificación |
|---|---|---|---|
| **Extremidades superiores** (incluida cintura escapular) (64 huesos) | Clavícula | 2 | Clavícula; cintura escapular unida al esqueleto axial por articulación de las clavículas con el esternón; la escápula no forma articulación con el esqueleto axial |
| | Escápula | 2 | Omóplatos; las escápulas y las clavículas juntas forman la cintura escapular |
| | Húmero | 2 | Hueso largo del brazo |
| | Radio | 2 | Hueso de la cara interna del antebrazo |
| | Cúbito | 2 | Hueso de la cara externa del antebrazo; más largo que el radio |
| | Carpo (escafoides, semilunar, piramidal, pisiforme, trapecio, trapezoide, hueso grande y hueso ganchoso) | 16 | Dispuestos en dos filas en la extremidad proximal de la mano |
| | Metacarpo | 10 | Huesos largos que forman el entramado de la palma de la mano |
| | Falanges | 28 | Pequeños huesos largos de los dedos, tres en cada uno, excepto el pulgar, que tiene dos |
| **Extremidades inferiores** (62 huesos) | Huesos ilíacos o innominados | 2 | Grandes huesos de la cadera; con el sacro y el coccix, forma la cavidad pélvica; las extremidades inferiores se unen al esqueleto axial por los huesos ilíacos |
| | Fémur | 2 | Hueso del muslo; el mayor y más fuerte del cuerpo |
| | Rótula | 2 | Choquezuela, el hueso sesamoideo mayor del cuerpo; empotrado en el tendón del cuádriceps crural |
| | Tibia | 2 | Hueso de la espinilla |
| | Peroné | 2 | Hueso largo y delgado del lado externo de la pierna |
| | Tarso (calcáneo, astrágalo, semilunar, primera, segunda y tercera cuñas, cuboides) | 14 | Huesos que forman el talón y la mitad proximal y posterior del pie |
| | Metatarso | 10 | Huesos largos del pie |
| | Falanges | 28 | Pequeños huesos largos de los dedos de los pies; dos en cada dedo gordo y tres en los otros dedos del pie |
| TOTAL | | 206* | |

\* En varios tendones en los que se desarrollan presiones considerables se encuentra un número inconstante de huesecillos planos, redondos, que se conocen como *sesamoideos* (por su parecido con las semillas de sésamo). Por variar mucho el número de estos huesos de un individuo a otro, sólo hemos contado 2 de ellos (las rótulas) entre los 206 huesos del cuerpo. Generalmente se encuentran 2 de ellos en cada pulgar (en el flexor común, cerca de las articulaciones metacarpofalángicas e interfalángica) y en el dedo gordo del pie más otros varios en las extremidades superior e inferior. Los *huesos wormianos*, pequeños islotes de hueso que suelen encontrarse en algunas suturas craneales, no se han tenido en cuenta en esta lista de 206 huesos, también a causa de su variable presentación.

**ESQUELETO AXIAL** (80 huesos)   Huesos que forman el eje vertical del cuerpo: cráneo, hioides, columna vertebral, esternón y costillas

| Parte del cuerpo | Nombre del hueso | Número | Identificación |
|---|---|---|---|
| **Cráneo** (28 huesos) | | 1 | El cráneo forma la base en que descansa el cerebro y la cubierta en forma de casco por encima de él |
| | Frontal | 1 | Hueso de la frente; forma también la mayor parte de la raíz de las órbitas (cuencas de los ojos) y la parte anterior de la base del cráneo |
| | Parietal | 2 | Huesos salientes, prominentes detrás del frontal; forma las partes lateral y superior de la bóveda craneal |
| | Temporal | 2 | Forma los lados inferiores del cráneo y parte de la base craneal; contiene las estructuras del oído medio e interno |
| | Occipital | 1 | Forma la parte posterior de la base y las paredes craneales |
| | Esfenoides | 1 | Es la clave de la base craneal y forma su parte media; se parece a un murciélago con las alas abiertas y las patas extendidas hacia atrás; está detrás y ligeramente por encima de la nariz y la faringe; forma parte del suelo y de las paredes laterales de la órbita |
| | Etmoides | 1 | Hueso complicado e irregular que contribuye a formar la parte anterior de la base del cráneo, la pared interna de las órbitas, las partes superiores del tabique nasal y las paredes laterales y parte de la bóveda basal; está delante del esfenoides y detrás de los huesos nasales |
| **Cara** (14 huesos) | Nasal | 2 | Huesos pequeños que forman la parte superior del caballete de la nariz |
| | Maxilar superior | 2 | Forma parte del suelo de la órbita, de la parte anterior del cielo de la boca, y el suelo de la nariz y parte de las paredes laterales de la nariz |
| | Malar (cigomático) | 2 | Pómulos; forma parte del suelo y pared externa de la órbita |
| | Maxilar inferior | 1 | Mandíbula; el hueso mayor y más fuerte de la cara |
| | Unguis | 2 | Huesos delgados del tamaño y forma aproximados de una uña; posteriores e internos a los huesos nasales en la pared interna de la órbita; contribuyen a formar la pared lateral de las fosas nasales; faltan a menudo en el cráneo seco |
| | Palatino | 2 | Forman la parte posterior del paladar duro y parte de las paredes |
| | Cornetes inferiores (turbinales) | 2 | Delgada lámina de hueso que forma una especie de concha a lo largo de la cara interior de la pared externa de las fosas nasales; está encima del cielo de la boca |
| | Vómer | 1 | Forma la parte inferior y posterior del tabique nasal. Parece una reja de arado |
| **Huesos del oído** (6 huesos) | Martillo | 2 | Huesos muy pequeños llamados huesecillos del oído en la cavidad del oído medio en los huesos temporales; tienen la forma que su nombre indica |
| | Yunque | 2 | |
| | Estribo | 2 | |
| **Hioides** | | 1 | Hueso en forma de U situado en el cuello entre la mandíbula y la parte superior de la faringe; se distingue por ser el único hueso que no forma articulación con otro; suspendido por ligamentos de la apófisis estiloides de los temporales |

**Esternón y costillas**
(25 huesos)

Esternón, costillas y vértebras dorsales forman la jaula ósea conocida como *tórax*; las costillas se articulan por detrás con las vértebras, se inclinan hacia delante y abajo para encontrar el esternón (ver más abajo descripción de las costillas falsas)

| | | |
|---|---|---|
| Esternón | 1 | Hueso en forma de daga |
| Costillas verdaderas | 7 pares | Los 7 pares superiores se fijan al esternón por cartílagos costales |
| Costillas falsas | 5 pares | Las costillas falsas no se articulan directamente con el esternón; los 3 pares superiores de costillas falsas lo hacen por medio del cartílago costal de las séptimas costillas; los últimos 2 pares no llegan al esternón y se llaman *flotantes* |

**Columna vertebral**
(26 huesos)

No es realmente una columna, sino una especie de bastón flexible y segmentado de forma parecida a la de una S itálica; forma el eje del cuerpo, sostiene la cabeza por arriba, tiene colgadas por delante las costillas y las vísceras e insertas por debajo las extremidades inferiores, engloba la medula espinal

| | | |
|---|---|---|
| Vértebras cervicales | 7 | 7 primeras vértebras |
| Vértebras dorsales | 12 | Las 12 vértebras siguientes; 12 pares de costillas se unen a ellas |
| Vértebras lumbares | 5 | Las 5 vértebras siguientes |
| Sacro | 1 | Cinco vértebras separadas hasta los 25 años de edad; después se fusionan para formar un hueso parecido a una cuña |
| Cóccix | 1 | 4 o 5 vértebras separadas en el niño, pero que se fusionan en una en el adulto |

## Identificación de características óseas

### RASGOS ESPECIALES DEL CRÁNEO

| Características | Descripción | Características | Descripción |
|---|---|---|---|
| Suturas | Articulaciones inmóviles entre huesos del cráneo | **3** Anteroexterna (o esfenoidal) | **3** En la unión del frontal, el parietal, el temporal y el esfenoides |
| **1** Sagital | **1** Articulación entre los dos parietales | **4** Posteroexterna (o mastoidea) | **4** En la unión del parietal, el occipital y el temporal; generalmente cerrada al segundo año |
| **2** Coronal | **2** Articulación entre los parietales y el frontal | Senos | |
| **3** Lambdoidea | **3** Articulación entre los parietales y el occipital | **1** Aéreos (u óseos) | **1** Espacios o cavidades dentro de los huesos; los que comunican con la nariz se llaman senos *paranasales* (frontal, esfenoidal, etmoidal y maxilar); las celdas mastoideas comunican con el oído medio y no con la nariz, por lo que no se incluyen entre los senos paranasales |
| Fontanelas | «Espacios blandos» en que es incompleta la osificación en la época del nacimiento; permiten alguna compresión del cráneo durante el parto; también son importantes para determinar la posición de la cabeza antes de la expulsión; hay 6 fontanelas localizadas en los ángulos de los parietales | **2** Hemáticos | **2** Venas dentro de la cavidad craneal |
| **1** Anterior (o frontal) | **1** En la intersección de las suturas coronal y sagital (articulación de los parietales y el frontal); de forma de rombo; la mayor de las fontanelas; generalmente cerrada al 1½ años de edad | Órbitas formadas por | |
| | | **1** Frontal | **1** Techo de la órbita |
| | | **2** Etmoides | **2** Pared medial |
| | | **3** Unguis | **3** Pared medial |
| | | **4** Esfenoides | **4** Pared lateral |
| | | **5** Malar | **5** Pared lateral |
| **2** Posterior (u occipital) | **2** En la intersección de las suturas sagital y lambdoidea (articulación de los parietales y el occipital); de forma triangular; generalmente cerrada al segundo mes | **6** Maxilar superior | **6** Suelo |
| | | **7** Palatino | **7** Suelo |
| | | Tabique nasal formado por | División de las fosas nasales por la línea media separándola en mitad derecha y mitad izquierda |

| Características | Descripción |
|---|---|
| **1** Lámina perpendicular del etmoides | **1** Forma la parte superior del tabique |
| **2** Vómer | **2** Forma la parte posteroinferior |
| **3** Cartílago | **3** Forma la parte anterior |
| Huesos wormianos | Islotes óseos dentro de una sutura |

## FRONTAL

| Características | Descripción |
|---|---|
| Borde anterior | Rugosidad arqueada inmediatamente debajo de las cejas |
| Senos frontales | Cavidades dentro del hueso inmediatamente por encima del borde anterior; tapizadas de mucosa; contienen aire |
| Eminencias frontales | Convexidades por encima de cada órbita; la parte más saliente de la frente |
| Arcos superciliares | Rebordes causados por el resalte de los senos frontales; las cejas están encima de ellos |
| Escotadura nasal (a veces, agujero) | Escotadura o agujero del borde anterior, ligeramente por detrás de su punto medio; da paso al nervio supraorbitario y a vasos sanguíneos |
| Glabela | Zona lisa entre los arcos superciliares y encima de la nariz |

## ESFENOIDES

| Características | Descripción |
|---|---|
| Cuerpo | Parte central, hueca y cuboidea |
| Alas mayores | Expansiones laterales del cuerpo; forman parte de la pared externa de la órbita |
| Alas menores | Expansiones triangulares delgadas de la parte superior del cuerpo esfenoidal; forman la parte posterior del techo de la órbita |
| Silla turca (o *silla de turco*) | Excavación en forma de silla de montar del cuerpo del esfenoides; contiene la hipófisis |
| Senos esfenoidales | Espacios irregulares llenos de aire y tapizados de mucosa dentro de la parte central del esfenoides |
| Apófisis pterigoides | Expansiones verticales dirigidas hacia abajo que parten, a ambos lados, de donde se unen el cuerpo y el ala mayor; si se compara el hueso a un murciélago, las apófisis pterigoides son las patas estiradas del animal; forman parte de la pared externa de las fosas nasales |
| Agujero óptico | Orificio en la raíz del ala menor que conduce a la órbita y da paso al segundo nervio craneal |
| Hendidura esfenoidal | Abertura alargada que conduce a la órbita; por fuera del agujero óptico; da paso a los nervios craneales tercero, cuarto y parte del quinto |

| Características | Descripción |
|---|---|
| Agujero redondo | Orificio del ala mayor que da paso a la rama maxilar superior del quinto nervio craneal |
| Agujero oval | Orificio del ala mayor que da paso a la rama maxilar inferior del quinto nervio craneal |

## ETMOIDES

| | |
|---|---|
| Lámina horizontal (cribiforme) | Los nervios olfatorios pasan por los numerosos orificios de esta lámina |
| Apófisis «crista galli» | En esta apófisis se insertan las meninges |
| Lámina vertical | Forma la parte superior del tabique nasal |
| Senos etmoidales | Espacios aéreos alveolares tapizados de mucosa dentro de las masas laterales del hueso |
| Cornetes superior y medio | Contribuyen a formar las paredes externas de las fosas nasales |
| Masas laterales | Constituyen los lados del hueso; contienen muchos espacios aéreos (celdas o senos etmoidales); su cara interior forma los cornetes superior y medio |

## TEMPORAL

| | |
|---|---|
| Apófisis mastoides | Eminencia situada inmediatamente detrás de la oreja |
| Celdas mastoideas | Espacios aéreos tapizados de mucosa dentro de la apófisis mastoides |
| Conducto auditivo externo | Conducto que lleva al oído y a la trompa extendiéndose dentro del hueso temporal |
| Apófisis cigomática | Se articula con el hueso malar (o cigomático) |
| Conducto auditivo interno | Abertura bastante grande de la cara posterior del peñasco; da paso al octavo par craneal que va al oído interno y al séptimo en su camino hacia las estructuras faciales |
| Escama | Parte delgada, ligeramente incurvada del hueso |
| Porción mastoidea | Parte inferior, de superficie áspera, del hueso, detrás del orificio auditivo externo |
| Peñasco | Apófisis cuneiforme que forma parte del compartimiento medio de la base craneal entre el esfenoides y el occipital; debe su nombre a la gran dureza de esta apófisis; aloja las estructuras del oído medio y del interno |
| Cavidad glenoidea | Excavación ovalada anterior al orificio auditivo externo; en ella se articula el cóndilo del maxilar inferior |
| Apófisis estiloides | Aguja ósea que se dirige hacia abajo y delante desde la cara inferior del hueso anterior a la apófisis mastoides; se insertan en ella varios músculos y ligamentos del cuello cuello |

| Características | Descripción | Características | Descripción |
|---|---|---|---|
| Agujero estilomas-toideo | Orificio entre las apófisis estiloides y mastoides por el que el nervio facial sale de la cavidad craneal | Agujero infraor-bitario | Orificio de la cara externa inmediatamente debajo de la órbita; da paso a vasos y nervios |
| Fosa yugular | Excavación de la cara inferior del peñasco; se aloja en ella el origen dilatado de la vena yugular interna | Surco lagrimal | Surco en la cara interna; unido al otro análogo del unguis para formar el estuche óseo que aloja al conducto nasal |
| Agujero rasgado posterior | Orificio en la sutura entre el peñasco y el occipital; da paso al seno lateral y a los nervios craneales noveno, décimo y undécimo | | |
| Conducto carotídeo (o agujero) | Conducto en el peñasco; se ve mejor desde la cara inferior del cráneo; da paso a la arteria carótida interna | | |

**OCCIPITAL**

| Características | Descripción |
|---|---|
| Agujero occipital | Agujero por el que la medula espinal entra en la cavidad craneal |
| Cóndilos | Eminencias ovales, convexas, a cada lado del agujero occipital; se articulan con carillas articulares de la primera vértebra cervical |
| Protuberancia occipital externa | Eminencia que sobresale en la cara posterior en la línea media a poca distancia por encima del agujero occipital; se palpa como un saliente bien definido |
| Línea curva occipital superior | Rugosidad curvada que se extiende a los lados desde la protuberancia occipital externa |
| Línea curva occipital inferior | Rugosidad no tan bien definida, paralela a la línea curva occipital superior y a corta distancia debajo de ella |
| Protuberancia occipital interna | Eminencia en el centro de la cara anterior del hueso; a sus lados se extienden surcos para los senos laterales y hacia arriba uno para el seno longitudinal |

**PALATINO**

| Características | Descripción |
|---|---|
| Lámina horizontal | Articulada a las apófisis palatinas de los maxilares superiores para completar parte del paladar duro |

**MAXILAR INFERIOR**

| Características | Descripción |
|---|---|
| Cuerpo | Parte principal del hueso; forma el mentón |
| Rama | Cuadrilátero óseo situado a cada lado y que se dirige hacia arriba desde la parte posterior del cuerpo |
| Cóndilo | Parte de cada rama que se articula con la cavidad glenoidea del temporal |
| Cuello | Parte más estrecha inmediatamente por debajo de los cóndilos |
| Borde alveolar | Parte del maxilar donde se insertan los dientes |
| Agujero esfenopa-latino | Orificio en la cara interna de la rama; da paso a vasos y nervios de los dientes inferiores |
| Agujero mento-niano | Orificio situado en la cara externa debajo del espacio entre dos bicúspides; da paso a ramas de nervios y vasos que entran en el hueso por el orificio superior del conducto dentario; los odontólogos inyectan los anestésicos en este agujero |
| Apófisis coronoides | Eminencia triangular que se alza en la parte anterior de cada rama, en la que se inserta el músculo temporal |
| Ángulo | Encuentro de los bordes posterior e inferior de la rama |

**COLUMNA VERTEBRAL**

| Características | Descripción |
|---|---|
| Rasgos generales | La parte anterior de las vértebras se compone del cuerpo (excepto las dos primeras cervicales); la posterior se compone del arco neural que, a su vez, está compuesto por 2 pedículos, 2 láminas y 7 apófisis que se extienden desde las láminas |
| Vértebras dorsales | |
| 1 Cuerpo | 1 Parte principal; masa redonda y plana localizada anteriormente; es la parte de la vértebra que sostiene y aguanta el peso |
| 2 Pedículos | 2 Porciones cortas y delgadas que se extienden hacia atrás desde el cuerpo |
| 3 Láminas | 3 Parte posterior de la vértebra a la que se unen los pedículos y de la que se originan las apófisis |
| 4 Arco neural | 4 Formado por los pedículos y las láminas; protege por detrás a la medula espinal; la ausencia congénita de uno o más arcos neurales se conoce por *espina bífida* (la medula puede herniarse atravesando la piel) |

**MAXILAR SUPERIOR**

| Características | Descripción |
|---|---|
| Borde alveolar | Arcada que contiene los dientes |
| Seno maxilar o antro de Highmore | Gran cavidad llena de aire y tapizada de mucosa dentro del cuerpo de cada maxilar superior; el mayor de los senos |
| Apófisis palatina | Eminencia horizontal y hacia dentro desde el borde alveolar; forma la parte anterior y mayor del paladar duro |

| Características | Descripción | Características | Descripción |
| --- | --- | --- | --- |
| **5** Apófisis espinosa | **5** Apófisis en forma de espina que surge inferiormente de las láminas en la línea media | Agujeros de conjunción | Aberturas entre las vértebras por las que salen los nervios raquídeos |
| **6** Apófisis transversas | **6** Prolongaciones laterales de las láminas a derecha e izquierda | Curvas | Las curvas tienen gran importancia estructural porque aumentan la capacidad de carga de la columna vertebral y posibilitan el contrapeso en posición erecta (si la columna fuera recta, el peso de las vísceras tiraría del cuerpo hacia delante), absorben las sacudidas de la marcha (la columna recta transmitiría directamente a la cabeza las sacudidas) y protegen a la columna de fracturas |
| **7** Apófisis articulares superiores | **7** Se dirigen hacia arriba desde las láminas | | |
| **8** Apófisis articulares inferiores | **8** Se dirigen hacia abajo desde las láminas; se articulan con las apófisis articulares superiores de las vértebras inferiores | | |
| **9** Agujero vertebral | **9** Formado en el centro de la vértebra por la unión del cuerpo, los pedículos y las láminas; al estar apiladas las vértebras sucesivamente, los agujeros vertebrales forman el conducto vertebral, que aloja a la medula espinal | **1** Primarias | **1** La columna está incurvada en el nacimiento con convexidad posterior; cuando el niño se pone de pie, la convexidad persiste sólo en las regiones *dorsal* y *sacra*, que se llaman, por eso, curvas primarias |
| Vértebras cervicales | | **2** Secundarias | **2** Concavidades en las regiones *cervical* y *lumbar*; la concavidad cervical resulta de los intentos del niño de tenerse derecho (3 a 4 meses); la lumbar, de los esfuerzos de equilibrio al aprender a andar (10 a 18 meses) |
| **1** Caracteres generales | **1** Agujero en cada apófisis transversa para el paso de arteria y vena vertebrales y plexos de nervios; apófisis espinosas cortas y bifurcadas, excepto en la séptima vértebra, que es más larga y se palpa como una prominencia cuando se inclina la cabeza hacia delante; los cuerpos de estas vértebras son pequeños y los agujeros vertebrales grandes y triangulares | **3** Anormales | **3** *Cifosis*, convexidad exagerada de la región dorsal (joroba); *lordosis*, concavidad exagerada de la región lumbar, muy frecuente; *escoliosis*, curvadura lateral de cualquier región |
| **2** Atlas | **2** Primera vértebra cervical; carece de cuerpo y de apófisis espinosa; apófisis articulares superiores cóncavas y ovales que actúan como cuñas para los cóndilos del occipital; se llama atlas porque sostiene la cabeza como se pensaba que Atlas había sostenido el mundo | **ESCÁPULA** | |
| | | Bordes | |
| | | **1** Superior | **1** Delgado y cortante |
| | | **2** Interno | **2** Borde que mira a la columa vertebral |
| **3** Axis (epistrofea) | **3** Segunda vértebra cervical, así llamada porque el atlas rota sobre ella en los movimientos giratorios de la cabeza; la apófisis odontoides, especie de espiga que se eleva desde el cuerpo del axis, hace de eje de rotación del atlas | **3** Externo | **3** Borde axilar |
| | | Espina | Eminencia rugosa que atraviesa diagonalmente la cara posterior de la escápula |
| | | Acromion | Prolongación, ligeramente aplanada en su extremo externo, de la espina escapular; se puede palpar en la punta del hombro; se articula con la clavícula |
| Vértebras lumbares | Robustas, voluminosas; las apófisis articulares superiores se dirigen hacia dentro en vez de hacia arriba; las inferiores, hacia fuera en vez de hacia abajo; apófisis espinosa corta, cuadrada | Apófisis coracoides | Gran apófisis en el extremo externo del borde superior del hueso; se puede palpar en el surco entre el deltoides y el pectoral mayor, una pulgada por debajo de la clavícula |
| | | Cavidad glenoides | Superficie articular para el húmero |
| | | **ESTERNÓN** | |
| Promontorio sacro | Prominencia del borde anterosuperior del sacro en la pelvis; de importancia obstétrica porque su dimensión limita el diámetro anteroposterior del estrecho superior de la pelvis | Cuerpo | Parte central del hueso |
| | | Manubrio | Parte superior, ensanchada |
| | | Apéndice xifoides | Prolongación cartilaginosa en el borde inferior del hueso |

| Características | Descripción | Características | Descripción |
|---|---|---|---|
| **COSTILLAS** | | **CÚBITO** | |
| Cabeza | Parte más interna del extremo posterior de la costilla; se articula con la vértebra dorsal correspondiente y la inmediata superior, excepto los tres últimos pares, que se articulan sólo con la vértebra correspondiente | Olécranon | Codo |
| | | Apófisis coronoides | Eminencia en la cara anterior de la extremidad proximal del cúbito; la tróclea del húmero encaja cómodamente entre el olécranon y la apófisis coronoides |
| Cuello | Porción estrechada inmediatamente debajo de la cabeza | Cavidad sigmoidea mayor | Cavidad curva entre el olécranon y la apófisis coronoide, en la que se acomoda la tróclea |
| Tubérculo | Pequeña protuberancia inmediatamente debajo del cuello; se articula con la apófisis transversa de la correspondiente vértebra dorsal; falta en las 3 últimas costillas | Cavidad sigmoidea menor | Situada por fuera y debajo de la mayor; en su concavidad se ajusta la cabeza del radio |
| Cuerpo | Parte principal de la costilla | Cabeza | Abultamiento redondeado en el extremo distal; no se articula con los huesos del carpo, sino con un disco fibrocartilaginoso |
| Cartílago costal | Cartílago en el extremo costal de las costillas verdaderas; une las costillas (excepto las flotantes) con el esternón | Apófisis estiloides | Protuberancia aguzada en el extremo distal; se puede ver exteriormente en la cara dorsal del antebrazo |
| **HÚMERO** | | **RADIO** | |
| Cabeza | Agrandamiento hemisférico, liso, del extremo proximal del húmero | Cabeza | Eminencia discoide que forma el extremo del radio; se articula con el cóndilo del húmero y con la cavidad sigmoidea menor del cúbito |
| Cuello anatómico | Surco oblicuo inmediatamente debajo de la cabeza | | |
| Troquíter | Tuberosidad redondeada por fuera de la cabeza en la cara anterior | Tuberosidad bicipital | Eminencia rugosa en la cara interna a corta distancia por debajo de la cabeza, en la que se inserta el músculo bíceps |
| Troquín | Tuberosidad saliente en la cara anterior inmediatamente por debajo del cuello anatómico | | |
| Corredera bicipital | Surco profundo entre el troquiter y el troquín, por donde pasa el tendón largo del bíceps | Apófisis estiloides | Protuberancia en el extremo distal de la cara externa (con el antebrazo supinado como en posición anatómica) |
| Cuello quirúrgico | Región inmediatamente inferior a los tubérculos troquín y troquíter; así llamada por su susceptibilidad a las fracturas | **HUESO COXAL** | |
| Impresión deltoidea | Zona áspera en forma de V hacia el centro del cuerpo, en la que se inserta el músculo deltoides | Ilion | Porción superior abocinada |
| | | Isquion | Porción posteroinferior |
| Surco musculoespinal | Surco de trayecto oblicuo hacia abajo desde la impresión deltoidea; aloja al nervio radial | Pubis | Porción mediana anterior |
| | | Cavidad cotiloidea | Cavidad articular de la cadera formada por la unión de ilion, isquion y pubis |
| Epicóndilo | Eminencia supraarticular externa en el extremo distal | Crestas iliacas | Límite superior curvado del ilion |
| Epitróclea | Eminencia supraarticular interna en el extremo distal | Espinas iliacas | |
| Cóndilo | Prominencia redondeada bajo el epicóndilo; se articula con el radio; llamado a veces cabeza radial del húmero | **1** Anterosuperior | **1** Prominencia del extremo anterior de la cresta ilíaca; se puede palpar exteriormente como la «punta» de la cadera |
| Tróclea | Resalte con depresión profunda en el centro; parecido a una polea; se articula con el cúbito | **2** Anteroinferior | **2** Prominencia menos saliente a corta distancia de la espina anterosuperior |
| Fosa olecraniana | Depresión en la cara anterior encima de la tróclea; recibe el olécranon del cúbito cuando se extiende el antebrazo | **3** Posterosuperior | **3** En el extremo posterior de la cresta ilíaca |
| Fosa coronoidea | Depresión en la cara anterior encima de la tróclea; recibe la apófisis coronoides del cúbito cuando se flexiona el antebrazo | **4** Posteroinferior | **4** Inmediatamente debajo de la espina posterosuperior |

| Características | Descripción | Características | Descripción |
|---|---|---|---|
| Escotadura ciática mayor | Gran escotadura en la cara posterior del ilion inmediatamente debajo de la espina posteroinferior | Estrecho inferior | Circunferencia irregular que marca los límites de la pelvis menor acotada por la punta del cóccix y las dos tuberosidades isquiáticas |
| Líneas semicirculares | Tres líneas curvas que atraviesan la cara externa del ilion: posterior, anterior e inferior respectivamente | | |

## FÉMUR

| Características | Descripción |
|---|---|
| Cresta iliopectínea | Cresta redondeada que desde la espina del pubis se dirige arriba y atrás hacia el sacro |
| Fosa ilíaca | Cara interna cóncava, grande y lisa del ilion por encima de la cresta iliopectínea |
| Tuberosidad isquiática | Gran masa cuadrilátera rugosa que forma la parte inferior del isquion; en la posición sentada, el cuerpo descansa en estas tuberosidades |
| Espina ciática | Eminencia apuntada inmediatamente por encima de la tuberosidad isquiática |
| Sínfisis del pubis | Articulación anfiartrósica cartilaginosa entre los huesos del pubis |
| Rama horizontal del pubis | Parte del pubis situada entre la sínfisis y la cavidad cotiloidea; forma la parte superior del agujero obturador |
| Rama descendente del pubis | Parte que, bajando desde la sínfisis, se une con el isquion |
| Arco subpúbico | Ángulo formado por las dos ramas descendentes |
| Cresta púbica | Borde superior de la rama horizontal |
| Espina del pubis | Tubérculo redondeado al final de la cresta |
| Agujero obturador | Gran agujero de la cara anterior del coxal formado por el pubis y el isquion; el mayor agujero del cuerpo |
| Estrecho superior | Límites de la abertura que conduce a la pelvis menor; formado por las crestas púbicas, las iliopectíneas y el promontorio sacro; su tamaño y forma tienen gran importancia obstétrica porque, si es muy pequeño alguno de sus diámetros, la cabeza del feto no puede entrar en la pelvis menor y el parto no es normal |
| Pelvis menor (o verdadera) | Espacio situado bajo el estrecho superior; pelvis «verdadera» con paredes musculares y óseas y suelo muscular; los órganos pélvicos situados en este espacio |
| Pelvis mayor (o falsa) | Espacio ancho, hueco, por encima del estrecho superior; el nombre «pelvis falsa» es erróneo porque este espacio es realmente parte de la cavidad abdominal y no de la pélvica |
| Cintura pélvica (o pelvis ósea) | Anillo óseo completo compuesto por los dos coxales, el sacro y el cóccix; constituye la firme base con la que se apoya el tronco en los muslos y en la que se insertan las extremidades inferiores en el esqueleto axial |

## FÉMUR

| Características | Descripción |
|---|---|
| Cabeza | Extremo superior, redondeado, del hueso; se enclava en la cavidad cotiloidea |
| Cuello | Porción estrecha inmediatamente debajo de la cabeza |
| Trocánter mayor | Eminencia situada por debajo y por fuera de la cabeza |
| Trocánter menor | Eminencia pequeña situada por debajo y por dentro del trocánter mayor |
| Línea áspera | Arista saliente y rugosa que recorre a lo largo la cara posterior cóncava |
| Tuberosidad glútea | Eminencia redondeada inmediatamente inferior al trocánter mayor; tercer trocánter rudimentario |
| Crestas supracondíleas | Dos crestas formadas por bifurcación de la línea áspera en su extremo inferior; la interna se dirige al cóndilo interno y la externa al externo |
| Cóndilos | Grandes masas óseas redondeadas en el extremo distal del fémur, una interna y otra externa |
| Tubérculo del aductor | Pequeña tuberosidad inmediatamente por encima del cóndilo, en la que termina la cresta supracondílea interna |
| Tróclea femoral | Depresión lisa entre los cóndilos en la cara anterior que se articula con la rótula |
| Escotadura intercondílea | Profunda depresión entre los cóndilos en la cara posterior, en la que se alojan los ligamentos cruzados |

## TIBIA

| Características | Descripción |
|---|---|
| Tuberosidades | Masas voluminosas en el extremo proximal de la tibia con carillas cóncavas para la articulación con el fémur |
| Espina de la tibia | Eminencia afilada en la cara articular entre las tuberosidades |
| Cresta | Parte cortante del borde anterior |
| Tuberosidad anterior | Superficie en la que termina el borde anterior |
| Línea oblicua | Cresta rugosa que desciende en espiral hacia abajo y adentro por la cara posterior del tercio superior de la diáfisis tibial |
| Maleolo interno | Apófisis voluminosa redondeada hacia abajo del extremo distal de la tibia; sobresale en la cara interna del tobillo |

## PERONÉ

| Características | Descripción |
|---|---|
| Maleolo externo | Prominencia redondeada del extremo distal del peroné que hace saliente en la cara externa del tobillo |

| Características | Descripción | Características | Descripción |
|---|---|---|---|

## TARSO

| | | | |
|---|---|---|---|
| Calcáneo | Hueso del talón | **2** Externo | **2** Formado por el calcáneo, el cuboides y los 2 metatarsianos externos |
| Astrágalo | El más alto de los huesos del tarso; se articula con la tibia y el peroné; encajonado entre los maleolos externo e interno | Arco transverso (o metatarsiano) | Los metatarsianos y la fila distal del tarso (cuneiformes y cuboides) están dispuestos formando arco a través del pie; los huesos están mantenidos en 2 posiciones arqueadas por potentes ligamentos en la planta del pie y por músculos y tendones |
| Arcos longitudinales | Los huesos tarsianos y metatarsianos están dispuestos de tal modo que forman arco de delante a atrás | | |
| **1** Interno | **1** Formado por el calcáneo, el astrágalo, el escafoides, el semilunar y los cuneiformes y los 3 metatarsianos internos | | |

## Clasificación de las articulaciones

| Articulaciones | Descripción | Movimiento | Ejemplo |
|---|---|---|---|
| **Fibrosas** | | | |
| Suturas | Delgada capa de tejido fibroso (extensión del periostio); crece entre las superficies articulares de los huesos; la conexión fibrosa queda reemplazada por hueso en los adultos de edad avanzada | Ninguno (sinartrosis) | Suturas entre ciertos huesos del cráneo |
| Sindesmosis | Lo mismo que las suturas, pero el tejido fibroso no queda reemplazado por hueso | Ninguno (sinartrosis) | Tibioperonea distal |
| **Cartilaginosas** | | | |
| Sínfisis | Las superficies articulares de los huesos están unidas por fibrocartílago; cápsula articular presente y, a veces, cavidad articular | Ligero (anfiartrosis) | Sínfisis del pubis; articulaciones entre los cuerpos de las vértebras |
| Sincondrosis | Un cartílago hialino conecta las epífisis a las diáfisis de los huesos en crecimiento | Comúnmente, ninguno | En todos los huesos largos en crecimiento |
| **Sinoviales** | | | |
| Esféricas (esferoides, endartrosis) | Cabeza esferoidea que ajusta en superficie cóncava | La más móvil de todas las articulaciones; triaxial | Articulación del hombro y articulación de la cadera |
| Charnela (ginglimo) | En forma de polea o tróclea | En un plano alrededor de un solo eje (uniaxial); como el movimiento de una puerta sobre el quicio, es decir, flexión y extensión | Codo, rodilla, tobillo y articulaciones interfalángicas |
| Pivote (trocoides) | Superficie arqueada que gira alrededor de un pivote o espiga | Rotación; uniaxial | Entre axis y atlas; entre radio y cúbito |
| Elipsoidales (condiloides, ovoides) | Un cóndilo de forma oval ajusta en una cavidad elíptica | En dos planos a ángulos rectos uno con otro; específicamente flexión, extensión, abducción y aducción; biaxial | Articulación de la muñeca (entre radio y carpo) |
| Silla de montar | Un hueso en forma de silla de montar ajusta en otro que es concavoconvexo en sentido opuesto; modificación de la articulación condiloide | La misma clase de movimientos que la articulación condiloide pero más libres; como el jinete en la silla; biaxial | El pulgar, entre el primer metacarpiano y el trapecio, es la única articulación en silla de montar |
| Deslizamiento (artrodia) | Superficies articulares generalmente planas | Deslizamiento; movimiento no axial | Entre huesos del carpo y entre huesos del tarso |

## Descripción de las distintas articulaciones

| Nombre | Huesos articulados | Tipo | Movimientos |
|---|---|---|---|
| Atlantoodontoidea | El arco anterior del atlas rota alrededor de la odontoides del axis | Diartrosis | Rotación parcial de la cabeza |
| Intervertebral | Entre los cuerpos de las vértebras | Anfiartrosis, cartilaginosa | Ligero movimiento entre cada dos vértebras, pero considerable motilidad de la columna como conjunto |
| | Entre apófisis articulares | Diartrosis (deslizamiento) | |
| Esternoclavicular | Extremo interno de la clavícula con el manubrio del esternón; única articulación entre la extremidad superior y el tronco | Diartrosis (deslizamiento) | Deslizamiento; articulación débil que puede lesionarse con relativa facilidad |
| Acromioclavicular | Extremo distal de la clavícula con el acromion de la escápula | Diartrosis (deslizamiento) | Deslizamiento; elevación, depresión, protracción y retracción |
| Costovertebral | Cabezas de las costillas con los cuerpos de las vértebras | Diartrosis (deslizamiento) | Deslizamiento |
| | Tuberosidades de las costillas con apófisis transversas de las vértebras | Diartrosis (deslizamiento) | Deslizamiento |
| Hombro | Cabeza del húmero en cavidad glenoidea de la escápula | Diartrosis (tipo esferoidal) | Flexión, extensión, abducción, aducción, rotación y circunducción del brazo; una de las articulaciones con más libertad de movimientos |
| Codo | Tróclea del húmero con cavidad sigmoidea del cúbito; cabeza del radio con cóndilo del húmero | Diartrosis (charnela) | Flexión y extensión |
| | Cabeza del radio en cavidad sigmoidea menor del cúbito | Diartrosis (tipo pivote) | Supinación y pronación del antebrazo y mano; rotación del antebrazo sobre el brazo como al utilizar un sacacorchos |
| Muñeca | Escafoides, semilunar y piramidal se articulan con el radio y un disco articular | Diartrosis (condiloide) | Flexión, extensión, abducción y aducción de la mano |
| Carpiana | Entre varios huesos del carpo | Diartrosis (deslizamiento) | Deslizamiento |
| Mano | Extremo proximal del primer metacarpiano con el trapecio | Diartrosis (silla de montar) | Flexión, extensión, abducción, aducción y circunducción del pulgar y oposición a los otros dedos; la motilidad de esta articulación explica la destreza de la mano humana comparada con la zarpa del animal |
| | Extremo distal de los metacarpianos con el extremo proximal de las falanges | Diartrosis (charnela) | Flexión, extensión, abducción limitada y aducción de los dedos |
| | Entre falanges | Diartrosis (charnela) | Flexión y extensión de las falanges |
| Sacroilíaca | Entre el sacro y los dos ilíacos | Diartrosis (deslizamiento); cavidad articular obliterada en su mayor parte después de la edad madura | Nula o ligera, por ejemplo, durante los últimos meses del embarazo y durante el parto |
| Sínfisis del pubis | Entre los dos huesos púbicos | Sinartrosis (o anfiartrosis), cartilaginosa | Ligera, particularmente durante el embarazo y el parto |
| Cadera | Cabeza del fémur en la cavidad cotiloidea del coxal | Diartrosis (tipo esferoidal) | Flexión, extensión, abducción, aducción, rotación y circunducción |
| Rodilla | Entre el extremo distal del fémur y el proximal de la tibia | Diartrosis (charnela) | Flexión y extensión, ligera rotación de la tibia |

| Nombre | Huesos articulados | Tipo | Movimientos |
|---|---|---|---|
| Tibioperonea | Cabeza del peroné con tuberosidad externa de la tibia | Diartrosis (deslizamiento) | Deslizamiento |
| Tobillo | Extremos distales de tibia y peroné con astrágalo | Diartrosis (charnela) | Flexión (dorsiflexión) y extensión (flexión plantar) |
| Pie | Entre huesos del tarso | Diartrosis (deslizamiento) | Deslizamiento; inversión y eversión |
| | Entre metatarsianos y falanges | Diartrosis (charnela) | Flexión, extensión, ligera abducción y aducción |
| | Entre falanges | Diartrosis (charnela) | Flexión y extensión |

# 3. Sistema muscular

## Músculos agrupados por su situación

| Situación | Músculos | Situación | Músculos |
|---|---|---|---|
| Cuello | Esternocleidomastoideo | Muslo | |
| Espalda | Trapecio |   Cara anterior | Grupo del cuádriceps crural |
| | Dorsal ancho | |   Recto anterior del muslo |
| Pecho | Pectoral mayor | |   Vasto externo |
| | Serrato mayor | |   Vasto interno |
| Pared abdominal | Oblicuo mayor | |   Crural |
| Hombro | Deltoides |   Cara interna | Recto interno del muslo |
| Brazo | Bíceps braquial | | Grupo de los aductores (mediano, menor y mayor) |
| | Tríceps braquial |   Cara posterior | Bíceps crural |
| | Braquial anterior | | Semitendinoso |
| Antebrazo | Supinador largo | | Semimembranoso |
| | Pronador redondo | Pierna | |
| Nalga | Glúteo mayor |   Cara anterior | Tibial anterior |
| | Glúteo menor |   Cara posterior | Gemelos |
| | Glúteo mediano | | Sóleo |
| | Tensor de la fascia lata |   Suelo de la pelvis | Elevador del ano |
| | | | Coxígeo |
| | | | Rectocoxígeo |

## Músculos agrupados por su función

| Parte movida | Ejemplo de flexor | Ejemplo de extensor | Ejemplo de abductor | Ejemplo de aductor |
|---|---|---|---|---|
| Cabeza | Esternocleidomastoideo | Complejo mayor | | |
| Brazo | Pectoral mayor | Trapecio | Deltoides | Pectoral mayor con dorsal ancho |
| | | Dorsal ancho | | |
| Antebrazo | Con el antebrazo supinado: Bíceps braquial | Tríceps braquial | | |
| | Con el antebrazo pronado: Braquial anterior | | | |
| | Con semisupinación o semipronación: Supinador largo | | | |
| Mano | Flexor radial del carpo y cubital anterior | Primero y segundo radial externo | Flexor radial del carpo | Cubital anterior |
| | Palmar mayor | Cubital posterior | | |
| Muslo | Psoas ilíaco | Glúteo mayor | Glúteo mediano y glúteo menor | Grupo aductor |
| | Recto anterior del muslo (o cuadríceps) | | | |
| Pierna | Bíceps crural, semitendinoso y semimembranoso | Cuadríceps crural | | |
| Pie | Tibial anterior | Gemelos | Eversores | Inversor |
| | | Sóleo |   Peroneo lateral largo |   Tibial anterior |
| | | |   Peroneo lateral corto | |
| Tronco | Psoas ilíaco | Masa común | | |
| | Recto mayor del abdomen | Sacrolumbar | | |
| | | Dorsal largo | | |

**Músculos que mueven la cabeza**

| Músculo | Origen | Inserción | Función | Inervación |
|---|---|---|---|---|
| Esternocleido-mastoideo | Esternón Clavícula | Temporal (apófisis mastoides) | Flexiona la cabeza Un músculo solo rota la cabeza al lado opuesto; el espasmo de este músculo, solo o asociado al trapecio, se llama tortícolis | Nervio espinal |
| Complejo mayor | Vértebras (apófisis transversas de las seis primeras dorsales, apófisis articulares de las cuatro últimas cervicales) | Occipital (entre las líneas curvas superior e inferior) | Extiende la cabeza; la inclina lateralmente | Los cinco primeros nervios cervicales |
| Esplenio de la cabeza | Ligamento cervical posterior | Temporal (apófisis mastoides) | Extiende la cabeza | |
| | Vértebras (apófisis transversas de las tres o cuatro primeras dorsales) | Occipital | Inclina y rota la cabeza al mismo lado que el músculo que se contrae | Segundo, tercero y cuarto nervios cervicales |
| Complejo menor | Vértebras (apófisis transversas de las seis primeras dorsales, apófisis articulares de las cuatro últimas cervicales | Temporal (apófisis mastoides) | Extiende la cabeza Extiende y rota la cabeza hacia el lado que se contrae | |

**Músculos de la mímica y de la masticación**

| Músculo | Origen | Inserción | Función | Inervación |
|---|---|---|---|---|
| **Músculos de la mímica** | | | | |
| Occipitofrontal (epicráneo) | Occipital | Tejidos de las cejas | Eleva las cejas, arruga horizontalmente la frente | VII nervio craneal |
| Superciliar | Frontal | Piel de la ceja | Arruga verticalmente la frente | VII nervio craneal |
| Orbicular de los párpados | Rodea el párpado | | Cierra los ojos | VII nervio craneal |
| Orbicular de los labios | Rodea la boca | | Junta los labios | VII nervio craneal |
| Cutáneo del cuello | Aponeurosis de la parte superior del deltoides y del pectoral mayor | Mandíbula (borde inferior) Piel en torno a las comisuras de la boca muecas | Tira hacia abajo de las comisuras de la boca | VII nervio craneal |
| Bucinador | Maxilar superior | Piel de los lados de la boca | Permite sonreír Soplar, como al tocar la trompleta | VII nervio craneal |
| **Músculos de la masticación** | | | | |
| Masetero | Arco cigomático | Maxilar inferior (cara externa) | Cierra las mandíbulas | V nervio craneal |
| Temporal | Hueso temporal | Maxilar inferior | Cierra las mandíbulas | V nervio craneal |
| Pterigoideos (interno y externo) | Cara inferior del cráneo | Maxilar inferior (cara interna) | Hace rechinar los dientes | V nervio craneal |

## Músculos que mueven el hombro

| Músculo | Origen | Inserción | Función | Inervación |
|---|---|---|---|---|
| Trapecio | Occipital (protuberancia) | Clavícula | Sube y baja los hombros y los encoge | Rama externa del espinal, segundo, tercero y cuarto nervios cervicales |
| | Vértebras (cervicales y dorsales) | Escápula (espina y acromion) | Extiende la cabeza cuando el occipucio actúa como inserción | |
| Pectoral menor | Costillas (segunda a quinta) | Escápula (coracoides) | Lleva el hombro hacia abajo y adelante | Nervios torácicos anteriores medio y lateral |
| Serrato mayor | Costillas (ocho o nueve primeras) | Escápula (cara anterior, borde interno) | Eleva adelante el hombro; lo abduce y rota hacia arriba | Nervio torácico largo |

## Músculos que mueven el brazo

| Músculo | Origen | Inserción | Función | Inervación |
|---|---|---|---|---|
| Pectoral mayor | Clavícula Esternón Cartílagos costales de las costillas verdaderas | Húmero (troquíter) | Flexiona el brazo Aduce anteriormente el brazo y lo cruza delante del brazo | Nervios torácicos anteriores medio y lateral |
| Dorsal ancho | Vértebras (espinas de las dorsales inferiores, lumbares y sacras) Coxal (cresta ilíaca) Aponeurosis lumbodorsal* | Húmero (corredera bicipital) | Extiende el brazo Aduce posteriormente el brazo | Nervio toracodorsal |
| Deltoides | Clavícula Escápula (espina y acromion) | Húmero (lado externo - tubérculo deltoideo) | Abduce el brazo Ayuda a la flexión y extensión del brazo | Nervio axilar |
| Coracobraquial | Escápula (apófisis coracoides) | Húmero (tercio medio, cara interna) | Aducción; ayuda a la flexión y rotación interna del brazo | Nervio musculocutáneo |
| Supraespinoso | Escápula (fosa supraespinosa) | Húmero (troquíter) | Ayuda a abducir el brazo | Nervio supraescapular |
| Redondo mayor | Escápula (parte inferior, borde externo) | Húmero (parte superior, cara anterior) | Ayuda a la extensión, aducción y rotación interna del brazo | Nervio subescapular inferior |
| Redondo menor | Escápula (borde externo) | Húmero (troquíter) | Rota el brazo hacia fuera | Nervio axilar |
| Infraespinoso | Escápula (borde infraespinoso) | Húmero (troquíter) | Rota el brazo hacia fuera | Nervio supraescapular |

\* Aponeurosis lumbodorsal - extensión de la aponeurosis del dorsal ancho; llena el espacio comprendido entre la última costilla y la cresta ilíaca.

## Músculos que mueven el antebrazo

| Músculo | Origen | Inserción | Función | Inervación |
|---|---|---|---|---|
| Bíceps braquial | Escápula (tuberosidad supraglenoidea) Escápula (coracoides) | Radio (tuberosidad bicipital) | Flexiona el antebrazo supinado Supina el antebrazo y la mano | Nervio musculocutáneo |
| Braquial anterior | Húmero (mitad distal, cara anterior) | Cúbito (apófisis coronoides) | Flexiona el antebrazo pronado | Nervio musculocutáneo |
| Supinador largo | Húmero (encima del epicóndilo) | Radio (apófisis estiloides) | Flexiona el antebrazo semipronado o semisupinado; supina el antebrazo y la mano | Nervio radial |
| Tríceps braquial | Escápula (tuberosidad infraglenoidea) Húmero (cara posterior - porción externa) | Cúbito (olécranon) | Extiende el antebrazo | Nervio radial |

| Músculo | Origen | Inserción | Función | Inervación |
|---------|--------|-----------|---------|------------|
| Pronador redondo | Húmero (epitróclea) Cúbito (apófisis coronoides) | Radio (tercio medio de la cara externa) | Prona y flexiona el antebrazo | Nervio mediano |
| Pronador cuadrado | Cúbito (cuarto distal, cara anterior) | Radio (cuarto distal, cara anterior) | Prona el antebrazo | Nervio mediano |
| Supinador | Húmero (epicóndilo) Cúbito (quinto proximal) | Radio (tercio proximal) | Supina el antebrazo | Nervio radial |

## Músculos que mueven la mano

| Músculo | Origen | Inserción | Función | Inervación |
|---------|--------|-----------|---------|------------|
| Flexor radial del carpo | Húmero (epitróclea) | Base del segundo metacarpiano | Flexiona la mano Flexiona el antebrazo | Nervio mediano |
| Palmar mayor | Húmero (epitróclea) | Aponeurosis palmar | Flexiona la mano Flexiona la mano | Nervio mediano Nervio cubital |
| Cubital anterior | Húmero (epitróclea) Cúbito (dos tercios proximales) | Tercero, cuarto y quinto metacarpianos | Aduce la mano | |
| Primer radial externo | Húmero (borde externo por encima del epicóndilo) | Base del segundo metacarpiano | Extiende la mano Abduce la mano (la mueve hacia el lado del pulgar cuando está supinada) | Nervio radial |
| Segundo radial externo | Húmero (epitróclea) | Bases de los metacarpianos segundo y tercero | Extiende la mano | Nervio radial |
| Cubital posterior | Húmero (epicóndilo) Cúbito (tres cuartos proximales) | Base del quinto metacarpiano | Extiende la mano Aduce la mano (la mueve hacia el meñique cuando está supinada) | Nervio radial |

## Músculos que mueven el tronco

| Músculo | Origen | Inserción | Función | Inervación |
|---------|--------|-----------|---------|------------|
| Masa común sacrolumbar | | | Extiende la columna; mantiene erecta la postura del tronco. Actuando uno solo, abduce y rota el tronco | Ramos posteriores de los nervios raquídeos primero cervical a quinto lumbar |
| Porción externa Sacrolumbar (iliocostal lumbar) | Cresta ilíaca, sacro (cara posterior) y vértebras lumbares (apófisis espinosas) | Seis últimas costillas | | |
| Iliocostal dorsal | Seis últimas costillas | Seis primeras costillas | | |
| Iliocostal del cuello | Seis primeras costillas | Cuarta a sexta vértebras cervicales | | |
| Porción interna Dorsal largo | Igual que el sacrolumbar | Vértebras, costillas torácicas | | |
| Cervical transverso | Primeras seis vértebras dorsales | Segunda a sexta vértebras cervicales | | |
| Complejo menor | Primeras seis vértebras dorsales y cuatro últimas cervicales | Temporal, apófisis mastoides | | |
| Cuadrado lumbar (forma parte de la pared abdominal posterior) | Parte posterior de la cresta ilíaca Vértebras (tres últimas lumbares) | Costillas (duodécimas) Vértebras (apófisis transversas de las cuatro primeras lumbares) | Los dos músculos juntos extienden la columna Un músculo sólo abduce el tronco hacia el lado que se contrae | Tres o cuatro primeros nervios lumbares |
| Psoas ilíaco | Ver músculos que mueven el muslo | | Flexiona el tronco | |

## Músculos que mueven la pared torácica

| Músculo | Origen | Inserción | Función | Inervación |
|---|---|---|---|---|
| Intercostales externos | Costillas (borde inferior, fibras hacia delante) | Costilla (borde superior de la costilla situada debajo del origen) | Eleva las costillas | Nervios intercostales |
| Intercostales internos | Costilla (cara interna, borde inferior, fibras hacia atrás) | Costilla (borde superior de la costilla situada debajo del origen) | Probablemente baja las costillas | Nervios intercostales |
| Diafragma | Circunferencia inferior del tórax (de la caja torácica) | Centro frénico del diafragma | Dilata el tórax produciendo la inspiración | |

## Músculos que mueven la pared abdominal

| Músculo | Origen | Inserción | Función | Inervación |
|---|---|---|---|---|
| Oblicuo mayor | Costillas (ocho últimas) | Coxales (cresta ilíaca y pubis pasando por el ligamento inguinal)* Línea alba** por medio de una aponeurosis*** | Comprime el abdomen<br><br>Es importante función postural de todos los músculos abdominales la de tirar hacia arriba de la parte anterior de la pelvis, aplanando así la curva lumbar de la columna; cuando estos músculos pierden el tono, se desarrollan las malposiciones corrientes del abdomen y la lordosis | Siete últimos nervios intercostales y abdominogenitales mayores |
| Oblicuo menor | Coxales (cresta ilíaca y ligamento inguinal) Aponeurosis dorsolumbar | Costillas (tres últimas) Pubis Línea alba | La misma que el oblicuo mayor | Tres últimos nervios intercostales; abdominogenital mayor |
| Transverso | Costillas (seis últimas) Coxales (cresta ilíaca, ligamento inguinal) Aponeurosis dorsolumbar | Pubis Línea alba | La misma que el oblicuo mayor | Cinco últimos nervios intercostales; nervios abdominogenitales iliohipogástricos mayores y menores |
| Recto mayor del abdomen | Coxales (pubis y sínfisis pubiana) | Costillas (cartílagos costales de las costillas quinta, sexta y séptima) Esternón (apéndice xifoides) | La misma que el oblicuo mayor; los músculos abdominales, al comprimir la cavidad abdominal, ayudan en los esfuerzos, la defecación, la espiración forzada y el parto; los músculos abdominales son antagonistas del diafragma, se relajan cuando él se contrae y viceversa<br>Flexiona el tronco | Seis últimos nervios intercostales |

* Ligamento inguinal (o de Poupart) - borde inferior de la aponeurosis del oblicuo mayor que se extiende entre la espina ilíaca anterosuperior y la espina del pubis. Este borde está doblado hacia abajo como el dobladillo de una tela. El ligamento inguinal forma el lado superior del triángulo de Scarpa, una gran superficie triangular del muslo; sus otros lados son el aductor mediano por dentro y el sartorio por fuera.
** Línea alba - línea blanca que se extiende desde el apéndice xifoides a la sínfisis del pubis. Formada por fibras de las aponeurosis de los músculos del abdomen derechos que se entrecruzan con fibras de aponeurosis de los músculos abdominales izquierdos; comparable a una sutura en la línea media de la pared abdominal a la que se aferran sus diversas capas. La línea alba se pigmenta durante el embarazo y se convierte en línea negra.
*** Aponeurosis - lámina de tejido fibroso blanco que cubre un músculo, lo une con otro o lo inserta en el hueso o en otras estructuras movibles; por ejemplo, el músculo oblicuo mayor derecho se une a su homónimo izquierdo por medio de una aponeurosis.

## Músculos del suelo de la pelvis

| Músculo | Origen | Inserción | Función | Inervación |
|---|---|---|---|---|
| Elevador del ano | Pubis (cara posterior) Isquion (esquina ciática) | Cóccix | Juntos los de los dos lados, forman el suelo de la pelvis; soportan los órganos pélvicos; si estos músculos se desgarran durante el parto o se relajan mucho, puede prolapsarse, es decir, salirse, el útero o la vejiga | Nervio pudendo |
| Coccígeo (continuación posterior del elevador del ano) | Isquion (espina ciática) | Cóccix Sacro | La misma que el elevador del ano | Nervio pudendo |

## Músculos que mueven el muslo

| Músculo | Origen | Inserción | Función | Inervación |
|---|---|---|---|---|
| Psoas ilíaco | Ilion (fosa ilíaca) Vértebras (cuerpos de la duodécima dorsal a la quinta lumbar) | Fémur (trocánter menor) | Flexiona el muslo Flexiona el tronco (cuando el fémur actúa como origen) | Crural y segundo a cuarto nervios lumbares |
| Recto anterior del muslo | Espina ilíaca anteroinferior | Tibia (por medio del tendón rotuliano) | Flexiona el muslo Extiende la pierna | Nervio crural |
| Grupo glúteo |  |  |  |  |
| Glúteo mayor | Ilíaco (cresta ilíaca y cara posterior) Sacro y cóccix (cara posterior) Ligamento sacrociático mayor | Fémur (tuberosidad glútea) Ligamento iliotibial | Extiende el muslo - lo rota hacia fuera | Nervio glúteo inferior |
| Glúteo mediano | Ilion (cara externa) | Fémur (trocánter mayor) | Abduce el muslo - lo rota hacia fuera; estabiliza la pelvis sobre el fémur | Nervio glúteo superior |
| Glúteo menor | Ilion (cara externa) | Fémur (trocánter mayor) | Abduce el muslo - lo rota hacia fuera; estabiliza la pelvis sobre el fémur | Nervio glúteo superior |
| Tensor de la fascia lata | Ilion (parte anterior de la cresta ilíaca) | Tibia (por medio del ligamento iliotibial) | Abduce el muslo Tensa el ligamento iliotibial* | Nervio glúteo superior |
| Piramidal de la pelvis | Vértebras (cara anterior del sacro) | Fémur (cara interna del trocánter mayor) | Rota el muslo hacia fuera Abduce el muslo Extiende el muslo | Primero o segundo nervio sacro |
| Grupo aductor |  |  |  |  |
| A. menor | Pubis | Fémur (línea áspera) | Aduce el muslo | Nervio obturador |
| A. mediano | Pubis | Fémur (línea áspera) | Aduce el muslo | Nervio obturador |
| A. mayor | Pubis | Fémur (línea áspera) | Aduce el muslo | Nervio obturador |
| Recto interno del muslo | Pubis (inmediatamente debajo de la sínfisis) | Tibia (cara interna detrás del sartorio) | Aduce el muslo y flexiona y aduce la pierna | Nervio obturador |

* El ligamento iliotibial es parte de la fascia que rodea todos los músculos del muslo. Consiste en una ancha banda de tejido fibroso inserta en la cresta ilíaca por arriba y la tuberosidad interna de la tibia por abajo. Su parte superior encierra el tensor de la fascia lata.

| Músculo | Origen | Inserción | Función | Inervación |
|---|---|---|---|---|
| Grupo del cuadríceps crural | | | | |
| Recto anterior del muslo | Ilion (espina ilíaca antero inferior) | Tibia (por medio del tendón rotuliano) | Flexiona el muslo Extiende la pierna | Nervio crural |
| Vasto externo | Fémur (línea áspera) | Tibia (por medio del tendón rotuliano) | Extiende la pierna | Nervio crural |
| Vasto interno | Fémur | Tibia (por medio del tendón rotuliano) | Extiende la pierna | Nervio crural |
| Crural | Fémur (cara anterior) | Tibia (por medio del tendón rotuliano) | Extiende la pierna | Nervio crural |
| Sartorio | Coxal (espina ilíaca anterosuperior) | Tibia (cara interna del extremo superior del cuerpo) | Aduce y flexiona la pierna Permite cruzar las piernas como lo hacen los sastres | Nervio crural |
| Bíceps crural | Isquion (tuberosidad) Fémur (línea áspera) | Peroné (cabeza) Tibia (tuberosidad externa) | Flexiona la pierna Extiende la pierna | Ramo muscular del ciático |
| Semitendinoso | Tuberosidad isquiática | Tibia (extremo proximal, cara interna) | Extiende el muslo | Ramo muscular del ciático |
| Semimembranoso | Tuberosidad isquiática | Tibia (tuberosidad interna) | Extiende el muslo | Ramo muscular del ciático |

| Músculo | Origen | Inserción | Función | Inervación |
|---|---|---|---|---|
| Tibial anterior | Tibia (tuberosidad externa y parte superior del cuerpo) | Tarso (primera cuña) Metatarso (base del primer metatarsiano) | Flexiona el pie Invierte el pie | Nervio ciático poplíteo externo |
| Gemelos | Fémur (cóndilos) | Tarso (calcáneo por medio del tendón de Aquiles) | Extiende el pie Flexiona la pierna | Nervio tibial (rama del ciático) |
| Sóleo | Tibia (por debajo de los gemelos) | Tarso (calcáneo por medio del tendón de Aquiles) | Extiende el pie (flexión plantar) | Nervio tibial |
| Peroneo lateral largo | Tibia (tuberosidad externa) Peroné (cabeza y cuerpo) | Primera cuña Base del primer metatarsiano | Extiende el pie (flexión plantar) Evierte el pie | Nervio ciaticopoplíteo externo |
| Peroneo lateral corto | Peroné (dos tercios inferiores de la cara externa del cuerpo) | Quinto metatarsiano (tubérculo, cara dorsal) | Evierte el pie | Nervio musculocutáneo |
| Tibial posterior | Tibia (cara posterior) Peroné (cara posterior) | Escafoides Cuboides Las tres cuñas Segundo y cuarto metatarsianos | Extiende el pie (flexión plantar) Invierte el pie | Nervio tibial |
| Peroneo anterior | Peroné (tercio distal) | Cuarto y quinto metatarsianos (bases) | Flexiona el pie Evierte el pie | Tibial anterior |

## 4. Sistema endocrino

### Producción, control y efectos de las hormonas hipofisarias

| Hipófisis (glándula pituitaria) | Hormona | Origen, tipo celular o localización | Mecanismo de control | Efecto |
|---|---|---|---|---|
| Hipófisis anterior (adenohipófisis) | Hormona del crecimiento (GH, somatotropina [STH]) | Acidófilas | GRH (hormona liberadora de hormona del crecimiento) del hipotálamo | Favorece el crecimiento corporal, el anabolismo proteico y la movilización y catabolismo de las grasas; disminuye el catabolismo de la glucosa; aumenta los niveles de glucemia |
| Parte anterior | Prolactina (hormona lactógena o luteotrópica [LTH]) | Acidófilas | Factor inhibidor de la prolactina (PIF); factor liberador de prolactina (PRF) del hipotálamo y niveles hemáticos elevados de oxitocina | Estimula la secreción láctea y el desarrollo de alvéolos secretores; ayuda a mantener el cuerpo amarillo |
| | Tirotropina (TH); hormona tiroidoestimulante (TSH) | Basófilas | Hormona liberadora de tirotropina (TRH) del hipotálamo | Crecimiento y mantenimiento de la glándula tiroides y estimulación de la secreción de hormona tiroidea |
| | Adrenocorticotropina (ACTH) | Basófilas | Factor liberador de corticotropina (CRF) del hipotálamo | Crecimiento y mantenimiento de la corteza suprarrenal y estimulación de la secreción de cortisol y otros glucocorticoides |
| | Hormona foliculoestimulante (FSH) | Basófilas | Hormona liberadora de hormona foliculoestimulante (FSH-RH) del hipotálamo | En la hembra estimula el crecimiento y maduración del folículo y la secreción de estrógeno. En el varón estimula el desarrollo de conductos seminíferos y mantiene la espermatogénesis |
| | Hormona luteinizante (LH en la hembra, ICSH en el varón) | Basófilas | Hormona liberadora de hormona luteinizante (LH-RH) del hipotálamo | En la hembra (LH) induce la ovulación y estimula la formación del cuerpo amarillo y la secreción de progesterona. En el varón (ICSH) estimula la secreción de testosterona de las células intersticiales |
| Parte intermedia | Hormona melanocitoestimulante (MSH); intermedin | Basófilas | Desconocida en el hombre | Causaría oscurecimiento de la piel por aumento de la producción de melanina |
| Hipófisis posterior (neurohipófisis) | ADH (vasopresina) | Hipotálamo (principalmente núcleo supraóptico) | Osmorreceptores en el hipotálamo estimulados por el aumento de presión osmótica, disminución de volumen líquido extracelular y estrés | Disminución de la diuresis |
| | Oxitocina | Hipotálamo, núcleo paraventricular | Estimulación nerviosa del hipotálamo causada por estimulación de los pezones (lactancia) | Contracción del músculo liso uterino y eyección de leche en los conductos galactóforos |

## Nombres y situación de las glándulas endocrinas

| Nombre | Situación | Nombre | Situación |
|---|---|---|---|
| Hipófisis (glándula pituitaria) e hipotálamo | Cavidad craneal | Corteza suprarrenal | |
| Lóbulo anterior (adenohipófisis) | | Medula suprarrenal | |
| Lóbulo intermedio (pars in termedia) | | Islotes de Langerhans | Cavidad abdominal (páncreas) |
| Lóbulo posterior (neurohipófisis) | | Mucosa gástrica e intestinal | Cavidad intestinal |
| Epífisis (glándula pineal) | Cavidad craneal | Ovarios | Cavidad pélvica |
| Tiroides | Cuello | Folículo de Graaf | |
| Paratiroides | Cuello | Cuerpo amarillo | |
| Timo | Mediastino | Testículos (células intersticiales) | Escroto |
| Suprarrenales | Cavidad abdominal (retroperitoneal) | Placenta | Útero grávido |

## 5. Sistema nervioso
### Principales cordones ascendentes de la medula espinal

| Nombre | Función | Localización | Origen* | Terminación** |
|---|---|---|---|---|
| Tracto espinotalámico lateral | Dolor, temperatura y tracto grosero del lado opuesto | Cordones blancos laterales | Cordón gris posterior del lado opuesto | Tálamo |
| Tracto espinotalámico ventral | Tacto grosero, dolor y temperatura | Cordones blancos anteriores | Cordón gris posterior del lado opuesto | Tálamo |
| Haces de Goll y de Burdach | Tacto discriminante y sensaciones de presión, incluida vibración, estereognosis y discriminación de dos puntos; también cinestesia consciente | Cordones blancos posteriores | Ganglios raquídeos del mismo lado | Bulbo |
| Haz cerebeloso de Flechsig | Cinestesia inconsciente | Cordones blancos laterales | Cordón gris posterior | Cerebelo |

\* Localización de los cuerpos de las neuronas de las que proceden los axones del tracto.
\*\* Estructura en que terminan los axones del tracto.

### Principales cordones descendentes de la medula espinal

| Nombre | Función | Localización | Origen* | Terminación** |
|---|---|---|---|---|
| Piramidal cruzado (o corticoespinal lateral) | Movimiento voluntario, contracción de músculos individuales o de pequeños grupos musculares, particularmente los que mueven las manos y los dedos y los pies y los dedos de los pies del lado opuesto | Cordones blancos laterales | Áreas motoras de la corteza cerebral (principalmente las áreas 4 y 6) del lado opuesto al de la situación del cordón en la medula | Astas anterior o intermedia |
| Piramidal directo (o corticoespinal ventral) | La misma que el piramidal cruzado excepto los músculos del mismo lado | Cordones blancos laterales | Corteza motora, pero en el mismo lado de la localización del cordón en la medula | Astas anterior o intermedia |
| Reticuloespinal externo | Principalmente influencia facilitadora sobre las neuronas motoras de los músculos esqueléticos | Cordones blancos laterales | Formación reticular, mesencéfalo, protuberancia y bulbo | Astas anterior o intermedia |
| Reticuloespinal interno | Principalmente influencia inhibidora sobre las neuronas motoras de los músculos esqueléticos | Cordones blancos anteriores | Formación reticular, principalmente bulbo | Astas anterior o intermedia |

\* Localización de los cuerpos de las neuronas de las que proceden los axones del tracto.
\*\* Estructura en que terminan los axones del tracto.

**Nervios raquídeos y ramas periféricas**

| Nervios raquídeos | Plexos formados por los ramos anteriores | Ramas de nervios raquídeos procedentes de plexos | Partes inervadas |
|---|---|---|---|
| Cervical 1 2 3 4 | Plexo cervical | Occipital menor<br>Auricular<br>Rama cervical transversa<br>Supraclavicular anterior<br>Supraclavicular medio<br>Supraclavicular posterior<br>Ramas para numerosos músculos del cuello | Inervación sensitiva a la parte posterior de la cabeza, anterior del cuello y superior del hombro; motora a numerosos músculos del cuello |
| | | Frénico (ramas de nervios cervicales antes de la formación del plexo; la mayor parte de sus fibras provienen del cuarto nervio cervical) | Diafragma |
| | | Supraescapular y dorsal de la escápula | Músculos* superficiales de la escápula |
| | | Nervios torácicos, ramas interna y externa | Pectorales mayor y menor |
| Cervical 5 | | Nervio del serrato mayor<br>Toracodorsal<br>Subescapular | Serrato mayor<br>Dorsal ancho<br>Músculos subescapular y redondo mayor |
| 6 7 | Plexo braquial | Axilar (circunflejo) | Músculos deltoides y redondo menor y piel sobre el deltoides |
| 8 Torácico (o dorsal) 1 2 | | Musculocutáneo | Músculos de la cara anterior del 'brazo (bíceps braquial, coracobraquial y braquial anterior) y piel de la cara externa del antebrazo |
| 3 4 | | Cubital | Cubital anterior y parte del flexor común propio de los dedos; algunos músculos de la mano; inervación sensitiva al lado interno de la mano, meñique y mitat interna del cuarto dedo |
| 5 6 7 | No forman plexo; las ramas se dirigen directamente a los músculos intercostales y a la piel del tórax | | |
| 8 9 10 11 12 | | Mediano | Resto de los músculos de la cara anterior del antebrazo y de la mano; inervación sensitiva a la piel de la cara palmar del pulgar, índice y dedo medio |
| | | Radial | Tríceps y músculos de la cara posterior del antebrazo; inervación sensitiva a la piel del dorso del antebrazo y mano |
| | | Nervio accesorio del braquial cutáneo interno | Inervación sensitiva a la cara interna del brazo y del antebrazo |

---

* Aunque los nervios que se dirigen a los músculos se consideran motores, contienen algunas fibras sensitivas que transmiten impulsos propioceptivos.

**Nervios raquídeos y ramas periféricas (continuación)**

| Nervios raquídeos | Plexos formados por los ramos anteriores | Ramas de nervios raquídeos procedentes de plexos | Partes inervadas |
|---|---|---|---|
| | | Abdominogenital mayor | Sensitiva a la pared abdominal anterior |
| | | Abdominogenital menor | Sensitiva a la pared abdominal anterior y genitales externos; motora a los músculos de la pared abdominal |
| | | Genitocrural | Sensitiva a la piel de los genitales externos y de la región inguinal |
| | | Femorocutáneo | Sensitiva al lado externo del muslo |
| Lumbar 1 2 3 4 5 Sacro 1 2 3 4 5 Coccígeo 1 | Plexo sacro | Crural | Motora al cuadríceps, sartorio y la porción ilíaca del iliopsoas; sensitiva a la cara anterior del muslo y cara interna de la pierna (nervio safeno) |
| | | Obturador | Motora a los aductores del muslo |
| | | Tibial posterior* (ciaticopoplíteo interno) | Motora a los músculos de la pantorrilla; sensitiva a la piel de la pantorrilla y de la planta del pie |
| | | Ciaticopoplíteo externo | Motora a los eversores y dorsiflexores del pie; sensitiva a la cara externa de la pierna y a la dorsal del pie |
| | | Ramos musculares del ciático mayor | Motora a los músculos de la cara posterior del muslo |
| | | Nervios glúteos superior e inferior | Motora a los músculos de la nalga y al tensor de la fascia lata |
| | | Nervio ciático menor | Sensitiva a la piel de las nalgas, cara posterior de la pierna y del muslo |
| | | Nervio pudendo | Motora a los músculos del periné; sensitiva a la piel del periné |

\* Fibras sensitivas de los nervios ciaticopoplíteo interno y ciaticopoplíteo externo se unen para formar el *musculocutáneo de la pierna* que inerva la piel de la pantorrilla y la cara externa del pie. En el muslo, los nervios ciaticopoplíteos están encerrados en una sola vaina formando el *nervio ciático*, el más voluminoso del cuerpo, con una anchura de casi dos centímetros. A unos dos tercios de su trayecto por la cara posterior del muslo se divide en sus dos ramas terminales. Otras ramas intermedias se extienden por el bíceps crural, el semitendinoso y el semimembranoso.

**Nervios craneales**

| Nervio* | Fibras sensitivas | | | Fibras motoras | | Funciones |
|---|---|---|---|---|---|---|
| | Receptores | Cuerpos celulares | Terminación | Cuerpos celulares. | Terminación | |
| **I** Olfatorio | *Mucosa nasal* | *Mucosa nasal* | Bulbos olfatorios, nueva estación de relevo de las neuronas del córtex olfatorio | | | *Sentido del olfato* |
| **II** Optico | *Retina* | *Retina* | *Núcleo en el tálamo (cuerpo geniculado externo); algunas fibras terminan en el tubérculo cuadrigémino anterior* | | | *Visión* |
| **III** Motor ocular común | *Músculos extrínsecos del ojo, excepto el oblicuo mayor y el recto externo* | ? | ? | **Mesencéfalo (núcleo oculomotor común y núcleo de Edinger-Westphal)** | **Músculos extrínsecos del ojo excepto el oblicuo mayor y el recto externo; las fibras del núcleo de Edinger-Westphal terminan en el ganglio ciliar y después en los músculos ciliares y el iris** | Movimientos oculares, regulación del tamaño de la pupila, acomodación, *propiocepción (sentido muscular)* |
| **IV** Patético | *Oblicuo mayor* | ? | ? | **Mesencéfalo** | Músculo oblicuo mayor del ojo | Movimientos oculares, *propiocepción* |
| **V** Trigémino | *Piel y mucosas de la cabeza, dientes* | *Ganglio de Gasser* | *Protuberancia (núcleo sensitivo)* | **Protuberancia (núcleo motor)** | Músculos de la masticación | Sensaciones de la cabeza y cara, **movimientos masticatorios,** *sentido muscular* |
| **VI** Motor ocular externo | *Recto externo* | | | **Protuberancia** | Músculo recto externo del ojo | **Abducción del ojo** *(propiocepción)* |
| **VII** Facial | *Papilas gustativas de los dos tercios anteriores de la lengua* | *Ganglio geniculaco* | Bulbo (núcleo solitario) | **Protuberancia** | Músculos superficiales de la cara y el cráneo | **Mímica, secreción de saliva,** *gusto* |
| **VIII** Auditivo 1 Rama vestibular | *Conductos semicirculares y vestíbulo (utrículo y sáculo)* | *Ganglio vestibular* | *Protuberancia y bulbo (núcleos vestibulares)* | | | *Sentido del equilibrio* |

**Nervios craneales**

| Nervio* | Fibras sensitivas | | | Fibras motoras | | Funciones |
|---|---|---|---|---|---|---|
| | Receptores | Cuerpos celulares | Terminación | Cuerpos celulares | Terminación | |
| **2 Rama** coclear | *Órgano de Corti en el conducto coclear* | *Ganglio espiral* | *Protuberancia y bulbo (núcleos cocleares)* | | | *Audición* |
| **IX Glosofaríngeo** | *Faringe; papilas gustativas y otros receptores del tercio posterior de la lengua* | *Ganglios yugular y petroso* | *Bulbo (núcleo solitario)* | **Bulbo (núcleo ambiguo)** | **Músculos de la faringe** | *Gusto y otras sensaciones de la lengua,* **movimientos de deglución, secreción de saliva,** *ayuda al control reflejo de la presión sanguínea y la respiración* |
| | *Seno carotídeo y corpúsculo carotídeo* | *Ganglios yugular y petroso* | *Bulbo (centros respiratorio y vasomotor)* | **Bulbo en la unión con la protuberancia (núcleo salivatorio)** | **Ganglio ótico y luego a la glándula parótida** | |
| **X Vago** | *Faringe, laringe, corpúsculo carotídeo y vísceras abdominales y torácicas* | *Ganglios yugular y plexiforme* | *Bulbo (núcleo solitario), protuberancia (núcleo del quinto nervio craneal)* | **Bulbo (núcleo dorsal motor)** | **Ganglios del plexo vagal y después a los músculos de la faringe, laringe y vísceras torácicas y abdominales** | *Sensaciones y* **movimientos** *de los órganos inervados; por ejemplo,* **retarda el corazón,** *aumenta el peristaltismo y contrae los músculos para producir la* **voz** |
| **XI Espinal** | *?* | *?* | *?* | **Bulbo (núcleo dorsal motor del vago y núcleo ambiguo)** | **Músculos de las vísceras torácicas y abdominales y de la faringe y la laringe** | **Movimientos del hombro, movimientos giratorios de la cabeza, movimientos de las vísceras, producción de la voz,** *¿propiocepción?* |
| | | | | **Cordón gris anterior de los cinco o seis primeros segmentos cervicales de la medula espinal** | **Músculos trapecio y esternocleidomastoideo** | |
| **XII Hipogloso** | *?* | *?* | *?* | **Bulbo (núcleo del hipogloso)** | **Músculos de la lengua** | **Movimientos de la lengua,** *¿propiocepción?* |

*Las cursivas indican fibras y funciones sensitivas. Las negritas indican fibras y funciones motoras.

## Nervios craneales y nervios raquídeos

| | Nervios craneales | Nervios raquídeos |
|---|---|---|
| Origen | Base del encéfalo | Medula espinal |
| Distribución | Principalmente en cabeza y cuello | Piel, músculos esqueléticos, articulaciones, vasos sanguíneos, glándulas sudoríparas y mucosas, excepto las de la cabeza y cuello |
| Estructura | Unos, compuestos sólo de fibras sensitivas; otros, de axones motores y dendritas sensitivas. Unas fibras motoras pertenecen al sistema nervioso somático; otras, al vegetativo | Todos ellos compuestos de dendritas sensitivas y axones motores; uno de éstos, somáticos; otros, vegetativos |
| Función | Visión, audición, sentido del olfato, sentido del tacto, movimientos oculares | Sensaciones, movimientos y secreción de sudor |

## Neuronas simpáticas y parasimpáticas y su localización

| | Simpáticas | Parasimpáticas |
|---|---|---|
| **Neuronas preganglionares** | | |
| Dendritas y cuerpos celulares | En los cordones grises laterales de la porción dorsal y de los cuatro primeros segmentos lumbares de la medula espinal | En los núcleos del tronco del encéfalo y medula (en los cordones grises laterales de los segmentos sacros de la medula) |
| Axones | En las raíces anteriores de los nervios raquídeos, para los nervios raquídeos (dorsales y cuatro primeros lumbares), para los ramos blancos, y después en una de las tres vías siguientes: 1) ganglios; 2) por los ramos blancos a los ganglios simpáticos y a través de ellos, después hacia arriba o hacia abajo por el tronco simpático antes de su sinapsis en un ganglio simpático; 3) por los ramos blancos a los ganglios simpáticos y a su través, a los nervios esplácnicos y a su través a ganglios colaterales (celíacos, mesentéricos superiores e inferiores) | Desde los núcleos del tronco del encéfalo al ganglio ciliar a través del III nervio craneal<br>Desde núcleos de la protuberancia al ganglio esfenopalatino o al submaxilar a través del VII nervio craneal<br>Desde los núcleos de la protuberancia al ganglio ótico a través del IX nervio craneal o a los ganglios cardiaco y celíaco a través de los nervios craneales X y XI respectivamente |
| **Neuronas posganglionares** | | |
| Dendritas y cuerpos celulares | En los ganglios simpáticos y colaterales | En los ganglios simpáticos (por ejemplo, ciliar, esfenopalatino, submaxilar, ótico, cardiaco, celíaco) localizados en los órganos viscerales efectores o cerca de ellos<br>En una palabra, nervios o diversos órganos viscerales efectores |
| Axones | En los nervios y plexos vegetativos que inervan las vísceras torácicas y abdominales y vasos sanguíneos de estas cavidades<br>En los ramos grises a los nervios raquídeos, al músculo liso de los vasos sanguíneos de la piel y los folículos pilosos y glándulas sudoríparas | |

**Funciones vegetativas**

| Efectos viscerales | Impulsos simpáticos | Impulsos parasimpáticos |
|---|---|---|
| **Músculo cardiaco** | Estimulan el marcapasos, aceleran la frecuencia y vigor del latido cardiaco | Inhiben el marcapasos; disminuyen la frecuencia y vigor del latido cardiaco |
| **Músculo liso de los vasos sanguíneos** | | |
| Vasos sanguíneos de la piel | Estimulan, contraen | Sin fibras parasimpáticas |
| Músculo esquelético de los vasos sanguíneos | Inhiben, dilatan | Sin fibras parasimpáticas |
| Vasos coronarios | Inhiben, dilatan | Sin fibras parasimpáticas |
| Vasos sanguíneos del cerebro y vísceras abdominales | Estimulan, contraen | Inhiben, dilatan, no hay fibras parasimpáticas en ciertas vísceras |
| Vasos simpáticos de los genitales externos | Inhiben, dilatan | Estimulan, contraen |
| **Músculo liso de los órganos huecos y esfínteres** | | |
| Bronquios | Inhiben, dilatan | Estimulan, contraen |
| Tubo digestivo, excepto esfínteres | Inhiben, disminuyen el peristaltismo | Estimulan, aumentan el peristaltismo |
| Esfínteres del tubo digestivo | Estimulan, cierran | Inhiben, abren |
| Vejiga urinaria | Inhiben, relajan | Estimulan, contraen |
| Esfínteres urinarios | Estimulan, cierran | Inhiben, abren |
| Ojo | | |
| Iris | Estimulan el músculo radiado, dilatan la pupila | Estimulan el músculo circular, contraen la pupila |
| Músculo ciliar | Inhiben, acomodan para la visión lejana | Estimulan, acomodan para la visión próxima |
| Pelos (músculos pilomotores) | Estimulan, producen «carne de gallina» (piloerección) | |
| **Glándulas** | | |
| Sudoríparas | Estimulan, aumentan el sudor | Sin fibras parasimpáticas |
| Digestivas (salivales, gástricas, etc.) | Inhiben, disminuyen la secreción de saliva, no se conocen para otras glándulas | Estimulan, aumentan la secreción de saliva |
| Páncreas, incluidos islotes | Inhiben, disminuyen la secreción | Estimulan, aumentan la secreción de jugo pancreático y de insulina |
| Hígado | Estimulan la glucogenolisis, aumentan la glucemia | Sin fibras parasimpáticas |
| Medula suprarrenal | Estimulan, aumentan la secreción de adrenalina | Sin fibras parasimpáticas |

## 6. Sistema circulatorio

**Leucocitos (glóbulos blancos)**

| | Fórmula leucocitaria* | |
| Clase | Límites normales (%) | Típica normal (%) |
|---|---|---|
| Los de citoplasma granular y núcleos irregulares | | |
| Neutrófilos (tinción neutra) | 65 a 75 | 65 |
| Eosinófilos (tinción ácida) | 2 a 5 | 3 |
| Basófilos (tinción básica) | ½ a 1 | 1 |
| Los de citoplasma no granular y núcleos regulares | | |
| Linfocitos (grandes y pequeños) | 20 a 25 | 25 |
| Monocitos | 3 a 8 | 6 |
| TOTAL | | 100 |

\* En la fórmula leucocitaria, la suma de los porcentajes de las diferentes clases de leucocitos debe ser, naturalmente, 100.

**Células hemáticas**

| Células | Número | Función | Formación (hemopoyesis) | Destrucción |
|---|---|---|---|---|
| Hematíes (eritrocitos) | 4,5 a 5,5 millones/mm³ (un total de aproximadamente 30 trillones en el organismo adulto) | Transporte de oxígeno y de dióxido de carbono | Medula roja de los huesos (tejido mieloide) | Las células reticuloendoteliales del tapizado de los vasos sanguíneos del hígado, bazo y medula ósea fagocitan los hematíes viejos; viven de 105 a 120 días en la corriente sanguínea. No se conoce con certeza; probablemente algunos se destruyan por fagocitosis |
| Leucocitos (glóbulos blancos) | Generalmente de 5.000 a 9.000/mm³ | Desempeñan un papel importante en la producción de inmunidad, por ejemplo, la fagocitosis por neutrófilos y monocitos, la formación de anticuerpos por linfocitos y sus descendientes, las células plasmáticas, la producción de *heparina* por los basófilos, la detoxificación por los eosinófilos | Los leucocitos granulares en la medula roja; antes del nacimiento y unos pocos meses después se forman algunos linfocitos en el timo; después, la mayoría de los linfocitos y monocitos se forman en los ganglios linfáticos y en otros tejidos linfáticos | |
| Plaquetas (trombocitos) | 150.000 a 350.000/mm³ | Inician la coagulación sanguínea y la hemostasia | Medula roja, pulmones y bazo. | Desconocida |

**Arterias coronarias**

| Arteria coronaria derecha | Arteria coronaria izquierda |
|---|---|
| Se divide en dos ramas: | Se divide en dos ramas: |
| 1 Arteria descendente posterior. Da ramas a los dos ventrículos | 1 Arteria descendente anterior. Da ramas a los ventrículos |
| 2 Arteria del borde del corazón. Da ramas al ventrículo derecho y a la aurícula derecha | 2 Arteria circunfleja. Da ramas al ventrículo izquierdo y a la aurícula izquierda |

| Arteria | Ramas (sólo se nombran las mayores) |
|---|---|
| Aorta ascendente | Arterias coronarias (dos, al miocardio) |
| Cayado de la aorta | Tronco braquiocefálico |
| | Subclavia izquierda |
| | Carótida primitiva izquierda |
| Tronco braquiocefálico | Subclavia derecha |
| | Carótida primitiva derecha |
| Subclavia (derecha e izquierda) | Vertebral* |
| | Axilar (continuación de la subclavia) |
| Axilar | Humeral (continuación de la axilar) |
| Humeral | Radial |
| | Cubital |
| Radial y cubital | Arcos palmares (arcos arteriales superficial y profundo de la mano formados por anastomosis de ramas de las arterias radial y cubital; numerosas ramas a la mano y a los dedos) |
| Carótida primitiva (derecha e izquierda) | Carótida interna (cerebro, ojo, frente y nariz)* |
| | Carótida externa (tiroides, lengua, amígdalas y oído) |
| Aorta torácica | Ramas viscerales a pericardio, bronquios, esófago, mediastino |
| | Ramas parietales a los músculos del tórax, glándulas mamarias y diafragma |
| Aorta abdominal | Ramas viscerales: |
| | 1 Tronco celíaco, que se ramifica en las arterias coronaria estomáquica, hepática y esplénica (estómago, hígado y bazo) |
| | 2 Arterias suprarrenales derecha e izquierda (glándulas suprarrenales) |
| | 3 Arteria mesentérica superior (intestino delgado) |
| | 4 Arterias renales derecha e izquierda (riñones) |
| | 5 Arterias espermáticas (o uteroováricas) derecha e izquierda (testículos u ovarios) |
| | 6 Arteria mesentérica inferior (intestino grueso) |
| | Ramas parietales a la cara inferior del diafragma, músculos y piel de la espalda, medula espinal y meninges |
| | Arterias ilíacas primitivas derecha e izquierda. La aorta abdominal termina en estos vasos formando una Y invertida |
| Ilíaca primitiva | Ilíaca interna o hipogástrica (pared y vísceras de la pelvis) |
| | Ilíaca externa (al miembro inferior) |
| Ilíaca externa (derecha e izquierda) | Femoral (continuación de la ilíaca externa cuando sale de la cavidad abdominal) |
| Femoral | Poplítea (continuación de la femoral) |
| Poplítea | Tibial anterior |
| | Tibial posterior |
| Tibial anterior y posterior | Arco plantar (arco arterial de la planta del pie formado por anastomosis de las ramas terminales de las arterias tibiales anterior y posterior; arterias pequeñas se dirigen del arco a los dedos del pie) |

* Las arterias vertebrales derecha e izquierda se extienden, desde su origen como ramas de las arterias subclavias, hacia arriba por el cuello atravesando los agujeros de las apófisis transversas de las vértebras cervicales, penetran en el cráneo por el agujero occipital y se unen en la cara inferior del tronco encefálico para formar el *tronco basilar*, que se bifurca poco después formando las *arterias cerebrales posteriores* derecha e izquierda. Las arterias carótidas internas entran en la cavidad craneal por la parte media de la base del cráneo, donde se conocen como *arterias cerebrales anteriores*. Pequeños vasos, las *arterias comunicantes*, unen las arterias cerebrales anterior y posterior formando un círculo o polígono arterial (el *polígono de Willis*) en la base del encéfalo, buen ejemplo de anastomosis arterial.

**Estructura de los vasos sanguíneos**

| | Arterias | Venas | Capilares |
|---|---|---|---|
| Túnicas | Túnica externa (o adventicia) de tejido fibroso blanco; hace que las arterias estén abiertas en vez de aplastarse cuando se cortan | Las mismas tres túnicas, pero menos fibras elásticas y más delgadas; las venas se aplastan cuando se cortan; tienen válvulas semilunares e intervalos | Sólo está presente la túnica de tapizado; por eso sus paredes tienen sólo el grueso de una célula |
| | Túnica muscular (o media) del músculo liso, elástico y algunos tejidos fibrosos blancos; esta túnica permite la contracción y la dilatación | | |
| | Tapizado (túnica íntima) de endotelio | | |

**Aporte sanguíneo**

Las células del tapizado endotelial, mediante la sangre que corre por los vasos; intercambio de oxígeno, etc., entre las células de la túnica media y la sangre por difusión; la túnica externa, mediante diminutos vasos denominados *vasa vasorum* o «vasos de los vasos»

**Inervación**

Las células musculares lisas de la túnica media están inervadas por fibras vegetativas

**Anormalidades**

Aterosclerosis: endurecimiento de las paredes de las arterias (arteriosclerosis) caracterizada por depósitos lípidos en la túnica íntima.

Aneurisma: dilatación sacciforme de la parte arterial

Venas varicosas: dilatación de las paredes venosas, particularmente en torno a las válvulas semilunares

Flebitis: inflamación de una vena; «flegmasia alba dolens»: flebitis de la vena femoral de las mujeres después del parto

# DICCIONARIO
# INGLES-ESPAÑOL

# A

abalienation abalienación
abarticular abarticular
abarthrosis abartrosis
abasia abasia
abaxial abaxial
Abbot pump bomba de Abbot
abdomen abdomen
abdominal aorta aorta abdominal
abdominal aponeurosis aponeurosis abdominal
abdominal bandage vendaje abdominal
abdominal binder faja abdominal
abdominal breathing respiración abdominal
abdominal delivery parto abdominal
abdominal fistula fístula abdominal
abdominal hernia hernia abdominal
abdominal pain dolor abdorninal
abdominal pregnancy embarazo abdominal
abdominal pulse pulso abdominal
abdominal reflex reflejo abdominal
abdominal surgery cirugía abdominal
abdominocentesis abdominocentesis
abdominocyesis abdominociesis
abdominoscopy abdominoscopia
abducens nerve nervio motor ocular externo
abduction abducción
abduction boots botas de abducción
abductor abductor
Abernethy's sarcoma sarcoma de Abernethy
aberrant aberrante
aberrant ductule conductillo aberrante
alberrant goiter bocio aberrante
abetalipoproteinemia abetalipoproteinemia
abiogenesis abiogénesis
abiosis abiosis
abiotrophy abiotrofia
ablatio placentae ablatio placentae
ablation ablación
ablepsia ablepsia
abnerval current abneural

corriente
abnormal behavior conducta anormal
abnormal psychology psicología anormal
ABO blood groups grupos sanguíneos ABO
aborted systole sístole abortada
abortifacient abortivo
ahortion aborto
abortion-on-demand aborto voluntario
abortus fever fiebre abortiva
aboulia abulia
abrachia abraquia
abrasion abrasión
abreaction abreacción
abrosia abrosia
abruptio placentae abruptio placentae
abscess absceso
absolute alcohol alcohol absoluto
absolute growth crecimiento absoluto
absorbable gauze gasa absorbible
absorbed dose dosis absorbida
absorbent dressing apósito absorbente
absorbent gauze gasa absorbente
absorption absorción
abstinence abstinencia
abstract thinking pensamiento abstracto
abulia abulia
abuse maltrato
acampsia acampsia
acantha acanto
acanthocyte acantocito
acanthocytosis acantocitosis
acanthoma acantoma
acanthoma adenoides cysticum acantoma adenoide cístico
acanthoma verrucosa seborrheica acantoma verrugoso seborreico
acanthosis acantosis
acanthosis nigricans acantosis nigricans
acardia acardia
acardius acardio
acardius acephalus acardiaco acefálico
acardius amorphus acardiaco amorfo
acariasis acariasis
acarid acárido, ácaro
acarodermatitis acarodermatitis
accelerated hypertension hipertensión acelerada
acceleration phase fase de aceleración
acceptable daily intake in-

gestión diaria aceptable
acceptor aceptor
accessory accesorio
accessory chromosome cromosoma accesorio
accessory muscle músculo accesorio
accessory nerve nervio espinal
accessory pancreatic duct conducto pancreáticoaccesorio
accessory phrenic nerve nervio frénico accesorio
accessory sinus of the nose seno accesorio de la nariz
acclimate aclimatar
acclimatize aclimatar
accommodation acomodación
accommodation reflex reflejo de acomodación
accretio cordis accretio cordis
accretion acreción
acecarbromal acecarbromal
acedia acedia
acentric acéntrico
acephalia acefalia
acephalism acefalia
acephalobrachia acefalobraquia
acephalus acéfalo
acephaly acefalia
acetabulum acetábulo
acetaminophen acetaminofeno
acetate kinasa acetatoquinasa
acetazolamide acetazolamida
acetic acid ácido acético
acetic fermentation fermentación acética
acetoacetic acid ácido acetoacético
acetohexamide acetohexamida
acetone acetona
acetophenazine maleate maleato de acetofenacina
acetophenetidin acetofenecidina
acetylacetic acid ácido acetilacético
acetyl-CoA acetilcoenzima CoA
acetylcholine chloride cloruro de acetilcolina
acetylcoenzyme A acetilcoenzima A
acetylsalicylic acid ácido acetilsalicílico
achalasia acalasia
Achard-Thiers syndrome síndrome de Achard-Thiers
ache algia
Achiles tendon reflex re-

flejo aquíleo
achlorydria aclorhidria
achondroplasia acondroplasia
achondroplastic dwarf enano acondroplásico
achromocyte acromocito
achylia aquilia
achylous aquílico
acicular acicular
acid bath baño ácido
acid burn quemadura por ácido
acid dust polvo ácido
acid mist vapor ácido
acid perfasion test prueba de la perfusión esofágica ácida
acid phosphatase fosfatasa ácida
acid poisoning intoxicación por ácidos
acid rain lluvia ácida
acid therapy acidoterapia
acid-base balance equilibrio ácido-base
acid-base metabolism metabolismo ácido-base
acid-fast stain tinción ácido-alcohol resistente
acidify acidificar
acidity acidez
acidophil acidófilo
acidophilic adenoma adenoma acidófilo
acidophilus milk leche acidófila
acidosis acidosis
aciol precipitation precipitación ácida
acinar adenocarcinoma adenocarcinoma acinar
acinetobacter acineto bacter
acinic cell adenocarcinoma adenocarcinoma de células acinares
acinitis acinitis
acinous adenocarcinoma adenocarcinoma acinoso
acinus acino
acmesthesia acmestesia
acne acné
acne artificialis acné artificial
acne cachecticorum acné caquéctica
acne conglobata acné conglobata
acne indurata acné indurado
acne keratosa acné queratosa
acne necrotica miliaris acné necrótica miliar
acne neonatorum acné neonatal
acne papulosa acné papuloso
acne rosacea acné rosácea
acne vulgaris acné vulgar

acneform acneiforme
acneform drug eruption erupción medicamentosa acneiforme
acnegenic acnegénico
acneiform acneiforme
acoria acoria
acorn-tipped catheter sonda de bola
acousma acusma
acoustic microscope microscopio acústico
acoustic nerve nervio acústico
acoustic neurilemoma neurilemoma acústico
acoustic neurinoma neurinoma acústico
acoustic neurofibroma neurofibroma acústico
acoustic neuroma neuroma acústico
acoustic trauma traumatismo acústico
acousto-optics acústica óptica
acquired adquirido
acquired immunity inmunidad adquirida
acquired reflex reflejo adquirido
acridine acridina
acrocentric acrocéntrico
acrocephalosyndactylism acrocefalosindactilismo
acrocephaly acrocefalia
acrochordon acrocordón
acrocyanosis acrocianosis
acrodermatitis acrodermatitis
acrodermatitis enteropathica acrodermatitis enteropática
acromegalia acromegalia
acromegalic eunuchoidism eunucoidismo acromegálico
acromegaly acromegalia
acromioclavicular articulation articulación acromioclavicular
acromion acromion
acroparesthesia acroparestesia
acrophobia acrofobia
acrosomal reaction reacción acrosómica
acrosome acrosoma
acrotic acrótico
actigraph quimógrafo
actin actina
acting out acción impulsiva
actinia actínico
actinic dermatitis dermatitis actínica
actinic keratosis queratosis actínica
actinin actina
actinium actinio
actinomyces actinomices
actinomycin D actinomici-

na D
actinomycosis actinomicosis
action current corriente de acción
action potential potencial de acción
activated charcoal carbón activado
activated 7-dehydrocholesterol 7-dehidrocolesterol activado
activation factor factor de activación
activator activador
active assisted exercice ejercicio activo asistido
active exercice ejercicio activo
active euthanasia eutanasia activa
active immunity inmunidad activa
active movement movimiento activo
active play juego activo
active resistance exercice ejercicio de resistencia activa
active sitie centro activo
active transport transporte activo
activities of daily living actividades de la vida diaria
actual cautery cauterización real
acuminate wart verruga acuminada
acupuncture acupuntura
acute agudo
acute abdomen abdomen agudo
acute alcoholism alcoholismo agudo
acute bacterial arthritis artritis bacteriana aguda
acute care asistencia aguda o inmediata
acute childhood leukemia leucemia aguda infantil
acute delirium delirio agudo
acute disease enfermedad aguda
acute endarderitis endarderitis aguda
acute epiglottitis epiglotitis aguda
acute febrile polyneuritis polineuritis febril aguda
acute glomeralonephritis glomerulonefritis aguda
acute goiter bocio agudo
acute hallucinatory paranoia paranoia alucinatoria aguda
acute hallucinosis alucinosis aguda
acute hemorrhagic leukoencephalitis leucoencefalitis hemorrágica aguda

acute idiopathic polyneuritis polineuritis idiopática aguda
acute laryngotracheobronchitis laringotraqueobronquitis aguda
acute lymphoblastic leukemia leucemia linfoblástica aguda
acute lymphocytic leukemia leucemia linfocítica aguda (LLA)
acute myelocytic leukemia (AML) leucemia mielocítica aguda (LMA)
acute necrotizing gingivitis gingivitis necrotizante aguda
acute necrotizing hemorrhagic encephalopathy encefalopatía hemorrágica necrotizante aguda
acute nonlymphocytic leukemia leucemia no linfocítica aguda
acute pain dolor agudo
acute paranoid disorder paranoia aguda
acute promyelocytic leukemia leucemia promielocítica aguda
acute psychosis psicosis aguda
acute pyogenic arthritis artritis piogénica aguda
acute radial nerve palsy parálisis aguda del nervio radial
acute radiation exposure exposición aguda a la radiación
acute rheumatic arthritis artritis reumática aguda
acute rhinitis rinitis aguda
acute respiratory distress syndrome síndrome de sufrimiento respiratorio agudo
acute rickets raquitismo agudo
acute schizophrenia esquizofrenia aguda
acute transverse myelitis mielitis transversa aguda
acyclovir aciclovir
acute tubular necrosis necrosis tubular aguda
acyesis aciesis
adactyly adactilia
adamantinoma adamantinoma
adamantoblastoma adamantoblastoma
Adam's apple bocado de Adán
Adams-Stokes syndrome síndrome de Adams Stokes
adaptation syndrome síndrome de adaptación
addiction adicción

addis count recuento de addis
addisonian anemia anemia de Addison
addisonian crisis crisis addisoniana
Addison's disease enfermedad de Addison
Addison's keloid queloide de Addison
Addison's syndrome síndrome de Addison
adduction aducción
adductor aductor, adductor
adductor brevis músculo aductor del muslo
adductor canal conducto de los aductores
adductor longus músculo aductor mediano
adductor magnus músculo aductor mayor del muslo
adenalgia adenalgia
adenectomy adenectomía
adenine arabinoside arabinósido de adenina
adenine-D-ribose adenina-D-ribosa
adenitis adenitis
adenoacanthoma adenoacantoma
adenoameloblastoma adenoameloblastoma
adenoassociated virus virus adenoasociado
adenocarcinoma adenocarcinoma
adenocarcinoma in situ adenocarcinoma in situ
adenochondroma adenocondroma
adenocyst adenoquiste
adenodynia adenodinia
adenoepithelioma adenoepitelioma
adenofriboma adenofibroma
adenofibroma edematodes adenofibroma edematoso
adenohypophysis adenohipófisis
adenoid adenoides
adenoid cystic carcinoma carcinoma adenoide quístico
adenoid hyperplasia hiperplasia adenoide
adenoidal speech voz adenoidal
adenoidectomy adenoidectomía
adenoleiomyofibroma adenoleiomiofibroma
adenolipoma adenolipoma
adenolipomatosis adenolipomatosis
adenolymphoma adenolinfoma
adenoma adenoma

adenoma sebaceum adenoma sebáceo
adenomatoid adenomatoide
adenomatosis adenomatosis
adenomatous goiter bocio adenomatoso
adenomyoepithelioma adenomioepitelioma
adenomyofibroma adenomiofibroma
adenomyoma adenomioma
adenomyomatosis adenomiomatosis
adenomyosarcoma adenomiosarcoma
adenomyosio adenomiosis
adenopathy adenopatía
adenosarcoma adenosarcoma
adenosarcorhabdomyoma adenosarcorabdomioma
adenosine adenosina
adenosine-deaminase adenosina-desaminasa
adenosine diphosphate difosfato de adenosina (ADP)
adenosine hydrolase adenosina hidrolasa
adenosine kinase adenosina quinasa
adenosine monophosphate (AMP) monofosfato de adenosina (AMP)
adenosine phosphate fosfato de adenosina
adenosine triphosphatase (AT pase) adenosintrifosfatasa (AT pasa)
adenosine triphosphate (ATP) trifosfato de adenosina (ATP)
adenosis adenosis
adenovirus adenovirus
Aden's fever fiebre de Aden
adenylate adenilar
adenylate kinase adenilatoquinasa
adenylic acid ácido adenílico
adermia adermia
adhesion adherencia
adhesiotomy adhesiotomía
adhesive abasrbent dressing apósito absorbente adhesivo
adhesive pericarditis pericarditis adhesiva
adhesive peritonitis peritonitis adhesiva
adhesive plaster cinta adhesiva
adhesive pleurisy pleuresía adhesiva
adhesive skin traction tracción cutánea adhesiva
Adie's pupil pupila de Adie
Adie's syndrome síndrome

de Adie
adiphenine hydrochloride clorhidrato de adifenina
adiponecrosis adiponecrosis
adiponecrosis subcutanea neonatorum adiponecrosis subcutánea neonatal
adipose adiposo
adipose tumor tumor adiposo
adiposogenital dystrophy distrofia adiposogenital
adiposogenital syndrome síndrome adiposogenital
aditus aditus
adjunct coadyuvante
adjunct to anesthesia fármaco asociado a la anestesia
adjunctive psychotherapy psicoterapia auxiliar
adjustment reaction reacción de adaptación
adjuvant chemotherapy quimioterapia adyuvante
adjuvant therapy tratamiento coadyuvante
administration of parenteral fluids fluidoterapia parenteral
adnexa anejos, anexos
adnexa fetal anexos del feto
adnexótis anexitis
adolescence adolescencia
adolescent adolescente
adolescent vertebral epiphysitis epifisitis vertebral del adolescente
adquired immunodeficiency syndrome (AIDS) síndrome de inmunodeficiencia adquirida (SIDA)
adrenal cortex corteza suprarrenal
adrenal cortical carcinoma carcinoma corticosuprarrenal
adrenal gland glándula suprarrenal
adrenal insufficiency insuficiencia suprarrenal
adrenal virilism virilismo suprarrenal
adrenalectomy adrenalectomía
adrenarche adrenarquía
adrenergic adrenérgico
adrenergic blocking agent agente bloqueante adrenérgico
adrenergic fibers fibras adrenérgicas
adrenergic receptor receptor adrenérgico
adrenocorticotropic adrenocorticotrópico
adrenocorticotropic hormone (ACTH) hormona adrenocorticotropa

(ACTH)
adrenodoxin adrenodoxina
adrenogenital syndrome síndrome adrenogenital
adrenogenitalism adrenogenitalismo
adromia adromia
adult adulto
adult hemoglobin hemoglobina adulta
adult respiratory distress syndrome (ARDS) síndrome del sufrimiento respiratorio del adulto
adult rickets raquitismo del adulto
adulteration adulteración
adulthood edad adulta
adventitious adventicia, adventicio
adventitious bursa bolsa adventicia
adverse drug effect efecto farmacológico secundario
adverse reaction reacción adversa
adynamia adinamia
adynamia episodica hereditaria adinamia episódica hereditaria
adynamic fever fiebre adinámica
aedes aedes
aerate airear
aerobacter aerogenes aerobacter aerogenes
aerobe aeróbico
aerobic exercise ejercicio aeróbico
aerodontalgia aerodontalgia
aeroembolism aeroembolismo
aerophagy aerofagia
aerosinusitis aerosinusitis
aerosol aerosol
aerotitis aerotitis
aerotitis media aerotitis media
Aesculapius Esculapio
afebrile afebril
affect memory recuerdo afectivo
afferent aferente
afibrinogenemia afibrinogenemia
African lymphoma linfoma africano
African trypanosomiasis tripanosomiasis africana
afterbirth alumbramiento
afterloading poscarga
afterpains entuertos
agamete agameto
agametic agamético
agamic agámico
agammaglobulinemia agammaglobulinemia
agamocytogeny agamocitogenia

agamogenesis agamogénesis
agamogony agamogonia
agar-agar agar-agar
agenesia agenesia
agenesia corticalis agenesia cortical
agenesis agenesia
agenetic fracture fractura agenética
ageniocephalia ageniocefalia
agenic cephaly ageniocefalia
agenitalism agenitalismo
agenosomia agenosomia
agglutination aglutinación
agglutination inhibition test prueba de la inhibición de la aglutinina
agglutinin aglutinina
agglutinin absorption absorción de aglutinina
agglutinogen aglutinógeno
aggregate anaphylaxis anafilaxis por agregados
aggression agresión
aggressive personality personalidad agresiva
aging envejecimiento
agitated agitación
agitated depression depresión agitada
agitographia agitografía
agitolalia agitolalia
agitophasia agitofasia
agnathia agnatia, agnacia
agnathocephalia agnatocefalia
agnathocephalus agnatocéfalo
agnathocephaly agnatocefalia
agnathus agnato
agnathy agnatia, agnacia
agnosia agnosia
agonal thrombus trombo agónico
agonist agonista
agoraphobia agorafobia
agranular endoplasmic reticulum retículo endoplasmático agranular
agranulocyte agranulocito
agranulocytosis agranulocitosis
agraphia agrafía
agrypnia agripnia
agrypnotic aghrinótico
«aha» reaction reaction de «ajá
air aire
air bath baño de aire
air cells of the nose celdillas aéreas de la nariz
air embolism embolia aérea
air encephalography encefalografía gaseosa
air pump bomba de aire
air splint férula de aire

**air thermometer** termómetro de aire
**airplane splint** férula en aeroplano
**airway obstruction** obstrucción aérea
**akathisia** acatisia
**akinesia** acinesia
**akinetic apraxia** apraxia acinética
**akinetic mutism** mutismo acinético
**ala cerebelli** ala cerebelar
**ala cinerea** ala cinérea
**ala of the ethmoid** prolongación alar de la crista galli
**ala of the ilium** ala del ilíaco
**ala of the sacrum** ala del sacro
**ala nasi** alas de la nariz
**ala vomeris** ala del vómer
**alanine-aminotransferasa (ALT)** alanina-amino-transferasa
**alar ligament** ligamento alar
**alarm reaction** reacción de alarma
**alastrim** alastrim
**Albers-Schönberg's disease** enfermedad de Albers-Schönberg
**albinism** albinismo
**Albright's syndrome** síndrome de Albright
**albumin** albúmina
**albumin A** albúmina A
**albumin human** albúmina humana
**albuminuria** albuminuria
**alclometasone dipropioate** dipropionato de alclometasona
**Alcock's canal** conducto de Alcock
**alcohol** alcohol
**alcohol bath** baño de alcohol
**alcohol poisoning** intoxicación alcohólica
**alcoholic cirrhosis** cirrosis alcohólica
**alcoholic fermentation** fermentación alcohólica
**alcoholic hallucinosis** alucinosis alcohólica
**alcoholic ketoacidosis** acetoacidosis alcohólica
**alcoholic paranoia** paranoia alcohólica
**alcoholic psychosis** psicosis alcohólica
**alcoholic trance** trance alcohólico
**alcoholic-nutritional cerebellar degeneration** degeneración cerebelosa alcohólico-nutricional
**Alcoholics Anonymous** Alcohólicos Anónimos

**alcoholism** alcoholismo
**aldolase** aldolasa
**aldosterone** aldosterona
**aldosteroniam** aldosteronismo
**aldosteronoma** aldosteronoma
**aleukemic leukemia** - leucemia aleucémica
**aleukemic myelosis** mielosis aleucémica
**aleukia** aleucia, aleucemia
**aleukocythemic leukemia** leucemia aleucocitémica
**ataxia** ataxia
**alga** alga
**algid malaria** malaria perniciosa
**algolagnia** algolagnia
**alimentary bolus** bolo alimenticio
**aliphatic acid** ácido alifático
**alkali** álcalis
**alkali burn** quemadura por álcalis
**alkali poisoning** intoxicación por alcalinos
**alkali bath** baño alcalino
**alkaline phosphatase** fosfatasa alcalina
**alkaline-ash** sedimento alcalino
**alkaline-ash producing foods** alimentos productores de sedimento alcalino
**alkalinity** alcalinidad
**alkalinize** alcalinizar
**alkalize** alcalinizar
**alkalosis** alcalosis
**alkaptonuria** alcaptonuria
**alkylating agent** alquilante
**all or none law** ley del todo o nada
**allantoidoangiopagus** alantoidoangiopagus
**allantois** alantoides
**allele** alelo
**allelomorph** alelomorfo
**allergen** alergeno
**allergenic** alergénico
**allergic** alérgico
**allergic alveolitis** alveolitis alérgica
**allergic asthma** asma alérgica
**allergic broncopulmonar aspergillosis** aspergilosis broncopulmonar alérgica
**allergic conjunctivitis** conjuntivitis alérgica
**allergic coryza** coriza alérgico
**allergic dermatitis** dermatitis alérgica
**allergic interstitial pneumonitis** neumonitis intersticial alérgica
**allergic reaction** reacción alérgica

**allergic rhinitis** rinitis alérgica
**allergic vasculitis** vasculitis alérgica
**allergy** alergia
**allergy testing** pruebas alérgicas
**alligator forceps** pinzas de cocodrilo
**allodiploid** alodiploide
**allodiploidic** alodiploico
**allodiploidy** alodiploidia
**alloeroticism** aloerotismo
**alloerotism** aloerotismo
**allogamy** alogamia
**allohexaploid** alohexaploide
**allohexaploidic** alohexaploide
**allometric growth** crecimiento alométrico
**allometry** alometría
**allopathy** alopatía
**allopentaploid** alopentaploide
**alloplastic maneuver** maniobra aloplástica
**alloploidy** aloploidía
**allopolyploid** alopoliploide
**allopolyploidic** alopoliploide
**allopolyploidy** alopoliploidía
**allopurinol** alopurinol
**allotetraploide** alotetraploide
**allotetraploidic** alotetraploide
**allotriploid** alotriploide
**alloy** aleación
**aloe** áloe
**alopecia** alopecia
**alopecia areata** alopecia areata
**alopecia totalis** alopecia total
**alopecia universalis** alopecia universal
**alpha** alfa
**alpha fetoprotein (AFP)** alfafetoproteína (AFP)
**alpha hemolysis** hemólisis alfa (;ga)
**alpha receptor** alfa receptor
**alpha state** estado alfa
**alpha wave** onda alfa
**alpha-aldrenerig blocking agent** agente bloqueante alfa adrenérgico
**alpha-aminoisovalerianic acid** ácido alfaaminoisovalérico
**alpha-galactosidasa** alfagalactosidasa
**alpha-hydroxypropionic acid** ácido alfahidroxipropiónico
**alpha-menthyldopa** alfamentildopa
**alpha-tocopherol** alfatoco-

ferol
**ALT** ALT
**altered state of consciousness** alteración del estado de conciencia
**alternate generation** alternancia de generaciones
**alternating current** corriente alterna
**alternation of generations** alternancia de generaciones
**alternative inheritance** herencia alternante
**altitude sickness** enfermedad de las alturas
**alum** alumbre
**alum bath** baño de alumbre
**aluminum (Al)** aluminio (Al)
**aluminum acetate solution** solución de acetato de aluminio
**alveolar adenocarcinoma** adenocarcinoma alveolar
**alveolar canal** conducto dentario posterior
**alveolar cell carcinoma** carcinoma de células alveolares
**alveolar duct** conducto alveolar
**alveolar fistula** fístula alveolar
**alveolar prosthetics** proteinosis alveolar
**alveolar soft part sarcoma** sarcoma alveolar de partes blandas
**alveolitis** alveolitis
**alveolo-capillary membrane** membrana alveolocapilar
**alveolus** alveolo
**alymphocytosis** alinfocitosis
**Alzheimer's disease** enfermedad de Alzheimer
**amalgam** amalgama
**Amanita** Amanita
**amantadine hydrochloride** cloruro de amantadina
**amasesis** amasesis
**amastia** amastia
**amaurosis** amaurosis
**amaurosis fugax** amaurosis fugaz
**amaurosis partialis fugax** amaurosis parcial fugaz
**amaurotic familial idiocy** idiocia amaurótica familiar
**ambenonium chloride** cloruro de ambenonio
**amber mutation** mutación ámbar
**ambient air standard** patrón de aire ambiental
**ambilhar** ambilar
**ambivalence** ambivalencia
**ambivert** ambivertido
**amblyopia** ambliopía

ambulance ambulancia
ambulatory ambulatorio
ambulatory automatism automatismo ambulatorio
ambulatory blood pressure monitoring monitorización ambulatoria de la presión arterial
ambulatory care cuidados ambulatorios
amcinonide amcinónido
ameba ameba
amebiasis amebiasis
amebic abscess absceso amebiano
amebic disenteria disentería amebiana
amelanotic amelánico
amelia amelia
amelification amelificación
ameloblast ameloblasto
ameloblastic fibroma fibroma ameloblástico
ameloblastic hemangioma hemangioma ameloblástico
ameloblastic sarcoma sarcoma ameloblástico
ameloblastoma ameloblastoma
amelo-dentinal amelodentinario
amelogenesis amelogénesis
amenorrhea amenorrea
amentia amencia
American leishmaniasis leishmaniasis americana
American trypanosomiasis tripanosomiasis americana
americium (Am) americio (Am)
amethopterin ametopterina
ametropia ametropía
amianthus amianto
amidecompound local anesthetics anestésicos locales de tipo amídico
amidobenzene amidobenceno
amikacin sulfate sulfato de amikacina
AMI IAM
amine amina
amine pump bomba amínica
amino acid aminoácido
amino oxidase aminooxidasa
aminoacetic acid ácido aminoacético
aminoaciduria aminoaciduria
aminobenzene amino benceno
aminobenzoic acid ácido aminobenzoico
aminocaproic acid ácido aminocaproico
aminoglyconide antibio-

tic antibiótico aminoglucósido
aminophylline aminofilina
aminosalicylic acid ácido aminosalicílico
aminosuccinic acid ácido aminosuccínico
amitosis amitosis
amitriptyline amitriptilina
ammonia amoníaco
ammoniacal fermentation fermentación amoniacal
amnesia amnesia
amnestic apraxia apraxia amnésica
amniocentesis amniocentesis
amnion amnios
amtomaniotic fluid líquido amniótico
amniotic fluid embolism embolia de líquido amniótico
amniotic sac saco amniótico
amobarbital amobarbital
amoeba ameba
amorph amorfo
amorphic amórfico
amoxapine amoxapina
amoxicillin amoxicilina
AMP AMP
ampere amperio
amphetamine anfetamina
amphiarthrosis anfiartrosis
amphigenesis anfigénesis
amphigonadism anfigonadismo
amphigonous inheritance herencia anfigónica
amphikaryon anficarión
amphoric breath sound soplo anfórico
ampicillin ampicilina
amplification amplificación
amplitude of convergence amplitud de convergencia
amplitude of accommodation amplitud de acomodación
ampoule ampolla
ampule ampolla
ampubary tubal embarazo tubárico ampular
amputation amputación
amputation neuroma neuroma de amputación
Amsler grid rejilla de Amsler
Amsterdam dwarf enano de Amsterdam
amyelinic neuroma neuroma amielínico
amyl alcohol alcohol amílico
amyl alcohol tertiary alcohol amílico terciario

amyl nitrite nitrito de amilo
amylase amilasa
amylene hydrate hidrato de amileno
amylic fermentation fermentación amoniacal
amyloidosis amiloidosis
amylopectinosis amilopectinosis
amyotonia amiotonía
amyotonia congenita amiotonía congénita
amyotrophic lateral sclerosis (ALS) esclerosis lateral amiotrófica (ELA)
anabolic steroid asteroide anabólico
anabolism anabolismo
anaclisis anaclisis
anaclitic depression depresión anaclítica
anacrotic pulse pulso anacroto
anadicrotic pulse pulso anadicroto
anadidymus anadídimo
anadipsia anadipsia
anaerobe anaerobio
anaerobic anaeróbico
anaerobic exercice ejercicio anaeróbico
anaerobic infection infección por anaerobios
anaerobic myositis miositis anaerobia
anakatadidymus anacatadídimo
anal agenesis agenesia anal
anal character carácter anal
anal crypt cripta anal
anal eroticism erotismo anal
anal fissure fisura del ano
anal fistula fístula anal
anal membrane membrana anal
anal membrane atresia atresia de la membrana anal
anal reflex reflejo anal
anal stage etapa anal
anal stenosis estenosis anal
analeptic analéptico
analgesia analgesia
analgesia algera analgesia algera
analgesic analgésico
analgesis cocktail cóctel analgésico
analog análogo
analogue análogo
analysis análisis
analysis of variance (ANOVA) análisis de la varianza
anamnesis anamnesis
anaphase anafase
anaphylactic hypersensi-

tivity hipersensibilidad anafiláctica
anaphylactic shock shock anafiláctico
anaphylactoid purpura púrpura anafilactoide
anaphylaxis anafilaxis
anaplasia anaplasia
anaplastic astrocytoma astrocitoma anaplásico
anasarca anasarca
anastomosis anastomosis
anastomosis at elbow joint anastomosis en la articulación del codo
anatomic curve curvatura anatómica
anatomic impotence impotencia anatómica
anatomical dead space espacio muerto anatómico
anatomical position posición anatómica
anatomical snuffbox tabaquera anatómica
anatomy anatomía
anconeus músculo ancóneo
ancrod ancrod
ancylostoma anquilostoma
ancylostomiasis anquilostomiasis
Andersen's disease enfermedad de Andersen
andreioma andreioma
andreoblastoma andreoblastoma
androgen andrógeno
androgynous andrógino
android pelvis pelvis androide
androma androma
androsterone androsterona
anemia anemia
anemia of pregnancy anemia del embarazo
anemic anoxia anoxia anémica
anencephaly anencefalia
anergic stupor estupor anérgico
anergy anergia
aneroid aneroide
anesthesia anestesia
anesthesia dolorosa anestesia dolorosa
anesthesia machine aparato de anestesia
anesthesia patients, classification of clasificación de los enfermos anestesiados
anesthesia screen pantalla de anestesia
anesthesiologist anestesiólogo
anesthesiology anestesiología
anesthesist anestesista
anetoderma anetodermia
aneuploid aneuploide

**aneuploidic** aneuplóidico
**aneuploidy** aneuploidia
**aneurysm** aneurisma
**aneurysm needle** aguja de aneurismas
**angina decubitis** angina de decúbito
**angina dyspeptica** angina dispéptica
**angina epiglottidea** angina epiglotídea
**angina pectoris** angina de pecho
**angina sine dolore** angina sin dolor
**angina trachealis** angina traqueal
**angina unstable** angina inestable
**angioblastic meningioma** meningioma angioblástico
**angioneurotic anuria** anuria angioneurótica
**angioblastoma** angioblastoma
**angiocardiogram** angiocardiograma
**angiochondroma** angiocondroma
**angioedema** angioedema
**angioendothelioma** angioendotelioma
**angiofibroma** angiofibroma
**angioglioma** angioglioma
**angiography** angiografía
**angiohemophilia** angiohemofilia
**angiokeratoma** angioqueratoma
**angiokeratoma circumscriptam** angioqueratoma circunscrito
**angiokeratoma corporis diffusum** angioqueratoma difuso del cuerpo
**angiolipoma** angiolipoma
**angioma** angioma
**angioma arteriale racemosum** angioma arterial racemoso
**angioma cutis** angioma cutis
**angioma lymphaticum** angioma linfático
**angioma serpiginosum** angioma serpiginoso
**angiomatosis** angiomatosis
**angiomyoma** angiomioma
**angiomyoneuroma** angiomioneuroma
**angiomyosarcoma** angiomiosarcoma
**angioneuroma** angioneuroma
**angioneurotic edema** edema angioneurótico
**angiosarcoma** angiosarcoma
**angiotensin** angiotensina
**angle** ángulo

**angstrom** angstrom
**angstrom unit** unidad angstrom
**angular movement** movimiento angular
**angular stomatitis** estomatitis angular
**angular vein** vena angular
**angulated fracture** fractura angulada
**anhedonia** anhedonia
**anhidrosis** anhidrosis
**anhidrotic** anhidrótico
**anicteric hepatitis** hepatitis anictérica
**anidean** anideo, anidio
**anidian** anideo, anidio
**anidous** anideo, anidio
**aniline** anilina
**anilinparasulfonic acid** ácido anilinparasulfónico
**anima** ánima
**animal pole** polo animal
**animal starch** almidón animal
**animus** animus
**anion** anión
**anion exchange resing** resina de intercambio aniónico
**anion gap** intervalo aniónico
**anise** anís
**aniseikonia** aniseiconía
**anisocytosis** anisocitosis
**anisogamete** anisogameto
**anisogamy** anisogamia
**anisokaryosis** anisocariosis
**anisometropia** anisometropía
**anisopoikilocytosis** anisopoiquilocitosis
**ankle** tobillo
**ankle bandage** vendaje de tobillo
**ankle reflex** reflejo de tobillo
**ankylosing spondylitis** espondilitis anquilosante
**ankylosis** anquilosis
**anlage** esbozo embrionario
**annular** anular
**annular ligament** ligamento anular
**anodmia** anodinia
**anodontia** anodoncia
**anodyne** anodino
**anomaly** anomalía
**anomie** anomía
**anomy** anomía
**Anopheles** Anopheles
**anopia** anopía
**anoopsia** anoopsia
**anorchia** anorquia
**anorchism** anorquismo
**anorectal** anorrectal
**anorectic** anoréxico, anoréctico
**anorexia** anorexia
**anorexia nervosa** anorexia nerviosa

**anosmia** anosmia
**anosmia gustatoria** anosmia gustatoria
**anosognosia** anosognosia
**anosphrasia** anosfrasia
**anosphresia** anosfresia
**anovulation** anovulación
**anoxia** anoxia
**ansa cervicalis** asa cervical
**ansa hypoglossi** asa del hipogloso
**antacid** antiácido
**antagonist** antagonista
**antagonist drug** fármaco antagonista
**anteflexion** anteflexión
**antenatal** antenatal
**antenatal diagnosis** diagnosis prenatal
**antepartal care** asistencia prenatal
**anterior** anterior
**anterior atlanto-axial ligament** ligamento atlantoaxoideo anterior
**anterior atlanto-occipital membrane** ligamento occipitoatlantoideo anterior
**anterior cardiac vein** vena cardiaca anterior
**anterior crural nerve** nervio crural anterior
**anterior cutaneous nerve** nervio cutáneo anterior
**anterior longitudinal ligament** ligamento vertebral común anterior
**anterior mediastinal node** ganglio mediastínico anterior
**anterior mediastinum** mediastino anterior
**anterior nares** orificios nasales
**anterior neuropore** neuroporo anterior
**anterior pituitary** hipófisis anterior
**anterior tibia artery** arteria tibial anterior
**anterior tibial node** ganglio tibial anterior
**anterograde** anterógrado
**anterograde memory** memoria anterógrada
**anteroposterior** anteroposterior
**anteversion** anterversión
**anthelmintic** antihelmíntico
**anthracosis** antracosis
**anthracosis linguae** lengua antracótica
**anthralin** antralina
**anthralinic acid** ácido antralínico
**anthrax** ántrax
**anthropoid pelvis** pelvis antropoide
**antiadrenergic** antiadrenérgico

**antiagenal drug** antiaginoso fármaco
**antianemic** antianémico
**antiantibody** antianticuerpo
**antianxiety agent** fármaco antiansiolítico
**antiarrhythmic** antiarrítmico
**antibacterial** antibacteriano
**antiberiberi factor** factor antiberiberi
**antibiotic** antibiótico
**antibiotic sensitivity test** pruebas de sensibilidad a los antibióticos
**antibody** anticuerpo
**antibody instructive theory** teoría instructiva de la síntesis de anticuerpos
**antibody specific theory** teoría selectiva de la síntesis de anticuerpos
**antibromic** antibrómico
**anticholinergic** anticolinérgico
**anticholinesterase** anticolinesterasa
**anticipatory guidance** consejo de anticipación
**anticoagulant** anticoagulante
**anticodon** anticodón
**anticonvulsant** anticonvulsivante
**antidepressant** antidepresivo
**antidiuretic** antidiurético
**antidiuretic hormona (ADH)** hormona antidiurética (ADH)
**antidote** antídoto
**antidromic** antidrómico
**antidromic conduction** conducción antidrómica
**antidromic reflex** reflejo antidrómico
**antiembolism hose** medias antiembólicas
**antiemetic** antiemético
**antineoplastic** antineoplásico
**antiepileptic** antiepiléptico
**antifebrile** antifebril
**antigen** antígeno
**antigen determinant** determinante antigénico
**antigen-antibody reaction** reacción antígeno-anticuerpo
**antigenicity** antigenicidad
**antiglobulin** antiglobulina
**antiglobulin test** prueba antiglobulínica
**antihemophilic A factor** factor antihemofílico A
**antihemophilic B factor** factor antihemofílico B
**antihemophilic factor** factor antihemofílico

**antihistamine** antihistamínico

**antihypertensive** antihipertensivo

**anti-infection vitamin** vitamina antiinfecciosa

**anti-inflammatory** antiinflamatorio

**antilipidemic** antilipídico

**antilymphocyte serum (ALS)** suero antilinfocítico (ALS)

**antimalarial** antimalárico

**antimetabolite** antimetabolito

**antimicrobial** antimicrobiano

**antimitochondrial antibody** anticuerpo antimitocondrial

**antimony** antimonio

**antimony poisoning** intoxicación por antimonio

**antimony potasium tartrate** tartrato antimónico potásico

**antimorph** antimórfico

**antimuscarinic** antimuscarínico

**antimutagen** antimutágeno

**antineoplastic antibiotic** antibiótico antineoplásico

**antineoplastic hormone** hormona antineoplásica

**antinuclear antibody** anticuerpo antinuclear

**antiparallel** antiparalelo

**antiparasitic** antiparasitario

**antiparkinsonian** antiparkinsoniano

**antiperistaltic** antiperistáltico

**antipernicious anemia factor** factor antianemia perniciosa

**antipruritic** antipruriginoso

**antipsychotic** antipsicótico

**antipyretic** antipirético

**antipyretic bath** baño antipirético

**antiscorbutic vitamine** vitamina antiescorbútica

**antisense** sin sentido

**antisepsis** antisepsia

**antiseptic** antiséptico

**antiseptic pressing** apósito antiséptico

**antiseptic gauze** gasa antiséptica

**antiserum anaphylaxis** anafilaxis por antisuero

**antisocial personality** personalidad antisocial

**antisocial personality disorder** personalidad antisocial patológica

**antisocial reaction** reacción antisocial

**antiserum** antisuero

**antistreptolysin-O test** prueba de la antiestrep-

tolisina O (ASLO)

**antithermic** antitérmico

**antithyroid drug** fármaco antitiroideo

**antitoxin** antitoxina

**antitussive** antitusígeno

**antivenin** antiveneno

**antiviral** antivírico, antivirus

**antivitamin** antivitamina

**antixerophtalmic vitamin** vitamina antixeroftálmica

**antral gastritis** gastritis antral

**antrograde anmesia** amnesia anterógrada

**antrum cardiacum** antro cardial

**anaresis** anuresis

**anoria** anuria

**anus** ano

**anxietas presenilis** ansiedad presenil

**anxiety** ansiedad

**anxiety attack** crisis de ansiedad

**anxiety neurosis** neurosis de ansiedad

**anxiety reaction** reacción de ansiedad

**anxiolytic** ansiolítico

**aorta** aorta

**aortic arch** arco aórtico

**aortic aneurysm** aneurisma aórtico

**aortic arch syndrome** síndrome del cayado aórtico

**aortic body reflex** reflejo del cuerpo aórtico

**aortic stenosis** estenosis aórtica

**aortic valve** válvula aórtica

**aortitis** aortitis

**aortography** aortografía

**aortopulmonary fenestration** fenestración aorticopulmonar

**aosmic** aósmico

**apathy** apatía

**apepsa nervosa** apepsia nerviosa

**Apert's syndrome** síndrome de Apert

**aperture** abertura

**aperture of frontal sinus** abertura del seno frontal

**aperture of glottis** abertura de la glotis

**aperture of sphenoid sinus** abertura del seno esfenoidal

**apex** ápex

**apex beat** latido de la punta

**apex cordis** ápex cardiaco

**apex pulmonis** ápex pulmonar

**apexcardiogram** apexcardiograma

**Apgar score** índice de Apgar

**aphagia** afagia

**aphagia algera** afagia algera

**aphakia** afaquia

**aphasia** afasia

**aphonia** afonía

**aphonia clericorum** afonía de los clérigos

**aphonia paralitica** afonía paralítica

**aphonia paranoica** afonía paranoica

**aphonic speech** voz afónica

**aphronia** afronía

**aphthous fever** fiebre aftosa

**aphthous stomatitis** estomatitis aftosa

**apical dental ligament** ligamento occipitoodontoideo medio

**aplasia** aplasia

**aplastic** aplásico

**aplastic anemia** anemia aplásica

**apnea** apnea

**apocrine gland** glándula apocrina

**apodial symmelia** simelia apodial

**apomorphine hydrochloride** clorhidrato de apomorfina

**aponeurosis** aponeurosis

**aponeurosis of the obliquus externus abdominis** aponeurosis del músculo oblicuo mayor del abdomen

**apophyseal fracture** fractura apofisaria

**apophysitis** apofisitis

**apoplexy** apoplejía

**appendage** apéndice

**appendiceal** apendicular

**appendicectomy** apendicectomía

**appendicitis** apendicitis

**appendix dispepsia** dispepsia apendicular

**appendix epididymidis** hidátide pediculada

**appendix epiploica** apéndice epiploico

**applied anatomy** anatomía aplicada

**applied psychology** psicología aplicada

**appositional growth** crecimiento por aposición

**approach approach conflict** conflicto de doble atracción

**approach-avoidance conflict** conflicto de atracción-aversión

**apractognosia** apractognosia

**apraxia** apraxia

**aptitude** aptitud

**aptitude test** test de aptitud

**aqueduct of Sylvius** acue-

ducto de Silvio

**aqueous** acuoso

**aqueous humor** humor acuoso

**arabinosylcitosine** arabinosilcitosina

**arachidonic acid** ácido araquidónico

**arachnodactyly** aracnodactilia

**arachnoid membrane** aracnoides

**Aran-Duchenne muscular atrophy** atrofia muscular de Aran-Duchenne

**arbovirus** arbovirus

**arch of the aorta** cayado aórtico

**archenteric canal** conducto arquientérico

**archenteron** arquenteron

**archetype** arquetipo

**archiblastoma** arquiblastoma

**archigaster** arquigaster

**archinephric duct** conducto arquinéfrico

**archinephron** arquinefron

**archistome** arquistoma

**arcing spring contraceptive diaphragm** diafragma anticonceptivo de resorte mixto

**ARDS** SDRA

**area** área

**arenavirus** arenavirus

**areola** areola

**areola mammae** areola mamaria

**areolar gland** glándula areolar

**areolar tissue** tejido areolar

**argentaffin cell** célula argentafín

**argentaffinoma** argentafinoma

**Argentine hemorrhagic fever** fiebre hemorrágica argentina

**argininemia** argininemia

**argon (Ar)** argón (Ar)

**Argyll Robertson pupil** pupila de Argyll Robertson

**ariboflavinosis** arriboflavinosis

**arm** brazo

**arm cylinder cast** escayola braquial

**Arnold-Chiari malformation** malformación de Arnold-Chiari

**aromatic alcohol** alcohol aromático

**aromatic bath** baño aromático

**arrested dental caries** caries dental detenida

**arrested development** desarrollo detenido

**arrhenoblastoma** arrenoblastoma

**arrehenoma** arrenoma
**arrhythmia** arritmia
**arsenic (As)** arsénico (As)
**arsenic poisoning** intoxicación por arsénico
**arterial** arterial
**arterial blood gas** gasometría arterial
**arterial circle of Willis** polígono arterial de Willis
**arterial insufficiency** insuficiencia arterial
**arterial insufficiency of lower extremities** insuficiencia arterial de las extremidades inferiores
**arterial pressure** presión arterial
**arterial wall** pared arterial
**arteriogram** arteriograma
**arteriography** arteriografía
**arteriole** arteriola
**arteriosclerosis** arteriosclerosis
**arteriovenous** arteriovenoso
**arteriovenous angioma of the brain** angioma arteriovenoso cerebral
**arteriovenous fistula** fístula arteriovenosa
**arteritis** arteritis
**arteritis umbilicalis** arteritis umbilical
**artery** arteria
**artery forceps** pinzas arteriales
**arthralgia** artralgia
**arthritis** artritis
**arthritis deformans** arritis deformante
**arthrocentesis** artrocentesis
**arthrodesis** artrodesis
**arthrogryoosis multiplex congenita** artrogriposis múltiple congénita
**arthropathy** artropatía
**arthroplasty** artroplastia
**arthropod** artrópodo
**arthroscopy** artroscopia
**arthrosis** artrosis
**Arthus' reaction** reacción de Arthus
**articular capsule** cápsula articular
**articular cartilage** cartílago articular
**articular disc** disco articular
**articulation of the pelvis** articulación de la pelvis
**artifact** artefacto
**artificial fever** fiebre artificial
**artificial insemination** inseminación artificial
**artificial inseminationdonor** inseminación artificial por donante
**artificial insemination-**

**husband** inseminación artificial del esposo
**artificial kidney** riñón artificial
**artificial respiration** respiración artificial
**artificial selection** selección artificial
**aryl hydrocarbon hydroxylase (AHH)** arilohidrocarburo hidroxilasa
**asbesto** asbesto
**asbestosis** asbestosis
**ascariasis** ascaridiasis, ascaridiosis
**ascaris** áscaris
**ascending aorta** aorta ascendente
**ascending colon** colon ascendente
**ascending pharyngeal artery** arteria faríngea ascendente
**ascites** ascitis
**ascorbemia** ascorbemia
**ascorbic acid** ácido ascórbico
**ascorburia** ascorburia
**Aschheim-Zondek test** prueba de Aschheim-Zondek
**asepsis** asepsia
**aseptic fever** fiebre aséptica
**aseptic meningitis** meningitis aséptica
**asexual** asexual
**asexual dwarf** enano asexual
**asexual generation** generación asexual
**asexual reproduction** reproducción asexual
**asexualization** asexualización
**Aschermann syndrome** síndrome de Aschermann
**asparaginase** asparaginasa
**aspartate kinase** aspartatoquinasa
**aspartate transaminase** aspartato transaminasa
**aspartic acid** ácido aspártico
**aspergillic acid** ácido aspergílico
**aspergillosis** aspergilosis
**aspergillus** aspergillus
**aspermia** aspermia
**asphyxia** asfixia
**aspiration** aspiración
**aspiration biopsy** biopsia por aspiración
**aspiration biopsy cytology** citología-biopsia por aspiración
**aspiration needle** aguja de aspiración
**aspiration of vomitus** aspiración de vómito
**aspiration pneumonia**

neumonía por aspiración
**aspirator** aspirador
**aspirin** aspirina
**aspirin poisoning** intoxicación por aspirina
**Assam fever** fiebre de Assam
**assertive training** terapia de afirmación
**assessment** valoración
**assessment of the aging patient** valoración del paciente anciano
**assimilation** asimilación
**assisted breech** parto de nalgas asistido
**association** asociación
**association area** corteza asociativa
**associative play** juego asociativo
**astatina (At)** )astato (At)
**astereognosis** astereognosia
**asterixis** aleteo hepático
**asteroid body** cuerpo asteroide
**asthenia** astenia
**asthenic fever** fiebre asténica
**asthenic habitus** hábito asténico
**asthenic personality** perso nalidadasténica
**asthma** asma
**asthma in children** asma infantil
**asthmatic eosinophilia** eosinofilia asmática
**astigmatism** astigmatismo
**astringent** astringente
**astringent bath** baño astringente
**astroblastoma** astroblastoma
**astrocyte** astrocito
**astrocytis glioma** glioma astrocítico
**astrocytoma** astrocitoma
**astrocytosis** astrocitosis
**asymetric tonic neck reflex** reflejo tónico asimétrico del cuello
**asymmetrical** asimétrico
**asynclitism** asinclitismo
**asynergy** asinergia
**asyntaxia** asintaxia
**asyntaxia dorsalis** asintaxia dorsal
**asystole** asistolia
**at risk** riesgo
**atavism** atavismo
**ataxia** ataxia
**ataxic aphasia** afasia atáxica
**ataxic speech** voz atáxica
**atelectasis** atelectasia
**atelectatic rale** estertor atelectásico
**ateliotic dwarf** enano ateliótico

**atheroma** ateroma
**atheromatosis** ateromatosis
**atherosclerosis** aterosclerosis
**athetosis** atetosis
**athiaminosis** atiaminosis
**athlete's foot** pie de atleta
**athlete's heart** corazón de atleta
**athletic habitus** hábito atlético
**atlanto-occipital joint** articulación occipitoatlantoidea
**atlas** atlas
**atmospheric pressure** presión atmosférica
**atom** átomo
**atomic number** número atómico
**atomic weight** peso atómico
**atomize** atomizar
**atomizer** atomizador
**atonia** atonía
**atonia constipation** estreñimiento atónico
**atonic** atónico
**atonic bladder** vejiga atónica
**atonic impotence** impotencia atónica
**atopic** atópico
**atopic asthma** asma atópica
**atopic dermatitis** dermatitis atópica
**atopic eczema** eccema atópico
**atopic reagin** reagina atópica
**atoxic** atóxico
**atresia** atresia
**atresic teratism** teratismo atrésico
**atrial appendix** apéndice auricular
**atrial failure** insuficiencia auricular
**atrial fibrillation** fibrilación auricular
**atrial fluter** aleteo auricular
**atrial gallop** galope auricular
**atrial septal defect (ASD)** comunicación interauricular (CIA)
**atrioseptal defect** defecto atrioseptal
**atrioventricular (AV) block** bloqueo auriculoventricular
**atrioventricular bundle** haz auriculoventricular
**atrioventricular (AV) node** nodo auriculoventricular (AV)
**atrioventricular septum** tabique auriculoventricular

**atrioventricular valve** válvula auriculoventricular
**atrium of the hearth** aurícula del corazón
**atrophic arthritis** artritis atrófica
**atrophic catarrh** catarro atrófico
**atrophic fracture** fractura atrófica
**atrophic gastritis** gastritis atrófica
**atrophy** atrofia
**atropine sulfate** sulfato de atropina
**attention deficit disorder** déficit de atención
**attitudinal reflex** reflejo de actitud
**attrition** atricción
**audioanalgesia** audioanalgesia
**audiogram** audiograma
**audiology** audiología
**audiometer** audiómetro
**audiometry** audiometría
**auditory ossicles** huesecillos del oído
**auditory system assessment** estudio del sistema auditivo
**auditory tube** trompa auditiva
**Auer body** cuerpo de Auer
**Auer rod** bastón de Auer
**aura** aura
**aural forceps** pinzas aurales
**auricle** aurícula
**auricular** auricular
**auricularis** músculo auricular anterior
**auricularis posterior** músculo auricular posterior
**auricularis superior** músculo auricular superior
**auriculoventriculostomy** auriculoventriculostomía
**aurothioglucose** aurotioglucosa
**auscultation** auscultación
**auscultatory percussion** percusión auscultatoria
**Australia antigen** antígeno Australia
**Australian Q fever** fiebre australiana
**autacoid** autoacoide
**autism** autismo
**autoantibody** autoanticuerpo
**autoantigen** autoantígeno
**autoclave** autoclave
**autochthonous idea** idea autóctona
**autodiploid** autodiploide
**autoeroticism** autoerotismo
**autoerythrocyte sensitization** sensibilización autoeritrocítica
**autogenesis** autogénesis

**autogenous** autógeno
**autogeny** autogenia
**autograft** autoinjerto
**autoimmune disease** enfermedad autoinmune
**autoimmunity** autoinmunidad
**automatic behavior** conducta automática
**automatic bladder** vejiga automática
**automatic infiltration detector** detector automático de infiltración
**autonomic drug** fármaco autónomo
**autonomic dysreflexia** disreflexia autónoma
**automatism** automatismo
**autonomic** autónomo
**autonomic nervous system** sistema nervioso autónomo
**autonomic reflex** reflejo autónomo
**autonomus bladder** vejiga autónoma
**autoplastic maneuver** maniobra autoplástica
**autopolyploid** autopoliploide
**autopolyploidy** autopoliploidismo
**autopsy** autopsia
**autopsy pathology** patología necrópsica
**autoserous treatment** tratamiento autoserológico
**autosite** autósito
**autosomal dominant inheritance** herencia autosómica dominante
**autosomal inheritance** herencia autosómica
**autosomal recessive inheritance** herencia autosómica recesiva
**autosome** autosoma
**autosomal** autosómico
**autosplenectomy** autosplenectomía
**autosuggestion** autosugestión
**autotetraploid** autotetraploide
**autotriploidic** autotriploideo
**autumn fever** fiebre otoñal
**auxanology** auxanología
**auxesis** auxesia
**AV nicking** signo de cruce AV
**avantin** avantina
**avascular** avascular
**aversion conditioning** condicionamiento aversivo
**aversion therapy** terapia aversiva
**aversive stimulus** estímulo aversivo
**A-V interval** intervalo A-V

**avitaminosis** avitaminosis
**Avogadro's law** ley de Avogadro
**avoidance** evitación
**avoidance-avoidance conflict** conflicto de aversión-aversión
**avoidance conditioning** condicionamiento de aversión
**avulsed teeth** avulsión dentaria
**avulsion** avulsión
**avulsion fracture** fractura por avulsión
**awake anesthesia** anestesia vigil
**axial current** corriente axial
**axial gradient** gradiente axial
**axilary anesthesia** anestesia axilar
**axilla** axila
**axillary artery** arteria axilar
**axillary nerve** nervio circunflejo
**axillary node** ganglio axilar
**axillary vein** vena axilar
**axis** eje
**axis traction** tracción axial
**axoaxonic synapse** sinapsis axoaxónica
**axodendritis synapse** sinapsis axodendrítica
**axodendrosomatic synapse** sinapsis axodendrosomática
**axon** axón
**axon flare** reflejo axónico eritematoso
**axoplasmic flow** flujo axoplásmico
**axosomatic synapse** sinapsis axosomática
**azathioprine** azatioprina
**azoospermia** azoospermia
**azotemia** azoemia
**azygos** ácigos
**azygosperm** acigosperma
**azygospore** acigosporia
**azygous** ácigos
**azygous vein** vena acigos

**B cell** célula B
**B complex vitamins** complejo vitamínico B
**Babcock's operation** operación de Babcock
**babesiosis** babesiosis
**Babinski's reflex** reflejo de Babinski
**baby talk** dicción infantil
**BCG vaccine** vacuna BCG

**bacile Calmette-Guérin (BCG)** bacilo de Calmette-Guérin (BCG)
**bacillaceae** baciláceas
**bacillary dysentery** disentería bacilar
**bacilli** bacilo
**bacilliform** baciliforme
**bacilluria** baciluria
**bacillus** bacillus
**bacillus anthracis** bacillus anthracis
**bacillus Calmette-Guérin vaccine** vacuna de bacilos de Calmette-Guérin
**bacitracin** bacitracina
**back** espalda
**back preasure** presión retrógrada
**backache** dolor de espalda
**backcross** retrocruzamiento
**bacteremia** bacteriemia
**bacteremic shock** shock bacteriémico
**bacteria** bacteria
**bacterial endocarditis** endocarditis bacteriana
**bacteria food poisoning** toxiinfección alimentaria
**bacterial kinase** quinasa bacteriana
**bacteria meningitis** meningitis bacteriana
**bacteria plaque** placa bacteriana
**bacteria protein** proteína bacteriana
**bactericidal** bactericida
**bactericidin** bactericidina
**bacteriologist** bacteriólogo
**bacteriology** bacteriología
**bacteriolysin** bacteriolisina
**bacteriolysis** bacteriólisis
**bacteriophage** bacteriófago
**bacteriostatic** bacteriostático
**bacteriuria** bacteriuria
**bacteroid** bacteroide
**bacteroides** bacteroides
**badness** calvicie
**bag of waters** bolsa de las aguas
**bagasse** bagazo
**bagassosis** bagazosis
**bagging** bolseo, bolseamiento
**Bain breathing circuit** circuito respiratorio de Bain
**Bainbridge reflex** reflejo de Bainbridge
**balanced anesthesia** anestesia equilibrada
**balanced diet** dieta equilibrada
**balanced polymorphism** polimorfismo equilibrado
**balanced suspension** suspensión equilibrada
**balanced traction** tracción equilibrada

**balanced translocation** translocación equilibrada

**balanic** bálano

**balanitis** balanitis

**balanitis xerotica obliterans** balanitis xerótica obliterante

**balanoplasty** balanoplastia

**balanopostitis** bálanopostitis

**balanopreputial** bálanoprepucial

**balanorrhagia** balanorrea

**balantidiasis** balantidiasis

**balantidium coli** balantidium coli

**ball-and-socket** articulación esférica

**ball thrombus** trombo obliterante

**ballism** balismo

**ballistocardiogram** balistocardiografía

**ballon bezoar** balón bezoar

**balloon septostomy** septostomía por catéter con balón hinchable terminal

**balloon-tip catheter** catéter con balón hinchable terminal

**ballottable head** peloteo de la cabeza fetal

**ballottement** peloteo

**ball-valve-action** acción valvular de peloteo

**balm** bálsamo

**balneology** balneología

**balneotherapy** balneoterapia

**balneum pneumaticum** baño neumático

**bamboo spine** columna en bambú

**band** banda

**band cell** célula en banda

**bandage** venda

**bandage shears** tijeras de vendaje

**banding** bandeo

**Bandl's ring** anillo de Bandl

**Bangkok hemorrhagic fever** fiebre hemorrágica de Bangkok

**bank blood** banco de sangre

**Banting's treatment** tratamiento de Banting

**Banti's syndrome** síndrome de Banti

**baralyme (BL)** cal sodada

**Bárány's syndrome** síndrome de Bárány

**barber's itch** prurito de barbero

**barbiturate** barbitúrico

**barbiturism** barbiturismo

**Bard-Pic's syndrome** síndrome de Bard-Pic

**Bard's sign** signo de Bard

**bariatrics** bariatría

**baritosis** baritosis

**barium (Ba)** bario (Ba)

**barium enema** enema de bario

**barium meal** papilla de bario

**barium sulfate** sulfato de bario

**Barlow's disease** enfermedad de Barlow

**Barlow's syndrome** síndrome de Barlow

**barognosis** barognosia

**barograph** barógrafo

**barometer** barómetro

**barometric pressure** presión barométrica

**baroreceptor** barorreceptor

**barosinusitis** barosinusitis

**barotitis** barotitis

**barotitis media** barotitis media

**barotrauma** barotraumatismo

**Barr body** cuerpo de Barr

**Barr-Epstein virus** virus de Barr-Epstein

**Barré's sign** signo de Barré

**barrel chest** tórax en tonel

**Barrett's esophagus** esófago de Barrett

**barrier** barrera

**barrier nursing** aislamiento preventivo

**Barthel index** índice Barthel

**Bartter's syndrome** síndrome de Bartter

**basal** basal

**basal anesthesia** anestesia basal

**basal body temperature method of family planning** método de la temperatura basal en planificación familiar

**basal bone** hueso basal

**basal cell** célula basal

**basal cell acanthoma** acantoma de células basales

**basal cell carcinoma** carcinoma de células basales

**basal cell epithelioma** epitelioma de células basales

**basal cell papiloma** papiloma de células basales

**basal ganglia** ganglios basales

**basal lamina** lámina basal

**basal layer** capa basal

**basal membrane** lámina basal de la coroides

**basal metabolic rate** índice de metabolismo basal

**basal metabolism** metabolismo basal

**basal temperature** temperatura basal

**basaloid carcinoma** carcinoma basaloide

**basaloma** basaloma

**basaloma terebrans** basalioma terebrans

**base** base

**base analogue** base análoga

**base of the heart** base del corazón

**base of the skull** base del cráneo

**base pair** par de bases

**base pairing** apareamiento de bases

**base ratio** índice de bases

**Basedow's goiter** bocio de Basedow

**basement membrana** membrana basal

**basic amino acid** aminoácido básico

**basic health services** servicios básicos de salud

**basilar** basilar

**basilar artery** arteria basilar

**basilar artery insufficiency syndrome** síndrome de insuficiencia basilar

**basilar membrane** membrana basilar

**basilar plexus** plexo basilar

**basilar sulcus** surco basilar

**basilic vein** vena basílica

**basiloma** basaloma

**basioccipital** basioccipital

**basion** basión

**basophil** basófilo

**basophilic adenoma** adenoma basófilo

**basophilic erythrocyte** eritrocito basófilo

**basophilic leukemia** leucemia basófila

**basophilic stippling** punteado basófilo

**basosquamous cell carcinoma** carcinoma de células basoescamosas

**Bassen-Kornzweig's syndrome** síndrome de Bassen-Kornzweig

**bath** baño

**batheathesia** batiestesia

**bathmic evolution** evolución bátmica

**bathycardia** baticardia

**battered woman syndrome** síndrome de la mujer golpeada

**Battey bacillus** bacilo de Battey

**battledore placenta** placenta velamentosa

**Battle's sign** signo de Battle

**Baudelocque's diameter** diámetro de Baudelocque

**Baudelocque's method** método de Baudelocque

**Baynton's bandage** vendaje de Baynton

**beabed** arrosariado

**beat** latido

**Beck I operation** operación de Beck I

**Beck II operation** operación de Beck II

**Becker's muscular dystrophy** distrofia muscular de Becker

**Beck's triad** tríada de Beck

**Beckwith's syndrome** síndrome de Beckwith

**Beckwith-Wiedemann's syndrome** síndrome de Beckwith-Wiedemann

**beclomethasone dipropionate** dipropionato de beclometasona

**bed** lecho

**bedgud** chinche

**Bednar's aphthae** aftas de Bednar

**bedsore** úlcera de cama

**bee sting** picadura de abeja

**Bee-cell pessary** pesario en panal de abeja

**beef tapeworm** tenia de la vaca

**beef tapeworm infection** infestación por la tenia de la vaca

**behavior** conducta

**behavior disorder** alteración de la conducta

**behavior modification** modificación de la conducta

**behavior systems model** modelos de sistemas de conducta

**behavior therapy** tratamiento conductista

**behavioral science** ciencia de la conducta

**behaviorism** conductismo

**behaviorist** conductista

**behavioristic psychology** psicología conductista

**Behçet's disease** enfermedad de Behçet

**Behla's bodies** cuerpos de Behla

**bejel** bejel

**Békésy audiometry** audiometría de Békésy

**bel** bel

**belladonna** belladona

**bellows murmar** soplo en fuelle

**Bell's law** ley de Bell

**Bell's palsy** parálisis de Bell

**Bell's phenomenon** fenómeno de Bell

**belly** vientre

**belonephobia** belonefobia

**bemphetamine hydrochloride** clorhidrato de benfetamina

**Bence-Jones protein** proteína de Bence-Jones

**bencyl benzoato** benzoato de bencilo

**bending fracture** fractura por hiperflexión

**bendroflumethiazide** bendroflumetiacida

**Benedict's qualitative test** prueba cualitativa de Benedict
**benign** benigno
**benign hypertension** hipertensión benigna
**benign intracranial hypertension** hipertensión intracraneal benigna
**benign mesenchymoma** mesenquimoma benigno
**benign neoplasm** tumor benigno
**benign prostatic hypertrophy** hipertrofia prostática benigna
**benign pseudohipertrophic muscular dystrophy** distrofia muscular seudohipertrófica benigna
**benign stupor** estupor benigno
**benign thrombocytosis** trombocitosis benigna
**Bennet's corpuscle** corpúsculo de Bennet
**Bennett's fracture** fractura de Bennet
**benoxinate hydrochloride** clorhidrato de benoxinato
**bent fracture** fractura por combamiento
**benzalkonium chloride** cloruro de benzalconio
**benzene poisoning** envenenamiento por benceno
**benzethonium chloride** cloruro de bencetonio
**benzocaine** benzocaína
**benzodiazepine derivative** derivados de las benzodiacepinas
**benzoic acid** ácido benzoico
**benzonatate** benzonatato
**benzotropine mesylate** mesilato de benzotropina
**benzoyl peroxide** peróxido de benzoilo
**benzquinamide** benzoquinamida
**benzthiazide** benzotiacida
**benzyl alcohol** alcohol bencílico
**benzyl carbonol** carbonol bencílico
**Berger rhythm** ritmo de Berger
**Berger wave** onda de Berger
**Bergonié-Tréboneau's law** ley de Bergonié-Tréboneau
**beriberi** beriberi
**berkelium (Bk)** berkelio (Bk)
**Berlock dermatitis** dermatitis de Berlock
**Bernard-Soulier's syndrome** síndrome de Bernard-Soulier
**Bernoulli's law** ley de Ber-

noulli
**Bernoulli's principle** principio de Bernoulli
**Bernstein test** prueba de Bernstein
**berry aneurysm** aneurisma sacular
**berylliosis** beriliosis
**beryllium (Be)** berilio (Be)
**bestiality** bestialismo
**beta** β beta β
**beta carotene** betacaroteno (β-caroteno)
**beta cells** células beta β
**beta fetoprotein** betafetoproteína (b fetoproteína)
**beta hemolysis** hemólisis beta β
**beta particle** partícula beta β
**beta receptor** receptor beta β
**beta rhythm** ritmo beta β
**beta wave** onda beta β
**beta-adrenergic blocking agent** agente bloqueante betaadrenérgico (β-adrenérgico)
**beta-adrenergic receptor** receptor betaadrenérgico (β-adrenérgico)
**beta-adrenergic stimulating agent** agente estimulante betaadrenérgico (β-adrenérgico)
**beta-alaninemia** betaalaninemia
**beta-galactosidase** beta-galactosidasa
**beta-hemolytic streptococci** estreptococos beta-hemolíticos (β-hemolíticos)
**beta-ketobutyric acid** ácido betacetobutírico (β-cetobutírico)
**beta-lactamase** betalactamasa
**betamethasone** betametasona
**betatron** betatrón
**bethanechol chloride** cloruro de betanecol
**bezoar** bezoar
**bhang** bhang, bang
**biceps brachii** músculo bíceps braquial
**biceps femoris** bíceps crural
**biceps reflex** reflejo bicipital
**biconcave** bicóncavo
**biconvex** biconvexo
**bicornate** bicorne
**bicuspid** bicúspide
**bicuspid valve** válvula bicúspide
**bidactyly** bidactilia
**bidermoma** bidermona
**bicucaine** dibucaína
**biduotertian fever** fiebre biduoterciana

**bifid** bífido
**bifid tongue** lengua bífida
**bifocal** bifocal
**bifurcation** bifurcación
**Bigelow's lithotrite** litotritor Bigelow
**bigeminal pulse** pulso bigémino
**bigeminy** bigeminismo
**bilabe** bilabio
**bilaminar** bilaminar
**bilaminar blastoderm** blastodermo bilaminar
**bilateral** bilateral
**bilateral long leg spice cast** yeso toracopédico bilateral
**bile** bilis
**bile acid** ácido biliar
**bile salts** sales biliares
**bile solubility test** prueba de la solubilidad biliar
**bilharzia** bilharzia
**bilharziasis** bilharziasis
**biliary** biliar
**biliary atresia** atresia biliar
**biliary-calculus** cálculo biliar
**biliary cirrhosis** cirrosis biliar
**biliary colic** cólico biliar
**biliary fiistula** fístula biliar
**biliary obstruction** obstrucción biliar
**biliary tract cancer** cáncer de vías biliares
**bilious** bilioso
**bilirubin** bilirrubina
**bilirubinemia** bilirrubinemia
**bilirubinuria** bilirrubinuria
**biliuria** biliuria
**biliverdin** biliverdina
**bilocular** bilocular
**Billroth's operation I** intervención de Billroth I
**Billroth's operation II** intervención de Billroth II
**bimanual** bimanual
**binary fission** fisión binaria
**binaural stethoscope** estetoscopio biauricular
**binocular** binocular
**binocular fixation** fijación binocular
**binocular ophthalmoscope** oftalmoscopio binocular
**binocular parallex** paralaje binocular
**binocular perception** percepcián binocular
**binovular** biovular
**binovular twins** gemelos biovulares
**bioactive** bioactivo
**bioassay** bioanálisis
**bioavailability** biodisponibilidad
**biochemical genetics** genética bioquímica
**biochemistry** bioquímica
**biodegradable** biodegra-

dable
**bioequivalent** bioequivalente
**biofeedback** biorretroalimentación
**bioflavonoid** bioflavonoide
**biogenesis** biogénesis, biogenia
**biogenetic law** ley biogenética
**biogenic** biógeno
**biogenic amine** amina biógena
**biokinetics** biocinética
**biologic psychiatry** psiquiatría biológica
**biological** biológico
**biological half-live** vida media biológica
**biological vector** vector biológico
**biology** biología
**biomechanics** biomecánica
**biomedical engineering** ingeniería biomédica
**biopsy** biopsia
**biophore** bioforo
**biopsychic** biopsíquico
**biopsychology** biopsicología
**biopsychosocial** biopsicosocial
**biorhythm** biorritmo
**biostatistics** bioestadística
**biosynthesis** biosíntesis
**biotaxy** biotaxia
**biotaxys** biotaxis
**biotechnology** biotecnología
**biotin** biotina
**biotin defficiency syndrome** síndrome por deficiencia de biotina
**biotransformation** biotransformación
**Biot's respiration** respiración de Biot
**biovular twins** gemelos bivitelinos
**biparietal inheritance** herencia biparental
**biparietal** biparietal
**biparietal diameter** diámetro biparietal
**biparous** bíparo
**biperiden hydrochloride** clorhidrato de biperideno
**biperiden lactate** lactato de biperideno
**biphasic** bifásico
**bipolar** bipolar
**bipolar disorder** enfermedad bipolar
**bipolar lead** derivación bipolar
**bird breeder's lung** pulmón de los criadores de pájaros
**bird-headed dwarf** enano con cabeza de pájaro
**birth** nacimiento

**birth canal** canal de parto
**birth control** control de la natalidad
**birth injury** lesión obstétrica
**birth rate** índice de natalidad
**birth trauma** traumatismo obstétrico
**birth weight** peso al nacer
**birthing chair** camilla obstétrica
**bisacodyl** bisacodil
**bisexual** bisexual
**bisexual libido** libido bisexual
**bisferious pulse** pulso bisferiens
**bishydroxycoumarin** bishidroxicumarina
**bismuth (Bi)** bismuto (Bi)
**bite block** bloqueador de mordida
**bitegage** retenedor
**bitemporal** bitemporal
**biteplate** placa palatina
**bithionol (TBP)** bitionol (TBP)
**Bitot's spots** manchas de Bitot
**bitrochanteric lipodystrophy** lipodistrofia bitrocantérea
**Biuret test** reacción de Biuret
**bivalent** bivalente
**bivalent chromosome** cromosoma bivalente
**bivalve cast** yeso bivalvo
**black fever** fiebre negra
**black hairy tongue** lengua vellosa negra
**black light** luz negra
**black lung** pulmón negro
**black lung disease** enfermedad con pulmón negro
**black plague** peste negra
**black tongue** lengua negra
**black widow spider** araña «viuda negra»
**black widow spider antivenin** antídoto del veneno de la araña «viuda negra»
**blackwater fever** fiebre hemoglobinúrica
**bladder** vejiga
**bladder cancer** cáncer de vejiga
**bladder flap** delantal vesicular
**BLalock-Taussing procedure** intervención de Blalock-Taussing
**blanch** blanquear
**blased sample** muestra sesgada
**blast cell** célula blástica
**blastema** blastema
**blastid** blástida
**blastin** blastina
**blastocele** blastocele
**blastocoel** blastocele
**blastocoele** blastocele

**blastocyst** blastocisto
**blastocyte** blastocito
**blastocytoma** blastocitoma
**blastoderm** blastodermo
**blastodisc** blastodisco
**blastodisk** blastodisco
**blastogenesis** blastogénesis
**blastogenic** blastogénico
**blastogeny** blastogenia
**blastokinin** blastoquinina
**blastolysis** blastólisis
**blastoma** blastoma
**blastomatosis** blastomatosis
**blastomere** blastómero
**blastomerotomy** blastomerotomía
**blastomyces** blastomices
**blastomycosis** blastomicosis
**blastopore** blastóporo
**blastoporic canal** conducto blastopórico
**blastosphere** blastosfera
**blastotomy** blastotomía
**blastulation** blastulación
**bleb** flictena
**bleed** sangrar
**bleeding time** tiempo de sangría
**blennorrhagia** blenorragia
**bleninorrhea** blenorrea
**bleomycin sulfate** sulfato de bleomicina
**blepharitis** blefaritis
**blepharoadenoma** blefaroadenoma
**blepharoplegia** blefaroplejía
**blighted ovum** huevo abortivo
**blind fistula** fístula ciega
**blind intubation** intubación a ciegas
**blind loop** asa ciega
**blind spot** mancha ciega
**blister** ampolla
**block anesthesia** anestesia de bloqueo
**blocking** bloqueo
**blocking antibody** anticuerpo bloqueante
**blood** sangre
**blood agar** agar sangre
**blood hank** banco de sangre
**blood buffers** sistema tampón sanguíneo
**blood cell** célula sanguínea
**blood clot** coágulo sanguíneo
**blood clotting** coagulación sanguínea
**blood count** recuento sanguíneo
**blood culture medium** medio de hemocultivo
**blood donor** donante de sangre
**blood dyscrasia** discrasia sanguínea
**blood fluke** esquistosoma

**blood gas** gas sanguíneo
**blood gas determination** gasometría sanguínea
**blood group** grupo sanguíneo
**blood island** islote sanguíneo
**blood lavage** lavado sanguíneo
**blood plasma** plasma sanguíneo
**blood pressure (BP)** presión sanguínea (PA)
**blood pressure monitor** monitor de presión arterial
**blood pump** bomba de sangre
**blood substituta** sustitutos de la sangre
**blood sugar** azúcar de la sangre
**blood test** análisis de la sangre
**blood transfusion** transfusión de sangre
**blood typing** determinación del grupo sanguíneo
**blood urea nitrogen (BUN)** nitrógeno ureico en sangre (NUS)
**blood vessel** vaso sanguíneo
**blood warming coil** hélice de calentamiento de la sangre
**blood-brain barrier (BBB)** barrera hematoencefálica (BHE)
**blow bottles** botellas de espiración
**blue baby** niño azul
**blue fever** fiebre azul
**blue nevus** nevus azul
**blue phlebitis** flebitis azul
**blue spot** mancha azul
**blunt dissection** disección roma
**Boas'test** prueba de Boas
**body** cuerpo
**body fluid** líquido corporal
**body image** imagen corporal
**body jacket** yeso en «corsé» o en «chaleco»
**body language** lenguaje corporal
**body mechanics** mecánica corporal
**body movement** movimiento corporal
**body odor** olor corporal
**body of Retzius** cuerpo de Retzius
**body position** posición corporal
**body righting reflex** reflejo de enderezamiento corporal
**body stalk** pedículo embrionario
**body temperature** temperatura corporal
**body-image agnosia** agno-

sia de la imagen corporal
**Boeck's sarcoid** sarcoide de Boeck
**boiling point** punto de ebullición
**Bolivian hemorrhagic fever** fiebre hemorrágica boliviana
**bolus** bolo, embolada
**Bombay phenotype** fenotipo Bombay
**bonding** vinculación afectiva paternofilial
**bone** hueso
**bone age** edad ósea
**bone cancer** cáncer de hueso
**bone marrow** medula ósea
**bone-cutting forceps** pinzas de sección ósea
**Bonnevie-Ullrich's syndrome** síndrome de Bonnevie-Ullrich
**booster injection** dosis o inyección de recuerdo
**Boothby-Lovelace-Bulbulian mask** mascarillade Boothby Lovelace-Bulbulian
**borate** borato
**borborygmus** borborigmo
**border line** limítrofe, borderline
**bordetella** bordetella
**boric acid** ácido bórico
**born out of asepsis** nacido en condiciones no asépticas
**Bornholm's disease** enfermedad de Bornholm
**boron (B)** boro (B)
**borrelia** borrelia
**Botal's of ductus arteriosus** conducto arterioso de Botal
**bottle feeding** alimentación con biberón
**botulism** botulismo
**Bouchard's node** nódulo de Bouchard
**Bourneville's disease** enfermedad de Bourneville
**boutonneuse fever** fiebre botonosa
**Bowditch's law** ley de Bowditch
**bowel training** entrenamiento intestinal
**Bowen's disease** enfermedad de Bowen
**Bowen's precancerous dermatosis** dermatosis precancerosa de Bowen
**Bowman's capsule** cápsula de Bowman
**boxer's fracture** fractura de boxeador
**Boyle's law** ley de Boyle
**brace** tirante
**brachial** braquial
**brachial artery** arteria

braquial

**brachial plexus** plexo braquial

**brachial plexus anesthesia** anestesia del plexo braquial

**brachial plexus paralysis** parálisis del plexo braquial

**brachial pulse** pulso braquial

**brachialis** músculo braquial

**brachiocephalic arteritis** arteritis braquiocefálica

**brachiocephalic artery** tronco braquiocefálico

**brachiocephalic trunk** tronco braquiocefálico

**brachioradialis** músculo supinador largo

**brachioradialis reflex** reflejo braquiorradial

**brachycephaly** braquicefalia

**brachytherapy** braquiterapia

**Bradford solid frame** armazón macizo de Bradford

**Bradford's frame** armazón de Bradford

**Bradley method** método de Bradley

**bradycardia** bradicardia

**bradydiastole** bradiodiástole

**bradyesthesia** bradiestesia

**bradykinesia** bradicinesia

**bradypnea** bradipnea

**bradytachycardia** braditaquicardia

**Braille** Braille

**brain** cerebro, encéfalo

**brain concussion** concusión cerebral

**brain death** muerte cerebral

**brain electrical activity map** mapa de actividad eléctrica cerebral

**brain fever** fiebre cerebral

**brain scan** gammagrafía cerebral

**brain stem** tronco del encéfalo

**brain tumor** tumor cerebral

**brainstem auditory evoked potential** potencial evocado auditivo del tronco del encéfalo

**brain wave** onda cerebral

**bran bath** baño de salvado

**branched chain ketoaciduria** cetoaciduria de cadenas ramificadas

**branched tubular gland** glándula tubular ramificada

**branchial fistula** fístula bronquial

**Brandt-Andrews maneu-**ver maniobra de Brandt-Andrews

**Braxton Hicks contraction** contracción de Braxton Hicks

**Brazilian trypanosomiasis** tripanosomiasis brasileña

**Braun's canal** canal de Braun

**breast** pecho

**breast cancer** cáncer de mama

**breast examination** exploración de la mama

**breast feeding** alimentación a pecho

**breast milk** leche materna

**breast milk jaundice** ictericia por leche materna

**breast pump** bomba de leche

**breat sound** murmullo respiratorio

**breathing tube** tubo de respiración

**breech birth** parto de nalgas

**breech extraction** extracción de nalgas

**breech presentation** presentación de nalgas

**bregma** bregma

**Brenner tumor** tumor de Brenner

**bretylium tosylate** tosilato de bretilio

**brewer's yeast** levadura de cerveza

**brief psychotherapy** psicoterapia breve

**Brill-Symmers disease** enfermedad de Brill-Symmers

**Brill-Zinsser's disease** enfermedad de Brill-Zinsser

**Briquet's syndrome** síndrome de Briquet

**Brissaud's dwarf** enano de Brissaud

**British anti-lewisite (BAL)** dimecaprol (BAL)

**brittle diabetes** diabetes inestable

**broad beta disease** enfermedad con onda beta ancha

**broad ligament** ligamento ancho

**Broca's area** área de Broca

**Brodie's abscess** absceso de Brodie

**Brodmann's areas** áreas de Brodmann

**bromhidrosis** bromhidrosis

**bromide** bromuro

**bromine (Br)** bromo (Br)

**bromoderma** bromodermia

**brompheniramine maleate** maleato de bromfeniramina

**Brompton's cocktail** cóctel de Brompton

**bronchial asthma** asma bronquial

**bronchial breath sound** soplo bronquial

**bronchial espasm** espasmo bronquial

**bronchial fremitus** frémito bronquial

**bronchial hyperreactivity** hiperreactividad bronquial

**bronchial toilet** higiene bronquial

**bronchial tree** árbol bronquial

**bronchial washing** lavado bronquial

**bronchiectasis** bronquiectasia

**bronchiolar carcinoma** carcinoma bronquiolar

**bronchiole** bronquiolo

**bronchitis** bronquitis

**bronchoconstriction** broncoconstricción

**bronchodilatation** broncodilatación

**bronchodilator** broncodilatador

**bronchofilbroscopy** broncofibroscopia

**bronchogenic carcinoma** carcinoma broncogénico

**bronchopneumonia** bronconeumonía

**bronchophony** broncofonía

**bronchoscope** broncoscopio

**bronchospasm** broncospasmo

**bronchospirometry** broncoespirometría

**bronchus** bronquio

**Brown-Séquard's syndrome** síndrome de Brown-Séquard

**Brown-Séquard's treatment** tratamiento de Brown-Séquard

**Brucella abortus** Brucella abortus

**brucellosis** brucelosis

**Brudzinski's sign** signo de Brudzinski

**bruise** magulladura

**Brushfield's spots** manchas de Brushfield

**Bruton's agammaglobulinemia** agammaglobulinemía de Bruton

**bruxism** bruxismo

**bruxomania** bruxomanía

**Bryant's traction** tracción de Bryant

**bubbling rale** estertor crepitante

**hubo** bubón

**bubonic plague** peste bubónica

**buccal** bucal

**buccal fat pad** bola de

Bichat

**buccinator** músculo buccinador

**buccopharyngeal** bucofaríngeo

**Buck's skin traction** tracción cutánea de Buck

**Buck's traction** tracción de Buck

**Budd-Chiari's syndrome** síndrome de Budd-Chiari

**budging** gemación

**buffer** tapón

**Buerger's disease** enfermedad de Buerger

**bulb syringe** jeringa de bulbo

**bulbar paralysis** parálisis bulbar

**bulbourethral gland** glándula bulbouretral

**bulbus oculi** bulbo ocular

**bulimia** bulimia

**bulk cathartic** catártico de volumen

**bulla** bulla

**bundle branch block** bloqueo de rama

**bundle of His** haz de His

**bulldog forceps** pinzas bulldog

**bullet forceps** pinza de bala

**bullous myringitis** miringitis bullosa

**bunion** juanete

**Bunyamwera arbovirus** Bunyamwera arbovirus

**bupivacaine hydrochloride** clorhidrato de bupivacaína

**buret** bureta

**Burkitt's lymphoma** linfoma de Burkitt

**Barkitt's tumor** tumor de Burkitt

**burn** quemadura

**burn center** centro de quemados

**burn therapy** tratamiento de las quemaduras

**Burow's solution** solución de Burow

**bursa** bolsa

**bursa of Achiks** bolsa de Aquiles

**bursitis** bursitis

**bursting fracture** fractura por estallido

**Buschke's disease** enfermedad de Buschke

**butabarbital sodium** butabarbital sódico

**butanoic acid** ácido butanoico

**butanol extractable iodine (BEI)** yodo extraíble con butanol

**butaperazine maleate** maleato de butaperazina

**butterfly bandage** vendaje en mariposa

**butterfly fracture** fractura en mariposa
**butterfly rash** erupción en alas de mariposa
**button suture** sutura en botón
**buttonhole** ojal
**buttonhole fracture** fractura en ojal
**butyl** butilo
**butyl alcohol** alcohol butílico
**butyric acid** ácido butírico
**butyric fermentation** fermentación butírica
**butyrophenone** butirofenona
**butorphanol tartrate** tartrato de butorfanol
**hypass** cortocircuito
**byssinosis** bisinosis

# C

**cabolated camphor** alcanfor fenicado
**Cabot's splint** férula de Cabot
**cacesthesia** caquestesia
**cachet** sello
**cachexia** caquexia
**cacodemonomania** cacodemonomanía
**cacophony** cacofonía
**cadaver** cadáver
**cadmium (Cd)** cadmio (Cd)
**cadmium poizoning** intoxicación por cadmio
**caeswean** cesárea
**caesarean hyzterectomy** histerectomía por cesárea
**café-au-lait apot** mancha de café con leche
**caffeine** cafeína
**calabar swelling** nódulos del calabar
**calamine** calamina
**calcaneal spurs** espolón calcáneo
**calcaneal tendon reflex** reflejo tendinoso del calcáneo
**calcaneal epiphystitis** epifistitis calcánea
**calcaneal tuberosity** tuberosidad calcánea
**calcaneodynia** calcaneodinia
**calcaneus** calcáneo
**calcareous** calcáreo
**calcarine fissure** fisura calcarina
**calcarine sulcus** surco calcarino
**calcifediol** calcifediol
**calciferol** calciferol
**calcific aortic disease** calcificación aórtica
**calcification** calcificación
**calcified fetus** feto calcificado
**calcitonin** calcitonina
**calcitriol** calcitriol
**calcium (Ca)** calcio (Ca)
**calcium chloride** cloruro cálcico
**calcium gluconate** gluconato cálcico
**calcium pump** bomba de calcio
**calculus** cálculo
**Caldwell-Moloy pelvic classification** clasificación pélvica de Caldwell-Moloy
**calendar method of family planning** método del calendario en planificación familiar
**calf** pantorrilla
**caliber** calibre
**calibre** calibre
**California encephalitis** encefalitis de California
**calipers** calibrador
**calliphoridae** califóridos
**callomania** calomanía
**callosal fissure** fisura callosa
**callosity** callosidad
**calloso marginal fissure** fisura callosa marginal
**callus** callo
**calmodulin** calmodulina
**calor** calor
**caloric test** prueba calórica
**calorie** caloría
**calorific** calorífico
**calorigenic** calorigénico
**calorimeter** calorímetro
**calorimetry** calorimetría
**calusterone** calusterona
**calvaria** calvaria
**calyx** cáliz
**camera** cámara
**camphor** alcanfor
**camphor bath** baño de alcanfor
**camphor salicylate** salicilate de alcanfor
**camptodactyly** camptodactilia
**camptomelia** camptomelia
**canal** canal
**canal of Schlemm** canal de Schlemm
**canaliculus** canalículo
**canalization** canalización
**cancellous** tejido esponjoso
**cancer** cáncer
**cancer in situ** cáncer in situ
**cancer of the small intestine** cáncer del intestino delgado
**cancer staging** clasificación del cáncer en estadios

**cancer-ulcer** úlcera cancerosa
**cancericidal** cancericida
**candicidin** candicidina
**Candida** Candida
**Candida albicans** Candida albicans
**candidiasis** candidiasis
**candiru fever** fiebre candiru
**candle** candela
**canine tooth** canino
**canker** llaga
**cannabis** cannabis
**cannon wave** onda de cañón
**cannula** cánula
**cannulation** canulación
**canthus** canto
**capacitation** capacitación
**capeline bandage** vendaje en capelina
**capilarity** capilaridad
**capilary bed** lecho capilar
**capilaritis** capilaritis
**capillary** capilar
**capillary action** acción capilar
**capillary angioma** angioma capilar
**capillary fracture** fractura capilar
**capillary hemangioma** hemangioma capilar
**capillary pulse** pulso capilar
**capillovenous** capilovenoso
**capillus** cabello
**capitate bone** hueso grande
**capitulum humeri** cóndilo humeral
**capnograph** capnógrafo
**capreomyam**
**capotement** bazuqueo
**capric acid** ácido cáprico
**capsid** cápside
**capsule** cápsula
**capsule of the kidney** cápsula del riñón
**capsulectomy** capsulectomía
**capsuloma** capsuloma
**capsulotomy** capsulotomía
**caput** caput
**caput costae** cabeza de la costilla
**caput epididymidis** cabeza del epidídimo
**caput femoris** cabeza del fémur
**caput fibulae** cabeza del peroné
**caput mallei** cabeza del martillo
**caput mandíbulas** cóndilo de la mandíbula
**caput ossis metacarpalis** cabeza del metacarpiano
**caput phalangis** tróclea de la falange
**caput raddi** cabeza del radio
**caput stapedis** cabeza del estribo

**caput succedaneum** caput succedaneum
**carbachol** carbacol
**carbamate kinase** carbamatoquinasa
**carbamazepine** carbamazepina
**carbamide peroxide** peróxido de carbamida
**carbenicillin disodium** carbenicilina disódica
**carbidopa** carbidopa
**carbinoxamine maleate** maleato de carbinoxamina
**carbocyclic** carbocíclico
**carbohydrate** carbohidrato
**carbohydrate metabolism** metabolismo de los carbohidratos
**carbol-fuchsin stain** tinción de carbol-fucsina
**carbolic acid** ácido carbólico
**carbolic acid poisoning** intoxicación por ácido carbólico
**carbon (C)** carbono (C)
**carbon-11** carbono 11
**carbon-14** carbono 14
**carbon arc lamp** lámpara de arco de carbón
**carbon cycle** ciclo del carbono
**carbon dioxide ($CO_2$)** dióxido de carbono ($CO_2$)
**carbon dioxide bath** baño de dióxido de carbono
**carbon dioxide tension** tensión de dióxido de carbono
**carbon monoxide** monóxido de carbono
**carbon monoxide poisoning** intoxicación por menóxido de carbono
**carbon tetrachloride** tetracloruro de carbono
**carboprost tromethamine** trometamina de carboprost
**carboxyhemoglobin** carboxihemoglobina
**carboxyl** carboxilo
**carbuncle** carbunco
**carbunculosis** carbunculosis
**carcadian rhythm** ritmo carcadiano
**carcinectomy** carcinectomía
**carcinoembryonic antigen (CEA)** antígeno carcinoembrionario
**carcinogen** carcinógeno
**carcinogenesis** carcinogénesis
**carcinogenic** carcinogénico
**carcinogenicity** carcinogenicidad
**carcinoid** carcinoide
**carcinoid syndrome** sín-

drome carcinoide
**carcinolysis** carcinólisis
**carcinoma** carcinoma
**carcinoma basocellulare** carcinoma basocelular
**carcinoma cutaneum** carcinoma cutáneo
**carcinoma en cuirasse** carcinoma constrictivo
**carcinoma fibrosum** carcinorna fibroso
**carcinoma gigantocellulare** carcinoma gigantocelular
**carcinoma in situ** carcinoma in situ
**carcinoma scroti** carcinoma escrotal
**carcinoma spongiosum** carcinoma esponjoso
**carcinophilia** carcinofilia
**carcinostatic** carcinostático
**carcinous** carcinoso
**cardia** cardias
**cardiac** cardiaco
**cardiac apnea** apnea cardiaca
**cardiac arrest** parada cardiaca
**cardiac asthma** asma cardiaca
**cardiac arrhythmia** arritmía cardiaca
**cardiac catheter** catéter cardiaco
**cardiac catheterization** cateterismo cardiaco
**cardiac compression** compresión cardiaca
**cardiac conduction defect** defecto de la conducción cardiaca
**cardiac cycle** ciclo cardiaco
**cardiac descompensation**
**cardiac dyspnea** disnea cardiaca
**cardiac edema** edema cardiaco
**cardiac impulse** impulso cardiaco
**cardiac massage** masaje cardiaco
**cardiac monitoring** monitorización cardiaca
**cardiac muscle** músculo cardiaco
**cardiac output** gasto cardiaco
**cardiac plexus** plexo cardiaco
**cardiac reserve** reserva cardiaca
**cardiac resuscitation** reanimación cardiaca
**cardiac standstill** paralización del corazón
**cardiac stimulant** estimulante cardiaco
**cardiac tamponade** taponamiento cardiaco
**cardinal frontal plane** pla-

no frontal cardinal
**cardinal horizontal plane** plano horizontal cardinal
**cardinal ligament** ligamento cardinal
**cardinal movements of labor** movimientos cardinales del parto
**cardinal position of gaze** posición cardinal de la vista
**cardinal sagittal plane** plano cardinal sagital
**cardiocirculatory** cardiocirculatorio
**cardiogenic shock** shock cardiogénico
**cardiogram** cardiograma
**cardiography** cardiografía
**cardiologist** cardiólogo
**cardiology** cardiología
**cardiolysis** cardiólisis
**cardiomegaly** cardiomegalia
**cardiomyopathy** cardiomiopatía
**cardiopulmonary** cardiopulmonar
**cardiopulmonary arrest** parada cardiopulmonar
**cardiopulmonary bypass** cortocircuito cardiopulmonar
**cardiopulmonary resuscitation** reanimación cardiopulmonar
**cardiorrhaphy** cardiorrafia
**cardiospasm** cardiospasmo
**cardiotachometer** cardiotacómetro
**cardiotomy** cardiotomía
**cardiotonic** cardiotónico
**cardiotoxic** cardiotóxico
**cardiovascular** cardiovascular
**cardiovascular disease** enfermedad cardiovascular
**cardiovascular assessment** evaluación cardiovascular
**cardiovascular system** sistema cardiovascular
**cardioversion** cardioversión
**carditis** carditis
**caries** caries
**carina** carina
**cariogenic** cariogénico
**carisoprodol** carisoprodol
**carminative** carminativo
**carmine dye** rojo carmín
**carotene** caroteno
**carotenemia** carotenemia
**carotenoid** carotenoide
**carotenosis** carotenosis
**carotid** carotídeo
**carotid body** cuerpo carotídeo
**carotid body reflex** reflejo del cuerpo carotídeo
**carotid body tumor** tumor del cuerpo carotídeo

**carotid plexus** plexo carotídeo
**carotid pulse** pulso carotídeo
**carotid sinus** seno carotídeo
**carotid sinus reflex** reflejo del seno carotídeo
**carotin** caroteno
**carotinoid** carotenoide
**carotodynia** carotodinia
**carpal** carpal
**carpal tunnel** túnel del carpo
**carpal tunnel syndrome** síndrome del túnel del carpo
**carphenazine maleate** maleato de carfenacina
**carpopedal spasm** espasmo carpopedal
**carpus** carpo
**Carrel-Lindbergh pump** bomba de Cairel-Lindbergh
**carrier** portador
**Carrion's disease** enfermedad de Carrion
**carrotene** caroteno
**carrotine** caroteno
**cartilage** cartílago
**cartilage-hair hypoplasia** hipoplasia del cabello y del cartílago
**cartilaginous joint** articulación cartilaginosa
**carunchulas hymeneales** carúnchulas himeneales
**caruncle** carúncula
**carvernous rale** estertor cavernoso
**cascade** cascada
**cascara sagrada** cáscara sagrada
**case fatality rate** tasa de mortalidad por casos
**caseation** caseificación
**caseous** caseoso
**caseous fermentation** fermentación caseosa
**cast** escayola
**Castellani's paint** tintura de Castellani
**castor oil** aceite de ricino
**castration** castración
**castration anxiety** ansiedad de castración
**castration complex** complejo de castración
**casuistics** casuística
**cat cell carcinoma** carcinoma de células de avena
**catabasis** catabasis
**catabiosis** catabiosis
**catabolism** catabolismo
**catalepsy** catalepsia
**catalysis** catálisis
**catalyst** catalizador
**catamnesis** catamnesis
**cataphylaxis** catafilaxia
**cataplexy** cataplexia
**cataract** catarata
**catarrh** catarro

**catarrhal dysentery** disentería catarral
**catastrophic reaction** reacción catastrófica
**catatonia** catatonía
**catatonic schizophrenia** esquizofrenia catatónica
**cat-bite fever** fiebre por mordedura de gato
**cat-cry syndrome** síndrome de grito de gato
**catch-up growth** recuperación del crecimiento
**catecholamine** catecolamina
**cat-eye syndrome** síndrome de ojo de gato
**catatonic schizophrenia** esquizofrenia catatónica
**catgut** catgut
**catharsis** catarsis
**cathartic** catártico
**catheter** catéter
**catheterization** cateterismo
**cathexis** catexis
**cathode ray** rayos catódicos
**cathode ray oscilloscope** osciloscopio de rayos catódicos
**cation** catión
**cation exchange resin** resina de intercambio catiónico
**cat's eye amaurosis** amaurosis con ojos de gato
**cat-scratch fever** fiebre por arañazo de gato
**cauda equina** cola de caballo
**caudal** caudal
**caudal anesthesia** anestesia caudal
**caudate** caudal
**caudate process** prolongación caudal
**cauliflower ear** oreja en coliflor
**caumesthesia** caumestesia
**causalgia** causalgia
**caustic**
**cautery** cauterio
**cautery knife** bisturí cauterizador
**cavernoma** cavernoma
**cavernous** cavernoso
**cavernous angioma** angioma cavernoso
**cavernous body of the clitoris** cuerpo cavernoso del clitoris
**cavernous sinus** seno cavernoso
**cavernous sinus syndrome** síndrome del seno cavernoso
**cavernous sinus thrombosis** trombosis del seno cavernoso
**cavitation** cavitación
**cavitary** cavitario
**cavity** cavidad

cavogram cavograma
cecal appendix apéndice cecal
ceasmic ceásmico
ceasmic teratism teratismo ceásmico
cecal cecal
cecocolostomy cecocolostomía
cecoflxation cecofijación
cecoileostomy cecoileostomía
cecopexy cecopexia
cecostomy cecostomía
cecum ciego
cefaclor cefaclor
cefadroxil monohydrate monohidrato de cefadroxil
ceftazidime ceftazidima
cefuroxime sodium cefuroxima sódica
celiac plexus plexo celíaco
celiac rickets raquitismo celíaco
cell célula
cell biology biología celular
cell body cuerpo celular
cell death muerte celular
cell division división celular
cell line línea celular
cell membrane membrana celular
cell theory teoría celular
cell wall pared celular
cell-mediated immune response respuesta inmunitaria mediada por células
cell-mediated immunity inmunidad mediada por células
cellular hypersensitivity reaction reacción de hipersensibilidad celular
cellular immunity inmunidad celular
cellular infiltration infiltración celular
celulitis celulitis
cellulose celulosa
celosomus celosomo
celothelioma celotelioma
Celsius (C) Celsius (C)
cement cemento
cementifying fibroma fibroma cementificante
cementoblastoma cementoblastoma
cementoma cementoma
cementum cemento
cenesthesia quinestesia
cenophobia cenofobia
center centro
centesis centesis
centigrade (C) centígrado (C)
centimeter (cm) centímetro (cm)
centimeter-gram-second system (CGS, cgs) sistema centímetro-gramo-segundo (CGS)

central central
central amaurosis amaurosis central
central canal of spinal cord conducto central de la medula espinal
central chondrosarcoma condrosarcoma central
central fissure fisura central
central implantation implantación central
central lobe lóbulo central
central nervous system sistema nervioso central (SNC)
central nervous system depressants fármacos depresores del sistema nervioso central
central nervous system stimulants fármacos estimulantes del sistema nervioso central
central nervous system syndrome síndrome del sistema nervioso central
central nervous system tumor tumor del sistema nervioso central
central placenta previa placenta previa central
central stimulant estimulante central
central sulcus surco central
central venous pressure (CVP) monitor monitor para control de la presión venosa central
central vision visión central
centre centro
centrencephalic centroencefálico
centrifugal centrífugo
centrifugal current corriente centrífuga
centrifuge centrífugo
centrilobular centrilobular
centriole centríolo
centripetal centrípeto
centripetal current corriente centrípeta
centromere centrómero
centrosome centrosoma
centrosphere centrosfera
cephalad cefálico
cephalhematoma cefalohematerna
cephalalgia cefalalgia
cephalexin cefalexina
cephalic presentation presentación cefálica
cephalic vein vena cefálica
cephaloglycin cefaloglicina
cephalopelvic disproportion desproporción cefalopélvica
cerclage cerclaje
cerea flexibilitas flexibilidad cérea
cerebellar cerebeloso
cerebellar angioblastoma

angioblastoma cerebeloso
cerebellar cortex corteza del cerebelo
cerebellar cortical degeneration degeneración cortical del cerebelo
cerebellopontine cerebelopontino
cerebellospinal cerebeloespinal
cerebellum cerebelo
cerebral cerebral
cerebral aneurysm aneurisma cerebral
cerebral angiography angiografía cerebral
cerebral aqueduct acueducto cerebral
cerebral cortex corteza cerebral
cerebral dominance dominancia cerebral
cerebral edema edema cerebral
cerebral embolism embolismo cerebral
cerebral gigantism gigantismo cerebral
cerebral hemisphere hemisferio cerebral
cerebral hemorrhage hemorragia cerebral
cerebral localization localización cerebral
cerebral palsy parálisis cerebral
cerebral perfusion pressure presión de perfusión cerebral
cerebral tabes tabes cerebral
cerebral thrombosis trombosis cerebral
cerebriform carcinoma carcinoma cerebriforme
cerebrocerebellar atrophy atrofia cerebrocerebelosa
cerebroid cerebroide
cerebroma cerebroma
cerebromedullary tube conducto cerebromedular
cerebroretinal angiomatosis angiomatosis cerebrorretiniana
cerebrospinal cerebrorraquídeo
cerebrovascular cerebrovascular
cerebrovascular accident accidente cerebrovascular
cerebrum cerebro
cerium (Ce) cerio (Ce)
ceroid ceroide
ceroma ceroma
ceruloplasmin ceruloplasmina
cerumen cerumen
ceruminosis ceruminosis
ceruminous gland glándula ceruminosa
cervical cervical

cervical abortion aborto cervical
cervical adenitis adenitis cervical
cervical canal canal cervical
cervical cancer cáncer cervical
cervical cap casquete cervical
cervical carcinoma carcinoma cervical
cervical disc syndrome síndrome del disco cervical
cervical endometritis endometritis cervical
cervical fistula fístula cervical
cervical mucus method of family planning método del moco cervical en planificación familiar
cervical plexus plexo cervical
cervical plexus anesthesia anestesia del plexo cervical
cervical smear muestra de exudado cervical
cervical triangle triángulo cervical
cervical vertebra vértebra cervical
cervicales orificio cervical
cervicitis cervicitis
cervicodynia cervicodinia
cervicofacial actinomycosis actinomicosis cervicofacial
cervicolabial cervicolabial
cervicouterine cervicouterino
cervicovesical cervicovesical
cervix cérvix
ceryl alcohol alcohol cerílico
cestode cestodo
cestode infection infección por cestodo
cestodiasis cestodiasis
cestoid cestoide
cetyl alcohol alcohol cetílico
cetylpyridinum chloride cloruro de cetilpiridinio
cevitamic acid ácido cevitámico
Chaddock reflex reflejo de Chaddock
Chaddock sign signo de Chaddock
Chadwick's sign signo de Chadwick
chafing rozadura
Chagas disease enfermedad de Chagas
Chagas-Cruz discase enfermedad de Chagas Cruz
Chagres fever fiebre de Chagres

chahand mano en garra

chain cadena

chain reaction reacción en cadena

chain reflex reflejo en cadena

chain stitch suture sutura con puntos encadenados

chalasia calasia

chalazion chalazion

chalone chalona

chamber cámara

Chamberlain's line Línea de Chamberlain

Chamberlen's forceps forceps de Chamberlen

chancre chancro

chancroid chancroide

channel canal

channel ulcer úlcera de canal

character carácter

character analysis análisis del carácter

character disorder trastorno del carácter

character neurosis neurosis del carácter

Charcot-Bouchard aneurysm aneurisma de Charcot-Bouchard

Charcot-Leyden crystal cristal de Charcot-Leyden

Charcot-Marie-Tooth atrophy atrofia de Charcot-Marie-Tooth

Charcot's joint articulación de Charcot

Charcot's fever fiebre de Charcot

Charles law ley de Charles

Chaussier's areola areola de Chaussier

Chediak-Higashi's syndrome síndrome de Chediak-Higashi

cheek mejilla

cheesewasher's lung pulmón del quesero

cheilitis queilitis

cheilocarcinoma queilocarcinoma

cheiloplasty queiloplastia

cheilosis queilosis

cheiralgia queiralgia

cheiromegaly queiromegalia

cheiroplasty queiroplastia

chelanting agent agente quelante

chelate quelar

chelation quelación

cheliorraphy queilorrafia

cheloid queloide

chemical action acción química

chemical agent agente químico

chemical antidote antídoto químico

chemical burn quemadura química

chemical cauterization cauterización química

chemical diabetes diabetes química

chemical equivalent equivalente químico

chemical gastritis gastritis química

chemistry normal values valores normales en bioquímica

chemocautery quimiocauterización

chemodifferentiation quemodiferenciación

chemoreceptor quimiorreceptor

chemoreflex quimiorreflejo

chemosis quemosis

chemostat quimiostato

chemosurgery quimiocirugía

chemotaxis quimiotaxis

chemotherapy quimioterapia

cherry angioma angioma en guinda

cherry red spot mancha rojo cereza

cherubism querubismo

chest lead derivación torácica

chest pain dolor torácico

chest tube tubo torácico

Cheyne-Stokes respiration respiración de Cheyne-Stokes

Chiari-Frommel's syndrome síndrome de Chiari-Frommel

Chiari's syrdrome síndrome de Chiari

chiasm quiasma

chickenpox varicela

chief cell célula principal

chilblain sabañón

child niño

child abuse maltrato y abuso del niño

child development desarrollo del niño

child psychology psicología infantil

child-bearing period período fértil de la mujer

childhood infancia

childhood schizophrenia esquizofrenia infantil

chill escalofrío

Chilomastix Chilomastix

chimera quimera

chimney-sweep's cancer carcinoma de deshollinador

Chinese restaurant syndrome síndrome del restaurante chino

chip astilla

chip fracture fractura astilllada

chiropodist podólogo

chiropody podología

chiropractic quiropráctica

chisel fracture fractura en escoplo

Chlamydia Chlamydia

Chlamydia psittaci Chlamydia psittaci

Chlamydia trachomatis Chlamydia trachomatis

chloasma cloasma

chloracne cloracne

chloral camphor cloral canfor

chloral hydrate hidrato de cloral

chlorambucil clorambucilo

chloramphenicol cloramfenicol

chlorcyclizine hydrochloride clorhidrato de clorciclicina

chlordane poisoning intoxicación por clordano

chlordantoin clordantoína

chlordiazepoxide clorodiazepóxido

chloride cloruro

chlorinated organic insecticide poisoning intoxicación por insecticidas organoclorados

chlorine (Cl) cloro (Cl)

chlormezanone clormezanona

chloroform cloroformo

chloroformism cloroformismo

chloroguanide hydrochloride clorhidrato de cloroguanina

chloroleukemia cloroleucemia

chlorolymphosarcoma clorolinfosarcoma

chloroma cloroma

chloromyeloma cloromieloma

chlorophyll clorofila

chlorophyll test prueba de la clorofila

chloroquine cloroquina

chlorothiazide clorotiacida

chlorotrianisene clorotrianiseno

chlorpheniramine maleate maleato de clorfeniramina

chlorprocaine clorprocaína

chlorpromazine clorpromacina

chlorpropamide clorpropamida

chlorprothixene clorprotixeno

chlorthalidone clortalidona

chlortetracycline hydrochloride clorhidrato de clortetraciclina

chlorzoxazone clorzoxa-

zona

choana coana

choanal atresia atresia de las coanas

choke ahogo, estrangulamiento

choking sofocación

cholangeostomy colangiostoma

cholangiogram colangiograma

cholangiography colangiografía

cholangiohepatoma colangiohepatoma

cholangiolitis colangiolitis

cholangioma colangioma

cholangitis colangitis

cholecalciferol colecalciferol

cholecystectomy colecistectomía

cholecystitis colecistitis

cholecystography colecistografía

cholecystokinin colecistoquinina

choledocholithiasis coledocolitiasis

choledocholithotomy coledocolitotomía

cholelithiasis colelitiasis

cholelithic dispepsia dispepsia colelítica

cholelithotomy colelitotomía

cholera cólera

cholera vaccine vacuna del cólera

choleragen colerígeno

choleretic colerético

cholestasis colestasis

cholesteatoma colesteatoma

cholesteatoma tampani colesteatoma timpánico

cholesterase colesterasa

cholesteremia celesteremia

cholesterin colesterina

cholesterol colesterol

cholesterol metabolism metabolismo del colesterol

cholesterolemia colesterolemia

cholesteroleresis colesterolesis

cholesterolopoiesis colesteropoyesis

cholesterolosis colesterolosis

cholestyramine resin resina colestiramina

choline colina

•cholinergic colinérgico

cholinergic blocking agent agente bloqueante colinérgico

cholinergic crisis crisis colinérgica

cholinergic nerve nervio

colinérgico

**cholinergic stimulant** estimulante colinérgico

**cholinergic urticaria** urticaria colinérgica

**cholinesterase** colinesterasa

**chondral** condral

**chondrectomy** condrectomía

**chondrioma** condrioma

**chondriome** condrioma

**chondritis** condritis

**chondroadenoma** condroadenoma

**chondroangiorna** condroangiorna

**chondroblast** condroblasto

**chondroblastoma** condroblastoma

**chondrocalcinosis** condrocalcinosis

**chondrocarcinoma** condrocarcinoma

**chondroclast** condroclasto

**chondrocostal** condrocostal

**chondrocyte** condrocito

**chondrodystrophia calcíficans congenita** condrodistrofia calcificante congénita

**chondrodystrophy** condodistrofia

**chondroendothelioma** condroendotelioma

**chondrofibroma** condrofibroma

**chondrogenesis** condrogénesis

**chondroid** condroide

**chondrolipoma** condrolipoma

**chondroma** condroma

**chondroma sarcomatosum** condroma sarcomatoso

**chondromalacia** condromalacia

**chondromalacia fetalis** condromalacia fetal

**chondromalacia patellae** condromalacia patelar

**chondromatosis** condromatosis

**chondromere** condrómera

**chondromyoma** condromioma

**chondromyxoid fibroma** fibroma condromixoide

**chondromyxofibroma** condromixofibroma

**chondromyxoid** condromixoide

**chondrophyte** condrófito

**chondroplast** condroplasto

**chondroplasty** condroplastia

**chondrosarcoma** condrosarcoma

**chondrosarcomatosis** condrosarcomatosis

**chondrosis** condrosis

**chondrotomy** condrotomía

**chordae tendineae** cuerda tendinosa

**chordal canal** canal cordal

**chordee** corda

**chordencephalon** cordencéfalo

**chorditis** corditis

**chordoid** cordoide

**chordoma** cordoma

**chordotomy** cordotomía

**chorea** corea

**chorea gravidarum** corea gravidarum

**chorea minor** corea minor

**choreiform** coreiforme

**chorioadenoma** corioadenoma

**chorioadenoma destruens** corioadenoma destruens

**chorioallantoic graft** injerto corioalantoideo

**chorioblastoma** corioblastoma

**choriocarcinoma** coriocarcinoma

**choriocele** coriocele

**chorioepithelioma** corioepitelioma

**choriogenesis** coriogénesis

**choriomeningitis** coriomeningitis

**chorion** corion

**chorionic carcinoma** carcinoma coriónico

**chorionic epithelioma** epitelioma coriónico

**chorionic gonadotropin** gonadotropina coriónica

**chorionic plate** placa coriónica

**chorioretinitis** coriorretinitis

**chorioretinopathy** corrorretinopatía

**choroid** coroide

**choroid plexectomy** plexectomía coroide

**choroid plexus** plexo coroideo

**choroidal malignant melanoma** melanoma coroideo maligno

**choroiditis** coroiditis

**choroidocyclitis** coroidociclitis

**Christchurch chromosome (Ch¹)** cromosoma Christchurch (Ch¹)

**Christmas disease** enfermedad de Christmas

**Christmas factor** factor de Chritsmas

**chromaffin** cromafin

**chromaffin body** cuerpo cromafin

**chromaffin cell** célula cromafin

**chromaffinoma** cromafinoma

**chromatic** cromático

**chromatic dispersion** dispersión cromática

**chromatid** cromátide

**chromatin** cromatina

**chromatin nucleolus** pseudonucléolo

**chromatin-negative** cromatín-negativas

**chromatin-positive** cromatín-positivas

**chromatism** cromatismo

**chromatogram** cromatograma

**chromatography** cromatografía

**chromatopsia** cromatopsia

**chromestesia** cromestesia

**chromhidrosis** cromhidrosis

**chromium (Cr)** cromo (Cr)

**chromobacteriosis** cromobacteriosis

**chromoblastomycosis** cromoblastomicosis

**chromocenter** cromocentro

**chromolipid** cromolípido

**chromomere** cromómero

**chromomycosis** cromomicosis

**chromonema** cromonema

**chromophilic** cromáfilo

**chromophobia** cromofobia

**chromophobic** cromófobo

**chromophobic adenoma** adenoma cromófobo

**chromoplasm** cromoplasma

**chromosomal aberration** aberración cromosómica

**chromosomal nomenclature** nomenclatura cromosómica

**chromosome** cromosoma

**chromosome coil** hélice de cromosoma

**chromosome complement** dotación cromosómica

**chromosome mapping** mapa cromosómico

**chromosome puff** puff cromosómico

**chromotrope** cromótropo

**chronic** crónico

**chronic alcoholic delirium** delirio alcohólico crónico

**chronic alcoholism** alcoholismo crónico

**chronic appendicitis** apendicitis crónica

**chronic brain syndrome** síndrome crónico del cerebro

**chronic bronchitis** bronquitis crónica

**chronic carrier** portador crónico

**chronic cervicitis** cervicitis crónica

**chronic cholecystitis** colecistitis crónica

noma

**chronic chorea** corea crónica

**chronic cystic mastitis** mastitis quística crónica

**chronic disease** enfermedad crónica

**chronic endarderitis** endarderitis crónica

**chronic endocarditis** endocarditis crónica

**chronic gastritis** gastritis crónica

**chronic open angle glaucoma** glaucoma crónico (de ángulo agudo)

**chronic glomerulonephritis** glomerulonefritis crónica

**chronic idiopathic thrombocytopenic purpura** púrpura trombocitopénica idiopática crónica

**chronic interstitial nephritis** nefritis intersticial crónica

**chronic intestinal ischemia** isquemia intestinal crónica

**chronic lingual papillitis** papilitis lingual crónica

**chronic lymphocytic leukemia** leucemia linfocítica crónica (LLC)

**chronic mastitis** mastitis crónica

**chronic mucocutaneous candidiasis** candidiasis mucocutánea crónica

**chronic myelocytic leukemia (CML)** leucemia mielocítica crónica (LMC)

**chronic myopia** miopía crónica

**chronic obstructive pulmonary disease** enfermedad pulmonar obstructiva crónica

**chronic pain** dolor crónico

**chronic pyelonephritis** pielonefritis crónica

**chronic tuberculous mastitis** mastitis tuberculosa crónica

**chronograph** cronógrafo

**chronological age** edad cronológica

**chronotropism** cronotropismo

**chrysiasis** crisiasis

**chrysotherapy** crisoterapia

**Churg-Strauss syndrome** síndrome de Churg-Strauss

**Chvostek's sign** signo de Chvostek

**Chvostek-Weiss sign** signo de Chvostek-Weiss

**chyliform ascites** ascitis quiliforme

**chyloid** quiloide

**chylomicron** quilomicrón

chylotorax quilotórax
chylous ascites ascitis quilosa
chyluria quiluria
chyme quimo
chymosin quimosina
chymotrypsin quimotripsina
chymotrypsinogen quimotripsinógeno
cibophobia cibofobia
cicatricial entropion entropión cicatrizal
cicatricial stenosis estenosis cicatrizar
cicatrix cicatriz
ciclothymic disorder trastorno ciclotímico
cicutism cicutismo
cigarette drain drenaje en cigarrillo
ciguatera poisoning intoxicación por ciguatera
cilia cilio
ciliary body cuerpo ciliar
culiary canal canal ciliar
ciliary gland glándula ciliar
ciliary margin margen ciliar
ciliary movement movimiento ciliar
ciliary muscle músculo ciliar
ciliary process proceso ciliar
ciliary reflex reflejo ciliar
ciliary ring anillo ciliar
ciliary zone zona ciliar
Ciliata ciliados
ciliate ciliado
ciliated epithelium epitelio ciliado
ciliospinal reflex reflejo cilioespinal
cimetidine cimetidina
Cimex lectularis Cimex lectularis
cinchona cinchona
cineangiocardiogram cineangiocardiograma
cineangiocardiography cineangiocardiografía
cineangiogram cineangiograma
cineangiograph cineangiógrafo
cinefluorography cinefluorografía
cineradiography cinerradiografía
cineroentgenofluorography cinerroentgenofluorografía
cingulate cingulado
cingulate sulcus surco del cíngulo
cingulectomy cingulectomía
cingulotomy cingulotomia
cinnamon canela

circinate circinado
circle círculo
circle of Carus círculo de Carus
circle of Willis polígono de Willis
circular bandage vendaje circular
circular fold pliegue circular
circulation time normal tiempo normal de circulación
circulatory failure insuficiencia circulatoria
circulatory system sistema circulatorio
circulus arteriosus minor arteria circular menor
circumanal circumanal
circumcision circuncisión
circumduction circunducción
circumferential fibrocartilage fibrocartílago circunferencial
circumferential implantation implantación circunferencial
circumoral perioral
circumscribed scleroderma esclerodermia circunscrita
circumvallate papilla papila circunvalado
circus movement movimiento circular
cirrhosis cirrosis
cis arrangement configuración cis
cis configuration configuración cis
cis position configuración cis
cis cisterna cisterna
cisterna chyli cisterna quilosa
cisterna subarachnoidea cisterna subaracnoidea
cisterna puncture punción cisternal
cistron cistrón
cisvestitism cisuestismo
citoclesis citoclesis
citrate citrato
citric acid ácido cítrico
citrin citrina
citrovorum factor factor citrovorum
clairvoyance clarividencia
clamp pinza
clang association asociación por sonidos
clapping palmeo
clarify clarificación
Clark's rule regla de Clark
clasmocytic lymphoma linfoma clasmocítico
clasp gancho
clasp-knife reflex reflejo de navaja
classic apraxia apraxia

clásica
classic typhus tifus clásico
classical caesarean cesárea clásica
classical conditioning condicionamiento clásico
classification clasificación
claudication claudicación
claustrophobia claustrofobia
claustrum claustro
clavicle clavícula
clavicular notch escotadura clavicular
clavus clavo
clawfoot pie en garra
claw-type traction frame bastidor de tracción tipo garra
cleaning enema enema de limpieza
clear cell célula clara
clear cell carcinoma carcinoma de células claras
clear cell carcinoma of the kidney carcinoma de células claras de riñón
clear liquid diet dieta líquida clara
clearance aclaramiento
cleavage line línea de hendidura
cleavage plane plano de segmentación
cleft foot pie hendido
cleft lip repair corrección del labio leporino
cleft palate fisura palatina
cleft palatine repair corrección de la fisura palatina
cleidocranial dysostosis disostosis cleidocraneal
cleidocrania dysplasia displasia cleidocraneal
cleidocranial dystrophia distrofia cleidocraneal
cleft uvula úvula bífida
cleptomania cleptomanía
click clic
client-centered therapy psicoterapia rogeriana
climate clima
climateric climatérico
climateric melancholia melancolía climatérica
clindamycin hydrochloride clorhidrato de clindamicina
clinic clínica
clinic specialist especialista clínico
clinical clínico
clinical cytogenetics histogenética clínica
clinical diagnosis diagnóstico clínico
clinical genetics genética clínica
clinical laboratory laboratorio clínico

clinical nurse specialist enfermera especialista
clinical pathology patología clínica
clinical pelvimetry pelvimetría clínica
clinical psychology psicología clínica
clinical-patological conference sesión clínico-patológica
clinical research investigación clínica
clinocephaly clinocefalia
clinodactyly clinodactilia
clioquinol clioquinol
clip grapa
clitoris clítoris
cloaca cloaca
cloacal membrane membrana cloacal
cloaca septum tabique cloacal
clocortolone pivalate pivalato de clocortolona
clofibrate clofibrato
clomiphene citrate citrato de clomifeno
clomiphene stimulation test prueba de estimulación con clomifeno
clonal selection theory teoría de la selección clonal
clonazepam clonazepán
clone clon
clonidine hydrochloride clorhidrato de clonidina
Clonorchis sinensis Clonorchis sinensis
clonus clono
C-loop asa en C
clorazepate dipotassium clorazepato dipotásico
closed amputation amputación a doble colgajo
closed drainage drenaje cerrado
closed wound suction aspiración cerrada
closed-chain cadena cerrada
Clostridium Clostridium
clot coágulo
clotting coagulación
clotting time tiempo de formación del coágulo
clouding of conciousness obnubilación mental
clove clavo
cloverleaf nail clavo en trébol
cloverleaf skull deformity cráneo en trébol
cloxacillin sodium cloxacilina sódica
clubbing dedos en palillo de tambor
clubfoot pie zambo
cluttering lenguaje desordenado
coagulase coagulasa

**coagulation factor** factor de coagulación
**coagulopathy** coagulopatía
**coal tar** coáltar
**coal worker's pneumoconiosis** neumoconiosis del minero
**coaptation splint** férula de coaptación
**coarctation** coartación
**coarctation of the aorta** coartación de aorta
**coarse** basto
**coarse fremitus** fremito por fricción
**coat** cubierta
**coated tongue** lengua saburral
**cobalamin** cobalamina
**cobalt (Co)** cobalto (CO)
**cobalt-60 ($^{60}$Co)** cobalto-60 ($Co^{60}$)
**coca** coca
**cocaine hydrochloride** clorhidrato de cocaína
**coccidioidomycosis** coccidioidomicosis
**coccidiosis** coccidiosis
**coccygeus** coccígeo, músculo isquiococcígeo
**coccygodynia** coccigodinia
**coccyx** coccix
**cochineal** cochinilla
**cochlea** cóclea
**cochlear canal** conducto coclear
**cockscomb papiloma** papiloma en cresta de gallo
**cocktail** combinado
**codeine** codeína
**codeine phosphate** fosfato de codeína
**cod-liver oil** aceite de hígado de bacalao
**codominant** codominante
**codominant inheritance** herencia codominante
**codon** codón
**coefficient** coeficiente
**coenzyme** coenzima
**coffee** café
**coffee ground vomitus** vómito en poso de café
**coffe worker's lung** neumoconiosis del cafetero
**cognition** cognición
**cognitive development** desarrollo psíquico
**cognitive dissonance** disonancia cognitiva
**cognitive function** función cognoscitiva
**cognitive learning** aprendizaje cognoscitivo
**cognitive psychology** psicología cognoscitiva
**cogwheel rigidity** rigidez en rueda dentada
**coherence** cohesión
**coil spring contraceptive diaphragm** diafragma

anticonceptivo con borde en espiral
**coitus** coito
**colchicine** colchicina
**cold** resfriado común
**cold abscess** absceso frío
**cold agglutinin** aglutininas frías
**cold bath** baño frío
**cold cautery** cauterio frío
**cold injury** lesión por frío
**cold pressor test** prueba de la presión por frío
**colectomy** colectomía
**colestipol hydrochloride** clorhidrato de colestipol
**colic** cólico
**colicinogen** colicinógeno
**coliform** conforme
**colistimethate sodium** colistimetato sódico
**colistin sulfate** sulfato de colistina
**colitis** colitis
**collagen** colágeno
**collagen disease** colagenosis
**collagen vascular disease** colagenosis vascular
**collagenoblast** colagenoblasto
**collagenous fiber** fibra colágena
**collapse** colapso
**collar** collarete
**colateral** colateral
**collateral fissure** surco colateral
**collecting tubule** túbulo colector
**collective unconscious** inconsciente colectivo
**Colles' fascia** membrana perineal urogenital inferior
**Colles' fracture** fractura de Colles
**collimator** colimador
**colliquation** colicuación
**colliquative** colicuativo
**collodion** colodión
**collodion baby** lactante con piel de colodión
**colloid** coloide
**colloid bath** baño coloidal
**colloid goiter** bocio coloideo
**coloboma** coloboma
**colon** colon
**colon stasis** coprostasia
**colonic fistula** fístula cólica
**colonoscopy** colonoscopio
**colony** colonia
**colony counter** contador de colonias
**color blindness** discromatopsia
**color dysnomia** disnomia del color
**color index** índice colorimétrico
**color vision** percepción

del color
**Colorado tick fever** fiebre de las garrapatas del Colorado
**colorectal cancer** cáncer colorrectal
**colorimetry** colorimetría
**colostomy** colostomía
**colostomy irrigation** irrigación de la colostomía
**colostrum** calostro
**colpohysterectomy, vaginal hysterectomy** colpohisterectomía
**columnar epithelium** epitelio cilíndrico
**column chromatography** cromatografía de columna
**coma** coma
**combat fatigue** fatiga de combate
**combat neurosis** neurosis de combate
**combined anesthesia** anestesia combinada
**combined system disease** degeneración combinada
**comedo** comedón
**comedocarcinoma** comedocarcinoma
**command automatism** automatismo a las órdenes
**commensal** comensal
**commisurotomy** comisurotomía
**common bile duct** conducto biliar común
**common carotid plexus** plexo carotídeo primitivo
**common hepatic artery** arteria hepática común
**common iliac artery** arteria ilíaca primitiva
**common iliac node** ganglio linfático ilíaco común
**common iliac vein** vena ilíaca primitiva
**communicable** transmisible
**communicable disease** enfermedad transmisible
**communicating hydrocephalus** hidrocéfalo comunicante
**community-acquired infection** infección extrahospitalaria
**community medicine** medicina comunitaria
**community psychiatry** psiquiatría comunitaria
**comparative anatomy** anatomía comparada
**comparative embryology** embriología comparada
**comparative psychology** psicología comparada
**compatibility** compatibilidad
**compensated gluteal gait** marcha en dorsiflexión
**compensated heart failu-**

re insuficiencia cardiaca compensada
**compensating current** corriente compensadora
**compensation** compensación
**compensation neurosis** neurosis traumática
**competitive antagonist** antagonista competitivo
**competitive identification** identificación competitiva
**complaint** dolencia
**complement** complemento
**complement abnormality** alteración del complemento
**complement fixation** fijación del complemento
**complement fixation test** prueba de la fijación del complemento
**complemental inheritance** herencia complementaria
**complementary gene** gen complementario
**complete abortion** aborto consumado
**complete blood count** recuento sanguíneo completo
**complete fistula** fístula completa
**complete fracture** fractura completa
**complete health history** historia clínica completa
**complete rachischisis** raquiosquisis total
**complex** complejo
**complex fracture** fractura complicada
**complex protein** proteína conjugada
**component drip set** equipo para goteo
**component syringe set** equipo para inyección intravenosa
**component therapy** tratamiento con componentes sanguíneos
**compound** compuesto
**compound aneurysm** aneurisma compuesto
**compound fracture** fractura compuesta
**compound monster** monstruo compuesto
**compound tubuloalveolar gland** glándula acinotubular compuesta
**comprehensive care** atención global del paciente
**compress** compresa
**compression** compresión
**compression fracture** fractura por compresión
**compressor naris** músculo triangular de la nariz

**compromised host** paciente comprometido
**compulsion** compulsión
**compulsive idea** idea compulsiva
**compulsive personality** personalidad compulsiva
**compulsive personality disorder** alteración de personalidad compulsiva
**compulsive polydipsia** polidipsia compulsivo
**compulsive ritual** ritual compulsivo
**computerized axial tomography** tomografía axial computarizada (TAC)
**concentric fibroma** fibroma concéntrico
**conception** concepción
**conception control** control de la concepción
**conceptive** conceptivo
**concordance** concordancia
**concrete thinking** pensamiento concreto
**concussion** concusión
**condition** condición
**conditioned avoidance response** respuesta condicionada de evasión
**conditioned escape response** respuesta condicionada de huida
**conditioned reflex** reflejo condicionado
**conditioned response** respuesta condicionada
**conditioning** condicionamiento
**condom** preservativo
**conduction** conducción
**conduction anesthesia** anestesia de conducción
**conduction aphasia** afasia de conducción
**conductive hearing loss** sordera de conducción
**condylar fracture** fractura condílea
**condyle** cóndilo
**condyloid joint** articulación condílea
**condyloma** condiloma
**condyloma acuminatum** condiloma acuminado
**condyloma latum** condiloma plano
**cone** cono
**cone biopsy** biopsia por conización
**cone of light** cono de luz
**confabulation** confabulación
**configurationism** estructuralismo
**confinement** confinamiento
**conflict** conflicto
**confluence of the sinuses** confluencia sinusal
**confusion** confusión

**confusional insanity** demencia secular confusional
**congenital** congénito
**congenital abscence of sacrum and lumbar vertebrae** ausencia congénita de vértebras lumbares y sacro
**congenital adrenal hyperplasia** hiperplasia adrenal congénita
**congenital amputation** amputación congénita
**congenital anomaly** anomalía congénita
**congenital cardiac anomaly** cardiopatía congénita
**congenital cloaca** cloaca congénita
**congenital condition** enfermedad congénita
**congenital cyanosis** cianosis congénita
**congenital dermal sinus** seno dérmico congénito
**congenital dislocation of the hip** luxación congénita de cadera
**congenital dysplasia of the hip** displasia congénita de cadera
**congenital glaucoma** glaucoma congénito
**congenital goiter** bocio congénito
**congenital hypoplastic anemia** anemia hipoplásica congénita
**congenital jaundice** ictericia congénita
**congenital megacolon** megacolon congénito
**congenital nonspherocitic hemolitic anemia** anemia hemolítica no esferocítica congénita
**congenital pulmonary arterivenous fistula** fístula arteriovenosa pulmonar congénita
**congenital scoliosis** escoliosis congénita
**congenital subluxation of the hip** subluxación congénita de cadera
**congestion** congestión
**congestive atelectasis** atelectasia congestiva
**congestive heart failure** insuficiencia cardiaca congestiva (ICC)
**congestive splenomegaly** esplenomegalia congestiva
**Congolian red fever** fiebre roja del Congo
**conical papilla** papila cónica
**conjoined manipulation** tacto combinado

**conjoined twins** gemelos acoplados
**conjugated estrogen** estrógeno combinado
**conjugation** conjugación
**conjunctiva** conjuntiva
**conjunctival edema** edema conjuntival
**conjunctival reflex** reflejo conjuntival
**conjunctival test** prueba conjuntival
**conjunctivitis** conjuntivitis
**connecting fibrocartilage** fibrocartílago de conjunción
**connective tissue** tejido conectivo
**connective tissue disease** enfermedad del tejido conectivo
**Conn's syndrome** síndrome de Conn
**Conor's disease** enfermedad de Conor
**Conradi's disease** enfermedad de Conradi
**conscience** conciencia
**conscious** consciente
**conscious sedation** sedación consciente
**consensual light reflex** reflejo fotomotor consensual
**consensual reaction to light** reacción fotomotora consensual
**consensus sequence** secuencia de acuerdo
**conservative treatment** tratamiento conservador
**consolidation** consolidación
**constipation** estreñimiento
**constitutional psychology** psicología constitucional
**constitutional symptom** síntoma constitucional
**constriction ring** anillo de constricción
**constructional apraxia** apraxia constructional
**constructive agression** agresión constructiva
**contact** contacto
**contact dermatitis** dermatitis de contacto
**contact factor** factor de contacto
**contact lens** lentes de contacto
**contagion** contagio
**contagious** contagioso
**contagious disease** enfermedad contagiosa
**continence** continencia
**continent ileostomy** ileostomía continente
**continuous anesthesia** anestesia continua
**continuous bath** baño con-

tinuo
**continuous fever** fiebre continua
**continuous positive airway pressure** presión positiva continua de las vías respiratorias
**continuous positive pressure breathing** ventilación con presión positiva continua
**continuous tremor** temblor continuo
**continuous tub bath** baño cerrado continuo
**contraception** anticoncepción, contracepción
**contraceptive diaphragm** diafragma anticonceptivo
**contraceptive diaphragm fitting** elección del diafragma anticonceptivo
**contraceptive effectiveness** eficacia anticonceptiva
**contraceptive method** método anticonceptivo
**contracteptive ring disphagia** disfagia por contracción anular
**contraction** contracción, estrechez pélvica
**contracture** contractura
**contraindication** contraindicación
**contrast bath** baile de contraste
**contrast medium** contraste
**control of hemorrhage** contención de la hemorragia
**controlled association** asociación de ideas
**controlled hipotension** hipotensión controlada
**controlled ventulation** ventilación asistida
**contusion** contusión
**convalescence** convalescencia
**convergent evolution** evolución convergente
**convergent strabismus** estrabismo convergente
**conversion** conversión
**conversion disorder** neurosis de conversión
**conversion hysteria** histeria de conversión
**conversion reaction** reacción de conversión
**convulsion** convulsión
**Cooley's anemia** anemia de Cooley
**cooling** enfriamiento
**Coombs test** prueba de Coombs
**cooperative play** juego cooperativo
**coordinated reflex** reflejo coordinado

**coping** afrontamiento

**coping ability** capacidad de adaptación

**copper (Cu)** cobre (Cu)

**coprogogue** purgante

**coproporphyria** copropor-firia

**coproporphyrin** copropor-firina

**copulation** cópula

**cor pulmonale** cor pulmo-nale

**coracoid process** apófisis coracoides

**Cori's disease** enferme-dad de Cori

**cord** cordón

**cork's worker lung** pul-món del trabajador del corcho

**corn** ojo de gallo

**corn pad** almohadilla para ojos de gallo

**cornea** cornea

**corneal abrasion** abrasión corneal

**corneal grafting** injerto corneal

**corneal loupe** lupa corneal

**corneal reflex** reflejo cor-neal

**cornification** cornificación

**corona radiata** corona ra-diante

**coronal plane** plano coronal

**ronal suture** sutura coronal

**coronary** coronaria

**coronary arteriovenous fistula** fístula arteriove-nosa coronaria

**coronary artery** arteria co-ronaria

**coronary artery disease** coronariopatía

**coronary artery fistula** fís-tula arterial coronaria

**coronary bypass** deriva-ción coronaria

**coronary care unit** unidad coronaria

**coronary occlusion** obs-trucción coronaria

**coronary sinus** seno coro-nario

**coronary thrombosis** trom-bosis coronaria

**coronary vein** vena coro-naria

**corona-virus** coronavirus

**coroner** forense

**coronid process of ulna** apófisis coronoides del cúbito

**coronoid fossa** fosa coro-noidea

**coronoid process of man-dible** apófisis coronoi-des de la mandíbula

**corpus luteum** cuerpo lúteo

**corpuscle** corpúsculo

**corpuscule** corpúsculo

**corkscrew esophagus** es-pasmo esofágico difuso

**corrective exercise** gim-nasia correctora

**correlative differentia-tion** diferenciación corre-lativa

**Corrigan's pulse** pulso de Corrigan

**corrosion of surgical ins-truments** corrosión del instrumental quirúrgico

**corrosive** corrosivo

**corrosive gastritis** gastri-tis corrosiva

**corrugator supercilii** mús-culo superciliar

**cortex** corteza

**cortical apraxia** apraxia cortical

**cortical audiometry** au-diometría cortical

**cortical fracture** fractura cortical

**cortical substance of ce-rebellum** sustancia cere-belosa cortical

**corticosteroid** corticoide

**corticotropin** corticotropina

**Corti's organ** órgano de Corti

**cortisol** cortisol

**cortisone** cortisona

**corynebacterium** coryne-bacterium

**coryza** coriza

**coryza spasmodica** coriza espasmódica

**cosmetic surgery** cirugía estética

**cosmic radiation** radia-ción cósmica

**Costen's syndrome** sín-drome de Costen

**costochondral** costocon-dral

**costotransverse articula-tion** articulación costo-transversa

**costovertebral** costover-tebral

**costovertebral angle** án-gulo costovertebral

**cotton mill fever** fiebre del trabajador del algodón

**Cotton's fracture** fractura de Cotton

**cotyloid cavity** cavidad co-tiloidea

**cough** tos

**cough fracture** fractura causada por la tos

**coumarin** cumarina

**count** recuento

**countertraction** contra-tracción

**countertransference** con-tratransferencia

**Courvoisier's law** ley de Courvoisier

**Couvelaire's uterus** útero

de Couvelaire

**Cowling's rule** regla de Cowling

**Cowper's gland** glándula de Cowper

**coxa** coxa

**coxa magna** coxa magna

**coxa plana** coxa plana

**coxa valga** coxa valga

**coxa vara** coxa vara

**coxa vara luxans** coxa va-raluxada

**coxal articulation** articula-ción coxofemoral

**coxsackievirus** virus cox-sackie

**crab louse** ladilla

**cramp** calambre

**craneodydimus** craneo dí-dimo

**cranial arteritis** arteritis craneana

**cranial nerves** nervios cra-neales

**craniocele** craneocele

**craniofacial dysostosis** disostosis craneofacial

**craniohypophyseal xan-toma** xantoma craneohi-pofisario

**craniopagus** craneópago

**craniopharyngeal** craneo-faríngeo

**craniopharyngeal duct tu-mor** tumor del conducto craneofaríngeo

**craniopharyngioma** cra-neofaringioma

**craniostenosis** craneoste-nosis

**craniostosis** craneóstosis

**craniosynostosis** craneo-sinóstosis

**craniotabes** craneotabes

**craniotomy** craneotomía

**crankase spool catheter** catéter con estuche en ca-rrete

**crash cart** carro de emer-gencia

**cravat bandage** venda en corbata

**crawling reflex** reflejo de gateo

**C-reactive protein CRP** proteína C-reactiva (PCR)

**cream** crema

**creatine** creatina

**creatine kinase** creatin-quinasa

**creatinine** creatinina

**creatinine phosphokina-se CPK)** creatininfosfo-quinasa (CFQ)

**creeping eruption** erup-ción serpiginosa

**cretin dwarf** enano cretino

**cretinism** cretinismo

**cremaster** músculo cre-master

**cremasteric reflex** reflejo

cremasterino

**crenation** crenación

**creosote poisoning** enve-nenamiento por creosota

**crepitus** crepitación crepitus

**CREST syndrome** síndro-me CREST

**Creutzfeldt-Jakob's dise-ase** enfermedad de Creutzfeldt-Jakob

**cribiform carcinoma** car-cinoma cribiforme

**cricoid pressure** compre-sión cricoidea

**crichothyrotomy** cricoti-rotomía

**cricoid** cricoides

**cricopharyngeal** cricofa-ríngeo

**cricopharyngeal incoor-dination** trastorno de la coordinación cricofarín-gea

**Crigler-Najjar's syndro-me** síndrome de Crigler Najjar

**Crimean-Congo hemorrha-gic fever** fiebre hemorrá-gica de Crimea y Congo

**criminal abortion** aborto criminal

**crisis** crisis

**crisis intervention** inter-vención en crisis

**crisis intervention unit** unidad de intervención en crisis

**crisscross inheritance** he-rencia cruzada

**crista supraventricularis** cresta supraventricular

**critical organs** órganos críticos

**Crohn's disease** enferme-dad de Crohn

**Cronkhite-Canada's syn-drome** síndrome de Cronkhite-Canada

**cross** cruzamiento

**cross fertilization** fertiliza-ción cruzada

**crossed reflex** reflejo cru-zado

**cross-eye** mirada bizca

**crossing over** sobrecruza-miento

**crossmatching of blood** pruebas cruzadas en sangre

**cross-sectional anatomy** anatomía estructural

**crotamiton** crotamitón

**croup** crup laríngeo

**crown** corona

**crowning** coronamiento

**crucial bandage** vendaje crucial

**cruciate ligament of the atlas** ligamento crucifor-me de la articulación oc-cipito-atlantoaxoidea

**crude birth rate** tasa de natalidad bruta
**crura anthelicis** raíces de antehélix
**crus** crus
**crus cerebri** pie del pedúnculo cerebral
**crush syndrome** síndrome de aplastamiento
**crutch** muleta
**crutch gait** marcha con muletas
**Crutchfield's tongs** compás craneal
**cryoanestesia** crioanestesia
**cryocautery** criocauterización
**cryogen** criógeno
**cryoglobulina** crioglobulina
**cryoglobulinemia** crioglobulinemia
**cryonics** criónica
**cryoprecipitate** crioprecipitado
**cryostat** criostato
**cryosurgery** criocirugía
**cryotherapy** crioterapia
**crypt** cripta
**crypt of iris** cripta del iris
**cryptitis** criptitis
**cryptocephalus** criptocéfalo
**cryptococcosis** criptococosis
**Cryptococcus** Cryptococcus
**Cryptococcus neoformans** Cryptococcus neoformans
**cryptodidymus** criptodidimo
**cryptomenorrhea** criptomenorrea
**cryptophtalmos** criptoftalmía
**cryptorchidism** criptorquidia
**crystal** cristal
**crystalline lens** cristalino
**cuboidal epithelium** epitelio cuboideo
**cuboid bone** hueso cuboides
**cuff** manguito de presión
**cuffed endotraqueal tube** tubo endotraqueal con balón
**cul-de-sac** fondo de saco
**cul-de-sac of Douglas** fondo de saco de Douglas
**Cullen's sign** signo de Cullen
**culture medium** medio de cultivo
**culture procedure** técnica de cultivo
**cumulative action** acción acumulativa
**cumulative dose** dosis acumulativa
**cumulative gene** gen acumulativo

**cuneate** piramidal
**cuneiform** cuneiforme
**cuneiform bone** hueso cuneiforme
**cup arthroplasty of the hip joint** artroplastia en cúpula de la articulación de la cadera
**cupping and vibrating** técnicas de drenaje en las secreciones respiratorias
**cupulolithiasis** cupulolitiasis
**cupric** cúprico
**curare** curare
**curariform** curariforme
**curative treatment** tratamiento curativo
**cure** cura, curación
**curet** cureta
**curettage** legrado, raspado
**curie (Ci, C)** curie (C)
**curium (Cm)** curio (Cm)
**Curling's ulcer** úlcera de Curling
**current** corriente
**current of injury** corriente de lesión
**Curschmann's spiral** espiral de Curschmann
**curvature myopia** miopía corneal
**curve** curva
**curve of Carus** curva de Carus
**curvilinear trend** función curvilínea
**cushingoid** cushingoide
**Cushing's disease** enfermedad de Cushing
**Cushing's syndrome** síndrome de Cushing
**cusp** cúspide
**cut** corte
**cutaneous** cutáneo
**cutaneous absorption** absorción cutánea
**cutaneous anaphylaxis** anafilaxis cutánea
**cutaneous horn** cuero cutáneo
**cutanenous larva migrans** larva migrans cutánea
**cutaneous leishmaniasis** leishmaniasis cutánea
**cutaneons lupus erythematosus** lupus eritematoso cutáneo
**cutaneous papiloma** papiloma cutáneo
**cutaneous tag** pólipo cutáneo
**cutcome** resultado evolutivo
**cutdown** venotomía
**cuticle** cutícula, eponiquio
**cutis** cutis
**cutis laxa** cutis laxa
**cutis marmorata** cutis

marmorata
**CVP monitor** monitor de PVC
**cyanide poisoning** envenenamiento por cianuro
**cyanocobalamin** cianocobalamina
**cyanomethemoglobin** cianometahemoglobina
**cyanosis** cianosis
**cyclacillin** ciclacilina
**cyclamate** ciclamato
**cyclandelate** ciclandelato
**cycle** ciclo
**cyclencephaly** ciclencefalia
**cyclic adenosine monophosphate** monofosfato cíclico de adenosina
**cyclitis** ciclitis
**cyclizine hydrochloride** clorhidrato de ciclicina
**cyclobenzaprine hydrochloride** clorhirato de ciclobenzaprina
**cyclocephaly** ciclocefalia
**cycloplegia** cicloplejía
**cyclopentolate hydrochloride** clorhidrato de ciclopentano
**cyclophosphamide** ciclofosfamida
**cyclopia** ciclopia
**cycloplegic** ciclopléjico
**cyclopropane** ciclopropano
**cycloserine** cicloserina
**cyclosporin** ciclosporina
**cyclothiazide** ciclotiacida
**cyclothymic personality** personalidad ciclotímica
**cycrimine hydrochloride** clorhidrato de cirimina
**cylindroma** cilindroma
**cylindromatous spiradenoma** espiradenoma cilíndrico
**cylindromatous carcinoma** carcinoma cilíndrico
**cyproheptadine hydrochloride** clorhidrato de ciproheptadina
**cyst** quiste
**cystadenoma** cistadenoma
**cystectomy** cistectomía
**cysteine** cisteína
**cystic acné** acné quístico
**cystic duct** conducto cístico
**cystic fibroma** fibroma quístico
**cystic fibrosis** fibrosis quística
**cystic goiter** bocio quístico
**cystic hygroma** higroma quístico
**cystic lymphangioma** linfangioma quístico
**cystic mole** mola quístico
**cystic neuroma** neuroma quístico
**cystic tumor** tumor quístico
**cysticercosis** cisticercosis

**cystine** cistina
**cystine storage disease** enfermedad por depósito de cistina
**cystinosis** cistinosis
**cystinuria** cistinuria
**Cystitis** cistitis
**cystoscopic urography** urografía cistoscópica
**cystocele** cistocele
**cystogram** cistograma
**cystoma** cistoma
**cystoscope** cistoscopio
**cystoscopy** cistoscopia
**cytarabine** citarabina
**cytobiotaxis** citobiotaxis
**cytoblast** citoblasto
**cytosentrum** citocentro
**cytochemism** citoquímica
**cytochemistry** citoquímica
**cytocide** citocida
**cytoctony** citoctonía
**cytode** procariota, cítodo
**cytodieresis** citodiéresis
**cytodifferentiation** citodiferenciación
**cytogene** citogen
**cytogenesis** citogénesis
**cytogenetics** citogenética
**cytogeny** criogenia
**cytogony** criogonia
**cytohistogenesis** citohistogénesis
**cytohyaloplasm** citohialoplasma
**cytoid** citoide
**cytoid body** cuerpo citoide
**cytokerastic** citoquerástico
**cytokinesis** citocinesis
**cytological map** mapa citológico
**cytologist** citólogo
**cytology** citología
**cytolysin** citolisina
**cytolysis** citólisis
**cytomegalic inclusion disease** enfermedad de inclusiones citomegálicas
**cytomegalovirus (CMV)** citomegalovirus (CMV)
**cytomegalovirus (CMV) disease** enfermedad por citomagalovirus (CMV)
**cytometer** citómetro
**cytometry** citometría
**cytomorphology** citomorfología
**cytomorphosis** citomorfosis
**cytopenia** citopenia
**cytophotometer** citofotómetro
**cytophotometry** citofotometría
**cytophysiology** citofisiología
**cytoplasm** citoplasma
**cytoplasmic inheritance** herencia citoplásmica
**cytotoxic anaphilaxis** anafilaxis citotóxica
**cytotoxic drug** fármaco ci-

totóxico

**cytotoxic hypersensitivi-ty** hipersensibilidad cito-tóxica

**cytotoxin** citotoxina

**cytotrophoblast** citotrofo-blasto

# D

**dacarbazine** dacarbacina

**dacryocystectomy** dacrio-cistectomía

**dacryocyst** dacriocisto

**dacryocystitis** dacriocistitis

**dacryocystorhinostomy** dacriocistorrinostomía

**dacryoestenosis** dacrioes-tenosis

**dactinomycin** dactinomi-cina

**daltonism** daltonismo

**Dalton's law of partial pressures** ley de las pre-siones parciales de Dalton

**danazol** danazol

**dance reflex** reflejo de la marcha

**dander** caspa

**dandy fever** fiebre dandy

**Dandy-Walker's cyst** sín-drome de Dandy-Walker

**dantrolene sodium** dan-troleno sódico

**dapsone** dapsona

**Darier's disease** enferme-dad de Darier

**dark-adapted eye** ojo adaptado a la oscuridad

**darkfield illumination** ilu-minación en campo oscuro

**darkfield microscope** mi-croscopio de campo os-curo

**darkfield microscopy** mi-croscopia de campo os-curo

**Darwinian theory** teoría de Darwin

**Darwinism** darwinismo

**data analysis** análisis de datos

**data collection** recogida de datos

**daughter chromosome** cromosoma hijo

**daunorubicin** daunomicina

**Davidson's regimen** régi-men de Davidson

**day hospital** hospital de día

**DDT poisoning** envenena-miento por DDT

**deamination** desamina-ción

**"death with dignity"** "mo-rir con dignidad"

**De Morgans's spots** man-chas de De Morgan

**De Quervain's fracture** fractura de De Quervain

**De Quervain's thyroiditis** tiroiditis de De Quervain

**dead space** espacio muerto

**dead-end-host** huésped final

**deaf** sordo

**deaf-mute** sordomudo

**deafness** sordera

**death** muerte

**debility** debilidad

**debride** desbridar

**debris** detrito

**decalcification** descalcifi-cación

**decamethonium bromide** bromuro de decametonio

**decanoic acid** ácido deca-noico

**decay product** producto de desintegración

**deceleration phase** fase de deceleración

**decerebration** descere-bración

**decidua** decidua

**decidua basalis** decidua basal

**decidua capsularis** deci-dua capsular

**decidua menstrualis** deci-dua menstrual

**decidua parietalis** deci-dua parietal

**decidua reflexa** decidua refleja

**decidua serotina** decidua serotina

**decidua vera** decidua pa-rietal

**decidual dentition** denti-ción decidua

**decidual endometritis** en-dometritis decidual

**deciduous tooth** diente de-ciduo

**decortication** decortica-ción

**decubitus** decúbito

**decubitus care** tratamiento del decúbito

**decubitus ulcer** ulcera de decúbito

**decussate** decusar

**deduction** deducción

**deep brachial artery** arte-ria braquial profunda

**deep fascia** fascia profunda

**deep palmar arch** arco palmar profundo

**deep sensation** sensibili-dad profunda

**deep temporal artery** arte-ria temporal profunda

**deep tendon reflex** reflejo tendinoso profundo

**deep vein** vena profunda

**deep x-ray therapy** radio-

terapia profunda

**defecation** defecación

**defecation reflex** reflejo de la defecación

**defense mechanism** me-canismo de defensa

**deferent duct** conducto de-ferente

**defervescence** deferves-cencia

**defibrillation** desfibrila-ción

**defibrillator** desfibrilador

**deficiency disease** enfer-medad deficitaria

**deficit** déficit

**definitive host** huésped definitivo

**defloration** desfloración

**deformity** deformidad

**degeneration** degenera-ción

**degenerative chorea** co-rea degenerativa

**degenerative disease** en-fermedad degenerativa

**degenerative joint disease** artropatía degenerativa

**deglutition** deglución

**deglutition apnea** apnea por deglución

**degradation** degradación

**dehiscence** dehiscencia

**dehumanization** deshu-manización

**dehydration** deshidrata-ción

**dehydration fever** fiebre por deshidratación

**dehydrated alcohol** alco-hol deshidratado

**Dejerine-Sottas disease** enfermedad de Dejerine-Sottas

**delayed echolalia** escola-lia postergada

**delayed hipersensitivity reaction** reacción de hi-persensibilidad tardía

**delayed postpartum he-morrhage** hemorragia posparto tardía

**deletion syndrome** síndro-me de selección, síndro-me de supresión

**deliberase hypotension** hipotensión deliberada

**delirium** delirio

**delirium tremens** deli-rium tremens

**delta hepatitis** hepatitis D

**delivery room** sala de par-tos, paritorio

**delta-l-testolactone** delta-l-testolactona

**delta wave** onda delta

**deltoid muscle** músculo deltoides

**delusion of being contro-lled** delirio de control

**delusion of grandeux** deli-

rio de grandeza

**delusion of reference** deli-rio de referencia

**delusion stupor** estupor epiléptico

**demarcation current** co-rriente de demarcación

**demecarium bromide** bromuro de demecario

**dementia** demencia

**dementia paralitica** de-mencia paralítica

**demography** demografía

**demulcent** demulcente

**demyelination** demielini-zación

**denatured alcohol** alcohol desnaturalizado

**dendrite** dendrita

**dendritic keratitis** quera-titis dendrítica

**dendrodendritic synapse** sinapsis dendrodendrítica

**dengue** dengue

**denial** negación

**Denis Browne's splint** fé-rula de Denis Browne

**Denman's spontaneous evolution** evolución es-pontánea de Denman

**dense fibrous tissue** tejido fibroso denso

**density** densidad

**density gradient** gradien-te de densidad

**dental alveolus** alveolo dental

**dental amalgam** amalga-ma dental

**dental anesthesia** aneste-sia dental

**dental arch** arcada dental

**dental caries** caries dental

**dental crypt** cripta dental

**dental fistula** fístula dental

**dental floss** hilo dental

**dental hygienist** higienista dental

**dental papilla** papila dental

**dental plaque** placa dental

**dental technician** técnico dental

**dentate fracture** fractura dentada

**dentin** dentina

**dentin globule** glóbulo dentinario

**dentine** dentina

**dentinoenamel** ameloden-tinario

**dentinogenesis** dentino-génesis

**dentinogenesis imperfec-ta** dentinogénesis imper-fecta

**dentist** dentista

**dentistry** odontología

**dentition** dentición

**dentoalveolar abscess** absceso dentoalveolar

**denture** prótesis dental

móvil

**Denver's classification** clasificación de Denver

**Denver Developmental Screening Test** (DDST) prueba de valoración del desarrollo de Denver

**deodorant** desodorante

**deodorized alcohol** alcohol desodorizado

**deontologism** deontología

**dependence** dependencia

**dependent** dependiente

**dependent edema** edema postural

**depilation** depilación

**depilatory** depilatorio

**depolarization** despolarización

**depot** depot

**depressant** depresor

**depressed** deprimido

**depressed fracture** fractura deprimida

**depression** depresión

**depressor septi** músculo mirtiforme

**depth perception** percepción profunda

**depth psychology** psicología profunda

**derailment** descarrilamiento

**dermabrasion** dermabrasión

**dermatitis** dermatitis

**dermatitis exfoliativa neonatorum** dermatitis exfoliativa neonatal

**dermatitis herpetiformis** dermatitis herpetiforme

**dermatitis medicamentosa** dermatitis medicamentosa

**dermatofibroma** dermatofibroma

**dermatographia** dermatografía

**dermatologist** dermatólogo

**dermatology** dermatología

**dermatome** dermatoma

**dermatomycosis** dermatomicosis

**dermatomyositis** dermatomiositis

**dermatophagoides faringae** dermatophagoides faringae

**dermatophyte** dermatófito

**dermatophytid** dermatofítide

**dermatophytosis** dermatofitosis

**dermatoplasty** dermatoplastia

**dermatosis** dermatosis

**dermatosis papulosa nigra** dermatosis papulosa negra

**dermis** dermis

**dermoid** dermoide

**dermoid cyst** quiste dermoide

**descending aorta** arteria aorta descendente

**descending colon** colon descendente

**descending current** corriente descendente

**descending urography** urografía descendente

**descomposition** descomposición

**descompression sickness** enfermedad por descompresión

**descongestant** descongestionante

**descontamination** descontaminación

**descriptive anatomy** anatomía descriptiva

**descriptive embryology** embriología descriptiva

**descriptive psychiatry** psiquiatría descriptiva

**desensitization** desensibilización

**desensitize** desensibilizar

**desert fever** fiebre del desierto

**desert rheumatism** reumatismo del desierto

**desinfection** desinfección

**desinstitutionalization** desinstitucionalización

**desipramine hydrochloride** clorhidrato de desipramina

**deslanoside** deslanósido

**desmineralization** desmineralización

**desmocyte** desmocito

**desmoid tumor** tumor desmoide

**desmopressin acetate** acetato de desmopresina

**desonide** desonida

**desoximetasone** desoximetasona

**desoxycorticosterone acetate** acetato de desoxicorticosterona

**desoxyribonucleic acid (DNA)** ácido desoxirribonucleico (ADN)

**desquamation** descamación

**destructive aggression** agresión destructiva

**detergent** detergente

**deterioration** deterioro

**determinant evolution** evolución determinista

**determinate cleavage** segmentación determinada

**detrusor muscle** músculo detrusor

**developmental age** edad de desarrollo

**developmental agraphia**

agrafía del desarrollo

**development anomaly** anomalías del desarrollo

**developmental crisis** crisis del desarrollo

**developmental fog** nube del revelado

**developmental quotient** coeficiente de desarrollo

**deviated septum** desviación del tabique nasal

**devitalized** desvitalizado

**dexamethasone** dexametasona

**dexbrompheniramine maleate** maleato de dexbromofeniramina

**dexchlorpheniramine maleate** maleato de dexclorofeniramina

**dextran preparation** preparado de dextrano

**dextroamphetamine sulfate** sulfato de dextroanfetamina

**dextromethorphan hydrobromide** hidrobromuro de dextrometorfano

**dextrosa and sodium chloride injection** suero glucosalino

**dextrose** dextrosa

**dhobie itch** eccema marginal

**diabetes** diabetes

**diabetes insipidus** diabetes insípida

**diabetes mellitus** diabetes mellitus

**diabetic amaurosis** amaurosis diabética

**diabetic coma** coma diabético

**diabetic diet** dieta diabética

**diabetic ketoacidosis** cetoacidosis diabética

**diabetic retinopathy** retinopatía diabética

**diabetic treatment** tratamiento del diabético

**diabetic xanthoma** xantoma diabético

**diacetic acid** ácido diacético

**diacondylar fracture** fractura diacondilar

**diagnosis** diagnóstico

**diagnosis delated groups** grupos relacionados con el diagnóstico

**diagnostic anesthesia** anestesia diagnóstica

**diakinesis** diacinesis

**dialysate** dializado

**dialysis** diálisis

**dialyzer** dializador

**Diamond-Blackfan's syndrome** síndrome de Diamond-Blackfan

**diapedesis** diapédesis

**diaper rash** erupción del pañal

**diaper restraint** férula en pañal

**diaphanoscopy** diafanoscopia

**diaphoresis** diaforesis

**diaphragm** diafragma

**diaphragm stethoscope** estetoscopio de diafragma

**diaphragmatic hernia** hernia diafragmática

**diaphragmatic node** ganglio diafragmático

**diaphyseal aclasis** aclasia diafisaria

**diaphysis** diáfisis

**diarrhea** diarrea

**diarthrosis** diartrosis

**diastasis** diastasis

**diastatic fermentation** fermentación diastásica

**diathermy** diatermia

**diathesis** diatesis

**diastole** diástole

**diastrophic dwarf** enano diatrófico

**diazepam** diazepam

**diazoxide** diazóxido

**dibromodulcitol** dibromodulcitol

**dicalcium phosphate and calcium gluconate with vitamin** fosfato dicálcico y gluconato cálcico con vitamina D

**dicephaly** dicefalia

**dichlorodiphenyltrichloroethane** diclorodifeniltricloroetano

**dichlorphenamide** diclorofenamina

**dichorial twins** gemelos discoriónicos

**Dick's test** prueba de Dick

**dicloxacilin sodium** dicloxacilina sódica

**dicrotic pulse** pulso dicrótico

**dicumarol** dicumarol

**dicyclomine hydrochloride** clorhidrato de diciclomina

**diencephalon** diencéfalo

**dienestrol** dienestrol

**diet** dieta

**dietary fiber** fibra de la dieta

**dietetic food** alimento dietético

**dietetics** dietética

**diethyl eter** éter dietílico

**diethylcarbamazine citrate** citrato de dietilcarbamacina

**diethylpropion hydrochloride** clorhidrato de dietilpropiónico

**diethylsilbestrol (DES)** dietil-estilbestrol

**Dietl's crisis** crisis de Dietl

**differential diagnosis** diagnóstico diferencial

**differential growth** crecimiento diferencial
**differential white blood cell count** fórmula leucocitaria
**differentiation** diferenciación
**diffusion** difusión
**diflorazone diacetate** diacetato de diflorasona
**difteroid** difteroide
**diffase fibrosing alveolitis** alveolitis fibrosante difusa
**diffuse goiter** bocio difuso
**diffuse hypersensitivity pneumonia** neumonía difusa por hipersensibilidad
**diffuse lipoma** lipoma difuso
**diffuse lipomatosis** lipomatosis difusa
**diffuse myocardial fibrosis** fibrosis miocárdica difusa
**digastricus** músculo digástrico
**DiGeorge's syndrome** síndrome de DiGeorge
**digestion** digestión
**digestive fever** fiebre digestiva
**digestive gland** glándula digestiva
**digestive system** aparato digestivo
**digestive tube** tubo digestivo
**digital** digital
**digitalis** digitalis
**digitalis glycoside** glucósido digitálico
**digitalis therapy** tratamiento digitálico
**digitate** digitado
**digitate wart** verruga digital
**digitoxin** digitoxina
**digoxin** digoxina
**DiGuglielmo's disease** enfermedad de DiGuglielmo
**DiGuglielmo's syndrome** síndrome de DiGuglielmo
**dihybrid** dihíbrido
**dihybrid cross** cruce dihíbrido
**dihydroergotamine mesylate** mesilato de dihidroergotamina
**dihydrotachysterol** dihidrotaquisterol
**diyodohydroxyquin** diyodohidroxiquina
**dilatador naris** músculo dilatador propio del ala de la nariz
**dilatator pupillae** músculo dilatador pupilar
**dilatation** dilatación

**dilatation and curettage** dilatación y curetaje
**diltiazem** diltiazem
**dimenhydrinate** dimenhidrinato
**dimer** dímero
**dimethindene maleate** maleato de dimetindeno
**dimethoxymethylphetamine** dimetoximetilfetamina
**dimethyl carbinol** dimetyl carbinol
**dimethyl sulfoxide** dimetil sulfóxido
**Dimitri's disease** enfermedad de Dimitri
**dinoprost** dinoprost
**dinoprostone** dinoprostona
**diovular** diovular
**diovulatory** diovulatorio
**dioxybenzone** dioxibenzona
**dioxyline phosphate** fosfato de dioxilina
**diphemanil methylsulfate** metilsulfato de difemanil
**diphenadione** difenadiona
**diphenhydramine hydrochloride** clorhidrato de difenhidramina
**diphenoxylate hydrochloride** clorhidrato de difenoxilato
**diphenylhydantion** difenilidantoína
**diphenylpyraline hydrochoride** clorhidrato de difenilpiralina
**diphtheria** difteria
**diphtheria and tetanus toxoids** toxoide diftérico y tetánico
**diphtheria and tetanus toxoids and pertussis vacune** toxoides diftérico y tetánico y vacuna antipertussis
**diphtheria toxoid** toxoide diftérico
**Diphylloborthrium** Diphylloborthrium
**dipivefrin** dipivefrina
**diplegia** diplejía
**diplococcus** diplococo
**diploe** diploe
**diploid** diploide
**diploidy** diploidía
**diplokaryon** diplocarion
**diplonema** diplonema
**diplopagus** diplopagos
**diplopia** diplopía
**diplosomatia** diplosomatia
**diplosomia** diplosomia
**diplotene** diplotena
**dipodia** dipodia
**diprosopus** diprósopo
**dipsomania** dipsomanía
**dipus** dípodos
**dipygus** dipigo
**dipyridamole** dipiridamol

**dipyrone** dipirona
**direct calorimetry** calorimetría directa
**direct contact** contacto directo
**direct fracture** fractura directa
**direct generation** generación directa
**direct lead** derivación directa
**direct reaction to light** reacción directa a la luz
**directive therapy** terapia dirigida
**disaccharide** disacárido
**disability** discapacidad
**disc** disco
**discharge** alta
**discharge planning** alta hospitalaria, planificación
**discharge voluntary** alta voluntaria
**disciform keratitis** queratitis disciforme
**discoblastula** discoblástula
**discocyte** discocito
**discoid lupus erythematosus** lupus eritematoso discoide
**discoid meniscus** menisco discoide
**discordance** discordancia
**disengagement** desencajamiento
**disinfestation** desinfestación
**disjunction** disyunción
**disk** disco
**dislocation** dislocación
**disopyramide phosphate** fosfato de disopiramida
**disorganized schizophrenia** esquizofrenia desorganizada
**disorientation** desorientación
**dipersing agent** agente dispersante
**displaced fracture** fractura desplazada
**displacement** desplazamiento
**dissect** disección
**dissecting aneurysm** aneurisma disecante
**disseminated intravascular coagulation** coagulación intravascular diseminada
**disseminated lupus erythematosus** lupus eritematoso diseminado
**dissociation** disociación
**dissociative anesthesia** anestesia disociativa
**dissociative reaction** reacción disociativa
**dissociative disorder** trastorno disociativo
**distal** distal

**distal muscular dystrophy** distrofia muscular distal
**distal phalanx** falange distal
**distal radioulnar articulation** articulación radiocubital distal
**distal renal tubular acidosis** acidosis tubular renal distal
**distemper** moquillo
**disulfiram** disulfiram
**disuse phenomena** fenómenos provocados por el desuso
**diuresis** diuresis
**diuretic** diurético
**divalent** divalente
**diverticulitis** diverticulitis
**diverticulosis** diverticulosis
**diverticulum** divertículo
**diving goiter** bocio flotante
**dizziness** desvanecimiento
**dizygotic** dicigótico
**dizygotic twins** gemelos dicigóticos
**DNA** ADN
**DNA chimera** quimera del ADN
**DNA ligase** ligasa del ADN
**DNA-polymerase** ADN polimerasa
**Dobie's globule** glóbulo de Dobie
**dobutamine hydrochloride** clorhidrato de dobutamina
**docusate** docusate
**Döhle bodies** cuerpos de Döhle
**Döhle-Heller's disease** enfermedad de Döhle-Heller
**dolichocephaly** dolicocefalia
**doll's eye reflex** reflejo de ojos de muñeca
**dome fracture** fractura en cúpula
**dominance** dominancia
**dominant gene** gen dominante
**dominant inheritance** herencia de carácter dominante
**Donath-Landsteiner's syndrome** síndrome de Donath-Landsteiner
**donor** donante
**Donovan bodies** cuerpos de Donovan
**dopamine hydrochloride** clorhidrato de dopamina
**dopaminergic** dopaminérgico
**dorsal** dorsal
**dorsal carpal ligament** ligamento dorsal del carpo
**dorsal digital vein** vena digital dorsal
**dorsal interventricular**

**artery** arteria interventri ular dorsal
**dorsal lip** labio dorsal
**dorsal scapular nerve** nervio dorsal de la escápula
**dorsalis pedis artery** arteria pedía
**dorsalis pedis pulse** pulso dorsal del pie
**dorsiflexion** dorsiflexión
**dorsiflexor** dorsiflexor
**dorsosacral position** posición dorsosacra
**dosage** dosificación
**dose** dosis
**dose threashold** umbral de dosificación
**dose to skin** dosis cutánea
**dosimeter** dosímetro
**double fracture** fractura doble
**double innervation** inervación doble
**double monster** monstruo doble
**double quartan fever** fiebre cuartana doble
**double vision** visión doble
**double-blind study** estudio doble ciego
**double-blind technique** técnica doble ciego
**Down's syndrome** síndrome de Down
**doxapram hidrochloride** clorhidrato de doxapram
**doxepin hidrochloride** clorhidrato de doxepin
**doxorubicin hidrochloride** clorhidrato de doxorrubicina
**doxycycline** doxiciclina
**doxylamine succinate** succinato de doxilamina
**D-Penicillamine** D-penicilamina
**DPT vaccine** vacuna DPT
**dracunculiasis** dracunculiasis
**dracunculus medinensis** dracunculus medinensis
**drainage** drenaje
**drainage tub** tubo de drenaje
**dramp** mofeta
**drape** talla
**dream analysis** análisis de los sueños
**dream association** asociación de sueños
**dream state** estado onírico
**drepanocytic anemia** anemia drepanocítica
**dressing** apósito
**dressing forceps** pinzas de apósito
**Dressler's syndrome** síndrome de Dressler
**Drinker respirator** respirador de Drinker
**drip** goteo

**driue** pulsión
**dromostanolone propionate** propionato de dromostanolona
**droperidol** droperidol
**droplet infection** infección por gotitas
**Drosophila** Drosophila
**drowning** ahogamiento
**drug** fármaco, droga
**drug addiction** drogadicción
**drug allergy** alergia medicamentosa
**drug abuse** abuso de fármacos
**drug dependence** drogodependencia
**drug eruption** erupción por fármacos
**drug fever** fiebre por fármacos
**drug-drug interaction** interaccion fármaco-fármaco, interacción medicamentosa
**dry catarrh** catarro seco
**dry dressing** apósito seco
**dry gangrene** gangrena seca
**dry heat sterilization** esterilización por calor seco
**dry rale** estetor seco
**dry skin** piel seca
**dry tooth socket** alveolo dentario seco
**dry vomiting** vómito seco
**Drysdale's corpuscle** corpúsculo de Drysdale
**Dubin-Johnson's syndrome** síndrome de Dubin-Johnson
**Duchenne-Erb's paralysis** parálisis de Duchenne-Erb
**Duchenne's disease** enfermedad de Duchenne
**Duchenne's muscular dystrophy** distrofia muscular de Duchenne
**duct** conducto
**ductility** ductilidad
**ductus arteriosus** ductus arteriosus
**duct carcinoma** carcinoma ductal
**duct of arantius** conducto de arancio
**duct of Rivinus** conducto de Rivinus
**duct of Wirsung** conducto de Wirsung
**ductless gland** glándula de secreción interna
**ductus arteriosus** conducto arterioso, conducto arterioso de Botal
**ductus epididymis** conducto del epidídimo
**ductus venosus** conducto venoso

**Duke's diet** dieta de Duke
**dumping syndrome** síndrome del vaciamiento gástrico
**Duncan's mechanism** Duncan, mecanismo de
**Dunlop skeletal traction** tracción esquelética de Dunlop
**Dunlop skin traction** tracción cutánea de Dunlop
**duodenal** duodenal
**duodenal ulcer** úlcera duodenal
**duodenoscope** duodenoscopio
**duodenoscopy** duodenoscopia
**duodenostomya** duodenostomía
**duodenum** duodeno
**duplex inheritance** herencia doble
**duplex transmission** transmisión doble
**Dupuytren's contracture** contractura de Dupuytren
**Dupuytren's fracture** fractura de Dupuytren
**dura mater** duramadre
**Dutton's disease** enfermedad de Dutton
**Dutton's relapsing fever** fiebre recurrente de Dutton
**Duverney's fracture** fractura de Duverney
**dwarf** enano
**dwarfism** enanismo
**dwindles** decaimiento
**Dwyer cable instrumentation** instrumentación con cable de Dwyer
**dyad** diada
**dyadic interpersonal communication** comunicación interpersonal díadica
**dydrogesterone** didrogesterona
**dye** colorante
**dynamic** dinámico
**dynamic psychiatry** psiquiatría dinámica
**dynamic spatial reconstructor** reconstructor espacial dinámico
**dynamometer** dinamómetro
**dyphylline** difilina
**dysadrenia** disadrenia
**dysarthria** disartria
**dyschondroplasia** discondroplasia
**dyscrasic fracture** fractura discrásica
**dysentery** disentería
**dysesthesia** disestesia
**dysfunctional** disfuncional
**dysfunctional uterine bleeding** hemorragia uterina disfuncional

**dysgammaglobulinemia** disgammaglobulinemia
**dysgenesia** disgenesia
**dysgenesis** disgenesia
**dysgenics** disgenesiología
**dysgenitalism** disgenitalismo
**dysgeusia** disgeusia
**dysgraphia** disgrafía
**dyshidrosis** dishidrosis
**dyskeratosis** disqueratosis
**dyskinesia** discinesia
**dysmaturity** dismadurez
**dysmelia** dismelia
**dysmenorrhea** dismenorrea
**dysmetria** dismetría
**dysostosis** disostosis
**dyspareunia** dispareunia
**dispepsia** dispepsia
**dysphagia** disfagia
**dysphagia lusoria** disfagia lusoria
**dysphasia** disfasia
**dyspnea** disnea
**dyspraxia** dispraxia
**dysprosium (Dy)** disprosio (Dy)
**dysraphia** disrafia
**dysreflexia** disreflexia
**dysrhytmia** disritmia
**dyssebacea** disebácea
**dystocia** distocia
**dystonia muculorum deformans** distonía muscular deformante
**dystrophy** distrofia
**dysuria** disuria

**ear** oído
**earache** otalgia
**eardrop instillation** instilación de gotas óticas
**eardrops** gotas óticas
**earth bath** baño de tierra
**earwax** cera del oído
**eastern equine encephalitis** encefalitis equina oriental
**Eaton-agent pneumonia** neumonía por el agente de Eaton
**Ebbecke's reaction** reacción de Ebbecke
**eccentric implantation** implantación excéntrica
**ecchondroma** econdroma
**ecchymosis** equimosis
**eccrine** ecrino
**eccrine gland** glándula ecrina
**eccyesis** ecciesis
**echinococcosis** equinococosis

Echinococus Echinococus
echinocyte equinocito
echocardiogram ecocardiograma
echocardiography ecocardiografía
echoencephalogram ecoencefalograma
echoencephalography ecoencefalografía
echography ecografía
echolalia ecolalia
echophrasia ecofrasia
echoradiography ecorradiografía
echothiphato iodide yoduro de ecotiofago
echovirus ecovirus
eclampsia eclampsia
ecocromia ecocromía
ecology ecología
econazole econazol
ecstasy éxtasis
ecthyma ectima
ectoderm ectodermo
ectodermal cloaca cloaca ectodérmica
ectomorph ectomorfo
ectoparasite ectoparásito
ectopic ectópico
ectopic myelopoiesis mielopoyesis ectópica
ectopic pregnancy embarazo ectópico
ectopic teratism teratismo ectópico
ectrodactyly ectrodactilia
ectrogenic teratism teratismo ectrogénico
ectrogeny ectrogenia
ectromelia ectromelia
ectropion ectropión
ectrosyndactyly ectrosindactilia
eczema eccema
eczema herpeticum eccema herpético
eczema marginatum eccema marginado
eczematous conjunctivitis conjuntivitis eccematosa
edema edema
edetate (EDTA) edetato (EDTA)
edetate disodium edetato disódico
edetic acid ácido edético (EDTA)
edrophonium chloride cloruro de edrofonio
Edsall's disease enfermedad de Edsall
educational psychology psicología educativa
Edwards' syndrome síndrome de Edwards
effacement borramiento cervical
effective dose (ED) dosis efectiva

effective half-life vida media eficaz
efferent eferente
efferent duct conducto eferente
effeurage masaje de rozamiento
efficacy eficacia
effort syndrome síndrome de esfuerzo
effraction efracción
effusion derrame, efusión
ego ego
ego analysis análisis del ego
ego boundary definición del ego
ego ideal ego ideal
ego libido libido del ego
ego strenght refuerzo del ego
egocentric egocéntrico
ego-dystonic egodistónico
ego-dystonic homosexuality homosexualidad egodistónica
egoism egoísmo
egoist egoísta
egomania egomanía
ego-syntonic egosintónico
Egyptian ophthalmia oftalmía egipcia
Ehlers-Danlos' syndrome síndrome de Ehlers-Danlos
eidetic eidético
eidetic image imagen eidética
einstenium (Es) einstenio (Es)
ejaculate eyaculado
ejaculation eyaculación
ejaculatory duct conducto eyaculador
ejection click clic de eyección
ejection mumur soplo de eyección
Ekbom's syndrome síndrome de Ekbom
elastance elastancia
elastic band fixation fijación con banda elástica
elastic bandage venda elástica
elastic bougie sonda elástica
elastic cartilage cartílago elástico
elasticity elasticidad
elbow codo
elbow joint articulación del codo
elbow reflex reflejo del codo
elective electivo
elective abortion aborto electivo
elective induction of labor inducción electiva del parto
electric blood warmer ca-

lentador eléctrico de la sangre
electric cautery cauterio eléctrico
electric shock electrochoque, electroshock
electric shock therapy tratamiento con electroshock
electrical burns quemadura eléctrica
electrically stimulated osteogenesis osteogénesis estimulada eléctricamente
electroanalytical chemistry química electroanalítica
electroanesthesia electroanestesia
electrocardiogram (ECG, EKG) electrocardiograma (ECG)
electrocardiograph (ECG) electrocardiógrafo (ECG)
electrocardiograph lead deriva electrocardiográfica
electrocardiographic-auscultatory syndrome síndrome electrocardiográfico-auscultatorio
electrocautery electrocauterio
electrocoagulation electrocoagulación
electroconvulsive therapy terapia convulsiva
electrocution electrocución
electrodermal audiometry audiometría electrodérmica
electrodesiccation electrodesecación
electroencephalogram (EEG) electroencefalograma (EEG)
electroencephalograph electroencefalógrafo
electroencephalography electroencefalografía (EEG)
electrohemodynamics electrohemodinámica
electroimmunodiffusion electroinmunodifusión
electrolysis electrólisis
electrolyte electrólito
electrolyte balance equilibrio electrolítico
electrolyte solution solución electrolítica
electromagnetic radiation radiación electromagnética
electromyogram (EMG) electromiograma (EMG)
electron electrón
electron microscope microscopio electrónico
electron microscopy mi-

croscopia electrónica
electronarcosis electronarcosis
electroneuromyography electroneuromiografía
electronic current corriente electrónica
electronic fetal monitor monitor electrónico fetal
electronic thermometer termómetro electrónico
electronystagmography electronistagmografía
electrophoresis electroforesis
electrophoretogram electroforetograma
electroresection electrorresección
electrosleep therapy tratamiento de electrosueño
electrosurgery electrocirugía
eleidin eleidina
element elemento
element 104 kurchatovio
element 105 hannio
elephantiasis elefantiasis
elephantoid fever fiebre elefantoide
elimination diet dieta de eliminación
elisa elisa
elixir elixir
Elliot's forceps fórceps de Elliot
Elliot's position posición de Elliot
elliptocytosis eliptocitosis
emasculation emasculación
Embden-Meyerhofs pathway vía de Embden-Meyerhof
embolectomy embolectomía
embolism embolismo
embolotherapy emboloterapia
embolus émbolo
embrioctomy embrioctomía
embryectomy embriectomía
embryologist embriólogo
embryo embrión
embryogenesis embriogénesis
embryogeny embriogenia
embryologic development desarrollo embriológico
embryology embriología
embryoma embrioma
embryomorph embriomorfo
embrional adenomyosarcoma adenomiosarcoma embrionario
embrional adenosarcoma adenosarcoma embrionario
embryonal carcinoma

carcinoma embrionario
**embryonal leukemia** leucemia embrionaria
**embryonate** embrionario
**embryonic abortion** aborto embrionario
**embryonic blastoderm** blastodermo embrionano
**embryonic competence** competencia embrionaria
**embryonic disc** disco embrionario
**embryonic layer** capa embrionaria, hoja blastodérmica, hoja embrionaria
**embryonic stage** estadio embrionario
**embryoniform** embrioniforrne
**embriopathy** embriopatía
**embryoplastic** embrioplástico
**embryotome** embriotomo
**embryotomy** embriotomía
**embryotroph** embriotrofo
**embryotrophe** embriotrofo
**embryotrophy** embriotrofia
**emergence** despertar
**emergency** urgencia
**emergency childbirth** parto de urgencia
**emergency department** departamento de urgencia
**emergency medicine** medicina de urgencia
**emergency nursing** atención médica de urgencia
**emergency room** sala de emergencia
**emergency theory** teoría de urgencia
**emergent evolution** evolución repentina
**emesis** emesis
**emetic** emético
**emetine hydrochloride** clorhidrato de emetina
**EMG syndrome** síndrome EMG
**emissary veins** venas emisarias
**emmetropia** emetropía
**emollient** emoliente
**emollient bath** baño emoliente
**emotion** emoción
**emotional amalgam** amalgama emocional
**emotional care of the dying patient** asistencia emocional del moribundo
**emotional illness** enfermedad emocional
**emotional need** necesidad emocional
**emotional response** respuesta emocional
**emotional support** apoyo emocional
**empathy** empatía
**emphisema** enfisema

**empiric** empírico
**empiricism** empiricismo
**emprosthotonos** emprostótonos
**empty-sella syndrome** síndrome de la silla turca y vacía
**empyema** empiema
**emulsion** emulsión
**enanthema** enantema
**enamel** esmalte
**enamel hypocalcification** hipocalcificación del esmalte
**enamel hypoplasia** hipoplasia del esmalte
**encainide** encainida
**encapsulated** encapsulado
**encephalitis** encefalitis
**encephalocele** encéfalocele
**encephalodyspiasia** encefalodisplasia
**encephalogram** encefalograma
**encephalography** encefalografía
**encephaloid carcinoma** carcinoma encefaloide
**encephalomeningocele** encefalomeningocele
**encephalomyelitis** encefalomielitis
**encephalomyocarditis** encefalomiocarditis
**encephalopathy** encefalopatía
**encephalotrigeminal angiomatosis** angiomatosis encefalotrigeminal
**enchondroma** encondroma
**enchondromatosis** encondromatosis
**enchondrosarcoma** encondrosarcoma
**enchondrosis** encondrosis
**encopresis** encopresis
**encounter group** grupo de encuentro
**encyst** enquistar
**endarterectomy** endarterectomía
**endarteritis** endarteritis
**endarteritis obliterans** endarteritis obliterante
**endemic** endémico
**endemic goiter** bocio endémico
**endemic typhus** tifus endémico
**endobronchial anesthesia** anestesia endobronquial
**endocardial cushion defect** defecto de los cojinetes endocárdicos
**endocardial fibroelastosis** fibroelastosis endocárdica
**endocarditis** endocarditis
**endocardium** endocardio
**endocervicitis** endocervi-

citis
**endocervix** endocérvix
**endochondral** endocondral
**endocrine fracture** fractura endocrina
**endocrine system** sistema endocrino
**endocrinologist** endocrinólogo
**endocrinology** endocrinología
**endoderm** endodermo
**endodermal cloaca** cloaca endodérmica
**endogenous** endógeno
**endogenous depression** depresión endógena
**endogenous obesity** obesidad endógena
**endolymph** endolinfa
**endolymphatic duct** conducto endolinfático
**endolymphatic hydrops** hidrops endolinfático
**endometrial** endometrial
**endometrial cancer** cáncer de endometrio
**endometrial hyperplasia** hiperplasia de endometrio
**endometrial polyp** pólipo endometrial
**endometriosis** endometriosis
**endometritis** endometritis
**endometritis dissecans** endometritis dissecans
**endometrium** endometrio
**endomorph** endomorfo
**endoparasit** endoparásito
**endophtalmitis** endoftalmía
**endophthalmitis phacoanaphylactica** endoftalmitis facoanafiláctica
**endophytic** endofítico
**endoplasm** endoplasma
**endoplasmic reticulum** retículo endoplásmico
**endorphin** endorfina
**endoscope** endoscopio
**endoscopic retrograde cholangiography** colangiografía endoscópica retrógrada
**endoscopy** endoscopia
**endothelial myeloma** mieloma endotelial
**endothelioma** endotelioma
**endothelium** endotelio
**endotoxin** endotoxina
**endotracheal** endotraqueal
**endotracheal anesthesia** anestesia endotraqueal
**endotracheal intubation** intubación endotraqueal
**endotracheal tube** tubo endotraqueal
**endoxin** endoxina
**enema** enema
**energy** energía
**energy-protein malnutri-**

**tion** malnutrición proteico-calórica
**enervation** enervación
**enflurane** enflurano
**engagement** encajamiento
**English position** posición inglesa
**engorgement** ingurgitación
**enkephalin** encefalina
**enophthalmos** enoftalmos
**ensiform process** apófisis ensiforme
**Entameba** Entamoeba
**entamebiasis** entamebiasis
**Entamoeba** Entamoeba
**entamoeba histolytica** entamoeba histolítica
**enteral** enteral
**enteric fever** fiebre entérica
**enteric infection** infección entérica
**entericoid fever** fiebre entericoide
**enteritis** enteritis
**Enterobacter aerogenes** Enterobacter aerogenes
**Enterobacter cloacae** Enterobacter cloacae
**enterobacteriacae** enterobacteriáceas
**enterobacterial** enterobacteriano
**enterobiasis** enterobiasis
**Enterobius vermicularis** Enterobius vermicularis
**enterochromaffin cell** célula enterocromafín
**enterococcus** enterococo
**enterokinase** enteroquinasa
**enterolith** enterolito
**enterolithiasis** enterolitiasis
**enterostomy** enterostomía
**enterotoxigenic** enterotóxico
**enterovirus** enterovirus
**entoderm** entodermo
**entrance block** bloqueo de entrada
**entropion** entropión
**entropy** entropía
**enucleation** enucleación
**enuresis** enuresis
**environment** ambiente
**environmental carcinogen** carcinógeno ambiental
**enzyogotic twins** gemelos encigóticos
**enzyme** enzima
**eosin** eosina
**eosinophil** eosinófilo
**eosinophilia** eosinofilia
**eosinophilic** eosinofílico
**eosinophilic adenoma** adenoma eosinófilo
**eosinophilic enteropathy** enteropatía eosinófila
**eosinophilic granuloma** granuloma eosinófilo

**eosinophilic leukemia** leucemia de eosinófilos
**eosinophilic pneumonia** neumonía easinófila
**ependymal glioma** glioma ependimario
**ependymoblastoma** ependimoblastoma
**ependymocytoma** ependimocitoma
**ependymoma** ependimoma
**ephapse** efapsis
**ephaptic transmission** transmisión efáptica
**ephedrine** efedrina
**ephemeral fever** fiebre efímera
**epiblast** epiblasto
**epicanthus** epicanto
**epicardia** epicardias
**epicardium** epicardio
**epicondyla** epicondilo
**epicondylar fracture** fractura epicondilar
**epicondylitis** epicondilitis
**epicranial aponeurosis** aponeurosis epicraneal
**epicranium** epicráneo
**epicranius** músculo epicráneo
**epidemic** epidémico
**epidemic encephalitis** encefalitis epidémica
**epidemic hemorrhagic fever** fiebre hemorrágica epidémica
**epidemic myalgia** mialgia epidémica
**epidemic myositis** miositis epidémica
**epidemic parotitis** parotiditis epidémica
**epidemic pleurodynia** pleurodinia epidémica
**epidemic typhus** tifus epidémico
**epidemiology** epidemiología
**epidermis** epidermis
**epidermoid carcinoma** carcinoma epidermoide
**epidermoid cyst** quiste epidermoide
**epidermolysis bullosa** epidermolisis ampollosa
**epidermophytosis** epidermofitosis
**epididymis** epidídimo
**epididymitis** epididimitis
**epididymo-orchitis** epididimoorquitis
**epidural** epidural
**epidural anesthesia** anestesia epidural
**epidural blood patch** sellado epidural
**epidural space** espacio epidural
**epigastrio node** ganglios linfáticos epigástricos
**epigenesis** epigénesis

**epiglottis** epiglotis
**epiglottitis** epiglotitis
**epilating forceps** pinza depiladora
**epilepsy** epilepsia
**epiloia** epiloia
**epimysium** epimisio
**epinephrine** adrenalina, epinefrina
**epinephryl borate** borato de adrenalina
**epiphora** epífora
**epiphyseal fracture** fractura epifisaria
**epiphysis** epífisis
**epiphysis cerebri** epífisis cerebral
**epiphysitis** epifisitis
**epiploic foramen** orificio epiploico
**episcleritis** episcleritis
**episiotomy** episiotomía
**episodic care** asistencia médica episódica
**episodic health history** historia clínica episódica
**episoma** episoma
**epispadias** epispadias
**epistasis** epistasis
**epistaxis** epistaxis
**epithalamus** epitálamo
**epithelioid leiomyoma** leiomioma epitelioide
**epithelioma** epitelioma
**epithelioma adamantinum** epitelioma adamantino
**epithelioma adenoides cysticum** epitelioma adenoide quístico
**epithelium** epitelio
**epistropheus** epistrofeo
**epitope** epitopo
**epitympanic recess** receso epitimpánico
**epizootic** epizoótico
**epoophorectomy** epooforectomía
**epoophoron** epoóforo
**Epstein-Barr's virus (EBV)** virus de Epstein-Barr (EBV)
**Epstein's pearls** perlas de Epstein
**epulis** épulis
**equal cleavage** segmentación holoblástica
**ecuatorial plate** placa ecuatorial
**equilibrium** equilibrio
**equine encephalitis** encefalitis equina
**Erb-Duchenne's paralysis** parálisis de Erb-Duchenne
**Erb's muscular dystrophy** distrofia muscular de Erb
**Erb's palsy** parálisis de Erb
**erectile** eréctil
**erection** erección
**erector trunci** erector trunci
**erector spinae** erector

spinae
**ergastoplasm** ergastoplasma
**ergocalciferol** ergocalciferol
**ergonome** ergonoma
**ergonomics** ergonomía
**ergonovine maleate** maleato de ergonovina
**ergosterol** ergosterol
**ergot** cornezuelo de centeno
**ergot alkaloid** alcaloides del cornezuelo de centeno
**ergotamine tartrate** tartrato de ergotamina
**ergotherapy** ergoterapia
**ergotism** ergotismo
**erosion** erosión
**erosive gastritis** gastritis erosiva
**erosive osteoarthritis** osteoartritis erosiva
**eroticism** erotismo
**erotism** erotismo
**erotomanía** erotomanía
**erratic** errático
**eructation** eructo
**eruption** erupción
**eruptive fever** fiebre eruptiva
**eruptive xanthoma** xantoma eruptivo
**erysipelas** erisipela
**erysipeloid** erisipeloide
**erythema** eritema
**erythema chronicum migrans** eritema crónico migratorio
**erythema infectiosum** eritema infeccioso
**erythema marginatum** eritema marginado
**erythema multiforme** eritema multiforme
**erythema nodosum** eritema nodoso
**erythematous eczema** eccema eritematoso
**erythema toxicum neonatorum** eritema tóxico neonatal
**erythralgia** eritralgia
**erythrasma** eristrasma
**erythrityl tetranitrate** tetranitrato de eritritilo
**erythroblast** eritroblasto
**erythroblastoma** eritroblastoma
**erythroblastosis fetalis** eritroblastosis fetal
**erythrocyte** eritrocito
**erythrocyte sedimentation rate** velocidad de sedimentación globular (VSG)
**erythrocytopenia** eritrocitopenia
**erythrocytosis** eritrocitosis
**erythroderma** eritrodermia
**erythroleukemia** eritroleucemia

**erythromelalgia** eritromelalgia
**erythromycin** eritromicina
**erythromyeloblastic leukemia** leucemia eritromieloblástica
**erythrophobia** eritrofobia
**erythropiasia of Queyrat** eritroplasia de Queyrat
**erythropoietin** eritropoyetina
**erythropoyesis** eritropoyesis
**escape beat** latido de escape
**eschar** escara
**escharonodulaire fever** fiebre escaronodular
**Escherichia coli** Escherichia coli
**escoriation** escoriación
**eserine** eserina
**eserine sulfate** sulfato de eserina
**Esmarch's bandage** vendaje de Esmarch
**esophageal cancer** cáncer de esófago
**esophageal lead** derivación esofágica
**esophageal varices** varices esofágicas
**esophagectomy** esofagectomía
**esophagitis** esofagitis
**esophagogastrostomy** esofagogastrostomía
**esophagojejunostomy** esofagoyeyunostomía
**esophagus** esófago
**esophoria** esoforia
**esotropia** esotropía
**esparadrapo** esparadrapo
**espasmogen** espasmógeno
**espinal manipulation** manipulación espinal
**esplenomedullary leukemia** leucemia esplenomedular
**espundia** espundia
**essential amino acid** aminoácidos esenciales
**essential fatty acid** ácidos grasos esenciales
**essential fever** fiebre esencial
**essential hypertension** hipertensión esencial
**essential nutrient** nutrientes esenciales
**essential thrombocythemia** trombocitemia esencial
**essential tremor** temblor esencial
**ester** éster
**esterase** esterasa
**ester-compound local anesthesic** anestésico local de tipo éster
**estradiol** estradiol

estriol estriol
estrone estrona
estropipate estropipato
ethacrynate acid ácido etacrínico
ethambutol hydrochloride clorhidrato de etambutol
ethanoic acid ácido etanoico
ethanol etanol
ethaverine hydrochloride clorhidrato de etaverina
ethchlorvynol etoclorovinol
ether éter
ethinamate etinamato
ethinyl estradiol etinil estradiol
ethmoid bone hueso etmoides
ethology etología
ethopheptazine citrate citrato de etofeptacina
ethopropazine hidrochloride clorhidrato de etofpropacina
ethosuximide etosuximida
ethoxzolamide etoxazolamida
ethyl alcohol alcohol etílico
ethyl aminobenzoate aminobenzoato de etilo
ethyl chloride cloruro de etilo
ethylene oxide etileno, óxido de
ethyl oxide óxido de etilo
ethylestrenol etilestrenol
ethylnorepineprhine hydrochloride clorhidrato de etilnoradrenalina
ethynodiol diacetate diacetato de etinodiol
ethynodiol diacetate and ethiniyl estradiol diacetato de etinil estradiol etinodial
ethynodiol diacetate and mestranol diacetato de mestranol etinodiol
etidronate disodoim etidronato disódico
etiology etiología
etionamide etionamida
eucaryocyte eucariocito
eucaryon eucarión
eucaryosis eucariosis
eucaryote eucarionte
eucatropine hydrochloride clorhidrato de eucatropina
eucholia eucolia
euchromatin eucromatina
euchromosome eucromosoma
eugamy eugamia
eugenics eugenesia
euglobulin euglobulina
eukaryosis eucariosis
eukaryocyte eucarionte
eukaryocyt eucariocito
eukaryon eucarión

eunuch eunuco
eunuchoidism eunucoidismo
euphoretic euforizante
euphoria euforia
euploid euploide
euploidic euploide
euploidy euploidía
eupnea eupnea
European blastomycosis blastomicosis europea
European typhus tifus europeo
Enstachian tube trompa de Eustaquio
euthanasia eutanasia
evacuate evacuar
evagination evaginación
evaporated milk leche evaporadora
evaporation evaporación
eventration eventración
evisceration evisceración
evocation evocación
evocator evocador
evoked potencial potencial evocado
evolution evolución
Ewing's sarcoma sarcoma de Ewing
Ewing's tumor tumor de Ewing
exacerbation exacerbación
exanthem subitum exantema súbito
exanthema exantema
exchange transfusion in the newborn exanguinotransfusión en el recién nacido
excise extirpar
exciting eye ojo excitador
excrete excretar
excretion excreción
excretory excretor
excretory duct conducto excretor
excretory urography urografía excretora
exercice ejercicio
exercice electrocardiogram (exercice ECG) electrocardiograma de esfuerzo (ECG de esfuerzo)
exfoliation exfoliación
exfoliative cytology citología exfoliativa
exfoliative dermatitis dermatitis exfoliativa
exhalation exhalación
exhaustion delirium delirio de agotamiento
exhibitionism exhibicionismo
existential psychiatry psiquiatría existencial
existential therapy terapia existencial
exit block bloqueo de salida
exit dose salida de dosis

exocelom exoceloma
exocrine exocrino
exocrine gland glándula exocrina
exogenous exógeno
exogenous depression depresión exógena
exogenous obesity obesidad exógena
exophthalmia exoftalmia
exophthalmic goiter bocio exoftálmico
exophthalmometer exoftalmómetro
exophthalmos exoftalmos
exophthalmos-macroglosia-gigantism syndrome síndrome de exoftalmos macroglosia-gigantismo
exophthalmus exoftalmos
exophytic exofítico
exophytic carcinoma carcinoma exofítico
exostosis exostosis
exotoxin exotoxina
exotropia exotropía
expectant treatment tratamiento expectante
expectation of life esperanza de vida
expected date of confinement (EDC) fecha esperada del parto
expectorant expectorante
expectoration expectoración
experimental design diseño experimental
experimental embriology embriología experimental
experimental medicine medicina experimental
experimental physiology fisiología experimental
experimental psychology psicología experimental
experimental variable variable experimental
expiration espiración
expired gas (E) gas espirado
explusive stage of labor período expulsivo del parto
expression expresión
expressive aphasia afasia expresiva
expressivity expresividad
extended care facility centro de enfermos crónicos
extension extensión
extensor carpi radialis brevis músculo segundo radial externo
extensor carpi radiales longus músculo primer radial externo
extensor carpi ulnaris músculo cubital posterior
extensor digiti minimi músculo extensor propio del meñique

extensor digitorum músculo extensor común de los dedos de la mano
extensor digitorum longus músculo largo de los dedos del pie
external externo
external absorption absorción externa
external acoustic meatus conducto auditivo externo
external aperture of aqueduct of vestibule orificio externo del acueducto del vestíbulo
external aperture of canaliculus ofcochlea orificio externo del acueducto del caracol
external aperture of tympanic canaliculus orificio externo del conducto timpánico
external carotid artery arteria carótida externa
external carotid plexus plexo carotídeo externo
external cervicalos orificio cervical externo
external conjugate conjugado externo
external ear oído externo
external fertilization fertilización externa
external fistula fístula externa
external iliac artery arteria ilíaca externa
external iliac vein vena ilíaca externa
external iliac node ganglios linfáticos ilíacos externos
external jugular vein vena yugular externa
external perimysium perimisio externo
external pin fíxation fijación externa con clavo
external radiation therapy (ERT) radioterapia externa
external shunt derivación externa
external version versión externa
exteroceptive exteroceptivo
extrabuccal feeding alimentacion extrabucal
extracapsular fracture fractura extracapsular
extracellular extracelular
extracellular fluid líquido extracelular
extracorporeal extracorpóreo
extracorporeal membrane oxigenation oxigenador de membrana extracorpórea

**extracorporeal shock-wave lithotripsy** litotricia extracorpórea por ondas de choque
**extradural** extradural
**extradural anesthesia** anestesia extradural
**extradural hemorrhage** hemorragia extradural
**extraembryonic blastoderm** blastodermo extraembrionario
**extramedular myelopoiesis** mielopoyesis extramedular
**extramedullary myeloma** mieloma extramedular
**extraocular** extraocular
**extraocular muscle palsy** parálisis de los músculos extraoculares
**extraoral feeding** alimentación extraoral
**extraperitoneal caesarean section** cesárea extraperitoneal
**extrapsychic conflict** conflicto extrapsíquico
**extrapyramidal** extrapiramidal
**extrapyramidal disease** enfermedad extrapiramidal
**extrapyramidal reaction** reacción extrapiramidal
**extrapyramidal system** sistema extrapiramidal
**extrapyramidal tracts** vía extrapiramidal
**extrasensory perception** percepción extrasensorial
**extrasystole** extrasístole
**extravasation** extravasación
**extraversion** extraversión
**extravert** extravertido
**extrinsic allergic alveolitis** alveolitis alérgica extrínseca
**extrinsic allergic pneumonia** neumonía alérgica extrínseca
**extrinsic asthma** asma extrínseca
**extrinsic factor** factor extrínseco
**extrusion reflex** reflejo de extrusión
**extroversion** extroversión
**extrovert** extrovertido
**extubation** extubación
**exudate** exudado
**exudative** exudativo
**exudative angina** angina exudativa
**exudative enteropathy** enteropatía exudativa
**eye** ojo
**eye bank** banco de ojos
**eye memory** memoria ocular

**eyelash** pestaña
**eyelid** párpado

**Fabry's syndrome** síndrome de (enfermedad de) Fabry
**face** cara
**facial artery** arteria facial
**facial diplegia** diplejía facial
**facial muscle** músculos faciales
**facial ner-ve** nervio facial
**facial paralysis** parálisis facial
**facial perception** percepción facial
**facial vein** vena facial
**facial vision** visión facial
**facies** facies
**facilitation** facilitación
**factitial** facticio
**factitial dermatitis** dermatitis facticia
**factor** factor
**facultative** facultativo
**facultative aerobe** aerobio facultativo
**facultative anaerobe** anaerobio facultativo
**Faget's sign** signo de Faget
**fagicladosporic acid** ácido fagicladospórico
**faint** desmayo
**Fahrenheit** Fahrenheit
**falciform body** cuerpo falciforme
**falciparum malaria** paludismo falciparum
**Fallopian tube** trompa de Falopio
**falsa suture** sutura falsa
**false labor** parto falso
**false negative** falso negativo
**false neuroma** neuroma falso
**false nucleolus** nucleolo falso
**false positive** falso positivo
**false pregnancy** embarazo falso
**false rib** costilla falsa
**false twins** gemelos falsos
**false vocal cord** falsa cuerda vocal
**falx cerebelli** hoz del cerebelo
**falx cerebri** hoz del cerebro
**falx ligamentosa** ligamento falciforme hepático
**familiar** familiar
**familial cretinism** cretinismo familiar

**famüial hypercholesterolemia** hipercolesterolemía familiar
**famüial iminoglycinuria** iminoglucinuria familiar
**familial juvenile nephronophthisis** nefronoptisis juvenil familiar
**familial osteochondrodystrophy** osteocondrodistrofia familiar
**familial spinal muscular atrophy** atrofia espinal muscular familiar
**familial tremor** temblor familiar
**family history** historia familiar
**family planning** planificación familiar
**family therapy** terapia de familia
**family-centered care** medicina familiar
**famotidine** famotidina
**Fanconi's syndrome** síndrome de Fanconi
**fantasy** fantasía
**Faraday cage** jaula de Faraday
**Far Eastern hemorrhagic fever** fiebre hemorrágica del Extremo Oriente
**Farber's test** prueba de Farber
**farmer's lung** pulmón de granjero
**fascia** fascia
**fascia bulbi** cápsula de tenon
**fascia thoracolumbalis** fascia toracolumbar
**fascial cleft** hendidura fascial
**fascial compartment** compartimiento fascial
**fascicle** fascículo
**fascicular neuroma** neuroma fascicular
**fasciculation** fasciculación
**fascioliasis** fascioliasis
**fascioscapulohumeral dystrophy** distrofia lascioescapulohumeral
**fasciotomy** fasciotomía
**fast** ayunar
**fast-acting insulin** insulina de acción rápida
**fastigium** fastigio
**fasting** ayuno
**fat** grasa
**fat cell lipoma** lipoma de células grasas
**fat embolism** embolismo graso
**fat metabolism** metabolismo de la grasa
**father fixation** fijación paterna
**fatigue** fatiga

nismo familiar
**fatigue fever** fiebre de la fatiga
**fatigue fracture** fractura por fatiga
**fatty acid** ácido graso
**fatty alcohol** alcohol graso
**fatty ascites** ascitis grasa
**fatty cirrhosis** cirrosis grasa
**fatty liver** hígado graso
**fauces** fauces
**favism** fabismo
**favus** favo
**fear-tension-pain syndrome** síndrome de temblor-tensión-dolor
**febrifuge** febrífugo
**fecal fistula** fístula fecal
**fecal impaction** impactación fecal
**fecal softener** reblandecedor de las heces
**fecalith** fecalito
**feces** heces
**fecundation** fecundación
**fecundation æin vitroå** fecundación æin vitroå
**fecundity** fecundidad
**feeblemindedness** debilidad mental
**feedback** retroalimentación
**feeding** alimentación
**feldspar** feldespato
**felon** panadizo
**Felty's syndrome** síndrome de Felty
**female** hembra
**female catheterization** sondaje vesical en la mujer
**female reproductive system assessment** exploración del aparato reproductor femenino
**feminization** feminización
**feminizing adrenal tumor** tumor suprarrenal feminizante
**femoral** femoral
**femoral artery** arteria femoral
**femoral hernia** hernia crutal
**femoral nerve** nervio femoral
**femoral pulse** pulso femoral
**femoral torsion** torsión femoral
**femoral vein** vena femoral
**femur** fémur
**fenestration** fenestración
**fenfluramine hydrochloride** clorhidrato de fenfluramina
**fenoprofen calcium** fenoprofeno cálcico
**fentanyl** fentanilo
**fentanyl citrate** citrato de fentanilo
**fentanyl citrate and droperidol** citrato de fentanilo y droperidol
**fenoterol** fenoterol
**fermentation** fermentación

**fermentative dispepsia** dispepsia fermentativa
**fermium (Fm)** fermio (Fm)
**ferritin** ferritina
**fertile** fértil
**fertile eunuch syndrome** síndrome del eunuco fértil
**fertile period** periodo fértil
**fertüity factor** factor de fertilidad
**fertilization** fertilización
**fertilization membrane** membrana de la fertilización
**fetal abortion** aborto fetal
**fetal age** edad fetal
**fetal attitude** actitud fetal
**fetal bradycardia** bradicardia fetal
**fetal circulation** circulación fetal
**fetal distress** sufrimiento fetal
**fetal heart rate (FHR)** frecuencia cardiaca fetal
**fetal heart tones (FHT)** tono cardiaco fetal
**fetal hydantoin syndrome (FHS)** síndrome fetal por hidantoínas
**fetal hydrops** hidropesía fetal
**fetal lipoma** lipoma fetal
**fetal position** posición fetal
**fetal presentation** presentación fetal
**fetal stage** estadio fetal
**feticide** feticidio
**fetish** fetiche
**fetochorionic** fetocoriónico
**fetography** fetografía
**fetology** fetología
**fetoplacental** fetoplacentario
**fetoprotein** fetoproteína
**fetor hepaticus** fetor hepático
**fetoscope** fetoscopio
**fetoscopy** fetoscopia
**fetotoxic** fetotóxico
**fetus** feto
**fetus acardiacus** feto ácardiaco
**fetus acardius** feto acardio
**fetus amorphus** feto amorfo
**fetus anideus** feto anídeo
**fetus in fetu** fetus in fetu
**fetus papyraceus** feto papiráceo
**fetus sanguinolentis** feto sanguinolento
**fever** fiebre
**fever blister** ampolla febril
**fiberoptic bronchoscopy** broncoscopia fibroscópica
**fiberoptic duodenoscope** fibroduodenoscopio
**fiberoptics** óptica por fibroscopio

**fiberscope** fibroscopio
**fibril** fibrilla
**fibrillation** fibrilación
**fibrillin** fibrilina
**fibrin** fibrina
**fibrin stabilizing factor** factor estabilizador de la fibrina
**fibrinase** fibrinasa
**fibrinogen** fibronógeno
**fibrinokinase** fibrinoquinasa
**fibrinolysin** fibrinolisina
**fibrinolysis** fibrinólisis
**fibrinopeptide** fibrinopéptido
**fibroadenoma** fibroadenoma
**fibroangioma** fibroangioma
**fibroareolar tissue** tejido fibroareolar
**firoblast** fibroblasto
**fibroblastoma** fibroblastoma
**fibrocarcinoma** fibrocarcinoma
**fibrocartilage** fibrocartílago
**fibrocartilaginous joint** articulación fibrocartilaginosa
**fibrocystic disease** mastopatía fibroquística
**fibrocyte** fibrocito
**fibroelastic tissue** tejido fibroelástico
**fibroepithelial papilloma** papiloma fibroepitelial
**fibroepithelioma** fibroepitelioma
**fibroid tumor** tumor fibroide
**fibroma** fibroma
**fibroma cavernosum** libroma cavernoso
**fibroma cutis** fibroma cutáneo
**fibroma mucinosum** fibroma mucinoso
**fibroma of breast** fibroma de mama
**fibroma pendulum** fibroma péndulo
**fibrosarcoma** fibrosarcoma
**fibrosing alveolitis** alveolitis fibrosante
**fibrosis** fibrosis
**fibrosis of the lungs** fibrosis pulmonar
**fibrositis** fibrositis
**fibrous** fibroso
**fibrous capsule** cápsula fibrosa
**fibrous dysplasia** displasia fibrosa
**fibrous goiter** bocio fibroso
**fibrous histiocytoma** histiocitoma fibroso
**fibrous joint** articulación fibrosa
**fibrous thyroiditis** tiroiditis fibrosa

**fibrous tissue** tejido fibroso
**fibula** peroné
**Fick's law** ley de Fick
**Fick principle** principio de Fick
**fifth disease** quinta enfermedad
**fifth nerve** quinto par
**figure-of-eight bandage** vendaje en ocho
**filariasis** filariasis
**fillial generation** generación filial
**filiform bougie** sonda filiforme
**filiform catheter** catéter filiforme
**filiform papilla** papila filiforme
**film badge** escarapela con película detectora
**fimbrial tubal pregnancy** embarazo tubárico fimbrial
**finastride** finastride
**finger** dedo
**finger percussion** percusión digital
**fireman's cramp** calambre del bombero
**first aid** primeros auxilios
**first cuneiform** primer cuneiforme
**first dentition** dentición de leche
**first filial generation** primera generación filial
**first metacarpial bone** primer metacarpiano
**fish tapeworm infection** infección por la tenia de pescado
**fission** fisión
**fissiparous** fisíparo
**fissural angioma** angioma fisural
**fissure** fisura
**fissure fracture** fractura por fisura
**fissure of Bichat** fisura de Bichat
**fissure of Rolando** cisura de Rolando
**fistula** fístula
**fit** ataque
**Fitzgerald's treatment** tratamiento de Fitzgerald
**fixating eye** fijación ocular
**fixation** fijación
**fixation muscle** músculo estabilizador
**fixed bridgework** puente fijo
**fixed coupling** acoplamiento fijo
**fixed dressing** apósito fijo
**fixed drug eruption** erupción fija medicamentosa
**fixed idea** idea fija
**fixed phagocyte** fagocito fijo

**fixed pupil** pupila fija
**fixed-combination drug** combinación fija de fármacos
**flaccid** fláccido
**flaccid bladder** vejiga fláccida
**flaccid paralysis** parálisis fláccida
**flagella** flagelos
**flagellant** flagelante
**flagellate** flagelado
**flagellation** flagelación
**flail chest** tórax inestable
**flame photometry** fotometría de llama
**flare** rubor
**flat electroencephalogram** electroencefalograma plano
**flat spring contraceptive diaphragm** diafragma anticonceptivo de resorte plano
**flatulence** flatulencia
**flatfoot** pie plano
**flatus** flato
**flavone** flavona
**flavoxate hydrochloride** clorhidrato de flavoxato
**flea** pulga
**flea bite** picadura de pulga
**flea-borne typhus** tifus transmitido por pulgas
**flexion** flexión
**flexor carpi radialis** músculo palmar mayor
**flexor carpi ulnaris** músculo cubital anterior
**flexor digitorum superficialis** músculo flexor común superficial de los dedos
**flight or fight reaction** reacción de huida o lucha
**floating head** cabeza flotante
**floating kidney** riñón flotante
**floating rib** costilla flotante
**flocculant** floculante
**flocculation test** prueba de floculación
**flocculent** floculento
**flood fever** fiebre de los pantanos
**flooding** inundación
**floppy infant syndrome** síndrome del lactante fláccido
**flora** flora
**flow sheet** hoja de evolución
**flowmeter** flujómetro
**floxuridine** floxuridina
**flucytosine** flucitosina
**fludrocortisone acetate** acetato de fludrocortisona
**fluid** fluido
**fluid balance** equilibrio líquido

**fluid volume deficit actual** déficit real de volumen

**fluke** duela

**flumethasone pivalate** pivalato de flumetasona

**fluocinolone acetonide** acetónido de fluocinolona

**fluocinonide** fluocinónido

**fluorescence** fluorescencia

**fluorescent antibody test (FA test)** prueba de anticuerpos fluorescentes (test AF)

**fluorescent microscopy** microscopia de fluorescencia

**fluoridation** fluoración

**fluoride** fluoruro

**fluorine (F)** flúor (F)

**fluoroacetic acid** ácido fluoroacético

**fluorocarbons** fluorocarburos

**fluorometholone** fluorometolona

**fluorometry** fluorometría

**fluoroscope** fluoroscopio

**fluoroscopy** fluoroscopia

**fluorosis** fluorosis

**fluorouracil** fluorouracilo

**fluoxymesterone** fluoximesterona

**fluphenazine hydrochloride** clorhidrato de flufenacina

**fluprednisolone** fluprednisolona

**flurandrenolide** flurandrenólido

**flurandrenolone** flurandrenolona

**flurazepan hydrochloride** clorhidrato de flurazepam

**flush device** instrumento de enjuagado

**flutter-fibrillation** fibrilación-fluter

**fly** mosca

**focal illumination** iluminación focal

**focal motore seizure** crisis motora focal

**focal seizure** crisis focal

**foetus** feto

**folate** folato

**Foley's catheter** catéter de Foley

**folic acid** ácido fólico

**folinic acid** ácido folínico

**follicle** folículo

**follicle stimulating hormone (FSH)** hormona estimulante del folículo (FSH)

**follicular adenocarcinoma** adenocarcinoma folicular

**follicular goiter** bocio folicular

**folliculitis** foliculitis

**folliculoma** foliculoma

**folliculosis** foliculosis

**fomentation** fomentación, fomento

**fomite** fómite

**fontanel** fontanela

**fontanelle** fontanela

**food** alimento

**food allergy** alergia alimentaria

**food exchange list** lista de equivalencia de alimentos

**food poisoning** intoxicación por alimentos

**foot** pie

**foot-and-mouth disease** glosopeda

**footdrop** pie caído

**footling breech** presentación de pies y nalgas

**foramen of Monro** foramen de Monro

**foramen magnum** foramen magno

**foramen ovale** foramen oval

**Forbes' disease** enfermedad de Forbes

**Forbes-Albright's syndrome** síndrome de Forbes-Albright

**forbiden clone theory** teoría del clono prohibido

**force** fuerza

**forced feeding** alimentación forzada

**forceps** fórceps

**forceps delivery** parto con fórceps

**forceps rotation** rotación de fórceps

**forceps tenaculum** pinzas de tenáculo

**forebrain** cerebro anterior

**foregut** intestino anterior

**foreign body** cuerpo extraño

**foreign body obstruction** obstrucción por cuerpo extraño

**forensic medicine** medicina forense

**forensic psychiatry** psiquiatría forense

**foreskin** prepucio

**forest yaws** frambesia de los bosques

**formaldehyde** formaldehído

**formalin** formalina

**formic acid** ácido fórmico

**formiminoglutamic acid (FIGLU)** ácido formiminoglutámico (FIGLU)

**formo** formol

**formula** fórmula

**formulary** formulario

**formylmethionine** formilmetionina

**fornix** fórnix

**Fort Bragg's fever** fiebre de Fort Bragg

**fossa** fosa

**Foster's bed** cama de Foster

**four stages of blood coagulation** estadios de la coa gulación sanguínea

**four-tailed bandage** venda de cuatro colas

**Fowler's position** posición de Fowler

**fractional anesthesia** anestesia fracc:onal

**fractional dilatation and curettage** dilatación y le grado parçial

**fractionation** fraccionamiento

**fracture** fractura

**fractured rib** fractura costal

**fracture-dislocation** fractura-luxación

**fragmented fracture** fractura fragmentada

**Franceschetti's syndrome** síndrome de Franceschetti

**frank breech** nalgas francas

**Frank-Starling's relationship** relación de Frank-Starling

**freckle** peca

**free association** asociación libre

**free phagocyte** fagocito libre

**free thyroxine** tiroxina libre

**free thyroxine index** índice de tiroxina libre

**free-floating anxiety** ansiedad flotante

**Freiberg's infarction** infarto de Freiberg

**Frejka's splint** férula de Frejka

**fremitus** frémito

**frenum** frenillo

**frequency** frecuencia

**Freudian** freudiano

**Freudian fixation** fijación freudiana

**Freudianism** freudianismo

**Freudism** freudismo

**friction** fricción

**friction burn** quemadura por fricción

**friction rub** roce

**Friedländer's bacillus** bacilo de Friedländer

**Friedman's curve** curva de Friedman

**Friedreich's ataxia** ataxia de Friedreich

**frigid** frígido

**Fröhlich's syndrome** síndrome de Fröhlich

**frôlement** frotamiento

**frontal lobe** lóbulo cerebral frontal

**frontal lobe syndrome** síndrome del lóbulo cerebral frontal

**frontal plane** plano frontal

**frontal sinus** seno frontal

**frontal vein** vena frontal

**frontocortical aphasia** afasia frontocortical

**frosbite** congelación

**frozen section method** corte por congelación

**fructokinase** fructoquinasa

**fructose** fructosa

**fructosuria** fructosuria

**fruit sugar** azúcar de fruta

**fuchsin bodies** cuerpos de ucsina

**fugue** fuga

**fulcrum** fulcro

**fulguration** fulguración

**full bath** baño completo

**full liquid diet** dieta exclusivamente líquida

**fulminating** fulminante

**fumagillin** fumagilina

**fumes inhalation** inhalación de humos

**fumigacin** fumigacina

**function** función

**functional contracture** contractura funcional

**functional differentiation** diferenciación funcional

**functional disease** enfermedad funcional

**functional dyspepsia** dispepsia funcional

**functional imaging** representación funcional de una imagen

**functional impotence** impotencia funcional

**functional residual capacity** capacidad funcional residual (CFR)

**fundal height** altura del fondo uterino

**fundus** fondo

**funduscopy** funduscopia

**fundus microscopy** microscopía de fondo ocular

**fundus reflex** reflejo del fondo ocular

**fungal infection** infección por hongos

**fungemia** fungemia

**fungicide** fungicida

**fungiform papilla** papila fungiforme

**fungistatic** fungistático

**fungus** hongo

**funiculitis** funiculitis

**funnel chest** tórax en embudo

**funnel feeding** alimentación con embudo

**furazolidone** furazolidona

**furosemide** furosemida

**furuncle** furúnculo

**furunculosis** furunculosis

**fusiform** fusiforme

**fusimotor** fusimotor

**fusion** fusión

**fusospirochetal disease** fusoespiroquetosis

**f waves** ondas f

# G

**gadodilium (Gd)** gadolinio (Gd)
**gag reflex** reflejo nauseoso
**gait** marcha
**gait determinant** determinante de marcha
**galactocele** galactocele
**galactokinase** galactoquinasa
**galactokinase deficiency** deficiencia de galactoquinasa
**galactophorous duct** conducto galactóforo
**galactorrhea** galactorrea
**galactose** galactosa
**galactosemia** galactosemia
**galactosuria** galactosuria
**galactosyl ceramide lipidosis** lipidosis galactosilceramídica
**galacturia** galacturia
**Galant's reflex** reflejo de Galant
**galea aponeurotica** galea aponeurática
**Galeazzi's fracture** fractura de Galeazzi
**Galen's bandage** vendaje de Galeno
**gallamine triethiodide** trietilyoduro de gallamina
**gallbladder** vesícula biliar
**gallbladder cancer** cáncer de vesícula biliar
**gallium** galio
**gallop** galope
**galvanic cautery** cauterio galvánico
**galvanocautery** galvanocauterio
**Gambian trypanosomiasis** tripanosomiasis gambiense
**gamete** gameto
**gametic chromosome** cromosoma gamético
**gametocide** gametocida
**gametocyte** gametocito
**gametogenesis** gametogénesis
**gamma efferent fiber** fibra eferente gamma
**gamma globulin** gammaglobulina
**gamma radiation** radiación gamma
**gamma ray** rayos gamma
**gamma-aminobutyric acid (GABA)** ácido gammaaminobutírico
**gamma-benzene hexachloride** hexacloruro de

gamma-benceno
**gammopathy** gammapatía
**gamogenesis** gamogénesis
**gampsodactyly** gampsodactilia
**ganglion** ganglio
**ganglionar blocking agent** agente bloqueante ganglionar
**ganglionar neuroma** neuroma ganglionar
**ganglionic block** bloqueo ganglionar
**ganglionic crest** cresta ganglionar
**ganglionic glioma** glioma ganglionar
**ganglioside** gangliósido
**gangliosidosis type I** gangliosidosis tipo I
**gangliosidosis type II** gangliosidosis tipo II
**gangrene** gangrena
**Gardener's syndrome** síndrome de Gardener
**Gardner-Diamond's syndrome** síndrome de Gardner-Diamond
**gangrenous necrosis** necrosis gangrenosa
**gangrenous stomatitis** estomatitis gangrenosa
**gargle** gargarismo
**Gartner's duct** conducto de Gartner
**gas** gas
**gas bacillum** bacilo gaseoso
**gas chromatography** cromatografía gaseosa
**gas embolism** embolismo gaseoso
**gas gangrene** gangrena gaseosa
**gas scavenging system** sistema para la eliminación de los gases
**gasoline poisoning** intoxicación por gasolina
**gas sterilization** esterilización gaseosa
**gastrectomy** gastrectomía
**gastric** gástrico
**gastric analysis** análisis gástrico
**gastric antacid** antiácido gástrico
**gastric atrophy** atrofia gástrica
**gastric cancer** cáncer de estómago
**gastric dyspepsia** dispepsia gástrica
**gastric fistula** fístula gástrica
**gastric intubation** intubación gástrica
**gastric juice** jugo gástrico
**gastric lavage** lavado gástrico
**gastric motility** motilidad gástrica

**gastric node** ganglios linfáticos gástricos
**gastric ulcer** úlcera gástrica
**gastrididymus** gastrodídimo
**gastrin** gastrina
**gastrinoma** gastrinoma
**gastritis** gastritis
**gastrocnemius** músculos gemelos
**gastrocnemius gait** marcha gemelar
**gastrocolic omentum** epiplón gastrocólico
**gastrocolic reflex** reflejo gastrocólico
**gastroenteritis** gastroenteritis
**gastroenterologist** gastroenterólogo
**gastroenterology** gastroenterología
**gastroenterostomy** gastroenterostomía
**gastroesophageal** gastroesofágico
**gastroesophageal hemorrhage** hemorragia gastroesofágica
**gastroesophageal reflux** reflujo gastroesofágico
**gastrohepatic omentum** epiplón gastrohepático
**gastrointestinal** gastrointestinal
**gastrointestinal allergy** alergia gastrointestinal
**gastrointestinal bleeding** hemorragia gastrointestinal
**gastrointestinal obstruction** obstrucción gastrointestinal
**gastrointestinal system assessment** evaluación del sistema gastrointestinal
**gastropore** gastroporo
**gastroschisis** gastrosquisis
**gastroscope** gastroscopio
**gastroscopy** gastroscopia
**gastrostomy** gastrostomía
**gastrostomy feeding** alimentación por gastrostomía
**gastrothoracopagus** gastrotoracópago
**gastrula** gástrula
**gastrulation** gastrulación
**Gatch's bed** cama de Gatch
**Gaucher's disease** enfermedad de Gaucher
**gauntlet bandage** vendaje en guante
**gauze** gasa
**gavage feeding of the newborn** alimentación por sonda del recién nacido
**Gay-Lussac's law** ley de Gay-Lussac
**gaze** mirada

**gaze palsy** parálisis ocular
**Geiger counter** contador Geiger
**Geiger-Müller counter** contador Geiger-Müller
**gel** gel
**gel diffusion** difusión de gel
**gelatin film absorbable** película de gelatina absorbible
**gelatin sponge** esponja de gelatina
**gelatiniform carcinoma** carcinoma gelatiniforme
**gemellary** gemelar
**gemmate** gemado
**gemmellology** gemelología
**gemmiferous** gemífero
**gemmiform** gemiforme
**gemmipara** gemíparo
**gemmule** gémula
**gender identity** identidad de sexo
**gender identity disorder** transtorno de la identidad de sexo
**gender role** función de sexo
**gene** gen
**gene splicing** empalme de genes
**general adaptation syndrome** síndrome de adaptación general
**general anesthesia** anestesia general
**general paresis** parálisis general progresiva (PGP)
**generalized anaphylaxis** anafilaxis generalizada
**generation** generación
**generic** genérico
**generic equivalent** equivalente genérico
**generic name** nombre genérico
**genesis** génesis
**genetic** genético
**genetic affinity** afinidad genética
**genetic code** código genético
**genetic colonization** colonización genética
**genetic counseling** consejo genético
**genetic death** muerte genética
**genetic drift** deriva genética
**genetic engineering** ingeniería genética
**genetic equilibrium** equilibrio genético
**genetic homeostasis** homeostasis genética
**genetic immunity** inmunidad genética
**genetic isolate** aislamiento genético
**genetic load** carga genética

**genetic marker** marcador genético

**genetic polymorphism** polimorfismo genético

**genetic screening** exploración selectiva genética

**geneticist** geneticista

**genetics** genética

**gender** género

**Genga's bandage** vendaje de Genga

**geniculate neuralgia** neuralgia geniculada

**geniculate zoster** zoster geniculado

**geniohyoideus** músculo geniohioideo

**genital stage** etapa genital

**genital reflex** reflejo genital

**genitalia** genitales

**genitourinary (Gu)** genitourinario

**genome** genoma

**genotype** genotipo

**Gensoul's disease** enfermedad de Gensoul

**gentamicin sulfate** sulfato de gentamicina

**gentian violet** violeta de genciana

**gentiotannic acid** ácido gentiotánico

**genu valgum** genu valgo

**genu varum** genu varo

**genupectoral position** posición genupectoral

**genus** género

**geographic tongue** lengua geográfica

**geotrichosis** geotricosis

**geriatrician** geriatra

**geriatrics** geriatría

**germ** germen

**germ cell** célula germinal

**germ disc** disco germinal

**germ layer** capa germinal

**germ plasm** plasma germinal

**germicide** germicida

**germinal** germinal

**germinal epithelium** epitelio germinal

**germinal membrane** membrana germinal

**germinal nucleus** núcleo germinal

**germinal spot** mancha germinal

**germinal stage** estadio germinal

**germinal vesicle** vesícula germinal

**germination** germinación

**gerontology** gerontología

**Gestalt** Gestalt

**Gestalt psichology** psicología de la Gestalt

**Gestalt therapy** terapia Gestalt

**gestaltism** gestaltismo

**gestation** gestación

**gestational age** edad gestacional

**gestational diabetes** diabetes gestacional

**giant cell arteritis** arteritis de células gigantes

**giant cell carcinoma** carcinoma de células gigantes

**giant cell interstitial pneumonia** neumonía intersticial de células gigantes

**giant cell myeloma** mieloma de células gigantes

**giant cell thyroiditis** tiroiditis de células gigantes

**giant chromosome** cromosoma gigante

**giant follicular lymphadenopathy** linfadenopatía folicular gigante

**giant follicular lymphoma** linfoma folicular gigante

**giant hypertrophic gastritis** gastritis hipertrófica gigante

**giardia** giardia

**giardiasis** giardiasis

**Gibraltar fever** fiebre de Gibraltar

**Gibson's walking splint** férula ambulatoria de Gibson

**gibbus** joroba

**Giemsa's stain** colorante de Giemsa

**gigantic acid** ácido gigántico

**Gilbert's syndrome** síndrome de Gilbert

**Gilchrist's disease** enfermedad de Gilchrist

**Gilles de la Tourette's syndrome** síndrome de Gilles de la Tourette

**gingiva** encía

**gingival hyperplasia** hiperplasia gingival

**gingival papilla** papila gingival

**gingivectomy** gingivectomía

**gingivitis** gingivitis

**gingivostomatitis** gingivostomatitis

**Giordano-Giovannetti's diet** dieta de Giordano-Giovannetti

**Giovannetti's diet** dieta de Giovannetti

**gitalin** gitalina

**glabrous skin** piel lampiña

**gland** glándula

**gland of Montgomery** glándula de Montgomery

**glanders** muermo

**glands of Zeiss** glándulas de Zeiss

**glandula vestibularis major** glándula vestibular mayor

**glandular carcinoma** carcinoma glandular

**glandular epithelium** epitelio glandular

**glandular fever** fiebre glandular

**glans** glande

**glans of clitoris** glande del clítoris

**glans penis** glande del pene

**Glanzmann's disease** enfermedad de Glanzmann

**Glasgow Coma Scale** Escala de Evaluación del Coma de Glasgow

**glaucoma** glaucoma

**glia** glía

**gliding** deslizamiento

**gliding joint** articulación deslizante

**glioblastoma multiforme** glioblastoma multiforme

**glioblastome** glioblastoma

**glioma** glioma

**glioma multiforme** glioma multiforme

**glioma retinae** glioma retiniano

**glioma sarcomatosum** glioma sarcomatoso

**glioneuroma** glioneuroma

**gliosarcoma** gliosarcoma

**gliosarcoma retinae** gliosarcoma retiniano

**glipizide** glipizida

**globet cell** célula caliciforme

**globin zinc insulin injection** insulina zinc-globina

**globoid leukodystrophy** leucodistrofia globoide

**globule** glóbulo

**globulin** globulina

**globus hysterique** globo histérico

**globus pallidus** globus pallidus

**glomangioma** glomangioma

**glomerular** glomerular

**glomerular capsule** cápsula glomerular

**glomerular disease** enfermedad glomerular

**glomerulonephritis** glomerulonefritis

**glomerulus** glomérulo

**glomus** glomus

**glossitis** glositis

**glossodynia** glosodinia

**glossodynia exfoliativa** glosodinia exfoliativa

**glossolalia** glosolalia

**glossoncus** glosonco

**glossopathy** glosopatía

**glossopexy** glosopexia

**glossopharyngeal** glosofaríngeo

**glossopharyngeal nerve** nervio glosofaríngeo

**glossophytia** glosofitia

**glossopiasty** gosoplastia

**glossoptosis** glosoptosis

**glossopyrosis** glosopirosis

**glossorrhaphy** glosorrafia

**glossotrichia** glosotriquia

**glottis** glotis

**glucagon** glucagón

**glucagonoma syndrome** síndrome del glucagonoma

**glucocorticoid** glucocorticoide

**glucogenesis** glucogénesis

**glucosa-l-phosphate** glucosa-l-fosfato

**glucosa-6-phosphate** glucosa-6-fosfato

**glucosa-6-phosphate dehydrogenase (G-6-PD)** deficiencia de glucosa-6fosfato de hidrogenasa (G-6-PD)

**glucosa tolerance test** prueba de tolerancia a la glucosa

**glucose** glucosa

**glucosyl cerebroside lipidosis** lipoidosis de glucosil-cerebrósido

**glucosuria** glucosuria

**glue sniffing** aspiración de pegamento

**glutamate** glutamato

**glutamic acid** ácido glutámico

**glutamic acid hydrochloride** clorhidrato de ácido glutámico

**glutamic-oxaloacetic transaminase (GOT)** transaminasa glutámico-oxalacética (GOT)

**glutamic-pyruvic transaminase** transaminasa glutámico-pirúvica (GPT)

**glutamine** glutamina

**gluteal gait** marcha glútea

**gluteal tuberosity** tuberosidad glútea

**gluten** gluten

**gluten enteropathy** enteropatía por gluten

**glutethimide** glutetimida

**gluteus** glúteo

**glyburide** gliburida

**glycerin** glicerina

**glycerine** glicerina

**glycerol** glicerol

**glycerol kinase** glicerolquinasa

**glyceryl alcohol** alcohol glicenlico

**glyceryil guaiacolate** guayacolato de glicerilo

**glyceryl triacetate** triacetate de glicerilo

**glycine** glicina

**glycobiarsol** glucobiarsol

**glycolic acid** ácido glucólico

**glycocoll** glicocola

**glycogen** glucógeno
**glycogen storage disease** enfermedad por almacenamiento de glucógeno
**glycogen storage disease type 1** enfermedad por almacenamiento de glucógeno tipo I
**glycogen storage disease type II** enfermedad por almacenamiento de glucógeno tipo II
**glycogen storage disease type III** enfermedad por almacenamiento de glucógeno tipo III
**glycogen storage disease type IV** enfermedad por almacenamiento de glucógeno tipo IV
**glycogen storage disease type V** enfermedad por almacenamiento de glucógeno tipo V
**glycogen storage disease type VI** enfermedad por almacenamiento de glucógeno tipo VI
**glyconeogenesis** gluconeogénesis
**glycopyrrolate** glucopirrolato
**glycoside** glucósido
**glycosuric acid** ácido glucosúrico
**goiter** bocio
**gold (Au)** oro (Au)
**gold 198** oro 198
**gold compound** compuesto de oro
**gold sodium thiomalate** tiomalato sódico de oro
**gold therapy** tratamiento con oro
**Golgi's apparatus** aparato de Golgi
**Golgi-Mazzoni's corpuscles** corpúsculos de Golgi-Mazzoni
**gomphosis** gonfosis
**gonadal dysgenesis** disgenesia gonadal
**gonadotrophin** gonadotropina
**gonadotropin** gonadotropina
**goniometry** goniometría
**gonoblast** gonoblasto
**gonococcal pyomyositis** piomiositis gonocócica
**gonococcia** gonococia
**gonococcus** gonococo
**gonocyte** gonocito
**gonorrhea** gonorrea
**gonorrheal conjunctivitis** conjuntivitis gonorreica
**Goodell's sign** signo de Godell
**Goodpasture's syndrome** síndrome de Goodpasture
**Gordon's elementary bo-**dy cuerpo elemental de Gordon
**Gordon's reflex** reflejo de Gordon
**gooseflesh** carne de gallina
**Gosselin's fracture** fractura de Gosselin
**gottate psoriasis** psoriasis en gota
**gout** gota
**gouty arthritis** artritis gotosa
**Gowers' muscular dystrophy** distrofia muscular de Gowers
**Graafian follicle** folículo de Graaf
**gracilis** músculo recto interno del muslo
**gradient** gradiente
**graduated bath** baño graduado
**graduated resistance exercice** ejercicio de resistencia graduada
**graft** injerto
**graft-versus-host reaction** reacción del injerto contra el huésped
**gram calorie** caloría gramo
**Gram's stain** tinción de Gram
**gram-molecular weight** peso molecular-gramo
**gram-negative** gramnegativo
**gram-positive** grampositivo
**granade-thrower's fracture** fractura del lanzador de granadas
**grand mal seizure** crisis de gran mal
**grand rounds** sesión clínica
**granular conjuntivitis** conjuntivitis granular
**granular endoplasmic reticulum** retículo endoplásmico rugoso
**granulation tissue** tejido de granulación
**granulocyte** granulocito
**granulocytic leukemia** leucemia granulocítica
**granulocitic sarcoma** sarcoma granulocítico
**granulocyte transfusion** transfusión de granulocitos
**granulocytopenia** granulocitopenia
**granulocytosis** granulocitosis
**granuloma** granuloma
**granuloma annulare** granuloma anular
**granuloma gluteale infantum** granuloma glúteo del recién nacido
**granuloma inguinale** granuloma inguinal

**granulomatosis** granulomatosis
**granulomatous colitis** colitis granulomatosa
**granulon-Latous ileitis** ileítis granulomatosa
**granulomatous lymphoma** linfoma granulomatoso
**granulomatous thyroiditis** tiroiditis granulomatosa
**granulosa cell tumor** tumor de células granulosas
**graphospasm** grafoespasmo
**grasp reflex** reflejo de aprehensión
**Grave's disease** enfermedad de Graves
**gravid** grávida
**gray baby syndrome** síndrome del recién nacido
**great auricular nerve** nervio auricular mayor
**great cardiac vein** vena coronaria mayor
**greater omentum** epiplón mayor
**greater trochanter** trocánter mayor
**Greenough's microscope** microscopio de Greenough
**greentick fracture** fractura en tallo verde
**grey matter** materia gris
**grey substance** sustancia gris
**Grey Turner's sign** signo de Grey Tumer
**grief** aflicción
**griefreaction** reacción de aflicción
**grinder's asthma** asma del molinero
**grinder's disease** enfermedad del molinero
**gripes** retortijón
**griseofulvin** griseofulvina
**groin** ingle
**Grönbland-Strandberg's syndrome** síndrome de Grönbland-Strandberg
**ground itch** anquilostomiasis cutánea
**ground substance** sustancia fundamental
**group therapy** terapia de grupo
**growth** crecimiento
**growth failure** crecimiento insuficiente
**growth hormone releasing factor (GHRF)** factor liberador de hormona de crecimiento (GHRF)
**growth hormone (GH)** hormona del crecimiento (GH)
**growth hormone-releaseinhibiting hormone** hormona inhibidora de la liberación de hormona

del crecimiento
**growing pains** dolores de crecimiento
**Grünfelder's reflex** reflejo de Grünfelder
**grunting** gruñido respiratorio
**guaiacol poisoning** intoxicación por guayacol
**guanethidine sulfate** sulfato de guanetidina
**Guedel's signs** signos de Guedel
**Guerin's fracture** fractura de Guerin
**Guillain-Barre's syndrome** síndrome de Guillain-Barre
**gumboil** párulis
**gumma** goma
**Gunther's disease** enfermedad de Gunther
**gunshot fracture** fractura por disparo de arma de fuego
**gurgling rale** estertor de gorgoteo
**Gurvich's radiation** radiación de Gurvich
**Guthrie's test** prueba de Guthrie
**gynecoid pelvis** pelvis ginecoide
**gynecologic examination** exploración ginecológica
**gynecologist** ginecólogo
**gynecology** ginecología
**gynecomastia** ginecomastia
**gynendrous** ginandro
**gynephobia** ginefobia
**gynogamone** ginogamona
**gyri cerebri** circunvolución cerebral H

**habit** hábito
**habit spasm** espasmo habitual
**habitual abortion** aborto habitual
**habitual fever** fiebre habitual
**habitual hyperthermia** hipertermia habitual
**habituation** habituación
**Haeckel's law** ley de Haeckel
**Haemophilus** Haemophilus
**Haemophilus influenzae** Haemophilus influenzae
**hafnium (Hf)** hafnio (Hf)
**Hagedorn's needle** aguja de Hagedorn
**Hageman factor** factor Ha-

gernan
**hair** pelo
**hair matrix carcinoma** carcinoma de la matriz pilosa
**hairy-cell leukemia** leucemia de células vellosas
**hairy tongue** lengua vellosa
**halcinonide** halcinónide
**half-life** vida media
**halfway house** unidad del día
**halitosis** halitosis
**Hallpike's caloric test** prueba calórica de Hallpike
**hallucination** alucinación
**hallucinogen** alucinógeno
**hallucinosis** alucinosis
**hallux rigidus** hallux rigidus
**hallux valgus** hallux valgus
**halo cast** escayola en corona
**halofenate** halofenato
**halogenated hydrocarbon** hidrocarburo halogenado
**haloperidol** haloperidol
**haloprogin** haloprogina
**halothane** halotano
**Halsted's forceps** pinzas de Halsted
**hamate bone** hueso ganchoso
**Hamman-Rich's syndrome** síndrome de Hamman-Rich
**Hammertoe** dedo en martillo
**hamstring muscle** músculo isquiosural
**hamstring reflex** reflejo isquiosural
**hamstring tendon** tendones isquiosurales
**hand** mano
**handedness** dominancia manual
**handicapped** disminuido
**handing drop preparation** técnica de la gota pendiente
**hangnail** padrastro
**Hand-Schüller-Christian's syndrome** síndrome de Hand-Schüller-Christian
**Hankow's fever** fiebre de Hankow
**Hanot's disease** enfermedad de Hanot
**Hansen's disease** enfermedad de Hansen
**haploid** haploide
**hapten** hapteno
**haptoglobin** haptoglobina
**hard fibroma** fibroma duro
**hard palate** paladar duro
**harness of X rays** dureza de los rayos X
**hardware** hardware
**Hardy-Weinberg's equili-**

**brium principie** ley de Hardy-Weinberg
**harelip** labio leporino
**harlequin fetus** feto arlequín
**Harris tube** tubo de Harris
**Hartmann's curet** cureta de Hartmann
**Hartnup's disease** enfermedad de Hartnup
**Harvard's pump** bomba de Harvard
**Hashimoto's disease** enfermedad de Hashimoto
**hashish** haschís
**Haverhill's fever** fiebre de Haverhill
**Haversian canal** conducto de Havers
**Haversian canaliculus** canalículo de Havers
**Haversian system** sistema de Havers
**hay fever** fiebre del heno
**head and neck cancer** cáncer de cabeza y cuello
**head injury** tratamiento cefálico
**head process** prolongación cefálica
**head rash** erupción por calor
**headache** cefalea
**Heafs test** prueba de Heaf
**healing** curación
**health** salud
**health assessment** evaluación del estado de salud
**health care delivery system** sistema de asistencia sanitaria
**health certificate** certificado médico
**health history** historia clínica
**health physics** física médica
**health policy** política sanitaria
**health professional** profesional sanitario
**health resources** recursos sanitarios
**health screening** exploración selectiva de salud
**hearing aid** audífono
**hearing impairment** déficit auditivo
**heart failure** insuficiencia cardiaca
**heart murmur** soplo cardiaco
**heart rate** frecuencia cardiaca
**heart sound** tono cardiaco
**heart surgery** cirugía cardiaca
**heart valve** válvula cardiaca
**heartburn** pirosis
**heart-lung machine** corazón-pulmón artificial

**heat cramp** calambre por calor
**heat exhaustion** agotamiento por calor
**heat hyperpyrexia** hiperpirexia por calor
**heated nebulization** nebulización calentada
**heatstroke** golpe de calor
**heavy metal** metal pesado
**heavy metal poisoning** intoxicación por metales pesados
**hebephrenia** hebefrenia
**hebephrenic schizophrenia** esquizofrenia hebefrénica
**Heberden's node** nódulo de Herberden
**hebetude** hebetud
**heboid paranoia** paranoia heboide
**heel** talón
**heel-knee test** prueba de talón-rodilla
**heel-shin test** prueba de talón-tibia
**Hegar's sign** signo de Hegar
**height** altura, talla
**Heimlich's maneuver** maniobra de Heimlich
**Heliodorus' bandage** vendaje de Heliodoro
**helium (He)** helio (He)
**helix** hélice
**Hellin's law** ley de Hellin
**Hellin-Zeleny's law** ley de Hellin-Zeleny
**helminth** helminto
**helminthiasis** helmintiasis
**helplessness** incapacidad
**Helsink accords** acuerdos de Helsinki
**helvolic acid** ácido helvólico
**hemadsorption** hemadsorción
**hemagglutination** hemaglutinación
**hemangioblastoma** hemangioblastoma
**hemangioendothelioma** hemangioendotelioma
**hemangioma** hemangioma
**hemangiosarcoma** hemangiosarcoma
**hemarthrosis** hemartrosis
**hematemesis** hematemesis
**hematocele** hematocele
**hematochezia** hematoquecia
**hematocrit** hematócrito
**hematolmyelia** hematomielia
**hematologist** hematólogo
**hematology** hematología
**hematoma** hematoma
**hematopoiesis** hematopoiesis
**hematuria** hematuria

**heme** hemo
**hemeralopia** hemeralopía
**hemiacephalus** herniacéfalo
**hemiazygous vein** vena hemiácigos
**hemicellulose** hemicelulosa
**hemicephalia** hemicefalia
**hemicephalus** hemicéfalo
**hemicrania** hemicranea
**hemiestromelia** hemiectromelia
**hemignathia** hemignatia
**hemihyperplasia** hemihiperplasia
**hemihypoplasia** hemihipoplasia
**hemikaryon** hemicarion
**hemimelia** hemimelia
**hemiplegia** hemiplejia
**hemisphere** hemisferio
**hemiteras** hemiterático
**hemivertebra** hemivértebra
**hemizigote** hernicigoto
**hemoblastic leukemia** leucemia hemoblástica
**hemochromatosis** hemocromatosis
**hemocytoblastic leukemia** leucemia hemocitoblástica
**hemodialysis** hemodiálisis
**hemodialyzer** hemodializador
**hemoglobin** hemoglobina
**hemoglobin A (Hb A)** hemoglobina A (Hb A)
**hemoglobin C (Hb C disease** enfermedad por hemoglobina C (Hb C)
**hemoglobin F (Hb F)** hemoglobina F (Hb F)
**hemoglobin S (Hb S)** hemoglobina S (Hb S)
**hemoglobin S-C (Hb S-C disease** enfermedad por hemoglobina S-C (Hb S-C)
**hemoglobin variant** variante de hemoglobina
**hemoglobinemia** hemoglobinemia
**hemoglobinopathy** hemoglobinopatía
**hemoglobinuria** hemoglobinuria
**hemolysin** hemolisina
**hemolysis** hemólisis
**hemolytic anemia** anemia hemolítica
**hemolytic uremia syndrome** síndrome hemolíticourémico
**hemophilia** hemofilia
**hemophilia A** hemofilia A
**hemophilia B** hemofilia B
**hemophilia C** hemofilia C
**hemoptysis** hemoptisis
**hemorrhage** hemorragia
**hemorrhagic diathesis** diá-

tesis hemorrágica

**hemorrhagic familiar an giomatosis** angiomatosis familiar hemorrágica

**hemorrhagic fever** fiebre hemorrágica

**hemorrhagic gastritis** gastritis hemorrágica

**hemorrhagic jaundice** ictericia hemorrágica

**hemorrhagic lung** pulmón hemorrágico

**hemorrhagic scurvy** escorbuto infantil

**hemorrhagic shock** shock hemorrágico

**hemorrhoid** hemorroide

**hemosiderin** hemosiderina

**hemosiderosis** hemosiderosis

**hemostasis** hemostasis

**hemostat** hemostato

**hemostatic** hemostático

**hemostatic forceps** pinzas hemostáticas

**hemothorax** hemotórax

**Henle's fissure** hendidura de Henle

**Henoch-Schönlein's purPura** Púrpura de Henoch-Schönlein

**Henry's law** ley de Henry

**Hensen's node** nódulo de Hensen

**heparin** heparina

**heparin sodium** heparina sádica

**hepatic** hepático

**hepatic adenoma** adenorna hepático

**hepatic amebiasis** amebiasis hepática

**hepatic coma** coma hepático

**hepatic common duct** conducto hepático común

**hepatic cord** cordón hepático

**hepatic encephalopathy** encefalopatía hepática

**hepatic fistula** fístula hepática

**hepatic node** ganglio hepático

**hepatic vein catheterization** cateterización de la vena hepática

**hepatin** hepatina

**hepatitis** hepatitis

**hepatitis A** hepatitis A

**hepatitis B** hepatitis B

**hepatitis B immune globulin (HBIG)** inmunoglobulina de la hepatitis B (HBIG)

**hepatitis B surface antigen (HBs AG)** antígeno de superficie de la hepatitis B (HBs AG)

**hepatitis C** hepatitis C

**hepatitis E** hepatitis E

**hepatization** hepatización

**hepatocarcinoma** hepatocarcinoma

**hepatocellular carcinoma** carcinoma hepatocelular

**hepatocyte** hepatocito

**hepatoduodenal ligament** ligamento hepatoduodenal

**hepatogastric ligament** ligamento hepatogástrico

**hepatojugular reflux** reflujo hepatoyugulai

**hepatolenticular degeneration** degeneración hepatolenticular

**hepatoma** hepatoma

**hepatomegaly** hepatomegalia

**hepatotoxic** hepatotóxico

**hepatotoxicity** hepatotoxicidad

**heptachlor poisoning** intoxicación por heptacloro

**herbivorous** herbívoro

**herbicide poisoning** intoxicación por herbicida

**hereditary** hereditario

**hereditary ataxia** ataxia hereditaria

**hereditary brown enamel** esmalte pardo hereditario

**hereditary deforming chondroplasia** condroplasia deformante hereditaria

**hereditary elliptocytosis** eliptocitosis hereditaria

**hereditary enamel hypoplasia** hipoplasia hereditaria del esmalte

**hereditary essential tremor** temblor esencial hereditario

**hereditary hemorrhagic telangiectasia** telangiectasia hemorrágica hereditaria

**hereditary hiperuricemia** hiperuricemia hereditaria

**hereditary multiple exostoses** exostosis múltiple hereditaria

**hereditary opalescent dentin** dentina opalescente hereditaria

**hereditary spherocytosis** esferocitosis hereditaria

**hereditary tyrosinemia** tirosinemia hereditaria

**heredity** herencia

**heredofamilial tremor** temblor heredofamiliar

**Hering-Breuer's reflexes** reflejos de Hering-Breuer

**hermaphroditism** hermafroditismo

**hernia** hernia

**herniated disc** hernia de disco

**herniated nucleus puiposus** hernia del núcleo Pul-

poso

**herniation** herniación

**herniorraphy** herniorrafia

**heroin** heroína

**herpangina** herpangina

**herpes genitalis** herpes genital

**herpes gestationis** herpes gestacional

**herpes labialis** herpes labial

**herpes simplex** herpes simple

**herpes zoster** herpes zóster

**herpes zoster oticus** herpes zóster ático

**herpesvirus** herpesvirus

**herpetis neuralgia** neuralgia herpética

**herpetiform** herpetiforme

**Hers'disease** enfermedad de Hers

**hertz** hercio

**hesperidin** hesperidina

**hetacillin** hetacilina

**heterauxesis** heterauxesis

**heteroallele** heteroalelo

**heteroblastic** heteroblástico

**heterophalus** heterocéfalo

**heterochromatin** heterocromatina

**heterochromatinization** heterocromatización

**heterochromosome** heterocromosoma

**heterodidymus** heterodídimo

**heteroduplex** heterodúplex

**heteroeroticism** heteroerotismo

**heterogamete** heterogameto

**heterogamy** heterogamia

**heterogenesis** heterogénesis

**heterogeny** heterogenia

**heterograft** heteroinjerto

**heterologous insemination** inseminación heteróloga

**heterologous tumor** tumor heterólogo

**heterologous twins** gemelos heterólogos

**heterophil test** prueba de los anticuerpos heterófilos

**heteroploid** heteroploide

**heteroploidic** heteroploide

**heteroploidy** heteroploidia

**heterosexual** heterosexual

**heterosexual panic** pánico heterosexual

**heterosis** heterosis

**heterotopic ossification** osificación heterotópica

**heterotypic** heterotípico

**heterotypic mitosis** mitosis heterotípica

**heterotypical** heterotípico

**heterotypical chromoso-**

**mes** cromosomas heterotípicos

**heterozygosis** heterocigosis

**heterozygous** heterólogo

**hexachlorophene** hexaclorofeno

**hexafluorenium bromide** bromuro de hexafluorenio

**hexamethylenamine** hexametilenamina

**hexamethylmelanine** hexametilmelanina

**hexestrol** hexestrol

**hexobarbital** hexobarbital

**hexociclium methylsulfate** metilsulfato de hexociclio

**hexokinase** hexoquinasa

**hiatus** hiato

**hiatus hernia** hernia hiatal

**hibernoma** hibernoma

**hiccough** hipo

**hiccup** hipo

**hidradenitis** hidradenitis

**hidrosis** hidrosis

**high-altitude edema** edema de altitud

**high blood pressure** tensión arterial elevada

**high energy phosphate compound** fosfatos de alta energía

**high forceps** fórceps alto

**high-frequency ventilation** ventilación de alta frecuencia

**high-density lipoprotein** lipoproteína de alta densidad

**high-Fowler's position** posición alta de Fowler

**high-potassium diet** dieta rica en potasio

**high-protein diet** dieta rica en proteínas

**high-vitamin diet** dieta rica en vitaminas

**highest intercostal vein** vena intercostal superior

**hilus** hilio

**hindgut** intestino posterior

**hinge joint** articulación troclear

**hip** cadera

**hip joint** articulación de la cadera

**hip replacement** sustitución de la cadera

**hiperploidic** hiperploide

**hipoclorous acid** ácido hipocloroso

**hippocampal fissure** fisura del hipocampo

**Hippocrates** Hipócrates

**Hippocrates' bandage** vendaje de Hipócrates

**Hippocratic oath** juramento hipocrático

**Hirschprung's disease** enfermedad de Hirschprung

**hirsutism** hirsutismo

**hirsutoid papilloma of the penis** papiloma hirsutoide del pene

**histoid neoplasm** neoplasia hística

**His' bundle** haz de His

**histamine** histamina

**histamine headache** cefalea histamínica

**histidine** histidina

**histiocyte** histiocito

**histiocytic leukemia** leucemía histiocítica

**histiocytic malignant lymphoma** linfoma histiocítico maligno

**histiotypic growth** crecimiento histiotípico

**histocompatibility** histocompatibilidad

**histocompatibility antigens** antígenos de histocompatibilidad

**histocompatibility locus** locus de histocompatibilidad

**histogram** histograma

**histography** histografía

**histologist** histólogo

**histology** histología

**histone** histona

**histopiasma capsulatum** histiplasma capsulatum

**histoplasmosis** histoplasmosis **history** historia

**histotroph** histótrofo

**histotrophic nutrition** nutrición histotrofa

**histrionic personality** personalidad histriónica

**histrionic personality disorder** trastorno histriónico de la personalidad

**HIV** VIH

**hives** habones

**Hodgkin's disease** enfermedad de Hodgkin

**Hoffmann's atrophy** atrofia de Hoffmann

**Hoffmann's reflex** reflejo de Hoffmann

**holandric** holoándrico

**holistic health care** asistencia sanitaria global

**holoacardius acephalus** acéfalo holoacardio

**holoandric inheritance** herencia holoándrica

**holoblastic** holoblástico

**holocephalic** holocéfalo

**bolodiastolic** holodiastólico

**hologynic** hologínico

**hologynic inheritance** herencia hologínica

**holoprosencephaly** holoprosencefalia

**holorachischisis** holorraquisquisis

**holosystolic** holosistólico

**holter monitor** monitor holter

**Holtzman inkblot technique** técnica de las manchas de tinta de Holtzman

**Homan's sign** signo de Homan

**homatropine methyllbromide** metilbromuro de homatropina

**home care** asistencia a domicilio

**homeopathist** homeópata

**homeopathy** homeopatía

**homeostasis** homeostasis

**homeotypic** homeotípico

**homeotypic mitosis** mitosis homeotípica

**homeotypical** homeotípico

**homoblastic** homoblástico

**homochronous inheritance** herencia homocrónica

**homocystinuria** homocistinuria

**homogenesis** homogénesis

**homogenetic** homogenético

**homogenized milk** leche homogenizada

**homogentisic acid** ácido homogentísico

**homogeny** homogenia

**homolog** homólogo

**homologous chromosomes** cromosomas homólogos

**homologous disease** reacción homóloga

**homologous insemination** inseminación homóloga

**homologous tumor** tumor homólogo

**homologue** homólogo

**homonymous hemianopsia** hemianopsia homónima

**homoplasy** homoplasia

**homosexual** homosexual

**homosexual panic** pánico homosexual

**homothermal** homotérmico

**homovanilic acid** ácido homovanílico

**homozygosis** homocigosis

**homozygous** homocigoto

**hordeolum** orzuelo

**horizon** horizonte

**horizontal fissure of the right lung** fisura horizontal del pulmón derecho

**horizontal transmission** transmisión horizontal

**hormic psychology** psicología hórmica

**hormone** hormona

**Horner's syndrome** síndrome de Homer

**horny layer** capa córnea

**horse serum** suero equino

**horseshoe fistula** fístula de herradura

**horripilation** horripilación

**Hortega's cells** células de Hortega

**Horton's arteritis** arteritis de Horton

**Horton's histamine cefalalgia** cefalalgia histamínica de Horton

**hospital-acquired infection** infección hospitalaria

**hospitalism** hospitalismo

**host** huésped

**hostility** hostilidad

**hot bath** baño caliente

**hot flash** sofoco

**hot spot** punto caliente

**housemaid's Imee** higroma prerrotuliano

**Houston's valves** válvulas de Houston

**Howell-Jolly's bodies** cuerpos de Howell-Jolly

**Hubbard's tank** tanque de Hubbard

**human bite** mordedura humana

**human chorionic gonadotropin (HCG)** gonadotropina coriónica humana (HCG)

**human immunodeficiency virus** inmunodeficiencia humana, virus de

**human leukocite antigen (HLA)** antígeno leucocitario humano

**human placental lactogen (HPL)** lactógeno placentario humano

**humanistic existencial therapy** terapia humanística existencial

**humanistic psychology** psicología humanística

**humeral articulation** articulación escapulohumeral

**humerus** húmero

**humidification** humidificación

**humidifier's lung** pulmón del humidificador

**humoral immunity** inmunidad humoral

**humoral response** respuesta humoral

**Hunner's ulcer** úlcera de Hunner

**Hunter's canal** canal de Hunter

**Hunter's syndrome** síndrome de Hunter

**Huntington's chorea** corea de Huntington

**Hurler's syndrome** síndrome de Hurler

**Hürthle cell adenoma** adenoma de Hürthle

**Hürthle cell carcinoma** carcinoma de Hürthle

**Hürthle cell tumor** tumor de Hürthle

**husband-coached childbirth** parto con la colaboración del marido

**Hutchinson's disease** enfermedad de Hutchinson

**Hutchinson's freckle** mancha de Hutchinson

**Hutchinson's teeth** dientes de Hutchinson

**Hutchinson's triad** tríada de Hutchinson

**Hutchinson's type neuroblastoma** neuroblastoma de Hutchinson

**hyaline cartilage** cartílago hialino

**hyaline thrombus** trombo hialino

**hyaloid artery** arteria hialoidea

**hyaloplasm** hialoplasma

**hyaluronic acid** ácido hialurónico

**hyaluronidase** hialuronidasa

**hybrid** híbrido

**hybridization** hibridación

**hydantoin** hidantoína

**hydatid** hidátide

**hydatid disease** enfermedad hidatídica

**hydatid mole** mola hidatídica

**hydatidic cyst** quiste hidatídico

**hydatidosis** hidatidosis

**hydradenitis** bidradenitis

**hydralazine hydrochloride** clorhidrato de hidralacina

**hydramnios** hidramnios

**hydrargirism** hidrargirismo

**hidration** hidratación

**hydremic ascites** ascitis hidrémica

**hydroa** hidroa

**hydrocarbon** hidrocarburo

**hydrocephaly** hidrocefalia

**hydrochloric acid** ácido clorhídrico

**hydrochlorothiazide** hidroclorotiacida

**hydrocodone bitartrate** bitartrato de hidrocodeína

**hydrocortisone** hidrocortisona

**hydrocortisone acetate** acetato de hidrocortisona

**hydrocortisone cyclopentyl-propionate** ciclopentilpropionato de hidrocortisona

**hydrocortisone sodium succinate** succinato sódico de hidrocortisona

**hydrocortisone valerate** valerianato de hidrocortisona

**hydroflumethiazide** hi-

droflumetiacida
**hydrogen (H)** hidrógeno (H)
**hydrogen peroxide** peróxido de hidrógeno
**hydrogenation** hidrogenación
**hydrolysis** hidrólisis
**hydrometer** hidrómetro
**hydromorphone hydrochloride** clorhidrato de hidromorfinoma
**hydronephrosis** hidronefrosis
**hydrophobia** hidrofobia
**hydrophtalmos** hidroftalmos
**hydrops** hídrops
**hydrops fetalis** hídrops fetalis
**hydroquinone** hidroquinona
**hydrosalpinx** hidrosalpinx
**hydrostatic pressure** presión hidrostática
**hydroxyamphetamine hydrobromide** bromhidrato de hidroxianfetamina
**hydroxybenzene** hidroxibenceno
**hydroxychloroquine sulfate** sulfato de hidroxicloroquina
**hydroxyl (OH)** hidroxilo (OH)
**hydroxyurea** hidroxiurea
**hydroxyzine hydrochloride** clorhidrato de hidroxicina
**hygroscopic humidifier** humidificador higroscópico
**hymen** himen
**hymenolepis** hymenolepis
**hyogiossal** hiogioso
**hyoid bone** hueso hioides
**hyosciamine** hiosciamina
**hyoscine** hioscina
**hyoscine hydrobromide** bromhidrato de hioscina
**hyperactivity** hiperactividad
**hyperadrenalism** hiperadrenalismo
**hyperadrenocorticism** hiperfunción adrenocortical
**hyperaldosteronism** hiper aldosteronisrno
**hyperalimentation** sobrealimentación
**hyperammonemia** hiperamoniemia
**hyperbetalipoproteinemia** hiperbetalipoproteinemia
**hyperbilirubinemia** hiperbilirrubinemia
**hyperbilirubinemia of the newborn** hiperbilirrubinemia del neonato
**hypercalcemia** hipercalcemia

**hypercalcinuria** hipercalcinuria
**hypercalciuria** hipercalciuria
**hypercapnia** hipercapnia
**hypercarbia** hipercarbia
**hypercholesterolemia** hipercolesterolemia
**hypercholesterolemic xanthomatosis** xantornatosis hipercolesterolémica
**hyperchromic** hipercrómico
**hyperchylomicronemia** hiperquilomicronemia
**hypercoagulability** hipercoagulabilidad
**hyperdactily** hiperdactilia, hiperdactilismo
**hyperdiploid** hiperdiploide
**hyperdiploidic** hiperdiploídico
**hyperdynamic syndrome** síndrome hiperdinámico
**hypergonadism** hipergonadismo
**$hyperemesis gravidarum** hiperemesis gravídica
**hyperemia** hiperemia
**hyperextension** hiperextensión
**hyperextension bed** cama para hiperextensión
**hyperextension suspension** suspensión en hiperextensión
**hypergenesis** hipergénesis
**hypergenetic teratism** teratismo hipergenético
**hyperglycemia** hiperglucemia
**hyperglycemis-glycogenolytic factor** factor hiperglucémico glucogenolítico
**hyperhidrosis** hiperhidrosis
**hyperkalemia** hipercaliemia
**hyperkalemic periodic paralysis** parálisis periódica hipercaliémica
**hyperkeratosis** hiperqueratosis
**hyperkinesis** hipercinesia
**hyperkinetic** hipercinético
**hyperlipoproteinemia** hiperlipoproteinemia
**hypermagnesemia** hipermagnesemia
**hypermenorrhea** hipermenorrea
**hypermetria** hipermetría
**hypermetropia** hipermetropía
**hypermetropy** hipermetropía
**hypermorph** hipermorfo
**hypernatremia** hipernatremia

**hyperopia** hiperopía
**hyperosmolarity** hiperosmolaridad
**hyperparathyroidism** hiperparatiroidismo
**hyperphenylalaninemia** hiperfenilalaninemia
**hyperphoria** hiperforia
**hyperpigmentation** hiperpigmentación
**hyperplasia** hiperplasia
**hyperplastic endometritis** endometritis hiperplásica
**hyperploid** hiperploide
**hyperploidy** hiperloidía
**hyperpnea** hiperpnea
**hyperptialism** hiperptialismo
**hyperpyrexia** hiperpirexia
**hypersensitivity** hipersensibilidad
**hypersensitivity pneumonitis** neumonitis por hipersensibilidad
**hypersensitivity reaction** reacción de hipersensibilidad
**hypersomnia** hipersomnia
**hypersplenism** hiperesplenia
**hypertelorism** hipertelorismo
**hypertension** hipertensión
**hypertensive crisis** crisis hipertensiva
**hypertensive encephalopathy** encefalopatía hipertensiva
**hyperthermia** hipertermia
**hyperthyroidism** hipertiroidismo
**hypertonic** hipertónico
**hypertonic corttracture** contractura hipertónica
**hypertrichosis** hipertricosis
**hypertriglyceridemia** hipertrigliceridemia
**hypertrophic angioma** angioma hipertrófico
**hypertrophic catarrh** catarro hipertrófico
**hypertrophic gastritis** gastritis hipertrófica
**hypertrophic gingivitis** gingivitis hipertrófica
**hypertrophy** hipertrofia
**hyperuricemia** hiperuricemia
**hyperventilation** luperventilacián
**hypervitaminosis** hipervitaminosis
**hypesthesia** hipoestesia
**hypha** hifa
**hyphema** hipema
**hypnagogic hallucination** alucinación hipnagógica
**hypnagogue** hipnagogo
**hypnoanalisis** hipnoaná-

lisis
**hypnosis** hipnosis
**hypnotherapy** hipnoterapia
**hypnotic trance** trance hipnótico
**hypnotism** hipnotismo
**hypoacidity** hipoacidez
**hypoadrenalism** hipoadrenalismo
**hypoalimentation** hipoalimentación
**hypobetalipoproteinemia** hipobetalipoproteinemia
**hypocalcemia** hipocalcemia
**hypochondria** hiponcondría
**hypochondrium** hipocondrio
**hypochondriacal neurosis** neurosis hipocondríaca
**hypochromic** hipocrómico
**hypochromic anemia** anemia hipocrómica
**hypocytic leukemia** leucemia hipocítica
**hypodermatoclysis** hipodermatoclisis
**hypodermic** hipodérmico
**hypodermic needle** aguja hipodérmica
**hypodermoclysis** hipodermoclisis
**hypogammaglobulinemia** hipogammaglobulinemia
**hypogastric artery** arteria hipogástrica
**hypogeusia** hipogeusia
**hypoglossal nerve** nervio hipogloso
**hypoglycemia** hipoglucemia
**hypoglycemic agent** agente hipoglucemiante
**hypoglycemic shock treatment** tratamiento de shock hipoglucémico
**hypokalemia** hipocaliemia
**hypokalemie alkalosis** alcalosis hipocaliémica
**hypolipemia** hipolipemia
**hypolipoproteinemia** hipolipoproteinemia
**hypomagnesemia** hipomagnesemia
**hypomania** hipomanía
**hypometria** hipometría
**hypomorph** hipomorfo
**hyponatremia** hiponatremia
**hypoosmolarity** hipoosmolaridad
**hypopharyngeal** hipofaríngeo
**hypophosphatasia** hipofosfatasia
**hypophosphatemic rickets** raquitismo hipofosfatémico
**hypophysectomy** hipofisectomía

**hypophysis cerebri** hipófisis cerebral
**hypopigmentation** hipopigmentación
**hypoplasia** hipoplasia
**hypoplasia of the mesenchyme** hipoplasia del mesénquima
**hypoplastic anemia** anemia hipoplásica
**hypoplastic dwarf** enano hipoplásico
**hypoploid** hipoploide
**hypoploidy** hipoploidisrno
**hypopnea** hipopnea
**hypoproteinemia** hipoproteinemia
**hypoprothrombinemia** hipoprotrombinemia
**hypoptyalism** hipoptialismo
**hypopyon** hipopión
**hyposensitization** hiposensibilizacián
**hypospadias** hipospadias
**hypotelorism** hipotelorismo
**hypotension** hipotensión
**hypotensive anesthesia** anestesia hipotensora
**hypothalamic amenorrhea** amenorrea hipotalámica
**hypothalamus** hipotálamo
**hypothermia** hipotermia
**hypothermia blanket** manta de hipotermia
**hypothermia therapy** tratamiento de la hipotermia
**hypothyroid dwarf** enanismo hipotiroideo
**hypothyroidism** hipotiroidismo
**hypotonic** hipotónico
**hypoventilation** hipoventilación
**hypovitaminosis** hipovitaminosis
**hypovolemic shock** shock hipovolémico
**hypoxemia** hipoxemia
**hypoxia** hipoxia
**hypsibrachycephaly** hipsibraquicefalia
**hysterectomy** histerectomía
**hysteria** histeria
**hysteric amaurosis** amaurosis histérica
**hysteric asepsia** apepsia histérica
**hysteric lethargy** letargia histérica
**hysterical fever** fiebre histérica
**hysterical mania** manía histérica
**hysterical neurosis** neurosis histérica
**hysterical personality** personalidad histérica
**hysterical trance** crisis histérica

**hysterosalpingogram** histerosalpingografía
**hysterosalpingoophorectomy** histerosalpingooforectomía
**hysteroscopy** histeroscopia
**hysterotomy** histerotomía

# *I*

**iatrogenic** yatrogénico
**ibuprofen** ibuprofeno
**ichtammol** ictamol
**ichthyosis** ictiosis
**ichthyosis congénita** ictiosis congénita
**ichthyosis fetalis** ictiosis fetal
**ichthyosis fetus** feto ictiósico
**ichthyosis simplex** ictiosis simple
**ichthyosis vulgaris** ictiosis vulgar
**icterus neonatorum** ictericia del neonato
**icterus gravis neonatorum** ictericia grave del recién nacido
**ictus** ictus
**id** ello
**idea** idea
**idea ofinfluence** idea de influencia
**idea of persecution** idea de persecución
**idea of reference** idea de referencia
**ideational apraxia** apraxia ideacional
**identical twins** gemelos idénticos
**identification** identificación
**identity crisis** crisis de identidad
**ideokinetic apraxia** apraxia ideocinética
**ideomotor apraxia** apraxia ideomotora
**idiopathic multiple pigmented hemorrhagic sarcoma** sarcoma hemorrágico pigmentario múltiple idiopático
**idiopathic pulmonary** fibrosis pulmonar idiopática
**idiopathic thrombocytopenic purpura (ITP)** púrpura trombocitopénica idiopática (PTI)
**ideophobia** ideofobia
**idiomere** idiómero
**idiopathic disease** enfermedad idiopática
**idiophatic scoliosis** esco-

liosis idiopática
**idiopathy** idiopatía
**idiosyncrasy** idiosincrasia
**idiot** idiota
**idoxuridine** idoxuridina
**IgA deficiency** deficiencia de IgA
**Ikwa's fever** fiebre de Ikwa
**ileitis** ileítis
**ileocecal valve** válvula ileocecal
**ileocecostomy** ileocecostomía
**ileocolic node** ganglio ileocólico
**ileostomate** ileostomizado
**ileostomy** ileostomía
**ileum** íleon
**ileus** íleo
**iliac circumflex node** ganglio ilíaco circunflejo
**iliac fascia** fascia ilíaca
**iliacus** ilíaco
**iliofemoral** iliofemoral
**ilioinguinal** ilioinguinal
**iliolumbar ligament** ligamento iliolumbar
**iliopsoas** iliopsoas
**ilium** ilion
**illness experience** experiencia de enfermedad
**illumination** iluminación
**illusion** ilusión
**image** imagen
**image intensifier** intensificador de imagen
**imagery** imágenes
**imagination** imaginación
**imago** imago
**imbalance** desequilibrio
**imbecile** imbécil
**imbricate** imbricado
**iminoglycinuria** iminoglucinuria
**imipenem-cilastatin sodium** imipenem-cilastatina sódica
**imipramine hydrochloride** clorhidrato de imipramina
**immature erythrocyte** eritrocito inmaduro
**immediate post-traumatic automatism** automatismo postraumático inmediato
**immersion foot** pie de inmersión
**imminent abortion** aborto inminente
**immiscible** inmiscible
**immune complex hypersensitivity** hipersensibilidad por complejos inmunes
**immune cytolysis** citólisis inmunitaria
**immune gamma globulin** gammaglobulina inmune
**immune globulin** inmunoglobulina

**immune human globulin** inmunoglobulina humana
**inmune response** respuesta inmunitaria
**immune serum globulin (ISG)** inmunoglobuliria sérica (GSI)
**immune system** sistema inmunitario
**immunity** inmunidad
**immunization** inmunización
**immunodeficient** inmunodeficiente
**immunodiagnostic** inmunodiagnóstico
**immunodiffusion** inmunodifusión
**immunoelectrodiffusion** inmunoelectrodifusión
**immunoelectrophoresis** inmunoelectroforesis
**immunofluorescence** inmunofluorescencia
**immunofluorescence test** prueba de inmunofluorescencia
**immunogen** inmunógeno
**immunoglobulin A (IgA)** inmunoglobulina A (IgA)
**immunoglobulin antibody** anticuerpo inmunoglobulina
**immunoglobulin D (IgD)** inmunoglobulina D (IgD)
**immunoglobulin E (IgE)** inmunoglobulina E (IgE)
**immunoglobulin G (IgG)** inmunoglobulina G (IgG)
**immunoglobulin M (IgM)** inmunoglobulina M (IgM)
**immunology** inmunología
**immunomodulator** inmunomodulador
**immunosuppression** inmunosupresión
**immunosuppressive** inmunosupresor
**immunotherapy** inmunoterapia
**impacted** impactado
**impacted fracture** fractura impactada
**impairment** deficiencia
**impedance audiometry** audiometría de impedancia
**impedance plethysmography** pletismografía de impedancia
**imperforate** imperforado
**imperforate anus** ano imperforado
**impermeable** impermeable
**impetigo** impétigo
**implant** implante
**implantation** implantación
**implantation dermoide cyst** quiste dermoide de implantación
**implosion** implosión

**impotence** impotencia
**impregnate** impregnar
**impression** impresión
**imprinting** imprimación
**impulse** impulso
**impulsion** impulsión
**inactivation** inactivación
**inanimate** inanimado
**in loco parentis** in loco parentis
**in situ** in situ
**in vitro** in vitro
**in vivo** in vivo
**in vivo tracer study** estudio in vivo con trazadores
**inactive colon** colon inactivo
**inadequate personality** personalidad inadecuada
**inanition** inanición
**inborn** innato
**inborn error of metabolism** errores innatos del metabolismo
**inbreeding** endogamia
**incarcerate** incarcerar
**incarcerated hernia** hernia incarcerada
**incest** incesto
**incidence** incidencia
**incision** incisión
**incisor** incisivo
**inclusion** inclusión
**inclusion conjunctivitis** conjuntivitis de inclusión
**inclusion dermoid cyst** quiste dermoide de inclusión
**incoherent** incoherente
**incompatible** incompatible
**incompetence** incompetencia
**incompetent cervix** cérvix incompetente
**incomplete abortion** aborto incompleto
**incomplete fistula** fístula incompleta
**incomplete fracture** fractura incompleta
**incontinence** incontinencia
**incrustation** incrustación
**incubation period** período de incubación
**incubator** incubadora
**incudectomy** incudectomía
**incusyunque indandione derivative** derivado de indandiona
**independence** independencia
**independent variable** variable independiente
**indeterminate cleavage** división indeterminada
**index case** caso índice
**Index Medicus** Index Medicus
**index myopia** miopía indice
**Indian tick fever** fiebre india por pulgas
**indication** indicación

**indicator** indicador
**indigestion** indigestión
**indirect anaphylaxis** anafilaxis indirecta
**indirect calorimetry** calonmetría indirecta
**indirect division** división indirecta
**indirect ophthalmoscope** oftalmoscopio indirecto
**indirect percussion** percusión indirecta
**individual immunity** inmunidad individual
**individual psychology** psicología individual
**indoleacetic acid** ácido indolacético
**indolent** indolente
**indomethacin** indometacina
**induce** inducción
**induced abortion** aborto inducido
**induced fever** fiebre inducida
**induced hypotension** hipotensión inducida
**induced lethargy** letargia inducida
**induced trance** trance inducido
**induced vomiting** vómito inducido
**induction of anesthesia** inducción de la anestesia
**induction of labor** inducción del parto
**inductor** inductor
**induration** induración
**industrial psychology** psicología industrial
**indwelling catheter** catéter permanente
**inertia** inercia
**inert** inerte
**inert gas** gas inerte
**inevitable abortion** aborto inevitable
**in extremis** in extremis
**infant** lactante
**infant botulism** botulismo infantil
**infant feeder** alimentador infantil
**infant mortality** mortalidad infantil
**infant of addicted mother** hijo de madre adicta
**infant psychiatry** psiquiatría infantil
**infanticide** infanticidio
**infantile** infantil
**infantile arteritis** arteritis infantil
**infantile autism** autismo infantil
**infantile cerebral sphingolipidosis** esfingolipoidosis cerebral infantil
**infantile dwarf** enano in-

fantil
**infantile eczema** eccema infantil
**infantile encefalitis** encefalitis del lactante
**infantile paralysis** parálisis infantil
**infantile pellagra** pelagra infantil
**infantile scurvy** escorbuto infantil
**infantile spinal muscular atrophy** atrofia muscular espinal infantil
**infantilism** infantilismo
**infarct** infarto
**infarction** infartación
**infected abortion** aborto infectado
**infection** infección
**infectious** infeccioso
**infectious mononucleosis** mononucleosis infecciosa
**infectious myringitis** miringitis infecciosa
**infectious nucleic acid** ácido nucleico infeccioso
**infectious parotitis** parotiditis infecciosa
**infectious polyneuritis** polineuritis infecciosa
**infective tubulointerstitial nephritis** nefritis tubulointersticial infecciosa
**inferior alveolar artery** arteria dentaria inferior
**inferior aperture of thorax** estrecho inferior del tórax
**inferior conjunctival fornix** fondo de saco conjuntival inferior
**inferior gastric node** ganglios linfáticos gástricos inferiores
**inferior maxillary bone** hueso maxilar inferior
**inferior mesenteric nodes** ganglios linfáticos mesentéricos inferiores
**inferior mesenteric vein** vena mesentérica inferior
**inferior orbital fissure** canal suborbitario
**inferior phrenic artery** arteria diafragmática inferior
**inferior radioulnar joint** articulación radiocubital inferior
**inferior sagital sinus** seno longitudinal inferior
**inferior subscapular nerve** nervio subescapular inferior
**inferior thyroid vein** vena tiroidea inferior
**inferior ulnar collateral artery** arteria colateral interna inferior
**inferior vena cava** vena cava inferior

**inferiority complex** complejo de inferioridad
**infest** infestar
**infestation** infestación
**inflammation** inflamación
**inflammatory bowel disease** enfermedad inflamatoria intestinal
**inflatable pessary** pesario inflable
**influenza** gripe, influenza
**influenza virus vaccine** vacuna contra el virus de la gripe
**informed consent** consentimiento informado
**infranodal block** bloqueo infranodal
**infrared radiation** radiación infrarroja
**infrared therapy** radioterapia infrarroja
**infasion** infusión
**infusion pump** bomba de infusión
**ingestion** ingestion
**ingrown hair** pelo incarcerado
**ingrown toenail** uña encarnada
**inguinal** inguinal
**inguinal falx** tendón conjunto
**inguinal hernia** hernia inguinal
**inguinal node** ganglios linfáticos inguinales
**inhalation administration of medication** administración de medicamentos por inhalación
**inhalation analgesia** analgesia por inhalación
**inhalation anesthesia** anestesia por inhalación
**inhalation therapy** tratamiento inhalatorio
**inhale** inhalar
**inherent** inherente
**inheritance** herencia
**inherited disorder** enfermedad hereditaria
**inhibition** inhibición
**inhibitory** inhibitorio
**inion** inión
**initial contact stange stage** estadio postural de contacto inicial
**initiation codon** codón de iniciación
**injection** inyección
**inmature baby** bebé inmaduro
**inmediate auscultation** auscultación inmediata
**inmediate hypersensitivity** hipersensibilidad inmediata
**inmediate hypersensitivity reaction** reacción de hipersensibilidad inme-

diata

**inmediate percussion** percusión inmediata

**innate immunity** inmunidad innata

**inner cell mass** masa celular interna

**inner-vation apraxia** apraxia de inervación

**innocent** inocente

**innocuousinocuo inoculate** inocular

**inoculum** inoculo

**inoperable** inoperable

**inorganic** inorgánico

**inorganic chemistry** química inorgánica

**inorganic dust** polvo inorgánico

**inosine** inosina

**inosiplex** inosiplex

**inositol** inositol

**inotropic** inotrópico, inótropo

**inpatient** paciente ingresado

**insanity** locura

**insect bite** picadura de insecto

**insecticide** insecticida

**insecticide poisoning** intoxicación por insecticida

**insensible perspiration** perspiración insensible

**insertion** inserción

**insidious** insidioso

**insight** insight

**insoluble** insoluble

**insomnia** insomnio

**insomniac** insomne

**inspiration** inspiración

**inspiratory** inspiratorio

**inspiratory capacity** capacidad inspiratoria

**inspiratory reserve volume** volumen de reserva inspiratoria

**instillation** instilación

**instinctive reflex** reflejo instintivo

**institutionalize** ingresar

**instrument** instrumento

**instrumentation** instrumentación

**insufficiency** insuficiencia

**insufflate** insuflar

**insulin** insulina

**insulin pump** bomba de insulina

**insulin injection** insulina inyectable

**insulin shock** shock insulínico

**insulin tolerance test** prueba de tolerancia a la insulina

**insulinogenic** insulinógeno

**insulinoma** insulinoma

**insulin-shok treatment** tratamiento mediante shock insulínico

**insuloma** insuloma

**intake** ingreso

**integral dose** dosis integral

**integrating dose meter** desímetro integrador

**integration** integración

**integument** tegumento

**integumentary system** sistema tegumentario

**integumentary system assessment** valoración del sistema tegumentario

**intellect** intelecto

**intellectualization** intelectualización

**intelligence** inteligencia

**intelligence quotient** cociente de inteligencia (CI)

**intelligence test** test de inteligencia

**intensive care** cuidados intensivos

**intensive care unit** unidad de cuidados intensivos (UCI)

**intention** intención

**intention tremor** temblor intencional

**interarticular fibrocartilage** fibrocartílago interarticular

**intercapillary glomerulosclerosis** glomerulosclerosis intercapilar

**interconceptional gynecological care** asistencia ginecológica interconcepcional

**intercondylar fracture** fractura intercondílea

**intercostal** intercostal

**intercostal bulging** abombamiento intercostal

**intercostal node** ganglios linfáticos intercostales

**intercurrent disease** enfermedad intercurrente

**interferon** interferón

**interfibrillar mass of Fleming** masa interfibrilar de Fleming

**interior mesenteric artery** arteria mesentérica interna

**interkinesis** intercinesis

**interleukin** interleucina

**interlocked twins** gemelos impactados

**interlocking twins** gemelos impactados

**intermediate acting insulin** insulina de acción intermedia

**intermediate care** cuidados intermedios

**intermediate cell mass** masa de células intermedias

**intermediate cuneiform bone** segunda cuña

**intermediate host** hués-

ped intermediario

**intermediate mesoderm** mesodermo intermedio

**intermenstrual** intermenstrual

**intermenstrual fever** fiebre intermenstrual

**intermittent** intermitente

**intermittent fever** fiebre intermitente

**intermittent mandatory ventilation** ventilación obligada intermitente

**intermittent positive pressure breathing** respiración con presión positiva intermitente

**intermittent positive pressure breathing unit** ventilador de respiración con presión positiva intermitente

**intern** interno

**internal carotid artery** arteria carótida interna

**internal carotid plexus** plexo carotídeo interno

**internal cervicalos** orificio cervical interno

**internal cuneiform bone** primera cuna

**internal ear** oído interno

**internal fertilization** fertilización interna

**internal fistula** fístula interna

**internal fíxation** fijación interna

**internal iliac artery** arteria ilíaca interna

**internal iliac node** ganglios linfáticos ilíacos internos

**internal iliac vein** vena ilíaca interna

**internal jugular vein** vena yugular interna

**internal medicine** medicina interna

**internal podalic version and total breech extraction** versión podálica interna y extracción de pies

**internal respiratory nerve of Bell** nervio respiratorio interno de Bell

**internal strabismus** estrabismo interno

**internal thoracic artery** arteria mamaria interna

**internal thoracic vein** vena mamaria interna

**internalization** internalización

**International Red Cross Society** Cruz Roja Internacional

**International System of Units** Sistema Internacional de Unidades

**internist** internista

**interoceptive** interoceptivo

**interoceptor** interoceptor

**interparietal fissure** fisura interparietal

**interperiostal fracture** fractura intraperióstica

**interpersonal therapy** terapia interpersonal

**interphase** interfase

**interpubic disc** disco interpúbico

**intersexuality** intersexualidad

**interspinous** interespinoso

**interstitial** intersticial

**interstitial cystitis** cistitis intersticial

**interstitial emphysema** enfisema intersticial

**interstitial fluid** líquido intersticial

**interstitial growth** crecimiento intersticial

**interstitial hipertrophic neuropathy** neuropatía por compresión

**interstitial implantation** implantación intersticial

**intersticial infusion** infusión intersticial

**interstitial keratitis** queratitis intersticial

**interstitial nephritis** nefritis intersticial

**interstitial pneumonia** neumonía intersticial

**interstitial pregnancy** embarazo intersticial

**interstitial tuba pregnancy** embarazo tubárico intersticial

**intertransverse ligament** ligamento intertransverso

**intertrigo** intertrigo

**intertrochanteric fracture** fractura intertrocantérea

**intertrochanteric line** línea intertrocantérea anterior

**interval** intervalo

**intervertebral** intervertebral

**intervertebral disc** disco intervertebral

**intervertebral fibrocartilage** fibrocartílago intervertebral

**intervertebral foramen** agujero de conjunción.

**intestinal absorption** absorción intestinal

**intestinal amebiasis** amebiasis intestinal

**intestinal angina** angina intestinal

**intestinal apoplexy** apoplejía intestinal

**intestinal dyspepsia** dispepsia intestinal

**intestinal fistula** fístula intestinal

**intestinal flu** gripe intestinal

**intestinal gases** gases intestinales

**intestinal infarction** infarto intestinal

**intestinal juices** jugos intestinales

**intestinal lymphangiectasia** linfangiectasia intestinal

**intestinal obstruction** obstrucción intestinal

**intestinal strangulation** estrangulación intestinal

**intestinal tonsil** amígdala intestinal

**intestine** intestino

**intolerance** intolerancia

**intoxication amaurosis** amaurosis por intoxicación

**intra-aortic ballon pump** bomba intraaórtica

**intra-articular** intraarticular

**intra-articular fracture** fractura intraarticular

**intra-articular injection** inyección intraarticular

**intra-articular ligament** ligamento intaarticular

**intra-atrial block** bloqueo intraauricular

**intracanalicular fibroma** fibroma duro

**intracanalicular papilloma** papiloma intracanalicular

**intracardiac catheter** catéter intracardiaco

**intracardiac lead** derivación ECG intracardiaca

**intracartilaginous ossification** osificación intracartilaginosa

**intracatheter** intracatéter

**intracavitary therapy** tratamiento intracavitario

**intracelular fluid** líquido intracelular

**intracranial** intracraneal

**intracranial aneurysm** aneurisma intracraneal

**intracranial electroencephalography** electroencefalografía intracraneal

**intracraneal pressure** presión intracraneal

**intractable** intratable

**intracystic papilloma** papiloma intraquístico

**intradermal test** prueba intradérmica

**intradural lipoma** lipoma intradural

**intramembranous ossification** osificación intramembranosa

**intramuscular** intramus-

cular

**intramuscular injection** inyección intramuscular

**intraocular pressure** presión intraocular

**intraparietal sulcus** surco intraparietal

**intrapartal care** asistencia del parto

**intrapartal period** período intraparto

**intrapsychic conflict** conflicto intrapsíquico

**intrathecal** intratecal

**intrathoracic goiter** bocio intratorácico

**intrauterine device (IUD)** dispositivo intrauterino (DIU)

**intrauterine fracture** fractura intrauterina

**intrauterine growth curve** curva del crecimiento intrauterino

**intrauterine growth retardation** retraso del crecimiento intrauterino

**intravenous** intravenoso

**intravenous bolus** embolada intravenosa

**intravenous cholangiography** colangiografía intravenosa

**intravenous controller** controlador intravenoso

**intravenous fat emulsion** emulsión intravenosa de grasa

**intravenous feeding** alimentación parenteral o IV

**intravenous infusion** infusión intravenosa

**intravenous infusion filter** filtro IV de infusión

**intravenous infusion technique** técnica de infusión IV

**intravenous injection** inyección intravenosa (IV)

**intravenous peristaltic pump** bomba peristáltica IV

**intravenous piston pump** bomba de pistón IV

**intravenous pump** bomba intravenosa

**intravenous pyelography** pielogragía intravenosa

**intravenous syringe pump** bomba intravenosa de jeringa

**intravenous urography** urografía intravenosa

**intraventricular** intraventricular

**intraventricular block** bloqueo intraventricular

**intraventricular heart block** bloqueo cardiaco intraventricular

**intraversion** introversión

**intrinsic asthma** asma intríseca

**intrinsic factor** factor intrínseco

**introitus** intrcito

**intron** intrón

**introspection** introspección

**introversion** introversión

**introvert** introvertido

**intubation** intubación

**intussusception** intussuscepción

**inulin** inulina

**inulin clearance** aclaramiento de inulina

**in utero** in utero

**invagination** invaginación

**invariable behavior** comportamiento invariable

**invasive** invasivo

**invasive mole** mola invasiva

**inverse anaphylaxis** anafilaxis inversa

**inversion** inversión

**invisible differentiation** diferenciación invisible

**involucrum** involucro

**involuntary** involuntario

**involuntary nervous system** sistema nervioso involuntario

**involution** involución

**involutional depression** depresión involutiva

**involutional melancholia** melancolía involutiva

**involutional psychosis** psicosis involutiva

**inward aggression** autoagresión

**iodinated** $^{125}$**I serum albumin** seroalbúmina marcada con $^{125}$I

**iodine** yodo

**iodize** yodar

**iodochlorhydroxyquin** yodoclorhidroxiquinoleína

**iododerma** yododerma

**iodoform** yodoformo

**iodopsin** yodopsina

**ion** ion

**ionexchange chromatography** cromatografía de intercambio iónico

**ionic bonding** enlace iónico

**ionization** ionización

**ionize** ionizar

**Ionizing energy** energía ionizante

**ionizing radiation** radiación ionizante ipecacipecacuana

**ipomea** ipomea

**ipsilateral** ipsolateral

**iridalgia** iridalgia

**iridectomy** iridectomía

**iridium (Ir)** iridio (Ir)

**iridotomy** iridotomía

**iris** iris

**iritis** iritis

**iron (Fe)** hierro (Fe)

**iron lung** pulmón de acero

**iron metabolism** metabolismo del hierro

**iron salts poisoning** intoxicación por sales de hierro

**iron transport** transporte del hierro

**iron-deficiency anemia** anemia ferropénica

**iron-dextran** hierro-dextrano

**iron-rich food** alimento rico en hierro

**irradiation** irradiación

**irreducible** irreducible

**irreversible coma** coma irreversible

**irrigation** irrigación

**irrigator** irrigador

**irritable bowel syndrome** síndrome del colon irritable

**ischemia** isquemia

**ischemic contracture** contractura isquémica

**ischemic lumbago** lumbago isquémico

**ischemic pain** dolor isquémico

**ischium** isquion

**Ishihara color test** prueba cromática de Ishihara

**islands of Langerhans** islotes de Langerhans

**islet adenoma** adenoma insular

**islet cell tumor** tumor de células insulares

**isoagglutinin** isoaglutinina

**isoagglutinogen** isoaglutinógeno

**isoamyl alcohol** alcohol isoamílico

**isoantibody** isoanticuerpo

**isoantigen** isoantígeno

**isobar** isobaro

**isobutyl alcohol** alcohol isobutílico

**isocarboxazid** isocarboxacida

**isodose chart** curva de isodosis

**isoelectric electroencephalogram** electroencefalograma isoeléctrico

**isoetharine** isoetarina

**isoetharine hydrochloride** clorhidrato de isoetarina

**isoetharine mesylate** mesilato de isoetarina

**isofluorphate** isofluorofato

**isogamete** isogameto

**isogamy** isogamia

**isogenesis** isogénesis

**isogeny** isogénesis

**isohemagglutinin** isohemaglutinina

**isokinetic exercise** ejerci-

cio isoquinético
**isoleucine** isoleucina
**isometheptene hydroch-**
**loride** clorhidrato de isometepteno
**isometric** isométrico
**isometric exercice** ejercicio isométrico
**isometric growth** crecimiento isométrico
**isoniazid (INH)** isoniazida
(INH)
**isopentoic acid** ácido isopentoico
**isophane insulin suspen-**
**sion** suspensión de insulina neutra
**isophosphamide** isofosfamida
**isopropamide iodide** yoduro de isopropamida
**isopropanol** isopropanol
**isopropyl alcohol** alcohol
de isopropilo
**isopropylacetic acid** ácido isopropilacético
**isopropylaminoacetic**
**acid** ácido isopropilaminoacético
**isoproterenol hydrochlo-**
**ride** clorhidrato de isoproterenol
**isosmotic** isosmótico
**isosorbide dinitrato** dinitrato de isosorbide
**isotonic** isotónico
**isotonic exercice** ejercicio
isotónico
**isotope** isótopo
**isotopic tracer** trazador
isotópico
**isovaleric acid** ácido isovalérico
**isoxsuprine hydrochlori-**
**de** clorhidrato de isosu-
prina
**istmus** istmo
**itch** prurito
**I.-V. push** embolada IV
**I.-V.-type traction frame**
marco de tracción de tipo
IV
**ivory bones** huesos marmóreos
**Ixodes** Ixodes

# J

**jacket** corsé
**jacket restraint** corsé de
inmovilización corporal
**jackknife position** posición en navaja
**Jacob's membrane** mem-
brana de Jacob
**Jacquemier's sign** signo

de jacquemier
**Jakob-Creutzfeldt's dise-**
**ase** enfermedad de Ja-
kob-Creutzfeldt
**jamais vu** jamais vu
**Janeway's lesion** lesión de
Janeway
**janiceps** janíceps, janicéfalo
**Jansen's disease** enfermedad de Jansen
**japanese B encephalitis**
encefalitis B
**japanese encephalitis** encefalitis japonesa
**japanese river fever** fiebre fluvial japonesa
**Jarisch-Herxheimer's re-**
**action** reacción de Ja-
risch-Herxheiiner
**Jarotzky's treatment** tratamiento de Jarotzky
**jaundice** ictericia
**jaw reflex** reflejo mandibular
**Jefferson's fracture** fractura de Jefferson
**jejunoileitis** yeyunoileítis
**jejunostomy** yeyunostomía
**jejunum** yeyuno
**jellyfish sting** picadura de
medusa
**Jendrassik's maneuver**
maniobra de Jendrassik
**jet lag** trastorno por cambio de horario de los biorritmos
**Job-Basedow's phenome-**
**non** fenómeno de Job-
Basedow
**jogger's heel** talón de corredor
**joint** articulación
**joint chondroma** condroma articular
**joint fracture** fractura articular
**Jones' criteria** criterios de
Jones
**jugular foramen** rasgado
posterior agujero
**juice** jugo
**jumping gene** gen saltador
**junction nevus** nevus de la
unión
**Jungian psychology** teoría
psicológica de Jung
**Junin's fever** fiebre de
Junin
**juntional epithelium** epitelio de la unión
**juvenile** juvenil
**juvenile alveolar rhabdo-**
**myosarcoma** rabdomio-
sarcoma alveolar juvenil
**juvenile angiofibroma** angiofibroma juvenil
**juvenile delinquency** delincuencia juvenil
**juvenile delinquent** delin-

cuente juvenil
**juvenile diabetes** diabetes
juvenil
**juvenile kyphosis** cifosis
juvenil
**juvenile rheumatoid art-**
**hritis** artritis reumatoide
juvenil
**juvenile xanthogranuloma**
xantogranuloma juvenil

# K

**kala-azar** kala-azar
**kanamycin sulfate** sulfato
de kanamicina
**kaolin** caolín
**Kaposi's sarcoma** Kaposi,
sarcoma de
**Kaposi's varicelliform**
**eruption** erupción variceliforme de Kaposi
**karaya powder** polvo de
caralla
**kardex** kardex
**karyenchyma** cariénquima
**karyogamy** cariogamia
**karyogenesis** cariogénesis
**karyokinesis** cariocinesis
**karyoklasis** carioclasis
**karyology** cariología
**karyolymph** cariolinfa
**karyolysis** cariolisis
**karyolytic** cariolítico
**karyomere** cariómera
**karyometry** cariornetría
**karyomit** cariomita
**kar-yomitosis** cariomitosis
**karyomorphism** cario-
morfismo
**karyophage** cariófago
**karyoplasm** carioplasma
**karyoplasmic ratio** índice
carioplásmico
**karyopyknosis** cariopicnosis
**karyoreticulum** cariorretículo
**karyorrhexis** cariorrexis
**karyosome** cariosoma
**karyostasis** cariostasis
**karyotheca** carioteca
**karyotype** cariotipo
**katadidymus** catadídimo
**Kawasaki's disease** enfermedad de Kawasaki
**Kayser-Fleischer's ring**
anillo de Kayser-Fleischer
**Redani's fever** fiebre de
Kedani
**kefir** kefir
**Kegel's exercices** ejercicios de Kegel
**Keith-Flack's node** nodo
de Keith-Flack
**Kellgren's syndrome** sín-

drome de Kellgren
**Kelly's pad** espéculo de
Kelly
**keloid** queloide
**keloidosis** queloidosis
**Kempner's rice-fruit diet**
dieta de arroz de Kemp
ner
**kenophobia** cenofobia
**Kenya fever** fiebre de Kenia
**keratectomy** queratectomía
**keratic precipitate** precipitado querático
**keratocanthoma** querato-
cantoma
**keratoconjunctivitis** queratoconjuntivitis
**keratoconjunctivitis sic-**
**ca** queratoconjuntivitis
seca
**keratoconus** queratocono
**keratomalacia** queratomalacia
**keratomicosis linguae**
queratomicosis lingual
**keratopathy** queratopatía
**keratoplasty** queratoplastia
**keratosis** queratosis
**keratosis folicular** queratosis folicular
**kerion** querión
**kernicterus** querníctero
**kerosene poisoning** intoxicación por queroseno
**ketamine hydrochloride**
clorhidrato de ketamina
**ketoacidosis** cetoacidosis
**ketoaciduria** cetoaciduria
**ketone alcohol** cetoalcohol
**ketone bodies** cuerpos cetónicos
**ketonuria** cetonuria
**ketoprofen** ketoprofeno
**ketosis** cetosis
**kidney** riñón
**kidney cancer** cáncer de
riñón
**kidney disease** enfermedad renal
**kidney stone** litiasis renal
**Kielland's forceps** fórceps
de Kielland
**Kielland's rotation** rotación de Kielland
**killer cell** célula asesina
**Kimmelstiel-Wilson's di-**
**sease** enfermedad de
Kimmelstiel-Wilson
**kinase** cinasa
**kinematica** cinemática
**ldnesioloqy** cinesiología
**kinesthetic memory** memoria cinestésica
**kinetics** cinética
**kinetochore** cinetocoro
**kinetotherapeutic bath**
baño cinetoterápico
**Kirschner's wire** alambre
de Kirschner
**Klebsiella** Klebsiella
**Klebs-Loeffler's bacillus**

bacilo de Klebs-Loeffler
**Kleine-Levine's syndrome** síndrome de Kleine Levine
**kleptolagnia** cleptolagnia
**Klinefelter's syndrome** síndrome de Klinefelter
**Klippel-Feil's syndrome** síndrome de Klippel-Feil
**kneading** amasamiento
**knee** rodilla
**knee chest position** posición de rodilla-tórax
**knee joint** articulación de la rodilla
**knee replacement** prótesis de rodilla
**knee-ankle interaction** interacción rodilla-tobillo
**kneecap** hueso de la rodilla
**knee-hip flexion** flexión rodilla-cadera
**knife needle** bisturí de aguja
**knot** nudo
**Koch's postulates** postulados de Koch
**Kocher's forceps** piwas de Kocher
**Koebner's phenomenon** fenómeno de Koebner
**koilonychia** coiloniquia
**Koplik's spots** manchas de Koplik
**Korsakoffs psychosis** psicosis de Korsakoff
**Korotkoff's sounds** ruidos de Korotkoff
**Krabbe's disease** enfermedad de Krabbe
**Kraske's position** posición de Kraske
**kraurosis** craurosis
**kraurosis vulvae** craurosis vulvar
**Krause's corpuscles** corpúsculos de Krause
**Krebs' citric acid cycle** ciclo del ácido cítrico de Krebs
**Krukenburg's tumor** tumor de Krukenburg
**Kulchitsky-cell carcinoma** carcinoma de células de Kulchitsky
**Kulchitsky's cell** célula de Kulchitsky
**Küntscher nail** clavo de Küntscher
**Kupffer's cells** células de Kupffer
**kuru** síndrome de kuru
**Kussmaul breathing** respiración de Kussmaul
**Kveim reaction** reacción de Kveim
**kwashiorkor** kwashiorkor
**kyphoscoliosis** cifoscoliosis

# L

**label** marcaje
**labeled compound** compuesto marcado
**labeling** información del envase de un medicamento
**la belle indiference** la belle indiference
**labia** labios
**labia majora** labios mayores
**labia minora** labios menores
**labile** lábil
**labioglossolarngeal paralysis** parálisis labioglosolaríngea
**labor** parto
**labor abnormal** parto anormal
**labor coach** asistencia del parto
**laboratory** laboratorio
**laboratory diagnosis** diagnóstico de laboratorio
**laboratory error** error de laboratorio
**laboratory test** prueba de laboratorio
**laboured breathing** dificultad de la respiración
**labyrinth** laberinto
**laceration** laceración
**lachrymal** lagrimal
**lacrimal** lagrimal
**lacrimal apparatus** aparato lágrimas
**lacrimal bone** hueso unguis
**lacrimal caruncle** carúnculo lacrimal
**lacrimal duct** conducto lagrimal
**lacrimal fistula** fístula lacrimal
**lacrimal papila** papila lagrimal
**lacrimal sac** saco lagrimal
**lactalbumin** lactalbúmina
**lactation** lactancia
**lactate** lactato
**lactase** lactasa
**lactase deficiency** deficiencia de lactasa
**lacteal** lácteo
**lacteal fistula** fístula láctea
**lacteal gland** vaso quilífero
**lactic acid fermentation** fermentación láctica
**lactic dehydrogenase (LDR)** lactodehidrogenasa (LDH)
**lactiferous** lactífero
**Lactobacillus** Lactobacillus
**lactogen** lactógeno
**lactogenic hormone** hormona lactogénica

**lacto-ovo-vegetarian** lacto-ovovegetariano
**lactose** lactosa
**lactose intolerance** intolerancia a la lactosa lacunalaguna
**lacus lacrimalis** lago lagrimal
**Laënnec's catarrh** catarro de Laënnec
**Laënnec's cirrhosis** cirrosis de Laënnec
**lagophtalmos** lagoftalmía
**laked blood** sangre hemolizada
**Laki-Lorand's factor** factor de Laki Lorand
**laliophobia** lalofobia
**lallation** lalación
**Lamarckism** lamarckismo
**Lamaze's method** método de Lamaze
**lambdacism** lambdacismo
**lambdoidal suture** sutura lambdoidea sutura
**lamella** laminilla
**lamellar exfoliation of the newborn** exfoliación laminar del recién nacido
**lamina propia** lámina propia
**laminated thrombus** trombo laminado
**laminectomy** laminectomía
**lampbrush chromosome** cromosoma plumoso
**lanatoside** lanatósido
**Lancefield's classification** clasificación de Lancefield
**Lancereaux's diabetes** diabetes de Lancereaux
**lancet** lanceta
**lancinating** lancinante
**Landau's reflex** reflejo de Landau
**Landsteiner's classification** clasificación de Landsteiner
**Langer's line** línea de Langer
**Langhans' layer** capa de Langhans
**lanolin** lanolina
**lanthanum (La)** lantano (La)
**lanugo** lanugo
**laparoscope** laparoscopio
**laparoscopy** laparoscopia
**laparotomy** laparotomía
**large intestine** intestino grueso
**large-for-gestational-age (LGA)** recién nacido grande para la edad de gestación
**lar-va migrans** larva migrans
**laryngeal cancer** cáncer de laringe
**laryngeal catheterization** intubación laríngea

**laryngeal prominence** protuberancia tiroidea
**laryngectomy** laringectomía
**laryngismus** laringismo
**laryngitis** laringitis
**laryngospasm** laringospasmo
**laryngopharyngitis** laringofaringitis
**laryngopharynx** laringofaringe
**laryngostasis** laringoestasis
**laryngotracheobronchitis** laringotraqueobronquitis
**larynx** laringe
**larynx, aperture of** abertura de la laringe
**Lassa fever** fiebre de Lassa
**laser** laser
**late dyspituitary eunuchism** eunucoidismo dispituitario tardío
**late systolic murmur** soplo sistólico tardío
**latency stage** etapa de latencia
**latent** latente
**latent diabetes** diabetès latente
**latent heart failure** insuficiencia cardiaca latente
**latent period** período de latencia
**latent phase** fase de latencia
**latent schizophrenia** esquizofrenia latente
**lateral aortic node** ganglio linfático aórtico lateral
**lateral aperture of the fourth ventricle** agujero lateral del IV ventrículo
**lateral cerebral sulcus** cisura de Silvio
**lateral cuneiform bone** tercera cuña
**lateral geniculate body** cuerpo geniculado externo
**lateral humeral epicondylitis** epicondilitis humeral externa
**lateral pectoral nerve** nervio pectoral externo
**lateral pelvic displacement** desplazamiento pélvico externo
**lateral recumbent position** posición en decúbito lateral
**lateral rotation** rotación externa
**lateral umbilical fold** pliegue umbilical externo
**latex** latex
**latex fixation test** prueba de fijación de látex
**latissimus dorsi** músculo dorsal ancho
**lavage** lavado
**law** ley

**law of defmite composition** ley de la composición definida

**law of facilitation** ley de la facilitación

**law of segregation** ley de la segregación

**law of universal gravitation** ley de la gravitación universal

**laxative** laxante

**lazy colon** colon perezoso

**lead** derivación

**lead (Pb)** plomo (Pb)

**lead equivalent** equivalente de plomo

**lead pice fracture** fractura en tubo de plomo

**lead poisoning** intoxicación por plomo

**leakage radiation** escape de radiación

**learning** aprendizaje

**learning disability** incapacidad de aprendizaje

**Leber's congenital amaurosis** amaurosis congénita de Leber

**Leboyer's method of del very** método de ayuda al parto de Leboyer

**lecithin** lecitina

**Lee-Withe's method** método de Lee-Withe

**LeFort 1 fracture** fractura LeFort tipo 1

**left atrioventricular valve** válvula auriculoventricular izquierda

**left brachiocephalic vein** tronco venoso braquiocefálico izquierdo

**left common carotid artery** arteria carótida primitiva izquierda

**left coronary artery** arteria coronaría izquierda

**left hepatic duct** conducto hepático izquierdo

**left lymphatic duct** conducto linfático izquierdo

**left pulmonary artery** arteria pulmonar izquierda

**left subclavian artery** arteria subclavia izquierda

**left ventricle** ventriculo izquierdo

**left ventricular failure** insuficiencia ventricular izquierda

**left-handedness** zurderia

**left-heart failure** insuficiencia cardiaca izquierda

**leg cylinder cast** férula de inmovilización de rodilla

**Legg-Calvé-Perthes' disease** enfermedad de Legg-Calvé-Perthes

**Legionella pneumophila** Legionella pneumophila

**legionellosis** legionelosis

**legionnaires' disease** enfermedad del legionario

**leiomyoblastoma** liomioblastoma

**leiomyoma** liomioma

**leiomyoma cutis** liomioma cutis

**leiomyoma uteri** liomioma uterino

**Leishman-Donovan's body** cuerpo de Leishman-Donovan

**Leishmania** Leishmania

**leishmaniasis** leishmaniasis

**lens** lente

**lens capsule** cápsula del cristalino

**lens implant** implantación del cristalino

**lentigo** lentigo

**lentigo maligna** lentigo maligno

**Leopold's menuever** Leopold, maniobra de

**leontiasis ossea** leontiasis ósea

**lepromatous leprosy** lepra lepromatosa

**lepromin test** prueba de la lepromina

**leprosy** lepra

**leptocyte** leptocito

**leptocytosis** leptocitosis

**leptomeninges** leptomeninges

**leptonema** leptonema

**leptospirosis** leptospirosis

**Leriche's syndrome** síndrome de Leriche

**lesbian** lesbiana

**Lesch-Nyhan's syndrome** síndrome de Lesch-Nyhan

**lesion** lesión

**lesser occipital nerve** nervio occipital menor

**lesser omentum** epiplón menor

**lesser trochanter** trocánter menor

**lethal** letal

**lethal equivalent** equivalente letal

**lethal gene** gen letal,

**lethargic encephalitis** encefalitis letárgica

**lethargy** letargo

**Letterer-Siwe's syndrome** síndrome de Letterer-Siwe

**leucine** leucina

**leuckocitic crystal** cristal leucocitorio

**leukemia** leucemia

**leukemia cutis** leucemia cutánea

**leukemic reticuloendotheliosis** reticuloendoteliosis leucémica

**leukemoid** leucemoide

**leukemoid reaction** reacción leucemoide

**leukocyte** leucocito

**leukocytemia** leucocitemia

**leukocytosis** leucocitosis

**leukoderma** leucodermia

**leukoerythroblastic anemia** anemia leucoeritroblástica

**leukonychia** leuconiquia

**leukopenia** leucopenia

**leukopenic leukemia** leucemia leucopénica

**leukophlegmasia** leuco flegmasía

**leukophoresis** leucoforesis

**leukoplasia** leucoplasia

**leukopoiesis** leucopoyesis

**leukorrhea** leucorrea

**leukotomy** leucotomía

**leukotoxin** leucotoxina

**leukotrienes** leucotrienos

**levallorphan tartrate** levalorfina

**levamfetamine** levanfetamina

**levamphetamine** levanfetamina

**levator** elevador

**levator ani** músculo elevador del ano

**levator palpebrae superioris** músculo elevador del párpado superior

**levator scapulae** músculo elevador de la escápula

**Leveen's shunt** anastomosis de Leveen

**levels of care** niveles de asistencia sanitaria

**lever** palanca

**Lévi-Lorain's dwarf** enanismo de Lévi-Lorain

**Levin's tube** tubo de Levin

**levodopalevodopa levopropoxyphene napsylate** napsilato de levopropoxifeno

**levorphanol tartrate** tartrato de levofarnol

**levothyroxine sodium** levotiroxina sódica

**levulose** levulosa

**levulosuria** levulosuria

**Lewis triple response** respuesta triple de Lewis

**lewisite** lewisita

**Leyden-Moebius' muscular dystrophy** distrofia muscular de Leyden-Moebius

**Leydig cell tumor** tumor de Leydig

**Leydig's cells** células de Leydig

**Lhermitte's sign** signo de Lhermitte

**libidinal** libidinoso

**libidinal development** desarrollo de la libido

**libidinous** libidinoso

**libido** libido

**Libman-Sacks'endocar-** ditis endocarditis de Libman-Sacks

**Libman-Sacks' syndrome** síndrome de Libman-Sacks

**lichen nitidus** liquen nítido

**lichen planus** liquen plano

**lichen sclerosis et atrophicus** liquen escleroatrófico

**lichen simplex chronicus** liquen simple crónico

**lichenification** liquenificación

**licorice** regaliz

**lidocaine hydrochloride** clorhidrato de lidocaína

**lie detector** detector de mentiras

**lienal vein** vena esplénica

**life costs** coste vital

**life expectancy** esperanza de vida

**ligament** ligamento

**ligament ofneck ofthe rib** ligamento costotransverso interóseo

**ligamenta flava** ligamento amarillo

**ligamental tear** desgarro ligamentoso

**ligamentum nuchae** ligamento nucal

**ligation** ligadura

**ligature needie** aguja de sutura

**light** luz

**light diet** dieta ligera

**light reflex** reflejo a la luz

**lightening** aligeramiento

**ligneous thyroiditis** tiroiditis leñosa

**lignin** lignina

**limb** miembro

**limbic system** sistema límbico

**limbgirdle muscular dystrophy** distrofia muscular de las cinturas

**limp** cojera'

**lincomycin hydrochloride** clorhidrato de lincomicina

**lindane** lindano

**Lindau von Hippel's disease** enfermedad de Lindau von Hippel

**Lindbergh's pump** bomba de Lindbergh

**line** línea

**linea alba** línea alba

**linea arcuata** línea innominada

**linea aspera** línea áspera

**linea semilunaris** pliegue semilunar

**linear accelerator** acelerador lineal de partículas

**linear fracture** fractura lineal

**lingual artery** arteria lin-

gual
**lingual frenum** frenillo lingual
**lingual goiter** bocio lingual
**lingual papilla** papila lingual
**lingual tonsil** amígdala lingual
**liniment** linimento
**linitis plastica** linitis plástica
**linkage** ligamiento
**linoleic acid** ácido linoleico
**liothyronine sodium** liotironina sádica
**lipase** lipasa
**lipectomy** lipectomía
**lipemia** lipemia
**lipid** lípido
**lipidosis** lipidosis
**lipiduria** lipiduria
**lipocele** lipocele
**lipochondrodystrophy** lipocondrodistrofia
**lipochrome** lipocromo
**lipodystrophy** lipodistrofia
**lipodystrophia progressiva** lipodistrofia progresiva
**lipogranuloma** lipogranuloma
**lipoid** lipoideo
**lipoid acid** ácido lipoico
**lipoma** lipoma
**lipoma annulare coli** lipoma anular del cuello
**lipoma arborescens** lipoma arborescente
**lipoma capsulare** lipoma capsular
**lipoma carvernosum** lipoma cavernoso
**lipoma diffusum renis** lipoma difuso renal
**lipoma fribrosum** lipoma fibroso
**lipomatosis** lipomatosis
**lipomatosis atrophicans** lipomatosis atrófica
**lipomatosis dolorosa** lipomatosis dolorosa
**lipomatosis gigantea** lipomatosis gigante
**lipomatosis renis** lipomatosis renal
**lipomatous nephritis** nefritis lipomatosa
**lipomyxoma** lipomixoma
**lipoprotein** lipoproteína
**liposarcoma** liposarcoma liposis liposis
**liposuction** liposucción
**liquefaction** licuefacción
**liquid** líquido
**liquid diet** dieta líquida
**liquid glucose** glucosa líquida
**liquorice** regaliz
**Lisfranc's fracture** fractura de Lisfranc

**Listeria monocytogenes** Listeria monocytogenes
**listeriosis** listeriosis
**Liston's forceps** fórceps de Liston
**lithiasis** litiasis
**lithium (Li)** litio (Li)
**lithium carbonate** carbonato de litio
**lithotomy** litotomía
**lithotomy position** posición de litotomía
**lithotripsy** litotricia
**lithrotrite** litotrito
**litigious paranoia** paranoia litigante
**litmus paper** papel tornasol
**litopedion** litopedion
**Little's disease** enfermedad de Little
**Litzmann's obliquity** oblicuidad de Litzmann
**live birth** nacido vivo
**livedo** livedo
**livedo reticularis** livedo reticularis
**livedo vasculitis** livedo vasculítico
**liver** hígado
**liver biopsy** biopsia hepática
**liver breath** hálito hepático
**liver cancer** cáncer de hígado
**liver carcinoma** carcinoma hepático
**liver disease** enfermedad hepática
**liver failure** insuficiencia hepática
**liver function test** prueba de función hepática
**liver scan** gammagrafía hepática
**lividity** lividez
**lobar bronchus** bronquio lobar
**lobar pneumonia** neumonía lobar
**lobe** lóbulo
**lobectomy** lobectomía
**lobotomy** lobotomía locallocal
**local anesthesia** anestesia local
**local anesthesic** anestésico local
**local symptom** síntoma local
**localization audiometry** audiometría de localización
**localized scleroderma** esclerodermia localizada
**localizing symptom** síntoma de localización
**lochia** loquios
**locomotor ataxia** ataxia locomotora
**loculate** loculado
**Löffler's syndrome** sin-

drome de Löffler
**loiasis** loiasis
**loin** flanco
**lomustine** lomustina
**long arm cast** férula larga para el brazo
**long leg cast** férula larga para la pierna
**long leg cast with walker** férula larga para la pierna con andador
**long thoracic nerve** nervio torácico largo
**long-acting drug** fármaco de acción prolongada
**long-acting insulin** insulina de larga acción
**long-acting thyroid stimulator (LATS)** estimulador tiroideo de larga acción (LATS)
**longevity** longevidad
**long-term memory** memoria a largo plazo
**loop of Henle** asa de Henle
**loose fibrous tissue** tejido fibroso laxo
**loperamide hydrochloride** clorhidrato de loperamida
**lorazepam** lorazepam
**lordosis** lordosis
**lotion** loción
**Lou Gehrig's disease** enfermedad de Lou Gehrig
**loupe** lupa
**louse** piojo
**louse bite** picadura de piojo
**louse-borne typhus** tifus transmitido por piojos
**low back pain** lumbalgia
**low cervical caesarean** cesárea cervical baja
**low forceps** fórceps bajo
**low-birth-weight (LBW)** recién nacido de bajo peso
**low-calcium diet** dieta pobre en calcio
**low-caloric diet** dieta hipocalórica
**low-cholesterol diet** dieta pobre en colesterol
**low-density lipoprotein** lipoproteína de baja densidad
**low-fat diet** dieta pobre en grasa
**low-fat milk** leche semidesnatada
**low-grade fever** febrícula
**low-residue diet** dieta pobre en residuos
**low-salt diet** dieta pobre en sal
**low-satured-fat diet** dieta pobre en grasas saturadas
**low-sodium diet** dieta pobre en sodio
**lower extremity suspension** suspensión de la ex-

tremidad inferior
**lower motor neuron paralysis** parálisis de la neurona motora inferior
**lower respiratory tract** vías respiratorias inferiores
**Lown-Ganong-Levine's syndrome** síndrome de Lown-Ganong-Levine
**loxapine** loxapina
**lubricant** lubricante
**lubricating enema** enema lubricante
**lucid lethargy** letargia lúcida
**lucid** lúcido
**lucid interval** intervalo lúcido
**Ludwig's angina** angina de Ludwig
**Luer Lok's syringe** jeringa de Luer Lok
**lues** lues
**luetic aortitis** aortitis luética
**Lugol's solution** solución
**lumbago** lumbago
**lumbar** lumbar
**lumbar nerves** nervios lumbares
**lumbar node** ganglio lumbar
**lumbar plexus** plexo lumbar
**lumbar puncture** punción lumbar
**lumbar subarachnoid peritoneostomy** peritoneostomía lumbar subaracnoidea
**lumbar subarachnoid ureterostomy** ureterostomía lumbar subaracnoidea
**lumbar veins** venas lumbares
**lumbar vertebra** vértebra lumbar
**lumbodorsal fascia** fascia lumbodorsal
**lumbosacral plexus** plexo lumbosacro
**lumen** lumen
**lunate bone** hueso semilunar
**lung** pulmón
**lung cancer** cáncer de pulmón
**lung compliance** compliance pulmonar
**lupus erythematosus** lupus eritematoso (LE)
**lupus erythematosus preparation** preparación de lupus eritematoso
**lupus vulgaris** lupus vulgar
**lutein** luteína
**luteal** lúteo
**luteal phase** fase luteínica
**luteinizing hormone (LH)** hormona luteinizante (LH)
**luteoma** luteoma

**luteotropin** luteotropina
**lutetium (Lu)** lutecio (Lu)
**luxation** luxación
**lycopene** licopeno
**Lyme's arthritis** artritis de Lyme
**lymph** linfa
**lymph node** ganglio linfático
**lymphadenitis** linfadenitis
**lymphangiectasia** linfangiectasia
**lymphangioma** linfangioma
**lymphangioma cavernosum** linfangioma cavernoso
**lymphangioma circumscriptum** linfangioma circunscrito
**lymphangioma simplex** linfangioma simple
**lymphangitis** linfangitis
**lymphatic** linfático
**lymphatic capillary plexus** plexo capilar linfático
**lymphatic leukemia** leucemia linfática
**lymphatic nodule** nódulo linfático
**lymphatic system** sistema linfático
**lymphedema** linfedema
**lymphoblastic lymphoma** linfoma linfoblástico
**lymphoblastic lymphosarcoma** linfosarcoma linfoblástico
**lymphoblastoma** linfoblastoma
**lymphocyte** linfocito
**lymphocytic choriomeningitis** coriomeningitis linfocítica
**lymphocytic leukemia** leucemia linfocítica
**lymphocytic lymphoma** linfoma linfocítico
**lymphocytic lymphosarcoma** linfosarcoma linfocítico
**lymphocytic thyroiditis** tiroiditis linfocítica
**lymphocytoma** linfocitoma
**lymphocytopenia** linfocitopenia
**lymphoderma perniciosa** linfoderma pernicioso
**lymphoepithelioma** linfoepitelioma
**lymphogenous leukemia** leucemia linfógena
**lymphogranuloma venereum** linfogranuloma venéreo
**lymphoid interstitial pneumony** neumonía linfoide intersticial
**lymphoid leukemia** leucemia linfoide
**lymphoidocytic leukemia** leucemia linfoidocítica

**lymphokine** linfoquina
**lymphoma** linfoma
**lymphoma staging** clasificación por estadios del linfoma
**lymphopathia venereum** linfadenopatía venérea
**lymphopenia** linfopenia
**lymphoreticulosis** linforreticulosis
**lymphosarcoma** linfosarcoma
**lymphosarcoma cell leukemia** leucemia de células linfosarcomatosas
**Lyon's hypothesis** hipótesis de Lyon
**lyophilic** liofílico
**lypressin** lipresina
**lysergide** lisérgida
**lysine** lisina
**lysine intolerance** intolerancia a la lisina
**lysine monohydrochloride** monoclorhidrato de lisina
**lysinemia** lisinemia
**lysis** lisis
**lysosome** lisosoma
**lytic cocktail** cóctel lítico

# *M*

**maceration** maceración
**machupo** machupo
**macroblepharia** macroblefaria
**macrocephaly** macrocefalia
**macrocyte** macrocito
**macrocytic** macrocítico
**macrocytic anemia** anemia macrocítica
**macrocytosis** macrocitosis
**macrodrip** macrogoteo
**macroelement** macroelemento
**macrogamete** macrogameto
**macrogametocyte** macrogametocito
**macrogenitosomia** macrogenitosomía
**macroglobulinemia** macroglobulinemia
**macroglossia** macroglosia
**macrognathia** macrognatia
**macronucleus** macronúcleo
**macronutrient** macronutriente
**macrophage** macrófago
**macrosomia** macrasomía
**macula** mácula
**macula lutea** mancha amarilla

**Madelung's nack** cuello de Madelung
**madroxyprogesterone acetate** acetato de madroxiprogesterona
**Madura foot** pie de Madura
**maduromycosis** maduromicosis
**mafenide acetate** acetato de mafenida
**Maffucci's syndrome** síndrome de Maffucci
**Magendie's law** ley de Magendie
**magnesium (Mg)** magnesio (Mg)
**magnesium sulfate** sulfato de magnesio
**maintenance dose** dosis de mantenimiento
**Majocchi's granuloma** granuloma de Majocchi
**major affective disorder** trastorno afectivo mayor
**major surgery** cirugía mayor
**mal del pinto** mal de pinto
**malabsorption** malabsorción
**malabsorption syndrome** síndrome de malabsorción
**malacia** malacia
**maladaptation** desadaptación
**malaise** malestar general
**malalignment** desalineamiento
**malaria** paludismo
**malarial hemoglobinuria** hemoglobinuria malárica
**malathion poisoning** intoxicación por malatión
**male catheterization** sondaje vesicular en el hombre
**male** masculino
**male reproductive system assessment** evaluación del sistema reproductor masculino
**male sexual dysfunction** disfunción sexual masculina
**malformation** malformación
**malignant** maligno
**malignant endocarditis** endocarditis maligna
**malignant ependymoma** ependimoma maligno
**malignant hemangioendothelioma** hemangioendotelioma maligno
**malignant hepatoma** hepatoma maligno
**malignant hypertension** hipertensión maligna
**malignant hyperthermia** hipertermia maligna
**malignant malnutrition**

malnutrición maligna
**malignant mesenchymoma** mesenquimoma maligno
**malignant mole** lunar maligno
**malignant neoplasm** neoplasia maligna
**malignant neuroma** neuroma maligno
**malignant pustule** pústula maligna
**malignant tumor** tumor maligno
**malingering** simulación
**mallet fracture** fractura en mazo
**malleus** martillo
**Mallory-Weiss's syndrome** síndrome de Mallory Weiss
**malnutrition** malnutrición
**malocclusion** maloclusión
**Malpighian's corpuscle** corpúsculo de Malpigio
**malpractice** malpraxis
**malt worker's lung** pulmón de los trabajadores de la malta
**Malta fever** fiebre de Malta
**mammary duct** conducto mamario
**mammary gland** glándula mamaria
**mammary papilla** papila mamaria
**mammilary body** cuerpo marnilar
**mammogram** mamografía
**mammoplasty** mamoplastia
**mammothermography** mamotermografía
**mandible** mandíbula
**mandibular sling** cabestrillo mandibular
**mandibulofacial dysostosis** disostosis mandibulofacial
**maneuver** maniobra
**manganese (Mn)** manganeso (Mn)
**mania** manía
**maniac depressive** maniacodepresivo
**maniac-depressive psychosis** psicosis maníacodepresiva
**manipulation** manipulación
**mannitol** manitol
**manometer** manómetro
**Mantoux's test** prueba de Mantoux
**manual rotation** rotación manual
**manubrioesternal articulation** articulación manubrioesternal
**manubrium** manubrio
**MAO inhibitor** inhibidor

de la MAO
**map unit** unidad map
**maple barr disease** enfermedad por corteza de arce
**maple syrup urine disease** enfermedad con orina en jarabe de arce
**mapping** mapping
**maprotiline hydrochloride** clorhidrato de maprotilina
**marasmic kwashiorkor** kwashiorkor marasmático
**marasmic thrombus** trombo marasmático
**marasmus** marasmo
**marble bones** enfermedad marmórea
**Marburg-Ebola's virus disease** enfermedad por el virus de Marburg-Ebola
**march fracture** fractura de marcha
**march hemoglobinuria** hemoglobinuria de la marcha
**Marchiafava-Micheli's disease** enfermedad de Marchiafava-Micheli
**Marchi's method** método de Marchi
**Marcus Gunn's pupil sign** signo pupilar de Marcus Gunn
**Marfan's syndrome** síndrome de Marfan
**Marie-Strümpell's disease** enfermedad de Marie-Strümpell
**marijuana** marihuana
**marginal peptic ulcer** úlcera péptica marginal
**marginal placenta previa** placenta previa marginal
**marginal rale** estertor marginal
**Marseilles fever** fiebres de Marsella
**marsupialize** marsupia lización
**Martorell's disease** enfermedad de Martorell
**Martorell's syndrome** síndrome de Martoreli
**masculinization** masculinización
**mask** mascarilla
**mask of pregnancy** paño del embarazo
**maskig** enmascaramiento
**masochism** masoquismo
**masochist** masoquista
**mass** masa
**mass reflex** reflejo en masa
**mass spectrometer** espectrómetro de masa
**mass spectrometry** espectrometría de masa
**massage** masaje
**masseter** masetero
**mast cell** mastocito

**mast cell leukemia** leucemia de mastocitos
**mastalgia** mastalgia
**mastectomy** mastectomía
**mastication** masticación
**mastitis** mastitis
**mastocytosis** mastocitosis
**mastoid process** apófisis mastoides
**mastoidectomy** mastoidectomía
**mastoiditis** mastoiditis
**masturbation** masturbación
**maternal and child heath** servicios de salud maternoinfantil
**maternal inheritance** herencia materna
**maternal deprivation syndrome** síndrome de deprivación materna
**maternal-child separation syndrome** síndrome de separación madre-hijo
**maternal-infant bonding** unión madre-hijo
**matriofocal family** familia matrifocal
**matrix** matriz
**maturation** maduración
**mature cell leukemia** leucemia de células maduras
**maturity** madurez
**maturity onset diabetes** diabetes de comienzo de madurez
**maxillary artery** arteria maxilar
**maxillary sinus** seno maxilar
**maxillary vein** vena maxilar
**maxillofacial prosthesis** prótesis maxilofacial
**maxillomandibular fixation** fijación maxilomandibular
**maximal breathing capacity** capacidad respiratoria máxima
**maximal expiratory flow rate** tasa de flujo espiratorio máximo
**maximum inspiratory pressure (MIP)** presión inspiratoria máxima
**maximum permissible dose equivalent** equivalente de la dosis permisible máxima
**Mayer's reflex** reflejo de Mayer
**May-Hegglin anormaly** anomalía de May-Hegglin
**mayor element** elemento mayor
**mazindol** macindol
**McArdle's disease** enfermedad de McArdle
**McBurney's point** punto

de McBurney
**McBurney's sign** signo de McBurney
**McBurray's sign** signo de McBurray
**mean** medio
**mean arterial pressure** presión arterial media
**mean corpuscular hemoglobin (MCH)** hemoglobina corpuscular media (HCM)
**mean corpuscular hemoglobin concentration (MCHC)** concentración de hemoglobina corpuscular media (CHCM)
**mean corpuscular volume (MCV)** volumen corpuscular medio (VCM)
**measles** sarampión
**measles and rubella virus vaccine live** vacuna de virus vivos del sarampión y rubéola
**measles immune globulin** inmunoglobulina de sarampión
**measles mumps and rubella virus vaccine live** vacuna de virus vivos del sarampion, parotiditis y rubéola
**measurement** medición
**meatoscopy** meatoscopia
**meatorrhaphy** meatorrafia
**meatus** meato
**mechanism of labor** mecanismo del trabajo del parto
**meconium ileus** íleo meconial
**mecamylamine hydrochloride** clorhidrato de mecamilamina
**mechanoreceptor** mecanorreceptor
**mechlorethamine hydrochloride** clorhidrato de mecloretamina
**Meckel's diverticulum** divertículo de Meckel
**meclizine hydrochloride** clorhidrato de meclicina
**meclofenamate sedium** meclofenamato sódico
**mecocephaly** mecocefalia
**meconium** meconio
**meconium plug syndrome** síndrome de taponamiento meconial
**medial** medial
**medial antebrachial cutaneous nerve** nervio antebraquial cutáneo interno
**medial arteriosclerosis** arteriosclerosis de la media
**medial brachial cutaneous nerve** nervio braquial cutáneo interno

**medial cuneiform bone** primera cuña
**medial geniculate body** cuerpo geniculado interno
**medial pectoral nerve** nervio pectoral interno
**medial rotation** rotación interna
**median antebrachial vein** vena mediana antebraquial
**median aperture of fourth ventricle** abertura interna del cuarto ventrículo
**median atlantoaxial joint** articulación atlantoodontoidea medial
**median basüic vein** vena basílica media
**median effective dose** dosis eficaz media
**median glossitis** glositis media
**median lethal dose** dosis letal media
**median nerve** nervio mediano
**median palatine suture** sutura palatina media
**median plane** plano medio
**median rhomboid glossitis** glositis romboidea media
**median toxic dose** dosis tóxica media
**mediastinum** mediastino
**middle mediastinum** mediastino medio
**medical induction of labor** inducción médica del trabajo del parto
**medicated enema** enema medicamentoso
**medicated tub bath** baño medicamentoso
**medication** medicación
**medicinal treatment** tratamiento medicinal
**medicine** medicina
**meditation** meditación
**Mediterranean anemia** anemia mediterránea
**Mediterranean fever** fiebre mediterránea
**MEDLARS** MEDLARS
**MEDLINE** MEDLINE
**medium** medio
**medulla** medula
**medulla oblongata** bulbo raquídeo
**medullary** medular
**medullary cystic disease** enfermedad quística medular
**medullary sponge kidney** riñón en esponja
**medullated neuroma** neuroma medulado
**medulloepithelioma** meduloepitelioma
**meduloblastoma** medulo-

blastoma

**mefenamic acid** ácido mefenámico

**mefloquine** mefloquina

**megacaryocyte** megacaryocito

**megacolon** megacolon

**megaesophagus** megaesófago

**megacaryocytic leukemia** leucemia megacariocítica

**megadose** megadosis

**megalencephaly** megalencefalia

**megaloblast** megaloblasto

**megaloblastic anemia** anemia megaloblástica

**megalocephaly** megalocefalia

**megalocystic** megaveliga

**megalomania** megalomanía

**megaloureter** megalouréter

**megestrol acetate** acetato de megestrol

**Meibomian cyst** quiste de Meibomio

**Meibomian gland** glándula de Meibomio

**Meig's syndrome** síndrome de Meig

**meiocyte** meiocito

**meiogenic** meiogénico

**meiosis** meiosis

**Meissner's corpuscle** corpúsculo de Meissner

**melanin** melanina

**melancholia** melancolía

**melanocyte** melanocito

**melanocyte-stimulating hormone (MSH)** hormona estimulante de los melanocitos (MSH)

**melanoderma** melanodermia

**melanoma** melanoma

**melanotrichia linguae** melanotriquia lingual

**melasma** melasma

**melatonin** melatonina

**melena** melena

**melioidosis** melioidosis

**melleolus** maléolo

**melphalan** melfalan

**membrana tectoria** ligamento atlantoaxoideo posterior

**membrane** membrana

**membranous labyrinth** laberinto membranoso

**membranous stomatitis** estomatitis membranosa

**memory** memoria

**memory cell** célula de memoria

**memory image** imagen de la memoria

**menadiol sodium diphosphate** difosfato sódico de menadiol

**menadione** menadiona

**menadione sodium bisulfate** bisulfato sódico de menadiona

**menaphthone** menaftona

**menarche** menarquia

**mendelevium (Mv)** mendelevio (Mv)

**Mendelian genetics** genética mendeliana

**Mendelism** mendelismo

**Mendel's law** leyes de Mendel

**Mendelson's syndrome** síndrome de Mendelson

**Ménétrier's disease** enfermedad de Ménétrier

**Ménière's disease** enfermedad de Ménière

**meningeal hydrops** hídrops meníngeo

**meninges** meninges

**meningioma** meningloma

**meningism** meningismo

**meningitis** meningitis

**meningocele** meningocele

**meningococcal polysaccharide vaccine** vacuna antimeningocócica

**meningococcemia** meningococemia

**meningococcus** meningococo

**meningoencephalocele** meningoencefalocele

**meningomielocele** meningomielocele

**meniscectomy** menisquectomía

**meniscocystosis** meniscocistosis

**meniscus** menisco

**Menke's kinky hair syndrome** síndrome de Menke

**menometrorrhagia** menometrorragia

**menopause** menopausia

**menorrhagia** menorragia

**menostasis** menostasis

**menotropins** menotrofinas

**menses** regla

**menstrual age** edad menstrual

**menstrual cycle** ciclo menstrual

**menstruation** menstruación

**mental** mental, mentoniano

**mental age** edad mental

**mental deficiency** deficiencia mental

**mental disorder** trastorno mental

**mental handicap** minusvalía mental

**mental health** salud mental

**mental hygiene** higiene mental

**mental illness** estado mental

**mental image** imagen mental

**mental retardation** retraso mental

**mental status examination** examen del estado mental

**mentality** mentalidad

**mentation** mentalización

**menthol** mentol

**mentholated camphor** alcanfor mentolado

**mentum** mentón

**mepenzolate bromide** bromuro de mepenzolato

**meperidine hydrochloride** clorhidrato de meperidina

**mephenesin** mefenesina

**mephenytoin** mefenitoína

**mephobarbital** mefobarbital

**meprednisone** meprednisona

**meprobamate** meprobamato

**meralgia** meralgia

**meralgia paresthetica** meralgia parestética

**mercaptomerin sodium** mercaptomerin sódico

**mercaptopurine** mercaptopurina

**mercurial** mercurial

**mercurial diuretic** diurético mercurial

**mercury poisoning** intoxicación por mercurio

**mercury (Hg)** mercurio (Hg)

**merergasia** merergasia

**merethoxylline procaine** meretoxilina procaína

**meroblastic** meroblástico

**meromelia** meromelia

**merozoite** merozoito

**mersalyl** mersalil

**mescaline** mescalina

**mesencephalon** mesencéfalo

**mesenchymal chondrosarcoma** condrosarcoma mesenquimatoso

**mesenchymoma** mesenquimoma

**mesenteric adenitis** adenitis mesentérica

**mesenteric node** ganglio mesentérico

**mesentery proper** mesenterio propio

**mesial** mesial

**mesocolic node** ganglio mesocólico

**mesocolopexy** mesocolopexia

**mesoderm** mesodermo

**mesoglia** mesoglía

**mesometritis** mesometritis

**mesomorph** mesomorfo

**mesonephric duct** conducto mesonéfrico

**mesonephric tubule** túbulo mesonéfrico

**mesonephron** mesonefrona, mesonefros

**mesonephros** mesonefros

**mesoridazine besylate** besilato de mesoridacina

**mesosalpinx** mesosálpinx

**mesothelioma** mesotelioma

**messenger RNA (m RNA)** ARN mensajero (ARN m)

**mestranol** mestranol

**metabolic** metabólico

**metabolic acidosis** acidosis metabólica

**metabolic alkalosis** alcalosis metabólica

**metabolic disorder** trastorno metabólico

**metabolic equivalent (HET)** equivalente metabólico

**metabolic rate** tasa metabólica

**metabolic respiratory quotient (R)** cociente respiratorio metabólico

**metabolism** metabolismo

**metabolite** metabolito

**metacarpus** metacarpo

**metacentric** metacéntrico

**metagenesis** metagénesis

**metal fume fever** fiebre por humos metálicos

**metamorphopsia** metamorfopsia

**metamorphosis** metamorfosis

**metamyelocyte** metamielocito

**metanephrine** metanefrina

**metanephrogenic** metanefrogénico

**metanephron** metanefrón, metanefros

**metanephros** metanefros

**metaphase** metafase

**metaphyseal dysostosis** disostosis metafisiaria

**metaphyseal dysplasia** displasia metafisiaria

**metaphysis** metafisis

**metal** metal

**metaplasia** metaplasia

**metaproterenol sulfate** sulfato de metaproterenol

**metaraminol bitartrate** bitartrato de metaraminol

**metastatic ophthalmia** oftalmía metastática

**metastasis** metástasis

**metastasizing mole** mola metastatizante

**metatarsal** metatarsiano

**metatarsal stress fracture** fractura metatarsiana por tensión

**metatarsalgia** metatar-

salgia
**metatarsus** metatarso
**metaxalone** metaxalona
**metathalamus** metatálamo
**Metchnikoff's theory** teoría de Metchnikoff
**meteorism** meteorismo
**meteorotropism** meteorotropismo
**meter (m)** metro (m)
**methamphetamine hydrochloride** clorhidrato de metanfetamina
**methampyrone** metampirona
**methacycline hydrochloride** clorhidrato de metaciclina
**methadilazine** metadilacina
**methadone** metadona
**methadone hydrochloride** clorhidrato de metadona
**methallenestril** metalenestril
**methandrostenolone** metandrostenolona
**methanol** metanol
**methanol-extractable residue** residuo extraíble con metanol
**methantheline bromide** bromuro de metantelina
**methapyrilene hydrochloride** clorhidrato de metapirileno
**methaqualone** metacualona
**metharbital** metarbital
**methascopolamine bromide** bromuro de metaescopolamina
**methazolamide** metazolamida
**methemoglobin** metahemoglobina
**methenamine** metenamina
**methicilllin sodium** meticilina sádica
**methimazole** metimazol
**methixene hydrochloride** clorhidrato de metixeno
**methocarbamol** metocarbamol
**method** método
**methodology** metodología
**methohexital sodium** metohexital sódico
**methotrexate** metotrexate
**methotrimeprazine** metotrimepracina
**methoxalen** metoxaleno
**methoxamine hydrochloride** clorhidrato de metoxamina
**methoxyphenamine hydrochloride** clorhidrato de metoxifenamina
**methsuximide** metasuximida

**methyclothiazide** meticlonacida
**methyl alcohol** alcohol metilico
**methyl salicylate** salicilato de metilo
**methylbenzethonium chloride** cloruro de metilbencetonio
**methylcellulose** metilcelulosa
**methyldopa** metildopa
**methylene blue** azul de metileno
**methylergonovine maleate** maleato de metilergonovina
**methylphenidate hydrochloride** clorhidrato de metilfenidato
**methylprednisolone** metilprednisolona
**methylrosaniline chloride** cloruro de metilrosanilina
**methyltestosterone** metiltestosterona
**methysergide maleate** maleato de metisergida
**metoclopramide hydrochloride** clorhidrato de metoclopramida
**metocuxine iodide** yoduro de metocurina
**metolazone** metolazona
**metoprolol tartrate** tartrato de metoprolol
**metralgia** metralgia
**metric system** sistema métrico
**metritis** metritis
**metrodynia** metrodinia
**metronidazole** metronidazol
**metrorrhagia** metrorragia
**Metzenbaum's scissors** tijeras de Metzenbaum
**mevalonate kinase** mevalonatoquinasa
**Meynet's node** nódulo de Meynet
**metyrosine** metirosina
**miasma** miasma
**miconazole nitrate** nitrato de miconazol
**micrencephalon** microencéfalo
**microaerotonometer** microaerotonómetro
**microaggregate recipient set** sistema de transfusión rápida con filtro para los microagregados
**microaneurysm** microaneurisma
**microangiopathy** microangiopatía
**microbe** microbio
**microbiology** microbiología
**microbrachia** microbraquia

**microcephalia** microcefalia
**microcephalism** microcefalia
**microcephaly** microcefalia
**microcentrum** microcentro
**microcheiria** microqueiria
**microchiria** microquiria
**microcirculation** microcirculación
**microcyte** microcito
**microcytic** microcítico
**microcytic anemia** anemia microcítica
**microcytosis** microcitosis
**microdactyly** microdactilia
**microdrip** microgoteo
**microelement** microelemento
**microfilaria** microfilaria
**microfilm** microfilm
**microfluorometry** microfluorometría
**microgamete** microgameto
**microgametocyte** microgametocito
**microgenitalia** microgenitalismo, microgenitalia
**microglia** microglía
**micrognathia** micrognatia
**microgram** (**mgm**, μgmmgm) microgramo (μgmgm)
**microgyria** microgiria
**microgyrus** microcircunvolución
**microhm** microohmio
**microlith** microlito
**micromelic dwarf** enano micromélico
**micrometer** micrómetro
**micromyeloblastic leukemia** leucemia micromieloblástica
**micron** (μ,**mu**) micra(μ)
**micronucleus** micronúcleo
**micronutrient** micronutriente
**microorganism** microorganismo
**micropenis** micropene
**microphage** micrófago
**microphallus** microfalo
**microphthalmia** microftalmia
**microphthalmos** microftalmos
**microplasia** microplasia
**micropodia** micropodia
**micropsia** micropsia
**microprosopus** microprósopo
**microscopic** microscópico
**microscopic anatomy** anatomía microscópica
**microscopy** microscopía
**microsomia** microsomía
**microsporum** microsporum
**microsurgery** microcirugía

**microtome** micrótomo
**microvilli** microvellosidades
**micturition** micción
**micturition reflex** reflejo de micción
**mid forceps** fórceps medios
**midbrain** cerebro medio
**midclavicular line** línea medioclavicular
**middle cardiac vein** vena cardiaca media
**middle costotransverse ligament** ligamento costotransversal medio
**middle cuneiform bone** hueso cuneiforme medio
**middle ear** oído medio
**middle lobe syndrome** sindrome del lóbulo medio
**middle sacral artery** ailena sacra media
**middle suprarenal artery** arteria suprarrenal media
**middle temporal artery** arteria temporal media
**middle umbilical fold** pliegue umbilical medio
**midgut** intestino medio
**midline episiotomy** episiotomía media
**midpelvic contraction** contracción pélvica media
**midsagittal plane** plano sagital medio
**midwife** comadrona
**minimization** minimización
**migraine** migraña
**migrainous cranial neuralgia** neuralgia craneal laquecosa
**migratory gonorrheal polyarthritis** poliartritis blenorrágica migratoria
**migratory ophthalmia** oítalmía migratoria
**migratory polyarthritis** poliartritis migratoria
**migratory thrombophlebitis** tromboflebitis migratoria
**Mikulicz's syndrome** sindrome de Mikulicz
**milia** milio
**müia neonatonim** milio neonatal
**miliaria** miliaria
**miliary** miliar
**miliary tuberculosis** tuberculosis miliar
**milieu exterieur** medio externo
**milieu interieur** medio interno
**milieu therapy** terapia ambiental
**milk** leche
**milk globule** glóbulo lácteo
**milk of magnesia** leche de

magnesia
**milk therapy** dieta de leche
**milk-ejection reflex** reflejo de eyección de la leche
**milker's nodule** nódulo de ordeñador
**milky ascites** ascitis lechosa
**milking** ordeño
**Miller-Abbotts tube** sonda de Miller-Abbott
**milliampere (ma)** miliamperio (ma)
**millicurie (mCi mC)** milicurio (mCi)
**milliequivalent (mEq)** miliequivalente (mEq)
**milligram (mg)** miligramo (mg)
**milliliter (ml)** mililitro (ml)
**millimeter (mm)** milímetro (mm)
**millimole (mmol)** milimol
**milliosmol** miliosmol
**millipede** ciempiés
**millirad** milirad
**milliroentgen (mR, mr)** miliroentgen (mR)
**millisecond** milisegundo
**millivolt (mV, mv)** milivoltio (mV)
**mimic spasm** espasmo mímico
**Minamata's disease** enfermedad de Minamata
**mind** mente
**mineral** mineral
**mineral deficiency** deficiencia de minerales
**mineral oil** aceite mineral
**mineralization** mineralización
**mineralocorticoid** mineralocorticoide
**miner's cramp** calambre del minero
**miner's elbow** codo de minero
**Minerva cast** escayola Minerva
**Minerva jacket** corsé Minerva
**minim (min)** mínimo (min)
**minimal brain dysfunction** disfunción cerebral mínima
**minimization** minimización
**minimum alveolar concentration (MAC)** concentración alveolar mínima (MAC)
**Minnesota multiphasic personality inventory** Minnesota multiphasic personality inventory
**minocycline hydrochloride** clorhidrato de minociclina
**minor element** elemento menor
**minor renal calyx** cáliz renal menor

**minor surgery** cirugía menor
**minoxidil** minoxidil
**miosis** miosis
**miotic** miótico
**miracidium** miracidio
**mirage** espejismo
**miringoplasty** miringoplastia
**miscible** miscible
**misogamy** misogamia
**misoginy** misoginia
**misopedia** misopedia
**missed abortion** aborto fallido
**missile fracture** fractura por proyectil
**mite** ácaro
**mite typhus** tifus por ácaros
**mithramycin** mitramicina
**mithridatism** mitridatismo
**mitochondrion** mitocondria
**mitogen** mitógeno
**mitogenesia** mitogenesia
**mitogenesis** mitogénesis
**mitogenetic radiation** radiación mitogenética
**mitogenic factor** factor mitogénico
**mitogenic radiation** radiación mitogenética
**mitolactol** mitolactol
**mitome** mitoma
**mitomycin** mitomicina
**mitosis** mitosis
**mitotic index** índice mitótico
**mitral** mitral
**mitral gradient** gradiente mitral
**mitral regurgitation** insuficiencia mitral
**mitral valve** válvula mitral
**mitral valve prolapse** prolapso de la válvula mitral
**mitral valve stenosis** estenosis mitral
**mittelschmerz** mittelschmerz
**mixed anesthesia** anestesia mixta
**mixed aneurysm** aneurisma mixto
**mixed cell malignant lymphoma** linfoma maligno de células mixtas
**mixed cell sarcoma** sarcoma de células mixtas
**mixed connective tissue disease** enfermedad mixta del tejido conectivo
**mixed dentition** dentición mixta
**mixed glioma** glioma mixto
**mixed leukemia** leucemia mixta
**mixed lymphocyte culture reaction** reacción del cultivo mixto de linfocitos

**mixture** mezcla
**mnemonics** nemotecnia
**mobility impaired physical** trastorno de la movilidad física
**Mobitz II heart block** bloqueo cardiaco Mobitz II
**mode** moda
**model** modelo
**modeling** modelamiento
**modem** modem
**moderator band** banda moderadora
**modified milk** leche modificada
**modified radical mastectomy** mastectomía radical modificada
**Moeller's glossitis** glositis de Moeller
**moist gangrene** gangrena húmeda
**mol** mol
**molar** molar
**molar pregnancy** embarazo molar
**molar solution** solución molar
**molding** moldeado cefálico
**mole** lunar, mol
**molecular genetics** genética molecular
**molecular weight** peso molecular
**molecule** molécula
**molindone hydrochloride** clorhidrato de molindona
**molluscum** molluscum
**molluscum contagiosum** molluscum contagioso
**molybdenum (Mo)** molibdeno (Mo)
**monbenzone** monbenzona
**Mönckeberg's arteriosclerosis** arteriosclerosis de Mönckeberg
**Mongolian spot** mancha mongólica
**mongolism** mongolismo
**mongoloid idiocy** idiocia mongoloide
**Monilia** Monilia
**monilial vulvovaginitis** vulvovaginitis moniliásica
**moniliasis** moniliasis
**monitor** monitor
**monoamine** monoamina
**monoamine oxidase (MAO)** monoaminooxidasa (MAO)
**monoamine oxidase (MAO) inhibitor** inhibidor de la monoaminooxidasa (MAO)
**monobasic acid** ácido monoprótico
**monoblast** monoblasto
**monoblastic leukemia** leucemia monoblástica
**monochorial twins** gemelos monocoriónicos
**monoclonal** monoclonal
**monocyte** monocito

**monocytic leukemia** leucemia monocítica
**monocytosis** monocitosis
**monofactorial inheritance** herencia monofactorial
**monohybrid** monohíbrido
**monohybrid cross** cruzamiento monohíbrido
**monohydric alcohol** menoalcohol
**monomer** monómero
**monomphalus** monánfalo
**mononeuropathy** mononeuropatía
**mononucleosis** mononucleosis
**mono-ovular** monovular
**monophasic** monofásico
**monoploid** monoploide
**monoploidic** monoploide
**monopus** monópodo
**monorchid** monórquido
**monorchism** monorquidia
**monosome** monosoma
**monosomy** monosomía
**monosomy X** monosomía X
**monotropy** monotropía
**monovular** monovular
**monovulatory** monovulatorio
**monozygotic twins** gemelos monocigóticos
**monster** monstruo
**monstriparity** monstriparidad
**monstrosity** monstruosidad
**Monteggia's fracture** fractura de Monteggia
**Montercaux's fracture** fractura de Montercaux
**Montgomery's tubercle** tubérculo de Montgomery
**moon face** cara de luna
**Moore's fracture** fractura de Moore
**morbid** mórbido
**morbility** morbilidad
**morbilliform** morbiliforme
**Morgagni's globule** glóbulo de Morgagni
**Morgagni's tubercle** tubérculo de Morgagni
**morgan** morgan
**Moro reflex** reflejo de Moro
**moronism** moronismo
**moronity** moronidad
**morphea** morfea
**morphine sulfate** sulfato de morfina
**morphogenesis** morfogénesis
**morphogenetic** morfogenético
**morphogeny** morfogénico
**morphogeny** morfogenia
**morphology** morfología
**Morquio's disease** enfermedad de Morquio
**morrhuate sodium** morruato sódico

**mortality** mortalidad
**mortar** mortero
**Morton's foot** pie de Morton
**Morton's neuroma** neuroma de Morton
**Morton's plantar neuralgia** neuralgia plantar de Morton
**Morton's toe** dedo de Morton
**morula** mórula
**mos veneris** monte de Venus
**mosaic** mosaico
**mosaic bone** hueso mosaico
**mosaic cleavage** división con mosaicismo
**mosaic development** desarrollo en mosaico
**mosaic wart** verruga en mosaico
**mosaicism** mosaicismo
**Mösbauer's spectrometer** espectrómetro de Mösbauer
**mosquito bite** picadura de mosquito
**mosquito forceps** pinzas de mosquito
**mother fixation** fijación materna
**motile** móvil
**motion sickness** mareo
**motivation** motivación
**motivational conflict** conflicto motivacional
**motor** motor
**motor aphasia** afasia motora
**motor apraxia** apraxia motora
**motor area** área motora
**motor end plate** placa motora terminal
**motor fiber** fibra motora
**motor image** imagen motora
**motor nerve** nervio motor
**motor neurone** motoneurona
**motor neuron paralysis** parálisis de la neurona motora
**motor point** punto motor
**motor seizure** crisis motora
**motor unit** unidad motora
**mourning** duelo
**mouse-tooth forceps** pinzas de diente de ratón
**mouth** boca
**mouth-to-mouth resuscitation** reanimación boca a boca
**mouth-to-nose resuscitation** reanimación boca a nariz
**moxibustion** moxibustión
**Much's granules** gránulos de Much
**mucin** mucina
**mucinous adenocarcinoma** adenocarcinoma mucinoso
**mucocutaneous** mucocutáneo
**mucocutaneous leishmaniasis** leishmaniasis mucocutánea
**mucocutaneous lymph node syndrome** síndrome mucocutáneo adenopático
**mucoid** mucoide
**mucolytic** mucolítico
**mucomembranous** mucomembranoso
**mucopolysaccharidosis (MPS)** mucopolisacaridosis (MPS)
**mucoprotein** mucoproteína
**mucopurulent** mucopurulento
**mucositis** mucositis
**mucous** mucoso
**mucous colitis** colitis mucosa
**mucous membrane** membrana mucosa
**mucous plug** tapón mucoso
**mucous tumor** tumor mucoso
**mucoviscidosis** mucoviscidosis
**mucus** moco
**mud bath** baño de lodo
**mulibrey nanism** enanismo mulibrey
**Müller's meneuver** Müller, maniobra de
**Müllerian duct** conducto de Müller
**multicentric mitosis** mitosis multipolar
**multifactorial** multifactorial
**multifactorial inheritance** herencia multifactorial
**multi-infarct dementia** demencia multiinfarto
**multipara** multípara
**multipenniform** multipenniforme
**multiphasic screening** exploración selectiva multifásica
**multiple bening cystic epithelioma** epitelioma quístico múltiple berúgno
**multiple cartilaginous exostoses** exostosis cartilaginosa múltiple
**multiple enchondromatosis** encondromatosis múltiple
**multiple endocrine adenomatosis** adenomatosis endocrina múltiple
**multiple fission** fisión múltiple
**multiple fracture** fractura múltiple
**multiple gene** gen múltiple
**multiple idiopathic hemorrhagic sarcoma** sarcoma hemorrágico múltiple idiopático
**multiple lipomatosis** lipomatosis múltiple
**multiple mononeuropathy** mononeuropatía múltiple
**multiple myeloma** mieloma múltiple
**multiple myositis** miositis múltiple
**multiple neuroma** neuroma múltiple
**multiple peripheral neuritis** neuritis periférica múltiple
**multiple personality** personalidad múltiple
**multiple personality disorder** trastorno múltiple de la personalidad
**multiple plasmacytoma of bone** plasmacitoma múltiple del hueso
**multiple sclerosis** esclerosis múltiple
**multiple self-healing squamous epithelioma** epitelioma escamoso múltiple autocicatrizante
**multiplicative growth** crecimiento multiplicativo
**multivalent** multivalente
**mummification** momificación
**mummified fetus** feto momificado
**mumps** paperas
**mumps virus vaccine live** vacuna de virus vivos contra la parotiditis
**Munchausen's syndrome** síndrome de Munchausen
**Murchison's fever** fiebre de Murchison
**murine typhus** tifus murino
**murmur** soplo
**Murray Valley's encephalitis** encefalitis de Murray Valley
**muscarinic** muscarínico
**muscle** músculo
**muscle albumin** albúmina muscular
**muscle of expression** músculo de la expresión
**muscle relaxant** relajante muscular
**muscular** muscular
**muscular branch of the deep brachial artery** rama muscular de la arteria braquial profunda
**muscular dystrophy** distrofia muscular
**muscular sarcoidosis** sarcoidosis muscular
**muscular tumor** tumor muscular
**musculocutaneous nerve** nervio musculocutáneo
**musculoskeletal** musculoesquelético
**musculoskeletal system assessment** evaluación del sistema musculoesquelético
**musculospiral nerve** nervio musculoespiral
**mushroom** seta
**mushroom poisoning** intoxicación por setas
**mushroom worker's lung** pulmón de los cultivadores de setas
**music therapy** musicoterapia
**mustard gas** gas mostaza
**mutacism** mutacismo
**mutagen** mutágeno
**mutagenesis** mutagénesis
**mutant gene** gen mutante
**mutation** mutación
**mutism** mutismo
**myalgia** mialgia
**myalgic asthenia** astenia miálgica
**myasis** miasis
**myasthenia** miastenia
**myasthenia gravis** miastenia gravis
**mycelium** micelio
**mycetismus** micetismo
**mycetoma** micetoma
**mycobacteria** micobacteria
**mycobacteriosis** micobacteriosis
**Mycobacterium** Mycobacterium
**mycology** micología
**mycomyringitis** micomiringitis
**mycophenolic acid** ácido micofenólico
**mycoplasma** mycoplasma
**mycoplasma pneumonia** neumonía micoplásmica
**mycosis** micosis
**mycosis fungoides** micosis fungoides
**mycotic aneurysm** aneurisma micótico
**mydriasis** midriasis
**mydriatic cycloplegic agent** agente midriático cicloplejico
**myelacephalus** mielacéfalo
**myelatelia** mielatelia
**myelauxe** mielauxa
**myeleencephalon** mieleencéfalo
**myelin** mielina
**myelin globule** glóbulo de mielina
**myelin sheath** vaina de mielina
**myelinic** mielínico

**myelinic neuroma** neuroma mielínico
**myelinization** mielinización
**myelinogenesis** mielinogénesis
**myelinolysis** mielinólisis
**myelitis** mielitis
**myeloblast** mieloblasto
**myeloblastemia** mieloblastemia
**myeloblastic leukemia** leucemia mieloblástica
**myeloblastomatosis** mieloblastomatosis
**myeloblastosis** mieloblastosis
**myelocele** mielocele
**myeloclast** mieloclasto
**myelocyst** mieloquiste
**myelocystocele** mielocistocele
**myelocystomeningocele** mielocistomeningocele
**myelocyte** mielocito
**myelocythemia** mielocitemía
**myelocythic leukemia** leucemia mielocítica
**myelocytoma** mielocitoma
**myelocytosis** mielocitosis
**myelodiastasis** mielodiastasis
**myelodysplasia** mielodisplasia
**myelofibrosis** mielofibrosis
**myelogenesis** mielogénesis
**myelogenous** mielógeno
**myelogenous leukemia** leucemia mielógena
**myelogeny** mielogenia
**myelogram** mielograma
**myelography** mielografía
**myeloid** mieloide
**myeloid leukemia** leucemía mieloide
**myeloid metaplasia** metaplasia mieloide
**myeloidosis** mieloidosis
**myeloma** mieloma
**myelomalacia** mielomalacia
**myelomatosis** mielomatosis
**myelomeningocele** mielomeningocele
**myelomere** mielámero
**myelomonocytic leukemia** leucemia mielomonocítica
**myelopathic anemia** anemia mielopática
**myelopoiesis** mielopoyesis
**myelophthisic anemia** anemia mieloptísica
**myeloradiculodysplasia** mielorradiculodisplasia
**myeloschisis** mielosquisis
**mielosuppression** mielosupresión

**myesthesia** miestesia
**myiasis** miasis
**mylophyoideus** milohioideo
**myocardial infarction** infarto de miocardio
**myocardiopathy** miocardiopatía
**myocarditis** miocarditis
**myocardium** miocardio
**myoclonus** mioclonía
**myodema** miodema
**myodiastasis** miodiastasis
**myofacial pain-dysfunction syndrome** síndrome de dolor-disfunción miofacial
**myogelosis** miogelosis
**myoglobin** mioglobina
**myoglobinuria** mioglobinuria
**myokinase** mioquinasa
**myoma** mioma
**myoma previum** mioma previo
**myoma striocellulare** mioma estriocelular
**myomeningocele** miomeningocele
**myomere** miómero
**myometritis** miometritis
**myometrium** miometrio
**myonecrosis** mionecrosis
**myoneural** mioneural
**myoneural junction** unión mioneural
**myopathy** miopatía
**myope** miope
**myopia** miopía
**myorrhaphy** miorrafia
**myorrhexis** miorrexis
**myosarcoma** miosarcoma
**myosin** miosina
**myositis** miositis
**myositis fibrosa** miositis fibrosa
**myositis ossificans** miositis osificante
**myositis purulenta** miositis purulenta
**myositis trichinosa** miositis triquinosa
**myostasis** miostasis
**myostroma** miostroma
**myotatic reflex** reflejo míotático
**myotenotomy** miotenotomía
**myotherapy** mioterapia
**myotome** miotoma, miótomo
**myotomy** miotomía
**myotonia** miotonía
**myotonia atrophica** miotonía atrófica
**myotonia congénita** miotonía congénita
**myotonic muscle** músculo miotónico
**myotonic muscular dystrophy** distrofia muscular miotónica

**myotonic myopathy** miopatía miotónica
**myringa** miringe
**myringectomy** miringectomía
**myringitis** miringitis
**myringomycosis** miringomicosis
**myringotomy** miringotomía
**mysophobia** misofobia
**myxedema** mixedema
**myxofibroma** mixofibroma
**myxoma** mixoma N

# *N*

**Nabothian cyst** quiste de Naboth
**Nabothian gland** glándula de Naboth
**nadir** nadir
**nadolol** nadolol
**nanda** nanda
**nandrolone decanoate** decanoato de nandrolona
**nandrolone phenpropionate** fenpropionato de nandrolona
**Naegeli's leukemia** leucemía de Naegeli
**nafcillin sodium** nafcilina sódica
**Nágele's obliquity** oblicuidad de Nágele
**Nágele's rule** regla de Nágele
**Nager's acrofacial dysostosis** disostosis acrofacial de Nager
**nail** uña
**nalidixic acid** ácido nalidíxico
**naloxone hydrochloride** clorhidrato de naloxona
**nandrolone phenpropionate** fenopropionato de nandrolona
**nanism** nanismo
**nanocephalic dwarf** enano nanocefálico
**nanocephaly** nanocefalia
**nanocormia** nanocormia
**nanocurie** nanocurio
**nanogram** nanogramo (no)
**nanomelia** nanomelia
**nanometer** nanómetro
**nanosomus** nanosomo
**nanukayami** nanukayamí
**napalm** napalm
**naphazoline hydrochloride** clorhidrato de nafazolina
**naphtalene poisoning** intoxicación por naftaleno
**nanophtalmos** nanoftalmos
**naphthol poisoning** intoxi-

cacion por naftol
**naphthol camphor** naftol alcanforado
**napkin-ring tumor** tumor estenosante
**naproxen** naproxeno
**narcissism** narcisismo
**narcissistic personality** personalidad narcisista
**narcissistic personality disorder** trastorno narcisista de la personalidad
**narcoanesthesia** narcoanestesia
**narcolepsy** narcolepsia
**narcoleptic** narcoléptico
**narcosis** narcosis
**narcotic** narcótico
**narcotic analgesic** analgésico narcótico
**narcotic antagonist** antagonista narcótico
**narcotic antitussive** antitusivo narcótico
**nares** nares
**nasal** nasal
**nassal cavity** cavidad nasal
**nasal descongestant** descongestionante nasal
**nasal drip** goteo nasal
**nasal fossa** fosa nasal
**nasal glioma** glioma nasal
**nasal instülation of medication** instilación nasal de medicación
**nasal septum** tabique nasal
**nasal sinus** seno nasal
**nasalis** músculo de la nariz
**nasion** nasion
**nasogastric feeding** alimentación nasogástrica
**nasogastric intubation** intubación nasogástrica
**nasogastric tube** sonda nasogástrica
**nasolabial reflex** reflejo nasolabial
**nasolacrimal** nasolagrimal
**nasolacrimal duct** conducto nasolagrimal
**nasomandibular fixation** fijación nasomandibular
**nasopharyngeal angiofibroma** angiofibroma nasofaríngeo
**nasopharyngeal cancer** cáncer nasofaríngeo
**nasopharyngeal fibroangioma** fibroangioma nasofaríngeo
**nasopharyngoscope** nasofaringoscopio
**nasopharynx** nasofaringe
**nasotracheal tube** tubo nasotraqueal
**natamycin** natamicina
**nates** nalgas
**natriuresis** natriuresis
**natriuretic** natriurético
**natural childbirth** parto natural

natural dentition dentición natural

natural family-planning method método natural de planificación familiar

natural immunity inmunidad natural

natural selection selección natural

nature versus nurture naturaleza o ambiente

naturopath naturópata

naturopathy naturopatía

Nauheim's bath tratamiento de Nauheim

nausea and vomiting of pregnancy náuseas y vómitos del embarazo

navel ombligo

navicular navicular

near-drowning semiahogamiento

near-sightedness vista corta

nebulize nebulizar

nebulizer nebulizador

Necator Necator

neck cuello

neck dissection disección delcuello

neckrighting reflex reflejo de alineamiento cervical

necrobiosis lipoidica necrobiosis lipoidica

necrolysis necrólisis

necrophilia necrofilia

necrophobia necrofobia

necropsy necropsia

necrosis necrosis

necrotizing enteritis enteritis necrotizante

necrotizing enterocolitis enterocolitis necrotizante

necrotizing vasculitis vasculitis necrotizante

needle bath baño "de agujas"

needle biopsy biopsia con aguja

needle filter filtro de aguja

negative negativo

negative adaptation adaptación negativa

negative anxiety ansiedad negativa

negative catalysis catálisis negativa

negative feedback retiación negativa

negative pressure presión negativa

negativism negativismo

negligence negligencia

Neisseria gonorrhoeae Neisseria gonorrhoeae

Neisseria meningitidis Neisseria meningitidis

Nelson's syndrome síndrome de Nelson

nematode nematodo

neoantigen neoantígeno

neobehaviorism neoconductismo

neoblastic neoblástico

neologism neologismo

neomycin sulfate sulfato de neomicina

neon neón (Ne)

Neonatal Behavior Assessment Scale escala de valoración del comportamiento neonatal

neonatal breathing respiración neonatal

neonatal death muerte neonatal

neonatal developmental profile perfil de desarrollo neonatal

neonatal hyperbüirubinemia hiperbilirrubinemia neonatal

neonatal intensive care unit unidad de cuidados intensivos neonatales

neonatal mortality mortalidad neonatal

neonatal period período neonatal

neonatal pustular melanosis melanosis pustular neonatal

neonatal thermoregulation termorregulación neonatal

neonatal tyrosinemia tirosinemia neonatal

neonate neonato

neonatology neonatología

neoplasm neoplasia

neoplastic fracture fractura neoplásica

neostigmine bromide bromuro de neostigmina

noeteny neotenia

nephelometer nefelómetro

nephrectomy nefrectomía

nephritis nefritis

nephroangiosclerosis nefroangiosclerosis

nephroblastoma nefroblastoma

nephrocalcinosis nefrocalcinosis

nephrogenic ascites ascitis nefrogénica

nephrogenic cord cordón nefrogénico

nephrogenic diabetes insipidus diabetes insípida nefrogénica

nephrogenous nefrógeno

nephrolith nefrolito

nephrolithiasis nefrolitiasis

nephrology nefrología

nephrolytic nefrolítico

nephromere nefrómero

nephron nefrona

nephronophthisis nefronoptisis

nephropathy nefropatía

nephropexy nefropexia

nephroptosis nefroptosis

nephrorrhaphy nefrorrafia

nephrosclerosis nefrosclerosis

nephrosis nefrosis

nephrostoma nefrostoma

nephrotic syndrome síndrome nefrótico

nephrotome nefrotomo

nephrotomy nefrotomía

nephrotoxic nefrotóxico

nephrotoxin nefrotoxina

nephroureterolityasis nefroureterolitiasis

neptunium (Np) neptunio (Np)

nerve nervio

nerve acommodation acomodación nerviosa

nerve block anesthesia anestesia por bloqueo nervioso

nerve compression compresión nerviosa

nerve entrapment atrapamiento neural

nerve growth factor factor de crecimiento nervioso

nerve impulse impulso nervioso

nervous breakdown crisis nerviosa

nervous system sistema nervioso

nettle rash erupción por ortigas

neural neural

neural crest cresta neural

neural ectoderm ectodermo neural

neural fold pliegue neural

neural groove conducto neural

neural plate placa neural

neural tube tubo neural

neural tube defect anomalías del tubo neural

neural tube formation formación del tubo neural

neuralgia neuralgia

neuroapraxia neuroapraxia

neurectomy neurectomía

neuropraxia neuropraxia

neurasthenia neurastenia

neurenteric canal canal neurentérico

neurilemma neurilema

neurilemona neurilemona

neurinoma neurinoma

neuritis neuritis

neuroblast neuroblasto

neuroblastoma neuroblastoma

neurocele neurocele

neurocentrum neurocentro

neurocirculatory asthenia astenia neurocirculatoria

neurocoel neurocele

neurocoele neurocele

neurocranial neurocraneal

neurocrine neurocrino

neurocutaneous neurocutáneo

neurocytoma neurocitoma

neuroderm neurodermo

neurodermatitis neurodermatitis

neuroectoderm neuroectodermo

neuroepithelial tumor tumor neuroepitelial

neuroepithelioma neuroepitelioma

neurofibroma neurofibroma

neurofibromatosis neurofibromatosis

neurogenesis neurogénesis

neurogenic arthropathy artropatía neurogénica

neurogenic bladder vejiga neurógena

neurogenic fracture fractura neurogénica

neuroglia neuroglía

neurohormonal regulation regulación neurohormonal

neurohypophyseal hormone hormona neurohipofisaria

neurohypophysis neurohipófisis

neurolemma neurilema, neurolema

neurolepsis neurolepsis

neuroleptanalgesia neuroleptoanalgesia

neuroleptanesthesia neuroleptoanestesia

neuroleptic neuroléptico

neurologic assessment evaluación neurológica

neurologic examination examen neurológico

neurologist neurólogo

neurology neurología

neuroma neuroma

neuroma cutis neuroma cutáneo

neuroma telangiectodes neuroma telangiectodes

neuromatosis neuromatosis

neuromuscular neuromuscular

neuromuscular blockade bloqueo neuromuscular

neuromuscular blocking agent agente bloqueante neuromuscular

neuromuscular junction unión neuromuscular

neuromuscular spindle huso neuromuscular

neuromyal transmission transmisión neuromuscular

neuromyelitis neuromielitis

neuron neurona

neurone neurona

neuronitis neuronitis
neuropathic bladder vejiga neuropática
neuropathic joint disease enfermedad neurótica de la articulación
neuropathy neuropatía
neuroplegia neuroplejía
neuropore neuroporo
neurosarcoma neurosarcoma
neurosifilis neurosífilis
neurosis neurosis
neurosurgery neurocirugía
neurotendinous spindle huso neurotendinoso
neurotic neurótico
neurotic disorder trastorno neurótico
neurotic illnes enfermedad neurótica
neurotic process proceso neurótico
neurotoxic neurotóxico
neurotoxin neurotoxina
neurotransmitter neurotransmisor
neurula neurula
neurulation neurulación
neutral neutro
neutral thermal environment ambiente térmico neutro
neutralization neutralización
neutron neutrón
neutron activation analysis análisis por activación con neutrones
neutropenia neutropenia
neutrophil neutrófilo
neutrophilic leukemia leucemia neutrofílica
nevoid amentia demencia nevoide
nevoid neuroma neuroma nevoide
nevus nevus
nevus flammeus nevus flammeus
newborn recién nacido
newborn intrapartal care asistencia intraparto del recién nacido
Nezelof's syndrome síndrome de Nezelof
niacin niacina
niacinamide niacinamida
nick mella
nick translation traducción por mella
nickel (Ni) níquel (Ni)
nickel dermatitis dermatitis por níquel
nicotinamide nicotinamida
nicotine nicotina
nicotine poisoning intoxicación por nicotina
nicotinc acid ácido nicotínico
nicotinyl alcohol alcohol

nicotinílico
nidation anidación
nidus nido
Niemann-Pick's disease enfermedad de Niemann-Pick
nifepidine nifepidino
night vision visión nocturna
nightmare pesadilla
nihilistic delusion delirio nihilístico
nikethamide niketamida
Nikolsky's sign signo de Nikolsky
niobium (Nb) niobio (Nb)
nipple pezón
nipple cancer cáncer de pezón
nipple discharge exudación del pezón
nipple shield protector del pezón
niridazole niridazol
Nissl's bodies cuerpos de Nissl
nit liendre
nitric acid ácido nítrico
nitrite nitrito
nitrobenzene poisoning intoxicación por nitrobenceno
nitrogen (N) nitrógeno (N)
nitrogen balance equilibrio nitrogenado
nitrogen fixation fijación de nitrógeno
nitrogen mustard mostaza nitrogenada
nitroglycerin nitroglicerina
nitrofuran nitrofurano
nitrofurantoine nitrofurantoína
nitrofurazone nitrofurazona
nitromersol nitromersol
nitrosourea nitrosourea
nitrous oxide óxido nitroso $N_2O$
noble gas gas noble
nocardiosis nocardiosis
noctambulation noctambulismo
nocturia nicturia
nocturnal emission polución nocturna
node nodo
nodular nodular
nodular circumscribed lipomatosis lipomatosis nodular circunscrita
nodular goitier bocio nodular
nodular melanoma melanoma nodular
nodule nódulo
noma noma
Nomina Anatomica Nómina Anatómica
nomogram nomograma
non tropical sprue esprue no tropical
nonadhesive skin traction

tracción cutánea no adhesiva
nonbacterial thrombic endocarditis endocarditis embolígena no bacteriana
nondirective therapy terapia no dirigida
nondisjunction no disyunción
nongonococcal urethritis uretritis no gonocócica
non-Hodgkin's lymphoma linfoma no de Hodgkin
noninvasive técnica no invasiva
nonosteogenic fibroma fibroma no osteogénico
nonproductive cough tos no productiva
nonrapid eye movement movimientos oculares no rápidos
nonreflex bladder vejiga arrefléxica
nonsense mutation mutación sin sentido
nonspecific urethritis uretritis inespecífica
nonulcerative blepharitis blefaritis no ulcerosa
Noonan's syndrome síndrome de Noonan
norepinephrine noradrenalina
norepinephrine bitartrate bitartrato de noradrenalina
norethindrone noretindrona
norethindrone acetate and ethinyl estradiol acetato de etinil estradiol noretindrona
norfloxacin norfloxacina
norgestrel norgestrel
norma basalis norma basilar
normal normal
normal diet dieta normal
normal dwarf enano normal
normal human serum albumin seroalbúmina humana normal
normoblast normoblasto
normochronic normocronico
normocyte normocito
normotensive normotensivo
North American blastomycosis blastomicosis norteamericana
North Asian tick typhus tifus del norte de Asia transmitido por garrapatas
North Asian tick-borne ric kettsiosis rickettsiosis del norte de Asia transmitida por garrapatas
nortriptyline hydrochloride clorhidrato de nortriptilina

nose nariz
nosocomial nosocomial
nosocomial infection infección nosocomial
nosology nosología
notch indentación
notifiable declaración obligatoria
notochord notocorda
notochordal canal conducto notocordial
notogenesis notogenia
notomelo notomelus
nourish alimentar
novobiocin novobiocina
noxious nocivo
N-propyl alcohol alcohol N-propílico
nucha nuca
nuchal cord cordón nucal
nuclear isomer isómero nuclear
nuclear family familia nuclear
nuclear fission fisión nuclear
nuclear hyaloplasm hialoplasma nuclear
nuclear magnetic resonance resonancia magnética nuclear
nucleid acid ácido nucleico
nucleochylema nucleoquilema
nucleochyme nucleoquimo
nucleocytoplasmic nucleocitoplásmico
nucleocytoplasmic ratio cociente nucleocitoplásmico
nucleohistone nucleohistona
nucleolar organizer organizador nucleolar
nucleolus nucléolo
nucleoplasm nucleoplasma
nucleoplasmic ratio cociente nucleoplásmico
nucleoside monophosphate kinase nucleosidomo nofosfatoquinasa
nucleosome nucleosoma
nucleotide nucleótido
nucleus núcleo
nucleus pulpous núcleo pulposo
nuclide núclido
null cell célula nula
null hypothesis hipótesis nula
nullipara nulípara
numbness insensibilidad
nummular dermatitis dermatitis numular
nurse enfermera
nurse educator enfermera instructora
nursery diarrhea diarrea del nido
nurse's aide auxiliar de clínica

**nursing care ofthe patient with fever** cuidado profesional del enfermo con fiebre

**nursing diagnosis** diagnóstico de enfermería

**nursing supervisor** enfermera supervisora

**nursing-bottle caries** caries por biberón

**nutation** nutación

**nutrient** nutriente

**nutrition** nutrición

**nutrition alteration in less than body requirements** nutrición inferior a las necesidades orgánicas

**nutrition alteration in more than body requirements** nutrición superior a las necesidades orgánicas

**nutrition alteration in potential for more than body requirements** nutrición potencialmente superior a las necesidades orgánicas

**nutritional anemia** anemia nutricional

**nutritional care** cuidados nutricionales

**nyctalopia** nictalopía

**nyctophobia** nictofobia

**nylidrin hydrochloride** clorhidrato de nilidrina

**nymphomania** ninfomanía

**nymphomaniac** ninfómana

**nystagmus** nistagmo

**nystatin** nistatina

**nystaxis** nistaxis

# O

**obesity** obesidad

**objective** objetivo

**objective data collection** recogida objetiva de datos

**obligate** estricto

**obligate aerobe** aerobio estricto

**obligate anaerobe** anaerobio estricto

**obligate parasite** parásito estricto

**oblique bandage** vendaje en espiral

**oblique fissure of the lung** fisura oblicua del pulmón

**oblique fracture** fractura oblicua

**oblique illumination** iluminación oblicua

**obliquus externas abdominis** oblicuo mayor del abdomen

**obliquus internus abdominis** oblicuo menor del abdomen

**obliteration** obliteración

**obsession** obsesión

**obsessional personality** personalidad obsesiva

**obsessive-compulsive** obsesivo-compulsivo

**obsessive-compulsive neurosis** neurosis obsesivocompulsiva

**obsessive-compulsive personality** personalidad obsesivo-compulsiva

**obsessive-compulsive reaction** reacción obsesivo-compulsiva

**obstetric anesthesia** anestesia obstétrica

**obstetric forceps** fórceps obstétricos

**obstetrical position** posición obstétrica

**obstetrician** tocólogo

**obstetrics** obstetricia

**obstipation** obstinación

**obstructive anuria** anuria obstructiva

**obstructive jaundice** ictericia obstructiva

**obtund** obtundir

**obtundation** embotación

**obturator** obturador

**obturator externus** obturador externo

**obturator foramen** agujero obturador

**obturator internus** obturador interno

**obturator membrane** membrana obturatriz

**obturator muscle** músculo obturador

**occipital** occipital

**occipital artery** arteria occipital

**occipital bone** hueso occipital

**occipital lobe** lóbulo occipital

**occipital sinus** seno occipital

**occipitoaxial ligament** ligamento occipitoaxial

**occipitobregmatic** occipitobregmático

**occipitofrontal** occipito frontal

**occipitofrontalis** músculo occipitofrontal

**occipitoparietal fissure** fisura occipitoparietal

**occiput occipucio occiput cranii** occipucio craneal

**occlusal trauma** traumatismo oclusivo

**occlusion** oclusión

**occlusion ring** anillo de oclusión

**occlusive dressing** apósi-

to oclusivo

**occult blood** hemorragia oculta

**occult fracture** fractura oculta

**occupancy** ocupación

**occupational asthma** asma ocupacional

**occupational lung disease** neunornapatía profesional

**occupational neurosis** neurosis profesional

**occupational therapist** terapeuta ocupacional

**ochre mutation** mutación ocre

**ochronosis** ocronosis

**ocular** ocular

**ocular hypertelorism** hipertelorismo ocular

**ocular hypotelorism** hipotelorismo ocular

**ocular myopathy** miopatia ocular

**ocular spot** mancha ocular

**oculogyric crisis** crisis oculógira

**oculomotor nerve** nervio motor ocular común

**odontalgia** odontalgia

**odontectomy** odontectomía

**odontiasis** odontiasis

**odontitis** odontitis

**odontogenesis** odontogénesis

**odontogenesis imperfecta** odontogénesis imperfecta

**odontogenic** odontogénico

**odontogenic fibroma** fibroma odontogénico

**odontogenic fibrosarcoma** fibrosarcoma odontogénico

**odontoid ligament** ligamento odontoideo, ligamento odontoides

**odontoid vertebra** vértebra odontoides

**odontologist** odontólogo

**odontoma** odontoma

**odor** olor

**odoriferous** odorífero

**odynophagia** odinofagia

**Oedipus' complex** complejo de Edipo

**ofloxacin** ofloxacino

**Ogden plate** Ogden, placa de

**ohm** ohmio

**oil** aceite

**oil retention enema** enema oleoso de retención

**ointment** pomada

**oleandomycin** oleandomicina

**olecranon** olécranon

**olecranon bursa** bolsa olecraniana

**olecranon fossa** fosa ole-

craniana

**olecranon process** apófisis olécranon

**oleic acid** ácido oleico

**oleometer** oleómetro

**oleovitamin** oleovitamina

**oleovitamin A** oleovitamina A

**oleovitamin D$_2$** oleovitamina D$_2$

**olfaction** olfación

**olfactory** olfatorio

**olfactory anesthesia** anestesia olfatoria

**olfactory center** centro olfatorio

**olfactory foramen** agujero olfatorio

**olfactory nerve** nervio olfatorio

**oligemia** oligohemia

**oligodactyly** oligodactilia

**oligodendroblastoma** oligodendroblastoma

**oligodendroglia** oligodendroglia

**oligodendroglioma** oligodendroglioma

**oligodontia** oligodontia

**oligohydramnios** oligohidramnios

**oligomeganephronic renal hypoplasía** hipoplasia renal oligomeganefrónica

**oligomeganephronia** oligomeganefronia

**oligomenorrhea** oligomenorrea

**oligopnea** oligopnea

**oligospermia** oligospermia

**oliguria** oliguria

**olivopontocerebellar** olivopontocerebelar

**Ollier's disease** enfermedad de Ollier

**Ollier's dysehondroplasia** discondroplasia de Ollier

**omental bursa** bolsa epiploica

**omentum** epiplón

**omnivorus** omnívoro

**omophagia** omofagia

**omphalitis** onfalitis

**omphaloangiopagus** onfaloangiópago

**omphalocele** onfalocele

**omphalodidymus** onfalodídimo

**omphalogenesis** onfalogénesis

**omphalomesenteric artery** arteria onfalomesentérica

**omphalomesenteric duct** conducto onfalomesentérico

**omphalomesenteric vein** vena onfalomesentérica

**omphalopagus** onfalópago

**omphalosite** onfalosito
**Omsk hemorrhagic fever** fiebre hemorrágica de Omsk
**onanism** onanismo
**onchocerciasis** oncocercosis
**oncogenesis** oncogénesis
**oncogenic virus** virus oncogénico
**oncology** ortología
**oncologist** oncólogo
**Ondine's curse** maldición de Ondina
**one-and-a-half spica cast** larga y corta escayola pelvipédica
**ontogenesis** ontogénesis
**ontogenetic** ontogenético
**ontogenic** ontogénico
**ontogeny** ontogenia
**onychia** oniquia
**onychodystrophy** onicodistrofia
**onychogryphosis** onicogriposis
**onycholysis** onicólisis
**onychomycosis** onicomicosis
**ooblast** ooblasto
**oocenter** oocentro
**oocyesis** oociesis
**oocyst** oocisto
**oocyte** oocito
**oocytin** oocitina
**oogamy** oogama
**oogenesis** oogénesis
**oogonium** oogonia
**ookinesis** oocinesis, oocinesia
**ookineto** oocineto
**oolema** oolema
**oophorectomy** ooforectomía
**oophoralgia** ooforalgia
**oophoritis** ooforetis
**oophorosalpingectomy** ooforosalpingectomía
**ooplasm** ooplasma
**oosperm** oospermo
**ootid** oótide
**opctic papilla** papila óptica
**open amputation** amputación abierta
**open drainage** drenaje abierto
**open fracture** fractura abierta
**open-drop anesthesia** anestesia por goteo abierto
**operant conditioning** condicionamiento operativo
**operating microscope** microscopio operatorio
**operating room** quirófano
**operative cholangiography** colangiografía intraoperativa
**operator gene** gen operador
**operculum** opérculo

**operon** operón
**ophthalmia** oftalmía
**ophthalmia neonatorum** oftalmía del recién nacido
**ophthalmic** oftálmico
**ophtalmic administration of medication** admirústración oftálmica de medicación
**ophtalmic herpes zoster** herpes zóster conjuntival
**ophtalmitis** oftalmitis
**ophthalmodynia** oftalmodinia
**ophthalmologist** oftalmólogo
**ophthalmology** oftalmología
**ophthalmoplegia** oftalmoplejía
**ophthalmoscope** oftalmoscopio
**ophthalmoscopy** oftalmoscopia
**opiate** opiáceo
**opisthorchiasis** opistorquiasis
**Opisthorchis sinensis** Opisthorchis sinensis
**opisthotonos** opistótonos
**opium** opio
**opium alkaloid** alcaloide del opio
**opium tincture** tintura de opio
**Oppenheim reflex** reflejo de Oppenheim
**Oppenheim's disease** enfermedad de Oppenheim
**opportunistic infection** infección oportunista
**opsonin** opsonina
**opsonization** opsonizacion
**optic** óptico
**optic atrophiy** atrofia óptica
**optic cup** fosa óptica
**optic disc** disco óptico
**optic glioma** glioma óptico
**optic nerve** nervio óptico
**optic neuritis** neuritis óptica
**optic stalk** tallo óptico
**optic system assessment** valoración del sistema óptico
**optical maser** máser óptico
**optics** óptica
**optokinetic** optocinética
**optometrist** optometría, optometrista
**optometry** optometría
**oral** oral
**oral administration of medication** administración oral de medicación
**oral airway** tubo bucofaríngeo
**oral cancer** cancer oral
**oral character** carácter oral
**oral contraceptive** anticonceptivo oral
**oral eroticism** erotismo oral

**oral herpes** herpes oral
**oral hygiene** higiene oral
**oral poliovirus vaccine** vacuna antipoliomielítica oral
**oral stage** fase oral
**orbicularis oculi** músculo orbicular de los párpados
**orbicularis oris** músculo orbicular de los labios
**orbicularis pupillary reflex** reflejo orbicular-pupilar
**orbit** órbita
**orbital fat** grasa orbitaria
**orbital hypertelorism** hipertelorismo orbitario
**orbital hypotelorism** hipotelorismo orbitario
**orbital pseudotumor** seudotumor orbitario
**orbital aperture** hendidura orbitaria
**orchidectomy** orquidectomía
**orchiectomy** orquiectomía
**orchiopexy** orquiopexia
**orchitis** orquitis
**orciprenaline sulfate** sulfato de orciprenalina
**orexigenic** orexígeno
**oreximania** oreximanía
**orexis** orexia
**orf** ectima contagioso
**organ** órgano
**organ albumin** albúmina de órgano
**organ of Giraldes** órgano de Giraldes
**organ of Golgi** órgano de Golgi
**organelle** orgánulo
**organic** orgánico
**organic brain syndrome** síndrome orgánico cerebral
**organic chemistry** química orgánica
**organic dust** polvo orgánico
**organic evolution** evolución orgánica
**organic mental disorder** trastorno mental orgánico
**organic motivation** motivación orgánica
**organism** organismo
**organization center** centro de la organización
**organizer** organizador
**organogenesis** organogénesis
**organogeny** organogenia
**organoid** organoide
**organoid neoplasm** neoplasia organoide
**organoid tumor** tumor organoide
**organophosphates** organofosfatos
**organotherapy** organoterapia
**organotypic growth** creci-

miento organotípico
**orgasm** orgasmo
**ori gene** ori gene
**oriental sore** botón de Oriente
**orientation** orientación
**orifice** orificio
**ornithine** ornitina
**Ornithodoros** Onuthodoros
**ornithosis** ornitosis
**oropharynx** orofaringe
**Oroya's fever** fiebre de Oroya
**orphenadrine citrate** citrato de orfenadrina
**orphenadrine hydrochloride** clorhidrato de orfenadrina
**orthoboric acid** ácido ortobórico
**orthodontics** ortodoncia
**orthodromic conduction** conducción ortodrómica
**orthogenesis** ortogénesis
**orthogenic** ortogénico
**orthogenic evolution** evolución ortogénica
**orthomyxovirus** ortomixovirus
**orthopantogram** ortopantógrama
**orthopedic nurse** enfermera ortopedista
**orthopedic traction** traección ortopédica
**orthopedist** ortopedista
**orthopnea** ortopnea
**orthopod** ortopeda
**orthopsychiatry** ortopsiquiatría
**orthoptic** ortóptica
**orthoptic examination** exploración ortóptica
**orthosis** ortesis
**orthostatic** ortostático
**orthostatic albuminuria** albuminuria ortostática
**orthostatic hypotension** hipotensión ortostática
**orthostatic proteinuria** proteinuria ortostática
**orthotonos** ortótonos
**Ortolani's test** prueba de Ortolani
**Osgood-Schlatter's disease** enfermedad de Osgood Schlatter
**Osler-Rendu-Weber's syndrome** síndrome de Osler-Rendu-Weber
**Osler's disease** enfermedad de Osler
**Osler's nodes** nódulos de Osler
**osmethesia** osmetesia
**osmium (Os)** osmio (Os)
**osmoceptors** osmorreceptores
**osmolality** osmolalidad
**osmolar** osmolar

**osmolarity** osmolaridad
**osmole** osmol
**osmometry** osmometria
**osmosis** ósmosis
**osmotic diuresis** diuresis osmótica
**osmotic fragility** fragilidad osmótica
**osmotic pressure** presión osmótica
**ospheresis** osféresis
**osseous** óseo
**osseous labyrinth** laberinto óseo
**ossicle** huesecillo
**ossification** osificación
**ossifying fibroma** fibroma osteogénico
**ostealgia** ostalgia
**osteitis** osteítis
**osteitis deformans** osteítis deformante
**osteitis fibrosa cystica** osteítis fibroquística
**osteitis fibrosa disseminata** osteítis fibrosa diseminada
**ostembryon** ostembrión
**ostemia** ostemia
**osteoanagenesis** osteoanagénesis
**osteoarthritis** osteoartritis
**osteoblast** osteoblasto
**osteoblastoma** osteoblastoma
**osteochondrodystrophy** osteocondrodistrofia
**osteochondroma** osteocondroma
**osteochondrosis** osteocondrosis
**osteoclasia** osteoclasia
**osteoclast** osteoclasto
**osteoclastic** osteoclástico
**osteoclastoma** osteoclastoma
**osteocope** osteócopo
**osteocyte** osteocito
**osteodensitometer** osteodensitómetro
**osteodiastasis** osteodiástasis
**osteodynia** osteodinia
**osteodystrophy** osteodistrofia
**osteogenic** osteogénico
**osteogenesis** osteogénesis
**osteogenesis imperfecta** osteogénesis imperfecta
**osteogenico sarcoma** sarcoma osteogénico
**osteogenous** osteógeno
**osteogeny** osteogenia
**osteoid** osteoide
**osteoid osteoma** osteoma osteoide
**osteolipoma** osteolipoma
**osteolysis** osteólisis
**osteoma** osteoma
**osteomalacia** osteomalacia
**osteomesopyknosis** oste-

omesopicnosis
**osteomyelitis** osteomielitis
**osteomyelodysplasia** osteomielodisplasia
**osteonecrosis** osteonecrosis
**ostomy care** cuidados de la ostomía
**ostomy irrigation** irrigación de la ostomía
**osteopath** osteópata
**osteopathy** osteopatía
**osteopedion** osteopedion
**osteopetrosis** osteopetrosis
**osteophage** osteófago
**osteophyte** osteófito
**osteoplast** osteoplasto
**osteopoikilosis** osteopoiquilia
**osteoporosis** osteoporosis
**osteopsathyrosis** osteopsatirosis
**osteosarcoma** osteosarcoma
**osteosclerosis** osteosclerosis
**osteosynthesis** osteosíntesis
**osteotomy** osteotomía
**osteotripsy** osteotripsia
**ostium** ostium
**ostium primum defect** ostium primum
**ostium secundum defect** ostium secundum
**ostomy** ostomía
**Othello's syndrome** síndrome de Otelo
**otic** ótico
**otitic barotrauma** barotrauma otítico
**otitis** otitis
**otitis externa** otitis externa
**otitis interna** otitis interna
**otitis media** otitis media
**otocephalus** otocéfalo
**otocephaly** otocefalia
**otodynia** otodinia
**otolith** otolito
**otolaryngology** ottorrinolaringología
**otolith-righting reflex** reflejo otolito-estático
**otoneuralgia** otoneuralgia
**otoplasty** otoplastia
**otorrhea** otorrea
**otosclerosis** otosclerosis
**otoscope** otoscopio
**ototoxic** ototóxico
**Otto pelvis** Otto, pelvis de
**outlet contracture** estenosis pélvica
**outlet forceps** fórceps de salida
**outpatient** enfermo de ambulatorio
**ovale malaria** malaria oval
**ovalocytosis** ovalocitosis
**ovarian** ovárico
**ovarian artery** arteria ovárica

**ovarian cancer** cáncer de ovario
**ovarian carcinoma** carcinoma de ovario
**ovarian cyst** quiste de ovario
**ovarian follicle** folículo ovárico
**ovarian varicocele** varicocele de ovario
**ovarian vein** vena ovárica
**ovariectomy** ovariectomía
**ovary** ovario
**overcompensation** supracompensación
**overdose** sobredosis
**overflow** rebosamiento
**overload** sobrecarga
**overoxygenation** hiperoxia
**overweight** sobrepeso
**oviduct** oviducto
**oviparous** ovíparo
**ovocenter** ovoncentro
**ovoflavin** ovoflavina
**ovogenesis** ovogénesis
**ovoglobulin** ovoglobulina
**ovogonium** ovogonia
**ovomucin** ovomucina
**ovomucoid** ovomucoide
**ovopiasm** ovoplasma
**ovotestis** ovotestis
**ovoviparous** ovovíparo
**ovovitellin** ovovitelina
**ovum** óvulo
**ovulation** ovulación
**ovulation method of family planning** método de la ovulación en planificación familiar
**oxacillin sodium** oxacilina sódica
**oxaluric acid** ácido oxalúrico
**oxamniquine** oxamniquina
**oxandrolone** oxandrolona
**oxazepam** oxacepam
**oxidation** oxidación
**oxidizing agent** agente oxidante
**oxitriphylline** oxitrifilina
**oxolinic acid** ácido oxolínico
**oxybenzene** oxibenceno
**oxybutynin chloride** cloruro de oxibutinina
**oxycephaly** oxicefalia
**oxycodone hydrochloride** clorhidrato de oxicodona
**oxygen (O)** oxígeno (O)
**oxygen mask** mascarilla de oxígeno
**oxygen tension** presión de oxígeno
**oxygen therapy** oxígenoterapia
**oxygen transport** transporte de oxígeno
**oxygenation** oxigenacion
**oxyhemoglobin** oxihemoglobina
**oxymetazoline hydrochloride** clorhidrato de oxi-

metazolina
**oxymetholone** oximetolona
**oxymorphone hydrochloride** clorhidrato de oximorfona
**oxyopia** oxiopía
**oxyphenbutazone** oxifenbutazona
**oxyphencyclimine hydrochloride** clorhidrato de oxifenciclimina
**oxyphenonium bromide** bromuro de oxifenonio
**oxytetracycline** oxitetraciclina
**oxytetracycline calcium** oxitetraciclina cálcica
**oxytocic** oxitócico
**oxytocin** oxitocina
**oxytocin challenge test** prueba de provocación por oxitocina
**oxyuriasis** oxiuriasis
**Oxyuris vermicularis** Oxyuris vermicularis
**ozena** ocena
**ozone** ozono
**ozone shield** capa de ozono
**ozone sickness** enfermedad por ozono

**P substance** sustancia P
**P value** valor P
**P wave** onda P
**pacemaker** marcapaso
**pachometer** marcapaso
**pachycephaly** paquicefalia
**pachydactily** paquidactilia
**pachymeter** paquímetro
**pachynema** paquinema
**pachyionichia congénita** paquiniquia congénita
**pachytene** paquilenia
**pacifier** chupete
**Pacini's corpuscles** corpúsculos de Pacini
**pack** envoltura
**package insert** prospecto
**packed cells** concentrado de hematíes
**pad** almohadilla
**paedogenesis** pedogénesis
**paedophilia** pedofilia
**Paget's disease** enfermedad de Paget
**Paget's disease of the niple** enfermedad de Paget del pezón
**pagophagia** pagofagia
**pain** dolor
**pain assesment** estudio del dolor
**pain evaluation** evaluación del dolor

**pain intervention** trata- miento del dolor
**pain mechanism** mecanis- mo del dolor
**pain receptor** receptores del dolor
**pain theshold** umbral del dolor
**paint** tintura
**palatal** palatal
**palate arch** arco del paladar
**palatine bone** hueso pala- tino
**palatine ridge** rugosida- des palatinas
**palatine suture** sutura pa- latina
**palatine tonsü** amígdala palatina
**palatitis** palatitis
**palatoglossal** palatogloso
**palatomaxillary** palato- maxilar
**palatonasal** palatonasal
**paleogenesis** paleogénesis
**paleogenetic** paleogené- tico
**palliate** paliar
**palilalia** palilalia
**palindrome** palindroma
**palingenesis** palingénesis
**palladium (Pd)** paladio (Pd)
**paliative treatment** trata- miento paliativo
**pallium** palio
**pallor** palidez
**palm** palma
**palmar aponeurosis** apo- neurosis palmar
**palmar crease** pliegue palmar
**palmar fascia** fascia palmar
**palmar metacarpal artery** arteria metacarpiana palmar
**palmar reflex** reflejo palmar
**palmaris longus** músculo palmar menor
**palmature** palmatura
**palm-chin reflex** reflejo palma mentón
**palmityl alcohol** alcohol palmitílico
**palmomental reflex** refle- jo palmomentoniano
**palpable** palpable
**palpation** palpación
**palpatory percusion** pal- pación-percusión
**palpebra** pálpebra
**palpebra superior** pálpe- bra superior
**palpebral comissure** co- misura palpebral
**palpebral fissure** fisura palpebral
**palpebral conjunctiva** conjuntiva palpebral
**palpebral gland** glándula palpebral

**palpebrate** palpebrado
**palpitation** palpitación
**Paltauf's dwarf** enano de Paltauf
**pampiniform** pampini forme
**pampiniform body** cuerpo pampiniforme
**panacea** panacea
**panacinar emphysema** enfisema panacinar
**panarteritis** panarteritis
**panarthritis** panartritis
**pancake kidney** riñón anular
**pancarditis** pancarditis
**Pancoast's syndrome** sín- drome de Pancoast
**pancolectomy** pancolec- tomía
**pancrealipase** pancreali- pasa
**pancreas** páncreas
**pancreatectomy** pancrea- tectomía
**pancreati juice** jugo pan- creático
**pancreatic cancer** cáncer de páncreas
**pancreatic diverticulum** divertículo pancreático
**pancreatic dornase** dorna- sa pancreática
**pancreatic duct** conducto pancreático
**pancreatic enzyme** enci- ma pancreática
**pancreatic insufficiency** insuficiencia pancreática
**pancreatic juice** jugo pan- creático
**pancreaticolienal node** ganglio pancreaticoes- plénico
**pancreatin** pancreatina
**pancreatitis** pancreatitis
**pancreatoduodenectomy** pancreatoduodenectomía
**pancreatography** pancre- atografía
**pancreatolith** pancreatolito
**pancuronium bromide** bromuro de pancuronio
**pancytopenia** pancitopenia
**pandemia** pandemia
**pandemic** pandémico
**pandiastolic** pandiastólico
**panencephalitis** panence falitis
**panendoscope** panendos- copio
**panesthesia** panestesia
**pangenesis** pangénesis
**panhypopituitarism** pan- hipopituitarismo
**panhysterectomy** panhis- terectomía
**panic** pánico
**panlobular emphysema** enfisema panlobulillar
**paniculitis** paniculitis

**panniculus** panículo
**pannus** pannus
**panography** panografía
**panophthalmitis** panoftal- mitis
**panphobia** panfobia
**pansystolic** pansistólico
**pansystolic murmur** mur- mullo pansistálico
**panthenol** pantenol
**pantophobia** pantofobia
**pantograph** pantógrafo
**pantothenic acid** ácido pantoténico
**pantothenyl alcohol** alco- hol pantoténico
**papain** papaína
**Papanicolaou's test** prue- ba de Papanicolaou
**papaverine hydrochlori- de** clorhidrato de papa- verina
**paper chromatography** cromatografía de papel
**papilla** papila
**papillary** papilar
**papillary adenocarcino- ma** adenocarcinoma pa- pilar
**papillary adenocystoma lymphomatosum** ade- nocistoma linfomatoso papilar
**papillary adenoma** ade- noma papilar
**papillary duct** conducto papilar
**papillary muscle** músculo papilar
**papillary tumor** tumor pa- pilar
**papillate** papilada
**papilledema** papiledema
**papillitis** papilitis
**papillomatosis** papiloma- tosis
**papillomavirus** papiloma- virus
**papillophlebitis** papiloflé- bitis
**papilloretinitis** papilorre- tinitis
**papovavirus** papovirus
**pappataci** pappataci
**pappus** pappus
**papular scaling disease** enfermedad papulosca- mosa
**papulation** papulación
**papule** pápula
**papyraceous** papiráceo
**Paquelin's cautery** caute- rio de Paquelin
**par** par
**para-aminobenzoic acid** ácido paraaminobenzoico
**para-aminosalicylic acid** ácido paraaminosalicílico (PAS)
**paracentesis** paracentesis
**paracervical block** blo-

queo paracervical
**paracetamol** paracetamol
**paracoccidioidal granu- loma** granuloma paraco- cidioideo
**paracoccidioidomycosis** paracoccidioidomicosis
**paradichlorobenzene poi- soning** intoxicación por paradiclorobenceno
**paradidymis** paradidimo
**paraffin bath** baño de parafina
**paraffin method** método de la parafina
**parafhasia** parafrasia
**paraganglion** paraganglio
**paragonimiasis** paragoni- miasis
**parainfluenza virus** virus parainfluenza
**paraldehyde** paraldehído
**parallel play** juego paralelo
**paralysis** parálisis
**paralysis agitans** parálisis agitante
**paralytic ileus** íleo paralí- tico
**paramedical personnel** personal paramédico
**paramesonephric duct** con- ducto paramesonéfrico
**parameter** parámetro
**paramethadiona** parame- tadiona
**paramethasone acetate** acetato de parametasona
**parametric imaging** diag- nóstico gammagráfico pa- ramétrico
**parametritis** parametritis
**parametrium** parametrio
**paramnesia** paramnesia
**paramyxovirus** paramixo- virus
**paranasal** paranasal
**paranasal sinus** seno para- nasal
**parangi** parangi
**paranoia** paranoia
**paranoia hallucinatoria** paranoia alucinatoria
**paranoiac** paranoico
**paranoia** paranoide
**paranoid disorder** trastor- no paranoide
**paranoid ideation** idea- ción paranoide
**paranoid personality** per- sonalidad paranoide
**paranoid personality di- sorder** trastorno paranoi- de de la personalidad
**paranoid reaction** reac- ción paranoide
**paranoid schizophrenia** esquizofrenia paranoide
**paranoid state** estado paranoide
**paranuclear body** cuerpo paranuclear

**parapertussis** parapertussis

**parapharyngeal abscess** absceso parafaríngeo

**paraphimosis** parafimosis

**paraplasm** paraplasma

**paraplastic** paraplástico

**paraplegia** paraplejía

**parapraxia** parapraxia

**parapsoriasis** parapsonasis

**parapsychology** parapsicología

**paraquat poisoning** intoxicación por paraquat

**parasite** parásito

**parasitemia** parasitemia

**parasitic fetus** feto parasitano

**parasitic fibroma** fibroma parasitario

**parasitic glossitis** glositis parasitaria

**parasitic thronibus** trombo parasitano

**parasympathetic** parasimpático

**parasympathetic nervous system** sistema nervioso parasimpático

**parasympatholytic** parasimpaticolítico

**parasympatholytic drug** medicamento parasimpaticolítico

**parasympathomimetic** parasimpaticomimético

**parasympathomimetic drug** medicamento parasimpaticomimético

**parasystole** parasístole

**parataxic distortion** distorsión paratáxica

**parathion poiwning** intoxicación por paration

**parathyphoid fever** fiebre paratifoidea

**parathyroid gland** glándula paratiroidea

**parathyroid hormone** hormona paratiroidea

**parathyroid injection** inyección de paratiroidina

**paratrooper fracture** fractura del paracaidista

**paraurethral duct** conducto parauretral

**paravaccinia** paravacuna

**paravertevral block** bloqueo paravertebral

**paregoric** paregórico

**parenchyma** parénquima

**parenchymatous neuritis** neuritis parenquimatosa

**parent figure** figura parenteral

**parent image** imagen paterna

**parenteral generation** generación parenteral

**parental grief** duelo parental

**parent-child relationship** relación padre-hijo

**parenteral** parenteral

**parenteral absorption** absorción parenteral

**parenteral nutrition** nutrición parenteral

**paresis** paresia

**paresthesia** parestesia

**paretic dementia** demencia parética

**pareunia** pareunia

**pargyline hydrochloride** clorhidrato de pargilina

**parietal** parietal

**parietal bone** hueso parietal

**parietal lobe** lóbulo parietal

**parietal lymph node** ganglio linfático parietal

**parietal pain** dolor parietal

**parietal peritoneum** peritoneo parietal

**pariet-occipital** parietooccipital

**pariet-occipital sulcus** surco parieto-occipital

**Parinaud's syndrome** síndrome de Parinaud

**parkinsonism** parkinsonismo

**Parkinson's disease** enfermedad de Parkinson

**parity** paridad

**paromomycin sulfate** sulfato de paromomicina

**paronychia** paroniquia

**paroophoritis** parooforitis

**paroophron** paroóforon

**parosmia** parosmia

**parotid duct** conducto parotídeo

**parotid gland** glándula parótida

**parovarium** parovario

**paroxysmal cold hemoglobinuria** hemoglobinuria paroxística por frío

**paroxysmal hemoglobinuria** hemoglobinuria paroxística

**paroysmal labyrinthine vertigo** vértigo laberíntico paroxístico

**paroxysmal nocturnal dyspnea (PND)** disnea paroxística nocturna (DPN)

**paroxysmal nocturnal hemoglobinuria (PNH)** hemoglobinuria paroxistica nocturna (HPN)

**paroxysm** paroxismo

**parthenogenesis** partenogénesis

**partial cleavage** segmentación parcial

**partial placenta previa** placenta previa parcia!

**partial pressure** presión parcial

**partial pressure of carbon dioxide** presión parcial de anhídrido carbónico

**partial thromboplastin tizne** tiempo de tromboplastina parcial

**Pascal's principle** principio de Pascal

**passive algolagnia** algolagnia pasiva

**passive anaphylaxis** anafilaxis pasiva

**passive carrier** portador pasivo

**passive euthanasia** eutanasia pasiva

**passive exercice** ejercicio pasivo

**passive immunity** inmunidad pasiva

**passive movement** movimiento pasivo

**passive smoking** fumar pasivamente

**passive transfer test** prueba de transferencia pasiva

**passive transport** transporte pasivo

**passive tremor** temblor pasivo

**passive-aggressive personality** personalidad pasivo-agresiva

**passive-dependent personality** personalidad pasivo-dependiente

**passivity** pasividad

**past health** antecedentes de salud

**Pasteurella** Pasteurella

**pasteurization** pasteurización

**pasteurized milk** leche pasteurizada

**Patau's syndrome** síndrome de Patau

**patch test** prueba del parche

**patella** rótula

**patellar bursa** bolsa rotuliana

**patellar ligament** ligamento rotuliano

**patellar reflex** reflejo rotuliano

**patellectomy** patelectomía

**patent ductus arteriosus (PDA)** ductus arterioso persistente

**Paterson-Kelly's syndrome** síndrome de Paterson-Kelly

**pathogen** patógeno

**pathogenesis** patogénesis

**pathognomonic** patognomónico

**pathognomomic sympton** síntoma patognomónico

**pathologic absorption** absorción patológica

**pathologic fracture** fractura patológica

**pathologic mitosis** mitosis patológica

**pathologic myopia** miopía patológica

**pathological anatomy** anatomía patológica

**pathological diagnosis** diagnóstico anatomopatológico

**pathologic retraction ring** anillo patológico de retracción

**pathologist** patólogo

**pathology** patología

**pathophysiology** fisiopatología

**pathway** vía

**patient** paciente

**patient interview** entrevista del paciente

**patient record** historia del paciente

**pattern** tipo, modelo

**Paul's tube** tubo de Paul

**Pautrier's microabscess** microabsceso de Pautrier

**Pauwel's fracture** fractura de Pauwel

**pavor** pavor

**Payr's clamp** pinza de Payr

**peak** pico

**pearly penile papules** pápulas perladas del pene

**pearly tumor** tumor perlado

**pectin** pectina

**pectineus** pectíneo

**pectoralis major** músculo pectoral mayor

**pectoralis minor** músculo pectoral menor

**pectoriloquy** pectoriloquia

**pectus excavatum** pectus excavatum

**pedagogy** pedagogía

**pediatric anesthesia** anestesia pediátrica

**pediatric dosage** dosificación pediátrica

**pediatric hospitalization** hospitalización pediátrica

**pediatric nutrition** nutrición pediátrica

**pediatrician** pediatra

**pediatrics** pediatría

**pedicle clamp** pinzas de pedículo

**pediculicide** pediculicida

**pediculosis** pediculosis

**pedigree** árbol genealógico

**pedogenesis** pedogénesis

**pedophilia** pedofilia

**peduncle** pedúnculo

**Pel-Ebstein's fever** fiebre de Pel-Ebstein

**Pelger-Huët's anomaly** anomalía de Pelger-Huët

**pellagra** pelagra

**pellagra sine pellagra** pelagra sin pelagra

**pelvic** pélvico

**pelvic brim** reborde pélvico
**pelvic cellulitis** celulitis pélvica
**pelvic classification** clasificación pélvica
**pelvic congestion syndrome** síndrome de congestión pelviana
**pelvic diameter** diámetro pélvico
**pelvic diaphragm** diafragma pélvico
**pelvic examination** exploración pélvica
**pelvic inflammatory disease** enfermedad inflamatoria pélvica
**pelvic inlet** estrecho superior de la pelvis
**pelvis kidney** riñón pélvico
**pelvic minilaparotomy** minilaparotomía pélvica
**pelvic outlet** estrecho inferior de la pelvis
**pelvic pain** dolor pélvico
**pelvic rotation** rotación pélvica
**pelvic tilt** inclinación pélvica
**pelvic varicocele** varicocele pélvico
**pelvifemoral** pelvifemoral
**pelvifemoral muscular dystrophy** distrofia muscular pelvifemoral
**pelvimetry** pelvimetría
**pelvis** pelvis
**pemolina** pemolina
**pemphigoid** penfigoide
**pemphigus** pénfigo
**pendular nystagmus** nistagmo pendular
**penetrance** penetrancia
**penfluridol** penfluridol
**penicillamine** penicilamina
**penicillic acid** ácido penicílico
**penicillin** penicilina
**penicillin G** penicilina G
**penicillin G benzathine** penicilina G benzatina
**penicillin phenoxymethyl** fenoximetilo de penicilina
**penicillase** penicilasa
**penicillanase-producing staphylococci** estafilococos productores de penicilinasa
**penicillinase-resistant antibiotic** antibiótico resistente a la penicilinasa
**penicillinase-resistant penicillin** penicilina resistente a la penicilinasa
**penicilliosis** peniciliosis
**Penicillium** Penicillium
**penile cancer** cáncer de pene
**penis** pene
**penniform** peniforme

**Penrose drain** drenaje Penrose
**pentaerythritol tetranitrate** tetranitrato de pentaeritritol
**pentamidine** pentamidina
**pentazocine hydrochloride** clorhidrato de pentazocina
**pentazocine lactate** lactato de pentazocina
**pentobarbital** pentobarbital
**pentobarbital sodium** pentobarbital sódico
**pentosuria** pentosuria
**pentylenetetrazol** pentilenetetrazol
**Pepper's syndrome** síndrome de Pepper
**pepsin** pepsina
**pepsinogen** pepsinógeno
**pepsinuria** pepsinuria
**peptic** péptico
**peptic ulcer** úlcera péptica
**peptide** péptido
**percentile** percentil
**percept** percibir
**perception** percepción
**perceptivity** perceptividad
**perceptual defect** defecto de la percepción
**perchloromethase** perclorometano
**percolation** percolación
**percutaneous** percutáneo
**percutaneous catheter placement** introducción de un catéter percutáneo
**percutaneous transhepatic cholangiography** colangiografía transhepática percutánea
**percutaneous transluminal coronary angioplasty (PTCA)** angioplastia coronaria transluminal percutánea
**Perez's reflex** reflejo de Pérez
**perforating fracture** fractura perforante
**perfloxacin** perfloxacino
**perfusion** perfusión
**perianal abscess** absceso perianal
**periapical** periapical
**periapical abscess** absceso periapical
**periapical infection** infección periapical
**periarteritis** periarteritis
**periarteritis gummosa** periarteritis gomosa
**periarteritis nodosa** periarteritis nodosa
**pericardial artery** arteria pericardiaca
**pericardial effusion** derrame pericárdico
**pericardial tamponade** ta-

ponamiento pericárdico
**pericardiocentesis** pericardiocentesis
**pericarditis** pericarditis
**pericardium** pericardio
**pericholangitis** pericolangitis
**peridural anesthesia** anestesia peridural
**perifolliculitis** perifoliculitis
**perilymph** perilinfa
**perimetrium** perimetrio
**perinatal death** muerte perinatal
**perinatal mortality** mortalidad perinatal
**perinatal physiology** fisiología perinatal
**perinatologist** perinatólogo
**perinatology** perinatología
**perineorrhaphy** perineorrafia
**perineotomy** perineotomía
**perineum** periné
**periodic** periódico
**periodic apnea of the newborn** apnea periódica del recién nacido
**periodic breathing** respiración periódica
**periodic deep inspiration** inspiración profunda periódica
**periodontal** periodontal
**periodontal disease** enfermedad periodontal
**periodontics** periodoncia
**periodontitis** periodontitis
**periodontoclasia** periodontoclasia
**periosteum** periostio
**peripheral** periférico
**peripheral acrocyanosis of the newborn** acrocianosis periférica del recién nacido
**peripheral glioma** glioma periférico
**peripheral nervous system** sistema nervioso periférico
**peripheral polyneuritis** polineuritis periférica
**peripheral vascular disease** enfermedad vascular periférica
**peripheral vision** visión periférica
**peristalsis** peristaltismo
**peritoneal cavity** cavidad peritoneal
**peritoneal dialysis** diálisis peritoneal
**peritoneal dialysis solution** solución para diálisis peritoneal
**peritoneoscope** peritoneoscopio
**peritoneum** peritoneo
**peritonitis** peritonitis

**peritonsillar** peritonsilar
**periumbilical** periumbilical
**peritonsillar abscess** absceso periamigdalino
**perivascular goiter** bocio perivascular
**periungual** periungueal
**perivitelline** perivitelino
**permanent dentition** dentición permanente
**permanent tooth** diente permanente
**permissible dose** dosis permisible
**pernicious** pernicioso
**pernicious anemia** anemia perniciosa
**pernicious vomiting** vómito pernicioso
**pernio** eritema pernio
**perobrachius** perobraquio
**perochirus** peroquiro
**perocormus** perocormo
**perodactylia** perodactilia
**perodactylus** perodáctilo
**perodactyly** perodactilia
**peromelia** peromelia
**peroneal** peroneo
**peroneal muscular atrophy** atrofia muscular peroneal
**peroneus brevis** músculo peroneo corto
**peroneus longus** músculo peroneo largo
**peronia** peronia
**per os** per os
**peropus** peropus
**perosomus** perosomo
**perosplachnia** peroesplacnia
**peroxide** peróxido
**perphenazine** perfenazina
**persistent cloaca** cloaca persistente
**personal and social history** historia personal y social
**personal orientation** orientación personal
**personal unconscious** inconsciente personal
**personality** personalidad
**personality disorder** trastorno de la personalidad
**personality test** test de personalidad
**perspiration** perspiración
**Perthes' disease** enfermedad de Perthes
**pertussis** pertusis
**pertussis immune globulin** immunoglobulina de pertussis
**pertussis vaccine** vacuna de pertussis
**pes cavus** pie cavo
**pessary** pesario
**pesticide poisoning** intoxicación por pesticidas
**petechiae** petequia

**petechial fever** fiebre petequial
**petit mal seizure** crisis del pequeño mal
**petrolatum gauze** gasa de vaselina
**Petri dish** Petri, placa de
**pétrissage** pétrissage
**petroleum distillate poisoning** intoxicación por destilado de petróleo
**petrosphenoidal fissure** fisura petroesfenoidal
**Peutz-Jeghers' syndrome** síndrome de Peutz-Jeghers
**Peyer's patches** placas de Peyer
**peyote** peyote
**Peyronie's disease** enfermedad de Peyronie
**phacomalacia** facomalacia
**phago** lago
**phagocyte** fagocito
**phagocytosis** fagocitosis
**phakomatosis** facomatosis
**phalanx** falange
**phallic stage** etapa fálica
**phalloidine** faloidina
**phallus** falo
**phantom limb syndrome** síndrome del miembro fantasma
**phantom tumor** tumor fantasma
**pharmaceutical** farmacéutico
**pharmaceutical chemistry** química farmacéutica
**pharmacodynamic** farmacodinámica
**pharmacogenetics** farmacogenética
**pharmacokinetics** farmacocinética
**pharmacological treatment** tratamiento farmacológico
**pharmacologist** farmacólogo
**pharmacology** farmacología
**pharmacolopoeia** farmacopea
**pharmacy** farmacia
**pharyngoscope** faringoscopio
**pharyngeal aponeurosis** aponeurosis faríngea
**pharyngeal bursa** bolsa faríngea
**pharyngeal reflex** reflejo faríngeo
**pharyngeal tonsil** amígda faríngea
**pharyngitis** faringitis
**pharyngoconjuntival fever** fiebre faringoconjunctival
**pharynx** faringe
**phase microscope** microscopio de fase
**phase of maximum slope**

fase de máxima pendiente
**phasic** fásico
**phenacemide** fenacemida
**phenacetin** fenacetina
**phenazopyridine hydrochloride** clorhidrato de fenazopiridina
**phendimetrazine tartrate** tartrato de fendimetrazina
**phenformin** fenformina
**phenelzine sulfato** sulfato de fenelcina
**phenic acid** ácido fénico
**phenilic alcohol** alcohol fenílico
**phenindione** fenindiona
**pheniramine maleate** maleato de feniramina
**phenmetrazine hydrochloride** clorhidrato de fenmetrazina
**phenobarbital** fenobarbital
**phenocopy** fenocopia
**phenol** fenol
**phenol block** bloqueo fenólico
**phenol camphor** alcanfor de fenol
**phenol poisoning** intoxicación por fenol
**phenolphthalein** fenoftaleína
**phenolsulfonphthalein** fenolsulfontaleína
**phenomenon** fenómeno
**phenothiazine** fenotiazina
**phenotype** fenotipo
**phenoxybenzamine hydrochloride** clorhidrato de fenoxibenzamina
**phenprocoumon** fenprocumón
**phensuximide** fensuximida
**phentermine hydrochloride** clorhidrato de fentermina
**phentolamine hydrochloride** clorhidrato de lentolamina
**phenyl alcohol** alcohol fenílico
**phenyl carbinol** fenilcarbinol
**phenyl methanol** fenilmetanol
**phenylacetic acid** ácido fenilacético
**phenylalanine** fenilalanina
**phenylalaninemia** fenilalaninemia
**phenylbutazone** fenilbutazona
**phenylephrine** clorhidrato de fenilefrina
**phenylethyl alcohol** alcohol feniletílico
**phenylic acid** ácido fenílico
**phenylketonuria** fenilcetonuria
**phenylmercuric nitrate** nitrato fenilmercúrico

**phenylpropanolamine hydrochloride** clorhidrato de fenilpropanolamina
**phenylpyruvic acid** ácido fenilpirúvico
**phenylpyruvic amentia** amencia fenilpirúvica
**phenyltoloxamine citrate** citrato de ferúltoloxamina
**phenytoin** fenitoína
**pheochromocytoma** leocromocitoma
**pheromone** feromona
**Philadelphia chromosome** cromosoma Philadelphia
**phimosis vaginalis** fimosis vaginal
**phlebectomy** flebectomía
**phlebitis** flebitis
**phlebogram** flebograma
**phlebograph** flebógrafo
**phlebography** flebografía
**phlebothrombosis** flebotrombosis
**phlebotomus fever** fiebre flebótoma
**phlebotomy** flebotomía
**phlegm** flema
**phlegmon** flemón
**phlegmasia alba dolens** flegmasia alba dolens
**phlegmonous gastritis** gastritis flemonosa
**phlogosis** flogosis
**phlyctenular keratoconjunctivitis** queratoconjuntivitis flictenular
**phlyctenulosis** flictenulosis
**phobia** fobia
**phobiac** fóbico
**phobic disorder** trastorno fóbico
**phobic neurosis** neurosis fóbica
**phobic reaction** reacción fóbica
**phobic state** estado fóbico
**phocomelia** focomelia
**phocomelic dwarf** enano focomélico
**phocomelus** focomelo
**phoniatrics** foniatría
**phonic** fónico
**phonocardiogram** fonocardiograma
**phonocardiograph** fonocardiógrafo
**phosphatase** fosfatasa
**phosphate** fosfato
**phosphatemia** fosfatemia
**phosphoglycerate kinase** fosfoglicerato quinasa
**phopholipid** fosfolípido
**phosphomevalonate kinase** fosfomevalonatequinasa
**phosphoric acid** ácido fosfórico
**phosphurus (P)** fósforo (P)
**phosphorus poisoning** intoxicación por fósforo

**photil epilepsy** epilepsia fótica
**phthisis** tisis
**photoallergic** fotoalérgico
**photoallergic contact dermatitis** dermatitis de contacto fotoalérgico
**photochemotherapy** fotoquimioterapia
**photophobia** fotofobia
**photosensitive** fotosensible
**photosensitivity** fotosensibilidad
**photosynthesis** fotosíntesis
**phototherapy** fototerapia
**phototherapy in the newborn** fototerapia en el recién nacido
**phototoxic** fototóxico
**phototoxic contact dermatitis** dermatitis de contacto fototóxico
**phrenic** frénico
**phrenic nerve** nervio frénico
**phycomycosis** ficomicosis
**phylloquinone** filoquinona
**phylogenesis** filogénesis
**phylogenetic** filogenético
**phylogenic** filogénico
**phylogeny** filogenia
**phymosis** fimosis
**physical allergy** alergia física
**physical chemistry** química física
**physical diagnosis** diagnóstico físico
**physical examination** exploración física
**physical therapist** fisioterapia
**physician** médico
**physiologic contracture** contractura fisiológica
**physiologic dwarf** enano fisiológico
**physiologic jaundice** ictericia fisiológica
**physiologic retraction ring** anillo fisiológico de retracción
**physiologic thirt heart sound** tercer tono cardiaco fisiológico
**physiological chemistry** química fisiológica
**physiological dead space** espacio muerto fisiológico
**physiological motivation** motivación fisiológica
**physiological psychology** psicología fisiológica
**physiology** fisiología
**physostigmine** fisostigmina
**phytanic acid storage disease** enfermedad por almacenamiento de ácido titánico
**phytogenesis** fitogénesis
**phytonadione** fitonadiona

**pia mater** piamadre
**pica** pica
**Pick's disease** enfermedad de Pick
**Pickwickian syndrome** síndrome de Pickwick
**picogram** picogramo
**picornavirus** picornavirus
**picosecond** picosegundo
**picrotoxin** picrotoxina
**Piedmont's fracture** fractura de Piedmont
**Pierre Robin's syndrome** síndrome de Pierre Robin
**pigeon breast** tórax en quilla
**pigeon breeder's lung** pulmón de los criadores de palomas
**pigment** pigmento
**pigmy** pigmeo
**pilar cyst** quiste piloso
**piliform** piliforme
**pill** píldora
**pillion fracture** fractura del salpicadero
**pilocarpine** pilocarpina
**pilocarpine and epinephrine** pilocarpina y adrenalina
**pilocarpine and physostigmine** pilocarpina y fisostigmina
**pilocarpine hydrochloride** clorhidrato de pilocarpina
**piloerection** piloerección
**pilomotor reflex** reflejo pilomotor
**pilonidal** pilonidal
**pilonidal cyst** quiste pilonidal
**pilonidal fistula** fístula pilonidal
**pilonidal sinus** seno pilonidal
**pilosebaceous** pilosebáceo
**pimaricin** pimaricina
**pimozide** pimocida
**pimple** grano
**pindolol** pindolos
**pineal gland** glándula pineal
**pineal tumor** tumor pineal
**pinealocytoma** pinealocitoma
**pinealoma** pinealoma
**pinhole pupil** pupila puntiforme
**pinhole test** prueba del orificio puntiforme
**Pinkus' disease** enfermedad de Pinkus
**pinocytosis** pinocitosis
**pinta** pinta
**Piper's forceps** fórceps de Piper
**piperacetazine** piperacetacina
**piperazine citrate** citrato de piperazina
**pipette** pipeta

**pipobroman** pipobroman
**piriformis** músculo piramidal de la pelvis
**Pirquet's test** prueba de Pirquet
**pisiform bone** hueso pisiforme
**pitting** fovea
**pitting edema** edema con fovea
**pituitary adamantinoma** adamantinoma hipofisario
**pituitary cachexia** caquexia hipofisaria
**pituitary dwarf** enano hipofisario
**pituitary gland** glándula hipófisis
**pituitary nanism** enanismo hipofisario
**pituitary snuff lung** pulmón de los aspiradores de hormona hipofisaria
**pityriasis alba** pitiriasis alba
**pytiriasis rosea** pitiriasis rosada
**pivot joint** articulación del pivote
**PK test** prueba PK
**placebo** placebo
**placebo effect** efecto placebo
**placenta** placenta
**placenta previa** placenta previa
**placental hormone** hormona placentaria
**placental insufficiency** insuficiencia placentaria
**Plafon's fracture** fractura de Plafon
**plagiocephaly** plagiocefalia
**plague** peste
**plague vaccine** vacuna de la peste
**planar xanthoma** xantoma plano
**planes ofanesthesia** planos de la anestesia
**plantago seed** semilla de plantado
**plantar aponeurosis** aponeurosis plantar
**plantar fascia** fascia plantar
**plantar neuroma** neuroma plantar
**plantar reflex** reflejo plantar
**plantar wart** verruga plantar
**plantaris** músculo plantar delgado
**plantigrade** plantígrado
**plaque** placa
**plasma** plasma
**plasma cell** célula plasmática
**plasma cell leukemia** leucemia de células plasmáticas
**plasma cell myeloma** mie-

loma de células plasmáticas
**plasma cell tumor** tumor de células plasmáticas
**plasma membrane** membrana citoplasmática
**plasma protein** proteína plasmática
**plasmacytoma** plasma citoma
**plasmapheresis** plasmoféresis
**plasmid** plásmide
**plasmidotrophoblast** plasmidotrofoblasto
**plasmin** plasmina
**plasminogen** plasminógeno
**Plasmodium** Plasmodium
**plasmosome** plasmosoma
**plastic surgery** cirugía plástica
**plaster** yeso
**plate** lámina
**platelet** plaqueta
**platinium (Pt)** platino (Pt)
**platypelloid pelvis** pelvis platipeloide
**plastysma** músculo cutáneo del cuello
**play** juego
**play therapy** ludoterapia
**pleasure principle** principio del placer
**pledget** tokunda
**pleiotropy** pléiotropia
**plethysmogram** pletismograma
**plethysmograph** pletismógrafo
**pleura** pleura
**pleural cavity** cavidad pleural
**pleural effusion** derrame pleural
**pleural space** espacio pleural
**pleurisy** pleuresía
**pleurodynia** pleurodinia
**pleuropericardial rub** roce pleuropericárdico
**pleuroperitoneal cavity** cavidad pleuroperitoneal
**pleuropneumonia** pleuroneumonía
**pleurothotonos** pleurotótonos
**plexiform neuroma** neuroma plexiforme
**pleximeter** plexímetro
**plexor** plexor
**plexus** plexo
**plica** pliegue
**plica semilunaris** pliegue semilunar
**plicae transversales recti** pliegues transversales del recto
**Plimmer's bodies** cuerpos de Plimmer
**ploidy** ploidia
**plug** tapón

**Plummer's disease** enfermedad de Plummer
**Plummer-Vinson's syndrome** síndrome de Plummer-Vinson
**pluricentric blastoma** blastoma pluricéntrico
**pluripolar mitosis** mitosis pluripolar
**plutonium (Pu)** plutonio (Pu)
**pneumococcal** neumocócico
**pneumococcal vaccine** vacuna neumocócica
**pneumococcus** neumococo
**pneumoconiosis** neumoconiosis
**pneumoencephalogram** neumoencefalograma
**pneumoencephalography** neumoencefalografía
**pneumogastric nerve** nervio neumogástrico
**pneumomediastinum** neumomediastino
**pneumonia** neumonía
**pneumonic plague** peste neumónica
**pneumonitis** neumonitis
**pneumothorax** neumotórax
**podiatr-y** podiatría
**podophyllotoxin** podofilotoxina
**podophyllum** podófilo
**poikilocytosis** poiquilocitosis
**poikiloderma atrophicans vasculare** poiquilodermía atrófica vascular
**poikiloderma of Civatte** poiquilodermia de Civatte
**point of maximum impulse** punto de máximo impulso
**poison** veneno
**poison ivy** zumeque veneno
**poisoning** envenenamiento, intoxicación
**polar body** cuerpo polar
**polarity** polaridad
**pole** polo
**polioencephalitis** polioencefalitis
**polioencephalomyelitis** polioencefalomielitis
**poliomyelitis** poliomielitis poliosis poliosis
**poliovirus** poliovirus
**poliovirus vaccine** vacuna de la poliomielitis
**pollakiuria** polaquiuria
**pollen coryza** coriza polínica
**polonium (Po)** polonio (Po)
**polus** polo
**polyarteritis** poliarteritis
**polyarteritis nodosa** poliarteritis nodosa
**polychromasia** policromasia
**polychromatophile** poli-

cromatófilo

**polychromatophilia** policromatofilia

**polyclonal** policlonal

**polyclonal gammopathy** gammopatía policlonal

**polycystic kidney disease** poliquistosis renal

**polycystic ovary** ovario poliquístico

**polycythemia** policitemia

**polydactyly** polidactilia

**polydipsia** polidipsia

**polyestradiol phosphate** fosfato de poliestradiol

**polygene** poligén

**polygenic inheritance** herencia poligénica

**polyhidramnios** polihidramnios

**polyhybrid** polihíbrido

**polyhybrid cross** cruce polihíbrido

**polyleptic** poliléptico

**polyleptic fever** fiebre poliléptica

**polymicrogyria** polimicrogiria

**polymorphism** polimorfismo

**polymorphocytic leukemia** leucemia polimorfocítica

**polymorphonuclear** polimorfonuclear

**polymorphonuclear leukocyte** leucocito polirnorfonuclear

**polymorphous light eruption** erupción polimorfa leve

**polymorphus** polimorfo

**polymyalgia arteritica** polimialgia arterítica

**polymyalgia rheumatica** polimialgia reumática

**polymyositis** polimiositis

**polymyxin** polimixina

**polymyxin B sulfate** sulfato de polimixina B

**polyneuritic psychosis** psicosis polineurítica

**polypeptide** polipéptido

**polyphagia** polifagia

**polyploid** poliploide

**polyploidy** poliploidía

**polypoid adenocarcinoma** adenocarcinoma polipoide

**polyradiculitis** polirradiculitis

**polyribosome** polirribosoma

**polysome** polisoma

**polysomy** polisomía

**polytene chromosome** cromosoma politénico

**polythiazide** politiazida

**polyunsaturated fatty acid** ácido graso poliinsaturado

**polyuria** poliuria

**polyvalent antiserum** antisuero polivalente

**polyvinyl chloride** cloruro de polivinilo

**pomp** pomp

**Pompe's disease** enfermedad de Pompe

**pontes** protuberancia

**Pontiac's fever** fiebre de Pontiac

**pooled plasma** plasma de varios donantes

**poorly differentiated lymphocytic malignant lymphoma** linfoma linfocítico maligno poco diferenciado

**popliteal artery** arteria poplítea

**popliteal node** ganglio poplíteo

**popliteal pulse** pulso poplíteo

**population** población

**population at risk** población con riesgo

**population genetics** genética de población

**poriomania** poriomanía

**pork tapeworm** tenia del cerdo

**pork tapeworm infection** infección por tenia del cerdo

**porphobilinogen** porfobilinógeno

**porphiria** porfiria

**porphyrin** porfirina

**portacava shunt** cortocircuito portocava

**portal fissure** fisura portal

**portal hepatitis** hilio del hígado

**portal hypertension** hipertensión portal

**portal system** sistema porta

**portal vein** vena porta

**portal-systemic encephalopathy** encefalopatía portosistémica

**Porter-Silber's reaction** reacción de Porter-Silber

**portoenterostomy** portoenterostomía

**port-wine stain** mancha rojo vino

**poscoital** poscoital

**position** posición

**positive** positivo

**positive end expiratory pressure** presión terminoespiratoria positiva

**positive euthanasia** eutanasia positiva

**positive feedback** retroalimentación positiva

**positive identification** identificación positiva

**positive pressure** presión positiva

**positive relationship** rela-

cien positiva

**possitive sings of pregnancy** signos positivos de embarazo

**positron** positrón

**positron emission tomography** tomografía de emisión de positrones

**postcomissurotomy syndrome** síndrome de poscomisurotomía

**postconcussional syndrome** síndrome posconmocional

**postdate pregnancy** embarazo posmaduro

**posterior** posterior

**posterior asynclitism** asinclitismo posterior

**posterior atlantoaxial ligament** ligamento atlantoaxial posterior

**posterior atlanto-occipital ligament** ligamento atlanto-occipital posterior

**posterior atlanto-occipital membrane** membrana atlanto-occipital posterior

**posterior auricular artery** arteria auricular posterior

**posterior common ligament** ligamento posterior común

**posterior costrotransverse ligament** ligamentocostotransversal posterior

**posterior fontanel** fontanela posterior

**posterior fossa** fosa posterior

**posterior me node** ganglio mediastínico posterior

**posterior mediastinum** mediastino posterior

**posterior nares** coanas

**posterior neuropore** neuroporo posterior

**posterior pituitary** hipófisis posterior

**posterior pituitary gland** glándula pituitaria posterior

**posterior tibial artery** arteria tibial posterior

**posterior tibialis pulse** pulso tibial posterior

**posterior vein of left ventricle** vena posterior del ventrículo izquierdo

**postgastrectomy care** cuidados de posgastrectomía

**posthepatic cirrhosis** cirrosis poshepática

**posthepatic jaundice** ictericia poshepática

**posticcal** postictal

**postinfectious** posinfeccioso

**postinfectious encephalitis** encefalitis posinfecciosa

**postinfectious glomerulonephritis** glomerulonefritis posinfecciosa

**postmature** posmaduro

**postmature infant** recién nacido posmaduro

**postmastectomy exercices** ejercicios de posmastectomía

**postmenopausal** posmenopáusico

**post-mortem** post-mortem

**postmyocardial infarction syndrome** síndrome posinfarto de miocardio

**postnasal drip** goteo pos nasal

**postnecrotic cirrhosis** cirrosis posnecrótica

**postoperative** postoperatorio

**postoperative atelectasis** atelectasia postoperatoria

**postoperative bed** cama postoperatoria

**postoperative care** cuidados postoperatorios

**postoperative cholangiography** colangiografía postoperatoria

**postpartal care** cuidados posparto

**postpartum** posparto

**postpartum depression** depresión posparto

**post-perfusion syndrome** síndrome de posperfusión

**postpericardiotomy syndrome** síndrome pospericardiotomía

**post-pill amenorrhea** amenorrea posanticonceptivos

**postpolycythemic myeloid metaplasia** metaplasia mieloide pospolicitémica

**postprandial** posprandial

**postpubertal panhypopituitarism** panhipopituitarismo pospuberal

**postpuberty** pospubertad

**postpubescence** pospubertad

**postration** postración

**post-traumatic** postraumático

**post-traumatic stress disorder** estrés postraumático

**postsynaptic** postsináptico

**postsynaptic element** elemento postsináptico

**post-term infant** recién na cido postérmino

**postural albuminuria** albuminuria postural

**postural drainage** drenaje postural

**postural hypotension** hipo tensión postural

**postural proteinuria** proteinuria postural

**postural vertigo** vértigo postural

**posture** postura

**postvaccinal** posvacunal

**potassium (K)** potasio (K)

**potassium chloride (KCL)** cloruro de potasio

**potassium hidroxide (KOH)** hidróxido de potasio (KOH)

**potassium iodide** yoduro de potasio

**potassium penicillin V** penicilina V potásica

**potassium-sparing diuretic** diuréctico ahorrador de potasio

**potency** potencia

**potential** potencial

**potentiation** potenciación

**Pott's disease** enfermedad de Pon

**Pott's fracture** fractura de Pott

**pouidone-iodine** pouidona yodada

**Powassan's virus infection** infección por virus de Powassan

**pox** enfermedad eruptiva

**poxvirus** poxvirus

**PR interval** intervalo PR

**practical anatomy** anatomía práctica

**Prader-Willi's syndrome** síndrome de Prader-Willi

**pragmatic** pragmático

**pralidoxime chloride** cloruro de pralidoxima

**prandial** prandial

**praseodymium (Pr)** praseodimio (Pr)

**Prausnitz-Küstner's (PK test** prueba de Prausnitz-Küstner

**praxis** praxis

**prazepam** prazepam

**prazosin hydrochloride** clorhidrato de prazosín

**preagonal ascftes** ascitis preagónica

**preanesthetic medication** medicación preanestésica

**preaortic node** ganglio preaórtico

**precancerous dermatitis** dermatitis precancerosa

**precipitate** precipitado, precipitar

**precipitate delivery** parto precipitado

**precipitin** precipitina

**preclinical** preclínico

**precocius** precoz

**precocius dentition** dentición precoz

**precocious puberty** pubertad precoz

**preconscious** precons-

ciente

**precordial** precordial

**precordial movement** movimiento precordial

**precursor** precursor

**predeciduous dentition** dentición precaduca

**predictive hypothesis** hipótesis predictiva

**predictive validity** valor predictivo

**predictor variable** variable predictiva

**predisposition** predisposición

**prednisolone** prednisolona

**prednisone** prednisona

**preeclampsia** preeclampsia

**preexcitation** preexcitación

**preferential anosmia** anosmía selectiva

**preformation** preformación

**pregnancy** embarazo

**pregnancy luteoma** luteoma gravídico

**pregnancy rate** tasa de embarazos

**pregnandiol** pregnandiol

**preload** precarga

**premalignant fibroepithelioma** fibroepitelioma premaligno

**premature** prematuro

**premature atrial contraction** extrasístole auricular

**premature ejaculation** eyaculación precoz

**premature infant** recién nacido prematuro

**premature labor** parto prematuro

**premature thelarche** telarquia prematura

**premature ventricular contraction** extrasístole ventricular

**premedication** premedicación

**premenarchal** premenárquico

**premenstrual** premenstrual

**premenstrual tension** tensión premenstrual

**premolar** premolar

**premolar tooth** diente premolar

**premonitory** premonitorio

**prenatal** prenatal

**prenatal development** desarrollo prenatal

**prenatal diagnosis** diagnóstico prenatal

**preoperative** preoperatorio

**preoperative care** cuidados preoperatorios

**prepared childbirth** parto preparado

**preprandial** preprandial

**prepuberal panhypopituitarism** panhipopituitarismo prepuberal

**prepuberty** prepubertad

**prepubescence** prepubescencia

**presbycusis** presbiacusia

**presbycardia** presbicardia

**presbyopia** presbicia

**prescribe** prescribir

**prescription** prescripción

**presenile** presenil

**presenile dementia** demencia presenil

**present health** salud actual

**presentation** presentación

**presenting symptom** síntoma de presentación

**presomite embryo** embrión presomítico

**pressor** presor

**pressure** presión

**pressure acupuncture** digitopuntura

**pressure bandage** vendaje compresivo

**pressure dressing** apósito de presión

**pressure edema** edema por presión

**pressure sore** úlcera de presión

**presynaptie** presináptico

**presynaptic element** elemento presináptico

**presystolic** presistólico

**preterm birth** nacimiento pretérmino

**preterm infant** neonato pretérmino

**preterm labor** parto pretérmino

**pretibial** pretibial

**pretibial fever** fiebre pretibial

**prevalence** prevalencia

**prevention** prevención

**preventive care** medicina preventiva

**preventive treatment** tratamiento preventivo

**previllous embryo** embrión prevelloso

**priapism** priapismo

**priapitis** priapitis

**priapus** priapus

**prickly heat** sarpullido

**prilocaine hydrochloride** clorhidrato de prilocaína

**primaquine phosphate** losfato de primaquina

**primary** primario

**primary afferent fiber** fibra aferente primaria

**primary amenorrhea** amenorrea primaria

**primary amputation** ampu tación primaria

**primary apnea** apnea primaria

**primary atelectasis** ate-

lectasia primaria

**primary atypical pneumonia** neumonía atípica primaria

**primary biliary cirrhosis** cirrosis biliar primaria

**primary bronchus** bronquio principal

**primary constriction** constricción primaria

**primary cutaneous melanoma** melanoma cutáneo primario

**primary degenerative dementia** demencia degenerativa primaria

**primary dental caries** caries dental primaria

**primary dentition** dentición primaria

**primary dismenorrhea** dismenorrea primaria

**primary fissure** surco primario

**primary gain** ganancia primaria

**primary health care** asistencia sanitaria primaria

**primary host** huésped principal

**primary hypertension** hipertensión primaria

**primary organizer** organizador primario

**primary physician** médico de cabecera

**primary prevention** prevención primaria

**primary proximal renal tubular acidosis** acidosis tubular renal proximal primaria

**primary secuestrum** secuestro primario

**primary shock** shock primario

**primary tooth** diente primario

**primary tuberculosis** tuberculosis primaria

**primidone** primidiona

**primigravida** primigesta

**primipara** primípara

**primitive** primitivo

**primitive fold** pliegue primitivo

**primitive groove** estría primitiva

**primitive gut** intestino primitivo

**primitive node** nodo primitivo

**primitive pit** hendidura primitiva

**primitive reflex** reflejo primitivo

**primitive ridge** elevacion primitiva

**primitive streak** línea primitiva

**primordial** primordial

**primordial dwarf** enano primordial
**primordial germ cell** célula germinal primordial
**primordial image** imagen primordial
**primordium** primordio
**principle** principio
**Prinzmetal's angina** angina de Prinzmetal
**privacy** intimidad
**proacelerin** proacelerina
**probability** probabilidad
**probenecid** probenecid
**problem-oriented medical record** historia patológica
**procainamide hydrochloride** clorhidrato de procainamida
**procaine hydrochloride** clorhidrato de procaína
**procarbazine hydrochloride** clorhidrato de procarbazina
**procaryocyte** procariocito
**procaryon** procarion
**procaryosis** procariosis
**procaryote** procarionte
**process** proceso
**process schizophrenia** esquizofrenia procesal
**prochlorperazine** proclorperazina
**prochlorperazine maleate** maleato de proclorperazina
**prochromosome** procromosoma
**proconvertin** proconvertina
**proctitis** proctitis
**proctocele** proctocele
**proctodaeum** proctodeo
**proctodeum** proctodeo
**proctodynia** proctodinia
**proctologist** proctólogo
**proctology** proctología
**proctoscope** proctoscopio
**procyclidine hydrochloride** clorhidrato de prociclidina
**prodromal labor** pródromes del parto
**prodrome** pródromo
**productive cough** tos productiva
**profibrinolysin** profibrinolisina
**progenitive** progenitivo
**progenitor** progenitor
**progeny** progenie
**progeria** progeria
**progestagen** progestágeno
**progestational** progestacional
**progesterone** progesterona
**progestogen** progestógeno
**proglottid** proglótide
**prognathism** prognatismo
**prognosis** pronóstico
**progress notes** registro de

la evolución
**progressive** progresivo
**progressive myonecrosis** mionecrosis progresiva
**progressive patient care** asistencia progresiva del paciente
**progressive resistence exercice** ejercicio de resistencia progresiva
**progressive spinal muscular atrophy of infants** atrofia músculo-espinal progresiva infantil
**progressive systemic sclerosis** esclerosis sistémica progresiva
**projectile vomiting** vómito en escopeta
**projection** proyección
**projective test** test proyectivo
**prokaryocyte** procariocito
**prokaryon** procarion
**prokaryosis** procariosis
**prokaryote** procarionte
**prolactin (PRL)** prolactina (PRL)
**prolapse** prolapso
**proliferation** proliferación
**proliferative phase** fase proliferativa
**prolonged release** sistema de liberación lenta
**promethazine hydrochloride** clorhidrato de prometazina
**promethium (Pm)** promethio (Pm)
**promoter** promotor
**prompt insulin zinc suspension** suspensión de insulina-cinc de acción rápida
**promyelocyte** promielocito
**pronation** pronación
**pronator reflex** reflejo pronador
**pronator teres** pronador redondo
**proneness profile** perfil de predisposición
**pronephric duct** conducto pronéfrico
**pronephric tubule** túbulo pronéfrico
**pronephron** pronefrón
**pronephros** pronefros
**prone** prono
**pronucleus** pronúcleo
**propanolol hydrochloride** clorlúdrato de propanolol
**propantheline bromide** bromuro de propantelina
**proparacine hydrochloride** clorhidrato de proparacina
**prophase** profase
**prophylactic** profiláctico
**prophylactic forceps** fórceps profiláctico

**prophylactic treatment** tratamiento profiláctico
**prophylaxis** profilaxis
**propioception** propiocepción
**propioceptive reflex** reflejo propioceptivo
**propioceptor** propioceptor
**propionibacterium** propionibacterium
**propionic fermentation** fermentación propiónica
**propionicacidemia** propionicoacidemia
**propositus** propositus
**propoxyphene** propoxifeno
**propoxyphene hydrochloride** clorhidrato de propoxifeno
**proptosis** proptosis
**propylformic acid** ácido propilfórmico
**propylhexedrine** propilhexedrina
**propylthiouracilo** propiltiouracilo
**prosector** prosector
**prosencephalon** prosencéfalo
**prosopalgia** prosopalgia
**prosoposternodidymus** prosoposternodídimo
**prosopothoracophagus** prosopotoracófago
**prospective study** estudio prospectivo
**prostacyclin** prostaciclina
**prostatic catheter** sonda prostática
**prostatic utricle** utrículo prostático
**prostaglandin (PG)** prostaglandina (PG)
**prostate** próstata
**prostatectomy** prostatectomía
**prostatic** prostático
**prostatitis** prostatitis
**prosthesis** prótesis
**prosthetics** protética
**prosthodontics** protésico dental
**protactinium (Pa)** protactinio (Pa)
**protamine sulfate** sulfato de protamina
**protamine zinc suspension** suspensión de insulina protamina cinc
**protanopia** protanopía
**protease** proteasa
**protein** proteína
**protein hydrolysate injection** infusión de hidrolizado proteico
**protein kinase** proteocinasa
**protein metabolism** metabolismo proteico
**protein-bound iodine (PBI)** yodo ligado a proteínas (PBI)

**proteinemia** proteinemia
**proteinuria** proteinuria
**proteolipid** proteolípido
**proteolysis** proteolisis
**proteolytic** proteolítico
**Proteus** Proteus
**prothronibin** protrombina
**prothrombin time (PT)** tiempo de protrombina (TP)
**protiptyline hydrochloride** clorhidrato de protriptilina
**protocol** protocolo
**protokilol hydrochloride** clorhidrato de protoquilol
**proton** protón
**protoplast** protoplasto
**protoporphyria** protoporfiria
**protoporphyrin** protoporfirma
**protostoma** protostoma
**protozoa** protozoos
**protozoal infection** infección por protozoos
**protracted dose** dosis prolongada
**provirus** provirus
**proud flesh** bezo
**provitamin** provitamina
**provocative diagnosis** diagnóstico de provocación
**proxemics** proxemia
**proximal** proximal
**proximal radioulnar articulation** articulación radiocubital proximal
**proximal renal tubular acidosis** acidosis tubular renal proximal
**proxymetacine** proximetacina
**prurigo** prurigo
**pruritus ani** prurito anal
**pruritus vulvar** prurito vulvar
**psammoma** psamoma
**psammoma body** cuerpo de psamoma
**pseudoallele** seudoalelo
**pseudoanorexia** seudoanorexia
**pseudochylous ascites** ascitis seudoquilosa
**pseudocoxalgia** seudocoxalgia
**pseudocyesis** seudociesis
**pseudocyst** seudoquiste
**pseudoephedrine hydrochloride** clorhidrato de seudoefedrina
**pseudoephedrine sulfate** sulfato de seudoefedrina
**pseudoesthesia** seudoestesia
**pseudogene** seudogén
**pseudogout** seudogota
**pseudohermaphroditism** seudohermafroditismo

**pseudojaundice** seudoictericia

**pseudomembranous enterocolitis** enterocolitis seudomembranosa

**pseudomembranous stomatitis** estomatitis seudomembranosa

**pseudomonad** seudomonadal

**Pseudomonas** Pseudomonas

**pseudoneurotic schizophrenia** esquizofrenia seudosicopática

**pseudorubella** seudorrubéola

**pseudosclerema** seudosclerema

**pseudotumor** seudoturnor

**pseudotumor cerebri** seudotumor cerebral

**pseudoxanthoma elasticum** seudoxantorna elástico

**psychokinetics** psicocinesis

**psilocybin** psilocibina

**psittacosis** psitacosis

**psoas major** psoas mayor

**psoas minor** psoas menor

**psoralen-type photosynthetizer** fotosensibilizante de tipo psoraleno

**psoriasis** psoriasis

**psychasthenia** psicoastenia

**psyche** psique

**psychedelic** psicodélico

**psychiatric disorder** trastorno psiquiátrico

**psychiatric nurse practioner** enfermera psiquiátrica

**psychiatric nursing** enfermería psiquiátrica

**psychiatry** psiquiatría

**psychic contagion** contagio psíquico

**psychic suicide** suicidio psíquico

**psychic trauma** trauma psíquico

**psychoanalysis** psicoanálisis

**psychoanalyst** psicoanalista

**psychoanalytic** psicoanalítico

**psychobiology** psicobiología

**psychocatharsis** psicocatarsis

**psychodrama** psicodrama

**psychogenesis** psicogenia

**psychogenic** psicogénico

**psychogenic pain disorder** dolor psicógeno

**psychokinesia** psicocinesia

**psychokinetics** psicocinética

**psychological test** test psicológico

**psychologist** psicólogo

**psychology** psicología

**psychomotor development** desarrollo psicomotor

**psychomotor seizure** crisis psicomotora

**psychoneurosis** psiconeurosis

**psychoneurotic** psiconeurótico

**psychoneurotic disorder** trastorno psiconeurótico

**psychopath** psicópata

**psychopathia sexualis** psicopatía sexual

**psychopatic** psicopático

**psychopathic personality** personalidad psicopática

**psychopathologist** psicopatólogo

**psychopathology** psicopatología

**psychopathy** psicopatía

**psychopharmacology** psicofarmacología

**psychophysical preparation for childbirth** preparación psicológica para el parto

**psychophysics** psicofísica

**psychophysiologic** psicofisiológico

**psychophysiological disorder** trastorno psicofisiológico

**psychophysiology** psicofisiología

**psychoprophylactic preparation for childbirth** preparación psicoprofiláctica para el parto

**psychoprophylaxis** psicoprofilaxis

**psychosexual** psicosexual

**psychosexual development** desarrollo psicosexual

**psychosexual disorder** trastorno psicosexual

**psychosexual dysfunction** disfunción psicosexual

**psychosis** psicosis

**psychosocial assessment** valoración psicosocial

**psychosocial development** desarrollo psicosocial

**psychosomatic** psicosomático

**psychosomatic approach** aproximación psicosomática

**psychosomatic illness** enfermedad psicosomática

**psychosomatic medicine** medicina psicosomática

**psychosomatic reaction** reacción psicosomática

**psychosurgery** psicocirugía

**psychosyntesis** psicosíntesis

**psychotherapeutics** psicoterapéutica

**psychotherapist** psicoterapeuta

**psychotherapy** psicoterapia

**psychotic** psicótico

**psychotic disorder** trastorno psicótico

**psychotic reaction** reacción psicótica

**psychotropic** psicotropo, psicotrópico

**pteroylglutamic acid** ácido pteroilglutámico

**pterygium** pterigium

**pterygoid plexus** plexo pterigoideo

**pterygoideus lateral** pterigoideo lateral

**pterygoideus medialis** pterigoideo medial

**ptotic kidney** ptosis renal

**ptosis** ptosis

**ptyalin** ptialina

**ptyalism** ptialismo

**pubarche** pubarquía

**puberty** pubertad

**puberulic acid** ácido puberúlico

**pubic bone** hueso púbico

**pubie symphysis** sínfisis púbica

**pubis** pubis

**public health** salud pública

**pubococcygeus exercices** ejercicios pubococcígeos

**pudendal block** bloqueo pudendo

**pudendal canal** canal pudendo

**pudendal nerve** nervio pudendo

**pudendum** pudendum

**puericulture** puericultura

**puerfie** pueril

**puerperal** puerperal

**puerperal endometritis** endometritis puerperal

**puerperal fever** fiebre puerperal

**puerperal mania** manía puerperal

**puerperal mastitis** mastitis puerperal

**puerperal metritis** metritis puerperal

**puerperium** puerperio

**Pulex** Pulex

**pulmonary** pulmonar

**pulmonary alveolus** alveolo pulmonar

**pulmonary anthrax** ántrax pulmonar

**pulmonary arteriolar resistance** resistencia arteriolar pulmonar

**pulmonary atrium** atrio pulmonar

**pulmonary carcinosis** carcinosis pulmonar

**pulmonary congestion** congestión pulmonar

**pulmonary disease** enfermedad pulmonar

**pulmonary edema** edema pulmonar

**pulmonary embolism (PE)** embolia pulmonar

**pulmonary function test** prueba de función pulmonar

**pulmonary hypertension** hipertensión pulmonar

**pulmonar infiltrate with eosinophilia** infiltrado pulmonar con eosinofilia

**pulmonary sulcus tumor** tumor pulmonar

**pulmonary surfanctant** surfactante pulmonar

**pulmonary trunk** tronco pulmonar

**pulmonary tuberculosis** tuberculosis pulmonar (TP)

**pulmonary valve** válvula pulmonar

**pulmonary vascular resistance** resistencia vascular pulmonar

**pulmonary vein** vena pulmonar

**pulmonary Wegener's giranulomatosis** granulomatosis pulmonar de Wegener

**pulmonic stenosis** estenosis pulmonar

**pulp** pulp

**pulpitis** pulpitis

**pulse** pulso

**pulse deficit** déficit de pulso

**pulse point** punto de pulso

**pulse pressure** presión del pulso

**pulseless disease** enfermedad sin pulso

**pulse wave** onda del pulso

**pulsus paradoxus** pulso paradójico

**pulsus tardus** pulso tardus

**pump** bomba, bombear

**punch biopsy** biopsia por punción

**punch forceps** pinzas de punción

**punctum lacrimale** orificio lagrimal

**puncture wound** herida punzante

**Punnett's square** cuadro de Punnett

**pupendal plexus** plexo pudendo

**pupendal plexus** plexo pudendo

**pupill** pupila

**pupillary reflex** reflejo pupilar

**pupillary-skin reflex** reflejo pupilocutáneo
**pulsus paradoxus** pulso paradójico
**pure dwarf** enano puro
**pure tone audiometry** audiometría de tonos puros
**purge** purga
**purified protein derivative (PPD)** derivado proteico purificado (PPD)
**purine** purina
**Purkinje's network** red de Purkinje
**purpura** púrpura
**pus** pus
**pustule** pústula
**pustular psoriasis** psoriasis pustulosa
**putamen** putamen
**pyelitis** pielitis
**pyelogram** pielograma
**pyelonephritis** pielonefritis
**pyelolithotomy** pielolitotomía
**pygoamorphus** pigoamorfo
**pygodidymus** pigodídimo
**pygomelus** pigomelo
**pygopagus** pigópago
**pygmalianism** pigmalionismo
**pygmy** pigmeo
**pyknic** pícnico
**pyloric orifice** orificio pilórico
**pyloric sphincter** esfínter pilórico
**pyloric stenosis** estenosis pilórica
**pyloric ulcer** úlcera pilórica
**pyloroplasty** piloroplastia
**pylorospasm** piloroespasmo
**pyloromyotomy** piloromiotomía
**pylorus** píloro
**pyoderma** piodermia
**pyogenic** piógeno
**pyogenic granuloma** granuloma piógeno
**pyorrhea** piorrea
**pyosalpinx** piosalpinx
**pyramidal tract** tracto piramidal
**pyramidalis** músculo piramidal
**pyrantel pamoate** pamoato de pirantel
**pyrazinamide** pirazinamida
**pyrethrin and piperonyl butoxide** piretrina y piperonil butóxido
**pyrexia** pirexia
**pyridostigmine bromide** bromuro de piridostigmina
**pyridoxal phosphate** piridoxalfosfato
**pyridoxamine phosphate** fosfato de piridoxamina
**pyridoxine** piridoxina

**pyridoxine hydrochloride** clorhidrato de piridoxina
**pyrilamine maleate** maleato de pirilamina
**pyrimethamine** pirimetamina
**pyrimidine** pirimidina
**pyrivinium pamoate** pamoato de pirivinio
**pyrogen** pirógeno
**pyrolagnia** pirolagnia
**pyromania** piromanía
**pyromaniac** piromaniaco
**pyrrole** pirrol
**pyruvate kinase** piruvatoquinasa
**pyruvate kinasa deficiency** deficiencia de piruvatoquinasa
**pyruvic acid** ácido pirúvico
**pyuria** piuria

# Q

**Q fever** fiebre Q
**Q wave** onda Q
**QRS complex** complejo QRS
**QRST interval** intervalo QRST
**QT interval** intervalo QT
**quadratus labii superioris** músculo cuadrado del labio superior
**quadriceps femoris** músculo cuádriceps crural
**quadriceps reflex** reflejo cuádriceps
**quadrigeminal** cuadrigémino
**quadrigeminal pulse** pulso cuadrigémino
**quadriplegia** cuadriplejía
**quadruped** cuadrúpedo
**quadruplet** cuatrillizo
**qualitative** cualitativo
**quantitative inheritance** herencia cuantitativa
**quantum mechanics** mecánica cuántica
**quantum theory** teoría de los cuantos
**quartan** cuartana
**quartan malaria** malaria cuartana
**Queckenstedt's test** prueba de Queckenstedt
**Queensland's tick typhus** tifus por garrapatas de Queensland
**Quellung's reaction** reacción de Quellung
**Quengle cast** cilindro Quengle
**quercetin** cuercitina
**querulous paranoia** para-

noia querulante
**quinacrine hydrochloride** clorhidrato de quinacrina
**Quincke's pulse** pulso de Quincke
**quinethazone** quinetazona
**quinidine** quinidina
**quinidine gluconate** gluconato de quinidina
**quinine dihydrochloride** diclorhidrato de quinina
**quinine sulfate** sulfato de quinina
**quintana fever** fiebre quintana
**quintuplet** quintillizo

# R

**R factor** factor R
**R wave** onda R
**rabbit fever** fiebre del conejo
**rabies** rabia
**rabies immunoglobulin (RIG)** inmunoglobulina antirrábica
**rabies vaccine** vacuna contra la rabia
**race** raza
**racemose** racemose
**racemose aneurysm** aneurisma racemoso
**rachiopagus** raquiópago
**rachischisis** raquiosquisis
**rachitic** raquítico
**rachitic dwarf** enano raquítico
**rachitis** raquitis
**racial immunity** inmunidad racial
**rad** rad
**radial artery** arterial radial
**radial keratotomy** queratotomía radial
**radial nerve** nervio radial
**radial pulse** pulso radial
**radial recurrent artery** arteria radial recurrente
**radial reflex** reflejo radial
**radiant energy** energía radiante
**radiate ligament** ligamento radiado
**radiation** radiación
**radiation caries** caries de radiación
**radiation dermatitis** dermatitis por radiación
**radiation detector** detector de radiación
**radiation exposure** exposición a la radiación
**radiation sickness** enfermedad por radiación
**radiation syndrome** sín-

drome de radiación
**radical** radical
**radical dissection** disección radical
**radical mastectomy** mastectomía radical
**radical neck dissection** disección radical del cuello
**radical therapy** tratamiento radical
**radical vulvectomy** vulvectomía radical
**radiculitis** radiculitis
**radioactive** radiactivo
**radioactive contamination** contaminación radiacactiva
**radioactive contrast media** medio de contraste radiactivo
**radioactive decay** emisión radiactiva
**radioactive element** elemento radiactivo
**radioactive iodine** yodo radiactivo
**radioactive iodine excretion** excreción de yodo radiactivo
**radioactive iodine excretion test** prueba de excreción de yodo radiactivo
**radioactive iodine uptake** captación de yodo radiactivo
**radioactivity** radiactividad
**radioallergosorbent test (RAST)** prueba de radialergoabsorción (RAST)
**radiobiology** radiobiología
**radiocarpal articulation** articulación radiocarpiana
**radiochemistry** radioquímica
**radiographic magnification** amplificación radiográfica
**radiography** radiografía
**radioimmunoassay (RIA)** radioinmunoensayo (RIA)
**radioiodine** radioyodo
**radioisotope** radioisótopo
**radioisotope scan** gammagrafía por radioisótopo
**radiology** radiología
**radionuclide** radionúclido
**radiopaque** radioopaco
**radiopaque dye** contrastre radioopaco
**radiopharmaceutical** radiofármaco
**radiopharmacist** radiofarmacéutico
**radioresistant** radiorresistente
**radiosensitive** radiosensible
**radiosensitivity** radiosensibilidad
**radiotherapy** radioterapia

**radioulnar articulation** articulación radiocubital
**radium (Ra)** radio (Ra)
**radius** radio
**radon (Rn)** radón (Rn)
**range of motion exercices** ejercicios móviles
**ranitidine** ranitidina
**rale** estertor
**Ramsay Hunt's syndrome** síndrome de Ramsay Hunt
**ramus** ramo
**randomisation** distribución aleatoria
**random sampling** muestreo aleatorio
**ranula** ránula
**rape** violación
**rape counseling** apoyo en la violación
**raphe** rafe
**rapid eye movement (REM)** movimientos oculares rápidos (REM)
**rapport** relación
**raptus** rapto
**raptus haemorrhagicus** rapto hemorrágico
**raptus maniacus** rapto maníaco
**raptus melancholicus** rapto melancólico
**rare-earth element** tierras raras
**rare-earth metal** metales de tierras raras
**rash** rash
**Rashkind's procedure** técnica de Rashkind
**Rasmussen's aneurysm** aneurisma de Rasmussen
**rat typhus** tifus de la rata
**ratbite fever** fiebre por mordisco de rata
**rate** tasa
**Rathke's pouch** Rathke, bolsa de
**Rathke's pouch tumor** tumor en bolsa de tabaco de Rathke
**rational** racional
**rational emotive therapy (RET)** terapia emotivoracional (RET)
**rational treatment** tratamiento racional
**rattlesnake** serpiente de cascabel
**rauwolfia** rauwolfia
**rauwolfia alkaloid** alcaloide de rauwolfia
**rauwolfia serpentina** rauwolfia serpentina
**ray** rayo
**Raynaud's sign** signo de Raynaud
**reaction** reacción
**reaction formation** formación reactiva
**reactive depression** de-

presión reactiva
**reactive schizophrenia** esquizofrenia reactiva
**Read's method** método de Read
**reading** lectura
**readthrough** readthrough
**reagent** reactivo
**reagin** reagina
**reaginmediated disorder** trastorno mediado por reaginas
**reality principle** principio de realidad
**reality testing** prueba de la realidad
**reaproximate** reaproximación
**rebound** rebote
**rebound tenderness** hipersensibilidad al rebote
**rebreathing bag** bolsa de respiración
**recapitulation theory** teoría de la recapitulación
**receiver** receptor
**recess** receso
**recessive** recesivo
**recessive gene** gen recesivo
**reciprocal gene** gen recíproco
**reciprocal inhibition** inhibición recíproca
**reciprocal translocation** translocación recíproca
**Recklinghausen's canal** canal de Recklinghausen
**Recklinghausen's disease** enfermedad de Recklinghausen
**Recklinghausen's tumor** tumor de Recldinghausen
**recombinant** recombinado
**recombinant DNA** ADN recombinado
**recombination** recombinación
**recon** recón
**recovery room (R-R, RR)** sala de recuperación
**recreational therapy** terapia recreativa
**recrudescence** recrudecimiento
**recrudescent hepatitis** hepatitis recidivante
**recrudescent typhus** tifus recidivante
**recta anesthesia** anestesia rectal
**rectal cancer** cáncer de recto
**rectal instillation medication** medicación por administración rectal
**rectal reflex** reflejo rectal
**rectitis** rectitis
**rectocele** rectocele
**rectosigmoid** rectosigma
**rectouterine excavation**

excavación rectouterina
**rectum** recto
**rectus abdominis** recto abdominal
**rectus femoris** recto femoral
**rectus muscle** músculos rectos
**recurrent bandage** vendaje recurrente
**recurvatum** recurvatum
**red blood cell (RBC)** glóbulo rojo
**red cell indices** índices eritrocitarios
**Red Cross** Cruz Roja
**red fever** fiebre roja
**red hepatization** hepatización roja
**red marrow** medula roja
**reduction** reducción
**reduction diet** dieta de adelgazamiento
**reduction division** división reductora
**Reed-Sternberg's cell** célula de Reed-Sternberg
**reentry** reentrada
**referential idea** idea referencial
**referred pain** dolor referido
**refined birth rate** tasa neta de nacimientos
**reflex action** acción refleja
**reflex apnea** apnea refleja
**reflex bladder** vejiga refleja
**reflex dyspepsia** dispepsia refleja
**reflex emesis** vómito reflejo
**reflux** reflujo
**refracting medium** medio refractante
**refraction** refracción
**refractory period** periodo refractario
**Refsum's syndrome** síndrome de Refsum
**regional anatomy** anatomia regional
**regional anesthesia** anestesia regional
**regional enteritis** enteritis regional
**regionalization** regionalización
**regression** regresión
**regular diet** dieta regular
**regulation division** división reguladora
**regulative development** desarrollo regulador
**regulatory gene** gen regulador
**regulatory sequence** secuencia reguladora
**rehabilitation** rehabilitación
**rehabilitation center** centro de rehabilitación

**Rehfuss' stomach tube** tubo gástrico de Rehfuss
**Reifenstein's syndrome** síndrome de Reifenstein
**reinforcement** reforzamiento
**Reiter's syndrome** síndrome de Reiter
**rejection** rechazo
**relapse** recidiva
**relapsing fever** fiebre recurrente
**relapsing polychondritis** policondritis recurrente
**relative biological effectiveness** eficacia biológica relativa
**relative cephalopelvic disproportion** desproporción pelvicocefálica relativa
**relative growth** crecimiento relativo
**relative refractory period** período refractario relativo
**relative risk** riesgo relativo
**relaxation** relajación
**relaxation oven** horno de relajación
**relaxation therapy** terapia de relajación
**releasing hormone (RH)** hormona liberadora (RH)
**reliability** fiabilidad
**religiosity** misticismo religioso
**Rem** rem
**remision** remisión
**remittent fever** fiebre remitente
**remote afterloading** poscargador remoto renal
**renal adenocarcinoma** adenocarcinorna renal
**renal artery** arteria renal
**renal biopsy** biopsia renal
**renal calculus** cálculos renales
**renal calix** cáliz renal
**renal colic** cólico renal
**renal corpuscle** corpúsculo renal
**renal cortex** corteza renal
**renal diet** dieta renal
**renal dwarf** enano renal
**renal failure** insuficiencia renal
**renal hypertension** hipertensión renal
**renal nanism** enanismo renal
**renal papilla** papila renal
**renal rickets** raquitismo renal
**renal tubular acidosis** acidosis renal tubular
**Rendu-Osler-Weber's syndrome** síndrome de Rendu-Osler-Weber
**rennin** renina

reovirus reovirus
repetition compulsion compulsión de repetición
replacement reposición
replication replicación
replicator replicador
replicon replicón
repolarization repolarización
repression represión
repressor represor
repressor gene gen represor
reproduction reproducción
repulsion repulsión
reb ipsa loquitur res ipsa loquitur
rescinnamine rescinamina
research investigación
research radiopharmaceutical fármaco trazador
resect resecar
resection resección
reserpine reserpina
reserve reserva
reservoir bag bolsa reservorio
reservoir host huésped reservorio
reservoir of infection reservorio de infección
resident residente
residual volume volumen residual
residue schizophrenia esquizofrenia residual
resonance resonancia
resorcinated camphor alcanfor resorcinado
resorcinol test prueba de resorcinol
respiration respiración
respirator respirador
respiratory respiratorio
respiratory acidosis acidosis respiratoria
respiratory alkalosis alcalosis respiratoria
respiratory assessment valoración respiratoria
respiratory bronchiole bronquiolo respiratorio
respiratory burn quemadura respiratoria
respiratory center centro respiratorio
respiratory quotient cociente respiratorio
respiratory distress syndrome of the newborn (RDS) síndrome de distrés respiratorio del recién nacido
respiratory failure insuficiencia respiratoria
respiratory rate frecuencia respiratoria
respiratory rhythm ritmo respiratorio
respiratory syncytial vi-

rus virus respiratorio
respiratory system sistema respiratorio
respiratory therapy tratamiento respiratorio
respiratory tract aparato respiratorio
respiratory tract infection infección del aparato respiratorio
resting cell célula en reposo
resting tremor temblor en reposo
restless legs syndrome síndrome de las piernas inquietas
restraint sujeción
restriction endonuclease endonucleasa de restricción
resuscitator resucitador
resuscitation reanimación
retarded retrasado
retarded dentition dentición retrasada
retarded depression depresión retardada
retarded ejaculation eyaculación retardada
retention retención
retention enema enema de retención
retention of urine retención de orina
reticular reticular
reticular activating system sistema reticular activador
reticular formation formación reticular
reticulocyte reticulocito
reticuloendothelial system (RES) sistema reticuloendotelial (SRE)
reticuloendotheliosis reticuloendoteliosis
reticulosarcoma reticulosarcoma
retina retina
retinaculum retináculo
retinaculum extensorum manus ligamento anular posterior del carpo
retinaculum flexorum manus ligamento anular anterior del carpo
retinal retinal
retinal detachment desprendimiento de retina
retinene retiniano
retinitis retinitis
retinoblastoma retinoblastoma
retinochoroiditis retinocoroiditis
retinocerebral angiomatosis angiomatosis retinocerebral
retinol retinol
retinopathy retinopatía
retraction of the chest re-

tracción intercostal
retractor retractor
retroaortic node ganglios linfáticos lumbares
retroflexion retroflexión
retrognathia retrognatia
retrograde retrógrado
retrograde amnesia amnesia retrógrada
retrograde cystoscopy cistoscopia retrógrada
retrograde ejaculation eyaculación retrógrada
retrograde infantilism infantilismo retrógrado
retrograde pyelography pielografía retrógrada
retrograde urography urografía retrógrada
retrogression retrogresión
retrolental fibroplasia fibroplasia retrolenticular
retroperitoneal retroperitoneal
retroperitoneal fibrosis fibrosis retroperitoneal
retroperitoneal lymph node disection disección de ganglios linfáticos retroperitoneales
retropharyngeal abscess absceso retrofaríngeo
retroplacental retroplacentario
retrospective study studio retrospectivo
retrouterine retrouterino
revascularization revascularización
retroversion retroversión
retrovirus retrovirus
Reverdin's needle aguja de Reverdin
reverse isolation aislamiento invertido
reversed bandage vendaje invertido
reversed coarctation coarctación invertida
review of systems (ROS) examen por aparatos
Reye's syndrome síndrome de Reye
Rh factor factor Rh
Rh incompatibüity incompatibilidad Rh
Rh, immune globulin inmunoglobulina Rh
Rh negative Rh negativo
rhabdomyoma rabdomioma
rhabdomyosarcoma rabdomiosarcoma
rhabdovirus rabdovirus
rhagadesrágades rhaphe rafe
rhenium (Re) renio (Re)
Rhesus factor factor Rhesus
rheumatic reumático
rheumatic aortitis aortitis reumática

rheumatic arteritis arteritis reumática
rheumatic chorea corea reumática
rheumatic endocarditis endocarditis reumática
rheumatic fever fiebre reumática
rheumatic heart disease cardiopatía reumática
rheumatoid arthritis artritis reumatoide
rheumatoid coronary arteritis arteritis coronaria reumatoide
rheumatism reumatismo
rheumatoid factor factor reumatoide
rheumatologist reumatólogo
rheumatology reumatología
rhinencephalon rinencéfalo
rhinitis rinitis
rhinolaryngitis rinolaringitis
rhinopathy rinopatía
rhinophyma rinofima
rhinoplasty rinoplastia
rhinorrhagia rinorragia
rhinorrhea rinorrea
rhinoscope rinoscopio
rhinoscopy rinoscopia
rhinosporidiosis rinosporidiosis
rhinotomy rinotomía
rhinovirus rinovirus
rhitidosis ritidosis
rhizotomy rizotomía
Rhodesian trypanosomiasis tripanosomiasis rodesiana
rhodium (Rh) rodio (Rh)
rhodopsin rodopsina
rhomboid glossitis glositis romboidea
rhomboideus major músculo romboides mayor
rhomboideus minor músculo romboides menor
rhonchironcus rhotacism rotacismo
rhythm ritmo
rhythm method método de ritmo
rhytidoplasty ritidoplastia
rib costilla
riboflavin riboflavina
ribonucleic acid (RNA) ácido ribonucleico (RNA)
ribosoma ribosoma
rice diet dieta de arroz
rickets raquitismo
rickettsia rickettsia
rickettsialpox rickettsiosis varioloide
rickettsiosis rickettsiosis
rider's bone hueso del jinete
ridge cresta

**Riedel's stiruma** lóbulo de Riedel

**Riedel's thyroiditis** tiroiditis de Riedel

**Rieder's leukemia** leucemia de Rieder

**rifampin** rifampicina

**Rift Valley's fever** fiebre del Valle del Rift

**right atrioventricular valve** válvula auriculoventricular derecha

**right brachiocephalic vein** tronco venoso braquiocefálico derecho

**right bundle branch block** bloqueo de rama derecha

**right common carotid artery** arteria carótida primitiva derecha

**right coronary artery** arteria coronaria derecha

**right coronary vein** vena coronaria derecha

**right hepatic duct** conducto hepático derecho

**right interventricular artery** arteria interventricular derecha

**right lymphatic duct** conducto linfático derecho

**right pulmonary artery** arteria pulmonar derecha

**right subclavian artery** arteria subclavia derecha

**right ventricle** ventrículo derecho

**right-handedness** diestro

**right-heart failure** insuficiencia cardiaca derecha

**righting reflex** reflejo de recuperación

**rigidity** rigidez

**rigidus** rígido

**rigor** rigor

**rigor mortis** rigor mortis

**rima glottidis** rima glótica

**ring chromosome** cromosoma anular

**Ringer's lactate** lactato de Ringer

**Rinne's tuning fork test** prueba auditiva de Rinne

**Rio Grande's fever** fiebre de Rio Grande

**risk factor** factor de riesgo

**Risser's cast** molde de Risser

**risorius** risorio

**risus sardonicus** risa sardónica

**Ritgen maneuver** Ritgen, maniobra de

**ritodrine hydrochloride** clorhidrato de ritodrina

**Ritter's disease** enfermedad de Ritter

**R-loop** asa en R

**RNA nucleotidyltransferase** RNA nucleotidiltransferasa

**RNA polymerasa** RNA polimerasa

**RNA splicing** enlace del RNA

**Robertsonian translocation** translocación de Robertson

**rock fever** fiebre rocosa

**Rocky Mountain spotted fever** fiebre de las Montañas Rocosas

**rod** bastón

**rodent ulcer** úlcera rodante

**roentgen** roentgen

**roentgen ray** rayos roentgen

**roentgenology** roentgenología

**Rokitansky's disease** enfermedad de Rokitansky

**Rolando's fracture** fractura de Rolando

**roller bandage** venda enrollable

**roller clamp** clampaje de rueda

**Romberg's sign** signo de Romberg

**root** raíz

**Rorschach's test** prueba de Rorschach

**rosacea** rosácea

**rose fever** fiebre rosa

**rose spots** manchas rosas

**Rosenmüller's organ** órgano de Rosenmüller

**Rosenthal's syndrome** síndrome de Rosenthal

**roseola** roséola

**roseola infantum** roséola del lactante

**rostral** rostral

**Rosvsing's sign** signo de Rosvsing

**rotameter** rotámetro

**rotating tourniquet** torniquete rotatorio

**rotation** rotación

**rotavirus** rotavirus

**Rotor's syndrome** síndrome de Rotor

**roughage** porción no digerible de los alimentos

**rouleaux** rodillos

**roundworm** gusano redondo

**route ofadministration** vía de administración

**R-R interval** intervalo R-R

**rubbig alcohol** alcohol alcanforado

**rubefacient** rubefaciente

**rubella** rubéola

**rubella and mumps virus vaccine** vacuna vírica contra rubéola y paperas

**rubella embryopathy** embriopatía rubeólica

**rubella panencephalitis** panencefalitis rubeólica

**rubella viras vaccine** vacuna vírica antirrubéola

**rubescent** rubescente

**rubidium (Rb)** rubidio (Rb)

**Rubin's test** prueba de Rubin

**rubivirus** rubivirus

**rubricyte** rubricito

**rudiment** rudimento

**Ruffini's corpuscles** corpúsculos de Ruffini

**ruga** ruga

**rule of nines** regla de los nueves

**rumination** regurgitación

**rupture** ruptura

**ruptured intervertebral disc** disco intervertebral roto

**Russell's bodies** cuerpos de Russell

**Russell's dwarf** enano de Russell

**Russell's traction** tracción de Russell

**ruthenium (Ru)** rutenio (Ru)

**rutin** rutina

**S wave** onda S

**SA node** nodo SA

**Sabin's vaccine** vacuna de Sabin

**Sabin-Feldman's dye test** prueba de Sabin-Feldman

**sac** saco

**saccharide** sacárido

**saccharin** sacarina

**Saccharomyces** Saccharomices

**saccharomycosis** sacaromicosis

**saccule** sáculo

**sacral** sacral

**sacral foramen** agujero sacro

**sacral node** ganglios linfáticos sacros

**sacral plexus** plexo sacral

**sacral vertebra** vértebra sacra

**sacroiliac articulation** articulación sacroilíaca

**sacrospinalis** músculo erector de la espina dorsal, sacroespinal

**sacrum** sacro

**saddle block anesthesia** anestesia de bloqueo de silla de montar

**saddle joint** articulación en silla de montar

**sadism** sadismo

**sagital suture** sutura sagital

**sagital plane** plano sagital

**SAH** HSA

**Saint Louis encephalitis** encefalitis de Saint Louis

**Saint Vitu's dance** San Vito, baile de

**salicylanilide** salicilanilida

**salicylate** salicilato

**salicylate poisoning** intoxicación de salicilato

**salicylatesulfapyridine** salicilatosulfapiridina

**salicylic acid** ácido salicílico

**saline cathartic** catártico salino

**saline edema** enema salino

**saline infusion** infusión salina

**saline irrigation** irrigación salina

**saline solution** solución salina

**saliva** saliva

**salivaly fistula** fistula salival

**salivary duct** conducto salival

**salivary gland** glándula salival

**salivary gland cancer** cáncer de las glándulas salivales

**Salk's vaccine** vacuna de Salk

**Salmonella** Salrnonella

**salmonellosis** salmonelosis

**salol camphor** salol alcamforada

**Salonica's fever** fiebre de Salónica

**salpingectomy** salpingectomía

**salpingitis** salpingitis

**salpingostomia** salpingostomía

**salpinx** salpinx

**salt** sal

**salt depletion** depleción salina

**saltation** saltación

**Salter's fracture** fractura de Salter

**saltatory evolution** evolución saltatoria

**salt-free diet** dieta sin sal

**salve** bálsamo

**samarium (Sm)** samario (Sm)

**sample** muestra

**San Joaquin's fever** fiebre de San Joaquín

**sand bath** baño de arena

**Sandhoff's disease** enfermedad de Sandhoff

**sanguineous** sanguíneo

**saponin** saponina

**sarcoidosis** sarcoidosis

**sarcoidosis cordis** sarcoidosis cardiaca

**sarcolemma** sarcolema

**sarcoma** sarcoma

**sarcoma botriyoides** sarcoma botríoides

**sarcomagenesis** sarcoma-génesis

**sarcoplasmic reticulum** retículo sarcoplásmico

**Sarcoptes scabiei** Sarcoptes scabiei

**sartorius** sartorio

**saturated fatty acid** ácidos grasos saturados

**satured solution** solución saturada

**satyriasis** satiriasis

**satyromania** satiromanía

**sauna bath** sauna

**Sayre's jacket** corsé de Sayre

**scabicide** escabicida

**scabies** sarna

**scalded skin syndrome** síndrome de la piel escaldada

**scale** escama

**scalenus** escaleno

**scalp** cuero cabelludo

**scalpel** escalpelo

**scalp-vein needle** aguja IV para cuero cabelludo

**scandium (Sc)** escandio (Sc)

**scanning electron microscope** microscopio electrónico de barrido

**scanning electron microscopy** microscopía electrónica de barrido

**Scanzoni's rotation** rotación de Scanzoni

**scaphocephalia** escafocefalia

**scaphoid bone** hueso escafoides

**scapula** escápula

**scapulohumeral muscular distrophy** distrofia muscular escapulohumeral

**scapulohumeral reflex** reflejo escapulohumeral

**scarification** escarificación

**scarify** escarificar

**scarlatina** escarlatina

**scarlatiniform** escarlatiniforme

**scarlet fever** fiebre escarlata

**scarlet red** rojo escarlata

**scharotomy** escarotomía

**Scheuermann's disease** enfermedad de Scheuermann

**Schick's test** prueba de Schick

**Schilder's disease** enfermedad de Schilder

**Schiner's test** prueba de Schiller

**Schilling's test** prueba de Schilling

**Schilling's leukemia** leucemia de Schilling

**Schilltz's tonometer** tonómetro de Schilltz

**schistocyte** esquistocito

**schistosoma** esquistosoma

**schistosomiasis** esquistosomiasis

**schistosomicide** esquistosomicida

**schizoaffective disorder** trastorno esquizoafectivo

**schizogenesis** esquizogénesis

**schizogony** esquizogonia

**schizoid** esquizoide

**schizoid personality** personalidad esquizoide

**schizont** esquizonte

**schizonticide** esquizonticida

**schizophasia** esquizofasia

**schizophrenia** esquizofrenia

**schizophrenie** esquizofrénico

**schizophrenic reaction** reacción esquizofrénica

**schizophreniform disorder** trastorno esquizofreniforme

**schizophrenogenic** esquizofrenógeno

**Schizotrypanum cruzi** Schizotrypanum cruzi

**schizotypal personality disorder** trastorno de personalidad esquizotípica

**Schlatter-Osgood's disease** enfermedad de SchlatterOsgood

**Schlatter's disease** enfermedad de Schlatter

**Schneiderian carcinoma** carcinoma de Schneiderian

**schock trousers** pantalones de schock

**Schönlein-Henoch's purpura** púrpura de Schönlein-Henoch

**school phobia** fobia escolar

**Schultz-Carlton's phenomenon** fenómeno de Schultz-Carlton

**Schultze's mechanism** Schultze, mecanismo de

**Schwann-cell tumor** tumor de células de Schwann

**Schwartzman-Sanarelli's phenomenon** fenómeno de Schwartzman-Sanarelli

**sciatic** ciático

**scintigraph** gammagrafía

**scientific method** método científico

**scirrhous carcinoma** carcinoma escirro

**scissors** tijeras

**sclera** esclerótica

**scleredema** escleredema

**sclerema adiposum** escle-rema adiposo

**sclerema neonatorum** esclerema neonatal

**sclerodactyly** esclerodactilia

**scleroderma** esclerodermia

**scleromalacia perforans** escleromalacia perforante

**sclerose** esclerosar

**sclerosing hemangioma** hemangioma esclerosante

**sclerosis** esclerosis

**sclerotherapy** escleroterapia

**sclerotome** esclerotomo

**scolex** scolex

**scoliosis** escoliosis

**seopophilia** escopofilia

**seopophobia** escopofobia

**seopolamine hydrobromide** escopolamina

**scorbutic pose** posición es corbútica

**scorpion sting** picadura de escorpión

**scotoma** escotoma

**scratch test** prueba de escarificación

**screening** exploración selectiva

**Scribner's shunt** shunt de Scribner

**scrofula** escrófula

**scrotal cancer** cáncer de escroto

**scrotal tongue** lengua escrotal

**scrotum** escroto

**scriab typhus** tifus de los matorrales

**scurvy** escorbuto

**sea urchin sting** picadura del erizo de mar

**sealed source** fuente hermética

**seawater bath** baño de mar

**sebaceous** sebáceo

**sebaceous cyst** quiste sebáceo

**sebaceous gland** glándula sebácea

**seborrhea** seborrea

**seborrheic blepharitis** blefaritis seborreica

**seborrheic dermatitis** dermatitis seborreica

**seborrheic keratosis** queratosis seborreica

**seborreic wart** verruga seborreica

**sebum** sebo

**Seckel's syndrome** síndrome de Seckel

**secobarbital** secobarbital

**secondary** secundario

**secondary amenorrhea** amenorrea secundaria

**secondary amputation** amputación secundaria

**secondary apnea** apnea secundaria

**secondary areaola** areola secundaria

**secondary biliary cirrhosis** cirrosis biliar secundaria

**secondary bronchus** bronquio secundario

**secondary dementia** demencia secundaria

**secondary dental caries** caries dental secundaria

**secondary dentition** dentición secundaria

**secondary dysmenorrhea** dismenorrea secundaria

**secondary fisure** fisura secundaria

**secondary fracture** fractura secundaria

**secondary gain** ganancia secundaria

**secondary health care** asistencia sanitaria secundaria

**secondary hypertension** hipertensión secundaria

**secondary hypertrophic osteoarthropaty** osteoartropatía hipertrófica secundaria

**secondary nutrient** nutriente secundario

**secondary prevention** prevención secundaria

**secondary proximal renal tubular acidosis** acidosis tubular renal proximal secundaria

**secondary sequestrum** secuestro secundario

**econdary sex characteristic** carácter sexual secundario

**secondary shock** shock secundario

**secondary thrombocytosis** trombocitosis secundaria

**secrete** secretar

**secretin** secretina

**secretin test** prueba de la secretina

**secretory duct** conducto secretor

**secretory phase** fase secretora

**secundines** secundinas

**secundigravida** secundigrávida

**sedation** sedación

**sedative** sedante

**sedative bath** baño sedante

**sedative-hypnotic** agente sedante-hipnótico

**sediment** sedimento

**segmental bronchus** bronquio segmentario

**segmental fracture** fractura segmentaria

**segmental resection** resección segmentaria

segmentation segmentación

segmentation cavity cavidad de segmentación

segmentation nucleus núcleo de segmentación

segmented hyalinizing vasculitis vasculitis hialinizante segmentada

segregation segregación

seizure threshold umbral convulsivo

selection selección

selective angiography angiografía selectiva

selenium sulfide sulfuro de selenio

self yo

self-actualization autorrealización

self-alienation autoalienación

self-anesthesia autoanestesia

self-breast examination autoexploración de la mama

self-catheterization autosondaje

self-image autoimagen

self-limited autolimitado

self-radiolysis autorradiólisis

self-retaining catheter sonda de autorretención

sella turcica silla turca

semen semen

semicircular canal canal semicircular

semicircular duct conducto semicircular

semicoma semicoma

semiconscious semiconsciente

semi-Fowler's position posición de semi-Fowler

semilente insulin insulina semilenta

semilunar valve válvula semilunar

semimembranosus músculo semimembranoso

seminal duct conducto seminal

seminal fluid líquido seminal

seminal vesicle vesícula seminal

seminal vesiculitis vesiculitis seminal

seminoma seminoma

semitendinosus músculo semitendinoso

semustine semustine

senescent senescente

Sengstaken-Blakemore's tube sonda de Sengstaken-Blakemore

senile senil

senile angioma angioma senil

senile cataract catarata senil

senile delirium delirio senil

senile dementia demencia senil

senile dental caries caries dental senil

senile involution involución senil

senile keratosis queratosis senil

senile memory memoria senil

senile nanism enanismo senil

senile psychosis psicosis senil

senile wart verruga senil

sense sentido

sensible perspiration perspiración sensible

sensitivity sensibilidad

sensitization sensibilización

sensorioneural hearing lose sordera neurosensorial

sensory apraxia apraxia sensorial

sensory deprivation deprivación sensorial

sensory nerve nervio sensitivo

separation anxiety ansiedad de separación

sepsis sepsis

septal defect defecto septal

septic abortion aborto séptico

septic arthritis artritis séptica

septic fever fiebre séptica

septic shock shock séptico

septicemia septicemia

septicemic plague peste septicémica

septostomy septostomía

septum septo

sequestered edema edema secuestrado

seroconversion seroconversión

serology serología

serosa serosa

serosanguineous serosanguíneo

serotonin serotonina

Serratia Serratia

serratus anterior músculo serrato anterior

Sertoli-Leydig's cell tumor célula tumoral de Sertoli-Leydig

serum suero

serum sickness enfermedad del suero

sesamoid bone hueso sesamoideo

sessile sesil

sequela secuela

sequestred antigens theory teoría de los antígenos secuestrados

sequestrum secuestro

sequestrum forceps pinzas de secuestro

serological diagnosis diagnóstico serológico

serous membrane membrana serosa

serpent ulcer úlcera serpiginosa

serum albumin albúmina sérica

serum bank banco de suero

serum C-reactive protein proteína sérica C-reactiva

serum glutamic oxaloacetic transaminase (SGOT) transaminasa glutámico-oxalacética sérica (GOT)

serum glutamic pyruvic transaminase (SGPT) transaminasa glutámico-pirúvica sérica (GPT)

serum hepatitis hepatitis sérica

severe contbined immunodeficiency disease enfermedad por inmunodeficiencia combinada

sex sexo

sex chromatin cromatina sexual

sex chromosome cromosoma sexual

sex chromosome mosaic mosaico de cromosomas sexuales

sex factor factor sexual

sexism sexismo

sex-influenced influido por el sexo

sex-limited limitado por el sexo

sex-linked ligado al sexo

sex-linked disorder trastorno ligado al sexo

sex-inked ichthyosis ictiosis ligada al sexo

sexual sexual

sexual dwarf enano sexual

sexual generation generación sexual

sexual history historia sexual

sexual intercourse acto sexual

sexual psychopath psicópata sexual

sexual reassignment reasignación sexual

sexual reflex reflejo sexual

sexuality sexualidad

sexually transmitted disease enfermedad de transmisión sexual (ETS)

shallow breathing respiración superficial

shared paranoid disorder trastorno paranoide compartido

sheath vaina

sheep cell test prueba con hematíes de carnero

shell shock choque por bombardeo

shellfish poisoning intoxicación por marisco

shield escudo

shift to the right desviación a la derecha

Shigella Shigella

shigellosis shigellosis

shin splints calambre de la espinilla

shindylesis esquindilesis

Shirodkar's operation operación de Shirodkar

shock shock

shock lung shock pulmonar

short arm cast férula corta para el brazo

short leg cast férula corta para la pierna

short leg cast with walker férula corta para la pierna con andador

short-acting de corta acción

short-acting insulin insulina de corta acción

short-term memory memoria a corto plazo

shoulder blade omóplato

shoulder joint articulación del hombro

shoulder spica cast férula con espiga para el hombro

shunt shunt

Shy-Drager's syndrome síndrome de Shy-Drager

sialogogue sialogogo

sialography sialografía

sialadenitis sialadenitis

sialolith sialolito

sialorrhea sialorrea

Siberian tick typhus tifus siberiano por garrapatas

sibilant rale estertor sibilante

sibling hermano

sickle cell drepanocito

sickle cell anemia anemia falciforme

sickle cell crisis crisis falciforme

sickle cell thalassemia talasemia falciforme

sickle cell trait rasgo falciforme

sideroblastic anemia anemia sideroblástica

sideropenic dysphagia disfagia sideropénica

siderosis siderosis

sigmoid sigmoide

sigmoid colon colon sigmoide

sigmoid flexure flexura sigmoide

sigmoid mesocolon mesocolon sigmoide

**sigmoidectomy** sigmoidectomía
**sigmoidoscope** sigmoidoscopio
**sign** signo
**silent mutation** mutación silente
**silicon (Si)** silicio (Si)
**silicone** silicona
**silicosis** silicosis
**silk suture** sutura de seda
**silo filler's disease** enfermedad de los trabajadores de silos
**silver (Ag)** plata (Ag)
**Silver's dwarf** enano de Silver
**silver nitrate** nitrato de plata
**silver salts poisoning** intoxicación por sales de plata
**silver sulfadiazine** sulfadiazina de plata
**simian crease** pliegue de simio
**simian line** línea de simio
**simian virus 40** virus 40 del simio
**Simmonds' disease** enfermedad de Simmonds
**simple angioma** angioma simple
**simple fission** fisión simple
**simple fracture** fractura simple
**simple goitier** bocio simple
**simple mastectomy** mastectomía simple
**simple phobia** fobia simple
**simple protein** proteína simple
**simple schizophrenia** esquizofrenia simple
**simple tubular gland** glándula tubular simple
**simple vulvectomy** vulvectomía simple
**Simpson's forceps** fórceps de Simpson
**Sims'position** posición de Sims
**single-blind-study** estudio a ciegas simple
**sinoatrial (SA) block** bloqueo sinoauricular
**sinoatrial (SA) node** nodo sinoauricular
**sinus venous defect** defecto del seno venoso
**sinusitis** sinusitis
**sippy diet** dieta de sippy
**sireniform fetus** feto sireniforme
**sirenomelia** sirenomelia
**sirenomelus** sirenomelo
**sitosterol** sitosterol
**situational anxiety** ansiedad situacional
**situational crisis** crisis situacional

**situational depression** depresión situacional
**situational psychosis** psicosis situacional
**situational therapy** terapia situacional
**situs** situs
**sitz bath** baño de asiento
**sixth disease** sexta enfermedad
**size** talla
**Sjögren-Larsson's syndrome** síndrome de Sjögren-Larsson
**skeletal enchondromatosis** encondromatosis esquelética
**skeletal fixation** fijación esquelética
**skeletal muscle** músculo esquelético
**skeletal traction** tracción esquelética
**skeleton** esqueleto
**Skene's duct** conducto de Skene
**Skene's glands** glándulas de Skene
**Skillen's fracture** fractura de Skillen
**skimmed milk** leche descremada
**skin** piel
**skin barriere** barrera cutánea
**skin cancer** cáncer de piel
**skin graft** injerto de piel
**skin prep** preparación de la piel
**skin test** prueba cutánea
**skin traction** tracción cutánea
**skinfold calipers** calibrador del pliegue cutáneo
**skull** cráneo
**sleep** sueño
**sleeping siclmess** enfermedad del sueño
**slide clamp** pinza deslizante
**sling restraint** cabestrillo
**slip-on blood pump** bomba rápida de sangre
**slit lamp** lámpara de hendidura
**slit lamp microscope** microscopio de hendidura
**slough** esfacelo
**slow-acting insulin** insulina de acción lenta
**slow virus** virus lento
**small cardiac vein** vena cardiaca menor
**small cell carcinoma** carcinoma de células pequeñas
**small-for-gestational-age (SGA)** recién nacido pequeño para su edad gestacional
**small intestine** intestino

delgado
**smallest cardiac vein** vena de tebesio
**smallpox** viruela
**smallpox vaccine** vacuna de la viruela
**smear** frotis
**smegma** esmegma
**smell** olfato
**Smith's fracture** fractura de Smith
**Smith-Hodge's pesary** pesario de Smith-Hodge
**Smith-Petersen's nail** clavo de Smith-Petersen
**smooth muscle** músculo liso
**snail** caracol
**snakebite** mordedura de serpiente
**snare** asa
**sneeze** estornudo
**Snellen's chart** cartel de Snellen
**Snellen's test** prueba de Snellen
**Snowden-Pencer's scissors** tijeras de Snowden-Pencer
**snuffles** romadizo
**soap** jabón
**soapsuds enema** enema jabonoso
**social medicine** medicina social
**social motivation** motivación social
**social phobia** fobia social
**social psichiatry** psiquiatría social
**social psychology** psicología social
**socialization** socialización
**sociopath** sociópata
**sociopathic personality** personalidad sociopática
**sociopatic** sociopático
**soda** soda
**soda lime (SL)** sosa cálcica
**sodium (Na)** sodio (Na)
**sodium arsenite poisoning** intoxicación por arsenito sódico
**sodium barbital** barbital sódico
**sodium bicarbonate** bicarbonato sódico
**sodium chloride** cloruro sódico
**sodium glutamate** glutamato sódico
**sodium hypochlorite solution** solución de hipoclorito sódico
**sodium iodide** yoduro sódico
**sodium lactate** lactato sódico
**sodium nitroprusside (SNP)** nitroprusiato sódico
**sodium phosphate** fosfato sádico

**sodium phosphate P32** fosfato sódico P32
**sodium pump** bomba de sodio
**sodium salicylate** salicilato sódico
**sodium stibocaptate** estibocaptato sódico
**sodium sulfate** sulfato sódico
**sodomy** sodomía
**soffocative goiter** bocio sofocante
**soft diet** dieta blanda
**soft fibroma** fibroma blando
**soft palate** paladar blando
**soft radiation** radiación blanda
**solar plexus** plexo solar
**solar radiation** radiación solar
**soleus** soleo
**solution** solución
**solute** soluto
**solvent** solvente
**soma** soma
**somatic** somático
**somatic cavity** cavidad somática
**somatic cell** célula somática
**somatic chromosome** cromosoma somático
**somatic delirium** delirio somático
**somatization disorder** somatización
**somatoform disorder** trastorno somatoforme
**somatogenesis** somatogénesis
**somatomegaly** somatomegalia
**somatoplachnic** somatoplácnico
**somatoplasm** somatoplasma
**somatopleure** somatopleura
**somatosensory evoked potential (SEP)** potencial evocado somatosensorial
**somatostatin** somatostatina
**somatotropic hormone** hormona somatotropa
**somatotropin** somatotropina
**somite** somite
**somite embryo** embrión somítico
**somnambulism** sonambulismo
**somnolent** somnolencia
**sonogram** sonograma
**sonography** sonografía
**sonorous rale** estertor sonoro
**oporific** soporífero
**sorbic acid** ácido sórbico
**sore** llaga
**sordes** saburra
**Sorrin's operation** Sorrin, operación de

souffle soplo uterino
sound sonda
**South African genetic porphyria** porfiria genética sudafricana
**South American blastomycosis** blastomicosis sudamericana
**South American trypanosomia** tripanosomiasis sudamericana
space espacio
**spactic bladder** vejiga espástica
**sparteine sulfate** sulfato de esparteína
sparganosis esparganosis
spasm espasmo
**spasmodic torticollis** tortícolis espasmódica
spastic espástico
**spastic aphonia** afonía espástica
**spastic colon** colon espástico
**spastic entropion** entropión espástico
**spastic paralysis** parálisis espástica
**spastic pseudoparalysis** seudoparálisis espástica
**special sense** sentido especial
specialist especialista
speciality especialidad
species (SP) especies
**species immunity** inmunidad de especie
**specific activity** actividad específica
**specific gravity** peso específico
**spectinomycin hydrochloride** clorhidrato de espectinomicina
spectrometer espectrómetro
spectrometry espectrometría
spectrophotometry espectrofotometría
spectrum espectro
speculum espéculo
speech lenguaje
**speech dysfunction** disfunción del lenguaje
**speech pathology** logopedia
**speech therapist** logoterapeuta
sperm esperma
**sperm bank** banco de esperma
**spermatic cord** cordón espermático
**spermatic duct** conducto espermático
**spermatic fistula** fístula espermática
spermatid espermátide
spermatocide esperma-

tocida
spermatocele espermatocele
spermatocyte espermatocito
spermatocytogenesis espermatocitogénesis
spermatogenesis espermatogénesis
spermatogonium espermatogonia
spermatozoon espermatozoide
spermicidal espermicida
spermiogenesis espermiogénesis
**sphenoid bone** hueso esfenoides
**sphenoidal sinus** seno esfenoidal
**sphenoidal fissure** fisura esfenoidal
**sphenomandibular ligament** ligamento esfenomandibular
spherocyte esferocito
**spherocytic anemia** anemia esferocítica
spherocytosis esferocitosis
sphincter esfínter
**sphincter pupillae** esfínter pupilar
sphingolipid esfingolípido
sphingomyelin esfingomielina
**sphingomyelin lipidosis** lipidosis de esfingomielina
sphingosine espingosina
sphygmogram esfigmograma
sphygmograph esfigmógrafo
sphygmomanometer esfigmomanómetro
sphygmopletyismograph esfigmopletismógrafo
**spica bandage** vendaje de espiga
**spica cast** férula de espiga
spicule espícula
**spider angioma** angioma de araña
**spider nevus** araña vascular
spina espina
**spina bifida** espina bífida
**spina bifida anterior** espina bífida anterior
**spina bifida cystica** espina bífida quística
**spina bifida occulta** espina bífida oculta
spinal espinal
**spinal aperture** abertura espinal
**spinal block** bloqueo espinal
**spinal canal** canal vertebral
**spinal caries** caries ver-

tebral
**spinal cord** medula espinal
**spinal cord compression** compresión de la medula espinal
**spinal cord injury** lesión de la medula espinal
**spinal cord tumor** tumor de la medula espinal
**spinal curvature** curvatura vertebral
**spinal fusion** fusión espinal
**spinal headache** cefalea espinal
**spinal nerves** nervios espinales
**spinal tract** vía espinal
gpindle huso
**spindle cell carcinoma** carcinoma de células fusiformes
spinnbarkheit filancia
spinocerebellar espinocerebeloso
**spinocerebellar disorder** enfermedad espinocerebelosa
**spiral fracture** fractura espiral
**spiral organ of Corti** órgano espiral de Corti
**spiral reverse bandage** vendaje espiral inverso
**spirillary ratbite fever** fiebre espirilar por mordedura de rata
**spirillum fever** fiebre espirilar
spirochete espiroqueta
spirogram espirografía
spirograph espirógrafo
spirometer espirómetro
spirometry espirometría
spirolactone espironolactona
**Spitz's nevus** nevus de Spitz
splanchnic esplácnico
splanchnocele esplacnocele
splanchnopleure esplacnopleura
**S-plasty** plastia en S
spleen bazo
splenectomy esplenectomía
**splenic flexure syndrome** síndrome de la flexura esplénica
**splenius capitis** músculo esplenio de la cabeza
**splenius cervicis** músculo esplenio del cuello
splenomegaly esplenomegalia
splenohepatomegaly esplenohepatomegalia
**splenomyelogenous leukemia** leucemia esplenomielógena
splint férula
**splinter fracture** fractura

en astilla
**splinter hemorrhage** hemorragia en astilla
**split gene** gen dividido
**split personality** personalidad dividida
spondylolisthesis espondilolistesis
spondylitis espondilitis
spondylosis espondilosis
spondylosyndesis espondilosindesis
sponge esponja
spongioblastoma espongioblastoma
**spongioblastoma multiforme** espongioblastoma multiforme
**spongioblastoma unipolare** espongioblastoma unipolar
spongiocytoma espongiocitoma
spontaneous espontáneo
**spontaneous abortion** aborto espontáneo
**spontaneous delivery** parto espontáneo
**spontaneous evolution** evolución espontánea
**spontaneous fracture** fractura espontánea
**spontaneous generation** generación espontánea
**spontaneous labor** trabajo del parto espontáneo
sporadic esporádico
spore espora
sporicide esporicida
sporiferous esporífero
sporoblast esporoblasto
sporocyst esporoquiste
sporogenesis esporogénesis
sporogenous esporogéneo
sporogeny esporogenia
sporogony esporogonia
sporont esporonte
sporonticida esporonticida
sporophore esporóforo
sporophyte esporofito
sporotrichosis esporotricosis
Sporotrichum Sporotrichum
Sporozoa Sporozoa
sporozoite esporozoíto
sporulation esporulación
**spring forceps** fórceps de resorte
**spring lancet** lanceta de resorte
**sprinter's fracture** fractura del corredor
**sprain fracture** fractura por esguince
sprain esguince
sprue esprue
**spurious aperture of facial canal** orificio espúreo del canal facial

**sputum** esputo
**squamous cell carcinoma** carcinoma de células escamosas
**squamous epithelium** epitelio escamoso
**squinting eye** ojo bizco
**ST interval** intervalo ST
**ST segment** segmento ST
**stable element** elemento estable
**staccato speech** lenguaje explosivo
**stadium** estadio
**stages of anesthesia** fases de la anestesia
**stain** tinción
**standard** estándar
**standard deviation** desviación estándar
**standardized death rate** tasa de mortalidad estandarizada
**stapedectomy** estapedectomía
**stapes** estribo
**staphylococcal infection** infección estafilocócica
**staphylococcal scalded skin syndrome** síndrome estafilocócico de la piel escaldada
**Staphylococcus** Staphylococcus
**staphylokinase** estafiloquinasa
**starch** almidón
**Starr-Edwards' prothesis** prótesis de Starr-Edwards
**stasis** estasis
**stasis dermatitis** dermatitis por estasis
**stasis ulcer** úlcera de estasis
**static** estático
**static imaging** representación estática
**statonic reflex** reflejo estatónico
**status** estado
**status asthmatic** estado asmático
**status dysraphicus** estado disráfico
**status epilepticus** estado epiléptico
**steady state (SS)** estado constante
**Stearns' alcohol amentia** demencia alcohólica de Stearns
**stearyl alcohol** alcohol esteanlico
**steatorrhea** esteatorrea
**STD** ETS
**Steele-Richardson-Olszewski's syndrome** síndrome de Steele-Richardson-Olszewski
**stell** estrellado
**stellate fracture** fractura

estrellada
**stem cell leukemia** leucemia de células germinales
**stem cell lymphoma** linfoma de células germinales
**stenosis** estenosis
**Stensen's duct** conducto de Stensen
**Stent** masa de Stent
**stereoophthalmoscope** estereoftalmoscopio
**stereognostic perception** percepción estereognósica
**stereoisomer** estereoisómero
**stereopsis** estereopsia
**stereoscopic microscope** microscopio estereoscópico
**stereotypy** estereotipia
**sterified estrogen** estrógeno esterificado
**sterile** estéril
**sterilization** esterilización
**Stevens-Johnson's syndrome** síndrome de Stevens-Johnson
**sterilization steam** esterilización por vapor
**sternal node** ganglio esternal
**sternoclavicular articulation** articulación esternoclavicular
**sternocostal articulation** articulación esternocostal
**sternohyoideus** músculo estemohioideo
**sternothyroideus** músculo esternotiroideo
**sternum** esternón
**sterognosis** estereognosis
**steroid** esteroide
**sterol** esterol
**stertorous** estertoroso
**stethoscope** estetoscopio
**stibogluconate sodium** estibogluconato sódico
**stibophen** estibofeno
**Stieda's fracture** fractura de Stieda
**stiff lung** pulmón rígido
**stereopsis** estereopsia
**stigma** estigma
**stilbestrol** estilbestrol
**stillbirth** parto de feto muerto
**stillborn** mortinato
**Still's disease** enfermedad de Still
**stimulant cathartic** catártico estimulante
**stimulating bath** baño estimulante
**stimulus** estímulo
**stimulus duration** duración del estímulo
**sting** picadura
**Stokes-Adams' syndrome** síndrome de Stokes-Adams

**stoma** estoma
**stomach** estómago
**stomach pump** bomba gástrica
**stomatitis** estomatitis
**stomatology** estomatología
**stomodaeum** estomodeo
**stomodeum** estomodeo
**stone** piedra
**strabismus** estrabismo
**straight sinus** seno recto
**straight-line blood set** equipo de transfusión
**strain** distensión
**strait jacket** camisa de fuerza
**strangulated hernia** hernia estrangulada
**strangulation** estrangulación
**stratified epithelium** epitelio estratificado
**strapping** strapping
**stratiform cartilage** cartílago estratiforme
**stratiform fibrocartilage** fibrocartílago estratiforme
**stratum** estrato
**stratum basale** estrato basal
**stratum corneum** estrato córneo
**stratum germinativum** estrato germinativo
**stratum granulosum** estrato granuloso
**stratum lucidum** estrato lúcido
**stratum spinosum** estrato espinoso
**stratum spongiosum** estrato esponjoso
**strawberry gall bladder** vesícula biliar en fresa
**strawberry hemangioma** hemangioma en fresa
**strawberry tongue** lengua de fresa
**strep throat** faringitis estreptocócica
**streptobacillary ratbite fever** fiebre estreptobacilar por mordedura de rata
**Streptobacillus** Streptobacillus
**streptococcal infection** infección estreptocócica
**Streptococcus** Streptococcus
**streptokinase** estreptoquinasa
**streptokinase-streptodornase** estreptoquinasa-estreptodornasa
**streptolysin** estreptolisina
**streptomycin sulfate** sulfato de estreptomicina
**streptozocin** estreptozocina
**stress** estrés
**stress fracture** fractura de

esfuerzo
**stress reaction** reacción de estrés
**stress response syndrome** síndrome de respuesta al estrés
**stress test** prueba de estrés
**stress ulcer** úlcera de estrés
**stria** estría
**striated muscle** músculo estriado
**strichnine** estricnina
**strict vegetarian** vegetariano estricto
**stricture** estenosis
**stridor** estridor
**string carcinoma** carcinoma en collar
**strip membranes** desprendimiento de las membranas
**stripping** arrancamiento
**strogen** estrógeno
**stroma** estroma
**Strongyloides** Strongyloides
**strongyloidiasis** estrongiloidiasis
**strontium (Sr)** estroncio (Sr)
**structural chemistry** química estructural
**structural gene** gen estructural
**structure** estructura
**strump** muñón
**Stryker's wedge frame** cama de Stryker
**Stuart-Power's factor** factor Stuart-Power
**stump hallucination** alucinación de amputación
**stupefacient** estupefaciente
**stunned myocardium** miocardio aturdido
**stupor** estupor
**Sturge-Weber's syndrome** síndrome de Sturge Weber
**stylet** estilete
**stuttering** tartamudeo
**stylohyoid ligament** ligamento estilohioideo
**stylohyoideus** músculo estilohioideo
**stylomandibular ligament** ligamento estilomandibular
**styptic** estíptico
**subacromial bursa** bolsa subacromial
**subacute** subagudo
**subacute bacterial endocarditis** endocarditis bacteriana subaguda
**subacute glomerulonephritis** glomerulonefritis subaguda
**subacute sclerusing panencephalitis** panencefalitis esclerosante subaguda
**subacute thyroiditis** tiroiditis subaguda

**subarachnoid** subaracnoideo

**subarachnoid block anesthesia** anestesia de bloqueo subaracnoideo

**subaracnoid hemorrhage** hemorragia subaracnoidea

**subcapital fracture** fractura subcapital

**subclavian** subclavio

**subclavian steal syndrome** síndrome del robo de la subclavia

**subclavian vein** vena subclavia

**subclavius** músculo subclavio

**subclinical** subclínico

**subconscious** subconsciente

**subconsclous memory** memoria subconsciente

**subcutaneous enphysema** enfisema subcutáneo

**subcutaneous** subcutáneo

**subcutaneous fascia** fascia subcutánea

**subcutaneous fat necrosis** adiponecrosis subcutánea neonatorum

**subcutaneous infusion** infusión subcutánea

**subcutaneous injection** inyección subcutánea

**subcutaneous mastectomy** mastectomía subcutánea

**subcutaneous nodule** nódulo subcutáneo

**subcutaneous test** prueba subcutánea

**subdural** subdural

**suberosis** suberosis

**subliminal self** subliminal, estado

**subgerminal cavity** cavidad subgerminal

**subinvolution** subinvolución

**subjective** subjetivo

**subletal gene** gen subletal

**subleukemic leukemia** leucemia subleucémica

**sublimate** sublimar

**subliminal** subliminal

**sublingual** sublingual

**sublingual administration of a medication** administración de un medicamento por vía sublingual

**sublingual duct** conducto sublingual

**sublingual gland** glándula sublingual

**subluxation** subluxación

**submandibular duct** conducto submandibular

**submandibular gland** glándula submandibular

**submaxillary duct** conducto submaxilar

**submetacentric** submetacéntrico

**submucous** submucoso

**subperiosteal fracture** fractura subperióstica

**subphrenic** subfrénico

**subthalamus** subtálamo

**subserous fascia** fascia subserosa

**substernal goiter** bocio subesternal

**subungual** subungueal

**subungual hematoma** hematoma subungueal

**succinié acid** ácido succínico

**succinilcholine chloride** cloruro de succinilcolina

**suck** succionar

**sucking blisters** ampollas de succión

**sucking reflex** reflejo de succión

**sucrose** sacarosa

**sucrose polyester** poliéster de sacarosa

**suction curettage** legrado por aspiración

**suction drainage** drenaje por aspiración

**sudden death** muerte súbita

**sudden infant death syndrome** síndrome de la muerte súbita del recién nacido

**sudoriferous gland** glándula sudorípara

**sudorific** sudoríparo

**sugar** azúcar

**sugar alcohol** alcohol de azúcar

**suggestion** sugestión

**suicide** suicida

**suicidology** suicidología

**sulcus** surco

**sulcus centralis cerebri** surco central del cerebro

**sulcus pulmonalis** surco pulmonar

**sulfacetamide sodium** sulfacetamida sódica

**sulfachlorpyridazine** sulfaclorpiridacina

**sulfacytine** sulfacitina

**sufadiazine** sulfadiacina

**sulfameter** sulfameto

**sulfamethazine** sulfametacina

**sulfamethizole** sulfametizol

**sulfamethoxazole** sulfametoxazol

**sulfamethoxazole and trimetoprim** sulfametoxazol y trimetoprim

**sulfamethoxypyridazine** sulfametoxipiridacina

**sulfamilic acid** ácido sulfamílico

**sulfapyridine** sulfapiridina

**sulfasalazine** sulfasalacina

**sulfate** sulfato

**sulfathiazole** sulfatiazol

**sulfhemoglobin** sulfhemoglobina

**sulfinpyrazone** sulfinpirazona

**sulfilsoxazole** sulfisoxazol

**sulfoacetamide** sulfoacetamida

**sulfonamide** sulfonamida

**sulfonylurea** sulfonilurea

**sulfosalicylic acid** ácido sulfosalicilico

**sulfur** azufre

**sulfuric acid** ácido sulfúrico

**Sulkowitch's test** prueba de Sulkowitch

**sulphur** azufre

**summation** sumacion

**son bath** baño de sol

**sunstroke** insolacion

**superego** superego

**superfecundation** superfecundación

**superfetation** superfetación

**superficial fading infantile hemangioma** hemangioma superficial transitorio del lactante

**superficial implantation** implantación superficial

**superficial inguinal node** ganglio inguinal superficial

**superficial reflex** reflejo superficial

**superficial sensation** sensibilidad superficial

**superficial spreading melanoma** melanoma superficial diseminado

**superficial temporal artery** arteria temporal superficial

**superficial vein** vena superficial

**superimpregnation** superimpregnación

**superinfection** sobreinlección

**superior** superior

**superior aperture of minor pelvis** abertura superior de la pelvis menor

**superior aperture of thorax** abertura superior del tórax

**superior costotransverse ligament** ligamento costotransversal superior

**superior gastric node** ganglio gástrico superior

**superior hemorrhagic polioencephalitis** polioencefalitis hemorrágica superior

**superior mediastinum** mediastino superior

**superior mesenteric artery** arteria mesentérica superior

**superior mesenteric node** ganglio mesentérico superior

**superior mesenteric vein** vena mesentérica superior

**superior profunda artery** arteria profunda superior

**superior radioulnar joint** articulación radiocubital superior

**superior sagital sinus** seno sagital superior

**superior subescapular nerve** nervio subescapular superior

**superior thyroid artery** arteria tiroidea superior

**superior ulnar collateral artery** arteria colateral cubital superior

**superior vena cava** vena cava superior

**supination** supinación

**supine** supino

**supplementary gene** gen suplementario

**supportive psychoterapy** psicoterapia de apoyo

**supportive treatment** tratamiento de sostén

**suppository** supositorio

**suppresion amblyopia** ambliopía de supresión

**suppressor gene** gen supresor

**suppressor mutation** mutación supresora

**suppressor T cell** célula T supresora

**suppurate** supurar

**supraclavicular nerve** nervio supraclavicular

**supracondylar fracture** fractura supracondilar

**suprapubic** suprapúbico

**suprarenal** suprarrenal

**suprascapular nerve** nervio supraescapular

**supraspinal ligament** ligamento supraespinal

**supressant** supresor

**supression** supresión

**suramin sodium** suramina sódica

**surface anatomy** anatomía de superficie

**surface anesthesia** anestesia superficial

**surface biopsy** biopsia superficial

**surface tension** tensión superficial

**surface therapy** radioterapia de superficie

**surface thermometer** termómetro de superficie

**surfactant** tensioactivo, surfactante

**surgery** cirugía

**surgical abdomen** abdomen quirúrgico
**surgical anatomy** anatomía quirúrgica
**surgical anesthesia** anestesia quirúrgica
**surgical diathermy** diatermía quirúrgica
**surgical pathology** patología quirúrgica
**surgical treatment** tratamiento quirúrgico
**subrogate parenting** madre de alquiler
**susceptibility** susceptibilidad
**suspension** suspensión
**sutura limbosa** sutura limbosa
**sutura plana** sutura plana
**sutura serrata** sutura serrada
**suture** sutura, suturar
**suture dentata** sutura dentada
**suture squamosa** sutura escarnosa
**swab** hisopo
**swan neck deformity** deformidad en cuello de cisne
**Swan-Ganz's catheter** catéter de Swan Ganz
**sweat test** prueba del sudor
**sweating** sudoración
**swimmer's itch** prurito del nadador
**swoon** vahido
**sycosis barbae** sicosis de la barba
**sycosis vulgaris** sicosis vulgar
**Sydenham's chorea** corea de Sydenham
**sylvatic plague** peste selvatica
**simbiosis** simbiosis
**symbol** símbolo
**symbolism** simbolismo
**simethicone** simeticona
**symmelia** simelia
**symmelus** simelo
**symmetric neck reflex** reflejo tónico simétrico del cuello
**symmetrical lipomatosis** lipomatosis simétrica
**sympathectomy** simpatectomía
**sympathetic nervous system** sistema nervioso simpático
**sympathetic ophthalmia** oftalmia simpática
**sympathetic trunk** tronco simpático.
**sympatholytic** simpatolitico
**sympathomimetic** simpaticomimético
**symphalangia** sinfalangia
**symphisic teratism** teratismo sinfisico
**symphocephalus** sinfocéfalo
**symphysis** sínfisis
**sympodia** sirnpodio
**symptom** síntoma
**symptomatic nanism** enanismo sintomático
**symptothermal method of family planning** método sintotérmico en planificación familiar
**synadelphus** sinodelfo
**synapse** sinapsis
**synaptic cleft** espacio sináptico
**synaptic junction** union sináptica
**synaptic transmission** transmisión sináptica
**synarthrosis** sinartrosis
**syncephalus** sincéfalo
**synchellia** sinquelia
**synchilla** sinquilia
**synchondrosis** sincondrosis
**synchorial** sincorial
**synclitism** sinclitismo
**syncopal attack** crisis sincopal
**syncopesíncope** syncretic thinking pensamiento sincrético
**syncytial trophoblast** trofoblasto sincital
**syncytiotrophoblast** sincitiotrofoblasto
**syndactylus** sindáctico
**syndactyly** sindactilia, sindactilismo
**syndesmosis** sindesmosis
**syndrome** síndrome
**syndrome of inapropriate antidiuretic hormone secretion** síndrome de secreción inadecuada de hormona antidiurética
**synergism** sinergismo
**synergist** sinergista
**synergy** sinergia
**synophthalmia** sinoftalmia
**synostosis** sinostosis
**synotia** sinotia
**synovia** sinovia
**synovial bursa** bolsa sinovial
**synovial chondromatosis** condromatosis sinovial
**synovial chondrome** condroma sinovial
**synovial crypt** cripta sinovial
**synovial fluid** liquido sinovial
**synovial joint** articulación sinovial
**synovial membrane** membrana sinovial
**synovial sarcoma** sarcoma sinovial
**synovial sheath** vaina sinovial

**synteny** sintenla
**synthetic** sintético
**synthetic chemistry** química sintética
**syphilis** sífilis
**syphilitic aortitis** aorlitis sifilítica
**syphilitic endocarditis** endocarditis sifilítica
**syphilitic meningoencephalitis** meningoencefalitis sifilítica
**syphilitic periarteritis** periarteritis sifilítica
**syringe** jeringa
**syringomyelia** siringomielia
**syringomyelocele** siringomielocele
**syrup of ipecac** jarabe de ipecacuana
**system** sistema
**systemic remedy** médicacióri sistémica
**systemic vein** vena sistémica
**systole** sistole
**systolic click** clic sistólico
**systolic murmur** soplo sistólico

**T bandage** vendaje en T
**T cell** células T
**T fracture** fractura en T
**T wave** onda T
**tabes dorsalis** tabes dorsal
**tablet** comprimido
**tachycardia** taquicardia
**tachyphylaxis** taquifilaxia
**tachypnea** taquipnea
**tactile** táctil
**tactile anesthesia** anestesia táctil
**tactile corpuscle** corpúsculo táctil
**tactile corpuscle of Meissner** corpúsculo táctil de Meissner
**tactile fremitus** frémito táctil
**Taenia saginata** Taenia saginata
**Taenia solium** Taenia solium
**tail fold** pliegue caudal
**taillium poisoning** intoxicación por talio

**Takayasu's arteritis** arteritis de Takayasu
**talbutal** talbutal
**talus** astrágalo
**tamponade** taponamiento
**tamoxifen** tamoxifeno
**Tangier's disease** enfermedad de Tangier
**tannin** tanina
**tantalum (Ta)** tantalio (Ta)
**tanning** bronceado
**tapeworm** tenia
**tapeworm infection** infección por tenias
**tardive dyskinesia** disquinesia tardía
**tardy ulnar nerve paralisy** parálisis por compresión del nervio cubital
**target cell** célula diana
**target organ** órgano diana
**tarsal** tarsal
**tarsal bone** hueso tarsiano
**tarsal gland** glándula tarsal
**tarsal tunnel syndrome** síndrome del túnel del tarso
**tarsometatarsal** tarsometatarsiano
**tarsus** tarso
**tartar** tártaro
**tartaric acid** ácido tartárico
**taste** gusto
**taste bud** botón gustativo
**tatoo** tatuaje
**Taylor's brace** aparato de Taylor
**Taylor's splint** férula de Taylor
**Tay's spot** mancha de Tay
**Tay-Sachs' disease** enfermedad de Tay-Sachs
**taxonomy** taxonomía
**teaching hospital** hospital docente
**team practice** equipo de trabajo multiprofesional
**tear duct** conducto lagrimal
**teardrop fracture** fractura conminuta
**tearing** lagrimeo
**technetium (Tc)** tecnecio (Tc)
**technic** técnica
**technique** técnica
**telangiectasia** telangiectasia
**telangiectatic epulis** épulis telangiectásico
**telangiectatic fibroma** fibroma telangiectásico
**telangiectatic glioma** glioma telangiectásico
**telangiectatic granuloma** granuloma telangiectásico
**telangiectatic lipoma** lipoma telangiectásico
**telangiectatic nevus** nevus telangiectásico
**telangiectatic sarcoma** sarcoma telangiectásico

telemetry telemetría
telekinesis telequinesia
telepathy telepatía
tellurium (Te) telurio (Te)
telocentric telocéntrico
telophase telofase
temazepam temazepam
temperate phage fago temperado
temperature temperatura
template patrón
temporal arteritis arteritis temporal
temporal artery arteria temporal
temporal bone hueso temporal
temporal bone fracture fractura del hueso temporal
temporal lobe lóbulo temporal
temporal lobe epilepsy epilepsia del lóbulo temporal
temporal summation sumación temporal
temporalis músculo temporal
temporary tooth diente temporal
temporomandibular joint articulación temporomandibular
temporomandibular joint pain-disfunction syndrome síndrome de disfunción dolorosa de la articulación temporomandibular
temporoparietalis músculo temporoparietal
tenaculum tenáculo
tendinitis tendinitis
tendon tendón
tendon calcaneus tendón de Aquiles
tendon reflex reflejo tendinoso
tendonitis tendinitis
tenesmus tenesmo
tennis elbow codo de tenista
tenosynovitis tenosinovitis
tenotomy tenotomía
tension tensión
tension headache cefalea de tensión
tensor tensor
tensor fasciae latae tensor de la fascia lata
tentorial herniation hernia tentorial
tentorium tentorio
tentorium cerebelli tienda del cerebelo
tepid tibio
teramorphous teramorfo
teratism teratismo
teratogen teratógeno
teratogenesis teratogénesis

teratogeny teratogenia
teratoid teratoide
teratoid tumor tumor teratoide
teratologist teratologista
teratology teratología
teratoma teratoma
teratosis teratosis
terbium (Tr) terbio (Tr)
terbutaline sulfate sulfato de terbutalina
teres músculo redondo
teres major músculo redondo mayor
teres minor Músculo redondo menor
term infant niño a término
terminal terminal
terminal bronchiole bronquiolo terminal
terminal nerve nervio terminal
terminal sulcus of right atrium surco terminal de la aurícula derecha
termination codon codón terminal
termination sequence secuencia terminal
terpin hydrate and codeine elixir jarabe de codeína e hidrato de terpina
tertian terciano
tertian malaria malaria terciana
tertiary health care asistencia sanitaria terciaria
tertiary prevention prevención terciaria
test test, prueba
test tube tubo de ensayo
test tube baby bebé probeta
testicular testicular
testicular artery arteria espermática
testicular cancer cáncer de testículo
testicular duct conducto del testículo
testicular vein vena testicular
testis testículo
testolactone testolactona
testosterone testosterona
testosterone cyclopentylpropionate ciclopentilpropionato de testosterona
testosterone cypionate cipionato de testosterona
testosterone derivatives derivados de la testosterona
testosterone enanthate enantato de testosterona
testosterone propionate propionato de testosterona
tetanus tétanos
tetanus and diphteria toxoids toxoides de tétanos

y difteria
tetanus antitoxin (TAT) antitoxina tetánica
tetanus immune globulin (TIG) inmunoglobulina tetánica
tetanus toxoid toxoide tetánico
tetany tetania
tetrachloromethane tetraclorometano
tetrachloroethylene tetracloroetileno
tetracycline tetraciclina
tetracycline hydrochloride clorhidrato de tetraciclina
tetrad tétrada
tetrahydrocannabinol tetrahidrocannabinol (THC)
tetrahydrozoline hydrochloride clorhidrato de tetrahidrozolina
tetraiodothyronine tetrayodotironina
tetralogy of Fallot tetralogía de Fallot
tetrapegia tetraplejia
tetraploid (4N) tetraploide (4N)
tetraploidy tetraploidía
thalamus tálamo
thalassemia talasemia
thalidomide talidomida
thanatology tanatología
thanatophoric dwarf enano tanatofórico
theadworm lombriz
theca teca
theca cell tumor tumor de células de la teca
thecocellulare xanthomatodes fibroma tecocelular xantomatodes
thecoma tecoma
Theden's bandage vendaje de Theden
thelarche telarquia
thenar tenar
theniasis teniasis
theophylline teofilina
theoretical efectiveness eficacia teórica
theotherapy teoterapia
therapeutic terapéutico
therapeutic abortion abor to terapéutico
therapeutic communication comunicación terapéutica
therapeutic community comunidad terapéutica
therapeutic equivalent equivalente terapéutico
therapeutic exercice ejercicio terapéutico
therapeutic index terapéutico, índice
therapeutic radiopharmaceutical radiofárma-

co terapéutico
therapy terapia
thermal térmico
thermal burn quemadura térmica
thermic térmico
termic fever fiebre térmica
thermistor termistor
thermocautery termocauterio
thermocoagulation termocoagulación
thermodilution termodilución
thermogenesis termogénesis
thermography termografía
thermolabile termolábil
thermometer termómetro
thermopenetration termopenetración
thermoradiotherapy termorradioterapia
thermostable termostable
thermostat termostato
thermotherapy termoterapia
theta rhythm ritmo theta
theta wave onda thela
thiabendazole tiabendazol
thiamin tiamina
thiamine tiamina
thiethylperazine maleate maleato de tietilperazina
thigh muslo
thimerosal timerosal
thioamide derivative derivados de la tioamida
thioctic acid ácido tióctico
thioguanine tioguanina
thiopental sodium tiopental sódico
thioridazine hydrochloride clorhidrato de tioridacina
thiotepa tiotepa
thiothixene tiotixeno
thiouracil tiouracilo
thioxantine derivative derivados de la tioxantina
thiphenamil hidrochloride clorhidrato de tifenamil
third cuneiform bone tercer hueso cuneiforme
third ventriculostomy ventriculostomía del tercer ventrículo
thirst sed
Thiry's fistula fístula de Thiry
Thiry-Vella's fistula fístula de Thiry-Vella
Thomas' splint férula de Thomas
Thomsen's disease enfermedad de Thomsen
thoracic torácico
thoracic actinomycosis actinomicosis torácica
thoracic aorta aorta torácica
thoracic duct conducto torácico

**thoracic fístula** fístula torácica

**thoracic medicine** medicina torácica

**thoracic nerves** nervios torácicos

**thoracic outlet syndrome** síndrome del estrecho torácico

**thoracic vertebra** vértebras dorsales

**thoracic visceral node** ganglios torácicos viscerales

**thoracocentesis** toracocentesis

**thoracodorsal nerve** nervio toracodorsal

**thoracotomy** toracotomía

**thorax** tórax

**thorium (Th)** torio (Th)

**thought transference** transmisión de pensamiento

**thready pulse** pulso filiforme

**threatened abortion** amenaza de aborto

**threonina** treonina

**threshold** umbral

**thrill** thrill

**throat** garganta

**thrombasthenia** trombastenia

**thrombectomy** trombectomía

**thrombiculosis** trombiculosis

**thrombin** trombina

**thromboangiitis obliterans** tromboangeítis obliterante

**thrombocyte** trombocito

**thrombocytopathy** trombocitopatía

**thrombocytopenia** trombocitopenia

**thrombocytopenic purpura** púrpura trombocitopénica

**thrombocytosis** trombocitosis

**thromboembolism** tromboembolismo

**thrombolytic** trombolítico

**thrombophlebitis** tromboflebitis

**thrombophlebitis purulenta** tromboflebitis purulenta

**thromboplastin** tromboplastina

**thrombosis** trombosis

**thrombotic phlegmasia** flegmasia trombática

**thrombotic thrombocytopenic purpura** púrpura trombótica trombocitopénica

**thrombus** trombo

**through-and-through drainage** drenaje por irrigación

**thrush** muguet

**thulium (Tm)** tulio (Tm)

**thumb** pulgar

**thumb-sucking** succión del pulgar

**thymic** tímico

**thymic hipoplasia** hipoplasia tímica

**thymic parathyroid aplasia** aplasia tímica paratiroidea

**thymol** timol

**thymoma** timoma

**thymosin** timosina

**thymus** timo

**thyrocalcitonin** tirocalcitonina

**thyrocervical trunk** tronco tirocervical

**thyroglobulin** tiroglobulina

**thyroid acropathy** acropatía tiroidea

**thyroid cancer** cáncer de tiroides

**thyroid cartilage** cartílago tiroides

**thyroid dermoid cyst** quiste dermoide tiroideo

**thyroid functional test** prueba de función tiroidea

**thyroid gland** glándula tiroides

**thyroid hormone** hormona tiroidea

**thyroid storm** tormenta tiroidea

**thyroidectomy** tiroidectomía

**thyroiditis** tiroiditis

**thyroid-sfimulating hormone** hormona estimulante del tiroides (TSH)

**thyronine** tironina

**thyrotoxicosis** tirotoxicosis

**thyrotropin** tirotropina

**thyrotropin releasing factor** factor liberador de tirotropina

**thyrotropin releasing hormone** hormona liberadora de tirotropina

**thyrotropin (systemic)** tirotropina (sistémica)

**thyroxine** tiroxina (T4)

**thyroxine-binding globuline** globulina transportada

**tibia** tibia

**tibia torsion** torsión tibial

**tibia anterior** músculo tibial anterior

**tic** tic

**ticarcillin** ticarcilina

**tic douloureux** tic doloroso

**tick bite** picadura de garrapata

**tick paralysis** parálisis por garrapatas

**tidal volume** volume corriente

**Tietze's syndrome** síndrome de Tietze

**timolol maleate** maleato de timolol

**tin (Sn)** estaño (Sn)

**tinea** tiña

**tinea corporis** tiña corporal

**tinea cruris** tiña crural o inguinal

**Tinel's sign** signo de Tinel

**tingling** hormigueo

**tinnea capitis** tiña tonsurante

**tinnea inguium** tiña ungular

**tinnea pedis** tiña podal

**tinnea versicolor** tiña versicolor

**tinnitus** tinnitus

**tissue** tejido

**tissue fixation** fijación tisular

**tissue activator** activador tisular

**tissue dextrin** dextrina tisular

**tissue dose** dosis tisular

**tissue kinase** quinasa tisular

**tissue perfusion alteration in cerebral cardiopulmonary renal gastrointestinal and peripheral territories** perfusión tisular; alteración en los territorios cerebral, cardiopulmonar, renal, gastrointestinal y periférico

**tissue response** respuesta tisular

**tissue typing** determinación del tipo tisular

**titanium (Ti)** titanio (Ti)

**titubation** titubeo

**tobacco** tabaco

**tobramycin sulfate** sulfato de tobramicina

**Toburk's plaster** yeso de Toburk

**tocodinamometer** tocodinamómetro

**tocopherol** tocoferol

**toddler** deambulador

**Todd's paralysis** Todd, parálisis de

**togavirus** togavirus

**toilet training** educación de los esfínteres

**tolazamide** tolazamida

**tolazoline hydrochloride** clorhidrato de tolazolina

**tolbutamide** tolbutamida

**tolerance** tolerancia

**tolerance dose** dosis tolerable

**tolmetin sodium** tolmetín sódico

**tolnaftate** tolnaftato

**tomography** tomografía

**tonguelengua tonic labyrinthine reflex** reflejo laberíntico tónico

**tonic neck reflex** reflejo tónico cervical

**tonicity** toxicidad

**tonometer** tonómetro

**tonometry** tonometría

**tonsil** amígdala

**tonsilectomy** amigdalectomía

**tonsülitis** amigdalitis

**tonus** tono

**tooth** diente

**tooth germ** germen dentario

**tophus** tofo

**topical** tópico

**topical anesthesia** anestesia tópica

**TORCH syndrome** síndrome TORCH

**torque** par de torsión

**torsades de pointes** torsades de pointes

**torsion** torsión

**torsion dystonia** distonía de torsión

**torsion fracture** fractura por torsión

**torsion of the testis** torsión testicular

**torsion spasm** espasmo de torsión

**torticollis** tortícolis

**torula histolytica** tórula histolítica

**torulopsosis** torulopsosis

**torulosis** torulosis

**total anomalous venous return** anomalía total de retorno venoso

**total cleavage** división completa

**total lung capacity** capacidad pulmonar total (CPT)

**total parenteral nutrition** nutrición parenteral completa

**total renal blood flow** flujo sanguíneo renal total

**touch deprivation** deprivación táctil

**tourniquet** torniquete

**tourniquet test** prueba del manguito

**toxemia** toxemia

**toxemia of pregnancy** toxemia del embarazo

**toxic** tóxico

**toxic ambliopia** ambliopía tóxica

**toxic dementia** demencia tóxica

**toxic dose** dosis tóxica

**toxic encefalitis** encefalitis tóxica

**toxic epidermal necrolysis** necrólisis epidérmica tóxica

**toxic gastritis** gastritis tóxica

**toxic goiter** bocio tóxico

**toxic nodular goiter** bocio nodular tóxico

**toxic shock syndrome** síndrome del shock tóxico

**toxicity** toxicidad
**toxicology** toxicología
**toxin** toxina
**toxocariasis** toxocariasis
**toxoid** toxoide
**toxoplasma** toxoplasma
**toxopiasmosis** toxoplasmosis
**trabecula** trabécula
**trabecula carnea** trabéculas carnosas
**trace element** elemento traza
**trace gas** gas traza
**tracer** marcador
**tracer depot method** método del marcador depot
**trachea** tráquea
**tracheal breath sound** murmullo traqueal, soplo traqueal
**tracheitis** traqueítis
**trachelodynia** traquelodinia
**tracheobronchial tree** árbol traqueobronquial
**tracheobronchitis** traqueobronquitis
**tracheomalacia** traqueomalacia
**tracheostomy** traqueostomía
**tracheotomy** traqueotomía
**trachoma** tracoma
**tract** tracto
**traction** tracción
**traction frame** sistema de tracción
**tragus** trago
**trait** rasgo
**trance** trance
**tranquilizer** tranquilizante
**trans configuration** configuración trans
**transactional analysis** análisis transaccional
**transaminase** transaminasa
**transcondylar fracture** fractura transcondilar
**transcortical apraxia** apraxia transcortical
**transcription** transcripción
**transduction** transducción
**transfection** transfección
**transfer DNA (TDNA)** DNA de transferencia (DNAT)
**transfer factor** factor de transferencia
**transfer RNA (TRNA)** RNA de transferencia (RNAt)
**transference** transferencia
**transferrina** transferrina
**transformation** transformación
**transforming growth factor** factor de transformación del crecimiento (TGH)
**transfusion** transfusión
**transfusion reaction** reacción transfusional

**transient ischemic attack** crisis isquémica transitoria
**transillumination** transiluminación
**transitional cell carcinoma** carcinoma de células transicionales
**transitional dentition** dentición transicional
**transitory mania** manía transitoria
**translation** traducción
**translocation** translocación
**transmission electron microscopy** microscopio electrónico de transmisión
**transmission scanning electron microscope** microscopio electrónico de barrido y transmisión
**transmission scanning electron microscopy** microscopia electrónica de transmisión y barrido
**transmitter substance** sustancia transmisora
**transmural** transmural
**transneuronal degeneration** degeneración transneuronal
**transovarial transmission** transmisión transovárica
**transplacental** transplacentario
**transplant** transplante
**transposable element** elemento traspolable
**transposition** transposición
**transposition of the great vessels** transposición de los grandes vasos
**transtentorial herniation** herniación transtentorial
**transudative ascites** ascitis trasudativa
**transurethral** transuretral
**transverse** transverso
**transverse colon** colon transverso
**transverse fissure** hendidura cerebral de Bichat
**transverse fracture** fractura transversa
**transverse lie** situación transversa
**transverse ligament of the atlas** músculo transverso de la articulación atlanto-odontoidea
**transverse mesocolon** mesocolon transverso
**transverse palatine suture** sutura palatina transversa
**transverse plane** plano transverso
**transverse sinus** seno

transversal
**transversus abdominis** músculo transverso del abdomen
**tranylcypromine sulfate** sulfato de tranilcipromina
**trapecius** músculo trapecio
**trapezium** trapecio
**trapezoid bone** hueso trapezoide
**trauma** traumatismo
**traumatic fever** fiebre traumática
**traumatic myositis** miositis traumática
**traumatic anesthesia** anestesia traumática
**traumatic delirium** delirio traumático
**traumatic neuroma** neuroma traumático
**traumatology** traumatología
**traumatophilia** traumatofilia
**traumatopnea** traumatopnea
**traumatopyra** traumatopira
**traumatotherapy** traumatoterapia
**tralimatotropism** traumatotropismo
**travail** trabajo
**traveller's diarrhea** diarrea del viajero
**Treacher Collin's syndrome** síndrome de Treacher Collin
**treatment** tratamiento
**Trechona** Trechona
**tree** árbol
**trematode** trematodos
**tremor** temblor
**trench fever** fiebre de las trincheras
**trench mouth** boca de trinchera
**Trendelenburg's gait** marcha de Trendelenburg
**Trendelenburg's operation** operación de Trendelenburg
**Trendelenburg's position** posición de Trendelenburg
**Trendelenburg's test** prueba de Trendelenburg
**trephine** trépano
**Treponema** Treponema
**Treponema pallidum** Treponema pallidum
**treponematosis** treponematosis
**tretinoin** tretinoína
**triacetin** triacetina
**triacetyloleandomycin** iríacetiloleandomicina
**trial forceps** fórceps de prueba
**triamcinolone** triamcino-

lona
**triamterene** triamterene
**triangular bandage** vendaje triangular
**triangular bone** hueso triangular
**triazolam** triazolam
**tribromoethanol** tribromoetanol
**tricarboxylic acid cycle** ciclo del ácido tricarboxílico
**triceps** tríceps
**triceps brachii** tríceps braquial
**triceps surae limp** cojera del tríceps sural
**trichiasis** triquiasis
**trichínosis** triquinosis
**trichloroethylene** tricloroetileno
**trichloromethiazide** triclorometiazida
**Trichobasalioma hyalinicum** tricobasalioma hialínico
**trichoepitelloma** tricoepitelioma
**trichoid** tricoide
**trichologia** tricolegia
**trichomonacide** tricomonicida
**Trichomonas vaginalis** Trichomonas vaginalis
**trichomoniasis** trichomoniasis
**trichophytic granuloma** granuloma tricofítico
**trichostrongyliasis** tricostrongiliasis
**Trichostrongylus** Trichostrongylus
**trichuriasis** tricuriasis
**Trichuris** Trichuris
**tricotic pulse** pulso tricroto
**tricuspid** tricúspide
**tricuspid atresia** atresia tricuspídea
**tricuspid stenosis** estenosis tricuspídea
**tricuspid valve** válvula iricúspide
**tricyclic antidepressant** antidepresivo triciclico
**tricyclic compound** compuesto tricíclico
**tridihexethyl chloride** cloruro de tridihexetil
**triethanolamine polypeptide oleate-condensate** polipéptido oleocondensado de trietanolamina
**trifluoperazine hydrochloride** clorhidrato de trifluoperazina
**trifluorothymidine** trifluorotimidina
**triflupromazine hydrochloride** clorhidrato de triflupromazina
**trifluridine** trifluridina

**trigeminal nerve** nervio trigémino
**trigeminal neuralgia** neuralgia del trigémino
**trigeminal pulse** pulso trigémino
**trigeminy** trigeminismo
**triglyceride** triglicérido
**trigonitis** trigonitis
**trigone** trígono
**trihexyphenidyl hydrochloride** clorhidrato de trihexifenidil
**trihybrid** trihíbrido
**trihybrid cross** cruce trihíbrido
**trihydric alcohol** alcohol trihídrico
**triiodothyronine** triyodotironina (T3)
**trilaminar blastoderm** blastodermo trilaminar
**trilogy of Fallot** trilogía de Fallot
**trimalleolar fracture** fractura trimaleolar
**trimeprazine tartrate** tartrato de trimeprazina
**trimester** trimestre
**trimethadione** trimetadiona
**trimethaphan camsylate** cansilato de trimetafán
**trimethobenzamide hydrochloride** clorhidrato de trimetobenzamida
**trimethylene** trimetileno
**trimipramine maleate** maleato de trimipramina
**tripelennamine hydrochloride** clorhidrato de tripelenamina
**triple X syndrome** síndrome de la X triple
**triple-dye treatment** tratamiento con colorante triple
**triplet** triplete
**triploid** triploide (3N)
**triploidine hydrochloride** clorhidrato de triploidina
**triploidy** triploidía
**tripodial symmelia** simelia tripodálica
**trismus** trismus
**trisomy** trisomía
**trisomy 8** trisomía 8
**trisomy 13** trisomía 13
**trisomy 13-15** trisomía 13-15
**trisomy 18** trisomía 18
**trisomy 21** trisomía 21
**trisomy 22** trisomía 22
**trisomy C syndrome** síndrome de la trisomía C
**trisomy D syndrome** síndrome de la trisomía D
**trisomy E syndrome** síndrome de la trisomía E
**trisomy G syndrome** síndrome de la trisomía G

**trisomy syndrome** síndrome de trisomía
**trob** pulsátil
**trocar** trocar
**trochanter** trocánter
**troche** trocisco
**trochlea** trocílea
**trochlear nerve** nervio patético
**trochlear notch of ulna** escotadura troclear del cúbito
**trochoid joint** articulación en trocoide
**troleandomycin** troleandomicina
**tromethamine** trometamina
**trophectoderm** trofoectodermo
**trophic fracture** fractura trófica
**trophic ulcer** úlcera trófica
**trophoblast** trofoblasto
**trophoblastic cancer** cáncer trofoblástico
**trophozoite** trofozoíto
**tropical sprue** esprue tropical
**tropical tiphus** tifus tropical
**tropicamide** tropicamida
**tropomyosin** tropomiosina
**troponin** troponina
**Trousseau's sign** signo de Trousseau
**true birth rate** tasa real de nacimientos
**true chondroma** condroma verdadero
**true glottis** glotis verdadera
**true dwarf** enano verdadero
**true neuroma** neuroma verdadero
**true rib** costilla verdadera
**true suture** sutura verdadera
**true twins** gemelos verdaderos
**true vocal cord** cuerda vocal verdadera
**truncus arteriosus** tronco arterioso
**incurvation reflex** reflejo de curvatura del tronco
**Trychophyton** Trichophyton
**Trypanosoma brucei gambiense** Trypanosoma brucei gambiense
**Trypanosoma brucei rhodesiense** Trypanosoma brucei rhodesiense
**Trypanosoma cruzi** Trypanosoma cruzi
**trypanosomal infection** infección por tripanosomas
**trypanosome** tripanosoma
**trypanosomiasis** tripanosomiasis
**trypanosomicide** tripanosomicida
**trypsin crystallized** tripsi-

na cristalizada
**tryptophan** triptófano
**tsetse fly** mosca tse-tsé
**TSH relasing factor** factor de liberación de TSH
**T-tube** tubo en T
**tuaminoheptane** tuaminoheptano
**tubal abortion** aborto tubárico
**tubal dermoid cyst** quiste dermoide tubárico
**tubal ligation** ligadura de trompas
**tubal pregnancy** embarazo tubárico
**tube feeding** alimentación porsonda
**tube feeding care** cuidados de la alimentación por sonda
**tubercle** tubérculo
**tubeculin purified protein derivative** derivado proteínico purificado de tuberculina (PPD)
**tuberculin test** prueba de la tuberculina
**tuberculoid leprosy** lepra tuberculoide
**tuberculoma** tuberculoma
**tuberculosis** tuberculosis (TB)
**tuberculosis spondylitis** espondilitis tuberculosa
**tuberculosis vaccine** vacuna antituberculosa
**tuberosity** tuberosidad
**tuberosity ofthe tibia** tuberosidad de la tibia
**tuberous sclerosis** esclerosis tuberosa
**tubocurarine chloride** cloruro de tubocurarina
**tubule** túbulo
**tumor** tumor
**tumor albus** tumor blanco
**tumoricide** tumoricida
**tumorigenesis** tumorigénesis
**tungsten (W)** tungsteno (W)
**tuning fork** diapasón
**turban tumor** tumor en turbante
**turbidimetry** nefelometría
**turgid** turgente
**turgor** turgencia
**turnbuckle cast** corsé articulado
**Turner's sign** signo de Turner
**Turner's syndrome** síndrome de Turner
**turricephaly** turricefalia
**twin** gemelo
**twin monster** monstruo gemelar
**twinning** gemelación
**twoway catheter** catéter doble
**tybamate** tibamato

**tyloxapol** tiloxapol
**tympanic** timpánico
**tympanic antrum** antro timpánico
**tympanic cavity** cavidad timpánica
**tympanic membrane** membrana timpánica
**tympanic reflex** reflejo timpánico
**tympanoplasty** tímpanoplastia
**tympanum** tímpano
**type I hypersensitivity** hipersensibilidad tipo I
**type II hypersensitivity** hipersensibilidad tipo II
**type 111 hypersensitivity** hipersensibilidad tipo III
**type IV hipersensitivity** hipersensibilidad tipo IV
**typhoid fever** fiebre tifoidea
**typhoid pellagra** pelagra tifoidea
**typhoid vaccine** vacuna antitifoidea
**typhus** tifus
**typhus vaccine** vacuna antitífica
**tyramine** tiramina
**tyroma** tiroma
**tyromatosis** tiromatosis
**tyrosine** tirosina
**tyrosinemia** tirosinemia
**tyrosinosis** tirosinosis
**Tzanck's test** prueba de Tzanck

# U

**ulcer** úlcera
**ulcerative blepharitis** blefaritis ulcerosa
**ulcerative colitis** colitis ulcerosa
**ulna** cúbito
**ulnar artery** arteria cubital
**ulner nerve** nervio cubital
**ulocarcinoma** ulocarcinoma
**ultracentrifugue** ultracentrifugadora
**ultralente insulin** insulina ultralenta
**ultramicroscopy** ultramicroscopia
**ultrasonic cardiography** cardiografía ultrasónica
**ultrasonography** ultrasonografía
**ultrasound** ultrasonido
**ultraviolet** ultravioleta
**ultraviolet microscopy** microscopia ultravioleta
**ultraviolet radiation** ra-

diación ultravioleta

**umbilical catheterization** cateterismo umbilical

**umbilical cord** cordón umbilical

**umbüical duct** conducto umbilical

**umbilical fissure** fisura del ligamento redondo del hígado

**umbilical fistula** fístula umbilical

**umbilical hernia** hernia umbilical

**umbilical vein** vena umbilical

**umbilical vesicle** vesícula umbilical

**unciform bone** hueso unciforme

**uncompensated gluteal gait** marcha glútea no compensada

**unconditioned response** respuesta no condicionada

**unconscious** inconsciente

**unconsciousness** inconsciencia

**unction** untura

**undecyclenic acid** ácido undeciclénico

**underwater exercice** ejercicio subacuático

**underwater seal** drenaje hermético bajo agua

**underweight** bajo peso

**undescended testis** testículos no descendidos

**undifferentiated cell leukemia** leucemia indiferenciada aguda

**undifferentiated malignant lymphoma** linfoma maligno indiferenciado

**undifferentiated schizophrenia** esquizofrenia indiferenciada

**undisplaced fracture** fractura no desplazada

**undulant fever** fiebre ondulante

**unequal cleavage** división miótica desigual

**unequal twins** gemelos distintos

**ungueal phalanx** falange ungueal

**unicellular reproduction** reproducción unicelular

**unicentric blastoma** blastoma unicéntrico

**unidirectional block** bloqueo unidireccional

**unilateral long leg spica cast** férula larga unilateral para la pierna con espiga

**unilateral paralysis** parálisis unilateral

**uniovular** univitelino

**uniovular twins** gemelos

univitelinos

**unipolar lead** derivación unipolar

**unit dose** unidosis

**United Nations International Children's Emergency Fund (UNICEF)** Fundación de las Naciones Unidas para Ayuda Internacional a los Niños (UNICEF)

**univalent** univalente

**univalent antiserum** suero monovalente

**universal antidote** antídoto universal

**universal donor** donante universal

**universal precautions** precauciones universales

**Unna's paste boot** bota de pasta de Unna

**unresolved grief** duelo no resuelto

**unsaturated alcohol** alcohol insaturado

**unsaturated fatty acid** ácido graso insaturado

**unsocialized aggressive reaction** reacción agresiva antisocial

**upper motor neuron paralysis** parálisis de la neurona motora superior

**upper extremity suspension** suspensión de la extremidad superior

**upper respiratory tract** vías respiratorias altas

**uranium (U)** uranio (U)

**urate** urato

**urea** urea

**ureaplasma urealyticum** ureaplasma urealyticum

**uremia** uremia

**uremic frost** escarcha ureica

**ureter** uréter

**ureteral disfunction** disfunción ureteral

**ureteritis** ureteritis

**ureterocele** ureterocele

**urethra** uretra

**urethral** uretral

**urethral papilla** papila uretral

**urethritis** uretritis

**urethrocele** uretrocele

**uric acid** ácido úrico

**uricaciduria** uricaciduria

**urinalysis** análisis de orina

**urinary** uiinano

**urinary bladder** vejiga de la orina

**urinary calculus** cálculo urinario

**urinary frequency** frecuencia de micción

**urinary hesitancy** micción intermitente

**urinary incontinence** in-

continencia urinaria

**urinary system assessment** evaluación del aparato urinario

**urinary tract** aparato urinario

**urinary tract infection** infección urinaria

**urine** orina

**urine specific gravity** densidad urinaria

**urinoma** urinorna

**urinometer** urinómetro

**urinobilinogen** urobilinógeno

**urobilin** urobilina

**urogenital** urogenital

**urogenital sinus** seno urogenital

**urogenital system** aparato urogenital

**urogram** urograma

**urography** urografía

**urokinase** uroquinasa

**urolithiasis** urolitiasis

**urologist** urólogo

**urology** urología

**uropathy** uropatía

**uroporphyria** uroporfiria

**uroporphyrin** uroporfirina

**urorectal septum** tabique urorrectal

**urticaria** urticaria

**urticaria pigmentosa** urticaria pigmentosa

**urushiol** urusiol

**use effectiveness** eficacia de uso

**uta** uta

**uterine anteflexion** anteflexión uterina

**uterine anteversion** anteversión uterina

**uterine cancer** cáncer de útero

**uterine fibroma** fibroma uterino

**uterine retroflexion** retroflexión uterina

**uterine retroversion** retroversión uterina

**uterine tenaculum** tenáculo uterino

**uterine tube** trompa uterina

**uteritis** uteritis

**uteroabdominal pregnancy** embarazo uteroabdominal

**uteroglobulin** uteroglobulina

**utero-ovarian varicocele** varicocele uteroovárico

**uteroplacental apoplexy** apoplejía uteroplacentaria

**uterovesical** uterovesical

**uterus** útero

**utricle** utrículo

**utriculosacular duct** conducto utriculosacular

**uvea** úvea

**uveal tract** tracto uveal

**uveitis** uveítis

**uvula** úvula

**uvulitis** uvulitis

# V

**vaccination** vacunación

**vaccine** vacuna

**vacuole** vacuola

**vacuum aspiration** aspiración por vacío

**vademecum** vademecum

**vagal** vagal

**vagina** vagina

**vaginal bleeding** hemorragia vaginal

**vaginal cancer** cáncer de vagina

**vaginal discharge** flujo vaginal

**vaginal instillation of medication** instilación de una medicación vaginal

**vaginal jelly** gelatina vaginal

**vaginismus** vaginismo

**vaginitis** vaginitis

**vagotomy** vagotomía

**vagotonus** vagotonía

**vagovagal reflex** reflejo vagovagal

**vagus nerve** nervio vago

**valence** valencia

**valeric acid** ácido valérico

**valgus** valgus

**valine** valina

**vallecula** vallécula

**vallecula epiglottica** vallécula epiglótica

**vallecular dysphagia** disfagia vallecular

**valley fever** valle, fiebre del

**valproic acid** ácido valproico

**Valsalva's maneuver** maniobra de Valsalva

**Valsalva's test** prueba de Valsalva

**valve** válvula

**valve of Kerkring** válvula de Kerkring

**valve oflymphatics** válvula de los linfáticos

**valvotomy** valvulotomía

**valvular heart disease** cardiopatía valvular

**valvular regurgitation** insuficiencia valvular

**valvular stenosis** estenosis valvular

**valvulitis** valvulitis

**valvuloplasty** valvuloplastia

**Van Bogaert's disease** en-

fermedad de Van Bogaert
**Van den Bergh's test** prueba de Van den Bergh
**vanadium (V)** vanadio (V)
**vancomycin hydrochloride** clorhidrato de vancomicina
**vanillylmandelic acid (VMA)** ácido vanililmandélico
**vapor bath** baño de vapor
**variable behavior** conducta variable
**variance** varianza
**varicella zoster virus (VZV)** virus varicela zoster
**varicelliform** variceliforme
**varicocele** varicocele
**varicose** varicoso
**varicose vein** vena varicosa
**varicosis** varicosis
**varicosity** varicosidad
**varicous ulcer** úlcera varicosa
**variegate** variegata
**variegate porphyria** porfiria variegata
**varioloid** varioloide
**varix** variz
**varus** varus
**vas deferens** vaso deferente
**vascular** vascular
**vascular hemophilia** hemofilia vascular
**vascular insufficiency** insuficiencia vascular
**vascular leiomyoma** liomioma vascular
**vascular sclerosis** esclerosis vascular
**vascular spider** araña vascular
**vascularization** vascularización
**vasculitis** vasculitis
**vasectomy** vasectomía
**vasoactive** vasoactivo
**vasoconstriction** vasoconstricción
**vasoconstrictor** vasoconstrictor
**vasodilatation** vasodilatación
**vasodilator** vasodilatador
**vasomotor** vasomotor
**vasomotor rhinitis** rinitis vasomotora
**vasomotor system** sistema vasomotor
**vasopressin** vasopresina
**vasovasostomy** vasovasostomía
**vastus intermedius** músculo crural
**vastus lateralis** músculo vasto externo
**vastus medialis** músculo vasto interno
**VDLR test** prueba VDLR
**vectocardiogram** vecto-

cardiograma
**vectocardiography** vectocardiografía
**vector** vector
**vegetable albumin** álbumina vegetal
**vegetal pole** polo vegetativo
**vegetarian** vegetariano
**vegetarianism** vegetarianisrno
**vegetation** vegetación
**vegetative** vegetativo
**vegetative endocarditis** endocarditis vegetante
**vegetative nervous system** sistema nervioso vegetativo
**vegetative state** estado vegetativo
**vehicle** excipiente
**Veillonella** Veillonella
**Veillon's tube** tubo de Veillon
**vein** vena
**vein ligation and stripping** ligadura venosa con arrancamiento
**veins of the vertebral column** venas de la columna vertebral
**velopharyngeal closure** cierre velofaríngeo
**velopharyngeal insufficiency** insuficiencia velofaríngea
**Velpeau's bandage** vendaje de Velpeau
**vena cava** vena cava
**vena comes** vena satélite
**venereal** venéreo
**venereal disease** enfermedad venérea
**venereal sore** úlcera venérea
**venereal wart** verruga venérea
**venereology** venereología
**venipuncture** venopunción
**venogram** venograma
**venography** venografía
**venom immunotherapy** inmunoterapia antiveneno
**venom-extract theraphy** tratamiento con extractos de veneno
**venosection** venosección
**venous** venoso
**venous blood gas** gasometría venosa
**venous insufficiency** insuficiencia venosa
**venous pressure** presión venosa
**venous pulse** pulso venoso
**venous sinus** seno venoso
**venous thrombosis** trombosis venosa
**ventilate** ventilar
**ventilation** ventilación

**ventilator** ventilador
**ventral** ventral
**ventral hernia** hernia ventral
**ventricle** ventriculo
**ventricular aneuxysm** aneurisma ventricular
**ventricular bigeminy** ventricular bigeminismo
**ventricular fibrillation** fibrilación ventricular
**ventricular gallop** galope ventricular
**ventricular septal defect** comunicación interventricular (CIV)
**ventricular remodeling** remodelación ventricular
**ventriculoatrial shunt** shunt ventriculoauricular
**ventriculocisternostomy** ventriculocisternostomía
**ventriculografy** ventriculografía
**ventriculoperitoneal shunt** shunt ventriculoperitoneal
**ventriculoperitoneostomy** ventriculoperitoneostomía
**ventriculopleural shunt** shunt ventriculopleural
**ventriculoureterostomy** ventriculoureterostomía
**Venturi mask** Venturi, mascarilla de
**venule** vénula
**verbal aphasia** afasia verbal
**vermicide** vermicida
**vermiform appendix** apéndice vermiforme
**vermifuge** vermífugo
**vermis** vermis
**vernal conjunctivitis** conjuntivitis vernal
**Verneuil's neuroma** neuroma de Verneuil
**vernix caseosa** vérnix caseosa
**verruca** verruga
**verruca peruana** verruga peruana
**verruca plana** verruga plana
**verrucous dermatitis** dermatitis verrucosa
**version and extraction** versión y extracción
**vertebra** vértebra
**vertebral artery** arteria vertebral
**vertebral body** cuerpo vertebral
**vertebral column** columna vertebral
**vertex presentation** presentación de vértice
**vertical plane** plano vertical
**vertical transmission**

transmisión vertical
**very-low-density lipoprotein** lipoproteína de muy baja densidad
**vesical fistula** fístula vesical
**vesicle reflex** reflejo vesical
**vesicoureteral reflex** reflejo vesicoureteral
**vesicouterine** vesicouterina
**vesicular appendix** apéndice vesical
**vesicular breath sound** murmullo vesicular
**vesicular mole** mola vesicular
**vesicular rale** estertor vesicular
**vesiculitis** vesiculitis
**vestibular** vestibular
**vestibular gland** glándula vestibular
**vestibule** vestíbulo
**vestibulocochlear nerve** nervio vestibulococlear
**vestige** vestigio
**viable** viable
**vibration** vibración
**vibrio** vibrio
**Vibrio cholerae** Vibrio cholerae
**vibrio gastroenteritis** gastroenteritis por vibrios
**Vibrio parahaemolyticus** Vibrio parahaemolyticus
**vidarabine** vidarabina
**villoma** villoma
**villous adenoma** adenoma velloso
**villous papilloma** papiloma velloso
**villus** vellosidad
**vinblastine sulfate** sulfato de vinblastina
**Vincent's angina** angina de Vincent
**Vincent's infection** infección de Vincent
**vincristine sulfate** sulfato de vincristina
**viomycin sulfate** sulfato de viomicina
**viral hepatitis** hepatitis vírica
**viral infection** infección vírica
**viral pneumonia** neumonía vírica
**viremia** viremia
**virile** viril
**virilism** virilismo
**virilization** virilización
**virion** virion
**virologist** virólogo
**virology** virología
**virulence** virulencia
**virulent** virulento
**virus** virus
**visceral** visceral

**visceral afferent fibers** fibras aferentes viscerales

**visceral larva migrans** larva migratoria visceral

**visceral leishmaniasis** leishmaniasis visceral

**visceral lymph node** ganglio linfático visceral

**visceral nervous system** sistema nervioso visceral

**visceral pain** dolor visceral

**visceral peritoneum** peritoneo visceral

**viscid** viscoso

**viscous fermentation** fermentación viscosa

**viscus** víscera

**visit** visita

**visual accomodation** acomodación visual

**visual evoked potential** potencial evocado visual

**visual field defect** defecto del campo visual

**visual memory** memoria visual

**visual patway** vía visual

**visual purulent** púrpura visual

**vital capacity (VC)** capacidad vital (CV)

**vital signs** signos vitales

**vitamin** vitamina

**vitamin A** vitamina A

**vitamin B$_1$** vitamina B$_1$

**vitamin B$_2$** vitamina B$_2$

**vitamin B$_6$** vitamina B$_6$

**vitamin B complex** complejo vitamínico B

**vitamin C** vitamina C

**vitamin D** vitamina D

**vitamin D$_3$** vitamina D$_3$

**vitamin D resist ricketo** raquitismo resistente a la vitamina D

**vitamin E** vitamina E

**vitamin H** vitamina H

**vitamin K** vitamina K

**vitamin K$_1$** vitamina K$_1$

**vitamin K$_2$** vitamina K$_3$

**vitamin K$_3$** vitamina K$_3$

**vitamin P** vitamina P

**vitamin P$_2$** vitamina P$_2$

**vitamin deficiency** deficiencia vitamínica

**vitaminology** vitaminología

**vitellin** vitelina

**vitelline artery** arteria vitelina

**vitelline circulation** circulación vitelina

**vitelline vein** vena vitelina

**vitelline duct** conducto vitelino

**vitelline membrane** membrana vitelina

**vitellogenesis** vitelogénesis

**vitiligo** vitíligo

**vitreous body** cuerpo

vítreo

**vitreous cavity** cavidad vítrea

**vitreous hemorrhage** hemorragia vítrea

**vitreous humor** humor vítreo

**vitreous membrane** membrana vítrea

**vitriol oil of** aceite de vitriolo

**vivax** malana

**vivax viviparous** vivíparo

**vocal cord** cuerda vocal

**vocal cord nodule** nódulo de una cuerda vocal

**vocal fremitus** frémito vocal

**volar** volar

**volar ligament** ligamento volar

**volatile** volátil

**volatile solvent** solvente volátil

**volition** volición

**Volkmann's canal** canal de Volkmann

**Volkmann's contracture** contractura de Volkmann

**Volkmann's splint** férula de Volkmann

**volt** voltio

**volume-control fluid chamber** cámara para controlar el volumen de líquidos

**volvulus** vólvulo

**volvulus neonatorum** vólvulo neonatal

**vomer** vómer

**vomiting of pregnancy** vómitos del embarazo

**vomit** vómito

**Von Economo's encephalitis** encefalitis de Von Economo

**Von Gierke's disease** enfermedad de Ven Cierke

**Von Hippel-Lindau's disease** enfermedad de Von Hippel-Lindau

**Von Pirquet's test** prueba de Von Pirquet

**Von Recklinghausen's disease** enfermedad de Von Recklinghausen

**Von Willebrand's disease** enfermedad de Von Willebrand

**voyeur** voyeur

**voyeurismo** voyeurismo

**vulva** vulva

**vulvar** vulvar

**vulvectomy** vulvectomía

**vulvocrural** vulvocrural

**vulvovaginal** vulvovaginal

# *W*

**W chromosome, Z chromosome** cromosomas W y Z

**Wagner-Meissner's corpuscle** corpúsculo de Wagner-Meissner

**Wagstaffe's fracture** fractura de Wagstaffe

**Waldenström's disease** enfermedad de Waldenström

**walker** andador

**wall** pared

**Wangensteen's apparatus** aparato de Wangensteen

**Wangensten's tube** tubo de Wangensteen

**warfarin poisoning** intoxicación por warfarina

**warfarin sodium** warfarina sódica

**warm-blooded** animales de sangre caliente

**Warthin's tumor** tumor de Warthin

**Wasssermann's test** prueba de Wassermann

**wasting** emanación

**water (H$_2$O)** agua (H$_2$O)

**water-hammer pulse** pulso en martillo de agua

**waterborne** transmitido por el agua

**Waterhouse-Friderichsen's syndrome** síndrome de Waterhouse-Friderichsen

**watt** vatio

**wave** onda

**wavelength** longitud de onda

**wax** cera

**wax bath** baño de cera

**wean** destetar

**Weber's tuning fork test** prueba del diapasón de Weber

**wedge fracture** fractura en cuña

**wedge resection** resección en cuña

**weeping eczema** eccema exudativo

**Weil's disease** enfermedad de Weil

**Weiss'sign** signo de Weiss

**well-differentiated lymphocytic malignant lymphoma-linfoma** linfocítico maligno bien diferenciado

**Wenckebach's heart block** bloqueo cardiaco de Wenckebach

**Wenckebach's periodicity** período de Wenckebach

**Werdnig-Hoffmann's disease** enfermedad de Werdnig-Hoffmann

**Werholf's disease** enfermedad de Werholf

**Wernicke's encephalopathy** encefalopatía de Wernicke

**West African sleeping sickness** enfermedad del sueño de África Occidental

**wet dressing** apósito húmedo

**wet lung** pulmón húmedo

**Wharton's jelly** jalea de Wharton

**wheal** habón

**wheat weevil disease** enfermedad del gorgojo del trigo

**wheelchair** silla de ruedas

**wheeze** sibilancia

**Whipple's disease** enfermedad de Whipple

**white blood cell** glóbulo blanco

**white fibrocartilage** fibrocartílago blanco

**whfte substance** sustancia blanca

**white thrombus** trombo blanco

**whole blood** sangre total

**Widal's test** prueba de Widal

**wild-type gene** gen de tipo salvaje

**Wilms' tumor** tumor de Wilms

**Willis' disease** enfermedad de Willis

**Wilson's disease** enfermedad de Wilson

**Winckel's disease** enfermedad de Winckel

**window** ventana

**winter itch** prurito invernal

**wisdom tooth** muela del juicio

**Wiskott-Aldrich syndrome** síndrome de Wiskott-Aldrich

**witch's milk** leche de bruja

**withdrawal bleeding** hemorragia por deprivación

**withdrawal symptoms** sindrome de abstinencia

**Wittmaack-Ekbom syndrome** síndrome de Wittmaack-Ekbom

**Wolffian body** cuerpo de Wolff

**Wolffian duct** conducto de Wolff

**Wolff-Parkinson-White's syndrome** síndrome de Wolff-Parkinson-White

**wolfram (W)** wolframio (W)

**wood alcohol** alcohol de madera

**Wood's glass** vidrio de Wood

**Wood's light** luz de Wood

**woolsorter's disease** enfermedad de los esquiladores

**word association** asociación de palabras

**work therapy** laborterapia
**work tolerance** tolerancia al trabajo
**World Health Organization** Organización Mundial de la Salud (OMS)
**worm** gusano
**wormian bone** hueso wormiano
**wound** herida
**wound irrigation** irrigación de una herida
**Wright's stain** tinción de Wright
**wrist** mufieca
**wrist joint** articulación de la muñeca
**writer's cramp** espasmo del escritor
**Wuchereria** Wuchereria

**X chromosome** cromosoma X
**X ray** rayos X
**xanthelasma palpebrarum** xantelasma palpebral
**xanthelasmatosis** xanthe lasmatosis
**xanthemia** xantemia
**xanthine** xantina
**xanthine derivative** derivado de las xantinas
**xanthinuria** xantinuria
**xanthochromic** xantocrómico
**xanthogranuloma** xantogranuloma
**xanthoma** xantoma
**xanthoma disseminatum** xantoma diseminado
**xanthoma multiplex** xantoma múltiple
**xanthoma palpebrarum** xantoma palpebral
**xanthoma striatum palmare** xantoma estriado palmar
**xanthoma tendinosum** xantoma tendinoso
**xanthoma tuberosum** xantoma tuberoso

**xanthomasarcoma** xantomasarcoma
**xanthomatosis** xantomatosis
**xanthopsia** xantopsia
**xanthosis** xantosis
**xanthureic acid** ácido xantureico
**xenogenesis** xenogénesis
**xenograft** xenoinjerto
**xenon (Xe)** xenon (Xe)
**xenophobia** xenofobia
**xeroderma** xerodermia
**xeroderma pigmentosum** xerodermia pigmentosa
**xerophthalmia** xeroftalmia
**xerogram** xerografía
**xeroradiography** xerorradiografía
**xerosis** xerosis
**xerostomia** xerostomía
**xiphisternal articulation** articulación xifisternal
**xiphisternum** xifiesternal
**xiphoid appendix** apéndice xifoides
**xiphoid process** apófisis xifoides
**X-linked** ligado al cromosoma X
**X-linked dominant inheritance** herencia dominan te ligada al cromosoma X.
**X-linked ichthyosis** ictiosis ligada al cromosoma X
**X-linked inheritance** herencia ligada al cromosoma X
**X-linked mucopolysaccharidosis** mucopolisacaridosis ligada al cromosoma X
**X-linked recessive inheritance** herencia recesiva ligada al cromosoma X
**XO chromosome** cromosoma XO
**X-ray microscope** microscopio de rayos X
**X-ray pelvimetry** pelvimetría radiográfica
**XXX syndrome** síndrome XXX
**XXY syndrome** síndrome XXY
**xylitol** xilitol
**xylometazoline hydrochloride** clorhidrato de xilometazolina
**XYY syndrome** síndrome XYY

**Y chromosome** cromosoma Y
**Y fracture** fractura en Y
**yaws** pian
**yeast** levadura
**yellow cartilage** cartílago amarillo
**yellow fever** fiebre amarilla
**yellow fever vaccine** vacuna de la fiebre amarilla
**yellow marrow** medula amarilla
**yersinia arthritis** artritis por yersinia
**Yersinia pestis** Yersinia pestis
**Y-linked** ligado al cromosoma Y
**yogourt** yogur
**yolk** vitelo
**yolk sac** saco vitelino
**yolk sphere** esfera vitelina
**yolk stalk** tallo vitelino
**Young's rule** regla de Young
**Y-plasty** plastia en Y
**Y-set** sistema en Y
**ytterbium (Yb)** yterbio (Yb)
**yttrium (Y)** ytrio (Y)

**Zahorsky's disease** enfermedad de Zahorsky
**Zenker's diverticulum** divertículo de Zenker
**zidovudine** dizovudina
**Ziehl-Neelsen's test** prueba de Ziehl-Neelsen
**zinc deficiency** deficiencia de zinc
**zinc gelatin** gelatina de zinc

**zinc salt poisoning** intoxicación por sales de zinc
**zinc oxide** óxido de zinc
**zinc sulfate** sulfato de zinc
**zonule of Zinn** zónula de Zinn
**zirconium (Zr)** zirconio (Zr)
**zoanthropy** zoantropía
**Zollinger-Ellison's syndrome** síndrome de Zollinger-Ellison
**zomepirac sodium** zomepirac sódico
**zona pellucida** zona pelúcida
**zona radiate** zona radiada
**zone** zona
**zone therapy** tratamiento zonal
**Zondek-Ascheim's test** prueba de Zondek-Ascheim
**zonesthesia** zonestesia
**zonula ciliaris** zónula ciliar
**zooerastia** zooerastia
**zoophilia** zoofilia
**zoophobia** zoofobia
**zoogenous** zoógeno
**zoograft** zooinjerto
**zoomania** zoomanía
**zoonosis** zoonosis
**zooparasite** zooparásito
**zoopathology** zoopatología
**zoopsia** zoopsia
**zootoxin** zootoxina
**zoster** zoster
**zoster immune globulin** inmunoglobulina del zoster
**zosteriform** zosteriforme
**Z-plasty** plastia en Z
**zygogenesis** cigogénesis
**zygoma** cigoma
**zygomatic bone** hueso ciomático
**zygomaticus major** músculo cigomático mayor
**zygomaticus minor** músculo cigomático menor
**zygomycosis** cigomicosis
**zygonema** cigonema
**zygosis** cigosis
**zygosity** cigosidad
**zygosperm** cigosperma
**zygospore** cigospora
**zygote** cigoto
**zygotene** cigoteno

# DIAGNÓSTICOS DE ENFERMERÍA
# NANDA

# Diagnósticos de enfermería aprobados por la NANDA y definiciones

**Actividad, alto riesgo de intolerancia a la**
Estado en que un individuo corre el riesgo de sufrir una falta de energía fisiológica o psicológica para abordar o concluir las actividades diarias requeridas o deseadas.

**Actividad, intolerancia a la**
Estado en que un individuo carece de la energía fisiológica o psicológica suficiente para abordar o concluir las actividades diarias requeridas o deseadas.

**Actividades recreativas, déficit de**
Estado en que un individuo experimenta una disminución de la estimulación o del interés o compromiso en actividades recreativas o lúdicas.

**Adaptación, trastorno de la**
Incapacidad de un individuo para modificar su estilo de vida/conducta de forma coherente con los cambios en su estado de salud.

**Afrontamiento defensivo**
Estado en que un individuo proyecta de manera repetida una autoevaluación falsamente positiva basada en un patrón de autoprotección que lo defiende de lo que él percibe como amenazas contra su autoestima.

**Afrontamiento familiar inefectivo: comprometido**
Apoyo, bienestar, ayuda o estímulo insuficientes, inefectivos o comprometidos, proporcionados por la persona que habitualmente brinda el soporte principal (miembro de la familia o amigo íntimo); el paciente puede necesitarlo para llevar a cabo o perfeccionar las tareas adaptativas relacionadas con su problema de salud.

**Afrontamiento familiar inefectivo: incapacitante**
Conducta de una persona significativa (miembro de la familia u otra persona importante) que inhabilita sus propias capacidades y las del enfermo para abordar de manera efectiva las tareas esenciales relacionadas con el problema de salud.

**Afrontamiento familiar: potencial de desarrollo**
Manejo eficaz de las tareas adaptativas por parte del miembro de la familia implicado en el problema de salud del paciente, que manifiesta deseos y disponibilidad para reforzar su salud y desarrollo propios y los del paciente.

**Afrontamiento individual: ineficaz**
Deterioro de los comportamientos adaptativos y de la capacidad de resolución de problemas de una persona para afrontar las demandas y los roles de la vida.

**Alimentación infantil inefectivo, patrón de**
Estado en que un lactante presenta una dificultad para succionar o coordinar la respuesta succión-deglución.

**Ansiedad**
Vaga sensación de inquietud cuyo origen es con frecuencia inespecífico o desconocido por el individuo.

**Asfixia, alto riesgo de**
Aumento del riesgo de sufrir una asfixia accidental (aire disponible para la inspiración inadecuado).

**Aspiración, alto riesgo de**
Estado en que un individuo corre el riesgo de que secreciones gástricas u orofaríngeas o alimentos exógenos sólidos o líquidos pasen al árbol traqueobronquial debido a una disfunción o a la ausencia de los mecanismos de protección normales.

**Autocuidado, déficit de: alimentación**
Deterioro de la capacidad de un individuo para llevar a cabo o completar por sí mismo las actividades relacionadas con la alimentación.

**Autocuidado, déficit de: baño/higiene**
Deterioro de la capacidad de un individuo para llevar a cabo o completar por sí mismo las actividades relacionadas con el baño/higiene.

**Autocuidado, déficit de: uso del orinal/WC**
Deterioro de la capacidad de un individuo para llevar a cabo o completar por sí mismo las actividades relacionadas con las funciones evacuatorias.

**Autocuidado, déficit de: vestido/acicalamiento**
Deterioro de la capacidad de un individuo para llevar a cabo o completar por sí mismo las actividades relacionadas con el vestido y el arreglo personal.

**Autoestima, déficit de: crónico**
Sentimientos de autoevaluación negativos sobre sí mismo o sobre las capacidades propias de larga duración.

**Autoestima, déficit de: situacional**
Sentimientos de autoevaluación negativos sobre sí mismo que se desarrollan como respuesta a una pérdida o un cambio en un individuo que previamente tenía una autoevaluación positiva.

**Autoestima, trastorno de la**
Sentimientos de autoevaluación negativos sobre sí mismo o sobre las propias capacidades, que pueden expresarse directa o indirectamente.

**Automutilación, alto riesgo de**
Estado en que un individuo se halla en riesgo elevado de llevar a cabo un acto para autolesionarse, sin provocar su muerte, produciendo lesión tisular y alivio de la tensión.

**Bienestar, alteración del**
V. Dolor; Dolor crónico.

**Comunicación verbal, trastorno de la**
Estado en que un individuo experimenta disminución o ausencia de la capacidad para usar o comprender el lenguaje en la interacción humana.

**Conocimientos, déficit de (especificar)**
Estado en que un individuo carece de información específica.

**Crecimiento y desarrollo, alteración del**
Estado en que un individuo muestra desviaciones con respecto a las normas de su grupo de edad.

**Cutánea, alto riesgo de deterioro de la integridad**
Estado en que la piel de un individuo corre el riesgo de sufrir alteraciones adversas.

**Cutánea, deterioro de la integridad**
Estado en que la piel de un individuo experimenta alteraciones adversas.

**Decisiones, conflicto en la toma de (especificar)**
Estado de incertidumbre en relación con la línea de acción que se ha de seguir cuando la elección entre opciones alternativas implica riesgo, pérdida o desafío a los valores personales. (Especificar el origen del conflicto, p. ej., elecciones con respecto a la salud, a las relaciones familiares, al trabajo, a la economía o a otros aspectos de la vida.)

**Deglución, deterioro de la**
Disminución de la capacidad de un individuo para llevar voluntariamente los líquidos y/o sólidos de la boca al estómago.

**Desatención unilateral**
Estado en que un individuo no tiene conciencia perceptiva de un lado de su cuerpo y no le presta atención.

**Desesperanza**
Estado subjetivo en que un individuo ve escasas o nulas alternativas o elecciones personales disponibles y es incapaz de movilizar energía en su favor.

**Destete respiratorio, respuesta ventilatoria disfuncional al**
Estado en que un paciente no puede adaptarse a la disminución de los niveles de apoyo ventilatorio mecánico, lo cual interrumpe y prolonga el período de destete.

**Desuso, alto riesgo de síndrome de**
Estado en que un individuo corre el riesgo de sufrir un deterioro de los sistemas corporales como resultado de una inactividad prescrita o inevitable.

**Diarrea**
Estado en que un individuo experimenta un cambio en sus hábitos intestinales normales, caracterizado por la eliminación frecuente de heces no formadas, sueltas y líquidas.

**Disreflexia**
Estado en que un individuo con una lesión medular al nivel de D7 o superior presenta o corre el riesgo de presentar, ante un estímulo nocivo, una respuesta del sistema nervioso simpático no inhibida y amenazadora para la vida.

**Dolor**
Estado en que un individuo experimenta e informa de la presencia de malestar intenso o sensaciones desagradables.

**Dolor crónico**
Estado en que un individuo experimenta dolor que persiste durante más de 6 meses.

**Duelo anticipado**
Estado en que un individuo sufre por una pérdida antes de que ésta se produzca.

**Duelo disfuncional**
Estado en que existe pérdida real o subjetiva de un objeto (la expresión pérdida de objeto se utiliza en su sentido más amplio). Los objetos incluyen personas, posesiones, trabajo, status, hogar, ideales, partes y procesos corporales, etc.

**Espiritual, sufrimiento (sufrimiento del espíritu humano)**
Alteración del principio vital que impregna todo el ser de la persona e integra y trasciende la naturaleza biológica y psicosocial del ser humano.

**Estreñimiento**
Estado en que un individuo experimenta un cambio en sus hábitos intestinales normales, caracterizado por una disminución de la frecuencia y/o la eliminación de heces duras y secas.

**Estreñimiento crónico**
Estado en que el patrón de eliminación de un individuo se caracteriza por heces duras y secas como consecuencia de un retraso en la eliminación de los residuos alimentarios.

**Estreñimiento subjetivo**
Estado en que un individuo se autodiagnostica estreñimiento y asegura una eliminación intestinal diaria mediante el uso de laxantes, enemas y supositorios.

**Familiares, alteración de los procesos**
Estado en que una familia que en condiciones normales funciona de manera efectiva presenta una disfunción.

**Fatiga**
Sensación abrumadora de extenuación y disminución de la capacidad para el trabajo físico y mental a pesar de un sueño adecuado.

**Fecal, incontinencia**
Estado en que un individuo experimenta un cambio en sus hábitos intestinales normales, caracterizado por la expulsión involuntaria de heces.

**Gasto cardiaco, disminución del**
Estado en que la cantidad de sangre bombeada por el corazón de un individuo es tan reducida que resulta inadecuada para satisfacer las necesidades de los tejidos corporales.

**Hipertermia**
Estado en que la temperatura corporal de un individuo se eleva por encima de sus valores normales.

**Hipotermia**
Estado en que la temperatura corporal de un individuo disminuye por debajo de sus valores normales, pero no es inferior a 35,6 °C (rectal)/ 36,4 °C (rectal, recién nacido).

**Hogar, dificultad para el mantenimiento del**
Incapacidad para mantener de manera independiente un entorno inmediato seguro y que promueva el desarrollo.

**Identidad personal, trastorno de la**
Incapacidad para distinguir entre el yo y lo que no es el yo.

**Imagen corporal, trastorno de la**
Alteración en la forma en que un individuo percibe su propia imagen corporal.

**Impotencia**
Percepción de que las propias acciones no afectarán significativamente el resultado; percepción de falta de control sobre una situación actual o que se producirá inmediatamente.

**Incontinencia urinaria: de esfuerzo**
Estado en que un individuo experimenta una pérdida de orina inferior a 50 ml, que se produce cuando aumenta la presión intraabdominal.

**Incontinencia urinaria: de urgencia**
Estado en que un individuo experimenta una emisión involuntaria de orina, poco después de percibir una fuerte sensación de urgencia para miccionar.

**Incontinencia urinaria: funcional**
Estado en que un individuo experimenta una emisión de orina involuntaria e impredecible.

**Incontinencia urinaria: refleja**
Estado en que un individuo experimenta una pérdida involuntaria de orina que ocurre con intervalos más o menos previsibles cuando se alcanza un volumen determinado en la vejiga.

**Incontinencia urinaria: total**
Estado en que un individuo experimenta una pérdida continua e impredecible de orina.

**Infección, alto riesgo de**
Estado en que un individuo presenta un aumento del riesgo de sufrir una invasión por microorganismos patógenos.

**Intercambio gaseoso, deterioro del**
Estado en que un individuo experimenta un desequilibrio entre el aporte de oxígeno y la eliminación de anhídrido carbónico en el área de intercambio gaseoso de la membrana alveolocapilar.

**Intestinal, alteración de la eliminación**
V. Diarrea; Estreñimiento; Estreñimiento crónico; Estreñimiento subjetivo; Incontinencia fecal.

**Intoxicación, alto riesgo de**
Aumento del riesgo de exposición o ingestión accidental de medicamentos o sustancias peligrosas en dosis suficientes para causar intoxicación.

**Lactancia materna eficaz**
Estado en que la familia/díada madre-lactante muestra habilidad adecuada y satisfacción con el proceso de lactancia.

**Lactancia materna ineficaz**
Estado en que la madre, el lactante y/o la familia manifiestan insatisfacción o dificultad en el proceso de lactancia.

**Lactancia materna interrumpida**
Discontinuidad del proceso de lactancia materna como resultado de la incapacidad del niño para mamar o la inconveniencia de que lo haga.

**Lesión, alto riesgo de**
Estado en que un individuo corre el riesgo de sufrir una lesión como resultado de la interacción de las condiciones ambientales con sus recursos defensivos y adaptativos. V. también **Asfixia, alto riesgo de; Intoxicación, alto riesgo de; Traumatismo, alto riesgo de.**

**Líquidos, alto riesgo de déficit del volumen de**
Estado en que un individuo corre el riesgo de presentar deshidratación vascular, celular o intracelular.

**Líquidos, déficit de volumen de (1)**
Estado en que un individuo presenta deshidratación vascular, celular o intracelular en relación con un fallo en los mecanismos de regulación.

**Líquidos, déficit de volumen de (2)**
Estado en que un individuo presenta deshidratación vascular, celular o intracelular en relación con una pérdida activa.

**Líquidos, exceso de volumen de**
Estado en que un individuo experimenta un aumento de la retención de líquidos y edema.

**Membrana mucosa oral, alteración de la**
Estado en que un individuo presenta una alteración de los tejidos de la cavidad oral.

**Movilidad física, trastorno de la**
Estado en que un individuo experimenta una limitación de la capacidad para el movimiento físico independiente.

**Negación ineficaz**
Intento consciente o inconsciente de negar el conocimiento o el significado de un acontecimiento, para reducir la ansiedad/el temor en detrimento de la salud.

**Neurovascular periférica, alto riesgo de disfunción**
Estado en que un individuo corre el riesgo de presentar una alteración en la circulación, la sensibilidad o la movilidad de una extremidad.

**Nutrición alteración de la: por defecto**
Estado en que un individuo recibe un aporte de nutrientes insuficiente para satisfacer sus necesidades metabólicas.

**Nutrición alteración de la: por exceso**
Estado en que un individuo recibe un aporte de nutrientes que supera sus necesidades metabólicas.

**Nutrición, alteración potencial de la: por exceso**
Estado en que un individuo corre el riesgo de recibir un aporte de nutrientes que supera sus necesidades metabólicas.

**Parental, alteración**
Estado en que existe una alteración de la capacidad de la figura o las figuras responsables de la familia para proporcionar un entorno que promueva el crecimiento y el desarrollo óptimos de una persona.

**Parental, alto riesgo de alteración**
Estado en que existe un riesgo elevado de alteración de la capacidad de la figura o las figuras responsables de la familia para proporcionar un entorno que promueva el crecimiento y el desarrollo óptimos de una persona.

**Parental, conflicto del rol**
Estado en que un progenitor experimenta conflicto y confusión en los roles paternos como respuesta a una crisis.

**Pensamiento, alteración en los procesos de**
Estado en que un individuo experimenta una interrupción en las operaciones y actividades cognitivas.

**Perfusión tisular, alteración de la (especificar) (renal, cerebral, cardiopulmonar, gastrointestinal o periférica)**
Estado en que un individuo experimenta una disminución de la nutrición y la oxigenación celulares debido a un déficit en el aporte de sangre capilar.

**Postraumática, respuesta**
Estado en que un individuo experimenta una respuesta dolorosa sostenida frente a un acontecimiento traumático abrumador.

**Protección, alteración de la**
Estado en que un individuo experimenta una disminución de la capacidad para protegerse a sí mismo de amenazas externas o internas, como una enfermedad o una lesión.

**Régimen terapéutico, manejo inefectivo del (individual)**
Patrón de regulación e integración en la vida diaria de un programa para el tratamiento de la enfermedad y sus secuelas que resulta insatisfactorio para alcanzar los objetivos específicos de salud.

**Respiratorio, patrón: ineficaz**
Estado en que el patrón de inspiración y/o espiración de un individuo no permite una ventilación adecuada.

**Rol de cuidador, alto riesgo de sobreesfuerzo en el**
Vulnerabilidad del cuidador de la familia ante la sensación de dificultad para desempeñar este papel.

**Rol de cuidador, sobreesfuerzo en el**
Dificultad percibida por el cuidador para desempeñar el papel de proveedor de cuidados en la familia.

**Rol, alteración en el desempeño del**
Alteración en la forma en que un individuo percibe el desempeño de su propio rol.

**Salud, alteración en el mantenimiento de la**
Incapacidad para identificar, manejar y/o buscar ayuda para mantener la salud.

**Salud, conductas generadoras de (especificar)**
Estado en que un paciente con una salud estable busca activamente formas de modificar sus hábitos personales de salud y/o el entorno con el fin de alcanzar un grado más alto de salud. (*Salud estable* se define por la instauración de medidas preventivas

de la enfermedad apropiadas para la edad, la información del paciente de que goza de salud buena o excelente y el control de los signos y síntomas de la enfermedad, si éstos existen.)

## Sensoperceptivas, alteraciones (especificar) (visuales, auditivas, cinestésicas, gustativas, táctiles y olfatorias)

Estado en que un individuo experimenta un cambio en la cantidad o en el patrón de los estímulos que recibe, acompañado de una disminución, exageración, distorsión o alteración de la respuesta ante dichos estímulos.

## Sexual, disfunción

Estado en que un individuo experimenta un cambio en la función sexual, que se percibe insatisfactoria, no gratificante o inadecuada.

## Sexualidad, alteración de los patrones de

Estado en que el individuo expresa preocupación con respecto a su sexualidad.

## Social, aislamiento

Soledad experimentada por el individuo y percibida como impuesta por otros y como un estado negativo o amenazador.

## Social, deterioro de la interacción

Estado en que un individuo participa en un intercambio social en cantidad excesiva o insuficiente o de calidad ineficaz.

## Sueño, alteración del patrón del

Desorganización de las horas de sueño que causa malestar o interfiere en el estilo de vida deseado.

## Temor

Sensación de miedo cuyo origen es identificable por la persona.

## Temperatura corporal, alto riesgo de alteración de la

Estado en que un individuo corre el riesgo de no mantener la temperatura corporal dentro de los límites normales.

## Termorregulación ineficaz

Estado en que la temperatura de un individuo fluctúa entre la hipotermia y la hipertermia.

## Tisular, deterioro de la integridad

Estado en que un individuo experimenta lesión de las mucosas, la córnea, los tegumentos o el tejido subcutáneo. V. también **Alteración de la mucosa oral**.

## Traslado, síndrome de estrés por

Alteraciones psicológicas y/o psicosociales como consecuencia del traslado de un entorno a otro.

## Tratamiento, no seguimiento del (especificar)

Decisión tomada y anunciada por parte de un individuo de no seguir las recomendaciones terapéuticas.

## Traumatismo, alto riesgo de

Aumento del riesgo de sufrir una lesión tisular accidental, por ejemplo, heridas, quemaduras o fracturas.

## Urinaria, alteración de la eliminación

Estado en que un individuo experimenta una alteración en la eliminación de orina. V. también **Incontinencia urinaria** (de esfuerzo, de urgencia, funcional, refleja, total).

## Urinaria, retención

Estado en que un individuo experimenta un vaciado incompleto de la vejiga.

## Ventilación espontánea, dificultad para mantener la

Estado en que la disminución de las reservas de energía provoca la incapacidad del individuo para mantener una respiración adecuada que garantice la vida.

## Vías aéreas, limpieza ineficaz de las

Estado en que un individuo es incapaz de eliminar las secreciones u obstrucciones del tracto respiratorio para mantener la permeabilidad de las vías aéreas.

## Violación, síndrome traumático de

Penetración sexual forzada, violenta, contra la voluntad de la víctima y sin su consentimiento. El síndrome traumático que se desarrolla a partir de este ataque o intento de ataque incluye una fase aguda de desorganización del estilo de vida de la víctima y un proceso a largo plazo de reorganización de aquél.

## Violación, síndrome traumático de: reacción compuesta

Reacción de estrés aguda ante una violación o un intento de violación, experimentada junto con otros factores, que pueden incluir la reactivación de los síntomas de un trastorno previo.

## Violación, síndrome traumático de: reacción silente

Compleja reacción de estrés a una violación, en la que el individuo es incapaz de hablar sobre la violación o describirla.

## Violencia, alto riesgo de: autolesiones o lesiones a otros

Estado en que un individuo experimenta conductas que pueden resultar físicamente lesivas para sí mismo o para otros.

# Clasificación de los diagnósticos de enfermería según los patrones de respuesta humana (taxonomía I revisada de la NANDA)

**I. Intercambio**
Alteración de la nutrición: por exceso.
Alteración de la nutrición: por defecto.
Alteración potencial de la nutrición: por exceso.
Alto riesgo de infección.
Alto riesgo de alteración de la temperatura corporal.
Hipotermia.
Hipertermia.
Termorregulación ineficaz.
Disreflexia.
Estreñimiento.
Estreñimiento subjetivo.
Estreñimiento crónico.
Diarrea.
Incontinencia fecal.
Alteración de la eliminación urinaria.
Incontinencia urinaria de esfuerzo.
Incontinencia urinaria refleja.
Incontinencia urinaria de urgencia.
Incontinencia urinaria funcional.
Incontinencia urinaria total.
Retención urinaria.
Alteración de la perfusión tisular (especificar tipo) (renal, cerebral, cardiopulmonar, gastrointestinal, periférica).
Exceso de volumen de líquidos.
Déficit de volumen de líquidos (1).
Déficit de volumen de líquidos (2).
Alto riesgo de déficit de volumen de líquidos.
Disminución del gasto cardiaco.
Deterioro del intercambio gaseoso.
Limpieza ineficaz de las vías aéreas.
Patrón respiratorio ineficaz.
Dificultad para mantener la ventilación espontánea.
Respuesta ventilatoria disfuncional al destete respiratorio.
Alto riesgo de lesión.
Alto riesgo de asfixia.
Alto riesgo de intoxicación.
Alto riesgo de traumatismo.
Alto riesgo de aspiración.
Alto riesgo de síndrome de desuso.
Alteración de la protección.
Deterioro de la integridad tisular.
Alteración de la mucosa oral.
Deterioro de la integridad cutánea.
Alto riesgo de deterioro de la integridad cutánea.

**II. Comunicación**
Trastorno de la comunicación verbal.

**III. Relaciones**
Deterioro de la interacción social.
Aislamiento social.

Alteración en el desempeño del rol.
Alteración parental.
Alto riesgo de alteración parental.
Disfunción sexual.
Alteración de los procesos familiares.
Sobreesfuerzo en el rol del cuidador.
Alto riesgo de sobreesfuerzo en el rol del cuidador.
Conflicto del rol parental.
Alteración de los patrones de sexualidad.

**IV. Valores**
Sufrimiento espiritual (sufrimiento del espíritu humano).

**V. Elección**
Afrontamiento individual inefectivo.
Deterioro de la adaptación.
Afrontamiento defensivo.
Negación ineficaz.
Afrontamiento familiar inefectivo: incapacitante.
Afrontamiento familiar inefectivo: comprometido.
Afrontamiento familiar: potencial de desarrollo.
Manejo inefectivo del régimen terapéutico (individual).
No seguimiento del tratamiento (especificar).
Conflicto en la toma de decisiones (especificar).
Conductas generadoras de salud (especificar).

**VI. Movimiento**
Deterioro de la movilidad física.
Alto riesgo de disfunción neurovascular periférica.
Intolerancia a la actividad.
Fatiga.
Alto riesgo de intolerancia a la actividad.
Alteración del patrón de sueño.
Déficit de actividades recreativas.
Dificultad para el mantenimiento del hogar.
Alteración en el mantenimiento de la salud.
Déficit de autocuidado: alimentación.
Deterioro de la deglución.
Lactancia materna ineficaz.
Lactancia materna interrumpida.
Lactancia materna eficaz.
Patrón de alimentación ineficaz del lactante.
Déficit de autocuidado: baño/higiene.
Déficit de autocuidado: vestido/acicalamiento.
Déficit de autocuidado: uso del orinal/WC.
Alteración del crecimiento y desarrollo.
Síndrome de estrés por traslado.

**VII. Percepción**
Trastorno de la imagen corporal.
Trastorno de la autoestima.
Autoestima, déficit crónico.
Autoestima, déficit situacional.

Trastorno de la identidad personal.
Alteraciones sensoperceptivas (especificar)
(visuales, auditivas, cinestésicas, gustativas,
táctiles, olfatorias).
Desatención unilateral.
Desesperanza.
Impotencia.

**VIII. Conocimiento**
Déficit de conocimientos (especificar).
Alteración en los procesos de pensamiento.

**IX. Sentimiento**
Dolor.

Dolor crónico.
Duelo disfuncional.
Duelo anticipado.
Alto riesgo de violencia: autolesiones o lesiones
a otro.
Alto riesgo de automutilación.
Respuesta postraumática.
Síndrome traumático de violación.
Síndrome traumático de violación: reacción
compuesta.
Síndrome traumático de violación: reacción
silente.
Ansiedad.
Temor.

---

# Clasificación de los diagnósticos de enfermería según los patrones funcionales de salud

Basado en Gordon M: *Manual of nursing diagnoses*, St Louis, Mosby-Year Book.

**Patrón de percepción/mantenimiento de la salud**
Alteración en el mantenimiento de la salud.
Alteración de la protección.
Manejo inefectivo del régimen terapéutico.
No seguimiento del tratamiento (especificar).
Alto riesgo de infección.
Alto riesgo de lesión.
Alto riesgo de intoxicación.
Alto riesgo de asfixia.
Conductas generadoras de salud (especificar).

**Patrón nutricional/metabólico**
Alteración potencial de la nutrición: por exceso.
Alteración de la nutrición: por exceso.
Alteración de la nutrición: por defecto.
Lactancia materna eficaz.
Lactancia materna ineficaz.
Lactancia materna interrumpida.
Patrón de alimentación ineficaz del lactante.
Alto riesgo de aspiración.
Deterioro de la deglución.
Alteración de la mucosa oral.
Alto riesgo de déficit de volumen de líquidos.
Déficit de volumen de líquidos (1).
Déficit de volumen de líquidos (2).
Exceso de volumen de líquidos.
Alto riesgo de deterioro de la integridad cutánea.
Deterioro de la integridad cutánea.
Deterioro de la integridad tisular.
Alto riesgo de alteración de la temperatura
corporal.
Termorregulación ineficaz.
Hipertermia.
Hipotermia.

**Patrón de excreción**
Estreñimiento.

Estreñimiento subjetivo.
Estreñimiento crónico.
Diarrea.
Incontinencia fecal.
Alteración de la eliminación urinaria.
Incontinencia urinaria funcional.
Incontinencia urinaria refleja.
Incontinencia urinaria de esfuerzo.
Incontinencia urinaria de urgencia.
Incontinencia urinaria total.
Retención urinaria.

**Patrón de actividad/ejercicio**
Alto riesgo de intolerancia a la actividad.
Respuesta ventilatoria disfuncional al destete
respiratorio.
Dificultad para mantener la ventilación
espontánea.
Alto riesgo de disfunción neurovascular
periférica.
Intolerancia a la actividad.
Deterioro de la movilidad física.
Alto riesgo de síndrome de desuso.
Fatiga.
Déficit de autocuidado: baño/higiene.
Déficit de autocuidado: vestido/acicalamiento.
Déficit de autocuidado: alimentación.
Déficit de autocuidado: uso del orinal/WC.
Déficit de actividades recreativas.
Dificultad para el mantenimiento del hogar.
Limpieza ineficaz de las vías aéreas.
Patrón respiratorio ineficaz.
Deterioro del intercambio gaseoso.
Disminución del gasto cardiaco.
Alteración de la perfusión tisular (especificar
tipo). (renal, cerebral, cardiopulmonar,
gastrointestinal, periférico).

Disreflexia.
Alteración del crecimiento y desarrollo.

**Patrón de reposo/sueño**
Alteración del patrón de sueño.

**Patrón cognitivo/perceptivo**
Dolor.
Dolor crónico.
Alteraciones sensoperceptivas (especificar) (visuales, auditivas, cinestésicas, gustativas, táctiles, olfatorias).
Desatención unilateral.
Déficit de conocimientos (especificar).
Alteración en los procesos de pensamiento.
Conflicto en la toma de decisiones (especificar).

**Patrón de autopercepción/autoconcepto**
Temor.
Ansiedad.
Desesperanza.
Impotencia.
Trastorno de la imagen corporal.
Alto riesgo de automutilación.
Trastorno de la identidad personal.
Trastorno de la autoestima.
Autoestima, déficit crónico.
Autoestima, déficit situacional.

**Patrón relación de roles**
Duelo anticipado.
Duelo disfuncional.
Alteración en el desempeño del rol.
Sobreesfuerzo en el rol de cuidador.

Alto riesgo de sobreesfuerzo en el rol de cuidador.
Aislamiento social.
Deterioro de la interacción social.
Síndrome de estrés por traslado.
Alteración de los procesos familiares.
Alto riesgo de alteración parental.
Alteración parental.
Conflicto del rol parental.
Deterioro de la comunicación verbal.
Alto riesgo de violencia: autolesiones o lesiones a otros.

**Patrón de sexualidad/reproducción**
Disfunción sexual.
Alteración de los patrones de sexualidad.
Síndrome traumático de violación.
Síndrome traumático de violación: reacción compuesta.
Síndrome traumático de violación: reacción silente.

**Patrón de afrontamiento/tolerancia al estrés**
Afrontamiento individual inefectivo.
Afrontamiento defensivo.
Negación ineficaz.
Deterioro de la adaptación.
Respuesta postraumática.
Afrontamiento familiar: potencial de desarrollo.
Afrontamiento familiar inefectivo: comprometido.
Afrontamiento familiar inefectivo: incapacitante.

**Patrón de valores/creencias**
Sufrimiento espiritual (sufrimiento del espíritu humano).

---

## Diagnósticos de enfermería importantes para enfermedades, trastornos y procedimientos

Adaptado de Ackley BJ, Ladwing GB, Hampton JK, Henrickson M, Masta M, McClurg V, Mc Lean C, O'Brien KAS, Schonlau VLC, Wall V. Wetch PA y Wistrom F: *Nursing diagnosis handbook: A guide to planning care*. St. Louis, Mosby.

**Aborto espontáneo**
*Afrontamiento familiar inefectivo: incapacitante* relacionado con sentimientos no resueltos acerca de la pérdida.
*Afrontamiento individual ineficaz* relacionado con la vulnerabilidad personal.
*Alteración de los procesos familiares* relacionada con las expectativas no satisfechas del embarazo/parto.
*Alto riesgo de déficit de volumen de líquidos* relacionado con la hemorragia.
*Alto riesgo de duelo disfuncional* relacionado con la pérdida del feto.
*Alto riesgo de infección* relacionado con el aborto séptico o incompleto de los productos de la concepción, vasos sanguíneos uterinos abiertos, cuello dilatado.

*Déficit de conocimientos* relacionado con una exposición insuficiente de la situación.
*Dolor* relacionado con las contracciones uterinas y la intervención quirúrgica.
*Temor* relacionado con las consecuencias para futuros embarazos.
*Trastorno de la autoestima* relacionado con sentimientos de fallo, culpa.
*Trastorno de la imagen corporal* relacionado con la incapacidad subjetiva de seguir adelante con el embarazo y el parto.

**Aborto inducido**
*Afrontamiento familiar inefectivo: comprometido* relacionado con sentimientos no resueltos acerca de la decisión.

*Alto riesgo de infección* relacionado con los vasos sanguíneos uterinos abiertos, cuello dilatado.

*Conductas generadoras de salud* relacionadas con el deseo de controlar la fertilidad.

*Déficit de conocimientos* relacionado con una exposición insuficiente de la situación.

*Sufrimiento espiritual* relacionado con implicaciones morales subjetivas de la decisión.

*Trastorno de la autoestima* relacionado con sentimientos de culpa.

## Abstinencia alcohólica

*Afrontamiento individual ineficaz* relacionado con la vulnerabilidad personal.

*Alteración de la nutrición: por defecto* relacionada con malos hábitos dietéticos.

*Alteración del patrón de sueño* relacionada con el efecto de sedantes, abstinencia alcohólica, ansiedad.

*Alteración en los procesos de pensamiento* relacionada con *delirium tremens* potencial.

*Alteraciones sensoperceptivas: visuales, auditivas, cinestésicas, táctiles, olfatorias* relacionadas con desequilibrio neuroquímico en el cerebro.

*Alto riesgo de déficit de volumen de líquidos* relacionado con diaforesis excesiva, agitación, disminución del aporte de líquidos.

*Alto riesgo de violencia* relacionado con la abstinencia alcohólica.

*Ansiedad* relacionada con crisis circunstanciales; abstinencia.

*Autoestima, déficit crónico* relacionado con expectativas repetidas no satisfechas.

*Déficit de conocimientos* relacionado con enfermedad crónica o efectos del consumo de alcohol.

## Abstinencia de drogas

*Afrontamiento individual ineficaz* relacionado con crisis circunstanciales, abstinencia.

*Alteración de la nutrición: por defecto* relacionada con hábitos dietéticos deficientes.

*Alteración del patrón de sueño* relacionada con los efectos de las drogas o los medicamentos.

*Alteraciones sensoperceptivas: específicas* relacionadas con la intoxicación por drogas.

*Alto riesgo de lesión* relacionado con alucinaciones

*Alto riesgo de violencia* relacionado con la falta de control de los impulsos.

*Ansiedad* relacionada con la abstinencia fisiológica.

*No seguimiento del tratamiento* relacionado con la negación de la enfermedad.

## Abuso de cocaína

*Afrontamiento individual ineficaz* relacionado con la incapacidad para hacer frente al estrés de la vida.

*Alteración en los procesos de pensamiento* relacionada con la estimulación excesiva del sistema nervioso por la cocaína.

*Patrón respiratorio ineficaz* relacionado con el efecto de la droga sobre el centro respiratorio.

## Abuso de drogas

*Afrontamiento individual ineficaz* relacionado con crisis circunstanciales.

*Alteración de la nutrición: por defecto* relacionada con hábitos dietéticos deficientes.

*Alteración del patrón de sueño* relacionada con los efectos de las drogas o los medicamentos.

*Alteraciones sensoperceptivas: específicas* relacionadas con la intoxicación por drogas.

*Alto riesgo de lesión* relacionado con alucinaciones, efectos de las drogas.

*Alto riesgo de violencia* relacionado con la falta de control de los impulsos.

*Ansiedad* relacionada con la amenaza al autoconcepto; pérdida del control del consumo de drogas.

*No seguimiento del tratamiento* relacionado con la negación de la enfermedad.

## Abuso de sustancias

*Afrontamiento familiar inefectivo: comprometido/disfuncional* relacionado con problemas de codependencia.

*Afrontamiento individual ineficaz* relacionado con el uso de sustancias para afrontar los acontecimientos de la vida.

*Aislamiento social* relacionado con conductas socialmente inaceptables; valores.

*Alteración de la nutrición: por defecto* relacionada con la anorexia.

*Alteración de la protección* relacionada con la malnutrición y la privación de sueño.

*Alto riesgo de lesión* relacionado con las alteraciones sensoperceptivas.

*Alto riesgo de violencia* relacionado con las reacciones a las sustancias empleadas: conducta impulsiva, desorientación, deterioro de la capacidad de juicio.

*Ansiedad* relacionada con la pérdida de control.

*Impotencia* relacionada con la adición a sustancias.

*Trastorno de la autoestima* relacionado con irritación, pesadillas, temblor.

V. **Conflictos de maduración del adolescente.**

## Acalasia

*Afrontamiento individual ineficaz* relacionado con la enfermedad crónica.

*Alto riesgo de aspiración* relacionado con regurgitaciones nocturnas.

*Deterioro de la deglución* relacionado con la afección neuromuscular.

*Dolor* relacionado con la retención de alimentos en el esófago.

## Accidente vascular cerebral (AVC)

*Afrontamiento individual ineficaz* relacionado con la incapacidad.

*Alteración de los procesos familiares* relacionada con la enfermedad, incapacidad del miembro de la familia.

*Alteración en los procesos de pensamiento* relacionada con cambios neurofisiológicos.

*Alteraciones sensoperceptivas: visuales, táctiles, cinestésicas* relacionadas con los déficit neurológicos.

*Alto riesgo de aspiración* relacionado con el deterioro de la deglución, pérdida del reflejo faríngeo.

*Alto riesgo de desatención unilateral* relacionado con la alteración de la percepción debido a la pérdida de la mitad del campo visual, pérdida de sensaciones en el lado afecto.

*Alto riesgo de deterioro de la integridad cutánea* relacionado con la inmovilidad.

*Alto riesgo de lesión* relacionado con alteraciones sensoperceptivas.

*Alto riesgo de síndrome de desuso* relacionado con la parálisis.

*Alto riesgo de sobreesfuerzo en el rol de cuidador* relacionado con problemas cognitivos del destinatario de los cuidados; necesidad de cuidados importantes en el hogar.

*Ansiedad* relacionada con las crisis circunstanciales; cambios en el estado físico/emocional.

*Déficit de autocuidado* relacionado con la disminución de la fuerza y la resistencia; parálisis.

*Déficit de conocimientos* relacionado con el desconocimiento de las fuentes de información.

*Deterioro de la deglución* relacionado con la disfunción neuromuscular.

*Deterioro de la interacción social* relacionado con la movilidad física limitada, capacidad de comunicación limitada.

*Duelo disfuncional* relacionado con la pérdida de salud.

*Estreñimiento* relacionado con la disminución de la actividad.

*Incontinencia urinaria refleja* relacionada con la pérdida de la sensación de llenado vesical.

*Incontinencia urinaria total* relacionada con la disfunción neurológica.

*Trastorno de la comunicación verbal* relacionado con el daño por presión/disminución de la circulación en el área del habla del cerebro.

*Trastorno de la imagen corporal* relacionado con la enfermedad crónica, parálisis.

*Trastorno de la movilidad física* relacionado con la pérdida de equilibrio y coordinación.

### Acidosis metabólica

*Alteración de la nutrición: por defecto* relacionada con la incapacidad para comer y absorber nutrientes.

*Alteración en los procesos de pensamiento* relacionada con la depresión del SNC.

*Alto riesgo de lesión* relacionado con desorientación, debilidad, estupor.

*Disminución del gasto cardiaco* relacionada con arritmias debidas a hiperpotasemia.

*Dolor: cefalea* relacionada con irritabilidad neuromuscular, tetania.

### Acidosis respiratoria

*Alteración en los procesos de pensamiento* relacionada con la depresión del SNC.

*Alto riesgo de disminución del gasto cardiaco* relacionado con arritmias asociadas a la acidosis respiratoria.

*Deterioro del intercambio gaseoso* relacionado con el desequilibrio en la ventilación/perfusión.

*Intolerancia a la actividad* relacionada con el desequilibrio entre el aporte y la demanda de oxígeno.

### Adenoidectomía

*Alteración del bienestar* relacionado con los efectos de la anestesia (náuseas y vómitos).

*Alto riesgo de alteración de la nutrición: por defecto* relacionado con la indecisión/rechazo a ingerir alimentos.

*Alto riesgo de aspiración/asfixia* relacionado con el drenaje postoperatorio y el deterioro de la deglución.

*Alto riesgo de déficit de volumen de líquidos* relacionado con la disminución del aporte secundario al dolor asociado a la deglución, efectos de la anestesia (náuseas y vómitos); hemorragia.

*Déficit de conocimientos: potencial para mejorar el mantenimiento de la salud* relacionado con conocimientos suficientes con respecto a los requerimientos de nutrición y reposo postoperatorios, signos y síntomas de complicaciones, posturas.

*Limpieza ineficaz de las vías aéreas* relacionada con la indecisión/rechazo a toser debido al dolor.

*Dolor* relacionado con la herida quirúrgica.

### Afasia

*Afrontamiento individual ineficaz* relacionado con la pérdida del habla.

*Ansiedad* relacionada con los episodios de afasia.

*Déficit de conocimientos* relacionado con una información deficiente sobre la afasia y las técnicas de comunicación alternativas.

*Trastorno de la comunicación verbal* relacionado con la circulación cerebral reducida.

### Agorafobia

*Afrontamiento individual ineficaz* relacionado con sistemas de soporte inadecuados.

*Aislamiento social* relacionado con la alteración en los procesos de pensamiento.

*Ansiedad* relacionada con la amenaza real o subjetiva a la integridad física.

*Deterioro de la interacción social* relacionado con la alteración del autoconcepto.

*Temor* a salir de la casa y acudir a lugares públicos.

### Ahogamiento potencial

*Alto riesgo de alteración del crecimiento y desarrollo: regresión* relacionado con hipoxemia, anoxia cerebral.

*Alto riesgo de infección* relacionado con aspiración, monitorización invasiva.

*Aspiración* relacionada con la aspiración de líquido hacia los pulmones.

*Deterioro del intercambio gaseoso* relacionado con el laringospasmo, respiración asistida, aspiración.

*Dificultad para el mantenimiento del hogar* relacionada con el déficit de conocimientos parental con respecto a las medidas de seguridad apropiadas para la edad.

*Duelo anticipado/disfuncional* relacionado con la muerte potencial del niño; secuelas desconocidas; culpa en relación con el accidente.

*Hipotermia* relacionada con la lesión del SNC, inmersión prolongada en agua fría.

*Limpieza ineficaz de las vías aéreas/patrón respiratorio ineficaz* relacionado con la aspiración y el deterioro del intercambio gaseoso.

*Temor parental* relacionado con la muerte potencial del niño; posibles secuelas permanentes, debilitantes.

V. **Niño con enfermedad crónica, Niño con enfermedad terminal/muerte, Niño hospitalizado.**

### Alcoholismo

*Afrontamiento familiar comprometido/disfuncional* relacionado con problemas de codependencia.

*Afrontamiento individual ineficaz* relacionado con el uso del alcohol para afrontar los acontecimientos de la vida.

*Aislamiento social* relacionado con conducta social inaceptable, valores.

*Alteración de la nutrición: por defecto* relacionada con la anorexia.

*Alteración de la protección* relacionada con malnutrición, privación de sueño.

*Alteración del patrón de sueño* relacionado con irritabilidad, pesadillas, temblor.

*Alto riesgo de lesión* relacionado con la alteración de las funciones sensoperceptivas.

*Alto riesgo de violencia* relacionado con consumo de alcohol, conducta impulsiva, desorientación, deterioro de la capacidad de juicio.

*Ansiedad* relacionada con la pérdida de control.

*Dificultad para el mantenimiento del hogar* relacionada con déficit de memoria, fatiga.

*Impotencia* relacionada con la adicción al alcohol.

*Trastorno de la autoestima* relacionado con el fracaso en los acontecimientos de la vida.

### Amputación

*Alto riesgo de alteración de la perfusión tisular: periférica* relacionado con el deterioro de la circulación arterial.

*Alto riesgo de déficit de volumen de líquidos: hemorragia* relacionada con pérdida anormal de sangre.

*Déficit de conocimientos* relacionado con la práctica limitada de nuevas habilidades.

*Deterioro de la integridad cutánea* relacionado con curación deficiente, fricción de la prótesis.

*Dolor* relacionado con la cirugía, sensación de miembro fantasma.

*Duelo anticipado* relacionado con la pérdida de la parte del cuerpo y los cambios futuros en el estilo de vida.

*Trastorno de la imagen corporal* relacionado con los efectos negativos de la amputación, respuesta de los demás.

*Trastorno de la movilidad física* relacionado con la debilidad musculosquelética y la limitación de los movimientos.

### Analgesia controlada por el paciente

*Alteración del bienestar* relacionado con los efectos secundarios de la medicación: prurito, náuseas o vómitos.

*Alto riesgo de lesión* relacionado con las posibles complicaciones asociadas al control de la analgesia.

*Déficit de conocimientos* relacionado con los autocuidados y el control del dolor.

### Anemia

*Alto riesgo de lesión* relacionado con la alteración en la percepción sensorial periférica.

*Ansiedad* relacionada con la causa de la enfermedad.

*Déficit de conocimientos: nutrición y tratamiento médico* relacionado con un aprendizaje previo deficiente con respecto a la nutrición.

*Fatiga* relacionada con la reducción del aporte de oxígeno al organismo.

### Aneurisma abdominal, cirugía

*Alto riesgo de alteración de la perfusión tisular: periférica* relacionado con el deterioro de la circulación arterial.

*Alto riesgo de déficit de volumen de líquidos: hemorragia* relacionado con la pérdida anormal de sangre.

*Alto riesgo de infección* relacionado con el procedimiento invasivo.

V. **Cirugía abdominal.**

### Angina de pecho

*Afrontamiento individual ineficaz* relacionado con la vulnerabilidad personal a la crisis (nuevo diagnóstico, salud deteriorada).

*Alteración de los patrones de sexualidad* relacionada con el proceso de enfermedad, medicamentos, pérdida de la libido.

*Ansiedad* relacionada con episodios de crisis.

*Déficit de conocimientos* relacionado con una exposición insuficiente de información.

*Disminución del gasto cardiaco* relacionada con isquemia miocárdica/efectos de los medicamentos/arritmias.

*Dolor* relacionado con la isquemia miocárdica.

*Duelo* relacionado con el dolor y los cambios potenciales en el estilo de vida.

*Intolerancia a la actividad* relacionada con dolor agudo, arritmias.

## Angioplastia coronaria

*Alto riesgo de alteración de la perfusión tisular: periférica/cardiopulmonar* relacionado con vasospasmo, desarrollo de hematomas.

*Alto riesgo de déficit de volumen de líquidos* relacionado con posible lesión de las arterias coronarias, desarrollo de hematomas, hemorragias.

*Alto riesgo de disminución del gasto cardiaco* relacionado con isquemia ventricular, arritmias.

*Déficit de conocimientos* relacionado con el desconocimiento de las fuentes de información.

*Temor* relacionado con el resultado incierto del procedimiento quirúrgico.

## Anomalías del feto/recién nacido (afrontamiento de los padres)

*Afrontamiento familiar inefectivo: incapacitante* relacionado con sentimientos crónicos no resueltos de pérdida del niño perfecto.

*Afrontamiento individual ineficaz* relacionado con la vulnerabilidad personal a las crisis.

*Alteración de los procesos familiares* relacionada con las expectativas no satisfechas del niño perfecto, carencia de sistemas de soporte adecuados.

*Alteración parental* relacionada con la interrupción del proceso de vinculación.

*Alto riesgo de alteración parental* relacionado con la interrupción del proceso de vinculación; expectativas no realistas hacia sí mismo, el niño o el cónyuge; amenaza subjetiva a la propia supervivencia emocional; estrés grave; falta de conocimientos.

*Alto riesgo de duelo disfuncional* relacionado con la pérdida del niño perfecto.

*Ansiedad* relacionada con la amenaza al funcionamiento de roles, crisis circunstanciales.

*Conflicto del rol parental* relacionado con la separación del recién nacido, intimidación con modalidades invasivas o restrictivas, atención en centros de cuidados especiales.

*Conflicto en la toma de decisiones: intervenciones en el feto/recién nacido* relacionado con la falta de información relevante, sufrimiento espiritual, amenaza al sistema de valores.

*Déficit de conocimientos* relacionado con una exposición insuficiente de la situación.

*Desesperanza* relacionada con el estrés prolongado, deterioro progresivo del estado físico del niño, pérdida de las creencias espirituales.

*Impotencia* relacionada con complicaciones amenazadoras para el feto/recién nacido.

*Sufrimiento espiritual* relacionado con el cuestionamiento de las creencias espirituales.

*Temor* relacionado con la amenaza real o imaginaria, consecuencias para futuros embarazos, impotencia.

*Trastorno de la autoestima* relacionado con incapacidad subjetiva de engendrar un niño perfecto.

## Anorexia nerviosa

*Afrontamiento defensivo* relacionado con el deterioro psicológico, trastorno alimentario.

*Afrontamiento familiar inefectivo: incapacitante* relacionado con las relaciones familiares sumamente ambivalentes.

*Alteración de la imagen corporal* relacionada con una percepción errónea de la apariencia corporal real.

*Alteración de la nutrición: por defecto* relacionada con el aporte inadecuado de alimentos.

*Alteración de los patrones de sexualidad* relacionada con la pérdida de la libido debido a la malnutrición.

*Alteración en los procesos de pensamiento* relacionada con la malnutrición.

*Alto riesgo de infección* relacionado con el déficit del sistema inmunitario debido a la malnutrición.

*Autoestima, déficit crónico* relacionado con las expectativas no satisfechas repetidas.

*Diarrea* relacionada con el abuso de laxantes.

*Estreñimiento* relacionado con el aporte inadecuado de alimentos y líquidos.

*Intolerancia a la actividad* relacionada con la fatiga, debilidad.

*Negación ineficaz* relacionada con el temor a las consecuencias de la terapia y al posible aumento de peso.

V. **Conflictos de maduración del adolescente.**

## Apendicectomía

*Alto riesgo de déficit de volumen de líquidos* relacionado con la restricción de líquidos; estado hipermetabólico; náuseas y vómitos.

*Alto riesgo de infección* relacionado con la perforación/rotura del apéndice; herida quirúrgica; peritonitis.

*Déficit de conocimientos* relacionado con el desconocimiento de las fuentes de información.

*Dolor* relacionado con la herida quirúrgica.

V. **Cirugía, Niño hospitalizado.**

## Apendicitis

*Alto riesgo de déficit de volumen de líquidos* relacionado con anorexia, náuseas y vómitos.

*Alto riesgo de infección* relacionado con la posible perforación del apéndice.

*Dolor* relacionado con la inflamación.

## Arritmia

*Alteración de la perfusión tisular: cerebral* relacionada con la interrupción del flujo arterial secundaria a la disminución del gasto cardiaco.

*Ansiedad/temor* relacionados con la amenaza de muerte; cambios en el estado de salud.

*Déficit de conocimientos* relacionado con el desconocimiento de las fuentes de información.

*Disminución del gasto cardiaco* relacionada con alteraciones de la conducción eléctrica.

*Intolerancia a la actividad* relacionada con la disminución del gasto cardiaco.

## Articulación, sustitución

*Alto riesgo de disfunción neurovascular periférica* relacionado con cirugía ortopédica.

V. **Sustitución articular total.**

### Artritis

*Alteración de los procesos familiares* relacionada con la incapacidad de un miembro de la familia.

*Déficit de autocuidado: específico* relacionado con el dolor y el deterioro musculosquelético.

*Déficit de conocimientos* relacionado con una exposición insuficiente de información.

*Dolor crónico* relacionado con el deterioro progresivo de las articulaciones.

*Intolerancia a la actividad* relacionada con dolor crónico, fatiga, debilidad.

*Trastorno de la imagen corporal* relacionado con el afrontamiento ineficaz de las alteraciones articulares.

*Trastorno de la movilidad física* relacionado con el daño musculosquelético.

V. **Artritis reumatoide juvenil.**

### Artritis reumatoide juvenil (ARJ)

*Alteración del crecimiento y desarrollo* relacionada con los efectos de la incapacidad física, enfermedad crónica.

*Alto riesgo de deterioro de la integridad cutánea* relacionado con entablillados, dispositivos correctivos.

*Alto riesgo de lesión* relacionado con el trastorno de la movilidad física; entablillados, dispositivos correctivos; aumento del potencial de hemorragia secundario a los medicamentos antiinflamatorios.

*Déficit de autocuidado: alimentación, baño/higiene, uso del orinal/WC, vestido/acicalamiento* relacionado con las restricciones del movimiento articular, dolor.

*Dolor* relacionado con articulaciones hinchadas e inflamadas, restricción del movimiento, terapia física.

*Fatiga* relacionada con la enfermedad inflamatoria crónica.

*Trastorno de la movilidad física* relacionado con el dolor y las restricciones del movimiento articular

V. **Niño con enfermedad crónica, Niño hospitalizado.**

### Artrodesis lumbar

*Alto riesgo de lesión* relacionado con mecanismos corporales inadecuados.

*Ansiedad* relacionada con el temor al procedimiento quirúrgico y a la posible recurrencia de los problemas.

*Déficit de conocimientos* relacionado con las restricciones de la movilidad postoperatoria y los mecanismos corporales.

*Dolor* relacionado con el malestar en el hueso donante.

*Trastorno de la movilidad física* relacionado con las limitaciones secundarias a la cirugía; presencia de elementos de fijación.

### Artroplastia: prótesis total de cadera

*Alto riesgo de disfunción neurovascular periférica* relacionado con la cirugía ortopédica.

*Alto riesgo de estreñimiento crónico* relacionado con la inmovilidad.

*Alto riesgo de infección* relacionado con la cirugía invasiva, cuerpo extraño, anestesia, inmovilidad con estasis de secreciones respiratorias.

*Alto riesgo de lesión* relacionado con la interrupción de flujo arterial; dislocación de la prótesis.

*Déficit de conocimientos* relacionado con la falta de información adecuada sobre las potenciales complicaciones y restricciones postoperatorias.

*Dolor* relacionado con el traumatismo tisular asociado con la cirugía.

*Intolerancia a la actividad* relacionada con la limitación secundaria a la cirugía.

V. **Cirugía.**

### Artroscopia

*Déficit de conocimientos* relacionado con el desconocimiento del procedimiento y las restricciones postoperatorias.

### Ascitis

*Alto riesgo de alteración de la nutrición: por defecto* relacionado con la pérdida del apetito.

*Déficit de conocimientos* relacionado con el desconocimiento de las fuentes de información; desinterés por aprender.

*Dolor crónico* relacionado con la función corporal alterada.

*Patrón respiratorio ineficaz* relacionado con el aumento del perímetro abdominal.

V. la causa: **Cirrosis o Cáncer.**

### Asma

*Afrontamiento individual ineficaz* relacionado con la vulnerabilidad personal a los episodios.

*Alteración en el mantenimiento de la salud* relacionada con el déficit de conocimientos con respecto a los desencadenantes físicos, medicamentos, tratamiento de los signos tempranos de alarma secundarios a una información insuficiente acerca del asma.

*Ansiedad* relacionada con la incapacidad para respirar de manera eficaz, temor a la asfixia.

*Dificultad para el mantenimiento del hogar* relacionada con el déficit de conocimientos con respecto al control de los desencadenantes ambientales.

*Intolerancia a la actividad* relacionada con la fatiga; energía destinada a los músculos respiratorios para garantizar una respiración efectiva y para vencer la obstrucción de las vías aéreas.

*Limpieza ineficaz de las vías aéreas* relacionada con el estrechamiento traqueobronquial y el exceso de secreciones.

*Patrón respiratorio ineficaz* relacionado con la ansiedad.

*Trastorno de la imagen corporal* relacionado con la disminución de la participación en actividades físicas en la escuela.

V. **Niño con enfermedad crónica, Niño hospitalizado.**

**Aspiración de meconio**
V. Trastornos respiratorios del recién nacido.

**Ataque isquémico transitorio**
*Alteración de la perfusión tisular: cerebral* relacionada con el aporte inadecuado de oxígeno al cerebro.
*Alto riesgo de disminución del gasto cardiaco* relacionado con arritmias que contribuyen al aporte inadecuado de oxígeno al cerebro.
*Alto riesgo de lesión* relacionado con el posible síncope.
*Conductas generadoras de salud* relacionadas con la obtención de conocimientos sobre el tratamiento y la prevención de la oxigenación inadecuada.
V. Síncope.

**Ataques de pánico**
*Afrontamiento individual ineficaz* relacionado con la vulnerabilidad personal.
*Aislamiento social* relacionado con el temor a la pérdida de control.
*Ansiedad* relacionada con crisis episódicas.
*Respuesta postraumática* relacionada con acontecimientos trágicos previos.

**Atelectasia**
*Deterioro del intercambio gaseoso* relacionado con la disminución de la superficie alveolocapilar.
*Patrón respiratorio ineficaz* relacionado con pérdida de tejido pulmonar funcional, depresión de la función respiratoria o hipoventilación debido al dolor.

**Atresia biliar**
*Alteración de la nutrición: por defecto* relacionada con la disminución de la absorción de grasas; alimentación deficiente.
*Alteración del bienestar* relacionada con el prurito y las náuseas.
*Alto riesgo de deterioro de la integridad cutánea* relacionado con el prurito.
*Alto riesgo de lesión: hemorragia* relacionada con el déficit de vitamina K y la alteración de los mecanismos de coagulación.
*Alto riesgo de patrón respiratorio ineficaz* relacionado con el aumento del hígado y el desarrollo de ascitis.
*Ansiedad/temor* relacionados con la intervención quirúrgica (procedimiento de Kasai) y posible trasplante de hígado.
V. Cirrosis, Niño con enfermedad crónica, Niño con enfermedad terminal/muerte, Niño hospitalizado.

**Autismo**
*Afrontamiento familiar inefectivo: comprometido/incapacitante* relacionado con la culpa parental sobre la etiología de la enfermedad, incapacidad para aceptar/adaptarse a la situación del niño,

incapacidad para ayudar al niño y a otros miembros de la familia a solicitar tratamiento.
*Alteración del crecimiento y desarrollo* relacionada con la incapacidad para establecer relaciones con otros seres humanos, incapacidad para diferenciar el propio cuerpo del de los demás, incapacidad para integrar el concepto de sí mismo.
*Alteración en los procesos de pensamiento* relacionada con la incapacidad para percibirse a sí mismo o a los otros, disonancia cognitiva, disfunción perceptiva.
*Alto riesgo de automutilación* relacionado con el estado autista.
*Alto riesgo de violencia: autolesiones o lesiones a otros* relacionadas con ataques frecuentes de furia destructiva hacia sí mismo o hacia los otros, secundarios a una respuesta extrema a los cambios en la rutina, temor a cosas inofensivas.
*Deterioro de la interacción social* relacionado con las barreras de comunicación, incapacidad para establecer relaciones interpersonales con los demás.
*Trastorno de la comunicación verbal* relacionado con el retraso en el habla y el lenguaje.
*Trastorno de la identidad personal* relacionado con la incapacidad para distinguir entre sí mismo y el entorno, incapacidad para diferenciar el propio cuerpo del de los demás, incapacidad para integrar el concepto de sí mismo.
V. Niño con enfermedad crónica, Retraso mental.

**Balón de contrapulsación aórtica**
*Alto riesgo de disfunción neurovascular periférica* relacionado con obstrucción vascular del catéter con balón; formación de trombos; émbolos; edema.
*Ansiedad* relacionada con el dispositivo cardiovascular.
*Disminución del gasto cardiaco* relacionada con el defecto cardiaco que requiere contrapulsación.
*Trastorno de la movilidad física* relacionado con las restricciones al movimiento debido al dispositivo mecánico.

**Biopsia de médula ósea**
*Déficit de conocimientos* relacionado con los objetivos y el procedimiento real.
*Dolor* relacionado con la aspiración de médula ósea.
*Temor* relacionado con el resultado incierto de la aspiración.

**Bronquitis**
*Ansiedad* relacionada con un potencial trastorno crónico.
*Déficit de conocimientos* relacionado con una exposición insuficiente de información; necesidad de interrumpir el hábito tabáquico.
*Limpieza ineficaz de las vías aéreas* relacionada con la excesiva secreción mucosa espesa.

### Bulimia

*Afrontamiento defensivo* relacionado con el trastorno alimentario.

*Afrontamiento familiar inefectivo* relacionado con sentimientos crónicos no resueltos de culpa, enfado y hostilidad.

*Alteración de la nutrición: por defecto* relacionada con la inducción del vómito.

*Alteración en los procesos de pensamiento* relacionada con la anorexia.

*Autoestima, déficit crónico* relacionado con la pérdida de retroacción positiva.

*Impotencia* relacionada con la urgencia de «autopurgarse» después de comer.

*No seguimiento del tratamiento* relacionado con sentimientos negativos hacia el régimen terapéutico.

*Temor* relacionado con la ingestión de alimentos y el aumento de peso.

*Trastorno de la imagen corporal* relacionado con la percepción errónea del aspecto y el peso corporal reales.

V. **Conflictos de maduración del adolescente.**

### Bulto en la mama

*Déficit de conocimientos* relacionado con la autoexploración mamaria.

*Temor* relacionado con el diagnóstico de cáncer.

### Bursitis

*Dolor* relacionado con la inflamación articular.

*Trastorno de la movilidad física* relacionado con la inflamación articular.

### By-pass coronario

*Déficit de conocimientos* relacionado con la adaptación del estilo de vida después de la cirugía.

*Déficit de volumen de líquidos* relacionado con la pérdida intraoperatoria de líquidos; empleo de diuréticos durante la cirugía.

*Disminución del gasto cardiaco* relacionada con arritmias, deterioro de la función cardiaca, aumento de la resistencia vascular periférica.

*Dolor* relacionado con la cirugía traumática.

*Temor* relacionado con los resultados del procedimiento quirúrgico.

### By-pass femoropoplíteo

*Alto riesgo de alteración de la perfusión tisular: periférica* relacionado con el deterioro de la circulación arterial.

*Alto riesgo de déficit de volumen de líquidos: hemorragia* relacionada con pérdida anormal de sangre.

*Alto riesgo de disfunción neurovascular* relacionado con cirugía vascular para émbolos.

*Alto riesgo de infección* relacionado con el procedimiento invasivo.

*Ansiedad* relacionada con la amenaza o los cambios en el estado de salud.

*Dolor* relacionado con el traumatismo quirúrgico y el edema en el área quirúrgica.

### Cálculos biliares

V. **Colelitiasis.**

### Cálculos renales

*Alteración de la eliminación urinaria: polaquiuria, urgencia* relacionadas con obstrucción anatómica, irritación causada por cálculo.

*Alto riesgo de déficit de volumen de líquidos* relacionado con náuseas y vómitos.

*Alto riesgo de infección* relacionado con obstrucción del tracto urinario con estasis de orina.

*Déficit de conocimientos* relacionado con las necesidades de líquidos y las restricciones dietéticas.

*Dolor* relacionado con la obstrucción por cálculos renales.

### Cáncer

*Afrontamiento familiar inefectivo: comprometido* relacionado con la enfermedad prolongada o incapacidad progresiva que agota la capacidad de soporte de otras personas significativas.

*Afrontamiento individual ineficaz* relacionado con la vulnerabilidad personal a la crisis; enfermedad terminal.

*Aislamiento social* relacionado con la hospitalización; cambios en el estilo de vida.

*Alteración de la mucosa oral* relacionada con la quimioterapia; cambios en el pH oral; disminución o alteración de la flora oral.

*Alteración de la nutrición: por defecto* relacionada con la pérdida de apetito o dificultad para comer; efectos secundarios de la quimioterapia; obstrucción por el tumor.

*Alteración de la protección* relacionada con la inmunodepresión causada por el tumor.

*Alteración del patrón de sueño* relacionada con la ansiedad y el dolor.

*Alteración en el desempeño del rol* relacionada con cambios en la capacidad física; incapacidad para reasumir el rol previo.

*Alto riesgo de dificultad para el mantenimiento del hogar* relacionado con el desconocimiento de las fuentes de información.

*Alto riesgo de infección* relacionado con el deficiente sistema inmunitario.

*Alto riesgo de lesión* relacionado con hemorragia secundaria a la depresión de la médula ósea.

*Alto riesgo de síndrome de desuso* relacionado con el dolor intenso; cambios en el nivel de conciencia.

*Conflicto en la toma de decisiones* relacionado con la elección del tratamiento; continuación/interrupción del tratamiento; decisión de no reanimar.

*Déficit de autocuidado: específico* relacionado con dolor; intolerancia a la actividad; disminución de la fuerza.

*Déficit de conocimientos* relacionado con la exposición limitada a la información sobre el tratamiento prescrito.

*Desesperanza* relacionada con la pérdida de control: enfermedad terminal.

*Deterioro de la integridad cutánea* relacionado con el déficit inmunológico; inmovilidad.

*Dolor crónico* relacionado con la metástasis tumoral.

*Duelo anticipado* relacionado con la pérdida potencial de otras personas significativas; alto riesgo de infertilidad.

*Estreñimiento crónico* relacionado con los efectos colaterales de la medicación; alteración de la nutrición; disminución de la actividad.

*Impotencia* relacionada con el tratamiento y la progresión de la enfermedad.

*Negación ineficaz* relacionada con el proceso de duelo disfuncional.

*Sufrimiento espiritual* relacionado con las creencias espirituales puestas a prueba.

*Temor* relacionado con la grave amenaza al bienestar.

*Trastorno de la imagen corporal* relacionado con los efectos secundarios del tratamiento; caquexia.

*Trastorno de la movilidad física* relacionado con la debilidad; deterioro musculosquelético; dolor.

V. **Niño con enfermedad crónica, Niño con enfermedad terminal/muerte, Niño hospitalizado, Quimioterapia.**

## Cáncer de mama

*Afrontamiento ineficaz* relacionado con el tratamiento y el pronóstico.

*Disfunción sexual* relacionada con la pérdida de una parte del cuerpo y la reacción del compañero frente a la pérdida.

*Temor* relacionado con el diagnóstico de cáncer.

*Trastorno de la imagen corporal* relacionado con la cirugía y los posibles efectos secundarios de la quimioterapia y/o la radioterapia.

V. **Mastectomía.**

## Cardiopatías congénitas/anomalías cardiacas

*Acianóticas:* conducto arterioso persistente, comunicación interauricular, comunicación interventricular, estenosis pulmonar, defecto de los cojines endocárdicos, estenosis aórtica, coartación de aorta.

*Alteración del crecimiento y desarrollo* relacionada con el aporte inadecuado de nutrientes y oxígeno a los tejidos.

*Alteración de la nutrición: por defecto* relacionada con la fatiga, debilidad generalizada; incapacidad del lactante para mamar y alimentarse; aumento de los requerimientos calóricos.

*Alteración de los procesos familiares* relacionada con el niño enfermo.

*Alto riesgo de déficit de volumen de líquidos* relacionado con efectos secundarios de los diuréticos.

*Alto riesgo de intoxicación* relacionado con la potencial toxicidad de los medicamentos para el corazón.

*Alto riesgo de termorregulación ineficaz* relacionado con la edad neonatal.

*Cianóticas:* tetralogía de Fallot, atresia tricúspide, transposición de los grandes vasos, retorno venoso pulmonar anómalo, pulmón izquierdo hipoplásico.

*Deterioro del intercambio gaseoso* relacionado con el defecto cardiaco; congestión pulmonar.

*Disminución del gasto cardiaco* relacionada con la disfunción cardiaca.

*Exceso de volumen de líquidos* relacionado con el defecto cardiaco, efectos secundarios de la medicación.

*Intolerancia a la actividad* relacionada con la fatiga; debilidad generalizada; ausencia de oxigenación adecuada.

*Patrón respiratorio ineficaz* relacionado con la enfermedad vascular pulmonar.

V. **Niño con enfermedad crónica, Niño hospitalizado.**

## Catarata, extracción

*Alteración sensoperceptiva: visión* relacionada con la adaptación a las nuevas gafas o lentes de contacto.

*Alto riesgo de lesión* relacionado con el aumento de la presión intraocular; acomodación al nuevo campo visual.

*Ansiedad* relacionada con la amenaza de pérdida de visión permanente; procedimiento quirúrgico.

*Déficit de conocimientos* relacionado con las restricciones postoperatorias.

## Cateterismo cardiaco

*Alteración del bienestar* relacionada con las restricciones posteriores a la intervención, procedimiento invasivo.

*Alto riesgo de alteración de la perfusión tisular* relacionado con el deterioro de la circulación arterial/venosa.

*Alto riesgo de disfunción neurovascular periférica* relacionado con obstrucción vascular.

*Alto riesgo de disminución del gasto cardiaco* relacionado con isquemia ventricular, arritmias.

*Alto riesgo de lesión: hematoma* relacionado con el procedimiento invasivo.

*Ansiedad/temor* relacionados con el procedimiento invasivo y con sus resultados inciertos.

*Déficit de conocimientos* relacionado con una exposición limitada a la información acerca del procedimiento y los cuidados postoperatorios.

## Cefalea

*Dolor: cefalea* relacionada con el desconocimiento de las técnicas y los métodos de control del dolor para prevenir las cefaleas.

## Ceguera

*Alteración sensoperceptiva: visual* relacionada con la alteración de la percepción, la transmisión o la integración sensitivas.

## Celulitis

*Alteración de la perfusión tisular: periférica* relacionada con el edema.

*Deterioro de la integridad cutánea* relacionado con el proceso inflamatorio de la piel.

*Dolor* relacionado con los cambios inflamatorios en los tejidos a causa de la infección.

## Celulitis periorbitaria

*Alteraciones sensoperceptivas: visuales* relacionadas con la disminución del campo visual secundaria al edema de los párpados.

*Deterioro de la integridad cutánea* relacionado con la inflamación/infección de piel/tejidos.

*Dolor* relacionado con el edema y la inflamación de piel/tejidos.

*Hipertermia* relacionada con el proceso infeccioso.

V. **Niño hospitalizado.**

## Cesárea

*Alteración de los procesos familiares* relacionada con las expectativas no satisfechas sobre el nacimiento.

*Alteración del bienestar: náuseas, vómitos, prurito* relacionada con efectos secundarios de opiáceos sistémicos o epidurales.

*Alteración en el desempeño del rol* relacionada con las expectativas no satisfechas con respecto al nacimiento.

*Alto riesgo de aspiración* relacionado con intoxicación por anestesia general.

*Alto riesgo de déficit de volumen de líquidos* relacionado con el aumento de la pérdida sanguínea secundario a la cirugía.

*Alto riesgo de infección* relacionado con la herida quirúrgica; estasis de secreciones respiratorias secundaria a la anestesia general.

*Alto riesgo de retención urinaria* relacionado con el dolor.

*Ansiedad* relacionada con las expectativas no satisfechas con respecto al nacimiento; resultados inciertos de la cirugía.

*Autoestima, déficit situacional* relacionado con la incapacidad para dar a luz por vía vaginal.

*Déficit de conocimientos* relacionado con una exposición insuficiente de la situación.

*Dolor* relacionado con la herida quirúrgica; disminución o ausencia de peristaltismo secundaria a la anestesia; manipulación de órganos abdominales durante la intervención quirúrgica; inmovilización; restricción de la dieta.

*Temor* relacionado con las amenazas subjetivas al bienestar.

*Trastorno de la imagen corporal* relacionado con la cirugía, expectativas no satisfechas con respecto al nacimiento.

## Cetoacidosis

*Alteración de la nutrición: por defecto* relacionada con la incapacidad del organismo para utilizar los nutrientes.

*Alto riesgo de no seguimiento del tratamiento* (régimen diabético) relacionado con el afrontamiento ineficaz de la enfermedad crónica.

*Déficit de volumen de líquidos* relacionado con excreción excesiva de orina, náuseas, vómitos y aumento de la respiración.

*Manejo inefectivo del régimen terapéutico* relacionado con la negación de la enfermedad, falta de comprensión de las medidas preventivas y del control adecuado de la glucemia.

V. **Diabetes mellitus.**

## Circuncisión

*Alto riesgo de déficit de volumen de líquidos* relacionado con hemorragia.

*Alto riesgo de infección* relacionado con la herida quirúrgica.

*Déficit de conocimientos: parental* relacionado con una explicación insuficiente de la situación.

*Dolor* relacionado con la intervención quirúrgica.

## Cirrosis

*Alteración de la nutrición: por defecto* relacionada con la pérdida de apetito, náuseas, vómitos.

*Alto riesgo de alteración de la mucosa oral* relacionado con la alteración de la nutrición.

*Alto riesgo de alteración en los procesos de pensamiento* relacionado con el trastorno orgánico crónico con aumento de niveles de amoníaco/abuso de sustancias.

*Alto riesgo de déficit de volumen de líquidos: hemorragia* relacionada con sangrado esofágico.

*Alto riesgo de lesión* relacionado con intoxicación, potencial *delirium tremens.*

*Autoestima, déficit crónico* relacionado con la enfermedad crónica.

*Déficit de conocimientos* relacionado con la falta de información acerca de la correlación entre los hábitos de vida y la enfermedad.

*Diarrea* relacionada con los cambios en la dieta, medicamentos.

*Dolor crónico* relacionado con el crecimiento del hígado.

*Fatiga* relacionada con la malnutrición.

*Manejo inefectivo del régimen terapéutico* relacionado con la negación de la gravedad de la enfermedad.

*No seguimiento del tratamiento* relacionado con la negación de la enfermedad.

## Cirugía abdominal

*Alteración de la nutrición: por defecto* relacionada con necesidades metabólicas elevadas, disminución de la capacidad para digerir alimentos.

*Alto riesgo de alteración de la perfusión tisular: periférica* relacionado con la inmovilidad y la cirugía abdominal causantes de estasis del flujo sanguíneo.

*Alto riesgo de infección* relacionado con el procedimiento invasivo.

*Déficit de conocimientos* relacionado con una exposición limitada a la información.
*Dolor* relacionado con el procedimiento quirúrgico.
*Estreñimiento* relacionado con disminución de la actividad, disminución del aporte de líquidos, anestesia/opiáceos.

## Cirugía con láser
*Alto riesgo de infección* relacionado con la reacción tardía al calor de los tejidos expuestos al láser.
*Alto riesgo de lesión* relacionado con la exposición accidental a los rayos láser.
*Déficit de conocimientos* relacionado con los cuidados preoperatorios y postoperatorios asociados a los procedimientos con láser.
*Dolor* relacionado con el calor producido por la acción del láser.
*Estreñimiento* relacionado con la aplicación de láser en la vulva y el área perianal.

## Cirugía, cuidados postoperatorios
*Alteración de la nutrición: por defecto* relacionada con anorexia, náuseas, vómitos; disminución del peristaltismo.
*Alto riesgo de alteración de la eliminación urinaria* relacionado con anestesia, dolor, temor, entorno desconocido o posición del paciente.
*Alto riesgo de alteración de la perfusión tisular: periférica* relacionado con hipovolemia, estasis circulatoria, obesidad e inmovilidad prolongada; disminución de la tos y las respiraciones profundas.
*Alto riesgo de déficit de volumen de líquidos* relacionado con el estado hipermetabólico; pérdida de líquido durante la cirugía; presencia de catéter permanente.
*Alto riesgo de estreñimiento crónico* relacionado con la disminución de la actividad; reducción del aporte de líquidos y alimentos; anestesia; medicamentos para el dolor.
*Alto riesgo de infección* relacionado con procedimientos invasivos, dolor, anestesia, herida quirúrgica, mecanismo de la tos debilitado a causa del envejecimiento.
*Alto riesgo de patrón respiratorio ineficaz* relacionado con el dolor; herida quirúrgica; efectos de la anestesia/opiáceos.
*Ansiedad* relacionada con cambios en el estado de salud; ambiente hospitalario.
*Déficit de conocimientos* relacionado con las expectativas postoperatorias; cambios en el estilo de vida.
*Dolor* relacionado con la inflamación/lesión en el área quirúrgica.
*Intolerancia a la actividad* relacionada con el dolor y el procedimiento quirúrgico.

## Cirugía, cuidados preoperatorios
*Alteración del patrón de sueño* relacionada con la ansiedad por la cirugía inminente.

*Ansiedad* relacionada con la amenaza al estado de salud y los cambios en el estado de salud; crisis circunstancial; temor a lo desconocido.
*Déficit de conocimientos* relacionado con los procedimientos preoperatorios; expectativas con respecto al postoperatorio.

## Cirugía de la mandíbula
*Alteración de la nutrición: por defecto* relacionada con la dieta líquida.
*Alto riesgo de aspiración* relacionado con alambres mandibulares.
*Déficit de conocimientos* relacionado con los cuidados de urgencia de los alambres mandibulares y los cuidados orales.
*Deterioro de la deglución* relacionado con el posible edema quirúrgico.
*Dolor* relacionado con el procedimiento quirúrgico.

## Cirugía de vegetaciones adenoides
*Alteración de la nutrición: por defecto* relacionada con la indecisión/rechazo a comer.
*Alteración del bienestar* relacionada con los efectos de la anestesia: náuseas y vómitos.
*Alto riesgo de aspiración/asfixia* relacionado con los drenajes postoperatorios y el deterioro de la deglución.
*Alto riesgo de déficit de volumen de líquidos* relacionado con la disminución del aporte secundario a deglución dolorosa, efectos de la anestesia.
*Déficit de conocimientos* relacionado con conocimientos insuficientes sobre la nutrición postoperatoria y los requerimientos del reposo, signos y síntomas de complicaciones, intoxicación.
*Dolor* relacionado con la herida quirúrgica.
*Limpieza ineficaz de las vías aéreas* relacionada con la indecisión/rechazo a toser a causa del dolor.

## Cirugía del oído
*Alteraciones sensoperceptivas: auditivas* relacionadas con la cirugía invasiva de los oídos; vendajes.
*Alto riesgo de lesión* relacionado con vértigos secundarios a la estimulación excesiva del aparato vestibular.
*Déficit de conocimientos* relacionado con los cuidados postoperatorios.
*Dolor* relacionado con el edema en los oídos después de la cirugía.
V. **Niño hospitalizado.**

## Cirugía ocular
*Alteraciones sensoperceptivas: visuales* relacionadas con el procedimiento quirúrgico.
*Alto riesgo de lesión* relacionado con el deterioro de la visión.
*Ansiedad* relacionada con la posible pérdida de visión.
*Déficit de autocuidado* relacionado con el deterioro de la visión.

*Déficit de conocimientos* relacionado con actividad postoperatoria, medicación y cuidados oculares.
V. **Niño hospitalizado.**

## Cistitis

*Alteración de la eliminación urinaria: polaquiuria* relacionada con la infección urinaria.

*Déficit de conocimientos* relacionado con los métodos para tratar y prevenir las infecciones urinarias.

*Dolor* relacionado con el proceso inflamatorio en la vejiga.

## Cistoscopia

*Alto riesgo de infección* relacionado con el procedimiento invasivo.

*Déficit de conocimientos* relacionado con los cuidados postoperatorios.

*Retención urinaria* relacionada con la obstrucción del flujo de orina a causa del edema uretral.

## Coagulación intravascular diseminada (CID)

*Alto riesgo de alteración de la perfusión tisular: periférica* relacionado con la hipovolemia debida a la hemorragia profusa.

*Déficit de volumen de líquidos: hemorragia* relacionada con la disminución de los factores de la coagulación.

## Codependencia

*Afrontamiento individual ineficaz* relacionado con los sistemas de soporte inadecuado.

*Conflicto en la toma de decisiones* relacionado con el déficit en los sistemas de soporte.

*Impotencia* relacionada con el estilo de vida de desamparo.

*Negación* relacionada con las necesidades personales no satisfechas.

*Sobreesfuerzo en el rol de cuidador* relacionado con la codependencia.

*Trastorno de la comunicación verbal* relacionado con las barreras psicológicas.

## Colecistectomía

*Alteración de la nutrición: por defecto* relacionada con elevadas necesidades metabólicas; disminución de la capacidad para digerir alimentos grasos.

*Alto riesgo de déficit de volumen de líquidos* relacionado con la restricción del aporte; náuseas y vómitos.

*Alto riesgo de patrón respiratorio ineficaz* relacionado con el dolor al respirar profundamente debido a la proximidad de la incisión a los pulmones.

*Déficit de conocimientos* relacionado con una exposición insuficiente de información.

*Dolor* relacionado con la cirugía reciente.
V. **Cirugía abdominal.**

## Colectomía

*Alteración de la nutrición: por defecto* relacionada con los elevados requerimientos neurológicos; disminución de la capacidad para ingerir/digerir alimentos.

*Alto riesgo de infección* relacionado con el procedimiento invasivo.

*Déficit de conocimientos* relacionado con una exposición insuficiente de información.

*Dolor* relacionado con la cirugía reciente.

*Estreñimiento* relacionado con la disminución de la actividad, reducción del aporte de líquidos.
V. **Cirugía abdominal.**

## Colelitiasis

*Alteración de la nutrición: por defecto* relacionada con anorexia, náuseas y vómitos.

*Déficit de conocimientos* relacionado con la falta de información acerca del plan de tratamiento.

*Dolor* relacionado con la obstrucción del flujo biliar, inflamación de la vesícula biliar.

## Colitis

*Diarrea* relacionada con la inflamación del colon.

*Dolor* relacionado con la inflamación del colon.
V. **Enfermedad de Crohn, Enfermedad inflamatoria intestinal.**

## Colostomía

*Alto riesgo de aislamiento social* relacionado con la ansiedad a causa del aspecto del estoma y las posibles pérdidas.

*Alto riesgo de alteración de los patrones de sexualidad* relacionado con la alteración de la imagen corporal, autoconcepto.

*Alto riesgo de deterioro de la integridad cutánea* relacionado con la irritación causada por el contenido intestinal.

*Alto riesgo de estreñimiento/diarrea* relacionado con dieta inadecuada.

*Déficit de conocimientos* relacionado con el autocuidado, necesidades de tratamiento.

*Trastorno de la imagen corporal* relacionado con la presencia del estoma; cuidados diarios de las deposiciones.

## Coma

*Alteración de los procesos familiares* relacionada con la enfermedad/incapacidad del miembro de la familia.

*Alteración en los procesos de pensamiento* relacionada con los cambios neurofisiológicos.

*Alto riesgo de alteración de la mucosa oral* relacionado con la sequedad bucal.

*Alto riesgo de aspiración* relacionado con el deterioro de la deglución, pérdida de los reflejos tusígeno/faríngeo.

*Alto riesgo de deterioro de la integridad cutánea* relacionado con la inmovilidad.

*Alto riesgo de lesión* relacionado con las convulsiones potenciales.

*Alto riesgo de síndrome de desuso* relacionado con el deterioro de la movilidad secundario a la alteración de conciencia.

*Déficit de autocuidado: específico* relacionado con el deterioro neuromuscular.
*Incontinencia total* relacionada con la disfunción neurológica.
V. **las causas de coma del paciente.**

### Coma hiperglucémico hiperosmolar no cetósico
*Alteración en los procesos de pensamiento* relacionada con deshidratación, desequilibrio electrolítico.
*Alto riesgo de lesión: convulsiones* relacionadas con el estado hiperosmolar, desequilibrio electrolítico.
*Déficit de volumen de líquidos* relacionado con poliuria, aporte hídrico inadecuado.
V. **Diabetes.**

### Conducto arterioso persistente
V. **Cardiopatías congénitas/anomalías cardiacas.**

### Conducto ileal
*Alto riesgo de aislamiento social* relacionado con la alteración en el aspecto físico, temor al escape accidental del contenido por la ostomía.
*Alto riesgo de alteración de los patrones de sexualidad* relacionado con la alteración de la función y la estructura corporales.
*Alto riesgo de deterioro de la integridad cutánea* relacionado con la dificultad para conseguir el cierre hermético del dispositivo.
*Déficit de conocimientos* relacionado con los cuidados diarios del estoma.
*Manejo inefectivo del régimen terapéutico* relacionado con las nuevas habilidades de cuidados requeridas para sí mismo y para la ostomía.
*Trastorno de la imagen corporal* relacionado con la presencia del estoma.

### Conflicto del rol parental
*Conflicto del rol parental* relacionado con la separación del niño debido a enfermedad crónica; intimidación debido a modalidades terapéuticas invasivas o restrictivas (p. ej., aislamiento, intubación), atención en centros de cuidados especiales; cuidados domiciliarios de un niño con necesidades especiales (p. ej., monitorización de apnea, drenaje postural, hiperalimentación), cambios en el estado marital; interrupciones en la vida familiar debido al régimen de cuidados domiciliarios (tratamientos, dedicación ininterrumpida de los cuidadores).

### Conflictos de maduración del adolescente
*Afrontamiento individual ineficaz* relacionado con conflictos de maduración.
*Aislamiento social* relacionado con la alteración subjetiva de la apariencia física, valores sociales no aceptados por los compañeros dominantes en el grupo.
*Alteración de los procesos familiares* relacionada con las crisis de desarrollo del adolescente secundarias al desafío de la autoridad y los valores parentales; crisis circunstanciales secundarias a cambios en la situación marital de los padres.
*Alto riesgo de deterioro de la interacción social* relacionado con la interacción ineficaz/infructuosa/disfuncional con los compañeros.
*Alto riesgo de lesión/traumatismo* relacionado con conductas «excitantes» y arriesgadas.
*Déficit de conocimientos: potencial para mejorar el mantenimiento de la salud* relacionado con interpretación errónea de la información; falta de educación con respecto a los factores relacionados con la edad.
V. **Abuso de sustancias, si es pertinente, Sexualidad en el adolescente.**

### Congelación
*Deterioro de la integridad cutánea* relacionado con la congelación de la piel.
*Dolor* relacionado con la disminución de la circulación sanguínea debido a la exposición prolongada al frío.
V. **Hipotermia.**

### Conjuntivitis
*Alteraciones sensoperceptivas* relacionadas con los cambios en la agudeza visual secundarios a la inflamación.
*Alto riesgo de lesión* relacionado con los cambios en la agudeza visual.
*Dolor* relacionado con el proceso inflamatorio.

### Convulsiones
*Alto riesgo de alteración en los procesos de pensamiento* relacionado con la actividad convulsiva.
*Alto riesgo de aspiración* relacionado con el deterioro de la deglución.
*Alto riesgo de lesión* relacionado con la actividad convulsiva.
*Ansiedad* relacionada con la preocupación por el control de las convulsiones.
*Déficit de conocimientos* relacionado con la necesidad de medicamentos y cuidados durante las convulsiones.
V. **Trastornos convulsivos en la infancia.**

### Craniectomía/craneotomía
*Alteración de la perfusión tisular: cerebral* relacionada con edema; disminución de la perfusión cerebral; aumento de la presión intracraneal.
*Alto riesgo de alteración en los procesos de pensamiento* relacionado con los cambios neurofisiológicos.
*Alto riesgo de lesión* relacionado con potencial confusión.
*Dolor* relacionado con cirugía reciente, cefalea.
*Temor* relacionado con la amenaza al bienestar.
V. **Coma, si está presente.**

### Crecimiento prostático
*Alteración de la eliminación urinaria* relacionada con la obstrucción anatómica.

*Alteración del patrón de sueño* relacionada con nocturia.

*Alto riesgo de infección* relacionado con orina residual posmiccional, invasión bacteriana de la vejiga.

*Déficit de conocimientos* relacionado con el tratamiento y la prevención de causas potenciales.

*Retención urinaria* relacionada con la obstrucción.

### Crisis de los cuarenta

*Afrontamiento individual ineficaz* relacionado con la incapacidad para afrontar los cambios asociados a la edad.

*Impotencia* relacionada con la falta de control sobre la vida.

*Sufrimiento espiritual* relacionado con cuestionamientos a las creencias/sistemas de valores.

### Crup

V. **Infecciones respiratorias agudas de la infancia.**

### Cuidados prenatales normales

*Alteración de la eliminación urinaria* relacionada con polaquiuria secundaria al aumento de la presión pélvica y a la estimulación hormonal.

*Alteración de la nutrición: por defecto* relacionada con náuseas secundarias a los cambios hormonales normales.

*Alteración de los procesos familiares* relacionada con la transición en el desarrollo.

*Alteración del patrón de sueño* relacionada con las molestias del embarazo y la actividad fetal.

*Alto riesgo de disfunción sexual* relacionado con el crecimiento del abdomen y el temor a perjudicar al feto.

*Alto riesgo de intolerancia a la actividad* relacionado con el crecimiento del abdomen y el aumento del trabajo cardiaco.

*Alto riesgo de lesión* (materna) relacionado con el déficit de conocimientos.

*Déficit de conocimientos* relacionado con la falta de experiencia en el embarazo y sus cuidados.

*Estreñimiento* relacionado con la disminución de la motilidad gastrointestinal secundaria a la estimulación hormonal.

*Fatiga* relacionada con el aumento de los requerimientos energéticos.

*Patrón respiratorio ineficaz* relacionado con el aumento de la presión intratorácica y la disminución de la energía secundarios al crecimiento del útero.

### Defectos del tubo neural (anencefalia, espina bífida, meningocele, mielomeningocele)

*Afrontamiento familiar: potencial de desarrollo* relacionado con respuestas adaptativas efectivas de los miembros de la familia.

*Alteración del crecimiento y desarrollo* relacionada con daños físicos, posible deterioro cognitivo.

*Alteraciones sensoperceptivas: visuales* relacionadas con la alteración de la percepción secundaria a estrabismo.

*Alto riesgo de alteración de la nutrición: por defecto* relacionado con la actividad física disminuida/limitada/deteriorada.

*Alto riesgo de deterioro de la integridad cutánea (extremidades inferiores)* relacionado con la disminución de la percepción sensitiva.

*Autoestima, déficit crónico* relacionado con diferencias subjetivas; disminución de la capacidad para participar en actividades físicas y sociales en la escuela.

*Deterioro de la integridad cutánea* relacionado con la incontinencia.

*Duelo* relacionado con (pérdida del niño perfecto) nacimiento de un niño con un defecto congénito.

*Estreñimiento crónico* relacionado con la inmovilidad o la escasa movilidad.

*Incontinencia urinaria de urgencia frente a incontinencia refleja* relacionada con deterioro neurógeno frente a incontinencia total relacionada con disfunción neurológica.

*Trastorno de la movilidad física* relacionado con el deterioro neuromuscular.

V. **Niño con enfermedad crónica, Recién nacido prematuro.**

### Déficit cognitivo

*Alteración en los procesos de pensamiento* relacionada con el deterioro neurológico.

### Dehiscencia abdominal

*Alto riesgo de infección* relacionado con la pérdida de la integridad cutánea.

*Deterioro de la integridad cutánea* relacionado con la alteración de la circulación; malnutrición; apertura de incisión.

*Deterioro de la integridad tisular* relacionado con la exposición del contenido abdominal al medio ambiente.

*Dolor* relacionado con el estiramiento de la pared abdominal.

*Temor* relacionado con la amenaza de muerte, disfunción grave.

### Dehiscencia de herida y evisceración

*Alteración de la nutrición: por defecto* relacionada con la incapacidad para digerir los nutrientes, necesidad de aumentar el aporte de proteínas para la curación.

*Alto riesgo de déficit de volumen de líquidos* relacionado con la incapacidad para ingerir nutrientes, obstrucción, pérdida de líquidos.

*Alto riesgo de lesión* relacionado con la exposición del contenido abdominal.

*Temor* relacionado con el miedo del paciente al desprendimiento de partes del cuerpo, curso diferente del procedimiento quirúrgico al previsto.

### Demencia

*Alteración de la nutrición: por defecto* relacionada con el deterioro psicológico.

*Alteración de los procesos familiares* relacionada con la incapacidad del miembro de la familia.

*Alteración del patrón de sueño* relacionada con el deterioro neurológico; siestas durante el día.

*Alteración en los procesos de pensamiento* relacionada con trastorno orgánico mental.

*Alto riesgo de deterioro de la integridad cutánea* relacionado con la alteración del estado nutricional, inmovilidad.

*Alto riesgo de lesión* relacionado con confusión, disminución de la coordinación muscular.

*Alto riesgo de sobreesfuerzo en el rol de cuidador* relacionado con la cantidad de tareas del cuidador; duración de los cuidados requeridos.

*Déficit de autocuidado: específico* relacionado con deterioro psicológico/neuromuscular.

*Dificultad para el mantenimiento del hogar* relacionada con sistemas de soporte inadecuados.

*Incontinencia urinaria total* relacionada con el deterioro neurológico.

*Trastorno de la movilidad física* relacionado con el deterioro neuromuscular.

## Depresión

*Afrontamiento individual ineficaz* relacionado con el duelo disfuncional.

*Aislamiento social* relacionado con el afrontamiento ineficaz.

*Alteración del patrón de sueño* relacionada con la inactividad.

*Alteración en el mantenimiento de la salud* relacionada con una pérdida de la capacidad para emitir juicios adecuados con respecto a la forma de obtener ayuda.

*Alto riesgo de violencia: autolesiones* relacionadas con el estado de pánico.

*Autoestima, déficit crónico* relacionado con las expectativas repetidas no satisfechas.

*Déficit de autocuidado: específico* relacionado con la depresión; deterioro cognitivo.

*Déficit de conocimientos* relacionado con la falta de motivación para aprender nuevas habilidades de afontamiento.

*Desesperanza* relacionada con sentimientos de abandono; estrés prolongado.

*Disfunción sexual* relacionada con la pérdida de interés sexual.

*Duelo disfuncional* relacionado con la incapacidad previa de resolución de un duelo anterior.

*Estreñimiento* crónico relacionado con inactividad; disminución del aporte de líquidos.

*Fatiga* relacionada con las demandas psicológicas.

*Impotencia* relacionada con el patrón de desamparo.

## Depresión puerperal

*Afrontamiento individual ineficaz* relacionado con cambios hormonales y problemas de maduración.

*Alteración en el desempeño del rol* relacionada con las nuevas responsabilidades paternas.

*Alteración parental* relacionada con la depresión inducida por las hormonas.

*Ansiedad* relacionada con las nuevas responsabilidades paternas.

*Déficit de conocimientos* relacionado con cambios en el estilo de vida.

*Deterioro de la interacción social* relacionado con cambios en el desempeño del rol.

*Dificultad para el mantenimiento del hogar* relacionada con la fatiga y los cuidados del recién nacido.

*Disfunción sexual* relacionada con el temor a un nuevo embarazo.

*Fatiga* relacionada con el nacimiento y el posparto.

*Trastorno de la adaptación* relacionado con la falta de sistemas de soporte.

*Trastorno de la imagen corporal* relacionado con la recuperación normal después del parto.

## Dermatitis

*Alteración del bienestar* relacionada con la inflamación de la piel.

*Ansiedad* relacionada con las crisis circunstanciales impuestas por la enfermedad.

*Déficit de conocimientos* relacionado con los métodos para reducir la inflamación.

*Deterioro de la integridad cutánea* relacionado con los efectos secundarios de los medicamentos; reacción alérgica.

## Derrame pleural

*Dolor* relacionado con la inflamación, acumulación de líquidos.

*Exceso de volumen de líquidos* relacionado con la alteración de los mecanismos reguladores; insuficiencia cardiaca, hepática o renal.

*Hipertermia* relacionada con el aumento de la tasa metabólica secundario a la infección.

*Patrón respiratorio ineficaz* relacionado con el dolor.

## Desbridamiento de heridas

*Alto riesgo de infección* relacionado con heridas abiertas, presencia de bacterias.

*Deterioro de la integridad cutánea* relacionado con la presencia de bacterias en la piel.

*Dolor* relacionado con el desbridamiento de la herida.

## Deshidratación

*Alteración de la mucosa oral* relacionada con la disminución de la salivación y el déficit de líquidos.

*Déficit de conocimientos* relacionado con el tratamiento y la prevención de la deshidratación.

*Déficit de volumen de líquidos* relacionado con la pérdida activa de líquidos.

## Desprendimiento de placenta (> 36 semanas)

*Alteración de los procesos familiares* relacionada con las expectativas no satisfechas del embarazo/parto.

*Alto riesgo de alteración de la perfusión tisular* (fetal) relacionado con la insuficiencia uteroplacentaria.

*Alto riesgo de déficit de volumen de líquidos* relacionado con la hemorragia.

*Alto riesgo de infección* relacionado con el desprendimiento parcial de la placenta.

*Alto riesgo de lesión* (fetal) relacionado con la hipoxia.

*Alto riesgo de lesión* (materna) relacionado con la rotura uterina.

*Ansiedad* relacionada con el resultado incierto, modificaciones en los planes del parto.

*Déficit de conocimientos* relacionado con una exposición limitada de la situación.

*Dolor* relacionado con útero irritable, útero hipertónico.

*Temor* relacionado con la amenaza al bienestar propio y del feto.

### Desprendimiento de retina

*Alteraciones sensoperceptivas: visuales* relacionadas con los cambios en la visión; destellos súbitos de luz, manchas flotantes, visión borrosa.

*Alto riesgo de dificultad para el mantenimiento del hogar* relacionado con los cuidados postoperatorios; limitaciones a la actividad, cuidados del ojo.

*Ansiedad* relacionada con los cambios en la visión, amenaza de pérdida de la visión.

*Déficit de conocimientos* relacionado con los síntomas y la necesidad de intervenir precozmente para evitar una lesión permanente.

### Deterioro de la audición

*Aislamiento social* relacionado con la dificultad para comunicarse.

*Alteraciones sensoperceptivas: auditivas* relacionadas con la alteración del aparato auditivo.

*Trastorno de la comunicación verbal* relacionado con la incapacidad para oír la propia voz.

### Diabetes de la gestación

*Alteración de la nutrición fetal: por defecto* relacionada con el aporte excesivo de glucosa.

*Alteración de la nutrición materna: por defecto* relacionada con la disminución de la producción de insulina y de la entrada de glucosa en las células.

*Alto riesgo de lesión fetal* relacionado con el alumbramiento de un niño de gran tamaño; episodios de hipoglucemia e hiperglucemia.

*Ansiedad* relacionada con la amenaza al yo o al feto.

*Déficit de conocimientos* relacionado con la necesidad de aprendizaje materno acerca de la diabetes durante el embarazo.

*Impotencia* relacionada con la pérdida del control sobre el desarrollo del embarazo.

### Diabetes mellitus

*Alteración de la nutrición: por defecto* relacionada con la incapacidad para utilizar la glucosa (diabetes tipo I).

*Alteración de la nutrición: por exceso* relacionada con el aporte excesivo de nutrientes (diabetes tipo II).

*Alteración de la perfusión tisular: periférica* relacionada con el deterioro de la circulación arterial.

*Alto riesgo de alteración en los procesos de pensamiento* relacionado con la hipoglucemia/hiperglucemia.

*Alto riesgo de deterioro de la integridad cutánea* relacionado con la pérdida de la percepción del dolor en las extremidades.

*Alto riesgo de infección* relacionado con hiperglucemia, deterioro de la salud, cambios circulatorios.

*Déficit de conocimientos* relacionado con una exposición insuficiente de información.

*Disfunción sexual* relacionada con neuropatía asociada a la enfermedad.

*Hipoglucemia/hiperglucemia* relacionadas con fallos en el consumo adecuado de calorías o en el aporte de insulina.

*Impotencia* relacionada con la pérdida subjetiva del control personal.

*Manejo inefectivo del régimen terapéutico* relacionado con la complejidad del régimen terapéutico.

*No seguimiento del tratamiento* relacionado con las restricciones en el estilo de vida; cambios en la dieta, medicación y ejercicio.

### Diabetes mellitus juvenil (DMID tipo I)

*Alteración de la nutrición: por defecto* relacionada con la incapacidad del organismo para metabolizar y utilizar correctamente la glucosa y los nutrientes; aumento de las necesidades calóricas del niño para promover el crecimiento; participación en actividades físicas con otros niños.

*Alteración en el mantenimiento de la salud* relacionada con el déficit de conocimientos de los padres/niño con respecto a dieta, administración de la medicación, actividad física e interacción entre los tres factores; cambios diarios en la dieta, medicación y actividad en relación con las necesidades de crecimiento del niño; necesidad de instruir a otros cuidadores o personas responsables acerca de los signos y síntomas de hiperglucemia/hipoglucemia y tratamiento.

*Alto riesgo de no seguimiento del tratamiento* relacionado con el trastorno de la imagen corporal; trastorno de la adaptación secundario a las crisis de maduración de la adolescencia.

*Dolor* relacionado con las inyecciones de insulina; pruebas de medición de la glucemia periférica.

*Trastorno de la adaptación* relacionado con la incapacidad para participar en actividades normales de la infancia.

*Trastorno de la imagen corporal* relacionado con las diferencias impuestas con respecto a las normas biofísicas y psicosociales diferencias subjetivas en comparación con otros niños.

V. **Diabetes mellitus, Niño con enfermedad crónica, Niño hospitalizado.**

**Diálisis peritoneal**

*Alto riesgo de afrontamiento individual ineficaz* relacionado con la incapacidad para adaptarse a los cambios requeridos en el estilo de vida.

*Alto riesgo de exceso de volumen de líquidos* relacionado con la retención del dializado.

*Alto riesgo de infección: peritoneal* relacionado con el procedimiento invasivo, presencia de catéter, dializado.

*Alto riesgo de patrón respiratorio ineficaz* relacionado con la presión del dializado.

*Déficit de conocimientos* relacionado con el mantenimiento del hogar.

*Dificultad para el mantenimiento del hogar* relacionada con la complejidad del tratamiento domiciliario del paciente.

*Dolor* relacionado con la instilación del dializado, temperatura del dializado.

V. **Insuficiencia renal, Insuficiencia renal aguda/crónica, Niño con enfermedad crónica, Niño hospitalizado.**

**Diarrea**

*Diarrea* relacionada con infección; cambios en la dieta/alimentación; trastornos gastrointestinales; estrés; efectos de la medicación; impactación.

**Dilatación prematura del cérvix (cérvix incompetente)**

*Afrontamiento individual ineficaz* relacionado con el reposo en cama y la amenaza al feto.

*Alteración en el desempeño del rol* relacionada con la incapacidad para mantener los patrones de responsabilidad habituales.

*Alto riesgo de infección* relacionado con el procedimiento invasivo para evitar el nacimiento antes de término.

*Alto riesgo de lesión* (fetal) relacionado con el nacimiento pretérmino, uso de anestesia.

*Alto riesgo de lesión* (materna) relacionado con el procedimiento quirúrgico para evitar el nacimiento antes de término.

*Autoestima, déficit situacional* relacionado con la incapacidad para llevar a cabo un embarazo normal.

*Déficit de actividades recreativas* relacionado con el reposo en cama.

*Déficit de conocimientos* relacionado con el régimen de tratamiento y pronóstico del embarazo.

*Deterioro de la interacción social* relacionado con el reposo en cama.

*Disfunción sexual* relacionada con el temor de dañar al feto.

*Duelo anticipado* relacionado con la pérdida potencial del feto.

*Impotencia* relacionada con la incapacidad para controlar el resultado del embarazo.

*Temor* relacionado con la pérdida potencial del feto.

*Trastorno de la movilidad física* relacionado con la imposición de reposo en cama para evitar el nacimiento antes de término.

**Dilatación y legrado**

*Alto riesgo de alteración de los patrones de sexualidad* relacionado con el coito doloroso: temor asociado a cirugía del área genital.

*Alto riesgo de déficit de volumen de líquidos: hemorragia* relacionada con la pérdida excesiva de sangre durante el procedimiento o después de éste.

*Alto riesgo de infección* relacionado con el procedimiento quirúrgico.

*Déficit de conocimientos* relacionado con los autocuidados postoperatorios.

*Dolor* relacionado con las contracciones uterinas.

**Dispareunia**

*Disfunción sexual* relacionada con la pérdida de lubricación durante las relaciones sexuales; alteración de las funciones de los órganos reproductores.

**Displasia broncopulmonar**

*Alteración de la nutrición: por defecto* relacionada con ingesta deficiente; aumento de los requerimientos calóricos secundario al incremento del trabajo respiratorio.

*Déficit de conocimientos* relacionado con el desconocimiento de las fuentes de información.

*Exceso de volumen de líquidos* relacionado con la retención de sodio y agua.

*Intolerancia a la actividad* relacionada con el desequilibrio entre el aporte y la demanda de oxígeno.

V. **Niño con enfermedad crónica, Niño hospitalizado, Trastornos respiratorios del recién nacido.**

**Disreflexia**

*Disreflexia* relacionada con la distensión vesical, distensión intestinal, estímulos nocivos.

**Distimia**

*Afrontamiento individual ineficaz* relacionado con el deterioro de la interacción social.

*Aislamiento social* relacionado con afrontamiento ineficaz.

*Alteración de los patrones de sexualidad* relacionada con la pérdida crónica de deseo sexual.

*Alteración del patrón de sueño* relacionada con pensamientos ansiosos.

*Alteración en el mantenimiento de la salud* relacionada con una pérdida de la capacidad para emitir juicios adecuados con respecto a la forma de obtener ayuda.

*Autoestima, déficit crónico relacionado* con expectativas repetidas no satisfechas.

*Déficit de conocimientos* relacionado con la falta de motivación para aprender nuevas habilidades de afrontamiento.

**Distrés fetal/patrón de frecuencia cardiaca fetal incierta**

*Alteración de la perfusión tisular: fetal* relacionada con la interrupción del flujo sanguíneo umbilical.

*Alteración de la perfusión tisular: placentaria* relacionada con placenta pequeña o vieja; interferencia en el intercambio gaseoso transplacentario.

*Temor* relacionado con la amenaza al feto.

### Distrofia muscular

*Alteración de la nutrición: por defecto* relacionada con el deterioro de la deglución/masticación.

*Alteración de la nutrición: por exceso* relacionada con la inactividad.

*Alto riesgo de aspiración* relacionado con el deterioro de la deglución.

*Alto riesgo de deterioro del intercambio gaseoso* relacionado con la limpieza ineficaz de las vías aéreas y el patrón respiratorio ineficaz secundarios a la debilidad muscular.

*Alto riesgo de deterioro de la integridad cutánea* relacionado con inmovilidad y dispositivos de fijación.

*Alto riesgo de estreñimiento* relacionado con la inmovilidad.

*Alto riesgo de fatiga* relacionado con el aumento en los requerimientos de energía para llevar a cabo las actividades de la vida diaria.

*Alto riesgo de infección* relacionado con la acumulación de secreciones pulmonares secundarias a la inmovilidad y la debilidad muscular.

*Alto riesgo de lesión* relacionado con la debilidad muscular, inestabilidad de la marcha.

*Alto riesgo de patrón respiratorio ineficaz* relacionado con la debilidad muscular.

*Alto riesgo de síndrome de desuso* relacionado con las complicaciones de la inmovilidad.

*Déficit de autocuidado: alimentación, baño/higiene, uso del orinal/WC, vestido/acicalamiento* relacionado con la debilidad muscular y la fatiga.

*Deterioro de la movilidad* relacionado con la debilidad muscular y el desarrollo de contracturas.

*Disminución del gasto cardiaco* relacionada con los efectos de la insuficiencia cardiaca congestiva.

*Intolerancia a la actividad* relacionada con la fatiga.

*Limpieza ineficaz de las vías aéreas* relacionada con la debilidad muscular y la disminución de la tos.

V. **Niño con enfermedad crónica, Niño con enfermedad terminal/muerte, Niño hospitalizado.**

### Diverticulitis

*Alteración de la nutrición: por defecto* relacionada con la pérdida del apetito.

*Alto riesgo de déficit de volumen de líquidos* relacionado con la diarrea.

*Déficit de conocimientos* relacionado con la dieta necesaria para el control de la enfermedad, régimen de medicación.

*Diarrea* relacionada con el aumento de la motilidad intestinal secundaria a la inflamación.

*Dolor* relacionado con la inflamación intestinal.

*Estreñimiento* relacionado con el déficit de fibra en la dieta.

### Dolor

*Dolor* relacionado con agentes lesivos (biológicos, químicos, físicos, psicológicos).

### Dolor de espalda

*Alto riesgo de afrontamiento individual ineficaz* relacionado con la situación crítica, lesión en la espalda.

*Alto riesgo de estreñimiento crónico* relacionado con la disminución de la actividad.

*Alto riesgo de síndrome de desuso* relacionado con el intenso dolor.

*Ansiedad* relacionada con la crisis; lesión en la espalda.

*Déficit de conocimientos* relacionado con el desconocimiento de las fuentes de información, falta de información con respecto a la prevención de futuras lesiones, mecanismos corporales.

*Dolor* relacionado con la lesión de espalda.

*Trastorno de la movilidad física* relacionado con el dolor.

### Dolor lumbar

*Dolor crónico* relacionado con procesos degenerativos, tensión musculotendinosa, lesión, inflamación, deformidades congénitas.

*Manejo inefectivo del régimen terapéutico* relacionado con el déficit de conocimientos con respecto a la postura correcta, técnicas para levantar objetos y ejercicios correctivos.

*Retención urinaria* relacionada con posible compresión de la médula espinal.

*Trastorno de la movilidad física* relacionado con el dolor de espalda.

### Dolor torácico

*Alto riesgo de disminución del gasto cardiaco* relacionado con la isquemia ventricular.

*Dolor* relacionado con isquemia y lesión miocárdicas.

*Temor* relacionado con amenaza potencial de muerte.

V. **Angina de pecho, Infarto de miocardio.**

### Donante de trasplante renal

*Conflicto en la toma de decisiones* relacionado con las consecuencias de la donación del riñón.

*Sufrimiento espiritual* relacionado con el duelo anticipado por la pérdida de una persona significativa.

V. para el donante vivo, **Nefrectomía.**

### Drepanocitosis

*Alto riesgo de alteración de la perfusión tisular* (renal, cerebral, cardiaca, gastrointestinal, periférica) relacionado con los efectos de los hematíes falciformes y el infarto tisular.

*Alto riesgo de infección* relacionado con la alteración de la función esplénica.

*Déficit de volumen de líquidos* relacionado con la disminución del aporte y el aumento de los requerimientos de líquidos durante las crisis drepanocíticas, disminución de la capacidad renal para concentrar la orina.

*Dolor* relacionado con la viscosidad sanguínea y la hipoxia tisular.

*Intolerancia a la actividad* relacionada con la fatiga y los efectos crónicos de la anemia.

*Trastorno de la movilidad física* relacionado con el dolor y la fatiga.

V. **Niño con enfermedad crónica, Niño hospitalizado.**

### Eccema

*Déficit de conocimientos* relacionado con los métodos para aliviar la inflamación.

*Deterioro de la integridad cutánea* relacionado con los efectos secundarios de los medicamentos, reacción alérgica.

*Dolor* relacionado con la inflamación cutánea.

*Trastorno de la imagen corporal* relacionado con los cambios en el aspecto físico causados por la inflamación cutánea.

### Eclampsia

*Alteración de los procesos familiares* relacionada con las expectativas no satisfechas con respecto al embarazo/nacimiento.

*Alto riesgo de alteración de la perfusión tisular fetal* relacionado con la insuficiencia uteroplacentaria.

*Alto riesgo de aspiración* relacionado con convulsiones.

*Alto riesgo de exceso de volumen de líquidos* relacionado con la disminución de la excreción urinaria secundaria a la disfunción renal.

*Alto riesgo de lesión: materna* relacionado con las convulsiones.

*Alto riesgo de lesión: fetal* relacionado con la hipoxia.

*Temor* relacionado con la amenaza al bienestar propio y del feto.

### Embarazo ectópico

*Alteración en el desempeño del rol* relacionada con la pérdida del embarazo.

*Alto riesgo de afrontamiento individual ineficaz* relacionado con la pérdida del embarazo.

*Alto riesgo de alteración de los procesos familiares* relacionado con la situación de crisis.

*Alto riesgo de infección* relacionado con los tejidos traumatizados y la pérdida de sangre.

*Alto riesgo de sufrimiento espiritual* relacionado con la aflicción.

*Autoestima, déficit situacional* relacionado con la pérdida del embarazo y la incapacidad para llevar a término el embarazo.

*Déficit de volumen de líquidos* relacionado con la pérdida de sangre.

*Dolor* relacionado con el estiramiento o la rotura del sitio de implantación.

*Temor* relacionado con la amenaza al yo, la cirugía y las implicaciones para futuros embarazos.

*Trastorno de la imagen corporal* relacionado con los sentimientos negativos acerca del cuerpo y la función reproductiva.

### Embarazo normal

*Afrontamiento familiar: potencial de desarrollo* relacionado con relación satisfactoria con la pareja, atención para satisfacer las necesidades, adaptación efectiva a las etapas de desarrollo del embarazo.

*Afrontamiento individual ineficaz* relacionado con la vulnerabilidad personal, crisis circunstanciales.

*Alteración de la nutrición: por defecto* relacionada con embarazos frecuentes y muy próximos.

*Alteración de los procesos familiares* relacionada con el desarrollo del embarazo.

*Alteración del patrón de sueño* relacionado con la privación de sueño secundaria al malestar del embarazo.

*Conductas generadoras de salud* relacionadas con el deseo de fomentar una salud fetal/materna óptima.

*Déficit de conocimientos* relacionado con el primer embarazo.

*Disfunción sexual* relacionada con la alteración de la función corporal, del autoconcepto y de la imagen corporal por el embarazo.

*Temor* relacionado con el trabajo de parto y el parto.

*Trastorno de la imagen corporal* relacionado con la alteración de la función y el aspecto corporales.

V. **Molestias del embarazo.**

### Embarazo prolongado

*Afrontamiento defensivo* relacionado con sentimientos subyacentes de incapacidad para llevar a término un parto normal.

*Alteración de la nutrición: por defecto* (fetal) relacionada con el envejecimiento de la placenta.

*Ansiedad* relacionada con los cambios potenciales en los planes de nacimiento; necesidad de mayor intervención médica; consecuencias desconocidas para el feto.

*Impotencia* relacionada con la falta subjetiva de control sobre los resultados del embarazo.

### Embolia pulmonar

*Alteración de la perfusión tisular: pulmonar* relacionada con la interrupción del flujo sanguíneo pulmonar secundaria al alojamiento de un émbolo.

*Alto riesgo de alteración del gasto cardiaco* relacionado con la insuficiencia ventricular derecha secundaria a la obstrucción de la arteria pulmonar.

*Déficit de conocimientos* relacionado con las actividades para prevenir la embolia; autocuidados tras el diagnóstico de embolia.

*Deterioro del intercambio gaseoso* relacionado con la alteración del flujo sanguíneo hacia los alvéolos secundaria al alojamiento del émbolo.

*Dolor* relacionado con la lesión biológica; falta de oxígeno en las células.

*Temor* relacionado con el dolor intenso y la muerte potencial.
V. **Terapia anticoagulante.**

### Endarterectomía carotídea

*Alto riesgo de alteración de la perfusión tisular: cerebral* relacionado con hemorragia, formación de trombos.

*Alto riesgo de lesión* relacionado con la posible formación de hematoma.

*Alto riesgo de patrón respiratorio ineficaz* relacionado con compresión de la tráquea por hematoma.

*Déficit de conocimientos* relacionado con el desconocimiento de las fuentes de información.

*Temor* relacionado con cirugía en un área vital.

### Endocarditis

*Alto riesgo de alteración de la nutrición: por defecto* relacionado con fiebre, estado hipermetabólico asociado con fiebre.

*Alto riesgo de alteración de la perfusión tisular: cardiopulmonar/periférica* relacionado con el alto riesgo de que se desarrollen émbolos.

*Alto riesgo de deterioro del intercambio gaseoso* relacionado con el alto riesgo de insuficiencia cardiaca congestiva.

*Alto riesgo de disminución del gasto cardiaco* relacionado con la inflamación del endocardio y cambios en la estructura de las válvulas cardiacas, aumento del trabajo miocárdico.

*Alto riesgo de intolerancia a la actividad* relacionado con la reducción de las reservas cardiacas y la prescripción de reposo en cama.

*Déficit de conocimientos* relacionado con las medidas preventivas frente a ataques iniciales y recurrentes de fiebre reumática.

*Dolor* relacionado con lesión biológica e inflamación.

### Endometriosis

*Déficit de conocimientos* relacionado con características, medicación y tratamiento de la enfermedad.

*Disfunción sexual* relacionada con el coito doloroso.

*Dolor* relacionado con el inicio de las reglas asociado a distensión del endometrio.

*Duelo anticipado* relacionado con la posible infertilidad.

### Endometritis

*Ansiedad* relacionada con la hospitalización prolongada y el temor a lo desconocido.

*Déficit de conocimientos* relacionado con el desconocimiento de la enfermedad, el tratamiento y la antibioterapia.

*Dolor* relacionado con la infección en el sistema reproductivo.

*Hipertermia* relacionada con la infección.

### Enfermedad de Addison

*Alteración de la nutrición: por defecto* relacionada con la enfermedad crónica.

*Alto riesgo de lesión* relacionado con debilidad.

*Déficit de conocimientos* relacionado con fuentes de información insuficientes.

*Déficit de volumen de líquidos* relacionado con un fallo de los mecanismos de regulación.

*Intolerancia a la actividad* relacionada con debilidad, fatiga.

### Enfermedad de Alzheimer

*Afrontamiento familiar inefectivo: comprometido* relacionado con la alteración de los procesos familiares.

*Aislamiento social* relacionado con el temor a poner al descubierto la pérdida de memoria.

*Alteración del patrón de sueño* relacionada con el deterioro neurológico y siestas durante el día.

*Alteración en los procesos de pensamiento* relacionada con el trastorno orgánico crónico.

*Alto riesgo de lesión* relacionado con la confusión.

*Alto riesgo de violencia: lesiones a otros* relacionadas con frustración, miedo, cólera.

*Cólera* relacionada con la frustración secundaria a los déficit de memoria.

*Déficit de autocuidado: específico* relacionado con el deterioro psicofisiológico.

*Déficit de conocimientos (familiar)* relacionado con una exposición insuficiente de información.

*Desesperanza* relacionada con el deterioro progresivo del cuadro.

*Dificultad para el mantenimiento del hogar* relacionada con el deterioro de las funciones cognitivas, sistemas de soporte inadecuados.

*Impotencia* relacionada con el deterioro progresivo del cuadro.

*Sobreesfuerzo en el rol de cuidador* relacionado con la duración y la magnitud de los cuidados requeridos.

*Temor* relacionado con la pérdida de la identidad personal.

*Trastorno de la movilidad física* relacionado con la grave disfunción neurológica.
V. **Demencia.**

### Enfermedad de Crhon

*Afrontamiento individual ineficaz* relacionado con episodios repetidos de diarrea.

*Alteración de la nutrición: por defecto* relacionada con diarrea; alteración de la capacidad para digerir y absorber los alimentos.

*Alto riesgo de déficit de volumen de líquidos* relacionado con pérdida anormal de líquidos con la diarrea.

*Ansiedad* relacionada con cambios en el estado de salud.

*Déficit de conocimientos* relacionado con el manejo de la enfermedad.

*Diarrea* relacionada con el proceso inflamatorio.

*Dolor* relacionado con el aumento del peristaltismo.

*Impotencia* relacionada con la enfermedad crónica.

### Enfermedad de Hirschsprung

*Alteración de la nutrición: por defecto* relacionada con anorexia; dolor por distensión del colon.

*Alteración en el mantenimiento de la salud* relacionada con el déficit parental de conocimientos con respecto a los cuidados del estoma temporal, manejo de la dieta, tratamiento del estreñimiento/diarrea.

*Deterioro de la integridad cutánea* relacionado con el estoma; problemas potenciales en los cuidados de la piel asociados con el estoma.

*Dolor* relacionado con la distensión del colon, dolor postoperatorio por la herida quirúrgica.

*Duelo* relacionado con la pérdida del niño perfecto, recién nacido con defecto congénito, incluso ante la expectativa de normalidad en un plazo de 2 años.

*Estreñimiento* (obstrucción intestinal) relacionado con la inhibición del peristaltismo secundaria a la ausencia congénita de células ganglionares parasimpáticas en el colon distal.

V. **Niño hospitalizado.**

### Enfermedad de Hodgkin

V. **Anemia, Cáncer.**

### Enfermedad de Kawasaki

V. **Síndrome mucocutáneo adenopático.**

### Enfermedad de Lyme

*Alto riesgo de disminución del gasto cardiaco* relacionado con arritmias.

*Déficit de conocimientos* relacionado con el desconocimiento de las fuentes de información.

*Dolor* relacionado con inflamación articular, urticaria y erupción cutánea.

*Fatiga* relacionada con el aumento de las necesidades de energía.

### Enfermedad de Parkinson

*Alteración de la nutrición: por defecto* relacionada con temblores, lentitud para comer, dificultad para masticar y digerir los alimentos.

*Alto riesgo de estreñimiento crónico* relacionado con debilidad de los músculos de la defecación; falta de ejercicio; aporte inadecuado de líquidos; disminución de la actividad del sistema nervioso autónomo.

*Alto riesgo de lesión* relacionado con temblores, lentitud de las reacciones, alteración de la marcha.

*Trastorno de la comunicación verbal* relacionado con la disminución del volumen del habla, lentitud del habla, afectación de los músculos faciales.

V. **Trastornos del sistema nervioso.**

### Enfermedad de Raynaud

*Alteración de la perfusión tisular: periférica* relacionada con la reducción transitoria del flujo sanguíneo.

*Déficit de conocimientos* relacionado con la falta de información sobre la enfermedad; posibles complicaciones; necesidades de autocuidado con respecto a la enfermedad, medicación.

### Enfermedad inflamatoria intestinal

*Afrontamiento individual ineficaz* relacionado con episodios repetidos de diarrea.

*Aislamiento social* relacionado con la diarrea.

*Alteración de la nutrición: por defecto* relacionada con anorexia, disminución de la absorción de nutrientes por el tracto gastrointestinal.

*Déficit de volumen de líquidos* relacionado con deposiciones frecuentes.

*Deterioro de la integridad cutánea* relacionado con deposiciones frecuentes y fisuras anales.

*Diarrea* relacionada con los efectos de los cambios inflamatorios del intestino.

*Dolor* relacionado con retortijones e irritación anal.

V. **Conflictos de maduración del adolescente, Enfermedad de Crohn, Niño con enfermedad crónica, Niño hospitalizado.**

### Enfermedad inflamatoria pélvica

*Alteración de los patrones de sexualidad* relacionada con la abstinencia sexual impuesta por razones médicas hasta la mejoría de la infección, cambios en el potencial reproductivo.

*Alto riesgo de infección* relacionado con los conocimientos insuficientes acerca de cómo evitar la exposición a agentes patógenos; higiene, nutrición y otros hábitos de salud deficientes.

*Déficit de conocimientos* relacionado con una exposición insuficiente de información o con el desconocimiento de las fuentes de información.

*Dolor* relacionado con el daño biológico; inflamación, edema y congestión de los tejidos pélvicos.

V. **Conflictos de maduración del adolescente.**

### Enfermedad pulmonar obstructiva crónica (EPOC)

*Alteración de la nutrición: por defecto* relacionada con una disminución del aporte debido a la disnea, sabor desagradable en la boca a causa de los medicamentos.

*Alteración de los procesos familiares* relacionada con cambios en los roles.

*Alteración del patrón de sueño* relacionada con la disnea; efectos secundarios de los medicamentos.

*Alto riesgo de infección* relacionado con estasis de las secreciones respiratorias.

*Ansiedad* relacionada con la dificultad respiratoria, cambios en el estado de salud.

*Autoestima, déficit crónico* relacionado con la enfermedad crónica.

*Déficit de autocuidado: específico* relacionado con la fatiga secundaria al aumento del trabajo respiratorio.

*Déficit de conocimientos* relacionado con una información/motivación insuficiente.

*Deterioro de la interacción social* relacionado con el aislamiento social secundario al uso de oxígeno, intolerancia a la actividad.

*Deterioro del intercambio gaseoso* relacionado con el desequilibrio de la ventilación/perfusión.

*Impotencia* relacionada con el carácter progresivo de la enfermedad.

*Intolerancia a la actividad* relacionada con el desequilibrio entre el aporte y la demanda de oxígeno.

*Limpieza ineficaz de las vías aéreas* relacionada con la broncoconstricción; aumento de mucosidad, tos inefectiva e infección.

*No seguimiento del tratamiento* relacionado con el rechazo a aceptar la responsabilidad de modificar prácticas perjudiciales para la salud.

### Enfermedad vascular periférica

*Alteración de la perfusión tisular: periférica* relacionada con la obstrucción de flujo vascular.

*Alto riesgo de deterioro de la integridad cutánea* relacionado con la alteración de la circulación y la sensibilidad.

*Alto riesgo de disfunción neurovascular periférica* relacionado con la posible obstrucción vascular.

*Alto riesgo de lesión* relacionado con hipoxia tisular, alteración de la movilidad, alteración de la sensibilidad.

*Déficit de conocimientos* relacionado con la prevención de las complicaciones circulatorias.

*Dolor crónico: claudicación intermitente* relacionada con la isquemia.

*Intolerancia a la actividad* relacionada con el desequilibrio entre el aporte y la demanda de oxígeno.

### Enfermedades de transmisión sexual

*Aislamiento social* relacionado con el temor de contraer o contagiar la enfermedad.

*Alteración de los patrones de sexualidad* relacionada con la enfermedad; alteración de las funciones corporales.

*Alto riesgo de infección* relacionado con la falta de conocimientos sobre la transmisión de enfermedades.

*Déficit de conocimientos* relacionado con la transmisión, los síntomas y el tratamiento de las enfermedades de transmisión sexual.

*Dolor* relacionado con el daño biológico y psicológico.

*Temor* relacionado con la alteración de las funciones corporales; alto riesgo de aislamiento social; temor a una enfermedad incurable.

V. **Conflictos de maduración del adolescente.**

### Enfermedades infectocontagiosas de la niñez (impétigo, paperas, piojos, rubéola, sarampión, sarna, varicela)

*Alteración del bienestar* relacionada con el prurito secundario a la erupción cutánea o a los organismos subdérmicos.

*Alteración del bienestar* relacionada con la hipertermia secundaria al proceso infeccioso.

*Alteración en el mantenimiento de la salud* relacionada con el incumplimiento de las pautas de vacunación adecuadas; ausencia de medidas de prevención frente a la transmisión de infecciones.

*Alto riesgo de infección: transmisión a terceros* relacionada con los microorganismos contagiosos.

*Déficit de actividades recreativas* relacionado con el aislamiento impuesto; interrupción de las actividades y los juegos habituales; fatiga/intolerancia a la actividad.

*Déficit de conocimientos: potencial para mejorar el mantenimiento de la salud* relacionado con la adquisición de conocimientos acerca de prácticas de salud preventivas adecuadas.

*Dolor* relacionado con el deterioro de la integridad cutánea, edema.

V. **Infecciones respiratorias agudas de la infancia, Meningitis/encefalitis, Síndrome de Reye.**

### Enfisema

*Alteración de la nutrición: por defecto* relacionada con la reducción del aporte debido a la disnea, sabor desagradable en la boca a causa de la medicación.

*Alteración de los procesos familiares* relacionada con cambios en los roles.

*Alto riesgo de infección* relacionado con la estasis de las secreciones respiratorias.

*Ansiedad* relacionada con la dificultad respiratoria, cambios en el estado de salud.

*Autoestima, déficit crónico* relacionado con la enfermedad crónica.

*Intolerancia a la actividad* relacionada con el desequilibrio entre el aporte y la demanda de oxígeno.

### Enterocolitis necrosante

*Alteración de la nutrición: por defecto* relacionada con la disminución de la capacidad para absorber nutrientes; disminución de la perfusión del tracto gastrointestinal.

*Alteración de la perfusión tisular: gastrointestinal* relacionada con el *shunt* sanguíneo desde la circulación mesentérica hacia órganos vitales secundario al estrés perinatal, hipoxia.

*Alto riesgo de infección* relacionado con la invasión bacteriana del tracto gastrointestinal; procedimientos invasivos.

*Déficit de volumen de líquidos* relacionado con vómitos, hemorragia gastrointestinal.

*Patrón respiratorio ineficaz* relacionado con distensión abdominal, hipoxia.

V. **Niño hospitalizado, Recién nacido prematuro.**

### Epididimitis

*Alteración de los patrones de sexualidad* relacionada con el edema del epidídimo y los testículos.

*Ansiedad* relacionada con crisis circunstanciales, dolor, amenaza a la fertilidad futura.

*Déficit de conocimientos* relacionado con el tratamiento del dolor y la infección.

## Epiglotitis
V. **Infecciones respiratorias agudas de la infancia.**

## Epilepsia
*Alto riesgo de alteración en los procesos de pensamiento* relacionado con estímulos neurológico excesivos e incontrolados.

*Alto riesgo de aspiración* relacionado con el deterioro de la deglución y secreciones excesivas.

*Alto riesgo de lesión* relacionado con los factores ambientales durante las crisis.

*Ansiedad* relacionada con el temor de no desempeñar el rol.

*Déficit de conocimientos* relacionado con las convulsiones y el control de éstas.

V. **Trastornos convulsivos de la infancia.**

## Episiotomía
*Alto riesgo de infección* relacionado con el traumatismo tisular.

*Ansiedad* relacionada con el temor al dolor.

*Deterioro de la integridad cutánea* relacionado con la incisión en el perineo.

*Disfunción sexual* relacionada con la alteración de la estructura corporal y el traumatismo tisular.

*Dolor* relacionado con el traumatismo tisular.

*Trastorno de la imagen corporal* relacionado con el temor a reanudar las relaciones sexuales.

*Trastorno de la movilidad física* relacionado con el dolor, la digestión y el traumatismo tisular.

## Epistaxis
*Alto riesgo de déficit de volumen de líquidos* relacionado con la pérdida excesiva de líquidos.

*Temor* relacionado con la pérdida copiosa de sangre.

## Escayola
*Déficit de conocimientos* relacionado con el manejo de la escayola.

## Esclerosis múltiple
*Alteración de la nutrición: por defecto* relacionada con el deterioro de la deglución, depresión.

*Alteraciones sensoperceptivas: específicas* relacionadas con la afectación de las vías nerviosas sensitivas.

*Alto riesgo de lesión* relacionado con la alteración de la movilidad, disfunción sensitiva.

*Alto riesgo de limpieza ineficaz de las vías aéreas* relacionado con la disminución de la energía/fatiga.

*Alto riesgo de retención urinaria* relacionada con la inhibición del arco reflejo.

*Alto riesgo de síndrome de desuso* relacionado con la inmovilidad física.

*Déficit de autocuidado: específico* relacionado con el deterioro neuromuscular.

*Disfunción sexual* relacionada con la alteración biopsicosocial de la sexualidad.

*Duelo anticipado* relacionado con el alto riesgo de pérdida del funcionamiento corporal normal.

*Impotencia* relacionada con el carácter progresivo de la enfermedad.

*Sufrimiento espiritual* relacionado con la percepción de diagnóstico irreversible.

*Trastorno de la movilidad física* relacionado con el deterioro neuromuscular.

V. **Trastornos del sistema nervioso.**

## Escoliosis
*Alteración en el mantenimiento de la salud* relacionada con el déficit de conocimientos con respecto a las modalidades y restricciones de tratamiento, cuidados en el hogar, actividades postoperatorias.

*Alto riesgo de infección* relacionado con la herida quirúrgica.

*Deterioro de la integridad cutánea* relacionado con dispositivos/yesos, corrección quirúrgica.

*Deterioro del intercambio gaseoso* relacionado con la restricción de la expansión pulmonar secundaria a la curvatura excesiva de la columna vertebral antes de la cirugía, inmovilización.

*Dolor* relacionado con la restricción musculosquelética, la cirugía y la deambulación con yesos/barras.

*Patrón respiratorio ineficaz* relacionado con la restricción de la expansión pulmonar secundaria a la curvatura excesiva de la columna vertebral.

*Trastorno de la adaptación* relacionado con la falta de madurez de desarrollo para comprender las consecuencias a largo plazo del incumplimiento de los procedimientos terapéuticos.

*Trastorno de la imagen corporal* relacionado con el uso de dispositivos terapéuticos/cicatrices posquirúrgicos; restricciones a la actividad física.

*Trastorno de la movilidad física* relacionado con las restricciones del movimiento; disnea secundaria a la curvatura excesiva de la columna vertebral.

V. **Conflictos de maduración del adolescente, Niño hospitalizado.**

## Espina bífida
V. **Defectos del tubo neural.**

## Esquizofrenia
*Afrontamiento individual ineficaz* relacionado con sistemas de soporte inadecuados; percepciones no realistas; alteración en los procesos de pensamiento; deterioro de la comunicación.

*Aislamiento social* relacionado con desconfianza, regresión, pensamientos erróneos, temores reprimidos.

*Alteración de la nutrición: por defecto* relacionada con el temor a comer; falta de respuesta al hambre; desinterés por los alimentos.

*Alteración de los procesos familiares* relacionada con la incapacidad para expresar los sentimientos, deterioro de la comunicación.

*Alteración del patrón de sueño* relacionada con alteraciones sensoriales que contribuyen al temor y la ansiedad.

*Alteración en el mantenimiento de la salud* relacionada con el deterioro cognitivo; afrontamiento individual y familiar ineficaces; carencia de fuentes de material.

*Alteración en los procesos de pensamiento* relacionada con las interpretaciones inapropiadas del entorno.

*Alto riesgo de sobreesfuerzo en el rol de cuidador* relacionado con conductas extrañas del paciente; carácter crónico del trastorno.

*Alto riesgo de violencia: autolesiones o lesiones a otros* relacionadas con falta de confianza, pánico, alucinaciones, pensamientos delirantes.

*Ansiedad* relacionada con conflictos inconscientes con la realidad.

*Déficit de actividades recreativas* relacionado con el aislamiento social; posible regresión.

*Déficit de autocuidado* relacionado con la pérdida de contacto con la realidad; percepción deteriorada.

*Deterioro de la interacción social* relacionado con el deterioro de los patrones de comunicación; trastorno del autoconcepto; alteración en los procesos de pensamiento.

*Dificultad para el mantenimiento del hogar* relacionada con el deterioro cognitivo/funcionamiento emocional; sistemas de soporte inadecuados.

*Temor* relacionado con la alteración en el contacto con la realidad.

*Trastorno de la autoestima* relacionado con el uso excesivo de mecanismos de defensa: proyección, negación, racionalización.

*Trastorno de la comunicación verbal* relacionado con la psicosis; percepción inadecuada; engaños.

## Esquizofrenia catatónica

*Aislamiento social* relacionado con la incapacidad para comunicarse; inmovilidad.

*Alteración de la nutrición: por defecto* relacionada con la disminución de la estimulación externa; ausencia de la sensación de hambre; resistencia a las indicaciones de comer.

*Trastorno de la comunicación verbal* relacionado con el mutismo.

*Trastorno de la movilidad física* relacionado con el deterioro cognitivo; mantenimiento de posturas rígidas; posturas inadecuadas/extrañas.

V. **Esquizofrenia.**

## Estenosis mitral

*Ansiedad* relacionada con el posible empeoramiento de los síntomas; intolerancia a la actividad; fatiga.

*Disminución del gasto cardiaco* relacionada con válvula cardiaca incompetente; flujo sanguíneo anterógrado o retrógrado anormal; flujo hacia una cámara cardiaca dilatada; flujo a través de una comunicación anormal entre cámaras cardiacas.

*Fatiga* relacionada con la disminución del gasto cardiaco.

*Intolerancia a la actividad* relacionada con el desequilibrio entre el aporte y la demanda de oxígeno.

## Estenosis pilórica

*Alteración de la nutrición: por defecto* relacionada con vómitos secundarios a la obstrucción del píloro.

*Alteración en el mantenimiento de la salud* relacionada con el déficit de conocimientos parental con respecto al régimen de alimentación en el hogar, cuidados de la herida quirúrgica.

*Déficit de volumen de líquidos* relacionado con vómitos y deshidratación.

*Dolor* relacionado con la herida quirúrgica.

V. **Niño hospitalizado.**

## Estreñimiento

*Estreñimiento* relacionado con la reducción del aporte de líquidos; disminución del aporte de alimentos con volumen; inactividad; inmovilidad; déficit de conocimientos de hábitos intestinales apropiados; ausencia de privacidad en la defecación.

## Fallo de medro no orgánico

*Aislamiento social* relacionado con los sistemas de soporte deficientes; situación autoimpuesta.

*Alteración de la nutrición: por defecto* relacionada con tipo/cantidades inadecuados de alimentos para el niño; técnicas de alimentación inadecuadas.

*Alteración del crecimiento y desarrollo* relacionada con el déficit de conocimientos parental; ausencia de estimulación; déficit nutricional; hospitalizaciones prolongadas.

*Alteración del patrón de sueño* relacionada con la inconstancia del cuidador; ausencia de un entorno tranquilo.

*Alteración parental* relacionada con la carencia de habilidades parentales, modelo de rol inadecuado.

*Autoestima, déficit crónico: parental* relacionada con sentimientos de comportamiento inadecuado; sistemas de soporte deficientes; modelo de rol inadecuado.

## Fibrosis quística

*Alteración de la nutrición: por defecto* relacionada con anorexia; disminución de la absorción de nutrientes/grasas; aumento del trabajo respiratorio.

*Alto riesgo de déficit de volumen de líquidos* relacionado con disminución del aporte de líquidos y aumento del trabajo respiratorio.

*Alto riesgo de infección* relacionado con mocos espesos y pertinaces, bacterias oportunistas, debilidad generalizada.

*Alto riesgo de sobreesfuerzo en el rol de cuidador* relacionado con la gravedad de la enfermedad del que recibe los cuidados; curso de la enfermedad impredecible.

*Ansiedad* relacionada con disnea y privación de oxígeno.

*Deterioro del intercambio gaseoso* relacionado con el desequilibrio de la ventilación/perfusión.

*Dificultad para el mantenimiento del hogar* relacionada con los extensos tratamientos diarios, medicamentos necesarios para mantener la salud, tienda para nebulización/oxígeno.

*Intolerancia a la actividad* relacionada con el desequiibrio entre el aporte y la demanda de oxígeno.

*Limpieza ineficaz de las vías aéreas* relacionada con producción de moco espeso.

*Trastorno de la imagen corporal* relacionado con los cambios en el aspecto físico y tratamiento de la enfermedad pulmonar crónica (acropaquía, tórax en tonel, oxigenoterapia domiciliaria).

V. **Niño con enfermedad crónica, Niño con enfermedad terminal/muerte, Niño hospitalizado.**

### Fiebre reumática
V. Endocarditis.

### Fístula traqueoesofágica
*Alteración de la nutrición: por defecto* relacionada con las dificultades para digerir los alimentos.

*Alto riesgo de aspiración* relacionado con el conducto común para aire/alimentos.

*Limpieza ineficaz de las vías aéreas* relacionada con la aspiración de alimentos secundaria a la incapacidad para digerir.

V. **Niño hospitalizado, Trastornos respiratorios del recién nacido.**

### Fractura de cadera
*Alto riesgo de alteración en los procesos de pensamiento* relacionado con cambios en el entorno, estrés quirúrgico, deprivación sensorial.

*Alto riesgo de déficit de volumen de líquidos: hemorragia* relacionada con complicaciones postoperatorias, pérdida sanguínea quirúrgica.

*Alto riesgo de deterioro de la integridad cutánea* relacionado con la inmovilidad.

*Alto riesgo de infección* relacionado con el procedimiento invasivo.

*Alto riesgo de lesión* relacionado con la descolocación de la prótesis: inestabilidad en la marcha.

*Déficit de autocuidado: específico* relacionado con el deterioro musculosquelético.

*Dolor* relacionado con la lesión, procedimiento quirúrgico.

*Estreñimiento crónico* relacionado con inmovilidad, opiáceos, anestesia.

*Impotencia* relacionada con el ambiente sanitario.

*Temor* relacionado con resultados del tratamiento, futura movilidad e impotencia presente.

*Trastorno de la movilidad física* relacionado con la incisión quirúrgica y la incapacidad temporal para cargar peso.

### Fracturas
*Alto riesgo de alteración de la perfusión tisular* relacionado con inmovilidad, presencia de yeso.

*Alto riesgo de deterioro de la integridad cutánea* relacionado con inmovilidad, presencia de yeso.

*Alto riesgo de disfunción neurovascular periférica* relacionado con compresión mecánica; tratamiento de la fractura.

*Déficit de actividades recreativas* relacionado con inmovilidad.

*Déficit de conocimientos* relacionado con los cuidados del yeso.

*Dolor* relacionado con espasmo muscular, edema y traumatismo.

*Trastorno de la movilidad física* relacionado con la inmovilización de la extremidad.

### Gangrena
*Alteración de la perfusión tisular: periférica* relacionada con la obstrucción del flujo arterial.

*Temor* relacionado con la posible pérdida de la extremidad.

### Gastroenteritis
*Alteración de la nutrición: por defecto* relacionada con vómitos, absorción intestinal de nutrientes inadecuada, restricciones dietéticas.

*Diarrea* relacionada con la infección del tracto intestinal.

*Déficit de volumen de líquidos* relacionado con la pérdida excesiva de líquidos del tracto gastrointestinal debido a diarrea y vómitos.

*Dolor* relacionado con retortijones debido al aumento del peristaltismo.

V. **Gastroenteritis en el niño.**

### Gastroenteritis en el niño
*Alteración en el mantenimiento de la salud* relacionada con el desconocimiento parental acerca de los líquidos y los cambios dietéticos.

*Deterioro de la integridad cutánea* (erupción por el pañal) relacionado con excreciones ácidas en los tejidos perineales.

V. **Gastroenteritis, Niño hospitalizado.**

### Gastrosquisis/onfalocele
*Alteración de la eliminación intestinal* relacionada con los efectos de la hernia congénita del contenido abdominal.

*Alto riesgo de déficit de volumen de líquidos* relacionado con la incapacidad para comer secundaria a la afección y desequilibrio electrolítico resultante.

*Alto riesgo de infección* relacionado con la pérdida de la integridad cutánea, con exposición del contenido abdominal.

*Alto riesgo de lesión* relacionado con la pérdida de la integridad cutánea y la alteración de la protección.

*Deterioro del intercambio gaseoso* relacionado con los efectos de la anestesia y consiguientes atelectasias.

*Duelo anticipado* relacionado con la amenaza de pérdida del lactante, pérdida del nacimiento/lactante perfecto secundaria a la gravedad del cuadro médico.

*Limpieza ineficaz de las vías aéreas* relacionada con complicaciones de los efectos de la anestesia.

V. **Niño hospitalizado, Recién nacido prematuro.**

## Gingivitis

*Alteración de la mucosa oral* relacionada con la higiene oral ineficaz.

## Glaucoma

*Alteraciones sensoperceptivas: visuales* relacionadas con el aumento de la presión intraocular.

## Glomerulonefritis

*Alteración de la nutrición: por defecto* relacionada con anorexia, dieta restrictiva.

*Déficit de conocimientos* relacionado con el tratamiento de la enfermedad.

*Dolor* relacionado con el edema renal.

*Exceso de volumen de líquidos* relacionado con el deterioro renal.

## Gripe

*Déficit de conocimientos* relacionado con el tratamiento de la enfermedad.

*Déficit de volumen de líquidos* relacionado con el aporte inadecuado de líquidos.

*Dolor* relacionado con los cambios inflamatorios en las articulaciones.

*Hipertermia* relacionada con la infección.

*Manejo inefectivo del régimen terapéutico* relacionado con el desconocimiento de las inmunizaciones preventivas.

## Hemiplejia

*Alto riesgo de lesión* relacionado con el deterioro de la movilidad.

*Alto riesgo de deterioro de la integridad cutánea* relacionado con la alteración de la sensibilidad y la inmovilidad.

*Ansiedad* relacionada con los cambios en el estado de salud.

*Déficit de autocuidado: específico* relacionado con el deterioro neuromuscular.

*Desatención unilateral* relacionada con el deterioro neurológico, pérdida de sensibilidad, visión o movimiento.

*Trastorno de la imagen corporal* relacionado con la pérdida funcional de una mitad del cuerpo.

*Trastorno de la movilidad física* relacionado con la pérdida del control neurológico de las extremidades afectas.

V. **Accidente vascular cerebral.**

## Hemodiálisis

*Afrontamiento individual ineficaz* relacionado con crisis circunstanciales.

*Alteración de los procesos familiares* relacionada con los cambios en las responsabilidades del rol debido al régimen terapéutico.

*Alto riesgo de déficit de volumen de líquidos* relacionado con la excreción excesiva de líquidos durante la diálisis.

*Alto riesgo de infección* relacionado con la exposición a derivados sanguíneos y riesgo de desarrollo de hepatitis B/C.

*Alto riesgo de lesión: coagulación en los accesos venosos* relacionada con el flujo sanguíneo a través de una superficie anormal.

*Déficit de conocimientos* relacionado con el procedimiento de hemodiálisis, restricciones, cuidados de los accesos venosos.

*Impotencia* relacionada con el régimen terapéutico.

*No seguimiento del tratamiento: restricciones dietéticas* relacionadas con la negación de la enfermedad crónica.

*Sobreesfuerzo en el rol de cuidador* relacionado con la complejidad de los cuidados del destinatario del tratamiento.

V. **Insuficiencia renal aguda/crónica en el niño, Insuficiencia renal oligúrica.**

## Hemofilia

*Alteración de la protección* relacionada con el déficit de factores de la coagulación.

*Alto riesgo de lesión* relacionado con el déficit de factores de la coagulación y el grado de desarrollo del niño; juegos y actividades deportivas inapropiados para la edad; uso inapropiado de juguetes.

*Dolor* relacionado con las hemorragias hacia los tejidos corporales.

*Potencial dificultad para el mantenimiento del hogar* relacionado con la adquisición de conocimientos/habilidades con respecto a la administración intravenosa de factores de la coagulación en el hogar, protección frente a las lesiones.

*Temor* relacionado con el alto riesgo de SIDA secundario a derivados sanguíneos contaminados.

*Trastorno de la movilidad física* relacionado con el dolor secundario a las hemorragias agudas y con las restricciones a la actividad impuestas.

V. **Conflictos de maduración del adolescente, Niño con enfermedad crónica, Niño hospitalizado.**

## Hemorragia

*Déficit de volumen de líquidos* relacionado con la pérdida sanguínea masiva.

*Temor* relacionado con la amenaza al bienestar.

V. *Shock* **hipovolémico y causas específicas de hemorragia.**

## Hemorragia gastrointestinal

*Alteración de la nutrición: por defecto* relacionada con náuseas y vómitos.

*Alto riesgo de afrontamiento individual ineficaz* relacionado con la vulnerabilidad personal en las crisis, hemorragias y hospitalización.

*Déficit de volumen de líquidos* relacionado con la hemorragia gastrointestinal.

*Dolor* relacionado con la irritación mucosa causada por la secreción ácida.

*Fatiga* relacionada con la pérdida de volumen sanguíneo circulante, disminución de la capacidad de transporte de oxígeno.

*Temor* relacionado con la amenaza al bienestar, riesgo de muerte.

### Hemorragia posparto

*Alto riesgo de alteración parental* relacionado con la debilidad materna.

*Alto riesgo de infección* relacionado con la pérdida sanguínea y el déficit inmunitario.

*Déficit de conocimientos* relacionada con una exposicón insuficiente de información.

*Déficit de volumen de líquidos* relacionado con la atonía uterina y la pérdida sanguínea.

*Dificultad para el mantenimiento del hogar* relacionada con la escasa resistencia.

*Disminución del gasto cardiaco* relacionado con la hipovolemia.

*Intolerancia a la actividad* relacionada con la anemia causada por la pérdida sanguínea.

*Temor* relacionado con la amenaza al yo y el futuro incierto.

*Trastorno de la imagen corporal* relacionado con la pérdida del nacimiento ideal.

### Hemorragia subaracnoidea

*Dolor* relacionado con la irritación de las meninges debida a la hipertensión intracraneal.

V. **Hipertensión intracraneal.**

### Hemorroidectomía

*Alto riesgo de déficit de volumen de líquidos: hemorragia* relacionada con la herida quirúrgica.

*Alto riesgo de retención urinaria* relacionado con dolor, efectos de la anestesia.

*Ansiedad* relacionada con turbación, pérdida de privacidad.

*Déficit de conocimientos* relacionado con el alivio del dolor, ablandadores de las heces, cambios dietéticos.

*Dolor* relacionado con el procedimiento quirúrgico.

*Estreñimiento crónico* relacionado con el temor a la defecación.

### Hemorroides

*Déficit de conocimientos* relacionado con el desconocimiento de las fuentes de información.

*Dolor: prurito* relacionado con la inflamación de las hemorroides.

*Estreñimiento* relacionado con la defecación dolorosa; hábitos intestinales deficientes.

### Hepatitis

*Aislamiento social* relacionado con el aislamiento impuesto por el tratamiento.

*Alteración de la nutrición: por defecto* relacionada con anorexia, alteración en la utilización de proteínas e hidratos de carbono.

*Alto riesgo de déficit de volumen de líquidos* relacionado con la pérdida excesiva de líquidos por vómitos o diarrea.

*Déficit de actividades recreativas* relacionado con el aislamiento.

*Déficit de conocimientos* relacionado con el proceso de la enfermedad y el mantenimiento en el hogar.

*Dolor* relacionado con el edema hepático, irritación cutánea por la bilis.

*Fatiga* relacionada con la infección, alteración de los procesos químicos corporales.

*Intolerancia a la actividad* relacionada con debilidad o fatiga secundarias a la infección.

### Hernia de hiato

*Alto riesgo de alteración de la nutrición: por defecto* relacionado con el dolor posprandial.

*Déficit de conocimientos* relacionado con la información sobre los factores que provocan reflejo esofágico.

*Dolor: pirosis* relacionada con reflujo gastroesofágico.

### Hernia inguinal, reparación

*Alto riesgo de infección* relacionado con el procedimiento quirúrgico.

*Dolor* relacionado con el procedimiento quirúrgico.

*Retención urinaria* relacionada con el posible edema en la región quirúrgica.

*Trastorno de la movilidad física* relacionado con el dolor en el área quirúrgica y temor de que «se abra» la herida.

### Herniorrafia

V. **Hernia inguinal, reparación.**

### Herpes simple I

*Alteración de la mucosa oral* relacionada con cambios inflamatorios en la boca.

### Herpes simple II

*Alteración de la eliminación urinaria* relacionada con el dolor al orinar.

*Autoestima, déficit situacional* relacionado con sentimientos de culpa o vergüenza.

*Déficit de conocimientos* relacionado con una exposición insuficiente de la situación.

*Deterioro de la integridad cutánea* relacionado con lesión herpética activa.

*Dolor* relacionado con lesión herpética activa.

### Hidrocefalia

*Alteración de la nutrición: por defecto* relacionada con el aporte inadecuado secundario a anorexia, náuseas y/o vómitos, dificultades para la alimentación.

*Alteración de la perfusión tisular: cerebral* relacionada con la interrupción del flujo y/o la hipervolemia de los ventrículos cerebrales.

*Alteración de los procesos familiares* relacionada con las crisis circunstanciales.

*Alteración del crecimiento y desarrollo* relacionada con las secuelas del aumento de la presión intracraneal.

*Alto riesgo de infección* relacionado con las secuelas del procedimiento quirúrgico invasivo (derivación).

*Conflicto en la toma de decisiones: parental* relacionado con la elección de la modalidad de tratamiento debido a valores conflictivos o poco claros.

*Deterioro de la integridad cutánea (tisular)* relacionado con el trastorno de la movilidad física/irritación mecánica.

*Exceso de volumen de líquidos: ventrículos cerebrales* relacionado con mecanismos de regulación comprometidos.

V. **Niño con enfermedad crónica, Niño hospitalizado, Recién nacido prematuro, Retraso mental, si procede.**

### Hiperbilirrubinemia

*Alteración de la nutrición: por defecto* relacionada con desinterés en la alimentación debido a letargia secundaria a ictericia.

*Alteraciones sensoperceptivas: visuales* relacionadas con el uso de parches oculares para proteger los ojos durante la fototerapia.

*Alto riesgo de alteración de la temperatura corporal* relacionado con la fototerapia.

*Alto riesgo de lesión* relacionado con el *kernicterus*, fototerapia.

*Ansiedad* relacionada con la amenaza al niño y el futuro desconocido.

*Conflicto de rol parental* relacionado con la interrupción de la vida familiar debido al régimen de cuidados domiciliarios.

*Déficit de conocimientos: parental* relacionado con una exposición insuficiente de la situación.

### Hipercalcemia

*Alteración de la nutrición: por defecto* relacionada con manifestaciones gastrointestinales de hipercalcemia, náuseas, anorexia, íleo.

*Alteración en los procesos de pensamiento* relacionada con la elevación de los niveles de calcio responsable de paranoia.

*Alto riesgo de disminución del gasto cardiaco* relacionado con bradiarritmias.

*Trastorno de la movilidad física* relacionado con la disminución del tono de los músculos liso y estriado.

### Hiperemesis gravídica

*Aislamiento social* relacionado con la hospitalización.

*Alteración de la nutrición: por defecto* relacionada con los vómitos.

*Ansiedad* relacionada con la amenaza hacia sí misma y hacia el feto, hospitalización.

*Déficit de volumen de líquidos* relacionado con los vómitos.

*Dificultad para el mantenimiento del hogar* relacionada con náuseas crónicas e incapacidad para funcionar.

*Impotencia* relacionada con la situación de enfermedad.

### Hiperglucemia

V. **Diabetes mellitus.**

### Hipernatremia

*Alto riesgo de déficit de volumen de líquidos* relacionado con la pérdida anormal de líquidos, aporte hídrico inadecuado.

### Hiperpotasemia

*Alto riesgo de disminución del gasto cardiaco* relacionado con posibles arritmias.

*Alto riesgo de exceso de volumen de líquidos* relacionado con insuficiencia renal no tratada.

*Alto riesgo de intolerancia a la actividad* relacionado con la debilidad muscular.

### Hiperreflexia autónoma

*Disreflexia* relacionada con distensión de la vejiga, distensión del intestino u otros estímulos nocivos.

### Hipertensión arterial

*Alto riesgo de no seguimiento del tratamiento* relacionado con los efectos secundarios del tratamiento.

*Déficit de conocimientos* relacionado con el tratamiento y el control de la afección.

*Dolor: cefalea* relacionada con cambios vasculares cerebrales.

### Hipertensión intracraneal

*Alteración de la perfusión tisular: cerebral* relacionada con los efectos del aumento de la presión intracraneal.

*Alteración en los procesos de pensamiento* relacionada con la afectación cerebral por aumento de la presión.

*Alteraciones sensoperceptivas* relacionadas con la lesión por presión de los centros sensoriales cerebrales.

*Patrón respiratorio ineficaz* relacionado con la lesión por presión del centro respiratorio en el tronco encefálico.

V. **causas específicas de hipertensión intracraneal.**

### Hipertensión/preeclampsia inducida por el embarazo

*Alteración de los procesos familiares* relacionada con el episodio crítico.

*Alteración en el desempeño del rol* relacionada con los cambios en la capacidad física para asumir el rol de mujer embarazada o reasumir otros roles.

*Alteración parental* relacionada con el reposo en cama.

*Alto riesgo de lesión* (fetal) relacionado con la reducción de la perfusión uteroplacentaria.

*Alto riesgo de lesión* (materna) relacionado con vasospasmo y presión arterial elevada.

*Ansiedad* relacionada con el temor a lo desconocido: amenaza al yo y al lactante; cambios en las funciones del rol.

*Autoestima, déficit situacional relacionado* con la pérdida del embarazo idealizado.

*Déficit de actividades recreativas* relacionado con el reposo en cama.

*Déficit de conocimientos* relacionado con la falta de experiencia con la situación.

*Deterioro de la interacción social* relacionado con la imposición de reposo en cama.

*Dificultad para el mantenimiento del hogar* relacionada con el reposo en cama.

*Exceso de volumen de líquidos* relacionado con la disminución de la función renal.

*Impotencia* relacionada con las complicaciones que amenazan el embarazo y limitaciones prescritas por razones médicas.

*Trastorno de la movilidad física* relacionado con las limitaciones prescritas por razones médicas.

## Hipertiroidismo

*Alteración de la nutrición: por defecto* relacionada con el aumento de la tasa metabólica, aumento de la actividad gastrointestinal.

*Alteración del patrón de sueño* relacionada con ansiedad, descarga simpática excesiva.

*Alto riesgo de lesión: ocular* relacionado con el exoftalmos.

*Ansiedad* relacionada con el incremento de la estimulación, pérdida de control.

*Déficit de conocimientos* relacionado con las medicaciones, métodos de afrontamiento al estrés.

*Diarrea* relacionada con el aumento de la motilidad gástrica.

*Intolerancia a la actividad* relacionada con el aumento de las demandas de oxígeno debido al incremento de la tasa metabólica.

## Hipertrofia prostática benigna

*Alteración del patrón de sueño* relacionada con la nocturia.

*Alto riesgo de infección* relacionado con la presencia de orina residual posvaciamiento; invasión bacteriana de la vejiga.

*Déficit de conocimientos* relacionado con el desconocimiento de las fuentes de información.

*Retención urinaria* relacionada con la obstrucción.

## Hipocalcemia

*Alteración de la nutrición: por defecto* relacionada con los efectos del déficit de vitamina D; insuficiencia renal; malaabsorción; uso continuado de laxantes.

*Alto riesgo de intolerancia a la atividad* relacionado con la irritabilidad neuromuscular.

*Alto riesgo de patrón respiratorio ineficaz* relacionado con laringospasmo.

## Hipoglucemia

*Alteración de la nutrición: por defecto* relacionada con el desequilibrio de los niveles de glucosa/insulina.

*Alteración en los procesos de pensamiento* relacionada con el nivel insuficiente de glucosa sanguínea cerebral.

*Déficit de conocimientos* relacionado con el proceso de la enfermedad, cuidados en el hogar y autocuidados.

V. **Diabetes mellitus.**

## Hiponatremia

*Alteración en los procesos de pensamiento* relacionada con el desequilibrio electrolítico.

*Exceso de volumen de líquidos* relacionado con el aporte excesivo de líquidos hipotónicos.

## Hipopotasemia

*Disminución del gasto cardiaco* relacionada con las posibles arritmias.

*Intolerancia a la actividad* relacionada con la debilidad muscular.

## Hipotensión arterial

*Alteración de la perfusión tisular: cardiopulmonar/periférica* relacionada con la hipovolemia, disminución de la contractilidad, descenso de la poscarga.

*Alteración en los procesos de pensamiento* relacionada con la disminución del aporte de oxígeno al cerebro.

*Alto riesgo de déficit de volumen de líquidos* relacionado con la pérdida excesiva de líquidos.

*Disminución del gasto cardiaco* relacionada con la disminución de la precarga.

V. **causas específicas de hipotensión.**

## Hipotiroidismo

*Alteración de la nutrición: por defecto* relacionada con la reducción de los procesos metabólicos.

*Alto riesgo de alteración en los procesos de pensamiento* relacionado con la alteración de los procesos metabólicos.

*Déficit de conocimientos* relacionado con el proceso de la enfermedad y el autocuidado.

*Deterioro de la integridad cutánea* relacionado con edema, piel seca y escamosa.

*Deterioro del intercambio gaseoso* relacionado con la posible depresión respiratoria.

*Estreñimiento crónico* relacionado con la disminución de la motilidad gástrica.

*Intolerancia a la actividad* relacionada con la rigidez muscular, dificultad para respirar al hacer esfuerzos.

## Histerectomía

*Alto riesgo de afrontamiento individual ineficaz* relacionado con el episodio crítico de la cirugía.

*Alto riesgo de alteración de la perfusión tisular: periférica* relacionado con tromboembolia.

*Alto riesgo de déficit de volumen de líquidos* relacionado con pérdida anormal de líquidos, hemorragia.

*Alto riesgo de disfunción sexual* relacionado con la alteración del autoconcepto.

*Alto riesgo de retención urinaria* relacionado con edema en el área, anestesia/opiáceos, dolor.

*Déficit de conocimientos* relacionado con las necesidades y restricciones de los cuidados en el hogar.

*Dolor* relacionado con la herida quirúrgica.

*Duelo* anticipado relacionado con cambios en la imagen corporal, pérdida de la capacidad reproductiva.

*Estreñimiento* relacionado con opiáceos, anestesia, manipulación intestinal durante la cirugía.

V. **Cirugía.**

## Histerectomía vaginal

*Alto riesgo de alteración de la eliminación urinaria* relacionado con el edema en el área quirúrgica.

*Alto riesgo de infección* relacionado con el área quirúrgica.

*Retención urinaria* relacionada con el edema en el área quirúrgica.

V. **Histerectomía.**

## Íleo

*Estreñimiento* relacionado con la disminución de la motilidad gástrica.

*Déficit de volumen de líquidos* relacionado con la pérdida de líquidos por vómitos.

*Dolor* relacionado con la presión y la distensión abdominal.

## Íleo paralítico

*Déficit de volumen de líquidos* relacionado con la pérdida de líquidos debido a los vómitos

*Dolor* relacionado con la presión y la distensión abdominal

*Estreñimiento* relacionado con la disminución de la motilidad gástrica

## Ileostomía

*Alto riesgo de aislamiento social* relacionado con la alteración en el aspecto físico, temor al escape accidental del contenido por la ostomía.

*Alto riesgo de alteración de los patrones de sexualidad* relacionado con la alteración de la función y la estructura corporales.

*Alto riesgo de deterioro de la integridad cutánea* relacionado con la dificultad para conseguir el cierre hermético del dispositivo, drenaje cáustico.

*Alto riesgo de estreñimiento/diarrea* relacionado con cambios dietéticos, cambios en la motilidad intestinal.

*Déficit de conocimientos* relacionado con la práctica limitada en los cuidados del estoma, modificaciones dietéticas.

*Manejo inefectivo del régimen terapéutico* relacionado con las nuevas habilidades de cuidados requeridas para sí mismo y para la ostomía.

*Trastorno de la imagen corporal* relacionado con la presencia del estoma.

## Impétigo

*Deterioro de la integridad cutánea* relacionado con el prurito.

V. **Enfermedades infectocontagiosas de la niñez.**

## Impotencia

*Disfunción sexual* relacionada con la alteración de la función corporal.

*Trastorno de la autoestima* relacionado con crisis fisiológica, incapacidad para mantener una actividad sexual normal.

## Incompatibilidad Rh

*Alto riesgo de lesión* (fetal) relacionado con las transfusiones intrauterinas.

*Ansiedad* relacionada con los cuidados prenatales y la aceptación del diagnóstico y el tratamiento.

*Déficit de conocimientos* relacionado con el régimen de tratamiento debido a la falta de experiencia con la situación.

*Impotencia* relacionada con la falta subjetiva de control sobre el resultado del embarazo.

## Incontinencia urinaria de esfuerzo

*Incontinencia urinaria de esfuerzo* relacionada con cambios degenerativos en los músculos de la pelvis.

## Inducción del parto

*Afrontamiento individual ineficaz* relacionado con la crisis circunstancial de la intervención médica en el proceso de parto.

*Ansiedad* relacionada con la intervención médica

*Conflicto en la toma de decisiones* relacionado con la amenaza subjetiva al nacimiento idealizado.

*Trastorno de la autoestima* relacionado con la incapacidad para llevar adelante un parto normal.

## Infarto de miocardio

*Afrontamiento familiar inefectivo* relacionado con el temor del cónyuge/otra persona significativa de perder a la pareja.

*Alteración de los procesos familiares* relacionada con crisis, cambio de roles.

*Alto riesgo de alteración de los patrones de sexualidad* relacionado con el temor al dolor en el pecho, posibilidad de daño cardiaco.

*Alto riesgo de autoestima, déficit situacional* relacionado con el episodio de infarto de miocardio.

*Alto riesgo de negación ineficaz* relacionado con el temor o el déficit de conocimientos sobre la enfermedad cardiaca.

*Ansiedad* relacionada con la amenaza de muerte; posibles cambios en el status del rol.

*Déficit de conocimientos* relacionado con el pograma de autocuidados.

*Disminución del gasto cardiaco* relacionada con la afectación ventricular, isquemia, arritmias.

*Dolor* relacionado con el daño del tejido miocárdico debido al aporte sanguíneo inadecuado.

*Estreñimiento crónico* relacionado con la disminución del peristaltismo debido a la disminución de la actividad física, efectos de la medicación, cambios en la dieta.

*Temor* relacionado con la amenaza al bienestar.

### Infección de herida

*Alteración de la nutrición: por defecto* relacionada con factores biológicos, infección, hipertermia.

*Alto riesgo de déficit de volumen de líquidos* relacionado con el aumento de la tasa metabólica, enfermedad/infección.

*Alto riesgo de deterioro de la integridad cutánea* relacionado con la presencia de bacterias en la piel.

*Alto riesgo de infección* (propagación) relacionada con la alteración de la nutrición: por defecto.

*Trastorno de la imagen corporal* relacionado con herida abierta desagradable.

### Infección urinaria

*Alteración del patrón de excreción urinaria: polaquiuria* relacionada con la infección urinaria.

*Déficit de conocimientos* relacionado con los métodos para tratar y prevenir las infecciones urinarias.

*Dolor* relacionado con el proceso inflamatorio en la vejiga urinaria.

### Infecciones respiratorias agudas de la infancia (crup, epiglotitis, tos ferina, neumonía, virus respiratorio sincitial)

*Alteración de la nutrición: por defecto* relacionada con anorexia, fatiga, debilidad generalizada, deficiente coordinación succión/respiración, disnea.

*Alto riesgo de asfixia* relacionado con la inflamación de la laringe, epiglotitis.

*Alto riesgo de aspiración* relacionado con la incapacidad para coordinar respiración, tos y succión.

*Alto riesgo de infección: transmisión a otros* relacionada con la virulencia de los microorganismos infecciosos.

*Alto riesgo de lesión* (a otras embarazadas) relacionado con la exposición a medicamentos en aerosol (p. ej., ribavirina, pentamidina) con la consiguiente potencial toxicidad fetal.

*Ansiedad/temor* relacionados con pérdidas insensibles (fiebre, diaforesis); aporte inadecuado de líquidos orales.

*Deterioro del intercambio gaseoso* relacionado con la oxigenación insuficiente secundaria a inflamación y edema de epiglotis, laringe y bronquios.

*Hipertermia* relacionada con el poceso infeccioso.

*Intolerancia a la actividad* relacionada con debilidad generalizada, disnea, fatiga, oxigenación deficiente.

*Limpieza ineficaz de las vías aéreas* relacionada con el exceso de secreciones traqueobronquiales.

*Patrón respiratorio ineficaz* relacionado con la inflamación de los bronquios y la tos.

V. **Niño hospitalizado.**

### Insomnio

*Alteración del patrón de sueño* relacionada con alteraciones sensitivas; factores internos; factores externos.

*Ansiedad* relacionada con la falta real o subjetiva de sueño.

### Insuficiencia cardiaca congestiva

*Disminución del gasto cardiaco* relacionada con el deterioro de la función cardiaca.

*Estreñimiento* relacionado con la intolerancia a la actividad.

*Fatiga* relacionada con la enfermedad.

*Intolerancia a la actividad* relacionada con la debilidad, fatiga.

*Temor* relaciondo con la amenaza al bienestar.

### Insuficiencia renal

*Afrontamiento individual ineficaz* relacionado con la depresión secundaria a la enfermedad crónica.

*Alteración del bienestar: prurito* relacionado con los efectos de la uremia.

*Alteración de la eliminación urinaria* relacionada con los efectos de la enfermedad y la necesidad de diálisis.

*Alteración de la nutrición: por defecto* relacionada con anorexia, náuseas, vómitos, alteración del gusto, restricciones dietéticas.

*Alto riesgo de alteración de la mucosa oral* relacionado con la deshidratación, efectos de la uremia.

*Alto riesgo de infección* relacionado con la alteración del sistema inmunológico.

*Alto riesgo de lesión* relacionado con cambios en los huesos, neuropatía y debilidad muscular.

*Alto riesgo de no seguimiento del tratamiento* relacionado con la complejidad del tratamiento médico.

*Disminución del gasto cardiaco* relacionado con los efectos de la insuficiencia cardiaca congestiva.

*Exceso de volumen de líquidos* relacionado con disminución de la diuresis, retención de sodio y aporte inadecuado de líquidos.

*Fatiga* relacionada con los efectos de la uremia crónica y la anemia.

*Intolerancia a la actividad* relacionada con los efectos de la anemia y la insuficiencia cardiaca congestiva.

### Insuficiencia renal aguda/crónica en el niño

*Alteración de la imagen corporal* relacionada con retraso del crecimiento, cambios óseos y equipo de diálisis visible (injerto, fístula), edema.

*Déficit de actividades recreativas* relacionado con la inmovilidad durante la diálisis.
V. **Insuficiencia renal, Niño con enfermedad crónica, Niño hospitalizado.**

## Insuficiencia renal no oligúrica

*Alto riesgo de déficit de volumen de líquidos* relacionado con la pérdida de grandes volúmenes de orina.
*Ansiedad* relacionada con cambios en el estado de salud.
V. **Insuficiencia renal.**

## Intento de suicidio

*Afrontamiento individual ineficaz* relacionado con la ira, duelo disfuncional.
*Aislamiento social* relacionado con la incapacidad para establecer relaciones personales satisfactorias.
*Alto riesgo de violencia: autolesiones* relacionadas con ideación suicida, sentimientos de desesperanza, inutilidad, falta de control de los impulsos; sentimientos de ira y hostilidad (contra sí mismo).
*Desesperanza* relacionada con la pérdida real o subjetiva, abuso de sustancias, bajo autoconcepto, sistemas de soporte inadecuado.
*Respuesta postraumática* relacionada con el antecedente de un acontecimiento traumático: malos tratos, violación, incesto, guerra, tortura.
*Sufrimiento espiritual* relacionado con deseperanza, desesperación.
*Trastorno de la autoestima* relacionado con sentimiento de culpa, falta de confianza, sentimientos de inutilidad/rechazo.

## Intoxicación digitálica

*Déficit de conocimientos* relacionado con la acción de los medicamentos, requerimientos de potasio, efectos secundarios de la digital.
*Disminución del gasto cardiaco* relacionada con la toxicidad del medicamento sobre el ritmo y la frecuencia cardiacos.

## Intubación

*Alto riesgo de deterioro del intercambio gaseoso* relacionado con el exceso de líquido en el espacio intersticial pulmonar y los alvéolos.
*Alto riesgo de lesión* relacionado con la presencia de tubos invasivos en el tórax.
*Déficit de conocimientos* relacionado con el proceso de la enfermedad y el tratamiento.
*Deterioro del intercambio gaseoso* relacionado con la disminución del tejido pulmonar funcional.
*Dolor* relacionado con la presencia de tubos en el tórax, lesión.
*Exceso de volumen de líquidos* relacionado con el deterioro en la excreción de sodio y agua.
*Patrón respiratorio ineficaz* relacionado con la expansión pulmonar asimétrica secundaria al dolor.

V. **Cardiopatía congénita/anomalías cardiacas, Niño con enfermedad crónica, Niño hospitalizado.**

## Labio leporino/paladar hendido

*Alteración de la mucosa oral* relacionada con la corrección quirúrgica.
*Alteración en el mantenimiento de la salud* relacionada con la falta de conocimiento parental acerca de las técnicas de alimentación, cuidados de la herida, uso de medidas de contención.
*Alto riesgo de aspiración* relacionado con tubo común para alimentación/respiración.
*Alto riesgo de infección* relacionado con procedimientos invasivos; interrupción del desarrollo de la trompa de Eustaquio; aspiración.
*Alto riesgo de trastorno de la imagen corporal* relacionado con desfiguración e impedimentos para el habla.
*Deterioro de la integridad cutánea* relacionado con la unión incompleta del labio/paladar.
*Dolor* relacionado con la corrección quirúrgica y las medidas de restricción.
*Duelo* relacionado con la pérdida del niño perfecto/nacimiento de un niño con defecto congénito.
*Lactancia materna ineficaz* relacionada con anomalías del lactante.
*Limpieza ineficaz de las vías aéreas* relacionada con el labio leporino/paladar hendido.
*Temor* (parental) relacionado con la necesidad de cuidados especiales, cirugía.
*Trastorno de la comunicación verbal* relacionado con función inadecuada del paladar y posible pérdida de audición debido a la infección de las trompas de Eustaquio.
*Trastorno de la movilidad física* relacionado con la imposición de restricciones a la actividad y uso de medidas de contención.

## Laminectomía

*Alteraciones sensoperceptivas: táctiles* relacionadas con el posible edema o lesión nerviosos.
*Alto riesgo de alteración de la perfusión tisular* relacionado con edema, hemorragia y/o embolia.
*Alto riesgo de retención urinaria* relacionado con impulsos sensitivos ambiguos, opiáceos, anestesia.
*Ansiedad* relacionada con cambios en el estado de salud, procedimiento quirúrgico.
*Déficit de conocimientos* relacionado con las actividades postoperatorias y tras el alta adecuadas.
*Dolor* relacionado con la inflamación localizada y el edema.
*Trastorno de la movilidad física* relacionado con el deterioro neuromuscular.
V. **Cirugía, cuidados postoperatorios, Cirugía, cuidados preoperatorios, Escoliosis.**

## Laringectomía

*Alteración de la mucosa oral* relacionada con la ausencia de alimentación oral.

*Alteración de la nutrición: por defecto* relacionada con la ausencia de alimentación oral, dificultad para la deglución, incremento de la necesidad de líquidos.

*Alteración de los procesos familiares* relacionada con cirugía, trastorno grave de un miembro de la familia, dificultades de comunicación.

*Alto riesgo de infección* relacionado con el procedimiento invasivo, cirugía.

*Déficit de conocimientos* relacionado con la necesidad de autocuidados.

*Deterioro de la deglución* relacionado con edema, tubo de laringectomía.

*Duelo anticipado* relacionado con cambios en la estructura y la función corporales.

*Limpieza ineficaz de las vías aéreas* relacionada con la extirpación de la glotis, disminución de la humidificación del aire.

*Trastorno de la comunicación verbal* relacionado con la extirpación de la laringe.

### Lesión de la médula espinal

*Alteración de la eliminación urinaria* relacionada con el deterioro sensitivomotor.

*Alto riesgo de alteración de la perfusión tisular* relacionado con la disreflexia.

*Alto riesgo de deterioro de la integridad cutánea* relacionado con la inmovilidad; parálisis.

*Alto riesgo de disreflexia* relacionado con la distensión de la vejiga y el intestino; irritación de la piel; déficit de conocimientos del paciente y del cuidador.

*Alto riesgo de infección* relacionado con la enfermedad crónica; estasis de líquidos corporales.

*Alto riesgo de patrón respiratorio ineficaz* relacionado con el deterioro neuromuscular.

*Alto riesgo de síndrome de desuso* relacionado con la parálisis.

*Déficit de actividades recreativas* relacionado con hospitalización prolongada; frecuentes tratamientos de larga duración.

*Déficit de autocuidado* relacionado con el deterioro neuromuscular.

*Déficit de conocimientos* relacionado con el autocuidado, complicaciones, mantenimiento del hogar.

*Dificultad para el mantenimiento del hogar* relacionada con cambios en el estado de salud debido a la lesión; planificación y finanzas familiares insuficientes; déficit de conocimientos; sistemas de soporte inadecuados.

*Disfunción sexual* relacionada con la alteración de las funciones corporales.

*Duelo disfuncional* relacionado con la pérdida de las funciones corporales normales.

*Estreñimiento* relacionado con la inmovilidad; pérdida de sensibilidad.

*Incontinencia urinaria refleja* relacionada con la interferencia en los mensajes cerebrales debido a la lesión de la médula espinal.

*Retención urinaria* relacionada con la inhibición del arco reflejo.

*Temor* relacionado con la impotencia frente a la pérdida de las funciones corporales normales.

*Trastorno de la imagen corporal* relacionado con cambios en la función corporal.

*Trastorno de la movilidad física* relacionado con el deterioro neuromuscular.

V. **Defectos del tubo neural, Niño con enfermedad crónica, Niño hospitalizado.**

### Leucemia

*Alteración de la protección* relacionada con fórmula sanguínea anormal.

*Alto riesgo de déficit de volumen de líquidos* relacionado con los efectos secundarios del tratamiento: náuseas, vómitos, hemorragia.

*Alto riesgo de infección* relacionado con el déficit del sistema inmunitario.

V. **Cáncer, Quimioterapia.**

### Lupus eritematoso sistémico

*Alto riesgo de deterioro de la integridad cutánea* relacionado con inflamación crónica, edema y alteración de la circulación.

*Déficit de conocimientos* relacionado con la medicación, la dieta y las activdades.

*Dolor* relacionado con el proceso inflamatorio.

*Fatiga* relacionada con el aumento de los requerimientos metabólicos.

*Impotencia* relacionada con el curso impredecible de la enfermedad.

*Sufrimiento espiritual* relacionado con la cronicidad de la enfermedad; etiología desconocida.

*Trastorno de la imagen corporal* relacionado con los cambios en la piel: erupciones, lesiones, úlceras, eritema multicolor.

### Malnutrición

*Alteración de la nutrición: por defecto* relacionada con la incapacidad para digerir alimentos y absorber nutrientes debido a factores biológicos, psicológicos y también económicos, institucionalización (p. ej., imposibilidad de elegir el menú).

*Alteración de la protección* relacionada con la nutrición inadecuada.

*Déficit de conocimientos* relacionado con información incorrecta sobre la nutrición normal, aislamiento social, ausencia de comodidades para preparar los alimentos.

*Manejo inefectivo del régimen terapéutico* relacionado con dificultades económicas.

### Malos tratos del cónyuge, familiar, otra persona significativa o cuidador

*Afrontamiento defensivo* relacionado con la baja autoestima.

*Afrontamiento familiar inefectivo: comprometido* relacionado con las conductas abusivas.

*Alteración del patrón de sueño* relacionado con el estrés psicológico.

*Alto riesgo de violencia: autolesiones* relacionadas con la historia de malos tratos.

*Ansiedad* relacionada con la amenaza al autoconcepto en la situación crítica de abuso.

*Impotencia* relacionada con el desamparo.

*Respuesta postraumática* relacionada con la historia de malos tratos.

*Sobreesfuerzo en el rol de cuidador* relacionado con enfermedad crónica; déficit de autocuidado; atención ininterrumpida; ampliación de los cuidados requeridos.

*Trastorno de la autoestima* relacionado con las interacciones familiares negativas.

*Trastorno de la comunicación verbal* relacionado con las barreras fisiológicas de miedo.

### Manía

*Afrontamiento individual ineficaz* relacionado con crisis circunstanciales.

*Alteración de la nutrición: por defecto* relacionada con la ausencia de tiempo y motivación para comer, movimiento constante.

*Alteración de los procesos familiares* relacionada con la enfermedad de un miembro de la familia.

*Alteración del patrón de sueño* relacionada con pensamientos ansiosos constantes.

*Alteración en el desempeño del rol* relacionada con el deterioro de las interacciones sociales.

*Alteración en los procesos de pensamiento* relacionada con la manía.

*Alto riesgo de sobreesfuerzo en el rol de cuidador* relacionado con el carácter impredecible de la enfermedad; cambios en el estado de ánimo.

*Alto riesgo de violencia: autolesiones o lesiones a otros,* relacionado con alucinaciones extrañas, fantasías.

*Ansiedad* relacionada con cambios en la función del rol.

*Déficit de volumen de líquidos* relacionado con la disminución del aporte.

*Dificultad para el mantenimiento del hogar* relacionada con la alteración del estado psicológico, incapacidad para concentrarse.

*Manejo inefectivo del régimen terapéutico* relacionado con la falta de soportes sociales.

*Negación ineficaz* relacionada con el temor a ser incapaz de controlar la conducta.

*No seguimiento del tratamiento* relacionado con la negación de la enfermedad.

### Marcapasos

*Alto riesgo de disminución del gasto cardiaco* relacionado con mal funcionamiento del marcapasos.

*Alto riesgo de infección* relacionado con el procedimiento invasivo, presencia de cuerpo extraño; catéter y generador.

*Ansiedad* relacionada con los cambios en el estado de salud, presencia de marcapasos.

*Déficit de conocimientos* relacionado con el programa de autocuidados; cuándo solicitar atención médica.

*Dolor* relacionado con el procedimiento quirúrgico.

### Mastectomía

*Alto riesgo de trastorno de la movilidad física* relacionado con el daño de nervios y músculos, dolor.

*Alto riesgo de disfunción sexual* relacionado con los cambios en la imagen corporal, temor a la pérdida de feminidad.

*Alto riesgo de síndrome de desuso* del brazo del lado afecto relacionado con el dolor; falta de conocimientos sobre las necesidades de amplitud de movimientos.

*Déficit de conocimientos* relacionado con actividades de autocuidado.

*Dolor* relacionado con el procedimiento quirúrgico.

*Temor* relacionado con los cambios en la imagen corporal y el pronóstico.

*Trastorno de la imagen corporal* relacionado con la pérdida de una parte del cuerpo sexualmente significativa.

V. **Cáncer, Cirugía.**

### Mastitis

*Alteración en el desempeño del rol* relacionada con cambios en la capacidad para cumplir las expectativas del rol.

*Alto riesgo de lactancia materna ineficaz* relacionado con dolor de mamas e información conflictiva del personal sanitario.

*Ansiedad* relacionada con la amenaza al yo y con la seguridad de la leche para el lactante.

*Déficit de conocimientos* relacionado con la antibioterapia y medidas de bienestar.

*Dolor* relacionado con el proceso infeccioso y la hinchazón mamaria.

### Meningitis/encefalitis

*Alteración de la perfusión tisular: cerebral* relacionada con la inflamación del tejido cerebral y las meninges; hipertensión intracraneal.

*Alteración del bienestar: fotofobia* relacionada con el aumento de la sensibilidad a los estímulos externos secundaria a la inflamación del SNC.

*Alteración del bienestar: náuseas y vómitos* relacionados con inflamación del SNC.

*Alteración en los procesos de pensamiento* relacionada con la inflamación del cerebro, fiebre.

*Alteraciones sensoperceptivas: auditivas* relacionadas con la infección del SNC, infección del oído.

*Alteraciones sensoperceptivas: cinestésicas* relacionadas con la infección del SNC.

*Alteraciones sensoperceptivas: visuales* relacionadas con fotofobia secundaria a la infección del SNC.

*Alto riesgo de alteración del crecimiento y desarrollo: regresión* relacionada con el daño cerebral secundario al proceso infeccioso, hipertensión intracraneal.

*Alto riesgo de aspiración* relacionado con convulsiones.

*Alto riesgo de lesión* relacionado con convulsiones.

*Alto riesgo de limpieza ineficaz de las vías aéreas* relacionado con convulsiones.

*Dolor* relacionado con rigidez de nuca, inflamación de las meninges, cefalea, alteraciones sensoperceptivas (dolor en la piel al tacto), fiebre, dolor de oídos.

*Exceso de volumen de líquidos* relacionado con hipertensión intracraneal; secreción inadecuada de hormona antidiurética (SIADH).

*Trastorno de la movilidad física* relacionado con la lesión neuromuscular/del SNC.

V. **Niño hospitalizado.**

### Meningocele
V. **Defectos del tubo neural.**

### Menopausia
*Alteración de los patrones de sexualidad* relacionada con la alteración de la estructura corporal, pérdida de la lubricación fisiológica y falta de conocimientos sobre la lubricación artificial.

*Alto riesgo de alteración de la nutrición: por defecto* relacionado con cambios en la tasa metabólica causados por los niveles fluctuantes de hormonas.

*Conductas generadoras de salud* relacionadas con la menopausia y terapias asociadas a los cambios en los niveles de hormonas.

*Termorregulación ineficaz* relacionada con los cambios en los niveles de hormonas.

### Miastenia grave
*Alteración de la nutrición* relacionada con la dificultad para comer y digerir los alimentos.

*Alteración de los procesos familiares* relacionada con crisis para afrontar el diagnóstico.

*Alto riesgo de sobreesfuerzo en el rol de cuidador* relacionado con la gravedad de la enfermedad del paciente.

*Deterioro de la deglución* relacionado con el deterioro neuromuscular.

*Fatiga* relacionada con parestesias y dolor muscular.

*Limpieza ineficaz de las vías aéreas* relacionada con la disminución de la capacidad para toser y deglutir.

*Manejo inefectivo del régimen terapéutico* relacionado con la falta de conocimientos sobre el tratamiento y la incertidumbre de la evolución.

*Trastorno de la movilidad física* relacionado con la transmisión defectuosa de los impulsos nerviosos en la unión neuromuscular.

### Mielografía con contraste
*Alto riesgo de alteración de la perfusión tisular: cerebral* relacionado con la hipotensión; pérdida de LCR.

*Alto riesgo de déficit de volumen de líquidos* relacionado con posible deshidratación; pérdida de LCR.

*Dolor* relacionado con la irritación de las raíces nerviosas.

*Retención urinaria* relacionada con la presión sobre las raíces nerviosas.

### Mielomeningocele
V. **Defectos del tubo neural.**

### Migraña
*Déficit de conocimientos* relacionado con la prevención y el tratamiento de las cefaleas.

*Dolor: cefalea* relacionada con la dilatación de los vasos cerebrales y no cerebrales.

### Miocarditis
*Déficit de conocimientos* relacionado con el tratamiento de la enfermedad.

*Disminución del gasto cardiaco* relacionada con el deterioro de la contractilidad de los ventrículos.

*Intolerancia a la actividad* relacionada con la disminución de la reserva cardiaca y la prescripción de reposo en cama.

V. **Insuficiencia cardiaca congestiva, si es pertinente.**

### Mixedema
V. **Hipotiroidismo.**

### Molestias del embarazo
*Alteración del bienestar* relacionada con la sialorrea secundaria al aumento de estrógenos; náuseas secundarias a cambios hormonales; dificultad para respirar debido a la limitación de la expansión diafragmática; estrechez nasal debida al aumento de la vascularización; leucorrea secundaria a la estimulación hormonal; distensión abdominal a causa del crecimiento del útero; prurito secundario al aumento de la función excretora de la piel y al estiramiento de la piel; polaquiuria debida a dilatación vascular y alteración de la función vesical; reducción de la capacidad de la vejiga debido al crecimiento del útero y a la presencia del feto.

*Alteración del patrón de sueño* relacionada con movimientos fetales, calambres musculares, polaquiuria, dificultad para respirar.

*Alto riesgo de lesión* relacionado con desmayos o síncopes secundarios a fragilidad vasomotora o hipotensión postural; estasis venosa en extremidades inferiores.

*Dolor: indigestión/acidez* relacionadas con la disminución de la motilidad del tracto gastrointestinal; peristaltismo invertido; relajación del cardias; contracciones de Braxton-Hicks; hemorroides relacionadas con estreñimiento, crecimiento del útero y estasis venosa en la pelvis, dificultad para defecar, disminución de la motilidad del tracto gastrointestinal; *dolor articular y de espalda* secundario al debilitamiento de las sínfisis y articulaciones sacroilíacas causado por las hormonas y al aumento de las curvaturas cervicotorácica y lumbar causado por el cambio del centro de gravedad debido al crecimiento del abdomen; *calambres en las piernas* debido a la compresión de los nervios de las extremidades inferiores por el útero grávido, a la reducción del nivel de calcio difusible o al aumento del fósforo sérico; *dolor de cabeza* relacionado con dilatación vascular y congestión de los senos por estimulación hormonal.

*Estreñimiento* relacionado con la disminución de la motilidad del tracto gastrointestinal; compresión del intestino debido al crecimiento del útero; suplemento de hierro; hemorroides.

*Fatiga* relacionanda con el aumento de niveles hormonales; aumento de la temperatura basal; alteración del patrón de sueño.

*Incontinencia urinaria de esfuerzo* relacionada con el aumento de la presión intraabdominal secundario al útero grávido, movimientos fetales.

*Trastorno de la imagen corporal* relacionado con edema fisiológico; sialorrea; cambios en la figura corporal secundarios al crecimiento del útero y las mamas; arañas vasculares; eritema palmar; venas varicosas; estrías, coasma, acné.

## Monitorización hemodinámica

*Alto riesgo de infección* relacionado con el procedimiento invasivo.

*Alto riesgo de lesión* relacionado con el enclavamiento inadvertido del catéter; salida del catéter; desconexión del catéter; embolia.

## Mononucleosis infecciosa

*Alto riesgo de lesión* relacionado con la posible rotura del bazo.

*Deterioro de la deglución* relacionado con la irritación de la cavidad orofaríngea.

*Dolor* relacionado con el aumento de tamaño de los ganglios, irritación de la cavidad orofaríngea.

*Hipertermia* relacionada con el proceso infeccioso.

*Intolerancia a la actividad* relacionada con la debilidad generalizada.

*Manejo inefectivo del régimen terapéutico* relacionado con el déficit de conocimientos acerca de la transmisión y el tratamiento de la enfermedad.

## Nefrectomía

*Alteración de la eliminación urinaria* relacionada con la pérdida del riñón.

*Alto riesgo de déficit de volumen de líquidos* relacionado con pérdidas vasculares, disminución del aporte de líquidos.

*Alto riesgo de infección* relacionado con el procedimiento invasivo, ausencia de respiraciones profundas debido a la localización de la herida quirúrgica.

*Ansiedad* relacionada con la recuperación quirúrgica, pronóstico.

*Dolor* relacionado con las molestias en el área quirúrgica.

*Estreñimiento* relacionado con la ausencia de restauración del peristaltismo.

*Patrón respiratorio ineficaz* relacionado con la localización de la herida quirúrgica.

## Neumonía

*Alteración de la mucosa oral* relacionada con la sequedad de boca secundaria a la respiración por la boca, disminución del aporte de líquidos.

*Alteración de la nutrición: por defecto* relacionada con la pérdida de apetito.

*Alto riesgo de déficit de volumen de líquidos* relacionado con el aporte inadecuado de líquidos.

*Déficit de conocimientos* relacionado con los factores de riesgo que predisponen a la neumonía, tratamiento.

*Deterioro del intercambio gaseoso* relacionado con la disminuión del tejido pulmonar funcional.

*Hipertermia* relacionada con la deshidratación; aumento de la tasa metabólica; enfermedad.

*Intolerancia a la actividad* relacionada con el desequilibrio entre el aporte y la demanda de oxígeno.

*Limpieza ineficaz de las vías aéreas* relacionada con la inflamación y la presencia de secreciones.

V. para los niños con neumonía **Infecciones respiratorias agudas en la infancia.**

## Neumotórax

*Alto riesgo de lesión* relacionado con las posibles complicaciones asociadas a la desconexión del sistema de drenaje torácico.

*Deterioro del intercambio gaseoso* relacionado con el desequilibrio de la ventilación/perfusión.

*Dolor* relacionado con lesión reciente, tos, respiración profunda.

*Temor* relacionado con la amenaza al bienestar; dificultad para respirar.

## Neuritis

*Déficit de conocimientos* relacionado con el tratamiento de la enfermedad.

*Dolor* relacionado con la estimulación de las terminaciones nerviosas afectas; inflamación de los nervios sensitivos.

*Intolerancia a la actividad* relacionada con el dolor al moverse.

## Niño con enfermedad crónica

*Afrontamiento familiar inefectivo: comprometido* relacionado con enfermedad prolongada o incapacidad progresiva que agota la capacidad de soporte de las personas significativas.

*Afrontamiento familiar inefectivo: incapacitante* relacionado con la preocupación excesiva por el niño; distorsión de la realidad con respecto a los problemas de salud del niño, incluida la negación extrema de su existencia o gravedad.

*Afrontamiento familiar: potencial de desarrollo* relacionado con el impacto de la situación sobre los valores, prioridades, objetivos y relaciones familiares; cambios en las elecciones familiares para optimizar el bienestar.

*Afrontamiento individual ineficaz* (niño) relacionado con las crisis circunstanciales o de maduración.

*Aislamiento social: familiar: autoimpuesto* relacionado con estigmatización social real o subjetiva; necesidad de cuidados complejos.

*Alteración de la nutrición: por defecto* relacionada con anorexia; fatiga secundaria al esfuerzo físico excesivo.

*Alteración de la nutrición: por exceso* relacionada con el efecto de los corticoides sobre el apetito.

*Alteración de los patrones de sexualidad* (parental) relacionada con la interrupción de las relaciones con la pareja sexual.

*Alteración de los procesos familiares* relacionada con las crisis intermitentes de enfermedad y hospitalización.

*Alteración del crecimiento y desarrollo* relacionada con regresión o ausencia de progresión en los hitos de desarrollo debido a hospitalización prolongada; estimulación inadecuada/inapropiada; agresión cerebral; enfermedad crónica; efectos de la discapacidad física, dependencia.

*Alteración del patrón de sueño* (niño o padres) relacionada con el tiempo de tratamientos intensivos; exacerbación de la situación; necesidad de cuidados las 24 horas.

*Alteración en el mantenimiento de la salud* relacionada con el agotamiento de las fuentes familiares (económicas, energías físicas, sistemas de soporte).

*Alto riesgo de alteración parental* relacionado con el deterioro/interrupción de la vinculación; niño con necesidades subjetivas de cuidados abrumadores.

*Alto riesgo de infección* relacionado con el debilitamiento físico.

*Alto riesgo de no seguimiento del tratamiento* relacionado con los regímenes terapéuticos complejos y prolongados en el hogar; manifestación expresa de no cumplimiento debido a sistema de valores, creencias de salud y prácticas culturales/religiosas.

*Autoestima, déficit crónico* relacionado con diferencias y/o no aceptación por los demás, reales o subjeticas; disminución de la capacidad para participar en actividades físicas/escolares/sociales.

*Conflicto de rol parental* relacionado con la necesidad de separarse del niño debido a la enfermedad crónica; cuidados en el hogar del niño con requerimientos especiales; interrupción de la vida familiar debido al régimen de cuidados en el hogar.

*Conflicto en la toma de decisiones* relacionado con opciones de tratamiento y valores en conflicto.

*Déficit de actividades recreativas* relacionado con inmovilidad; entorno monótono; tratamientos frecuentes/prolongados; rechazo a participar; aislamiento social autoimpuesto.

*Déficit de conocimientos: potencial para mejorar el mantenimiento de la salud* relacionado con la adquisición de conocimientos/habilidades referentes a las prácticas de salud; aceptación de las limitaciones; promoción del potencial máximo del niño; actualización del resto de la familia.

*Desesperanza* (niño) relacionada con restricciones prolongadas de la actividad; estrés prolongado; ausencia de participación en los cuidados/sumisión pasiva a los cuidados debido a sobreprotección parental.

*Deterioro de la interacción social* relacionado con el retraso del desarrollo del niño; diferencias subjetivas.

*Dificultad para el mantenimiento del hogar* relacionada con exigencias de los miembros de la familia (p. ej., exhaustos, ansiosos).

*Dolor crónico* relacionado con factores físicos, biológicos, químicos o psicológicos.

*Impotencia* (niño) relacionada con el entorno sanitario; situación de enfermedad; limitaciones asumidas en el estilo de vida.

*Intolerancia a la actividad* relacionada con la fatiga asociada a enfermedad crónica.

### Niño con enfermedad terminal/muerte (adolescente)

*Afrontamiento individual ineficaz* relacionado con la incapacidad para establecer una identidad propia y de grupo secundaria a la amenaza de ser diferente o «no ser»; incapacidad para alcanzar las etapas de maduración.

*Alteración de la imagen corporal* relacionada con los efectos de la enfermedad terminal; conflictos previos de identidad con el grupo y con la autoimagen.

*Deterioro de la interacción social/aislamiento social* relacionado con la separación obligada de sus compañeros.

V. **Niño con enfermedad crónica, Niño hospitalizado.**

### Niño con enfermedad terminal/muerte (lactante-niño pequeño)

*Afrontamiento individual ineficaz* relacionado con la separación de los padres y del entorno familiar secundaria a la incapacidad para hallar sentido externo a la vida.

### Niño con enfermedad terminal/muerte (niño en edad escolar-preadolescente)

*Temor* relacionado con el castigo subjetivo, la mutilación del cuerpo, sentimientos de culpa.

### Niño con enfermedad terminal/muerte (niño en edad preescolar)

*Temor* relacionado con el castigo subjetivo, daños corporales, sentimientos de culpa secundarios a pensamientos mágicos (los pensamientos causan los acontecimientos).

### Niño con enfermedad terminal/muerte (padres)

*Afrontamiento familiar inefectivo: comprometido* relacionado con la incapacidad para hablar sobre la muerte inminente y los sentimientos con el niño o para apoyarlo en las etapas terminales de la enfermedad.

*Afrontamiento familiar: potencial de desarrollo* relacionado con el impacto de la crisis sobre los valores, prioridades, objetivos y relaciones familiares; expresión de interés o deseo de dar sentido a la vida y la muerte del niño.

*Aislamiento social autoimpuesto* relacionado con el duelo no resuelto; habilidades parentales percibidas como inadecuadas.

*Aislamiento social impuesto por otros* relacionado con sentimientos de no proporcionar soporte adecuado a los padres durante el duelo.

*Alteración de los procesos familiares* relacionada con el episodio crítico.

*Alteración del patrón de sueño* relacionada con el proceso de duelo.

*Alteración parental* relacionada con el alto riesgo de sobreprotección de los hermanos supervivientes.

*Alto riesgo de duelo disfuncional* relacionado con la progresión prolongada, no resuelta u obstruida a través de las etapas de duelo y luto.

*Conflicto en la toma de decisiones* relacionado con mantenimiento/interrupción del tratamiento, decisión de no reanimar; conflictos éticos con respecto a la donación de órganos.

*Desesperanza* relacionada con el estrés insoportable secundario a la enfermedad terminal.

*Deterioro de la interacción social* secundario al duelo disfuncional.

*Duelo anticipado* relacionado con muerte posible/esperada/inminente del niño.

*Impotencia* relacionada con la incapacidad para alterar el curso de los acontecimientos.

*Negación ineficaz* relacionada con el duelo disfuncional.

*Sufrimiento espiritual* relacionado con la muerte súbita e inesperada; sufrimiento prolongado previo a la muerte; cuestionamiento sobre la muerte de un niño; cuestionamiento sobre el sentido de la propia vida.

### Niño hospitalizado

*Afrontamiento familiar: potencial de desarrollo* relacionado con el impacto de la crisis sobre los valores, prioridades, objetivos y relaciones familiares.

*Afrontamiento individual ineficaz* (padres) relacionado con posible sentimiento de culpa por la hospitalización del niño; inadecuación parental.

*Alteración de los procesos familiares* relacionada con crisis circunstanciales de enfermedad y hospitalización.

*Alteración del crecimiento y desarrollo* relacionada con regresión o pérdida de la progresión normal en las etapas de desarrollo secundaria a hospitalizaciones frecuentes/prolongadas; estimulación inadecuada/incorrecta; afección cerebral; enfermedad crónica; efectos de la discapacidad física; dependencia prescrita.

*Alteración del patrón de sueño* (niño o padres) relacionada con la necesidad de cuidados hospitalarios durante las 24 horas.

*Alto riesgo de afrontamiento familiar inefectivo: comprometido* relacionado con la posible hospitalización prolongada que agota la capacidad de soporte de las personas significativas.

*Alto riesgo de alteración de la nutrición: por defecto* relacionado con anorexia; alimentos desconocidos; preferencias culturales.

*Alto riesgo de alteración del crecimiento y desarrollo: regresión* relacionada con la interrupción de la rutina normal; ambiente/cuidadores desconocidos; vulnerabilidad en el desarrollo de niños pequeños.

*Alto riesgo de lesión* relacionado con el desconocimiento del entorno, la edad de desarrollo o la ausencia de conocimientos parentales con respecto a la seguridad (p. ej., barandillas en la cuna, dispositivo para la bolsa del suero).

*Ansiedad: separación* (niño) relacionada con el entorno familiar y separación de la familia/amigos.

*Déficit de actividades recreativas* relacionado con inmovilidad, ambiente monótono, rechazo a participar, aislamiento terapéutico, separación de los compañeros.

*Desesperanza* (niño) relacionada con restricciones prolongadas a la actividad y/o pronóstico incierto.

*Dolor* relacionado con tratamientos, procedimientos diagnósticos o terapéuticos.

*Impotencia* (niño) relacionada con el ambiente sanitario y la situación de enfermedad.

*Intolerancia a la actividad* relacionada con la fatiga asociada a enfermedad aguda.

*Temor* relacionado con el déficit de conocimientos o grado de maduración, con temor a lo desconocido, mutilación, procedimientos dolorosos, cirugía.

### Niño, malos tratos

*Aislamiento social impuesto por la familia* relacionado con el temor a poner al descubierto la disfunción familiar y los malos tratos.

*Alteración de la nutrición: por defecto* relacionada con vigilancia inadecuada.

*Alteración del crecimiento y desarrollo: regresión frente a retraso* relacionada con la disminución/ausencia de estímulos ambientales, vigilancia inadecuada, respuestas inconstantes del cuidador.

*Alteración del patrón de sueño* relacionada con hipervigilancia, ansiedad.

*Alteración parental* relacionada con el deterioro psicológico; malos tratos físicos y afectivos; abuso de sustancias; expectativas no realistas del niño.

*Alto riesgo de asfixia/aspiración* relacionado con el biberón, niño desatendido.

*Alto riesgo de intoxicación* relacionado con protección inadecuada, ausencia de precauciones de seguridad adecuadas, acceso a sustancias peligrosas debido a la dificultad para el mantenimiento del hogar.

*Alto riesgo de traumatismo* relacionado con precauciones inadecuadas, dificultades cognitivas o emocionales.

*Ansiedad/temor* (niño) relacionados con la amenaza de castigo por mala conducta subjetiva.

*Autoestima, déficit crónico* relacionado con la ausencia de retroacción positiva o el exceso de retroacción negativa.

*Déficit de actividades recreativas* relacionado con la ausencia de retroacción positiva o el exceso de retroacción negativa la disminución/ausencia de estímulos personales o ambientales.

*Deterioro de la integridad cutánea* relacionado con la alteración del estado nutricional, malos tratos físicos.

*Dolor* relacionado con lesiones físicas.

*Respuesta postraumática* relacionada con malos tratos físicos, incesto/violación/vejación.

### Niño sospechoso de recibir malos tratos (niño)

*Alteración de la nutrición: por defecto* relacionada con vigilancia inadecuada.

*Alteración del crecimiento y desarrollo: regresión frente a retraso* relacionada con la disminución/ausencia de estímulos ambientales, vigilancia inadecuada, respuestas inconstantes del cuidador.

*Ansiedad/temor* (niño) relacionados con la amenaza de castigo por mala conducta subjetiva.

*Aislamiento social impuesto por la familia* relacionado con el temor a poner al descubierto la disfunción familiar y el abuso.

*Alteración del patrón de sueño* relacionada con hipervigilancia, ansiedad.

*Alto riesgo de asfixia/aspiración* relacionado con el biberón, niño desatendido.

*Alto riesgo de intoxicación* relacionado con protección inadecuada, ausencia de precauciones de seguridad adecuadas, acceso a sustancias peligrosas debido a la dificultad para el mantenimiento del hogar.

*Alto riesgo de traumatismo* relacionado con precauciones inadecuadas, dificultades cognitivas o emocionales.

*Autoestima, déficit crónico* relacionado con la ausencia de retroacción positiva o el exceso de retroacción negativa.

*Déficit de actividades recreativas* relacionado con la disminución/ausencia de estímulos personales o ambientales.

*Deterioro de la integridad cutánea* relacionado con la alteración del estado nutricional, abuso físico.

*Dolor* relacionado con lesiones físicas.

*Respuesta postraumática* relacionada con abuso físico, incesto/violación/vejación.

*Síndrome traumático de violación (reacción compuesta/silente)* relacionado con las alteraciones en el estilo de vida secundarias al abuso y los cambios de vivienda.

### Niño sospechoso de recibir malos tratos (padres)

*Afrontamiento familiar inefectivo: incapacitante* relacionado con la disfunción familiar; infradesarrollo del rol parental en la nutrición; carencia de sistemas de soporte/modelos de rol parental.

*Alteración parental* relacionada con expectativas no realistas sobre el niño; falta de modelos de rol efectivos; necesidades sociales/de maduración emocional de los padres no satisfechas; interrupción en el proceso de vínculo.

*Alto riesgo de violencia hacia el niño* relacionado con mecanismos de afrontamiento inadecuados; factores estresantes no resueltos; inmadurez de los padres.

*Autoestima, déficit crónico relacionado* con la falta de experiencias parentales con éxito.

*Dificultad para el mantenimiento del hogar* relacionada con el déficit de conocimientos de habilidades paternas secundario a etapas de desarrollo no conseguidas.

*Dificultad para el mantenimiento del hogar* relacionada con desorganización, disfunción parental, descuido de la seguridad y la nutrición brindadas por el entorno.

*Impotencia* relacionada con la incapacidad para cumplir con las responsabilidades del rol parental.

### Nutrición parenteral total (NPT)

*Alteración de la nutrición: por defecto* relacionada con la incapacidad para ingerir o digerir alimentos o absorber nutrientes debido a factores biológicos/psicológicos.

*Alto riesgo de exceso de volumen de líquidos* relacionado con la administración rápida de NPT.

*Alto riesgo de infección* relacionado con la concentración de la solución de glucosa, administración masiva de líquidos.

*Alto riesgo de lesión* relacionado con la posible hiperglucemia/hipoglucemia.

### Obesidad

*Alteración de la nutrición: por exceso* relacionada con un aporte calórico superior al gasto de energía.

*Autoestima, déficit crónico* relacionado con afrontamiento individual ineficaz, sobrealimentación.

*Trastorno de la imagen corporal* relacionado con trastorno alimentario, exceso de peso.

### Obstrucción intestinal

*Alteración de la nutrición: por defecto* relacionada con náuseas y vómitos.

*Déficit de volumen de líquidos* relacionado con un aporte de líquidos inadecuado; pérdida de líquidos por el intestino.

*Dolor* relacionado con la presión causada por el abdomen distendido.

*Estreñimiento* relacionado con la disminución de la movilidad; obstrucción intestinal.

### Ooforectomía
*Alto riesgo de alteración de los patrones de sexualidad* relacionado con la alteración de la función corporal.
V. **Cirugía.**

### Osteomielitis
*Alteración en el mantenimiento de la salud* relacionada con la inmovilidad permanente en el hogar, posibles yesos extensos, antibióticos continuados.
*Alto riesgo de deterioro de la integridad cutánea* relacionado con la irritación secundaria al entablillado/yeso.
*Alto riesgo de estreñimiento crónico* relacionado con la inmovilidad.
*Alto riesgo de (propagación de la) infección* relacionada con defensas primarias y secundarias inadecuadas.
*Déficit de actividades recreativas* relacionado con inmovilización prolongada y hospitalización.
*Dolor* relacionado con la inflamación en la extremidad afecta.
*Hipertermia* relacionada con el proceso infeccioso.
*Temor: parental* relacionado con la preocupación por el posible daño del cartílago de crecimiento secundario a la infección o con la preocupación de que la infección se convierta en crónica.
*Trastorno de la movilidad física* relacionado con la inmovilidad secundaria impuesta al área infectada.
V. **Niño hospitalizado.**

### Osteoporosis
*Alteración de la nutrición: por defecto* relacionada con aporte inadecuado de calcio y vitamina D.
*Alto riesgo de lesión: fracturas* relacionadas con la falta de actividad; riesgo de caídas a causa de los peligros del entorno; trastornos neuromusculares; disminución de los sentidos; respuestas cardiovasculares; respuestas a fármacos.
*Déficit de conocimientos* relacionado con dieta, ejercicio y necesidad de abstenerse de consumir alcohol y nicotina.
*Dolor* relacionado con fracturas y espasmos musculares.
*Trastorno de la movilidad física* relacionado con el dolor, cambios musculosqueléticos.

### Otitis media
*Alteraciones sensoperceptivas: auditivas* relacionadas con resolución incompleta de otitis media, presencia de drenaje excesivo en el oído medio.
*Alto riesgo de infección* relacionado con obstrución de la trompa de Eustaquio, perforación traumática del tímpano a continuación del proceso infeccioso.

*Dolor* relacionado con inflamación, proceso infeccioso.

### Oximetría de pulso
*Déficit de conocimientos* relacionado con el empleo del equipo para la monitorización del oxígeno.
V. **Hipoxia.**

### Pancreatitis
*Alteración de la nutrición: por defecto* relacionada con dieta inadecuada, aumento de los requerimientos nutricionales secundario a enfermedad aguda, aumento de las necesidades metabólicas debido a la elevación de la temperatura corporal.
*Alto riesgo de negación ineficaz* relacionado con el afrontamiento ineficaz (consumo de alcohol).
*Alto riesgo de patrón respiratorio ineficaz* relacionado con entablillado para el dolor intenso.
*Déficit de conocimientos* relacionado con la falta de conocimientos sobre la dieta, el consumo de alcohol y la medicación.
*Déficit de volumen de líquidos* relacionado con vómitos, disminución del aporte de líquidos, fiebre con diaforesis y desplazamientos de líquidos.
*Diarrea* relacionada con la esteatorrea causada por la disminución de las secreciones pancreáticas.
*Dolor* relacionado con irritación y edema del páncreas inflamado.

### Paperas
V. **Enfermedades infectocontagiosas de la niñez.**

### Parálisis
*Alto riesgo de deterioro de la integridad cutánea* relacionado con la alteración de la circulación, alteración de la sensibilidad e inmovilidad.
*Alto riesgo de lesión* relacionado con la alteración de la movilidad y la disfunción sensitiva.
*Alto riesgo de síndrome de desuso* relacionado con la parálisis.
*Déficit de autocuidado: específico* relacionado con el deterioro neurológico.
*Déficit de conocimientos* relacionado con la dificultad para el mantenimiento del hogar.
*Disfunción sexual* relacionada con la pérdida de sensibilidad; alteración biopsicosocial.
*Dolor* relacionado con la inmovilidad prolongada.
*Estreñimiento crónico* relacionado con los efectos del daño en la médula espinal; consumo inadecuado de fibra en la dieta.
*Impotencia* relacionada con la situación de la enfermedad.
*Incontinencia urinaria refleja* relacionada con el deterioro neuromuscular.
*Trastorno de la imagen corporal* relacionado con cambio biofísicos, ausencia de movimientos, movilidad.
*Trastorno de la movilidad física* relacionado con el deterioro neuromuscular.

V. **Defectos del tubo neural, Hemiplejia, Lesión de la médula espinal, Niño con enfermedad crónica, Niño hospitalizado.**

### Parálisis cerebral
*Alto riesgo de alteración de la nutrición: por defecto* relacionado con espasticidad, dificultades en la alimentación/digestión.

*Alto riesgo de lesión/traumatismo* relacionado con debilidad muscular, incapaciadad para controlar los movimientos espásticos.

*Déficit de actividades recreativas* relacionado con el deterioro físico; limitaciones en la capacidad para participar en actividades recreativas.

*Déficit de autocuidado* (especificar área y grado) relacionado con el deterioro neuromuscular y los déficit sensoriales.

*Deterioro de la interacción social* relacionado con habilidades de comunicación deficientes; actividad física limitada; percepción de diferencias por parte de los compañeros.

*Trastorno de la comunicación verbal* relacionado con el deterioro de la capacidad para articular/hablar secundario al compromiso de los músculos faciales.

*Trastorno de la movilidad física* relacionado con espasticidad, deterioro/debilidad neuromuscular.

V. **Niño con enfermedad crónica.**

### Paraplejía
V. **Lesión de la médula espinal.**

### Parto normal
*Alto riesgo de déficit de volumen de líquidos* relacionado con pérdida excesiva de sangre.

*Alto riesgo de infección* relacionado con exámenes vaginales múltiples, traumatismo tisular y rotura prolongada de membranas.

*Alto riesgo de lesión* (fetal) relacionado con hipoxia.

*Ansiedad* relacionada con el temor a lo desconocido y la crisis circunstancial.

*Conductas generadoras de salud* relacionadas con consecuencias saludables del embarazo, cuidados prenatales y educación sobre el parto.

*Déficit de conocimientos* relacionado con la falta de preparación para el parto.

*Deterioro de la integridad cutánea* relacionado con el paso del feto por el canal del parto, episiotomía.

*Dolor* relacionado con contracciones uterinas y estiramiento del cérvix y el canal del parto.

*Fatiga* relacionada con el nacimiento.

### Parto pretérmino
*Afrontamiento individual ineficaz* relacionado con crisis circunstanciales, parto pretérmino.

*Alteración del patrón de sueño* relacionada con cambios en el patrón habitual secundarios a contracciones, hospitalización o régimen de tratamiento.

*Alteración en el desempeño del rol* relacionada con la incapacidad para cumplir los roles normales secundaria al reposo en cama/hospitalización; cambios en las expectativas del curso del embarazo.

*Alto riesgo de lesión* (materna) relacionado con el empleo de fármacos tocolíticos.

*Ansiedad* relacionada con la amenaza al feto; cambios en las funciones del rol; cambios en el entorno y en los patrones de interacción.

*Autoestima, déficit situacional relacionado* con la amenaza a la capacidad para llevar a término el embarazo.

*Déficit de actividades recreativas* relacionado con hospitalización prolongada.

*Deterioro de la interacción social* relacionado con el reposo en cama/hospitalización prolongados.

*Dificultad para el mantenimiento del hogar* relacionada con las restricciones médicas.

*Disfunción sexual* relacionada con limitaciones reales/subjetivas impuestas a causa del parto pretérmino y/o tratamiento prescrito/separación de la pareja debido a la hospitalización.

*Duelo anticipado* relacionado con la pérdida del embarazo idealizado y pérdida potencial del feto.

*Trastorno de la movilidad física* relacionado con las restricciones médicas impuestas.

### Pérdida de embarazo
*Afrontamiento familiar inefectivo: comprometido* relacionado con la falta de soporte de personas significativas debido al sufrimiento personal.

*Afrontamiento individual ineficaz* relacionado con el episodio crítico.

*Alteración de los patrones de sexualidad* relacionada con el trastorno de la autoestima debido a la pérdida del embarazo y la ansiedad acerca de embarazos futuros.

*Alteración en el desempeño del rol* relacionada con la incapacidad para aceptar el rol parental.

*Alto riesgo de déficit de volumen de líquidos* relacionado con la pérdida sanguínea.

*Alto riesgo de duelo disfuncional* relacionado con la pérdida del embarazo.

*Alto riesgo de infección* relacionado con la retención del producto del embarazo.

*Ansiedad* relacionada con la amenaza al funcionamiento del rol, estado de salud y episodios críticos.

*Dolor* relacionado con la intervención quirúrgica.

*Sufrimiento espiritual* relacionado con el intenso sufrimiento.

### Pericarditis
*Alteración de la perfusión tisular: cardiopulmonar/periférica* relacionada con el alto riesgo de formación de émbolos.

*Alto riesgo de alteración de la nutrición: por defecto* relacionado con fiebre, estado hipermetabólico asociado a la fiebre.

*Alto riesgo de disminución del gasto cardiaco* relacionado con inflamación del pericardio, compresión por acumulación de líquido con alteración de la función cardiaca.

*Dolor* relacionado con el daño biológico y la inflamación.

*Intolerancia a la actividad* relacionada con la reducción de la reserva cardiaca y la prescripción de reposo en cama.

**Peritonitis**

*Alteración de la nutrición: por defecto* relacionada con náuseas y vómitos.

*Alto riesgo de patrón respiratorio ineficaz* relacionado con el dolor, aumento de la presión abdominal.

*Déficit de volumen de líquidos* relacionado con la retención de líquidos en el intestino, con pérdida del volumen sanguíneo circulante.

*Dolor* relacionado con la inflamación y la estimulación de los nervios somáticos.

*Estreñimiento* relacionado con el aporte inadecuado, disminución del peristaltismo.

**Personalidad limítrofe (borderline)**

*Afrontamiento defensivo* relacionado con la dificultad para relacionarse; incapacidad para aceptar la responsabilidad de las propias conductas.

*Afrontamiento individual ineficaz* relacionado con el uso de mecanismos de defensa mal adaptados (p. ej., proyección, negación).

*Aislamiento social* relacionado con intereses inmaduros.

*Alteración en los procesos de pensamiento* relacionada con una mala percepción de la realidad.

*Alto riesgo de mutilación* relacionado con el afrontamiento ineficaz: sentimientos de odio hacia sí mismo.

*Alto riesgo de sobreesfuerzo en el rol de cuidador* relacionado con la incapacidad del destinatario de los cuidados para aceptar las críticas o para obtener beneficio de los demás con el fin de afrontar las propias necesidades; expectativas no razonables del que recibe los cuidados.

*Alto riesgo de violencia: autolesiones* relacionadas con sentimientos de necesidad de autocastigo/conducta manipuladora.

*Ansiedad* relacionada con la amenaza subjetiva al autoconcepto.

*Impotencia* relacionada con el desamparo en el estilo de vida.

*Trastorno del autoconcepto* relacionado con las necesidades de dependencia no satisfechas.

**Personalidad múltiple**

*Afrontamiento defensivo* relacionado con acontecimientos traumáticos del pasado no resueltos; ansiedad extrema.

*Afrontamiento individual ineficaz* relacionado con el antecedente de abusos.

*Alto riesgo de automutilación* relacionado con la necesidad de aliviar el estrés.

*Ansiedad* relacionada con la pérdida de control de la conducta y los sentimientos.

*Autoestima, déficit crónico* relacionado con la incapacidad para afrontar los acontecimientos de la vida; antecedentes de abuso.

*Desesperanza* relacionada con el estrés prolongado.

*Trastorno de la identidad personal* relacionado con abusos graves en la infancia.

*Trastorno de la imagen corporal* relacionado con sentimientos de impotencia hacia los cambios de personalidad.

V. **Trastorno disociativo.**

**Pielonefritis**

*Alteración de la eliminación urinaria* relacionada con la irritación del tracto urinario.

*Alteración del bienestar* relacionada con los escalofríos y la fiebre.

*Alteración del patrón de sueño* relacionada con polaquiuria.

*Dificultad para el mantenimiento del hogar* relacionada con la falta de conocimientos con respecto a la higiene (baño/uso del orinal/WC).

*Dolor* relacionado con la inflamación/irritación del tracto urinario.

**Pirosis**

*Alto riesgo de alteración de la nutrición: por defecto* relacionado con el dolor posprandial.

*Déficit de conocimientos* relacionado con la información sobre los factores que causan reflejo esofágico.

*Dolor* relacionado con el reflujo gastroesofágico.

**Placenta previa**

*Afrontamiento individual ineficaz* relacionado con la amenaza al feto y a la madre.

*Alteración de la perfusión tisular: placentaria* relacionada con la dilatación del cérvix y el desprendimiento de placenta.

*Alteración de los procesos familiares* relacionada con reposo en cama de la madre u hospitalización.

*Alteración en el desempeño del rol* relacionado con el reposo en cama de la madre o la hospitalización.

*Alto riesgo de alteración parental* relacionado con el reposo en cama de la madre o la hospitalización.

*Alto riesgo de déficit de volumen de líquidos* relacionado con la pérdida de sangre materna.

*Autoestima, déficit situacional* relacionado con episodio crítico.

*Déficit de actividades recreativas* relacionado con la hospitalización prolongada.

*Dificultad para el mantenimiento del hogar* relacionada con el reposo en cama de la madre o la hospitalización.

*Sufrimiento espiritual* relacionado con la incapacidad para participar en los ritos religiosos habituales, crisis circunstancial.

*Temor* relacionado con la amenaza al feto y a sí misma, futuro incierto.

*Trastorno de la imagen corporal* relacionado con los sentimientos negativos hacia el propio cuerpo y la incapacidad reproductiva; sentimientos de inutilidad.

*Trastorno de la movilidad física* relacionado con el protocolo médico, reposo en cama.

### Pleuritis

*Alto riesgo de trastorno de la movilidad física* relacionado con la intolerancia a la actividad; incapacidad para «recuperar el aliento».

*Alto riesgo de deterioro del intercambio gaseoso* relacionado con el desequilibrio de la ventilación/perfusión.

*Alto riesgo de limpieza ineficaz de las vías aéreas* relacionado con el aumento de las secreciones; tos ineficaz debido al dolor.

*Dolor* relacionado con la presión sobre las terminaciones nerviosas en la pleura debido a la acumulación de líquidos o la inflamación.

*Patrón respiratorio ineficaz* relacionado con el dolor.

### Posparto, cuidados normales

*Afrontamiento familiar: potencial de desarrollo* relacionado con la adaptación al nuevo miembro de la familia.

*Alteración de la eliminación urinaria* relacionada con los efectos de la anestesia o los traumatismos tisulares.

*Alteración en el desempeño del rol* relacionado con las nuevas responsabilidades parentales.

*Alto riesgo de alteración parental* relacionado con la falta de modelos del rol y el déficit de conocimientos.

*Alto riesgo de infección* relacionado con el traumatismo tisular y la pérdida sanguínea.

*Ansiedad* relacionada con los cambios en las funciones del rol y en la maternidad/paternidad.

*Conductas generadoras de salud* relacionadas con la recuperación y la adaptación posparto.

*Déficit de conocimierntos: cuidados del lactante* relacionado con la falta de preparación de los padres.

*Deterioro de la integridad cutánea* relacionado con la episiotomía o con laceraciones.

*Disfunción sexual* relacionada con el temor al dolor o al embarazo.

*Estreñimiento* relacionado con los efectos de las hormonas sobre el músculo liso, temor al esfuerzo durante la defecación, efectos de la anestesia.

*Fatiga* relacionada con el nacimiento, nuevas responsabilidades parentales y cambios corporales.

*Lactancia materna eficaz* relacionada con conocimientos básicos sobre la lactancia, pareja y soporte en los cuidados de salud.

*Lactancia materna ineficaz* relacionada con la falta de conocimientos, de soporte o de motivación.

### Procedimientos para reimplantación de miembros

*Alto riesgo de déficit de volumen de líquidos: hemorragia* relacionada con la rotura de vasos sanguíneos.

*Alto riesgo de disfunción neurovascular periférica* relacionado con traumatismo, ortopedia, cirugía neurovascular; compresión de nervios y vasos sanguíneos.

*Ansiedad* relacionada con el resultado incierto del procedimiento de reimplantación; empleo del miembro, apariencia del miembro.

*Duelo* anticipado relacionado con el resultado incierto del procedimiento de reimplantación.

*Trastorno de la imagen corporal* relacionado con la incertidumbre en cuanto a la función y la apariencia del miembro reimplantado.

V. **Cirugía, cuidados postoperatorios.**

### Prolapso de cordón umbilical

*Alteración de la perfusión tisular: fetal* relacionada con la interrupción del flujo sanguíneo umbilical.

*Alto riesgo de lesión* (fetal) relacionado con compresión del cordón y alteración de la perfusión tisular.

*Temor* relacionado con la amenaza al feto y con la cirugía inminente.

### Prolapso de válvula mitral

*Alteración de la perfusión tisular: cerebral* relacionada con hipotensión postural.

*Alto riesgo de infección* relacionado con procedimientos invasivos.

*Ansiedad* relacionada con los síntomas del trastorno: palpitaciones, dolor en el pecho.

*Déficit de conocimientos* relacionado con los métodos para aliviar el dolor, el tratamiento de las arritmias y la dificultad para respirar, necesidad de antibióticos profilácticos antes de los procedimientos invasivos.

*Dolor* relacionado con la insuficiencia de la válvula mitral.

*Fatiga* relacionada con la regulación anormal de las catecolaminas y la disminución del volumen intravascular.

*Temor* relacionado con la falta de conocimientos sobre el prolapso de la válvula mitral; sensación de sufrir un ataque cardiaco.

### Psicosis

*Afrontamiento individual ineficaz* relacionado con sistemas de soporte inadecuados; percepciones no realistas; alteración en los procesos de pensamiento; deterioro de la comunicación.

*Aislamiento social* relacionado con desconfianza, regresión, pensamientos erróneos, temores reprimidos.

*Alteración de la nutrición: por defecto* relacionada con la falta de respuesta al hambre; desinterés por los alimentos.

*Alteración de los procesos familiares* relacionada con la incapacidad para expresar los sentimientos, deterioro de la comunicación.

*Alteración del patrón de sueño* relacionada con alteraciones sensoriales que contribuyen al temor y a la ansiedad.

*Alteración en el mantenimiento de la salud* relacionada con el deterioro cognitivo, afrontamiento individual y familiar ineficaz.

*Alteración en los procesos de pensamiento* relacionada con las interpretaciones inapropiadas del entorno.

*Alto riesgo de violencia: autolesiones o lesiones a otros* relacionadas con falta de confianza, pánico, alucinaciones, pensamientos delirantes.

*Ansiedad* relacionada con conflictos inconscientes con la realidad.

*Déficit de autocuidado* relacionado con la pérdida de contacto con la realidad; percepción deteriorada.

*Deterioro de la interacción social* relacionado con el deterioro de los patrones de comunicación; trastorno del autoconcepto; alteración en los procesos de pensamiento.

*Dificultad para el mantenimiento del hogar* relacionada con el deterioro cognitivo/funcionamiento emocional; sistemas de soporte inadecuados.

*Temor* relacionado con la alteración en el contacto con la realidad.

*Trastorno de la autoestima* relacionado con el uso excesivo de mecanismos de defensa: proyección, negación, racionalización.

*Trastorno de la comunicación verbal* relacionado con la psicosis; percepción inadecuada; engaños.

V. **Esquizofrenia.**

### Quemaduras

*Alteración de la nutrición: por defecto* relacionada con el aumento de los requerimientos metabólicos; anorexia; pérdida de proteínas y líquidos.

*Alto riesgo de déficit de volumen de líquidos* relacionado con la pérdida de superficie cutánea; desplazamiento de líquidos.

*Alto riesgo de disfunción neurovascular periférica* relacionado con la formación de escaras en las quemaduras circunferenciales.

*Alto riesgo de hipotermia* relacionado con el deterioro de la integridad cutánea.

*Alto riesgo de infección* relacionado con la pérdida de la indemnidad de la piel; traumatismo, localizaciones invasivas.

*Alto riesgo de limpieza ineficaz de las vías aéreas* relacionado con la potencial obstrucción traqueobronquial, edema.

*Ansiedad/temor* relacionados con dolor provocado por los tratamientos; posible desfiguración permanente.

*Alteración de la perfusión tisular: periférica* relacionada con quemaduras circunferenciales; deterioro de la circulación arterial/venosa.

*Déficit de actividades recreativas* relacionado con la hospitalización prolongada.

*Deterioro de la integridad cutánea* relacionado con la quemadura de la piel.

*Dolor* relacionado con la quemadura y los tratamientos.

*Duelo anticipado* relacionado con la pérdida de función corporal; renuncia a planes y deseos futuros.

*Respuesta postraumática* relacionada con el acontecimiento amenazante para la vida.

*Trastorno de la imagen corporal* relacionado con la alteración del aspecto físico.

*Trastorno de la movilidad física* relacionado con el dolor; deterioro musculosquelético; desarrollo de contracturas.

V. **Niño hospitalizado.**

### Quimioterapia

*Alteración de la mucosa oral* relacionada con los efectos de la quimioterapia.

*Alteración de la nutrición: por defecto* relacionada con los efectos secundarios de la quimioterapia.

*Alteración de la protección* relacionada con la depresión del sistema inmunitario, disminución de las plaquetas.

*Alteración del bienestar: náuseas y vómitos* relacionados con efectos de la quimioterapia.

*Alto riesgo de alteración de la perfusión tisular* relacionado con la anemia.

*Alto riesgo de déficit de volumen de líquidos* relacionado con vómitos, diarrea.

*Alto riesgo de infección* relacionado con inmunodepresión.

*Alto riesgo de traumatismo/lesión* relacionado con fórmula sanguínea anormal.

*Déficit de conocimientos* relacionado con la acción y los efectos secundarios de la quimioterapia.

*Fatiga* relacionada con el proceso de enfermedad; anemia; efectos de los medicamentos.

*Trastorno de la imagen corporal* relacionado con la pérdida de peso; caída del pelo.

V. **Cáncer.**

### Radioterapia

*Aislamiento social* relacionado con las posibles limitaciones en el tiempo de exposición al paciente de los cuidadores y otras personas significativas.

*Alteración de la mucosa oral* relacionada con los efectos de la irradiación.

*Alteración de la nutrición: por defecto* relacionada con anorexia, náuseas, vómitos; irradiación de las áreas de la faringe y el esófago.

*Alteración de la protección* relacionada con la supresión de la médula ósea.

*Alto riesgo de deterioro de la integridad cutánea* relacionado con los efectos de la irradiación.

*Alto riesgo de intolerancia a la actividad* relacionado con la fatiga secundaria a la posible anemia.

*Alto riesgo de trastorno de la imagen corporal* relacionado con cambios en el aspecto físico; caída del pelo.

*Déficit de conocimientos* relacionado con las expectativas de la radioterapia.

*Diarrea* relacionada con los efectos de la irradiación.

## Reacción de conversión

*Afrontamiento individual ineficaz* relacionado con la vulnerabilidad personal.

*Alteración en el desempeño del rol* relacionada con los síntomas físicos de conversión.

*Alto riesgo de lesión* relacionado con los síntomas físicos de conversión.

*Ansiedad* relacionada con conflictos no resueltos.

*Desesperanza* relacionada con el estrés prolongado.

*Deterioro de la interacción social* relacionado con la alteración en los procesos de pensamiento.

*Impotencia* relacionada con el desamparo en el estilo de vida.

*Trastorno de la autoestima* relacionado con las relaciones interpersonales no satisfactorias o inadecuadas.

*Trastorno de la movilidad física* relacionado con los síntomas físicos de conversión.

## Receptor de trasplante cardiaco

*Alteración de la eliminación urinaria* relacionada con el posible deterioro de la función renal.

*Alteración de la protección* relacionada con la terapia inmunosupresora.

*Alteración en el mantenimiento de la salud* relacionada con el tratamiento prolongado en el hogar después del trasplante; dieta, signos de rechazo, uso de fármacos.

*Alto riesgo de infección* relacionado con el empleo de terapia inmunosupresora para evitar el rechazo.

*Ansiedad* relacionada con el posible rechazo, procedimiento.

*Déficit de conocimientos* relacionado con las necesidades nutricionales específicas, posible íleo paralítico, líquido, restricción de sodio.

*Sufrimiento espiritual* relacionado con la obtención de un riñón para trasplante a partir de la pérdida traumática de otra persona.

## Recién nacido de madre con abuso de sustancias (síndrome alcohólico fetal, síndrome de abstinencia del crack en el recién nacido, otros síndromes de abstinencia).

*Alteración de la nutrición: por defecto* relacionada con problemas de alimentación, amamantamiento y deglución incoordinados/ineficaces; efectos de diarrea, vómitos y cólicos asociados al abuso materno de sustancias.

*Alteración de la protección* relacionada con los efectos del abuso materno de sustancias.

*Alteración del patrón de sueño* relacionada con hiperirritabilidad, hipersensibilidad a los estímulos ambientales.

*Alteración parental* relacionada con el deterioro o la ausencia de conductas de apego, sistemas de soporte inadecuado.

*Alteraciones sensoperceptivas* relacionadas con la hipersensibilidad a los estímulos ambientales.

*Alto riesgo de alteración del crecimiento y desarrollo* relacionado con los efectos del consumo materno de drogas, efectos del deterioro neurológico, disminución de la atención a los estímulos ambientales o estímulos inadecuados.

*Alto riesgo de infección* (cutánea, meníngea, respiratoria) relacionado con los efectos de la abstinencia.

*Diarrea* relacionada con los efectos de la abstinencia, aumento del peristaltismo secundario a la hiperirritabilidad.

*Lactancia materna interrumpida* relacionada con el consumo de drogas o alcohol por la madre.

*Limpieza ineficaz de la vía aérea* relacionada con la acumulación de secreciones debido a la ausencia de reflejo tusígeno adecuado; efectos de infecciones bacterianas o víricas de las vías aéreas inferiores secundarias a la alteración de la protección.

*Patrón de alimentación ineficaz del lactante* relacionado con el reflejo de succión incoordinado/ineficaz.

V. **Fallo de medro no orgánico, Niño hospitalizado, Parálisis cerebral, Síndrome de muerte súbita del lactante, Síndrome hiperactivo.**

## Recién nacido de madre diabética

*Alteración de la nutrición: por defecto* relacionada con hipotonía, letargia y escasa succión; cambios metabólicos posnatales desde hiperglucemia hasta hipoglucemia e hiperinsulinismo.

*Alto riesgo de alteración del crecimiento y desarrollo* relacionado con hipoglucemia posnatal grave y prolongada.

*Alto riesgo de deterioro del intercambio gaseoso* relacionado con el aumento de incidencia de cardiomegalia; prematuridad.

*Alto riesgo de disminución del gasto cardiaco* relacionado con el aumento de incidencia de cardiomegalia.

*Déficit de volumen de líquidos* relacionado con aumento de la excreción urinaria y diuresis osmótica.

V. **Recién nacido prematuro, Trastornos respiratorios del recién nacido.**

## Recién nacido normal

*Alteración de la protección* relacionada con sistema inmunológico inmaduro.

*Alto riesgo de infección* relacionado con el cordón umbilical abierto.

*Alto riesgo de lesión* relacionado con inmadurez y necesidad de cuidados.

*Lactancia materna eficaz* relacionada con estructuras orales normales y edad de gestación superior a 34 semanas.

*Termorregulación ineficaz* relacionada con la inmadurez del sistema neuroendocrino.

## Recién nacido pequeño para la edad gestacional

*Alteración de la nutrición: por defecto* relacionada con reflejo de succión inadecuado.

*Termorregulación ineficaz* relacionada con la inmadurez del sistema neuroendocrino; disminución de la grasa parda y la grasa subcutánea.

### Recién nacido posmaduro

*Alto riesgo de aspiración* relacionado con la aspiración de meconio.

*Alto riesgo de lesión* relacionado con la hipoglucemia secundaria a la reducción de los depósitos de glucógeno.

*Deterioro de la integridad cutánea* relacionado con descamación y resquebrajamiento de la piel secundarios a la disminución de la vérnix caseosa.

*Hipotermia* relacionada con la reducción de los depósitos de grasa subcutánea.

### Recién nacido prematuro (niño)

*Alteración de la nutrición: por defecto* relacionada con el retraso o la infraestimulación del reflejo de búsqueda y tendencia a fatigarse al comer, disminución de la resistencia.

*Alteración del crecimiento y desarrollo:* retraso del crecimiento relacionado con prematuridad, deficiencias en el entorno y de estimulación, múltiples cuidadores.

*Alteración del patrón de sueño* relacionado con los ruidos y estímulos nocivos del entorno.

*Alteraciones sensoperceptivas* relacionadas con estímulos nocivos; entorno ruidoso.

*Alto riesgo de infección* relacionado con la respuesta inmunológica adquirida inadecuada o inmadura/infradesarrollada.

*Alto riesgo de lesión* relacionado con la fibroplasia retrolenticular por ventilación mecánica prolongada secundaria al oxígeno ambiental al 100 %.

*Deterioro de la deglución* relacionado con la disminución o ausencia del reflejo faríngeo, fatiga.

*Deterioro del intercambio gaseoso* relacionado con los efectos de la insuficiencia cardiopulmonar.

*Termorregulación ineficaz* relacionada con el elevado cociente superficie corporal/peso; inmadurez de la regulación térmica o prematuridad.

### Recién nacido prematuro (padres)

*Afrontamiento familiar inefectivo: comprometido* relacionado con la interrupción de los roles familiares y la desorganización; situación prolongada que agota la capacidad de soporte de las personas significativas.

*Coflicto de rol parental* relacionado con expresión de preocupaciones, expresión de incapacidad para atender las necesidades de desarrollo físico/emocional del niño.

*Conflicto en la toma de decisiones* relacionado con el déficit de sistemas de soporte o múltiples fuentes de información.

*Duelo anticipado* relacionado con la pérdida del niño perfecto; posible evolución a duelo disfuncional (prolongado) relacionado con conflictos no resueltos.

*Lactancia materna ineficaz* relacionada con la falta de instauración de un patrón efectivo debido a la prematuridad o a las oportunidades insuficientes.

*Sufrimiento espiritual* relacionado con el desafío a las creencias/sistema de valores con respecto a las implicaciones morales/éticas del plan de tratamiento.

V. **Niño con enfermedad crónica, Niño hospitalizado.**

### Reducción abierta de fractura con fijacion interna (fémur)

*Alto riesgo de disfunción neurovascular periférica* relacionado con compresión mecánica, cirugía ortopédica, inmovilización.

*Ansiedad* relacionada con los resultados del procedimiento correctivo.

*Impotencia* relacionada con la pérdida de control, cambios imprevisibles en el estilo de vida.

*Trastorno de la movilidad física* relacionado con la posición requerida en el postoperatorio; abducción de la pierna y prohibición de flexión aguda.

V. **Cirugía, cuidados postoperatorios.**

### Reflujo gastroesofágico

*Alteración de la nutrición: por defecto* relacionada con alimentación deficiente y vómitos.

*Alto riesgo de alteración parental* relacionado con la interrupción del vínculo secundaria al carácter irritable e inconsolable del lactante.

*Alto riesgo de aspiración* relacionado con el paso del contenido gástrico al árbol traqueobronquial.

*Ansiedad/temor parental* relacionados con la posibilidad de intervención quirúrgica (funduplicatura de Nissen/tubo de gastrostomía).

*Déficit de conocimientos: potencial dificultad para el mantenimiento del hogar* relacionada con la adquisición de conocimientos/habilidades con respecto a las medidas antirreflujo (p. ej., posturas, técnicas de alimentación oral/enteral, medicaciones); posible monitorización de la apnea en el hogar.

*Déficit de volumen de líquidos* relacionado con vómitos persistentes.

*Dolor* relacionado con la irritación del esófago por el ácido clorhídrico.

*Limpieza ineficaz de las vías aéreas* relacionada con el reflujo del contenido gástrico hacia el esófago y el árbol traqueobronquial.

V. **Niño con enfermedad crónica, Niño hospitalizado.**

### Resección transuretral de la próstata

*Alto riesgo de déficit de volumen de líquidos* relacionado con la pérdida de líquidos y la posible hemorragia.

*Alto riesgo de infección* relacionado con el procedimiento invasivo; vía de acceso de bacterias.

*Alto riesgo de retención urinaria* relacionado con la obstrucción uretral o del catéter por coágulos.

*Déficit de conocimientos* relacionado con el autocuidado postoperatorio; mantenimiento del hogar.

*Dolor* relacionado con la herida quirúrgica, irritación por el catéter, espasmos de la vejiga, infección renal.

### Retraso mental

*Afrontamiento familiar: potencial de desarrollo* relacionado con la adaptación y aceptación de la condición y las necesidades del niño.

*Alteración de los procesos familiares* relacionada con la crisis del diagnóstico y transformación circunstancial.

*Alteración del crecimiento y desarrollo* relacionada con el deterioro cognitivo/perceptivo y el retraso del desarrollo.

*Alto riesgo de automutilación* relacionado con la ansiedad de la separación; despersonalización.

*Autoestima, déficit crónico* relacionado con la percepción de diferencias.

*Conflicto de rol parental* relacionado con los cuidados en el hogar de un niño con necesidades especiales.

*Déficit de autocuidado: alimentación, baño/higiene, uso del orinal/WC, vestido/acicalamiento* relacionado con el deterioro perceptivo o cognitivo.

*Deterioro de la deglución* relacionado con el deterioro neuromuscular.

*Deterioro de la interacción social* relacionado con el retraso del desarrollo, percepción de diferencias.

*Dificultad para el mantenimiento del hogar* relacionada con sistemas de soporte insuficientes.

*Duelo* relacionado con la pérdida del niño perfecto; nacimiento de un niño con un defecto congénito o lesiones cerebrales consecuentes.

*Trastorno de la comunicación verbal* relacionado con el retraso del desarrollo.

V. **Niño con enfermedad crónica.**

### Rotura prematura de membranas

*Afrontamiento individual ineficaz* relacionado con el episodio crítico.

*Alto riesgo de infección* relacionado con la rotura de membranas.

*Alto riesgo de lesión* (fetal) relacionado con el riesgo de parto prematuro.

*Ansiedad* relacionada con la amenaza a la salud del niño.

*Autoestima, déficit situacional* relacionado con la incapacidad para llevar el embarazo a término.

*Duelo anticipado* relacionado con la pérdida potencial del feto.

*Trastorno de la imagen corporal* relacionado con la incapacidad para llevar el embarazo a término.

### Rubéola

V. **Enfermedades infectocontagiosas de la niñez.**

### Sepsis en el niño

*Alteración de la nutrición: por defecto* relacionada con anorexia, debilidad generalizada; reflejo de succión deficiente.

*Alteración de la perfusión tisular: cardiopulmonar, periférica* relacionada con trastornos en el intercambio arteriovenoso del flujo sanguíneo; *shock* séptico.

*Alteración del bienestar: aumento de la sensibilidad a los estímulos del medio ambiente* relacionado con alteraciones sensoperceptivas: visuales, auditivas, cinestésicas.

*Alto riesgo de deterioro de la integridad cutánea* relacionado con la descamación secundaria a la coagulación intravascular diseminada.

*Termorregulación ineficaz* relacionada con el proceso infeccioso; *shock* séptico.

V. **Niño hospitalizado, Recién nacido prematuro.**

### Septicemia

*Alteración de la nutrición: por defecto* relacionada con anorexia, debilidad generalizada.

*Alteración de la perfusión tisular* relacionada con el aumento de la resistencia sistémica vascular.

*Déficit de volumen de líquidos* relacionado con la dilatación de los vasos periféricos; fuga capilar de líquido.

V. **Sepsis en el niño,** *Shock, Shock* **séptico.**

### Sexualidad en el adolescente

*Alto riesgo de síndrome traumático de violación* relacionado con la fecha de la violación, déficit de conocimientos relacionado con los mecanismos de autoprotección.

*Conflicto en la toma de decisiones: actividad sexual* relacionado con creencias y valores personales no definidos; fuentes de información múltiples o divergentes; carencia de información relevante.

*Déficit de conocimientos: potencial para mejorar el mantenimiento de la salud* relacionado con fuentes de información múltiples o divergentes, carencia de información relevante sobre las enfermedades de transmisión sexual, anticoncepción, prevención del síndrome del *shock* tóxico.

*Trastorno de la imagen corporal* relacionado con la ansiedad secundaria a los hitos de desarrollo (pubertad) no alcanzados o al déficit de conocimientos con respecto a la maduración de la reproducción, como la manifestada por amenorrea, expresión de preocupación por la falta de desarrollo de las características sexuales secundarias.

V. **Conflictos de maduración del adolescente.**

### *Shock*

*Alteración de la eliminación urinaria* relacionada con la disminución del flujo sanguíneo renal.

*Alteración de la perfusión tisular: cardiopulmonar, periférica* relacionada con trastornos en el intercambio arteriovenoso del flujo sanguíneo.

*Alto riesgo de lesión* relacionado con el fallo multiorgánico causado por el *shock* prolongado, muerte.
*Temor* relacionado con la amenaza al estado de salud.
V. *Shock* cardiogénico, *Shock* hipovolémico, *Shock* séptico.

**Shock cardiogénico**

*Disminución del gasto cardiaco* relacionada con la reducción de la contractilidad miocárdica, arritmias.
V. *Shock.*

**Shock hipovolémico**

*Déficit de volumen de líquidos* relacionado con la pérdida anormal de líquidos.
V. *Shock.*

**Shock séptico**

*Alteración de la protección* relacionada con la pérdida anormal de líquidos a través de los capilares, acumulación de sangre en los capilares.
V. Sepsis en el niño, Septicemia, *Shock.*

**Síncope**

*Aislamiento social* relacionado con el temor de caerse.
*Alteración de la perfusión tisular: cerebral* relacionada con la interrupción del flujo sanguíneo.
*Alto riesgo de lesión* relacionado con las alteraciones sensoperceptivas; pérdida transitoria de la conciencia; riesgo de caídas.
*Ansiedad* relacionada con el temor de caerse.
*Disminución del gasto cardiaco* relacionada con arritmias.
*Trastorno de la movilidad física* relacionado con el temor de caerse.

**Síndrome alcohólico fetal**

V. Recién nacido de madre con abuso de sustancias.

**Síndrome de abstinencia del crack en el recién nacido**

*Aclaramiento ineficaz de las vías aéreas* relacionado con la acumulación de secreciones secundaria a la ausencia de reflejo tusígeno adecuado.
*Alteración de la nutrición: por defecto* relacionada con problemas de alimentación; incoordinación/ineficacia de amamantamiento y deglución; efectos de diarrea, vómitos, cólicos.
*Alteración de la protección* relacionada con los efectos del abuso materno de sustancias.
*Alteración del crecimiento y desarrollo* relacionada con los efectos del consumo materno de drogas; deterioro neurológico; disminución de la atención en los estímulos ambientales.
*Alteración del patrón de sueño* relacionada con la hiperirritabilidad, hipersensibilidad a los estímulos ambientales.

*Alteración parental* relacionada con el deterioro o la ausencia de conductas de apego; sistemas de soporte inadecuados.
*Alteraciones sensoperceptivas* relacionadas con la hipersensibilidad a los estímulos ambientales.
*Alto riesgo de infección* (cutánea, meníngea, respiratoria) relacionado con los efectos de la abstinencia.
*Diarrea* relacionada con los efectos de la abstinencia; aumento del peristaltismo secundario a la hiperirritabilidad.
*Patrón de alimentación ineficaz del lactante* relacionado con prematuridad; deterioro neurológico.

**Síndrome de Cushing**

*Alto riesgo de infección* relacionado con la inmunodeficiencia debido al aumento del cortisol.
*Alto riesgo de lesión* relacionado con la disminución de la fuerza muscular, osteoporosis.
*Déficit de conocimientos* relacionado con el tratamiento de la enfermedad.
*Disfunción sexual* relacionada con la pérdida de libido.
*Exceso de volumen de líquidos* relacionado con el fracaso en los mecanismos reguladores.
*Intolerancia a la actividad* relacionada con fatiga, debilidad.
*Trastorno de la imagen corporal* relacionado con cambios en el aspecto debido a la enfermedad.

**Síndrome de distrés respiratorio del adulto (SDRA)**

*Deterioro del intercambio gaseoso* relacionado con la afectación de la membrana alveolocapilar y los cambios en la distensibilidad pulmonar.
*Dificultad para mantener la ventilación espontánea* relacionada con el daño de la membrana alveolocapilar.
*Limpieza ineficaz de las vías aéreas* relacionada con secreciones traqueobronquiales excesivas.
V. **Niño con enfermedad crónica, Ventilación asistida.**

**Síndrome de inmunodeficiencia adquirido (SIDA)**

*Aislamiento social* relacionado con el trastorno del autoconcepto, aislamiento terapéutico.
*Alteración de la nutrición: por defecto* relacionada con la disminución de la capacidad para comer y absorber nutrientes secundaria a anorexia, náuseas, diarrea.
*Alteración de la protección* relacionada con el riesgo elevado de infección a causa del sistema inmunitario deficiente.
*Alteración en el mantenimiento de la salud* relacionada con el déficit de conocimientos con respecto a la transmisión de la infección, exposición insuficiente de la información, mala interpretación de la información.
*Alteración en los procesos familiares* relacionada con el malestar por el diagnóstico de la infección por el virus de la inmunodeficiencia humana (VIH).

*Alto riesgo de alteración de la mucosa oral* relacionado con el déficit inmunológico.

*Alto riesgo de alteración en los procesos de pensamiento* relacionado con la infección cerebral.

*Alto riesgo de déficit de volumen de líquidos* relacionado con diarrea, vómitos, fiebre, hemorragias.

*Alto riesgo de deterioro de la integridad cutánea* relacionado con déficit inmunológico o diarrea.

*Alto riesgo de infección* relacionado con el sistema inmunitario deficiente.

*Autoestima, déficit situacional* relacionado con crisis de enfermedad crónica contagiosa.

*Desesperanza* relacionada con el deterioro progresivo del estado físico.

*Diarrea* relacionada con los cambios inflamatorios del intestino.

*Dolor crónico* relacionado con la inflamación/destrucción de los tejidos.

*Duelo anticipado: familiar/parental* relacionado con la muerte potencial/inminente de un ser amado.

*Duelo anticipado: individual* relacionado con la pérdida del bienestar fisiopsicosocial.

*Fatiga* relacionada con el proceso de enfermedad, estrés, aporte de nutrientes reducido.

*Sobreesfuerzo en el rol de cuidador* relacionado con el curso impredecible de la enfermedad; presencia de factores de estrés circunstanciales.

*Sufrimiento espiritual* relacionado con el desafío al sistema de creencias/moral.

*Temor* relacionado con impotencia, amenaza al bienestar.

*Trastorno de la imagen corporal* relacionado con enfermedad crónica contagiosa, caquexia.

V. **Cáncer, Neumonía.**

### Síndrome de Korsakoff

*Alteración en los procesos de pensamiento* relacionada con el deterioro de la memoria a corto plazo.

*Alto riesgo de alteración de la nutrición* relacionado con la ausencia de un aporte equilibrado y adecuado.

*Alto riesgo de lesión* relacionado con disfunción sensitiva; falta de coordinación en la marcha.

### Síndrome de muerte súbita del lactante

*Alteración de los procesos familiares* relacionada con el estrés secundario a los cuidados especiales requeridos por el lactante con apnea.

*Alteración del patrón de sueño* (padres y lactante) relacionada con la monitorización de la apnea en el hogar.

*Ansiedad/temor* (parentales) relacionados con el acontecimiento amenazante para la vida.

*Déficit de conocimientos: potencial para mejorar el mantenimiento de la salud* relacionado con la adquisición de conocimientos/habilidades sobre la reanimación cardiopulmonar y la monitorización de la apnea en el hogar.

*Duelo anticipado* relacionado con la pérdida potencial del niño.

V. **Niño con enfermedad terminal/muerte.**

### Síndrome de Reye

*Afrontamiento familiar inefectivo: comprometido* relacionado con la situación de crisis aguda.

*Alteración de la nutrición: por defecto* relacionada con los efectos de la disfunción hepática, vómitos.

*Alteración en el mantenimiento de la salud* relacionada con el déficit de conocimientos con respecto al uso de salicilatos durante las enfermedades víricas del niño.

*Alteración en los procesos de pensamiento* relacionada con los cambios degenerativos en el tejido graso cerebral.

*Alteraciones sensoperceptivas* relacionadas con el edema cerebral.

*Alto riesgo de lesión* relacionado con conducta agresiva, convulsiones.

*Autoestima, déficit situacional* (familia) relacionada con las percepciones negativas sobre sí misma y la incapacidad subjetiva para manejar las situaciones familiares; expresiones de culpa.

*Déficit de volumen de líquidos* relacionado con vómitos, hiperventilación.

*Deterioro de la integridad cutánea* relacionado con los efectos de las posturas de descorticación/descerebración, convulsiones.

*Deterioro del intercambio gaseoso* relacionado con la hiperventilación y las secuelas de la hipertensión intracraneal.

*Duelo anticipado* relacionado con el pronóstico y las secuelas inciertos.

*Exceso de volumen de líquidos* (cerebral) relacionado con el edema cerebral.

*Patrón respiratorio ineficaz* relacionado con el deterioro neuromuscular.

V. **Niño hospitalizado.**

### Síndrome de tensión premenstrual

*Déficit de conocimientos* relacionado con los métodos para prevenir y afrontar el síndrome.

*Dolor* relacionado con la estimulación hormonal de las estructuras gastrointestinales.

*Exceso de volumen de líquidos* relacionado con la retención de líquidos inducida por alteraciones de los niveles hormonales.

*Fatiga* relacionada con cambios hormonales.

### Síndrome del colon irritable

*Déficit de conocimientos* relacionado con el tratamiento de la enfermedad.

*Diarrea* relacionada con el aumento de la motilidad intestinal asociado al estrés.

*Dolor* relacionado con espasmos y aumento de la motilidad intestinal.

*Estreñimiento* relacionado con el escaso contenido de residuos en la dieta, estrés.

*Manejo inefectivo del régimen terapéutico* relacionado con el déficit de conocimientos, impotencia.

### Síndrome del niño apaleado

*Aislamiento social impuesto por la familia* relacionado con el temor a poner al descubierto la disfunción familiar y el abuso.

*Alteración de la nutrición: por defecto* relacionada con vigilancia inadecuada.

*Alteración del crecimiento y desarrollo: regresión frente a retraso* relacionada con la disminución/ausencia de estímulos ambientales, vigilancia inadecuada, respuestas inconstantes del cuidador.

*Alteración del patrón de sueño* relacionada con hipervigilancia, ansiedad.

*Alto riesgo de asfixia/aspiración* relacionado con el biberón, niño desatendido.

*Alto riesgo de automutilación* relacionado con sentimientos de rechazo por parte de una familia disfuncional.

*Alto riesgo de intoxicación* relacionado con protección inadecuada, ausencia de precauciones de seguridad adecuadas, acceso a sustancias peligrosas debido a la dificultad para el mantenimiento del hogar.

*Alto riesgo de traumatismo* relacionado con precauciones inadecuadas, dificultades cognitivas o emocionales.

*Ansiedad/temor* (niño) relacionados con la amenaza de castigo por mala conducta subjetiva.

*Autoestima, déficit crónico* relacionado con la ausencia de retroacción positiva o el exceso de retroacción negativa.

*Déficit de actividades recreativas* relacionado con la disminución/ausencia de estímulos personales o ambientales.

*Deterioro de la integridad cutánea* relacionado con la alteración del estado nutricional, abuso físico.

*Dolor* relacionado con lesiones físicas.

*Respuesta postraumática* relacionada con abuso físico, incesto/violación/vejación.

### Síndrome del túnel carpiano

*Dolor* relacionado con la presión constante sobre el nervio mediano.

*Trastorno de la movilidad física* relacionado con el deterioro neuromuscular.

### Síndrome hemolítico-urémico

*Alteración del bienestar: náuseas/vómitos* relacionados con los efectos de la uremia.

*Alto riesgo de deterioro de la integridad cutánea* relacionado con la diarrea.

*Alto riesgo de lesión* relacionado con la disminución del número de plaquetas, convulsiones.

*Déficit de volumen de líquidos* relacionado con vómitos y diarrea.

V. **Insuficiencia renal aguda/crónica en el niño, Niño hospitalizado.**

### Síndrome hiperactivo

*Afrontamiento familiar inefectivo: comprometido* relacionado con estrategias infructuosas para controlar la conducta/actividad excesiva, frustración e ira.

*Alteración en el desempeño del rol: padres* relacionado con los factores estresantes asociados a la atención del niño hiperactivo, culpa subjetiva o proyectada por las causas de la conducta del niño; necesidades no satisfechas de soporte/cuidados y pérdida de energía para atender dichas necesidades.

*Alto riesgo de alteración parental* relacionado con los comportamientos destructivos e incontrolables del niño.

*Alto riesgo de violencia: padres o niño* relacionado con la conducta destructiva, ira, relaciones infructuosas.

*Conflicto de rol parental* (cuando hay hermanos) relacionado con la atención excesiva al niño hiperactivo.

*Conflicto en la toma de decisiones* relacionado con programas de educación, regímenes de nutrición, regímenes terapéuticos asociados a fuentes de información múltiples o divergentes, consentimiento para cambiar los hábitos y la alimentación, recursos limitados.

*Deterioro de la interacción social* relacionado con conducta impulsiva e hiperactiva; dificultades emocionales concomitantes; tendencia a la distracción y excitabilidad.

*Trastorno de la autoestima o autoestima, déficit crónico* relacionados con la incapacidad para conseguir un comportamiento socialmente aceptable, frustración; reprimendas frecuentes, castigos y represiones secundarios a conductas/actividad incontrolables; cambios en el estado de ánimo e impaciencia; incapacidad para el éxito en las actividades escolares; pérdida del apoyo de los compañeros.

### Síndrome mucocutáneo adenopático

*Alteración de la mucosa oral* relacionada con la inflamación de la boca y la faringe; labios hinchados que se vuelven secos, resquebrajados y fisurados.

*Alteración de la nutrición: por defecto* relacionada con la alteración de la mucosa oral.

*Ansiedad parental* relacionada con la progresión de la enfermedad, las complicaciones de la artritis y la participación del corazón.

*Deterioro de la integridad cutánea* relacionado con los cambios inflamatorios de la piel.

*Dolor* relacionado con el aumento de tamaño de los ganglios; erupción cutánea eritematosa que evoluciona hacia la descamación y la desnudación.

*Hipertermia* relacionada con el proceso inflamatorio.

V. **Niño hospitalizado.**

## Síndrome nefrótico

*Aislamiento social* relacionado con el aspecto edematoso.

*Alteración de la nutrición: por defecto* relacionada con anorexia y pérdida de proteínas.

*Alteración de la nutrición: por exceso* relacionada con el aumento del apetito secundario al tratamiento con corticoides.

*Alteración del bienestar* relacionado con el edema.

*Alto riesgo de deterioro de la integridad cutánea* relacionado con el edema.

*Alto riesgo de infección* relacionado con la alteración de los mecanismos inmunológicos secundaria a la propia enfermedad y a los efectos de los corticoides.

*Alto riesgo de no seguimiento del tratamiento* relacionado con los efectos secundarios de la corticoterapia en el hogar.

*Exceso de volumen de líquidos* relacionado con el edema secundario a la movilización oncótica debido a la pérdida de las proteínas séricas y la retención renal de sodio y agua.

*Intolerancia a la actividad* relacionada con el edema generalizado.

*Trastorno de la imagen corporal* relacionado con el aspecto edematoso y los efectos secundarios de los corticoides.

V. **Niño con enfermedad crónica, Niño hospitalizado.**

## Síndrome traumático de violación

*Síndrome traumático de violación* relacionado con la penetración sexual violenta en contra de la voluntad de la víctima y sin su consentimiento.

*Síndrome traumático de violación: reacción compuesta* relacionado con la penetración sexual violenta en contra de la voluntad de la víctima y sin su consentimiento; existencia de alteraciones previas en la salud (enfermedad física, trastorno psiquiátrico, abuso de sustancias).

*Síndrome traumático de violación: reacción silente* relacionado con la penetración sexual violenta en contra de la voluntad de la víctima y sin su consentimiento; manifestación de represión del incidente.

## Síndromes mentales orgánicos

*Alto riesgo de lesión* relacionado con la desorientación con respecto al tiempo, el lugar y las personas.

*Deterioro de la interacción social* relacionado con la alteración en los procesos de pensamiento.

V. **Demencia.**

## Sordera

*Alteración sensoperceptiva: auditiva* relacionada con la alteración en la percepción, transmisión o integración sensoriales.

## Sustitución articular total

*Alto riesgo de infección* relacionado con el procedimiento invasivo, anestesia, inmovilidad.

*Alto riesgo de lesión: neurovascular* relacionado con la alteración de la perfusión tisular periférica, alteración de la movilidad, prótesis.

*Déficit de conocimientos* relacionado con el autocuidado, régimen de tratamiento, consecuencias.

*Dolor* relacionado con posible edema, lesión física, cirugía.

*Trastorno de la movilidad física* relacionado con el deterioro musculosquelético, cirugía, prótesis.

## Terapia anticoagulante

*Alteración de la protección* relacionada con la alteración de la función plaquetaria secundaria a los anticoagulantes.

*Alto riesgo de déficit de volumen de líquidos: hemorragia* relacionada con la alteración del mecanismo de coagulación.

*Ansiedad* relacionada con las crisis circunstanciales.

*Déficit de conocimientos* relacionado con fuentes de información deficientes.

## Tetralogía de Fallo

V. **Cardiopatías congénitas/anomalías cardiacas.**

## Tetraplejía

*Alto riesgo de disreflexia* relacionado con distensión de la vejiga, distensión intestinal, irritación de la piel, falta de conocimientos por parte del paciente y del cuidador.

*Duelo anticipado* relacionado con la pérdida del estilo de vida normal, gravedad de la incapacidad.

*Patrón respiratorio ineficaz* relacionado con la incapacidad para utilizar los músculos intercostales.

V. **Lesión de la médula espinal.**

## Tiroidectomía

*Alto riesgo de trastorno de la comunicación verbal* relacionado con edema, dolor, lesión en cuerdas vocales/nervio laríngeo.

*Alto riesgo de lesión* relacionado con el posible daño o la extirpación de las paratiroides.

*Alto riesgo de limpieza ineficaz de las vías aéreas* relacionado con formación de edema/hematoma, obstrucción de las vías aéreas.

V. **Cirugía.**

## Toracotomía

*Alto riesgo de infección* relacionado con el procedimiento invasivo.

*Alto riesgo de lesión* relacionado con la interrupción del sistema cerrado de drenaje.

*Déficit de conocimientos* relacionado con el autocuidado; ejercicios de respiración efectiva; alivio del dolor.

*Dolor* relacionado con el procedimiento quirúrgico, al toser y al respirar.

*Intolerancia a la actividad* relacionada con el dolor; desequilibrio entre el aporte y la demanda de oxígeno; presencia de tubos.

*Limpieza ineficaz de las vías aéreas* relacionada con somnolencia, dolor al respirar y toser.

*Patrón respiratorio ineficaz* relacionado con disminución de la energía, fatiga, dolor.

**Traqueostomía**

*Alto riesgo de infección* relacionado con el procedimiento invasivo; acumulación de secreciones.

*Alto riesgo de limpieza ineficaz de las vías aéreas* relacionado con el aumento de las secreciones; tapones mucosos.

*Ansiedad* relacionada con el deterioro de la comunicación verbal; limpieza ineficaz de las vías aéreas.

*Déficit de conocimientos* relacionado con el autocuidado; mantenimiento del hogar.

*Dolor* relacionado con el edema; procedimiento quirúrgico.

*Trastorno de la imagen corporal* relacionado con la abertura anormal en el cuello.

*Trastorno de la comunicación verbal* relacionado con la presencia de la vía aérea mecánica.

**Trastorno bipolar: depresión, manía**

*Afrontamiento individual ineficaz* relacionado con el duelo disfuncional.

*Aislamiento social* relacionado con el afrontamiento ineficaz.

*Alteración en el mantenimiento de la salud* relacionada con una pérdida de la capacidad para emitir juicios adecuados con respecto a la forma de obtener ayuda.

*Autoestima, déficit crónico* relacionado con expectativas no satisfechas repetidas.

*Déficit de autocuidado: específico* relacionado con depresión, deterioro cognitivo.

*Déficit de conocimientos* relacionado con la falta de motivación para aprender nuevas habilidades de afrontamiento.

*Duelo disfuncional* relacionado con la incapacidad previa de resolución de un duelo anterior.

*Fatiga* relacionada con las demandas psicológicas.

V. **Depresión, Manía.**

**Trastorno de adaptación**

*Ansiedad* relacionada con la incapacidad para afrontar los factores psicosociales estresantes.

*Autoestima, déficit situacional* relacionado con un cambio en la función del rol.

*Trastorno de la adaptación* relacionado con la agresión a la autoestima.

*Trastorno de la identidad personal* relacionado con los factores psicosociales estresantes (específicos del individuo).

**Trastorno de ansiedad**

*Afrontamiento familiar inefectivo: incapacitante* relacionado con conductas y actos rituales.

*Afrontamiento individual ineficaz* relacionado con la incapacidad para expresar los sentimientos en forma adecuada.

*Alteración del patrón de sueño* relacionada con el deterioro psicológico; inestabilidad emocional.

*Alteración en los procesos de pensamiento* relacionada con la ansiedad.

*Ansiedad* relacionada con las necesidades de seguridad y protección no satisfechas.

*Conflicto en la toma de decisiones* relacionado con la baja autoestima; temor a equivocarse.

*Déficit de autocuidado* relacionado con conducta y actividades rituales.

*Impotencia* relacionada con el desamparo en el estilo de vida.

**Trastorno de la coagulación**

*Alteración de la protección* relacionada con el trastorno de la coagulación.

*Alto riesgo de déficit de volumen de líquidos* relacionado con hemorragias incontroladas.

*Ansiedad/temor* relacionados con la amenaza al bienestar.

*Déficit de conocimientos* relacionado con el tratamiento de la enfermedad.

V. **Coagulación intravascular diseminada, Hemofilia, Terapia anticoagulante.**

**Trastorno de la personalidad**

*Afrontamiento familiar inefectivo: comprometido* relacionado con la incapacidad del paciente para proporcionar una retroacción positiva a la familia; familia crónicamente exhausta.

*Autoestima, déficit crónico* relacionado con la incapacidad para proponerse y conseguir objetivos.

*Conflicto en la toma de decisiones* relacionado con la baja autoestima; sensación de que la elección será siempre equivocada.

*Deterioro de la interacción social* relacionado con el déficit de conocimientos/habilidades sobre formas de interacción efectiva con los demás; trastornos del autoconcepto.

*Sufrimiento espiritual* relacionado con la falta de valores identificables, carencia de sentido a la vida.

*Trastorno de la adaptación* relacionado con la conducta ambivalente hacia los demás; el paciente pone a prueba la lealtad de los demás.

*Trastorno de la identidad personal* relacionado con la carencia de una imagen personal positiva coherente.

V. **Personalidad limítrofe.**

**Trastorno de personalidad antisocial**

*Afrontamiento familiar inefectivo* relacionado con la violación frecuente de las normas y reglas sociales.

*Alto riesgo de alteración parental* relacionado con la incapacidad para actuar como padre o protector; inestabilidad emocional.

*Deterioro de la interacción social* relacionado con el conflicto sociocultural; dependencia química; incapacidad para establecer relaciones.

### Trastorno disociativo

*Afrontamiento individual ineficaz* relacionado con la vulnerabilidad personal en las crisis de autopercepción adecuada.

*Alteración en los procesos de pensamiento* relacionada con la represión de la ansiedad.

*Alteraciones sensoperceptivas: cinestésicas* relacionadas con el infradesarrollo del ego.

*Ansiedad* relacionada con el estrés psicosocial.

*Trastorno de la identidad personal* relacionado con la incapacidad para distinguir el yo debido a trastorno de la personalidad múltiple, despersonalización o alteración de la memoria.

*Trastorno del autoconcepto* relacionado con traumas de la infancia; malos tratos padecidos durante la infancia.

### Trastorno obsesivo-compulsivo

*Afrontamiento familiar inefectivo: incapacitante* relacionado con el proceso familiar interrumpido por las actividades rituales del paciente.

*Afrontamiento individual inefectivo* relacionado con la expresión de sentimientos de formas inaceptables; conductas rituales.

*Alteración en los procesos de pensamiento* relacionada con pensamientos, ideas e impulsos persistentes que no se disipan y parecen irrelevantes.

*Ansiedad* relacionada con la amenaza al autoconcepto; necesidades no satisfechas.

*Conflicto en la toma de decisiones* relacionado con la incapacidad para tomar una decisión debido al miedo a las represalias.

*Impotencia* relacionada con ideas repetitivas e inamovibles de llevar a cabo actividades irracionales.

### Trastorno paranoide

*Aislamiento social* relacionado con habilidades sociales inapropiadas.

*Alteración en los procesos de pensamiento* relacionada con conflictos psicológicos.

*Alteraciones sensoperceptivas: específicas* relacionadas con la disfunción psicológica; pensamientos de desconfianza.

*Alto riesgo de violencia: autolesiones o lesiones a otros* relacionadas con desconfianza hacia los demás y hacia las acciones de los demás.

*Ansiedad* relacionada con pensamientos incontrolables intrusivos y de desconfianza.

*Autoestima, déficit crónico relacionado* con la incapacidad para confiar en los demás.

### Trastorno somatoforme

*Afrontamiento individual ineficaz* relacionado con la incapacidad para comprender los conflictos latentes.

*Ansiedad* relacionada con conflictos no resueltos dirigidos a quejas y trastornos físicos.

*Dolor crónico* relacionado con ira no expresada; trastornos físicos múltiples y depresión.

### Trastornos afectivos

*Afrontamiento individual ineficaz* relacionado con el duelo disfuncional.

*Aislamiento social* relacionado con el afrontamiento ineficaz.

*Alteración del patrón de sueño* relacionada con la inactividad.

*Alteración en el mantenimiento de la salud* relacionada con una pérdida de la capacidad para emitir juicios adecuados con respecto a la forma de obtener ayuda.

*Alto riesgo de violencia: autolesiones* relacionadas con el estado de pánico.

*Autoestima, déficit crónico* relacionado con expectativas no satisfechas repetidas.

*Déficit de autocuidado: específico* relacionado con depresión, deterioro cognitivo.

*Déficit de conocimientos* relacionado con la pérdida de la motivación para aprender nuevas habilidades de afrontamiento.

*Desesperanza* relacionada con sentimiento de abandono, estrés prolongado.

*Disfunción sexual* relacionada con la pérdida del deseo sexual.

*Duelo disfuncional* relacionado con la incapacidad previa de resolución de un duelo anterior.

*Estreñimiento crónico* relacionado con la inactividad y la disminución del aporte de líquidos.

*Fatiga* relacionada con las demandas psicológicas.

V. *trastornos específicos*: **Depresión, Distimia, Manía.**

### Trastornos convulsivos de la infancia (convulsiones febriles, epilepsia, espasmos infantiles)

*Aislamiento social* relacionado con el carácter impredecible de las convulsiones e impuesto por la comunidad (estigma social).

*Alteración en el mantenimiento de la salud* relacionada con la falta de conocimientos sobre la terapia anticonvulsiva y la reducción de la fiebre (convulsiones febriles).

*Alto riesgo de alteración del crecimiento y desarrollo* relacionado con los efectos del trastorno convulsivo, sobreprotección parental.

*Alto riesgo de alteración en los procesos de pensamiento* relacionado con los efectos de los medicamentos anticonvulsivos.

*Alto riesgo de lesión* relacionado con los movimientos incontrolados durante la crisis convulsiva y las caídas; somnolencia secundaria a los medicamentos anticonvulsivos.

*Alto riesgo de limpieza ineficaz de las vías aéreas* relacionado con la acumulación de secreciones durante la crisis convulsiva.

V. **Epilepsia.**

### Trastornos convulsivos del adulto

*Aislamiento social* relacionado con el carácter impredecible de las convulsiones e impuesto por la comunidad (estigma social).

*Alteración en el mantenimiento de la salud* relacionada con la falta de conocimientos sobre la terapia anticonvulsiva.

*Alto riesgo de alteración en los procesos de pensamiento* relacionado con los efectos de los medicamentos anticonvulsivos.

*Alto riesgo de lesión* relacionado con los movimientos incontrolados durante la crisis convulsiva y las caídas; somnolencia secundaria a los medicamentos anticonvulsivos.

*Alto riesgo de limpieza ineficaz de las vías aéreas* relacionado con la acumulación de secreciones durante la crisis convulsiva.

V. **Epilepsia.**

### Trastornos del sistema nervioso

*Afrontamiento individual ineficaz* relacionado con incapacidad para introducir los cambios requeridos en el estilo de vida.

*Aislamiento social* relacionado con la alteración del estado de bienestar.

*Alteración de la nutrición: por defecto* relacionada con el deterioro de la deglución, depresión, dificultad para comer sin ayuda.

*Alteración de los procesos familiares* relacionada con episodios de crisis, enfermedad/incapacidad de un miembro de la familia.

*Alto riesgo de deterioro de la integridad cutánea* relacionado con alteración de la sensibilidad, alteración del estado mental, parálisis.

*Alto riesgo de lesión* relacionado con alteración de la movilidad, disfunción sensitiva, deterioro cognitivo.

*Alto riesgo de limpieza ineficaz de las vías aéreas* relacionado con deterioro perceptivo/cognitivo, disminución de la energía/fatiga.

*Alto riesgo de síndrome de desuso* relacionado con inmovilidad física, disfunción neuromuscular.

*Déficit de autocuidado: específico* relacionado con disfunción neuromuscular.

*Dificultad para el mantenimiento del hogar* relacionada con enfermedad individual/miembros de la familia.

*Disfunción sexual* relacionada con la alteración biopsicosocial de la sexualidad.

*Duelo* anticipado relacionado con la pérdida de funcionamiento corporal normal.

*Impotencia* relacionada con el carácter progresivo de la enfermedad.

*Trastorno de la movilidad física* relacionado con el deterioro neuromuscular.

### Trastornos respiratorios del recién nacido (síndrome de distrés respiratorio, aspiración de meconio, hernia diafragmática)

*Alto riesgo de infección* relacionado con la destrucción/irritación tisulares secundarias a la aspiración de meconio.

*Deterioro del intercambio gaseoso* relacionado con la disminución del surfactante y la inmadurez del tejido pulmonar.

*Fatiga* relacionada con el aumento de los requerimientos de energía y las demandas metabólicas.

*Limpieza ineficaz de las vías aéreas* relacionada con las secuelas del intento de respirar dentro del útero (con el resultado de aspiración de meconio).

*Patrón respiratorio ineficaz* relacionado con la dependencia ventilatoria prolongada.

V. **Displasia broncopulmonar, Niño hospitalizado, Recién nacido prematuro.**

### Traumatismo cerebral

V. **Hipertensión intracraneal.**

### Trombocitopenia idiopática

*Alteración de la protección* relacionada con la disminución del número de plaquetas.

*Alto riesgo de lesión* relacionado con la disminución del número de plaquetas y el grado de desarrollo, juegos inapropiados para la edad.

*Déficit de actividades recreativas* relacionado con las restricciones a la actividad y las precauciones de seguridad.

*Dificultad para el mantenimiento del hogar* relacionada con la falta de habilidades parentales para instaurar precauciones de seguridad adecuadas a la etapa de desarrolo del niño.

V. **Niño hospitalizado.**

### Tromboflebitis

*Alteración de la perfusión tisular: periférica* relacionada con la interrupción del flujo venoso sanguíneo.

*Alto riesgo de lesión* relacionado con una posible embolia.

*Déficit de actividades recreativas* relacionado con el reposo en cama.

*Déficit de conocimientos* relacionado con la fisiopatología del trastorno, necesidad de autocuidados, régimen de tratamiento, consecuencias.

*Dolor* relacionado con la inflamación vascular y el edema.

*Estreñimiento crónico* relacionado con la inactividad y el reposo en cama.

*Trastorno de la movilidad física* relacionado con el dolor en las extremidades y el reposo en cama.

V. **Terapia anticoagulante.**

### Trombosis venosa profunda (TVP)

*Alteración de la perfusión tisular: periférica* relacionada con la interrupción del flujo venoso.

*Déficit de conocimientos* relacionado con las necesidades de autocuidado; régimen de tratamiento, resultados.

*Trastorno de la movilidad física* relacionado con dolor en las extremidades; encamiento forzado.

*Dolor* relacionado con la inflamación vascular; edema.

*Estreñimiento crónico* relacionado con la inactividad, encamiento.

V. **Terapia anticoagulante.**

**Tumor cerebral**

*Alteración en los procesos de pensamiento* relacionada con la alteración de la circulación o la destrucción del tejido cerebral.

*Alteraciones sensoperceptivas: específicas* relacionadas con la compresión del tejido cerebral debido al crecimiento tumoral.

*Alto riesgo de lesión* relacionado con alteraciones sensoperceptivas, debilidad.

*Dolor* relacionado con la lesión neurológica.

*Duelo anticipado* relacionado con la pérdida potencial del bienestar fisiopsicosocial.

*Temor* relacionado con la amenaza al bienestar.

V. **Cáncer, Craniectomía/craneotomía, Niño con enfermedad crónica, Niño con enfermedad terminal/muerte, Niño hospitalizado, Quimioterapia, Radioterapia.**

**Tumor de vejiga urinaria**

*Alto riesgo de retención urinaria* relacionado con obstrucción uretral por coágulos.

V. **Cáncer, Resección prostática transuretral.**

**Úlcera péptica o duodenal**

*Alteración en el mantenimiento de la salud* relacionada con la falta de conocimientos sobre las medidas de salud para prevenir la aparición de úlceras.

*Dolor* relacionado con la irritación mucosa a causa de la secreción ácida.

*Fatiga* relacionada con la pérdida de sangre, enfermedad crónica.

V. **Hemorragia gastrointestinal.**

**Úlceras por decúbito**

*Alteración de la nutrición: por defecto* relacionada con el acceso limitada a los alimentos, incapacidad para absorber nutrientes debido a factores biológicos; anorexia.

*Alto riesgo de infección* relacionado con la inmovilidad física; factores mecánicos (factores de cizallamiento, presión, restricción); alteración de la circulación; irritantes de la piel.

*Deterioro de la integridad cutánea* relacionado con la alteración de la circulación y el trastorno de la movilidad física.

*Dolor* relacionado con la destrucción tisular y la exposición de nervios.

*Incontinencia urinaria total* relacionada con la disfunción neurológica.

**Vaginitis**

*Alteración de los patrones de sexualidad* relacionada con la abstinencia durante el estadio agudo; dolor.

*Alto riesgo de infección* relacionado con la propagación de la infección, riesgo de reinfección.

*Déficit de conocimientos* relacionado con la higiene adecuada, medidas preventivas.

*Dolor: prurito* relacionado con los tejidos inflamados, edema.

**Varices**

*Alteración de la perfusión tisular: periférica* relacionada con la estasis venosa.

*Alto riesgo de deterioro de la integridad cutánea* relacionado con la alteración de la perfusión tisular periférica.

*Déficit de conocimientos* relacionado con las medidas sanitarias de cuidados; prevención/régimen de tratamiento.

*Dolor crónico* relacionado con el deterioro de la circulación.

**Varices esofágicas**

*Déficit de volumen de líquidos: hemorragia* relacionada con hipertensión portal, vasos varicosos distendidos que pueden romperse con facilidad.

*Temor* relacionado con la amenaza de muerte.

V. **Cirrosis.**

**Vejiga neurógena**

*Incontinencia urinaria refleja* relacionada con el deterioro neurológico.

*Retención urinaria* relacionada con la interrupción de las raíces espinales laterales.

**Ventilación asistida**

*Aislamiento social* relacionado con el deterioro de la movilidad relacionado con la dependencia del ventilador.

*Alto riesgo de infección* relacionado con la presencia del tubo endotraqueal; acumulación de secreciones.

*Deterioro del intercambio gaseoso* relacionado con el desequilibrio en la ventilación/perfusión.

*Dificultad para mantener la ventilación espontánea* relacionada con factores metabólicos, fatiga de los músculos respiratorios.

*Impotencia* relacionada con el régimen de tratamiento.

*Limpieza ineficaz de las vías aéreas* relacionada con el aumento de las secreciones; disminución de la tos/reflejo faríngeo.

*Patrón respiratorio ineficaz* relacionado con la disminución de la energía/fatiga secundaria a la posible alteración de la nutrición: por defecto.

*Respuesta ventilatoria disfuncional al destete respiratorio* relacionada con la incapacidad para mantener la ventilación sin ayuda mecánica.

*Temor* relacionado con la incapacidad para respirar por sí mismo; dificultad de comunicación.

*Trastorno de la comunicación verbal* relacionado con la presencia del tubo endotraqueal.

V. **Niño con enfermedad crónica, Niño hospitalizado, Trastornos respiratorios del recién nacido.**

**Virus de la inmunodeficiencia humana (VIH)**

*Alteración de la protección* relacionada con la inmunodepresión.

*Temor* relacionado con la muerte potencial.
V. **Síndrome de inmunodeficiencia adquirida.**

**Virus respiratorio sincitial**
V. **Infecciones respiratorias agudas en la infancia.**

**Yesos y tracción**
*Alto riesgo de deterioro de la integridad cutánea* relacionado con el contacto de yesos/tracción con la piel.
*Alto riesgo de disfunción neurovascular periférica* relacionado con la compresión mecánica.
*Alto riesgo de síndrome de desuso* relacionado con la inmovilización mecánica.

*Déficit de actividades recreativas* relacionado con la inmovilidad.
*Déficit de autocuidado: alimentación, baño/higiene, uso del orinal/WC, vestido/acicalamiento* relacionado con el grado de trastorno de la movilidad física y el área corporal afectada por el yeso/tracción.
*Dolor* relacionado con la inmovilidad, lesión/enfermedad.
*Estreñimiento* relacionado con la inmovilidad.
*Trastorno de la movilidad física* relacionado con las restricciones impuestas a la actividad secundarias a la lesión/enfermedad del hueso/articulación.